中国临床用药

主　编　吕迁洲　葛卫红　朱依谆

副主编　刘皋林　陈万生　高　申　郭　澄　张　健

编　者（以姓氏笔画为序）

王　斌（复旦大学附属华山医院）

吕迁洲（复旦大学附属中山医院）

朱依谆（澳门科技大学药学院、科大医院、复旦大学药学院）

刘丽宏（首都医科大学附属北京朝阳医院）

刘茂伯（福建医科大学附属协和医院）

刘皋林（上海交通大学附属第一人民医院）

李玉平（同济大学附属上海市肺科医院）

李智平（复旦大学附属儿科医院）

邱　峰（重庆医科大学附属第一医院）

沈蒲明（同济大学附属同济医院）

张　峻（昆明医科大学第一附属医院）

张　健（上海交通大学医学院附属新华医院）

陈万生（海军军医大学第二附属医院）

原永芳（上海交通大学医学院附属上海第九人民医院）

高　申（海军军医大学第一附属医院）

郭　澄（上海交通大学医学院附属第六人民医院）

葛卫红（南京大学医学院附属鼓楼医院）

董　平（复旦大学附属公共卫生临床中心）

蔡卫民（复旦大学药学院）

翟　青（复旦大学附属肿瘤医院）

人民卫生出版社

·北　京·

图书在版编目（CIP）数据

中国临床用药/吕迁洲，葛卫红，朱依谆主编. —
北京：人民卫生出版社，2023.12
ISBN 978-7-117-30315-6

Ⅰ.①中… Ⅱ.①吕…②葛…③朱… Ⅲ.①临床药
学 Ⅳ.①R97

中国版本图书馆 CIP 数据核字（2020）第 144760 号

人卫智网	www.ipmph.com	医学教育、学术、考试、健康，
		购书智慧智能综合服务平台
人卫官网	www.pmph.com	人卫官方资讯发布平台

中国临床用药

Zhongguo Linchuang Yongyao

主　　编：吕迁洲　葛卫红　朱依谆
出版发行：人民卫生出版社（中继线 010-59780011）
地　　址：北京市朝阳区潘家园南里 19 号
邮　　编：100021
E - mail：pmph @ pmph. com
购书热线：010-59787592　010-59787584　010-65264830
印　　刷：人卫印务（北京）有限公司
经　　销：新华书店
开　　本：889×1194　1/16　印张：88
字　　数：3520 千字
版　　次：2023 年 12 月第 1 版
印　　次：2023 年 12 月第 1 次印刷
标准书号：ISBN 978-7-117-30315-6
定　　价：298.00 元

序

在人类与疾病斗争的过程中,医与药共同构成治疗疾病的两大要素!医侧重于病症的诊断,药则侧重于对病症进行施治。因此,在对疾病施治过程中如何科学、合理、规范及安全用药显得至关重要!

中国是世界第一人口大国,地域辽阔,各地方发展不平衡,尤其是医药行业的发展更是参差不齐,而随着经济发展和社会进步,国家和百姓对健康问题越来越重视,为更好地合理、规范和安全用药,更好地达到救治病患的目的,迫切需要一部适应新的医药科学发展的、创新的临床用药指导用书,而此次《中国临床用药》的出版可谓应运而生。

《中国临床用药》是由临床药学专家吕迁洲、葛卫红和药理学家朱依谆3位资深药学教授组织国内20名著名医药专家编写完成的一部药界的大作。它根据疾病的分类,主要收集了目前全国临床使用的一线药物,以及部分二、三线药,并对其进行有机归类总结,更重要也更为亮点的是它突出了药理作用的机制阐述。本书设计合理、结构新颖、内容丰富、资料翔实,是一部兼具临床应用和科学价值的用药指导用书;相信这部作品对于规范和提升全国300多万临床医师的合理用药,以及近50万药师的临床药学服务的工作开展将起到很好的指导作用。

更值得指出的是,这部作品特别强调了安全用药的重要性。世界卫生组织指出:"全世界有1/3的患者不是死于自然疾病本身,而是死于不合理用药。"这部作品对于安全用药的警示随处可见;同时,这部作品还创新性地开发了与之配套的App,为今后全面推广和实现在线咨询、处方审核奠定了坚实的基础。此次参与编写的20家医院将作为在线药学服务的大本营,为这种新模式的在线服务提供强有力的信息支撑。同时,这种新模式也将为缩小我国不同地区医疗差距起到积极的促进作用,为更大范围的安全、科学、规范用药提供有效保障。

我非常期待这部作品的出版和有效使用,并期待由此积极引领和促进我国临床用药更好地发展!

樊嘉

中国科学院院士
复旦大学附属中山医院院长
教授、主任医师

前　言

　　临床用药一类的工具书之前在国内外出版了不少的版本,不管是根据药物在临床使用情况分类还是根据药物基因组学分类,都具有一定的特色,而且基本都是纸质版为主。本次出版的《中国临床用药》在吸取了以往国内外此类工具书经验的基础上,创新性地同步开发了电子版 App,期望以后除了定期及时地更新电子版外,App 的在线互动、用药安全及不良反应的咨询都将列入应用范围,通过本 App 来实现电子审方也是本书电子版的特色!医师处方将通过本书附带的 App 自动扫描实现患者信息的电子输入,App 将根据患者的体重及肝肾功能和其他代谢指标实现自动剂量折算,对可能发生的过敏反应或者药物相互作用提出警示!这些电子处方通过医院的信息系统自动传输至药学部门审方和收费部门结算,将实现用药电子化的一条龙服务!

　　本书召集了国内外近 20 位三甲医院的药学部第一线的主任及专家进行了为期两年多的编写工作,所列药物除了国家基本药物目录收录的和一线常用药物之外,也适当加入了部分新药,本书结合电子版将是国内第一部临床用药与电子化互动和应用相结合的出版物!期望给广大读者带来科学性的同时也带来更多的实用性!

吕迁洲　葛卫红　朱依谆

2023 年 11 月

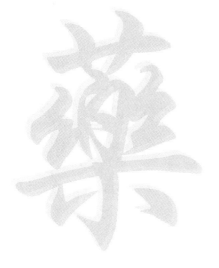

目　　录

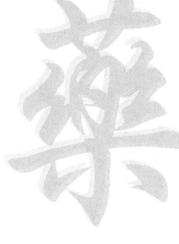

第五章　消化系统药物 509

1 治疗消化性溃疡和胃食管反流病药物 509

2 胃肠解痉药 525

3 助消化药 527

4 促胃肠动力药及止吐药和催吐药 530

5 泻药和止泻药 540

6 微生态药物 545

7 肝胆疾病辅助用药 548

8 治疗炎性肠炎病药 564

9 其他消化系统用药 568

第六章　抗肿瘤药物 573

1 影响核酸生物合成的药物 573

2 调节体内激素平衡的药物 604

3 干扰转录过程和阻止 RNA 合成的药物 617

4 抑制蛋白质合成与功能的药物 627

第十七章　中毒解救药物 ······ 1306

1 苯二氮䓬类中毒解毒剂 ······ 1306

2 吗啡类中毒解毒剂 ······ 1307

3 有机磷农药解毒剂 ······ 1307

4 有机氟中毒解毒剂 ······ 1308

5 抗凝血类灭鼠剂解毒药 ······ 1309

6 氰化物中毒解毒剂 ······ 1309

7 金属中毒解毒剂 ······ 1311

8 阻止毒物吸收药 ······ 1315

9 加速药物排泄药 ······ 1316

10 对症处理药 ······ 1318

第十八章　营养与电解质药物 ······ 1320

1 脂肪乳类药物 ······ 1320

2 氨基酸类药物 ······ 1325

3 多腔袋类营养药物 ······ 1338

4 肠内营养药物类 ······ 1343

第一章　精神疾病药物

1　镇静催眠药

苯巴比妥

一、药品名称

1. 英文名　Phenobarbital
2. 化学名　5-乙基-5-苯基-2,4,6,(1H,3H,5H)-嘧啶三酮

二、药品成分

苯巴比妥

三、剂型与规格

苯巴比妥片　(1)10mg;(2)15mg;(3)30mg;(4)100mg
苯巴比妥钠注射液　(1)1ml:100mg;(2)2ml:200mg
注射用苯巴比妥钠　(1)50mg;(2)100mg;(3)200mg

四、适应证及相应的临床价值

苯巴比妥用于治疗焦虑、失眠(睡眠时间短或早醒患者)、癫痫及运动障碍。苯巴比妥是治疗癫痫大发作及局限性发作的重要药物,一般在苯妥英钠、卡马西平、丙戊酸钠无效时选用。也可用作抗高胆红素血症药、其他疾病引起的惊厥及麻醉前用药。

五、用法用量

1. 儿童　口服给药。①镇静:每次 2mg/kg 或 60mg/m²,每日 2~3 次;②抗癫痫:每次 2mg/kg,每日 2 次;③抗惊厥:每次 3~5mg/kg;④抗高胆红素血症:5~8mg/kg,分次服,3~7 日见效。
肌内注射。①镇静、抗癫痫:一次 16~100mg;②催眠、抗惊厥:一次 3~5mg/kg 或 125mg/m²;③麻醉前用药:一次 2mg/kg;④术后用药:一次 8~30mg;⑤抗运动惊厥:一次 3~5mg/kg。

2. 成人　口服给药。①催眠:30~100mg,晚上一次顿服;②镇静:每次 15~30mg,每日 2~3 次;③抗癫痫:15~30mg,每日 3 次;④抗惊厥:每日 90~180mg,晚上一次顿服,或每次 30~60mg,每日 3 次;⑤极量:每次 250mg,每日

500mg。老年人或虚弱患者应减量。
肌内注射。①催眠:一次 100mg。极量一次 250mg,每日 500mg;②静脉注射:癫痫持续状态,一次 100~250mg,必要时 6 小时重复 1 次。剂量一次 250mg,每日 500mg,注射应缓慢。

3. 老年人　应使用较小剂量。

六、特殊人群用药

1. 妊娠期　慎用。
2. 哺乳期　慎用,停止母乳喂养。
3. 肾功能损害　严重肾功能不全者禁用。
4. 肝功能损害　严重肝功能不全者禁用。
5. 其他人群
(1) 儿童:某些儿童应用本药可出现反常的兴奋。
(2) 老年人:慎用,剂量宜小,本药常用量可引起老年患者兴奋、精神错乱或抑郁。

七、药理学

1. 药效学及作用机制　本品对中枢神经系统有广泛抑制作用,随用量增加而产生镇静、催眠和抗惊厥效应,大剂量时产生麻醉作用,现认为作用机制主要与阻断脑干网状结构上行激活系统有关。本品还具有抗癫痫效应,其机制在于抑制中枢神经系统单突触和多突触传递,还可能与其增强中枢抑制性递质 γ-丁氨酸的功能有关。

2. 药代动力学　口服后在消化道吸收完全但较缓慢,0.5~1 小时起效,一般 2~18 小时血药浓度达到峰值。吸收后分布于体内各组织,血浆蛋白结合率约为 40%(20%~45%),表观分布容积为 0.5~0.9L/kg,脑组织内浓度最高,骨骼肌内药量最大,并能透过胎盘。有效血药浓度为 10~40μg/ml,超过 40μg/ml 即可出现毒性反应。成人半衰期($t_{1/2}$)为 50~144 小时,儿童为 40~70 小时,肝肾功能不全时 $t_{1/2}$ 延长。48%~65% 的苯巴比妥在肝代谢,转化为羟基苯巴比妥。本品为肝药酶诱导剂,提高药酶活性,不但加速自身代谢,还可加速其他药物代谢。大部分与葡糖醛酸或硫酸盐结合,由肾排出,有 27%~50% 以原型从肾排出。可透过胎盘和分泌入乳汁。

注射后 0.5~1 小时起效,2~18 小时血药浓度达峰值,分布于体内组织和体液中,脑组织内浓度高,其次为骨骼肌内,进入脑组织的速度较慢,能通过胎盘,血液中本品的

40%与血浆蛋白结合。成人 $t_{1/2}$ 为48～144小时，儿童为40～70小时，肝、肾功能不全时 $t_{1/2}$ 延长。约65%在肝代谢，转化为羟基苯巴比妥，大部分与葡糖醛酸或硫酸盐结合，而后经肾随尿排出；27%～50%以原型从尿中排出，部分在肾小管重吸收，使其作用时间延长。

3. 药物不良反应　可有过敏性皮疹、环形红斑，眼睑、口唇、面部水肿；严重者发生剥脱性皮炎和史-约综合征；老年人、儿童和糖尿病患者可发生意识模糊，抑郁或逆向反应（兴奋）；也可见粒细胞减少、低血压、血栓性静脉炎、血小板减少、黄疸、骨骼疼痛、肌肉无力等，笨拙或行走不稳、眩晕或头昏、恶心、呕吐、语言不清；突然停药后发生惊厥或癫痫发作、昏厥、幻觉、多梦、梦魇、震颤、不安、入睡困难等，则提示可能为停药综合征。

4. 药物相互作用

（1）本品为肝药酶诱导剂，提高药酶活性，长期用药不但加速自身代谢，还可加速其他药物代谢。如在应用氟烷、恩氟烷、甲氧氟烷等制剂麻醉之前有长期服用巴比妥类药物者，可增加麻醉剂的代谢产物，增加肝毒性的危险。巴比妥类与氯胺酮（Ketamine）同时应用时，特别是大剂量静脉给药，会增加血压降低、呼吸抑制的危险。

（2）与口服抗凝血药合用时，可降低后者的效应，这是由于肝微粒体酶的诱导，加速了抗凝血药的代谢，应定期测定凝血酶原时间，从而决定是否调整抗凝血药的用量。

（3）与口服避孕药或雌激素合用，可降低避孕药的可靠性，因为酶的诱导可使雌激素代谢加快。

（4）与皮质激素、洋地黄类（包括地高辛）、土霉素或三环类抗抑郁药合用时，可降低这些药物的效应，因为肝微粒体酶的诱导，可使这些药物代谢加快。

（5）与环磷酰胺合用，理论上可增加环磷酰胺烷基化代谢产物，但临床上的意义尚未明确。

（6）与奎尼丁合用时，由于增加奎尼丁的代谢而减弱其作用，应按需调整后者用量。

（7）与钙通道阻滞剂合用，可引起血压下降。

（8）与氟哌啶醇合用治疗癫痫时，可引起癫痫发作形式改变，需调整用量。

（9）与吩噻嗪类和四环类抗抑郁药合用时可降低抽搐阈值，增加抑郁作用；与布洛芬合用，可缩短半衰期而减少作用强度。

八、注意事项

1. 禁用　禁用于以下情况：严重肺功能不全者、肝硬化患者，有血卟啉病史、贫血、哮喘史、未控制的糖尿病、过敏史等患者。

2. 慎用　轻微脑功能障碍症、低血压、高血压、贫血、甲状腺功能低下、肾上腺功能减退、心肝肾功能损害等患者，高空作业者、驾驶员、精细和危险工种作业者。

3. 对一种巴比妥过敏者，可能对本品过敏。

4. 作抗癫痫药应用时，可能需10～30日才能达到最大效果，需按体重计算药量，如有可能应定期测定血药浓度，以达最大疗效。

5. 肝功能不全者，用量应从小量开始。

6. 长期用药可产生精神或躯体的药物依赖性，停药需逐渐减量，以免引起停药综合征。

7. 与其他中枢抑制药合用，可对中枢产生协同抑制作用，应注意。

九、药物稳定性及贮藏条件

注射用苯巴比妥钠：遮光，密闭保存。

苯巴比妥钠注射液：密闭保存。

十、药物经济性评价

基本药物（片剂：15mg、30mg、100mg，注射液：1ml：0.1g、2ml：0.2g，注射用无菌粉末：0.1g），医保甲类，《中国药典》（2020年版）收载。

司可巴比妥

一、药品名称

1. 英文名　Secobarbital

2. 化学名　5-(1-甲基丁基)-5-(2-丙烯基)-2,4,6(1H,3H,5H)-嘧啶三酮钠

二、药品成分

司可巴比妥

三、剂型与规格

司可巴比妥胶囊　100mg

注射用司可巴比妥钠　100mg

四、适应证及相应的临床价值

适用于不易入睡的患者，也可用于抗惊厥（如破伤风等）。

五、用法用量

1. 儿童　口服给药。①镇静：每次 2mg/kg 或每次 60mg/m²，每日 3 次；②麻醉前用药：50～100mg，术前 1 小时给药。

肌内注射：催眠，一次 3～5mg/kg 或一次 125mg/m²。

静脉注射：催眠，同肌内注射。

2. 成人　口服给药。①催眠：50～200mg，睡前一次顿服；②镇静：每次 30～50mg，每日 3～4 次；③麻醉前用药：200～300mg，术前 1 小时服；④成人极量 1 次 300mg。

肌内注射。①催眠：一次 100～200mg；②镇静：一次 1.1～2.2mg/kg；③抗惊厥（用于破伤风）：一次 5.5mg/kg，需要时可每隔 3～4 小时重复给药。

静脉注射，用于麻醉前催眠，每次不超过 250mg，速度不超过 200mg/min（不超过 15 秒 50mg）。①催眠：每次 50～250mg；②镇静和抗惊厥：同肌内注射。

3. 老年人　应减少剂量。

六、特殊人群用药

1. 妊娠期 本药可通过胎盘,孕妇长期服用,可引起依赖性及致新生儿停药综合征,可由于维生素 K 含量减少引起新生儿出血,妊娠晚期或分娩期应用,由于胎儿肝功能尚未成熟引起新生儿(尤其是早产儿)的呼吸抑制,用于抗癫痫可能产生胎儿致畸,应慎用。

2. 哺乳期 哺乳期妇女应用可引起婴儿的中枢神经系统抑制,应慎用。

3. 肾功能损害 肾功能不全者慎用。

4. 肝功能损害 严重肝功能不全者禁用,轻至中度肝功能不全者慎用。

5. 其他人群

(1) 儿童:某些儿童应用本药可出现反常的兴奋。

(2) 老年人:对本药的常用量可引起兴奋神经错乱或抑郁,因此用量宜较小。

七、药理学

1. 药效学及作用机制 本品为短时巴比妥类催眠药。对中枢的抑制作用随着剂量加大,表现为镇静、催眠、抗惊厥及抗癫痫。大剂量对心血管系统、呼吸系统有明显的抑制。过量可麻痹延髓呼吸中枢致死。体外电生理实验可见本类药物使神经细胞的氯离子通道开放,细胞超极化,似 γ-氨基丁酸(GABA)的作用。一定治疗浓度的司可巴比妥可降低谷氨酸的兴奋作用,加强 γ-氨基丁酸的抑制作用,抑制中枢神经系统单突触和多突触传递,抑制痫灶的高频放电及其向周围扩散。可减少胃液分泌,降低胃张力。通过诱导葡糖醛酸转移酶结合胆红素从而降低胆红素的浓度。可产生依赖性,包括精神依赖和身体依赖。

2. 药代动力学 口服易由消化道吸收,脂溶性比较高,易通过血脑屏障,服后 15 分钟生效,持续 2~3 小时,本品与血浆蛋白结合率为 46%~70%。成人 $t_{1/2}$ 为 20~28 小时。由肝代谢,与葡糖醛酸结合由肾排出,仅少量(约5%)以原型由肾排出。

3. 药物不良反应

(1) 对巴比妥类过敏的患者可出现皮疹以及哮喘,严重者发生剥脱性皮炎和史-约综合征,可致死,一旦出现皮疹,应当停药。

(2) 长时间使用可发生药物依赖,或心理性依赖、戒断综合征;停药后易发生停药综合征。

(3) 较少发生的不良反应:过敏而出现意识糊涂,抑郁或逆向反应(兴奋)以老年患者、儿童患者及糖尿病患者为多。

(4) 偶有粒细胞减少、皮疹、环行红斑、眼睑、口唇、面部水肿;幻觉、低血压;血小板减少;肝功能损害、黄疸;骨头疼痛、肌肉无力。

4. 药物相互作用

(1) 本品为肝药酶诱导剂,提高药酶活性,长期用药不但加速自身代谢,还可加速其他药物代谢。如饮酒、全麻药、中枢性抑制药或单胺氧化酶抑制药等与巴比妥类药合用时,可相互增强效能。

(2) 与口服抗凝血药合用时,可降低后者的效应,这是由于肝微粒体酶的诱导,加速了抗凝血药的代谢,应定期测定凝血酶原时间,从而决定是否调整抗凝血药的用量。

(3) 与口服避孕药或雌激素合用,可降低避孕药的可靠性,因为酶的诱导可使雌激素代谢加快。

(4) 与皮质激素、洋地黄类(包括地高辛)、土霉素或三环类抗抑郁药合用时,可降低这些药物的效应,因为肝微粒体酶的诱导,可使这些药物代谢加快。

(5) 与环磷酰胺合用,理论上可增加环磷酰胺烷基化代谢产物,但临床上的意义尚未明确。

(6) 与奎尼丁合用时,由于增加奎尼丁的代谢而减弱其作用,应按需调整后者的用量。

(7) 与钙通道阻滞剂合用,可引起血压下降。

(8) 与氟哌啶醇合用,可引起癫痫发作形式改变,需调整用量。

(9) 与吩噻嗪类和四环类抗抑郁药合用时可降低抽搐阈值,增加抑制作用;与布洛芬合用,可减少或缩短半衰期而降低作用强度。

八、注意事项

1. 禁用 严重肺功能不全、肝硬化、有血卟啉病史、贫血、有哮喘史、未控制的糖尿病、过敏者禁用。

2. 慎用 轻微脑功能障碍症、低血压、高血压、贫血、甲状腺功能低下、肾上腺功能减退、心肝肾功能损害等患者,高空作业、精细和危险工种作业者,以及驾驶员慎用。

3. 对一种巴比妥过敏者,可能对本品过敏。

4. 作抗癫痫药应用时,可能需 10~30 日才能达到最大效果,需按体重计算药量,如有可能应定期测定血药浓度,以达最大疗效。

5. 肝功能不全者,用量应从小量开始。

6. 长期用药可产生精神或躯体的药物依赖性,停药需逐渐减量,以免引起停药综合征。

7. 与其他中枢抑制药合用,对中枢产生协同抑制作用,应注意。

九、药物稳定性及贮藏条件

司可巴比妥胶囊:密闭保存。

十、药物经济性评价

医保乙类,《中国药典》(2020年版)收载。

异戊巴比妥

一、药品名称

1. 英文名 Amobarbital

2. 化学名 5-乙基-5-(3-甲基丁基)-2,4,6(1H,3H,5H)-嘧啶三酮

二、药品成分

异戊巴比妥

三、剂型与规格

异戊巴比妥片　100mg
注射用异戊巴比妥钠　(1)100mg；(2)250mg；(3)500mg

四、适应证及相应的临床价值

主要用于催眠、镇静、抗惊厥(儿童高热惊厥、破伤风惊厥、子痫、癫痫持续状态)和麻醉前给药。

五、用法用量

1. 儿童　口服给药。①催眠：个体差异大，应按需给药；②镇静：每次 2mg/kg 或 60mg/m^2，每日 3 次。

肌内注射。①催眠或抗惊厥：一次 3 ~ 5mg/kg 或 125mg/m^2；②镇静：每日 6mg/kg，分 4 次给予。

静脉注射：参见肌内注射。

2. 成人　口服给药。①催眠：100 ~ 200mg，晚上一次顿服；②镇静：每次 20 ~ 40mg，每日 2 ~ 3 次；③极量每次 200mg，每日 600mg。

肌内注射，深部肌肉(不能用于浅表)。①催眠：一次 100 ~ 200mg；②镇静：每次 30 ~ 50mg，每日 2 ~ 3 次；③极量每次 250mg，每日 500mg。

静脉注射。①催眠及镇静同肌内注射；②抗惊厥(常用于治疗癫痫持续状态)：缓慢注射 300 ~ 500mg。

3. 老年人　需减量。

六、特殊人群用药

1. 妊娠期　妊娠期间用药有导致胎儿出血和呼吸抑制的倾向，孕妇应避免使用。

2. 哺乳期　本药可泌入乳汁，哺乳期应用可引起婴儿的中枢神经抑制，哺乳期妇女应尽量避免使用本药。

3. 肾功能损害　轻至中度肾功能不全者慎用，严重肾功能不全者禁用。

4. 肝功能损害　轻至中度肝功能不全者慎用，严重肝功能不全者禁用。

5. 其他人群

(1) 儿童：儿童应用本药可能引起反常的兴奋。

(2) 老年人：对本药的常用量可引起兴奋神经错乱或抑郁，因此用量宜较小。

七、药理学

1. 药效学及作用机制　本品为巴比妥类催眠药、抗惊厥药。中等作用时间(3 ~ 6 小时)，对中枢的抑制作用随着剂量加大，表现为镇静、催眠、抗惊厥及抗癫痫。大剂量对心血管系统、呼吸系统有明显的抑制作用。过量可麻痹延髓呼吸中枢致死。体外电生理实验显示，本类药物使神经细胞的氯离子通道开放，细胞超极化，似 γ-氨基丁酸(GABA)的作用。一定治疗浓度的异戊巴比妥可降低谷氨酸的兴奋作用、加强 γ-

氨基丁酸的抑制作用，抑制中枢神经系统单突触和多突触传递，抑制痫灶的高频放电及其向周围扩散。可减少胃液分泌，降低胃张力。可产生依赖性，包括精神依赖和身体依赖。

2. 药代动力学　口服后在消化道吸收迅速，15 ~ 30 分钟生效，维持 3 ~ 6 小时。吸收后分布于体内各组织及体液中，因本品脂溶性高，易通过血脑屏障，进入脑组织，起效比较快。本品血浆蛋白结合率约为 61%。$t_{1/2}$ 为 14 ~ 40 小时，血药浓度达峰时间，个体差异大。本品在肝代谢，约 50% 转化为羟基异戊巴比妥，主要与葡糖醛酸结合后经肾排出，极少量(1%)以原型从肾排出。

3. 药物不良反应

(1) 用于抗癫痫时最常见的不良反应为镇静，但随着疗程的持续，其镇静作用逐渐变得不明显。

(2) 可能引起微妙的情感变化，出现认知和记忆的缺损。

(3) 长期用药，偶见叶酸缺乏和低钙血症。

(4) 罕见巨幼红细胞性贫血和骨软化。

(5) 大剂量时可产生眼球震颤、共济失调和严重的呼吸抑制。

(6) 使用本品的患者中 1% ~ 3% 的人出现皮肤反应，多见各种皮疹以及哮喘，严重者可出现剥脱性皮炎和多形性红斑(或史-约综合征)，中毒性表皮坏死极为罕见。

(7) 有报道用药者出现肝炎和肝功能紊乱。

(8) 长时间使用可发生药物依赖，停药后易发生停药综合征。

4. 药物相互作用

(1) 本品为肝药酶诱导剂，提高药酶活性，不但加速自身代谢，还可加速其他药物代谢。如饮酒、全麻药、中枢性抑制药或单胺氧化酶抑制药等与巴比妥类药合用时，可相互增强效能。与乙酰氨基酚类合用，会增加肝中毒的危险性。

(2) 与口服抗凝血药合用时，可降低后者的疗效，应定期测定凝血酶原时间，从而决定是否调整抗凝血药的用量。

(3) 与口服避孕药合用时，可降低避孕药的可靠性。与雌激素合用降低雌激素作用。

(4) 与皮质激素、洋地黄类(包括地高辛)、土霉素或三环类抗抑郁药合用时，可降低这些药物的效应。

(5) 与环磷酰胺合用，理论上可增加环磷酰胺烷基化代谢产物，但临床上的意义尚未明确。

(6) 与奎尼丁合用时，由于增加奎尼丁的代谢而减弱其作用，应按需调整后者的用量。

(7) 与钙通道阻滞剂合用，可引起血压下降。

(8) 与氟哌啶醇合用治疗癫痫，可引起癫痫发作形式改变，需调整用量。

(9) 与吩噻嗪类和四环类抗抑郁药合用时可降低抽搐阈值，增加抑制作用；与布洛芬合用，可减少或缩短半衰期而减少作用强度。

八、注意事项

1. 禁用　严重肺功能不全、肝硬化、有血卟啉病史、贫血、有哮喘史、未控制的糖尿病、过敏者等。

2. 慎用 轻微脑功能障碍症、低血压、高血压、贫血、甲状腺功能低下、肾上腺功能减退、心肝肾功能损害的患者,从事高空作业、精细和危险工种作业者,以及驾驶员。

3. 对一种巴比妥过敏者,可能对本品过敏。

4. 作抗癫痫药应用时,可能需 10~30 日才能达到最大效果,需按体重计算药量,如有可能应定期测定血药浓度,以达最大疗效。

5. 肝功能不全者,用量应从小量开始。

6. 不宜长期用药,如连续使用达 14 日可出现快速耐药性。

7. 长期用药可产生精神或躯体的药物依赖性,停药需逐渐减量,以免引起撤药症状。

8. 与其他中枢抑制药合用,对中枢产生协同抑制作用,应注意。

九、药物稳定性及贮藏条件

异戊巴比妥片:密封保存。

注射用异戊巴比妥钠:遮光、密闭保存。

十、药物经济性评价

医保乙类,《中国药典》(2020 年版)收载。

地 西 泮

一、药品名称

1. 英文名 Diazepam

2. 化学名 1-甲基-5-苯基-7-氯-1,3-二氢-2H-1,4-苯并二氮杂草-2-酮

二、药品成分

地西泮

三、剂型与规格

地西泮片 (1)2.5mg;(2)5mg
地西泮注射液 2ml:10mg

四、适应证及相应的临床价值

1. 主要用于治疗焦虑、镇静催眠,还可用于抗癫痫和抗惊厥,静脉注射为治疗癫痫持续状态的首选药。

2. 缓解炎症引起的反射性肌肉痉挛等。

3. 用于治疗惊恐症。

4. 肌紧张性头痛。

5. 可治疗家族性、老年性和特发性震颤。

6. 静脉注射可用于全麻的诱导和麻醉前给药。

五、用法用量

1. 儿童 口服给药。6 个月以下不用;6 个月以上儿童,每次 1~2.5mg,或 40~200μg/kg,或 1.17~6mg/m^2,每日 3~4 次,用量根据情况酌量增减。最大剂量不超过 10mg。

肌内注射。①癫痫发作、癫痫持续状态和严重复发性癫痫:出生 30 日至 5 岁的儿童,每 2~5 分钟用 0.2~0.5mg,最大限用量 5mg。5 岁以上儿童,每 2~5 分钟用 1mg,最大限用量 10mg。必要时在 2~4 小时内可重复注射。②重症破伤风解痉:出生 30 日至 5 岁的儿童,每次 1~2mg,必要时 3~4 小时重复注射;5 岁以上儿童,每次 5~10mg。

静脉注射。儿童静脉宜缓慢,3 分钟内用是量不超过 0.25mg/kg,间隔 15~30 分钟后可重复。新生儿应慎用。

2. 成人 口服给药。①镇静:每次 2.5~5mg,每日 3 次;②催眠:每次 5~10mg,睡前服;③抗焦虑:每次 2.5~10mg,每日 2~4 次;④癫痫发作、抗惊厥:同抗焦虑项;⑤急性酒精戒断:第一日每次 10mg,3~4 次,以后按需要减少到每次 5mg,每日 3~4 次。

肌内注射。①基础麻醉或静脉全麻:单次 10~30mg;②镇静、催眠或急性酒精戒断:开始 10mg,以后按需每隔 3~4 小时加 5~10mg,24 小时总量以 40~50mg 为限;③焦虑性神经症:每次 2~10mg,根据需要每日重复 3~4 次。

静脉注射。①基础麻醉或静脉全麻、镇静、催眠、或急性酒精戒断、焦虑性神经症:同肌内注射;②癫痫持续状态和严重复发性癫痫:开始静脉注射 10mg,每间隔 10~15 分钟可按需增加甚至达最大量。

3. 老年人 老年人应使用最小有效剂量,缓慢增量,以减少头晕、共济失调与过度镇静。口服初始剂量为每次 2~2.5mg,每日 1~2 次,逐渐增量。肌内注射或静脉注射时用量减半,静脉注射宜缓慢,每分钟 2~5mg。

六、特殊人群用药

1. 妊娠期 在妊娠前三个月内,本药有增加胎儿致畸的危险,孕妇长期服用可产生依赖,使新生儿呈现停药症状,易激惹、震颤、呕吐、腹泻;妊娠后期用药影响新生儿中枢神经活动。分娩前及分娩时用药可导致新生儿肌张力较弱,应禁用。

2. 哺乳期 本品可分泌入乳汁,哺乳期妇女应避免使用。

3. 肾功能损害 慎用。

4. 肝功能损害 慎用。

5. 其他人群

(1)儿童:幼儿中枢神经系统对本药异常敏感,应谨慎给药。

(2)老年人:对本药较敏感,用量应酌减。

七、药理学

1. 药效学及作用机制 本品为长效苯二氮草类药。苯二氮草类为中枢神经系统抑制药,可引起中枢神经系统不同部位的抑制,随着用量的加大,临床表可自轻度的镇静到催眠甚至昏迷。本类药的作用部位与机制尚未完全阐明,认为可以加强或易化 γ-氨基丁酸(GABA)的抑制性神经递质的作用,GABA 在苯二氮草受体相互作用下,主要在中枢神经各个部位,起突触前和突触后的抑制作用。本类药为苯二氮草受体的激动剂,苯二氮草受体为功能性超分子(Su-

pramolecular)功能单位,又称为苯二氮䓬-GABA 受体亲氯离子复合物的组成部分。受体复合物位于神经细胞膜,调节细胞的放电,主要发挥氯通道的阈阀(Gating)功能。GABA 受体激活导致氯通道开放,使氯离子通过神经细胞膜流动,引起突触后神经元的超极化,抑制神经元的放电,这个抑制转译为降低神经元兴奋性,减少下一步去极化兴奋性递质。苯二氮䓬类增加氯通道开发的频率,可能通过增强 GABA 与其受体的结合或易化 GABA 受体与氯离子通道的联系来实现。苯二氮䓬类还作用在 GABA 依赖性受体。

(1) 抗焦虑、镇静催眠作用:通过刺激上行性网状激活系统内的 GABA 受体,提高 GABA 在中枢神经系统的抑制,增强脑干网状结构受刺激后的皮层和边缘性觉醒反应的抑制和阻断。分子药理学研究提示,减少或拮抗 GABA 的合成,本类药的镇静催眠作用降低,如增加其浓度则能加强苯二氮䓬类药的催眠作用。

(2) 遗忘作用:地西泮在治疗剂量时可以干扰记忆通路的建立,从而影响近事记忆。

(3) 抗惊厥作用:可能由于增强突触前抑制,抑制皮质-丘脑和边缘系统的致痫灶引起癫痫活动的扩散,但不能消除病灶的异常活动。

(4) 骨骼肌肉松弛作用:主要抑制脊髓多突触传出通路和单突触传出通路。地西泮由于具有抑制性神经递质或阻断兴奋性突触传递而抑制多突触和单突触反射。苯二氮䓬类也可能直接抑制运动神经和肌肉功能。

2. 药代动力学　口服吸收迅速,生物利用度约76%。4~10 日血药浓度达稳态,$t_{1/2}$ 为 20~70 小时。血浆蛋白结合率高达99%。肌内注射吸收慢而不规则,亦不完全,急需发挥疗效时应静脉注射。肌内注射 20 分钟内、静脉注射 1~3 分钟起效。开始静脉注射后迅速经血流进入中枢神经,作用快,但转移进入其他组织也快,作用消失也快。肌内注射 0.5~1.5 小时、静脉注射 0.25 小时血药浓度达峰值。

地西泮及其代谢物脂溶性高,容易穿透血脑屏障;可通过胎盘,可分泌入乳汁。本品主要在肝代谢,代谢产物去甲地西泮和去甲羟地西泮等,亦有不同程度的药理活性,去甲地西泮的 $t_{1/2}$ 可达 30~100 小时。本品有肠肝循环,长期用药有蓄积作用。代谢产物可滞留在血液中数日甚至数周,停药后消除较慢。地西泮主要以代谢物的游离或结合形式经肾排泄。

3. 药物不良反应

(1) 常见的不良反应有嗜睡、头昏、乏力等,大剂量可有共济失调、震颤等。

(2) 罕见的有皮疹,白细胞减少。

(3) 个别患者出现兴奋,多语,睡眠障碍,甚至幻觉等症状。停药后,上述症状很快消失。

(4) 长期连续用药可产生依赖性,停药可能发生停药症状,表现为激动或忧郁。

4. 药物相互作用

(1) 与中枢抑制药合用可增加呼吸抑制作用。

(2) 与易产生依赖性和其他可能产生依赖性的药物合用时,产生依赖性的危险性增加。

(3) 与酒精、全麻药、镇痛药、吩噻嗪类、单胺氧化酶 A 型抑制药和三环类抗抑郁药合用时,可彼此增效,应调整用量。

(4) 与可乐定等抗高血压药和利尿降压药合用,可使降压作用增强。

(5) 与西咪替丁、普萘洛尔合用本药清除减慢,血浆半衰期延长。

(6) 与扑米酮合用由于减慢后者代谢,需调整扑米酮的用量。

(7) 与左旋多巴合用时,可降低后者的疗效。

(8) 与利福平合用,增加本品的消除,血药浓度降低。

(9) 异烟肼抑制本品的消除,致血药浓度增高。

(10) 与地高辛合用,可增加地高辛血药浓度而致中毒。

八、注意事项

1. 禁用　孕妇、哺乳期妇女、新生儿。本品含苯甲醇,禁止用于儿童肌内注射。

2. 慎用

(1) 严重的急性酒精中毒,可加重中枢神经系统抑制作用。

(2) 重度重症肌无力,病情可能被加重。

(3) 急性或隐性发生闭角型青光眼可因本品的抗胆碱能效应而使病情加重。

(4) 低蛋白血症时,可导致易睡难醒。

(5) 多动症者可有反常反应。

(6) 严重慢性阻塞性肺疾病,可加重呼吸衰竭。

(7) 外科或长期卧床患者,咳嗽反射可受到抑制。

(8) 有药物滥用和依赖史者。

3. 对苯二氮䓬类药物过敏者,可能对本药过敏。

4. 肝、肾功能损害者能延长本药清除半衰期。

5. 癫痫患者突然停药可引起癫痫持续状态。

6. 严重的精神抑郁可使病情加重,甚至产生自杀倾向,应采取预防措施。

7. 避免长期大量使用而产生依赖性,如长期使用应逐渐减量,不宜骤停。

8. 对本类药耐受量小的患者初用量宜小,逐渐增加剂量。

九、药物稳定性及贮藏条件

密闭保存。

十、药物经济性评价

基本药物(片剂:2.5mg、5mg,注射液:2ml:10mg),医保甲类,《中国药典》(2020 年版)收载。

艾 司 唑 仑

一、药品名称

1. 英文名　Estazolam

2. 化学名　6-苯基-8-氯-4H-[1,2,4]-三氮唑[4,3-α]

(1,4)苯并二氮杂䓬

二、药品成分

艾司唑仑

三、剂型与规格

艾司唑仑片　　(1)1mg;(2)2mg
艾司唑仑注射液　1ml:2mg

四、适应证及相应的临床价值

主要用于抗焦虑、失眠。也用于缓解紧张、恐惧及抗癫痫和抗惊厥。

五、用法用量

1. 儿童　18 岁以下患者用药安全性及有效性上不明确,儿童慎用。

2. 成人　口服给药。①镇静:每次 1~2mg,每日 3 次;②催眠:1~2mg,睡前服;③抗癫痫、抗惊厥:每次 2~4mg,每日 3 次;④麻醉前给药:每次 2~4mg,术前 1 小时服。

肌内注射。①抗惊厥:每次 2~4mg,2 小时后可重复 1 次;②麻醉前用药:术前 1 小时肌内注射 2mg。

3. 老年人　国外用法,对于健康老年患者,起始剂量为 1mg,但加量应谨慎。身体虚弱的老年患者,起始剂量为 0.5mg。

六、特殊人群用药

1. 妊娠期　妊娠早期用药有致畸胎的危险,妊娠晚期用药可影响新生儿中枢神经活动,分娩前或分娩时用药可导致新生儿肌张力减弱,孕妇长期用药可产生依赖性,使新生儿出现停药症状,应禁用。

2. 哺乳期　本品可分泌入乳汁,哺乳期妇女应慎用。

3. 肾功能损害　慎用。

4. 肝功能损害　慎用。

七、药理学

1. 药效学及作用机制　本品为苯二氮䓬类抗焦虑药。可引起中枢神经系统不同部位的抑制,随着用量的加大,临床表现可自轻度的镇静到催眠甚至昏迷。

(1) 具有抗焦虑、镇静催眠作用,作用于苯二氮䓬受体,加强中枢神经内 GABA 受体作用,影响边缘系统功能而抗焦虑。可明显缩短或取消 NREM 睡眠第四期,阻滞对网状结构的激活,对人有镇静催眠作用。

(2) 抗惊厥作用:能抑制中枢内癫痫病灶异常放电的扩散但不能阻止其异常放电。

(3) 骨骼肌肉松弛作用:小剂量可抑制或减少网状结构对脊髓运动神经元的易化作用,较大剂量可促进脊髓中的突触前抑制,抑制多突触反射。

(4) 遗忘作用:在治疗剂量时可能干扰记忆通路的建立,一过性影响近事记忆。

(5) 可通过胎盘,可分泌入乳汁。

(6) 有依赖性,少数患者可引起过敏。

2. 药代动力学　口服吸收较快,口服后 3 小时血药浓度达峰值,2~3 日血药浓度达稳态。$t_{1/2}$ 为 10~24 小时,血浆蛋白结合率约为 93%。经肝代谢,经肾排泄,排泄较慢。肌内注射 $t_{1/2}$ 为 17 小时。

3. 药物不良反应

(1) 常见的不良反应:口干、嗜睡、头昏、乏力等,大剂量可有共济失调、震颤。

(2) 罕见的有皮疹、白细胞减少。

(3) 个别患者发生兴奋、多语、睡眠障碍,甚至幻觉。停药后,上述症状很快消失。

(4) 有依赖性,但较轻,长期应用后,停药可能发生停药症状,表现为激动或忧郁。

(5) 注射剂使用适量时不良反应少,剂量偏大时可出现嗜睡、无力、头痛、眩晕、恶心、便秘等。偶见皮疹及肝损害。

4. 药物相互作用

(1) 与中枢抑制药合用可增加呼吸抑制作用。

(2) 与易产生依赖性和其他可能产生依赖性的药物合用时,药物依赖性的危险性增加。

(3) 与酒精、全麻药、镇痛药、吩噻嗪类、单胺氧化酶 A 型抑制药和三环类抗抑郁药合用时,可彼此增效,应调整用量。

(4) 与可乐定等抗高血压药和利尿降压药合用,可使降压作用增强。

(5) 与西咪替丁、普萘洛尔合用本药清除减慢,血浆半衰期延长。

(6) 与扑米酮合用由于减慢后者代谢,需调整扑米酮的用量。

(7) 与左旋多巴合用时,可降低后者的疗效。

(8) 与利福平合用,可增加本品的消除,血药浓度降低。

(9) 异烟肼抑制本品的消除,致血药浓度增高。

(10) 与地高辛合用,可增加地高辛血药浓度而致中毒。

(11) 本品与钙通道阻滞剂合用时,可使钙通道阻滞剂的降压作用加强。

(12) 本品与卡马西平合用时,由于肝微粒体酶的诱导可使两者的血药浓度下降,清除半衰期缩短。

(13) 本品与抗真菌药伊曲康唑等合用,可提高本品疗效并增加其毒性。

八、注意事项

1. 慎用　中枢神经系统处于抑制状态的急性酒精中毒;对本品过敏;重症肌无力;急性或易于发生的闭角型青光眼发作;严重慢性阻塞性肺疾病。

2. 用药期间不宜饮酒。

3. 对其他苯二氮䓬药物过敏者,可能对本药过敏。

4. 肝肾功能损害者能延长本药消除半衰期。

5. 癫痫患者突然停药可导致发作。

6. 严重的精神抑郁可使病情加重,甚至产生自杀倾向,应采取预防措施。

7. 避免长期大量使用而产生依赖性,如长期使用应逐渐减量,不宜骤停。

8. 出现呼吸抑制或低血压常提示超量。

9. 对本类药耐受量小的患者初用量宜小,逐渐增加剂量。

10. 严禁用于食品、饲料加工、养殖。

11. 用药期间不宜驾驶车辆、操作机械或进行高空作业。长期使用可产生耐受性和依赖性。

九、药物稳定性及贮藏条件

密闭保存。

十、药物经济性评价

基本药物(片剂:1mg、2mg),医保甲类,《中国药典》(2020年版)收载。

硝 西 泮

一、药品名称

1. 英文名 Nitrazepam

2. 化学名 5-苯基-7-硝基-1,3-二氢-2H-1,4-苯并二氮杂䓬-2-酮

二、药品成分

硝西泮

三、剂型与规格

硝西泮片 5mg

四、适应证及相应的临床价值

1. 主要用于治疗失眠症与抗惊厥。

2. 与抗癫痫药合用治疗癫痫。

五、用法用量

1. 儿童 口服给药:体重 30kg 以下儿童,每日 0.3～1mg/kg,分 3 次服。可根据需要及耐受情况逐渐增加剂量。

2. 成人 口服给药。①失眠症:每次 5～10mg,睡前服用;②抗癫痫:每次 5～10mg,每日 3 次。可酌情增量至可耐受的有效剂量。

3. 老年人 剂量减半。

六、特殊人群用药

1. 妊娠期 慎用。

2. 哺乳期 慎用。

3. 肾功能损害 慎用。

4. 肝功能损害 慎用。

5. 其他人群

(1) 儿童:大量服用可致黏液和唾液分泌增多,应慎用。

(2) 老年人:偶可引起精神错乱,慎用。

七、药理学

1. 药效学及作用机制 本品为苯二氮杂䓬类抗焦虑药,其选择性作用于大脑边缘系统,与中枢苯二氮杂䓬受体结合,而促进 γ-氨基丁酸的释放,促进突触传导功能有关,具有安定、镇静及显著催眠作用。本品还具有中枢性肌肉松弛作用和抗惊厥作用。

2. 药代动力学 口服快速吸收,生物利用度为 78%,口服后 2 小时血药浓度达峰值,2～3 日血药浓度达稳态,蛋白结合率高达 85%,半衰期($t_{1/2}$)为 8～36 小时,在肝代谢,大部分以代谢产物随尿排出,20%随粪便排出。总清除率(Cl)为 4L/h,表观分布容量(V_d)175L。本品可通过胎盘。

3. 药物不良反应 常见嗜睡,可见无力、头痛、眩晕、恶心、便秘等。偶见皮疹、肝损害、骨髓抑制。

4. 药物相互作用

(1) 本品与易产生依赖性和其他可能产生依赖性的药物合用时,药物依赖性的危险性增加。

(2) 饮酒及与全麻药、镇痛药、单胺氧化酶抑制药和三环类抗抑郁药合用时,可相互增效。

(3) 本品与抗酸药合用时可延本品的吸收。

(4) 本品与可乐定等抗高血压药或与利尿降压药合用时,可使降压作用增强。

(5) 本品与钙通道阻滞剂合用时,可使低血压加重。

(6) 本品与西咪替丁合用时可以抑制本品的肝代谢,从而使清除减慢,血药浓度升高。

(7) 本品与普萘洛尔合用时可导致癫痫发作的类型和/或频率改变,应及时调整剂量。

(8) 本品与卡马西平合用时,由于肝微粒体酶的诱导可使两者的血药浓度下降,清除半衰期缩短。

(9) 本品与左旋多巴合用时,可降低后者的疗效。

(10) 本品与抗真菌药伊曲康唑等合用,可提高本品疗效并增加其毒性。

八、注意事项

1. 禁用 白细胞减少者、重症肌无力者、对本品过敏者。

2. 长期使用可产生耐受性和依赖性,长期用药后骤停可能引起惊厥等停药反应。

3. 肝肾功能不全者慎用。应定期检查肝功能与白细胞计数。

4. 用药期间不宜驾驶车辆、操作机械或高空作业。

5. 用药期间勿饮酒。

九、药物稳定性及贮藏条件

避光,密封保存。

十、药物经济性评价

医保乙类,《中国药典》(2020 年版)收载。

氟 西 泮

一、药品名称

1. 英文名　Flurazepam
2. 化学名　1-[2-(二乙氨基)乙基]-5-(2-氟苯基)-7-氯-1,3-二氢-2H-1,4-苯并二氮杂䓬-2-酮

二、药品成分

单盐酸氟西泮

三、剂型与规格

单盐酸氟西泮胶囊　(1)15mg;(2)30mg

四、适应证及相应的临床价值

治疗各种失眠,如入睡困难、夜间多梦易醒和早醒。对反复发作的失眠或睡眠障碍及需睡眠休息的急慢性疾病有效。

五、用法用量

1. 儿童　15 岁以下儿童的效果和安全性尚未确定,不宜用。
2. 成人　口服给药,每次 15~30mg,睡前服。
3. 老年人　老年患者从小剂量(每次 15mg)开始,按需调整。

六、特殊人群用药

1. 妊娠期　禁用。
2. 哺乳期　慎用。
3. 肾功能损害　慎用。
4. 肝功能损害　慎用。
5. 其他人群

(1)儿童:15 岁以下儿童的效果和安全性尚未确定,不宜用。

(2)老年人:较敏感,更易发生过度镇静、眩晕、精神错乱或共济失调,应从小剂量开始,以后按需调整。

七、药理学

1. 药效学及作用机制　该品为长效苯二氮䓬类催眠镇静药,具有抗惊厥、抗癫痫、抗焦虑、镇静催眠、中枢性骨骼肌肉松弛和暂时性记忆缺失(或称遗忘)作用。该药作用于中枢神经系统的苯二氮䓬受体(BZR),加强中枢抑制性神经递质 γ-氨基丁酸(GABA)与 $GABA_A$ 受体的结合,增强 GABA 系统的活性。BZR 分为Ⅰ型和Ⅱ型,据认为Ⅰ型受体兴奋可以解释 BZ 类药物的抗焦虑作用,而Ⅱ型受体与该类药物的镇静和骨骼肌松弛等作用有关。该品经电生理学实验证明,对脑干网状结构激活系统的直接抑制作用较弱,主要作用部位是在边缘系统中与情绪和焦虑有关的脑结构,抑制边缘系统对网状结构的激活作用,因而对焦虑所致的失眠症具有特殊的价值。动物实验还表明,该品可减轻因电刺激下丘脑所致的升压反应,同时可提高刺激杏仁核和下丘脑的觉醒阈值。该品能明显缩短睡眠诱导时间和延长睡眠时间。

2. 药代动力学　口服吸收迅速而充分,口服后 20~45 分钟作用开始,维持 7~8 小时,广泛分布于各个组织,易通过血脑屏障,进入脑组织。经肝代谢,活性代谢产物为去烷基氟西泮,具有药理活性,服药 7 日达稳态血浓度。$t_{1/2}$ 为 30~100 小时,属于长效药,经肾排泄,排泄较慢,代谢产物可滞留在血液中数日。有蓄积作用。本品可通过胎盘,可分泌入乳汁。

3. 药物不良反应

(1)最常见的不良反应是醒后有思睡的后遗症状,较常见的不良反应是嗜睡、头昏、乏力等,大剂量可有共济失调、震颤。此外尚有严重镇静、定向障碍、昏迷、头痛、神经过敏多语、易激动、胃肠不适、心悸、胸痛,肢体和关节及泌尿生殖道反应。

(2)罕见的有皮疹、白细胞减少。

(3)个别患者发生兴奋、多语、睡眠障碍,甚至幻觉。停药后,上述症状很快消失。

(4)有依赖性,长期应用后,停药可能发生停药症状,表现为激动或忧郁。

4. 药物相互作用

(1)与易产生依赖性和其他可能产生依赖性的药物合用时,药物依赖性的危险性增加。

(2)与酒精、全麻药、镇痛药、吩噻嗪类、单胺氧化酶 A 型抑制药和三环类抗抑郁药合用时,可彼此增效,应调整用量。

(3)与可乐定等抗高血压药和利尿降压药合用,可使降压作用增强。

(4)西咪替丁、普萘洛尔合用本药清除减慢,血药浓度升高。

(5)与扑米酮合用由于减慢后者代谢,需调整扑米酮的用量。

(6)与左旋多巴合用时,可降低后者的疗效。

(7)与利福平合用,增加本品的消除,血药浓度降低。

(8)异烟肼抑制本品的消除,致血药浓度增高。

(9)与地高辛合用,可增加地高辛血药浓度而致中毒。

八、注意事项

1. 禁用　对其他苯二氮䓬药物过敏者,可能对本药过敏。

2. 慎用

(1)中枢神经系统处于抑制状态的急性酒精中毒。

(2)肝、肾功能损害。

(3) 重症肌无力。

(4) 急性或易于发生的闭角型青光眼发作。

(5) 严重慢性阻塞性肺疾病。

3. 为防止依赖性的发生,本品不宜反复、多次应用。

4. 肝肾功能损害者能延长本品清除半衰期。需反复应用者应定期检查肝、肾功能。

5. 严重的精神抑郁可使病情加重,甚至产生自杀倾向,应采取预防措施。

6. 如长期使用应逐渐减量,不宜骤停。

7. 服药期间忌酒,服药前 4 小时避免喝茶和含咖啡因的饮料及过多的吸烟,以免减弱本品效果。

8. 服药后应避免立即驾驶车辆、操纵机器或高空作业等。

9. 对本类药耐受量小的患者初用量宜小,逐渐增加剂量。

10. 本药在连续用药第 2 日或第 3 日效果增大,停药后第 1~2 日仍维持药效。

九、药物稳定性及贮藏条件

遮光,密封,在干燥处保存。

十、药物经济性评价

《中国药典》(2020 年版)收载。

唑 吡 坦

一、药品名称

1. 英文名 Zolpidem

2. 化学名 N,N,6-三甲基-2-(4-甲基苯基)咪唑并[1,2-α]吡啶-3-乙酰胺

二、药品成分

酒石酸唑吡坦

三、剂型与规格

酒石酸唑吡坦片 (1)5mg;(2)10mg

四、适应证及相应的临床价值

本品限用于下列情况严重睡眠障碍的治疗:①偶发性失眠症。②暂时性失眠症。

五、用法用量

1. 儿童 尚无 18 岁以下患者用药的安全性和有效性资料,儿童不宜使用。

2. 成人 口服给药:常用剂量为每日 10mg,应在临睡前服药或上床后服用。日剂量不得超过 10mg。因为在肝损伤患者中唑吡坦的清除和代谢降低,所以肝功能受损患者应该从 5mg 剂量开始用药,尤其应当慎用于老年患者。

3. 老年人 老年患者剂量应减半,即为 5mg。每日剂量不得超过 10mg。

4. 治疗持续时间 本品的治疗时间应尽可能短,最短为数日,最长不超过 4 周,包括逐渐减量期,不建议长期使用唑吡坦(见"注意事项")。应建议患者按下列方法接受治疗。

(1) 对偶发性失眠症(例如旅行期间),治疗 2~5 日。

(2) 对暂时性失眠症(例如烦恼期间),治疗 2~3 周。

(3) 很短期治疗的患者无须逐渐停药。某些患者的服药时间可能需要超过 4 周,但必须首先对患者的情况进行谨慎和认真地评估后再做决定。

六、特殊人群用药

1. 妊娠期 缺乏孕妇用药资料,建议孕妇禁用。

2. 哺乳期 乳汁中有少量唑吡坦,不建议在哺乳时使用唑吡坦。

3. 肾功能损害 慎用。

4. 肝功能损害 严重畸形、慢性肝功能不全者(有肝性脑病风险)禁用,其余见用法用量。

5. 其他人群

(1) 儿童:由于缺乏相应的临床研究资料,本品不应用于 18 岁以下的患者。

(2) 老年人:老年患者慎服,参考用法用量、注意事项或遵医嘱。老年患者的剂量应减半,即为 5mg。

七、药理学

1. 药效学及作用机制 唑吡坦是一种与苯二氮䓬类有关的咪唑吡啶类催眠药物,其药效学活性本质上类似于其他同类化合物的作用:肌肉松弛、抗焦虑、镇静、催眠、抗惊厥、引起遗忘。

实验研究已经证明镇静作用所需的剂量低于抗惊厥、肌肉松弛和抗焦虑作用所需的剂量。这些作用与对中枢受体的特异激动作用有关,后者属于 GABA Omega(BZ1 和 BZ2)大分子受体复合体,具有调节氯离子通道开放的作用。唑吡坦选择性地结合于 Omega(或 BZ1)亚型受体。对于人类,唑吡坦可缩短入睡所需的时间,减少夜间醒来的次数,增加总的睡眠持续时间并改善睡眠质量。这些作用伴随有特征性的脑电图波形,与苯二氮䓬类药物诱导的脑电图有所不同。夜间睡眠记录研究已经证明:唑吡坦延长 Ⅱ 期睡眠和深睡眠(Ⅲ 期和 Ⅳ 期)。在推荐剂量时,唑吡坦不影响异相睡眠总的持续时间(快动眼睡眠)。

2. 药代动力学

(1) 吸收:口服唑吡坦的生物利用度约为 70%,血浆药物浓度达峰时间为 0.5~3 小时。

(2) 分布:在治疗剂量时,药代动力学呈线性。血浆蛋白结合率约为 92%。成人人体中分布容积为(0.54±0.02)L/kg。

(3) 代谢和消除:唑吡坦经肝代谢,以非活性的代谢产物形式,主要经尿液(大约 60%)和粪便(大约 40%)排泄。它对氨基转移酶没有诱导作用。血浆消除半衰期大约为 2.4 小时(0.7~3.5 小时)。

(4) 危险人群:在老年患者中可观察到肝清除率降低。

峰浓度增加大约50%,而半衰期(平均为3小时)没有明显增加。分布容积减少至(0.34±0.05)L/kg。

在肾功能不全的患者中,不管是否进行透析治疗,均可观察到清除率中等程度的降低。其他动力学参数保持不变。唑吡坦不能经透析清除。

在肝功能不全的患者中,唑吡坦的生物利用度增加。其清除率减少而消除半衰期延长(大约10个小时)。

3. 药物不良反应　采用CIOMS(国际医学组织理事会)频率分级:非常常见≥10%;常见≥1%且<10%;不常见≥0.1%且<1%;罕见≥0.01%且<0.1%;非常罕见<0.01%;未知:不能根据可用的资料做出评估。有证据表明不良反应与使用的唑吡坦具有剂量相关性,尤其是对于某些中枢神经系统事件。从理论上说,在就寝之前即刻或者已经就寝时服用唑吡坦可以减少这类事件。这类事件在老年患者中最为常见。这些不良作用的发生依赖于药物剂量和患者个体的敏感性。

(1) 免疫系统异常:未知的有首次服用本品初期可能出现过敏性休克(严重过敏反应)和血管性水肿(严重面部浮肿)。

(2) 精神异常:常见的有幻觉、兴奋、噩梦。

不常见的有意识错乱状态、易激惹。

未知的有不安、攻击性、妄想、愤怒、行为异常、梦游症(服用本品可能引起睡眠综合征行为,包括驾车梦游、梦游做饭和吃东西等潜在危险行为。详见"注意事项"梦游症与相关的行为)、依赖性(停止治疗后可能发生停药症状或反跳反应)、性欲异常。大部分这些精神不良反应都与异常反应有关。

(3) 神经系统异常:常见的有嗜睡、头痛、头昏、失眠症加剧、顺行性遗忘(遗忘反应可能引起不适当的行为)。

未知的有意识水平下降。

(4) 眼部异常:不常见的有复视。

(5) 胃肠道异常:常见的有腹泻、恶心、呕吐、腹痛。

(6) 肝胆异常:未知的有氨基转移酶增高。

(7) 皮肤和皮下组织异常:未知的有皮疹、瘙痒、荨麻疹、多汗症。

(8) 肌肉骨骼和结缔组织异常:未知的有肌肉无力。

(9) 全身异常:常见的有疲劳。

未知的有步态障碍、药物耐受、跌倒(主要发生在老年患者和不按照处方服用唑吡坦的患者中)。

4. 药物相互作用

(1) 酒精:不建议同时饮用酒精。药物与酒精同时使用可能增强镇静作用,影响驾驶或机械操作的能力。

(2) CNS抑制剂:在合并使用抗精神病药物(安定药)、安眠药、抗焦虑/镇静剂、抗抑郁药、麻醉性镇痛药、抗癫痫剂、麻醉剂和镇静抗组胺药时可能发生中枢抑制作用的加重。但是,如果使用SSRI类抗抑郁药物(氟西汀和舍曲林),没有观察到临床上显著的药代动力学或药效学相互作用。在使用麻醉性镇静剂时也可能发生欣快感增强,导致精神依赖增强。

(3) CYP-450抑制剂和诱导剂:抑制细胞色素P-450的化合物可能加强像唑吡坦这样的安眠药的活性。唑吡坦通过一些肝细胞色素P-450酶代谢,主要的酶是YP3A4和CYP1A2。与利福平(一种CYP3A4诱导剂)同时给药时,唑吡坦的药效学作用被降低。当唑吡坦与依曲康唑(一种CYP3A4抑制剂)同时给药时,它的药代动力学和药效学没有明显改变。这些结果的临床相关性不明确,同时使用唑吡坦与酮康唑(一种CYP3A4抑制剂)(200mg,每日2次)和唑吡坦加安慰剂相比,延迟唑吡坦的消除半衰期,增加总的曲线下面积(AUC),并降低表观口服清除率。合并使用酮康唑与单独使用唑吡坦相比,唑吡坦的总AUC提高1.83倍。一般认为不需要对唑吡坦进行常规的剂量调整,但是应该提醒患者在同时使用唑吡坦与酮康唑时镇静作用可能增强。

(4) 其他药物:唑吡坦与华法林、地高辛、雷尼替丁或西咪替丁同时给药时,没有观察到明显的药代动力学相互作用。

八、注意事项

1. 禁用　对唑吡坦或本品任何一种成分过敏时;严重呼吸功能不全;睡眠呼吸暂停综合征;严重、急性或慢性肝功能不全(有肝性脑病风险);肌无力。

2. 具有酒精中毒或其他物质依赖(无论是否与药物相关)病史的患者使用本药时需要特别谨慎。

3. 在处方安眠药之前,应该尽可能确定失眠症的原因,对其病因进行治疗。经过7~14日治疗不能减轻失眠症时,说明可能存在原发性精神或身体异常,应当对诊断重新评估。

4. 治疗持续时间应明确告知患者治疗的时间的长短依赖于失眠的类型。

5. 唑吡坦类安眠药不推荐用于精神疾病的初始治疗。

6. 健忘症　镇静/催眠药例如唑吡坦,可能引起顺行性遗忘。这种情况最常发生在服药几小时之后,因此为了降低风险,患者应该确保能够有7~8小时睡眠。

7. 抑郁症　尽管已经证实唑吡坦与选择性5-羟色胺再吸收抑制剂(SSRI)没有临床上显著的药代动力学和药效学相互作用,和其他镇静/催眠药一样,在有抑郁症症状的患者中也应该慎用。由于可能出现自杀倾向,因此应该为这些患者提供合理的最少量唑吡坦以避免患者有意地过量用药。在使用唑吡坦期间可能使原先已有的抑郁症暴露。因为失眠可能是抑郁症的一个症状,所以如果失眠症持续,应对患者重新评估。

8. 其他精神疾病及"异常"行为　已知在使用镇静/催眠药(如唑吡坦)时可能发生其他精神疾病和"异常"反应,可以观察到以下情况。

(1) 失眠的恶化、梦魇、兴奋、神经质。

(2) 错觉、幻觉、混涌、谵妄、精神病症状。

(3) 欣快感、易怒。

(4) 顺行性遗忘。

(5) 易受暗示性。

9. 可能伴随有对患者或他人具有潜在危险的行为

异常。

（1）患者出现反常行为。

（2）自我攻击或者攻击他人，特别是在患者被家庭成员或朋友阻止他/她自己想做的事情时。

（3）事后遗忘的无意识行为。

如果发生这些症状，应该停止使用本品。在老年患者中观察到这些症状更为常见。

10. 梦游症和相关行为　在服用唑吡坦且未完全清醒的患者中有报告发生梦游症以及其他相关的行为，例如睡眠时驾驶、制作食物和进食、打电话或性行为、对事件失忆。使用唑吡坦的同时使用酒精和其他中枢神经系统抑制剂，或者使用唑吡坦的剂量超过推荐的最大剂量，都能够增加这些行为的风险，考虑到对患者本人和其他人的风险，对有报告过这类行为（如睡眠时驾驶）的患者强烈建议停用唑吡坦。

11. 耐受性　在重复使用本品超过数周后，唑吡坦及相关药物的镇静或催眠作用可能会逐渐降低。

12. 依赖性　使用唑吡坦类的镇静/催眠药可以导致发生身体和精神依赖。依赖性的风险随着剂量和治疗时间的增加而提高，在有精神异常和/或酒精或药物依赖史的患者中风险可能更高。这些患者在使用安眠药时应当谨慎监测。一旦发生身体依赖，突然停止治疗有可能引起停药症状。这些症状可能包括头痛或肌肉疼痛、极度焦虑和紧张、不安、意识错乱和易激惹。在严重的情况下可能发生以下症状：现实感丧失、人格解体、听觉过敏、麻木和肢体麻刺感、对光、声音和身体接触过敏、幻觉或癫痫发作。

13. 反跳性失眠　这种一过性症状，之前接受镇静/催眠药治疗，在安眠药治疗停药时可能以更强的形式复发。可能发生其他伴随的反应，如情绪改变、焦虑和不安。患者应当了解可能发生反跳现象，在停用药物时如果发生这些症状，可以使焦虑减至最小。在使用短效镇静/催眠药时，停药现象可能就出现在给药间隔段。

14. 蓄积风险　苯二氮䓬类药物和相关药物（与所有药物产品一样）可以在人体内保留5个半衰期。在老年患者或肝肾功能不全的患者中，半衰期可明显延长。多次给药后，药物或代谢产物达到稳态的时间要迟得多，而稳态浓度则更高。只有在稳态的情况下才有可能评价药物的疗效和安全性。

考虑到唑吡坦的代谢途径，在肾功能不全的患者中，预期可以不进行剂量调整。

当老年人服用苯二氮䓬类以及相关药物时应特别慎重，因为其具有镇静和/或肌肉松弛作用，可能导致老年人发生具有严重后果的跌倒。

15. 逐渐减量停药　应该将这些方法详细地解释给患者。

除了需要逐渐递减给药剂量之外，还应该警告患者，以便将任何失眠症状降至最小，由于停药可能导致一些症状的出现，所以失眠可能再次出现。即使是在逐渐停药的情况下也可能出现。应该提醒患者，这一治疗阶段可能是不愉快的。

16. 应警告机动车驾驶员和机械操作人员或从事其他危险工作的人员，和其他安眠药一样，可能存在治疗后次日早晨困倦的风险。为了使风险降至最低，建议整晚睡眠（7~8小时）。

本品属于第二类精神药品管制，请按医师处方服药。

九、药物稳定性及贮藏条件

室温保存，防热、防潮。

十、药物经济性评价

基本药物（片剂：5mg、10mg），医保乙类，《中国药典》（2020年版）收载。

佐 匹 克 隆

一、药品名称

1. 英文名　Zopiclone
2. 化学名　6-（5-氯吡啶-2-基）-7-[（4-甲基哌嗪-1-基）甲酰氧基]-5,6-二氢吡咯并[3,4-b]吡嗪-5-酮

二、药品成分

佐匹克隆

三、剂型与规格

佐匹克隆片　（1）3.75mg；（2）7.5mg

佐匹克隆胶囊　7.5mg

四、适应证及相应的临床价值

失眠症，尤其适用于不能耐受次晨残余作用的患者。

五、用法用量

1. 儿童　15岁以下儿童不宜使用本品。
2. 成人　口服给药，7.5mg，临睡时服。
3. 老年人　口服给药，老年患者最初用量为3.75mg，临睡时服，仅在必要时用7.5mg。
4. 肝功能不全者　口服给药，3.75mg为宜，睡前服用。

六、特殊人群用药

1. 妊娠期　慎用。
2. 哺乳期　因本品在乳汁中浓度高，哺乳期妇女不宜使用。
3. 肾功能损害　肾功能不全者应适当调整剂量。
4. 肝功能损害　严重肝功能不全时禁用，其余见"用法用量"。
5. 其他人群
（1）儿童：15岁以下儿童不宜使用本品。
（2）老年人：见"用法用量"。

七、药理学

1. 药效学及作用机制　本品常规剂量具有镇静催眠和肌肉松弛作用。其作用于苯二氮䓬受体，但结合方式不同于

苯二氮䓬类药物。本品为速效催眠药,能延长睡眠时间,提高睡眠质量,减少夜间觉醒和早醒次数。本品的特点为次晨残余作用低。

2. 药代动力学 据资料报道,健康人口服本品生物利用度为80%,口服吸收迅速,1.5~2.0小时后可达血药浓度峰值,给药3.75mg、7.5mg和15mg后,血药浓度峰值分别为30ng/ml、60ng/ml和115ng/ml。药物吸收不受患者性别、给药时间和重复给药影响。药物迅速由血管分布至全身,分布容积为100L。血浆蛋白结合率均为45%,消除半衰期约为5小时。连续多次给药无蓄积作用。

本品在体内广泛代谢(主要是经P-450酶系统生物转化),主要代谢产物为N-氧化物(对动物有药理活性)和N-脱甲基物(无活性)。代谢物主要经肺脏排出(约占剂量50%),其余由尿液排出。仅剂量的4%~5%以原料随尿排出。老年人半衰期约为7小时。肝硬化者因脱甲基作用减慢,血浆消除能力明显降低,应调整剂量。本品能通过透析膜。

3. 药物不良反应 与剂量及患者的敏感性有关。偶见思睡、口苦、口干、肌无力、遗忘、醉态,有些患者出现异常的易恐、好斗、易受刺激或精神错乱、头痛、乏力。长期服药后突然停药会出现戒断症状(因药物半衰期短故出现较快),可能有较轻的激动、焦虑、肌痛、震颤、反跳性失眠及梦魇、恶心及呕吐,罕见较重的痉挛、肌肉颤抖、神志模糊(往往继发于较轻的症状)。

4. 药物相互作用

(1)与神经肌肉阻滞药(筒箭毒、肌松药)或其他中枢神经抑制药同服可增强镇静作用。

(2)与苯二氮䓬类抗焦虑药和催眠药同服,戒断综合征的出现可增加。

八、注意事项

1. 禁用 对本品过敏者,失代偿的呼吸功能不全患者,重症肌无力、重症睡眠呼吸暂停综合征患者。

2. 肌无力患者用药时需注意医疗监护,呼吸功能不全者和肝、肾功能不全者应适当调整剂量。

3. 使用本品时应绝对禁止摄入酒精饮料。

4. 连续用药时间不宜过长,突然停药可引起停药综合征,应谨慎,服药后不宜操作机械及驾车。

九、药物稳定性及贮藏条件

遮光,密封保存。

十、药物经济性评价

基本药物(片剂:3.75mg、7.5mg),医保乙类,《中国药典》(2020年版)收载。

右佐匹克隆

一、药品名称

1. 英文名 Dexzopiclone
2. 通用名 右佐匹克隆

3. 化学名 (+)-6-(5-氯吡啶-2-基)-7-[(4-甲基哌嗪-1-基)羰氧基]-5,6-二氢吡咯[3,4-b]吡嗪-5-酮

二、药品成分

右佐匹克隆

三、剂型与规格

右佐匹克隆片 (1)1mg;(2)2mg;(3)3mg

四、适应证及相应的临床价值

用于治疗失眠。

五、用法用量

1. 儿童 18岁以下儿童用药的安全性、有效性尚未确立,不推荐服用此药。

2. 成人 口服给药,本品应个体化给药,成人推荐起始剂量为入睡前2mg,由于3mg可以更有效地延长睡眠时间,可根据临床需要调整起始剂量为3mg或增加到3mg。

3. 老年人 口服给药,主诉入睡困难的老年患者推荐起始剂量为睡前1mg,必要时可增加到2mg,睡眠维持障碍的老年患者推荐剂量为入睡前2mg。

4. 严重肝损患者应慎重使用本品,初始剂量为1mg。

5. 与CYP3A4强抑制剂合用,本品初始剂量不应大于1mg,必要时可增加至2mg。

六、特殊人群用药

1. 妊娠期 本品由于具有适当的亲脂性,容易进入大脑,右佐匹克隆及其代谢产物可部分通过胎盘屏障,孕妇慎用。

2. 哺乳期 本品在乳汁中浓度可能较高,哺乳期妇女慎用。

3. 肾功能损害 没有必要进行剂量调整。

4. 肝功能损害 见"用法用量""注意事项""药代动力学"项。

5. 其他人群

(1)儿童:18岁以下儿童用药的安全性、有效性尚未确立,不推荐服用此药。

(2)老年人:用药时,可先从小剂量开始逐渐增量,以便得到适合于患者的剂量。参见"用法用量"项。

七、药理学

1. 药效学及作用机制 右佐匹克隆是一种非苯二氮䓬类催眠药。右佐匹克隆催眠作用的确切机制尚不清楚,但认为是作用于与苯二氮䓬受体偶联的GABA受体复合物引起的。

2. 药代动力学 对健康志愿者(成人及老年人)及肝肾疾病者进行了药代动力学研究。健康受试者中,单剂量最高剂量达到7.5mg,并且进行了7日连续给药试验,剂量分别为16mg、36mg和6mg。本品可被快速吸收,大约1小时达

峰(T_{max}),消除半衰期大约为 6 小时。健康成人连续服用本品不蓄积,在 1~6mg,分布与剂量成线性关系。

吸收与分布:口服后本品快速吸收。口服后大约 1 小时达到血浆浓度峰值。血浆蛋白结合率低,为 52%~59%。红细胞非选择性吸收。

代谢:口服后,本品主要通过氧化与去甲基化代谢。主要血浆代谢物为 N-氧化右佐匹克隆与 N-去甲基右佐匹克隆。N-去甲基右佐匹克隆与 GABA 受体结合率远低于右佐匹克隆,N-氧化右佐匹克隆与 GABA 受体结合不紧密。体外实验显示右佐匹克隆的代谢与 CYP3A4 与 CYP2E1 相关。右佐匹克隆对低温储藏肝细胞不显示任何对 CYP-4501A2、2A6、2C9、2C19、2D6、2E1 和 3A4 的抑制作用。

消除:口服吸收后,右佐匹克隆消除半衰期大约为 6 小时。口服消旋右佐匹克隆,剂量的 75% 以代谢物的形式从尿液中排出。右佐匹克隆的消除与佐匹克隆相似,小于 10% 口服剂量的右佐匹克隆以原型药物从尿液中消除。

食物:健康成人服用高脂食物后口服 3mg 右佐匹克隆,AUC 未发生变化,平均 C_{max} 降低 21%,T_{max} 延迟 1 小时。半衰期未发生变化,大约为 6 小时。若在进食高脂食物过程中和之后立即服用右佐匹克隆,右佐匹克隆对睡眠潜伏期的作用可能降低。

特殊人群用药。①年龄:与成人相比,65 岁以上的患者 AUC 增加 41%,半衰期大约为 9 小时,C_{max} 未发生明显变化。②性别:男性与女性的药代动力学参数相似。③种族:对 I 期临床所有受试者数据进行分析,所有人种的药代动力学结果相似。④肝损伤:16 名健康志愿者及 8 名患有轻度、中度、重度肝病患者进行了服用 2mg 右佐匹克隆的药代动力学研究。严重肝损伤患者与健康志愿者相比,暴露量增加了 2 倍,C_{max} 与 T_{max} 未发生变化。严重肝损伤患者服用的最高剂量应为 2mg。轻度至中度肝损伤患者没必要进行剂量调整。肝损伤患者服用右佐匹克隆应注意。⑤肾损伤:24 名轻度、中度或重度肾损伤患者进行了药代动力学研究。与健康对照者相比,AUC 与 C_{max} 相似。由于口服右佐匹克隆仅有小于 10% 通过尿液排泄,因此肾损伤患者没必要进行剂量调整。

3. 药物不良反应 主要不良反应为口苦和头晕,其他如宿睡、乏力、恶心和呕吐等轻度消化系统和中枢神经系统的不良反应,一般持续时间短,症状轻微,可自行缓解。

4. 药物相互作用

(1)具 CNS 活性药物

1)酒精:右佐匹克隆与 0.70g/kg 酒精合用可对神经运动功能产生相加作用影响,可持续 4 小时。

2)帕罗西汀:每日合用 3mg 右佐匹克隆及 2mg 帕罗西汀,共 7 日,无药代动力学及药效学间的相互作用。

3)劳拉西泮:合用 3mg 右佐匹克隆及 2mg 劳拉西泮无临床相关性的药效学及药代动力学的影响。

4)奥氮平:合用 3mg 右佐匹克隆及 10mg 奥氮平使 DSST 评分降低。相互作用为药效学的改变而非药代动力学的改变。

(2)抑制 CYP3A4 的药物:CYP3A4 是右佐匹克隆消除的主要代谢通道。与 400mg 酮康唑(一种 CYP3A4 的强抑制剂)合用 5 日可使右佐匹克隆 AUC 增加 2.2 倍。C_{max} 和 $t_{1/2}$ 分别增加 1.4 倍和 1.3 倍。其他 CYP3A4 的强抑制剂可能产生相似的作用(例如伊曲康唑、克拉霉素、奈法唑酮、竹桃霉素、利托那韦、奈非那韦)。

(3)诱导 CYP3A4 的药物(利福平):与 CYP3A4 的强诱导剂利福平合用可使消旋佐匹克隆的暴露率降低 80%。右佐匹克隆可能产生相似的作用。

(4)血浆蛋白结合力强的药物:右佐匹克隆的血浆蛋白结合率为 52%~59%;因此,右佐匹克隆的分布对蛋白结合不敏感。患者服用 3mg 右佐匹克隆及蛋白结合力强的药物不会改变两种药物的游离浓度。

(5)治疗指数窄的药物

1)地高辛:服用地高辛第 1 日共 0.5mg,一日 2 次,随后 6 日每日 0.25mg,不影响单剂量 3mg 右佐匹克隆的药代动力学参数。

2)华法林:服用 3mg 右佐匹克隆 5 日不影响(R)与(S)华法林的药代动力学参数;口服 25mg 华法林不影响右佐匹克隆的药效学参数。

八、注意事项

1. 禁用 对本品及其成分过敏者,失代偿的呼吸功能不全患者,重症肌无力、重症睡眠呼吸暂停综合征患者禁用。

2. 特别注意 由于睡眠障碍可能是生理和/或心理紊乱的表现,仅在仔细对患者进行评价后方采取对症治疗。7~10 日治疗后若失眠仍然出现则表明存在原发性心理和/或医学疾病。失眠的恶化或出现新的想法及行为的异常都有可能是未被认知的心理或生理障碍的结果。镇静/催眠药物,如右佐匹克隆治疗期间有可能出现上述情况。由于右佐匹克隆的一些副反应是剂量相关的,使用最低有效剂量是非常重要的,尤其对老年患者。

有报道,服用镇静/催眠药物会产生一系列的异常想法和行为改变。有一些变化类似于酒精及其他中枢神经系统抑制剂的作用,例如进攻性及与性格不符的外向。其他有报道的行为变化包括行为奇怪、激动、幻觉和失去人格。不可预见的有出现健忘和其他神经精神的症状。抑郁的患者服用镇静/催眠药物有抑郁加重包括出现自杀想法的报道。

很难确定上述的异常行为是否是药物引起的、自发的或心理或生理紊乱的结果。然而,任何新的行为体征或症状的出现均应仔细评价。

使用镇静/催眠药物剂量快速下降或突然停药时,有可能与其他 CNS 抑制剂一样出现类似的戒断体征或症状。

与其他催眠药物一样,右佐匹克隆有中枢抑制作用。由于快速起效,右佐匹克隆应仅在上床准备睡觉前服用或已经上床但入睡困难时服用。在服用该药物后第 2 日,患者应小心从事包括需要完全警觉或行为协调等危险性的工作(例如操作仪器或开车)。与其他催眠药物一样,右佐匹克隆与其他精神科药物、抗惊厥药物、抗组胺药物、酒精和其他产生 CNS 抑制作用的药物合用可能产生额外的 CNS 抑制作用。右佐匹克隆不可与酒精同服。由于可能产生相加的作用,右佐匹克隆与其他 CNS 抑制剂合用应进行剂量的调整。

3. 服药时间　右佐匹克隆应在临睡前服用。服用镇静/催眠药物有可能产生短期记忆损伤、幻觉、协调障碍、眩晕和头晕眼花。

4. 老年患者和/或虚弱患者使用　老年患者和/或虚弱患者使用镇静/催眠药物应考虑到重复使用或对药物敏感引起的运动损伤和/或认知能力损伤。对于此类患者推荐起始剂量为 1mg。

5. 伴有其他疾病的患者　对伴有其他疾病的患者服用右佐匹克隆的临床经验有限。伴有可能对代谢或血流动力学造成影响的疾病的患者应慎用右佐匹克隆。

对健康志愿者进行的一项临床研究中，服用推荐剂量 2 倍(7mg)的右佐匹克隆不产生呼吸抑制作用。但是若患有呼吸障碍疾病的患者使用右佐匹克隆，建议引起注意。

严重肝损伤的患者由于系统暴露量为正常肝功能患者的 2 倍，服用右佐匹克隆剂量应降低到 1mg。对于轻微或中度肝功能损伤的患者没必要进行剂量调整。由于小于 10% 的右佐匹克隆通过尿液以原型药物代谢，肾功能损伤患者没必要进行剂量调整。

当与 CYP3A4 强抑制剂，如酮康唑合用时，应减小右佐匹克隆的剂量。右佐匹克隆与有 CNS 抑制作用的药物合用时也建议减小剂量。

6. 抑郁患者使用　有抑郁症状的患者应小心服用镇静/催眠药物。由于此类患者有可能出现自杀倾向，需要进行保护。这类患者常常故意过量服用药物。因此，每次处方量应尽可能的最低。

九、药物稳定性及贮藏条件

密封，在干燥处保存。

十、药物经济性评价

医保乙类，《中国药典》(2020 年版)收载。

扎 来 普 隆

一、药品名称

1. 英文名　Zaleplon
2. 化学名　3-[3-氰基吡唑(1,5-a)并嘧啶-7]-N-乙基乙酰苯胺

二、药品成分

扎来普隆

三、剂型与规格

扎来普隆片　5mg
扎来普隆分散片　5mg
扎来普隆胶囊　(1)5mg；(2)10mg

四、适应证及相应的临床价值

本品适用于入睡困难的失眠症的短期治疗。

五、用法用量

1. 儿童　儿童用药的安全性尚未建立，儿童禁用。
2. 成人　口服给药：可直接吞服，分散片可用少量水分散后服用。每次 5~10mg，睡前服用或入睡困难时服用。体重较轻的患者，推荐剂量为每次 5mg。持续用药时间限制在 7~10 日。如果服用 7~10 日后失眠仍未减轻，医师应对患者失眠的病因重新进行评估。
3. 老年人　老年患者推荐量为每次 5mg(1 片)。每晚只服用 1 次。治疗持续时间同成人。
4. 糖尿病患者和轻、中度肝功能不全的患者同老年患者用法用量。

六、特殊人群用药

1. 妊娠期　妊娠期间服用本品的安全性未得到数据证实，孕妇禁用。
2. 哺乳期　本品可经乳汁分泌，哺乳期妇女禁用。
3. 肾功能损害　严重肾功能不全者禁用，轻、中度肾损伤患者没有必要调整剂量。
4. 肝功能损害　严重肝功能不全者禁用，其余见"用法用量"项。
5. 其他人群

(1)儿童：没有数据证实儿童服用本品的安全性，所以儿童(小于 18 岁者)禁用本品。

(2)老年人：本品可用于老年人，包括大于 75 岁老年人。老年人及老年妇女(包括大于 75 岁的)与健康青年志愿者比较，本品的药代动力学没有明显的不同。由于老年患者对安眠剂影响敏感些，推荐剂量为 5mg。

七、药理学

1. 药效学及作用机制　扎来普隆作为催眠药，其化学结构不同于苯二氮䓬类、巴比妥类及其他已知的催眠药，可能通过作用于 γ-氨基丁酸-苯二氮䓬(GABA-BZ)受体复合物而发挥其药理作用。

非临床研究显示扎来普隆可选择性结合脑 $GABA_A$ 受体复合物 α 亚单位 ω1 受体。扎来普隆与纯化 $GABA_A$ 受体结合实验结果显示其与上述受体亲和力较低，可优先结合于 ω1 受体。

2. 药代动力学　据国外文献报道，在 500 多名健康人(包括年轻和年老的)、哺乳期妇女和有肝病或肾病的患者，进行了扎来普隆的药代动力学研究。在健康受试者中，进行了单剂量给药 60mg 和每日 1 次给药 15mg、30mg 共 10 日的药代动力学研究，扎来普隆很快地被吸收，达峰浓度大约 1 小时，清除半衰期($t_{1/2}$)大约为 1 小时，每日 1 次给药扎来普隆没有药物积累，而且在治疗范围内，它的药代动力学是与剂量成比例的。

(1)吸收：扎来普隆口服后，吸收迅速且完全，1 小时左右达血浆峰浓度。其绝对生物利用度大约为 30%，有显著的首过效应。

(2)分布：扎来普隆是一个亲脂性的化合物，静脉注射

给药后,分布容积大约是 1.4L/kg。体外血浆蛋白结合率大约是 60%±15%,并且不受扎来普隆 10~1 000ng/ml 浓度范围限制,这表明扎来普隆对蛋白结合率的变化是不敏感的,扎来普隆在血液和血浆中的比率大约是 1,这表示扎来普隆是均匀地分布在整个血液而没有广泛地分布在红细胞里。

(3)代谢:在口服给药后,扎来普隆被广泛代谢,在尿中,仅有不超过剂量的 1% 是原型药,扎来普隆主要被醛氧化酶转化为 5-氧脱乙基扎来普隆,扎来普隆很少被 CYP3A4 代谢为脱乙基扎来普隆,并很快被醛氧化酶转化为 5-氧脱乙基扎来普隆,这些代谢产物然后被转化为葡萄糖醛酸化合物,并在尿中清除,所有的扎来普隆代谢产物均无药理活性。

(4)排泄:在口服或静脉注射给药后,扎来普隆很快被清除,平均 $t_{1/2}$ 大约是 1 小时,扎来普隆口服血浆清除率大约为 3L/(h·kg),静脉血浆清除率大约为 1L/(h·kg),如肝血液正常可忽略肾清除,估计扎来普隆的肝提取率是 0.7,表明扎来普隆的首过效应是非常明显的。在服用有放射标记的扎来普隆后,在 48 小时内,可在尿中回收 70%(6 日内可回收 71%),包括所有的扎来普隆代谢物和它们的葡糖醛酸,另外在粪便中可回收 17%,主要是 5-氧-扎来普隆。

(5)食物作用:健康成人食用高脂肪和难消化的食物可延长扎来普隆的吸收,延迟时间大约为 2 小时,并且 C_{max} 减少大约 35%,扎来普隆 AUC 和清除半衰期没有明显影响,这表明,在食用完高脂肪和难消化的食物后,立即服用扎来普隆,其起效时间会有影响。

对老年人进行扎来普隆药代动力学的研究结果显示,扎来普隆的药代动力学和年轻人没有明显的不同。

(6)性别:在男性和女性中,扎来普隆的药代动力学没有明显不同。

(7)人种:以日本人进行扎来普隆的药代动力学研究,C_{max} 和 AUC 分别增强 37% 和 64%,这可能和体重不同有关,也有可能由于饮食、环境或别的因素而引起酶活性的不同。

(8)肝损伤:扎来普隆首先是被肝代谢,接着进行全身代谢,其口服清除率在代偿和代偿功能失调的患者减少 70% 和 87%,和健康人相比,导致平均 C_{max} 和 AUC 明显减少,因此中、轻度肝损伤患者服用扎来普隆时,应适当减小剂量,患有严重的肝损伤患者不建议服用扎来普隆。

(9)肾损伤:因为由肾排泄的扎来普隆原型药不到 1%,在肾功能不全的患者中,其药代动力学没有明显变化,因此对中、轻度肾损伤患者没有必要调整剂量,但对严重的肾损伤患者还需要进一步研究。

3. 药物不良反应 服用扎来普隆后,可能会出现较轻的头痛、嗜睡、眩晕、口干、出汗、食欲缺乏、腹痛、恶心呕吐、乏力、记忆困难、多梦、情绪低落、震颤、站立不稳、复视等其他视力问题、精神错乱等不良反应。其他不良反应包括以下几种。

(1)服用扎来普隆(10mg 或 20mg)后,1 小时左右会出现短期的记忆缺失,20mg 剂量时缺失作用更强,但 2 小时后没有缺失作用。

(2)服用扎来普隆(10mg 或 20mg)后,1 小时左右有预

期的镇静和精神障碍作用,但 2 小时后就没有这种作用。

(3)反弹性失眠是剂量依赖性的,临床试验表明,5mg 和 10mg 组在停药后的第 1 日晚上没有或很少有反弹性失眠,20mg 组有一些,但在第 2 日晚上即消失。

(4)偶见一过性白细胞升高。

(5)偶见一过性转氨酶升高。

4. 药物相互作用

(1)与中枢神经系统药物

1)乙醇:本品可增强乙醇对中枢神经系统的损伤作用,但不影响乙醇的药代动力学。

2)丙咪嗪:本品与丙咪嗪合用后,清醒程度降低,运动精神行动能力损伤,相互作用是药效学,而没有药代动力学的变化。

3)帕罗西汀:本品与帕罗西汀合用无相互作用。

4)硫利达嗪:本品与硫利达嗪合用后,清醒程度降低,运动精神行动能力损伤,相互作用是药效学,而没有药代动力学的变化。

(2)与酶诱导/抑制药物:与酶诱导剂比如利福平合用,会使本品的 C_{max} 和 AUC 降低 4 倍。

(3)本品与苯海拉明合用无药代动力学相互影响,但由于两者都有镇静作用,合用需特别注意。

(4)与影响肾消除药物合用:与布洛芬合用无明显药代动力学变化。

八、注意事项

1. 禁用

(1)对本品过敏者禁用。

(2)严重肝、肾功能不全者禁用。

(3)睡眠呼吸暂停综合征患者禁用。

(4)重症肌无力患者禁用。

(5)严重呼吸困难或胸部疾病患者禁用。

2. 本品为国家特殊管理的第二类精神药品,必须严格遵守国家对精神药品的管理条例,严格在医师指导下使用。

3. 不要超过医师指定的使用期限。长期服用可能会产生依赖性。有药物滥用史的患者慎用。

4. 在服用扎来普隆后,如发现行为和精神异常,请和医师联系。

5. 应告知医师患者可能服用的所有药物包括非处方药,如果饮酒的话,也应告诉医师。当服用扎来普隆或其他安眠药期间,禁止饮酒。

6. 除非能保证 4 个小时以上的睡眠时间,否则不要服用本品。

7. 没有医师的指导,不要随意增加扎来普隆的用量。

8. 第一次服用扎来普隆或别的安眠药时,应该知道这些药物在第 2 日仍然会有一些作用,当需要头脑清醒时如驾驶汽车、开机器等须慎用。

9. 停止服药后的第 1 或第 2 日晚上,可能入睡困难。

10. 如果患者已怀孕或即将怀孕或正在哺乳,请告诉医师。

11. 不要同其他患者分享扎来普隆,药物应放在儿童拿

不到的地方。

12. 如果患者患有抑郁症,请告诉医师,医师应尽可能少的给予抑郁症患者药物的数量,以防止过量的发生。

13. 扎来普隆起效快,应在上床前立即服用,或上床后难以入睡时服用。

14. 为了扎来普隆更好地发挥作用,请不要在食用高脂肪的饮食后立即服用本品。

15. 因为扎来普隆的不良反应与剂量相关,因此应尽可能最低剂量,特别是老年人。

16. 与作用脑部的药物联合使用时,可能因协同作用而加重后遗作用,导致清晨仍思睡。这些药物包括用于治疗精神性疾病的药物(如精神抑制药、催眠药、抗焦虑药、镇静药、抗抑郁药)、麻醉剂和用于治疗变态反应的药物(如镇静抗组胺药)。

九、药物稳定性及贮藏条件

密封,置避光、阴凉干燥处保存。

十、药物经济性评价

医保乙类,《中国药典》(2020 年版)收载。

2　抗抑郁药

氟　西　汀

一、药品名称

1. 英文名　Fluoxetine
2. 化学名　(±)-N-甲基-3-苯基-3-(4-三氟甲基苯氧基)-丙胺

二、药品成分

盐酸氟西汀

三、剂型与规格

盐酸氟西汀片　10mg
盐酸氟西汀分散片　20mg
盐酸氟西汀胶囊　20mg
盐酸氟西汀肠溶片　90mg

四、适应证及相应的临床价值

1. 抑郁症。
2. 强迫症(obsessive-compulsive disorder,OCD)。
3. 神经性贪食症　作为心理治疗的辅助用药,以减少贪食和导泻行为。

五、用法用量

1. 儿童　口服给药(国外用法)。①抑郁症:8 岁及以上儿童,每次 10~20mg,每日 1 次。②强迫症:青春期、7 岁及以上体重较重者,初始剂量每次 10mg,每日 1 次。2 周后,

可增至每次 20mg,每日 1 次。推荐的剂量范围为每日 20~60mg;7 岁及以上体重较轻者,初始剂量每次 10mg,每日 1 次。若数周后未达满意的疗效,可增加剂量。推荐的剂量范围为每日 20~30mg。

2. 成人　口服给药。①抑郁症:每日 20~60mg。推荐的起始剂量为每日 20mg。尽管高剂量可能增加不良反应的发生,但如果治疗 3 周仍未见效,应考虑增加药物剂量。WHO 达成的共识认为,抗抑郁药物持续治疗至少 6 个月。②强迫症:每日 20~60mg。推荐的起始剂量为每日 20mg。尽管高剂量可能增加不良反应的发生,但如果治疗 2 周仍未见效,应考虑增加药物剂量。如果治疗 10 周仍无改善,应考虑换药。如果疗效较好,可根据个体差异调整剂量进行维持治疗。对于氟西汀治疗究竟需要维持多久的问题,尚缺乏系统研究,考虑到强迫症(OCD)是一种慢性疾病,因此对于治疗有效患者推荐维持治疗 10 周以上。应根据患者个体差异小心调整药剂量,以最低有效剂量维持治疗。应定期评估是否继续治疗。一些临床医师提倡对于药物治疗有效患者可合并行为治疗。强迫症(OCD)的长期疗效(超过 24 周)尚未证实。③神经性贪食症:推荐剂量为每日 60mg。神经性贪食症的长期疗效(超过 3 个月)尚未证实。④所有适应证:推荐剂量可酌情增减。每日剂量高于 80mg 的情况未经系统评估。氟西汀可单次或分次给药,可与食物同服,亦可餐间服用。停药时,药物活性成分仍将在体内存留数周。这一特点必须在开始及结束治疗时予以考虑。多数患者不需要逐步减少剂量。

3. 老年人　老年患者应减量或降低给药频率,日剂量一般不宜超过 40mg,最高推荐日剂量 60mg。

4. 对于肝功能受损患者,或合用了其他可能产生相互作用药物的患者,需考虑减少剂量或降低给药频率(例如隔日 20mg),或遵医嘱。

六、特殊人群用药

1. 妊娠期　尚不清楚盐酸氟西汀对人类妊娠的影响。但是,因为氟西汀能够透过胎盘且可能对新生儿具有不良影响,如需使用本品,需权衡利弊。

2. 哺乳期　本药可泌入乳汁,哺乳期妇女必须使用时应停止哺乳。

3. 肾功能损害　参见"药动学"和"注意事项"。

4. 肝功能损害　参见"药动学"和"注意事项"。

5. 其他人群

(1)儿童:因为安全性和疗效尚未明确,儿童和青少年(不足 18 岁)不推荐使用氟西汀。

(2)老年人:应注意增加剂量和日剂量一般不宜超过 40mg。最高推荐日剂量为 60mg。

七、药理学

1. 药效学及作用机制　氟西汀具有抗抑郁作用,推测与其抑制中枢神经元 5-HT 再摄取有关。动物实验结果显示,氟西汀抑制 5-HT 再摄取的作用强于去甲肾上腺素。在临床相关剂量下,氟西汀可抑制人血小板对 5-HT 的再摄取。

经典三环类抗抑郁药物的抗胆碱能、镇静及对心血管系统的作用与其对毒蕈碱、组胺及 α_1-肾上腺素受体的拮抗作用有关。体外受体结合试验显示，氟西汀与脑组织上的上述受体及其他膜受体的结合力明显弱于三环类抗抑郁药。

2. 药代动力学

吸收：氟西汀口服吸收良好。进食不会影响药物的生物利用度。

分布：氟西汀与血浆蛋白大量结合（约95%），分布广泛（分布容积 20~40L/kg）。服药数周后达到稳态血浆浓度。连续服药后的稳态血浆浓度同服药4~5周相似。

代谢：氟西汀符合有肝首过效应的非线性的药代动力学特性。服药后 6~8 个小时达到血浆峰浓度。氟西汀主要经 CYP2D6 酶的代谢。氟西汀主要通过肝代谢，通过去甲基化作用生成活性代谢产物去甲氟西汀（Demethylfluoxetine）。

清除：氟西汀的消除半衰期为 4~6 日，而去甲氟西汀为 4~16 日。较长的半衰期使得停药后仍能维持 5~6 周的疗效。本品主要（大约60%）经肾排泄。氟西汀可以分泌至母乳。

高危人群。①老年人：与较年轻的患者比较，健康老年人的动力学参数没有改变。②肝功能不全：由于肝功能不全（酒精性肝硬化），氟西汀和去甲氟西汀的半衰期分别增加至 7 日和 12 日。应该考虑给予较低的剂量或降低给药频率。③肾功能不全：给予轻度、中度和完全肾功能不全（无尿）的患者单一剂量的氟西汀后，动力学参数与健康志愿者相比无差异。重复给药后，观察到稳态血浆浓度的增加。

3. 药物不良反应　持续的治疗可能会减少不良反应发生的强度和频率，不良反应一般不会导致治疗的中断。同其他 SSRI 一样，不良反应如下。

（1）全身：过敏（如瘙痒、皮疹、风疹、过敏反应、脉管炎、血清反应、颜面水肿等），寒战，5-羟色胺综合征，光敏反应，中毒性表皮坏死溶解（Lyell 综合征）非常罕见，多形性红斑等。

（2）消化系统：胃肠功能紊乱（如腹泻、恶心、呕吐、消化不良、吞咽困难、味觉颠倒），口干。肝功能检测异常少有报道，肝炎鲜有报道。

（3）神经系统：头痛，睡眠异常（如梦境反常、失眠），头晕，食欲缺乏，疲劳（如困倦、睡意），欣快，短暂的动作异常（如抽搐、共济失调、战栗、肌阵挛），抽搐发作及罕见的精神性运动不安/静坐不能。幻觉，躁狂反应，意识错乱，激越，焦虑及有关症状（如紧张），注意力及思考能力减弱（如人格解体），惊恐发作，自杀观念和行为（这些症状可以是潜在疾病造成的），5-羟色胺综合征非常罕见。

（4）泌尿生殖系统：尿潴留，尿频。

（5）生殖紊乱：性功能障碍（如延迟或缺少射精、性高潮缺乏），阴茎持续勃起症，泌乳。

（6）其他：脱发，视觉异常（如视力模糊、瞳孔散大），瘀斑，出汗，血管舒张，关节痛，肌痛，直立性低血压，其他出血性表现（如妇科出血、胃肠道出血、其他皮肤或黏膜出血）罕有报告。

（7）一过性低血钠：停服氟西汀时极少数患者出现一过性低血钠（包括血钠低于 110mmol/L）并表现在停用氟西汀后可逆。某些病例可能是由于抗利尿激素分泌失调引起。多数报道见于老年人及服用利尿药的患者或其他原因导致体液耗竭的患者。

（8）呼吸系统：咽炎，呼吸困难。肺部不良事件（包括不同组织病理学炎症过程和/或纤维化）鲜有报告。呼吸困难可能是唯一一先出现的症状。

（9）氟西汀治疗停止时的停药症状：头晕，感觉障碍（包括感觉异常），睡眠障碍（包括失眠和多梦），乏力，焦躁或焦虑，恶心和/或呕吐，震颤和头痛是最常报告的不良反应。一般这些症状是轻度到中度并且是自限的，然而在一些患者中这些症状可能很严重和/或延长缓解时间。因此，当氟西汀治疗需要停止时，建议逐渐地减少剂量。

4. 药物相互作用

（1）半衰期：在考虑药代动力学和药效动力学的交互作用时（如从氟西汀转为其他抗抑郁药时），需要谨记氟西汀和去甲氟西汀的长半衰期。（见"药代动力学"）

（2）单胺氧化酶抑制剂：有报道在接受选择性 5-羟色胺再摄取抑制剂（SSRI）治疗的患者同时合并单胺氧化酶抑制剂（MAOI），以及近期终止 SSRI 治疗转而开始 MAOI 治疗的患者中出现严重的、有时甚至是致命的反应。氟西汀的治疗必须在不可逆的 MAOI 停药 2 周之后，可逆的 MAOI-A 停药后的第 2 日开始。

不推荐合并使用：MAOI-A。

可谨慎的合并使用：MAOI-B（司来吉兰），有发生 5-羟色胺综合征的危险。建议临床监控。

（3）5-羟色胺能药物：与 5-羟色胺能药物［如 5-羟色胺去甲上腺素再摄取抑制剂（SNRI）、选择性 5-羟色胺再摄取抑制剂（SSRI）、曲马多、舒马曲坦］合并应用有可能增加血清素综合征的危险性。与舒马曲坦同时使用会带来冠状血管收缩和高血压等额外的危险。

（4）锂盐和色氨酸：当锂盐和色氨酸与 SSRIs 合并使用时有出现 5-羟色胺综合征的报道。因此，盐酸氟西汀同这些药物的合并使用应当谨慎。当氟西汀与锂盐同时服用时需要严密和频繁的临床监控。

（5）CYP2D6 同工酶：与三环类抗抑郁药及其他选择性 5-羟色胺能抗抑郁药类似，氟西汀也经过肝细胞色素 CYP2D6 同工酶系统，因此，氟西汀与同样经该系统代谢的药物合并应用可能导致药物间的相互作用。若同时服用的其他药物主要经由 CYP2D6 同工酶系统代谢，并且治疗范围很窄（如氟卡尼、恩卡尼、卡马西平及三环类抗抑郁药），其起始剂量或治疗剂量应降低到治疗范围的下限。如果最近 5 周内曾服用氟西汀，此原则同样适用。

（6）口服抗凝血药：当氟西汀同口服抗凝剂合并使用时，抗凝作用会发生变化（化验值和/或临床症状体征），类型不一，但包括出血症状增加此种情况偶见报道。正在服用华法林的患者在起始或停止氟西汀治疗时应当接受仔细的凝血状况监测。电休克治疗（ECT），即服用氟西汀的患者接受电休克治疗时惊厥时间延长的情况鲜有报道，但也须谨慎。

（7）乙醇:在正规试验中,盐酸氟西汀不升高血中乙醇水平或增强乙醇作用。然而,在 SSRI 治疗的同时饮酒是不可取的。

（8）圣·约翰草:同其他 SSRI 一样,盐酸氟西汀和草药圣·约翰草(贯叶连翘)可能发生药效学相互作用,这会导致不良反应增加。

八、注意事项

1. 禁用 已知对此药过敏者。

2. 抽搐发作 对抗抑郁药而言,抽搐发作是一个潜在的危险。因此,同其他抗抑郁药一样,氟西汀须慎用于既往有抽搐发作史的患者。患者发生抽搐发作或抽搐发作频率增加,应立即停药。氟西汀应避免用于不稳定性抽搐发作/癫痫患者,如用于癫痫控制稳定的患者,则应加强监护。

3. 躁狂症 抗抑郁药应慎用于既往有躁狂/轻躁狂病史的患者。同所有抗抑郁药一样,一旦患者发生躁狂,应立即停药。

4. 肝/肾功能 氟西汀主要经肝代谢,通过肾排泄。对于严重肝功能紊乱的患者,应降低服用量,如隔日给药。连续给药 2 个月(每日 20mg)后,需要透析的严重肾衰患者(肾小球滤过率 GFR<10ml/min)与肾功能正常的对照者相比,血浆中氟西汀和去甲氟西汀水平无差异。

5. 心脏疾病 一项双盲试验对 312 例服用本品患者的心电图进行评估,未发现心脏传导阻滞。然而,对于急性心脏疾病患者服用本品的临床经验尚有限,因此此类患者应慎用。

6. 体重减轻 氟西汀可能导致体重减轻,但通常与基线体重成比例。

糖尿病:糖尿病患者服用 SSRI 可影响血糖浓度。服用氟西汀期间可能出现低血糖,停药后继而出现高血糖。应调整胰岛素和口服降血糖药的剂量。

7. 自杀/自杀理念或临床恶化 抑郁与患者自杀意念、自伤行为以及自杀(自杀相关事件)等危险的发生率增加有关。这种危险持续存在,直至症状显著缓解。由于在治疗的最初几周内或更长的时间疗效可能不明显,因此在此期间应该密切监护患者,直至症状明显好转。临床经验表明,在康复的最初阶段,自杀的风险可能会增加。

密切监护患者尤其是高风险的患者,并应该联合药物治疗,尤其是在早期治疗和接下来剂量调整时。患者(及其护理者)应该警惕任何临床恶化、自杀行为或观念及行为的异常改变,如果出现这些症状应立即就诊。

8. 静坐不能/精神运动性不安 使用氟西汀有可能伴随静坐不能的症状,特征是主观体验到不快或痛苦的不安,需要走动,常伴有不能静坐或静立。上述情况最常发生于治疗的最初几周,发生此类症状的患者,如增加剂量可能会加重症状。

9. 治疗停止后的停药症状 停药时发生停药反应比较普遍,尤见于突然停药。在临床试验中,氟西汀组和安慰剂组与停药有关的不良事件发生率都为约 60%。其中氟西汀组 17%,安慰剂组 12%比较严重。

10. 停药反应 停药反应发生的风险与几个因素有关,

包括治疗剂量、周期和减量速度。常见的停药反应包括头晕、感觉障碍(包括感觉异常)、睡眠障碍(失眠和多梦)、衰弱、激越或焦虑、恶心和/或呕吐、震颤以及头痛。多数患者症状为轻、中度,但部分患者可能症状较重。停药反应通常发生在停药的前几日内。症状一般具有自限性,通常会在停药 2 周内缓解,部分患者可能会迁延不愈(2~3 个月或更长)。根据患者的需求,建议应当在至少 1~2 周内逐渐减少盐酸氟西汀用量最终停药。

11. 出血 已有报道,服用 SSRI 患者出现皮肤出血,例如瘀斑和紫癜。在服用氟西汀患者中,瘀斑少有报告。其他出血症状(例如妇科出血、胃肠道出血、其他皮肤或黏膜出血)罕见报告。需要提醒注意的是服用 SSRI 患者,尤其是合用口服抗凝血药、已知影响血小板功能药物(例如非典型抗精神病药:氯氮平,吩噻嗪类,大多数三环类抗抑郁药,阿司匹林,非甾体抗炎药)或其他能增加出血可能性的药物的患者,以及既往有出血史的患者,应加强监控。

12. 电休克治疗(ECT) 服用氟西汀的患者接受电休克治疗时惊厥时间延长的情况鲜有报告,但也须谨慎。

13. 圣·约翰草 当选择性 5-羟色胺再摄取抑制剂(SSRI)和包括圣·约翰草(金丝桃素)在内的的草本制剂合用时,可能会增加 5-羟色胺能效应,如 5-羟色胺综合征。

14. 氟西汀治疗时,尤其是合用其他 5-羟色胺能药物(包括 L-色氨酸)和/或抗精神病药时,极少情况下会出现 5-羟色胺综合征或类似神经阻滞剂恶性综合征。由于这些情况(临床症状群表现为高热、僵硬、肌阵挛、自主神经系统不稳定伴有生命体征的迅速波动以及精神状态的变化,后者包括意识错乱、易激惹、极度激越直至发展为谵妄和昏迷)可能危及生命,故遇到这种情况发生,应立即终止氟西汀治疗并给予对症支持治疗。

15. 某些制剂中用了山梨醇,罕见的遗传性果糖不耐受的患者禁用。

16. 尽管未发现氟西汀会影响健康志愿者的精神运动行为,但任何精神活性药物都可能影响人的判断能力及技能。因此应告诫患者避免驾车或操作危险性的机械,直至患者相当确信他们的行为不受影响。

九、药物稳定性及贮藏条件

盐酸氟西汀片:室温保存。
盐酸氟西汀分散片:室温保存。
盐酸氟西汀胶囊:遮光、密闭、阴凉干燥处保存。
盐酸氟西汀肠溶片:遮光、密闭保存。

十、药物经济性评价

基本药物(片剂:10mg,胶囊:20mg,分散片:20mg),医保乙类,《中国药典》(2020 年版)收载。

帕 罗 西 汀

一、药品名称

1. 英文名 Paroxetine

2. 化学名　(－)-(3S,4R)-4-(4-氟苯基)-3-[[(3,4-亚甲二氧基)苯氧基]甲基]哌啶

二、药品成分

盐酸帕罗西汀

三、剂型与规格

盐酸帕罗西汀片　(1)20mg；(2)30mg

四、适应证及相应的临床价值

治疗各种类型的抑郁症,包括伴有焦虑的抑郁症及反应性抑郁症。常见的抑郁症状如下。

1. 乏力,睡眠障碍,对日常活动缺乏兴趣和愉悦感、食欲减退。

2. 治疗强迫性神经症,常见的强迫症状有感受反复和持续的可引起明显焦虑的思想、冲动或想象,从而导致重复的行为或心理活动。

3. 治疗伴有或不伴有广场恐怖的惊恐障碍。常见的惊恐发作症状有心悸、出汗、气短、胸痛、恶心、麻刺感和濒死感。

4. 治疗社交恐怖症/社交焦虑症　常见的社交焦虑的症状有心悸、出汗、气短等。通常表现为继发于显著或持续的对一个或多个社交情景或表演场合的畏惧,从而导致回避。

5. 治疗疗效满意后,继续服用本品可防止抑郁症、惊恐障碍和强迫症的复发。

五、用法用量

1. 儿童　本药用于儿童的疗效及安全性数据尚不完善,不推荐儿童使用。

2. 成人　口服给药,建议每日早餐时顿服,药片完整吞服勿咀嚼。

(1)抑郁症:一般剂量为每日20mg。服用2~3周后根据患者的反应,某些患者需要加量,每周以10mg量递增,根据国外经验每日最大量可达50mg,应遵医嘱。

(2)强迫性神经症:一般剂量为每日40mg,初始剂量为每日20mg,每周以10mg量递增。根据国外经验每日最大剂量可达60mg。

(3)惊恐障碍:一般剂量为每日40mg,初始剂量为每日10mg,根据患者的反应,每周以10mg量递增,每日最大剂量可达50mg。一般认为惊恐障碍治疗早期其症状有可能加重,故初始剂量为10mg。

(4)社交恐怖症/社交焦虑症:一般剂量为每日20mg,若对20mg无反应的患者可根据患者临床反应,每周以10mg量递增,根据国外经验每日最大剂量可达50mg。剂量改变应至少有1周的间歇期。

(5)本品与所有的抗抑郁药一样,治疗期间应根据病情调整剂量。患者应治疗足够长时间以巩固疗效,抑郁症痊愈后应维持治疗至少几个月,强迫性神经症和惊恐障碍所需维持治疗的时间更长。停药方法与其他精神科药物相似,需逐渐减量,不宜骤停。

(6)和其他精神药物一样,本品一般不宜突然停药。近期临床试验中采用的逐渐减量停药方案是:以周为间隔逐渐减量,每周的日用剂量比上周的日用剂量减少10mg,每周减量1次。当日用剂量减至每日20mg时,患者按该剂量继续用药1周,然后停药。如果减量或停药后出现不能耐受的症状,可以考虑恢复到前次的用药剂量治疗。然后,医师可以继续进行减量方案,但减量的速度要更加缓慢。

(7)由于有严重肾功能损害(肌酐清除率<30ml/min)或肝损害的患者,服用本品后血药浓度较健康人高。因此推荐剂量为每日20mg,如果需要增加剂量,也应限制在服药范围的低限。

3. 老年人　初始剂量宜酌减,可从每日10mg开始,最大剂量不宜超过每日40mg。

六、特殊人群用药

1. 妊娠期　妊娠早期使用本药,会增加婴儿心脏畸形的风险,孕妇不宜使用。

2. 哺乳期　本药可泌入乳汁,哺乳期妇女慎用。

3. 肾功能损害　参见“用法用量”项。

4. 肝功能损害　参见“用法用量”项。

5. 其他人群

(1)儿童:本品不可用于年龄小于18岁的儿童或青少年。

(2)老年人:在老年受试者中,可出现本品血浆浓度升高。起始剂量应该与成人起始剂量相同,并可根据患者反应,每周以10mg递增至每日最大剂量40mg。

七、药理学

1. 药效学及作用机制　盐酸帕罗西汀为抗抑郁症药,是强效、高选择性5-HT再摄取抑制剂,可使突触间隙中5-HT浓度升高,增强中枢5-羟色胺能神经功能。仅微弱抑制去甲肾上腺素和多巴胺的再摄取,与毒蕈碱受体或α_1、α_2、β肾上腺素受体,多巴胺受体(D_2)、5-HT_1受体,5-HT_2受体和组胺(H_1)受体几乎没有亲和力。对单胺氧化酶无抑制作用。

2. 药代动力学　帕罗西汀盐酸盐溶液口服后吸收完全。每日口服本品30mg,连续服用30日,平均清除半衰期约为21小时(CV 32%)。帕罗西汀主要经代谢降解,其代谢产物无药理活性,在剂量增加时表现为非线性药代动力学过程。帕罗西汀部分是由CYP2D6代谢,代谢产物主要经尿液排泄,少量由粪便排泄,尚没有在CYP2D6缺陷患者(缺乏代谢型)中评价帕罗西汀药代动力学的资料。

吸收和分布:口服后本品能完全吸收,吸收后经首过代谢。正常男性每日口服本品30mg,大部分10日左右能达到稳态,极少数患者所需的时间稍长,稳态时的C_{max} 61.7g/ml,T_{max}为5.2小时,C_{max}为30.7ng/ml。半衰期为21小时(CV 32%)。稳态C_{max}和C_{max}值是单剂量临床试验预测数值的6~14倍。基于AUC_{0-24}计算的稳态药物暴露则为单剂临床试验预测数值的8倍。过度蓄积是帕罗西汀的代谢酶快速饱和的结果。

采用在单剂量给药的同时进食或不进食的方法研究了食物对帕罗西汀生物利用度的影响。与食物同服时，AUC 略有增加(6%)，但 C_{max} 增加较多(29%)，血浆浓度达峰时间从 6.4 小时缩短到 4.9 小时。本品 95% 与血浆蛋白结合，分布于全身各组织，包括中枢神经系统，仅 1% 留在体循环中。

代谢和排泄：其清除半衰期通常为 24 小时。本品经肝代谢，主要经肾排泄，少量由粪便排泄，其代谢物无活性。

帕罗西汀口服吸收后的主要代谢产物为氧化和甲基化的极性共价复合物，易于清除。与葡糖醛酸及硫酸盐的共价结合物为主，主要代谢产物已经分离出并确定。资料显示药物的代谢产物对 5-羟色胺再摄入的活性抑制作用不足母药的 1/50，CYP2D6 参与了帕罗西汀的部分代谢。在临床用药剂量时，该酶的饱和使帕罗西汀剂量增加及疗程增加时的药代动力学过程表现为非线性。该酶对帕罗西汀代谢的作用提示了一些潜在的药物间相互作用可能。口服帕罗西汀溶液 30mg 后 10 日，近 64% 由尿液排泄，其中 2% 为母药，62% 为代谢产物，大约有 36% 由粪便排泄(可能是经由胆汁)，其中大多数为代谢产物，母药不足 1%。

3. 药物不良反应

(1) 常见乏力、便秘、腹泻、头晕、多汗、失眠、性功能减退、震颤、尿频、呕吐等。

(2) 少见焦虑、食欲改变、心悸、感觉异常、味觉改变、体重变化、肌痛、肌无力、直立性低血压等；罕见锥体外系反应、瞳孔扩大和精神运动性兴奋。

(3) 此外，锥体外系反应(包括口面肌障碍)和戒断综合征比其他 SSRI 类药常见。

4. 药物相互作用

(1) 临床研究表明，帕罗西汀的吸收和药代动力学不受下列因素影响或者只有不明显的影响(即这种影响很小不需要改变给药方案)：食物、制酸剂、地高辛、普萘洛尔。

(2) 血清素能药物：与其他选择性 5-HT 再摄取抑制剂(SSRI)药物一样，和血清素能药物(包括单胺氧化酶抑制剂、L-色胺酸、曲坦类药物、曲马多、利奈唑胺、SSRI、锂和 St. John's Wort 贯叶连翘制剂)合用可能导致 5-HT 相关效应的发生。这些药物与本品合用的时候需要慎重，需要密切监测临床病情。

(3) 药物代谢酶：药物代谢酶的诱导剂或抑制剂可影响本品的代谢和药代动力学，当本品与已知的药物代谢酶抑制剂合用时，应考虑使用剂量范围的低限。而当本品与已知的药物代谢酶诱导剂(如卡马西平、利福平、苯巴比妥、苯妥英钠)合用时，则无须考虑调整初始剂量。随后剂量的调整应视临床反应(疗效及耐受性)而定。

福沙那韦(Fosamprenavir)、利托那韦：本品与福沙那韦、利托那韦合用时会显著降低帕罗西汀的血浆浓度，应根据临床效果(耐受性和有效性)进行剂量调整。

(4) 乙醇：帕罗西汀不增加乙醇引起精神和运动功能损害，但是不推荐本品与乙醇合用。

(5) 与大多数抗抑郁药一样，本品不能与单胺氧化酶抑制剂合用。服本品前后 2 周内不能使用单胺氧化酶抑制剂。在停用单胺氧化酶抑制剂 2 周后开始服用本品时应慎重，剂量应逐渐增加。

(6) 抗惊厥药：卡马西平、苯妥英钠、丙戊酸钠。合用这些药物对癫痫患者中的药代动力学/药效学特征似乎没有影响。

(7) 帕罗西汀对 CYP2D6 的抑制效能：和其他抗抑郁药物(包括其他 SSRI)一样，帕罗西汀会抑制肝细胞色素 P-450 酶 CYP2D6。抑制 CYP2D6 可能导致合用的经该酶代谢的药物血浆浓度升高。这些药物包括某些三环类抗抑郁药(如阿米替林、去甲替林、丙咪嗪和地昔帕明)、吩噻嗪类精神安定药物(如奋乃静、硫利达嗪、利培酮、阿托西汀)、某些 I c 类的抗心律失常药(如普罗帕酮和氟卡尼)和美托洛尔。

CYP3A4：稳态条件下帕罗西汀和 CYP3A4 的底物特非那定合用的体内相互作用研究表明，帕罗西汀对特非那定的药代动力学没有影响。类似的体内相互作用研究发现帕罗西汀对阿普唑仑的药代动力学没有影响，阿普唑仑对帕罗西汀的药代动力学也没有影响。帕罗西汀与特非那定、阿普唑仑和其他作为 CYP3A4 底物的药物合用不会有害。

(8) 丙环定：每日给药帕罗西汀会显著增加丙环定的血浆浓度。如果发现抗胆碱能效应，丙环定的剂量应当减少。

(9) 匹莫齐特(Pimozide)：一项单次低剂量(2mg)匹莫齐特与帕罗西汀联合给药的试验显示，匹莫齐特水平升高。然而匹莫齐特与帕罗西汀相互作用机制不明，并且由于匹莫齐特治疗指征狭窄和已知它能延长 Q-T 间期，因此严禁匹莫齐特与本品合用使用。

(10) 三环类抗抑郁药(TCA)：因为帕罗西汀能够抑制 TCA 代谢，故慎与三环类抗抑郁药(TCA)合用，TCA 与本品合用时要减少 TCA 剂量，需要监测血浆 TCA 浓度。

(11) 与血浆蛋白高度结合的药物：由于帕罗西汀与血浆蛋白高度结合，服用另一种与蛋白高度结合药物的患者在使用本品时，其他药物的游离浓度会升高，就有可能导致不良事件。相反，其他蛋白高度结合药物置换出来的帕罗西汀也会引起不良反应。

(12) 影响止血的药物[如非甾体抗炎药(NSAID)和华法林]：血小板释放的 5-HT 在止血中起重要作用。病例对照和队列分析流行病学研究证明，干扰 5-HT 再摄取的抗精神病药物应用与上消化道出血有关，同时还证明了联合使用 NSAID 会增加出血的风险。SSRI 或 SNRI 与华法林合用时，抗凝作用发生变化，其中包括出血增加。接受华法林治疗的患者当开始或停止使用帕罗西汀时，均需密切观察患者病情。

八、注意事项

1. 禁用

(1) 已知对本品及其赋形剂过敏者禁用。

(2) 本品不能与单胺氧化酶抑制剂合用(包括抗生素类药物利奈唑胺，一种可逆、非选择性的单胺氧化酶抑制剂)或在以单胺氧化酶抑制剂进行治疗结束后 2 周内使用。同样，在以本品进行治疗结束后 2 周内亦不得使用单胺氧化酶抑制剂。

（3）本品不能与甲硫达嗪合用：因为与其他抑制肝细胞色素 P-450 同工酶 CYP 2D6 的药物一样，本品可引起甲硫达嗪的血浆浓度升高。单独使用甲硫达嗪可导致 Q-Tc 间期延长，并伴有严重的室性心律不齐，例如心电图表现穗尖现象（波峰扭曲）和猝死。

（4）本品不应与匹莫齐特（Pimozide）合并使用。

2. 临床病情恶化和自杀风险　成人或儿童重度抑郁症（MDD）患者无论是否服用抗抑郁药物，都可能会出现抑郁症状恶化和/或出现自杀意念和自杀行为（自杀倾向），患病期间这种危险性持续存在，直至病情得到显著缓解。自杀是抑郁及某些其他精神疾病的一种已知风险，这些疾病本身就是发生自杀最强烈的预测因子。长期以来一直认为抗抑郁药治疗的早期会诱导某些患者病情恶化和出现自杀倾向。抗抑郁药物（SSRI 类和其他种类）的短期与安慰剂对照临床试验数据的综合分析显示，在儿童、青少年以及青年患者（18～24 岁）中，这些药物会增加重度抑郁症和其他精神疾病患者的自杀意念和自杀行为（自杀倾向）。抗抑郁药物的短期临床试验显示，与安慰剂相比较，在 24 岁以上的成人患者中自杀风险没有升高，在 65 岁以上的成人患者中自杀风险反而有下降。

在儿童和青少年重度抑郁症、强迫症或其他精神类疾病的患者中，安慰剂对照临床试验的综合分析资料包括了 9 种抗抑郁药物在 4 400 例患者中进行的 24 项短期临床试验。在成人重度抑郁症或其他精神类疾病的患者中，安慰剂对照临床试验的综合分析则包括了 11 种抗抑郁药物在超过 77 000 多例患者中进行的 295 项短期临床试验（中位持续时间为 2 个月）。不同药物之间的自杀风险不同，但几乎所有试验药物在较年轻患者中的自杀风险都有升高的趋势；不同适应证之间的绝对自杀风险也不同的，以重度抑郁症的发生率为最高。在年龄分层以及各适应证之间的风险差异（药物与安慰剂之间）相对稳定，这些差异详见表 1-1。在任何儿童相关的临床试验中，未出现自杀现象，在成人临床试验中有自杀情况，但这些数据尚不足以评价该药物对自杀的影响作用。目前尚不知道在较长期用药时（如几个月以上），自杀风险是否会增加。但是在成人抑郁症患者中进行的安慰剂对照维持治疗临床试验数据证明，使用抗抑郁药物可以延缓抑郁症的复发。

表 1-1　每 1 000 例治疗患者中自杀例数的药物-安慰剂差异

年龄范围	每 1 000 例治疗患者自杀例数的药物-安慰剂差异
与安慰剂相比增加的例数	
<18 岁	多 14 例
18～24 岁	多 5 例
与安慰剂相比减少的例数	
25～64 岁	少 1 例
≥65 岁	少 6 例

所有接受抗抑郁药物治疗的患者都应当接受适当的监测，严密观察是否出现了病情恶化、自杀倾向和行为异常变化，特别是在疗程开始的最初几个月内，或者是在改变用药剂量的时候（增加或减少剂量）。在因重度抑郁症以及其他适应证而接受抗抑郁药物治疗的成人和儿童患者中，不论是否属于精神疾病，受试者都曾报告出现过以下症状：焦虑、激越、惊恐发作、失眠、易怒、敌意、攻击性、冲动、静坐不能（静坐困难）、轻度躁狂、躁狂症。尽管这些症状与临床上抑郁症的病情恶化和/或自杀风险的因果关系尚未得到证实，但是这些症状可能会是自杀行为的前兆。如果患者的抑郁症病情持续恶化、出现自杀意念或行为，出现抑郁加重征象或自杀先兆，特别是当这些症状属于重度、突发或新出现的时候，应该考虑变更治疗方案，包括可能需停止用药。如果决定停止治疗，由于本品有停药风险，应在尽可能快速的情况下逐渐减量，要注意突然停药会出现某些症状。

在因重度抑郁症或其他适应证（不论是否属于精神疾病）接受抗抑郁药物治疗的过程中，要告诫家属或护理人员，应当密切监测患者的兴奋、易怒、行为异常变化或上述的其他症状以及自杀倾向等，要及时将这些症状报告给医务人员或医疗机构。家属或护理人员每日都要进行病情监测。为了减少用药过量的风险，处方本品时应该选最小剂量的片剂，并与良好的患者管理措施相配套。

3. 筛查双相障碍患者　重度抑郁发作可能是双相障碍的最初表现，一般认为（尽管尚未经对照临床试验所证实），在有双相障碍危险的患者中单用抗抑郁药物治疗重度抑郁发作，可能会增加其混合/躁狂发作加重的可能性。关于上述的症状是否也会发生这种转变尚不清楚。在开始应用抗抑郁药物治疗以前，应当对患者做充分的筛查，确定他们是否具有发生双相障碍的危险；这种筛查应当包括详细的精神病病史以及自杀、双相障碍和抑郁症的家族史。应当注意，本品尚未批准用于治疗双相障碍。

与单胺氧化酶抑制剂可能的相互作用：在接受一种 5-HT 再摄取抑制剂的患者中，联合使用单胺氧化酶抑制剂（MAOI）时，已有出现严重的、甚至是致命性反应的报告，这些反应包括高热、僵直、肌阵挛、伴有生命体征快速波动的自主神经不稳定、精神状态改变（包括极度兴奋发展到谵妄和昏迷）。在最近停用此类药物而开始一种单胺氧化酶抑制剂治疗的患者中，也有这些反应的报告。有些病例表现为类似神经阻滞剂恶性综合征的特征。尚没有单胺氧化酶抑制剂与本品相互作用的人体试验资料，有限的动物实验资料提示：帕罗西汀与单胺氧化酶抑制剂类药物联合使用，能在升高血压和诱发行为兴奋方面发挥协同作用。因此不推荐本品与单胺氧化酶抑制剂（包括抗生素类药物利奈唑胺，一种可逆、非选择性的单胺氧化酶抑制剂）合用，也不推荐在停用单胺氧化酶抑制剂 2 周内使用本品；在本品停用至少 2 周后才能使用单胺氧化酶抑制剂。

4. 5-羟色胺综合征　在应用 SNRI 和 SSRI（包括本品）治疗的患者中，可能会发生危及生命的 5-羟色胺综合征，特别是与 5-羟色胺能药物（包括阿米替林）以及影响 5-羟色胺代谢的药物（包括单胺氧化酶抑制剂类）合用时更易发生。

5-羟色胺综合征的表现包括精神状态改变(如兴奋、幻觉、昏迷)、自主神经不稳定(如心动过速、血压不稳定、高热)、神经肌肉异常(如反射亢进、共济失调)和/或胃肠道症状(如恶心、呕吐、腹泻)。

禁忌:本品与单胺氧化酶抑制剂类合用治疗抑郁症。当本品与 5-羟色胺受体激动剂(阿米替林)合用时,需谨慎并密切监测临床病情,尤其是在治疗初期以及增加剂量时。不推荐本品与 5-羟色胺前体物质(如色氨酸)合用。与甲硫达嗪可能的相互作用,单独使用甲硫达嗪会延长 Q-Tc 间期,出现严重的室性心律失常,如尖端扭转型室性心动过速以及猝死,这个作用似乎与剂量有相关性。一项体内试验显示,抑制 CYP2D6 的药物(如帕罗西汀)能使甲硫达嗪血浆水平升高,因此不推荐帕罗西汀和甲硫达嗪合用。

5. 妊娠期用药

(1) 致畸作用:流行病学调查显示,在妊娠前三个月暴露于抗抑郁药物的母亲所生婴儿中,心血管方面的先天性畸形的危险性升高[如室间隔缺损(VSD)和房间隔缺损(ASD)]。对于计划妊娠或处于妊娠前三个月中的妇女,只有在先考虑了其他可用的治疗选择之后,才能开始使用帕罗西汀治疗。

(2) 非畸形作用:于妊娠末期三个月内暴露于本品和其他 SSRI,或 5-羟色胺-去甲肾上腺素再摄取抑制剂(SNRI)的新生儿,会因出现并发症而需要延长住院时间,延长呼吸支持和管饲的时间。这些并发症可于出生后迅速发生。已有报告中的临床所见包括呼吸窘迫、发绀、呼吸暂停、癫痫发作、体温波动、喂养困难、呕吐、低血糖、肌张力减退、肌张力亢进、反射亢进、震颤、发抖、易激惹和持续哭闹。这些特征都与 SSRI 和 SNRI 的直接毒性作用一致,或可能与一种药物的停药综合征相一致。需要注意的是,在某些病例中的临床表现是与 5-羟色胺综合征相一致的。

妊娠后期暴露于 SSRI 的新生儿,发生新生儿持续性肺动脉高压(PPHN)的风险增加,目前尚无确定的证据证实妊娠期暴露于 SSRI 有发生 PPHN 的风险,而这项试验也是首次对这一潜在风险进行研究。

当于妊娠后期应用帕罗西汀治疗时,医师应当认真考虑潜在的风险和治疗受益。

6. 躁狂和双相障碍 重性抑郁发作可能是双相障碍的最初表现,一般认为(尽管未被对照试验所证实)单用抗抑郁药物治疗这样的重性抑郁发作,在有双相障碍危险的患者中可能会增加其混合/躁狂发作加重的可能性。在开始用抗抑郁症药物治疗以前,应当对患者做充分的筛查,确定他们是否有发生双相障碍的危险,这种筛查应当包括详细的精神病病史以及自杀、双相障碍和抑郁症的家族史。应当注意未批准本品用于治疗双相障碍。和所有抗抑郁药物一样,本品也应当慎用于有躁狂病史的患者。

7. 骨折 关于服用抗抑郁药(包括 SSRI)有骨折风险的流行病学研究表明其跟骨折有一定的相关性。该风险发生在治疗过程中并在治疗早期是最大的。骨折被认为有可能发生在服用本品的患者中。

8. 静坐不能 罕见的情况下,使用本品或其他 SSRI 可能会出现静坐不能,其特征表现为烦躁不安的内心感受和精神运动性兴奋,例如常常由于自觉苦恼,不能静坐或安静站立。这种情况最可能发生于治疗的前几周内。

9. 血清素综合征/抗精神病药物恶性综合征 罕见的情况下,帕罗西汀治疗可能会发生血清素综合征或抗精神病药物恶性综合征样事件,特别是与其他血清素能药物和/或抗精神病药物合用时,因为这些综合征可能导致潜在的致命性问题,所以如果发生这些事件(特征表现为多种症状组合,如高热、强直、肌阵挛、自主神经不稳定;可能有生命体征的快速波动,精神状态改变,包括意识模糊、烦躁、极度兴奋,进展到谵妄和昏迷),应当停用本品,采取支持对症治疗。帕罗西汀不能与血清素前体物质(如 L-色氨酸、羟色胺酸)合用,因为两者合用有发生血清素能综合征的危险。

10. 心脏病 心脏病患者应用本品通常应注意观察。

11. 癫痫 与其他精神科药物一样,癫痫患者慎用。

12. 癫痫发作 总的来说,使用本品治疗过程中癫痫发作的发病率<0.1%,癫痫发作的患者应当停止用药。

13. 青光眼 与其他选择性 5-HT 再摄取抑制剂(SSRI)相比,本品可能会引起瞳孔扩大,房角变窄的青光眼患者应慎用。

14. 儿童和青少年(年龄小于 18 岁) 在儿童和青少年的重性抑郁障碍和其他精神疾病患者中,自杀意念和行为的风险增加与抗抑郁药物的治疗相关。目前还缺乏对儿童和青少年的生长、成熟、认知和行为发育的长期安全性资料。

15. 成人的临床病情恶化和自杀风险 年轻的成人,尤其是患有重性抑郁障碍的青年人,在使用帕罗西汀治疗期间,可能增加自杀行为出现的风险。重性抑郁障碍的研究数据表明,在患有精神疾病的青年人观察到的较高自杀概率有可能外延到 24 岁以上的人群中。

抑郁症患者无论是否服用抗抑郁药物,都可能出现抑郁症状恶化和/或出现自杀意念和自杀行为(自杀迹象),这种危险性持续存在,直到病情显著缓解。在恢复的早期自杀危险性可能升高,这是所有抗抑郁药物治疗普遍的临床经验。其他用帕罗西汀治疗的精神疾病也可能有自杀行为的危险性升高,并且,这些情况也可能与重性抑郁障碍合并存在。此外,有自杀行为或自杀念头病史的患者,青年人以及开始治疗前表现出明显的自杀意念的患者出现自杀念头或自杀企图的危险性较高。整个治疗期间应当监测所有患者,注意是否出现临床恶化(包括出现新的症状)和自杀迹象,特别是在疗程开始的时候,或者改变用药剂量的时候(增加或减少)。如果患者出现临床恶化(包括出现新的症状)和/或出现自杀意念或行为,特别是那些严重、突然发生或新出现的症状,应该考虑变更治疗方案,包括可能停用药物。

16. 电休克疗法(ECT) 目前尚无有关本品和电休克联合治疗的临床经验。然而,罕见正服用 SSRI 的患者可延长 ECT 治疗诱发的癫痫发作和/或继发癫痫的报道。

17. 低钠血症 罕见低钠血症的报道,主要在老年患者中发生。低钠血症症状通常在停药后可得到逆转。低钠血症的体征和症状包括有头痛、精力不集中、记忆障碍、意识模糊、虚弱、站立不稳可能会跌倒。在严重或急性病例中，体征和症状还包括有幻觉、晕厥、癫痫发作、昏迷、呼吸停止和死亡。

18. 出血 有服用本品后,出现皮肤和黏膜出血(包括胃肠道出血)的报道,故应谨慎与增加出血危险性的药物合用,已知和可能具有出血倾向的患者慎用本品。

19. 单胺氯化酶抑制剂 停用单胺氯化酶(MAO)抑制剂治疗至少2周后,才可开始谨慎应用帕罗西汀,并且本品治疗的用药剂量应当逐渐增加,直到达到理想效果。

20. 肾损害/肝损害 严重肾功能损害或肝功能损害的患者应当慎用。

21. 驾驶或操纵机器 临床经验证明,服用本品后,对认知或精神运动功能没有影响,然而与所有精神活性药物一样,服药的患者在驾车或操纵机器时,应小心谨慎。

22. 成人停用帕罗西汀治疗的症状 发生的停药症状与滥用出现的药物依赖所产生的症状不同。头晕,感觉障碍(包括感觉异常、电休克感觉和耳鸣),睡眠障碍(包括强烈的梦境),兴奋或焦虑,恶心,震颤,意识模糊,出汗,头痛,腹泻已有报道。这些症状一般为轻中度,但是部分患者的症状可能较重。这些情况往往发生于停药后的几日,但是也有很罕见的报告这些症状发生于意外漏服1次药物的患者中。这些症状一般是自限性的,常常在2周内消退,虽然某些患者的症状可能延长(3个月或更长)。因此,建议停用本品的时候,应当根据患者的需要,在几周或几个月的时间内逐渐减量停药。

23. 儿童和青少年停用帕罗西汀的症状 在儿童和青少年的临床试验中,帕罗西汀治疗停药时32%的患者有不良事件,安慰剂组的患者24%有不良事件。停用本品时报告发生率至少占患者的2%,发生率至少为安慰剂组2倍的事件包括情绪不稳定(包括自杀意念、自杀企图、情绪改变和流泪)、神经质、头晕、恶心和腹痛。

九、药物稳定性及贮藏条件

遮光、密封,在干燥处保存。

十、药物经济性评价

基本药物(片剂:20mg),医保乙类,《中国药典》(2020年版)收载。

舍 曲 林

一、药品名称

1. 英文名 Sertraline
2. 化学名 (1S,4S)-4-(3,4-二氯苯基)-1,2,3,4-四氢-N-甲基-1-萘胺

二、药品成分

盐酸舍曲林

三、剂型与规格

盐酸舍曲林片 (1)50mg;(2)100mg

四、适应证及相应的临床价值

舍曲林用于治疗抑郁症的相关症状,包括伴随焦虑、有或无躁狂史的抑郁症。疗效满意后,继续服用舍曲林可有效地防止抑郁症的复发和再发。也用于治疗强迫症,疗效满意后,继续服用舍曲林可有效地防止强迫症初始症状的复发。

五、用法用量

舍曲林片每日1次口服给药,早或晚服用均可。可与食物同时服用,也可单独服用。

1. 儿童 治疗强迫症。在儿童中(6~12岁),本品起始剂量应为25mg,每日1次;在青少年中(13~17岁),本品起始剂量应为50mg,每日1次。尽管尚未确立治疗强迫症的量效关系,但临床试验证明,患者可以在25~200mg/d范围内给药,可有效治疗儿童强迫症患者(6~17岁)。若本品25mg/d或50mg/d的疗效欠佳,增加剂量(最高为200mg/d)可能使患者获益。儿童强迫症患者的体重通常低于成人,给药前应考虑此点,以避免过量给药。舍曲林的清除半衰期为24小时,剂量调整间隔不应短于1周。

2. 成人 ①初始治疗:每日服用舍曲林50mg。②剂量调整:对于每日服用50mg疗效不佳而对药物耐受性较好的患者可增加剂量,因舍曲林的消除半衰期为24小时,调整剂量的时间间隔不应短于1周。最大剂量为200mg/d。服药7日内可见疗效。完全起效则需要更长的时间,强迫症的治疗尤其如此。③维持治疗:长期用药应根据疗效调整剂量,并维持最低有效治疗剂量。

3. 老年人 老年患者的血浆清除率低于健康成人,但未有老年人服药危险性增加的报道。

六、特殊人群用药

1. 妊娠期 孕妇使用本药应权衡利弊。

2. 哺乳期 尚不清楚本品及其代谢产物是否经母乳分泌,哺乳期妇女使用本品应权衡利弊。

3. 肾功能损害 舍曲林代谢充分,只有少量本品以原型从尿中排出。一项临床试验比较了健康志愿者和轻至重度(需要血液透析治疗)肾功能损害患者,显示肾疾病不影响舍曲林的药代动力学和蛋白结合作用。基于该药代动力学结果,肾功能损伤患者无须调整剂量。

4. 肝功能损害 舍曲林在肝充分代谢。在慢性轻度肝功能损伤的患者中,舍曲林的清除率降低,导致 AUC 和 C_{max} 升高,清除半衰期延长。舍曲林对中、重度肝功能损伤患者的影响尚未评估。伴发肝疾病的患者须慎用舍曲林。若肝功能损伤者服用本品,应减低服药剂量或给药频率(见"注意事项"和"用法用量")。

5. 其他人群
(1)儿童:尽管儿童患者对舍曲林的代谢稍快,为了避

免产生过高的血药浓度,对儿童患者建议使用较低剂量,尤其是6~12岁体重较轻的儿童。

(2)老年人:与年轻受试者报告的疗效和不良反应相比,在老年患者临床试验中观察到的总体疗效模式和不良反应模式无差异。老年患者应用SSRI(包括舍曲林)和SNRI后,可出现具有临床意义的低钠血症。该不良事件对老年患者的风险可能更大。

七、药理学

1. 药效学及作用机制 盐酸舍曲林是一种选择性的5-HT再摄取抑制剂。其作用机制与其对中枢神经元5-HT再摄取的抑制有关。在临床剂量下,舍曲林阻断人血小板对5-HT的摄取。研究提示舍曲林是一种强效和选择性的神经元5-HT再摄取抑制剂,对去甲肾上腺素和多巴胺仅有微弱影响。体外研究显示,舍曲林对肾上腺素受体(色胺、α、β等)、胆碱能受体、GABA受体、多巴胺受体、组胺受体、5-羟色胺受体($5-HT_{1A}$、$5-HT_{1B}$、$5-HT_2$)或苯二氮䓬受体没有明显的亲和力。对上述受体的拮抗作用被认为与其他精神疾病用药的镇静作用、抗胆碱作用和心脏毒性相关。动物长期给予舍曲林可使脑中去甲肾上腺素受体下调,这与临床上其他抗抑郁症药物的作用一致。舍曲林对单胺氧化酶没有抑制作用。

2. 药物不良反应 在舍曲林和安慰剂治疗抑郁症的多剂量对照临床研究中,与安慰剂组相比,常见的不良反应有以下几种。①胃肠道:腹泻/稀便、口干、消化不良和恶心;②代谢及营养:食欲缺乏;③神经系统:眩晕、嗜睡和震颤;④精神:失眠;⑤生殖系统及乳腺:性功能障碍(主要为男性射精延迟);⑥皮肤及皮下组织:多汗。在强迫症患者的双盲、安慰剂对照试验中观察到的不良反应与在抑郁症患者的临床试验中观察到的相似。

舍曲林上市后,已收到服用舍曲林患者不良事件的自发报告。①血液与淋巴系统:中性粒细胞缺乏及血小板缺乏症。②心脏:心悸及心动过速。③耳及迷路:耳鸣。④内分泌:高泌乳素血症、甲状腺功能低下及抗利尿激素分泌失调综合征。⑤眼:瞳孔变大及视觉异常。⑥胃肠道:腹痛、便秘、胰腺炎及呕吐。⑦全身及给药部位:虚弱、胸痛、外周性水肿、乏力、发热及不适。⑧肝、胆:严重肝病(包括肝炎、黄疸和肝功能衰竭)及无症状性血清转氨酶升高(SGOT和SGPT)。⑨免疫系统:过敏反应、过敏症及类过敏反应。⑩检查:临床化验结果异常、血小板功能改变、血清胆固醇增高、体重减轻及体重增加。⑪代谢及营养:食欲增强及低钠血症。⑫肌肉、骨骼及结缔组织:关节痛及肌肉痉挛。⑬神经系统:昏迷、抽搐、头痛、感觉减退、偏头痛、运动障碍(包括锥体外系副反应症状如多动、肌张力增高、磨牙及步态异常)、肌肉不自主收缩、感觉异常和昏厥。还有5-羟色胺综合征相关的症状和体征,如一些因同时使用5-羟色胺能药物而引起的焦虑不安、意识模糊、大汗、腹泻、发热、高血压、肌强直及心动过速。⑭精神:攻击性反应、激越、焦虑、抑郁症状、欣快、幻觉、女性性欲减退、男性性欲减退、梦魇及精神病。⑮肾及泌尿系统:尿失禁及尿潴留。⑯生殖

系统及乳腺:乳溢、月经不调及男子乳腺过度发育、阴茎异常勃起。⑰呼吸、胸及纵隔:支气管痉挛及打哈欠。⑱皮肤及皮下组织:脱发症、血管性水肿、面部水肿、眼周浮肿、皮肤光敏反应、瘙痒、紫癜、皮疹(罕有脱皮性皮炎,如多形性红斑、史-约综合征、表皮坏死溶解)及荨麻疹。⑲血管:异常出血(如鼻出血、胃肠出血或血尿)、潮热及高血压。⑳外伤,中毒及术后/手术/操作性并发症:骨折[发生率未知(无法根据目前所有数据判断)]。㉑其他:有报告舍曲林停药后的症状包括焦虑不安、忧虑、眩晕、头痛、恶心及感觉异常。

3. 药物相互作用

(1)单胺氧化酶抑制剂(MAOI):舍曲林合并单胺氧化酶抑制剂,包括选择性的单胺氧化酶抑制剂司来吉兰和可逆性的单胺氧化酶抑制剂吗氯贝胺治疗出现了严重副反应,有时是致命性的。有些病例是类似5-羟色胺综合征的表现,包括发热、强直、肌肉痉挛、自主神经功能紊乱伴生命体征快速波动;精神状况的改变包括精神错乱、易激惹及极度激越直至发展为谵妄和昏迷。所以,服用单胺氧化酶抑制剂时或停用单胺氧化酶抑制剂14日内不能服用舍曲林;同样,舍曲林停用后也需14日以上才能开始单胺氧化酶抑制剂的治疗。

(2)匹莫齐特:在一项单剂低剂量匹莫齐特(2mg)与舍曲林合用的研究中证实,两药同服可使匹莫齐特的血浆浓度升高。升高的水平未引起心电图(EKG)的变化。这种药物相互作用的机制尚不清楚,由于匹莫齐特的治疗窗较窄,禁止舍曲林与匹莫齐特同服。

(3)中枢神经系统抑制剂和乙醇:每日同时服用舍曲林200mg不会增加乙醇、卡马西平、氟哌啶醇或苯妥英钠对健康受试者认知功能和精神运动性活动能力的作用,但不主张舍曲林与乙醇合用。

(4)锂剂:对正常志愿者进行的安慰剂对照试验中,舍曲林与锂剂合用未明显改变锂剂的药代动力学参数,但与安慰剂相比震颤增多,表明两药之间存在药效学相互作用的可能。舍曲林与其他经5-羟色胺能机制起作用的药物(如锂剂)合用时,应对患者进行监护。

(5)苯妥英钠:在健康志愿者的安慰剂对照研究中,每日200mg舍曲林长期服药并不显著地抑制苯妥英钠的代谢。然而,如需与舍曲林合用,在开始加用舍曲林时应当监测苯妥英钠的血药浓度,同时适当调整苯妥英钠的剂量。另外,与苯妥英钠合用可引起舍曲林血药浓度的下降。

(6)舒马普坦:在舍曲林上市后,有个别报道舍曲林与舒马普坦合并使用后,患者出现体弱、腱反射亢进、共济失调、意识模糊、焦虑和激越。如果临床上确实需要舍曲林与该药合并使用,应当对患者进行密切的观察。

(7)与蛋白结合的药物:因舍曲林与血浆蛋白结合,应注意舍曲林和其他与血浆蛋白结合药物之间相互作用的可能性。但是,舍曲林分别与地西泮、甲苯磺丁脲和华法林相互作用的三项正式研究中,未见舍曲林对这些药物的蛋白结合率有明显的影响。

(8)华法林:舍曲林200mg/d与华法林合用可引起较小的但有统计学意义的凝血酶原时间延长,其临床意义尚

不明确。因此，舍曲林与华法林联合应用或停用时应密切监测凝血酶原时间。

（9）与其他药物的相互作用：已进行了舍曲林与其他药物间相互作用的研究。每日舍曲林200mg与地西泮或甲苯磺丁脲合用可导致一些药代动力学参数较小的但有统计意义的改变。与西咪替丁合用可明显降低舍曲林的清除。这些改变的临床意义尚不清楚。舍曲林对阿替洛尔的β肾上腺能阻滞作用无任何影响。每日舍曲林200mg与格列苯脲或地高辛之间无相互作用。

（10）电休克治疗（ECT）：尚无考察舍曲林与电休克治疗合用优点或危险方面的临床试验。

（11）细胞色素P-450 2D6代谢的药物：抗抑郁药物对药物代谢同工酶CYP2D6的抑制作用程度是不尽相同的。其临床意义取决于抑制作用的程度及合用药物的治疗指数。治疗指数较窄的CYP2D6底物包括如普罗帕酮（Propafenone）、氟卡尼（Flecainide）在内的三环类抗抑郁药物和Ic类抗心律失常药物。已有的药物相互作用研究表明，每日50mg舍曲林长期给药可使地西帕明（Desipramine，CYP2D6同工酶活性的标志物）稳态的血药浓度轻度增加（平均30%~40%）。

（12）其他细胞色素酶代谢的药物（CYP3A3/4、CYP2C9、CYP2C19、CYP1A2）。①CYP3A3/4：体内药物相互作用试验表明长期服用舍曲林200mg/d不会对CYP3A3/4介导的内生皮质醇的羟化或卡马西平及特非那定的代谢产生抑制作用。另外，50mg/d舍曲林长期给药不会对CYP3A3/4介导的阿普唑仑药物代谢产生抑制作用。数据显示舍曲林不是CYP3A3/4的抑制剂。②CYP2C9：长期服用舍曲林200mg/d对甲苯磺丁脲、苯妥英钠和华法林的血药浓度没有明显影响。这说明舍曲林不是CYP2C9的临床相关抑制剂。③CYP2C19：长期服用舍曲林200mg/d对地西泮血药浓度无明显影响，说明舍曲林也非CYP2C19的抑制剂。④CYP1A2：体外试验研究表明舍曲林对CYP1A2无明显抑制作用。⑤其他5-羟色胺能药物：舍曲林与可增强5-羟色胺神经传导作用的药物如色氨酸或芬氟拉明合用时应慎重考虑，避免出现可能的药效学相互作用。

八、注意事项

1. 禁用　对舍曲林过敏者；舍曲林禁止与单胺氧化酶抑制剂（MAOI）合用；舍曲林禁止与匹莫齐特合用。

2. 临床症状的恶化和自杀风险。

3. 双相障碍患者的筛查。

4. 与单胺氧化酶抑制剂（MAOI）潜在的相互作用应用MAOI治疗的患者或停止MAOI治疗14日内的患者不能应用舍曲林。同样，在开始给予MAOI治疗前，至少停用舍曲林14天。

5. 5-羟色胺综合征或精神抑制药恶性综合征（NMS）样反应　有报告显示，在单独应用SNRI和SSRI，包括舍曲林，特别是在与5-羟色胺能药物（包括曲普坦类药物和芬太尼）、损害5-羟色胺代谢的药物［包括MAOI、安定药或其他多巴胺拮抗剂合用时，可出现潜在危及生命的5-羟色胺综合征或精神抑制药恶性综合征（NMS）样反应。禁止舍曲林与MAOI合用治疗抑郁症，与单胺氧化酶抑制剂（MAOI）潜在的相互作用。］。

如果临床上有合理需要，要联合使用舍曲林和5-羟色胺受体激动剂（曲普坦），建议密切观察患者情况，尤其在治疗初期和增加剂量时。不推荐合并使用舍曲林和5-羟色胺前体物质（如色胺酸）。舍曲林与任何5-羟色胺能或抗多巴胺能药物，包括安定药合用时，如果出现上述任何事件必须立即停药，并开始对症支持治疗。

6. 糖尿病、血糖控制欠佳者　已有接受SSRI（包括左洛复）治疗的患者新发糖尿病的病例报告。也有报告伴/不伴糖尿病病史的患者出现血糖控制欠佳，包括高血糖和低血糖。因此应监测患者是否出现血糖波动的症状和体征。应密切监测糖尿病患者的血糖，因其可能需要调整胰岛素和/或口服降血糖药的剂量。

7. 实验室检查　有报告显示患者服用舍曲林后尿免疫测定筛查实验出现苯二氮䓬类药物假阳性的结果。停用舍曲林后数天内可能出现假阳性结果。气相色谱法/质谱分析法等验证性检查可区分苯二氮䓬类药物和舍曲林。

8. 闭角型青光眼　包括舍曲林在内的SSRI类药物，可能影响造成瞳孔扩大，导致眼压升高和闭角型青光眼，尤其对于用药前具有这种倾向的患者。因此，患有闭角型青光眼或者有青光眼病史的患者，应慎用舍曲林。

9. 一般注意事项

（1）引起躁狂/轻躁狂。

（2）体重下降。

（3）癫痫发作：癫痫患者应慎用舍曲林。

（4）停用舍曲林治疗：舍曲林和其他SSRI和SNRI（5-羟色胺及去甲肾上腺素再摄取抑制剂）上市后，有停药时发生不良事件的自发性报告，尤其是在突然停药时，包括下列症状，如情绪烦躁、易激惹、激越、头晕、感觉障碍（如感觉异常，如电击样感觉）、焦虑、意识模糊、头痛、昏睡、情绪不稳定、失眠和轻躁狂。尽管这些事件一般为自限性，但曾有严重停药症状的报告。当停用本品时，应监测这些症状。如果可能，推荐逐渐减量而非突然停药。若减量或停药后出现无法耐受的症状，可考虑恢复先前的剂量。随后，医师可以继续减量，但应采用更慢的减量速度（见"用法用量"）。

（5）异常出血：SSRI（包括舍曲林）和SNRI可能增加出血事件的风险。如果合用非甾体抗炎药（NSAID）、华法林和其他抗凝血药可能会增加该风险。病例报告和流行病学试验（病例对照和队列设计）显示，服用影响5-羟色胺再摄取的药物后可出现胃肠道出血事件。与使用SSRI和SNRI有关的出血事件包括瘀斑、血肿、鼻出血、瘀点，以及可危及生命的出血。

（6）微弱的促尿酸排泄作用。

（7）有伴发疾病患者的应用：患有影响代谢或血流动力学疾病或状况的患者，应慎用本品。肝功能损害患者，参见"特殊人群"项。肾功能损害患者，参见"特殊人群"项。

（8）对认知和运动功能的影响：对照试验中，本品无镇静作用,亦不影响精神运动功能。但应告知患者,应谨慎从事需要保持警觉的活动,如驾车或操作机械。

(9)低钠血症:在应用SSRI(包括舍曲林)或SNRI(5-羟色胺及去甲肾上腺素再摄取抑制剂)治疗时可能出现低钠血症。老年患者、服用利尿剂的患者或其他原因血容量减低的患者在应用SSRI及SNRI时发生低钠血症的风险可能更大。出现有症状的低钠血症后应考虑停用舍曲林并采取相应的治疗措施。

(10)血小板功能:服用本品的患者中,罕见血小板功能改变和/或实验室检查异常结果的报告。

(11)药物滥用和依赖:可发生躯体和心理依赖性。医师应仔细对患者进行药物滥用史评估,并对此类患者进行严格随访,观察他们是否有舍曲林的误用或滥用迹象(如耐受形成、剂量提高、觅药行为)。

(12)骨折:流行病学研究显示应用5-羟色胺再摄取抑制剂(SSRIs)包括舍曲林治疗的患者骨折风险增加。但导致骨折风险的作用机制尚不明确。

九、药物稳定性及贮藏条件

在30℃以下密封保存。

十、药物经济性评价

医保乙类,《中国药典》(2020年版)收载。

氟伏沙明

一、药品名称

1. 英文名 Fluvoxamine
2. 化学名 (*E*)-5-甲氧基-4′-三氟甲基苯戊酮-氧-2-氨乙酰基肟

二、药品成分

马来酸氟伏沙明

三、剂型与规格

马来酸氟伏沙明片 (1)50mg;(2)100mg

四、适应证及相应的临床价值

1. 抑郁症发作。
2. 强迫症(OCD)。

五、用法用量

1. 儿童 儿童强迫症:口服给药,8岁以上儿童最大剂量为每日200mg。
2. 成人

(1)抑郁症:推荐起始剂量为每日1片或2片(以马来酸氟伏沙明计50mg或100mg),晚上1次服用。建议逐渐增量直至有效。常用有效剂量为每日2片(以马来酸氟伏沙明计100mg)且应根据个人反应调节。有使用过每日达6片(以马来酸氟伏沙明计300mg)的剂量的报道。

可以隔4~7日渐增50mg的方式逐步达到最大治疗效果,每日剂量不得超过300mg。建议每日总量大于100mg时,应分2次给药。如果2次给药剂量不等,应在睡前服用较大1次剂量。世界卫生组织要求,患者自一次抑郁发作康复后,应继续服用抗抑郁制剂至少6个月。

马来酸氟伏沙明用于预防抑郁症复发的推荐剂量为每日2片(以马来酸氟伏沙明计100mg)。

(2)强迫症:推荐起始剂量为每日1片(以马来酸氟伏沙明计50mg),服用3~4日。通常有效剂量在每日2~6片之间(以马来酸氟伏沙明计100~300mg)。应逐渐增量直至达到有效剂量。成人每日最大剂量为6片(以马来酸氟伏沙明计300mg)。剂量不超过2片(以马来酸氟伏沙明计100mg)者,最好在睡前1次服完。若每日剂量超过3片(以马来酸氟伏沙明计150mg),可分2~3次服。8岁以上儿童和青少年每日最大剂量为4片(以马来酸氟伏沙明计200mg)。推荐起始剂量为每日25mg,可以隔4~7日渐增25mg的方式逐步达到最大治疗效果。建议每日总量大于50mg时,应分2次给药。如果2次给药剂量不等,应在睡前服用较大1次剂量。

如已获得良好的治疗效果,可继续应用此药并根据个人反应调整的剂量,如果服用10周后症状没有改善,则应重新考虑本品的治疗。尽管尚无系统资料提示应用马来酸氟伏沙明持续治疗的最长时间,由于强迫症是一种慢性疾病,可考虑在治疗有效的患者中治疗时间大于10周。根据患者情况仔细调整剂量,使患者接受最低有效剂量。并应定期评估是否继续治疗。有些临床医师提倡对药物治疗效果满意的患者给予合并的行为精神疗法。

3. 老年人 老年患者调整剂量时,应缓慢增量。
4. 肝肾功能不全的患者,起始剂量应较低并密切监控。本品宜用水吞服,不应咀嚼。

六、特殊人群用药

1. 妊娠期 动物繁殖性研究证明该药品对胎儿有毒副作用,但尚未对孕妇进行充分严格的对照研究,并且孕妇使用该药品的治疗获益可能胜于其潜在危害;或者,该药品尚未进行动物实验,也没有对孕妇进行充分严格的对照研究。

2. 哺乳期 马来酸氟伏沙明可少量排入乳汁,故哺乳期妇女禁用。

3. 肾功能损害 慎用,起始剂量宜低并密切监控。

4. 肝功能损害 慎用,起始剂量宜低并密切监控。

5. 其他人群

(1)儿童:因为缺乏本品儿童用药的安全性研究资料,所以本品不推荐给儿童使用。

(2)老年人:老年人常规用量与年轻患者相比无显著临床差异,然而,对老年患者调整剂量时,应缓慢增量。

七、药理学

1. 药效学及作用机制 马来酸氟伏沙明是作用于脑神经细胞的5-羟色胺再摄取抑制剂,对非肾上腺素过程影响很小,同时受体结合实验表明,马来酸氟伏沙明对α肾上腺素能、β肾上腺素能、组胺、M胆碱、多巴胺能或5-羟色胺受体几乎不具亲和性。

2. 药代动力学　马来酸氟伏沙明口服后完全吸收,服药后3~8小时即达最高血浆浓度。单剂量服用血浆半衰期为13~15小时,多次服用后的血浆半衰期为17~22小时,如果维持剂量不变,10~14日后可达稳定血浆水平。马来酸氟伏沙明主要在肝中代谢,氧化成9种代谢产物,经肾排泄。两种主要的代谢产物几乎无药理学活性。体外结合实验表明,80%的马来酸氟伏沙明可与人体血浆蛋白结合。

3. 药物不良反应　马来酸氟伏沙明治疗中最常见的不良反应是恶心,有时伴呕吐,服药2周后通常会消失。其他在临床研究中观察到的不良事件的发生频率如下所示,通常它们与疾病本身有关,不一定与本品相关。

常见(频率1%~100%)的有①代谢和营养疾病:食欲减退;②神经系统疾病:激越、焦虑、眩晕、头痛、失眠、紧张、嗜睡、震颤;③心血管疾病:心悸/心动过速;④消化道疾病:腹痛、便秘、腹泻、口干、消化不良;⑤皮肤和皮下组织疾病:出汗;⑥全身疾病和用药部位情况:虚弱、不适。

偶见(频率<1%)的有①精神病:精神错乱、幻觉;②神经系统疾病:共济失调、锥体外系症状;③血管疾病:直立性低血压;④皮肤和皮下组织疾病:皮肤过敏反应(包括皮疹、瘙痒、血管性水肿);⑤肌肉、骨骼和结缔组织疾病:关节痛、肌肉痛;⑥生殖系统和乳腺疾病:异常(延迟)射精。

罕见(频率<0.1%)的有①精神疾病:躁狂;②神经系统疾病:惊厥;③肝胆疾病:肝功能异常;④皮肤和皮下组织疾病:光过敏;⑤生殖系统和乳腺疾病:乳溢。

上市期间观察的其他不良事件有以下几种。①报告过体重增加或减少情况。②罕有5-羟色胺综合征或神经阻滞剂恶性综合征(NMS)样事件,低钠血症、抗利尿激素分泌异常综合征(SIADH)的报告。尽管现有的临床前和临床资料未显示本品会引发依赖性,但停止马来酸氟伏沙明治疗时,可能会出现停药反应。③以下症状被报告与本品停药有关:眩晕、感觉异常、头痛、恶心和焦虑。大多数停药反应是轻微的和自限性的。如需停药,应考虑逐渐减量。④出血性表现:例如瘀斑、紫癜、胃肠道出血。⑤非常罕见感觉异常、性高潮缺乏和味觉颠倒的报告。

4. 药物相互作用

(1) 本品不应与单氨氧化酶抑制剂合用。

(2) 本品可使经肝代谢的药物分解速度减慢。当与华法林、苯妥英钠、茶碱和卡马西平等合用时,即会产生明显的临床效应。如合用,请调节这些药物的剂量。

(3) 有报告表明马来酸氟伏沙明可增加三环类抗抑郁药原有的稳态血浆浓度,不建议本品与三环类抗抑郁药同时应用。

(4) 本品可提高普萘洛尔血浆水平,同服时建议减少普萘洛尔的剂量。

(5) 本品与华法林合用2周,华法林的血浆浓度明显增加且凝血时间延长。患者在口服抗凝血药和氟伏沙明时,应监测凝血时间并相应调整氟伏沙明剂量。

(6) 治疗严重的、已抗药的抑郁患者,本品可与锂剂合用。但锂和色氨酸可能加重氟伏沙明的5-羟色胺能作用。

(7) 未观察到本品与地高辛和阿替洛尔的协同反应。

(8) 与其他精神科用药一样,在马来酸氟伏沙明用药期间应避免摄入乙醇。

八、注意事项

1. 禁用

(1) 本品禁与替扎尼定、硫利达嗪、阿洛司琼、匹莫齐特和单胺氧化酶抑制剂(MAOI)合用。

(2) 如要使用本品治疗,应在不可逆性单胺氧化酶抑制剂停用2周后,或者可逆性单胺氧化酶抑制剂(如吗氯贝胺)停用1日后。停止服用本品至少间隔1周后,开始服用任何单胺氧化酶制剂。

(3) 对活性成分或任何辅料过敏者禁用。

2. 抑郁症患者自身常有自杀倾向,常在症状明显改善前持续出现。

3. 肝或肾功能异常的患者,起始剂量应较低并对其密切监控。偶见无已知肝功异常的患者服药后出现氨基转移酶升高,且多伴临床症状。若出现此情况,应立即停药。

4. 动物实验未发现本品可引发惊厥,但有癫痫史的患者应慎用,如惊厥发生应立即停用本品。

5. 有报告应用5-羟色胺再摄取抑制剂有皮肤黏膜异常出血,如瘀斑和紫癜。同时应用影响血小板功能的药物(TCA、NSAID等),以及有不正常出血史患者慎用。

6. 马来酸氟伏沙明在临床上可引起轻微心率减慢(2~6次/min)。

7. 对驾驶和操作机器能力的影响:健康志愿者每日服用本品3片,对驾驶或机械操作没有影响。但有报告表明,用药后可能会出现困倦,驾驶与操作机器者应注意。

九、药物稳定性及贮藏条件

遮光,密封保存。

十、药物经济性评价

医保乙类,《中国药典》(2020年版)收载。

西 酞 普 兰

一、药品名称

1. 英文名　Citalopram

2. 化学名　(±)-1-[(3-二甲氨基)丙基]-1-(4-氟苯基)-1,3-二氢-5-异苯并呋喃甲腈

二、药品成分

氢溴酸西酞普兰

三、剂型与规格

氢溴酸西酞普兰片　(1)10mg;(2)20mg;(3)40mg

四、适应证及相应的临床价值

适于各种类型的抑郁症。

五、用法用量

每日口服 1 次,可在一日的任何时候服用,不需要考虑食物摄入情况。

1. 儿童 本品不适用于儿童和 18 岁以下的青少年。

2. 成人 每日服用 1 次,每次 20mg。根据个体患者的应答,可增加剂量,最大剂量为每日 40mg。通常在服药 2~4 周后开始出现抗抑郁效果。抗抑郁治疗属于对症治疗,因此,必须持续适当长的时间(通常至恢复后 6 个月),以防止复发。在复发的抑郁症患者中,可能需要继续进行多年的维持治疗,以防止重新发作。

3. 老年人 老年患者(>65 岁)应将剂量减少至建议剂量的一半,即每日 10~20mg。建议最大剂量为每日 20mg。

4. 肾功能降低者 轻度至中度肾功能损伤患者,不需要进行剂量调整。重度肾功能损伤(肌酸酐清除率小于 30ml/min)的患者中需谨慎使用。

5. 肝功能降低者 建议轻度或中度肝功能损伤的患者在最开始 2 周的治疗中使用每日 10mg 的初始剂量。根据个体患者的应答,最大剂量可增加至每日 20mg。重度肝功能降低患者在进行剂量调整时需格外谨慎。

6. CYP2C19 弱代谢的患者 对于已知在 CYP2C19 方面为弱代谢的患者,建议在最开始 2 周的治疗中使用每日 10mg 的最初剂量。根据个体患者的应答,最大剂量可增加至每日 20mg。

7. 停药 本品应避免突然停药。当停止使用本品治疗时,应在至少 1~2 周内逐渐减少剂量,以便降低停药反应的风险。如果在剂量降低后或在治疗停止后出现不可耐受的症状,则可以考虑重新恢复先前的处方剂量。随后,医师可继续降低剂量,但应以更加平缓的速率进行。

六、特殊人群用药

1. 妊娠期 孕妇权衡利弊使用。

2. 哺乳期 哺乳期妇女应暂停哺乳。

3. 肾功能损害 参见“用法用量”项。

4. 肝功能损害 参见“用法用量”项。

5. 其他人群

(1)儿童:本药不适用于儿童和 18 岁以下的青少年。

(2)老年人:超过 65 岁的患者,每日最高剂量 20mg。

七、药理学

1. 药效学及作用机制 西酞普兰为抗抑郁药,是一种二环氢化酞类衍生物。西酞普兰抗抑郁症的作用机制可能与抑制中枢神经系统神经元对 5-HT 的再摄取,从而增强中枢 5-羟色胺能神经的功能有关。体外实验及动物实验提示,西酞普兰是一种高选择性的 5-HT 再摄取抑制剂,对去甲肾上腺素和多巴胺的再摄取影响较小。大鼠给予西酞普兰 14 日,抑制 5-HT 摄取的作用未见耐受。西酞普兰是消旋体,其抑制 5-HT 再摄取的作用主要由(S)-对映体发挥。西酞普兰对 5-HT$_{1A}$、5-HT$_{2A}$、D$_1$ 受体、D$_2$ 受体、α$_1$ 受体、α$_2$ 受体、β 受体、H$_1$ 受体、GABA 受体、M 受体、苯二氮䓬受体无亲和力,或仅具有较低的亲和力等。

2. 药代动力学 氢溴酸西酞普兰的口服生物利用度大约为 80%。服用每日剂量后,可在 2~4 小时内达到氢溴酸西酞普兰的最高血浆水平,蛋白结合率低于 80%。药物和代谢产物可穿过胎盘屏障,而在胎儿的分布则与母体相似,哺乳期妇女服用本药会有少量药物及其代谢产物通过母乳进入婴儿体内。生物半衰期为 1~1.5 日,经尿及粪便排泄。

3. 药物不良反应 所观察到本品的不良反应通常为轻度且持续短暂。在治疗的第 1~2 周出现最频繁,随后通常会逐渐缓解。不良反应术语选自 ICH 国际医学用语词典(MedDRA)的首选术语目录。观察到下列不良反应具有剂量相关性:多汗、口干、失眠、嗜睡、腹泻、恶心和乏力。

骨折:主要在 50 岁和 50 岁以上患者中进行的流行病学研究表明,接受 SSRI(去甲肾上腺素和 5-羟色胺双重抑制剂类药物)和 TCA(三环类抗抑郁药物)患者的骨折风险会增加。导致此风险的机制未知。

Q-T 间期延长:在上市后期间,主要在女性患者、低钾血症的患者或预先存在其他心脏病的 Q-T 间期延长的患者中,有 Q-T 间期延长和室性心律失常的报告,包括尖端扭转型室性心动过速。

SSRI 治疗停止时观察到的停药症状:本品的停药(尤其是突然停药)通常会产生停药症状,最常报告的反应有头晕、感觉障碍(包括感觉异常)、睡眠障碍(包括失眠和多梦)、激越或焦虑、恶心和/或呕吐、震颤、混乱、出汗、头痛、腹泻、心悸、情绪不稳定、易激惹和视觉障碍。通常,这些不良事件为轻度至中度,并且呈自限性,然而,在某些患者中可能表现为重度和/或长期。因此,建议不再需要进行本品治疗时,应该通过逐渐减少剂量来进行停药。

4. 药物相互作用

(1)药效学相互作用:药效学上,西酞普兰与吗氯贝胺和丁螺环酮合用时,已经报告了有病例出现 5-羟色胺综合征。

1)禁忌合用药物:①同时使用西酞普兰和 MAOI 可能会导致严重的不良效应,包括 5-羟色胺综合征。在合用某种 SSRI 类抗抑郁药物与某种单胺氧化酶抑制剂(包括不可逆的 MAOI 司来吉兰、可逆的 MAOI 利奈唑胺和吗氯贝胺)的患者中,以及在最近停止 SSRI 治疗并开始进行 MAOI 治疗的患者中,已报告了几例严重的有时为致命的反应。一些病例呈现出的特征与 5-羟色胺综合征相似。有效物质与 MAOI 相互作用的症状包括体温过高、肌肉强直、肌阵挛、可能伴有的生命体征快速波动的自主神经失调以及包括混乱、应激性和正在向精神错乱和昏迷发展的极端烦躁在内的精神状态变化。②匹莫齐特,向使用消旋西酞普兰 40mg/d 进行治疗的受试者联合给予单剂量的 2mg 匹莫齐特,连续给药 11 日,导致了匹莫齐特的 AUC 和 C_{max} 的增长(尽管在整个研究中这种增长并不一致)。匹莫齐特和西酞普兰的联合给药导致了 Q-Tc 间期上大约 10 毫秒的平均增长。由于在低剂量匹莫齐特水平下观察到的相互作用,西酞普兰和匹莫齐特的合并给药被禁止。

2)需要谨慎合用药物:①引起 Q-T 间期延长的药物。未进行西酞普兰和其他可延长 Q-T 间期的药品之间的药代动力学和药效学研究。不能排除西酞普兰与这些药品之间的叠加效应。因此,当西酞普兰与可延长 Q-T 间期的药品如Ⅰa 和Ⅲ类抗心律失常药、抗精神病药(例如吩噻嗪类衍生物、匹莫齐特、氟哌啶醇)、三环类抗抑郁药、某些抗微生物药(例如司帕沙星、莫西沙星、红霉素、抗疟疾治疗尤其是卤泛群)、某些抗组胺药(咪唑斯汀)共同给药时,应谨慎。②拟 5-羟色胺药物。锂盐或色氨酸,例如西酞普兰合用锂盐的临床研究中未发现药效学相互作用。然而,有合用 SSRI 类药物和锂盐或色氨酸产生协同效应的报告,因此应谨慎合用此类药物。对锂水平的常规监测应该和平常一样继续进行。与拟 5-羟色胺药物合用(如曲马多、舒马曲坦)可能导致该类药物的协同作用。在获得更多信息之前,不建议同时使用西酞普兰和 5-HT 激动剂,例如舒马曲坦和其他曲坦类药物。③司来吉兰。与司来吉兰[一种不可逆的单胺氧化 B(MAO-B)抑制剂]合并使用需谨慎,因为可能出现5-羟色胺综合征的危险。

3)影响出凝血的药物:对于正在同时使用抗凝血药、影响血小板功能的药品,例如阿司匹林、双嘧达莫和噻氯匹定或其他可能增加出血风险的药品(如非典型抗精神病药、吩噻嗪类、三环类抗抑郁药)进行治疗的患者,需要注意。

4)降低癫痫发作阈值的药物:SSRI 可能会降低癫痫发作阈值。当合并使用能够降低癫痫发作阈值的其他药物[例如抗抑郁药(三环类、SSRI)、神经安定类镇静剂(吩噻嗪类、硫杂蒽类和丁酰苯类)、甲氟喹、安非他酮和曲马多]时需要谨慎。

地昔帕明、丙咪嗪:在一项药代动力学研究中,尽管地昔帕明(丙咪嗪的主要代谢物)的血药浓度上升了,但并未显示对西酞普兰或丙咪嗪的血药浓度具有任何影响。当地昔帕明与西酞普兰联合给药时,观察到地昔帕明血浆浓度的升高,可能需要降低地昔帕明的剂量。

5)神经安定类镇静药:使用西酞普兰获得的经验并未显示其与神经安定类镇静药有任何临床相关的相互作用。但是,正如其他 SSRI 一样,不能排除药效学相互作用的可能性。①圣·约翰草:可能会出现 SSRI 与草药圣·约翰草(贯叶连翘)之间的动态相互作用,从而导致不良反应的增长。还没有对药代动力学相互作用进行研究。②乙醇:在西酞普兰和乙醇之间没有证明存在任何药效学或药代动力学相互作用。但是,不建议西酞普兰和乙醇联合使用。

(2)药代动力学相互作用:西酞普兰向去甲基西酞普兰的生物转化通过细胞色素 P-450 系统的 CYP2C19(约38%)、CYP3A4(约 31%)和 CYP2D6(约 31%)同工酶介导。由于一种酶的抑制可能被另一种酶补偿,所以,西酞普兰通过多个 CYP 进行代谢这一事实意味着其生物转化的抑制不太可能。因此,西酞普兰与其他药品的合并给药产生药代动力学相互作用的可能性非常低。

1)食物:尚无西酞普兰的吸收和其他药代动力学特性受到食物影响的报告。

2)影响本品药代动力学的其他药物:①合用酮康唑(CYP3A4 抑制剂)并不影响本品的药代动力学。②合用锂盐不影响本品的药代动力学。③西咪替丁(CYP2D6、3A4 和1A2 酶抑制剂)会导致西酞普兰的稳态血药浓度中度升高。与西咪替丁联合给予西酞普兰时需要谨慎,可能需要进行剂量调整。

3)本品对其他药物药代动力学的影响:一项药代动力学和药效学相互作用的研究显示,本品合用美托洛尔(CYP2D6 酶底物)时,美托洛尔的浓度升高两倍,但在健康志愿者中美托洛尔对血压和心率的作用并没有显著的统计学上的增加。建议在合并给予美托洛尔和西酞普兰时应谨慎,可能需要进行剂量调整。

4)西酞普兰和去甲基西酞普兰对 CYP2C9、CYP2E1 和CYP3A4 几乎无抑制作用,其他 SSRI 类药物对 CYP1A2、CYP2C19 和 CYP2D6 明显的抑制作用相比,但西酞普兰和去甲基西酞普兰仅有微弱的抑制作用。

5)当西酞普兰与 CYP1A2 底物(氯氮平和茶碱)、CYP2C9(华法林)、CYP2C19(丙咪嗪和美芬妥英)、CYP2D6(司巴丁、丙咪嗪、阿米替林、利培酮)和 CYP3A4[华法林、卡马西平(及其代谢物卡马西平环氧化物)和三唑仑]一起给药时,没有观察到或仅观察到了非常小的临床重要性变化。

6)西酞普兰和左美丙嗪或地高辛之间没有观察到任何药代动力学相互作用,表明西酞普兰既不会诱导也不会抑制 P 糖蛋白。

八、注意事项

1. 禁用

(1)对本品活性成分和/或本品中任何辅料过敏者禁用。

(2)单胺氧化酶抑制剂(MAOI):在不可逆性 MAOI 停药后的 14 日期间,接受 MAOI(包括司来吉兰日剂量超过10mg)治疗的患者不应同时服用本品,或者在可逆性 MAOI(RIMA)处方中规定的 RIMA 停药后的某一规定时间段内,不应给予本品。在本品停药后的 14 日期间,不应给予 MAOI。

(3)禁止与利奈唑胺合并用药,除非有密切观察和监测血压的装置存在,详见"药物相互作用"部分。

(4)禁止与匹莫齐特合并用药,详见"药物相互作用"。

(5)已知患有 Q-T 间期延长或先天性 Q-T 综合征的患者,禁止使用本品。

2. 停药反应　上市后使用本品,其他 SNRI 和 SSRI 陆续有一些停药后不良事件自发的报道,尤其在突然停药时常可见情绪躁ән、易怒、激越、头昏、感觉异常(电击感)、焦虑、意识模糊、头痛、懒散、情绪不稳定、失眠、轻躁狂、耳鸣和癫痫发作等。以上表现一般为自限性,也有严重停药反应的报道。

当患者停用本品时,应注意监测这些可能出现的停药症状。推荐逐渐减量,避免突然停药。如果在减药和停药过程中出现难以耐受的症状,可以考虑恢复至先前治疗剂量,随后医师再以更慢的速度减药。

3. 异常出血　已有使用 SSRI 时出现皮下出血时间

和/或出血异常的报告,例如瘀斑、妇科出血、肠胃出血和其他皮肤或黏膜出血。在服用 SSRI(特别是合并使用已知会影响血小板功能的活性物质或可能增加出血风险的其他活性物质)的患者中以及在具有出血性疾病史的患者中需谨慎使用。

4. 低钠血症　罕有使用 SSRI 类药物出现低钠血症的报告,可能是由抗利尿激素的异常分泌引起,通常会在治疗终止时恢复正常。特别是老年女性患者可能易发生此类风险。

5. 静坐不能/精神运动性不安　SSRI/SNRI 的使用已被认为与静坐不能的形成有关,其特点是主观上不愉快或令人不安的躁动,需要不停运动,并且不能安静坐立。这在治疗的前几周内最可能出现。对患有这些症状的患者,增加剂量可能是有害的。

6. 躁狂　躁狂抑郁症的患者可能会转为躁狂发作。转为躁狂发作的患者应停止使用本品。

7. 癫痫发作　癫痫是使用抗抑郁药物时的一个潜在风险。癫痫发作的患者应该停止使用本品。患有不稳定性癫痫的患者应该避免使用本品,对癫痫已经得到控制的患者应该仔细监控。如果癫痫发作频率增加,则应停止使用本品。

8. 糖尿病　患有糖尿病的患者使用某种 SSRI 进行治疗可能会改变血糖控制。可能需要对胰岛素和/或口服降血糖药的剂量进行调整。

9. ECT(电休克疗法)　同时给予 SSRI 和 ECT 治疗的临床经验有限,因此,应予谨慎。

10. 圣·约翰草　在合并使用本品和含有圣·约翰草(贯叶连翘)的草药制剂期间,不良反应可能更常见。因此,不应同时服用本品和圣·约翰草制剂。

11. 精神疾病　本品治疗具有抑郁发作的精神疾病患者可能会增加精神疾病症状。应在医师指导下用药。

12. 辅料　本品辅料中含有乳糖一水合物。罕见发生遗传性半乳糖不耐受问题,有乳糖酶缺乏症或对葡萄糖-半乳糖吸收不良的患者勿使用本品。

13. 对驾驶及操作机器能力的影响　本品对开车和使用机器的能力具有轻度或中度的影响,可以降低判断能力和对紧急情况的反应能力。医师应该告知患者这些影响,并警告他们其开车或操作机器的能力可能会受到影响。

14. 请置于儿童不易拿到处。

九、注意事项

密封,室温下保存。

十、药物经济性评价

医保乙类,《中国药典》(2020 年版)收载。

艾司西酞普兰

一、药品名称

1. 英文名　Escitalopram
2. 化学名　*S*-(＋)-1-(3-二甲氨丙基)-1-(4-氟代苯

基)-1,3-二氢异苯并呋喃-5-腈

二、药品成分

草酸艾司西酞普兰

三、剂型与规格

草酸艾司西酞普兰片　(1)5mg;(2)10mg

四、适应证及相应的临床价值

治疗抑郁障碍,治疗伴有或不伴有广场恐怖症的惊恐障碍。

五、用法用量

口服给药,可以与食物同服。

1. 儿童　本品不适用于儿童和 18 岁以下的青少年。

2. 成人

(1)抑郁障碍:每日 1 次。常用剂量为每日 10mg,根据患者的个体反应,每日最大剂量可以增加至 20mg。通常 2～4 周即可获得抗抑郁疗效。症状缓解后,应持续治疗至少 6 个月以巩固疗效。

(2)伴有或不伴有广场恐怖症的惊恐障碍:每日 1 次。建议起始剂量为每日 5mg,持续 1 周后增加至每日 10mg。根据患者的个体反应,剂量还可以继续增加,至最大剂量每日 20mg。治疗约 3 个月可取得最佳疗效。疗程一般持续数月。

3. 老年人　老年患者(>65 岁),推荐以上述常规起始剂量的半量开始治疗,最大剂量也应相应降低。

4. 肾功能降低者　轻中度肾功能降低者(Ccr<30ml/min)不需要调整剂量,严重肾功能降低的患者慎用。

5. 肝功能降低者　建议起始剂量每日 5mg,持续治疗 2 周。根据患者的个体反应,剂量可以增加至每日 10mg。

6. CYP2C19 慢代谢者　对于已知是 CYP2C19 慢代谢的患者,建议起始剂量每日 5mg,持续治疗 2 周,根据患者的个体反应,可将剂量增加至每日 10mg。

7. 停药症状　需要停止本品治疗时,应该在 1～2 周内逐渐减少剂量,以避免出现停药症状。

六、特殊人群用药

1. 妊娠期　本品用于孕妇的临床资料有限,不应用于孕妇,只有明确需求时且慎重考虑其风险/利益后方可使用。

2. 哺乳期　艾司西酞普兰可在乳汁中分泌,哺乳期妇女不应接受本品治疗或在用药期间暂停哺乳。

3. 肾功能损害　参见"用法用量"和"药代动力学"项。

4. 肝功能损害　参见"用法用量"和"药代动力学"项。

5. 其他人群

(1)儿童:本品不适用于儿童和 18 岁以下的青少年。

(2)老年人:参见用法用量和药代动力学项。

七、药理学

1. 药效学及作用机制　艾司西酞普兰是二环氢化酞类

衍生物西酞普兰的单-S-对映体。艾司西酞普兰抗抑郁病作用的机制可能与抑制中枢神经系统神经元对 5-HT 的再摄取,从而增强中枢 5-羟色胺能神经的功能有关。体外实验及动物实验显示,艾司西酞普兰是一种高选择性的 5-HT 再摄取抑制剂(SSRI),对去甲肾上腺素和多巴胺的再摄取影响较小。在 5-HT 再摄取抑制方面,艾司西酞普兰的活性比 R-对映体至少强 100 倍。大鼠抑郁模型长期(达 5 周)给予艾司西酞普兰未见耐药性。

艾司西酞普兰对 5-HT$_{1-7}$ 受体、α 受体、β 受体、D$_{1-5}$ 受体、H$_{1-3}$ 受体、M$_{1-5}$ 受体、苯二氮受体无亲和力,或仅具有较低的亲和力。艾司西酞普兰对 Na$^+$、K$^+$、Cl$^-$、Ca^{2+} 通道无亲和力,或仅具有较低的亲和力。

2. 药代动力学

吸收:口服吸收完全,不受食物的影响(口服多次给药后平均 4 小时达到血浆峰浓度),与西酞普兰一样,本品的绝对生物利用度约为 80%。

分布:口服给药后的表观分布容积(V_d, β/F)为 12~26L/kg。本品及其代谢产物的血浆蛋白结合率约为 80%。

代谢:本品在肝内主要经去甲基化和去二甲基化代谢。两种代谢产物都有药理活性。另外,N-基团可被氧化生成 N-氧化代谢产物。原型药物及代谢产物可以部分经葡糖醛酸化排泄。多次给药后,去甲基化和去二甲基化的代谢产物平均血浆浓度分别是原型药物浓度的 28%~31% 和 <5%。本品的去甲基化主要由 CYP2C19 酶代谢,CYP3A4 和 CYP2D6 也可能起到部分作用。

消除:多次给药后消除半衰期约为 30 小时,口服药物的血浆清除率(Cl)约为 0.6L/min,药物的主要代谢产物半衰期更长,本品及其代谢产物主要经肝(代谢)和肾消除,主要以代谢产物形式从尿液中排泄。

本品的药代动力学呈线性,大约在 1 周后达稳态血浆浓度,每日剂量 10mg 的平均稳态血浆浓度为 50nmol/L(范围为 20~125nmol/L)。

老年患者(65 岁):与年轻患者相比,老年患者的药物消除更为缓慢。与年轻的健康受试者相比,老年人的 AUC 高出 50%。

肝功能降低者:在轻度和中度肝损伤(Child-Pugh 标准 A 和 B)的患者中,西酞普兰的半衰期约为肝功能正常患者的 2 倍,暴露量高出 60%。

肾功能降低者:在肾功能降低患者中观察到西酞普兰的半衰期延长,血浆药物浓度轻度升高(Ccr 为 10~53ml/min)。尚未对代谢产物的血浆浓度进行过研究,但其浓度可能会升高。

多态性:已发现经 CYP2C19 代谢的慢代谢者,本品的血浆浓度是快代谢者的 2 倍,而经 CYP2D6 代谢的慢代谢者药物血浆浓度没有明显变化。

3. 药物不良反应 不良反应多发生在开始治疗的第 1~2 周,持续治疗后不良反应的严重程度和发生率都会降低。

根据器官系统分类和频率将 SSRI 药物和艾司西酞普兰

已报道的在安慰剂对照临床研究和上市后自发报告的已知不良反应如下。

发生率是由临床试验得来的;所列的发生率未经安慰剂校正。发生率的定义如下:很常见(≥1/10),常见(≥1/100 至 <1/10),少见(≥1/1 000 至 <1/100),罕见(≥1/10 000 至 <1/1 000),非常罕见(<1/10 000),未知(不能通过已有的数据估计)。

(1)在本品治疗或中断治疗的早期已报告有自杀意识和自杀行为的事件。

(2)此类事件报告于 SSRI 类药物治疗中。

上市后报道的 Q-T 间期延长的案例,主要存在于已有心脏病的患者中,原因尚不清楚。在一项健康受试者的双盲安慰剂对照研究中,使用本品 10mg/d 组患者的心电图的 Q-Tc(Fridericia 校正)间期较基线时改变了 4.3 毫秒,30mg/d 组改变了 10.7 毫秒。

停止使用 SSRI/SNRI(特别是突然停止)常常会出现停药症状。头晕,感觉障碍(包括感觉异常和电休克感觉),睡眠障碍(包括失眠和紧张的梦),激越和焦虑,恶心和/或呕吐,震颤,意识模糊,出汗,头痛,腹泻,心悸,情绪不稳,易怒和视觉障碍为最常报道的停药症状。一般这些事件为轻度或中度且为自限性,但是在一些患者中可能会严重或时间延长。因此建议不再需要本品治疗时,应逐渐减少剂量到停药。

4. 药物相互作用

(1)药效学相互作用

1)禁忌合用:①非选择性、不可逆 MAOI。有接受 SSRI 类药物治疗的患者合并使用非选择性、不可逆 MAOI 和近期停服 SSRI 类药物治疗而开始 MAOI 治疗的患者发生了严重不良反应的报告。有些患者出现了 5-羟色胺综合征。可以在停止不可逆性 MAOI 治疗至少 14 日后,开始本品治疗。停止本品治疗后至少间隔 7 日,可以开始非选择性、不可逆的 MAOI 治疗。②匹莫齐特。每日使用本品 40mg 治疗的患者同时服用单剂量 2mg 的匹莫齐特可导致匹莫齐特 AUC 和最大血药浓度的升高,即使在整个研究中并不一致。匹莫齐特和西酞普兰联合服用会导致 Q-Tc 间期延长大约 10 毫秒。由于匹莫齐特较低剂量即可发生相互作用,所以禁止艾司西酞普兰和匹莫齐特联用。

2)需要谨慎注意的合并治疗:①可逆性、选择性 MAO-A 抑制剂(吗氯贝胺)。由于 5-羟色胺综合征的危险,不推荐本品与 MAO-A 抑制剂合用。如确实需要合并治疗,应以最小推荐起始剂量开始,且需加强临床监测。可以在停止可逆性 MAOI 治疗至少 1 日后,开始本品治疗。②司来吉兰。与司来吉兰[一种不可逆的单胺氧化 B(MAO-B)抑制剂]合并使用需谨慎,因为可能出现 5-羟色胺综合征的危险。③5-羟色胺药物。与 5-羟色胺药物合用(如曲马多、舒马曲坦和其他曲坦类药物)可能会导致 5-羟色胺综合征。④降低癫痫发作阈值的药物。SSRI 类药物可以降低癫痫发作阈值,建议与能降低癫痫发作阈值的其他药物合用时应谨慎,如抗抑郁剂(三环类、SSRI)、精神安定剂(吩噻嗪类、硫杂蒽类、丁酰苯类)、甲氟喹、丁胺苯丙胺和曲马多。⑤锂盐、色氨酸。有合用 SSRI 类药物和锂盐或色氨酸产生协同效应的报告,因此应谨慎合用。⑥圣·约翰草。合用 SSRI 类药物和含有圣·约翰草(金丝桃素)的中草药,可能增加不良反应的发生。⑦抗凝及出血。本品与口服抗凝血药合用时,可能会改变此类药物的抗凝效应。接受口服抗凝血药治疗的患者应特别注意在开始或停止本品治疗时监测抗凝效应。与非甾体抗炎药合用可能增加出血的风险。⑧乙醇。本品与乙醇之间没有药代动力学和药效学方面的相互作用。但与其他精神类药物一样,不建议与乙醇合用。

(2)药代动力学相互作用

1)影响本品的药代动力学的其他药物:本品在体内的代谢主要由 CYP2C19 介导。CYP3A4 和 CYP2D6 也参与其代谢,但影响较小。本品的主要代谢产物去甲基草酸艾司西酞普兰也可能部分由 CYP2D6 催化。合并使用奥美拉唑(CYP2C19 酶抑制剂)会导致本品的血浆浓度中度升高(大约 50%)。艾司西酞普兰与西咪替丁(多种酶的中等强度抑制剂)合用可以中度增加艾司西酞普兰的血浆浓度(大约 70%)。因此当本品达到治疗剂量的上限时,应谨慎合用 CYP2C19 酶抑制剂(如奥美拉唑、氟西汀、氟伏沙明、兰索拉唑、噻氯匹定)和西咪替丁。依据临床判断降低本品的剂量可能是必要的。

2)本品对其他药物药代动力学的影响:本品为 CYP2D6 的抑制剂,与下列药物合用时应谨慎,包括主要经 CYP2D6 代谢的药物、治疗指数较窄的药物,如氟卡尼、普罗帕酮和美托洛尔(当治疗心力衰竭时),或者一些主要经 CYP2D6 代谢的作用于中枢神经系统的药物(抗抑郁药物去甲丙咪嗪、氯丙咪嗪和去甲替林等或抗精神病药物利培酮、甲硫达嗪和氟哌啶醇)。合用时应调整剂量。与去甲丙咪嗪或美托洛尔合用可能导致这两种药物(均为 CYP2D6 底物)血浆浓度升高两倍以上。体外研究显示本品还可能引起 CYP2C19 的轻度抑制,建议与经 CYP2C19 代谢的药物合用时,应谨慎。

八、注意事项

1. 禁用　对本品或任一辅料过敏者禁忌使用。禁忌与非选择性、不可逆性单胺氧化酶抑制剂合用(参见药物相互作用)。禁忌与匹莫齐特合用。

2. 下列的特殊警告和慎用适用于各种 SSRI 类药物。

(1)矛盾性焦虑:一些惊恐障碍患者在接受抗抑郁药物治疗初期,可能会加重焦虑症状,这种矛盾性反应通常会在治疗开始后的 2 周内逐渐减轻。建议降低起始剂量可以减少药物的这种致焦虑效应。

(2)癫痫发作:出现癫痫发作的患者应停止用药。SSRI 类药物应避免用于不稳定的癫痫发作患者,应该对已经得到控制的癫痫发作患者在治疗期间进行监测。

(3)躁狂:SSRI 类药物应慎用于有躁狂或轻躁狂发作史的患者。转为躁狂发作的患者应停止使用 SSRI 类药物。

(4)糖尿病:对于糖尿病患者,使用 SSRI 类药物治疗可能会影响对血糖的调节。使用胰岛素和口服降血糖药的患者,需要调整这些药物的剂量。

(5)自杀、自杀观念或病情恶化:抑郁症本身固有症状可能出现自杀观念、自残和自杀(自杀相关的事件),并会一直持续,直至由于治疗而出现显著改善。由于在治疗的最初几周或其后数周内可能尚未改善,因此使用抗抑郁剂的患者在疾病改善前应进行密切监测。临床经验普遍认为在恢复的早期阶段,自杀的风险可能会增加。使用本品发生的其他精神类事件也和自杀相关事件风险的增加有关。另外,精神类事件可能并发于抑郁障碍。当治疗抑郁伴发的其他精神障碍时,也应进行此类预防。在本品治疗前有过自杀相关事件或有严重自杀观念的患者,已知其具有自杀意念或自杀企图的风险更大,在治疗期间应该谨慎监护。在对成年抑郁障碍患者的抗抑郁药物和安慰剂对照研究的荟萃分析(Meta 分析)表明,在 25 岁以下的患者中,抗抑郁药物治疗的患者比安慰剂治疗的患者出现自杀行为的风险增高。应该在抗抑郁药物治疗期间,密切监察患者,特别是有高风险的患者或是治疗早期和剂量调整期。

患者的照料者应该密切监视患者任何临床恶化、自杀行为或意念和异常的行为变化,如果这些症状出现应立即寻求医学建议。

(6)静坐不能/精神运动不安:使用 SSRI/SNRI 与静坐不能的发生有关,表现为受试者不情愿或感到痛苦的烦乱不安,需要经常移动,无法安静坐着或站着。静坐不能大多数发生在治疗的初始几周。患者如果出现这些症状,继续增加剂量可能是有害的。

(7)低钠血症:罕有使用 SSRI 类药物出现低钠血症(可能是抗利尿激素的异常分泌引起的)的报告,通常在停止药物治疗后症状缓解。有这类危险的患者如老年人、肝硬化患者或合并已知可以引起低钠血症的药物时,应注意。

(8)出血:有使用 SSRI 类药物发生皮下出血的报告,如瘀斑和紫癜。建议下列人群使用 SSRI 类药物应谨慎,如合并使用口服抗凝血药的患者,或者合并使用已知对血小板功能有影响的药物(如非典型抗精神病药物和吩噻嗪类药物、大部分三环类抗抑郁药物、非甾体抗炎药、噻氯匹定和双嘧达莫)和已知有出血倾向的患者。

(9)电休克治疗(ECT):目前关于合用 SSRI 类药物和电休克治疗只有有限的临床经验,因此,建议慎重。

(10)可逆性、选择性 MAO-A 抑制剂:一般不推荐本品与 MAO-A 抑制剂合用,因为可能存在 5-羟色胺综合征的危险(参见药物相互作用)。

(11)5-羟色胺综合征:建议本品与 5-羟色胺能药物(如舒马曲坦或其他曲坦类药物、曲马多和色氨酸)合用时应谨慎。有罕见病例报告合并使用 SSRI 类药物和 5-羟色胺能药物治疗时出现了 5-羟色胺综合征。合并后如果出现了下述症状,如激越、震颤、肌阵挛和高热等,提示可能发生了 5-羟色胺综合征。如果出现这种问题,应立即停用 SSRI 和 5-羟色胺能药物,并给予对症治疗。

(12)圣·约翰草:合并使用 SSRI 类药物和含有圣·约翰草(金丝桃素)的中草药可能会增加不良反应的发生。

(13)停药症状:停药症状在中断治疗时是很常见的,特别是在突然停药时(参见不良反应)。在观察到的临床试验不良事件中约有 25% 使用本品治疗的患者，及 15% 使用安慰剂的患者出现停药症状。停药症状的风险可能取决于以下几个因素，包括治疗持续的时间和剂量、剂量减少的速率。最常报道的停药反应有头晕、感觉障碍（包括感觉异常和电抽搐感觉）、睡眠障碍（包括失眠和梦魇）、激越和焦虑、恶心和/或呕吐、震颤、意识模糊、出汗、头痛、腹泻、心悸、情绪不稳、易怒和视觉障碍。通常这些症状为轻度到中度，但是，一些患者程度可能为重度。这些症状通常发生在中断治疗初始的几日内，很少有报道这些症状发生在由于疏忽漏服药物的患者中。

一般来说，这些症状是自限性的，通常在 2 周内消除，虽然在一些个体中可能时间会延长（2~3 个月或更长）。因此建议在停药时要根据患者的需求，历时几周或几个月逐渐减量。

（14）对驾驶及操作机器能力的影响：尽管研究显示本品不影响智力水平和精神运动性操作，但任何精神活性药物都可能影响判断和技能。患者应注意可能影响驾驶汽车和操作机器能力的潜在危险性。

3. 本品不适用于儿童和 18 岁以下的青少年。在儿童和 18 岁以下的青少年的临床试验中，发现本品组发生与自杀相关的行为（自杀企图和自杀观念）和敌意（攻击性、对抗行为和易怒）的频率高于安慰剂组。即使是为了临床试验，也需密切监测患者的自杀表征兆。

九、药物稳定性及贮藏条件

30℃ 以下保存。

十、药物经济性评价

基本药物（片剂：5mg、10mg、20mg），医保乙类，《中国药典》（2020 年版）收载。

马 普 替 林

一、药品名称

1. 英文名 Maprotiline
2. 化学名 N-甲基-9,10-桥亚乙基蒽-9(10H)-丙胺

二、药品成分

盐酸马普替林

三、剂型与规格

盐酸马普替林片 （1）10mg；（2）25mg；（3）50mg；（4）75mg

四、适应证及相应的临床价值

1. 抑郁症。
2. 内源性抑郁症、迟发性抑郁症（更年期性抑郁症）。
3. 精神性抑郁症、反应性和神经性抑郁症、耗竭性抑郁症。

五、用法用量

使用盐酸马普替林片治疗期间，应将患者置于医疗监督下，确定剂量时应个体化，并根据患者的情况和反应进行调整，以尽可能小的剂量，达到治疗效果，并缓慢地增加剂量。

1. 儿童 口服给药，本药用于儿童的经验有限，下述剂量仅作参考。对 6 岁以上儿童，起始剂量为每次 10mg，每日 3 次；或每次 25mg，每日 1 次。必要时可逐渐增至每日 75mg，分 1~3 次服用。对青少年，可酌情将剂量增至接近成人剂量。

2. 成人 口服给药，每日用药量不宜超过 150mg。

（1）轻度到中度抑郁症，特别是用于治疗自行就诊的患者：每次 25mg，每日 1~3 次；或 25~75mg，每日 1 次，应根据患者病情程度和反应而定。

（2）严重抑郁症，特别是住院患者：每次 25mg，每日 3 次；或 75mg，每日 1 次。必要时根据患者的反应将每日剂量逐渐增至 150mg，分数次服或 1 次服用。

3. 老年人 老年患者（年龄超过 60 岁）：宜逐渐增加剂量。起始用量每次 10mg，每日 3 次；或 25mg，每日 1 次；必要时根据患者的反应将每日剂量逐渐增至 25mg，每日 3 次；或 75mg，每日 1 次。

六、特殊人群用药

1. 妊娠期 动物实验表明本药无致畸或致突变效应，但未在孕妇中进行充分研究，孕妇使用应权衡利弊。

2. 哺乳期 本品可通过乳汁排泄，哺乳期妇女禁用。

3. 肾功能损害 参见"药代动力学"项。

4. 肝功能损害 慎用。

5. 其他人群

（1）儿童和青少年患者用药（年龄不满 18 岁）：尚未确定马普替林在儿童和青少年患者中的安全性和有效性。因此，不推荐使用本药。

（2）老年人：参见"用法用量"项。

七、药理学

1. 药效学及作用机制 抗抑郁药马普替林是一种四环类抗抑郁药，为非选择性单胺再摄取抑制剂，与三环类抗抑郁药具有许多共同的基本治疗学特性。马普替林具有很均匀的治疗范围，包括提高心境和缓解焦虑、激越及精神运动性阻滞。对于隐匿性抑郁，马普替林可以很好地改善躯体症状。

马普替林在结构和药理学性质上与三环类抗抑郁药不同。马普替林对于中枢神经系统皮质结构的突触前神经元对去甲肾上腺素的再摄取具有有效的选择性抑制作用，但是对 5-羟色胺的再摄取几乎没有任何抑制作用。马普替林对中枢 α-肾上腺素受体具有弱至中等的亲和力，对组胺 H_1 受体具有显著的抑制作用，并具有中度的抗胆碱能效应。

在长期治疗中，神经内分泌系统（生长激素、褪黑素、内啡肽能系统）和/或神经递质（去甲肾上腺素、5-羟色胺、γ-氨基丁酸）的功能反应性变化也包括在药物的作用机制中。

2. 药代动力学

吸收：人体药代动力学研究，口服马普替林包衣片后，其活性物质马普替林吸收缓慢而完全。每次口服 50mg 马普替

林后,8 小时之内,其血药峰浓度为 48~150nmol/L(13~47ng/ml)。多次口服马普替林每日 150mg,无论每日用药 1 次或分 3 次服用,在治疗的第 2 周均可达到稳态血药浓度 320~1 270nmol/L(100~400ng/ml)。虽然绝对浓度的个体差异很大,但稳态血药浓度与剂量呈线性关系。

分布:马普替林在血和血浆之间的分配系数是 1.7。脑脊液中活性物质浓度约为血清中的 2%~13%。在治疗浓度或更高的血浆浓度下,其蛋白结合率为 88%~90%。其表观分布容积为 23~27L/kg。

生物转化:马普替林主要经代谢途径消除;只有 2%~4% 的药物以原型经尿液排泄。代谢的主要途径是形成有药理活性的代谢产物——去甲基马普替林。羟基化、代谢产物进一步结合及经尿排泄是马普替林和去甲基马普替林的主要消除途径。羟基化代谢产物如酚类异构体、2-/3-羟基化马普替林以及 2,3-二氢二醇,占经尿排泄量的 4%~8%。大多数消除产物是主要代谢物的葡糖苷酸结合物(75%)。马普替林的去甲基化过程主要由 CYP2D6 催化,CYP1A2 也参与催化过程。

消除:马普替林以 43~45 小时的平均半衰期从血浆中消除。平均全身清除率范围为 510~570ml/min。在 21 日内,单次剂量的 2/3 主要以原型和代谢产物形式经尿排泄,1/3 经粪便排泄。

特殊情况下的药代动力学:对于老年患者(年龄超过 60 岁),服用同等剂量时其稳态血药浓度高于年轻患者;表观清除半衰期更长,将需将每日剂量减半(见"用法用量"及"不良反应")。

对于肾功能损害(肌酐清除率为 24~37ml/min)的患者,如果其肝功能正常,那么马普替林的清除半衰期和肾排泄过程几乎不受影响。代谢产物经肾排泄减少,但减少量可以通过胆汁排泄量增加而得到补偿。

3. 药物不良反应 马普替林所引起的各种不良反应一般轻微而短暂,通常继续用药或减少剂量后会消失。某些症状常难于区分是药物不良反应或抑郁症的症状(例如乏力、睡眠障碍、激越、焦虑、便秘、口干)。如有严重不良反应,例如神经病学或精神病学症状,应停用。

老年人对抗胆碱能、神经病学、精神病学或心血管方面的不良反应尤为敏感。他们代谢和清除药物的能力可能降低,由此导致了治疗剂量下血浆浓度增高的风险。

停药症状:尽管并不表现为依赖,但突然停药或减量后偶尔会出现下列症状,如恶心、呕吐、腹痛、腹泻、失眠、头痛、神经质、焦虑、潜在抑郁症状恶化或抑郁心境复发。

4. 药物相互作用 与 CYP2D6 抑制剂联合使用可能增高血浆马普替林的浓度,这种作用可使异喹胍弱代谢表型患者的血浆马普替林浓度增高 3.5 倍,从而使这些患者表现为弱代谢型(见"药代动力学")。

(1)单胺氧化酶抑制剂:单胺氧化酶抑制剂,如吗氯贝胺,在体内是 CYP2D6 的有效抑制剂,因此禁与马普替林同时给药(见"禁用")。在停止使用单胺氧化酶抑制剂治疗至少 14 日之后才可以给予马普替林治疗,以避免发生如高热、震颤、全身阵挛性惊厥、谵妄等严重相互作用及降低致死可能的

风险。在马普替林治疗之后使用单胺氧化酶抑制剂治疗时应同样遵循该原则。

(2)抗心律失常药:抗心律失常药,如奎尼丁和普罗帕酮,是 CYP2D6 的有效抑制剂,禁与马普替林同时给药。奎尼丁的抗胆碱能作用会在使用马普替林时产生剂量相关性协同作用(见"注意事项")。

(3)抗糖尿病药物:同时口服磺脲类降血糖药或合用胰岛素时可能会增强抗糖尿病药物的致低血糖效应。当对糖尿病患者开始使用或中断马普替林治疗时,需要监测其血糖浓度(见"注意事项")。

(4)抗精神病药物:合用抗精神病药物(如吩噻嗪类、利培酮)可能导致马普替林血浆浓度的增高、惊厥阈值降低和惊厥发作(见"注意事项")。与 CYP2D6 抑制剂硫利达嗪联合应用时可能会引起严重的心律失常。因此有必要调整剂量。

(5)抗凝血药:某些三环类抗抑郁药可能会通过阻断香豆素的代谢或者降低肠道运动功能而增强其抗凝效应。尚无证据表明马普替林可以抑制抗凝血药,如华法林(活性 S-对应异构体,经 CYP2C9 清除)的代谢过程,但是对于这类药物仍需要密切监测血浆凝血酶原的水平。

(6)抗胆碱能药物:马普替林可以增强抗胆碱能药物(如吩噻嗪类、抗震颤麻痹药、阿托品、二环己丙醇、抗组胺药)对瞳孔、中枢神经系统、肠道和膀胱的作用。

(7)抗高血压药物:β 受体拮抗剂如普萘洛尔,是 CYP2D6 的抑制剂,与马普替林合并用药时可能增加血浆马普替林的浓度。在这种情况下,建议监测其血浆水平并及时调整剂量。

马普替林可以降低或消除肾上腺素能拮抗剂如胍乙啶、二甲苯胍、利血平、可乐定和 α-甲基多巴的抗高血压效应。因此当患者需要同时接受抗高血压治疗时,应给予另一种类型的抗高血压药物(例如利尿剂、血管扩张剂或者不经过显著生物转化的 β 受体拮抗剂)。突然停用马普替林也可导致严重的低血压。

(8)拟交感神经药物:马普替林可以增强拟交感神经药物如肾上腺素、去甲肾上腺素、异丙肾上腺素、麻黄碱、去氧肾上腺素的心血管效应,包括这些药物的滴鼻及局麻用制剂(例如在口腔科应用的制剂)。

(9)中枢神经系统抑制剂:应告诫服用马普替林的患者,他们可能会对乙醇、巴比妥类药物和其他 CNS 抑制剂的反应增强。

(10)地西泮:合用地西泮可以增强镇静作用。

(11)哌甲酯:哌甲酯可以增加血浆中三环类抗抑郁药的浓度,从而增强其效应。因此有必要调整剂量。

(12)选择性 5-羟色胺再摄取抑制剂:选择性 5-羟色胺再摄取抑制剂(SSRI),如氟西汀、氟甲沙明(同时是 CYP3A4、CYP2C19、CYP2C9 和 CYP1A2 的抑制剂)、帕罗西汀、舍曲林或西酞普兰是 CYP2D6 的抑制剂,可以显著增加血浆马普替林的浓度及其相应的不良反应。由于氟西汀和氟甲沙明的半衰期较长,这种效应可被延长。因此有必要调整剂量。

(13)H2 受体拮抗剂:尽管在使用马普替林中尚未有报

道,但是 H_2 受体拮抗剂西咪替丁(一些细胞色素 P-450 酶,包括 CYP2D6 和 CYP3A4 的抑制剂)已经被证实可以抑制一些三环类抗抑郁药的代谢过程,从而导致其血浆浓度增高和不良反应(口干、视觉障碍)增加。因此,当同时给予西咪替丁治疗时应当降低马普替林剂量。

(14)细胞色素 P-450 酶诱导剂对马普替林代谢的影响:马普替林主要通过 CYP2D6 代谢,部分由 CYP1A2 代谢。尚未发现 CYP2D6 可以被诱导,但是同时给予已知可以诱导 CYP1A2 的药物能够增加去甲基马普替林的生成。由于这种代谢产物具有活性,因此总的药效学效应并不会降低。但是,诱导尚待确定的能够灭活马普替林和去甲基马普替林的酶类(如 CYP-450、Ⅱ相酶)可以加快活性成分的清除,并且降低马普替林的效能。因此,当马普替林与能够诱导肝 CYP-450 的药物同时应用时,尤其是对于那些诱导 CYP3A4、CYP2C19 和/或 CYP1A2 等典型的参与三环类抗抑郁药代谢的 CYP-450 的药物,如利福平、卡马西平、苯巴比妥和苯妥英钠,有必要调整马普替林的剂量。

八、注意事项

1. 禁用

(1)已知对马普替林或任何赋形剂成分过敏,或对三环类抗抑郁药交叉过敏者。

(2)马普替林禁用于已知或疑有癫痫、低惊厥阈者(如各种原因导致的脑损伤、酒精中毒)。

(3)心肌梗死急性发作或心脏传导异常者。

(4)严重的肝肾功能不全者。

(5)闭角型青光眼和尿潴留(例如由前列腺疾病所引起)的患者。

(6)合并使用单胺氧化酶抑制剂治疗者(见"药物相互作用")。

(7)由乙醇、安眠药、止痛药或治疗精神病药物所致的急性中毒患者,应禁用或停用马普替林。

2. 抗心律失常药　抗心律失常药如奎尼丁和普罗帕酮,是 CYP2D6 的有效抑制剂,因此不应与马普替林合用。奎尼丁的抗胆碱能作用可能与马普替林产生剂量相关性协同作用。

3. 自杀风险　严重抑郁症患者存在自杀的风险,并可能持续存在直至症状明显缓解。抑郁状态的患者,无论成人还是儿童,无论其是否正在接受抗抑郁药物治疗,均有可能出现抑郁症状加重和/或自杀行为或者其他精神症状。对患有抑郁和其他精神障碍的儿童和青春期患者的短期研究表明,抗抑郁药物增加了自杀意念和行为(自杀倾向)的风险。另有报道称,在少数的情况下,抗抑郁药物可以加剧自杀倾向。

一项将马普替林作为单相抑郁的预防治疗的研究提示,治疗组患者的自杀行为增加。据报道,马普替林与其他抗抑郁药物在药物致死过量方面具有可比性。在治疗的任何阶段都必须严密监护患者。对因任何治疗适应证接受马普替林治疗的患者均应严密观察,以及时发现临床症状恶化、自杀行为以及其他精神症状,在治疗的初始阶段或剂量改变期间更尤其需要注意。对于出现这些症状的患者应当考虑调整治疗方案,甚至可能需要停药,特别是当临床上的变化严重、出现突然、或者并非患者原有症状的一部分时。

由于精神病或非精神病性适应证而正在接受抗抑郁药治疗的儿童和成年患者,其家人和陪护人员应注意监测患者出现的其他精神症状(见"不良反应")以及自杀倾向,并且立即向医护人员汇报这些症状。开具马普替林处方时应选用最小剂量同时配合良好的患者管理,以降低药物过量的风险。

4. 惊厥　在无惊厥史、接受治疗剂量的马普替林治疗的患者中,很少有惊厥发作的报道。在某些病例中存在其他一些混淆因素,例如合用已知可以降低惊厥阈值的药物治疗。当合用抗精神病药物(如吩噻嗪类、利培酮)、突然停止合用地西泮或者在马普替林的推荐剂量基础上加量过快时,惊厥发作的危险性可能增加(见"药物相互作用")。尽管原因尚未明确,但惊厥发生的风险可以通过以下措施降低:采用低初始剂量;维持初始剂量治疗 2 周,然后以小幅度逐渐增加剂量;使维持剂量保持在最低有效水平;谨慎调整或避免合用能够降低惊厥阈值的药品(如吩噻嗪类、利培酮),避免地西泮快速减量。仅在密切监视的前提下才可以同时实施电惊厥治疗。

5. 心血管疾病　三环类和四环类抗抑郁药已被报道可以引起心律失常、窦性心动过速和传导时间延长。曾有极少数报道称接受马普替林治疗的患者会出现室性心动过速、室颤和扭转型室性心动过速;其中的一些病例是致命的。对老年患者和心血管疾病患者,包括有心肌梗死、心律失常和/或缺血性心脏病史者,需多加注意。对于这些患者,尤其是在接受长期治疗期间,应当监测其心功能,包括心电图。对易发生直立性低血压的患者应当定期测量血压。

6. 其他精神作用　有时可在接受三环类抗抑郁药治疗的精神分裂症患者中观察到其精神病被激活的现象,使用马普替林时也必须考虑到这一风险。同样,有文献报道双相障碍患者在抑郁相期间接受三环类抗抑郁药治疗时,可能发生轻度躁狂或者躁狂性发作。在这些情况下,有必要减少马普替林的用量或停药并加用抗精神病药物。马普替林与抗精神病药物(如吩噻嗪类、利培酮)联合用药可能增加马普替林的血浆浓度,使惊厥阈值降低,导致惊厥发作(见"药物相互作用")。与 CYP2D6 抑制剂硫利达嗪联合应用时可能引起严重的心律失常。因此有必要进行剂量调整。

对易感者和老年患者而言,三环类抗抑郁药可能会激发药源性精神病(谵妄),尤其容易出现在夜间;这些症状会在停药几日后消失而无须治疗。

7. 低血糖　对于同时口服磺酰脲类降血糖药或使用胰岛素的患者,在接受马普替林治疗时应当考虑其发生低血糖的可能性。当对糖尿病患者开始应用或中断马普替林治疗时,需要严密监测其血糖浓度(见"药物相互作用")。

8. 白细胞计数　尽管只有个别病例报道马普替林可以引起白细胞计数的变化,仍需要定期复查血细胞计数并监测如发热和咽喉疼痛等症状,尤其是在治疗的最初几个月。在延长治疗期间也建议进行监测。

9. 麻醉　在全麻或局麻前,应告知麻醉师患者正在接受马普替林治疗。继续治疗比术前停药更加安全。

特别治疗群体与长期治疗:①在长期治疗期间,应监测患者的肝肾功能。②建议密切注意具有眼压增高史、慢性严重便秘或尿潴留史(尤其是存在前列腺增生)的患者,尤其当其患有前列腺肥大时。③三环类抗抑郁药可能引起麻痹性肠梗阻,尤其是对于老年患者和住院患者。因此当患者出现便秘时,应当采取适当的措施。④建议对甲状腺功能亢进患者和使用甲状腺激素制剂的患者提高警惕(可能增加对心脏的副作用)。⑤有文献报道,接受长期抗抑郁药治疗的患者龋齿发病率增高。因此在长期治疗时,应当定期进行口腔科检查。⑥三环类抗抑郁药的抗胆碱能作用可以引起泪液分泌减少和黏液分泌相对积累,从而可能损伤佩戴隐形眼镜的患者的角膜上皮。

10. 治疗中断　由于可能产生不良反应,应避免突然停药或突然降低剂量。如果决定要中断治疗,应当尽快逐渐减量,但是需要认识到突然中断治疗与某些症状的产生有关。

11. 乳糖　马普替林薄膜衣片剂含有乳糖一水化合物。患有罕见的遗传性疾病如半乳糖不耐受症、严重乳糖酶缺乏症或葡萄糖-半乳糖吸收不良的患者不应服用本药。

12. 对驾驶和机械操作的影响　接受马普替林治疗的患者应被告诫可能会出现视物模糊、眩晕、嗜睡和其他中枢神经系统症状,在这些情况下,他们不可驾驶、操作机械或者从事其他具有潜在危险的活动。患者同样应被告知饮酒或服用其他药品可能会加重这些反应。

本品应妥善存放,防止儿童误取。

九、药物稳定性及贮藏条件

密闭保存。

十、药物经济性评价

医保乙类,《中国药典》(2020 年版)收载。

米 安 色 林

一、药品名称

1. 英文名　Mianserin
2. 化学名　1,2,3,4,10,14b-六氢-2-甲基二苯并[c,f]吡嗪[1,2-a]氮杂䓬

二、药品成分

盐酸米安色林

三、剂型与规格

盐酸米安色林片　(1)30mg;(2)60mg

四、适应证及相应的临床价值

适用于药物治疗的各型抑郁症,能解除其抑郁症状。

五、用法用量

1. 儿童　慎用;抑郁症,口服给药(国外用法),平均有效剂量为 1mg/kg。

2. 成人　口服给药,开始时每日 30mg,根据临床效果逐步调整剂量。有效剂量为每日 30~90mg(一般为每日 60mg)。

3. 老年人　开始时不超过每日 30mg,应在密切观察下逐步增加剂量。一般服用稍低于正常维持量的剂量,即可获得满意疗效。

4. 注意

(1) 每日量可分次服,但最好能于睡前顿服(夜间 1 次服用能改善睡眠)。

(2) 临床症状改善后,仍应维持几个月的治疗。

(3) 服法:本药为水溶性薄膜衣片,应用少量水吞服,不可嚼碎。

六、特殊人群用药

1. 妊娠期　未进行该项实验且无可靠参考文献。
2. 哺乳期　未进行该项实验且无可靠参考文献。
3. 肾功能损害　暂无资料。
4. 肝功能损害　可引起肝功能损害、胆汁淤积性黄疸和氨基转移酶指标升高。
5. 其他人群

(1) 儿童:未进行该项实验且无可靠参考文献。

(2) 老年人:未进行该项实验且无可靠参考文献。

七、药理学

1. 药效学及作用机制　盐酸米安色林在化学结构上是非三环类抗抑郁药,它的活性成分属于哌嗪氮䓬化合物。由于其化学结构中没有三环类抗抑郁药的基本侧链,这一侧链被认为是与三环类抗抑郁药的抗胆碱能作用有关。因此,盐酸米安色林没有抗胆碱能的不良反应。盐酸米安色林抗抑郁效果与当前所使用的其他抗抑郁药相似,但它兼有抗焦虑的作用。盐酸米安色林具有良好的耐受性,特别是对老年患者和心血管病患者。盐酸米安色林在治疗剂量时,没有抗胆碱能作用,也不产生明显的心血管系统反应。与三环类抗抑郁药相比较,即使服用超剂量盐酸米安色林,也甚少有对心脏有毒性作用。盐酸米安色林不拮抗拟交感神经药物,不拮抗高血压药物(苄二甲胍)或 α 受体拮抗剂(如可乐定、甲基多巴),也不影响香豆素抗凝剂,如苯丙香豆素的作用。

2. 药代动力学　本药口服后经胃肠道逐渐吸收,2~3 小时达血药浓度峰值。有首过效应,生物利用度约为 70%。可分布于全身,易透过血脑脊液屏障。血浆蛋白结合率为 90%。本药经肝代谢,代谢产物及少量原型药(4%~7%)经肾排泄。血浆半衰期为 14~33 小时,老年人为 33 小时。是否可泌入乳汁尚不清楚。血液透析不能清楚本药。

3. 药物不良反应

(1) 偶有造血功能障碍、癫痫发作、轻度躁狂、低血压、肝功能损害、关节痛、水肿及男子女性型乳房。在治疗的开始几日会出现嗜睡,但为了保证最有效的抗抑郁作用,不应减低盐酸米安色林的剂量。

(2) 与抑郁症有关的一些症状如视力模糊、口干、便秘等在盐酸米安色林治疗期间并不增加其发生率和严重程度。事实上,这些症状随病情好转而有所下降。

（3）急性超剂量症状仅限于过度镇静。不太可能发生心律失常、癫痫发作、严重低血压和呼吸抑制。迄今无特效解救药。可采用洗胃及适当的对症和支持疗法，以维持生命功能。

4. 药物相互作用

（1）盐酸米安色林能加剧乙醇对中枢的抑制作用，故应劝说患者在治疗期间禁酒。

（2）盐酸米安色林不应与单胺氧化酶抑制剂同时服用，停用单胺氧化酶抑制剂2周之内也不应服用本药。

（3）盐酸米安色林与苄二甲哌、可乐定、甲基多巴、哌乙啶或普萘洛尔（单独使用或与肼苯吡嗪合用）均无相互作用，但是建议监测同时服用降压药患者的血压。

八、注意事项

1. 禁用　躁狂症患者禁用。

2. 盐酸米安色林在服药最初几日内，可能影响精神运动性功能，服用抗抑郁药治疗抑郁症的患者，一般应避免从事危险性工作，如驾车或操作机器。

3. 盐酸米安色林与其他抗抑郁药类似，对双相抑郁症患者可能诱发轻躁狂发作。对这类患者应停止治疗。

4. 曾报道说盐酸米安色林能引起骨髓抑制，主要为粒细胞减少症和粒细胞缺乏症。一般见于治疗4~6周，停药后即可恢复。如患者出现发热、咽痛、口角炎或其他感染症状，则应作血常规检查，这一不良反应可见于各种年龄，但老年人中更易发生。

5. 当患者同时有糖尿病、心脏病、肝或肾功能不全时，应采取常规预防措施，并严密检查其同时服用的其他药物剂量，虽然盐酸米安色林治疗时并不一定发生抗胆碱能不良反应，但对闭角型青光眼或前列腺肥大可疑患者，仍应加强观察。

九、药物稳定性及贮藏条件

密闭、避光、干燥处保存。

十、药物经济性评价

医保乙类。

阿米替林

一、药品名称

1. 英文名　Amitriptyline
2. 化学名　N,N-二甲基-3-[10,11-二氢-5H-二苯并[a,d]环庚三烯-5-亚基]-1-丙胺

二、药品成分

盐酸阿米替林

三、剂型与规格

盐酸阿米替林片　25mg

四、适应证及相应的临床价值

用于治疗各种抑郁症，本品的镇静作用较强，主要用于治疗焦虑性或激动性抑郁症。

五、用法用量

1. 儿童　口服给药。①儿童遗尿症：6岁以上儿童，每次25mg，睡前顿服；②青少年抑郁症：每日50mg，分次服或晚间顿服。

2. 成人　口服给药。成人常用量开始每次25mg，每日2~3次，然后根据病情和耐受情况逐渐增至每日150~250mg，每日3次，最高量每日不超过300mg，维持量每日50~150mg。

3. 老年人　每日50mg，分次服用或晚间顿服，可酌情减量。

六、特殊人群用药

1. 妊娠期　孕妇慎用。
2. 哺乳期　哺乳期妇女使用期间应停止哺乳。
3. 肾功能损害　参见"药代动力学"和"注意事项"。
4. 肝功能损害　参见"药代动力学"和"注意事项"。
5. 其他人群

（1）儿童：6岁以下儿童禁用。6岁以上儿童酌情减量。

（2）老年人：从小剂量开始，视病情酌减用量。

七、药理学

1. 药效学及作用机制　本品为三环类抗抑郁药，其作用在于抑制5-羟色胺和去甲肾上腺素的再摄取，对5-羟色胺再摄取的抑制更强，镇静和抗胆碱作用亦较强。

2. 药代动力学　口服吸收好，生物利用度为31%~61%，蛋白结合率82%~96%，半衰期（$t_{1/2}$）为31~46小时，表观分布容积（V_d）5~10L/kg。主要在肝代谢，活性代谢产物为去甲替林，自肾排泄，可分泌入乳汁，老年患者由于代谢和排泄能力下降，对本品敏感性增强，应减少用量。肝硬化和门脉系外科手术患者、肾衰患者需减量。

3. 药物不良反应　治疗初期可能出现抗胆碱能反应，如多汗、口干、视物模糊、排尿困难、便秘等。中枢神经系统不良反应可出现嗜睡、震颤、眩晕。可发生直立性低血压。偶见癫痫发作、骨髓抑制及中毒性肝损害等。

4. 药物相互作用

（1）本品与舒托必利合用，有增加室性心律失常的危险，严重可致尖端扭转型心律失常。

（2）本品与乙醇或其他中枢神经系统抑制药合用，中枢神经抑制作用增强。

（3）本品与肾上腺素、去甲肾上腺素合用，易致高血压及心律失常。

（4）本品与可乐定合用，后者抗高血压作用减弱。

（5）本品与抗惊厥药合用，可降低抗惊厥药的作用。

（6）本品与氟西汀或氟伏沙明合用，可增加两者的血

浆浓度,出现惊厥,不良反应增加。

(7) 本品与阿托品类合用,不良反应增加。

(8) 与单胺氧化酶合用,可发生高血压。

八、注意事项

1. 禁用 严重心脏病、近期有心肌梗死发作史、癫痫、青光眼、尿潴留、甲状腺功能亢进、肝功能损害、对三环类抗抑郁药物过敏者。

2. 肝、肾功能严重不全、前列腺肥大、老年人或心血管疾患者慎用。使用期间应监测心电图。本品不得与单胺氧化酶抑制剂合用,应在停用单胺氧化酶抑制剂后 14 日,才能使用本品。患者有转向躁狂倾向时应立即停药。用药期间不宜驾驶车辆、操作机械或高空作业。

九、药物稳定性及贮藏条件

遮光,密封保存。

十、药物经济性评价

基本药物(片剂:25mg),医保甲类,《中国药典》(2020年版)收载。

丙 咪 嗪

一、药品名称

1. 英文名 Imipramine
2. 化学名 N,N-二甲基-10,11-二氢-5H-二苯并[b,f]氮杂䓬-5-丙胺

二、药品成分

盐酸丙咪嗪

三、剂型与规格

盐酸丙咪嗪片 (1)12.5mg;(2)25mg;(3)50mg

四、适应证及相应的临床价值

用于各种抑郁症。因具有振奋作用,适用于迟钝型抑郁,但不宜用于激越型抑郁或焦虑性抑郁。亦可用于儿童遗尿症。

五、用法用量

1. 儿童 口服给药,治疗儿童遗尿症,6岁以上儿童,每日25~50mg,每晚睡前1小时顿服。

2. 成人 口服给药。初始剂量为每次25~50mg,每日2次,早上与中午服用,晚上服药易引起失眠,不宜晚上使用。以后逐渐增加至每日总量100~250mg。每日不超过300mg。维持量每日50~150mg。

3. 老年人 应从小剂量开始,视病情酌减用量。

六、特殊人群用药

1. 妊娠期 孕妇禁用。

2. 哺乳期 哺乳期妇女在使用本品期间应停止哺乳。

3. 肾功能损害 肾功能不全者禁用。

4. 肝功能损害 肝功能不全者禁用。

5. 其他人群

(1) 儿童:6 岁以下儿童禁用。6 岁以上儿童酌情减量。

(2) 老年人:从小剂量开始,视病情酌减用量,尤须注意防止直立性低血压,以免摔倒。

七、药理学

1. 药效学及作用机制 本品为三环类抗抑郁药,主要作用在于阻断中枢神经系统对去甲肾上腺素和5-羟色胺这两种神经递质的再摄取,从而使突触间隙中这两种神经递质浓度增高,发挥抗抑郁作用。本品还有抗胆碱,抗 α_1 肾上腺素受体及抗 H_1 组胺受体作用,但对多巴胺受体影响甚小。

2. 药代动力学 口服吸收好,生物利用度29%~77%,蛋白结合率76%~95%,消除半衰期($t_{1/2\beta}$)为9~24小时,分布容积(V_d)15~30L/kg。主要在肝代谢,活性代谢产物为去甲丙咪嗪。自肾排泄,可分泌入乳汁,老年患者对本品的代谢与排泄能力下降,敏感性增强,应减少用量。

3. 药物不良反应 治疗初期可出现失眠与抗胆碱能反应,如多汗、口干、震颤、眩晕、心动过速、视物模糊、排尿困难、便秘或麻痹性肠梗阻等。大剂量可发生心脏传导阻滞、心律失常、焦虑等。其他有皮疹、直立性低血压。偶见癫痫发作和骨髓抑制或中毒性肝损害。

4. 药物相互作用

(1) 本品与乙醇合用,可使中枢神经的抑制作用增强。

(2) 本品与抗惊厥药合用,可降低抗惊厥药的作用。

(3) 本品与抗组胺药或抗胆碱药合用,药效相互加强。

(4) 本品与雌激素或含雌激素的避孕药合用,可增加本品的不良反应。

(5) 本品与肾上腺素受体激动药合用,可引起严重高血压与高热。

(6) 本品与甲状腺制剂合用,可互相增效,导致心律失常。

(7) 与单胺氧化酶抑制剂合用,有发生高血压的危险。

八、注意事项

1. 严重心脏病、青光眼、排尿困难、支气管哮喘、癫痫、甲状腺功能亢进、谵妄、粒细胞减少、肝功能损害者禁用。对三环类抗抑郁药过敏者禁用。

2. 本品不得与单胺氧化酶抑制药合用,应在停用单胺氧化酶抑制剂后 14 日,才能使用本品。用药期间应定期检查血象、肝肾功能。患者有转向躁狂倾向时应立即停药。用药期间不宜驾驶车辆、操作机械或高空作业。

九、药物稳定性及贮藏条件

遮光,密封保存。

十、药物经济性评价

医保甲类,《中国药典》(2020 年版)收载。

氯 米 帕 明

一、药品名称

1. 英文名 Clomipramine
2. 化学名 N,N-二甲基-10,11-二氢-3-氯-5H-二苯并[b,f]氮杂䓬-5-丙胺

二、药品成分

盐酸氯米帕明

三、剂型与规格

盐酸氯米帕明片 25mg
盐酸氯米帕明注射液 2ml:25mg

四、适应证及相应的临床价值

各种抑郁状态。也常用于治疗强迫性神经症、恐怖性神经症。注射剂用于治疗严重抑郁症及难治性抑郁症。

五、用法用量

1. 儿童 口服给药。治疗抑郁症、强迫症,用于 6 岁以上儿童。起始剂量为每日 10mg;10 日后,6~7 岁儿童可增至每日 20mg,8~14 岁儿童可增至每日 20~25mg,14 岁以上儿童可增至每日 50mg。

2. 成人 口服给药。①抑郁症与强迫性神经症:初始剂量每次 25mg,每日 2~3 次,1~2 周内缓慢增加至治疗量每日 150~250mg,最高量每日不超过 300mg;②治疗恐怖性神经症,剂量为每日 75~150mg,分 2~3 次口服。

静脉滴注:严重抑郁症开始用 25~50mg 稀释于 250~500ml 葡萄糖氯化钠注射液中,1.5~3 小时滴完,每日 1 次。可缓慢增加至每日 50~150mg,最大剂量每日不超过 200mg。

3. 老年人 老年患者开始采用每日 10mg 治疗,以后逐步增加剂量到每日 30~50mg 的合适剂量,通常约需 10 日左右,以后维持此量直到治疗结束。老年人慎用注射剂。

六、特殊人群用药

1. 妊娠期 孕妇慎用。
2. 哺乳期 哺乳期妇女在使用本品期间应停止哺乳。
3. 肾功能损害 严重肾功能不全者慎用。
4. 肝功能损害 严重肝功能不全者慎用。
5. 其他人群
(1)儿童:口服片剂限于 6 岁及 6 岁以上儿童使用;12 岁以下儿童禁用注射剂。
(2)老年人:由于老年人肝对氯米帕明的代谢作用弱,所以血浆浓度较高,因此,老年患者的本品用量要低于中年患者。

七、药理学

1. 药效学及作用机制 本品具有抗抑郁作用,且治疗范围广。它能改善抑郁综合征的各种表现,特别是缺乏动力、情绪低落,同时对持续存在的焦虑也有作用。通常在治疗第 1 周便产生疗效。根据动物实验,本品的主要作用可能是抑制神经元对释放于突触间隙的去甲肾上腺素(NA)和 5-羟色胺(5-HT)的再摄取,其中又以抑制 5-HT 的重摄取为主。本品的另一特点是具有广谱的药理作用,包括 α_1 抗肾上腺素、抗胆碱能、抗组胺和抗 5-羟色胺能(5-HT 受体拮抗)等作用。

2. 药代动力学
(1)口服
1)吸收:氯米帕明在胃肠道中被完全吸收。经过肝的首过代谢而生成活性代谢物 N-去甲氯米帕明后,氯米帕明原型的全身生物利用度降至 50%。进食对于氯米帕明的生物利用度并无明显影响。吸收开始的时间可能会略有延迟,从而延长达峰时间。

每日以恒定的剂量口服氯米帕明,患者间氯米帕明稳态血浆浓度的变异很大。每日用量为 75mg 时(25mg 糖衣片剂,每日 3 次),所获得的稳态血浆浓度的范围为 20~175ng/ml。

活性代谢物 N-去甲氯米帕明的稳态血浆浓度也有类似的特点。不过,当每日使用安拿芬尼 75mg 时,N-去甲氯米帕明的稳态血浆浓度比氯米帕明高 40%~85%。

2)分布:97.6% 的氯米帕明与血浆蛋白结合。表观分布容积为 12~17L/kg;脑脊液的浓度相当于血浆浓度的 2%。进入母乳的氯米帕明的浓度与血浆中的浓度近似。

3)生物转化:氯米帕明的主要代谢途径是通过去甲基化形成活性代谢物 N-去甲氯米帕明。N-去甲氯米帕明可由多种 CYP-450 同工酶生成,主要是 CYP3A4、CYP2C19 和 CYP1A2。氯米帕明和 N-去甲氯米帕明经羟基化,形成 8-羟基氯米帕明或 8-羟基-N-去甲氯米帕明。8-羟化代谢物在体内的活性并不明确。氯米帕明也可在 2 位发生羟基化,而 N-去甲氯米帕明还可以进一步去甲基化形成双去甲氯米帕明。2 位及 8 位羟基化的代谢物主要以葡糖醛酸化物的形式从尿液中排出。活性成分(氯米帕明和 N-去甲氯米帕明)以形成 2 位和 8 位羟基化氯米帕明的方式进行清除,此过程是由 CYP2D6 进行催化。

4)清除:氯米帕明在血液中清除的半衰期平均为 21 小时(范围为 12~36 小时),而去甲氯米帕明的平均半衰期为 36 小时。

氯米帕明单次给药后,约 2/3 以水溶性结合物的形式从尿液中排出,约 1/3 从粪便中排出。从尿液中排出的氯米帕明原型和去甲氯米帕明的量分别占服用剂量的 2% 和 0.5%。

患者特点的影响:由于老年患者的代谢清除率降低,当服用一定剂量的药物后,氯米帕明的血浆浓度要高于年轻患者的。尚不清楚肝功能和肾功能受损对于氯米帕明药代动力学的影响。

（2）静脉给药：蛋白结合率 96%～97%，$t_{1/2\beta}$ 为 22～84 小时，V_d 为 7～20L/kg，在肝代谢，活性代谢物为去甲氯米帕明，由尿排出。本品可分泌入乳汁。

3. 药物不良反应　治疗初期可出现抗胆碱能反应，如多汗、口干、视物模糊、排尿困难、便秘等。中枢神经系统不良反应可出现嗜睡、震颤、眩晕。可发生直立性低血压。偶见癫痫发作、心电图异常、骨髓抑制或中毒性肝损害等。

4. 药物相互作用

（1）本品与舒托必利合用，有增加室性心律失常的危险，严重者可致尖端扭转型心律失常。

（2）本品与乙醇或其他中枢神经系统抑制药合用，中枢神经抑制作用增强。

（3）本品与肾上腺素、去甲肾上腺素合用，易致阵发性高血压及心律失常。

（4）本品与可乐定合用，后者抗高血压作用减弱。

（5）本品与抗惊厥药合用，可降低抗惊厥药的作用。

（6）本品与氟西汀或氟伏沙明合用，可增加两者的血浆浓度，出现惊厥，不良反应增加。

（7）本品与阿托品类合用，不良反应增加。

八、注意事项

1. 严重心脏病、近期有心肌梗死发作史、癫痫、青光眼、尿潴留及对三环类抗抑郁药物过敏者。

2. 肝肾功能严重不全、前列腺肥大、老年人或心血管疾病患者慎用，使用期间应监测心电图。本品不得与单胺氧化酶抑制剂合用，应在停用单胺氧化酶抑制剂后 14 日，才能使用本品。患者有转向躁狂倾向时应立即停药。用药期间不宜驾驶车辆、操作机械或高空作业。

九、药物稳定性及贮藏条件

盐酸氯丙咪嗪片：避光，密封保存。
盐酸氯丙咪嗪注射液：避光，密闭，阴凉处保存。

十、药物经济性评价

基本药物（片剂：10mg、25mg，注射液：2ml：25mg），医保甲/乙类，《中国药典》（2020 年版）收载。

多　塞　平

一、药品名称

1. 英文名　Doxepin
2. 化学名　N,N-二甲基-3-二苯并（b,e）-噁庚英-11（$6H$）亚基-1-丙胺酸

二、药品成分

盐酸多塞平

三、剂型与规格

盐酸多塞平片　25mg
盐酸多塞平乳膏　10g：0.5g

四、适应证及相应的临床价值

片剂用于治疗抑郁症及焦虑性神经症。乳膏剂用于局限性瘙痒症，亚急性、慢性湿疹及异位性皮炎引起的瘙痒。

五、用法用量

1. 儿童　用药应谨慎，尤其是 12 岁以下儿童。

2. 成人

（1）口服给药。抗抑郁：初始剂量为每次 25mg，每日 2～3 次，以后逐渐增加至每日总量 100～250mg。最大剂量每日不超过 300mg。

（2）外用：涂于患处，每日 2～3 次，涂抹面积不超过总体表面积的 5%，2 次使用应间隔 4 小时。

3. 老年人　从小剂量开始，视病情酌减用量。

六、特殊人群用药

1. 妊娠期　慎用。
2. 哺乳期　慎用。
3. 肾功能损害　肾功能不全者慎用。
4. 肝功能损害　肝功能不全者禁用。
5. 其他人群

（1）儿童：慎用。
（2）老年人：从小剂量开始，视病情酌减用量。

七、药理学

1. 药效学及作用机制　本品为三环类抗抑郁药，其作用在于抑制中枢神经系统对 5-羟色胺及去甲肾上腺素的再摄取，从而使突触间隙中这两种神经递质浓度增高而发挥抗抑郁作用，也具有抗焦虑和镇静作用。

2. 药代动力学

（1）口服：口服吸收好，生物利用度为 13%～45%，$t_{1/2}$ 为 8～12 小时，V_d 为 9～33L/kg。主要在肝代谢，活性代谢产物为去甲基化物。代谢物自肾排泄，老年患者对本品的代谢和排泄能力下降。

（2）外用：盐酸多塞平乳膏连续 8 日多次应用后其血浆药物浓度为 0～47ng/ml，平均为 11.18ng/ml。

3. 药物不良反应

（1）全身的不良反应一般治疗初期可出现嗜睡与抗胆碱能反应，如多汗、口干、震颤、眩晕、视物模糊、排尿困难、便秘等。其他有皮疹、直立性低血压，偶见癫痫发作、骨髓抑制或中毒性肝损害。

（2）局部的不良反应有一过性刺痛感和/或烧灼感、瘙痒、红斑、皮肤发干等。

4. 药物相互作用

（1）本品与舒托必利合用，有增加室性心律失常的危险，严重者可致尖端扭转型心律失常。

（2）本品与乙醇或其他中枢神经系统抑制药合用，中枢神经抑制作用增强。

（3）本品与肾上腺素、去甲肾上腺素合用，易致高血压

及心律失常。

（4）本品与可乐定合用,后者抗高血压作用减弱。

（5）本品与抗惊厥药合用,可降低抗惊厥药的作用。

（6）本品与氟西汀或氟伏沙明合用,可增加两者的血浆浓度,出现惊厥,不良反应增加。

（7）本品与阿托品类合用,不良反应增加。

（8）与单胺氧化酶合用,可发生高血压。

八、注意事项

1. 禁用 严重心脏病、近期有心肌梗死发作史、癫痫、青光眼、尿潴留、甲状腺功能亢进、肝功能损害、谵妄、粒细胞减少、对三环类抗抑郁药物过敏者。

2. 慎用 肝、肾功能严重不全,前列腺肥大、老年人或心血管疾病患者慎用,使用期间应监测心电图。本品不得与单胺氧化酶抑制剂合用,应在停用单胺氧化酶抑制剂后14日,才能使用本品。

3. 患者有转向躁狂倾向时应立即停药。

4. 用药期间不宜驾驶车辆、操作机械或高空作业。

5. 用药期间应定期检查血象,心、肝、肾功能。

6. 外用时,既往有严重药物过敏史者禁用。

九、药物稳定性及贮藏条件

盐酸多塞平片:避光、密闭保存。

盐酸多塞平乳膏:避光、密闭、阴凉处保存。

十、药物经济性评价

基本药物（片剂:25mg）,医保甲/乙类,《中国药典》（2020年版）收载。

吗 氯 贝 胺

一、药品名称

1. 英文名 Moclobemide
2. 化学名 4-氯-N-[2-(4-吗啉基乙基)]-苯甲酰胺

二、药品成分

吗氯贝胺

三、剂型与规格

吗氯贝胺片 100mg

四、适应证及相应的临床价值

抑郁症。

五、用法用量

1. 儿童 儿童禁用。

2. 成人 口服给药,常用治疗量每日300～450mg,分2～3次饭后口服;如果有必要,可于第2周加至最大剂量每日600mg。

3. 老年人 老年患者用量酌减。

六、特殊人群用药

1. 妊娠期 孕妇应权衡利弊后使用。

2. 哺乳期 哺乳期妇女应权衡利弊后使用。

3. 肾功能损害 肾功能不全时不需调整剂量。

4. 肝功能损害 肝功能不全者剂量减至常规剂量的1/3～1/2。

5. 其他人群

（1）儿童:禁用。

（2）老年人:老年患者用量酌减。

七、药理学

1. 药效学及作用机制 本品为单胺氧化酶抑制剂（MAOI）类抗抑郁药。它对单胺氧化酶A（MAO-A）有可逆性的抑制作用,从而影响脑内单胺类神经递质传导系统,使多巴胺、去甲肾上腺素和5-羟色胺代谢减少,增加细胞内上述神经递质的深度,从而产生抗抑郁作用。

2. 药代动力学 本品口服后吸收迅速、完全,分布于全身。健康成人口服本品0.3g后1～2小时达血液最高浓度,血药达峰浓度约2 458ng/ml,其中50%和血浆蛋白结合,稳态表观分布容积约为1.2L/kg,消除半衰期为1～3小时,对单胺氧化酶的抑制作用约持续14小时,血浆清除率为20～50L/h。在体内主要经肝代谢。服药后24小时,其代谢产物及1%的原型药通过肾排出体外,使用量的0.06%从乳汁中以原型分泌。

3. 药物不良反应 睡眠障碍、头晕、头痛、口干、震颤、恶心、出汗、心悸、可逆性的意识模糊,极少患者出现无症状性转氨酶升高。

4. 药物相互作用 西咪替丁可延长吗氯贝胺的代谢,所以合并用药时,吗氯贝胺的剂量应减少为常用量的1/3～1/2。

八、注意事项

1. 禁用

（1）对吗氯贝胺过敏,有意识障碍及患嗜铬细胞瘤者禁用。

（2）忌服含高酪胺饭食（如奶酪、酵母提取物、发酵的大豆类制品）。

（3）对已服5-羟色胺再摄取抑制剂者,如需服用本药,则需停服上述药物2～4周（4～5个半衰期）后才能应用。

（4）用药期间不宜参加需思想高度集中而带危险性的（如驾驶车辆或操作机器）工作。

2. 慎用 肝肾功能不全者、孕妇及哺乳期妇女、癫痫患者、甲状腺功能亢进者、驾车司机或机械操作者。

3. 服用其他抗抑郁药者,需停用2周以上才可应用本品;用药过量时需对症支持治疗。

九、药物稳定性及贮藏条件

密封保存。

十、药物经济性评价

医保乙类,《中国药典》(2020 年版)收载。

文 拉 法 辛

一、药品名称

1. 英文名 Venlafaxine
2. 化学名 (±)-1-[2-(N,N-二甲基氨基)-1-(4-甲氧苯基)乙基]环己醇

二、药品成分

盐酸文拉法辛

三、剂型与规格

盐酸文拉法辛缓释片 (1)37.5mg;(2)75mg
盐酸文拉法辛缓释胶囊 (1)75mg;(2)150mg
盐酸文拉法辛胶囊 (1)25mg;(2)50mg
盐酸文拉法辛片 (1)37.5mg;(2)25mg;(3)50mg

四、适应证及相应的临床价值

本品适用于治疗各种类型抑郁症(包括伴有焦虑的抑郁症)及广泛性焦虑症。

五、用法用量

1. 儿童 文拉法辛用于儿童(18 岁以下)的疗效和安全性尚未证实,考虑给儿童和青少年使用文拉法辛时必须权衡临床需求和潜在风险。

2. 成人 口服给药:起始推荐剂量为每日 75mg,分 2～3次服用(缓释制剂每日 1 次),必要时每日可增加至 225mg。

从盐酸文拉法辛普通制剂换用缓释制剂:当前应用盐酸文拉法辛普通制剂治疗的抑郁症患者可以换用每日治疗量几乎等同的缓释片,如服用 25mg 文拉法辛每日 3 次,可换用为 75mg 缓释片,每日 1 次。必要时需要根据患者的个体情况进行调整。

3. 老年人 老年患者无须根据年龄调整药物的剂量,但需个体化给药。

六、特殊人群用药

1. 妊娠期 孕妇使用文拉法辛的安全性尚未建立,应权衡利弊后使用。

2. 哺乳期 文拉法辛和 O-去甲基文拉法辛(ODV)可由母乳分泌,哺乳期妇女应权衡利弊后使用。

3. 肾功能损害 肾功能不全患者(GFR = 10～70ml/min)与健康者相比,文拉法辛的清除率下降、文拉法辛和ODV 的清除半衰期延长(见"药代动力学"),每日总剂量必须减少 25%～50%。接受透析治疗的患者,每日总剂量必须减少 50%。因为肾功能不全患者的药物清除率有较大个体差异,对于某些患者应当个体化用药。

4. 肝功能损害 肝硬化和轻至中度肝功能不全的患者与健康者相比,文拉法辛和 ODV 的清除半衰期延长、清除率下降(见"药代动力学"),对于轻度至中度肝功能不全的患者每日总剂量必须减少 50%。对于有些患者,甚至有必要将剂量减少 50%以上。因为肝硬化患者的药物清除率有较大个体差异,个体化用药较合适。

5. 其他人群

(1) 儿童:文拉法辛用于儿童(18 岁以下)的疗效和安全性尚未证实,考虑给儿童和青少年使用文拉法辛时必须权衡临床需求和潜在风险。

(2) 老年人:老年患者的文拉法辛和 ODV 的药动学无本质的变化(见"药代动力学")。无须根据患者的年龄调整药物的剂量,当然在有其他常见于老年人的临床状况如肾功能或肝功能不全时,应适当减量。老年患者使用文拉法辛与临床上的低钠血症的发生有关,并且发生该不良反应的风险更高。

七、药理学

1. 药效学及作用机制 非临床研究显示,文拉法辛及其活性代谢物 O-去甲基文拉法辛是 5-HT、去甲肾上腺素(NE)再摄取的强抑制剂,是多巴胺的弱抑制剂。体外试验未发现文拉法辛及 O-去甲基文拉法辛对 M 胆碱受体、H_1 组胺受体、α_1-肾上腺素受体有明显的亲和力。文拉法辛及 O-去甲基文拉法辛无 MAO 抑制活性。

2. 药代动力学 通过多次口服用药,文拉法辛和 ODV 在 3 日内达到稳态血药浓度。在 75～450mg/d 的剂量范围内文拉法辛和 ODV 属线性药动学模型,平均稳态血浆清除率分别为(1.3±0.6)L/(h·kg)和(0.4±0.2)L/(h·kg),表观清除半衰期分别为(5±2)小时和(11±2)小时,表观(稳态)分布容积分别为(7.5±3.7)L/kg 和(5.7±1.8)L/kg。文拉法辛和 ODV 在治疗血药浓度下与血浆蛋白的结合率较小,分别为 27%和 30%。

(1) 吸收和代谢:文拉法辛容易吸收,主要在肝内代谢,ODV 是其主要的活性代谢产物。单次口服文拉法辛后,至少有 92%被吸收。文拉法辛的绝对生物利用度约为 45%。

服用盐酸文拉法辛缓释制剂(150mg/d)通常具有较低的峰浓度(文拉法辛和 ODV 分别为 150ng/ml 和 260ng/ml),较迟的达峰时间(文拉法辛和 ODV 分别为 5.5 小时和 9 小时)。当每日服用的文拉法辛剂量相同时,服用盐酸文拉法辛缓释制剂的患者的血药浓度的波动明显较低。因此盐酸文拉法辛缓释制剂与普通制剂相比吸收较慢,但是吸收的药物总量相同。

使用 75mg 的盐酸文拉法辛缓释制剂时发现食物对文拉法辛和其活性代谢产物 ODV 的生物利用度没有影响,服药时间(上午或下午)也不影响文拉法辛和 ODV 的药物代谢。

文拉法辛吸收后在肝进行首过代谢,主要代谢产物为ODV,同时包括 N-去甲基文拉法辛、N,O-去二甲基文拉法辛以及其他少量代谢产物。体外研究显示 ODV 是通过CYP2D6 代谢产生的,临床研究也证实 CYP2D6 活性低(慢

代谢）的患者与具有正常 CYP2D6 活性者相比具有较高的文拉法辛和较低的 ODV 药物浓度。因为在 CYP2D6 活性不同的两组患者中，其文拉法辛和 ODV 的总量接近，而且 ODV 与文拉法辛具有相似的药理作用和作用强度，故这种代谢能力的不同并无重要的临床意义。

在服用文拉法辛 48 小时后约有 87% 的药物经尿排出体外，其中包括 5% 的原型药、29% 非结合的 ODV、26% 结合的 ODV 和 27% 无活性的代谢产物。因而，文拉法辛及其代谢产物主要通过肾排泄。

（2）特殊人群的应用

1）年龄和性别：2 项由 404 例患者参加的药动学研究显示，在每日服药 2 次和 3 次的患者中其文拉法辛和 ODV 的血药浓度均不受年龄和性别的影响。因此一般不必根据患者的年龄和性别调整药物的剂量（见"用法用量"）。

2）快代谢/慢代谢者：CYP2D6 活性较低的患者与快代谢的患者相比具有较高文拉法辛的血药浓度，因为文拉法辛和 ODV 的总 AUC 接近，因此也没有必要在这 2 组患者中采用不同的剂量。

3）肝疾病：在 9 例伴有肝硬化的患者口服文拉法辛后，文拉法辛和 ODV 的药代谢明显受到影响，肝硬化患者与健康者相比的文拉法辛的消除半衰期延长约 30%，药物清除率下降 50%，ODV 的消除半衰期延长约 60%，药物清除率下降 30%。同时也注意到药物的清除率有更大的变化，3 例较为严重的肝硬化患者的文拉法辛清除率下降更明显（约 90%）。

在另一项研究中，在正常受试者中（$n=21$）口服和静脉注射文拉法辛，按 Child-Pugh 分级，Child-PughA 级（$n=8$）、Child-PughB 级（$n=11$）（轻度和中度损害）。文拉法辛口服生物利用度增加 2~3 倍，与正常受试者相比，口服消除半衰期延长约 2 倍，而口服清除率也降低了超过一半。在肝功能不全的受试者中，ODV 的口服消除半衰期延长了大约 40%，而口服清除率和正常受试者相似。注意到受试个体之间的差异很大。

对于伴有肝功能不全的患者必须调整用药的剂量（见"用法用量"）。

4）肾疾病：与正常人相比，肾功能不全（GFR 为 10~70ml/min）的患者，其文拉法辛的消除半衰期延长约 50%，清除率下降约 24%。对于透析的患者，文拉法辛的消除半衰期延长约 180%，清除率约下降 57%。同样地，在肾功能不全（GFR 为 10~70ml/min）的患者中，ODV 的消除半衰期延长约 40%，但清除率没有变化。接受透析治疗的患者，与正常人相比，ODV 的清除半衰期延长约 142%，清除率下降约 56%。同时需注意这些人群中有较大的个体差异，在此类患者中应用文拉法辛时必须调整药物剂量（见"用法用量"）。

3. 药物不良反应

（1）全身症状：常见的有虚弱/疲倦；少见的有光过敏反应；非常罕见的有过敏。

（2）心血管系统：常见的有高血压，血管扩张（多为潮红）；少见的有低血压，直立性低血压，晕厥，心动过速；非常罕见的有 Q-T 间期延长，心室纤维性颤动，室性心动过速（包括 Torsade Depointes 综合征）。

（3）消化系统：常见的有食欲下降，便秘，恶心，呕吐；少见的有夜间磨牙，腹泻；非常罕见的有胰腺炎。

（4）血液和淋巴系统：少见的有瘀斑，黏膜出血；罕见的有出血时间延长，血小板减少症；非常罕见的有血恶病质（包括粒细胞缺乏，再生障碍性贫血，中性粒细胞减少症和全血细胞减少）。

（5）代谢和营养：常见的有血清胆固醇增高，体重减轻；少见的有肝功能检测异常，低钠血症，体重增加；罕见的有肝炎，异常抗利尿激素分泌；非常罕见的有催乳素增加。

（6）肌肉骨骼：非常罕见的有横纹肌溶解。

（7）神经系统：常见的有梦境异常，性欲下降，眩晕，口干，肌肉痉挛，失眠，紧张不安，感觉异常，镇静，震颤；少见的有情感淡漠，幻觉，肌阵挛，激越，协调和平衡障碍；罕见的有静坐不能，惊厥，躁狂发作，神经阻滞剂恶性综合征，5-羟色胺综合征；非常罕见的有妄想，锥体外系反应（包括肌张力障碍、运动障碍），迟发性运动障碍。

（8）呼吸系统：常见的有呵欠；非常罕见的有肺嗜酸性细胞增多。

（9）皮肤：常见的有出汗（包括盗汗）；少见的有皮疹，脱发；非常罕见的有多形性红斑，史-约综合征，瘙痒，荨麻疹；未知发生率的有中毒性表皮坏死松解症。

（10）特殊感觉：常见的有眼调节异常，瞳孔扩大，视觉失调；少见的有味觉改变，耳鸣；非常罕见的有闭角型青光眼。

（11）泌尿生殖系统：常见的有射精异常或异常高潮（男性），性感丧失，勃起功能障碍，排尿功能受损（多为排尿困难）；少见的有异常高潮（女性），月经过多，尿潴留。

文拉法辛被突然停用、剂量降低或逐渐减少时，有报道以下的症状：轻躁狂、焦虑、激越、紧张不安、精神错乱、失眠或其他睡眠干扰、疲劳、嗜睡、感觉异常、头昏、惊厥、眩晕、头痛、耳鸣、协调和平衡障碍、震颤、大汗、口干、食欲缺乏、腹泻、恶心或呕吐。在上市前的研究中，绝大多数的停药反应是轻度的并且无须治疗即可恢复。

儿童患者：总体而言，文拉法辛在儿童/青少年（6~17 岁）中的不良反应与成人相似。例如可出现食欲下降、体重减轻、血压升高和胆固醇升高。在对儿童（尤其是抑郁症患者）进行的临床研究中，有关敌意和自杀相关的不良事件（如自杀观念和自伤）的报告增多。还可见消化不良、腹痛、激越、瘀斑、鼻出血和肌痛等不良事件。

4. 药物相互作用

（1）乙醇：15 例男性健康志愿者服用文拉法辛 150mg/d 后单次摄入乙醇（0.5g/kg），未对文拉法辛和 ODV 的药动学带来影响。另外，在上述人群中规则服用文拉法辛未加剧乙醇引起的精神运动和心理测定的改变。但是服用文拉法辛期间应建议患者避免饮酒。

（2）西咪替丁：在 18 例健康志愿者中合并使用文拉法辛和西咪替丁会抑制文拉法辛的首过代谢。口服文拉法辛的清除率降低约43%，药物的 AUC 和 C_{max} 增加约60%，但合并使用西咪替丁对 ODV 的代谢没有影响，因为 ODV 在血液循环中的量远多于文拉法辛，因此文拉法辛和 ODV 相加的药理作用仅有轻度增强，对于大多数成人不必调整药物的剂量。但对于先前有高血压、老年患者和肝功能不全的患者来说，文拉法辛与西咪替丁的相互作用可能会更显著，应该慎用。

（3）地西泮：18 例健康志愿者口服 150mg/d 文拉法辛达到稳态的条件下，单次服用 10mg 的地西泮对文拉法辛和 ODV 的药动学均无影响。文拉法辛对地西泮及其活性代谢产物的代谢也无任何影响，对地西泮引起的精神运动和心理测定的改变也无影响。

（4）氟哌啶醇：与氟哌啶醇进行的药代动力学研究发现，氟哌啶醇的总口服清除率降低42%。AUC 增加70%，最大血药浓度增加88%，但是氟哌啶醇的消除半衰期没有变化，目前仍不明这种变化的机制。

（5）酮康唑：在一项药代动力学研究中，给予酮康唑后再给予文拉法辛，受试者［CYP2D6 的加快代谢反应（EM）型或减慢代谢反应（PM）型］的文拉法辛和 ODV 的血药浓度都升高。对于 EM 的受试者，文拉法辛 C_{max} 升高26%；而对于 PM 的受试者，文拉法辛 C_{max} 升高48%。对于 EM 和 PM 的受试者，ODV 的 C_{max} 分别升高14%和29%。

对于 EM 的受试者，文拉法辛 AUC 值升高21%；而对于 PM 的受试者，文拉法辛 AUC 值升高70%。对于 EM 和 PM 的受试者，ODV 的 AUC 值分别升高23%和141%。

（6）美托洛尔：一项药代动力学研究中，同时给予健康志愿者文拉法辛（每8小时给予 50mg 连续5日）和美托洛尔（每24小时给予 100mg 连续5日），显示美托洛尔的血药浓度升高30%~40%，而其活性代谢产物 α-羟基美托洛尔的血药浓度没有受到影响。在该研究中，文拉法辛似乎减弱了美托洛尔在健康志愿者中的作用，而降低了血压。对于高血压患者的相关临床意义尚不明确。美托洛尔不改变文拉法辛或其活性代谢产物 ODV 的药代动力学特性。当合并使用美托洛尔和文拉法辛时应谨慎。

在某些患者中，文拉法辛治疗与血压升高呈剂量相关性。建议患者在服用盐酸文拉法辛缓释片时应定期监测血压（见"注意事项"）。

（7）锂盐：12 名健康志愿者口服单剂量 600mg 的锂盐时，对服用文拉法辛 150mg/d 并达到稳态的药动学不产生影响，锂盐对 ODV 的代谢也无影响。文拉法辛对锂盐的代谢也无影响（另见中枢神经系统活性药物）。

（8）血浆蛋白结合率高的药物：文拉法辛是一个蛋白结合率较低的药物，因此，盐酸文拉法辛缓释片不可能使其他蛋白结合率高的药物的游离浓度升高。

（9）干扰凝血的药物（例如非甾体抗炎药和华法林）：血小板 5-羟色胺释放在凝血过程中起了重要的作用。病例对照和组群设计的流行病学研究证明这些药物与精神治疗药物联合使用可以干扰 5-羟色胺的再摄取，并且上胃肠道出血的发生显示非甾体抗炎药与精神药物合并使用可能产生出血的风险。在 SSRI 和 SNRI 药物与华法林合并使用时，

有报道改变抗凝效应，包括出血的增加。使用华法林的患者开始或中断盐酸文拉法辛缓释片治疗时应仔细监测。

（10）其他可能影响文拉法辛的药物：文拉法辛的代谢通路包括 CYP2D6 和 CYP3A4。文拉法辛主要由 CYP2D6 酶代谢为活性的代谢产物——ODV。相对于 CYP2D6，CYP3A4 在文拉法辛的代谢过程中是次要通路。

（11）CYP2D6 抑制剂：体外和在体的研究证实文拉法辛主要由 CYP2D6 代谢为有活性的代谢产物 ODV，CYP2D6 对多种抗抑郁药的代谢活性决定于基因多态性。当文拉法辛和 CYP2D6 抑制剂合用时，可能会阻碍文拉法辛代谢成为 ODV，结果导致文拉法辛血药浓度升高，ODV 的浓度降低。这种作用与 CYP2D6 低活性的人群代谢特征相似。由于文拉法辛和 ODV 均具有药理活性，因此当文拉法辛和抑制 CYP2D6 的药物合用时无须调整剂量。

（12）CYP3A4 抑制剂：合并使用 CYP3A4 抑制剂和文拉法辛可能会升高文拉法辛和 ODV 水平。因此，当合并使用 CYP3A4 抑制剂和文拉法辛时应谨慎。

（13）CYP2D6 和 CYP3A4 双重抑制剂：文拉法辛主要的代谢酶是 CYP2D6 和 CYP3A4，尚无文拉法辛与同时抑制 CYP2D6 和 CYP3A4 酶的药物合用的研究。但可以预见如合用会使文拉法辛血药浓度升高。因此，当文拉法辛与这些 CYP2D6 和 CYP3A4 双重抑制剂合并使用时需谨慎。

（14）CYP2D6：体外研究显示文拉法辛对 CYP2D6 的抑制作用较弱，这在文拉法辛和氟西汀对经 CYP2D6 酶代谢的药物美沙芬的代谢影响的对照研究中也得到证实。

（15）丙咪嗪：文拉法辛对丙咪嗪和 2-羟丙咪嗪的药动学没有影响。但文拉法辛使地昔帕明的 AUC、C_{max} 和 C_{min} 升高约35%。2-羟地昔帕明的 AUC 可升高 2.5~4.5 倍。丙咪嗪不影响文拉法辛和 ODV 的代谢。2-羟地昔帕明浓度升高的临床意义尚不明。

（16）利培酮：口服文拉法辛 150mg/d 达到稳态时轻度抑制由 CYP2D6 酶代谢的利培酮（单次口服 1mg）代谢为活性代谢产物 9-羟利培酮，导致利培酮的 AUC 增加约32%。但是合用文拉法辛对总体活性部分（利培酮和 9-羟利培酮）的药物动力学特征无明显影响。

（17）CYP3A4：在体外文拉法辛不抑制 CYP3A4 的活性。这在人体的药物相互作用研究中得到证实，文拉法辛不抑制阿普唑仑、地西泮和特非那定等 CYP3A4 酶底物的代谢。

（18）印地那韦：在9名健康志愿者的研究中，口服文拉法辛 150mg/d 达到稳态时，文拉法辛使单次口服 800mg 的印地那韦的 AUC 下降28%，使 C_{max} 减低36%。印地那韦不影响文拉法辛和 ODV 的代谢。临床意义不明。

（19）CYP1A2：在体外文拉法辛不抑制 CYP1A2。这在人体的药物相互作用研究中得以证实，文拉法辛不抑制咖啡因（一种 CYP1A2 底物）的代谢。

（20）CYP2C9：在体外文拉法辛不抑制 CYP2C9。在体内，口服文拉法辛（75mg，q. 12h.，连服1月）不影响单剂量 500mg 的甲苯磺丁脲或 4-羟甲苯磺丁脲的代谢。

（21）CYP2C19：文拉法辛不影响主要由 CYP2C19 代谢

的地西泮的代谢（见地西泮）。

（22）MAOI：如果停用 MAOI 不久后开始文拉法辛治疗，或停用文拉法辛不久就开始 MAOI 治疗，会发生不良的、有时甚至是严重的反应。这些不良反应包括震颤、肌痉挛、大汗淋漓、恶心、呕吐、潮红、头晕、伴有类似于神经阻滞剂恶性综合征特征的高热、癫痫发作，以至死亡。

（23）中枢神经系统活性药物：除了前文提到的有关药物外，文拉法辛和其他中枢神经系统活性药物合用的风险缺乏系统地评估。因此，当文拉法辛和其他中枢神经系统活性药物合并使用时应慎重。根据文拉法辛的作用机制，该药有引起 5-HT 综合征的可能，应注意文拉法辛和其他作用于 5-HT 系统的药物（如阿米替林、SSRI 和锂盐）合用时的风险。

（24）5-羟色胺综合征：类似其他 5-羟色胺能药物，使用文拉法辛治疗时，可能发生 5-羟色胺综合征（一种有潜在生命威胁的情况），尤其是在与以下药物合并使用时，如其他作用于 5-羟色胺递质系统的药物（包括曲坦、SSRI、其他 SNRI、锂盐、西布曲明、曲马多或圣·约翰草），损害 5-羟色胺代谢的药物如 MAOI[包括利奈唑胺（一种抗生素，是可逆性、非选择性的 MAOI 见"禁用"）]，或 5-羟色胺前体（如色氨酸补充剂）。5-羟色胺综合征可能包括精神状态的改变、自主神经系统紊乱、神经肌肉系统失调和/或胃肠道症状。

如果临床上有合理需要，要合并使用文拉法辛和某种 SSRI、SNRI 或 5-羟色胺受体激动剂（如曲坦），建议密切观察患者情况，尤其在治疗初期和增加剂量时。不推荐合并使用文拉法辛和 5-羟色胺前体物质（如色氨酸补充剂）。

（25）曲坦：合并使用 SSRI 和曲坦引起的 5-羟色胺综合征上市后报道罕见。如果临床上需要同时使用盐酸文拉法辛缓释片和曲坦，建议仔细观察患者，尤其在治疗初期和增加剂量时。

（26）电休克治疗：目前尚无临床资料提示盐酸文拉法辛缓释片合并电休克治疗的益处。

八、注意事项

1. 禁用

（1）对盐酸文拉法辛或任何赋形剂过敏的患者。

（2）同时服用 MAOI 的患者：在停用 MAOI 后至少 14 日内不得开始使用文拉法辛，对于可逆性单胺氧化酶抑制剂，此间期可相应缩短（参考可逆性单胺氧化酶抑制剂的说明书）；停用文拉法辛至少 7 日后方可开始以 MAOI 进行治疗。

2. 对于使用文拉法辛治疗的患者停药时应系统评估其停药症状，包括文拉法辛治疗 GAD 的临床研究的前瞻性分析和治疗抑郁症的回顾性调查的结果。当患者突然停药或高剂量药物减少时会出现一些新的症状，出现的频率随着药物的剂量和治疗时间的增加而增高。报道的症状包括激越、食欲缺乏、焦虑、意识模糊、协调和平衡障碍、腹泻、头晕、口干、情绪烦躁、肌束震颤、疲劳、头痛、轻躁狂、失眠、恶心、神经质、梦魇、感觉异常（电击样感觉）、嗜睡、出汗、震颤、眩晕和呕吐。

3. 体重下降（包括成人和儿童）。

4. 身高的变化　儿童患者身高增加，身高增加的差异在小于 12 岁的患者中更为明显。在 1 项 6 个月的抑郁症开放研究中，接受治疗的儿童和青少年身高增长，但低于其基于年龄和性别相匹配的预期值，年龄<12 岁的儿童的这种实际身高与预期身高的差异更大。

5. 食欲的变化　食欲缺乏（包括成人和儿童）。

6. 诱发躁狂或轻躁狂。

7. 攻击性行为　较小比例的曾经接受抗抑郁药物治疗（包括文拉法辛的治疗、降低剂量和中断治疗）的患者可能发生攻击性行为。与使用其他抗抑郁药物类似，对于具有攻击性倾向病史的患者使用文拉法辛需要谨慎。

8. 低钠血症　通常在低血容量或者脱水患者中，使用 SSRI 和 SNRI 药物包括文拉法辛时可能发生低钠血症和/或抗利尿激素分泌异常综合征。老年患者、服用利尿剂的患者和由于其他原因导致的低血容量者，有较大的风险出现低钠血症。

9. 惊厥　同其他抗抑郁药一样，文拉法辛可能会引起惊厥。有惊厥史的患者应慎用。

10. 异常出血　可能增加出血事件发生的风险。与非甾体抗炎药、华法林和其他抗凝血药合并使用可能会增加该风险。服用文拉法辛的患者皮肤及黏膜出血，包括胃肠道出血的风险可能增加。

11. 血清胆固醇的升高。

12. 间质性肺病和嗜酸细胞性肺炎。

13. 用于有伴发疾病的患者　某些使用文拉法辛的患者据报道可发生剂量相关性的血压升高。

对于近期心肌梗死或有不稳定心脏疾病史的患者，尚缺乏应用文拉法辛的经验，故难以进行评价。因此这些患者应慎用该药。有加快心率的可能，应注意可能由于心率增加会危及伴有潜在疾病（如甲状腺功能亢进、心力衰竭或近期心肌梗死）的患者的安全，尤其在服用高剂量文法拉辛情况下时。在肾功能不全（GFR 为 10～70ml/min）和肝硬化的患者中，由于文拉法辛及其代谢物的清除率减低，消除半衰期延长，因此应使用较小的剂量，对这些患者应慎用。

14. 患者用药信息　医师或其他医疗卫生专业人士应当告知患者、家属和看护人有关使用文法拉辛缓释胶囊治疗的利益和风险，并且告知正确的用药方法。

临床症状的恶化及自杀风险：应当鼓励患者、家属和看护者警惕下列症状的发生，即焦虑、激越、惊恐发作、失眠、易怒、敌意、攻击性、冲动、静坐不能（精神运动性不安）、轻躁狂、躁狂、其他行为异常变化、抑郁症状恶化、自杀意念，尤其是在使用抗抑郁药物治疗的早期和增加或减少剂量时。由于这些变化可能是突发的，因此应当建议患者的家属和看护人每日观察这些症状是否出现，应当向患者的医师或医疗卫生专业人士报告这些症状，尤其是出现严重的、突发的或不同于患者主诉的症状。因为这些症状可能增加自杀意念和行为的发生率，有密切监察和改变药物治疗的必要。

对认知和运动功能的妨碍：虽然文拉法辛不影响健康

志愿者的精神运动性、认知或复杂行为的执行能力,但是任何精神活性药物都可能损害判断、思维和运动的执行能力。因此,在明确文拉法辛不会对他们这些能力带来负面影响前,患者在驾驶车辆和操纵危险的机器时应谨慎。

15. 伴随用药　患者应该对文拉法辛合用下列药物引起 5-羟色胺综合征的风险保持谨慎,这些药物包括曲坦、曲马多、色氨酸补充剂和其他 5-羟色胺能的药物。

患者对于文拉法辛和非甾体抗炎药、华法林或其他影响血小板凝集的药物合用时应谨慎,因为这些药物和影响 5-羟色胺再摄取的精神治疗药物合用与出血风险增加相关。

16. 乙醇　尽管文拉法辛不会增加乙醇引起的精神和运动技能的损害,但建议患者服用文拉法辛时应戒酒。

17. 过敏反应　建议当患者出现皮疹、荨麻疹和与过敏有关的表现时及时通知医师。

18. 躯体和精神依赖　体外研究显示文拉法辛对阿片受体、苯二氮䓬受体、苯环己哌啶(PCP)受体和 NMDA 受体无亲和力。但在对灵长类动物的研究中,文拉法辛无明显兴奋性和镇静方面的滥用倾向。

19. 目前尚无文拉法辛是否存在潜在滥用的系统性临床研究,其他一些临床研究中未见觅药行为。医师应仔细评估和密切随访有药物滥用史的患者,以及时发现他们对文拉法辛的误用或滥用。

九、药物稳定性及贮藏条件

密封、干燥处保存。

十、药物经济性评价

基本药物(片剂:25mg、50mg,胶囊:25mg、50mg,缓释片:75mg,缓释胶囊:75mg、150mg),医保乙类,《中国药典》(2020 年版)收载。

曲　唑　酮

一、药品名称

1. 英文名　Trazodone
2. 化学名　2-[3-[4-(3-氯苯基)-1-哌嗪基]丙基]-1,2,4-三唑并[4,3-α]吡啶-3(2H)-酮

二、药品成分

盐酸曲唑酮

三、剂型与规格

盐酸曲唑酮片　50mg

四、适应证及相应的临床价值

本品用于抑郁症的治疗。对伴有或不伴焦虑症状的患者均有效。

五、用法用量

剂量应该以低剂量开始,逐渐增加剂量并观察治疗反应。有昏睡出现时,须将每日剂量的大部分分配至睡前服用或减量。服药第 1 周内症状即有所缓解,2 周内出现较佳抗抑郁效果。通常需要服药 2~4 周才出现最佳疗效。

1. 儿童　对于 18 岁以下者,其使用效果与安全性尚未确立,不推荐使用。

2. 成人　口服给药。①初始剂量为 50~100mg/d(分次服用),然后每 3~4 日剂量可增加 50mg/d。门诊患者一般以 200mg/d 为宜,分次服用;住院患者较严重者剂量可增加,最高用量不超过 400mg/d,分次服用。②维持治疗:长期维持的剂量应保持在最低有效量。一旦有足够的疗效,可逐渐减量。一般建议治疗的疗程应该持续数月,或遵医嘱。

3. 老年人　初始剂量为每次 25mg,每日 2 次。经 3~5 日逐渐增至每次 50mg,每日 3 次。剂量很少超过每日 200mg。

六、特殊人群用药

1. 妊娠期　由于缺乏经验,不推荐孕妇使用本品。

2. 哺乳期　由于缺乏经验,不推荐哺乳期妇女使用本品。

3. 肾功能损害　肾功能不全患者慎用。

4. 肝功能损害　肝功能不全患者慎用。

5. 其他人群

(1) 儿童:对于 18 岁以下者,其使用效果与安全性尚未确立。

(2) 老年人:初始剂量为每次 25mg,每日 2 次。经 3~5 日逐渐增至每次 50mg,每日 3 次。剂量很少超过每日 200mg。

七、药理学

1. 药效学及作用机制　本品为特异性 5-羟色胺的再摄取抑制剂。由于具有 α 肾上腺素拮抗作用与抗组胺作用,可诱发低血压,本品不适一种单胺氧化酶抑制剂,而且与苯丙氨类药物不同,对中枢神经系统没有兴奋作用。

2. 药代动力学　本品口服后吸收良好,不会选择性地集中于某一组织。当本品于饭后口服时,食物可能会增加药物的吸收量,降低血药浓度峰值,同时延长达峰时间。当空腹服用本品时,大约于 1 小时后达血药浓度峰值,而于饭后服用则需 2 小时。本品的排泄分为两相,包括初相(半衰期为 3~6 小时)和较慢的第二相(半衰期为 5~9 小时),不受食物的影响,本品在体内的排除速率因人而异。对某些患者,本品可能在血浆中形成蓄积。

3. 药物不良反应　常见不良反应为嗜睡、疲乏、头晕、头疼、失眠、紧张和震颤等;以及视物模糊、口干、便秘。少见直立性低血压、心动过速、恶心、呕吐和腹部不适。极少数患者出现肌肉、骨骼疼痛和多梦。临床研究中曾报道一些不良反应可能和本品的使用有关,如静坐不能、过敏反应、贫血、胃胀气、排尿异常、性功能障碍和月经异常等,但见之于为数甚少的患者。

4. 药物相互作用

(1) 服用盐酸曲唑酮的患者,如果同时使用地高辛或苯妥英钠,可使地高辛或苯妥英钠的血浆水平升高。

(2) 本品可能会加强对乙醇、巴比妥类药和其他中枢

神经系统抑制剂的作用。

（3）目前尚缺乏本品和 MAOI 之间药物相互作用的研究,故两种药物互换使用时,一般应间隔 2 周。

八、注意事项

1. 禁用

（1）对本品或其中任何一种成分已知或可疑过敏者禁用。

（2）严重的心脏病或心律失常者禁用。

（3）意识障碍者禁用。

2. 本品和全麻药的相互作用了解甚少,因而在择期手术前,应在临床许可的情况下尽早停用本品。

3. 执行有潜在危险任务(如开车或开机器)者,用药期间须加小心。

4. 本品应在餐后服用,禁食条件空腹服药,头晕或头昏有可能会增加。使用本品期间,如出现任何不良事件和/或不良反应,请咨询医师。同时使用其他药品,请告知医师。

5. 请放置于儿童不能触及的地方。

九、药物稳定性及贮藏条件

避光、密闭、干燥处保存。

十、药物经济性评价

医保乙类。

米 氮 平

一、药品名称

1. 英文名　Mirtazapine

2. 化学名　1,2,3,4,10,14b 六氢-2-甲基吡嗪基[2,1-a]吡啶并[2,3-c]氮䓬

二、药品成分

米氮平

三、剂型与规格

米氮平片　（1）15mg;（2）30mg;（3）45mg

四、适应证及相应的临床价值

抑郁症发作。

五、用法用量

口服,如有必要可与水同服,应吞服而不应嚼碎。

1. 儿童　该药对儿童有效性和安全性尚未被证实,不推荐儿童使用该药。

2. 成人　有效剂量通常为每日 15~45mg。治疗起始剂量应为 15mg 或 30mg,睡前服用。肝肾功能不全患者对米氮平的清除率有可能会降低,此类患者使用米氮平时应注意。米氮平的半衰期为 20~40 小时,因此该药适于每日服用 1 次(最好在临睡前服用)。该药也可分次服用(如早晚各 1 次)。

患者应连续服药,最好在症状完全消失 4~6 个月后再逐渐停药。当剂量合适时,药物应在 2~4 周内有显著疗效。若效果不够显著,可将剂量增加直至最大剂量。但若剂量增加 2~4 周后仍无作用,应停止使用该药。

3. 老年人　剂量与成人相同,应在医师密切观察下逐渐加量,以便达到满意的疗效。

六、特殊人群用药

1. 妊娠期　虽然动物实验显示米氮平无致畸胎的毒副作用,但妊娠期使用米氮平是否安全尚无足够的临床经验。因而除非特别需要再考虑使用。育龄期妇女在使用米氮平时,应采取有效的避孕措施。

2. 哺乳期　动物实验显示,米氮平在乳汁中只有很少的分泌,但对于人乳中是否有分泌,目前还没有准确的临床实验数据,因此哺乳期妇女不建议使用。

3. 肾功能损害　参见“注意事项”。

4. 肝功能损害　参见“注意事项”。

5. 其他人群

（1）儿童:该药对儿童有效性和安全性尚未被证实,不建议儿童使用该药。

（2）老年人:剂量与成人相同,应在医师密切观察下逐渐加量,以便达到满意的疗效。

七、药理学

1. 药效学及作用机制　米氮平是抗抑郁药,是中枢突触前膜 α 受体拮抗剂,可以增强肾上腺素能的神经传导。它同时拮抗中枢的 5-HT$_2$ 和 5-HT$_3$ 受体:米氮平的两种旋光对映体都具有抗抑郁活性,左旋体拮抗 α 受体和 5-HT$_2$ 受体,右旋体拮抗 5-HT$_3$ 受体。米氮平的抗组胺受体（H$_1$）特性起着镇静作用。该药有较好的耐受性,几乎无抗胆碱能作用,对心血管系统无影响。

2. 药代动力学　口服后,活性成分米氮平很快被吸收(生物利用度约为 50%),约 2 小时后血浆浓度达到高峰。约 85%与血浆蛋白结合。平均半衰期为 20~40 小时,偶见长达 65 小时,在年轻人中也偶见较短的半衰期。清除半衰期的长短正适合于将服用方式定为每日 1 次。血药浓度在服药 3~4 日后达到稳态,此后将无体内聚积现象发生。在所推荐的剂量范围内,米氮平的药代动力学形式为线性。与食物同服不会影响米氮平的药代动力学。米氮平大多被代谢,并在服药后几日内通过尿液和粪便排出体外。其主要生化方式为脱甲基及氧化反应,随后是结合反应。脱甲后的代谢产物与原化合物一样仍具药理活性。肝肾功能不良可引起米氮平清除率降低。

3. 药物不良反应

（1）常见食欲增加、体重增加、困倦、镇静、头晕。

（2）严重不良反应有急性骨髓抑制。

（3）少见直立性低血压、震颤、肌痉挛、GPT 及 GOT 升高、皮疹等。

4. 药物相互作用

（1）生物体外数据表明米氮平是 CYPIA2、CYP2D6 和

CYP3A 的一种非常弱的竞争性阻断剂。米氮平由 CYP2D6 和 CYP3A4 及少量 CYPIA2 代谢。对健康志愿者进行的相互作用研究表明稳态中米氮平的药代动力学不受帕罗西汀（一种 CYP2D6 阻断剂）的影响。

在体内 CYP3A4 阻断剂对米氮平的药代动力学的影响未知。强 CYP3A4 阻断剂，如 HIV 蛋白酶抑制剂、一氮二烯五环抗真菌剂、红霉素和萘法唑酮与米氮平同时使用时应引起注意。卡马西平（CYP3A4 的一种诱导剂）使米氮平的清除率增加约 2 倍，导致血浆水平下降 45%~60%。当卡马西平或其他药物代谢物的诱导剂（如利福平或苯妥英钠）与米氮平同用时，米氮平的剂量应增加，如果停用了诱导剂，米氮平的剂量要降低。

与西咪替丁一起使用时，米氮平的生物药效率将增加 50% 以上。在治疗开始时使用西咪替丁，米氮平的剂量应降低，而在治疗结束时使用西咪替丁，米氮平的剂量要增加。

在药物相互作用的体内研究中，米氮平对利培酮或帕罗西汀（CYP2D6 培养基）、卡马西平（CYP3A4 培养基）、阿密曲替林和西咪替丁的药代动力学没有影响。未发现人类同时使用米氮平和锂时药代动力学有临床相关作用或变化。

（2）米氮平可加重乙醇对中枢的抑制作用，因此在治疗期间应禁止饮酒。

（3）2 周之内或正在使用单胺氧化酶抑制剂的患者不宜使用米氮平。

（4）米氮平可能加重苯二氮䓬类的镇静作用；当苯二氮䓬类药物与米氮平合用时应予以注意。

八、注意事项

1. 禁用 对米氮平和本品任何成分过敏者禁用；禁止合并使用米氮平和 MAOI。

2. 不推荐对儿童和 18 岁以下青少年使用米氮平。

3. 自杀或自杀想法或临床恶化 对抗抑郁药治疗的患者，特别是高风险患者应密切监控，尤其是在治疗早期以及剂量改变之后。应提醒患者（和患者的护理人员）需要监测任何临床状况的恶化、自杀行为或自杀想法以及行为的异常变化，如果出现这些症状，应立即寻求医疗帮助。如患者具有自杀倾向，尤其是在治疗早期，需要限制交给患者的米氮平药片数量。

4. 骨髓抑制 在治疗抑郁症的过程中，绝大多数的抗抑郁药都曾有引起骨髓抑制的不良反应报道，其表现通常为粒细胞减少或粒细胞缺乏症。在治疗过程中应注意，一旦发现患者有发热、喉痛、口腔炎或其他感染症状应立即停止用药并作血细胞计数检查。

5. 黄疸 一旦出现黄疸，应停止用药。

6. 需要监护的情况

（1）癫痫和器质性脑综合征：对于有发作史的患者使用米氮平应慎重。当患者出现任何癫痫发作严重或者频率增加应该停止使用。

（2）肝损伤：单剂量口服 15mg 米氮平后，轻中度肝损伤患者的米氮平清除率相比肝功能正常的受试者下降约 35%。米氮平的平均血浆浓度升高约 55%。

（3）肾损伤：单剂量口服 15mg 米氮平后，中度（10ml/min ≤肌酐清除率<40ml/min）和重度（肌酐清除率<10ml/min）肾损伤患者的米氮平清除率与正常受试者相比分别下降 30% 和 50%。米氮平的平均血浆浓度分别升高约 55% 和 115%。轻度肾损伤患者（40ml/min ≤肌酐清除率<80ml/min）与对照组相比没有显著差异。

（4）心脏病如传导阻滞、心绞痛和近期发作的心肌梗死，对这类病症应采取常规预防措施并谨慎服用其他药物。

（5）低血压慎用。

（6）糖尿病：抗抑郁药可能会改变血糖控制水平，可能需要调整胰岛素和/或口服降血糖药的剂量，并推荐做密切监护。

7. 与服用其他抗抑郁药物一样，以下患者服用曲唑酮时应予注意。

患精神分裂症及其他精神病的患者服用抗抑郁药后其症状会恶化，妄想可能加重。

处于抑郁期的双相障碍患者使用抗抑郁药后，患者有可能转变为躁狂相。应密切监护有躁狂症或轻度躁狂症病史的患者。任何进入躁狂期的患者，应停止使用米氮平。

尽管米氮平没有依赖性，上市后用药经验显示，在长期给药后突然中止治疗有时会引起戒断症状。大部分戒断反应较弱且具有自限性。在各种报道的戒断症状中，头晕、焦虑、兴奋、头疼和恶心最为常见。建议逐渐停止使用米氮平。

排尿困难如前列腺肥大患者，急性闭角型青光眼和眼压增高的患者服药期间需注意观察（尽管米氮平仅有很弱的抗胆碱能作用且其发生问题的机会很小）。

静坐不能或精神运动性坐立不安：使用抗抑郁药会出现静坐不能，特点为主观不悦或烦恼不安，需要经常走动，并伴有不能静坐或静止站立。这在治疗的最初几周内最有可能发生。出现这些症状的患者，提高给药剂量可能有害。

低血钠：可能是由于抗利尿激素分泌不足，极少报告使用米氮平发生低血钠。对于有风险的患者，例如老年患者或合并使用已知能造成低血钠的药物的患者，给药应谨慎。

5-羟色胺综合征：与 5-羟色胺能活性物质相互作用：当选择性 5-羟色胺再摄取抑制剂（SSRI）与其他 5-羟色胺能活性物质合并使用时，可能会出现 5-羟色胺综合征。从上市后经验来看，5-羟色胺综合征在单用米氮平治疗的患者中极少发生。

老年患者：老年人通常对抗抑郁药的不良反应敏感一些。但在临床研究中尚未见米氮平在老年组患者中表现出更多的不良反应。

乳糖：此药物含有乳糖，伴有罕见的遗传性半乳糖不耐症、乳糖分解酵素酶缺乏或葡萄糖—半乳糖代谢障碍的患者不应服用此药。

对驾驶和操作机器能力影响：对驾驶和操作机器能力的影响为小到中等程度。该药可能会降低注意力和警觉性（特别是治疗的初始阶段）。服用本药的患者应在受药物影响的时间内避免执行可能有危险的、需要精神集中和有警觉性的任务，诸如驾驶汽车和操作机器等。

九、药物稳定性及贮藏条件

避光、干燥处保存。

十、药物经济性评价

基本药物(片剂:15mg、30mg),医保乙类,《中国药典》(2020 年版)收载。

度洛西汀

一、药品名称

1. 英文名　Duloxetine
2. 化学名　(+)-(S)-N-甲基-γ-(1-萘基氧)-2-噻吩丙醇胺

二、药品成分

盐酸度洛西汀

三、剂型与规格

盐酸度洛西汀肠溶片　20mg
盐酸度洛西汀肠溶胶囊　(1)30mg;(2)60mg

四、适应证及相应的临床价值

用于治疗抑郁症。

五、用法用量

1. 儿童　对儿童有效性和安全性尚不清楚,如果考虑在儿童或青少年中使用度洛西汀,必须权衡潜在的风险和临床需要。

2. 成人

(1)起始治疗:推荐本品的起始剂量为 40mg/d(每次 20mg,每日 2 次)至 60mg/d(每日 1 次,或每次 30mg,每日 2 次);不考虑进食情况。现有的临床研究数据未证实剂量超过 60mg/d 将增加疗效。

(2)维持或继续或长期治疗:一般认为抑郁症的急性发作需要数月或更长时间的药物治疗,但尚没有充足的试验资料来确定患者应该连续服用度洛西汀治疗达多长时间。对此类患者,应对其接受维持治疗的必要性以及相应所需的剂量作定期评估。

3. 老年人　建议不必根据年龄调整剂量。与其他药物一样,治疗老年患者时应该慎重。在老年患者中个体化调整剂量时,增加剂量时应该额外小心。

4. 肝肾功能受损患者的用量　对于晚期肾疾病(需要透析的)患者,或有严重肾功能损害(估计肌酐清除率<30ml/min)的患者,建议不用本品(见"药理学")。肝功能不全的患者的用量——建议有任何肝功能不全的患者避免服用本品。

5. 度洛西汀停药　已有报道本品及其他 SSRI 和 SNRI 药物的停药反应(见"注意事项")。停药时应对这些症状进行监测。建议尽可能地逐渐减药,而不是骤停药物。由于

减少药物剂量或停药引起了无法耐受的症状时,可以考虑恢复使用以往的处方剂量,随后再以更慢的速度减药。

6. 与单胺氧化酶抑制剂(MAOI)间的换药　MAOI 停药后至少 14 日才可以开始本品的治疗。本品停药后至少 5 日才可以开始 MAOI 的治疗(见"禁用")。

六、特殊人群用药

1. 妊娠期　由于缺乏足够的、设计良好的孕妇对照研究,因此,只有在权衡对胎儿潜在的受益超过风险时,才考虑在母亲妊娠期使用度洛西汀。

2. 哺乳期　度洛西汀可通过哺乳期妇女乳汁分泌,由于度洛西汀对婴儿的作用不明,因此服用度洛西汀的患者不推荐母乳喂养。

3. 肾功能损害　参见"用法用量""药代动力学"和"注意事项"。

4. 肝功能损害　参见"用法用量""药代动力学"和"注意事项"。

5. 其他人群

(1)儿童:对儿童有效性和安全性尚不清楚,如果考虑在儿童或青少年中使用度洛西汀,必须权衡潜在的风险和临床需要。

(2)老年人:在度洛西汀治疗抑郁症(MDD)临床研究的 2 418 例患者中,5.9%(143 例)为 65 岁以上年龄的患者。这些患者和年轻患者间未观察到安全性和疗效方面的显著差异,其他临床方面的报告也没有发现老年人群和年轻人群之间的明显差异,但不能排除某些老年患者的敏感性增高。

七、药理学

1. 药效学及作用机制　度洛西汀是一种选择性的 5-羟色胺与去甲肾上腺素再摄取抑制剂(SSNRI)。度洛西汀抗抑郁与中枢镇痛作用的确切机制尚未明确,但认为与其增强中枢神经系统 5-羟色胺能与去甲肾上腺素能功能有关。临床前研究结果显示,度洛西汀是神经元 5-羟色胺与去甲肾上腺素再摄取的强抑制剂,对多巴胺再摄取的抑制作用相对较弱。体外研究结果显示,度洛西汀与多巴胺受体、肾上腺素受体、胆碱能受体、组胺受体、阿片受体、谷氨酸受体、GABA 受体无明显亲和力。度洛西汀不抑制单胺氧化酶。

2. 药代动力学

(1)度洛西汀肠溶胶囊消除半衰期大约为 12 小时(变化范围为 8~17 小时),在治疗范围之内其药代动力学参数与剂量成正比。一般于服药 3 日后达到稳态血药浓度。度洛西汀主要经肝代谢,涉及两种 CYP-450 酶,即 CYP2D6 和 CYP1A2。

(2)吸收与分布:口服盐酸度洛西汀肠溶胶囊吸收完全。平均滞后 2 小时,药物开始被吸收,口服 6 小时后度洛西汀达到最大血浆浓度(C_{max})。进食不影响 C_{max},但是将延迟达峰时间 6~10 小时,略微降低吸收程度,约 10%。晚间 1 次服药与晨间 1 次服药相比,度洛西汀的吸收滞后 3 小时,

表观清除增加 1/3。

表观分布容积平均为 1 640L。度洛西汀与人体血浆蛋白有高度亲和性（>90%），主要与白蛋白和 α_1-酸性糖蛋白结合。目前还未评价度洛西汀和其他高蛋白结合药物之间是否有药物相互作用，肝或肾功能不全不影响度洛西汀的血浆蛋白结合。

（3）代谢和排泄：口服 ^{14}C 标记的度洛西汀以确定其人体内生物转化和降解。血浆中的度洛西汀仅占总放射标记物的 3%，提示度洛西汀代谢广泛，代谢产物多。度洛西汀主要的生物转化途径包括结合后萘基环氧化以及进一步氧化。体外试验中 CYP2D6 和 CYPIA2 都可催化萘基环氧化，血浆中的代谢产物包括葡糖醛酸结合的 4-羟基度洛西汀、硫酸结合的 5-羟基-6-甲氧基度洛西汀。尿中分离出多种其他代谢产物，有些仅出现在小的消除代谢旁路中。尿液中仅有少量未经代谢的盐酸度洛西汀原型（约占口服剂量的 1%），大部分（约占口服剂量的 70%）以盐酸度洛西汀代谢产物形式经尿液排出，大约 20% 经粪便排出。

（4）特殊人群

1）性别：度洛西汀在男性、女性中的半衰期相似，不同性别无须调整剂量。

2）年龄：比较健康老年女性（65～77 岁）与健康中年女性（32～50 岁）单次口服 40mg 度洛西汀后的药代动力学，其 C_{max} 无差异，但老年女性的 AUC 稍高（约 25%），并且半衰期延长 4 小时。人群药代动力学分析提示，25～75 岁中，年龄每增加 1 岁，药物清除率约下降 1%。但是年龄作为一个预测因素，仅能解释患者间个体变异的很小部分。无须根据年龄调整剂量（见"用法用量"）。

3）吸烟：吸烟者盐酸度洛西汀的生物利用度减少约 1/3。不推荐吸烟者调整剂量。

4）种族：尚未进行专门的药代动力学研究探讨不同种族的药代动力学特征。

5）肾功能不全：关于度洛西汀对终末期肾疾病（ESRD）患者影响的数据非常有限。单次口服 60mg 度洛西汀后，接受长期间歇性血液透析的终末期肾病患者，其 C_{max} 和 AUC 值比肾功能正常的人群约增加 100%，然而两者消除半衰期近似。大部分经尿液排出的主要循环代谢产物为葡糖醛酸结合的 4-羟基度洛西汀、硫酸结合的 5-羟基-6-甲氧基度洛西汀，其 AUC 升高 7～9 倍，预计多次口服药物后增加会更明显。因此，不推荐终末期肾病的患者（需要透析者），或严重肾功能损害[估计肌酐清除率（Ccr）<30ml/min]者，使用度洛西汀肠溶胶囊（见"用法用量"）。人群药代动力学分析显示，轻度到中度肾功能障碍[肌酐清除率（Ccr）为 30～80ml/min]者，对度洛西汀的表观清除无显著影响。

6）肝功能不全：临床上明显的肝功能不全患者，度洛西汀的代谢和清除均下降。单次口服 20mg 度洛西汀后，6 名中度肝功能不全肝硬化的患者（Child-Pugh B 级）与年龄、性别相当的健康人群相比，平均血浆清除率为后者的 15%，平均 AUC 较后者增加 5 倍。虽然肝硬化患者的 C_{max} 与肝功能正常者近似，但是，前者半衰期延长 3 倍（见"注意事项"）。不推荐度洛西汀用于治疗任何肝功能不全的患者

（见"用法用量"）。

3. 药物不良反应 ①包括应激性、急迫性和混合性尿失禁；②包括慢性背痛和骨关节炎；③胃部不适；④无力；⑤上腹部疼痛、下腹部疼痛、腹部压痛、腹部不适、胃肠道疼痛；⑥收缩压和舒张压升高；⑦谷丙转氨酶（GPT）升高、氨基转移酶升高、谷草转氨酶（GOT）升高、肝功能测试异常、γ-氨基丁酸转氨酶升高、碱性磷酸酶（ALP）升高、血胆红素升高；⑧食欲缺乏症；⑨肌肉、骨骼僵硬；⑩肌痛、颈痛；⑪睡眠过度、镇静；⑫感觉减退、面部感觉减退、口腔感觉异常；⑬中段失眠、早醒、初段失眠；⑭快感缺失；⑮性欲缺乏；⑯紧张不安、坐立不安、紧张、精神运动性激越；⑰意识模糊状态；⑱梦魇；⑲射精失败、射精异常；⑳热潮红。

一般不良反应有头晕、恶心、头疼，也见于度洛西汀停药后，发生率≥5%。在安慰剂对照的临床试验中，度洛西汀治疗伴随小的 GOT、GPT、CPK 从基线至终点平均值升高；与对照组相比，度洛西汀治疗的患者可有罕见的、暂时的异常值。

血糖调整：空腹血糖和总胆固醇显示小幅增高。

停药后，有报告停药后症状，临床试验中突然停药或逐渐停服度洛西汀，最常见报告的症状有头晕、恶心、头疼、感觉异常、疲劳、呕吐、兴奋、梦魇、失眠、腹泻、焦虑、多汗和眩晕。

上市后使用度洛西汀治疗出现的自发不良反应报告如下。

不良反应发生率<0.01% 的。①心脏疾患：室上性心律失常；②耳及迷路障碍：治疗终止后耳鸣；③内分泌失调：抗利尿激素分泌过多综合征；④眼疾：青光眼；⑤肝胆管疾患：肝炎、黄疸；⑥免疫系统紊乱：过敏反应、超敏反应；⑦实验室检查：GPT 升高、ALP 升高、GOT 升高、胆红素升高；⑧代谢、营养障碍：低钠血症、高血糖（尤其是糖尿病患者）；⑨骨骼、结缔组织疾病：牙关紧闭症；⑩神经系统障碍：锥体外系综合征、不宁腿综合征、5-HT 综合征、癫痫发作、停药后癫痫发作；⑪精神病性障碍：躁狂症、攻击和发怒（尤其在治疗早期或治疗停止后）；⑫皮肤及皮下组织症状：血管神经性水肿、暗伤、瘀斑、史-约综合征、荨麻疹；⑬血管病症：直立性低血压（尤其在开始治疗时）、晕厥（尤其在开始治疗时）、高血压危象；⑭生殖系统和乳腺障碍：妇产科出血。

0.01%≤不良反应发生率<0.1% 的。①精神病性障碍：幻觉；②肾、泌尿系统紊乱：尿潴留；③皮肤及皮下组织症状：皮疹。

4. 药物相互作用

（1）可能影响度洛西汀的其他药物：度洛西汀的代谢与 CYP1A2 和 CYP2D6 有关。

CYP1A2 抑制剂：度洛西汀与氟伏沙明（强 CYP1A2 抑制剂）联合应用于男性受试者（$n=14$）时，度洛西汀 AUC 增加超过 5 倍，C_{max} 增加约 2.5 倍，$t_{1/2}$ 增加约 3 倍。其他对 CYP1A2 代谢有抑制作用的药物包括西咪替丁、喹诺酮类抗生素（例如环丙沙星、依诺沙星）。

CYP2D6 抑制剂：由于 CYP2D6 参与度洛西汀的代谢，所以合并使用度洛西汀和强 CYP2D6 抑制剂时，盐酸度洛西

汀的药物浓度将会增加。

（2）度洛西汀可能影响的其他药物。通过 CYP1A2 代谢的药物：体外药物相互作用研究显示度洛西汀对 CYP1A2 活性无诱导作用。因此，虽然未进行有关酶诱导作用的临床研究，预计不会因为酶诱导作用而使 CYP1A2 底物（例如茶碱、咖啡因）的代谢增加。虽然体外研究显示度洛西汀是 CYP1A2 抑制剂，但是度洛西汀（每日 60mg，每日 2 次给药）与作为 CYP1A2 底物的茶碱联合使用时，茶碱的药代动力学没有明显变化。因此，度洛西汀对 CYP1A2 底物的代谢不可能产生具有临床意义的明显影响。

通过 CYP2D6 代谢的药物：度洛西汀是 CYP2D6 中度抑制剂，能够增加经 CYP2D6 代谢药物的 AUC 和 C_{max}。因而联合使用度洛西汀和其他主要经该酶代谢并且治疗剂量范围狭窄的药物时应该谨慎。

通过 CYP2C9 代谢的药物：体外研究显示度洛西汀对 CYP2C9 的活性无抑制作用。因而，虽然未进行相关的临床研究，预计度洛西汀对 CYP2C9 底物的代谢无抑制作用。

通过 CYP3A 代谢的药物：体外研究结果显示度洛西汀对 CYP3A 的活性无抑制或诱导作用。因而，虽然未进行相关的临床研究，预计 CYP3A 底物（例如口服避孕药和其他甾体物）不会因为酶诱导或抑制而产生代谢增强或抑制。

通过 CYP2C19 代谢的药物：体外研究结果显示治疗浓度的度洛西汀对 CYP2C19 活性无抑制作用。因而，虽然未进行相关的临床研究，预计度洛西汀对 CYP2C19 底物的代谢无抑制作用。

联合应用苯二氮䓬类药物的研究。①劳拉西泮：稳态浓度的度洛西汀（60mg/12h）与劳拉西泮（2mg/12h）合用时，劳拉西泮的药代动力学不受联合治疗的影响。②替马西泮：稳态浓度的度洛西汀（20mg/d）与替马西泮（30mg/d）合用时，替马西泮的药代动力学不受联合治疗的影响。③高血浆蛋白结合的药物：因为度洛西汀与血浆蛋白高度结合，正接受其他高血浆蛋白结合药物治疗的患者，服用度洛西汀时，可能会增加其他药物的游离浓度，由此可能导致发生药物不良反应。④中枢神经系统药物：当度洛西汀与其他中枢作用类药物合用时应慎用，尤其与那些作用机理类似的药物合用（包括乙醇）。与 5-羟色胺能药物合用（如 SNRI、选择性 5-羟色胺再吸收抑制剂、阿米替林、曲马多）可引起 5-HT 综合征。

八、注意事项

1. 禁用

过敏：度洛西汀肠溶胶囊禁用于已知对度洛西汀肠溶胶囊或产品中任何非活性成分过敏的患者。

单胺氧化酶抑制剂：禁止与 MAOI 联用。

未经治疗的闭角型青光眼：临床试验显示，度洛西汀有增加瞳孔散大的风险，因此，未经治疗的闭角型青光眼患者应避免使用度洛西汀。

2. 一般注意事项

（1）肝脏毒性：度洛西汀有增加血清氨基转移酶水平

的风险。度洛西汀和乙醇的相互作用可能引起肝损害或者加剧已有的肝病恶化，所以度洛西汀通常不用于有习惯性饮酒和慢性肝病患者的治疗。

在临床试验过程中观察到有些患者氨基转移酶升高，这些现象通常是一过性的和自限性的，或者在停药恢复。严重氨基转移酶升高（高于正常值上限的 10 倍）或肝损伤伴胆汁淤积，或混合型肝病罕有报道，有些病例与乙醇滥用或既往肝病有关。在饮酒患者或既往有肝病史的患者中，度洛西汀应慎用。

（2）对血压的影响：与安慰剂相比，度洛西汀治疗引起血压升高，平均升高为收缩压 2mmHg、舒张压 0.5mmHg，偶尔有至少一次测量的收缩压大于 140mmHg。治疗开始前应测量血压，治疗后应定期测量（见"不良反应"）。

（3）转为躁狂或轻躁狂：与其他抗抑郁药一样，既往有躁狂史的患者慎用度洛西汀。

（4）癫痫：既往有癫痫发作史的患者慎用度洛西汀。

（5）治疗已得到控制的闭角型青光眼：临床试验显示，度洛西汀有增加瞳孔散大的风险，因此，度洛西汀慎用于已稳定的闭角型青光眼患者。

（6）低钠血症：低钠血症（有些患者的血清钠低于 110mmol/L）的报告非常罕见，多数为老年患者，特别是近期伴有体液平衡改变病史者，或存在容易导致体液失衡疾病的患者。

（7）停药：已对度洛西汀的停药症状做过系统研究。在抑郁症患者中进行的为期 9 周的安慰剂对照试验中，骤停药物，观察到度洛西汀治疗的患者停药症状发生率为 2%，明显高于骤停安慰剂的症状包括头晕、恶心、头痛、感觉异常、疲劳、呕吐、兴奋、梦魇、失眠、腹泻、焦虑、多汗和眩晕。

停用度洛西汀后应注意观察患者有无下述症状的出现：恶劣心境、易怒、兴奋、头晕、感觉紊乱（感觉异常和电击感）、焦虑、意识模糊、头痛、情感脆弱、乏力、失眠、轻躁狂、耳鸣和癫痫等。建议尽可能地逐渐减药，而不是骤停药物。当减少药物剂量或停药而引起了无法耐受的症状时，可以考虑应用以往的处方剂量，然后，临床医师再以一个更慢的速度减药（见"用法用量"）。

（8）患者合并躯体疾病：度洛西汀治疗合并躯体疾病患者的临床经验有限。尚无胃动力改变对度洛西汀肠溶包衣的稳定性影响的资料。由于度洛西汀在酸性媒介中迅速水解成萘酚，有胃排空减缓的患者注意避免使用度洛西汀（如一些糖尿病患者）。

（9）度洛西汀还未在近期有心肌梗死或不稳定型冠状动脉疾病患者中进行系统评估。

（10）终期肾病（需要透析）和严重肾功能不全（Ccr<30ml/min）患者使用度洛西汀其血药浓度会增加，尤其是它的代谢产物。因此，不推荐终末期肾病患者使用度洛西汀。

（11）肝功能不全患者使用度洛西汀，其血药浓度会明显增加，因此不推荐此类患者服用度洛西汀。

3. 患者信息

（1）应当告诫患者注意以下问题，并且要求患者服用度洛西汀时,如果发生症状恶化和自杀风险,及时向医师报告。患者、家属或照料者应当对患者下列问题提高警惕:焦虑、激越、惊恐发作、失眠、易怒、敌视、攻击、冲动、静坐不能(精神运动性不安)、轻狂躁、狂躁、行为异常改变、抑郁加重、轻生观念,尤其是在抑郁药治疗早期,和上调或下调剂量时。由于这些改变常突然发生,应告诫患者家属和照料者每日观察这些症状。应当向患者的医师或医务人员报告这些症状,尤其是当这些症状极其严重、突然发生、或不是患者平时的症状和表现时。可能导致自杀观念和行为风险升高的这些症状需要密切监测,甚至可能改变治疗。

(2)度洛西汀肠溶胶囊应整体吞服,既不能嚼碎或压碎,也不能洒在食物上或混在饮料中,因为这样有可能影响肠溶包衣。

(3)由于度洛西汀的可能引起镇静作用和头晕,在操作危险机械包括机动车应加以注意。除非患者能确定度洛西汀对其该方面的能力没有影响。

(4)由于药物之间的相互作用,建议患者如果正在或计划服用其他处方或非处方药物时,要告知医师。

(5)尽管度洛西汀并不增加乙醇导致的精神和运动技能的损害,但度洛西汀伴随大量的乙醇摄入时会导致严重的肝功能损害。因此,对于大量饮酒的患者,通常不建议使用度洛西汀。

(6)应提醒患者,如果在治疗期间怀孕或准备怀孕,应当告知其医师,处在哺乳期同样如此。

(7)在治疗的1~4周内度洛西汀治疗的抑郁症患者的病情会改善,但要建议患者维持治疗。

九、药物稳定性及贮藏条件

室温保存。

十、药物经济性评价

医保乙类,《中国药典》(2020年版)收载。

瑞 波 西 汀

一、药品名称

1. 英文名 Reboxetine
2. 化学名 (±)-(2RS)-2-[(RS)-(2-乙氧基苯氧基)苯甲基]吗啉

二、药品成分

甲磺酸瑞波西汀

三、剂型与规格

甲磺酸瑞波西汀片 4mg
甲磺酸瑞波西汀胶囊 4mg

四、适应证及相应的临床价值

用于治疗成人抑郁症。

五、用法用量

1. 儿童 目前缺乏对儿童和青少年的生长、成熟、认知和行为发育影响的长期安全性资料,本品禁用于小于18岁的儿童和青少年。

2. 成人 口服给药。抑郁症:初始剂量为每次4mg,每日2次。2~3周逐渐起效。用药3~4周后视需要可增至每日12mg,分3次服用。每日最大剂量不得超过12mg。

3. 老年人 老年患者对本品有较大的个体差异,体内含量增加,剂量不易掌握,目前暂不推荐用于老年患者。

六、特殊人群用药

1. 妊娠期 本品尚无用于孕妇的临床资料。动物生殖毒性试验研究表明,本品对大鼠的生殖能力、生育力及分娩没有影响,对大鼠和兔没有致畸作用,但是大鼠围产期用药会使子代存活率下降。孕妇禁用。

2. 哺乳期 本品会少量分泌到乳汁。对婴儿存在潜在影响的风险。哺乳期妇女禁用。

3. 肾功能损害 肾功能不全者禁用。

4. 肝功能损害 肝功能不全者禁用。

5. 其他人群

(1)儿童:目前还缺乏对儿童和青少年的生长、成熟、认知和行为发育影响的长期安全性资料,本品禁用于小于18岁的儿童和青少年。

(2)老年人:老年患者对本品有较大的个体差异,体内含量增加,剂量不易掌握,目前暂不推荐用于老年患者。

七、药理学

1. 药效学及作用机制 甲磺酸瑞波西汀为选择性去甲肾上腺素(NE)重摄取抑制剂,通过对NE再摄取的选择性阻滞,提高中枢内NE的活性,从而改善患者的情绪。临床用于治疗抑郁症。对5-羟色胺、多巴胺重吸收位点没有亲和力,对毒蕈碱、组胺或肾上腺素受体无亲和力。

2. 药代动力学 口服吸收迅速,2小时即达到最高血浆浓度,若同时进食,会使达峰时间延迟2~3小时,但生物利用度不受影响。重复给药未见药物及其代谢物的蓄积。本品口服后以原型药形式存在于血浆中,大部分(76%)由尿液排出,半衰期为13小时左右,血浆蛋白结合率约为97%,绝对生物利用度为94%。

对不同年龄组的研究发现,老年受试者对该药有较大的个体差异,体内含量增加,这表明如果老年患者使用本品需降低剂量。一些肾功能不全患者的血浆清除率也会下降,并随肾损伤程度而加剧。然而酒精性肝病时的肝损伤似乎对本品的药物代谢动力学没有影响。

3. 药物不良反应

十分常见的不良反应(超过1/10的患者):入睡困难(失眠)、口干、便秘、多汗。

常见的不良反应(低于1/10的患者):头痛;眩晕;心率加快、心悸、血管扩张、直立性低血压;视物模糊;食欲缺乏、恶心;排尿困难或尿潴留、尿路感染;勃起障碍、射精痛或睾丸痛、射精延迟;寒战。

此外,自发报告有躁动、焦虑、易怒、攻击行为、幻觉、四肢发冷、恶心、呕吐、感觉异常、血压上升、雷诺现象、过敏性皮炎或皮疹、低钠血症、睾丸痛。多数不良反应较轻微,并且通常在前几周治疗后消失。

4. 药物相互作用　本品主要经 CYP3A4 同工酶代谢,能减少 CYP3A4 活性的药物,如抗真菌剂酮康唑、氟康唑可能增加本品的血药浓度。

本品与下列药物可能有相互作用:唑类抗真菌剂,如氟康唑、酮康唑;抗生素,如红霉素;用于治疗偏头痛或帕金森病的麦角衍生物;单胺氧化酶抑制剂,如吗氯贝胺、苯乙肼;三环类抗抑郁剂,如丙咪嗪;吩噻嗪类抗精神病药,如氯丙嗪;奈法唑酮;选择性 5-羟色胺重吸收抑制剂,如氟伏沙明;锂;去钾利尿剂,如噻嗪类;抗心律失常药,如普萘洛尔、阿普洛尔、氟卡尼;免疫抑制剂,如环孢素;降压药以及美沙酮、利多卡因等药物。

八、注意事项

1. 禁用　孕妇、哺乳期妇女;对本品过敏或对其成分过敏;肝、肾功能不全患者;有惊厥史者,如癫痫患者;眼压升高(青光眼)患者;前列腺增生引起的排尿困难者;血压过低(低血压)或正在服用降压药的患者;心脏病患者,如近期发生心血管意外事件的患者;曾有过躁狂发作的患者。

2. 本品停用 7 日以内不宜使用单胺氧化酶抑制药(MAOI)。

3. 停用 MAOI 不超过 2 周者,亦不宜使用本品。

4. 服用本品后不会立即减轻症状,通常症状的改善会在服药后几周内出现,因此,即使服药后没有立即出现病情好转也不应停药,直到服药几个月后医师建议停药为止;已有少量患者停用本品后出现戒断症状的报告,包括头痛、头晕、紧张和恶心(感觉不适)。

5. 坚持每日服药是十分必要的,但如果错过一次服药,可在下一个用药时间继续服用下一个剂量即可。

6. 本品应在医师指导下服用,不应擅自提供给其他抑郁症患者;若有任何不良反应加重或出现新的不良反应,应立即告知医师。

7. 服用本品可能出现自残或自杀的想法;临床试验资料显示,在使用抗抑郁药物治疗精神疾病时,小于 25 岁的成人出现自杀行为的风险更高;如果出现自残或自杀的想法,请立即就医。建议患者家属和看护者必须密切观察所有年龄患者进行抗抑郁药物治疗后的临床症状变化、自杀倾向、行为的异常变化,并与医师进行沟通。通常不应用于小于 18 岁的儿童和青少年。孕妇及哺乳期妇女禁用。目前暂不推荐用于老年患者。

8. 服用本品时不应开车或操作机械,除非确认这些操作是安全的。

九、药物稳定性及贮藏条件

室温保存。

十、药物经济性评价

医保乙类,《中国药典》(2020 年版)收载。

噻奈普汀

一、药品名称

1. 英文名　Tianeptine
2. 化学名　7-[(3-氯-6,11-二氢-5,5-二氧-6-甲基二苯并-[c,f][1,2]噻唑平-11-基]氨基]庚酸

二、药品成分

噻奈普汀钠

三、剂型与规格

噻奈普汀钠片　12.5mg

四、适应证及相应的临床价值

抑郁发作(即典型性)。

五、用法用量

1. 儿童　禁用于 15 岁以下的儿童。
2. 成人　推荐剂量是每日 3 次,每次 12.5mg,于 3 餐(早、中、晚)前口服。
3. 老年人　对于超过 70 岁的老年患者,剂量应限制在每日 25mg 以内,或遵医嘱。
4. 肝肾功能不全　对于慢性酒精中毒患者,无论是否存在肝硬化,均无必要改变剂量。存在肾功能不全的患者用药同老年人。

六、特殊人群用药

1. 妊娠期　动物实验研究发现本药对生殖功能无不良影响,仅有极少数的药物通过胎盘,未见胎儿体内蓄积作用。因在人类尚无有关的临床研究资料,可能发生的危险尚未获悉,因此妊娠期间避免服用本药。

2. 哺乳期　三环类抗抑郁药可以分泌入乳汁,因此建议哺乳期妇女禁用。

3. 肾功能损害　参见"药代动力学"和"用法用量"项。
4. 肝功能损害　参见"药代动力学"和"用法用量"项。
5. 其他人群
(1) 儿童:未满 15 岁的儿童禁用。
(2) 老年人:参见"用法用量"。

七、药理学

1. 药效学及作用机制　噻奈普汀是抗抑郁药。在动物中,可增加海马部位锥体细胞的自发性活动,并加速其功能受抑制后的恢复;增加大脑皮质和海马部位神经元对 5-羟色胺的再吸收作用。

噻奈普汀在人体特点:对心境紊乱有一定作用,作为抗抑郁药的分类,该药是介于镇静性抗抑郁药和兴奋性抗抑

制药之间的一种;对躯体不适,特别是对于焦虑和心境紊乱有关的胃肠道不适症状有明显作用;对酒精中毒患者在戒酒期间出现的人格和行为紊乱有一定作用。而且,噻奈普汀对下列方面无不良作用:睡眠和警觉;心血管系统;胆碱能系统(无抗胆碱能症状);药物依赖。

2. 药代动力学 胃肠道吸收迅速并完全。分布迅速,与蛋白结合水平高有关(约94%)。药物分子在肝脏通过 β-氧化作用和 *N*-脱甲基过程被广泛代谢。噻奈普汀的清除特点是终末半衰期短,为 2.5 小时,只有极少量原型药物通过肾脏排泄(8%),其代谢产物主要通过肾脏排泄。

老年人:对长期服药的老年患者(年龄超过 70 岁),进行药代动力学研究证实,清除半衰期增加 1 小时。

肝功能不全患者:研究表明慢性酒精中毒患者即使当酒精中毒引起肝硬化时,药代动力学参数未见改变。

肾功能不全患者:研究证明清除半衰期增加 1 小时。

3. 药物不良反应 罕见,一般并不严重:①上腹疼痛、腹痛、口干、食欲缺乏、恶心、呕吐、便秘、胀气;②失眠、嗜睡、梦魇、虚弱;③心动过速、期外收缩、心前区疼痛;④眩晕、头痛、晕厥、震颤、颜面潮红;⑤呼吸不畅、喉部堵塞感;⑥肌痛、背痛等。

4. 药物相互作用 与非选择性 MAOI 类药物合用:存在发生心血管病发作或阵发性高血压、高热、抽搐、死亡的危险。

八、注意事项

1. 禁用
(1) 对本品或本品中任何成分过敏者。
(2) 未满 15 岁的儿童。
(3) 与 MAOI 类药物合用。
(4) 在开始噻奈普汀治疗前,必须停用 MAOI 类药物 2 周。而本来服用噻奈普汀改为 MAOI 类药物治疗的患者,只需停服噻奈普汀 24 小时。

2. 遗传性自杀倾向的抑郁症患者服用本药时必须密切监护,特别是在治疗初始。

3. 如需进行全身麻醉,应告知麻醉师患者正在服用本药,并在手术前 24 小时或 48 小时停药。

4. 需进行急诊手术时,可不必有停药期,需进行术前监测。

5. 与所有治疗精神疾病药物相同,如中断治疗,需逐渐减少剂量,时间为 7~14 日。

6. 对驾车或操纵机器能力的影响 部分患者会出现警觉力下降。因此,司机或机器操纵者需注意服用本药时易出现嗜睡的危险。

九、药物稳定性及贮藏条件

低于 30℃保存。

十、药物经济性评价

医保乙类。

3 抗 焦 虑 药

阿 普 唑 仑

一、药品名称

1. 英文名 Alprazolam
2. 化学名 1-甲基-6-苯基-8-氯-4*H*-[1,2,4-三氮唑[4,3-α][1,4]]苯并二氮杂䓬

二、药品成分

阿普唑仑

三、剂型与规格

阿普唑仑片 0.4mg

四、适应证及相应的临床价值

主要用于焦虑、紧张、激动,也可用于催眠或焦虑的辅助用药,也可作为抗惊恐药,并能缓解急性酒精戒断症状。对有精神抑郁的患者应慎用。

五、用法用量

1. 儿童 18 岁以下患者的用药剂量尚未确立。
2. 成人 口服给药。①抗焦虑:初始剂量为每次 0.4mg,每日 3 次,用量按需递增。最大限量每日可达 4mg。②镇静催眠:0.4~0.8mg(1~2 片),睡前服。③抗惊恐:每次 0.4mg,每日 3 次,用量按需递增,每日最大量可达 10mg。
3. 老年人 初始剂量为每次 0.2mg,每日 3 次,逐渐增加至最大耐受量。

六、特殊人群用药

1. 妊娠期 在妊娠前三个月内,本药有增加胎儿致畸的危险。孕妇长期服用可引起依赖,使新生儿呈现停药症状,妊娠后期用药影响新生儿中枢神经活动,分娩前及分娩时用药可导致新生儿肌张力较弱,孕妇应尽量避免使用。

2. 哺乳期 本药可以分泌入乳汁,哺乳期妇女应慎用。
3. 肾功能损害 参见"注意事项"。
4. 肝功能损害 参见"注意事项"。
5. 其他人群
(1) 儿童:18 岁以下儿童,用量尚未有具体规定。
(2) 老年人:本药对老年人较敏感,开始用小剂量,每次 0.2mg,每日 3 次,逐渐增加至最大耐受量。

七、药理学

1. 药效学及作用机理 本品为苯二氮䓬(BZ)类催眠镇静药和抗焦虑药。该药作用于中枢神经系统的苯二氮䓬受体(BZR),加强中枢抑制性神经递质 γ-氨基丁酸(GABA)与 GABA 受体的结合,促进氯通道开放,使细胞超极化,增

强 GABA 能神经元所介导的突触抑制,使神经元的兴奋性降低。BZR 分为Ⅰ型和Ⅱ型,据认为Ⅰ型受体兴奋可以解释 BZ 类药物的抗焦虑作用,而Ⅱ型受体与该类药物的镇静和骨骼肌松弛等作用有关。可引起中枢神经系统不同部位的抑制,随着用量的加大,临床表现可自轻度的镇静到催眠甚至昏迷。可通过胎盘,可分泌入乳汁。有成瘾性,少数患者可引起过敏。

2. 药代动力学　口服吸收快而完全,血浆蛋白结合率约为 80%。口服后 1~2 小时血药浓度达峰值。2~3 日血药浓度达稳态。$t_{1/2}$ 一般为 12~15 小时,老年人为 19 小时。经肝脏代谢,代谢产物 α-羟基阿普唑仑,该产物也有一定药理活性。经肾排泄。体内蓄积量极少,停药后清除快。

3. 药物不良反应

(1) 常见的不良反应:嗜睡、头昏、乏力等,大剂量偶见共济失调、震颤、尿潴留、黄疸。

(2) 罕见的有皮疹、过敏、白细胞减少。

(3) 个别患者发生兴奋、多语、睡眠障碍,甚至幻觉。停药后,上述症状很快消失。

(4) 有依赖性,长期应用后,停药可能发生停药症状,表现为激动或忧郁。

(5) 少数患者有口干、精神不集中、多汗、心悸、便秘或腹泻、视物模糊、低血压。

4. 药物相互作用

(1) 与中枢抑制药合用可增加呼吸抑制作用。

(2) 与易产生依赖和其他可能产生依赖药合用时,产生依赖的危险性增加。

(3) 与乙醇及全麻药、可乐定、镇痛药、吩噻嗪类、单胺氧化酶 A 型抑制药和三环类抗抑郁药合用时,可彼此增效,应调整用量。

(4) 与抗高血压药和利尿降压药合用,可使降压作用增强。

(5) 与西咪替丁、普萘洛尔合用本药清除减慢,血浆半衰期延长。

(6) 与扑米酮合用由于减慢后者代谢,需调整扑米酮的用量。

(7) 与左旋多巴合用时,可降低后者的疗效。

(8) 与利福平合用,增加本品的消除,血药浓度降低。

(9) 异烟肼抑制本品的消除,致血药浓度增高。

(10) 与地高辛合用,可增加地高辛血药浓度而致中毒。

八、注意事项

1. 慎用

(1) 中枢神经系统处于抑制状态的急性酒精中毒。

(2) 肝肾功能损害。

(3) 重症肌无力。

(4) 急性或易于发生的闭角型青光眼发作。

(5) 严重慢性阻塞性肺疾病。

(6) 驾驶员、高空作业者、危险精细作业者。

2. 对苯二氮杂䓬类药物过敏者,可能对本药过敏。

3. 肝肾功能损害者能延长本药清除半衰期。

4. 癫痫患者突然停药可导致癫痫发作。

5. 严重的精神抑郁可使病情加重,甚至产生自杀倾向,应采取预防措施。

6. 避免长期大量使用而依赖,如长期使用需停药时不宜骤停,应逐渐减量。

7. 出现呼吸抑制或低血压常提示超量。

8. 对本类药耐受量小的患者初用量宜小,逐渐增加剂量。

9. 高空作业、驾驶员、精细工作、危险工作慎用。

九、药物稳定性及贮藏条件

遮光,密封保存。

十、药物经济性评价

基本药物(片剂:0.4mg),医保甲类,《中国药典》(2020年版)收载。

劳 拉 西 泮

一、药品名称

1. 英文名　Lorazepam
2. 化学名　7-氯-5-(2-氯苯基)-1,3-二氢-3-羟基-2H-1,4-苯二氮杂䓬-2-酮

二、药品成分

劳拉西泮

三、剂型与规格

劳拉西泮片　(1)0.5mg;(2)1mg;(3)2mg

四、适应证及相应的临床价值

适用于焦虑障碍的治疗或用于缓解焦虑症状以及与抑郁症状相关的焦虑的短期治疗。与日常生活压力相关的焦虑或紧张,通常不需要抗焦虑药的治疗。

劳拉西泮长期应用的效果即应用 4 个月以上的效果还未经系统的临床研究评估。医师应定期重新评估该药对个体患者的有效性。

五、用法用量

1. 儿童　12 岁以下儿童应用劳拉西泮的安全性和有效性还未确立。

2. 成人　口服给药。为达到最佳疗效,应根据患者的反应对给药剂量、频度及治疗期限进行个体化调整。方便起见,有 0.5mg、1mg 和 2mg 片剂备选。常规的剂量范围是 2~6mg/d,分次服用,最大剂量为睡觉前给予,每日剂量可在 1~10mg 间变动调整。

对于焦虑症状,大部分患者的初始剂量为 2~3mg/d,每日 2 次或 3 次。由于焦虑或暂时性情景压力引起的失眠患

者,每日剂量为 2~4mg 单次口服,通常安排在入睡前给药。

应在必要时逐渐增加劳拉西泮的给药剂量而勿突然调整以免不良反应发生。当需要增加劳拉西泮的剂量时,在增加白天剂量之前应首先增加晚上的用药剂量。建议患者在增加剂量或突然停药前应咨询医师。

3. 老年人　对于老年患者或体弱患者,推荐的初始剂量为 1~2mg/d,分次服用,可根据需要及患者的耐受性调整用药剂量。

六、特殊人群用药

1. 妊娠期　劳拉西泮及其葡糖醛酸结合物可通过胎盘屏障。有报道母亲在胎儿出生前几周连续摄入苯二氮䓬类药物,婴儿在出生后一段时间有戒断症状。已有报道母亲在妊娠后期或在生产中接受了苯二氮䓬类药物的新生儿有活动减退、张力减退、低温、呼吸抑制、窒息、喂养困难和对冷刺激的代谢反应损害的症状发生。

2. 哺乳期　人乳汁中可检测到劳拉西泮,因此除非对于妇女的可预期利益超过对于婴儿的潜在危险,否则哺乳期妇女不应服用劳拉西泮。

3. 肾功能损害　肾功能不全者劳拉西泮的半衰期可延长。

4. 肝功能损害　参见"注意事项"。

5. 其他人群

(1) 儿童:12 岁以下儿童应用劳拉西泮的安全性和有效性还未确立。

(2) 老年人:临床研究结果通常不足以确定 65 岁及以上的老年人与年轻个体对药物的反应不同,但是,可观察到随着年龄的增加镇静和步态不稳的发生增多。年龄似乎对劳拉西泮的药代动力学没有显著影响。老年患者通常肝肾功能有所降低,可能对药物更敏感(如镇静作用)。因此老年患者的剂量选择应谨慎,较低剂量可能已经足够。

七、药理学

1. 药效学及作用机理　临床研究显示,健康志愿者单次服用高剂量劳拉西泮,有中枢镇静作用,对呼吸和心血管系统未见影响。

2. 药代动力学　口服劳拉西泮后吸收迅速,绝对生物利用度为 90%。血药浓度峰值出现在服药后大约 2 小时。口服 2mg 劳拉西泮后的血浆药物峰浓度约为 20ng/ml。

人体血浆中游离劳拉西泮的平均消除半衰期大约为 12 小时,主要代谢产物葡糖醛酸劳拉西泮约为 18 小时。在临床相关的血药浓度水平时,劳拉西泮的血浆蛋白结合率约为 85%。劳拉西泮在 3-羟基位迅速与葡糖醛酸结合形成葡糖醛酸盐,然后在尿液中排泄。葡糖醛酸劳拉西泮在动物身上未见明显的中枢神经系统活性。

劳拉西泮的血浆药物水平与给药剂量成比例。没有证据表明服用长达 6 个月会产生过量蓄积作用。

对年轻和老年受试者进行的比较研究结果显示:年龄的增长对劳拉西泮的药代动力学未见显著影响。但是,在一项关于单剂量静脉注射劳拉西泮注射液 1.5~3mg 的研究

中发现,与 15 例 19~38 岁年龄组比较,15 例 60~84 岁老年年龄组的劳拉西泮人体平均总清除率降低 20%。

3. 药物不良反应　苯二氮䓬类药物的大多数不良反应,包括中枢神经系统作用和呼吸系统抑制作用在内,呈剂量依赖性,更严重的不良反应发生于高剂量应用时。劳拉西泮最常见的不良反应是镇静(15.9%),其次是眩晕(6.9%)、乏力(4.2%)和步态不稳(3.4%)。镇静和步态不稳的发生率随着年龄的增长而增加。包括劳拉西泮在内的苯二氮䓬类药物的其他不良反应有疲劳、瞌睡、遗忘、记忆力损伤、精神错乱、定向力障碍、抑郁、抑郁暴露、脱抑制、欣快感、自杀意念/企图、共济失调、虚弱、锥体外系反应、惊厥/癫痫发作、震颤、眩晕、眼功能/视力障碍(包括复视和视物模糊)、构音障碍、发音不清、性欲改变、阳痿、性欲高潮降低;头痛、昏迷、呼吸抑制、呼吸暂停、睡眠呼吸暂停恶化、阻塞性肺疾病恶化;胃肠道症状包括恶心、食欲改变、便秘、黄疸、胆红素升高、氨基转移酶升高、ALP 升高;高敏反应、过敏性/过敏样反应;皮肤症状、过敏性皮肤反应、脱发;SI-ADH、低钠血症;血小板减少症、粒细胞缺乏症、各类血细胞减少;低温症;以及自主神经系统表现。可能发生自相矛盾的反应包括焦虑、激动、激越、敌意、攻击性、暴怒、睡眠障碍/失眠、性唤起和幻觉。可能使血压小幅降低或发生低血压,但通常无临床显著性,可能与应用劳拉西泮产生的抗焦虑作用相关。

4. 药物相互作用　同其他苯二氮䓬类药物一样,本品与其他中枢神经系统抑制剂如乙醇、巴比妥类、抗精神病药、镇静或催眠药、抗焦虑药、抗抑郁药、麻醉性镇痛药、镇静性抗组胺药、抗惊厥药和麻醉剂联合应用时可使中枢神经系统抑制剂的作用增强。

劳拉西泮与氯氮平合用可能产生显著的镇静、过量唾液分泌和运动失调作用。

劳拉西泮与丙戊酸盐合用可能导致劳拉西泮的血浆药物浓度增加、清除率降低。当与丙戊酸盐合用时,应将劳拉西泮的给药剂量约降低至原来剂量的 50%。

劳拉西泮与丙磺舒联合应用时,半衰期的延长和总清除率的降低,可能导致劳拉西泮起效更迅速或作用时间延长。当与丙磺舒合用时,需要将劳拉西泮的给药剂量约降低至原来剂量的 50%。

应用茶碱或氨茶碱可能降低包括劳拉西泮在内的苯二氮䓬类药物的镇静作用。

八、注意事项

1. 禁用　对本品及苯二氮䓬类药物过敏者、急性闭角型青光眼患者。

2. 本品按第二类精神药品管理。

3. 在应用包括劳拉西泮在内的苯二氮䓬类药物过程中,患者先前已有的抑郁可能出现或加重。本品不作为原发性抑郁障碍或精神疾病的治疗。抑郁患者有自杀的可能,在没有足够的抗抑郁治疗的情况下不应将苯二氮䓬类药物给予这类患者。

4. 呼吸功能不全(如慢性阻塞性肺疾病、睡眠呼吸暂停

综合征)患者慎用。

5. 服用本品者不能驾车或操纵重要机器。

6. 服用本品者对乙醇和其他中枢神经抑制剂的耐受性会降低。

7. 通常要求苯二氮䓬类药物的处方量仅为短期应用(例如2~4周)。

应该在延长治疗时间前重新评价持续治疗的必要性。不推荐长期持续性应用本品。戒断症状(例如反跳性失眠)在短至1周的推荐剂量治疗停药后即可出现。应避免本品的突然停药,长期治疗后应逐渐减少用药量。连续服用本品的患者突然停药,会出现戒断综合征的表现(包括头痛、焦虑、紧张、抑郁、失眠、不安、精神错乱、易激惹、出汗、反跳现象、烦躁不安、头昏、非真实感、人格解体、听觉过敏、麻木或肢端麻刺感、对光和噪声的高敏反应和生理触觉/知觉变化、不随意运动、恶心、呕吐、腹泻、食欲缺乏、幻觉或妄想、惊厥、癫痫发作、震颤、腹部痉挛、肌痛、激动不安、心悸、心动过速、惊恐发作、眩晕、反射亢进、短期记忆缺失和高热。对于先前患有癫痫的患者或正在服用诸如抗抑郁药类降低惊厥阈值的其他药物的患者,惊厥或癫痫发作可能更常见)。因此需停药时应先减量后再逐渐停药。有证据显示服用本品可产生对苯二氮䓬类药物镇静作用的耐受性。

8. 有药物或酒精依赖倾向的患者服用本品时应严密监测,以防止依赖性产生。

9. 有些服用本品的患者出现白细胞减少,有些患者的乳酸脱氢酶水平升高。推荐长期用药的患者定期进行血细胞记数检查和肝功能检查。

10. 对体弱的患者应酌情减少用量。应不时检查这些患者的情况,按照患者的反应仔细调整其用药剂量;起始剂量不应该超过2mg。偶有苯二氮䓬类药物应用后出现自相矛盾反应的报告,儿童和老年患者更可能产生这类反应,如发生,应停止用药。

11. 肝功能损害偶可引起本品清除半衰期的延长。对于肾脏或肝脏功能受损的患者应注意观察。与其他苯二氮䓬类药物类似,劳拉西泮可使肝性脑病恶化;因此,有严重肝脏功能不全和/或肝性脑病的患者应慎用本品。对于严重肝脏功能不全的患者,应根据患者的反应仔细调整用药剂量,可能应用低剂量就已足够。

12. 以6mg/(kg·d)的剂量服用劳拉西泮1年以上可引起大鼠食管扩张。不引起扩张的剂量是1.25mg/(kg·d)(大约是人最大治疗剂量10mg/d的6倍)。只有在首次观察到此现象的2个月内停止治疗时这种现象才是可逆的。这种现象的临床意义尚不可知。然而,劳拉西泮用于长期治疗以及用于老年人要谨慎,同时应时常监测上消化道疾病症状。

九、药物稳定性及贮藏条件

25℃以下避光保存。

十、药物经济性评价

基本药物(片剂:0.5mg、1mg),医保乙类,《中国药典》(2020年版)收载。

奥 沙 西 泮

一、药品名称

1. 英文名　Oxazepam
2. 化学名　5-苯基-3-羟基-7-氯-1,3-二氢-2H-1,4-苯并二氮杂草-2-酮

二、药品成分

奥沙西泮

三、剂型与规格

奥沙西泮片　15mg

四、适应证及相应的临床价值

主要用于短期缓解焦虑、紧张、激动,也可作为催眠、焦虑伴有精神抑郁的辅助用药,并能缓解急性酒精戒断症状。肌肉松弛作用较其他苯二氮䓬药物为强。

五、用法用量

1. 儿童　6岁以下儿童禁用;6~12岁,用量尚未有具体规定。

2. 成人　①抗焦虑,每次15~30mg,每日3~4次;②镇静催眠、急性酒精戒断症状,每次15~30mg,每日3~4次;③一般性失眠,15mg,睡前服。

3. 老年人　抗焦虑时开始用小剂量,每次7.5mg,每日3次,按需增至15mg,每日3~4次。

六、特殊人群用药

1. 妊娠期　禁用。

2. 哺乳期　本品可分泌入乳汁,哺乳期妇女应避免使用。

3. 肾功能损害　肾功能损害者能延长本药的半衰期。

4. 肝功能损害　肝功能损害者能延长本药的半衰期。

5. 其他人群

(1) 儿童:6岁以下儿童禁用,6~12岁,用量尚未有具体规定。

(2) 老年人:较敏感,抗焦虑时开始用小剂量,每次7.5mg,每日3次,按需增至每次15mg,每日3~4次。

七、药理学

1. 药效学及作用机理　本品为苯二氮䓬类催眠药和镇静药。该药具有抗惊厥、抗癫痫、抗焦虑、镇静催眠、中枢性骨骼肌肉松弛和暂时性记忆缺失(或称遗忘)作用。本药作用于中枢神经系统的苯二氮䓬受体(BZR),加强中枢抑制性神经递质γ-氨基丁酸(GABA)与GABA$_A$受体的结合,增强GABA系统的活性。BZR分为Ⅰ型和Ⅱ型,据认为Ⅰ型受体兴奋可以解释BZ类药物的抗焦虑作用,而Ⅱ型受体与该类药物的镇静和骨骼肌肉松弛等作用有关。随着用量的加

大,临床表现可自轻度的镇静到催眠甚至昏迷。长期应用可产生依赖性。

2. 药代动力学 口服吸收慢,口服 45～90 分钟生效,2～4 小时血药浓度达峰值,数日血药浓度达稳态,血浆蛋白结合率为 86%～89%,$t_{1/2}$ 一般为 5～12 小时。体内与葡糖醛酸结合灭活,均经肾排泄,体内蓄积量极小。

3. 药物不良反应

(1) 常见的不良反应有嗜睡、头昏、乏力等,大剂量可有共济失调、震颤。

(2) 罕见的有皮疹、白细胞减少。

(3) 个别患者发生兴奋、多语、睡眠障碍,甚至幻觉。停药后,上述症状很快消失。

(4) 有依赖性。

(5) 长期应用后,停药可能发生停药症状,表现为激动或忧郁。

4. 药物相互作用

(1) 同中枢抑制药合用可增加呼吸抑制作用。

(2) 同易产生依赖和其他可能产生依赖的药物合用时,依赖的危险性增加。

(3) 同乙醇、全麻药、可乐定、镇痛药、吩噻嗪类、单胺氧化酶 A 型抑制药和三环类抗抑郁药合用时,可彼此增效,应调整用量。

(4) 同抗高血压药和利尿降压药合用,可使降压作用增强。

(5) 同西咪替丁、普萘洛尔合用,本药清除减慢,血浆半衰期延长。

(6) 同扑米酮合用由于减慢后者代谢,需调整扑米酮的用量。

(7) 同左旋多巴合用时,可降低后者的疗效。

(8) 同利福平合用,增加本品的消除,血药浓度降低。

(9) 异烟肼抑制本品的消除,致血药浓度增高。

(10) 与地高辛合用,可增加地高辛血药浓度而致中毒。

八、注意事项

1. 禁用 孕妇、新生儿。

2. 慎用

(1) 严重的急性酒精中毒,可加重中枢神经系统抑制作用。

(2) 重度重症肌无力,病情可能被加重。

(3) 急性或隐性发生闭角型青光眼可因本品的抗胆碱能效应而使病情加重。

(4) 低蛋白血症时,可导致易嗜睡难醒。

(5) 多动症者可有反常反应。

(6) 严重慢性阻塞性肺疾病,可加重呼吸衰竭。

(7) 外科或长期卧床患者,咳嗽反射可受到抑制。

(8) 有药物滥用和依赖史者。

3. 对苯二氮䓬药物过敏者,可能对本药过敏。

4. 本药可以通过胎盘及分泌入乳汁。

5. 幼儿中枢神经系统对本药异常敏感。

6. 老年人中枢神经系统对本药较敏感。

7. 肝肾功能损害者能延长本药清除半衰期。

8. 癫痫患者突然停药可引起癫痫持续状态。

9. 严重的精神抑郁可使病情加重,甚至产生自杀倾向,应采取预防措施。

10. 避免长期大量使用而产生依赖,如长期使用应逐渐减量,不宜骤停。

九、药物稳定性及贮藏条件

遮光,密封保存。

十、药物经济性评价

医保乙类,《中国药典》(2020 年版)收载。

氯 硝 西 泮

一、药品名称

1. 英文名 Clonazepam

2. 通用名 氯硝西泮

3. 化学名 1,3-二氢-7-硝基-5-(2-氯苯基)-2H-1,4-苯并二氮杂䓬-2-酮

二、药品成分

氯硝西泮

三、剂型与规格

氯硝西泮片 (1)0.5mg;(2)2mg

氯硝西泮注射液 (1)1ml:1mg;(2)2ml:2mg

四、适应证及相应的临床价值

主要用于控制各型癫痫,尤适用于失神发作、婴儿痉挛症、肌阵挛、运动不能性发作及 Lennox-Gastaut 综合征。

五、用法用量

1. 儿童 口服给药:10 岁以下或体重 30kg 以下的儿童,起始剂量为每日 0.01～0.03mg/kg,分 2～3 次服用,以后每 3 日增加 0.25～0.5mg,至达到每日 0.1～0.2mg/kg 或出现了不良反应为止。疗程应为 3～6 个月。

2. 成人

(1) 口服给药:开始用每次 0.5mg,每日 3 次,每 3 日增加 0.5～1mg,直到发作被控制或出现了不良反应为止。用量应个体化,成人最大量每日不要超过 20mg,疗程为 3～6 个月。

(2) 静脉给药:用量应根据患者具体情况而个体化,尽量避免肌内注射。控制癫痫持续状态可用静脉注射,成人常用量 1～4mg,30 秒左右缓慢注射完毕,如持续状态仍未控制,每隔 20 分钟可重复原剂量 1～2 次。成人最大量每日不超过 20mg。

3. 老年人 用药易产生呼吸困难、低血压、心动过缓甚至心搏骤停,应慎用。

六、特殊人群用药

1. 妊娠期 禁用。
2. 哺乳期 禁用。
3. 肾功能损害 肾功能损害者能延长本药的半衰期。
4. 肝功能损害 肝功能损害者能延长本药的半衰期。
5. 其他人群

（1）儿童：儿童尤其幼儿，长期应用有可能对躯体和神经发育有影响，应慎用；新生儿可产生持续性中枢神经系抑制，应禁用。

（2）老年人：老年人中枢神经系统对本品较敏感，用药易产生呼吸困难、低血压、心动过缓甚至心搏骤停，应慎用。

七、药理学

1. 药效学及作用机理 本品为苯并二氮杂草类抗癫痫抗惊厥药。该药对多种动物癫痫模型有对抗作用，对戊四氮所致的阵挛性惊厥模型对抗作用尤佳，对最大电休克惊厥、士的宁和印防己毒素惊厥等均有较强的对抗作用。对各种类型的癫痫有抑制作用。氯硝西泮既抑制癫痫病灶的发作性放电，也抑制放电活动向周围组织的扩散。该药作用于中枢神经系统的苯二氮草受体（BZR），加强中枢抑制性神经递质 γ-氨基丁酸（GABA）与 GABA$_A$ 受体的结合，促进氯通道开放，细胞超极化，增强 GABA 能神经元所介导的突触抑制，使神经元的兴奋性降低。氯硝西泮可能引起依赖性。

2. 药代动力学 口服吸收快而完全，吸收率为 81.2%～98.1%，1～2 小时血药浓度达峰值。蛋白结合率约为 80%，表观分布容积为 1.5～4.4L/kg。脂溶性高，易通过血脑屏障，口服 30～60 分钟生效，作用维持 6～8 小时。几乎全部在肝脏内代谢，代谢产物以游离或结合形式经尿排出，在 24 小时内仅有小于口服量的 0.5%以原型药形式排出。$t_{1/2}$ 为 26～49 小时。

静脉给药蛋白结合率约为 80%，表观分布容积为 1.5～4.4L/kg。脂溶性高，易通过血脑屏障，几乎全部在肝脏内代谢，代谢产物以游离或结合形式经尿排出，$t_{1/2}$ 为 26～49 小时。

3. 药物不良反应 常见的不良反应有嗜睡、头昏、共济失调、行为紊乱异常兴奋、神经过敏易激惹（反常反应）、肌力减退。

较少发生的有行为障碍、思维不能集中、易暴怒（儿童多见）、精神错乱、幻觉、精神抑郁；皮疹或过敏、咽痛、发热或出血异常、瘀斑、极度疲乏、乏力（血细胞减少）。

需注意的有：行动不灵活、行走不稳、嗜睡，开始严重，会逐渐消失；视力模糊、便秘、腹泻、眩晕或头晕、头痛、气管分泌增多、恶心、排尿障碍、语言不清。

4. 药物相互作用

（1）与中枢抑制药合用可增加呼吸抑制作用。

（2）与易产生依赖和其他可能产生依赖的药物合用时，依赖的危险性增加。

（3）与酒、全麻药、可乐定、镇痛药、吩噻嗪类、单胺氧化酶 A 型抑制药和三环类抗抑郁药合用时，可彼此增效，应调整用量。

（4）与抗高血压药和利尿降压药合用，可使降压作用增强。

（5）与西咪替丁、普萘洛尔合用，本药清除减慢，血浆半衰期延长。

（6）与扑米酮合用由于减慢后者代谢，需调整扑米酮的用量。

（7）与左旋多巴合用时，可降低后者的疗效。

（8）与利福平合用，增加本品的消除，血药浓度降低。

（9）异烟肼抑制本品的消除，致血药浓度增高。

（10）与地高辛合用，可增加地高辛血药浓度而致中毒。

八、注意事项

1. 禁用 孕妇、新生儿。
2. 慎用

（1）严重的急性酒精中毒，可加重中枢神经系统抑制作用。

（2）重度重症肌无力，病情可能被加重。

（3）急性闭角型青光眼可因本品的抗胆碱能效应而使病情加重。

（4）低蛋白血症时，可导致嗜睡难醒。

（5）多动症者可有反常反应。

（6）严重慢性阻塞性肺疾病，可加重呼吸衰竭。

（7）外科或长期卧床患者，咳嗽反射可受到抑制。

3. 对苯二氮草药物过敏者，可能对本药过敏。
4. 本药可以通过胎盘及分泌入乳汁。
5. 幼儿中枢神经系统对本药异常敏感。
6. 老年人中枢神经系统对本药较敏感。
7. 肝肾功能损害者能延长本药半衰期。
8. 癫痫患者突然停药可引起癫痫持续状态。
9. 严重的精神抑郁使用本药可使病情加重，甚至产生自杀倾向，应采取预防措施。
10. 避免长期大量使用而依赖，如长期使用应逐渐减量，不宜骤停。
11. 对本类药耐受量小的患者初用量宜小。

九、药物稳定性及贮藏条件

遮光，密封保存。

十、药物经济性评价

基本药物（片剂：0.5mg、2mg），医保乙类，《中国药典》（2020 年版）收载。

丁 螺 环 酮

一、药品名称

1. 英文名 Buspirone
2. 化学名 N-[4-[4-(2-嘧啶基)-1-哌嗪基]丁基]-8-

氮杂螺[4,5]癸烷-7,9-二酮

二、药品成分

盐酸丁螺环酮

三、剂型与规格

盐酸丁螺环酮片　5mg

四、适应证及相应的临床价值

各种焦虑症。

五、用法用量

1. 儿童　禁用。

2. 成人　口服:开始每次 5mg,每日 2~3 次。第 2 周可加至每次 10mg,每日 2~3 次。常用治疗剂量每日 20~40mg。

3. 老年人　应低于常规剂量。

六、特殊人群用药

1. 妊娠期　禁用。

2. 哺乳期　禁用。

3. 肾功能损害　肾功能障碍时清除率轻度减低。

4. 肝功能损害　肝硬化时可使血药浓度增高,药物清除率明显降低。

5. 其他人群

(1) 儿童　禁用。

(2) 老年人　剂量减少。

七、药理学

1. 药效学及作用机理　动物实验模型表明本品主要作用于脑内神经突触前膜多巴胺受体,产生抗焦虑作用。本品无镇静、肌肉松弛和抗惊厥作用。

2. 药代动力学　口服吸收快而完全,0.5~1 小时达血药浓度峰值。存在肝脏首过效应,$t_{1/2}$ 为 1~14 小时,血浆蛋白结合率为 95%。大部分在肝内代谢,其代谢产物为 5-羟基丁螺环酮和 1-(2-嘧啶基)-哌嗪,仍有一定生物活性。口服后,约 60% 由肾脏排泄,40% 随粪便排出。肝硬化时,由于首过效应降低,可使血药浓度升高,药物清除率明显降低,肾功能障碍时清除率轻度减低。在老年患者中动力学无特殊变化。

3. 药物不良反应　有头晕、头痛、恶心、呕吐及胃肠功能紊乱。

4. 药物相互作用　本品与单胺氧化酶抑制剂合用可致血压增高。

八、注意事项

1. 禁用　青光眼、重症肌无力、白细胞减少及对本品过敏者。

2. 慎用　肝肾功能不全者、肺功能不全者。

3. 用药期间应定期检查肝功能与白细胞计数。

4. 用药期间不宜驾驶车辆、操作机械或高空作业。服药期间勿饮酒。

九、药物稳定性及贮藏条件

遮光,密闭保存。

十、药物经济性评价

基本药物(片剂:5mg),医保乙类,《中国药典》(2020 年版)收载。

坦 度 螺 酮

一、药品名称

1. 英文名　Tandospirone

2. 化学名　(3aα,4β,7β,7aα)-六氢-2-[4(4-(2-嘧啶基)-1-哌嗪基)丁基]-4,7-亚甲基-1H-异吲哚-1,3(2H)-二酮

二、药品成分

枸橼酸坦度螺酮

三、剂型与规格

盐酸丁螺环酮片　10mg
枸橼酸坦度螺酮胶囊　5mg

四、适应证及相应的临床价值

1. 各种精神疾病所致的焦虑状态,如广泛性焦虑症。

2. 原发性高血压、消化性溃疡等躯体疾病伴发的焦虑状态。

五、用法用量

1. 儿童　尚无本药对早产儿、新生儿、婴儿、幼儿及小儿的安全性资料。

2. 成人　口服给药,通常成人应用枸橼酸坦度螺酮片的剂量为每次 10mg,口服,每日 3 次。根据患者年龄、症状等适当增减剂量,但不得超过每日 60mg 或遵医嘱。

3. 老年人　老年人用药,应从小剂量(如每次 5mg)开始。

六、特殊人群用药

1. 妊娠期　只有在判断治疗的有益性超过危险性后,才可用于孕妇或有怀孕可能的妇女。

2. 哺乳期　最好不用于哺乳期妇女,不得已服药时应避免授乳。

3. 肾功能损害　肾功能障碍时可能影响药代动力学。

4. 肝功能损害　肝功能障碍时可能影响药代动力学。

5. 其他人群

(1) 儿童:尚无本药对早产儿、新生儿、婴儿、幼儿及儿童的安全性资料。

(2) 老年人:据国外文献报道,对老年患者按照 90mg/d(临床常用剂量的 3 倍)给药的药代动力学试验中,老年人

的血药浓度高于青年人,故用于老年人时应从小剂量(如每次 5mg)开始。

七、药理学

1. 药效学及作用机理　坦度螺酮是一种抗焦虑药,可选择性地作用于脑内 5-HT$_{1A}$ 受体。动物实验显示,坦度螺酮与地西泮具有相当的抗焦虑作用。心身疾病动物实验显示,坦度螺酮可抑制下丘脑刺激所致升压反应和电休克应激负荷所致的血浆肾素活性升高,抑制心理应激负荷所致的胃溃疡发生和强制浸水应激负荷所致的食欲低下。

2. 药代动力学　①健康成人每次口服 20mg 时,吸收迅速,0.8～1.4 小时后达到最高血药浓度(2.9～3.2ng/ml),其血药浓度半衰期为 1.2～1.4 小时。基本不受进食影响。②健康成人每次 10mg,每日 3 次,5 日连续口服时,血药浓度与一次口服时相同,无蓄积性。③心身疾病或神经症的患者给药时,血药浓度与健康成人相同,吸收迅速,无蓄积性。

代谢、排泄:本药迅速分布在组织中,以肝脏和肾脏中分布浓度较高,在脑中也有分布。本药的主要代谢途径为丁烯链的开裂和降冰片烷环及嘧啶环的羟基化。

给健康成人口服 ^{14}C-坦度螺酮,7 日以后,70%从尿中排泄,21%从粪中排泄。吸收的坦度螺酮至尿中排泄时,基本完全被代谢。粪中坦度螺酮仅为 0.3%～0.5%,大部分经代谢后排泄到胆汁中。

3. 药物不良反应　调查总例数 1 451 例中有 150 例(10.3%)出现不良反应及实验室检查值异常。主要的不良反应有嗜睡 43 例(3.0%)、步态蹒跚 16 例(1.1%)、恶心 13 例(0.9%)、倦怠感 11 例(0.8%)、情绪不佳 11 例(0.8%)、食欲下降 10 例(0.7%)。主要实验室检查值异常有 GOT、GPT 升高。

(1) 严重不良反应:肝功能异常、黄疸(<0.1%)。因为会出现伴 GOT、GPT、Al-P、γ-GTP 升高的肝功能异常、黄疸等,所以,应定期做肝功能检查,密切观察,如有异常现象发生时,应停药并进行适当处理。

(2) 其他不良反应:出现以下不良反应时,应根据需要采取减量或停药等适当处理。

4. 药物相互作用　见表 1-2。

表 1-2　坦度螺酮药物相互作用

药品名称	临床症状	机制危险因素
丁酰苯类药物 氟哌啶醇等	有可能增强锥体外系症状	因本药的弱抗多巴胺作用,有可能增强丁酰苯类药物的药理作用
钙拮抗剂 尼卡地平、氨氯地平、硝苯地平等	有可能增强降压作用	因本药有 5-羟色胺受体介导的中枢性降压作用,有可能增强降压作用
有阻碍 5-羟色胺再摄取作用的药物 氟伏沙明、帕罗西汀、曲唑酮等	有可能出现 5-羟色胺综合征	联合用药时,有可能增强 5-羟色胺作用

八、注意事项

1. 禁用　对本品中任何成分过敏者。

2. 慎用(对下列患者应慎重给药)

(1) 器质性脑功能障碍的患者(有可能增强本药的作用)。

(2) 中度或严重呼吸功能衰竭患者(有可能使症状恶化)。

(3) 心功能障碍的患者(有可能使症状恶化)。

(4) 肝功能、肾功能障碍的患者(有可能影响药代动力学)。

(5) 老年人(参考"用法用量")。

3. 重要注意事项

(1) 用于神经症患者时,若患者病程长(3 年以上)、病情严重或其他药物(苯二氮䓬类药物)的疗效不充分时,本药难以产生疗效。当 1 日用药剂量达 60mg 仍未见疗效时,应停药,不得随意长期应用。

(2) 本药用于伴有高度焦虑症状的患者时,难以产生疗效,故应慎重观察症状。

(3) 本药可引起嗜睡、眩晕等,故应嘱患者在服用本药过程中不得从事伴有危险的机械性作业。

(4) 本药与苯二氮䓬类药物无交叉依赖性,若立即将苯二氮䓬类药物换为本药,有可能出现苯二氮䓬类药物的戒断现象,加重症状,故在需要停用苯二氮䓬类药物时,须缓慢减量,充分观察。

4. 其他注意事项　本药交给患者时,对 PTP 包装的药品,指导患者从 PTP 密封袋中取出药片服用。(据报告,有人因误咽 PTP 密封袋,导致锋利的锐角刺入食管黏膜,引起食管穿孔,纵隔窦炎等严重并发症。

九、药物稳定性及贮藏条件

室温保存。

十、药物经济性评价

基本药物(片剂:5mg、10mg,胶囊:5mg、10mg),医保乙类,《中国药典》(2020 年版)收载。

谷 维 素

一、药品名称

1. 英文名　Oryzanol

2. 化学名　三十烷基-3-(4-羟基-3-甲氧基苯基)丙-2-

烯酸酯

二、药品成分

谷维素

三、剂型与规格

谷维素片　10mg

谷维素注射液　2ml：40mg

四、适应证及相应的临床价值

神经官能症、经前期紧张综合征、更年期综合征的镇静助眠。

五、用法用量

1. 儿童　无资料。

2. 成人

（1）口服给药：每次 1~3 片，每日 3 次。

（2）深部肌内注射：每日 1 次，每次 40mg。用于原发性痛经，在月经前 10 日开始，每次 40mg（1 支），20 日为一疗程。

3. 老年人　无资料。

六、特殊人群用药

1. 妊娠期　尚不明确。

2. 哺乳期　尚不明确。

3. 肾功能损害　无资料。

4. 肝功能损害　无资料。

七、药理学

1. 药效学及作用机制　本品具有调节自主神经功能失调及内分泌平衡障碍的作用。

2. 药代动力学　无资料。

3. 药物不良反应　服后偶有胃部不适、恶心、呕吐、口干、疲乏、皮疹、乳房肿胀、油脂分泌过多、脱发、体重增加等不良反应。停药后均可消失。

4. 药物相互作用　如与其他药物同时使用可能会发生药物相互作用，详情请咨询医师或药师。

八、注意事项

1. 禁用　对本品过敏者；本品性状发生改变时。

2. 慎用　过敏体质者；胃及十二指肠溃疡患者。

3. 如使用 7 日症状未缓解，请向医师或药师咨询。

4. 如服用过量，请及时向医务人员求助。

5. 请将本品放在儿童不能接触的地方。

6. 如正在使用其他药品，使用本品前请咨询医师或药师。

九、药物稳定性及贮藏条件

谷维素片：密闭保存。

谷维素注射液：遮光，密闭保存。

十、药物经济性评价

医保乙类。

4　抗躁狂药

碳　酸　锂

一、药品名称

1. 英文名　Lithium Carbonate

2. 化学名　碳酸锂

二、药品成分

碳酸锂

三、剂型与规格

碳酸锂片　0.25g

碳酸锂缓释片　0.3g

四、适应证及相应的临床价值

主要治疗躁狂症，对躁狂和抑郁交替发作的双相情感性精神障碍有很好的治疗和预防复发作用，对反复发作的抑郁症也有预防发作作用。也用于治疗分裂—情感性精神病。

五、用法用量

1. 儿童　12 岁以下儿童禁用。12 岁以上儿童从小剂量开始，根据血锂浓度缓慢增加剂量。

2. 成人

（1）普通片剂：成人用量按 20~25mg/kg 计算，躁狂症治疗剂量为每日 0.6~2g，分 2~3 次服用，宜在饭后服，以减少对胃的刺激，剂量应逐渐增加并参照血锂浓度调整。维持剂量每日 0.5~1g。

（2）缓释片：口服剂量应逐渐增加并参照血锂浓度调整，治疗期每日 0.9~1.5g，分 1~2 次服用，维持治疗每日 0.6~0.9g。

3. 老年人　按情况酌减用量，从小剂量开始，缓慢增加剂量，密切关注不良反应的出现。

六、特殊人群用药

1. 妊娠期　妊娠前三个月禁用。

2. 哺乳期　哺乳期妇女使用本品期间应停止哺乳。

3. 肾功能损害　晚期肾病患者半衰期延长，肾衰时需调整给药剂量。

4. 肝功能损害　无资料。

5. 其他人群

（1）儿童：12 岁以下儿童禁用。12 岁以上儿童从小剂量开始，根据血锂浓度缓慢增加剂量。

（2）老年人：按情况酌减用量，从小剂量开始，缓慢增加剂量，密切关注不良反应的出现。

七、药理学

1. 药效学及作用机理　本品以锂离子形式发挥作用，其抗躁狂发作的机制是能抑制神经末梢 Ca^{2+} 依赖性的去甲肾上腺素和多巴胺释放，促进神经细胞对突触间隙中去甲肾上腺素的再摄取，增加其转化和灭活，从而使去甲肾上腺素浓度降低，还可促进 5-羟色胺合成和释放，而有助于情绪稳定。本品不良反应较多，但仍为治疗躁狂症的首选药。

2. 药代动力学　口服吸收快而完全，生物利用度为 100%，表观分布容积（V_d）0.8L/kg，血浆清除率（Cl）0.35ml/（min·kg），单次服药后经 0.5 小时血药浓度达峰值。按常规给药 5~7 日达稳态浓度，脑脊液达稳态浓度则更慢。锂离子不与血浆和组织蛋白结合，随体液分布于全身，各组织浓度不一，甲状腺、肾脏浓度最高，脑脊液浓度约为血浓度的一半。成人体内的 $t_{1/2}$ 为 12~24 小时，少年为 18 小时，老年人为 36~48 小时。本品在体内不降解，无代谢产物，绝大部分经肾排出，80% 可由肾小管重吸收，锂的肾廓清率颇稳定为 15~30ml/min，随着年龄的增加，排泄时间减慢，可低至 10~15ml/min，消除速度因人而异，特别与血浆内的钠离子有关，钠盐能促进锂盐经肾排出，有效血清锂浓度为 0.6~1.2mmol/L。可自母乳中排出。晚期肾病患者半衰期延长，肾衰时需调整给药剂量。

3. 药物不良反应　常见不良反应有口干、烦渴、多饮、多尿、便秘、腹泻、恶心、呕吐、上腹痛。神经系统不良反应有双手细震颤、萎靡、无力、嗜睡、视物模糊、腱反射亢进。可引起白细胞升高。上述不良反应加重可能是中毒的先兆，应密切观察。

4. 药物相互作用

（1）本品与氨茶碱、咖啡因或碳酸氢钠合用，可增加本品的尿排出量，降低血药浓度和药效。

（2）本品与氯丙嗪及其他吩噻嗪衍生物合用时，可使氯丙嗪的血药浓度降低。

（3）本品与碘化物合用，可促发甲状腺功能低下。

（4）本品与去甲肾上腺素合用，后者的升压效应降低。

（5）本品与肌肉松弛药（如琥珀胆碱等）合用，肌肉松弛作用增强，作用时效延长。

（6）本品与吡罗昔康合用，可导致血锂浓度过高而中毒。

八、注意事项

1. 肾功能不全者、严重心脏疾病患者禁用。

2. 由于锂盐的治疗指数低，治疗量和中毒量较接近，应对血锂浓度进行监测，帮助调节治疗量及维持量，及时发现急性中毒。治疗期应每 1~2 周测量血锂 1 次，维持治疗期可每月测定 1 次。取血时间应在次日晨即末次服药后 12 小时。

急性治疗的血锂浓度为 0.6~1.2mmol/L，维持治疗的血锂浓度为 0.4~0.8mmol/L，1.4mmol/L 视为有效浓度的上限，超过此值容易出现锂中毒。脑器质性疾病、严重躯体疾病和低钠血症患者慎用本品。服用本品患者需注意体液大量丢失，如持续呕吐、腹泻、大量出汗等情况易引起锂中毒。服本品期间不可用低盐饮食。长期服药者应定期检查肾功能和甲状腺功能。

九、药物稳定性及贮藏条件

密封、干燥处保存。

十、药物经济性评价

基本药物（片剂：0.25g），医保甲/乙类，《中国药典》（2020 年版）收载。

5　抗精神分裂症药
氯　丙　嗪

一、药品名称

1. 英文名　Chlorpromazine
2. 化学名　N,N-二甲基-2-氯-10H-吩噻嗪-10-丙胺

二、药品成分

盐酸氯丙嗪

三、剂型与规格

盐酸氯丙嗪片　（1）25mg；（2）50mg
盐酸氯丙嗪注射液　（1）1ml：10mg；（2）1ml：25mg；（3）2ml：50mg

四、适应证及相应的临床价值

1. 对兴奋躁动、幻觉妄想、思维障碍及行为紊乱等症状有较好的疗效。用于精神分裂症、躁狂症或其他精神病性障碍。

2. 止吐，各种原因所致的呕吐或顽固性呃逆。

五、用法用量

1. 儿童　片剂 6 岁以下儿童慎用。6 岁以上儿童酌情减量；注射剂慎用。

2. 成人　口服给药：①用于精神分裂症或躁狂症，从小剂量开始，每次 25~50mg，每日 2~3 次，每隔 2~3 日缓慢逐渐递增至每次 25~50mg，治疗剂量每日 400~600mg；②用于其他精神疾病，剂量应偏小；③体弱者剂量应偏小，应缓慢加量；④用于止吐，每次 12.5~25mg，每日 2~3 次。

肌内注射：用于精神分裂症或躁狂症，每次 25~50mg，每日 2 次，待患者合作后改为口服。

静脉滴注：用于精神分裂症或躁狂症，从小剂量开始，

25～50mg 稀释于 500ml 葡萄糖氯化钠注射液中缓慢静脉滴注,每日 1 次,每隔 1～2 日缓慢增加 25～50mg,治疗剂量每日 100～200mg。不宜静脉推注。

3. 老年人　片剂从小剂量开始,缓慢加量,应视病情酌减用量;注射剂慎用。

六、特殊人群用药

1. 妊娠期　孕妇慎用。
2. 哺乳期　哺乳期妇女使用本品期间停止哺乳。
3. 肾功能损害　肾功能不全者应减量。
4. 肝功能损害　肝功能不全者应减量。
5. 其他人群
（1）儿童:片剂 6 岁以下儿童慎用。6 岁以上儿童酌情减量;注射剂慎用。
（2）老年人:片剂从小剂量开始,缓慢加量,应视病情酌减用量;注射剂慎用。

七、药理学

1. 药效学及作用机制　本品为吩噻嗪类抗精神病药,其作用机制主要与其阻断中脑边缘系统及中脑皮层通路的多巴胺受体（DA$_2$）有关。对多巴胺（DA$_1$）受体、5-羟色胺受体、M 乙酰胆碱受体、α-肾上腺素受体均有阻断作用,作用广泛。此外,本品小剂量时可抑制延髓催吐化学感受区的多巴胺受体,大剂量时直接抑制呕吐中枢,产生强大的镇吐作用。抑制体温调节中枢,使体温降低,体温可随外环境变化而改变,其阻断外周 α-肾上腺素受体作用,使血管扩张,引起血压下降,对内分泌系统也有一定影响。

2. 药代动力学　口服吸收好,1～3 小时达血药浓度峰值。本品有首过效应。血浆蛋白结合率 90% 以上。易透过血脑屏障,颅内药物浓度高 4～5 倍。在肝脏代谢,主要以代谢物形式从尿和粪便中排出。$t_{1/2}$ 为 12～36 小时。

注射给药生物利用度比口服高 3～4 倍,血浆蛋白结合率在 90% 以上,易于透过血脑屏障,颅内药物浓度高 4～5 倍。在肝脏代谢,主要以代谢物形式从尿和粪便中排出。

3. 药物不良反应
（1）常见口干、上腹不适、食欲缺乏、乏力及嗜睡。
（2）可引起直立性低血压、心悸或心电图改变。
（3）可出现锥体外系反应,如震颤、僵直、流涎、运动迟缓、静坐不能、急性肌张力障碍。
（4）长期大量用药可引起迟发性运动障碍。
（5）可引起血浆中泌乳素浓度增加,可能有关的症状有乳溢、男子女性化乳房、月经失调、闭经。
（6）可引起注射局部红肿、疼痛、硬结。
（7）可引起中毒性肝损害或阻塞性黄疸。
（8）少见骨髓抑制。
（9）偶可引起癫痫、过敏性皮疹或剥脱性皮炎及恶性综合征。

4. 药物相互作用
（1）本品与乙醇或其他中枢神经系统性抑制药合用时,中枢抑制作用加强。

（2）本品与抗高血压药合用易致直立性低血压。
（3）本品与舒必利合用,有发生室性心律失常的危险,严重者可致尖端扭转心律失常。
（4）本品与阿托品类药物合用,不良反应加强。
（5）本品与碳酸锂合用,可引起血锂浓度增高。
（6）抗酸剂可以降低本品的吸收,苯巴比妥可加快其排泄,因而减弱其抗精神病作用。
（7）本品与单胺氧化酶抑制剂及三环类抗抑郁药合用时,两者的抗胆碱作用加强,不良反应加重。

八、注意事项

1. 禁用　基底神经节病变、帕金森病、帕金森综合征、骨髓抑制、青光眼、昏迷及对吩噻嗪类药过敏者;注射液颜色变深或有沉淀时。
2. 慎用　患有心血管疾病（如心衰、心肌梗死、传导异常）;癫痫患者。
3. 出现迟发性运动障碍,应停用所有的抗精神病药。
4. 出现过敏性皮疹及恶性综合征应立即停药并进行相应的处理。
5. 用药后引起直立性低血压应卧床,血压过低可静脉滴注去甲肾上腺素,禁用肾上腺素。
6. 肝、肾功能不全者应减量。
7. 应定期检查肝功能与白细胞计数。
8. 对晕动症引起的呕吐效果差。
9. 用药期间不宜驾驶车辆、操作机械或高空作业。
10. 本品不宜皮下注射。静脉注射可引起血栓性静脉炎,应稀释后缓慢注射。
11. 不适用于有意识障碍的精神异常者。

九、药物稳定性及贮藏条件

避光、密封保存。

十、药物经济性评价

基本药物（片剂:12.5mg、25mg、50mg,注射液:1ml:10mg、1ml:25mg、2ml:50mg）,医保甲类,《中国药典》（2020年版）收载。

奋 乃 静

一、药品名称

1. 英文名　Perphenazine
2. 化学名　4-[3-(2-氯吩噻嗪-10-基)丙基]-1-哌嗪乙醇

二、药品成分

奋乃静

三、剂型与规格

奋乃静片　（1）2mg;（2）4mg
奋乃静注射液　（1）1ml:5mg;（2）2ml:5mg

四、适应证及相应的临床价值

1. 对幻觉妄想、思维障碍、淡漠木僵及焦虑激动等症状有较好的疗效。用于精神分裂症或其他精神病性障碍。因镇静作用较弱，对血压的影响较小。适用于器质性精神病、老年性精神障碍及儿童攻击性行为障碍。

2. 止吐，各种原因所致的呕吐或顽固性呃逆。

五、用法用量

1. 儿童 片剂 12 岁以下儿童用量尚未确定；注射剂慎用，一般建议口服给药。

2. 成人

（1）口服给药：①治疗精神分裂症，从小剂量开始，每次 2~4mg，每日 2~3 次。以后每隔 1~2 日增加 6mg，逐渐增至常用治疗剂量每日 20~60mg。维持剂量每日 10~20mg。②用于止吐，每次 2~4mg，每日 2~3 次。

（2）肌内注射：治疗精神分裂症，每次 5~10mg，每日 2 次。或静脉注射每次 5mg，用氯化钠注射液稀释成 0.5mg/ml，注射速度不超过 1mg/min。待患者合作后改为口服。

3. 老年人 片剂按情况酌减用量，开始使用剂量要小，缓慢加量；注射剂慎用。

六、特殊人群用药

1. 妊娠期 孕妇慎用。

2. 哺乳期 哺乳期妇女使用本品期间停止哺乳。

3. 肾功能损害 肾功能不全者应减量。

4. 肝功能损害 肝功能不全者应减量。

5. 其他人群

（1）儿童：12 岁以下儿童片剂用量尚未确定；注射剂慎用。

（2）老年人：片剂按情况酌减用量，开始使用剂量要小，缓慢加量；注射剂慎用。

七、药理学

1. 药效学及作用机制 本品为吩噻嗪类的哌嗪衍生物，药理作用与氯丙嗪相似，抗精神病作用主要与其阻断情绪思维的中脑边缘系统及中脑皮层通路的多巴胺受体（DA_2）有关，而阻断网状结构上行激活系统的 α-肾上腺素受体，则与镇静安定作用有关。本品镇吐作用较强，镇静作用较弱，并可产生较重的锥体外系症状。

2. 药代动力学 口服后分布至全身，经胆汁排泄，部分在肠道中重吸收，$t_{1/2}$ 为 9 小时。本品可通过脐血进入胎儿，也可从母乳中排出。本品具有高度的亲脂性与蛋白结合率。儿童与老年人对本品的代谢与排泄也明显降低。本品可通过脐血进入胎儿，可从母乳中排出。本品具有高度的亲脂性与蛋白结合率。

3. 药物不良反应

（1）主要有锥体外系反应，如震颤、僵直、流涎、运动迟缓、静坐不能、急性肌张力障碍等。长期大量服药可引起迟发性运动障碍。

（2）可引起血浆中泌乳素浓度增加，可能有关的症状有乳溢、男子女性化乳房、月经失调、闭经，可出现口干、视物模糊、乏力、头晕、心动过速、便秘、出汗等。

（3）少见的不良反应有直立性低血压、粒细胞减少症与中毒性肝损害。偶见过敏性皮疹及恶性综合征。

（4）偶见过敏性皮疹及恶性综合征。

（5）可引起注射局部红肿、疼痛、硬结。

4. 药物相互作用

（1）本品与乙醇或中枢神经抑制药，尤其是与吸入全麻药或巴比妥类等静脉全麻药合用时，可彼此增效。

（2）本品与苯丙胺类药合用时，由于吩噻嗪类药具有 α-肾上腺素受体拮抗作用，后者的效应可减弱。

（3）本品与制酸药或止泻药合用，可降低口服吸收。

（4）本品与抗惊厥药合用，不能使抗惊厥药增效。

（5）本品与抗胆碱药合用，效应彼此加强。

（6）本品与肾上腺素合用，肾上腺素的 α 受体效应受阻，仅显示出 β 受体效应，可导致明显的低血压和心动过速。

（7）本品与胍乙啶类药物合用时，后者的降压效应可被抵消。

（8）本品与左旋多巴合用时，前者可抑制后者的抗震颤麻痹效应。

（9）本品与单胺氧化酶抑制药或三环类抗抑郁药合用时，两者的抗胆碱作用可相互增强并延长。

八、注意事项

1. 禁用 基底神经节病变、帕金森病、帕金森综合征、骨髓抑制、青光眼、昏迷、对吩噻嗪类药过敏者、癫痫患者。

2. 慎用 患有心血管疾病（如心衰、心肌梗死、传导异常）。

3. 出现迟发性运动障碍，应停用所有的抗精神病药。

4. 出现过敏性皮疹及恶性综合征应立即停药并进行相应的处理。

5. 肝、肾功能不全者应减量。

6. 应定期检查肝功能与白细胞计数。

7. 用药期间不宜驾驶车辆、操作机械或高空作业。

8. 应定期检查肝功能与白细胞计数。

九、药物稳定性及贮藏条件

遮光，密闭保存。

十、药物经济性评价

基本药物（片剂：2mg、4mg，注射液：1ml：5mg），医保甲类，《中国药典》（2020 年版）收载。

氟 奋 乃 静

一、药品名称

1. 英文名 Fluphenazine

2. 化学名 4-[3-[2-(三氟甲基)-10H-吩噻嗪-10-基]

丙基]-1-哌嗪乙醇

二、药品成分

盐酸氟奋乃静

三、剂型与规格

盐酸氟奋乃静片 （1）2mg；（2）5mg
盐酸氟奋乃静注射液 1ml∶25mg

四、适应证及相应的临床价值

用于各型精神分裂症,有振奋和激活作用,适用于单纯型、紧张型及慢性精神分裂症,缓解情感淡漠及行为退缩等症状。

五、用法用量

1. 儿童 6 岁以下儿童禁用片剂,12 岁以下的儿童禁用注射剂。

2. 成人

（1）口服给药:从小剂量开始,每次 2mg,每日 2～3 次。逐渐增至每日 10～20mg,最高量为每日不超过 30mg。

（2）肌内注射:每次 2～5mg,每日 1～2 次。

3. 老年人 应从小剂量开始,然后每日用量递增 1～2mg。

六、特殊人群用药

1. 妊娠期 孕妇慎用。

2. 哺乳期 哺乳期妇女使用本品期间停止哺乳。

3. 肾功能损害 参见"注意事项"。

4. 肝功能损害 参见"注意事项"。

5. 其他人群

（1）儿童:片剂 6 岁以下儿童禁用,6 岁以上儿童酌情减量;不推荐将注射液用于 12 岁以下的儿童。

（2）老年人:应从小剂量开始。视病情酌减用量,以减少锥体外系反应及迟发性运动障碍的发生。

七、药理学

1. 药效学及作用机制 本品属哌嗪类吩噻嗪,抗精神病作用主要与其阻断脑内的多巴胺受体（DA$_2$）有关,抑制网状结构上行激活系统而有镇静作用。止吐和降低血压作用较弱。

2. 药代动力学 口服吸收好,在肝脏代谢,活性代谢产物为亚砜基、*N*-羟基衍生物,半衰期为 13～24 小时。本品具有高度亲脂性与高度的蛋白结合率,并可通过胎盘屏障进入胎血循环,亦可分泌入乳汁,儿童、老年人对本品的代谢与排泄均降低。

肌内注射吸收后,经酯解缓慢释放出氟奋乃静,然后分布至全身而产生药理作用。肌内注射后,42～72 小时开始发挥治疗作用,48～96 小时作用最明显,一次给药可维持 2～4 周,半衰期为 3～7 日。

3. 药物不良反应 锥体外系反应多见,如静坐不能、急性肌张力障碍和类帕金森病。长期大量使用可发生迟发性运动障碍。可发生心悸、失眠、乏力、口干、视物模糊、排尿困难、便秘、乳溢、男子女性化乳房、月经失调、闭经等。少见思睡、躁动、眩晕、尿潴留。偶见过敏性皮疹、白细胞减少及恶性综合征。偶可引起直立性低血压、心悸或心电图改变、中毒性肝损害或阻塞性黄疸、骨髓抑制、癫痫。注射剂可引起注射局部红肿、疼痛、硬结。

4. 药物相互作用

（1）本品与乙醇或其他中枢神经系统抑制药合用,中枢抑制作用加强。

（2）本品与抗高血压药合用易致直立性低血压。

（3）本品与舒托必利合用,有发生室性心律失常的危险,严重者可致尖端扭转型心律失常。

（4）本品与阿托品类药物合用,不良反应加重。

（5）本品与锂盐合用,可引起意识丧失。

八、注意事项

1. 禁用 基底神经节病变、帕金森病、帕金森综合征、骨髓抑制、青光眼、昏迷及对吩噻嗪类药过敏者;昏迷或严重抑郁状态的患者禁用注射液;存在恶病质或肝损害时不能使用氟奋乃静癸酸酯;禁用于对氟奋乃静过敏的患者。

2. 慎用 患有心血管疾病（如心衰、心肌梗死、传导异常）;癫痫患者。

3. 出现迟发性运动障碍,应停用所有的抗精神病药。

4. 出现过敏性皮疹及恶性综合征应立即停药并进行相应的处理。

5. 肝、肾功能不全者应减量。

6. 应定期检查肝功能与白细胞计数。

7. 用药期间不宜驾驶车辆、操作机械或高空作业。

九、药物稳定性及贮藏条件

盐酸氟奋乃静片:遮光,密闭保存。
盐酸氟奋乃静注射液:避光保存。

十、药物经济性评价

医保乙类,《中国药典》（2020 年版）收载。

三 氟 拉 嗪

一、药品名称

1. 英文名 Trifluoperazine

2. 化学名 10-[3-(4-甲基-1-哌嗪基)丙基]-2-(三氟甲基)-吩噻嗪

二、药品成分

盐酸三氟拉嗪

三、剂型与规格

盐酸三氟拉嗪片 （1）1mg；（2）5mg

四、适应证及相应的临床价值

用于各型精神分裂症,具有振奋和激活作用,适用于紧张型的木僵症状及单纯型与慢性精神分裂症的情感淡漠及行为退缩症状。

五、用法用量

1. 儿童　6 岁以下儿童禁用。6 岁以上儿童易发生锥体外系症状,酌情减量。

2. 成人　口服从小剂量开始,每次 1 片,每日 2~3 次。每隔 3~4 日逐渐增至每次 1~2 片,每日 2~3 次。日剂量为 3~6 片,最高量为每日 9 片。

3. 老年人　老年患者应小剂量开始,视耐受情况调整剂量。

六、特殊人群用药

1. 妊娠期　孕妇慎用。

2. 哺乳期　哺乳期妇女使用本品期间停止哺乳。

3. 肾功能损害　参见"注意事项"。

4. 肝功能损害　参见"注意事项"。

5. 其他人群

(1)儿童:6 岁以下儿童禁用。6 岁以上儿童易发生锥体外系症状,酌情减量。

(2)老年人:老年患者应从小剂量开始,视病情酌减用量,以减少锥体外系反应及迟发性运动障碍的发生。

七、药理学

1. 药效学及作用机制　本品为吩噻嗪类抗精神病药,抗精神病作用与其阻断脑内多巴胺受体有关,抑制延髓催吐化学感受区的多巴胺受体及直接抑制呕吐中枢,产生强大镇吐作用,镇静作用和抗胆碱作用较弱。

2. 药代动力学　口服吸收好,在肝脏代谢,主要活性代谢产物为硫氧化物,N-去甲基和 7-羟基代谢物,半衰期约为 13 小时。

3. 药物不良反应　锥体外系反应多见,如静坐不能、急性肌张力障碍和类帕金森病。长期大量使用可发生迟发性运动障碍。可发生心悸、失眠、乏力、口干、视物模糊、排尿困难、便秘、乳溢、男子女性化乳房、月经失调、闭经等。少见思睡、躁动、眩晕、尿潴留。偶见过敏性皮疹、白细胞减少及恶性综合征。偶可引起直立性低血压、心悸或心电图改变、肝酶水平升高或阻塞性黄疸、癫痫。

4. 药物相互作用

(1)与乙醇或其他中枢神经系统抑制药合用,可增强中枢抑制作用。

(2)与抗高血压药合用,易致直立性低血压。

(3)本品与舒托必利合用有增加室性心律失常的危险,严重者可致尖端扭转心律失常。

(4)本品与其他阿托品类药物合用,不良反应相加。

八、注意事项

1. 禁用　基底神经节病变、帕金森病、帕金森综合征、骨髓抑制、青光眼、昏迷患者及对吩噻嗪类药过敏者。

2. 慎用　患有心血管疾病(如心衰、心肌梗死、传导异常);癫痫与脑器质性疾病患者。

3. 出现迟发性运动障碍,应停用所有的抗精神病药。

4. 出现过敏性皮疹及恶性综合征应立即停药并进行相应的处理。

5. 肝、肾功能不全者应减量。

6. 应定期检查肝功能与白细胞计数。

7. 用药期间不宜驾驶车辆、操作机械或高空作业。

九、药物稳定性及贮藏条件

遮光,密封保存。

十、药物经济性评价

医保甲类,《中国药典》(2020 年版)收载。

硫利达嗪

一、药品名称

1. 英文名　Thioridazine

2. 化学名　10-[2-(1-甲基-2-哌啶基)乙基]-2-甲基硫代吩噻嗪

二、药品成分

盐酸硫利达嗪

三、剂型与规格

盐酸硫利达嗪片　(1)10mg;(2)25mg;(3)50mg;(4)100mg;(5)200mg

四、适应证及相应的临床价值

治疗精神躯体障碍所致焦虑和紧张状态,儿童行为问题。

五、用法用量

1. 儿童　治疗行为问题可分次服用,日剂量为 1mg/kg(不推荐用于 2 岁以下儿童)。

2. 成人　治疗精神病时常用的初始剂量为每次 50~10mg,每日 3 次;严重病例日剂量可达 800mg。治疗焦虑和紧张,日剂量为 30~200mg。

3. 老年人　老年人使用硫利达嗪时应减少剂量。

六、特殊人群用药

1. 妊娠期　孕妇服用此药须权衡利弊,因为吩噻嗪类药物可能引起黄疸和持久的锥体外系反应。

2. 哺乳期　吩噻嗪类药物可通过乳汁排泄,不推荐哺乳期妇女使用。

3. 肾功能损害　肾功能不全者慎用。

4. 肝功能损害　肝功能不全者慎用。

5. 其他人群

（1）儿童：不推荐用于 2 岁以下儿童。

（2）老年人：老年患者因生理功能减退,使用时应减少用量,可参考其他项下内容和用法用量,或遵医嘱。

七、药理学

1. 药效学及作用机制　盐酸硫利达嗪可通过抑制精神运动功能有效降低患者的兴奋、多动、始动性异常,情绪紧张及激越等症状。对于表现出精神病性症状和情感障碍的患者而言,成功控制此类症状是患者康复的前提也往往是良好的开端。盐酸硫利达嗪的基础药理学活性类似于其他吩噻嗪类药物,但其某些特殊的性质使其临床治疗谱与同类药物有显著差别。止吐活性和锥体外系反应很小,很少引起帕金森症状是该药物的显著特征。

2. 药代动力学　盐酸硫利达嗪容易由胃肠道吸收,尽管有时不稳定,但它在肠壁进行重要的首过效应,它也大多在肝脏内代谢,以许多有活性和无活性的代谢产物的形式由肾脏或胆汁排泄。其主要的代谢产物为美索达嗪,另一代谢产物硫酸达嗪也有一些活性。环化磺基代谢产物似乎缺乏抗精神病作用,它与心血管副作用是否相关尚需进一步证实。据报道,硫利达嗪及其活性代谢产物与血浆蛋白结合率很高,硫利达嗪的半衰期约为 6~40 小时。

3. 药物不良反应　在盐酸硫利达嗪的推荐剂量范围内,大多数不良反应轻微且持续时间短暂。

（1）中枢神经系统:有时会有困倦感,特别是在治疗早期给予大剂量时。通常这种反应会随着继续治疗或减少剂量而消失。可能出现帕金森样症状和其他锥体外系症状,但不常见。有夜间精神错乱、活动增多、嗜睡、精神病样反应、不安及头痛等报道,但极为少见。

（2）自主神经系统:可见有口干、视物模糊、便秘、恶心、呕吐、腹泻、鼻塞、面色苍白。

（3）内分泌系统:有乳溢、乳房肿胀、停经、抑制射精及周围性水肿的报道。

（4）皮肤:红斑、剥脱性皮炎、接触性皮炎可见。偶有皮炎和皮肤丘疹的,光敏反应罕见。

（5）自主性反应:有缩瞳、食欲减退、麻痹性肠梗阻的报道。

（6）血液系统障碍:可见粒细胞缺乏症、白细胞减少、嗜酸性细胞减少症、血小板减少症、贫血、全血细胞减少等。

（7）过敏反应:发热、喉头水肿、血管神经性水肿、哮喘可见。

（8）肝脏毒性:黄疸、胆汁淤积。

（9）锥体外系反应:静坐不能、激越、躁动不安、肌张力障碍、牙关紧闭、颈部扭转、角弓反张、眼动危象、震颤、肌肉强直、运动不能均可见。

（10）迟发性运动障碍:神经阻滞剂的长期使用可能会引起迟发性运动障碍。

（11）内分泌紊乱:有月经不规律、性欲改变、男性乳房女性化、泌乳、体重增加、水肿及妊娠反应假阳性的报道。

（12）排尿异常:有尿潴留、尿失禁的报道。

4. 药物相互作用　硫利达嗪可与神经阻滞剂和纳曲酮产生相互作用,增加其药理学作用。抗帕金森药物会拮抗硫利达嗪的抗精神病作用。有报道,普萘洛尔可升高硫利达嗪的血浆浓度。合并使用拟交感神经药物和硫利达嗪可能增加室颤的危险。

八、注意事项

1. 禁用　昏迷状态或使用了大量中枢神经系统抑制剂（乙醇、巴比妥类、麻醉剂等）者;对本品任一成分过敏者禁用。

2. 含用乙醇或有其他中枢神经系统抑制情况可能导致过度镇静,需谨慎驾驶、操纵机械或其他需要警觉的工作的患者慎用或不用本品。

3. 从卧位或坐位突然起身时防止跌倒。

4. 如果出现躁动或兴奋,请停药并去就诊。

5. 体育锻炼时或炎热天气应小心使用本品。

6. 可能导致皮肤光敏性。

7. 可能出现尿液颜色改变（粉红到红棕色）。

九、药物稳定性及贮藏条件

密闭,30℃下保存。

十、药物经济性评价

医保乙类,《中国药典》(2020 年版)收载。

哌 泊 噻 嗪

一、药品名称

1. 英文名　Pipotiazine

2. 化学名　10-[3-[4-(2-羟基乙基)哌啶]丙基]-*N*,*N*-二甲基吩噻嗪-2-磺酰胺棕榈酸酯

二、药品成分

棕榈哌泊噻嗪

三、剂型与规格

棕榈哌泊噻嗪注射液　（1）2ml:50mg;（2）4ml:100mg

四、适应证及相应的临床价值

吩噻嗪类长效抗精神病药物,主要适用于慢性或急性非激越型精神分裂症,对具有妄想和幻觉症状的精神分裂症有较好疗效。

五、用法用量

1. 儿童　尚不明确。

2. 成人　肌内注射。在医师指导下使用,供深部肌内注射用,一般每隔 2~4 周注射 50~200mg,每次用药量应结

合疗效和副作用严重程度,逐渐递增至适当药量。

3. 老年人　用药剂量应较小,对于 50 岁以上患者,国外用法建议初始剂量小于 25mg。

六、特殊人群用药

1. 妊娠期　尚不明确。
2. 哺乳期　尚不明确。
3. 肾功能损害　肾功能严重损害者禁用。
4. 肝功能损害　肝功能严重损害者禁用。
5. 其他人群
(1) 儿童:尚不明确。
(2) 老年人:参见"注意事项"。

七、药理学

1. 药效学及作用机制　动物实验证明,药物从注射点缓慢向组织中扩散,在组织中药物分子被酶水解生成具有中枢性作用的物质——哌泊噻嗪。通过对大鼠对抗苯丙胺和阿扑吗啡引起的刻板动作症等十项试验证明,本药具有强力的中枢活性,其生物活性衰减缓慢,具有长效抗精神病作用,本品能有效地激发中枢多巴胺的代谢,选择性地增加3,4-二羟苯乙酸硫酸酯的血浆水平。本品对心血管及呼吸系统无明显影响,无抗胆碱能作用,仅有微弱的抗肾上腺能作用。

2. 药代动力学　大鼠肌内注射氚标记的棕榈哌泊噻嗪 0.75mg/kg 时,哌泊噻嗪的血浆浓度不超过 100μg/L,脑中最大浓度不超过 200μg/kg,20~30 日内约有 50% 放射活性物排出体外,80 日后有 90% 排出体外,80 日内任何时刻注射药物的那条腿留有的放射活性物占整体的 95%,45 日从尿和粪中排出的放射活性物占 65%,从粪中排出的约是从尿中排出的 10 倍。

3. 药物不良反应　主要有锥体外系反应,常出现震颤、强直、静坐不能、眼动危象、反射亢进、流涎等症状,一般在继续治疗或减少剂量时可消除或好转,严重时可使用抗帕金森病药物。此外,可有迟发性运动障碍、睡眠障碍、口干、恶心、低血压、便秘、畏食、月经不调、乏力等不良反应。

4. 药物相互作用　尚不明确。

八、注意事项

1. 禁用
(1) 循环衰弱、意识障碍,特别是使用中枢抑制药物中毒产生上述情况的,不能使用本品。
(2) 严重抑郁患者、肝病、肾功能不全、嗜铬细胞瘤、青光眼、严重心血管疾病及有吩噻嗪药物过敏史的患者,不能使用本品。
(3) 怀疑有皮层下脑损伤的患者不能使用本品。
2. 开始使用时,应事先停用先前使用的抗精神病药物,从小剂量开始给药(例如 25~50mg),对 55 岁以上的老年患者应从更小的剂量(例如 25mg)开始。
3. 适用的剂量应根据患者的年龄、体质、症状、先前用药史适当选择,使用本品时,最好定期测定肝功能和血象。

注意血压及心电图变化。

4. 对严重的锥体外系反应可适当使用抗帕金森病药物,对严重的低血压可静脉注射去甲肾上腺素(不要用肾上腺素),应当使用玻璃注射器深部肌肉推注。

九、药物稳定性及贮藏条件

避光室温保存。遇冷时如有结晶析出,可置 80℃ 以下的水中微温溶解,待药液澄明并降至室温后使用。

十、药物经济性评价

医保乙类。

氟 哌 啶 醇

一、药品名称

1. 英文名　Haloperidol
2. 化学名　1-(4-氟苯基)-4-[4-(4-氯苯基)-4-羟基-1-哌啶基]-1-丁酮

二、药品成分

氟哌啶醇

三、剂型与规格

氟哌啶醇片　(1)2mg;(2)4mg;(3)5mg
氟哌啶醇注射液　1ml:5mg

四、适应证及相应的临床价值

用于急性、慢性各型精神分裂症、躁狂症、抽动秽语综合征。控制兴奋躁动、敌对情绪和攻击行为的效果较好。因本品心血管系不良反应较少,也可用于脑器质性精神障碍和老年性精神障碍。

五、用法用量

1. 儿童　片剂参考成人剂量,酌情减量;注射剂慎用。
2. 成人
(1) 口服给药:①治疗精神分裂症,从小剂量开始,起始剂量每次 2~4mg,每日 2~3 次。逐渐增加至常用量每日 10~40 片,维持剂量每日 4~20 片。②治疗抽动秽语综合征,每次 1~2mg,每日 2~3 次。
(2) 肌内注射:常用于兴奋躁动和精神运动性兴奋,成人剂量每次 5~10mg,每日 2~3 次,安静后改为口服。
(3) 静脉滴注:10~30mg 加入 250~500ml 葡萄糖注射液内静脉滴注。
3. 老年人　片剂应小剂量开始,缓慢增加剂量,以避免出现锥体外系反应及迟发性运动障碍;注射剂慎用,酌情减少用量。

六、特殊人群用药

1. 妊娠期　孕妇慎用。
2. 哺乳期　哺乳期妇女使用本品期间应停止哺乳。

3. 肾功能损害　肾功能不全者慎用。

4. 肝功能损害　肝功能损害者慎用。

5. 其他人群

（1）儿童：片剂参考成人剂量，酌情减量；注射剂慎用。

（2）老年人：片剂应小剂量开始，缓慢增加剂量，以避免出现锥体外系反应及迟发性运动障碍；注射剂慎用，酌情减少用量。

七、药理学

1. 药效学及作用机制　本品属丁酰苯类抗精神病药，抗精神病作用与其阻断脑内多巴胺受体并可促进脑内多巴胺的转化有关，有很好的抗幻觉妄想和抗兴奋躁动作用，阻断锥体外系多巴胺的作用较强，镇吐作用亦较强，但镇静、阻断 α-肾上腺素受体及胆碱受体作用较弱。

2. 药代动力学　口服吸收快，血浆蛋白结合率约92%，生物利用度为40%～70%，口服3～6小时血药浓度达峰值，半衰期（$t_{1/2}$）为21小时。经肝脏代谢，单剂口服约40%在5日内随尿排出，其中1%为原型药物，活性代谢物为还原氟哌啶醇。大约15%由胆汁排出，其余由肾排出。注射10～20分钟血药浓度达峰值。经肝代谢，活性代谢物为还原氟哌啶醇。大约15%由胆汁排出，其余由肾排出。

3. 药物不良反应

（1）锥体外系反应较重且常见，急性肌张力障碍在儿童和青少年更易发生，出现明显的扭转痉挛、吞咽困难、静坐不能及类帕金森病。

（2）长期大量使用可出现迟发性运动障碍。

（3）可出现口干、视物模糊、乏力、便秘、出汗等。

（4）可引起血浆中泌乳素浓度增加，可能有关的症状为乳溢、男子女性化乳房、月经失调、闭经。

（5）少数患者可能引起抑郁反应。

（6）偶见过敏性皮疹、粒细胞减少及恶性综合征。

（7）可引起注射局部红肿、疼痛、硬结。

4. 药物相互作用

（1）本品与乙醇或其他中枢神经抑制药合用时，中枢抑制作用增强。

（2）本品与苯丙胺合用，可降低后者的作用。

（3）本品与巴比妥或其他抗惊厥药合用时可改变癫痫的发作形式，不能使抗惊厥药增效。

（4）本品与抗高血压药合用时，可产生严重低血压。

（5）本品与抗胆碱药物合用时，有可能使眼压增高。

（6）本品与肾上腺素合用，由于阻断了 α 受体，使 β 受体的活动占优势，可导致血压下降。

（7）本品与锂盐合用时，需注意观察神经毒性与脑损伤。

（8）本品与甲基多巴合用，可产生意识障碍、思维迟缓、定向障碍。

（9）本品与卡马西平合用时可使本品的血药浓度降低，效应减弱。

（10）饮茶或咖啡可减低本品的吸收，降低疗效。

八、注意事项

1. 禁用　基底神经节病变、帕金森病、帕金森综合征、严重中枢神经抑制状态者、骨髓抑制、青光眼、重症肌无力及对本品过敏者。

2. 慎用　心脏病尤其是心绞痛、药物引起的急性中枢神经抑制、癫痫、肝功能损害、青光眼、甲亢或毒性甲状腺肿、肺功能不全、肾功能不全、尿潴留。应定期检查肝功能与白细胞计数。用药期间不宜驾驶车辆、操作机械或高空作业。注射液颜色变深或沉淀禁止使用。

九、药物稳定性及贮藏条件

避光，密闭保存。

十、药物经济性评价

基本药物（片剂：2mg、4mg，注射液：1ml∶5mg），医保甲类，《中国药典》（2020年版）收载。

五氟利多

一、药品名称

1. 英文名　Penfluridol

2. 化学名　1-[4,4-双（4-氟苯基）丁基]-4-[4-氯-3-（三氟甲基）苯基]-4-哌啶醇

二、药品成分

五氟利多

三、剂型与规格

五氟利多片　（1）5mg；（2）20mg

四、适应证及相应的临床价值

对幻觉妄想、孤僻、淡漠、退缩等症状有效。适用于急性、慢性各型精神分裂症，尤其便于长期服药维持治疗，防止复发。

五、用法用量

1. 儿童　容易发生锥体外系反应，视情酌减用量。

2. 成人　口服　治疗剂量范围 20～120mg，每周 1 次。宜从每周 10～20mg 开始，逐渐增量，每周或 2 周增加 10～20mg，以减少锥体外系反应。通常治疗量为每周 30～60mg，待症状消失用原剂量继续巩固 3 个月，维持剂量每周 10～20mg。

3. 老年人　容易发生锥体外系反应，视情酌减用量。

六、特殊人群用药

1. 妊娠期　孕妇慎用。

2. 哺乳期　哺乳期妇女使用本品期间应停止哺乳。

3. 肾功能损害　肾功能不全者慎用。

4. 肝功能损害　肝功能不全者慎用。

5. 其他人群

（1）儿童：容易发生锥体外系反应，视情酌减用量。

（2）老年人：容易发生锥体外系反应，视情酌减用量。

七、药理学

1. 药效学及作用机制　本品为口服长效抗精神病药。抗精神病作用与其阻断脑内多巴胺受体有关，还可阻断神经系统 α 肾上腺素受体，抗精神病作用强而持久，口服 1 次可维持数日至 1 周，亦有镇吐作用，但镇静作用较弱，对心血管功能影响较轻。

2. 药代动力学　口服吸收缓慢，24～72 小时血药浓度达峰值，7 日后仍可自血中检出。吸收后贮存于脂肪组织，缓慢释放，逐渐透入脑组织。大部分以原型从粪便中排出，少量经尿排出。

3. 药物不良反应　主要为锥体外系反应，如静坐不能、急性肌张力障碍和类帕金森病。长期大量使用可发生迟发性运动障碍。亦可发生嗜睡、乏力、口干、月经失调、乳溢、焦虑或抑郁反应等。偶见过敏性皮疹、心电图异常、粒细胞减少及恶性综合征。

4. 药物相互作用　本品与乙醇或其他中枢神经系统抑制药合用，中枢抑制作用增强。本品与抗高血压药合用，有增加直立性低血压的危险。本品与其他抗精神病药合用，有发生锥体外系反应的危险性。

八、注意事项

1. 禁用　基底神经节病变、帕金森病、帕金森综合征、骨髓抑制，对本品过敏者。

2. 慎用　肝、肾功能不全者。

3. 不宜与其他抗精神病药合用，避免增加锥体外系反应的危险性。

4. 应定期检查肝功能与白细胞计数。

5. 用药期间不宜驾驶车辆、操作机械或高空作业。

九、药物稳定性及贮藏条件

密封保存。

十、药物经济性评价

基本药物（片剂：20mg），医保乙类，《中国药典》（2020年版）收载。

氟 哌 利 多

一、药品名称

1. 英文名　Droperidol

2. 化学名　1-[1-[3-(4-氟苯甲酰基)丙基]-1,2,3,6-四氢-4-吡啶基]-2-苯并咪唑啉酮

二、药品成分

氟哌利多

三、剂型与规格

氟哌利多注射液　2ml：5mg

四、适应证及相应的临床价值

1. 用于精神分裂症和躁狂症兴奋状态。

2. 本品有神经安定作用及增强镇痛药的镇痛作用，与芬太尼合用静脉注射时，可使患者产生特殊麻醉状态，称为神经安定镇痛术，用于大面积烧伤换药，各种内窥镜检查。

五、用法用量

1. 儿童　慎用，静脉给药麻醉，62.5～300μg/kg。

2. 成人　①用于控制急性精神病的兴奋躁动：肌内注射每日 5～10mg；②用于神经安定镇痛：5mg 加入 0.1mg 枸橼酸芬太尼，在 2～3 分钟内缓慢静脉注射。

3. 老年人　慎用。

六、特殊人群用药

1. 妊娠期　孕妇慎用。

2. 哺乳期　哺乳期妇女使用本品期间应停止哺乳。

3. 肾功能损害　肾功能不全者慎用。

4. 肝功能损害　肝功能损害者慎用。

5. 其他人群

（1）儿童：慎用。

（2）老年人：慎用。

七、药理学

1. 药效学及作用机制　本品属于酰苯类抗精神病药，抗精神病作用与其阻断脑内多巴胺受体，并可促进脑内多巴胺的转化有关，其特点是体内代谢快，作用维持时间短，还具有安定和增强镇痛作用。

2. 药代动力学　本品大部分与血浆蛋白结合，半衰期约为 2.2 小时。主要在肝脏代谢，代谢物大部分经尿排出，少部分由粪便排出。

3. 药物不良反应

（1）锥体外系反应较重且常见，急性肌张力障碍在儿童和青少年更易发生，出现明显的扭转痉挛、吞咽困难、静坐不能及类帕金森病。

（2）可出现口干、视物模糊、乏力、便秘、出汗等。

（3）可引起血浆中泌乳素浓度增加，可能有关的症状为：乳溢、男子女性化乳房、月经失调、闭经。

（4）少数患者可能引起抑郁反应。

（5）可引起注射局部红肿、疼痛、硬结。

（6）较少引起低血压。

（7）偶见过敏性皮疹及恶性综合征。

4. 药物相互作用

（1）本品与乙醇或其他中枢神经系统抑制药合用，中枢抑制作用增强。

（2）本品与抗高血压药合用，易致直立性低血压。

八、注意事项

1. 禁用 基底神经节病变、帕金森病、帕金森综合征、严重中枢神经抑制状态者、抑郁症及对本品过敏者;注射液颜色变深或有沉淀时。

2. 慎用 心脏病尤其是心绞痛、药物引起的急性中枢神经抑制、癫痫、肝功能损害、青光眼、甲亢或毒性甲状腺肿、肺功能不全、肾功能不全及尿潴留。

3. 治疗期间应定期检查血常规,肝功能。

九、药物稳定性及贮藏条件

遮光、密闭、阴凉处保存。

十、药物经济性评价

医保乙类,《中国药典》(2020 年版)收载。

氯 普 噻 吨

一、药品名称

1. 英文名 Chlorprothixene
2. 化学名 (Z)-N,N-二甲基-3-(2-氯-9H-亚噻吨基)-1-丙胺

二、药品成分

氯普噻吨

三、剂型与规格

氯普噻吨片 (1)12.5mg;(2)15mg;(3)25mg;(4)50mg

四、适应证及相应的临床价值

用于急性和慢性精神分裂症,适用于伴有精神运动性激越、焦虑、抑郁症状的精神障碍。

五、用法用量

1. 儿童 6 岁以下儿童禁用。口服给药,治疗精神病,6 岁以上儿童初始剂量为每次 25mg,每日 3 次,逐渐增至每日 150~300mg,维持剂量为每日 50~150mg。

2. 成人 口服给药。从小剂量开始,首次剂量 25~50mg,每日 2~3 次,以后逐渐增加至每日 400~600mg。维持量为每日 100~200mg。

3. 老年人 口服治疗精神疾病时,初始剂量应减半,加量要缓慢,随后的剂量增加也应减半。

六、特殊人群用药

1. 妊娠期 孕妇慎用。
2. 哺乳期 哺乳期妇女使用本品期间应停止哺乳。
3. 肾功能损害 肾功能不全者应减量。
4. 肝功能损害 肝功能损害者应减量。
5. 其他人群
(1)儿童:6 岁以下儿童禁用。

(2)老年人:起始剂量应减半,加量要缓慢,随后的剂量增加也应减半。

七、药理学

1. 药效学及作用机制 本品为硫杂蒽类抗精神病药,可通过阻断脑内神经突触后多巴胺受体而改善精神障碍,也可抑制脑干网状结构上行激活系统,引起镇静作用,还可抑制延髓化学感受区而发挥止吐作用。本品抗肾上腺素作用及抗胆碱作用较弱,并有抗抑郁及抗焦虑作用。

2. 药代动力学 口服吸收快,血药浓度 1~3 小时可达峰值,半衰期($t_{1/2}$)约为 30 小时,主要在肝内代谢,大部分经肾脏排泄。

3. 药物不良反应

(1)头晕、嗜睡、无力、直立性低血压、心悸、口干、便秘、视力模糊、排尿困难等抗胆碱能症状。

(2)剂量偏大时可出现锥体外系反应,如震颤、僵直、流涎、运动迟缓、静坐不能、急性肌张力障碍。长期大量使用可引起迟发性运动障碍。

(3)可引起血浆中泌乳素浓度增加,可能有关的症状为乳溢、男子女性化乳房、月经失调、闭经。

(4)可引起肝功能损害、粒细胞减少。偶可引起癫痫。偶见过敏性皮疹及恶性综合征。

4. 药物相互作用

(1)本品能促使中枢神经抑制药如吸入全麻药或巴比妥类等静脉全麻药增效,合用时应将中枢神经抑制药的用量减少到常用量的 1/4~1/2。

(2)本品与苯丙胺合用,可降低后者的效应。

(3)合用抗胃酸药或泻药时,可减少本品的吸收。

(4)本品可降低惊厥阈值,使抗惊厥药作用减弱,不宜用于癫痫患者。

(5)本品与抗胆碱药物合用时药效可互相加强。

(6)本品与肾上腺素合用,由于 α 受体活动受阻,β 受体活动占优势,可出现血压下降。

(7)本品与左旋多巴合用时,可抑制后者的抗震颤麻痹作用。

(8)三环类或单胺氧化酶抑制药与本品合用,镇静及抗胆碱效能可更显著。

(9)可掩盖某些抗生素(如氨基苷类)的耳部毒性。

八、注意事项

1. 禁用 基底神经节病变、帕金森病、帕金森综合征、骨髓抑制、青光眼、尿潴留、昏迷及对本品过敏者。

2. 慎用 心血管疾病(如心衰、心肌梗死、传导异常)患者、癫痫患者。

3. 出现迟发性运动障碍,应停用所有的抗精神病药。

4. 出现过敏性皮疹及恶性症状群应立即停药并进行相应的处理。

5. 肝、肾功能不全者应减量。

6. 定期检查肝功能与白细胞计数。

7. 用药期间不宜驾驶车辆、操作机械或高空作业。

九、药物稳定性及贮藏条件

避光,密封保存。

十、药物经济性评价

医保乙类,《中国药典》(2020 年版)收载。

舒 必 利

一、药品名称

1. 英文名 Sulpiride
2. 化学名 N-[(1-乙基-2-吡咯烷基)甲基]-2-甲氧基-5-(氨基磺酰基)苯甲酰胺

二、药品成分

舒必利

三、剂型与规格

舒必利片 (1)10mg;(2)50mg;(3)100mg
舒必利注射液 (1)2ml:50mg;(2)2ml:100mg

四、适应证及相应的临床价值

对淡漠、退缩、木僵、抑郁、幻觉和妄想症状的效果较好,用于精神分裂症单纯型、偏执型、紧张型及慢性精神分裂症的孤僻、退缩、淡漠症状。对抑郁症状有一定疗效。其他用途有止吐。

五、用法用量

1. 儿童 6 岁以上儿童按成人剂量换算,应小剂量开始,缓慢增加剂量。
2. 成人
(1) 口服给药:①治疗精神分裂症,开始剂量为每次 100mg,每日 2～3 次,逐渐增至治疗量每日 600～1 200mg,维持剂量为每日 200～600mg;②止吐,每次 100～200mg,每日 2～3 次。
(2) 肌内注射:治疗精神分裂症,每次 100mg,每日 2 次。
(3) 静脉滴注:对木僵、违拗患者可用本品 100～200mg 稀释于 250～500ml 葡萄糖氯化钠注射液中缓慢静脉滴注,每日 1 次,可逐渐增量至每日 300～600mg,每日量不超过 800mg。滴注时间不少于 4 小时。
3. 老年人 老年患者应从小剂量开始,缓慢增加剂量。

六、特殊人群用药

1. 妊娠期 孕妇慎用。
2. 哺乳期 哺乳期妇女使用本品期间应停止哺乳。
3. 肾功能损害 肾功能不全者应减量。
4. 肝功能损害 肝功能不全者应减量,严重肝病患者禁用。

5. 其他人群
(1) 儿童:6 岁以上儿童按成人剂量换算,应小剂量开始,缓慢增加剂量。
(2) 老年人:老年患者应从小剂量开始,缓慢增加剂量。

七、药理学

1. 药效学及作用机制 本品属苯甲酸胺类抗精神病药,作用特点是选择性阻断中脑边缘系统的多巴胺(DA$_2$)受体,对其他递质受体影响较小,抗胆碱作用较轻,无明显镇静和抗兴奋躁动作用,本品还具有强止吐和抑制胃液分泌作用。

2. 药代动力学 本品自胃肠道吸收,2 小时可达血药浓度峰值,口服本品 48 小时,口服量的 30% 从尿中排出,一部分从粪中排出。血浆半衰期($t_{1/2}$)为 8～9 小时,动物实验提示本品不透过胎盘屏障进入脐血循环。本品主要经肾脏排泄。可从母乳中排出。

3. 药物不良反应
(1) 常见有失眠、早醒、头痛、烦躁、乏力、食欲缺乏等。可出现口干、视物模糊、心动过速、排尿困难与便秘等抗胆碱能不良反应。
(2) 剂量大于每日 600mg 时可出现锥体外系反应,如震颤、僵直、流涎、运动迟缓、静坐不能、急性肌张力障碍。
(3) 较多引起血浆中泌乳素浓度增加,可能有关的症状为乳溢、男子女性化乳房、月经失调、闭经、体重增加。
(4) 可出现心电图异常和肝功能损害。
(5) 少数患者可发生兴奋、激动、睡眠障碍或血压升高。
(6) 长期大量服药可引起迟发性运动障碍。

4. 药物相互作用 除氯氮平外,几乎所有抗精神病药和中枢抑制药如与本品合用均可增强中枢抑制作用,应充分注意。

八、注意事项

1. 禁用 嗜铬细胞瘤、高血压患者、严重心血管疾病和严重肝病患者、对本品过敏者。
2. 慎用 患有心血管疾病(如心律失常、心肌梗死、传导异常);基底神经病变,帕金森综合征,严重中枢神经抑制状态者;癫痫患者。
3. 出现迟发性运动障碍,应停用所有的抗精神病药。
4. 出现过敏性皮疹及恶性症状群应立即停药并进行相应的处理。
5. 肝、肾功能不全者应减量。

九、药物稳定性及贮藏条件

避光,密封保存。

十、药物经济性评价

基本药物(片剂:10mg、50mg、100mg),医保甲类,《中国药典》(2020 年版)收载。

氨磺必利

一、药品名称

1. 英文名　Amisulpride
2. 化学名　4-氨基-N-[（1-乙基-2-吡咯烷）甲基]-5-乙基磺酰-2-甲氧基苯甲酰胺

二、药品成分

氨磺必利

三、剂型与规格

氨磺必利片　（1）50mg；（2）200mg

四、适应证及相应的临床价值

氨磺必利用来治疗精神疾患，尤其是伴有阳性症状（如谵妄、幻觉、认知障碍）和/或阴性症状（如反应迟缓、情感淡漠及社会能力退缩）的急性或慢性精神分裂症，也包括以阴性症状为主的精神病患。

五、用法用量

1. 儿童　由于尚未确定氨磺必利在青春期至18岁青少年中的安全性和有效性，不建议在青春期至18岁的青少年中使用氨磺必利；青春期之前的儿童禁用氨磺必利。

2. 成人　通常情况下，若每日剂量小于或等于400mg，应一次服完，若每日剂量超过400mg，应分为两次服用。

阴性症状占优势阶段：推荐剂量为50～300mg/d。剂量应根据个人情况进行调整。最佳剂量约为100mg/d。

阳性及阴性症状混合阶段：治疗初期，应主要控制阳性症状，剂量可为400～800mg/d。然后根据患者的反应调整剂量至最小有效剂量。

急性期：治疗开始时，可以先以最大剂量400mg/d进行肌内注射几日，然后改为口服药物治疗。口服推荐剂量为400～800mg/d，最大剂量不应超过1 200mg。然后可根据患者的反应情况维持或调整剂量。任何情况下，均应根据患者的情况将维持剂量调整到最小有效剂量。

3. 老年人　由于老年人对药物的高敏感性（可产生镇静或低血压症状）所以老年人服药时应特别注意。

4. 肾功能不全　由于氨磺必利通过肾脏排泄，故对于肾功能不全，肌酐清除率为30～60ml/min的患者，应将剂量减半，对于肌酐清除率为10～30ml/min的患者，应将剂量减至三分之一。由于缺乏充足的资料，故氨磺必利不推荐用于患有严重肾功能不全的患者（肌酐清除率<10ml/min）（见"禁用"）。

5. 肝功能不全　由于氨磺必利代谢较少，对于患有肝功能不全的患者不需调整剂量。

六、特殊人群用药

1. 妊娠期　妊娠期使用氨磺必利的安全性尚不确定。除非益处超过潜在风险，否则不建议在妊娠期间使用本品。

2. 哺乳期　由于没有该药是否通过乳汁分泌的资料，所以哺乳期间应禁止服用本药。

3. 肾功能损害　参见"用法用量"和"药代动力学"。

4. 肝功能损害　参见"用法用量"和"药代动力学"。

5. 其他人群

（1）儿童：由于尚未确定氨磺必利在青春期至18岁青少年中的安全性和有效性，氨磺必利用于青春期精神分裂症的资料有限，所以，不建议在青春期至18岁的青少年中使用氨磺必利；青春期之前的儿童禁用氨磺必利。

（2）老年人：由于老年人对药物的高敏感性（可产生镇静或低血压症状），所以老年人服药时应特别注意。药代动力学研究数据显示，对于年龄高于65岁的老年人，单次给药50mg，其C_{max}、$t_{1/2}$和AUC可升高10%～30%。

七、药理学

1. 药效学及作用机制　氨磺必利为苯胺替代物类精神抑制药，选择性地与边缘系统的D_2、D_3多巴胺受体结合。本品不与5-羟色胺受体或其他组胺、胆碱能受体、肾上腺素受体结合。

动物实验中，与纹状体相比，高剂量氨磺必利主要阻断边缘系统中部的多巴胺能神经元。此种亲和力可能是氨磺必利精神抑制作用大于其锥体外系作用的原因。

低剂量氨磺必利主要阻断突触前D_2/D_3多巴胺受体，可以解释其对阴性症状的作用。

在与氟哌啶醇进行比较的双盲试验中，共入选191名患有急性精神分裂症的患者。与氟哌啶醇相比，氨磺必利可显著改善患者的继发性阴性症状。

2. 药代动力学　在人体中，氨磺必利有两个吸收峰，第一个吸收峰到达较快，于服药后1小时到达，第二个吸收峰于服药后3～4小时到达。服药50mg后，相对两个吸收峰的血药浓度分别为393ng/ml和544ng/ml。分布容积为5.8L/kg。血浆蛋白结合率低（16%），在与蛋白结合方面无药物相互作用。绝对生物利用度为48%。氨磺必利代谢物较少，可检测到两个无活性的代谢物，占排泄物的4%。重复给药，氨磺必利在体内不蓄积，各药代动力学参数不改变。口服消除半衰期约为12小时。氨磺必利多以原型从尿中排泄。经静脉注射给药，50%药物以原型从尿中排泄，大部分是在服药后24小时内（尿中排泄量的90%）。肾脏清除率约为330ml/min。高糖饮食可明显降低氨磺必利的AUC、T_{max}和C_{max}值，高脂饮食不改变这些参数。在治疗期间，这些参数的改变所产生的影响还不清楚。

肝功能不全：由于氨磺必利的代谢量很小，所以对于肝功能不全的患者不需调整剂量。

肾功能不全：虽然总清除率降低2.5～3倍，但对于肾功能不全的患者，消除半衰期并不改变。对于患有轻度肾功能不全的患者，氨磺必利的AUC提高一倍，对于患有中度肾功能不全的患者，氨磺必利的AUC可提高约10倍。现有的数据仅限于此，对于高于50mg以上剂量的研究还没有相关的数据。氨磺必利极少能通过透析排除。

老年患者：药代动力学研究数据显示，对于年龄高于65

岁的老年人，单次给药 50mg，其 C_{max}、$t_{1/2}$ 和 AUC 的值可升高 10%~30%。

3. 药物不良反应　常见不良反应为：①血中催乳素水平升高，其可引起以下临床症状：乳溢、闭经、男子乳腺发育、乳房肿胀、阳痿、女性的性冷淡。停止治疗，可恢复。②体重增加。③可产生锥体外系综合征（震颤、肌张力亢进、流涎、静坐不能、运动功能减退）。使用维持剂量时，这些症状通常处于中等程度，无须停药，使用抗胆碱能类抗震颤麻痹药物治疗，症状即可部分缓解。

以 50~300mg/d 的剂量治疗以阴性症状为主的精神分裂症患者时，与剂量有关的锥体外系症状发生率较低。

临床研究显示，接受氨磺必利治疗的患者比接受氟哌啶醇治疗的患者出现锥体外系症状的概率小。

很少发生的不良反应：①嗜睡；②胃肠道功能紊乱，例如便秘、恶心、呕吐、口干。

极少发生的不良反应：①可出现急性肌张力障碍（痉挛性斜颈、眼动危象、牙关紧闭等症状）。无须停药，只须服用抗胆碱能类抗震颤麻痹药物即可恢复。②可引起迟发性运动障碍，尤其是延长服用后，主要症状为不自主地舌或脸部运动。抗胆碱能类抗震颤麻痹药物对此种症状无治疗作用，还有可能加重症状。③可引起低血压和心动过缓。④可引起 Q-T 间期延长，极少情况下可引起尖端扭转型室性心动过速（见"注意事项"）。⑤过敏反应。⑥出现惊厥。⑦出现恶性综合征（见"注意事项"）。

4. 药物相互作用

（1）禁忌的联合使用：多巴胺能激动剂（金刚烷胺、无水吗啡、溴隐亭、卡麦角林、恩他卡朋、利苏力特、培高利特、吡贝地尔、普拉克索、喹那高利、罗匹尼罗），除了用于治疗帕金森病患者。其与精神抑制药物具有相互拮抗作用。遇到由精神抑制药物诱发的锥体外系综合征时，不要使用多巴胺能激动剂治疗，而要使用抗胆碱能药物。如果正在接受一种多巴胺能激动剂治疗的帕金森病患者必须使用精神抑制药物治疗，后者应逐渐减量直至停药（突然撤除多巴胺能药物可以使患者处于发生精神抑制恶性综合征的危险中）。

舒托必利：会增加室性心律失常的风险，尤其是尖端扭转型室性心动过速。不建议联合使用。

可能引起尖端扭转型室性心动过速的药物：Ⅰa 类（奎尼丁、氢化奎尼丁、丙吡胺）及 Ⅲ 类（胺碘酮、索他洛尔、多非利特、伊布利特）抗心律失常药物，某些精神抑制药物（硫利达嗪、氯丙嗪、左美丙嗪、三氟拉嗪、氰美马嗪、舒必利、硫必利、匹莫齐特、氟哌啶醇、氟哌利多）及苄普地尔、西沙必利、二苯马尼、静脉用红霉素、咪唑斯汀、静脉用长春胺、卤泛群、喷他咪丁、司氟沙星、莫西沙星等。会增加室性心律失常的风险，尤其是尖端扭转性室型心动过速。如果可能，停止能引起尖端扭转型室性心动过速的非抗感染药物。如果不能避免联合使用，用药前先核实 Q-T 间期，并进行心电图监查。

乙醇：乙醇能增加精神抑制药物的镇静作用。警觉性的受损可能使驾驶或操作机器发生危险。

避免使用乙醇性饮料以及含有乙醇的药物。

左旋多巴：左旋多巴与精神抑制药物具有相互拮抗作用。用于治疗帕金森病患者时，使用两种药物的最小有效剂量。

（2）需要谨慎的联合用药：能引起心率减慢的药物（具有减慢心率的钙通道阻滞剂，如地尔硫䓬、维拉帕米、可乐定、洋地黄；抗胆碱酯酶药物，如多奈哌齐、利凡斯的明、他克林、安贝铵、加兰他敏、吡啶斯的明、新斯的明）和降低血钾的药物［降低血钾的利尿剂、刺激性轻泻药、两性霉素 B（静脉途径）、糖皮质激素、替可克肽］，均会增加室性心律失常的风险，尤其是尖端扭转型室性心动过速。在使用本品前纠正任何低血钾，并确保临床、电解质和心电图参数的监测。

（3）可以考虑的联合用药：抗高血压药物（所有），抗高血压作用，增加直立性低血压的风险（附加作用）。

其他中枢神经系统抑制药物：吗啡衍生物（止痛药、镇咳药和替代治疗）、巴比妥酸盐、地西泮、地西泮以外的抗焦虑药物、催眠药、镇静抗抑郁药物、镇静 H_1 抗组胺药物、中枢性抗高血压药物、巴氯芬、沙利度胺。

增加中枢镇静作用。警觉性的受损可能使驾驶或操作机器发生危险。

八、注意事项

1. 禁用　已知对药品中某成分过敏者；对于已知患有或怀疑患有嗜铬细胞瘤的患者，不应开具含有此药的处方；15 岁以下的儿童不建议服用本药；已知患有或怀疑患有催乳素依赖性癌症的患者，如催乳素分泌性垂体腺瘤和乳腺癌；严重肾功能不全（肌酐清除率<10ml/min）。

2. 不能与下列药物联合应用　舒托必利及多巴胺能激动剂（金刚烷胺、无水吗啡、溴隐亭、卡麦角林、恩他卡朋、利苏力特、培高利特、吡贝地尔、普拉克索、喹那高利、罗匹尼罗），除了用于治疗帕金森病患者（见"药物间相互作用"）。

3. 本品通常不建议联合用于下列情况　乙醇；左旋多巴；可能引起尖端扭转型室性心动过速的药物：Ⅰa 类（奎尼丁、氢化奎尼丁、丙吡胺）及 Ⅲ 类（胺碘酮、索他洛尔、多非利特、伊布利特）抗心律失常药物，某些精神抑制药物（硫利达嗪、氯丙嗪、左美丙嗪、三氟拉嗪、氰美马嗪、舒必利、硫必利、匹莫齐特、氟哌啶醇、氟哌利多），其他药物如苄普地尔、西沙必利、二苯马尼、静脉用红霉素、咪唑斯汀、静脉用长春胺、卤泛群、喷他咪丁、司氟沙星、莫西沙星等。多巴胺能激动剂（金刚烷胺、无水吗啡、溴隐亭、卡麦角林、恩他卡朋、利苏力特、培高利特、吡贝地尔、普拉克索、喹那高利、罗匹尼罗）用于治疗帕金森病患者时（见"药物间相互作用"）。

4. 警告恶性综合征　与其他精神抑制类药物合用时，可产生恶性综合征（高热、肌肉强直、自主神经功能紊乱、意识障碍、磷酸肌酸激酶含量升高）。高热时，尤其对于那些服用高剂量药物的患者，应停止抗精神病治疗。

5. 延长 Q-T 间期　氨磺必利延长 Q-T 间期，与剂量相关。这种作用可导致严重的室性心律失常，例如尖端扭转型室性心动过速，若有心动过缓、低钾血症、先天性或获得性 Q-T 间期延长(合并用药也可延长 Q-T 间期),发生严重室性心律失常的危险性增加。

如果临床情况允许,给药前应先确定患者没有以下可引起心律失常的因素存在:①心动过缓,心率<55 次/min;②低钾血症;③先天性 Q-T 间期延长;④目前所进行的药物治疗可导致明显的心动过缓(<55 次/min)、低钾血症、心内传导减慢或 Q-Tc 间期延长。

对于准备接受长期精神抑制药物治疗的患者,心电图(ECG)应作为早期评价的一部分。

由于本品含有乳糖,本品禁用于先天性半乳糖血症、葡萄糖或半乳糖吸收不良综合征或乳糖酶缺乏的患者。

6. 注意事项 由于药物主要通过肾脏排泄,所以对于患有肾功能不全的患者,应减少服药剂量(见"用法用量")。对于患有严重肾功能不全的患者,没有相关的临床数据(见"禁用")。

精神抑制类药物可降低癫痫发作的阈值。所以对于有惊厥史的患者,服用氨磺必利时应仔细监控。

由于老年人对药物的高敏感性(可产生镇静或低血压症状),所以老年人服药时应注意。

对于患有帕金森病的患者,服药时应注意。除非必须使用精神抑制类药物治疗,否则应避免服用此药。

对于司机和机器操作者,应特别注意,服用此药可出现瞌睡症状。

九、药物稳定性及贮藏条件

避光,密封保存。

十、药物经济性评价

基本药物(片剂:50mg,200mg),医保乙类。

舒托必利

一、药品名称

1. 英文名 Sultopride
2. 化学名 N-[(1-乙基-2-吡咯烷基)甲基]-5-(乙基磺酰基)-2-甲氧基苯甲酰胺

二、药品成分

盐酸舒托必利

三、剂型与规格

盐酸舒托必利片 100mg
盐酸舒托必利注射液 2ml:200mg

四、适应证及相应的临床价值

用于治疗急慢性精神分裂症及其他具有兴奋、躁狂和幻觉、妄想等症状的精神障碍。

五、用法用量

1. 儿童 不详。

2. 成人 口服给药。①起始剂量:每日 0.1g,分早、午 2 次服,每隔 2~3 日一日剂量增加 0.1~0.2g;②治疗剂量:每日 0.2~0.6g,分早、午 2 次服,每日最大剂量不得超过 1.4g;③维持剂量:建议每日 0.1~0.4g,分早、午 2 次服。

肌内注射:常用剂量为 0.4~1.2g/d。可增至每日 1.6~1.8g,维持剂量为 0.4~0.6g。

3. 老年人 不详。

六、特殊人群用药

1. 妊娠期 尚缺乏人类的研究资料,孕妇禁用。
2. 哺乳期 尚缺乏人类的研究资料,哺乳期妇女禁用。
3. 肾功能损害 肾功能不全者禁用。
4. 肝功能损害 肝功能不全者禁用。
5. 其他人群
(1) 儿童:不详
(2) 老年人:不详。

七、药理学

1. 药效学及作用机制 本品是舒必利后又一种苯甲酰胺类抗精神病新药。作用于多巴胺 D_2 受体,为多巴胺受体拮抗剂。其镇静作用较舒必利强,对躁狂、幻觉、妄想及精神运动性兴奋有抑制作用。

本品与氯丙嗪、氟哌啶醇及碳酸锂相比具有作用速度快、作用强、毒副作用小等特点,故在控制急性精神兴奋状态方面有效果。对抑郁、焦虑及动作迟滞效果不明显。

2. 药代动力学 本药口服后主要从十二指肠、空肠吸收,1~1.5 小时血药浓度达峰值。口服片剂的生物利用度为 80%~90%。在肝脏代谢,主要代谢产物为舒托必利氧化物。给药量的 90% 以原型经肾由尿排泄,4% 以代谢产物形式排泄。半衰期为 3.5~5.3 小时。

3. 药物不良反应 主要不良反应为锥体外系反应,发生率较氟哌啶醇低而较舒必利为高。

4. 药物相互作用 本药与 I 类抗心律失常药及 III 类抗心律失常药、三环类抗抑郁药、氟哌啶醇、氟哌利多、利多氟嗪、美索达嗪、硫利达嗪、匹莫齐特、三氟拉嗪、利培酮、舍吲哚、齐拉西酮、佐替平、氨磺必利、红霉素、螺旋霉素、克拉霉素、复方磺胺甲噁唑、多拉司琼、昂丹司琼、西沙比利、膦甲酸、卤泛群、依拉地平、左美沙酮、奥曲肽、特非拉定、三氧化二砷、阿司咪唑、水合氯醛、氯喹等药合用,可因延长的 Q-T 间期作用相加而导致心血管毒性反应,如 Q-T 间期延长、尖端扭转型室性心动过速、心室颤动、心搏骤停等。合用时应谨慎,必要时减量。

八、注意事项

1. 禁用 对本药过敏者,心、肝、肾功能不全者,抑郁症患者,帕金森病患者,病情不稳定的癫痫患者,中枢神经系统处于明显抑制状态者,有脑损伤病史的患者,低钾血症患者。

2. 慎用 心血管疾病患者,甲状腺功能亢进者,脱水机营养不良者,高龄患者。

3. 用药期间应定期检查血常规及心、肝、肾功能,其余参见特殊人群用药。

九、药物稳定性及贮藏条件

遮光,密闭保存。

十、药物经济性评价

医保乙类。

氯氮平

一、药品名称

1. 英文名 Clozapine
2. 化学名 8-氯-11-(4-甲基-1-哌嗪基)-5H-二苯并[b, e][1,4]二氮杂䓬

二、药品成分

氯氮平

三、剂型与规格

氯氮平片 (1)25mg;(2)50mg

四、适应证及相应的临床价值

本品不仅对精神病阳性症状有效,对阴性症状也有一定效果。适用于急性与慢性精神分裂症的各个亚型,对幻觉妄想型、青春型效果好。也可以减轻与精神分裂症有关的情感症状(如抑郁、负罪感、焦虑)。对一些用传统抗精神病药治疗无效或疗效不好的患者,改用本品可能有效。本品也用于治疗躁狂症或其他精神病性障碍的兴奋躁动和幻觉妄想。因导致粒细胞减少症,一般不宜作为首选药。

五、用法用量

1. 儿童 12岁以下儿童不宜使用。
2. 成人 口服给药,从小剂量开始,首次剂量为每次25mg,每日2~3次,逐渐缓慢增加至常用治疗量每日200~400mg,高量可达每日600mg。维持量为每日100~200mg。
3. 老年人 慎用或使用低剂量。

六、特殊人群用药

1. 妊娠期 孕妇禁用。
2. 哺乳期 哺乳期妇女使用本品期间应停止哺乳。
3. 肾功能损害 严重肾功能不全者禁用。
4. 肝功能损害 严重肝功能不全者禁用。
5. 其他人群
(1) 儿童:12岁以下儿童不宜使用。
(2) 老年人:慎用或使用低剂量。

七、药理学

1. 药效学及作用机制 本品系二苯二氮杂䓬类抗精神病药。对脑内5-羟色胺(5-HT$_{2A}$)受体和多巴胺(DA$_1$)受体的阻滞作用较强,对多巴胺(DA$_4$)受体的也有阻滞作用,对多巴胺(DA$_2$)受体的阻滞作用较弱,此外还有抗胆碱(M$_1$)、抗组胺(H$_1$)及抗α-肾上腺素受体作用,极少见锥体外系反应,一般不引起血中泌乳素增高。能直接抑制脑干网状结构上行激活系统,具有强大镇静催眠作用。

2. 药代动力学 口服吸收快而完全,食物对其吸收速率和程度无影响,吸收后迅速广泛分布到各组织,生物利用度个体差异较大,平均50%~60%,有肝脏首过效应。服药后3.2小时(1~4小时)达血浆峰浓度,消除半衰期($t_{1/2}$)平均为9小时(3.6~14.3小时),表观分布容积(V_d)4.04~13.78L/kg,组织结合率高。经肝脏代谢,80%以代谢物形式出现在尿和粪中,主要代谢产物有N-去甲基氯氮平、氯氮平的N-氧化物等。在同等剂量与体重一定的情况下,女性患者的血清药物浓度明显高于男性患者,吸烟可加速本品的代谢,肾清除率及代谢在老年人中明显减低。本品可从乳汁中分泌且可通过血脑屏障。

3. 药物不良反应
(1) 镇静作用强和抗胆碱能不良反应较多,常见有头晕、无力、嗜睡、多汗、流涎、恶心、呕吐、口干、便秘、直立性低血压、心动过速。
(2) 常见食欲增加和体重增加。
(3) 可引起心电图异常改变。可引起脑电图改变或癫痫发作。
(4) 可引起血糖增高。
(5) 严重不良反应为粒细胞缺乏症及继发性感染。
(6) 较少见的有:①不安与易激惹。②精神错乱。③视力模糊。④血压升高与严重连续的头痛。这些反应都与剂量有关。⑤体温升高。以治疗的前3周多见,有自行调节倾向,可并发白细胞升高或降低,如同时产生肌强直和自主神经并发症时,须排除恶性综合征。

4. 药物相互作用
(1) 本品与乙醇或与其他中枢神经系统抑制药合用可增加中枢抑制作用。
(2) 本品与抗高血压药合用有增加直立性低血压的危险。
(3) 本品与抗胆碱药合用可增加抗胆碱作用。
(4) 本品与地高辛、肝素、苯妥英钠、华法林合用,可加重骨髓抑制作用。
(5) 本品与碳酸锂合用,有增加惊厥、恶性综合征、精神错乱与肌张力障碍的危险。
(6) 本品与氟伏沙明、氟西汀、帕罗西汀、舍曲林等抗抑郁药合用可升高血浆氯氮平与去甲氯氮平水平。
(7) 本品与大环内酯类抗生素合用可使血浆氯氮平浓度显著升高,并有报道诱发癫痫发作。

八、注意事项

1. 禁用 严重心肝肾疾患、昏迷、谵妄、低血压、癫痫、青光眼、骨髓抑制或白细胞减少者禁用。对本品过敏者。
2. 出现过敏性皮疹及恶性综合征应立即停药并进行相

应的处理。

3. 中枢神经抑制状态者慎用。尿潴留患者慎用。

4. 治疗头 3 个月内应坚持每 1~2 周检查白细胞计数及分类,以后定期检查。

5. 定期检查肝功能与心电图。

6. 定期检查血糖,避免发生糖尿病或酮症酸中毒。

7. 用药期间不宜驾驶车辆、操作机械或高空作业。

8. 用药期间出现不明原因发热,应暂停用药。

九、药物稳定性及贮藏条件

遮光,密封保存。

十、药物经济性评价

基本药物(片剂:25mg、50mg),医保甲类,《中国药典》(2020 年版)收载。

利 培 酮

一、药品名称

1. 英文名　Risperidone
2. 化学名　3-[2-[4-(6-氟-1,2-苯并异噁唑-3-基)-1-哌啶基]乙基]-6,7,8,9-四氢-2-甲基-4H-吡啶并[1,2-α]嘧啶-4-酮

二、药品成分

利培酮

三、剂型与规格

利培酮片　(1)1mg;(2)2mg
利培酮胶囊　1mg
利培酮口服溶液　(1)30ml:30mg;(2)100ml:100mg
利培酮口腔崩解片　(1)0.5mg;(2)1mg;(3)2mg
注射用利培酮微球　(1)25mg;(2)37.5mg;(3)50mg

四、适应证及相应的临床价值

1. 用于治疗急性和慢性精神分裂症以及其他各种精神病性状态的明显的阳性症状(如幻觉、妄想、思维紊乱、敌视、怀疑)和明显的阴性症状(如反应迟钝、情绪淡漠及社交淡漠、少语)。也可减轻与精神分裂症有关的情感症状(如抑郁、负罪感、焦虑)。对于急性期治疗有效的患者,在维持期治疗中,本品可继续发挥其临床疗效。

2. 可用于治疗双相情感障碍的躁狂发作,其表现为情绪高涨、夸大或易激惹、自我评价过高、睡眠要求减少、语速加快、思维奔逸、注意力分散或判断力低下(包括紊乱或过激行为)。

五、用法用量

1. 儿童　口服制剂对于精神分裂症,目前尚缺乏 15 岁以下儿童的足够的临床经验。对于品行障碍和其他行为紊乱,目前尚缺乏 5 岁以下儿童的足够的临床经验。对于双相情感障碍的狂躁发作,目前尚缺乏 18 岁以下儿童及青少年

的足够临床经验。注射剂尚未在低于 18 岁的儿童中开展过研究。

2. 成人

(1)口服给药。①精神分裂症:由使用其他抗精神病药改用本品者,开始使用时,应渐停原先使用的抗精神病药。若患者原来使用的是长效抗精神病药,则可用本品治疗来替代下一疗程的用药。已用的抗帕金森综合征的药是否需要继续则应定期地进行重新评定。成人每日 1 次或每日 2 次。起始剂量 1mg,在 1 周左右的时间内逐渐将剂量加大到 2~4mg/d,第 2 周内可逐渐加量到 4~6mg/d。此后,可维持此剂量不变,或根据个人情况进一步调整。一般情况下,最适剂量为 2~6mg/d。每日剂量一般不超过 10mg。②治疗双相情感障碍的躁狂发作:推荐起始剂量每日 1 次,每次 1~2mg,剂量可根据个体需要进行调整。剂量增加的幅度为 1~2mg/d,剂量增加至少隔日或间隔更多日进行。大多数患者的理想剂量为 2~6mg/d。在所有的对症治疗期间,应不断地对是否需要继续使用本品进行评价。

(2)肌内注射。治疗精神分裂症:每次 25mg,每 2 周 1 次。某些患者可能需要更高的剂量,如 37.5mg 或 50mg。不推荐剂量高于每 2 周 50mg。在首次注射微球后 3 周的延迟期内,应补充口服抗精神病药物治疗。剂量上调的频率不得超过每 4 周 1 次。在首次采用调整后的较高剂量注射后的 3 周内,无法预测剂量调节的效果。

3. 老年人　口服制剂治疗精神分裂症:建议起始剂量为每次 0.5mg,每日 2 次,剂量可根据个体需要进行调整。剂量增加的幅度为每次 0.5mg,每日 2 次,直至每次 1~2mg,每日 2 次。注射剂推荐剂量为 25mg 肌内注射,每 2 周 1 次。在首次注射本品之后 3 周的延迟期内,应当保证充分的抗精神病药物治疗。

4. 肾功能不全时剂量　口服给药起始剂量为 0.5mg,每日 2 次。可根据耐受情况增加至每次 1~2mg,每日 2 次。剂量调整间隔应不少于 1 周,剂量增减幅度为每次 0.5mg,每日 2 次。如至少可以耐受 2mg 的口服剂量,可肌内注射,每次 25mg,每 2 周 1 次。

5. 肝功能不全时剂量　同肾功能不全时剂量。

六、特殊人群用药

1. 妊娠期　利培酮用于孕妇的安全性尚未得到确定,只有在临床收益大于风险的情况下,才可将本品用于孕妇。

2. 哺乳期　利培酮和 9-羟利培酮会经动物乳汁排出,服用本品的妇女不应哺乳。

3. 肾功能损害　参见"用法用量"。

4. 肝功能损害　参见"用法用量"。

5. 其他人群

(1)儿童:参见"用法用量"。

(2)老年人:参见"用法用量"。

七、药理学

1. 药效学及作用机制　利培酮是一种选择性的单胺能

拮抗剂,对 5-HT$_2$ 受体、D$_2$ 受体、α$_1$ 及 α$_2$ 受体和 H$_1$ 受体亲和力高。对其他受体亦有拮抗作用,但较弱。对 5-HT$_{1C}$、5-HT$_{1D}$ 和 5-HT$_{1A}$ 有低到中度的亲和力,对 D$_1$ 及氟哌啶醇敏感的 σ 受体亲和力弱,对 M 受体或 β$_1$ 及 β$_2$ 受体没有亲和作用。与其他治疗精神分裂症的药物一样,利培酮治疗精神分裂症的机制尚不清楚。据认为其治疗作用是对 D$_2$ 受体及 5-HT$_2$ 受体拮抗联合效应的结果。对 D$_2$ 及 5-HT$_2$ 以外其他受体的拮抗作用可能与利培酮的其他作用有关。

2. 药代动力学 利培酮经口服后可被完全吸收,并在 1~2 小时内达到血药浓度峰值,其吸收不受食物影响,因此可单独服用或与食物同服。在体内,利培酮经 CYP2D6 代谢成 9-羟基利培酮,后者与利培酮有相似的药理作用。利培酮与 9-羟基利培酮共同构成本品抗精神病有效成分,利培酮在体内的另外一个代谢途径为 N-脱烃作用。利培酮的消除半衰期为 3 小时左右,9-羟基利培酮及其他活性代谢物消除半衰期均为 24 小时。大多数患者在 1 日内达到利培酮的稳态,经过 4~5 日达到 9-羟基利培酮的稳态,在治疗剂量范围内,利培酮的血药浓度与给药剂量成正比。用药 1 周后,70% 的药物经尿液排泄,14% 的药物经粪便排出,经尿排泄的部分中,35%~45% 为利培酮和 9-羟基利培酮,其余为非活性代谢物。一项单剂量研究显示,老年患者和肾功能不全患者的本品活性成分血浆浓度较高,活性成分的清除率在老年患者体内下降 30%,在肾功能不全患者体内下降 60%。利培酮血浆浓度在肝功能不全患者中正常,但是血浆中利培酮未结合部分平均增加约 35%。利培酮、9-羟基利培酮及其他活性代谢物在儿童体内的药代动力学与成人相似。

单次肌内注射本品后,药物的释放特点是:先出现一个小的初始释放(<1% 的剂量),随后是一个为期 3 周的迟滞期。注射后,药物的主要释放始于 3 周以后,持续至第 4~6 周,第 7 周消退。因此,需要在注射本品后的最初 3 周补充口服抗精神病药物治疗。根据药物的释放特点确定具体的给药方法,则可以维持有效的血浆治疗浓度。末次注射本品后,血浆浓度可以维持于治疗水平达 4~6 周。末次注射后 7~8 周,消除相结束。利培酮分布迅速,分布容积为 1~2L/kg。在血浆中,利培酮与白蛋白和 α$_1$-酸糖蛋白结合。利培酮的血浆蛋白结合率为 90%,活性代谢产物 9-羟利培酮为 77%。在 CYP2D6 的快代谢者中,抗精神病活性成分和利培酮的清除率分别为 5.0L/h 和 13.7L/h,而慢代谢者的清除率分别为 3.2L/h 和 3.3L/h。若每 2 周重复注射每次 25mg 或 50mg 的本品,则活性抗精神病成分的谷浓度和峰浓度的中位数分别波动于 9.9~19.2ng/ml 和 17.9~45.5ng/ml 之间。在 25~50mg 的剂量范围内,若每 2 周注射 1 次,则利培酮的药代动力学呈线性。在每 2 周注射 25~50mg 的长期用药患者中,未见利培酮的蓄积现象。

3. 药物不良反应

(1) 常见失眠、焦虑、激越、头痛、头晕、口干。

(2) 可引起锥体外系反应、体重增加。

(3) 少见过度镇静、乏力、注意力下降、便秘、消化不良、恶心、呕吐、腹痛、视物模糊、性功能障碍、男性乳房发育、乳溢、月经紊乱、尿失禁、血管性水肿、鼻炎、皮疹及其他过敏反应、直立性低血压、反射性心动过速、高血压、肝功能异常。

(4) 偶见迟发性运动障碍、恶性综合征、体温失调和癫痫发作;有轻度中性粒细胞和血小板计数下降的个例报道;罕见心电图 Q-T 间期延长的报道。

(5) 具有痴呆相关精神症状的老年患者用药时间可能出现脑血管不良反应(如脑卒中、短暂性脑缺血)的风险增大。

4. 药物相互作用

(1) 鉴于本品对中枢神经系统的作用,在与其他作用于中枢神经系统的药物合用时应慎重。

(2) 本品可拮抗左旋多巴及其他多巴胺激动剂的作用。

(3) 上市后合用抗高血压药物时,曾观察到有临床意义的低血压。

(4) 与已知会延长 Q-T 间期的药物合用时应谨慎。

(5) 卡马西平及其他 CYP3A4 诱导剂会降低本品活性成分的血浆浓度,开始或停止使用卡马西平或其他 CYP3A4 时,应重新确定使用本品的剂量。

(6) 氟西汀和帕罗西汀(CYP2D6 抑制剂)可增加本品的血药浓度,但对其抗精神病活性成分血药浓度的影响较小。当开始或停止与氟西汀或帕罗西汀合用时,医师应重新确定本品的剂量。

(7) 托吡酯略微降低利培酮的生物利用度,对本品中的抗精神病活性成分无影响。因此,该相互作用基本上不具有临床意义。

(8) 吩噻嗪类抗精神病药、三环类抗抑郁药和一些 β 受体拮抗剂会增加本品的血药浓度,但不增加其抗精神病活性成分的血药浓度。阿米替林不影响利培酮或其抗精神病活性成分的药代动力学参数。西咪替丁和雷尼替丁可增加利培酮的生物利用度,但对其抗精神病活性成分的影响很小,红霉素(CYP3A4 抑制剂)不影响利培酮或其抗精神病活性成分的药代动力学参数。胆碱酯酶抑制剂加兰他敏和多奈哌齐对利培酮或其抗精神病活性成分的药代动力学参数无显著影响。

(9) 当和其他高度蛋白结合的药物一起服用时,不存在有临床意义的血浆蛋白的相互置换。

(10) 本品对碳酸锂、丙戊酸钠、地高辛或托吡酯的药代动力学参数无显著影响。

(11) 有关老年痴呆患者合用呋塞米治疗死亡率增加的内容参见"注意事项"部分。

(12) 食物不影响本品的吸收。

八、注意事项

1. 禁用 已知对本品过敏的患者。

2. 老年痴呆患者

(1) 总死亡率:对包括本品在内的几个非典型抗精神病药进行的 17 项对照试验汇总分析结果显示,非典型抗精神病药物组老年痴呆患者的死亡率较安慰剂组有所增加。在对此类人群用本品进行的安慰剂对照试验中,本品组和安慰剂组患者的死亡率分别为 4.0% 和 3.1%。死亡患者的平均年龄为 86 岁(范围为 67~100 岁)。

（2）与呋塞米合用:在对老年痴呆患者用本品进行的安慰剂对照研究中,利培酮与呋塞米合并用药患者的死亡率高于单独使用利培酮或呋塞米的患者,分别为 7.3%(平均年龄 89 岁,范围 75~97 岁)、3.1%(平均年龄 84 岁,范围 70~96 岁)和 4.1%(平均年龄 80 岁,范围 67~90 岁)。在 4 项临床试验中的 2 项观察到了合用呋塞米和本品的患者死亡率增加的现象。

尽管尚未找到明确的病理生理学机制来解释这一现象,并且患者的死亡原因也不相同,但对老年患者合并给予利培酮和呋塞米时需谨慎评估风险利益。在服用利培酮并合用其他利尿剂的患者中,并未出现以上死亡率增加的现象。由于脱水是老年痴呆患者很重要的致死因素,所以应尽量避免脱水的发生。

3. 脑血管意外(CAE)　在对老年痴呆患者(平均年龄 85 岁,范围 73~97 岁)进行的安慰剂对照研究中,观察到利培酮组包括死亡在内的脑血管方面不良事件(脑血管意外和短暂性脑缺血发作)的发生率较安慰剂组高。

4. 直立性低血压　由于本品具有对 α 受体的阻断作用,可能会发生直立性低血压,尤其是在治疗初期的剂量调整阶段。上市后合用抗高血压药物时,曾观察到有临床意义的低血压。对于已知患有心血管疾病的患者(如心衰、心肌梗死、传导异常、脱水、血容量降低或脑血管疾病)应慎用本品,剂量应按推荐剂量逐渐增加(参见"用法用量"),如发生血压过低现象,应考虑减少剂量。

5. 白细胞减少症、中性粒细胞减少症以及粒细胞缺乏症　曾报告过抗精神病药物(包括利培酮)出现白细胞减少症、中性粒细胞减少症和粒细胞缺乏症事件。在上市后监督期间,粒细胞缺乏症的报告非常罕见(<1/10 000 例患者)。

在开始治疗的几个月,应对具有白细胞(WBC)显著降低或药物诱导的白细胞减少症/中性粒细胞减少症病史的患者进行监测,在没有其他诱发因素的情况下,一旦发现 WBC 有显著降低,则应考虑停用本品。

对于临床上显著的中性粒细胞减少症的患者,应仔细监测是否有发烧或其他感染的症状或体征,如果出现这些症状或体征,应立即进行治疗。对于重度中性粒细胞减少症(嗜中性细胞绝对计数<1×10^9/L)的患者,应停止使用本品,并随访监测 WBC 计数,直至恢复正常。

6. 静脉血栓栓塞　使用抗精神病药物曾报告静脉血栓栓塞(VTE)的病例。由于服用抗精神病药治疗的患者常会出现患 VTE 的风险因素,因此在本品治疗前和治疗期间应判断 VTE 所有可能的风险因素,并采取预防措施。

7. 迟发性运动障碍/锥体外系症状(TD/EPS)　与其他所有具有多巴胺受体拮抗剂性质的药物相似,本品也可能引起迟发性运动障碍,其特征为有节律的非自主运动,主要见于舌及面部。有报告表明,锥体外系症状的发生是迟发性运动障碍发展的风险因素,而与其他传统抗精神病药物相比,本品较少引起锥体外系症状,因此与传统抗精神病药物相比,本品引发迟发性运动障碍的风险较低。如果出现迟发性运动障碍的症状,应考虑停用所有的抗精神病药。

8. 抗精神病药的恶性综合征(NMS)　已有报告指出,服用传统的抗精神病药可能会出现恶性综合征,其特征为高热、肌肉僵直、颤抖、意识障碍和血清肌酸磷酸激酶水平升高,还可能出现肌红蛋白尿(横纹肌溶解症)和急性肾衰。此时应停用包括本品在内的所有抗精神病药物。

9. 帕金森病或路易体痴呆　对于路易体痴呆或帕金森病患者,在处方抗精神病药(包括本品)时,应权衡利弊,这类药物可能增加恶性综合征的风险。同时以上人群对抗精神病药物的敏感度增加,除出现锥体外系症状外还会出现混乱、迟缓、体位不稳而经常跌倒。

10. 高血糖和糖尿病　在使用本品期间,已有高血糖、糖尿病及原有糖尿病加重的报告。精神分裂症固有的糖尿病高风险性及正常人群中糖尿病发病率的上升,使非典型抗精神病药物的使用与葡萄糖异常间的相关性评估变得复杂。在精神分裂患者中糖尿病的患者应监测高血糖和糖尿病症状。

11. 体重增加　已有显著的体重增加的报告。使用本品时,应进行体重监测。

12. Q-T 间期　与其他抗精神病药物一样,对有心律失常病史、先天性 Q-T 间期延长综合征的患者给予本品,及与已知会延长 Q-T 间期的药物合用时,应谨慎。

13. 阴茎异常勃起　具有 α 肾上腺素能阻断效应的药物曾有报告导致阴茎异常勃起。在上市后监督期间,本品曾有阴茎异常勃起的报告。

14. 体温调节　使用抗精神病药可以损伤人体降低深部体温的能力。当患者处于可能会升高深部体温的条件(如剧烈运动、处于高温环境、接受抗胆碱能活性药物合并治疗或患有脱水)下,建议对使用本品的患者进行适当的护理。

15. 止吐作用　在利培酮的前临床研究中观察到了止吐作用。这种作用如果发生在人类身上,则可能会掩盖某些药物过量或疾病(如肠梗阻、瑞氏综合征和脑肿瘤)的体征和症状。

16. 癫痫发作　与其他抗精神病药一样,有癫痫发作或其他会潜在降低癫痫发作阈值病史的患者使用本品时应谨慎。

17. 其他　对于老年患者、肝功能损害患者、肾功能损害患者或老年痴呆患者推荐的特殊剂量,参见特殊人群用药和用法用量项。

本品对需要警觉性的活动有所影响。因此,在了解到患者对本品的敏感性前,建议患者在治疗期间不应驾驶汽车或操作机器。

请置于儿童不易拿到处。

九、药物稳定性及贮藏条件

利培酮片:密封保存。
利培酮胶囊:密封保存。
利培酮口服溶液:15~30℃保存。

利培酮口腔崩解片:15~30℃密封保存。

注射用利培酮微球:2~8℃保存。

遮光,密封保存。

十、药物经济性评价

基本药物(片剂:1mg、2mg),医保乙类,《中国药典》(2020年版)收载。

帕利哌酮

一、药品名称

1. 英文名 Paliperidone

2. 化学名 (±)-3-(2-(4-(6-氟-1,2-苯并异噁唑-3-基)-1-哌啶基)乙基)-6,7,8,9-四氢-9-羟基-2-甲基-4H-吡啶并(1,2-a)嘧啶-4-酮。

二、药品成分

帕利哌酮、棕榈酸帕利哌酮

三、剂型与规格

帕利哌酮缓释片 (1)3mg;(2)6mg;(3)9mg

棕榈酸帕利哌酮注射液 (1)0.25ml:25mg;(2)0.5ml:50mg;(3)0.75ml:75mg;(4)1ml:100mg;(5)1.5ml:150mg

四、适应证及相应的临床价值

帕利哌酮缓释片适用于精神分裂症急性期的治疗。注射液用于精神分裂症急性期和维持期的治疗。

五、用法用量

1. 儿童 本品在年龄18岁以下患者中的安全性和有效性尚不明确。

2. 成人

(1) 口服给药。①推荐剂量:本品推荐剂量为6mg,每日1次,早上服用。起始剂量不需要进行滴定。虽然没有系统性地确立6mg以上剂量是否具有其他益处,但一般的趋势是,较高剂量具有较大的疗效,但必须权衡,因为不良反应随剂量增加也会相应增多。因此,某些患者可能从最高12mg/d的剂量中获益,而某些患者服用3mg/d的较低剂量已经足够。仅在经过临床评价后方可将剂量增加到6mg/d以上,而且间隔时间通常应大于5天。当提示需要增加剂量时,推荐采用每次3mg/d的增量增加,推荐的最大剂量是12mg/d。②与利培酮联合使用:还没有对本品和利培酮联合使用进行研究。由于帕利哌酮为利培酮的主要活性代谢物,因此应考虑到,如果将利培酮与本品同时使用,可能会出现累积帕利哌酮暴露量。

(2) 肌内注射给药:对于从未使用过帕利哌酮口服制剂、利培酮口服制剂或利培酮注射剂的患者,建议在开始本品治疗前,先通过口服帕利哌酮缓释片或口服利培酮确定患者对帕利哌酮的耐受性。

建议患者在起始治疗首日注射本品150mg,1周后再次

注射100mg,前2剂起始治疗药物的注射部位均为三角肌。建议维持治疗剂量为每月75mg,根据患者的耐受情况和/或疗效,可在25~50mg的范围内增加或降低每月的注射剂量。第2剂药物之后,每月1次注射的部位可以为三角肌或臀肌。

每个月都可以调整维持治疗的剂量。调整剂量时,需考虑到本品的长效释放特点,剂量调整所产生的全部效应可能需要几个月的时间才能体现出来。应避免药物漏用。

建议在给予首剂药物1周后注射第2剂本品。为了避免药物漏用,可以在预定的时间点(首次给药后1周)之前或之后2日内给予第2剂药物。同样,建议从第3剂药物开始每月给药1次。为了避免药物漏用,患者可以在每月计划的给药时间之前或之后7日内给药。

药物漏用(1个月至6周):起始治疗之后,推荐的本品给药周期为1个月。如果距离前一次给药的时间不到6周,则应该尽快按照原来的稳定剂量进行注射,之后继续按照每月1次的间隔注射给药。

药物漏用(>6周至6个月):如果距离前一次给药时间已经超过了6周,那么应当按照下面的方式以患者之前注射的稳定剂量重新开始治疗(但是,当患者之前的稳定剂量为150mg时,前2剂的注射剂量均应为100mg)。①尽可能快地在三角肌进行一次注射;②1周以后进行另一次三角肌注射(与前一次的剂量相同);③继续按照每月1次的间隔时间在三角肌或臀肌部位注射。

药物漏用(>6个月):如果距离前一次给药的时间已经超过了6个月,则应按照首次给药的方法,重新开始本品治疗。

与口服利培酮或帕利哌酮联用:目前尚未进行注射剂与帕利哌酮口服制剂、利培酮口服制剂或利培酮注射剂联用的研究。由于帕利哌酮是利培酮的主要活性代谢物,因此本品与这些药物中的任何一种联用时,都会增加帕利哌酮的暴露量。

维持期治疗:注射剂在长期治疗中可以有效延长精神分裂症症状复发的时间。治疗有效的患者推荐以所需最低剂量继续治疗。患者应该定期进行重新评估以判定是否需要继续治疗。

从其他抗精神药物转用本品:尚未系统性地收集以前接受其他抗精神病药物治疗的精神分裂症患者转为接受注射剂治疗的数据,或者注射剂与其他抗精神病药物合用的数据。

从口服抗精神药物转用注射剂:对于那些从未服用过口服帕利哌酮或口服/注射用利培酮的患者,在给予注射剂之前要通过口服帕利哌酮缓释片或口服利培酮明确其耐受性。

在开始使用注射剂治疗后可以停止服用之前的口服抗精神药物。按照"用法用量"的描述使用本品。之前服用不同剂量的帕利哌酮缓释片的稳定患者在每月使用本品进行维持期治疗时可以获得如下相似的帕利哌酮稳态暴露,剂量见表1-3。

表1-3 稳态下可以达到相似暴露的
帕利哌酮缓释片和本品的剂量

剂型	帕利哌酮缓释片	注射剂
服药周期	每日1次	每4周1次
剂量/mg	12	150
	6	75
	3	25~50

从长效注射用抗精神药物转用本品注射剂:对于从未使用过帕利哌酮口服制剂、利培酮口服制剂或利培酮注射剂的患者,建议在开始本品治疗前,先通过口服帕利哌酮缓释片或口服利培酮明确其耐受性。对于从长效注射用抗精神药物转用本品的患者,应该在下一次预计的注射日使用本品。本品应该按月继续治疗。用法用量中所描述的第1周起始治疗是不需要的。

如果中断本品,其长效的特点必须要考虑。像其他口服抗精神药物推荐的一样,需定期重新进行评估决定是否需要继续使用抗锥体外系症状的药物。

3. 老年人 由于老年患者可能出现肾功能下降,有时可能需要根据其肾功能情况调整剂量。通常而言,肾功能正常的老年患者的推荐剂量与肾功能正常的成人相同。对于肾功能下降的患者,参照肾脏损伤患者的推荐剂量。

4. 特殊人群

(1)口服给药。①肾损害患者:必须根据患者肾功能情况进行个体化的剂量调整。对于轻度肾损害的患者来说(50ml/min≤肌酐清除率<80ml/min),推荐的最大剂量是6mg,每日1次。对于中重度肾损害患者而言(10ml/min≤肌酐清除率<50ml/min),推荐的最大剂量是3mg,每日1次。②肝损害患者:轻中度肝损害患者(Child-Pugh分类为A和B)

不推荐进行剂量调整(参见"药代动力学")。未在严重肝损害患者中对本品进行研究。

(2)肌内注射给药。①肾损伤患者:尚未在肾脏损伤患者中对注射剂进行系统的研究。对于轻度肾脏损伤的患者(50ml/min≤肌酐清除率<80ml/min),推荐本品的起始用药剂量为第1日给予100mg,1周后给予75mg,这2剂药物均采用三角肌注射给药。之后每月注射50mg,可以选择三角肌或臀肌部位给药。不推荐注射剂用于中度或重度肾脏损伤患者(肌酐清除率<50ml/min)。②肝损伤患者:尚未在肝损伤患者中进行注射剂的研究。根据一项帕利哌酮口服制剂的临床研究结果推测,轻度或中度肝损伤患者使用本品时无须调整剂量。尚未在重度肝损伤患者中进行帕利哌酮的研究。

六、特殊人群用药

1. 妊娠期 还未在孕妇中对本品进行充分及良好对照的研究。只在潜在的益处大于可能对胎儿的危险的情况下,方可在妊娠期间使用本品。

2. 哺乳期 帕利哌酮为9-羟利培酮,是利培酮的活性代谢产物。在动物研究中,利培酮和9-羟利培酮可经乳汁分泌。利培酮和9-羟利培酮也可经人乳汁分泌。因此,在将本品给予哺乳期女性时,应小心用药。用药时,应权衡母乳喂养的已知益处和婴儿暴露于帕利哌酮的未知危险。

3. 肾功能损害 参见"用法用量"项。

4. 肝功能损害 参见"用法用量"项。

5. 其他人群

(1)儿童:本品在年龄18岁以下患者中的安全性和有效性尚不明确。

(2)老年人:已知该药物主要通过肾脏排泄,因此,中重度肾损害患者会出现清除率下降(参见"药代动力学"),该类患者应减少药物剂量。由于老年患者更易出现肾功能下降,因此在剂量选择上应加倍小心,有时可能需要监测肾功能(参见"用法用量")。

七、药理学

1. 药效学及作用机制 帕利哌酮是利培酮的主要代谢产物。与其他抗精神分裂症药物一样,帕利哌酮的作用机制尚不清楚,但目前认为是通过对中枢多巴胺2(D_2)受体和5-羟色胺2($5-HT_{2A}$)受体拮抗的联合作用介导的。帕利哌酮也是α_1-肾上腺素受体和α_2-肾上腺素受体以及H_1组胺受体的拮抗剂,这可能是该药物某些其他作用的原因。帕利哌酮与胆碱能毒蕈碱受体或β_1-肾上腺素受体和β_2-肾上腺素受体无亲和力。在体外,(+)和(-)-帕利哌酮对映体的药理学作用是相似的。

2. 药代动力学

(1)口服给药:单剂量服用本品后,血浆中帕利哌酮浓度稳定升高,大约在服药后24小时到达峰浓度(C_{max})。在推荐的临床剂量范围内(3~12mg),给药后的帕利哌酮药物代谢动力学与剂量成比例。帕利哌酮的终末半衰期大约是23小时。给予本品后,多数受试者在4~5日内达稳态浓度。在9mg的帕利哌酮剂量下,平均稳态峰谷比率是1.7,范围在1.2~3.1。

吸收和分布:服用本品后帕利哌酮口服绝对生物利用度是28%。给予伴高脂或高热膳食、健康能走动受试者12mg的帕利哌酮缓释片后,帕利哌酮平均C_{max}和AUC较禁食状态分别升高60%和54%。另在不考虑用餐时间的情况下,对受试者进行了确立本品安全性和疗效的临床试验。尽管服用本品可不考虑进食情况,但服用本品时进食可能会增加帕利哌酮暴露量。根据人群分析,帕利哌酮的表观分布容积是487L。外消旋帕利哌酮的血浆蛋白结合率是74%。

代谢和清除:尽管体外研究提示,CYP2D6和CYP3A4参与了帕利哌酮的代谢,但体内结果提示这些同工酶在帕利哌酮的总体清除中只起了有限的作用。5位健康自愿者口服单剂1mg ^{14}C标记的帕利培酮速释制剂1周后,给药量的59%(范围为51%~67%)以原型从尿中排泄,32%(26%~41%)的剂量作为代谢产物被回收,6%~12%的剂量没有被回收。尿中大约有80%的放射活性物质,粪便中大约11%。已经在体内研究中证实有4种代谢途径,没有一种超过给药量的10%，脱烃基作用、羟化作用、脱氢作用和苯并异噁唑裂解。人群药物代谢动力学分析发现帕利哌酮在CYP2D6底物强代谢者和弱代谢者之间无暴露量或清除率差异。

（2）特殊人群

肾损害患者：中度和重度肾损害的患者应当减少本品的剂量。在不同程度肾功能损害的受试者中研究了帕利哌酮3mg缓释片的分布。结果显示，肌酐清除率的下降伴随着帕利哌酮清除的降低。轻度肾功能损害受试者（50ml/min≤Ccr<80ml/min）帕利哌酮总清除率下降32%，中度损害受试者（30ml/min≤Ccr<50ml/min）为64%，重度损害受试者（10ml/min≤Ccr<30ml/min）为71%，与健康受试者相比，对应的平均暴露量（AUC_{inf}）分别增加1.5倍、2.6倍和4.8倍。轻、中、重度肾损害患者的平均终末清除半衰期分别为24小时、40小时和51小时，相比之下，正常肾功能受试者的半衰期为23小时（Ccr≥80ml/min）。

肝损害患者：在于中度肝损害（Child-Pugh分类B级）受试者中进行的一项研究显示，帕利哌酮的血浆浓度近似于健康受试者，但总的帕利哌酮暴露量降低，因为蛋白结合率下降。因此，轻中度肝损害患者不需要进行剂量调整。还没有在重度肝损害患者对本品进行研究。

老年人：不推荐仅根据年龄调整剂量。但是，由于肌酐清除率会随着年龄的增长而降低，所以老年人可能有必要调整剂量。

种族：不推荐根据种族调整剂量。在黄种人和白种人中进行的药物代谢动力学研究并未观察到药物代谢动力学差异。

性别：不推荐根据性别调整剂量。在男性和女性中进行的药物代谢动力学研究并未观察到药物代谢动力学差异。

吸烟：不推荐根据吸烟状态调整剂量。根据利用人氨基转移酶进行的体外研究数据，帕利哌酮不属于CYP1A2的底物，因此吸烟不应该会对帕利哌酮的药物代谢动力学产生影响。

（3）注射给药。吸收与分布：由于水溶性极低，帕利哌酮在肌内注射后直至被分解为帕利哌酮和吸收进入全身循环之前的这段时间内会缓慢地溶解。单次肌内注射给药后，血浆中帕利哌酮的浓度逐渐升高，血药浓度达峰时间（T_{max}）的中位数为13日，制剂中的药物最早从给药后第1日即开始释放，持续释放的时间最长可达126日。

在三角肌部位单次注射帕利哌酮（25~150mg）的C_{max}比在臀肌部位注射的C_{max}平均高28%。在起始治疗阶段的第1日和第8日分别在三角肌部位注射150mg和100mg剂量的帕利哌酮，有助于使体内的药物浓度迅速达到治疗所需浓度。帕利哌酮的释放特点和给药方案使得患者体内的药物浓度持续保持在治疗浓度范围之内，在25~100mg剂量范围内，帕利哌酮的给药剂量与帕利哌酮的总暴露量之间成正比，给药剂量超过50mg后，C_{max}增加的幅度低于剂量增加的幅度，在三角肌部位注射给予100mg剂量的帕利哌酮后，稳态时的峰谷浓度比为1.8，在臀肌部位注射给药时，

稳态时的峰谷浓度比为2.2。在25~150mg剂量范围内给予帕利哌酮后，帕利哌酮的表观半衰期的中位数介于25~49日之间。

给予棕榈酸帕里哌酮注射液后，帕利哌酮的（+）和（-）旋光异构体之间可发生相互转化，（+）异构体与（-）异构体的AUC之比介于1.6~1.8之间。

群体药代动力学分析结果显示，帕利哌酮的表观分布容积为391L。帕利哌酮外消旋体的血浆蛋白结合率为74%。

代谢与清除：单次经口给予1mg速释的^{14}C-帕利哌酮制剂1周后，从尿液中排出的原型药物占原给药剂量的59%，提示帕利哌酮在肝脏中未被广泛代谢。在尿液中回收到的放射活性物约占总给药剂量的80%，在粪便中回收到的放射活性物约占总给药剂量的11%。体内试验中共发现了4条代谢途径，即脱烷基、羟化、脱氢及苯并异噁唑环开环，但通过任何一种途径代谢的量均未超过总给药剂量的10%。尽管体外试验的结果提示CYP2D6和CYP3A4在帕利哌酮的代谢反应中有一定的作用，但体内试验中并无证据表明这两种同工酶在帕利哌酮的代谢过程中发挥重要作用。群体药代动力学分析结果显示，CYP2D6底物快代谢型和慢代谢型受试者口服帕利哌酮后，帕利哌酮的表观清除率无显著差异。在人肝微粒体中进行的体外研究结果显示，帕利哌酮未明显地抑制由细胞色素P-450同工酶（包括CYP1A2、CYP2A6、CYP2C8/9/10、CYP2D6、CYP2E1、CYP3A4及CYP3A5）催化的药物代谢。

体外试验结果显示，帕利哌酮是P糖蛋白的一种底物，在高浓度下对P糖蛋白有微弱的抑制作用。尚未在体内试验中获得类似的数据，此试验结果的临床意义尚不明确。

单次给予棕榈酸帕里哌酮注射液25~150mg后，其表观半衰期中位值为25~49日。

棕榈酸帕利哌酮注射液与帕利哌酮口服缓释制剂对比：相对于帕利哌酮每日给是药，棕榈酸帕利哌酮注射液可以每月给药。在不服用口服补充药物的情况下，初始给药方案（第1日和第8日于三角肌给予150mg和100mg）可以使帕利哌酮浓度迅速达到稳态。

总的来说，起始治疗阶段给予棕榈酸帕利哌酮注射液后总的血浆药物浓度在口服6~12mg帕利哌酮缓释制剂后的药物暴露的范围之内。按照起始阶段的用药方案给予帕利哌酮可以使患者体内的药物暴露量保持在口服6~12mg帕利哌酮缓释制剂后的暴露量范围之内，即使是在给药前1日（第8日和第36日）的浓度也能保持在此范围之内。与服用帕利哌酮缓释片后情况相比，给予受试者帕利哌酮后，帕利哌酮的药代动力学在受试者间的变异性较低。由于这两种产品的血药浓度-时间曲线有所不同，所以在对其药代动力学特征进行直接比较时应慎重。

3. 药物不良反应

（1）脑血管不良反应，包括卒中、痴呆相关性精神病。

（2）抗精神病药恶性综合征。

（3）Q-T间期延长。

（4）迟发性运动障碍。

（5）高血糖和糖尿病。

（6）高催乳素血症。

（7）胃肠梗阻。

（8）直立性低血压和晕厥。

（9）可能的认知和运动障碍。

（10）癫痫。

（11）吞咽困难。

（12）自杀。

（13）阴茎异常勃起。

（14）血栓性血小板减少性紫癜。

（15）体温调节功能破坏。

4. 药物相互作用

（1）本品对其他药物的影响：考虑到帕利哌酮主要的中枢神经系统作用，本品应小心与其他中枢作用性药物和乙醇联合使用。帕利哌酮会拮抗左旋多巴和其他多巴胺激动剂的作用。

由于这些潜在的作用会诱导产生直立性低血压，因此在本品与其他具有该作用的治疗药物一同使用时可能会出现累积效应。

帕利哌酮预期不会对通过 CYP-450 同工酶代谢药物的药代动力学产生具有临床意义的相互作用。在人肝微粒体进行的体外研究显示，帕利哌酮不会明显抑制经过 CYP-450 同工酶包括 CYP1A2、CYP2A6、CYP2C8/9/10、CYP2D6、CYP2E1、CYP3A4 和 CYP3A5 等亚型代谢药物的代谢。因此帕利哌酮预期不会以具有临床意义的方式抑制通过这些途径代谢之药物的清除。帕利哌酮预期也不会产生酶诱导作用。

在治疗浓度下，帕利哌酮不会抑制 P 糖蛋白；高浓度水平下，帕里哌酮有着对 P 糖蛋白较弱的抑制作用。故预期不会以具有临床意义的方式抑制 P 糖蛋白介导的其他药物的转运。

（2）其他药物对本品的影响：帕利哌酮不是 CYP1A2、CYP2A6、CYP2C9 和 CYP2C19 的底物，提示不可能与这些酶的诱导剂或抑制剂产生相互作用。体外研究显示，CYP2D6 和 CYP3A4 参与帕利哌酮的代谢很少，体内研究也未显示在这些酶的作用下代谢水平会降低，在总机体清除中只占很少的一部分。

帕利哌酮在 CYP2D6 的作用下只进行有限的代谢。在于健康受试者进行的相互作用研究中，在给予单剂 3mg 帕利哌酮的同时给予 20mg/d 的帕罗西汀（强效 CYP2D6 抑制剂），结果显示，在 CYP2D6 强代谢者中，帕利哌酮暴露量平均增高 16%。没有对较高剂量的帕罗西汀进行研究，临床相关性还不清楚。

在开始卡马西平治疗时，应重新评估本品的剂量，如有必要，可增加剂量；相反，在停止卡马西平治疗时，也要重新评估本品的剂量，如有必要，可降低剂量。

联合应用口服帕利哌酮缓释片 12mg 与双丙戊酸钠缓释片（在稳态下服用两个 500mg 片剂，每日 1 次）使帕利哌酮的 C_{max} 和 AUC 增加约 50%。尽管还没有用本品研究过此类相互作用，但预计双丙戊酸钠与本品肌内注射剂不会

产生临床上显著的相互作用。

八、注意事项

1. 禁用　已经在接受利培酮和帕利哌酮治疗的患者中观察到了超敏反应，包括过敏反应和血管性水肿。其中本品（帕利哌酮）属于利培酮的代谢产物，因此禁忌用于已知对帕利哌酮、利培酮或本品中的任何成分过敏的患者中。

2. 会增加痴呆相关性精神病老年患者的死亡率。

3. 抗精神病药恶性综合征，临床表现为高热、肌肉强直、精神状态改变以及自主运动不稳（脉搏或血压不规律、心动过速、出汗和心律失常）。其他体征还可能包括血清肌酸磷酸激酶水平升高、肌红蛋白尿（横纹肌溶解症）和急性肾衰竭。

4. Q-T 间期延长　帕利哌酮会引起一定程度的校正 Q-T(Q-Tc) 间期延长。帕利哌酮使用时应避免与其他已知会延长 Q-Tc 的药物联合使用，包括 I a 类（如奎尼丁、普鲁卡因胺）或Ⅲ类（如胺碘酮、索他洛尔）抗心律失常药、抗精神病药物（如氯丙嗪、甲硫达嗪）、抗生素（如加替沙星、莫西沙星），或其他类型已知会延长 Q-Tc 间期的药物。同时应避免在存在先天性长 Q-T 间期综合征的患者中以及具有心律失常病史的患者中使用帕利哌酮。

5. 迟发性运动障碍　接受抗精神病药物治疗的患者可能会出现不可逆、不自主的运动障碍的综合征。虽然该综合征的发病率在老年人中最高，尤其是老年妇女，但仍无法具体预测哪些患者会发生该综合征。如果接受本品治疗的患者出现迟发性运动障碍的体征和症状，则应考虑停止使用药物。不过，某些患者虽然出现综合征也可能仍需要继续接受本品治疗。

6. 高血糖和糖尿病　流行病学研究提示，接受非典型抗精神病药物治疗的患者发生治疗期间高血糖相关不良事件的危险性增高。糖尿病确诊患者在开始非典型抗精神病药物治疗时应给予定期监测，防止血糖控制恶化。对于存在糖尿病危险因素的患者（如肥胖、糖尿病家族史），在开始非典型抗精神病药物治疗时应在治疗开始时检测空腹血糖，并在治疗期间定期检测。

7. 高催乳素血症　与其他多巴胺 D_2 受体拮抗类药物类似，帕利哌酮会增高催乳素水平，而且增高会在长期给药过程中持续存在。帕利哌酮具有与利培酮（该药较其他抗精神病药物具有较高的催乳素增高作用）类似的催乳素增高作用。高催乳素症均可能抑制下丘脑促性腺激素释放激素，从而导致垂体促性腺激素分泌减少。因此也可能会随之抑制生殖功能，致使女性和男性患者的性腺类固醇合成功能受损。

8. 胃肠道梗阻的可能性　因为本品的片剂在胃肠道不会变形，因此本品通常不能用于先前存在严重胃肠道狭窄的患者（病理性或医源性，如食管蠕动紊乱、小肠炎性疾病、黏连或运送时间缩短导致的"短肠"综合征、既往腹膜炎病史、囊性纤维化、慢性小肠假性梗阻或 Meckel 憩室。但罕有报道消化道狭窄患者服用不变形的缓释制剂出现梗阻症状。因为采用了缓释设计剂型，本品只能用于能够吞咽整

片药物的患者。

预期运送时间缩短,如腹泻时观察到的,会降低生物利用度,而运送时间延长,如胃肠道神经病变、糖尿病性胃轻瘫或其他原因时观察到的,预期会升高生物利用度。而当运送时间改变出现在上消化道时,更可能发生生物利用度改变。

9. 直立性低血压和昏厥　接受本品治疗的受试者中报告出现了嗜睡和镇静反应,包括本品在内的抗精神病药物有可能影响患者判断、思考或运动技能。

10. 癫痫　与其他抗精神病药物类似,存在癫痫病史或其他可能降低癫痫阈值病症的患者中应小心使用本品。在年龄为65岁或年龄更大的患者中,降低癫痫阈值的病症可能更为常见。

11. 吞咽困难　食管运动功能障碍和吸入可能与抗精神病药物的使用有关。存在发生吸入性肺炎危险的患者应慎用本品和其他抗精神药物。

12. 自杀　企图自杀的可能性在精神性疾病患者中本身既存在,在药物治疗期间,应对高危患者给予密切监测。本品处方用量应书写最小的片剂数量,达到良好的患者管理,减少药物过量发生危险。

13. 阴茎异常勃起　具有 α-肾上腺素受体阻断效应的药物据报道有可能诱发阴茎异常勃起。在本品的上市后监测中报告了阴茎异常勃起。

14. 血栓性血小板减少性紫癜(TTP)。

15. 体温调节　抗精神病药可破坏身体降低中心体温的能力。如果患者处于导致中心体温升高的情况下,如高强度锻炼、暴露于极度高热条件下、合并使用抗胆碱药,或脱水时,建议在处方使用本品时要适当注意。

16. 止吐作用　在帕利哌酮临床前研究中观察到其具有止吐作用。这一作用如果在人体出现,应注意可能会掩盖一些药物过量或例如肠梗阻、瑞氏综合征(Reye综合征)、脑肿瘤而导致的症状和体征。

17. 伴随疾病患者中的使用　已经报告帕金森病或存在路易体痴呆患者对抗精神病药物的敏感性增高。敏感性增高的具体表现包括混乱、迟钝、体位不稳伴随频繁跌倒、锥体外系症状,临床特征与抗精神病药恶性综合征一致。

在新近具有心肌梗死或不稳定型心脏病病史的患者中还没有对本品进行评价,或以任何可评价的方式使用。确诊存在该类疾病的患者被排除在上市前临床试验中。由于使用本品具有发生直立性低血压的危险,因此在已知存在心血管疾病的患者中应小心使用。

九、药物稳定性及贮藏条件

帕利哌酮缓释片:遮光,密闭保存。

棕榈酸帕利哌酮注射液:30℃下常温保存。请勿冷冻保存。

十、药物经济性评价

基本药物(缓释片:3mg、6mg、9mg,(棕榈酸酯)注射液:0.75ml:75mg、1.0ml:100mg、1.5ml:150mg),医保乙类。

奥　氮　平

一、药品名称

1. 英文名　Olanzapine
2. 化学名　2-甲基-4-(4-甲基-1-哌嗪基)-10H-噻吩并[2,3-b][1,5]苯二杂草

二、药品成分

奥氮平

三、剂型与规格

奥氮平片　(1)2.5mg;(2)5mg;(3)7.5mg;(4)10mg

四、适应证及相应的临床价值

奥氮平用于治疗精神分裂症。初始治疗有效的患者,奥氮平在维持治疗期间能够保持其临床效果。也用于治疗中、重度躁狂发作。对奥氮平治疗有效的躁狂发作患者,可用于预防双相情感障碍的复发。

五、用法用量

1. 儿童　18岁以下患者使用本药的有效性和安全性尚不明确,不宜使用。

2. 成人

(1) 精神分裂症:奥氮平的建议起始剂量为10mg/d,每日1次,与进食无关。在精神分裂症的治疗过程中,可以根据患者的临床状态调整日剂量为5~20mg/d。建议经过适当的临床评估后,剂量可增加至10mg/d的常规剂量以上,加药间隔不少于24小时。停用奥氮平应逐渐减少剂量。

(2) 躁狂发作:单独用药时起始剂量为15mg/d,合并治疗时10mg/d。

(3) 预防双相情感障碍复发:推荐起始剂量为10mg/d。对于使用奥氮平治疗躁狂发作的患者,预防复发的持续治疗剂量同前。对于新发躁狂、混合发作或抑郁发作,应继续奥氮平治疗(需要时剂量适当调整),同时根据临床情况合并辅助药物治疗情感症状。

在精神分裂症、躁狂发作和双相情感障碍的预防治疗过程中,可根据个体临床状况不同,在5~20mg/d的范围内相应调整每日剂量。建议仅在适当的临床再评估后方可使用超过推荐剂量的药物,且加药间隔不少于24小时。奥氮平给药不用考虑进食因素,食物不影响吸收。停用奥氮平时应逐渐减少剂量。

女性患者与男性相比:女性患者的起始剂量和剂量范围一般无须调整。

非吸烟患者与吸烟患者相比:非吸烟患者的初始剂量和剂量范围一般无须调整。

当有不止一个减缓代谢的因素(女性、年老、非吸烟)出现时,应考虑降低起始剂量。需要增加剂量时也应该保守。

3. 老年人　通常不必考虑使用较低的起始剂量(5mg/d),

但对 65 岁以上老年人,若有临床指征,仍应考虑使用较低的起始剂量。

4. 肾脏和/或肝脏功能损害的患者　对这类患者应考虑使用较低的起始剂量(5mg),中度肝功能不全(肝硬化、Child-Pugh 分级为 A 级或 B 级)的患者初始剂量应为 5mg,并应慎重加量。

六、特殊人群用药

1. 妊娠期　对胎儿有潜在风险,孕妇用药时应权衡利弊。

2. 哺乳期　本药可泌入乳汁,哺乳期妇女用药时应停止哺乳。

3. 肾功能损害　参见"用法用量"项。

4. 肝功能损害　参见"用法用量"项。

5. 其他人群

(1) 儿童:参见"用法用量"。

(2) 老年人:参见"用法用量"。

七、药理学

1. 药效学及作用机制　药物治疗学归类:奥氮平属抗精神病药,ACT 编码 NO5AHO3(二氮杂䓬和氧氮杂䓬)。奥氮平是一种抗精神病药,作用于多种受体系统,进而显示出广泛的药理学活性。在临床前的研究中,奥氮平表现出与下列受体的亲和性:5-羟色胺(5-HT)受体,胆碱能毒蕈样受体 $M_1 \sim M_5$ 受体;以及组织胺 H_1 受体。动物行为学研究显示,奥氮平对 5-羟色胺、多巴胺碱能拮抗作用与其受体结合效应一致,已经在体外以及体内模型上证明,奥氮平与 $5-HT_2$ 受体亲和性比与多巴胺 D_2 受体的亲和性高。电生理研究证明,奥氮平选择性地减少中脑边缘系统多巴胺能神经元的放电,而对涉及运动功能的纹状体通路影响很小,动物实验中,降低条件性回避反应与药物的抗精神病活性有关,而导致僵直的作用则与药物的运动副作用有关。奥氮平可以在低于致僵直的剂量下降低条件性回避反应,与某些其他抗精神病药不同。奥氮平可增强对"抗焦虑"实验的反应。

对健康志愿者进行的单次口服给药后正电子发射扫描研究显示,奥氮平对 5-HT 受体占据高于多巴胺 D_2 受体,另外,一项对精神分裂症患者的 SPECT 研究揭示,奥氮平治疗有效的患者与利培酮等其他抗精神病药治疗有效的患者相比,以奥氮平治疗有效的患者纹状 D_2 受体占有率较低,与氯氮平具有可比性。两项针对 2 900 名既有阳性症状又有阴性症状的精神分裂症患者进行的安慰剂对照研究,以及三项活性药对照研究中的两项均显示奥氮平对阴性症状的阳性症状的改善都显著优于对照。

2. 药代动力学　奥氮平口服后吸收良好,在 5～8 小时内达到血浆峰浓度。吸收不受食物影响。口服与静脉给药相比的绝对生物利用度尚未确定。

奥氮平在肝脏通过结合和氧化通路代谢。存在于循环系统的主要代谢产物是 10-N-葡糖醛酸,不通过血脑屏障。CYP1A2 和 CYP2D6 与 N-去甲基和 2-羟甲基代谢物的形成有关,而这两个代谢物在活体动物实验中表现出的药理学活性均明显比奥氮平小。主要的药理学活性来源于母药奥氮平。口服给药后,奥氮平在健康研究者中的平均终末消除半衰期因年龄和性别的不同面有差异。

健康老年人(65 岁以上)与年轻研究对象相比,平均消除半衰期延长(分别为 51.8 小时和 33.8 小时),清除减缓(分别为 17.5L/h 和 18.2L/h)。所观察到的老年人的药代动力学的变异处于其他人群的变异范围之内。44 名 65 岁以上的老年精神分裂症患者采用 5～20mg/d 奥氮平治疗,未发现任何特殊的不良事件。

奥氮平的药代动力学在青少年(13～17 岁)和成人中是相似的。在临床研究中,青少年的奥氮平的平均暴露量大约高出 27%。青少年与成人的人口统计学差异包括平均体重较低以及青少年吸烟者较少。这些因素可能与观察到的青少年平均暴露量较高有关。

女性的平均消除半衰期与男性相比有一定延长(分别为 36.7 小时和 32.3 小时),清除减缓(分别为 18.9L/h 和 27.3L/h)。但是已经证明奥氮平(5～20mg)在女性患者($n=467$)中的安全性与男性患者($n=869$)相当。

肾衰竭的患者(肌酐清除率<10ml/min)与健康研究者相比,平均消除半衰期(分别为 37.7 小时和 32.4 小时)或药物清除率(分别为 21.1L/h 和 25.0L/h)均无显著差异。一项质量守恒研究显示近 57%放射性标记的奥氮平在尿中出现,主要为代谢产物。

与非吸烟患者(清除半衰期和清除率分别为 48.8 小时和 14.1L/h)相比,吸烟并伴有轻度肝功能损害的患者的平均消除半衰期(39.3 小时)延长,清除率(18.0L/h)降低。

非吸烟患者与吸烟患者(男性和女性)相比,平均消除半衰期延长(分别为 38.6 小时和 30.4 小时),清除率降低(分别为 18.6L/h 和 27.7L/h)。

老年人与年轻人相比,女性患者与男性相比,非吸烟者与吸烟者相比,奥氮平的血浆清除率减慢。但是,年龄、性别或吸烟对奥氮平清除率和半衰期的影响与个体间的总体变异幅度相比还是很小的。

在对不同人种的研究中,人群之间未发现药代动力学参数的差异。

在大约 7～1 000ng/ml 的浓度范围之间,奥氮平的血浆蛋白结合率大约为 93%,主要与白蛋白和 α-酸性糖蛋白结合。

3. 药物不良反应

(1) 成人

1) 体重:在临床试验中,奥氮平治疗的患者体重均值增加大于安慰剂治疗组的患者。所有基线体重指数(BMI)分类中均观察到临床显著的体重增加。在长期临床试验(至少 48 周)中,体重增加程度和奥氮平治疗组患者体重临床显著性增加的比例均高于短期临床试验。长期用药时体重增加超过 25%基线体重的患者百分率(≥10%),很常见。

2) 葡萄糖:在临床试验(52 周)中,相对于安慰剂组而言,奥氮平组的葡萄糖均值变化较大。奥氮平与安慰剂对比,葡萄糖均值变化在伴有基线葡萄糖失调证据的患者中增大(包括那些诊断为糖尿病的患者或符合高血糖标准的患者),这些患者对比安慰剂治疗患者糖化血红蛋白(HbA1c)增加更大。血糖变化从正常或临界基线水平增加到高水平的患者比例随时间增加。在一项完成奥氮平治疗9~12个月患者的分析中,约6个月后平均血糖增长率减慢。

3)血脂:在为期12周的临床试验中,与安慰剂治疗组患者比较,奥氮平治疗的患者空腹总胆固醇、低密度脂蛋白(LDL)胆固醇和甘油三酯浓度均值增加更大。没有基线血脂失调证据的患者空腹脂值(总胆固醇、LDL胆固醇和三酰甘油)更大。关于空腹高密度脂蛋白(HDL)胆固醇,奥氮平治疗患者与安慰剂治疗患者之间未观察到统计学显著差异。

在长期临床试验(至少48周)中,总胆固醇、LDL胆固醇或三酰甘油变化从正常或临界水平变化到高水平的患者比例,或HDL胆固醇变化从正常或临界水平变化到低水平的患者比例,均大于短期临床试验。在一项完成12个月治疗的患者分析中,4~6个月后平均非空腹总胆固醇没有进一步增加。

4)催乳素:在一项对照临床试验中(长达12周),相比于安慰剂组10.5%的患者催乳素升高,奥氮平治疗组30%的患者催乳素升高,绝大多数患者为轻度。精神分裂症患者的催乳素水平随着治疗的持续而下降,与催乳素升高相关的月经方面的不良事件较常见($1\% \leqslant$ 发生率 $<10\%$)(TESEs分析长达52周治疗),而性功能及乳房方面的不良事件不常见($0.1\% \leqslant$ 发生率 $<1\%$)。其他精神疾病(双相抑郁、精神病性抑郁、难治性抑郁、边缘型人格障碍和双相躁狂)患者的催乳素水平随治疗的继续而持续升高,与催乳素相关的性功能方面的不良事件较常见($1\% \leqslant$ 发生率 $<10\%$),而乳房及月经方面的不良事件不常见($0.1\% \leqslant$ 发生率 $<1\%$)。

5)氨基转移酶:偶见无症状暂时性氨基转移酶升高,GPT/SGPT和GOT/SGOT。

6)嗜酸性粒细胞增多:偶见无症状的嗜酸性粒细胞增多。

7)特殊群体的不良反应:在痴呆性老年精神病患者进行的临床试验中,与奥氮平治疗相关的很常见($\geqslant10\%$)不良反应是异常步态和跌倒。在痴呆性老年精神病患者进行的临床试验中,与奥氮平治疗相关的常见($<10\%$且$\geqslant1\%$)不良反应是尿失禁和肺炎。在与帕金森病相关的药物(多巴胺激动剂)诱导的精神病患者的临床试验中,帕金森症状加重的报告很常见,比安慰剂组频率高。幻觉报告也很常见,也比安慰剂组频率高。在这些临床试验中,要求患者开始研究前服用固定最小剂量的抗帕金森病药物(多巴胺激动剂),并在整个研究过程中维持该剂量不变。奥氮平初始剂量2.5mg/d,根据研究者的判断逐渐增加剂量,最大剂量15mg/d。

(2)青少年(13~17岁):在奥氮平治疗的青少年患者中,观察到的不良反应类型与奥氮平治疗成年患者中观察到的类型相似。尽管没有进行青少年和成人的对比临床试验设计,但还是比较了青少年临床试验数据和成人临床试验数据。

青少年(疗程中位数3周,体重增加4.6kg)体重平均增加大于成人(疗程中位数7周体重增加2.6kg)。在长期临床试验(至少24周)中,体重增加程度和奥氮平治疗组青少年患者体重临床显著性增加的比例均高于短期临床试验及成人组患者。长期用药,约一半青少年患者体重增加超过15%基线体重和约三分之一的青少年患者体重增加超过25%基线体重。在青少年患者中,平均体重增加在超重或基线肥胖患者中最为明显。

奥氮平治疗的青少年患者和成人患者比较,空腹血糖水平的增加相似;然而,与成人患者比较,青少年奥氮平组与安慰剂组之间的差异更大。在长期临床试验(至少24周)中,血糖变化从正常基线水平变化到高水平不常见(发生率0.1%~1%)。

奥氮平治疗的青少年与成人比较,空腹总胆固醇水平、LDL胆固醇水平和三酰甘油水平的增加通常更大;然而,在短期临床试验中,奥氮平与安慰剂组间的差异在青少年患者和成人患者是相似的。

与成人相比,奥氮平治疗引起的青少年患者的催乳素升高发生率更高,催乳素水平升高的平均值更大。

4. 药物相互作用 潜在的影响奥氮平的其他药物:单次服用抗酸剂(铝、镁)或西咪替丁不影响奥氮平的口服生物利用度。但合用活性炭可使奥氮平口服生物利用度减低50%~60%。氟西汀(60mg单次服用或60mg/d连用8日)导致奥氮平最大浓度增加16%,奥氮平清除率平均降低16%。影响的幅度与个体间的总体变异程度相比很小,因此并不需要常规调整药物剂量。同时吸烟(非吸烟者与吸烟者相比,奥氮平的清除率下降33%,消除相末端半衰期延长21%)或服用卡马西平(服用卡马西平后奥氮平的清除率增加44%,终点消除半衰期加快22%)可能诱导奥氮平的代谢。吸烟和卡马西平治疗诱导CYP1A2的活性。

氟伏沙明是一种CYP1A2抑制剂,可以显著地抑制奥氮平的代谢。给予氟伏沙明后,不吸烟女性奥氮平的C_{max}平均增加54%,而吸烟男性则平均增加77%。两者奥氮平的AUC分别平均增加52%和108%。因此对于正在使用氟伏沙明或其他CYP1A2抑制剂(如环丙沙星)的患者,应考虑降低奥氮平的初始剂量。而对开始使用CYP1A2抑制剂的患者,奥氮平的用量也应适当减少。

奥氮平对其他药物的潜在影响:在单次用药的临床试验中,奥氮平不抑制丙咪嗪和去甲丙咪嗪(CYP2D6或CYP3A/1A2)、华法林(CYP2C19)、茶碱(CYP1A2)或安定(CYP3A4和CYP2C19)。与锂盐或比哌立登合用时没有相互作用。用核素标记的色素酶检验离体奥氮平的抑制代谢活性,发现奥氮平的抑制常数为3A4(491μmol/L)、2C9(751μmol/L)、1A2(36μmol/L)、2C19(920μmol/L)、2D6(89μmol/L),而奥氮平的血浆浓度只有约0.2μmol/L。因此,奥氮平对P-450系统的抑制最高不会超过0.7%。这些发现的临床意义尚不清楚。

采用人肝微粒体进行的活体外研究发现,奥氮平几乎不抑制丙戊酸盐的主要代谢途径葡萄糖苷酸化。另外发现,丙戊酸盐对奥氮平在活体外的代谢几乎没有影响。在活体内每日合用 10mg 奥氮平 2 周,不影响丙戊酸盐的稳态血浆浓度。因此,合用奥氮平时,不需要调整丙戊酸盐的剂量。

八、注意事项

1. 禁用 已知对该产品的任何成分过敏的患者。奥氮平禁用于已知有闭角型青光眼危险的患者。

2. 罕有高血糖的报道,有糖尿病史的患者会罕见酮症酸中毒或昏迷,亦有数例死亡病例报道。某些病例报道有既往的体重增加,这可能是一种促发因素,建议对糖尿病患者和存在糖尿病高危因素的人进行适当的临床检查。

3. 突然停用奥氮平时,极少出现下列急性症状,诸如出汗、失眠、震颤、焦虑、恶心或呕吐等(发生率<0.01%)。停用奥氮平时建议逐渐减量。

4. 合并症 离体实验证明奥氮平具有抗胆碱能活性,但临床试验中发生的与抗胆碱作用相关的事件很低。然而,奥氮平治疗有合并疾病的患者的临床经验有限,建议奥氮平慎用于前列腺肥大或麻痹性肠梗阻以及相关病症的患者。

不推荐使用奥氮平治疗帕金森病及与多巴胺激动剂相关的精神病。在临床试验中,有报道这类患者服用奥氮平后帕金森症状恶化,或幻觉比安慰剂更为常见和频繁(参见"不良反应"),而奥氮平对于这些患者的精神病性症状的疗效与安慰剂相当。在这些试验中,要求患者使用最低起始有效剂量的抗帕金森药物(多巴胺激动剂)保持稳定状态,并且在整个试验过程中保持使用的抗帕金森药物种类和剂量的一致。奥氮平起始为 2.5mg/d,并根据研究者的判断最高调整到 15mg/d。

奥氮平没有被批准用作治疗痴呆有关的精神病和/或行为紊乱,对这类特殊的患者也不推荐使用,因为有增加死亡率和脑血管事件的风险。在一项安慰剂对照的临床试验中(6~12 周),受试者为患有痴呆的精神病和/或行为紊乱的老年人(平均年龄 78 岁)。和安慰剂比较,用奥氮平治疗的患者的死亡率有 2 倍的增加(分别为 3.5%、1.5%)。但死亡发生率与奥氮平的剂量(平均日剂量为 4.4mg)或治疗的周期无正相关性。导致死亡率升高的风险因素包括年龄大于 65 岁、吞咽困难、镇静状态、营养不良和脱水、肺部疾病(如吸入或非吸入性肺炎)或同时服用苯二氮䓬。然而,排除这些风险因素,使用奥氮平治疗的患者的死亡率依然高于服用安慰剂的患者。

在同一临床研究中,有报道脑血管不良事件(CVAE,即脑卒中,瞬时的缺血发作),其中包括死亡病例。用奥氮平治疗的患者出现脑血管不良事件的发生率为安慰剂的 3 倍(分别是 1.3%、0.4%)。所有出现脑血管不良事件的用奥氮平和安慰剂治疗的患者均有已经存在的风险因素。与奥氮平治疗有关的 CVAE 的风险因素包括年龄大于 75 岁和血管或混合型痴呆。奥氮平的有效性在这些试验中没有证明。

在治疗精神病的过程中,患者临床状况的好转可能需要几日甚至几个星期。在此期间应密切监护患者。

5. 肝脏 患者服药期间常会出现短暂的无症状性的 GPT、GOT 升高,尤其是治疗早期。因此 GPT 和/或 GOT 升高的患者、有肝功能损害症状或体征的患者、已表现出局限性肝脏功能减退的患者以及已使用潜在肝毒性药物治疗的患者应慎用奥氮平。治疗期间如出现 GPT 和/或 GOT 升高,应注意观察并考虑酌减用药量。在已诊断有肝炎的情况下,应该中断奥氮平治疗。上市后很少接到肝炎的报告,以及极少接到胆汁阻塞或混合性肝损伤的报告。

6. 脂质改变 在安慰剂对照的临床试验中发现接受奥氮平治疗的患者发生不良的脂质改变,建议进行适当的临床监测。

7. 心血管死亡 在一项回顾性观察研究中,与未服用抗精神病药物的患者相比,使用非典型抗精神病药物(包括奥氮平)或典型抗精神病药物治疗的患者均存在心脏性猝死风险的升高,且均与剂量相关(后者风险几乎是未服用抗精神病药物患者的两倍)。在奥氮平的上市后报告中,心脏性猝死事件的报告非常罕见。

与其他神经阻滞剂类似,奥氮平慎用于白细胞和/或中性粒细胞计数减低的患者,服用已知能引起中性粒细胞减少症的患者,有药物所致的骨髓抑制/毒性作用病史的患者,合并疾病、放疗或化疗导致骨髓抑制的患者以及嗜酸细胞增多症或骨髓增生症的患者。32 名有与氯氮平相关的中性粒细胞减少或粒细胞缺乏病史的患者在奥氮平治疗后未发生中性粒细胞减低,奥氮平与丙戊酸钠合并使用时常见中性粒细胞减少症。

有关合并使用锂盐和丙戊酸钠的资料有限。尚无奥氮平与卡马西平合并使用的临床资料,只进行过药代动力学研究。

神经阻滞剂恶性综合征(NMS):NMS 是一种与抗精神病药物有关的潜在致死性的疾病。用奥氮平治疗的患者罕有 NMS 的报道。NMS 的临床特征是高热、肌强直、意识改变和自主神经系统功能不稳定(脉搏和血压不规则、心动过速、大汗以及心脏节律紊乱)。附加症状还包括肌酸磷酸激酶升高、肌红蛋白尿(横纹肌溶解)以及急性肾衰竭。如果患者的症状和体征提示 NMS,或表现为不能解释的高热而不伴有 NMS 的其他临床特征,那么所有的抗精神病药物,包括奥氮平均应停用。

奥氮平慎用于有惊厥发作史和有惊厥阈值降低因素的患者。目前奥氮平引起惊厥的报道很少,这些病例绝大多数报告有惊厥史和惊厥危险因素。

8. 迟发性运动障碍 在为期一年或更短的对照研究中,奥氮平治疗中发生的运动障碍较少,且有统计学显著性。但长期用药会使迟发性运动障碍的危险性增加。因此,若用奥氮平治疗的患者出现迟发性运动障碍的症状和体征,应考虑减少用药量或停药。停止治疗后这些症状可能会出现一过性恶化甚或加重。

考虑到奥氮平对中枢神经系统的基本作用,与其他中枢活性药物合用时或用于饮酒患者时应慎重。由于离体奥氮平表现出多巴胺拮抗作用,故可能拮抗直接或间接的多巴胺激动剂的作用。

奥氮平治疗老年患者的临床试验中,偶有直立性低血压的报道。与其他抗精神病药一样,用奥氮平治疗65岁以上的患者时建议定期监测患者的血压。

临床试验中,接受奥氮平治疗的患者出现有临床意义的Q-Tc间期延长(基线Q-TcF<500ms的患者,基线后任一点的Q-TcF>500ms)并不常见(0.1%~1%),和安慰剂相比,没有统计学差异。但与其他抗精神病药一样,奥氮平与其他已知可以延长Q-Tc间期的药物合用时要谨慎,尤其是在老年患者、先天性长Q-T间期综合征患者、充血性心力衰竭患者、心肌肥厚、低钾血症或低镁血症的患者。

对奥氮平治疗与出现静脉栓塞之间的瞬时联系罕有报道(<0.01%),两者之间的联系尚未确认。然而,由于精神分裂症患者往往伴有后天静脉栓塞的风险,因此所有可能与静脉栓塞相关的风险因素(如对患者实施固定术)均应给予考虑,并采取预防措施。

由于奥氮平可能导致瞌睡,患者在操作危险性机械包括机动车时应格外小心。

九、药物稳定性及贮藏条件

避光,15~30℃密封保存。

十、药物经济性评价

基本药物(片剂:5mg、10mg),医保乙类,《中国药典》(2020年版)收载。

喹　硫　平

一、药品名称

1. 英文名　Quetiapine
2. 化学名　11-[4-[2-(2-羟乙氧基)乙基]-1-哌嗪基]二苯并(b, f)(1,4)硫氮杂䓬

二、药品成分

富马酸喹硫平

三、剂型与规格

富马酸喹硫平片　(1)25mg;(2)100mg;(3)200mg

四、适应证及相应的临床价值

富马酸喹硫平片适用于治疗精神分裂症,也适用于治疗双相情感障碍的躁狂发作。

五、用法用量

1. 儿童　本品用于儿童和青少年的安全性和有效性尚未进行评价。
2. 成人　口服给药。每日2次,饭前或饭后服用。
(1)用于治疗精神分裂症:治疗初期的日总剂量为第1日50mg、第2日100mg、第3日200mg、第4日300mg。从第4日以后,将剂量逐渐增加到有效剂量范围,一般为300~450mg/d。可根据患者的临床反应和耐受性将剂量调整为150~750mg/d。

(2)用于治疗双相情感障碍的躁狂发作:当用作单一治疗或情绪稳定剂的辅助治疗时,治疗初期的日总剂量为第1日100mg、第2日200mg、第3日300mg、第4日400mg。到第6日可进一步将剂量调至800mg/d,但每日剂量增加幅度不得超过200mg。可根据患者的临床反应和耐受性将剂量调整为200~800mg/d,常用有效剂量范围为400~800mg/d。

3. 老年人　与其他抗精神病药物一样,本品慎用于老年患者,尤其在开始用药时。老年患者的起始剂量应为25mg/d。随后以25~50mg/d的幅度增至有效剂量,但有效剂量可能较一般年轻患者低。

4. 肾脏和肝脏损害患者　口服喹硫平后的清除率在肾脏和肝脏损害的患者中下降约25%。喹硫平在肝脏中代谢广泛,因此应慎用于肝脏损害的患者。

对肾脏或肝脏损害的患者,本品的起始剂量应为25mg/d。随后以25~50mg/d的幅度增至有效剂量。或遵医嘱。

六、特殊人群用药

1. 妊娠期　本品用于人类妊娠时的疗效和安全性尚未肯定,因此,只有在获益大于潜在风险的情况下,本品才能用于孕妇。

2. 哺乳期　喹硫平在人类乳汁中的排泄情况尚不清楚。哺乳期妇女若服用本品应建议其在服药期间中断哺乳。

3. 肾功能损害　参见"用法用量"项。

4. 肝功能损害　参见"用法用量"项。

5. 其他人群

(1)儿童:本品用于儿童和青少年的安全性和有效性尚未进行评价。

(2)老年人:参见"用法用量"项。

七、药理学

1. 药效学及作用机制

(1)作用机制:喹硫平是一种新型非典型抗精神病药物。喹硫平及其在人血浆中的代谢物N-脱烷基喹硫平可与多种神经递质受体作用。在脑中,喹硫平及N-脱烷基喹硫平对5-羟色胺(5-HT$_2$)受体和多巴胺D$_1$和多巴胺D$_2$受体具有亲和力。在脑中,喹硫平对5-羟色胺(5-HT$_2$)受体的亲和力高于多巴胺D$_1$和多巴胺D$_2$受体,N-脱烷基喹硫平对去甲肾上腺素转运蛋白(NET)具有高度亲和力。喹硫平和N-脱烷基喹硫平对组胺和肾上腺素能α$_1$受体也有高度亲和力,而对肾上腺素能α$_2$受体和5-羟色胺(5-HT$_1$)受体亲和力较低。喹硫平对胆碱能毒蕈碱样受体或苯二氮䓬受体基本没有亲和力。

(2)非临床药效:喹硫平对抗精神病药物活性测定如条件回避反射呈阳性结果。它还能阻断多巴胺拮抗剂的作用,无论是行为还是电生理学测试,并且可升高多巴胺代谢物浓度,这是D$_2$受体阻断的神经化学指标。动物实验结果所预测的锥体外系不良反应(EPS)发生的可能性显示有效

阻断多巴胺 D_2 受体的喹硫平剂量只导致轻微的强直症,喹硫平选择性地减少中脑边缘系统 A10 多巴胺能神经元的放电而对与运动功能有关的黑质纹状体 A9 神经元作用较弱,对神经阻滞剂过敏的猴子,喹硫平只显示出轻微的导致肌张力障碍的作用。N-脱烃基喹硫平代谢物对本品在人体的药理学作用强度尚未明确。

（3）临床疗效:三项安慰剂对照的临床试验结果,包括一项喹硫平剂量为 75～750mg/d 的试验显示,喹硫平所致 EPS 发生率与安慰剂组 EPS 发生率或合用抗胆碱能药物 EPS 发生率无差异。

在四个对照临床试验中,评估了本品(最高用药剂量至 800mg)分别作为单一治疗和辅助锂剂或丙戊酸半钠治疗双相情感障碍躁狂发作的情况,本品和安慰剂对照组在 EPS 的发生率和联合使用抗胆碱能药物方面没有差别。喹硫平不产生持久的催乳素升高现象。在一项多种固定剂量临床试验的结果中表明,不同喹硫平剂量组所出现的催乳素水平变化没有差异,与安慰剂组之间也无差异。临床试验显示,喹硫平对治疗精神分裂症的阳性和阴性症状均有效。一项与氯丙嗪,两项与氟哌啶醇对照的试验显示,喹硫平的短期疗效与对照药物相当。临床试验显示,本品无论作为单一治疗还是作为辅助治疗,在降低双相情感障碍患者的躁狂症状上都是有效的。对于有效者其最后一周的平均中位剂量约为 600mg,有效者中约 85% 的剂量范围在 400～800mg/d。

2. 药代动力学　喹硫平口服后吸收良好,代谢完全。进食对喹硫平的生物利用度无明显影响。喹硫平的血浆蛋白结合率为 83%。活性代谢物 N-脱烃基喹硫平的稳态峰浓度为喹硫平的 35%。喹硫平及 N-脱烃基喹硫平的消除半衰期分别约为 7 小时和 12 小时。

临床试验证实,每日 2 次给药时喹硫平是有效的。正电子发射断层摄影术(PET)研究资料进一步证实,该药对 5-HT_2 和 D_2 受体的占位作用在给药后可持续 12 小时。

喹硫平和 N-脱烃基喹硫平的药代动力学是线性的,无性别差异。老年人体内喹硫平的平均清除率较 18～65 岁成人低 30%～50%。

严重肾损害[肌酐清除率低于 30ml/(min·1.73m²)] 和肝损害(稳定性酒精性肝硬化)的患者,喹硫平的平均血浆清除率可下降约 25%,但个体清除率值都在正常人群范围之内。在尿中,游离喹硫平和人血浆活性代谢物 N-脱烃基喹硫平的平均摩尔比例小于 5%。

喹硫平代谢较完全,服用放射性标记的喹硫平后尿或粪便中原型化合物仅占未改变的药物相关物质的 5% 以下。大约 73% 的放射活性物从尿中排出,21% 从粪便中排出。

离体研究证实喹硫平的主要代谢酶为 CYP-450 酶系统的 CYP3A4。N-脱烃基喹硫平主要通过 CYP3A4 形成和消除。

在一项多剂量临床试验中,评价了健康志愿者在酮康唑治疗前或治疗期间,服用喹硫平的药代动力学。结果表明合用酮康唑导致喹硫平平均 C_{max} 和 AUC 分别增加 235% 和 522%,相应的平均口服清除率减少 84%。喹硫平的平均半衰期从 2.6 小时增加至 6.8 小时,但平均 T_{max} 未改变。

喹硫平及其几种代谢产物(包括 N-脱烃基喹硫平)是 CYP-450 酶系 1A2、2C9、2C19、2D6 和 3A4 的弱抑制剂,但只在高于 300～800mg/d 的人类有效剂量范围的 5～50 倍的浓度时才观察到 CYP 抑制出现。根据这些离体研究结果,喹硫平与其他药物合用时不易导致具有临床意义的与 CYP-450 酶相关的药物抑制作用。

3. 药物不良反应

（1）常见困倦、头晕、口干、便秘、消化不良、GOT 及 GPT 升高、轻度无力、鼻炎、心动过速、直立性低血压、白细胞减少。

（2）偶见嗜酸性粒细胞增多、血清三酰甘油和胆固醇水平增高、甲状腺素水平降低、癫痫。

（3）罕见恶性综合征和阴茎异常勃起。

4. 药物相互作用　由于喹硫平主要具有中枢神经系统作用,本品在与其他作用于中枢神经系统的药物或含乙醇的饮料合用时应当谨慎。

本品与锂盐制剂合用不会影响锂的药代动力学。

当本品(富马酸喹硫平)与丙戊酸半钠联合用药,丙戊酸和喹硫平的药代动力学不会发生有临床意义的改变。(丙戊酸半钠是一稳定的配位化合物,含摩尔比 1:1 的丙戊酸钠和丙戊酸)。

合用抗精神病药物利培酮或氟哌啶醇不会显著改变喹硫平的药代动力学。但本品与硫利达嗪合用时会增加喹硫平的清除率。

喹硫平不会诱导与安替比林代谢有关的肝脏酶系。但是,一项多剂量临床试验,评价了患者在卡马西平(一种已知的肝酶诱导剂)治疗前或治疗期间,服用喹硫平的药代动力学。结果表明合用卡马西平显著增加了喹硫平的清除率。这种清除率的增加使喹硫平的全身吸收水平(按 AUC 计),比单独服用时降低了 13%;而在部分患者可观察到更显著的效果。作为这种相互作用的结果,可出现较低的血浆浓度,因此对于每个患者应根据临床反应考虑使用更高剂量的本品。应注意的是,本品用于治疗精神分裂症时每日最大推荐剂量为 750mg/d,用于治疗双相情感障碍的躁狂发作时每日最大推荐剂量为 800mg/d,故仅在对个别患者认真评估了风险与获益之后方可考虑持续使用更高的剂量。

本品和另一种微粒体酶诱导剂苯妥英钠合用也可增加喹硫平的清除率。如果将喹硫平与苯妥英或其他肝酶诱导剂(如巴比妥类、利福平)合用,为保持抗精神病症状的效果,应增加本品的剂量。如果停用苯妥英钠或卡马西平或其他肝酶诱导剂并换用一种非诱导剂(如丙戊酸钠)则本品的剂量需要减少。

在细胞色素 P-450 酶系统中,介导喹硫平代谢的主要酶类为 GYP3A4。与西咪替丁(一种已知的 P-450 酶抑制剂)合用不会改变喹硫平的药代动力学。与抗抑郁药丙咪嗪(一种已知的 CYP2D6 抑制剂)或氟西汀(一种已知的 CYP3A4 和 CYP2D6 抑制剂)合用不会显著改变喹硫平的药代动力学。但如果本品与 CYP3A4 的强抑制剂(如唑类抗真菌药或大环内酯类抗生素)合用需谨慎。

八、注意事项

1. 禁用　对本品任何成分过敏的患者。

2. 血管疾病　本品应慎用于已知有心血管疾病、脑血管疾病或其他有低血压倾向的患者。

3. 本品可能会导致直立性低血压,尤其是在最初的加药期在老年患者中上述现象较年轻患者多见。

4. 在临床试验中,使用喹硫平不伴发持久性 Q-Tc 间期的延长。但与其他抗精神病药物一样,如果将喹硫平与其他已知会延长 Q-Tc 间期的药物合用时应当谨慎,尤其是用于老年患者时。

5. 癫痫　在临床对照试验中,服用本品的患者的癫痫发生率与服用安慰剂的患者无区别。与其他抗精神病药物一样,当用于治疗有癫痫病史的患者时应予以注意。

6. 迟发性运动障碍　与其他抗精神病药物一样,长期服用本品治疗也有导致迟发性运动障碍的可能性。如果出现迟发性运动障碍的体征和症状,应考虑减少本品剂量或停用。

7. 神经阻滞剂恶性综合征　抗精神病药物(包括本品)治疗会伴发神经阻滞剂恶性综合征。临床表现包括高热、精神状态改变、肌肉强直、自主神经功能紊乱以及肌磷酸激酶活性增加。若出现此种情况,应停用本品并给予适当的治疗。

8. 急性停药反应　在突然停用高剂量的抗精神病药物后,非常罕见有急性停药反应(包括恶心、呕吐及失眠)的报告:可能还会出现精神病症状复发,同时还有报告出现非自主运动障碍(如静坐不能、张力障碍和运动障碍)。因此,建议逐步停药。

9. 对驾驶和操作机器的影响　由于本品可能会导致困倦,因此对操作危险机器包括驾驶车辆的患者应予提醒。

10. 相互作用　参见"药物相互作用"项。

本品与肝酶诱导剂如卡马西平同时使用时可降低喹硫平的全身吸收。因此,在本品与肝酶诱导剂同时使用时,应根据临床反应考虑增加本品的剂量。

当与强效 CYP3A4 抑制剂(如唑类抗真菌药物和大环内酯类抗生素)合用时,喹硫平的血浆浓度可显著高于临床试验中观察到的水平。因此在这种情况下应使用较低剂量的本品。在老年或体质虚弱的患者用药时应慎重。所有患者用药前均应考虑风险-效益比。

11. 高血糖　罕见高血糖及原有糖尿病加重的报告。糖尿病患者及糖尿病高危人群服用本品时建议进行适当的临床监测。

九、药物稳定性及贮藏条件

30℃ 以下密封保存。

十、药物经济性评价

基本药物(片剂:25mg、100mg),医保乙类,《中国药典》(2020 年版)收载。

阿 立 哌 唑

一、药品名称

1. 英文名　Aripiprazole

2. 化学名　7-[4-[4-(2,3-二氯苯基)-1-哌嗪基]丁氧基]-3,4-二氢喹诺酮

二、药品成分

阿立哌唑

三、剂型与规格

阿立哌唑片　(1)5mg;(2)10mg
阿立哌唑口崩片　(1)5mg;(2)10mg;(3)20mg

四、适应证及相应的临床价值

用于治疗精神分裂症。在精神分裂症患者的短期(4 周和 6 周)对照试验中确立了阿立哌唑治疗精神分裂症的疗效。选择阿立哌唑用于长期治疗的医师应定期重新评估该药对个别患者的长期疗效。

五、用法用量

1. 儿童　儿童和青少年患者用药的安全性和有效性尚未确立。

2. 成人　口服给药,每日 1 次。阿立哌唑的推荐起始剂量和治疗剂量是 10mg/d 或 15mg/d,不受进食影响。系统评估显示阿立哌唑的临床有效剂量范围为 10~30mg/d。高剂量的疗效并不优于 10mg/d 或 15mg/d 的低剂量。用药 2 周内(药物达稳态所需时间)不应增加剂量,2 周后,可根据个体的疗效和耐受情况适当调整,但加药速度不宜过快。每日最大剂量不应超过 30mg。

口崩片服用方法:保持手部干燥,迅速取出药片置于舌面,阿立哌唑口腔崩解片在数秒内即可崩解,不需用水或只需少量水,借吞咽动作入胃起效,患者不应试图将药片分开或咀嚼。

3. 老年人　年龄对单剂量 15mg 阿立哌唑的药代动力学没有影响。与年轻成人(18~64 岁)受试者比较,老年受试者(≥65 岁)的阿立哌唑清除率降低 20%,但在精神分裂症患者的人口药代动力学分析中没有显示年龄的影响。

4. 特殊人群　一般不需要根据年龄、性别、种族或肾、肝功能损害情况调整剂量。

同时服用 CYPA 抑制剂的剂量调整:当同时服用酮康唑时,应将阿立哌唑的剂量减至常用量的一半。停用 CYP3A4 抑制剂时,应增加阿立哌唑的剂量。

同时服用 CYP2D6 抑制剂的剂量调整:当同时服用 CYP2D6 抑制剂(例如奎尼丁、氟西汀或帕罗西汀)时,应将阿立哌唑的剂量至少减至其常用量的一半。停用 CYP2D6 抑制剂时,应增加阿立哌唑的剂量。

同时服用 CYP3A4 诱导剂的剂量调整:当同时服用 CYP3A4 诱导剂(例如卡马西平)时,阿立哌唑的剂量应加倍

(至20mg或30mg)。追加剂量应建立在临床评估基础之上。当停用卡马西平时,阿立哌唑的剂量应降至10~15mg。

从服用其他抗精神病药改用本品时:尚未系统评估精神分裂症患者从其他抗精神病药改用阿立哌唑或阿立哌唑与其他抗精神病药联合用药的情况。虽然某些患者可能可以接受立即停用以前的药物,但逐渐停药可能更恰当。在任何情况下,都应尽可能缩短抗精神病药的重叠用药时间。

六、特殊人群用药

1. 妊娠期 孕妇服用本品是否安全尚不明确。对于孕妇,应权衡利弊决定是否服用本品。只有当潜在利益高于危险性,才可使用。

2. 哺乳期 阿立哌唑可分泌到哺乳期大鼠的乳汁中。阿立哌唑及其代谢物是否分泌到人乳汁中,尚不清楚。建议服用阿立哌唑的妇女停止哺乳。

3. 肾功能损害 参见"药代动力学"项。

4. 肝功能损害 参见"药代动力学"项。

5. 其他人群

(1)儿童:儿童和青少年患者用药的安全性和有效性尚未确立。

(2)老年人:在上市前临床试验中接受阿立哌唑治疗的7 951例患者中,991例(12%)年龄≥65岁,789例(10%)年龄≥75岁。991例患者中的大多数(88%)被诊断为阿尔茨海默性痴呆。

阿立哌唑治疗精神分裂症和双相障碍躁狂发作的安慰剂对照试验中未录入足够的年龄在65岁或65岁以上的病例,以致不能确定老年患者对治疗的反应是否不同于年轻受试者。年龄对单剂量15mg阿立哌唑的药代动力学没有影响。与年轻成人(18~64岁)受试者比较,老年受试者(≥65岁)的阿立哌唑清除率降低20%,但在精神分裂症患者的群体药代动力学分析中没有显示年龄的影响。

对老年阿尔茨海默病相关精神病患者的研究提示,与年轻精神分裂症患者比较,这类人群也许具有不同的耐受性。阿立哌唑在阿尔茨海默病相关精神病患者中的安全性和有效性尚未确立。如果医师选择使用阿立哌唑治疗这类患者,应慎重。

七、药理学

1. 药效学及作用机制 阿立哌唑与D_2、D_3、5-HT_{1A}、5-HT_{2A}受体具有高亲和力,与D_4、5-HT_{2C}、5-HT_7、α_1、H_1受体以及5-HT重吸收位点具有中度亲和力。阿立哌唑是D_2受体和5-HT_{1A}受体的部分激动剂,也是5-HT_{2A}受体的拮抗剂。

与其他具有抗精神分裂症的药物一样,阿立哌唑的作用机制尚不清楚。但目前认为是通过D_2和5-HT_{1A}受体的部分激动作用及5-HT_{2A}受体的拮抗作用的介导而产生。与其他受体的作用可能产生阿立哌唑临床上某些其他的作用,如对α_1受体的拮抗作用可阐释其直立性低血压现象。

2. 药代动力学 据国外文献报道:根据推测,阿立哌唑

的活性主要源于母体药物—阿立哌唑,较小程度上是来自它的主要代谢物——脱氢阿立哌唑,后者显示了与母体药物相似的对D_2受体的亲和力,血浆含量是母体药物暴露量的40%。阿立哌唑和脱氢阿立哌唑的平均消除半衰期分别约为75小时和94小时。给药14日内两种活性成分达到稳态浓度。阿立哌唑的蓄积可以从其单剂量药代动力学得到预测。稳态时,阿立哌唑的药代动力学与剂量成正比。阿立哌唑主要通过肝脏代谢消除,两个参与代谢的P-450酶是CYP2D6和CYP3A4。

吸收:阿立哌唑片口服后吸收良好,血浆浓度在3~5小时内达到峰值,片剂的绝对口服生物利用度是87%。阿立哌唑可以单独服用或与食物一起服用。与标准高脂肪膳食一起服用阿立哌唑15mg片,没有显著影响阿立哌唑及其活性代谢物——脱氢阿立哌唑的C_{max}和AUC,但使阿立哌唑和脱氢阿立哌唑的T_{max}分别推迟了3小时和12小时。

分布:静脉给药后,阿立哌唑的稳态分布容积很高(约404L或4.9L/kg),表明在体内分布广泛。在治疗浓度时,99%以上的阿立哌唑及其主要代谢物与血清蛋白结合,主要是血清白蛋白。健康男性志愿者连续14日服用阿立哌唑0.5~30mg/d,剂量依赖性的D_2受体结合说明阿立哌唑可以通过血脑屏障。

代谢和消除:阿立哌唑主要通过三种生物转化途径代谢,即脱氢化、羟基化和N-脱烷基化。根据体外试验的结果,CYP3A4和CYP2D6参与脱氢化和羟基化,CYP3A4参与N-脱烷基化。阿立哌唑在体循环中是主要的药物成分。在稳态时,其活性代谢物脱氢阿立哌唑占血浆中阿立哌唑AUC的40%左右。

约8%的白色人种缺乏代谢CYP2D6底物的能力,被分类为代谢低下者(PM),其他为代谢充分者(EM)。与EM比较,PM的阿立哌唑暴露量大约增加80%,活性代谢物暴露量大约减少30%。这导致PM的阿立哌唑总活性药物成分暴露高出EM约60%。在EM中合并使用阿立哌唑和CYP2D6抑制剂,例如奎尼丁可导致阿立哌唑血浆暴露量增加112%,因此需要进行剂量调整。阿立哌唑在EM和PM中的平均消除半衰期分别约为75小时和146小时。阿立哌唑不抑制或诱导CYP2D6代谢途径。

口服单剂量^{14}C标记的阿立哌唑后,在尿液和粪便中分别回收了大约25%和55%的放射活性。1%以原型药经尿液排出,18%以原型药经粪便排出。

特殊人群:通常不需要根据患者的年龄、性别、种族、吸烟状况、肝功能或肾功能调整阿立哌唑的剂量。阿立哌唑在特殊人群中的药代动力学如下。

肝功能低下:在一个以不同程度肝硬化(Child-Pugh分类A、B、C)的患者为对象的单剂量试验(阿立哌唑15mg)中,与健康受试者比较,轻度肝功能损害(HI)受试者阿立哌唑的AUC增加了31%,中度HI受试者增加了8%,重度HI受试者减少了20%。这些变化都不需要剂量调整。

肾功能低下:在严重肾功能低下(肌酐清除率<30ml/min)患者中,阿立哌唑(单剂量15mg)和脱氢阿立哌唑的C_{max}分别增加36%和53%,但阿立哌唑的AUC降低15%,脱氢阿

立哌唑的 AUC 增加 7%。阿立哌唑原型药和脱氢阿立哌唑的肾脏排泄量小于给药量的 1%。对于肾功能低下的受试者,不需要剂量调整。

老年患者:在正式单剂量(阿立哌唑 15mg)药代动力学研究中,老年(≥65 岁)受试者比较低年龄受试者(18~64 岁)的阿立哌唑清除率低 20%。但在精神分裂症患者的群体药代动力学分析中没有发现年龄差异。同样,老年患者多剂量给药后的药代动力学与青年健康受试者的相似。不建议对老年患者调整剂量。

性别:女性受试者的阿立哌唑及其活性代谢物——脱氢阿立哌唑的 C_{max} 和 AUC 比男性受试者的高 30%~40%,女性受试者的阿立哌唑表观口服清除率相对降低。但这些差异在很大程度上可以解释为男女体重差异(25%)。不推荐因性别差异调整剂量。

种族:虽然没有对种族因素进行专门的药代动力学研究,但阿立哌唑群体药代动力学评价并没有显示具有临床意义的种族差异。不需要因种族差异调整剂量。

吸烟状态:根据用人肝酶进行的体外试验结果,阿立哌唑不是 CYP1A2 的底物,也不参与直接的葡糖醛酸化。因此,吸烟不会影响阿立哌唑的药代动力学。与这些体外试验结果一致,群体药代动力学评价未显示吸烟者和非吸烟者之间存在显著的药代动力学差异。不需要因吸烟状况调整剂量。

据国内研究资料报道:在健康中国人体内的单次及多次药代动力学研究结果显示,阿立哌唑在 10~30mg 的剂量范围内,AUC_{0-t} 和 C_{max} 与剂量成线性比例关系。片剂口服后吸收迅速,血药浓度在 2~5 小时内达到峰值,消除半衰期为 63~75 小时。阿立哌唑及其代谢物在受试者体内有蓄积,连续给药的情况下约需 14 日左右达到稳态血药浓度,达稳态后的血药浓度约为单次给药后血药浓度峰值的 5~6 倍。

3. 药物不良反应 常见头痛、头晕、目眩、失眠、困倦、静坐不能、心动过速、直立性低血压;罕见心电图 Q-T 间期延长、恶心、呕吐、便秘;体重增加、高血糖、血清催乳素浓度升高,有发生恶性综合征的报道。

4. 药物相互作用

(1) 鉴于本品主要作用于中枢神经系统,在与其他作用于中枢神经系统的药物和乙醇合用时应慎重。

(2) 因其拮抗 α_1-肾上腺素受体,故阿立哌唑有可能增强某些抗高血压药的作用。

(3) 阿立哌唑不是 CYP1A1、CYP1A2、CYP2A6、CYP2B6、CYP2C8、CYP2C9、CYP2C19 或 CYP2E1 酶的底物,也不进行直接的葡糖醛酸化。这说明阿立哌唑与这些酶的抑制剂或诱导剂或其他因素(如吸烟)之间不可能发生相互作用。

(4) CYP3A4 和 CYP2D6 参与阿立哌唑的代谢。CYP3A4 诱导剂(如卡马西平)可以引起阿立哌唑的清除率升高和血药浓度降低。CYP3A4 抑制剂或 CYP2D6 抑制剂(如奎尼丁、氟西汀、帕罗西汀)可以抑制阿立哌唑消除,使血药浓度升高。

酮康唑:同时服用酮康唑(200mg/d,连续 14 日)和15mg 单剂量阿立哌唑,阿立哌唑及其活性代谢物的 AUC 分别增加 63% 和 77%。没有对更高剂量(400mg/d)的酮康唑进行研究。当同时服用酮康唑和阿立哌唑时,应将阿立哌唑的剂量降至常用剂量的一半。预期其他 CYP3A4 强抑制剂(伊曲康唑等)有相似的作用,也需相应降低剂量。没有对 CYP3A4 的弱抑制剂(红霉素、柚子汁等)进行研究。当停用联合治疗中的 CYP3A4 抑制剂时,应增加阿立哌唑的剂量。

奎尼丁:同时服用 10mg 单剂量阿立哌唑和强力 CYP2D6 抑制剂——奎尼丁(166mg/d,连续 13 日),阿立哌唑的 AUC 增加 112%,而其活性代谢物——脱氢阿立哌唑的 AUC 降低 35%。当同时服用奎尼丁和阿立哌唑时,应将阿立哌唑的剂量降至常用剂量的一半。预期其他 CYP2D6 强抑制剂(如氟西汀或帕罗西汀)有相似的作用,因此,也需相应降低剂量。当停用联合治疗中的 CYP2D6 抑制剂时,应增加阿立哌唑的剂量。

卡马西平:同时服用卡马西平(200mg,每日 2 次,一种 CYP3A4 强诱导剂)和阿立哌唑(30mg,每日 1 次),导致阿立哌唑及其活性代谢物——脱氢阿立哌唑的 C_{max} 和 AUC 都分别降低约 70%。当卡马西平与阿立哌唑同时使用时,阿立哌唑的剂量应加倍。追加剂量应建立在临床评估基础之上。当停用联合治疗中的卡马西平时,阿立哌唑的剂量应降低。

(5) 阿立哌唑与由 CYP-450 代谢的药物之间不可能发生重要的药代动力学相互作用。在体内研究中,每日 10~30mg 剂量的阿立哌唑对 CYP2D6 底物(右美沙芬)、CYP2C9 底物(华法林)、CYP2C19 底物(奥美拉唑、华法林)和 CYP3A4 底物(右美沙芬)的代谢没有显著影响。另外,体外研究显示,阿立哌唑和脱氢阿立哌唑不影响 CYP1A2 参与的代谢。

(6) 乙醇:在健康志愿者中将阿立哌唑与乙醇合并服用,对照组将安慰剂与乙醇合并服用,两组受试者在大体运动技能或刺激反应方面没有显著差异。与大多数精神兴奋药物一样,应建议患者在服用阿立哌唑时避免饮酒。

(7) 阿立哌唑与下列药物之间没有临床上重要的相互作用:法莫替丁、丙戊酸盐、锂盐、右美沙芬、华法林、奥美拉唑。

八、注意事项

1. 禁用 已知对本品过敏的患者。

2. 直立性低血压 阿立哌唑具有 α_1-肾上腺素受体的拮抗作用,可能引起直立性低血压。阿立哌唑应慎用于已知心血管病(心肌梗死或缺血性心脏病、心力衰竭或传导异常病史)患者、脑血管病患者或诱发低血压的情况(脱水、血容量降低和降压药治疗)。

3. 癫痫发作 与其他抗精神病药一样,阿立哌唑应慎用于有癫痫病史的患者或癫痫阈值较低的情况(如阿尔茨海默病性痴呆)的患者。癫痫阈值较低的情况在 65 岁以上人群较常见。

4. 潜在的认知和运动损害 与安慰剂比较,尽管阿立哌唑治疗患者嗜睡的发生率相对升高,但与其他抗精神病药一样,阿立哌唑也可能会影响判断、思考或运动技能。应警告患者小心驾驶和操作具有一定危险性的机器,直到确信阿立哌唑治疗不会给他们带来负面影响。

5. 体温调节 干扰机体体温降低机制是抗精神病药的特征。当阿立哌唑用于处于体温可能升高的患者(如剧烈运动、过热、同时服用抗胆碱能活性药物或脱水)时,建议进行适当护理。

6. 吞咽障碍 食管运动功能障碍和误吸与抗精神病药的使用有关。吸入性肺炎是老年患者,尤其是老年进行性阿尔茨海默病性痴呆患者发病和死亡的常见原因。对于有吸入性肺炎危险的患者,应慎用阿立哌唑和其他抗精神病药。

7. 自杀 自杀倾向是精神病和双相性精神障碍所固有的,药物治疗时应密切监测高危患者。为了减少药物过量的风险,阿立哌唑的剂量应控制在最低水平,并且对患者进行良好管理。

8. 合并其他疾病患者用药 对合并某些全身性疾病的患者,尚缺乏使用阿立哌唑的临床经验。

针对伴有阿尔茨海默病的老年精神病患者的安全性经验:在3个为期10周的阿立哌唑治疗伴有阿尔茨海默病的老年精神病患者(n=938,平均年龄82.4岁;年龄范围为56~99岁)的安慰剂对照试验中,治疗中出现的发生率≥3%以及阿立哌唑组发生率至少是安慰剂组发生率2倍的不良事件包括衰弱(安慰剂3%,阿立哌唑8%)、嗜睡(安慰剂3%,阿立哌唑9%)和尿失禁(安慰剂1%,阿立哌唑5%)、多涎(安慰剂0,阿立哌唑4%)、头晕(安慰剂1%,阿立哌唑4%)。

没有确立阿立哌唑在痴呆相关精神病患者治疗中的安全性和有效性。如果医师选用阿立哌唑治疗这些患者,应特别慎重,尤其是那些患者出现吞咽困难或过度嗜睡的患者,可能会诱发意外损伤或误吸。

9. 抗精神病药恶性综合征(NMS) 据报道一种潜在致命性的综合征,与服用抗精神病药(包括阿立哌唑)有关,被称为抗精神病药恶性综合征(NMS)。在阿立哌唑上市前全球临床数据库中,有2例出现疑似NMS。NMS临床表现为高热、肌强直、精神状态改变和自主神经不稳定迹象(不规律的脉搏或血压波动、心动过速、大汗和心律失常)。其他征兆可能包括肌酸磷酸激酶升高、肌红蛋白尿(横纹肌溶解症)和急性肾衰竭。诊断性评估这一综合征的患者十分复杂。为了取得这一诊断,重要的是排除以下临床表现,即同时伴有严重的内科疾病(如肺炎、全身感染等)和未治疗或治疗不恰当的锥体外系不良反应(EPS)。鉴别诊断时另一个重要考虑因素包括中枢抗胆碱能毒性、中暑、药源性发热和原发性中枢神经系统疾病。

10. 迟发性运动障碍 在抗精神病药治疗的患者中,可能会发生不可逆的无意识性运动障碍综合征。尽管该综合征在老年人(尤其是老年女性)中的发生率最高,但不可能在抗精神病治疗初期仅依据流行病学估计来预测哪些患者可能会发生该综合征。不清楚抗精神病药在引起迟发性运动障碍作用方面是否存在差异。

已经确定,随着治疗疗程的延长,以及患者服用抗精神病药的总累计剂量的增加,发生迟发性运动障碍的风险及其变成不可逆的可能性也增大。然而,在低剂量抗精神病药短暂治疗之后也可能会发生该综合征,但一般很少见。

基于上述考虑,应用阿立哌唑时应采用一种使迟发性运动障碍的发生降低到最小的方式。对于罹患慢性疾病的患者,进行长期抗精神病治疗应有所保留,这些患者包括已知用抗精神病药治疗有效,可供选择的等效、但潜在伤害性更小的治疗不能获得或不适合的人群。

在需要长期治疗的患者中,应寻求能达到满意疗效的最低治疗剂量和最短治疗时间。应定期重新评估连续治疗的重要性。如果阿立哌唑治疗患者出现迟发性运动障碍的体征和症状,应考虑停药。然而,某些患者尽管存在这一综合征,可能还是需要用阿立哌唑治疗。

11. 痴呆相关 老年痴呆精神病患者的脑血管不良事件包括脑卒中。

在痴呆相关精神病的安慰剂对照临床试验中,阿立哌唑治疗老年患者(平均年龄84岁;年龄范围为78~88岁)的脑血管不良事件(如脑卒中、短暂性缺血发作)包括死亡的发生率升高。脑血管不良事件与药物之间存在具有统计学意义的剂量-反应关系。阿立哌唑不能用于痴呆相关精神病患者的治疗。

12. 高血糖和糖尿病 阿立哌唑治疗患者几乎没有高血糖的报道,尽管很少患者曾用阿立哌唑治疗,但不清楚这些十分有限的经验是否是这种报道很少的唯一原因。

对于开始非典型抗精神病药治疗时有糖尿病明确诊断的患者,应定期监测其血糖控制恶化情况。有糖尿病危险因素(如肥胖、糖尿病家族史)的患者应在开始非典型抗精神病药治疗前和治疗期间定期接受空腹血糖测试。应监测非典型抗精神病药治疗的任何患者的高血糖症状,包括口渴、多尿、多食和乏力。在非典型抗精神病药治疗期间出现高血糖症状的患者应接受空腹血糖测试。在某些病例中,当停止非典型抗精神病药治疗时,高血糖就会自行消失;然而,某些患者尽管停用了可疑药物仍需继续降糖治疗。

九、药物稳定性及贮藏条件

阿立哌唑片:密封,干燥处保存。

阿立哌唑口腔崩解片:密封保存。

十、药物经济性评价

基本药物(片剂、胶囊、口腔崩解片:5mg、10mg),医保乙类,《中国药典》(2020年版)收载。

齐 拉 西 酮

一、药品名称

1. 英文名 Ziprasidone

2. 化学名 5-[2-[4-(1,2-苯并异噻唑-3-基)-1-哌嗪基]乙基]-6-氯-1,3-二氢-2*H*-吲哚-2-酮

二、药品成分

盐酸齐拉西酮、甲磺酸齐拉西酮

三、剂型与规格

盐酸齐拉西酮胶囊 （1）20mg；（2）40mg；（3）60mg；（4）80mg

盐酸齐拉西酮片 20mg

甲磺酸齐拉西酮注射液 1ml：10mg

注射用甲磺酸齐拉西酮 20mg

四、适应证及相应的临床价值

本品适用于治疗精神分裂症。

五、用法用量

1. 儿童 儿童患者使用齐拉西酮的安全性和疗效尚未评估。

2. 成人

（1）口服给药。①初始治疗：每次 20mg，每日 2 次，餐时服用，视病情可渐增至每次 80mg，每日 2 次，剂量调整间隔一般不应少于 2 日。②维持治疗：在维持治疗期间，应采用最低有效剂量，多数情况下，使用 20mg 齐拉西酮每日 2 次即足够，应定期评估并确定患者是否需维持治疗。

（2）肌内注射给药：每次 10~20mg，给药间隔不少于 4 小时，每日用药不超过 40mg。目前尚无连续注射齐拉西酮超过 3 日的研究，如需长期治疗，应尽快改用口服制剂。

3. 老年人 应降低起始剂量、缓慢调整剂量，并密切监测患者。

4. 不同人群、性别、种族人群，以及肾功能或者肝功能损伤的患者，一般均无须调整剂量。注射剂中的 β-环糊精需通过肾脏清除，肾功能损伤患者应慎用。

六、特殊人群用药

1. 妊娠期 只有当孕妇服药的益处大于药物对胎儿的潜在风险时，齐拉西酮才可用于孕妇。

2. 哺乳期 目前尚不清楚齐拉西酮是否分泌入母乳中，服用齐拉西酮的妇女不应哺乳。

3. 肾功能损害 齐拉西酮代谢率高，经肾分泌的原型药物低于 1%，单独肾损伤对齐拉西酮的药代动力学无明显影响。无须根据肾功能损伤程度调整用药剂量。齐拉西酮不能通过血液透析清除。由于环糊精赋形剂需通过肾脏清除，因此肾功能损伤的患者应慎用齐拉西酮肌内注射剂。齐拉西酮肌内注射剂尚未在老年患者以及肝脏或肾脏损伤的患者中进行系统性评估。

4. 肝功能损害 齐拉西酮主要经肝脏清除，肝损伤会导致齐拉西酮 AUC 增加。在严重肝脏功能损害患者中使用齐拉西酮的经验还不足，因此，在这组患者中，应谨慎使用齐拉西酮。

5. 其他人群

（1）儿童：儿童患者使用齐拉西酮的安全性和疗效尚未评估。

（2）老年人：应降低起始剂量、缓慢调整剂量，并密切监测患者。

七、药理学

1. 药效学及作用机制 齐拉西酮是一种非典型抗精神病药，其结构与吩噻嗪类或丁酰苯类抗精神病药物不同。体外研究显示，齐拉西酮对多巴胺 D_2、D_3、$5-HT_{2A}$、$5-HT_{2C}$、$5-HT_{1A}$、$5-HT_{1D}$、α_1-肾上腺素受体具有较高的亲和力，对组胺 H_1 受体具有中等亲和力，对包括 M 胆碱能受体在内的其他受试受体/结合位点未见亲和力。齐拉西酮对 D_2、$5-HT_{2A}$、$5-HT_{1D}$ 受体具有拮抗作用，对 $5-HT_{1A}$ 受体具有激动作用。齐拉西酮能抑制突触对 5-羟色胺和去甲肾上腺素的再摄取。

与其他抗精神分裂症药物一致，齐拉西酮的作用机制不明确。研究认为其抗精神分裂症作用可能是通过对 D_2 和 $5-HT_2$ 受体的拮抗作用来发挥的，对其他相似亲和力受体的拮抗作用可能是导致其他治疗作用和副作用的原因。对 H_1 受体的拮抗作用可能是齐拉西酮产生嗜睡的原因，对 α_1-肾上腺素受体的拮抗作用可是产生直立性低血压的原因。

2. 药代动力学 口服盐酸齐拉西酮后经胃肠道吸收良好，分布广泛，6~8 小时达血浆峰浓度，1~3 日达到稳态血浓度，血浆蛋白结合率大于 99%，齐拉西酮的平均表观分布容积为 1.5L/kg，餐时服用 20mg 药物的绝对生物利用度约为 60%，食物能增加本品的吸收约 2 倍。在推荐的临床剂量范围内，齐拉西酮的平均终末半衰期（$t_{1/2}$）约为 7 小时，平均表观系统清除率为 7.5ml/（min·kg）。血浆蛋白结合率大于 99%。口服齐拉西酮后主要经肝脏充分代谢，仅少量原型药经尿液（<1%）和粪便（<4%）排泄。齐拉西酮主要经三种代谢途径清除，生成四种主要的循环代谢产物：苯并异噻唑（BITP）亚砜、BITP-砜、齐拉西酮亚砜和 S-甲基-二氢齐拉西酮。经尿液和粪便排泄的药物分别约为 20% 和 66%，血清中原型齐拉西酮约为 44%。体外人肝细胞组分研究表明，经两步生成 S-甲基-二氢齐拉西酮。体外人肝微粒体和重组酶研究表明，氧化代谢齐拉西酮的 CYP 酶主要是 CYP3A4，CYP1A2 的作用较弱。在体分泌和代谢资料表明，不足 1/3 的齐拉西酮经细胞色素 P-450 氧化代谢清除，约 2/3 齐拉西酮经醛氧化酶代谢清除。对醛氧化酶有临床意义的抑制剂或激动剂情况尚不清楚。

单剂肌内注射齐拉西酮的生物利用度为 100%，达峰时间为 60 分钟或更早，平均半衰期（$t_{1/2}$）为 2~5 小时。采用增加剂量方式和连续肌内注射 3 日观察，未出现蓄积。尽管对肌内注射齐拉西酮的代谢和消除未作系统评价，肌注齐拉西酮应与其口服制剂的代谢途径相同。口服齐拉西酮后充分代谢，仅少量原型药经尿液（<1%）和粪便（<4%）排泄。齐拉西酮主要经三种代谢途径清除、生成四种主要可循环代谢产物：苯并异噻唑（BITP）亚砜、BITP-砜、齐拉西酮亚砜和 S-甲基-二氢齐拉西酮。经尿液和粪便排泄的药物分别约为 20% 和 66%，血清中原型齐拉西酮约为 44%。

年龄、性别、种族和吸烟对齐拉西酮药代动力学无影响。不需要调整剂量。肝肾功能不全者参照特殊人群用药项。未系统评价65岁以上老年患者、肝损伤和肾损伤患者肌内注射齐拉西酮的药代动力学的差异,肾损伤患者肌内注射齐拉西酮宜慎重。

3. 药物不良反应　常见过度镇静、静坐不能、恶心、便秘、消化不良和类鼻炎症状;可见锥体外系反应、心血管不良反应、体重增加、高催乳素血症;罕见直立性低血压和心动过速。

4. 药物相互作用

(1) 齐拉西酮不应与延长Q-T间期的药物合用。

(2) 齐拉西酮主要作用于中枢神经系统,与其他作用于中枢的药物合用时应十分谨慎。

(3) 齐拉西酮可能诱发低血压,因此可能会增强某些抗高血压药物的疗效。

(4) 齐拉西酮可能拮抗左旋多巴胺和多巴胺激动剂的作用。

(5) 其他药物对齐拉西酮的影响。①卡马西平:卡马西平为CYP3A4诱导剂,每日2次连续21日服用200mg卡马西平,患者齐拉西酮的AUC降低约35%。卡马西平剂量越高,齐拉西酮的AUC降得越多。②西咪替丁:800mg西咪替丁,每日一次,服用2日,对齐拉西酮药代动力学无影响。③制酸剂:合用30ml抗酸剂(Maalox),对齐拉西酮药代动力学无影响。此外,在对照临床试验中,对入组的精神分裂症患者进行的群体药代动力学分析表明,与苯扎托品、普萘洛尔和劳拉西泮合用,齐拉西酮的药代动力学无显著性改变。

(6) 齐拉西酮对其他药物的影响:体外试验表明,与主要经CYP1A2、CYP2C9、CYP2C19、CYP2D6和CYP3A4清除的药物合用,齐拉西酮不会干扰其代谢。几乎没有因为置换作用而造成齐拉西酮与其他药物间的相互作用。

锂:齐拉西酮(40mg,每日2次)与锂盐(450mg,每日2次)合用7日,不会影响锂的稳态血药浓度或肾清除率。

口服避孕药:齐拉西酮(20mg,每日2次)与口服避孕药炔雌醇(0.03mg)和左炔诺孕酮(0.15mg)合用,不会影响这两种口服避孕药的药代动力学。

右美沙芬:与体外试验结果一致,一项在健康志愿者中进行的研究结果显示,齐拉西酮不会改变CYP2D6的底物右美沙芬代谢生成其主要代谢产物右啡烷的过程。尿中右美沙芬/右啡烷的比值无显著性改变。

八、注意事项

1. 禁用

(1) Q-T间期延长:齐拉西酮剂量依赖性延长Q-T间期,并且已经证实一些延长Q-T间期的药物与致死性心律不齐有关。具有Q-T间期延长病史的患者(包括先天性长Q-T间期综合征)、近期出现急性心肌梗死的患者和非代偿性心衰的患者禁用齐拉西酮。

齐拉西酮禁忌与在药效学方面能够延长Q-T间期的药物、或者在处方信息中禁忌用于Q-Tc间期延长患者的药物、以及有黑框警告慎重用于Q-Tc间期延长患者的药物合用。

齐拉西酮不应与多非利特、索他洛尔、奎尼丁、其他Ⅰa和Ⅲ类抗心律失常药、美索达嗪、硫利达嗪、氯丙嗪、氟派利多、匹莫齐特、司帕沙星、加替沙星、莫西沙星、卤泛群、甲氟喹、喷他脒、三氧化二砷、左醋美沙朵(Levomethadyl Acetate)、甲磺酸多拉司琼、普罗布考和他克莫司等合用。

(2) 对本品过敏的患者禁用。

2. 与痴呆有关的老年精神病患者死亡率增加。与安慰剂相比,与痴呆有关的老年精神病患者服用非典型抗精神病药物后死亡率有增加的风险。齐拉西酮未批准用于治疗痴呆相关的精神病。

3. 齐拉西酮治疗引起Q-Tc延长,比四种对照药物(利培酮、奥氮平、喹硫平和氟哌啶醇)对Q-Tc的影响长约9~14ms,但是比硫利达嗪约短14ms。尽管在上市前临床研究中,患者服用推荐剂量齐拉西酮尚未出现尖端扭转型室性心律失常,但因经验太少,尚不能排除其潜在的风险。与其他几种抗精神病药相比,齐拉西酮延长Q-Tc间期的作用较强,增加了治疗过程中猝死的风险。这种可能性在选择治疗药物时应予以高度重视。

4. 低血钾或低血镁能增加Q-T延长和心律不齐的风险。低血钾/镁的患者在治疗前应补充电解质。齐拉西酮治疗期间又服用利尿剂的患者,应定期监测血清电解质。有严重心血管疾病史的患者,如Q-T间期延长、近期内的急性心肌梗死、失代偿性心衰或者心律失常的患者,应避免接受齐拉西酮治疗。如果发现患者出现了持续性Q-Tc>500ms,应停用齐拉西酮。

5. 服用齐拉西酮后出现了提示有尖端扭转型室性心律失常发生的症状(如头晕、心悸、昏厥等)的患者,医师应用动态心电图监测法对患者作进一步评价。

6. 恶性综合征(NMS)　已经有报道抗精神病药治疗可以诱发一组致死性的复合症状群,统一命名为"恶性综合征(NMS)"。NMS的临床症状为高热、肌僵、精神状态改变和自主神经系统功能紊乱(如脉搏不规律和血压不稳、心动过速、出汗和心律失常);其他体征包括肌酐磷酸酶升高、蛋白尿和急性肾衰竭。应用齐拉西酮也有发生NMS的可能,NMS的处理包括以下内容。

(1) 一旦发生应立即停止抗精神病药以及其他非必须使用的药物治疗。

(2) 并进行相应对症支持治疗和密切监测。

(3) 如果合并其他严重躯体疾病,应当采取特殊的治疗措施积极治疗。目前对于NMS尚无公认的特效治疗方法。

如患者恢复后需要再次使用抗精神病药物,应慎重考虑选择适当的抗精神病药治疗。须对患者情况进行密切监测,因有报道有复发NMS的可能。

7. 迟发性运动障碍(TD)　使用齐拉西酮时应采取尽可能减少TD发生的给药方式。如果用齐拉西酮治疗的患者出现迟发性运动障碍的症状或体征,应考虑停药;但有些患者即使出现该症状,仍需要继续服用齐拉西酮治疗。

8. 高血糖和2型糖尿病　服用非典型抗精神病药物的患者已报道出现高血糖症,使用齐拉西酮的患者尚无高血糖和糖尿病的报道。但是尚不清楚齐拉西酮无此不良反应报道是否仅与临床使用尚少有关。

9. 皮疹　在齐拉西酮的上市前试验中，约5%的患者出现皮疹/荨麻疹，因此停药的患者约为1/6。皮疹的发生率与齐拉西酮的剂量有关，但是也可能是因为患者较长时间接受高剂量药物治疗的缘故。几例皮疹患者，出现了相关的全身症状和体征，如WBC计数增加。绝大多数患者用抗组胺药、类固醇或停药等辅助措施就能迅速改善症状。出现不能确定病因的皮疹时，应停用齐拉西酮。

10. 直立性低血压　齐拉西酮可能引起一些患者发生直立性低血压，出现头晕、心动过速、昏厥等，特别是在用药初期和剂量调整期。这可能与齐拉西酮的α_1肾上腺素拮抗剂特性有关。齐拉西酮诱发昏厥的发生率为0.6%。有心血管病史（心肌梗死、缺血性心脏病、心衰或传导异常）、脑血管病史或易于出现低血压的躯体疾病病史（脱水、血容量不足和服用抗高血压药）的患者应慎用齐拉西酮。

11. 癫痫　临床试验期间，齐拉西酮诱发癫痫的发生率为0.4%。造成癫痫的原因十分复杂，和其他抗精神病药一样，有癫痫病史或癫痫发生阈值降低（如阿尔茨海默病）的患者应慎用齐拉西酮。在65岁以上的人群中，患有癫痫发生阈值降低的疾病比较普遍。

12. 吞咽困难　食管运动异常和误吸均可能与服用抗精神病药有关。有吸入性肺炎风险的患者，应慎用齐拉西酮和其他抗精神病药。

13. 高催乳素血症　与其他多巴胺D_2受体拮抗剂一样，齐拉西酮能升高人体内催乳素水平。约1/3的人患乳腺癌可能是催乳素依赖性的，确诊为乳腺癌的患者应慎重考虑是否服用齐拉西酮。截至目前的临床研究和流行病学研究表明，长期服用齐拉西酮与精神病患者肿瘤的发生无关。现有的资料太少，还不适宜作出最后的结论。

14. 潜在损害认知和运动功能　齐拉西酮最常见的不良反应为嗜睡。在4~6周安慰剂对照试验中，齐拉西酮和安慰剂组嗜睡的发生率分别为14%和7%。在短期临床试验中，因嗜睡导致脱落的患者比例为0.3%。服药期间患者应谨慎从事需要精神支配的活动，如驾驶机动运输工具或驾驶具有危险性的机械，直到有理由确认，齐拉西酮治疗不会对上述活动产生不良影响为止。

15. 阴茎异常勃起　上市前的资料中仅1例患者出现阴茎异常勃起。阴茎异常勃起与齐拉西酮之间的关系尚未确定。具有α-肾上腺素受体阻断作用的药物能诱发阴茎异常勃起，本品可能具有诱发阴茎异常勃起的作用。

16. 体温调节　尽管上市前没有齐拉西酮影响体温调节功能的报道，但由于抗精神病药具有干扰体温调节中枢的能力，建议如果患者患有导致体温升高的状况时，如过度运动、暴露在极热环境中、服用抗胆碱能的药物或处于脱水状态时，应慎用齐拉西酮。

17. 自杀　精神疾病患者均具有潜在的自杀意图，药物治疗期间应密切监测高风险患者。处方齐拉西酮的药量应为有效控制症状的最小剂量，以降低药物过量风险。

18. 合并其他疾病患者的用药　齐拉西酮用于治疗伴某些其他全身性疾病患者的临床经验十分有限。

九、药物稳定性及贮藏条件

盐酸齐拉西酮胶囊：30℃以下室温保存。

盐酸齐拉西酮片：密闭保存。

阿立哌唑口腔崩解片：密封保存。

甲磺酸齐拉西酮注射液：遮光、密闭保存。

注射用甲磺酸齐拉西酮：15~30℃下避光保存。溶解后，在15~30℃和避光条件下可以保存至24小时，或者在2~8℃的冷藏条件下最多贮存7日。

十、药物经济性评价

医保乙类，《中国药典》（2020年版）收载。

第二章 神经系统药物

1 纤维肌痛药物

度洛西汀

参见(第一章 精神疾病药物 2 抗抑郁药)

米那普仑

一、药品名称

1. 英文名 Milnacipran
2. 化学名 (±)-顺式-2-(氨甲基)-N,N-二乙基-1-苯基环丙甲酰胺

二、药品成分

盐酸米那普仑

三、剂型与规格

盐酸米那普仑片 (1)12.5mg;(2)25mg;(3)50mg;(4)100mg

四、适应证及相应的临床价值

治疗抑郁症。

五、用法用量

1. 儿童 尚未确定盐酸米那普仑在低于18岁纤维肌痛儿童人群中的安全性和有效性,因此不推荐在儿童患者中使用。
2. 成人 盐酸米那普仑片的推荐剂量是100mg/d(50mg每日2次)。

根据疗效和耐受性调整给药按照以下方案。①第1日:12.5mg,1次;②第2~3日:25mg/d(12.5mg/次,每日2次);③第4~7日:50mg/d(25mg/次,每日2次);④第7日后:100mg/d(50mg/次,每日2次)。根据个体患者反应,剂量可增加至200mg/d(100mg/次,每日2次)。未曾研究超过200mg/d的剂量。用盐酸米那普仑片长期治疗后应逐渐减小剂量,不要突然停止。

3. 老年人 盐酸米那普仑的对照临床研究中,402例患者是60岁或以上,观察到这些患者和较年轻患者间在安全性和有效性方面无显著性差异。由于米那普仑原型主要通过肾排泄,而肾功能会随着年龄增长而衰退,因此,老年患者服用米那普仑前应评估其肾功能。

六、特殊人群用药

1. 妊娠期 大鼠在米那普仑剂量5mg/(kg·d)下,可增加子宫内死胎的发生率。在器官形成期给予小鼠和兔米那普仑不导致胚胎毒性或在小鼠中剂量高达125mg/(kg·d)和兔中达60mg/(kg·d)。在兔器官形成期给予米那普仑15mg/(kg·d),骨骼变异、额外单肋的发生率增加。

在孕妇中无适当和对照良好的研究。妊娠期间只有潜在获益合理地胜过对胎儿潜在风险时才应使用米那普仑。

2. 哺乳期 盐酸米那普仑可在乳汁中分泌。一项药代动力学研究显示,8名哺乳期妇女单剂量口服50mg的盐酸米那普仑片,婴儿的最大估算血药浓度约为母体最大血药浓度的5%。乳汁中最大药物浓度大约出现在哺乳期妇女服药后的4小时。由于临床试验数据有限,因此哺乳期妇女一般禁用此药,不得已给药时,应停止哺乳。

3. 肾功能损害 有轻度肾损伤患者无须调整剂量。有中度肾损伤患者应慎用米那普仑。对有严重肾损伤患者(通过估算的肌酐清除率5~29ml/min判断),维持剂量应减低50%至50mg/d(25mg/次,每日2次)。

4. 肝功能损害 对有肝损伤患者无须调整剂量,如同用任何药物有严重肝损伤患者应谨慎对待。

七、药理学

1. 药效学及作用机制 米那普仑的中枢疼痛抑制作用确切作用机制和在人中改善纤维肌痛症状的能力尚未知。临床前研究曾显示米那普仑是一种神经元去甲肾上腺素和5-羟色胺再摄取强抑制剂。体外研究显示,米那普仑抑制去甲肾上腺素摄取比5-羟色胺强度约3倍,同时对多巴胺或其他神经递质的摄取无直接影响。米那普仑在体外对5-羟色胺能(5-HT$_{1-7}$)、α和β肾上腺素、蕈毒碱(M$_{1-5}$)、组胺(H$_{1-4}$)、多巴胺(D$_{1-5}$)、苯二氮䓬和γ-氨基丁酸(GABA)受体无明显亲和力。米那普仑对Ca^{2+}、K$^+$、Na$^+$和Cl$^-$通道无明显亲和力,而且不抑制人单胺氧化酶(MAO-A和MAO-B)或胆碱酯酶活性。

2. 药代动力学 口服给药后米那普仑吸收很好,绝对生物利用度85%~90%。治疗剂量范围内对米那普仑暴露

量随给药剂量成正比例增加。米那普仑主要以原型的形式从尿中消除(55%),其末端消除半衰期6~8小时。36~48小时内可达到稳态血药浓度,且浓度水平可通过单次给药数据预测。D-米那普仑的消除半衰期(8~10小时)比L-对映体(4~6小时)长,对映体间无相互转换。

吸收和分布:口服给药2~4小时后,米那普仑达到最高浓度。米那普仑的吸收不受食物影响。绝对生物利用度85%~90%。健康受试者单次静脉给药后,米那普仑平均分布容积约为400L。

代谢和消除:米那普仑及其代谢物主要通过肾排泄。口服给予^{14}C-米那普仑盐酸盐后,约55%在尿中以原型形式排泄。L-米那普仑甲酰-O-葡糖苷酸是尿中主要代谢物,约占给药剂量的17%;约2%剂量以D-米那普仑甲酰-O-葡糖苷酸形式从尿中排泄。约8%剂量以N-去乙基米那普仑形式从尿中排泄。

3. 药物不良反应 在临床安慰剂—对照试验中纤维肌痛患者试验中最频繁发生的不良反应是恶心,最常见不良反应(发生率≥5%,同时2倍于安慰剂)为便秘、潮热、多汗、呕吐、心悸、心率增加、口干和高血压。

4. 药物相互作用 米那普仑主要以原型的形式从尿中排泄(55%),仅有小部分经CYP-450代谢,血浆蛋白结合率也仅13%。在体外和体内研究显示米那普仑不可能涉及临床上有意义的药代动力学药物相互作用。

与单胺氧化酶抑制剂联用:单胺氧化酶抑制剂(MAOI)和米那普仑联用,在米那普仑停药5日内使用MAOI,以及在MAOI停药14日内使用米那普仑均不当。

与血清素类药物联用:米那普仑和血清素类药物联用会增加血清素综合征的风险,因此不建议米那普仑与其他血清素类药物同时使用。

与曲坦类药物联用:5-羟色胺和曲坦类药物联用造成血清素综合征的报告罕见。如果临床上要同时使用米那普林和曲坦类药物,建议仔细观察患者,尤其是治疗开始和剂量增加期间。

与儿茶酚胺类药物联用:米那普仑抑制去甲肾上腺素的再摄取。所以,米那普仑与肾上腺素和去甲肾上腺素联用可能会导致阵发性高血压和心律失常。

与CNS活性药物联用:米那普仑具有CNS作用,其与其他中枢作用药物的联用应谨慎。

氯米帕明:在一项药物相互作用研究中,患者从氯米帕明换用米那普仑,欣快症和直立性低血压增加。

地高辛:米那普仑与地高辛同时使用可能造成血流动力学副作用。两者联合用药曾有直立性低血压和心动过速的不良反应报导。应避免米那普仑和静脉地高辛同时给药。

可乐定:由于米那普仑抑制去甲肾上腺素再摄取,与可乐定同时给药可能抑制可乐定的抗高血压作用。

八、注意事项

1. 禁用 对本品过敏者;哺乳期患者。

2. 用药注意事项 盐酸米那普仑片应整片吞服。

九、药物稳定性及贮藏条件

15~30℃,密封保存。

十、药物经济性评价

医保乙类。

2 头痛药物

布洛芬

一、药品名称

1. 英文名 Ibuprofen
2. 化学名 α-甲基-4-(2-甲基丙基)苯乙酸

二、药品成分

布洛芬

三、剂型与规格

布洛芬缓释胶囊 0.3g

布洛芬混悬滴剂 15ml:0.6g

布洛芬乳膏 20g

四、适应证及相应的临床价值

本品系非甾体抗炎药,适用于以下适应证。

1. 治疗各种软组织风湿性疼痛,如腱鞘炎、滑囊炎、肩痛、肌痛及运动后损伤性疼痛等。

2. 急性的轻、中度疼痛,如手术后、创伤后、劳损引起的疼痛;原发性痛经、牙痛、头痛等。

3. 缓解类风湿关节炎、骨关节炎、脊柱关节炎、痛风性关节炎、风湿性关节炎等各种慢性关节炎的急性发作期或持续性的关节肿痛症状。

4. 对成人和儿童的发热有解热作用。

五、用法用量

1. 儿童 儿童必须在成人监护下使用。

2. 成人

(1)布洛芬缓释胶囊:本品需按医师处方使用。口服,成人及12岁以上儿童通常剂量为每日服用2次(早晚各1次),每次1~2粒,或遵医嘱。晚间睡前服药可使疗效保持整夜,亦有助于防止晨僵。12岁以下儿童用量请咨询医师或药师。

(2)布洛芬混悬滴剂:口服需要时每6~8小时可重复使用,每24小时不超过4次,每次5~10mg/kg。或参照年龄、体重剂量表,用滴管量取。使用前请摇匀,使用后请清洗滴管。剂量见表2-1。

(3)布洛芬乳膏:外用。按照疼痛部位大小,使用本品适量轻轻揉搓,每日3~4次。

表 2-1　布洛芬混悬滴剂年龄、体重剂量表

年龄	体重/kg	剂量/次
6 月龄以下		应遵医嘱
6~11 月龄	5.5~8.0	1 滴管(1.25ml)
12~23 月龄	8.1~12.0	1.5 滴管(1.875ml)
2~3 岁	12.1~15.9	2 滴管(2.5ml)

3. 老年人　老年患者(尤其 60 岁以上)由于肝、肾功能减退,易发生不良反应,应慎用或适当减量使用。

六、特殊人群用药

1. 妊娠期　孕妇应慎用,孕妇在妊娠前 6 个月,应避免使用,在临产前 3 个月内应禁用。
2. 哺乳期　哺乳期妇女应慎用。
3. 肾功能损害　严重肾功能不全患者禁用。
4. 肝功能损害　严重肝功能不全患者禁用。

七、药理学

1. 药效学及作用机制　布洛芬为非甾体抗炎药(NSAID),主要通过抑制环氧化酶(COX)活性,减少前列腺素合成而具有解热、镇痛及抗感染作用。

2. 药代动力学
(1) 布洛芬缓释胶囊:布洛芬口服易吸收,与食物同服时吸收减慢,但吸收量不减少。与含铝和镁的抗酸药同服不影响吸收。血浆蛋白结合率为 99%。布洛芬缓释胶囊系将布洛芬制成缓释剂型,能使药物在体内逐渐释放,2~3 小时血药浓度达到峰值,血浆半衰期为 4~5 小时。每服用 1 次,药效可持续 12 小时。服药 5 小时后关节液浓度与血药浓度相等,以后的 12 小时内关节液浓度高于血浆浓度。本品在肝内代谢,60%~90% 经肾由尿排出,本品无药物蓄积的趋向。
(2) 布洛芬混悬滴剂:据报道,布洛芬混悬滴剂易吸收,服药后 1.2~2.1 小时血药浓度达峰值;血浆蛋白结合率为 99%,本品在肝内代谢,$t_{1/2}$ 为 1.8~2 小时。60%~90% 经肾由尿排出,100% 为 24 小时内排出;其中约 1% 为原型药,一部分随粪便排出。

3. 药物不良反应
(1) 本品耐受性良好,副作用低,一般为肠、胃部不适,少数患者可能出现恶心、呕吐、腹痛、腹泻、肠胃气胀、便秘、胃烧灼感或轻度消化不良、胃肠道溃疡及出血。头痛、耳鸣、氨基转移酶升高、头晕、视力模糊、精神紧张、嗜睡、下肢水肿或体重骤增。
(2) 少数患者可能出现皮疹、荨麻疹、瘙痒。极罕见严重皮肤过敏反应,剥脱性皮炎、史-约综合征或大疱性皮肤病,如多形性红斑和中毒性表皮坏死松解症(TEN)。
(3) 少数患者可能出现过敏性肾炎、膀胱炎、肾病综合征、肾乳头坏死或肾衰竭,尤其注意在长期使用时,通常伴有血清尿素水平升高和水肿。

(4) 有肠道疾病,如溃疡性结肠炎和克罗恩病(Crohn disease)既往史者,有可能加重病情。
(5) 极罕见造血障碍(贫血、白细胞减少症、血小板减少症、全血细胞减少症、粒细胞缺乏症)。初始症状为发热、咽喉痛、浅表性口腔溃疡、流感样症状、重度疲劳、出现原因不明的瘀斑或出血、肝病、肝功能衰竭、肝炎。
(6) 极罕见严重过敏反应,症状包括面部、舌和咽喉水肿,呼吸困难,心动过速,低血压(过敏反应、血管性水肿或休克)。哮喘和支气管痉挛加重。
(7) 用非甾体抗炎药治疗,有出现水肿、高血压和心力衰竭的报道。
(8) 在自身免疫性疾病患者中(如系统性红斑狼疮、混合性结缔组织病),布洛芬治疗期间有发生无菌性脑膜炎症状的个别案例,如颈强直、头痛、恶心、呕吐、发热或意识混乱。

4. 药物相互作用　与其他非甾体抗炎药合用时可增加胃肠道副作用,并有致溃疡的危险。长期与对乙酰氨基酚合用时可增加对肾的毒副作用。

与阿司匹林或其他水杨酸类药物合用时,药效不增强,而胃肠道不良反应及出血倾向发生率增高。布洛芬可抑制小剂量阿司匹林的抗血小板作用。服用小剂量阿司匹林(小于 75mg)的患者,请在医师或药师指导下使用。

与肝素、双香豆素类(如华法林)等抗凝血药及血小板聚集抑制药合用时有增加出血的危险,应慎用。

与利尿剂如呋塞米合用时,会降低利尿剂的作用,后者的排钠和降压作用减弱,应慎用。

与维拉帕米、硝苯地平合用时,本品的血药浓度增高。

非甾体抗炎药可增高地高辛等强心苷药物的血药浓度,加重心力衰竭,减少肾小球滤过率,应慎用,合用时须注意调整地高辛等强心苷药物的剂量。

本品可增强抗糖尿病药(包括口服降血糖药)的作用。可抑制磺酰脲类药物的代谢、延长半衰期和增加低血糖的风险。应慎用。

本品与抗高血压药合用时可影响后者的降压效果,应慎用。

丙磺舒可降低本品的排泄,增加血药浓度,从而增加毒性,故合用时宜减少本品剂量。

本品可降低甲氨蝶呤的排泄,增高其血药浓度,甚至可达中毒水平,故本品不应与中剂量或大剂量甲氨蝶呤同用。

与氨基糖苷类药物联合使用,易感个体肾功能降低,还可减少氨基糖苷类药物的排泄并使血药浓度增高,应慎用。

与糖皮质激素联合使用,可增加胃肠道不良反应的风险,应慎用。

与环孢素联合使用,可增加肾毒性的风险,应慎用。

布洛芬和 CYP2C9 抑制剂合用可能导致布洛芬暴露量增加(因为布洛芬是 CYP2C9 的底物)。在一项伏立康唑和氟康唑(均为 CYP2C9 抑制剂)的研究中,观察到 $S(+)$ 布洛芬暴露量增加 80%~100%。当与强 CYP2C9 抑制剂合用时,尤其在高剂量布洛芬和伏立康唑或氟康唑合用时,应考虑降低布洛芬的服用剂量。

与锂盐联合使用有证据表明,血浆锂水平可能升高,应慎用。

非甾体抗炎药与喹诺酮类抗生素合用,有增加惊厥的风险,应慎用。

布洛芬与齐多夫定联合使用,在HIV(+)的血友病患者中可增加关节积血和血肿的风险,应慎用。

与选择性5-羟色胺再摄取抑制剂联合使用,可增加胃肠道出血的风险,应慎用。

八、注意事项

1. 禁用　①已知对本品过敏的患者;②服用阿司匹林或其他非甾体抗炎药后可诱发哮喘、荨麻疹或鼻炎、血管性水肿等过敏反应的患者;③禁用于冠状动脉搭桥手术(CABG)围手术期疼痛的治疗;④有应用非甾体抗炎药后发生胃肠道出血或穿孔病史的患者;⑤有活动性消化性溃疡/出血,或者既往曾复发溃疡/出血的患者;⑥重度心力衰竭患者或严重肝、肾功能不全患者。

2. 慎用　①肠胃病患者及近期进行过胃部手术的患者;②有支气管哮喘病史患者或支气管哮喘者及过敏性疾病的患者;③凝血机制或血小板功能障碍(如血友病或其他出血性疾病)患者;④有高血压和/或心力衰竭(如液体潴留和水肿)病史的患者;⑤已被告知有动脉狭窄(症状包括运动时小腿疼痛或小卒中)的患者;⑥未控制高血压的患者、充血性心力衰竭患者、已确诊的缺血性心脏病患者、外周动脉疾病和/或脑血管疾病患者;⑦服用NSAID可能导致肾功能减退,肝及肾功能不全患者慎用;⑧有系统性红斑狼疮或混合性结缔组织病,免疫系统疾病导致的关节疼痛、皮肤改变和其他器官的病症患者;⑨计划怀孕的妇女。

3. 用药注意事项　布洛芬缓释胶囊:本品应整粒吞服,不得咀嚼或吮吸缓释胶囊。避免与其他非甾体抗炎药,包括选择性环氧化酶-2(COX-2)抑制剂合并用药。服药期间饮酒可增加胃肠道副作用,并有致溃疡的危险。

布洛芬混悬滴剂:无。

布洛芬乳膏:避免接触眼睛及黏膜(如口、鼻黏膜),仅用于完整皮肤,用药部位不得暴露于日光下,也不要用绷带、敷料或橡皮膏覆盖。

九、药物稳定性及贮藏条件

25℃以下,密封保存。

十、药物经济性评价

基本药物(片剂、颗粒剂:0.1g、0.2g,胶囊:0.2g,缓释片、缓释胶囊:0.3g,混悬液:60ml:1.2g、100ml:2g),医保甲类,《中国药典》(2020年版)收载。

萘　普　生

一、药品名称

1. 英文名　Naproxen
2. 化学名　(S)-α-甲基-6-甲氧基-2-萘乙酸钠

二、药品成分

萘普生钠

三、剂型与规格

萘普生钠片　　0.275g
萘普生钠胶囊　0.125g
萘普生钠注射液　2ml:0.275g

四、适应证及相应的临床价值

萘普生钠片为非甾体抗炎药。适用于缓解各种轻度至中度的疼痛,如拔牙及其他手术后的疼痛、原发性痛经及头痛等。也适用于类风湿关节炎、骨关节炎、强直性脊柱炎、幼年型关节炎(Juvenile Arthritis)、肌腱炎、滑囊炎及急性痛风性关节炎,对于关节炎的疼痛、肿胀及活动受限均有缓解症状的作用。与阿司匹林和吲哚美辛比较,症状缓解的效应相仿,但胃肠道和神经系统的不良反应的发生率和严重程度均较低。

五、用法用量

1. 儿童　常用量抗风湿,口服每日10mg/kg,分2次服用。注射液5mg/kg或遵医嘱。

2. 成人

(1)萘普生钠片:①抗风湿,每次0.25~0.5g,每日早晚各1次,或早晨服0.25g,晚上服0.5g;②止痛,首次0.5g以后每次0.25g,必要时每6~8小时1次;③痛风性关节炎急性发作,首次0.7g,以后每次0.25g,每8小时1次,直到急性发作停止;④痛经,首次0.5g,以后必要时0.25g,每6~8小时1次,直到急性发作停止。

(2)萘普生钠胶囊:口服,成人首次4粒,以后每次2粒,必要时每6~8小时1次。

(3)萘普生钠注射液:①静脉注射。成人每次0.275g,每日1~2次,加生理盐水20ml,稀释后缓慢注射,注射时间不得少于3分钟。②静脉滴注。成人每次0.275g,每日1~2次,加生理盐水100ml,稀释后缓慢滴注,滴注时间不得少于30分钟。

3. 老年人　老年人慎用。

六、特殊人群用药

1. 妊娠期　孕妇禁用。
2. 哺乳期　哺乳期妇女禁用。
3. 肾功能损害　有肝功能不全者慎用。
4. 肝功能损害　有肾功能不全者慎用。

七、药理学

1. 药效学及作用机制　萘普生钠具有剂量依赖性的抗炎镇痛和解热作用。抗炎作用强度约为等剂量保泰松的11倍,镇痛、解热作用是阿司匹林的7倍和22倍。抗感染、镇痛、解热作用相当于吲哚美辛。作用机制为萘普生钠通过抑制环氧酶(COX)活性,从而抑制前列腺素(PG)合成而产生作用,但对 COX2 的选择性抑制作用更强,故其抗感染作用强,而胃肠道不良反应较小。

2. 药代动力学　萘普生游离酸和钠盐的作用等效剂量为 1:1。口服后均易自胃肠道吸收且完全,但其钠盐吸收速度更快,服药 1 小时后达血药峰浓度,游离酸则需 2 小时。胃内容物可延长其吸收时间,但不影响其吸收率。血浆蛋白的结合率高(>99.5%)。

萘普生可分布于全身组织,滑膜液中达有效浓度,并可透过胎盘,进入胎儿体内。经肝代谢,肾排泄,排泄物中大部分为代谢产物,少量为原型。约有 3% 自粪便排出,1% 乳汁分泌。$t_{1/2}$ 为 13 小时。本品亦可直肠给药,但吸收速度比口服慢。

3. 药物不良反应

(1) 皮肤瘙痒、呼吸短促、呼吸困难、哮喘、耳鸣、下肢水肿、胃烧灼感、消化不良、胃痛或不适、便秘、头晕、嗜睡、头痛、恶心及呕吐等,发生率一般为 3%~9%。

(2) 视力模糊或视觉障碍、听力减退、腹泻、口腔刺激或痛感、心慌及多汗等,发生率 1%~3%。

(3) 胃肠出血、肾损害(过敏性肾炎、痛病、肾乳头坏死及肾衰竭等)、荨麻疹、过敏性皮疹、精神抑郁、肌肉无力、出血或粒细胞减少及肝功损害等较少见,发生率 1%~3%。

4. 药物相互作用　饮酒或与其他抗感染药同用时,胃肠道的不良反应增多,并有溃疡发生的危险。

与肝素及双香豆素等抗凝血药同用,出血时间延长,可出现出血倾向,并有导致胃肠道溃疡的可能。

与阿司匹林或其他水杨酸制剂同用时,对症状缓解并无增效,反而增加胃肠道不良反应。

本品可降低呋塞米的排钠和降压作用。

本品可抑制锂随尿排泄,使锂的血药浓度升高。

与丙磺舒同用时,本品的血药浓度升高,$t_{1/2}$ 延长,可增加疗效,但毒性反应也相应加大,故无实用价值也不宜推荐于临床。

八、注意事项

1. 禁用　阿司匹林过敏者;伴有消化性溃疡或消化性溃疡史者。

2. 用药注意事项

萘普生钠片:本品应整片吞服。

萘普生钠胶囊:本品应整粒吞服。

萘普生钠注射液:静脉注射时应缓慢,速度过快可沿静脉产生烧灼感;冠心病、心肌炎患者慎用;较长时间使用本品时应注意检查肝功能及血常规;使用本品后出现困倦、头昏及抑郁症状时要谨慎用药;肾功能不全患者应用本品时,应注意观察。

九、药物稳定性及贮藏条件

遮光,密封,在干燥处保存。

十、药物经济性评价

医保乙类,《中国药典》(2020 年版)收载。

阿 米 替 林

参见(第一章　精神疾病药物 2　抗抑郁药)

对乙酰氨基酚

一、药品名称

1. 英文名　Paracetamol
2. 化学名　4′-羟基乙酰苯胺

二、药品成分

对乙酰氨基酚

三、剂型与规格

对乙酰氨基酚片　0.1g

对乙酰氨基酚缓释片　0.65g

对乙酰氨基酚咀嚼片　(1)80mg;(2)160mg

对乙酰氨基酚泡腾片　(1)0.1g;(2)0.3g;(3)0.5g

对乙酰氨基酚注射液　(1)1ml:0.075g;(2)1ml:0.15g;(3)2ml:0.15g;(4)2ml:0.25g

对乙酰氨基酚栓　(1)0.125g;(2)0.15g;(3)0.3g;(4)0.6g

对乙酰氨基酚胶囊　0.3g

对乙酰氨基酚颗粒　(1)0.1g;(2)0.16g;(3)0.25g;(4)0.5g

对乙酰氨基酚滴剂　(1)10ml:1g;(2)15ml:1.5g;(3)16ml:1.6g

对乙酰氨基酚凝胶　5g:0.12g

对乙酰氨基酚糖浆　100ml:2.4g

四、适应证及相应的临床价值

解热镇痛药,用于普通感冒或流行性感冒引起的发热,也可用于缓解轻、中度疼痛,如头痛、肌肉痛、关节痛以及神经痛、痛经、癌痛和手术后止痛等。本品可用于对阿司匹林过敏或不能耐受的患者。本品对各种剧痛及内脏平滑肌绞痛无效。

五、用法用量

1. 儿童　3 岁以下儿童因其肝、肾功能发育不全,应避免使用。具体剂型用法用量见"成人用法用量"。

2. 成人

(1) 对乙酰氨基酚片:每次 0.3~0.6g(每次 3~6 片),根据需要每日 3~4 次,每日用量不宜超过 2g(20 片)。退热治疗一般不超过 3 日,镇痛给药不宜超过 10 日。儿童按体重每次 10~15mg/kg,每 4~6 小时 1 次;12 岁以下儿童每 24 小时不超过 5 次剂量,疗程不超过 5 日。本品不宜长期服用。

(2) 对乙酰氨基酚缓释片:成人每次 1~2 片,12~18 岁儿童每次 1 片,若持续发热或疼痛,每 8 小时 1 次,24 小时不超过 3 次。

（3）对乙酰氨基酚糖浆：成人每次 15～25ml，若持续发热或疼痛，可间隔 4～6 小时重复用药 1 次。每日不超过 80ml。12 岁以下儿童用量见下表 2-2。

表 2-2 12 岁以下儿童的对乙酰氨基酚糖浆用量用法

年龄/岁	体重/kg	每次用量/ml	每日次数
1～2	10～15	5～8	若持续发热或疼痛，可间隔 4～6 小时重复用药 1 次，24 小时不超过 4 次
3～6	16～21	8～19	
7～9	22～27	10～12	
10～12	28～32	12～15	

3. 老年人 老年患者由于肝、肾功能发生减退，本品半衰期有所延长，易发生不良反应，应慎用或适当减量使用。

六、特殊人群用药

1. 妊娠期 对乙酰氨基酚可透过胎盘，故孕妇不推荐慎用。

2. 哺乳期 对乙酰氨基酚在乳汁中分泌，故哺乳期妇女慎用。

3. 肾功能损害 严重肾功能不全者禁用。

4. 肝功能损害 严重肝功能不全者禁用。

七、药理学

1. 药效学及作用机制 本品为乙酰苯胺类解热镇痛药。通过抑制下丘脑体温调节中枢前列腺素合成酶，减少前列腺素 PGE_1 的合成和释放，导致外周血管扩张、出汗而达到解热的作用，其解热作用强度与阿司匹林相似；通过抑制前列腺素 PGE_1、缓激肽和组胺等的合成和释放，提高痛阈而起到镇痛作用，属于外周性镇痛药，作用较阿司匹林弱，仅对轻、中度疼痛有效。本品无明显抗感染作用。

2. 药代动力学 对乙酰氨基酚片口服后吸收迅速且完全，吸收后在体内分布均匀。口服后 0.5～2 小时血药浓度达峰值，血浆蛋白结合率为 25%～50%。本品 90%～95% 在肝代谢，主要代谢物为葡糖醛酸及硫酸结合物。主要以葡糖醛酸结合物的形式从肾排泄，24 小时内约有 3% 以原型随尿排出。其血浆半衰期为 1～3 小时，肾功能不全时半衰期不受影响，但肝功能不全患者及新生儿、老年人半衰期有所延长，而儿童则有所缩短。

3. 药物不良反应 常规剂量下，对乙酰氨基酚的不良反应很少，偶尔可引起恶心、呕吐、出汗、腹痛、皮肤苍白等；少数病例可发生过敏性皮炎（皮疹、皮肤瘙痒等）、粒细胞缺乏、血小板减少、高铁血红蛋白血症、贫血、肝肾功能损害等，很少引起胃肠道出血。

4. 药物相互作用 在长期饮酒或应用其他肝药酶诱导剂，尤其是应用巴比妥类或抗惊厥药的患者，长期或大量服用本品时，更有发生肝毒性的危险。

本品与氯霉素合用，可延长后者的半衰期，增强其毒性。

与抗凝血药合用，可增强抗凝血作用，故要调整抗凝血药的用量。

长期大量与阿司匹林或其他非甾体抗炎药合用时，有明显增加肾毒性的危险。

本品与抗病毒药齐多夫定（Zidovudine）合用时，可增加其毒性，应避免同时应用。

八、注意事项

1. 禁用 严重肝肾功能不全患者及对本品过敏者。

2. 用药注意事项

对乙酰氨基酚片：本品应整片服用，可以对半掰开服用，不得碾碎或溶解后服用。

对乙酰氨基酚缓释片：本品应整片服用，不得掰开、碾碎或溶解后服用。

对乙酰氨基酚糖浆：无。

九、药物稳定性及贮藏条件

对乙酰氨基酚片：20～25℃，遮光、密闭保存。

对乙酰氨基酚缓释片：20～25℃，遮光、密闭保存。

对乙酰氨基酚糖浆：密封，在阴凉处（不超过 20℃）干燥处保存。

十、药物经济性评价

基本药物（片剂：0.5g，颗粒剂：0.1g，口服溶液剂：100ml：2.4g，干混悬剂，混悬液），医保乙类，《中国药典》（2020 年版）收载。

咖 啡 因

一、药品名称

1. 英文名 Caffeine

2. 化学名 1,3,7-三甲基-3,7-二氢-1H-嘌呤-2,6-二酮

二、药品成分

柠檬酸咖啡因

三、剂型与规格

柠檬酸咖啡因注射液 1ml：20mg

四、适应证及相应的临床价值

用于治疗早生新生儿原发性呼吸暂停。

五、用法用量

本品应在具备新生儿重症监护经验的医师指导下使用。本品应在配备适当监测和监护设备的新生儿重症监护病房内使用。

对于之前未经过相关治疗的新生儿推荐给药方案，负荷剂量为柠檬酸咖啡因 20mg/kg，使用输液泵或其他定量输液装置，缓慢静脉输注（30 分钟），间隔 24 小时后，给以 5mg/kg 的维持剂量，给药方式为每 24 小时进行 1 次缓慢静

脉输注（10分钟）；或者通过口服给药途径（例如通过鼻胃管给药），每24小时给予维持剂量5mg/kg。

柠檬酸咖啡因的推荐负荷剂量和维持剂量请见表2-3（柠檬酸咖啡因20mg相当于咖啡因10mg）。

表2-3 柠檬酸咖啡因的推荐负荷剂量和维持剂量表

	柠檬酸咖啡因剂量/（ml/kg）	柠檬酸咖啡因剂量/（mg/kg）	给药途径	给药频率
负荷剂量	1.0	20	静脉输注（30分钟）	1次
维持剂量*	0.25	5	静脉输注（10分钟）或口服途径给药	每24小时1次*

注：* 在负荷剂量给药24小时后开始给予维持剂量。

如早产新生儿对推荐的负荷剂量的临床应答不充分，可在24小时候给予最大10~20mg/kg的第二次负荷剂量。

虽然咖啡因在早产新生儿体内半衰期较长，存在药物蓄积的可能，但随着校正胎龄的增加，新生儿的咖啡因代谢能力日益增强，因此应答不充分的患者可考虑采用较高的维持剂量10mg/kg，如临床需要，应监测血浆中的咖啡因浓度水平，如患者对第二次负荷剂量或维持剂量10mg/（kg·d），临床应答仍然不充分，应重新考虑早产新生儿呼吸暂停的诊断。

当静脉给予柠檬酸咖啡因时，只能采用输液泵或其他定量输液装置进行静脉输注。本品可不经稀释直接使用，也可经无菌溶液稀释后给药，稀释溶液可使用5%葡萄糖溶液、0.9%氯化钠溶液或10%葡萄糖酸钙溶液。打开安瓿后应立即使用本品。

当以输液方式给药时，从微生物学角度，本品应以无菌方式稀释，然后立即给药。稀释后溶液的理化特性在25℃和2~8℃条件下可保持24小时。

大多数早产新生儿不需要进行血浆咖啡因浓度的常规监测，但是，对临床应答不充分或出现毒性症状的患者，则应在整个治疗过程中定期监测血浆咖啡因的浓度。此外，存在以下高风险情况时，可在血浆咖啡因浓度监测后，根据医师的判断适当调整给药剂量：胎龄较小的早产新生儿（胎龄<28周和/或体重<1 000g），特别是接受胃肠道外营养者；肝和/或肾受损的新生儿；患有癫痫的新生儿；患有已知和临床确诊严重心脏病的新生儿；同时使用明确可干扰咖啡因代谢的药物的新生儿；接受母乳喂养的新生儿，其母亲使用咖啡因。

建议在以下情况下测定咖啡因浓度：分娩前已摄入大量咖啡因的孕妇产下的新生儿；之前曾给予茶碱治疗的新生儿，由于茶碱可代谢为咖啡因。咖啡因在早产新生儿体内的半衰期较长，存在蓄积的可能，所以有必要对长期使用本品的新生儿进行监测。

如治疗无效，则应在下一次给药前进行血样监测，如怀疑毒性反应，则应在前一次给药后2~4小时内进行血样监测。

虽然尚未有咖啡因有效血浆浓度范围测定值的报道，但是研究表明与临床受益相关的咖啡因浓度范围为8~30mg/L，并且血浆浓度低于50mg/L时通常不会引起安全性担忧。

柠檬酸咖啡因的给药途径为静脉输注以及口服给药。本品不得经肌内、皮下、椎管内或腹腔注射给药。

最近一项对早产新生儿开展的大型多中心临床研究显示，疗程的中间值为37日。理想的疗程时间仍在研究中。临床治疗中，治疗通常持续到新生儿矫正胎龄满37周，此时早产导致的呼吸暂停常自行好转。

可根据患者个体临床疗效情况、治疗过程中呼吸暂停症状发作的持续状态、或其他临床因素对该疗程时间进行调整，如患者持续5~7日不出现明显的呼吸暂停发作，建议停用柠檬酸咖啡因。

如果患者呼吸暂停症状有反复，则应考虑重新开始给予柠檬酸咖啡因，根据停用柠檬酸咖啡因至呼吸暂停复发之间的间隔时间，可采用维持剂量，也可以是半负荷剂量。由于咖啡因在这些患者体内消除缓慢，所以停药前不需要逐渐减量。因为停用柠檬酸咖啡因后存在呼吸暂停复发的风险，所以停药后应持续监测患者约1周。

六、特殊人群用药

1. 妊娠期 动物实验显示，高剂量咖啡因可产生胎儿毒性和致畸形。

2. 哺乳期 咖啡因可通过乳汁分泌，并且容易通过胎盘进入胎儿血液循环。

3. 肾功能损害 柠檬酸咖啡因在肾功能不全的患者中的安全性尚未确定。在肾功能受损时，药物蓄积的可能性会增加，此时应减少柠檬酸咖啡因日持续剂量，应根据血浆咖啡因含量测定值确定剂量。

4. 肝功能损害 胎龄较小的早产新生儿体内咖啡因的清除不依赖于其肝功能。在出生后几周，新生儿肝代谢功能逐级增强，对于较成熟的新生儿，如患有肝疾病则需要监测血浆咖啡因浓度，并根据结果调整剂量。

七、药理学

1. 药效学及作用机制 咖啡因结构上类似于甲基黄嘌呤类药物茶碱和可可碱。受体结合试验证实，其大部分作用归因于拮抗腺苷受体（包括A_1和A_2两种亚型），并在接近于获得该适应证疗效的浓度时观察到这些作用。

咖啡因主要作为中枢神经系统刺激剂发挥作用，这是咖啡因治疗早产新生儿呼吸暂停的基础,可能的几种作用机制包括:刺激呼吸中枢;增加每分通气量;提高机体对血 CO_2 升高的敏感性;提高机体对血 CO_2 升高的反应;增强骨骼肌张力;减轻膈肌疲劳;增加代谢率;增加耗氧量。

2. 药代动力学 柠檬酸咖啡因在水溶液中快速解离,其中柠檬酸分子在输注或吸收后可快速代谢。

吸收:柠檬酸咖啡因中的咖啡因起效发生在输注开始的几分钟内。早产新生儿在口服给予咖啡因 10mg/kg 后,血浆咖啡因峰浓度(C_{max})为 6～10mg/L,平均达峰时间(T_{max})为 30 分钟至 2 小时,吸收程度不受配方乳喂养方式影响,但 T_{max} 可能延长。

分布:柠檬酸咖啡因给药后,咖啡因快速分布进入脑部。早产新生儿脑脊液中咖啡因浓度接近于血浆中的浓度。新生儿的咖啡因平均分布容积(V_d)为 0.8～0.9L/kg,稍高于成人(0.6L/kg)。目前尚无新生儿或婴儿的血浆蛋白结合率数据,成人的体外血浆蛋白结合率平均值约为36%。咖啡因容易通过胎盘进入胎儿血液循环,并分泌进入乳汁。

生物转化:由于早产新生儿肝脏的酶系统还不成熟,所以咖啡因在其体内的代谢非常有限,大多数活性物质通过尿液排泄。CYP1A2 参与年龄较大的个体体内咖啡因的生物转化。早产新生儿体内咖啡因和茶碱之间可发生相互转化,在给予茶碱后,咖啡因浓度约为茶碱浓度的 25%。给予咖啡因后,预计有 3%～8% 咖啡因转化为茶碱。

清除:由于肝和/或肾功能不成熟,相对于成人,咖啡因在婴幼儿体内的清除缓慢,新生儿体内咖啡因的清除几乎完全通过肾排泄完成。新生儿体内的咖啡因平均半衰期($t_{1/2}$)和尿内以未代谢分子形式排泄的比例(Ae)与胎龄/矫正胎龄成反比。新生儿 $t_{1/2}$ 为 3～4 日, Ae 约为 86%(6 日内)。9 个月时,婴儿对咖啡因的代谢接近于成分($t_{1/2}=5$ 小时, $Ae=1\%$)。

尚未开展肝或肾功能不全的新生儿的咖啡因药代动力学研究。

3. 药物不良反应 柠檬酸咖啡因可能产生的不良反应,包括对中枢神经系统的刺激作用,例如易激惹、烦躁不安和颤抖;以及对心脏不良影响,或心动过速、高血压和每搏输出量增加。这些不良反应影响和剂量相关,必要时应测定血浆药物浓度并减少剂量。

公开报道短期和长期使用柠檬酸咖啡因后出现的不良反应,按药事管理标准医学术语集列于表 2-4。不良反应发生率定义如下:非常常见($\geq 1/10$);常见($\geq 1/100$,但 $<1/10$);不常见($\geq 1/1\,000$,但 $<1/100$),罕见不良反应($\geq 1/10\,000$,但 $<1/1\,000$);非常罕见不良反应($<1/10\,000$);未知(现有数据无法评估其发生频率)。

表 2-4 药事管理标准医学术语列表

身体系统器官分类	不良反应	发生率
感染和传染	败血症	未知
免疫系统异常	过敏反应	罕见
代谢和营养异常	低血糖症、高血糖症、发育停滞、喂养不耐受	未知
神经系统异常	易激惹、烦躁不安、颤抖、脑部损伤*、惊厥*	未知
耳内和内耳迷路异常	耳聋*	未知
心脏异常	心动过速,与左心室输出量增加和每搏输出量增加相关	未知
肠道异常	胃食管反流、胃内容物吸入增加、坏死性小肠结肠炎	未知
全身异常和给药部位症状	输注部位静脉炎、输注部位炎症	常见
试验室检查结果异常	尿量增加、尿内钠和钙含量增加、血红蛋白降低、甲状腺素降低	未知

注:* 观察到了脑部损伤、惊厥和耳聋,但是安慰剂对照组发生率更高。

咖啡因可抑制促红细胞生成素的合成,因此长期给药有可能导致血红蛋白浓度下降。

新生儿在开始治疗时可观察到甲状腺素(T_4)浓度的短暂下降,但在维持剂量给药时恢复正常。现有证据表明新生儿给予咖啡因长期治疗后,不会引发心血管、胃肠道、内分泌系统、发育停滞或神经生长等方面的不良反应,虽然不能完全排除发生的可能性,但目前并未观察到咖啡因加重脑缺氧或加剧继发性脑缺氧损伤。

坏死性小肠结肠炎是早产新生儿常见病,并且是导致其死亡的常见原因,有报道显示甲基黄嘌呤类药物的使用和坏死小肠结肠炎的发生之间可能存在相关关系,但是咖啡因或其他甲基黄嘌呤类药物和坏死性小肠结肠炎发生之间的因果关系并未确定。

一项对 85 名早产新生儿给予柠檬酸咖啡因的双盲安慰剂对照研究中,在盲法试验阶段,试验组和安慰剂对照组分别有 2 名和 1 名新生儿被诊断为坏死性小肠结肠炎,在开放试验阶段,有 3 名给予柠檬酸咖啡因的新生儿患有坏死性小肠结肠炎。试验中,坏死性小肠结肠炎患者中的 3 名死亡。

一项大型多中心研究($n=2\,006$)观察了早产新生儿长期给予柠檬酸咖啡因治疗的情况,结果表明,与安慰剂对照组相比,柠檬酸咖啡因给药组并未增加坏死性小肠结肠炎的发生率,应监测所有给予柠檬酸咖啡因治疗造成新生儿坏死性小肠结肠炎的发病情况。

4. 药物相互作用　咖啡因和茶碱可在早产新生儿体内发生相互转化,所以不应同时使用这些活性物质。

人体代谢咖啡因的酶是 CYP1A2,因此,咖啡因可能与 CYP1A2 的底物、CYP1A2 的抑制剂或 CYP1A2 的诱导剂发生相互作用。但是,由于早产儿肝酶系统不成熟,所以咖啡因的肝代谢有限。

对早产新生儿体内咖啡因和其他活性物质的相互作用研究的数据很少,如果同时使用已报道的可减缓咖啡因在成人体内清除的活性物质(如西咪替丁和酮康唑),则有必要降低柠檬酸咖啡因的用量,如果同时使用可增强咖啡因清除的活性物质(如苯巴比妥和苯妥英钠),则有必要增加柠檬酸咖啡因的用量。如不能确定可能发生的相互作用,则应测定血浆咖啡因的浓度。

由于坏死性小肠结肠炎的发生与肠道内细菌过度生长相关,如果柠檬酸咖啡因与能抑制胃酸分泌的药物(如 H_2 受体拮抗剂或质子泵抑制剂)同时使用,理论上可增加坏死性小肠结肠炎发生的风险。

咖啡因和多沙普仑同时使用可能增强其对心肺和中枢神经系统的刺激作用。如需要同时使用,应严格监测患者的心率和血压。

八、注意事项

1. 禁用　对本品中任何成分过敏者。
2. 用药注意事项　柠檬酸咖啡因注射液无。

九、药物稳定性及贮藏条件

30℃ 以下遮光,密闭保存。

十、药物经济性评价

基本药物(枸橼酸盐注射液:1ml:20mg),医保乙类,《中国药典》(2020 年版)收载。

可　待　因

一、药品名称

1. 英文名　Codeine
2. 化学名　17-甲基-3-甲氧基-4,5α-环氧-7,8-二去氢吗啡喃-6α-醇

二、药品成分

磷酸可待因

三、剂型与规格

磷酸可待因片　　30mg
磷酸可待因糖浆　100ml
磷酸可待因注射液　(1)1ml:15mg;(2)1ml:30mg

四、适应证及相应的临床价值

1. 镇咳　用于较剧烈的频繁干咳,如痰液量较多宜并用祛痰药。
2. 镇痛　用于中度以上的疼痛。
3. 镇静　用于局部麻醉或全麻时。

五、用法用量

1. 儿童　常用量:镇痛,口服每次 0.5~1mg/kg,每日 3 次。镇咳用量为上述的 1/3~1/2。新生儿、婴儿慎用。
2. 成人　①常用量:口服,每次 15~30mg,每日 30~90mg;②极量:口服每次 100mg,每日 250mg。

六、特殊人群用药

1. 妊娠期　本品可透过胎盘,使胎儿,引起新生儿的戒断症状如过度啼哭、打喷嚏、打呵欠、腹泻、呕吐等。分娩期应用本品可引起新生儿呼吸抑制。
2. 哺乳期　本品可自乳汁排出,哺乳期妇女慎用。
3. 肾功能损害　中度肾功能不全者[肾小球滤过率(GFR)为 10~50ml/min]用量降低为常规剂量的 75%;重度肾功能不全者(GFR<10ml/min)用量降低为常规剂量的 50%,轻度肾功能不全者(GFR>50ml/min)无须调整剂量。
4. 肝功能损害　肝功能不全者,本品咖啡样作用时间延长,需要调整剂量。

七、药理学

1. 药效学及作用机制　磷酸可待因对延髓的咳嗽中枢有选择性地抑制,镇咳作用强而迅速。也有镇痛作用,其镇痛作用为吗啡的 1/12~1/7,但强于一般解热镇痛药。能抑制支气管腺体的分泌,可使痰液黏稠、难以咳出,故不宜用于多痰黏稠的患者。
2. 药代动力学　磷酸可待因口服后较易被胃肠吸收,主要分布于肺、肝、肾和胰。本品易于透过血脑屏障,又能透过胎盘。血浆蛋白结合率一般在 25% 左右。$t_{1/2}$ 为 2.5~4 小时。镇痛起效时间为 30~45 分钟,在 60~120 分钟间作用最强。作用持续时间,镇痛为 4 小时,镇咳为 4~6 小时。经肾排泄,主要为葡糖醛酸结合物。肌内注射和皮下注射镇痛起效时间为 10~30 分钟,镇痛最大作用时间肌内注射为 30~60 分钟。
3. 药物不良反应
(1) 较多见的不良反应:心理变态或幻想;呼吸微弱、缓慢或不规则;心率或快或慢、节律异常。
(2) 少见的不良反应:惊厥、耳鸣、震颤或不能自控的肌肉运动等;荨麻疹;瘙痒、皮疹或脸肿等过敏反应;精神抑郁和肌肉强直等。
(3) 长期应用可引起依赖性:常用量引起依赖性的倾向较其他吗啡类药为弱。典型的症状为鸡皮疙瘩、食欲减退、腹泻、牙痛、恶心呕吐、流涕、寒战、打喷嚏、打呵欠、睡眠障碍、胃痉挛、多汗、衰弱无力、心动过速、情绪激动或原因不明的发热。
4. 药物相互作用　本品与抗胆碱药合用时,可加重便秘或尿潴留的不良反应。与美沙酮或其他吗啡类药合用时,可加重中枢性呼吸抑制作用。与肌肉松弛药合用时,呼

吸抑制更为显著。

八、注意事项

1. 禁用　对本品过敏的患者。

2. 用药注意事项

磷酸可待因片:本品应整片吞服,不能研碎或咀嚼。本品宜与食物或牛奶同服,以避免胃肠道反应。

磷酸可待因注射液:本品不可静脉给药。

九、药物稳定性及贮藏条件

遮光,密闭保存。

十、药物经济性评价

基本药物(片剂:15mg、30mg),医保甲类,《中国药典》(2020年版)收载。

布 托 啡 诺

一、药品名称

1. 英文名　Butorphanol
2. 化学名　(-)-17-环丁基甲基-3,14-二羟基吗啡喃

二、药品成分

酒石酸布托啡诺

三、剂型与规格

酒石酸布托啡诺注射液　(1)1ml:1mg;(2)2ml:4mg

酒石酸布托啡诺鼻喷剂　2.5ml:25mg

四、适应证及相应的临床价值

用于治疗各种癌性疼痛、手术后疼痛。也可以术前和麻醉前给药,作为平衡麻醉和缓解分娩过程中的疼痛的补充用药。

五、用法用量

1. 儿童及青少年　年龄小于18岁的人群使用布托啡诺的有效性和安全性还未证实,因此不宜用于18岁以下的儿童及青少年。

2. 成人

(1)酒石酸布托啡诺注射液

1)疼痛:①静脉注射,通常推荐每3~4小时静脉注射1mg,不同疼痛级别,有效剂量范围一般为每3~4小时注射0.5~2mg;②肌内注射,通常推荐每3~4小时肌内注射2mg,不同疼痛级别,有效剂量范围一般为每3~4小时注射1~4mg。

2)术前和麻醉前用药:术前使用酒石酸布托啡诺应个体化用药,一般术前60~90分钟肌内注射2mg。

3)平衡麻醉:麻醉前静脉注射常用剂量为2mg,给药剂量可递增到0.06mg/kg(4mg/kg)。

4)分娩:分娩早期静脉注射或肌内注射1~2mg,4小时

之后重复给药。肌内注射剂量为1~2mg,如需要,每3~4小时,可重复给药1次,没有充分的临床资料推荐单剂量超过4mg。或遵医嘱。

(2)酒石酸布托啡诺鼻喷剂:每次1~2喷,每日3~4次。一般情况下,初始剂量为1mg(1喷的喷量)。如果60~90分钟没有较好的镇痛作用,可再喷1mg(1喷的喷量)。如果需要,初始剂量3~4小时后可再次给药。患者剧痛时,初始剂量可为2mg(2喷的喷量)。患者可止痛休息和保持睡意,这种情况3~4小时不要重复用药。老年患者、肝、肾功能不全者的初试剂量应控制在1mg(1喷的喷量)以内,如有需要,在90~120分钟再给药1mg(1喷的喷量)。这些人的重复给药剂量需根据患者的药物反应情况而定,不必固定给药间隔时间,间隔时间一般应不少于6小时。使用方法为拉掉鼻喷器的盖子,从其颈部移去安全夹,摇动药瓶。将两个指头放在瓶子的"二肩",大拇指抵在瓶底中央,用力撤压阀门,直至出现良好的喷雾状态。清洁鼻孔,使鼻孔通畅。将喷头伸入鼻孔大约1cm深,头部略向前倾,用示指堵住另一个鼻孔,合拢嘴部,轻轻吸气的同时,强而快地撤压阀门,喷入规定量的药物,喷雾结束后,从鼻部移开喷鼻器,仰头,轻轻吸气数秒钟。若需增加剂量,换另一鼻孔重复上述步骤。用药后15分钟内,不要擤鼻涕。用毕后,擦净喷头,按顺序装上安全夹,盖上瓶盖。

3. 老年人　老年人对本品的不良反应较敏感,易出现肾功能减退,且药物体内消除半衰期可能延长,故老年人用药需谨慎。

六、特殊人群用药

1. 妊娠期　对小鼠、大鼠和兔生殖期间研究,使用布托啡诺对器官形成未显现潜在的致畸性。但妊娠期大鼠以布托啡诺1mg/kg(5.9mg/m^2)皮下给药时,与对照组相比,死产有高发性。在妊娠期兔口服剂量为30mg/kg(5.1mg/m^2)和60mg/kg,显示植入法后失败的高发病率。在孕妇未有37周摄入布托啡诺并有足够和经过严密控制的研究,所以最好不要用药,只有潜在利益大于潜在风险时,孕妇才可使用布托啡诺。

2. 哺乳期　哺乳期妇女静脉给予布托啡诺注射液时,在乳汁中进行布托啡诺的检测表明,有少量布托啡诺临床上可能对婴儿无关紧要(母体每日使用4次,每次2mg,乳汁排泄时有4μg/L)。哺乳期妇女用药应权衡利弊。

3. 肾功能损害　肾功能不全患者使用酒石酸布托啡诺注射液的初始剂量一般为成人推荐剂量的一半(静脉注射0.5mg,肌内注射1mg);使用酒石酸布托啡诺鼻喷剂的初始剂量应控制在1mg(1喷的喷量)以内,如有需要,在90~120分钟再给药1mg(1喷的喷量)。重复给药剂量需根据患者的药物反应情况而定,不必固定给药间隔时间,间隔时间一般应不少于6小时。

4. 肝功能损害　肝功能不全患者使用酒石酸布托啡诺注射液的初始剂量一般为成人推荐剂量的一半(静脉注射0.5mg,肌内注射1mg);使用酒石酸布托啡诺鼻喷剂的初始剂量应控制在1mg(1喷的喷量)以内,如有需要,在90~120

分钟再给药 1mg(1 喷的喷量)。这些人的重复给药剂量需根据患者的药物反应情况而定,不必固定给药间隔时间,间隔时间一般应不少于 6 小时。

七、药理学

1. 药效学及作用机制　本品及其主要代谢产物激动 K 阿片肽受体,对 U 受体则具激动和拮抗双重作用。它主要与中枢神经系统(CNS)中的这些受体相互作用间接发挥其药理作用包括镇痛作用。除镇痛作用外,对 CNS 的影响包括减少呼吸系统自发性的呼吸、咳嗽、兴奋呕吐中枢、缩瞳、镇静等药理作用。其作用可能是通过非 CNS 作用机制实现的。如改变心脏血管(神经)的电阻和电容、支气管运动张力、胃肠道分泌,运动肌活动及膀胱括约肌活动。本品镇痛作用一般在静脉注射几分钟,肌内注射 10~15 分钟后开始。静脉注射、肌内注射 30~60 分钟达高峰,维持时间为 3~4 小时,与吗啡、哌替啶及喷他佐辛相当。

2. 药代动力学　本品肌内注射吸收较好,在 20~40 分钟达到血浆峰浓度。血清蛋白结合率约为 80%,并在不大于 7ng/ml 的浓度范围内呈浓度依赖关系。本品可通过血脑屏障和胎盘屏障,可进入人的乳汁中,主要在肝代谢,主要代谢产物为羟基化布托啡诺。肾功能障碍者肌酸酐清除<30ml/min,半衰期延长约为 10.5 小时,体液消除率为 150L/h,70%~80% 的药物通过尿液消除,仅 15% 通过粪便消除。

3. 药物不良反应　主要为嗜睡、头晕、恶心和/或呕吐,发生率在 1% 左右。考虑可能与酒石酸布托啡诺有关的不良反应报告有①全身:虚弱、头痛、热感。②心血管系统:很少见患者低血压性晕厥,血管舒张、心悸。③消化系统:食欲缺乏、口干、胃痛、便秘。④神经系统:异常梦境、焦虑、幻觉、敌意、药物戒断症状;意识模糊、欣快感、飘浮感、失眠、神经质、感觉异常、震颤。⑤呼吸系统:支气管炎、咳嗽、呼吸困难、鼻出血、鼻充血、鼻刺激、咽炎、鼻炎、鼻窦炎、鼻窦充血、咽炎、上呼吸道感染。⑥皮肤:多汗、瘙痒、皮疹或风团。⑦泌尿系统:排尿困难。⑧特殊感觉:视力模糊、耳痛、耳鸣、味觉异常。

4. 药物相互作用　在使用布托啡诺的同时,使用中枢神经系统抑制药[比如乙醇、巴比妥类(催眠镇静药)、地西泮和抗组胺药]会导致抑制中枢神经系统的作用加强。当与这些会加强类阿片药作用的药物合用时,布托啡诺的用量应为最小有效剂量,随后的剂量应尽可能地降低。

目前还不能确定与影响肝代谢的药物(比如西咪替丁、红霉素、茶碱等)合用是否影响布托啡诺的作用,但内科医师经留心减小起始剂量并延长给药间歇。

使用布托啡诺同时用 MAO(单胺氧化酶)阻断药是否相互影响还未证实。

八、注意事项

1. 禁用　①对本品或本品中其他成分过敏者;②因阿片的拮抗特征,本品不宜用于依赖那可汀的患者;③年龄小于 18 岁患者。

2. 慎用　①重复使用麻醉性镇痛药,且对阿片耐受的患者;②心肌梗死、心功能不全、冠状动脉功能不全者;③脑损伤和颅内压升高患者;④患有中枢神经系统疾病或呼吸功能缺陷的患者;⑤高血压患者;⑥肝、肾功能不全者;⑦肾上腺功能不全者;⑧胆道功能障碍患者;⑨有药物滥用史或急性酒精中毒者;⑩前列腺增生和/或尿路狭窄患者;⑪病态性肥胖患者;⑫甲状腺功能障碍患者;⑬老年人。

3. 用药注意事项

(1) 酒石酸布托啡诺注射液:①对于重复使用麻醉止痛药,且对阿片耐受的患者慎用。②脑损害和颅内压升高的患者慎用或不用。③肝肾疾病患者初始剂量时间时隔应延长到 6~8 小时,直至反应很好,随后的剂量随患者反应调整而不是按给药方案固定给药。④对有心肌梗死、心室功能障碍、冠状动脉功能不全的患者慎用。发生高血压时,应立即停药。⑤本品可致呼吸抑制,尤其是同时服用兴奋 CNS 药或患有 CNS 疾病或呼吸功能缺陷的患者,慎。⑥服用本品时,禁止喝酒。

啮齿动物短期给本品后的身体依赖性潜力低于吗啡后镇痛新,但据近年报告,无论是动物还是人长期、频繁、大量使用酒石酸布托啡诺也会产生身体依赖性。

(2) 酒石酸布托啡诺鼻喷剂:①本品按第二类精神药品管理。②喷剂如果 48 小时以上(包括 48 小时)未使用,使用前应轻摇 1~2 下。③用药后 15 分钟内,不要擤鼻涕。④对重复使用麻醉止痛药且对阿片耐受的患者慎用。⑤脑损害和颅内压升高的患者慎用。⑥肝肾疾病患者初始剂量时间时隔应延长至 6~8 小时,随后的剂量随患者反应调整,而不是按固定方案给药。⑦对有心肌梗死、心室功能障碍、冠状动脉功能不全的患者慎用。发生高血压时,应立即停药。⑧本品可致呼吸抑制,尤其是同时服用兴奋中枢神经系统药物或患有中枢神经系统疾病或呼吸功能缺陷的患者慎用。⑨使用本品时,禁止喝酒。开车和操作有危险性的机器时小心使用。⑩喷器放在儿童不易触及的地方。

九、药物稳定性及贮藏条件

避光,室温保存。

十、药物经济性评价

医保乙类,《中国药典》(2020 年版)收载。

麦　角　胺

一、药品名称

1. 英文名　Ergotamine
2. 化学名　2′-甲基-5′α-(苯甲基)-12′-羟基麦角烷-3′,6′,18-三酮

二、药品成分

酒石酸麦角胺

三、剂型与规格

酒石酸麦角胺片 (1)0.5mg;(2)1mg
酒石酸麦角胺注射液 (1)1ml:0.25mg;(2)1ml:0.5mg

四、适应证及相应的临床价值

主要用于偏头痛,能减轻其症状,无预防和根治作用,只宜头痛发作时短期使用。与咖啡因合用疗效比单用麦角胺好,副作用也较轻。

五、用法用量

1. 成人

(1)酒石酸麦角胺片:口服给药,每次 1~2mg,间隔 0.5~1 小时可再服 1mg,每日不超过 6mg,每周不超过 10mg。

(2)酒石酸麦角胺注射液:①皮下注射每次 0.25~0.5mg,必要时隔 1 小时重复 1 次,24 小时内不超过 1mg,早起给药效果好,头痛发作时给药效果差;②肌内注射每次 0.25~0.5mg,必要时每隔 1 小时重复 1 次。

2. 老年人 由于麦角生物碱与血管收缩性和心血管不良反应有关,且老年人脑血流减少,可能促发心绞痛、心肌梗死或间歇性跛行恶化,老年人应慎用。

六、特殊人群用药

1. 妊娠期 本品可能引起子宫血管长时间收缩和/或增加子宫肌层张力,导致胎盘血流减少,故孕妇禁用。

2. 哺乳期 哺乳期用药可导致婴儿体内的麦角胺水平升高,婴儿可出现胃肠功能紊乱、心血管系统不稳定,甚至惊厥,本品还可降低催乳素水平,抑制乳汁产生,故哺乳期妇女禁用。

七、药理学

1. 药效学及作用机制 本品是麦角胺的酒石酸盐,主要通过直接收缩平滑肌,使扩张的颅外动脉收缩,其缩血管作用也与其激活脉管壁的 5-羟色胺受体有关。本品可使脑动脉血管的过度扩张与搏动恢复正常,从而减轻头痛。

2. 药代动力学 本品口服后经胃肠道吸收不佳(为 60%)且不规则,生物利用度可因高度的首过效应而降低。直肠给药或吸入给药可增加本药的吸收率和/或吸收程度。皮下注射也比口服给药效果好。本品口服通常 1~2 小时起效,0.5~3 小时血药浓度达到峰值,半衰期为 2 小时。本药在肝代谢,90%以代谢物的形式经胆汁排泄,少量以原型随尿及粪便排出。

3. 药物不良反应

(1)心血管系统:使用本品常引起全身动脉痉挛。

(2)肌肉骨骼系统:本品皮下注射常见肌无力。

(3)神经系统:常见麻木和刺痛感(手、趾、脸部)。极量治疗 2 周,有发生轴纤维周围缺血性双侧视神经盘炎的报道。

(4)精神:少见焦虑、精神错乱、幻觉。

(5)肠胃道:常见恶心、呕吐。少见胃痛、胃肠胀气。

大剂量用药时偶见肠系膜血管收缩、缺血性肠道疾病及舌的部分坏死。本品皮下注射还常见上腹部不适、腹泻。

(6)其他:常见下肢肿胀(局部水肿)。少见胸痛。有用药后发生腹膜后纤维化的报道。

4. 药物相互作用 与硝酸甘油、戊四硝酯、硝酸异山梨酯、单硝酸异山梨酯等合用,可使麦角胺的生物利用度提高。

与舒马普坦合用:可延长麦角胺致血管痉挛的作用。

与强效 CYP3A4 抑制药(如四环素、红霉素、地红霉素、克拉霉素、红霉素/磺胺异噁唑、安普那韦、地拉费定、依非韦伦、茚地那韦、奈非那韦、利托那韦、沙奎那韦)合用:可引起急性麦角中毒,表现出恶心、呕吐、血管痉挛等,故禁止合用。

与西布曲明合用:可增加 5-羟色胺综合征的危险,其表现为高血压、体温降低、肌阵挛和精神状况改变。

与他克莫司合用:麦角胺能减少他克莫司的代谢。

与咖啡因合用:可提高麦角胺的疗效,减少不良反应。

与普萘洛尔、噻吗洛尔、纳多洛尔、氧烯洛尔等合用:可致外周缺血。

与多巴胺合用:可导致外周血管痉挛,引起坏疽。

与二甲麦角新碱合用:本品(大剂量)与二甲麦角新碱合用有引起动脉闭塞的报道。

与尼古丁合用:吸烟可增强麦角胺致血管痉挛的作用。

八、注意事项

1. 禁用 ①对本药过敏者;②雷诺综合征、闭塞性血栓性脉管炎、血栓性静脉炎、明显的动脉硬化等周围血管疾病患者;③冠心病、冠脉供血不足、心绞痛、缺血性心脏病及未控制的高血压患者;④卟啉症患者;⑤败血症患者;⑥消化性溃疡患者;⑦青光眼患者;⑧脑卒中患者;⑨严重皮肤瘙痒患者;⑩肝功能不全者;⑪肾功能不全者;⑫孕妇;⑬哺乳期妇女。

2. 慎用 基底动脉性偏头痛、偏瘫型偏头痛患者;贫血患者;老年人。

3. 用药注意事项 酒石酸麦角胺片应整片吞服,不能研碎或咀嚼。

九、药物稳定性及贮藏条件

遮光,阴凉处保存。

十、药物经济性评价

《中国药典》(2020 年版)收载。

双 氯 芬 酸

一、药品名称

1. 英文名 Diclofenac
2. 化学名 2-[(2,6-二氯苯基)氨基]苯乙酸

二、药品成分

双氯芬酸钾

三、剂型与规格

双氯芬酸钾片 （1）12.5mg；（2）25mg；（3）50mg

双氯芬酸钾胶囊 （1）25mg；（2）50mg

双氯芬酸钾喷雾剂 20ml：0.2g

四、适应证及相应的临床价值

1. 创伤后疼痛、炎症和肿胀 例如扭伤。
2. 手术后疼痛、炎症和肿胀 例如牙科及矫形手术后。
3. 妇产科疼痛和/或炎症 例如原发性痛经或附件炎。
4. 脊柱疼痛综合征。
5. 非关节性风湿病。
6. 偏头痛发作。
7. 作为耳鼻喉科严重感染性痛性炎症的辅助治疗。例如咽扁桃体炎、耳炎。按常规治疗原则，原发疾病应给予适当的基础治疗。对单纯性发热的患者不适用。

五、用法用量

1. 儿童及青少年 不推荐儿童以及 14 岁以下的青少年使用双氯芬酸钾片剂，上述患者可以使用其他形式的双氯芬酸制剂。对 14 岁及以上的青少年，日剂量为 75～100mg，分 2～3 次服用。最大日剂量为 150mg。本药也未用于治疗儿童及青少年偏头痛发作。

2. 成人

（1）双氯芬酸钾片：通常建议根据个体调整剂量，并在最短时间内给予最小有效剂量。此药宜在饭前服用，用水整片送下，不可掰开或咀嚼。推荐起始日剂量为 100～150mg，对轻度患者每日剂量为 75～100mg，通常将每日剂量分 2～3 次服用。

对原发性痛经，每日剂量应按不同情况区别对待，一般为 50～150mg。最初剂量应为 50～100mg，必要时，可在若干个月经周期内提高剂量达到最大剂量 200mg/d。在最初症状出现时开始治疗，并根据症状连续治疗几日。

治疗偏头痛的起始剂量为 50mg，并应在即将发作的第一症状出现时服用，如果首次服药后 2 小时内对疼痛缓解不满意，可再服用 50mg。如果需要，每间隔 4～6 小时可服用 50mg 双氯芬酸钾，但在任何 24 小时期间内总剂量不能超过 200mg。

（2）双氯芬酸钾胶囊：常用日剂量为 100～150mg，对症状较轻者每日剂量为 75～100mg，分 2～3 次服用。

对原发性痛经，一般日剂量为 50～150mg，根据病情可以提高至最大剂量 200mg/d。

（3）双氯芬酸钾喷雾剂：根据疼痛部位大小，距皮肤 2～3cm，局部喷涂 1～3ml。并轻轻揉擦，每日 3～4 次。如中度至严重疼痛和肿胀，剂量可适量加大，每日总剂量不超过 15ml。四肢急性软组织损伤疗程为 7 日，膝关节骨性关节炎疗程为 14 日。

3. 老年人 本品可导致胃肠道出血、溃疡或穿孔，老年人出现此类不良反应时可导致严重后果，故老年人慎用。

六、特殊人群用药

1. 妊娠期 双氯芬酸在孕妇中的使用尚未研究。因此，双氯芬酸钾在妊娠前 6 个月禁止使用，除非对母亲的潜在益处大于胎儿承担的风险。与其他非甾体抗炎药一样，在妊娠后 3 个月禁止使用，因为有引起动脉导管过早闭合或宫缩无力的可能（见"禁用"）。动物实验没有发现对孕妇、胚胎或胎儿发育、分娩或产后发育有任何直接或间接有害的影响。

2. 哺乳期 与其他非甾体抗炎药相同，会有少量双氯芬酸进入人乳。因此，应避免哺乳期使用双氯芬酸钾，从而避免对胎儿产生的不良反应。生育能力与其他非甾体抗炎药相同，使用双氯芬酸钾有可能损害女性生育能力，因此不推荐准备怀孕的女性使用。对于难以受孕及正在进行不孕检查的女性应考虑停止使用双氯芬酸钾。

3. 肾功能损害 轻度至中度肾功能不全者使用本品无须调整剂量，但不推荐中度至重度肾功能不全者使用。

4. 肝功能损害 轻度肝功能损伤者使用本品无须调整剂量。

七、药理学

1. 药效学及作用机制 双氯芬酸钾是一种衍生于苯乙酸类的非甾体抗炎药，其作用机制为抑制环氧化酶活性，从而阻断花生四烯酸向前列腺素的转化。同时，它也能促进花生四烯酸与三酰甘油结合，降低细胞内游离的花生四烯酸浓度，而间接抑制白三烯的合成。双氯芬酸钾是非甾体抗炎药中作用较强的一种，它对前列腺素合成的抑制作用强于阿司匹林和吲哚美辛等。

2. 药代动力学

吸收：本品口服后可经胃肠道迅速完全吸收。口服 50mg 双氯芬酸钾，20～60 分钟后，达血药浓度峰值 3.8mol/L。食物对双氯芬酸的吸收量没有影响，尽管吸收开始时间和吸收率有轻微的延迟。吸收量与剂量成线性关系。约一半的双氯酚酸在首次经过肝时被代谢（首过效应），因此，口服血药浓度曲线下面积（AUC）仅是同等剂量非肠道给药的 AUC 的一半。重复给药后药代动力学参数无改变。按照推荐剂量和给药间隔用药后，血浆中双氯芬酸无蓄积。

分布：双氯芬酸和血浆蛋白结合率为 99.7%，主要与白蛋白结合（99.4%），表观分布容积 0.12～0.17L/kg。双氯酚酸可进入滑液，但血浆浓度达到峰值后 2～4 小时内测得滑液中药物浓度最高。药物在滑液中的表观消除半衰期为 3～6 小时。当血浆浓度达峰值后的 2 小时，滑液中活性物质的浓度就已经高于它在血浆中的浓度，并能维持 12 小时。

生物转化：部分原型分子经葡糖醛酸化进行生物转化，但主要转化途径为单羟化、多羟化或甲基化反应，产生四种酚酸类代谢产物（3'-羟基、4'-羟基、4'，5-羟基和 3'-羟基-4'-甲氧基-双氯芬酸），它们中大多数会发生葡糖醛酸化。其中两种代谢物有生物活性，但其活性远小于双氯芬酸。

消除：血浆中，双氯芬酸的总清除率为 263ml/min±

56ml/min(平均值±标准差),其血浆消除半衰期为 1~2 小时。四种代谢产物(含两种活性代谢物)同样具有 1~3 小时的短的血浆半衰期。3'-羟基-4'-甲氧基双氯芬酸有比较长的血浆半衰期。然而,此代谢物实际上没有活性。约 60% 的给药剂量以原型分子的葡糖醛酸化结合物和代谢物的形式经尿排泄,后者中的大多数也转化成葡糖醛酸结合物。不足 1% 以原型排泄。剩余部分以代谢物形式通过胆汁从粪便中清除。

3. 药物不良反应

(1) 心血管系统:心肌梗死、心力衰竭、心悸、高血压、脉管炎、动脉栓塞、高血压恶化、心律失常、低血压、充血性心力衰竭、心动过速、晕厥。

(2) 代谢/内分泌系统:电解质紊乱、高血糖症。

(3) 呼吸系统:哮喘、呼吸困难、肺炎、咽炎、鼻窦炎。上市后还有喉痉挛、喉炎、喉部肿胀的报道。

(4) 肌肉骨骼系统:上市后有背痛、颈强直、腿痉挛、肌痛的报道。

(5) 泌尿生殖系统:急性肾衰竭、血尿、蛋白尿、肾病综合征、间质性肾炎、肾乳头坏死、血清尿酸降低、尿液尿酸升高、膀胱炎、排尿困难、多尿、肾衰竭。

(6) 免疫系统:淋巴结病。

(7) 神经系统:定向障碍、失眠、头痛、头晕、嗜睡、感觉异常、记忆障碍、抽搐、震颤、无菌性脑膜炎、脑血管意外、眩晕、惊厥、昏迷。

(8) 精神:抑郁、易怒、梦魇、焦虑、精神障碍、兴奋、烦躁、精神病反应、神经质、幻觉。

(9) 肝:氨基转移酶升高、肝炎、黄疸、肝功能紊乱、暴发性肝炎、肝坏死、肝功能衰竭。

(10) 胃肠道:味觉障碍、恶心、呕吐、腹泻、消化不良、腹痛、胃气胀、食欲减退、胃炎、胃肠道出血、呕血、黑便、胃肠道溃疡(伴有或不伴出血或穿孔)、结肠炎(包括出血性结肠炎、溃疡性结肠炎加重、克罗恩病)、便秘、舌炎、食管功能障碍、隔膜样肠管狭窄、胃不适、胃灼热、反酸、腹部痉挛、溃疡性口炎、食管损失、食管炎、口腔炎、嗳气、口臭、胃肠疼痛,上市后还有嘴唇肿胀、口腔溃疡、舌肿胀的报道。

4. 药物相互作用　双氯芬酸钾糖衣片和/或其他剂型的双氯芬酸存在以下的相互作用。

锂制剂:如果同时使用,双氯芬酸可提高血浆锂剂浓度。应当检测血浆锂剂水平。

地高辛:如果同时使用,双氯芬酸可提高血浆地高辛浓度。应当检测血浆地高辛水平。

利尿剂和抗高血压药物:与其他非甾体抗炎药相似,双氯芬酸与利尿剂或抗高血压药物(如 β 受体拮抗剂、血管紧张素转换酶抑制剂)联合使用时,抗高血压效果可能会降低。因此联合使用时,应当谨慎给药,并定期检查患者血压,尤其是老年患者。对患者应予以充分的补水,并且应考虑在初始联合治疗开始后对肾功能进行监测并且在此后定期检查,尤其是对联合使用利尿剂和血管紧张素转换酶抑制剂的患者,因为以上两种药物可增加肾毒性的风险。当与保钾利尿剂联合使用时,可升高血清钾,因此有必要监测血清钾浓度(见"注意事项")。

其他非甾体抗炎药及皮质激素:双氯芬酸与其他非甾体抗炎药或皮质激素联合使用时,可能增加胃肠道不良反应的频率(见"注意事项")。

抗凝血剂及抗血小板药物:在联合用药时有可能增加出血风险,因此使用时需小心(见"注意事项")。虽然没有临床研究表明双氯芬酸对抗凝血药作用有影响,但有个别报道指出,当双氯芬酸与抗凝聚血药合用时,可增加出血的危险性,因而应该对接受这样治疗的患者进行密切观察。

选择性 5 羟色胺再摄取抑制剂(SSRI):与非甾体抗炎药合用可能增加胃肠道出血风险(见"注意事项")。

降血糖药:临床研究显示,双氯芬酸可以与降血糖药一起服用,不影响疗效。然而有个别报道指出,在服用双氯芬酸后,出现血糖过高或过低,因此作为联合用药的预防措施,有必要监测血糖水平。

氨甲蝶呤:在氨甲蝶呤服药前后 24 小时内又服用了非甾体抗炎药时,应当引起注意,因为氨甲蝶呤的血药浓度可能会升高,其毒性也可能增加。

环孢素:双氯芬酸,像其他非甾体抗炎药一样,对肾前列腺素的影响可能增加环孢素的肾毒性,因此对接受环孢素治疗的患者的使用量应低于不使用者。

喹诺酮类抗生素:有个例报道,喹喏酮类药物与非甾体抗炎药合用时发生惊厥。

八、注意事项

1. 禁用　①对有效成分或任何辅料过敏者;②活动期胃肠道溃疡,出血或穿孔的患者;③妊娠后 3 个月(见孕妇及哺乳期妇女用药);④严重的肝、肾和心脏功能衰竭患者;⑤与其他非甾体抗炎药一样,对有使用阿司匹林或其他非甾体抗炎药物而诱发哮喘、荨麻疹或急性鼻炎的患者。

2. 慎用　①心功能不全者;②有心力衰竭者;③高血压或有高血压史者;④轻度至中度肝、肾功能损伤者;⑤肝卟啉症患者;⑥有胃肠道疾病史者;⑦体虚者;⑧老年人。

3. 用药注意事项　双氯芬酸钾片应整片吞服,不得分块或咀嚼,且宜于餐前服用;双氯芬酸钾胶囊应整粒吞服。

九、药物稳定性及贮藏条件

20~25℃,密闭保存。

十、药物经济性评价

医保甲类,《中国药典》(2020 年版)收载。

文 拉 法 辛

参见(第一章　精神疾病药物 2　抗抑郁药)

去氧肾上腺素

一、药品名称

1. 英文名　Phenylephrine
2. 化学名　(R)-(-)-α-[(甲氧基)甲基]-3-羟基苯甲醇

二、药品成分

盐酸去氧肾上腺素

三、剂型与规格

盐酸去氧肾上腺素注射液 1ml：10mg

注射用盐酸去氧肾上腺素 10mg

四、适应证及相应的临床价值

本品可用于治疗休克及麻醉时维持血压。也用于控制阵发性室上性心动过速的发作。

五、用法用量

1. 儿童 本品在儿童中应用尚缺乏研究。

2. 成人 盐酸去氧肾上腺素注射液：①血管收缩，局部麻醉药液每20ml中可加本品1mg，达到1∶20 000浓度；蛛网膜下腔阻滞时，每2~3ml达到1∶1 000浓度。②升高血压，轻或中度低血压，肌内注射2~5mg，再次给药间隔不短于10~15分钟，静脉注射一次0.2mg，按需每隔10~15分钟给药1次。③阵发性室上性心动过速，初量静脉注射0.5mg，20~30秒钟内注入，以后用量递增，每次加药量不超过0.1~0.2mg，一次量以1mg为限。④严重低血压和休克（包括与药物有关的低血压），可静脉给药，5%葡萄糖注射液或0.9%氯化钠注射液每500ml中加本品10mg（1∶50 000浓度），开始时滴速为100~180滴/min，血压稳定后递减至40~60滴/min，必要时浓度可加倍，滴速则根据血压而调节。⑤为了预防蛛网膜下腔阻滞期间出现低血压，可在阻滞前3~4分钟肌内注射本品2~3mg。

3. 老年人 老年人应慎用并适当减量，以免引起严重的心动过缓和/或心排血量降低。

六、特殊人群用药

1. 妊娠期 动物实验发现本品有胎毒性，妊娠晚期或分娩期间使用，可使子宫收缩增强、血流量减少，引起胎儿缺氧和心动过缓，故孕妇在非必要时应避免使用。

2. 哺乳期 本品是否随乳汁分泌尚不明确，但在哺乳期妇女中应用尚未发生问题。

七、药理学

1. 药效学及作用机制 本品为人工合成的拟肾上腺素，除能直接作用于器官的α受体外，也可通过促进去甲肾上腺素的释放而发挥效应。其作用机制为①心血管系统：一方面，本品可以收缩血管、增加外周阻力，使内脏、皮肤、肢体血流减少（但冠状动脉血流增加），以致升高血压；另一方面，随着血压的升高，迷走神经反射被激发，从而减慢心率，达到治疗室上性心动过速的目的。此外，本品对心肌收缩力的作用较弱，心排血量可因外周阻力增强而下降。②麻醉：本品作为血管收缩药，可与局部麻醉药混合使用，以减慢局部麻醉药的吸收，使得局部麻醉药的作用范围局限且局部麻醉时间延长。

2. 药代动力学 本品在胃肠道和肝内可被单胺氧化酶降解，因此不宜口服。皮下注射后，升压作用10~15分钟起效，持续50~60分钟；肌内注射10~15分钟起效，持续30~120分钟；静脉注射立即起效，持续15~20分钟。

3. 药物不良反应

（1）心血管系统：少见胸部不适或疼痛。

（2）呼吸系统：少见呼吸困难。

（3）神经系统：本品在治疗剂量内较少引起中枢神经系统兴奋。少见眩晕、震颤、虚弱。

4. 药物相互作用

与三环类抗抑郁药合用：可增强去氧肾上腺素的升压作用。

与胍乙啶合用：可降低胍乙啶的作用，并增强去氧肾上腺素的升压作用。

与甲状腺素合用：可使两者作用均增强。

与全麻药（尤其环丙烷或卤代碳氢化合物）合用：易引起室性心律失常。

与单胺氧化酶抑制药（MAOI）合用：可发生高血压、蛛网膜下腔出血及室性心律失常。

与拟交感神经药合用：可加重拟交感神经药的不良反应。

八、注意事项

1. 禁用 ①对本品过敏者；②高血压患者；③冠心病患者；④甲状腺功能亢进患者；⑤糖尿病患者；⑥心肌梗死患者；⑦闭角型青光眼患者。

2. 慎用 ①严重动脉粥样硬化患者；②心动过缓者；③室性心动过速者；④心肌病患者；⑤心脏传导阻滞者；⑥周围或肠系膜动脉血栓形成患者。

3. 用药注意事项 静脉注射盐酸去氧肾上腺素注射液前应先用灭菌注射用水稀释至1mg/ml。

九、药物稳定性及贮藏条件

遮光，密闭保存。

十、药物经济性评价

《中国药典》（2020年版）收载。

利扎曲普坦

一、药品名称

1. 英文名 Rizatriptan

2. 化学名 N,N-二甲基-2-[5-(1,2,4-三唑-1-基甲基)-1H-吲哚-3-基]乙胺

二、药品成分

利扎曲普坦

三、剂型与规格

利扎曲普坦片剂 （1）5mg；（2）10mg

四、适应证及相应的临床价值

用于成人和 6~17 岁的儿童有或无先兆的偏头痛发作的急性治疗。不适用于预防偏头痛,不适用于半身不遂或基底部偏头痛患者。

临床价值:首选。美国头痛学会/美国神经病学学会2015 年新版偏头痛治疗指南将曲坦类定为 A 类,推荐使用。

五、用法用量

1. 儿童　本品用药的安全性和有效性在儿科尚未明确,因此年龄在 18 岁以下的儿童和青少年不推荐使用本品。

2. 成人

(1)急性偏头痛:只用于治疗确诊的偏头痛。

(2)与 5-HT$_1$ 激动剂联合应用时,已有报道利扎曲普坦给药几小时后发生严重心脏病意外,包括急性心肌梗死。另外有报道其他的 5-HT$_1$ 激动剂给药后的几小时内出现危及生命的心律失常及死亡。因偏头痛患者使用 5-HT$_1$ 激动剂的范围,这些事件的发病率已显著降低,但仍应注意。本品禁用于未确诊的冠状动脉疾病患者。

(3)对于间断的长期使用本品及存在冠状动脉疾病(CAD)先兆等危险因素的患者,当需要使用本品时,推荐进行周期性间断性的心血管系统评价。

(4)偏头痛一次性发作,若患者对本品的首次剂量没有反应,应在第二次给药前进行重新诊断。

(5)本品的化学特性能与黑色素结合并有可能蓄积导致中毒,长期用药存在影响眼睛的可能性,应注意监测。

(6)本品对于丛集性头痛的安全性和有效性尚未建立。①利扎曲普坦片剂的推荐初始剂量,每次 5~10mg,每次用药的时间间隔为 2 小时。10mg 剂量比 5mg 药效更强,但是不良反应的风险也会大幅增加。②尽管第二次用药或随后用药的有效性在对照组实验中尚未确定,但是当偏头痛复发时,第二次用药应在第一次给药 2 小时后。每日最高剂量不得超过 30mg。③服用普萘洛尔患者的用药调整:服用普萘洛尔的成年患者,推荐剂量只能为 5mg,24 小时内最多给药次数不超过 3 次。

3. 老年人　本品在老年人(≥65 岁)体内的药代动力学与成人相似,但老年人很少出现偏头痛,本品在这类患者中使用的临床经验是有限的。一般情况下,老年患者初始剂量应采用低剂量;本品在治疗老年性自主神经痛方面(多半是男性患者)的安全性、有效性没有确定。因此老年患者应谨慎用药。

六、特殊人群用药

1. 妊娠期　由于对孕妇中没有充足良好的研究,所以只有对胎儿的利大于弊时才可以使用。

2. 哺乳期　药物是否会在母乳中分泌尚不明确,哺乳期妇女应根据各种因素进行权衡,谨慎用药。

3. 肾功能损害　肾功能损害患者中透析的患者应谨慎使用。

4. 肝功能损害　中度肝功能不全的患者应谨慎使用。

七、药理学

1. 药效学及作用机制　利扎曲普坦对克隆人 5-HT$_{1B}$ 和 5-HT$_{1D}$ 受体具有高度的亲和力,对其他 5-HT$_1$ 受体和 5-HT$_7$ 受体亲和力较低,对 5-HT$_2$、5-HT$_3$、肾上腺素、DA、组胺、胆碱或 BZ 受体无明显活性。利扎曲普坦激动偏头痛发作时扩张的脑外、颅内血管以及三叉神经末梢上的 5-HT$_{1B/1D}$ 受体,导致颅内血管收缩,抑制三叉神经疼痛通路中神经肽的释放和传递,而发挥其治疗偏头痛作用。

2. 药代动力学　本品口服后吸收完全。其平均绝对生物利用度大约为 45%,1~1.5 小时(T_{max})达到平均最高血浆浓度(C_{max})。未见偏头痛发作对本品吸收或药代参数的影响。食物对本品的生物利用度(F)没有明显的影响,但使达峰时间延迟了 1 小时。本品的血浆半衰期($t_{1/2}$)在男性和女性的平均值为 2~3 小时,其曲线下面积(AUC)女性比男性大约高 30%,平均达峰浓度比男性约高 11%,而达峰时间一致。多剂量给药没有发生蓄积效应。平均表观分布容积(V_d)在男性大约为 140L 而女性为 110L。该药的血浆蛋白结合较低约为 14%。

本品主要通过单胺氧化酶-A(MAO-A)氧化脱氨基作用代谢为吲哚乙酸(对 5-HT$_{1B/1D}$ 受体没有活性),少量代谢为 N-去甲基利扎曲普坦(一种对 5-HT$_{1B/1D}$ 受体作用与母体复合物相似活性的代谢物,其血浆浓度大约为母体复合物的 14%,)它们的消除率相似。其他较少的代谢物如 N-氧化物、6-羟基复合物及 6-羟基代谢物结合的硫酸盐,对 5-HT$_{1B/1D}$ 受体均没有活性。本品不抑制人肝细胞色素 P450 3A4/5、1A2、2C9、2C19 和 2E1,是 CYP 2D6 的竞争性抑制剂,其抑制浓度却要求极高水平,无临床相关性。

单剂量口服 10mg^{14}C-利扎曲普坦后,120 小时后总的放射活性累积在尿和粪便中分别为 82% 和 12%。口服给药后,大约有 17% 进入血液循环。约有 14% 的药物以原型从尿中排出,约 51% 的药物以吲哚乙酸代谢物的形式排出,说明本品存在首关代谢。

本品在健康非偏头痛老年人志愿者(年龄在 65~77 岁之间)的药代动力学与在健康非偏头痛年轻志愿者(年龄在 18~45 岁之间)体内相似。给轻、中度酒精性肝硬化引起的肝损害患者口服本品后的血浆浓度,轻度肝功能不全的患者与健康对照组相似,而中度肝功能不全的患者要比前两者高出大约 30%。肾功能不全的患者[肌酐清除率为 10~60ml/(min·1.73m^2)]本品的 AUC$_{0-\infty}$ 与健康人没有明显差异。而血液透析的患者[肌酐清除率<2ml/(min·1.73m^2)],本品的 AUC 比正常肾功能患者要高出大约 44%。

3. 药物不良反应　本品有很好的耐受性,不良反应轻且时间短暂。主要的不良事件是虚弱/易疲劳、嗜睡、有疼痛或压迫感及眩晕。严重的心脏意外,包括在使用 5-HT$_1$ 受体激动剂后出现死亡,这些事件极少发生,报道的患者多伴有冠状动脉疾病(CAD)危险因素先兆。意外事件有冠状动脉痉挛、短暂性心肌缺血、心肌梗死、室性心动过速及室颤。

与服用利扎曲普坦相关的其他不良反应，以下部分通常临床发生率很低，且包括了开放性研究中报道的，所以不能确定利扎曲普坦在其中的因果关系。①综合方面：少见的有寒战、低热、面部水肿、宿醉效应及腹胀。罕见的有高热、邻位静电效应、晕厥及水肿/肿胀。②非典型感觉方面：常见的是热/冷感。③心血管方面：常见的是心悸。少见的是心动过速、四肢发冷、高血压、心律失常及心动过缓。罕见的是心绞痛。④消化系统方面：常见的是腹泻及呕吐。少见的是消化不良、口渴、胃酸反流、吞咽困难、便秘、胃胀及舌体肿胀。罕见的是食欲缺乏、食欲增加、胃炎、舌体麻痹及嗳气。⑤新陈代谢方面：罕见的是脱水。⑥肌肉骨骼方面：少见的是肌肉无力、肌肉僵直、肌肉痛、肌痛性痉挛、肌肉骨骼痛、关节痛及肌肉痉挛。⑦神经学/精神病学方面：常见的是感觉迟钝、记忆力减退、兴奋及震颤。少见的是神经过敏、眩晕、失眠、焦虑、抑郁、定向障碍、共济失调、构音障碍、思维混乱、多梦、步态异常、易激惹、记忆缺陷、激动不安及感觉过敏。罕见的是感觉迟钝、骨骼解体、运动不能、忧虑、运动过度、嗜睡及反射减弱。⑧呼吸系统方面：常见的是呼吸困难。少见的是咽炎、鼻部刺激、鼻充血、咽干、上呼吸道感染、打哈欠、呼吸道充血（尤鼻部）、鼻部发干、鼻出血及鼻窦病变。罕见的是咳嗽、呃逆、声音嘶哑、流涕、喷嚏、呼吸急促和咽部水肿。⑨特殊感觉：少见的是视力模糊、耳鸣、眼干、眼部灼热、眼疼、眼部刺激、耳痛及撕裂感。罕见的是听觉过敏、嗅觉失真、畏光、幻视、眼痒及眼部肿胀。⑩皮肤及其附属物：常见的是脸红。少见的是出汗、瘙痒、出疹及风疹。罕见的是红斑、痤疮及对光过敏。⑪泌尿生殖系统：常见的是热潮红。少见的是尿频、多尿及月经失调。罕见的是排尿困难。

上市后经验：在该部分列出的临床实践中已经发生并自发报告至不同监测系统的严重不良事件。对于上述不良反应项中的不良事件或过于普通不必说明的不良事件不再列出。由于引用的事件来自世界范围内上市后用药的自发报告，故事件发生频率及其与服用利扎曲普坦的关系不能最终确定。①心血管：心肌缺血、心肌梗死（见"注意事项"）；②脑血管：脑卒中；③特殊感觉：味觉障碍；④全身：过敏反应有血管水肿（如面部水肿、舌肿胀、咽部水肿）、哮喘、中毒性表皮溶解坏死。

4. 药物相互作用

（1）由于普萘洛尔可使本品的血浆浓度增加70%，可在服用普萘洛尔同时服用本品5mg。

（2）含麦角的药物能延长血管痉挛反应，在服用本品24小时内不可同时服用含有麦角胺或麦角胺型药物（如双氢麦角胺、美西麦角）。

（3）其他5-HT₁受体激动剂可以累积血管痉挛的作用，不推荐在24小时内联合服用本品和其他5-HT₁受体激动剂。

（4）如果临床有正当理由准许本品与选择性5-羟色胺再吸收抑制剂（SSRI）合用，应注意对患者进行密切观察。

（5）本品10mg与帕罗西汀同时服用后没有发现两者在临床或药理方面的相互作用。

（6）本品不能与MAO-A抑制剂、非选择性MAO抑制剂合用。

八、注意事项

1. 禁用　①禁用于局部缺血性心脏病（如心绞痛、心肌梗死或有记录的无症状缺血）的患者；②禁用于有缺血性心脏病、冠状动脉痉挛（包括变异型心绞痛或其他隐性心血管疾病等）症状、体征的患者；③因本品能升高血压，故不易控制血压的高血压患者禁用；④禁用于半身不遂或基底部偏头痛患者；⑤禁止同时服用MAO抑制剂，禁止在停服MAO抑制剂2周内服用本品；⑥对本品或对任一活性成分过敏者禁用；⑦在服用本品治疗的24小时内，禁止服用其他5-HT₁受体激动剂，含有麦角胺或麦角类药物如双氢麦角胺、美西麦角等。

2. 慎用　①患者若患有影响药物吸收、代谢或排泄的疾病时应谨慎用药；②肾功能损害患者中透析的患者应谨慎使用；③中度肝功能不全的患者应谨慎使用。

3. 用药注意事项

苯甲酸利扎曲普坦胶囊：本品应整个吞服，不能剥开或咀嚼。

苯甲酸利扎曲普坦片：本品应整个吞服，不能粉碎或咀嚼。

九、药物稳定性及贮藏条件

20~25℃干燥处保存。遮光密封。

十、药物经济性评价

医保乙类，《中国药典》（2020年版）收载。

3　多发性硬化药物
特立氟胺

一、药品名称

1. 英文名　Teriflunomide
2. 化学名　（2Z）-氰基-3-羟基-N-[4-(三氟甲基)苯基]-2-丁烯酰胺

二、药品成分

特立氟胺

三、剂型与规格

特立氟胺片　（1）7mg；（2）14mg

四、适应证及相应的临床价值

用于多发性硬化症的复发治疗。
临床价值：次选。多发性硬化症二线治疗药物。

五、用法用量

1. 儿童　儿童患者的用药安全性和有效性尚未确定。

2. 成人　多发性硬化症：①口服 7mg 或者 14mg，每日 1 次。②开始特立氟胺治疗前 6 个月检测氨基转移酶和胆红素的水平。在开始服用药物后头 6 个月内监控 GPT 水平。③在开始服用药物后头 6 个月内监控全血细胞计数。进一步的监控需要基于感染的指征和症状。④在开始特立氟胺治疗前，须筛选潜在的结核分枝杆菌患者。⑤在特立氟胺治疗前须监测患者血压，用药后也须定期监测血压水平。

3. 老年人　药物的临床研究不包括 65 岁以上的患者。考虑到老年人可能肝功能下降，且特立氟胺可能导致肝损伤，所以此类人群慎用。

六、特殊人群用药

1. 妊娠期　妊娠期患者禁用，可能导致胎儿损伤。

在胚胎的器官形成期给怀孕大鼠口服特立氟胺[1mg/(kg·d)、3mg/(kg·d)、10mg/(kg·d)]，在不会伤害母鼠的剂量下会出现胎儿畸形（主要是颅面缺陷、四肢骨骼缺陷）和胚胎或胎儿死亡的高发病率。在器官形成期的各个阶段给特立氟胺后，胚胎、胎儿可出现不良反应。

在胚胎的器官形成期给怀孕兔子口服[1mg/(kg·d)、3.5mg/(kg·d)、12mg/(kg·d)]，在保证最小的母鼠毒性下可导致胎儿畸形（主要是颅面缺陷、四肢骨骼缺陷）和胚胎、胎儿死亡的高发病率。

在大鼠的妊娠期和哺乳期，给其口服特立氟胺[0.05mg/(kg·d)、0.1mg/(kg·d)、0.3mg/(kg·d)、0.6mg/(kg·d)、1.0mg/(kg·d)]，在不伤害母鼠的剂量下胎儿可发生发育减慢、眼睛和皮肤功能不全、畸形（肢体缺陷）的高发生率、出生后死亡。

2. 哺乳期　单次口服特立氟胺后，大鼠的乳汁中可检测到特立氟胺。特立氟胺是否于人类乳汁中分泌尚未确定。因为许多药物随乳汁分泌，以及服用特立氟胺存在使婴儿产生严重的不良反应的可能性，哺乳期患者需要根据多方因素考虑是否停用药物。

3. 肾功能损害　轻、中、重度肾损伤者不需要调整用药剂量。

4. 肝功能损害　急轻、中度肝损伤者不需要调整用药剂量。特立氟胺在严重肝功能损伤下的药代动力学尚未评价。严重肝功能不全患者禁用。

七、药理学

1. 药效学及作用机制　特立氟胺是一种抗感染的免疫调节剂，抑制二氢乳清酸脱氢酶。特立氟胺产生治疗作用的确切机制尚不明确，可能涉及诱导中枢神经系统活化淋巴细胞数量的减少。

药效学：在健康志愿者上实施的 Q-T 研究实验中确证特立氟胺不会延长 Q-T 间隔。

2. 药代动力学　特立氟胺是来氟米特的主要活性代谢物，是来氟米特在体内发挥药效的成分。在推荐剂量

下，特立氟胺和来氟米特可以产生相同的特立氟胺血药浓度。

基于健康志愿者和多发性硬化症患者的群体学研究显示，在连续多日给特立氟胺 7mg 或 14mg 后，平均半衰期大约是 18 日或 19 日。达到稳定的血药浓度需要 3 个月的连续用药。连续给药 7mg 或 14mg 多日后 AUC 的累积率大约是 30。

吸收：达到最大血药浓度的平均时间是口服特立氟胺后 1~4 小时。食物对特立氟胺的药代动力学没有影响。

分布：特立氟胺广泛地与血浆蛋白结合（>99%），主要分布在血浆中。在单次静脉注射后分布体积达到 11L。

代谢：在血浆中特立氟胺是主要的循环物。减少特立氟胺代谢物的主要生物转化途径是水解作用。其他途径包括氧化、N-乙酰化、硫酸盐缀合。

排泄：特立氟胺的排泄途径主要包括以原型随胆汁排泄和以代谢物形式从肾排泄。超过 21 日后，60.1% 的给药剂量随粪便（37.5%）和尿液（22.6%）排泄。使用考来烯胺加速排泄后，还有 23.1% 的药量从粪便排除。在单次静脉注射后，总的清除率为 30.5ml/h。

3. 药物不良反应　常见的不良反应是头痛、腹泻、恶心、秃头症、GPT 升高。

严重不良反应：①肝毒性；②潜在的免疫抑制、感染、影响骨髓功能；③过敏症状和严重的皮肤症状；④周围神经炎；⑤升高血压；⑥影响呼吸功能。

4. 药物相互作用

由 CYP2C8 和 OAT3 转运体代谢的药物：由于特立氟胺可以增加此类药物的血药浓度，须密切关注使用此类药物的患者。

由 CYP1A2 代谢的药物：特立氟胺的体内弱诱导剂。服用特立氟胺可能降低由 CYP1A2 代谢的药物的药效，因此要监测治疗患者，并调整这类药物的剂量。

特立氟胺可以增加炔雌醇和左炔诺孕酮的药效，须选择合适的口服避孕药。

华法林：特立氟胺可以降低 INR，因此与特立氟胺同用时，应检测 INR。

由 BCRP 和 OATP1B1/B3 转运体代谢的药物：由于特立氟胺可以增加此类药物的血药浓度，须密切关注使用此类药物的患者。

瑞舒伐他汀：服用特立氟胺的患者同服用瑞舒伐他汀的剂量不能超过 10mg/d。

八、注意事项

1. 禁用　①严重肝功能不全者禁用；②孕妇、哺乳期患者禁用；③对本药物过敏患者禁用；④共用来氟米特的患者禁用。

2. 慎用　感染患者慎用；高血压患者慎用。

3. 用药注意事项

（1）特立氟胺片：进食不影响药效发挥。服用时整片服用，不可粉碎或咀嚼。

（2）服用考来烯胺或者活性炭可以加快特立氟胺在体

内的消除。

（3）特立氟胺可能导致白细胞计数减少。在开始特立氟胺治疗前应进行全血细胞计数。严密关注服药患者是感染指征和症状，感染患者应考虑暂停特立氟胺治疗。

（4）患者出现过敏症状、血管神经性水肿、史-约综合征、中毒性表皮坏死松解症应立即停药。

（5）如果患者出现周围神经病的症状应考虑停药。

（6）特立氟胺可能升高血压。在治疗开始前和治疗过程中应监控血压。

九、药物稳定性及贮藏条件

20~25℃干燥处保存，短期可储存在 15~30℃。

十、药物经济性评价

医保乙类。

干扰素 β-1a

一、药品名称

英文名　Interferon beta-1a

二、药品成分

干扰素 β-1a

三、剂型与规格

注射用干扰素 β-1a　（1）22μg（6 百万单位）；（2）44μg（12 百万单位）

四、适应证及相应的临床价值

适用于患有多发性硬化症（MS）且在过去 2 年内至少有 2 次复发的患者。对不处于复发期的继发进展型多发性硬化症患者，其有效性还未得到证实。

临床价值：首选。根据《多发性硬化诊断和治疗中国专家共识（2018 年版）》，β 干扰素类是缓解期治疗一线药。①β 干扰素可降低复发缓解型 MS（RRMS）和可能发展为 MS 的高危 CIS 患者的临床发作和 MRI 发作（Ⅰ级推荐）；②β 干扰素可减少 MS 患者的 T_2 病灶容积和延缓残疾进展（Ⅱ级推荐）；③有可能发展为 MS 的高危临床孤立综合征（CIS）或已确诊的 RRMS 或仍有复发的继发进展型 MS（SPMS）患者应给予 β 干扰素治疗（Ⅰ级推荐）；④β 干扰素对临床无复发的 SPMS 患者的疗效不清（Ⅳ级推荐）。

治疗原则：早期、序贯、长期。

五、用法用量

1. 儿童　尚无本品用于 16 岁以下儿童多发性硬化的经验，因此本品不得用于这类患者。

2. 成人　本品的推荐剂量为皮下注射 44μg（12 百万单位），每周 3 次。对专家认为不能耐受高剂量的患者推荐剂量为皮下注射 22μg（6 百万单位），每周 3 次。

初次治疗必须在有治疗此疾病经验的医师指导下进行。首次使用本品时，为了产生快速减敏作用以减少不良反应，在最初 2 周内建议给药剂量为 8.8μg（2.4 百万单位）［即 44μg（12 百万单位）药品 0.2ml 或 22μg（6 百万单位）药品 0.4ml］；第 3~4 周，给予 22μg（6 百万单位）［即 44μg（12 百万单位）药品 0.5ml 或全量 22μg（6 百万单位）］；从第 5 周起给予全量 44μg（12 百万单位）。尚不清楚患者多长时间可治愈。治疗 4 年以上的安全性及有效性尚未得到证实。建议患者在最初治疗后的 4 年之内至少每隔一年做一次检查，主治医师依个体情况决定长期治疗方案。

3. 老年人　干扰素 β-1a 的临床研究不包括足够的 65 岁以上的患者数据，尚不能确定干扰素 β-1a 的治疗作用在年轻患者和老年患者上的差异。

六、特殊人群用药

1. 妊娠期　干扰素 β-1a 的治疗作用在怀孕患者上没有充足的研究。在妊娠期干扰素 β-1a 的使用需考虑各种因素。

在胎儿发育阶段给予怀孕猴子推荐人类每周剂量干扰素 β-1a 1 次，尚未发现胎儿畸形和其他不良反应。给予此剂量的干扰素 β-1a 3~5 次剂量后可出现流产。以推荐人类每周剂量治疗 2 次后未出现流产现象。

2. 哺乳期　本品不得用于哺乳期妇女。

3. 肾功能损害　严重肾或肝功能损害的患者及严重骨髓抑制的患者使用本品时应谨慎并进行密切监测。

4. 肝功能损害　本品如其他干扰素 β 一样，具有引起严重肝损害包括急性肝功能衰竭的潜在危险。

七、药理学

1. 药效学及作用机制　干扰素（IFNs）是一组内源性的糖蛋白，具有免疫调节、抗病毒及抗增生作用。本品由人干扰素 β 天然氨基酸序列组成。它由哺乳动物（中国仓鼠卵巢）细胞产生，因而糖基化方式与天然蛋白相似。本品对多发性硬化的明确作用机制仍在研究中。

本品的安全性和有效性已通过下述治疗方案在复发缓解型多发性硬化患者中进行了评价，即剂量范围 11~44μg（3~12 百万单位），皮下注射，每周 3 次。按照批准的剂量，本品已被证明可以降低临床复发率（2 年内降低约 30%）及发病的严重程度。患者残疾进展的比例（如定义的那样 3 个月后在 EDSS 方面至少提高 1%）从 39%（安慰剂组）降至 30%（22μg 治疗组）及 27%（44μg 治疗组）。经过 4 年的治疗，22μg 治疗组患者平均恶化率降低 22%，44μg 治疗组患者平均恶化率降低 2%（与安慰剂治疗 2 年然后分别以本品 22μg 或雌潜序组相比）。

对继发进展型多发性硬化患者进行的 3 年临床试验表明，本品对残疾进展无显著疗效，但复发率降低约 30%。

如果将患者分为两组（入组前 2 年复发或未复发），本品对未复发的残疾患者无效，但对复发患者，研究结束时残疾进展的比例从 70%（安慰剂组）降低到 57%（22μg 及 44μg 联合使用组）。若后一组患者出现这种结果，应给予谨慎的分析。

由于本品尚未在原发进展型多发性硬化患者中进行研究，所以不得用于此类患者。

猴6个月及大鼠3个月的毒理试验表明，本品除一过性发热外尚未发现其他明显毒性。本品既无致突变性也不会导致基因断裂。尚未进行致癌研究。在猴中进行的胚胎/胎儿毒性研究表明本品无生殖毒性。基于其他干扰素 α 和 β 的研究，不能排除流产危险性增加的可能性。尚无干扰素 β-1a 对男性生育能力作用的资料。

2. 药代动力学　健康志愿者静脉内给药后，干扰素 β-1a 血清水平以多指数方式与注射剂量呈比例迅速下降。初始半衰期大约数分钟，终半衰期为数小时，可能存在一个深藏的房室。皮下或肌内注射本品后，血清中的干扰素 β 保持低水平。但在注射后12~24小时仍可检出。皮下或肌内注射本品的动力学与干扰素 β 相同。

单剂量注射60μg，平均在注射后3小时达到最大峰浓度6~10单位/ml（以免疫测定法测得）。以同样剂量皮下注射，48小时重复1次，4次后出现中度蓄积（约2.5倍 AUC）。药效学的变化与本品的给药有关，但不受给药途径的影响。单次注射后，2-5A合成酶的细胞内和血清活性以及 β2 微球蛋白和新蝶呤的血清浓度在24小时内升高，之后2日内降低。肌内注射和皮下注射所产生的效应完全相同。每48小时皮下给药1次，4次后产生持续升高的生物学效应，而未出现任何耐受迹象。干扰素 β-1a 主要通过肝和肾代谢和排泄。

3. 药物不良反应

（1）总体描述：接受 Rebif 治疗的患者在开始治疗的第一个6个月中，有40%预计会出现典型的假流感样症状。大部分患者会有注射部位的反应，主要为轻微炎症及红斑。肝功能的实验室参数无症状升高及白细胞降低也常见。大多数观察到的干扰素 β-1a 的不良反应通常都很轻微且可逆，当剂量减少时反应良好。为避免严重或持续的不良反应，根据医师的意见可暂时减少 Rebif 的剂量或中断给药。

（2）常见的不良反应，下列不良反应报告根据发生的频率进行分类。

1）临床试验中确定的不良反应：所列的数据来自多发性硬化临床试验的数据库（安慰剂824名患者；Rebif 22μg TIW = 398名患者；Rebif 44μg TIW = 727名患者），数据表明6个月观察到的不良反应的频率（大于安慰剂）。①注射部位的不适，常见的有注射部位炎症及反应、注射部位疼痛；不常见的有注射部位坏死、脓肿及结块。②全身不适，很常见的有流感样症状、头痛；常见的有肌肉痛、关节痛、乏力、寒战、发热。③肝、胆系统异常，很常见的有氨基转移酶无症状升高。④皮肤及四肢不适：常见的有瘙痒、皮疹、红斑状皮疹、斑丘疹。⑤红细胞及白细胞异常：常见的有嗜中性粒细胞减少、淋巴细胞减少、白细胞减少、血小板减少、贫血。⑥内分泌异常：不常见的有甲状腺功能障碍（T_3、T_4 升高，TSH 降低）。⑦胃肠功能异常：常见的有腹泻、呕吐、恶心。⑧精神异常：常见的有忧郁、失眠。

2）上市后监控时确定的不良反应：①全身，很罕见的有过敏反应。②皮肤及四肢不适：很罕见的有血管神经性水肿、风疹、多形性红斑或多形性红斑样皮肤反应、脱发。③肝、胆系统异常：罕见的有肝炎（有或没有黄疸）。④中枢和周围神经系统：很罕见的有惊厥。⑤周围血管（心脏外）：很罕见的有血栓栓塞。⑥精神异常：很罕见的有自杀倾向。

（3）个体严重和/或经常发生的不良反应特性信息 Rebif 如其他干扰素 β 一样，具有引起严重肝损害包括急性肝功能衰竭的潜在危险。罕见症状的肝功能障碍的机制不明确。大多数严重肝损害是在治疗的第一个6个月出现。特殊危险因子还未确认。如果出现黄疸或其他肝功能障碍的临床症状则应停止 Rebif 治疗。

（4）按药理学分类的不良反应：干扰素的使用也与食欲减退、头晕、焦虑、心律失常、血管舒张、心悸、月经过多及子宫出血有关。在干扰素 β 的治疗期间可能出现自身抗体的形成增加。

八、注意事项

1. 禁用　本品禁用于已知对天然或重组干扰素 β、人血白蛋白或本品赋形剂过敏的患者；禁用于孕妇、严重抑郁和/或有自杀想法的患者及有癫痫史且经治疗未充分控制发作的患者。

2. 慎用　有抑郁症状的患者慎用本品。已知多发性硬化患者中抑郁和自杀倾向的发生率较高且与干扰素的使用有关。使用本品的患者出现抑郁和/或自杀倾向症状时应立即通知主治医师，对这些患者应严密监测并给予适当的治疗，同时考虑停用本品。

有癫痫发作史的患者应慎用本品。没有癫痫史但在本品治疗过程中癫痫发作的患者，在重新开始干扰素 β-1a 治疗之前必须确定病因并给予适当的抗惊厥治疗。心脏疾病，如心绞痛、充血性心力衰竭或心律失常的患者开始本品治疗时若临床症状恶化，必须进行密切的监测。与本品治疗相关的假流感综合征症状可能对心脏病患者造成困扰，注射部位坏死在使用本品的患者中已有报道。

严重肾或肝功能损害的患者及严重骨髓抑制的患者使用本品时应谨慎并进行密切监测。

3. 用药注意事项　注射用干扰素 β-1a：每次注射变换部位特别是那些注射部位已发生反应的患者应进行定期检查。如果发生皮肤损伤甚至伴有注射部位的肿胀和液体外渗，建议患者在继续本品注射前咨询医师。如果患者存在多处皮肤损伤，必须中止本品治疗直至皮肤损伤痊愈。如果患者单处皮肤损伤的坏死面积不太大，则可继续治疗。

九、药物稳定性及贮藏条件

2~8℃原包装中存放，不可冷冻。若暂无冷藏条件，本品可置于25℃以下，但最多不超过30日。应置于儿童接触不到的地方。

干扰素 β-1b

一、药品名称

英文名　Interferon Beta-1b

二、药品成分

干扰素 β-1b

三、剂型与规格

注射用干扰素 β-1b 0.3mg

四、适应证及相应的临床价值

多发性硬化症:预防多发性硬化症复发及抑制其进展。

临床价值:首选。根据多发性硬化诊断和治疗中国专家共识(2018 年版),β 干扰素类是缓解期治疗一线药。①β 干扰素可降低 RRMS 和可能发展为 MS 的高危 CIS 患者的临床发作和 MRI 发作(Ⅰ级推荐);②β 干扰素可减少 MS 患者的 T₂ 病灶容积和延缓残疾进展(Ⅱ级推荐);③有可能发展为 MS 的高危 CIS 或已确诊的 RRMS 或仍有复发的 SPMS 患者应给予 β 干扰素治疗(Ⅰ级推荐);④β 干扰素对临床无复发的 SPMS 患者的疗效不清(Ⅳ级推荐)。治疗原则:早期、序贯、长期。

五、用法用量

1. 儿童　未在儿童和青少年中进行过正式的临床试验或药代动力学研究,不过有限的已公布数据显示,对 12～16 岁的青少年隔日皮下注射重组人干扰素 β-1b 8.0 百万单位其安全性与在成人中观察到的一致。没有在 12 岁以下儿童中使用本品的信息,因此,本品不应用于此年龄组。

2. 成人　重组人干扰素 β-1b 的推荐剂量为 250μg(8.0 百万单位),溶解为 1ml 的溶液,隔日皮下注射。

在开始治疗时一般推荐采用剂量滴定的方法。患者开始应隔日皮下注射 62.5μg(0.25ml),然后慢慢升至隔日 250μg(1.0ml)的剂量(见下表 2-5)。如果发生任何显著不良反应可调整滴定时段。为了获得充分疗效,应达到隔日 250μg(1.0ml)的剂量。

表 2-5　剂量滴定时间表(如果发生任何显著不良反应可调整滴定时段)

治疗第 1、3、5 日	给予 62.5μg(0.25ml)
治疗第 7、9、11 日	给予 125μg(0.5ml)
治疗第 13、15、17 日	给予 187.5μg(0.75ml)
治疗第 ≥19 日	给予 250μg(1.0ml)

目前尚不清楚患者疗程应多长。目前,对于复发缓解型多发性硬化患者,积累了长达 5 年的临床对照试验的随访数据,对继发进展型多发性硬化患者则有长达 3 年的跟踪随访数据,同时对继发进展型多发性硬化患者也积累了长达

4.5 年的无对照跟踪随访数据。对于复发缓解型多发性硬化,前 2 年的治疗已被证明有效,后 3 年获得的数据表明重组人干扰素 β-1b 在整个时期具有持续的治疗效果。对于继发进展型多发性硬化,在对照性临床试验条件下进行长达 3 年的治疗,得到的 2 年的有限数据表明疗效确切。

对于具有单个临床事件疑似多发性硬化的患者,2 年内疗效确切。不推荐对最近 2 年内复发少于 2 次的复发缓解型多发性硬化患者或最近 2 年内无活动性病变的继发-进展型多发性硬化的患者使用本品进行治疗。如果患者无响应,例如 EDSS 评分在 6 个月内维持稳定的级数,或在 1 年的重组人干扰素 β-1b 治疗期中至少需要 3 个疗程的促肾上腺皮质激素(ACTH)或皮质类固醇治疗,使用本品的治疗应停止。

3. 老年人　对老年患者无特殊的剂量建议。

六、特殊人群用药

1. 妊娠期　本品在孕妇中使用的信息有限。获得的数据显示可能会增加自然流产的风险。怀孕期间禁忌开始治疗。

尚不清楚当孕妇使用本品时是否可能对胎儿造成危害,或对人的生育能力产生影响。在治疗多发性硬化的对照性临床试验中,曾有受试者发生自然流产。用恒河猴进行的重组人类干扰素 β-1b 的研究证实其具有胚胎毒性,在高剂量组中可导致流产率增加。如果患者在服用本品期间怀孕或计划怀孕,应让患者了解该药潜在的危害,并应建议其终止治疗。

2. 哺乳期　尚不清楚使用本品是否会经人类乳汁分泌。鉴于其对哺乳的婴儿造成严重不良反应的可能性,应该作出是停止哺乳还是停止用药的决定。

3. 肾功能损害　当对有严重肾衰竭的患者使用干扰素 β 时应给予警告并考虑进行密切监测。

4. 肝功能损害　在临床试验中,使用本品治疗的患者常见无症状的血清氨基转移酶(转氨酶)升高,大多数情况为轻度的和一过性的。与其他干扰素 β 一样,在使用本品的患者中曾罕见地报告过包括肝衰竭在内的严重肝损伤。最严重的情况通常发生在那些服用其他已知具有肝毒性的药物或物质的患者或合并有病症(如转移性恶性疾病、严重感染和败血症、酗酒)的患者当中。

应该监测患者的肝损害迹象。如发生血清转氨酶升高应严密监测和检查,如果水平显著升高或伴有临床症状如黄疸应考虑停用本品。若没有肝损伤的临床证据,在肝酶水平恢复正常后,可以考虑在适当随访肝功能的情况下重新开始本品的治疗。

七、药理学

1. 药效学及作用机制　干扰素属于细胞因子家族,为天然存在的蛋白质。干扰素的分子量范围为 15 000～21 000Da。已经确定有 3 大类干扰素:α、β 和 γ。干扰素 α、干扰素 β 和干扰素 γ 有相互重叠的但各自独特的生物学活性。干扰素 β-1b 的活性有种属特异性,因此,关于干扰素

β-1b 最相关的药理学资料来自于人体细胞体外培养或人体体内研究。

重组人干扰素 β-1b 已经显示出具有抗病毒和免疫调节的双重作用。尚不清楚其对多发性硬化的作用机制，然而，已知其生物学反应—调节特性是通过与人体细胞表面特异性的细胞受体相互作用介导的。重组人干扰素 β-1b 与这些受体结合可诱导一定数目的基因物质的表达，这些物质被认为是其发挥生物学作用的介质。从使用本品治疗的患者血样中收集到的血清和细胞碎片中已经检测到部分这类物质。重组人干扰素 β-1b 能降低干扰素 γ 受体的亲和力并同时增强其内化和降解。其还能增强外周血单核细胞的抑制活性。

关于本品对于心血管系统，呼吸系统和内分泌器官的功能的影响，还没有开展过单独的研究。

2. 药代动力学　患者和志愿者血清中的本品水平可以通过非完全特异性的生物测定方法进行追踪。皮下注射 500μg（16.0 百万单位）注射用重组人干扰素 β-1b，1～8 小时后达最大血清浓度，约为 40 单位/ml。根据各项研究，估计本品的血清平均清除率和消除半衰期最大值分别为 30ml/（min·kg）和 5 小时。

隔日注射本品不会导致其血清水平的升高，在治疗过程中药代动力学不大可能发生变化。皮下给予本品的绝对生物利用度近似为 50%。

3. 药物不良反应　在治疗初期不良反应发生普遍，但通常会随着进一步治疗而减退。最常观察到的不良反应是流感样综合征（发热、寒战、关节痛、不适、出汗、头痛或肌肉痛）和注射部位反应，这些主要是由该药物的药理作用和注射部位反应引起的。在使用重组人干扰素 β-1b 后经常发生注射部位反应。变红、肿胀、脱色、炎症、疼痛、超敏、坏死或非特异性反应和使用本品明显相关。在开始治疗时通常推荐使用剂量滴定以增加对本品的耐受性。也可通过使用非甾体抗炎药来减轻流感样症状。注射部位反应的发生可通过使用自动注射器来减少。

免疫系统异常：对患有单克隆丙种球蛋白病的患者进行细胞因子治疗与全身毛细血管渗漏综合征的发生相关，可导致休克样症状和致死性后果。

胃肠道异常：有重组人干扰素 β-1b 使用过程中发生胰腺炎的罕见病例报告，常与高三酰甘油血症有关。

神经系统异常：对曾经或现在存在抑郁问题的患者，特别是有自杀意念史的患者使用本品应特别小心。已知抑郁和自杀意念的发生率在多发性硬化患者中有所升高，并与干扰素的使用相关。建议使用本品治疗的患者若出现任何抑郁和/或自杀意念的征兆立即向处方医师报告。在本品治疗过程中应密切监测有抑郁表现的患者并适当给予治疗，并且应该考虑停止治疗。在两项对照的临床试验中，入选的 1 657 名继发进展型多发性硬化的患者在抑郁和自杀意念方面，接受本品治疗和接受安慰剂治疗的患者没有显著性差异。但是由于不能排除使用本品治疗可能在个体患者身上引发抑郁和自杀意念，所以对有抑郁性疾病和自杀意念史的患者使用重组人干扰素 β-1b 应特别注意，如在治

疗中发生此类事件应考虑停药。

对有癫痫发作史的患者，或正在接受抗癫痫治疗的患者，特别是那些使用抗癫痫药但是未能得到有效控制的患者使用本品应注意。该产品含有人体白蛋白，因此有极低的传播病毒性疾病的潜在可能。不排除传播克-雅病（Creutzfeld-Jacob Disease，CJD）的风险。

实验室检验：建议对有甲状腺功能不全病史的或有临床病征的患者定期进行甲状腺功能检查。

除了对多发性硬化患者常规要求的实验室检验外，即使无临床症状，在开始本品治疗之前、治疗过程中以及治疗后也应该定期检查全血细胞计数、白细胞分类、血小板计数，以及血液化学，包括肝功能检查［如 GOT、GPT 和 γ-GT 的水平］。

对患有贫血、血小板减少、白细胞减少（单独或联合）的患者可能需要加强监测全血细胞计数、WBC 分类和血小板计数。发生嗜中性粒细胞减少症的患者应严密监测发热或感染等症状的出现。曾有发生血小板计数锐减的血小板减少症的报告。

肝胆异常：在临床试验中，使用本品治疗的患者常见无症状的血清转氨酶升高，大多数情况为轻度的和一过性的。与其他干扰素 β 一样，在使用本品的患者中曾罕见地报告过包括肝衰竭在内的严重肝损伤。最严重的情况通常发生在那些服用其他已知具有肝毒性的药物或物质的患者或合并有病症（如转移性恶性疾病、严重感染和败血症、酗酒）的患者当中。

应该监测患者的肝损害迹象。如发生血清转氨酶升高应严密监测和检查，如果水平显著升高或伴有临床症状如黄疸应考虑停用本品。若没有肝损伤的临床证据，在转氨酶水平恢复正常后，可以考虑在适当随访肝功能的情况下重新开始本品的治疗。

肾和尿液异常：当对有严重肾衰竭的患者使用干扰素 β 时应给予警告并考虑进行密切监测。

心脏异常：对既往有心脏异常的患者应慎用本品。对之前有重大心脏疾病，如充血性心脏衰竭、冠状动脉疾病或心律不齐的患者应监测是否心脏状况出现恶化，特别是在开始使用本品进行治疗的时候。

虽然本品没有任何已知的心脏毒性，与干扰素 β 相关的流感样综合征的症状可能会对有重大心脏疾病的患者产生负担。在上市后曾收到过非常罕见的有重大心脏疾病的患者心脏状况发生恶化并与开始使用本品治疗相关的报告。

心肌病的病例曾被罕见报告过。如果这种情况发生并怀疑与使用本品有关，应停止治疗。

全身和注射部位不适：可能发生严重的过敏反应（罕见，但重度的急性反应，例如支气管痉挛、过敏性反应和荨麻疹）。如果反应严重，应停用本品并进行适当的医疗处理。曾有报告使用本品的患者出现注射部位坏死。坏死可能广泛，可以累及肌肉筋膜以及脂肪，因此可能导致瘢痕形成。偶尔需要清创术，少有需要皮肤移植，愈合可能需要长达 6 个月的时间。

如果患者发生任何皮肤破裂,可能表现为注射部位的肿胀或排出液体,建议在继续注射本品前给予适当处理。

如果患者有多处病变,应该停用本品直至愈合。只有单个病变的患者,如果坏死不是太广泛,可以继续本品的治疗,因为有些患者的注射部位的坏死可以在本品治疗过程中逐渐愈合。

为了尽可能降低注射部位坏死发生的危险,应该建议患者:使用无菌注射技术;每次给药时轮换注射部位。使用自动注射器可能会降低注射部位反应的发生。在一次对具有单个临床事件疑似多发性硬化的患者进行的关键性研究中,对大多数患者使用了自动注射器,结果在这次试验中观察到的注射部位反应及注射部位坏死的发生率低于其他关键性研究。应该定期检查患者自行注射的方法,尤其是在注射部位的反应已经发生的情况下。

免疫原性:与所有治疗用蛋白一样,使用本品有发生免疫原性的可能。为了监测本品抗体的产生,在对照的临床试验中每隔3个月收集1次血清样品。在不同的对照临床试验中,通过至少2次连续的阳性滴定,23%~41%的患者的血清中出现重组人干扰素β-1b的中和活性。在接下来的观察期中,这些患者中有43%~55%在各自试验中转化为稳定的抗体阴性状态(基于2次连续的阴性滴定)。

中和活性的产生仅在复发方面与临床疗效的降低相关。一些分析表明在高滴度水平的中和活性的患者中这种作用可能更大。

在对单个临床表现事件疑似多发性硬化的患者进行的研究中,使用本品治疗的患者有16.5%~25.2%每隔6个月测定中和活性,并在各自的随访中进行观察。在使用本品治疗的患者中有30%(75名)至少发现1次中和活性,其中23%(17名)的患者在研究结束前恢复至阴性状态。在2年的试验期中,中和活性的产生与临床有效性的降低无关[与临床确诊的多发性硬化的时间(CDMS)有关]。

中和活性的产生与新的不良事件无关。

曾证明在体外本品与天然干扰素β有相互作用。然而这在体内未被研究过,它的临床重要性尚未确定。

有产生中和活性并完成本品治疗的患者,但是数据非常少,不具结论性。

继续或中断治疗应依据临床疾病活动而不是中和活性的状态。

4. 药物相互作用 没有开展过正式的重组人干扰素β-1b药物相互作用的研究。本品250μg(8.0百万单位)隔日给药的治疗对多发性硬化患者药物代谢的影响尚不清楚。接受本品治疗的患者,复发时接受皮质类固醇或ACTH长达28日的治疗,耐受性良好。

由于缺乏对多发性硬化患者的临床经验,不推荐本品与除肾上腺皮质激素和ACTH外的其他免疫调节剂联合应用。

曾有报道干扰素能够降低人类和动物的肝细胞色素P-450依赖酶的活性。本品与治疗指数很窄的药品,以及主要依赖肝细胞色素P-450系统清除的药品,如抗癫痫药联合应用时应慎重。与对造血系统有影响的任何药物联合应用

都应该慎重。没有开展过与抗癫痫药的相互作用研究。

八、注意事项

1. 禁用 ①孕妇禁用;②有天然或重组干扰素β、人体白蛋白或任何辅料过敏史的患者禁用;③有严重的抑郁性疾病和/或自杀意念的患者禁用;④有失代偿的肝疾病的患者禁用。

2. 慎用 对既往心脏异常的患者应慎用本品。

3. 用药注意事项 注射用干扰素β-1b:使用重组人干扰素β-1b伴随的中枢神经系统相关的不良事件可能会影响易感患者驾驶和操作机械的能力。配制溶液过程中,粉末完全溶解后,不要摇动。

在使用之前目测配制好的药液。配制好的药物为无色至微黄色,轻微乳白至完全乳白色。如果其中含有颗粒状物质或变色,使用之前就要废弃药液。应严格用静脉给药途径,不可肌内注射。

九、药物稳定性及贮藏条件

25℃以下干燥处保存。不得冷冻。

十、药物经济性评价

医保乙类。

格 拉 替 雷

一、药品名称

1. 英文名 Glatiramer
2. 化学名 L-丙氨酸-L-谷氨酸-L-赖氨酸-L-酪氨酸多肽聚合物醋酸盐

二、药品成分

格拉替雷

三、剂型与规格

格拉替雷皮下注射剂 20mg/ml

四、适应证及相应的临床价值

多发性硬化症:用于多发性硬化症的复发治疗。
临床价值:首选。治疗多发性硬化症的一线药物。

五、用法用量

成人注射用格拉替雷只用于皮下注射剂。每日20mg/ml,每日1次。用法为把载药注射器室温放置20分钟以使液体恢复到室温。在注射前检查注射器的悬浮微粒和变色。注射器中应当是无色到浅黄色的透明液体。如果出现微粒或变色应弃去注射器。皮下的注射区域包括手臂、腹部、臀部和大腿。

六、特殊人群用药

1. 妊娠期 对怀孕大鼠和兔子皮下注射格拉替雷对后

代发育没有不良作用。格拉替雷治疗多发性硬化症的妊娠患者尚未有充足良好的研究。由于动物的繁殖研究不能真实反映人体反应，在妊娠期使用格拉替雷需考虑各方因素，慎重使用。

怀孕大鼠和兔子在胚胎器官发育期皮下注射格拉替雷高于 37.5mg/(kg·d)（分别 18 次和 36 次，人体治疗剂量为 20mg/d）对胚胎、胎儿不会产生任何不良反应。从怀孕 15 日直到哺乳期，皮下注射格拉替雷达到 36mg/kg 的大鼠的分娩和后代生长发育未受影响。

2. 哺乳期　格拉替雷是否会随乳汁分泌尚不确定。应根据各种因素进行权衡。

3. 肾功能损害　肾功能损伤患者的格拉替雷的药代动力学尚未确定。

七、药理学

1. 药效学及作用机制　格拉替雷治疗多发性硬化症的确切机制尚不明确。格拉替雷对免疫系统的改变作用被认为是治疗多发性硬化症的机制之一。用于解释实验性自身免疫脑脊髓炎（在动物上诱发的对髓磷脂等中枢神经系统来源材料的免疫反应，常作为多发性硬化症的一种实验动物模型）的病理学研究可以支持这一猜想。

动物实验和人体实验表明提高给药量后，格拉替雷特定的抑制性 T 细胞在外周被激活。因为格拉替雷可以改变免疫功能，所以格拉替雷更改自身产生的免疫反应的可能性受到广泛关注。

2. 药代动力学　动物实验和人体研究显示格拉替雷是通过皮下注射后的局部水解达到体内治疗剂量。格拉替雷的特定片段可以被体内的格拉替雷反应抗体识别。注射材料完整，或者部分水解的情况下，被认为可能通过淋巴系统到达局部淋巴结，或者可能完整进入体液循环。

3. 药物不良反应　格拉替雷注射剂 20mg/ml 剂量下的常见不良反应包括注射部分反应、脂肪萎缩、皮肤坏死、血管舒张、呼吸困难、胸痛、扰乱免疫功能。其他不良反应如下。

（1）整体：①频繁的有脓肿；②罕见的有注射部位血肿、蜂窝织炎、疝气、注射部位脓肿、血清病、企图自杀、注射部位肥大、注射部位黑变病、脂肪瘤、光敏性反应。

（2）心血管疾病：①频繁的有高血压；②罕见的有低血压、收缩期杂音、心房纤颤、心动过缓、直立性低血压和静脉曲张。

（3）消化系统：罕见的有口干、口腔炎、舌烧灼感、胆囊炎、结肠炎、食管溃疡、食管炎、胃肠道癌、牙龈出血、肝肿大、食欲增加、黑粪症、口腔溃疡、胰腺疾病、胰腺炎、直肠出血、里急后重、舌头变色和十二指肠溃疡。

（4）内分泌：罕见的有甲状腺肿、甲状腺功能亢进和甲状腺功能减退。

（5）胃肠道：频繁的有排便紧迫感、口腔念珠菌病、唾液腺肿大、蛀牙、溃疡性口腔炎。

（6）贫血和淋巴：罕见的有白细胞减少、贫血、脸色发白、咯血、淋巴水肿、全血细胞减少症、脾肿大。

（7）代谢和营养：罕见的有体重下降、乙醇不耐受、库欣综合征、痛风、黄色瘤。

（8）肌肉骨骼：罕见的有关节炎、肌肉萎缩、骨痛、滑囊炎、肾疼痛、肌肉紊乱、肌病、骨髓炎、跟腱疼痛、腱鞘炎。

（9）神经系统：①频繁的有情绪不稳、麻木；②罕见的有失语症、共济失调、痉挛、口周感觉异常、人格解体、幻觉、敌意、运动功能减退、昏迷、注意力障碍、面部瘫痪、性欲减退、狂热的反应、记忆障碍、肌阵挛、神经痛、偏执反应、截瘫、精神抑郁、短暂昏迷。

（10）呼吸系统：①频繁的有换气过度和过敏性鼻炎；②罕见的有哮喘、肺炎、鼻出血、肺换气不足、声音改变。

（11）皮肤：①频繁的有湿疹、带状疱疹、脓疱疹、皮肤萎缩和疣。②罕见的有皮肤干燥、皮肤肥厚、疖病、银屑病、血管性水肿、接触性皮炎、结节性红斑、真菌皮炎、斑丘疹的皮疹、色素沉着、良性的皮肤肿瘤、皮肤癌、皮肤条纹、水疱性皮疹。

（12）感官异常：①频繁的有视野缺损；②罕见的有眼睛干涩、外耳炎、上睑下垂、白内障、角膜溃疡、瞳孔放大、视神经炎、畏光、味觉的损失。

（13）泌尿生殖：①频繁的有闭经、血尿、勃起功能障碍、月经过多可疑的子宫颈抹片检查、尿频率和阴道出血。②罕见的有阴道炎、腰痛（肾）、堕胎；乳房肿胀、丰胸、癌原地宫颈、乳腺纤维囊性乳腺、夜尿症、卵巢囊肿；阴茎异常勃起；肾盂肾炎、性功能异常和尿道炎。

（14）上市后发现的不良反应：以下是格拉替雷注射剂 20mg/ml 剂量下在上市后发现并得到确认的不良反应。由于这些不良事件是从不确定数量的群体中自发上报的，所以不能够计算可靠的发生频率或与药物建立一个因果关系。

1）整体：败血症、系统性红斑狼疮、脑积水、腹部肿大、过敏反应、类过敏反应。

2）心血管系统：血栓形成、周围性血管疾病、心包积液、心肌梗死、血栓性深静脉炎、冠状动脉闭塞、充血性心力衰竭、心肌病、心脏肥大、心律失常、心绞痛。

3）消化系统：舌头水肿、胃溃疡出血、肝功能异常、肝损伤、肝炎、打嗝、肝硬化、胆石病。

4）贫血性和淋巴系统：血小板减少症、急性白血病、代谢和营养障碍、高胆固醇血症。

5）肌肉骨骼系统：类风湿关节炎、全身痉挛。

6）神经系统：骨髓炎、脑膜炎、中枢神经系统肿瘤、脑血管意外、脑水肿、失语症、痉挛、神经痛。

7）呼吸系统：肺栓、胸腔积液、肺癌。

8）特殊的感觉：青光眼、失明。

9）泌尿生殖系统：泌尿生殖肿瘤、尿异常、卵巢癌、肾病、肾衰竭、乳腺癌、膀胱肿瘤、尿频。

4. 药物相互作用　格拉替雷与其他药物的相互作用尚未完全评价。目前已有的临床研究尚未发现其与其他多发性硬化症常用药物存在相互作用，包括与皮质醇联用 28 日。格拉替雷与干扰素联合使用是否存在相互作用尚未评价。

八、注意事项

1. **禁用** 对格拉替雷过敏者禁用。
2. **慎用** 孕妇、哺乳期患者慎用。
3. **用药注意事项** 注射用格拉替雷：使用前注射液的温度必须恢复到室温。应严格用皮下给药途径，不可静脉注射。

九、药物稳定性及贮藏条件

2~8℃冷藏保存。15~30℃的室温条件下只能存放1个月。

避光、低温存放，禁止冰冻。

十、药物经济性评价

暂无。

芬 戈 莫 德

一、药品名称

1. 英文名 Fingolimod
2. 化学名 2-氨基-2-[2-(4-正辛烷基苯基)乙基]-1,3-丙二醇

二、药品成分

芬戈莫德

三、剂型与规格

芬戈莫德胶囊 0.5mg

四、适应证及相应的临床价值

适用于复发性多发性硬化症患者(MS)的治疗，降低复发率和延缓损伤的进展过程。

临床价值：次选。多发性硬化症二线治疗药物。

五、用法用量

1. 成人

（1）推荐剂量为每日 1 次，每次口服 1 粒(0.5mg)。服用芬戈莫德高于 0.5mg 时，不良反应的发生率增加，而治疗效果没有改变。进食不影响芬戈莫德胶囊的药效。首次服用芬戈莫德的患者以及停用芬戈莫德超过 14 日的使用者需要监控首剂反应。

（2）监控首剂反应：芬戈莫德的初次使用可导致心率下降。首次服药 1 小时后心率开始下降，通常在 6 小时内出现心率的最低点，而某些患者在 24 小时以上才会出现最低点。

患者需要在能够控制症状性心动过缓的条件下，首次服用芬戈莫德。为了评估患者对芬戈莫德的首剂反应，对每一位患者进行 6 小时的脉搏和血压监测，以监控心动过缓的迹象和体征。在所有患者开始服药前和观察期结束后检测心电图(ECG)。

下列情况下需要进行额外的监测，直到症状缓解：①服药 6 小时后心率<45 次/min；②服药 6 小时后心率处于用药后最低值(表明药物的最大药理效应还未产生)；③服药 6 小时后的 ECG 出现更高的房室传导阻滞。

服药后症状性心动过缓发生时，需开始合理处置，持续监测 ECG，直到心动过缓的症状解决。一旦需要采用药物介入心动过缓，需在医疗机构中进行全天候的 ECG 监测，在第二次服药时仍采用首次服用的监控策略。

有某些病史(缺血性心脏病、心肌梗死、充血性心力衰竭、心搏骤停、脑血管疾病、不受控制高血压、症状性心动过缓、复发性晕厥、严重睡眠、呼吸暂停、房室传导阻滞、窦房结传导阻滞)的患者更难以耐受芬戈莫德导致的心动过缓或严重的心律失常。在开始芬戈莫德治疗前，这类患者需要由医师进行心脏评估。一旦开始治疗，首次服药需要在医疗机构进行全天候的 ECG 监测。6 个月内有心肌梗死、不稳定型心绞痛、脑卒中、短暂性脑缺血发作、需要住院治疗的失代偿性心衰、Ⅲ/Ⅳ类心脏衰竭的患者禁用。

（3）停用后重启芬戈莫德治疗：如果芬戈莫德停用超过 14 日，治疗的第 1 个月后，再次开始芬戈莫德治疗后心率缓慢和房室传导阻滞的症状会再次出现，需要进行监测。

2. **老年人** 65 岁以上患者的临床经验有限尚未确定芬戈莫德对老年患者的效应是否与年轻患者存在差异。考虑到肝肾功能下降的可能性和与其他药物的联合使用，65 岁以上的老年患者使用芬戈莫德时应谨慎。

六、特殊人群用药

1. **妊娠期** 芬戈莫德对孕妇的治疗作用缺少充足的研究。妊娠期大鼠和兔子的口服芬戈莫德研究显示，芬戈莫德对胎儿有发育毒性，包括致畸性和胎儿致死。最常见的胎儿内脏畸形包括室间隔缺损、动脉干缺损。芬戈莫德影响的受体参与了胚胎形成过程中的血管发育。芬戈莫德从体内完全清除需要 2 个月，在芬戈莫德治疗结束后也可能损伤胎儿。孕妇使用芬戈莫德需要考虑各方因素，权衡利弊。

2. **哺乳期** 芬戈莫德治疗的大鼠乳汁可检测到芬戈莫德。芬戈莫德是否会随人类乳汁分泌尚未明确。因为许多药物可随乳汁分泌，以及芬戈莫德有可能使哺乳婴儿产生严重不良反应，因此是否停止哺乳或停止药物，应根据各种因素进行权衡，考虑药物对母亲的重要性。

3. **肾功能损害** 重肾损伤者体内，芬戈莫德代谢物的血浓度增加到 13 倍。芬戈莫德的 C_{max} 和 AUC 分别增加了 32% 和 43%；磷酸芬戈莫德的 C_{max} 和 AUC 分别增加了 25% 和 14%，表观消除半衰期无变化。这些数据表明，肾损伤患者适宜用 0.5mg 剂量芬戈莫德。两个代谢物(M2 和 M3)的全身暴露分别增加 3 倍和 13 倍。尚未完全确定这些代谢物的毒性特征。

尚未在轻度或中度肾损伤患者中进行研究。

4. **肝功能损害** 有轻、中或严重肝损伤受试者中，未观察到芬戈莫德 C_{max} 的变化，但芬戈莫德 AUC 分别增加 12%、44% 和 103%。有严重肝损伤患者，磷酸芬戈莫德的

C_{max} 减低 22%，而 AUC 无大变化。未在轻、中度肝损伤患者中评价磷酸芬戈莫德的药代动力学。轻度肝损伤受试者中芬戈莫德的表观消除半衰期无变化，但在中度或严重肝损伤患者中延长约 50%。因为不良反应的风险较大，有严重肝损伤患者应严密监视。有轻或中度肝损伤患者中无须调整剂量。

七、药理学

1. 药效学及作用机制 芬戈莫德被神经鞘氨醇激酶代谢为活性代谢物，磷酸芬戈莫德。磷酸芬戈莫德是一种神经磷酸鞘氨醇 1 受体调节剂，与磷酸神经鞘氨醇 1 受体 1、3、4、5 的结合有高亲和力。磷酸芬戈莫德具有阻断淋巴细胞从淋巴结出入的能力，从而减低外周血中淋巴细胞数。芬戈莫德治疗多发性硬化症的机制尚不明确，但可能与减少淋巴细胞移入中枢神经系统有关。

（1）心率和节律：在治疗初始时芬戈莫德可引起心率和房室传导的短暂降低。心率的最大下降发生在给药 6 小时后。治疗第 1 日后心率逐步增加，长期治疗的 1 个月内会返回至基线值。心脏自主反应，包括心率的昼夜变异和对运动反应，不受芬戈莫德治疗影响。芬戈莫德治疗引起心输出量减低。

（2）延长 Q-T 间期：在一项 Q-T 间期的实验中，在稳态时给予剂量 1.25mg 或 2.5mg 芬戈莫德，当芬戈莫德的负性频率作用仍存在时，芬戈莫德治疗可导致 Q-Tc 的延长。

（3）免疫系统：对血中免疫细胞数影响为，在一项研究中 12 例受试者接受芬戈莫德 0.5mg/d 的治疗，首次剂量后 4~6 小时内淋巴细胞计数约减少至基值的 60%。随着连续用药，淋巴细胞计数在 2 周内继续下降，达到低谷计数约 500 个/μl 或约基值的 30%。在一项 1 272 例 MS 患者的安慰剂对照研究中（其中 425 例接受芬戈莫德 0.5mg/d 和 418 例接受安慰剂），18%（$n=78$）的服用芬戈莫德 0.5mg 患者至少有 1 次达到谷值<200 个/μl。安慰剂组无患者达到低谷<200 个/μl。伴随芬戈莫德 0.5mg/d 的长治疗，淋巴细胞计数维持在低水平。

长期芬戈莫德治疗可导致嗜中性计数轻度下降至约基线的 80%。单核细胞不受芬戈莫德影响。停止芬戈莫德治疗几天内外周淋巴细胞计数明显增加并在 1~2 月内达到正常计数。

对抗体反应的影响：在两项研究中，芬戈莫德削弱了免疫接种的免疫反应。

（4）肺功能：芬戈莫德单次剂量≥5mg（推荐剂量 10 倍）伴随剂量依赖性的气道阻力增加。

2. 药代动力学

吸收：芬戈莫德的达峰时间 T_{max} 为 12~16 小时。表观绝对口服生物利用度是 93%，摄取食物不改变芬戈莫德或磷酸芬戈莫德的 C_{max} 或暴露（AUC）。所以可服用芬戈莫德不考虑进餐。每日 1 次给药后 1~2 个月内达到稳态血浓度和稳态水平大于初始剂量约 10 倍。

分布：芬戈莫德高度（86%）分布在红细胞内。磷酸芬戈莫德在血细胞内摄取较少（<17%）。芬戈莫德和磷酸芬戈莫德可>99.7%蛋白结合。肾或肝损伤不改变芬戈莫德和磷酸芬戈莫德的蛋白结合。芬戈莫德被广泛分布至机体组织分布容积约 1 200L±260L。

代谢：在人中芬戈莫德的生物转化通过三条主要通路，通过可逆性立体选择性磷酸化至磷酸芬戈莫德的药理活性（S）-对映体，通过氧化生物转化，主要通过细胞色素 P-450 4F2 同工酶和随后脂肪酸样降解至无活性代谢物和通过形成芬戈莫德的类似物，药理学上无活性非极性神经鞘氨醇。

芬戈莫德主要通过人 CYP4F2 被代谢，CYP2D6、2E1、3A4、和 4F12 有较次要贡献。这些同工酶的抑制剂或诱导剂可能改变芬戈莫德或磷酸芬戈莫德的暴露，芬戈莫德的氧化中涉及多种 CYP 同工酶提示存在一种单个特异性 CYP 同工酶抑制剂时，芬戈莫德的代谢将不会受到很大的抑制。

单次口服给予 ¹⁴C-芬戈莫德后，在血中主要芬戈莫德相关组分，从对给药后直至 816 小时 AUC 的贡献判断，总放射性标记组分是芬戈莫德本身（23.3%），磷酸芬戈莫德（10.3%）和无活性代谢物［M3 羧酸代谢物（8.3%），M29 神经鞘氨醇代谢物（8.9%）和 M30 神经鞘氨醇代谢物（7.3%）］。

消除：芬戈莫德血清除率是 6.3L/h±2.3L/h，和平均表观末端半衰期（$t_{1/2}$）为 6~9 日。磷酸芬戈莫德与芬戈莫德的血水平在末端相平行下降，两者产生相似的半衰期。口服给药后，约 81%剂量以无活性代谢物缓慢在尿中排泄。在尿中不排泄完整的芬戈莫德和磷酸芬戈莫德是粪便中的主要组分，各自量代表小于剂量的 2.5%。

3. 药物不良反应 常见不良反应是头痛、流感、腹泻、背痛、肝酶升高、咳嗽。严重不良反应有以下几种。

（1）缓慢性心律失常和房室传导阻滞：①心率降低。芬戈莫德首次服药 1 小时后出现心率会下降。治疗第 1 日，心律的最低点通常发生在 6 小时内，之后逐渐恢复，服药 8~10 小时后仍不能恢复到基值。由于生理性的昼夜节律，首次服药 24 小时内会出现第二次心率下降。某些患者第二次心率下降比 6 小时内的第一次下降更明显。心率低于 40 次/min 很少见。②房室传导阻滞。芬戈莫德治疗后可导致短暂的房室传导阻滞。服用芬戈莫德后有 4.7%的患者出现一度房室传导阻滞，而对照组只有 1.6%。697 名患者的研究显示服用芬戈莫德后 4%的患者出现二度房室传导阻滞，而对照组是 2%。

（2）感染：①感染风险。由于芬戈莫德将淋巴细胞隔离在淋巴组织外，使周淋巴细胞出现剂量依赖型的降低，减少到基值的 20%~30%。因此感染的分线大幅增加。②疱疹病毒感染。对照实验显示服用芬戈莫德的患者中有 9%出现疱疹病毒感染，对照组是 7%。更严重的是，在上市后传播性水痘带状疱疹和单纯疱疹感染的严重事件有发生。③隐球菌感染。芬戈莫德上市后出现隐球菌感包括隐球菌性脑膜炎、散播性隐球菌感染的不良反应。隐球菌感染通常在芬戈莫德治疗 2 年后发生，发生时间也可能更早。隐球菌感染与芬戈莫德治疗时间的相关性尚未确定。④与抗肿瘤药，免疫抑制剂或免疫调节剂联用疗法。在临床实验中，多发性硬化症患者没有将芬戈莫德与抗肿瘤药，非免疫抑制剂皮质醇或免疫调节剂联用。芬戈莫德与以上药物联用治疗多发性硬化症时可能增加免疫抑制的风险。当从非免疫抑制剂皮质醇或免疫调节剂更换到芬戈莫德治疗时,应当考虑后遗效应以避免不必要的免疫抑制。⑤水痘带状疱疹病毒抗体检测/接种疫苗。没有水痘疾病史或没有接种过水痘-带状疱疹病毒(VZV)的患者应当在芬戈莫德治疗前检测水痘、带状疱疹病毒抗体。VZV 抗体阴性的患者在治疗 1 个月前接受牛痘接种。

(3) 进行性多灶性白质脑病:上市后有芬戈莫德治疗的患者出现进行性多灶性白质脑病(PML)的案例。PML 是JC 病毒诱发的脑部感染,通常只发生在免疫功能低下的患者,可导致死亡或重度残疾。PML 患病风险和芬戈莫德治疗期之间的关系尚未确定。

(4) 黄斑水肿:芬戈莫德有增加黄斑水肿的风险。在治疗前,治疗开始 3~4 月后,需要检查所有患者的眼底包括黄斑。在患者接受治疗后发现有视觉障碍时同样要检查眼底。在芬戈莫德治疗过程中黄斑水肿的发生风险存在剂量依赖性。

(5) 可逆性后部白质脑综合征:仅有少量患者接受芬戈莫德治疗后发生了可逆性后部白质脑综合征(PRES)。症状包括突然的重度头痛、精神状态改变、视觉障碍、癫痫。可逆性后部白质脑综合征(PRES)的症状一般的可逆的,但也可能演变为缺血性脑卒中或脑出血。诊断和治疗不及时可导致神经系统后遗症。一旦怀疑出现 PRES 应立即停药。

(6) 呼吸效应:芬戈莫德治疗患者在初始治疗 1 个月后出现第一秒用力肺活量(FEV_1)和肺一氧化碳弥散量(DLCO)降低,并呈剂量依赖性。停用芬戈莫德后 FEV_1 是可恢复的,而 DLCO 是否可恢复尚未确定。

(7) 肝损伤:接受芬戈莫德治疗后可能出现肝酶升高。在芬戈莫德治疗开始前需检查患者的转氨酶水平和胆红素水平。上市后,有少数患者在接受芬戈莫德治疗后出现了淤胆型肝炎。由于严重肝功能损伤的患者治疗后芬戈莫德暴露会翻倍,所以严重不良反应的风险更大,需进行严密监控。

(8) 胎儿风险:根据动物实验数据,芬戈莫德可能导致胎儿损伤。由于芬戈莫德从体内排空需要约 2 个月,准备生育的女患者应在芬戈莫德停用 2 个月内避免妊娠。

(9) 血压升高:多发性硬化症临床实验中,服用 0.5mg芬戈莫德的患者在开始治疗 1 个月后收缩压比安慰剂组高约 3mmHg,舒张压高约 2mmHg,并且持续治疗过程中保持升血压效应。

(10) 基底细胞癌:基底细胞癌(BCC)的发生与芬戈莫德的使用有关。建议患者注意观察是否出现可疑的皮肤损伤。一旦发现一处可疑的皮肤损伤应及时进行相关评估。

(11) 停药后免疫系统:芬戈莫德停用至少 2 个月后,仍有部分芬戈莫德残留在血液中,并可发挥药理学效应,减少淋巴细胞的数量。通常停止治疗 1~2 个月内淋巴细胞数量会逐渐恢复到正常范围。

(12) 过敏反应:上市后服用芬戈莫德的患者可能出现过敏反应,包括皮疹、荨麻疹、血管性水肿。

4. 药物相互作用

(1) 延长 Q-T 间期药物:芬戈莫德对使用延长 Q-T 间期药物的患者的治疗作用尚未研究。延长 Q-T 间期的药物可能使心动过缓患者出现尖端扭转。由于芬戈莫德的使用会降低心率,延长 Q-T 间期,已服用延长 Q-T 间期药物(西酞普兰、氯丙嗪、氟哌啶醇、红霉素)的患者会有心尖扭转的风险,须在医疗机构进行全天候的 ECG 监测。

(2) 酮康唑:与酮康唑联用时,芬戈莫德和磷酸芬戈莫德的血浆水平增加了 1.7 倍。同时使用芬戈莫德和酮康唑(全身使用)的患者因不良反应的风险较大,需要严密监视。

(3) 疫苗:芬戈莫德可降低免疫接种的效应。在芬戈莫德治疗期间以及治疗完成 2 个月内免疫接种的效应都被削弱。芬戈莫德治疗期间以及治疗完成 2 个月内由于存在感染风险,所以应避免使用减毒疫苗。

(4) 抗肿瘤、免疫抑制或免疫调节治疗:抗肿瘤、免疫调节或免疫抑制治疗(包括皮质醇)可增加免疫抑制的风险。当患者从延长免疫效应的药物如那他珠单抗或米托蒽醌转用芬戈莫德时,应谨慎使用。

(5) 心率减缓药物(如 β 受体拮抗剂或地尔硫草):接受芬戈莫德与 β 受体拮抗剂同时治疗患者的经验有限。治疗开始期间应仔细监查这些患者。当芬戈莫德与阿替洛尔使用时,用芬戈莫德开始心率另外减缓 15%,与地尔硫草未见此效应。

(6) 实验室检验相互作用:芬戈莫德通过影响外周淋巴样器官再分布,减低血淋巴细胞计数,所以不能将使用芬戈莫德治疗的患者的外周血淋巴细胞计数用于评价淋巴细胞亚群的状态。开始芬戈莫德治疗前应检测最近的全血细胞计数。

八、注意事项

1. 禁用　6 个月内经受心肌梗死、不稳定型心绞痛、脑卒中、短暂性脑缺血发作、需要住院治疗的失代偿性心衰、Ⅲ/Ⅳ类心脏衰竭的患者禁用。

2. 用药注意事项　芬戈莫德胶囊应整个吞服,不能拨开或咀嚼。进食不会影响芬戈莫德的治疗效果。

九、药物稳定性及贮藏条件

25℃以下干燥处保存。

阿仑单抗

一、药品名称

1. 英文名　Alemtuzumab

2. 化学名　immunoglobulin G 1 (human-rat monoclonal CAMPATH-1H γ1-chain anti-human antigen CD52), disulfide with human-rat monoclonal CAMPATH-1H light chain, dimer

二、药品成分

阿仑单抗

三、剂型与规格

注射用阿仑单抗　（1）1.2ml∶12mg；（2）1ml∶30mg

四、适应证及相应的临床价值

1. 用于多发性硬化症复发。

2. 用于 B 细胞慢性淋巴细胞白血病（B-CLL）的治疗。

临床价值：欧洲与美洲多发性硬化症治疗和研究委员会（ECTRIMS/ACTRIMS）联合会议上公布阿仑单抗预防多发性硬化症复发优于干扰素。

五、用法用量

1. 儿童　阿仑单抗治疗对小于 17 岁的患儿的安全性和有效性尚未确定。由于自身免疫、输注反应的风险以及可能增加恶性病（甲状腺、黑色素瘤、淋巴增殖性疾病和淋巴瘤）的风险，所以不推荐在儿童患者中使用阿仑单抗。

2. 成人

（1）多发性硬化症

1）药物用量：阿仑单抗的推荐剂量是静脉注射 12mg/d，持续两个疗程。①第一个疗程连续 5 日 12mg/d（总剂量 60mg）；②第二个疗程在第一疗程 12 个月后连续 3 日 12mg/d（总剂量 36mg）。

2）免疫接种：开始阿仑单抗治疗 6 周前，接受必要的免疫接种。开始阿仑单抗治疗前确定患者是否有牛痘患病史或者接种过水痘-带状疱疹病毒（VZV）。如果没有，检测

患者是否有 VZV 抗体，建议 VZV 抗体阴性的患者接种牛痘，6 周之后再开始阿仑单抗治疗。

3）推荐前驱用药和联用药物：①在每个疗程的前 3 日，输注阿仑单抗前用皮质类固醇预先给药；②为预防带状疱疹，在阿仑单抗给药的第 1 日，开始给予抗病毒药。在阿仑单抗给药完成后连续至少 2 个月或直至 CD4+T 细胞计数高于 200 个/μl。

（2）细胞慢性淋巴细胞白血病

1）给药计划和方式：①给药方式是静脉滴注 2 小时。不可静脉推注。②推荐的给药方案为逐步增加到单次最大推荐剂量 30mg。治疗的初始阶段以及治疗过程中给药超过 7 日时需要增加剂量。通常应在 3～7 日内将剂量增加到 30mg。加药策略为开始一日 3mg 直到观察到的注射反应小于 2 级。之后增加到每日 10mg 直到观察到的注射反应小于 2 级。最后 1 周 3 次每日 30mg，总疗程是 12 周（包括加药时间）。③单次剂量超过 30mg 或者 1 周累计药量超过 90mg 会增加全血细胞减少的风险。

2）推荐的联用药物：①初始治疗前或者每次增加药量前提前 30 分钟使用苯海拉明（50mg）和对乙酰氨基酚（500～1 000mg），减轻注射反应。②服用复方新诺明，一周 3 日给药，每日 2 次，预防卡氏肺孢菌肺炎。③服用泛昔洛韦 250mg，每日 2 次，预防疱疹。在完成阿仑单抗疗程后继续预防疱疹和卡氏肺孢菌肺炎至少 2 个月，直到 CD4+T 细胞 ≥200 个/μl。

3）调整剂量：①出现严重感染或其他严重不良反应时暂停部分阿仑单抗治疗；②出现自身免疫性贫血或自身免疫性血小板减少症时停用阿仑单抗；③淋巴细胞减少时不推荐调整剂量（详见表 2-6）。

表 2-6　中性粒细胞（ANC）减少或血小板减少时的剂量调整

血常规	剂量调整
ANC<250/μl 和/或血小板数≤25 000/μl	
第一次出现	暂停阿仑单抗治疗。ANC≥500/μl 且血小板数≥50 000μl 时，重新开始 30mg 阿仑单抗治疗
第二次出现	暂停阿仑单抗治疗。ANC≥500/μl 且血小板数≥50 000μl 时，重新开始 10mg 阿仑单抗治疗
第三次出现	停止治疗
ANC 基值<250/μl 和/或血小板数基值≤25 000/μl 时，开始治疗导致指标≥50%的降低	
第一次出现	暂停阿仑单抗治疗。恢复到基值后重新开始 30mg 阿仑单抗治疗
第二次出现	暂停阿仑单抗治疗。恢复到基值后重新开始 10mg 阿仑单抗治疗
第三次出现	停止治疗

4）配制和用法：禁止摇晃药瓶。在无菌条件下配制和使用阿仑单抗。用注射器从药瓶中抽取需要的剂量。①准备 3mg 剂量药物时，以 0.01ml 的刻度增量抽取 0.1ml 到注射器中；②准备 10mg 剂量药物时，以 0.01ml 的刻度增量抽取 0.33ml 到注射器中；③准备 30mg 剂量药物时，以 0.1ml 的刻度增量抽取 1ml 到注射器中。将注射器中的药物注射

到 100ml 的灭菌 0.9%生理盐水或 100ml 的 5%葡萄糖溶液中。轻轻晃动混匀药液。

3. 老年人　之前未接受过其他治疗的 147 名服用阿仑单抗的 B-CLL 患者中，有 35%≥65 岁、4%≥75 岁。之前接受过其他治疗的 149 名服用阿仑单抗的 B-CLL 患者中，有 44%≥65 岁、10%≥75 岁。阿仑单抗的临床研究不包括足

量的 65 岁以上的实验对象,所以不能确定老年患者与年轻患者的治疗作用是否有区别。

六、特殊人群用药

1. 妊娠期　尚未有阿仑单抗动物生育毒性的研究。免疫球蛋白 G 抗体如阿仑单抗,可通过胎盘屏障。当孕妇使用阿仑单抗治疗时是否会导致胎儿损伤或损伤生育能力尚未确定。孕妇使用阿仑单抗需谨慎考虑。

2. 哺乳期　动物实验中给妊娠小鼠 10mg/kg 的阿仑单抗,产后其乳汁中可检测到阿仑单抗,且母鼠和子代的血清中阿仑单抗水平是相似的。免疫球蛋白 G 抗体如阿仑单抗有可能分泌到人类乳汁中,而阿仑单抗有可能使被哺乳的婴儿产生严重的不良反应,所以是否停用阿仑单抗治疗或停止哺乳应根据各种因素进行权衡。

七、药理学

1. 药效学及作用机制

(1) 多发性硬化症:阿仑单抗在多发性硬化症发挥其治疗作用的精确机制不知道,但是被假设涉及与 CD52 结合,T 和 B 淋巴细胞、自然杀伤细胞、单核细胞和巨噬细胞上存在的一种细胞表面抗原。结合至 T 和 B 淋巴细胞表面后,阿仑单抗导致抗体依赖性细胞溶解和补体介导溶解。

(2) 细胞慢性淋巴细胞白血病:CD52 是 B 和 T 淋巴细胞及大多数单核细胞、巨噬细胞、NK 细胞和部分粒细胞表面的抗原,而阿仑单抗可与 CD52 结合。部分骨髓细胞,包括 CD34$^+$ 细胞表达不同水平的 CD52。阿仑单抗结合到白细胞表面的 CD52 后触发的抗体依赖的分子介导的细胞溶解是其治疗作用的机制。

阿仑单抗对淋巴细胞群的影响:阿仑单抗在每个疗程后耗尽循环的 T 和 B 淋巴细胞。在临床试验中,在治疗 1 个月进行的第一次血细胞计数时可检测到最低细胞计数。然后淋巴细胞计数随时间增加,B 淋巴细胞计数通常在 6 个月内恢复;T 淋巴细胞计数增加更缓慢,通常在治疗后 12 个月仍低于基线。每个疗程完成 6 个月后约 60% 患者的总淋巴细胞计数低于正常的低限,而 12 个月后有 20% 患者的计数低于正常低限。

不同的淋巴细胞亚型的重建不一样。在临床试验的第 1 个月平均 CD4$^+$T 细胞计数是 40 个/μl,在第 12 个月是 270 个/μl。第 30 个月时,约半数患者的 CD4$^+$T 细胞计数仍低于正常低限。

心脏电生理学:在一项 53 例 MS 患者的研究,连续 5 日服用阿仑单抗 12mg/d 对 Q-Tc 间期的影响不大于 20ms。在首次输注至少 2 小时后观察到心率平均增加了 22~26 次/min,而随后的输注未观察到。

2. 药代动力学　共 148 例多发性硬化症复发的患者第一个疗程是接受连续 5 日,12mg/d 的阿仑单抗治疗,12 个月后接受连续 3 日 12mg/d 的第二个疗程治疗。

吸收:在一个治疗疗程内血清浓度随连续剂量给药而增加,在末次输注后出现最高观察浓度。在第一个疗程的第 5

日平均最高浓度为 3 014ng/ml,第二个疗程第 3 日平均最高浓度 2 276ng/ml。

分布:阿仑单抗主要分布在血液和细胞间隙,中央室分布容积是 14.1L。

消除:消除半衰期约 2 周。每个疗程完成约 30 日后阿仑单抗的血清浓度几乎不能检测到(<60ng/ml)。

3. 药物不良反应　最常见不良反应有输液反应(发热、发冷、低血压、荨麻疹、恶心、皮疹、心动过速、呼吸困难),血细胞减少(中性粒细胞减少、淋巴细胞减少、血小板减少、贫血)、感染(巨细胞病毒感染、其他感染),胃肠道症状(恶心、呕吐、腹痛)和神经症状(失眠、焦虑)。

最常见的严重不良反应是血细胞减少、输液反应、免疫抑制/感染、肾小球肾病、甲状腺疾病肺炎。

4. 药物相互作用　阿仑单抗尚未有正式的药物相互作用的研究。

八、注意事项

1. 禁用　人免疫缺陷病毒感染患者禁用。

2. 用药注意事项　注射用阿仑单抗:一次性小瓶中的药液在使用前避光保存,不要摇晃或冰冻。

九、药物稳定性及贮藏条件

2~8℃保存。不要冻结或摇动。避光贮存在原纸盒中。

米 托 蒽 醌

一、药品名称

1. 英文名　Mitoxantrone

2. 化学名　1,4-二羟基-5,8-双[[2-[(2-羟乙基)氨基]乙基]氨基]-9,10-蒽醌

二、药品成分

米托蒽醌

三、剂型与规格

米托蒽醌注射液　15ml:30mg

四、适应证及相应的临床价值

米托蒽醌用于减少神经功能障碍,以及继发进展型,复发进展型或恶化缓解型复发多发性硬化症患者的复发,不用于原发进展型多发性硬化症患者。

米托蒽醌联合皮质醇用于伴随疼痛的晚期激素治疗无效的前列腺癌的基础治疗。

米托蒽醌与其他处方药物联用可以治疗急性非淋巴细胞白血病的成年患者,分类包括骨髓性、早幼粒细胞性、单核细胞性、红细胞性急性白血病。

米托蒽醌也用于治疗恶性淋巴瘤、乳腺癌。对肺癌、黑色素瘤、软组织肉瘤、多发性骨髓瘤、肝癌、大肠癌、肾癌、前列腺癌、子宫内膜癌、睾丸肿瘤、卵巢癌和头颈部癌也有一定疗效。

临床价值:次选。根据《多发性硬化诊断和治疗中国专家共识(2018年版)》,米托蒽醌为三线治疗药物。米托蒽醌治疗可以减少 RRMS 患者的复发率(Ⅱ级推荐);延缓 RRMS、SPMS 和 PRMS 患者的疾病进展(Ⅲ级推荐),但由于其严重的心脏毒性和白血病的不良反应,建议用于快速进展、其他治疗无效的患者(Ⅱ级推荐)。

五、用法用量

1. 成人

(1)多发性硬化症:推荐剂量是每 3 个月静脉滴注米托蒽醌 $12mg/m^2$,用时约 5～15 分钟。在初始治疗以及后续每次给药前需通过超声心动图或 MUGA 评价左心室射血分数(LVEF)。在治疗过程中一旦出现充血性心力衰竭的迹象,建议进行 LVEF 评估。LVEF<50% 的患者,LVEF 临床有显著降低的患者,或者米托蒽醌累计剂量达到 $140mg/m^2$ 的患者禁止使用米托蒽醌治疗多发性硬化症。在每次治疗前或者有感染症状时进行全血细胞计数检测(包括血小板)。中性粒细胞计数<1 500 个/mm^3 的患者不能使用米托蒽醌治疗多发性硬化症。肝功能异常的患者不建议使用米托蒽醌,因为肝损伤后米托蒽醌的清除率下降,且尚未有研究可以预测药物清除率和调整的剂量。

(2)激素治疗无效的前列腺癌:根据米托蒽醌联用皮质醇和单用米托蒽醌的两项Ⅲ期对比研究,米托蒽醌的推荐剂量是每 21 日静脉滴注 $12～14mg/m^2$。

(3)急性非淋巴细胞白血病(ANLL)成年患者的联合基础治疗:诱导疗法的推荐剂量是第 1 日到第 3 日每日静脉滴注米托蒽醌 $12mg/m^2$,同时第 1 日到第 7 日连续 24 小时滴注阿糖胞苷 $100mg/m^2$。

诱导疗法后症状会完全缓解。抗白血病效应不完全时需进行第 2 次诱导疗法。米托蒽醌静脉滴注 2 日,阿糖胞苷静脉滴注 5 日,两种药物的剂量与第 1 次时相同。

如果接受第 1 次诱导疗法中出现威胁生命的非淋巴胞毒性,应保留第 2 次治疗直到毒性缓解。

2. 老年人

(1)多发性硬化症:临床研究中年轻患者数量不足,不足以确定老年患者与年轻患者是否存在差异。

(2)激素治疗无效的前列腺癌:在临床对照试验中 100 名 65 岁以上的老年患者与 52 名年轻患者接受米托蒽醌治疗。研究中年轻患者数量不足,不足以确定老年患者与年轻患者是否存在差异。不能排除部分老年人对米托蒽醌的敏感性更高。

(3)急性非淋巴性白血病:虽然尚未有明确的实验研究使用米托蒽醌治疗 ANLL 的老年患者,但是其对老年人的毒性可能更频繁。由于其他疾病或疾病的治疗,老年患者更可能有年龄相关的并发症。

六、特殊人群用药

1. 妊娠期　米托蒽醌有潜在性的生殖毒性,故孕妇禁用。

2. 哺乳期　米托蒽醌可从乳汁分泌,停药 28 日后乳汁中仍有显著浓度(18ng/ml),可能致乳儿损伤。因此开始米托蒽醌治疗后停止哺乳。

3. 肝功能损害　肝功能异常的患者不建议使用米托蒽醌,因为肝损伤后米托蒽醌的清除率下降,且尚未有研究可以预测药物清除率和调整的剂量。

七、药理学

1. 药效学及作用机制　米托蒽醌通过氢键插入 DNA 导致交联和破裂,是一种 DNA 损伤剂。拓扑异构酶Ⅱ抑制剂的功能是伸展和修复受损的 DNA,而米托蒽醌同样可以干扰 RNA,是一种强效的拓扑异构酶Ⅱ抑制剂。米托蒽醌没有细胞周期阶段特异性,对增殖期和非增殖期的人培养细胞都有杀灭作用。

已证明米托蒽醌可抑制在体的 B 淋巴细胞、T 淋巴细胞和巨噬细胞的增殖,损伤抗原表达和干扰素 γ、TNFα、IL-2 的表达。

2. 药代动力学

(1)吸收和分布:米托蒽醌单次静脉滴注后,迅速分配到各组织中与其结合,之后缓慢释放,以肝、骨髓、心、肺等为多,在体内分布广泛,稳态分布容积达到 $1 000L/m^2$。

血药浓度很快下降。在多数病例中,药时曲线符合三室模型。米托蒽醌的平均 α 半衰期是 6～12 分钟,平均 β 半衰期是 1.1～3.1 小时,平均 γ(消除)半衰期是 23～215 小时(中值约 75 小时)。有腹水等增加药物分布容积因素者,半衰期可进一步延长,此时药物应减量。接受多次给药的药代动力学尚未进行人体研究。

静脉滴注米托蒽醌 $15～90mg/m^2$ 的患者剂量和药时曲线下面积(AUC)有线性相关。米托蒽醌在血浆中的浓度为 $26～455ng/ml$ 时,血浆蛋白结合率为 78%。米托蒽醌与血浆蛋白的结合不依赖于浓度,并不受苯妥英钠、阿霉素、甲氨蝶呤、泼尼松、泼尼松龙、肝素、阿司匹林的影响。

(2)代谢和消除:本品主要经肝代谢,通过胆汁从粪排出,6%～11% 经肾排泄。排出物主要为原型药,亦有少量的代谢物。人体实验中,连续 5 日服用米托蒽醌后,11% 的药物从尿液排泄,25% 从粪便排泄。尿液中 65% 是原型药,剩下 35% 是一元羧酸和二元羧酸衍生物及其葡苷酸结合物。

本品在老年人群的清除率比年轻人降低[前者 $21.3L/(h·m^2)$,后者 $28.3L/(h·m^2)$]。肝功能不全者,排除减少,其 AUC 值是肝功能正常者的 3 倍。通过血透和腹透不能使米托蒽醌完全排除。

3. 药物不良反应

(1)骨髓抑制,引起白细胞和血小板减少,为剂量限制性毒性。

(2)心脏毒性,少数患者可能有心悸、期前收缩及心电图异常。

(3)可有恶心、呕吐、食欲减退、腹泻等消化道反应。

(4)偶见乏力、脱发、皮疹、口腔炎等。

4. 药物相互作用　在体药物相互研究证实米托蒽醌在广泛浓度下都不抑制 CYP1A2、2A6、2C9、2C19、2D6、2E1 和

3A4 活性。体内诱导实验不明确,但是表明米托蒽醌可能是一种 CYP2E1 弱诱导剂。

米托蒽醌与伴随用药的药代动力学研究还未进行。米托蒽醌的体内代谢通路尚未明确。上市后经验也未发现使用米托蒽醌治疗癌症时存在重要的药物相互作用。

与其他抗肿瘤药联用,可加重对骨髓的抑制,与阿霉素同用可加重心脏毒性。

八、注意事项

1. 禁用　对本品过敏者禁用;孕妇及哺乳期妇女禁用;有骨髓抑制或肝功能不全者禁用。

2. 慎用　有并发症及心、肺功能不全的患者应慎用。

3. 用药注意事项　注射用米托蒽醌:用药期间应严格检查血常规。有心脏疾病,用过蒽环类药物或胸部照射的患者,应密切注意心脏毒性的发生。用药时应注意避免药液外溢,如发现外溢应立即停止,再从另一静脉重新进行。本品不宜与其他药物混合注射。本品遇低温可能析出晶体,可将安瓿置热水中加温,晶体溶解后使用。应严格用静脉给药途径,不可肌内注射。

九、药物稳定性及贮藏条件

20~25℃遮光,密闭保存。

十、药物经济性评价

医保乙类,《中国药典》(2020 年版)收载。

聚乙二醇干扰素 β-1a

一、药品名称

英文名　Peginterferon beta-1a

二、药品成分

聚乙二醇干扰素 β-1a

三、剂型与规格

注射用聚乙二醇干扰素 β-1a　(1)63μg/支;(2)94μg/支;(3)125μg/支

四、适应证及相应的临床价值

用于复发型多发性硬化症患者的治疗。

临床价值:首选。根据多发性硬化诊断和治疗中国专家共识(2018 年版),β 干扰素类是缓解期治疗一线药。①β 干扰素可降低 RRMS 和可能发展为 MS 的高危 CIS 患者的临床发作和 MRI 发作(Ⅰ级推荐);②β 干扰素可减少 MS 患者的 T2 病灶容积和延缓残疾进展(Ⅱ级推荐);③有可能发展为 MS 的高危 CIS 或已确诊的 RRMS 或仍有复发的 SPMS 患者应给予 β 干扰素治疗(Ⅰ级推荐);④β 干扰素对临床无复发的 SPMS 患者的疗效不清(Ⅳ级推荐)。治疗原则:早期、序贯、长期。

五、用法用量

注射用聚乙二醇干扰素 β-1a 只能皮下注射。推荐剂量:每 14 日皮下注射 125μg 的聚乙二醇干扰素 β-1a。初始治疗的在第 1 日患者接受的剂量是 63μg。14 日后的第 15 日,剂量增加到 94μg,并在第 29 日达到 125μg 的完全剂量。

在治疗当日用镇痛药和/或退热药可能有助减轻流感样症状。

应教授患者正确使用预先载药注射器进行自主注射的方法。皮下注射部位通常是下腹部、上臂背侧和大腿。

六、特殊人群用药

1. 妊娠期　聚乙二醇干扰素 β-1a 对孕妇的治疗没有足够良好的临床研究。妊娠期间只有潜在获益胜过对胎儿潜在风险才应使用聚乙二醇干扰素 β-1a,应根据各种因素进行权衡。聚乙二醇干扰素 β-1a 还没有在动物上进行生育毒性的检测。

2. 哺乳期　此药物是否排泄在人乳汁中尚未确定。因为许多药物被排泄在人乳汁中,给哺乳期妇女给予聚乙二醇干扰素 β-1a 时应谨慎对待。

3. 肾功能损害　严重肾受损的患者应监视由增加药物暴露导致的不良反应。

4. 肝功能损害　在临床研究中,使用聚乙二醇干扰素 β-1a 曾观察到肝酶升高和肝损伤。监测患者肝损伤体征和症状。劝告患者干扰素 β 使用期间曾报道过严重肝损伤,包括肝衰竭的罕见病例。劝告肝功能不全的患者,并指导患者立即向他们的医师报告。

七、药理学

1. 药效学及作用机制　尚未确定聚乙二醇干扰素 β-1a 对多发性硬化症患者的作用机制。没有已知的与聚乙二醇干扰素 β-1a 临床效应直接相关的生化或生理学效应。

2. 药代动力学　健康受试者接受单剂量或多剂量聚乙二醇干扰素 β-1a 的皮下给药,剂量 63~188μg,血清中聚乙二醇干扰素 β-1a 峰浓度(C_{max})和随时间总暴露(曲线下面积,AUC)与剂量成正比例增加。每 14 日接受多次 125μg 药物后,血清中聚乙二醇干扰素 β-1a 不积蓄。健康志愿者和多发性硬化症患者之间,或单剂量和多剂量给药之间,聚乙二醇干扰素 β-1a 药代动力学参数,包括 C_{max} 和 AUC 没有显著差异。但是,个体患者间 AUC、C_{max} 和半衰期的变异系数很高(分别是 41%~68%、74%~89% 和 45%~93%)。

(1)吸收:在多发性硬化症患者中 125μg 聚乙二醇干扰素 β-1a 皮下给药后,最高浓度发生在 1~1.5 日间,均数 C_{max} 为 280pg/ml,跨越 14 日给药间隔 AUC 为 34.8ng·h/ml。

(2)分布:在多发性硬化症患者中每 14 日皮下注射 125μg 聚乙二醇干扰素 β-1a,估算的分布容积为 481L。

(3)代谢和消除:聚乙二醇干扰素 β-1a 的清除机制包括分解代谢和排泄。消除主要途径是肾。多发性硬化症患者的半衰期约 78 小时。聚乙二醇干扰素 β-1a 的平均稳态清除率约 4.1L/h。聚乙二醇干扰素 β-1a 在肝中不被大量代谢。

3. 药物不良反应

常见不良反应:注射部位红斑、流感样疾病、发热、头痛、肌肉痛、寒战、注射部位疼痛、无力、注射部位瘙痒和关节痛。

严重不良反应:①肝损伤;②抑郁和自杀;③癫痫发作;④过敏反应和其他过敏性反应。

注射部位反应:①充血性心力衰竭;②外周血细胞计数减低;③自身免疫性疾病。

4. 药物相互作用　尚未有聚乙二醇干扰素 β-1a 药物相关作用的研究。

八、注意事项

1. 禁用　①对天然或重组干扰素 β 或聚乙二醇干扰素,或制剂的任何其他组分有超敏性病史患者禁用;②心功能不全者禁用;③抑郁患者禁用;④肾损伤患者禁用;⑤肝损伤患者禁用。

2. 慎用　癫痫患者慎用。

3. 用药注意事项　注射用聚乙二醇干扰素 β-1a:注射前应将聚乙二醇干扰素 β-1a 恢复至室温(约 30 分钟)。应严格用皮下给药途径,不可肌内注射或静脉注射。

九、药物稳定性及贮藏条件

2~8℃避光冷藏保存。不要冷冻。

必要时聚乙二醇干扰素 β-1a 可从冰箱取出和放回。取出冰箱总组合时间,温度范围 2~25℃内,不应超出 30 日。

4　神经肌肉障碍药物

吡啶斯的明

一、药品名称

1. 英文名　Pyridostigmine
2. 化学名　溴化 1-甲基-3-羟基吡啶鎓　二甲氨基甲酸酯

二、药品成分

吡啶斯的明

三、剂型与规格

吡啶斯的明缓释片　180mg
吡啶斯的明片　60mg
注射用吡啶斯的明　2ml:10mg

四、适应证及相应的临床价值

重症肌无力、麻痹性肠梗阻,也可用于逆转非去极化型肌松药产生的神经肌肉阻滞,但一般认为其效力不如新斯的明。虽然也可用于术后尿潴留,但当前常被导尿管所取代。

临床价值:治疗肌无力的一线药物。吡啶斯的明广泛用于治疗重症肌无力,手术后肠胀气和尿潴留,与新斯的明相比作用稍弱,但维持时间较久,不良反应少。

五、用法用量

1. 儿童　每日 7mg/kg,5~6 次分服。每日可逐步增加剂量 15~30mg,总用量为每日 30~360mg。

新生儿肌无力:可肌内注射 50~150mg 或口服 5~10mg,每 4~6 小时 1 次。不过,临床更愿意使用新斯的明。

2. 成人　①每日总量为 0.3~1.2g,也有专家认为日总量不应超过 720mg。全日用量,应分次给予,包括夜间;如有必要,在明显乏力的时候,应给予较大部分的药量。也可采用肌内注射,严重病例还可很缓慢静脉注射。不过,静脉注射有一定的危险性,应备好阿托品,以抵消严重的毒蕈碱反应。②逆转由非去极化肌松药产生的神经肌肉阻滞:可静脉给予吡啶斯的明 10~20mg,此前,先给予阿托品 0.6~1.2mg,以抵消任何毒蕈碱样作用。格隆溴铵可用来替代阿托品。③治疗麻痹性肠梗性肠梗阻和术后尿潴留:可口服吡啶斯的明 60~240mg。

六、特殊人群用药

1. 妊娠期　尚不明确孕妇服用吡啶斯的明后是否会造成胎儿损伤,或者伤害生育能力。吡啶斯的明只能用于临床获益大于风险的妊娠患者。

2. 哺乳期　吡啶斯的明少量可分泌入乳汁中。常用剂量时,婴儿通过乳汁摄入的药物量极少,哺乳期患者可安全用药。

3. 其他人群　儿童:吡啶斯的明治疗儿童患者的安全性和有效性尚未确定。本药物的成分中的苯甲醇可导致严重的不良反应,甚至死亡,尤其对儿童。

苯甲醇剂量大于 99mg/(kg·d)时新生儿和低出生体重的新生儿可出现喘息综合征。其他症状包括逐步的神经功能恶化、癫痫、颅内出血、血液异常、肝衰竭、肾衰竭、低血压、心动过缓。

七、药理学

1. 药效学及作用机制　为可逆性的抗胆碱酯酶药,能抑制胆碱酯酶的活性,使胆碱能神经末梢释放的乙酰胆碱破坏减少,突触间隙中乙酰胆碱积聚,出现毒蕈碱型(M)和烟碱型(N)胆碱受体兴奋作用。此外,对运动终板上的烟碱型胆碱受体(N₂ 受体)有直接兴奋作用,并能促进运动神经末梢释放乙酰胆碱,从而提高胃肠道、支气管平滑肌和全身骨骼肌的肌张力,作用虽较溴化新斯的明弱但维持时间较久。

2. 药代动力学　口服后胃肠道吸收差,生物利用度为 11.5%~18.9%。健康志愿者口服 60mg 后达峰时间为 1~5 小时,半衰期约为 3.3 小时,可被血浆胆碱酯酶水解,也在肝代谢,可进入胎盘,但不易进入中枢神经系统。本品主要以原型药物与代谢物经尿排泄,微量从乳汁排泄。

3. 药物不良反应　常见不良反应主要与剂量有关,包括毒蕈碱型和烟碱型两类。毒蕈碱型不良反应包括恶心、呕吐、腹泻、腹部绞痛、肠蠕动增加、唾液分泌增加、支气管分泌物增加、缩瞳、发汗。烟碱型不良反应包括肌肉痉挛、震颤。毒蕈碱样不良反应可被阿司匹林抵消。静脉使用可出现血栓性静脉炎。接受大剂量治疗的重症肌无力患者，常出现精神异常。

4. 药物相互作用　吡啶斯的明与 4-氨基吡啶合用时，会影响吡啶斯的明的药效发挥。

高剂量的某些抗生素静脉给药时有可能由于其药理学效应产生或强化神经肌肉阻断作用。下列抗生素与不同程度的麻痹有关：氨基糖苷类（新霉素、链霉素、卡那霉素、庆大霉素、双氢链霉素）、四环素、杆菌肽、多黏菌素 B、黏菌素。当以上抗生素或其他抗生素与非去极化型肌松药在手术中合用时，有可能发生意料之外的肌肉松弛作用的延长或难以逆转。

在非去极化型肌松药的恢复期注射奎尼丁时可能发生周期性瘫痪。使用抗胆碱酯酶制剂对抗非去极化型肌松药的肌松作用时，也需要考虑到周期性瘫痪。

电解质紊乱以及导致电解质紊乱的疾病，如肾上腺皮质功能不全，可引起神经肌肉阻滞。根据电解质紊乱的特征，对神经肌肉阻滞作用的增强或抑制都有可能发生。服用镁盐控制妊娠期毒血症时，可能增强肌肉阻滞作用。与吡啶斯的明合用时可能妨碍神经肌肉作用的恢复。

八、注意事项

1. 禁用　对吡啶斯的明过敏者、孕妇和哺乳者禁用；机械性肠梗阻和尿路梗阻者禁用。

2. 慎用　心律失常、房室传导阻滞、术后肺不张或肺炎慎用。

3. 用药注意事项　吡啶斯的明片：吸收、代谢、排泄存在明显的个体差异，其药量和用药时间应根据服药后效应而定。服用时整片服用，不可粉碎或咀嚼。

九、药物稳定性及贮藏条件

25℃干燥处保存。

十、药物经济性评价

基本药物（片剂：60mg），医保甲类，《中国药典》（2020年版）收载。

新 斯 的 明

一、药品名称

1. 英文名　Neostigmine

2. 化学名　N,N,N-三甲基-3-[（N,N-二甲氨基）甲酰氧基]苯铵

二、药品成分

甲磺酸新斯的明

三、剂型与规格

甲硫酸新斯的明注射液　（1）1ml∶0.5mg；（2）2ml∶1mg

四、适应证及相应的临床价值

1. 拮抗非去极化肌肉松弛药的残留肌松作用　手术后功能性肠胀气及尿潴留等。

2. 重症肌无力。

3. 临床价值　首选。

五、用法用量

甲硫酸新斯的明注射液：皮下或肌内注射。①常用量为皮下或肌内注射每次 0.25～1mg，每日 1～3 次；②极量为皮下或肌内注射每次 1mg（1ml∶0.5mg 规格 2 支；2ml∶1mg 规格 1 支），每日 5mg（1ml∶0.5mg 规格 10 支；2ml∶1mg 规格 5 支）。

六、特殊人群用药

1. 妊娠期　尚无关于新斯的明应用于实验动物或孕妇的研究数据。只有在明确非常必要的情况下孕妇才可应用新斯的明。

2. 哺乳期　新斯的明是否能够随母乳分泌尚不明确，但由于新斯的明可能影响其他多种药物在母乳中的分布，患者需谨慎考虑是否用药或是否停止哺乳。

七、药理学

1. 药效学及作用机制　本品通过抑制胆碱酯酶活性而发挥完全拟胆碱作用。此外能直接激动骨骼肌运动终板上烟碱型受体（N_2 受体）。其作用特点为对腺体、眼、心血管及支气管平滑肌作用较弱。对胃肠道平滑肌能促进其收缩和增加胃酸分泌，并促进小肠、大肠，尤其是结肠的蠕动，从而防止肠道弛缓、促进肠内容物向下推进，本品对骨骼肌兴奋作用较强，但对中枢作用较弱。

2. 药代动力学　甲硫酸新斯的明注射液：本品注射后消除迅速，肌内注射给药后平均半衰期 0.89～1.2 小时。在婴儿和儿童中消除半衰期明显较成人短，但其治疗作用持续时间未必明显缩短。肾衰竭患者其半衰期明显延长。本品既可被血浆中胆碱酯酶水解，亦可在肝中代谢。用药量的 80% 可在 24 小时内经尿排出。其中原型药物占给药 150%，15% 以 3-羟基苯-3-甲基铵的代谢物排出体外。本品血清蛋白结合率为 15%～25%。但进入中枢神经系统的药量很少。

3. 药物不良反应　本品可致药疹，大剂量时可引起恶心、呕吐、腹泻、流泪、流涎等，严重时可出现共济失调、惊厥、昏迷、语言不清、焦虑不安、恐惧甚至心搏骤停。

4. 药物相互作用

（1）本品不宜与去极化型肌松药合用。

（2）本品不宜与 β 受体拮抗剂合用。

（3）某些能干扰肌肉传递的药物如奎尼丁，能使本品作用减弱，不宜合用。

八、注意事项

1. 禁用　过敏体质者禁用。癫痫、心绞痛、室性心动过速、机械性肠梗阻或泌尿道梗阻及哮喘患者禁用。心律失常、窦性心动过缓、血压下降、迷走神经张力升高患者禁用。

2. 慎用　甲状腺功能亢进症和帕金森病等患者慎用。

3. 用药注意事项　过量时可导致胆碱能危象，甚至心搏骤停。常规给予阿托品对抗之。

九、药物稳定性及贮藏条件

遮光，密闭保存。

十、药物经济性评价

基本药物（注射液：1ml：0.5mg、2ml：1mg），医保甲类，《中国药典》（2020年版）收载。

利　鲁　唑

一、药品名称

1. 英文名　Riluzole
2. 化学名　2-氨基-6-三氟甲氧基苯并噻唑

二、药品成分

利鲁唑

三、剂型与规格

利鲁唑片　50mg

四、适应证及相应的临床价值

1. 本处方药用于影响肌肉力量的神经系统疾病　肌萎缩侧束硬化症。

2. 临床价值　首选。

五、用法用量

1. 儿童　因为利鲁唑应用于儿童或青少年的有关神经变性作用的有效性及安全性尚未确立，在儿童中不推荐使用本品。

2. 成人　利鲁唑片：肌萎缩侧束硬化症推荐剂量为每次1片本品，每日2次。每日定时口服，如早晚各一片。如漏服一次，按原计划服用下一片。

六、特殊人群用药

1. 妊娠期　处于妊娠期或怀疑妊娠者，不可使用利鲁唑。

2. 哺乳期　服用利鲁唑期间不可喂乳。如果需母乳喂养，请咨询医师。

3. 肾功能损害　因为在此人群尚未进行重复给药研究，利鲁唑不推荐用于肾功能损害的患者。

4. 肝功能损害　利鲁唑慎用于有肝功能异常史的患者。

七、药理学

1. 药效学及作用机制　虽然肌萎缩侧索硬化症（ALS）的发病机制尚未完全阐明。但有学说认为在此疾病中谷氨酸（是中枢神经系统主要的兴奋型神经递质）是造成细胞死亡的原因。

利鲁唑的作用机制尚不清楚。利鲁唑通过抑制脑内神经递质（谷氨酸及天冬氨酸）的释放，抑制兴奋性氨基酸的活性及稳定电压依赖性钠通道的失活状态来表现其神经保护作用，多种体外细胞模型均证明了利鲁唑可减少兴奋性递质的毒性作用，增加细胞的存活率。

试验表明：ALS患者的脑脊液能降低胎鼠皮质神经元细胞的存活率，5×10^{-7} mol/L的利鲁唑则有效对抗这种作用（细胞存活率从44.7%提高到60.6%）。1×10^{-4} mol/L的利鲁唑可使1×10^{-4} mol/L NMDA作用下的新生大鼠海马CA1锥体神经元细胞的存活率由6%提高到38%。此外整体试验研究中，采用一种表达人突变的Cu/Zn SOD的转基因小鼠为实验模型，利鲁唑以饮水的方式给药，药液浓度为100mg/L，小鼠出生后50日开始饮用。结果表明利鲁唑可明显延缓小鼠的平均死亡时间，生存期增加了13~15日（比对照组增加了11%）。

2. 药代动力学　在健康男性志愿者中，单一剂量口服25~300mg以及每日2次重复口服25~100mg利鲁唑，对其药代动力学进行评估。血药浓度水平的升高与剂量成线性关系，其药代动力学特征是非剂量依赖性的。重复剂量给药时（50mg利鲁唑片每日2次，10日疗程），利鲁唑原型在血浆中蓄积至单一剂量的2倍，并于5日内到达稳态期。

吸收：利鲁唑口服后吸收迅速，并于60~90分钟内达最大血浆浓度[C_{max} = (173±72)(SD) ng/ml]。大约剂量的90%被吸收，绝对生物利用度为60%±18%。在高脂饮食的同时服用利鲁唑，其吸收率及吸收程度下降（C_{max}降低44%，曲线下面积降低17%）。

分布：利鲁唑在体内分布广泛，可通过血脑屏障。利鲁唑的分布容积为245L±69L（3.4L/kg）。利鲁唑的蛋白结合率大约为97%，主要与血浆白蛋白及脂蛋白结合。

代谢：利鲁唑主要以原型存在于血浆中，并由细胞色素P-450广泛代谢继而糖脂化。在体外试验中利用预备的人体肝显示细胞色素P-450 1A2为主要的利鲁唑代谢有关的同工酶。在尿中的代谢产物为3种酚衍生物，1种脲基衍生物及原型利鲁唑。已鉴别和非结合的代谢产物在动物中不显示利鲁唑的药效特性，因此在人体中未做研究。

排泄：排泄半衰期范围在9~15小时，利鲁唑主要从尿液中排出。尿中总排泄率为剂量的90%。葡糖醛酸衍生物占尿中代谢产物的85%以上。仅有剂量2%的利鲁唑以原型存在于尿中。利鲁唑在老年健康志愿者的药代动力学参数没有变化，因此在老年人群中对利鲁唑的使用没有特殊要求。本药在肾功能低下者体内的代谢与在健康成人体内的代谢无显著差异，但轻度、中度慢性肝功能不全患者的AUC分别增加1.7倍及3倍。提示利鲁唑在有肝病及转氨酶高于正常值上限 3 倍的患者中不宜使用。

3. 药物不良反应　本品常见的不良反应为疲劳、胃部不适及血浆转氨酶水平升高。其他不良反应较少见,例如胃疼、头疼、呕吐、心跳加快、头晕、嗜睡、过敏反应或胰腺炎症(胰腺炎)。偶见嗜中性粒细胞减少症。

本品可能产生未在此列出的其他不良反应。如在患者服用本品时健康状况发生任何变化,请告知医师或药师。

4. 药物相互作用　尚无临床研究以评估利鲁唑与其他药品的交互作用。使用人肝微粒体制剂的体外研究提示 CYP1A2 为参与利鲁唑初始氧化代谢的主要同工酶。CYP1A2 的抑制剂(如咖啡因、双氯酸钠、地西泮、尼麦角林、氯米帕明、丙咪嗪、氟伏沙明、非那西丁、茶碱、阿米替林以及喹诺酮类)可潜在降低利鲁唑的清除率。而 CYP1A2 的诱导剂(如卷烟气、炭烤的食物、利福平以及奥美拉唑)可增加利鲁唑的清除率。

八、注意事项

1. 禁用　对本品及其任何成分过敏者禁用;肝疾病或基线转氨酶高于正常上限 3 倍者禁用;处于妊娠期及哺乳期者禁用。

2. 慎用　慎用于有肝功能异常史的患者,不推荐用于肾功能损害的患者。

3. 用药注意事项　肝损害:利鲁唑慎用于有肝功能异常史的患者,或血清转氨酶[GPT、GOT 升至 3 倍正常上限(ULN)]、胆红素和/或 γ-谷氨酰转移酶(GGT)水平轻度增高的患者。肝功能检测指标的基线增高(特别是胆红素升高)须禁止利鲁唑的使用。因为有肝炎的风险,在利鲁唑治疗前和治疗过程中应该进行血清转氨酶,包括 GPT 的检测。在治疗的最初 3 个月,须每月检测 GPT,在第 1 年每 3 个月检测 1 次,以后每年 1 次。在发生 GPT 水平增高的患者,须更为频繁地进行 GPT 水平的检测。如果 GPT 水平增加至 5 倍 ULN,利鲁唑须停药。在发生 GPT 增加至 5 倍 ULN 的患者尚无减量或再次给药的经验。不推荐利鲁唑在这种情况患者的再次给药。

中性粒细胞减少症:须警告患者向其医师报告所有的发热疾病。发热疾病的报告须提醒医师检查白细胞计数,在中性粒减少情况下停止利鲁唑的使用。

肾损害:在中度或重度慢性肾功能不全(肌酐清除率为 10~50ml/min)的患者和健康志愿者单次口服 50mg 利鲁唑给药后,其药代动力学参数无显著差异。本品不推荐用于肾功能损害的患者,因为在此人群尚未进行重复给药的研究。

对驾车和使用机器能力的影响:须警告患者有头晕或眩晕的可能,并建议其当发生这些症状时不要驾车或操作机器。

九、药物稳定性及贮藏条件

室温保存。远离儿童放置。

十、药物经济性评价

医保乙类,《中国药典》(2020 年版)收载。

5　阿尔茨海默病药物

多奈哌齐

一、药品名称

1. 英文名　Donepezil
2. 化学名　(±)-2-[(1-苄基-4-哌啶基)甲基]-5,6-二甲氧基-1-茚酮

二、药品成分

盐酸多奈哌齐

三、剂型与规格

盐酸多奈哌齐片　10mg
盐酸多奈哌齐胶囊　5mg

四、适应证及相应的临床价值

1. 轻度或中度阿尔茨海默型痴呆症状。
2. 临床价值　首选。

五、用法用量

1. 儿童　盐酸多奈哌齐不推荐用于儿童。
2. 成人　盐酸多奈哌齐片,口服给药。①初始治疗用量每日 1 次,每次 5mg(以盐酸多奈哌齐计)。盐酸多奈哌齐应于晚上睡前口服每日 5mg 的剂量应至少维持一个月,以评价早期的临床反应,及达到盐酸多奈哌齐稳态血药浓度。每日 5mg 治疗一个月,并做出临床评估后,可以将盐酸多奈哌齐的剂量增加到每日 1 次,每次 10mg(以盐酸多奈哌齐计)。②推荐最大剂量为 10mg。大于每日 10mg 的剂量未做过临床试验。停止治疗后,盐酸多奈哌齐的疗效逐渐减退。中止治疗无反跳现象。

盐酸多奈哌齐胶囊,口服给药。①初始治疗用量每日 1 次,每次 5mg,应晚上睡前口服。每日 5mg 的剂量应至少维持一个月,以评价早期的临床反应,及达到盐酸多奈哌齐稳态血药浓度。用每日 5mg 治疗一个月,做出临床评估后,可以将剂量增加到每日 1 次,每次 10mg。推荐最大剂量为 10mg。大于每日 10mg 的剂量未做过临床试验。未进行过超过 6 个月的与安慰剂对照的临床试验。②停止治疗后,盐酸多奈哌齐疗效逐渐减退。中止治疗无反跳现象。

3. 老年人　老年人用法用量与成人一致。

六、特殊人群用药

1. 妊娠期　以约 80 倍人用剂量在妊娠大鼠和 50 倍人用剂量在家兔中做的致畸实验结果未发现有致畸性。但以 50 倍人用剂量在妊娠大鼠所做的实验中,从孕 17 日至产后 20 日给药,死产轻微增多,并且产后 4 日仔鼠存活率轻度下降。但在约 15 倍人用剂量的下一个低剂量时,未发现异常作用。目前尚无将多奈哌齐用于孕妇的临床资料。因此,

本品孕妇禁用。

2. 哺乳期 尚无哺乳期妇女用药的安全有效性研究资料，故服用本品妇女不能哺乳。

3. 肾功能损害 对于肾功能不全的患者，由于盐酸多奈哌齐的清除并不受此影响，故服用方法与正常人相似。

4. 肝功能损害 对于轻至中度肝功能不全患者，由于可能的影响，建议根据个体耐受度适当调整剂量。尚无严重肝功能不全患者用药的临床资料。

七、药理学

1. 药效学及作用机制 盐酸多奈哌齐可逆性地抑制乙酰胆碱酯酶对乙酰胆碱的水解，从而提高脑内乙酰胆碱的浓度，因此可能通过增强胆碱能神经的功能发挥治疗作用。若按上述作用机制推测，随着病程的进展，功能完整的胆碱能神经元渐趋减少，多奈哌齐的作用可能会减弱，目前尚无证据表明多奈哌齐改变痴呆的基础病程。

2. 药代动力学

吸收：口服 3~4 小时后达到最高血浆浓度。血浆浓度和药时曲线下面积与剂量成正比。消除半衰期约 70 小时，所以多次每日单剂量给药将缓慢达到稳态。治疗开始后 3 周内达稳态。稳态后，血浆盐酸多奈哌齐浓度和相应的药效学活性在一日中变化很小。饮食对盐酸多奈哌齐的吸收无影响。

分布：约 95% 的盐酸多奈哌齐与人血浆蛋白结合。有活性的代谢产物 6-O-去甲基多奈哌齐的血浆蛋白结合情况尚不清楚。盐酸多奈哌齐在不同组织中的分布尚未明确研究。但是，在健康成年男性志愿者中做的放射性质量平衡研究中，给予单剂^{14}C 标记的 5mg 盐酸多奈哌齐 240 小时后，仍有 28% 的标记物未被回收，表明盐酸多奈哌齐和/或其代谢物可能在体内存在 10 日以上。

代谢或排泄：盐酸多奈哌齐以原型由尿排泄或由细胞色素 P-450 系统代谢为多种代谢产物，其中有些尚未确定。服用单剂^{14}C 标记的盐酸多奈哌齐 5mg 后，血浆放射性（以服用剂量的百分比表示），主要为盐酸多奈哌齐原型（30%）、6-氧-去甲基多奈哌齐（11%，唯一具有盐酸多奈哌齐相似活性的代谢物）、顺式-N-氧-多奈哌齐（9%）、5-氧-去甲基多奈哌齐（7%）和 5-氧-去甲基多奈哌齐的葡糖醛酸结合物（3%）。约见 57% 的总放射物从尿中回收（有 17% 是没有转化的多奈哌齐），14.5% 从粪便中回收，提示生物转化和尿排泄为消除的主要途径。

尚无证据表明盐酸多奈哌齐和/或其代谢产物有肝肠循环。血浆中多奈哌齐浓度以半衰期 70 小时代谢。性别、种族和吸烟史对血浆盐酸多奈哌齐浓度的影响在临床上无显著差异。多奈哌齐的药代动力学还没有在健康的老年人或阿尔茨海默病患者中进行过正式的研究，但是，患者的平均血浆浓度与那些年轻的健康志愿者的数值相近。对于轻至中度肝功能不全患者，多奈哌齐的稳态浓度有增高的现象；平均 AUC 增高 48%，平均 C_{max} 增高 39%。

3. 药物不良反应

（1）最常见的不良反应有腹泻、肌肉痉挛、乏力、恶心、呕吐和失眠。

（2）常见：普通感冒、食欲缺乏、腹泻、恶心、呕吐、胃肠功能紊乱、皮疹、瘙痒症、幻觉、焦虑、易激惹、攻击行为、昏厥、眩晕、失眠、肌肉痉挛、尿失禁、头痛、疲劳、疼痛、意外伤害。

（3）少见：癫痫、心动过缓、胃肠道出血、胃溃疡、十二指肠溃疡、血肌酸激酶浓度的轻微升高。

（4）罕见：锥体外系症状、窦房传导阻滞、房室传导阻滞、肝功能异常、肝炎。

（5）在昏厥或癫痫的患者中，要考虑心脏传导阻滞或长期窦性间隙。有包括幻觉、易激惹和攻击行为的精神错乱的报告，解决的办法是减量或停止治疗。如果出现不能解释的肝功能异常，应当考虑停用盐酸多奈哌齐。

（6）对驾驶及操作机器能力的影响：阿尔茨海默型痴呆可能会影响驾驶或操作机器的能力。另外，多奈哌齐可以引起乏力、头晕和肌肉痉挛，主要是在开始服用药物或增加药物剂量时。对于服用多奈哌齐的阿尔茨海默病患者继续驾驶或操作复杂机器的能力应当由治疗医师作出常规的评估。

4. 药物相互作用 应用多奈哌齐的临床经验目前尚有限，还没有记录到所有可能出现的相互作用。开处方医师应当清楚可能会发生的新的未知的与多奈哌齐的相互作用。盐酸多奈哌齐和/或任一代谢产物都不抑制茶碱、华法林、西咪替丁或地高辛在人体内的代谢。盐酸多奈哌齐的代谢不被同时服用地高辛或西咪替丁所影响。活体外试验显示细胞色素酶 P-450 系统的同工酶 3A4 和很小限度参与的同工酶 2D6 与多奈哌齐的代谢有关。活体外的药物间相互作用研究显示酮康唑和奎尼丁，分别是 CYP3A4 和 CYP2D6 的抑制剂，抑制多奈哌齐的代谢。

因此，CYP3A4 的抑制剂如伊曲康唑和红霉素，和 CYP2D6 的抑制剂如氟西汀能够抑制多奈哌齐的代谢。在对健康志愿者进行的研究中，酮康唑可增加多奈哌齐的酶诱导剂浓度（平均大约 30%），如利福平、苯妥英钠、卡马西平和乙醇可能降低多奈哌齐的浓度。因为抑制或者诱导作用的程度还不知道，类似药物的联合应用应当非常谨慎。

盐酸多奈哌齐有与抗胆碱能药物相互作用的可能。也有与共同治疗的药物如琥珀胆碱、其他神经-肌肉接头阻滞剂或胆碱能激动剂或 β 受体拮抗剂（其影响心肌的传导）等有协同作用的可能。

八、注意事项

1. 禁用 禁用于对盐酸多奈哌齐、哌啶衍生物或制剂中赋形剂有过敏史的患者；禁用于孕妇。

2. 慎用 对于轻至中度肝功能不全患者，由于可能的影响，建议根据个体耐受度适当调整剂量。尚无严重肝功能不全患者用药的临床资料。

3. 用药注意事项 应当由一个在阿尔茨海默型痴呆的诊断和治疗方面有经验的医师开始并监督盐酸多奈哌齐的治疗。通过公认的标准（如 DSM Ⅳ、ICD10）来诊断，只有当患者有可靠的照料者并且能够经常监控患者服用药物时才能开始多奈哌齐的治疗。治疗可以一直持续,只要对患者治疗的益处一直存在。因此,多奈哌齐的临床疗效应当定期被重新评估。当治疗的益处不再存在时,应当考虑终止治疗。每个患者对于多奈哌齐的反应是不能被预估的。对于那些严重的阿尔茨海默型痴呆病患者,其他类型的痴呆或其他类型的记忆损伤(例如与年龄相关的认知功能减退)患者应用盐酸多奈哌齐的效果还未被全面观察。

麻醉:盐酸多奈哌齐为胆碱酯酶抑制剂,麻醉时可能会增强琥珀酰胆碱型药物的肌肉松弛作用。

心血管系统:胆碱酯酶抑制剂因其药理作用可对心率产生迷走样作用(如心动过缓),患有"病窦综合征"或其他室上性心脏传导阻滞患者需尤其注意。曾有晕厥和癫痫发生的报道。需特别注意观察那些可能患有心脏传导阻滞或窦性停搏的患者。

消化系统:对于患溃疡病危险性大的患者,例如有溃疡病史或合用非甾体抗炎药的患者应监测其症状。但在盐酸多奈哌齐的临床试验中,与安慰剂相比,消化性溃疡或胃肠道出血的发病率未见增加。

泌尿生殖系统:拟胆碱药物可引起膀胱排出受阻,但在盐酸多奈哌齐临床试验中未见此作用。

神经系统:拟胆碱作用可能造成癫痫大发作。但癫痫也可能是阿尔茨海默病的表现之一。拟胆碱药有可能加重或诱发锥体外系症状。

呼吸系统:因其拟胆碱作用,有哮喘史或阻塞性肺疾病史的患者应慎用。服用盐酸多奈哌齐时应避免合用其他乙酰胆碱酯酶抑制剂、胆碱能系统的激动剂或拮抗剂。

九、药物稳定性及贮藏条件

应于30℃以下室温环境贮存。

十、药物经济性评价

医保乙类,《中国药典》(2020年版)收载。

卡 巴 拉 汀

一、药品名称

1. 英文名　Rivastigmine
2. 化学名　(S)-N-乙基-N-甲基-3-[1-(二甲氨基)乙基]-氨基甲酸苯酯

二、药品成分

卡巴拉汀

三、剂型与规格

重酒石酸卡巴拉汀胶囊　(1)1.5mg;(2)3.0mg;(3)4.5mg;(4)6.0mg

四、适应证及相应的临床价值

用于治疗轻、中度阿尔茨海默型痴呆的症状。

临床价值:首选。

五、用法用量

重酒石酸卡巴拉汀胶囊具体用法用量如下。

(1)与食物同服。

(2)在三项关键的临床研究中,每日2次的用法被证明有效,且耐受良好。其中一项研究也包括试用每日3次的用法,结果表明,关于药物的疗效和耐受性,该种用法可能是有益的。因此,不能耐受每日2次用法的患者,在每日服药总量相同的情况下,应该考虑分3次服用。本剂型不适合年龄小于6岁的儿童使用(存在误入气管的危险)。

(3)剂量:起始剂量3mg/d,根据个体差异,至少每隔2周增加药量,以达到最大可耐受剂量,但不应超过12mg/d。临床研究证明,服用本品≥6mg/d疗效更佳,所以大多数患者的目标剂量值应该定在6~12mg/d范围内。三项Ⅲ期临床研究中,有一项研究表明,服用低于6mg/d也有效,并由汇总的疗效数据分析所支持。

(4)剂量递增:如果服用3mg/d,经过最少2周的治疗后,耐受良好,那么剂量可以增加到6mg/d,以后日剂量增加到9mg,然后增加到12mg,都要依赖于对调整前的服用剂量具有良好的耐受性,并且只有在当前剂量水平治疗至少2周后,才可以考虑加量,如果出现不良反应(如恶心、呕吐、腹痛或食欲减退)或体重下降,可能是机体对漏服1次或多次药物所产生的反应。然而,如果这些症状持续存在,应该将日剂量降回到以前耐受良好的剂量水平。

(5)最大推荐剂量:12mg/d。肾衰或轻中度肝衰患者不必调整剂量。当增加剂量时,必须严密监控个体耐受性。但是,由于在中度肾功能损伤和轻度至中度肝功能损伤的患者中药物暴露量升高,应根据个体耐受性递增推荐剂量,并进行密切监测,因为有临床上显著肾功能损伤或肝功能损伤的患者可能发生更多不良事件。尚未在严重肝功能损伤的患者中进行研究。

(6)重新开始治疗:通常不良反应的发生率和严重程度在较高剂量水平上会增加。如果治疗中断超过3日,应该以最低日剂量重新开始,然后按照如上所述进行剂量递增,或遵医嘱。

六、特殊人群用药

1. 妊娠期　动物实验表明,重酒石酸卡巴拉汀无致畸作用。因为尚缺乏人妊娠时服用本品的安全性试验资料,所以孕妇服用本品应权衡利弊。

2. 哺乳期　在动物中,卡巴拉汀和/或代谢产物可进入乳汁。本品是否从人体的乳汁中分泌,目前尚不清楚。建议服用本品的患者停止哺乳喂养。

3. 肾功能损害　单次口服给药3mg之后,严重肾功能损伤的患者[10例,肾小球滤过率(GFR)<10ml/min]与对照受试者[10例,肾小球滤过率(GFR)≥60ml/min]相比,卡巴拉汀的血浆水平没有显著差异。在患者和健康受试者中,卡巴拉汀的清除率分别是4.8L/min和6.9L/min。但是,在中度肾功能损伤的患者(8例,GFR=10.50ml/min)中,卡巴拉汀的血浆浓度升高将近2.5倍,去氨基甲酰化酚

代谢产物的总体血浆浓度大约升高 50%。卡巴拉汀的清除率为 1.7L/min。严重和中度肾功能损伤患者之间产生这一差异的原因尚不明确。

4. 肝功能损害　口服给药之后,轻中度肝功能损伤者与健康受试者相比,卡巴拉汀的 C_{max} 大约高 60%,AUC 大约是后者的 2 倍。单次口服 3mg 卡巴拉汀或者 6mg 卡巴拉汀每日 2 次连续给药之后,轻度(7 例,Child-Pugh 得分 5~6)和中度(3 例,Child-Pugh 得分 7~9)肝功能损伤患者(10 例,经活检证明)比健康受试者(10 例)的平均口服清除率降低 60%~65%。这些药代动力学改变对不良反应的发生率或严重性都没有影响。

5. 其他人群

(1) 儿童:不推荐儿童服用本品。

(2) 老年人:在一项评价年龄对 1mg 和 2.5mg 口服卡巴拉汀药代动力学的作用的研究中,发现 1mg 剂量给药后,老年受试者(24 例,年龄在 61~71 岁)比年轻受试者(24 例,年龄在 19~40 岁)血浆中卡巴拉汀的浓度更高。在高剂量(2.5mg)给药后这一差异更加明显,在这个剂量水平老年受试者卡巴拉汀的血浆浓度比年轻受试者高 30%。去氨基甲酰化酚代谢产物的血浆浓度不受年龄的明显影响。然而在对 50~92 岁年龄段的阿尔茨海默病患者中进行的研究中发现,在此年龄段患者中不存在与年龄相关的生物利用度的差异。

七、药理学

1. 药效学及作用机制　阿尔茨海默病的病理改变主要累及从前脑基底部发出至大脑皮质和海马的胆碱能神经通路。已知这些通路与注意力、学习能力、记忆力及其他认知过程有关。重酒石酸卡巴拉汀是一种氨基甲酸类选择性作用于脑内乙酰和丁酰胆碱脂酶的抑制剂,通过延缓功能完整的胆碱能神经元所释放的乙酰胆碱的降解而促进胆碱能神经传导。动物实验数据表明,卡巴拉汀能增加脑皮质和海马区域可利用的乙酰胆碱。所以,本品可以改善阿尔茨海默病患者胆碱能介导的认知功能障碍。淀粉样蛋白斑被认为是阿尔茨海默病的主要病理特征之一,有些证据显示乙酰胆碱酯酶抑制剂能够减缓 β 淀粉样前体蛋白(APP)片段沉积所致淀粉样蛋白的形成。

卡巴拉汀通过与靶酶结合成共价复合物而使后者暂时失活。年轻的健康男性服用 3mg 重酒石酸卡巴拉汀后,在最初 1.5 小时内,脑脊液(CSF)中的乙酰胆碱酯酶活性下降近 40%。药物达到最大抑制作用后,该酶活性恢复至基础水平约 9 小时。在被研究的健康青年志愿者中,脑脊液中的丁酰胆碱酯酶的活性会出现暂时性的抑制现象,在第 3.6 小时之后,此酶的活性即恢复到基线水平。阿尔茨海默病患者 CSF 中卡巴拉汀对乙酰胆碱酯酶的抑制作用呈剂量依赖性,最大试验剂量为每日 2 次,每次 6mg,此剂量是实验中应用的最高剂量。卡巴拉汀对阿尔茨海默病患者 CSF 中的丁酰胆碱酯酶活性的抑制现象与对乙酰胆碱酯酶活性的抑制现象相似,在给予每次 6mg,每日 2 次的治疗后,丁酰胆碱酯酶活性相对于基线发生了超过 60% 的变化。在给药 12 个月(研究的最长时间)后,卡巴拉汀可以持续性抑制脑脊液中的乙酰胆碱酯酶和丁酰胆碱酯酶的活性。研究发现在脑脊液中卡巴拉汀对乙酰胆碱酯酶和丁酰胆碱酯酶活性的抑制作用的程度与阿尔茨海默病患者认知能力一系列评测的改变之间呈相关性且具有统计学意义。但是,在速度-注意力和与记忆相关的亚检测评估中发现,只有抑制脑脊液中的丁酰胆碱酯酶的活性才与上述检测指标的改善之间呈持续且显著性相关。

2. 药代动力学

吸收:重酒石酸卡巴拉汀吸收迅速而完全,约 1 小时达到血浆峰浓度。由于药物与其靶酶相互作用并饱和代谢的原因,此药物的动力学是非线性的。剂量增加后,实测的生物利用度比按照剂量增加比例预计的生物利用度要高出约 1.5 倍。服用 3mg 的绝对生物利用度约为 36%,重酒石酸卡巴拉汀(胶囊)与食物同服可使其吸收 T_{max} 延长 90 分钟,降低 C_{max} 及 AUC 增加约 30%。进食时服用卡巴拉汀口服液延迟吸收(T_{max})74 分钟,降低 C_{max} 43%,升高 AUC 大约 9%。

分布:重酒石酸卡巴拉汀与血浆蛋白结合力较弱(约 40%)。卡巴拉汀平均分布在血液和血浆中,在浓度范围 1~400ng/ml,血液与血浆部分的比率为 0.9。它容易通过血脑屏障,在 1~4 小时后达到最高浓度,脑脊液与血浆 AUC 的比率为 40%。静脉给药后体表分布容积的范围是 1.8~2.7L/kg。

代谢:重酒石酸卡巴拉汀主要通过胆碱酯酶介导的水解作用而迅速、广泛地被代谢(血浆半衰期约 1 小时),该代谢易于达到饱和状态。体外实验表明,这种代谢产物仅有微弱的乙酰胆碱酯酶抑制作用(<10%)。体外和动物实验结果表明,细胞色素 P-450 的主要同工酶很少参与重酒石酸卡巴拉汀的代谢。静脉注射 0.2mg 重酒石酸卡巴拉汀后,其总血浆清除率大约为 130L/h,静脉注射 2.7mg 后,总血浆清除率降到 70L/h。

排泄:尿中未发现重酒石酸卡巴拉汀药物原型。其代谢产物主要通过肾排泄。同位素 ^{14}C 标记的重酒石酸卡巴拉汀服用后,24 小时内绝大部分(>90%)经肾迅速排泄,仅有不到 1% 的药物经粪便排泄。阿尔茨海默病患者体内未见重酒石酸卡巴拉汀或其代谢产物蓄积。

3. 药物不良反应　最常被报道的药物不良反应为胃肠道反应,包括恶心(38%)和呕吐(23%),特别是在加量期。在临床试验中发现,女性患者更易于出现胃肠道反应和体重下降。

4. 药物相互作用　重酒石酸卡巴拉汀主要通过胆碱酯酶水解代谢。细胞色素 P-450 的同工酶很少参与其代谢。因此,本品与由这些酶代谢的其他药物间不存在药代动力学的相互作用。

对健康志愿者研究发现,本品(单剂量 3mg)与地高辛、华法林、地西泮或氟西汀间无药代动力学相互作用。华法林所致凝血酶原时间延长不受本品影响。地高辛与本品联合应用后没有发现对心脏传导产生不良的影响。

在阿尔茨海默病患者的临床研究中,本品与一些常用的处方药联合应用(如抗酸药、止吐药、抗糖尿病药、作用于中枢的降压药、β 受体拮抗剂、钙通道阻滞剂、影响肌收缩力药、抗心绞痛药、非甾体抗炎药、雌激素、止痛药、地西泮、抗组胺药等),未产生与临床有关的不良反应危险性增加。鉴于本品的药代动力学效应,本品不应该与其他拟胆碱能作用的药物联合应用,它还可能干扰抗胆碱能药物的活性。作为一种胆碱酯酶抑制剂,在麻醉期间,本品可以增强琥珀酰胆碱型肌松剂的作用。

八、注意事项

1. 禁用 已知对重酒石酸卡巴拉汀、其他氨基甲酸衍生物或其他配方成分过敏的患者禁用本品。由于未进行相关研究,严重肝损害的患者禁用。

2. 慎用 由于在中度肾功能损伤和轻度至中度肝功能损伤的患者中药物暴露量升高,应根据个体耐受性递增推荐剂量,并进行密切监测。

3. 用药注意事项 使用重酒石酸卡巴拉汀胶囊应该从1.5mg每日2次开始治疗,递增至患者的维持剂量。如果中断用药超过数日,应该以最低每日剂量重新开始治疗,以降低不良反应的发生率(例如严重呕吐)。

开始治疗和/或增加剂量时可能发生胃肠道异常,例如恶心、呕吐和腹泻。降低剂量可改善。长时间呕吐或腹泻导致脱水体征或症状的患者,应该降低剂量或停药,并给予静脉补液。

阿尔茨海默病患者在使用胆碱酯酶抑制剂时可能发生体重下降,包括卡巴拉汀在内。本品治疗期间应密切监测患者的体重。体重低于50kg的患者可能发生更多不良事件,更有可能因不良事件停止治疗。与其他拟胆碱能药物一样,当给予病态窦房综合征(SSS)或其他心脏传导阻滞(窦房传导阻滞、房室传导阻滞)的患者服用本品时,必须格外谨慎。胆碱神经兴奋可以引起胃酸分泌增多,也可能会加重尿路梗阻和癫痫发作,当治疗有此种情况的患者时,建议慎重。同其他拟胆碱药物一样,有哮喘病史或其他阻塞性肺疾病的患者需慎用重酒石酸卡巴拉汀。与其他拟胆碱药一样,卡巴拉汀可能会使锥体外系症状加剧。曾发现使用本品治疗的痴呆伴帕金森患者的帕金森症状加剧,特别是震颤。

驾驶或操作机器:阿尔茨海默症可能引起渐进性驾驶能力损伤或者影响使用机械的能力。可能引起头晕和失眠,主要是在开始治疗或增加剂量时。因此,仍应该常规由主治医师来评价阿尔茨海默病患者是否有继续驾驶或操作机器的能力。

九、药物稳定性及贮藏条件

30℃以下保存。避免儿童误取。

十、药物经济性评价

非基本药物,医保。

加兰他敏

一、药品名称

1. 英文名 Galantamine

2. 化学名 (4aS,6R,8aS)-11-甲基-3-甲氧基-4a,5,9,10,11,12-六氢-6H-苯并呋喃并[3a,3,2-ef][2]苯并氮杂䓬-6-醇

二、药品成分

氢溴酸加兰他敏

三、剂型与规格

氢溴酸加兰他敏注射液 (1)1ml:5mg;(2)1ml:2.5mg;(3)1ml:1mg
氢溴酸加兰他敏片 (1)4mg;(2)8mg(按加兰他敏计)
氢溴酸加兰他敏分散片 4mg(按加兰他敏计)

四、适应证及相应的临床价值

氢溴酸加兰他敏注射液:用于重症肌无力、脊髓灰质炎后遗症、由于神经系统的疾病或外伤所引起的感觉及运动障碍、多发性神经炎及脊神经炎及拮抗氯化筒箭毒碱及类似药物的非去极化肌松作用。

氢溴酸加兰他敏片:氢溴酸加兰他敏片用于治疗轻度到中度阿尔茨海默型痴呆症状。

氢溴酸加兰他敏分散片:本品用于治疗轻度到中度阿尔茨海默型痴呆症状。

临床价值:首选。

五、用法用量

1. 儿童 氢溴酸加兰他敏注射液:儿童一次0.05~0.1mg/kg。

2. 成人

(1)氢溴酸加兰他敏注射液:①重症肌无力、脊髓灰质炎后遗症、由于神经系统的疾病或外伤所引起的感觉及运动障碍、多发性神经炎及脊神经炎。肌内或皮下注射。每次2.5~10mg,每日1次,必要时一昼夜可注射2次,极量一日20mg。②拮抗氯化筒箭毒碱及类似药物的非去极化肌松作用。肌内注射,起始剂量5~10mg,5分钟或10分钟后按需要可逐渐增加至10~20mg。

(2)氢溴酸加兰他敏片:饭后1小时口服,开始时每次5mg,一日4次;三日后改为每次10mg,一日4次或遵医嘱。

(3)氢溴酸加兰他敏分散片:轻度到中度阿尔茨海默型痴呆症状。①口服,建议与早餐及晚餐同服。②起始剂量的推荐剂量为每次4mg,每日2次,服用4周。治疗过程中保证足够液体摄入。③维持剂量:初始维持剂量为每次8mg,每日2次,此剂量下,患者至少维持4周。医师在对患者临床疗效及耐受性进行综合评价后,可以将剂量提高到临床最高推荐剂量,每次12mg,一日2次。④本品无停药反应。

3. 老年人 氢溴酸加兰他敏片:高龄体衰患者应减量服用。

六、特殊人群用药

1. 妊娠期 尚无孕妇服用加兰他敏的数据,因此孕妇

服用加兰他敏应权衡利弊。

2. 哺乳期 尚不明确加兰他敏是否从母乳排出,对哺乳期妇女尚无研究数据,因此服用本品的妇女不应进行哺乳。

3. 肾功能损害 肌酐清除率高于 9ml/min 的肾功能损害患者无须进行剂量调整。而肌酐清除率低于 9ml/min 的严重肾功能损害患者因为缺乏研究数据,所以不建议使用加兰他敏。

4. 肝功能损害 有中度肝功能损害患者在服药的第一个星期应从每次 4mg,每日 1 次开始,最好在早晨服药。然后加到每次 4mg,每日 2 次,至少保持 4 周。对于肝功能损害的患者,加兰他敏的维持剂量不应超过每次 8mg,每日 2 次。不建议严重肝功能损害的患者使用加兰他敏。

5. 其他人群

(1) 儿童:尚无儿童使用加兰他敏的数据,因此不建议儿童使用加兰他敏。

(2) 老年人:尚未进行老年人用药的相关研究,但从阿尔茨海默病患者临床数据显示,加兰他敏血药浓度在老年患者中比健康年轻患者高 30%～40%。

七、药理学

1. 药效学及作用机制 加兰他敏是一种选择性、竞争性及可逆性的乙酰胆碱酯酶抑制剂。此外,加兰他敏还可通过与烟碱型受体变构位点结合而提高乙酰胆碱的内在作用。通过以上作用机制增强了胆碱能系统的活性,改善阿尔茨海默病患者的认知功能。

2. 药代动力学 本品是一个高生物利用度、低清除率、中等分布容积和低蛋白结合的药物,其清除为双向模式。根据人体生物利用度研究结果及文献资料:本品口服吸收快,1 小时左右达峰浓度,峰值血药浓度为 (56.81 ± 10.40) ng/ml,终末半衰期大约为 (8.22 ± 1.62) 小时,与食物同服,吸收速度减慢,但总吸收量不受影响。本品可透过血脑屏障,脑内药物浓度为血浆 3 倍,药物的组织分布依次为肾、肝、脑,主要通过肾排除体外。

3. 药物不良反应

(1) 神经系统:常见有疲劳、头晕眼花、头痛、发抖、失眠、梦幻。罕见有肌张力亢进、感觉异常、失语症和运动功能亢进等。

(2) 胃肠系统:腹胀、反胃、呕吐、腹痛、腹泻、食欲缺乏及体重减轻、消化不良等较常见,尚有吞咽困难、消化道出血的报道。

(3) 心血管系统:可见心动过缓、心律失常。罕见低血压。

(4) 血液系统:可见贫血,偶见血小板减少。

(5) 内分泌和代谢系统:偶见血糖增高,曾有低钾血症的报道。

4. 药物相互作用 本品具有潜在的削弱抗胆碱功能药物治疗效果的作用。与类胆碱作用物以及其他胆碱酯酶抑制剂合用具有协同作用。本品与甲氢咪胍、酮康唑合用,可提高本品的生物利用度。与红霉素合用,可减低本品的疗

效。有报道本品与地高辛合用时出现房室传导阻滞。

八、注意事项

1. 禁用 ①对本品中任一成分过敏者禁用;②加兰他敏为胆碱酯酶抑制剂,在麻醉的情况下禁止使用;③心绞痛及心动过缓者禁用;④严重哮喘或肺功能障碍的患者禁用;⑤重度肝损害者禁用;⑥重度肾损害者禁用;⑦机械性肠梗阻、尿路阻塞或膀胱术后恢复期患者禁用。

2. 慎用 有消化性溃疡病史或同时使用非甾体抗炎药的患者慎用。中度肝损害的患者慎用本品,必要时应适当减量。中度肾损害的患者慎用本品,必要时应减量使用。

3. 用药注意事项 本品可能引起头晕、嗜睡,会影响驾驶及操作机械的能力,特别是在服药的第 1 周内,因此建议服药期间,避免驾驶和机械操作。

九、药物稳定性及贮藏条件

密封保存。

十、药物经济性评价

医保乙类,《中国药典》(2020 年版)收载。

美 金 刚

一、药品名称

1. 英文名 Memantine
2. 化学名 1-氨基-3,5-二甲基金刚烷胺

二、药品成分

盐酸美金刚

三、剂型与规格

盐酸美金刚片 (1)5mg;(2)10mg

四、适应证及相应的临床价值

治疗中重度至重度阿尔茨海默型痴呆。
临床价值:首选。

五、用法用量

1. 成人 口服给药。美金刚片剂可空腹服用,也可随食物同服。每日最大剂量20mg。为了减少副作用的发生,在治疗的前 3 周应按每周递增 5mg 剂量的方法逐渐达到维持剂量,具体为治疗第 1 周的剂量为每日5mg(半片,晨服),第 2 周每日 10mg(每次半片,每日 2 次),第 3 周每日 15mg(早上服 1 片,下午服半片),第 4 周开始以后服用推荐的维持剂量每日 20mg(每次 1 片,每日 2 次)。

2. 老年人 65 岁以上患者的推荐剂量为每日 20mg(每次 10mg,每日 2 次)。

六、特殊人群用药

1. 妊娠期 目前尚无本品用于孕妇的临床资料。动物

实验显示在给予相当于或略高于人体用药剂量水平的美金刚时可能导致胎儿宫内发育迟缓。对人体的潜在危险性尚不清楚。除非明确需要,在妊娠期不应服用本品。

2. 哺乳期 尚不明确美金刚是否能够从母乳中泌出,但是考虑到美金刚的亲脂性,这种可能性是存在的。因此哺乳期妇女服用本品时应停止哺乳。

3. 肾功能损害 对于肾功能轻度损害(血清肌酐水平不超过 130mmol/L)患者,无须调整剂量。对于中度肾功能损害[肌酐清除率 40~60ml/(min·1.73m^2)]患者,应将本品剂量减至每日 10mg。目前尚无本品用于严重肾功能损害[肌酐清除率小于 9ml/(min·1.73m^2)]患者的资料,因此不推荐此类患者使用本品。

4. 肝功能损害 目前尚无美金刚应用于肝功能损害患者的资料。尿液 pH 升高的患者服用本品时必须进行密切监测。心肌梗死、失代偿性充血性心力衰竭和未有效控制的高血压患者应用美金刚的资料有限,因此此类患者服用本品时应密切观察。

七、药理学

1. 药效学及作用机制 越来越多的证据显示谷氨酸能神经递质功能障碍(尤其是 NMDA 受体功能损害时)会表现出神经退行性痴呆的临床症状和疾病进展。美金刚是一种电压依赖性、中等程度亲和力的非竞争性 NMDA 受体拮抗剂。它可以阻断谷氨酸浓度病理性升高导致的神经元损伤。

2. 药代动力学 美金刚的绝对生物利用度约为 100%,T_{max} 为 3~8 小时,食物不影响美金刚的吸收。在 10~40mg 剂量范围内的药代动力学呈线性。血浆蛋白结合率为 45%。在人体内,约 80% 以原型存在。在人体内的主要代谢产物为 N-3,5-二甲基-葡糖醛酸苷、4-羟基美金刚和 6-羟基美金刚的同质异构体混合物以及 1-亚硝基-3,5-二甲基-金刚烷胺。这些代谢产物都不具有 NMDA 拮抗活性。在离体实验中未发现本品经细胞色素 P-450 酶系统代谢。在一项口服 ^{14}C-美金刚的研究中,平均 84% 的本品在 20 日内排出体外,99% 以上经肾排泄。本品的消除半衰期 $t_{1/2}$ 为 60~100 小时。在肾功能正常的志愿者中,总体清除率(Cl)为 170ml/(min·1.73m^2),其中部分总体肾清除率是通过肾小管分泌来实现的。肾小管还可重吸收美金刚,可能与阳离子转运蛋白的参与有关。在尿液呈碱性条件时,本品的肾清除率下降到 1/9~1/7。而碱性尿液可见于饮食习惯骤然改变(如从肉食转为素食时)或摄入大量呈碱性的胃酸缓冲液时。特殊患者人群在肾功能正常或减退[肌酐清除率 50~100ml/(min·1.73m^2)]的老年志愿者中,肌酐清除率与美金刚的总肾清除率显著相关。还未研究肝疾病对美金刚药代动力学的影响。由于美金刚只有很小部分被代谢,且代谢产物不具有 NMDA 拮抗剂活性,因此当存在轻中度肝功能障碍时,美金刚的药代动力学特性不会发生具有临床意义的改变。

药代动力学/药效学关系:美金刚剂量为每日 20mg 时,脑脊液(CSF)中的美金刚浓度达到其 k_i 值(k_i=抑制常数),即在人体的额叶皮层为 0.5μmol。

3. 药物不良反应 本品的不良事件总发生率与安慰剂水平相当,且所发生的不良事件通常为轻中度。本品的常见不良反应(发生率低于 2%)有幻觉、意识混沌、头晕、头痛和疲倦。少见的不良反应(发生率为 0.1%~1%)有焦虑、肌张力增高、呕吐、膀胱炎和性欲增加。根据自发报告,有癫痫发作的报告,多发生在有惊厥病史的患者。

4. 药物相互作用 根据本品的药理作用和作用机制,可能有下列相互作用:在合并使用 NMDA 拮抗剂时,左旋多巴、多巴胺受体激动剂和抗胆碱能药物的作用会增强,巴比妥类和神经阻滞剂的作用有可能减弱。美金刚与抗痉挛药物(如丹曲洛林或巴氯芬)合用时可以改变这些药物的作用效果,因此需要进行剂量调整。因为美金刚与金刚烷胺在化学结构上都是 NMDA 拮抗剂,因此应避免合用,以免发生药物中毒性精神病。同样道理,也不应将美金刚与氯胺酮或右美沙芬合用。在已发表的一个报道中,美金刚与苯妥英钠合用可能风险增加。由于其他药物(如西咪替丁、雷尼替丁、普鲁卡因胺、奎尼丁、奎宁以及尼古丁)与金刚烷胺共用相同的肾阳离子转运系统,因此也有可能与美金刚产生相互作用,导致血浆水平升高的潜在风险。美金刚与氢氯噻嗪或任何一个含氢氯噻嗪的复方制剂合并应用时有可能使氢氯噻嗪的血清水平降低。美金刚在离体条件下不抑制细胞色素酶(CYP1A2、CYP2A6、CYP2C9、CYP2D6、CYP2E1、CYP3A)、环氧化物水解酶和硫酸化以及含单氧化酶的黄素的活性。

八、注意事项

1. 禁用 对本品的活性成分或其赋形剂过敏者禁用。

2. 慎用 癫痫患者、有惊厥史或癫痫易感体质的患者应用美金刚时应慎重。

3. 用药注意事项 中重度至重度阿尔茨海默型痴呆病通常会导致驾驶和机械操作能力的损害,而且本品可能改变患者的反应能力,因此服用本品的患者在驾车或操作机械时要特别小心。

九、药物稳定性及贮藏条件

密封,室温(10~30℃)保存。存放在儿童取不到的地方。

十、药物经济性评价

医保乙类。

6 帕金森药物

金 刚 烷 胺

一、药品名称

1. 英文名 Amantadine

2. 化学名 三环[3.3.1.1$^{3.7}$]癸烷-1-胺

二、药品成分

盐酸金刚烷胺

三、剂型与规格

盐酸金刚烷胺片 0.1g
盐酸金刚烷胺颗粒 （1）6g：60mg；（2）12g：140mg
盐酸金刚烷胺糖浆 （1）0.5%：10ml；（2）0.5%：60ml；（3）0.5%：100ml
盐酸金刚烷胺胶囊 0.1g

四、适应证及相应的临床价值

1. 帕金森病、帕金森综合征、药物诱发的锥体外系疾患，一氧化碳中毒后帕金森综合征及老年人合并有脑动脉硬化的帕金森综合征。
2. 防治 A 型流感病毒所引起的呼吸道感染。
临床价值：首选。

五、用法用量

1. 儿童 ①盐酸金刚烷胺片：抗病毒。口服给药。小儿每次 1.5~3mg/kg（3/200~3/100 片/kg），8 小时 1 次，或每次 2.2~4.4mg/kg（11/500~11/250 片/kg），12 小时 1 次；9~12 岁儿童，每 12 小时口服 100mg（1 片）；12 岁及 12 岁以上，用量同成人。②盐酸金刚烷胺颗粒：温开水冲服。用药剂量，1~9 岁儿童，每 8 小时 1.5~3mg/kg，每日剂量不超过 150mg；9 岁以上儿童，每次 100mg，每 12 小时 1 次。③盐酸金刚烷胺糖浆：口服，每日 2 次。用药剂量，1~2 岁，4~5ml；2~4 岁，5~7ml；4~6 岁，7~8ml；6~9 岁，8~10ml；9~14 岁，10~14ml。

2. 成人 盐酸金刚烷胺片：①帕金森病、帕金森综合征口服。每次 100mg（1 片），每日 1~2 次，一日最大剂量为 400mg（4 片）；②抗病毒口服。每次 200mg（2 片），每日 1 次；或每次 100mg（1 片），每 12 小时 1 次。

六、特殊人群用药

1. 妊娠期 本品可通过胎盘，在动物实验已发现大鼠每日用 50mg/kg（为人类常用量的 12 倍）时，对胚胎有毒性且能致畸胎，孕妇应慎用。
2. 哺乳期 本品可由乳汁排泄，哺乳期妇女禁用。
3. 其他人群
（1）儿童：新生儿和 1 岁以下婴儿禁用。
（2）老年人：慎用。

七、药理学

1. 药效学及作用机制 本品原为抗病毒药，其抗帕金森病机制主要是促进纹状体多巴胺的合成和释放，减少神经细胞对多巴胺的再摄取，并有抗乙酰胆碱作用，从而改善帕金森病患者的症状。
2. 药代动力学 口服吸收快而完全，2~4 小时血药浓度达峰值，每日服药者在 2~3 日内可达稳态浓度。本品可通过胎盘及血脑屏障。半衰期为 11~15 小时。口服后主要由肾排泄，90% 以上以原型经肾随尿排出，部分可被动重吸收，在酸性尿中排泄率增加，少量由乳汁排泄。总清除率（Cl）16.5L/h。老年人肾清除率下降。

3. 药物不良反应 ①眩晕、失眠和神经质，恶心、呕吐、食欲缺乏、口干、便秘；②偶见抑郁、焦虑、幻觉、精神错乱、共济失调、头痛，罕见惊厥；③少见白细胞减少、中性粒细胞减少。

4. 药物相互作用 本品与乙醇合用，使中枢抑制作用加强。本品与其他抗帕金森病药、抗胆碱药、抗组胺药、吩噻嗪类或三环类抑郁药合用，可使抗胆碱反应加强。本品与中枢神经兴奋药合用，可加强中枢神经的兴奋，严重者可引起惊厥或心律失常。

八、注意事项

1. 禁用 哺乳期妇女禁用；新生儿和 1 岁以下婴儿禁用。
2. 慎用 孕妇应慎用；老年人慎用。
3. 用药注意事项 下列情况下应在严密监护下使用：有癫痫史、精神错乱、幻觉、充血性心力衰竭、肾功能不全、外周血管性水肿或直立性低血压的患者。治疗帕金森病时不应突然停药。用药期间不宜驾驶车辆，操纵机械和高空作业。每日最后一次服药时间应在下午 4 时前，以避免失眠。

九、药物稳定性及贮藏条件

遮光，密封保存。

十、药物经济性评价

基本药物（片剂：0.1g），医保甲类，《中国药典》（2020 年版）收载。

阿扑吗啡

一、药品名称

1. 英文名 Apomorphine
2. 化学名 （R）-6-甲基-5,6,6α,7-四氢-4H-二苯并[de,g]喹啉-10,11-二酚

二、药品成分

盐酸阿扑吗啡

三、剂型与规格

盐酸阿扑吗啡注射液 1ml：5mg

四、适应证及相应的临床价值

中枢性催吐药：主要用于抢救意外中毒且不能洗胃的患者；常用于治疗石油蒸馏液吸入患者，如煤油、汽油、煤焦油、燃料油或清洁液等，以防止严重的吸入性肺炎。
临床价值：首选。

五、用法用量

1. 儿童　皮下注射,0.07~0.1mg/kg。

2. 成人　皮下注射,每次 2~5mg;极量为每次 5mg。不得重复使用。

六、特殊人群用药

1. 儿童　幼儿对阿扑吗啡的易感性高,应慎用。

2. 老年人　老年衰弱患者对阿扑吗啡的易感性增高,应慎用。

七、药理学

1. 药效学及作用机制　本品由吗啡分子去除一个水分子而得,其结构与多巴胺相近,具有激动多巴胺 D_2 受体作用,国外(据 MARTINDALE)有用于帕金森病的诊断和处理,认为有助于控制"开-关"现象。在国内,本品主要用于催吐,它可直接兴奋催吐化学敏感区,前庭中枢亦受到刺激,运动可增加本品的催吐作用。此外,阿扑吗啡尚有镇定作用。

2. 药代动力学　口服作用弱而迟缓,皮下注射后成人在 5~10 分钟、儿童在 1~2 分钟开始催吐作用。在肝内代谢,由肾排泄,其中有极少量以原型排出。

3. 药物不良反应　中枢抑制的呼吸短促、呼吸困难或心动过缓;用量过大可引起持续性呕吐;昏睡、晕厥和直立性低血压等;快速或不规则的呼吸、疲倦无力、颤抖或心率加快,以及中枢神经刺激反应。

4. 药物相互作用　①先期服用止吐药,可降低阿扑吗啡的催吐效应;②对中枢神经系统起抑制作用的吩噻嗪类镇吐药与本品伍用,可导致严重的呼吸和循环抑制,产生不良反应或延长睡眠;③纳洛酮可以对抗本品的催吐作用对中枢神经与呼吸等的抑制;④在服用口服避孕药期间服用本品,可使本品镇静作用减弱。

八、注意事项

1. 禁用　对本药品过敏的患者禁用。

2. 慎用　幼儿、老年人应慎用。

3. 用药注意事项　皮下注射 5~10 分钟后先出现恶心、面色苍白,继而发生呕吐;交叉过敏,对吗啡及其衍生物过敏的患者,对阿扑吗啡也常过敏;禁用于士的宁或误吞入强酸或强碱等腐蚀剂的中毒,因其可加重士的宁中毒的程度,以及使受腐蚀的食管损害加剧;对麻醉药物中毒的患者,由于中枢已被抑制,本品常难奏效,甚至可能加重其抑制作用,故不适用;为提高疗效,注药前应先喝水,成人 250ml;给药过程中可出现血清催乳素浓度降低;阿扑吗啡遇光易变质,变为绿色者即不能使用。

九、药物稳定性及贮藏条件

遮光,密封,在凉暗处保存。

十、药物经济性评价

《中国药典》(2020 年版)收载。

苯　海　索

一、药品名称

1. 英文名　Trihexyphenidyl

2. 化学名　(±)-α-环己基-α-苯基-1-哌啶丙醇

二、药品成分

盐酸苯海索

三、剂型与规格

盐酸苯海索片　2mg

四、适应证及相应的临床价值

1. 用于帕金森病、帕金森综合征。

2. 用于药物引起的锥体外系疾患。

临床价值:次选。

五、用法用量

1. 成人　①帕金森病、帕金森综合征:开始每日 1~2mg(0.5~1 片),以后每 3~5 日增加 2mg(1 片),至疗效最好而又不出现副反应为止,一般每日不超过 10mg(5 片),分 3~4 次服用,须长期服用。极量一日 20mg(10 片)。②药物诱发的锥体外系疾患:第 1 日 2~4mg(1~2 片),分 2~3 次服用,以后视需要及耐受情况逐渐增加至 5~10mg(2.5~5 片)。

2. 老年人　老年患者应酌情减量。

六、特殊人群用药

1. 妊娠期　慎用。

2. 哺乳期　慎用。

3. 其他人群

(1)儿童:慎用。

(2)老年人:老年人长期应用容易促发青光眼。伴有动脉硬化者,对常用量的抗帕金森病药容易出现精神错乱、定向障碍、焦虑、幻觉及精神病样症状,应慎用。

七、药理学

1. 药效学及作用机制　本品为中枢抗胆碱药,作用在于选择性阻断纹状体的胆碱能神经通路,而对外周作用较小,从而有利于恢复帕金森病患者脑内多巴胺和乙酰胆碱的平衡,改善患者的帕金森病症状。

2. 药代动力学　口服后吸收快而完全,可透过血脑屏障,口服 1 小时起效,作用持续 6~12 小时。服用量的 56% 随尿排出,肾功能不全时排泄减慢,有蓄积作用,并可从乳汁分泌。

3. 药物不良反应　常见口干、视物模糊等,偶见心动过速、恶心、呕吐、尿潴留、便秘等。长期应用可出现嗜睡、抑郁、记忆力下降、幻觉、意识混浊。

4. 药物相互作用　本品与乙醇或其他中枢神经系统抑

制药合用时,可使中枢抑制作用加强。

本品与金刚烷胺、抗胆碱药、单胺氧化酶抑制药帕吉林及丙卡巴肼合用时,可加强抗胆碱作用,并可发生麻痹性肠梗阻。

本品与单胺氧化酶抑制剂合用,可导致高血压。

本品与制酸药或吸附性止泻剂合用时,可减弱本品的效应。

本品与氯丙嗪合用时,后者代谢加快,可使其血药浓度降低。

本品与强心苷类合用可使后者在胃肠道停留时间延长,吸收增加,易于中毒。

八、注意事项

1. 禁用 对本药品过敏者禁用。

2. 慎用 孕妇及哺乳期妇女、儿童、老年人慎用。

3. 用药注意事项 未进行该项实验且无可靠参考文献。

九、药物稳定性及贮藏条件

密封保存。

十、药物经济性评价

基本药物(片剂:2mg),医保甲类,《中国药典》(2020年版)收载。

雷 沙 吉 兰

一、药品名称

1. 英文名 Rasagiline
2. 化学名 (R)-2,3-二氢-N-2-炔丙基-1H-茚-1-胺甲磺酸盐

二、药品成分

甲磺酸雷沙吉兰

三、剂型与规格

甲磺酸雷沙吉兰片 1mg

四、适应证及相应的临床价值

1. 适用于原发性帕金森病患者的单一治疗(不用左旋多巴)。

2. 作为左旋多巴的辅助用药用于有剂末波动现象的帕金森患者。

临床价值:首选或辅助。

五、用法用量

1. 儿童 由于尚缺乏安全性和有效性资料,不推荐用于儿童和青少年。

2. 成人 甲磺酸雷沙吉兰片:原发性帕金森病患者的单一治疗(不用左旋多巴),以及作为左旋多巴的辅助用药用于有剂末波动现象的帕金森病患者。口服,无论是否与左旋多巴联合用药,每日用量均为1mg。本品不受食物影响。

3. 老年人 无须调整剂量。

六、特殊人群用药

1. 妊娠期 无孕妇服用雷沙吉兰的经验。一般生殖毒性、器官形成期生殖毒性和围产期生殖毒性的动物研究结果并未有给予雷沙吉兰而导致的直接或间接的毒性效应。孕妇应用雷沙吉兰时应谨慎。

2. 哺乳期 试验数据显示,雷沙吉兰抑制催乳素分泌,因此可抑制泌乳。雷沙吉兰是否可进入人乳汁尚不清楚。哺乳期妇女应用雷沙吉兰时应谨慎。

3. 肾功能损害 中度肾功能损害(Ccr 50~80ml/min)患者和重度肾功能损害(Ccr 30~49ml/min)患者的药代动力学特征与健康志愿者的相似。肾功能损害患者服用本品无须调整剂量。

4. 肝功能损害 中度肝功能损害患者的 AUC 和 C_{max} 分别增加80%和38%。中到重度肝功能损害患者的 AUC 和 C_{max} 分别增加568%和83%。雷沙吉兰禁用于重度肝功能损害患者。中度肝损害患者应避免使用雷沙吉兰。轻度肝功能不全患者开始使用雷沙吉兰时应谨慎。患者由轻度肝功能不全转变为中度肝功能不全时,应停止服用雷沙吉兰。

七、药理学

1. 药效学及作用机制 雷沙吉兰为有效的不可逆的 MAO-B 选择性抑制剂,可增加纹状体细胞外多巴胺水平。在多巴胺能运动功能障碍模型中,雷沙吉兰通过提高多巴胺水平和间接增加多巴胺能活性发挥有效的活性。其主要代谢物 1-Aminoindan(1-氨基茚满)无 MAO-B 抑制活性。

2. 药代动力学

吸收:雷沙吉兰能很快被吸收,约0.5小时可达血浆峰浓度(C_{max}),单次给予雷沙吉兰的绝对生物利用度为36%。与高脂食物同服时,食物不影响雷沙吉兰的达峰时间(T_{max}),但 C_{max} 和血浆暴露(AUC)分别下降约60%和20%。由于 AUC 没有大幅度的改变,因此,雷沙吉兰的服用不受食物影响。

分布:单次静脉给药的最大分布容积为243L。以 ^{14}C 标记的雷沙吉兰单次口服的血浆蛋白结合率为60%~70%。

代谢:雷沙吉兰排泄前几乎全部经过肝进行生物转化。雷沙吉兰主要通过两个途径进行代谢,分别为 N-脱烷基和/或羟化,转化为 1-氨基茚满、3-羟基-N-炔丙基-1-氨基茚满和 3-羟基-1-氨基茚满。体外研究显示雷沙吉兰的代谢主要通过细胞色素 P450 酶系,CYP1A2 为主要的代谢酶。雷沙吉兰及其代谢物主要通过形成葡糖醛酸苷进行消除。

排泄:口服 ^{14}C 标记的雷沙吉兰主要通过尿液排泄(62.6%),其次通过粪便排泄(21.8%)。给药后38日可以回收给药量的84.4%。只有不到1%的雷沙吉兰以原型药通过尿液排泄。

线性/非线性:雷沙吉兰剂量为 0.5~2mg 时,其药代动力学呈线性,终末半衰期为 0.6~2 小时。

3. 药物不良反应　对 1 360 例患者进行了雷沙吉兰的临床研究，连续 2 017 个患者年。在一双盲安慰剂对照研究中，共 529 例患者服用雷沙吉兰 1mg/d，连续 212 个患者年，另外 539 例患者服用安慰剂，连续 213 个患者年。

（1）单独给药：下面列举了安慰剂对照研究中发生率较高的不良反应。患者服用雷沙吉兰 1mg/kg（雷沙吉兰组，$n=149$；安慰剂组，$n=151$）。括号里表示的是不良反应发生率，雷沙吉兰 vs 安慰剂。

不良反应以其发生率分为以下几类：频繁（$>1/10$）、常见（$>1/100$，10）、不常见（$>1/1 000$，100）、少见（$>1/10 000$，$<1/1 000$）、极少见（$<1/10 000$ 包括单独报道）。

整体：频繁的有头痛（14.1% vs 11.9%），常见的有流感综合征（6.0% vs 0.7%）、不适（2.0% vs 0）、颈痛（2.0% vs 0）、过敏反应（1.3% vs 0.7%）、发热（2.7% vs 1.3%）。

心血管系统：常见的有心绞痛（1.3% vs 0），不常见的有脑血管事件（0.7% vs 0）、心肌梗死（0.7% vs 0）。

消化系统：常见的有消化不良（6.7% vs 4%）、食欲缺乏（1.3% vs 0）。

血液和淋巴系统：常见的有白细胞减少症（1.3% vs 0）。

骨骼肌系统：常见的有关节痛（7.4% vs 4%）、关节炎（2.0% vs 0.7%）。

神经系统：常见的有抑郁（5.4% vs 2%）、眩晕（2.0% vs 0.7%）。

呼吸系统：常见的有鼻炎（2.7% vs 1.3%）。

特殊感觉：常见的有结膜炎（2.7% vs 0.7%）。

皮肤及其附属物：常见的有接触性皮炎（1.3% vs 0）、皮肤癌（1.3% vs 0.7%）。

泌尿生殖系统：常见的有尿急（1.3% vs 0）。

（2）辅助给药：下面列举了安慰剂对照研究中发生率较高的不良反应。患者服用雷沙吉兰 1mg/kg（雷沙吉兰组 $n=380$，安慰剂组 $n=388$）。括号里表示的是不良反应发生率，雷沙吉兰 vs 安慰剂。

不良反应以其发生率分为以下几类：频繁（$>1/10$）、常见（$>1/100$，10）、不常见（$>1/1 000$，100）、少见（$>1/10 000$，$<1/1 000$）、极少见（$<1/10 000$ 包括单独报道）。

整体：常见的有腹痛（3.9% vs 1.3%）、意外损伤（原发性跌倒）（6.0% vs 0.7%）、颈痛（1.6% vs 0.5%）。

心血管系统：常见的有直立性低血压（4.7% vs 1.3%），不常见的有心绞痛（0.5% vs 0）、脑血管事件（0.5% vs 0.3%）。

消化系统：常见的有便秘（4.2% vs 2.1%）、呕吐（3.4% vs 1.0%）、食欲缺乏（2.1% vs 0.5%）、口干（3.4% vs 1.8%）。

骨骼肌系统：常见的有关节痛（3.2% vs 1.3%）、腱鞘炎（1.3% vs 0.7%）

代谢和营养系统：常见的有体重降低（4.2% vs 1.5%）。

神经系统：频繁的有运动障碍（10.3% vs 6.4%），常见的有肌张力障碍（2.4% vs 0.8%）、梦魇（2.1% vs 0.8%）、共济失调（1.3% vs 0.3%）。

皮肤及其附属物：常见的有发疹（2.6% vs 1.5%），不常见的有皮肤黑色素瘤（0.5% vs 0.3%）。

其他雷沙吉兰临床研究（其他剂量的研究或没有安慰剂对照的研究）报道的重要不良反应：有两例患者分别发生横纹肌溶解（两例均发生于跌倒和制动作用延迟以后）和抗利尿激素（ADH）分泌不适。这些事件的复杂性无法确定雷沙吉兰在发病机制中所处的地位。

4. 药物相互作用　有一些已知的雷沙吉兰与非选择性 MAO 抑制剂和其他药物的药物相互作用。

雷沙吉兰不应与其他非选择性 MAO 抑制剂联用。因为非选择性 MAO 抑制剂有导致高血压危象的危险。

有雷沙吉兰与哌替啶和 MAO 抑制剂（包括其他选择性 MAO-B 抑制剂）联合应用的严重不良反应报道。

应避免雷沙吉兰与氟西汀和氟甲沙明联合应用。

有关于 MAO 抑制剂（包括其他选择性 MAO-B 抑制剂）与拟交感神经药相互作用的报道。因此，鉴于雷沙吉兰的 MAO 抑制活性，不推荐其与拟交感神经药（如目前常用的含有麻黄碱或为麻黄碱的鼻或口腔的减充血剂以及感冒用药）联合应用。

有关于非选择性 MAO 抑制剂与右美沙芬相互作用的报道。因此，鉴于雷沙吉兰的 MAO 抑制活性，不推荐其与右美沙芬联合应用。

有关于 MAO 抑制剂（包括其他选择性 MAO-B 抑制剂）与选择性 5-羟色胺再摄取抑制剂（SSRI）、三环类和四环类抗抑郁药的联合应用时出现严重不良反应的报道。因此，鉴于雷沙吉兰的 MAO 抑制活性，与抗抑郁药联合应用时应谨慎。

雷沙吉兰作为长期服用左旋多巴的患者的辅助治疗时，左旋多巴对雷沙吉兰的清除率无显著影响。

体外代谢研究显示，细胞色素 P450 1A2（CYP1A2）是雷沙吉兰的主要代谢酶。联合服用雷沙吉兰和环丙沙星（CYP1A2 抑制剂）时，雷沙吉兰 AUC 增加 83%。联合服用雷沙吉兰和胆茶碱（CYP1A2 酶底物）时，两者的药代动力学参数均不受影响。因此，CYP1A2 可能会改变雷沙吉兰的血浆水平，联用时需谨慎。由于诱导 CYP1A2 酶代谢，吸烟患者的雷沙吉兰血浆水平有降低的可能。体外研究结果，当雷沙吉兰浓度为 1g/ml（相当于帕金森患者多次服用 1mg 雷沙吉兰，C_{max} 5.9~8.5ng/ml 的 160 倍）时，不会抑制细胞色素 P450 同工酶 CYP1A2、CYP2A6、CYP2C9、CYP2C19、CYP2D6、CYP2E1、CYP3A4 和 CYP4A。此结果显示，治疗浓度的雷沙吉兰与这些酶的底物无显著的相互作用。

联合服用雷沙吉兰和恩他卡朋，可增加雷沙吉兰口服清除率 28%。

甲硫氨酸/雷沙吉兰的相互作用：4 个酪胺的阳性对照研究（健康志愿者和帕金森病患者），同时要求患者自测餐后血压（464 例患者服用 0.5mg/d 或 1mg/d 雷沙吉兰或安慰剂作为左旋多巴的辅助治疗，无服用甲硫氨酸限制，连续 6 个月）。结果在没有甲硫氨酸限制的前提下，并未发现甲硫氨酸/雷沙吉兰相互作用的报道。因此，在没有甲硫氨酸限制的情况下，服用雷沙吉兰是安全的。

八、注意事项

1. 禁用　儿童禁用。

2. 慎用　孕妇、哺乳期妇女和肝功能不全者慎用。

3. 用药注意事项　应避免雷沙吉兰和氟西汀或氟甲沙明的联合应用。使用雷沙吉兰前应停用氟西汀或氟甲沙明至少 5 周。使用氟西汀或氟甲沙明前应停用雷沙吉兰至少 14 日。

不推荐雷沙吉兰与右美沙芬或拟交感神经药(如目前常用的含有麻黄碱或为麻黄碱的鼻或口腔的减充血剂以及感冒用药)联合应用。

在临床研究中出现黑色素瘤的病例,可能与雷沙吉兰相关。据相关数据显示,抗帕金森病药无一例外的均有很高的致皮肤癌(不仅仅是黑色素瘤)的可能。任何的皮肤损伤均需由专科医师进行评估。

轻度肝功能不全患者开始服用雷沙吉兰时应谨慎。中度肝功能损害患者应避免服用雷沙吉兰。患者由轻度肝功能损害转变为中度肝功能损害时应停止服用雷沙吉兰。

九、药物稳定性及贮藏条件

密封,阴凉干燥处储存。

十、药物经济性评价

非基本药物,医保乙类。

溴 隐 亭

一、药品名称

1. 英文名　Bromocriptine

2. 化学名　2-溴-12′-羟基-5′-α-异丁基-2′-异丙基麦角胺-3′,6′,18-三酮

二、药品成分

甲磺酸溴隐亭

三、剂型与规格

甲磺酸溴隐亭片　2.5mg

四、适应证及相应的临床价值

1. 内分泌系统适应证　①月经不调及女性不孕症、由泌乳素引起的泌乳素过高;闭经(乳溢或无乳溢),月经过少,黄体期过短;药物引起的高泌乳素血症(如某些精神治疗药和抗高血压药);与泌乳素无关的女性不孕症;多囊卵巢综合征;无排卵周期(与抗雌激素合用,如克罗米酚);男性高泌乳素血症;与泌乳素有关的性腺功能低下(少精,性欲减退,勃起功能障碍);泌乳素瘤;垂体泌乳素微腺瘤或大腺瘤的保守治疗;手术前服用,为减少肿瘤体积以利于手术切除;手术后泌乳素仍过高者;肢端肥大症。②辅助治疗:在某些特殊情况下,作为手术或放射治疗的替代疗法。③抑制泌乳:因医疗所需预防或抑制产后泌乳;预防流产后泌乳;产后初期乳腺炎。

2. 神经系统适应证　原发性和脑炎后帕金森病,可单独使用或合并其他抗帕金森病药。

临床价值:首选。

五、用法用量

1. 儿童　儿童(11~17 岁)用药:①泌乳素瘤,根据现有的 11~17 岁儿童人群的有限数据,其初始剂量是每日半至一片 2.5mg 的片剂。可根据耐受情况,逐渐增加到每日数片,以使血浆泌乳素水平充分地得到抑制。②该年龄段(11~17 岁)泌乳素瘤患者建议每日服用最大剂量为 10mg。

2. 成人　甲磺酸溴隐亭片:①内分泌学适应证、月经不调及女性不孕症,餐中服用。1.25mg(半片)/次,每日 2~3 次,如果效果不显著,可逐渐增至 2.5mg(1 片)/次,每日 2~3 次。持续治疗至月经周期恢复正常和/或恢复排卵。如有需要,可连续治疗几个月经周期以防止复发。②男性高泌乳血症,口服给药。1.25mg(半片)/次,每日 2~3 次,逐渐增加至 5~10mg(2~4 片)/d。③泌乳素瘤,1.25mg(半片)/次,每日 2~3 次,逐渐增加至每日数片或数粒,以保证血浆中泌乳素水平得到控制。④肢端肥大症,口服给药。从 1.25mg(半片)/次,每日 2~3 次开始,检测临床反应和不良反应,逐渐增加至 10~20mg/d。⑤产后初期乳腺炎:与抑制泌乳的剂量相同。必要时与抗生素合用。⑥抑制泌乳,治疗第一日早餐、晚餐时各服 1.25mg(半片),随后 2.5mg(1 片)/次,每日 2 次,服用 14 日。为了防止出现泌乳,治疗应在分娩或流产后几小时内开始,但不应在生命体征平稳之前开始治疗。治疗终止后 2~3 偶尔会出现少量乳汁分泌,此时可在同一剂量下再治疗 1 周。或遵医嘱。⑦神经系统适应证,为了得到最佳耐受性,治疗应从低剂量开始,每日 1.25mg(半片),第 1 周推荐晚间服药。日剂量可每周增加 1.25mg,直至达到最小有效剂量,每日剂量通常分 2~3 次服用。如果在 6~8 周内未达到满意的疗效,可尝试每周增加剂量 2.5mg/d,在剂量调整阶段,一旦发生不良反应,应减少其每日用量,至少 1 周。一旦不良反应消失,则应尽快再次加量对于使用左旋多巴治疗而出现运动障碍的患者,在使用溴隐亭前应减少左旋多巴的用量。当获得满意疗效时,则逐步减少左旋多巴的剂量。在某些患者中,左旋多巴甚至可以完全停用。

六、特殊人群用药

1. 妊娠期　妊娠分级 B 级。动物的生殖研究未显示对子代有危险性,但至今尚未在孕妇中进行对照研究。

2. 哺乳期　溴隐亭可抑制泌乳。因此,除非医疗所必需,溴隐亭不应用于正在哺乳的妇女。

3. 肝功能损害　在肝功能损害的患者中,其清除可能会减慢,血药浓度可能会升高,必要时需调整剂量。

4. 其他人群　一般而言,老年患者的剂量选择应当谨慎,从最低的剂量开始,对这类人群用药应考虑到肝、肾、心脏功能下降的可能性更大以及伴随的疾病或其他药物治疗。

七、药理学

1. 药效学及作用机制

内分泌学适应证:溴隐亭能抑制垂体前叶激素泌乳素的分泌,而不影响其他垂体激素的正常水平,并且溴隐亭能降低肢端肥大症患者已升高的生长激素(GH)的水平。这些作用是由于它能激动多巴胺受体。泌乳素是产后泌乳开始和维持所必需的。但在哺乳期外,泌乳素增加会引起病理性泌乳(乳溢)和/或造成排卵紊乱和月经不调。作为泌乳素分泌的特异性抑制剂,溴隐亭可用于预防或抑制生理性泌乳,也可用于治疗泌乳素所致的病理状态。对合并闭经和/或无排卵的乳溢患者,本品可使其排卵及月经周期正常化。使用溴隐亭不需采取抑制泌乳通常的措施,如限制液体的摄取。此外溴隐亭不会影响产后子宫复原,也不增加血栓栓塞的危险。已证实本品能抑制或缩小泌乳素垂体腺瘤(prolactinomas)。

对肢端肥大症患者,本品除能改善患者的临床症状和糖耐量外,还能降低血浆中 GH 和泌乳素水平。

溴隐亭可恢复黄体生成素的正常分泌,从而改善多囊卵巢综合征的临床症状。

对于乳房良性疾病患者,溴隐亭可纠正孕激素/雌激素的失衡,从而减少乳房囊肿和/或小结的数量和体积,减轻乳房疼痛。同时可降低原已升高的泌乳素水平。

神经系统适应证:由于溴隐亭具有多巴胺能的活性,在使用比治疗内分泌适应证更高剂量时,能有效地治疗帕金森病。溴隐亭可激动多巴胺受体,使帕金森病的特异性黑质纹状体的多巴胺缺乏得以恢复。临床上,溴隐亭可改善震颤、僵直,活动迟缓和帕金森病任何阶段的其他症状。通常疗效可保持多年(有患者保持良好效果达 8 年之久)。溴隐亭既可在早期和晚期单独使用,也可合并其他抗帕金森病药。与左旋多巴合用可加强抗帕金森病的作用,同时可减少左旋多巴的用量。对长期使用左旋多巴发生疗效减退或产生异常不自主运动(如舞蹈病样运动障碍和/或痛疼性张力障碍),用药末期失效和"开-关"现象的患者,溴隐亭可提供独特的治疗价值。

溴隐亭可改善帕金森病患者常患的抑郁症,这是由于溴隐亭特有的抗抑郁作用。这一作用在有内源性或精神性抑郁症的非帕金森病患者的对照试验中得到证实。

2. 药代动力学

吸收:溴隐亭口服吸收快且好,健康志愿者的吸收半衰期为 0.2~0.5 小时,1~3 小时内达到血浆峰浓度,口服 5mg 剂量溴麦角环肽达到 0.465ng/ml 的最大血药浓度。服药后 1~2 小时即发挥降低泌乳素作用,5~10 小时达最大效应(血浆泌乳素降低 80% 以上),并维持 8~12 小时。

分布:血浆蛋白结合率为 96%。

生物转化:溴麦角环肽肝首过现象明显,其代谢产物很复杂,尿和粪便里几乎没有原型药物。其对 CYP3A4 具有高亲和力,而环肽部分的脯氨酸环的羟基化则是其主要的代谢径。CYP3A4 的抑制剂和/或底物因此有可能阻止溴麦角环肽的消除并且可导致浓度的升高。溴麦角环肽同时也是 CYP3A4 的强抑制剂,其 IC_{50} 值为 1.69μmol/L。但是,鉴于其治疗剂量浓度较低,溴麦角环肽并不会明显影响其他经由 CYP3A4 清除的药物的代谢状况。

代谢:药物主要在肝代谢。

清除:活性成分的清除是双相的,清除半衰期约为 15 小时(8~20 小时)。原型药及代谢物绝大部分经肝排泄,仅 6% 经肾排泄。

目前尚无证据显示,在老年患者中,溴隐亭的药代动力学特性或耐受性会有改变。但在肝功能损害的患者中,其清除可能会减慢,血药浓度可能会升高,必要时需调整剂量。

3. 药物不良反应

国外已有患者使用多巴胺受体激动剂类药品治疗帕金森病后出现病理性赌博、性欲升高和性欲亢进的病例报告,尤其在高剂量时,在降低治疗剂量或停药后一般可逆转。

少数病例在使用溴隐亭抑制分娩后,泌乳时发生高血压、心肌梗死、癫痫发作、脑卒中及精神障碍。

4. 药物相互作用

溴麦角环肽既是 CYP3A4 的底物又是它的抑制剂。因而当合并使用对该酶有较强的抑制作用或是该酶底物的药物(唑类抗真菌药、HIV 蛋白酶抑制剂)时应当格外小心。合并使用大环内酯类抗生素,如红霉素或交沙霉素会导致血浆溴麦角环肽浓度升高。合用溴麦角环肽和奥曲肽治疗肢端肥大症也会导致血浆溴麦角环肽浓度升高。

溴隐亭通过刺激中枢神经多巴胺受体产生治疗作用。故合并使用其他多巴胺受体拮抗剂,如抗精神病药(如吩噻嗪、丁酰苯、硫杂蒽类)和甲氧氯普胺、多潘立酮都会降低其疗效。

乙醇可降低溴隐亭的耐受性。

八、注意事项

1. 禁用　①对溴麦角环肽及本品任何成分或其他麦角碱过敏者禁用;②控制不满意的高血压,妊娠期高血压(包括子痫、子痫前期及妊娠高血压)、分娩后及产褥期高血压状态禁用;③冠心病及其他严重的心血管疾病禁用;④有严重精神障碍的症状和/或病史的患者禁用。

2. 慎用　育龄妇女慎用。

3. 用药注意事项　已有胃肠道出血和胃溃疡的少数报道。因此,一旦出现应停用溴隐亭。对于有活动性溃疡病或溃疡病史的患者,接受溴隐亭治疗过程中,应严密监测。

偶有患者在治疗头几日会出现低血压,并可能使精神警觉性下降,因此在驾驶或操作机器时应特别谨慎。溴隐亭可致嗜睡,突然入睡,尤其是对于帕金森病的患者。偶有报道在日间活动中发生无征兆的突发性昏睡。患者应当被告知这种可能及使用本药时不要驾驶或者操作机器。出现过嗜睡和/或突然入睡的患者严禁驾驶或操作机器。另外,可以考虑降低用药剂量。

偶有报道使用溴隐亭,尤其是长期和高剂量使用溴隐亭治疗后,出现胸膜和心包积液,胸膜和肺纤维化及缩窄性心包炎。使用溴隐亭时,发生不明原因的胸膜、肺部异常的患者应当接受彻底检查并且要考虑停用溴隐亭。

有少量关于使用溴隐亭治疗(尤其是长期、大剂量治疗)后出现腹膜后纤维化的报道。为确保在较早的可逆期发现腹膜后纤维化,应当在这些患者中注意观察其相应的变化,如背痛、下肢水肿、肾功能损害。一旦发现或怀疑有腹膜后纤维化的变化应停止溴隐亭的治疗。分娩后妇女的使用已有报道,极少数分娩后妇女接受溴隐亭抑制泌乳治疗时出现严重不良事件,包括高血压、心肌梗死、癫痫发作、脑卒中及精神障碍。其中一些患者在严重头痛和/或短暂视觉障碍后可发生癫痫或脑卒中。尽管尚无因果关系的结论性证据,但对这些患者或接受溴隐亭治疗其他适应证的患者进行定期血压监测是必需的。一旦出现高血压,严重的、持续的或逐渐加重的头痛(伴或不伴视觉障碍)或其他中枢神经系统毒性表现,溴隐亭治疗应立即终止,并即刻对患者病情进行判定。对近期或正在服用可影响血压的药物,例如血管收缩药(如拟交感神经药)或麦角碱类,包括麦角新碱或甲基麦角新碱的患者,使用溴隐亭时应特别小心。不推荐对产褥期妇女合并使用这些药物。

垂体大腺瘤的患者由于垂体组织的压迫或破坏,可能会出现垂体功能减退,使用溴隐亭前应进行垂体功能全面检查并进行适当的替代治疗。继发性肾上腺皮质功能不全的患者,需给予皮质类固醇替代治疗。对于垂体大腺瘤的患者应密切观察肿瘤增长,如果发现肿瘤进展,应首先考虑外科治疗。如果患者接受溴隐亭治疗期间怀孕,应密切观察。在妊娠期间,泌乳素分泌性腺瘤可能会增长。这些患者使用溴隐亭治疗常常可使肿瘤缩小并迅速改善视野缺损。对于出现视神经或其他颅神经受压的严重患者,必要时应考虑急诊垂体手术治疗。

泌乳素大腺瘤可并发视野缺损。溴隐亭的有效治疗可以降低血浆泌乳素水平,并常可以改善视野缺损。对于某些患者,尽管泌乳素水平下降且肿瘤缩小,但仍会出现视野的进一步受损,这可能是肿瘤缩小造成的空间效应导致的对视交叉的牵拉作用引起的。此时,可以减少溴隐亭剂量来改善视野缺损,但会出现一定程度的泌乳素水平的升高和肿瘤的扩大。因此,对于泌乳素大腺瘤的患者的治疗中,应注意监测视野的变化,以及早发现上述情况并予以调整药物剂量。

在某些用溴隐亭治疗泌乳素分泌腺瘤的患者中,曾观察到脑脊液鼻漏的现象。现有数据显示这是因为浸润性肿瘤缩小的结果。

溴隐亭禁用于患罕见的遗传性半乳糖不耐受、严重乳糖酶缺乏或葡萄糖-半乳糖吸收不良的患者。

没有足够的证据证明溴隐亭治疗月经前症状和良性乳房疾病的疗效。因此也不推荐溴隐亭治疗这类疾病。

九、药物稳定性及贮藏条件

25℃以下,避光保存。

十、药物经济性评价

基本药物(片剂:2.5mg),医保甲类。

卡 比 多 巴

一、药品名称

1. 英文名　Carbidopa
2. 化学名　(S)-α-甲基-α-肼基-3,4-二羟基苯丙酸一水合物

二、药品成分

卡比多巴

三、剂型与规格

卡比多巴/左旋多巴片　复方(每片含左旋多巴 0.25g、卡比多巴 25mg)

四、适应证及相应的临床价值

1. 适用于治疗自发的帕金森病脑炎后帕金森综合征、症状性帕金森综合征(一氧化碳或锰中毒)、服用含维生素 B_6 的维生素制剂引起的帕金森病或帕金森综合征的患者。

2. 对以前用过左旋多巴/脱羧酶抑制复合制剂或单用左旋多巴治疗的有效减退(渐弱)现象、峰剂量运动障碍、运动不能等特征的运动失调,或有类似短时间运动障碍现象的患者,减少"关"期的时间。

临床价值:首选。

五、用法用量

成人:卡比多巴/左旋多巴片,帕金森病口服给药。开始每次 137.5mg,每日 3 次,逐日增加 137.5mg,直至每日 2.2g。维持量每日 550mg,疗程 20~40 周。

控释片:轻中度患者,开始剂量为每次 250mg,每日 2~3 次,逐渐增加剂量,大多数患者每日只需 2~8 片,分数次服用。开始给药前 8 小时需停用左旋多巴。

六、特殊人群用药

1. 妊娠期　禁用。
2. 哺乳期　禁用。
3. 其他人群
(1) 儿童:禁用。
(2) 老年人:慎用。

七、药理学

1. 药效学及作用机制　卡比多巴为外周脱羧酶抑制剂,不易进入中枢,仅抑制外周左旋多巴转化为多巴胺,使循环中左旋多巴含量增加,因而进入中枢的左旋多巴的量也增多,左旋多巴在脑内经多巴胺脱羧酶作用转化为多巴胺而发挥药理作用,改善帕金森病症状。

2. 药代动力学　口服吸收 40%~70%,血浆蛋白结合率约为 36%,在肝内代谢,50%~60% 以原型或代谢产物从尿中排出。

3. 药物不良反应　国外已有患者使用多巴胺受体激动

剂类药品治疗帕金森病后出现病理性赌博、性欲升高和性欲亢进的病例报告,尤其在高剂量时,在降低治疗剂量或停药后一般可逆转。

最常有运动障碍(一种异常不自主运动),其他常见的不良反应(2%以上)有恶心、幻觉、精神错乱、头晕、舞蹈症和口干。偶有(1%~2%)做梦异常、肌张力障碍、嗜睡、失眠、忧郁、衰弱、呕吐和食欲缺乏。罕见(0.5%~1%)头痛,"开-关"现象、便秘、定向力障碍、感觉异常、呼吸困难、疲劳、直立效应、心悸、消化不良、胃肠道疼痛、肌痉挛、锥体外系症状和运动障碍、脑敏感性下降、胸痛、腹泻、体重下降、激动、焦虑、跌倒、步态异常和视觉模糊。

八、注意事项

1. 禁用 孕妇、哺乳期妇女、儿童禁用。

2. 慎用 老年人慎用。

3. 用药注意事项 对本品过敏者、闭角型青光眼、皮肤癌、有黑色素瘤史(可能诱发黑色素瘤)的患者忌用。禁与单胺氧化酶抑制剂合用。

九、药物稳定性及贮藏条件

遮光,密封保存。

十、药物经济性评价

非基本药物,医保乙类,《中国药典》(2020 年版)收载。

左 旋 多 巴

一、药品名称

1. 英文名 Levodopa
2. 化学名 (-)-3-(3,4-二羟基苯基)-L-丙氨酸

二、药品成分

左旋多巴

三、剂型与规格

左旋多巴片 (1)0.05g;(2)0.125g;(3)0.25g
多巴丝肼胶囊 每粒含左旋多巴 200mg,苄丝肼 50mg(相当于盐酸苄丝肼 57mg)。

四、适应证及相应的临床价值

用于帕金森病及帕金森综合征。
临床价值:首选。

五、用法用量

1. 成人

(1)左旋多巴片:帕金森病及帕金森综合征,口服。开始每次 0.25g,每日 2~4 次,饭后服用。以后视患者耐受情况,每隔 3~7 日增加 1 次剂量,增加范围为每日 0.125~0.75g,直至最理想的疗效为止。每日最大量 6g,分 4~6 次服用。

(2)多巴丝肼胶囊:帕金森病及帕金森综合征,口服。第 1 周每次 125mg,每日 2 次;以后每隔 1 周,每日增加 125mg,一般每日剂量不得超过 1g,分 3~4 次服用。维持剂量每次 250mg,每日 3 次。请在医师指导下服用。

2. 老年人 左旋多巴片:帕金森病及帕金森综合征,脑炎后及老年患者应酌减剂量。

六、特殊人群用药

1. 妊娠期 动物实验表明本品可引起内脏和骨骼畸形,禁用。

2. 哺乳期 本品可分泌入乳汁,也会减少乳汁分泌,禁用。

3. 肾功能损害 慎用。

4. 肝功能损害 慎用。

5. 其他人群 儿童慎用。

七、药理学

1. 药效学及作用机制 本品为拟多巴胺类抗帕金森病药,左旋多巴为体内合成多巴胺的前体物质,本身并无药理活性,通过血脑屏障进入中枢,经多巴脱羧酶作用转化成多巴胺而发挥药理作用,改善帕金森病症状。由于本品可以增加脑内多巴胺及去甲肾上腺素等神经递质,还可以提高大脑对氨的耐受,而用于治疗肝性昏迷,改善中枢功能,使患者清醒,症状改善。

2. 药代动力学 口服后由小肠吸收。空腹服后 1~2 小时血药浓度达峰值,广泛分布于体内各组织,1%进入中枢转化成多巴胺而发挥作用,其余大部均在脑外代谢脱羧成多巴胺,故起效缓慢。半衰期($t_{1/2}$)为 1~3 小时,如用外周多巴脱羧酶抑制剂,可减少左旋多巴的用量,使之进入脑内的量增多,并可减少外周多巴胺引起的不良反应。口服后 80%于 24 小时内降解成多巴胺代谢物,主要为高香草酸及二羟苯乙酸,由肾排泄,有些代谢物可使尿变红色。约 5%原型排出体外,可通过乳汁分泌。

3. 药物不良反应 常见的不良反应有恶心,呕吐,直立性低血压,头、面部、舌、上肢和身体上部的异常不随意运动,精神抑郁,排尿困难。较少见的不良反应有高血压、心律失常、溶血性贫血。国外已有患者使用多巴胺受体激动剂类药品治疗帕金森病后出现病理性赌博、性欲增强和性欲亢进的病例报告,尤其在高剂量时,在降低治疗剂量或停药后一般可逆转。

4. 药物相互作用 本品与非选择性单胺氧化酶抑制剂合用可致急性肾上腺危象。

本品与罂粟碱或维生素 B_6 合用,可降低本品的药效。

本品与乙酰螺旋霉素合用,可显著降低本品的血药浓度,药效减弱。

本品与利血平合用,可抑制本品的作用,应避免合用。

本品与抗精神病药物合用,因为两者互相拮抗,应避免合用。

本品与甲基多巴合用,可增加本品的不良反应并使甲基多巴的抗高血压作用增强。

八、注意事项

1. 禁用 孕妇、哺乳期妇女禁用。
2. 慎用 儿童、肝肾功能不全者慎用。
3. 用药注意事项 高血压、心律失常、糖尿病、支气管哮喘、肺气肿、肝肾功能障碍、尿潴留者慎用。

有骨质疏松的老年人，用本品治疗有效者，应缓慢恢复正常的活动，以减少引起骨折的危险。用药期间需注意检查血常规、肝肾功能及心电图。

九、药物稳定性及贮藏条件

遮光，密封保存。

十、药物经济性评价

基本药物〔片剂（左旋多巴∶苄丝肼）∶0.25g（0.2g∶0.05g）；胶囊（左旋多巴∶苄丝肼）∶0.25g（0.2g∶0.05g）、0.125g（0.1g∶0.025g）〕，医保甲类，《中国药典》（2020年版）收载。

恩 他 卡 朋

一、药品名称

1. 英文名 Entacapone
2. 化学名 （E）-2-氰基-3-（3,4-二羟基-5-硝苯基）-N，N-二乙基-2-丙烯酰胺

二、药品成分

恩他卡朋

三、剂型与规格

恩他卡朋片 0.2g

四、适应证及相应的临床价值

作为标准药物左旋多巴/苄丝肼或左旋多巴/卡比多巴的辅助用药，用于治疗以上药物不能控制的帕金森病及剂末现象（症状波动）。

临床价值：辅助。

五、用法用量

1. 儿童 本品还未在18岁以下的患者中进行研究，故不推荐此年龄以下的患者使用本药。
2. 成人 标准药物左旋多巴/苄丝肼或左旋多巴/卡比多巴的辅助用药：①口服给药。②应与左旋多巴/苄丝肼或左旋多巴/卡比多巴同时服用，这些左旋多巴制剂的处方资料在与本品合并用药时同样适用。③本品可和食物同时或不同时服用。④剂量为每次服用左旋多巴/多巴脱羧酶抑制剂时给予本品0.2g（1片），最大推荐剂量是0.2g（1片），每日10次，即2g本品。⑤本品可增强左旋多巴的疗效。因此，为减少与左旋多巴相关的多巴胺能不良反应，如运动障碍、恶心、呕吐和幻觉，常需要在本品治疗的最初几日至几

周内调整左旋多巴的剂量。根据患者的临床表现，通过延长给药间隔和/或减少左旋多巴的每次给药量使左旋多巴的日剂量减少10%~30%。如果本品治疗中断，必须调整其他抗帕金森病治疗药物的剂量，特别是左旋多巴，以达到足以控制帕金森病症状的水平。⑥本品增加标准左旋多巴/苄丝肼制剂的生物利用度比其增加标准左旋多巴/卡比多巴的生物利用度多5%~10%。因此，服用左旋多巴/苄丝肼制剂的患者在开始合用本品时需要较大幅度地减少左旋多巴的用量。肾功能不全不影响本品的药代动力学，因此不需要作剂量调整。但是，对正在接受透析的患者，要考虑延长用药间隔。

3. 老年人 对老年人不需要进行剂量调整。

六、特殊人群用药

1. 妊娠期 动物研究中，本品浓度显著高于治疗浓度时，未发现明显致畸或原发性胎儿毒性效应。然而，没有本品用于孕妇的经验，故不推荐孕妇使用。
2. 哺乳期 在动物实验中，本品可经乳汁排泌。它对婴儿的安全性仍未知，因此在本品治疗期间不应哺乳。
3. 肾功能损害 肾功能不全不影响本品的药代动力学，但是对正在接受透析治疗的患者应考虑延长给药间隔。
4. 肝功能损害 轻到中度肝功能不全患者的药物代谢减慢，吸收期和清除期本品的血浆浓度升高，慎用。

七、药理学

1. 药效学及作用机制 本品属于儿茶酚-O-甲基转移酶（COMT）抑制剂。它是一种可逆的、特异性的、主要作用于外周的COMT抑制剂，与左旋多巴制剂同时使用。本品通过抑制COMT酶减少左旋多巴代谢为3-O-甲基多巴（3-OMD）。这使左旋多巴的生物利用度增加，并增加了脑内可利用的左旋多巴总量，这种作用已在临床试验中得到证实。临床试验显示，左旋多巴加用本品可延长"开"的时间达16%，缩短"关"期的时间达24%。本品主要抑制外周组织中的COMT酶。红细胞内的COMT抑制作用与本品的血浆浓度密切相关，这一点证实了COMT抑制的可逆性。

2. 药代动力学 本品吸收的个体内与个体间差异很大。口服本品200mg，通常约1小时达到血浆峰值浓度（C_{max}）。该药主要经首关代谢分解。口服单剂恩他卡朋的生物利用度为35%。食物对恩他卡朋的吸收无显著影响。

分布：从胃肠道吸收后，本品迅速分布于外周组织，分布容积为20L。约92%的药物在β清除，清除半衰期为30分钟。总清除率约800ml/min。

本品与血浆蛋白广泛结合，主要与白蛋白结合。在治疗浓度范围内，人血浆中未结合的部分约2%。在治疗浓度，本品不置换其他与蛋白广泛结合的药物（如华法林、水杨酸、保泰松、地西泮），而这些药物中的任何一种在治疗浓度或更高浓度时亦不会对本品产生有显著意义的置换。

代谢：少量恩他卡朋的（E）异构体转变为（Z）异构体。（E）异构体占恩他卡朋AUC的95%。（Z）异构体和其他微量代谢产物占剩余的5%。使用人肝微粒体制剂进行的体

外研究结果显示,恩他卡朋能够抑制细胞色素 P450 2C9(IC_{50} 4μmol/L)。恩他卡朋对其他类型的同工酶(CYP1A2,CYP2A6,CYP2D6,CYP2E1,CYP3A 和 CYP2C19)的抑制作用少或无。

清除:本品的清除主要通过非肾代谢途径。据估计有 80%~90% 的药物经粪便排泄,但未在人类中证实。10%~20% 的本品通过尿排泄,仅微量以原型在尿中出现。尿中排出的药物大部分(95%)与葡萄糖醛酸结合。尿中发现的代谢产物仅约 1% 经过氧化。

3. 药物不良反应

(1)在双盲、安慰剂对照的 Ⅲ 期临床试验中发现非常常见的不良反应有运动障碍、恶心和尿色异常。在双盲安慰剂对照研究中常见的不良反应有腹泻、帕金森病症状加重、头晕、腹痛、失眠、口干、疲乏、幻觉、便秘、肌张力障碍、多汗、运动功能亢进、头痛、腿部痉挛、意识模糊、梦魇、跌倒、直立性低血压、眩晕和震颤。

(2)本品的不良反应大多数与增强多巴胺能活性有关,且最常发生在治疗开始时。减少左旋多巴剂量可降低这些不良事件的严重程度和发生率。

(3)另一类主要的不良反应为胃肠道症状,包括恶心、呕吐、腹痛、便秘及腹泻。

(4)本品可使尿液变成红棕色,但这种现象无害。通常本品的不良反应为轻到中度。导致治疗中断的最常见的不良反应为胃肠道症状(如腹泻,2.5%)及多巴胺能症状(如运动障碍,1.7%)。

(5)在临床研究中,恩他卡朋患者中运动障碍(27%)、恶心(11%)、腹泻(8%)、腹痛(7%)和口干(4.2%)的发生率高于安慰剂组,一些不良事件,例如运动障碍、恶心和腹痛,在本品高剂量(1.4~2g/d)组比低剂量组常见。

(6)用本品治疗有报告血红蛋白、红细胞计数、血细胞比容轻度下降。发生机制可能与从胃肠道摄取铁减少有关。接受本品长期治疗(6 个月),有 1.5% 的患者出现具有临床意义的血红蛋白水平下降。

4. 药物相互作用　在推荐剂量下未观察到本品和卡比多巴有相互作用。未进行本品和苄丝肼药代动力学相互作用的研究。在健康志愿者的单次给药研究中,未观察到本品和丙咪嗪以及本品和吗氯贝胺有相互作用。同样,在帕金森病患者的重复给药研究中未观察到本品和司来吉兰有相互作用。但是,本品与下述几种药物包括 MAO-A 抑制剂、三环类抗抑郁药物、去甲肾上腺素再摄取抑制剂(例如地昔帕明、马普替林、文拉法辛)及含有儿茶酚结构通过 COMT 代谢的药物(如儿茶酚结构的化合物:利米特罗、氯丙那林、肾上腺素、去肾上腺素、多巴胺、多巴酚丁胺、α-甲基多巴、阿扑吗啡和帕罗西汀)相互作用的临床经验尚属有限。这些药物与恩他卡朋联合使用时应谨慎。

本品在胃肠道能与铁形成螯合物,本品和铁制剂的服药间隔至少 2~3 小时。本品结合于人白蛋白结合位点 Ⅱ,该位点也与其他一些药物例如地西泮和布洛芬结合。未进行与地西泮和非甾体抗炎药之间相互作用的临床研究。体外实验表明药物治疗浓度下无显著的置换反应发生。

由于其在体内对细胞色素 P450 2C9 所具有的亲和性,恩他卡朋可能影响需借助同工酶代谢的药物,如 S-华法林。虽然一项对健康志愿者的药物相互作用的研究结果显示,恩他卡朋没有改变 S-华法林的血浆浓度,但 R-华法林的 AUC 平均增加了 18%。INR 平均增加 13%(Cl_{90} 6%~19%)。因此,在对接受华法林治疗的患者开始恩他卡朋治疗时,推荐对 INR 值进行控制。

八、注意事项

1. 禁用　孕妇、哺乳期妇女、儿童禁用。

2. 慎用　肝肾功能不全者慎用。

3. 用药注意事项　帕金森病患者偶可发生继发于严重的运动障碍的横纹肌溶解症或恶性神经阻滞剂综合征(NMS)。在接受恩他卡朋治疗的患者中,曾有横纹肌溶解的个案报道。

NMS 包括横纹肌溶解症和高热,以运动症状(强直、肌阵挛、震颤)、精神状况改变(例如易激惹、意识模糊、昏迷)、高热、自主神经功能障碍(心动过速、血压不稳)以及血清肌酸磷酸激酶增多为特征。就个体病例来讲,可能只出现某些症状和/或体征。

曾有 NMS 的个案报道,尤其是在突然减量使用或停止使用恩他卡朋和其他多巴胺能药物之后。因此如有必需,对于恩他卡朋和其他多巴胺能药物来讲,撤药过程应该缓慢。而如果缓慢撤药仍出现症状和/或体征,则需增加左旋多巴的剂量。

局部缺血性心脏病的患者使用恩他卡朋治疗应谨慎。

由于其作用机制,本品可能干扰含儿茶酚结构药物的代谢并增强它们的作用。因此,对那些接受通过 COMT 代谢的药物治疗的患者,如利米特罗、异丙肾上腺素、肾上腺素、去甲肾上腺素、多巴胺、多巴酚丁胺、a-甲基多巴和阿扑吗啡,给予本品要谨慎。

本品总是作为左旋多巴治疗的辅助治疗。因此,左旋多巴治疗的注意事项在本品治疗时亦应考虑在内。本品增加标准左旋多巴/苄丝肼制剂的生物利用度比其增加标准左旋多巴/卡比多巴的生物利用度多 5%~10%,因此当左旋多巴/苄丝肼加用本品治疗时出现多巴胺能不良反应的可能性较大。为减少与左旋多巴相关的多巴胺能不良反应,通常需要根据患者的临床表现在本品治疗的最初几日至几周内调整左旋多巴的剂量。

本品可能会加重左旋多巴所致的直立性低血压。当患者还服用其他可以导致直立性低血压的药物时,使用本品应谨慎。

在临床研究中,多巴胺能不良反应,例如运动障碍,在本品和多巴胺受体激动剂(例如溴隐亭)、司来吉兰或金刚烷胺合用时较安慰剂与以上药物联用时更常见。当开始使用本品时,可能需要调整其他抗帕金森病药物的剂量。

恩他卡朋与左旋多巴的合用,有个案报道有白天的过度嗜睡及猝眠发作。

对正在腹泻的患者,推荐对其体重进行跟踪,以避免可能的体重过度减少。怀疑与恩他卡朋有关的长期或持续的腹泻可能是结肠炎的征象。在发生长期或持续腹泻时,应停用恩他卡朋,并考虑对患者进行合适的医学治疗和考察。

对于进行性食欲缺乏、衰弱和短时间内体重下降的患者,应考虑进行包括肝功能在内的全身医学评估。

帕金森病患者,接受多巴胺激动剂和其他多巴胺能治疗后,如恩他卡朋联合左旋多巴治疗,已有报道病理性赌博、性欲提高和性欲亢进症状。

对驾驶和操作机械能力的影响:恩他卡朋与左旋多巴联合使用时,可致头晕和其他与直立体位相关的症状。因此,在驾驶和操作机械时应慎用。

应告知接受恩他卡朋和左旋多巴联合治疗后出现嗜睡和/或猝睡发作的患者,在该症状反复发作未完全解决前,不应驾驶或从事任何需要处于警觉状态的工作(如操作机械),否则可导致自己或他人受到严重伤害或死亡。

九、药物稳定性及贮藏条件

室温(10~30℃)保存。避免儿童误取。

十、药物经济性评价

非基本药物,医保乙类。

苯 海 拉 明

一、药品名称

1. 英文名　Diphenhydramine
2. 化学名　N,N-二甲基-2-(二苯基甲氧基)乙胺

二、药品成分

盐酸苯海拉明

三、剂型与规格

盐酸苯海拉明片　25mg
盐酸苯海拉明注射液　1ml:20mg
苯海拉明薄荷脑糖浆　100ml/瓶

四、适应证及相应的临床价值

1. 皮肤黏膜的过敏　如荨麻疹、过敏性鼻炎、皮肤瘙痒症、药疹,对虫咬症和接触性皮炎也有效。亦可用于预防和治疗晕动病。

2. 急性重症过敏反应　可减轻输血或血浆所致的过敏反应;手术后药物引起的恶心呕吐;帕金森病和锥体外系症状;牙科局部麻醉,当患者对常用的局部麻醉药高度过敏时,1%苯海拉明液可作为牙科用局部麻醉药;其他过敏反应病,不宜口服用药者。

临床价值:首选。

五、用法用量

成人
(1) 盐酸苯海拉明片:①皮肤黏膜过敏,口服给药。成人每次1片,每日2~3次。②晕动病,口服给药。旅行前

1~2小时,最少30分钟前服用。

(2) 盐酸苯海拉明注射液:①肌内注射;②深部肌内注射,每次20mg,每日1~2次。

(3) 苯海拉明薄荷脑糖浆:①口服;②成人每次10ml(1格),每日2~3次。用于防治晕动病是,宜旅行前1~2小时,最少30分钟前服用。

六、特殊人群用药

1. 妊娠期　孕妇使用本品,有使婴儿腭裂、腹股沟疝和泌尿生殖器官畸形发生率增多的可能,孕妇应慎用。

2. 哺乳期　本品有少量可从乳汁排出,哺乳期妇女不宜使用。

3. 肾功能损害　应在医师指导下使用。

4. 肝功能损害　未查询到相关研究报道。

5. 其他人群
(1) 儿童:禁用。
(2) 老年人:可发生反应迟钝、头晕等,慎用。

七、药理学

1. 药效学及作用机制　本品为乙醇胺的衍生物,可与组织中释放出来的组胺竞争效应细胞上的 H_1 受体,从而阻止过敏反应的发作,解除组胺的致痉和充血等作用。另外,本品也有较强的镇吐作用。

2. 药代动力学　苯海拉明口服后经胃肠吸收,3小时血浓度达最高峰,维持4~6小时,由肝代谢,经尿、大便、汗液排出,哺乳期妇女亦可由乳汁排出一部分。

3. 药物不良反应　常见头晕、头昏、恶心、呕吐、食欲缺乏以及嗜睡。偶见皮疹、粒细胞减少。

4. 药物相互作用　本品可短暂影响巴比妥类药的吸收。与对氨基水杨酸钠同用,可降低后者血药浓度。可增强中枢抑制药的作用。如与其他药物同时使用可能会发生药物相互作用,详情请咨询医师或药师。

八、注意事项

1. 禁用　孕妇、哺乳期妇女、儿童禁用。

2. 慎用　老年人慎用。

3. 用药注意事项　幽门十二指肠梗阻、消化性溃疡所致的幽门狭窄、膀胱颈狭窄、甲状腺功能亢进、心血管疾病、高血压、下呼吸道感染(如支气管炎、气管炎、肺炎)及哮喘患者不宜使用本品。服药期间不得驾驶机、车、船、从事高空作业、机械作业及操作精密仪器。肾功能障碍患者,本品在体内半衰期延长,因此,应在医师指导下使用。如服用过量或出现严重不良反应,应立即就医。对本品过敏者禁用,过敏体质者慎用。本品性状发生改变时禁止使用。请将本品放在儿童不能接触的地方。如正在使用其他药品,使用本品前请咨询医师或药师。

九、药物稳定性及贮藏条件

密封保存。

十、药物经济性评价

基本药物(片剂:25mg,注射液:1ml:20mg),医保甲类,《中国药典》(2020年版)收载。

司来吉兰

一、药品名称

1. 英文名　Selegiline
2. 化学名　(R)-N,α-二甲基-N-2-丙炔基苯乙胺

二、药品成分

盐酸司来吉兰

三、剂型与规格

盐酸司来吉兰片　5mg

四、适应证及相应的临床价值

原发性帕金森病:①可单用于治疗早期帕金森病,也可与左旋多巴或与左旋多巴及外周多巴脱羧酶抑制剂合用;②在与左旋多巴合用时,特别适用于治疗运动波动。

临床价值:辅助。

五、用法用量

1. 成人　原发性帕金森病:口服给药。开始剂量为早晨5mg。盐酸司来吉兰片剂量可增至每日10mg(早晨一次服用或分早、中2次服用)。若患者在合用左旋多巴制剂时显示类似左旋多巴的不良反应,左旋多巴剂量应减低。或遵医嘱。

2. 老年人　与正常患者用药方法一致。

六、特殊人群用药

1. 妊娠期　中等安全:动物繁殖性研究证明本类药物对胎儿有毒副作用(致畸或死胎),尚未进行孕妇对照研究,但孕妇的用药获益可能胜于潜在危害,因此使用本类药物之前必须充分权衡其对胎儿的利弊。

2. 哺乳期　在怀孕及哺乳期服用的安全性文献报导不足,所以不推荐在怀孕及哺乳期服用。

七、药理学

1. 药效学及作用机制　盐酸司来吉兰是苯乙胺的左旋炔类衍生物,为MAO-B不可逆性抑制剂,在临床推荐剂量时(如10mg/d)可选择性地抑制MAO-B。司来吉兰经MAO转化后,其活性部分与MAO的活性中心和/或其辅酶异咯嗪黄素腺嘌呤二核苷酸(FAD)不可逆性结合,"自杀性"抑制MAO活性。MAO可分为A型和B型,人类脑中主要是MAO-B,而肠中MAO-A占优势。MAO可使多种儿茶酚胺类化合物和5-羟色胺氧化脱胺而降解。司来吉兰作为左旋多巴/卡比多巴的辅助用药,通过抑制脑内MAO-B,阻断多巴胺的降解,相对增加多巴胺含量,补充神经元合成多巴胺能力的不足。

通常认为司来吉兰的作用主要是通过抑制MAO-B的活性而产生,但另外有证据表明司来吉兰可通过其他机制增强多巴胺能神经的功能。如干扰突触对多巴胺的再摄取,或通过其代谢产物(安非他敏和甲基苯丙胺)干扰神经元对多种神经递质的摄取,增强递质(去甲肾上腺素、多巴胺、5-HT)的释放来加强多巴胺能神经的功能。

MAO对食物和药物中的多种外源性胺类物质也有降解作用,肠道和肝中的MAO(主要是MAO-B)对于防止外源性胺类物质吸收引发高血压危象(称为"干酪反应")具有重要作用。如果发酵的干酪、红葡萄酒、鲱以及治疗咳嗽/感冒药等所含的胺类物质大量进入血液循环,被肾上腺素能神经元吸收后,置换囊泡储存位点中的去甲肾上腺素,后者释放入血,可引起血压升高等反应。司来吉兰对MAO-B活性中心的亲和力大于MAO-A,因此理论上讲,在临床推荐剂量下可选择性地抑制MAO-B而不会明显抑制肠道中的MAO-A。

2. 药代动力学　口服后迅速由胃肠道吸收,易通过血-脑屏障,完全代谢成N-去甲丙炔苯丙胺(N-desmethyldeprenyl)、1-甲基苯丙胺(1-methamphetamine)及1-苯丙胺。服用一剂量盐酸司来吉兰片后,血清和尿中代谢物的$t_{1/2}$分别为N-去甲丙炔苯丙胺2小时;1-甲基苯丙胺20.5小时;1-苯丙胺17.7小时。

服药后0.5~2小时达到血清峰浓度,平均约39(16~69)小时排出体外。本品主要由肾排出,单剂口服本品10mg后,45%的上述三种代谢产物于48小时内以从尿中排出。

3. 药物不良反应　单独服用盐酸司来吉兰耐受性好。有服用盐酸司来吉兰后患者口干,短暂血清转氨酶升高及睡眠障碍(例如失眠)的发生率比用安慰剂患者增加的报道。由于盐酸司来吉兰能增加左旋多巴效果,左旋多巴不良反应也会增加。

加入盐酸司来吉兰给已服用最大耐受剂量左旋多巴患者,可能出现不随意运动、恶心、激越、错乱、幻觉、头痛、直立性低血压及眩晕。排尿困难及皮疹也曾有报道。应监测潜在的不良反应。所以,当加入盐酸司来吉兰治疗时,左旋多巴剂量应降低平均30%。

4. 药物相互作用　本品治疗中与间接的拟交感神经药相互作用所引起的高血压反应要留意。治疗帕金森病所用的盐酸司来吉兰片剂量与含酪食品同时服用未发现有高血压反应。本品与非选择性单胺氧化酶抑制剂合用可能引起严重低血压。同时与单胺氧化酶A抑制剂吗氯贝胺服用并无耐药问题的报告。但同期用此类药品(MAO-A及MAO-B抑制剂)及酪胺类物质(例如含酪食品如发酵食品及饮料、芝士、香肠、腌肉类、野味、肝、牛肉汤、咸鱼、豆类及豌豆、德国腌菜及酵母制品)会轻度增加高血压反应。但由于本品与吗氯贝胺同时服用文献报道不详,这两种药不能同时服用。

有报告盐酸司来吉兰片与杜冷丁有相互作用,由于有些相互作用可致命并且机制未被确定,所以应避免同时服用。

盐酸司来吉兰片与氟西汀同时服用有报告产生严重不良反应,例如共济失调、震颤、高热、高/低血压、惊厥、心悸、流汗、脸红、眩晕及精神变化(激越、错乱、及幻觉)演变至谵妄及昏迷。由于氟西汀及其代谢产物的半衰期较长,氟西汀停药最少5周后才开始服用盐酸司来吉兰片。另盐酸司来吉兰片及其代谢产物半衰期短,盐酸司来吉兰片停药两星期后即可开始服用氟西汀。盐酸司来吉兰片与其他两种5-羟色胺重摄取抑制剂舍曲林及帕罗西汀同时服用也有类似报道,并且相互作用机制并不清楚了解,这些药物与盐酸司来吉兰片应避免同时服用。

由于氟西汀及其代谢产物的半衰期较长,氟西汀停药最少5周后才开始服用盐酸司来吉兰片。另盐酸司来吉兰片及其代谢产物半衰期短,盐酸司来吉兰片停药2周后即可开始服用氟西汀。在健康志愿者中同时服用盐酸司来吉兰片及西酞普兰无任何临床、药效学或药物动力学的相互作用。不过,同时服用盐酸司来吉兰片及所有选择性5-羟色胺重摄取抑制剂万拉法辛及氟优沙明都要注意。盐酸司来吉兰片及三环类抗抑郁药合用时要小心,曾报告有严重中枢神经症状,有几例出现高热、震颤及激越的死亡报告。其他报告同时服用盐酸司来吉兰片及三环类抗抑郁药的不良反应有高/低血压、眩晕、出汗增加、震颤、抽搐、行为及精神改变。由于相互作用机制尚未清楚,加进这些药物于正服用盐酸司来吉兰片的患者时要谨慎。

八、注意事项

1. 禁用　对盐酸司来吉兰片过敏者、严重的精神病、严重的痴呆、迟发性异动症、有消化性溃疡以及病史者禁用。

与左旋多巴合用时,对甲状腺功能亢进、肾上腺髓质的肿瘤(嗜铬细胞瘤)、青光眼(闭角型青光眼)患者也应禁用。

2. 慎用　有不稳定型高血压、心律失常、严重心绞痛或精神病以及前列腺肥大伴排尿困难者服用盐酸司来吉兰片需特别注意。运动员慎用。

3. 用药注意事项　若服用过大剂量(超过每日30mg),会消失一些抑制单胺氧化酶B受体(MAO-B)的选择性,对单胺氧化酶B受体(MAO-B)的抑制开始显著增加。所以,同时服用大剂量盐酸司来吉兰片及高酪胺食品可能引发理论上的高血压症危险,曾报告在盐酸司来吉兰治疗期中有短暂性转氨酶升高。

九、药物稳定性及贮藏条件

遮光、密封保存。

十、药物经济性评价

非基本药物,医保乙类,《中国药典》(2020年版)收载。

东 莨 菪 碱

一、药品名称

1. 英文名　Scopolamine
2. 化学名　6β,7β-环氧-3α-羟基-8-丁基-1αH,5αH-托烷(-)-托品酸酯

二、药品成分

丁溴东莨菪碱

三、剂型与规格

丁溴东莨菪碱注射液　1ml∶20mg
丁溴东莨菪碱胶囊　10mg
氢溴酸东莨菪碱片　0.3mg

四、适应证及相应的临床价值

1. 用于急性胃肠道、胆道和泌尿道痉挛,包括胆绞痛和肾绞痛。
2. 辅助用于可能引发痉挛的诊断或治疗,例如胃、十二指肠镜及影像学检查。

临床价值:首选或辅助。

五、用法用量

成人用法用量如下:

(1) 丁溴东莨菪碱注射液:急性胃肠道、胆道和泌尿道痉挛,辅助用于可能引发痉挛的诊断或治疗。本品肌内注射、缓慢静脉注射给药。目前推荐成人每次10～20mg,或每次用10mg,间隔20～30分钟后再用10mg。建议本品作为短期对症治疗。对肾衰竭或肝功能衰竭的患者不要求减量。

(2) 丁溴东莨菪碱胶囊:胃、十二指肠、结肠内镜检查的术前准备,内镜逆行胰胆管造影,胃、十二指肠、结肠的气钡低张造影或腹部CT扫描的术前准备,可减少或抑制胃肠道蠕动;用于各种病因引起的胃肠道痉挛、胆绞痛、肾绞痛或胃肠道蠕动亢进等。口服,成人每次1～2粒,每日3次;或每次1粒,每日3～5次;儿童每日0.4mg/kg,分4次口服。

(3) 氢溴酸东莨菪碱片:麻醉前给药,治疗帕金森病、晕动病、躁狂型精神病、胃肠胆肾平滑肌痉挛、胃酸分泌过多、感染性休克、有机磷农药中毒。①成人常用量:口服0.3～0.6mg,每日0.6～1.2mg;②极量:每次0.6mg,每日2mg。

六、特殊人群用药

1. 妊娠期　在大鼠和家兔进行的非临床试验显示,丁溴东莨菪碱不存在胚胎毒性或致畸作用。尽管已有长期用药经验,孕妇使用者仍有可能发生不良反应。应当对妊娠期前3个月的用药特别关注。

2. 哺乳期　本品作为抗胆碱能类药物可能会抑制乳汁分泌。由于其低脂溶性,本品从母乳中分泌的可能性较小。

3. 其他人群

(1) 儿童:目前尚无国内儿童人群应用本品的临床数据,儿童慎用本品。国外对于重症婴儿和儿童,推荐0.3～0.6mg/kg,缓慢经静脉内、肌内注射给药。

(2) 老年人:老年人用药前应关注心脏病和前列腺肥大等病史。

七、药理学

1. 药效学及作用机制 本品为 M 胆碱受体拮抗药,对胃肠道、胆道和泌尿生殖道平滑肌有解痉作用。作为一种季铵衍生物,丁溴东莨菪碱不进入中枢神经系统,因此不对中枢神经系统产生抗胆碱能副作用。脏器壁层内的神经节阻滞作用和抗毒蕈碱活性会导致周围抗胆碱能副作用。

2. 药代动力学 静脉给药后,丁溴东莨菪碱迅速分布($t_{1/2\alpha} = 4min$, $t_{1/2\beta} = 29min$)进入组织。分布容积(V_{ss})为 128L(相当于大约 1.7L/kg),终末消除相($t_{1/2\gamma}$)的半衰期大约为 5 小时。总清除率为 1.2L/min,大约一半经肾清除。在尿液中发现的主要代谢产物与毒蕈碱受体的结合很弱。在大鼠体内,丁溴东莨菪碱的最高浓度被发现于胃肠道组织、肝、肾。丁溴东莨菪碱不穿透血-脑屏障。丁溴东莨菪碱的血浆蛋白结合较低。

3. 药物不良反应 可出现口渴、视力调节障碍、嗜睡、心悸、面部潮红、恶心、呕吐、眩晕、头痛等反应。

4. 药物相互作用 本品与其他抗胆碱能药、吩噻嗪类等药物合用时毒性会增加。

本品可拮抗甲氧氯普胺、多潘立酮等药物的促胃肠动力作用。

某些抗心律失常药(如奎尼丁、丙吡胺等)与本品合用要谨慎,因前者具有阻滞迷走神经作用,故能增强本品的抗胆碱能效应,导致口干、视力模糊、排尿困难,老年人尤其应当注意。

本品与拟肾上腺素能药物合用(如右旋苯丙胺 5mg),可增强止吐作用,减少本品的嗜睡作用,但口干更显著。本品与三环类抗抑郁药(阿米替林等)合用时,由于两者均具有抗胆碱能效应,故可增强口干、便秘、视力模糊等不良反应、使老年患者发生尿潴留,诱发急性青光眼及麻痹性肠梗阻等,故而禁用这两种药物合用。

本品分别与地高辛、呋喃妥因、维生素 B_2 等合用时,会明显增强后者的吸收。应用本品或其他抗胆碱能药物期间,舌下含化硝酸甘油预防或治疗心绞痛时,因唾液减少使后者崩解减慢,从而影响其吸收,作用有可能推迟和/或减弱。

八、注意事项

1. 禁用 对本药品任一成分有过敏反应者禁用。

2. 慎用 由于本品具有潜在的引起抗胆碱能并发症的风险,对可能发生患闭角型青光眼、心动过速、肠道或胃肠道梗阻以及伴尿潴留的前列腺肥大患者应慎用。儿童慎用。

3. 用药注意事项 患有未经诊断和治疗的闭角型青光眼的患者使用本品可能导致眼内压升高。因此,如果患者在注射本品后出现眼睛疼痛、眼睛发红伴失明,则应当紧急到眼科就诊。

本品给药后可能会发生过敏反应,包括休克发作。如同对所有可能引起过敏反应的药物一样,应当对使用本品的患者进行密切观察。

血压偏低者应用本品时,应注意防止产生直立性低血压。

肌内注射本品时要注意避开神经与血管,如需反复注射应不在同一部位,宜左右交替注射。

本品禁止与碱、碘及鞣酸配伍。

九、药物稳定性及贮藏条件

遮光,密闭,30℃以下保存。

十、药物经济性评价

非基本药物,医保乙类,《中国药典》(2020 年版)收载。

托 卡 朋

一、药品名称

1. 英文名 Tolcapone
2. 化学名 3,4-二羟基-4'-甲基-5-硝基苯基苯甲酮

二、药品成分

托卡朋

三、剂型与规格

托卡朋片 0.1g

四、适应证及相应的临床价值

用于接受左旋多巴和卡比多巴联合治疗的原发性帕金森病的辅助治疗。

五、用法用量

成人口服。推荐剂量为100mg 每日 3 次。作为左旋多巴或卡比多巴治疗的叠加用药。白天的第 1 剂应与左旋多巴制剂白天的第 1 剂同时服用,此后约间隔 6 小时和 12 小时再服药。

六、特殊人群用药

1. 妊娠期 目前尚无充分的托卡朋用于孕妇的临床研究资料,因此其用于孕妇的安全性和有效性尚不明确,不应使用。

2. 哺乳期 动物实验显示托卡朋片可分泌入母乳,因此,哺乳期妇女如需服用托卡朋时应停止哺乳。

3. 肾功能损害 对于轻度或中度肾损伤者无须作剂量调整,重度肾功能损伤的患者需使用托卡朋时,应极为慎重。对于肌酐清除率低于 25mg/min 的患者的托卡朋用药安全性尚未确定。

4. 肝功能损害 因服用托卡朋有损害肝的危险,任何有肝疾病的患者均不能服用本品。因此,开始服用托卡朋患者的 SGPT/ALT 或 SGOT/AST 均不得超过正常值的上限或者肝功能有其他异常改变。

5. 其他人群 尚无资料证明托卡朋片可用于儿科患者。

七、药理学

1. **药效学及作用机制** 托卡朋是一种选择性和可逆性的儿茶酚-O-甲基转移酶(COMT)抑制剂。COMT 的功能是清除有生物活性的儿茶酚及其他一些羟基代谢物,在脱羧酶抑制剂存在时,COMT 为大脑和外周左旋多巴转化为 3-甲基-4-羟基-L-苯丙氨酸(3-OMD)的主要代谢酶。托卡朋的确切作用机制尚不清楚,但很可能与其抑制 COMT 并改变左旋多巴的血浆药代动力学特点有关。当托卡朋与左旋多巴和芳香族氨基酸脱羧酶抑制剂(如卡比多巴)联合使用时,血浆左旋多巴水平较单用左旋多巴和芳香族氨基酸脱羧酶抑制剂时的维持时间更长,可能因此导致大脑中更持久的多巴胺能激活,从而对帕金森病患者的体征和症状产生更强的缓解作用,并增加左旋多巴的不良作用,有时需因此降低左旋多巴的用量。托卡朋进入中枢神经系统的量很小,但在动物上已表现出对中枢 COMT 活性的抑制作用。

2. **药代动力学** 托卡朋的药代动力学在 50~400mg 剂量范围内呈线性,不依赖于左旋多巴/卡比多巴联合给药。托卡朋的清除半衰期是 2~3 小时,且无明显药物蓄积。在 100mg 或 200mg 每日 3 次的剂量时,C_{max} 分别约为 3μg/ml 和 6μg/ml。

吸收:托卡朋吸收迅速,其 T_{max} 约为 2 小时。口服后,绝对生物利用度约 65%。在给予托卡朋之前 1 小时或之后 2 小时内进食可降低相对生物利用度 10%~20%。

分布:托卡朋的稳态分布容积很小(9L),因其高血浆蛋白结合率而不广泛分布入组织。在 0.32~210μg/ml 的浓度范围内,其血浆蛋白结合率 99.9%。体外试验已经显示托卡朋主要与血清白蛋白结合。

代谢和清除:托卡朋在排泄之前几乎完全被代谢,在尿中仅发现很小量(占使用剂量的 0.5%)的原型。托卡朋的主要代谢途径是葡萄糖醛酸化;与葡萄糖醛酸轭合而失活。此外,这种化合物被儿茶酚-氧位-甲基转移酶(COMT)甲基化成为 3-氧-甲基-托卡朋,托卡朋被代谢成为一种初级醇(甲基羟化),随后再被氧化成羟酸,体外试验提示可能被细胞色素 P450 3A4 和 2S6 所催化。仅在很小的程度上降解成胺及随后发生 N-乙酰化作用。口服 ^{14}C 标记的托卡朋后,60% 的标记物随尿排出,40% 随粪便排出。托卡朋是一种低排泄率的药物(排泄率=0.15%),它具有中等度的系统清除率,约 7L/h。

特殊人群:托卡朋的药代动力学在不同性别、年龄、体重和种族中无明显差异。

肾损害:尚未特别在肾损害患者中进行托卡朋的药代动力学研究,然而,在临床试验期间,已用群体药代动力学方法调查了肾功能与托卡朋药代动力学的关系。400 多例患者的资料已经肯定在很宽的肌酐清除率范围内(30~130ml/min),托卡朋的药代动力学不受肾功能的影响。这一点可由下列事实加以解释,即仅有可忽略不计的未经变化的托卡朋(0.5%)随尿排出。托卡朋的葡萄糖醛酸轭合物主要随尿排出,但也随胆汁排出,这种稳定的、无活性的代谢产物的积累,对于肌酐清除率在 25ml/min 以上肾损害

患者,不会构成威胁。由于托卡朋有很高的蛋白结合率,血液透析不会明显清除托卡朋。据文献报道在健康老年志愿者中进行托卡朋的药代动力学及药效学的研究结果表明,每次口服托卡朋 200mg,每日 3 次,C_{max} 为 6~7mg/L,AUC 为 24~27mg/(L·h);其药代动力学呈线性相关,且吸收和清除都很快,终末半衰期的为 2 小时。

3. **药物不良反应** 据国外临床研究资料显示:上市后发生的与托卡朋相关的严重不良事件已报告有肝细胞损伤,包括暴发性肝功能衰竭而导致死亡的病例。在 1998 年 10 月在近 60 000 名服用托卡朋的病例中有 3 例发生了致命性暴发性肝功能衰竭,在世界范围内每年大约有 40 000 名患者服用托卡朋。其发病率高于普通人群 10~100 倍。服用托卡朋而增加肝功能损伤的问题不可忽视。

上市前的临床研究中发现的不良事件(以下所列不良事件与服用托卡朋是否有因果关系尚不明确):在随机双盲与安慰剂对照的临床研究中发现的不良事件如下,发生率 5% 的不良事件为运动障碍、恶心、睡眠紊乱、肌张力障碍、多梦、食欲缺乏、肌肉痛性痉挛、直立性不适、嗜睡、腹泻、精神错乱、眩晕、头痛、幻觉、呕吐、便秘、疲劳、上呼吸道感染、虚脱、多汗、尿道感染、口干、腹痛、尿变色。以下按各系统排列:

(1)全身性疾病:①常见的有肋部疼痛、意外损伤、腹痛、感染、虚弱、体重减轻;②偶见的有疝、疼痛、过敏反应、蜂窝织炎、真菌感染、病毒感染、癌症、寒战、细菌感染、赘生物、脓肿、面部水肿;③罕见的有死亡。

(2)神经系统:①常见的有抑郁、焦虑、嗜睡、感觉减退、震颤、语言障碍、眩晕、情绪不稳;②偶见的有神经痛、记忆缺失(遗忘症)、锥体外系症状、敌意、性欲增加、躁狂反应、神经过敏、类偏执妄想反应、脑缺血、脑血管意外、妄想、性欲减退、神经病、情感淡漠、舞蹈症、手足徐动症、肌阵挛、精神病、思维异常、抽搐;③罕见的有人格变态、谵妄、脑病、偏瘫、脑膜炎。

(3)消化系统:①常见的有牙齿疾病;②偶见的有吞咽困难、胃肠道出血、胃肠炎、口腔溃疡、流涎增多、大便异常、食管炎、胆石病、结肠炎、舌疾、直肠疾病;③罕见的有胆囊炎、十二指肠溃疡、胃肠道肿瘤、胃张力缺乏。

(4)心血管系统:①常见的有心悸;②偶见的有高血压、血管扩张、心绞痛、心衰、心房纤颤、心动过速、偏头痛、主动脉狭窄、心律失常、动脉痉挛、心动过缓、脑出血、冠脉疾病、心搏骤停、心肌梗死、心肌缺血、肺栓塞;③罕见的有动脉硬化、心血管疾病、心包积液、血栓形成。

(5)肌肉骨骼系统:①常见的有肌痛、关节痛、肢体痛、骨折;②偶见的有腱鞘炎、关节炎、关节疾病。

(6)泌尿生殖系统:①常见的有尿淋滴、勃起功能障碍;②偶见的有前列腺疾病、排尿困难、夜尿症、尿频、尿潴留、子宫弛缓、子宫疾病、阴道炎;③罕见的有膀胱结石、卵巢癌、子宫出血。

(7)呼吸系统:①常见的有支气管炎、咽炎、肺炎;②偶见的有咳嗽增多、鼻炎、哮喘、鼻出血、呼吸性碱中毒、喉炎、呃逆;③罕见的有窒息、缺氧、肺水肿。

（8）皮肤及附属物：①常见的有皮疹；②偶见的有带状疱疹、瘙痒、脂溢性皮炎、皮肤褪色、湿疹、多形红斑、皮肤病、单纯疱疹、荨麻疹。

（9）特殊感觉：①常见的有耳鸣、蓝视症；②偶见的有复视、耳痛、眼出血、眼痛、流泪失常、中耳炎、嗅觉倒错；③罕见的有青光眼。

（10）代谢和营养：常见的有水肿、高胆固醇血症、口渴、脱水。

（11）血液和淋巴系统：①常见的有贫血；②罕见的有白血病、血小板减少。

（12）内分泌系统：偶见的有糖尿病。

（13）未分类：常见的有外科手术。

4. 药物相互作用　蛋白结合率：虽然托卡朋的蛋白结合率很高，但体外研究已证明，治疗浓度的托卡朋（50μg/ml）并不从其他蛋白结合力较高的药物的结合位点上置换。已做过实验的药物包括华法林（苄丙酮香豆素 0.5～7.2μg/ml），苯妥英钠（4.0～38.7μg/ml），甲苯磺丁脲（24.5～96.1μg/ml）和地高辛（9.0～27.0μg/ml）。由 COMT 代谢的药物托卡朋可以影响由 COMT 代谢的药物的药代动力学。然而 COMT 底物卡比多巴的药代动力学却未见受影响。托卡朋对此类型的其他药物的作用仍未评估，例如 α-甲基多巴酚丁胺、阿扑吗啡和异丙肾上腺素。应考虑在与托卡朋合用时，减低这些药物的剂量。

托卡朋对其他药物代谢的影响体外试验已经评价了托卡朋与细胞色素 P450（CYP）的异构酶相互作用的可能性。体外试验未见托卡朋与 CYP2A6（华法林），CYT1A2（咖啡因），CYP3A4（咪达唑仑、特非那定、环孢素），CYP2C19（S-mephengtoin）和 CYP2D6（去甲丙咪嗪）的底物之间的相互作用。托卡朋与去甲丙咪嗪一种由细胞色素 P450 2D6 代谢的药物，并无相互作用。由于托卡朋与细胞色素 P450 2C9 在体外的亲和力，它可能会干扰那些清除需依赖于代谢途径的药物，例如，甲苯磺丁脲和华法林，然而，体内相互作用研究证实托卡朋不改变甲苯磺丁脲的药代动力学。因而托卡朋与细胞色素 P450 2C9 之间似乎不可能有相互作用，同样托卡朋不影响去甲丙咪嗪的药代动力学，一种由细胞色素 P450 2D6 代谢的药物，提示托卡朋与依靠 P450 2D6 代谢的药物之间不可能有相互作用。鉴于华法林与托卡朋合用的临床资料有限，当两药合用时应监测凝血参数。托卡朋不影响麻黄碱（一种直接的拟交感神经药）的作用，不改变其血流动力学参数或血浆儿茶酚水平，鉴于托卡朋不改变麻黄碱的耐受性，两药可合用。当托卡朋与左旋多巴、卡比多巴和去甲丙咪嗪合用时，其血压、脉率和去甲丙咪嗪的血浆浓度无明显改变，不良反应的发生频率稍有增加。根据这三种药物各自的不良反应，可以预见它们总的不良反应。因此，去甲丙咪嗪用于正接受托卡朋和左旋多巴/卡比多巴的帕金森病者时应谨慎。在临床试验中，正在接受托卡朋/左旋多巴制剂的患者，无论其是否合用司来吉兰（一种选择性的 MAO 抑制剂），都报告了相似的不良反应的概况。

八、注意事项

1. 禁用　①患肝疾病的患者以及目前 GPT 或 GOT 超过正常值上限的患者禁用托卡朋；②严重肾功能损害的患者禁用托卡朋；③对托卡朋及托卡朋中任何其他成分过敏者禁用托卡朋；④具有非创伤性横纹肌溶解病史的患者禁用托卡朋；⑤在某些疾病状态下曾出现过高热和意识模糊的患者禁用托卡朋；⑥服用托卡朋片时，不应与非选择性单胺氧化酶抑制剂（如苯乙肼及反苯环丙胺）合用；⑦服用托卡朋片时，不应同时加用单胺氧化酶 A 抑制剂和单胺氧化酶 B 抑制剂。

2. 用药注意事项

（1）托卡朋片可与或不与食物同服，它可与左旋多巴/卡比多巴的常释和缓释剂型合用。

（2）肝功能：据国外文献报道，托卡朋在国外上市后的临床应用中发现有导致患者严重的、致命的、急性的肝细胞损害的情况，因此，在选择给予托卡朋片治疗的患者时，应极为慎重。在开始用药前，首先检查患者的血清 GPT 和 GOT，确定基础水平，然后在治疗的第一年应每 2 周检查一次 GPT 和 GOT，以后的 6 个月里每 4 周检查一次，此后每 8 周检查一次。如果一旦超过正常上限或出现肝功能损伤的临床症状及体征（持续性恶心、乏力、食欲缺乏、黄疸、尿色加深、瘙痒及右上腹不适等），应立即停药。

（3）低血压/晕厥：托卡朋可增加左旋多巴的生物利用度，因而可增加直立性低血压的发生率，需注意。尤其对曾有过低血压/晕厥发作史的患者，应更为谨慎。患者不要从坐或躺位快速抬高体位，尤其已经保持这种姿势很长时间，更不能迅速转变体位，以防出现晕厥。

（4）腹泻：服用托卡朋后可能会出现不同程度的腹泻，通常在服药后 6～12 周出现，但部分患者也可能提前或延迟。服药期间如出现中至重度的腹泻患者，需停药。

（5）幻觉：在服用托卡朋的患者中可能出现幻觉，需注意监测。一旦发生幻觉，可通过减少左旋多巴的用量达到改善，如仍无明显转好，则需停药。

（6）运动障碍、肌张力降低、恶心及其他与左旋多巴有关的不良反应服用托卡朋时，患者会感觉与左旋多巴有关的不良反应加重。减少左旋多巴的剂量时，这些不良反应往往会减轻。

（7）若停用托卡朋片，医师应考虑增加患者每日左旋多巴的剂量，防止发生神经抑制性恶性综合征。

（8）尿液变色：托卡朋片及其代谢物呈黄色，可引起患者尿色无害性加深。

（9）在服用托卡朋片期间，可能出现反应力下降，不要驾车或操作复杂机器。

九、药物稳定性及贮藏条件

遮光、密闭、干燥处贮存。

十、药物经济性评价

非基本药物，非医保。

普 拉 克 索

一、药品名称

1. 英文名　Pramipexole
2. 化学名　（S）-2-氨基-4,5,6,7-四氢-6-丙胺-苯并噻唑

二、药品成分

盐酸普拉克索

三、剂型与规格

盐酸普拉克索片　（1）0.125mg；（2）0.125mg；（3）0.25mg；（4）0.25mg；（5）1.0mg；（6）1.0mg

盐酸普拉克索缓释片　（1）0.375mg；（2）1.5mg；（3）0.75mg；（4）4.5mg；（5）3.0mg

四、适应证及相应的临床价值

用于治疗特发性帕金森病的体征和症状，单用（无左旋多巴）或与左旋多巴联用。例如，在疾病后期左旋多巴的疗效逐渐减弱或者出现变化和波动时（剂末现象或"开-关"现象），需要应用普拉克索。

五、用法用量

成人用法用量如下：

（1）盐酸普拉克索片：①口服用药，用水吞服，伴随或不伴随进食均可，每日 3 次。②初始治疗。起始剂量为每日 0.375mg，然后每 5~7 日增加 1 次剂量。如果患者可以耐受，应增加剂量以达到最大疗效。如果需要进一步增加剂量，应该以周为单位，每周加量 1 次，每次日剂量增加 0.75mg，每日最大剂量为 4.5mg。③维持治疗。个体剂量应该为每日 0.375~4.5mg。在剂量逐渐增加的三项重要研究中，从每日剂量为 1.5mg 开始可以观察到药物疗效。作进一步剂量调整应根据临床反应和耐受性进行。在临床试验中有大约 5% 的患者每日服用剂量低于 1.5mg。当计划减少左旋多巴治疗时，每日服用剂量大于 1.5mg 对晚期帕金森病患者可能是有效的。在加量和维持治疗阶段，建议根据患者的个体反应减少左旋多巴用量。④治疗中止。突然中止多巴胺能治疗会导致神经阻滞剂恶性综合征发生。因此，应该以每日减少 0.75mg 的速度逐渐停止应用普拉克索，直到日剂量降至 0.75mg。

（2）盐酸普拉克索缓释片：所有剂量均以盐酸普拉克索一水合物计算。口服用药，每日 1 次服用。服用剂量同盐酸普拉克索片。

六、特殊人群用药

1. 妊娠期　普拉克索对人妊娠期和哺乳期的影响还未被研究。它对大鼠和家兔没有致畸作用，但是其在母体毒性剂量下对大鼠胚胎有毒性。禁用于妊娠期，除非确实需要，例如对孕妇潜在的益处大于风险时。

2. 哺乳期　由于普拉克索抑制人催乳素的分泌，因此其抑制泌乳。其是否可分泌到乳汁中还未作研究。大鼠乳汁中药物相关的放射性强度高于血浆。由于缺乏人体数据，不应该在哺乳期内应用。然而，如果其应用不可避免的话，应中止哺乳。

3. 肾功能损害　普拉克索的清除依靠肾功能。对于初始治疗建议应用如下剂量方案：肌酐清除率高于 50ml/min 的患者无须降低日剂量。肌酐清除率介于 20~50ml/min 的患者，初始日剂量应分 2 次服用，每次 0.125mg，每日 2 次。肌酐清除率低于 20ml/min 的患者，日剂量应 1 次服用，从每日 0.125mg 开始。如果在维持治疗阶段肾功能降低，则以与肌酐清除率下降相同的百分比降低普拉克索的日剂量，例如，当肌酐清除率下降 30%，则普拉克索的日剂量也减少 30%。如果肌酐清除率介于 20~50ml/min，日剂量应分 2 次服用；如果肌酐清除率低于 20ml/min，日剂量应 1 次服用。

4. 肝功能损害　对肝功能衰竭的患者可能不需要进行剂量调整，因为所吸收的药物中大约 90% 是通过肾排泄的。然而，肝功能不全对其药代动力学的潜在影响还未被阐明。

七、药理学

1. 药效学及作用机制　药效学特性：普拉克索是一种多巴胺受体激动剂，与多巴胺受体 D_2 亚家族结合有高度选择性和特异性，并具有完全的内在活性，对其中的 D_3 受体有优先亲和力。普拉克索通过兴奋纹状体的多巴胺受体来减轻帕金森病患者的运动障碍。动物实验显示普拉克索抑制多巴胺的合成、释放和更新。普拉克索治疗不安腿综合征的作用机制尚未明确。神经药理学证据提示可能与多巴胺能系统有关。在志愿者中观察到剂量依赖性的泌乳素降低。在帕金森病患者中的临床试验普拉克索能减轻特发性帕金森病患者的症状和体征。对照临床试验收入大约 2 100 位 Heohn-Yahr 分期 Ⅰ~Ⅳ 的患者。其中大约还有 900 位处于更晚期的接受左旋多巴联合治疗并发生运动并发症的患者。早期和晚期的帕金森病对照临床试验中本品疗效维持约 6 个月。在持续 3 年多的开放性后续试验中，没有出现疗效降低的现象。在一个为期 2 年的对照双盲临床试验中，以普拉克索作为起始治疗比以左旋多巴作为起始治疗显著延缓运动并发症的发生时间，并且减少其发生。需要平衡普拉克索的延缓运动并发症疗效和左旋多巴对运动功能的更明显改善（以 UPDRS 评分的平均变化来测量）。普拉克索组幻觉和嗜睡的总体发生率在加量阶段更高。但是在维持阶段没有显著差异。在帕金森病患者中开始普拉克索治疗时应考虑这些因素。

2. 药代动力学　普拉克索口服吸收迅速完全。绝对生物利用度高于 90%，最大血浆浓度在服药后 1~3 小时出现。与食物一起服用不会降低普拉克索吸收的程度，但会降低其吸收速率。普拉克索显示出线性动力学特点，患者间血浆水平差异很小。在人体内，普拉克索的血浆蛋白结合度很低（小于 20%），分布容积很大（400L）。可观察到药物在大鼠脑组织中的浓度很高（大约为血浆浓度的 8 倍）。普拉克索在男性体内的代谢程度很低。以原型从肾排泄是普拉

克索的主要清除途径。^{14}C 标记的药物大约有 90% 是通过肾排泄的，粪便中的药物少于 2%。普拉克索的总清除率大约为 500ml/min，肾清除率大约为 400ml/min。年轻人和老年人的普拉克索清除半衰期（$t_{1/2}$）为 8～12 小时。

3. 药物不良反应　预计可能出现以下不良事件：做梦异常，意识模糊，便秘，妄想，头昏，运动障碍，疲劳，幻觉，头痛，运动功能亢进，低血压，食欲增加（暴食、食欲过盛），失眠，性欲障碍，恶心，外周水肿，偏执；病理性赌博，性欲亢进或其他异常行为；嗜睡，体重增加，突然睡眠发作；瘙痒、皮疹和其他过敏症状。

基于安慰剂对照试验的汇总分析，其中包括 1 923 名服用本品的患者和 1 354 名服用安慰剂的患者，分析显示两组都经常发生不良事件。63% 服用普拉克索的患者和 52% 服用安慰剂的患者至少报告过一起不良事件。

帕金森病患者中，普拉克索治疗组多于安慰剂组的最常见药物不良事件是恶心、运动障碍、低血压、头昏、嗜睡、失眠、便秘、幻觉、头痛和疲劳。在日剂量高于 1.5mg 时嗜睡的发生率增加。与左旋多巴联用时最常见的不良事件是运动障碍。治疗初期可能发生低血压，尤其当本品药量增加过快时。普拉克索可能与性欲障碍相关（增加 0.1% 或减退 0.4%）。接受多巴胺受体激动剂（包括普拉克索）治疗的帕金森病患者，尤其是在高剂量时，被报告曾出现病理性赌博、性欲增加和性欲亢进的症状，一般在减少剂量或中止治疗时是可逆的。

4. 药物相互作用　普拉克索与血浆蛋白的结合程度很低（低于 20%），在男性体内几乎不发生生物转化。因此，普拉克索不可能与影响血浆蛋白结合的其他药物相互作用，也不可能通过生物转化清除。由于抗胆碱能药物主要通过生物转化清除，所以尽管普拉克索与抗胆碱能药物的相互作用还未被研究，但可推测这种相互作用的可能性非常有限。

普拉克索与司来吉兰和左旋多巴没有药代动力学的相互作用。西咪替丁可以使普拉克索的肾清除率降低大约 34%，可能是通过对肾小管阳离子分泌转运系统的抑制实现的。因此，抑制这种主动的肾清除途径或通过这种途径清除的药物，例如西咪替丁和金刚烷胺，可能与普拉克索发生相互作用并导致任何一种或两种药物的清除率降低。当这些药物与本品同时应用时，应考虑降低普拉克索剂量。

当普拉克索与左旋多巴联用时，建议在增加其剂量时降低左旋多巴的剂量，而其他抗帕金森病治疗药物的剂量保持不变。由于可能的累加效应，患者在服用普拉克索的同时要慎用其他镇静药物或乙醇。普拉克索应避免与抗精神病药物同时应用，例如预期会有拮抗作用时。

八、注意事项

1. 禁用　对普拉克索片活性成分或任何辅料过敏。

2. 用药注意事项　幻觉为多巴胺受体激动剂和左旋多巴治疗的副反应。应告知患者可能会发生幻觉（多为视觉上的）。对于晚期帕金森病，联合应用左旋多巴，可能会在

本品的初始加量阶段发生运动障碍。如果发生上述副反应，应该减少左旋多巴用量。普拉克索与嗜睡和突然睡眠发作有关，尤其对于帕金森病患者。在日常活动中的突然睡眠发作，有时没有意识或预兆，但是这种情况很少被报道。必须告知患者这种副反应，建议其在治疗的过程中要谨慎驾驶车辆或操作机器。已经发生过嗜睡和/或突然睡眠发作副反应的患者，必须避免驾驶或操作机器，而且应该考虑降低剂量或终止治疗。由于可能的累加效应，当患者在服用普拉克索时应慎用其他镇静类药物或乙醇。在使用多巴胺受体激动剂包括本品的帕金森病患者中曾经报道过出现病理性赌博、性欲增强和性欲亢进。因此，应告知患者和护理人员可能会出现行为改变。可考虑减少剂量/逐渐中止治疗。如果潜在的益处大于风险，有精神障碍的患者应仅用多巴胺受体激动剂进行治疗。应定期或在发生视觉异常时进行眼科检查。应注意伴随严重心血管疾病的患者。由于多巴胺能治疗与直立性低血压发生有关，建议监测血压，尤其在治疗初期。已报道突然终止多巴胺能治疗时会发生神经阻滞剂恶性综合征的症状。对驾驶和操作机器能力的影响本品对驾驶和操作机器能力有较大影响。可能发生幻觉或嗜睡。必须告知服用普拉克索并出现嗜睡和/或突然睡眠发作的患者要避免驾驶车辆或参加那些因为警觉性削弱可能会使他们自己或其他人处于遭受严重伤害或死亡危险的活动（例如操作机器时），直至这种复发性的发作和嗜睡症状已经消失。

九、药物稳定性及贮藏条件

遮光、密闭、干燥处贮存。

十、药物经济性评价

基本药物（片剂：0.125mg、0.25mg、1.0mg，缓释片：0.375mg、0.75mg、1.5mg、3.0mg、4.5mg），医保乙类，《中国药典》（2020 年版）收载。

吡贝地尔

一、药品名称

1. 英文名　Piribedil

2. 化学名　2-[4-（1,3-苯并间二氧杂环戊烯-5-基甲基）哌嗪-1-基]嘧啶

二、药品成分

吡贝地尔

三、剂型与规格

吡贝地尔缓释片　50mg

四、适应证及相应的临床价值

1. 用于老年患者的慢性病理性认知和感觉神经障碍的辅助性症状性治疗（除阿尔茨海默病和其他类型的痴呆）。

2. 用于下肢慢性阻塞性动脉病（第 2 期）所致间歇性跛

行的辅助性治疗。注意这一适应证是鉴于行走距离的改善来确定的。

3. 建议用于眼科的缺血性症状。

4. 用于帕金森病的治疗,可作为单一用药(治疗震颤明显的类型)或在最初或稍后与左旋多巴治疗联合用药,尤其是对伴有震颤的类型。

五、用法用量

成人用法用量如下:

口服用药。除帕金森病之外的所有适应证:每日1片于正餐结束时服用,或对于病情较严重者每日2片分别于两次正餐结束时服用。药片应于进餐结束时,用半杯水吞服,不要咀嚼。

帕金森病的治疗:作为单一用药,150～250mg,即每日3～5片,分3～5次服用。

作为多巴治疗的补充:每日1～3片(每250mg左旋多巴大约需50mg吡贝地尔)。药片应于进餐结束时用半杯水吞服,不要咀嚼。剂量必须逐渐增加,每3日增加1片。或遵医嘱。

六、特殊人群用药

妊娠期和哺乳期:该药物绝对仅限于老年患者,不存在妊娠危险的人群使用。在缺乏相关资料时,不建议在孕妇和哺乳期妇女使用。

七、药理学

1. 药效学及作用机制　周围血管舒张剂(心血管系统)抗帕金森药物(神经系统)药效学特点:吡贝地尔为多巴胺能激动剂(刺激多巴胺受体和大脑多巴胺能通路),在人类临床药理学研究已明确其作用机制为刺激清醒和睡眠状态下多巴胺能型皮质电发生。多巴胺控制下的不同临床功能,已经通过行为或心理测定量表的测试证明。此外,吡贝地尔可增加股动脉血流量(股血管床多巴胺受体的存在解释了吡贝地尔对周围循环的作用)。

2. 药代动力学　吡贝地尔吸收迅速。吡贝地尔口服1小时后达最大浓度。血浆清除为双相,第一时相的特征为半衰期1.7小时;第二时相较慢,其特征为半衰期6.9小时。吡贝地尔的代谢过程剧烈,产生两种代谢产物,即羟化衍生物和双羟化衍生物。吡贝地尔基本上经尿液排出,吸收的吡贝地尔有68%以代谢产物的形式经肾排出,25%经胆汁排出。含量为50mg的吡贝地尔缓释片剂在体内逐渐吸收及活性成分逐渐释放。以人为研究对象的动力学研究表明了治疗覆盖面的扩大,其每周期可超过24小时。服药的第24小时有大约50%经尿液排出,在第48小时全部排出。

3. 药物不良反应　可能出现下列症状:轻微的消化道不适(恶心、呕吐、胀气),可在剂量个体化调整后消失。服用吡贝地尔有出现昏睡的报道,在极少个体中,日间出现过度的昏睡和突然进入睡眠状态。也可出现心理紊乱如混浊或激越,尽管比较罕见。这些症状可在停药后消失。血压紊乱(直立性低血压)或血压不稳非常少见。由于含有脑脂

红,有可能引起过敏反应。吡贝地尔上市以来已有病态赌博(强迫性赌博)、性欲亢进及性欲增强病例的报道。

4. 药物相互作用　禁忌联合使用:安定类精神安定药(不包括氯氮平)(在非帕金森患者中)多巴胺能激动剂和精神安定类药品之间存在着拮抗作用,由于服用安定药物出现的锥体外系症状时,患者不应使用多巴胺能激动剂治疗,而应当使用抗胆碱能药物。止吐类精神安定药多巴胺能激动剂和精神安定类药品之间存在着拮抗作用,应使用没有锥体外系作用的止吐药品。

不适宜的联合用药:安定类精神安定药(不包括氯氮平)(在帕金森患者中)多巴胺能激动剂和精神安定类药品之间存在着拮抗作用,多巴胺能激动剂可以导致或者加重精神紊乱。如果正在使用多巴胺能激动剂进行治疗的帕金森患者必须要使用精神安定类药品,多巴胺能激动剂必须逐渐减少用量直到完全停药。(多巴胺能药物的突然停药有可能导致"恶性精神安定药物综合征"的发生。)

八、注意事项

禁用:①对吡贝地尔缓释片中任何成分过敏者;②心血管性虚脱;③心肌梗死急性期;④与止吐类精神安定药、安定类精神安定药(不包括氯氮平)(帕金森患者除外)联合应用。

九、药物稳定性及贮藏条件

遮光,密闭保存。

十、药物经济性评价

非基本药物,医保乙类。

7　抗 癫 痫 药

乙 酰 唑 胺

一、药品名称

1. 英文名　Acetazolamide
2. 化学名　N-[5-(氨磺酰基)-1,3,4-噻二唑-2-基]乙酰胺

二、药品成分

乙酰唑胺

三、剂型与规格

乙酰唑胺片　0.25g

四、适应证及相应的临床价值

1. 适用于治疗各种类型的青光眼,对各种类型青光眼急性发作时的短期控制是一种有效的降低眼压的辅助药物。

2. 开角型(慢性单纯性)青光眼,如用药物不能控制眼

压,并用乙酰唑胺治疗可使其中大部分病例的眼压得到控制,作为术前短期辅助药物。

3. 闭角型青光眼急性期应用本品降压后,原则上应根据房角及眼压描记情况选择适宜的抗青光眼手术。

4. 用于抗青光眼及某些内眼手术前降低眼压。抗青光眼术后眼压控制不满意者,仍可应用乙酰唑胺控制眼压。

5. 继发性青光眼也可用乙酰唑胺降低眼压。

五、用法用量

1. 儿童　抗青光眼常用量:每日 2~3 次,每次口服 5~10mg/kg,或每日口服 300~900mg/m^2,分 2~3 次服用。

2. 成人

(1) 开角型青光眼:口服首量 250mg,每日 1~3 次,维持量应根据患者对药物的反应决定,尽量使用较小的剂量使眼压得到控制;一般每日 2 次,每次 250mg 就可使眼压控制在正常范围。

(2) 继发性青光眼和手术前降眼压:口服 250mg,每 4~8 小时 1 次,一般每日 2~3 次。

(3) 急性病例:首次药量加倍给 500mg,以后用 125~250mg 维持量,每日 2~3 次。

六、特殊人群用药

1. 妊娠期　动物实验证实,应用高于成人剂量 10 倍的乙酰唑胺对啮齿类动物胎仔有较高的致畸发病率,因此必须考虑其利弊。已有报告指出将要分娩的和妊娠期的妇女不宜使用,尤其是妊娠前 3 个月内。

2. 哺乳期　哺乳期妇女确需使用乙酰唑胺应暂停哺乳。

七、药理学

1. 药效学及作用机制　乙酰唑胺为碳酸酐酶抑制剂,能抑制房水生成,降低眼压。房水流出易度则不改变。乙酰唑胺能抑制睫状体上皮碳酸酐酶的活性,从而减少房水生成(50%~60%),使眼压下降。

2. 药代动力学　口服容易吸收。与蛋白结合率高。口服乙酰唑胺 500mg 后 1~1.5 小时降低眼压作用开始;2~4 小时血药浓度达峰值;可维持 4~6 小时,血清最高浓度为 12~27mg/ml,$t_{1/2}$ 为 2.4~5.8 小时。乙酰唑胺口服,在 24 小时内给药量的 90%~100% 以原型由肾排泄。

3. 药物不良反应　一般用药后常见的不良反应有①四肢麻木及刺痛感;②全身不适综合征:疲劳、体重减轻、困倦、抑郁、嗜睡、性欲减低等;③胃肠道反应:金属样味觉、恶心、食欲缺乏、消化不良、腹泻;④肾反应:多尿、夜尿、肾及泌尿道结石等;⑤可出现暂时性近视,也可发生磺胺样皮疹、剥脱性皮炎。

少见的副作用有①电解质紊乱:代谢性酸中毒、低钾血症,补充碳酸氢钠及钾盐有可能减轻症状;②听力减退;③最严重的不良反应是造血系统障碍:急性溶血性贫血、粒细胞减少症、血小板减少症、肺嗜酸性粒细胞增多症、再生障碍性贫血和肾衰竭。

长期用药可加重低钾血症、低钠血症、电解质紊乱及代谢性酸中毒等症状。由于血钾下降可减弱乙酰唑胺的降眼压作用。

对肾结石患者,乙酰唑胺可诱发或加重病情,如出现肾绞痛和血尿应立即停药。

4. 药物相互作用

(1) 与促肾上腺皮质激素、糖皮质激素尤其与盐皮质激素联合使用,可以导致严重的低血钾,在联合用药时应注意监护血清钾的浓度及心脏功能。亦应估计到长期同时使用有增加低血钙的危险,可以造成骨质疏松,因为这些药都能增加钙的排泄。

(2) 与苯丙胺、抗 M 胆碱药,尤其是和阿托品、奎尼丁联合应用时,由于形成碱性尿,本品排泄减少,会使不良反应加重或延长。

(3) 与抗糖尿病药(如胰岛素)联合应用时,可以减少低血糖反应,因为本品可以造成高血糖和尿糖,故应调整剂量。

(4) 与苯巴比妥、卡马西平或苯妥英钠等联合应用,可引起骨软化发病率上升。

(5) 洋地黄苷类与本品合用,可提高洋地黄的毒性,并可发生低钾血症。

(6) 与甘露醇或尿素联合应用,在增强降低眼压作用的同时,可增加尿量。

八、注意事项

1. 禁用　肝、肾功能不全致低钠血症、低钾血症、高氯性酸中毒,肾上腺衰竭及肾上腺皮质功能减退(艾迪生病),肝性昏迷。

2. 慎用　因乙酰唑胺可升高血糖及尿糖浓度,故糖尿病患者应慎用;酸中毒及肝、肾功能不全者慎用。

3. 用药注意事项

(1) 询问患者有否磺胺过敏史,不能耐受磺胺类药物或其他磺胺衍生物利尿药的患者,也不能耐受乙酰唑胺。

(2) 与食物同服可减少胃肠道反应。

(3) 对诊断的干扰:尿 17-羟类固醇测定,因干扰 Glenn 定,因干扰道反法的吸收,可产生假阳性结果;尿蛋白测定,由于尿碱化,可造成如溴酚蓝试验等一些假阳性结果;血氨浓度、血清胆红素、尿胆素原浓度都可以升高;血糖浓度、尿糖浓度均可升高,非糖尿病者不受影响;血浆氯化物的浓度可以升高,血清钾的浓度可以降低。

(4) 随访检查:急性青光眼及青光眼急性发作时,应每日测眼压,慢性期应定期测量眼压,并定期检查视力、视野。眼压控制后应根据青光眼类型、前房角改变及眼压描记情况,调整用药剂量及选择适宜的抗青光眼手术。需延期施行抗青光眼手术的患者,较长期使用本品,除应加服钾盐外,在治疗前还需有 24 小时眼压、视力、视野、血压、血常规及尿常规等记录,以便在治疗过程中评价疗效及发现可能产生的不良反应,根据病情调整药量。

(5) 某些不能耐受乙酰唑胺不良反应或久服无效者,可改用其他碳酸酐酶抑制剂,如双氯非那胺。

九、药物稳定性及贮藏条件

遮光,密封保存。

十、药物经济性评价

基药(片剂:0.25g),医保甲类,《中国药典》(2020年版)收载。

劳拉西泮

参见(第一章　精神疾病药物 3　抗焦虑药)

卡马西平

一、药品名称

1. 英文名　Carbamazepine
2. 化学名　5H-二苯并[b,f]氮杂䓬-5-甲酰胺

二、药品成分

卡马西平

三、剂型与规格

卡马西平片　　(1)0.1g;(2)0.2g
卡马西平胶囊　0.2g
卡马西平缓释胶囊　0.1g

四、适应证及相应的临床价值

1. 部分性发作　复杂部分性发作、简单部分性发作和继发性全身发作;全身性发作:强直、阵挛、强直阵挛发作。

2. 三叉神经痛和舌咽神经痛发作,亦用作三叉神经痛缓解后的长期预防性用药。也可用于脊髓痨和多发性硬化、糖尿病性周围性神经痛、患肢痛和外伤后神经痛以及疱疹后神经痛。

3. 预防或治疗躁狂、抑郁症;对锂、抗精神病药、抗抑郁药无效的或不能耐受的躁狂抑郁症,可单用或与锂盐和其他抗抑郁药合用。

4. 中枢性部分性尿崩症,可单用或氯磺丙脲或氯贝丁酯等合用。

5. 酒精依赖的戒断综合征。

五、用法用量

1. 儿童　①卡马西平片:儿童 10~20mg/kg。维持血药浓度应在 4~12μg/ml 之间。②卡马西平缓释胶囊:儿童以 10~20mg/kg 计算,每日服用量为 12 个月的儿童,每日 100~200mg;1~5 岁,每日 200~400mg;6~10 岁,每日 400~600mg;11~15 岁,每日 600~1 000mg;可分几次服用。4 岁或 4 岁以下儿童推荐剂量,开始为每日 20~60mg,然后每隔 1 日增加 20~60mg。超过 4 岁的儿童,开始剂量为每日 100mg,然后每周增加 100mg。

2. 成人

(1) 卡马西平片:①抗惊厥,初始剂量为每次 100~

200mg,每日 1~2 次,逐渐增加剂量直至最佳疗效。②镇痛,开始每次 0.1g,每日 2 次;第 2 日后每隔 1 日增加 0.1~0.2g,直到疼痛缓解,维持量每日 0.4~0.8g,分次服用;最高量每日不超过 1.2g。③尿崩症,单用时 1 日 0.3~0.6g,如与其他抗利尿药合用,每日 0.2~0.4g,分 3 次服用。④抗躁狂或抗精神病,开始每日 0.2~0.4g,每周逐渐增加至最大量 1.6g,分 3~4 次服用。每日限量,12~15 岁,不超过 1g;15 岁以上不超过 1.2g;有少数用至 1.6g。通常成人限量为 1.2g,12~15 岁每日不超过 1g,少数人需用至 1.6g。作止痛用每日不超过 1.2g。

(2) 卡马西平胶囊用法同卡马西平片。

(3) 卡马西平缓释胶囊:①癫痫,成人最初剂量为 100~200mg,每日 1 次或 2 次,然后逐步增加至最佳剂量为止(通常为 400mg,每日 2~3 次)。对某些患者,所需剂量可达到每日 1 600mg 或 2 000mg。②三叉神经痛,初始剂量为每日 200~400mg,然后再逐步增加至疼痛消失为止(通常是每次 200mg,每日 3~4 次),此后再逐步减少到最低的可维持疗效的水平。③躁狂症和预防剂量范围:每日 400~1 600mg,通常剂量为 400~600mg,分 2~3 次服用。对急性躁狂症,剂量应适当地迅速递增。至于预防躁狂-抑郁失调,剂量应逐步增加,以确保得到最佳耐受性。

3. 老年人　卡马西平缓释胶囊:三叉神经痛。对老年患者,推荐剂量是开始为 100mg,每日 2 次。

六、特殊人群用药

1. 妊娠期　已经证明,癫痫母体的后代更容易出现发育障碍,包括畸形。据报道,卡马西平可能与所有其他大部分的抗癫痫药物一样,均可能增加此危险,不过仍然缺乏使用卡马西平单药治疗进行的对照研究的结论性证据。但已经有报道,发育障碍、畸形,包括脊柱裂及其他先天性异常,如颅面缺损、心血管畸形、尿道下裂和各种机体系统异常可能与卡马西平相关。

用药时应考虑以下情况:①患癫痫的孕妇服用卡马西平应特别小心。②女性患者如果在服用卡马西平期间怀孕或计划生育,或在妊娠期开始服用卡马西平,应仔细权衡利弊,特别是妊娠前 3 个月。③对育龄期妇女,卡马西平应尽量作为单药治疗用药。因为合并使用多种抗癫痫药物(如丙戊酸加卡马西平加苯巴比妥和/或苯妥英)的妇女生产的婴儿先天异常的发生率比单药治疗的高。④推荐给予最低有效剂量,并建议监测血药浓度。⑤应告知患者有增加畸形危险的可能性,需及时做产前检查。⑥妊娠期间,疾病的恶化会对母亲和胎儿同时产生伤害,因此切不可中断有效的抗癫痫治疗。

监测和预防:已知妊娠期间可出现叶酸缺乏。有报告称抗癫痫药物可能会加重叶酸缺乏。这种缺乏可能使患癫痫的孕妇所生的婴儿的先天性缺陷的发病率升高,因此,建议妊娠前或妊娠期间的妇女应补充叶酸。

新生儿:为防止新生儿出血,在妊娠期最后几周的孕妇和新生儿均应使用维生素 K_1。已经报道,少数新生儿癫痫和/或呼吸抑制可能与母体联合服用卡马西平和其他抗惊

厥药物有关。少数新生儿出现的呕吐、腹泻和/或进食减少也可能与母体服用卡马西平有关。这些反应可能体现了新生儿停药综合征。

2. 哺乳期　相当于血浆浓度 25%~60% 的卡马西平可进入乳汁,应仔细权衡母乳喂养的好处以及可能对婴儿产生的远期不良反应。监测婴儿可能发生的不良反应(如过度嗜睡、皮肤过敏反应)的条件下,服用卡马西平的母亲才可用母乳哺育婴儿。

3. 肾功能损害　建议在服药前及服药期间应定期进行完整的尿液分析和 BUN 检查。

4. 肝功能损害　服用卡马西平前应检查肝功能,服药期间应定期检查肝功能,特别是对有肝病史者和老年患者。服药期间若发生肝功能损害加剧或活动性肝病,立刻停服卡马西平。有肝性卟啉病史患者应避免使用。

5. 其他人群

(1)儿童:已经对儿童中卡马西平的安全性进行了长达 6 个月的研究。目前尚无临床试验长期用药数据。

(2)老年人:老年患者对卡马西平敏感者多,常引起认知功能障碍、激越、不安、焦虑、精神错乱、房室传导阻滞或心动过缓,也可引起再生障碍性贫血,应慎重选择卡马西平的剂量。尚无老年患者的系统研究数据。

七、药理学

1. 药效学及作用机制　卡马西平为抗惊厥药和抗癫痫药。卡马西平的药理作用表现为抗惊厥、抗癫痫、抗神经性疼痛、抗躁狂、抗抑郁症、改善某些精神疾病的症状、抗中枢性尿崩症,产生这些作用的机制可能分别为:使用依赖性地阻滞各种可兴奋细胞膜的 Na^+ 通道,故能明显抑制异常高频放电的发生和扩散;抑制 T 型钙通道;增强中枢的去甲肾上腺素能神经的活性;促进抗利尿激素(ADH)的分泌或提高效应器对 ADH 的敏感性。

2. 药代动力学

吸收:卡马西平在人体内吸收比较缓慢,但吸收完全。普通片在单剂量服药后,12 小时内达平均血浆峰值浓度。单剂量口服 400mg 卡马西平后,平均峰值血浆浓度约为 4.5 倍血浆浓度。无论何种剂型,食物的摄取不影响卡马西平的吸收速率和吸收程度。卡马西平在 1~2 周内达稳态血浆浓度,但这分别受卡马西平的自身诱导或被其他酶诱导药物诱导,同时也依赖于患者治疗前的状况、剂量和治疗周期影响。卡马西平在"治疗范围",即稳态血浆浓度具有极大的个体差异,大多数患者的治疗浓度范围约 4~12μg/ml,相当于 17~50μmol/L。10,11-环氧卡马西平(药理学活性代谢产物)的浓度大约是卡马西平浓度的 30%。

分布:卡马西平的血浆蛋白结合率为 70%~80%,在脑脊液和唾液当中的原型药物反映了血浆中非蛋白结合的比例,占 20%~30%,在乳汁中,相当于血浆浓度的 25%~60%。卡马西平能通过胎盘屏障。假设卡马西平完全被吸收,它的表观分布容积范围在 0.8~1.9L/kg。

代谢:卡马西平在肝中代谢,环氧化是其最主要的生物转化途径,其主要代谢产物为 10,11-反式-二醇衍生物和它

的葡糖醛酸化物。而细胞色素 P450 3A4 则是主要将卡马西平代谢为药理学活性物质 10,11-环氧卡马西平的同工酶。人微粒体环氧物水解酶被发现是负责从卡马西平 10,11-环氧物形成 10,11-反式二醇衍生物的主要作用酶。9-羟甲基-10-甲氨酰吖啶是一种与这条途径有关的次级代谢物。单剂量口服卡马西平后,约 30% 的卡马西平以环氧化途径代谢的最终产物进入尿中。卡马西平其他的重要转化途径可生产各种单羟基化物,以及卡马西平的 *N*-葡糖醛酸化物。

清除:单剂量口服卡马西平的平均清除半衰期为 36 小时,由于肝的单胺氧化酶系统自身诱导作用,重复给药后为 16~24 小时,而这与服药持续时间有关。与其他单酶诱导剂合用药后(苯妥英钠)平均半衰期为 9~10 小时。单剂量口服 10,11-环氧化物后其在血浆中的平均清除半衰期约为 6 小时。单剂量口服 400mg 卡马西平后,72% 从尿液中排出,28% 从粪便中排出。在尿液中约占 2% 是以原型药排出,约占 1% 以活性代谢物 10,11-环氧化物排出。

特殊临床状态下的动力学:卡马西平的稳态血药浓度,即"治疗范围",有很大的个体差异,大多数患者的治疗浓度范围约 4~12μg/ml,相当于 17~50μmol/L。10,11-环氧卡马西平(活性代谢产物)浓度相当于卡马西平浓度的 30%。

儿童:由于儿童对卡马西平的清除较快,所以服用卡马西平的剂量(mg/kg)可高于成人。

老年人:与年轻人相比,老年患者对卡马西平的药代动力学无改变。

肝或肾功能不全患者:卡马西平对有肝病或肾功能不全的患者的药代动力学方面的资料缺乏。

3. 药物不良反应　特别是在用卡马西平治疗初期,或初始服药量太大或老年患者服用,偶尔或经常会出现一些不良反应,如中枢神经系统不良反应(头晕、头痛、共济失调、嗜睡、疲劳、复视);胃肠道不适(如恶心、呕吐)以及皮肤过敏反应。

与剂量相关的不良反应,通常在几日内自行减轻或减少剂量后减轻。中枢神经系统的不良反应可能是剂量过高或是血药浓度明显波动的表现。在这种情况下应进行血药浓度监测,降低每日剂量并分成 3~4 次服用。药物不良反应总结列表根据临床试验和自发报告编制临床试验报告的药物不良反应列表(表 2-7)按 MedDRA 系统器官分类编制。各系统器官分类中,药物不良反应按照发生频率排序。各发生频率组中,药物不良反应按严重性降序排列。例外,各药物不良反应的发生频率分类基于以下规则(CIOMS Ⅲ):很常见(1/10);常见(1/100,<1/10);不常见(1/1 000,<1/100);罕见(1/10 000,<1/1 000);非常罕见(<1/10 000)。

(1)血液和淋巴系统异常:①很常见的有白细胞减少;②常见的有嗜酸性粒细胞增多症、血小板减少;③罕见的有白细胞增多症、淋巴结病、叶酸缺乏;④非常罕见的有粒细胞缺乏症、再生障碍性贫血、全血细胞减少、纯红细胞再生障碍性贫血、贫血、巨幼红细胞贫血、急性间歇性卟啉症、变异型卟啉症、迟发性皮肤卟啉症、网状细胞增多症、溶血性贫血。

表 2-7　临床试验报告的药物不良反应列表

血液和淋巴系统异常	
很常见	白细胞减少
常见	嗜酸性粒细胞增多症、血小板减少
罕见	白细胞增多症、淋巴结病
非常罕见	粒细胞缺乏症、再生障碍性贫血、全血细胞减少、贫血、巨幼红细胞贫血、网状细胞增多症、溶血性贫血
免疫系统异常	
罕见	迟发性多器官过敏反应,伴有发烧、皮疹、血管炎、淋巴结病、假性淋巴瘤、关节痛、白细胞减少、嗜酸性粒细胞增多、肝脾大、肝功能异常和胆管消失综合征(肝内胆管破坏或消失),可发生在各种联合治疗中。也可能影响其他器官(如肺脏、肾脏、胰腺、心肌、结肠)
非常罕见	过敏反应、血管神经性水肿、血丙种球蛋白过少
内分泌异常	
常见	由于抗利尿激素(ADH)样作用而引起的浮肿、体液潴留、体重增加、低钠血症和血浆渗透压下降。在极少数病例中导致水中毒,伴有嗜睡、呕吐、头痛、意识模糊、神经系统异常
非常罕见	乳汁分泌异常、男子女性型乳
代谢疾病和营养不良	
罕见	叶酸缺乏、食欲下降
非常罕见	急性卟啉症(急性间歇性卟啉病和多样性卟啉症),非急性卟啉症(迟发性皮肤卟啉症)
精神异常	
罕见	幻觉(幻视或幻听)、抑郁、攻击行为、易激怒、躁动、意识模糊
非常罕见	精神病发作
神经系统异常	
很常见	共济失调、头晕、嗜睡
常见	复视、头痛
少见	异常的不自主运动(如震颤、姿势保持不能、手足徐动症、肌张力障碍、抽搐),眼球震颤
罕见	运动障碍、眼球运动失常、语言障碍(构音障碍、发音含糊)、舞蹈症、周围神经病、感觉异常和局部麻痹
非常罕见	抗精神病药恶性综合征、无菌性脑膜炎伴肌阵挛及周边嗜酸性粒细胞增多、味觉障碍
眼部异常	
常见	调节障碍(如视力模糊)
非常罕见	晶状体浑浊、脑膜炎
耳和迷路异常	
非常罕见	听觉障碍,如耳鸣、听觉过敏、听觉减退、音高知觉改变
心脏异常	
罕见	心脏传导功能障碍
非常罕见	心律不齐、伴有晕厥的房室传导阻滞、心动过缓、充血性心力衰竭、冠状动脉疾病恶化

血管异常	
罕见	高血压或低血压
非常罕见	循环衰竭、栓塞（如肺栓塞）、血栓性静脉炎

呼吸、胸腔和纵隔异常	
非常罕见	肺过敏反应，主要表现为发热、呼吸困难、局限性肺炎和肺炎

胃肠道异常	
很常见	呕吐、恶心
常见	口干
少见	腹泻、便秘
罕见	腹痛
非常罕见	胰腺炎、口炎、口腔炎

肝胆异常	
罕见	淤胆型肝炎、肝实质（肝细胞）性肝炎或混合型肝炎、胆管消失综合征、黄疸
非常罕见	肝衰竭、肉芽肿性肝炎

皮肤和皮下组织异常	
很常见	严重的荨麻疹、过敏性皮炎
少见	剥脱性皮炎
罕见	系统性红斑狼疮样综合征、瘙痒
非常罕见	Stevens-Johnson 综合征、中毒性表皮坏死松解症、光敏反应。多形性红斑、结节性红斑、皮肤颜色改变、紫癜、痤疮、多汗症、脱发、多毛症

肌肉、结缔组织和骨骼异常	
罕见	肌无力
非常罕见	导致骨软化/骨质疏松的骨代谢疾病（血浆钙和血液中 25-羟基胆骨化醇浓度下降）、关节痛、肌肉疼痛、肌痉挛

肾脏和泌尿系统异常	
非常罕见	肾小管间质性肾炎、肾衰、肾功能障碍的症状（如蛋白尿、血尿、少尿和血尿素增高/氮质血症）、尿潴留、尿频

生殖系统异常	
非常罕见	性功能障碍/勃起功能障碍、精子产生异常（精子数量和/或活动力下降）

全身性疾病与用药部位不适	
非常罕见	乏力

检查	
非常常见	γ-谷氨酰转移酶升高（肝酶引起）、通常无临床意义
常见	血液碱性磷酸酶升高
不常见	转氨酶升高
非常罕见	眼压升高、血胆固醇升高、高密度脂蛋白升高、血甘油三酯升高。甲状腺功能检查异常：L-甲状腺素下降（游离甲状腺素、甲状腺素、三碘甲状腺原氨酸）和血促甲状腺激素升高（通常无临床表现）、血催乳素升高

（2）免疫系统异常：①罕见的有迟发性多器官过敏反应，伴有发热、皮疹、血管炎、淋巴结病、假性淋巴瘤、关节痛、白细胞减少、嗜酸性粒细胞增多、肝脾肿大、肝功能异常和胆管消失综合征（肝内胆管破坏或消失），可发生在各种联合治疗中。也可能影响其他器官（如肺脏、肾、胰腺、心脏、结肠）。②非常罕见的有无菌性脑膜炎，伴有肌阵挛和外周性嗜酸性粒细胞增多、过敏反应、血管神经性水肿。

（3）内分泌异常：①常见的有由于抗利尿激素（ADH）样作用而引起的浮肿、体液潴留、体重增加、低钠血症和血浆渗透压下降。在极少数病例中导致水中毒，伴有嗜睡、呕吐、头痛、意识模糊、神经系统异常。②非常罕见的有血中催乳素增多，伴或不伴临床表现，如男性乳房发育和溢乳、甲状腺功能检查异常［L-甲状腺素（游离甲状腺素、甲状腺素、三碘甲状腺素）值下降］、血中促甲状腺激素升高，通常无临床表现。骨代谢障碍（血浆中的钙和 25-OH-胆钙化醇下降），极少数可导致骨软化症/骨质疏松、胆固醇水平升高，包括高密度脂蛋白中的胆固醇及三酰甘油升高。

（4）精神异常：①罕见的有幻觉（幻视或幻听）、抑郁、食欲缺乏、坐立不安、攻击行为、激越、意识模糊；②非常罕见的有精神病发作。

（5）神经系统异常：①很常见的有头晕、共济失调、嗜睡、疲劳；②常见的有头痛、复视、调节失常（如视物模糊）；③不常见的有异常的不随意运动（如震颤、姿势保持不能、手足徐动症、肌张力障碍、抽搐）、眼球震颤；④罕见的有口面部运动障碍、眼球运动失常、语言障碍（构音障碍、发音含糊）、舞蹈症、周围神经病变、感觉异常、肌无力、轻瘫的症状；⑤非常罕见的有味觉障碍、恶性神经阻滞综合征。

（6）眼部异常：非常罕见的有晶状体混浊、结膜炎、眼压升高。

（7）耳和迷路异常：非常罕见的有听觉障碍，如耳鸣、听觉过敏、听觉减退、音高知觉改变。

（8）心脏异常：①罕见的有心脏传导功能障碍、高血压或低血压；②非常罕见的有心动过缓、心律失常、房室传导阻滞引起的晕厥、循环衰竭、虚脱、充血性心力衰竭、冠心病病情加重、血栓性静脉炎、血栓栓塞（如肺动脉栓塞）。

（9）呼吸、胸腔和纵隔异常：非常罕见的有肺过敏反应，主要表现为发热、呼吸困难、局限性肺炎和肺炎。

（10）胃肠道异常：①很常见的有恶心、呕吐；②常见的有口干；③不常见的有腹泻、便秘；④罕见的有腹痛；⑤非常罕见的有舌炎、口腔炎、胰腺炎。

（11）肝胆异常：①很常见的有 γ-GT 升高（由于肝酶诱导），通常无临床意义；②常见的有碱性磷酸酶升高；③不常见的有转氨酶升高；④罕见的有淤胆性肝炎、肝实质（肝细胞）性肝炎或混合型肝炎、胆管消失综合征、黄疸；⑤非常罕见的有肉芽肿性肝炎、肝衰竭。

（12）皮肤和皮下组织异常：①很常见的有过敏性皮炎、严重的荨麻疹；②不常见的有剥脱性皮炎、红皮症；③罕见的有系统性红斑狼疮样综合征、瘙痒；④非常罕见的有史-约综合征、中毒性表皮坏死松懈症、光敏反应、多形性红斑及结节性红斑、皮肤颜色改变、紫癜、痤疮、出汗多汗、脱发、

多毛症。

（13）肌肉、结缔组织和骨骼异常：①罕见的有肌无力；②非常罕见的有关节痛、肌痛、肌痉挛。

（14）肾和泌尿系统异常：非常罕见的有间质性肾炎和肾衰、肾功能障碍的症状（如蛋白尿、血尿、少尿和血尿素增高/氮质血症）、尿频、尿潴留。

（15）生殖系统异常：非常罕见的有性功能障碍/勃起功能障碍、精子异常（精子数量和/或活动力下降）。

（16）调查研究：非常罕见的有低丙种球蛋白血症。

4. 药物相互作用　细胞色素 P450 3A4（CYP3A4）是对活性代谢产物 10,11-环氧卡马西平起主要催化作用的酶。同时服用 CYP3A4 抑制剂可导致卡马西平血浆浓度增加，从而诱发不良反应。如果同时服用 CYP3A4 诱导剂则可能增加卡马西平的代谢速率，导致卡马西平血浆水平及疗效的潜在下降。同样，如果停止使用 CYP3A4 诱导剂，则会使卡马西平的代谢速率下降，引起卡马西平血浆浓度升高。

卡马西平是 CYP3A4 和肝其他 Ⅰ 相、Ⅱ 相酶系统的强效诱导剂，因此可降低主要通过 CYP3A4 代谢的药物的血浆浓度。人微粒体环氧化物水解酶被发现是负责从卡马西平-10,11-环氧化物形成 10,11-反式二醇的主要作用酶。联合给药人微粒体环氧化物水解酶可能导致卡马西平-10,11-环氧化物血浆浓度升高。

由于增高的卡马西平和/或卡马西平-10,11-环氧化物血浆水平可导致不良反应（如头晕、嗜睡、共济失调、复视），因此，当同时使用以下药物时应根据监测的血浆水平相应地调整用药剂量。①止痛剂、抗感染药：右丙氧芬、布洛芬；②雄激素：达那唑；③抗生素：大环内酯类抗生素，如红霉素、醋竹桃霉素、交沙霉素、克拉霉素；④抗抑郁药：包括地昔帕明、氟西汀、氟伏沙明、奈法唑酮、帕罗西汀、曲唑酮、维洛沙秦；⑤抗癫痫制剂：司替戊醇、氨己烯酸；⑥抗真菌药：唑类，如伊曲康唑、氟康唑、伏立康唑；⑦抗组胺类药物：氯雷他定、特非那定；⑧抗精神病药：奥氮平；⑨抗结核药：异烟肼；⑩抗病毒药物：用于 HIV 治疗的蛋白酶抑制剂，如利托那韦；⑪碳酸酐酶抑制剂：乙酰唑胺；⑫心血管药物：地尔硫䓬、维拉帕米；⑬胃肠道药物：西咪替丁、奥美拉唑；⑭肌松药：奥昔布宁、丹曲洛林；⑮血小板聚集抑制剂：噻氯匹定；⑯其他相互作用：如葡萄柚、烟酰胺（仅在成人高剂量时）；⑰可增高活性代谢物卡马西平-10,11-环氧化物血浆水平的制剂。由于增高的卡马西平-10,11-环氧化物血浆水平可能导致不良反应（如头晕、困倦、共济失调、复视），因此，当同时使用以下药物时应根据监测的血浆水平相应地调整卡马西平剂量。据报道，洛沙平、喹硫平、扑米酮、普罗加胺、丙戊酸和丙戊酰胺可使活性代谢产物 10,11-环氧卡马西平浓度升高。

当合并使用以下药物时，必须调整卡马西平的剂量。①抗癫痫制剂：非氨酯、甲琥胺、奥卡西平、苯巴比妥、苯琥胺、苯妥英钠和磷苯妥英钠、扑米酮，虽然数据可能有些矛盾，但一般认为也包括氯硝西泮；②抗肿瘤药：顺铂或阿霉素；③抗结核药物：利福平；④支气管扩张药或平喘药：茶

碱、氨茶碱;⑤皮肤病治疗药物:异维 A 酸;⑥其他相互作用:含有贯叶连翘(金丝桃属)的中草药制剂。

卡马西平可降低某些特定药物的血浆水平,或减弱甚至消除这些药物的活性作用。必须根据临床要求调整以下药物的剂量。①止痛剂、抗感染药:丁丙诺啡、美沙酮、对乙酰氨基酚、非那宗(安替比林)、曲马多;②抗生素:多西环素;③抗凝血剂:口服抗凝血药,如华法林、苯丙香豆素、双香豆素和醋硝香豆素;④抗抑郁药:氨非他酮、西酞普兰、米安色林、萘法唑酮、舍曲林、曲唑酮、三环类抗抑郁药(如丙咪嗪、阿米替林、去甲替林、氯丙咪嗪)。

不推荐将卡马西平与单胺氧化酶抑制剂(MAOI)联合使用:在服用卡马西平前,如果临床情况允许,应至少提前两周或更长时间停止服用 MAOI。

抗癫痫制剂:氯巴占、氯硝西泮、乙琥胺、非氨酯、拉莫三嗪、奥卡西平、扑米酮、噻加宾、托吡酯、丙戊酸、唑尼沙胺。据报道,在卡马西平的作用下,血浆苯妥英钠水平既可升高也可降低,不过很少有病例报道可导致美芬妥英血浆水平升高。

卡马西平对合并应用制剂血浆水平会产生影响。卡马西平可降低某些特定药物的血浆水平,或减弱甚至消除这些药物的活性作用。必须根据临床要求调整以下药物的剂量。

抗真菌药:伊曲康唑。

驱虫药:吡喹酮。

抗肿瘤药:伊马替尼。

抗精神病药:氯氮平、氟哌啶醇、溴哌利多、奥氮平、喹硫平、利培酮、齐拉西酮。

抗病毒药物:用于 HIV 治疗的蛋白酶抑制剂,如茚地那韦、利托那韦、沙奎那韦。

抗焦虑药物:阿普唑仑、咪达唑仑。

支气管扩张药或平喘药:茶碱。

避孕药:激素类避孕药(应考虑其他可选择的避孕方式)。

心血管药物:钙通道阻滞剂(二氢吡啶系列),如非洛地平、地高辛。

皮质类固醇:皮质激素(如泼尼松龙、地塞米松)。

免疫抑制剂:环孢素、依维莫司。

甲状腺素:左旋甲状腺素。

其他药物相互作用:含有雌激素和/或黄体酮的药品。

需要特别注意的合并用药:卡马西平和左乙拉西坦合用可增加卡马西平诱导的毒性;卡马西平与异烟肼联合使用可增加异烟肼诱导的肝毒性的发生率;卡马西平与锂盐或甲氧氯普胺合用,或与精神安定药(如氟哌啶醇、硫利达嗪)合用,能增加神经系统的不良反应(而后一种用药方法即使在"治疗血药浓度下"也会增加神经病学方面的不良反应)。

卡马西平与对乙酰氨基酚合用,尤其是单次超量或长期大量,肝中毒的危险增加,有可能使后者疗效降低。

与碳酸酐酶抑制药合用,骨质疏松的危险增加。

由于卡马西平的药酶诱导作用,与氯磺丙脲、氯贝丁酯

(安妥明)、去氨加压素、赖安加压素、垂体后叶素、加压素等合用,可加强抗利尿作用,合用的各药都需减量。

苯巴比妥、苯妥英钠、扑米酮、普罗加比、茶碱能降低卡马西平的血药浓度,而且氯硝西泮、丙戊酸、丙戊酰胺也有同样作用,虽然实验数据有些矛盾。另外,有报告说,丙戊酸、丙戊酰胺和扑米酮能升高活性代谢物 10,11-环氧卡马西平的血药浓度,因此,卡马西平的剂量需相应调节。

与一些利尿药合并使用(如氢氯噻嗪、速尿)可能引起低钠血症。

锂盐可以降低卡马西平的抗利尿作用。

卡马西平对非去极化肌松剂(如泮库铵)有拮抗作用;若必要可加大剂量,且患者应严密监护,因为神经肌肉阻断的恢复可能比预想的要快。

卡马西平以降低诺米芬辛的吸收并加快其消除。

有报告说,异维 A 酸改变卡马西平和 10,11-环氧卡马西平的生物利用度和/或清除率,因此应监测卡马西平的血药浓度。

与其他影响精神的药物一样,卡马西平会降低乙醇耐受性,因此在治疗期间,应劝告患者戒酒。

与口服避孕药合用可能出现阴道大出血。

卡马西平降低或升高苯妥英的血药浓度均有报告。有极少数报告可升高美芬妥英的血浆浓度。

八、注意事项

1. 禁用　①已知对卡马西平和相关结构药物(如三环类抗抑郁药)或制剂的其他成分过敏者;②房室传导阻滞者;③血清铁严重异常;④有骨髓抑制史的患者;⑤具有肝卟啉病病史的患者(如急性间歇性卟啉病、变异型卟啉症、迟发性皮肤卟啉症),严重肝功能不全等病史者。

理论上(与三环类抗抑郁药结构相似的)卡马西平应避免与单胺氧化酶抑制剂(MAOI)合用。在服用卡马西平之前,停服单胺氧化酶抑制剂至少 2 周,若临床状况允许可更长。

2. 用药注意事项　①与三环类抗抑郁药有交叉过敏反应。②用药期间注意检查:全血细胞检查(包括血小板、网织红细胞及血清铁,应经常复查达 2～3 年),尿常规,肝功能,眼科检查;卡马西平血药浓度测定。③一般疼痛不要用本品。④糖尿病患者可能引起尿糖增加,应注意。⑤癫痫患者不能突然停药。⑥已用其他抗癫痫药的患者,卡马西平用量应逐渐递增,治疗 4 周后可能需要增加剂量,避免自身诱导所致血药浓度下降。⑦下列情况应停药:肝中毒或骨髓抑制症状出现,心血管系统不良反应或皮疹出现。⑧用于特异性疼痛综合征止痛时,如果疼痛完全缓解,应每月减量至停药。⑨饭后服用可减少胃肠反应,漏服时应尽快补服,不可 1 次服双倍量,可 1 日内分次补足。

下列情况应慎用:乙醇中毒,心脏损害,冠心病,糖尿病,青光眼,对其他药物有血液反应史者(易诱发骨髓抑制),肝病,抗利尿激素分泌异常或其他内分泌紊乱,尿潴留,肾病。

九、药物稳定性及贮藏条件

遮光,密封保存。

十、药物经济性评价

基药(片剂:0.1g、0.2g),医保甲类,《中国药典》(2020年版)收载。

苯妥英

一、药品名称

1. 英文名 Phenytoin
2. 化学名 5,5-二苯基乙内酰脲钠盐

二、药品成分

苯妥英钠

三、剂型与规格

苯妥英钠片 (1)50mg;(2)100mg
注射用苯妥英钠 (1)100mg;(2)250mg

四、适应证及相应的临床价值

适用于治疗全身强直阵挛性发作、复杂部分性发作(精神运动性发作、颞叶癫痫)、单纯部分性发作(局限性发作)和癫痫持续状态。也可用于治疗三叉神经痛,隐性营养不良性大疱性表皮松解,发作性舞蹈手足徐动症,发作性控制障碍(包括发怒、焦虑和失眠等兴奋过度的行为障碍疾患),肌强直及三环类抗抑郁药过量时心脏传导障碍等。也适用于洋地黄中毒所致的室性及室上性心律失常,对其他各种原因引起的心律失常疗效较差。

五、用法用量

1. 儿童
(1)苯妥英钠片:①抗癫痫。儿童常用量为开始每日5mg/kg,分2~3次服用,按需调整,以每日不超过250mg为度。维持量为4~8mg/kg或250mg/m²,分2~3次服用,如有条件可进行血药浓度监测。②抗心律失常。儿童常用量为开始5mg/kg,分2~3次口服,根据病情调整每日量不超过300mg,维持量4~8mg/kg,或250mg/m²,分2~3次口服。
(2)注射用苯妥英钠:抗惊厥,儿童常用量为静脉注射5mg/kg或250mg/m²,1次或2次注射。
2. 成人
(1)苯妥英钠片:①抗癫痫,成人常用量为每日250~300mg,开始时100mg,每日2次,1~3周内增加至250~300mg,分3次口服,极量1次300mg,每日500mg。由于个体差异及饱和动力学特点,用药需个体化。应用达到控制发作和血药浓度达稳态后,可改用长效(控释)制剂,每次顿服。如发作频繁,可12~15mg/kg,分2~3次服用,每6小时1次,第2日开始给予100mg(或1.5~2mg/kg),每日3次直到调整至恰当剂量为止。②抗心律失常,成人常用量为

100~300mg,每次服或分2~3次服用,或第1日10~15mg/kg,第2~4日7.5~10mg/kg,维持剂量为2~6mg/kg。③胶原酶合成抑制剂,成人常用量为开始每日2~3mg/kg,分2次服用,在2~3周内,增加到患者能够耐受的用量,血药浓度至少达8μg/ml。一般每日100~300mg。

(2)注射用苯妥英钠:①5%葡萄糖注射液20~40ml缓慢静脉注射;②抗惊厥,成人常用量为150~250mg,每分钟不超过50mg,需要时30分钟后可再次静脉注射100~150mg,每日总量不超过500mg;③抗心律失常,成人常用量为中止心律失常以100mg缓慢静脉注射2~3分钟,根据需要每10~15分钟重复1次至心律失常中止,或出现不良反应为止,总量不超过500mg。

六、特殊人群用药

1. 妊娠期 苯妥英钠能通过胎盘,可能致畸,但有认为癫痫发作控制不住致畸的危险性大于用药的危险性,应权衡利弊。凡用苯妥英钠能控制发作的患者,孕期应继续服用,并保持有效血药浓度,分娩后重新调整。产前1个月应补充维生素K,产后立即给新生儿注射维生素K减少出血危险。

2. 哺乳期 苯妥英钠可分泌入乳汁,一般主张服用苯妥英钠的母亲避免母乳喂养。

3. 其他人群
(1)儿童:儿童由于分布容积与消除半衰期随年龄而变化,因此应经常进行血药浓度测定。新生儿或婴儿期对苯妥英钠的药动学较特殊,临床对中毒症状评定有困难,一般不首先采用。学龄前儿童肝代谢强,需多次监测血药浓度以决定用药次数和用量。
(2)老年人:老年人慢性低蛋白血症的发生率高,治疗上合并用药又较多,药物彼此相互作用复杂,应用苯妥英钠时须慎重,用量应偏低,并经常监测血药浓度。

七、药理学

1. 药效学及作用机制 苯妥英钠为抗癫痫药、抗心律失常药。治疗剂量不引起镇静催眠作用。

动物实验证明,苯妥英钠对超强电休克、惊厥的强直相有选择性对抗作用,而对阵挛相无效或反而加剧,故其对癫痫大发作有良效,而对失神性发作无效。其抗癫痫作用机制尚未阐明,一般认为,增加细胞钠离子外流,减少钠离子内流,从而使神经细胞膜稳定,提高兴奋阈,减少病灶高频放电的扩散。

另外,苯妥英钠缩短动作电位间期及有效不应期,还可抑制钙离子内流,降低心肌自律性,抑制交感中枢,对心房、心室的异位节律起点有抑制作用,提高房颤与室颤阈值。其具有稳定细胞膜作用及降低突触传递作用,且具抗神经痛及骨骼肌松弛作用。

苯妥英钠可抑制皮肤成纤维细胞合成或分泌胶原酶。还可加速维生素D代谢;可引起淋巴结肿大;有抗叶酸作用;对造血系统有抑制作用;可引起过敏反应;有酶诱导作用;静脉用药可扩张周围血管。

2. 药代动力学　口服吸收较慢，85%～90%由小肠吸收,吸收率个体差异大,受食物影响。新生儿吸收甚差。口服生物利用度约为79%,分布于细胞内外液,细胞内可能多于细胞外,表观分布容积为0.6L/kg。血浆蛋白结合率为88%～92%,主要与白蛋白结合,在脑组织内蛋白结合可能还高。口服后4～12小时血药浓度达峰值。主要在肝代谢,代谢物无药理活性,其中主要为羟基苯妥英钠(约占50%～70%),此代谢存在遗传多态性和人种差异。存在肠肝循环,主要经肾排泄,碱性尿排泄较快。$t_{1/2}$ 为7～42小时,长期服用苯妥英钠的患者,$t_{1/2}$ 可为15～95小时,甚至更长。应用一定剂量药物后肝代谢(羟化)能力达饱和,此时即使增加很小剂量,血药浓度非线性急剧增加,有中毒危险,要监测血药浓度。有效血药浓度为10～20mg/L,每日口服300mg,7～10日可达稳态浓度。血药浓度超过20mg/L时易产生毒性反应,出现眼球震颤;超过30mg/L时,出现共济失调;超过40mg/L时往往出现严重毒性作用。能通过胎盘,能分泌入乳汁。

3. 药物不良反应　苯妥英钠副作用小,常见牙龈增生,儿童发生率高,应加强口腔卫生和按摩牙龈。长期服用后或血药浓度达30μg/ml可能引起恶心、呕吐甚至胃炎,饭后服用可减轻。

神经系统不良反应与剂量相关,常见眩晕、头痛,严重时可引起眼球震颤、共济失调、语言不清和意识模糊,调整剂量或停药可消失;较少见的神经系统不良反应有头晕、失眠、一过性神经质、颤搐、舞蹈症、肌张力不全、震颤、扑翼样震颤等。

可影响造血系统,致粒细胞和血小板减少,罕见再生障碍性贫血;常见巨幼红细胞性贫血,可用叶酸加维生素 B_{12} 防治。

可引起过敏反应,常见皮疹伴高热,罕见严重皮肤反应,如剥脱性皮炎,多形糜烂性红斑,系统性红斑狼疮和致死性肝坏死、淋巴系统霍奇金病等。一旦出现症状立即停药并采取相应措施。

儿童长期服用可加速维生素 D 代谢造成软骨病或骨质异常;孕妇服用偶致畸胎;可抑制抗利尿激素和胰岛素分泌使血糖升高,有致癌的报道。

4. 药物相互作用　长期应用对乙酰氨基酚患者应用苯妥英钠可增加肝中毒的危险,并且疗效降低。

为肝酶诱导剂,与皮质激素、洋地黄类(包括地高辛)、口服避孕药、环孢素、雌激素、左旋多巴、奎尼丁、土霉素或三环类抗抑郁药合用时,可降低这些药物的效应。

长期饮酒可降低苯妥英钠的浓度和疗效,但服药同时大量饮酒可增加血药浓度;与氯霉素、异烟肼、保泰松、磺胺类药合用可能降低苯妥英钠代谢,使血药浓度增加,增加苯妥英钠的毒性;与抗凝剂合用,开始增加抗凝效应,持续应用则降低。

与含镁、铝或碳酸钙等合用时可能降低苯妥英钠的生物利用度,两者应相隔2～3小时服用。

与降血糖药或胰岛素合用时,因苯妥英钠可使血糖升高,需调整后两者用量。

原则上使用多巴胺的患者,不宜用苯妥英钠。

苯妥英钠与利多卡因或普萘洛尔合用时可能加强心脏的抑制作用。

虽然苯妥英钠消耗体内叶酸,但增加叶酸反而可降低苯妥英钠浓度和作用。

苯巴比妥或扑米酮对苯妥英钠的影响很大,应经常监测血药浓度;与丙戊酸类合用有蛋白结合竞争作用,应经常监测血药浓度,调整用量。

与卡马西平合用,后者血浓降低。如合并用大量抗精神病药或三环类抗抑郁药可能癫痫发作,需调整用量。

八、注意事项

1. 禁用　对乙内酰脲类药有过敏史或阿斯综合征;Ⅱ～Ⅲ度房室阻滞、窦房结阻滞、窦性心动过缓等心功能损害者。

2. 用药注意事项　①对乙内酰脲类中一种药过敏者,对苯妥英钠也过敏。②有酶诱导作用,可对某些诊断产生干扰,如地塞米松试验、甲状腺功能试验,使血清碱性磷酸酶、谷丙转氨酶、血糖浓度升高。③用药期间需检查血常规,肝功能、血钙、口腔、脑电图、甲状腺功能并经常随访血药浓度,防止毒性反应;其妊娠期每月测定1次、产后每周测定1次血药浓度以确定是否需要调整剂量。④下列情况应慎用:嗜酒,使苯妥英钠的血药浓度降低;贫血,增加严重感染的危险性;心血管病(尤其老年人);糖尿病,可能升高血糖;肝肾功能损害,改变本药的代谢和排泄;甲状腺功能异常者。

九、药物稳定性及贮藏条件

遮光,密封保存。

十、药物经济性评价

基本药物(片剂:50mg、100mg),医保甲类,《中国药典》(2020年版)收载。

氯 硝 西 泮

参见(第一章　精神疾病药物 3　抗焦虑药)

氯 氮 草

一、药品名称

1. 英文名　Chlordiazepoxide
2. 化学名　N-甲基-5-苯基-7-氯-3H-1,4-苯并二氮草-2-胺-4-氧化物

二、药品成分

氯氮草

三、剂型与规格

氯氮草片　5mg

四、适应证及相应的临床价值

1. 治疗焦虑性神经症,缓解焦虑、紧张、担心、不安与失眠等症状。
2. 治疗失眠症。
3. 治疗肌张力过高或肌肉僵直的疾病。
4. 与抗癫痫药合用控制癫痫发作。

临床价值:次选。

五、用法用量

1. 儿童　6 岁以下儿童慎用,6 岁以上儿童减量使用。
2. 成人　①焦虑:口服,每次 5~10mg,每日 2~3 次;②失眠:口服,10~20mg 睡前服用;③抗癫痫:口服,每次 10~20mg,每日 3 次。

六、特殊人群用药

1. 妊娠期　禁用。
2. 哺乳期　禁用。
3. 肾功能损害　慎用。
4. 肝功能损害　慎用。
5. 其他人群　易引起老年人昏厥,应慎用。

七、药理学

1. 药效学及作用机制　氯氮䓬为苯二氮䓬类抗焦虑药,作用机制与其选择性作用于大脑边缘系统,与中枢苯二氮䓬受体结合而促进氨基丁酸的释放,促进突触传导功能有关。还有中枢性肌松弛作用和抗惊厥作用,小剂量时有抗焦虑作用,随着剂量增加,可显示镇静、催眠、记忆障碍,很大剂量时也可致昏迷,但很少有呼吸和心血管严重抑制。

2. 药代动力学　口服易吸收且完全,血药浓度个体差异较大。生物利用度约为 86%,总清除率(Cl)为 1L/h,表观分布容积(V_d)为 28L,蛋白结合率为 96%。口服 0.5~2 小时血药浓度达峰值,血药浓度达到稳态需 5~14 日。经肝代谢,先去甲基进而脱氨基氧化,先后转化为具有相似药理活性的去甲氯氮䓬和去甲地西泮。半衰期($t_{1/2}$)为 5~30 小时。氯氮䓬经肾排泄,可通过胎盘且可分泌入乳汁。长期用药在体内有一定量的蓄积,代谢产物可滞留在血液中数日甚至数周,清除缓慢。肝、肾功能损害可延长氯氮䓬的消除半衰期。

3. 药物不良反应　常见嗜睡,可见无力、头痛、眩晕、恶心、便秘等。偶见皮疹、中毒性肝损害、骨髓抑制。男性偶见勃起功能障碍。

4. 药物相互作用　①氯氮䓬与易产生依赖的和其他可能产生依赖药合用时,依赖的危险性增加;②饮酒及与全麻药、可乐定、镇痛药、单胺氧化酶抑制药和三环类抗抑郁药合用时,可相互增效;③与抗酸药合用时可延迟氯氮䓬的吸收;④氯氮䓬与抗高血压药或利尿降压药合用时,可使降压作用增强;⑤氯氮䓬与钙通道阻滞药合用时,可使低血压加重;⑥氯氮䓬与西咪替丁合用时可以抑制氯氮䓬的

肝代谢,从而使清除减慢,血药浓度升高;⑦氯氮䓬与普萘洛尔合用时可导致癫痫发作的类型和/或频率改变,应及时调整剂量;⑧氯氮䓬与卡马西平合用时,由于肝微粒体酶的诱导可使两者的血药浓度下降,清除半衰期缩短;⑨氯氮䓬与左旋多巴合用时,可降低后者的疗效;⑩氯氮䓬与抗真菌药伊曲康唑合用,可提高氯氮䓬疗效并增加其毒性。

八、注意事项

1. 禁用　白细胞减少者、对氯氮䓬过敏者禁用。
2. 慎用　肝、肾功能不全者慎用。
3. 用药注意事项　长期使用可产生耐受性与依赖性。应定期检查肝功能与白细胞计数。用药期间不宜驾驶车辆、操作机械或高空作业。长期用药后骤停可能引起惊厥等停药反应。服药期间勿饮酒。

九、药物稳定性及贮藏条件

遮光,密封保存。

十、药物经济性评价

非基本药物,非医保,《中国药典》(2020 年版)收载。

丙　戊　酸

一、药品名称

1. 英文名　Sodium Valproate
2. 化学名　2-丙基戊酸钠

二、药品成分

丙戊酸钠

三、剂型与规格

丙戊酸钠缓释片　0.5g
丙戊酸钠口服溶液　300ml∶12g
注射用丙戊酸钠　0.4g

四、适应证及相应的临床价值

1. 癫痫　既可作为单药治疗,也可作为添加治疗。①用于治疗全面性癫痫:包括失神发作、肌阵挛发作、强直阵挛发作、失张力发作及混合型发作,特殊类型综合征(West 综合征,Lennox-Gastaut 综合征)等;②用于治疗部分性癫痫,局部癫痫发作,伴有或不伴有全面性发作。

2. 躁狂症　用于治疗与双相情感障碍相关的躁狂发作。

临床价值:首选。

五、用法用量

1. 儿童

(1)丙戊酸钠缓释片:①癫痫,该剂适用于体重超过 17kg 的儿童,不适合年龄小于 6 岁的儿童使用(存在误入气

管的危险）。剂量为起始剂量通常为每日 10～15mg/kg，随后递增至疗效满意为止。一般剂量为每日 20～30mg/kg。但是，如果在该剂量范围下发作状态仍不能得到控制，则可以考虑增加剂量，但患者必须接受严密的监测。儿童服用本品时，常规剂量为每日 30mg/kg。服药方法为口服。每日剂量应分 1～2 日服用。在癫痫已得到良好控制的情况下，可考虑每日服药 1 次。本品应整片吞服，可以对半掰开服用，但不能研碎或咀嚼。②躁狂症：对于 18 岁以下儿童，用于治疗与双相情感障碍相关的躁狂的安全性和有效性尚未研究。

（2）丙戊酸钠口服溶液：①口服，每日 2 次，每日用量取决于年龄和体重。②单药治疗，体重超过 20kg 的儿童，一般从 400mg/d 起（与体重无关），间隔加药直到症状得到控制；一般剂量范围为每日 20～30mg/kg。若症状未得到控制，剂量可以增加至 35mg/(kg·d)。体重 20kg 以下的儿童，一般为每日 20mg/kg，严重病例可加量，但仅限于那些可以监测丙戊酸血药浓度的患者。剂量若高于每日 40mg/kg，就必须监测临床生化指标及血液学指标。

2. 成人

（1）丙戊酸钠缓释片：

1）癫痫：①本品是缓释制剂，服用本药后体内血药浓度峰值可降低，同时可保证血药浓度在 24 小时内维持在正常水平。②该剂适用于成人和体重超过 17kg 的儿童。③使用本品可控制癫痫发作。在那些为预防大发作发生而应用药物的患者中，不应该突然停用抗癫痫药物，如果突然停药，出现伴有缺氧和生命威胁的癫痫持续状态的可能性很大。④起始剂量通常为每日 10～15mg/kg，随后递增至疗效满意为止（见"初始治疗"）。一般剂量为每日 20～30mg/kg。但是，如果在该剂量范围下发作状态仍不能得到控制，则可以考虑增加剂量，但患者必须接受严密的监测。成人服用本品时，常规剂量为每日 20～30mg/kg。每日剂量应根据患者的年龄及体重来进行确定。但同时应考虑到临床上对丙戊酸盐的敏感度存在着明显的个体差异。到目前为止对每日剂量、血药浓度水平和疗效之间的相关性仍不清楚，给药剂量主要依据临床疗效来确定。当发作不能控制或怀疑有副作用发生时，除临床监测外，要考虑进行丙戊酸钠血浆浓度水平的测定，已报道有效范围为 40～100mg/L（300～700μmol/L）。⑤服药方法为口服。每日剂量应分 1～2 日服用。在癫痫已得到良好控制的情况下，可考虑每日服药 1 次。本品应整片吞服，可以对半掰开服用，但不能研碎或咀嚼。⑥初始治疗，新诊断癫痫或没有使用过其他抗癫痫药的患者，每 2～3 日间隔增加药物剂量，1 周内达到最佳剂量。对于服用丙戊酸钠其他速效制剂的且病情已得到良好控制的患者，使用本品替代时推荐每日剂量仍维持现状。在以前已接受其他抗癫痫药物的患者，用丙戊酸钠缓释片要逐渐进行，在 2 周内达到最佳剂量，其他治疗逐渐减少至停用。

2）躁狂症：①口服给药。②在没有接受其他精神药物的患者，每 2～3 日间隔增加药物剂量，1 周内达到最佳剂量。合并其他精神药物的患者，则根据药物作用的特点和个体

的临床反应而调整剂量。③抗躁狂应从小剂量开始。推荐的起始给药剂量为 500mg/d，分 2 次服用，早晚各 1 次。应该尽可能快地增加给药剂量。第 3 日达 1 000mg/d，第 1 周末达到 1 500mg/d。此后，可根据病情和丙戊酸钠的血药浓度调整剂量，维持的剂量范围在 1 000～2 000mg/d 之间。最大剂量不超过 3 000mg/d，治疗血药浓度在 50～125μg/ml 范围内。

（2）丙戊酸钠口服溶液：①口服，每日 2 次，每日用量取决于年龄和体重。②单药治疗。一般从 600mg/d 起，每隔 3 日可增加 200mg，直至症状得到控制。通常剂量范围为每日服 1 000～2 000mg；即 20～30mg/kg。若症状仍未得到控制，剂量可以增加至 2 500mg/d。③联合治疗。若开始使用丙戊酸钠时患者已经使用其他抗癫痫药物，后者需缓慢停药。同时丙戊酸钠的剂量增加也应逐渐进行，一般在 2 周后加至目标剂量。若与诱导肝酶活性的抗癫痫药物（如苯妥英钠、苯巴比妥、卡马西平）合用，那么丙戊酸钠的加药速度应为 5～10mg/(kg·d)。一旦撤除了肝酶诱导剂，丙戊酸钠的剂量也可能要减少。若同时合用巴比妥类药物，特别是出现了镇静作用（尤其是在儿童），巴比妥类应减量。

（3）注射用丙戊酸钠：①用于临时替代时（例如等待手术时），本品静脉注射剂溶于 0.9% 生理盐水，按照之前接受的治疗剂量[通常平均剂量为 20～30mg/(kg·d)]，末次口服给药 4～6 小时后静脉给药。或持续静脉滴注 24 小时。或每日分 4 次静脉滴注，每次时间需约 1 小时。②需要快速达到有效血药浓度并维持时，以 15mg/kg 剂量缓慢静脉推注，持续至少 5 分钟；然后以 1mg/(kg·h) 的速度静脉滴注，使血浆丙戊酸浓度达到 75mg/L，并根据临床情况调整静脉滴注速度。一旦停止静脉滴注，需要立刻口服给药，以补充有效成分。口服剂量可以用以前的剂量或调整后的剂量，或遵医嘱。

3. 老年人　丙戊酸钠缓释片：老年患者服用本品治疗癫痫时，给药剂量应根据发作状态的控制情况来确定。

六、特殊人群用药

1. 妊娠期　根据已获得的数据，不推荐在妊娠期间服用丙戊酸钠。孕妇通过服用药物方式服用丙戊酸钠所诱发畸形的危险程度较正常人群高 3～4 倍，为 3%。最常见的畸形为神经导管闭合缺陷（为 2%～3%）、颅面部缺陷、肢体畸形，心血管畸形及多重畸形包括人体不同系统等。剂量大于 1 000mg/d 及与其他抗惊厥药物联合应用是上述畸形发生的明显危险因素。现有的流行病学数据未显示出在子宫内曝露于丙戊酸盐下可使儿童整体智商下降。但是，在这些儿童中曾观察到口头表达能力的轻微下降和/或需要进行与演讲相关的辅助治疗的情况有所增加。进一步结果显示，在子宫内曝露于丙戊酸钠下的儿童中有零散的孤独症及相关紊乱症状的病例报告。仍需进行进一步的临床研究以对这些结果进行确认。

计划妊娠：妇女计划怀孕时，应采取完整的步骤来考虑是否可使用其他治疗措施。如果认为使用丙戊酸钠不可避免（或没有其他选择），那么建议每日服用剂量为最低有效

剂量,同时尽可能使用缓释剂型。在缓释剂型不可及时,可考虑分次服用普通剂型,以避免丙戊酸的血药浓度达到峰值水平。到目前为止没有证据支持妇女在妊娠期间服用丙戊酸钠时补充叶酸的有效性。但是,考虑到在其他情况下的有益作用,可考虑在受孕前1个月及受孕后2个月补充叶酸,剂量为5mg/d。且不管患者服用叶酸与否均需接受相同的畸形情况检查。

妊娠期间:如果除了使用丙戊酸钠连续治疗外没有别的选择(没有其他的替代方法),建议服用最小有效剂量。如有可能,应避免剂量高于1 000mg/d。

出生前:应用丙戊酸钠治疗的患者可能会出现凝血异常。如果在孕妇中应用丙戊酸钠,在出生前应对母亲进行凝血检测,包括血小板计数、纤维蛋白原水平和凝血时间(APTT)等。

新生儿:丙戊酸钠可能会引起与维生素K缺乏无关的新生儿出血综合征。对母亲的常规血液学检测并不能完全反映新生儿出现血液学异常的可能。必须对新生儿进行血小板计数、纤维蛋白原水平和APTT的测试。另外,有报道新生儿出生后第1周内出现低血糖反应。

2. 哺乳期 乳汁中的丙戊酸浓度很低,只有母体血清浓度的1%~10%。虽然到目前为止,在新生儿期间监测的母乳喂养的孩子未有报道发生临床异常现象,因而哺乳并非是服用丙戊酸钠的禁忌证。应根据各种因素进行权衡。

3. 肾功能损害 肾功能不全的患者可能需要减少剂量。由于血浆浓度监测可能会导致误导,剂量应根据临床监测进行调整。

4. 肝功能损害 急性肝炎患者、慢性肝炎患者、有严重肝炎病史或家族史者,特别是与用药相关的肝卟啉症患者禁用。

5. 其他人群

(1)儿童:儿童使用丙戊酸钠时推荐单药治疗,但在这种患者开始治疗前应权衡丙戊酸钠的可能益处与其肝损害或胰腺炎的风险。由于存在肝毒性风险和出血风险,儿童服用本品时应避免合用阿司匹林。有病因不明的肝及消化道功能紊乱(如食欲缺乏、呕吐、细胞溶解现象)、消沉或昏迷表现、智力迟钝的儿童,或家族中有新生儿或婴儿死亡的情况的儿童,在接受任何丙戊酸盐治疗前必须进行代谢性指标的检验,尤其是空腹和餐后血氨水平的检验。对于18岁以下儿童和青年,丙戊酸钠用于治疗与双相情感障碍相关的躁狂的安全性和有效性尚未研究。

(2)老年人:与年轻的成年患者相比,老年患者(年龄大于68岁)清除丙戊酸钠的能力出现下降,而且发生率可能出现升高,所以在这些患者中,起始给药剂量应该下降。同时,给药剂量的增加速度应该更加缓慢,并且需要规律地对液体和营养物质的摄取、脱水、嗜睡以及其他不良事件进行监测。当患者食物和液体的摄取量出现下降,或者患者出现过度的嗜睡,那么应该考虑下调丙戊酸钠的给药剂量或者停止丙戊酸钠治疗。应该基于耐受性和临床反应来确定最后的治疗剂量。

七、药理学

1. 药效学及作用机制 丙戊酸盐主要通过中枢神经系统来发挥其药理作用。动物研究结果显示其可对抗多种类型的惊厥发作。实验室及临床研究结果显示丙戊酸盐通过两种方式产生抗惊厥作用。第一个作用方式为与血浆及脑中丙戊酸浓度相关的直接药理作用。第二个作用方式为间接方式,可能与大脑内丙戊酸盐的代谢物有关,或者与神经递质的改变或直接的膜作用有关。目前被广泛接受的假设是服用丙戊酸盐后可导致体内γ-氨基丁酸(GABA)水平上升。丙戊酸盐可降低睡眠中间时段的周期,同时增加慢波睡眠时段。

2. 药代动力学 丙戊酸盐的口服生物利用度接近100%,大部分药物在血液中分布,并存在与细胞外液的快速交换过程。同时药物也可在脑脊液(CSF)和大脑总分布。CSF中丙戊酸盐的浓度与血浆中游离药物浓度接近。药物的半衰期为15~17小时。儿童通常更短。

丙戊酸盐产生治疗作用的血清药物浓度低限通常为40~50mg/L,范围可放宽至40~100mg/L。如果确认有必要使血药浓度更高,必须在产生的疗效与可能产生的不良反应之间进行权衡,尤其是那些与血药浓度相关的不良反应。但是,如果血药浓度水平一直维持在150mg/L之上,则需要减低剂量。连续服药3~4日后药物的血药浓度达到稳态。

丙戊酸盐在体内通过葡糖醛酸化和β氧化等转化后通过尿液排泄。丙戊酸盐可被透析出来,但血液透析仅影响游离药物的血药浓度(约占血药浓度的10%)。丙戊酸盐对CYP450代谢系统所涉及的酶不产生诱导作用。与多数其他的抗癫痫药物相比,其不会使自身和其他药物的降解速度加快,如雌激素孕激素和口服抗凝血药物。与丙戊酸盐的肠溶制剂相比较,相同剂量下服用本品后药物的体内药代动力学情况具有如下特点:没有吸收延迟相;吸收相延长;生物利用度相同;总血药浓度及游离血药浓度的峰值降低(C_{max}约降低25%,且在服药后4~14小时之间呈现相对稳定的平台期);在24小时期间丙戊酸的血药浓度-时间曲线呈现"平滑峰"的现象,丙戊酸的血药浓度较稳定且持续24小时,每日2次口服相同剂量后,丙戊酸盐血药浓度的变化幅度降低一半。总血药浓度及游离血药浓度与给药剂量之间的线性关系更为良好。

3. 药物不良反应

(1)胃肠道系统:一些患者可出现胃肠系统异常(恶心、胃痛和腹泻),常常发生于治疗开始阶段。这些异常通常在继续服药几日后消失。罕见有胰腺炎,有时为致死性病例报道。

(2)肝胆系统:曾有与剂量无关的严重(有时致命)肝功能损伤的少见病例报道。

(3)先天性与家族性/遗传性异常:致畸风险。

(4)中枢神经系统:报告出现孤立的可逆性帕金森症。极罕见有隐秘的和进行性发作的意识模糊病例,病情可发展至完全痴呆,且可在停止治疗后数周至数月后逆转。

意识模糊:报道丙戊酸钠治疗中有些患者出现木僵或

嗜睡,有时导致一过性昏迷(脑病)。上述症状孤立或与治疗中惊厥发生率增加有关,终止丙戊酸盐治疗或降低剂量后会减轻。当联合治疗(特别是与苯巴比妥合用)或丙戊酸盐剂量突然增加后,上述症状的报道较多。

常常出现孤立的中度高氨血症而不伴有肝功能检测结果变化,此情况无须终止治疗。高氨血症伴发神经症状也曾见报道。对这些病例应考虑进一步检查。

曾报道了某些一过性和/或剂量依赖性的副反应:脱发、体位性震颤和嗜睡等。偶有共济失调报道。

(5)免疫系统:罕有红斑狼疮或脉管炎。

(6)代谢/营养系统:极罕有低钠血症的病例。罕有非严重性外周水肿的报道。文献曾有有关 Fanconi 综合征(代谢性酸中毒、高磷酸盐尿、氨基酸尿、糖尿)的报道,在停止服用含丙戊酸药品后上述反应可逆转。但发生上述反应的机制仍不清楚。曾观察到体重增加的病例。体重增加为多囊卵巢综合征的危险因素,应对患者的体重进行严密监测。

(7)泌尿生殖系统:极罕见遗尿症和尿失禁报道。个别报道有肾损伤的发生。有停经和月经周期不规则的病例报道。

(8)血液淋巴系统:偶有与剂量相关的血小板减少的病例报道,偶有纤维蛋白原减少或出血时间增加的病例报道,通常没有相关的临床症状和体征,尤其在使用高剂量时。丙戊酸盐对血小板聚集的第二个阶段具有抑制作用。罕有贫血、红细胞肥大、白细胞减少、全血细胞减少的报道。如果情况许可,可根据血小板水平和癫痫疾病的控制情况对无症状的血小板减少症患者采取减低剂量的处理方式,通常可消除血小板减少症。

(9)皮肤与皮下组织:常见暂时性的脱发,且与给药剂量相关。皮肤反应如皮疹曾有发生。极少数报道称一些患者可能会出现中毒性表皮坏死松解症,史-约综合征及多种红斑。

(10)特殊感觉系统:罕有可逆性或不可逆性听力丧失的报道。

(11)全身系统:有关于头痛的报道。

4. 药物相互作用 在服用丙戊酸钠的同时服用诱导发作的药物或减低发作阈值的药物时应仔细考量,根据潜在风险的严重程度可确定不使用或禁用。这类药品主要包括大多数抗抑郁药(丙咪嗪、SSRI)、吩噻嗪和苯丁酮类药物、美尔奎、丁螺环酮、曲马多等。

(1)禁止的联合应用:①与美尔奎宁合用。癫痫患者联合服用时,由于美尔奎宁可能导致丙戊酸代谢增加及自身的诱导发作的作用可使其存在癫痫发作的风险。②与圣·约翰草合用。具有血药浓度减低和抗惊厥疗效减低的风险。

(2)需注意的联合应用:与氨曲南、亚胺培南、美罗培南联合应用,具有出现丙戊酸血药浓度减低导致的痉挛性反应的风险。在接受抗感染药物治疗期间应进行临床监测、血药浓度测定并及时调整抗惊厥药物的剂量,停药后仍需进行监测。

卡马西平:可使卡马西平的活性代谢物的血药浓度增加,导致药物过量的反应出现。同时,由于卡马西平对肝代谢的诱导作用,可使丙戊酸的血药浓度降低。因而建议进行临床药物监测,对两种抗惊厥药物的血药浓度进行测定并调整其剂量。

拉莫三嗪:产生严重皮肤反应的风险增加(Lyell 综合征)。丙戊酸可通过抑制拉莫三嗪的肝代谢使其血药浓度增加。如果必须联合服用,则在临床应密切监测。

非尔氨酯:可使丙戊酸的血药浓度增加,产生药物过量的风险。在使用非尔氨酯进行治疗期间应进行临床和生化指标的监测,并调整丙戊酸盐的剂量。在停药后仍应采取上述观察措施。

苯巴比妥、扑米酮:由于丙戊酸对肝代谢的抑制作用,可导致苯巴比妥或扑米酮的血药浓度增加,出现药物过量的现象,在儿童中多发。同时,由于苯巴比妥或扑米酮对肝代谢的诱导作用可使丙戊酸的血药浓度降低。在联合治疗的头 15 日内应进行临床监测,任何镇静的症状出现时应迅速减低苯巴比妥或扑米酮的剂量。尤其应对两种抗惊厥药物的血药浓度进行监测。

苯妥英钠(并可外延至磷酰苯妥英钠):可导致苯妥英钠血药浓度的改变。同时,由于苯妥英对肝代谢的诱导作用可使丙戊酸的血药浓度存在减低的风险。应进行临床监测和血药浓度测定,并适当调整两种抗惊厥药物的剂量。

托吡酯:存在出现高氨血症或脑病的风险,通常由于在服用托吡酯的同时服用丙戊酸盐导致。在治疗初期应增加临床监测和实验室监测,并注意该反应的征兆。

西咪替丁和红霉素:同时服用,可能使血清中丙戊酸浓度升高。

阿司匹林:体温性功能紊乱的婴儿和幼儿不应同时服用含丙戊酸和阿司匹林的药品。只有在医师指导下,体温功能紊乱的青少年才可服用。

苯二氮䓬类药物、巴比妥类药物和安定药、单胺氧化酶抑制剂和抗抑郁药:联合应用时,丙戊酸可增加这些药物的中枢抑制作用。联合用上述药物时应对患者进行密切监测,必要时对药物进行剂量调整。

齐多夫定:丙戊酸可增加齐多夫定的血清药物浓度,可能会导致齐多夫定毒性的增加。

抗凝血药和抗血小板聚集药:与含丙戊酸药品同时服用,可能会导致出血倾向增加。因此,建议在联合用药期间对凝血情况进行常规监测。

地西泮:在健康受试者中的研究结果显示,丙戊酸可将地西泮自其血浆蛋白结合位点上置换下来,并抑制其代谢。体内游离地西泮的血药浓度可能会升高,游离地西泮的血浆清除率和分布容积可能会降低(分别降低 25% 和 20%)。但是,半衰期仍维持不变。在健康受试者中的研究结果显示,丙戊酸盐和劳拉西泮同时服用时可使劳拉西泮的血药浓度最高减低 40%。在儿童中,同时服用氯硝安定和丙戊酸后,血清中苯妥英钠的水平可能升高。

尼莫地平(通过口服及静脉途径给予):由于丙戊酸对代谢的抑制作用,可能会导致尼莫地平的血药浓度升高,对尼莫地平的低血压反应起到促进作用。

（3）其他形式的相互作用：与口服避孕药，由于丙戊酸没有酶诱导活性，因此不会减低妇女服用的激素类避孕药对雌激素、孕激素的作用。

八、注意事项

1. 禁用　①对丙戊酸盐、双丙戊酸盐、丙戊酰胺或本品中任何成分过敏者；②急性肝炎患者；③慢性肝炎患者；④有严重肝炎病史或家族史者，特别是与用药相关的肝卟啉症患者；⑤患有尿素循环障碍疾病的患者。

2. 用药注意事项　丙戊酸钠缓释片：应整片吞服，可以对半掰开服用，但不能研碎或咀嚼。

丙戊酸钠口服溶液：无。

注射用丙戊酸钠：不得和其他具有相同转化产物的药物合用以防止丙戊酸过量（如丙戊酸盐、丙戊酰胺等）局部组织坏死的危险。应严格用静脉给药途径，不可肌内注射。

九、药物稳定性及贮藏条件

25℃以下干燥处保存。

十、药物经济性评价

基本药物（片剂：0.1g、0.2g，口服溶液剂：300ml：12g，注射用无菌粉末：0.4g），医保乙类，《中国药典》（2020 年版）收载。

地　西　泮

参见（第一章 精神疾病药物 1 镇静催眠药）

乙　琥　胺

一、药品名称

1. 英文名　Ethosuximide
2. 化学名　3-甲基-3-乙基-2,5-吡咯烷二酮

二、药品成分

乙琥胺

三、剂型与规格

乙琥胺糖浆　100ml：5g

四、适应证及相应的临床价值

常用于失神发作，治疗癫痫小发作。
临床价值：次选。

五、用法用量

1. 儿童　口服。6 岁以下每日 0.25g，4～7 日后可再增加 0.25g，直到控制发作，总量可达每日 1g，分次服用。6 岁以上儿童用量与成人相同。多数儿童常用有效量为每日 20mg/kg。

2. 成人　常用量口服。开始时 0.25g，每日 2 次，4～7日后再增加 0.25g，直到控制发作，总量可达每日 1.5g。

六、药理学

1. 药效学及作用机制　抗癫痫药，抑制大脑运动皮质神经传递，减少发作。

2. 药代动力学　药效学提高惊厥阈值，抑制大脑运动皮质神经传递而减少发作，还可涉及脑组织葡萄糖的转运和减少三羧酸循环中一些中间物质。药动学吸收快而完全，分布到除脂肪外的各组织。蛋白结合不显著，可通过血脑屏障进入脑脊液。成人每次口服 750mg，2～4 小时血药浓度可达 15μg/ml 浓度可，3～7 小时作用达高峰，持续约为 24 小时，血药治疗浓度为 40～10 000μg/ml 治疗。在肝内代谢，代谢产物无抗癫痫作用。成人半衰期为 50～60 小时，儿童为 30～36 小时。由肾排泄，10%～20% 为原型药，其余均为代谢产物。在胃肠道内迅速吸收，并在肝内羟基化和灭活。20% 乙琥胺直接由尿排出，其余代谢产物以结合或游离形式排出。本药广泛分布于体内，并不与血浆蛋白结合。治疗血药浓度为 40～100μg/ml 直接，可透过胎盘和乳汁分泌。

3. 药物不良反应　较少见的不良反应有行为或精神状态的改变、皮疹或发痒、咽痛或发热伴粒细胞减少、红斑狼疮样淋巴结肿胀、血小板减少而致出血或瘀斑。

持续出现需注意的不良反应：较常见的有食欲减退、呃逆、恶心或呕吐、胃部不适；较少见的有眩晕、嗜睡、头痛、激惹或疲乏。

胃肠道不良反应有恶心、呕吐、胃部不适、腹痛等，另有头痛、头昏、嗜睡乏力、共济失调、嗳气、欣快。少见不良反应有运动障碍、人格改变、皮疹、红斑、狼疮。血液系统反应少见（白细胞减少、嗜伊红细胞增多症、血小板减少性紫癜、粒细胞缺乏症、再生障碍性贫血）。血中肝肾功能（SGPT、肌酐、尿素氮等数值）异常。曾有人认为本药可诱发大发作，但尚难定论。故有大发作和小发作的混合发作的癫痫，注意合用抗大发作的癫痫药物。

4. 药物相互作用　①与氟哌啶醇合用可改变癫痫发作的形式和频率，需调整乙琥胺的药用量，氟哌啶醇的血药浓度也可因而显著下降；②与三环类抗抑郁药以及吩噻嗪类和噻吨类抗精神病药合用，可降低抗惊厥效应，需调整用量；③乙琥胺能使诺米芬新的吸收减少，消除加快；④与其他抗惊厥药的相互作用不显著，偶有认为可能使苯妥英钠的血药浓度有所增加；⑤与卡马西平合用时，两者的代谢可能都加快，而血药浓度降低；⑥乙琥胺与碱性药物合用时，可使排泄减慢，使血药浓度升高，反之，与酸性药物合用时则可加速排泄降低疗效。

乙琥胺常与丙戊酸类药合用，但无相互干涉的依据。但有报道，乙琥胺患者加用丙戊酸类药后乙琥胺药血浓度增高，半减期延长。与异烟肼合用后，血药浓度也升高。

七、注意事项

1. 禁用　对琥珀酰亚胺类药物如甲琥胺及苯琥胺可有交叉过敏反应。

2. 慎用　有贫血、肝功能损害和严重肾功能不全时，用药应慎重考虑。

八、药物稳定性及贮藏条件

密闭,在阴暗处保存。

九、药物经济性评价

非基本药物,非医保,《中国药典》(2020年版)收载。

加巴喷丁

一、药品名称

1. 英文名 Gabapentin
2. 化学名 1-(氨甲基)环己基乙酸

二、药品成分

加巴喷丁

三、剂型与规格

加巴喷丁片 0.3g
加巴喷丁胶囊 0.1g、0.3g

四、适应证及相应的临床价值

疱疹感染后神经痛:用于成人疱疹后神经痛的治疗。临床价值:首选。

癫痫:用于成人和12岁以上儿童伴或不伴继发性全身发作的部分性发作的辅助治疗;也可用于3~12岁儿童的部分性发作的辅助治疗。临床价值:辅助。

五、用法用量

1. 儿童 加巴喷丁片:3~12岁的患儿开始剂量应该为10~15mg/(kg·d),每日3次,在大约3日达到有效剂量。在5岁以上的患者加巴喷丁的有效剂量为25~35mg/(kg·d),每日3次。3~4岁的患儿的有效剂量是40mg/(kg·d),每日3次。如有必要,剂量可增加为50mg/(kg·d)。长期临床研究表明剂量增加到50mg/(kg·d)耐受性良好。2次服药之间的间隔时间最长不能超过12小时。为减少头晕、嗜睡等不良反应的发生,第1日用药可在睡前服用。在加巴喷丁用药过程中无须监测血药浓度。而且,由于加巴喷丁在药代动力学方面与其他常规抗癫痫药物之间无明显的相互作用,所以与此药联合治疗不会改变这些常规抗癫痫药物的血浆浓度。12岁以上肾功能损伤的或正在进行血液透析的患者推荐进行剂量调整,12岁以下肾功能损伤患者尚未进行加巴喷丁使用的研究。

2. 成人

(1) 加巴喷丁片:12岁以上的癫痫患者,初始剂量为每次300mg,每日3次;如未达到效果,剂量可逐渐增加,多数患者在900~1800mg/d之间有效。一般900~1200mg/d效果明显。达到1800~3600mg/d,患者也可以较好耐受。

(2) 加巴喷丁胶囊:①疱疹感染后神经痛:第1日一次性服用加巴喷丁0.3g,第2日服用0.6g,分两次服完;第3日服用0.9g,分3次服完。随后,根据缓解疼痛的需要,可

逐渐增加剂量至每日1.8g,分3次服用。国外临床研究中,在每日1.8~3.6g剂量范围内其疗效相当,每日超过1.8g的剂量未显示出更多益处。②癫痫:加巴喷丁可与其他抗癫痫药物合用进行联合治疗。加巴喷丁的给药途径为口服,分次给药(每日3次)。给药方法从初始低剂量逐渐递增至有效剂量。12岁以上患者,在给药第1日可采用每日1次,每次0.3g;第2日为每日2次,每次0.3g,第3日为每日3次,每次0.3g,之后维持此剂量服用。据国外研究文献报道,加巴喷丁的用药剂量可增至每日1.8g,还有部分患者在用药剂量达每日2.4g时仍能耐受。每日2.4g以后剂量的安全性尚不确定。

六、特殊人群用药

1. 妊娠期 目前尚无孕妇使用加巴喷丁的经验,只有在充分评估利益及风险后,才可以使用。

2. 哺乳期 加巴喷丁在母乳中有分泌,因尚不能排除加巴喷丁可致婴儿严重不良事件的可能,所以哺乳期妇女在必须使用加巴喷丁时,应停止哺乳或停止(考虑到对母亲进行抗癫痫治疗的必要性)。

3. 其他人群 治疗老年人疱疹感染后神经痛,同样的剂量对75岁及以上患者的疗效比年轻患者的疗效好。但是也不能排除其他因素的影响。除周围性水肿和共济失调随年龄增长而增加外,副作用的类型和发生率在各年龄组之间相似。治疗癫痫,65岁以上的人群未进行过系统的研究。然而临床观察表明,该年龄段人群中不良事件的表现与较年轻者未见不同。

七、药理学

1. 药效学及作用机制 加巴喷丁抗惊厥作用的机制尚不明确,但动物实验提示与其他上市的抗惊厥药物相似,加巴喷丁可抑制癫痫发作。小鼠和大鼠最大电休克试验、苯四唑癫痫发作试验以及其他动物实验(如遗传性癫痫模型等)结果提示,加巴喷丁具有抗癫痫作用,但这些癫痫模型与人体的相关性尚不清楚。加巴喷丁在结构上与神经递质GABA相关,但不与GABA受体产生相互作用,它既不能代谢转化为GABA或GABA激动剂,也不是GABA摄取或降解的抑制剂。放射性配体结合试验发现,加巴喷丁浓度达到一定浓度时,对许多常见受体位点无亲和力,包括苯二氮䓬受体、谷氨酸受体、NMDA受体、Quisqualate受体、海人草酸受体、士的宁不敏感性或敏感性的氨基乙酸受体、α_1或α_2或β受体、腺苷A_1或A_2受体、M或N受体、多巴胺D_1或D_2受体、H_1受体、5-羟色胺S_1或S_2受体、阿片μ、δ或k受体、尼群地平或地尔硫草标记的电压敏感钙通道位点、蛙毒素A 20-α-苯甲酸盐标记的电压敏感的钠通道位点。由于在评价药物对NMDA受体作用的几个常用试验所得出的结果是相反,故目前尚无任何关于加巴喷丁对NMDA受体作用的统一认识。体外研究显示加巴喷丁在大鼠脑内的结合位点分布于新皮层和海马,其高亲和力的结合蛋白被证实为电压激活钙通道的辅助亚单位,相关功能尚未阐明。

2. 药代动力学 据文献报道,服用加巴喷丁后所有的

药理学作用都来自于其母体化合物的活性,加巴喷丁在人体的代谢是不明显的。口服生物利用度:加巴喷丁的生物利用度与剂量不成比例,当剂量增加时,生物利用度下降。在每日分 3 次给予剂量为 900mg、1 200mg、2 400mg、3 600mg 和 4 800mg 加巴喷丁时,其生物利用度分别约为 60%、47%、34%、33% 和 27%。食物对加巴喷丁的吸收速度和程度只有轻微的影响(AUC 和 C_{max} 有 14% 的增加)。

分布:加巴喷丁在循环中大部分不与血浆蛋白结合(蛋白结合率<3%)。静脉注射加巴喷丁 150mg 后的表观分布容积为 58L±6L(平均值±标准差)。癫痫患者脑脊液中加巴喷丁稳态谷浓度(C_{min})大约为相应血浆浓度的 20%。

消除:加巴喷丁主要以原型通过肾排泄从全身循环系统中消除,在人体内的代谢不明显。加巴喷丁的消除半衰期是 5~7 小时,并且不随剂量或多次给药而改变。加巴喷丁的消除速率常数、血浆清除和肾清除与肌酐清除率直接成正比。在老年患者和肾功能损伤的患者,加巴喷丁血浆清除率下降。加巴喷丁可以通过血液透析从血浆中清除。

肾功能不全的成年患者:肾功能不全(平均肌酐清除率为 13~114ml/min)的受试者(n=60)单剂量口服加巴喷丁 400mg,加巴喷丁的平均半衰期为 6.5(肌酐清除率>60ml/min 的患者)~52 小时(肌酐清除率<30ml/min 的患者),加巴喷丁的肾清除率为 90ml/min(肌酐清除率>60ml/min 的患者)~100ml/min(肌酐清除率<30ml/min 的患者)。平均血浆清除率从 190ml/min 下降到 20ml/min。肾功能损伤的患者或进行血液透析的患者需进行剂量调整。肾功能不全的儿科患者尚未进行研究。

血液透析:在无尿症的患者的研究中(n=11),加巴喷丁在未透析时的表观消除半衰期大约为 132 小时;每周透析 3 次(每次持续 4 小时),加巴喷丁的表观消除半衰期从 132 小时减少到 51 小时,减少了大约 60%。由此可见,血液透析对无尿症患者体内加巴喷丁的消除影响很大。血液透析的患者需进行剂量调整。

肝疾患者:由于加巴喷丁不代谢,所以未对肝损伤的患者进行研究。

年龄:在 20~80 岁的受试者中进行年龄影响的研究。加巴喷丁的表观口服清除率(Cl/F)随着年龄增加而下降了,从在 30 岁以下的人中大约 225ml/min 到 70 岁以上的人中大约 125ml/min。肾清除率和根据体表调整过的肾清除率也随着年龄的增加而降低;然而,加巴喷丁的肾清除率随着年龄下降在很大程度上能解释为肾功能的下降。有与年龄相关的肾功能疾病患者中要求减少加巴喷丁剂量。

儿科:加巴喷丁的药物代谢动力学在 48 名年龄在 1 个月到 12 岁的儿科的受试者中进行,剂量约为 10mg/kg。血浆浓度峰值在各个年龄组是相似的,达峰时间为给药后 2~3 小时。通常,儿科的受试者年龄在 1 个月到小于 5 岁之间比在 5 岁和更大的患儿中观察到的暴露量低约 30% (AUC)。因此,标准化每个体重的口服清除率在越小的儿童中越高。加巴喷丁的表观口服清除率直接与肌酐清除率成比例。加巴喷丁消除半衰期平均为 4.7 小时并且在整个年龄组的研究结果基本相似。据国外文献报告,在 253 名年

龄在 1 个月到 13 岁的儿科的患者中进行了一个总体的药物动力学分析。患者接受 10~65mg/(kg·d),每日 3 次给予。表观口服清除率(Cl/F)直接与肌酐清除率成比例,这个关系在单剂量和在稳态时是相似的。当按千克体重标化后,在小于 5 岁的儿童中可观察到比 5 岁或更大的儿童中更高的口服清除率值。在小于 1 岁的婴儿中的清除率是非常易变的。在 5 岁和更大的儿科患者中观察到的标准的口服清除率和在成人中给予单个剂量后的值相一致。标准化每千克体重的口服分布体积在整个年龄范围是不变的。药物代谢动力学资料表明在 3~4 岁癫痫症的患儿中有效的每日剂量应该是 40mg/(kg·d),其达到的平均血浆浓度,与那些 5 岁或更大的患者接受加巴喷丁 30mg/(kg·d)所达到的血浆浓度是相似的。

性别:虽然没有进行正式的研究来对比加巴喷丁在男性和女性中的药物代谢动力学,现有的资料显示男性和女性的药物代谢动力学参数是相似的并且没有明显的性别差异。

种族:种族的药物代谢动力学差异还没有研究。由于加巴喷丁主要是经肾排泄的,并且肌酐清除率没有大的种族差异,因此认为种族的药物代谢动力学没有差异。

3. 药物不良反应

(1) 疱疹感染后神经痛:主要是眩晕、嗜睡以及周围性水肿,国外临床试验中发生的其他发生率高于 1%,并高于安慰剂对照组的不良事件包括以下几种。

1) 全身:感染、头痛、意外伤、腹痛。

2) 消化系统:腹泻、便秘、口干、恶心、呕吐、胃肠胀气。

3) 代谢和营养紊乱:体重增加、高血糖。

4) 神经系统:共济失调、思维异常、异常步态、不配合、感觉迟钝。

5) 呼吸系统:咽炎。

6) 皮肤和附属器官:皮疹。

7) 特殊感官:弱视、复视、结膜炎、中耳炎。

(2) 癫痫:最常见的不良事件是嗜睡、疲劳、眩晕、头痛、恶心、呕吐、体重增加、紧张、失眠、共济失调、眼球震颤、感觉异常及食欲缺乏。偶有出现衰弱、视觉障碍(弱视、复视)、震颤、关节脱白、异常思维、健忘、口干、抑郁及情绪化倾向。在临床研究中以下情况偶有发生,消化不良、便秘、腹痛、尿失禁、食欲增加、鼻炎、咽炎、咳嗽、肌痛、背痛、面部和肢端或全身水肿、勃起功能障碍、牙齿异常、牙龈炎、瘙痒症、白细胞减少症、骨折、血管扩张及高血压。另外,在 12 岁以下儿童的临床试验中观察到攻击性行为、情绪不稳定、多动(过多的运动,部分不能控制)、病毒感染、发热。加巴喷丁胶囊治疗的患者中有发生出血性胰腺炎的报道。有个别病例服用加巴喷丁胶囊治疗时发生过敏反应的报道(史-约综合征,多形性红斑)。实验室检查临床对照研究中,有 16% 的患者出现可能与临床相关的血糖波动(<3.3mmol/L 或≥1mmol/L,正常值范围为 3.5~5.5mmol/L)。与其他抗癫痫药同时使用,有肝功能试验结果升高的报道。

4. 药物相互作用　加巴喷丁很少代谢,也不干扰其他合用的抗癫痫药物的代谢。这部分描述的药物相互作用数

据是从相关健康成人和癫痫症患者的研究中得到的。

苯妥英钠:已服用苯妥英钠治疗维持至少 2 个月的癫痫患者($n=8$)进行加巴喷丁(每次 0.4g,每日 3 次)单次和多次给药的研究,结果表明加巴喷丁对苯妥英的稳态血浆浓度没有影响,并且苯妥英对加巴喷丁的药代动力学也没有影响。

卡巴咪嗪:服用加巴喷丁(每次 0.4g,每日 3 次;$n=12$)不影响卡巴咪嗪和卡巴咪嗪-10,11-环氧化物的稳态血浆浓度。同样地,服用卡巴咪嗪也不会改变加巴喷丁的药代动力学。

丙戊酸:在同时服用加巴喷丁(每次 0.4g,每日 3 次;$n=17$)前和服用期间,丙戊酸平均稳态血浆浓度无差异,加巴喷丁的药代动力学数据也不受丙戊酸的影响。

镇静安眠剂:不管是单独服用还是联合用药,镇静安眠剂或加巴喷丁(每次 0.3g,每日 3 次;$n=12$)稳态药代动力学数据评估是一样的。

萘普生:同时使用萘普生钠胶囊(250mg)和加巴喷丁(125mg),加巴喷丁的吸收增加 12%～15%。加巴喷丁对萘普生的药代动力学参数没有影响。两者所给的剂量均低于各自的治疗剂量。在推荐剂量范围时其相互作用情况尚不清楚。

二氢可待因酮:合用加巴喷丁($0.125～0.5g$;$n=48$)后二氢可待因酮(10mg,$n=50$)的 C_{max} 和 AUC 降低,与所给二氢可待因酮的剂量呈依赖关系。合用加巴喷丁(0.125g)使二氢可待因酮(10mg,$n=50$)的 C_{max} 和 AUC 降低 3%～4%,合用加巴喷丁(0.5g)使二氢可待因酮(10mg,$n=50$)的 C_{max} 和 AUC 降低 21%～22%。这种相互作用机制尚不明确。二氢可待因酮能增加加巴喷丁的 AUC 约 14%。其他剂量的相互作用情况还不明确。

吗啡:据文献报道,给予 60mg 控释吗啡胶囊 2 小时后再给予 0.6g 加巴喷丁胶囊($n=12$),加巴喷丁的平均 AUC 比未用吗啡时增加了 44%。服用加巴喷丁后吗啡的药代动力学参数没有变化。与其他剂量的相互作用尚不清楚。

西咪替丁:服用西咪替丁每次 0.3g,每日 4 次($n=12$),加巴喷丁平均表观口服清除率下降 14%,肌酐清除率下降 10%。因而,西咪替丁可能会改变加巴喷丁肌酐的肾排泄。由西咪替丁引起的加巴喷丁排泄的小幅度下降没有重要的临床意义。加巴喷丁对西咪替丁的影响没有评价。

口服避孕药:服用含有 2.5mg 乙酸炔诺酮和 50μg 乙炔基雌二醇的药片后,不管是否同时服用加巴喷丁(每次 0.4g,每日 3 次;$n=13$),乙酸炔诺酮和乙炔基雌二醇的 AUC 和半衰期是类似的。和加巴喷丁联合给药时,炔诺酮的 C_{max} 升高 13%;这一相互作用没有重要的临床意义。

抗酸剂(氢氧化铝):氢氧化铝降低加巴喷丁的生物利用度大约 20%。服用氢氧化铝后 2 小时服用加巴喷丁,生物利用度下降大约 5%。因此,建议加巴喷丁应在氢氧化铝服用后至少 2 小时服用。

丙磺舒(羧苯磺丙胺)的作用:丙磺舒是一种肾小管分泌阻滞剂。将加巴喷丁结合或不结合丙磺舒试验的药代动力学参数进行比较,结果证实加巴喷丁不能流经被丙磺舒阻滞的肾小管路径。

八、注意事项

1. 禁用　已知对该药中任一成分过敏的人群、急性胰腺炎的患者禁用。加巴喷丁胶囊对于原发性全身发作,如失神发作的患者无效。

2. 用药注意事项　国外研究报道:停药促使癫痫发作以及癫痫持续状态,抗癫痫药物不应该突然停止服用,因为可能增加癫痫发作的频率。在安慰剂对照研究中,加巴喷丁治疗组患者癫痫持续状态的发生率为 0.6%(3/543),而安慰剂组为 0.5%(2/378)。在所有研究(包括对照和非对照的)中用加巴喷丁治疗的 2 074 名患者中有 31 名(1.5%)出现癫痫持续状态。其中 14 名患者在以前的治疗中或服用其他药物时未出现过癫痫持续状态。由于没有足够的病史资料可以用,所以不能说加巴喷丁的治疗是否与癫痫持续状态的发生率比未用加巴喷丁治疗者高或低有关系。

潜在的致癌作用:动物致癌性临床前研究发现雄性大鼠胰腺腺泡腺癌的发生率较高,该结果的临床意义尚不清楚。加巴喷丁上市前临床研究对于预测其诱发人体肿瘤的潜在可能性尚不明确。临床研究包括 2 085 名长期服药的患者,在停止服用加巴喷丁后 2 年内其中 10 名患者出现了新的肿瘤(2 例乳腺癌、3 例脑癌、2 例肺癌、1 例肾上腺癌、1 例非霍奇金淋巴瘤和 1 例子宫内膜癌),11 名患者出现肿瘤恶化(9 例脑癌、1 例乳腺癌、1 例前列腺癌)。由于没有未经过加巴喷丁治疗的相似人群在肿瘤发生和复发率上的背景资料,因此不可能知道该研究中治疗是否会影响发生率。突然的和不能解释的死亡,在加巴喷丁上市前研究过程中,2 203 名治疗者(其中 2 103 名患者为长期治疗)中有 8 名出现了突然的和不能解释的死亡。这些死亡者中的一些可解释为癫痫发作导致的死亡,例如在晚上癫痫发作未被察觉。该情况的发生率为 0.003 8 人/a。尽管该比率已经超过了相同年龄和性别健康者的比率,但却在未服用加巴喷丁的癫痫者突然死亡发生率的范围之内[0.000 5(普通患者)～0.003(与该试验相似的临床试验人群),或 0.000 5～0.005(难治患者)]。因此,结果是否可信取决于接受加巴喷丁治疗的人群的可比性和统计的精确性。

特殊注意事项:临床对照研究中,16% 的患者出现了可能有临床意义的血糖波动(<3.3mmol/L 或者≥7.8mmol/L,正常值范围 3.5～5.5mmol/L)。因此糖尿病患者需经常监测血糖,如必要,随时调整降血糖药剂量。肾功能不全的患者,服用加巴喷丁必须减量。曾有服用加巴喷丁发生出血性胰腺炎的报告。因此,如出现胰腺炎的临床症状(持续性腹痛、恶心、反复呕吐),应立即停用,并进行全面的体检,临床和实验室检查以期尽早诊断胰腺炎。对慢性胰腺炎的患者,尚无充分的使用加巴喷丁的经验,应由医师决定加巴喷丁的使用。同时使用吗啡治疗的患者加巴喷丁的血药浓度可能会升高。应仔细观察患者是否出现嗜睡等中枢神经系统抑制现象,应适当减少加巴喷丁或吗啡的剂量。对驾驶及机械操作的影响,本品作用于中枢神经系统,可引起镇静、眩晕或类似症状。因此,即便按照规定剂量服用加巴喷

丁,也可降低反应速度,使驾驶能力、操纵复杂机器的能力和在暴露环境中工作的能力受到损害,特别在治疗初期、药物加量、更换药物时或者同时饮酒时。

九、药物稳定性及贮藏条件

密闭,避免高温保存。

十、药物经济性评价

非基本药物,医保乙类,《中国药典》(2020年版)收载。

左乙拉西坦

一、药品名称

1. 英文名　Levetiracetam
2. 化学名　(S)-α-乙基-2-氧代-1-吡咯烷乙酰胺

二、药品成分

左乙拉西坦

三、剂型与规格

左乙拉西坦片　500mg

四、适应证及相应的临床价值

用于成人及4岁以上儿童癫痫患者部分性发作的加用治疗。

临床价值:辅助。

五、用法用量

1. 儿童　4~11岁的儿童和青少年(12~17岁)体重≤50kg起始治疗剂量是10mg/kg,每日2次。根据临床效果及耐受性,剂量可以增加至30mg/kg,每日2次。剂量变化应以每2周增加或减少10mg/kg,每日2次。应尽量使用最低有效剂量。儿童和青少年体重≥50kg,剂量和成人一致。婴儿和小于4岁的儿童患者目前尚无相关的充足的资料。

2. 成人　成人(>18岁)和青少年(12岁~17岁)体重≥50kg起始治疗剂量为每次500mg,每日2次。根据临床效果及耐受性,每日剂量可增加至每次1 500mg,每日2次。剂量的变化应每2~4周增加或减少500mg/次,每日2次。

服药方法:口服。需以适量的水吞服,服用不受进食影响。根据当前的临床实践,如需停止服用本品,建议逐渐停药。(例如成人每隔2~4周,每次减少500mg,每日2次;儿童应每隔2周,每次减少10mg/kg,每日2次)。临床研究中,一些患者对加用左乙拉西坦治疗有效应,可以停止原合并应用的抗癫痫药物(研究中共有69位患者其中的36位成人患者)。

3. 老年人　老年人(≥65岁)根据肾功能状况,调整剂量。

六、特殊人群用药

1. 妊娠期　目前没有孕妇服用本品的资料,动物实验证明该药有一定的生殖毒性。对于人类潜在的危险目前尚不明确。如非必要,孕妇请勿应用左乙拉西坦。突然中断抗癫痫治疗,可能使病情恶化,对母亲和胎儿同样有害。

2. 哺乳期　动物实验表明左乙拉西坦可以从乳汁中排出,所以,不建议患者在服药同时哺乳。

3. 肾功能损害　成人肾功能受损患者,根据肾功能状况,按不同肌酐清除率调整日剂量。肾功能受损患者的剂量服用第一天推荐负荷剂量为左乙拉西坦750mg。透析后,推荐给予250~500mg附加剂量。儿童肾功能损害患者应根据肾功能状态调整剂量,因为左乙拉西坦的清除与肾功能有关。

4. 肝功能损害　肝病患者对于轻度和中度肝功能受损的患者,无须调整给药剂量。严重肝损的患者,肌酐清除率可能低估肾功能不全的程度,因此,如果患者的肌酐清除率小于70ml/min,日剂量应减半。

七、药理学

1. 药效学及作用机制　左乙拉西坦是一种吡咯烷酮衍生物,其化学结构与现有的抗癫痫药物无相关性。左乙拉西坦抗癫痫作用的确切机制尚不清楚。在多种癫痫动物模型中评估了左乙拉西坦的抗癫痫作用。左乙拉西坦对电流或多种致惊剂最大刺激诱导的单纯癫痫发作无抑制作用,并在亚最大刺激和阈值试验中仅显示微弱活性。但对毛果芸香碱和红藻氨酸诱导的局灶性发作继发的全身性发作观察到保护作用,这两种化学致惊厥剂能模仿一些人伴有继发性全身发作的复杂部分性发作的特性。左乙拉西坦对复杂部分性发作的大鼠点燃模型的点燃过程和点燃状态均具有抑制作用。这些动物模型对人体特定类型癫痫的预测价值尚不明确。体外、体内试验显示,左乙拉西坦抑制海马癫痫样突发放电,而对正常神经元兴奋性无影响,提示左乙拉西坦可能选择性地抑制癫痫样突发放电的超同步性和癫痫发作的传播。左乙拉西坦在浓度高至$10\mu mol/L$时,对多种已知受体无亲和力,如苯二氮䓬类、GABA、甘氨酸、NMDA、再摄取位点和第二信使系统。体外试验显示左乙拉西坦对神经元电压门控的钠离子通道或T型钙电流无影响。左乙拉西坦并不直接易化GABA能神经传递,但研究显示对培养的神经元GABA和甘氨酸门控电流负调节子活性有对抗作用。在大鼠脑组织中发现了左乙拉西坦的可饱和的和立体选择性的神经元结合位点,但该结合位点鉴定和功能目前尚不明确。

2. 药代动力学　左乙拉西坦是极易于溶解和具有高度渗透性化合物。呈线性代谢,个体内和个体间差异小。多次给药,不影响其清除率。本品没有性别、种族差异性和生理节奏差异。本品的药代动力学研究显示健康志愿者和患者的药代动力学数据具有可比性。由于左乙拉西坦的吸收完全性和线性关系,其血药浓度可以根据口服剂量进行预测,因而没有必要对左乙拉西坦进行血药浓度的监控。成人及儿童患者的唾液和血药浓度显示有显著的相关性(服用本品片剂或本品液体制剂4小时后,唾液/血液药物浓度比是1~1.7)。

成人和青少年:①吸收。左乙拉西坦经口服后迅速吸收,口服绝对生物利用度接近100%。给药1.3小时后,血药浓度达峰,如果每日给药2次,2日后达到稳态浓度,如果单剂量为1 000mg及1 000mg每日2次,典型的峰浓度为31μg/ml和43μg/ml。吸收时间与剂量无关,摄取食物不影响吸收速度。②分布。目前没有人体组织分布的数据。无论是左乙拉西坦还是其主要代谢产物均不易与血浆蛋白结合(<10%)。分布容积为0.5~0.7L/kg,接近人体水容积。③生物转运。左乙拉西坦在人体内并不广泛分解,主要代谢途径是通过水解酶的乙酰胺化(给药剂量的24%)。主要代谢产物为UCBL057,并不由肝细胞色素P450转运体系转化而来。体内大部分组织包括血细胞均可测定乙酰胺基团水解物。代谢产物UCBL057无药理活性。2个少量代谢的途径也已经确定,一个是羟化吡咯烷途径(给药剂量的1.6%),另外是吡咯烷基团开环,大约占剂量的0.9%。其他不能够确定的代谢途径的代谢产物占给药剂量的0.6%。目前体外试验数据表明无论是左乙拉西坦还是其主要代谢物均无手性翻转。体外试验数据表明左乙拉西坦和其主要代谢产物并不抑制肝细胞色素P450异构(CYP3A4,2A6,2X8/9/10,2C19,2D6,2E1和1A2)葡糖醛转移酶(UGT16,UGT11和UGT)和环氧化物羟基酶活性。此外,左乙拉西坦在体外试验表明不影响丙戊酸的葡糖醛化。在人体肝细胞组织中,左乙拉西坦不产生酶诱导作用。因而,本品和其他物质共同应用,通常不会产生相互作用,反之亦然。④消除。成人血浆半衰期为(7±1)小时,并不因给药剂量不同,给药途径不同或者重复给药而更改。平均体内总清除率为0.96ml/(kg·min)。药物主要从尿液中排泄为剂量的95%(大约93%在48小时内排泄)。从粪便内排泄的药物仅仅占0.3%。在开始给药的48小时内,累计左乙拉西坦和其代谢产物的排泄率分别为给药剂量的66%和24%。左乙拉西坦和UCBL057肾清除率分别为0.6ml/(kg·min)和4.2ml/(kg·min),这表明左乙拉西坦通过肾小球滤过后经肾小管重吸收后排除,主要代谢产物也是通过肾小管分泌和肾小球滤过消除。左乙拉西坦的消除率和肌酐的清除率相关。

老年患者:老年患者左乙拉西坦的半衰期大约延长了40%(10~11小时),这与肾功能下降有关。

儿童(4~12岁):单剂量给药(20mg/kg),儿童左乙拉西坦的血浆半衰期为6.0小时(6~12岁)。其表观清除率(体重调节后)比癫痫成人约高30%。儿童(4~12岁)重复口服[20~60mg/(kg·d)]后,左乙拉西坦迅速吸收。用药后0.5~1小时达峰浓度。峰浓度及曲线下面积呈线性,并与剂量成比例增加。清除半衰期为5小时,表观体内清除率约为1.1ml/(kg·min)。婴儿和幼儿(1个月到4岁)单剂量给予10%口服溶液量(20mg/kg)后,儿童患者(1个月到4岁)吸收迅速。给药1小时后,血药达峰。药代动力学数据显示其半衰期(5.3小时)短于成人(7.2小时),婴幼儿的表观体内清除率[1.5ml/(kg·min)]快于成人[0.96ml/(kg·min)]。主要代谢产物UCB L057量,儿童低于成人。

肾功能损害患者:肾功能损害患者的左乙拉西坦和主要代谢产物的体内清除率取决于肌酐的清除率。因此,中度或者重度肾功能不全的患者建议根据肌酐清除率调整每日维持剂量。在肾病晚期无尿症患者中,由于进行透析期间和透析期内,成人药物的血浆半衰期分别为25小时和3.1小时。在4小时的透析过程中,51%左乙拉西坦被分级去除。

肝功能损害患者:在轻中度肝损的患者中,左乙拉西坦的清除率没有相应的变化。大部分严重肝功损者左乙拉西坦的清除率下降幅度大于50%,其主要原因是合并肾功能受损。

3. 药物不良反应 成人临床研究汇总的安全性数据表明,药物组和安慰剂组不良反应的发生率相似,分别为46.4%和42.2%。其中,严重不良反应分别为2.4%和2.0%。最常见的不良反应有嗜睡、乏力和头晕,常发生在治疗的开始阶段。随时间的推移,中枢神经系统相关的不良反应发生率和严重程度会随之降低。左乙拉西坦不良反应没有明显的剂量相关性。儿童临床研究(4~16岁)表明药物组和安慰剂组产生不良反应的发生率相似,分别为55.4%和40.2%,药物组未发生严重不良反应(安慰剂组1.0%)。儿童最常见的不良反应有嗜睡、敌意、神经质、情绪不稳、易激动、食欲减退、乏力和头痛。除行为和精神方面不良反应发生率较成人高(儿童38.6%,成人18.6%)外,总的安全性和成人相仿。成人和儿童不良反应的风险是具有可比性的。

总结成人和儿童临床临床结果和上市后经验,评估了每个系统的不良反应和发生频率:很常见>10%;常见1%~10%;少见0.1%~1%;罕见0.01%~0.1%;非常罕见<0.01%;包括单独的报告。上市后临床应用的数据,尚不足以估计治疗人群中不良反应的发生率。

其中,全身反应和给药部位不适:很常见的有乏力。

神经系统不适:很常见的有嗜睡;常见的有健忘、共济失调、惊厥、头晕、头痛、运动过度、震颤。

精神心理变化:常见的有易激动、抑郁、情绪不稳、敌意、失眠、神经质、人格改变、思维异常;上市后不良事件报道,行为异常、攻击性、易怒、焦虑、错乱、幻觉、易激动、精神异常、自杀、自杀性意念、自杀企图。但还没有足够数据,用于估计它们的发生率或建立因果关系。

消化道不适常见:腹泻、消化不良、恶心、呕吐。

代谢和营养障碍:常见的有食欲减退。当患者同时服用托吡酯时,食欲减退的危险性增加。

耳及迷路系统不适:常见的有眩晕。

眼部不适:常见的有复视。

伤害、中毒和后续的并发症:常见的有意外伤害。

感染和传染:常见的有感染。

呼吸系统不适:常见的有咳嗽。

增加皮肤和皮下组织异常变化:常见的有皮疹;上市后不良事件报道有脱发,某些病例停药后可自行恢复。

血液系统和淋巴系统异常变化:上市不良事件报道,白细胞减少、中性粒细胞减少、全血细胞减少、血小板减少,但还没有足够数据,用于估计它们发生率或建立因果关系。

4. 药物相互作用 体外数据显示治疗剂量范围内获得

的高于 C_{max} 水平的浓度时左乙拉西坦及其主要代谢物,既不是人体肝细胞色素 P450、环氧化水解酶或尿苷二磷酸葡萄苷酶的抑制剂,也不是它们具有高亲合力的底物。因此,不易出现药代动力学相互作用。另外,左乙拉西坦不影响丙戊酸的体外葡萄糖苷酶作用。左乙拉西坦血浆蛋白结合率低(<10%),不易产生因与其他药物竞争蛋白结合位点所致临床显著性的相互作用。

临床药代动力学研究(苯妥英钠、丙戊酸钠、口服避孕药、地高辛、华法林和丙磺舒)和安慰剂对照临床试验中通过药代动力学筛选评估了药物之间的潜在药代动力学相互作用。左乙拉西坦和其他抗癫痫药物(AED)间的药物相互作用。

苯妥英钠:左乙拉西坦(3 000mg/d)对难治性的癫痫患者苯妥英钠药代动力学特性不产生作用。苯妥英钠的应用也不影响本品的药代动力学特性。

丙戊酸钠:左乙拉西坦(1 500mg/次,每日 2 次)不改变健康志愿者丙戊酸钠药代动力学特性。丙戊酸钠 500mg/次,每日 2 次,不改变左乙拉西坦吸收的速率和程度,或其血浆清除率,或尿液排泄。也不影响主要代谢物 UCB L057 的暴露水平和排泄。

对安慰剂对照临床研究获得的左乙拉西坦和其他抗癫痫药物(卡马西平、加巴喷丁、拉莫三嗪、苯巴比妥、苯妥英钠、去氧苯巴比妥和丙戊酸钠)的血清浓度进行了评估,数据显示左乙拉西坦不影响其他抗癫痫药物的血药浓度。这些常用的抗癫痫药物也不影响本品药代动力学特性。儿童患者抗癫痫药物的作用同时服用酶诱导型抗癫痫药,本品体内表观总清除率增加约 22%。但无须进行剂量调整。左乙拉西坦不影响卡马西平、丙戊酸钠、托吡酯或拉莫三嗪的血浆药物浓度。

其他药物相互作用:①口服避孕药,服用左乙拉西坦(500mg/次,每日 2 次)不影响含有 0.03mg 炔雌醇和 0.15mg 左炔诺孕酮口服避孕药的药代动力学特性,或促黄体激素和黄体酮含量水平,表明本品不影响避孕药功效。应用口服避孕药,并不影响本品的药代学特性。服用左乙拉西坦(1 000mg/次,每日 2 次)不影响每日剂量 0.25mg 地高辛的药代动力学和药效学特性。②地高辛:应用地高辛,并不影响本品的药代学特性。③华法林:服用左乙拉西坦(1 000mg/次,每日 2 次)不影响 R 型和 S 型华法林的药代动力学特性。凝血时间不受左乙拉西坦影响。应用华法林,并不影响本品的药代学特性。④丙磺舒:丙磺舒(500mg,每日 4 次),为肾小管分泌阻滞剂,会抑制左乙拉西坦的主要代谢物的肾清除率,但不是左乙拉西坦药代学特性(1 000mg,每日 2 次),这些代谢物的浓度很低。其他经肾小管分泌清除的药物也会影响代谢物的肾清除。目前无左乙拉西坦合并丙磺舒用药的研究,左乙拉西坦合并应用其他主动分泌药物对药效影响(例如非甾体抗炎药、磺胺类药和甲氨蝶呤),尚不明确。

八、注意事项

1. 禁用　对左乙拉西坦过敏或者对吡咯烷酮衍生物或

者其他任何成分过敏者禁用。

2. 用药注意事项　目前没有研究关于服药后对机器驾驭能力和驾驶车辆能力的影响。由于个体敏感性差异,在治疗初始阶段或者剂量增加后,会产生嗜睡或者其他中枢神经症状。因而,对于这些需要服用药物的患者,不推荐操作需要技巧的机器,如驾驶汽车或者操纵机械。

九、药物稳定性及贮藏条件

室温(25℃或以下贮存)。

十、药物经济性评价

非基本药物,医保乙类,《中国药典》(2020 年版)收载。

拉 莫 三 嗪

一、药品名称

1. 英文名　Lamotrigine
2. 化学名　3,5-二氨基-6-(2,3-二氯苯基)-as-三吖嗪

二、药品成分

拉莫三嗪

三、剂型与规格

拉莫三嗪片　100mg

四、适应证及相应的临床价值

1. 癫痫　既可作为单药治疗,也可作为添加治疗。

(1) 对 12 岁以上儿童及成人的单药治疗:①用于治疗全面性癫痫,包括继发性全身强直阵挛性发作和原发性全身强直阵挛性发作;②用于治疗部分性癫痫,包括简单部分性发作和复杂部分性发作。目前暂不推荐对 12 岁以下儿童采用单药治疗,因为尚未得到对这类特殊目标人群所进行的对照试验的相应数据。

(2) 2 岁以上儿童及成人的添加疗法:①用于治疗全面性癫痫,包括继发性全身强直阵挛性发作和原发性全身强直阵挛性发作;②用于治疗部分性癫痫,包括简单部分性发作和复杂部分性发作。

2. 本品也可用于治疗合并有 Lennox-Gastaut 综合征的癫痫发作。

临床价值:次选、辅助。

五、用法用量

1. 儿童　添加疗法剂量:儿童(2~12 岁)服用丙戊酸钠加或不加任何其他抗癫痫药的患者,本品的初始剂量是0.15mg/(kg·d),每日服用 1 次,连服 2 周;随后 2 周每日 1次,每次 0.3mg/kg。此后,应每 1~2 周增加剂量,最大增加量为 0.3mg/kg,直至达到最佳的疗效。通常达到最佳疗效的维持量为 1~5mg/(kg·d),单次或分 2 次服用。

合用抗癫痫药(AED)或其他诱导拉莫三嗪葡糖醛酸化的药物的患者,不论加或不加其他抗癫痫药(丙戊酸钠除

外),本品的初始剂量为 0.6mg/(kg·d),分 2 次服,连服 2 周;随后 2 周剂量为 1.2mg/(kg·d),分 2 次服。此后,应每 1~2 周增加 1 次剂量,最大增加量为 1.2mg/kg,直至达到最佳的疗效。通常达到最佳疗效的维持量是 5~15mg/(kg·d),分 2 次服用。

在使用其他不明显抑制或诱导拉莫三嗪葡糖醛酸化药物的患者中,本品的初始剂量为 0.3mg/(kg·d),每日 1 次或分 2 次服用,连服 2 周,接着 0.6mg/(kg·d),每日 1 次或分 2 次服用,连服 2 周。此后每 1~2 周增加 1 次剂量,每日最大增加量为 0.6mg/(kg·d),直至达到最佳疗效。通常达到最佳疗效的维持量为每日 1~10mg/kg,每日 1 次或分 2 次服用,每日最大剂量为 200mg。

为获得有效的维持治疗剂量,须对儿童的体重进行监测,并根据体重的变化,对用药剂量重新进行评估。

小于 2 岁的儿童,没有使用本品的足够资料,因此拉莫三嗪片不推荐用于 2 岁以下儿童。

2. 成人 为保证治疗剂量的维持,需监测患者体重,在体重发生变化时要核查剂量。如果计算出的拉莫三嗪的剂量(用于儿童和肝功能受损患者)不是整片数,则所用的剂量应取低限的整片数。当停用其他联用的抗癫痫药采用本品单药治疗或其他抗癫痫药物增加到本品的添加治疗方案中,应考虑上述变化对拉莫三嗪药代动力学的影响。

(1)单药治疗剂量:成人及 12 岁以上儿童,本品单药治疗的初始剂量是 25mg,每日 1 次,连服 2 周;随后用 50mg,每日 1 次,连服 2 周。此后,每 1~2 周增加剂量,最大增加量为 50~100mg,直至达到最佳疗效。通常达到最佳疗效的维持剂量为 100~200mg/d,每日 1 次或分 2 次给药。但有些患者每日需服用 500mg 拉莫三嗪才能达到所期望的疗效。

(2)添加疗法剂量:成人及 12 岁以上儿童,对合用丙戊酸钠的患者,不论其是否服用其他抗癫痫药,本品的初始剂量为 25mg,隔日服用,连服 2 周;随后 2 周每日服用,每次 25mg。此后,应每 1~2 周增加剂量,最大增加量为 25~50mg,直至达到最佳的疗效。通常达到最佳疗效的维持量为每日 100~200mg,1 次或分 2 次服用。

对那些合用具酶诱导作用的抗癫痫药的患者,不论是否服用其他抗癫痫药(丙戊酸钠除外),本品的初始剂量为 50mg,每日 1 次,连服 2 周;随后 2 周每日 100mg,分 2 次服用。此后,每 1~2 周增加 1 次剂量,最大增加量为 100mg,直至达到最佳疗效。通常达到最佳疗效的维持量为每日 200~400mg,分 2 次服用。有些患者需每日服用本品 700mg,才能达到所期望的疗效。

在使用其他不明显抑制或诱导拉莫三嗪葡糖醛酸化药物的患者中,本品的初始剂量为 25mg,每日 1 次,连服 2 周;随后 2 周每次 50mg,每日 1 次。此后每 1~2 周增加一次剂量水平,增加幅度为 50~100mg/d,随后剂量应增加至达到最佳疗效。通常达到最佳疗效的维持量为 100~200mg/d,每日 1 次或分 2 次服用。

(3)服药方法:本品应用少量水整片吞服。

3. 老年人 老年人拉莫三嗪的药代动力学与年轻人没

有明显区别,因此不需要对推荐方案进行剂量调整。

六、特殊人群用药

1. 妊娠期 人类妊娠期使用拉莫三嗪的资料不足,还不能评价其安全性。

2. 哺乳期 哺乳期使用拉莫三嗪的资料有限。初步资料显示拉莫三嗪能进入乳汁,其浓度通常可达到血浆浓度的 40%~60%。在少数已知是用母乳喂养的婴儿中,拉莫三嗪的血浆浓度达到可以出现药理作用的水平。哺乳喂养的潜在益处应超过婴儿出现潜在不良反应的危险。

3. 肾功能损害 肾功能受损的患者,在服用拉莫三嗪时应谨慎。对于晚期肾衰患者,拉莫三嗪的初始剂量应遵循与其他抗癫痫药物合用时的用药方案,对于肾功能明显受损的患者需减少维持剂量。

4. 肝功能损害 拉莫三嗪的初始、递增和维持剂量在中度(Child-PughB 级)和重度(Child-PughC 级)肝功能受损患者通常应分别减少约 50% 和 75%。递增和维持剂量应按临床疗效进行调整。

七、药理学

1. 药效学及作用机制 药理学研究结果提示拉莫三嗪是一种封闭电压应用依从性的钠离子高通道阻滞剂。在培养的神经细胞中,它产生一种应用和电压依从性阻滞持续的反复放电,同时抑制病理性谷氨酸释放(这种氨基酸对癫痫发作的形成起着关键性的作用),也抑制谷氨酸诱发的动作电位的暴发。

2. 药代动力学 拉莫三嗪在肠道内吸收迅速、完全,没有明显的首关代谢。口服给药后约 2.5 小时达到血浆峰浓度。进食后的达峰时间稍延迟,但吸收的程度不受影响。实验表明,当单次最高给药剂量达 450mg 时,药代动力学曲线仍呈线性。稳态时最高血药浓度在不同个体之间差异较大,但在同一个体,浓度的差异很小。

血浆蛋白结合率为 55%;从血浆蛋白置换出来引起毒性的可能性极低,分布容积为 0.92~1.22L/kg。

健康成人,平均稳态清除率为(39±14)ml/min。拉莫三嗪的清除主要是代谢为葡糖醛酸结合物,然后经尿排泄。尿中排出的原型药不足 10%。粪便中所排除的与药物有关的物质仅约为 2%。清除率和半衰期与剂量无关。健康成人的平均消除半衰期是 24~35 小时。尿苷二磷酸葡萄糖醛酸转移酶已被证实是拉莫三嗪的代谢酶。在一项 Gilbert 综合征的受试者研究中,平均表观清除率比正常对照者下降 32%,但比值仍在一般人群的范围内。

拉莫三嗪轻度诱导自身代谢取决于剂量。但无拉莫三嗪影响其他抗癫痫药物药代动力学的证据。拉莫三嗪与由细胞色素 P450 酶代谢的药物之间的相互作用也不大可能发生。拉莫三嗪的半衰期明显受到合用药物的影响,当与酶诱导剂如卡马西平和苯妥英钠合用时,平均半衰期缩短到 14 小时左右;当单独与丙戊酸钠合用时,平均半衰期增加到近 70 小时。

清除率随体重的调整,年龄小于或等于 12 岁的儿童高于成人,5 岁以下的儿童其值最高。拉莫三嗪的半衰期一般来说儿童短于成人,当与酶诱导剂如卡马西平和苯妥英钠合用时,平均值接近 7 小时;当单独与丙戊酸钠合用时,平均值增加到 45~50 小时。12 名 65~76 岁的健康老年志愿者及 12 名 26~38 岁的年轻志愿者进行的拉莫三嗪的药代动力学研究表明,单剂服用 150mg 后,年老者其平均血浆清除较年轻者低约 37%。但是老年人的平均清除率[0.39ml/(kg·min)]在年轻人单剂服用 30~450mg 药物的 9 个研究中所得到的平均清除率[0.31~0.65ml/(kg·min)]的范围内。对年轻人和老年人(包括 12 名进行药代动力学研究的老年志愿者和 13 名入组单药治疗临床试验的老年癫痫患者)的人群药代动力学分析表明拉莫三嗪清除的不同没有临床意义。单剂服用后,表观清除率从 20 岁的 35ml/min 降到 70 岁的 31ml/min,降低了 12%。接受治疗 48 周后,表观清除率从年轻人的 41ml/min 降到老年人的 37ml/min,降低了 10%。到目前为止,尚没有专门针对老年癫痫患者进行的拉莫三嗪的药代动力学研究。

肾衰竭患者服用拉莫三嗪尚没有经验。肾衰竭受试者,单剂量的药代动力学研究表明拉莫三嗪的药代动力学未受到很大影响;但是,由于肾清除率的下降,血浆中主要的葡糖醛酸代谢物的浓度几乎增加了 8 倍。

24 名不同程度的肝功能受损患者和 12 名健康受试者作为对照进行了单剂药代动力学研究。拉莫三嗪的平均表观清除率在肝功能受损分级(Child-Pugh 分级)A、B、C 级的患者中分别为 0.31ml/(kg·min)、0.24ml/(kg·min)和 0.10ml/(kg·min),健康受试对照组为 0.34ml/(kg·min)。通常,B 和 C 级肝功能受损患者服药应减量。

3. 药物不良反应

(1) 皮肤和皮下组织病变:非常常见的有皮疹;罕见的有史-约综合征;非常罕见的有中毒性表皮坏死松解症。

在成人双盲、附加临床试验中,服用拉莫三嗪的患者中皮疹的发生率高达 10%,服用安慰剂的患者为 5%。2% 的患者因皮疹而导致停止拉莫三嗪的治疗。这种皮疹在外观上一般是斑丘疹,通常在治疗开始的前 8 周出现,停用拉莫三嗪后消失。

曾有报告出现罕见的、严重的、潜在威胁生命的皮疹,包括史-约综合征(SIS)和中毒性表皮坏死松解症(Lyell 综合征)。尽管停药后大部分患者可以恢复,但一些患者经历了不可逆性瘢痕,曾出现与死亡相关的罕见病例。

严重皮疹的报告,如成人及 12 岁以上儿童的发生率约为 1:1 000。12 岁以下儿童出现的危险高于成人。有研究表明,12 岁以下儿童发生皮疹且需住院治疗的比率为 1:300~1:100。

儿童最初发生的皮疹可能会被误认为是感染;在本品治疗的前 8 周,如果儿童出现皮疹和发热症状医师应该考虑有药物反应的可能性。

此外,发生皮疹总的危险性与下列因素很有关系:拉莫三嗪的起始剂量高和随后增加的剂量超过推荐递增剂量,同时应用丙戊酸钠。也有报告认为皮疹是过敏综合征的一部分,伴有多种形式的全身症状(参见免疫系统紊乱)。

(2) 血液及淋巴系统紊乱:非常罕见的有血液学异常(包括中性粒细胞减少症、白细胞减少、贫血、血小板减少症、全血细胞减少症和非常罕见的再生障碍性贫血和粒细胞缺乏症),淋巴结病。血液学异常和淋巴结病与过敏综合征可能有关或无关(参见“免疫系统紊乱”)。

(3) 免疫系统紊乱:非常罕见的有过敏综合征[症状如发热、淋巴腺病、颜面水肿、血液及肝功能的异常、罕见弥散性血管内凝血(DIC)和多器官衰竭],也有报告认为皮疹是过敏综合征的一部分,伴有多种形式的全身症状,包括发热、淋巴腺病,颜面水肿和血液及肝功能的异常。这种综合征引起临床反应的严重程度有很大区别;罕见的有弥散性血管内凝血(DIC)和多器官衰竭。即使皮疹不明显,注意过敏反应的早期表现(如发热、淋巴腺病)是十分重要的。如果出现症状和体征,应告知患者立即寻医。如早期反应的体征和症状出现,应立即评估患者;如不能确定另有病因,应停用本品。

(4) 精神系统紊乱:常见的有攻击行为、激惹;非常罕见的有站立不稳、幻觉、精神错乱。

(5) 神经系统紊乱:①在单药治疗临床试验中,非常常见的有头痛;常见的有嗜睡、失眠、头晕、震颤;不常见的有共济失调;罕见的有眼球震颤。②在其他临床应用时,非常常见的有嗜睡、共济失调、头痛、头晕;常见的有眼球震颤、震颤、失眠;非常罕见的有无菌性脑膜炎、兴奋、不安、运动紊乱、加重帕金森病、锥体外系作用、舞蹈症、手足徐动症、疾病发作频率增加。

曾有已患有帕金森病的患者,服用本品加重其帕金森症状的报告,对不具有潜在疾病的患者个别有锥体外系作用和舞蹈症、手足徐动症的报告。

(6) 眼部异常:①在单药治疗临床试验中,不常见的有复视、视力模糊。②在其他临床应用中,非常常见的有复视、视力模糊;罕见的有结膜炎。

(7) 胃肠道紊乱:①在单药治疗临床试验中,常见的有恶心、呕吐、腹泻。②在其他临床应用时,非常常见的有恶心、呕吐;常见的有腹泻。

(8) 肝胆异常:非常常见的有肝功能检查指标升高、肝功能异常、肝功能衰竭。肝功能异常的出现通常与过敏反应有关,但也有无明显过敏征象的个别病例的报告。

(9) 肌肉、骨骼和结缔组织紊乱:非常罕见的有狼疮样反应。

(10) 一般性紊乱和给药部位反应:常见的有疲劳。

4. 药物相互作用 诱导肝药物代谢酶的抗癫痫药(例如苯妥英钠、卡马西平、苯巴比妥和扑米酮)会增强拉莫三嗪的代谢,而需增加使用剂量。

丙戊酸钠与拉莫三嗪竞争肝药代谢酶,可降低拉莫三嗪的代谢,拉莫三嗪的平均半衰期增加近 2 倍。

没有证据表明拉莫三嗪能产生有临床意义的肝氧化药物代谢酶的诱导或抑制作用。拉莫三嗪可诱导自身代谢,但此作用是有限性的,无明显的临床意义。

与本品合用时其他抗癫痫药的血浆浓度的改变虽有报道,但对照研究并未显示本品对其他合用抗癫痫药的血浆浓度有任何影响。体外试验结果显示拉莫三嗪并不能从蛋白结合部位上置换其他抗癫痫药。

正在服用卡马西平的患者,服用拉莫三嗪之后有中枢神经系统反应的报告,包括头痛、恶心、视力模糊、头晕、复视和共济失调。这些反应在减少卡马西平的剂量后通常都会消失。

口服避孕药:激素类避孕药对拉莫三嗪片疗效有影响。研究表明炔雌醇/左炔诺孕酮(30mg/150mg)合剂可使拉莫三嗪的清除率升高约2倍,导致拉莫三嗪的水平降低。逐渐增加剂量后,要维持最大的疗效,在多数病例中需要增加拉莫三嗪的维持剂量(最多2倍)。没有服用拉莫三嗪葡萄糖醛酸化诱导剂,但已服用一种激素类避孕药(包括1周的无活性药物期)的妇女中,在不用活性药物的1周期间,拉莫三嗪的水平暂时性逐渐升高。在不用活性药物的1周之前或者这1周中拉莫三嗪的剂量增加时,拉莫三嗪浓度升高的幅度较大。临床医师应当对使用拉莫三嗪治疗期间开始或停止用激素类避孕药的妇女做出妥善的处理,多数病例中必要时调整拉莫三嗪的用药剂量。其他口服避孕药和激素替代治疗(HRT)还没有进行研究,虽然这些药物对拉莫三嗪的药代动力学参数可能有类似的影响。

拉莫三嗪片对激素类避孕药疗效的影响:16名健康志愿者中的药物相互作用研究表明,拉莫三嗪和一种激素类避孕药(炔雌醇/左炔诺孕酮合剂)同时服用时,左炔诺孕酮的清除率中度升高,血清FSH和LH也发生改变。这些变化对卵巢排卵活性的影响不明。但是,这些改变导致部分同时服用激素类药物和拉莫三嗪片的患者的避孕效果降低的可能性不能排除。因此,应当告知患者如果出现月经周期的改变情况,如突发性出血,应尽早向医师报告。

八、注意事项

1. 禁用 禁用于已知对拉莫三嗪和本品中任何成分过敏的患者。

2. 慎用 严重肝功能受损患者及肾衰竭患者应慎用。

九、药物稳定性及贮藏条件

密封,置阴凉干燥处。

十、药物经济性评价

基本药物(片剂:25mg、50mg、100mg,分散片:25mg、50mg),医保乙类。

普瑞巴林

一、药品名称

1. 英文名 Pregabalin
2. 化学名 (S)-3-(氨甲基)-5-甲基己酸

二、药品成分

普瑞巴林

三、剂型与规格

普瑞巴林胶囊 75mg

四、适应证及相应的临床价值

1. 神经痛 本品用于治疗带状疱疹后神经痛。
2. 癫痫 用于成人部分性癫痫发作的添加治疗。

临床价值:神经痛,首选;癫痫,辅助。

五、用法用量

1. 儿童 由于该人群中安全性和疗效的数据不充足,年龄小于12岁的儿童和青少年(12~17岁)不推荐使用本品。

2. 成人

(1) 神经痛:本品可与食物同时服用,也可单独服用。①本品推荐剂量为每次75mg或150mg,每日2次;或者每次50mg或100mg,每日3次。②起始剂量可为每次75mg,每日2次;或者每次50mg,每日3次。可在1周内根据疗效及耐受性增加至每次150mg,每日2次。由于本品主要经肾排泄清除,肾功能减退的患者应调整剂量。以上推荐剂量适用于肌酐清除率≥60ml/min的患者。③服用本品300mg/d,2~4周后疼痛未得到充分缓解的患者,如可耐受本品,可增至每次300mg,每日2次,或每次200mg,每日3次(600mg/d)。由于不良反应呈剂量依赖性,且不良反应可导致更高的停药率,剂量超过300mg/d仅应用于耐受300mg/d剂量的持续性疼痛患者。④肾功能损伤患者用药,由于不良反应呈剂量依赖性,且本品主要经肾排泄清除,肾功能减退的患者应根据肌酐清除率调整剂量。对正在接受血液透析治疗的患者,应根据患者的肾功能来调整普瑞巴林的日剂量。除调整日剂量外,每进行4小时的血液透析治疗,应立即给予1次补充剂量的普瑞巴林。⑤肝功能损伤患者用药,肝功能损伤患者,无须调整用药剂量。服药方法为口服。每日剂量应分2~3次服用。如需停用普瑞巴林,建议至少用1周时间逐渐减停。根据当前的临床实践,有些糖尿病患者因接受普瑞巴林治疗而致体重增加时,需要调整降血糖药物。

(2) 癫痫:口服给药。当确定停用普瑞巴林时,应在1周内缓慢将剂量减至最低。①普瑞巴林添加治疗成人部分性癫痫发作的有效剂量为150~600mg/d,分2~3次服用;②普瑞巴林的疗效和不良反应与剂量相关;③推荐起始剂量为150mg/d,根据患者对普瑞巴林的应答和耐受性,日剂量可最大增至600mg;④由于普瑞巴林主要经肾排泄,因此肾功能不全的患者应调整剂量。

六、特殊人群用药

1. 妊娠期 孕妇使用普瑞巴林的数据不足,除非必要(孕妇服药的益处明显大于药物对胎儿的潜在风险),否则妊娠期间不应服用本品。育龄妇女必须应用有效的避孕措施。

2. 哺乳期 目前尚不清楚普瑞巴林是否经母乳分泌;但是,本品可经大鼠的乳汁分泌。因此,不建议在应用普瑞巴林治疗期间哺乳。

3. 肾功能损害 由于不良反应呈剂量依赖性,且本品主要经肾排泄清除,肾功能减退的患者应根据肌酐清除率调整剂量。对正在接受血液透析治疗的患者,应根据患者的肾功能来调整普瑞巴林的日剂量。除调整日剂量外,每进行4小时的血液透析治疗,应立即给予1次补充剂量的普瑞巴林。

4. 肝功能损害 肝功能损伤患者,无须调整用药剂量。

5. 其他人群 老年人:普瑞巴林的清除往往随年龄增加而减少。口服普瑞巴林后清除减少与肌酐清除率随年龄增加而下降相一致。对伴有与年龄有关的肾功能损害患者,有必要减少普瑞巴林剂量。

七、药理学

1. 药效学及作用机制 普瑞巴林与中枢神经系统中 α_2-δ 位点(电压门控钙通道的一个辅助性亚基)有高度亲和力。普瑞巴林的作用机制尚不明确,但是转基因小鼠和结构相关化合物(例如加巴喷丁)的研究结果提示,在动物模型中的镇痛及抗惊厥作用可能与普瑞巴林与 α_2-δ 亚基的结合有关。体外研究显示,普瑞巴林可能通过调节钙通道功能而减少一些神经递质的钙依赖性释放。虽然普瑞巴林是抑制性神经递质氨基丁酸(GABA)的结构衍生物,但它并不直接与 $GABA_A$、$GABA_B$ 或苯二氮草类受体结合,不增加体外培养神经元的 $GABA_A$ 反应,不改变大鼠脑中 GABA 浓度,对 GABA 摄取或降解无急性作用。但是研究发现,体外培养的神经元长时间暴露于普瑞巴林,GABA 转运蛋白密度和功能性 GABA 转运速率增加。普瑞巴林不阻滞钠通道,对阿片类受体无活性,不改变环加氧酶活性,对多巴胺及5-羟色胺受体无活性,不抑制多巴胺、5-羟色胺或去甲肾上腺素的再摄取。

2. 药代动力学 在健康志愿者、接受抗癫痫药物治疗的癫痫患者及慢性疼痛患者中,普瑞巴林的稳态药代动力学参数相似。

吸收:空腹服用普瑞巴林,吸收迅速,在单剂或多剂给药后1小时内达血浆峰浓度。据估算普瑞巴林的口服生物利用度≥90%,而且与剂量无关。多剂给药后,24~48小时内可达稳态。与食物一起服用时,普瑞巴林的吸收速率降低,C_{max} 降低25%~30%,T_{max} 延迟至约2.5小时。但是,普瑞巴林和食物同时服用并不会对普瑞巴林的吸收程度造成有临床意义的影响。

分布:临床前研究显示普瑞巴林可以通过小鼠、大鼠和猴的血脑屏障。普瑞巴林可以通过大鼠的胎盘,并可出现在哺乳大鼠的乳汁内。在人体,普瑞巴林口服给药后的表观分布容积大约是0.56L/kg。普瑞巴林不与血浆蛋白结合。

代谢:普瑞巴林在人体内的代谢可以忽略不计。在给予放射标记的普瑞巴林后,约98%普瑞巴林以原型的形式在尿中回收。普瑞巴林的主要代谢产物 N-甲基化衍生物,也在尿中被发现,占给药剂量的0.9%。在临床前研究中,未发现普瑞巴林由 S-旋光对映体向 R-旋光对映体转化的消旋作用。

排泄:普瑞巴林主要从体循环清除,并以原型药物的形式经肾排泄。普瑞巴林的平均清除半衰期为6.3小时。普瑞巴林血浆清除率和肾清除率均与肌酐清除率有直接比例关系。对于伴有肾功能减退或正在接受血液透析治疗的患者,有必要调整剂量。

线性或非线性:在推荐的每日给药剂量范围内,普瑞巴林的药代动力学是线性。个体间普瑞巴林的药代动力学变异性较小(<20%)。多次给药的药代动力学可根据单次给药的数据推测。因此,无须常规监测普瑞巴林的血浆浓度。

3. 药物不良反应

(1)临床试验的经验

1)所有上市前对照试验中最常导致停药的不良反应:整合上市前对照试验中所有人群的数据,因不良反应提前停药的患者比例在普瑞巴林组和安慰剂组分别为14%和7%。普瑞巴林导致停药的最常见不良反应是头晕(4%)和嗜睡(4%)。安慰剂组1%患者因头晕停药,<1%患者因嗜睡停药。对照试验中与安慰剂组比较,普瑞巴林组其他较常见导致停药的不良反应包括共济失调、意识模糊、乏力、思维异常、视物模糊、运动失调及外周水肿(均为1%)。

2)所有上市前对照试验中最常见的不良反应:整合上市前对照试验中所有人群的数据,普瑞巴林组比安慰剂组报告更多的不良反应为头晕、嗜睡、口干、水肿、视物模糊、体重增加及"思维异常"(主要为集中精力困难/注意困难)。

3)临床研究中观察到的普瑞巴林的其他不良反应:下文列出了普瑞巴林所有临床试验中报告的服药后出现的不良反应。以下事件不包括说明书其他部分所列的事件,药物无关原因所致的事件,过于普遍而无法判断是否由药物引起的事件,只报告过一次而无实质可能性的急性危及生命的事件。

全身:常见的有腹痛、过敏反应、发热、水肿、步态异常、跌倒、酒醉感、疲劳;少见的有脓肿、蜂窝织炎、寒战、不适、颈强直、药物过量、骨盆痛、光敏反应、自杀企图、全身水肿、胸闷、疼痛、口渴、乏力;罕见的有过敏样反应、腹水、宿醉效应、故意伤害、腹膜后纤维变性、休克、自杀。

心血管系统:少见的有深部血栓性静脉炎、心力衰竭、低血压、直立性低血压、视网膜血管异常、晕厥、心动过速、一度房室传导阻滞、窦性心动过缓、高血压、潮热、潮红、四肢厥冷;罕见的有S-T段降低、心室纤颤、窦性心动过速、窦性心律不齐。

消化系统:常见的有胃肠炎、食欲增加、呕吐、便秘、胃肠胀气、腹胀、口干;少见的有胆囊炎、胆石症、结肠炎、吞咽困难、食管炎、胃炎、胃肠道出血、黑便、口腔溃疡、胰腺炎、直肠出血、舌水肿、胃食管反流、唾液分泌过多、口腔感觉减退;罕见的有口疮性口炎、食管溃疡、牙周脓肿。

血液及淋巴系统:常见的有瘀斑;少见的有贫血、嗜酸性粒细胞增多、低色素性贫血、白细胞增多或减少、淋巴结病、血小板减少;罕见的有骨髓纤维化、红细胞增多、凝血酶原减少、紫癜、血小板增多。

代谢及营养异常:常见的有食欲增加;少见的有食欲缺

乏症、低血糖；罕见的有糖耐量减低、尿酸结晶尿。

骨骼肌肉系统：常见的有关节痛、腿痉挛、肌痛、肌无力、肌肉痉挛、背痛、肢体疼痛、颈部痉挛；少见的有关节病、关节肿胀、肌肉颤搐、颈痛、肌强直；罕见的有软骨营养障碍、全身痉挛、横纹肌溶解症。

神经系统：很常见的有头晕、嗜睡；常见的有焦虑、人格解体、肌张力增强、感觉减退、性欲减退、眼球震颤、感觉异常、镇静、木僵、颤搐、欣快情绪、意识模糊、易激惹、抑郁、定向障碍、失眠、共济失调、协调异常、震颤、健忘、记忆力损害、注意力障碍、平衡障碍、昏睡；少见的有异常梦境、激越、情感淡漠、失语、口周感觉异常、构音障碍、幻觉、敌意、痛觉过敏、感觉过敏、运动增加、运动功能减退、肌张力降低、性欲增加、肌阵挛、神经痛、烦躁、心情郁闷、情绪高涨、心境不稳、唤词困难、精神运动亢进、体位性头晕、意向性震颤、认知障碍、言语障碍、反射减退、烧灼感；罕见的有药物依赖、小脑综合征、齿轮样强直、昏迷、谵妄、妄想、自主神经功能障碍、运动障碍、肌张力障碍、脑病、锥体外系综合征、吉兰-巴雷综合征、痛觉减退、颅内压增高、躁狂表现、偏执表现、周围神经炎、人格障碍、精神病性抑郁、精神分裂症表现、睡眠障碍、斜颈、牙关紧闭、惊恐发作、抑制解除、书写困难。

呼吸系统：常见的有鼻咽炎；少见的有呼吸困难、鼻出血、咳嗽、鼻充血、鼻炎、打鼾；罕见的有呼吸暂停、细支气管炎、呃逆、喉痉挛、肺水肿、肺纤维化、打哈欠、喉咙发紧、鼻干。

皮肤及附属组织：常见的有瘙痒；少见的有脱发、皮肤干燥、湿疹、多毛、皮肤溃疡、荨麻疹、水泡大疱疹、丘疹样皮疹、出汗；罕见的有血管性水肿、剥脱性皮炎、苔藓样皮炎、黑变病、指甲异常、瘀点、紫癜样皮疹、脓疱疹、皮肤萎缩、皮肤坏死、皮肤结节、史-约综合征、皮下结节、冷汗。

特殊感觉：常见的有结膜炎、复视、视力模糊、中耳炎、耳鸣、眩晕；少见的有调节异常、睑缘炎、眼干、眼部出血、听觉过敏、畏光、视网膜水肿、味觉丧失、味觉异常、周边视觉丧失、视觉障碍、眼部肿胀、视野缺损、视灵敏度减退、眼痛、视疲劳、闪光幻觉、眼干、流泪增加、眼睛刺激；罕见的有瞳孔不等大、失明、角膜溃疡、突眼、眼外肌麻痹、虹膜炎、角膜炎、角膜结膜炎、瞳孔缩小、瞳孔放大、夜盲、眼肌麻痹、视神经萎缩、视神经盘水肿、嗅觉异常、上睑下垂、葡萄膜炎、振动幻觉、视觉深度感知改变、斜视、视觉亮度。

泌尿生殖系统：常见的有性快感缺失、勃起功能障碍、尿频、尿失禁；少见的有异常射精、蛋白尿、闭经、痛经、排尿困难、血尿、肾结石、白带改变、月经过多、子宫不规则出血、肾炎、少尿、尿潴留、小便异常、性功能障碍、射精延迟；罕见的有急性肾衰竭、龟头炎、膀胱肿瘤、宫颈炎、性交困难、附睾炎、女性泌乳、肾小球炎、卵巢疾患、肾盂肾炎、乳房疼痛、乳腺分泌物、乳房增大。

检查：常见的有体重增加；少见的有血肌酸激酶升高、GPT 和/或 GOT 升高、血糖升高、血小板计数下降、血钾下降、体重下降；罕见的有白细胞计数下降、血液肌酐升高。

性别和种族的比较：男性与女性总体不良事件的情况相似。种族相关的不良事件报告分布的数据不足，尚难定论。

（2）上市后经验：下列不良反应是普瑞巴林上市后在应用中报告的。由于这些不良反应来自人群规模不确定的自发报告，因此难以可靠地估计这些不良反应的发生率以及与药物暴露的因果关系。

免疫系统异常：少见的有超敏；罕见的有血管性水肿、变应性反应。

神经系统异常：很常见的有头痛；少见的有意识丧失、精神损害；罕见的有惊厥。

精神异常：少见的有攻击性。

眼部异常：罕见的有角膜炎、视觉丧失。

心脏异常：罕见的有充血性心力衰竭、Q-T 间期延长。

呼吸道、胸部及纵隔异常：罕见的有肺水肿。

胃肠道异常：常见的有恶心、腹泻；罕见的有舌肿胀。

皮肤及皮下组织异常：少见的有面部肿胀、瘙痒症、史-约综合征。

肾及泌尿系统异常：罕见的有尿潴留。

生殖系统及乳腺异常：罕见的有男子女性型乳房。

全身性异常及用药部位状况：少见的有不适、面部水肿。

接受短期和长期普瑞巴林治疗后，部分患者可出现停药戒断症状。曾报告过以下反应：失眠、头痛、恶心、焦虑、腹泻、流感样综合征、惊厥、神经过敏、抑郁、疼痛、多汗和头晕。治疗开始时应告知患者这些情况。对于停止普瑞巴林长期治疗，数据表明戒断症状的发生率和严重程度可能与普瑞巴林的剂量有关。

4. 药物相互作用　由于普瑞巴林主要以原型药物的形式经尿液排泄，可忽略本品在人体内的代谢（尿液中仅发现不到给药剂量 2% 的药物代谢产物）。离体研究显示，普瑞巴林不抑制药物代谢，也不与血浆蛋白结合，普瑞巴林几乎不与其他药物发生药代动力学的相互作用。

同样，在动物研究中没有观察到普瑞巴林与苯妥英钠、卡马西平、丙戊酸、拉莫三嗪、加巴喷丁、劳拉西泮、羟考酮或乙醇之间发生临床相关药代动力学的相互作用。

人群药代动力学分析显示口服抗糖尿病药、利尿药、胰岛素、苯巴比妥、噻加宾及托吡酯对普瑞巴林的清除无显著临床影响。

普瑞巴林与口服避孕药炔诺酮和/或炔雌醇一起服用时，两种物质的稳态药代动力学均不受影响。

普瑞巴林可能会加强乙醇及劳拉西泮的作用。

普瑞巴林可增强羟考酮所致的认知功能障碍和总体运动功能障碍。

在临床对照研究中，当多剂口服普瑞巴林与羟考酮、劳拉西泮或乙醇合用时，未对患者的呼吸造成有临床意义的影响。

上市后有普瑞巴林和中枢性抗抑郁药合用引起呼吸衰竭及昏迷的报告。

药物相互作用的研究仅在成人中进行，而没有特别在老年志愿者中进行。

八、注意事项

1. 禁用　对本品所含活性成分或任何辅料过敏者。

2. 慎用　孕妇。心功能Ⅲ或Ⅳ级的充血性心衰患者。

3. 用药注意事项　本品相关的头晕及嗜睡可能影响驾驶或操作机械的能力。服用后可出现肌酸激酶升高,如疑似或确诊为肌病或肌酸激酶显著升高时,应停用本品。本品可能引起躯体依赖性。

九、药物稳定性及贮藏条件

密封保存。

十、药物经济性评价

基本药物(胶囊:75mg、150mg),医保乙类。

扑 米 酮

一、药品名称

1. 英文名　Primidone
2. 化学名　5-乙基-5-苯基-二氢-4,6(1*H*,5*H*)嘧啶二酮

二、药品成分

扑米酮

三、剂型与规格

扑米酮片　(1)50mg;(2)100mg;(3)250mg

四、适应证及相应的临床价值

1. 癫痫　用于癫痫强直阵挛性发作(大发作),单纯部分性发作和复杂部分性发作的单药治疗或联合用药治疗。
2. 用于特发性震颤和老年性震颤的治疗。
临床价值:次选、辅助。

五、用法用量

1. 儿童　8岁以下,每日睡前服50mg;3日后增加为每次50mg,每日2次;1周后改为100mg,每日2次;10日后根据情况可以增加至125mg~250mg,每日3次;或每日10~25mg/kg分次服用。8岁以上同成人。

2. 成人　成人常用量:50mg开始,睡前服用,3日后改为每日2次,1周后改为每日3次,第10日开始改为250mg,每日3次,总量不超过每日1.5g;维持量一般为250mg,每日3次。

个体间血药浓度差异很大,用药需个体化。停药时用量应递减,防止重新发作。治疗期间需按时服药,发现漏服应尽快补服,但距下次给药前1小时内则不必补服,勿一次服用双倍量。用药期间应注意检查血细胞计数,定期测定扑米酮及其代谢物苯巴妥的血药浓度。

六、特殊人群用药

1. 妊娠期　本品能通过胎盘,可能致畸,也有胎儿发生苯妥英综合征的报道(生长迟缓,颅面部及心脏异常,指甲及指节的发育不良)。通过胎儿肝酶诱导可导致维生素K缺乏,在妊娠最后一个月应补充维生素K,防止新生儿出血,患者怀孕后应尽量减少合并用药。

2. 哺乳期　本品分泌入乳汁可致婴儿中枢神经受到抑制或嗜睡。

3. 肾功能损害　肾功能不全的患者慎用。

4. 肝功能损害　肝功能不全的患者慎用。

5. 其他人群

(1)儿童:少数可出现反应异常,如烦躁不安和兴奋,也易引起严重嗜睡,应少用。

(2)老年人:少数可出现认知功能障碍,烦躁不安,兴奋或嗜睡。

七、药理学

1. 药效学及作用机制　本品为抗癫痫药。在体内的主要代谢产物为苯巴妥共同发挥作用。体外电生理实验见其使神经细胞的氯离子通道开放,细胞过极化,疑似γ-氨基丁酸(GABA)的作用。在治疗浓度时可降低谷氨酸的兴奋作用,加强γ-氨基丁酸的抑制作用,抑制中枢神经系统单突触和多突触传递,导致整个神经细胞兴奋性降低,提高运动皮质电刺激阈。使发作阈值提高,还可以抑制致病灶放电的传播。

2. 药代动力学　口服胃肠道吸收较快,但慢于苯巴妥。儿童的生物利用度约为92%。口服3~4小时血药浓度达峰值(0.5~9小时),血浆蛋白率结合率较低,约为20%,体内分部广泛,表观分布容积一般为0.6L/kg,$t_{1/2}$为10~15小时。由肝代谢为活性产物苯乙基二酰胺(PEMA)和苯巴妥,前者$t_{1/2}$为24~48小时,后者成人$t_{1/2}$为50~144小时,儿童为40~70小时。成人被吸收的扑米酮15%~25%可转化为苯巴妥,服药1周血药浓度达稳态,血浆有效浓度为10~20μg/ml。给药后20%~40%以扑米酮、30%以PEMA、25%以苯巴妥的形式由肾排泄。可通过胎盘,可分泌入乳汁。

3. 药物不良反应　患者不能耐受或服用过量可产生视力改变、复视、眼球震颤、共济失调、认识迟钝、情感障碍、精神错乱、呼吸短促或障碍。

少见的有儿童和老年人异常的兴奋或不安等反常反应。

偶见有过敏反应(呼吸困难、眼睑肿胀、喘鸣或胸部紧迫感),粒细胞减少,红细胞发育不良,巨细胞性贫血。

发生手脚不灵活或引起行走不稳、关节挛缩、眩晕、嗜睡。少数患者出现性功能减退、头痛、食欲缺乏、疲劳感、恶心或呕吐,但继续服用往往会减轻或消失。可出现中毒性表皮坏死。

4. 药物相互作用　饮酒、全麻药、具有中枢神经抑制作用的药、注射用硫酸镁与本品合用时可增加中枢神经活动或呼吸的抑制用量需调整。

与抗凝血药、皮质激素、洋地黄、地高辛、盐酸多西环素或三环类抗抑郁药合用时,由于苯巴妥对肝酶的诱导作用,使这些药物代谢加快而疗效降低。

与单胺氧化酶抑制药合用时,本品代谢抑制可能出现中毒。

本品可减低维生素B_{12}的肠道吸收,增加维生素C由肾排出,由于肝酶的正诱导,可使维生素D代谢加快。

与垂体后叶素合用,有增加心律失常或冠脉供血不足的危险。

与卡马西平合用,由于两者相互的肝酶正诱导作用而使疗效降低,应测定血药浓度。

与其他抗癫痫药合用,由于代谢的变化引起癫痫发作的形式改变,需及时调整用量。

与丙戊酸钠合用,本品血浓增加,同时丙戊酸半衰期缩短,应调整用量,避免引起中毒。不宜与苯巴比妥合用。

与苯妥英钠合用时本品代谢加快。

与避孕药合用时可致避孕失败。

八、注意事项

1. 慎用　①肝肾功能不全者(可能引起本品在体内的积蓄);②有卟啉病者(可引起新的发作);③有哮喘、肺气肿或其他可能加重呼吸困难或气道不畅等呼吸系统疾病患者;④轻微脑功能障碍者。

2. 用药注意事项　对巴比妥类过敏者对本品也可能过敏。对诊断的干扰:血清胆红素可能降低,酚妥拉明试验可出现假阳性,如需做此试验需停药至少24小时,最好48~72小时。

九、药物稳定性及贮藏条件

25℃以下干燥处保存。

十、药物经济性评价

非基本药物,医保乙类,《中国药典》(2020年版)收载。

奥 卡 西 平

一、药品名称

1. 英文名　Oxcarbazepine
2. 化学名　10,11-二氢-10-氧代-5H-二苯并[b,f]氮杂䓬-5-甲酰胺

二、药品成分

奥卡西平

三、剂型与规格

奥卡西平片　(1)0.15g;(2)0.3g;(3)0.6g
奥卡西平口服混悬液　60mg/ml

四、适应证及相应的临床价值

适用于单独治疗或辅助治疗成年患者的癫痫原发性全面强直阵挛发作和部分性发作,伴有或不伴有继发性全面性发作。

临床价值:次选、辅助。

五、用法用量

1. 儿童

(1) 奥卡西平片:①5岁和5岁以上儿童,在单药和联合用药过程中,起始的治疗剂量为8~10mg/(kg·d),分为2次给药。联合治疗中,平均大约为30mg/(kg·d)的维持剂量就能获得成功的治疗效果。如果临床提示需要增加剂量,为了获得理想的效果,可以每隔一个星期增加每日的剂量,每次增量不要超过10mg/(kg·d),最大剂量为46mg/(kg·d)。上文提到的推荐剂量来自于临床试验中所有年龄组的药物用量。然而,在某些情况下起始时用药可以此推荐剂量。②5岁以下儿童,目前没有充足的资料支持5岁以下的儿童使用本品。

(2) 奥卡西平口服混悬溶液:在单药治疗和联合治疗中,治疗起始剂量为8~10mg/(kg·d),分2次给药。根据临床需要,调整剂量的间隔不小于1周,每次增加剂量不要超过10mg/(kg·d),为达到理想的临床疗效,可增加至最大剂量60mg/(kg·d)。

在联合治疗和单药治疗中,当根据体重进行标准化时,清除率随年龄降低,因此,与成人相比,4岁以下儿童的奥卡西平给药剂量应为单位体重剂量的2倍;4~12岁儿童的奥卡西平给药剂量应比单位体重剂量高50%。

与年龄较大的儿童相比,4岁以下的儿童对有酶诱导作用的抗癫痫药的体重标准化后的表观清除率较高。与单药治疗或联合使用无酶诱导作用的抗癫痫药治疗相比,在4岁以下的儿童中,如联合使用有酶诱导作用的抗癫痫药,则奥卡西平的剂量应比单位体重剂量高60%。年龄较大的儿童(4岁及以上)在联合使用有酶诱导作用的抗癫痫药治疗时的剂量仅稍高于其对应的单药治疗组。以上推荐剂量是基于在临床试验中对所有年龄组(成人、老年患者以及儿童)中的使用剂量而确定的,但是,可在适当情况下降低起始剂量。

2. 成人

(1) 奥卡西平片

1) 本品适合于单独治疗或与其他的抗癫痫药联合使用。在单独治疗和联合用药中,本品应该从临床有效剂量开始用药,1日内分2次给药。根据患者的临床反应增加剂量。

2) 如果本品与其他抗癫痫药联合使用,由于患者总体的抗癫痫药物剂量的增加,需要减少其他抗癫痫药的剂量和/或更加缓慢的增加本品的剂量。

3) 本品可以空腹或与食物一起服用。

4) 单药治疗:①起始剂量可以为600mg/d[8~10mg/(kg·d)],分2次给药。为了获得理想的效果,可以每隔一周增加每日剂量,每次增加剂量不要超过600mg。每日维持剂量范围在600~2 400mg之间,绝大多数患者对900mg/d的剂量即有效。②单药治疗的对照研究显示,以前没有用其他抗癫痫药治疗的患者,有效药物剂量为1 200mg/d。一些使用其他抗癫痫药控制不好,而换用本品单独治疗的难治性癫痫患者,2 400mg/d的剂量证明是有效的。

5) 联合治疗:①用本品治疗,起始剂量可以为600mg/d[8~10mg/(kg·d)],分2次给药。为了获得理想的效果,可以每隔一个星期增加每日剂量,每次增加剂量不要超过

600mg。每日维持剂量范围在600~2 400mg/d。②联合用药的对照研究显示,每日有效的治疗剂量为600~2 400mg/d。然而,在其他抗癫痫药不减量的情况下,主要因为中枢神经系统的不良反应,大多数患者不能耐受2 400mg/d的剂量。

6)对服用剂量超过2 400mg/d的患者没有进行过系统研究。

7)对剂量高达4 200mg/d的应用经验非常有限。

8)肾功能损害者:肾功能损害者(肌酐清除率<30ml/min)在服用本品时应从初始剂量的一半(300mg/d)开始,并逐渐缓慢加量,达到所需临床疗效。有肾功能损害的患者在增加剂量时,必须进行仔细的监测。

9)肝功能损害者:对于有轻到中度肝功能损害的患者,不必进行药物剂量调整。对重度肝功能损害者未进行过服用本品的临床实验。

10)停用本品时应逐渐减量至停药,以最大可能地避免癫痫发作频率增加。

(2)奥卡西平口服混悬溶液:同奥卡西平片。

3. 老年人　建议对有肾功能损害的老年人调整药物剂量(见肾功能损害的患者)。对易发生低钠血症的患者,应进行血清钠的监测。

六、特殊人群用药

1. 妊娠期　目前没有充分研究本品对孕妇的影响。但本品结构和卡马西平相似,后者对人有致畸作用。根据这一事实及动物研究结果表明,本品可能对人也有致畸作用。因此,只有在确定本品对胎儿的益处大于潜在危险时,孕妇才可服用。

2. 哺乳期　本品和10-单羟基代谢物可泌入母乳,对哺乳期婴儿可能有严重副作用,因此应根据服药对患者是否必要决定哺乳期母亲是否停止哺乳或停止用药。

3. 肾功能损害　肾功能损害者(肌酐清除率<30ml/min)在服用本品时应从初始剂量的一半(300mg/d)开始,并逐渐缓慢加量,达到所需临床疗效。有肾功能损害的患者在增加剂量时,必须进行仔细的监测。

4. 肝功能损害　对于有轻到中度肝功能损害的患者,不必进行药物剂量调整。对重度肝功能损害患者未进行过服用本品的临床实验。

七、药理学

1. 药效学及作用机制　奥卡西平是卡马西平10-酮基结构类似物,为新型抗癫痫药。本品主要通过其活性代谢产物10-单羟基代谢物(MHD)发挥作用。本品和MHD能阻滞电压敏感性钠通道,稳定过度兴奋性神经细胞膜,抑制神经元重复放电,减少突触冲动传递,这些作用对防止癫痫发作在整个大脑的扩散非常重要。另外,本品可增加钾通道传导性和调节高电位激活钙通道,这有助于抑制癫痫发作。本品及其活性成分MHD可防止噬齿类动物电诱导的强直-阵挛发作,对化学诱导的肌阵挛发作也有一定的保护作用,还可消除或减少恒河猴难治性癫痫发生。

2. 药代动力学　口服本品吸收完全,在肝充分代谢为具有药理活性的MHD和无药理活性的10,11-二羟代谢物(DHD);禁食时单剂口服本品片剂和口服液的达峰时间分别为4.5(3~13)小时和6小时;原型药和MHD的半衰期分别约为2小时和8小时。多剂服用本品2~3日MHD可达稳态血药浓度。MHD的表观分布容积为49L。MHD与血浆蛋白结合的结合率约为40%。本品95%以上经肾从尿中排出,其中原型药物<1%、MHD葡糖醛酸苷为49%、原型MHD为27%、无活性的DHD约为3%、MHD和本品的偶联物为13%;本品经大便排出不到4%。食物对奥卡西平的吸收速度和生物利用度均无影响。

3. 药物不良反应　据文献报道,在临床试验中,大多数的不良反应是轻到中度,并且是一过性的,主要发生在治疗的开始阶段。对每个系统不良反应特性的评价是依照本品临床试验中出现的不良事件,另外,也加入了在有效病例延续治疗项目中的重要临床不良反应报告和上市后的报告。按照CIOMS Ⅲ分类估计的不良反应发生频率:很常见≥10%;常见1%~10%;少见0.1~1%;罕见0.01%~0.1%;非常罕见<0.01%。

(1)全身反应:①很常见的有疲劳(12%);②常见的有无力;③非常罕见的有血管神经性水肿,多器官过敏(可表现为皮疹、发热、淋巴结病、肝功能检查异常、嗜酸性粒细胞增多症和关节痛)

(2)中枢神经系统:①很常见的有轻微头晕(22.6%),头痛(14.6%),嗜睡(22.5%);②常见的有不安,记忆力受损,淡漠,共济失调,注意力集中受损,定向力障碍,抑郁,情绪易变(神经质),眼球震颤,震颤。

(3)皮肤:①常见的有痤疮,脱发,皮疹;②不常见的有荨麻疹;③非常罕见的有严重过敏反应,包括史-约综合征、系统性红斑狼疮。

(4)感觉器官:①很常见的有复视(13.9%);②常见的有眩晕、视觉障碍(例如视力模糊)。

(5)心血管系统:非常罕见的有心律失常(如房室传导阻滞)。

(6)胃肠道:①很常见的有恶心(14.1%)、呕吐(11.1%);②常见的有便秘、腹泻、腹痛。

(7)血液系统:①不常见的有白细胞减少症;②非常罕见的有血小板减少症。

(8)肝:①不常见的有转氨酶或碱性磷酸酶水平升高;②非常罕见的有肝炎,参见"注意事项"。

(9)代谢和营养障碍:①常见的有特殊临床情况下的低钠血症,特别易发生于老年人;②非常罕见的有伴有下列情况的症状性低钠血症,例如痉性发作、定向力障碍、认知力下降、脑病(其他不良反应见中枢神经系统)、视觉障碍(如视力模糊)、呕吐、恶心。

(10)在特殊临床情况下,在使用本品治疗过程中,会发生抗利尿激素分泌失调综合征(SIADH)。

4. 药物相互作用　本品可抑制CYP2C19,诱导CYP3A4/5从而影响其他药物的血药浓度;某些抗癫痫药物为细胞色素P450诱导剂,可降低本品和MHD的血药浓度。

本品和MHD可诱导细胞色素P450 3A族亚类(CYP3A4

和 CYP3A5),后者在二氢吡啶类钙通道阻滞剂和口服避孕药的代谢中有重要作用,从而降低这些药物的血药浓度。

本品 900mg/d 与卡马西平 400~2 000mg/d 合用时,本品代谢物 MHD 血药浓度平均降低 40%(17%~51%);本品 600~1 800mg/d 与苯巴比妥 100~150mg/d 合用时,苯巴比妥血药浓度平均增加 14%(2%~24%),本品代谢物 MHD 血药浓度平均降低 25%(12%~51%);本品 600~1 800mg/d 与苯妥英钠 250~500mg/d 合用时,本品代谢物 MHD 的血药浓度平均降低 30%(3%~48%);本品 1 200~2 400mg/d 与苯妥英钠 250~500mg/d 合用时,苯妥英钠的血药浓度平均增加 40%(12%~60%),此时本品应减量;丙戊酸钠 400~2 800mg/d 与本品 600~1 800mg 合用时,本品代谢物血药浓度平均降低 18%(13%~40%)。

钙通道阻滞剂非洛地平和本品合用时,非洛地平 AUC 平均降低 28%(20%~33%)。

本品与钙通道阻滞剂盐酸维拉帕米合用时,本品代谢物 MHD 血药浓度平均降低 20%(18%~27%)。

西咪替丁、红霉素和右旋丙氧芬不影响 MHD 的药代动力学。华法林与单剂或多剂本品合用时,无明显相互作用。

本品可能降低激素避孕药效果,建议服用本品期间改用其他不含激素的避孕方法。

八、注意事项

1. 禁用　对本品或其任一成分过敏者,房室传导阻滞者。

2. 用药注意事项　奥卡西平片/奥卡西平口服混悬液:应放在儿童不能接触和看见的地方。本品可引起头晕和嗜睡,服用本品后不要驾驶汽车或操作机器。对卡马西平过敏的患者只有在益处大于潜在的危险时才可服用本品;如出现过敏反应迹象或临床症状,应立即停药。

九、药物稳定性及贮藏条件

置阴凉处(不超过 20℃)保存。

十、药物经济性评价

基本药物(片剂:0.15g、0.3g,混悬液:60mg/ml),医保甲类,《中国药典》(2020 年版)收载。

苯 巴 比 妥

参见(第一章　精神疾病用药　1　镇静催眠药)

托 吡 酯

一、药品名称

1. 英文名　Topiramate
2. 化学名　2,3:4,5-双-O-(1-甲基亚乙基)-β-D-吡喃果糖氨基磺酸酯

二、药品成分

托吡酯

三、剂型与规格

托吡酯片　25mg
托吡酯胶囊　15mg

四、适应证及相应的临床价值

本品用于成人及 2~16 岁儿童部分性癫痫发作的加用治疗。

临床价值:辅助。

五、用法用量

1. 儿童

(1) 托吡酯片:①儿童推荐从低剂量开始治疗,然后逐渐增加剂量,调整至有效剂量。②加用治疗剂量为 2~16 岁儿童患者作为加用治疗,推荐本品日总量为 5~9mg/(kg·d),分 2 次服用。剂量调整应在第 1 周从 25mg 开始[或更少,根据剂量范围 1~3mg/(kg·d)],在晚间服用。然后每间隔 1 周或 2 周加量 1~3mg/(kg·d)(分 2 次给药),直到达到最佳的临床效果。剂量的调整应根据临床效果进行。

(2) 托吡酯胶囊:用法用量同托吡酯片。

2. 成人

(1) 托吡酯片:成人推荐从低剂量开始治疗,然后逐渐增加剂量,调整至有效剂量。口服,片剂不要碾碎,进食与否皆可服用本品。在对照加用治疗试验中,已证实托吡酯血浆浓度与临床疗效无相关性。尚无证据证明托吡酯在人类中有耐受性,在成人部分性癫痫发作患者中进行的剂量范围研究得出,剂量大于 400mg/d(600mg/d、800mg/d 和 1 000mg/d)并不增加疗效。应用本品治疗时,不必监测血浆托吡酯浓度以达到最佳疗效。本品加用苯妥英钠治疗时,仅有极少数病例需调整苯妥英钠的用量以达到最佳临床疗效。在本品加用治疗期间,加用或停用苯妥英钠和卡马西平可能需要调整本品的剂量。

剂量:①加用治疗。成人(17 岁及以上)作为加用治疗,推荐本品日总量为 400mg/d,分 2 次服用。日剂量 200mg/d 的疗效不一致且低于 400mg/d 的疗效。推荐治疗从 50mg/d 开始,逐渐调整到有效剂量。尚未进行日剂量大于 1 600mg 的研究。②单药治疗。成人(17 岁及以上)剂量调整应从每晚 25mg 开始,服用 1 周。随后,每周或每 2 周增加剂量 25~50mg,分 2 次服用。如果患者不耐受,应调整剂量方案,或降低剂量增加量,或延长剂量调整时间间隔。剂量应根据临床疗效进行调整。成人托吡酯单药治疗,推荐日总量为 100mg,最高为 500mg。部分难治型癫痫患者可以耐受 1 000mg/d 剂量。上述推荐的剂量适用于所有成人包括老年人和无肾疾病的患者。③当停用其他合用的抗癫痫药物而转用托吡酯单药治疗时,应考虑停药对癫痫控制的影响。除非因安全性考虑要快速停用其他抗癫痫药物,一般情况下,应缓慢停药,建议每 2 周约减掉 1/3 的药量。当停用酶诱导类药物时,托吡酯血药浓度会升高,出现临床症状时,应降低托吡酯的服用量。

(2) 托吡酯胶囊:用法用量同托吡酯片。

六、特殊人群用药

1. 妊娠期　妊娠期用药与其他抗癫痫药物相同,托吡酯在对小鼠、大鼠和家兔进行的试验中显示了致畸性。在对大鼠进行的试验中,托吡酯可通过胎盘屏障。未在孕妇中进行本品的研究。然而,只有在潜在利益超过对胎儿可能的风险时才可在妊娠期应用本品。

2. 哺乳期　哺乳期用托吡酯可自哺乳大鼠的乳汁中排出。在研究中未对托吡酯在人乳中的排泄进行评价,对患者有限的观察显示了托吡酯会经母乳排出。由于许多药物可经人乳排泄,哺乳期妇女用药应权衡利弊,用药期间应停止哺乳。

3. 肾功能损害　肾功能受损患者推荐[肌酐清除率<70ml/(min·1.73m²)]服用通常成人剂量的一半。这些患者可能需要稍长的时间达到每个剂量的稳态。进行血液透析的患者托吡酯能以正常人4~6倍的速度经血液透析被清除,因此,延长透析时间可能会导致托吡酯浓度降至维持其抗癫痫疗效所需的浓度以下。为避免血液透析时托吡酯血浆浓度迅速下降,可能需补充托吡酯剂量。实际上,剂量调整应考虑透析时间、透析系统的清除速度、透析患者肾脏对托吡酯有效的清除率。

4. 肝功能损害　托吡酯在肝受损患者体内的清除可能降低,此类患者应慎用本品。

七、药理学

1. 药效学及作用机制　托吡酯是一个由氨基磺酸酯取代单糖的新型抗癫痫药物。在对体外培养的神经细胞元进行电生理和生化研究中发现托吡酯的抗癫痫作用有三个机制:①托吡酯可阻断神经元持续去极化导致的反复电位发放,此作用与使用托吡酯后的时间密切相关,表明托吡酯可以阻断钠通道;②托吡酯可以增加γ-氨基丁酸(GABA)激活GABA_A受体的频率,加强氯离子内流,表明托吡酯可增强抑制性中枢神经递质的作用;③托吡酯可降低谷氨酸AMPA受体的活性,表明托吡酯可降低兴奋性中枢神经递质的作用。上述作用不被苯二氮䓬类拮抗剂氟马西尼阻断,托吡酯也不增加通道开放的持续时间,因此,托吡酯与苯巴比妥调节GABA_A受体的方式不同。由于托吡酯的抗癫痫特性与苯二氮䓬类药物明显不同,它可能是调节苯二氮䓬不敏感的GABA_A受体亚型。托吡酯可拮抗红藻氨酸(Kainate)激活兴奋性氨基酸(谷氨酸)Kainate/AMPA(α-氨基-3-羟基-5-甲基异噁唑-4-丙酸)亚型的作用,但对N-甲基-D-天冬氨酸(NMDA)的NMDA受体亚型无明显影响。托吡酯的上述作用在1~200μmol/L范围内与浓度相关,1~10μmol/L为产生最小作用的浓度范围。此外,托吡酯可抑制一些碳酸酐酶同工酶的作用。这一药理作用比已知的碳酸酐酶抑制剂乙酰唑胺作用弱,并且不是托吡酯抗癫痫作用的主要机制。在动物研究中发现托吡酯对最大电休克癫痫发作试验(MES)中的大鼠及小鼠有抗惊厥作用,对啮齿类动物的癫痫模型有效,包括自发癫痫大鼠模型的强直性及失神样癫痫发作,以及扁桃体刺激或全身缺血大鼠模型诱导的强直

性及阵挛性癫痫发作。托吡酯对由GABA_A受体拮抗药物戊四氮诱导的阵挛性癫痫的阻断作用相对较弱。对小鼠进行的托吡酯与其他抗惊厥药物合用的研究表明:托吡酯与卡马西平或苯巴比妥合用时显示有协同抗惊厥作用,与苯妥英钠合用时显示抗惊厥效果有相加作用。在控制较好的治疗中,未观察到托吡酯谷浓度与其临床疗效间的相关性。未观察到托吡酯在人体产生耐受性。

2. 药代动力学　与其他抗癫痫药物比较,托吡酯的药代动力学特点为药代动力学呈线性,主要经肾清除,半衰期长,蛋白结合率低,无活性代谢物。托吡酯对肝药酶的诱导作用弱,食物不影响药物吸收,不需要进行定期的血药浓度监测。在临床研究中发现,托吡酯的血药浓度与疗效或不良反应之间无相关性。托吡酯口服后吸收迅速、完全。健康受试者口服托吡酯100mg后可在2~3小时(T_{max})后达到平均血浆峰值浓度(C_{max})1.5μg/ml。根据在尿中测定放射标记物的回收率得出口服100mg ¹⁴C-托吡酯的平均吸收率为81%。食物对托吡酯的生物利用度无显著的临床影响。一般治疗量下,托吡酯的血浆蛋白结合率为13%~17%。托吡酯在红细胞上的结合位点容量较低,血浆浓度在4μg/ml以上时即可使其饱和。分布容积与剂量成负相关。单次给药剂量在100~1 200mg范围内,其平均表现分布容积为0.80~0.55L/kg。所观察到的性别对分布容积的影响为女性的分布容积约为男性的50%。这与女性患者体脂含量百分比比男性高有关,无临床意义。在健康志愿者中托吡酯被少量代谢(约等于20%)。在合用具有药物代谢酶诱导作用的抗癫痫药的患者中有近50%的托吡酯被代谢。从人体的血浆、尿和粪中分离、定性及鉴别得出6种经羟基化作用、水解作用和葡糖醛酸化作用形成的托吡酯的代谢产物。在给予¹⁴C-托吡酯后,每种代谢产物在放射标记的排泄物总量中含量不到3%。对保留了托吡酯大部分结构的其中2种代谢产物进行实验发现它们几乎无抗惊厥活性。在人体中原型托吡酯及其代谢产物主要经肾清除(至少为剂量的81%)。约有66%的¹⁴C-托吡酯在4日内以原型从尿中排泄。口服托吡酯50mg、每日2次,和口服100mg、每日2次,其平均肾清除率分别约为18ml/min和17ml/min。在大鼠研究中显示,肾小管对托吡酯具有重吸收作用。在与苯甲酸合用时,托吡酯的肾清除率显著提高。总体来说,口服后,人体的血浆清除率约为20~30ml/min。托吡酯血浆浓度的个体差异很小,因此可预测其药代动力学。健康志愿者单次口服托吡酯100~400mg时,呈线性药代动力学特性,血浆清除率保持恒定,药-时曲线下面积随剂量成比例增加。肾功能正常的患者可在4~8日达到稳态血浆浓度。健康受试者口服托吡酯100mg,每日2次,其平均C_{max}为6.76μg/ml。口服托吡酯50mg和100mg,每日2次后,其平均血浆消除半衰期约为21小时。根据托吡酯片在中国健康志愿者中的相对生物利用度研究报告,托吡酯片的平均血浆消除半衰期相对较长[随机交叉口服单剂量100mg的国产和进口托吡酯片,$t_{1/2}$分别为(30.19±5.01)小时和(31.07±4.67)小时]。口服托吡酯100~400mg,每日2次,同时服用苯妥英钠或卡

马西平,则血浆浓度随剂量增加而相应升高。对于肾功能不全的患者(Ccr≤60ml/min),托吡酯的血浆清除率和肾清除率降低。在晚期肾病的患者中,托吡酯的血浆清除率降低。与肾功能正常的患者相比,肾功能不全的患者在给予相同剂量托吡酯后的血浆稳态药物浓度较高。血液透析可有效地清除血浆中的托吡酯。伴有中度至重度肝损伤的患者,其托吡酯的血浆清除率下降。在无潜在肾脏病的老年患者中,托吡酯的血浆清除率无变化。

12岁以下儿童药代动力学:儿童使用本品进行加用治疗时和成人一样,其药代动力学呈线性,清除率和剂量无关,且稳态血浆浓度的增加与剂量成比例。然而,儿童有较高的清除率及较短的消除半衰期。因此,同剂量的托吡酯其血浆浓度儿童要低于成人。与成人一样,肝酶诱导性抗癫痫药将降低托吡酯的稳态血浆浓度。

3. 药物不良反应 根据约1 800名受试者和患者应用托吡酯的经验,总结出本品在安全性方面的特性。依据标准WHO-ART词典对报道的不良反应进行了分类。由于托吡酯通常与其他抗癫痫药合用,因此不可能确定是哪种药物或是哪几种药物与不良反应有关。然而,在快速调整剂量的安慰剂对照试验中,最常见的不良反应主要为与中枢神经系统相关的症状,包括共济失调、注意力受损、意识模糊、头晕、疲劳、感觉异常、嗜睡和思维异常。不常见的不良反应包括焦虑、遗忘、食欲缺乏、失语、忧郁、复视、情绪不稳、恶心、眼球震颤、言语表达障碍、味觉倒错、视觉异常和体重减轻。罕见肾石症的报道。有个例血栓栓塞的报道,其与药物间的相关性不明确。

4. 药物相互作用

(1) 托吡酯片对其他抗癫痫药物的作用:托吡酯与其他抗癫痫药物(苯妥英钠、卡马西平、丙戊酸、苯巴比妥、扑米酮)加用治疗时,除在极少数患者中发现托吡酯与苯妥英钠合用时可导致苯妥英钠血浆浓度升高外,托吡酯对其他药物的稳态血浆浓度无影响。对苯妥英钠的影响可能是由于对某种酶的多晶型异构体(CYP2C19)的抑制作用导致的。因此,对任何服用苯妥英钠出现临床上的毒性症状或异常体征的患者均应监测其血浆苯妥英钠浓度。一项对癫痫患者进行的药物相互作用药代动力学研究显示,使用拉莫三嗪时,加用日剂量为100~400mg的托吡酯不会升高拉莫三嗪的稳态血浆浓度。停用平均日剂量为327mg的拉莫三嗪不会影响托吡酯的稳态血浆浓度。

(2) 其他抗癫痫药物对托吡酯片的影响:苯妥英钠和卡马西平可降低托吡酯的血浆浓度。在托吡酯治疗时加用或停用苯妥英钠或卡马西平时可能需要调整托吡酯的剂量。这应以临床疗效为依据来进行调整。丙戊酸的加用或停用不会产生临床上明显的托吡酯血浆浓度的改变,因此不需调整托吡酯剂量。

(3) 与其他药物的相互作用:地高辛,一项单剂量临床研究发现因同时服用托吡酯,地高辛血清药-时曲线下面积下降12%。但此观察结果有无临床意义尚不明确。服用地高辛治疗的患者加用或停用托吡酯时都应注意监测地高辛的血清浓度。

口服避孕药:在一项与口服避孕药(1mg 炔诺酮或35μg 炔雌醇复方制剂)的药代动力学相互作用的研究中,只使用托吡酯一种抗癫痫药,且其剂量在50~200mg/d时,没有引起两种避孕药成分的血浆AUC值发生统计学意义的显著变化。在另外一项研究中发现,当托吡酯与丙戊酸合用,且托吡酯剂量为200mg/d、400mg/d及800mg/d时,炔雌醇的血浆AUC显著降低,降低幅度分别为18%、21%及30%。在这两项研究中(托吡酯剂量范围为50~800mg/d),托吡酯对炔诺酮的血浆AUC值均不产生显著影响。在200~800mg/d的托吡酯剂量范围内,炔雌醇血浆AUC的降低与托吡酯给药剂量有相关性,但在50~200mg/d剂量范围内此关系却并不显著。但以上这些变化的临床意义并不显著。托吡酯与口服避孕药合用时,避孕药的疗效可能会降低,从而增加非月经性出血的可能。同时服用含雌激素成分避孕药的患者,应随时向医师报告阴道流血的任何改变特征,即使未发生阴道非正常流血,仍然存在避孕药效力降低的可能性。

锂试剂:健康志愿者接受锂试剂合用本品200mg/d试验时,可测得其体内锂盐血浆AUC下降18%。有双相情感障碍的患者接受本品200mg/d治疗时,其体内锂盐的药代动力学并不受影响;但本品的剂量达到600mg/d时,测得锂盐的血浆AUC升高26%。所以,本品与锂试剂合用时,应监测体内锂的浓度。

利培酮:在单剂量和多剂量合用时,本品与利培酮的相互作用对于健康志愿者和双相情感障碍患者是相似的。本品以100mg/d、250mg/d、400mg/d的递增剂量与利培酮合用时,利培酮(给药剂量为1~6mg/d)的血浆AUC有所下降(250mg/d和400mg/d剂量下稳态AUC分别下降16%和33%)。所有活性物质(包括利培酮和9-羟基利培酮)的药代动力学仅有很小的变化,9-羟基利培酮无变化。利培酮的活性物质或本品的血浆AUC在临床上没有显著改变,因此,本品与利培酮的相互作用可能不显著。

氢氯噻嗪:在一项对健康志愿者进行的药物相互作用研究中,评价了单独使用及合用氢氯噻嗪(每日25mg)与托吡酯(每日2次、每次96mg)的稳态药代动力学特性。研究结果显示,在使用托吡酯时加入氢氯噻嗪,会使托吡酯的C_{max}升高27%,AUC增加29%。尚不知此变化的临床意义。因此,在使用托吡酯时加入氢氯噻嗪,可能需要调整托吡酯的用药剂量。与托吡酯合用对氢氯噻嗪稳态药代动力学无显著影响。临床检验结果显示,单独使用托吡酯或氢氯噻嗪后,血钾浓度有所降低,其降低程度大于两药物合用造成的血钾降低程度。

中枢神经抑制剂:未进行过本品与乙醇或其他中枢神经抑制剂同服的临床研究,但是建议本品不要与乙醇或其他中枢神经抑制剂同服。

二甲双胍:一项在健康志愿者体内进行的药物相互作用研究显示了单独使用二甲双胍和二甲双胍与托吡酯合用时的两种药物血浆中的稳态药代动力学。研究结果显示,在与托吡酯合用时,二甲双胍C_{max}和$AUC_{0\sim12h}$的平均值分别增加18%和25%,而Cl/F平均值下降了20%,但托吡酯并不影响二甲双胍的 T_{max}。托吡酯对二甲双胍药动学的影响在临床上的意义尚不明确。与二甲双胍合用时,托吡酯的口服血浆清除率有所降低,尚不知改变的程度。二甲双胍对托吡酯药动学的影响在临床上的意义尚不明确。在接受二甲双胍治疗的患者,若增加或停止托吡酯的治疗,应密切注意常规监测以有效地控制其糖尿病病情。

吡格列酮:在一项对健康志愿者进行的药物相互作用研究中,评价了单独使用及合用吡格列酮与托吡酯的稳态药代动力学特性。吡格列酮的 AUC 降低了 15%,而 C_{max} 未受影响。此发现不具有统计学意义。可注意到,活性羟基代谢产物的 C_{max} 和 AUC 分别下降 13% 和 16%,活性酮基代谢产物的 C_{max} 和 AUC 均下降 60%。尚不知这些现象的临床意义。当本品与吡格列酮合用时,应注意对患者糖尿病病情的适当控制。

格列本脲:评价了单独给予格列本脲 5mg/d 与合用本品 150mg/d 时,2 型糖尿病患者体内格列本脲稳态药代动力学。合用本品时,格列本脲血浆 AUC_{24h} 有 25% 的下降,其活性代谢物 4-反羟基-格列本脲(M1)和 3-顺-羟基格列本脲(M2)分别下降了 13% 和 15%;但在与格列本脲合用时本品的稳态药代动力学无变化。无论是本品治疗合用格列本脲还是格列本脲治疗合用本品,都应密切注意常规监测,以有效地控制患者糖尿病病情。

(4) 其他形式的药物相互作用:本药为易引起肾结石的药物,与其他易引起肾结石的药物同时使用时,可能会增加肾结石的风险。因此,在使用托吡酯片时,应避免使用这类药物,因为这些药物可能产生一种增加肾结石形成风险的生理环境。

丙戊酸:本品和丙戊酸合用与患有或未患有脑病患者出现高氨血症有关,此类患者单独使用本品或丙戊酸时可以耐受。多数情况下,停止给予本品或丙戊酸其中任意一种时,患者的症状和体征均有缓解。不良事件并不是由药代动力学的相互作用造成。本品单药治疗或与其他抗癫痫药合用治疗和高氨血症的关系还未建立。

八、注意事项

1. 禁用　已知对本品过敏者。

2. 用药注意事项　托吡酯片/托吡酯胶囊:服用托吡酯时应保证足够的饮水量。足够的饮水可以减少肾结石发生的风险。在运动前、运动中或处于较高温度环境中时,保持适当的饮水量可以减少与发热有关的不良事件。

九、药物稳定性及贮藏条件

避光,干燥,室温密闭保存。

十、药物经济性评价

非基本药物,医保乙类。

氨 己 烯 酸

一、药品名称

1. 英文名　Vigabatrin

2. 化学名　4-氨基-5-己烯酸

二、药品成分

氨己烯酸

三、剂型与规格

氨己烯酸片　500mg

四、适应证及相应的临床价值

用于抗癫痫的辅助治疗:与其他抗癫痫药并用,治疗具有或无继发全身性顽固性部分癫痫,且使用过其他合并药物,经证实不适当或无法忍受者。

临床价值:辅助。

五、用法用量

1. 儿童　本品不适用于 6 岁以下的患儿服用。建议起始剂量为每日服用本品 20mg/(kg·d),依据体重的维持剂量建议如表 2-8。

表 2-8　儿童每日用药剂量表

体重/kg	每日剂量/(g/d)
10~15	0.5~1
15~30	1~1.5
30~50	1.5~3
>50	2~3

每一类别的最高建议剂量不应超过每日剂量的上限。

2. 成人　氨己烯酸的处方仅限于癫痫、精神或儿童神经专科医师开具。治疗后应追踪,应在癫痫、神经或儿童神经专科医师的监视下。氨己烯酸可饭前、饭后口服,每日 1 次或 2 次,以半杯水吞服。服用过一段时间后,若癫痫症状并无明显改善,应停止使用氨己烯酸,其停用应采取渐进式,且在医师的严密监视下。

通常于每日 2~3g 范围内可以见到最佳疗效。起始剂量应以本品每日 1g,添加于目前已服用的抗癫痫药物中,再依据临床反应及耐药性以每周增加 0.5g 调整。每日最高剂量为 3g。血浆浓度与疗效之间并无直接的关联性。药品作用时间根据 GABA 转氨酶再合成速率而定,不以血浆中药品的浓度而定。

3. 老年人　由于氨己烯酸经由肾途径排泄,故老年人使用本品时应特别小心。应考虑调整剂量或服用次数。该类患者对较低的维持剂量就可能产生反应。应注意如镇静作用或精神混乱等不良反应的产生。

六、特殊人群用药

1. 妊娠期　使用于孕妇的资料数目有限($n=192$)。使用于孕妇的报告中 14.5% 有先天异常。其中,64.3% 主要为畸形。孕妇使用,有 0.9% 自然流产。由于癫痫本身的资料有限及每一位孕妇报告均同时服用抗癫痫药物,所以目前仍不能下明确的结论:怀孕期间服用该药是否会使胎儿产生畸形的危险性增加。曾于子宫中暴露在氨己烯酸中的儿童可能会发生视野不全,目前仍无这方面的资料。于动物研究中发现该药有生殖性毒性。而这些资料与人类关联性则未知。若患者怀孕或希望怀孕,应再评估该治疗方式。突然中止有效的抗癫痫治疗可能会使目前的状况恶化而对胎儿有害。怀孕期间仅于明确的治疗可服用氨己烯酸。

2. 哺乳期　母乳中会分泌出氨己烯酸。氨己烯酸治疗期间不推荐喂食母乳。

3. 肾功能损害　肾功能不全的患者:由于氨己烯酸经肾排泄,肌氨酸酐清除率低于 60ml/min 的患者,使用本品时应特别小心。应考虑调整剂量或服用次数。该类患者对较低的维持剂量就可能产生反应。应注意如镇静作用或精神混乱等不良反应的产生。

4. 肝功能损害　肝功能损伤患者,无须调整用药剂量。

七、药理学

1. 药效学及作用机制　本品为 GABA 氨基转移酶的抑制剂,具有高度的选择性,可抑制该酶,从而使得脑内的 GA-BA 浓度升高,产生抗癫痫的作用。对耐药性的部分发作型癫痫特别有效。对继发的全面性癫痫发作疗效差。

2. 药代动力学　氨己烯酸是水溶性物质并能在胃肠道中快速且完全吸收。摄取食物不会改变氨己烯酸吸收的程度。该药以显见的分量广泛地分布在稍大于总身体水体积的全身。血浆及脑脊髓液的药品浓度与所推荐剂量范围内的剂量呈线性关系。血浆浓度与疗效之间无直接的关联性。药品作用时间由 GABA 转氨酶再合成的速率决定。氨己烯酸以 5~8 小时末期半衰期自血浆排出,服药后于前 24 小时内自尿液回收单一剂量 70% 的药物原型,无代谢物。氨己烯酸不会诱导肝的 P450 酶,也不会被代谢或与蛋白质结合。因此不太可能有药物交互作用。

3. 药物不良反应　不良反应可见嗜睡、头晕、头痛、疲倦、体重增加、易激惹、神经质、偶见失眠、恶心、呕吐、共济失调、抑郁、行为异常、精神紊乱、攻击性、焦虑等。

研究表明,服用 2 年以上的患者,有 40% 发生视野缺损,因此服用本品每 6 个月应做 1 次视野检查。服用氨己烯酸的患者常有轻微至严重不等的视觉障碍的报告。严重的案例有可能会使视力丧失。该副作用通常是在氨己烯酸治疗数月至数年后才会出现。发生率调查所汇总的数据得知,1/3 服用氨己烯酸的患者可能产生视觉障碍。

在临床对照研究中,氨己烯酸治疗期间,约有 50% 的患者出现副作用。在成人中,大部分与中枢神经系统有关,如过度镇静、嗜睡、疲倦及不能集中注意力。但是,儿童中,较常发生兴奋或精神激昂。而该副作用发生的频率一般在治疗初期较高,随后随着时间逐渐降低。

如同其他抗癫痫药,有些患者癫痫发作的频率会增加,包括服用氨己烯酸状态型癫痫,特别是有肌阵挛的患者较会有这种倾向。稀有案例中,可能也会出现肌阵挛或使原有的肌阵挛恶化。

氨己烯酸治疗期间曾有神经性反应的报告。有或没有精神病病史的患者皆会出现这些反应,通常氨己烯酸剂量减少或逐渐停用后,该反应即消失。

临床试验中,抑郁是常见的精神反应,但是很少需要停用氨己烯酸。

罕见有报告于服用氨己烯酸不久后出现明显镇静作用,对外界反应减低及与脑电图非专一性、慢波活动力有关的精神错乱等脑部症状。剂量减少或停用氨己烯酸后这些反应会完全消失。

实验数据指出,氨己烯酸治疗不会造成肝或肾毒性。曾发现 GPT 及 GOT 值降低的现象,这是氨己烯酸抑制这些转氨酶的结果,使用氨己烯酸慢性治疗可能会使血红素稍微降低,但很少会造成临床上的意义。

4. 药物相互作用　由于氨己烯酸不经代谢,不与蛋白质结合,且也不是 CYP450 药物代谢酶的诱导剂,因此不太可能与其他药物有相互作用。但是,一项临床实验发现苯妥英钠血浆浓度逐渐减少 16%~33%。目前仍不知道这种相互作用的真正原因,但于大部分的案例,其并不具有临床上的意义。

临床试验中,也都会监测卡马西平、苯巴比妥及丙戊酸钠的血浆浓度,没有发现临床上的相互作用。

八、注意事项

1. 禁用　①对氨己烯酸或本品内任一赋形剂过敏者;②全身性癫痫患者;③有精神病史者;④孕妇及哺乳期妇女。

2. 用药注意事项　驾驶功能与机械操作:一般无法控制的癫痫患者是不允许驾驶或操作具有危险性的机械。因于氨己烯酸的临床试验中发现患者存在嗜睡现象,故开始治疗时应警告患者该可能性。常有与氨己烯酸有关的视野障碍报告,该视觉障碍会明显地影响驾驶能力及机械操作,应评估患者的视觉障碍。驾驶、机械操作或执行任何危险性工作的患者应特别小心。

九、药物稳定性及贮藏条件

30℃ 以下干燥处保存。

十、药物经济性评价

非基本药物,非医保。

唑尼沙胺

一、药品名称

1. 英文名　Zonisamide
2. 化学名　1,2-苯并异噁唑-3-甲烷磺酰胺

二、药品成分

唑尼沙胺

三、剂型与规格

唑尼沙胺片　100mg

四、适应证及相应的临床价值

适用于治疗癫痫大发作、小发作、局限性发作、精神运动性发作及癫痫持续状态。

临床价值:辅助。

五、用法用量

1. 儿童　口服。开始每日 2～4mg/kg,分 1～3 次服。1～2 周可加量至每日 4～8mg/kg,最大剂量每日 12mg/kg。

2. 成人　口服。开始每日 100～200mg,分 1～3 次服。1～2 周可加量至每日 200～400mg,最大剂量每日 600mg。

连续用药时不可急剧减量或突然停药。服药过程中应定期检查肝、肾功能及血常规。

3. 老年人　尚不明确。

六、特殊人群用药

1. 妊娠期　孕妇禁用。
2. 哺乳期　哺乳期妇女禁用。
3. 肾功能损害　肾功能不全的患者慎用。
4. 肝功能损害　肝功能不全的患者慎用。

七、药理学

1. 药效学及作用机制　对电休克或戊四唑诱发的癫痫模型的强直性痉挛有抑制作用,其作用相似于苯妥英钠及卡马西平,且持续时间长,对癫痫病灶的异常放电有抑制作用。由于结构中有磺酰胺基,故对碳酸酐酶有抑制作用。

2. 药代动力学　唑尼沙胺口服易吸收,血药浓度达峰时间为 5～6 小时,红细胞中药物浓度为血浆浓度的 4～9 倍。$t_{1/2}$ 为 60 小时。经肝代谢,随尿排出。

3. 药物不良反应　常见不良反应有皮疹、倦怠、头痛、眩晕、烦躁、抑郁、幻觉、平衡障碍、食欲缺乏、恶心、呕吐、腹痛、胃痛、腹泻、白细胞减少、贫血、血小板减少及转氨酶值升高。少见的不良反应有视觉异常、体重减轻、发热、大汗、口炎和肾结石。

4. 药物相互作用　苯妥英钠、苯巴比妥、卡马西平和丙戊酸钠可降低唑尼沙胺的血药浓度。

其他抑制 CYP3A4 的药物,也能降低唑尼沙胺的血药浓度。

由于唑尼沙胺的不良反应可能与碳酸酐酶抑制作用有关,故尽量不与其他碳酸酐酶抑制剂(如乙酰唑胺、托吡酯)合用。

八、注意事项

1. 禁用　孕妇;哺乳期妇女;对唑尼沙胺过敏者。

2. 用药注意事项　本品可引起注意力及反射运动能力降低,故司机、操作机器者慎用。

九、药物稳定性及贮藏条件

25℃以下干燥处保存。

十、药物经济性评价

非基本药物,非医保。

8　脑卒中药

阿 替 普 酶

一、药品名称

1. 英文名　Alteplase
2. 化学名　阿替普酶

二、药品成分

阿替普酶

三、剂型与规格

注射用阿替普酶　20mg

四、适应证及相应的临床价值

1. 急性心肌梗死。
2. 血流不稳定的急性大面积肺栓塞。
3. 急性缺血性脑卒中。

临床价值:首选。

五、用法用量

成人用法用量如下:

(1) 心肌梗死:①发病 6 小时内,采取 90 分钟加速给药法。静脉推注 15mg,其后 30 分钟内静脉滴注 50mg,剩余的 35mg 在 60 分钟内静脉滴注,直至最大剂量达 100mg。②发病 6～12 小时,采取 3 小时给药法。静脉推注 10mg,其后 1 小时内静脉滴注 50mg,剩余的按 10mg/30min,至 3 小时末静脉滴注完毕,直至最大剂量达 100mg。③体重<65kg 的患者,给药总剂量不应超过 1.5mg/kg。

(2) 肺栓塞:应在 2 小时内给予 100mg,在 1～2 分钟内静脉推注 10mg,在 2 小时内静脉滴注 90mg。

(3) 急性缺血性脑卒中:在卒中症状发作后的 3 小时内尽快给予 0.9mg/kg,最大剂量为 90mg。先将剂量的 10% 静脉推注,剩余剂量在 1 小时内静脉滴注。

(4) 稀释浓度:无菌条件下将一小瓶阿替普酶干粉(10mg、20mg 或 50mg)用注射用水溶解为 1mg/ml 或 2mg/ml 的浓度。使用 20mg 或 50mg 阿替普酶包装中的移液套管完成上述溶解操作。如果是阿替普酶 10mg,则使用注射器。①10mg 规格。加入干粉中注射用水 10ml,终浓度为 1mg/ml;加入干粉中注射用水 5ml,终浓度为 2mg/ml。②20mg 规格。加入干粉中注射用水 20ml,终浓度为 1mg/ml;加入干粉中注射用水 10ml,终浓度为 2mg/ml。③50mg 规格。加入干粉中注射用水 50ml,终浓度为 1mg/ml;加入干粉中注射用水 25ml,终浓度为 2mg/ml。

(5) 配制好的溶液应通过静脉给药。配制的溶液可用灭菌生理盐水(0.9%)进一步稀释至 0.2mg/ml 的最小浓度。

六、特殊人群用药

1. 妊娠期　孕妇和哺乳期妇女使用本品的经验非常有限。动物实验显示有生殖毒性。对于急性的危及生命的疾病,应权衡收益与潜在危险。

2. 哺乳期　目前尚不知晓本品是否能够泌入乳汁。

3. 肝功能损害　严重的肝病,包括肝功能衰竭、肝硬化、门静脉高压(食管静脉曲张)及活动性肝炎患者禁用。

4. 其他人群

(1)儿童:在儿童和青少年中使用本品的经验有限。本品不能用于 18 岁以下的急性脑卒中患者治疗。

(2)老年人:本品不能用于 80 岁以上的急性脑卒中患者治疗。

七、药理学

1. 药效学及作用机制　本品为抗血栓药物,其活性成分是阿替普酶(重组人组织型纤维蛋白溶酶原激活剂),是一种糖蛋白,可直接激活纤溶酶原转化为纤溶酶。当静脉给予时,本品在循环系统中表现出相对非活性状态。一旦与纤维蛋白结合后,本品被激活,诱导纤溶酶原转化为纤溶酶,导致纤维蛋白降解,血块溶解。

2. 药代动力学　本品可从血液循环中迅速清除,主要经肝代谢(血浆清除率为 550~680ml/min)。相对血浆 α 半衰期($t_{1/2\alpha}$)是 4~5 分钟。这意味着 20 分钟后,血浆中本品的含量不到最初值的 10%。深室残留量的 β 半衰期约为 40 分钟。

3. 药物不良反应　除了治疗脑卒中时发生的颅内出血和治疗心肌梗死时发生的再灌注后心律失常外,没有医学依据能够假设阿替普酶在治疗肺栓塞和急性缺血性脑卒中时的副作用,与其治疗心肌梗死时所发生的副作用在数量和程度上有所不同。

(1)出血:与本品相关的最常见的不良反应就是出血,可导致红细胞比容和/或血红蛋白下降。

很常见:血管损伤处出血(如血肿),注射部位处出血(穿刺部位处出血,导管放置部位处血肿,导管放置部位处出血)。

常见:治疗急性缺血性脑梗死患者时发生颅内出血(如脑出血,脑血肿,出血性卒中,卒中的出血性转变,颅内血肿,蛛网膜下腔出血),其中症状性颅内出血是主要的不良反应(可达 10%,但不会引起整体死亡率和致残率的增加);呼吸道出血(如咽部出血,鼻出血,咯血);胃肠道出血(如胃出血,胃溃疡出血,直肠出血,呕血,黑便,口部出血,牙龈出血);瘀斑;泌尿生殖器出血(如血尿,泌尿道的出血)。

罕见:实质脏器的出血(如肝出血,肺出血)。

非常罕见:眼出血。

死亡和永久残疾的报告见于发生卒中(包括颅内出血)和其他严重出血事件的患者。如果有潜在的出血危险,尤其是脑出血,则应停止溶栓治疗。因本品的半衰期短,对凝血系统影响轻微,所以一般不必给予凝血因子。大多数出

血患者,可经中断溶栓和抗凝治疗,扩容及人工压迫损伤血管来控制出血。如在出血发生的 4 小时内已使用肝素,则应考虑使用鱼精蛋白。对于少数使用保守治疗无效的患者,可输注血制品,包括冷沉淀物、新鲜冰冻血浆和血小板,每次使用后应做临床及实验室的再次评估。通过输注冷沉淀物达到纤维蛋白原的目标值 1g/L。抗纤维蛋白溶解剂可作为最后一种治疗选择。

(2)免疫系统异常:不常见的有过敏反应,过敏样反应(如皮疹,荨麻疹,支气管痉挛,血管源性水肿,低血压,休克,或其他与过敏反应有关的症状)。

非常罕见:严重的过敏反应,在极少数病例中曾观察到一过性低滴度阿替普酶抗体形成,但无法确立与之相关的临床意义。

(3)神经系统异常:非常罕见的有与神经系统相关的事件(如癫痫发作,惊厥,失语,言语异常,谵妄,激越,意识模糊,抑郁,精神病),通常与同时发生的缺血性或出血性脑血管疾病相关。

(4)心脏系统异常:和其他溶栓药物一样,下列不良事件可由心肌梗死和/或溶栓治疗引起。

很常见:再缺血/心绞痛,低血压和心力衰竭/肺水肿,再灌注后心律失常[如期前收缩,一度至完全的房室传导阻滞,房颤/房扑,心动过缓,心动过速,室性心律不齐,室性心动过速/室颤,电机械分离(EMD)]。

常见:心脏停搏,心源性休克和再梗死。

不常见:二尖瓣反流,肺栓塞,其他系统组织的栓塞/脑栓塞,室间隔缺损,这些事件可能有生命危险甚至导致死亡。

(5)血管异常:不常见的有血栓栓塞,可导致相关脏器发生相应后果。

(6)胃肠道异常:常见的有恶心,呕吐。

(7)未分类的:很常见的有血压下降;常见的有体温升高。

(8)损伤、中毒和操作并发症:罕见的有胆固醇结晶栓塞,可导致相关器官发生相应后果。

(9)药物相互作用:在急性心肌梗死的患者中,本品与常用药物的相互作用的正规研究尚未开展。

在应用本品治疗前、治疗同时或治疗后 24 小时内使用香豆素类衍生物、口服抗凝血药、血小板聚集抑制剂、普通肝素、低分子肝素和其他抑制凝血的药物可增加出血危险。

同时使用血管紧张素转换酶抑制剂可能增加过敏样反应的危险,在出现如此反应的患者中,有大部分患者正在同时使用血管紧张素转换酶抑制剂的治疗。

合并 GP Ⅱb/Ⅲa 拮抗剂的治疗可增加出血的危险。

八、注意事项

1. 禁用　①出血性疾病(如近期内有严重内出血、脑出血或 2 个月内曾进行过颅脑手术者、10 日内发生严重创伤或做过大手术者、严重的未能控制的原发性高血压、孕妇和产后 14 日内妇女、细菌性心内膜炎和急性胰腺炎)患者;②颅内肿瘤、动静脉畸形或动脉瘤患者;③已知为出血体质

193

(包括正在使用华法林、脑卒中前 48 小时内使用过肝素、血小板计数小于 100×10⁹/L)患者;④急性缺血性脑卒中可能伴有蛛网膜下腔出血或癫痫发作者。

2. 慎用　①脑血管疾病者;②高血压患者;③急性心包炎患者;④严重肝功能障碍者;⑤感染性血栓性静脉炎患者;⑥高龄(年龄大于 75 岁)患者;⑦正在口服抗凝血药的患者;⑧活动性经期出血者。

3. 用药注意事项　配制的溶液可用灭菌的注射用生理盐水(0.9%)稀释至 0.2mg/ml 的最小浓度。但是不能继续使用注射用水或用碳水化合物注射液(如葡萄糖)对配制的溶液作进一步稀释,因为可导致溶液混浊。

本品不能与其他药物混合,既不能用于同一输液瓶也不能应用同一输液管道(肝素亦不可以)。若配制最终浓度为 1mg/ml 的溶液,全部溶剂需被转入含干粉的小瓶中。本品 20mg 和 50mg 两种规格中配以移液管以完成上述操作。若是 10mg 的规格,应使用注射器。若配制最终浓度为 2mg/ml 的溶液,仅需使用半量的溶剂。在这种情况下通常需要使用注射器将所需的溶剂量移入含阿替普酶干粉的小瓶。配制的溶液呈清澈无色至淡黄色。在使用之前请再观察其色状。配制好的溶液仅可单次使用。任何未使用的溶液均应废弃。

必须有足够的监测手段才能进行溶栓/纤维蛋白溶解治疗。

只有经过适当培训且有溶栓治疗经验的医师才能使用本品,并且需有适当的设备来监测使用情况。建议在备有标准复苏装置和药物的地点使用阿替普酶进行治疗。

老年患者颅内出血的危险增加,因此,对老年患者应仔细权衡使用本品的风险及收益。

避免使用硬质导管。

本品重复用药的经验有限,使用本品一般不引起过敏反应。如发生过敏样反应,应停止滴注本品并给予相应的治疗。

治疗缺血性脑卒中时的补充注意事项:特别注意只有神经专科已经过培训的且有经验的医师才能进行相应治疗。

特殊注意事项:与治疗其他适应证相比,本品用于急性缺血性脑卒中治疗时颅内出血的风险明显增加,因为出血主要发生在梗塞部位。

其他特殊注意事项:缺血部位的再灌注可诱发梗塞区域的脑水肿。

由于可能导致出血风险增加,在本品溶栓后的 24 小时内不得使用血小板聚集抑制剂治疗。

九、药物稳定性及贮藏条件

应保存于原始包装中。避光,低于 25℃贮存。溶液配制后,推荐立即使用。已经证实配制好的溶液能够在 2~8℃保持稳定 24 小时,勿冷冻。请存放于儿童伸手不及处。

十、药物经济性评价

非基本药物,医保乙类。

双 嘧 达 莫

一、药品名称

1. 英文名　Dipyridamole
2. 化学名　2,2′,2″,2‴[(4,8-二哌啶基嘧啶并[5,4-d]嘧啶-2,6 二基)双次氮基]-四乙醇

二、药品成分

双嘧达莫

三、剂型与规格

双嘧达莫片　25mg
双嘧达莫注射液　2ml:10mg
双嘧达莫缓释胶囊　25mg

四、适应证及相应的临床价值

1. 双嘧达莫片和双嘧达莫缓释胶囊　主要用于抗血小板聚集,用于预防血栓形成。
2. 双嘧达莫注射液　诊断心肌缺血的药物实验。
临床价值:首选。

五、用法用量

成人　①双嘧达莫片:口服,每次 25~50mg,每日 3 次,饭前服。或遵医嘱。②双嘧达莫注射液:用 5% 或 10% 葡萄糖注射液稀释后静脉滴注。给药速度 0.142mg/(kg·min),静脉滴注共 4 分钟。③双嘧达莫缓释胶囊:口服,每次 200mg,每日 2 次。

六、特殊人群用药

1. 妊娠期　未在孕妇中作适当的对照研究,仅当确有必要方可用于孕妇。
2. 哺乳期　双嘧达莫可从人乳汁中排泄,故哺乳期妇女应慎用。

七、药理学

1. 药效学及作用机制　双嘧达莫具有抗血栓形成作用,抑制血小板聚集,高浓度(50g/ml)可抑制血小板释放。作用机制可能为:①抑制血小板、上皮细胞和红细胞摄取腺苷,治疗浓度(0.5~1.9g/dl)时该抑制作用成剂量依赖性。局部腺苷浓度升高,作用于血小板的 A₂ 受体,刺激腺苷酸环化酶,使血小板内环磷酸腺苷(cAMP)增多。通过这一途径,血小板活化因子(PAF)、胶原和二磷酸腺苷(ADP)等刺激引起的血小板聚集受到抑制。②抑制各种组织中的磷酸二酯酶(PDE)。治疗浓度抑制环磷酸鸟苷磷酸二酯酶(cGMP-PDE),对 cAMP-PDE 的抑制作用弱,因而强化内皮舒张因子(EDRF)引起的 cGMP 浓度升高。③抑制血栓烷 A₂(TXA₂)形成,TXA₂ 是血小板活性的强力激动剂。④增强内源性 PGI₂ 的作用。

双嘧达莫对血管有扩张作用。犬经十二指肠给予双嘧

达莫 0.5～4.0mg/kg 产生剂量相关性体循环和冠状血管阻力降低，体循环血压降低和冠脉血流量增加。给药后 24 分钟起效，作用持续约 3 小时。在人观察到相同的血流动力学效应。但急性静脉给药可使狭窄冠脉远端局部心肌灌注减少。

2. 药代动力学 口服吸收迅速，平均达峰浓度时间约 75 分钟，血浆半衰期为 2～3 小时。与血浆蛋白结合率高。在肝内代谢，与葡糖醛酸结合，从胆汁排泄。

3. 药物不良反应 治疗剂量时不良反应轻而短暂，长期服用后最初的副作用多消失。常见的不良反应有头晕、头痛、呕吐、腹泻、脸红、皮疹和瘙痒，罕见心绞痛和肝功能不全。不良反应持续或不能耐受者少见，停药可消除。上市后的经验报告中，罕见不良反应有喉头水肿、疲劳、不适、肌痛、关节炎、恶心、消化不良、感觉异常、肝炎、秃头、胆石症、心悸和心动过速。

4. 药物相互作用 与阿司匹林有协同作用。与阿司匹林合用时，剂量应减至 100～200mg/d。本品与双香豆素抗凝血药同用时，出血并不增多或剧增。

八、注意事项

1. 禁用 对本品或本品中任何成分过敏者。

2. 慎用 低血压患者；有出血倾向患者；严重冠脉病变患者。

3. 用药注意事项

（1）双嘧达莫：本品与抗凝剂、抗血小板聚集剂及溶栓剂合用时应注意出血倾向。

（2）双嘧达莫注射：本品不宜与葡萄糖以外的其他药物混合注射；与肝素合用可引起出血倾向。

（3）双嘧达莫缓释胶：本品应整片吞服，不能研碎或咀嚼；有报告本品可能引起肝酶升高。

九、药物稳定性及贮藏条件

遮光、密闭，阴凉处保存。

十、药物经济性评价

非基本药物，医保甲类，《中国药典》（2020 年版）收载。

阿 司 匹 林

一、药品名称

1. 英文名 Aspirin

2. 化学名 2-(乙酰氧基)苯甲酸

二、药品成分

阿司匹林

三、剂型与规格

阿司匹林片 0.5g

阿司匹林肠溶片 （1）25mg；（2）40mg；（3）50mg；（4）100mg

阿司匹林缓释片 （1）50mg；（2）75mg

阿司匹林肠溶胶囊 （1）0.075g；（2）0.1g；（3）0.15g

阿司匹林泡腾片 （1）0.1g；（2）0.5g

阿司匹林栓 （1）0.1g；（2）0.15g；（3）0.3g；（4）0.45g；（5）0.5g

四、适应证及相应的临床价值

1. 阿司匹林片 用于普通感冒或者流行性感冒引起的发热，也可缓解轻至中度疼痛，如头痛、关节痛、偏头痛、牙痛、肌肉痛、神经痛、痛经。

2. 阿司匹林肠溶片 ①镇痛、解热：可缓解轻度或中度的疼痛，如头痛、牙痛、神经痛、肌肉痛及痛经，也用于感冒和流感等退热。本品仅能缓解症状，不能治疗引起疼痛和发热的病因，故需同时应用其他药物对病因进行治疗。②抗感染、抗风湿：为治疗风湿热的常用药物，用药后可解热；使关节症状好转并使血沉下降，但不能祛除风湿热的基本病理改变，也不能治疗和预防心脏损害及其他合并症。③关节炎：除风湿性关节炎外，本品也用于治疗类风湿关节炎，可改善症状，但须同时进行病因治疗。此外，本品也用于骨关节炎、强直性脊柱炎、幼年型关节炎以及其他非风湿性炎症的骨骼肌肉疼痛，也能缓解症状。但近年治疗这些疾病已很少应用本品。④抗血栓：本品对血小板聚集有抑制作用，可防止血栓形成，临床用于预防一过性脑缺血发作、心肌梗死、心房颤动、人工心脏瓣膜、动静脉瘘或其他手术后的血栓形成。也可用于治疗不稳定型心绞痛。⑤儿科用于皮肤黏膜淋巴结综合征（川崎病）的治疗。

3. 阿司匹林缓释片 本品主要用于抑制血小板聚集，减少动脉粥样硬化患者的心肌梗死、暂时性脑缺血或脑卒中发生。

临床价值：首选。

五、用法用量

1. 儿童

（1）阿司匹林片：6～12 岁儿童，每次半片。若持续发热或疼痛，可间隔 4～6 小时重复用药 1 次，24 小时不超过 4 次。

（2）阿司匹林肠溶片：①解热、镇痛。每日 $1.5g/m^2$，分 4～6 次口服，或 5～10mg/kg，或每次 60mg，必要时 4～6 小时 1 次。②抗风湿。每日 80～100mg/kg，分 3～4 次服，如 1～2 周未获疗效，可根据血药浓度调整用量。有些病例需增至每日 130mg/kg。③川崎病。开始每日 80～100mg/kg，分 3～4 次服；退热 2～3 后改为每日 30mg/kg，分 3～4 次服，连服 2 个月或更久，血小板增多、血液呈高凝状态期间，每日 5～10mg/kg，1 次服。

2. 成人

（1）阿司匹林片：口服，12 岁以上儿童及成人，每次 1 片。若持续发热或疼痛，可间隔 4～6 小时重复用药 1 次，24 小时不超过 4 次。本品为对症治疗药，用于解热时，连续使用不超过 3 日，用于止痛不超过 3 日。不能同时服用其他含有解热镇痛药的药品（如某些复方抗感冒药）。

（2）阿司匹林肠溶片：口服，成人常用量为①解热、镇痛，每次 0.3~0.6g，每日 3 次，必要时每 4 小时 1 次；②抗风湿，每日 3~6g，分 4 次口服；③抑制血小板聚集，应用小剂量，如每日 80~300mg，每日 1 次；④治疗胆道蛔虫病，每次 1g，每日 2~3 次，连用 2~3 日；阵发性绞疼停止 24 小时后停用，然后进行驱虫治疗。

（3）阿司匹林缓释片：口服。每日剂量 50~150mg，一次或分次服用或遵医嘱，应整片吞服。

六、特殊人群用药

1. 妊娠期　本品易于通过胎盘。动物实验在妊娠前 3 个月应用本品可致畸胎，如脊椎裂、头颅裂、面部裂、腿部畸形，以及中枢神经系统、内脏和骨骼的发育不全。在人类也有报道在应用本品后发生胎儿缺陷者。此外，在妊娠后 3 个月长期大量应用本品可使妊娠期延长，有增加过期产及产前出血的危险。在妊娠的最后 2 周应用，可增加胎儿出血或新生儿出血的危险，在妊娠晚期长期用药也有可能使胎儿动脉导管收缩或早期闭锁，导致新生儿持续性肺动脉高压及心力衰竭。曾有报道，在妊娠晚期因过量应用或滥用本品而增加了死胎或新生儿死亡的发生率（可能由于动脉导管闭锁、产前出血或体重过低）。但是应用一般治疗剂量尚未发现上述不良反应。

2. 哺乳期　本品可在乳汁中排泄，哺乳期妇女口服 650mg，5~8 小时后乳汁中药物浓度可 173~483μg/ml。故长期大剂量用药时婴儿有可能产生不良反应。

3. 肾功能损害　肾功能不全时有加重肾毒性的危险，因此肾功能不全的患者应慎用。

4. 肝功能损害　肝功能减退时可加重肝毒性反应，加重出血倾向，肝功能不全和肝硬化患者易出现肾不良反应，因此肝功能不全的患者应慎用。

5. 其他人群

（1）儿童：儿童患者，尤其有发热及脱水者，易出现毒性反应。急性发热性疾病，尤其是流感及水痘患儿应用本品，可能与发生瑞氏综合征有关，中国尚不多见。

（2）老年人：老年患者由于肾功能下降服用本品易出现毒性反应。

七、药理学

1. 药效学及作用机制

（1）镇痛作用：主要是通过抑制前列腺素及其他能使痛觉对机械性或化学性刺激敏感的物质（如缓激肽、组胺）的合成，属于外周性镇痛药。但不能排除中枢镇痛（可能作用于下视丘）的可能性。

（2）抗感染作用：确切的机制尚不清楚，可能由于本品作用于炎症组织，通过抑制前列腺素或其他能引起炎性反应的物质（如组胺）的合成而起抗感染作用。抑制溶酶体酶的释放及白细胞趋化性等也可能与其有关。

（3）解热作用：可能通过作用于下视丘体温调节中枢引起外周血管扩张，皮肤血流增加，出汗，使散热增加而起解热作用。此种中枢性作用可能与前列腺素在下视丘的合

成受到抑制有关。

（4）抗风湿作用：本品抗风湿的机制，除解热、镇痛作用外，主要在于抗炎作用。

（5）抑制血小板聚集的作用：是通过抑制血小板的环氧化酶，减少前列腺素的生成而起作用。

2. 药代动力学　本品在小肠上部吸收大部分。但肠溶片剂吸收慢。阿司匹林的蛋白结合率低，但水解后的水杨酸盐蛋白结合率为 65%~90%。血药浓度高时结合率相应地降低。肾功能不全及妊娠时结合率也低。$t_{1/2}$ 为 15~20 分钟；水杨酸盐的 $t_{1/2}$ 长短取决于剂量的大小和尿 pH，一次服小剂量时为 2~3 小时，大剂量时可 20 小时以上，反复用药时可达 5~18 小时。

本品在胃肠道、肝及血液内大部分可很快水解为水杨酸盐，然后在肝代谢。代谢物主要为水杨尿酸（Salicyluric Acid）及葡糖醛酸结合物，小部分氧化为龙胆酸（Gentisic Acid）。一次服药后 1~2 小时达血药峰值。镇痛、解热时血药浓度为 25~50μg/ml；抗风湿、抗感染时为 150~300μg/ml。血药浓度达稳定状态所需的时间随每日剂量而增加，在大剂量用药（如抗风湿）时一般需 7 日，但需 2~3 周或更长时间以达到最佳疗效。长期大剂量用药的患者，因药物主要代谢途径已经饱和，剂量微增即可导致血药浓度较大的改变。本品以结合的代谢物和游离的水杨酸从肾排泄。服用量较大时，未经代谢的水杨酸的排泄增多。个体间可有很大的差别。尿的 pH 对排泄速度有影响，在碱性尿中排泄速度加快，而且游离的水杨酸量增多，在酸性尿中则相反。

3. 药物不良反应　一般用于解热镇痛的剂量很少引起不良反应。长期大量用药（如治疗风湿热）、尤其当药物血浓度>200μg/ml 时较易出现不良反应。血药浓度越高，不良反应越明显。

（1）胃肠道反应：常见的有恶心、呕吐、上腹部不适或疼痛（由于本品对胃黏膜的直接刺激引起）等胃肠道反应（发生率为 3%~9%），停药后多可消失。长期或大量服用可有胃肠道出血或溃疡。

（2）中枢神经：出现可逆性耳鸣、听力下降，多在服用一定疗程，血药浓度达 200~300μg/L 后出现。

（3）过敏反应：出现于 0.2%的患者，表现为哮喘、荨麻疹、血管神经性水肿或休克。多为易感者，服药后迅速出现呼吸困难，严重者可致死亡，称为阿司匹林哮喘。有的是阿司匹林过敏、哮喘和鼻息肉三联征，往往与遗传和环境因素有关。

（4）肝、肾功能损害：与剂量大小有关，尤其是剂量过大使血药浓度达 250μg/ml 时易发生。损害均是可逆性的，停药后可恢复。但有引起肾乳头坏死的报道。

4. 药物相互作用　与其他非甾体抗炎药同用时疗效并不加强，因为本品可以降低其他非甾体抗炎药的生物利用度，而胃肠道副作用（包括溃疡和出血）却增加；此外，由于对血小板聚集的抑制作用加强，还可增加其他部位出血的危险。

本品与对乙酰氨基酚长期大量同用有引起肾病变包括肾乳头坏死、肾癌或膀胱癌的可能。

与任何可引起低凝血酶原血症、血小板减少、血小板聚集功能降低或胃肠道溃疡出血的药物同用时，可有加重凝血障碍及引起出血的危险。

与抗凝血药（双香豆素、肝素等）、溶栓药（链激酶、尿激酶）同用，可增加出血的危险。

尿碱化药（碳酸氢钠等）、抗酸药（长期大量应用）可增加本品自尿中排泄，使血药浓度降低。但当本品血药浓度已达稳定状态而停用碱性药物，又可使本品血药浓度升高到毒性水平。碳酸酐酶抑制药可使尿碱化，但可引起代谢性酸中毒，不仅能使血药浓度降低，而且使本品透入脑组织中的量增多，从而增加毒性反应。

尿酸化药可减少本品的排泄，使其血药浓度升高。本品血药浓度已达稳定状态的患者加用尿酸化药后可能导致本品血药浓度升高，毒性反应增加。

糖皮质激素（简称激素）可增加水杨酸盐的排泄，同用时为了维持本品的血药浓度，必要时应增加本品的剂量。本品与激素长期同用。尤其是大量应用时，有增加胃肠溃疡和出血的危险性。为此，目前临床上不主张将此两种药物同时应用。

胰岛素或口服降血糖药物的降糖效果可因与本品同用而加强和加速。

与甲氨蝶呤（MTX）同用时，可减少甲氨蝶呤与蛋白的结合，减少其从肾的排泄，使血药浓度升高而增加毒性反应。

丙磺舒或磺吡酮（sulfinpyrazone）的排尿酸作用，可因同时应用本品而降低；当水杨酸盐的血药浓度 $50\mu g/ml$ 时即明显降低，为 $100\sim150\mu g/ml$ 时更甚。此外，丙磺舒可降低水杨酸盐自肾的清除率，从而使后者的血药浓度升高。

八、注意事项

1. 禁用　①对本品过敏者；②活动性溃疡病或其他原因引起的消化道出血患者；③血友病或血小板减少患者；④有阿司匹林或其他非甾体抗炎药过敏史者，尤其是出现哮喘、神经血管性水肿或休克者。

2. 慎用　①有哮喘及其他过敏性反应时；②葡糖-6-磷酸脱氢酶缺陷者（本品偶见引起溶血性贫血）；③痛风患者；④肝功能不全者；⑤心功能不全或高血压患者；⑥肾功能不全患者；⑦血小板减少者。

3. 用药注意事项　本品性状发生改变时禁止使用；服用本品期间不得饮酒或者服用含有乙醇的饮料。对本品过敏时也可能对另一种水杨酸类药或另一种非水杨酸类的非甾体抗炎药过敏，但非绝对。必须警惕交叉过敏的可能性。

对诊断的干扰：①长期每日用量超过 2.4g 时，硫酸铜尿糖试验可出现假阳性。葡萄糖酶尿糖试验可出现假阴性。②可干扰尿酮体试验。③当血药浓度超过 $130\mu g/ml$ 时，用比色法测定血尿酸可得假性高值，但用尿酸酶法则不受影响。④用荧光法测定尿 5-羟吲哚醋酸（5-HIAA）时可受本品干扰。⑤尿香草基杏仁酸（VMA）的测定，由于所用方法不同，结果可高可低。⑥由于本品抑制血小板聚集，可使出血时间延长。剂量小到 40mg/d 也会影响血小板功能，但

是临床上尚未见小剂量（＜150mg/d）引起出血的报道。⑦肝功能试验，当血药浓度＞$250\mu g/ml$ 时，谷丙转氨酶、谷草转氨酶及血清碱性磷酸酶可有异常改变，剂量减少时可恢复正常。⑧大剂量应用，尤其是血药浓度＞$300\mu g/ml$ 时凝血酶原时间可延长。⑨每日用量超过 5g 血清胆固醇低。⑩由于本品作用于肾小管，使钾排泄增多，可导致血钾降低。⑪大剂量应用本品时，用放射免疫法测定血清甲状腺素（T_4）及三碘甲状腺素（T_3）可得较低结果。⑫由于本品与酚磺酞在肾小管竞争性排泄，而使酚磺酞排泄减少（即 PSP 排泄试验）。

九、药物稳定性及贮藏条件

密封，在干燥处保存。

十、药物经济性评价

基本药物（片剂：0.3g、0.5g，肠溶片：25mg、50mg、0.1g、0.3g），医保甲类，《中国药典》（2020 年版）收载。

氯 吡 格 雷

一、药品名称

1. 英文名　Clopidogrel
2. 化学名　$S(+)$-2-(2-氯苯基)-2-(4,5,6,7-四氢噻吩并[3,2-c]吡啶-5-基)乙酸甲酯

二、药品成分

硫酸氢氯吡格雷

三、剂型与规格

硫酸氢氯吡格雷片　（1）25mg；（2）75mg

四、适应证及相应的临床价值

氯吡格雷用于以下患者，可预防动脉粥样硬化血栓形成事件：近期心肌梗死患者（从几日到 35 日）、近期缺血性卒中患者（从 7 日到 6 个月）或确诊外周动脉性疾病的患者。急性冠脉综合征的患者非 ST 段抬高性急性冠脉综合征（包括不稳定型心绞痛或无 Q 波心肌梗死），包括经皮冠状动脉介入术后置入支架的患者，与阿司匹林合用。用于 ST 段抬高性急性冠脉综合征患者，与阿司匹林合用，可合并在溶栓治疗中使用。

临床价值：首选。

五、用法用量

1. 成人　成人氯吡格雷的推荐剂量为 75mg/d。

急性冠脉综合征患者：①非 ST 段抬高性急性冠脉综合征（不稳定型心绞痛或无 Q 波心肌梗死）患者，应以单次负荷量氯吡格雷 300mg 开始，然后以 75mg 每日 1 次连续服药（合用阿司匹林 75～325mg/d）。由于服用较高剂量的阿司匹林有较高的出血危险性，故推荐阿司匹林的剂量不应超过 100mg。最佳疗程尚未正式确定。临床试验资料支持用

药12个月,用药3个月后表现出最大效果。②ST段抬高心肌梗死患者:应以负荷量氯吡格雷开始,然后以75mg每日1次,合用阿司匹林,可合用或不合用溶栓剂。对于年龄超过75岁的患者,不使用氯吡格雷负荷剂量。在症状出现后应尽早开始联合治疗,并至少用药4周。目前还没有研究对联合使用氯吡格雷和阿司匹林超过4周后的获益进行证实。

2. 老年人　老年人氯吡格雷的推荐剂量为每日75mg。

六、特殊人群用药

1. 妊娠期　因尚无临床上提供的有关用于妊娠期服用氯吡格雷的临床资料,谨慎起见,应避免给孕妇使用氯吡格雷。动物实验无直接或间接的证据表明氯吡格雷对怀孕、胚胎/胎儿的发育、分娩或出生后成长存在有害作用。

2. 哺乳期　哺乳期对大鼠的研究表明氯吡格雷和/或其代谢物可从乳汁中排出,但不清楚本药是否从人的乳汁中排出。

3. 肾功能损害　氯吡格雷75mg每日1次,重复给药后,严重肾损害患者(肌酐清除率5~15ml/min)的主要循环代谢物的血浆浓度低于中度肾损害的患者(肌酐清除率30~60ml/min)和健康受试者,与健康受试者相比,尽管对ADP诱导的血小板聚集的抑制较低(25%),但出血时间的延长与每日服用氯吡格雷75mg的健康志愿者相同。而且,所有患者的临床耐受性良好。

4. 肝功能损害　健康志愿者及患有肝硬化(Child-Pugh分级A或B级)患者单剂量、多剂量服用氯吡格雷,对氯吡格雷药效学及药代动力学进行评价。结果表明,氯吡格雷75mg每日1次连续给药10日,安全、耐受性好。肝硬化患者单次服药及稳态氯吡格雷血药浓度峰值高于健康志愿者几倍。然而,肝硬化组和健康志愿者组间血中主要循环代谢物浓度、对ADP诱导的血小板聚集的作用和出血时间的影响均相当。

5. 其他人群　尚无在儿童中使用的经验。

七、药理学

1. 药效学及作用机制　氯吡格雷是一种血小板聚集抑制剂,选择性地抑制二磷酸腺苷(ADP)与它的血小板受体的结合及继发的ADP介导的糖蛋白GPⅡb/Ⅲa复合物的活化,因此,可抑制血小板聚集。氯吡格雷必须经生物转化才能抑制血小板的聚集。氯吡格雷还能阻断其他激动剂通过释放ADP引起的血小板聚集。氯吡格雷对血小板ADP受体的作用是不可逆的,因此,暴露于氯吡格雷的血小板的整个生命周期都受到影响,血小板正常功能的恢复速率同血小板的更新一致。氯吡格雷75mg,每日1次重复给药,从第一日开始明显抑制ADP诱导的血小板聚集,抑制作用逐步增强并在3~7日达到稳态。在稳态时,每日服用氯吡格雷75mg的平均抑制水平为40%~60%,一般在中止治疗后5日内血小板聚集和出血时间逐渐回到基线水平。

2. 药代动力学　多次口服氯吡格雷75mg以后,氯吡格雷吸收迅速。母体化合物的血浆浓度很低,一般在用药2小时后低于定量限(0.000 25mg/L)。根据尿液中氯吡格雷代谢物排物量计算,至少有50%药物被吸收。氯吡格雷广泛地在肝代谢。主要代谢产物是羧酸盐衍生物,无抑血小板聚集作用,占血浆中药物相关化合物的85%。多次口服氯吡格雷75mg以后,该代谢物血浆浓度约在服药后1小时达峰值(约为3mg/L)。氯吡格雷是一种前体药,经氧化生成2-氧基-氯吡格雷,继之水解形成活性代谢物(一种硫醇衍生物)。氧化作用主要由细胞色素P450同工酶2B6和3A4调节,1A1、1A2和2C19也有一定的调节作用。体外已经分离出这种活性硫醇代谢物,它可迅速、不可逆地与血小板受体结合,从而抑制血小板聚集。但在血浆中未检测到此种代谢物。在50~150mg的剂量范围内,氯吡格雷的主要循环代谢物的药代动力学为线性(血浆浓度与剂量成正比)。体外试验显示,氯吡格雷及其主要循环代谢物与人血浆蛋白呈可逆性结合(分别为98%和94%),在很广的浓度范围内为非饱和状态。人体口服^{14}C标记的氯吡格雷以后,在5日内约50%由尿液排出,约46%由粪便排出。一次或重复给药后,血浆中主要循环代谢产物的消除半衰期为8小时。

氯吡格雷75mg每日1次,重复给药后,严重肾损害患者(肌酐清除率5~15ml/min)的主要循环代谢物的血浆浓度低于中度肾损害的患者(肌酐清除率30~60ml/min)和健康受试者,与健康受试者相比,尽管对ADP诱导的血小板聚集的抑制较低(25%),但出血时间的延长与每日服用氯吡格雷75mg的健康志愿者相同。而且,所有患者的临床耐受性良好。

健康志愿者及患有肝硬化(Child-Pugh分级A或B级)患者单剂量、多剂量服用氯吡格雷,对氯吡格雷药效学及药代动力学进行评价。结果表明,氯吡格雷75mg每日1次连续给药10日,安全、耐受性好。肝硬化患者单次服药及稳态氯吡格雷血药浓度峰值高于健康志愿者几倍。然而,肝硬化组和健康志愿者组间血中主要循环代谢物浓度、对ADP诱导的血小板聚集的作用和出血时间的影响均相当。

遗传药理学:根据文献数据,存在遗传性CYP2C19功能降低的患者与CYP2C19功能正常的患者相比,对氯吡格雷活性代谢物的全身暴露较低,抗血小板作用降低,并且在心肌梗死后心血管事件的发生率较高。

3. 药物不良反应

(1)临床研究经验:已在42 000多例患者中对氯吡格雷的安全性进行了评价,其中9 000例患者治疗不少于1年。在CAPRIE、CURE、CLARITY和COMMIT中观察到的临床相关不良反应将在以下进行讨论。

在CAPRIE研究中,与阿司匹林325mg/d相比,氯吡格雷75mg/d的耐受性较好。在该研究中,氯吡格雷的总体耐受性与阿司匹林相似,与年龄、性别及种族无关。

1)出血性疾患:在CAPRIE研究,接受氯吡格雷或阿司匹林治疗的患者,出血事件的总体发生率均为9.3%。氯吡格雷、阿司匹林所致严重出血事件的发生率分别为1.4%、1.6%。接受氯吡格雷治疗的患者,胃肠道出血的发生率为2.0%,其中0.7%需住院治疗;接受阿司匹林治疗的患者的相应比率分别为2.7%和1.1%。与阿司匹林相比,服用氯吡格雷的患者其他出血事件的发生率较高(7.3%∶6.5%),

但两个治疗组的严重事件发生率相似(0.6%:0.4%)。两个治疗组的最常见不良事件为:紫癜、瘀斑、血肿和鼻出血。其他发生率较低的事件为血肿、血尿和眼部出血(主要是结膜出血)。接受氯吡格雷和阿司匹林的患者,颅内出血的发生率分别为0.4%和0.5%。在CURE研究中,与安慰剂+阿司匹林相比,氯吡格雷+阿司匹林导致威胁生命或致死性出血的发生率无显著性增加(事件发生率分别为2.2%:1.8%和0.2%:0.2%),氯吡格雷+阿司匹林导致严重、较小和其他出血的危险性显著增高[无生命危险的严重出血(氯吡格雷+阿司匹林为1.6%;安慰剂与阿司匹林为1.0%);胃肠道、针刺部位和小量出血(氯吡格雷与阿司匹林为5.1%;安慰剂与阿司匹林为2.4%)]。两组颅内出血的发生率均为0.1%。氯吡格雷与阿司匹林导致严重出血事件的发生率是剂量依赖性的。在试验过程中出血(威胁生命、严重、较小或其他)危险性逐渐降低,0~1个月(氯吡格雷599/6 259,9.6%;安慰剂413/6 303,6.6%);1~3个月(氯吡格雷276/6 123,4.5%;安慰剂144/6 168,2.3%);3~6个月(氯吡格雷228/6 037,3.8%;安慰剂99/6 048,1.6%);6~9个月(氯吡格雷162/5 005,3.2%;安慰剂74/4 972,1.5%);9~12个月(氯吡格雷为73/3 841,1.9%;安慰剂40/3 844,1.0%)。在外科手术前停药5日以上的患者,冠状动脉搭桥术后7日内发生严重出血的不多(氯吡格雷与阿司匹林为4.4%;安慰剂与阿司匹林为5.3%)。在搭桥术的5日内继续接受治疗的患者,氯吡格雷+阿司匹林、安慰剂与阿司匹林的事件发生率分别为9.6%、6.3%。在CLARITY中,与安慰剂+阿司匹林相比,氯吡格雷与阿司匹林导致总体出血风险增高,分别为17.4%和12.9%。在两组中,大量出血的发生率是相似的(氯吡格雷与阿司匹林为1.3%,安慰剂与阿司匹林为1.1%)。在按基线特征、纤溶剂类型或有无肝素治疗划分的各亚组中情况一致。致死性出血的发生率(氯吡格雷与阿司匹林为0.8%,安慰剂与阿司匹林为0.6%)以及颅内出血的发生率(氯吡格雷与阿司匹林为0.5%,安慰剂与阿司匹林为0.7%)均较低,在两组间较为接近。在COMMIT中,非颅内大出血和颅内出血的总体比率较低,在两组中较为相似(氯吡格雷与阿司匹林为0.6%,和安慰剂与阿司匹林为0.5%)。

2) 血液学异常:在CAPRIE研究中,接受氯吡格雷、阿司匹林治疗的患者分别有4例(0.04%)、2例(0.02%)出现严重的中性粒细胞减少症(中性粒细胞<0.45×10⁹/L)。9 599例接受氯吡格雷治疗的患者中有2例出现中性粒细胞计数为零,而阿司匹林组的9 586位患者中无人出现这种情况。氯吡格雷治疗的患者有1例发生再生障碍性贫血。氯吡格雷、阿司匹林导致严重血小板减少症(<80×10⁹/L)的发生率分别为0.2%、0.1%。在CURE和CALRITY研究,两组出现血小板减少症或中性白细胞减少症的患者数相似。

从CAPRIE、CURE、CLARITY以及COMMIT的研究中归纳的发生率≥0.1%的不良反应,所有严重的及与该药物相关的不良反应在下面按照世界卫生组织分类列出。在每个频率分组中,不良反应影响按照其严重程度递减排序。

①中枢和外周神经系统异常:不常见的有头痛、头昏和感觉异常;罕见的有眩晕。②胃肠道系统异常:常见的有腹泻、腹痛和消化不良;不常见的有胃溃疡、十二指肠溃疡、胃炎、呕吐、恶心、便秘、胃肠胀气。③血小板、出血和凝血异常:不常见的有出血时间延长和血小板减少。④皮肤和附属器异常:不常见的有皮疹和瘙痒。⑤白细胞和单核吞噬细胞系统(RES)异常:不常见的有白细胞减少、中性粒细胞减少和嗜酸性粒细胞增多。

(2) 上市后经验:出血为最常见的不良反应,并且报告最多的是发生在治疗开始的第一个月内。

出血:报道有些出血患者伴有致死性后果(特别是颅内、胃肠道和腹膜后出血);严重皮肤出血(紫癜)、肌肉或骨骼出血(关节积血、血肿)、眼睛出血(结膜、眼内、视网膜)、鼻出血、呼吸道出血(咯血、肺出血)、血尿和手术伤口出血均已有报道;已有患者服用氯吡格雷与阿司匹林,或氯吡格雷与阿司匹林及肝素引起严重出血的报道(参见"注意事项"和"禁忌")。

除了临床研究经验外,已同时有以下不良反应被报道。依每一个系统器官类别(按MedDRA分类)按发生率的顺序排列。在每个发生率分组中,不良反应按照其严重程度递减进行排序。①血液和淋巴系统异常:非常罕见的有血栓性血小板减少性紫癜(TTP)(1/200 000应用该药患者)(见"注意事项"),严重的血小板减少症(血小板计数≤30×10⁹/L),粒细胞减少,粒细胞缺乏症,再生障碍性贫血/全血细胞减少症和贫血。②免疫系统异常:非常罕见的有过敏反应,血清病。③精神异常:非常罕见的有意识混乱、幻觉。④神经系统异常:非常罕见的有味觉紊乱。⑤血管异常:非常罕见的有脉管炎、低血压。⑥呼吸、胸、纵隔异常:非常罕见的有支气管痉挛、间质性肺炎。⑦胃肠道异常:非常罕见的有胰腺炎、结肠炎(包括溃疡性或淋巴细胞性结肠炎)、口腔炎。⑧肝胆异常:非常罕见的有急性肝衰竭、肝炎。⑨皮肤和皮下组织异常:非常罕见的有血管(神经性)水肿、发泡性皮炎(多形性红斑)、红斑疹、荨麻疹、湿疹、扁平苔藓。⑩骨骼肌、结缔组织和骨异常:非常罕见的有关节疼痛、关节炎、肌痛。⑪肾和尿道异常:非常罕见的有肾小球肾炎。⑫一般情况:非常罕见的有发热。⑬实验室检查:非常罕见的有肝功能试验异常、血肌酐水平升高。

4. 药物相互作用

华法林:因能增加出血强度,不提倡氯吡格雷与华法林合用。

糖蛋白Ⅱb/Ⅲa拮抗剂:在外伤、外科手术或其他有出血倾向并使用糖蛋白Ⅱb/Ⅲa拮抗剂的患者,慎用氯吡格雷。

阿司匹林(乙酰水杨酸):阿司匹林不改变氯吡格雷对由ADP诱导的血小板聚集的抑制作用,但氯吡格雷增强阿司匹林对胶原诱导的血小板聚集的抑制作用。然而,合用阿司匹林500mg,每日服用2次,使用一日,并不显著增加氯吡格雷引起的出血时间延长。氯吡格雷与阿司匹林之间可能存在药效学相互作用,使出血危险性增加,所以,两药合用时应注意观察。已有氯吡格雷与阿司匹林联用一年以上者。

肝素:在健康志愿者进行的研究显示,氯吡格雷不改变肝素对凝血的作用,不必改变肝素的剂量。合用肝素不影响氯吡格雷对血小板聚集的抑制作用。氯吡格雷与肝素之间可能存在药效学相互作用,使出血危险性增加,所以,两药合用时应注意观察。

溶栓药物:在急性心肌梗死的患者中,对氯吡格雷与纤维蛋白特异性或非特异性的溶栓剂和肝素联合用药的安全性进行了评价。临床出血的发生率与溶栓剂、肝素和阿司匹林联合用药者相似。

非甾体抗炎药(NSAID):在健康志愿者进行的临床试验中,氯吡格雷与萘普生合用使胃肠道隐性出血增加。由于缺少氯吡格雷与其他非甾体抗炎药相互作用的研究,所以,是否同所有非甾体抗炎药合用均会增加胃肠道出血的危险性事件尚不清楚。因此,非甾体抗炎药包括 COX-2 抑制剂和氯吡格雷合用时应小心。

其他联合治疗:由于氯吡格雷部分地由 CYP2C19 代谢为活性代谢物,使用抑制此酶活性的药物将导致氯吡格雷活性代谢物水平的降低并降低临床有效性。不推荐与抑制 CYP2C19 的药物(如奥美拉唑)联用。通过其他大量的临床研究,对氯吡格雷与其他合用药物的药效学和药代动力学相互作用进行研究。氯吡格雷与阿替洛尔、硝苯地平单药或同时合用时,未出现有临床意义的药效学相互作用。此外,氯吡格雷与苯巴比妥、西咪替丁、雌二醇合用对氯吡格雷的药效学活性无显著影响。氯吡格雷不改变地高辛或茶碱的药代动力学。制酸剂不改变氯吡格雷的吸收程度。用人肝微粒体进行的研究表明,氯吡格雷的羧酸代谢物可抑制细胞色素 P450 2C9 的活性,这可能导致诸如苯妥英钠、甲苯磺丁脲、非甾体抗炎药等通过细胞色素 P450 2C9 代谢的药物的血浆药物浓度增加。CAPRIE 研究资料表明,苯妥英钠、甲苯磺丁脲可安全地与氯吡格雷合用。

除上述明确的药物相互作用信息外,对动脉粥样硬化血栓形成疾病患者常用药物与氯吡格雷的相互作用进行了研究。然而,在临床试验中,患者在服用氯吡格雷的同时接受多种伴随药物,包括利尿药、β 受体拮抗剂、ACEI、钙通道阻滞剂、降脂药、冠状血管扩张剂、抗糖尿病药物(包括胰岛素)、抗癫痫药、激素替代治疗和 GP Ⅱ b/Ⅲ a 受体拮抗剂,未发现有临床意义的不良相互作用。

八、注意事项

1. 禁用 ①对活性物质或本品任一成分过敏者;②严重的肝损害患者;③活动性病理性出血患者,如消化性溃疡或颅内出血;④患有罕见的遗传性疾病:半乳糖不耐症、Lapp 乳糖酶缺乏症、葡萄糖或半乳糖吸收不良的患者;⑤哺乳期妇女。

2. 慎用 ①肾功能损害患者;②可能有出血倾向的中度肝疾病患者;③对于近期有短暂性缺血事件发作或卒中的患者,再次发生缺血性事件的风险较高,阿司匹林和氯吡格雷联用用药已被证实增加出血风险。因此,超出已被证实有益的临床情形之外的联合治疗应谨慎应用。

3. 用药注意事项 由于出血和血液学不良反应的危险性,在治疗过程中一旦出现出血的临床症状,就应立即考虑进行血细胞计数和/或其他适当的检查。

与其他抗血小板药物一样,因创伤、外科手术或其他病理状态使出血危险性增加的患者和接受阿司匹林、非甾体抗炎药、肝素、血小板糖蛋白Ⅱb/Ⅲa(GPⅡb/Ⅲa)拮抗剂或溶栓药物治疗患者应慎用氯吡格雷,患者应密切随访,注意出血包括隐性出血的任何体征,特别是在治疗的最初几周和/或心脏介入治疗、外科手术之后。因可能使出血加重,不推荐氯吡格雷与华法林合用。

在需要进行择期手术的患者,如抗血小板治疗并非必需,则应在术前停用氯吡格雷 7 日以上。

应告诉患者,当他们服用氯吡格雷(单用或与阿司匹林合用)时止血时间可能比往常长,同时患者应向医师报告异常出血情况(部位和出血时间)。

在安排任何手术前和服用任何新药前,患者应告知医师,他们正在服用氯吡格雷。

应用氯吡格雷后极少出现血栓性血小板减少性紫癜(TTP),有时在用药后短时间内出现。其特征为血小板减少、微血管病性溶血性贫血,伴有神经学表现、肾功能损害或发热。TTP 可能威胁患者的生命,需要立即采取血浆置换等紧急治疗。

服用氯吡格雷后,未见对驾驶或机械操作产生影响。

九、药物稳定性及贮藏条件

25℃以下干燥处保存。

十、药物经济性评价

基本药物(片剂:25mg、75mg),医保乙类,《中国药典》(2020 年版)收载。

噻 氯 匹 定

一、药品名称

1. 英文名 Ticlopidine
2. 化学名 5-[(2-氯苄基)甲基]-4,5,6,7-四氢噻吩并(3,2-c)吡啶

二、药品成分

盐酸噻氯匹定

三、剂型与规格

盐酸噻氯匹定片 (1)0.125g;(2)0.25g
盐酸噻氯匹定胶囊 (1)0.125g;(2)0.25g
盐酸噻氯匹定缓释片 0.2g

四、适应证及相应的临床价值

预防和治疗因血小板高聚集状态而引起的心、脑及其他动脉的循环障碍性疾患。

临床价值:首选。

五、用法用量

成人用法用量如下：

（1）盐酸噻氯匹定胶囊：口服。每次 0.25g，每日 1 次。就餐时服用以减少胃肠道反应。

（2）盐酸噻氯匹定片：口服。每次 0.25g，每日 1 次。就餐时服用以减少轻微的胃肠道反应。

（3）盐酸噻氯匹定缓释片：口服。每次 0.2g，每日 1 次。不得咀嚼，可在餐时服用，以减少胃肠道反应。

六、特殊人群用药

1. 妊娠期　本品可透过胎盘屏障，孕妇不宜使用。

2. 哺乳期　本品可进入母乳，哺乳期妇女不宜使用。

3. 肾功能损害　严重的肾功能损害患者，由于肾清除率降低，导致血药浓度升高，从而加重肾功能损害。故使用本品时应密切监测肾功能，必要时可减量。

4. 肝功能损害　严重的肝功能损害患者，由于凝血因子合成障碍，往往增加出血的危险，故本品不宜使用。

七、药理学

1. 药效学及作用机制　噻氯匹定为血小板聚集抑制剂。血小板的活化受多种因素的影响，其中二磷酸腺苷（ADP）起关键作用。当二磷酸腺苷与其特异性受体结合后，可活化血小板膜表面的纤维蛋白原受体（糖蛋白Ⅱb/Ⅲa复合物），并使其结合纤维蛋白原进而引起血小板聚集（Ⅰ期聚集）。另外，血小板活化后又可释放二磷酸腺苷，导致血小板进一步聚集（Ⅱ期聚集）。噻氯匹定对 ADP 诱导的血小板聚集（包括Ⅰ期及Ⅱ期聚集）有强力的抑制作用，且作用持久。此外，噻氯匹定可降低纤维蛋白原浓度与血液黏滞性，并提高全血及红细胞的滤过率。

2. 药代动力学　口服后易吸收，在服用后 1~2 小时达到血药峰浓度，其血浆半衰期为 12 小时。服用后较快的产生显著抑制血小板聚集作用。在第 4~6 日，达到最大作用。其药效作用不与血药浓度相关，其作用时间与血小板存活半衰期（7 日）相关，故停药之后，抑制血小板聚集作用尚持续数日。在血浆中迅速清除，仅一小部分以原型药随尿液排出。活性成分的 60% 转化为代谢物随粪便排泄。代谢物可能具有活性作用。

3. 药物不良反应　偶见轻微胃肠道反应。罕见的反应：恶心、腹泻、皮疹、瘀斑、牙龈出血、白细胞减少、胆汁淤积、轻度氨基转移酶升高、黏膜皮肤出血倾向。本品最常见的不良反应为粒细胞减少或粒细胞缺乏（2.4%）、血小板减少（0.4%）、胃肠功能紊乱及皮疹。上述不良反应多出现于用药后 3 个月之内。偶见用药数年后发生粒细胞减少、血小板减少及血栓形成性血小板减少性紫癜（TTP）的报告。严重的粒细胞缺乏或 TTP 甚至有致命的危险。胃肠反应多表现为恶心、呕吐及腹泻，一般为轻度，无须停药，1~2 周后常可恢复。

4. 药物相互作用　本品与任何血小板聚集抑制剂、溶栓剂及导致低凝血酶原血症或血小板减少的药物合用均可加重出血的危险。若临床确有必要联合用药，应密切观察并进行实验室监测。

本品与茶碱合用时，因其降低了后者的清除率，会使茶碱血药浓度升高并有过量的危险。故用本品期间及之后应调整茶碱用量，必要时进行茶碱血药浓度监测。

本品与地高辛合用时可使后者血药浓度轻度下降（约15%），但一般不会影响地高辛的临床疗效。

偶见本品降低环孢素血药浓度的报道，故两者合用时应定期进行环孢素血药浓度监测。

八、注意事项

1. 禁用　①血友病或其他出血性疾病患者；②粒细胞或血小板减少患者；③溃疡病及活动性出血患者；④严重的肝功能损害患者；⑤对本品过敏者。

2. 用药注意事项　为避免外科及口腔科择期手术中出血量增多，术前 10~14 日应停用本药。若术中出现紧急情况，可输新鲜血小板以帮助止血。静脉注射甲泼尼松龙20mg 可使出血时间在 2 小时内恢复正常。

用药期间应定期监测血常规，最初 3 个月内每 2 周 1 次。一旦出现白细胞或血小板下降即应停药，并继续监测至恢复正常。

本品宜于进餐时服药，因食物可提高其生物利用度并减低胃肠道的不良反应。

服用本品时若患者受伤且有导致继发性出血的危险时，应暂停服本药。

九、药物稳定性及贮藏条件

遮光，密闭保存。

十、药物经济性评价

非基本药物，非医保，《中国药典》（2020 年版）收载。

尿 激 酶

一、药品名称

1. 英文名　Urokinase
2. 化学名　尿激酶

二、药品成分

本品为从健康人尿中分离的，或从人肾组织培养中获得的一种酶蛋白。由分子量分别为 33 000（LMW-tcu-PA）和 54 000（HMW-tcu-PA）的两部分组成。

三、剂型与规格

注射用尿激酶　（1）5 000 单位；（2）1 万单位；（3）5 万单位；（4）10 万单位；（5）20 万单位；（6）25 万单位；（7）50 万单位；（8）100 万单位；（9）150 万单位

四、适应证及相应的临床价值

本品主要用于血栓栓塞性疾病的溶栓治疗。包括急性广泛性肺栓塞、胸痛6~12小时内的冠状动脉栓塞和心肌梗死、症状短于3~6小时的急性期脑血管栓塞、视网膜动脉栓塞和其他外周动脉栓塞症状严重的髂、股静脉血栓形成者。也用于人工心瓣手术后预防血栓形成,保持血管插管和胸腔及心包腔引流管的通畅等。溶栓的疗效均需后继的肝素抗凝加以维持。

临床价值:首选。

五、用法用量

成人

(1) 肺栓塞:①初次剂量4 400单位/kg,以生理盐水或5%葡萄糖溶液配制,以90ml/h速度在10分钟内滴完;其后以4 400单位/h的给药速度,连续静脉滴注2小时或12小时。②肺栓塞时,也可以15 000单位/kg生理盐水配制后肺动脉内注入;必要时,可根据情况调整剂量,间隔24小时重复1次,最多使用3次。

(2) 心肌梗死:①建议以生理盐水配制后,按6 000单位/min速度冠状动脉内连续滴注2小时,滴注前应先行静脉给予肝素2 500~10 000单位;②也可将本品200~300万单位配制后静脉滴注,45~90分钟滴完。

(3) 外周动脉血栓:①以生理盐水配制本品(浓度2 500单位/ml),4 000单位/min速度经导管注入血凝块。②每2小时夹闭导管1次;可调整滴入速度为1 000单位/min,直至血块溶解。

(4) 防治心脏瓣膜替换术后的血栓形成:①血栓形成是心脏瓣膜术后最常见的并发症之一。②可用本品4 400单位/kg,生理盐水配制后10~15分钟滴完。然后以4 400单位/(kg·h)静脉滴注维持。③当瓣膜功能正常后即停止用药;如用药24小时仍无效或发生严重出血倾向应停药。

(5) 脓胸或心包积脓:常用抗生素和脓液引流术治疗。引流管常因纤维蛋白形成凝块而阻塞引流管。此时可胸腔或心包腔内注入灭菌注射用水配制(5 000单位/ml)的本品10 000~250 000单位。既可保持引流管通畅,又可防止胸膜或心包粘连或形成心包缩窄。

(6) 眼科应用:用于溶解眼内出血引起的前房血凝块。使血块崩解,有利于手术取出。常用量为5 000单位用2ml生理盐水配制冲洗前房。

六、特殊人群用药

1. 妊娠期　动物实验显示,1 000倍人用量的本品对雌性小鼠和大鼠生殖能力及胎儿均无损伤。长期用药无致癌性报道。尚未见有严格对照组在孕妇中用药的报道。因此,除非急需用本品,否则孕妇不用。

2. 哺乳期　本品能否从乳汁中排泄尚无报道。因此,哺乳期妇女慎用本品。

3. 肾功能损害　严重的肾功能不全患者禁用。

4. 肝功能损害　严重的肝功能不全患者禁用。

5. 其他人群　老年人:本品在老年患者中应用的安全性和有效性尚未见确切报道。但年龄>70岁者慎用。

七、药理学

1. 药效学及作用机制　本品直接作用于内源性纤维蛋白溶解系统,能催化裂解纤溶酶原成纤溶酶,后者不仅能降解纤维蛋白凝块,亦能降解血循环中的纤维蛋白原、凝血因子Ⅴ和凝血因子Ⅷ等,从而发挥溶栓作用。本品对新形成的血栓起效快、效果好。本品还能提高血管ADP酶活性,抑制ADP诱导的血小板聚集,预防血栓形成。本品在静脉滴注后,患者体内纤溶酶活性明显提高;停药几小时后,纤溶酶活性恢复原水平。但血浆纤维蛋白或纤维蛋白原水平的降低,以及它们的降解产物的增加可持续12~24小时。本品显示溶栓效应与药物剂量、给药的时间窗明显的相关性。

2. 药代动力学　本品在人体内药代动力学特点尚未完全阐明。本品静脉给予后经肝快速清除,血浆半衰期≤20分钟。少量药物经胆汁和尿液排出。肝硬化等肝功能受损患者其半衰期延长。

3. 药物不良反应　本品临床最常见的不良反应是出血倾向。以注射或穿刺局部血肿最为常见。其次为组织内出血,发生率为5%~11%,多轻微,严重者可致脑出血。

本品用于冠状动脉再通溶栓时,常伴随血管再通后出现房性或室性心律失常,发生率高达70%以上。须严密进行心电监护。

本品抗原性小,体外和皮内注射均未检测到诱导抗体生成。因此,过敏反应发生率极低。但有报告,曾用链激酶治疗的患者使用本品后少数人引发支气管痉挛、皮疹和发热。也可能会出现头痛、头重感、食欲缺乏、恶心、呕吐等胃肠症状。

4. 药物相互作用　本品与其他药物的相互作用尚无报道。鉴于本品为溶栓药,因此,影响血小板功能的药物,如阿司匹林、吲哚美辛、保太松等不宜合用。肝素和口服抗凝血药不宜与大剂量本品同时使用,以免出血危险增加。

八、注意事项

1. 禁用　①急性内脏出血、急性颅内出血患者;②陈旧性脑梗死患者;③近2个月内进行过颅内或脊髓内外科手术患者;④颅内肿瘤患者;⑤动静脉畸形或动脉瘤、血液凝固异常患者;⑥严重难控制的高血压患者。

相对禁忌证:延长的心肺复苏术、严重高血压、近4周内的外伤、3周内手术或组织穿刺、妊娠、分娩后10日内、活动性溃疡病及重症肝疾患。

2. 慎用　①近10日内分娩、进行过组织活检、静脉穿刺、大手术的患者;②严重胃肠道出血患者;③极有可能出现左心血栓的患者,如二尖瓣狭窄伴心房纤颤;④亚急性细菌性心内膜炎患者;⑤继发于肝肾疾病而有出血倾向或凝血障碍的患者;⑥脑血管病患者和糖尿病性出血性视网膜病患者。

3. 用药注意事项　应用本品前,应对患者进行血细胞比容、血小板计数、凝血酶时间(TT)、凝血酶原时间(PT)、激活的部分凝血激酶时间(APTT)及优球蛋白溶解时间(ELT)的测定。TT和APTT延长应小于2倍的范围。

用药期间应密切观察患者反应,如脉率、体温、呼吸频率和血压、出血倾向等,至少每 4 小时记录 1 次。如发现过敏症状,如皮疹、荨麻疹等应立即停用。

静脉给药时,要求穿刺一次成功,以避免局部出血或血肿。

动脉穿刺给药时,给药毕应在穿刺局部加压至少 30 分钟,并用无菌绷带和敷料加压包扎,以免出血。

本品不得用酸性溶液稀释,以免药效下降。

九、药物稳定性及贮藏条件

冻干粉制剂在 4~10℃保存。已配制的注射液在室温下(25℃)8 小时内使用;冰箱内(2~5℃)可保存 48 小时。

十、药物经济性评价

基本药物(注射用无菌粉末:25 万单位),医保甲类,《中国药典》(2020 年版)收载。

链　激　酶

一、药品名称

1. 英文名　Recombinant Streptokinase
2. 化学名　重组链激酶

二、药品成分

重组链激酶

三、剂型与规格

注射用重组链激酶　10 万单位

四、适应证及相应的临床价值

急性心肌梗死等血栓性疾病。
临床价值:首选。

五、用法用量

成人急性心肌梗死静脉溶栓治疗:①一般推荐本品 150 万单位溶解于 5%葡萄糖 100ml,静脉滴注 1 小时;②急性心肌梗死溶栓治疗应尽早开始,争取发病 12 小时内开始治疗;③对于特殊患者(如体重过低或明显超重),医师可根据具体情况适当增减剂量(2 万单位/kg);④本品应严格在临床医师的指导下用药;⑤急性心肌梗死溶栓治疗应尽早开始,争取发病 12 小时内开始治疗;⑥用本品治疗血管再通后,发生再梗塞,可用其他溶栓药;⑦用链激酶后 5 日至 12 个月内不能用重组链激酶。

六、特殊人群用药

1. 妊娠期　禁用。
2. 哺乳期　禁用。
3. 肾功能损害　严重的肾功能障碍患者禁用。
4. 肝功能损害　严重的肝功能障碍患者禁用。

七、药理学

1. 药效学及作用机制　注射用重组链激酶的成分为重组链激酶,重组链激酶与纤溶酶原以 1:1 分子比结合成复合物,然后把纤溶酶原激活成纤溶酶,纤溶酶催化血栓主要基质纤维蛋白水解,从而使血栓溶解、血管再通;同时重组链激酶的溶栓作用因纤维蛋白的存在而增强,因此重组链激酶能有效特异地溶解血栓或血块,能治疗以血栓形成为主要病理变化的疾病。

2. 药代动力学　静脉给药,进入体内后迅速分布全身,15 分钟后主要分布在肝(34%),肾(12%),胃肠(7.3%),在血浆中的浓度呈指数衰减。从血浆中的消除有快慢两个时相,半衰期分别为 5~30 分钟和 83 分钟,主要从肝经胆道排出,仍保留生物活性。

3. 药物不良反应

(1) 发热、寒战、恶心呕吐、肩背痛、过敏性皮疹;本品静脉滴注时可发生低血压,如血压下降应减慢滴注速度;过敏性休克罕见。轻度过敏反应不必中断治疗,重度过敏反应须立即停止静脉滴注。过敏反应可用抗组胺药物或激素处理。

(2) 出血:穿刺部位出血,皮肤瘀斑,胃肠道、泌尿道或呼吸道出血;重组链激酶用于急性心肌梗死溶栓治疗时,脑出血的发生率为 0.1%~0.3%。大出血时可用 6-氨基己酸,输新鲜血浆或全血。

(3) 其他反应:本品用于急性心肌梗死溶栓治疗时可出现再灌注心律失常,偶见缓慢心律失常、加速性室性自主性心律、室性期前收缩或室颤等;偶可引起溶血性贫血,黄疸及 GPT 升高;溶栓后可发生继发性栓塞,如肺栓塞、脑栓塞或胆固醇栓塞等。

4. 药物相互作用　与阿司匹林同时使用治疗急性心肌梗死具有良好的效果。同时事先使用抗凝血药或右旋糖酐,可增加出血危险。

八、注意事项

1. 禁用　①2 周内有出血、手术、外伤史、心肺复苏或不能实施压迫止血的血管穿刺等的患者;②近 2 周内有溃疡出血病史、食管静脉曲张、溃疡性结肠炎或出血性视网膜病变患者;③未控制的高血压,血压>180/110mmHg 以上或不能排除主动脉夹层动脉瘤患者;④凝血障碍及出血性疾病患者;⑤严重肝肾功能障碍患者;⑥二尖瓣狭窄合并心房颤动伴左房血栓者(溶栓后可能发生脑栓塞)、感染性心内膜炎患者;⑦对链激酶过敏患者。

2. 用药注意事项　本品使用前用 5%葡萄糖溶液溶解,溶解液应在 4~6 小时内使用。

九、药物稳定性及贮藏条件

2~8℃保存。

十、药物经济性评价

非基本药物,医保甲类。

西 洛 他 唑

一、药品名称

1. 英文名　Cilostazol
2. 化学名　6-[4-(1-环己基-1*H*-四氮唑-5-基)-丁氧基]-3,4-二氢喹诺酮

二、药品成分

西洛他唑

三、剂型与规格

西洛他唑片　50mg

四、适应证及相应的临床价值

1. 适用于治疗由动脉粥样硬化、大动脉炎、血栓闭塞性脉管炎、糖尿病所致的慢性动脉闭塞症。
2. 本品能改善肢体缺血所引起的慢性溃疡、疼痛、发冷及间歇跛行,并可用作上述疾病外科治疗(如血管成形术、血管移植术、交感神经切除术)后的补充治疗以缓解症状。

临床价值:首选。

五、用法用量

成人口服,每次 50～100mg,每日 2 次。年轻患者可根据症状必要时适当增加剂量。

六、特殊人群用药

1. 妊娠期　禁用。
2. 哺乳期　禁用。
3. 肾功能损害　严重肾功能不全的患者慎用。
4. 肝功能损害　严重肝功能不全的患者慎用。
5. 其他人群
(1) 儿童:婴幼儿服药的安全性未确立。
(2) 老年人:老年人生理功能低下,应注意药量。

七、药理学

1. 药效学及作用机制　本品为抗血小板药,通过抑制血小板及血管平滑肌内磷酸二酯酶活性,从而增加血小板及平滑肌内 cAMP 浓度、发挥抗血小板作用及血管扩张作用。本品抑制 ADP、肾上腺素、胶原及花生四烯酸诱导的血小板初期、二期聚集和释放反应,且呈剂量相关性。西洛他唑口服100mg对血小板体外聚集的抑制较相应量阿司匹林强 7～78 倍(阿司匹林对血小板初期聚集无效)。本品不干扰血管内皮细胞合成血管保护性前列环素,对慢性动脉闭塞患者,采用体积描记法显示本品能增加足、腓肠肌部位的组织血流量,使下肢血压指数上升、皮肤血流增加及四肢皮温升高,并改善间歇跛行。

2. 药代动力学　口服在肠内吸收,单次口服100mg,约3 小时血药浓度达到峰值(736.9μg/L),血清半衰期 $t_{1/2}$ 呈二相性,α 相为 2.2 小时,β 相为 18.0 小时。血浆蛋白结合率为95%,主要代谢产物为环氧化物和环羟化物,动物实验本品体内无蓄积性。主要分布于胃、肝、肾,而在中枢神经系统的分布比其他组织低。本品主要经肾及粪便排出,部分自胆汁排泄。

3. 药物不良反应　主要不良反应为头痛、头晕及心悸等,个别患者可出现血压偏高。其次为腹胀、恶心、呕吐、胃不适、腹痛等消化道症状。少数反应出现肝功能异常,尿频,尿素氮、肌酐及尿酸值异常。偶见过敏反应,包括皮疹、瘙痒。其他偶有白细胞减少、皮下出血、消化道出血、鼻出血、血尿、眼底出血等。

4. 药物相互作用　前列腺素 E_1 能与本品起协同作用,因增加细胞内环磷酸腺苷的含量而增强疗效。

八、注意事项

1. 禁用　出血性疾病患者(如血友病、毛细血管脆性增加性疾病、活动性消化性溃疡、血尿、咯血、子宫功能性出血等或有其他出血倾向者)。

2. 慎用　①口服抗凝血药或已服用抗血小板药物(如阿司匹林、噻氯匹定)者;②严重肝肾功能不全者;③有严重合并症,如恶性肿瘤患者;④白细胞减少者;⑤过敏体质,对多种药物过敏或近期有过敏性疾病者。

3. 用药注意事项　本品有升高血压的作用,服药期间应加强原有抗高血压的治疗。

九、药物稳定性及贮藏条件

室温保存,在有效期内使用。

十、药物经济性评价

非基本药物,医保乙类,《中国药典》(2020 年版)收载。

奥 扎 格 雷

一、药品名称

1. 英文名　Ozagrel
2. 化学名　(*E*)-3-(咪唑基-1-甲基)肉桂酸

二、药品成分

奥扎格雷钠

三、剂型与规格

奥扎格雷钠注射液　20mg

四、适应证及相应的临床价值

用于治疗急性血栓性脑梗死和脑梗死所伴随的运动障碍,及改善蛛网膜下腔出血手术后的脑血管痉挛收缩和并发脑缺血症状。

临床价值:首选。

五、用法用量

成人每次 40~80mg,溶于适当量电解质或 5% 葡萄糖溶液中,每日 1~2 次,24 小时连续静脉滴注,1~2 周为一个疗程。根据年龄、症状适当增减用量。

六、特殊人群用药

1. 妊娠期　孕妇或有可能孕妇慎用。
2. 肾功能损害　严重肾功能不全患者禁用。
3. 肝功能损害　严重肝功能不全患者禁用。
4. 其他人群
(1) 儿童:儿童慎用。
(2) 老年人:由于老年人生理功能低下,要慎重用药。

七、药理学

1. 药效学及作用机制　本品为血栓烷(TX)合酶抑制剂,能阻碍前列腺素 H_2(PGH$_2$)生成血栓烷 A_2(TXA$_2$),促使血小板所衍生的 PGH$_2$ 转向内皮细胞。内皮细胞用以合成 PGI$_2$,从而改善 TXA$_2$ 与前列腺素 PGI$_2$ 的平衡异常。理论上能抑制血小板的聚集和扩张血管作用。

本品能改善脑血栓急性期的运动障碍,改善脑缺血急性期的循环障碍及改善脑缺血时能量代谢异常。动物实验表明,静脉给药能降低血浆 TXB$_2$ 水平,6-Keto-PGF$_1$/TXB$_2$ 比值下降,对不同诱导剂所致血小板聚集均有抑制作用,对大鼠中脑动脉阻塞引起的脑梗死有预防作用。

本品对人血小板聚集的半数抑制浓度 IC$_{50}$ 较低。用自身血注入蛛网膜下腔出血模型的试验表明,本品持续注入静脉,具有抑制血中 TXB$_2$ 浓度及脑血管痉挛等作用。

2. 药代动力学　人单次静脉注射本品,在血中消失较快。血中主要成分除该药的游离形式外,还有其氧化体和还原体。本品代谢物几乎没有药理活性。本品连续静脉注谢时,2 小时内达到血浓稳定状态。本品大部分在 24 小时内排泄。动物试验未发现本品有蓄积性和毒性。

本品静脉滴注后,血药浓度-时间曲线符合二室开放模型,$t_{1/2}$ 为(1.22±0.44)小时,V_d 为(2.32±0.62)L/kg,AUC 为(0.47±0.08)g·h/nl。Cl 为(3.25±0.82)L/(h·g),受试者半衰期最长为 1.93 小时,血药浓度可测到停药后 3 小时。停药 24 小时,几乎全部药物经尿排出体外。

3. 药物不良反应
(1) 血液:由于有出血的倾向,要仔细观察,出现异常立即停止给药。
(2) 肝肾:偶有 GOT、GPT、BUN 升高。
(3) 消化系统:偶有恶心、呕吐、腹泻、食欲缺乏、胀满感。
(4) 过敏反应:偶见荨麻疹、皮疹等,发生时停止给药。
(5) 循环系统:偶有室上心律不齐、血压下降,发现时减量或终止给药。
(6) 其他:偶有头痛、发热、注射部位疼痛、休克及血小板减少等。
(7) 严重不良反应可出现出血性脑梗死、硬膜外血肿、脑内出血、消化道出血、皮下出血等。
4. 药物相互作用　本品与抗血小板聚集剂、血栓溶解剂及其他抗凝血药合用,可增强出血倾向,应慎重合用。

八、注意事项

1. 禁用　①对本品过敏者;②脑出血或脑梗死并出血者;③有严重心、肺、肝、肾功能不全者,如严重心律不齐;④有血液病或有出血倾向者;⑤严重高血压,收缩压超过 26.6kPa(即 200mmHg)以上者。
2. 用药注意事项　本品与抑制血小板功能的药物并用有协同作用,必须适当减量。本品避免与含钙溶液(林格溶液等)混合使用,以免出现白色混浊。

九、药物稳定性及贮藏条件

遮光,密闭保存。

十、药物经济性评价

非基本药物,医保乙类,《中国药典》(2020 年版)收载。

阿 昔 单 抗

一、药品名称

1. 英文名　Abciximab
2. 化学名　无

二、药品成分

阿昔单抗

三、剂型与规格

阿昔单抗静脉注射剂　5ml:20mg

四、适应证及相应的临床价值

适用于经皮穿刺冠状血管成形术或动脉粥样化切除术,为防止患者突然发生冠状血管堵塞引起心肌急性缺血的辅助治疗。

(1) 处于突然发生堵塞的高危患者,至少要伴有以下情况之一:①不稳定型心绞痛或无 Q 波心肌梗死;②在 12 小时内发作的急性 Q 波心肌梗死;③在扩张动脉时 II 型血管损伤;④至少 65 岁以上的妇女,在扩张动脉时 I 型血管损伤;⑤糖尿病患者扩张动脉时 I 型血管损伤或与 7 日内发生的心肌梗死有关的血管成形术。在这些情况下,本品与阿司匹林和肝素是必须使用的。

(2) 本品对正在进行的血管成形术有抗血栓形成的活性,并可预防血管再狭窄的发生。

临床价值:辅助。

五、用法用量

成人　剂量和给药方法:①如临床研究内描述,仅在同时给肝素和阿司匹林的情况下研究阿昔单抗的安全性和有效性;②PCI 失败的患者中,应停止持续输注阿昔单抗,因为在该情况下没有阿昔单抗有效性证据；③在不能通过压迫控制的严重出血事件中，应立即停用阿昔单抗和肝素；④成人中阿昔单抗的推荐剂量是 PCI 开始前 10～60 分钟静脉推注阿昔单抗 0.25mg/kg，接着连续输注 0.125μg/(kg·min)，最大 10μg/min，输注 12 个小时。

六、特殊人群用药

1. 妊娠期　未曾用阿昔单抗进行动物生殖研究。也不知道孕妇给阿昔单抗是否会引起胎儿危害或影响生殖能力。只有明确需求时才应给孕妇阿昔单抗。

2. 哺乳期　不知道此药是否分泌至人乳汁或服用后进入全身吸收。因为许多药物分泌至人乳汁，当阿昔单抗给哺乳期妇女时，应小心。

3. 其他人群　老年人：四个 Ⅲ 期研究总共 7 860 例患者中，2 933 例（37%）在 65 岁和以上，653 例（8%）在 75 岁和以上。65 岁至小于 75 岁患者与较年轻患者比较时，安全性或有效性无差别。临床经验不足以确定 75 岁或以上患者的反应是否不同于较年轻患者。

七、药理学

1. 药效学及作用机制　阿昔单抗和完整血小板 GP Ⅱb/Ⅲa 受体结合，受体属黏附受体整联蛋白（Integrin）家族成员，并是参与血小板聚集的血小板表面主要受体。阿昔单抗通过阻止纤维蛋白原，Von Willebrand 因子和其他黏附因子与活化血小板上的 GP Ⅱb/Ⅲa 受体位点结合。作用机制被认为涉及立体位阻和/或构象效应，阻断大分子与受体接近，而不是与 GP Ⅱb/Ⅲa 上的精氨酸-甘氨酸-天冬氨酸（RGD）结合位点的直接相互作用。

阿昔单抗以相似的亲和力与玻连蛋白受体（也称 αvβ3 整联蛋白）结合。玻连蛋白受体介导血小板促凝特性以及血管内皮和平滑肌细胞的增殖特性。体外研究中，用来自黑色素瘤的模型细胞株，阿昔单抗阻断 αvβ3 介导的效应，包括细胞黏附（$IC_{50}=0.34μg/ml$），此浓度在体外可阻断超过 80%GP Ⅱb/Ⅲa 受体。但高于体内治疗范围的浓度下，阿昔单抗比选定的单独抑制 GP Ⅱb/Ⅲa 的对比抗体，更有效阻断血小板激活后凝血酶生成的暴发。这些体外资料和临床有效性的相互关系不清楚。

阿昔单抗还和单核细胞及中性粒细胞上被激活的 Mac-1 受体结合。体外研究中，阿昔单抗和 7E3 IgG 阻断 Mac-1 受体功能，证据是抑制单核细胞黏附。此外，曾证明经阿昔单抗治疗的患者与对照患者相比，循环白细胞被激活 Mac-1 表达的程度和循环白细胞-血小板复合物的数量均减低。这些体外资料与临床有效性的相互关系不清楚。

2. 药代动力学　阿昔单抗浓度迅速减低，初期半衰期<10 分钟，而第 2 相半衰期约 30 分钟，很可能与迅速和血小板 GP Ⅱb/Ⅲa 受体结合有关。尽管阿昔单抗仍以血小板结合状态保留循环中 15 日以上，血小板功能一般 48 小时恢复。静脉推注 0.25mg/kg 剂量阿昔单抗，接着以 10μg/min 连续滴注［或按体重调整滴注量 0.125μg/(kg·min)至最大值 10μg/min］，滴注期间产生接近恒定的血浆游离浓度。输

注结束时，接近 6 小时内血浆游离浓度迅速下降然后以较慢速率降低。

3. 药物不良反应

（1）出血：阿昔单抗有增加出血危险的潜力，尤其是同时用抗凝血药，如肝素、其他抗凝血药或溶栓药物时。Ⅲ 期临床试验中按照心肌梗死研究组的溶栓标准，出血被分类为重要、次要或无意义。重大出血事件定义为颅内出血或血红蛋白减低大于 5g/dl。轻微出血事件包括自发性肉眼血尿、自发性呕血、观察到失血和血红蛋白减低超过 3g/dl，或血红蛋白至少减低 4g/dl 而未见确定出血部位。无意义出血定义是血红蛋白减低少于 3g/dl 或血红蛋白减低 3～4g/dl，又未观察到出血。接受输血患者，失血单位数是通过 Landefeld 等的方法估算的。

EPIC 试验中，未用体重调整，长期肝素给药方案，阿昔单抗治疗期间最常见并发症是前 36 小时出血、重大出血发生率、轻微出血和输注血液产品明显增加。重大出血发生率在阿昔单抗推注+输注组是 10.6%，而安慰剂组 3.3%。轻微出血阿昔单抗在推注+输注患者为 16.8%，而安慰剂组为 9.2%。大约 70% 的阿昔单抗治疗患者在腹股沟动脉穿刺部位有轻微出血。阿昔单抗治疗患者也有较高的胃肠道、生殖泌尿道、后腹膜部位和其他部位的重大出血事件发生率。在 CAPTURE 试验中出血发生率减低，而在 EPILOG 和 EPISTENT 试验中通过运用改良的给药方案和特殊的处理，进一步减低出血率。EPIC 和 CAPTURE 试验中的亚组分析显示非 CABG 主要出血在体重≤75kg 的阿昔单抗患者中更常见。EPICLOG 和 EPISTENT 试验中用体重调整的肝素给药，对阿昔单抗治疗患者中非 CABG 重大出血率，按体重亚组没有实质的差别。

EPIC 和 CAPTURE 试验中的亚组分析显示非 CABG 主要出血在体重≤75kg 的阿昔单抗患者中更常见。EPICLOG 和 EPISTENT 试验中用体重调整的肝素给药，对阿昔单抗治疗患者中非 CABG 重大出血率，按体重亚组没有实质的差别。

尽管数据有限，但阿昔单抗治疗接受 CABG 手术的患者不伴随过多重大出血（在 EPIC 中所有治疗组中范围是 3%～5%，而 CAPTURE、EPILOG 和 EPISTENT 试验中为 1%～2%）。某些出血时间延长患者，手术前接受输注血小板可纠正出血时间（见注意事项：血小板功能的恢复）。表 2-9 显示了 CAPTURE、EPICLOG 和 EPISTENT 试验中的重大出血、轻微出血和出血事件率。无意义出血事件率未包括在表 2-9 中。

用阿昔单抗期间罕见报道肺泡出血。表现为与阿昔单抗的使用紧密相关的下列情况：低氧血症，胸部 X 线检查肺泡浸润，咯血，或不能解释的血红蛋白下降。

（2）颅内出血和脑卒中：颅内出血和非出血性脑卒中的总发生率在所有四项研究中无明显差别，在安慰剂组 9/3 023 而阿昔单抗治疗患者为 15/4 680。颅内出血发生率安慰剂组 3/3 023 而阿昔单抗患者为 7/4 680。

（3）血小板减少症：临床试验中用阿昔单抗治疗患者比用安慰剂治疗患者可能更易发生血小板计数减低。

表 2-9 经皮冠状动脉干预(EPILOG、EPISTENT 和 CAPTURE)试验中非 CABG 出血[出血患者数(%)]

EPILOG 和 EPISTENT:

	安慰剂[c] $n=1\ 748$	阿昔单抗与低剂量肝素[d] $n=2\ 525$	阿昔单抗与标准剂量肝素[e] $n=918$
重大[a]	18(1.0)	21(0.8)	17(1.9)
轻微	46(2.6)	82(3.2)	7(0.8)
需要输血[b]	15(0.9)	13(0.5)	7(0.8)

CAPTURE

	安慰剂[f] $n=635$		阿昔单抗[f] $n=630$
重大[a]	12(1.9)		24(3.8)
轻微	13(2.0)		30(4.8)
需要输血[c]	9(1.4)		15(2.4)

注:
[a]:有 1 种分类以上出血的患者按照最严重分类只被计数为 1 种。在相同类别种有多种出血事件也在该类别内计数 1 次。
[b]:患者有重要的非 CABG 出血接受浓缩红细胞或输全血。
[c]:标准剂量肝素有或无支架(EPILOG 和 EPISTENT)。
[d]:低剂量肝素有或无支架(EPILOG 和 EPISTENT)。
[e]:标准剂量肝素(EPILOG)。
[f]:标准剂量肝素(CAPTURE)。

EPILOG 和 EPISTENT 试验中,用阿昔单抗+低剂量肝素治疗患者中有任何血小板减少的患者(血小板计数低于 100 000 个/μl)比例范围 2.5%~3.0%。严重血小板减少发生率(血小板计数低于 50 000 个/μl)范围 0.4%~1.0%,而分别有 0.9%~1.1%需要输注血小板。安慰剂+标准剂量肝素治疗患者中观察到稍低的发生率。EPIC 和 CAPTURE 试验用阿昔单抗+较长时间肝素,患者有较高的发生率。2.6%~5.2%的患者有血小板减少症,0.9%~1.7%患者有严重血小板减少症;2.1%~5.5%的患者需输注血小板。

在 1 个接受第 2 次或随后使用阿昔单抗的再次给药注册研究中,任何程度血小板减少的发生率是 5%,严重血小板减少的发生率(<20 000 个/μl)是 2%。引起血小板减少症危险性增加的因素是对既往阿昔单抗用药的血小板减少症,30 日内再次给药和再次给药前 HACA 阳性。

在 14 例与先前暴露于阿昔单抗有关的血小板减少症患者中,7 例(50%)复发。在 130 例间隔 30 日或更短时间再次给药的患者,发生血小板减少 25 例(19%),其中 19 例发生严重血小板减少症。在 71 例基线时 HACA 阳性的患者中 11 例(15%)发生血小板减少症,其中严重减少 7 例。

其他不良反应:表 2-10 显示除出血和血小板减少症外,EPIC、EPILOG 和 CAPTURE 试验联合推注+输注组中发生率比安慰剂治疗大于 0.5%的不良反应。

(4)心血管系统:室性心动过速(1.4%),假性动脉瘤(0.8%),心悸(0.5%),动静脉瘘(0.4%),不完全性房室传导阻滞(0.3%),结性心律失常(0.2%),完全性房室传导阻滞(0.1%),栓塞(肢体)(0.1%);血栓性静脉炎(0.1%)。

表 2-10 在 EPIC,EPILOG 和 CAPTURE 试验中治疗患者中的不良反应[患者数(%)]

事件	安慰剂 ($n=2\ 226$)	推注+输注 ($n=3\ 111$)
心血管系统		
低血压	230(10.3)	447(14.4)
心动过缓	79(3.5)	140(4.5)
胃肠系统		
恶心	255(11.5)	423(13.6)
呕吐	152(6.8)	226(7.3)
腹痛	49(2.2)	97(3.1)
其他		
背痛	304(13.7)	546(17.6)
胸痛	122(5.5)	200(6.4)
头痛		
穿刺部位疼痛	28(2.6)	113(3.6)
外周水肿	25(1.1)	49(1.6)

(5)胃肠道系统:消化不良(2.1%),腹泻(1.1%),肠梗阻(0.1%),胃食管反流(0.1%)。

(6)血液和淋巴系统:贫血(1.3%),白细胞增多(0.5%),瘀斑(0.2%)。

(7)神经系统:眩晕(2.9%),焦虑(1.7%),异常思想

(0.5%),激动(0.7%),感觉迟钝(0.6%),混乱(0.5%),肌肉收缩(0.4%),昏迷(0.2%),张力亢进(0.2%),复视(0.1%)。

(8) 呼吸系统:肺炎(0.4%),啰音(0.4%),胸膜渗出(0.3%),支气管炎(0.3%),支气管痉挛(0.3%),胸膜炎(0.2%),肺栓塞(0.2%),打鼾(0.1%)。

(9) 肌肉骨骼系统:肌痛(0.2%)。

(10) 泌尿生殖系统:尿潴留(0.7%),排尿困难(0.4%),肾功能异常(0.4%),尿频(0.1%),膀胱痛(0.1%),尿失禁(0.1%),前列腺炎(0.1%)。

(11) 其他:疼痛(5.4%),出汗增加(1.0%),衰弱(0.7%),切口疼痛(0.6%),瘙痒(0.5%),异常视力(0.3%),水肿(0.3%),伤口(0.2%),脓肿(0.2%),蜂窝织炎(0.2%),外周畏寒(0.2%),注射部位疼痛(0.1%),口干(0.1%),苍白(0.1%),糖尿病(0.1%),高钾血症(0.1%),腹部肿大(0.1%),大疱疹(0.1%),炎症(0.1%),药物中毒(0.1%)。

(12) 免疫原性:如其他所有治疗性蛋白一样而存在免疫原性的潜能。EPIC、EPICLOG 和 CAPTURE 试验中接受首次暴露阿昔单抗患者发生 HACA 阳性反应约为 5.8%。未观察到阿昔单抗治疗增加过敏或变态反应。

在一项阿昔单抗再次给药的研究中,再次给药前 HACA 总阳性率 6%,而在再次给药后增至 27%。36 例接受更多阿昔单抗暴露的受试者中,16 例受试者观察到 HACA 阳性(44%)。没有报道严重过敏反应或变态反应。HACA 阳性状态与血小板减少危险增加有关。数据反映了采用 ELISA 法时检查结果考虑为抗阿昔单抗抗体阳性患者的百分数,而且高度依赖于测定的灵敏性和特异性。此外,观察到的抗体阳性发生率,可能受几种因素影响,包括样品处理、采样时间、同时用药和潜在疾病。由于这些原因,将抗阿昔单抗抗体的发生率与抗其他产品抗体的发生率进行对比可能会产生误导。

4. 药物相互作用　未曾进行阿昔单抗正式的药物相互作用研究,缺血性心脏病患者曾在阿昔单抗治疗的同时,使用治疗心绞痛、心肌梗死和高血压的多种药物。这些药物包括肝素、华法林、β肾上腺能受体拮抗剂、钙通道阻滞剂、血管紧张素转换酶抑制剂、静脉和口服硝酸酯类、噻氯匹定和阿司匹林。肝素、其他抗凝血药、溶栓药物和抗血小板药物伴随出血增加。有 HACA 滴度患者用其他诊断或治疗性单抗时可能发生变态反应或过敏反应。

八、注意事项

1. 禁用　因为阿昔单抗可增加出血的危险。在以下临床情况禁忌用药:①活动性内出血;②最近 6 周内发生有临床意义的胃肠道或泌尿生殖道出血;③2 年内有脑血管意外史(CVA)或有意义的神经缺陷残疾;④出血体质;⑤7 日内曾给口服抗凝剂,除非凝血酶原时间控制在≤对照值 1.2 倍内;⑥血小板减少症(<100 000 个/μl);⑦近 6 周内行大手术或创伤;⑧颅内肿瘤,动静脉畸形或动脉瘤;⑨严重不能控制的高血压;⑩推测和证实的血管炎史;⑪在经皮冠状动

脉干预前使用或干预期间意向用静脉右旋糖苷;⑫已知对产品中任何成分或对鼠源蛋白超敏的患者也禁忌用阿昔单抗。

2. 用药注意事项

(1) 肠道外药物产品在给药前应观察有无颗粒物质。不能用含混悬颗粒的阿昔单抗制剂。

(2) 蛋白溶液如阿昔单抗,应该随时预见过敏反应的发生。应备有肾上腺素、多巴胺、茶碱、抗组胺和皮质激素。如出现过敏反应或变态反应症状,应停止输注和给适当治疗。

(3) 同所有肠道外药物产品,在给阿昔单抗时应采用无菌操作。

(4) 注射器抽取需要的阿昔单抗静脉推注量。用消毒、无热原、低蛋白结合的 0.2μm 或 0.5μm 注射器滤膜过滤推注(Millipore SLGV025LS 或 SLSV025LS 或等同物)。

(5) 注射器抽取需要的阿昔单抗持续输注量。将所需药物注入含无菌 0.9%盐水注射或 5%葡萄糖的适当容器,并通过持续输注泵按所计算的速度输注。应该在混合时使用无菌、无致热原、低蛋白结合的 0.2μm 或 0.5μm 注射器滤膜(Millipore SLGV025LS 或 SLSV025LS 或等同物)滤过持续输注的药物;或在给药时使用管道内无菌、无热原、低蛋白结合率的 0.2μm 或 0.22μm 滤膜(Abbott 4524 或等同物)进行过滤给药。输注结束时丢弃未使用部分。

(6) 静脉输注液或常用心血管药物未显示不兼容性。然而在给阿昔单抗时应尽可能使用单独的静脉通路,并且不与其他药物混合。

(7) 未观察到与玻璃瓶或聚氯乙烯袋和给药套装的不兼容性。

九、药物稳定性及贮藏条件

本品应冷藏,但不可冻结或振摇。

十、药物经济性评价

非基本药物,非医保。

替 罗 非 班

一、药品名称

1. 英文名　Tirofiban
2. 化学名　*N*-(正丁基磺酰基)-*O*-[4-(4-哌啶基)丁基]-

二、药品成分

替罗非班

三、剂型与规格

替罗非班注射液　50ml:12.5mg

四、适应证及相应的临床价值

盐酸替罗非班注射液与肝素联用:①适用于不稳定型

心绞痛或无 Q 波心肌梗死患者,预防心脏缺血事件;②适用于冠脉缺血综合征患者进行冠脉血管成形术或冠脉内斑块切除术,以预防与治疗冠脉突然闭塞有关的心脏缺血并发症。

临床价值:首选。

五、用法用量

成人

(1) 小瓶装盐酸替罗非班注射液使用前必须稀释,本品仅供静脉使用,需用无菌设备。本品可与肝素联用从同一液路输入。建议用有刻度的输液器输入本品。必须注意避免长时间负荷输入。还应注意根据患者体重计算静脉推注剂量和滴注速率。临床研究中的患者除有禁忌证外,均服用了阿司匹林。

(2) 不稳定型心绞痛或无 Q 波心肌梗死:盐酸替罗非班注射液应与肝素联用由静脉输注,起始 30 分钟滴注速率为 0.4μg/(kg·min),起始输注量完成后,继续以 0.1μg/(kg·min) 的速率维持滴注。盐酸替罗非班注射液使用前必须先稀释。在验证疗效的研究中,本品与肝素联用滴注一般至少持续 48 小时,并可达 108 小时。患者平均接受本品 71.3 小时。

(3) 在血管造影术期间可持续滴注,并在血管成形术/动脉内斑块切除术后持续滴注 12~24 小时。当患者激活凝血时间小于 180 秒或停用肝素后 2~6 小时应撤去动脉鞘管。血管成形术/动脉内斑块切除术对于血管成形术/动脉内斑块切除术患者开始接受本品时,本品应与肝素联用由静脉输注,起始推注剂量为 10μg/kg,在 3 分钟内完成,而后以 0.15μg/(kg·min) 的速率维持滴注。盐酸替罗非班注射液使用前必须先稀释。本品维持量滴注应持续 36 小时。此后,停用肝素。如果患者激活凝血时间小于 180 秒应撤掉动脉鞘管。

(4) 严重肾功能不全患者:对于严重肾功能不全的患者(肌酐清除率小于 30ml/min),本品的剂量应减少 50%。

(5) 其他患者:对于老年患者或女性患者不推荐调整剂量。

(6) 使用说明:如果溶液和容器允许的话,胃肠道外药品在使用之前应肉眼检查颗粒及变色。小瓶装盐酸替罗非班注射液使用前必须稀释。由盐酸替罗非班注射液配制输注溶液的说明:从 250ml 的无菌生理盐水或 5% 的葡萄糖溶液中抽出 50ml,然后注入 50ml 的本品,得到的浓度为 50μg/ml。在使用前要充分混匀。根据适当剂量给药。任何尚未使用的静脉溶液都应丢弃。本品可以与下列注射药物在同一条静脉输注线中使用,如硫酸阿托品、多巴酚丁胺,多巴胺、盐酸肾上腺素、呋塞米、利多卡因,盐酸咪达唑仑、硫酸吗啡、硝酸甘油、氯化钾、盐酸普萘洛尔及法莫替丁。但是本品不能与地西泮在同一条静脉输液线中使用。

六、特殊人群用药

1. **妊娠期**　根据对孕妇尚没有进行适当且对照良好的研究。在妊娠期间本品只可用于已证明对胎儿潜在的益处大于潜在的危险时。

2. **哺乳期**　尚不知本品是否从人的乳汁排泌。因许多药物可以排泌到人乳汁中,而且可能对哺乳的婴儿产生不良反应,所以要根据此药对母亲的重要性来决定是中断哺乳还是中断药物治疗。

3. **肾功能损害**　在血浆肌酐清除率<30ml/min 的患者包括需要血液透析的患者中,替罗非班的血浆清除率降低到有临床意义的程度(>50%)。替罗非班可以通过血液透析清除。

4. **肝功能损害**　在轻中度肝功能不全患者中,替罗非班的血浆清除率与健康人没有明显差别。

5. **其他人群**　老年人:与老年临床研究中,本品对老年患者(≥65 岁)的有效性与对年轻患者(<65 岁)的相似。老年患者接受本品和肝素联合治疗或者肝素单独治疗比年轻患者有较高的出血发生率。不考虑年龄因素,接受本品与肝素联用治疗的患者与单独应用肝素的患者相比其出血危险性的增加相似。非出血性不良事件的总发生率在老年患者要高一些(与年轻患者相比),但在老年患者中,本品与肝素联合治疗和肝素单独治疗相比,非出血性不良事件的发生率相似。不需要调整剂量。

七、药理学

1. **药效学及作用机制**　血小板激活、黏附和聚集是粥样斑块破裂表面动脉血栓形成的关键性起始步骤,血栓形成是急性冠脉缺血综合征即不稳定型心绞痛及心肌梗死以及冠脉血管成形术后心脏缺血性并发症的主要病理生理学问题。盐酸替罗非班是一种非肽类的血小板糖蛋白 Ⅱb/Ⅲa 受体拮抗剂,该受体是与血小板聚集过程有关的主要血小板表面受体。盐酸替罗非班阻止纤维蛋白原与糖蛋白 Ⅱb/Ⅲa 结合,因而阻断血小板的交联及血小板的聚集。体外试验显示,盐酸替罗非班可抑制二磷酸腺苷(ADP)诱导的血小板聚集及延长健康人与冠心病患者的出血时间(BT),这表明盐酸替罗非班可强效抑制血小板功能。抑制的时间与药物的血浆浓度相平行。停用盐酸替罗非班注射液后,血小板功能迅速恢复到基线水平。盐酸替罗非班注射液以 0.15μg/(kg·min) 的速度输注 4 小时,与阿司匹林合用可近乎最大程度地抑制血小板聚集,对延长出血时间有轻度的相加作用。在不稳定型心绞痛患者,盐酸替罗非班静脉两步输注方案[在肝素及阿司匹林应用条件下负荷输入 0.4μg/(kg·min)30 分钟,而后 0.1μg/(kg·min)48 小时],于输注期间可以抑制体外 ADP 诱导的血小板聚集约 90% 以及延长出血时间 2.9 倍。在 30 分钟负荷输注时可迅速抑制并在输注期间保持这种抑制程度。在冠脉血管成形术患者中应用盐酸替罗非班,两步静脉输注方案[负荷推注 10μg/kg 5 分钟,而后维持输注 0.15μg/(kg·min)16~24 小时],与肝素及阿司匹林联用,几乎对所有患者都可达到抑制体外 ADP 诱导的血小板聚集大于 90%。5 分钟推注并维持输注可快速达到近乎最大程度的抑制。停止输注本品后,血小板功能迅速恢复到基线水平。

2. **药代动力学**　在 0.01~25μg/ml 的浓度范围内,替罗非班与血浆蛋白结合率不高。其结合率与药物浓度无关。人体血浆中不结合部分为35%。替罗非班的稳态分布容积范围为22~42L。替罗非班可以通过大鼠及兔的胎盘。分析以^{14}C标记替罗非班在尿液及粪便中的代谢产物情况,表明其放射性主要来自未改变的替罗非班,循环血浆放射性主要来自未改变的替罗非班(用药后达10小时)。这些资料提示替罗非班的代谢有限。在健康人中以^{14}C标记替罗非班给一次静脉剂量后,从尿液中可发现放射性66%而在粪便中为23%。总的放射性发现约为91%。替罗非班主要从尿路及胆道排出。在健康人中替罗非班血浆清除率范围从213~314ml/min。肾清除率占血浆清除率的39%~69%。半衰期范围为1.4~1.8小时。在冠心病患者中替罗非班血浆清除率范围从152~267ml/min。肾清除率占血浆消除率的39%,半衰期范围为1.9~2.2小时。在大鼠中,替罗非班可泌入乳汁。

患者的药代动力学特点为①性别:冠心病患者中替罗非班的血浆清除率男女相似。②老年人:年龄>65岁的老年冠心病患者比≤65岁较年轻患者的替罗非班血浆消除率约低19%~26%。③种族:不同种族患者未见血浆清除率有差异。④肝功能不全:在轻中度肝功能不全患者中,替罗非班的血浆清除率与健康人没有明显差别。⑤肾功能不全:在血浆肌酐清除率<30ml/min的患者包括需要血液透析的患者中,替罗非班的血浆清除率降低到有临床意义的程度(>50%)。替罗非班可以通过血液透析清除。

3. 药物不良反应

(1) 本品与肝素和阿司匹林联合治疗时,与药物有关的最常见不良事件是出血(研究者的报告通常是渗出或轻度出血)。

在PRISM-PLUS(血小板受体抑制对缺血综合征的治疗限于有不稳定的症状和体征的患者)和RESTORE(替罗非班对结果和再狭窄的随机疗效研究)研究中用TIMI标准判定的严重和轻度出血的发生率如下。在PRISM-PLUS研究中本品与肝素联合治疗组或对照组(接受肝素治疗)均未报告有颅内出血。在RESTORE研究中颅内出血的发生率在本品与肝素联合治疗组为0.1%,而对照组(接受肝素治疗)为0.3%。在PRISM-PLUS研究中,腹膜后出血的发生率在本品与肝素联合治疗组和对照组分别为0%和0.1%。在RESTORE研究中,腹膜后出血的发生率在替罗非班与肝素联合治疗组和对照组分别为0.6%和0.3%。接受本品与肝素联合治疗或肝素单独治疗的女性和老年患者分别较男性和年轻患者有较高的出血并发症发生率。不考虑年龄和性别因素,接受本品和肝素联合治疗的患者与肝素单独治疗的患者相比,其出血的危险性增加相似。对这些人群不需调整剂量接受本品和肝素联合治疗的患者较对照组更易出现血小板计数下降。这种下降在中断本品治疗后可以逆转。血小板下降到小于90×10^9/L的患者百分比为1.5%。血小板下降到小于50×10^9/L的患者百分比为0.3%。血小板下降见于无血小板减少症病史并再次使用血小板糖蛋白Ⅱb/Ⅲa受体拮抗剂的患者。在本品和肝素联合治疗组最常见的(发生率大于1%)与药物相关的非出血性不良反应

有恶心(1.7%)、发热(1.5%)和头痛(1.1%);在对照组中它们的发生率分别为1.4%、1.1%和1.2%。在临床研究中不良反应的发生率在不同的种族、有无高血压、糖尿病或高胆固醇血症的患者中通常是相似的。非出血性不良事件的总发生率在女性患者(与男性患者相比)和老年患者(与年轻患者相比)中较高。但是,这些患者的非出血性不良事件的发生率在本品与肝素联合治疗组和肝素单独治疗组是相似的。

(2) 以下不良反应在上市后也有报道。①出血:颅内出血、腹膜后出血、心包积血、肺(肺泡)出血和脊柱硬膜外血肿。致命性出血罕见。②全身:急性和/或严重血小板计数减少可伴有寒战、轻度发热或出血并发症。③超敏感性:严重变应性反应包括过敏性反应在替罗非班输注第一天,初次治疗时以及再次使用时均有过敏性病例发生的报道。

(3) 有些病例伴有严重的血小板减少症(血小板计数10×10^9/L)。

在TAGET试验(替罗非班与阿昔单抗有效性对比试验)中,采用TIMI标准,AGGRASTAT治疗患者出现大出血的总体发生率并不显著高于活性药物对照组。在TAGET试验中,患者接受阿司匹林(除非禁忌)和肝素治疗。在该试验中,采用TIMI标准,AGGRASTAT组出现大出血的发生率为0.9%,阿昔单抗组为0.7%。采用TIMI标准,AGGRASTAT组出现少量出血的发生率为2.8%,阿昔单抗组为4.3%。AGGRASTAT组出现颅内出血的发生率为0.04%,阿昔单抗组为0.04%。AGGRASTAT组和阿昔单抗组报告的腹膜后出血发生率分别为0.46%和0.25%。AGGRASTAT治疗患者接受输血的百分比为1.3%,阿昔单抗治疗患者接受输血的百分比为1.7%。实验室化验结果接受本品与肝素联合治疗的患者最常见的实验室不良事件与出血相关。发现有血红蛋白、血细胞比容和血小板计数下降,也可见尿和大便隐血增加。

4. 药物相互作用　对于本品与阿司匹林和肝素的相互作用已进行了研究。本品与肝素和阿司匹林联用时,比单独使用肝素和阿司匹林出血的发生率增加。当本品与其他影响止血的药物(如华法林)合用时应谨慎。

在临床研究中本品已与β受体拮抗剂、钙通道阻滞剂、非甾体抗炎药(NSAID)及硝酸酯类联用,未见有临床意义的不良相互作用。在PRISM研究(血小板受体抑制对缺血综合征的治疗)一个亚组的患者(n=762)中,接受下列药物之一的患者的替罗非班血浆清除率与未接受这些药物的患者的血浆消除率相似。这些药物对替罗非班的血浆清除率没有具临床意义的相互作用。这些药物是普萘洛尔、对乙酰氨基酚、阿普唑仑、氨氯地平、阿司匹林、阿替洛尔、溴西泮、卡托普利、地西泮、地高辛、地尔硫草、多库酯钠、依那普利、呋塞米、格列本脲、肝素、胰岛素、异山梨酯、左旋甲状腺素、劳拉西泮、洛伐他汀、甲氧氯普胺、美托洛尔、吗啡、硝苯地平、硝酸酯类、奥美拉唑、奥沙西泮、氯化钾、普萘洛尔、雷尼替丁、辛伐他汀、硫糖铝和替马西泮。

八、注意事项

1. 禁用　①对其任何成分过敏的患者禁用;②由于抑制血小板聚集可增加出血的危险,所以本品禁用于有活动性内出血、颅内出血史、颅内肿瘤、动静脉畸形及动脉瘤的患者;③禁用于那些以前使用本品出现血小板减少的患者。

2. 慎用　本品应慎用于下列患者近期(1年内)出血,包括胃肠道出血或有临床意义的泌尿生殖道出血已知的凝血障碍、血小板异常或血小板减少病史、血小板计数小于$150×10^9/L$、1年内的脑血管病史、1个月内的大的外科手术或严重躯体创伤史,近期硬膜外的手术病史、症状或检查结果为壁间动脉瘤严重的未控制的高血压(收缩压大于180mmHg和/或舒张压大于110mmHg),急性心包炎,出血性视网膜病,慢性血液透析出血的预防。因为本品抑制血小板聚集,所以与其他影响止血的药物合用时应当谨慎。

3. 用药注意事项

(1) 如果溶液和容器允许的话,胃肠道外药品在使用之前应肉眼检查颗粒及变色。

(2) 小瓶装盐酸替罗非班注射液使用前必须稀释。由盐酸替罗非班注射液配制输注溶液的说明:从250ml的无菌生理盐水或5%的葡萄糖溶液中抽出50ml,然后注入50ml的本品,得到的浓度为50μg/ml。任何尚未使用的静脉溶液都须丢弃。

(3) 本品可以与下列注射药物在同一条静脉输注线中使用,如硫酸阿托品、多巴酚丁胺,多巴胺、盐酸肾上腺素、呋塞米、利多卡因、盐酸咪达唑仑、硫酸吗啡、硝酸甘油、氯化钾、盐酸普萘洛尔及法莫替丁。但是本品不能与地西泮在同一条静脉输液线中使用。

九、药物稳定性及贮藏条件

避光保存于15~30℃之间,不要冷冻。

十、药物经济性评价

非基本药物,医保乙类。

依 替 巴 肽

一、药品名称

英文名　Eptifibatide

二、药品成分

依替巴肽

三、剂型与规格

依替巴肽注射液　10ml:20mg

四、适应证及相应的临床价值

用于治疗急性冠状动脉综合征(不稳定型心绞痛/非ST段抬高心肌梗死),包括将接受药物治疗或拟行经皮冠状动脉介入术(PCI)的患者。

临床价值:次选。

五、用法用量

成人

(1) 依替巴肽的安全性和有效性已在伴随使用肝素和阿司匹林的临床研究中得以确定。

1) 对于肾功能正常的急性冠状动脉综合征患者,推荐的依替巴肽成人剂量是诊断后及早快速静脉推注180μg/kg,继之持续静脉输注2.0μg/(kg·min),直至出院或开始行冠状动脉旁路移植术(CABG)手术,治疗总时程可达72小时。如患者在用依替巴肽时准备接受经皮冠状动脉介入术(PCI),则静脉输注应持续至出院或PCI术后18~24小时(以短者为准),治疗总时程可达96小时。

2) 肌酐清除率<50ml/min但不依赖透析的肾功能不全患者、对于肌酐清除率<50ml/min(使用Cockroft-Gault公式计算)的急性冠状动脉综合征患者,推荐的依替巴肽成人剂量是诊断后及早快速静脉推注180μg/kg,继之立即持续静脉输注1.0μg/(kg·min)。根据患者实际体重采用Cockroft-Gault公式计算肌酐清除率(Ccr):

$$男性:\frac{(140-年龄)(体重/kg)}{72(血清肌酐)}$$

$$女性:\frac{(140-年龄)(体重/kg)×0.85}{72(血清肌酐)}$$

3) 行冠状动脉旁路移植术的患者在手术前应该停止静脉输注依替巴肽。

4) 需用溶栓剂治疗的患者应停用依替巴肽。

(2) 阿司匹林和肝素推荐剂量:在显示依替巴肽有效的临床研究中,大多数患者伴随使用阿司匹林和肝素。

推荐剂量为①阿司匹林:75~300mg,口服,每日1次,治疗初始即可给药;②肝素:药物治疗期间目标为APTT值50~70秒。PCI期间目标为ACT值200~300秒。PCI术后不建议使用肝素。

(3) 用法说明

1) 如其他胃肠外用药物一样,给药前应检查依替巴肽注射液内是否含有颗粒物质和颜色改变。

2) 依替巴肽注射液可与阿替普酶、阿托品、多巴酚丁胺、肝素、利多卡因、哌替啶、美托洛尔、咪达唑仑、吗啡、硝酸甘油或维拉帕米经同一静脉通路给药,但不可与呋塞米经同一静脉通路给药。

3) 依替巴肽注射液可与0.9%NaCl或0.9%NaCl/5%葡萄糖溶液经同一静脉通路给药,输液内可含有最高达60mmol/L的氯化钾。未观察到依替巴肽与静脉给药装置间存在配伍禁忌。

4) 依替巴肽从10ml包装瓶抽到注射器里,用于静脉推注。

5) 依替巴肽静脉推注给药后,要立即持续输注。在使用输液装置输注给药时,3瓶10ml依替巴肽注射液抽到50ml的0.9%NaCl或0.9%NaCl/5%葡萄糖注射液中,摇匀后,用于静脉输注。

(4)依替巴肽的用药量要根据患者的体重而定。患者的用药量如下表(表2-11)所示:

表2-11　依替巴肽的用药剂量表

患者体重/kg	180μg/kg; 2mg/ml	2.0μg/ (kg·min); 0.75mg/ml	1.0μg/ (kg·min); 0.75mg/ml
37~41	3.4ml	6.0ml/h	3.0ml/h
42~46	4.0ml	7.0ml/h	3.5ml/h
47~53	4.5ml	8.0ml/h	4.0ml/h
54~59	5.0ml	9.0ml/h	4.5ml/h
60~65	5.6ml	10.0ml/h	5.0ml/h
66~71	6.2ml	11.0ml/h	5.5ml/h
72~78	6.8ml	12.0ml/h	6.0ml/h
79~84	7.3ml	13.0ml/h	6.5ml/h
85~90	7.9ml	14.0ml/h	7.0ml/h
91~96	8.5ml	15.0ml/h	7.5ml/h
97~103	9.0ml	16.0ml/h	8.0ml/h
104~109	9.5ml	17.0ml/h	8.5ml/h
110~115	10.2ml	18.0ml/h	9.0ml/h
116~121	10.7ml	19.0ml/h	9.5ml/h
>121	11.3ml	20.0ml/h	10.0ml/h

六、特殊人群用药

1. 妊娠期　妊娠等级为B级。鼠和兔子实验显示,依替巴肽对胚胎没有明显影响,但是,在人类中缺乏足够的且对照良好的数据。因为动物实验并不能完全预测人类实验,所以依替巴肽只在明确需要的孕妇中使用。

2. 哺乳期　因为尚不知晓依替巴肽是否通过乳汁排泄,因为许多药物通过乳汁排泄,所以在哺乳期妇女中使用依替巴肽时应该小心。

3. 肾功能损害　中度到重度肾功能不全的患者(肌酐清除率<50ml/min 应用 Cockcroft-Gault 公式计算)。药物清除率下降50%,血药浓度增加一倍。

4. 其他人群　当给予相同剂量的时候,老年人呈现出更高的血浆药物浓度和更低的药物清除率。

七、药理学

1. 药效学及作用机制　依替巴肽通过阻止纤维蛋白,血管假性血友病因子以及其他胶配体与 GPⅡb/Ⅲa 的结合来可逆性抑制血小板的聚集。当静脉注射使用时,依替巴肽对体外的血小板聚集是呈剂量和浓度依赖性的。停止依

替巴肽的注射,抗血小板聚集作用可逆;通常认为这是因为依替巴肽的解离引起的。

2. 药代动力学　狒狒的依替巴肽注射的体外抗血小板聚集作用呈现出剂量依赖性,当注射速率超过 5.0μg/(kg·min) 的时候达到了完全的抗血小板聚集作用。在狒狒模型中,阿司匹林和肝素都很难驾驭,但依替巴肽可以适度的延长了出血时间(2~3倍),抑制血小板的聚集。在狗的实验中,血小板聚集只在静脉注射的时候发挥作用,在 2.0μg/(kg·min) 的时候达到完全阻止。这个注射剂量完全阻止了犬类因急性冠脉损伤引起的冠状动脉血栓。

人类的药动学数据从健康受试者,不稳定型心绞痛,非ST段抬高心肌梗死,以及经皮冠状动脉治疗的患者中获取。健康受试者均为男性,而患者受试者中包含约 1/3 的女性,在这些实验中,依替巴肽抑制由于 ADP 以及其他拮抗剂引起的体外血小板聚集的作用呈现出剂量和浓度的依赖性。当静脉注射了 180μg/kg 的剂量后,依替巴肽的作用立刻呈现。ESPRIT 试验中依替巴肽剂量对血小板聚集的影响并没有被研究。

单独静脉注射时,依替巴肽对凝血酶原时间和活化的凝血酶原时间没有可检测到的影响。

依替巴肽的药动学参数在男性和女性以及不同年龄组之间没有显著影响。人种之前的差别并没有被研究。

依替巴肽的药效学参数在 90~250μg/kg 范围内呈现线性和剂量相关性,注射速度为 0.5~3.0μg/(kg·min),血浆清除半衰期为 2.5 小时,单剂量 180μg/kg 的注射联合静脉滴注可以达到早期的峰值水平,在达到稳定期(4~6小时)会有一个小幅度的下降。小幅度的下降可以通过 10 分钟后再次静脉注射 180μg/kg 的剂量。依替巴肽的人体血浆结合率约为 25%。冠状动脉疾病的患者的血浆清除率为 55ml/(kg·h)。在健康受试者中,约 50% 的药物从以尿液的形式肾中清除出去,从尿液中排泄出去的大多为依替巴肽、去氨基依替巴肽,以及其他极性代谢产物。这些主要的代谢产物并没有在人体的血浆中被检测到。

3. 药物不良反应　文献资料显示,共计 16 782 例受试者参与了依替巴肽注射液的Ⅲ期临床试验研究(PURSUIT、ESPRIT 和 IMPACT Ⅱ研究)。其中受试者的平均年龄为 62 岁(年龄范围为 20~94 岁),89% 的受试者为白种人,其余受试者主要为黑种人(5%)和西班牙人(5%),且其中 68% 的受试者为男性患者。因为此三项研究(PURSUIT、ESPRIT 和 IMPACT Ⅱ)的给药方法不同,所以未将该三项研究的试验数据进行汇总分析。

(1) 出血:在 PURSUIT、ESPRIT 和 IMPACT Ⅱ研究中,出血和输血事件的发生率见表2-12。根据 TIMI 研究组标准,将出血划分为主要出血和次要出血。主要出血事件包括颅内出血和能够导致血红蛋白值降低超过 5g/dl 的其他出血事件,次要出血事件包括自发性血尿、自发性呕血、能够导致血红蛋白A值降低超过 3g/dl 及导致其他血红蛋白值降低超过 4g/dl 但是少于 5g/dl 的其他出血事件。对于需要输血的患者,通过改编的 Landefeld 方法评估患者相应的血红蛋白丢失量。

表 2-12　在 PURSUIT、ESPRIT 和 IMPACT Ⅱ 研究中的出血和输血事件

PURSUIT	安慰剂 $n(\%)$	依替巴肽 180/1.3* $n(\%)$	依替巴肽 180/2.0$n(\%)$
患者数	4 696	1 472	4 679
主要出血[a]	425(9.3%)	152(10.5%)	498(10.8%)
次要出血[a]	347(7.6%)	152(10.5%)	604(13.1%)
需要输血[b]	490(10.4%)	188(12.8%)	601(12.8%)
ESPRIT	安慰剂 $n(\%)$	依替巴肽 180/2.0/180$n(\%)$	
患者数	1 024	1 040	
主要出血[a]	4(0.4%)	13(1.3%)	
次要出血[a]	18(2.0%)	29(3.0%)	
需要输血[b]	11(1.1%)	16(1.5%)	
IMPACT Ⅱ	安慰剂 $n(\%)$	依替巴肽 135/0.5$n(\%)$	依替巴肽 135/0.75$n(\%)$
患者数	1 285	1 300	1 286
主要出血[a]	55(4.5%)	55(4.4%)	58(4.7%)
次要出血[a]	115(9.3%)	146(11.7%)	177(14.2%)
需要输血[b]	66(5.1%)	71(5.5%)	74(5.8%)

注:基于有效的患者试验数据。

* 仅在首次期中分析前给药。

[a]:对于主要和次要出血患者,患者仅根据最主要程度一次分类计数。

[b]:输血包括输注全血、袋装红血球、新鲜冷冻血浆、冷沉淀物、血小板和在开始住院治疗期间的自身输血。

在 ESPRIT 研究中,大多数主要出血事件出现于血管通路处(安慰剂组和依替巴肽组分别有 1 例和 8 例患者,分别占 0.1% 和 0.8%),而出现于其他部位的出血事件分别占 0.2% 和 0.4%。

在 PURSUIT 研究中,与同时伴随股动脉穿刺部位出血的安慰剂组患者相比,主要出血事件在依替巴肽组患者中的发生率增加最大(依替巴肽组 2.8%,安慰剂组 1.3%)。同样,口咽部出血(主要为牙龈出血)、生殖泌尿道出血、胃肠道出血和腹膜后出血在依替巴肽治疗组患者中更为常见。

在 IMPACT Ⅱ 研究中出现主要出血的患者中,与安慰剂组患者相比,依替巴肽组患者仅出现股动脉穿刺部位的出血发病率增加(3.2% : 2.8%)。

在行心脏手术的 PURSUIT 研究中,TIMI 主要出血事件的发生率见表 2-13。最常见的出血并发症与心脏血管行成术(CABG 手术相关位点或股动脉穿刺部位出血)有关。由于在 ESPRIT 研究中,所有患者都接受了 PCI 手术治疗而仅 11 例患者接受了 CABG 手术治疗,因此表格中未列出 ESPRIT 相应试验数据。

表 2-13　行心脏手术 PURSUIT 研究中的主要出血事件

	安慰剂 $n(\%)$	依替巴肽 180/1.3* $n(\%)$	依替巴肽 180/2.0 $n(\%)$
患者数	4 577	1 451	4 604
主要出血事件总发生率	425(9.3%)	152(10.5%)	498(10.8%)
行心脏手术			
CABG	375(8.2%)	123(8.5%)	377(8.2%)
非 CABG 血管成形术	27(0.6%)	16(1.1%)	64(1.4%)
血管造影术 (非血管成形术或非 CABG)	11(0.2%)	7(0.5%)	29(0.6%)
仅内科治疗	12(0.3%)	6(0.4%)	28(0.6%)

注:基于符合 TIMI 分类的患者总数。

* 仅在首次期中分析前给药。

在 PURSUIT 和 ESPRIT 研究中,依替巴肽在患者中导致的主要出血风险随患者体重的降低而增加,且这种关联在体重低于 70kg 的患者中更为明显。

安慰剂组患者相比,由于出血不良事件而导致停药的发生率在依替巴肽组患者中更为频繁(ESPRIT 研究:4.6%:0.9%;PURSUIT 研究:8%∶1%;IMPACT Ⅱ 研究:3.5%∶1.9%)。

(2) 颅内出血和脑卒中:颅内出血在 PURSUIT、ESPRIT 和 IMPACT Ⅱ 研究中罕见。在 PURSUIT 研究中,3 例安慰剂组患者、1 例 180/1.3 依替巴肽组患者和 5 例 180/2.0 依替巴肽组患者出现出血性卒中。在 180/1.3 依替巴肽组、180/2.0 依替巴肽组和安慰剂组患者中,卒中的总发生率分别为 0.5%、0.7% 和 0.8%。

在 IMPACT Ⅱ 研究中,1 例 135/0.5 依替巴肽组患者、2 例 135/0.75 依替巴肽组患者和 2 例安慰剂组患者出现颅内出血。卒中在 135/0.5 依替巴肽组患者、135/0.75 依替巴肽组患者和安慰剂组患者中的总发生率分别为 0.5%、0.7% 和 0.7%。

在 ESPRIT 研究中,共计 3 例患者出现出血性卒中,包括 1 例安慰剂组患者和 2 例依替巴肽组患者。此外,还有 1 例依替巴肽组患者出现脑梗死。

(3) 血小板减少:在 PURSUIT 和 IMPACT Ⅱ 研究中,血小板减少($< 100 \times 10^9$/L 或基于基线值减少≥50%)和输注血小板在依替巴肽组患者和安慰剂组患者中的发生率类似。在 ESPRIT 研究中,其在安慰剂组和依替巴肽组患者中的发生率分别为 0.6% 和 1.2%。

(4) 过敏反应:在 PURSUIT 研究中,报道称 7 例安慰剂组患者(0.15%)和 7 例 180/2.0 依替巴肽组患者(0.16%)出现过敏反应。在 IMPACT Ⅱ 研究中,1 例安慰剂组患者(0.08%)出现过敏反应,而在依替巴肽组患者中未见。在 IMPACT Ⅱ 研究中,2 例患者[安慰剂组(0.04%)和依替巴肽组(0.08%)各 1 例]由于过敏反应而停药。在 ESPRIT 研究中,没有报道出现过敏反应病例,但是有 3 例患者出现过敏反应,1 例安慰剂组患者和 2 例依替巴肽组患者。此外,1 例安慰剂组患者被诊断为荨麻疹。

(5) 免疫原性:依替巴肽在人体中产生抗体的可能性在 433 例受试者中得以研究,在 412 例单次给予依替巴肽[静脉推注 135μg/kg 后给予 0.5μg/(kg·min)或 0.75μg/(kg·min)持续输注]和 21 例二次给予[间隔 28 日,静脉推注 135μg/kg 后给予 0.75μg/(kg·min)持续输注]依替巴肽的患者中,依替巴肽没有抗原性。在两种情况下,分别于给药后约 30 日内采集血样以进行抗体检测。未评估给药高剂量依替巴肽后的抗体形成。

上市后,有报道称使用依替巴肽后出现免疫介导的血小板减少。在使用和未使用依替巴肽治疗的患者中出现糖蛋白 Ⅱb/Ⅲa 复合物有关的 IgG 抗体。这些研究结果表明,依替巴肽给药后出现的急性血小板减少是药物依赖性抗体的自然形成结果或是在暴露于依替巴肽前即已形成的。使用其他 GP Ⅱb/Ⅲa 配体类似药物后出现相似的抗体。使用依替巴肽后出现免疫介导的血小板减少可能与低血压和/或其他过敏症状有关。

(6) 其他不良反应:在 PURSUIT 和 ESPRIT 研究中,严重非出血不良事件在安慰剂组和依替巴肽组患者中的发生率相似(PURSUIT:19% 和 19%;ESPRIT:6% 和 7%)。在 PURSUIT 研究中,依替巴肽组患者的发生率高于安慰剂组患者(7%∶6%),且发生率高于 1% 的严重非出血不良事件仅为低血压。大多数的严重非出血不良事件包括不稳定型心绞痛人群典型的心血管事件。在 IMPACT Ⅱ 研究中,发生率高于 1% 的严重非出血不良事件较少见,且发生率在安慰剂组患者和依替巴肽组患者中相似。

在 PURSUIT、IMPACT Ⅱ 和 ESPRIT 研究中,由于药物不良事件而导致的停药较为少见(出血事件除外),在 >0.5% 受试人群中的不良事件为非单一不良事件(ESPRIT 研究中的"其他"除外)。在 PURSUIT 研究中,导致停药的非出血不良事件在依替巴肽组和安慰剂组患者中按身体系统分类如下(发生率≥0.1%):心血管系统(0.3% 和 0.3%)、消化系统(0.1% 和 0.1%)、血液/淋巴系统(0.1% 和 0.1%)、神经系统(0.3% 和 0.4%)、泌尿生殖系统(0.1% 和 0.1%)和全身系统(0.2% 和 0.2%)。在 ESPRIT 研究中,在依替巴肽组和安慰剂组中导致停药的非出血不良事件如下(发生率≥0.1%):"其他"(1.2% 和 1.1%)。在 IMPACT Ⅱ 研究中,在 135/0.5 依替巴肽组和安慰剂组中导致停药的非出血不良事件按身体系统分类如下(发生率≥0.1%):全身系统(0.3% 和 0.1%)、心血管系统(1.4% 和 1.4%)、消化系统(0.2% 和 0%)、血液/淋巴系统(0.2% 和 0%)、神经系统(0.3% 和 0.2%)和呼吸系统(0.1% 和 0.1%)。

(7) 国外产品上市后经验:以下不良事件为国外产品在上市后报道的,主要是依替巴肽在与肝素和阿司匹林联合用药时出现的。脑出血、胃肠道出血和肺部出血。有关于出现致死性出血、急性重度血小板减少和免疫介导的血小板减少(不良反应有免疫原性)等不良事件的报道。

4. 药物相互作用　在健康成人中,皮下注射伊诺肝素 1.0mg/(kg·12h),并没有改变依替巴肽的药动学参数和血小板聚集程度。

八、注意事项

1. 禁用

(1) 有出血体质史或给药前 30 日内有异常活动性出血。

(2) 未能良好控制的严重高血压(收缩压 >200mmHg 或舒张压 >110mmHg)。

(3) 给药前 6 周内曾接受较大的外科手术。

(4) 有出血性卒中史或给药前 30 日内卒中史。

(5) 当前或计划使用其他胃肠外用 GP Ⅱb/Ⅲa 抑制剂。

(6) 依赖肾透析者。

(7) 已知对本品的任何成分过敏者。

2. 用药注意事项

(1) 如其他胃肠外用药物一样,给药前应检查依替巴肽注射液内是否含有颗粒物质和颜色改变。

(2) 依替巴肽注射液可与阿替普酶、阿托品、多巴酚丁胺、肝素、利多卡因、哌替啶,美托洛尔、咪达唑仑、吗啡、硝酸甘油或维拉帕米经同一静脉通路给药,但不可与呋塞米经同一静脉通路给药。

(3) 依替巴肽注射液可与 0.9%NaCl 或 0.9%NaCl/5% 葡萄糖溶液经同一静脉通路给药,输液内可含有最高达 60mmol/L 的氯化钾。未观察到依替巴肽与静脉给药装置间存在配伍禁忌。

(4) 依替巴肽从 10ml 包装瓶抽到注射器里,用于静脉推注。

(5) 依替巴肽静脉推注给药后,要立即持续输注。在使用输液装置输注给药时,3 瓶 10ml 依替巴肽注射液抽到 50ml 的 0.9%NaCl 或 0.9%NaCl/5% 葡萄糖注射液中,摇匀后,用于静脉输注。

九、药物稳定性及贮藏条件

25℃以下干燥处保存。

十、药物经济性评价

非基本药物,非医保。

吲哚布芬

一、药品名称

1. 英文名　Indobufen
2. 化学名　(±)2-[4-(1-氧代-2-异吲哚啉基)苯基]丁酸

二、药品成分

吲哚布芬

三、剂型与规格

吲哚布芬片　200mg

四、适应证及相应的临床价值

1. 动脉硬化引起的缺血性心血管病变、缺血性脑血管病变、静脉血栓形成。
2. 用于血液透析时预防血栓形成。
临床价值:首选。

五、用法用量

1. 成人　口服,每日 2 次,每次 100～200mg(1/2 片～1 片),饭后口服。
2. 老年人　65 岁以上老年患者每日以 100～200mg(1/2 片～1 片)为宜。

六、特殊人群用药

1. 妊娠期　孕妇禁用。
2. 哺乳期　哺乳期妇女禁用。
3. 肾功能损害　肾功能不全患者用药剂量减半或慎用。

七、药理学

1. 药效学及作用机制　吲哚布芬是一种异吲哚啉基苯基丁酸衍生物,为一种血小板聚集的抑制剂。本品可逆性抑制血小板环氧化酶,使血栓素 A_2(血小板聚集的强效激活剂)生成减少;抑制二磷酸腺苷(ADP)、肾上腺素和血小板活化因子(PAF)、胶原和花生四烯酸诱导的血小板聚集;降低血小板三磷酸腺苷、血清素、血小板因子 3、血小板因子 4 和 β 凝血球蛋白的水平,降低血小板黏附性。对于激活剂诱发的血小板聚集,单次口服吲哚布芬 200mg 后 2 小时达最大抑制作用,12 小时后仍有显著抑制作用(90%),24 小时内恢复。

2. 药代动力学　吲哚布芬口服吸收快,2 小时后血浆浓度达峰值,半衰期为 6～8 小时,血浆蛋白结合率 99%,75% 的药物以葡糖醛酸结合物形式随尿排泄,部分以原型排出。

3. 药物不良反应　常见消化不良、腹痛、便秘、恶心、呕吐、头痛、头晕、皮肤过敏反应、牙龈出血及鼻出血。少数病例可出现胃溃疡、胃肠道出血及血尿。如出现荨麻疹样皮肤过敏反应应立即停药。

4. 药物相互作用　应避免与其他抗凝血药或阿司匹林等同时服用。

八、注意事项

1. 禁用　①对本品过敏者禁用;②先天或后天性出血疾病患者禁用;③孕妇及哺乳期妇女禁用。
2. 慎用　有胃肠道活动性病变者慎用,使用非甾体抗炎药的患者慎用。
3. 用药注意事项　可以掰开服用吲哚布芬。

九、药物稳定性及贮藏条件

阴凉处密闭保存。

十、药物经济性评价

基本药物(片剂:0.2g),医保乙类。

氯贝丁酯

一、药品名称

1. 英文名　Clofibrate
2. 通用名　氯贝丁酯
3. 化学名　2-甲基-2-(4-氯苯氧基)丙酸乙酯

二、药品成分

氯贝丁酯

三、剂型与规格

氯贝丁酯胶囊　(1)0.25g;(2)0.5g

四、适应证及相应的临床价值

高脂血症:其降三酰甘油作用较降胆固醇作用明显。

鉴于本品对人类有潜在致癌的危险性,使用时应严格限制在指定的适应范围内,且疗效不明显时应及时停药。

临床价值:首选。

五、用法用量

1. 成人常用量口服,每次 0.25~0.5g,每日 3~4 次。为减少胃肠道反应,本品宜与饮食同进,开始时宜采用小剂量,以后逐渐增量,但在治疗的第一个月内应达到规定剂量,停药时最好也采取递减方式;有时在开始服药的第一个月内疗效不显著,继续服用可见效,需长期服用,停药后,血清胆固醇和三酰甘油可能回升甚至超过原有水平,故应采用饮食控制疗法并监测血脂至稳定。治疗 3 个月无效即应停药,但治疗结节性黄色瘤可能需时一年。

2. 肝肾功能不全的患者,用药需减量。

六、特殊人群用药

1. 妊娠期 育龄妇女及孕妇不推荐使用此药。孕妇禁止使用,本品对妊娠的影响的研究不充分,目前尚不知本品是否会对胎儿造成危害或影响生殖功能,但动物实验表明,本品可通过胎盘屏障,在胎儿体内蓄积,血浆药物浓度较母体更高,可能是排出本品的酶系统在胎儿期尚未出现。

2. 哺乳期 哺乳期妇女禁用,因本品的活性代谢物可排泌进入乳汁。

3. 肾功能损害 肾功能不全的患者,用药需减量。

4. 肝功能损害 肝功能不全的患者,用药需减量。

5. 其他人群 老年人如有肾功能不良,须适当减少本品剂量。

七、药理学

1. 药效学及作用机制 本品属氯贝丁酸衍生物类血脂调节药,通过降低极低密度脂蛋白,达到降血脂的目的,但其降血脂作用的机制尚未完全明了,可能涉及抑制肝脂蛋白(特别是极低密度脂蛋白)的释放和胆固醇合成,改变肝三酰甘油合成,加强脂蛋白酯酶的作用,增加固醇类分泌并从粪便中排出,以及增加循环中三酰甘油(极低密度脂蛋白)的清除。

动物实验表明,长期大量使用本品可导致良性或恶性肿瘤的发生。如将人用最大剂量的 1~2 倍,长期用于小鼠和大鼠(以 mg/m² 计数),与对照组比较,可导致肝良恶性肿瘤的发生率增加。

2. 药代动力学 本品从胃肠道吸收完全但缓慢。血浆蛋白结合率高,可达 95%~97%。口服单次剂量后 2~6 小时血药浓度达峰值。降血脂作用在服药 2~5 日内出现,停药 3 周后作用消失。半衰期在正常人为 6~25 小时。口服后在肠道内迅速去酯化,并在肝内经首关代谢产生有活性的氯贝丁酸,口服剂量的 95%~99% 以游离型或结合型代谢物的形式经肾排泄,10%~20% 为氯贝丁酸,60% 为葡糖醛酸结合物。

3. 药物不良反应 长期用本品使胆石症胆囊疾患加剧而需手术。有增加周围血管病、肺栓塞、血栓性静脉炎、心绞痛、心律失常和间歇性跛行发生的危险。临床上偶见胸痛、气短、心绞痛;血肌酸激酶和血清氨基转移酶增加,但非由于心肌梗死。临床上常见的不良反应有腹泻与恶心。较少见的不良反应有①心律失常;②白细胞减少或贫血,有发热、寒战、声哑、背痛、排尿困难;③因肾毒性作用而见血尿、尿少、下肢水肿。

临床上少见但持续存在时须加注意的不良反应有流感样综合征(肌痛、乏力,常见于肾病患者,并常伴有肌酸激酶和血氨基转移酶增高)、头痛、胃痛、性功能减退、呕吐等。

用本品治疗高脂血症,可降低非致命性心肌梗死发生率,但并不一定减少心血管病的死亡率和致命性心肌梗死的发生。本品有增加非心血管原因引起死亡的危险。

4. 药物相互作用

(1)禁止的联合应用:①与抗凝血药同时使用可明显增加其抗凝作用,故须经常测定凝血酶原时间以调整抗凝血药剂量,使之维持在理想的范围内,预防出血并发症的出现;②与呋塞米同时使用可增加两者各自的效果,可引起肌病、肌僵直和利尿,尤其对于低蛋白血症者。

(2)本品可替换酸性药物如苯妥英钠或甲苯磺丁脲的蛋白结合位点,因此当与上述药物或其他高蛋白结合率的药物合用时,应注意可使后者的药效增加,如与口服降糖甲苯磺丁脲合用,使其降糖作用加强。

(3)本品有可能引起肌病或横纹肌溶解,因此应尽量避免与 HMG-CoA 还原酶抑制剂,如普伐他汀、辛伐他汀等合用,以减少两者严重肌肉毒性发生的危险。

八、注意事项

1. 禁用 ①对氯贝丁酯过敏者禁用;②原发性胆汁性肝硬化的患者禁用,因本品可促进胆固醇排泄增多,使原已较高的胆固醇水平增加;③有肝肾功能不全的患者禁用,因为肾功能不全的患者服用本品有可能导致横纹肌溶解和严重高血钾。

2. 慎用 ①胆石症,本品可使胆道并发症增多;②肝功能不全,此时蛋白结合率减少但半衰期不变;③甲状腺功能亢进,本品可激发肌病;④溃疡病,可能促使其再活动;⑤肾功能不全,清除率降低使不良反应发生率增加,尤其是肌病;⑥对本品不耐受。

3. 用药注意事项

(1)用药期间定期检查:①全血细胞计数,尤其治疗前有贫血或白细胞计数减少者;②肌酸激酶,尤其在尿毒症患者;③肝功能试验包括血清氨基转移酶;④血脂水平。在使用本品过程中,如有血清淀粉酶增多,肝功能异常,血胆固醇、低密度脂蛋白增多,须停药。

(2)对诊断的干扰:①血肌酸激酶可能升高,尤其在肾衰竭或低白蛋白血症时;②血浆脂蛋白可能升高,此时血极低密度脂蛋白极低,但血低密度脂蛋白反而升高;③血浆纤维蛋白原可能降低;④血清谷草转氨酶和谷丙转氨酶可能升高。

本品可导致肌痛、肌炎、肌病及横纹肌溶解,有时可合并血肌酸激酶升高,因此对于那些具有某些危险因素可导致继发于横纹肌溶解的肾衰竭患者,应考虑停药,如急性严重感染、低血压、大型手术、创伤、严重的代谢、内分泌或电解质失调、癫痫活动等;如血肌酸激酶显著升高或肌炎诊断成立,则应停药。

在治疗血脂异常的同时,还需关注和治疗可引起血脂异常的各种原发病,如甲状腺功能减退、糖尿病等。

某些药物也可能引起血三酰甘油升高,如雌激素、噻嗪类利尿药和 β 受体拮抗剂等,停药后,则不再需要相应的调脂治疗。

饮食疗法始终是治疗高血脂的首要方法,加上锻炼和减轻体重等方式,都将优于任何形式的药物治疗。

鉴于本品可导致肿瘤发生,加重胆囊疾病等方面的不良反应,应严格限制其适应证在适当的范围内。并且在没有显著疗效的情况下,应予以停药。

九、药物稳定性及贮藏条件

遮光,密闭保存。

十、药物经济性评价

非基本药物,非医保,《中国药典》(2020 年版)收载。

替 格 瑞 洛

一、药品名称

1. 英文名　Ticagrelor
2. 化学名　(1S,2S,3R,5S)-3-[7-{[(1R,2S)-2-(3,4-二氟苯)环丙基]氨基}-5-(丙基硫氧嘧啶)-3H-[1,2,3]-三唑磷[4,5-d]嘧啶-3-基]-5-(2-羟乙基)环戊烷-1,2-二醇

二、药品成分

替格瑞洛

三、剂型与规格

替格瑞洛片　90mg

四、适应证及相应的临床价值

1. 本品用于急性冠脉综合征(不稳定型心绞痛、非 ST 段抬高心肌梗死或 ST 段抬高心肌梗死)患者,包括接受药物治疗和经皮冠状动脉介入(PCI)治疗的患者,降低血栓性心血管事件的发生率。与氯吡格雷相比,本品可以降低心血管死亡、心肌梗死或卒中复合终点的发生率,两治疗组之间的差异来源于心血管死亡和心肌梗死,而在卒中方面无差异。

2. 在 ACS 患者中,对本品与阿司匹林联合用药进行了研究。结果发现,阿司匹林维持剂量大于 100mg 会降低替格瑞洛减少复合终点事件的临床疗效,因此,阿司匹林的维持剂量不能超过每日 100mg。

临床价值:首选。

五、用法用量

1. 成人　口服。本品可在饭前或饭后服用。本品起始剂量为单次负荷量 180mg(90mg×2 片),此后每次 1 片

(90mg),每日 2 次。除非有明确禁忌,本品应与阿司匹林联合用药。在服用首剂负荷阿司匹林后,阿司匹林的维持剂量为每日 1 次,每次 75～100mg。已经接受过负荷剂量氯吡格雷的 ACS 患者,可以开始使用替格瑞洛。治疗中应尽量避免漏服。如果患者漏服了一剂,应在预定的下次服药时间服用一片 90mg(患者的下一个剂量)。本品的治疗时间可长达 12 个月,除非有临床指征需要中止本品治疗。超过 12 个月的用药经验目前尚有限。急性冠脉综合征患者过早中止任何抗血小板药物(包括本品)治疗,可能会使基础病引起的心血管死亡或心肌梗死的风险增加,因此,应避免过早中止治疗。

2. 老年人　无须调整剂量。

六、特殊人群用药

1. 妊娠期　尚无有关孕妇使用替格瑞洛治疗的对照研究。动物研究显示,母体接受 5～7 倍人体最大推荐用药剂量时,替格瑞洛会引发胎儿畸形。只有潜在获益大于对胎儿的风险时,才能在怀孕期间使用替格瑞洛。

2. 哺乳期　替格瑞洛或其活性代谢产物是否会分泌到人乳中仍是未知。替格瑞洛可通过大鼠乳汁分泌。由于许多药物可分泌入人乳中,且替格瑞洛对哺乳婴儿有潜在严重不良反应可能,因此,应在考虑替格瑞洛对母亲的重要性后,在决定是停止哺乳还是中止药物。

3. 肾功能损害　肾损害患者无须调整剂量。尚无本品用于肾透析患者的相关信息。

4. 肝功能损害　轻度肝功能损害的患者无须调整剂量。尚未在中、重度肝损害患者中对本品进行研究,因此,本品禁用于中、重度肝损害患者。

七、药理学

1. 药效学及作用机制　替格瑞洛是一种环戊三唑嘧啶(CPTP)类化合物。替格瑞洛及其主要代谢产物能可逆性地与血小板 P2Y12 ADP 受体相互作用,阻断信号传导和血小板活化。替格瑞洛及其活性代谢产物的活性相当。

在一项 6 周研究中,比较替格瑞洛和氯吡格雷抑制血小板聚集(IPA)的作用,对以 20uMADP 作为血小板聚集激动剂的急性和慢性血小板抑制效应进行了研究。

负荷剂量替格瑞洛 180mg 或氯吡格雷 600mg 给药后,在研究第 1 日对 IPA 起始作用进行了评价。替格瑞洛所有时间点的 IPA 均较高。约在第 2 小时达到了替格瑞洛 IPA 作用,并持续了至少 8 小时。

用药 6 周后,评价替格瑞洛每次 90mg,每日 2 次或氯吡格雷每次 75mg,每日 1 次给药后,IPA 消退情况,同样是对 20uMADP 的反应。

替格瑞洛末次给药后的平均 IPA 为 88%,氯吡格雷的为 62%。24 小时后,替格瑞洛组的 IPA(58%)与氯吡格雷组 IPA(52%)相似,这表明漏服替格瑞洛患者的 IPA 可保持与氯吡格雷治疗患者的 IPA 谷值相似。5 日后,替格瑞洛组的 IPA 与安慰剂组的 IPA 相似。对于替格瑞洛或氯吡格雷,均不了解出血风险或血栓形成风险是否与 IPA 有关。

由氯吡格雷换成替格瑞洛,会使 IPA 增加 26.4%,而由替格瑞洛换成氯吡格雷时,会使 IPA 下降 24.5%。患者可从氯吡格雷换成替格瑞洛,抗血小板作用不会中断。

2. 药代动力学

(1) 一般特征:替格瑞洛的药代动力学呈线性,替格瑞洛及其活性代谢产物(AR-C124910XX)的暴露量与用药剂量大致成比例。

(2) 吸收:替格瑞洛吸收迅速,中位 T_{max} 约为 1.5 小时。替格瑞洛可快速生成其主要循环代谢产物 AR-C124910XX(也是活性物质),中位 T_{max} 约为 2.5 小时(1.5~5.0)。在所研究的剂量范围(30~1 260mg)内,替格瑞洛与其活性代谢产物的 C_{max} 和 AUC 与用药剂量大致成比例增加。替格瑞洛的平均绝对生物利用度约为 36%(范围为 25.4%~64.0%)。摄食高脂肪食物可使替格瑞洛的 AUC 增加 21%、活性代谢物的 C_{max} 下降 22%,但对替格瑞洛的 C_{max} 或活性代谢物的 AUC 无影响。一般认为这些微小变化的临床意义不大,因此替格瑞洛可在饭前或饭后服用。

(3) 分布:替格瑞洛的稳态分布容积为 87.5L。替格瑞洛及其代谢产物与人血浆蛋白广泛结合(>99%)。

(4) 代谢:替格瑞洛主要经 CYP3A4 代谢,少部分由 CYP3A5 代谢。替格瑞洛的主要代谢产物为 AR-C124910XX,经体外试验评估显示其亦具有活性,可与血小板 P2Y12 ADP 受体结合。活性代谢产物的全身暴露约为替格瑞洛的 30%~40%。

(5) 排泄:替格瑞洛主要通过肝代谢消除。通过使用替格瑞洛放射示踪测得放射物的平均回收率约为 84%(粪便中含 57.8%,尿液中含 26.5%)。替格瑞洛及其活性代谢产物在尿液中的回收率均小于给药剂量的 1%。活性代谢产物的主要消除途径为经胆汁分泌。替格瑞洛的平均 $t_{1/2}$ 约为 7 小时,活性代谢产物为 9 小时。

(6) 特殊人群

老年人:群体药代动力学分析显示,与年轻受试者相比,替格瑞洛在老年 ACS 患者(>75 岁)中的暴露量增加(C_{max} 和 AUC 均约为 25%),活性代谢产物的暴露量也增加。这些差异无临床意义。

儿童患者:尚未在儿童人群中对替格瑞洛进行评估。

性别:与男性患者相比,女性患者对替格瑞洛(C_{max} 和 AUC 分别为 52% 和 37%)及其活性代谢产物(C_{max} 和 AUC 均约为 50%)的暴露较高。这些差异无临床意义。

肾损害患者:与肾功能正常的受试者相比,替格瑞洛及其活性代谢产物在严重肾损害(肌酐清除率 30ml/min)患者中的暴露量低 20%。

肝损害患者:与健康受试者相比,替格瑞洛在轻度肝损害患者中的 C_{max} 和 AUC 分别高 12% 和 23%。目前尚未在中度或重度肝损害的患者中对替格瑞洛进行研究。

种族:亚裔患者的平均生物利用度比高加索裔患者高 39%。黑人患者的替格瑞洛生物利用度比高加索裔患者低 18%。在临床药理学研究中,替格瑞洛在日本人受试者中的暴露量(C_{max} 和 AUC)约比高加索人高 40%(校正体重后约为 20%),替格瑞洛在健康中国受试者中暴露量比高加索人高 40%。

3. 药物不良反应 在一项大规模 3 期研究(PLATO 研究)中,对替格瑞洛在急性冠脉综合征[不稳定型心绞痛(UA),非 ST 段抬高心肌梗死(NSTEMI)和 ST 段抬高心肌梗死(STEMI)]患者的安全性进行了评估,对接受替格瑞洛治疗的患者(本品起始剂量为 180mg,维持剂量为 90mg 每日 2 次)与接受氯吡格雷治疗的患者(起始剂量为 300~600mg,维持剂量为 75mg 每日 1 次)进行了比较,两种治疗均联合使用阿司匹林(ASA)和其他标准疗法。

在 10 000 例患者中对替格瑞洛片的安全性进行了评价,其中包括治疗期超过 1 年的 3 000 多例患者。在替格瑞洛治疗的患者中,最常报告的不良反应为呼吸困难、挫伤和鼻出血,这些事件的发生率高于氯吡格雷组患者。

不良事件总结列表:在替格瑞洛的临床研究中出现以下不良反应(表 2-14)。

不良反应按照发生频率和系统器官分类。发生频率分组按照以下方式定义:十分常见(≥1/10)、常见(≥1/100,<1/10)、偶见(≥1/1 000,<1/100)、罕见(≥1/10 000,<1/1 000)、十分罕见(<1/10 000)、未知(无法从现有数据估计)。

表 2-14 按发生频率和系统器官分类(SOC)归类的不良事件

系统器官分类	常见	偶见	罕见
代谢及营养类疾病			高尿酸血症
精神类病			意识混乱
各类神经系统疾病		颅内出血,头晕,头痛	感觉异常
眼器官疾病		眼出血(眼内、结膜、视网膜)	
耳及迷路类疾病			耳出血、眩晕
呼吸系统、胸及纵隔疾病	呼吸困难,鼻出血	咯血	
胃肠系统疾病	胃肠道出血	呕血、胃肠道溃疡出血、痔疮出血、胃炎、口腔出血(包括牙龈出血)、呕吐、腹泻、腹痛、恶心、消化不良	腹膜后出血、便秘

系统器官分类	常见	偶见	罕见
皮肤及皮下组织类疾病	皮下或真皮出血,瘀斑	皮疹、瘙痒	
各种肌肉、骨骼及结缔组织病			关节积血
肾及泌尿系统疾病		尿道出血	
生殖系统及乳腺疾病		阴道出血(包括子宫出血)	
各类检查			血肌酐升高
各类损失、中毒及手术并发症	操作部位出血	操作后出血、出血	伤口出血、创伤性出血

PLATO 研究中替格瑞洛组($n=9\ 235$)未报告关节积血 ADR,发病频率是按点估计的 95% 置信区间上限计算的(基于 $3/X$,其中 X 代表总样本量,如 9 235)。计算得该发病频率为 3/9 235,这属于"罕见"类发病率。

对特定不良反应的说明如下。

1) 出血:在 PLATO 研究中使用了以下出血定义。①主要致命/危及生命的出血。致命性或颅内出血、伴有心包填塞的心包内出血、由于出血所导致的低血容量休克或严重低血压需要升压药或手术、临床显著或明显出血导致的血红蛋白下降(大于 50g/L)、或因出血而输血 4 个单位或以上[全血或浓集红细胞(PRBC)]等。②其他主要出血。显著的功能丧失(如眼内出血伴永久性失明)、临床显著或明显出血有关的血红蛋白下降(30~50g/L)、因出血而输血 2~3 个单位(全血或 PRBC)等。③次要出血。需要医学干预止血或治疗出血(如需要到医院进行填塞治疗的鼻出血)。④轻微出血。其他所有无须干预或治疗的出血事件(例如擦伤、牙龈出血、注射部位渗血等)。

另外,将 PLATO 中报告的出血事件与 TIMI(心肌梗死溶栓)量表进行了——对应,以便与其他相似研究进行比较。TIMI 主要出血的定义是与血红蛋白下降 >5g/dl 或颅内出血有关的临床显著出血事件;TIMI 次要事件的定义是与血红蛋白下降 3g/dl,但 ≤5g/dl 有关的显著出血事件。

替格瑞洛和氯吡格雷治疗后 PLATO 主要致命/危及生命的出血、PLATO 总体主要出血、TIMI 主要出血或 TIMI 次要出血的发生率无差异。但替格瑞洛组 PLATO 主要与次要出血之和多于氯吡格雷。PLATO 研究中发生致命出血的患者很少:替格瑞洛有 20 例(0.2%),氯吡格雷组有 23 例(0.3%)。

年龄、性别、体重、种族、地理区域、伴随状况、合并用药治疗和病史(包括既往卒中或短暂性脑缺血发作)均不能预示总体或非操作性 PLATO 主要出血。因此,无特别的人群组处于这些亚类出血的风险中。

CABG 相关出血:在 PLATO 研究中,1 584 例(队列的 12%)患者进行了冠状动脉旁路移植(CABG)手术,其中有 42% 发生了 PLATO 主要致命/危及生命的出血,且在两个治疗组间无差异。每组中有 6 例患者发生了致命性 CABG 出血。非 CABG 相关出血和非操作相关出血,替格瑞洛与氯吡格雷组的非 CABG 相关的 PLATO 定义的主要致命/危及生命的出血发生率无差异,但 PLATO 定义的总体主要出血、TIMI 主要出血和 TIMI 主要与次要出血在替格瑞洛组更为常见。同样,去掉所有的操作相关出血,替格瑞洛组发生的出血多于氯吡格雷组。替格瑞洛组由于非操作相关出血而导致停止治疗的发生率(2.9%)高于氯吡格雷组(1.2%;$P<0.001$)。

颅内出血:替格瑞洛组发生的颅内非操作性出血的数量(26 例患者发生 27 例次出血,0.3%)多于氯吡格雷组(14 例次出血,0.2%),其中,替格瑞洛组的 11 例出血和氯吡格雷的 1 例出血是致命的。两组的总体致命性出血无差异。

2) 呼吸困难:应用替格瑞洛治疗的患者中有呼吸困难(感觉呼吸急促)的报告。在 PLATO 研究中,替格瑞洛组和氯吡格雷组分别有 13.8% 和 7.8% 的患者报告了呼吸困难的不良反应(包括呼吸困难、静息时呼吸困难、劳累性呼吸困难、阵发性夜间呼吸困难和夜间呼吸困难)。研究者认为替格瑞洛组 2.2% 的患者和氯吡格雷组 0.6% 的患者发生的呼吸困难与接受的治疗有因果关系,其中少数为严重不良反应(替格瑞洛组 0.14%,氯吡格雷组 0.02%)。呼吸困难症状多为轻度至中度,多数在治疗开始后早期单次发作。

与氯吡格雷相比,接受替格瑞洛治疗的哮喘/COPD 患者发生非严重呼吸困难(替格瑞洛组 3.29%,氯吡格雷组 0.53%)和严重呼吸困难(替格瑞洛组 0.38%,氯吡格雷组 0.00%)的风险加大。在绝对值方面,该组的风险高于总体 PLATO 人群的风险。

这些呼吸困难事件中约有 30% 在 7 日内消除。PLATO 中包括了基线即有充血性心力衰竭、慢性阻塞性肺疾病或哮喘的患者,这些患者和老年患者中报告呼吸困难者更多。替格瑞洛组 0.9% 的患者因呼吸困难停用研究药物,氯吡格雷组为 0.1%。替格瑞洛组较高的呼吸困难发生率与新发或恶化的心肺疾病无关。替格瑞洛对肺功能检查无影响。

3) 实验室检查:肌酐水平升高。在 PLATO 研究中,替格瑞洛组、氯吡格雷组分别有 25.5%、21.3% 的患者血清肌酐浓度显著增加 >30%;分别有 8.3%、6.7% 的患者血清肌酐浓度显著增加 >50%。肌酐升高 >50% 的情况在 >75 岁的患者(替格瑞洛 13.6% 相比氯吡格雷 8.8%)、基线时即有重度肾损伤(替格瑞洛 17.8% 相比氯吡格雷 12.5%)和接受 ARB 合并用药治疗的患者(替格瑞洛 11.2% 相比氯吡格雷 7.1%)中更为显著。在这些亚组人群,两组中导致停用研究药物的肾相关严重不良事件和不良事件相似。替格瑞洛组报告的肾不良事件总数为 4.9%,氯吡格雷组为 3.8%,但研究者认为与治疗有因果关系的事件发生比率两组相似,替格瑞洛组有 54(0.6%),氯吡格雷组有 43(0.5%)。

尿酸水平升高:在 PLATO 研究中,替格瑞洛组、氯吡格雷组分别有 22%、13% 患者的血清尿酸浓度升高超出正常上限,替格瑞洛组平均血清尿酸浓度约升高 15%,氯吡格雷组约为 7.5%,而在停止治疗后,替格瑞洛组下降至约 7%,而氯吡格雷组没有下降。替格瑞洛组报告的高尿酸血症不良事件的发生率为 0.5%,氯吡格雷组为 0.2%。在这些不良事件中,研究者认为替格瑞洛组有 0.05% 与治疗有因果关系,氯吡格雷组为 0.02%。替格瑞洛组报告的痛风性关节炎不良事件为 0.2%,氯吡格雷组为 0.1%,研究者评估认为这些不良事件均与治疗无因果关系。

4) 心动过缓:临床研究显示,替格瑞洛可增加 Holter 检出的缓慢性心律失常(包括室性间歇)。PLATO 排除了心动过缓事件风险增加的患者(例如患有病态窦房结综合征、二度或三度房室传导阻滞或心动过缓所致晕厥而无起搏器保护的患者)。在 PLATO 研究中,替格瑞洛治疗的患者和氯吡格雷治疗的患者中分别有 1.7%、1.5% 报告有晕厥、先兆晕厥和意识丧失。

PLATO 研究的 Holter 亚组(约 3 000 位患者)中,在急性期,替格瑞洛组出现室性间歇的患者(6.0%)多于氯吡格雷组(3.5%);1 个月后,替格瑞洛组室性间歇的发生率为 2.2%,氯吡格雷组为 1.6%。

5) 男子乳腺发育:PLATO 研究显示,替格瑞洛组男性患者有 0.23% 报告有男子乳腺发育,而氯吡格雷组为 0.05%。

PLATO 研究显示,两治疗组间其他性激素相关不良反应(包括性器官恶性肿瘤)并无差异。

6) 上市后经验:在本品的上市后使用过程中出现了一些不良反应的报告。由于这些反应都是自发报告,来自样本量不确定的人群,因此无法可靠估计这些不良反应的发生率。免疫系统疾病:过敏反应,包括血管性水肿。

4. 药物相互作用 替格瑞洛主要经 CYP3A4 代谢,少部分由 CYP3A5 代谢。

(1) 其他药物对替格瑞洛的影响。①CYP3A 抑制剂:合并使用酮康唑可使替格瑞洛的 C_{max} 和 AUC 分别增加 2.4 倍和 7.3 倍,活性代谢产物的 C_{max} 和 AUC 分别下降 89% 和 56%;其他 CYP3A4 的强抑制剂也会有相似的影响。应避免本品与 CYP3A 强效抑制剂(伊曲康唑、伏立康唑、克拉霉素、奈法唑酮、利托那韦、沙奎那韦、奈非那韦、茚地那韦、阿扎那韦和泰利霉素等)联合使用。②CYP3A 诱导剂:合并使用利福平可使替格瑞洛的 C_{max} 和 AUC 分别降低 73% 和 86%,活性代谢产物的 C_{max} 未发生改变,AUC 降低 46%。预期其他 CYP3A4 诱导剂(如地塞米松、苯妥英钠、卡马西平和苯巴比妥)也会降低替格瑞洛的暴露。本品应避免与 CYP3A4 强效诱导剂联合使用。③阿司匹林:与大于 100mg 维持剂量阿司匹林合用时,会降低替格瑞洛减少复合终点事件的临床疗效。④其他:临床药理学相互作用研究显示,

替格瑞洛与肝素、依诺肝素和阿司匹林或去氨加压素合用时,与替格瑞洛单独用药相比,对替格瑞洛或其活性代谢产物的 PK、ADP 诱导的血小板聚集没有任何影响。

(2) 替格瑞洛对其他药物的影响。替格瑞洛是 CYP3A4/5 和 P-糖蛋白转运体的抑制剂。①辛伐他汀、洛伐他汀:因为通过 CYP3A4 代谢,替格瑞洛可使其血清浓度升高。替格瑞洛使辛伐他汀的 C_{max} 增加 81%、AUC 增加 56%,辛伐他汀酸的 C_{max} 增加 64%、AUC 增加 52%,有些患者会增加至 2～3 倍。辛伐他汀对替格瑞洛的血浆浓度无影响。替格瑞洛可能对洛伐他汀有相似的影响。在与替格瑞洛合用时,辛伐他汀、洛伐他汀的给药剂量不得大于 40mg。②阿托伐他汀:阿托伐他汀和替格瑞洛联合用药,可使阿托伐他汀酸的 C_{max} 增加 23%、AUC 增加 36%。所有阿托伐他汀酸代谢产物的 AUC 和 C_{max} 也会出现类似增加。考虑这些增加没有临床显著意义。③通过 CYP2C9 代谢的药物:替格瑞洛和甲苯磺丁脲联合用药,两种药物的血浆浓度均无改变,提示替格瑞洛不是 CYP2C9 的抑制剂,不太可能改变 CYP2C9 介导的药物(如华法林和甲苯磺丁脲)的代谢。④口服避孕药:替格瑞洛与左炔诺孕酮和炔雌醇合用时会使炔雌醇的暴露增加约 20%,但不会改变左炔诺孕酮的 PK。当替格瑞洛与左炔诺孕酮和炔雌醇合并使用时,预期不会对口服避孕药的有效性产生具有临床意义的影响。⑤地高辛(P-糖蛋白底物)替格瑞洛和地高辛联合用药可使后者的 C_{max} 增加 75% 和 AUC 增加 28%。因此建议替格瑞洛与治疗指数较窄的 P-糖蛋白依赖性药物(如地高辛、环孢素)联合使用时,应进行适当的临床和/或实验室监测。

(3) 与其他药物联合治疗:已知可诱导心动过缓的药物:由于观察到无症状的室性间歇和心动过缓,因此在替格瑞洛与已知可诱导心动过缓的药物联合用药时,应谨慎用药。

在 PLATO 研究中,常将替格瑞洛与阿司匹林、质子泵抑制剂、他汀类药物、β 受体拮抗剂、血管紧张素转换酶抑制剂和血管紧张素受体阻滞剂联合用药用于伴随疾病的长期治疗,与肝素、低分子肝素和静脉 GP Ⅱ b/Ⅲ a 抑制剂联合用药用于伴随疾病的短期治疗。未观察到与这些药物有关的有临床意义的不良作用出现。

替格瑞洛与肝素、依诺肝素或去氨加压素联合用药对活化部分凝血酶时间(APTT)、活化凝血时间(ACT)或 X a 因子含量测定无影响。但是由于潜在的药效学相互作用,当替格瑞洛与已知可改变止血的药物合用时应谨慎。

由于 SSRI 治疗中报告有出血异常(如帕罗西汀、舍曲林和西酞普兰),因此建议 SSRI 应慎与替格瑞洛合用,合用可能会增加出血风险。

八、注意事项

1. 禁用 ①对替格瑞洛或本品任何辅料成分过敏者;②活动性病理性出血(如消化性溃疡或颅内出血)的患者;③有颅内出血病史者;④中、重度肝损害患者;⑤因联合用药可导致替格瑞洛的暴露量大幅度增加,禁止替格瑞洛片与强效 CYP3A4 抑制剂(如克拉霉素、奈法唑酮、利托那韦

和阿扎那韦)联合用药。

2. 慎用　本品应慎用于下列患者近期(1 年内)出血,包括胃肠道出血或有临床意义的泌尿生殖道出血已知的凝血障碍、血小板异常或血小板减少病史、血小板计数小于 $150×10^9/L$、1 年内的脑血管病史 1 个月内的大的外科手术或严重躯体创伤史近期硬膜外的手术病史、症状或检查结果为壁间动脉瘤严重的未控制的高血压(收缩压大于 180mmHg 和/或舒张压大于 110mmHg)、急性心包炎、出血性视网膜病、慢性血液透析出血的预防。因为本品抑制血小板聚集,所以与其他影响止血的药物合用时应当谨慎。

3. 用药注意事项

(1) 出血风险:在 3 期关键性试验[PLATO(血小板抑制和患者结果),18 624 例患者]中,关键排除标准包括过去 6 个月内发生出血风险增加、具有临床意义的血小板减少或贫血、既往颅内出血、胃肠道出血,或过去 30 日内接受了大手术。在用替格瑞洛和阿司匹林联合治疗的急性冠脉综合征患者中,非 CABG 主要出血的风险增加,需要临床关注的出血(非致死或危及生命的"主要与次要 PLATO 出血")亦更多见。

因此,应衡量替格瑞洛用药对患者带来的已知出血风险增加与预防动脉粥样硬化血栓事件获益之间的平衡。如有临床指征,以下患者应慎用替格瑞洛:①有出血倾向(例如近期创伤、近期手术、凝血功能障碍、活动性或近期胃肠道出血)的患者慎用本品。有活动性病理性出血的患者、有颅内出血病史的患者、中重度肝损害的患者禁用本品;②在服用替格瑞洛片后 24 小时内联合使用其他可能增加出血风险药品(例如用非甾体抗炎药、口服抗凝血药和/或纤溶剂)的患者,慎用本品。

目前尚无有关替格瑞洛对血小板成分输血时止血作用的数据;循环中的替格瑞洛可能会抑制已输注的血小板。由于合并使用替格瑞洛和去氨加压素不会缩短出血时间,因此去氨加压素可能对临床出血事件没有作用。

抗纤维蛋白溶解疗法(氨基己酸或氨甲环酸)和/或重组因子Ⅶa 可能会增强止血作用。在确定出血原因且控制出血后,可重新使用替格瑞洛片。

(2) 手术:应告知患者,在他们将要接受任何预定的手术之前和服用任何新药之前,应告诉医师和牙医其正在使用替格瑞洛。

在 PLATO 研究中,对于进行冠状动脉旁路移植术(CABG)的患者,当在手术前 1 日停药时,替格瑞洛引起的出血事件多于氯吡格雷,但是,在手术前 2 日或更多天停药时,则两组的主要出血事件发生率相当。对于实施择期手术的患者,如果抗血小板药物治疗不是必需的,应在术前 7 日停止使用替格瑞洛。

处于心动过缓事件危险中的患者:由于在早期临床研究中经常观察到无症状的室性间歇,因此在评估替格瑞洛的安全性和有效性的主要研究 PLATO 中,均排除了心动过缓事件风险很大的患者(例如患有病态窦房结综合征、二度或三度房室传导阻滞或心动过缓相关晕厥但未装起搏器的患者)。由于在这些患者中的临床经验有限,因此需要谨慎

使用替格瑞洛。

此外,在替格瑞洛与已知可引起心动过缓的药物联合用药时也应该小心。但在 PLATO 试验中,在与一种或多种已知可引起心动过缓的药物(例如 96%β 受体拮抗剂、33% 钙通道阻滞剂地尔硫䓬和维拉帕米以及 4%地高辛)合用后,却未观察到具有临床意义的不良事件发生。

PLATO 的 Holter 亚组研究期间,在 ACS 急性期,替格瑞洛组发生室性间歇>3 秒的患者多于氯吡格雷组。在 ACS 急性期内,在替格瑞洛治疗组中,Holter 监测发现慢性心力衰竭(CHF)患者室性间歇的增加高于总体研究人群,但是在用替格瑞洛治疗 1 个月或与氯吡格雷相比均未出现此类状况。在此患者人群中,未出现与此不平衡情况(包括晕厥和起搏器植入术)相关的不良临床结果。

呼吸困难:替格瑞洛治疗的患者中有 13.8% 报告有呼吸困难,氯吡格雷治疗的患者中有 7.8%。研究者认为有 2.2%的患者发生的呼吸困难与替格瑞洛有因果关系。通常为轻、中度呼吸困难,无须停药即可缓解。哮喘和/或 COPD 患者在替格瑞洛治疗中发生呼吸困难的绝对风险可能加大,有哮喘和/或 COPD 病史的患者应慎用替格瑞洛。本品导致呼吸困难的机制目前仍不清楚。如果患者报告出现了新的、持续的或加重的呼吸困难,那么应该对其进行仔细研究,如果无法耐受,则应停止本品治疗。

在一项亚组研究中,对 PLATO 试验中的 199 例患者(无论是否报告有呼吸困难)进行了肺功能检查,结果发现两个治疗组之间的 FEV1 不存在显著差异。对 1 个月或至少 6 个月的长期治疗后测得的肺功能无不良影响。

停药:应避免中断替格瑞洛片治疗。如果必须暂时停用替格瑞洛(如治疗出血或择期外科手术),则应尽快重新开始给予治疗。停用替格瑞洛将会增加心肌梗死、支架血栓和死亡的风险。

肌酐水平升高:在替格瑞洛治疗期间肌酐水平可能会升高,其发病机制目前仍不清楚。治疗一个月后需对肾功进行检查,以后则按照常规治疗需要而进行肾功检查,需要特别关注≥75 岁的患者、中度、重度肾损害患者和接受 ARB 合并治疗的患者。

血尿酸增加:在 PLATO 研究中,替格瑞洛治疗患者的高尿酸血症发病风险高于氯吡格雷治疗患者。对于有既往高尿酸血症或痛风性关节炎的患者应慎用替格瑞洛。为谨慎起见,不建议尿酸性肾病患者使用替格瑞洛。

其他:基于在 PLATO 试验中观察到的阿司匹林维持剂量对于替格瑞洛相较于氯吡格雷疗效的关系,不推荐替格瑞洛与维持剂量>100mg 的阿司匹林联合用药。

应避免替格瑞洛与 CYP3A4 强抑制剂合并使用(如克拉霉素、萘法唑酮、利托那韦和阿扎那韦),因为合并用药可能会使替格瑞洛的暴露显著增加。

不建议替格瑞洛与 CYP3A4 强诱导剂(如利福平、地塞米松、苯妥英钠、卡马西平和苯巴比妥)联合用药,因为合并用药可能会导致替格瑞洛的暴露量和有效性下降。

不建议替格瑞洛与治疗指数窄的 CYP3A4 底物(即西沙必利和麦角生物碱类)联合用药,因为替格瑞洛可能会使

这些药物的暴露量增加。

不建议替格瑞洛与大于 40mg 的辛伐他汀或洛伐他汀联合用药。

在地高辛与替格瑞洛合并用药时,建议进行密切的临床和实验室监测。

尚无替格瑞洛与强效 P-糖蛋白(P-gp)抑制剂(如维拉帕米、奎尼丁、环孢素)联合用药可能会增加替格瑞洛暴露的数据。如果无法避免联合用药,则用药时应谨慎。

对驾驶和操作机器能力的影响:目前还无替格瑞洛对驾驶和机械操作能力影响的研究。替格瑞洛对驾驶和机械操作能力无影响或只具有微小的影响。据报道在急性冠脉综合征治疗期间会出现头晕和意识模糊症状,因此,出现这些症状的患者在驾驶或操作机械时应格外小心。

九、药物稳定性及贮藏条件

30℃ 以下保存。

十、药物经济性评价

基本药物(片剂:60mg、90mg),医保乙类。

9 其他神经疾病药物

氯 米 帕 明

参见(第一章 精神疾病药物 3 抗焦虑药)

A 型肉毒杆菌毒素

一、药品名称

英文名 Onabotulinumtoxin A

二、药品成分

A 型肉毒杆菌毒素

三、剂型与规格

A 型肉毒杆菌毒素注射液 100 单位

四、适应证及相应的临床价值

1. 眼睑痉挛、面肌痉挛及相关局灶性肌张力障碍。

2. 暂时改善 65 岁及 65 岁以下成人因皱眉肌/或降眉间肌活动引起的中度至重度皱眉纹。

临床价值:辅助。

五、用法用量

本品的推荐剂量不可与其他肉毒梭菌毒素制剂的剂量互换。本品必须由具有相应资格并有相关专业知识和技能的医师使用,可辅以相应的设备。并非所有适应证均建立了每块肌肉的最佳注射位点和最佳剂量;对于这些适应证由医师拟定个体化的治疗方案。如同其他所有药品一样,对于新患者起始剂量应从最低有效剂量开始。

(1)眼睑痉挛、面肌痉挛及相关局灶性肌张力障碍

1)用无菌、27~30G(gauge)(直径 0.40~0.30mm)的针头注射配制后的本品在上眼轮匝肌的内、外侧部和下眼轮匝肌的外侧部。推荐的初始剂量为每点 1.25~2.5 单位,不一定需要肌电图引导。避免在上睑提肌附近注射,这样可减少眼睑下垂的并发症;避免在下眼睑内、中侧注射,以减少向下斜肌的扩散,可减少复视的并发症。

2)一般注射后 3 日之内起效,1~2 周达高峰。每次疗效持续约 3 个月,以后可按需要进行重复治疗。重复治疗时,如果认为初始治疗剂量不足(疗效持续时间不到 2 个月),可增加注射剂量,甚至 2 倍。通常情况下,一个注射位点剂量超过 5.0 单位不会有更好的疗效,每眼初始治疗剂量应不超过 25 单位,大于每 3 个月一次的治疗频率对患者无益。

3)血肌痉挛或第Ⅶ对脑神经功能异常患者,治疗同单侧眼睑痉挛患者,同时根据需要可注射其他受累面肌,如皱眉肌、颧大肌、口轮匝肌,定位口周肌肉可用肌电图引导。

4)每 2 个月的累计总剂量不应超过 200 单位。

(2)暂时改善 65 岁及 65 岁以下成人因皱眉肌和/或降眉间肌活动引起的中度至中度皱眉纹

1)用 21G(gauge)的针头配制/稀释本品(100 单位/2.5ml),然后用 30G(gauge)的针头注射。5 个注射位点各注射 0.1ml(4 个单位),每侧皱眉肌有 2 个注射位点,降眉间肌有 1 个注射位点,总剂量为 20 单位。

2)注射前,拇指或示指应稍用力放在眼眶下侧以避免注射液向眼眶下渗透,在注射过程中,针头保持向上向内侧的方向。

3)下列措施可减少眼睑下垂并发症的发生:①避免在上睑提肌附近注射,尤其在降眉肌粗大患者中;②注射皱眉肌时应在距骨性眶上嵴以上至少 1cm;③确保注射的容积及剂量精确,并尽可能使用最小的有效剂量;④不要在眉毛中心上方 1cm 内注射毒素。

4)皱眉纹通常在治疗后 1~2 日开始出现改善,在最初的 1 周疗效增加。大多数患者疗效持续时间大约为 3~4 个月,也有报道一些患者可持续长达 6 个月。

(3)所有适应证:如果第一次治疗未达到所期望的目标,即注射后 1 个月较治疗前没有显著临床改善,应采取如下措施。

1)临床验证毒素在所注射肌肉的作用,包括由有经验的肌电图医师使用肌电图测试。

2)分析所有可能疗效不佳的原因,如注射肌肉选择不当、注射剂量不足、注射技术欠缺、出现固定的肌挛缩、拮抗肌力过弱、毒素中和抗体形成等。

3)重新评价是否用 A 型肉毒梭菌毒素治疗。

4)如果首次治疗后并未出现很大副反应,第 2 次治疗时可采取以下措施:①分析第 1 次失败原因,调整剂量;②肌电图引导下注射;③维持 2 次治疗间有 3 个月的间歇期。

5)治疗间隔不应少于 3 个月。如治疗失败或重复注射后疗效逐步降低,应该考虑替换治疗方法。

六、特殊人群用药

1. 妊娠期 没有孕妇使用本品的充分资料。动物实验表明本品具有生殖毒性作用。这种潜在危险对于人类的作用尚不清楚。除非肯定所得益处大于潜在的风险,孕妇不应使用本品。如果决定给孕妇注射 A 型肉毒杆菌毒素,或正在使用注射用 A 型肉毒杆菌毒素的妇女怀孕了,应告知其潜在的危险。

2. 哺乳期 没有本品是否会从乳汁中分泌的资料,不推荐哺乳期妇女使用本品。

3. 肾功能损害 未进行该制剂活性成分的吸收、分布、生物转化和排泄方面的传统研究。

4. 肝功能损害 未进行该制剂活性成分的吸收、分布、生物转化和排泄方面的传统研究。

5. 其他人群

(1)儿童:目前缺乏本品治疗 12 岁以下儿童眼睑痉挛、面肌痉挛和治疗 18 岁以下青少年皱眉纹的安全性和有效性资料。

(2)老年人:没有足够的 65 岁以上患者的资料来判定老年人对本品反应是否不同。总而言之,老年人选择剂量要谨慎,通常从有效剂量的低端开始,因为老年人常有肝、肾、心脏功能减退,常伴有其他疾病,并同时服用其他药物。

七、药理学

1. 药效学及作用机制 A 型肉毒杆菌毒素通过裂解胆碱能神经末梢突触前膜内 SNAP-25 而阻滞外周乙酰胆碱的释放。SNAP-25 是一种促使神经末梢内囊泡与突触前膜顺利结合并释放乙酰胆碱的必需蛋白质。

注射后的肉毒毒素与特定细胞表面的受体迅速、高亲和地结合,再通过受体介导的吞噬作用使毒素通过细胞膜,最后毒素的轻链被释放到胞浆中去裂解 SNAP-25。这一过程伴随着乙酰胆碱释放功能被逐步抑制,注射后 2~3 日内出现临床表现,注射后 5~6 周后作用达高峰。

一般注射后 12 周内功能可以恢复,因为神经末梢"芽生"与终板形成连接。但"芽生"是暂时的,会逐渐消退,原始的神经肌肉接头恢复功能。

2. 药代动力学 活性物质的一般特点:鼠腓肠肌内注射放射性^{125}I 标记的治疗用 A 型肉毒毒素的药物分布学研究表明该毒素在肌肉中弥散速度慢,但全身代谢迅速并很快随尿排出。鼠腓肠肌中的放射性标记物以半衰期约 10 小时的量递减。放射性物质在注射点与大分子蛋白结合,而在血浆中则与小分子蛋白结合,表明作用底物的全身代谢迅速。注射后 24 小时内,60% 的放射性物质随尿液排出。毒素可由蛋白酶分解,而分子成分则可通过正常代谢途径再循环。基于本产品的特质,未进行该制剂活性成分的吸收、分布、生物转化和排泄方面的传统研究。

患者体内作用特点:可以确信治疗剂量的本品全身分布很少。应用单纤维肌电图技术进行的临床研究表明,远离注射点的肌肉神经电生理活动增加,但不伴有任何临床症状和体征。

3. 药物不良反应

(1)一般情况:一般来说,不良反应发生在注射后的前几日,通常是短暂的,罕见持续数月或更长。

局部肌肉无力表现为肌肉组织中肉毒毒素的预期药理学作用。可是,由于毒素的扩散,同样会发生注射位点附近和/或远处的肌肉无力。

与任何注射操作一样,可发生与注射有关的局部疼痛、感染、感觉异常、感觉减退、压痛肿胀/水肿、局部感染、出血和/或擦伤。针刺的疼痛和/或紧张会导致血管迷走神经反应,引起短暂性症状性低血压和昏厥。

(2)不同适应证的不良反应发生频率:以下为临床试验中不同适应证的不良反应发生频度。发生频度定义为非常常见(≥1/10);常见(≥1/100,≤1/10);不常见(≥1/1 000,≤1/100);罕见(≥1/10 000,≤1/1 000);非常罕见(≤1/10 000)。

1)眼睑痉挛/偏侧面肌痉挛,安全性资料来自临床试验,有 1 732 位受试者接受了本品治疗。报告了下列不良反应。①神经系统异常:不常见的有头晕、面瘫。②眼睛异常:不常常见的有眼睑下垂;常见的有点状角膜炎、兔眼症、干眼症、畏光、眼部刺激、流泪增加;不常见的有角膜炎、睑外翻、复视、睑内翻、视物模糊;罕见的有眼睑水肿;非常罕见的有溃疡性角膜炎、角膜上皮损伤、角膜穿孔。③皮肤和皮下组织异常:常见的有瘀斑;不常见的有皮疹。④全身性异常和注射部位异常:不常见的有疲劳。

2)暂时改善 65 岁及 65 岁以下成人因皱眉肌和/或降眉间肌活动引起的中度至重度皱眉纹。安全性资料来自两项双盲、安慰剂对照、多中心临床试验,其中总共 405 位患者接受了本品治疗。报告的不良反应如下。①神经系统异常:常见的有头痛,感觉异常;②眼睛异常:常见的有眼睑下垂;③胃肠道异常:常见的有恶心;④皮肤和皮下组织异常:常见的有红斑、皮肤紧缩感;⑤骨骼肌肉和结缔组织异常:常见的有肌肉无力;⑥全身性异常和注射部位异常:常见的有面部疼痛、注射部位水肿、瘀斑、注射部位疼痛、注射部位刺激。

(3)上市后经验

1)A 型肉毒毒素治疗后,罕见自发性死亡报告,其发生往往与吞咽困难、肺炎和/或者其他明显的衰弱相关。

2)罕见有严重的和/或速发型超敏反应的报告,例如过敏和血清病,以及其他超敏反应的表现,包括荨麻疹、软组织水肿和呼吸困难。其中一些反应既出现在单用 BOTOX® 之后,也出现在 BOTOX® 与其他有类似反应的产品合用之后。报告的一例死亡病例发生在用 5ml 1% 利多卡因稀释的 BOTOX® 注射后。尚不能确定到底是 BOTOX®、还是利多卡因、还是 BOTOX® 与利多卡因共同作用的结果。

3)注射本品后,有心血管系统的不良事件,如心律失常、心肌梗死以及一些可能致命的不良事件的罕见报告。有些发生这些不良事件的患者本身已具有心血管疾病的危险因素。

4)注射本品后,有新发癫痫和癫痫再发的病例报告,特别是在曾有过诱发经历的患者中。

5)有一例周围神经病变的报告,一位男性老年患者因颈肩部痉挛和严重的疼痛在 11 周的时间内接受了 4 组本品的注射,总用量为 1 800 单位。

6)注射本品治疗眼睑痉挛后,非常罕见的有闭角型青光眼的报告。

7)本品上市后报告的其他不良事件还有腹部疼痛、腹泻、呕吐、发热、食欲减退、视物模糊、视觉障碍、听觉迟钝、耳鸣、眩晕、面瘫、臂神经丛病变、神经根疾病、晕厥、感觉减退和不适、肌肉痛、严重衰弱、感觉异常、多形性红斑、瘙痒、银屑病样皮炎、多汗症和毛发脱落,包括睫毛脱落。

4. 药物相互作用 理论上讲,氨基糖苷类抗生素或阿奇霉素,或其他影响神经肌肉传导的药物(如筒箭毒碱型肌松剂)可加强肉毒梭菌毒素的作用。未进行专门的试验以确定临床上肉毒梭菌毒素与其他药物相互作用的可能性,也没有具有临床意义的相互作用的报道。尚无配伍禁忌的研究,本品不应与其他药品混用。

八、注意事项

1. 禁用 已知对 A 型肉毒梭菌毒素及配方中任一成分过敏者;重症肌无力或肌无力综合征患者。

2. 慎用 准备注射的部位存在炎症或选定的注射肌肉有明显无力或萎缩时,应慎用本品。如果患者伴有肌萎缩性脊髓侧索硬化症或导致周围神经肌肉功能障碍的疾病,使用本品治疗也应慎重。由于肉毒梭菌毒素具有抗胆碱能作用,对有患闭角型青光眼危险的患者应慎用。

3. 用药注意事项

(1)因为本品会由于气泡或类似力量的振动而变性,所以应轻轻向瓶中推注稀释液。如果瓶中无真空负压抽吸稀释液,应废弃该瓶药物。

(2)本品配制后应为无色至略显黄色、不含杂质的澄明液体。使用配制溶液之前应肉眼检查澄明度及有无杂质,配制溶液应保存于冰箱中(2~8℃)最多不超过 4 小时。

(3)本品只能单次使用,剩余溶液应丢弃。为了安全起见,不用的药瓶应装入少量水,然后高压灭菌;所有用过的药瓶、注射器和沾有溅出液的器具等均应高压灭菌消毒,或用 0.5%次氯酸盐溶液将本品残留物灭活 5 分钟。

九、药物稳定性及贮藏条件

2~8℃冷藏或-5℃以下冷冻保存。配制后 2~8℃冷藏保存,4 小时内使用。

十、药物经济性评价

非基本药物,非医保。

A 型肉毒毒素

一、药品名称

英文名 Botulinum Toxin Type A

二、药品成分

A 型肉毒毒素

三、剂型与规格

A 型肉毒毒素 50~150 单位

四、适应证及相应的临床价值

用于眼睑痉挛,面肌痉挛等成人患者及某些斜视,特别是急性麻痹性斜视、共同性斜视、内分泌肌病引起的斜视及无法手术矫正或手术效果不佳的 12 岁以上的斜视患者。

临床价值:首选。

五、用法用量

成人用法用量如下。

(1)注射部位:①眼睑痉挛,采用上睑及下睑肌肉多点注射法,即上、下睑的内外侧或外眦部颞侧皮下眼轮匝肌共 4 点或 5 点。②单侧面肌痉挛,除注射眼睑痉挛所列部位外,还需于面部中、下及颊部肌内注射 3 点。依病情需要,也可对眉部内、外或上唇或下颌部肌肉进行注射。③斜视,根据斜视的种类、部位,在 0.5%地卡因表面麻醉下,借肌电放大器或肌电仪引导,用同轴电极针注射不同的眼外肌。

(2)用量:①眼睑及面肌痉挛,可按上述部位选择进行注射,每点起始量为 2.5 单位/0.1ml。注射 1 周后有残存痉挛者可追加注射;病情复发者可作原量或加倍量(5.0 单位/0.1ml)注射。但 1 次注射总剂量应不高于 55 单位,1 个月内使用总剂量不高于 200 单位。②斜视,对垂直肌和小于 20 三棱镜度的水平斜视,每条肌肉起始量为 1.25~2.5 单位;对 20~40 三棱镜度的水平斜视,每条肌肉起始量为 2.5 单位,对 40~50 三棱镜度的水平斜视,每条肌肉的起始量为 2.5 单位。以后根据药物反应,酌情增至 5.0 单位/次。对 1 个月或以上的持久性滑车神经麻痹,可向内直肌内注射 1.25~2.5 单位。每条肌内注射容积应不高于 5 单位。对低矫者可作重复注射。对病情出现反复者可作不定期的增量或维持量注射。但每条肌肉最大用量不应超过 0.1ml。对病情出现反复者,可作不定期的增量或维持量注射,但每次每条肌肉最大用量不应超过 5 单位。制品稀释,根据瓶、盒标签实际标示的单位量,参照进行稀释,按需要选用不同稀释度。加 0.9%氯化钠溶液后轻轻振荡直至完全溶解。毒素稀释后立即使用,亦可置 2~8℃冰箱于 4 小时内用完。残液、容器、注射用具等应消毒处理。

六、特殊人群用药

1. 肾功能损害 慎用本品。

2. 肝功能损害 慎用本品。

3. 其他人群 儿童慎用本品。

七、药理学

1. 药效学及作用机制 治疗用 A 型肉毒毒素能抑制周围运动神经末梢突触前膜乙酰胆碱释放,引起肌肉的松弛性麻痹。

2. 药物不良反应

(1)在眼睑、面肌痉挛治疗中,少数患者可出现短暂的眼睑下垂、下睑后退、瞬目减少、睑裂闭合不全、面肌肌力减弱等,3~8 周内自然恢复。

(2) 在斜视治疗过程中,部分患者可出现短暂的、不同程度的眼睑下垂、垂直斜视和极个别的瞳孔散大,此与该毒素向邻近肌肉弥散有关,数周内自然恢复。

八、注意事项

1. 禁用 过敏性体质者及对本品过敏者禁用。

2. 用药注意事项 本品有剧毒,必须有专人保管、发放、登记造册,按规定适应证、规定剂量使用。使用本品者,特别是治疗斜视者应为受过专门训练人员。操作者应熟悉眼外肌的解剖位置,熟练掌握肌电放大器使用技术,并尽量做到准确、定量、慢注、减少渗漏。

凡有发热、急性传染病者缓用;心、肝、肺疾患、活动性肺结核、血液病患者及孕妇和 12 岁以下儿童慎用本品。

氨基糖苷类抗生素(如庆大霉素等)能加强肉毒毒素的作用,使用本品期间禁用上述抗生素。

对大于 50 三棱镜度斜视、固定性斜视、外直肌无力的 Duane 眼球后退综合征,手术过矫性斜视、慢性麻痹性斜视、慢性第Ⅵ或第Ⅲ对颅神经麻痹、严重的肌肉纤维挛缩者疗效不佳或无效。

应备有 1∶1 000 肾上腺素,以备偶发过敏反应时急救用。患者在注射后应留院内短期观察。

九、药物稳定性及贮藏条件

−5~−20℃保存。

十、药物经济性评价

非基本药物,医保乙类。

氟 西 汀

参见(第一章 精神疾病药物 2 抗抑郁药)

甘 露 醇

一、药品名称

1. 英文名 Mannitol
2. 化学名 D-甘露糖醇

二、药品成分

D-甘露糖醇

三、剂型与规格

甘露醇注射液 250ml∶50g

四、适应证及相应的临床价值

1. 组织脱水药 用于治疗各种原因引起的脑水肿,降低颅内压,防止脑疝。

2. 降低眼压 可有效降低眼压,应用于其他降眼压药无效时或眼内手术前准备。

3. 渗透性利尿药 ①用于鉴别肾前性因素或急性肾衰竭引起的少尿;②应用于预防各种原因引起的急性肾小管坏死。

4. 作为辅助性利尿措施治疗肾病综合征、肝硬化腹水,尤其是当伴有低蛋白血症时。

5. 对某些药物逾量或毒物中毒(如巴比妥类药物、锂、水杨酸盐和溴化物等),本药可促进上述物质的排泄,并防止肾毒性。

6. 作为冲洗剂 应用于经尿道内作前列腺切除术。

7. 术前肠道准备。

临床价值:辅助。

五、用法用量

1. 儿童 ①利尿:0.25~2g/kg 或 60g/m²,以 15%~20%浓度溶液 2~6 小时内静脉滴注。②治疗脑水肿、颅内高压和青光眼:1~2g/kg 或 30~60g/m²,以 15%~20%浓度溶液于 30~60 分钟内静脉滴注。患者衰弱时剂量减至 0.5g/kg。③鉴别肾前性少尿和肾性少尿:0.2g/kg 或 6g/m²,以 15%~25%浓度静脉滴注 3~5 分钟,如用药后 2~3 小时尿量无明显增多,可再用 1 次,如仍无反应则不再使用。④治疗药物、毒物中毒:2g/kg 或 60g/m²,以 5%~10%浓度溶液静脉滴注。

2. 成人 ①利尿:常用量为 1~2g/kg,一般用 20%溶液 250ml 静脉滴注,并调整剂量使尿量维持在每小时 30~50ml。②治疗脑水肿、颅内高压和青光眼:0.25~2g/kg,配制为 15%~25%浓度于 30~60 分钟内静脉滴注。当患者衰弱时,剂量应减小至 0.5g/kg。严密随访肾功能。③鉴别肾前性少尿和肾性少尿:0.2g/kg,以 20%浓度于 3~5 分钟内静脉滴注,如用药后 2~3 小时以后每小时尿量仍低于 30~50ml,最多再试用一次,如仍无反应则应停药。已有心功能减退或心力衰竭者慎用或不宜使用。④预防急性肾小管坏死:先给予 12.5~25g,10 分钟内静脉滴注,若无特殊情况,再给 50g,1 小时内静脉滴注,若尿量能维持在每小时 50ml 以上,则可继续应用 5%溶液静脉滴注;若无效则立即停药。⑤治疗药物、毒物中毒:50g 以 20%溶液静脉滴注,调整剂量使尿量维持在每小时 100~500ml。⑥肠道准备:术前 4~8 小时,10%溶液 1 000ml 于 30 分钟内口服完毕。

六、特殊人群用药

1. 妊娠期 甘露醇能透过胎盘屏障。

2. 哺乳期 是否能经乳汁分泌尚不清楚。

3. 肾功能损害 肾功能不全的患者可能需要减少剂量。由于血浆浓度监测可能会导致误导,剂量应根据临床监测进行调整。

4. 肝功能损害 急性肝炎患者,慢性肝炎患者,有严重肝炎病史或家族史者,特别是与用药相关的肝卟啉症患者禁用。

5. 其他人群 老年人应用本药较易出现肾损害,且随年龄增长,发生肾损害的机会增多。适当控制用量。

七、药理学

1. 药效学及作用机制　甘露醇为单糖,在体内不被代谢,经肾小球滤过后在肾小管内甚少被重吸收,起到渗透利尿作用。

（1）组织脱水作用:提高血浆渗透压,导致组织内（包括眼、脑、脑脊液等）水分进入血管内,从而减轻组织水肿,降低眼压、颅内压和脑脊液容量及其压力。1g 甘露醇可产生渗透浓度为 5.5mOsm/L,注射 100g 甘露醇可使 2 000ml 细胞内水转移至细胞外,尿钠排泄 50g。

不同浓度甘露醇溶液的渗透浓度如下表 2-15。

表 2-15　不同浓度甘露醇溶液的渗透浓度

甘露醇浓度/%	渗透浓度/（mOsm/L）
5	275
10	550
15	825
20	1 100
25	1 375

（2）利尿作用:甘露醇的利尿作用机制分两个方面。①甘露醇增加血容量,并促进前列腺素 I_2 分泌,从而扩张肾血管,增加肾血流量包括肾髓质血流量。肾小球入球小动脉扩张,肾小球毛细血管压升高,皮质肾小球滤过率升高。②本药自肾小球滤过后极少（<10%）由肾小管重吸收,故可提高肾小管内液渗透浓度,减少肾小管对水及 Na^+、Cl^-、K^+、Ca^{2+}、Mg^{2+} 和其他溶质的重吸收。过去认为本药主要作用于近端小管,但经动物穿刺实验发现,应用大剂量甘露醇后,通过近端小管的水和 Na^+ 仅分别增多 10%~20% 和 4%~5%;而到达远端小管的水和 Na^+ 则分别增加 40% 和 25%,提示髓袢重吸收水和 Na^+ 减少在甘露醇利尿作用中占重要地位。此可能是由于肾髓质血流量增加,髓质内尿素和 Na^+ 流失增多,从而破坏了髓质渗透压梯度差。

由于输注甘露醇后肾小管液流量增加,当某些药物和毒物中毒时,这些物质在肾小管内浓度下降,对肾毒性减小,而且经肾排泄加快。

2. 药代动力学　甘露醇口服吸收很少。静脉注射后迅速进入细胞外液而不进入细胞内。但当血甘露醇浓度很高或存在酸中毒时,甘露醇可通过血脑屏障,并引起颅内压反跳。利尿作用于静脉注射后 1 小时出现,维持 3 小时。降低眼压和颅内压作用于静脉注射后 15 分钟内出现,达峰时间为 30~60 分钟,维持 3~8 小时。本药可由肝生成糖原,但由于静脉注射后迅速经肾排泄,故一般情况下经肝代谢的量很少。本药 $t_{1/2}$ 为 100 分钟,当存在急性肾衰竭时可延长至 6 小时。肾功能正常时,静脉注射甘露醇 100g,3 小时内 80% 经肾排出。

3. 药物不良反应

（1）水和电解质紊乱最为常见:①快速大量静脉注射甘露醇可引起体内甘露醇积聚,血容量迅速大量增多（尤其是急、慢性肾衰竭时）,导致心力衰竭（尤其有心功能损害时）,稀释性低钠血症,偶可致高钾血症;②不适当的过度利尿导致血容量减少,加重少尿;③大量细胞内液转移至细胞外可致组织脱水,并可引起中枢神经系统症状。

（2）寒战、发热,排尿困难。

（3）血栓性静脉炎。

（4）甘露醇外渗可致组织水肿、皮肤坏死。

（5）过敏引起皮疹、荨麻疹、呼吸困难、过敏性休克。

（6）头晕、视力模糊。

（7）高渗引起口渴。

（8）渗透性肾病（或称甘露醇肾病）,主要见于大剂量快速静脉滴注时。其机制尚未完全阐明,可能与甘露醇引起肾小管液渗透压上升过高,导致肾小管上皮细胞损伤。病理表现为肾小管上皮细胞肿胀,空泡形成。临床上出现尿量减少,甚至急性肾衰竭。渗透性肾病常见于老年肾血流量减少及低钠、脱水患者。

4. 药物相互作用　可增加洋地黄毒性作用,与低钾血症有关;增加利尿药及碳酸酐酶抑制剂的利尿和降眼压作用,与这些药物合时应调整剂量。

八、注意事项

1. 禁用

（1）已确诊为急性肾小管坏死的无尿患者,包括对试用甘露醇无反应者,因甘露醇积聚引起血容量增多,加重心脏负担。

（2）严重失水者。

（3）颅内活动性出血者,因扩容加重出血,但颅内手术时除外。

（4）急性肺水肿,或严重肺瘀血。

2. 慎用

（1）明显心肺功能损害者,因本药所致的突然血容量增多可引起充血性心力衰竭。

（2）高钾血症或低钠血症。

（3）低血容量,应用后可因利尿而加重病情,或使原来低血容量情况被暂时性扩容所掩盖。

（4）严重肾衰竭而排泄减少使本药在体内积聚,引起血容量明显增加,加重心脏负荷,诱发或加重心力衰竭。

（5）对甘露醇不能耐受者。

3. 用药注意事项

（1）除作肠道准备用,均应静脉内给药。

（2）甘露醇遇冷易结晶,故应用前应仔细检查,如有结晶,可置热水中或用力振荡待结晶完全溶解后再使用。当甘露醇浓度高于 15% 时,应使用有过滤器的输液器。

（3）根据病情选择合适的浓度,避免不必要地使用高浓度和大剂量。

（4）使用低浓度和含氯化钠溶液的甘露醇能降低过度脱水和电解质紊乱的发生机会。

（5）用于治疗水杨酸盐或巴比妥类药物中毒时,应合用碳酸氢钠以碱化尿液。

（6）给大剂量甘露醇不出现利尿反应,可使血浆渗透浓度显著升高,故应警惕血高渗发生。

(7) 随访检查:①血压;②肾功能;③血电解质浓度,尤其是 Na^+ 和 K^+;④尿量。

九、药物稳定性及贮藏条件

遮光,密闭保存。

十、药物经济性评价

基本药物(注射液:20ml:4g、50ml:10g、100ml:20g、250ml:50g,冲洗用注射液:3 000ml:150g),医保甲类,《中国药典》(2020年版)收载。

屈 昔 多 巴

一、药品名称

1. 英文名　Droxidopa
2. 化学名　(2S,3R)-2-氨基-3-(3,4-二羟基苯基)-3-羟基丙酸

二、药品成分

屈昔多巴

三、剂型与规格

屈昔多巴胶囊　100mg

四、适应证及相应的临床价值

屈昔多巴是适用为原发性自主神经衰竭[帕金森病(PD),多系统萎缩和纯自主神经衰竭],多巴胺 β-羟化酶缺乏症,和非糖尿病性自主神经病变所致在成年有症状性神经源性直立性低血压(NOH)患者体位性眩晕、头晕或"感觉眼前漆黑"的治疗。尚未确定超过2周治疗的有效性。应定期评估屈昔多巴的继续有效性。

临床价值:首选。

五、用法用量

成人起始剂量为100mg,口服每日3次:早晨起床、白天中间和下午睡前至少3小时(以减低睡眠前卧位高血压潜能)。恒定地时间给予屈昔多巴,或有或无食物。整服屈昔多巴胶囊。滴定调整症状性反应,以每24~48小时增量100mg,每日3次至最大剂量600mg,每日3次(即每日最大总剂量1 800mg)。开始屈昔多巴前和增加剂量后监视卧位血压。漏服1剂屈昔多巴患者应按时间表服用下一剂。

六、特殊人群用药

1. 妊娠期　孕妇和准备妊娠的妇女应禁用(动物试验结果表明,本品可导致子代波状肋骨)。

2. 哺乳期　选择哺乳或选择服用屈昔多巴。在大鼠中,屈昔多巴可被排泄在乳汁中。当在哺乳期时药物被给予哺乳母兽,观察到子代体重增量和生存减少。

3. 肾功能损害　屈昔多巴及其代谢物主要被肾清除。

有轻度或中度肾受损患者(GFR>30ml/min)被包括在临床试验中和没有较高频数不良反应。在有严重肾功能受损(GFR<30ml/min)患者中用屈昔多巴临床经验有限。

4. 肝功能损害　一项群体药代动力学分析提示肝功能,通过谷草转氨酶(GOT)、谷丙转氨酶(GPT)、碱性磷酸酶和总胆红素评估,对屈昔多巴暴露没有影响。

5. 其他人群　老年人:总共197例有症状性神经源性直立性低血压(NOH)患者(年龄75岁或以上)被包括在屈昔多巴临床计划。这些受试者和较年轻受试者间未观察到安全性和有效性总体差别,和其他临床经验报道没有确定老年和较年轻患者间反应的差别,但不能除外某些老年个体更大敏感性。

七、药理学

1. 药效学及作用机制　屈昔多巴在神经源性直立性低血压的治疗的确切作用机制不知道。屈昔多巴是一种合成氨基酸类似物,通过多巴脱羧酶直接代谢为去甲肾上腺素,多巴脱羧酶在机体内广泛地分布。屈昔多巴被认为是通过去甲肾上腺素发挥其药理学作用而不是通过母体分子或其他代谢物。去甲肾上腺素通过诱发周边动脉和静脉血管收缩增加血压。屈昔多巴在人中诱发血浆去甲肾上腺素小幅度和短暂升高。

血浆屈昔多巴峰浓度伴随收缩和舒张压增加。在有自主神经衰竭患者中,屈昔多巴对站立或卧位心率没有临床意义的影响。

在一项专门彻底 Q-T 研究中显示用屈昔多巴在单次口服剂量直至2 000mg,未观察到 Q-Tc 间期延长。

2. 药代动力学

(1) 吸收:在健康志愿者中在给药后1~4小时达到屈昔多巴的血浆峰浓度(C_{max})(均数约2小时)。高脂肪餐对屈昔多巴暴露有中度影响有 C_{max} 和血浆浓度-时间曲线下面积分别减低35%和20%。C_{max} 随高脂肪餐延后约2小时。

(2) 分布:临床前研究提示屈昔多巴可跨越血脑屏障。屈昔多巴表现出血浆蛋白结合,在 100ng/ml 时75%和在10 000ng/ml 时26%。在人中屈昔多巴估算的表观分布容积约200L。

(3) 代谢:屈昔多巴的代谢是通过儿茶酚胺途径介导而不是通过细胞色素 P450 系统。屈昔多巴最初转化为甲氧基二羟苯基丝氨酸(3-OM-DOPS),一个主要代谢物,通过儿茶酚-O-甲基转移酶(COMT),通过 DOPA 脱羧酶(DDC)转化为去甲肾上腺素,或通过 DOPS 醛缩酶转化为原儿茶醛(Protocatechualdehyde)。在人中,口服给药后,血浆去甲肾上腺素水平峰值出现在3~4小时内,但是一般非常低(低于1ng/ml),和变异与剂量无恒定相互关系。屈昔多巴的代谢物对其药理学作用的贡献除了去甲肾上腺素还不是很清楚。

(4) 排泄:在人中屈昔多巴的平均消除半衰期是约2.5小时。屈昔多巴及其代谢物在动物和在人中的主要消除途径都是通过肾。在动物中研究显示75%的放射标记剂量是口服给药24小时内在尿中排泄。

3. 药物不良反应

（1）严重：神经阻滞剂恶性综合征（<0.1%）；白细胞减少（<0.1%）、粒细胞缺乏症、嗜中性粒细胞减少和血小板减少（频度不明）。

（2）其他（>1%）：幻觉、头痛、轻度头痛、恶心、血压升高。

4. 药物相互作用　与增加血压药物合用：屈昔多巴与其他增加血压药物联合给药［如去甲肾上腺素，麻黄素（Ephedrine），米多君（Midodrine），和曲坦（Triptans）］将预计增加仰卧高血压风险。

与帕金森病的药物合用：多巴脱羧酶抑制剂可能需要调整 NORTHERA 剂量。

八、注意事项

（1）食物：患者应每次用相同方法或有或无食物服用屈昔多巴。

（2）漏服：如一剂被漏服，患者应按时间表服用下一剂和不应加倍给药。

九、药物稳定性及贮藏条件

室温 20~25℃ 保存，允许范围为 15~30℃。

十、药物经济性评价

非基本药物，医保乙类。

罗 匹 尼 罗

一、药品名称

1. 英文名　Ropinirole
2. 化学名　4-［2-（二正丙基氨基）-乙基］-1,3-二氢-2H-吲哚-2-酮盐酸盐

二、药品成分

罗匹尼罗

三、剂型与规格

罗匹尼罗缓释片　1mg

四、适应证及相应的临床价值

罗匹尼罗用于自发性帕金森病的治疗。
临床价值：首选。

五、用法用量

成人用法用量如下。

（1）先从低剂量开始逐渐增加到治疗量，可以单独或与食物一起服用。

（2）推荐起始量是每次 0.25mg，每日 3 次，然后根据每个患者的反应隔周逐渐增加剂量。如必要，4 周后可以在每周的基础上再每日增加 1.5mg，直至日服量 9mg，然后再次每日增加 3mg，直至日服量达 24mg。

（3）停药时需缓慢，时间要超过 7 日。先在前 4 日将每日服用 3 次降为 2 次，在后 3 日降为每日 1 次。

六、特殊人群用药

1. 妊娠期　动物实验证实罗匹尼罗可以影响胚胎发育，如致畸胎效应。目前还没有足够的相关研究，故孕妇服用罗匹尼罗应充分考虑到用药风险，权衡利弊。

2. 哺乳期　罗匹尼罗能抑制妇女催乳素的分泌从而减少哺乳。大鼠试验显示乳汁中含有罗匹尼罗或它的代谢物，但还不清楚罗匹尼罗是否会通过人乳排泄。由于许多药物都通过人乳排泄，可能会对婴儿造成影响，所以孕妇要考虑是否需要停止哺乳或使用罗匹尼罗。

3. 肾功能损害　轻度至中度的肾功能损伤（肌酐清除率 30~50ml/min）无须调整剂量。由于还没有相关研究，所以合并严重肝肾功能损伤的患者应慎用罗匹尼罗。

4. 肝功能损害　由于还没有相关研究，所以合并严重肝肾功能损伤的患者应慎用罗匹尼罗。

5. 其他人群　65 岁以上老年患者与 65 岁以下患者相比，罗匹尼罗的清除率降低 30%，但因本药为剂量累加给药，逐渐加量，直到疗效满意而不出现毒副作用为止，故无须调整剂量。

七、药理学

1. 药效学及作用机制　罗匹尼罗是非麦角碱类多巴胺受体激动剂，体外试验显示对多巴胺受体有高度选择性，对多巴胺 D_2、D_3 受体有内在活性，与 D_3 受体的亲和力高于与 D_2、D_4 受体的亲和力。与 D_3 受体的高亲和力与治疗帕金森病之间的关系不明。

体外试验显示罗匹尼罗对阿片受体有中度选择性。罗匹尼罗及其代谢产物与 D_1、5-HT$_1$、5-HT$_2$、苯二氮䓬类、GABA、M、α_1、α_2 和 β 肾上腺素受体的亲和力小。罗匹尼罗治疗帕金森病的确切作用机制不明，但认为与其激动大脑尾状核突触后 D_2 受体有关。多种动物实验显示罗匹尼罗可以增强帕金森病动物模型的运动功能，尤其是当由 1-甲基 4-苯-1,2,3,6-四氢吡啶（MPTP）神经毒素破坏灵长类动物黑质纹状体多巴胺能上行通路出现病损，从而诱发动物的运动缺陷，使用罗匹尼罗后可以减轻动物的运动损伤。

2. 药代动力学　罗匹尼罗口服吸收迅速，口服后 1~2 小时达峰。临床试验显示，标记后的罗匹尼罗 88% 可出现在尿中，其绝对生物利用度为 55%。相对生物利用度为 85%。进食对罗匹尼罗的进一步吸收无影响，但 T_{max} 升高为 2.5 小时。患者经口给予罗匹尼罗的清除率为 47L/h，消除半衰期约为 6 小时。罗匹尼罗进一步在肝代谢为非活性物质。罗匹尼罗在治疗剂量 1~8mg，每日 3 次范围内，表现为线性代谢动力学，服药 2 日后达到稳态。

罗匹尼罗全身广泛分布，其表观分布容积为 7.5L/kg。其中 40% 与血浆蛋白结合，其在全血与血浆中的比值为 1:1。

罗匹尼罗的主要代谢途径为经 N-去丙基化和羟基化代谢为非活性物质。体外研究显示罗匹尼罗的主要代谢酶系为细胞色素 P450 酶系中的 CYP1A2，此酶可被吸烟和奥美

拉唑激活,或被氟伏沙明、美西律及氟喹诺酮类药物,如环丙沙星、诺氟沙星抑制。N-去丙基化代谢产物被转化为氨甲酰基葡糖醛酸苷,羧酸,N-去丙基化代谢产物。羟基化代谢产物迅速葡糖醛酸化。只有低于10%以罗匹尼罗原型经尿排泄。N-去丙基化代谢产物为罗匹尼罗的主要代谢产物,为40%(尿中),下面依次为羧酸化代谢产物(10%)和羟基葡糖醛酸化代谢产物(10%)。

3. 药物不良反应

(1) 全身表现:①少见的有蜂窝织炎、周围水肿、发热、类流感症状、腹部增大、心前区疼痛、非特异性水肿;②罕见的有腹水。

(2) 心血管系统:①少见的有心衰、心动过缓、心动过速、室上性心动过速、心绞痛、传导阻滞、心搏骤停、心脏扩大、动脉瘤、二尖瓣缺损;②罕见的有室性心动过速。

(3) 中枢/外周神经系统:①常见的有神经痛;②少见的有非随意性肌肉收缩、肌张力亢进、发声困难、共济失调、锥体外系异常、偏头痛、手足徐动症、昏迷、失语、抽搐、肌张力减退、外周神经疾病、瘫痪;③罕见的有抽搐大发作、偏瘫。

(4) 内分泌系统:①少见的有甲状腺功能减退、男性乳房发育、甲状腺功能亢进;②罕见的有甲状腺肿、抗利尿激素分泌过多症。

(5) 胃肠道系统:①少见的有肝酶升高、胆红素血症、胆囊炎、胆石病、大肠炎、牙周炎、大便失禁、胃肠道返流、痔疮、牙痛、嗳气、胃炎、食管炎、打嗝、憩室炎、十二指肠溃疡、胃溃疡、黑便、十二指肠炎、胃肠道出血、舌炎、直肠出血、胰腺炎、口腔炎、口腔溃疡、舌肥厚;②罕见的有出血性胃炎、咯血、唾液腺管堵塞。

(6) 血液系统:①少见的有紫癜、血小板减少、血肿、维生素 B_{12} 缺乏、低色素性贫血、嗜伊红细胞增高、白细胞增多或减少、淋巴细胞增多或减少、淋巴水肿。

(7) 代谢/营养:①常见的有血尿素氮升高;②少见的有低血糖、碱性磷酸酶升高、乳酸脱氢酶升高、体重增加、高磷血症、高尿酸血症、糖尿病、尿糖升高、低血钾、血胆脂醇升高、高血钾、酸中毒、低钠血症、口渴、肌酸激酶升高、脱水;③罕见的有低氯血症。

(8) 运动系统:少见的有关节炎加重、肌腱炎、骨质疏松症、滑囊炎、风湿性多肌痛、肌无力。

(9) 骨痛、斜颈;罕见的有掌腱膜挛缩。

(10) 肿瘤:①少见的有恶性乳房肿瘤;②罕见的有膀胱癌、良性脑瘤、食道癌、脂肪瘤、直肠癌、子宫肿瘤。

(11) 精神疾病:①少见的有性欲增加、激动、淡漠、人格解体、注意力分散、妄想症、性格紊乱、异常欣快、精神错乱、痴呆、错觉、情绪不稳、性欲低下、躁狂、梦游、好斗、神经衰弱;②罕见的有自杀、攻击他人。

(12) 生殖、泌尿系统:①少见的有闭经、阴道出血、阴茎功能失常、前列腺功能失常、阴茎阴茎头包皮炎、附睾炎、会阴痛、排尿困难、尿频、夜尿、蛋白尿、肾结石;②罕见的有乳房增大、阴茎海绵体硬结症、乳腺炎、子宫出血、射精异常、肾盂肾炎、急性肾衰、尿毒症。

4. 药物相互作用

P450酶:体外研究发现CYP1A2是罗匹尼罗代谢过程中起主要作用的酶,服用了CYP1A2的作用底物或抑制剂就会改变罗匹尼罗的清除率,因此停止或使用CYP1A2强效抑制剂时应相应调整罗匹尼罗的剂量。

左旋多巴:罗匹尼罗(2.0mg,每日3次)联用卡比多巴+左旋多巴并不会改变罗匹尼罗药物代谢动力学。口服罗匹尼罗(2.0mg,每日3次)和左旋多巴可以使左旋多巴的稳态 C_{max} 增加20%,但 AUC 不受影响。

地高辛:罗匹尼罗(2.0mg,每日3次)联用地高辛(0.125~0.25mg 每日4次)并不改变地高辛的药代动力学。

氨茶碱:罗匹尼罗(2.0mg,每日3次)联用氨茶碱(300mg,每日2次,CYP1A2的作用底物)不改变罗匹尼罗药代谢动力学。此外,罗匹尼罗(2.0mg,每日3次)不会改变氨茶碱(5mg/kg,静脉注射)药代谢动力学。

群体分析表明服用司来吉兰、阿曼丁、三环类抗抑郁药、苯二氮䓬类药、布洛芬、噻嗪类药、抗组胺药、抗胆碱能药不会影响罗匹尼罗的清除率。

八、注意事项

1. 禁用 对本品有过敏反应的患者禁用

2. 用药注意事项 本品应整片吞服,可以对半掰开服用,但不能研碎或咀嚼。

九、药物稳定性及贮藏条件

阴凉处密闭保存。

十、药物经济性评价

非基本药物,医保乙类。

托 莫 西 汀

一、药品名称

1. 英文名 Atomoxetine
2. 化学名 (−)-N-甲基-3-苯基-3-(O-甲苯氧基)-丙胺

二、药品成分

托莫西汀

三、剂型与规格

托莫西汀胶囊 10mg

四、适应证及相应的临床价值

托莫西汀用于治疗儿童及青少年的注意缺陷和多动障碍(ADHD)。

临床价值:首选。

五、用法用量

儿童用法用量如下。

(1) 初始治疗

1）体重不足 70kg 的儿童和青少年用量:①开始时,盐酸托莫西汀的每日总剂量应约为 0.5mg/kg,并且在 3 日的最低用量之后增加给药量,至每日总目标剂量,约为 1.2mg/kg,可每日早晨单次服药或早晨和傍晚平均分为 2 次服用。剂量超过 1.2mg/(kg·d) 未显示额外的益处。②对儿童和青少年,每日最大剂量不应超过 1.4mg/kg 或 100mg,选其中较小的一个剂量。

2）体重超过 70kg 的儿童、青少年用量:①开始时,盐酸托莫西汀每日总剂量应为 40mg,并且在 3 日的最低用量之后增加给药量,至每日总目标剂量约为 80mg,每日早晨单次服药或早晨和傍晚平均分为 2 次服用。在继续使用 2~4 周后,如仍未达到最佳疗效,每日总剂量最大可以增加到 100mg,没有数据支持在更高剂量下会增加疗效;②对体重超过 70kg 的儿童和青少年,每日最大推荐总剂量为 100mg。

（2）维持/长期治疗:还没有对照试验的资料提示 ADHD 患者应使用多长时间的盐酸托莫西汀。不过通常认为,ADHD 可能需要长期的药物治疗。如果医师选择长期使用盐酸托莫西汀,应定期再评价长期治疗对患者的有效性。

（3）一般用药须知:①盐酸托莫西汀可与食物同服或分开服。②尚未系统评价单次服药剂量超过 120mg 或每日总剂量超过 150mg 的安全性。③肝功能损伤患者的剂量调节,伴肝功能不全(HI) 的 ADHD 患者的剂量调节建议如下。中度 HI 患者(Child-Pugh 分级 B 级),初始和目标剂量应降至常规用量（对不伴 HI 的患者）的 50%。重度 HI 患者(Child-Pugh 分级 C 级),初始和目标剂量应降至常规用量的 25%。④与强 CYP2D6 抑制剂联合使用的剂量调节,服用强 CYP2D6 抑制剂如帕罗西汀、氟西汀、奎尼丁,且体重不足 70kg 的儿童和青少年,盐酸托莫西汀的初始剂量应为 0.5mg/(kg·d);只有当 4 周后症状未见改善并且初始剂量有很好的耐受性时,才增加至通常的目标剂量 1.2mg/(kg·d)。服用强 CYP2D6 抑制剂如帕罗西汀、氟西汀、奎尼丁,且体重超过 70kg 的儿童、青少年和成人,盐酸托莫西汀的初始剂量应为 40mg/d,如果 4 周后症状未见改善并且初始剂量有很好的耐受性,仅可增加至通常的目标剂量 80mg/d。⑤停止治疗时,不需逐渐减量。

六、特殊人群用药

1. 妊娠期　如果患者为孕妇或考虑妊娠的妇女,应向医师咨询。

2. 哺乳期　如果患者在服用盐酸托莫西汀时正在哺乳,应向医师咨询。

3. 肝功能损害　伴肝功能不全(HI) 的 ADHD 患者的剂量调节建议如下:中度 HI 患者(Child-Pugh 分级 B 级),初始和目标剂量应降至常规用量（对不伴 HI 的患者）的 50%。重度 HI 患者(Child-Pugh 分级 C 级),初始和目标剂量应降至常规用量的 25%。

七、药理学

1. 药效学及作用机制　托莫西汀可选择性抑制大脑内去甲肾上腺素的重摄取。前额叶中去甲肾上腺素的增加将有助于提高人的注意力和记忆力,随着时间的延长还会引起 β 肾上腺素受体的脱敏作用。该药对 5-羟色胺或多巴胺受体几乎没有影响。

2. 药代动力学　托莫西汀口服吸收迅速,血药浓度达峰时间为 1~2 小时。成人高脂饮食试验表明,食物不会影响本品的绝对生物利用度,但可以降低吸收速度,使峰浓度(C_{max}) 下降约 37%,达峰时间(T_{max}) 延迟约 3 小时。本品在治疗剂量时,血浆蛋白结合率约为 98%,主要与血浆蛋白结合;表观分布容积(V_c) 为 0.85L/kg,表明其主要分布于体液中。体内药物经过肝微粒体细胞色素 P450 2D6(CYP2D6)代谢生成 4-羟基托莫西汀,血药浓度约为原药的 1%。代谢产物 4-羟基托莫西汀的药理活性与原药相似。本品在饭前或饭后服用,平均血浆清除率（Cl）为 5.83ml/min,半衰期($t_{1/2}$) 为 5.2 小时。口服给药后仅 3% 以原型药物排除体外,大于 80% 的药物以葡糖苷的形式经肾随尿液排泄,约 17% 的药物经消化道随粪便排泄。

3. 药物不良反应　在临床试验中,导致患者中途退出的最常见原因包括患者出现攻击性、易激惹性、嗜睡和呕吐。最常见的不良反应包括消化不良、恶心、呕吐、疲劳、食欲减退、眩晕和心境不稳。

除儿童和青少年患者表现出的不良反应之外,成人患者还可出现口干、勃起功能障碍、异常性高潮等。

4. 药物相互作用　CYP2D6 活性和托莫西汀血浆浓度:托莫西汀主要通过 CYP2D6 途径代谢为 4-羟基托莫西汀。在 EM 中,CYP2D6 抑制剂加升高托莫西汀稳态浓度,使与在 PM 的表现相近。在 EM 中,当联合使用 CYP2D6 抑制剂,如帕罗西汀、氟西汀和奎尼丁时,有必要调节盐酸托莫西汀的剂量。在体外研究中显示,在 PM 中联合使用细胞色素 P450 抑制剂不会提高托莫西汀的血浆浓度。

托莫西汀对 P450 酶的影响:托莫西汀不会产生具有临床意义的对 P450 酶的抑制或削弱,包括 CYP1A2、CYP3A、CYP2D6 和 CYP2C9。

沙丁胺醇:沙丁胺醇(600mg 静脉注射 2 小时以上)降低心率和血压。托莫西汀(60mg 每日 2 次服用 5 日)可加强这些作用,在联合使用沙丁胺醇和托莫西汀的初期最明显。

乙醇:同时使用盐酸托莫西汀和乙醇,并不改变乙醇的兴奋作用。

去甲丙咪嗪:联合使用托莫西汀(40mg 或 60mg 每日 2 次服用 13 日)和去甲丙咪嗪(一种典型的被 CYP2D6 代谢的药物,单剂量 50mg),不改变去甲丙咪嗪药动学。对于经 CYP2D6 代谢的药物,没有剂量调节的建议。

哌甲酯:与单独服用哌甲酯相比,盐酸托莫西汀与哌甲酯合用并不增加对心血管的影响。

咪达唑仑:联合使用盐酸托莫西汀(60mg 每日 2 次服用 12 日)和咪达唑仑(一种典型的被 CYP3A4 代谢的药物,单剂量 50mg),结果显示咪达唑仑的 AUC 有 15% 的增高。对于通过 CYP3A 代谢的药物没有剂量调节的建议。

高血浆蛋白结合率的药物:在体外研究中,进行了托莫西汀和高血浆蛋白结合率药物在治疗浓度下的药物置换研究。托莫西汀不影响华法林、阿司匹林、苯妥英钠或安定与人白蛋白的结合。同样,这些化合物也不影响托莫西汀与人白蛋白的结合。

影响胃液 pH 的药物:升高胃液 pH 的药物(氢氧化镁/氢氧化铝、奥美拉唑)不影响盐酸托莫西汀的生物利用度。

抗高血压药物和升压药:由于托莫西汀可能影响血压,与抗高血压药和升压药或其他升高血压的药物合用时应慎重。

影响去甲肾上腺素的药物:影响去甲肾上腺素的药物与盐酸托莫西汀同服时应注意,因为这类药物可能造成药理学累加或协同作用。

β肾上腺素能受体激动剂:正在系统给予(口服或静脉注射)沙丁胺醇(或其他 β₂ 受体激动剂)的患者,再给予盐酸托莫西汀时需要注意,沙丁胺醇对心血管的作用可能被加强。在一项临床药理研究中,健康受试者一次标准吸入 200mg 沙丁胺醇与静脉给药相比,对血压和心率的影响没有临床意义,并且在同时给予盐酸托莫西汀每日 80mg,连续给 5 日,血压和心率没有增加。在伴随或不伴随服用托莫西汀时,多次吸入沙丁胺醇 800mg 后,心率是相似的。

体外研究显示,在 PM 联合使用细胞色素 P450 抑制剂,托莫西汀的血浆浓度不会增高。

八、注意事项

1. 禁用 ①过敏:盐酸托莫西汀禁用于已知对托莫西汀或对该产品的其他成分过敏的患者(见警告)。②单胺氧化酶抑制剂(MAOI):盐酸托莫西汀不应与 MAOI 合用,或在停用 MAOI 两周内使用。同样,MAOI 治疗不应在停用盐酸托莫西汀两周内开始。已有报道称,其他影响脑内单胺浓度的物与 MAOI 合用可引起严重的、有时会致命的反应(包括高热、强直、肌阵挛、自主神经系统功能不稳定,可能出现

生命体征的快速波动,以及精神状态改变,包括可发展为谵妄和昏迷的极度激越)。有些病例表现出类似神经阻滞剂所致的恶性综合征的特点。这类反应可能在这些药物同时使用或清洗期过短时发生。③严重的心血管疾病:盐酸托莫西汀不应用于患有严重心血管疾病的患者,如果这些患者出现临床意义的血压升高或心率增加(如,血压增加 15~20mmHg 或心率增加 20 次/min),可能会使其病情恶化。④嗜铬细胞瘤:盐酸托莫西汀不应用于嗜铬细胞瘤或有嗜铬细胞瘤史的患者。⑤闭角型青光眼:在临床研究中,使用盐酸托莫西汀与增加瞳孔扩大的危险有关,因此,本品不推荐在患有闭角型青光眼的患者中使用。

2. 用药注意事项

(1)盐酸托莫西汀胶囊不应被打开。如果胶囊的内容物与眼睛接触,立即用水冲洗并咨询相关医学专业人士,手或受污染的体表也应该尽快清洗。

(2)如果患者正在服用或计划服用任何处方或非处方药物、膳食补充剂或草药,应向医师咨询。

(3)如果患者在服用盐酸托莫西汀时正在哺乳,孕妇或考虑妊娠的妇女,应向医师咨询。

(4)盐酸托莫西汀可与食物同服或单独服用。

(5)如果患者漏服一次,应尽快补服;但在 24 小时内,用量不应超过盐酸托莫西汀全天的处方量。

(6)患者需小心驾驶汽车或操作危险的机器,直到能充分肯定操作能力不受托莫西汀影响。

九、药物稳定性及贮藏条件

室温保存,可在 15~30℃范围内变化。

十、药物经济性评价

非基本药物,医保乙类。

第三章　心血管系统药物

1　抗心力衰竭药

地　高　辛

一、药品名称

1. 英文名　Digoxin
2. 化学名　3β-[[O-2,6-二脱氧-β-D-核-己吡喃糖基-($1\rightarrow4$)-O-2,6-二脱氧-β-D-核-己吡喃糖基]氧代]-12β,14β-二羟基-5β-心甾-20(22)烯内酯

二、药品成分

地高辛

三、剂型与规格

地高辛片剂　0.25mg
地高辛针剂　2ml：0.5mg
地高辛口服液　（1）10ml：0.5mg；（2）30ml：1.5mg；
（3）100ml：5mg

四、适应证及相应的临床价值

用于急、慢性心力衰竭，控制心房颤动，心房扑动引起的快速心室率，室上性心动过速。

五、用法用量

1. 儿童　每日总量：早产儿，0.02~0.03mg/kg；1个月以下新生儿0.03~0.04mg/kg；1个月~2岁，0.05~0.06mg/kg；3~5岁，0.03~0.04mg/kg；6~10岁，0.02~0.035mg/kg；10岁以上，同成人用。总量分3次或每6~8小时1次给予；维持剂量为总量的1/5~1/3，分2次，每12小时1次或每日1次。

2. 成人　每次0.125~0.5mg，每日1次，7小时可达稳态血药浓度。若欲快速达到负荷量，可每次0.25mg，每6~8小时1次，总量0.75~1.25mg；维持量，每次0.125~0.5mg，每日1次。

3. 老年人　老年人应用时，因肝肾功能不全，表观分布容积减小或电解质平衡失调者，对本品耐受性低，必须减少剂量。

六、特殊人群用药

1. 妊娠期　可通过胎盘屏障，故妊娠后期母体用量可能增加，分娩后6周须减量。
2. 哺乳期　可排入乳汁，哺乳期妇女应用须权衡利弊。
3. 肾功能损害　减少剂量。
4. 肝功能损害　减少剂量。

七、药理学

1. 药效学及作用机制　地高辛具有较强的正性肌力作用，可使衰竭心脏心排出量增加，血流动力学状态改善，消除交感神经张力的反射性增强，并增大迷走神经张力，因而减慢心率（负性频率作用）。这就使舒张期相对延长，有利于心肌供血。其正性肌力的作用机制在于它选择性地与心肌细胞膜 Na^+-K^+-ATP 酶结合并抑制该酶活性，影响心肌细胞膜内外 Na^+-K^+主动转运，心肌细胞内 Na^+浓度升高；继而使肌膜上 Na^+-Ca^{2+}交换趋于活跃，使细胞浆内 Ca^{2+}增多和肌浆网内 Ca^{2+}储量增多；心肌兴奋时，有较多的 Ca^{2+}释放，激动心肌收缩蛋白，从而增加心肌收缩力。大剂量的（通常接近中毒量）地高辛则可直接抑制窦房结、房室结和希氏束。

2. 药代动力学　本品口服吸收不完全，也不规则，口服吸收率约为75%。血浆浓度达峰时间为2~3小时；起效时间为0.5~2小时，获最大效应时间为4~6小时。可广泛分布到各组织，蛋白结合率为20%~25%，表观分布容积为6~10L/kg。消除半衰期平均为36小时。部分经胆道吸收入血，形成肝肠循环。在体内转化代谢很少，主要以原型由肾排除，尿中排出量为用量的50%~70%。消除半衰期为36小时。

3. 药物不良反应　常见心律失常（最常见为室性期前收缩）、食欲缺乏、恶心、呕吐、下腹痛、无力和软弱；少见视力模糊、色视、腹泻，中枢神经系统反应如精神抑郁或错乱；罕见嗜睡、头痛、皮疹和荨麻疹。

4. 药物相互作用　本药为细胞色素 P450 3A4 酶系统的底物，应注意与经该酶系统代谢的药物共同使用时可能存在药物相互作用。

（1）与两性霉素 B、糖皮质激素或排钾利尿剂同用时，可引起低血钾而致洋地黄中毒。

（2）与抗酸药（尤其三硅酸镁）或止泻吸附药如白陶土、果胶、考来烯胺、其他阴离子交换树脂、柳氮磺吡啶、新霉素、对氨基水杨酸同用时，可抑制洋地黄强心苷吸收而导

致强心苷作用减弱。

（3）与抗心律失常药、钙盐、可卡因、泮库溴铵、萝芙木碱、琥珀胆碱或拟类药同用时，可因作用相加而导致心律失常。

（4）有严重或完全性房室传导阻滞且伴正常血钾的应用洋地黄的患者不应同时应用钾盐，但噻嗪类利尿剂与本品同用时，常须给予钾盐，以防止低钾血症。

（5）β受体拮抗药与本品同用，有导致房室传导阻滞、发生严重心动过缓的可能，应重视。但并不排除β受体拮抗药用于洋地黄不能控制心室率的室上性心动过速。

（6）与奎尼丁同用，可使本品血药浓度提高约一倍，提高程度与奎尼丁用量相关，甚至可达到中毒浓度，即使停用地高辛，其血药浓度仍继续上升，这是奎尼丁从组织结合处置换出地高辛，减少其分布容积之故。两药合用时应酌减地高辛用量 1/3~1/2。

（7）与维拉帕米、地尔硫草、胺碘酮合用，由于降低肾及全身对地高辛的清除率而提高其血药浓度，可引起严重心动过缓。

（8）螺内酯可延长本品半衰期，合用时需调整剂量或给药间期，并随访监测本品的血药浓度。

（9）血管紧张素转换酶抑制剂及其受体拮抗剂可使本品血药浓度升高。

（10）甲氧氯普胺和丙胺太林因促进肠道运动而减少地高辛的生物利用度约 25%。

（11）吲哚美辛可降低本品的肾清除率，使本品半衰期延长，有中毒危险，需监测血药浓度及心电图。

（12）与肝素同用，由于本品可能部分抵消肝素的抗凝作用，需调整肝素用量。

（13）洋地黄化时静脉用硫酸镁应非常谨慎，尤其是静脉注射钙盐时，可发生心脏传导阻滞。

（14）由于红霉素可改变胃肠道菌群，故可增加本品在胃肠道的吸收。

八、注意事项

1. 禁用

（1）任何洋地黄类制剂中毒者禁用。

（2）室性心动过速、心室颤动、肥厚型梗阻性心肌病（若伴收缩功能不全或心房颤动仍可考虑使用）患者禁用。

（3）预激综合征伴心房颤动或心房扑动者禁用。

（4）禁与钙注射剂合用。

2. 用药注意事项　用药期间，应定期监测地高辛血药浓度、血压、心率及心律、心电图、心功能、电解质（尤其是钾、钙、镁）、肾功能。疑洋地黄中毒时，应做地高辛血药浓度测定。过量时，由于蓄积性小，一般停药后 1~2 日中毒表现可以消退。应用本品剂量应个体化。

九、药物稳定性及贮藏条件

避光、密闭保存。

十、药物经济性评价

基本药物（片剂：0.25mg，注射液：2ml：0.5mg，口服液：10ml：0.5mg、30ml：1.5mg、100ml：5mg），医保甲类，《中国药典》（2020 年版）收载。

甲地高辛

一、药品名称

1. 英文名　Metildigoxin

2. 化学名　3β-[[O-2,6-二脱氧-4-O-甲基-β-D-核-己吡喃糖基-(1→4)-O-2,6-二脱氧-β-D-核-己吡喃糖基-(1→4)-2,6-二脱氧-β-D-核-己吡喃糖基]氧代]-12β,14-二羟基-5β,14β-心甾-20(22)烯内酯

二、药品成分

甲地高辛

三、剂型与规格

甲地高辛片　0.1mg

四、适应证及相应的临床价值

适用于急、慢性心力衰竭。

五、用法用量

1. 儿童　新生儿对本品的耐受性不定，其肾清除减少；早产儿与未成熟儿对本品敏感，按其不成熟程度而减小剂量。1 月以上婴儿比成人用量略大。

2. 成人　口服每次 0.2mg，每日 2 次。2~3 日后改为维持量，口服每次 0.1mg，每日 1~2 次。

3. 老年人　尚不明确。

六、特殊人群用药

1. 妊娠期　本品可通过胎盘，故妊娠后期母体用量可能适当增加，分娩后 6 周减量。

2. 哺乳期　本品可排入母乳，哺乳期妇女应用须权衡利弊。

七、药理学

1. 药效学及作用机制　甲地高辛为地高辛末端位的羟基被甲氧基取代的衍生物。其正性肌力作用与地高辛相似且较强，负性频率作用和对心肌电生理等特性与地高辛相似，而其分子活性和药物的亲脂性显著增强，具有胃肠道吸收好、起效快等特点。

2. 药代动力学　口服经胃肠道吸收快且规则，安全性高，吸收率达 91%~95%，口服 10~20 分钟起效，30~40 分钟达峰浓度，约 1 小时达最大效应；作用完全消失时间为 6 日。蛋白结合率为 30%，半衰期为(41±6)小时。甲地高辛大部分以原型和代谢产物经肾排除，一部分从肾外途径排除，因此对合并有肾功能不全患者，可能较地高辛安全。

3. 药物不良反应

（1）常见的不良反应：包括新出现的心律失常、胃纳不佳或恶心、呕吐（刺激延髓中枢）、下腹痛、异常的无力、

软弱。

（2）少见的反应：包括视力模糊或"色视"（中毒症状，如黄视等）、腹泻、中枢神经系统反应如精神抑郁或错乱。

（3）罕见的反应：包括嗜睡、头痛及皮疹、荨麻疹（过敏反应）。

（4）在洋地黄的中毒表现中，心律失常最重要，最常见者为室性期前收缩，约占心脏反应的 33%。其次为房室传导阻滞，阵发性或加速性交界性心动过速，阵发性房性心动过速伴房室传导阻滞，室性心动过速，窦性停搏，心室颤动等。儿童中心律失常比其他反应多见，但室性心律失常比成人少见。新生儿可有 P-R 间期延长。

4. 药物相互作用

（1）与两性霉素 B、皮质激素或排钾利尿剂如布美他尼、依他尼酸等同用时，可引起低血钾而致洋地黄中毒。

（2）与抗酸药（尤其三硅酸镁）或止泻吸附药如白陶土、果胶、考来烯胺和其他阴离子交换树脂、柳氮磺吡啶或新霉素、对氨基水杨酸合用时，可抑制洋地黄强心苷吸收而导致强心苷作用减弱。

（3）与抗心律失常药、钙盐注射剂、可卡因、泮库溴胺、萝芙木碱、琥珀胆碱或拟肾上腺素类药合用时，可因作用相加而导致心律失常。

（4）有严重或完全性房室传导阻滞且伴正常血钾的洋地黄化患者不应同时应用钾盐，但噻嗪类利尿剂与本品合用时，常须给予钾盐，以防止低钾血症。

（5）β 受体拮抗药与本品同用，有导致房室传导阻滞和严重心动过缓的可能，应重视。但并不排除 β 受体拮抗药用于洋地黄不能控制心室率的室上性心动过速。

（6）与奎尼丁合用，可使本品血药浓度提高约一倍，提高程度与奎尼丁用量相关，甚至可达到中毒浓度，即使停用地高辛，其血药浓度仍继续上升，这是奎尼丁从组织结合处置换出地高辛，减少其分布容积之故。两药合用时应酌减地高辛用量 1/3~1/2。

（7）与维拉帕米、地尔硫䓬、胺碘酮合用，由于降低肾及全身对地高辛的清除率而提高其血药浓度，可引起严重心动过缓。

（8）螺内酯可延长本品半衰期，合用时需调整剂量或给药间期，随访监测本品的血药浓度。

（9）血管紧张素转换酶抑制剂及其受体拮抗剂可使本品血药浓度升高。

（10）依酚氯胺与本品合用可致明显心动过缓。

（11）吲哚美辛可减少本品的肾清除，使本品半衰期延长，有中毒危险，需监测血药浓度及心电图。

（12）与肝素合用，由于本品可能部分抵消肝素的抗凝作用，需调整肝素用量。

（13）静脉应用本品时，合用硫酸镁应极其谨慎，可发生心脏传导阻滞。

（14）由于红霉素可改变胃肠道菌群，故可增加本品在胃肠道的吸收。

（15）甲氧氯普胺因促进肠道运动而减少地高辛的生物利用度约 25%。溴丙胺太林因抑制肠道蠕动而提高地高

辛生物利用度约 25%。

八、注意事项

1. 禁用 不可与酸、碱类配伍。

2. 慎用 ①低钾血症；②不完全性房室传导阻滞；③高钙血症；④甲状腺功能低下；⑤缺血性心脏病；⑥急性心肌梗死早期；⑦活动期心肌炎；⑧肾功能损害。

3. 用药注意事项 用药期间应注意随访检查：①血压、心率及心律；②心电图；③心功能监测；④电解质，尤其钾、钙、镁；⑤肾功能；⑥疑有洋地黄中毒时，应作地高辛血药浓度测定。过量时，由于蓄积性小，一般于停药后 1~2 日中毒表现可以消退。

九、药物稳定性及贮藏条件

密封保存。

十、药物经济性评价

非基本药物，非医保，《中国药典》（2020 年版）收载。

去乙酰毛花苷

一、药品名称

1. 英文名 Deslanoside

2. 化学名 3-[（O-β-D-葡吡喃糖基-(1→4)-O-2,6-二脱氧-β-D-核-己吡喃糖基-(1→4)-O-2,6-二脱氧-β-D-核-己吡喃糖基-(1→4)-O-2,6-二脱氧-β-D-核-己吡喃糖基）氧代]-12,14-二羟基-心甾-20(22)-烯内酯

二、药品成分

去乙酰毛花苷

三、剂型与规格

去乙酰毛花苷注射液 2ml∶0.4mg

四、适应证及相应的临床价值

用于急性心力衰竭，慢性心力衰竭急性加重，控制心房颤动、心房扑动引起的快心室率。

五、用法用量

1. 儿童 按下列剂量分 2~3 次、每次间隔 3~4 小时给予。早产儿和足月新生儿或肾功能减退、心肌炎患儿，肌内注射或静脉注射，每日 0.022mg/kg；2 周~3 岁，每日 0.025mg/kg。静脉注射获满意疗效后，可改用地高辛常用维持量。

2. 成人 用 5% 葡萄糖注射液 20ml 稀释后缓慢静脉注射。2 周内未用过洋地黄毒苷，或在 1 周内未用过地高辛的患者，初始剂量 0.4~0.6mg，以后每 24 小时可再给 0.2~0.4mg；总量每日 1~1.6mg。

3. 老年人 老年人肝肾功能不全，表观分布容积减小或电解质平衡失调者，对本品耐受性低，必须减少剂量。

六、特殊人群用药

1. 妊娠期　本品可通过胎盘,故妊娠后期母体用量可能适当增加,分娩后 6 周减量。

2. 哺乳期　本品可排入乳汁,哺乳期妇女应用须权衡利弊。

3. 肾功能损害　减少剂量。

4. 肝功能损害　减少剂量。

七、药理学

1. 药效学及作用机制

(1) 正性肌力作用:本品选择性地与心肌细胞膜 Na^+-K^+-ATP 酶结合,从而抑制该酶活性,使心肌细胞膜内外 Na^+-K^+ 主动偶联转运受损,心肌细胞内 Na^+ 浓度升高,从而使肌膜上 Na^+-Ca^{2+} 交换趋于活跃,使细胞浆内 Ca^{2+} 增多,肌浆网内 Ca^{2+} 储量亦增多,心肌兴奋时,有较多的 Ca^{2+} 释放;心肌细胞内 Ca^{2+} 浓度升高,激动心肌收缩蛋白从而增加心肌收缩力。

(2) 负性频率作用:由于其正性肌力作用,使衰竭心脏心排出量增加,改善血流动力学状态,消除交感神经张力的反射性增强,并增大迷走神经张力,因而减慢心率、延缓房室传导。此外,小剂量时提高窦房结对迷走神经冲动的敏感性,可增强其减慢心率作用。由于其负性频率作用,舒张期相对延长,有利于增加心肌供血;大剂量(通常接近中毒量)则可直接抑制窦房结、房室结和希氏束而呈现窦性心动过缓和不同程度的房室传导阻滞。

(3) 心脏电生理作用:通过对心肌电活动的直接作用和对迷走神经的间接作用,降低窦房结自律性;提高浦肯野纤维自律性;减慢房室结传导速度,延长其有效不应期,导致房室结隐匿性传导增加,可减慢心房纤颤或心房扑动的心室率;由于本药可缩短心房有效不应期,当用于房性心动过速和房扑时,可能导致心房率的加速和心房扑动转为心房纤颤;缩短浦肯野纤维有效不应期。

2. 药代动力学　本品系天然存在于毛花洋地黄中的强心苷,在提取过程中,其可经水解失去葡萄糖和乙酸而成地高辛,为一种速效强心苷,其作用较洋地黄、地高辛快,但比毒毛花苷 K 稍慢。静脉注射可迅速分布到各组织,10～30 分钟起效,1～3 小时作用达高峰,作用持续时间 2～5 小时。蛋白结合率低,为 25%。半衰期为 33～36 小时。3～6 日作用完全消失在体内转化为地高辛,经肾排泄。由于排泄较快,蓄积性较小。

3. 药物不良反应

(1) 常见的不良反应:包括新出现的心律失常、胃纳不佳或恶心、呕吐(刺激延髓中枢)、下腹痛、异常的无力、软弱。

(2) 少见的反应:包括视力模糊或"黄视"(中毒症状)、腹泻、中枢神经系统反应如精神抑郁或错乱。

(3) 罕见的反应:包括嗜睡、头痛及皮疹、荨麻疹(过敏反应)。

(4) 在洋地黄的中毒表现中,心律失常最重要,最常见者为室性期前收缩,约占心脏反应的 33%。其次为房室传导阻滞,阵发性或加速性交界性心动过速,阵发性房性心动过速伴房室传导阻滞,室性心动过速,窦性停搏,心室颤动等。儿童中心律失常比其他反应多见,但室性心律失常比成人少见。新生儿可有 P-R 间期延长。

4. 药物相互作用

(1) 与两性霉素 B、皮质激素或排钾利尿剂如布美他尼、依他尼酸等同用时,可引起低血钾而致洋地黄中毒。

(2) 与抗酸药(尤其三硅酸镁)或止泻吸附药如白陶土、果胶、考来烯胺和其他阴离子交换树脂、柳氮磺吡啶或新霉素、对氨基水杨酸同用时,可抑制洋地黄强心苷吸收而导致强心苷作用减弱。

(3) 与抗心律失常药、钙盐注射剂、可卡因、泮库溴胺、萝芙木碱、琥珀胆碱或拟肾上腺素类药同用时,可因作用相加而导致心律失常。

(4) 有严重或完全性房室传导阻滞且伴正常血钾的洋地黄化患者不应同时应用钾盐,但噻嗪类利尿剂与本品同用时,常须给予钾盐,以防止低钾血症。

(5) β 受体拮抗药与本品同用,有导致房室传导阻滞和严重心动过缓的可能,应重视。但并不排除 β 受体拮抗药用于洋地黄不能控制心率的室上性快速心律失常。

(6) 与奎尼丁同用,可使本品血药浓度提高约一倍,提高程度与奎尼丁用量相关,甚至可达到中毒浓度,即使停用地高辛,其血药浓度仍继续上升,这是奎尼丁从组织结合处置换出地高辛,减少其分布容积之故。两药合用时应酌减地高辛用量 1/3～1/2。

(7) 与维拉帕米、地尔硫䓬、胺碘酮合用,由于降低肾及全身对地高辛的清除率而提高其血药浓度,可引起严重心动过缓。

(8) 螺内酯可延长本品半衰期,合用时需调整剂量或给药间期,随访监测本品的血药浓度。

(9) 血管紧张素转换酶抑制剂及其受体拮抗剂可使本品血药浓度升高。

(10) 依酚氯胺与本品合用可致明显心动过缓。

(11) 吲哚美辛可降低本品的肾清除率,使本品半衰期延长,有中毒危险,需监测血药浓度及心电图。

(12) 与肝素同用,由于本品可能部分抵消肝素的抗凝作用,需调整肝素用量。

(13) 洋地黄化时静脉用硫酸镁应极其谨慎,尤其是也静脉注射钙盐时,可发生心脏传导阻滞。

(14) 由于红霉素可改变胃肠道菌群,故可增加本品在胃肠道的吸收。

(15) 甲氧氯普胺因促进肠道运动而减少地高辛的生物利用度约 25%。溴丙胺太林因抑制肠道蠕动而提高地高辛生物利用度约 25%。

八、注意事项

1. 禁用　不可与酸、碱类配伍。

2. 慎用　①低钾血症;②不完全性房室传导阻滞;③高钙血症;④甲状腺功能低下;⑤缺血性心脏病;⑥急性心肌

梗死(AMI)早期;⑦心肌炎活动期;⑧肾功能损害。

3. 用药注意事项　用药期间应注意随访检查:①血压、心率及心律;②心电图;③心功能监测;④电解质,尤其钾、钙、镁;⑤肾功能;⑥疑有洋地黄中毒时,应作地高辛血药浓度测定。过量时,由于蓄积性小,一般于停药后1~2日中毒表现可以消退。

九、药物稳定性及贮藏条件

遮光、密闭保存。

十、药物经济性评价

基本药物(注射液:2ml:0.4mg),医保甲类,《中国药典》(2020年版)收载。

毛 花 苷 丙

一、药品名称

1. 英文名　Lantoside C;Deslanoside

2. 化学名　3-[(O-β-D-葡吡喃糖基-(1→4)-O-2,6-二脱氧-β-D-核-己吡喃糖基-(1→4)-O-2,6-二脱氧-β-D-核-己吡喃糖基-(1→4)-O-2,6-二脱氧-β-D-核-己吡喃糖基)氧代]-12,14-二羟基-心甾-20(22)-烯内酯

二、药品成分

毛花苷丙

三、剂型与规格

毛花苷丙注射剂　2ml:0.4mg

四、适应证及相应的临床价值

1. 主要用于治疗心力衰竭。由于其作用较快,适用于急性心功能不全或慢性心功能不全急性加重的患者。

2. 亦可用于控制伴快速心室率的心房颤动、心房扑动患者的心室率。

3. 终止室上性心动过速起效慢,已少用。

五、用法用量

1. 儿童　按下列剂量分2~3次间隔3~4小时给予:早产儿和足月新生儿或肾功能减退、心肌炎患儿,肌内或静脉注射0.022mg/kg;2周~3岁,0.025mg/kg。本品静脉注射获满意疗效后,可改用地高辛常用维持量以保持疗效。

2. 成人　用5%葡萄糖注射液稀释后缓慢注射,首剂0.4~0.6mg,以后每2~4小时可再给0.2~0.4mg,总量1~1.6mg。

六、特殊人群用药

1. 妊娠期　本品可通过胎盘,故妊娠后期母体用量可能适当增加,分娩后6周减量。

2. 哺乳期　本品可排入乳汁,哺乳期妇女应用须权衡利弊。

3. 肾功能损害　慎用。

七、药理学

1. 药效学及作用机制　毛花苷丙是由毛花洋地黄中提取的一种速效强心苷,是去乙酰毛花苷C和地高辛的前体。作用较洋地黄、地高辛快,但比毒毛花苷K稍慢。因口服制剂吸收较少,不如地高辛,注射剂开始起效的时间又不及去乙酰毛花苷C快速,故渐被地高辛和去乙酰毛花苷C所取代。

2. 药代动力学　在胃肠道不如洋地黄毒苷吸收完全,只能不规则吸收10%。与去乙酰毛花苷C相似,一般用于静脉注射,5~30分钟起效,作用维持2~4日。代谢药物为地高辛和地高辛元的衍生物,排泄快,以代谢物形式随尿排出,蓄积性小。治疗量和中毒量差距比其他洋地黄苷类大得多,致死量可能是其维持量的20~50倍。

3. 药物不良反应

(1) 常见的不良反应:包括新出现的心律失常、胃纳不佳或恶心、呕吐(刺激延髓中枢)、下腹痛、异常的无力、软弱。

(2) 少见的反应:包括视力模糊或"黄视"(中毒症状)、腹泻、中枢神经系统反应如精神抑郁或错乱。

(3) 罕见的反应包括:嗜睡、头痛及皮疹、荨麻疹(过敏反应)。

(4) 在洋地黄的中毒表现中,心律失常最重要,最常见者为室性期前收缩,约占心脏反应的33%。其次为房室传导阻滞,阵发性或加速性交界性心动过速,阵发性房性心动过速伴房室传导阻滞,室性心动过速、窦性停搏、心室颤动等。儿童中心律失常比其他反应多见,但室性心律失常比成人少见。新生儿可有P-R间期延长。

4. 药物相互作用

(1) 与两性霉素B、皮质激素或排钾利尿剂如布美他尼、依他尼酸等同用时,可引起低血钾而致洋地黄中毒。

(2) 与抗酸药(尤其三硅酸镁)或止泻吸附剂如白陶土、果胶、考来烯胺、其他阴离子交换树脂、柳氮磺吡啶、新霉素、对氨基水杨酸同用时,可抑制洋地黄强心苷吸收而导致强心苷作用减弱。

(3) 与抗心律失常药、钙盐注射剂、可卡因、泮库溴胺、萝芙木碱、琥珀胆碱或拟肾上腺素类药同用时,可因作用相加而导致心律失常。

(4) 有严重或完全性房室传导阻滞且伴正常血钾的洋地黄化患者不应同时应用钾盐,但噻嗪类利尿剂与本品同用时,常须给予钾盐,以防止低钾血症。

(5) β受体拮抗剂与本品同用,有导致房室传导阻滞和严重心动过缓的可能,应重视。但并不排除β受体拮抗剂用于洋地黄不能控制心室率的室上性快速心律失常。

八、注意事项

1. 禁用

(1) 预激综合征伴心房颤动或扑动的患者禁用。

(2) 任何强心苷制剂中毒的患者禁用。

（3）室性心动过速、心室颤动的患者禁用。

（4）梗阻性肥厚型心肌病（若伴收缩功能不全或心房颤动仍可考虑使用）的患者禁用。

2. 慎用 低钾血症；不完全性房室传导阻滞；高钙血症；甲状腺功能低下；缺血性心脏病；急性心肌梗死早期（AMI）；心肌炎活动期；肾功能损害。

3. 用药注意事项 用药期间应注意随访检查。

（1）血压、心率及心律。

（2）心电图。

（3）心功能监测。

（4）电解质，尤其钾、钙、镁。

（5）肾功能。

九、药物稳定性及贮藏条件

遮光，密封保存。

十、药物经济性评价

非基本药物，医保甲类。

洋地黄毒苷

一、药品名称

1. 英文名 Digitoxin

2. 化学名 3β-[（O-2,6-二脱氧-β-D-核-己吡喃糖基-（1→4）-O-2,6-二脱氧-β-D-核-己吡喃糖基-（1→4）-2,6-二脱氧-β-D-核-己吡喃糖基）氧代]-14β-羟基-5β-心甾-20（22）烯内酯

二、药品成分

洋地黄毒苷

三、剂型与规格

洋地黄毒苷片 （1）0.1mg；（2）0.2mg

四、适应证及相应的临床价值

主要用于治疗充血性心力衰竭，由于其作用慢而持久，适用于慢性心功能不全患者长期服用，尤其适用于伴有肾功能损害的充血性心力衰竭患者。

五、用法用量

1. 儿童 洋地黄化按下列剂量分 3 次或每 6 小时给予。早产儿或足月新生儿，0.022mg/kg 或 0.3～0.35mg/m²；2 周～1 岁，0.045mg/kg；2 岁及 2 岁以上，0.03mg/kg；维持量为洋地黄化总量的 1/10，每日 1 次。

2. 成人 洋地黄化总量 0.7～1.2mg，每 6～8 小时给0.05～0.1mg 口服。维持量为每日 0.05～0.1mg。

3. 老年人 老年人肝肾功能不全，表观分布容积减小或电解质平衡失调者，对本品耐受性低，必须减少剂量。尤其适用于伴有肾功能损害的心力衰竭患者。

六、特殊人群用药

1. 妊娠期 本品可通过胎盘，故妊娠后期母体用量可能适当增加，分娩后 6 周减量。

2. 哺乳期 本品可排入乳汁，哺乳期妇女应用须权衡利弊。

3. 肾功能损害 减少剂量。

4. 肝功能损害 减少剂量。

七、药理学

1. 药效学及作用机制

（1）正性肌力作用：本品选择性地与心肌细胞膜 Na⁺-K⁺-ATP 酶结合而抑制该酶活性，使心肌细胞膜内外 Na⁺-K⁺ 主动偶联转运受损，心肌细胞内 Na⁺ 浓度升高，从而使肌膜上 Na⁺-Ca²⁺ 交换趋于活跃，使细胞浆内 Ca²⁺ 增多，肌浆网内 Ca²⁺ 储量亦增多，心肌兴奋时，有较多的 Ca²⁺ 释放；心肌细胞内 Ca²⁺ 浓度升高，激动心肌收缩蛋白从而增大心肌收缩力。

（2）负性频率作用：由于其正性肌力作用，衰竭心脏心排出量增加，改善血流动力学状态，消除交感神经张力的反射性增强，并增大迷走神经张力，因而减慢心率、延缓房室传导。此外，小剂量时提高窦房结对迷走神经冲动的敏感性，可增强其减慢心率作用。由于其负性频率作用，使舒张期相对延长，有利于增加心肌供血；大剂量（通常接近中毒量）则可直接抑制窦房结、房室结和希氏束而呈现窦性心动过缓和不同程度的房室传导阻滞。

（3）心脏电生理作用：通过对心肌电活动的直接作用和对迷走神经的间接作用，降低窦房结自律性；提高浦肯野纤维自律性；减慢房室结传导速度，延长其有效不应期，导致房室结隐匿性传导增加，可减慢心房纤颤或心房扑动的心室率；由于本药缩短心房有效不应期，当用于房性心动过速和房扑时，可能导致心房率的加快和心房扑动转为心房纤颤；缩短浦肯野纤维有效不应期。

2. 药代动力学 口服几乎能完全吸收（96%以上）。生物利用度高达90%以上，口服后 1～4 小时起效，8～14 小时作用达高峰，持续约 14 日。静脉注射 0.5 小时起效，4～8 小时达最大效应。由于有较大蓄积作用，可能引起洋地黄中毒。治疗血药浓度为 13～25ng/ml，半衰期为 120～216 小时。

本品向组织分布慢而广泛，以肾、心肌浓度最高，骨骼肌内浓度虽低于心肌浓度，但因骨骼肌占身体重量40%，故骨骼肌内含药量最多。本品血浆蛋白结合率达 97%。表观分布容积为 0.5L/kg。

本品主要经肝微粒体酶代谢清除，故肝微粒体酶诱导剂可促进其代谢。代谢速率存在个体差异，清除半衰期长短有差异，一般为 4～7 日，经肾排泄量 20%～30%。本品吸收后部分进入肝肠循环经胆道排泄入肠，再由肠道吸收，故其原型随粪排出量仅为 10%～20%。肝功能不全时，其肝外消除途径增强，故清除半衰期稍延长。洋地黄毒苷中毒浓度为 35ng/ml。

3. 药物不良反应

（1）常见的不良反应：包括新出现的心律失常、胃纳不佳或恶心、呕吐（刺激延髓中枢）、下腹痛、无力等。

（2）少见的反应：包括视力模糊或"黄视"（中毒症状）、腹泻、中枢神经系统反应如精神抑郁或错乱。

（3）罕见的反应：包括嗜睡、头痛及皮疹、荨麻疹（过敏反应）。

（4）在洋地黄的中毒表现中，心律失常最重要，最常见者为室性期前收缩，约占心脏反应的33%。其次为房室传导阻滞，阵发性或加速性交界性心动过速，阵发性房性心动过速伴房室传导阻滞，室性心动过速、窦性停搏、心室颤动等。儿童中心律失常比其他反应多见，但室性心律失常比成人少见。新生儿可有 P-R 间期延长。

4. 药物相互作用

（1）与两性霉素 B、皮质激素或排钾利尿剂如布美他尼、依他尼酸等同用时，可引起低血钾而致洋地黄中毒。

（2）与抗酸药（尤其三硅酸镁）或止泻吸附药如白陶土、果胶、考来烯胺和其他阴离子交换树脂、柳氮磺吡啶或新霉素、对氨基水杨酸同用时，可抑制洋地黄强心苷吸收而导致强心苷作用减弱。

（3）与抗心律失常药、钙盐注射剂、可卡因、泮库溴铵、萝芙木碱、琥珀胆碱或拟肾上腺素类药同用时，可因作用相加而导致心律失常。

（4）有严重或完全性房室传导阻滞且伴正常血钾的洋地黄化患者不应同时应用钾盐，但噻嗪类利尿剂与本品同用时，常须给予钾盐，以防止低钾血症。

（5）β 受体拮抗剂与本品同用，有导致房室传导阻滞和严重心动过缓的可能，应重视。但并不排除 β 受体拮抗剂用于洋地黄不能控制心室率的室上性快速心律失常。

（6）与奎尼丁同用，可使本品血药浓度提高约一倍，提高程度与奎尼丁用量相关，甚至可达到中毒浓度，即使停用洋地黄，其血药浓度仍继续上升，这是奎尼丁从组织结合处置换出洋地黄，减少其分布容积之故。两药合用时应酌减洋地黄用量 1/3~1/2。

（7）与维拉帕米、地尔硫䓬、胺碘酮合用，由于降低肾及全身对洋地黄的清除率而提高其血药浓度，可引起严重心动过缓。

（8）螺内酯可延长本品半衰期，须调整剂量或给药间期，随访监测本品的血药浓度。

（9）血管紧张素转换酶抑制剂及其受体拮抗剂可使本品血药浓度升高。

（10）依酚氯铵与本品合用可致明显心动过缓。

（11）吲哚美辛可减少本品的肾清除，使本品半衰期延长，有中毒危险，须监测血药浓度及心电图。

（12）与肝素同用，由于本品可能部分抵消肝素的抗凝作用，须调整肝素用量。

（13）洋地黄化时静脉用硫酸镁应十分谨慎，尤其同时静脉注射钙盐时，可发生心脏传导阻滞。

（14）红霉素由于改变胃肠道菌群，可增加本品在胃肠道的吸收。

（15）甲氧氯普胺因促进肠道运动而减少洋地黄的生

物利用度约 25%。溴丙胺太林因抑制肠道蠕动而提高洋地黄生物利用度约 25%。

（16）应用强心苷期间，或停用后 7 日以内，忌用肾上腺素、麻黄碱及其类似药物，因为这些药物可能增加强心苷的毒性。

（17）利血平可增加洋地黄对心脏的毒性反应，引起心律失常，对洋地黄毒苷则使其排泄增加，故两者与利血平合用时须加警惕。

八、注意事项

1. 禁用

（1）任何强心苷制剂中毒的患者禁用。

（2）室性心动过速、心室颤动的患者禁用。

（3）梗阻性肥厚型心肌病（若伴收缩功能不全或心房颤动仍可考虑）的患者禁用。

（4）预激综合征伴心房颤动或扑动的患者禁用。

2. 慎用　①低钾血症；②不完全性房室传导阻滞；③高钙血症；④甲状腺功能低下；⑤缺血性心脏病；⑥心肌梗死；⑦心肌炎；⑧肾功能损害。

九、药物稳定性及贮藏条件

密封保存。

十、药物经济性评价

非基本药物，非医保。

毒毛花苷 K

一、药品名称

英文名　Strophantin K

二、药品成分

毒毛花苷 K

三、剂型与规格

毒毛花苷 K 注射剂　（1）1ml：0.25mg；（2）2ml：0.5mg

四、适应证及相应的临床价值

本品适用于急性充血性心力衰竭，特别适用于洋地黄无效的患者，亦可用于心率正常或心率缓慢的心房颤动的急性心力衰竭患者。

五、用法用量

1. 儿童　0.007~0.01mg/kg 或 0.3mg/m² ，首剂给予一半剂量，其余分成几个相等部分，间隔 0.5~2 小时给药。

2. 成人　静脉注射首剂 0.125~0.25mg，加入等渗葡萄糖注射液 20~40ml 内，缓慢注入（时间不少于 5 分钟），2 小时后按需要重复再给一次 0.125~0.25mg，总量每日 0.25~0.5mg。极量为静脉注射每次 0.5mg，每日 1mg。病情好转后,可改用洋地黄口服制剂。成人致死量为 10mg。

3. 老年人 老年人肝肾功能不全,表观分布容积减小或电解质平衡失调者,对本品耐受性低,必须减少剂量。

六、特殊人群用药

1. 妊娠期 本品可通过胎盘,故妊娠后期用量可能适当增加,分娩后 6 周减量。

2. 哺乳期 本品可排入乳汁,哺乳期妇女应用时,停止哺乳。

3. 肾功能损害 慎用。

七、药理学

1. 药效学及作用机制 本品系从康吡毒毛旋花种子中提取的强心苷,其化学极性高,脂溶性低,为常用的、高效、速效、短效强心苷。

(1) 正性肌力作用:本品选择性地与心肌细胞膜 Na^+-K^+-ATP 酶结合而抑制该酶活性,使心肌细胞膜内外 Na^+-K^+ 主动偶联转运受损,心肌细胞内 Na^+ 浓度升高,从而使肌膜上 Na^+-Ca^{2+} 交换趋于活跃,使细胞浆内 Ca^{2+} 增多,肌浆网内 Ca^{2+} 储量亦增多,心肌兴奋时,有较多的 Ca^{2+} 释放;心肌细胞内 Ca^{2+} 浓度升高,激动心肌收缩蛋白增大心肌收缩力。

(2) 负性频率作用:由于其正性肌力作用,血流动力学状态改善,消除反射性交感神经张力的增大,增强迷走神经张力,因而减慢心率、延缓房室传导。

(3) 心脏电生理作用:降低窦房结自律性;提高浦肯野纤维自律性;减慢房室结传导速度,延长其有效不应期,导致房室结隐匿性传导增加,可减慢心房纤颤或心房扑动的心室率;由于本药可缩短心房有效不应期,当用于房性心动过速和房扑时,可能导致心房率的加速和心房扑动转为心房纤颤;缩短浦肯野纤维有效不应期。

(4) 强心苷的心外作用:中毒量的强心苷可致中枢神经兴奋,头痛、头晕、疲倦和嗜睡,有时可出现神经痛,面部下 1/3 区痛,表现类似三叉神经痛。因兴奋延髓最后区催吐化学感受区而致呕吐,严重者甚至引发行为异常和精神症状,尤其易发生于脑动脉硬化症的老年人,如定向困难、失语、幻觉和谵妄等。由于强心苷影响视神经功能,甚至引发球后视神经炎而发生视觉障碍,如视力模糊、复视及色视(黄视或绿视症)。中毒量强心苷对中枢交感神经的兴奋致使交感神经张力过高,是强心苷诱发心律失常的神经性因素。强心苷对人的动脉和静脉有直接收缩作用是强心苷对血管的直接作用。

(5) 洋地黄毒苷治疗浓度为 15~30ng/ml;交叉浓度为 25~35ng/ml;中毒浓度为>35ng/ml。

(6) 中毒浓度强心苷的电生理影响是由于强心苷明显抑制心肌细胞膜 Na^+-K^+-ATP 酶,使 [Na^+]$_i$ 积聚增高,[K^+]$_i$ 明显降低,致使心肌细胞膜最大舒张电位降低,自律性增高,心肌、浦肯野纤维兴奋下降,房室结、浦肯野纤维以及心肌传导速度延缓,呈现不同程度的房室传导阻滞。中毒量强心苷还可使心肌细胞内 Ca^{2+} 浓度过高,Ca^{2+} 呈超负荷状态,使细胞内 Ca^{2+} 库振荡性地释出和再摄取 Ca^{2+},同时细胞

膜对 Na^+ 通透性增高,激发短暂的内向电流,心肌细胞膜出现迟后去极化,引起心肌触发活动,这是中毒量强心苷诱发心律失常的机制之一。

2. 药代动力学 口服经胃肠道不易吸收(仅 3%~10%)且吸收不规则,不宜口服。静脉注射作用迅速,蓄积性较低,对迷走神经作用很小,静脉注射后 5~15 分钟生效,2 小时达最大效应,作用维持 1~4 日。可分布于心、肝、肾等组织中。血浆蛋白结合率仅 5%。以原型经肾排泄。清除半衰期约 21 小时。

3. 药物不良反应

(1) 常见的不良反应:包括新出现的心律失常、胃纳不佳或恶心、呕吐(刺激延髓中枢)、下腹痛、明显的无力、软弱。

(2) 少见的反应:包括视力模糊或"黄视"(中毒症状)。腹泻、中枢神经系统反应如精神抑郁或错乱。

(3) 罕见的反应:包括嗜睡、头痛及皮疹、荨麻疹(过敏反应)等。

(4) 中毒表现中,心律失常最重要,最常见为室性期前收缩,约占心脏不良反应的 33%。其次为房室传导阻滞,阵发性或加速性交界区心动过速,阵发性房性心动过速伴房室传导阻滞,室性心动过速、心室颤动、窦性停搏等。儿童中心律失常比其他反应多见,但室性心律失常比成人少见。新生儿可有 P-R 间期延长。

(5) 皮下注射可以引起局部炎症反应。

4. 药物相互作用

(1) 与两性霉素 B、皮质激素或排钾利尿剂如布美他尼、依他尼酸等同用时,可引起低血钾而致洋地黄中毒。

(2) 与抗心律失常药、钙盐注射剂、可卡因、泮库溴胺、萝芙木碱、琥珀胆碱或拟肾上腺素类药同用时,可因作用相加而导致心律失常。

(3) 血钾正常的严重或完全性房室传导阻滞的洋地黄化患者不应同时应用钾盐,噻嗪类利尿剂与本品同用时,常须给予钾盐,以防止低钾血症。

(4) 应注意 β 受体拮抗药与本品同用,有导致房室传导阻滞和严重心动过缓的可能。但并不排除洋地黄不能控制心室率的室上性快速心律失常时应用 β 受体拮抗药。

(5) 与奎尼丁同用,可使本品血药浓度提高约 1 倍,提高程度与奎尼丁用量相关,甚至可达到中毒浓度。

(6) 与维拉帕米、地尔硫䓬、胺碘酮合用,由于可降低肾及全身对强心苷的清除率而提高其血药浓度,故可引起严重心动过缓。

(7) 螺内酯可延长本品半衰期,须调整剂量或给药间期,监测本品的血药浓度。

(8) 血管紧张素转换酶抑制剂及其受体拮抗剂可使本品血药浓度升高。

(9) 依酚氯胺与本品合用可致明显心动过缓。

(10) 吲哚美辛可减少本品的肾清除,使本品半衰期延长,有中毒危险,须监测血药浓度及心电图。

(11) 与肝素同用,由于本品可能部分抵消肝素的抗凝作用,须调整肝素用量。

（12）应用本品时静脉注射硫酸镁应极其谨慎,尤其是静脉注射钙盐时,可发生心脏传导阻滞。

八、注意事项

1. 禁用

（1）任何强心苷制剂中毒患者。

（2）室性心动过速、心室颤动患者。

（3）梗阻性肥厚型心肌病（若伴收缩功能不全或心房颤动仍可考虑）患者。

（4）预激综合征伴心房颤动或扑动患者。

（5）Ⅱ°以上房室传导阻滞（AVB）患者。

2. 慎用　低钾血症;不完全性房室传导阻滞;高钙血症;甲状腺功能低下;缺血性心脏病;急性心肌梗死早期;心肌炎活动期;肾功能损害;房、室期前收缩。

3. 用药注意事项　本品毒性剧烈,过量时可引起严重心律失常。

（1）近1周内用过洋地黄制剂者,不宜应用,以免增加中毒危险。

（2）已用全效量洋地黄者禁用,停药7日后慎用。

（3）不宜与碱性溶液配伍。

（4）急性心肌炎、感染性心内膜炎、晚期心肌硬化等患者禁用。

（5）皮下注射或肌内注射可以引起局部炎症反应,一般仅用于静脉注射。

（6）强心苷中毒一般会有恶心、呕吐、食欲缺乏、头痛、眩晕等症状,首先应鉴别是由于心功能不全加重,还是强心苷过量所致,因前者需调整剂量,后者则宜停药。

（7）用药期间忌用钙剂。

（8）用药期间应注意随访检查:血压、心率及心律;心电图;心功能监测;电解质,尤其钾、钙、镁;肾功能;疑有洋地黄中毒时,应进行洋地黄血清浓度测定。

九、药物稳定性及贮藏条件

避光、密闭保存。

十、药物经济性评价

非基本药物,医保甲类。

氨力农

一、药品名称

1. 英文名　Amrinone

2. 化学名　5-氨基-[3,4′-双吡啶]-6(1H)-酮

二、药品成分

氨力农

三、剂型与规格

氨力农注射剂　50mg

四、适应证及相应的临床价值

适用于对洋地黄、利尿剂、血管扩张剂治疗无效或效果欠佳的各种原因引起的急、慢性顽固性充血性心力衰竭。

五、用法用量

成人:氨力农注射液用适量生理盐水稀释后,一般先以0.5~1.0mg/kg静脉注射5~10分钟,再以5~10μg/(kg·min)的速度静脉滴注,必要时30分钟后再静脉注射0.5~1.0mg/kg一次,每日总剂量不宜超过5~10mg/kg,医师应根据病情随时调整剂量。

六、特殊人群用药

1. 妊娠期　慎用。

2. 哺乳期　慎用。

3. 肾功能损害　慎用。

4. 肝功能损害　慎用。

七、药理学

1. 药效学及作用机制　对肾上腺素受体及 Na^+-K^+-ATP 酶活性无影响,选择性地抑制磷酸二酯酶Ⅲ型的活性,阻断 cAMP 向无活性的 5-cAMP 的转化,使心肌细胞内 cAMP 浓度升高。心肌细胞内 cAMP 浓度升高,促进 Ca^{2+} 经慢通道内流,因而增大心肌收缩力。血管平滑肌细胞内 cAMP 增多,减少 Ca^{2+} 由肌浆网释放,从而降低血管平滑肌张力,导致血管扩张。故本品可增加心排血量,降低左心室充盈压和后负荷,并增加肾血流量和肾小球滤过率。心力衰竭患者用药后,心排出量增加的程度和持续时间随剂量不同而不同。肺毛细血管楔压和外周血管阻力下降,前负荷降低,心率一般无明显变化,耗氧量增加不明显。

2. 药代动力学　静脉注射2分钟起效,10分钟内作用达高峰,血浆分布半衰期约4.6分钟,作用可持续60~90分钟。口服后 0.5~1 小时起效,T_{max} 为 14 小时,作用维持46小时,半衰期为 8 小时。消除方式为以原型经肾排泄(约占30%)和经肝代谢。

3. 药物不良反应　可引起低血压,有时可诱发心律失常,严重者甚至猝死。还可能引起剂量依赖性血小板减少,减药或停药后可好转。胃肠道刺激症状如恶心、呕吐、腹痛、食欲缺乏较常出现,不易耐受。肝毒性可表现为血清转氨酶升高,伴或不伴有临床症状。过敏表现可能为心包炎、胸膜炎、心肌炎或腹水,血沉加快等。其他还可见发热、胸痛、注射部位烧灼感等。

4. 药物相互作用

（1）与丙吡胺同用可导致血压过低。

（2）与常用强心、利尿、扩血管药合用,尚未见不良相互作用。

（3）与硝酸酯类合用有相加效应。

（4）本品加强洋地黄的正性肌力作用,故应用期间不必停用洋地黄。

（5）本品必须先用氨力农注射溶剂溶解，再以生理盐水稀释后使用，不能用含右旋糖酐或葡萄糖的溶液稀释。

（6）与呋塞米混合立即产生沉淀。

八、注意事项

1. 禁用　严重低血压、严重瓣膜狭窄病变及梗阻性肥厚型心肌病患者。

2. 慎用　急性心肌梗死或其他急性缺血性心脏病患者、肝肾功能损害者、心肌梗死。

3. 用药注意事项

（1）氨力农在溶媒中成盐速度较慢，需 40~60℃，温热、振摇，待溶解完全后，方可稀释使用。静脉注射用生理盐水稀释成 1~3mg/ml。

（2）用药期间应监测心率、心律、血压，必要时调整剂量。

（3）合用强利尿剂时，可使左室充盈压过度下降，且易引起水电解质失衡。

（4）对房扑、房颤患者，因可增加房室传导作用导致心室率加快，宜先用洋地黄制剂控制心室率。

（5）应监测血小板计数和肝肾功能变化。

九、药物稳定性及贮藏条件

避光、密闭保存。

十、药物经济性评价

非基本药物，非医保，《中国药典》（2020 年版）收载。

米　力　农

一、药品名称

1. 英文名　Milrinone

2. 化学名　1,6-二氢-2-甲基-6-氧-[3, 4′-双 吡 啶]-5-甲腈

二、药品成分

米力农

三、剂型与规格

米力农注射剂　5ml：5mg

四、适应证及相应的临床价值

适用于对洋地黄、利尿剂、血管扩张剂治疗无效或效果欠佳的各种原因引起的急、慢性顽固性充血性心力衰竭。

五、用法用量

成人：采用静脉注射，每次 12.5 ~ 75μg/kg，速度为 0.5mg/min。也可采用静脉滴注，先静脉注射负荷量 50μg/kg，再以每分钟 0.375 ~ 0.75μg/kg 的剂量维持，24 小时总剂量不超过 1.13mg/kg。

六、特殊人群用药

1. 妊娠期　慎用。

2. 哺乳期　慎用。

3. 肾功能损害　慎用。

4. 肝功能损害　慎用。

七、药理学

1. 药效学及作用机制　本品是磷酸二酯酶抑制剂，为氨力农的同类药物，作用机制与氨力农相同。口服和静脉注射均有效，兼有正性肌力作用和血管扩张作用。但其作用较氨力农强 10~30 倍。耐受性较好。本品正性肌力作用主要是通过抑制磷酸二酯酶，使心肌细胞内环磷酸腺苷（cAMP）浓度升高，细胞内 Ca^{2+} 增加，心肌收缩力加强，心排血量增加。而与肾上腺素受体或心肌细胞 Na^+-K^+-ATP 酶无关，其血管扩张作用可能是直接作用于小动脉或所致，从而可降低心脏前、后负荷，降低左心室充盈压，改善左室功能，增加心脏指数，但对平均动脉压和心率无明显影响。米力农的心血管效应与剂量有关，小剂量时主要表现为正性肌力作用，当剂量加大，逐渐达到稳态的最大正性肌力效应时，其扩张血管作用也可随剂量的增加而逐渐加强。本品对伴有传导阻滞的患者较安全。

2. 药代动力学　口服一般 30 分钟起效，T_{max} 为 13 小时，作用可维持 48 小时。生物利用度为 85%~92%，半衰期约为 1 小时。严重心力衰竭患者生物利用度为 76%，半衰期为 1.7~2.7 小时，80%~85% 的药物以原型经肾排泄，肾清除率与肌酐清除率明显相关。

3. 药物不良反应　较氨力农少见。少数有头痛、室性心律失常、无力、血小板计数减少等。过量时可有低血压、心动过速。长期口服因副作用大，可导致远期死亡率升高，已不再应用。

4. 药物相互作用

（1）与丙吡胺同用可导致血压过低。

（2）与常用强心、利尿、扩血管药合用，尚未见不良相互作用。

（3）与硝酸酯类合用有相加效应。

（4）本品加强洋地黄的正性肌力作用，故应用期间不必停用洋地黄。

（5）与呋塞米混合立即产生沉淀。

八、注意事项

1. 慎用　低血压、心动过速、心肌梗死、肝肾功能损害者。

2. 用药注意事项

（1）用药期间应监测心率、心律、血压，必要时调整剂量。

（2）不宜用于严重瓣膜狭窄病变及梗阻性肥厚型心肌病患者。

（3）急性缺血性心脏病患者慎用。

（4）合用强利尿剂时，可使左室充盈压过度下降，且易

引起水电解质失衡。宜先用洋地黄制剂控制心室率。

（5）肝肾功能损害者慎用。

（6）尚未用于心肌梗死者、孕妇及哺乳期妇女、儿童，应慎用。

九、药物稳定性及贮藏条件

避光、密闭保存。

十、药物经济性评价

非基本药物医保乙类，《中国药典》（2020 年版）收载。

左 西 孟 旦

一、药品名称

1. 英文名　Levosimendan
2. 化学名　(R)-(-)-[[4-(1,4,5,6-四氢-4-甲基-6-氧代-3-哒嗪基)苯基]-肼叉]丙二腈

二、药品成分

左西孟旦

三、剂型与规格

左西孟旦注射剂　5ml：12.5mg

四、适应证及相应的临床价值

本品适用于传统治疗（利尿剂、血管紧张素转换酶抑制剂和洋地黄类）疗效不佳，并且需要增加心肌收缩力的急性失代偿性心力衰竭（ADHF）的短期治疗。

五、用法用量

1. 儿童　左西孟旦不能用于儿童或 18 岁以下青少年。
2. 成人　本品仅用于住院患者，使用时应当有适当的医疗监测设备并且具有使用正性肌力药物的经验。

本品在给药前需稀释。本品仅用于静脉输注，可通过外周或中央静脉输注给药。治疗剂量和持续时间应根据患者的一般情况和临床表现进行调整。

治疗的初始负荷剂量为 6～12μg/kg，输注时间应大于 10 分钟，之后应持续输注 0.1μg/(kg·min)。对于同时应用血管扩张剂和/或正性肌力药物的患者，治疗初期的推荐负荷剂量为 6μg/kg。较高的负荷剂量会产生较强的血流动力学效应，并可能导致不良反应发生率短暂升高。在负荷剂量给药时以及持续给药开始 60 分钟内，密切观察患者的反应，如反应过度（低血压、心动过速），应将输注速率减至 0.05μg/(kg·min) 或停止给药。如初始剂量耐受性好且需要增强血流动力学效应，则输注速率可增至 0.2μg/(kg·min)。

对处于急性失代偿期的严重慢性心力衰竭患者，持续给药时间通常为 24 小时。在左西孟旦停药后，未发现有耐药和反弹现象。血流动力学效应至少可持续 24 小时，停药后，此效应可能持续 9 日。

重复使用左西孟旦的经验有限。伴随其他血管扩张剂如心肌收缩剂（除了地高辛）使用的经验也是有限的，与血管活性药物联合应用时需较低的负荷剂量（6μg/kg）。

使用前，应观察稀释液中是否含有微粒杂质和变色情况。稀释后的左西孟旦输液需单独输注。输液配制后应在 24 小时内使用。0.025mg/ml 输液的配制方法为将 5ml 左西孟旦注射液与 500ml 5% 葡萄糖注射液混合；0.05mg/ml 输液的配制方法为将 10ml 左西孟旦注射液与 500ml 5% 葡萄糖注射液混合。

六、特殊人群用药

1. 妊娠期　没有左西孟旦用于孕妇的经验。由于动物实验表明左西孟旦对胎儿形成期有毒性，因此孕妇使用时应权衡利弊后再使用。
2. 哺乳期　目前尚不知左西孟旦是否在母乳中有排泄，因此哺乳期妇女在输注左西孟旦后 14 日内不可进行授乳。
3. 肾功能损害　轻、中度肾功能损害患者要小心使用本品，对于严重肾功能损害（肌酸酐清除率<30ml/min）的患者应禁用。
4. 肝功能损害　轻、中度肝功能损害患者要小心使用本品，但无须调整剂量，对于严重肝功能损害的患者应禁止使用。

七、药理学

1. 药效学及作用机制　本品是钙增敏剂，以钙离子浓度依赖的方式与心肌肌钙蛋白 C 结合而产生正性肌力作用，增强心肌收缩力，但并不影响心室舒张；同时本品可通过使 ATP 敏感的 K^+ 通道（K^+-ATP）开放而产生血管舒张作用，使得冠状动脉阻力血管和静脉容量血管舒张，从而改善冠脉的血流供应，另外它还可抑制磷酸二酯酶Ⅲ型。在心力衰竭患者中，左西孟旦的正性肌力和扩血管作用可以使心肌收缩力增强，降低前后负荷，而不影响其舒张功能。

2. 药代动力学　本品能以很快的速度从肠道被吸收，并且具有很高的生物利用度。口服用 [14]C 标记的药物后，可以在消化道、肝、肾、尿中测得很高的放射性，说明药物及其代谢产物广泛分布于这些组织中，但在脑组织中测得的放射性很低，提示药物较难透过血脑屏障。药物在人体内代谢完全，在尿液和粪便仅测到微量原型药物。药物在人体内的生物转化主要是在肝中与谷胱甘肽结合。结合物不稳定，很快转换为半胱氨酸和半胱氨酰的衍生物。这些物质具有生物活性，是药物出现在尿中的主要代谢产物。本品也可被肠道菌群还原，产生的氨基衍生物（OR-1855）在随粪便排出体外之前可进一步被乙酰化为 OR-1896。OR-1855 和 OR-1896 消除半衰期长，可以延长药物的血流动力学作用。药物主要通过尿和胆汁两条途径排泄，尿中出现的药物代谢物为半胱氨酸及半胱氨酸甘氨酸与药物的结合物，在尿中仅发现微量的原型药物。

3. 药物不良反应　临床中最常见的不良反应是头痛、低血压和室性心动过速，常见的不良反应有低钾血症、失

眠、头晕、心动过速、室性期前收缩、心力衰竭、心肌缺血、期前收缩、恶心、便秘、腹泻、呕吐、血红蛋白减少。

4. 药物相互作用 由于左西孟旦有引起低血压的风险，与其他血管活性药物同时输注时应谨慎。同时输注左西孟旦和地高辛的患者，未发现药代动力学的相互影响。使用β受体拮抗剂的患者同时应用本品并不影响疗效。健康志愿者同时使用左西孟旦与单硝酸异山梨酯时发生直立性低血压的反应明显增强。

八、注意事项

1. 禁用

（1）对左西孟旦或其他任何辅料过敏的患者。

（2）显著影响心室充盈和/或射血功能的机械性阻塞性疾病。

（3）严重的肝、肾（肌酐清除率<30ml/min）功能损伤的患者。

（4）严重低血压和心动过速患者。

（5）有尖端扭转型室性心动过速（TdP）病史的患者。

2. 慎用 轻、中度肾功能损害患者；轻、中度肝功能损害患者；缺血性心血管疾病合并贫血的患者；心动过速、心房颤动或致命性心律失常的患者。

3. 用药注意事项

（1）左西孟旦初期的血流动力学效应可能引起心收缩压和舒张压的降低，因此，对于基础收缩压或舒张压较低的患者，或存有低血压风险的患者应谨慎使用，推荐使用较保守的剂量范围，应根据患者的自身状况和反应来调整剂量和用药时间。

（2）左西孟旦用药前应纠正严重的血容量减少，如果出现血压或心率过度变化，应降低输注速率或停止输注。

（3）本品血流动力学效应确切的持续时间尚未确定，一般持续7~10日。部分归因于活性代谢物的存在，其在停止输注后48小时达到最大血药浓度。输注结束后，无创监测至少应持续4~5日，监测应持续到血压降到最低值并开始升高。如果出现血压持续下降的迹象则须监测5日以上，如果患者的临床症状稳定，监测期可少于5日。轻、中度肾功能损伤和肝功能损伤患者需要延长监测期。

（4）由于肾功能损伤患者体内活性代谢物消除的数据有限，因此左西孟旦在用于有轻、中度肾功能损伤的患者时要特别谨慎，肾功能损伤可能会导致活性代谢物浓度升高，从而引起更明显、更持久的血流动力学效应。严重肾功能损伤（肌酐清除率<30ml/min）患者禁止使用本品。

（5）用于轻中度肝功能损伤的患者时要特别谨慎，肝功能损伤可能导致活性代谢物暴露时间延长，从而引起更明显、更持久的血流动力学效应。严重肝功能损伤患者禁止使用本品。

（6）本品可能会引起血钾浓度的降低，因此在用药前应纠正患者的血钾浓度异常，且在治疗中应监测血钾浓度。同其他治疗心力衰竭药物同时应用时，输注左西孟旦可能会引起血红蛋白和血细胞比容降低，因此缺血性心血管疾病合并贫血的患者应谨慎使用。

（7）心动过速、心房颤动或致命性心律失常的患者应谨慎使用本品。

（8）重复使用本品的经验有限；左西孟旦与其他心血管活性药物（包括正性肌力药，但地高辛除外）共同使用的经验有限。应对患者进行获益风险评价后确定用药方案。

（9）对于冠状动脉缺血发病期、任何原因的长Q-Tc间期患者，或同时使用延长Q-Tc间期药物者，应谨慎使用本品，并应进行心电图监测。

（10）左西孟旦用于心源性休克的研究尚未进行。没有以下疾病使用本品的信息：限制型心肌病、肥厚型心肌病、严重二尖瓣关闭不全、心肌破裂、心脏压塞、右心室梗死和3个月内有潜在致命性心律失常的患者。

（11）由于用于儿童和18岁以下青少年的经验非常有限，因此，本品不能用于儿童。

（12）本品用于术后心力衰竭、待进行心脏移植的严重心力衰竭患者的经验较少。

九、药物稳定性及贮藏条件

密闭、遮光、低温（2~8℃）保存，不可冷冻结冰。

十、药物经济性评价

非基本药物，医保乙类。

重组人脑利钠肽

一、药品名称

英文名 Recombinant Human Brain Natriuretic Peptide

二、药品成分

重组人脑利钠肽

三、剂型与规格

重组人脑利钠肽注射用无菌粉末 0.5mg

四、适应证及相应的临床价值

本品适用于患有休息或轻微活动时呼吸困难的急性失代偿心力衰竭患者（NYHA分级大于Ⅱ级）的静脉治疗。

五、用法用量

1. 儿童 目前国内外均未确定重组人脑利钠肽在儿童患者中使用时的安全性和有效性。

2. 成人 采用按负荷剂量静脉推注本品，随后按维持剂量进行静脉滴注。推荐的本品常用剂量首先以1.5μg/kg静脉冲击后，以0.007 5μg/(kg·min)的速度连续静脉滴注。

负荷剂量：1.5~2μg/kg，维持剂量速率0.007 5~0.01μg/(kg·min)［建议开始静脉滴注的维持剂量速率为0.007 5μg/(kg·min)］。调整增加滴注给药速率需谨慎。本品国内临床采用连续静脉滴注24小时的给药方式。

六、特殊人群用药

1. 妊娠期 目前国内外均未进行过重组人脑利钠肽在

动物发育和生殖毒性方面的研究,也并不知道采用重组人脑利钠肽对孕妇进行治疗时是否产生胎儿毒性或影响生殖功能。因此,只有当医师判断采用重组人脑利钠肽的治疗所产生的益处大于对胎儿的风险时,才能使用。

2. 哺乳期　目前未知这种药物是否从人类乳汁中分泌。因此,在采用重组人脑利钠肽对哺乳期妇女治疗时,应慎重使用。

3. 肾功能损害　在一些敏感人群中,重组人脑利钠肽可能对肾功能有影响。在那些肾功能可能依赖于肾素-血管紧张素-醛固酮系统的严重心力衰竭患者,采用重组人脑利钠肽的治疗可能引起高氮血症。急性肾功能衰竭和需要进行肾透析时,请监测血液生化指标,特别是血清肌酐升高情况。

七、药理学

1. 药效学及作用机制　人脑利钠肽与特异性的利钠肽受体(该受体与鸟苷酸环化酶相耦联)相结合,引起了细胞内环单磷酸鸟苷(cGMP)的浓度升高和平滑肌细胞的舒张。作为第二信使,cGMP 能扩张动脉和静脉,迅速降低全身动脉压、右房压和肺毛细血管楔压,从而降低心脏的前后负荷,并迅速减轻心力衰竭患者的呼吸困难程度和全身症状。

脑利钠肽是肾素-血管紧张素-醛固酮系统(RAAS)的天然拮抗剂,它可以拮抗心肌细胞、心纤维原细胞和血管平滑肌细胞内的内皮素、去甲肾上腺素和醛固酮。它可以提高肾小球滤过率,增强钠的排泄,减少肾素和醛固酮的分泌,亦抑制后叶加压素及交感神经的保钠保水、升高血压作用。脑利钠肽参与了血压、血容量以及水盐平衡的调节,加大血管通透性,降低体循环血管阻力及血浆容量,从而降低了心脏前、后负荷,并增加心排出量。本品没有正性肌力作用,不增加心肌的耗氧。

2. 药代动力学　人体内的人脑利钠肽以下三种独立的机制从循环系统中清除(按重要性的大小进行排序):①通过与细胞表面的清除性受体结合随后进入细胞内并被溶酶体中的蛋白酶水解;②多肽被内肽酶如在血管内皮上的中性内肽酶所水解切割;③通过肾过滤清除(<2%)。

尽管重组人脑利钠肽部分通过肾清除,但临床实验的数据表明伴有肾功能不全的患者并不需要进行剂量调整。在伴有慢性肾功能不全的患者(血肌酐范围为 2～4.3mg/dl)和有正常肾功能的患者之间,重组人脑利钠肽对肺毛细血管楔压(PCWP)、心指数(CI)和血管收缩压(SBP)的影响并不存在显著的差异。该药物的清除受年龄、性别、内源性脑利钠肽的基础浓度、充血性心力衰竭的严重程度(以 PCWP 的基础值、CI 的基础值以及 NYHA 的分级标准分级)等因素的影响并不明显。

3. 药物不良反应　重组人脑利钠肽给药最常见的不良反应为低血压,其他不良反应多表现为头痛、恶心、室性心动过速、血肌酐升高等。

4. 药物相互作用　尽管在国内外的临床试验中存在许多药物与重组人脑利钠肽合用的情况,但目前还没有进行过专门的试验来证实注射用人脑利钠肽与其他药物的相互作用。除了观察到同时采用口服血管紧张素转换酶抑制剂与重组人脑利钠肽合用时,症状性低血压的发生率升高外(见"注意事项-心血管"),还没有观察到其他的药物相互作用现象。本品未排斥利尿剂使用。

重组人脑利钠肽曾经和其他药物包括利尿药、地高辛、口服血管紧张素转换酶抑制剂、抗凝血药、口服的硝酸盐类药物、他汀类药物、Ⅲ类抗心律失常药物、β 受体拮抗剂、多巴酚丁胺,钙通道阻滞剂、血管紧张素 Ⅱ 受体阻滞剂以及多巴胺合用,尽管没有进行过专门的对血流动力学参数影响的评价,但没有证据提示存在任何有临床意义的血流动力学参数的相互影响。目前还没有评价过与静脉注射用扩血管药物如硝酸甘油、硝普钠、米力农或静脉注射的血管紧张素转换酶抑制剂合用的情况。

八、注意事项

1. 禁用　禁用于对重组人脑利钠肽中的任何一种成分过敏的患者和有心源性休克或收缩压<90mmHg 的患者。应避免在被怀疑或已知有低心脏充盈压的患者中使用重组人脑利钠肽。

2. 用药注意事项

(1)一般注意事项:应该适当预防本品在采用注射方式给药时可能有过敏等反应的发生。目前还没有在采用重组人脑利钠肽治疗时出现严重的过敏反应发生的报道。不建议那些不适合使用扩血管药物的患者使用,如有严重瓣膜狭窄、限制性或阻塞性心肌病、限制性心包炎、心包压塞或其他心输出依赖静脉回流或被怀疑存在心脏低充盈压的患者(见"禁忌")。

肾功能:在一些敏感人群中,重组人脑利钠肽可能对肾功能有影响。在那些肾功能可能依赖于肾素-血管紧张素-醛固酮系统的严重心力衰竭患者,采用重组人脑利钠肽的治疗可能引起高氮血症。急性肾功能衰竭和需要进行肾透析时,须监测血液生化指标,特别是血清肌酐升高情况。

心血管:在国外进行的 VMAC 试验和在国内进行的临床试验,采用重组人脑利钠肽治疗均有低血压的发生。当出现低血压时,重组人脑利钠肽治疗组症状性低血压的持续时间(平均 2.2 小时)比硝酸甘油治疗组更长(平均 0.7 小时)。因此,在采用重组人脑利钠肽治疗时,应该密切监测血压。当低血压发生时,应该降低给药剂量或停止给药。基线期血压<100mmHg 的患者出现低血压的发生率更高,因此,在这类患者中采用重组人脑利钠肽治疗应更加谨慎。当重组人脑利钠肽与其他可能造成低血压的药物合用时,低血压的发生率可能增加。

过敏试验:目前在国内外的临床试验中均未发生过有关本品的过敏反应报道,并在上市后的实际应用中也没有对患者进行过敏试验。

实验室检查:在临床试验中,仅发现过 1 例患者有一过性血肌酐升高的现象。与最重要的对照药硝酸甘油比较,本品也表现出与国外品大致相同的趋势。对于死亡率的影响尚待临床进一步研究。药物滥用和依赖,目前国内外均未专门进行过这方面的研究。

静脉用药液的制备:不得与其他厂家同类产品混用。尽量使用同批号产品。从装有 250ml 稀释液的输液袋中分 3 次抽取稀释液(推荐稀释液,5% 葡萄糖注射液、0.9% 生理盐水、含 5% 葡萄糖和 0.45% NaCl 注射液、含 5% 葡萄糖和 0.2% NaCl 注射液),每次抽出 1.5ml,分别加入到 3 个重组人脑利钠肽的制剂瓶中(若患者的体重比较轻,没有必要同时稀释 3 支药物时,可以从装有 100ml 稀释液的输液袋中抽取稀释液 16.7ml 弃用,并再从该输液袋中抽出 1.5ml,加入到其中的 1 支重组人脑利钠肽的制剂瓶中,若需要第 2 支药品时,再按照上述方法进行稀释)。

勿振摇药瓶,轻轻地摇动药瓶,使瓶中包括瓶塞在内的所有部分都能与稀释液接触,保证药物充分溶解,只可使用清澈无色的溶液。

从 3 个药瓶中分别抽出溶解后的重组人脑利钠肽药液,全部注入到容量为 250ml 的静脉输液袋中,此时在输液袋中本品的药物浓度大约为 6μg/ml。反复翻转输液袋,使药物充分混匀(对采用 100ml 输液袋的体重较轻患者,从已经初步稀释的一个药瓶中抽出溶解后的重组人脑利钠肽药液,全部注入到上述已经弃用 16.7ml 稀释液,规格为 100ml 的静脉输液袋中,此时在输液袋中本品的药物浓度大约为 6μg/ml,反复翻转输液袋,使药物充分混匀)。

在患者建立静脉通路进行静脉推注和滴注之前,准备一个 25ml 的输液针筒。

按照上述方法准备好输液袋后,抽取给予静脉冲击量的重组人脑利钠肽药液,以大约 60 秒的时间将输液针筒中的药液通过静脉推注入血管,然后以 0.075ml/(kg·h) 的速率静脉滴本品,即滴注的剂量为 0.007 5μg/(kg·min)。

静脉冲击剂量(ml)= 受试者体重(kg)÷4
静脉滴注速率(ml/h)= 0.075×受试者体重(kg)

(2) 药物配制后的稳定性:由于药物中不含防腐剂,必须在 24 小时内使用溶解后的药液。无论任何情况下,在使用非胃肠道途径的药品之前,应该肉眼观察药液中是否存在微粒、变色等情况。溶解后的本品,无论在室温(20~25℃)或在冷藏(2~8℃)条件下的最长放置时间均不得超过 24 小时。

(3) 配伍禁忌:重组人脑利钠肽在物理和化学性质上与肝素、胰岛素、布美他尼、依那普利拉、依他尼酸、肼屈嗪和呋塞米这类注射剂相排斥,不能允许采用重组人脑利钠肽与这些药物在同一条静脉导管中同时输注。防腐剂偏亚硫酸氢钠与重组人脑利钠肽相排斥。因此,含有偏亚硫酸氢钠的注射药物不能与重组人脑利钠肽在相同的输液管中同时使用。在重组人脑利钠肽与这些与之相排斥的药物使用的间期,必须对导管进行冲洗。重组人脑利钠肽能与肝素结合,能够与被肝素包被过的导管的内层结合,从而可能降低重组人脑利钠肽进入患者体内的量。因此,禁止采用肝素包被过的导管输注重组人脑利钠肽。但分别采用单独的导管同时输注肝素是允许的。

九、药物稳定性及贮藏条件

室温下(不超过 30℃)避光贮藏,2~8℃ 条件下保存最佳。

十、药物经济性评价

非基本药物,医保乙类。

2 用于休克的血管活性药

肾 上 腺 素

一、药品名称

1. 英文名 Epinephrine
2. 化学名 (R)-4-[2-(甲氨基)-1-羟基乙基]-1,2-苯二酚

二、药品成分

肾上腺素

三、剂型与规格

肾上腺素注射液 1ml:1mg

四、适应证及相应的临床价值

1. 用于各种原因引起的心脏停搏和进行心肺复苏的抢救。
2. 用于支气管痉挛所致的严重呼吸困难,可迅速缓解药物等引起的过敏性休克。
3. 亦可用于延长浸润麻醉用药的作用时间。

五、用法用量

成人常用量:皮下注射,1 次 0.25~1mg;极量:皮下注射,1 次 1mg。

(1) 抢救过敏性休克:如青霉素等引起的过敏性休克。由于本品具有兴奋心肌、升高血压、松弛支气管等作用,故可缓解过敏性休克的心跳微弱、血压下降、呼吸困难等症状。皮下注射或肌内注射 0.5~1mg,也可用 0.1~0.5mg 缓慢静脉注射(以 0.9% 氯化钠注射液稀释到 10ml),如疗效不好,可改用 4~8mg 静脉滴注(溶于 5% 葡萄糖注射液 500~1 000ml)。

(2) 抢救心脏停搏:可用于麻醉和手术中的意外、药物中毒或心脏传导阻滞等原因引起的心脏停搏,0.25~0.5mg 以 10ml 生理盐水稀释后静脉(或心内)注射,同时进行心脏按压、人工呼吸、纠正酸中毒。对电击引起的心脏停搏,亦可用本品配合电除颤仪或利多卡因等进行抢救。

(3) 治疗支气管哮喘:效果迅速但不持久。皮下注射 0.25~0.5mg,3~5 分钟见效,但仅能维持 1 小时。必要时可每 4 小时重复注射 1 次。

（4）与局麻药合用：加少量（1：500 000～1：200 000）于局麻药中（如普鲁卡因），在混合药液中，本品浓度为 2～5μg/ml，总量不超过 0.3mg，可减少局麻药的吸收而延长其药效，并减少其毒副作用，亦可减少手术部位的出血。

（5）制止鼻黏膜和牙龈出血：将浸有 1：20 000～1：1 000 溶液的纱布填塞出血处。

（6）治疗荨麻疹、过敏性鼻炎、血清反应等：皮下注射 1：1 000 溶液 0.2～0.5ml，必要时再以上述剂量注射 1 次。

六、特殊人群用药

妊娠期　可透过胎盘，谨慎使用。

七、药理学

1. 药效学及作用机制　肾上腺素直接激动作用于 α 受体和 β 受体。α 受体激动引起皮肤、黏膜、内脏血管收缩。β 受体激动引起冠状血管扩张、骨骼肌和心肌兴奋、心率加快、支气管平滑肌和胃肠道平滑肌松弛。肾上腺素的抗休克血管活性在于：①激动心肌、传导系统和窦房结的受体，使心肌收缩力增强，心排出量增加，传导加速和心率加快；②激活皮肤黏膜和内脏血管的 β 受体，尤其是肾动脉明显收缩，骨骼肌和冠状动脉则扩张。此外，它还可激动支气管 β 受体，使支气管舒张。

2. 药代动力学　本品口服易被灭活失效。皮下注射后 6～15 分钟起效，作用维持 1～2 小时，由于局部血管收缩使之吸收缓慢；肌内注射吸收较皮下注射快，作用持续 80 分钟左右。可通过胎盘，不易透过血-脑脊液屏障。在血中被肾上腺素神经末梢摄取，另一部分可迅速被儿茶酚-氧位-甲基转移酶和单胺氧化酶灭活，转化为无效代谢物。仅少量原型药物由尿排出。

3. 药物不良反应　心悸、头痛、血压升高、震颤、无力、眩晕、呕吐、四肢发凉。有时可有心律失常，严重者可由于心室颤动而致死。用药局部可有水肿、充血、炎症。

4. 药物相互作用

（1）α 受体拮抗剂以及各种血管扩张药可对抗本品的加压作用。

（2）与全麻药合用，易产生心律失常，直至室颤。用于指、趾部局麻时，药液中不宜加用本品，以免肢端供血不足而坏死。

（3）与洋地黄、三环类抗抑郁药合用，可致心律失常。

（4）与麦角制剂合用，可致严重高血压和组织缺血。

（5）与利血平、胍乙啶合用，可致高血压和心动过速。

（6）与 β 受体拮抗剂合用，两者的 β 受体效应互相抵消，可出现血压异常升高、心动过缓和支气管收缩。

（7）与其他拟交感胺类药物合用，心血管作用加剧，易出现副作用。

（8）与硝酸酯类合用，本品的升压作用被抵消，硝酸酯类的抗心绞痛作用减弱。

八、注意事项

1. 禁用　高血压、器质性心脏病、冠状动脉疾病、糖尿病、甲状腺功能亢进、洋地黄中毒、外伤性及出血性休克、心源性哮喘等患者禁用。

2. 慎用　器质性脑病、心血管病、青光眼、帕金森病、噻嗪类利尿剂引起的循环虚脱及低血压、精神神经疾病。

3. 用药注意事项

（1）用量过大或皮下注射时误入血管后，可引起血压突然上升而导致脑出血。

（2）每次局麻使用剂量不可超过 300μg，否则可引起心悸、头痛、血压升高等。

（3）与其他拟交感药有交叉过敏反应。

（4）抗过敏休克时，须补充血容量。

九、药物稳定性及贮藏条件

避光，于冷暗处密闭保存。

十、药物经济性评价

基本药物（注射液：1ml：1mg），医保甲类，《中国药典》（2020 年版）收载。

去甲肾上腺素

一、药品名称

1. 英文名　Noradrenaline
2. 化学名　（R）-4-(2-氨基-1-羟基乙基)-1,2-苯二酚

二、药品成分

重酒石酸去甲肾上腺素

三、剂型与规格

去甲肾上腺素注射剂　1ml：2mg

四、适应证及相应的临床价值

用于急性心肌梗死、体外循环引起的低血压，血容量不足所致休克、低血压，嗜铬细胞瘤切除术后的低血压，急救时需补充血容量的辅助治疗，椎管内阻滞时的低血压，心脏停搏复苏后血压维持。

五、用法用量

1. 儿童　开始以每分钟 0.02～0.1μg/kg 速度滴注，按需要调节滴速。

2. 成人　用 5% 葡萄糖注射液或葡萄糖氯化钠注射液稀释后静脉滴注。开始以 8～12μg/min 速度滴注，调整滴速以使血压升到理想水平；维持量为 2～4μg/min。在必要时可按医嘱超越上述剂量，但需注意保持或补足血容量。

六、特殊人群用药

1. 妊娠期　应权衡利弊。

2. 其他人群　老年人长期或大量使用,可使心排血量减低。

七、药理学

1. 药效学及作用机制　抗休克血管活性在于激动 α 受体,具有很强的血管收缩作用,使全身小动脉与小静脉都收缩(但冠状血管扩张),外周阻力增大,血压上升。对 β 受体激动作用很弱,兴奋心脏及抑制平滑肌的作用均较弱。临床上主要利用它的升压作用,静脉滴注用于各种休克(但出血性休克禁用),以提高血压,保证对重要器官(如脑)的血液供应。使用时间不宜过长,否则可引起血管持续强烈收缩,使组织缺氧情况加重。

2. 药代动力学　皮下注射后吸收差,且易发生局部组织坏死。临床上一般采用静脉滴注,静脉给药后起效迅速,停止滴注后作用时效维持 1~2 分钟,主要在肝内代谢成无活性的代谢产物(与肾上腺素相同)。经肾排泄,仅微量以原型排泄。

3. 药物不良反应

(1) 药液外漏可引起局部组织坏死。

(2) 本品强烈的血管收缩可以使重要脏器血流减少,肾血流锐减后尿量减少,组织供血不足导致缺氧和酸中毒;持久或大量使用时,可使回心血流量减少,外周血管阻力升高,心排血量减少,后果严重。

(3) 应重视的反应包括静脉输注时沿静脉路径皮肤发白,注射局部皮肤破溃、皮肤发绀、发红、严重眩晕,上述反应虽属少见,但后果严重。

(4) 个别患者因过敏而有皮疹、面部水肿。

(5) 在缺氧、电解质平衡失调、器质性心脏病患者中或逾量时,可出现心律失常;血压升高后可出现反射性心率减慢。

(6) 以下反应如持续出现应注意:焦虑不安、眩晕、头痛、皮肤苍白、心悸、失眠等。

(7) 逾量时可出现严重头痛及高血压、心率缓慢、呕吐、抽搐。

4. 药物相互作用

(1) 与全麻药如三氯甲烷、环丙烷、氟烷等同用,可使心肌对拟交感胺类药反应更敏感,容易发生室性心律失常,不宜同用,必须同用时应减量给药。

(2) 与 β 受体拮抗剂同用,各自的疗效降低,β 受体拮抗后 α 受体激动作用突出,可发生高血压,心动过缓。

(3) 与降压药同用可抵消或减弱降压药的作用,与甲基多巴同用还使本品加压作用增强。

(4) 与洋地黄类同用,易致心律失常,需严密注意心电监测。

(5) 与其他拟交感胺类同用,心血管作用增强。

(6) 与麦角制剂如麦角胺、麦角新碱或缩宫素同用,促使血管收缩作用加强,引起严重高血压,心动过缓。

(7) 与三环类抗抑郁药合用,由于抑制组织吸收本品或增强肾上腺素受体的敏感性,可加强本品的心血管作用,引起心律失常、心动过速、高血压或高热,如必须合用,则起

始本品用量需小,并监测心血管作用。

(8) 与甲状腺激素同用使两者作用均加强。

(9) 与妥拉唑林同用可引起血压下降,继以血压过度反跳上升,故妥拉唑林逾量时不宜用本品。

八、注意事项

1. 禁用　禁止与含卤素的麻醉剂和其他儿茶酚胺类药合并使用,可卡因中毒及心动过速患者禁用。

2. 慎用　缺氧、高血压、动脉硬化、甲状腺功能亢进症、糖尿病、闭塞性血管炎、血栓病患者慎用。用药过程中必须监测动脉压、中心静脉压、尿量、心电图。

九、药物稳定性及贮藏条件

遇光和空气易变质。遮光,密闭,在阴凉处保存。

十、药物经济性评价

基本药物(注射液:1ml∶2mg、2ml∶10mg),医保甲类,《中国药典》(2020 年版)收载。

去氧肾上腺素

参见(第二章　神经系统药物 2　头痛药物)

间　羟　胺

一、药品名称

1. 英文名　Metaraminol
2. 化学名　(−)-α-(1-氨乙基)-3-羟基苯甲醇

二、药品成分

重酒石酸间羟胺

三、剂型与规格

间羟胺注射液　(1)1ml∶10mg;(2)5ml∶50mg

四、适应证及相应的临床价值

1. 防治椎管内阻滞麻醉时发生的急性低血压。
2. 用于出血、药物过敏、手术并发症及脑外伤或脑肿瘤合并休克而发生的低血压的辅助性对症治疗。
3. 可用于心源性休克或败血症所致的低血压。

五、用法用量

1. 儿童

(1) 肌内或皮下注射:0.1mg/kg,用于严重休克。

(2) 静脉滴注 0.4mg/kg 或 12mg/m^2,用氯化钠注射液稀释至每 25ml 中含间羟胺 1mg 的溶液,滴速以维持合适的血压水平为度。

(3) 配制后应于 24 小时内用完,滴注液中不得加入其他难溶于酸性溶液配伍禁忌的药物。

2. 成人

(1) 肌内或皮下注射:2~10mg/次(以间羟胺计),由于

最大效应不是立即显现,在重复用药前对初始量效应至少应观察10分钟。

（2）静脉注射:初量0.5~5mg,继而静脉滴注,用于重症休克。

（3）静脉滴注:将间羟胺15~100mg加入5%葡萄糖液或氯化钠注射液500ml中滴注,调节滴速以维持合适的血压。

（4）成人极量每次100mg(0.3~0.4mg/min)。

六、特殊人群用药

甲状腺功能亢进、高血压、冠心病、充血性心力衰竭、糖尿病患者和疟疾病史者慎用。

七、药理学

1. 药效学及作用机制 本品可直接兴奋α受体,较去甲肾上腺素作用为弱但较持久,对心血管的作用与去甲肾上腺素相似。能收缩血管,持续地升高收缩压和舒张压,也可增强心肌收缩力,使休克患者的心排血量增加。升压作用可靠,维持时间较长,较少引起心悸或尿量减少等反应。

2. 药代动力学 肌内注射约10分钟起效,皮下注射5~20分钟起效,作用持续约1小时;静脉注射1~2分钟起效,作用持续20分钟。主要在肝内代谢,代谢物大多数经胆汁和尿液排出,尿液酸化可增加自肾排泄的原型药物。

3. 药物不良反应

（1）心律失常,发生率随用量及患者的敏感性而异。

（2）升压反应过快过猛可致急性肺水肿、心律失常、心跳停顿。

（3）过量的表现为抽搐、严重高血压、严重心律失常,此时应立即停药观察,血压过高者可用5~10mg酚妥拉明静脉注射,必要时可重复。

（4）静脉滴注时药液外溢,可引起局部血管严重收缩,导致组织坏死糜烂或红肿硬结形成脓肿。

（5）长期使用骤然停药时可能发生低血压。

4. 药物相互作用

（1）与环丙烷、氟烷或其他卤化氢类麻醉药合用,易致心律失常。

（2）与单胺氧化酶抑制剂并用,使升压作用增强,引起严重高血压。

（3）与洋地黄或其他拟肾上腺素药并用,可致异位心律。

（4）不宜与碱性药物共同滴注,因可引起本品分解。

八、注意事项

1. 禁用 对本品过敏者禁用。

2. 慎用 甲状腺功能亢进、高血压、冠心病、充血性心力衰竭、糖尿病患者和疟疾病史者。

3. 用药注意事项

（1）血容量不足者应先纠正后再用本品。

（2）本品有蓄积作用,如用药后血压上升不明显,须观察10分钟以上再决定是否增加剂量,以免贸然增量致使血压上升过高。

（3）给药时应选用较粗大静脉注射,并避免药液外溢。

（4）短期内连续应用,出现快速耐受性,作用会逐渐减弱。

九、药物稳定性及贮藏条件

避光、密闭、阴凉处保存。

十、药物经济性评价

基本药物(注射液:1ml:10mg、5ml:50mg),医保甲类,《中国药典》(2020年版)收载。

甲 氧 明

一、药品名称

1. 英文名 Methoxamine
2. 化学名 α-(1-氨基乙基)-2,5-二甲氧基苯甲醇

二、药品成分

盐酸甲氧明

三、剂型与规格

盐酸甲氧明注射剂 1ml:10mg

四、适应证及相应的临床价值

1. 升高血压,用于治疗在全身体麻醉时发生的低血压,并可防止心律失常的出现;也可用于椎管内阻滞所诱发的低血压,但又减低心排血量之可能。

2. 用于终止阵发性室上性心动过速的发作。

五、用法用量

成人用法用量如下:

（1）升压:肌内注射,轻度低血压时给5~10mg,一般可用10~15mg,椎管内阻滞的上界较低时常用10mg,较高时候用15~20mg;静脉注射时用3~5mg缓慢注射。

（2）抗心律失常:10mg静脉缓缓注入。

（3）极量:肌内注射每次量不超过20mg,每日不超过60mg。静脉注射每次量不超过10mg。

六、特殊人群用药

因可使心排血量减少,老年人应慎用。

七、药理学

1. 药效学及作用机制 本品为α受体激动剂。

（1）升压:主要是一种直接作用的拟交感胺类药,作用于周围血管的α肾上腺素受体,引起血管收缩,使收缩压及舒张压均升高。

（2）抗心律失常:静脉大剂量时血压升高可经迷走神经的颈动脉窦调整反射,使心率减慢。

（3）对心脏及中枢神经系统无明显兴奋作用;可使肾血流量减少,其强度与去甲肾上腺素相等。

2. 药代动力学　静脉注射后 1～2 分钟内起效,作用持续 5～15 分钟;肌内注射后 15～20 分钟起效,持续 1～1.5 小时。

3. 药物不良反应　大剂量时有头痛、高血压、心动过缓等,症状显著时可用 α 受体拮抗剂(如酚妥拉明)降压,阿托品可纠正心动过缓。异常出汗,尿急感为罕见。

4. 药物相互作用

(1) 原先用 α 受体拮抗剂如酚妥拉明、酚苄明、妥拉唑林、吩噻嗪类、哌唑嗪类、氟哌啶醇等后再给药时,可部分拮抗本品的升压效应,同时作用时效缩短。

(2) 与局麻药同用,可促进局部循环血流量减少,阻滞供血不足。

(3) 与降压药或利尿药同用,可使后者的降压作用减弱。

(4) 与洋地黄类药同用,可能引起心律失常,须进行心电图监测。

(5) 与催产素同用,可使血压剧烈升高。

(6) 与麦角胺同用,可引起周围血管缺血及坏死,应禁用。

(7) 与胍乙啶同用,可使本品的升压作用增效。

(8) 与左旋多巴同用,可致心律失常,故本品用量宜小。

(9) 用三环类抗抑郁药后 5～7 日内用本品可致高血压、心动过速、心律失常与高热。

(10) 与硝酸酯类同用,彼此固有的效应均抵消。

(11) 与利血平同用,后者的降压作用减弱。

(12) 与甲状腺激素同用,使两者的作用均加强。

八、注意事项

1. 禁用　动脉硬化,器质性心脏病,甲状腺功能亢进及严重高血压,青光眼的患者禁用,近 2 周内曾用过单胺氧化酶制剂者禁用。

2. 慎用

(1) 酸中毒或缺氧时本品的疗效可能减弱,故需先予以纠正。

(2) 在严重动脉粥样硬化患者可减少心排血量,对冠心病不利。

(3) 心脏病患者的外周血管阻力增加,后负荷增加,可以引起或加重心力衰竭。

(4) 促使严重高血压患者血压更高。

(5) 甲状腺功能亢进时,可加重循环负担。

(6) 嗜铬细胞瘤患者可顿时出现高血压危象。

(7) 过量时可诱发外周血管或肠系膜血管血栓形成,组织缺血导致梗死范围扩大。

3. 用药注意事项

(1) 交叉过敏反应,对其他拟交感胺类药不能耐受者对本品也可能不耐受。

(2) 给药期间应经常测血压,使血压保持略低于正常水平;原来血压正常者,收缩压保持于 10.7～13.3kPa(80～100mmHg),原来有高血压患者,收缩压保持低于原来的收缩压 4.00～5.33kPa(30～40mmHg)。必要时需监测心率和心电图。

九、药物稳定性及贮藏条件

遮光,密闭保存。

十、药物经济性评价

非基本药物,非医保,《中国药典》(2020 年版)收载。

酚 妥 拉 明

一、药品名称

1. 英文名　Phentolamine

2. 化学名　3-[[(4,5-二氢-1H-咪唑-2-基)甲基](4-甲苯基)氨基]苯酚

二、药品成分

甲磺酸酚妥拉明

三、剂型与规格

酚妥拉明注射液　(1)1ml∶5mg;(2)2ml∶10mg

酚妥拉明片剂　25mg

四、适应证及相应的临床价值

1. 酚妥拉明对感染性、心源性休克的血流动力学都有良好的影响。特别对休克症状改善不佳,而左室充盈压高于 15mmHg 以上的患者。

2. 急性左心力衰竭。

3. 血管痉挛性疾病,如雷诺综合征、手足发绀症。

4. 注射局部浸润可用于防止去甲肾上腺素、间羟胺等静脉给药外渗引起的皮肤坏死。

五、用法用量

1. 儿童

(1) 用于酚妥拉明试验,静脉注射每次 1mg,也可 0.15mg/kg 或 3mg/m²。

(2) 用于嗜铬细胞瘤手术,术中血压升高时可静脉注射 1mg,也可 0.1mg/kg 或 3mg/m²,必要时可重复或持续静脉滴注。

2. 成人

(1) 治疗休克:从小剂量开始静脉滴注,根据患者反应调整用量,一般用量为 0.1～0.3mg/min。

(2) 治疗急性左心衰竭:0.5～1mg 静脉注射,继静脉滴注 0.5mg/min,根据反应调整用量,直至心力衰竭缓解。

(3) 用于诊治嗜铬细胞瘤:0.5mg 静脉注射,也可先注射 2.5mg,若反应阴性,再注射 5mg,可减少假阳性,也可减少血压剧降的危险。

(4) 血管痉挛性疾病:每次 5～10mg,肌内注射或静脉注射,20～30 分钟可按需重复。

(5) 局部浸润防止皮肤坏死:对于发生去甲肾上腺素

外渗,用本药 5~10mg 加 10ml 氯化钠注射液作局部浸润,在外溢后 12 小时内有效。

六、特殊人群用药

严重肾功能不全者禁用。

七、药理学

1. 药效学及作用机制 本药为 α 肾上腺素受体拮抗剂,直接作用于血管的 $α_1$ 和 $α_2$ 受体,使血管扩张,周围血管阻力降低。特别有对静脉和小静脉的 α 受体拮抗的作用,可降低毛细血管静水压。使前毛细血管括约肌开放,增加营养性毛细血管的血流灌注,改善微循环。由于酚妥拉明对血管的扩张,血压下降,反射性引起心率加快,心肌收缩力增强;部分是由于酚妥拉明阻断了肾上腺素能神经末梢突触前膜 $α_2$ 受体,促进了肾上腺素释放所致,有时可致心律失常发生。由于有舒张血管和心脏兴奋的作用,可改善休克状态时内脏血液灌注不足,解除微循环障碍,降低肺循环阻力,降低肺动脉压力,防止肺水肿发生。

2. 药代动力学 口服吸收快,生物利用度低。口服 40mg,30 分钟后起最大作用,持续 36 小时;肌内注射 20 分钟血药浓度达峰值,持续 30~45 分钟;静脉注射 2 分钟血药浓度达峰值,持续 15~30 分钟。静脉半衰期为 19 分钟,停止静脉滴注 30 分钟作用消失。静脉注射后约有一次给药量的 13% 以原型从尿中排出。

3. 药物不良反应 心悸、心动过速或心律失常,低血压、头痛、头昏、眩晕、恶心、呕吐、腹泻、鼻塞、嗜睡、疲乏等。

4. 药物相互作用

(1) 与拟交感胺类药同用,使后者的周围血管收缩作用抵消或减弱。

(2) 与胍乙啶同用,直立性低血压或心动过缓的发生率增高。

(3) 与二氮嗪同用,使二氮嗪抑制胰岛素释放的作用受抑制。

(4) 苯巴比妥类等加强本品降压作用。

(5) 忌与铁剂配伍。

八、注意事项

1. 禁用 严重动脉硬化及肾功能不全者,低血压、冠心病、心肌梗死、胃炎或胃溃疡以及对本品过敏者禁用。

2. 用药注意事项 用药应从小量开始,严密监测血压逐渐加量。较长时间应用可产生耐药性。

九、药物稳定性及贮藏条件

避光、防潮湿,贮存于干燥阴凉处。

十、药物经济性评价

基本药物(注射液:1ml:10mg,注射用无菌粉末:10mg),医保甲类,《中国药典》(2020 年版)收载。

多 巴 胺

一、药品名称

1. 英文名 Dopamine
2. 化学名 4-(2-氨基乙基)-1,2-苯二酚

二、药品成分

盐酸多巴胺

三、剂型与规格

盐酸多巴胺注射液 2ml:20mg

四、适应证及相应的临床价值

临床用于各种类型休克,如心源性、出血性、感染性、心脏手术后等的休克。特别对心功能不全、心排出量降低或伴有肾功能不全患者更为适宜。

五、用法用量

成人用法用量为:多巴胺 20mg 溶于 5% 葡萄糖或葡萄糖盐水中,开始按 1~2μg/(kg·min)静脉滴注,每 10 分钟以 1~4μg/(kg·min)速度递增,直到满意疗效。危重休克患者,紧急时可 10~20mg 静脉注射,继以 5μg/(kg·min)滴注,然后根据血压每 5 分钟递增,最大量可用至 20μg/(kg·min)。

六、特殊人群用药

嗜铬细胞瘤患者不宜使用。

七、药理学

1. 药效学及作用机制 多巴胺是交感神经递质的生物合成前体,也是中枢神经递质之一。它可以激动交感神经系统的肾上腺素受体,包括 α 和 β 受体,也可激动位于肾、肠系膜、冠状动脉、脑动脉的多巴胺受体而发挥作用。临床效应与剂量相关:①小剂量[0.5~2μg/(kg·min)]主要作用于多巴胺受体,扩张肾及肠系膜血管,使肾血流和肾小球滤过率升高,尿量及尿钠排出增加;②中等剂量[2~10μg/(kg·min)]激动心脏 $β_1$ 受体,并间接促进去甲肾上腺素释放,使心肌收缩力增强,心排出量增加,收缩压增高,舒张压无变化,脉压增大使冠脉血量增加,此时外周血管阻力并无变化;③大剂量[>10μg/(kg·min)]激动皮肤、肌肉等组织血管的 α 受体,使血管收缩,导致外周血管阻力增加,肾血管收缩,肾血流量及尿量减少。由于心排出量和周围血管阻力均增大,故使收缩压与舒张压均增大。

2. 药代动力学 本药口服无效,静脉滴注后在体内广泛分布,但不易通过血-脑屏障。静脉滴注 5 分钟内起效,持续 5~15 分钟。作用时间长短与用量无关。在血浆、肝、肾中通过单胺氧化酶、儿茶酚氧位甲基转移酶及多巴胺 β 羟化酶作用,降解成无活性化合物,经肾排出,半衰期约 2 分钟。

3. 药物不良反应 较少见且较轻。偶有恶心、呕吐、面

红,剂量过大时可出现心率加快、心动过速、心绞痛、呼吸困难、头痛。

4. 药物相互作用 与麻醉药氟烷、环丙烷等合用易致心律失常;与碱性药配伍易失活;与单胺氧化酶抑制剂并用可延长和增强本药作用,与胍乙啶、三环类合用可增加多巴胺效应,引起高血压、心律失常;与吩噻嗪类合用可阻断心、肾、肠系膜多巴胺受体。

八、注意事项

1. 禁用 嗜铬细胞瘤及环丙烷麻醉者。
2. 慎用 闭塞性血管炎、室性心律失常。
3. 用药注意事项

(1)交叉过敏反应:对其他拟交感胺类药高度敏感的患者,可能对本品也异常敏感。

(2)应用多巴胺治疗前必须先纠正低血容量。

(3)在滴注前必须稀释,稀释液的浓度取决于剂量及个体需要的液量,若不需要扩容,可用 0.8mg/ml 溶液,如有液体潴留,可用 1.6~3.2mg/ml 溶液。中、小剂量对周围血管阻力无作用,用于处理低心排血量引起的低血压;较大剂量则用于提高周围血管阻力以纠正低血压。

(4)选用粗大的静脉进行静脉注射或静脉滴注,以防药液外溢,及产生组织坏死;如确已发生液体外溢,可用 5~10mg 酚妥拉明稀释溶液在注射部位作浸润。

(5)静脉滴注时应控制每分钟滴速,滴注的速度和时间需根据血压、心率、尿量、外周血管灌流情况、异位搏动出现与否等而定,可能时应做心排血量测定。

(6)休克纠正时即减慢滴速。

(7)遇有血管过度收缩引起舒张压不成比例升高和脉压减小、尿量减少、心率加快或出现心律失常,滴速必须减慢或暂停滴注。

(8)如在滴注多巴胺时血压继续下降或经调整剂量仍持续低血压,应停用多巴胺,改用更强的血管收缩药。

(9)突然停药可产生严重低血压,故停用时应逐渐递减。

九、药物稳定性及贮藏条件

遮光、充氮、密封保存。

十、药物经济性评价

基本药物(注射液:2ml:20mg),医保甲类,《中国药典》(2020 年版)收载。

多巴酚丁胺

一、药品名称

1. 英文名 Dobutamine
2. 化学名 4-[2-[[1-甲基-3-(4-羟苯基)丙基]氨基]乙基]-1,2-苯二酚

二、药品成分

盐酸多巴酚丁胺

三、剂型与规格

盐酸多巴酚丁胺注射液 2ml:20mg

四、适应证及相应的临床价值

主要用于治疗急性心梗、肺梗死所致的心源性休克及术后低血容量综合征。

五、用法用量

成人用法用量:多巴酚丁胺 20mg 溶于 5% 葡萄糖或葡萄糖盐水中,2.5~10μg/(kg·min)静脉滴注,按心率、血压、心排出量和排尿量逐渐递增用量,最大量可用至 20μg/(kg·min)。但需注意过大剂量仍然有可能加速心率并产生心律失常。

六、特殊人群用药

1. 妊娠期 应权衡利弊。
2. 哺乳期 应权衡利弊。

七、药理学

1. 药效学及作用机制 该药能作用于 α、β 受体,对多巴胺受体无作用,对 β_1 受体的选择作用强,增强心肌收缩力和心排出量,提高心率的作用比异丙肾上腺素小,较少引起心动过速。可剂量依赖性的增加心排出量,很少增加心肌耗氧量,可用于心梗并发心力衰竭。对 α、β_2 受体作用弱,小剂量[小于 7.5μg/(kg·min)]轻度激动 α 受体,引起轻度血管收缩,较大剂量[大于 7.5μg/(kg·min)]激动 β_2 受体作用占优势,使全身血管阻力下降,有效降低左室充盈压。在补充血容量基础上能使患者血压升高,促进房室传导,增加冠脉血流和肾血流。

2. 药代动力学 口服无效,静脉注射 1~2 分钟起效,如缓慢滴注可延长 10 分钟,一般静脉注射后 10 分钟作用达高峰,持续数分钟,半衰期为 2 分钟,代谢物主要经肾排泄。

3. 药物不良反应

(1)少数出现恶心、呕吐、头痛、心绞痛、胸痛、心悸、呼吸短促等。

(2)能改善房室传导,房颤患者用后可能出现心室率提高。故用本药前先用地高辛以免心室率过快。

(3)超剂量可引起明显的血压升高和心动过速,应减慢滴速或停药。

4. 药物相互作用

(1)与全麻药尤其环丙烷、氟烷等同用,室性心律失常发生的可能性增加。

(2)α 受体作用占优势,外周血管的总阻力加大。

(3)与硝普钠同用,可导致心排血量微增。

(4)本品不得与碳酸氢钠等碱性药物混合使用。

八、注意事项

1. 禁用 梗阻性肥厚型心肌病及主动脉瓣狭窄患者。
2. 慎用

（1）心房颤动，多巴酚丁胺能加快房室传导，心室率加速，如须用本品，应先给予洋地黄类药。

（2）高血压可能加重。

（3）对严重的机械梗阻，如重度主动脉瓣狭窄，多巴酚丁胺可能无效。

（4）低血容量时应用本品可加重，故用前须先加以纠正。

（5）室性心律失常可能加重。

（6）心肌梗死后，使用大量本品可能使心肌耗氧量增加而加重缺血。

3. 用药注意事项　用药期间应定时或连续监测心电图、血压、心排血量，必要时监测肺楔嵌压。

九、药物稳定性及贮藏条件

遮光、充氮，密封保存。

十、药物经济性评价

基本药物（注射液：2ml∶20mg），医保甲类，《中国药典》（2020 年版）收载。

3　抗心律失常药

利多卡因

一、药品名称

1. 英文名　Lidocaine
2. 化学名　N-(2,6-二甲苯基)-2-(二乙氨基)乙酰胺

二、药品成分

盐酸利多卡因

三、剂型与规格

盐酸利多卡因针剂　（1）2ml∶20mg；（2）2ml∶40mg；（3）3.5ml∶35mg；（4）5ml∶50mg；（5）5ml∶100mg；（6）10ml∶200mg；（7）20ml∶400mg

四、适应证及相应的临床价值

本品可用于急性心肌梗死后室性期前收缩和室性心动过速，亦可用于洋地黄类中毒、心脏外科手术及心导管引起的室性心律失常。本品对室上性心律失常通常无效。

五、用法用量

1. 儿童　新生儿用药可引起中毒，故应慎用。
2. 成人　常用量：静脉注射 1~1.5mg/kg（一般用 50~100mg）作首次负荷量，静脉注射 2~3 分钟，必要时每 5 分钟后重复静脉注射 1~2 次，但 1 小时之内的总量不得超过 300mg。

静脉滴注一般以 5% 葡萄糖注射液配成 1~4mg/ml 药液滴注或用输药泵给药。在用负荷量后可继续以每分钟 1~

4mg 速度静脉滴注维持，或以每分钟 0.015~0.03mg/kg 速度静脉滴注。老年人、心力衰竭、心源性休克、肝血流量减少、肝或肾功能障碍时应减少用量，以每分钟 0.5~1mg 静脉滴注。即可用本品 0.1% 溶液静脉滴注，每小时不超过 100mg；极量静脉注射 1 小时内最大负荷量 4.5mg/kg（或 300mg），最大维持量为每分钟 4mg。

六、特殊人群用药

1. 妊娠期　本品透过胎盘，且与胎儿蛋白结合高于成人，故应慎用。
2. 其他人群　新生儿用药可引起中毒，早产儿较正常儿半衰期长，故应慎用。

七、药理学

1. 药效学及作用机制　属 I_b 类抗心律失常药。主要作用于浦肯野纤维和心室肌，抑制 Na^+ 内流，促进 K^+ 外流；降低 4 相除极坡度，从而降低自律性；明显缩短动作电位时程，相对延长有效不应期及相对不应期；降低心肌兴奋性；减慢传导速度；提高室颤阈。

2. 药代动力学　静脉注射后 15 分钟左右生效，2 小时达峰效应。与血浆蛋白结合率 50%~80%。半衰期为 1~2 小时。在肝内被代谢，代谢物仍具药理活性。约 10% 原型药由肾排泄。

3. 药物不良反应　常见的不良反应有头晕、嗜睡、欣快、恶心、呕吐、吞咽困难、烦躁不安等。剂量过大时可引起惊厥及心搏骤停。

4. 药物相互作用　与奎尼丁、普鲁卡因胺、普萘洛尔、美西律或妥卡尼合用时，本品的毒性增加，甚至引起窦性停搏。与西咪替丁以及与 β 受体拮抗剂如普萘洛尔、美托洛尔、纳多洛尔合用，利多卡因经肝代谢受抑制，血药浓度升高，可引发心脏和神经系统不良反应，应调整利多卡因剂量，并应心电图监护及监测利多卡因血药浓度。

八、注意事项

1. 麻醉用时，防止误入血管，注意局麻药中毒症状的观察。

2. 肝肾功能障碍、肝血流量减低、充血性心力衰竭、严重心肌受损、低血容量及休克等患者慎用。

3. 对其他局麻药过敏者，可能对本品也过敏。

4. 使用本品应严格掌握浓度和用药总量，超量可引起惊厥及心搏骤停。

5. 其体内代谢较普鲁卡因慢，有蓄积作用，可引起中毒而发生惊厥。

6. 用药期间应注意检查血压、监测心电图，并备有抢救设备；心电图 P-R 间期延长或 QRS 波增宽，出现其他心律失常或原有心律失常加重者应立即停药。

九、药物稳定性及贮藏条件

避光、密闭保存。

十、药物经济性评价

基本药物（注射液：2ml∶4mg、5ml∶100mg、10ml∶200mg），医保甲类，《中国药典》（2020 年版）收载。

美　西　律

一、药品名称

1. 英文名　Mexiletine
2. 化学名　（±）-1-（2,6-二甲苯氧基）-2-丙胺

二、药品成分

盐酸美西律

三、剂型与规格

盐酸美西律片　（1）50mg；（2）100mg

四、适应证及相应的临床价值

主要用于慢性室性心律失常，如室性期前收缩、室性心动过速。

五、用法用量

成人用法用量：口服，首次 200～300mg，必要时 2 小时后再服 100～200mg。一般维持量每日约 400～800mg，分 2～3 次服。成人极量为每日 1 200mg，分次口服。

六、特殊人群用药

1. 妊娠期　动物繁殖性研究证明该药品对胎儿有毒副作用，但尚未对孕妇进行充分严格的对照研究，并且孕妇使用该药品的治疗获益可能胜于其潜在危害；或者，该药品尚未进行动物实验，也没有对孕妇进行充分严格的对照研究。
2. 哺乳期　禁用。
3. 其他人群　在儿童中的安全性尚不明确。

七、药理学

1. 药效学及作用机制　为Ⅰb 类抗心律失常药。它可抑制钠离子内流，缩短动作电位，相对延长有效不应期和降低兴奋性。可用于 Q-T 间期延长的室性心律失常。此外该药尚具有抗惊厥及局部麻醉作用。对心肌的抑制作用较小。

2. 药代动力学　美西律口服后在胃肠道吸收良好。生物利用度为 80%～90%，急性心肌梗死者吸收率较低。口服后 30 分钟作用开始，约持续 8 小时，2～3 小时达到血药峰浓度。口服 200mg 的血药峰值为 0.3μg/ml，口服 400mg 时约为 1.0μg/ml。2～3 小时达到血药峰浓度。在体内分布广泛，表观分布容积为 5～7L/kg，有或无心力衰竭者相似。血液红细胞内的浓度比血浆中高 15%。正常人血浆清除半衰（$t_{1/2}$）期为 10～12 小时。长期服药者为 13 小时，急性心肌梗死者为 17 小时。肝功能受损者半衰期（$t_{1/2}$）也可延长。血浆蛋白结合率为 50%～60%。美西律在肝代谢成多种产

物，药理活性很小。约 10% 经肾排出。尿 pH 不影响药物清除，尿 pH 显著异常可以减慢药物清除速度：酸性尿加快其清除速度，碱性尿减慢其清除速度。

3. 药物不良反应　20%～30% 患者口服发生不良反应。①胃肠反应：最常见。包括恶心、呕吐等，有肝功能异常的报道，包括 GOT 升高。②神经：为第二位常见不良反应。包括头晕、震颤（最先出现手细颤）、共济失调、眼球震颤、嗜睡、昏迷及惊厥、复视、视物模糊、精神失常、失眠。③心血管：窦性心动过缓及窦性停搏一般较少发生。偶见胸痛，促心律失常作用如室性心动过速，低血压及心力衰竭加剧。治疗包括停药，用阿托品、升压药或起搏器等。④过敏反应：皮疹。⑤极个别有白细胞及血小板减少。

4. 药物相互作用　有临床试验报道美西律与常用的抗心绞痛、抗高血压和抗纤溶药物合用未见相互影响。

美西律与奎尼丁、普萘洛尔或胺碘酮合用治疗效果更好。可用于单用一种药物无效的顽固性室性心律失常。但不宜与Ⅰb 类药物合用。

如果苯妥英钠或其他肝酶诱导剂如利福平和苯巴比妥等与美西律合用，可以降低美西律的血药浓度。

有报道苯二氮䓬类药物不影响美西律的血药浓度。美西律和地高辛、利尿剂和普萘洛尔合用不影响心电图 P-R 间期、QRS 波和 Q-T 间期。

在急性心肌梗死早期，吗啡使本品吸收延迟并减少，可能与胃排空延迟有关。

抗酸药可减低口服本品时的血药浓度，但也可因尿 pH 升高，血药浓度升高。

八、注意事项

禁用　心源性休克和有Ⅱ或Ⅲ度房室传导阻滞，病窦综合征者禁用。

九、药物稳定性及贮藏条件

避光、密闭保存。

十、药物经济性评价

基本药物（片剂：50mg、10mg），医保甲类，《中国药典》（2020 年版）收载。

苯　妥　英　钠

一、药品名称

1. 英文名　Phenytoin Sodium
2. 化学名　5,5-二苯基乙内酰脲钠盐

二、药品成分

苯妥英钠

三、剂型与规格

苯妥英钠片　100mg

四、适应证及相应的临床价值

适用于治疗全身强直阵挛性发作，复杂部分性发作，精神运动性发作，颞叶癫痫、单纯部分性发作（局限性发作）和癫痫持续状态。也可用于治疗三叉神经痛，隐性营养不良性大疱性表皮松解，发作性舞蹈手足徐动症，发作性控制障碍（包括发怒、焦虑和失眠的兴奋过度等的行为障碍疾患），肌强直及三环类抗抑郁药过量时心脏传导障碍等。本品也适用于洋地黄中毒所致的室性及室上性心律失常，对其他各种原因引起的心律失常疗效较差。

五、用法用量

1. 儿童　儿童由于分布容积与消除半衰期随年龄而变化，因此应经常作血药浓度测定。常用量：开始 5mg/kg，分 2~3 次口服，根据病情调整，每日量不超过 0.3g（3 片），维持量 4~8mg/kg，或 0.25g/m^2，分 2~3 次口服。

2. 成人　0.1~0.3g（1~3 片），一次服或分 2~3 次服用，或第 1 日 10~15mg/kg，第 2~4 日 7.5~10mg/kg。维持量为 2~6mg/kg。

六、特殊人群用药

妊娠期使用可能致畸。

七、药理学

1. 药效学及作用机制　本品为抗癫痫药、抗心律失常药。治疗剂量不引起镇静催眠作用，动物实验证明，本品对超强电休克、惊厥的强直相有选择性对抗作用，而对阵挛相无效或反而加剧，故其对癫痫大发作有良效，而对失神性发作无效。其抗癫痫作用机制尚未阐明，一般认为是增加细胞钠离子外流，减少钠离子内流，从而使神经细胞膜稳定，提高兴奋阈，减少病灶高频放电的扩散。另外本品缩短动作电位间期及有效不应期，还可抑制钙离子内流，降低心肌自律性，抑制交感中枢，对心房、心室的异位节律点有抑制作用，提高房颤与室颤阈值。因其稳定细胞膜作用及降低突触传递作用，而具抗神经痛及骨骼肌松弛作用。本品可抑制皮肤成纤维细胞合成或分泌胶原酶。还可加速维生素 D 代谢，可引起淋巴结肿大，有抗叶酸作用，对造血系统有抑制作用，可引起过敏反应，有酶诱导作用，静脉用药可扩张周围血管。

2. 药代动力学　肌内注射吸收不完全且不规则，一次量峰值仅为口服的 1/3。分布于细胞内外液，细胞内可能多于细胞外，表观分布容积为 0.6L/kg。血浆蛋白结合率为 88%~92%，主要与白蛋白结合，在脑组织内蛋白结合可能还高。主要在肝代谢，代谢物无药理活性，其中主要为羟基苯妥英（占 50%~70%），此代谢存在遗传多态性和人种差异。存在肝肠循环，主要经肾排泄，碱性尿排泄较快。$t_{1/2}$ 为 7~42 小时，长期服用苯妥英钠的患者，$t_{1/2}$ 可为 15~95 小时，甚至更长。应用一定剂量药物后肝代谢（羟化）能力达饱和，此时即使增加很小剂量，血药浓度可呈非线性急剧增加，有中毒危险，要监测血药浓度。有效血药浓度为 10~

20mg/L，每日口服 300mg，7~10 日可达稳态浓度。血药浓度超过 20mg/L 时易产生毒性反应，出现眼球震颤；超过 30mg/L 时，出现共济失调；超过 40mg/L 时往往出现严重毒性作用。能通过胎盘，能分泌入乳汁。

3. 药物不良反应　本品副作用小，常见牙龈增生，儿童发生率高，应加强口腔卫生和按摩牙龈。长期服用后或血药浓度达 30μg/ml 可能引起恶心，呕吐甚至胃炎，饭后服用可减轻。神经系统不良反应与剂量相关，常见眩晕、头痛，严重时可引起眼球震颤，共济失调、语言不清和意识模糊，调整剂量或停药可消失；较少见的神经系统不良反应有头晕，失眠，一过性神经质，颤搐，舞蹈症，肌张力不全，震颤，扑翼样震颤等。

可影响造血系统，致粒细胞和血小板减少，罕见再生障碍性贫血；常见巨幼红细胞性贫血，可用叶酸加维生素 B$_{12}$ 防治。可引起过敏反应，常见皮疹伴高烧，罕见严重皮肤反应，如剥脱性皮炎。多形糜烂性红斑，系统性红斑狼疮和致死性肝坏死、淋巴系统霍奇金病等。一旦出现症状立即停药并采取相应措施。儿童长期服用可加维生素 D 代谢造成软骨病或骨质异常；孕妇服用偶致畸胎；可抑制抗利尿激素和胰岛素分泌使血糖升高，有致癌的报道。

4. 药物相互作用　长期应用对乙酰氨基酚患者应用本品可增加肝中毒的危险，并且疗效降低。

为肝酶诱导剂，与皮质激素、洋地黄类（包括地高辛）、口服避孕药、环孢素、雌激素、左旋多巴、奎尼丁、土霉素或三环类抗抑郁药合用时，可降低这些药物的效应。

长期饮酒可降低本品的浓度和疗效，但服药同时大量饮酒可升高血药浓度；与氯霉素、异烟肼、保泰松、磺胺类合用可能降低本品代谢使血药浓度升高，增加本品的毒性；与抗凝剂合用，开始增加抗凝效应，持续应用则降低。

与含镁、铝或碳酸钙等药物合用时可能降低本品的生物利用度，两者应相隔 2~3 小时服用。

与降血糖药或胰岛素合用时，因本品可使血糖升高，需调整两者用量。

原则上用多巴胺的患者，不宜用本品。

本品与利多卡因或普萘洛尔合用时可能加强对心脏的抑制作用。

虽然本品消耗体内叶酸，但增加叶酸反可降低本品浓度和作用。

苯巴比妥或扑米酮对本品的影响变化很大，应经常监测血药浓度；与丙戊酸类合用有蛋白结合竞争作用，应经常监测血药浓度，调整本品用量。

与卡马西平合用，后者血浓降低。如合并用大量抗精神病药或三环类抗抑郁药可能癫痫发作，需调整本品用量。

八、注意事项

1. 禁用　对乙内酰脲类药有过敏史或阿斯综合征、Ⅱ~Ⅲ度房室阻滞，窦房结阻滞，窦性心动过缓等心功能损害者。

2. 慎用　嗜酒，使本品的血药浓度降低；贫血，增加严重感染的危险性；心血管病（尤其老年人）；糖尿病，可能升高血糖;肝肾功能损害,改变本药的代谢和排泄;甲状腺功能异常者。

3. 用药注意事项

(1) 对乙内酰脲类中一种药过敏者,对本品也过敏。

(2) 有酶诱导作用,可对某些诊断产生干扰,如地塞米松试验,甲状腺功能试验,使血清碱性磷酸酶、谷丙转氨酶、血糖浓度升高。

(3) 用药期间需检查血象,肝功能、血钙、口腔、脑电图、甲状腺功能,并经常随访血药浓度,防止毒性反应;其妊娠期每月测定一次、产后每周测定一次血药浓度以确定是否需要调整剂量。

九、药物稳定性及贮藏条件

避光、密闭保存。

十、药物经济性评价

基本药物(片剂:50mg、100mg),医保甲类,《中国药典》(2020年版)收载。

莫 雷 西 嗪

一、药品名称

1. 英文名　Moracizine
2. 化学名　10-(3-吗啉丙酰基)吩噻嗪-2-氨基甲酸乙酯

二、药品成分

盐酸莫雷西嗪

三、剂型与规格

盐酸莫雷西嗪片剂　(1)50mg;(2)200mg;(3)250mg;(4)300mg

四、适应证及相应的临床价值

口服主要适用于室性心律失常,包括室性期前收缩及室性心动过速。

五、用法用量

成人口服:初始100~200mg/次,每日3次,逐渐增至有效,通常200~300mg/次,每日3次。极量为每日900mg。

六、特殊人群用药

老年人因心脏以外的不良反应停药者多。

七、药理学

1. 药效学及作用机制　莫雷西嗪曾被认为属Ⅰb类,近年多数学者将其归为Ⅰc类。主要在失活状态下抑制快钠通道,降低动作电位0相的V_{max}和振幅,表现为轻度的Ⅰc类作用,但其能缩短浦肯野纤维2、3相复极,从而缩短动作电位时间的作用又与Ⅰb类药物相似。莫雷西嗪可减慢房室结、心室肌的传导而使AH、HV、P-R及QRS间期延长,还可减慢房室结逆传和旁路传导,对窦房结自律性影响很小,轻度延长心室ERP。

2. 药代动力学　口服吸收良好迅速,但肝首关代谢明显,生物利用度仅为35%~40%。0.5~2小时血浆浓度可达峰值,饭后服用影响吸收速度,使峰浓度下降,但不影响吸收量。血浆蛋白结合率约95%。约60%经肝代谢,清除半衰期为1.5~3小时,肝肾功能不佳时半衰期延长。56%通过粪便排泄,39%通过尿液排泄。

3. 药物不良反应　常见不良反应有口干、感觉异常、头昏、眩晕、恶心、头疼、疲乏、憋气、心悸、消化不良、腹泻、呕吐和出汗。发热和肝功能升高较少见。肌内注射有局部疼痛,静脉注射时可出现短暂眩晕和血压下降。

对心血管系统的主要副作用是致心律失常作用,对于缺血、心脏射血分数减低及患有致命性心律失常的患者,其致心律失常作用增强。注意促心律失常作用与原有心律失常加重的鉴别。偶有P-R间期延长,QRS波增宽报道。可轻度提高除颤阈值。对血流动力学影响小,可使严重器质性心脏病患者心力衰竭加重。

过量可引起恶心、嗜睡、昏迷、晕厥、低血压状态、心力衰竭恶化、心肌梗死、窦性停搏、心律失常(包括结性心动过缓、室性心律失常、室颤、心脏停搏)和呼吸衰竭。

4. 药物相互作用

(1) 西咪替丁可使本品血药浓度升高1.4倍,同时应用时本品应减少剂量。

(2) 本品可使茶碱类药物清除增加,半衰期缩短。

(3) 其与华法林共用时可改变后者对凝血酶原时间的作用。在华法林稳定抗凝的患者开始用本品或停用本品时应进行监测。

八、注意事项

1. 禁用

(1) Ⅱ或Ⅲ度房室传导阻滞及双束支传导阻滞且无起搏器者禁用。

(2) 禁用于心源性休克与过敏者。

2. 慎用　下列情况应慎用:由于CAST试验证实,本品在心肌梗死后无症状的非致命性室性心律失常患者中可增加2周内的死亡率,长期应用也未见到对改善生存有益,故慎用于此类患者。有①Ⅰ度房室传导阻滞和心室内阻滞;②肝或肾功能不全;③严重心力衰竭的患者应慎用。用本品可增加死亡率,同用利尿剂者危险更大,应慎用。

3. 用药注意事项

(1) 注意促心律失常作用与原有心律失常加重的鉴别,用药早期最好能进行监测。

(2) 用药期间应注意随访检查:①血压;②心电图;③肝功能。

九、药物稳定性及贮藏条件

避光、密闭保存。

十、药物经济性评价

基本药物(片剂:50mg),医保甲类,《中国药典》(2020年版)收载。

普罗帕酮

一、药品名称

1. 英文名　Propafenone
2. 化学名　3-苯基-1-[2-[3-(丙氨基)-2-羟基丙氧基]-苯基]-1-丙酮

二、药品成分

盐酸普罗帕酮

三、剂型与规格

盐酸普罗帕酮针剂　(1)10ml:35mg;(2)5ml:17.5mg

四、适应证及相应的临床价值

用于阵发性室性心动过速、阵发性室上性心动过速及预激综合征伴室上性心动过速、心房扑动或心房颤动的预防。也可用于各种期前收缩的治疗。

五、用法用量

1. 成人

(1) 口服:1次100~200mg,每日3~4次。治疗量,每日300~900mg,分4~6次服用。维持量每日300~600mg,分2~4次服用。由于其局部麻醉作用,宜在饭后与饮料或食物同时吞咽,不得嚼碎。

(2) 静脉注射:成人常用量1~1.5mg/kg或以70mg加入5%葡萄糖液稀释,于10分钟内缓慢注射,必要时10~20分钟重复1次,总量不超过210mg。静脉注射起效后改为静脉滴注,滴速0.5~1.0mg/min或口服维持。

2. 老年人　老年患者易发生肝、肾功能损害,因此要谨慎应用。老年患者的有效药物剂量较正常低。

六、特殊人群用药

1. 妊娠期　繁殖性研究证明该药品对胎儿有毒副作用,但尚未对孕妇进行充分严格的对照研究,并且孕妇使用该药品的治疗获益可能胜于其潜在危害;该药品尚未进行动物实验,也没有对孕妇进行充分严格的对照研究。

2. 其他人群　该药在老年患者中应用并无与年龄相关的副作用增加现象。但老年患者用药后可能出现血压下降。而且老年患者易发生肝、肾功能损害,因此要谨慎应用。老年患者的有效药物剂量较正常低。

七、药理学

1. 药效学及作用机制　普罗帕酮属Ⅰc类抗心律失常药物,在活性和失活状态均能阻断钠通道。降低心房、心室肌特别是心肌传导纤维的兴奋性、减慢传导,轻度延长不应期、抑制自律性及触发活动。

2. 药代动力学　口服吸收完全,经肝首关代谢,其生物利用度呈剂量依赖性,剂量增加以及肝功能下降时生物利用度提高。口服后30分钟起效,2~3小时抗心律失常作用达峰效,半衰期为3.5~4小时,代谢缓慢的患者(约占10%)半衰期常为10~20小时。静脉注射后10分钟药效达峰,半衰期为20分钟。普罗帕酮在肝代谢,部分产物具有活性且半衰期较长,严重肝功能损害时普罗帕酮的清除减慢。代谢产物和小部分原型(<1%)经肾排泄,不能经过透析排出。

3. 药物不良反应

(1) 早期的不良反应有头痛、头晕,其后可出现胃肠道障碍如恶心、呕吐、便秘等。也有出现房室阻断症状。有两例在连续服用2周后出现胆汁淤积性肝损伤的报道,停药后2~4周各酶的活性均恢复正常。据认为这一病理变化属于过敏反应及个体因素性。

(2) 在试用过程中未见肺、肝及造血系统的损害,有少数患者出现上述口干、头痛、眩晕、胃肠道不适等轻微反应,一般都在停药后或减量后症状消失。有报道个别患者出现房室传导阻滞,Q-T间期延长,P-R间期轻度延长,QRS波时间延长等。

4. 药物相互作用　与奎尼丁合用可以减慢代谢过程。与局麻药合用可增加中枢神经系统副作用的发生。普罗帕酮可以增加血清地高辛浓度,并呈剂量依赖型。与普萘洛尔、美托洛尔合用可以显著增加其血浆浓度和消除半衰期,而对普罗帕酮没有影响。与华法林合用时可增加华法林血药浓度和凝血酶原时间。与西咪替丁合用可使普罗帕酮血药稳态水平提高,但对其电生理参数没有影响。

八、注意事项

1. 禁用　无起搏器保护的窦房结功能障碍、严重房室传导阻滞、双束支传导阻滞患者,严重充血性心力衰竭、心源性休克、严重低血压及对该药过敏者禁用。

2. 慎用　心肌严重损害者慎用。严重的心动过缓,肝、肾功能不全,明显低血压患者慎用。

3. 用药注意事项　用本品如出现窦房性或房室性传导高度阻滞时,可静脉注射乳酸钠、阿托品、异丙肾上腺素或间羟肾上腺素等解救。

九、药物稳定性及贮藏条件

避光、密闭保存。

十、药物经济性评价

基本药物(片剂:50mg、100mg,注射液:100ml:35mg),医保甲类,《中国药典》(2020年版)收载。

索他洛尔

一、药品名称

1. 英文名　Sotalol
2. 化学名　4'-(1-羟基-2-异丙氨基乙基)甲磺酰苯胺

二、药品成分

盐酸索他洛尔

三、剂型与规格

索他洛尔片 （1）20mg；（2）40mg；（3）80mg；（4）160mg

四、适应证及相应的临床价值

索他洛尔可转复或预防室上性心动过速（特别是房室结折返性心动过速和房室折返性心动过速）。也可用于房扑、房颤的转复和转复后维持窦律，以及心室率的控制。可用于各种室性心律失常（包括室早，持续性及非持续性室速，以及危及生命的室性心动过速）。

五、用法用量

成人：口服 40~80mg/次，每日 2 次，从小剂量开始，逐渐加量。治疗室性心动过速时可达 160~480mg/d。每日剂量不超过640mg。肾功能不全应减量。紧急复律时静脉注射 0.2~1.5mg/kg，应在 5~10 分钟推入。

六、特殊人群用药

1. 妊娠期 慎用。
2. 哺乳期 慎用。

七、药理学

1. 药效学及作用机制 索他洛尔兼有Ⅱ类和Ⅲ类抗心律失常药物的特性，无内源性拟交感活性和膜稳定性，能够抑制延迟整流性钾电流，高浓度时抑制内向钠电流，但不抑制钙内流。可减慢窦房结、房室结和房室旁路的传导时间，延长心房、房室结、心室和旁路的有效不应期（ERP）。在低剂量时，主要表现β受体拮抗作用，高浓度时，主要表现Ⅲ类药物作用。有轻度正性肌力作用，可能由于 APO 延长，钙内流时间增加，胞浆内钙增高所致。

2. 药代动力学 口服吸收完全，无肝首关代谢，生物利用度 90%~100%。口服后 2~3 小时血药浓度达峰，清除半衰期 15~20 小时。主要以原型从肾排泄，肾功能受损时半衰期明显延长。

3. 药物不良反应 主要有支气管痉挛、乏力、气短、眩晕、恶心、呕吐皮疹等。心血管系统不良反应包括低血压、心动过缓或房室结传导障碍及致心律失常作用（如尖端扭转型室速）。

4. 药物相互作用
（1）与其他Ⅰa、Ⅱ、Ⅲ类抗心律失常药同用时有协同作用。
（2）与钙通道阻滞同用时可加重传导障碍，进一步抑制心室功能，降低血压。
（3）与儿茶酚胺类药（如利血平、胍乙啶）同用，产生低血压和严重心动过缓。
（4）有血糖升高，需增加胰岛素和降血糖药的报道。

八、注意事项

1. 禁用 对本品过敏者，低血压、休克、Q-T 间期延长、严重心力衰竭者，以及无起搏器保护的心动过缓、病窦综合征、Ⅱ~Ⅲ度房室传导阻滞和心室内阻滞者禁用。
支气管哮喘、窦性心动过缓（清醒时<50 次/min、Ⅱ度和Ⅲ度房室传导阻滞（除非植有起搏器）、先天性或获得性长 Q-T 间期综合征、心源性休克、未控制的充血性心力衰竭及对本品过敏的患者。
2. 慎用 孕妇、哺乳期妇女慎用。
3. 用药注意事项 用药前及用药过程要查电解质，注意有无低钾、低镁，需及时纠正。用药过程需注意心率及血压变化。应监测心电图 Q-Tc 变化，Q-Tc>500ms 应停药。

九、药物稳定性及贮藏条件

避光、密闭保存。

十、药物经济性评价

基本药物（片剂：80mg），医保乙类，《中国药典》（2020年版）收载。

胺 碘 酮

一、药品名称

1. 英文名 Amiodarone
2. 化学名 （2-丁基-3-苯并呋喃基）［4-［2-（二乙氨基）乙氧基］-3,5-二碘苯基］甲酮

二、药品成分

盐酸胺碘酮

三、剂型与规格

盐酸胺碘酮片 （1）100mg；（2）200mg
盐酸胺碘酮胶囊 （1）100mg；（2）200mg
盐酸胺碘酮针剂 （1）2ml：150mg；（2）3ml：150mg

四、适应证及相应的临床价值

胺碘酮可用于预防和治疗致命性室性心律失常（如顽固性持续性室速或室颤），降低猝死率。口服低剂量胺碘酮也可有效控制其他药物无效的房扑、房颤或阵发性室上速，减慢持续性房颤、房扑时心室率。除有明确指征外，一般不宜用于治疗房性、室性期前收缩。

五、用法用量

口服：负荷量，一日 0.6g，可连续使用 8~10 日。维持量，宜应用最小有效剂量。根据个体反应，一日 0.1~0.4g。由于胺碘酮的延长治疗作用，可给予隔日 0.2g 或一日 0.1g，也可采用每周停药 2 日的间隙性治疗方法。

静脉给药：负荷量 3mg/kg，稀释后 10 分钟内完成静脉注射。然后以 1~1.5mg/min 的速度静脉滴注维持，6 小时

后减至 0.5～1mg/min，一日总量 1.2g，最大不超过 2.0～2.2g。以后逐渐减量，静脉滴注胺碘酮最好不超过 3～4 日。用于体外电除颤无效的室颤时，初始静脉剂量为 0.3g（或 5mg/kg），快速注射，必要时可追加 0.15g（或 2.5mg/kg）。

六、特殊人群用药

妊娠期：动物研究未提供证据表明本品有致畸作用。

七、药理学

1. 药效学及作用机制　Ⅲ类抗心律失常药。主要电生理效应是延长各部心肌组织的动作电位时程及 ERP，并减慢心房房室结希浦系统、心室和旁路的传导，有利于消除折返激动。降低窦房结的自律性并减慢心率。由于复极过度延长，口服后心电图可有 P-R 间期和 Q-T 间期延长及 T 波改变。静脉应用时主要通过抗交感和阻滞钙通道发挥急性作用，减慢心率、延长房室结 ERP，但对心房和心室的作用较轻并且不明显延长 APO。能够直接扩张冠状动脉及周围血管，并影响甲状腺素代谢。

2. 药代动力学　胺碘酮的药代动力学特性符合三室模型。它的分布容积很大（500L），其脂溶性较高，主要分布于脂肪、肌肉、肝、肺和脾，在心肌中的浓度比血浆浓度高 10～50 倍。口服吸收迟缓且不规则，其生物利用度为 30%～50%。胺碘酮与食物同服会提高血清浓度。单次口服 800mg 时半衰期为 4.6 小时（组织摄取），终末血浆清除半衰期可达 40～55 日。口服后 37 小时血药浓度达峰值，约 1 个月可达稳态血药浓度。

停药后作用可持续 8～10 日，偶可持续 45 日。在血浆中 62.1% 与白蛋白结合，33.5% 可能与脂蛋白结合。主要在肝内代谢消除，尿中未测到原型药，尿中排泄量占总含碳量的 5%，其余经肝肠循环从粪便中排出。停药后第 3～10 日，血药浓度开始降低，但随后出现反跳，可能由于其原型物被从低灌注的组织清除出来。停药后 9 个月，血浆中仍能检测到胺碘酮及代谢产物，而在 3 个月内仍有临床疗效。血液透析不能清除本品。

静脉应用后 15 分钟血药浓度达峰值，约为 540mg/L。由于分布较快，在 30～45 分钟内血药浓度降至峰值的 19%。

3. 药物不良反应

（1）心脏不良反应：心律失常发作或恶化，有时伴随心脏停搏。

（2）内分泌异常：未知的有甲状腺功能亢进。

（3）胃肠道不良反应：非常罕见的有恶心。

（4）注射部位反应：常见的有可能的炎症反应，例如通过直接外周静脉途径给药时出现的浅表静脉炎、注射部位反应，如疼痛、红斑、水肿、坏死、渗出、浸润、炎症、硬化、静脉炎、血栓静脉炎、感染、色素沉淀以及蜂窝织炎。

（5）肝不良反应：有肝损伤病例报道，这些病例通过血清转氨酶水平升高诊断。有以下不良反应报道，非常罕见的有通常为中度和单独的转氨酶水平升高（正常水平的 1.5～3 倍），减量后恢复，或甚至自发性下降；急性肝损伤，伴血清转氨酶水平升高和/或黄疸，有时候出现致死性结

局，需要终止治疗。延长治疗期间出现慢性肝损伤（口服途径给药）。其组织学特征对应于假性酒精性肝炎。由于临床和生物学表现的离散性质（不恒定的肝肿大，血清转氨酶水平升高至正常值的 1.5～5 倍），需定期监测肝功能。治疗持续 6 个月之后出现的血清转氨酶水平升高，即使为中度，也应该考虑诊断慢性肝损。终止治疗后临床和生物学异常通常可消退。有数个不可逆病例的报道。

（6）免疫系统不良反应：非常罕见的有过敏性休克。发生率未知的有血管神经性水肿。

（7）肌肉骨骼和结缔组织异常：未知的有背痛。

（8）神经系统不良反应：非常罕见的有良性颅内高压（假性脑癌），头痛。

（9）肺部不良反应：非常罕见的有在术后（可能与高剂量氧发生相互作用有关）可出现急性呼吸窘迫综合征，通常伴随间质性肺病，偶有致死性病例。必须考虑停用胺碘酮，并且必须研究皮质醇激素的治疗价值。重度呼吸衰竭时可出现支气管痉挛和/或呼吸暂停，尤其对于哮喘患者。

（10）皮肤不良反应：非常罕见的有出汗。发生率未知的有风疹。

（11）血管不良反应：①常见的有通常为中度的和一过性的血压下降。有重度低血压或循环衰竭的病例，尤其是过量用药或过度快速给药后。②非常罕见的有热潮红。

4. 药物相互作用　胺碘酮与地高辛、华法林、奎尼丁、普鲁卡因胺可产生相互作用。地高辛浓度会加倍，Ⅰ类抗心律失常作用将增加 15%～35%，凝血酶原时间延长至原来的 2～3 倍。其半衰期长，停药换用其他抗心律失常药时应注意相互作用。

八、注意事项

1. 禁用　对本品过敏者、弥漫性肺间质纤维化、心动过缓引起晕厥者，以及无起搏器保护的严重窦房结功能异常者、Ⅱ度或Ⅲ度房室传导阻滞者禁用。

2. 慎用　低血压、肝或肺功能不全以及严重心力衰竭者慎用。

3. 用药注意事项　必须预防低血钾的发生（并纠正低血钾）；应当对 Q-T 间期进行监测，如果出现尖端扭转型室性心动过速，不得使用抗心律失常药物（应给予心室起搏，可静脉给予镁剂）。

九、药物稳定性及贮藏条件

遮光，密封保存。注射液贮存于 25℃以下。

十、药物经济性评价

基本药物（片剂：0.2g，注射液：2ml：0.15g），医保甲类，《中国药典》（2020 年版）收载。

伊 布 利 特

一、药品名称

1. 英文名　Ibutilide

2. 化学名　（±）-*N*-[4-(4-乙基庚基氨基)-1-羟丁基]甲磺酰胺

二、药品成分

富马酸伊布利特

三、剂型与规格

富马酸伊布利特针剂　1mg：10ml

四、适应证及相应的临床价值

用于终止房颤、房扑。

五、用法用量

成人：常用剂量是 1mg，于 10 分钟内缓慢静脉注射给药。如果无效时，10 分钟后可再给予 1mg。

六、特殊人群用药

1. 妊娠期　本品不能用于孕妇，除非临床意义大于对胚胎的潜在危险。

2. 哺乳期　慎用。

七、药理学

1. 药效学及作用机制　伊布利特属Ⅲ类抗心律失常药物，可阻断延迟整流钾电流，延长 APO 及 Q-T 间期；较低浓度时还可激活缓慢的内向钠电流。它可迅速显著地延长心房肌 ERP，能够快速终止房颤和房扑，降低电复律所需的能量；可延长心室肌 ERP 并降低心室除颤阈值。对房室结的传导和不应期无明显作用，对心率、P-R 间期或 QRS 间期无显著影响，无明显负性肌力作用。可能产生早后去极化诱发尖端扭转型室速。

2. 药代动力学　口服因经肝的首关代谢迅速代谢而无效。静脉给药后血浆浓度迅速升高，而后呈多指数方式降低，蛋白结合率为 40%。由肝代谢生成无活性产物后，大部分从肾排泄，清除半衰期为 2~12 小时（平均 6 小时）。肝功能受损时药物清除可能减少，作用时间将延长，应用时需延长监测时间。

3. 药物不良反应　主要不良反应是其可致心律失常，包括非持续的尖端扭转型室速以及持续性多形性室速，常发生在用药 40 分钟内。与安慰剂相比，没有显著的心脏副作用，如低血压、传导阻滞或心动过缓。

伊布利特与地高辛、钙通道阻滞剂同时应用，不影响它的药代动力学、安全性以及药物转复房颤或房扑的效果。

4. 药物相互作用

（1）抗心律失常药：Ⅰa 类抗心律失常药（Vaughan Williams 分类法），如丙吡胺、奎尼丁、普鲁卡因胺以及其他的Ⅲ类药物，如胺碘酮、索他洛尔因可能延长不应期，均不能和伊布利特注射液同时使用或注射后 4 小时内使用。在临床试验中，使用伊布利特前，Ⅰ类或其他Ⅲ类抗心律失常药物停用至少 5 个半衰期，其他药物在服药后 4 个小时。需在医师的指导下使用本品。

（2）其他延长 Q-T 间期的药物：正在服用延长 Q-T 间期药物如吩噻嗪、三环类抗抑郁剂、四环类抗抑郁剂和某些抗组胺类的药物（H₁ 受体拮抗剂）的患者，使用伊布利特注射液可能增加尖端扭转型室速发生的概率。

（3）地高辛：室上性心律失常能掩盖地高辛过量造成的心脏毒性作用。因而，在地高辛血药浓度超过或可能超过普通治疗范围的患者中应用地高辛要十分谨慎，以防地高辛中毒。在临床试验中，伊布利特与地高辛联合应用时，对伊布利特的安全性和有效性没有影响。

钙通道阻滞剂：伊布利特与钙通道阻滞剂联合应用时，对伊布利特的安全性和有效性没有影响。

（4）β 肾上腺素受体拮抗剂：伊布利特与 β 肾上腺素受体拮抗剂联合应用时，对伊布利特的安全性和有效性没有影响。

八、注意事项

慎用：对本药物过敏者，多形性室速病史者、未置入起搏器的病窦综合征者、Ⅱ度或Ⅱ度以上的房室传导阻滞以及 Q-Tc 间期>440ms 者禁用。低血钾或低血镁者、心动过缓者（<55 次/min）、近期心功能不全者（左室射血分数<0.35）、左室射血分数<0.40 且正在应用Ⅰ类或Ⅲ类抗心律失常药物者、近 1 个月发生的心肌梗死和不稳定型心绞痛者、严重的肝肾功能障碍者、正在服用延长 Q-T 间期的药物者以及孕妇、哺乳期妇女应当慎用。

九、药物稳定性及贮藏条件

遮光、密闭、阴凉处（不超过 20℃）保存。

十、药物经济性评价

基本药物（注射液：10ml：1mg），医保乙类。

腺　苷

一、药品名称

1. 英文名　Adenosine

2. 化学名　9-*β*-D-呋喃核糖基腺嘌呤

二、药品成分

腺苷

三、剂型与规格

腺苷冻干粉剂　6mg

四、适应证及相应的临床价值

腺苷是急性终止房室结内或房室折返性心动过速及房室交界性心动过速的首选药。

腺苷可以使房速及窦房折返性心动过速发作终止或出现房室传导阻滞。虽不能终止房颤、房扑和降低某些房速，但其产生短暂的房室传导阻滞可暴露心房律而有益于诊断。腺苷可有效终止发生在健康心脏对儿茶酚胺敏感的持续性室速。

五、用法用量

成人:静脉给药每次性快速静脉推注 6mg,必要时 2 分钟后再给 6~12mg。中心静脉给药、心脏移植后患者及服用双嘧达莫者初始剂量应减至 3mg。

六、药理学

1. 药效学及作用机制　腺苷是一种存在于全身的内源性嘌呤激动剂,其受体有 A_1 和 A_2 两种。腺苷作用于心肌细胞外表面的 A 受体,通过类似于乙酰胆碱的方式激活钾通道,进而缩短心房肌 APO、使膜电位超极化。APO 缩短可间接减少 Ca^{2+} 内流,而降低心房肌的收缩性。K^+ 外流的激活以及 Ca^{2+} 内流的减少可能引起房室结传导阻滞。腺苷对于心室肌没有直接作用。腺苷对于窦房结和房室结有负性变时和负性变速的作用。尚未发现它对希浦系统的传导及心室不应期有影响。

2. 药代动力学　静脉注射后,腺苷迅速被细胞摄取并代谢,从循环中清除,其代谢产物为次黄嘌呤肌苷和环磷酸腺苷。腺苷清除半衰期为 1.5~10 秒。自静脉注入后,最大药效在约 30 秒内,而注入中心静脉则为 10~20 秒。

3. 药物不良反应　不良反应较多,但持续时间短暂(一般<1 分钟),胸部压迫感、呼吸困难和面部潮红最常见。此外,可有头晕、头胀、恶心、呕吐等反应。可引起低血压,心动过速终止后可能发生严重的一过性缓慢心律失常,如显著窦缓、窦性停搏及传导阻滞,甚至心脏停搏,也可能发生更严重的心律失常如长时间的心室停搏、室性心动过速、非持续性多形性室速或心室颤动,有发生尖端扭转型室速的报告,有一定危险性需严密监护。12% 患者在注射后出现房颤。

4. 药物相互作用　氨茶碱可完全阻断外源性腺苷的作用,接受氨茶碱治疗的患者应首选维拉帕米而不是腺苷。与甲基蝶呤类、咖啡合用有拮抗作用。双嘧达莫是腺苷摄取的强效抑制剂,可能增强腺苷的作用,同时使用时腺苷需减量。

七、注意事项

1. 禁用　对本品过敏者、哮喘者和重度房室传导阻滞者禁用。

2. 慎用　老年人或冠心病患者慎用。

3. 用药注意事项　因为腺苷很少影响室性心动过速,并且清除快,可以用于鉴别起源不明的宽 QRS 波心动过速。但是,器质性心脏病和低电压的宽 QRS 波心动过速的患者应避免使用。

八、药物稳定性及贮藏条件

2~8℃保存。

九、药物经济性评价

医保乙类。

三磷酸腺苷

一、药品名称

1. 英文名　Adenosine Triphosphate
2. 化学名　腺嘌呤核苷-5′-三磷酯

二、药品成分

三磷酸腺苷

三、剂型与规格

三磷酸腺苷针剂　2ml∶20mg
三磷酸腺苷粉针剂　20mg(附磷酸缓冲液溶媒 2ml)

四、适应证及相应的临床价值

室上性心动过速、心力衰竭、心肌炎、心肌梗死、脑动脉硬化、冠状动脉粥样硬化、急性脊髓灰质炎。

五、用法用量

成人:用于终止室上速时,三磷酸腺苷(ATP)应一次性快速静脉推注,不经稀释,最好直接注入中心静脉,常用 10~20mg(中心静脉内应减至 6~12mg),无效时,2 分钟后可重复给药,单剂不超过 30mg。

六、药理学

1. 药效学及作用机制　ATP 在体内可迅速转变为腺苷,作用于嘌呤受体,激活 K^+ 通道,缩短心房、窦房结及房室结 APO,增加膜电位,抑制窦房结自律性,减慢房室结传导(特别是前向传导)。对房室旁路无明显影响。

2. 药代动力学　静脉给药后,起效快,但在体内代谢迅速,半衰期为 16 秒,作用产生于其通过循环当时进入组织后迅速降解,2 分钟后作用完全消失。

3. 药物不良反应　头痛、头昏、出冷汗、胸闷、低血压等。偶可见关节酸痛、荨麻疹等。

4. 药物相互作用　与腺苷类似。

七、注意事项

1. 禁用　与腺苷类似。
2. 慎用　与腺苷类似。
3. 用药注意事项　与腺苷类似。

八、药物稳定性及贮藏条件

2~8℃保存。

九、药物经济性评价

非基本药物,医保乙类,《中国药典》(2020 年版)收载。

4 抗心绞痛药

硝 酸 甘 油

一、药品名称

1. 英文名　Nitroglycerin
2. 化学名　三硝酸甘油酯

二、药品成分

硝酸甘油

三、剂型与规格

硝酸甘油片剂　0.5mg

四、适应证及相应的临床价值

用于冠心病及心绞痛的治疗及预防,也可用于降低血压或治疗充血性心力衰竭。

五、用法用量

成人用法用量如下:

片剂:每次用 0.25~0.5mg(半片~1 片)舌下含服。每 5 分钟可重复 1 片,直至疼痛缓解。如果 15 分钟内总量达 3 片后疼痛持续存在,应立即就医。在活动或大便之前 5~10 分钟预防性使用,可避免诱发心绞痛。

注射液:用 5%葡萄糖注射液或氯化钠注射液稀释后静脉滴注,开始剂量为 5μg/min,最好用输液泵恒速输入。用于降低血压或治疗心力衰竭,可每 3~5 分钟增加 5μg/min,如在 20μg/min 时无效可以 10μg/min 递增,以后可 20μg/min。患者对本药的个体差异很大,静脉滴注无固定适合剂量,应根据个体的血压、心率和其他血流动力学参数来调整用量。

六、药理学

1. 药效学及作用机制　硝酸甘油可释放 NO,激活鸟苷酸环化酶使环鸟苷酸(cGMP)增多,引起血管扩张,可扩张动静脉血管床,以扩张静脉为主,其作用强度呈剂量相关性。扩张外周静脉,减少回心血量,降低左室舒张末区(前负荷);扩张动脉,降低外周阻力(后负荷),从而使心肌耗氧量减少,缓解心绞痛,还扩张心外膜冠状动脉、改善心脏供氧。

2. 药代动力学　口服硝酸甘油,药物在肝内迅速代谢(首关效应),生物利用度极低,约为 10%,因此口服硝酸甘油无效。舌下含服该药吸收迅速完全,生物利用度可达 80%,约 2~3 分钟起效,5 分钟达最大效应,作用可持续 20~30 分钟,半衰期仅数分钟。硝酸甘油在肝迅速代谢为几乎无活性的两个中间产物 1,2-二硝酸甘油和 1,3-二硝酸甘油经肾排出,血液透析清除率低。静脉滴注硝酸甘油起效迅速,清除代谢快,剂量易于控制和调整,加之直接进入血液循环,避免了肝首关清除效应等优点,因此在急性心肌缺血发

作,急性心力衰竭和肺水肿等治疗中占据重要地位,但大量或连续使用可导致耐药,因而需小剂量、间断给药。长期使用后需停药时,应逐渐减量,以免发生反跳性心绞痛等。因药物过量而导致低血压时,应抬高双下肢,增加静脉回流,必要时可补充血容量及加用升高血压药物。

3. 药物不良反应

(1) 头痛:可于用药后立即发生,可为剧痛和呈持续性。

(2) 偶可出现眩晕、虚弱、心悸和其他直立性低血压的表现,尤其在直立位、制动的患者。

(3) 治疗剂量可发生明显的低血压反应,表现为恶心、呕吐、虚弱、出汗、苍白和虚脱。

(4) 晕厥、面红、药疹和剥脱性皮炎均有报告。

4. 药物相互作用

(1) 中度或过量饮酒时,使用本药可致低血压。

(2) 与降压药或血管扩张药合用可增强硝酸盐的致直立性低血压作用。

(3) 阿司匹林可减少舌下含服硝酸甘油的清除,并增强其血流动力学效应。

(4) 枸橼酸西地那非加强有机硝酸盐的降压作用。

(5) 与乙酰胆碱、组胺及拟交感胺类药合用时,疗效可能减弱。

七、注意事项

1. 禁用　禁用于心肌梗死早期(有严重低血压及心动过速时)、严重贫血、青光眼、颅内压升高和已知对硝酸甘油过敏的患者。还禁用于使用枸橼酸西地那非的患者,后者增强硝酸甘油的降压作用。

2. 慎用　慎用于血容量不足或收缩压低的患者。

3. 用药注意事项

(1) 应使用能有效缓解急性心绞痛的最小剂量,过量可能导致耐受现象。片剂用于舌下含服,不可吞服。

(2) 小剂量可能发生严重低血压,尤其在直立位时。舌下含服用药时患者应尽可能取坐位,以免因头晕而摔倒。

(3) 应慎用于血容量不足或收缩压低的患者。

(4) 诱发低血压时可合并反常性心动过缓和心绞痛加重。

(5) 可使梗阻性肥厚型心肌病引起的心绞痛恶化。

(6) 可发生对血管作用和抗心绞痛作用的耐受性。

(7) 如果出现视力模糊或口干,应停药。剂量过大可引起剧烈头痛。

八、药物稳定性及贮藏条件

硝酸甘油含片性质不稳定,有效期约 3 个月,需避光保存于密闭的棕色小玻璃瓶中,每 3 个月更换一瓶新药。

九、药物经济性评价

基本药物(片剂:0.5mg、注射液:1ml∶5mg),医保甲类,《中国药典》(2020 年版)收载。

硝酸异山梨酯

一、药品名称

1. 英文名 Isosorbide Dinitrate
2. 化学名 1,4:3,6-二脱水-D-山梨醇二硝酸酯

二、药品成分

硝酸异山梨酯

三、剂型与规格

硝酸异山梨酯片剂 (1)5mg;(2)10mg

硝酸异山梨酯氯化钠注射液、葡萄糖注射液 100ml:10mg

四、适应证及相应的临床价值

用于冠心病的长期治疗;心绞痛的预防;心肌梗死后持续心绞痛的治疗;与洋地黄和/或利尿剂联合应用,治疗慢性充血性心力衰竭;肺动脉高压的治疗。

五、用法用量

成人:口服,预防心绞痛,每次5~10mg,每日2~3次,每日总量10~30mg 由于个体反应不同,须个体化调整剂量。舌下给药,每次5mg,缓解症状。

六、药理学

1. 药效学及作用机制 作用与硝酸甘油相似,但较持久(能维持4小时以上),口服后0.5小时见效,含服2~5分钟见效。
2. 药代动力学 口服吸收完全,肝的首关清除效应明显,生物利用度约为20%~25%,普通片剂15~40分钟起效,作用持续2~6小时;缓释片约60分钟起效,作用可持续12小时。舌下含服生物利用度约60%,2~5分钟起效,15分钟达最大效应,作用持续12小时。硝酸异山梨酯母药分子的半衰期约为1小时,活性弱,主要的药理学作用源于肝的活性代谢产物5-单硝酸异山梨酯,半衰期为4~5小时,而另一个代谢产物2-单硝酸异山梨酯几乎无临床意义。代谢产物经肾排出,不能经血液透析清除。其静脉注射、舌下含服和口服的半衰期分别为20分钟、1小时和4小时。
3. 药物不良反应 用药初期可能会出现硝酸酯引起的血管扩张性头痛,还可能出现面部潮红、眩晕、直立性低血压和反射性心动过速。偶见血压明显降低、心动过缓和心绞痛加重,罕见虚脱及晕厥。
4. 药物相互作用 与其他血管扩张剂、钙通道阻滞剂、β受体拮抗药、降压药、三环类抗抑郁药及乙醇合用,可增强本类药物的降血压效应。可加强二氢麦角碱的升压作用。同时使用类固醇类抗炎药可降低本药的疗效。

七、注意事项

1. 禁用 青光眼、休克、明显低血压、梗阻性肥厚型心肌病、急性心肌梗死、严重脑动脉硬化患者禁用。
2. 慎用 急性心肌梗死伴心室充盈压过低时慎用。体位性循环调节障碍时慎用。
3. 用药注意事项 低充盈压的急性心肌梗死、主动脉或二尖瓣狭窄、直立性低血压、颅内压增高者慎用。不应突然停止用药,以避免反跳现象。

八、药物稳定性及贮藏条件

避光。

九、药物经济性评价

基本药物(片剂:5mg,氯化钠注射液、葡萄糖液射液:100ml:10mg),医保甲类,《中国药典》(2020年版)收载。

单硝酸异山梨酯

一、药品名称

1. 英文名 Isosorbide Mononitrate
2. 化学名 1,4:3,6-二脱水-D-山梨醇-5-单硝酸酯

二、药品成分

单硝酸异山梨酯

三、剂型与规格

单硝酸异山梨酯片 (1)10mg;(2)20mg

单硝酸异山梨酯注射液 (1)1ml:10mg;(2)2ml:20mg;(3)2ml:25mg;(4)5ml:20mg

单硝酸异山梨酯胶囊 (1)10mg;(2)20mg

单硝酸异山梨酯缓释片 (1)30mg;(2)40mg;(3)50mg;(4)60mg

单硝酸异山梨酯葡萄糖注射液 (1)100ml:单硝酸异山梨酯20mg与葡萄糖5g;(2)250ml:单硝酸异山梨酯20mg与葡萄糖12.5g

单硝酸异山梨酯氯化钠注射液 (1)100ml:单硝酸异山梨酯20mg与氯化钠0.9g;(2)100ml:单硝酸异山梨酯25mg与氯化钠0.85g;(3)250ml:单硝酸异山梨酯20mg与氯化钠2.25g;(4)250ml:单硝酸异山梨酯50mg与氯化钠2.25g

四、适应证及相应的临床价值

单硝酸异山梨酯适应于冠心病的长期治疗;心绞痛的预防;心肌梗死后持续心绞痛的治疗。

五、用法用量

成人用法用量如下:

口服:每次10~20mg,每日2~3次,严重病例可每次用40mg,每日2~3次。

静脉滴注:临用前加0.9%氯化钠注射液或5%葡萄糖注射液溶解并稀释后静脉滴注。药物剂量可根据患者的反应调整,一般有效剂量为2~7mg/h。开始给药速度为60μg/min,

一般速度 60~120μg/min,每日 1 次,10 日为一疗程。

六、药理学

1. 药效学及作用机制　作用与硝酸甘油相似,为硝酸异山梨酯的代谢产物,活性更强,作用较持久(能维持 5~6 小时)。

2. 药代动力学　口服普通片剂在胃肠道完全吸收,在肝脏首过效应,生物利用度达 100%,血药浓度达峰时间为 30~60 分钟。片剂作用时间为 6 小时,平均消除半衰期为 4~5 小时。老年人、肝肾功能损害及心功能不全的患者的清除率与健康年轻人无区别。该药在肝脏完全代谢,脱硝基后生成异山梨醇(约 37%)和右旋山梨醇(约 7%),由尿中排出。此外,25% 以葡糖醛酸形式排出,2% 以原型排出,粪便排出<1%。其代谢物无扩血管作用。静脉给药,可迅速分布至全身,血浆蛋白结合率低。

3. 药物不良反应　用药初期常发生头痛(所谓硝酸盐性头痛),通常可在继续用药几日后消失。

(1) 初次给药或剂量增加时,常会有血压降低和/或直立性低血压并伴有反射性脉率增加以及乏力、头晕的感觉,有时会有恶心、呕吐、瞬间皮肤发热和皮肤过敏反应。

(2) 在少数情况下,可以出现严重的血压降低并伴有心绞痛症状加重(硝酸盐的矛盾效应)和/或显著的矛盾性心动过缓。

(3) 偶见报道有虚脱和昏厥(突然丧失知觉)。

(4) 在个别情况下可能发生剥脱性皮炎(炎症状皮肤病)。有持续长期使用高剂量单硝酸异山梨酯产生耐药性和与其他硝基化合物的交叉耐药性的报道,应当避免持续高剂量使用,以防止效用的减弱或丧失。

(5) 注意:服用本品后,因血流的相对重新分布进入换气不足的肺小泡区域,会出现短暂性动脉血供氧不足。冠心病患者可因此导致心肌缺血。

4. 药物相互作用

(1) 同时应用降低血压的药物(抗高血压药)、β 受体拮抗剂、钙通道阻滞剂、其他扩血管药、安定药或三环类抗抑郁药或乙醇,可能增加本品的降血压效应。

(2) 同时应用一氧化二氮供体,如本品中的活性成分和西地那非,抗高血压作用可明显加强。

(3) 本品可增强双氢麦角胺的升血压效应。

(4) 同时服用非甾醇类抗风湿药可能会使本品的效应降低。

七、注意事项

1. 禁用　下列患者禁用本品:①对硝基化合物过敏者;②急性心肌梗死并低充盈压;③左心功能不全并低充盈压;④休克状态;⑤严重低血压(收缩压低于 90mmHg);⑥心肌疾病并心内容积受限(梗阻性肥厚型心肌病);⑦缩窄性心包炎;⑧心包压塞;⑨合并使用西地那非(Sildenafil,商品名 VIAGRA®),因西地那非可明显增强单硝酸异山梨酯的降血压作用。

2. 慎用　因本品可增高眼压,青光眼患者慎用。

3. 用药注意事项

(1) 给不明原因的肺循环高压(原发性肺动脉高压)的患者服用本品,由于对肺通气不足部分血液供应相对增加,因此可以导致动脉血氧含量的暂时降低(低氧血症),这种情况特别见于心脏冠状血管循环紊乱(冠心病)的患者。

(2) 因本品可升高眼压,青光眼患者慎用。

(3) 在下列情况下需要特别小心的医疗监护:①主动脉瓣狭窄和/或二尖瓣狭窄;②有循环调节紊乱倾向(直立性低血压)的患者;③伴有颅内压升高的疾病(到目前为止进一步压力升高只见于静脉输入高剂量硝酸甘油后);④严重肝、肾功能损害的患者;⑤甲状腺功能减退、营养不良及体重过低患者。

八、药物稳定性及贮藏条件

遮光,密封保存。

九、药物经济性评价

基本药物(片剂:10mg、20mg,缓释片:30mg、40mg、50mg、60mg,注射液:1ml∶10mg、5ml∶20mg),医保甲类,《中国药典》(2020 年版)收载。

尼可地尔

一、药品名称

1. 英文名　Nicorandil
2. 化学名　N-(2-羟基乙基)烟酰胺硝酸醋。

二、药品成分

尼可地尔

三、剂型与规格

尼可地尔片　(1)2.5mg;(2)5mg

四、适应证及相应的临床价值

用于冠心病、心绞痛的治疗。

五、用法用量

成人:每次 5mg,每日 3 次。根据症状轻重可适当增减。

六、药理学

1. 药效学及作用机制　属硝酸酯类化合物,是由 N-2 (2-羟乙基)烟酰胺维生素和有机硝酸酯的部分结构连接而成的化合物,它同时也是一种 ATP 敏感性钾通道开放剂,与硝酸酯一样,它可激活细胞质鸟苷酸环化酶,从而导致细胞内环磷酸鸟苷增多和细胞内钙的减少,同时引起血管平滑肌松弛。作为一种钾通道开放剂,它增加了钾离子从细胞内的流出,静息膜电位负负增大,动作电位缩短,钙离子内流减少,细胞内钙水平下降,导致血管平滑肌松弛和血管舒张(间接的钙通道阻滞作用),减少了 ATP 的消耗。

2. 药代动力学　口服吸收快而完全,生物利用度为

75%,服药后 0.5~1 小时血药浓度达峰值,半衰期约为 1 小时,有效作用时间约为 12 小时。在体内经水解脱去硝基,代谢产物药理活性很小,主要从肾排泄。老年人和患有慢性肝病和肾损害的患者无须调整剂量。禁用于心源性休克,伴有低充盈压的左心室衰竭,低血压和特异性体质的患者。

3. 药物不良反应

（1）常见有头痛、头晕、耳鸣、失眠等反应,服用阿司匹林可减轻症状。否则应停药;出现皮疹等过敏反应时应停药。

（2）胃肠症状:腹痛、腹泻、食欲缺乏、消化不良、恶心、呕吐、便秘等。偶见口角炎,可有氨基转移酶浓度升高。

（3）心血管系统:心悸、乏力、颜面潮红、下肢浮肿,还可引起反射性心率加快、严重低血压等反应。

4. 药物相互作用

合用禁忌(不可合用):具有磷酸二酯酶阻断作用的勃起障碍治疗剂,如枸橼酸西地那非(万艾可)、盐酸伐地那非水合物(艾力达)、他达拉非(Cialis)。

临床症状:由于合并使用而引起降压作用的增强。

机制:本制剂能促进 cGMP 的产生,而具有磷酸二酯酶 5 阻断作用的勃起障碍治疗剂可抑制 cGMP 的分解,故两者的合用会通过 cGMP 的增多而导致本制剂的降压作用增强。

七、注意事项

1. 禁用 对本品、烟酸过敏者禁用。正在服用具有磷酸二酯酶阻断作用的勃起障碍治疗剂(如枸橼酸西地那非、盐酸伐地那非水合物、他达拉非)的患者禁用。

2. 慎用 重症肝功能障碍的患者服用本药剂时有可能出现肝功能检查值的异常;青光眼患者使用有可能导致眼压上升;高龄患者。

3. 用药注意事项

（1）在服用本制剂初期,与服用硝酸、亚硝酸酯类药物相似可能会由于血管扩张作用而引起搏动性头痛,当出现这种情况时,要采取减量或停止给药等适当的处置。

（2）因本制剂同具有磷酸二酯酶阻断作用的勃起障碍治疗剂(如枸橼酸西地那非、盐酸伐地那非水合物、他达拉非)并用能使降压作用增强,而导致血压过度下降,所以在服用本制剂前,应充分确认没有服用该类药物。此外,在服用本制剂期间及服用本制剂后,还应充分注意不要服用该类药物。

八、药物稳定性及贮藏条件

室温保存(开封后避湿保存)。

九、药物经济性评价

基本药物(片剂:5mg),医保甲类。

罂粟碱

一、药品名称

1. 英文名 Papaverine
2. 化学名 1-[（3,4-二甲氧基苯基)甲基]-6,7-二甲氧基异喹啉

二、药品成分

盐酸罂粟碱

三、剂型与规格

盐酸罂粟碱片 30mg

四、适应证及相应的临床价值

用于治疗脑、心及外周血管痉挛所致的缺血,肾、胆或胃肠道等内脏痉挛。

五、用法用量

成人:常用量口服,每次 30~60mg,每日 3 次。

六、药理学

1. 药效学及作用机制 罂粟碱对血管、心脏或其他平滑肌有直接的非特异性松弛作用,其作用可能是抑制环核苷酸磷酸二酯酶所致。

2. 药代动力学 口服易吸收,但差异大,生物利用度约为 54%。蛋白结合率近 90%。半衰期($t_{1/2}$)为 0.5~2 小时,但有时也可长达 24 小时。主要在肝内代谢为 4-羟基罂粟碱葡糖醛酸盐。一般以代谢产物形式经肾排泄。可经透析被清除。

3. 药物不良反应

（1）用药后出现黄疸、眼及皮肤明显黄染,提示肝功能受损。

（2）过量时有视力模糊、复视、嗜睡和/或软弱。

4. 药物相互作用

（1）与左旋多巴合用时可减弱后者的疗效,本品能拮抗多巴胺受体。

（2）吸烟时因烟碱作用,本品的疗效降低。

七、注意事项

1. 禁用 完全性房室传导阻滞时禁用。帕金森病时一般禁用。出现肝功能不全时应停药。

2. 用药注意事项

（1）对诊断的干扰:服药时血嗜酸性粒细胞、谷丙转氨酶、碱性磷酸酶、谷草转氨酶及胆红素可增多,提示影响肝功能。

（2）由于对脑及冠状血管的作用不及周围血管,可使缺血区的血流进一步减少,出现"窃流"现象,用于心绞痛、新近心肌梗死或卒中时须谨慎。

（3）心肌抑制时勿大量使用,以免引起进一步抑制。

（4）青光眼患者要定期检查眼压。

（5）需注意检查肝功能,尤其是患者有胃肠道症状或黄疸时。出现肝功能不全时应立即停药。

八、药物稳定性及贮藏条件

遮光,密闭保存。

九、药物经济性评价

非基本药物,医保乙类,《中国药典》(2020 年版)收载。

曲美他嗪

一、药品名称

1. 英文名　Trimetazidine
2. 化学名　1-(2,3,4-三甲氧基苄基)哌嗪

二、药品成分

盐酸曲美他嗪

三、剂型与规格

盐酸曲美他嗪片剂　20mg

四、适应证及相应的临床价值

曲美他嗪适用于在成人中作为附加疗法对一线抗心绞痛疗法控制不佳或无法耐受的稳定型心绞痛患者进行对症治疗。

五、用法用量

成人:口服,每日 3 次,每次 1 片,三餐时服用。3 个月后评价治疗效果,若无治疗作用可停药。

肾功能损害的患者:对于中度肾功能损害(肌酐清除率 30~60ml/min)患者,推荐剂量为每次服用 1 片,每日 2 次,即早、晚用餐期间各服用 1 片。

六、药理学

1. 药效学及作用机制　曲美他嗪属于其他类抗心绞痛药,具有对抗肾上腺素、去甲肾上腺素及加压素的作用,能降低血管阻力,增加冠脉及循环血流量,促进心肌代谢及心肌能量的产生。同时能降低心肌耗氧量,从而改善心肌氧的供需平衡。亦能增加对强心苷的耐受性。

2. 药代动力学　口服后吸收迅速,2 小时到达血药浓度高峰。单剂量 20mg 口服后,血药浓度峰值大约是 55ng/ml,重复给药后,24~36 小时达到稳态血药浓度,并十分稳定。表观分布容积约为 4.8L/kg,蛋白结合率低,体外约为 16%。主要通过尿液原型消除。消除半衰期约为 6 小时。

3. 药物不良反应　神经系统常见眩晕、头痛,可引起帕金森综合征;胃肠道可引起腹痛,腹泻,消化不良,恶心呕吐;皮疹,荨麻疹;可能引起心悸,期前收缩,心动过速。

4. 药物相互作用　尚未观察到药物相互作用。

七、注意事项

1. 禁用　对药品任一组分过敏者禁用。帕金森病、帕金森综合征、震颤、不安腿综合征,以及其他相关的运动障碍。严重肾功能损害(肌酐清除率<30ml/min)。

2. 用药注意事项　此药不作为心绞痛发作时的对症治疗用药,也不适用于对不稳定型心绞痛或心肌梗死的初始

治疗。此药不应用于入院前或入院后最初几日的治疗。心绞痛发作时,对冠状动脉病况应重新评估,并考虑治疗的调整(药物治疗和可能的血运重建)。

曲美他嗪可引起或加重帕金森症状(震颤、运动不能、肌张力亢进),应定期进行检查,尤其针对老年患者。

出现可疑情况时,应由神经科医师进行适当检查。发生运动障碍时,如帕金森症状、不安腿综合征、震颤、步态不稳,应彻底停用曲美他嗪。这些事件发生率低,且停药后通常是可逆的。多数患者停用曲美他嗪后 4 个月内恢复。如果停药后帕金森症状持续 4 个月以上,则应征询神经科医师的意见。

可能会出现与步态不稳或低血压相关的跌倒,特别是对于服用抗高血压药物的患者。

对于预期暴露量会增加的患者,开具曲美他嗪处方时应谨慎:中度肾功能损害;超过 75 岁以上的老年患者。

本品含有日落黄 FCFS(E110)及胭脂红 A(E124),可能会引起过敏反应。

对驾驶和使用机器能力的影响:临床研究显示曲美他嗪对血流动力学没有影响,然而上市后已观察到头晕和嗜睡病例,这可能会影响驾驶和使用机器的能力。

运动员慎用。

八、药物稳定性及贮藏条件

30℃以下保存。

九、药物经济性评价

非基本药物,医保乙类,《中国药典》(2020 年版)收载。

5　利　尿　剂

呋　塞　米

一、药品名称

1. 英文名　Furosemide
2. 化学名　2-[(2-呋喃甲基)氨基]-5-(氨磺酰基)-4-氯苯甲酸

二、药品成分

呋塞米

三、剂型与规格

呋塞米片　20mg
呋塞米注射剂　2ml:20mg

四、适应证及相应的临床价值

1. 水肿性疾病　包括充血性心力衰竭、肝硬化、肾疾病(肾炎、肾病及各种原因所致的急、慢性肾功能衰竭),尤其是应用其他利尿药效果不佳时,应用本类药物仍可能有效。与其他药物合用治疗急性肺水肿和急性脑水肿等。

2. 高血压　一般不作为治疗原发性高血压的首选药物，但当噻嗪类药物疗效不佳，尤其当伴有肾功能不全或出现高血压危象时，本类药物尤为适用。

3. 预防急性肾功能衰竭　用于各种原因导致的肾血流灌注不足，例如失水、休克、中毒、麻醉意外以及循环功能不全等，在纠正血容量不足的同时及时应用，可减少急性肾小管坏死的机会。

4. 高钾血症及高钙血症。

5. 稀释性低钠血症　尤其是当血钠浓度低于 120mmol/L 时。

6. 抗利尿激素分泌失调综合征（SIADH）。

7. 急性药物毒物中毒　如巴比妥类药物中毒等。

五、用法用量

1. 儿童　治疗水肿性疾病：①口服，起始 2mg/kg，必要时每 4~6 小时追加 1~2mg/kg；②静脉注射，起始 1mg/kg，必要时每 2 小时追加 1mg/kg。每日最大剂量可达 6mg/kg。本品在新生儿体内的半衰期明显延长，故新生儿应延长用药间隔。

2. 成人

（1）治疗水肿性疾病：起始剂量口服 20~40mg（1~2 片），每日 1 次，必要时 6~8 小时后追加 20~40mg（1~2 片），直至出现满意的利尿效果。最大剂量虽可达每日 600mg（30 片），但一般应控制在 100mg（5 片）以内，分 2~3 次服用，以防过度利尿和不良反应发生。部分患者剂量可减少至 20~40mg（1~2 片），隔日 1 次，或每周中连续服药 2~4 日，每日 20~40mg（1~2 片）。紧急情况或不能口服者，可静脉注射，开始 20~40mg，必要时每 2 小时追加剂量，直至出现满意疗效。维持用药阶段可分次给药。

（2）急性左心衰竭：起始 40mg 静脉注射，必要时每小时追加 80mg，直至出现满意疗效。

（3）高血压：起始每日 40~80mg，分 2 次服用，并酌情调整剂量。治疗高血压危象时，起始 40~80mg 静脉注射，伴急性左心力衰竭或急性肾功能衰竭时，可酌情增加剂量。

（4）肾功能衰竭：治疗急性肾功能衰竭，一般可用本品 200~400mg 加于氯化钠注射液 100ml 内静脉滴注，滴注速度每分钟不超过 4mg。有效者可按原剂量重复应用或酌情调整剂量，每日总剂量不超过 1g。利尿效果差时不宜再增加剂量，以免出现肾毒性，对急性肾功能功能恢复不利。治疗慢性肾功能衰竭，一般每日剂量 40~120mg。

（5）高钙血症：每日口服 80~120mg，分 1~3 次口服，必要时可静脉注射，每次 20~80mg。

3. 老年人　应用本药时发生低血压、电解质紊乱、血栓形成和肾功能损害的机会增多，应慎用。

六、特殊人群用药

1. 妊娠期　本品可通过胎盘屏障，孕妇尤其妊娠前 3 个月应尽量避免应用。对妊娠高血压综合征无预防作用。动物实验表明，可致胎仔肾盂积水、流产和胎仔死亡率升高。FDA 妊娠分级为 C 级，如用于妊娠高血压患者为 D 级。

2. 哺乳期　本药可经乳汁分泌，哺乳期妇女应慎用。

3. 肾功能损害　无尿或严重肾功能损害者，后者因需加大剂量，故用药间隔时间应延长，以免出现耳毒性等副作用。

4. 肝功能损害　禁用于肝性昏迷患者；严重肝功能损害者，因水电解质紊乱可诱发肝性昏迷。

七、药理学

1. 药效学及作用机制　呋塞米为强效利尿剂，其作用机制如下：①对水和电解质排泄的作用。呋塞米能增加水、钠、氯、钾、钙、镁、磷等的排泄。与噻嗪类利尿药不同，呋塞米等袢利尿药存在明显的剂量效应关系。随着剂量加大，利尿效果明显增强，且药物剂量范围较大。本类药物主要通过抑制肾小管髓袢粗段对 NaCl 的主动重吸收，管腔液 Na^+、Cl^- 浓度升高，而髓质间液 Na^+、Cl^- 浓度降低，使渗透压梯度差降低，肾小管浓缩功能下降，从而导致水、Na^+、Cl^- 排泄增多。由于 Na^+ 重吸收减少，远端小管 Na^+ 浓度升高，促进 Na^+-K^+ 和 Na^+-H^+ 交换增加，K^+ 和 H^+ 排出增多。至于呋塞米抑制肾小管髓袢升支粗段重吸收 Cl^- 的机制，过去曾认为该部位存在氯泵，目前研究表明该部位基底膜外侧存在与 Na^+-K^+-ATP 酶有关的 Na^+-Cl^- 配对转运系统，呋塞米通过抑制该系统功能而减少 Na^+、Cl^- 的重吸收。另外，呋塞米可能抑制近端小管和远端小管对 Na^+、Cl^- 重吸收，促进远端小管分泌 K^+。呋塞米通过抑制髓袢对 Ca^{2+}、Mg^{2+} 的重吸收而增加 Ca^{2+}、Mg^{2+} 排泄。短期用药能增加尿酸排泄，而长期用药则可引起高尿酸血症。②对血流动力学的影响。呋塞米能抑制前列腺素分解酶的活性，使前列腺素 E_2 的含量升高，因而具有扩张血管的作用。扩张肾血管，降低肾血管阻力，使肾血流量尤其是肾皮质深部血流量增加，在它的利尿作用中具有重要意义，也是其预防急性肾功能衰竭的理论基础。与其他利尿药不同，袢类利尿药在肾小管液流量增加的同时肾小球滤过率不下降，可能与流经致密斑的氯减少，从而减少或阻断了球-管平衡有关。呋塞米能扩张肺部容量静脉，降低肺毛细血管通透性，加上其利尿作用，使回心血量减少，左心室舒张末期压力降低，有助于急性左心衰竭的治疗。由于它可降低肺毛细血管通透性，为用其治疗成人呼吸窘迫综合征提供了理论依据。

2. 药代动力学　口服吸收迅速但不完全，生物利用度为 50%~70%。口服后 30~60 分钟见效，1~2 小时血药浓度达高峰，作用可维持 6~8 小时。食物可延缓药物吸收速度，但并不影响药效。慢性肾脏病后期，严重充血性心力衰竭伴水肿等患者，由于肠壁水肿，口服吸收率下降到 43%~46%，故在上述情况应肠外途径用药。静脉注射 2~5 分钟见效，达峰时间为 0.33~1 小时，作用维持 2 小时左右。吸收后的药物主要分布于细胞外液，V_d 为 0.1L/kg。血浆蛋白结合率为 91%~97%，几乎全部与白蛋白结合。但急性肾功能衰竭时结合率可减少 9%~14%。$t_{1/2}$ 存在较大的个体差异，正常人为 30~60 分钟，无尿患者延长至 75~155 分钟，肝肾功能同时严重受损者延长至 11~20 小时。新生儿因肝肾廓清能力较差,$t_{1/2}$ 延长至 4~8 小时。88% 以原型经肾排泄,12% 经肝代谢(为葡糖醛酸结合物)由胆汁排泄。肾功能受损者经肝代谢增多。本药不被透析清除。本品可透过胎盘,可经乳汁分泌。24 小时后本品在组织内无明显潴留。

3. 药物不良反应

(1)代谢和营养障碍:常见者与水、电解质紊乱有关,尤其是大剂量或长期应用时,如直立性低血压、休克、低钾血症、低氯血症、低氯性碱中毒、低钠血症、低钙血症以及与此有关的口渴、乏力、肌肉酸痛、心律失常等。少见高糖血症、尿糖阳性、原有糖尿病加重、高尿酸血症。在高钙血症时,可引起肾结石。

(2)耳毒性:耳鸣、听力障碍多见于大剂量静脉快速注射时(每分钟剂量大于 4~15mg),多为暂时性,少数为不可逆性,尤其当与其他有耳毒性的药物同时应用时。

(3)其他:少见者有过敏反应(包括皮疹、间质性肾炎、甚至心脏停搏)、视觉模糊、黄视症、光敏感、头晕、头痛、纳差、恶心、呕吐、腹痛、腹泻、胰腺炎、肌肉强直等,骨髓抑制导致粒细胞减少,血小板减少性紫癜和再生障碍性贫血,肝功能损害,指/趾感觉异常等。尚有报道本药可加重特发性水肿。

4. 药物相互作用

(1)肾上腺糖、盐皮质激素,促肾上腺皮质激素及雌激素能降低本药的利尿作用,并增加电解质紊乱尤其是低钾血症的发生机会。

(2)非甾体抗炎药能降低本药的利尿作用,肾损害机会也增加,这与前者抑制前列腺素合成,减少肾血流量有关。

(3)与拟交感神经药物及抗惊厥药物合用,利尿作用减弱。

(4)与氯贝丁酯合用,两药的作用均增强,并可出现肌肉酸痛、强直。

(5)与多巴胺合用,利尿作用加强。

(6)饮酒及含乙醇制剂和可引起血压下降的药物能增强本药的利尿和降压作用;与巴比妥类药物、麻醉药合用,易引起直立性低血压。

(7)本药可使尿酸排泄减少、血尿酸升高,故与治疗痛风的药物合用时,后者的剂量应作适当调整。

(8)降低降血糖药的疗效。

(9)降低抗凝血药物和抗纤溶药物的作用,主要是利尿后血容量下降,致血中凝血因子浓度升高,以及利尿使肝血液供应改善、肝合成凝血因子增多有关。

(10)本药加强非去极化肌松药的作用,与血钾下降有关。

(11)与两性霉素、头孢菌素、氨基糖苷类等抗生素合用,肾毒性和耳毒性增加,尤其是原有肾损害时。

(12)与抗组胺药物合用时耳毒性增加,易出现耳鸣、头晕、眩晕。

(13)与锂合用肾毒性明显增加,应尽量避免。

(14)服用水合氯醛后静脉注射本药可致出汗、面色潮红和血压升高,此与甲状腺素由结合状态转为游离状态增多,导致分解代谢加强有关。

(15)与碳酸氢钠合用发生低氯性碱中毒的机会增加。

八、注意事项

1. 禁忌 低钾血症患者,肝性昏迷患者,对本品或其他磺酰胺类药物过敏者禁用。

2. 慎用 ①无尿或严重肾功能损害者,后者因需加大剂量,故用药间隔时间应延长,以免出现耳毒性等副作用;②糖尿病患者;③高尿酸血症或有痛风病史者;④严重肝功能损害者,因水电解质紊乱可诱发肝性昏迷;⑤急性心肌梗死患者,过度利尿可促发休克;⑥胰腺炎或有此病史者;⑦有低钾血症倾向者,尤其是应用洋地黄类药物或有室性心律失常者;⑧红斑狼疮患者,本药可加重病情或诱发活动;⑨前列腺肥大患者。

3. 用药注意事项

(1)交叉过敏:对磺胺类药和噻嗪类利尿药过敏者,对本药可能亦过敏。

(2)对诊断的干扰:可致血糖升高、尿糖阳性,尤其是糖尿病或糖尿病前期患者。过度脱水可使血尿酸和尿素氮水平暂时性升高。血 Na^+、Cl^-、K^+、Ca^{2+} 和 Mg^{2+} 浓度下降。

(3)随访检查:①血电解质,尤其是合用洋地黄类药物或皮质激素类药物、肝肾功能损害者;②血压,尤其是用于降压,大剂量应用或用于老年人;③肾功能;④肝功能;⑤血糖;⑥血尿酸;⑦酸碱平衡情况;⑧听力。

(4)药物剂量应从最小有效剂量开始,然后根据利尿反应调整剂量,以减少水、电解质紊乱等不良反应的发生。

(5)肠道外用药宜静脉给药、不主张肌内注射。常规剂量静脉注射时间应超过 2 分钟,大剂量静脉注射时每分钟不超过 4mg。静脉用药剂量为口服的 1/2 时即可达到同样疗效。

(6)本药为钠盐注射液,碱性较高,故静脉注射时宜用氯化钠注射液稀释,而不宜用葡萄糖注射液稀释。

(7)存在低钾血症或低钾血症倾向时,应注意补充钾盐。

(8)与降压药合用时,后者剂量应酌情调整。

(9)如每日用药 1 次,应早晨服药,以免夜间排尿次数增多。

(10)少尿或无尿患者应用本品最大剂量后 24 小时仍无效时应停药。

九、药物稳定性及贮藏条件

遮光,密封,在干燥处保存。

十、药物经济性评价

基本药物(片剂:20mg,注射液:2ml:20mg),医保甲类,《中国药典》(2020 年版)收载。

托 拉 塞 米

一、药品名称

1. 英文名 Torasemide

2. 化学名 1-异丙基-3-[(4-间甲苯氨基-3-吡啶基)磺

酰基]脲

二、药品成分

托拉塞米

三、剂型与规格

托拉塞米片剂　（1）5mg；（2）10mg；（3）20mg

托拉塞米胶囊剂　10mg

托拉塞米注射剂　2ml：10mg

四、适应证及相应的临床价值

1. 水肿性疾病　包括充血性心力衰竭、肝硬化腹水、肾疾病（肾炎，各种原因所致的急、慢性肾功能衰竭）所致的水肿患者。

2. 原发性高血压。

五、用法用量

1. 儿童　对儿童患者是否安全有效尚不明确。

2. 成人

（1）充血性心力衰竭引起的水肿、肝硬化腹水：口服、缓慢静脉注射或用5%葡萄糖溶液或生理盐水稀释后静脉输注。开始5~10mg，每日1次，如疗效不满意可增加至20mg/次，每日1次。每日剂量不超过40mg，疗程不超过1周。

（2）肾疾病引起的水肿：口服，开始5mg/次，可增加至20mg/次，每日1次，需要时可静脉注射，10~20mg/次，每日1次。必要时可由初始剂量逐渐增加为每日100mg，疗程不超过1周。

（3）原发性高血压：口服，开始每日2.5mg或5mg，大多数患者可以得到充分的控制。对于有严重高血压（最初的舒张压>115mmHg）或肾功能受损的患者，增加剂量可能有效。需要时增加至每日10mg，单用或与其他降压药合用。抗高血压作用在第1周内开始出现，大约12周后达到最大。

3. 老年人　老年患者使用本品的疗效和安全性与年轻人无区别，但老年患者使用本品初期尤其需注意监测血压、电解质及有无排尿困难。

六、特殊人群用药

1. 妊娠期　不推荐孕妇使用本品。

2. 哺乳期　不推荐哺乳期妇女使用本品。

3. 肾功能损害　禁用于肾功能衰竭无尿患者。

4. 肝功能损害　禁用于肝性昏迷前期或肝性昏迷患者；肝硬化腹水患者应用本品进行利尿时，应住院进行治疗，这些患者如利尿过快，可造成严重的电解质紊乱和肝性昏迷。

七、药理学

1. 药效学及作用机制　托拉塞米为一种新的髓袢利尿药，为磺酰脲吡啶类利尿药，其作用如下：①作用于肾小管髓袢升支粗段（髓质部和皮质部）及远曲小管，抑制Na^+-K^+-2Cl⁻协同转运体系对Na^+、K^+、Cl^-的重吸收，使尿中钠、氯和水的排泄量增加，发挥利尿作用，而不影响肾小球滤过率。还可抑制远曲小管上皮细胞醛固酮与其受体结合，进一步增加其利尿、排钠效果，且使其排钾作用明显弱于其他强效髓袢利尿药。这在治疗伴有低钾血症的心力衰竭等疾病时具有特殊重要的临床意义。离体灌流实验证明，10~20mg本品与40mg呋塞米的排钠作用相当。髓袢利尿药的利尿强度排序大致为布美他尼>托拉塞米>吡咯他尼>呋塞米。②扩张血管作用，可抑制前列腺素分解酶活性，增加血浆中PGE_2、PGI_2浓度，竞争性拮抗TXA_2、TXB_2的缩血管作用，因而有扩张血管作用。由于肾血管扩张，肾血流阻力降低，因而肾皮质深部的血流量增加，可以在一定程度上预防急性肾功能衰竭，保护残余肾功能。③生物半期较呋塞米长，通常每日只需用药1次即可，几乎无利尿抵抗现象。口服生物利用度（80%~90%）高于呋塞米（50%~70%），口服与非肠道给药的疗效几乎相同。④在相当大的治疗剂量范围内，具有非常良好的量效关系，连续用药无蓄积，安全性远远高于其他同类药物，故根据适应证的不同，剂量调整范围可以从用于降压的2.5mg到用于严重肾功能衰竭的200mg。⑤通过增加尿量、减少机体水钠潴留，降低心脏前负荷，亦可扩张肺血容量而降低心脏后负荷，并降低肺毛细血管通透性、抑制肺水肿形成和发展。⑥对血清Mg^{2+}、尿酸、糖和脂质类无明显影响。

2. 药代动力学　口服后托拉塞米被迅速吸收，1~2小时后达到峰值血清水平。托拉塞米的绝对生物利用度为80%~90%。健康志愿者经1小时静脉输注本品20mg后，本品血药浓度达3.18mg/L。代谢产物M1和M5达峰时间为1~2小时，其量分别为原型药的3.5%和27.4%。托拉塞米有99%以上可与血浆蛋白结合；在健康成人中，轻至中度肾功能衰竭及充血性心力衰竭患者中的分布容积为12~15L，肝硬化患者的分布容积大约加倍。本品在健康志愿者$t_{1/2}$约为3.5小时。通过双通道途径代谢，80%经肝代谢，主要代谢产物是羧酸衍生物，不具有生物活性，约20%以原型经尿排泄。托拉塞米及其代谢产物具有剂量线性动力学特征，即最大血清浓度和血清水平曲线下面积相对于剂量成比例增加。失代偿性充血性心力衰竭患者在使用托拉塞米后的肝、肾清除率均减少，可能分别由于肝充血和肾血流量减少所致，托拉塞米的总清除率大约相当于健康志愿者的50%，血浆半衰期和AUC值增加。由于肾清除率减少，只有少量的本品能进入髓袢内的作用位点，所以本品对充血性心力衰竭患者的排钠作用低于健康志愿者。肾功能受损时，本品可经肝代谢途径来进行代偿，所以肾功能受损患者血浆总清除率和消除半衰期仍可保持在正常范围内。肝硬化患者的分布容积、血浆半衰期和肾清除率升高，但总清除率无变化。老年人除有肾功能减退，肾清除率下降者外，一般与年轻受试者具有基本相似的药代动力学过程。托拉塞米及其代谢产物不能通过血液透析或血液滤过消除。

3. 药物不良反应

（1）本品不良反应类似呋塞米，但产生失钾程度轻，对尿酸、血糖、血脂影响小，耐受性好。

（2）神经系统：头痛、头晕、虚弱、疲乏等。

（3）消化系统：恶心、呕吐、严重口干、消化不良、食欲缺乏、便秘、腹泻、食管出血等。

（4）内分泌代谢系统：高血糖、低血钾、高尿酸血症等。

（5）心血管系统：房颤、胸痛、心电图异常等。

（6）呼吸系统：鼻炎、咳嗽、咽喉痛。

（7）肌肉骨骼系统：肌肉痉挛、关节及肌肉痛。

（8）泌尿生殖系统：排尿过多、勃起功能障碍、肾前性氮质血症。

（9）血液系统：低血容量、血栓形成。

（10）过敏反应：个别患者可出现皮肤过敏，偶见瘙痒、皮疹、过敏反应。

（11）其他：罕见视觉障碍。快速静脉注射或口服，可见耳鸣和听力下降（通常可恢复）。

4. 药物相互作用

（1）本品引起的低钾可加重强心苷类的不良反应。

（2）本品可加强盐、糖皮质激素和轻泻剂的钾消耗作用。

（3）非甾体抗炎药（如吲哚美辛）和丙磺舒可降低本品的利尿和降压作用。

（4）本品有加强抗高血压药物的作用。

（5）本品连续用药或开始与一种血管紧张素转换酶抑制剂合用药可能会使血压过度降低。

（6）本品有降低降血糖药的作用。

（7）在高剂量使用时可能会加重氨基糖苷类抗生素（如卡那霉素、庆大霉素、妥布霉素）、顺铂类制剂和头孢类的耳毒性与肾毒性。

（8）本品可加强箭毒样肌松药和茶碱类药物的作用。

（9）本品可降低去甲肾上腺素和肾上腺素的作用。

（10）当患者使用大剂量水杨酸盐类时本品可增加水杨酸盐类的毒性。

（11）本品与考来烯胺合用，使口服本品的吸收率下降，故不推荐合用。

（12）氯吡格雷可能干扰本品的代谢，其机制在于氯吡格雷高浓度时可抑制 CYP 2C9 系统，而本品部分被 CYP 2C9 代谢。

八、注意事项

1. 禁用 肾功能衰竭无尿患者，肝性昏迷前期或肝性昏迷患者，对本品或磺酰脲类过敏患者，低血压、低血容量、低钾或低钠血症患者，严重排尿困难（如前列腺肥大）患者禁用本品。

2. 用药注意事项

（1）快速静脉注射可能发生听力短时障碍，故单次注射不宜超过 10mg，注射时间不短于 2 分钟。

（2）应用本品时应注意过度利尿引起的水、电解质失衡或血肌酐增多，此时须停用本品，待纠正后再用。

（3）长期大量应用本品，应定期检查电解质、血尿素氮、肌酐、尿酸、血糖、血脂。

（4）本品开始治疗前排尿障碍必须被纠正，特别对老年患者或治疗刚开始时要仔细监察电解质和血容量的不足和血液浓缩的有关症状。

（5）肝硬化腹水患者应用本品进行利尿时，应住院进行治疗，这些患者如利尿过快，可造成严重的电解质紊乱和肝性昏迷。

（6）本品与醛固酮拮抗剂或与保钾药物一起使用可防止低钾血症和代谢性碱中毒。

（7）前列腺肥大的患者排尿困难，使用本品尿量增多可导致尿潴留和膀胱扩张。

（8）在刚开始用本品治疗或有由他药物转为使用本品治疗或开始一种新的辅助药物治疗时，个别患者警觉状态受到影响（如在驾驶车辆或操作机器时）。

（9）如需长期用药建议尽早从静脉给药转为口服用药，静脉给药疗程限于 1 周。

九、药物稳定性及贮藏条件

口服剂应遮光，密封，置干燥处保存；注射剂应避光，密封，在阴凉处（不超过 20℃）保存。

十、药物经济性评价

非基本药物，医保乙类。

布 美 他 尼

一、药品名称

1. 英文名 Bumetanide
2. 化学名 3-丁氨基-4-苯氧基-5-磺酰基苯甲酸

二、药品成分

布美他尼

三、剂型与规格

布美他尼片 1mg
布美他尼注射剂 2ml∶0.5mg

四、适应证及相应的临床价值

1. 水肿性疾病 包括充血性心力衰竭、肝硬化、肾疾病（肾炎，各种原因所致的急、慢性肾功能衰竭），尤其是应用其他利尿药效果不佳时，应用本类药物仍可能有效。与其他药物合用治疗急性肺水肿和急性脑水肿等。

2. 高血压 在高血压的阶梯疗法中，不作为治疗原发性高血压的首选药物，但当噻嗪类药物疗效不佳。尤其当伴有肾功能不全或出现高血压危象时，本类药物尤为适用。

3. 预防急性肾功能衰竭 用于各种原因导致的肾血流灌注不足，例如失水、休克、中毒、麻醉意外以及循环功能不全等，在纠正血容量不足的同时及时应用，可减少急性肾小管坏死的机会。

4. 高钾血症及高钙血症。

5. 稀释性低钠血症 尤其是当血钠浓度低于 120mmol/L 时。

6. 抗利尿激素分泌失调综合征(SIADH)。

7. 急性药物毒物中毒　如巴比妥类药物中毒等。

8. 对某些呋塞米无效的病例仍可能有效。

五、用法用量

1. 儿童　口服、肌内注射或静脉注射,每次 0.01~0.02mg/kg,必要时 4~6 小时 1 次。

2. 成人　治疗水肿性疾病或高血压,口服起始每日 0.5~2mg,必要时每隔 4~5 小时重复,最大剂量每日可达 10~20mg。也可间隔用药,即隔 1~2 日用药 1 日。静脉或肌内注射起始 0.5~1mg(1~2 支),必要时每隔 2~3 小时重复,最大剂量为每日 10mg(20 支)。治疗急性肺水肿,静脉注射起始 1~2mg(2~4 支),必要时隔 20 分钟重复,也可 2~5mg(4~10 支)稀释后缓慢滴注(不短于 30~60 分钟)。

3. 老年人　应用本药时发生低血压、电解质紊乱,血栓形成和肾功能损害的机会增多。

六、特殊人群用药

1. 妊娠期　本药可通过胎盘屏障,孕妇尤其是妊娠前 3 个月应尽量避免应用。对妊娠高血压综合征无预防作用。动物实验表明本品可致胎仔肾盂积水,延缓胎儿生长和骨化,流产和胎仔死亡率升高。

2. 哺乳期　本药可经乳汁分泌,哺乳期妇女应慎用。

3. 肾功能损害　无尿或严重肾功能损害者,后者因需加大剂量,故用药间隔时间应延长,以免出现耳毒性等副作用。

4. 肝功能损害　严重肝功能损害者,因水电解质紊乱可诱发肝性昏迷。

5. 其他人群　本药在新生儿的半衰期明显延长,故新生儿用药间隔应延长。

七、药理学

1. 药效学及作用机制　对水和电解质排泄的作用基本同呋塞米,其利尿作用为呋塞米 20~60 倍。主要抑制肾小管髓袢升支粗段对 NaCl 的主动重吸收,对近端小管重吸收 Na^+ 也有抑制作用,但对远端肾小管无作用,故排钾作用小于呋塞米。

能抑制前列腺素分解酶的活性,使前列腺素 E_2 含量升高,从而具有扩张血管作用。扩张肾血管,降低肾血管阻力,使肾血流量尤其是肾皮质深部血流量增加,在布美他尼的利尿作用中具有重要意义,也是其用于预防急性肾功能衰竭的理论基础。另外,与其他利尿药不同,袢利尿药使肾小管液流量增加的同时,肾小球滤过率不下降,可能与流经致密斑的氯减少,从而减弱或阻断了球-管平衡有关。布美他尼能扩张肺部容量静脉,降低肺毛细血管通透性,加上其利尿作用,使回心血量减少,左心室舒张末期压力降低,有助于急性左心衰竭的治疗。由于布美他尼可降低肺毛细血管通透性,为其治疗成人呼吸窘迫综合征提供了理论依据。

2. 药代动力学　口服吸收较呋塞米完全,几乎可全部迅速被吸收。充血性心力衰竭和肾病综合征等水肿性疾病,由于肠道黏膜水肿,口服吸收率下降,血浆蛋白结合率为 94%~96%,口服和静脉注射的作用开始时间分别为 30~60 分钟和数分钟,作用达峰时间为 1~2 小时和 15~30 分钟。作用持续时间为 4 小时(应用 1~2mg 时,大剂量时为 4~6 小时)和 3.5~4 小时。$t_{1/2}$ 为 60~90 分钟,略长于呋塞米,肝肾功能受损时延长。本药不被透析清除。77%~85% 经尿排泄,其中 45% 为原型,15%~23% 由胆汁和粪便排泄。本药经肝代谢较少。

3. 药物不良反应

(1) 代谢和营养障碍:常见者与水、电解质紊乱有关,尤其是大剂量或长期应用时,如直立性低血压、休克、低钾血症、低氯血症、低氯性碱中毒、低钠血症、低钙血症以及与此有关的口渴、乏力、肌肉酸痛、心律失常等。对糖代谢的影响可能小于呋塞米。少见高糖血症、尿糖阳性、原有糖尿病加重、高尿酸血症。在高钙血症时,可引起肾结石。

(2) 耳毒性:耳鸣、听力障碍多见于大剂量静脉快速注射时(每分钟剂量大于 4~15mg),多为暂时性,少数为不可逆性,尤其当与其他有耳毒性的药物同时应用时。

(3) 其他:少见有过敏反应(包括皮疹,甚至心脏停搏)、头晕、头痛、纳差、恶心、呕吐、腹痛、腹泻、胰腺炎、肌肉强直等,骨髓抑制导致粒细胞减少,血小板减少性紫癜和再生障碍性贫血,肝功能损害,指/趾感觉异常等。尚有报道本药可加重特发性水肿。偶见未婚男性遗精和阴茎勃起困难。大剂量时可发生肌肉酸痛、胸痛。

4. 药物相互作用

(1) 肾上腺糖、盐皮质激素,促肾上腺皮质激素及雌激素能降低本药的利尿作用,并增加电解质紊乱尤其是低钾血症的发生机会。

(2) 非甾体抗炎药能降低本药的利尿作用,肾损害机会也增加,与前者抑制前列腺素合成,减少肾血流量有关。

(3) 与拟交感神经药物及抗惊厥药物合用,利尿作用减弱。

(4) 与氯贝丁酯合用,两药的作用均增强,并可出现肌肉酸痛、强直。

(5) 与多巴胺合用,利尿作用加强。

(6) 饮酒及含乙醇制剂和可引起血压下降的药物能增强本药的利尿和降压作用;与巴比妥类药物、麻醉药合用,易引起直立性低血压。

(7) 本药可使尿酸排泄减少,血尿酸升高,故与治疗痛风的药物合用时,后者的剂量应作适当调整。

(8) 降低降血糖药的疗效。

(9) 降低抗凝血药物和抗纤溶药物的作用,主要是利尿后血容量下降,致血中凝血因子浓度升高,以及利尿使肝血液供应改善,肝合成凝血因子增多有关。

(10) 本药可加强非去极化肌松药的作用,与血钾下降有关。

(11) 与两性霉素、头孢霉素、氨基糖苷类等抗生素合用,肾毒性和耳毒性增加,尤其是原有肾损害时。

(12) 与抗组胺药物合用时耳毒性增加,易出现耳鸣、头晕、眩晕。

（13）与锂合用肾毒性明显增加，应尽量避免。

（14）服用水合氯醛后静脉注射本药可致出汗、面色潮红和血压升高，此与甲状腺素由结合状态转为游离状态增多，导致分解代谢加强有关。

（15）与碳酸氢钠合用，发生低氯性碱中毒机会增加。

八、注意事项

1. 慎用 ①无尿或严重肾功能损害者，后者因需加大剂量，故用药间隔时间应延长，以免出现耳毒性等副作用；②糖尿病者；③高尿酸血症或有痛风病史者；④严重肝功能损害者，因水电解质紊乱可诱发肝性昏迷；⑤急性心肌梗死者，过度利尿可促发休克；⑥胰腺炎或有此病史者；⑦有低钾血症倾向者，尤其是应用洋地黄类药物或有室性心律失常者；⑧前列腺肥大者；⑨运动员。

2. 用药注意事项

（1）交叉过敏：对磺胺类药和噻嗪类利尿药过敏者，对本药可能亦过敏。

（2）对诊断的干扰：可致血糖升高、尿糖阳性，尤其是糖尿病或糖尿病前期患者，过度脱水可使血尿酸和尿素氮水平暂时性升高。血 Na^+、Cl^-、K^+、Ca^{2+} 和 Mg^{2+} 浓度下降。

（3）随访检查：①血电解质，尤其是合用洋地黄类药物或皮质激素类药物者，肝肾功能损害者；②血压，尤其是用于降压，大剂量应用或用于老年人；③肾功能；④肝功能；⑤血糖；⑥血尿酸；⑦酸碱平衡情况；⑧听力。

（4）动物实验提示本药能延缓胎儿生长和骨化。对新生儿和乳母的情况尚不清楚。能增加尿磷的排泄量，可干扰尿磷的测定。

九、药物稳定性及贮藏条件

遮光，密封保存（10~30℃）。

十、药物经济性评价

非基本药物，医保乙类，《中国药典》（2020 年版）收载。

氢氯噻嗪

一、药品名称

1. 英文名 Hydrochlorothiazide
2. 化学名 6-氯-3,4-二氢-2H-1,2,4-苯并噻二嗪-7-磺酰胺-1,1-二氧化物

二、药品成分

氢氯噻嗪

三、剂型与规格

氢氯噻嗪片 （1）10mg；（2）25mg；（3）50mg

四、适应证及相应的临床价值

1. 水肿性疾病 排泄体内过多的钠和水，减少细胞外液容量，消除水肿。常见的包括充血性心力衰竭、肝硬化腹水、肾病综合征、急慢性肾炎水肿、慢性肾功能衰竭早期、肾上腺皮质激素和雌激素治疗所致的钠、水潴留。

2. 高血压 可单用或与其他降压药联合应用，主要用于治疗原发性高血压。

3. 中枢性或肾性尿崩症。

4. 肾石症 主要用于预防含钙盐成分形成的结石。

五、用法用量

1. 儿童 口服，每日 1~2mg/kg 或 30~60mg/m²，分 1~2 次服用，并按疗效调整剂量。小于 6 个月的婴儿剂量为每日 3mg/kg。因本类药可使血胆红素升高，慎用于有黄疸的婴儿。

2. 成人 口服。①治疗水肿性疾病，每次 25~50mg（1~2 片），每日 1~2 次，或隔日治疗，或每周连服 3~5 日；②治疗高血压，每日 25~100mg（1~4 片），分 1~2 次服用，并按降压效果调整剂量。

3. 老年人 应用本类药物较易发生低血压、电解质紊乱和肾功能损害。

六、特殊人群用药

1. 妊娠期 能通过胎盘屏障，对高血压综合征无预防作用，故孕妇使用应慎重。

2. 哺乳期 可自乳汁分泌，哺乳期妇女不宜服用。

3. 肾功能损害 严重肾功能障碍者一般在最大剂量用药后 24 小时内如无利尿作用应停用。

4. 肝功能损害 严重肝功能损害者，水、电解质紊乱可诱发肝性昏迷。

七、药理学

1. 药效学及作用机制

（1）利尿作用：尿钠、钾、氯、磷和镁等离子排泄增加，而尿钙排泄减少。本类药物作用机制主要抑制远端小管前段和近端小管（作用较轻）对氯化钠的重吸收，从而起到排钠利尿作用，由于流入远曲小管和集合管的 Na^+ 增多，增加 Na^+-K^+ 交换，K^+ 分泌增多。此外，对碳酸酐酶也有轻微的抑制作用（相当于乙酰唑胺的 1/250），不会由此产生利尿作用，但长期用药，氢离子产生减少，K^+-Na^+ 交换代偿性增强，也促进钾的丢失。本类药还能抑制磷酸二酯酶活性，减少肾小管对脂肪酸的摄取和线粒体氧耗，从而抑制肾小管对 Na^+、Cl^- 的主动重吸收。

（2）降压作用：有温和而确切的降压作用，对直立位、卧位的收缩压、舒张压均可下降，也可增强其他降压药的降压作用。其机制与利尿排钠作用有关外，可能还有肾外作用机制参与降压，可能与促使 Na^+ 从胃肠道排泄有关。

（3）对肾血流动力学和肾小球滤过功能的影响：由于肾小管对水、Na^+ 重吸收减少，肾小管内压力升高，以及流经远曲小管的水和 Na^+ 增多，刺激致密斑通过管球反馈，使肾内肾素、血管紧张素分泌增加，引起肾血管收缩，肾血流量下降，肾小球入球和出球小动脉收缩，肾小球滤过率也下

降。肾血流量和肾小球滤过率下降，以及对髓袢无作用，是本类药物利尿作用远不如袢利尿药的主要原因。

2. 药代动力学　口服吸收迅速但不完全，进食能增加吸收量，可能与药物在小肠的滞留时间延长有关。本药部分与血浆蛋白结合，部分进入红细胞内。口服2小时起作用，达峰时间为4小时，作用持续时间为6~12小时。$t_{1/2}$为15小时，肾功能受损者延长。本药吸收后消除相开始阶段血药浓度下降较快，以后血药浓度下降明显减慢，可能是由于后阶段药物进入红细胞内有关。主要以原型由尿排泄。

3. 药物不良反应

（1）大多数不良反应与剂量和疗程有关。

（2）代谢和营养障碍：①水、电解质紊乱所致的副作用较为常见。低钾血症较易发生，与噻嗪类利尿药排钾作用有关，长期缺钾可损伤肾小管，严重失钾可引起肾小管上皮的空泡变化，以及引起严重快速性心律失常等异位心率。低氯性碱中毒或低氯、低钾性碱中毒，噻嗪类特别是氢氯噻嗪常明显增加氯化物的排泄。此外低钠血症亦不罕见，导致中枢神经系统症状及加重肾损害。脱水造成血容量和肾血流量减少亦可引起肾小球滤过率降低。上述水、电解质紊乱的临床常见反应有口干、烦渴、肌肉痉挛、恶心、呕吐和极度疲乏无力等。②高糖血症。本药可使糖耐量降低，血糖升高，此可能与抑制胰岛素释放有关。③高尿酸血症。干扰肾小管排泄尿酸，少数可诱发痛风发作。由于通常无关节疼痛，故高尿酸血症易被忽视。④氮质血症。可降低肾小球滤过率，减少血容量，可加重氮质血症，对于肾功能严重损害者，可诱发肾功能衰竭。⑤升高血氨。长期应用时，H^+分泌减少，尿液偏碱性。在碱性环境中，肾小管腔内的NH_3不能转变为NH_4^+排出体外，血氨随之升高。对于肝功能严重损害者，有诱发肝性脑病的危险。⑥长期用药可引起血清总胆固醇及三酰甘油中度升高，低密度脂蛋白和极低密度脂蛋白升高，高密度脂蛋白降低。

（3）过敏反应：如皮疹、荨麻疹等，但较为少见。

（4）血液系统：血白细胞减少或缺乏症、血小板减少性紫癜等亦少见。

（5）其他：如胆囊炎、胰腺炎、性功能减退、光敏感、色觉障碍等，但较罕见。

4. 药物相互作用

（1）肾上腺皮质激素、促肾上腺皮质激素、雌激素、两性霉素B（静脉用药），能降低本药的利尿作用，增加发生电解质紊乱的机会，尤其是低钾血症。

（2）非甾体抗炎药，尤其是吲哚美辛，能降低本药的利尿作用，与前者抑制前列腺素合成有关。

（3）与拟交感胺类药物合用，利尿作用减弱。

（4）考来烯胺能减少胃肠道对本药的吸收，故应在口服考来烯胺1小时前或4小时后服用本药。

（5）与多巴胺合用，利尿作用加强。

（6）与降压药合用时，利尿降压作用均加强。

（7）本品可升高尿酸水平，与抗痛风药合用时，后者应调整剂量。

（8）使抗凝血药作用减弱，主要是由于利尿后机体血浆容量下降，血中凝血因子水平升高，加上利尿使肝血液供应改善，合成凝血因子增多。

（9）可升高血糖水平，降低降血糖药的作用，应调整降血糖药的剂量。

（10）洋地黄类药物、胺碘酮等与本药合用时，应慎防因低钾血症引起的副作用。

（11）与锂制剂合用，因本药可减少肾对锂的清除，增强锂的肾毒性。

（12）乌洛托品与本药合用，其转化为甲醛受抑制，疗效下降。

（13）增强非去极化肌松药的作用，与血钾下降有关。

（14）与碳酸氢钠合用，发生低氯性碱中毒机会增加。

八、注意事项

1. 慎用　①无尿或严重肾功能减退者，因本类药效果差，大剂量应用时可致药物蓄积，毒性增加；②糖尿病患者；③高尿酸血症或有痛风病史者；④严重肝功能损害者，水、电解质紊乱可诱发肝性昏迷；⑤高钙血症者；⑥低钠血症者；⑦红斑狼疮者，可加重病情或诱发活动；⑧胰腺炎者；⑨交感神经切除者（降压作用加强）；⑩有黄疸的婴儿。

2. 用药注意事项

（1）交叉过敏：与磺胺类药物、呋塞米、布美他尼、碳酸酐酶抑制剂有交叉反应。

（2）对诊断的干扰：可致糖耐量降低、血糖、尿糖、血胆红素、血钙、血尿酸、血胆固醇、三酰甘油、低密度脂蛋白浓度升高，血镁、钾、钠及尿钙降低。

（3）随访检查：①血电解质；②血糖；③血尿酸；④血肌酐，尿素氮；⑤血压。

（4）应从最小有效剂量开始用药，以减少副作用的发生，减少反射性肾素和醛固酮分泌。每日用药1次时，应早晨用药，以免夜间排尿次数增多；间歇用药（非每日用药）能减少电解质紊乱发生的机会。停药时应逐渐减量，突然停药可能引起钠、氯及水的潴留。

（5）有低钾血症倾向的患者，应酌情补钾或与保钾利尿药合用。

九、药物稳定性及贮藏条件

遮光，密封保存。

十、药物经济性评价

基本药物（片剂：6.25mg、10mg、25mg），医保甲类，《中国药典》（2020年版）收载。

吲 达 帕 胺

一、药品名称

1. 英文名　Indapamide

2. 化学名　N-(2-甲基-2,3-二氢-1H-吲哚-1-基)-3-氨磺酰基-4-氯-苯甲酰胺

二、药品成分

吲达帕胺

三、剂型与规格

吲达帕胺片　2.5mg

吲达帕胺胶囊　2.5mg

四、适应证及相应的临床价值

原发性高血压。

五、用法用量

1. 儿童　用药安全性及有效性尚未确定。

2. 成人　口服,普通片2.5mg或缓释片1.5mg,每日1次,最好早晨服用。加大剂量并不能提高吲达帕胺的抗高血压疗效,只能增加利尿作用。

3. 老年人　同成人。

六、特殊人群用药

1. 妊娠期　利尿药能引起胎盘缺血,造成胎儿营养不良。一般原则为孕妇应避免使用噻嗪类和相关利尿剂,绝不能用其治疗妊娠性生理水肿。

2. 哺乳期　因为药物可进入乳汁,不建议哺乳。

3. 肾功能损害　治疗初期,由于引起水钠丢失而造成的低血容量使肾小球滤过减少,这可能导致血中的尿素和肌酐增加。这种短暂的功能性肾功能不全,对肾功能正常者没有影响;但对于有肾功能不全者,可使肾功能恶化。只有当肾功能正常或轻度受损(成人血肌酐低于25mg/L,即220μmol/L)时,噻嗪类及其相关利尿剂才能够完全发挥作用。在老年人,必须依据年龄、体重和性别对血肌酐值进行调整,调整幅度可依据Cockroft's公式:Ccr=[140-年龄(岁)]×体重(kg)/0.814×血肌酐(μmol/L),此公式适于老年男性,对女性患者,公式所得结果还应乘以0.85。

4. 肝功能损害　当肝功能受损时,噻嗪类及其相关类利尿剂可能引起肝性脑病。如果发生此病,应立即停止应用利尿剂。

5. 其他人群　此药含有的活性成分可能造成兴奋剂检测呈阳性反应,运动员对此应予以注意。

七、药理学

1. 药效学及作用机制　吲达帕胺为磺胺类利尿药,药理活性与噻嗪类利尿药相似,通过抑制肾皮质稀释段对钠的重吸收,增加尿液中钠和氯的排泄量,并且在一定程度上可增加钾和镁的排泄量,由此提高排尿量。在吲达帕胺利尿效果很弱的给药剂量下,即呈现出明显的降压活性。而且其降压活性已经在功能性无肾的高血压患者中得到证实。与其他利尿药相似,吲达帕胺调节血管活动一方面通过调节跨膜离子转运机制,尤其是调节钙离子的跨膜转运,来削弱血管平滑肌的收缩;另一方面刺激前列腺素 PGE_2 和

前列环素 PGI_2 的合成,这两种物质为血管扩张因子和抗血小板因子。和其他利尿药一样,它能逆转左心室肥厚。在短期、中期、长期的抗高血压治疗中,吲达帕胺不影响脂肪代谢,包括三酰甘油、LDL胆固醇、HDL胆固醇的代谢;不影响葡萄糖代谢,对高血压合并糖尿病患者也如此。噻嗪类和其相关利尿药在超出某一剂量之后,达到一个量效关系的平台期,然而不良反应却会随着剂量增加而增加。因此,如果治疗效果不佳,不应增加药物剂量。

2. 药代动力学　口服吸收快而完全,生物利用度达93%,不受食物影响。服用普通片2.5mg剂量后,达到峰值血药浓度的时间(T_{max})为1~2小时。服用缓释片后12小时血药浓度达峰值。与血浆蛋白结合率为71%~79%。$t_{1/2}$为14~24小时(平均18小时)。重复给药不引起药物蓄积。经肝代谢,主要以非活性代谢物的形式经尿液(约70%)和粪便(22%)排泄,其中7%为原型经肾排泄。对于肾功能衰竭患者,上述药代动力学参数没有变化。

3. 药物不良反应　大部分临床和实验室的不良反应为剂量依赖性。噻嗪类和相关利尿剂包括吲达帕胺可能引起下述情况:

(1) 血液及淋巴循环系统:罕见血小板减少症,白细胞减少症,粒细胞缺乏症,再生障碍性贫血,溶血性贫血。

(2) 神经系统:少见头晕,疲劳,头痛,感觉异常。

(3) 心脏:罕见心律失常,低血压。

(4) 胃肠道:少见恶心,便秘,口干;罕见胰腺炎。

(5) 肝胆系统:肝衰竭的患者可能引发肝性脑病。罕见肝功能改变。

(6) 皮肤及组织:主要是过敏反应,一般出现斑丘疹,少数出现紫癜,易见于以往过敏及哮喘的患者。

(7) 可能使已有的急性系统性红斑狼疮病情加重。

(8) 关于实验室参数:观察到低钾血症、低钠血症和血容量不足引起脱水和直立性低血压、低氯性碱中毒、血尿酸及血糖升高,罕见高钙血症。

4. 药物相互作用

(1) 与锂剂合用,吲达帕胺可能增加血锂浓度并导致锂盐过量。

(2) 与可能引起尖端扭转型室速的药物联合应用增加室性心律失常的危险性,尤其是尖端引起扭转型室速,低钾血症是一个危险因素。引起尖端扭转型室速的药物包括 I_a 类抗心律失常药(奎尼丁、二氢奎尼丁、双异丙吡胺),Ⅲ类抗心律失常药(胺碘酮、索他洛尔、多非利特、伊布利特),抗精神失常药吩噻嗪类(氯丙嗪、氰美马嗪、左美丙嗪、硫利达嗪、三氟拉嗪),苯甲酰胺类(氨磺必利、舒必利、舒托必利、硫必利),丁酰苯类(氟哌利多、氟哌啶醇);其他类有苄普地尔、西沙必利、二苯马尼、静脉用红霉素、卤泛群、咪唑斯汀、喷他脒、司帕沙星、莫西沙星、静脉用长春胺。

(3) 与全身应用非甾体抗炎药包括选择性 COX-2 抑制剂及高剂量的水杨酸盐(每日大于3g)合用,可能会降低吲达帕胺抗高血压的作用,脱水患者存在急性肾功能衰竭的危险性。

(4) 在先前存在缺钠的情况下,特别见于肾动脉狭窄

时,吲达帕胺与血管紧张素转换酶抑制剂合用,存在引起突发低血压和/或急性肾功能衰竭的危险性。

（5）与其他降低血钾的化合物如两性霉素 B（静脉注射）、糖皮质激素和盐皮质激素（口服）、替可克肽、刺激性泻药合用,增加低钾血症的危险性,在应用洋地黄类药物时,需特别注意低钾血症诱发洋地黄中毒反应。

（6）与巴氯芬合用加强降血压作用。

（7）与保钾利尿剂阿米洛利、螺内酯、氨苯蝶啶联合用药不能排除低钾血症或高钾血症的可能性,特别是对于肾功能衰竭和糖尿病患者。

（8）利尿剂（特别是髓袢利尿剂）所诱发的功能性肾功能不全,能够增加二甲双胍引起的乳酸性酸中毒的危险。

（9）在利尿剂造成的脱水情况下,合用碘造影剂可增加急性肾功能衰竭的危险性,特别是应用大剂量时。

（10）三环类抗抑郁药、精神安定药具有抗高血压作用,与本药合用增加直立性低血压的危险性。

（11）与钙盐合用可由于尿中排钙减少导致高血钙的危险。

（12）与环孢素合用在不增加循环中环孢素水平,甚至在没有水、钠缺失的情况下,仍存在血肌酐升高的危险性。

（13）与皮质激素、替可克肽（口服）合用可降低吲达帕胺抗高血压疗效。

八、注意事项

1. 禁用　磺胺类药过敏、严重肾功能衰竭、肝性脑病或严重肝功能衰竭、低钾血症。

2. 用药注意事项

（1）由于此药中含有乳糖,因此禁用于先天性半乳糖血症、葡萄糖和半乳糖吸收障碍症或乳糖酶缺乏的患者。

（2）用药期间需注意水和电解质平衡:①可能导致低血钠,治疗前后需测定血钠,在年老和肝硬化的患者,监测的次数应更频繁。②治疗期间需进行血钾监测,注意及时补钾,预防低血钾的发生。③可能减少尿中钙的排泄,引起短暂轻微的血钙升高。明显的高钙血症可能由于先前未被发现的甲状旁腺功能亢进所致。检查甲状旁腺功能之前,应停止治疗。④在糖尿病患者,对血糖的监测十分重要,尤其当存在低钾血症时。⑤在高尿酸血症的患者中,痛风发作的概率可能增加。

（3）本品不会影响警觉,但某些患者可能会发生与血压降低相关的个体反应,特别是在治疗开始时,以及联合应用其他抗高血压药物时。因此,可以造成有关人员驾驶机动车和操作机器的能力下降。

九、药物稳定性及贮藏条件

遮光、密闭（10~30℃）保存。

十、药物经济性评价

基本药物（片剂:2.5mg,缓释片:1.5mg）,医保甲类,《中国药典》（2020年版）收载。

螺　内　酯

一、药品名称

1. 英文名　Spironolactone
2. 化学名　17β-羟基-3-氧代-7α-（乙酰硫基）-17α-孕甾-4-烯-21-羧基-γ-内酯

二、药品成分

螺内酯

三、剂型与规格

螺内酯片　（1）12mg;（2）20mg

四、适应证及相应的临床价值

1. 水肿性疾病　与其他利尿药合用,治疗充血性水肿、肝硬化腹水、肾性水肿等水肿性疾病,其目的在于纠正上述疾病时伴发的继发性醛固酮分泌增加,并对抗其他利尿药的排钾作用。也用于特发性水肿的治疗。

2. 高血压　作为治疗高血压的辅助药物。

3. 原发性醛固酮增多症　螺内酯可用于此病的诊断和治疗。

4. 低钾血症的预防　与噻嗪类利尿药合用,增强利尿效应和预防低钾血症。

五、用法用量

1. 儿童　治疗水肿性疾病,开始每日 1~3mg/kg 或 30~90mg/m^2,单次或分 2~4 次服用,连服 5 日后酌情调整剂量。最大剂量为每日 3~9mg/kg 或 90~270mg/m^2。

2. 成人

（1）治疗水肿性疾病,成人每日 40~120mg,分 2~4 次服用,至少连服 5 日。以后酌情调整剂量。

（2）治疗高血压,开始每日 40~80mg,分次服用,至少 2 周,以后酌情调整剂量,不宜与血管紧张素转换酶抑制剂合用,以免增加发生高钾血症的机会。

（3）治疗原发性醛固酮增多症,手术前患者每日用量 100~400mg,分 2~4 次服用。不宜手术的患者,则选用较小剂量维持。

（4）诊断原发性醛固酮增多症。长期试验,每日 400mg,分 2~4 次,连续 3~4 周。短期试验,每日 400mg,分 2~4 次服用,连续 4 日。

3. 老年人　对本药较敏感,开始用量宜偏小。较易发生高钾血症和利尿过度,需慎用。

六、特殊人群用药

1. 妊娠期　本药可通过胎盘,但对胎儿的影响尚不清楚。孕妇慎用为宜。

2. 哺乳期　其代谢物坎利酮可从乳汁分泌,哺乳期妇女慎用。

3. 肾功能损害　慎用。

4. 肝功能损害 慎用,因本药引起电解质紊乱可诱发肝性昏迷。

七、药理学

1. 药效学及作用机制 螺内酯与醛固酮化学结构相似,为醛固酮的竞争性抑制剂。作用于远曲小管和集合管,干扰醛固酮对上述部位钠重吸收的促进作用,促进 Na^+、Cl^- 的排出而产生利尿,因 Na^+-K^+ 交换机制受抑,钾的排出减少,故为保钾利尿药。由于本品仅作用于远曲小管和集合管,对肾小管其他各段无作用,故利尿作用弱,属于低效能利尿药。另外,本品对肾小管以外的醛固酮靶器官也有作用;对血液中醛固酮增多的水肿患者作用较好,反之,醛固酮浓度不高时则作用较弱。

2. 药代动力学 本药口服吸收较好,生物利用度大于 90%,血浆蛋白结合率在 90% 以上,进入体内后 80% 由肝迅速代谢为有活性的坎利酮(Canrenone),口服 1 日左右起效,2~3 日达高峰,停药后作用仍可维持 2~3 日。依服药方式不同 $t_{1/2}$ 有所差异,每日服药 1~2 次时平均 19 小时(13~24 小时),每日服药 4 次时缩短为 12.5 小时(9~16 小时)。无活性代谢产物从肾和胆道排泄,约有 10% 以原型从肾排泄。

3. 药物不良反应

(1) 代谢和营养障碍:①高钾血症,最为常见,尤其是单独用药、进食高钾饮食、与钾剂或含钾药物如青霉素钾等合用以及存在肾功能损害、少尿、无尿时。即使与噻嗪类利尿药合用,高钾血症的发生率仍可达 8.6%~26%,且常以心律失常为首发表现,故用药期间必须密切随访血钾和心电图。②低钠血症,单独应用时少见,与其他利尿药合用时发生率升高。③暂时性血浆肌酐、尿素氮升高,主要与过度利尿、有效血容量不足、引起肾小球滤过率下降有关。④轻度高氯性酸中毒。

(2) 胃肠道反应,较常见,如恶心、呕吐、胃痉挛和腹泻;尚有报道可致消化性溃疡。

(3) 抗雄激素样作用或对其他内分泌系统的影响,长期服用本药在男性可致男性乳房发育、勃起功能障碍、性功能低下,在女性可致乳房胀痛、声音变粗、毛发增多、月经失调、性功能下降。

(4) 中枢神经系统表现,长期或大剂量服用本药可发生行走不协调、头痛等。

(5) 过敏反应,罕见,可出现皮疹甚至呼吸困难。

(6) 肿瘤,有报道 5 例患者长期服用本药和氢氯噻嗪发生乳腺癌。

4. 药物相互作用

(1) 本品可与氢氯噻嗪利尿药合用,两者取长补短;本品虽然作用慢、弱,但维持时间长,被后者作用较快、较强的特点所弥补,而后者的排钾作用被前者所抵消。两药合用,疗效增加,不良反应减轻。

(2) 肾上腺皮质激素尤其是具有较强盐皮质激素作用者,促肾上腺皮质激素能减弱本药的利尿作用,而拮抗本药的潴钾作用。

(3) 雌激素能引起水钠潴留,从而减弱本药的利尿作用。

(4) 非甾体抗炎药,尤其是吲哚美辛,能降低本药的利尿作用,且合用时肾毒性增加。

(5) 拟交感神经药物降低本药的降压作用。

(6) 多巴胺加强本药的利尿作用。

(7) 与引起血压下降的药物合用,利尿和降压效果均加强。

(8) 与下列药物合用时,发生高钾血症的机会增加,如含钾药物、库存血(含钾 30mmol/L,如库存 10 日以上含钾高达 65mmol/L)、血管紧张素转换酶抑制剂、血管紧张素 Ⅱ 受体拮抗剂和环孢素 A 等。

(9) 与葡萄糖胰岛素液、碱剂、钠型降钾交换树脂合用,发生高钾血症的机会减少。

(10) 本药可使地高辛半衰期延长。

(11) 与氯化铵合用易发生代谢性酸中毒。

(12) 与肾毒性药物合用,肾毒性增加。

(13) 甘珀酸钠、甘草类制剂具有醛固酮样作用,合用可降低本药的利尿作用。

(14) 与华法林、双香豆素等抗凝血药物合用,可降低抗凝作用。

(15) 本品可使血糖升高,不宜与降血糖药合用。

(16) 与锂盐合用,血锂浓度升高。

八、注意事项

1. 禁用 高钾血症患者、肾功能衰竭患者禁用。

2. 慎用 ①无尿;②肾功能不全;③肝功能不全,因本药引起电解质紊乱可诱发肝性昏迷;④低钠血症;⑤酸中毒,一方面酸中毒可加重或促发本药所致的高钾血症,另一方面本药可加重酸中毒;⑥乳房增大或月经失调。

3. 用药注意事项

(1) 给药应个体化,从最小有效剂量开始使用,以减少电解质紊乱等副作用的发生。如每日服药 1 次,应于早晨服药,以免夜间排尿次数增多。

(2) 用药前应了解患者血钾浓度,但在某些情况下血钾浓度并不能代表机体内钾含量,如酸中毒时钾从细胞内转移至细胞外而易出现高钾血症,酸中毒纠正后血钾即可下降。

(3) 本药起作用较慢,而维持时间较长,故首日剂量可增加至常规剂量的 2~3 倍,以后酌情调整剂量。与其他利尿药合用时,可先于其他利尿药 2~3 日服用。在已应用其他利尿药再加用本药时,其他利尿药剂量在最初 2~3 日可减量 50%,以后酌情调整剂量。在停药时,本药应先于其他利尿药 2~3 日停药。

(4) 用药期间如出现高钾血症,应立即停药。

(5) 应于进食时或餐后服药,以减少胃肠道反应,并可能提高本药的生物利用度。

(6) 对诊断的干扰:①可使荧光法测定血浆皮质醇浓度升高,故取血前 4~7 日应停用本药或改用其他测定方法;②可使下列测定值升高,血浆肌酐和尿素氮(尤其是原有肾功能损害时),血浆肾素,血清镁、钾,尿钙排泄可能增多,而尿钠排泄减少。

(7) 在用药过程中切不可盲目使用氯化钾,以免引起钾中毒。

九、药物稳定性及贮藏条件

遮光,密封,置干燥处保存。

十、药物经济性评价

基本药物(片剂:12mg、20mg),医保甲类,《中国药典》(2020 年版)收载。

氨 苯 蝶 啶

一、药品名称

1. 英文名 Triamterene
2. 化学名 2,4,7-三氨基-6-苯基蝶啶

二、药品成分

氨苯蝶啶

三、剂型与规格

氨苯蝶啶片 50mg

四、适应证及相应的临床价值

主要治疗水肿性疾病,包括充血性心力衰竭、肝硬化腹水、肾病综合征等,以及肾上腺糖皮质激素治疗过程中发生的水钠潴留,主要目的在于纠正上述情况时的继发性醛固酮分泌增多,并拮抗其他利尿药的排钾作用。也可用于治疗特发性水肿。

五、用法用量

1. 儿童 口服。开始每日 2~4mg/kg 或 120mg/m², 分 2 次服,每日或隔日疗法,以后酌情调整剂量。最大剂量不超过每日 6mg/kg 或 300mg/m²。

2. 成人 口服。开始每日 25~100mg,分 2 次服用,与其他利尿药合用时,剂量可减少。维持阶段可改为隔日疗法。最大剂量不超过每日 300mg。

3. 老年人 应用本药较易发生高钾血症和肾损害。

六、特殊人群用药

1. 妊娠期 动物实验显示本药能透过胎盘,但在人类的情况尚不清楚。

2. 哺乳期 在母牛的实验显示本药可由乳汁分泌,在人类的情况不清楚。

3. 肾功能损害 慎用。

4. 肝功能损害 慎用。

七、药理学

1. 药效学及作用机制 本药直接抑制肾远端小管和集合管的 Na^+-K^+ 交换,从而使 Na^+、Cl^-、水排泄增多,而 K^+ 排泄减少。

2. 药代动力学 口服后 30%~70% 迅速吸收,血浆蛋白结合率为 40%~70%。单剂口服后 2~4 小时起作用,达峰时间为 6 小时,作用持续时间 7~9 小时。$t_{1/2}$ 为 1.5~2 小时,无尿者每日给药 1~2 次时延长至 10 小时,每日给药 4 次时延长至 9~16 小时(平均 12.5 小时)。吸收后大部分迅速由肝代谢,经肾排泄,少数经胆汁排泄。

3. 药物不良反应

(1) 常见:高钾血症。

(2) 少见:①胃肠道反应,如恶心、呕吐、胃痉挛和腹泻等;②低钠血症;③头晕、头痛;④光敏感。

(3) 罕见:①过敏,如皮疹、呼吸困难;②血液系统损害,如粒细胞减少症甚至粒细胞缺乏症、血小板减少性紫癜、巨红细胞性贫血(干扰叶酸代谢);③肾结石,有报道长期服用本药者肾结石的发生率为 1/1 500。其机制可能是由于本药及其代谢产物在尿中浓度过饱和,析出结晶并与蛋白基质结合,从而形成肾结石。

4. 药物相互作用

(1) 肾上腺皮质激素尤其是具有较强盐皮质激素作用者,以及促肾上腺皮质激素能减弱本药的利尿作用,而拮抗本药的潴钾作用。

(2) 雌激素能引起水钠潴留,从而减弱本药的利尿作用。

(3) 非甾体抗炎药,尤其是吲哚美辛,能降低本药的利尿作用,且合用时肾毒性增加。

(4) 拟交感神经药物降低本药的降压作用。

(5) 多巴胺加强本药的利尿作用。

(6) 与引起血压下降的药物合用,利尿和降压效果均加强。

(7) 与下列药物合用时,发生高钾血症的机会增加,如含钾药物、库存血(含钾 30mmol/L,库存 10 日以上含钾高达 65mmol/L)、血管紧张素转换酶抑制剂、血管紧张素 Ⅱ 受体拮抗剂和环孢素 A 等。

(8) 与葡萄糖胰岛素液、碱剂、钠型降钾交换树脂合用,发生高钾血症的机会减少。

(9) 本药可使地高辛半衰期延长。

(10) 与氯化铵合用易发生代谢性酸中毒。

(11) 与肾毒性药物合用,肾毒性增加。

(12) 甘珀酸钠、甘草类制剂具有醛固酮样作用,可降低本药的利尿作用。

(13) 因可使血尿酸升高,与噻嗪类和祥利尿剂合用时可使血尿酸进一步升高,故应与治疗痛风的药物合用。

(14) 可使血糖升高,与降血糖药合用时,后者剂量应适当加大。

八、注意事项

1. 禁用 高钾血症。

2. 慎用 ①无尿;②肾功能不全;③糖尿病;④肝功能不全;⑤低钠血症;⑥酸中毒;⑦高尿酸血症或有痛风病史;

⑧肾结石或有此病史。

3. 用药注意事项

（1）对诊断的干扰：①干扰荧光法测定血奎尼丁浓度的结果；②使下列测定值升高，血糖（尤其是糖尿病）、血肌酐和尿素氮（尤其是有肾功能损害时）、血浆肾素、血钾、血镁、血尿酸及尿尿酸排泄量；③使血钠下降。

（2）给药应个体化，从最小有效剂量开始使用，以减少电解质紊乱等副作用。如每日给药 1 次，应于早晨给药，以免夜间排尿次数增多。

（3）用药前应了解血钾浓度。但在某些情况下血钾浓度并不能真正反应体内钾潴量，如酸中毒时钾从细胞内转移至细胞外而易出现高钾血症，酸中毒纠正后血钾浓度即可下降。

（4）服药期间如发生高钾血症，应立即停药，并作相应处理。

（5）应于进食时或餐后服药，以减少胃肠道反应，并可能提高本药的生物利用度。

九、药物稳定性及贮藏条件

密封保存。

十、药物经济性评价

基本药物（片剂：50mg），医保甲类，《中国药典》（2020年版）收载。

阿 米 洛 利

一、药品名称

1. 英文名 Amiloride
2. 化学名 N-脒基-3,5-二氨基-6-氯吡嗪-2-甲酰胺

二、药品成分

盐酸阿米洛利

三、剂型与规格

盐酸阿米洛利片 2.5mg

四、适应证及相应的临床价值

用于高血压病、心力衰竭、肝硬化等疾病引起的水肿和腹水。

五、用法用量

1. 成人 口服，开始每次 2.5~5mg，每日 1 次，以后酌情调整剂量，必要时每日 2 次，早晚各 1 次或遵医嘱，每日最大剂量为 20mg。

2. 老年人 应用本药较易出现高钾血症和肾损害等，用药期间需密切观察。

六、特殊人群用药

1. 妊娠期 动物实验表明本药对胎仔无不良作用，无

致畸及致肿瘤作用，未对孕妇进行充分对照试验，若不是确实需要，在妊娠期应禁用本品。

2. 哺乳期 无实验证实本药能否经乳汁分泌。

3. 肾功能损害 慎用，严重肾功能损害者禁用。

4. 肝功能损害 不会产生药物蓄积作用，但若发生肝肾综合征则可能出现蓄积作用。

七、药理学

1. 药效学及作用机制 盐酸阿米洛利是保钾（抗尿钾排泄）药，具有微弱的（相对于噻嗪类利尿药）促尿钠排泄、利尿及抗高血压作用。盐酸阿米洛利对服用排钾利尿药的患者具有保钾作用。盐酸阿米洛利通过抑制肾远曲小管、皮质集合小管和集合总管处的钠再吸收而降低管状腔的净负电位，并减少钾、氢排泄及其后续排泄从而发挥其保钾作用。盐酸阿米洛利不是醛固酮拮抗剂，即使不存在醛固酮时也能显现其作用。

2. 药代动力学 盐酸阿米洛利通常在口服后 2 小时内起效，其对电解质排泄的作用在 6~10 小时达到高峰并可持续 24 小时左右。3~4 小时内达到血浆浓度高峰，血浆半衰期为 6~9 小时。增加盐酸阿米洛利的单剂量直到 15mg 左右，可增强其对电解质的作用。盐酸阿米洛利不由肝代谢，而是以原型经肾排泄。服用 20mg 盐酸阿米洛利后，在 72 小时内，约有 50% 排至尿中，40% 排至粪便中。盐酸阿米洛利对肾小球滤过率或肾血流几乎无作用。因盐酸阿米洛利不经肝代谢，所以对于肝功能损害患者不会产生药物蓄积作用，但若发生肝肾综合征则可能出现蓄积作用。

3. 药物不良反应

（1）水、电解质、酸碱平衡：单独使用时高钾血症较常见。偶可引起低钠血症，高钙血症，轻度代谢性酸中毒。

（2）胃肠道：如恶心、呕吐、腹痛、腹泻或便秘。

（3）神经系统：如头痛、头晕、性功能下降。

（4）过敏反应：表现为皮疹，甚至呼吸困难。

（5）其他已报道的不良反应在每一类中以递减顺序排列。①全身：末端疼痛，颈、肩疼痛，易疲劳；②心血管：心悸；③消化：激活潜在的消化性溃疡，肝功能异常，黄疸，消化不良，胃食管反流；④血液：再生障碍性贫血，中性粒细胞减少；⑤皮肤：脱发，瘙痒，口干；⑥神经系统/精神：脑病，震颤，性欲减退；⑦呼吸：呼吸急促，咳嗽；⑧五官：眼压升高，耳鸣；⑨泌尿生殖：膀胱痉挛，尿多，尿频。

4. 药物相互作用

（1）本品不宜与其他保钾利尿剂或钾盐合用。

（2）合用非甾体抗炎药时可能降低本品的利尿、促尿钠排泄及抗高血压作用。因吲哚美辛和保钾利尿药可能都与血钾水平升高有关，所以当使用这些药物时应考虑到对钾动力学及肾功能的潜在影响。

（3）其他参见螺内酯。

八、注意事项

1. 禁用 对本品过敏、高钾血症、严重肾功能减退患者禁用本品。

2. 慎用 ①少尿;②肾功能损害;③糖尿病;④酸中毒和低钠血症。

3. 用药注意事项

(1) 对诊断的干扰:可使下列测定值升高,血糖(尤其是糖尿病患者)、血肌酐、尿素和尿素氮(尤其是老年人和已有肾功能损害者)、血钾、镁及血浆肾素浓度。血钠浓度下降。

(2) 长期服用本品,应定期查血钾、钠、氯水平。

九、药物稳定性及贮藏条件

遮光,密封保存。

十、药物经济性评价

非基本药物,医保乙类,《中国药典》(2020年版)收载。

托 伐 普 坦

一、药品名称

1. 英文名 Tolvaptan

2. 化学名 (±)-4′-[(7-氯-2,3,4,5-四氢-5-羟基-1H-1-苯并杂氮䓬-1-基)羰基]-N-邻-甲苯酰基-间-苯甲胺

二、药品成分

托伐普坦

三、剂型与规格

托伐普坦片 (1)15mg;(2)30mg

四、适应证及相应的临床价值

用于治疗临床上明显的高容量性和正常容量性低钠血症(血钠浓度<125mmol/L,或低钠血症不明显但有症状并且限液治疗效果不佳),包括伴有心力衰竭、肝硬化以及抗利尿激素分泌失调综合征(SIADH)的患者。

需要紧急升高血钠以预防或治疗严重神经系统症状的患者不应使用本品进行治疗。

尚未确定使用本品使血清钠浓度升高后对症状改善的益处。

五、用法用量

1. 儿童 本品在18岁以下儿童及青少年中用药的安全性和有效性尚未确立,不推荐本品用于18岁以下的儿童及青少年。

2. 成人 通常的起始剂量是15mg,每日1次,餐前餐后服药均可。服药至少24小时以后,可将服用剂量增加到30mg,每日1次。根据血清钠浓度,最大可增加至60mg,每日1次。在初次服药和增加剂量期间,要经常检测血清电解质和血容量的变化情况,应避免在治疗最初的24小时内限制液体摄入。指导服用本品的患者,口渴时应即时饮水。

3. 老年人 同成人。

六、特殊人群用药

1. 妊娠期 目前对孕妇使用托伐普坦片尚无足够且具有良好对照的研究。在动物实验中,发生了腭裂、短肢、小眼畸形、骨骼畸形、胎仔体重下降、骨化延迟、胚胎死亡等现象。本品没有在孕中进行对照试验。对于孕妇能否使用托伐普坦,仅在判定治疗获益大于对胎儿的危险性后方可在孕期使用。本品对人体分娩、生产的影响尚不清楚。

2. 哺乳期 本品在乳汁中是否有分布尚不清楚。哺乳期大鼠经口给予托伐普坦时,托伐普坦可经乳汁排泄。由于很多药物都可经人乳汁排泄,且托伐普坦可能会给乳幼儿带来严重的不良反应,所以应根据需要决定母亲是否服用托伐普坦或停止哺乳。

3. 肾功能损害 轻度至中度肾功能低下患者(肌酐清除率为10~79ml/min)不需要调整用量,因为托伐普坦血药浓度不会升高。尚未对肌酐清除率<10ml/min或正在接受透析患者服用托伐普坦的情况进行评估。预期对无尿的患者没有获益。

4. 肝功能损害 轻度或中度肝功能损伤不需调整用量。

5. 其他人群 本品不需要根据患者的年龄、性别、种族、心功能情况调整用量。

七、药理学

1. 药效学及作用机制 托伐普坦是选择性的血管加压素 V_2 受体拮抗剂,与血管加压素 V_2 受体的亲和力是天然精氨酸血管加压素(AVP,又称抗利尿激素ADH)的1.8倍。托伐普坦与血管加压素 V_2 受体的亲和力是托伐普坦与 V_{1a} 受体亲和力的29倍。当口服给药时,15~60mg剂量的托伐普坦能够拮抗AVP的作用,提高自由水的清除和尿液排泄,降低尿液的渗透压,最终促使血清钠浓度升高。通过尿液排泄钠和钾的量以及血浆钾浓度并没有显著改变。托伐普坦的代谢产物与托伐普坦相比,对人体血管加压素 V_2 受体的拮抗剂没有作用或很微弱。给予托伐普坦后,天然精氨酸血管加压素的血浆浓度会升高(平均2~9pg/ml)。

2. 药代动力学 血药浓度曲线下面积(AUC)与剂量成正比。但是,当剂量超过60mg时,血药浓度峰值 C_{max} 的升高比例低于计量增加比例。托伐普坦的药代动力学特征具有立体选择性,镜像异构体 S-(-)体和 R-(+)体的稳态比是3:1。托伐普坦的绝对生物利用度尚不清楚。服用量至少40%被吸收,并以托伐普坦和代谢物的形式存在。服药2~4小时,血药浓度达峰。饮食并不影响托伐普坦的生物利用度。体外试验数据标明,托伐普坦是P糖蛋白底物和抑制剂。托伐普坦的血浆蛋白结合率较高(99%),表观分布容积约为3L/kg。托伐普坦多数通过非肾代谢途径消除,并主要通过CYP3A代谢。口服后的清除率约为4ml/(min·kg),且末期的消除半衰期约为12小时。托伐普坦每日1次服药的药物蓄积系数为1.3,且血药浓度谷值低于峰值的16%,因此认为主药的半衰期不足12小时。托伐普坦的血药浓度峰值和平均血药浓度个体差异较大,变动系数为

30%～60%。

在各种原因引起低血钠症状的患者中,托伐普坦的消除率下降至2ml/(min·kg)。中、重度肝疾病及充血性心力衰竭患者中,托伐普坦的清除率下降,表观分布容积增加,但均无临床意义。肌酐清除率为10～79ml/min的患者和肾功能正常患者之间,托伐普坦的血药浓度和药物反应性没有差异。

3. 药物不良反应

(1) 全身:乏力、发热、头晕。

(2) 水、电解质、酸碱平衡:血钠升高、口渴。

(3) 血液系统和淋巴系统疾病:弥散性血管内凝血。

(4) 心血管系统疾病:心内血栓、心室纤颤、深部静脉血栓。

(5) 呼吸系统、胸腔以及纵隔疾病:肺栓塞,呼吸衰竭。

(6) 胃肠系统:恶心、口干、便秘、缺血性结肠炎。

(7) 代谢和营养疾病:食欲缺乏、高血糖、糖尿病性酮症酸中毒。

(8) 骨骼肌肉和结缔组织疾病:横纹肌溶解。

(9) 神经系统疾病:脑血管意外。

(10) 肾和泌尿系统疾病:尿频或多尿、尿道出血。

(11) 生殖系统和乳房疾病(女性):阴道出血。

(12) 实验室检查:凝血酶原时间延长。

4. 药物相互作用

(1) 本品不能与强效CYP3A抑制剂联合应用:托伐普坦主要通过CYP3A代谢。本品与强效CYP3A抑制剂(如克拉霉素、伊曲康唑、泰利霉素、沙奎那韦、尼非那韦、利托那韦、奈法唑酮)的最高剂量联合应用,托伐普坦的暴露量会进一步增高。

(2) 一般应避免本品与中效CYP3A抑制剂合并应用。尚未对中效CYP3A抑制剂(如红霉素、氟康唑、阿瑞匹坦、地尔硫草、维拉帕米)与托伐普坦合并应用对托伐普坦暴露量的影响进行研究。可以预料中效CYP3A抑制剂和托伐普坦合并应用会增加托伐普坦的暴露量。

(3) 西柚汁:服用托伐普坦时如饮用西柚汁,托伐普坦的暴露量升高1.8倍。

(4) 糖蛋白抑制剂:使用环孢素等P糖蛋白抑制剂的患者若合并应用托伐普坦,应根据疗效减少托伐普坦的用量。

(5) 利福平及其他CYP3A诱导剂:利福平是CYP3A和P糖蛋白的诱导剂。与利福平合并应用后,托伐普坦的暴露量降低85%。因此,常用剂量的托伐普坦与利福平或其他诱导剂(利福布汀、利福喷丁、巴比妥类药物、苯妥英钠、卡马西平、圣·约翰草等)合并应用,则不能得到期待的疗效。此时应该增加托伐普坦剂量。

(6) 地高辛:地高辛是P糖蛋白的底物,而托伐普坦是P糖蛋白抑制剂。托伐普坦与地高辛合并应用,可致地高辛的暴露量升高1.3倍。

(7) 与华法林、胺碘酮、呋塞米、氢氯噻嗪合并使用,后者的药代动力学没有明显变化。

(8) 洛伐他汀:托伐普坦是CYP3A的弱抑制剂,两者合用后,洛伐他汀和活性代谢物洛伐他汀β羟化物的暴露量分别升高1.4倍和1.3倍,但临床上没有明显变化。

(9) 托伐普坦与呋塞米和氢氯噻嗪合并应用时,24小时尿量、排尿速度与单独服用托伐普坦时相同。与血管紧张素受体拮抗剂、血管紧张素转化酶抑制剂、保钾利尿剂合并应用时,高钾血症的不良反应发生率比与安慰剂合并应用时约高1%～2%。与这些药物合并应用时,应监测血清钾浓度。

八、注意事项

1. 禁用 ①急需快速升高血清钠浓度的患者;②对口渴不敏感或对口渴感不能正常反应的患者;③低容量性低钠血症的患者;④与强效CYP3A抑制剂合并应用的患者;⑤无尿症患者;⑥对本品任何成分过敏者;⑦高血钠症患者。

2. 用药注意事项

(1) 过快纠正血清钠浓度会导致严重的神经系统后遗症,过快纠正低钠血症患者的血清浓度[>12mmol/(L·d)]有发生渗透性脱髓鞘综合征的风险,渗透性脱髓鞘可引起构音障碍、缄默症、吞咽困难、嗜睡、情感改变、痉挛性四肢瘫软、癫痫发作、昏迷和死亡。对于严重营养不良、酒精中毒及晚期肝疾病等易发生渗透性脱髓鞘的患者,建议减慢血清钠的纠正速度。对于正在服用本品的患者,尤其是服药初期及增加剂量后,应注意观察血清钠浓度和神经系统症状。SIADH或血清钠浓度极低的患者,如果过快纠正血清钠浓度则风险更高。对于服用本品血清钠浓度升高过快的患者,需要停止或中断服药,并应考虑给予低渗液体。服用本品24小时内若限制液体摄入,可能会导致血清钠浓度纠正过快,一般应该避免这种限制。

(2) 托伐普坦可能引起血清谷丙转氨酶(GPT)升高(大于正常值上限3倍)和血清总胆红素升高(大于正常值上限2倍),绝大多数肝酶异常可在开始治疗的18个月内被发现。停止使用托伐普坦后,这些升高的指标大部分逐渐好转。为降低显著或不可逆肝损伤的风险,应该在开始使用托伐普坦之前、使用后18个月内的每月通过血液检查监测肝转氨酶和胆红素,在此之后应定期(如每3～6个月)检查。如正在使用托伐普坦的患者报告有疲劳、食欲缺乏、上腹不适、小便颜色异常变深或黄疸等可能预示肝损伤或肝损伤恶化的症状,应立即进行肝功能检测。如怀疑发生肝损伤或肝损伤的恶化,应立即停用托伐普坦,并进行适当的治疗和研究起发生的原因。托伐普坦不应再次使用在发生肝损伤的患者身上,除非确定肝损伤的发生与使用托伐普坦无关。

(3) 伴有肝硬化的患者服用托伐普坦可能增加胃肠道出血的风险,对于肝硬化患者,只有判定治疗获益大于风险时才能使用本品。

(4) 服用托伐普坦片后,可出现明显排水利尿作用,一般情况下通过饮水可以削弱其影响。尤其是正在使用利尿剂,或限制液体摄入可能存在血容量减少的患者,服用分托伐普坦片有发生脱水和体液量减少的可能性,对于服用本品后出现医学上明显的血容量减少的体征或症状的患者,应中断或停止服药治疗,并应密切关注生命体征、体液平衡以及电解质,提供辅助性治疗。在服用分本品期间,限制液体摄入会增加发生脱水和体液量减少的风险,服用本品的患者应在口渴时持续饮水。

（5）不推荐与高渗盐水合并应用。

（6）服用托伐普坦后,随着随细胞外液量的急剧减少,可能导致血清钾浓度升高。对于正在使用升高血清钾浓度药物的患者或血清钾浓度>5mmol/L 的患者,服药开始后应监测血清钾浓度。

（7）必须确保排尿量,有部分排尿困难的患者,例如前列腺肥大或者有排尿疾患的患者发生急性尿潴留的风险升高。

（8）血糖浓度升高的糖尿病患者(例如超过 300mg/dl)可能出现假性低钠血症。在托伐普坦治疗之前和治疗期间应排出这种情况。

（9）托伐普坦可能引起高血糖。因此,在接受托伐普坦治疗的糖尿病患者应谨慎管理,尤其那些没有得到很好控制的 2 型糖尿病患者。

（10）托代普坦含有辅料乳糖,有罕见的遗传性半乳糖不耐受、缺少乳糖酶或者葡萄糖-半乳糖吸收不良的患者不应服用本品。

九、药物稳定性及贮藏条件

遮光,密封保存。

十、药物经济性评价

非基本药物,非医保。

6　血管紧张素转换酶抑制剂

卡 托 普 利

一、药品名称

1. 英文名　Captopril
2. 化学名　1-[(2S)-2-甲基-3-巯基-丙酰基]-L-脯氨酸

二、药品成分

卡托普利

三、剂型与规格

卡托普利片　（1）12.5mg；（2）25mg；（3）50mg；（4）100mg

四、适应证及相应的临床价值

高血压,心力衰竭。

五、用法用量

1. 儿童　降压或治疗心力衰竭:0.3mg/kg,每日 3 次,必要时每隔 8~24 小时增加 0.3mg/kg。曾有报告本品用于婴儿可引起血压过度与持久降低,伴少尿与抽搐,故应用本

品仅限于其他降压治疗无效者。

2. 成人

（1）高血压:口服,12.5mg/次,每日 2~3 次,按需要 1~2 周内增至 50mg,每日 2~3 次。疗效不满意可加用其他降压药。

（2）心力衰竭:开始口服 12.5mg/次,每日 2~3 次,必要时逐渐增至 50mg/次,每日 2~3 次。若需进一步加量,宜观察疗效 2 周再考虑;对近期大量服用利尿剂,处于低钠/低血容量,而血压正常或偏低患者,初始剂量 6.25mg 每日 3 次,以后通过测试逐步增加至常用量。

3. 老年人　老年人对降压作用敏感,应用本品须酌减剂量。

六、特殊人群用药

1. 妊娠期　本品能通过胎盘,可危害胎儿,患者检出怀孕应立即停用本品。

2. 哺乳期　本品可排入乳汁,其浓度约为母体血药浓度的 1%,故哺乳期妇女应用必须权衡利弊。

3. 肾功能损害　本品可使血尿素氮、肌酐浓度升高,常为暂时性,在有肾病或长期严重高血压而血压迅速下降后易出现,偶有血清肝酶增多;可能增高血钾,与保钾利尿剂合用时尤其应注意检查血钾。尿蛋白检查每月 1 次。用本品时若蛋白尿渐增多,应暂停本品或减少用量。肾功能差者应采用小剂量或减少给药次数,缓慢递增;若须同时用利尿药,建议用呋塞米而不用噻嗪类,血尿素氮和肌酐增多时,将本品减量或同时停用利尿剂。

七、药理学

1. 药效学及作用机制　本品为竞争性血管紧张素转换酶抑制剂,使血管紧张素 I 不能转化为血管紧张素 II,从而降低外周血管阻力,并通过抑制醛固酮分泌,减少水钠潴留。本品还可通过干扰缓激肽的降解扩张外周血管。对心力衰竭患者,本品也可降低肺毛细血管楔压及肺血管阻力,增加心排出量及运动耐受时间。

2. 药代动力学　本品口服后吸收迅速,吸收率在 75%以上。口服后 15 分钟起效,1~1.5 小时达血药峰浓度。持续 6~12 小时。在血液循环中本品的 25%~30%可与蛋白结合。半衰期短于 3 小时,肾功能损害时会产生药物潴留。降压作用为进行性,约数周达最大治疗作用。在肝内代谢为二硫化物等。本品经肾排泄,40%~50%以原型排出,其余为代谢物,可在血液透析时被清除。本品不能通过血-脑屏障。本品可通过乳汁分泌,可以通过胎盘。

3. 药物不良反应

（1）较常见的有:①皮疹,可能伴有瘙痒和发热,常发生于治疗 4 周内,呈斑丘疹或荨麻疹,减量、停药或给抗组胺药后消失,7%~10%伴嗜酸性粒细胞增多或抗核抗体阳性;②心悸,心动过速,胸痛;③咳嗽;④味觉迟钝。

（2）较少见的有:①蛋白尿,常发生于治疗开始 8 个月内,其中 1/4 出现肾病综合征,但蛋白尿在 6 个月内渐减少,疗程不受影响。②眩晕、头痛、昏厥。由低血压引起,尤其

在缺钠或血容量不足时。③血管性水肿,见于面部及四肢,也可引起舌、声门或喉血管性水肿,应予警惕。④心率快而不齐;面部潮红或苍白。

（3）少见的有:白细胞与粒细胞减少,有发热、寒战,白细胞减少与剂量相关,治疗开始后 3～12 周出现,以 10～30 日最显著,停药后持续 2 周。伴有肾功能衰竭者应加强警惕,同服别嘌醇可增加此种危险。

4. 药物相互作用

（1）与利尿药同用使降压作用增强,但应避免引起严重低血压,故原用利尿药者宜停药或减量。本品开始用小剂量,逐渐调整剂量。

（2）与其他扩血管药同用可能致低血压,如拟合用,应从小剂量开始。

（3）与保钾药物如螺内酯、氨苯蝶啶、阿米洛利同用可能引起血钾过高。

（4）与内源性前列腺素合成抑制剂如吲哚美辛同用,将使本品降压作用减弱。

（5）与其他降压药合用,降压作用加强;与影响交感神经活性的药物(神经节阻滞剂或肾上腺能神经阻滞剂)以及 β 受体拮抗剂合用都会引起降压作用加强,应予警惕。

（6）与锂剂联合,可能使血清锂水平升高而出现毒性。

八、注意事项

1. 禁用　对本品或其他血管紧张素转换酶抑制剂过敏者禁用。

2. 慎用

（1）自身免疫性疾病如严重系统性红斑狼疮,此时白细胞或粒细胞减少的机会增多。

（2）骨髓抑制。

（3）脑动脉或冠状动脉供血不足,可因血压降低而缺血加剧。

（4）血钾过高。

（5）肾功能障碍而致血钾升高,白细胞及粒细胞减少,并使本品潴留。

（6）主动脉瓣狭窄,此时可能使冠状动脉灌注减少。

（7）严格饮食限制钠盐或进行透析者,此时首剂本品可能发生突然而严重的低血压。

3. 用药注意事项

（1）胃内食物可使本品吸收减少 30%～40%,故宜在餐前 1 小时服药。

（2）白细胞计数及分类计数,最初 3 个月每 2 周 1 次,此后定期检查,有感染迹象时随即检查;用本品时若白细胞计数过低,暂停用本品,可以恢复。

（3）用本品时出现血管神经性水肿,应停用本品,迅速皮下注射 1∶1 000 肾上腺素 0.3～0.5ml。

（4）本品可引起尿丙酮检查假阳性。

九、药物稳定性及贮藏条件

遮光,密封保存。

十、药物经济性评价

基本药物(片剂:12.5mg、25mg),医保甲类,《中国药典》(2020 年版)收载。

依 那 普 利

一、药品名称

1. 英文名　Enalapril

2. 化学名　N-[（S）-1-乙氧羰基-3-苯丙基]-L-丙氨酰-L-脯氨酸顺丁烯

二、药品成分

依那普利

三、剂型与规格

依那普利片　（1）2.5mg;（2）5mg;（3）10mg

复方依那普利片　每片含马来酸依那普利 10mg、氢氯噻嗪 6.25mg

依那普利叶酸片　每片含马来酸依那普利 10mg、叶酸 0.4mg

四、适应证及相应的临床价值

高血压、心力衰竭,尤其是重度心力衰竭患者。该药可与利尿剂和洋地黄类药物合用。

五、用法用量

1. 儿童　缺少在婴幼儿使用的临床经验,应避免在儿童使用该药。

2. 成人　①高血压:通常的初始剂量为晨服 5mg/d,如果血压不能达到正常,可将剂量增加至 10mg/d。在服药 3 周以后才可增加剂量,维持剂量一般为 10mg/d,最大剂量为 40mg/d。②心力衰竭:初始剂量为晨服 2.5mg,根据患者对治疗的反应逐渐增加剂量。维持剂量一般为 5～10mg/d。最大剂量不得超过 20mg/d。

3. 老年人　在老年患者(年龄超过 65 岁)使用该药,应严密监测血压,尤其是在刚开始治疗时。老年患者(超过 65 岁)的剂量:初始剂量为晨服 2.5mg,维持剂量一般为 5～10mg/d。最大剂量不得超过 20mg/d。

六、特殊人群用药

1. 妊娠期　若必须用马来酸依那普利治疗则应终止妊娠,在治疗期间应当避孕。

2. 哺乳期　如在哺乳期必须使用本品,则应提前回乳。

3. 肾功能损害　中度肾功能障碍(肌酐清除率 30～60ml/min)的剂量:初始剂量为晨服 2.5mg,维持剂量一般为 5～10mg/d。最大剂量不得超过 20mg/d。严重肾功能障碍(肌酐清除率小于 30ml/min 和透析)患者的剂量:初始剂量为晨服 2.5mg。透析患者在透析后服药。维持剂量一般为 5mg/d。最大剂量不得超过 10mg/d。

七、药理学

1. 药效学及作用机制　依那普利可在肝水解为依那普利拉，后者是肾素血管紧张素转换酶抑制剂（ACEI）。肾素血管紧张素转换酶（ACE）为肽基二肽水解酶将血管紧张素Ⅰ（AngⅠ）转化为缩血管物质血管紧张素Ⅱ（AngⅡ）。抑制 ACE 可以减少组织和血浆中 AngⅡ 的形成，减少醛固酮分泌，提高血浆钾浓度。AngⅡ 对肾素分泌的负反馈作用减弱会引起血浆肾素活性升高。ACE 降解缓激肽，后者是血管舒张肽。抑制 ACE 可提高循环和局部激肽释放酶-激肽系统的活性（也提高前列腺素系统的活性）。ACEI 的降压和某些副作用与其药理学机制有关。对于高血压患者，马来酸依那普利可降低卧位和坐位血压，而不引起代偿性心率加快。在血流动力学检查中，马来酸依那普利可显著降低周围血管阻力。马来酸依那普利通常对肾血流或肾小球滤过率无明显影响。对多数患者，马来酸依那普利的降压效果出现在服药后约 1 小时，高峰期出现在服药后 4～6 小时。最大的降压效果一般出现在按规定剂量服药后 3～4 周。按推荐剂量长期服药治疗，降压效果持续存在。短期停药不会导致血压反跳。对心力衰竭患者的血流动力学进行检查发现，马来酸依那普利可降低周围循环阻力，增加静脉容量，减少心脏前、后负荷（降低心脏灌注压），同时增加心排出量，提高心搏指数和应激能力。在相关离体和在体试验中未发现马来酸依那普利有致突变或癌变的作用。

2. 药代动力学　马来酸依那普利是前体药，在肝被激活成为有活性的依那普利拉。服药后 50%～70% 被吸收，不受胃中食物的影响。口服后 3～4 小时达到最大血药浓度，血浆蛋白结合率约为 50%。依那普利拉主要从肾排泄，重复给药后累积半衰期（有效半衰期）为 11 小时，依那普利拉的清除半衰期为 35 小时。肾功能受损的患者，依那普利拉的清除降低由肾功能受损程度决定。依那普利拉可透析清除。血液透析可使依那普利拉的血浆浓度降低约 46%。依那普利拉也可由腹膜透析清除。

3. 药物不良反应　依那普利一般耐受好。在过度降低血压时会出现眩晕、无力、视觉障碍和罕见的意识丧失；开始治疗时、增加剂量后或排钠利尿后，偶见心力衰竭及严重的高血压（或由肾疾患引起的高血压）。有时会出现刺激性干咳或其他呼吸道不适，头痛、疲倦，胃肠道不适或过敏性皮肤反应如皮疹、瘙痒等。极个别病例出现组织水肿（血管神经性水肿），见于咽、喉、舌及肢体。出现这种情况请立即就医。在治疗时出现发热、淋巴结肿大或咽喉感染（必须验血）等情况也必须立即就医。如果出现其他本部分所未提及的不良反应请告知医师。对于开车和操纵机器工作的患者的影响：开始治疗时或增加剂量同时又饮酒，发生反应的次数和程度因个体情况而不同，此时须严格限制开车和操纵机器。

4. 药物相互作用　其他药物会影响马来酸依那普利的疗效及副作用。这些药物包括其他降压药物，解热镇痛药，利尿药，麻醉药，抗抑郁药，抗肿瘤药和治疗糖尿病药物等。服药时饮酒会增加乙醇的作用。高盐食物会降低马来酸依

那普利的疗效，应避免使用。在同时服用其他药物时请告知医师。

八、注意事项

1. 禁用　对马来酸依那普利或其他 ACEI 药物过敏，组织水肿（先前使用 ACEI 出现过血管神经性水肿），肾动脉狭窄（双侧或独肾），肾移植后，心脏瓣膜狭窄或左心室流出道梗阻，原发性醛固酮增多症，原发性肝疾患或肝功能障碍。

2. 用药注意事项　在用马来酸依那普利治疗时，如同时使用高通透膜如聚丙烯腈、钠-2-甲烯丙基磺酸盐透析，可能发生过敏性反应甚至休克。在这种情况下应避免联合使用，治疗高血压或心力衰竭可选用其他药物；或透析选用其他膜。在使用右旋糖酐硫酸盐进行血浆置换或蜜蜂、马蜂叮蜇须脱敏治疗时应暂时停用马来酸依那普利，否则有可能发生危险的过敏反应。严重肾功能障碍、尿蛋白升高、严重水盐平衡障碍、透析、免疫功能障碍、胶原病和使用免疫抑制剂及服用别嘌醇、甲苄肼、锂剂的患者，在咨询医师后才可使用马来酸依那普利。

九、药物稳定性及贮藏条件

25℃ 以下储藏。勿使儿童接触该药。

十、药物经济性评价

基本药物（片剂：2.5mg、5mg、10mg），医保甲类，《中国药典》（2020 年版）收载。

贝 那 普 利

一、药品名称

1. 英文名　Benazepril
2. 化学名　3-[[（1-乙氧羰基）-3-苯基-(1S)-丙基]氨]-2,3,4,5-四氢-2-氧-1-氢-1-(3S)-苯并氮䓬-1-乙酸单盐酸盐

二、药品成分

盐酸贝那普利

三、剂型与规格

盐酸贝那普利片　（1）5mg；（2）10mg；（3）20mg
复方制剂：含贝那普利及氢氯噻嗪

四、适应证及相应的临床价值

各期高血压、充血性心力衰竭，作为对洋地黄和/或利尿剂反应不佳的充血性心力衰竭患者（NYHA 分级 Ⅱ～Ⅳ级）的辅助治疗。

五、用法用量

1. 儿童　尚无本品在儿童中的安全性和有效性研究资料。
2. 成人

（1）高血压：未用利尿剂者开始治疗时每日推荐剂量为 10mg，每日 1 次，若疗效不佳，可加至每日 20mg。必须根据血压的反应来使用剂量进行调整，通常应该每隔 1~2 周调整 1 次。对某些患者，在给药间隔末期，降压作用可能减弱，此类患者，每日总的剂量应均分成 2 次服用，或加用利尿剂。本品治疗高血压的每日最大推荐剂量为 40mg，1 次或均分为 2 次服用。若单独服用本品血压下降幅度不满意，可加用另一种降压药，如噻嗪类利尿剂、钙通道阻滞剂或 β 受体拮抗剂（先从小剂量开始）。如果先前一直在使用利尿剂进行治疗，则在贝那普利治疗开始之前应该暂停 2~3 日利尿剂的治疗，如果需要，可以在这之后继续。如果无法停止利尿剂的治疗，则贝那普利最初的使用量应予以降低（5mg 而不是 10mg），这样可以避免血压过低。肌酐清除率 ≥30ml/min 的患者服常用剂量即可。而 <30ml/min 的患者，最初每日剂量为 5mg，必要时，剂量可加至 10mg/d。若仍需进一步降低血压，可加用利尿剂或另一种降压药。

（2）充血性心力衰竭：本品适用于充血性心力衰竭患者的辅助治疗。推荐的初始剂量为 2.5mg，每日 1 次。由于会出现首剂后血压急剧下降的危险，当患者第 1 次服用本品时需严密监视。只要患者未出现症状性的低血压及其他不可接受的副反应，如果心力衰竭的症状未能有效缓解，可在 2~4 周后将剂量调整为 5mg，每日 1 次。根据患者的临床反应，可以在适当的时间间隔内将剂量调整为 10mg，每日 1 次，甚至 20mg，每日 1 次。本品每日 1 次即有效。对有些患者若将一日的剂量分为 2 次服用，反应可能更好。对照临床研究表明严重心力衰竭患者（NYHA 分级Ⅳ级）较轻、中度心力衰竭患者（NYHA 分级Ⅱ~Ⅲ级）需更小的剂量。当心力衰竭患者肌酐清除率 <30ml/min 时，日剂量最高可增加至 10mg，但较低的初始剂量（如 2.5mg）可能更理想。

3. 老年人 老年患者使用本品与成人一样。

六、特殊人群用药

1. 妊娠期 孕妇服用 ACE 抑制剂将有可能导致胎儿或新生儿致病或死亡，在全世界的资料文献中已经有几十例这样的报告。在孕中期和孕晚期使用 ACE 抑制剂有可能会导致胎儿和新生儿受损，包括低血压、新生儿头颅畸形、无尿症、可逆或不可逆的肾功能受损甚至是死亡。由此引发的羊水过多也往往会导致婴儿的肢体挛缩、脸部变形以及肺部发育不良。此外，还有早产、胎儿宫内生长迟缓以及动脉导管未闭方面的报告，但是尚不能确定这些症状是否与服用 ACE 抑制剂有关。在孕早期使用 ACE 抑制剂与先天缺陷发生风险的增加相关。一旦确认怀孕，应该立刻停止使用 ACE 抑制剂，并且经常性对胎儿的生长发育进行监测。对于准备怀孕的女性，应该避免使用 ACE 抑制剂（包括贝那普利）。对于生育年龄的女性，应该具体告知服用 ACE 抑制剂后可能带来的潜在风险。只有在经过对相关风险和受益的仔细考虑和讨论以后，才能给药。

2. 哺乳期 曾发现贝那普利和贝那普利拉可分泌至母乳，但最大浓度仅为血浆中的 0.3%，能达到婴儿体循环的贝那普利拉可忽略不计。尽管对母乳喂养的婴儿可能不产生不良影响，但仍不主张哺乳期服用本品。

3. 肾功能损害 对于同时患有/不患有高血压的进行性慢性肾功能不全患者，建议的长期使用剂量为每日 1 次 10mg。如果还需要其他的治疗来进一步降低血压，可以和其他的抗高血压药物合并使用。贝那普利拉的药代动力学受重度肾功能不全（肌酐清除率 <30ml/min）的影响，由于消除缓慢，蓄积较多，需要减量。即使是晚期的肾病，贝那普利和贝那普利拉仍可从血浆中消除，此时药代动力学性质与重度肾功能衰竭相似。

七、药理学

1. 药效学及作用机制 本品是一种前体药，水解后为活性物质贝那普利拉，可抑制血管紧张素转换酶（ACE），阻止血管紧张素Ⅰ转化成血管紧张素Ⅱ。这样就可以减少由于血管紧张素Ⅱ引发的一系列症状，即血管收缩和生成醛固酮（后者可导致肾小管对钠和水的重吸收以及提高心输出血量）。贝那普利可减少血管舒张导致的反射性交感兴奋性的心率加快。

（1）高血压：与其他的 ACE 抑制剂一样，贝那普利也可以通过抑制激肽酶减少血管扩张物质缓激肽的降解，此抑制作用有助于提升其抗高血压的疗效。贝那普利可以普遍降低各期高血压患者的坐位、卧位和立位血压。在大部分患者中，按照 1 次口服剂量口服抗高血压药物后的 1 个小时就可以开始发挥疗效，在 2~4 小时达到最佳的抗高血压效果。抗高血压疗效的持续时间为服用以后至少 24 小时。在重复服用时，每剂服用的最大降压效果在 1 周之后达到，并且在长期治疗过程中得到保持。抗高血压效果的保持与患者的人种、年龄以及基线的血浆肾素活性无关。贝那普利的抗高血压疗效与患者饮食中的含钠量没有明显的关系。突然中断使用贝那普利后不会发生血压的突升。在一项健康人群的研究中，单独剂量的贝那普利可以导致肾血流量的增加，但是对肾小球过滤率没有影响。贝那普利和噻嗪类利尿剂的抗高血压作用是可以协同的。合并使用贝那普利及其他 β 受体拮抗剂和钙通道阻滞剂通常可以得到更强的降血压效果。

（2）充血性心力衰竭（CHF）：对于先前使用洋地黄和利尿剂进行治疗的 CHF 患者而言，贝那普利可以导致心排出量和运动耐量增加，以及降低肺动脉楔压、全身血管阻力和血压。心率会轻度降低。在 CHF 患者中使用贝那普利还可以有助于减少疲劳、水肿等不良反应和改善 NYHA 等级。临床试验已经显示每日 1 次的用药量即可以持续 24 小时地改善血流动力学方面的表现。

（3）进行性慢性肾功能不全：在一项为期 3 年的多中心、双盲、安慰剂对照的临床试验中，583 名病因不同且血清肌酐在 1.4~4mg/dl（肌酐清除率在 30~60ml/min）的肾病患者（患有或不患有高血压）被随机分组，每日 1 次服用 10mg 的安慰剂或者贝那普利。为了能够对血压进行控制，两个研究组中患者必要时可使用其他口服的抗高血压药物。与安慰剂组相比，贝那普利组发生血清肌酐值翻倍或需要进行血液透析的危险降低了 53%。与此同时，贝那普利还可以降低血压和显著降低蛋白尿。对于患有多囊肾的患者，在服用贝那普利的同时没有发现肾功能减退速度的延缓，但是仍旧可以在这些患者中使用贝那普利来控制高血压。

2. 药代动力学

（1）吸收和血浆浓度：至少37%的口服盐酸贝那普利可被吸收。该前体药会快速地转换成为具备药理活性的代谢产物贝那普利拉。在空腹服用盐酸贝那普利以后的60分钟和90分钟，贝那普利和贝那普利拉的血浆浓度分别达到其峰值。口服盐酸贝那普利后的贝那普利拉的绝对生物利用度为静脉注射代谢物的利用度的28%。进食后服药，可延迟贝那普利的吸收，但不影响吸收量和转变为贝那普利拉。故本品可在餐中或两餐间服用。在5~20mg剂量范围内，贝那普利及贝那普利拉的 AUC 和血浆浓度值与剂量的大小成正比。但在2~80mg 较广剂量范围的研究中，却观察到与剂量不成正比，可能因贝那普利拉与 ACE 结合达到饱和所致。多次给药（5~20mg 每日1次）后本品药代动力学无变化。贝那普利无积蓄，贝那普利拉少量积蓄，其稳态 AUC 比第一次给药间隔的 AUC 高20%。贝那普利拉有效累积半衰期为10~11小时，2~3日后达稳态。

（2）分布：贝那普利和贝那普利拉与血清蛋白（主要是白蛋白）的结合率约95%。结合率不会受到年龄的影响。贝那普利的稳态分布量为9L。

（3）代谢：前体药贝那普利快速完全转换成有药理活性的代谢物贝那普利拉，给药90分钟后血浆浓度达峰值，主要是肝中的水解酶参与了这种转换。另外两种代谢物为贝那普利和贝那普利拉的乙酰-葡萄苷酸的结合物。

（4）消除：贝那普利的药代动力学特点是从血浆中迅速消除（4小时内完全消除），贝那普利拉分两个阶段消除。初始半衰期为3小时，终末半衰期约为22小时。终末消除期（从第24小时起）提示贝那普利拉和 ACE 的牢固结合。贝那普利主要经过代谢消除，贝那普利拉主要经肾和胆汁消除。肾功能正常的患者主要经肾消除。贝那普利拉的代谢消除是次要途径。口服盐酸贝那普利后，尿中仅发现不到1%的原型贝那普利，20%以贝那普利拉形式从尿中排出。

（5）特殊临床情况的药代动力学

1）高血压患者：贝那普利的稳态血浆谷浓度和每日的用药剂量相关。

2）充血性心力衰竭患者：对贝那普利的吸收以及贝那普利向贝那普利拉的转换都不会受到影响。因为消除的速度有所减缓，贝那普利拉的稳态血浆谷浓度比健康人群或高血压患者要高。

3）年龄、轻度到中度肾功能不全、肾病综合征和肝功能不全：贝那普利和贝那普利拉的药代动力学很少受年龄和轻、中度肾功能不全（肌酐清除率为30~80ml/min）及肾病综合征的影响。对于肝硬化所致肝功能不全者，贝那普利拉的药代动力学和生物利用度均不受影响，以上这些患者均不必调整剂量。

4）血液透析：服用盐酸贝那普利2小时以后，常规的血液透析对血浆贝那普利和贝那普利拉浓度无影响，所以透析后无须补充药物。只有小部分贝那普利拉通过透析排

出体外。

5）与下列药物合用时，本品的药代动力学不受影响：氢氯噻嗪、呋塞米、氯噻酮、地高辛、普萘洛尔、阿替洛尔、硝苯地平、萘普生、阿司匹林和西咪替丁。同样，本品也不影响这些药物的药代动力学（西咪替丁的动力学未曾研究）。

3. 药物不良反应 本品的耐受性良好。以下列出的是与贝那普利以及其他 ACE 抑制剂相关的不良反应，儿童用药的不良反应与成人相似。没有关于儿童长期给药和其对生长、青春期发育和一般发育的影响的资料。贝那普利上市后报告的不良反应有小肠血管性水肿，过敏样反应，高钾血症，粒细胞缺乏症，中性粒细胞减少。因为 ACE 抑制剂可以影响到类二十烷酸和多肽（包括内生的缓激肽）的代谢反应，所以服用了 ACE 抑制剂（其中包括了贝那普利）的患者可能会出现一些不良反应，其中部分可能相当严重。

血管性水肿：使用 ACE 抑制剂（包括贝那普利）已经报告发现过面部、唇部、舌、声门和喉部的水肿，如出现该症状，要立即停服本品，并谨慎地监护患者，直到肿胀消失。如果只是发生了面部和唇部的水肿，这种症状经过抗组胺或不治疗均可消失。伴喉部水肿和休克的血管水肿可能致命。发生舌、声门或喉部水肿需要立刻给予适当的治疗，例如皮下注射1:1 000（0.3~0.5ml）肾上腺素溶液或其他方法以确保患者呼吸道畅通。在使用 ACE 抑制剂治疗过程中，源自非洲的黑色人种相比其他人种的患者更加容易发生水肿的不良反应。

脱敏治疗中的过敏样反应：两名服用 ACE 抑制剂同时接受针对膜翅目昆虫毒素的脱敏治疗的患者发生了致命的过敏样反应。在同样情况的另外一些患者中，及时中断 ACE 抑制剂的使用可以避免发生上述的反应，但是继续用药后反应重现。透析中的过敏样反应，使用高通透性膜透析的患者，在服用 ACE 抑制剂时有过敏样反应的报道。此外，对于通过葡聚糖硫酸酯吸附进行低密度脂蛋白分离术治疗的患者，同样也有过敏样反应的报告。

症状性低血压：和其他 ACE 抑制剂一样，罕见发生症状性低血压。但是因为接受大量利尿剂、对饮食中钠摄入进行控制、接受透析治疗、发生腹泻或者呕吐而导致严重缺钠或血容量不足时，接受 ACE 抑制剂治疗可能产生低血压。开始用本品治疗前数日停用利尿剂或采取其他措施补充体液，可减少低血压的危险。如果确实发生低血压，患者应采取卧位，必要时静脉注射生理盐水。一过性低血压反应不是进一步治疗的禁忌证，经扩容血压回升后，一般认为可继续治疗。对于患有严重的充血性心力衰竭的患者，ACE 抑制剂的治疗可能会导致血压过低，并有可能会引发尿少和/或进行性氮质血症，以及（较罕见）急性肾功能衰竭。对于这一类患者，在开始用药时应密切进行监测。在治疗开始的前2周以及增加贝那普利或利尿剂用量时，应该特别对患者予以关注。

粒细胞缺乏症/中性粒细胞减少症：另外一种 ACE 抑制剂卡托普利被发现可以导致粒细胞缺乏症及骨髓抑制。且较多发生于肾功能不全者，特别是伴有胶原血管病（例如红斑狼疮或硬皮病）的患者。因为没有足够的试验数据，所以

无法判断贝那普利是否会同样导致粒细胞缺乏症。与使用其他 ACE 抑制剂一样,患有血管结缔组织疾病的患者(特别是如果该疾病和肾功能受损相关时)应定期检查白细胞计数。

肝炎和肝衰竭:有报道在接受 ACE 抑制剂治疗的患者中,有极少数病例出现胆汁淤积性肝炎,个别病例发生肝衰竭(其中有些是致命的),其机制尚不清楚。一旦出现黄疸或肝酶的明显升高,应停用 ACE 抑制剂并对患者进行监测。

4. 药物相互作用 使用利尿剂或体液不足者,用 ACE 抑制剂治疗初期,偶有血压过低。提前停用利尿剂 2~3 日,再开始本品治疗,可减少低血压的发生。用 ACE 抑制剂患者应避免与保钾利尿剂(如螺内酯、氨苯蝶啶和阿米洛利等药)合用,以及避免补钾或补含钾的电解质溶液,因为这可能导致血清钾显著增加。若必须合用,则应密切监测血清钾水平。服用 ACE 抑制剂且同时接受带锂治疗的患者中有报告称血清锂浓度升高和发现锂中毒的症状。因此对于上述合并治疗需谨慎对待,建议经常性地监测血清中的锂浓度。如果同时使用了利尿剂,发生锂中毒的风险可能会有所上升。已经发现在和吲哚美辛同时使用时,ACE 抑制剂的抗高血压疗效会降低。但是在一次对照的临床试验中,吲哚美辛并没有影响到贝那普利的抗高血压疗效。糖尿病患者接受胰岛素或口服降血糖药治疗同时服用 ACE 抑制剂(包括贝那普利)时,有罕见的发生低血糖的病例。因此需要警告这类患者可能发生的低血糖反应,并进行相应监控。接受注射用金制剂(金硫丁二钠)治疗同时接受 ACE 抑制剂治疗的患者,有罕见的亚硝盐酸样反应(包括面红、恶心、呕吐及血压过低)。

八、注意事项

1. 禁用 已知对贝那普利、相关化合物或本品的任何辅料过敏者;有血管紧张素转换酶抑制剂引起血管性水肿病史者;孕妇。

2. 慎用

(1) 肾功能受损:在一些敏感患者中可能发生肾功能变化。对于患有 CHF 的患者,其肾功能可能依赖于肾素-血管紧张素-醛固酮系统,使用 ACE 抑制剂进行治疗有可能会引发尿少和/或进行性氮质血症,以及急性肾功能衰竭(较罕见)。在一次规模较小的针对患有一侧或双侧肾动脉狭窄的患者进行的高血压治疗的研究中,发现服用贝那普利和血尿素氮以及血清肌酐值的升高有关。在中断服用贝那普利或利尿剂治疗后,上述的这些升高都可以得到恢复。因此,在对上述患者进行 ACE 抑制剂治疗时,应该在治疗的最初几周内对肾功能进行密切的监测。有些先前没有明显患有肾血管疾病的高血压患者会在服药后发现其血尿素氮以及血清肌酐值有所升高(通常是轻微和暂时升高),特别是在合并使用洛汀新和利尿剂时。在先前就患有肾功能受损的患者中,更容易发生上述反应。在这种情况下,可能需要减少贝那普利剂量和/或中断利尿剂的服用。对高血压患者进行检查时应始终包括对其肾功能的评估。

(2) 咳嗽:使用 ACE 抑制剂后,有报告患者发生持续性的咳嗽,可能由于内生缓激肽的降解受抑制。在中断治疗后该症状总是可以得到缓解。对于由 ACE 抑制剂导致的咳嗽,必须考虑进行咳嗽的鉴别诊断。

(3) 手术/麻醉:正在接受 ACE 抑制剂的患者,术前要通知麻醉师。使用可降低血压的麻醉剂时应注意,由于代偿性肾素释放产生的血管紧张素 I 在转变成血管紧张素 II 时可被 ACE 抑制剂阻断,由此所导致的血压降低可通过扩容来纠正。

(4) 高血钾:ACE 抑制剂治疗期间,偶见血清钾升高。在对高血压治疗的临床试验中,没有因为高血钾而中断使用贝那普利。造成高血钾的危险因素包括肾功能不全、糖尿病和合并应用治疗低血钾的药物(见"药物相互作用")。在一项由患有进行性慢性肾脏病的患者参与的试验中,有一些患者因为高血钾的原因而中断了用药。因此,患有进行性慢性肾脏病的患者在服用贝那普利时,必须对血清钾进行监测。

(5) 主动脉瓣狭窄、二尖瓣狭窄:与其他的血管舒张药一样的是,患主动脉瓣狭窄及二尖瓣狭窄的患者使用本药品时都应特别小心。

(6) 对驾驶及操纵机器的影响:与其他降压药一样,服用本品的患者在驾驶和操纵机器时要注意。

3. 用药注意事项 虽未有本品过量的先例,但主要的症状可能是明显的低血压。处理方法为,若服药后不久,则应催吐,尽管其活性代谢物贝那普利拉只能少量透析,对于严重肾功能受损的患者,透析仍可作为正常消除的辅助方法。血压显著降低时,应静脉注射生理盐水。

生殖毒性研究:在每日服用 500mg/kg 盐酸贝那普利的雄性和雌性大鼠中没有发现本品对于生殖功能有任何不良影响。在每日服用 150mg/kg 盐酸贝那普利的小鼠、每日服用 500mg/kg 盐酸贝那普利的大鼠以及在每日服用 5mg/kg 盐酸贝那普利的兔子中,都没有发现本品有直接的胚胎毒性、胎儿毒性或致畸性。

诱变性:在一系列的体内和体外试验中,没有发现本品有任何的诱变性。

致癌性:在每日服用 150mg/kg 盐酸贝那普利(相当于人类建议的最大剂量的 250 倍)的大鼠中,没有发现本品有任何致癌的不良效果。使用相同剂量对于小鼠进行长达 104 周的实验也没有发现本品有任何致癌性。

九、药物稳定性及贮藏条件

密封,在 30℃ 以下贮存。

十、药物经济性评价

非基本药物,医保乙类。

赖 诺 普 利

一、药品名称

1. 英文名 Lisinopril

2. 化学名 1-[N^2-[(S)-1-羧基-3-苯基丙基]-L-赖氨酰]-L-脯氨酸二水合物

二、药品成分

赖诺普利

三、剂型与规格

赖诺普利片 （1）5mg；（2）10mg；（3）20mg

赖诺普利胶囊 （1）5mg；（2）10mg

复方赖诺普利片：每片含赖诺普利 10mg、氢氯噻嗪 12.5mg

四、适应证及相应的临床价值

1. 高血压 本品用于治疗原发性高血压及肾血管性高血压。可单独服用或与其他降压药合用。

2. 充血性心力衰竭 本品可与洋地黄或利尿剂相配合作为充血性心力衰竭的辅助治疗。

3. 急性心肌梗死 本品用于治疗急性心肌梗死后 24 小时内血流动力学稳定的患者，能预防左室功能不全或延缓心力衰竭的发展并提高生存率。患者在合适的条件下应接受常规推荐的治疗如使用抗栓剂、阿司匹林以及 β 受体拮抗剂。

五、用法用量

1. 儿童 本品的安全性和有效性尚未在儿童中建立，因此不推荐儿童使用。

2. 成人

（1）原发性高血压：本品可单独使用或和其他类型的抗高血压药物联合治疗。①起始剂量，原发性高血压患者常规推荐的初始剂量为 10mg/d。肾素-血管紧张素-醛固酮系统高度激活的患者（特别是肾血管性高血压、低盐或低血容量状态、心功能失代偿或严重高血压）可能在首次服药后出现血压过度降低。对于这些患者推荐的起始剂量为 2.5~5mg，并应在医疗监护下开始治疗。肾功能不全的患者需要更低的剂量。②维持剂量，通常有效的维持剂量为每日 1 次，每次 20mg。一般来讲，如果治疗 2~4 周内未达到预期的治疗效果，可进一步增强剂量。在长期临床对照试验中使用的最大剂量为 1 日 80mg。③使用利尿剂的患者，初次使用本品有可能出现症状性低血压，这在服用利尿剂的患者中更多见，故需特别注意，因为患者可能会处于低血容量或低血钠状况。在开始使用本品治疗前的 2~3 日应停止服用利尿剂，对不能停止服用利尿剂的高血压患者，本品的初始剂量为 5mg。应监测肾功能和血清钾，随后视血压情况调整本品剂量。如有必要，可以恢复使用利尿剂。

（2）充血性心力衰竭：对于症状性心力衰竭的患者，作为配合洋地黄和利尿剂治疗的辅助方法，本品的起始剂量为 2.5mg，每日 1 次。为了减少死亡及住院联合的治疗风险，本品剂量的增加不应在短于 2 周的时间间隔内超过 10mg。应根据患者个体的临床反应对剂量进行调整。一般有效剂量范围是每日 1 次，每次 5~20mg。对于极有可能发生症状性低血压的患者，例如伴有或不伴有低钠血症的盐丢失患者、低血容量的患者，以及正接受强利尿剂治疗的患

者，如有可能应在接受本品治疗之前纠正上述情况，并在初次给药时应严密监测血压。

（3）急性心肌梗死：本品可在心肌梗死症状发生 24 小时内应用。如果收缩压低于 100mmHg 则不可以开始治疗。首剂给予 5mg 口服，24 小时后及 48 小时后再分别给予 5mg、10mg 口服，随后每日 1 次，每次 10mg。对低收缩压的患者（收缩压为 120mmHg 或以下）在治疗开始时或梗死发生后 3 日内应给予较低剂量（2.5mg）。如果发生低血压（收缩压≤100mmHg），1 日 5mg 维持量可在必要时临时降至 2.5mg。如果低血压持续存在（收缩压低于 90mmHg 持续 1 小时以上）应停止使用本品。用药应持续 6 周。出现心力衰竭症状的患者应继续使用本品。本品可与静脉或透皮吸收的硝酸甘油合用。

3. 老年人 临床研究中，药物的安全性或有效性与患者年龄的变化无相关性。在老年性肾功能下降时，应根据肌酐清除率调整本品的初始剂量，随后用药量应该根据血压的变化调整。

六、特殊人群用药

1. 妊娠期 妊娠期间不推荐使用赖诺普利，如发现怀孕应尽快停用。除非患者必须使用赖诺普利以拯救生命。在妊娠中后期服用 ACE 抑制剂可能导致胎儿和新生儿的发病率和死亡率上升。在此期间使用 ACE 抑制剂可引起包括低血压、肾功能衰竭、高血钾在内的胎儿和新生儿损伤和/或新生儿的颅骨发育不全。已发生过母亲羊水过少的情况，这反映了胎儿肾功能下降，并有可能导致四肢挛缩、颅骨畸形及肺发育不良。以上对胚胎及胎儿的副作用并非仅仅是妊娠前 3 个月子宫内胎儿接触 ACE 抑制剂的结果。如在妊娠期间服用赖诺普利，应将潜在的危险告知患者。在妊娠期间必须服用赖诺普利的少许病例，应给予系列超声检查以评估羊膜内的状况。如查出羊水过少，应该停用赖诺普利，除非患者必须使用赖诺普利以拯救生命。但是患者和医师都应意识到羊水过少有可能在婴儿已发生不可逆损伤后出现。服用赖诺普利的母亲所产婴儿应严密观察低血压、少尿及低钾血症。赖诺普利可通过胎盘，通过腹膜透析从新生儿血液中清除已显示出一些临床疗效，理论上赖诺普利可通过交换输血从体内清除。

2. 哺乳期 尚不知本药是否从人乳汁中分泌，但由于很多药物从人乳汁中分泌，故哺乳期女性用药应慎重。

3. 肾功能损害 肾功能衰竭患者的剂量调整应以肌酐清除率为依据。当肌酐清除率小于 10ml/min（包括透析患者）时，初始剂量为 2.5mg/d；当肌酐清除率为 10~30ml/min 时，初始剂量为 2.5~5mg/d；当肌酐清除率为 31~70ml/min 时，初始剂量为 5~10mg/d。剂量和/或服用次数应根据血压情况而调整。剂量可逐渐调高至控制血压或至最大剂量 40mg/d。目前尚无近期肾移植患者使用本品的经验，因此不推荐本品用于肾移植患者。

七、药理学

1. 药效学及作用机制 赖诺普利是一种肽类的二肽酶抑制剂。它可抑制血管紧张素转换酶（ACE），后者可催化

血管紧张素Ⅰ转换为血管收缩肽，即血管紧张素Ⅱ。血管紧张素Ⅱ可刺激肾上腺皮质分泌醛固酮。抑制ACE可使血管紧张素Ⅱ浓度降低从而使升压作用及醛固酮分泌下降。后者的降低可导致血清钾的升高。赖诺普利主要通过抑制肾素-血管紧张素-醛固酮系统降低血压，同时赖诺普利亦对低肾素性高血压有降压作用。ACE和可以降解缓激肽的激肽酶Ⅱ相同，但增加血液内缓激肽（一种血管扩张肽）水平是否与赖诺普利的降压功能有关仍待阐明。

2. 药代动力学

（1）吸收：口服赖诺普利后血浆峰值浓度一般在服药后7小时左右出现。但在急性心肌梗死患者血浆峰值浓度出现时间有轻微的滞后趋势。在尿回收率试验所用的剂量范围（5~80mg）内，赖诺普利的平均吸收程度大约为25%，存在个体差异（6%~60%），心力衰竭患者的绝对生物利用度大约降低16%。赖诺普利的吸收不受食物影响。

（2）分布：除循环血管紧张素转换酶（ACE）外，赖诺普利不与其他血清蛋白结合。大鼠实验显示赖诺普利很难通过血脑屏障。

（3）清除：赖诺普利不在体内代谢，吸收的药物全部以原型经尿排出。多次给药后累积的有效半衰期为12.6小时。健康人赖诺普利的清除率约为50分钟。血药浓度的下降呈现出终末相的延长，但并不导致药物积累。该终末相可能代表了药物与ACE的可饱和结合，这种结合与药物的剂量不成比例。①肝功能损害。因肝硬化引起肝功能受损的患者赖诺普利吸收下降（按照尿回收率计算大约为30%），但与健康人相比，由于清除率低，其药物暴露量增加（大约50%）。②肾功能损害。赖诺普利经由肾排泄，肾功能受损时清除率下降。但只有当肾小球滤过率小于30ml/min时，清除率下降才具有临床意义。在轻至中度肾功能损害者（肌酐清除率30~80ml/min），平均AUC仅增加13%，而在严重肾功能损害者（肌酐清除率5~30ml/min），平均AUC增加4.5倍。赖诺普利可经透析清除，血液透析4小时，透析清除率在40~55ml/min，血浆赖诺普利浓度平均降低60%。③心力衰竭。与健康人比较，心力衰竭患者赖诺普利的暴露量增加（AUC平均增加125%），但根据赖诺普利尿回收率，吸收比健康人降低16%。④老年患者。老年患者血药浓度水平及曲线下面积均较年轻患者高（升高大约60%）。

3. 药物不良反应　本品的不良反应与依那普利类似，但较少较轻。

4. 药物相互作用

（1）利尿剂：接受本品治疗的患者同时加用一种利尿剂，通常可增加其抗高血压的疗效。已经使用特别是最近使用利尿剂的患者，合用本品时偶然会产生血压过分下降的情况。在开始本品治疗前停用利尿剂，可以减少症状性低血压出现的可能性。

（2）钾补充剂、保钾利尿药或含钾的盐代用品：虽然临床试验显示血清钾通常在正常范围，但是一些患者可出现高钾血症。增加高钾血症风险的因素包括肾功能不全，糖尿病，或合并使用保钾利尿药（如安螺内酯、氨苯蝶啶或阿

米洛利）、钾补充剂或含钾的盐代用品、或服用增加血清钾的药物（如肝素）。如合并使用上述药物，特别是肾功能受损的患者，可引起血清钾显著升高。如本品与排钾利尿药合用，利尿剂引起的血清钾降低可获改善。

（3）锂剂：有报告在锂剂和ACE抑制剂合用期间出现可逆性的血清锂升高和毒性反应。合并使用噻嗪类利尿药可增加锂剂毒性的风险，因此加重与ACE抑制剂合用时锂剂的毒性。不推荐本品与锂剂合用，但如证实联合治疗是必要的，则应密切监测血清锂的水平。

（4）非甾体抗炎药（NSAID），包括阿司匹林≥3g/d：长期服用非甾体抗炎药可降低ACE抑制剂的降压效果。NSAID和ACE抑制剂对血清钾升高有叠加的作用，可引起肾功能的进一步恶化。这些作用是可逆的。极少见的情况下，特别是在肾功能受损如老年患者或脱水的患者，可能出现急性的肾功能衰竭。

（5）其他降压药：合并使用其他降压药可增加本品的降压作用。合并使用三酰甘油或其他硝酸酯类药物，或其他血管扩张药可进一步降低血压。

（6）三环类抗抑郁药、抗精神病药、麻醉药：与某些麻醉药物，三环类抗抑郁药和抗精神病药物合并ACE抑制剂可引起血压进一步降低。

（7）拟交感神经药物：拟交感神经药物可减弱ACE抑制剂的降压作用。

（8）降血糖药：流行病研究显示，ACE抑制剂和降血糖药（胰岛素、口服降血糖药）可增加降糖作用，出现低血糖风险。这种现象大多在联合治疗开始的数周出现，并更常出现在肾功能受损的患者。

（9）阿司匹林、溶栓药、β受体拮抗剂，硝酸盐：本品可与阿司匹林（心血管剂量）、溶栓药、β受体拮抗剂和/或硝酸盐类药物联合使用。

八、注意事项

1. 禁用　对此产品任何成分过敏者或曾使用ACE抑制剂治疗而引起血管性水肿者，以及遗传性或特发性血管性水肿的患者禁用。

2. 用药注意事项

（1）症状性低血压：症状性低血压在无并发症的高血压患者中很少见到。在接受本品治疗的高血压患者中，如存在低血容量的情况，例如利尿剂治疗、低盐饮食、透析、腹泻及呕吐时，症状性低血压更易发生。患有充血性心力衰竭的患者，无论是否伴有肾功能不全，都有曾发生症状性低血压的报道。严重心力衰竭患者（表现为使用较高剂量的袢利尿剂、低钠血症或功能性肾损害），症状性低血压发病机会更高。对于症状性低血压的高风险患者，开始治疗和剂量调整时应给予密切的医疗监护。对缺血性心脏病或脑血管病的患者，其血压过分下降会导致心肌梗死或脑血管意外，应给予上述同样的考虑。一旦发生低血压情况，患者应仰卧，如需要应静脉输注生理盐水。一次短暂低血压反应不应成为继续用药的禁忌证，一旦扩容后血压上升，再用药通常是可行的。与其他血管扩张剂相同，主动脉硬化或

肥厚型心肌病患者使用本品治疗应谨慎。血压正常或较低的充血性心力衰竭患者服用本品会进一步降低血压。这种情况是预料之中的,不必停止治疗。如产生症状性低血压,可能需要减少本品的用量或停止治疗。

(2) 急性心肌梗死时的低血压:急性心肌梗死患者在用血管扩张剂治疗后有进一步血流动力学恶化的危险时,不能用本品治疗。这些患者收缩压常为 100mmHg 或更低或伴有心源性休克。在心梗发生后的 3 日内,若收缩压为 120mmHg 或更低,应该减少用量。若收缩压为 100mmHg 或更低,维持量应减至 5mg 或临时减少至 2.5mg。若低血压持续存在(收缩压低于 90mmHg 持续 1 小时以上)应该停止使用本品。

(3) 肾功能损害:对充血性心力衰竭患者,用 ACE 抑制剂后产生的低血压可导致肾功能损害进一步加重。曾经有可逆性急性肾功能衰竭的报道。在一些患有双侧肾动脉狭窄或单侧肾动脉狭窄的患者中,用 ACE 抑制剂治疗后曾观察到血尿素和血清肌酐增加,停止治疗后可恢复,此种情况在肾功能不全患者中易发生。若同时存在肾血管性高血压,出现严重的低血压和肾功能不全的危险性增加。对这些患者,应在严密的医学检测下从低剂量开始治疗,且谨慎地进行剂量上调。因利尿治疗可能导致上述情况,应停用利尿剂,并在本品开始治疗的第 1 周监测肾功能。一些原先不存在明显肾血管病变的高血压患者,血尿素和血清肌酐曾有轻微和短暂的增加,特别是本品与利尿剂同时服用者。这种情况在已有肾功能不全的患者身上尤易发生,必要时需要减少或停止服用利尿剂和/或本品。明确伴有肾功能不全的急性心肌梗死患者不宜开始本品治疗。肾功能低下的定义为血清肌酐浓度超过 177mmol/L 和/或尿蛋白超过 500mg/24h。如果在用本品治疗期间出现肾功能不全(血清肌酐浓度超过 265mmol/L 或治疗前的 2 倍),医师应该考虑停止使用本品。

(4) 血液透析:已有报道发现接受某种血液透析治疗(例如用高滤过性膜 AN69)的患者合并用 ACE 抑制剂的患者中已有过敏反应。此类患者应考虑用不同类型的透析膜或用其他类的抗高血压药物。

(5) 过敏或血管神经性水肿:使用包括本品在内的 ACE 抑制剂时患者面部、手脚、口唇、舌部、声门和/或喉部出现血管神经性水肿的情况罕有报道。对这些患者,应立刻停止服用本品并采取适当的监护,待症状完全消失后方可允许患者离开。如果过敏只局限在面部及唇部,一般停药后即可恢复正常。使用抗过敏药可减轻症状。与血管神经性水肿相关的喉部水肿是致命的,因为舌部、声门及喉部水肿极易引起呼吸道阻塞,应立即采取适当的治疗包括使用肾上腺素和保持气道开放。这些患者应受到密切的医疗监护,直到症状完全且持续消失。既往曾发生过血管神经性水肿的患者,即使发生原因与 ACE 抑制剂无关,其接受 ACE 抑制剂治疗时出现血管神经性水肿的可能性也随之增加。

(6) 种族:血管紧张转换酶抑制剂在黑人患者中引起血管性水肿的发生率比非黑人患者高。

(7) 脱敏:在脱敏治疗(昆虫毒素)期间接受 ACE 抑制剂的患者可出现持续的过敏反应,同样的患者临时停用 ACE 抑制剂可避免过敏反应,但如再接受过敏原刺激,过敏反应会再发生。

(8) 咳嗽:曾有报道显示使用 ACE 抑制剂可引起咳嗽,其特征为无痰性、持续性咳嗽,停药后可消失。ACE 抑制剂引起的咳嗽应考虑为咳嗽的鉴别诊断之一。

(9) 外科麻醉:对接受大手术或使用可产生低血压的麻醉剂的患者,本品可抑制继发于代偿性肾素释放的血管紧张素 II 的形成。如果认为所发生的低血压是由此机制引起,可通过扩容纠正。

(10) 对驾驶和机械操作能力的影响:无特殊注意事项。

九、药物稳定性及贮藏条件

在室温下储存。

十、药物经济性评价

基本药物(片剂:5mg、10mg,胶囊:5mg、10mg),医保乙类,《中国药典》(2020 年版)收载。

福辛普利

一、药品名称

1. 英文名　Fosinopril

2. 化学名　反式-4-环乙基-1-[[[2-甲基-1-(1-氧代丙氧基)丙氧基](4-苯基丁基)-氧磷基]乙酰基]-L-脯氨酸钠盐

二、药品成分

福辛普利钠

三、剂型与规格

福辛普利钠片　10mg

四、适应证及相应的临床价值

适用于治疗高血压和心力衰竭。治疗高血压时,可单独使用作为初始治疗药物,或与其他抗高血压药物联合使用。治疗心力衰竭时,可与利尿剂合用。

五、用法用量

1. 儿童　现未进行该项实验且无可靠参考文献,故暂不推荐用于儿童患者。

2. 成人　①不用利尿剂治疗的高血压患者:剂量范围为每日 10~40mg,单次服药,与进餐无关,患者服用正常初始剂量为 10mg,每日 1 次。约 4 周后,根据血压的反应适当调整剂量。剂量超过每日 40mg,不增强降压作用。如单独使用不能完全控制血压,可加服利尿剂。②同时服用利尿剂治疗的高血压患者:在开始用本品治疗前,利尿剂最好停服几日以减少血压过分下降的危险。如果经约 4 周的观察期后，血压不能被充分控制，可以恢复用利尿剂治疗。另一种选择是，如果不能停服利尿剂，则在给予本品初始剂量10mg时，应严密观察几小时，直至血压稳定为止。用利尿剂治疗的高血压患者，尽管服用本品后血压显著降低，但在4~24小时之间能维持平均脑血流量。③心力衰竭：推荐的初始剂量为10mg，每日1次，并做严密的医学监护。如果患者能很好耐受，则逐渐增量至40mg，每日1次。即使在初始剂量后出现低血压，也应继续谨慎地增加剂量，并有效地处理低血压症状，本品应与利尿剂合用。④心力衰竭的高危患者：以下患者应在医院内开始治疗，严重心功能不全的患者（NYHA分级 Ⅳ级）；对首剂低血压有特殊危险的患者，如接受多种或高剂量利尿剂的患者（如>80mg呋塞米），血容量减少、血钠过少，已有低血压（收缩压<90mmHg）的患者，以及患不稳定性心功能不全和接受高剂量血管扩张剂治疗的患者。

3. 老年人　不需降低剂量。

六、特殊人群用药

1. 妊娠期　禁用。
2. 哺乳期　禁用。
3. 肾功能损害　肾功能减退的患者不需降低剂量。
4. 肝功能损害　肝功能减退的患者不需降低剂量。

七、药理学

1. 药效学及作用机制　本品为抗高血压药，系血管紧张素转换酶抑制药。在体内转变成具有药理活性的福辛普利拉，后者能抑制血管紧张素转换酶，降低血管紧张素Ⅱ和醛固酮的浓度，使外周血管扩张，血管阻力降低，而产生降压效应。

2. 药代动力学　本品绝对吸收率为平均口服剂量的36%，吸收不受食物影响，在胃肠黏膜和肝迅速并完全水解成具有活性的福辛普利拉。达峰浓度（C_{max}）的时间与剂量无关，约3小时达峰，与血管紧张素Ⅰ升压反应的最大抑制作用相一致，给药后3~6小时抑制作用达高峰。肝肾功能正常的高血压患者接受重复剂量本品，福辛普利拉的有效累积半衰期平均为11.5小时。心力衰竭患者的有效半衰期为14小时。福辛普利蛋白结合率很高（>95%），分布容积相对较小，与血中的细胞成分结合率可忽略不计，本品可通过肝肾2种途径消除。与其他ACE抑制剂不同，肾或肝功能不全的患者可通过替代途径代偿性排泄。

3. 药物不良反应　本品最常见的不良反应是头晕、咳嗽、上呼吸道症状、恶心或呕吐、腹泻和腹痛、心悸或胸痛、皮疹或瘙痒、骨骼肌疼痛或感觉异常、疲劳和味觉障碍。在治疗心力衰竭的试验中，与其他ACE抑制剂相同，可引起低血压，包括直立性低血压。偶有报道用ACE抑制剂治疗的患者发生胰腺炎，在某些病例中已被证明是致命的。不良反应的发生率和类型在年轻患者和老年患者之间无区别。实验室检查显示有轻度暂时性的血红蛋白和红细胞值减少，偶见血尿素氮轻度升高。

4. 药物相互作用　①补钾药和保钾利尿药：本品能减少由噻嗪类利尿药诱发的血钾减少，保钾利尿药或补钾药可增加高钾血症的风险。因此如果同时应用这类药物应该谨慎，需要经常监测患者的血清钾。②抗酸药：抗酸药可能影响本品的吸收，本品和抗酸药必须分开服用，至少相隔2小时。③非甾体抗炎药：非甾体抗炎药可能影响抗高血压作用，但同时应用本品和非甾体抗炎药（包括阿司匹林）不增加临床明显的不良反应。④锂剂：与锂剂同时治疗可能增加血清锂的浓度。⑤其他抗高血压药：与其他抗高血压药，例如β受体拮抗剂、甲基多巴、钙通道阻滞剂和利尿药合并使用可以增加抗高血压药效。

八、注意事项

1. 禁用　对本品或其他血管紧张素转换酶抑制剂过敏者、孕妇及哺乳期妇女禁用。

2. 用药注意事项

（1）低血压：与所有的ACE抑制剂相同，可能观察到低血压反应。如果发生低血压，一般在首次剂量时发生，对大多数病例，患者躺下后症状即可减轻，一旦患者血压稳定，暂时的低血压偶发事件不作为继续治疗的禁忌证。与其他ACE抑制剂相同，有血压过分下降危险的患者，有时伴肾功能不全，包括充血性心力衰竭、肾血管性高血压、肾透析以及任何病因引起的水分和/或盐耗竭的患者。对于存在以上任何一种危险因素的患者，在给予本品治疗前必须谨慎地停止或减少利尿药的剂量，或者采取其他措施以保证有充足的体液，这些高危患者的治疗，开始时应该在严密的医疗监护下进行，进行密切的随访，特别在恢复使用和增加利尿药或本品的剂量更应如此。

（2）肾功能损害：已患充血性心力衰竭、肾血管性高血压（特别是肾动脉狭窄）和任何原因引起的水分或盐耗竭的患者用ACE抑制剂治疗时，有增加发生肾功能障碍指征的危险，包括血尿素氮升高、血清肌酐和钾升高、蛋白尿、尿容量改变（包括尿过少或无尿）和尿分析结果异常。此时，利尿药和/或本品的剂量应减少或停止使用。

（3）类过敏样反应：临床观察显示接受ACE抑制剂治疗的患者在用高流量透析膜（如AN69）进行血液透析时有较高的类过敏样反应发生率。因此，应该避免这类联合治疗。在用硫酸聚糖吸收分离LDL时，也观察到类似的反应。据记录在脱敏治疗中（膜翅目毒素），与其他ACE抑制剂一样也有少数类过敏症样反应的例子。

（4）特异反应：已观察到用ACE抑制剂治疗的患者会出现血管性水肿，包括肢体、脸、唇、黏膜、舌、声门或喉。如治疗中出现这样的症状，应停止治疗。

（5）肝功能损害：据报道用ACE抑制剂治疗时，有极少数潜在的胆汁性黄疸和肝细胞损害的致死病例。出现黄疸或肝酶明显升高的患者应该停止用ACE抑制剂治疗。

（6）高钾血症：当用ACE抑制剂治疗时，对肾功能不全、糖尿病患者和合并应用保钾利尿药、补钾剂和/或含钾盐制剂的患者均有发展为高钾血症的危险。

（7）中性粒细胞减少症：偶有报道ACE抑制剂可引起粒细胞减少和骨髓抑制，常见于肾功能不全的患者，特别当患者患有胶原性血管疾病如系统性红斑狼疮或硬皮病,对这类患者应该监测白细胞数。

(8) 手术麻醉:ACE 抑制剂可能增强麻醉药和镇痛药的降血压作用。进行手术麻醉同时接受 ACE 抑制剂治疗的患者如发生低血压,一般可以用静脉补液予以纠正。

(9) 治疗前肾功能的检测:对高血压患者的评价应包括开始治疗前及治疗中对肾功能的检测。

九、药物稳定性及贮藏条件

遮光,密封,在阴凉(不超过 20℃)干燥处保存。

十、药物经济性评价

非基本药物,医保乙类。

西 拉 普 利

一、药品名称

1. 英文名　Cilazapril

2. 化学名　9(S)[[1(S)-(乙氧羰基)-3-苯丙基]氨基]-八氢-10-氧代-6H-哒嗪并[1,2-a][1,2]二氮氮草-1-羧酸

二、药品成分

西拉普利

三、剂型与规格

西拉普利片　2.5mg

四、适应证及相应的临床价值

用于治疗各种程度的原发性高血压和肾性高血压,也可与洋地黄和/或利尿剂合用作为治疗慢性心力衰竭的辅助药物。

五、用法用量

1. 儿童　由于尚未定出对儿童的药物效能及安全范围,故尚无法推荐儿童服用方案。

2. 成人　口服,每日 1 次,餐前或餐后服药均可。应在每日的同一时间内服药。

3. 特殊剂量指导

(1) 原发性高血压:通常剂量范围是 2.5~5.0mg,每日 1 次。推荐的起始剂量为 1mg,每日 1 次。起始剂量很少能达到所需的疗效,应根据每个患者的血压情况分别调整剂量。如每日 1 次 5mg 仍不能控制血压时,则可加用非保钾利尿药以增强其降压效果。

(2) 肾性高血压:与原发性高血压相比,血管紧张素转换酶抑制剂能更显著地减低肾性高血压。所以治疗肾性高血压时,起始剂量应为 0.5mg 或 0.25mg,每日 1 次。维持剂量应按个体调整。

(3) 服用利尿剂的高血压患者:在用本品治疗前 2~3日,应停用利尿剂以减少不可能发生的病状性低血压。但

如需要,以后可再恢复使用。这类患者的推荐起始剂量为 0.5mg,每日 1 次。

(4) 慢性心力衰竭:本品可与洋地黄和/或利尿剂联合使用,作为治疗慢性心力衰竭患者的辅助药物,起始剂量应为 0.5mg,每日 1 次,并在严格的医师指导下进行。可根据耐受情况及临床状况将剂量增加至 1mg 每日 1 次的最大维持剂量。此外,若需要把维持剂量调整至 1~2.5mg,应根据患者的反应,临床状况及耐受性而进行调整。通常最大剂量为 5mg,每日 1 次。

4. 老年人　以每日 0.5mg 片剂作为起始剂量进行治疗,并根据不同患者的耐受性、疗效及临床状况以 1~2.5mg的维持剂量用药。对使用大剂量利尿剂的老年慢性心力衰竭患者开始使用应按严格推荐的 0.5mg 起始剂量用药。

六、特殊人群用药

1. 妊娠期　禁用。

2. 哺乳期　尚不明确本品是否能进入人类乳汁中,但由于动物资料显示少量小鼠乳汁含有西拉普利拉,故哺乳期妇女不应使用本品。

3. 肾功能损害　慢性心力衰竭患者的西拉普利拉清除率与肌酐清除率相互关联,因此慢性心力衰竭和肾功能不全患者应按肌酐清除率调整:肌酐清除率>40ml/min 时,推荐剂量为 1mg 每日 1 次,最大剂量为 5mg 每日 1 次;肌酐清除率为 10~40ml/min 时,推荐剂量为 0.5mg 每日 1 次,最大剂量为 2.5mg 每日 1 次;肌酐清除率小于 10ml/min 时,最大剂量为 0.25~0.5mg,每周 1~2 次。

需要血液透析的患者,应在不进行透析的时间段服用,剂量应根据血压情况调整。如同其他血管紧张素转换酶抑制剂一样,使用高流量聚丙烯腈膜透析时会产生过敏反应,要避免这种情况,就应改用其他降压药,或是改换透析膜种类。

4. 肝功能损害　在极少情况下肝硬化患者需服用。由于可能会导致严重的低血压,故必须以 0.5mg 或 0.25mg 每日 1 次的起始剂量谨慎用药。

七、药理学

1. 药效学及作用机制　本品为血管紧张素转换酶抑制剂,口服吸收转化为有药理活性的西拉普利拉,它使血管紧张素 I 不能转换为血管紧张素 II,并使血浆肾素活性增大,醛固酮分泌减少,从而使血管舒张、血管阻力降低而产生降压作用。

2. 药代动力学　西拉普利能有效被吸收并迅速地被转化为具有药理活性的西拉普利拉。进食后服用本品会轻微减慢和降低其吸收率,但并不影响疗效。根据尿液回收资料分析,口服西拉普利片后的西拉普利拉的生物利用度约为 60%。用药后 2 小时内达到最高血浓度,浓度与剂量有直接关系。每日 1 次服用本品后,西拉普利拉的有效半衰期为9 小时,并以原型从肾排除。

肾功能不全患者,当肌酐清除率降低时,药物清除率也随之降低,故这类患者的西拉普利拉的血浆浓度比肾功能

正常的患者要高些。肾功能完全丧失者,肾失去清除能力,但可通过血液透析使西拉普利和西拉普利拉的血药浓度减低至一定范围之内。

肾功能正常的老年患者,其西拉普利拉血浆浓度要比年轻患者高40%,药物清除率要较之低20%。中度到重度肝硬化患者的药代动力学改变和老年患者相似。

慢性心力衰竭患者的西拉普利拉清除率与肌酐清除率密切相关,所以剂量必须按照患者的肾功能进行调整。

3. 药物不良反应　最常报道的不良反应是头痛与头晕。其他发生率少于2%的不良反应包括乏力、低血压、消化不良、恶心、皮疹和干咳。大多数不良反应是短暂性的,轻度或中度,无须中止用药。服用本品的慢性心力衰竭患者最常报道的不良反应是头晕及咳嗽。

特异性反应:与其他血管紧张素转换酶抑制剂一样,罕有血管神经性水肿的报道。但由于此症可能伴有喉头水肿,故一旦波及面部、口唇、舌部、声带和/或喉部时,必须立刻停用本品并进行适当治疗。

某些患者中有血红蛋白、血细胞比容和/或白细胞计数降低的报告,但尚无病例证明与本品有明确关系。

4. 药物相互作用

（1）本品已与地高辛、硝酸盐类、呋塞米、噻唑类,口服抗糖尿病药物以及 H_2 受体拮抗剂等合用过,未见有地高辛浓度升高及其他具有临床意义的药物相互作用。但当本品与其他降压药物合用时可能会引起相加作用。

（2）本品与保钾利尿剂合用,可引起血钾升高,特别是在肾功能不全者。

（3）和其他血管紧张素转换酶抑制剂一样,与非甾体抗炎药合用时,可能会降低本品的降压作用。在使用非甾体抗炎药之前使用本品的患者则不发生以上情况。

八、注意事项

1. 禁用　禁用于对该药或其他血管紧张素转换酶抑制剂过敏或患有腹水的患者。由于动物实验中发现血管紧张素转换酶抑制剂具有胚胎毒性,故孕妇禁用。已发现其他类型的血管紧张素转换酶抑制剂与妊娠期羊水过少以及新生儿低血压和无尿有关。禁止用于主动脉瓣狭窄或心脏流出道阻塞患者。

2. 用药注意事项

（1）症状性低血压:①用血管紧张素转换酶抑制剂治疗偶见症状性低血压的报告。特别是因呕吐、腹泻,先服用了利尿剂、低钠饮食、血透后腹水低钠或低血容量的患者。②急性低血压患者必须平卧休息,必要时静脉滴注氯化钠注射液或扩容剂。血容量恢复后,也可以继续治疗,但如低血压持续存在,则应减少剂量或中止用药。③慢性心力衰竭患者用后可能会导致血压显著降低,但在以 0.5mg 为起始剂量的临床试验中,用药后未发现症状性低血压。

（2）肾功能不全患者使用本品时,可根据患者的肌酐清除率而减少剂量。与其他血管紧张素转换酶抑制剂一样,用于单侧或双侧肾动脉狭窄患者时,可能会使血尿素氮和血肌酐增加。这些改变通常能随着中止用药和/或给予

利尿剂治疗而恢复。

（3）外科麻醉:血管紧张素转换酶抑制剂与具降压作用的外科麻醉剂合用时,能导致动脉性低血压,发生这种情况时,应以静脉输液法扩大血容量。无效时,应静脉滴注血管紧张素Ⅱ。

（4）过敏样反应:虽然过敏样反应机制尚未确立,但已有临床显示,患者在服用血管紧张素转换酶抑制剂期间(包括西拉普利),若使用高流量多丙烯腈膜继续血透,血液滤过或低密度脂蛋白分离性输血,可导致过敏样反应或过敏样反应,包括危及生命的休克。故正在接受血管紧张素转换酶抑制剂的患者一定要避免以上各种治疗。

（5）此外,若患者在服用血管紧张素转换酶抑制剂期间,同时接受用黄蜂或蜜蜂毒液作脱敏治疗,可能发生过敏样反应。因此,在接受脱敏治疗前一定要停止服用西拉普利,在这种情况下,不可用 β 受体拮抗剂来代替西拉普利。

九、药物稳定性及贮藏条件

本品应遮光,密封保存。药品应放于小孩接触不到处。

十、药物经济性评价

非基本药物,非医保。

雷 米 普 利

一、药品名称

1. 英文名　Ramipril

2. 化学名　 $(2S,3aS,6aS)$-1-[$(2S)$-2-[[$(2S)$-1-乙氧基-1-氧代-4-苯基丁烷-2-基]氨基]丙酰基]-3,3a,4,5,6,6a-六氢-2H-环戊烷并[b]吡咯-2-甲酸

二、药品成分

雷米普利

三、剂型与规格

雷米普利片　（1）1.25mg;（2）2.5mg;（3）5.0mg

四、适应证及相应的临床价值

原发性高血压;急性心肌梗死(2~9 日)后出现的轻到中度心力衰竭(NYHA 分级 Ⅱ级和 Ⅲ级);非糖尿病肾病患者[肌酐清除率<70ml/(min·1.73m²),尿蛋白>1g/d],尤其是伴有动脉高血压的患者;心血管危险增加的患者,如明显冠心病病史、糖尿病同时有至少一个额外危险因素、外周动脉闭塞性疾病或者脑卒中,可降低心肌梗死、脑卒中或者心血管死亡的可能性。

五、用法用量

1. 儿童　未对本品进行儿童用药的研究,故本品禁用于儿童患者。

2. 成人　雷米普利治疗初期,尤其是伴有盐和/或体液流失患者(如呕吐、腹泻,利尿治疗),心力衰竭患者(尤其是

心肌梗死后）或严重高血压患者,可能会产生血压过度降低现象。如果可能,开始用雷米普利治疗前,应纠正盐和/或体液流失,减少或停止现正使用的利尿剂至少2~3日（在心力衰竭患者,必须权衡容量负荷过重的风险）。这些患者的治疗应当以最低单剂量开始,早晨服用1.25mg雷米普利。初次给药后,雷米普利和/或利尿剂剂量增加时,患者均应给予医疗监控至少8小时,以免发生难以控制的低血压反应。除非另有医嘱,以下推荐剂量适用于肾功能正常的患者:①原发性高血压患者,起始剂量一般为2.5mg雷米普利,晨服,如果该剂量血压不能恢复正常,可增加至每日5mg。增加剂量时应至少有3周的间隔时间。维持剂量一般为每日2.5~5mg,最大剂量每日10mg。如果每日5mg雷米普利的降压效果不理想,应考虑合用利尿剂等。这样可以增强雷米普利的降压效果。②急性心肌梗死后（2~9日）轻到中度心力衰竭（NYHA分级Ⅱ级和Ⅲ级）患者,雷米普利的剂量调整只能在住院的情况下对血流动力学稳定的患者进行。必须非常严密监测合并应用抗高血压药物的患者,以免血压过度降低。起始剂量常为雷米普利2.5mg早晚分服。如果该起始剂量患者不能耐受（如血压过低）,应采用1.25mg,早晚分服。随后根据患者的情况剂量可增加。间隔1~2日剂量可加倍,至最大每日剂量雷米普利5mg,早晚分服。③非糖尿病肾脏病患者,推荐的雷米普利起始剂量为1.25mg,每日1次。按照患者能否耐受逐渐增加剂量。推荐2~3周后剂量加倍。维持量通常为每日5mg。高剂量尚无足够的治疗经验,肌酐清除率<60ml/min的患者,每日最大剂量不能超过5mg。④在心血管危险增加患者中可降低心肌梗死、脑卒中和心血管死亡的可能性。推荐的雷米普利起始剂量是2.5mg,每日1次。根据患者的耐受性逐渐增加剂量。推荐1周后剂量加倍,再过3周增加至每日10mg。雷米普利维持量一般为每日10mg。给药方法为本品的吸收不受食物的影响,可在饭前、饭中或者饭后用足量液体送服。急性心肌梗死后,心力衰竭患者开始时应当特定服用每日剂量,早晚2次分服,其他情况每日剂量可以早上一次性服用。对急性心肌梗死后出现心力衰竭的患者,不得早于梗死后2日内开始服用雷米普利,但也不应迟于梗死后10日才开始服用。建议服用本品至少15个月。

3. 老年人　年长患者（大于65岁）对ACE抑制剂的反应较年轻人明显,因此老年患者和具有血压大幅度降低可能存在危险的患者（如冠状血管或者脑供血血管狭窄患者）,应考虑采用低起始剂量（每日1.25mg雷米普利）。同时使用利尿剂,有充血性心力衰竭或肝肾功能不全的老年患者,应慎用本品。使用本品时应根据血压控制的需要仔细调节用药剂量。

六、特殊人群用药

1. 妊娠期　孕妇服用本品,尤其是妊娠期的最后6个月服用,可能导致胎儿损伤甚至死亡,故孕妇禁用本品。

2. 哺乳期　本品可通过乳汁分泌,故哺乳期妇女禁用本品。

3. 肾功能损害　肾功能损害患者（肌酐清除率<60ml/min或血清肌酐浓度>1.2mg/dl）起始剂量为1.25mg,晨服,维持量通常为每日2.5mg。每日最大剂量不能超过5mg。

4. 其他人群　患有恶性高血压或心力衰竭的患者（尤其是急性心肌梗死后）采用本品治疗时应住院。

七、药理学

1. 药效学及作用机制　雷米普利是一个前体药物,经胃肠道吸收后在肝水解生成雷米普利拉［具有活性的、强效和长效的血管紧张素转化酶（ACE）抑制剂］。服用雷米普利会导致血浆肾素活性的升高,血管紧张素Ⅱ及醛固酮血浆浓度的下降。因为血管紧张素Ⅱ的减少,ACE抑制剂可导致外周血管扩张和血管阻力下降,从而产生有益的血流动力学效应。有证据显示,组织ACE,尤其是血管系统而不是循环中的ACE,是决定血流动力学效应的主要因素。同激肽酶Ⅱ一样,血管紧张素转化酶也能降解缓激肽。有证据显示,雷米普利拉引起的ACE抑制,对激肽释放酶、激肽、前列腺素系统能产生某些效应。有人推测这一机制参与了雷米普利的降压和代谢作用。高血压患者服用雷米普利后卧位和立位血压均下降。在服药后的1~2小时内就产生明显的降压效应;峰值效应出现在服药后的3~6小时;已显示治疗剂量的降压效应至少可以维持24小时。在一项大样本终点研究（HOPE）中,和安慰剂比较,雷米普利显著地减少脑卒中、心肌梗死和/或心血管病死亡的发生率。研究证实,这些有益的效应大部分出现在血压正常的患者,通过使用标准回归分析技术显示,只有部分的有益效应是由于相对轻微的血压下降所致。10mg剂量是目前已批准的最大安全剂量,并且这一剂量被认为是完全阻断肾素-血管紧张素-醛固酮系统效应最可能的剂量,这一点已在先前进行的剂量-范围研究（SECURE,HEART）中得到证实,HOPE试验的研究者也采用了这一剂量。此研究和其他一些研究共同提示,ACE抑制剂如雷米普利对心血管系统可能具有其他的直接效应,这些效应可能包括拮抗血管紧张素Ⅱ介导的缩血管效应,抑制血管平滑肌增生和斑块破裂,增强血管内皮功能,减轻左室肥厚和促进纤溶。对糖尿病患者可能有其他效应,如对胰岛素清除和胰腺血流的影响。

2. 药代动力学　雷米普利口服给药后能被迅速地从胃肠道吸收,1小时之内即可达到血浆峰浓度。其活性代谢物雷米普利拉的峰值血浆浓度出现在用药后的2~4小时以内。雷米普利拉的血浆峰浓度以多相方式下降。如雷米普利5~10mg,每日1次给药,经数日后雷米普利拉的有效半衰期是13~17小时;以较低的剂量（雷米普利1.25~2.5mg）给药时,有效半衰期明显延长。这种差异与极低血浆浓度时观察到的雷米普利拉的浓度-时间曲线的长终末相有关。这一终末相不依赖于药物剂量,提示同雷米普利拉结合的酶的作用是可饱和的。雷米普利常用剂量,每日1次给药,大约在4日后可达到雷米普利拉的稳态血浆浓度。雷米普利几乎能被完全地代谢,其代谢产物主要从肾排泄（大约60%从尿中排泄,40%从粪便排泄）。除其活性代谢产物-雷米普利拉以外,其他没有活性的代谢产物包括二酮哌嗪酯、二酮哌嗪酸及其耦合物。

3. **药物不良反应**　本品为抗高血压药,许多不良反应是继发于其血压降低效应的,该效应将导致肾上腺素负反馈调节或器官灌注不足。许多其他的效应(如对电解质平衡的影响、某些类过敏反应或黏膜的炎症反应)是由于这类药物的 ACE 抑制或其他药理作用引起的。

4. **药物相互作用**

(1) 钾盐、保钾利尿剂(如螺旋内酯、阿米洛利、氨苯蝶啶):血钾浓度明显增加(与这些药物同时应用时必须严密监测血清钾浓度)。

(2) 抗高血压药物(尤其利尿剂)和其他具有潜在降压作用的药物(如硝酸盐、三环类抗抑郁药):雷米普利的降压效果增强(在同时使用利尿剂治疗期间,推荐定期检测血清钠浓度)。

(3) 催眠药、镇静剂、麻醉剂:血压明显下降(手术前应告知麻醉师正使用雷米普利治疗)。

(4) 拟交感类血管升压药(如肾上腺素):可能减弱雷米普利的降压效果(推荐严密监测血压)。别嘌醇、普鲁卡因酰胺、细胞生长抑制剂、免疫抑制剂、有全身作用的皮质醇类和其他能引起血象变化的药物,可增加血液学反应的可能性,尤其血液白细胞计数下降,白细胞减少症。

(5) 锂:血清锂浓度升高,由此增强锂的心脏和神经毒性(需要定期监测血清锂浓度)。

(6) 口服降血糖药(如磺脲类、双胍类)、胰岛素:由于潜在的降低胰岛素抵抗,本品可增强降血糖药效果,具有产生低血糖的风险(尤其在治疗初期,应仔细监测血糖水平)。

(7) 非甾体抗炎药、止痛剂(如吲哚美辛、阿司匹林):可能减弱雷米普利的降压效果;还可能增加肾功能损害和血清钾浓度升高的危险。

(8) 肝素:可能增加血清钾浓度。

(9) 氯化钠:减弱雷米普利的降压作用和缓解心力衰竭症状的效果。

八、注意事项

1. **禁用**　下列情况不能给予雷米普利片:对雷米普利、其他 ACE 抑制剂或雷米普利片的任何其他成分过敏者;有血管神经性水肿病史患者(如先前用 ACE 抑制剂治疗发生血管神经性水肿者);肾动脉狭窄(双侧或单肾患者单侧);肾移植后;血流动力学相关的主动脉或二尖瓣狭窄,或肥厚型心肌病;原发性醛固酮增多症;妊娠期(开始治疗之前必须排除怀孕的可能性,并采取避孕措施);哺乳期(需要回乳)。

当雷米普利片用于急性心肌梗死后轻到中度心力衰竭时,有下列额外的禁忌证:持续的低血压(收缩压低于90mmHg);直立性低血压(坐位 1 分钟后收缩压降低 ≥20mmHg);严重心力衰竭(NYHA 分级Ⅳ级);不稳定型心绞痛;致命的室性心律失常;肺源性心脏病。由于缺乏治疗经验,雷米普利片不能用于下列情况,正接受甾体或非甾体抗炎药、免疫调节剂和/或细胞毒化合物治疗的肾病;透析;原发性肝脏疾病或肝功能损害;未经治疗的、失代偿性心力衰

竭;儿童。因可能存在严重过敏样反应(如威胁生命的休克),故本品或其他 ACE 抑制剂应避免与需要与血液负电荷接触的体外治疗同时应用。采用本品治疗时,不能使用聚丙烯腈和甲基烯丙基硫化钠高通量滤膜(如 AN69)进行透析或血液过滤,也不能使用硫酸右旋糖苷进行 LDL 分离清除。若必须进行透析、血液过滤或 LDL 分离清除,治疗必须换用非 ACE 抑制剂,或者使用其他透析膜。服用 ACE 抑制剂时进行针对昆虫毒素(如蜜蜂或黄蜂)的脱敏治疗,可能触发过敏样反应(如血压下降、气短、呕吐、皮肤过敏反应),有时可能威胁生命。过敏反应也可出现昆虫叮咬后(如蜜蜂或黄蜂叮咬)。如果必须进行昆虫毒素脱敏治疗,必须临时用其他类型的合适药物替代 ACE 抑制剂。

2. **用药注意事项**　以下情况仅在效益明确大于风险,并对有代表性的临床和实验室指标规律监测后才可使用雷米普利:①临床相关的电解质紊乱;免疫反应紊乱或结缔组织疾病(如红斑狼疮、硬皮病);同时全身应用抑制免疫反应的药物(如皮质醇类、细胞抑制剂、抗代谢类),别嘌醇,普鲁卡因胺或者锂。②在较高肾素-血管紧张素系统活性患者,由于 ACE 的抑制,存在突然明显血压下降和肾功能损害的危险。在这种情况下,如果第一次使用雷米普利或者增加剂量,应严密监测血压,直到预期不会出现进一步的急性血压下降。下列情况预期可能出现较高的肾素-血管紧张素活性:已经服用利尿剂的患者;盐和/或液体丢失的患者;严重高血压患者;心力衰竭患者,尤其在急性心肌梗死后;左室流入道、流出道梗阻患者(如主动脉缩窄或者二尖瓣狭窄,肥厚型心肌病);血流动力学相关的肾动脉狭窄患者(可能有必要停用利尿剂治疗)。③在治疗开始时,下列患者也应特别仔细地监测。老年患者(年龄超过 65 岁);血压大幅度下降存在危险的患者(如冠状血管或脑供血血管狭窄的患者)。④在服用本品前,必须检查肾功能。尤其在开始治疗的前几周,推荐监测肾功能。监测尤其适用于心力衰竭患者;单侧肾动脉狭窄患者(在这种情况下,血清肌酐轻度上升都可能意味着受累肾功能的衰竭);肾功能损害的患者;肾功能损害患者,需要经常检测血清钾浓度。⑤服用本品时,进行需要与血液负电荷接触的体外治疗时(如使用特定的透析膜透析、血滤或使用硫酸右旋糖苷进行 LDL 分离清除),存在严重过敏样反应的危险(如威胁生命的休克)。使用昆虫毒素脱敏治疗也存在该危险。⑥使用聚丙烯腈或甲基烯丙基硫化钠高通量滤膜(如 AN69)进行透析或者血滤,使用硫酸右旋糖苷进行 LDL(低密度脂蛋白)分离清除或者使用昆虫毒素脱敏治疗期间,不要使用本品治疗。⑦如果治疗期间发生血管神经性水肿,必须立即停药。由 ACE 抑制剂触发的血管神经性水肿可能累及喉、咽和/或舌。⑧对驾驶和操作机械能力/反应的影响:用此药治疗需进行定期医学检查。由于个体反应的差异,一些患者的反应可以发生明显的改变,以至于他们驾车、操作机器或者在无扶手或安全支点时工作能力受到损害,在用药初期、增加剂量时或者改变剂型或同时饮酒时尤其如此。⑨将药品放在儿童难以触及的地方。

九、药物稳定性及贮藏条件

30℃以下保存。将药品放在儿童无法拿到的地方。

十、药物经济性评价

非基本药物,医保乙类,《中国药典》(2020 年版)收载。

培 哚 普 利

一、药品名称

1. 英文名　Perindopril
2. 化学名　(2S,3aS,7aS)-1[(S)-N-[(S)-1-乙酯基丁基]丙氨酰]八氢-1H-吲哚-2-羧酸叔丁胺盐(1∶1)

二、药品成分

培哚普利

三、剂型与规格

培哚普利片　(1)4mg;(2)8mg

四、适应证及相应的临床价值

高血压与充血性心力衰竭。

五、用法用量

1. 儿童　儿童及青少年使用的有效性和安全性还没有确定。因此不用于儿童及青少年。
2. 成人　建议每日清晨餐前服用 1 次。剂量可根据患者的具体情况和血压反应而个体化。

高血压:培哚普利可单药治疗或与其他类抗高血压药物联合治疗。

无水钠丢失或肾功能衰竭(即正常情况下):对于没有水钠丢失或肾功能衰竭等并发症的原发性高血压,建议以 4mg 起始治疗,每日清晨餐前服用 1 次。根据疗效,可于 3~4 周内逐渐增至最大剂量 8mg/d。对于肾素-血管紧张素-醛固酮系统过度激活(特别是肾血管性高血压,钠和/或容量丢失,心脏失代偿或重度高血压)的患者,在起始剂最后可能会引起血压的过度下降。对于此类患者,建议从 2mg 的剂量开始应用。起始治疗应在医学观察下进行。培哚普利起始治疗后可能出现症状性低血压,这种情况在联合应用利尿剂治疗的患者中更有可能发生,因为这类患者可能存在容量和/或钠的减少,应谨慎对待。如必要,应在开始培哚普利治疗前 2~3 天停用利尿剂。对于不能停用利尿剂的高血压患者,培哚普利应从 2mg 开始,并监测肾功能和血清钾浓度。培哚普利随后的剂量应根据血压反应调整。如果需要,可恢复利尿剂治疗。

充血性心力衰竭:与非保钾利尿剂和/或地高辛和/或 β受体拮抗剂联用时,建议培哚普利在谨慎的医学观察下以 2mg 作为起始剂量清晨服用。如果患者能够耐受,2 周后剂量可增至每日 1 次 4mg。剂量的调整应根据患者的个体临床反应。在重度心力衰竭和被认为高危的患者(肾功能损害及易于出现电解质紊乱的患者,同时用利尿剂和/或血管扩张剂治疗的患者),应在谨慎的观察下开始治疗,建议的起始剂量为 1mg/d。极易出现症状性低血压的患者,如钠丢失患者(有或无低钠血症)、血容量减少的患者、或正在接受强效利尿剂治疗的患者,在培哚普利治疗前应纠正这些情况。在治疗前及治疗过程中应严密观察患者的血压、肾功能和血清钾。

3. 老年人　老年人应该从 2mg 开始,1 个月后逐渐增加至 4mg。如必要,可根据肾功能情况增加至 8mg。

六、特殊人群用药

1. 妊娠期　妊娠初期的 3 个月不应使用培哚普利片。培哚普利禁止用于妊娠期的第 4—9 个月。已有的流行病学数据还不能得出结论妊娠前 3 个月暴露于血管紧张素转化酶抑制剂有致畸的风险。但是,也不能排除这一风险会轻微增加。对于计划妊娠的患者来说,除非连续使用血管紧张素转化酶抑制剂是必要的,否则应建议使用妊娠期安全性已建立的其他抗高血压药物进行治疗。如果确认已妊娠,应立即停用血管紧张素转化酶抑制剂,如有必要,应改用其他治疗。已知在妊娠 4~9 个月暴露于血管紧张素转化酶抑制剂可以导致人类胎儿毒性(肾功能下降,羊水过少,头颅骨发育延迟)和新生儿毒性(肾功能衰竭,低血压,高钾血症)。如果妊娠期 4~6 个月已经用了培哚普利,建议进行肾功能和颅骨的超声检查。如果母体使用了血管紧张素转化酶抑制剂,应密切监测是否会引起低血压。

2. 哺乳期　由于尚无哺乳期使用培哚普利的有关信息,因此培哚普利片不推荐用于哺乳期妇女,同时建议在哺乳期内尤其是护理新生儿或早产儿时,使用已知有较好的安全性的其他治疗。

3. 肾功能损害　肾损害时的剂量调整应根据肌酐清除率,当肌酐清除率大于 60ml/min 时,推荐剂量为 4mg/d;当肌酐清除率 30~60ml/min 时,推荐剂量为每日 2mg;当肌酐清除率 15~30ml/min 时,推荐剂量为隔日 2mg;当透析患者肌酐清除率小于 15ml/min 时,推荐剂量透析当日用 2mg。培哚普利拉的透析清除率是 70ml/min。对于血液透析的患者,应在透析后服药。

4. 肝功能损害　伴有肝损害的患者无须调整剂量。

七、药理学

1. 药效学及作用机制　培哚普利是一种使血管紧张素 I 转化为血管紧张素 II 的酶(血管紧张素转化酶)的抑制剂。这种转化酶或激酶是一种肽链端解酶,它使血管紧张素 I 转化为收缩血管的血管紧张素 II,它还能使舒张血管的缓激肽降解为没有活性的七肽。血管紧张素转化酶的抑制会导致血浆中的血管紧张素 II 减少,这样可以导致血浆肾素活性增加(通过抑制肾素释放的负反馈作用)并减少醛固酮的分泌。因为血管紧张素转化酶使缓激肽失活,所以血管紧张素转化酶的抑制也能提高循环及局部激肽释放酶、激肽系统(因而前列腺素系统也被激活)的活性。这种机制可能与血管紧张素转化酶抑制剂降低血压的作用相关,也可能与其某种副作用(如咳嗽)有关。培哚普利通过它的活性代谢物培哚普利拉起作用。其他代谢物在体外对血管紧张素转化酶的活性没有抑制作用。

高血压:培哚普利对轻度、中度、重度各级高血压均有效。能降低仰卧位及直立位的收缩压和舒张压。培哚普利减少周围血管的阻力,从而导致血压下降。使外周血流增加,而对心率没有影响。肾血流量增加,而肾小球滤过率通常不变。一次用药后在4~6小时发挥最大抗高血压作用,至少可维持24小时。谷作用大约是峰作用的87%~100%。降压作用快速发生。对有反应的患者,1个月内血压可达到正常,并能长期维持而不会发生耐受。停止治疗后不会发生反弹效应。培哚普利减轻左心室肥厚。在人体,培哚普利被证明确实有舒张血管的特点。它增加大动脉弹性,减少小动脉管壁中层/内腔比。联用噻嗪类利尿剂治疗可产生协同作用。血管紧张素转化酶抑制剂与噻嗪类利尿剂联用也能降低利尿剂治疗导致低钾血症的危险性。

心力衰竭:培哚普利通过降低前负荷和后负荷减少心脏做功。对心力衰竭患者的研究表明降低左、右心室充盈压,降低周围血管的总阻力,增加心排出量和提高心脏指数。在对照研究中,初次服用2mg培哚普利的轻中度心力衰竭患者,与安慰剂组相比,血压无显著下降。

2. 药代动力学 口服给药后,培哚普利被迅速吸收并在1小时内达到峰浓度。培哚普利的血浆半衰期为1小时。

培哚普利是一种前体药物。27%口服的培哚普利以活性代谢物培哚普利拉的形式进入血流中。除了活性代谢产物培哚普利拉,培哚普利还产生了五种代谢物,都是无活性的。培哚普利拉在血浆中3~4小时达到峰浓度。摄取食物降低了培哚普利拉的转化,即生物利用度,培哚普利应在每日晨起餐前一次服用。已经证明培哚普利的剂量与其血浆暴露量间存在线性关系。

未结合的培哚普利拉的分布体积大约是0.2L/kg,与血浆蛋白的结合非常轻微为20%(主要是与血管紧张素转化酶结合),但是为浓度依赖性的。培哚普利拉通过尿液清除,其游离部分的消除半衰期大约是17小时,4日内可以达到稳态。

培哚普利拉的消除在老年人、心力衰竭或肾功能衰竭患者中降低。肾功能不全患者的剂量需要根据肾损害程度(肌酐清除率)进行调整。培哚普利拉的透析清除率是70ml/min。

肝硬化患者的培哚普利动力学有所改变:母体分子的肝清除率减少一半。然而,形成的培哚普利拉的量不会减少,因此不需要调整剂量。

3. 药物不良反应

(1)血液及淋巴系统障碍:有关血红蛋白和血细胞比容下降、血小板减少症、白细胞减少或中性粒细胞减少、粒细胞缺乏症或全血细胞减少症的报告极罕见。先天性葡糖-6-磷酸脱氢酶缺乏症的患者,溶血性贫血的报道极罕见。

(2)代谢紊乱和营养失衡:未知的有低血糖。

(3)精神障碍:不常见的有情绪或睡眠紊乱。

(4)神经系统紊乱:常见的有头痛,头昏眼花,眩晕,感觉异常。极罕见的有意识模糊。

(5)视觉障碍:常见的有视力障碍。

(6)听觉和迷路失调:常见的有耳鸣。

(7)心血管异常:极罕见的有高危患者中可能继发于血压过度降低的心律失常、心绞痛、心肌梗死。

(8)血管疾病:常见的有低血压和与低血压有关的反应。极罕见的有高危患者中可能继发于血压过度降低的脑卒中。未知的有脉管炎。

(9)呼吸、胸部及纵隔障碍:常见的有咳嗽,呼吸困难。不常见的有支气管痉挛。极罕见的有嗜酸性粒细胞增多性肺炎,鼻炎。

(10)胃肠功能障碍:常见的有恶心、呕吐、腹痛、味觉障碍、消化不良、腹泻,便秘。不常见的有口干。极罕见的有胰腺炎。

(11)肝胆功能失调:极罕见的有细胞溶解性或胆汁淤积性肝炎。

(12)皮肤和皮下组织功能障碍:常见的有皮疹,瘙痒症。不常见的有面部、四肢、唇、黏膜、舌、声门和/或喉部血管水肿,风疹。极罕见的有多形性红斑。

(13)肌肉、结缔组织及骨骼系统功能障碍:常见的有肌肉痉挛。

(14)肾和泌尿系统功能障碍:不常见的有肾功能不全。极罕见的有急性肾功能衰竭。

(15)生殖系统和乳腺功能障碍:不常见的有勃起功能障碍。

(16)全身障碍:常见的有虚弱。不常见的有出汗。

(17)实验室检查:可能发生血尿素和血浆肌酐升高,也可发生高钾血症,但停药后可以恢复。这些情况在肾功能不全、严重的心力衰竭和肾血管性高血压的患者更易发生。肝酶及血清胆红素升高的报道罕见。

4. 药物相互作用

(1)利尿剂:用利尿剂,尤其对血容量和/或盐量减少的患者,开始用血管紧张素转化酶抑制剂治疗时可能会出现血压过度下降。培哚普利治疗应从小剂量开始,逐渐增加剂量。在开始治疗前应停用利尿剂、补充血容量及盐量以降低低血压发生的可能性。治疗过程中应监测肾功能。

(2)保钾利尿剂、补钾制剂或含钾盐替代品:虽然用培哚普利治疗时血清钾通常在正常范围内,但有些患者会发生高钾血症。保钾利尿剂(例如螺内酯、氨苯蝶啶或阿米诺利)、补钾制剂或含钾盐替代品可以导致血钾的明显升高,因此不推荐培哚普利与上述药物联用。如果因为明显的低钾血症而有指征联用时,须多加小心并严密监测血清钾。

(3)锂剂:有报告示血管紧张素转化酶抑制剂与锂联用致可逆性血清锂浓度升高中毒。联用噻嗪类利尿剂可以增加锂中毒的危险性,并使因联用血管紧张素转化酶抑制剂已经增加的锂毒性进一步升高。虽然不推荐培哚普利与锂联用,但是如果证明有必要联用时,必须严密监测血清锂的水平。

(4)非甾体抗炎药,包括阿司匹林≥3g/d:使用非甾体抗炎药(如作为抗炎药使用的阿司匹林,COX-2抑制剂和非选择性非甾体抗炎药)会减弱血管紧张素转化酶抑制剂抗高血压的效果。而且,非甾体抗炎药与血管紧张素转化酶抑制剂联用可能会增加肾功能退化的风险,包括急性肾功能衰竭和血钾升高的风险,尤其是对于已存在肾功能改变的患者。需谨慎联合使用这两种药物,尤其是对于老年患者。开始治疗和随后定期应给予患者适当的补水及检查以监测肾功能水平。

(5) 抗高血压药物和血管扩张剂:同时用这些药物可以增加培哚普利的低血压效应。与硝酸甘油、其他硝酸盐或其他血管扩张剂合用会使血压更加降低。

(6) 降血糖药物:流行病学研究表明,血管紧张素转化酶抑制剂与抗糖尿病药物(胰岛素,口服降血糖药)联合使用会增强降血糖作用,有发生低血糖的危险。这种现象更可能发生在联合治疗的前几周及有肾功能不全的患者。

(7) 阿司匹林、溶栓药、β受体拮抗剂、硝酸甘油:培哚普利可以与阿司匹林、溶栓药、β受体拮抗剂和/或硝酸甘油合用。

(8) 三环类抗抑郁药、抗精神病药、麻醉药:某些麻醉药,三环类抗抑郁药和抗精神病药物与血管紧张素转化酶抑制剂合用可以导致血压进一步下降。

(9) 拟交感类药物:拟交感类药物可以减弱血管紧张素转化酶抑制剂的降压作用。

(10) 金:有罕见报道,联用金注射剂(如硫代苹果酸金钠)和血管紧张素转化酶抑制剂(如培哚普利)的患者可能会出现亚硝酸盐样反应(包括面部潮红、恶心、呕吐和低血压等症状)。

(11) 雌莫司汀:与血管紧张素转换酶抑制剂合用可能引起血管神经性水肿的危险性增加。

八、注意事项

1. 禁用 对培哚普利、任一种赋形剂或其他血管紧张素转化酶抑制剂过敏;与使用血管紧张素转化酶抑制剂相关的血管神经性水肿史;遗传或特发性血管神经性水肿;妊娠第4—9个月。

2. 用药注意事项 由于该药含有乳糖,故禁用于先天性半乳糖血症,葡萄糖和半乳糖吸收障碍综合征,或缺乏乳糖酶的患者。

低血压:血管紧张素转化酶抑制剂可以导致血压下降。症状性低血压在单纯性高血压患者中很少见,而更可能发生在容量减少的患者,比如用利尿剂治疗、限盐饮食、透析、腹泻或呕吐的患者,或重度的肾素依赖性高血压的患者。对于充血性心力衰竭,无论是否伴有肾功能不全,曾观察到症状性低血压。这种情况更容易在有严重程度的心力衰竭患者(使用大剂量袢利尿剂、低钠血症或肾功能损害的患者)中发生。在症状性低血压危险性较高的患者中,开始治疗和调整剂量时应严密监测。对于缺血性心脏病及脑血管病患者也应如此,这些患者的血压过度下降会导致心肌梗死或脑血管事件。患者发生低血压时,应置于仰卧位,必要时应静脉输入生理盐水。一过性的低血压反应不是继续服药的禁忌证,可在扩充血容量血压升高后继续给药。对某

些血压正常或偏低的充血性心力衰竭患者,培哚普利会进一步降低全身血压。这种反应是可以预见的,通常不用停止治疗。如果患者出现低血压症状,可减少剂量或停止使用培哚普利。

主动脉瓣或二尖瓣狭窄或肥厚型心肌病:和服用其他血管紧张素转化酶抑制剂一样,二尖瓣狭窄及左心室流出道梗阻,如主动脉狭窄或肥厚型心肌病的患者应谨慎使用培哚普利。

肾功能损害:在肾功能损害的情况下(肌酐清除率<60ml/min),培哚普利的起始剂量应根据患者的肌酐清除率而调整,并作为患者对治疗的反应。对于这些患者,钾和肌酐应作为常规检查项目的一部分。在充血性心力衰竭患者中,用血管紧张素转化酶抑制剂治疗开始后的低血压可能会导致肾功能的进一步损害。曾有这种情况下的急性肾功能衰竭的报道,这种急性肾功能衰竭通常是可逆的。一些曾用血管紧张素转化酶抑制剂治疗的双侧肾动脉狭窄或单一肾动脉狭窄患者,可见到血中尿素和血清肌酐的升高,这种升高在停止治疗后是可逆的。这在肾功能不全的患者中更可能出现。如果同时存在肾血管性高血压,严重低血压和肾功能不全的危险性就会增加。对这些患者,应在医师的医学观察下从小剂量开始治疗,谨慎调整剂量。因为使用利尿剂治疗可能与上述情况有关,所以这些患者应停用利尿剂并在用培哚普利治疗的最初几周监测肾功能。某些先前没有明显肾血管疾病的高血压患者,尤其是当培哚普利与利尿剂合用时,可发生血尿素和血清肌酐的升高,通常很轻微,且是一过性的。这种情况更可能发生在先前存在肾功能损害的患者中。可能需要减少剂量和/或停用利尿剂和/或停用培哚普利。

血液透析患者:曾有用高流量的膜透析并合用血管紧张素转化酶抑制剂治疗的患者发生危及生命的类过敏反应的报道。应考虑用不同类型的透析膜或用不同类型的抗高血压药物。

肾移植:没有培哚普利在近期肾移植患者中应用的经验。

超敏反应或血管性水肿:用血管紧张素转化酶抑制剂包括培哚普利治疗的患者,面部、四肢、唇、黏膜、舌、声门和/或喉部血管水肿的报道非常少见。它可以发生于治疗的任何时间。应立刻停用培哚普利,适当监测直到症状完全缓解。对于水肿局限于面部和唇部的患者,抗组胺剂可缓解症状,但通常无须治疗可缓解。有与血管紧张素转化酶抑制剂无关的血管神经性水肿病史的患者,在接受血管紧张素转化酶抑制剂治疗时,血管神经性水肿的危险性可能会增加。有极罕见服用血管紧张素转化酶抑制剂可引起患者的肠道血管水肿的报道。这些患者通常表现为腹痛(伴有或不伴有恶心和呕吐);通常情况下,这些患者不会进而发展为面部血管性水肿而且患者的Cl酯酶水平正常。可通过腹部CT扫描、超声或手术明确诊断,停用血管紧张素转化酶抑制剂后症状消失。对于使用血管紧张素转化酶抑制剂的患者,如出现腹痛,在鉴别诊断时应考虑到肠血管性水肿。

低密度脂蛋白清除过程中的过敏反应:在用硫酸葡聚糖清除低密度脂蛋白过程中接受血管紧张素转化酶抑制剂治疗的患者可发生危及生命的过敏反应,非常少见。这些过敏反应可通过每次低密度脂蛋白清除前临时停止血管紧张素转化酶抑制剂治疗至少24小时而避免。

脱敏过程中的类过敏反应:正在进行膜翅目昆虫毒液脱敏治疗的患者,使用血管紧张素转化酶抑制剂时有发生危及生命的类过敏反应的罕见报道。对这类患者,临时停止血管紧张素转化酶抑制剂治疗至少24小时可避免这些反应。当不注意再次应用血管紧张素转化酶抑制剂时,这些反应会再次出现。

肝衰竭:极少见情况下,ACEI与胆汁淤积性黄疸有关,并可进展为突发性肝坏死和(有时是)死亡,这一症状的发生机制尚不清楚。接受ACEI治疗的患者如出现黄疸或明显的肝酶升高,应停用ACEI并接受适当的医疗随访。

中性粒细胞减少症、粒细胞缺乏症、血小板减少症或贫血:曾报道接受血管紧张素转化酶抑制剂治疗的患者出现中性粒细胞减少症/粒细胞缺乏症,血小板减少症及贫血。在肾功能正常及没有其他危险因素的患者,很少发生中性粒细胞减少症。培哚普利应谨慎用于有下列情况的患者,胶原血管疾病,免疫抑制剂治疗,别嘌醇或普鲁卡因胺治疗,或上述情况同时存在时,尤其是先前存在肾功能损害的患者。上述的某些患者可发生严重的感染,而某些感染对强化的抗生素治疗无反应。如果这些患者使用培哚普利,建议定期监测白细胞数目并指导患者报告任何感染征象。

种族:血管紧张素转化酶抑制剂引起血管神经性水肿的概率在黑种人中比在非黑种人中要高。同其他血管紧张素转化酶抑制剂一样,培哚普利的降低血压效果在黑种人比非黑种人差,可能是因为低肾素状态的发生率在黑种高血压人群中较高。

咳嗽:有服用血管紧张素转化酶抑制剂引起的咳嗽的报告。这种咳嗽的特点为持续性干咳,停止治疗后可缓解。在咳嗽鉴别诊断时应考虑血管紧张素转化酶抑制剂导致的咳嗽的可能。

手术麻醉:经历大手术或使用可导致低血压的药物麻醉时,培哚普利可以阻断患者肾素释放继发的血管紧张素Ⅱ形成。应在手术前1日停用培哚普利。如果发生了低血压并认为是因为这种机制导致,可通过扩充血容量纠正。

高钾血症:用包括培哚普利在内的血管紧张素转化酶抑制剂治疗的一些患者中发现血钾升高。容易发生高钾血症的高危患者包括肾功能不全(年龄大于70岁),糖尿病,伴有脱水、急性心功能失代偿、代谢性酸中毒的患者,联合应用保钾利尿剂(如螺内酯,依普利酮,氨苯蝶啶,阿米洛利)、补钾制剂或含钾盐替代品以及其他可引起血钾升高的疗法(如肝素)的患者。使用保钾利尿剂、补钾制剂或含钾盐替代品,尤其对于肾功能改变的患者而言,可引起血钾的显著升高。高钾血症可引发严重的心律失常,有时是致命的。如果认为患者应联用以上所提及的药物是合适的,推荐定期监测血钾。

糖尿病患者:口服降血糖药物或胰岛素治疗的糖尿病

患者,用血管紧张素转化酶抑制剂治疗的第1个月应密切监测血糖的控制。

锂:不建议锂与培哚普利联用。

保钾利尿剂、补钾制剂或含钾盐替代品:不建议培哚普利与保钾利尿剂、补钾制剂或含钾盐替代品联用。

对驾驶机动车和操纵机器能力的影响:培哚普利不直接影响驾驶机动车和操纵机器的能力,但是一些患者可能会出现与血压下降有关的个别反应,尤其在治疗初期或与其他抗高血压药物联合使用的情况下。因此,驾驶和操作机器的能力有可能会减低。

九、药物稳定性及贮藏条件

30℃以下密封保存。

十、药物经济性评价

非基本药物,医保乙类,《中国药典》(2020年版)收载。

喹那普利

一、药品名称

1. 英文名　Quinapril
2. 化学名　(S)-2-[(S)-N-[(S)-1-羧基-3-苯丙基]丙氨酰]-1,2,3,4-四氢-3-异喹啉羧酸

二、药品成分

盐酸喹那普利

三、剂型与规格

盐酸喹那普利片　10mg

四、适应证及相应的临床价值

适用于常规药物治疗效果不满意或不良反应较多的高血压及充血性心力衰竭者。本品疗效与依那普利相当,优于卡托普利;对于后者长期应用后,本品效果不减,能明显改善症状及增加运动能力。

五、用法用量

成人口服本品后其吸收不受食物影响。对轻、中度高血压推荐起始剂量为每日1片,每日1次,如降压效果不满意,可增至每日2~3片,最大剂量为每日4片,每日1次或分二次服用,维持剂量一般为每日1片。本品增量时通常要间隔1~2周。对已服用利尿剂的患者,起始剂量应减半。

对重度高血压及药物增量后血压下降仍不满意的患者,可加用小剂量的利尿剂(如噻嗪类)或钙通道阻滞剂。

充血性心力衰竭患者在应用利尿剂、强心苷治疗的基础上,推荐本品起始剂量为半片/d,注意监测患者是否有症状性低血压,剂量可逐渐加量至每次1~2片,每日2次。

六、特殊人群用药

1. 妊娠期　孕妇或可能妊娠的妇女禁用本品。

2. 哺乳期　哺乳期妇女慎用本品必须用药时应中止哺乳。

3. 肾功能损害　肾功能不全的患者需要减少本品的剂量或减少用药的次数,并且要注意尿素氮、血清肌酐和血钾的变化。如肌酐清除率<40ml/d,起始剂量应减少为 5mg/d,并可逐渐增量至理想剂量。本品会减少醛固酮的分泌而增强排钠保钾作用,当肾功能不全患者、轻度肾功能不全的糖尿病患者、服用补钾或保钾利尿剂(如螺内酯、氨苯蝶啶或阿米洛利)的患者服用本品后,会发生高钾血症。

七、药理学

1. 药效学及作用机制　药理作用:本品为无巯基、长效、口服血管紧张素转换酶(ACE)抑制剂,口服后在肝水解成具有活性的喹那普利拉,可抑制 ACE,阻止血管紧张素 I 转换为血管紧张素 II,从而使血管紧张素 II 所介导的血管收缩作用减弱,降低动脉的血管阻力,同时抑制醛固酮的合成,减少醛固酮所产生的水和钠的潴留,使血压下降。本品具有持续 24 小时的长效降压作用,具有降低动静脉外周阻力的作用,也能对充血性心力衰竭发挥疗效,是治疗心力衰竭除洋地黄及利尿剂外的主要辅助药。

2. 药代动力学　口服本品后,喹那普利很快被吸收并水解成活性的喹那普利拉,喹那普利和喹那普利拉分别于给药 1 小时和 2 小时血药浓度达到峰值,喹那普利拉浓度比喹那普利高四倍,半衰期分别为 0.8 小时和 1.9 小时。喹那普利主要从肾排泄,61% 由尿排泄,37% 由粪排泄。

3. 药物不良反应　与其他血管紧张素转换酶抑制药基本相同,但较轻,发生率较低。主要有血管神经性水肿、低血压、眩晕、头痛、乏力、鼻炎、恶心、呕吐、咳嗽、腹痛、血肌酐及尿素氮增加等,肾功能严重减退者可能引起中性粒细胞减少和粒细胞缺乏。本品不易通过血脑屏障,中枢性不良反应少见。与其他 ACE 抑制剂相似,可引起干咳,罕见引起血管性水肿。对于肾动脉狭窄患者,会引起肾功能衰竭。

4. 药物相互作用　与利尿药和/或 β 受体拮抗药合用能增强降血压作用,提高降血压有效率。本品制剂中含碳酸镁,后者能减少四环素类抗菌药物的吸收。所有 ACE 抑制剂会减少锂经肾排出。

八、注意事项

1. 禁用　①对本品或相关成分过敏者。②既往应用某一种血管紧张素转换酶抑制剂治疗时曾出现血管神经性水肿者。

2. 用药注意事项　①首剂低血压反应。对服用利尿剂、长期限盐、有腹泻或呕吐症状,而使血容量不足的患者,有可能发生有症状的低血压。无并发症及诱因的高血压患者极少发生首剂低血压。对心力衰竭并出现首剂低血压反应的患者,如需继续用药,应减少剂量或暂停使用。②主动脉瓣狭窄及肥厚型心肌病。此类患者左室射血受阻,应慎用本品。

九、药物稳定性及贮藏条件

遮光、密封保存。

十、药物经济性评价

非基本药物,非医保,《中国药典》(2020 年版)收载。

咪 达 普 利

一、药品名称

1. 英文名　Imidapril
2. 化学名　(-)-(4S)-3-[(2S)-2-[[(1S)-1-羧乙氧基-3-苯丙基]氨]丙酰基]-1-甲基-2-氧代咪唑-4-羧酸

二、药品成分

盐酸咪达普利

三、剂型与规格

盐酸咪达普利片　5mg

四、适应证及相应的临床价值

原发性高血压,肾实质性病变所致继发性高血压。

五、用法用量

1. 儿童　作为抗高血压药,本品在儿童中应用的安全性和有效性目前尚未明确。

2. 成人　一般成人每日 1 次,口服盐酸咪达普利 5~10mg。根据年龄症状适当增减。但严重高血压患者、伴有肾功能障碍高血压患者以及肾实质性高血压患者最好从 2.5mg 开始用药。本品需在医师指导下使用。

3. 老年人　老年人服用本品时,因从低剂量开始(如 2.5mg),并根据患者情况酌情增减剂量,调整服用间期。

六、特殊人群用药

1. 妊娠期　孕妇或可能妊娠的妇女禁用本品。
2. 哺乳期　哺乳期妇女慎用本品必须用药时应中止哺乳。
3. 肾功能损害　对肌酐清除率在 30ml/min 以下、或血清肌酐在 3mg/dl 以上的严重肾功能障碍患者,用药需慎重,剂量减半或延长用药间隔。

七、药理学

1. 药效学及作用机制　为血管紧张素转换酶(ACE)抑制剂。口服后,在体内转换成活性代谢物咪达普利拉,后者可抑制 ACE 的活性,阻止血管紧张素 I 转换成血管紧张素 II,使外周血管舒张,降低血管阻力,产生降压作用。

2. 药代动力学　健康成年男子口服 10mg,6~8 小时血浆中活性代谢物咪达普利拉的浓度达峰值(15ng/ml),消除半衰期为 8 小时,24 小时尿中总排泄率为服用剂量的

25.5%。健康成人每次口服 10mg,连续服用 7 日,血浆中咪达普利拉的浓度在 3~5 日后达稳态,未见有体内蓄积;但肾功能障碍患者的血浆浓度与健康成人比较,可见半衰期延长和血药峰浓度增大。

3. 药物不良反应　本品不良反应大多轻微,主要有咳嗽(4.5%)、咽部不适(0.5%)、头晕(0.2%)、直立性低血压(0.2%)、皮疹(0.1%)等。偶有伴呼吸困难的面、舌、咽喉部血管神经性水肿、严重血小板减少、肾功能不全恶化或肝氨基转移酶升高。有报道血管紧张素转换酶抑制剂可引起各种血细胞减少。

4. 药物相互作用

(1) 本品与保钾利尿剂(螺内酯、氨苯蝶啶等)或补钾制剂(氯化钾等)合用可使血钾浓度升高。

(2) 本品与锂制剂(碳酸锂)合用可能引起锂中毒。

(3) 使用利尿剂(三氯甲噻嗪、双氢氯噻嗪等)治疗的患者,初次服用本品会使降压效果增强。

(4) 与非甾体抗炎药(吲哚美辛)合用则使本品降压作用减弱。

(5) 其他有降压作用的药物(抗高血压药、硝酸类制剂等)也可增强本品的降压作用。

八、注意事项

1. 禁用　①对本品有过敏史的患者。②用其他血管紧张素转换酶抑制剂引起血管神经性水肿的患者。③用葡萄糖硫酸纤维素吸附器进行治疗的患者。④用丙烯腈甲烯丙基磺酸钠膜进行血液透析的患者。

2. 用药注意事项　①严重肾功能障碍患者、两侧肾动脉狭窄患者、脑血管障碍患者及高龄患者慎用本品。②重症高血压患者、进行血液透析的患者、服用利尿药的患者(尤其是服药初期)、进行低盐疗法的较严重患者须从小剂量开始用药。③偶尔可因降压作用引起眩晕、蹒跚等,因此,高空作业等危险作业时应注意。④手术前 24 小时内最好不用本药。

九、药物稳定性及贮藏条件

阴凉、干燥处保存。

十、药物经济性评价

非基本药物,医保乙类。

群 多 普 利

一、药品名称

1. 英文名　Trandolapril
2. 化学名　(2S,3aR,7aS)-1-((S)-N-((S)-1-羧基-3-苯基丙基)丙氨酰)六氢-2-吲哚啉羧酸

二、药品成分

群多普利

三、剂型与规格

群多普利片　(1)1mg;(2)2mg;(3)4mg

四、适应证及相应的临床价值

原发性高血压;心肌梗死后心力衰竭或心肌梗死后左室功能障碍。

五、用法用量

一般成人每日 1 次,口服群多普利 1mg。根据年龄和症状适当增减。日剂量最高 4mg,调整剂量至少间隔 1 周。本品需在医师指导下使用。

六、特殊人群用药

1. 妊娠期　孕妇或可能妊娠的妇女禁用本品。
2. 哺乳期　哺乳期妇女慎用本品必须用药时应中止哺乳。
3. 肾功能损害　对肌酐清除率在 30ml/min 以下或血清肌酐在 3mg/dl 以上的严重肾功能障碍患者,用药需慎重,或剂量减半、或延长用药间隔。
4. 肝功能损害　相比健康对照,轻中度酒精性肝硬化患者口服群多普利后,群多普利和其活性代谢产物群多普利拉的血药浓度分别增加 2~9 倍,但对 ACE 的抑制活性不变。建议肝功能不全患者适当降低剂量。

七、药理学

1. 药效学及作用机制　为血管紧张素转换酶(ACE)抑制剂。口服后,在体内转换成活性代谢产物群多普利拉,后者可抑制 ACE 的活性,阻止血管紧张素 I 转换成血管紧张素 II,使外周血管舒张,降低血管阻力,产生降压作用。

2. 药代动力学　群多普利前药,其活性只有酯化产物群多普利拉的八分之一。其半衰期约为 6 小时,活性代谢产物群多普利拉的半衰期约为 10 小时。群多普利和其代谢产物约三分之一经肾排泄,其余部分通过粪便排泄。其血浆蛋白结合率约为 80%。

3. 药物不良反应　与其他血管紧张素转换酶抑制药类似,如恶心、呕吐、腹泻、头痛、干咳、眩晕或头晕,偶见低血压和乏力。

4. 药物相互作用　与地高辛无相互作用;与利尿剂同时应用时偶见低血压,特别是起始治疗阶段;与锂剂联合,可能使血清锂水平升高而出现毒性。

八、注意事项

对此产品任何成分过敏者或曾使用 ACE 抑制剂治疗而引起血管性水肿,以及遗传性或特发性血管性水肿的患者禁用。

九、药物稳定性及贮藏条件

阴凉、干燥处保存。

十、药物经济性评价

非基本药物,非医保。

7　血管紧张素Ⅱ受体拮抗剂

氯沙坦

一、药品名称

1. 英文名　Losartan
2. 化学名　2-丁基-4-氯-1-[[2′-(1H-四唑-5-基)[1,1′-联苯基]-4-基]甲基]-1H-咪唑-5-甲醇

二、药品成分

氯沙坦钾

三、剂型与规格

氯沙坦钾片　(1)50mg;(2)100mg

四、适应证及相应的临床价值

本品适用于治疗原发性高血压。

五、用法用量

本品可同其他抗高血压药物一起使用。本品可与或不与食物同时服用。

1. 儿童　已经在年龄 1 个月至 16 岁的高血压儿童中建立本品的抗高血压作用。来自于足够的儿童及成人对照研究和在儿童中使用的文献报道的证据都支持本品在这些年龄组的运用。

对 50 例高血压儿童,年龄在 1 个月至 16 岁,每日 1 次口服氯沙坦剂量为 0.54~0.77mg/kg(平均剂量),进行氯沙坦的药代动力学研究。在所有年龄组,氯沙坦均形成活性代谢物。总的说来,氯沙坦和它的活性代谢物的药代动力学在所研究的各年龄组之间相似,与已有的成人药代动力学数据一致。

一项由 177 例年龄在 6~16 岁的高血压儿童参加的临床研究,体重≥20kg 至<50kg 的患者,每日服用 2.5mg、25mg或 50mg 的氯沙坦,体重≥50kg 的患者每日服用 5mg、50mg或 100mg 的氯沙坦。每日 1 次服用可降低谷值血压,并呈剂量相关性。在所有的亚组人群(例如年龄、Tanner 分期、性别、种族)均观察到氯沙坦的剂量相关性。然而所研究的最低剂量,2.5mg 和 5mg 相当于平均每日 0.7mg/kg 的剂量,并没有表现出与其他剂量一致的抗高血压作用。在这项研究中,本品通常耐受性良好。

对于能吞咽片剂,体重在≥20kg 至<50kg 的患者,推荐剂量为每日 1 次 25mg。最大剂量可以增加到每日 1 次50mg,对于体重>50kg 的患者,起始剂量为每日 1 次 50mg。最大剂量可以增加到每日 1 次 100mg。

对血管容量不足的患儿,在服用本品前应该纠正这些状况。患儿的不良事件情况与成人已经发现的相似。

不推荐在肾小球滤过率<30ml/(min·1.73m²)的儿童,肝受损的儿童中使用本品。由于没有在新生儿中使用的数据,也不推荐使用本品。

2. 成人　对大多数患者,通常起始和维持剂量为每日 1 次 50mg。治疗 3~6 周可达到最大降压效果。在部分患者中,剂量增加到每日 1 次 100mg 可产生进一步的降压作用。

对血管容量不足的患者(例如应用大剂量利尿剂治疗的患者),可考虑采用每日 1 次 25mg 的起始剂量。

对肾损害患者包括透析的患者,不必调整起始剂量。对有肝功能损害病史的患者应考虑使用较低剂量。

3. 老年人　不必调整起始剂量。在临床研究中本品的有效性和安全性没有年龄差异。

六、特殊人群用药

1. 妊娠期　当孕妇在怀孕中期和后期用药时,直接作用于肾素-血管紧张素系统的药物可引起正在发育的胎儿损伤,甚至死亡。当发现怀孕时,应该尽早停用本品。

尽管没有孕妇使用本品的经验,但使用氯沙坦钾进行的动物研究已证明有胎儿及新生儿损害和死亡,其机制被认为是通过药物介导而对肾素-血管紧张素系统作用所致。人类胎儿从怀孕中期开始的肾灌注,取决于肾素-血管紧张素系统的发育,因此,如果在怀孕的中期和后期应用本品,对胎儿的危险会增加。

2. 哺乳期　尚不知道氯沙坦是否经人乳分泌。由于许多药物可经人乳分泌,而对哺乳婴儿产生不良作用,故应该从对母体重要性的考虑来决定是停止哺乳还是停用药物。

3. 肾功能损害　由于抑制了肾素-血管紧张素系统,已有关于敏感个体出现包括肾功能衰竭在内的肾功能变化的报道;停止治疗后,这些肾功能的变化可以恢复。

对于肾功能依赖于肾素-血管紧张素-醛固酮系统活性的患者(如严重的充血性心力衰竭患者),应用血管紧张素转换酶抑制剂治疗可引起少尿和/或进行性氮质血症以及急性肾功能衰竭和/或死亡(罕有)。使用氯沙坦治疗也有类似报道。

对于双侧肾动脉狭窄或只有单侧肾而肾动脉狭窄的患者,影响肾素-血管紧张素系统的其他药物可增加其血尿素和血清肌酐含量。使用本品也有类似的报道。

停止治疗后,这些肾功能的变化可以恢复。

七、药理学

1. 药效学及作用机制　血管紧张素Ⅱ是肾素-血管紧张素系统的主要活性物质,为强效的血管收缩剂,在高血压的病理生理过程中起主要作用。血管紧张素Ⅱ在多种组织(如血管平滑肌、肾上腺,肾和心脏)内与 AT₁ 受体结合,产生包括血管收缩和醛固酮释放在内的多种重要的生物学效应。同时,它还能够刺激平滑肌细胞增殖。已证实另一种血管紧张素Ⅱ受体亚型为 AT₂,但它对于心血管系统功能稳态的作用尚不明确。

氯沙坦为合成的、强效口服活性药物。结合试验和药理学生物检测证明它能与 AT_1 受体选择性结合。体内外研究表明：氯沙坦及其具有药理活性的羧酸代谢产物（E-3174）可以阻断任何来源或任何途径合成的血管紧张素Ⅱ所产生的相应的生理作用。与其他肽类的血管紧张素Ⅱ拮抗剂（ARB）相比，氯沙坦无激动作用。

氯沙坦可选择性地作用于 AT_1 受体，不影响其他激素受体或心血管中重要的离子通道的功能，也不抑制降解缓激肽的血管紧张素转化酶（激肽酶Ⅱ）。所以，与阻断 AT_1 受体无直接关系的作用如缓激肽介导的效应或水肿（氯沙坦 1.7%，安慰剂 1.9%）与氯沙坦无关。

2. 药代动力学

吸收：本品口服吸收良好，经首关代谢后形成羧酸型活性代谢物及其他无活性代谢物，生物利用度约为 33%。氯沙坦及其活性代谢物的血药浓度分别在 1 小时及 3~4 小时达到峰值。本品与食物同服时氯沙坦的血浆浓度没有明显变化。

分布：氯沙坦及其活性代谢产物的血浆蛋白结合率≥99%，主要是与白蛋白结合。氯沙坦的分布容积为 34L。在大鼠体内进行的研究显示氯沙坦几乎不能通过血脑屏障。

代谢：①静脉注射或口服氯沙坦后，约 14% 的剂量会转化为活性代谢产物。经静脉注射或口服 ^{14}C 标记的氯沙坦钾，循环血浆中的放射活性主要来自于氯沙坦及其活性代谢产物。试验中，约 1% 的个体仅有很少量的氯沙坦转化为活性代谢产物。②除活性代谢产物外，也有非活性代谢产物产生，包括丁基侧链羟化产生的两种主要代谢产物和少量的 N-葡萄糖苷酸四唑。

消除：氯沙坦及其活性代谢产物的血浆清除率分别为 600ml/min 和 50ml/min。肾清除率分别为 74ml/min 和 26ml/min。口服氯沙坦钾时，约 4% 的剂量以原型经尿液排泄，6% 的剂量以活性代谢产物的形式经尿液排泄。口服氯沙坦钾达 200mg 时，氯沙坦及其活性代谢产物的药代动力学为线性。

口服给药后，氯沙坦及其活性代谢产物的血浆浓度呈多级指数下降，终末半衰期分别为 2 小时和 6~9 小时。每日 1 次给药 100mg 时，氯沙坦及其活性代谢产物在血浆中均无明显蓄积。

氯沙坦及其代谢产物经胆汁和尿液排泄。人口服 ^{14}C 标记的氯沙坦时，35% 的放射活性出现在尿中，58% 出现在粪便中。对人静脉注射 ^{14}C 标记的氯沙坦时，尿和粪便中的放射活性分别为 43% 和 50%。

3. 药物不良反应　临床试验发现本品耐受性良好，不良反应轻微且短暂，一般不需终止治疗，应用本品总的不良反应发生率与安慰剂类似。

在对原发性高血压的临床对照研究中，发生率≥1%、与药物有关、发生率比安慰剂高的唯一不良反应是头晕。另外，不足 1% 的患者发生与剂量有关的直立性低血压。尽管皮疹在对照临床试验中的发生率较安慰剂低，但也有个别报道。在这些原发性高血压的临床双盲对照研究中，应用本品后，不论是否与药物有关，发生率在 1% 及以上的不良

反应有除上述不良事件外，临床研究中至少两个患者/受试者使用氯沙坦后发生潜在的严重不良事件或发生率<1% 的其他不良事件如下，不能确定这些事件是否与氯沙坦有因果关系。①全身：面部浮肿，发热，直立性低血压，昏厥；②心血管系统：心绞痛，二度房室传导阻滞，心血管意外，低血压，心肌梗死，心律不齐，包括心房颤动、心悸、窦性心动过缓、心动过速、室性心动过速、心室颤动；③消化系统：食欲减退，便秘，牙痛，口干，胃肠胀气，胃炎，呕吐；④血液系统：贫血；⑤代谢：痛风；⑥骨骼肌肉系统：臂痛、髋部疼痛，关节肿胀、膝痛，骨骼肌肉痛，肩痛，僵硬，关节痛，关节炎，纤维肌痛，肌无力；⑦神经/精神系统：焦虑，焦虑症，共济失调，意识模糊，抑郁，梦异常，感觉迟钝，性欲降低，记忆力减退，偏头痛，神经过敏，感觉异常，外周神经病，恐惧症，睡眠异常，嗜睡，震颤，眩晕；⑧呼吸系统：呼吸困难，支气管炎，咽部不适，鼻出血，鼻炎，呼吸系统充血；⑨皮肤：脱发，皮炎，皮肤干燥，瘀斑，红斑，潮红，光敏感，瘙痒，皮疹出汗，荨麻疹；⑩特殊感觉：视力模糊，眼睛烧灼感和刺痛感，结膜炎，味觉错倒，耳鸣，视敏度下降；⑪泌尿生殖系统：勃起功能障碍，夜尿症，尿频，尿路感染。

在高血压伴左心室肥厚患者中进行的一项对照临床试验中，本品通常可很好耐受。最常见与药物有关的不良反应是头晕，乏力/疲乏和眩晕。

在 LIFE 研究中，在基线时无糖尿病的患者中，氯沙坦钾组新发生糖尿病的发生率较阿替洛尔组低（分别为 242 位和 320 位，$P<0.001$）。因为本研究中无安慰剂组还不清楚此结果是代表了氯沙坦钾的益处，或阿替洛尔的不良反应。

在 2 型糖尿病伴蛋白尿患者中进行的一项对照临床试验中，本品通常可很好耐受。最常见的与药物有关的不良反应是乏力/疲劳，头晕，低血压和高钾血症。

本品上市后已报告的其他不良反应包括①过敏反应：血管性水肿（包括导致气道阻塞的喉及声门肿胀和/或面、唇、咽、舌肿胀）在极少数服用氯沙坦治疗的患者中有报道。其中部分患者以前曾因服用包括 ACE 抑制剂在内的其他药物而发生过血管性水肿。脉管炎，包括过敏性紫癜已有极少报道。②胃肠道反应：肝炎（少有报道），肝功能异常，呕吐。③一般失调和给药部位状况：不适。④血液系统：贫血，血小板减少（少有报道）。⑤肌肉骨骼系统：肌痛，关节痛。⑥神经/精神系统：偏头痛，癫痫大发作，味觉障碍。⑦生殖系统失调：勃起功能障碍。⑧呼吸系统：咳嗽。⑨皮肤：荨麻疹，瘙痒，红皮病，光敏感性。⑩高钾血症和低钠血症已有报道。国内有一例与药物有关的不明原因死亡的自发报告。

实验室检查结果：在原发性高血压临床对照试验中，很少有应用本品的患者在实验室参数方面出现临床上有重要意义的变化。1.5% 的患者出现高钾血症（血清钾>5.5mmol/L）。在 2 型糖尿病伴蛋白尿的患者中进行的一项临床研究中，氯沙坦组和安慰剂组分别有 9.9% 和 3.4% 的患者出现高钾血症。

GPT 的升高较罕见，并在停药后恢复正常。

肌酐、血尿素氮：在原发性高血压患者中，单独使用本

品有不到 0.1% 的患者观察到血尿素氮或血清肌酐轻微升高。

血红蛋白和血细胞比容:在单独用本品治疗的患者中经常出现血红蛋白和血细胞比容的轻度下降(分别平均下降约 0.11%g 和 0.09%),但很少有临床重要性,没有患者因为贫血而中止服药。

肝功能检查:偶尔有肝酶和/或血清胆红素升高。在单独用本品治疗的原发性高血压患者中,一例患者(<0.1%)由于这些实验室不良反应而停止服药。

4. 药物相互作用　在临床药动学的研究中,已确认和氢氯噻嗪、地高辛、华法林、西咪替丁、苯巴比妥、酮康唑和红霉素不具有临床意义上的药物相互作用。已有报道利福平和氟康唑可降低活性代谢产物水平。这些相互作用的临床结果还没有得到评价。

与其他抑制血管紧张素Ⅱ及其作用的药物一样,本品与保钾利尿药(如螺内酯、氨苯蝶啶、阿米洛利)、补钾剂或含钾的盐代用品合用时,可导致血钾升高。

与其他影响钠排泄的药物一样,锂的排泄可能会减少。因此如果锂盐和血管紧张素Ⅱ受体拮抗剂合用,应仔细监测血清锂盐水平。

非甾体抗炎药(NSAID)包括选择性环氧合酶-2 抑制剂(COX-2 抑制剂)可能降低利尿剂和其他抗高血压药的作用。因此,血管紧张素Ⅱ受体拮抗剂或血管紧张素转化酶抑制剂的抗高血压作用可能会被 NSAIDs 包括 COX-2 抑制剂削弱。

对一些正在服用非甾体抗炎药包括选择性环氧合酶-2 抑制剂治疗的有肾功能损害的患者(如老年或容量不足的患者,包括正在接受利尿剂治疗的患者),同时服用血管紧张素Ⅱ受体拮抗剂或血管紧张素转化酶抑制剂可能导致进一步的肾功能损害,甚至可能发生急性肾功能衰竭。这些作用通常是可逆的。因此,对肾功能不全的患者进行联合用药治疗时应谨慎。

八、注意事项

1. 禁用　对本品任何成分过敏者禁用。
2. 用药注意事项　可掰开,可与食物同服,无须避光。

九、药物稳定性及贮藏条件

有效期 36 个月。30℃ 以下,密闭保存,避光。

十、药物经济性评价

非基本药物,医保乙类。

缬 沙 坦

一、药品名称

1. 英文名　Valsartan
2. 化学名　*N*-戊酰基-*N*-[[2′-(1*H*-四氮唑-5-基)联苯-4-基]甲基]-L-缬氨酸

二、药品成分

缬沙坦

三、剂型与规格

缬沙坦片　40mg
缬沙坦胶囊剂　(1)40mg;(2)80mg;(3)160mg

四、适应证及相应的临床价值

治疗轻、中度原发性高血压。

五、用法用量

1. 儿童　本品用于儿童和青少年(18 岁以下)的有效性和安全性尚无相关研究。
2. 成人　推荐剂量:本品 80mg,每日 1 次。剂量与种族、年龄、性别无关。可以在进餐时或空腹服用。建议每日在同一时间用药(如早晨)。用药 2 周内达确切降压效果,4 周后达最大疗效。降压效果不满意时,每日剂量可增加至 160mg,或加用利尿剂。肾功能不全及非胆管源性、无淤胆的肝功能不全患者无须调整剂量。缬沙坦可以与其他抗高血压药物联合应用。
3. 老年人　尽管服用缬沙坦后,老年人的系统暴露浓度稍大于年轻人,但并无任何临床意义。

六、特殊人群用药

1. 妊娠期　鉴于血管紧张素Ⅱ受体阻滞剂的作用机制不能排除对胎儿的危害。已经有报告表明:在妊娠第 2 个和第 3 个月时,子宫内给予血管紧张素转化酶抑制剂会给发育中的胎儿带来损伤,或者导致胎儿死亡。此外,在回顾性资料中有在妊娠第 1、3 个月时使用血管紧张素转化酶抑制剂存在先天缺陷的潜在性风险。已有孕妇无意中服用缬沙坦时,发生自然流产、羊水过少和新生儿肾功能不全的报告。与其他直接作用于 RAAS 的药物相似,孕妇不应使用本品。

对于有怀孕可能的妇女,医师在处方作用于 RAAS 的药物时应告知其该类药物在妊娠期的潜在风险。如果用药期间发现妊娠,应尽早停用缬沙坦。

2. 哺乳期　尚不清楚缬沙坦是否在人乳中排泄。缬沙坦在哺乳大鼠的乳汁中有排泄。因此本品不宜用于哺乳期。

3. 肾功能损害　由于缬沙坦肾清除率只占总血浆清除率的 30%,故其全身性影响与肾功能之间没有关系,肾功能不全患者服用本品无须调整剂量。

抑制肾素-血管紧张素-醛固酮系统后,敏感患者可能有肾功能改变。对于肾功能依赖肾素-血管紧张素-醛固酮系统活性的患者(如严重的充血性心力衰竭患者),用血管紧张素转化酶抑制剂或血管紧张素受体拮抗剂治疗,可能导致尿少症和/或进行性氮血症及急性肾功能衰竭和/或死亡(罕见)。因此,严重肾功能不全(肌酐清除率<10ml/min)患者应慎重用药。

12 名因单侧肾动脉狭窄而致的肾性高血压患者短期服用缬沙坦,肾血流动力学、血肌酐或血尿素氮无明显变化。

对单侧或双侧肾动脉狭窄患者未进行长期使用缬沙坦的研究。由于影响肾素-血管紧张素-醛固酮系统的药物有可能使单侧或双侧肾动脉狭窄患者的血肌酐或血尿素氮升高，故为安全起见，应注意监测患者的这些指标。

4. 肝功能损害　肝功能不全患者不需要调整剂量。缬沙坦主要以原型从胆汁排泄，胆道梗阻患者排泄减少（见"药代动力学"），对这类患者使用缬沙坦应特别小心。

5. 其他人群　对驾驶和操作机器的影响：与其他抗高血压药一样，服药患者在驾驶、操纵机器时应小心。

七、药理学

1. 作用机制及药效学　作用机制：肾素-血管紧张素-醛固酮系统（RAAS）的活性激素是血管紧张素Ⅱ，是由血管紧张素Ⅰ在血管紧张素转化酶（ACE）作用下形成的。

血管紧张素Ⅱ与各种组织细胞膜上的特异受体结合。它有多种生理效应，包括直接或间接参与血压调节。血管紧张素Ⅱ是一种强力缩血管物质，具有直接的升压效应，同时还可促进钠的重吸收，刺激醛固酮分泌。

缬沙坦是一种口服有活性的强力特异性血管紧张素Ⅱ（AngⅡ）受体阻滞剂，它选择性作用于AT$_1$受体亚型，血管紧张素Ⅱ的已知作用就是由AT$_1$受体亚型引起的。在使用本品之后，AT$_1$受体封闭，血管紧张素Ⅱ血浆水平升高，它会刺激未封闭的AT$_2$受体，同时抗衡AT$_1$受体的作用。缬沙坦对AT$_1$受体没有任何部分激动剂的活性。缬沙坦与AT$_1$受体的亲和力比AT$_2$受体强约20 000倍。

ACE将血管紧张素Ⅰ转化为血管紧张素Ⅱ并降解缓激肽。血管紧张素Ⅱ受体阻滞剂缬沙坦对ACE没有抑制作用，不引起缓激肽或P物质的潴留，所以不会引起咳嗽。比较缬沙坦与ACE抑制剂的临床试验，证实缬沙坦组干咳的发生率（<2.6%）显著低于ACE抑制剂组（7.9%）（$P<0.05$）。在一项对曾接受ACE抑制剂治疗后发生干咳症状的患者进行的临床试验发现，缬沙坦组、利尿剂组、ACE组分别有19.5%、19.0%、68.5%患者出现咳嗽（$P<0.05$）。缬沙坦对其他已知的在心血管调节中起重要作用的激素受体或离子通道无影响。

药效学：缬沙坦降低升高的血压，同时不影响心率。对大多数患者，单剂口服2小时内产生降压效果，4~6小时达作用高峰，降压效果维持至服药后24小时以上。重复给药时，治疗2~4周后达最大降压疗效，并在长期治疗期间保持疗效。与噻嗪类利尿剂合用可进一步显著增强降压效果。突然终止缬沙坦治疗，不引起高血压"反跳"或其他临床不良事件。在对高血压患者进行的多剂量研究中，缬沙坦对总胆固醇、空腹三酰甘油、空腹血糖和尿酸水平没有明显影响。

临床前安全信息：在对几种动物进行的临床前安全性研究中，除了发现兔中的胎儿毒性之外，没有全身或者靶器官毒性的表现。在大鼠妊娠最后3个月和哺乳期间给予600mg/kg药物，其后代的生存率略微降低，发育略微迟缓（见"特殊人群用药"）。主要临床前安全性研究结果是由于药物的药理作用引起，没有任何临床意义。

在小鼠和大鼠中，没有致突变性、染色体诱裂性或者致癌性的证据。

2. 药代动力学　缬沙坦口服后吸收迅速，其吸收量差异很大，平均绝对生物利用度为23%，缬沙坦以多指数衰变动力学代谢（α相半衰期<1小时，终末半衰期约为9小时）。

在研究的剂量范围内，药代动力学曲线呈线性。重复给药时，缬沙坦的药代动力学没有变化；每日服用1次时，缬沙坦很少引起蓄积，在男性和女性中，血浆浓度相似。

缬沙坦绝大部分（94%~97%）与血清蛋白（主要是白蛋白）结合。稳态分布容积较低（约为17L），与肝血流量（30L/h）相比，血浆清除速度相对较慢（大约2L/h）。缬沙坦主要以原型排泄，70%从粪便排出，30%从尿排出。

进餐时服用缬沙坦，使AUC减少48%，但是无论是否进餐时服用，8小时后的血浆浓度相似。AUC减少对临床疗效无明显影响。本品可以进餐时或空腹服用。

特殊临床情况下的药代动力学：

老年人：与青年志愿者相比，一些老年人（>65岁）缬沙坦系统暴露量稍增高，但无临床意义。

肾功能不全患者：由于缬沙坦仅有30%从肾排泄，肾功能与缬沙坦系统暴露量间无明确相关性。因此肾功能不全患者不必调整剂量。尚未见关于透析患者的研究，但鉴于缬沙坦与血清蛋白高度结合不大可能经透析清除。

肝功能不全患者：大约70%的缬沙坦以原型经胆汁排泄，缬沙坦不经生物转化，因此，缬沙坦系统暴露量与肝功能不全无关。对非胆管源性，无淤胆的肝功能不全患者，不必调整剂量。胆汁性肝硬化或胆道梗阻患者，缬沙坦的AUC增加约1倍。

3. 药物不良反应　在一项2 316名高血压患者中进行的安慰剂与缬沙坦对照试验中，缬沙坦组的总不良事件发生率同安慰剂组的相似。

在一项使用320mg缬沙坦治疗的642名高血压患者进行的为期6个月的开放扩展试验中，不良事件的总发生率与安慰剂对照试验中观察到的相似。

10个安慰剂对照试验报告的不良事件发生情况，患者服用缬沙坦10~320mg/d直至12周。2 316名患者中1 281人、660人分别服用缬沙坦80mg、160mg。不良事件发生率与用药剂量及用药时间无关，与性别、年龄及种族无关。

高血压患者的临床试验中还观察到以下不良事件（无论是否与研究药物有关）：关节痛、无力，背痛、腹泻、头晕、头痛、失眠、性欲降低、恶心、水肿、咽炎、鼻炎、窦炎、上呼吸道感染、病毒感染。

4. 药物相互作用　临床没有发现明显的药物相互作用。已对以下药物进行了研究：西咪替丁、华法林、呋塞米、地高辛、阿替洛尔、吲哚美辛、氢氯噻嗪、氨氯地平和格列本脲。

由于缬沙坦几乎不经过代谢，临床没有发现与诱导或抑制细胞色素P450系统的药物发生相互影响。

虽然缬沙坦大部分与血浆蛋白结合，但是体外实验没有发现它在这一水平与其他血浆蛋白结合药物（如双氯芬酸、呋塞米、华法林）发生相互作用。

与保钾利尿剂(如螺内酯、氨苯蝶啶、阿米洛利),补钾剂或含钾制剂联合应用时,可导致血钾浓度升高和引起心力衰竭患者血清肌酐升高。因此,联合用药时需要注意。

八、注意事项

1. 禁用　对缬沙坦或者本品中其他任何成分过敏者;孕妇。

2. 用药注意事项　可掰开,可与食物同服。

九、药物稳定性及贮藏条件

有效期 36 个月。遮光,密封,在 30℃ 以下保存。

十、药物经济性评价

基本药物(胶囊:80mg),医保甲类,《中国药典》(2020 年版)收载。

厄贝沙坦

一、药品名称

1. 英文名　Irbesartan
2. 化学名　2-丁基-3-[4-[2-(1H-四氮唑-5-基)苯基]苯甲基]-1,3-二氮杂螺[4,4]壬-1-烯-4-酮

二、药品成分

厄贝沙坦

三、剂型与规格

厄贝沙坦片剂　(1)0.075g;(2)0.15g;(3)0.30g
厄贝沙坦分散片　(1)0.075g;(2)0.15g
厄贝沙坦胶囊　(1)0.075g;(2)0.15g
PVC/PVDC 铝包装　(1)0.15g;(2)0.3g

四、适应证及相应的临床价值

1. 治疗原发性高血压。
2. 合并高血压的 2 型糖尿病肾病的治疗。

五、用法用量

1. 儿童　厄贝沙坦在儿童的安全性和疗效尚未建立。
2. 成人　通常建议的初始剂量和维持剂量为每日 150mg,饮食对服药无影响。一般情况下,厄贝沙坦 150mg 每日 1 次比 75mg 能更好地控制 24 小时的血压。但对某些特殊的患者,特别是进行血液透析和年龄超过 75 岁的患者,初始剂量可考虑用 75mg。

使用厄贝沙坦 150mg 每日 1 次不能有效控制血压的患者,可将本品剂量增至 300mg,或者增加其他抗高血压药物。尤其是加用利尿剂如氢氯噻嗪已经显示出具有附加效应。

在患有 2 型糖尿病的高血压患者中,治疗初始剂量应为 150mg 每日 1 次,并增量至 300mg 每日 1 次,作为治疗肾病较好的维持剂量。临床研究证明,厄贝沙坦使高血压合并 2 型糖尿病患者的肾受益。在研究中,厄贝沙坦在必要时加

用其他抗高血压药物,降低患者血压并达到目标值。

肾功能损伤:肾功能损伤的患者无须调整本品剂量,但对进行血液透析的患者,初始剂量可考虑使用低剂量(75mg)。

血容量不足:血容量和/或钠不足的患者在使用本品前应纠正。

肝功能损害:轻中度肝功能损害的患者无须调整本品剂量。对严重肝功能损害的患者,目前无临床经验。

3. 老年人　尽管 75 岁以上的老年人可考虑由 75mg 作为起始剂量,但通常对老年患者不需调整剂量。

六、特殊人群用药

1. 妊娠期　作为保险措施,在妊娠前 3 个月最好不使用本品。在计划妊娠前应转换为合适的替代治疗。在妊娠的第 4~9 月,直接作用于肾素-血管紧张素系统的物质能引起胎儿和新生儿的肾功能衰竭,胎儿头颅发育不良和胎儿死亡,因此,本品禁用于妊娠 4~9 月的孕妇。如果被查出怀孕,应尽快停用本品,如果由于疏忽治疗了较长时间,应超声检查头颅和肾功能。

2. 哺乳期　本品禁用于哺乳期。厄贝沙坦是否分泌入人乳汁中尚不清楚,但厄贝沙坦能分泌入鼠的乳汁中。

3. 肾功能损害　肾功能损伤的患者无须调整本品剂量,但对进行血液透析的患者,初始剂量可考虑使用低剂量(75mg)。当肾功能损害的患者使用本品时,推荐对血清钾和肌酐定期监测。没有关于近期行肾移植患者使用本品的经验。

4. 肝功能损害　轻中度肝功能损害的患者无须调整本品剂量。对严重肝功能损害的患者,目前无临床经验。

5. 其他人群　血容量不足患者:对于服用强效利尿剂,饮食中严格限盐以及腹泻、呕吐而使血容量不足的患者,在服用本品时可能会发生症状性低血压,特别是在首剂服用后。在开始服用本品之前应纠正这些情况。

肾血管性高血压:存在双侧肾动脉狭窄或单个功能肾的动脉发生狭窄的患者,使用影响肾-血管紧张素-醛固酮系统的药物时,发生严重低血压和肾功能不全的危险增加。尽管本品的研究中没有发现这种情况,但使用时应考虑血管紧张素 II 受体阻滞剂的类似效应。

合并有 2 型糖尿病和肾疾病的高血压患者:在所有的亚组中,对晚期肾疾病患者研究结果进行分析显示,厄贝沙坦对肾和心血管事件的效应是不一致的。尤其是本品似乎对妇女和非白种人群受益较少。

高钾血症:如其他影响肾素-血管紧张素-醛固酮系统的药物,使用本品过程中可能会发生高钾血症,尤其是存在肾功能损害和由于糖尿病肾损害所致的明显蛋白尿和/或心力衰竭的患者。建议密切监测这些患者的血清钾水平。

锂剂:不建议本品和锂剂合用。

主动脉瓣和二尖瓣狭窄,梗阻性肥厚型心肌病:如使用其他的血管扩张剂,主动脉和二尖瓣狭窄及梗阻性肥厚型心肌病患者使用本品时应谨慎。

原发性醛固酮增多症:原发性醛固酮增多症的患者通

常对那些通过抑制肾素-血管紧张素系统的抗高血压药物没有反应。因此不推荐这些患者使用本品。

一般注意事项：对于那些血管张力和肾功能主要依赖肾素-血管紧张素-醛固酮系统活性的患者（如严重充血性心力衰竭患者或者肾疾病患者包括肾动脉狭窄），使用能影响该系统的血管紧张素转换酶抑制剂或血管紧张素Ⅱ受体阻滞剂治疗时，与出现急性低血压、氮质血症、少尿、或少见的急性肾功能衰竭有关。如使用任何抗高血压药物，对缺血性心肌病或缺血性心血管疾病患者过度降血压可能导致心肌梗死或脑卒中。

如同使用血管紧张素转换酶抑制剂所观察的结果，厄贝沙坦和其他血管紧张素阻滞剂在降低血压方面，对黑人的疗效明显差于非黑人，可能由于黑人的高血压患者中低肾素水平比例较高。

对驾驶员和操作机器能力的影响：尚未研究厄贝沙坦对驾驶员和操作机器能力的影响，但根据其药效学特性，厄贝沙坦未必会对这类能力产生影响。在驾车或操作机器时，应该考虑到在高血压治疗中偶尔可出现头晕或疲倦。

七、药理学

1. 药效学及作用机制　厄贝沙坦是一种有效的、口服活性的选择性血管紧张素Ⅱ受体（AT_1亚型）阻滞剂。

不管血管紧张素Ⅱ的来源或合成途径如何，它应该能阻断所有由AT_1受体介导的血管紧张素Ⅱ的作用。其对血管紧张素Ⅱ受体（AT_1）选择性拮抗作用导致了血浆肾素和血管紧张素Ⅱ水平的升高和血浆醛固酮水平的降低。无电解质紊乱的患者单独使用推荐剂量的厄贝沙坦时，血清钾不会受到明显影响。厄贝沙坦不抑制血管紧张素转换酶（ACE激肽酶Ⅱ），在该酶的作用下能生成血管紧张素Ⅱ，也能将缓激肽降解为非活性代谢物。厄贝沙坦的活性不需要代谢激活。

2. 药代动力学　口服给药后，厄贝沙坦吸收很好，其绝对生物利用度为60%～80%。进食不会明显影响其生物利用度。厄贝沙坦血浆蛋白的结合率大约为96%，几乎不和血液细胞结合，其分布容积为53～93L。口服或静脉给予^{14}C-厄贝沙坦后，血液循环内80%～85%的放射性来自原型的厄贝沙坦。厄贝沙坦在肝与葡糖醛酸结合氧化而被代谢。主要的循环代谢物为葡糖醛酸结合型厄贝沙坦（大约为6%）。体外实验显示，厄贝沙坦主要由细胞色素P450酶2C9氧化代谢，同工酶CYP3A4几乎没有效应。

厄贝沙坦的药代动力学在10～600mg范围内显示线性和剂量相关性。当口服剂量大于600mg（两倍的最大推荐剂量）时，可观察到其不能按比例地增加；其机制尚不明确。口服后1.5～2小时可达血浆峰浓度。机体总清除率和肾清除分别为157～176ml/min和3.0～3.5ml/min，厄贝沙坦的终末清除半衰期为11～15小时。按每日1次的服药方法，3日内达到血浆稳态浓度。重复每日1次给药后血浆内积蓄有限（20%）。在某个研究中观察到女性高血压患者厄贝沙坦的浓度较高。然而，其半衰期和积蓄没有差异。女性患者

不需药物剂量调整。厄贝沙坦的C_{max}和AUC在老年受试者（≥65岁）比那些年轻受试者（18～40岁）高。然而终末半衰期没有明显改变。老年患者也不需要调整剂量。

厄贝沙坦及其代谢产物由胆道和肾排泄。口服或静脉给予^{14}C-厄贝沙坦后，大约20%的放射性可在尿液中回收，其余排泄在粪便中。不足2%的剂量以原型在尿液中排泄。

肾功能损害：肾功能损害的患者或那些进行血液透析的患者，厄贝沙坦的药代动力学参数没有明显改变。厄贝沙坦不能经血液透析清除。

肝功能损害：对轻度至中度肝硬化的患者，厄贝沙坦的药代动力学参数没有明显改变。对严重肝功能损害的患者没有进行药代动力学的研究。

3. 药物不良反应　以下列出的不良反应的发生率采用如下定义约定：非常常见（≥1/10）；常见（≥1/100）；不常见（≥1/1 000，<1/100）；罕见（≥1/10 000，<1/1 000）；非常罕见（<10 000）。

用于高血压：在高血压患者的安慰剂对照试验中，不良事件总发生率在厄贝沙坦组（56.2%）与安慰剂组（56.5%）间无差异。由于临床或实验室不良事件而终止治疗的发生率，厄贝沙坦治疗组（3.3%）要小于安慰剂组（4.5%）。不良事件发生与剂量（在推荐的剂量范围内）、性别、年龄、种族或治疗期无关。

安慰剂对照试验中，有1 965名患者接受厄贝沙坦，以下是报告的药物不良反应。①神经系统异常：常见的有眩晕。②心脏异常：不常见的有心动过速。③血管异常：不常见的有潮红。④呼吸、胸、膈异常：不常见的有咳嗽。⑤胃肠道异常：常见的有恶心、呕吐；不常见的有腹泻、消化不良/胃灼热。⑥生殖系统异常：不常见的有性功能障碍。⑦全身性异常：常见的有疲劳；不常见的有胸痛。接受厄贝沙坦治疗组普遍观察到血浆肌酸激酶水平明显增加（1.7%），但增加者中无一与临床可识别的骨骼肌事件有关。

用于伴有肾病的高血压和2型糖尿病：除了在高血压项下提到的药物不良反应外，在伴有微量白蛋白尿和正常肾功能的糖尿病高血压患者中，报道有0.5%的患者（即不常见）出现体位性眩晕和直立性低血压，超过安慰剂组。

在伴有慢性肾功能不全和明显的蛋白尿的糖尿病高血压患者中，报道有>2%的患者出现以下不良反应，并超过安慰剂组。①神经系统异常：常见的有体位性眩晕；②血管异常：常见的有直立性低血压；③骨骼肌、结缔组织和骨异常：常见的有骨骼肌疼痛。

在厄贝沙坦治疗的糖尿病患者中高血钾的发生率要高于安慰剂组。在伴有微量白蛋白尿和正常肾功能的糖尿病高血压患者中，应用厄贝沙坦300mg组的患者有29.4%（属于非常常见）出现高血钾（≥5.5mmol/L），而安慰剂组高血钾的发生率为22%。在伴有慢性肾功能不全和明显的蛋白尿的糖尿病高血压患者中，应用厄贝沙坦300mg组的患者有46.3%（属于非常常见）出现高血钾（≥5.5mmol/L），而安慰剂组高血钾的发生率为26.3%。在用厄贝沙坦治疗的伴有进展性糖尿病肾病的高血压患者中，有1.7%的患者

(属于常见)出现血红蛋白减少,但无临床意义。

此外,厄贝沙坦上市以来,已有下列不良反应的报道。①免疫系统异常:罕见的有像其他血管紧张素Ⅱ受体拮抗剂一样,少量病例出现诸如皮疹、荨麻疹、血管神经性水肿等高敏感性反应;②代谢和营养异常:非常罕见的有高血钾;③神经系统异常:非常罕见的有头痛;④耳和迷路异常:非常罕见的有耳鸣;⑤胃肠道异常:非常罕见的有味觉缺失;⑥肝胆异常:非常罕见的有肝功能异常,肝炎;⑦骨骼肌、结缔组织和骨异常:非常罕见的有肌痛、关节痛;⑧肾和泌尿道异常:非常罕见的有肾功能损伤,包括个例在有风险的患者中发生肾功能衰竭(请见"注意事项")。

4. 药物相互作用

(1) 利尿剂和其他抗高血压药:当本品和其他降血压药物合用时,其降血压效应可能增强。然而,本品可和其他降血压药物如长效钙通道阻滞剂、β受体拮抗剂和噻嗪类利尿剂安全地合用。当首次使用本品之前已用过高剂量利尿剂可能导致容量消耗和低血压的风险。

(2) 补钾药物和保钾利尿剂:基于其他能影响肾素-血管紧张素系统的药物的临床使用经验,合用保钾利尿剂、补钾剂、含钾的盐替代物或者其他能增加血钾水平(例如肝素钠)的药物可以导致血钾的升高,因此不建议合用。

(3) 锂剂:当锂剂和血管紧张素转换酶抑制剂合用时,有报道血锂可逆性升高和出现毒性作用。而且噻嗪类利尿剂可减少肾对锂的清除,类似的效应在本品的使用中罕有报道。因此不推荐合并使用。如果本品需要和锂剂合用时,推荐对血锂浓度进行仔细监测。

非甾体抗炎药:像其他具有抗高血压作用的药物一样,厄贝沙坦的抗高血压作用会被非甾体抗炎药所减弱。

(4) 有关药物相互作用的其他信息:在健康男性受试者中,当和厄贝沙坦150mg合用时,地高辛的药代动力学没有改变。当和氢氯噻嗪合用时,厄贝沙坦药代动力学没有受影响。厄贝沙坦主要由CYP2C9代谢,较少部分通过葡糖醛酸化代谢。抑制葡糖醛酸转移酶途径不会导致临床意义的相互作用。在体外试验中,可观察到厄贝沙坦和华法林、甲苯磺丁脲(CYP2C9底物)和尼非地平(CYP2C9抑制剂)之间的相互作用。然而在健康男性受试者中,当厄贝沙坦和华法林合用时没有观察到有意义的药代动力学和药效学的相互影响。当和尼非地平合用时,厄贝沙坦的药代动力学不受影响。CYP2C9诱导剂如利福平对厄贝沙坦药代动力学的影响没有相关研究。基于体外试验资料,和代谢依靠细胞色素P450同工酶CYP1A1、CYP1A2、CYP2A6、CYP2B6、CYP2D6、CYP2E1或CYP3A4的药物不会发生相互作用。

八、注意事项

禁用　已知对本品成分过敏者。怀孕的第4~9个月。(参见"特殊人群用药")。哺乳期妇女。

九、药物稳定性及贮藏条件

有效期36个月;30℃以下干燥处保存。

十、药物经济性评价

非基本药物,医保乙类,《中国药典》(2020年版)收载。

替米沙坦

一、药品名称

1. 英文名　Telmisartan
2. 化学名　4'-[(4-甲基-6-(1-甲基-2-苯并咪唑基)-2-丙基-1-苯并咪唑基]甲基]-2-联苯甲酸

二、药品成分

替米沙坦

三、剂型与规格

替米沙坦片　80mg

四、适应证及相应的临床价值

用于原发性高血压的治疗。

五、用法用量

1. 儿童　由于缺乏安全性和有效性的数据,不建议18岁以下儿童使用本品。

2. 成人　应个体化给药。常用初始剂量为每次1片(40mg),每日1次。在20~80mg的剂量范围内,替米沙坦的降压疗效与剂量有关。若用药后未达到理想血压可加大剂量,最大剂量为80mg(即2片40mg或1片80mg)每日1次。

本品可与噻嗪类利尿药如氢氯噻嗪合用,此类利尿药与本品有协同降压作用。因替米沙坦在疗程开始后4~8周本品才能发挥最大药效,因此若欲加大药物剂量时,应对此予以考虑。

3. 老年人　服用本品不需调整剂量。

六、特殊人群用药

1. 妊娠期　替米沙坦在孕妇中的使用没有足够的资料。在动物中的研究表明有生殖毒性。对于人类的潜在的危险未知。动物研究并不显示致畸作用,但是有胎仔毒性。因此,作为一个防范措施,替米沙坦最好在怀孕的第1~3个月不应使用。事先在计划怀孕时,改用一个合适的替代治疗。

妊娠中晚期时,直接作用于肾素-血管紧张素系统的药物会损伤正在发育的胎儿甚至导致胎儿死亡,因此替米沙坦禁用于妊娠中晚期。当发现怀孕时应尽早停用本品。

2. 哺乳期　尚不清楚替米沙坦是否经乳汁分泌,因此本品禁用于哺乳期女性。

3. 肾功能损害　轻或中度肾功能不良的患者,服用本品不需调整剂量。替米沙坦不通过血液过滤消除。

4. 肝功能损害　轻或中度肝功能不全的患者,本品用量每日不应超过40mg。

七、药理学

1. 药效学及作用机制　替米沙坦是一种口服起效的,特异性血管紧张素Ⅱ受体(AT₁型)阻滞剂。替米沙坦能使与 AT₁ 受体具有高度亲和力的血管紧张素Ⅱ从结合部位上解离。替米沙坦无 AT₁ 受体部分激动性。它能选择性结合于 AT₁ 受体,且作用时间持久,而对 AT₂ 及其他 AT 受体亚型无亲和力,这些受体的功能目前尚不明确。替米沙坦可能升高血管紧张素Ⅱ水平,AT₂ 及其他 AT 受体亚型被血管紧张素Ⅱ过度激活后产生何种效应还不清楚。替米沙坦可降低醛固酮水平,它不抑制人类血浆肾素活性或阻断离子通道,不抑制血管紧张素转换酶(ACE,激肽酶Ⅱ),ACE 具有降解缓激肽的作用,因此应用替米沙坦不会加强缓激肽介导的不良反应。对于男性患者,给予 80mg 替米沙坦几乎可完全抑制血管紧张素Ⅱ引起的血压升高。抑制效应持续24 小时,直至 48 小时仍可测到。

替米沙坦在首次用药后 3 小时内降压效应逐渐增强,一般在开始治疗 4~8 周后达最大降压作用且在长期治疗过程中稳定维持。动态血压监测结果表明替米沙坦在给药后 24 小时内保持稳定降压作用,包括下一次给药前 4 小时的这一阶段。安慰剂对照临床试验中,40mg 和 80mg 替米沙坦的谷峰比值稳定在 80% 以上也证明了上述观点。收缩压恢复至基线水平的时间与替米沙坦剂量有相关性,而舒张压未呈现该趋势。

替米沙坦可使高血压患者的收缩压和舒张压均降低,而不影响心率。替米沙坦的降压作用多大程度归因于该药物的利尿利钠效应尚不明确。替米沙坦与其他种类降压药的代表药物的降压疗效相当(已由比较替米沙坦与氨氯地平、阿替洛尔、依那普利、氢氯噻嗪和赖诺普利的疗效的临床试验证实)。

突然停用替米沙坦后血压会在数日内逐渐恢复到治疗前水平而不会骤然升高。

直接比较替米沙坦与血管紧张素转换酶抑制剂(ACEI)疗效的临床试验证实替米沙坦组干咳的发生概率显著低于 ACEI。

替米沙坦对病死率及心血管病发病率的益处现在尚不明确。

2. 药代动力学

吸收:尽管吸收量有所差异但替米沙坦能被快速吸收,其平均绝对生物利用度约为 50%。替米沙坦与食物同时摄入时,血药浓度-时间曲线下面积(AUC)面积减少约 6%(40mg 剂量)到 19%(160mg 剂量)。空腹或饮食状态下服用替米沙坦 3 小时后血浆浓度近似。AUC 的轻度降低不会引起疗效降低。剂量和血浆浓度之间不呈线性关系。剂量超过 40mg 时,C_{max} 与小范围内的 AUC 升高不成比例。替米沙坦的血浆浓度存在性别差异,女性的 C_{max} 和 AUC 约比男性分别高 2 倍和 3 倍。

分布:替米沙坦大部分与血浆蛋白结合(>99.5%),主要是白蛋白与 α₁ 酸糖蛋白。其平均稳态血浆表观分布容积(V_{dss})约为 500L。

代谢:替米沙坦通过与葡糖苷酸结合后进行代谢,结合产物无药理学活性。

清除:替米沙坦的血浆浓度呈双指数下降,终末清除半衰期超过 20 小时。随着剂量增加本品的最大血浆浓度(C_{max})与一个小范围内的血浆浓度-时间曲线下面积(AUC)不成比例升高。服用推荐剂量的替米沙坦未发现与临床意义相关的药物蓄积。女性的血浆药物浓度高于男性,但这不影响疗效。替米沙坦口服(和静脉应用)后几乎完全以原型经粪便排泄,累积经尿液排泄量小于剂量的 1%。总体血浆清除率(Cl,1 000ml/min)稳定维持在正常肝血流量(1 500ml/min)的较高比值。

老年人:替米沙坦在年轻人和老年人体内的药代动力学特性无差异。

肾功能损害:研究观察到轻至中重度肾功能损害患者的血浆浓度加倍,但进行血透的肾功能衰竭患者血浆浓度降低,替米沙坦在肾功能不全患者体内与血浆蛋白高度结合,因此不能经血透清除。肾功能损害患者对本品的清除半衰期无变化。

肝功能损害:药代动力学研究显示肝功能损害患者对本品的绝对生物利用度升高,几乎达到 100%,其清除半衰期无变化。

3. 药物不良反应　安慰剂对照的临床试验表明替米沙坦的不良事件总发生率为 41.4%,安慰剂为 43.9%。这些不良反应呈非剂量依赖性,与患者性别、年龄和种族无关。

以下所列的不良反应是从临床试验中接受替米沙坦治疗的 5 788 名高血压患者累计得到的。根据不良反应发生的概率分级如下,非常常见(≥1/10);常见(≥1/100,<1/10);少见(≥1/1 000,<1/100);罕见(≥1/10 000,<1 000);非常罕见(<1/10 000)。在每个频率组内,不良反应是按照严重程度的降序列出的。①感染:常见的有感染症状(例如泌尿道感染,包括膀胱炎)、上呼吸道感染包括咽炎及鼻窦炎。②精神系统:少见的有焦虑。③眼部:少见的有视力异常。④耳及前庭功能:少见的有眩晕。⑤胃肠道:常见的有腹痛、腹泻、消化不良;少见的有口干,胀气;罕见的有胃部不适。⑥皮肤和皮下组织:常见的有湿疹样皮肤病变;少见的有多汗。⑦肌肉骨骼系统:常见的有关节炎、背痛(如坐骨神经痛)、腿部抽筋或腿痛、肌痛;少见的有肌腱炎。⑧全身反应及用药部位:常见的有胸痛、流感样症状。

另外,自替米沙坦上市以来极少数病例报告发生红斑、瘙痒、晕厥、失眠、抑郁、胃部不适、呕吐、低血压(包括直立性低血压)、心动过缓、心动过速、肝功能异常、肝疾病、肾功能受损包括急性肾功能衰竭、高钾血症、呼吸困难、贫血、嗜酸性粒细胞增多、血小板减少症、虚弱及疗效的缺乏的病例的报道。未知这些事件的发生频率。

作为独立于其他血管紧张素Ⅱ受体拮抗剂的事件,已有血管神经性水肿、荨麻疹及其他相关病例的报道。

实验室检查发现:偶尔会观察到血红蛋白下降或血液中的尿酸升高,在用替米沙坦治疗期间较安慰剂更常发生。在用替米沙坦治疗期间会观察到肌酐的增加或肝酶的升高,但是这些实验室结果的变化发生的概率与安慰剂相似或稍低于安慰剂。另外,自替米沙坦上市以来,已有血肌酸激酶(CK)的升高的报道。

4. 药物相互作用　只在成人中作了相互作用的研究。

(1) 可能导致高钾血症的药物或治疗类别:含有钾的盐替代品、保钾利尿剂、血管紧张素转换酶抑制剂、血管紧张素Ⅱ受体阻滞剂、非甾体抗炎药(包括选择性COX-2抑制剂)、肝素、免疫抑制剂(环孢素或他克莫司)、甲氧苄啶。高钾血症的发生依赖于相关的危险因素。在上述提及的治疗组合的情况下,风险是增加的。血管紧张素转化酶抑制剂或非甾体抗炎药和保钾利尿剂、含有钾的盐替代品联合使用,风险尤其高,但在严格遵守防范措施的情况下,和血管紧张素转换酶抑制剂联合使用的风险较小。

(2) 不推荐同时使用药物

1) 保钾利尿剂或钾补充剂:血管紧张素Ⅱ受体阻滞剂,减少利尿导致的钾的损失。保钾利尿剂如螺内酯、依普利酮、氨苯蝶啶或阿米洛利、钾补充剂或含有钾的盐替代品可能导致血钾显著的增加。如果伴随使用是由于有明确记载的低钾血症,应当谨慎使用,经常监测血钾的水平。

2) 锂剂:在同时服用锂和血管紧张素转换酶抑制剂时,有血清锂的浓度和毒性可逆的增加的报道,但该情况很少出现在与血管紧张素受体阻滞剂合用的过程中。如果必须联合使用,建议仔细监测血锂的水平。

(3) 要求慎用的伴随用药

1) 非甾体抗炎药:非甾体抗炎药(给予抗炎剂量的阿司匹林,COX-2抑制剂和非选择性非甾体抗炎药)可能会降低血管紧张素Ⅱ受体阻滞剂的降压效果。在一些有肾功能损害的患者(如脱水的患者或有肾功能损害的老年患者)中,血管紧张素Ⅱ受体阻滞剂和抑制环氧化酶的药物的联合使用可能会导致进一步的肾功能恶化,包括可能的急性肾功能衰竭,通常是可逆的。因此,联合给药应当谨慎,尤其是在老年人中。患者应当补充血容量,在同步治疗开始时开始后,应考虑定期监测肾功能。

2) 利尿剂(噻嗪类或髓袢利尿剂):先前的大剂量利尿剂的治疗可能会导致血容量的减少和开始使用替米沙坦治疗时低血压的风险。

(4) 必须考虑到的伴随用药

1) 其他的降压药:替米沙坦的降低血压的效果可被其他降压药的伴随使用增加。根据其药理特性,可以预计以下的药物可能会增强包括替米沙坦在内的所有降压药物的降压作用:巴氯芬、阿米斯丁。此外,乙醇、巴比妥类、麻醉剂或抗抑郁药可能会加剧直立性低血压。

2) 皮质类固醇(全身途径):降低降压效果。

八、注意事项

1. 禁用　对本品任何有效成分或任一种赋形剂过敏者;中晚期孕妇及哺乳期妇女;胆道梗阻性疾病患者;严重肝功能损害患者。

2. 用药注意事项　可掰开,可与食物同服。

九、药物稳定性及贮藏条件

有效期48个月。请于常温30℃以下储存。

十、药物经济性评价

非基本药物,医保乙类,《中国药典》(2020年版)收载。

坎地沙坦

一、药品名称

1. 英文名　Candesartan

2. 化学名　(±)-1-[(环己氧基)羰基氧基]乙基-2-乙氧基-1-[[2'-(1H-四氮唑基-5-基)联苯-4-基]甲基]-1H-苯并咪唑-7-羧酸酯

二、药品成分

坎地沙坦酯。

三、剂型与规格

坎地沙坦酯片　(1)4mg;(2)8mg

四、适应证及相应的临床价值

原发性高血压

五、用法用量

1. 儿童　对儿童用药的安全性尚未确定(无使用经验)。

2. 成人　口服,一般成人每日1次,4~8mg坎地沙坦酯,必要时可增加剂量至12mg。

3. 老年人　一般认为对老年人不应过度降压(有可能引起脑梗死等)。应在观察患者的状态下慎重服用。

六、特殊人群用药

1. 妊娠期　在围产期及哺乳期大白鼠灌胃给予本制剂后,可看到10mg/(kg·d)以上给药组,新生仔肾盂积水的发生增多,另外也有报道,在妊娠中期和晚期,给予血管紧张素转换酶抑制剂的高血压患者,出现羊水过少症,胎儿、新生儿死亡,新生儿低血压,肾功能衰竭,高钾血症,头颅发育不良,以及可能由于羊水过少,引起四肢挛缩,颜面畸形等。孕妇或有妊娠可能的妇女禁用本药。

2. 哺乳期　在灌胃给予围产期以及哺乳期大白鼠本制剂后,10mg/(kg·d)以上给药组,可看到新生儿肾盂积水的发生增多。另外仅在大白鼠妊娠末期或哺乳期给予本制剂时,在300mg/(kg·d)给药组,新生仔肾盂积水增多。哺乳期妇女避免用药,必须服药时,应停止哺乳。

3. 肾功能损害　慎用。

4. 肝功能损害　慎用。

七、药理学

1. 药效学及作用机制　坎地沙坦酯在体内迅速被水解

成活性代谢物坎地沙坦。坎地沙坦为血管紧张素Ⅱ AT₁ 受体拮抗剂，通过与血管平滑肌 AT₁ 受体结合而拮抗血管紧张素Ⅱ 的血管收缩作用，从而降低末梢血管阻力。另有认为坎地沙坦可通过抑制肾上腺分泌醛固酮而发挥一定的降压作用。

在高血压患者进行的试验显示：患者多次服用本品可致血浆肾素活性、血管紧张素Ⅰ浓度及血管紧张素Ⅱ浓度升高；本品 2~8mg 每日 1 次连续用药，可使收缩压、舒张压下降，左室心肌重量、末梢血管阻力减少，而对心排出量、射血分数、肾血管阻力、肾血流量、肾小球滤过率无明显影响；对有脑血管障碍的原发性高血压患者，对脑血流量无影响。

2. 药代动力学　血药浓度：对原发性高血压患者 8 例（38~68 岁），每日 1 次，4mg，早饭后首次服药，然后，停药 1 日，再连续 7 日反复服药时，血液中均检出活性代谢物坎地沙坦以及非活性代谢物 M2，但几乎未检出原型药物。第 1 日（初次给药后）及第 9 日（7 日反复服药后）坎地沙坦的血药浓度如图 3-1 所示。服药 4~6 小时达峰值后，缓慢下降。

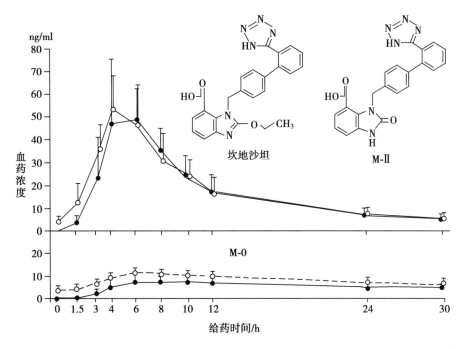

图 3-1　坎地沙坦的血药浓度

对老年原发性高血压患者（65~70 岁）6 例，每日 1 次，4mg，早饭后首次服药，然后停药 1 日，再连续 7 日反复服药时，血药浓度与原发性高血压患者几乎看不到差异。另外，伴有肾功能障碍（血清肌酐 0.6~3.6mg/dl）的高血压患者 18 例以及伴有肝功能障碍（ICGR15：15.0%~28.0%）的高血压患者 8 例，每日 1 次，同样服用 4mg 时，其血药浓度与原发性高血压患者几乎看不到差异。

健康成年男性共 168 例，原发性高血压以及老年原发性高血压患者共 30 例，伴有肾功能障碍的高血压患者 18 例，伴有肝功能障碍的高血压患者 8 例，总计 224 例，所得到的 2 886 点的血中坎地沙坦浓度测定值，研究了性别、年龄、体重、肝功能指标（GOT、GPT）、肾功能指标（血清肌酐、尿素氮）、血中白蛋白值以及有无高血压几项与坎地沙坦的清除率、分布容积和相对生物利用度的相关性，其结果被推定为肝功能障碍患者（GOT>40 或 GPT>35），清除率降低 45%。

尿中排泄率：对原发性高血压患者（38~68 岁）8 例，老年原发性高血压患者（65~70 岁）6 例，伴有肾功能障碍的高血压患者 18 例，伴有肝功能障碍的高血压患者 8 例，每日 1 次，4mg，早饭后首次服药，停药 1 日后，再连续 7 日反复给药时，在尿中均未检出原型药物，活性代谢物坎地沙坦以及非活性代谢物 M2 被排出。在服药至 24 小时的尿中坎地沙坦以及 M2 的总排泄率在原发性高血压患者为 11%~12%，老年原发性高血压患者为 10%~12%，伴有肝功能障碍的患者为 10%~11%，三者之间几乎看不到差异。伴有肾功能障碍的高血压患者的尿中排泄率：血清肌酐大于 3.0mg/dl 的患者，第 1 日为 1.1%，第 9 日为 1.8%；血清肌酐小于 1.5mg/dl 的肾功能正常者，第 1 日为 6.8%，第 9 日为 9.3%。从以上反复给药时的血药浓度、尿中排泄率来看，可认为原发性高血压患者、老年原发性高血压患者、伴有肝功能障碍的高血压患者以及伴有肾功能障碍的高血压患者都未见药物蓄积性。

3. 药物不良反应　临床上重要的不良反应（发生率不明）如下。

（1）血管性水肿：有时出现面部、口唇、舌、咽、喉头等水肿为症状的血管性水肿，应进行仔细的观察，见到异常时，停止用药，并进行适当处理。

（2）休克、昏厥和失去意识：降压可能引起休克、昏厥和失去意识。在这种情况下，应密切观察患者情况。如观察到畏寒、呕吐、失去意识等,应立即进行适当处理。使用本药治疗应从较低的剂量开始服用。如有必要增加剂量,应密切观察患者情况,缓慢进行,特别是正进行血液透析的患者、严格进行限盐疗法的患者、服用利尿药的患者、伴有心力衰竭的患者。

急性肾功能衰竭:可能会出现急性肾功能衰竭,应密切观察患者情况。如发现异常,应停止服药,并进行适当处理。

(3)高钾血症患者:鉴于可能会出现高钾血症,应密切观察患者情况。如发现异常,应停止服药,并进行适当处理。

(4)肝功能恶化或黄疸:鉴于可能会出现 GOT、GPT 等值升高的肝功能障碍或黄疸,应密切观察患者情况。如发现异常,应停止服药,并进行适当处理。

粒细胞缺乏症:可能会出现粒细胞缺乏症,应密切观察患者情况。如发现异常,应停止服药,并进行适当处理。

(5)横纹肌溶解:可能会出现如表现为肌痛、虚弱、CK增加、血中和尿中的肌球蛋白。如出现上述情况,应停止服药,并进行适当处理。

(6)间质性肺炎:可能会出现伴有发热、咳嗽、呼吸困难、胸部 X 线检查异常等表现的间质性肺炎。如出现上述情况,应停止服药,并进行适当处理,如用肾上腺皮质激素治疗。

低血糖症:由于可能引起低血糖症(易发生在进行糖尿病治疗的患者中),应密切观察患者情况。如发现感觉虚弱或者饥饿、出冷汗、手颤抖、注意力下降、抽搐、意识障碍等,应停止服药,并进行适当处理。

(7)其他不良反应:如表 3-1 所示。

表 3-1 其他不良反应

	0.1%~5%	<0.1%
过敏①	皮疹、湿疹、荨麻疹、瘙痒、光过敏	
循环系统	头晕②、蹒跚②、站起时头晕②、心悸、发热	心脏期前收缩、心房颤动
精神神经系统	头痛、头重、失眠、嗜睡、舌部麻木	肢体麻木
消化系统	恶心、呕吐、食欲不振、胃部不适、剑下疼痛、腹泻、口腔炎	味觉异常
肝脏	GOT、GPT、ALP、LDH升高	
血液	贫血、白细胞减少、白细胞增多、嗜酸性粒细胞增多、血小板计数降低	
肾脏	尿素氮、肌酐升高、蛋白尿	
其他	倦怠、乏力、鼻出血、尿频、水肿、咳嗽、钾、总胆固醇、CK、CPP、尿酸升高、血清总蛋白减少	低钠血症

注:①在这种情况下应停止服用。②在这种情况下应减量或停药,进行适当处理。

八、注意事项

1. 禁用 对本制剂的成分有过敏史的患者。孕妇或可能妊娠的妇女。

2. 慎用 ①有双侧或单侧肾动脉狭窄的患者。②有高钾血症的患者。③有肝功能障碍的患者(有可能使肝功能恶化。并且,据推测活性代谢物坎地沙坦的清除率降低,因此应从小剂量开始服用,慎重用药)。④有严重肾功能障碍的患者(由于过度降压,有可能使肾功能恶化,因此每日 1 次,从 2mg 开始服用,慎重用药)。⑤有药物过敏史的患者。⑥老年患者。

九、药物稳定性及贮藏条件

有效期 36 个月。常温(10~30℃)保存。

十、药物经济性评价

非基本药物,医保乙类,《中国药典》(2020 年版)收载。

奥 美 沙 坦

一、药品名称

1. 英文名 Olmesartan

2. 化学名 2,3-二羟基-2-丁烯基 4-(1-羟基-1-甲乙基)-2-丙基-1-[对-(邻-1H-四唑-5-苯基)苄基]咪唑-5-羧酸酯,环 2,3-碳酸。

二、药品成分

奥美沙坦酯

三、剂型与规格

奥美沙坦酯片 (1)20mg;(2)40mg

四、适应证及相应的临床价值

本品适用于高血压的治疗。

五、用法用量

1. 儿童 尚未建立儿童用药的安全性和有效性数据。

2. 成人 剂量应个体化。在血容量正常的患者中,作为单一治疗的药物,通常推荐起始剂量为 20mg,每日 1 次。对经 2 周治疗后仍需进一步降低血压的患者,剂量可增至 40mg。

剂量大于 40mg 未显示出更大的降压效果。当日剂量相同时,每日 2 次给药与每日 1 次给药相比没有显示出优越性。

无论进食与否本品都可以服用。本品可以与其他利尿剂合用,也可以与其他抗高血压药物联合使用。

对中度到明显的肝肾功能损害(肌酐清除率<40ml/min)的患者服用本品,无须调整剂量(见"药代动力学"中的特殊人群)。

对可能的血容量不足的患者(如接受利尿剂治疗的

患者,尤其是那些肾功能损害的患者)必须在周密的医学监护下使用奥美沙坦酯,而且可以考虑使用较低的起始剂量。

3. 老年人　临床试验中,没有观察到本品在老年患者与年轻患者之间药效或者安全性方面的总体差异,老年患者服用本品不需调整剂量。但是不能排除某些年龄较大的个别患者敏感性较高的可能。

六、特殊人群用药

1. 妊娠期　当孕妇在怀孕中期和后期用药时,直接作用于肾素-血管紧张素系统的药物可引起正在发育的胎儿损伤,甚至死亡。一旦发现妊娠,应当尽快停止使用本品。目前没有孕妇使用本品的临床经验。

2. 哺乳期　尚不清楚奥美沙坦是否可以经母乳分泌,但哺乳大鼠的乳汁中有少量分泌。因为对哺乳新生儿有潜在的不良影响,必须考虑药物对母亲的重要性以决定终止哺乳或者停药。

3. 肾功能损害　中度至重度肾功能不全(肌酐清除率<40ml/min)患者无须调整剂量。

4. 肝功能损害　中度至重度肝功能不全患者无须调整剂量。

七、药理学

1. 药效学及作用机制　在血管紧张素转化酶(ACE,激酶Ⅱ)的催化下,血管紧张素Ⅰ(AngⅠ)转化形成血管紧张素Ⅱ(AngⅡ)。血管紧张素Ⅱ是肾素-血管紧张素系统的主要升压因子,其作用包括收缩血管、促进醛固酮的合成和释放、刺激心脏以及促进肾对钠的重吸收。

奥美沙坦酯是一种前体药物,经胃肠道吸收水解为奥美沙坦。奥美沙坦为选择性血管紧张素Ⅱ型受体(AT$_1$)拮抗剂,通过选择性阻断血管紧张素Ⅱ与血管平滑肌 AT$_1$ 受体的结合而阻断血管紧张素Ⅱ的收缩血管作用,因此它的作用独立于 AngⅡ 合成途径之外。奥美沙坦与 AT$_1$ 的亲和力比与 AT$_2$ 的亲和力大 12 500 多倍。

利用 ACE 抑制剂阻断肾素-血管紧张素系统(RAS)是许多治疗高血压药物的一个机制,但 ACE 抑制剂也同时抑制了缓激肽的降解,而奥美沙坦酯并不抑制 ACE,因此它不影响缓激肽,这种区别是否有临床相关性尚不清楚。

对血管紧张素Ⅱ受体的阻断,抑制了血管紧张素Ⅱ对肾素分泌的负反馈调节机制。但是,由此产生的血浆肾素活性增高和循环血管紧张素Ⅱ浓度上升并不影响奥美沙坦的降压作用。

2. 药代动力学　无论奥美沙坦酯单次口服给药(最大剂量至 320mg)或多次口服给药(最高剂量可至 80mg/次),奥美沙坦均呈线性药代动力学特性。在 3~5 日之内可以达到稳态血药浓度,每日 1 次给药血浆内无蓄积。

吸收:奥美沙坦酯口服后经胃肠道吸收,迅速、完全地去酯化水解为奥美沙坦,绝对生物利用度大约是 26%。口服给药 1~2 小时之后即达血药峰值浓度。进食不影响奥美沙坦的生物利用度。

分布:奥美沙坦的血浆蛋白结合率高达 99%,不穿透红细胞,稳态分布容积约为 17L。大鼠实验中,奥美沙坦不易通过血脑屏障,但可通过胎盘屏障并分布到胎鼠中,也可少量分布于大鼠乳汁之中。

代谢和排泄:奥美沙坦酯迅速、完全地转化为奥美沙坦后,不再进一步代谢。奥美沙坦按双相方式被消除,最终消除半衰期约为 13 小时,总血浆清除率是 1.3L/h,肾清除率是 0.6L/h。有 35%~50% 吸收的药物从尿液中排出,其余经胆汁从粪便中排出。

特殊人群的药代动力学如下。①儿童:还没有在 18 岁以下人群中进行奥美沙坦药代动力学研究。②老年人:奥美沙坦的最大血浆浓度在年轻人和老年人(≥65 岁)中相似。在多次用药的老年人中观察到了奥美沙坦的轻度蓄积;平均稳态浓度-时间曲线下面积(AUC$_{ss}$)在老年人中要高 33%,相应的肾清除率则减少 30%。③肝功能不全:中度肝功能损害患者的 AUC$_{0\to\infty}$ 和最大血药浓度(C_{max})都增高,AUC 增加了约 60%。④肾功能不全:严重肾功能损害(肌酐清除率小于 20ml/min)的患者多次给药后的药时曲线下面积(AUC)大约为肾功能正常人的 3 倍。没有对接受血液透析的患者进行研究。

3. 药物不良反应　在多达 3 275 例患者的对照临床试验中评价了奥美沙坦酯的安全性,其中约 900 例患者至少接受了 6 个月的治疗,525 例以上患者至少接受了 1 年的治疗。结果显示,奥美沙坦酯有很好的耐受性,不良事件发生率与安慰剂组相似。不良事件通常轻微且短暂,并与剂量、性别、年龄及种族差异无关。

在安慰剂对照临床试验中,接受奥美沙坦酯治疗的患者中唯一的一项发生率大于 1% 且高于安慰剂治疗组的不良事件是头晕(3% vs 1%)。

发生率与安慰剂组相似,大于 1% 的不良事件有背痛、支气管炎、肌酸激酶升高、腹泻、头痛、血尿、高血糖症、高三酰甘油血症、流感样症状、咽炎、鼻炎和鼻窦炎。

咳嗽的发生率在安慰剂组(0.7%)和奥美沙坦酯组(0.9%)患者中相似。

发生率与安慰剂组相似,低于 1% 大于 0.5% 的不良事件有胸痛、乏力、疼痛、外周性水肿、眩晕、腹痛、消化不良、肠胃炎、恶心、心动过速、高胆固醇血症、高脂血症、高尿酸血症、关节疼痛、关节炎、肌肉疼痛、骨骼疼痛、皮疹和面部水肿等。上述不良事件是否与服用本品有关尚不明确。

实验室检查结果:在临床对照试验中,具有重要临床意义的实验室参数的变化与奥美沙坦酯极少具有相关性。

血红蛋白和血细胞比容:偶见血红蛋白和血细胞比容略有下降(分别平均下降了大约 0.3g/dl 和 0.3 体积百分比)。

肝功能检查:偶见肝酶上升和/或血胆红素上升,但会自行恢复正常。

既往的市场经验:罕见有血管紧张素Ⅱ受体拮抗剂引起横纹肌溶解症的报道。

4. 药物相互作用　奥美沙坦酯不通过肝细胞色素 P450 系统代谢,对 P450 酶没有影响。因此,不会出现与这些酶抑制、诱导或者代谢相关的药物相互作用。

在健康受试者中合并应用地高辛或者华法林没有明显的药物相互作用,合并应用抗酸剂[Al(OH)$_3$/Mg(OH)$_2$]也没有明显改变奥美沙坦的生物利用度。

八、注意事项

禁用　对本品所含成分过敏者禁用。

九、药物稳定性及贮藏条件

有效期36个月。遮光,密封保存。

十、药物经济性评价

非基本药物,医保乙类。

8　钙通道阻滞药

硝苯地平

一、药品名称

1. 英文名　Nifedipine
2. 化学名　2,6-二甲基-4-(2-硝基苯基)-1,4-二氢-3,5-吡啶二甲酸二甲酯

二、药品成分

硝苯地平

三、剂型与规格

硝苯地平片　(1)5mg;(2)10mg
硝苯地平缓释片　(1)10mg;(2)20mg
硝苯地平控释片　(1)30mg;(2)60mg
硝苯地平胶丸　5mg
硝苯地平胶囊　(1)5mg;(2)10mg
硝苯地平喷雾剂　100mg

四、适应证及相应的临床价值

1. 预防和治疗冠心病的多种类型心绞痛,包括冠状动脉痉挛所致的心绞痛(变异型心绞痛),以及由于冠状动脉狭窄所致的静息性心绞痛或劳力性心绞痛。
2. 治疗高血压,可单用或与其他降压药合用。钙通道阻滞剂可作为抗高血压首选药物,通常临床医师可以根据患者的病情选择一种或一种以上抗高血压药物进行治疗。
3. 治疗外周血管病如雷诺征。

五、用法用量

1. 成人
(1) 治疗心绞痛:①口服给药,用速释剂开始每次5~10mg,每日3次,渐增至20mg,每日3次。每增加1次剂量需隔12周。住院患者可隔46小时增加1次,每次10mg。根据症状发生次数和严重程度,可在3日内完成剂量调整。

但必须严密观察和监护。成人一次用量最大为30mg,每日总量不超过120mg。国内不主张单药用到如此大剂量,一般用10~20mg,每日3次。合用硝酸酯类或β受体拮抗药可增强抗心绞痛疗效。②口腔内喷药每次用量1.52mg(每喷0.5mg,约喷34下)。

(2) 治疗高血压:一般用缓释剂10mg,每日2次,或控释剂30mg,每日1次开始。如降压效果不好,可在7~14日内将剂量增至缓释剂20mg,每日2次,或控释剂30mg,每日2次,或联合应用其他降压药物。美国FDA不推荐使用硝苯地平速释剂治疗高血压。联合使用β受体拮抗药除可以增加降压疗效外还可以减轻本药的心悸、潮红等副作用。合用ACEI或ARB类降压药除了能增加降压疗效外,还可减少或减轻踝部水肿的发生。使用钙通道阻滞剂(CCB)后已经发生踝部水肿者,加用ACEI或ARB后绝大多数可消退或减轻。这是因为CCB主要扩张毛细血管前括约肌,而对毛细血管后括约肌作用较小,因而小动脉的压力直接传递到毛细血管,当毛细血管静水压超过血浆胶体渗透压时,血管中的水分就渗透到组织间隙,而在身体较低的部位(踝部)发生水肿。ACEI或ARB可以通过扩张毛细血管后括约肌,降低毛细血管静水压,使渗透到组织间隙的水分重新回到血管中。合用利尿剂也可增加降压疗效,并可能减轻踝部水肿。

2. 老年人　老年人药物半衰期可能延长,应用时须注意。老年人用药应从小剂量开始。国外研究报道,老年高血压患者用硝苯地平速释剂的总死亡率比用β受体拮抗药、血管紧张素转换酶抑制剂或其他类CCB高。

六、特殊人群用药

1. 妊娠期　美国FDA将本药划分为妊娠危险性级别C级。硝苯地平单用或与β受体拮抗药合用可有效控制妊娠期或产后严重高血压急性发作,但舌下含化可引起母亲严重低血压和胎儿抑制。啮齿类动物实验发现有致畸作用,人体研究尚不充分。孕妇应用时必须权衡利弊。

2. 哺乳期　哺乳期妇女用药的临床研究尚不充分。哺乳期如必须服用本药,应停止母乳喂养。

3. 肾功能损害　慢性肾功能不全患者慎用。

4. 肝功能损害　本药通过肝代谢减慢,易造成血药浓度升高,毒性增大。

七、药理学

1. 药效学及作用机制
(1) 降压作用:硝苯地平是一种L型钙通道阻滞剂,它通过阻滞Ca^{2+}内流,降低血管平滑肌细胞Ca^{2+}浓度,结果降低血管平滑肌张力,使外周血管扩张,因而有降压作用。

(2) 抗心绞痛作用:硝苯地平可以扩张外周动脉,降低左心室后负荷,有利于减少心肌耗氧。同时,它能扩张冠状动脉,增加冠状动脉血流,并能抑制自发的或由麦角新碱诱发的冠状动脉痉挛,减少左心室壁的张力,降低左心室的前负荷,有利于心内膜下冠状动脉的灌注,因而硝苯地平有抗心绞痛作用。在心肌缺血或再灌注时,硝苯地平还可降低

心肌细胞内钙超载所致的心肌损害,有利于心功能的恢复。硝苯地平还可抑制心肌缺血时儿茶酚胺升高诱发的血小板聚集,有利于维持冠状动脉畅通。

(3)对心脏的作用:硝苯地平对离体心脏有轻度负性肌力作用,对窦房结和房室结的作用较弱。但在体内因硝苯地平明显的血管扩张和降压作用,可以反射性地兴奋交感神经,使心率加快,心肌收缩力增强,掩盖了它对心脏的直接作用,最终可能表现出轻度的心肌收缩力增强和心率加快。

(4)对血脂的影响:硝苯地平可以增加高密度脂蛋白胆固醇(HDL-C)及载脂蛋白 A-Ⅰ和 A-Ⅱ(ApoA-Ⅰ和 ApoA-Ⅱ),减少载脂蛋白 E(ApoE)和低密度脂蛋白胆固醇(LDL-C),降低 LDL-C/HDL-C 和 ApoB/A-Ⅰ比值。

(5)抗动脉粥样硬化(AS)作用:动物实验证实,硝苯地平可以明显减轻和减慢恒河猴和小型猪 AS 发生和发展。临床试验也证明硝苯地平有减轻或抑制 AS 发生和发展的作用。经冠状动脉造影确诊为冠心病者,分别用硝苯地平、普萘洛尔及二硝基异山梨酯,2 年后重复冠状动脉造影,新病变出现率分别为 10%、34% 和 29%。说明硝苯地平抑制 AS 斑块进展作用强于 β 受体拮抗药和硝酸酯类。INSIGHT 的亚组研究中亦显示硝苯地平抑制颈动脉内中膜(IMT)增厚的作用优于利尿剂,而颈动脉 IMT 增厚被认为与冠状动脉 AS 病变高度相关。

(6)对肾的作用:硝苯地平可以选择性地扩张入球小动脉,明显降低肾血管阻力,增加肾血流量和肾小球滤过率。它有轻度排 Na^+ 利尿作用,也增加尿 K^+ 排泄,快速给药时,硝苯地平可引起血浆肾素活性增强,但并不伴有醛固酮增加。

2. 药代动力学 口服胃肠道吸收良好,达 90% 左右,舌下含服吸收也快。蛋白结合率约 90%,达峰浓度 30 分钟,舌下给药或嚼服达峰时间提前。在 10～30mg 剂量范围内,血药浓度随剂量增加而升高,但不受剂型和给药途径的影响。口服 15 分钟起效,12 小时作用达高峰,作用持续 48 小时。舌下给药 23 分钟起效,20 分钟达高峰。半衰期呈双相,α 相为 2.53 小时,β 相约为 5 小时,半衰期不受剂量影响。本品在肝经 CYP450 酶系统代谢,首过效应大,有肝病和肝血流量减少时,代谢率降低。肠壁也参与了首过代谢。代谢产物为硝化嘧啶类似物,无活性。亚洲人种硝苯地平代谢清除较欧洲人种慢。本品 80% 经肾排出,20% 随粪便排出。血液透析及腹膜透析均不能清除本药。

缓释片口服后,血药浓度达峰时间在 1.64 小时,浓度-时间曲线平缓长久,服药一次,维持时间约为 12 小时。

控释片服药后血药浓度逐渐增加,约 6 小时达平台,波动小,可维持 24 小时。

喷雾剂起效快,治疗高血压约 10 分钟起效,最大效应时间约为 1 小时。

3. 药物不良反应

(1)心血管系统:硝苯地平可引起明显的外周效应,包括踝、足与小腿肿胀(与心力衰竭无关用,利尿药可使之消退)、潮红、反射性心动过速或心悸。这些反应呈剂量依赖

性,一般持续时间短暂,继续治疗可自行消失,合用 β 受体拮抗药可减轻心悸、潮红。合用 ACEI 或 ARB 可以减少或减轻踝部水肿的发生。较少见的心血管系统不良反应有外周缺血、心绞痛加重、昏厥、直立性低血压等。硝苯地平可引起心脏淀粉样变性而使心力衰竭加重。对于左心室射血分数很低、左心室舒张末压很高的患者,使用硝苯地平有可能引起左心室衰竭,特别是与 β 受体拮抗药合用时。硝苯地平引起的血压下降和冠状动脉窃血可导致心肌缺血或心肌梗死。硝苯地平可减小雷诺病患者的灌注压和局部血流,对已有局部缺血、溃疡或坏疽的患者是不利的。用硝苯地平后心电图偶可出现 P-R 间期延长或束支传导阻滞,但窦房结和房室结功能一般不受影响。舌下含化硝苯地平有引起 Q-T 间期延长,尖端扭转型室速的报道。突然停药可引起高血压危象。硝苯地平产生的低血压一般较轻,患者耐受较好。偶见过度低血压,在剂量较大或合用 β 受体拮抗药时容易出现。5% 患者使用本药可出现直立性低血压,一般不至于中止治疗,但可能需要减少用量。

(2)血液系统:硝苯地平引起血液系统不良反应罕见。但是有些患者可出现血小板聚集降低和出血时间延长。本药有引起粒细胞减少致死的报道,也有引起巨幼细胞性贫血、溶血性贫血、弥散性血管内凝血、血小板减少性或非血小板减少性紫癜等的报道。

(3)内分泌、代谢系统:硝苯地平一般不影响血电解质及血脂。对血糖和胰岛素敏感性的影响,尚无定论。老年人用药后有引起男性乳房发育的报道。偶可引起发热。

(4)中枢神经系统:最常见的是头痛,其他还有头昏眼花、失眠、抑郁、焦虑、震颤及锥体外系反应如帕金森综合征等。有报道硝苯地平可引起急性精神病发作。

(5)消化道:可引起食欲下降、恶心和便秘,老年人更易出现便秘。牙龈增生常见,麻痹性肠梗阻及味觉改变少见。

(6)泌尿生殖系统:可引起多尿、尿频和夜尿增多,但不常见。潜在肾功能不全者或慢性心力衰竭者用药后可能出现急性可逆性肾功能衰竭。硝苯地平还可引起性欲下降。

(7)呼吸系统:可引起呼吸困难和咳嗽。肺水肿多见于有流出道梗阻者,如主动脉瓣狭窄,肥厚型心肌病或原发性肺动脉高压患者。

(8)肝:一些患者用硝苯地平后可出现 GPT、GOT、碱性磷酸酶(ALP)和血胆红素短暂升高,一般无临床意义。继发于硝苯地平的肝炎可能是对硝苯地平过敏所致。酒精性肝硬化患者用硝苯地平后可出现肝静脉压明显升高,门脉高压患者用药注意。

(9)眼:硝苯地平可引起视力异常、眼痛、结膜炎、复视、眼睛干燥和视力调节改变等。也有出现眶周水肿的报道。

(10)皮肤:可引起面色潮红,呈剂量依赖性。少数患者可出现红斑性肢痛、天疱疮、皮肤光敏感、皮疹等。极少数患者可出现史-约综合征、多形性红斑或剥脱性皮炎。

(11)肌肉和骨骼:可出现不同部位的肌痛或肌肉痉挛。

（12）其他可引起过敏反应。个别患者有口干、舌根麻木、出汗、胆石等。

4. 药物相互作用

（1）与硝酸酯类合用,控制心绞痛发作有较好的耐受性。

（2）与β受体拮抗药合用,绝大多数患者对本品有较好的耐受性和疗效,但个别患者可能诱发和加重低血压、心力衰竭和心绞痛。

（3）与洋地黄合用,可能增加血中地高辛浓度,提示在初次使用、调整剂量或停用本品时应监测地高辛的血药浓度。

（4）与血清蛋白结合率高的药物合用,如双香豆素类、苯妥英钠、奎尼丁、奎宁、华法林等,这些药的游离浓度常发生改变。

（5）与西咪替丁合用,本品的血浆峰浓度,增加注意调整剂量。

（6）葡萄柚汁与本品同服时,本品的 C_{max} 及 AUC 增加。

（7）克拉霉素与本品合用时可能会引起急性肾损伤。

八、注意事项

1. 禁用

（1）对本药或其他钙通道阻滞药过敏。

（2）严重主动脉瓣狭窄。

（3）不稳定型心绞痛（除变异型心绞痛外）。因本药可使交感活性升高,对病情不利。

（4）急性心肌梗死发作 4 周内,因为增加死亡率。

（5）低血压。

（6）心源性休克。

2. 慎用

（1）慢性肾功能不全。

（2）慢性心力衰竭。因为可增加死亡率。

（3）肝功能不全。因本药在肝代谢减慢,易造成血药浓度升高,毒性增大。

（4）胃肠高动力状态或胃肠梗阻慎用缓释剂型。

（5）孕妇。

3. 用药注意事项　不可掰开服用,需避光保存。本药偶可引起碱性磷酸酶（ALP）、肌酸激酶（CK）、乳酸脱氢酶（LDH）、GOT、GPT升高,但一般无症状。可出现血小板聚集降低,出血时间延长,此与本药可抑制血小板聚集有关。必须经常测量血压、心电图。在开始用药和增加用量时尤需注意。

九、药物稳定性及贮藏条件

本品稳定性较差,需避光保存。

十、药物经济性评价

基本药物（片剂:5mg、10mg,缓释片:20mg、30mg）,医保甲类,《中国药典》（2020 年版）收载。

尼群地平

一、药品名称

1. 英文名　Nitrendipine
2. 化学名　2,6-二甲基-4-(3-硝基苯基)-1,4-二氢-3,5-吡啶二甲酸甲酯乙酯

二、药品成分

尼群地平

三、剂型与规格

尼群地平片　（1）10mg;（2）20mg
尼群地平胶囊　（1）10mg;（2）20mg
尼群地平胶丸　10mg

四、适应证及相应的临床价值

本品用于治疗高血压,可单独应用或与其他降压药合用。钙通道阻滞剂可作为抗高血压首选药物,通常临床医师可以根据患者的病情选择一种或一种以上抗高血压药物进行治疗。

五、用法用量

1. 成人　口服 10mg,每日 2 次,以后可随反应调整为 20mg,每日 2 次。

2. 老年人　老年人应用本药时血药浓度较高,宜减小剂量。可从较低剂量（5mg,每日 2 次）开始,以后随反应调整剂量。

六、特殊人群用药

1. 妊娠期　本药在孕妇中的应用研究尚不充分,目前在临床应用中尚未发生问题,但仍应注意。

2. 哺乳期　尚不清楚本药是否经乳汁分泌,因此哺乳期妇女应禁止使用。

3. 肾功能损害　慢性肾功能不全患者无须调整剂量。

4. 肝功能损害　导致本药通过肝代谢减慢,易造成血药浓度升高,毒性增大。本药主要在肝中通过 CYP450 酶系统代谢,因而肝功能不全患者建议减少用量至每日 5~10mg。

七、药理学

1. 药效学及作用机制　尼群地平作为一种 CCB,作用于血管平滑肌细胞的 L 型钙通道,能抑制血管平滑肌及心肌的跨膜钙离子内流,但以血管作用为主,血管选择性较强。本药可引起全身血管扩张（包括冠状动脉、肾小动脉）,产生以降低舒张压为主的降压作用。本药还能降低心肌耗氧量,对缺血心肌有保护作用。与地尔硫䓬和维拉帕米不同,本药对窦房结和房室结的传导无影响。

本药在治疗的 1~3 周内,可明显增加尿钠排泄,有利尿作用,但尿钾排泄不增加,其利尿和利钠作用可能由于直接

抑制近曲小管对钠的重吸收所致。

2. 药代动力学 口服吸收良好,达90%以上,食物能增加本药的吸收。血浆蛋白结合率大于90%,分布容积为6L/kg。口服后30分钟收缩压开始下降,60分钟舒张压开始下降。降压作用在口服后12小时最大,持续6~8小时。本药口服后1.5小时血药浓度达峰值。生物利用度约30%,半衰期为2小时。在肝内代谢,70%经肾排泄(绝大多数为代谢产物,原型不到0.1%),8%随粪便排出。

3. 药物不良反应

(1)心血管系统:与其他二氢吡啶(DHP)类CCB一样,本品可产生明显的外周反应,如踝部水肿、潮红、反射性心动过速或心悸。这些外周反应与剂量相关,一般为一过性,继续用药可自行消失。对窦房结和房室结一般无影响,但也有引起P-R间期延长或束支阻滞的报道。偶见外周缺血、心绞痛加重、昏厥和直立性低血压。

(2)内分泌和代谢:很少引起血清电解质或血脂水平改变。本品对血糖或胰岛素敏感性呈中性或有益作用。有使HDL-C水平升高的报道。

(3)中枢神经系统:头痛常见,约2%或更多患者因此停药。眩晕、睡眠障碍(如多梦)亦较常见。抑郁、焦虑和震颤则较少见。

(4)胃肠道:有食欲缺乏、恶心和便秘,总发生率约为2%。老年人更易出现便秘,偶有发生麻痹性肠梗阻的报道。本药也有引起牙龈增生的报道。

(5)泌尿生殖系统:可引起多尿、尿频、夜尿和遗尿,但均不常见。

(6)呼吸系统:可引起呼吸困难和咳嗽。

(7)肝:可引起GPT、GOT、碱性磷酸酶和血清总胆红素一过性升高,通常在开始治疗后2~3周出现,一般较轻,不致于停药。有引起胆汁淤积性黄疸的报道,可能存在过敏机制。

(8)眼:偶见视力异常、眼痛、结膜炎、复视。

(9)皮肤:可引起颜面潮红,发生率与剂量大小相关。

4. 药物相互作用

(1)β受体拮抗药:绝大多数患者合用此药可加强降压作用,并可减轻本品降压后发生的心动过速;然而,个别患者有可能诱发和加重体循环低血压、心力衰竭和心绞痛。

(2)血管紧张素转化酶抑制剂:合用耐受性较好,降压作用加强。

(3)长效硝酸盐类:合用有较好的耐受性,但尚缺乏评价这种合用控制心绞痛的有效性文献。

(4)洋地黄:部分研究提示,服用此药,能升高合用的地高辛血浆浓度,平均增加45%。部分研究认为,不升高地高辛血浆浓度和毒性。提示在初次使用、调整剂量或停用尼群地平时应监测地高辛的血药浓度,以防地高辛过量或不足。

(5)香豆素类抗凝血药:尚无报告表明合用尼群地平能够增加香豆素类抗凝血药物的凝血酶原时间。目前,还不能肯定它们之间的相互作用。

(6)西咪替丁:由于西咪替丁可介导抑制肝细胞色素P450酶,使尼群地平的首过效应发生改变,建议对正在服用西咪替丁治疗的患者合用尼群地平时,注意药物剂量的调整。

八、注意事项

1. 禁用

(1)对本药或其他CCB过敏者。

(2)严重主动脉瓣狭窄患者。

2. 慎用

(1)心绞痛患者在开始使用尼群地平或增加剂量时,可能出现心绞痛加重。

(2)肝功能不全,使本药代谢减少,易造成血药浓度过高,毒性增强。

(3)与β受体拮抗药合用时应注意发生血压过低的可能性。

(4)慢性心力衰竭患者。

九、药物稳定性及贮藏条件

避光,密闭保存。

十、药物经济性评价

基本药物(片剂:10mg),医保甲类,《中国药典》(2020年版)收载。

尼 卡 地 平

一、药品名称

1. 英文名 Nicardipine

2. 化学名 2,6-二甲基-4-(3-硝基苯基)-1,4-二氢吡啶-3,5-二羧酸

二、药品成分

盐酸尼卡地平

三、剂型与规格

盐酸尼卡地平片 10mg

盐酸尼卡地平注射液 (1)2ml:2mg;(2)5ml:5mg;(3)10ml:10mg

四、适应证及相应的临床价值

1. 高血压 可单独使用,或与其他降压药联合应用。注射剂可用于高血压急症和围手术期高血压的处理。钙通道阻滞剂可作为抗高血压首选药物,通常临床医师可以根据患者的病情选择一种或一种以上抗高血压药物进行治疗。

2. 心绞痛 一般与其他抗心绞痛药联合应用。

五、用法用量

1. 成人

(1)治疗高血压:一般口服用缓释剂,40mg每日2次。高血压急症时可以静脉给药:开始5mg/h,每5~15分钟可增加2.5mg/h,最大剂量可至15mg/h,维持量3mg/h。血压控制后,可逐渐改为口服维持。尼卡地平静脉注射制剂可

用于高血压急症或次急症等需要紧急降低血压的情况。

（2）治疗心绞痛：开始可用较小剂量 20mg，每日 3 次，以后可以根据情况增至 40mg，每日 3 次。同时可以合用硝酸酯类和 β 受体拮抗药。

2. 老年人　代谢和排泄功能降低，本药应用时剂量应减半。

六、特殊人群用药

1. 妊娠期　美国 FDA 将本药定为 C 级。孕妇使用时应权衡利弊。

2. 哺乳期　药物对哺乳的影响：哺乳期妇女最好不用。

3. 肾功能损害　肾功能不全时，剂量应减半。透析时不需调整剂量。

4. 肝功能损害　肝功能不全时，剂量应减半。

七、药理学

1. 药效学及作用机制　盐酸尼卡地平的结构与硝苯地平相似，可以抑制心肌与血管平滑肌细胞的 Ca^{2+} 内流，从而引起负性肌力作用和冠状动脉及外周血管扩张。外周血管扩张可使血压下降，冠状动脉扩张可使其有抗心绞痛作用。外周血管扩张引起的血压下降，可以反射性导致交感神经兴奋，抵消了其对心肌的负性肌力作用。交感神经兴奋还可引起心率加快。本药还可抑制环磷酸腺苷（cAMP）磷酸二酯酶，使细胞内 cAMP 增加，直接作用于血管平滑肌而使之扩张。本药还有中度利钠作用，但长期口服时，这种利钠作用逐渐消失。另外，本药还可以扩张脑血管，增加脑血流量，作用比罂粟碱和桂利嗪强，且作用持续时间长。

本药无抗心律失常作用，对窦房结、房室结功能没有影响，对肾血流及肾小球滤过率也没有影响。服用本药后血浆肾素活性增强。

2. 药代动力学　口服吸收完全，血药峰值出现在 0.5~2 小时（平均 1 小时），蛋白结合率大于 95%，β 相半衰期为 8.6 小时。本药在肝内代谢，代谢产物无活性，60% 从尿排泄，35% 从粪便排泄。血液透析不能清除本药。

3. 药物不良反应

（1）心血管系统：与其他 DHP 类药物一样，尼卡地平也可引起外周效应，如外周水肿、潮红、反射性心动过速或心悸。其他少见的不良反应有外周缺血、心绞痛加重、直立性低血压、昏厥等。

（2）血液系统：本药可引起血小板增加及白细胞减少，但均极罕见。

（3）内分泌代谢系统：本药对电解质和血脂没有影响。

（4）中枢神经系统：常见头痛，其他还有头昏、失眠、多梦等。抑郁、焦虑、震颤、疲乏、感觉异常则少见。偶可引起耳鸣。

（5）消化道：常见食欲下降、恶心、呕吐、口干、便秘和消化不良等。也可见牙龈增生和腮腺炎。

（6）泌尿生殖系统：可有多尿、尿频、夜尿、遗尿、尿潴留及性功能减退。

（7）肝：可引起 GPT、GOT、ALP 及血胆红素一过性升

高，一般无临床意义。

（8）眼：偶可见视力异常、眼干、眼痛、结膜炎、复视或调节异常。

（9）呼吸系统：较常见的有呼吸困难和咳嗽。

（10）皮肤：常见皮肤潮红，也可有皮疹、皮肤瘙痒、多形性红斑和剥脱性皮炎。

4. 药物相互作用

（1）本品与 β 受体拮抗药同用，耐受性良好。

（2）本品与西咪替丁合用时，本品血药浓度升高。

（3）本剂与其他降压药联合用药时，有可能产生相加作用，使用时应多加注意。

（4）本剂与地高辛联合用药时，应监测地高辛血药浓度。

（5）本品与环孢素合用时环孢素血浓度升高。

（6）在体外，治疗浓度的呋塞米、普萘洛尔、双嘧达莫、华法林、奎尼丁等于人体血浆中不改变本品的蛋白结合率。

（7）克拉霉素与本品合用时可能会引起急性肾损伤。

八、注意事项

1. 禁用

（1）对本药过敏者。

（2）严重主动脉瓣狭窄的患者。

（3）颅内出血、估计尚未完全止血的患者。

（4）脑卒中急性期颅内压升高的患者。

2. 慎用

（1）肝肾功能不全患者，肝功能不全影响本药代谢，肾功能不全影响本药排泄，两者均可使血药浓度升高，毒性增大。

（2）低血压。

（3）青光眼。

（4）慢性心力衰竭。

（5）胃肠高动力时不宜用缓释片。

九、药物稳定性及贮藏条件

避光，密闭保存。

十、药物经济性评价

非基本药物，医保乙类，《中国药典》（2020 年版）收载。

尼 索 地 平

一、药品名称

1. 英文名　Nisoldipine

2. 化学名　（±）-2,6-二甲基-4-(2-硝基苯基)-1,4-二氢-3,5-吡啶二甲酸甲酯异丁酯

二、药品成分

尼索地平

三、剂型与规格

尼索地平胶囊　5mg

四、适应证及相应的临床价值

1. 高血压　可以单独使用或与其他降压药合用。钙通道阻滞剂可作为抗高血压首选药物，通常临床医师可以根据患者的病情选择一种或一种以上抗高血压药物进行治疗。

2. 心绞痛　可用于稳定型心绞痛预防心绞痛发作，也可用于变异型心绞痛，解除冠状动脉痉挛。

五、用法用量

1. 成人

（1）治疗高血压：速释片 5～10mg，每日 2 次。缓释片 20mg，每日 1 次，以后根据情况，每隔一周或更长时间增加 10mg，最大剂量每日 60mg，一般维持剂量每日 20～40mg。

（2）治疗心绞痛：一般每日 10～20mg（缓释剂），有些患者需增至每日 40mg。

2. 老年人　老年人对药物的代谢减慢，药物半衰期延长，使用时应减少剂量。

六、特殊人群用药

1. 妊娠期　动物实验显示大剂量尼索地平可致指（趾）畸形，故孕妇不宜使用。美国 FDA 对本药的妊娠安全性分级为 C 级。

2. 哺乳期　本药是否经乳汁分泌尚不清楚，因此哺乳期妇女应禁止使用。

3. 肾功能损害　肾功能不全不需调整剂量。

4. 肝功能损害　肝功能不全时需减少剂量。

5. 其他人群　饮酒后使用本药可能影响驾驶或操作机器的能力。

七、药理学

1. 药效学及作用机制　与其他 CCB 相似，尼索地平阻滞 L 型电压依赖型钙通道，抑制 Ca^{2+} 内流，使血管平滑肌舒张而起到降压作用。尼索地平的亲脂性高于其他 DHPs，因而它更容易进入血管壁，血管选择性更高。本品的血管选择性是硝苯地平的 10 倍以上，扩张冠状动脉的作用比硝苯地平强，它作用的时间也比硝苯地平长。

在降压治疗剂量下，尼索地平不影响窦房结和房室结功能。本药由于使周围血管扩张而引起反射性交感神经兴奋，心率和心排出量因而增加。此外，作为 CCB，本药也能促进尿钠排泄，因而有一定利尿作用。

2. 药代动力学　口服几乎完全吸收，食物可减慢本药的吸收，但不影响吸收量。本药蛋白结合率为 99%，口服分布容积为 2.3～7.1L/kg。本药经肝 CYP450 3A4 代谢，肠壁也参与首关代谢。代谢产物 70%～75% 经肾排泄，10%～15% 经粪便排泄。母药清除半衰期为 7～12 小时。血液透析不能清除本药。缓释剂型口服后达峰时间为 6～12 小时，多次给药治疗高血压的降压疗效可维持 24 小时，因此可每日 1 次给药。

3. 药物不良反应

（1）心血管系统：与其他 DHP 类 CCB 类似，本药可引起外周反应，如外周水肿（22%）、潮红、直立性低血压（3%）、反射性心动过速或心悸（5%）。心绞痛患者用药后有时可引起症状加重或心肌梗死（1.5%～3%）。

（2）血液系统：不良反应罕见，偶有贫血、白细胞减少、瘀点和瘀斑的报道。

（3）内分泌代谢系统：本药对电解质和脂质无明显影响，但由于用药后交感神经兴奋，血浆去甲肾上腺素水平可明显升高。偶可引起男性乳房发育。

（4）中枢神经系统：有头痛（22%）、眩晕（2%～7%），不良反应发生率和严重程度与剂量相关，少数（2%）患者可因不良反应停药。其他少见的神经系统不良反应有焦虑、震颤、虚弱、疲乏、多梦、失眠、耳鸣等。

（5）消化道：可引起腹痛、便秘、口干、腹泻、牙龈增生等不良反应。

（6）泌尿生殖系统：可有尿频等不良反应。

（7）呼吸系统：可引起咽炎（5%）、鼻窦炎（3%），偶可出现呼吸困难和喘息。

（8）肝：个别患者可引起 GPT、GOT、ALP 等升高，但一般不致停药。

（9）眼：偶可出现视力异常、眼痛、结膜炎、复视、眼干及视力调节改变。

（10）皮肤：面色潮红常见（13%～22%），偶有皮疹、红斑及荨麻疹。

（11）肌肉和骨骼：偶有肌痛。

4. 药物相互作用

（1）与 β 受体拮抗剂或其他降压药合用有协同降压作用，应注意直立性低血压。

（2）与西咪替丁合用可使本品血药浓度升高，作用加强。

（3）奎尼丁可能使本品浓度-时间曲线下面积（AUC）轻度减少，可能需要调整本品剂量。

（4）利福平由于诱导本品代谢酶的活力而加速本品代谢而减弱降压作用，需调整本品剂量。

（5）克拉霉素与本品合用时可能会引起急性肾损伤。

八、注意事项

1. 禁用

（1）对本药过敏者。

（2）孕妇及哺乳期妇女。

2. 慎用

（1）主动脉瓣狭窄。

（2）低血压。

（3）慢性心力衰竭（因可增加死亡率）。

（4）肝功能损害。

（5）胃肠高动力状态时慎用缓释剂，因为胃肠高动力状态时，缓释剂尚未完全释放即被排出体外。

九、药物稳定性及贮藏条件

避光，密闭保存。

十、药物经济性评价

非基本药物,非医保,《中国药典》(2020 年版)收载。

非 洛 地 平

一、药品名称

1. 英文名 Felodipine
2. 化学名 (±)-2,6-二甲基-4-(2,3-二氯苯基)-1,4-二氢-3,5-吡啶二甲酸甲酯乙酯

二、药品成分

非洛地平

三、剂型与规格

非洛地平片 (1)5mg;(2)2.5mg;(3)10mg
非洛地平缓释片 (1)2.5mg;(2)5mg;(3)10mg

四、适应证及相应的临床价值

治疗高血压,可以单独使用或与其他降压药联合使用。钙通道阻滞剂可作为抗高血压首选药物,通常临床医师可以根据患者的病情选择一种或一种以上抗高血压药物进行治疗。

五、用法用量

1. 成人 口服给药,一般每日 5~10mg。开始剂量为每日 5mg,以后根据个体反应情况调整。最大剂量为每日 20mg。
2. 老年人 老年人需减少剂量,65 岁以上宜从低剂量(每次 2.5mg,每日 1 次)开始治疗。

六、特殊人群用药

1. 妊娠期 孕妇禁用。
2. 哺乳期 本品于哺乳期妇女影响未知,应禁用。
3. 肝功能损害 肝功能异常者须减少剂量,宜从低剂量(每次 2.5mg,每日 1 次)开始治疗。

七、药理学

1. 药效学及作用机制 非洛地平是一种 DHP 类 CCB,可降低血压。它对血管有较高的选择性,对心肌收缩力的负性作用较弱。它具有较好的扩张动脉、降低血压作用。其扩张小动脉作用主要是通过阻滞 L 型钙通道,抑制跨膜 Ca^{2+} 内流,同时抑制细胞内存储 Ca^{2+} 释放。用药开始时可有反射性心率加快,持续应用可趋于正常。

非洛地平有轻度利钠、利尿作用,可轻度增加肾血流量或无影响。它对肾小球滤过率、肌酐清除率无影响。对血清电解质、血糖和血脂亦无影响。

2. 药代动力学 口服速释剂治疗高血压的起效时间为 1 小时,最大效应时间为 24 小时,单次口服作用持续 6~9 小时,多次给药作用持续 12~14 小时。缓释剂起效时间为 2~5 小时,多次给药作用持续 24 小时。治疗性血药浓度是 4~6nmol/L。在<20mg 剂量时,曲线下面积(AUC)随剂量增大呈线性增加。生物利用度为 20%,进食对吸收有一定影响。蛋白结合率>99%。分布容积为 10L/kg。本药主要在肝经 CYP450 酶系统代谢,少量在肠壁代谢。其代谢产物为嘧啶类似物,无明显血管活性,本药 70%经肾排泄,10%经粪便排泄。半衰期为 10~16 小时,肾功能不全时半衰期延长为 21 小时,本药不能通过血液透析清除。

3. 药物不良反应

(1)心血管系统:主要为 DHP 的外周反应,如心悸、反射性心动过速、踝部水肿、潮红等。这些外周效应与剂量大小有关,一般为一过性,继续用药可自行消退。窦房结和房室结功能一般不受影响,但也有引起 P-R 间期延长或束支传导阻滞的报道。本药偶可引起极少数患者心绞痛加重,甚至心肌梗死,但其发生率低于安慰剂及其他抗高血压药物。本药也可引起心力衰竭、昏厥和卒中。长期大剂量时可发生踝部水肿,可能与扩张毛细血管动脉端前括约肌有关。

(2)血液系统:本药偶可引起贫血、嗜酸性粒细胞增多、粒细胞减少和血小板增多。

(3)内分泌代谢系统:本药对血清电解质、血糖没有影响,对胆固醇、甘油三酯及低密度脂蛋白胆固醇也无明显影响,但可增加高密度脂蛋白胆固醇水平。

(4)中枢神经系统:本药大剂量时可引起头痛,约 2%患者可因此而停药。此外,还可引起眩晕、疲乏和失眠。

(5)消化道:可有食欲减退、恶心和便秘等,总发生率低于 2%。老年人易引起便秘。本药还可引起呕吐、腹痛、口干、腹胀、反酸或腹泻。偶可引起轻度牙龈肿胀,发生率低于 0.5%。

(6)泌尿生殖系统:本药可引起多尿、尿频、夜尿和遗尿,但均不常见。也有引起排尿困难和勃起功能障碍的报道,发生率为 0.5%~1%。

(7)呼吸系统:可引起呼吸困难和咳嗽,也有引起上呼吸道感染的报道。

(8)肝:可引起 GPT、GOT、碱性磷酸酶和血清胆红素一过性升高的报道,一般不至于停药。有引起胆汁淤积性黄疸的报道,可能与过敏机制有关。

(9)眼:偶可引起视力异常、眼痛、结膜炎、复视等。

(10)皮肤:可引起面色潮红,发生率与剂量有关。本药可引起皮疹、湿疹、荨麻疹和皮肤红斑。

(11)肌肉和骨骼:可引起不同部位肌肉的疼痛和抽搐。老年患者可引起手足搐搦,有引起重症肌无力的个案报道。

4. 药物相互作用

(1)本品与 β 受体拮抗剂合用时耐受性良好,但报道本品与美托洛尔合用时可使美托洛尔的浓度-时间曲线下面积和峰浓度分别增加 31%和 38%。

(2)本品与西咪替丁合用可使本品的浓度-时间曲线下面积和峰浓度增加 50%,故与西咪替丁合用时应调整本品剂量。

（3）本品与地高辛合用未见到心力衰竭患者的地高辛药动学发生显著改变。

（4）抗癫痫药物苯妥英钠、卡马西平或苯巴比妥可使本品在癫痫患者体内的血药峰浓度降低，浓度-时间曲线下面积降低6%，因此应调整在这些患者中的治疗方案。

（5）其他药物如吲哚美辛或螺内酯与本品无明显相互作用。

（6）克拉霉素与本品合用时可能会引起急性肾损伤。

八、注意事项

1. 禁用

（1）对本药或其他CCB过敏、严重低血压、主动脉瓣狭窄者及孕妇禁用。

（2）在慢性心力衰竭，DHPs可升高死亡率，故一般不宜选用，如有必须使用DHPs的情况，可选用氨氯地平或非洛地平缓释片。胃肠动力增强或胃肠道梗阻者不宜使用缓释剂型。

2. 慎用

（1）本品可引发严重低血压和晕厥，产生反射性心动过速，在敏感人群中可能引发心绞痛，因此心绞痛、低血压、肝功能障碍者慎用。

（2）本品慎用于心力衰竭和心功能不全患者，须注意本品的负性肌力作用，特别是在与β受体拮抗药合用时。

（3）本品慎用于孕妇、哺乳期妇女和儿童。老年人（65岁以上）或肝功能不全患者宜从低剂量（每次2.5mg，每日1次）开始治疗，并在调整剂量过程中密切监测血压。FDA对本药的妊娠安全性分级为C级。

（4）临床试验表明，剂量超过每日10mg可增强降压作用，但同时增加周围性水肿和其他血管扩张不良事件的发生率。肾功能不全患者一般不需要调整建议剂量。

3. 用药注意事项　本品应空腹口服或食用少量清淡饮食后口服，应整片吞服，勿咬碎或咀嚼。保持良好的口腔卫生可减少牙龈增生的发生率和严重性。

九、药物稳定性及贮藏条件

避光，密闭保存。

十、药物经济性评价

基本药物（片剂：2.5mg、5mg，缓释片：2.5mg、5mg），医保甲类，《中国药典》（2020年版）收载。

拉 西 地 平

一、药品名称

1. 英文名　Lacidipine
2. 化学名　（*E*）-4-[2-[3-羧叔丁基)-3-氧代-1-丙烯基]苯基]-1,4-二氢-2,6-二甲基-3,5-吡啶二羧酸二乙酯

二、药品成分

拉西地平

三、剂型与规格

拉西地平片　4mg

四、适应证及相应的临床价值

临床上主要用于治疗高血压，可以单独使用，或与其他降压药合用。钙通道阻滞剂可作为抗高血压首选药物，通常临床医师可以根据患者的病情选择一种或一种以上抗高血压药物进行治疗。

五、用法用量

1. 成人　口服给药，每日1次4mg，如效果不佳可增加剂量至每日1次6mg，最好于早晨服用。
2. 老年人　老年人开始剂量每次2mg，每日1次，如有必要可增至每次4~6mg。

六、特殊人群用药

1. 妊娠期　目前尚无资料证实在人类妊娠中使用本药的安全性，孕妇应用本药应权衡利弊。本药可能引起子宫肌肉松弛，临产妇女应慎重考虑。
2. 哺乳期　本药及其代谢产物可由乳汁排出，用药期间最好不要哺乳，或者应停药。
3. 肾功能损害　本药主要经肝代谢，肾功能不全时无须调整剂量。
4. 肝功能损害　肝功能不全时，开始剂量每次2mg，每日1次。

七、药理学

1. 药效学及作用机制

（1）降压作用：拉西地平是一种DHP类CCB，其化学结构与硝苯地平相似，其扩张外周动脉的作用比硝苯地平、尼群地平和氨氯地平更强。本药对血管有高度选择性，在高于血管扩张浓度100倍时，才出现心脏负性肌力作用。本药脂溶性高，作用时间长，可每日1次给药，对窦房结和房室结无明显影响。

本药可引起外周血管阻力明显下降，心排出量轻度增加和反射性心率加快。它还可以引起有效肺血流量增加、动静脉血氧分差减小，而对呼吸功能无影响，提示本药可用于治疗慢性阻塞性肺疾病和肺动脉高压的患者。本药可以减少高血压和左心室肥厚患者的左心室重量。

（2）抗动脉粥样硬化：大规模临床试验ELSA研究证明，拉西地平可以减小颈总动脉IMT厚度，减少新增斑块的数目，并降低脑卒中、主要心血管事件的发生率和死亡率。

2. 药代动力学　本药口服起效时间为2小时，5小时达峰值，口服一剂作用持续12~24小时。临床研究中，每日1次给药有时不能有效控制24小时血压，部分患者需要每日2次服药。口服后胃肠道吸收迅速，但不完全，绝对生物利用度3%~52%。约95%与血浆蛋白结合。分布容积为1~2L/kg。本药经肝代谢，73%~95%随粪便排泄，其余经肾排泄。半衰期为7~8小时。

3. 药物不良反应

（1）心血管系统：作为 DHP 类 CCB，拉西地平也可产生明显的外周反应，如踝部水肿（7%～12%）、潮红、反射性心动过速或心悸（3%～5%）。这些外周反应一般与剂量大小相关，为一过性的，继续用药可自行消失。本药对窦房结和房室结功能一般无影响，但也有引起 P-R 间期延长或束支阻滞的报道。偶见外周缺血，心绞痛加重、昏厥和直立性低血压。本药引起急性心肌梗死罕见。

（2）内分泌代谢系统：本药对血清电解质、血糖、血脂没有影响。

（3）中枢神经系统：常见头痛（7%～18%）、头昏、疲劳、不适或感觉异常。大多数中枢神经系统不良反应出现在治疗开始时，继续治疗逐渐减轻。本药有引起耳鸣的报道。

（4）消化道：本药可引起胃肠紊乱或腹泻（4%），本药也可引起牙龈增生。

（5）泌尿生殖系统：与其他 DHP 类 CCB 相似，本药可引起多尿、尿频、夜尿和遗尿（2%）。本药还有引起勃起功能障碍的报道，以及使肾功能不全恶化的报道。

（6）呼吸系统：可引起呼吸困难和咳嗽，但慢性阻塞性肺疾病和哮喘患者可安全地使用本药。

（7）肝：偶可引起肝功能测试一过性升高，特别是碱性磷酸酶升高。目前尚无发生严重肝毒性反应的报道。

（8）眼：偶见视觉异常、眼痛、结膜炎、复视、眼干或视力调节障碍。

（9）皮肤：常有面色潮红（10%）和皮疹（3%），发生率随剂量增加而升高。

（10）骨骼肌：可有不同部位肌肉疼痛和抽搐。老年人可引起手足搐搦。肌肉痉挛发生率低于 1%。

（11）其他有 2 例发生药物相关肿瘤的报道（胆囊癌和肾癌）。

4. 药物相互作用

（1）与 β 受体拮抗药、利尿药合用，降压作用可加强。

（2）与西咪替丁合用，可使本品血药浓度升高。

（3）与地高辛合用，地高辛峰值水平可增加 17%，对 24 小时平均地高辛水平无影响。

（4）与普萘洛尔合用，可轻度增加两者浓度-时间曲线下面积（AUC）。

（5）与华法林、甲苯磺丁脲、双氯芬酸、环孢素、安替比林等无特殊交叉反应。

（6）克拉霉素与本品合用时可能会引起急性肾损伤。

八、注意事项

1. 禁用　严重主动脉瓣狭窄者，对本药或其他 CCBs 过敏者禁用。

2. 慎用

（1）心绞痛患者。

（2）慢性肾功能不全患者。

（3）在使用 β 受体拮抗药的左心功能不全者加用本药。

（4）慢性心力衰竭患者。

（5）低血压患者。

（6）孕妇及哺乳期妇女。

（7）芬太尼麻醉时应事先停用拉西地平 36 小时。

（8）胃肠动力增强或胃肠道梗阻时，慎用缓释剂型。

九、药物稳定性及贮藏条件

避光，密闭保存。

十、药物经济性评价

非基本药物，医保乙类。

氨 氯 地 平

一、药品名称

1. 英文名　Amlodipine

2. 化学名　（±）-2-[（2-氨基乙氧基）甲基]-4-（2-氯苯基）-1,4-二氢-6-甲基-3,5-吡啶二羧酸酯-5-甲酯

二、药品成分

苯磺酸氨氯地平

三、剂型与规格

苯磺酸氨氯地平片　（1）2.5mg；（2）5mg；（3）10mg

四、适应证及相应的临床价值

1. 高血压　可单独使用或与其他降压药如 β 受体拮抗药、利尿剂、ACEI、ARB 等联合使用。钙通道阻滞剂可作为抗高血压首选药物，通常临床医师可以根据患者的病情选择一种或一种以上抗高血压药物进行治疗。

2. 慢性稳定型心绞痛或变异型心绞痛　可单独使用或与硝酸酯类和/或 β 受体拮抗药合用。

五、用法用量

1. 成人　口服给药。开始时每日 1 次 5mg（或左旋氨氯地平 2.5mg），以后可以根据情况增加剂量，最大剂量为 10mg/d（左旋氨氯地平 5mg），低体重或肝功能不全者，可以从每日 2.5mg 开始，本品最大降压疗效应出现在用药 4 周以后。本品作为降压药物，可与其他类降压药如利尿剂、β 受体拮抗药、血管紧张素转换酶抑制剂、血管紧张素受体拮抗剂等合用。作为抗心绞痛药，可与 β 受体拮抗药及硝酸酯类合用。

2. 老年人　老年人对本药清除减慢，药物半衰期延长，使用时应适当减少剂量。

六、特殊人群用药

1. 妊娠期　本药用于妊娠期的安全性尚未确定。妊娠期仅在没有其他安全的药物时，权衡利弊使用之。美国 FDA 对本药的妊娠安全性分级为 C 级。

2. 哺乳期　尚不明确本药是否可经乳汁分泌，因此服药期间应停止母乳喂养。

3. 肾功能损害 无须改变剂量。

4. 肝功能损害 本药经肝代谢,肝功能损害患者代谢减慢,应适当减少剂量。

七、药理学

1. 药效学及作用机制

(1) 降压作用:本药是一种二氢吡啶类 CCB,结构与硝苯地平相似,药理作用也相似,能优先阻滞去极化细胞的钙通道。但本药与硝苯地平不同点是在生理性 pH 下呈离子化状态,pH 降低时,它与钙离子通道的结合增加,呈紧密结合。本药对血管的选择性强,它通过扩张外周动脉而降低血压。

(2) 抗心绞痛作用:可能通过以下机制。①扩张外周小动脉、降低血压,使左心室后负荷降低,从而减少心肌耗氧。②扩张正常和缺血区小动脉,增加冠状动脉血流。对变异型心绞痛,可通过解除冠状动脉痉挛而产生抗心绞痛作用。

(3) 抗动脉粥样硬化作用:其抗动脉粥样硬化作用已被大规模临床研究证实,在 PREVENT 研究中,氨氯地平可以减慢颈动脉斑块进展,并能降低心血管病发生率。在 CAPARES 研究中,也观察到氨氯地平有类似结果。

2. 药代动力学 治疗高血压时,口服起效时间为 24~96 小时,治疗第 4 日可观察到舒张压明显降低,第 7 日收缩压明显降低。治疗性血药浓度为 5~15ng/ml。连续给药 7~8 日后血药浓度达稳态。达峰时间为 6~12 小时,曲线下面积(AUC)为 123~238mg/(ml·h),老年人由于清除减少和/或生物利用度增加,AUC 可增加 40%~60%。

本品生物利用度为 60%~65%,进食对吸收无影响。本品在组织中广泛分布,分布容积为 21L/kg,蛋白结合率为 95%~98%,提示本品有高度的组织亲和力。

本品在肝代谢,代谢速度较慢,其代谢产物为无明显药理活性的嘧啶衍生物。本品 59%~62% 经肾排泄,其中 5%~10% 为原型,20%~25% 经粪便排泄。总体清除率为 25L/h。原型药物清除半衰期为 35~50 小时,肝功能受损者为 60 小时,肾功能受损者无明显改变,老年患者为 65 小时,本药不能经血液透析清除。

3. 药物不良反应

(1) 心血管系统:主要为 DHPs 的外周反应,如心悸、反射性心动过速、踝部水肿、潮红等。这些外周效应与剂量大小有关,一般为一过性,继续用药可自行消退。窦房结和房室结功能一般不受影响,但也有引起 P-R 间期延长或束支阻滞的报道。罕见的心血管系统不良反应有外周缺血、心绞痛加重、昏厥和直立性低血压等。

(2) 血液系统:不良反应罕见,偶可引起粒细胞减少症和血小板减少症、嗜酸性粒细胞增多症、血小板增多症及贫血等。

(3) 内分泌代谢系统:本品对血清电解质、血糖、血脂、血液生化、血清去甲肾上腺素等均无明显影响。偶有引起男性乳房增大的报道。

(4) 中枢神经系统:头痛常见。部分患者可出现头昏眼花,其发生率与剂量相关。少数人可出现疲乏、嗜睡。偶见震颤、眩晕、耳鸣、失眠、神经质、抑郁、焦虑、人格解体。罕见共济失调、淡漠、健忘和情绪激动。

(5) 消化道:可见畏食、恶心、便秘、腹痛,但发生率低于 2%。老年人易出现便秘,有引起麻痹性肠梗阻的报道。本品可引起牙龈增生,一般在用药 1~9 个月内出现,停药 1~21 周后改善。偶可见消化不良、吞咽困难、腹泻、胃胀气和呕吐。罕见胃炎、可逆性味觉倒错、食欲增加、稀便等。

(6) 泌尿生殖系统:与其他 CCB 一样,本品可引起多尿、尿频、夜尿和遗尿,但均不常见。男性患者服用本药可引起性欲下降,发生率 1%~2%。有引起急性间质性肾炎的报道。

(7) 呼吸系统:可引起呼吸困难和鼻出血。咳嗽和鼻炎罕见。

(8) 肝:可引起 GPT 和 GOT、碱性磷酸酶、血胆红素一过性升高。一般不致停药。有引起胆汁淤积性黄疸的报道,可能系过敏所致。

(9) 眼:偶见视力异常、眼痛、结膜炎、复视等。罕见眼干或视力调节紊乱。

(10) 皮肤:可引起面色潮红,与剂量相关,女性发生率明显高于男性。罕见皮肤脱色、荨麻疹、皮肤干燥、脱发、皮炎或皮肤湿冷。也有引起皮肤瘙痒、史-约综合征、多形性红斑和剥脱性皮炎的报道。

(11) 肌肉和骨骼:可引起肌肉疼痛和抽搐。偶见手足搐搦、关节痛、关节病、痉挛。罕见肌肉软弱、抽搐和肌张力下降。

4. 药物相互作用

(1) 与西咪替丁、葡萄柚汁、制酸剂合用时不改变本品的药代动力学。

(2) 本品不影响阿托伐他汀、地高辛、乙醇的药代动力学。

(3) 原发性高血压患者单剂服用昔多芬对本品的药代动力学没有影响。两药合用时独立产生降压效应。

(4) 本品不改变华法林的凝血酶原作用时间。

(5) 地高辛、苯妥英钠和华法林与本品合用对血浆蛋白结合率没有影响。

(6) 吸入烃类麻醉药与本品合用可引起低血压。

(7) 非甾体抗炎药,尤其是吲哚美辛可减弱本品的降压作用。

(8) β 受体拮抗药与本品合用耐受性良好,但可引起过度低血压,罕见加重心力衰竭。

(9) 与雌激素合用可引起体液滞留而增高血压。

(10) 与磺吡酮合用可增加本品的蛋白结合率,产生血药浓度变化。

(11) 与锂剂合用可引起神经中毒,出现恶心、呕吐、腹泻、共济失调、震颤和/或麻木,需慎重。

(12) 拟交感胺可减弱本品降压作用。

(13) 硝酸甘油和长效硝酸酯制剂与本品合用可加强抗心绞痛效应。虽未报告有反跳作用,但停药时应在医师指导下逐渐减量。

(14) 克拉霉素与本品合用时可能会引起急性肾损伤。

八、注意事项

1. 禁用
（1）对本药或其他 CCBs 过敏者。
（2）严重低血压者。
2. 慎用
（1）主动脉瓣狭窄者应慎用，以免外周血压过度降低。
（2）慢性心力衰竭时，CCBs 特别是 DHPs 因为可以增加死亡率，所以一般是禁忌使用的，但在某些情况下必须使用 DHPs 时，可慎用氨氯地平。
（3）肝功能损害时，本药半衰期延长，需慎用。

九、药物稳定性及贮藏条件

避光，密闭保存。

十、药物经济性评价

基本药物（片剂：5mg），医保甲类，《中国药典》（2020 年版）收载。

乐 卡 地 平

一、药品名称

1. 英文名 Lercanidipine
2. 化学名 3,5-吡啶二羧酸,1,4-二氢-2,6-二甲基-4-(3-硝基苯)2-[(3,3-二苯基丙基)甲胺]-1,1-二甲基甲酯

二、药品成分

乐卡地平

三、剂型与规格

乐卡地平片 10mg

四、适应证及相应的临床价值

高血压，可单独应用，或与其他降压药联合应用。钙通道阻滞剂可作为抗高血压首选药物，通常临床医师可以根据患者的病情选择一种或一种以上抗高血压药物进行治疗。

五、用法用量

1. 成人 口服治疗高血压，开始每日 1 次 10mg，餐前15 分钟服用，2 周后根据血压下降情况可加量至每日 1次 20mg。
2. 老年人 老年人代谢和排泄功能虽有降低，但本药仍可应用正常人剂量。

六、特殊人群用药

1. 妊娠期 尚未确立，故孕妇不宜使用本药。
2. 哺乳期 哺乳期妇女最好不用本药。
3. 肾功能损害 严重肾功能损害者的初始剂量应减少

至每日 1 次 2.5mg 或 5mg。
4. 肝功能损害 严重肝功能损害者的初始剂量应减少至每日 1 次 2.5mg 或 5mg。

七、药理学

1. 药效学及作用机制 乐卡地平与其他 DHP 类 CCB一样，属于作用于 L 型钙通道的 CCB，它可以阻滞 Ca^{2+} 内流而起到血管扩张和降压作用，与其他 DHPs 相比，乐卡地平有更高的亲脂性和血管选择性。它的质子化的氨基团使其在血浆和组织细胞膜之间的颗粒交换变得更加容易，使乐卡地平迅速地从血浆清除而转移至动脉细胞膜，缩短了药物在血浆中的半衰期。乐卡地平的双苯环侧链结构和较大体积的立体分子结构，使其与细胞膜的结合系数增加了 3倍，可以顺利进入细胞膜脂质双层的疏水性核心，与血管壁平滑肌细胞膜有效结合发挥降压作用，同时它从细胞膜解离和洗脱速度非常缓慢（比拉西地平慢 40%～80%）。因此，乐卡地平是一种短血浆半衰期，但临床作用持久的降压药。本药与其他 DHPs 一样，由于血压下降，可引起外周作用，如心悸、反射性心动过速、皮肤潮红等，只是由于其服药后，药物很快从血中转移到器官组织（血管），因而这些不良反应明显低于其他 DHPs。乐卡地平对心肌的负性肌力较弱，对窦房结和房室结也无明显影响。

2. 药代动力学 乐卡地平口服后吸收良好，服药 10mg或 20mg 后，1.5～3 小时达到峰浓度（3.3ng/ml±2.09ng/ml），血浆蛋白结合率 98%，血中药物迅速而广泛的分布于组织和器官中，但首过代谢广泛，因而绝对生物利用度较低。血浆清除半衰期为 8～10 小时。虽然血浆清除半衰期较短，但是由于其脂溶性强，进入体内后，迅速与血管平滑肌细胞的脂质双层膜结合，缓慢释放，故作用时间长，在服药 24 小时后仍有明显降压作用，24 小时降压谷峰比 0.77～0.8。乐卡地平在体内主要以原型药物发挥降压作用。本药在肝内经 CYP3A4 酶系统代谢，转化为非活性产物。本药约50% 经尿排泄，其余从粪便排泄。老年人、轻中度肝功能损害、内生肌酐清除率>30ml/min 的肾功能不全患者应用乐卡地平其药动学各参数与正常人无明显差别，因此不需要调整剂量。但常规透析的肾功能不全患者和重度肝功能损害的患者应用本药需从小剂量开始。

3. 药物不良反应
（1）心血管系统：与其他 DHPs 降压药一样，本药也可产生心悸、潮红、反射性心动过速、踝部水肿等外周不良反应，发生率 1% 左右，低于其他 DHPs。CHALLENGE 研究比较了患者对本药和其他 CCB 的耐受性，在降压水平相当的情况下，乐卡地平水肿的发生率降低了 46%（P<0.001），潮红的发生率降低了 51%（P<0.001），头痛和皮疹的发生率减少了 53%（P<0.001），眩晕的发生率减少了 26%（P<0.05）。
（2）血液系统：未见明显不良反应。
（3）内分泌代谢系统：本药对血脂、血糖及电解质等均无明显影响。
（4）中枢神经系统：本药可引起头痛，发生率为 2.7%，高于安慰剂组的 1.7%。头晕发生率为 1.5%，与安慰剂相

当(0.6%)。偶可引起嗜睡。

（5）消化道:本药可引起口干和胃肠不适,属于 CCB 的非特异性不良反应,发生率与其他 CCB 无明显差别。

（6）泌尿生殖系统:本药对肾无明显影响。与其他 CCB 相似,本药可能会引起性功能减退。

（7）呼吸系统:本药偶可引起咳嗽和呼吸困难。

（8）肝:本药偶可引起 GPT、GOT、GGT 升高,但与安慰剂组相比无统计学差别。

（9）眼:目前尚无本药可引起眼睛不良反应的资料。

（10）皮肤:本药可引起皮肤潮红、皮疹等。

（11）肌肉骨骼:本药偶可引起乏力(0.3%),但发生率与安慰剂相同(0.3%)。本药也可引起肌肉疼痛,这一点与其他 CCB 相似,属于 CCB 非特异的不良反应。

4. 药物相互作用

（1）本品可安全地与 β 受体拮抗药、利尿剂或 ACE 抑制剂同时服用。但值得注意的是,乐卡地平与 β 受体拮抗剂同在肝代谢,有协同作用。

（2）同时服用地高辛或西咪替丁(高于 800mg/d)需注意观察。

（3）同其他二氢吡啶类钙通道阻滞剂一样,应慎与伊曲康唑、红霉素、氟西汀、利福平、特非那定、阿司咪唑、环孢素、胺碘酮、奎尼丁、某些苯二氮䓬类(如地西泮和咪达唑仑)、普萘洛尔和美托洛尔同时服用。

（4）同时服用抗惊厥药,如苯妥英钠或卡马西平需要谨慎。

（5）西柚汁可增强本品的作用,应避免同时使用。

（6）乙醇可能强化其抗高血压药的作用,建议服用本品时严格限制含乙醇饮料的摄入。

（7）克拉霉素与本品合用时可能会引起急性肾损伤。

八、注意事项

1. 禁用

（1）对本药过敏者。

（2）不稳定型心绞痛及在 1 个月内发生过心肌梗死的患者。

（3）重度肝肾功能损害的患者。

（4）孕妇及哺乳期妇女。

2. 慎用

（1）主动脉瓣狭窄。

（2）低血压。

（3）慢性心力衰竭。

（4）轻中度肝肾功能损害。

（5）胃肠高动力状态。

九、药物稳定性及贮藏条件

避光,密闭保存。

十、药物经济性评价

非基本药物,医保乙类。

西 尼 地 平

一、药品名称

1. 英文名　Cilnidipine

2. 化学名　(±)2,6-二甲基-4-(3-硝基苯基)-1,4-二氢-3,5-吡啶二甲酸 3-(2-甲氧基)乙酯 5-(3-苯基)-2(E)-丙烯酯

二、药品成分

西尼地平

三、剂型与规格

西尼地平片　（1）5mg;（2）10mg
西尼地平胶囊　5mg

四、适应证及相应的临床价值

治疗原发性高血压,钙通道阻滞剂可作为抗高血压首选药物,通常临床医师可以根据患者的病情选择一种或一种以上抗高血压药物进行治疗。

五、用法用量

1. 成人　初始剂量每日 5mg,早餐后服用;以后可根据血压情况增加剂量至每日 10mg。

2. 老年人　老年人应从低剂量(5mg)开始,并注意用药后的反应,防止发生低血压。

六、特殊人群用药

1. 妊娠期　实验提示本药对胎儿有毒性,并可引起滞产,故孕妇禁用本药。育龄妇女使用本药时应注意避孕。

2. 哺乳期　本药可经乳汁分泌,故哺乳期妇女应避免使用本药,或使用本药期间停止哺乳。

3. 肾功能损害　重度慢性肾功能不全者(本药代谢产物的排泄减少)慎用。

4. 肝功能损害　肝功能不全患者(本药的代谢减少血药浓度增加)应酌情减少剂量。

七、药理学

1. 药效学及作用机制　西尼地平为亲脂性二氢吡啶类 CCB,它可以阻断平滑肌细胞膜上 L 型钙通道,抑制钙离子通过 L 型钙通道的跨膜内流,从而松弛、舒张血管平滑肌,产生降压作用。此外,它还可以通过抑制交感神经细胞膜上的 N 型钙通道的跨膜内流,减少交感神经末梢去甲肾上腺素释放和交感神经活动,因而可以减轻因血压下降引起的反射性心率加快以及寒冷刺激引起的血压升高和压力感受器的过度反应。西尼地平还能降低脂质过氧化酶的浓度,提示其可能有抗动脉硬化作用。西尼地平的降压作用与硝苯地平、尼卡地平相似,但是起效较慢,作用维持时间长,对心肌抑制较弱,并有较强的扩张冠状动脉作用。

2. 药代动力学　健康成年男性单次口服本药 5mg、10mg 和 20mg,其血药浓度峰值分别为 4.7ng/ml、5.4ng/ml

和 15.7ng/ml。浓度-时间曲线下的面积（AUC）分别为 23.7（ng·h）/ml、27.5（ng·h）/ml 和 60.1（ng·h）/ml，呈剂量依赖性增加趋势。本药主要在肝通过 CYP3A4 和 CYP2C19 代谢，代谢途径为甲氧乙基的脱甲氧化、肉桂酯的加水分解及二氢吡啶的氧化，其代谢产物经肾从尿排泄。但是轻中度肾功能异常（血清肌酐 1.53mg/dl）者口服 10mg 西尼地平后的血药浓度与肾功能正常者比较无明显差异。体外试验发现西尼地平的人体血清蛋白结合率为 99.3%。

3. 药物不良反应

（1）血液系统可见血小板减少、白细胞计数及中性粒细胞异常，还可发生红细胞计数、血细胞比容、嗜酸性粒细胞及淋巴细胞异常等。

（2）心血管系统可见心悸、胸痛、低血压、心电图异常（ST-T 改变）、心率增快及期前收缩等。

（3）神经系统可有头痛、头晕、肩部肌肉僵硬感、嗜睡、失眠、健忘、手颤等。

（4）消化系统可见口渴、腹痛、腹胀、呕吐、便秘、黄疸及肝功异常（GPT、GOT 升高）等。

（5）泌尿系统可见尿频、尿蛋白、尿沉渣异常、肌酸及尿素氮升高等。

（6）过敏反应可见皮肤红肿、瘙痒、药疹等。

（7）其他可有皮肤潮红、燥热、畏寒、水肿、疲倦、腓肠肌痉挛、味觉异常、眼睛干燥、充血等。还可见到血胆固醇升高、尿糖阳性、空腹血糖异常及血钾、磷、钙异常等。

4. 药物相互作用

（1）不能与肝药酶抑制剂或诱导剂合用。

（2）与其他降压药合用可能有叠加降压作用。

（3）与地高辛合用可能使地高辛血药浓度上升。

（4）与西咪替丁合用有作用增强的报道。

（5）与利福平合用有作用减弱的报道。

（6）与偶氮类抗真菌药合用（如伊曲康唑）合用时血药浓度会增加。

（7）克拉霉素与本品合用时可能会引起急性肾损伤。

八、注意事项

1. 禁用

（1）对本药成分过敏者。

（2）对其他 CCB 过敏者。

（3）高度主动脉瓣狭窄者。

（4）孕妇及哺乳期妇女。

（5）不稳定型心绞痛、左室流出道梗阻及 1 个月内曾发生过心肌梗死者。

2. 慎用

（1）有 CCB 不良反应史者。

（2）肝功能不全患者（本药的代谢减少血，药浓度增加）应酌情减少剂量。

（3）重度慢性肾功能不全者（本药代谢产物的排泄减少）。

（4）充血性心力衰竭患者。

九、药物稳定性及贮藏条件

避光，密闭保存。

十、药物经济性评价

非基本药物，医保乙类，《中国药典》（2020 年版）收载。

贝 尼 地 平

一、药品名称

1. 英文名　Benidipine

2. 化学名　（±）-（R*）-3-[（R*）-1-苄基-3-哌啶基]-5-甲基-2,6-二甲基-4-(3-硝基苯基)-1,4-二氢-3,5-吡啶二羧酸酯

二、药品成分

盐酸贝尼地平

三、剂型与规格

盐酸贝尼地平片　（1）2mg；（2）4mg；（3）8mg

四、适应证及相应的临床价值

1. 高血压　可以单药应用于轻、中度高血压，也可与其他降压药联合用于重度高血压。钙通道阻滞剂可作为抗高血压首选药物，通常临床医师可以根据患者的病情选择一种或一种以上抗高血压药物进行治疗。

2. 心绞痛　可用于劳力性心绞痛，也可用于劳力和自发混合性心绞痛。

五、用法用量

1. 成人

（1）治疗高血压一般成人在早餐后口服本药 2～4mg，每日 1 次。可随年龄、症状适当加减，如效果不满意，可增至 8mg，每日 1 次。

（2）治疗心绞痛一般成人早、晚餐后口服本药 4mg，每日 2 次。可随年龄、症状适当加减。

2. 老年人　高龄老年人对本药代谢减少，故初始剂量应较小，增加剂量时应严密观察。

六、特殊人群用药

1. 妊娠期　孕妇或有妊娠可能性的妇女禁用。因为动物实验证明本药对胎患有毒性，妊娠末期给药可使妊娠期、分娩期延长。

2. 哺乳期　本药可从乳汁分泌，故哺乳期妇女亦禁用。

3. 肾功能损害　进行持续性门诊腹膜透析的患者，有时透析排液呈白浊状，故应注意与腹膜炎等的鉴别。

4. 肝功能损害　严重肝功能障碍者慎用。因为本药此时代谢减慢，血药浓度升高，毒性会增强。而且本药也有加重肝功能障碍作用。

5. 其他人群　血压降低过多可致眩晕等症状，因此高空作业、驾驶汽车等具有危险性的机械操作人员应用本药

应注意。突然停用本药可使症状恶化,故停用本药时应逐渐减量,并进行充分观察,应嘱患者不可自行停药。少数患者服用本药可出现血压下降过度,此时应减少剂量。

七、药理学

1. 药效学及作用机制

(1) 降压作用:本药通过抑制细胞膜上电压依赖性 L 型钙通道,阻止细胞外钙离子内流,使细胞内 Ca^{2+} 浓度降低,因而使平滑肌细胞松弛,使冠状动脉及末梢血管扩张。本药对 L 型钙通道的亲和力强,结合后解离速度非常缓释,因而其血药浓度半衰期虽短,但其作用的待续时间长,与血药浓度几乎无关。动物实验证明,对自发性高血压大鼠、DOCA-食盐高血压大鼠及肾性高血压大鼠经口服给予本药后,有缓慢而持续的降压作用。长时间给药不产生耐药性。原发性高血压患者每日 1 次给药,显示有 24 小时稳定的降压效果。

(2) 抗心绞痛作用:本药通过直接扩张冠状动脉,增加心肌血流灌注及降低动脉血压,减轻心脏负荷,而有抗心绞痛作用。动物实验证明,本药对实验性心绞痛模型大鼠及犬冠状动脉结扎再灌注所致心功能低下、缺血性心电图变化的改善有统计学意义。劳力性心绞痛患者服用本药后,运动所致缺血性变化(心电图 ST 段下降)有改善作用。

(3) 保护肾功能作用:在给肾功能不全模型(5/6 肾切除)自发性高血压大鼠口服本药,在血压降低同时,肾功能改善。原发性高血压患者口服本药后,可见肾血流量明显增加。高血压合并慢性肾功能不全的患者口服后,肌酐清除及尿素氮清除明显增加,显示本药对肾功能有保护作用。

2. 药代动力学　单次口服治疗剂量(2~8mg),1 小时达血浆峰值,半衰期为 1~2 小时。健康成人单次口服 ^{14}C 标记的盐酸贝尼地平 8mg 到给药后 120 小时为止,放射能在尿中排泄量为总剂量的 36%,粪便排泄为总剂量的 59%。给药 1 小时后,血浆中药物原型只剩 1.2%。给药后 12 小时,尿中未发现药物原型。本药在肝经 CYP450 酶系统代谢,主要是 3 位侧链的脱苄基(N-脱烷基),3 位的 1-苄基-3 氮己环基及 5 位的甲基酯的水解,二氢吡啶环的氧化,2 位甲基的氧化等。

3. 药物不良反应

(1) 心血管系统:与其他 DHP 类药物一样,本药也可有外周效应,如心悸、心动过速、颜面潮红(占 0.1%~5%),极少数(<0.1%)有胸部重压感和期前收缩。

(2) 血液系统:可有白细胞减少或嗜酸性粒细胞增加(0.1%~5%)。

(3) 内分泌代谢系统:本药对血脂、血糖无明显影响。

(4) 中枢神经系统:少数(0.1%~5%)出现头痛、头重感、眩晕摇晃,极少数(<0.1%)出现困倦、麻木感、耳鸣等。

(5) 消化系统:少数(0.1%~5%)出现便秘、腹部不适,极少数(<0.1%)出现嗳气、呕吐、胸部烧灼感、口渴等。亦有腹泻及牙龈增生报道。

(6) 泌尿生殖系统:有时可出现尿素氮、血肌酐升高,

极少数可有尿频。

(7) 呼吸系统:本药对呼吸系统无明显影响。

(8) 肝:患者有时可出现 GOT、GPT、GGT、ALP、LDH 及血胆红素升高等肝功能损伤表现。

(9) 皮肤:少数出现光敏症、皮疹、潮红、颜面和小腿水肿、手指发红。

(10) 肌肉骨骼:少数出现肩部酸痛,有时可出现 CK 升高。

4. 药物相互作用

(1) 其他降压药:降压作用增强,可能引起血压过度降低。

(2) 地高辛:抑制肾小管的地高辛分泌,使血中地高辛浓度上升。有可能引起洋地黄中毒。

(3) 西咪替丁:西咪替丁抑制肝微粒体的钙通道阻滞剂代谢酶,同时降低胃酸,增加药物吸收。有可能使血压过度降低。

(4) 利福平:利福平诱导肝的药物代谢酶,促进钙通道阻滞剂代谢,可降低贝尼地平的血药浓度,使降压作用减弱。

(5) 柚子汁:柚子汁抑制本品在肝的代谢,使本品的血药浓度升高。有可能使血压过度降低。

(6) 克拉霉素与本品合用时可能会引起急性肾损伤。

八、注意事项

1. 禁用

(1) 心源性休克的患者。

(2) 孕妇或有妊娠可能性的妇女禁用。因为动物实验证明本药对胎患有毒性,妊娠晚期给药可使妊娠期、分娩期延长。本药可从乳汁分泌,故哺乳期妇女亦禁用。

2. 慎用

(1) 低血压患者应慎用本药。

(2) 血压降低过多可致眩晕等症状,因此高空作业、驾驶汽车等具有危险性的机械操作人员应用本药应注意。

(3) 严重肝功能障碍者慎用。因为本药此时代谢减慢,血药浓度升高,毒性会增强。而且本药也有加重肝功能障碍作用。

(4) 高龄者应慎重用药,从低剂量开始。

九、药物稳定性及贮藏条件

避光,密闭保存。

十、药物经济性评价

非基本药物,医保乙类。

地 尔 硫 䓬

一、药品名称

1. 英文名　Diltiazem

2. 化学名　顺-(+)-5-[(2-二甲氨基)乙基]-2-(4-甲氧基苯基)-3-乙酰氧基-2,3-二氢-1,5-苯并硫氮杂䓬-4(5H)-酮

二、药品成分

盐酸地尔硫䓬

三、剂型与规格

盐酸地尔硫䓬片　　（1）30mg；（2）60mg；（3）90mg
盐酸地尔硫䓬缓释片　（1）30mg；（2）60mg；（3）90mg
盐酸地尔硫䓬缓释胶囊　（1）60mg；（2）90mg；（3）120mg
盐酸地尔硫䓬注射剂　（1）10mg；（2）50mg

四、适应证及相应的临床价值

1. 心绞痛　包括由冠状动脉痉挛所致的变异型心绞痛、由冠状动脉狭窄所致的劳力性心绞痛，以及由冠状动脉狭窄和痉挛混合存在的自发性心绞痛。

2. 高血压　可单用或与其他降压药合用。钙通道阻滞剂可作为抗高血压首选药物，通常临床医师可以根据患者的病情选择一种或一种以上抗高血压药物进行治疗。

3. 室上性快速心律失常　注射剂可用于转复阵发性室上性心动过速，控制心房颤动和心房扑动的心室率。

4. 肥厚型心肌病　用于改善左心室的舒张功能。

五、用法用量

1. 儿童

（1）静脉给药：用于暂时控制心房颤动或心房扑动时的快心室率或阵发性室上性心动过速。青少年开始剂量0.25mg/kg 静脉注射，最大剂量 0.35mg/kg，如心室反应不佳，可在 15 分钟后再给予 0.35mg/kg 静脉注射。维持剂量开始5mg/h 滴注，以后可根据情况调整为 5～10mg/h，最大剂量15mg/h，输注时间不超过 24 小时。

（2）口服给药：青少年普通片剂 30mg，每日 4 次，可根据情况增加剂量，最大剂量 360mg/d。缓释胶囊开始剂量60～120mg，每日 2 次，最大剂量 300mg。儿童服用普通片每日 1.5～2mg/kg，分 3～4 次服用。最大剂量 3.5mg/kg。

2. 成人

（1）口服给药：①普通片，开始 30mg，每日 3～4 次，餐前或临睡时服，可视情况逐渐增加剂量，直至获得满意疗效。平均剂量为 90～360mg/d。②缓释片或胶囊，可用60mg，每日 2 次；或90mg，每日 1～2 次；或120mg，每日 1 次。整粒吞服，不要分开、咀嚼或粉碎。

（2）静脉注射：本剂（盐酸地尔硫䓬 10mg 或 50mg）以5ml 以上生理盐水或葡萄糖注射液溶解，按下述方法用药。

1）治疗室上性心动过速：通常成人一次在 3 分钟内缓慢注射盐酸地尔硫䓬 10mg，但可根据年龄、症状适当增减。

2）手术中异常高血压的急救处理：通常成人每次 1 分钟缓慢静脉注射本药 10mg，但可根据年龄、症状适当增减。或以 5～15μg/（kg·min）速度静脉滴注本药，血压降至目标值后，调节静脉滴注速度维持。

3）高血压急症：通常以 5～15μg/（kg·min）速度静脉滴注本药，血压降至目标值后，调节静脉滴注速度维持。

4）不稳定型心绞痛：通常以 1～5μg/（kg·min）速度静脉滴注本药。从低剂量开始，根据病情适当增减，最高剂量5μg/（kg·min）。

3. 老年人　老年人因肝功能、肾功能下降，对本药的代谢、排泄减少，因此应当减少剂量或延长给药时间。

六、特殊人群用药

1. 妊娠期　本药动物实验证明有致畸和致流产作用，孕妇禁用本药注射剂，使用口服剂型亦应权衡利弊。

2. 哺乳期　本药可经乳汁分泌，故哺乳期妇女不应使用本药。如需使用本药，则应停止哺乳。

3. 肾功能损害　肾功能不全一般不需调整剂量，但应用时仍应小心。

4. 肝功能损害　肝功能不全要减少剂量，因为本药主要在肝代谢。肝硬化患者剂量应低于 90mg/d。

5. 其他人群　透析患者的剂量本药不能通过透析清除，因此无论是血液透析、腹膜透析或作血液超滤的患者均无须补充剂量。

七、药理学

1. 药效学及作用机制

（1）降压作用：盐酸地尔硫䓬能抑制血管平滑肌细胞 Ca^{2+} 内流，使血管平滑肌细胞松弛，外周血管阻力降低，因而它可用于治疗高血压。但是与二氢吡啶类 CCB 不同，本药在降低血压的同时，不伴有反射性心动过速。这是因为本药对窦房结和房室结的钙离子通道也有一定的抑制作用。

（2）抗心绞痛作用：本药通过抑制冠状动脉的平滑肌细胞 Ca^{2+} 内流，使心内膜和心外膜的冠状动脉扩张，增加心肌的血流灌注。本品能降低血压，减轻心脏工作负荷，可改善血压心率乘积，降低心肌氧耗量，因而使得它有抗心绞痛作用。本药还可缓解自发的或由麦角新碱诱发的冠状动脉痉挛，因而可用于变异型心绞痛的治疗。

（3）抗心律失常作用：本药能抑制心肌慢钙通道，降低窦房结和房室结的自律性和传导性，因而可用于治疗室上性快速心律失常。

（4）改善左心室舒张功能：本药通过抑制心肌收缩力、减慢心率而对肥厚的左心室的舒张功能有一定改善作用。

2. 药代动力学　口服吸收较完全（约80%），有较强的肝首过效应，生物利用度 40%，2%～4% 药以原型从尿排出，血浆蛋白结合率 70%～80%。口服后 30～60 分钟可自血浆中测出，达峰时间 23 小时。半衰期 β 相为 3.5 小时。血浆中代谢产物去乙酰地尔硫䓬约占原药总量的 10%～20%，其扩张冠状动脉强度为原药的 25%～50%。

缓释片吸收较完全（92%）。口服后 23 小时可在血浆中检出，6～11 小时达峰；静脉注射时，清除半衰期为 1.9 小时。静脉滴注后 5～6 小时血药浓度达稳态。静脉注射后药物迅速进入组织和器官，分布于肝、肺、肾上腺、肾、心肌、垂体、肠壁和副泪腺等。本药代谢通过氧化脱氨基、氧化去甲基、去乙酰、芳香族环羟基化和结合等作用进行。本药经尿和粪便排泄量分别为 34.8% 和 64.6%。

3. 药物不良反应

（1）心血管系统：偶有低血压、心动过缓、房室交界性心律、房室传导阻滞、束支传导阻滞、室性期前收缩、窦性停搏、面部潮红、心悸、窦房阻滞等，出现时需减量或终止用药。

（2）血液系统：偶有溶血性贫血、出血时间延长、白细胞减少、鼻出血、紫癜、血小板减少等。

（3）内分泌代谢系统：本药偶可引起高血糖和高尿酸血症，对血脂无明显影响。偶有体重增加的报道。

（4）中枢神经系统：偶有头痛、恶心、眩晕、耳鸣、多梦、遗忘、抑郁、步态异常、幻觉、失眠、神经质、感觉异常、性格改变、嗜睡、震颤及锥体外系综合征等。

（5）消化道：偶有畏食、腹泻、便秘、味觉障碍、消化不良、呕吐、口渴、牙龈增生等。

（6）泌尿生殖系统：偶有多尿、夜尿、勃起功能障碍等。

（7）肝：偶可引起 ALP、GOT、GPT 及 LDH 等酶轻度升高。

（8）呼吸系统：本药偶可引起呼吸困难。

（9）皮肤：有时在注射局部出现皮肤发红，偶有皮肤瘀点、光敏感、瘙痒、荨麻疹、脱发、多形性红斑，亦有发生剥脱性皮炎的报道。

（10）眼：偶有弱视、视网膜病、眼激惹的报道。

（11）骨骼及肌肉系统：偶有骨关节病和肌阵挛。

4. 药物相互作用

（1）本品与 β 受体拮抗药合用耐受性良好，但在左心室功能不全及传导功能障碍患者中资料尚不充分。本品可增加普萘洛尔生物利用度近 50%。因而在开始或停止两药合用时需调整普萘洛尔剂量。

（2）西咪替丁抑制细胞色素 P450 氧化酶影响本品首关代谢，可明显增加本品血药浓度峰值及浓度-时间曲线下面积。雷尼替丁仅使本品血药浓度升高但不明显。

（3）有报告本品可使地高辛血药浓度升高 20%，但也有不影响的报告，虽然结果矛盾，在开始、调整和停止本品治疗时应监测地高辛血药浓度，以免地高辛过量或不足。

（4）麻醉药对心肌收缩、传导、自律性都有抑制，并有血管扩张作用，可与本品产生协同作用，因此两药合用时须调整剂量。

（5）本品可明显增加三唑仑和咪达唑仑血浆峰浓度及延长其消除半衰期。

（6）本品与卡马西平合用后，一些病例中可使卡马西平的血药浓度升高 40%~72% 而导致毒性。

（7）在心、肾移植患者中发现，本品与环孢素合用时，环孢素的剂量应降低 15%~48%，以保证环孢素的药物浓度与合用本品前相同。两者合用时应监测环孢素血浆药物浓度，特别在开始、调整剂量和停止使用本品时。环孢素对本品血浆药物浓度的影响尚未知。

（8）本品与利福平合用后可以明显降低本品血浆药物浓度及疗效。

（9）克拉霉素与本品合用时可能会引起急性肾损伤。

八、注意事项

1. 禁用

（1）对本药过敏。

（2）病窦综合征、二度或三度房室传导阻滞引起的心动过缓。

（3）严重低血压或心源性休克。

（4）急性心肌梗死伴左心功能不全。

（5）预激合并心房颤动或心房扑动，禁用静脉制剂。

（6）室性心动过速禁用静脉制剂。

（7）新生儿禁用含苯甲醇的注射剂。

（8）孕妇禁用静脉制剂。

2. 慎用

（1）心力衰竭。

（2）与 β 受体拮抗药合用。

（3）低血压。

（4）肝肾功能损害。

（5）阵发性室上性心动过速转复慎用静脉制剂。

（6）一度房室传导阻滞。

（7）胃肠高动力或胃肠梗阻时慎用缓释制剂。

3. 用药注意事项　用药前后或用药时应当检查或监测：本药长期应用应定期监测肝、肾功能，使用注射剂应当监测心电图和血压。控缓释制剂不得掰开使用。

九、药物稳定性及贮藏条件

避光，密闭室温保存。

十、药物经济性评价

非基本药物，医保甲类，《中国药典》（2020 年版）收载。

维 拉 帕 米

一、药品名称

1. 英文名　Verapamil

2. 化学名　(±)-α-[3-[[2-(3,4-二甲氧苯基)乙基]甲氨基]丙基]-3,4-二甲氧基-α-异丙基苯乙腈

二、药品成分

盐酸维拉帕米

三、剂型与规格

盐酸维拉帕米片　40mg

盐酸维拉帕米缓释片　120mg

盐酸维拉帕米缓释胶囊　（1）120mg；（2）180mg；（3）240mg

盐酸维拉帕米注射液　2ml：5mg

四、适应证及相应的临床价值

1. 心律失常　静脉注射用于转复阵发性室上性心动过速和分支型室性心动过速，以及减慢心房颤动和心房扑动

时过快的心室率。口服用于控制心房扑动和心房颤动时的心室率,以及预防阵发性室上性心动过速发作。

2. 心绞痛 口服用于治疗稳定型心绞痛或不稳定型心绞痛,包括冠状动脉痉挛所致的变异型心绞痛。

3. 高血压 一般用缓释剂型口服治疗高血压。钙通道阻滞剂可作为抗高血压首选药物,通常临床医师可以根据患者的病情选择一种或一种以上抗高血压药物进行治疗。

4. 肥厚型心肌病 一般用口服制剂。通过抑制心肌收缩,可以减轻肥厚型心肌病流出道梗阻,同时改善左心室舒张功能。

五、用法用量

1. 儿童 静脉注射,新生儿至1周岁首剂0.1~0.2mg/kg;1~15岁首剂0.1~0.2mg/kg,总量不超过5mg,2~3分钟缓慢静脉注射,心电图连续监护,必要时30分钟后可再给一剂。口服预防阵发性室上性心动过速剂量为每次1~3mg/kg,每8小时1次。治疗高血压初始剂量3mg/kg,分3次服,最大剂量每日8mg/kg。治疗肥厚型心肌病每日3~6mg/kg。

2. 成人

(1)心律失常:对阵发性室上性心动过速和分支型室性心动过速,开始可用5mg剂量2~3分钟内静脉注射,如无效,10~30分钟后可再给一剂。控制心房颤动和心房扑动的心室率,以及预防阵发性心动过速发作,可用口服缓释制剂,开始可用120mg,每日1次,以后可逐渐增加剂量,直至获得疗效。最大剂量240mg,每日2次。

(2)心绞痛:用口服缓释制剂,开始120mg,每日1次。以后可根据情况逐渐增加剂量。最大剂量240mg,每日2次。

(3)高血压及肥厚型心肌病:用口服缓释制剂,开始每日1次,每次120~240mg,以后视情况增加剂量,最大剂量240mg,每日2次。

3. 老年人 老年人亦需减少剂量。

六、特殊人群用药

1. 妊娠期 美国FDA划分药物妊娠危险性级别为C级。妊娠时使用本药应权衡利弊。

2. 哺乳期 母乳喂养安全。

3. 肾功能损害 肾功能不全时需减少本药剂量。

4. 肝功能损害 肝功能不全时需减少本药剂量。

5. 其他人群 透析时剂量透析时不需调整剂量。

七、药理学

1. 药效学及作用机制 盐酸维拉帕米可以抑制跨膜Ca^{2+}转运,降低窦房结和房室结的自律性,减慢前向传导,但很少影响房室结逆传以及心房、心室肌和房室间旁路的传导,属于Ⅳ类抗心律失常药物。本药通过抑制血管平滑肌细胞Ca^{2+}内流,使血管平滑肌细胞松弛,血管阻力下降,因而它有降压作用。本药可使冠状动脉扩张,因而可用于变异型心绞痛的治疗。此外,由于本药通过抑制心肌收缩力、降低心脏负荷、减慢心率及抗血小板聚集等作用,故对劳力性心绞痛也有一定治疗作用。本药对运动诱发的哮喘有一

定保护作用,对抑制组胺和过敏反应慢反应物质释放有一定作用。

2. 药代动力学 本药口服后1~2小时起效,3~4小时达最大作用,作用持续约6小时。口服约90%被吸收,吸收后主要在肝内代谢,生物利用度低,仅20%~35%进入血液循环。代谢产物去甲维拉帕米也具有心脏活性。单剂口服半衰期为2.8~7.4小时,多剂为4.5~12小时。去甲维拉帕米的半衰期为9小时。本药清除主要经肾,仅9%~16%经粪便排泄。血液透析不能清除本药。肝功能异常时,本药半衰期延长。静脉注射治疗心律失常于2分钟(15分钟)起效,25分钟达最大效应,作用持续2小时。

3. 药物不良反应

(1)心血管系统:口服可引起低血压(2.5%)、外周水肿(1.9%)、房室传导阻滞(1.2%)、心动过缓(1.4%)、心力衰竭(1.8%)。预激综合征伴心房颤动或心房扑动患者用药后房室传导受到抑制,而旁路传导没有影响,使心房激动更多的下传到心室,心室率加快,甚至可引起心室颤动或昏厥。本药也可引起心力衰竭、心源性休克、心房颤动、电机械分离、窦性停搏等情况。

(2)血液系统:本药有轻度抗血小板作用。

(3)内分泌代谢系统:可引起高血糖、低血糖、血脂异常、泌乳及男性乳房女性化。

(4)中枢神经系统:可有眩晕、头痛、倦怠、嗜睡、疲乏、感觉异常(如冷痛感、麻木或烧灼感)。

(5)消化道:可有食欲减退、恶心、便秘、腹泻、腹胀、牙龈增生。

(6)肝:可有胆汁淤积、黄疸、血胆红素、GOT、GPT、ALP等升高。

(7)泌尿生殖系统:可有多尿、尿频、夜尿,偶可引起急性肾功能衰竭。

(8)呼吸系统:个别患者静脉给药可引起肺水肿或呼吸衰竭。

(9)眼:偶可致眼压升高。

(10)皮肤:本药可引起荨麻疹、史-约综合征、多形性红斑和剥脱性皮炎。

(11)肌肉骨骼系统:偶可引起肌痛、肌痉挛和骨关节痛。

4. 药物相互作用

(1)环磷酰胺、长春新碱、甲基苄肼、强的松、长春碱酰胺、阿霉素、顺铂等细胞毒性药物可减少维拉帕米的吸收。

(2)苯巴比妥、乙内酰脲、维生素D、苯磺唑酮和异烟肼通过增加肝代谢降低维拉帕米的血浆浓度。

(3)西咪替丁可能提高维拉帕米的生物利用度。

(4)维拉帕米抑制乙醇的消除,导致血中乙醇浓度增加,可能延长乙醇的毒性作用。

(5)有少数病例报道,维拉帕米和阿司匹林合用,出血时间较单独使用阿司匹林时延长。

(6)与β受体拮抗药联合使用,可增强对房室传导的抑制作用。

(7)长期服用维拉帕米,可使地高辛血药浓度增加

50%～75%。维拉帕米明显影响肝硬化患者地高辛的药代动力学,使地高辛的总清除率和肾外清除率分别减少27%和29%。因此服用维拉帕米时,须减少地高辛的剂量。

(8) 与血管扩张剂、血管紧张素转化酶抑制剂、利尿剂等抗高血压药合用时,降压作用叠加,应适当监测联合降压治疗的患者。

(9) 与胺碘酮合用可能增加心脏毒性。

(10) 肥厚型心肌病主动脉瓣狭窄的患者,最好避免联合用药。

(11) 维拉帕米与氟卡尼合用,可使负性肌力作用叠加,房室传导延长。

(12) 维拉帕米可增加卡马西平、环孢素、阿霉素、茶碱的血药浓度。

(13) 有报道维拉帕米增加患者对锂的敏感性(神经毒性)。

(14) 动物实验提示吸入性麻醉剂与维拉帕米同时使用时,需仔细调整两药剂量,避免过度抑制心脏。

(15) 避免维拉帕米与丙吡胺同时使用。

(16) 克拉霉素与本品合用时可能会引起急性肾损伤。

八、注意事项

1. 禁用

(1) 心源性休克或严重低血压(收缩压<90mmHg)。

(2) 中重度心力衰竭。

(3) 病窦综合征及二度以上房室传导阻滞(已安装起搏器者除外)。

(4) 预激综合征合并心房颤动或心房扑动。

(5) 使用β受体拮抗剂。

(6) 洋地黄中毒。

2. 慎用

(1) 轻度心力衰竭。

(2) 轻、中度低血压。

(3) 肝肾功能损害。

(4) 心动过缓。

(5) 支气管哮喘。

(6) 孕妇。

3. 用药注意事项 药物对检验值或诊断的影响:血药浓度>30ng/ml 时,心电图 P-R 间期延长,QRS 波时间和 Q-T 间期无影响。GPT、GOT 和 ALP 等可升高。

用药前后及用药时应当检查或监测:应当监测血压和心电图,特别是静脉用药时。长期用药应监测肝功能。

九、药物稳定性及贮藏条件

避光,密闭保存。

十、药物经济性评价

基本药物(片剂:40mg,注射液:2ml∶5mg),医保甲类,《中国药典》(2020 年版)收载。

9 β受体拮抗药

普萘洛尔

一、药品名称

1. 英文名 Propranolol
2. 化学名 1-异丙氨基-3-(1-萘氧基)-2-丙醇

二、药品成分

盐酸普萘洛尔

三、剂型与规格

盐酸普萘洛尔片剂 10mg

盐酸普萘洛尔缓释片 40mg

盐酸普萘洛尔缓释胶囊 40mg

盐酸普萘洛尔注射液 5ml∶5mg

四、适应证及相应的临床价值

1. 高血压 作为第一线用药,可单独或与其他降压药物联合应用。

2. 心律失常 用于纠正快速性心律失常、室性心律失常、洋地黄中毒及麻醉时引起的心律失常,特别是由于循环儿茶酚胺水平增高或心脏对儿茶酚胺的敏感性增高引起的心律失常,另外锑剂中毒引起的心律失常,在其他药物无效时可试用本药。

3. 用于心绞痛 常与硝酸酯类药物合用,可增强疗效及减少不良反应的发生。

4. 作为心肌梗死二级预防用药,可减少患者的心血管死亡率。

5. 用于肥厚型心肌病、主动脉瓣下狭窄。可降低流出道压差,减轻心绞痛、心悸与昏厥等症状。

6. 用于嗜铬细胞瘤。

7. 用于甲状腺功能亢进 甲状腺次全切除术的术前准备。病情较重的甲亢患者在抗甲状腺药物或放射性碘治疗尚未奏效前用以控制症状。甲状腺危象或危象先兆。

8. 用于左房室瓣脱垂综合征。

9. 用于偏头痛、面神经痛和原发性震颤。

10. 肝硬化患者食管静脉曲张破裂所致消化道出血的早期预防及治疗。

五、用法用量

1. 儿童

(1) 口服给药:小儿用量尚未确定,一般每日 0.5～1mg/kg,分次口服。

(2) 静脉注射:0.01～0.1mg/kg 缓慢注入,每次用量不宜超过 1mg。

2. 成人

(1) 高血压:每次 5mg,每日 4 次,1～2 周后增加 1/4

量,在严密观察下可逐渐增至每日总量 100mg。或开始每次 10mg,每日 3～4 次,按需要及耐受程度逐渐调整,直至血压得到控制。每日最大剂量为 200mg。缓释片,开始每日 40mg,早晨或者晚上服,必要时可增至每日 80mg,顿服。

(2) 心绞痛、心肌梗死:开始每次 10mg,每日 3～4 次;每 3 日可增加 10～20mg,渐增至每日 200mg,分次服。缓释片,开始每日 40mg,早晨或者晚上服,必要时可增至每日 80mg,顿服。心肌梗死后预防,可用至每日 160mg。

(3) 心律失常:每日 10～30mg,每日 3～4 次。饭前、睡前服用。用量根据心律、心率及血压变化及时调整。

(4) 肥厚型心肌病:每次 10～20mg,每日 3～4 次。按需要及耐受程度调整剂量。

(5) 嗜铬细胞瘤:每次 10～20mg,每日 3～4 次。常用每日总量 60mg,分 3 次服用。术前用 3 日,常与 α 肾上腺素受体拮抗药合用,一般应先用 α 肾上腺素受体拮抗药,待药效出现并稳定后加用本药。

(6) 偏头痛、面神经痛或震颤:每日 40～120mg。

(7) 肝硬化上消化道出血预防及治疗:开始剂量为每日 160mg,以后调整剂量。

静脉滴注宜慎用。对麻醉过程中出现的心律失常,每次 2.5～5mg,稀释于 5%～10% 葡萄糖注射液 100ml 中,以 1mg/min 的速度静脉滴注,同时必须严密观察血压、心率和心律的变化。如心率减慢,应立即停药。

3. 老年人　老年患者对本药代谢与排泄能力低,使用本品时应适当调整剂量。

六、特殊人群用药

1. 妊娠期　本品可透过胎盘进入胎儿体内,有报道妊娠高血压者用药后可导致宫内胎儿发育迟缓,分娩无力,造成难产。新生儿可产生低血压、低血糖、呼吸抑制及心率减慢,尽管有报道对母亲及胎儿均无影响,但必须慎用,不宜作为妊娠期间治疗高血压的首选药物。FDA 对本药的妊娠安全性分级为 C 级,若在妊娠中、晚期为 D 级。

2. 哺乳期　本品可少量从乳汁中分泌,故哺乳期妇女慎用。

3. 肾功能损害　肾功能减退者慎用。

4. 肝功能损害　肝功能不全者慎用。

七、药理学

1. 药效学及作用机制　非选择性 β 受体拮抗药,有膜稳定性,无内在拟交感活性。

(1) 抗高血压:拮抗心脏的 $β_1$ 受体,降低心排血量;抑制肾素释放,降低血浆肾素浓度;拮抗中枢 β 受体,降低外周交感活性;减少去甲肾上腺素释放;促进前列环素生成。

(2) 治疗心律失常:能阻止儿茶酚胺对窦房结、心房起搏点及浦肯野纤维 4 期自发除极,从而降低自律性。还能通过增加 K^+ 外流、抑制 Na^+ 内流而发挥膜稳定作用,减慢房室结及浦肯野纤维的传导速度。

(3) 治疗心绞痛:拮抗 β 受体,使心肌收缩力下降,收缩速度减慢;通过减慢传导速度,使心脏对运动或应激的反应减弱,从而降低心肌耗氧,增加患者运动耐量。

(4) 治疗嗜铬细胞瘤及甲状腺功能亢进:拮抗儿茶酚胺的效应。

(5) 本药抗偏头痛的机制尚不明确。治疗震颤的机制可能与 $β_2$ 受体有关,也可能是中枢作用的结果。

2. 药代动力学　本品口服后吸收较完全,吸收率约 90%。服药后 1～1.5 小时达血药浓度峰值(缓释片约为 6.6 小时);血药浓度存在明显个体差异,生物利用度约为 30%。蛋白结合率为 90%～95%。口服半衰期为 3.5～6 小时,静脉注射为 2～3 小时。主要由肝代谢,代谢产物和小部分(<1%)原型药经肾排泄。不能经透析清除。

3. 药物不良反应　应用本品可出现眩晕、神志模糊(尤见于老年人)、精神抑郁、反应迟钝等中枢神经系统不良反应;头昏(低血压所致);心率过慢(<50 次/min)。较少见的有支气管痉挛及呼吸困难、充血性心力衰竭。更少见的有发热和咽痛(粒细胞缺乏)、皮疹(过敏反应)、出血倾向(血小板减小)。不良反应持续存在时,须格外警惕雷诺综合征样四肢冰冷、腹泻、倦怠、眼口或皮肤干燥、恶心、指/趾麻木、异常疲乏等。

4. 药物相互作用　本药为细胞色素 P450 1A2 酶系统的抑制剂及底物,细胞色素 P450 2C19 酶系统的底物,细胞色素 P450 2D6 酶系统的底物,应注意与经该酶系统代谢的药物共同使用时可能存在药物相互作用。

(1) 与利血平合用,可导致直立性低血压、心动过缓、头晕、晕厥。

(2) 与单胺氧化酶抑制剂合用,可致极度低血压。

(3) 与钙通道阻滞剂合用,特别是静脉注射维拉帕米,要十分警惕本品对心肌和传导系统的抑制。

(4) 与肾上腺素或拟交感胺类合用,可引起显著高血压、心率过慢,也可出现房室传导阻滞。

(5) 与异丙肾上腺素、茶碱、黄嘌呤合用,可加速本品清除。

(6) 与氟哌啶醇合用,可导致低血压及心脏停搏。

(7) 与洋地黄合用,可发生房室传导阻滞而使心率减慢,需严密观察。

(8) 与苯妥英钠、苯巴比妥和利福平合用可加速本品清除。

(9) 与氯丙嗪合用可增加两者的血药浓度。

(10) 可降低安替比林、利多卡因的清除率,使后者血药浓度增加。

(11) 与甲状腺素合用可导致 T_3 浓度降低。

(12) 与西咪替丁合用可降低本品肝代谢,延缓清除,增加本品血药浓度。

(13) 可影响血糖水平,故与降血糖药同用时,需调整后者的剂量。

(14) 可使去极化肌松药药效增强,作用时间延长。

(15) 与华法林合用,可增加出血的危险性。

(16) 与胺碘酮合用,可出现明显的心动过缓与窦性停搏。

八、注意事项

1. 禁用　对本药过敏者,支气管哮喘、慢性阻塞性支气管疾病以及有支气管痉挛史患者;心源性休克患者;二度、三度房室传导阻滞者;重度或急性心力衰竭患者;窦性心动过缓以及病窦综合征患者;低血压患者;代谢性酸中毒患者;长期禁食后患者。

2. 慎用　有过敏史者;充血性心力衰竭者;糖尿病患者;肺气肿或非过敏性支气管哮喘;肝功能不全者;肾功能减退者;甲状腺功能低下者、雷诺综合征或其他周围血管疾病患者。

3. 用药注意事项

(1) 本品口服可空腹或与食物共进,后者可延缓肝内代谢,提高生物利用度,但对缓释剂的影响较小。

(2) β受体拮抗药的耐受量个体差异大,用量必须强调个体化。首次用本品时需从小剂量开始,逐渐增加剂量并密切观察用药后反应以免发生意外。

(3) 注意本品血药浓度不能完全预示药理效应,故还应根据心率及血压等临床征象指导临床用药。

(4) 冠心病患者使用本品不宜骤停,否则可出现心绞痛、心肌梗死或室性心动过速。

(5) 甲亢患者用本品也不可骤停,否则使甲亢症状加重。

(6) 长期用本品者停药须逐渐递减剂量,至少经过3日,一般为2周。

(7) 长期应用本品可在少数患者出现心力衰竭,倘若出现,可用洋地黄和/或利尿剂纠正,并逐渐递减剂量,最后停用。

(8) 本品可引起血糖变化,应定期检查血糖。

(9) 服用本品期间应定期检查血常规、血压、心功能、肝肾功能等。

九、药物稳定性及贮藏条件

避光、密闭保存。

十、药物经济性评价

基本药物(片剂:10mg),医保甲类《中国药典》(2020年版)收载。

阿 替 洛 尔

一、药品名称

1. 英文名　Atenolol
2. 化学名　4-[3-(2-羟基-3-异丙氨基)丙氧基]苯乙酰胺

二、药品成分

阿替洛尔

三、剂型与规格

阿替洛尔片　(1)12.5mg;(2)25mg;(3)50mg;(4)100mg
阿替洛尔注射液　10ml:5mg

四、适应证及相应的临床价值

1. 高血压　作为一线用药,可单独或与其他抗高血压合用。
2. 心绞痛。
3. 心肌梗死。
4. 心律失常　用于纠正室上性心律失常、室性心律失常、洋地黄及儿茶酚胺引起的快速性心律失常。
5. 甲状腺功能亢进。
6. 嗜铬细胞瘤。

五、用法用量

1. 儿童　口服给药,应从小剂量开始,0.25~0.5mg/kg,每日2次。

2. 成人

(1) 常规口服给药剂量。①一般常用量:开始每次6.25~12.5mg,每日2次,按需要及耐受性逐渐增至每日50~200mg;②心绞痛:每次12.5~25mg,每日2次,按需要及耐受性逐渐增至每日50~200mg;③高血压:每次25mg,每日2次,按需要及耐受性逐渐增至每日100mg。

(2) 肾功能不全时剂量为肌酐清除率小于15ml/(min·1.73m²)者,每日25mg;15~35ml/(min·1.73m²)者,每日最多50mg。

(3) 其他疾病时剂量:有心力衰竭症状患者用药时,应与洋地黄或利尿剂合用,如心力衰竭症状仍存在,应逐渐减量使用。

3. 老年人　老年人所需剂量可以减少,尤其是肾功能衰退患者。

六、特殊人群用药

1. 妊娠期　本品可通过胎盘屏障进入胎儿体内,缺乏妊娠前3个月使用本药的研究资料,不除外胎儿受损的可能。孕妇较长时间服用本药,与胎儿宫内生长迟缓有关。孕妇慎用。FDA对本药的妊娠安全性分级为D级。

2. 哺乳期　本药在乳汁中有明显泌出,哺乳期妇女应慎用。

3. 肾功能损害　肾功能不全者慎用。

4. 肝功能损害　肝功能不全者慎用。

七、药理学

1. 药效学及作用机制　选择性β₁受体拮抗剂,不具有膜稳定作用和内源性拟交感活性。不抑制异丙肾上腺素的支气管扩张作用。具有降血压、治疗心绞痛和抗心律失常作用,降压机制同普萘洛尔。

2. 药代动力学　口服吸收约 50%，食物可减少本药的生物利用度。口服达峰时间 2~4 小时，作用持续时间较长，可达 24 小时。广泛分布于各组织，少量通过血脑脊液屏障。表观分布容积 50~75L。本品主要以原型自尿排出，肾功能受损时半衰期延长，可在体内蓄积，半衰期为 6~7 小时。本品脂溶性低，对脑部组织的渗透很低，而血浆蛋白结合率低（6%~16%）。

3. 药物不良反应

（1）心血管系统：偶见心力衰竭状况恶化。罕见直立性低血压。在心肌梗死患者中，最常见的不良反应为低血压和心动过缓。

（2）精神神经系统：偶见头痛、情绪变化。罕见睡眠障碍、精神抑郁、幻觉。

（3）代谢、内分泌系统：可见血脂蛋白、血钾、三酰甘油等增高。可见血糖降低，但糖尿病患者可出现血糖升高。

（4）其他：四肢冰冷、疲劳、乏力、肠胃不适。可见血尿素氮、尿酸增高。罕见视物模糊。罕见脱发、血小板减少症、银屑病样皮肤反应、银屑病恶化。

罕见引起敏感患者的心脏传导阻滞。

4. 药物相互作用

（1）与利血平合用，可导致直立性低血压、心动过缓、头晕、晕厥。

（2）与肾上腺素或拟交感胺类合用，可引起显著高血压、心率过慢，也可出现房室传导阻滞。

（3）与异丙肾上腺素、茶碱、黄嘌呤合用，可使后者疗效减弱。

（4）与洋地黄合用，可发生房室传导阻滞而使心率减慢，需严密观察。

（5）与其他抗高血压药物及利尿剂并用，能加强其降压效果。

（6）β 受体拮抗药会加剧停用可乐定引起的高血压反跳，如两药联合使用，本药应在停用可乐定前几日停用，如果用本药取代可乐定，应在停止服用可乐定数日后才开始本药的疗程。

（7）可使去极化肌松药药效增强，作用时间延长。

（8）与胺碘酮合用可出现明显的心动过缓和窦性停搏。

八、注意事项

1. 禁用　支气管哮喘患者；二度、三度心脏房室传导阻滞患者；心源性休克患者；病窦综合征及严重窦性心动过缓患者。

2. 慎用　有过敏史者；充血性心力衰竭者；糖尿病患者；肺气肿或非过敏性支气管炎患者；肝、肾功能不全者；甲状腺功能低下者；雷诺综合征或其他周围血管疾病患者。

3. 用药注意事项

（1）避免在进食时服用本药。

（2）本品的临床效应与血药浓度可不完全平行，剂量调节以临床效应为准。

（3）停药过程至少 3 日，常为 2 周。心绞痛患者如有

停药反应，如心绞痛发作，则暂时处理，待稳定后渐停用。

（4）静脉给药能快速控制心率及心肌收缩力。

（5）用药过量处理：多对症处理，本药可以通过血液透析清除。

（6）可改变因血糖降低而引起的心动过速。有心力衰竭症状的患者用本品时，与洋地黄或利尿剂合用，如心力衰竭症状仍存在，应逐渐减量使用。

（7）患有慢性阻塞性肺疾病的高血压患者慎用。

（8）本药可使末梢动脉血液循环失调，患者可能对用于治疗过敏反应常规剂量的肾上腺素无反应。

（9）老年患者所需剂量可以减少，尤其是肾功能衰退的患者。

九、药物稳定性及贮藏条件

避光、密闭保存。

十、药物经济性评价

基本药物（片剂：12.5mg、25mg、50mg），医保甲类，《中国药典》（2020 年版）收载。

美 托 洛 尔

一、药品名称

1. 英文名　Metoprolol

2. 化学名　（±）-1-异丙氨基-3-［4-（2-甲氧乙基）苯氧基］-2-丙醇

二、药品成分

酒石酸美托洛尔、琥珀酸美托洛尔

三、剂型与规格

酒石酸美托洛尔片　（1）25mg；（2）50mg；（3）100mg

酒石酸美托洛尔胶囊　（1）25mg；（2）50mg

酒石酸美托洛尔缓释片　（1）25mg；（2）50mg；（3）100mg；（4）150mg

琥珀酸美托洛尔缓释片　（1）23.75mg；（2）47.5mg；（3）95mg；（4）190mg

酒石酸美托洛尔注射液　（1）2ml：2mg；（2）5ml：5mg

注射用酒石酸美托洛尔　5mg

四、适应证及相应的临床价值

1. 用于高血压，作为一线用药，可单用也可以联合应用其他降压药物。

2. 用于纠正快速室上性心律失常、室性心律失常，特别与循环儿茶酚胺有关的心律失常。

3. 用于心绞痛、心肌梗死。

4. 用于甲状腺功能亢进。

5. 用于嗜铬细胞瘤。

6. 用于梗阻性肥厚型心肌病，可减轻心悸、晕厥等症状。

7. 本药琥珀酸盐缓释片可用于伴左心室收缩功能异常的症状稳定性慢性心力衰竭。

五、用法用量

成人用法用量如下。

（1）常规口服给药

1）高血压：普通片（酒石酸盐）一般每次 25～50mg，每日 2～3 次；或者每次 100mg，每日 2 次。缓释片（琥珀酸盐）每次 47.5～95mg，每日 1 次，服用 95mg 无效时，可以增加剂量或者合用其他抗高血压药。

2）心律失常、肥厚型心肌病、甲状腺功能亢进：一般每次 25～50mg，每日 2～3 次；或者每次 100mg，每日 2 次。

3）急性心肌梗死：主张在早期即最初的几小时内使用，即刻使用在未能溶栓的患者中可减小梗死范围，降低短期（15 日）死亡率（此作用在用药后 24 小时既出现）。在已经溶栓的患者中可降低再梗死率与再缺血率，若在 2 小时内用药还可以降低死亡率。一般用法：先静脉注射本品每次 2.5～5mg（2 分钟内），每 5 分钟 1 次，共 3 次，总剂量为 10～15mg。之后 15 分钟开始口服 25～50mg，每 6～12 小时 1 次，共 24～48 小时，然后口服 50～100mg/次，每日 2 次。心肌梗死后若无禁忌应长期使用（每次 50～100mg，每日 2 次），可以降低心源性死亡率，包括猝死。

4）心绞痛：普通片（酒石酸盐）一般每次 25～50mg，每日 2～3 次；或者每次 100mg，每日 2 次。不稳定型心绞痛也主张早期使用，用法与用量可参照急性心肌梗死。缓释片（琥珀酸盐）每次 95～190mg，每日 1 次。必要时可合用硝酸酯类。

5）心力衰竭：应在使用洋地黄和/或利尿剂等抗心力衰竭的治疗基础上使用本药。普通片（酒石酸盐）起初每次 6.25mg，每日 2～3 次，以后视临床情况每数日至每周 1 次增加 6.25～12.5mg，每日 2～3 次，最大剂量可用至每次 50～100mg，每日 2 次。最大剂量每日不超过 300～400mg。缓释片（琥珀酸盐）的用量根据心功能（NYHA 分级）调整：心功能 II 级，推荐起始量 23.75mg，每日 1 次（2 周内）。2 周后，可增至 47.5mg，每日 1 次。此后，每 2 周剂量加倍，长期治疗的目标用量是 190mg；心功能 III～IV 级的稳定性心力衰竭患者应根据病情个体化用药，用药推荐起始剂量 11.875mg，每日 1 次。

（2）静脉注射：用于室上性快速型心律失常。开始时以 1～2mg/min 的速度静脉给药，用量可达 5mg；如病情需要，可间隔 5 分钟重复注射，总剂量 10～15mg（静脉结束后 4～6 小时，心律失常已经控制，用口服制剂维持，每日 2～3 次，每次剂量不超过 50mg）。

六、特殊人群用药

1. 妊娠期　本品可透过胎盘进入胎儿体内，有报道妊娠高血压者用药后可导致宫内胎儿发育迟缓，分娩无力，造成难产。新生儿可产生低血压、低血糖、呼吸抑制及心率减慢，尽管有报道对母亲及胎儿均无影响，但必须慎用，不宜作为妊娠期间治疗高血压的首选药物。FDA 对本药的妊娠

安全性分级为 C 级，若在妊娠中、晚期为 D 级。

2. 哺乳期　本药在乳汁中有明显泌出，哺乳期妇女应慎用。

3. 肾功能损害　肾功能不全者慎用。

4. 肝功能损害　肝功能不全者慎用。

七、药理学

1. 药效学及作用机制　β_1 肾上腺受体拮抗药，无膜稳定作用。其拮抗 β 受体的作用约与普萘洛尔相等，对 β_1 受体的选择性稍逊于阿替洛尔。本品对心脏的作用如减慢心率、抑制心收缩率、降低自律性和延缓房室传导时间等与普萘洛尔、阿替洛尔相似，其降低运动试验时升高的血压和心率的作用也与普萘洛尔、阿替洛尔相似。其对血管和支气管平滑肌的收缩作用较普萘洛尔弱，因此对呼吸道的影响也较小，但仍强于阿替洛尔。本品也能降低血浆肾素活性。本药较大剂量时对心脏的选择性逐渐消失，对血管及支气管平滑肌的 β_2 也有作用。

2. 药代动力学　口服吸收迅速而完全，吸收率大于 95%；口服后 1.5 小时达到血药峰浓度，缓释片达峰时间延长。生物利用度约为 50%。食物可增加口服本品的血药浓度，达空腹时的 2 倍。可透过血-脑屏障和胎盘，也可从乳汁分泌。主要在肝中被代谢为羟基美托洛尔，肝代谢率达 95%，其在体内的代谢受遗传因素的影响。经肾排泄，尿内以代谢物为主，仅少量（<5%）为原型物。快代谢型者的半衰期为 3～4 小时；慢代谢型者的半衰期可达 7.55 小时；血浆高峰浓度的个体差异可达 20 倍。本药不能经透析清除。

3. 药物不良反应

（1）心血管系统：肢端发冷，心动过缓，雷诺现象，心力衰竭，罕见房室传导时间延长，心律失常，水肿，晕厥。

（2）胃肠系统：腹痛，恶心，呕吐，腹泻，便秘，转氨酶升高。

（3）中枢神经系统：疲劳，头痛，头晕，睡眠障碍，感觉异常，梦魇，抑郁，记忆力损害，精神错乱，神经质，焦虑，幻觉。

（4）呼吸系统：气急，支气管哮喘或有气喘症状者可发生支气管痉挛。

（5）代谢/内分泌系统：可有血钾、脂蛋白、三酰甘油升高。可见血糖降低（糖尿病患者可能血糖增高）。少见体重增加。

（6）血液系统：血小板减少。

（7）皮肤：皮肤过敏反应，银屑病加重，光过敏。

（8）眼：视觉损害，眼干和/或眼刺激。

（9）耳：耳鸣。

（10）其他：胸痛，体重增加，多汗，脱发，味觉改变，可逆性性功能异常。

4. 药物相互作用

（1）巴比妥类药物可通过酶诱导作用使本品的代谢增加。

（2）普罗帕酮可增加本品血药浓度，引起血压下降。

（3）奎尼丁可使本品清除率下降，不良反应增加。

（4）与维拉帕米合用时有相加的负性肌力作用，可引起心动过缓、血压下降、充血性心力衰竭和传导阻滞。

（5）与胺碘酮合用有可能发生明显的窦性心动过缓。

（6）与非甾体抗炎药合用，可使血压升高。

（7）苯海拉明、羟氯喹可改变本品药动学参数，增强药效，增加不良反应。

（8）与钙通道阻滞剂合用，对房室传导和窦房结功能有相加的抑制作用。

（9）与肾上腺素合用，可引起高血压和心动过缓。

（10）与可乐定合用，有可能加重可乐定突然停用时所发生的反跳性高血压。

（11）利福平可诱导本品的代谢，导致血药浓度降低。

（12）与西咪替丁、肼屈嗪、帕罗西汀、氟西汀和舍曲林合用，本品的血浆浓度会增加。

（13）与单胺氧化酶抑制剂合用，可致极度低血压。

（14）与地高辛合用可导致房室传导时间延长，且本品可使后者血药浓度升高。

（15）可使去极化肌松药药效增强，作用时间延长。

八、注意事项

1. 禁用 对本药或其他 β 受体拮抗剂过敏者；心源性休克患者；不稳定的、失代偿性心力性衰竭及急性或难治性心力衰竭者；有症状的心动过缓、病态窦房结综合征及二度、三度房室传导阻滞患者；有症状的低血压患者；末梢循环灌注不良患者。急性心肌梗死患者出现以下任何一项时：心率<45 次/min、P-Q 间期>0.24s 或收缩压<100mmHg、中至重度心力衰竭。

2. 慎用 充血性心力衰竭患者；一度房室传导阻滞患者；变异性心绞痛患者；糖尿病患者；肺气肿或非过敏性支气管炎患者；肝、肾功能减退者；甲状腺功能低下者；雷诺综合征或其他周围血管疾病患者；麻醉或手术患者；伴代谢性酸中毒的急症患者。

3. 用药注意事项

（1）本药个体差异较大，应个体化给药。

（2）避免突然停药：本药在停药时，应逐渐减量以避免发生严重的心血管事件，整个停药过程至少用 2 周时间，每次剂量减半，直至最后减至 25mg，且该剂量至少给药 4 日。停药期间以及停药后 2~3 周应尽量限制活动量。若出现症状，建议更缓慢地停药。

（3）大手术之前是否停用 β 受体拮抗剂意见尚不一致，β 受体拮抗后心脏对反射性交感神经兴奋的反应降低使全麻和手术的危险性增加，但可用多巴酚丁胺或异丙肾上腺素逆转。尽管如此，对于要进行全身麻醉的患者最好停止使用本药，如有可能应在麻醉前 48 小时停用，除非有特殊情况，如甲状腺毒症和嗜铬细胞瘤。

（4）在治疗过程中可能会发生眩晕和疲劳，驾驶车辆和操作机械时应慎用。

（5）药物过量：药物过量的最初临床表现在药物摄取后 20 分钟到 2 小时内出现。可给予活性炭，必要时洗胃，还可采取支持疗法和对症处理。

九、药物稳定性及贮藏条件

避光、密闭。

十、药物经济性评价

基本药物（酒石酸盐片剂：25mg、50mg，注射液：5ml：5mg），医保甲类，《中国药典》（2020 年版）收载。

艾 司 洛 尔

一、药品名称

1. 英文名 Esmolol

2. 化学名 4-[2-羟基-3-[（异丙氨基）丙氧基]苯基丙酸甲酯

二、药品成分

盐酸艾司洛尔

三、剂型与规格

盐酸艾司洛尔注射液 （1）1ml：100mg；（2）2ml：200mg；（3）10ml：100mg

四、适应证及相应的临床价值

1. 快速室上性心律失常，如心房颤动、心房扑动或窦性心动过速的快速控制。

2. 围手术期出现的心动过速和/或高血压。

3. 测试其他 β 受体拮抗剂效果的试验用药。

五、用法用量

1. 儿童 未经充分研究，其在儿童中应用的安全性和有效性尚不确定。

2. 成人 控制心房颤动、心房扑动时心室率：先静脉注射负荷量 0.5mg/（kg·min），约 1 分钟，随后静脉点滴维持量，自 0.05mg/（kg·min）开始，4 分钟后若疗效理想则继续维持，若疗效不佳可重复给予负荷量并将维持量以 0.05mg/（kg·min）的幅度递增。维持量最大可加至 0.3mg/（kg·min），但 0.2mg/（kg·min）以上的剂量未显示能带来明显的好处。

围手术期高血压或心动过速：①即刻控制剂量为 1mg/（kg·min），于 30 秒内静脉注射，继续予 0.15mg/（kg·min）静脉点滴，最大维持量为 0.3mg/（kg·min）；②逐渐控制剂量同室上性心动过速治疗；③治疗高血压的用量通常较治疗心律失常用量大。

3. 老年人 老年人对降压、减慢心率作用敏感，且肾功能较差，应用本药需慎重。

六、特殊人群用药

1. 妊娠期 对孕妇用药缺乏相应的研究资料。FDA 对本药的妊娠安全性分级为 C 级。

2. 哺乳期　尚不知本品是否经乳汁分泌,哺乳期妇女应慎用。

3. 肾功能损害　肾功能不全者慎用。

七、药理学

1. 药效学及作用机制　快速起效的作用时间短的选择性肾上腺素 β_1 受体拮抗剂。其主要作用于心肌的 β_1 受体,大剂量时对气管和血管平滑肌的 β_2 受体也有拮抗作用。在治疗剂量无内在拟交感作用或膜稳定作用。抗心律失常主要通过抑制肾上腺素对心脏起搏点的刺激以及减慢房室结传导而发挥作用,其主要作用部位是窦房结与房室结传导系统。抗高血压的机制为完全明确,与普萘洛尔相似,但在产生同等 β 受体拮抗作用时,比美托洛尔、普萘洛尔等其他选择性和非选择性 β 受体拮抗剂更能降低血压。

2. 药代动力学　静脉注射:本药静脉注射后即刻产生 β 受体拮抗作用,5 分钟时达最大效应,单次注射持续时间为 10~30 分钟。若以 $50 \sim 300 \mu g/(kg \cdot min)$ 的速度持续给药,约 30 分钟可达稳态,应用负荷量后时间可缩短。注射后很快被红细胞胞质中的酯酶水解,半衰期 α 相仅 2 分钟,β 相约 9 分钟,属超短效 β 受体拮抗药,肾功能障碍者半衰期可延长 10 倍。本药脂溶性低,脑脊液中可分布少量,尚不清楚是否可分泌入乳汁。主要以代谢产物从尿中排泄,原型药物不到 2%。

3. 药物不良反应　大多数不良反应为轻度、一过性。最重要的不良反应是低血压。有报道使用艾司洛尔单纯控制心室率发生死亡。

心血管系统:低血压(无症状性低血压、症状性低血压),偶见心动过缓、胸痛、心脏传导阻滞。

精神神经系统:可见头晕、头痛、嗜睡、注意力不集中、易激惹等,偶见乏力、感觉异常、焦虑或抑郁、幻想等。

呼吸系统:气管痉挛、呼吸困难、鼻充血。

胃肠道:可见恶心、呕吐,偶见口干、便秘、腹部不适或味觉倒错。

皮肤:潮红、注射部位水肿、红斑、硬结,偶见血栓性静脉炎。

其他:偶见尿潴留、言语障碍、视力异常、肩背痛、寒战、发热等。

4. 药物相互作用

(1) 与非甾体抗炎药合用,可使血压升高。

(2) 与华法林合用,本品的血药浓度会升高,但临床意义不大。

(3) 与地高辛合用时,地高辛血药浓度可升高,可导致房室传导时间延长。

(4) 与吗啡合用时,本品的稳态血药浓度会升高。

(5) 与琥珀胆碱合用可延长琥珀胆碱的神经肌肉阻滞作用。

(6) 本品会降低肾上腺素的药效。

(7) 本品与维拉帕米合用于心功能不全患者会导致心脏停搏。

(8) 与胺碘酮合用有可能发生明显的窦性心动过缓。

(9) 与维拉帕米合用时有相加的负性肌力作用,可引起心动过缓、血压下降、充血性心力衰竭和传导阻滞。

(10) 与钙通道阻滞剂合用,对房室传导和窦房结功能有相加的抑制作用。

八、注意事项

1. 禁用　对本品过敏者;难治性心功能不全者;二度、三度房室传导阻滞者;窦性心动过缓者;支气管哮喘或有支气管哮喘病史者;严重慢性阻塞性肺疾病者;心源性休克者;严重的心力衰竭者。

2. 慎用　充血性心力衰竭者;低血压者;糖尿病患者;肾功能不全者;甲状腺功能亢进者;周围血管病患者;脑血管功能不足者;肾脏疾病患者;麻醉或手术患者;术后患者。

3. 用药注意事项

(1) 对于围手术期主要由于降温引起血管收缩所致的血压升高,不宜应用。

(2) 本药不得用碳酸氢钠注射液配制。

(3) 本药应用前须先稀释。高浓度给药(>10mg/ml)会造成严重的静脉反应,包括血栓性静脉炎,20mg/ml 的浓度在血管外可造成严重的局部反应甚至坏死,故应尽量经大静脉给药。

(4) 本药突然停止输注,不会产生停药症状,但仍需谨慎。

(5) 糖尿病患者应用时应小心,因本品可掩盖低血糖反应。用药期间需监测血压、心率、心功能变化。

(6) 药物过量:本药半衰期短,过量时首先停药观察,支持对症治疗。

九、药物稳定性及贮藏条件

避光,冷藏。

十、药物经济性评价

基本药物(注射液:1ml:0.1g、2ml:0.2g、10ml:0.1g),医保乙类,《中国药典》(2020 年版)收载。

卡 维 地 洛

一、药品名称

1. 英文名　Carvedilol

2. 化学名　(±)-1-(9H-4-咔唑基氧基)-3-[2-(2-甲氧基苯氧基)乙氨基]-2-丙醇

二、药品成分

卡维地洛

三、剂型与规格

卡维地洛片　(1)6.25mg;(2)10mg;(3)12.5mg;(4)20mg

卡维地洛胶囊　10mg

四、适应证及相应的临床价值

1. 用于轻、中度原发性高血压　可单独用药,也可和其他抗高血压药合用,尤其是噻嗪类利尿剂。

2. 治疗有症状的充血性心力衰竭　可降低死亡率和心血管事件的住院率,改善患者一般情况并减慢疾病进展。卡维地洛可作为标准治疗的附加治疗,也可用于不耐受ACEI或没有使用洋地黄、肼屈嗪、硝酸盐类药物治疗的患者。

3. 用于心绞痛。

五、用法用量

1. 成人　口服给药。

(1) 高血压:推荐起始剂量每次 6.25mg,每日 2 次,如果可耐受,以服药后 1 小时的立位收缩压作为指导,维持该剂量 7~14 日,然后根据谷浓度时的血压,在需要的情况下增至一次 12.5mg,每日 2 次,甚至可每次 25mg,每日 2 次。一般在 7~14 日内达到完全的降压作用。总量不超过 50mg/d。

(2) 有症状的充血性心力衰竭:接受洋地黄类药物、利尿剂和 ACEI 治疗患者必须先用这些药物稳定病情后再使用本药。推荐起始剂量为每次 3.125mg,每日 2 次,口服 2 周,如果可耐受,可增至每次 6.25mg,每日 2 次。此后可每隔 2 周剂量加倍至患者可耐受的最大剂量。最大推荐剂量,<85kg 者,每次 25mg,每日 2 次;≥85kg 者,每次 50mg,每日 2 次。每次剂量增加前,需评估患者有无心力衰竭加重或血管扩张的症状。一过性心力衰竭加重或水钠潴留须增加利尿剂剂量处理,有时需减少卡维地洛剂量或暂时中止卡维地洛治疗。卡维地洛停药超过 2 周时,再次用药应从每次 3.125mg、每日 2 次开始,然后以上述推荐用法增加剂量。血管扩张的症状,开始可通过降低利尿剂剂量处理。若症状持续,需降低 ACEI(如使用)剂量,然后如需要再降低卡维地洛剂量。在这些情况下,卡维地洛不能增加剂量,直到心力衰竭加重或血管扩张的症状稳定。

(3) 心绞痛:初始剂量为每日 25mg,顿服。可根据需要增加剂量至每日 50mg,分 1~2 次服用;最大日剂量不超过 100mg。

2. 老年人　老年患者多伴有肝功能低下,原发性高血压的老年患者应使用低剂量并密切观察。

六、特殊人群用药

1. 妊娠期　孕妇用药研究尚不充分,只有卡维地洛对胎儿的有益性大于危险性时,方可使用。FDA 对本药的妊娠安全性分级为 C 级。

2. 哺乳期　可能分泌入乳汁中,哺乳期禁用。

3. 肾功能损害　肾功能不全慎用。

4. 肝功能损害　严重肝功能不全者禁用。

七、药理学

1. 药效学及作用机制　本品具有选择性 α_1 受体和非选择性 β 受体拮抗作用。通过阻滞突触后膜 α_1 受体,从而扩张血管、降低外周血管阻力;拮抗 β 受体,抑制肾素分泌,阻断肾素-血管紧张素-醛固酮系统,产生降压作用。无内在拟交感活性,具有膜稳定特性。对心排血量及心率影响不大,极少产生水钠潴留。

2. 药代动力学　卡维地洛口服后易于吸收,绝对生物利用度为 25%~35%,有明显的首过效应,消除半衰期为 6~10 小时。与食物一起服用时,其吸收减慢,但对生物利用度没有明显影响,且可减少引起直立性低血压的危险性。卡维地洛为碱性亲脂化合物,与血浆蛋白结合率大于 98%。代谢半衰期约为 2 小时,代谢物主要经胆汁由粪便排出,约 16% 经肾排泄。肝肾功能不全的患者,卡维地洛的血浆浓度增加。老年人卡维地洛的血浆水平比年轻人大约高 50%。不能经血液透析清除。

3. 药物不良反应

(1) 中枢神经系统:偶尔发生轻度头晕、头痛、乏力,特别是在治疗早期;抑郁、睡眠紊乱、感觉异常罕见。

(2) 心血管系统:治疗早期偶尔有心动过缓、直立性低血压,很少有晕厥;外周循环障碍(四肢发凉)不常见,可使原有间歇性跛行或有雷诺现象的患者症状加重;水肿和心绞痛不常见;个别患者可出现房室传导阻滞和心力衰竭加重。

(3) 呼吸系统:可诱导有痉挛或呼吸困难倾向的患者发病;罕见鼻塞。

(4) 消化系统:偶有恶心、腹泻、腹痛和呕吐,便秘少见。

(5) 皮肤:少见变态反应性皮疹,个别患者可出现荨麻疹、瘙痒、扁平苔藓样皮肤反应。可能发生银屑样皮肤损害或使原有的病情加重。

(6) 血液:偶见血清转氨酶改变,血小板减少,白细胞减少等。

(7) 代谢:由于本药具有 β 受体拮抗剂的特性,因此不能排除以下可能,潜伏的糖尿病变成临床糖尿病,临床糖尿病恶化,或者血糖反向调节受抑制。心力衰竭患者偶尔出现体重增加和高胆固醇血症。

(8) 其他:偶见四肢疼痛,罕见口干。

4. 药物相互作用

(1) 可加强其他抗高血压药物(如利血平、甲基多巴、可乐定、钙通道阻滞剂、α 肾上腺素受体拮抗剂)及有降压副作用的药物(巴比妥酸盐、吩噻嗪、三环类抗抑郁药)的降压作用,加重不良反应。

(2) 西咪替丁等肝药酶抑制药可使本品在体内分解作用减弱,可能会导致本品血药浓度增高。

(3) 与胺碘酮合用,对心脏的效应增强,可出现低血压、心动过缓或心脏停搏。

(4) 可能增强胰岛素或口服降低血糖的作用,而低血糖的症状和体征(尤其是心动过速)可能被掩盖或减弱而不易被发现。

(5) 能抑制环孢素的代谢,使后者的毒性增加。

(6) 与洋地黄类药物合用,可增加后者血药浓度,可出现房室传导阻滞等毒性症状。

（7）非甾体抗炎药能减弱本品的降压作用。

（8）利福平等肝药酶诱导剂可诱导本药的代谢，从而减弱本品的作用。

（9）与麻醉药有协同作用，可导致负性肌力和低血压等。

（10）能拮抗β肾上腺素受体，从而引起心动过缓并拮抗肾上腺素的作用。

八、注意事项

1. 禁用 对本品过敏者；孕妇或可能怀孕的妇女；哺乳期妇女；糖尿病酮症酸中毒、代谢性酸中毒者；肝功能不全者；哮喘、伴有支气管痉挛的慢性阻塞性肺疾病、过敏性鼻炎患者；严重心动过缓（心率低于 50 次/min）、窦房结综合征、二度或三度房室传导阻滞患者；严重心力衰竭者（NYHA 分级Ⅳ级）；失代偿性心功能不全，需要静脉使用正性肌力药物患者；严重肝功能不全患者；心源性休克、心肌梗死伴有并发症者；严重低血压（低于 85mmHg）者；手术前 48 小时内。

2. 慎用 有严重过敏史及正在进行脱敏治疗的患者，甲状腺功能亢进者，外周血管疾病患者，嗜铬细胞瘤患者，不稳定或继发性高血压患者，变异型心绞痛患者，糖尿病患者，已用洋地黄、利尿剂及 ACEI 控制病情的充血性心力衰竭患者，伴有低血压（收缩压<100mmHg）、缺血性心脏病和弥散性血管疾病和/或肾功能不全的充血性心力衰竭患者，手术患者。

3. 用药注意事项

（1）用于伴有低血压（收缩压<100mmHg）、缺血性心脏病和弥散性血管疾病和/或肾功能不全的充血性心力衰竭患者，可引起可逆性肾功能障碍。此类患者在加量时建议监测肾功能，如肾功能恶化，需停药或减量。

（2）伴有糖尿病的充血性心力衰竭患者使用时，可能会使血糖难以控制。在开始使用阶段，应定期监测血糖并相应调整降血糖药的用量。

（3）嗜铬细胞瘤患者在使用β受体拮抗剂之前应先使用α受体拮抗剂。

（4）有支气管痉挛倾向的患者可能会发生呼吸道阻力增加，从而导致呼吸窘迫，在开始使用阶段及增加剂量期间应密切观察。

（5）可能掩盖甲状腺功能亢进的症状，不能突然停用，应逐渐减量，并密切观察。

（6）可能影响驾驶车辆和操作机器的能力，在开始用药、剂量改变时更为明显。

（7）应避免突然停药，尤其是缺血性心脏病患者。必须 1~2 周以上逐渐停药。

（8）在终止本药与可乐定联用时，应先停用本药，数日后再将可乐定逐渐减量。

九、药物稳定性及贮藏条件

避光，密封，干燥处保存。

十、药物经济性评价

非基本药物，医保乙类，《中国药典》（2020 年版）收载。

比 索 洛 尔

一、药品名称

1. 英文名 Bisoprolol
2. 化学名 （±）-1-［4-［［2-(1-甲基乙氧基)乙氧基］甲基］苯氧基］-3-［(1-甲基乙基)氨基］-2-丙醇

二、药品成分

富马酸比索洛尔

三、剂型与规格

富马酸比索洛尔片 （1）2.5mg；（2）5mg

富马酸比索洛尔胶囊 （1）2.5mg；（2）5mg；（3）10mg

四、适应证及相应的临床价值

1. 原发性高血压，一线用药。可单独用药，也可和其他抗高血压药合用，尤其是噻嗪类利尿剂。
2. 心绞痛，心肌梗死。
3. 心律失常，心力衰竭。

五、用法用量

1. 儿童 儿童用药安全性尚不明确，不宜服用。
2. 成人 口服。①高血压：起始剂量5mg，每日 1 次，某些患者（支气管哮喘）起始剂量 2.5mg。疗效不佳可增至10mg/d。②心绞痛：起始剂量 2.5mg，每日 1 次，最大每日剂量 10mg。③心力衰竭：慢性稳定型心力衰竭患者，小剂量开始，最大推荐靶剂量每日 10mg，起始剂量一般为靶剂量的 1/8。
3. 老年人 老年患者用药时不需要调整剂量。

六、特殊人群用药

1. 妊娠期 孕妇不宜使用本品。必须使用时，为防止新生儿心动过缓、低血压、低血糖，应在预产期 72 小时前停用本品，若需继续服用，新生儿在娩出后 72 小时内应密切监护。FDA 对本药的妊娠安全性分级为 C 级。
2. 哺乳期 尚不明确是否随乳汁分泌，哺乳期妇女不宜使用。
3. 肾功能损害 轻中度肾功能不全者不需要调整剂量，严重肾功能不全者每日剂量不宜超过 10mg。
4. 肝功能损害 轻中度肝功能不全者不需要调整剂量，严重肝功能不全者每日剂量不宜超过 10mg。

七、药理学

1. 药效学及作用机制 选择性肾上腺素 β_1 受体拮抗剂，无内在拟交感活性和膜稳定作用。与 β_1 受体的亲

和力比 β_2 受体大 $11\sim34$ 倍。对支气管 β_2 受体也有一定程度的拮抗作用，但仅在大剂量时可能出现，一般无临床意义。具有抗高血压、抗心绞痛作用，机制与普萘洛尔相似。

2. 药代动力学　本品在胃肠道几乎完全被吸收（>90%），肝首过效应很小（<10%），故其生物利用度约90%。口服后 $3\sim4$ 小时后达到最大效应。半衰期为 $10\sim12$ 小时，效应可以持续24小时，通常在2周后达到最大抗高血压效应。蛋白结合率约为30%，分布容积为 $3.5L/kg$，总清除率约为 $15L/h$。50%通过肝代谢为无活性的代谢产物从肾排出，剩余50%以原型药的形式从肾排出。由于药物从肾和肝清除的比例相同，轻中度肝、肾功能异常患者不需要进行剂量调整。对于慢性稳定性心力衰竭伴有肝功能受损或肾功能不全的患者的药代动力学尚无研究。

3. 药物不良反应

（1）神经系统：头晕、头痛、感觉异常、迟钝、嗜睡、焦虑、注意力不集中、记忆力减退、口干、多梦、失眠、压抑。

（2）心血管系统：心悸或其他心律失常、肢体冰冷、跛行、低血压、胸痛、心功能不全、憋气。

（3）消化系统：腹痛、消化不良、恶心、呕吐、腹泻。

（4）呼吸系统：支气管痉挛、呼吸困难。

（5）运动系统：关节痛、背颈部痛、肌肉痉挛、抽动或震颤。

（6）皮肤黏膜：痤疮、湿疹、皮肤刺激、瘙痒、脸红、出汗、脱发、血管水肿、剥脱性皮炎、皮肤血管炎。

（7）特殊感觉：视觉紊乱、眼痛、流泪异常、耳鸣、耳痛、味觉异常。

（8）其他：疲乏、无力、胸痛、水肿、体重增加。

4. 药物相互作用

（1）本品与利血平、甲基多巴、可乐定或氯苯醋胺咪联用可减慢心率。

（2）与非甾体抗炎药合用，可使血压升高。

（3）与地辛合用时，地高辛血药浓度可升高，可导致房室传导时间延长。

（4）与胺碘酮合用有可能发生明显的窦性心动过缓。

（5）与钙通道阻滞剂合用，对房室传导和窦房结功能有相加的抑制作用。

（6）与维拉帕米合用时有相加的负性肌力作用，可引起心动过缓、血压下降、充血性心力衰竭和传导阻滞。

八、注意事项

1. 禁用　对本品过敏者；严重支气管哮喘或严重慢性阻塞性肺疾病者；心源性休克患者；二度、三度房室传导阻滞患者；急性或难治性心力衰竭者；病窦综合征或窦房阻滞者；严重窦性心动过缓者；血压过低（低于 $100mmHg$）者；外周动脉阻塞性疾病晚期或雷诺综合征患者；代谢性酸中毒患者；儿童、孕妇及哺乳期妇女不宜使用。

2. 慎用　慢性阻塞性肺疾病患者；肺功能不全患者；未经治疗的充血性心力衰竭患者；心动过缓者；周围循环障碍患者；严重肝肾功能不全患者；糖尿病患者；甲状腺功能亢

进患者。

3. 用药注意事项

（1）中断治疗时应逐日递减剂量，与其他抗高血压药合用时常需减量。

（2）本品的降压作用可能减弱患者驾车或操纵机器能力，尤其在初服时或转换药物时以及与酒精同服时为甚，但不会直接影响人的反应能力。

（3）药物过量：药物过量多表现为心动过缓、心律失常，低血糖，可以给予对症支持性治疗。

九、药物稳定性及贮藏条件

避光、密闭保存。

十、药物经济性评价

基本药物（片剂、胶囊：$2.5mg$、$5mg$），医保甲类，《中国药典》（2020年版）收载。

阿 罗 洛 尔

一、药品名称

1. 英文名　Arotinolo

2. 化学名　5-［2-（3′-叔丁基氨基-2′-羟基丙基硫）-4-噻唑基］-2-噻吩甲酰氨盐酸盐

二、药品成分

盐酸阿罗洛尔

三、剂型与规格

盐酸阿罗洛尔片　（1）$5mg$；（2）$10mg$

四、适应证及相应的临床价值

原发性高血压（轻度、中度）、心绞痛、快速型心律失常、原发性震颤。

五、用法用量

1. 成人　常规口服剂量如下。①原发性高血压（轻度-中度）、心绞痛、快速型心律失常：每次 $10mg$，每日2次。根据患者年龄、症状等适当增减剂量，疗效不明显时，可增至每日 $30mg$。②原发性震颤：每次 $5mg$，每日2次。疗效不明显时，可采用每次 $10mg$、每日2次的维持量。根据患者年龄、症状等适当增减，但一日不得超过 $30mg$。

2. 老年人　宜从较小剂量（如 $5mg$）开始。

六、特殊人群用药

1. 妊娠期　孕妇禁用。

2. 哺乳期　禁用。

3. 肾功能损害　肾功能不全慎用。

4. 肝功能损害　肝功能不全慎用。

5. 其他人群　尚未确立本药对早产儿、新生儿、乳儿及婴幼儿的安全性，不宜应用。

七、药理学

1. 药效学及作用机制　本药具有 α 及 β 受体拮抗作用,其作用比值约为 1:8。通过适宜的 α 受体拮抗作用,在不使末梢血管阻力升高的情况下,通过 β 受体拮抗作用产生降压效果;通过 β 受体拮抗作用抑制亢进的心功能,减少心肌耗氧量,同时通过 α 受体拮抗作用减少冠状动脉阻力,发挥抗心绞痛作用;具抗心律失常作用;通过对骨骼肌 β₂ 受体拮抗作用,呈现抗震颤作用。

2. 药代动力学　健康成人每次口服 10mg 后,吸收迅速,约 2 小时后达到最高血中浓度(117ng/ml),其血中浓度半衰期约 10 小时。本药口服吸收较完全,服药后 24 小时的 AUC 值为 0.71(pg·h)/ml。本药在肝无首过效应。血浆蛋白结合率为 91%。连续给药时,无蓄积性。本药在肝中分布浓度最高,其次为肾、肺组织。本药经肝、肾代谢,在血中及尿中的活性代谢产物为氨基甲酰基水解物,其血中浓度为本药在血中浓度的 1/5,其尿中排泄率为 3%~5%。在尿中测定到了微量的另两种无活性代谢产物,其尿中排泄率为 0.3%~0.5%。本药主要经肠道排泄,在尿中原型排泄率为 4%~6%。

3. 药物不良反应

(1) 少见乏力、胸痛、头晕、稀便、腹痛、转氨酶升高等。

(2) 罕见心悸、心动过缓、气促、心力衰竭加重、周围循环障碍、抑郁、失眠、食欲缺乏、消化不良、支气管痉挛、皮疹、荨麻疹等。

(3) 滴眼液可有视物模糊及泪液分泌减少。

4. 药物相互作用

(1) 与降血糖药合用,可增强降血糖作用。

(2) 与钙通道阻滞剂合用,可相互增强作用。

(3) 与抑制交感神经系统作用的药物合用,可致过度抑制。

(4) 与丙吡胺、普鲁卡因胺、阿义马林合用,可致心功能过度抑制。

(5) 本品可增强可乐定停药后的反跳现象。

八、注意事项

1. 禁用　本品过敏者;严重心动过缓者;二度、三度房室传导阻滞者;窦房传导阻滞者;糖尿病酮症酸中毒及代谢性酸中毒者;有可能出现支气管哮喘、支气管痉挛的患者;心源性休克的患者;充血性心力衰竭的患者;孕妇、哺乳期妇女。

2. 慎用　充血性心力衰竭者;特发性低血糖症,控制不充分的糖尿病,长时间禁食状态的患者;低血压患者;肝功能、肾功能不全的患者;周围循环障碍的患者。

3. 用药注意事项

(1) 长期给药时,须定期进行心功能检查,注意肝功能、肾功能、血象等。

(2) 手术前 48 小时内不宜给药。

(3) 服药期间应避免驾驶车辆及机械作业。

(4) 嗜铬细胞瘤患者单独应用本药时,可引起血压急剧升高,应同时给予 α 受体拮抗剂。

(5) 不宜突然停药,须逐步减量,尤其对心绞痛患者。

九、药物稳定性及贮藏条件

避光,室温(15~30℃)保存。

十、药物经济性评价

非基本药物,医保乙类。

拉贝洛尔

一、药品名称

1. 英文名　Labetalol

2. 化学名　5-[1-羟基-2(1-甲基-3 苯丙胺基)-乙基]水杨酰胺

二、药品成分

盐酸拉贝洛尔

三、剂型与规格

拉贝洛尔片　(1)100mg;(2)200mg
注射用盐酸拉贝洛尔　(1)25mg;(2)50mg

四、适应证及相应的临床价值

1. 用于治疗各种类型高血压,尤其是高血压危象。也适用于伴有冠心病的高血压。

2. 用于外科手术前控制血压。

3. 用于嗜铬细胞瘤的抗高血压治疗。

4. 用于妊娠高血压。

五、用法用量

1. 儿童　儿童用药的安全性和有效性尚不明确。

2. 成人

口服:每次 100mg,每日 2~3 次,2~3 日后根据需要加量。饭后服。极量为每日 2 400mg。

静脉注射:每次 25~50mg,加 10% 葡萄糖注射液 20ml,于 5~10 分钟内缓慢推注,如降压效果不理想可于 15 分钟后重复 1 次,直至产生理想的降压效果。总剂量不超过 200mg。

静脉滴注:本品 100mg 加 5% 葡萄糖注射液或 0.9% 氯化钠注射液 250ml,静脉滴注速度为 1~4mg/min,直至取得较好效果,然后停止滴注。有效剂量为 50~200mg,但对嗜铬细胞瘤患者可能需 300mg 以上。

六、特殊人群用药

1. 妊娠期　孕妇(妊娠高血压除外)慎用。FDA 对本药的妊娠安全性分级为 C 级。

2. 哺乳期　本药可少量可自乳汁分泌,哺乳期妇女慎用。

3. 肾功能损害　肾功能不全慎用。

4. 肝功能损害　肝功能不全慎用。

七、药理学

1. 药效学及作用机制　本品具有选择性 α₁ 受体和

非选择性 β 受体拮抗作用,两种作用均有降压效应,对 β 受体的作用比 α 受体强。通过抑制心肌及血管平滑肌的收缩反应发挥降压作用。在降压同时伴有心率减慢、冠脉流量增加、外周血管阻力下降。大剂量时具有膜稳定作用,内源性拟交感活性甚微。本品降压强度与剂量及体位有关,立位血压下降较卧位明显,不伴有反射性心动过速和心动过缓。

2. 药代动力学 本品口服后 60%~90% 可迅速从胃肠道吸收,绝对生物利用度(F)为 25%,长期用药生物利用度可逐渐增加至 70%。服药后 1~2 小时血药浓度达峰值。半衰期($t_{1/2}$)为 6~8 小时,55%~60% 的原型药物和代谢产物由尿排出。血液透析和腹膜透析均不易清除。口服后 2~4 小时达到峰值,作用可持续 8~12 小时。治疗效应与血药浓度明显相关。

3. 药物不良反应 患者偶有头昏、胃肠道不适、疲乏、感觉异常、哮喘加重等症。个别患者有直立性低血压。

4. 药物相互作用

(1) 本药与三环类抗抑郁药同时应用可产生震颤。

(2) 本品可减弱硝酸甘油的反射性心动过速,但降压作用可协同。

(3) 本品可增强氟烷对血压的作用。

八、注意事项

1. 禁用 本品过敏者;支气管哮喘患者;心源性休克患者;二度、三度房室传导阻滞者;重度或急性心力衰竭者;窦性心动过缓等患者。

2. 慎用 对本药有过敏史者;充血性心力衰竭者;糖尿病患者;肺气肿或非过敏性支气管炎患者;肝、肾功能不全患者;甲状腺功能减退患者;雷诺综合征或其他周围血管疾病者。

3. 用药注意事项

(1) 静脉用药时患者应卧位,滴注切勿过速,以防降压过快。注射毕应静卧 10~30 分钟。

(2) 本品尿中代谢产物可造成尿儿茶酚胺和香草基杏仁酸假性升高;本品可使尿中苯异丙胺试验呈假阳性。

九、药物稳定性及贮藏条件

遮光,密闭保存。

十、药物经济性评价

基本药物(片剂:50mg、10mg),医保乙类。

10 血脂调节药

洛伐他汀

一、药品名称

1. 英文名 Lovastatin

2. 化学名 (S)-2-甲基丁酸(4R,6R)-6-[2-[(1S,2S,6R,8S,8aR)-1,2,6,7,8,8a-六氢-8-羟基-2,6-二甲基-1-萘基]乙基]四氢-4-羟基-2H-吡喃-2-酮-8-酯

二、药品成分

洛伐他汀

三、剂型与规格

洛伐他汀片 (1)10mg;(2)20mg
洛伐他汀胶囊 (1)10mg;(2)20mg
洛伐他汀颗粒 20mg

四、适应证及相应的临床价值

以总胆固醇升高为主的混合型高脂血症,可用于高脂蛋白血症 II 型及纯合子家族性高胆固醇血症的治疗。

五、用法用量

1. 儿童 在儿童中的使用有限,长期安全性未确立。

2. 成人 口服剂量为 20mg/d,晚餐时顿服。调整剂量需间隔 4 周以上,最大量 80mg/d,每日分 2 次,早晚餐服。使用免疫抑制剂的患者,最大量为 20mg/d,总胆固醇和 LDL 胆固醇降至 140mg/dl 和 75mg/dl 以下时可减量。

3. 老年人 老年患者需根据肝肾功能调整剂量。

六、特殊人群用药

1. 妊娠期 禁用。

2. 哺乳期 由于在动物实验中本品可导致胎儿发育不良及在母乳中是否有分泌尚不清楚,故在孕妇及乳母不推荐使用。

3. 肾功能损害 肾功能不全者慎用。

4. 肝功能损害 肝功能不全者慎用。

七、药理学

1. 药效学及作用机制 本品在体内竞争性地抑制胆固醇合成过程中的限速酶羟甲戊二酰辅酶 A 还原酶,使胆固醇的合成减少,也使低密度脂蛋白受体合成增加,主要作用部位在肝,结果使血胆固醇和低密度脂蛋白胆固醇水平降低,因此对动脉粥样硬化和冠心病的防治产生作用。本品还降低血清三酰甘油水平和增高血高密度脂蛋白水平。在小鼠,给 3~4 倍人用剂量可以致癌,但在人类大规模长期临床试验中未见肿瘤发生增加。已有的研究未发现本品有致突变作用。

2. 药代动力学 本品口服吸收良好,但在空腹时吸收减少 30%。本品在肝内广泛首关代谢,水解为多种代谢物,包括以 β-羟酸为主的三种活性代谢产物。本品及 β-羟酸代谢物的蛋白结合率高达 95%,达峰时间为 2~4 小时,$T_{1/2}$ 为 3 小时。83% 从粪便排出,10% 从尿排出。长期治疗后停药,作用持续 4~6 周。

3. 药物不良反应 胃肠道反应(恶心、消化不良、腹胀、腹泻、便秘),偶见眩晕、头痛、肌肉痛、皮疹、腹痛、口干、失眠,偶有转氨酶增高或过敏反应。

4. 药物相互作用

(1) 与烟酸、环孢素、雷公藤制剂、环磷酰胺合用有可

能导致或加重肝肾功能和/或肌肉损害。

（2）与双香豆素类抗凝血药物合用,可延长药物的作用时间,应注意调整抗凝血药物的剂量。

（3）与环孢素、贝特类、红霉素类合用时,可能导致肌病的发生。

八、注意事项

1. 禁用　对洛伐他汀过敏者;血转氨酶持续显著升高无原因可解释者;活动性肝病者;严重肝损害者;低白蛋白血症者;胆汁淤积性肝硬化者;孕妇和哺乳期妇女及有生育可能的妇女应禁用。

2. 慎用　肝肾功能不全者慎用。

3. 用药注意事项　晚餐时顿服。

九、药物稳定性及贮藏条件

遮光、密封保存。

十、药物经济性评价

非基本药物,医保乙类,《中国药典》(2020年版)收载。

辛 伐 他 汀

一、药品名称

1. 英文名　Simvastatin

2. 化学名　2,2-二甲基丁酸($4R,6R$)-6-[2-[($1S,2S,6S,8S,8aR$)-1,2,6,7,8,8a-六氢-8-羟基-2,6-二甲基-1-萘基]乙基]四氢-4-羟基-$2H$-吡喃-2-酮]酯

二、药品成分

辛伐他汀

三、剂型与规格

辛伐他汀片　（1）5mg;（2）10mg;（3）20mg;（4）40mg
辛伐他汀胶囊　（1）5mg;（2）10mg;（3）20mg;（4）40mg
辛伐他汀滴丸　（1）5mg;（2）10mg
辛伐他汀干混悬剂　10mg
辛伐他汀咀嚼片　10mg

四、适应证及相应的临床价值

1. 高脂血症

（1）对于原发性高胆固醇血症、杂合子家族性高胆固醇血症或混合性高胆固醇血症的患者,当饮食控制及其他非药物治疗不理想时,辛伐他汀可用于降低升高的总胆固醇、低密度脂蛋白胆固醇、载脂蛋白B和三酰甘油。辛伐他汀升高高密度脂蛋白胆固醇,从而降低低密度脂蛋白/高密度脂蛋白和总胆固醇/高密度脂蛋白的比率。

（2）对于纯合子家族性高胆固醇血症患者,当饮食控制及非饮食疗法不理想时,辛伐他汀可用于降低升高的总胆固醇、低密度脂蛋白胆固醇和载脂蛋白B。

2. 冠心病　对冠心病患者,辛伐他汀用于以下几种情况。

（1）减少死亡的危险性。

（2）减少非致死性心肌梗死的危险性。

（3）减少脑卒中和短暂性脑缺血的危险性。

（4）减少心肌血管再通手术(冠状动脉搭桥术及经皮腔内冠状动脉成形术)的危险性。

（5）延缓动脉粥样硬化的进展,包括新病灶及全堵塞的发生。

五、用法用量

1. 儿童　儿童用药的安全性和有效性已经确定。2008年FDA批准适合杂合子家族性高胆固醇血症儿童患者(10~17岁)。

2. 成人　口服,如需要可掰开服用。

（1）高胆固醇血症:一般始服剂量为10mg/d,晚间顿服。对于胆固醇水平轻至中度升高的患者,始服剂量为5mg/d。若需调整剂量则应间隔4周以上,最大剂量为每日40mg,晚间顿服。当低密度脂蛋白胆固醇水平降至75mg/dl(1.94mmol/L)或总胆固醇水平降至140mg/dl(3.6mmol/L)以下时,应减低辛伐他汀的服用剂量。

（2）纯合子家族性高胆固醇血症:根据对照临床研究结果,对纯合子家族性高胆固醇血症患者,建议辛伐他汀40mg/d晚间顿服,或80mg/d,分20mg、20mg和晚间40mg三次服用。

3. 老年人　老年患者(大于65岁),应用辛伐他汀的对照临床试验中,其对于降低总胆固醇和低密度脂蛋白(LDL)胆固醇的效果与其他人群的结果相同,而不良反应和试验室检查异常的出现频率亦无明显增多。

六、特殊人群用药

1. 妊娠期　禁用。

2. 哺乳期　禁用。

3. 肾功能损害　由于辛伐他汀由肾排泄不明显,故中度肾功能不全患者不必调整剂量;对于严重肾功能不全的患者(肌酐清除率小于30ml/min),如使用剂量超过10mg/d时应慎重考虑,并小心使用。

4. 肝功能损害　肝功能不全者慎用。

七、药理学

1. 药效学及作用机制　抑制羟甲基戊二酰辅酶A(HMG-CoA)还原酶,降低内源性胆固醇的合成并反馈性地使肝内LDL受体数上调,从而降低血清总胆固醇及LDL胆固醇。用于高胆固醇血症的患者,尤其是已患有冠心病者。

2. 药代动力学　本品口服吸收良好,吸收后肝内的浓度高于其他组织,在肝内经广泛首关代谢,水解为代谢产物,以β-羟酸为主的三种代谢产物有活性。本品及β-羟酸代谢物的蛋白结合率高达95%,达峰时间为1.3~2.4小时,$t_{1/2}$为3小时。60%粪便排出,13%尿排出。治疗2周可见疗效,4~6周达高峰,长期治疗后停药,作用持续4~6周。

3. 药物不良反应　腹痛,便秘,胃肠胀气,疲乏无力,头

痛。罕见肝炎及过敏反应。

4. 药物相互作用　当辛伐他汀与其它在治疗剂量下对细胞色素 P450 3A4 有明显抑制作用的药物(如环孢霉素、米贝地尔、伊曲康唑、红霉素、克拉霉素和奈法唑酮)或纤维酸类衍生物或烟酸合用时,导致横纹肌溶解的危险性增高。本品与羟甲基戊二酰辅酶 A(HMG-CoA)还原酶抑制剂合并用药会增加肌病的发生率和严重程度,这些药物包括吉非贝齐和其他贝特类,以及降脂剂量的烟酸(大于等于 1g/d)。此外,血浆中高水平的羟甲基戊二酰辅酶 A(HMG-CoA)还原酶抑制剂的活性增高也会增加肌病的危险。辛伐他汀和其他羟甲基戊二酰辅酶 A(HMG-CoA)还原酶抑制剂由细胞色素 P450 的同工酶 3A4 所代谢。数种在治疗剂量对此代谢途径有明显抑制作用的药物能增高羟甲基戊二酰辅酶 A(HMG-CoA)还原酶抑制剂的血药水平,并因而增加肌病的危险。这些药物包括环孢菌素、四氢萘酚类、钙通道阻滞剂米贝地尔、伊曲康唑及其他抗真菌唑类、大环内酯类抗生素红霉素和克拉霉素,以及抗抑郁药奈法唑酮。香豆类衍生物:临床研究曾发现辛伐他汀能中度提高香豆类抗凝剂的抗凝效果。故成人早期应用抗凝血治疗及并用辛伐他汀时应多次检查凝血酶原时间,借此确定凝血酶原时间没有显著改变。当服用香豆类衍生物的患者,已有一个稳定的凝血酶原时间后,仍推荐在固定的期间内继续作凝血酶原时间的监察。如果辛伐他汀的剂量有变动,应同样执行以上的程序。在未服用抗凝血剂的患者中,辛伐他汀治疗从未有报导对出血或凝血酶原时间有影响。辛伐他汀与胺碘酮合用增加横纹肌溶解风险。与他汀类可能产生相互作用的药物包括 HIV 蛋白酶抑制剂(如洛匹那韦、达芦那韦、利托那韦)、唑类抗真菌药(如伊曲康唑)、大环内酯类抗感染药(如红霉素、克拉霉素、泰利霉素)、贝特类调脂药(如吉非贝特、苯扎贝特)、烟酸、奈法唑酮、环孢素、胺碘酮、地尔硫草、夫地西酸等。

八、注意事项

1. 禁用　对本品过敏者,活动性肝炎或无法解释的持续转氨酶升高者,孕妇或哺乳期妇女禁用。禁止与强 CYP3A4 抑制剂联合应用(例如伊曲康唑、泊沙康唑、伏立康唑、HIV 蛋白酶抑制剂、波普瑞韦、替拉瑞韦、红霉素、克拉霉素、泰利霉素和奈法唑酮)。禁止与吉非贝齐、环孢菌素或达那唑联合应用。

2. 慎用　肾功能不全者慎用。

3. 用药注意事项　可掰开服用,在使用过程中如转氨酶升高,超过正常值 3 倍以上者,应于停药。

九、药物稳定性及贮藏条件

密闭,在 30℃ 以下保存。防止瞬间温度超过 50℃。

十、药物经济性评价

基本药物(片剂:10mg、20mg),医保甲类,《中国药典》(2020 年版)收载。

普伐他汀

一、药品名称

1. 英文名　Pravastatin Sodium
2. 化学名　$(+)-(\beta R,\delta R,1S,2S,6S,8S,8\alpha R)-1,2,6,7,8,8\alpha$-六氢-$\beta,\delta,6,8$-四羟基-2-甲基-1-萘庚酸,8-[(2S)-2-甲基丁酸酯]

二、药品成分

普伐他汀钠

三、剂型与规格

普伐他汀钠片　(1)10mg;(2)20mg;(3)40mg
普伐他汀钠胶囊　(1)50mg;(2)10mg

四、适应证及相应的临床价值

适用于饮食限制仍不能控制的原发性高胆固醇血症或合并有高三酰甘油血症的患者(Ⅱa 和 Ⅱb 型)。

五、用法用量

1. 儿童　尚未确立儿童用药的安全性。
2. 成人　成人开始剂量为 10~20mg,每日 1 次,临睡前服用,每日最高剂量 40mg。
3. 老年人　老年患者应考虑高龄引起肾功能降低的可能,应定期检查肾功能,观察患者症状,慎重给药。

六、特殊人群用药

1. 妊娠期　尚未确立妊娠期用药的安全性,因此孕妇或可能妊娠的妇女,仅在治疗的益处大于风险时方可给药。
2. 哺乳期　哺乳期妇女避免用药,不得已给药时,应停止哺乳。
3. 肾功能损害　有严重肾损害或既往史患者慎用。
4. 肝功能损害　有严重肝损害或既往史患者慎用。
5. 其他人群　正在服用贝特类药物(苯扎贝特等)、免疫抑制剂(环孢素等)、烟酸的患者慎用。

七、药理学

1. 药效学及作用机制　本品为 3-羟基-3-甲基戊二酸单酰辅酶 A(HMG-CoA)还原酶抑制剂,选择性地作用于合成胆固醇的主要脏器肝和小肠,迅速且强力降低血清胆固醇值,改善血清脂质。本品通过两方面发挥其降脂作用。第一为可逆性抑制 HMG-CoA 还原酶活性使细胞内胆固醇的量有一定程度的降低,导致细胞表面的低密度脂蛋白(LDL)受体数的增加,从而加强了由受体介导的低密度脂蛋白胆固醇(LDL-C)的分解代谢和血液中 LDL-C 的清除。第二,通过抑制 LDL-C 的前体——极低密度脂蛋白胆固醇(VLDL-C)在肝中的合成从而抑制 LDL-C 的生成。

2. 药代动力学　本品经首过效应到达肝,肝是胆固醇合成、LDL-C 清除的主要器官,也是本品发挥作用的主要部位,血中药物约50%与血浆蛋白结合,本品通过肝、肾两条途径进行清除。所以肾或肝功能不全患者可通过代偿性改变排泄途径而清除,本品的血浆清除半衰期为1.5~2小时。

3. 药物不良反应　不良反应可见轻度转氨酶升高、皮疹、肌痛、头痛、胸痛、恶心、呕吐、腹泻、疲乏等。

4. 药物相互作用　在服用考来烯胺前1小时或后4小时给予本品或在服用考来替泊和标准膳食前1小时给予本品,其生物利用度和治疗作用在临床上都没有明显的下降,同时服用,则本品生物利用度下降40%~50%。与安替比林联合应用时,并不改变细胞色素P450系统对安替比林的清除,由于本品无诱导肝药物代谢酶作用,所以不会与其他由细胞色素P450系统代谢的药物(如苯妥英钠,奎尼丁)产生明显的相互作用。与华法林合用,本品稳态时的生物利用度参数不改变,本品不改变华法与血浆蛋白的结合,较长期服用两药,对华法林的抗凝不产生任何改变。与阿司匹林、抗酸药(服用本品前1小时给予)、西咪替丁、吉非贝齐、烟酸或丙丁酚相互作用的研究中,本品的生物利用度未见显著差异,服用抗酸药及西咪替丁后可改变本品的血药浓度,但并不影响疗效。与利尿剂、抗高血压药、洋地黄、血管紧张素转换酶抑制剂、钙通道阻滞剂、β受体拮抗剂或硝酸甘油等药物合用未见明显的相互作用。

八、注意事项

1. 禁用　对本品过敏者,活动性肝炎或肝功能试验持续升高者,以及孕妇及哺乳期的妇女禁用。

2. 慎用　有严重肝损害或既往史患者;有严重肾损害或既往史患者;正在服用贝特类药物(苯扎贝特等)、免疫抑制剂(环孢素等)、烟酸的患者。

3. 用药注意事项　①对纯合子家庭性高胆固醇血症疗效差。②治疗期间,应定期检查肝功能,如SGPT和SGOT增高等于或超过正常上限3倍且为持续性的,应停止治疗。③有肝疾病史或饮酒史的患者本品应慎用。④使用HMG-CoA还原酶抑制剂类降血脂药偶可引起CK升高,如升高值为正常上限的10倍应停止使用。使用过程中,患者如出现不明原因的肌痛,触痛,无力,特别是伴有不适和发热者,应立即报告医师。⑤其他HMG-CoA还原酶抑制剂类降血脂药与环孢素、纤维酸衍生物、烟酸等同时服用,可增加肌炎和肌病的发生率,但本品与上述药物同时使用,临床试验表明并不增加肌炎和肌病的发生率。

九、药物稳定性及贮藏条件

遮光,密封保存。

十、药物经济性评价

非基本药物,医保乙类,《中国药典》(2020年版)收载。

氟伐他汀

一、药品名称

1. 英文名　Fluvastatin Sodium

2. 化学名　$[R^*,S^*-(E)]-(\pm)-7-[3-(4-$氟苯基$)-1-(1-$甲基乙基$)-1$氢-吲哚-2-基$]-3,5-$二羟-6-庚酸钠

二、药品成分

氟伐他汀钠

三、剂型与规格

氟伐他汀钠胶囊　(1)20mg;(2)40mg
氟伐他汀钠缓释片　80mg

四、适应证及相应的临床价值

在高胆固醇血症和混合性血脂紊乱的患者中,本品可以减少总胆固醇(TC),低密度脂蛋白胆固醇(LDL-C),载脂蛋白B(Apo-B)和三酰甘油(TG)水平,增加高密度脂蛋白胆固醇(HDL-C)水平。在使用药物2周内出现良好的治疗效果,从治疗开始4周之内出现最大的效应,此效应在整个治疗过程中持续存在。

五、用法用量

1. 儿童　由于在18岁以下年龄组缺乏使用氟伐他汀的临床经验,18岁以下患者不推荐使用本品。

2. 成人　在开始本品治疗前及治疗期间,患者必须坚持低胆固醇饮食。推荐剂量为20mg或40mg,每日1次。晚餐时或睡前吞服。要根据个体对药物和饮食治疗的反应以及公认的治疗指南来调整剂量。胆固醇极高或对药物反应不佳者,可增加剂量至40mg每日2次。给药后,4周内达到最大降低低密度脂蛋白胆固醇(LDL-C)作用。长期服用持续有效。由于本品几乎完全由肝清除,仅有不到6%的药物进入尿中,因此,对轻至中度肾功能不全的患者不必调整剂量。严重肾功能不全的患者不能用本品治疗。

3. 老年人　临床研究已经证明了65岁以上或以下的患者服用本品均为有效的和可耐受的。在老年患者(>65岁)中疗效增强,耐受性没有降低,因此不需要调整剂量。

六、特殊人群用药

1. 妊娠期　禁用。

2. 哺乳期　禁用。

3. 肾功能损害　严重肾功能不全的患者禁用。

4. 肝功能损害　活动性肝病或持续的不能解释的转氨酶升高的患者禁用。

七、药理学

1. 药效学及作用机制　氟伐他汀是一个全合成的降胆固醇药物,是羟甲基戊二酰辅酶A(HMG-CoA)还原酶抑制剂,可与HMG-CoA还原酶竞争,抑制HMG-CoA转化为3-甲基-3,5-二羟戊酸,而3-甲基-3,5-二羟戊酸是甾醇包括胆固醇的前体物质。本品的作用部位主要为肝,具有抑制内源性胆固醇的合成,降低肝细胞内胆固醇的含量,刺激低密度脂蛋白(LDL)受体的合成,提高LDL微粒的摄取,降低血浆总胆固醇浓度的作用。

2. 药代动力学

吸收：健康志愿者空腹服用氟伐他汀钠后，吸收迅速、完全（98%）。若餐后服用，吸收减慢。服用氟伐他汀钠胶囊 20mg 或 40mg 后，1 小时达到血浆峰浓度。其血浆峰浓度分别约为 140ng/ml 和 365ng/ml。无论是晚餐时服药还是 4 小时后服药，曲线下面积（AUC）相同。根据体循环血药浓度计算，其绝对生物利用度为 24%。氟伐他汀的药代动力学为非线性；将剂量从 40mg 加倍至 80mg 后，其 AUC 和峰浓度（C_{max}）约增加 50%。

分布：表观分布容积（$V_{z/f}$）为 330L。超过 98% 的循环药物与血浆蛋白结合，此与血药浓度无关。

代谢：氟伐他汀主要在肝中起作用，肝也是其主要代谢部位。循环药物主要为氟伐他汀原型和无药理学活性的代谢产物 N-去异丙基丙酸。羟化的代谢产物有药理学活性，但不进入血液循环。

消除：健康志愿者服用 ^{3}H 标记的氟伐他汀后，大约 6% 的发射性活性出现在尿中，93% 在粪便中，在体内与氟伐他汀的 ^{3}H 只占不到总量的 2%。计算出人类血浆清除率（Cl/F）为（1.8 ± 0.81）/min。服用 40mg/d 的稳态血浆浓度位显示蓄积效应。口服 40mg 后半衰期为（2.3 ± 0.9）小时。

特殊情况下的药代动力学：由于氟伐他汀主要经胆汁排泄并且进入体循环前有显著的生物转化，因此存在肝功能不全的或者不能排除出蓄积的可能性。一般来说，氟伐他汀的血浆浓度与年龄和性别无关。

3. 药物不良反应　最常见药物不良反应为轻微的胃肠道症状，失眠和头痛。试验室检查异常和其他 HMG-CoA 还原酶抑制剂及降脂药物一样，使用氟伐他汀可能出现肝功能的生化检查异常。少数患者（1%～2%）转氨酶超过正常值上限 3 倍。极少数患者（0.3%～1.0%）的肌酸肌酶（CK）超过正常上限值的 5 倍。

4. 药物相互作用

（1）离子交换树脂：在服用考来烯胺后 4 小时再服用本品，与两药单用相比会产生临床显著的累加作用。为了避免相互作用造成氟伐他汀合树脂结合，因此服用离子交换树脂（如考来烯胺）后至少 4 小时才能给予本品。

（2）苯扎贝特：本品合苯扎贝特合用可使氟伐他汀的生物利用度增加约 50%。

（3）免疫抑制剂（包括环孢素）、吉非贝齐、烟酸和红霉素：改类药物与本品合用的临床研究发现对耐受性无影响，但发生肌病的危险性增加，需密切观察。肾移植的患者使用环孢素可使氟伐他汀的 AUC 增加 94%，C_{max} 增加 30%。服用环孢素的肾移植患者，氟伐他汀钠剂量不要超过 40mg/d。

（4）抗真菌制剂：健康志愿者服用伊曲康唑后对氟伐他汀（单剂）的 AUC 或 C_{max} 无显著影响。特比萘芬合氟伐他汀之间的相互作用未见报告。

（5）安替比林：本品对非那宗的代谢或排泄无影响。

（6）烟酸、普萘洛尔、氯沙坦：不影响本品的生物利用度。

（7）地高辛：本品不影响地高辛的血浆浓度。

（8）西咪替丁、雷尼替丁、奥美拉唑：该类药物会造成氟伐他汀的生物利用度增加，但无临床意义。

（9）利福平：与氟伐他汀合用会使氟伐他汀的生物利用度降低约 50%。

（10）香豆素类衍生物：健康志愿者服用单剂本品对华法林血浆浓度或凝血酶原时间无影响。但是，有同时服用本品合香豆素类衍生物的患者发生出血和/或凝血酶原时间延长的个案报告。

（11）与其他药物合用：与血管紧张素转换酶抑制剂、β 受体拮抗剂、钙通道阻滞剂、口服硫脲类药物、阿司匹林、H₂ 受体拮抗剂或非类固醇类抗炎药合用的临床研究中，未发现与临床相关的相互作用。体外研究结果提示氟伐他汀可能影响细胞色素 P450（CYP2C）的活性，同时服用经这一酶系统代谢的药物（如华法林、甲苯磺丁脲、双氯芬酸、苯妥英钠）可能发生相互作用。

八、注意事项

1. **禁用**　已知对氟伐他汀或药物的其他任何成分过敏的患者；活动性肝病或持续地不能解释的转氨酶升高的患者；孕妇和哺乳期妇女以及未采取可靠避孕措施的育龄妇女；严重肾功能不全（肌酐大于 260μmol/L，肌酐清除率小于 30ml/min）的患者。

2. **慎用**　慎用于有肝疾病或大量饮酒的患者。

3. **用药注意事项**　晚餐时或晚餐后 4 小时服用氟伐他汀，其降血脂作用无明显差异。

九、药物稳定性及贮藏条件

25℃ 以下贮存。

十、药物经济性评价

非基本药物，医保乙类。

阿托伐他汀

一、药品名称

1. 英文名　Atorvastatin

2. 化学名　$[R-(R', R')]$-2-(4-氟苯基)-bd-二羟基-5-(1-甲基乙基)-3-苯基-4-[（苯胺）羰基]-1-氢-吡咯-1-庚酸钙三水合物。

二、药品成分

阿托伐他汀钙

三、剂型与规格

阿托伐他汀钙片　（1）10mg；（2）20mg
阿托伐他汀钙胶囊　（1）10mg；（2）20mg
阿托伐他汀钙分散片　（1）10mg；（2）20mg

四、适应证及相应的临床价值

用于治疗高胆固醇血症和混合型高脂血症；冠心病和脑卒中的防治。

五、用法用量

1. 儿童　在儿童中的使用有限,长期安全性未确立。

2. 成人　成人常用量口服:10~20mg,每日 1 次,可在 1 日内任何时间服用。剂量可按需要调整,但最大剂量不超过每日 80mg。

3. 老年人　老年患者需根据肝肾功能调整剂量。

六、特殊人群用药

1. 妊娠期　由于在动物实验中本品可导致胎儿发育不良及在母乳中是否有排泌尚不清楚,故孕妇不推荐使用。

2. 哺乳期　由于在动物实验中本品可导致胎儿发育不良及在母乳中是否有排泌尚不清楚,故哺乳期妇女不推荐使用。

3. 肾功能损害　肾功能不全时应减少本品剂量。

4. 肝功能损害　有活动性肝病或不明原因血氨基转移酶持续升高的患者禁用。

5. 其他人群　女性的阿托伐他汀及其活性代谢产物的血浆浓度(C_{max} 增加约 20% 而 AUC 降低 10%)与男性的不同。这些差异无临床显著性,因而对男性和女性的降脂效果也无临床显著性差异。

七、药理学

1. 药效学及作用机制　本品为 HMG-CoA 还原酶选择性抑制剂,通过抑制 HMG-CoA 还原酶和胆固醇在肝的生物合成而降低血浆胆固醇和脂蛋白水平,并能通过增加肝细胞表面低密度脂蛋白(LDL)受体数目而增加 LDL 的摄取和分解代谢。本品也能减少 LDL 的生成和其颗粒数。本品还能降低某些纯合子型家族性高胆固醇血症(FH)的低密度脂蛋白胆固醇(LDL-C)水平,而这一类型的人群对其他类型的降脂药物治疗很少有应答。

本品能降低纯合子和杂合子家族性高胆固醇血症、非家族性高胆固醇血症以及混合性脂类代谢障碍患者的血浆总胆固醇(TC)、LDL-C 和载脂蛋白 B(Apo-B),还能降低极低密度脂蛋白胆固醇(VLDL-C)和三酰甘油(TG)的水平,并能不同程度地提高血浆高密度脂蛋白胆固醇(HDL-C)和载脂蛋白 A1(Apo-A1)的水平。

2. 药代动力学

吸收:阿托伐他汀口服后吸收迅速;1~2 小时内血浆浓度达峰。吸收程度随阿托伐他汀的剂量成正比例增加。与溶液剂相比,阿托伐他汀片的生物利用度为 95%~99%。绝对生物利用度约为 12%。HMG-CoA 还原酶抑制活性的全身利用度约为 30%。全身利用度较低的原因在于进入人体循环前胃黏膜清除和/或肝首过效应。

分布:阿托伐他汀的平均分布容积约为 381L。98% 以上的阿托伐他汀与血浆蛋白结合。

代谢:阿托伐他汀由细胞色素 P450 3A4 代谢成邻位和对位羟基衍生物及其他 β 氧化产物。体外试验中,邻位和对位羟基化代谢产物对 HMG-CoA 还原酶的抑制作用与阿托伐他汀相当。对 HMG-CoA 还原酶抑制活性约 70% 是由活性代谢产物产生。

消除:阿托伐他汀主要经肝和/或肝外代谢后经胆汁清除。但是阿托伐他汀似无明显的肝肠再循环。阿托伐他汀的平均血浆消除半衰期约为 14 小时。因其活性代谢产物的作用,阿托伐他汀对 HMG-CoA 还原酶的半衰期约为 20~30 小时。

3. 药物不良反应

(1) 本品最常见的不良反应为胃肠道不适,其他还有头痛、皮疹、头晕、视觉模糊和味觉障碍。

(2) 偶可引起血氨基转移酶可逆性升高,因此需监测肝功能。

(3) 少见的不良反应有勃起功能障碍、失眠。

(4) 罕见的不良反应有肌炎、肌痛、横纹肌溶解,表现为肌肉疼痛、乏力、发热,并伴有血肌酸激酶升高、肌红蛋白尿等,横纹肌溶解可导致肾功能衰竭,但较罕见。本品与免疫抑制剂、叶酸衍生物、烟酸、吉非罗齐、红霉素等合用可增加肌病发生的危险。

(5) 有报道发生过肝炎、胰腺炎及过敏反应如血管神经性水肿。

4. 药物相互作用　本品与口服抗凝血药合用可使凝血酶原时间延长,使出血的危险性增加。与含有炔诺酮和炔雌醇的口服避孕药合用时,能分别使诺酮和炔雌醇的 AUC 增加 30% 和 20%;与红霉素合用时,本品的血浆浓度约升高 40%;与地高辛合用时,多次给药后,地高辛的稳态血药浓度增加约 20%,应对地高辛浓度进行监测,与考来烯胺合用时,本品的血浆浓度降低约 25%,但降低 LDL-C 的效果较单用本品或考来替泊的效果都大。本品与环孢素、烟酸、红霉素及吡咯类抗真菌药合用,发生肌病的危险性增加。

八、注意事项

1. 禁用　对阿托伐他汀过敏的患者禁用;有活动性肝病或不明原因血氨基转移酶持续升高的患者禁用。

2. 慎用　肾功能异常;甲状腺功能低下;个人或家族遗传性肌病史;既往他汀或贝特类药物(纤维酸衍生物)肌损伤史;既往肝病史和/或大量饮酒患者慎用本品。

3. 用药注意事项　本品宜与饮食共进,以利吸收。

九、药物稳定性及贮藏条件

密封,25℃以下干燥处保存。

十、药物经济性评价

基本药物(片剂:10mg、20mg),医保乙类。

瑞舒伐他汀

一、药品名称

1. 英文名　Rosuvastatin

2. 化学名　双-(E)-7-[4-(4-氟基苯基)-6-异丙基-2-[甲基(甲磺酰基)氨基]-嘧啶-5-基](3R,5S)-3,5-羟基庚-

6-烯酸

二、药品成分

瑞舒伐他汀钙

三、剂型与规格

瑞舒伐他汀钙片 （1）5mg；（2）10mg；（3）20mg

瑞舒伐他汀钙胶囊 10mg

瑞舒伐他汀钙分散片 （1）10mg；（2）20mg

四、适应证及相应的临床价值

高脂血症和高胆固醇血症。用于无心脏病临床表现但潜在心血管疾病风险的患者，以减少心肌梗死、脑卒中和进行冠状动脉血管再造的风险。

五、用法用量

1. 儿童 本品在儿童的安全性和有效性尚未建立。儿科使用的经验局限于少数（年龄≥8岁）纯合子家族性高胆固醇血症的患儿。因此，目前不建议儿童使用本品。对年龄在10~17岁、Tenner分期处于第二性征成熟期的患儿，根据线性增长（身高）、体重、体重指数（BMI）的评估服用瑞舒伐他汀的期限限定为1年。

2. 成人 在治疗开始前，应给予患者标准的降胆固醇饮食控制，并在治疗期间保持饮食控制。本品的使用应遵循个体化原则，综合考虑患者个体的胆固醇水平、预期的心血管危险性以及发生不良反应的潜在危险性。口服，本品常用起始剂量为5mg，每日1次。起始剂量的选择应综合考虑患者个体的胆固醇水平、预期的心血管危险性以及发生不良反应的潜在危险性。对于那些需要更强效地降低低密度脂蛋白胆固醇（LDL-C）的患者可以考虑10mg、每日1次作为起始剂量，该剂量能控制大多数患者的血脂水平。如有必要，可在治疗4周后调整剂量至高一级的剂量水平。本品每日最大剂量为20mg。本品可在1日中任何时候给药，可在进食或空腹时服用。

3. 老年人 无须调整剂量。

六、特殊人群用药

1. 妊娠期 禁用。

2. 哺乳期 禁用。

3. 肾功能损害 轻度和中度肾功能损害的患者无须调整剂量。重度肾功能损害的患者禁用本品的所有剂量。

4. 肝功能损害 在Child-Pugh评分不高于7的受试者，瑞舒伐他汀的全身暴露量不升高。在Child-Pugh评分8和9的受试者，观察到全身暴露量的升高。针对这些患者，应考虑对肾功能的评估。没有在Child-Pugh评分超过9的患者中使用本品的经验。本品禁用于患有活动性肝病的患者。

5. 其他人群 已观察到亚洲人受试者的全身暴露量增加。在决定有亚裔人血统的患者的用药剂量时应考虑该因素。

七、药理学

1. 药效学及作用机制 瑞舒伐他汀是一种选择性、竞争性的HMG-CoA还原酶抑制剂。HMG-CoA还原酶是3-羟-3-甲戊二酸单酰辅酶A转变成甲羟戊酸过程中的限速酶，甲羟戊酸是胆固醇的前体。动物实验与细胞培养试验结果显示，瑞舒伐他汀被肝脏摄取率高，并具有选择性，肝脏是降低胆固醇的作用靶器官。体内、体外实验结果显示，瑞舒伐他汀能增加细胞表面的肝LDL受体数量，由此增强对LDL的摄取和分解代谢，并抑制肝脏VLDL合成，从而减少VLDL和LDL颗粒的总数量。对于纯合子与杂合子家族性高胆固醇血症患者、非家族性高胆固醇血症患者、混合型血脂异常患者，瑞舒伐他汀能降低总胆固醇、LDL-C、Apo B、非HDL-C水平。瑞舒伐他汀也能降低TG、升高HDL-C水平。对于单纯高甘油三酯血症患者，瑞舒伐他汀能降低总胆固醇、LDL-C、VLDL-C、Apo B、非HDL-C、TG水平，并升高HDL-C水平。尚未确定瑞舒伐他汀对心血管发病率与死亡率的影响。

2. 药代动力学

吸收：本品口服5小时后血药浓度达到峰值。绝对生物利用度为20%。

分布：瑞舒伐他汀被肝大量摄取，肝是胆固醇合成及LDL-C清除的主要部位。瑞舒伐他汀的分布容积约为134L。瑞舒伐他汀的血浆蛋白结合率（主要是白蛋白）约为90%。

代谢：瑞舒伐他汀发生有限的代谢（约10%）。用人肝细胞进行的体外代谢研究显示，瑞舒伐他汀是细胞色素P450代谢的弱底物。参与代谢的主要的同工酶是CYP2C9，CYP2C19、3A4和2D6参与代谢的程度较低。已知的代谢产物为N位去甲基和内酯代谢物。N位去甲基代谢物的活性比瑞舒伐他汀低50%，内酯代谢物被认为在临床上无活性。对循环中的HMG-CoA还原酶的抑制活性，90%以上来自瑞舒伐他汀。

排泄：约90%剂量的瑞舒伐他汀以原型随粪便排出（包括吸收的和未吸收的活性物质），其余部分通过尿液排出。尿中约5%为原型。血浆清除半衰期约为19小时。清除半衰期不随剂量增加而延长。血浆清除率的几何平均值约为50L/h（变异系数为21.7%）。和其他HMG-CoA还原酶抑制剂一样，肝对瑞舒伐他汀的摄取涉及膜转运子OATP-C。该转运子在肝对瑞舒伐他汀的清除中很重要。

线性：瑞舒伐他汀的全身暴露量随剂量成比例增加。

3. 药物不良反应

（1）常见：内分泌失调（糖尿病）；神经系统异常（头痛、头晕）；胃肠道异常（便秘、恶心、腹痛）；骨骼肌、关节和骨骼异常（肌痛）；全身异常（无力）。

（2）偶见：皮肤和皮下组织异常（瘙痒、皮疹和荨麻疹）。

（3）罕见：免疫系统异常（过敏反应，包括血管性水肿）；胃肠道异常（胰腺炎）；骨骼肌、关节和骨骼异常（肌病，包括肌炎和横纹肌溶解）。

同其他HMG-CoA还原酶抑制剂一样，本品的不良反应发生率有随剂量增加而增加的趋势。

4. 药物相互作用

(1) 环孢素：本品与环孢素合并使用时，瑞舒伐他汀的 AUC 比在健康志愿者中所观察到的平均高 7 倍(与服用本品同样剂量的相比)。合用不影响环孢素的血浆浓度。

(2) 维生素 K 拮抗剂：同其他 HMG-CoA 还原酶抑制剂一样，对同时使用维生素 K 拮抗剂(如华法林)的患者，开始使用本品或逐渐增加本品剂量可能导致 INR 升高。停用本品或逐渐降低本品剂量可导致 INR 降低。在这种情况下，适当检测 INR 是需要的。

(3) 吉非贝齐和其他降脂产品：本品与吉非贝齐同时使用，可使瑞舒伐他汀的 C_{max} 和 AUC 增加 2 倍。

(4) 根据专门的相互作用研究的资料，预计本品与非诺贝特无药代动力学相互作用，但可能发生药效学相互作用。吉非贝齐、非诺贝特、其他贝特类和降脂剂量(≥1g/d)的烟酸与 HMG-CoA 还原酶抑制剂合用使肌病发生的危险增加，这可能是由于它们单独给药时能引起肌病。

(5) 蛋白酶抑制剂：尽管药物相互作用的机制尚不明确，但同时服用蛋白酶抑制剂可能大大增加瑞舒伐他汀的暴露量。在药代动力学研究中，健康志愿者同时服用本品 20mg 与两种蛋白酶抑制剂的复方产品(400mg 洛匹那韦/100mg 利托那韦)，结果显示瑞舒伐他汀的稳态 AUC_{0-24} 和 C_{max} 分别升高了约 2 倍和 5 倍。因此，在接受蛋白酶抑制剂治疗的 HIV 患者中，不推荐同时使用本品。

(6) 抗酸药：同时给予本品和一种含氢氧化铝镁的抗酸药混悬液，可使瑞舒伐他汀的血浆浓度降低约 50%。如果在服用本品 2 小时后再给予抗酸药，这种影响可减轻。这种药物相互作用的临床意义尚未研究。

(7) 红霉素：本品与红霉素合用导致瑞舒伐他汀的 AUC_{0-t} 下降 20%、C_{max} 下降 30%。这种相互作用可能是由红霉素引起的胃肠运动增加所致。

(8) 口服避孕药/激素替代治疗(HRT)：同时使用本品和口服避孕药，使炔雌醇和炔诺孕酮的 AUC 分别增加 26% 和 34%。在选择口服避孕药剂量时应考虑这些血药浓度的升高。尚无同时使用本品和 HRT 的受试者的药代动力学数据，因此，不能排除存在类似的相互作用。但是，在临床试验中，这种联合用药很广泛，且被患者良好耐受。

(9) 其他药物：根据来自专门的药物相互作用研究的数据，估计本品与地高辛不存在有临床相关性的相互作用。

(10) 细胞色素 P450 酶：体外和体内研究的资料都显示，瑞舒伐他汀既非细胞色素 P450 同工酶的抑制剂，也不是酶诱导剂。另外，瑞舒伐他汀是这些酶的弱底物。瑞舒伐他汀与氟康唑(CYP2C9 和 CYP3A4 的一种抑制剂)或酮康唑(CYP2A6 和 CYP3A4 的一种抑制剂)之间不存在具有临床相关性的相互作用。与伊曲康唑(CYP3A4 的一种抑制剂)合用，瑞舒伐他汀的 AUC 增加 28%，这种增加不被认为有临床意义。因此，估计不存在由细胞色素 P450 介导的代谢所致的药物相互作用。

八、注意事项

1. 禁用 对瑞舒伐他汀或本品中任何成分过敏者；活动性肝病患者，包括原因不明的血清转氨酶持续升高和任何血清转氨酶升高超过 3 倍正常值上限(ULN)的患者；严重的肾功能损害的患者(肌酐清除率 30ml/min)；肌病患者；同时使用环孢素的患者；妊娠期间、哺乳期间以及有可能怀孕而未采用适当避孕措施的妇女。

2. 慎用 肾功能损害；甲状腺功能减退；本人或家族史中有遗传性肌肉疾病；既往有其他 HMG-CoA 还原酶抑制剂或贝特类的肌肉毒性史的；酒精滥用；年龄>70 岁；可能发生血药浓度升高的情况；同时使用贝特类等。对这些患者，应考虑治疗的可能利益与潜在危险的关系，建议给予临床监测。

3. 用药注意事项 本品可在一日中任何时候给药，可在进食或空腹时服用。

九、药物稳定性及贮藏条件

密封，在干燥处保存。

十、药物经济性评价

基本药物(片剂：5mg、10mg、20mg，胶囊：5mg、10mg、20mg)，医保乙类。

依 折 麦 布

一、药品名称

1. 英文名 Ezetimibe
2. 化学名 1-(4-氟苯基)-3(R)-[3-(4-氟苯基)-3(S)-羟丙基]-4(S)-(4-羟苯基)-2-吖丁啶(氮杂环丁烷)酮

二、药品成分

依折麦布

三、剂型与规格

依折麦布片剂 10mg

四、适应证及相应的临床价值

原发性高胆固醇血症。本品作为饮食控制以外的辅助治疗，可单独或与 HMG-CoA 还原酶抑制剂(他汀类)联合应用于治疗原发性(杂合子家族性或非家族性)高胆固醇血症，可降低总胆固醇(TC)、低密度脂蛋白胆固醇(LDL-C)、载脂蛋白 B(Apo B)；本品与他汀类联合应用，可作为其他降脂治疗的辅助疗法(如 LDL-C 血浆分离置换法)，或在其他降脂治疗无效时用于降低纯合子家族性高胆固醇血症患者的 TC 和 LDL-C 水平。本品作为饮食控制以外的辅助治疗，用于降低纯合子家族性谷甾醇血症患者的谷甾醇和植物甾醇水平。

五、用法用量

1. 儿童 年龄≥10 岁的儿童及青少年，不需要调整剂量。<10 岁儿童,不推荐应用本品。

2. 成人 本品推荐剂量为每日 1 次,每次 10mg,可单独服用或与他汀类联合应用。本品可在一日之内任何时间服用,可空腹或与食物同时服用。

3. 老年人 老年患者不需要调整剂量。

六、特殊人群用药

1. 妊娠期 禁用。

2. 哺乳期 禁用。

3. 肾功能损害 严重肾功能不全平均[Ccr≤30μml/(min·1.73m²)]患者单剂量应用 10mg 依折麦布后,其总依折麦布曲线下面积较正常人群增加 1.5 倍。此结果并无临床显著性意义。故在肾功能损害患者中无须调整剂量。但相关研究中的一名患者(接受肾移植并接受多种药物,包括环孢素)的总依折麦布暴露量较正常人群高出 12 倍。肾移植患者慎用。

4. 肝功能损害 轻度肝功能受损患者不需要调整剂量。轻度肝功能不全患者(Child-Pugh 评分 5 或 6)服用单剂量依折麦布 10mg 后,总依折麦布曲线下面积(AUC)较正常人群增加约 1.7 倍。在对中度肝功能不全(Child-Pugh 评分 7~9)的患者进行的为期 14 日的多次给药研究中,患者每日服用本品 10mg,在第 1 日及第 14 日总依折麦布的曲线下面积较正常人群高出 4 倍。轻度肝功能不全患者无须调整用药剂量。鉴于依折麦布暴露量增加对中度和重度肝功能不全(Child-Pugh 评分>9)患者的影响尚未明确,因此不推荐依折麦布用于这些患者。

5. 其他人群 女性总依折麦布血浆浓度较男性轻度升高(升高值<20%)。男性和女性患者用药安全性及用药后 LDL-C 降低程度相近。故不需要根据性别调整剂量。根据药代动力学荟萃分析,在黑种人及白种人中间,药代动力学无差别。

七、药理学

1. 药效学及作用机制 本品是一种口服、强效的降脂药物,本品附着于小肠绒毛刷状缘,抑制胆固醇的吸收,从而降低小肠中的胆固醇向肝中的转运,使得肝胆固醇贮量降低从而增加血液中胆固醇的清除。本品不增加胆汁分泌,也不抑制胆固醇在肝中的合成。本品选择性抑制胆固醇吸收的同时并不影响小肠对三酰甘油、脂肪酸、胆汁酸、孕酮、乙炔雌二醇及脂溶性维生素 A、维生素 D 的吸收。本品和 HMG-CoA 还原酶抑制剂联合使用与任何一种药物单独治疗相比能有效改善血清中 TC,LDL-C,Apo B,TG 及 HDL-C 水平。依折麦布单独使用或与 HMG-CoA 还原酶抑制剂联合使用对心血管疾病发病率与死亡率的效果还未建立。

2. 药代动力学

吸收:口服后,依折麦布被迅速吸收,并广泛结合成具药理活性的酚化葡萄糖苷酸(依折麦布-葡萄糖苷酸)。依折麦布-葡萄糖苷酸结合物在服药后 1~2 小时内达到平均血浆峰浓度(C_{max}),而依折麦布则在 4~12 小时出现平均血浆峰浓度。因依折麦布不溶于注射用水性介质中,故无法测得其绝对生物利用度。10mg 依折麦布片同食物(高脂或无脂饮食)一起服用并不影响其口服生物利用度。本品可以与食物一起或分开服用。

分布:依折麦布及依折麦布-葡萄糖苷酸结合物与血浆蛋白结合率分别为 99.7% 及 88%~92%。

代谢:依折麦布主要在小肠和肝与葡萄糖苷酸结合(Ⅱ相反应),并随后由胆汁及肾排出。在所有研究过的种属中,有极少量依折麦布进行氧化代谢(Ⅰ相反应)。依折麦布和依折麦布-葡萄糖苷酸结合物是血浆中检测到的主要药物衍生物,分别占血浆中总药物浓度的 10%~20% 和 80%~90%。血浆中依折麦布和依折麦布-葡萄糖苷酸结合物的清除较为缓慢,提示有明显肠肝循环。依折麦布和依折麦布-葡萄糖苷酸结合物的半衰期约为 22 小时。

清除:受试者口服 ^{14}C-依折麦布(20mg)后,总依折麦布约占血浆总放射性的 93%。在 10 日的收集期内,从粪便和尿液中分别约可回收服用放射性的 78% 和 11%。48 小时后,血浆中检测不到放射性。

3. 药物不良反应 过敏反应,包括速发型过敏反应、血管神经性水肿、皮疹和荨麻疹;关节痛;肌痛;CK 增加;肝转氨酶增加;肝炎;血小板减少症;胰腺炎;呕吐;胆石症;胆囊炎;肌病变/横纹肌溶解症则非常罕见。

4. 药物相互作用

(1)临床前研究表明本品无诱导细胞色素 P450 药物代谢酶的作用。未发现本品与已知的可被细胞色素 P450 1A2、2D6、2C8、2C9、3A4 或转 N-乙酰酶代谢的药物之间有临床意义的药代动力学相互作用。

(2)本品与氨苯砜、右美沙芬、地高辛、口服避孕药(乙炔雌二醇和左炔诺孕酮)、格列吡嗪、甲苯磺丁脲或咪达唑仑等药物联合应用时,未发现本品影响上述药物的药代动力学。西咪替丁与本品联合应用时,西咪替丁不影响本品的生物利用度。

(3)抗酸药:同时服用抗酸药可降低本品的吸收速度但并不影响其生物利用度。此吸收速率的降低无临床意义。

(4)考来烯胺:同时服用考来烯胺可降低总依折麦布(依折麦布+依折麦布葡糖醛酸苷)平均 AUC 约 55%。在考来烯胺基础上加用本品来增强或降低 LDL-C 的作用时,其增强效果可能会因为上述相互作用而降低。

(5)环孢素:在一项研究中,8 名经过肾移植的患者其肌酐清除>50ml/min 并在稳定服用环孢素,单次服用 10mg 依折麦布后,总依折麦布的平均 AUC 值与另一研究中(n=17)健康受试者相比增加了 3.4 倍(2.3~7.9 倍)。在另一研究中,一名肾移植患者严重肾功能不全[肌酐清除 13.2ml/(min·1.73m²)]并接受多种药物治疗,包括环孢素,其总依折麦布暴露量与对照组相比增加了 12 倍。在对 12 个健康受试者进行的二阶段交叉研究中,每人每日服用 20mg 本品 8 日,单剂量应用 100mg 环孢素 7 日后,与单独应用环孢素相比,平均 AUC 值增加 15%(范围是 -10% ~ +51%)。

（6）贝特类：同时服用非诺贝特或吉非罗齐可分别增加总依折麦布浓度 1.5 倍和 1.7 倍，但这种相互影响并无临床意义。依折麦布与贝特类药物联合应用的安全性和有效性尚未确立。贝特类可增加胆汁中胆固醇的浓度，造成胆石症发生。在狗的临床前研究中，发现本品可增加胆汁中胆固醇的含量。尽管该临床前发现与人类的关联性尚不可知，在进行相关研究前暂不推荐本品与贝特类药物的联用。

（7）他汀类：本品与阿托伐他汀、辛伐他汀、普法他汀、洛伐他汀、氟伐他汀、瑞舒伐他汀联用未见临床意义的药代动力学的相互作用。

（8）抗凝血剂：在 12 个健康男性中的研究表明，本品（10mg/d）与华法林或氟茚二酮联合给药并未显著影响华法林的生物利用度及凝血时间。本品上市后，在与华法林联合使用的患者中，有国际标准化比值增加的报告。这些患者中大多数也正在接受其他药物治疗。

八、注意事项

1. 禁用　对本品任何成分过敏者；活动性肝病，或原因不明的血清转氨酶持续升高的患者；所有 HMG-CoA 还原酶抑制剂被限制使用于孕妇及哺乳期妇女。

2. 慎用　使用环孢素期间应谨慎使用本品。对接受本品与环孢素联合治疗的患者，应监测环孢素浓度。

3. 用药注意事项　本品可在一日之内任何时间服用，可空腹或与食物同时服用。

九、药物稳定性及贮藏条件

遮光，密封保存。

十、药物经济性评价

非基本药物，医保乙类。

非 诺 贝 特

一、药品名称

1. 英文名　Fenofibrate
2. 化学名　2-甲基-2-[4-(4-氯苯甲酰基)苯氧基]丙酸异丙酯

二、药品成分

非诺贝特

三、剂型与规格

非诺贝特片剂　0.1g
非诺贝特胶囊　（1）0.1g;（2）0.2g
非诺贝特缓释胶囊　0.25g
非诺贝特咀嚼片　0.1g

四、适应证及相应的临床价值

本品用于治疗成人饮食控制疗法效果不理想的高脂血症，其降低三酰甘油及混合型高脂血症作用较胆固醇作用

明显。

五、用法用量

1. 儿童　本品用于儿童的疗效和安全性，目前尚无实验研究加以证实，因此本品不能用于儿童。

2. 成人　成人常用量口服，每次 0.1g，每日 3 次，维持量每次 0.1g，每日 1~2 次。为减少胃部不适，可与饮食同服；肾功不全及老年患者用药应减量；治疗 2 个月后无效应停药。

3. 老年人　老年人单剂量口服本品的清除率与成人相似，但如有肾功能不良时，须适当减少本品用药剂量。

六、特殊人群用药

1. 妊娠期　禁用。
2. 哺乳期　禁用。
3. 肾功能损害　肾功能不良时，须适当减少本品用药剂量。
4. 肝功能损害　肝功能不全者慎用。

七、药理学

1. 药效学及作用机制　本品为氯贝丁酸衍生物类血脂调节药，通过抑制极低密度脂蛋白和三酰甘油的生成并同时使其分解代谢增多，降低血低密度脂蛋白、胆固醇和三酰甘油；还使载脂蛋白 A I 和 A II 生成增加，从而增高高密度脂蛋白。本品尚有降低正常人及高尿酸血症患者的血尿酸作用。

2. 药代动力学　本品口服后，胃肠道吸收良好，与食物同服可使非诺贝特的吸收增加。口服后 4~7 小时左右血药浓度达峰值。单剂量口服后半衰期 α 与半衰期 β 分别为 4.9 小时与 26.6 小时，表观分布容积为 0.9L/kg；持续治疗后半衰期 β 为 21.7 小时。血浆蛋白结合率大约为 99%，多剂量给药后未发现蓄积。吸收后在肝、肾、肠道中分布多，其次为肺、心和肾上腺，在睾丸、脾、皮肤内有少量。在肝内和肾组织内代谢，经羧基还原与葡糖醛酸化，代谢产物以葡糖醛酸化产物占大多数，经放射物标记，有大约 60% 的代谢产物经肾排泄，25% 的代谢产物经大便排出。本品的消除半衰期为 20 小时，因此可以每日 1 次给药。有研究显示，严重肾功能不全的患者对本品的清除率显著下降，长期用药可造成蓄积。

3. 药物不良反应　发生率有 2%~15%。胃肠道反应包括腹部不适、腹泻、便秘最常见（约 5%）；皮疹（2%）；神经系统不良反应包括乏力、头痛、性欲丧失、勃起功能障碍、眩晕、失眠（3%~4%）；本品属氯贝丁酸衍生物，有可能引起肌炎、肌病和横纹肌溶解综合征，导致血肌酸激酶升高；发生横纹肌溶解，主要表现为肌痛合并血肌酸激酶升高、肌红蛋白尿，并可导致肾功能衰竭，但较罕见；在患有肾病综合征及其他肾损害而导致血白蛋白减少的患者或甲状腺功能亢进的患者，发生肌病的危险性增加（约 1%）；有使胆结石增加的趋向，可引起胆囊疾病，乃至需要手术；在治疗初期可引起轻度至中度的血液学改变，如血红蛋白、血细胞比容和白细胞降低等偶有血氨基转移酶增高，包括丙氨酸及谷草

转氨酶。

4. 药物相互作用　本品有增强香豆素类抗凝剂疗效的作用,同时使用可使凝血酶原时间延长,故合用时应减少口服抗凝血药剂量,以后再按检查结果调整用量。

本品与胆汁酸结合树脂,如考来烯胺等合用,则至少应在服用这些药物之前 1 小时或 4~6 小时之后再服用非诺贝特。因胆汁酸结合药物还可结合同时服用的其他药物,进而影响其他药的吸收。

本品应慎与 HMG-CoA 还原酶抑制剂,如普伐他汀、氟伐他汀、辛伐他汀等合用,可引起肌痛、横纹肌溶解、血肌酸激酶增高等肌病,严重时应停药。本品主要经肾排泄,在与免疫抑制剂,如环孢素或其他具肾毒性的药物合用时,可能有导致肾功能恶化的危险,应减量或停药。

本品与其他高蛋白结合率的药物合用时,可使它们的游离型增加,药效增强,如甲苯磺丁脲及其他磺脲类降血糖药、苯妥英钠、呋塞米等,在降血脂治疗期间服用上述药物,则应调整降血糖药及其他药的剂量。

八、注意事项

1. 禁用　对非诺贝特过敏者禁用;有胆囊疾病史、患胆石症的患者禁用,本品可增加胆固醇向胆汁的排泄,从而引起胆石。严重肾功能不全、肝功能不全、原发性胆汁性肝硬化或不明原因的肝功能持续异常的患者禁用。

2. 慎用　肝肾功能不全者慎用。

3. 用药注意事项　为减少胃部不适,可与饮食同服。

九、药物稳定性及贮藏条件

遮光,密闭,在凉处保存。

十、药物经济性评价

基本药物(片剂:0.1g,胶囊:0.1g、0.2g,分散片:0.1g),医保乙类,《中国药典》(2020 年版)收载。

苯 扎 贝 特

一、药品名称

1. 英文名　Bezafibrate
2. 化学名　2-[4-[2-(4-氯苯甲酰氨基)乙基]苯氧基]-2-甲丙酸

二、药品成分

苯扎贝特

三、剂型与规格

苯扎贝特片剂　200mg

苯扎贝特胶囊　200mg

苯扎贝特分散片　200mg

四、适应证及相应的临床价值

用于治疗高三酰甘油血症、高胆固醇血症、混合型高脂血症。

五、用法用量

1. 儿童　儿童服用本品的疗效及安全性,目前尚无实验研究加以证实,故不宜应用。

2. 成人　口服苯扎贝特片每日 3 次,每次 200~400mg。可在饭后或与饭同服。疗效佳者维持量可为每日 2 次,每次 400mg。肾功能障碍时按肌酐清除率调整剂量:40~60ml/min 时,每日 2 次,每次 400mg;15~40ml/min 时,每日或隔日 1 次,每次 400mg;低于 15ml/min 时,每 3 日 1 次,每次 400mg。

3. 老年人　老年人应根据肝肾功能状态调节用药剂量。如有肾功能不良时,须适当减少本品用药量。

六、特殊人群用药

1. 妊娠期　本品在妊娠期的安全性未确立,故孕妇不推荐使用。

2. 哺乳期　本品是否分泌进入乳汁不详,故哺乳期妇女不宜服用。

3. 肾功能损害　严重肾功能不全患者禁用。

4. 肝功能损害　肝功能不全或原发性胆汁性肝硬化的患者禁用。

七、药理学

1. 药效学及作用机制　本品为氯贝丁酸衍生物类血脂调节药。其降血脂作用有两种机制,一是本品增高脂蛋白脂酶和肝脂酶活性,促进极低密度脂蛋白的分解代谢,使血三酰甘油的水平降低。二是本品使极低密度脂蛋白的分泌减少。本品降低血低密度脂蛋白和胆固醇,可能通过加强对受体结合的低密度脂蛋白的清除。本品降低血三酰甘油的作用比降低血胆固醇为强,也使高密度脂蛋白升高。此外本品尚可降低血纤维蛋白原。

2. 药代动力学　本品口服后吸收迅速,接近完全。口服后 2 小时血药浓度达峰值。本品血浆蛋白结合率为95%。主要经肾排出,50%为原型,其余为代谢产物;少量经大便排出。$t_{1/2}$ 为 1.5~2 小时,在肾病腹膜透析患者可长达 20 小时。

3. 药物不良反应　最常见的不良反应为胃肠道不适,如消化不良、食欲缺乏、恶心、呕吐、饱胀感、胃部不适等,其他较少见的不良反应还有头痛、头晕、乏力、皮疹、瘙痒、勃起功能障碍、贫血及白细胞计数减少等。

偶有胆石症或肌炎(肌痛、乏力)。本品属氯贝丁酸衍生物,有可能引起肌炎、肌病和横纹肌溶解综合征,导致血肌酸激酶升高。发生横纹肌溶解,主要表现为肌痛合并血肌酸激酶升高、肌红蛋白尿,并可导致肾功能衰竭,但较罕见。在患有肾病综合征及其他肾损害而导致血白蛋白减少的患者或甲状腺功能亢进的患者,发生肌病的危险性增加。偶有血氨基转移酶增高。

4. 药物相互作用　本品可明显增强口服抗凝血药的作用,与其同用时应注意降低口服抗凝血药的剂量,经常监测凝血酶原时间以调整抗凝血药剂量。其作用机制尚不确定,可能是因为本品能将华法林等从其蛋白结合位点上替换出来,从而使其作用加强。

本品与其他高蛋白结合率的药物合用时,也可将它们从蛋白结合位点上替换下来,导致其作用加强,如甲苯磺丁脲及其他磺脲类降血糖药、苯妥英钠、呋塞米等,在降血脂治疗期间服用上述药物,则应调整降血糖药及其他药物的剂量。

氯贝丁酸衍生物与 HMG-CoA 还原酶抑制剂,如洛伐他汀等合用,治疗高脂血症,将增加两者严重肌肉毒性发生的危险,可引起肌痛、横纹肌溶解、血肌酸磷酸激酶增高等肌病,应尽量避免联合使用。

本品主要经肾排泄,在与免疫抑制剂,如环孢素合用时,可增加后者的血药浓度和肾毒性,有导致肾功能恶化的危险,应减量或停药。本品与其他有肾毒性的药物合用时也应注意。

本品能增加降血糖药的作用。

八、注意事项

1. 禁用　对苯扎贝特过敏者禁用;患胆囊疾病、胆石症者禁用,本品有可能使胆囊疾患症状加剧;肝功能不全或原发性胆汁性肝硬化的患者禁用;严重肾功能不全患者禁用,因为在肾功不全的患者服用本品有可能导致横纹肌溶解和严重高血钾;肾病综合征引起血白蛋白减少的患者禁用,因其发生肌病的危险性增加。

2. 慎用　肾功能不良者慎用。

3. 用药注意事项　可在饭后或与饭同服。

九、药物稳定性及贮藏条件

密封保存。

十、药物经济性评价

非基本药物,医保乙类,《中国药典》(2020 年版)收载。

吉 非 罗 齐

一、药品名称

1. 英文名　Gemfibrozil
2. 化学名　二甲苯氧庚酸

二、药品成分

吉非贝齐

三、剂型与规格

吉非贝齐胶囊　300mg

四、适应证及相应的临床价值

用于高脂血症。适用于严重Ⅳ或Ⅴ型高脂蛋白血症、冠心病危险性大而饮食控制、减轻体重等治疗无效者。也适用于Ⅱb 型高脂蛋白血症、冠心病危险性大而饮食控制、减轻体重、其他血脂调节药物治疗无效者。本品是一种有效的降脂药物,主要用于:①高三酰甘油血症,可作为降低

高三酰甘油血症的首选药;②高胆固醇血症,可降低总胆固醇和低密度脂蛋白胆固醇,升高高密度脂蛋白胆固醇,但效果不及降三酰甘油;③用于治疗非胰岛素依赖性糖尿病、肾病综合征及胰腺炎等引起的继发性血脂过高。

五、用法用量

1. 成人　口服,每次 300~600mg,每日 2 次。用药前先查肝功能,用药后 2~4 周复查 1 次肝功能,如发现转氨酶上升,立即停药。

2. 老年人　60 岁以上老年人,尤其是老年妇女对该药较敏感,用药期间容易出血,应减量并加强用药随访。

六、特殊人群用药

1. 妊娠期　禁用。
2. 哺乳期　禁用。
3. 肾功能损害　严重肾功能不全者禁用;肾功能不全者慎用。
4. 肝功能损害　本品可使胆固醇增多,在原发性胆汁性肝硬化时禁用。

七、药理学

1. 药效学及作用机制　本品是一种苯氧芳酸衍生物,其药理作用为:①提高脂蛋白酯酶活性,使血浆三酰甘油清除增加;②抑制外因血液中脂肪酸分解,并减少肝游离脂肪酸分泌,使胆固醇和三酰甘油合成原料减少,胆固醇和三酰甘油合成减少;③抑制极低密度脂蛋白和载脂蛋白 B 合成;④升高高密度脂蛋白胆固醇,有利于胆固醇转运和清除。

2. 药代动力学　口服吉非罗齐快速有效地在胃肠道吸收,1~2 小时可达血药高峰,在所有的组织器官均有较高浓度,$t_{1/2}$ 约 1.5 小时,66%经尿液排出体外,约 6%经粪便排出体外,长期服用无蓄积现象。

3. 药物不良反应

(1) 偶有胆石症、贫血、白细胞减少或肌炎(肌痛、乏力);胃痛、嗳气、胃食管反流感较多见,腹泻、呕吐、恶心、皮疹、乏力较少见。

(2) 偶有肝功能试验(血转氨酶、乳酸脱氢酶、胆红素、碱性磷酸酶增高)异常,但停药后可恢复正常;偶有轻度贫血及白细胞计数减少,但长期应用又可稳定,个别有严重贫血、白细胞减少、血小板减少和骨髓抑制。

4. 药物相互作用

(1) 本品可明显增强口服抗凝血药的作用,与其同用时应注意降低口服抗凝血药的剂量,经常监测凝血酶原时间以调整抗凝血药剂量。其作用机制尚不确定,可能是因为本品能将华法林等从其蛋白结合位点上替换出来,从而使其作用加强。

(2) 本品与其他高蛋白结合率的药物合用时,也可将它们从蛋白结合位点上替换出来,导致其作用加强,如甲苯磺丁脲及其他磺脲类降血糖药、苯妥英、呋塞米等,在降血脂治疗期间服用上述药物,则应调整降血糖药及其他药的剂量。

（3）氯贝丁酸衍生物与羟甲戊二酸单酰辅酶 A 还原酶抑制剂，如洛伐他汀等合用治疗高脂血症，将增加两者严重肌肉毒性发生的危险，可引起肌痛、横纹肌溶解、血肌酸激酶增高等肌病，应尽量避免联合使用。

（4）本品与胆汁酸结合树脂，如考来替泊等合用，至少应在服用这些药物之前 2 小时或 2 小时之后再服用吉非罗齐。因胆汁酸结合药物可结合同时服用的其他药物，进而影响其他药的吸收。

（5）本品主要经肾排泄，在与免疫抑制剂，如环孢素合用时，可增加后者的血药浓度和肾毒性，有导致肾功能恶化的危险，应减量或停药。本品与其他有肾毒性的药物合用时也应注意。

（6）与洛伐他汀同用时可引起平滑肌溶解，使肌酸激酶血浓度增高，肌球蛋白尿而致急性肾功能衰竭。可与洛伐他丁合用，提高降脂疗效，减少用药剂量，并减少副作用。本品可加强抗凝血剂作用，合用时，抗凝血剂应减半。

八、注意事项

1. 禁用　对本品过敏者、孕妇和哺乳期妇女、严重肾功能不全者禁用。本品可使胆固醇增多，在原发性胆汁性肝硬化时禁用。

2. 慎用　胆石症，本品可使胆道并发症增多；肝功能不全；肾功能不全，清除率减低使不良反应发生率增加。

3. 用药注意事项　于早、晚餐半小时服或遵照医嘱用。

九、药物稳定性及贮藏条件

密闭保存。

十、药物经济性评价

非基本药物，医保乙类，《中国药典》（2020 年版）收载。

烟　酸

一、药品名称

1. 英文名　Nicotinic Acid
2. 化学名　吡啶-3-羧酸

二、药品成分

烟酸

三、剂型与规格

烟酸片剂　（1）50mg；（2）100mg

烟酸缓释片　（1）250mg；（2）500mg；（3）750mg

四、适应证及相应的临床价值

烟酸类降脂药可使 TG 降低 20%～50%，TC 降低 5%～20%，LDL-C 降低 5%～25%，HDL-C 升高 15%～35%。适用于高 TG 血症，低 HDL-C 血症或以 TG 升高为主的混合型高脂血症。

五、用法用量

1. 儿童　烟酸在儿童中降血脂作用未经临床试验，2 岁以下小儿胆固醇为正常发育所需，不推荐应用烟酸降低血脂。

2. 成人　开始口服 100mg，每日 3 次，4～7 日后可增至每次 100～200mg，每日 3 次。

3. 老年人　不明确。

六、特殊人群用药

1. 妊娠期　尚不明确。
2. 哺乳期　尚不明确。
3. 肾功能损害　肾功能不全者慎用。
4. 肝功能损害　肝病等患者慎用。

七、药理学

1. 药效学及作用机制　烟酸在体内转化为烟酰胺，再与核糖腺嘌呤等组成烟酰胺腺嘌呤二核苷酸（辅酶Ⅰ）和烟酰胺腺嘌呤二核苷酸磷酸（辅酶Ⅱ），为脂质氨基酸、蛋白、嘌呤代谢，组织呼吸的氧化作用和糖原分解所必需。烟酸可减低辅酶 A 的利用；通过抑制极低密度脂蛋白（VLDL）的合成而影响血中胆固醇的运载，大剂量可降低血清胆固醇及三酰甘油浓度。烟酸有周围血管扩张作用。

2. 药代动力学　胃肠道吸收。口服后 30～60 分钟血药浓度达峰值，广泛分布到各组织。半衰期（$t_{1/2}$）约为 45 分钟。肝内代谢。治疗量的烟酸仅有少量以原型及代谢物由尿排出。食物中色氨酸通过肠道细菌作用转换为烟酸。

3. 药物不良反应　用药时可能出现感觉温热，皮肤发红及头痛等不适。大量长期用药可能导致腹泻、头晕、乏力、皮肤干燥、瘙痒、眼干燥、恶心、呕吐、胃痛等不良反应。偶可见高血糖、高尿酸、心律失常、肝毒性反应。

4. 药物相互作用　异烟肼可阻止烟酸与辅酶Ⅰ的结合，而致体内烟酸减少。烟酸与胍乙啶等肾上腺素受体拮抗型抗高血压药合用，其血管扩张作用协同增强并可产生直立性低血压。

八、注意事项

1. 禁用　溃疡病患者禁用。当药品性状发生改变时禁止服用。

2. 慎用　动脉出血、糖尿病、青光眼、痛风、高尿酸血症、肝病及溃疡病。

3. 用药注意事项　儿童用法用量请咨询医师或药师。如服用过量或出现严重不良反应，请立即就医。

九、药物稳定性及贮藏条件

密封保存。

十、药物经济性评价

非基本药物，医保乙类，《中国药典》（2020 年版）收载。

阿 昔 莫 司

一、药品名称

1. 英文名　Acipimox
2. 化学名　5-甲基吡嗪-2-甲酸-4-氧化物

二、药品成分

阿昔莫司

三、剂型与规格

阿昔莫司胶囊　250mg
阿昔莫司分散片　250mg

四、适应证及相应的临床价值

用于各种原发性和继发性高脂血症,可降低血浆总胆固醇、三酰甘油、低密度脂蛋白和极低密度脂蛋白含量,提高高密度脂蛋白含量,作用持久稳定。本品既可作为首选降脂药物,治疗轻度高脂血症,又可作为基础降脂药物,与其他降脂药物合用以提高疗效。本品尚可作为降血糖药物,在治疗糖尿病中发挥辅助作用。

五、用法用量

成人:每日剂量可根据血浆三酰甘油和胆固醇水平而定。每日平均剂量为每日 2~3 次,每次 1 粒,饭后服用。Ⅳ型高脂蛋白血症,每日 2 次,每次 1 粒;对于特殊重症患者可根据医嘱增加剂量。每日总量不超过 1 200mg,可长期安全服用。肾功能不全的患者应根据肌酐清除率水平而调整剂量。可按下述方案给药,肌酐清除率 80~40ml/min,每日 1 粒;40~20ml/min,隔日 1 粒。Ⅱb 型、Ⅲ型及 Ⅴ型高脂蛋白血症,每日 3 次,每次 1 粒。

六、特殊人群用药

1. 妊娠期　慎用。
2. 哺乳期　慎用。
3. 肾功能损害　严重肾功能不全者禁用,肾功能不全者慎用或减量使用。

七、药理学

1. 药效学及作用机制　是一种抗脂化的降脂新药。其作用为:①抑制全身脂肪组织释放游离脂肪酸,使胆固醇和三酰甘油合成原料减少,从而使血浆总胆固醇、甘油三酯、低密度脂蛋白、极低密度脂蛋白含量降低;②增加血浆中高密度脂蛋白含量,有利于胆固醇的转运和清除;③增加肝糖原合成,使血糖含量减少,并促使脂肪酸分解以维持血糖,从而使胆固醇和三酰甘油合成原料更趋降低;④抗氧化作用,可抑制细胞膜脂质的氧化,保护细胞膜。

2. 药代动力学　本品口服后迅速吸收,1~1.5 小时达血药浓度高峰,半衰期为 1.5 小时,全身分布,不与血浆蛋白结合,不被代谢,以原型从尿中排出。

3. 药物不良反应　在治疗初期可引起皮肤血管扩张,提高对热的敏感性,如面部潮热或肢体瘙痒,这些症状通常在治疗后几日内消失,不需停药。偶有中度胃肠道反应(胃灼热感、上腹隐痛、恶心、腹泻、眼干和荨麻疹)及头痛的报道。极少数患者有局部或全身过敏反应(如皮疹、荨麻疹、斑丘疹、唇水肿、哮喘样呼吸困难、低血压等)应立即停药并对症处理。

4. 药物相互作用　在同时应用降血糖药或抗凝血药的患者中没有显示出不良的药物相互作用。未见与其他降脂药的相互作用。但当阿昔莫司与他汀或贝特类药物联合应用时应谨慎,因为有烟酸(阿昔莫司结构类似物)与这类降脂药联合应用时骨骼肌肉事件增加的报道。未见与地高辛和华法林的相互作用。

八、注意事项

1. 禁用　已证实对本药过敏者,消化性溃疡患者,严重肾功能不全者禁用。
2. 慎用　哺乳期妇女和孕妇慎用,肾功能不全者慎用或减量使用。
3. 用药注意事项　每日总量不可超过 1 200mg。用药期间最好进食低脂和低胆固醇食物。

九、药物稳定性及贮藏条件

30℃以下贮存。

十、药物经济性评价

非基本药物,医保乙类,《中国药典》(2020 年版)收载。

普 罗 布 考

一、药品名称

1. 英文名　Probucol
2. 化学名　4,4′-[(1-甲基亚乙基)二硫]双[2,6-二(1,1-二甲基乙基)苯酚]

二、药品成分

普罗布考

三、剂型与规格

普罗布考片剂　(1)125mg;(2)250mg

四、适应证及相应的临床价值

用于治疗高胆固醇血症。

五、用法用量

1. 儿童　本品在儿童的安全性未知,故不宜应用。
2. 成人　成人常用量每次 0.5g,每日 2 次,早、晚餐时服用。
3. 老年人　肾功能减退时本品剂量应减少。本品用于 65 岁以上老年人,其降胆固醇和低密度脂蛋白胆固醇的效果较年轻患者更为显著。

六、特殊人群用药

1. 妊娠期 在妊娠期的安全性未知,是否排泌进入乳汁尚不清楚,故不推荐用于孕妇及哺乳期妇女。

2. 哺乳期 在妊娠期的安全性未知,是否排泌进入乳汁尚不清楚,故不推荐用于孕妇及哺乳期妇女。

3. 肾功能损害 肾功能减退时本品剂量应减少。

七、药理学

1. 药效学及作用机制 调血脂作用:本品通过降低胆固醇合成、促进胆固醇分解使血胆固醇和低密度脂蛋白降低;通过改变高密度脂蛋白亚型的性质和功能、影响卵磷脂胆固醇酰基转移酶和胆固醇脂转移蛋白和载脂蛋白 E 的功能、使脂质化的胆固醇/总胆固醇比率恢复正常等作用加强血高密度脂蛋白胆固醇的逆转运;通过抑制细胞间黏附因子-1 和 P 选择素的表达抑制单核细胞黏附到内皮细胞。因此本品可防治动脉粥样硬化及其所引起的心脑血管疾病。

抗脂质过氧化作用:本品有显著的抗脂质过氧化作用,可抑制致炎因子、致动脉粥样硬化因子的基因表达和自由基介导的炎症,改善内皮舒张功能,从而抑制泡沫细胞和动脉粥样硬化斑块的形成、消退或减小动脉粥样硬化斑块。因此本品可抗血管成形术后再狭窄,并有消黄瘤作用。研究未发现本品有致癌、致突变作用。

2. 药代动力学 本品经胃肠道吸收有限且不规则,如与食物同服可使其吸收达最大。一次口服本品后 18 小时达血药浓度峰值,$t_{1/2}$ 为 52~60 小时。每日服本品,血药浓度逐渐升高,3~4 个月达稳态水平。本品在体内产生代谢产物。口服剂量的 84% 从粪便排出,1%~2% 从尿中排出,粪便中以原型为主,尿中以代谢产物为主。

3. 药物不良反应 本品最常见的不良反应为胃肠道不适,腹泻的发生率大约为 10%,还有胀气、腹痛、恶心和呕吐。其他少见的反应有头痛、头晕、感觉异常、失眠、耳鸣、皮疹、皮肤瘙痒等。有报道发生过血管神经性水肿的过敏反应。罕见的严重的不良反应有心电图 Q-T 间期延长、室性心动过速、血小板减少等。

4. 药物相互作用 本品与可导致心律失常的药物,如三环类抗抑郁药、Ⅰ 类及 Ⅲ 类抗心律失常药和吩噻嗪类药物合用时,应注意不良反应发生的危险性增加。本品能加强香豆素类药物的抗凝血作用。本品能加强降血糖药的作用。本品与环孢素合用时,与单独服用环孢素相比,可明显降低后者的血药浓度。

八、注意事项

1. 禁用 对普罗布考过敏者禁用。用于本品可引起心电图 Q-T 间期延长和严重室性心律失常,故在下列情况忌用:①近期心肌损害者,如新近心肌梗死;②严重室性心律失常者,如心动过缓;③有心源性晕厥或有不明原因晕厥者;④有 Q-T 间期延长者;⑤正在服用延长 Q-T 间期的药物;⑥血钾或血镁过低者。

2. 慎用 服用三环类抗抑郁药、Ⅰ 类及 Ⅲ 类抗心律失常药和吩噻嗪类药物的患者服用本品发生心律失常的危险性大。

3. 用药注意事项 早、晚餐时服用。

九、药物稳定性及贮藏条件

遮光密闭,置干燥处。

十、药物经济性评价

非基本药物,《中国药典》(2020 年版)收载。

考 来 烯 胺

一、药品名称

1. 英文名 Colestyramine

2. 化学名 聚苯乙烯季铵型强碱性阴离子交换树脂的氯化物

二、药品成分

考来烯胺

三、剂型与规格

考来烯胺散剂 4g:5g

四、适应证及相应的临床价值

用于治疗高胆固醇血症和混合型高脂血症;本品还可用于胆管不完全阻塞所致的瘙痒。

五、用法用量

1. 儿童 用于降血脂,初始剂量,每日 4g(无水考来烯胺),分 2 次服用,维持剂量为每日 2~24g(无水考来烯胺),分 2 次或多次服用。

2. 成人 维持量,每日 2~24g(无水考来烯胺,1/2~6 袋),用于止痒为 16g(无水考来烯胺,4 袋),分 3 次于饭前服或与饮料拌匀服用。

六、特殊人群用药

本品对孕妇及哺乳期妇女的影响还缺乏人体研究,本品口服后几乎完全不被吸收,但可能影响孕妇及哺乳期妇女对维生素及其他营养物质的吸收,对胎儿和乳儿产生不利影响。

七、药理学

1. 药效学及作用机制 本品在小肠内与胆酸结合,形成不溶性化合物阻止其重吸收,而随粪便排泄。本品与胆汁酸在小肠中结合后导致胆汁酸在肝内合成的增加,由于胆汁酸的合成是以胆固醇为底物,使得肝内胆固醇减少,从而使肝低密度脂蛋白受体活性增加而去除血浆中低密度脂蛋白。本品增加肝极低密度脂蛋白的合成,从而增加血浆中三酰甘油的浓度,特别是高三酰甘油血症者。本品降低血清中的胆酸,可缓解因胆酸过多而沉积于皮肤所致的瘙痒。

2. 药代动力学　本品不从胃肠道吸收。用药后 1~2 周,血浆胆固醇浓度开始降低,可持续降低 1 年以上。部分患者在治疗过程中,血清胆固醇浓度开始降低,后又恢复至或超过基础水平。用药后 1~3 周,因胆汁淤积所致的瘙痒得到缓解。停药后 2~4 周血浆胆固醇浓度恢复至基础水平。停药 1~2 周后,再次出现因胆汁淤积所致的瘙痒。

3. 药物不良反应　多发生于服用大剂量及超过 60 岁的患者。有报道,长期服用本品偶尔可致骨质疏松。较常见的有:①便秘,通常程度较轻,短暂性,但可能很严重,可引起肠梗阻;②胃食管反流感;③消化不良;④恶心、呕吐;⑤胃痛。较少见的有:①胆石症;②胰腺炎;③胃肠出血或胃溃疡;④脂肪泻或吸收不良综合征;⑤嗳气;⑥肿胀;⑦眩晕;⑧头痛。

4. 药物相互作用　如与其他药物同时使用可能会发生药物相互作用,详情其咨询医师或药师。

八、注意事项

1. 禁用　对本品过敏者或完全性肠道梗阻患者禁用。
2. 慎用　孕妇、哺乳期妇女及便秘患者慎用。

九、药物稳定性及贮藏条件

遮光、密封、在干燥处保存。

十、药物经济性评价

非基本药物,非医保。

11　降低肺动脉高压药物

西 地 那 非

一、药品名称

1. 英文名　Sildenafil
2. 化学名　1-[4-乙氧基-3-(6,7-二氢-1-甲基-7-氧代-3-丙基-1H-吡唑并[4,3d]嘧啶-5-基)苯磺酰]-4-甲基哌嗪

二、药品成分

枸橼酸西地那非

三、剂型与规格

枸橼酸西地那非片剂　(1)25mg;(2)50mg;(3)100mg

四、适应证及相应的临床价值

适用于勃起功能障碍。

五、用法用量

1. 成人　对大多数患者,推荐剂量为 50mg,在性活动前约 1 小时按需服用;也可在性活动前 0.5~4 小时内的任

何时候服用均可。基于药效和耐受性,剂量可增加至 100mg(最大推荐剂量)或降低至 25mg。每日最多服用 1 次。

2. 老年人　健康老年志愿者(>65 岁)的西地那非清除率降低,鉴于血药浓度较高可能同时增加疗效和不良事件的发生,故起始剂量以 25mg 为宜。

六、特殊人群用药

1. 肾功能损害　严重肾功能损害会导致血浆西地那非水平升高。这类患者的起始剂量以 25mg 为宜。
2. 肝功能损害　肝功能损害会导致血浆西地那非水平升高。这类患者的起始剂量以 25mg 为宜。

七、药理学

1. 药效学及作用机制　西地那非是高度选择性磷酸二酯酶 5(PDE5)抑制剂,PDE5 在阴茎海绵体中高度表达,而在其他组织中(包括血小板、血管和内脏平滑肌、骨骼肌)表达低下。西地那非对这些组织中 PDE5 的抑制,可能是其增强一氧化氮的抗血小板聚集作用(体外实验)、抑制血小板血栓形成(体内实验)以及舒张外周动静脉(体内实验)的基础。在肺动脉高压患者中,西地那非能选择性地对 PDE5 进行抑制,使一氧化氮/环磷酸鸟苷信号通路的作用增强,在加强右心室收缩力的同时,使肺动脉扩张,肺动脉平滑肌放松,肺血管平滑肌细胞增殖减少,肺血管重构,最终达到肺循环得到改善的目的。

2. 药代动力学　本品口服后吸收迅速,绝对生物利用度约为 40%。空腹状态下口服 30~120 分钟(中位值 60 分钟)后达到血浆峰浓度(C_{max})。西地那非的平均稳态分布容积(V_{ss})为 105L,说明其在组织中有分布。西地那非及其主要循环代谢产物(N-去甲基化物)均有大约 96% 与血浆蛋白结合。蛋白结合率与药物总浓度无关。西地那非主要通过肝的微粒体酶细胞色素 P450 3A4(主要途径)和细胞色素 P450 2C9(次要途径)清除。主要循环代谢产物是西地那非的 N-去甲基化物,后者将被进一步的代谢。N-去甲基代谢产物具有与西地那非相似的 PDE 选择性,在体外,它对 PDE5 的作用强度约为西地那非的 50%。此代谢产物的血浆浓度约为西地那非的 40%,故西地那非的药理作用大约有 20% 来自于其代谢产物。口服或静脉给药后,西地那非主要以代谢产物的形式从粪便中排泄(约为口服剂量的 80%),一小部分从尿中排泄(约为口服剂量的 13%)。

3. 药物不良反应　常见的如头痛、头晕、视物模糊、视觉异常、蓝视症、面色潮红、恶心、消化不良,少见的如嗜睡、心悸、低血压、鼻出血、皮疹、肌痛等。

4. 药物相互作用

(1) 本品代谢主要通过细胞色素 P450 3A4(主要途径)和 2C9(次要途径),故这些同工酶的抑制剂(如酮康唑、红霉素、西咪替丁)会降低西地那非的清除,而这些同工酶的诱导剂(如利福平)会增加西地那非的清除。

(2) 高血压患者同时服用西地那非(100mg)和氨氯地平 5mg 或 10mg,仰卧位收缩压平均进一步降低 8mmHg,舒张压平均进一步降低 7mmHg。

八、注意事项

1. 禁用　服用任何剂型硝酸酯的患者,无论是规律或间断应用;禁止与鸟苷酸环化酶激动剂(例如利奥西呱)合用,因可能会引起症状性低血压;已知对本品中任何成分过敏的患者。

2. 慎用　心血管状态不宜进行性活动的患者不宜使用;阴茎解剖畸形(如阴茎偏曲、海绵体纤维化、Peyronie 病)患者慎用,易引起阴茎异常勃起的疾病(如镰状细胞性贫血、多发性骨髓瘤、白血病)。

3. 用药注意事项　与 α 受体拮抗剂合用时需谨慎。

九、药物稳定性及贮藏条件

密封,30℃ 以下保存。

十、药物经济性评价

非基本药物,非医保。

贝前列素

一、药品名称

1. 英文名　Beraprost

2. 化学名　(1RS,2RS,3aSR,8bSR)-2,3,3a,8b-四氢-2-羟基-1-[(1E,3SR,4RS)-3-羟基-4-甲基-1-辛烯-6-炔基]-1氢-环戊[b]苯并呋喃-5-丁酸

二、药品成分

贝前列素钠

三、剂型与规格

贝前列素钠片　(1)20μg;(2)40μg

四、适应证及相应的临床价值

改善慢性动脉闭塞性疾病引起的溃疡、间歇性跛行、疼痛和冷感等症状。

五、用法用量

饭后口服。通常成人每次 40μg,每日 3 次。

六、特殊人群用药

1. 妊娠期　孕妇或可能妊娠的妇女禁服本品(有关妊娠期间用药的安全性尚未确立)。

2. 哺乳期　哺乳期妇女应避免服用本品,必须服用时,应停止哺乳(大鼠的动物实验表明,本药可以在乳汁中分布)。

七、药理学

1. 药效学及作用机制　本药通过血小板和血管平滑肌的前列环素受体,激活腺苷酸环化酶、使细胞内 cAMP 浓度升高,抑制 Ca^{2+} 流入及血栓素 A_2 生成等,从而有抗血小板和扩张血管的作用。

2. 药代动力学　8 名健康成人 1 次口服贝前列素钠100μg 时,T_{max} 为 1.4 小时,C_{max} 为 0.44ng/ml,$t_{1/2}$ 为 1.1 小时。另外,连续 10 日口服贝前列素钠50μg/次,每日 3 次,最高血浆原药浓度是 0.3～0.5ng/ml,没有出现因反复给药引起的药物蓄积。12 名健康成人 1 次口服贝前列素钠50μg后,24 小时内尿中原型药物的排泄量是 2.8μg,β-氧化物的排泄量是 5.4μg。原型药物和 β-氧化物也可以葡糖醛酸结合物的形式排泄,总排泄量中游离形式的原型药物和 β-氧化物的比率分别是 14% 和 70%。

3. 药物不良反应　可出现出血倾向、休克、间质性肺炎、肝功能低下、心绞痛、心肌梗死,偶有过敏、头痛、胃肠道反应、血压下降等。

4. 药物相互作用　与其他抗凝血药(华法林等)或抗血小板药(阿司匹林、噻氯匹定等)及血栓溶解剂(尿激酶等)合用,有增加出血倾向的可能;与前列腺素 I_2 制剂(前列环素)或内皮素受体拮抗剂(波生坦)合用时,有可能导致血压下降,需密切监测血压。

八、注意事项

1. 禁用　出血的患者(如血友病、上消化道出血、尿路出血、咯血、眼底出血等患者服用本品可能导致出血增加);妊娠或可能妊娠的妇女禁服本品(有关妊娠期间用药的安全性尚未确定)。

2. 慎用　正在使用抗凝血药、抗血小板药、血栓溶解剂的患者;月经期的妇女(本品可增加出血倾向);有出血倾向及其因素的患者(本品可增加出血倾向)。

九、药物稳定性及贮藏条件

密封、室温保存。

十、药物经济性评价

非基本药物,医保乙类。

伊洛前列素

一、药品名称

1. 英文名　Iloprost

2. 化学名　5-[(E)-(1S,5S,6R,7R)-7-羟基-6-[(E)-(3S,4RS)-3-羟基-4-甲基-1-辛烯-6-炔基]-双环[3.3.0]辛-3-亚基]-戊酸

二、药品成分

伊洛前列素

三、剂型与规格

伊洛前列素吸入用溶液　2ml:20μg

四、适应证及相应的临床价值

治疗中度原发性肺动脉高压,肺动脉高血压导致右心

力衰竭患者的首选抢救药物。

五、用法用量

1. 儿童　目前仅有有限的儿童和青少年中使用的报告,所以不推荐在 18 岁以下的患者中使用吸入伊洛前列素溶液。

2. 成人　每次吸入应从 2.5μg 开始(吸入装置中口含器所提供的剂量)。可根据不同患者的需要和耐受性逐渐增加伊洛前列素剂量至 5.0μg。根据不同患者的需要和耐受性,每日应吸入伊洛前列素 6~9 次。根据口含器与雾化器所需的药物剂量,每次吸入时间大约应为 5~10 分钟。

六、特殊人群用药

1. 妊娠期　孕妇禁止使用伊洛前列素。

2. 哺乳期　目前并不清楚本品是否可以进入乳汁,哺乳期妇女不能使用本品。

3. 肾功能损害　肌酐清除率>30ml/min(根据血清肌酐测定值,使用 Corkeoft 和 Ganlt 提出的公式来计算)的患者没有必要进行剂量调整。在吸入用伊洛前列素溶液的实验中未对肌酐清除率<30ml/min 的患者进行研究。根据静脉内给药数据,需要透析的肾功能衰竭患者对伊洛前列素的清除减少。推荐剂量参见"肝功能损伤患者"。

4. 肝功能损害　为了避免出现不利的当日药物蓄积作用,在首剂滴定给药期间,对这些患者必须特别注意。最初 2.5μg 的剂量必须按照至少间隔 3 个小时的原则进行给药(相当于每日最多给药 6 次)。此后,给药间隔可以小心地根据个体的耐受性进行相应的缩短。如果剂量进一步的增加,直到 5.0μg,那么在刚开始给药时必须再按照间隔 3 个小时的原则进行给药,随后根据个体的耐受性进行相应的缩短。因为在夜间给药中断,故治疗数日后不大可能出现进一步的不利的药品积蓄作用。

七、药理学

1. 药效学及作用机制　伊洛前列素是一种人工合成的前列环素类似物。本品具有以下药理学作用:抑制血小板聚集,血小板黏附及其释放反应。扩张小动脉与小静脉。增加毛细血管密度以及降低微循环中存在的炎症介质如 5-羟色胺或组胺所导致的血管通透性增加。促进内源性纤溶活性。抗感染作用,如抑制内皮损伤后白细胞的黏附以及损伤组织中白细胞的聚集,并减少肿瘤坏死因子的释放。吸入后可直接扩张肺动脉血管床,可持续降低肺动脉压力与肺血管阻力,增加心排出量,使混合静脉血氧饱和度得到明显改善。对体循环血管阻力以及动脉压力影响很小。

2. 药代动力学　吸收:肺动脉高压患者吸入伊洛前列素(伊洛前列素在口含器内剂量为 5μg),吸入末期观察到血清最高药物浓度为 100~200μg/ml。这一血浆浓度下降的半衰期为 5~25 分钟。在吸入伊洛前列素 30 分钟到 1 小时之后,中央室内检测不到伊洛前列素(血浆浓度低于 25μg/ml)。

分布:未进行吸入药物分布方面的研究。健康志愿者在静脉输注伊洛前列素后,稳态表观分布容积为 0.6~0.8L/kg。血浆浓度在 30~3 000μg/ml 范围内时,与血浆蛋白的结合呈浓度依赖性,最高结合率大约为 60%,其中 75% 是与白蛋白结合。

代谢:未进行吸入药物代谢方面的研究。伊洛前列素主要通过羟基氧化酶进行大量代谢。原型药物不能排泄。其主要代谢产物为 4-去甲-伊洛前列素,这一代谢产物在尿中以自由和结合的 4 种非对映异构体形式存在。动物实验表明 4-去甲伊洛前列素无药理活性。体外研究表明无论静脉给药或吸入给药,伊洛前列素在肺内的代谢产物均相同。

排泄:未进行吸入药物排泄方面的研究。肾功能与肝功能正常的志愿者静脉输注伊洛前列素后,大多数情况下表现为双相消除的特点,平均半衰期分别为 3~5 分钟以及 15~30 分钟。伊洛前列素的总清除率大约为 20ml/(kg·min),这表明伊洛前列素存在肝外代谢途径。

应用 3H-伊洛前列素在健康志愿者进行质量平衡研究。静脉输注后,总放射性的回收率为 81%,尿液与粪便中的回收率分别为 68% 和 12%。代谢产物通过血浆与尿液双相排除,经计算半衰期分别为 2~5 小时(血浆)和 2~18 小时(尿液)。

3. 药物不良反应　最常见的不良反应包括血管扩张、头疼、咳嗽、低血压以及牙关紧闭症。

4. 药物相互作用　伊洛前列素可增强 β 受体拮抗剂,钙通道阻滞剂,血管扩张剂以及血管紧张素转换酶抑制剂等药物的抗高血压作用。如果出现明显的低血压,可通过减少伊洛前列素溶液来纠正。

因为伊洛前列素有抑制血小板功能的作用,因此与抗凝血药物(如肝素、香豆素类抗凝血药物)或其他抑制血小板聚集的药物(如阿司匹林、非甾体抗炎药物、磷酸二酯酶抑制剂以及硝基血管扩张药如吗多明)合用时可增加出血的危险性。如果发生出血,应停用伊洛前列素。

八、注意事项

1. 禁用　对伊洛前列素或任何赋形剂过敏。出血危险性增加的疾病(如活动性消化性溃疡、外伤、颅内出血或者其他出血)。患有心脏病的患者,如:①严重心律失常;②严重冠状动脉性心脏病;③不稳定型心绞痛;④发病 6 个月内的心肌梗死;⑤未控制和治疗的或未在严密检测下的非代偿性心力衰竭;⑥先天性或获得性心脏瓣膜疾病伴非肺动脉高压所致的有临床意义的心肌功能异常、明显的肺水肿伴呼吸困难、主要由于肺静脉阻塞或者狭窄而不是动脉阻塞或者狭窄引起的肺动脉高压,近 3 个月发生过脑血管事件(如短暂性脑缺血发作、脑卒中)或其他脑供血障碍,孕妇及哺乳期妇女。

2. 用药注意事项　对于体循环压力较低的患者(收缩压低于 85mmHg),不应当开始伊洛前列素治疗。

应注意监测以避免血压的进一步降低。对于急性肺部感染、慢性阻塞性肺疾病以及严重哮喘的患者应作密切监测。

对于能够进行外科手术的栓塞性肺动脉高压患者不应首选伊洛前列素治疗。

有晕厥史的肺动脉高压患者应避免一切额外的负荷和应激,如运动过程中。如果晕厥发生于直立体位时,每日清醒但未下床时吸入首剂药物是有帮助的。如果晕厥的恶化是由基础疾病所造成,应考虑改变治疗方案。

肝功能异常患者,肾功能衰竭需要血液透析的患者,伊洛前列素的清除均是降低的,因此应考虑减低剂量。

目前尚无儿童及青少年的用药经验。除非得到足够资料的支持,否则伊洛前列素不能应用于 18 岁以下的患者。

九、药物稳定性及贮藏条件

遮光、密闭保存。

十、药物经济性评价

非基本药物,非医保。

波 生 坦

一、药品名称

1. 英文名　Bosentan

2. 化学名　4-叔丁基-N-[6-(2-羟基-乙氧基)-5-(2-甲基-苯氧基)-[2,2′]二嘧啶-4-基]苯磺酰胺一水化合物

二、药品成分

波生坦

三、剂型与规格

波生坦片剂　(1)62.5mg;(2)125mg(以 $C_{27}H_{29}N_5O_6S$ 计)

波生坦分散片　32mg(以 $C_{27}H_{29}N_5O_6S$ 计)

四、适应证及相应的临床价值

本品适用于治疗 WHO 功能分级 Ⅱ~Ⅳ 级的肺动脉高压的患者,以改善患者的运动能力和减少临床恶化,或者硬皮病引起的肺高压。

五、用法用量

本品初始剂量为每日 2 次、每次 62.5mg,持续 4 周,随后增加至维持剂量 125mg,每日 2 次。高于每日 2 次、每次 125mg 的剂量不会带来足以抵消肝损伤风险的益处。可在进食前或后,早、晚服用本品。

六、特殊人群用药

1. 妊娠期　波生坦被认为对人具有潜在致畸性。在本品治疗前必须排除妊娠,之后必须采用充分的避孕措施防止妊娠。

2. 哺乳期　尚不清楚本品是否分泌进入人乳汁。因为大多数药物都分泌到乳汁中,应建议服用波生坦的哺乳期妇女停止哺乳。

3. 肾功能损害　肾功能受损对本品药代动力学的影响很小。不需作剂量调整。

4. 肝功能损害　肝轻度损害患者应慎用本品。中度和重度肝损害患者严禁使用。

七、药理学

1. 药效学及作用机制　本品是一种双重内皮素受体拮抗剂,具有对 ETA 和 ETB 受体的亲和作用。波生坦可降低肺和全身血管阻力,从而在不加快心率的情况下增加心脏排出量。

2. 药代动力学　波生坦的绝对生物利用度大约为50%,而且不受食物影响。最大血浆浓度在口服给药后 3~5 小时后达到。分布体积大约为 18L,清除率大约为 8L/h。表面消除半衰期($t_{1/2}$)为 5.4 小时。波生坦与血浆蛋白高度结合(>98%),主要是白蛋白。波生坦不会渗透到红细胞。

波生坦在肝中被细胞色素 P450 同工酶 CYP3A4 和 CYP2C9 代谢。在人血浆中有三种波生坦代谢。只有一种代谢物 Ro48-5033 具有药学活性,占化合物活性的 10%~20%。波生坦代谢通过胆汁清除。

3. 药物不良反应　关于波生坦的不良反应包括头痛、鼻咽炎、面色潮红、水肿、低血压、头晕、心悸、胃肠疾病、瘙痒、皮疹、疲劳、肌肉痉挛以及贫血。偶尔会出现过敏性休克以及血管神经性水肿。可能出现与计量相关的转氨酶身高,有时会出现肝硬化或者肝损伤。

4. 药物相互作用　波生坦是 CYP3A4 和 CYP2C9 的轻微至中度的诱导剂。伴随使用本品时,被这 2 种酶代谢的药物血浆浓度可能降低。

华法林:伴随使用本品,500mg 每日 2 次,可使 S-华法林和 R-华法林的血浆浓度降低大约 30%。长期接受华法林治疗的肺动脉高压患者服用本品 125mg,每日 2 次,对凝血时间、国际标准化比值(INR)没有临床显著的影响。对华法林无须另外调整剂量,但建议进行常规 INR 监测。

辛伐他汀和其他他汀:伴随使用本品时会降低辛伐他汀和它的主要活性 β-氢氧基酸代谢物的血浆浓度,大约50%。本品的血浆浓度不受影响。本品也降低其他主要受CYP3A4 代谢的他汀类的血浆浓度。对于这些他汀类,须考虑他汀功效下降。

格列本脲:在接受格列本脲伴随治疗的患者中观察到转氨酶升高的风险。因此,禁止本品和格列本脲联合使用,应考虑用其他替代的降血糖药物。联用本品可使格列本脲的血浆浓度降低约 40%。本品的血浆浓度也降低 30%。本品也可能降低其他主要由 CYP2C9 和 CYP3A4 代谢的降血糖药物的血浆浓度。使用这些药物患者,须考虑血糖失控的可能性。

环孢素 A:伴随使用本品可使血液中环孢素 A 的浓度降低大约 50%。联用本品的初始谷浓度比单独使用时高大约 30 倍。但在稳态时,本品的血浆浓度仅仅高出 3~4 倍。禁止本品和环孢素 A 联用。

激素避孕药:没有进行与口服、注射或者植入避孕药的

特殊相互作用研究。许多这类药物被 CYP3A4 代谢,当与本品联用时有避孕失败的可能性。因此应采用另外或者替代的避孕方法。

八、注意事项

1. 禁用　以下患者禁用本品:①对于本品任何成分过敏者。②怀孕或者可能怀孕者,除非采取了充分的避孕措施。在动物中报道有畸形胎儿。③中度或严重肝功能损害和/或肝转氨酶即谷草转氨酶和/或丙氨酸转氨酶的基线值高于正常值上限的 3 倍(ULN),尤其是总胆红素增加超过正常值上限的 2 倍者。④伴随使用环孢素 A 者。⑤伴随使用格列本脲者。

2. 慎用　如果患者系统收缩压低于 85mmHg,须慎用本品。

3. 用药注意事项　用本品治疗伴随剂量相关的血红蛋白浓度降低(平均 0.9g/dl),可能是由于血液的稀释。多数在本品治疗开始的数周内观察到,治疗 4~12 周后稳定,一般不需要输血。建议在开始治疗前、治疗后第 1 个月和第 3 个月检测血红蛋白浓度,随后每 3 个月检查 1 次。如果出现血红蛋白显著降低,须进一步评估来决定原因以及是否需要特殊治疗。

体液潴留:严重慢性心力衰竭的患者用本品治疗伴随住院率升高,因为在本品治疗的前 4~8 周慢性心力衰竭恶化,可能是体液潴留的结果。建议监测患者体液潴留的症状(例如体重增加)。出现症状后,建议开始用利尿剂或者增加正在使用利尿剂的剂量。建议在开始本品治疗前,对体液潴留症状的患者用利尿剂治疗。

九、药物稳定性及贮藏条件

室温保存,15~30℃。

十、药物经济性评价

基本药物(片剂:125mg),非医保。

安 立 生 坦

一、药品名称

1. 英文名　Ambrisentan
2. 化学名　(+)-(2S)-2-[(4,6-二甲基嘧啶-2-基)氧基]-3-甲氧基-3,3-二苯基丙酸

二、药品成分

安立生坦

三、剂型与规格

安立生坦片　(1)5mg;(2)10mg

四、适应证及相应的临床价值

适用于治疗有 WHO Ⅱ级或Ⅲ级症状的肺动脉高压患者,用以改善运动能力和延缓临床恶化。

五、用法用量

起始剂量为空腹或进餐后口服 5mg 每日 1 次;如果耐受则可考虑调整为 10mg 每日 1 次。药片可在空腹或进餐后服用。不能对药片进行掰半、压碎或咀嚼。没有在肺动脉高压患者中进行过高于 10mg、每日 1 次剂量的研究。在开始使用本药治疗前和治疗的过程中要进行肝功能的监测。

六、特殊人群用药

1. 妊娠期　本品禁用于确实或可能已经怀孕的妇女。如果在妊娠期间应用该药,或在应用该药的过程中怀孕,患者应该被告知可能会对胎儿产生的危害。

2. 哺乳期　目前还不清楚安立生坦是否会随着乳汁进行分泌。不推荐在服安立生坦的时候进行母乳喂养。

3. 肝功能损害　目前尚无关于已存在的肝损害对安立生坦药代动力学影响的研究。因为体内和体外证据都表明,安立生坦的清除很大程度上依赖肝代谢和胆汁排泄,因此肝损害预计会对安立生坦的药代动力学产生明显的影响。不建议中度或重度肝功能损害患者使用本品。

七、药理学

1. 药效学及作用机制　内皮素-1(ET-1)是一种有效的自分泌和旁分泌肽。两种受体亚型(ETA 和 ETB)共同调节 ET-1 在血管平滑肌和内皮细胞中的作用。ETA 的主要作用是血管收缩和细胞增殖,而 ETB 的主要作用是血管舒张、抑制增殖以及清除 ET-1。

在患有肺动脉高压的患者中,血浆 ET-1 的浓度升高了 10 倍,并且与右心房平均压力的增加和疾病的严重程度相关。肺动脉高压患者肺组织中 ET-1 和 ET-1 mRNA 浓度增加 9 倍,主要集中在肺动脉内皮细胞。这些发现提示了 ET-1 可能在肺动脉高压的发病和发展中起了重要的作用。

安立生坦是一种与 ETA 高度结合($K_i = 0.011nmol/L$)的受体拮抗剂,与 ETB 相比对,ETA 有高选择性(>4 000 倍),有关对 ETA 高选择性的临床影响还是未知。

2. 药代动力学　安立生坦(S-安立生坦)在健康受试者中的药代动力学是与剂量成比例的。目前对安立生坦的绝对生物利用度尚不清楚。安立生坦的吸收很迅速,在健康受试者和肺动脉高压患者中的峰浓度都出现在口服后 2 小时左右。进食不会影响药物的生物利用度。体外研究表明,安立生坦是 P-gp 的底物。安立生坦与血浆蛋白的结合非常紧密(99%)。安立生坦的清除主要通过非肾途径,但代谢和胆道清除的相对贡献目前还不是十分明确。在血浆中,4-羟甲基安立生坦的 AUC 约占母体 AUC 的 4%。在体内 S-安立生坦向 R-安立生坦的转化是微不足道的。安立生坦在健康受试者和肺动脉高压患者的平均口服清除率分别为 38ml/min 和 19ml/min。虽然安立生坦的终末半衰期为 15 小时,但稳态时安立生坦的平均谷浓度约为平均峰浓度的 15%,而在长期每日给药后的累积因子约为 1.2,这提示

了安立生坦的有效半衰期约为 9 小时。

3. 药物不良反应　肝转氨酶升高(常见)、肝损伤、自身免疫性肝炎、液体潴留、心力衰竭(与液体潴留相关)、超敏反应(如血管性水肿、皮疹、瘙痒)、贫血(需要输血)、眩晕、呼吸困难、恶心、呕吐,以及虚弱、疲劳、低血压。

4. 药物相互作用　用人类肝组织进行的研究表明,安立生坦由 CYP3A、CYP2C19、5-二磷酸葡萄糖基转移酶(UGT)、1A9S、2B7S 以及 1A3S 进行代谢。体外实验提示,安立生坦是器官阴离子转运蛋白(OATP)的底物,同时也是 P-gp 的底物(而非抑制剂)。安立生坦潜在的药物相互作用尚没有得到充分的认识,因为目前还没有开展过下列药物的体内药物相互作用研究:CYP3A 和 2C19 的强诱导物(利福平),UGT 和 P-gp 的诱导物(利福平),运载体 P-gp(环孢素 A)和 OATP(环孢素 A、利福平、利托那韦)的强抑制剂。因为利托那韦、环孢素 A 和利福平会对上述包含于安立生坦分布过程中的酶产生影响,因此不排除会对安立生坦的暴露产生有临床意义的影响。

八、注意事项

1. 禁用　妊娠分级 X。特发性肺纤维化(IPF)伴或不伴继发性肺动脉高压患者禁用安立生坦。对安立生坦、大豆或安立生坦片中任何一种辅料过敏者禁用。

2. 用药注意事项

(1) 潜在的肝损害:应用内皮素受体拮抗剂(ERA)可见肝酶升高。因此在开始安立生坦治疗前应监测肝功能。如果转氨酶(谷丙转氨酶或谷草转氨酶)大于正常值上限的 3 倍,则不推荐使用本品。

另外推荐每月进行肝功能监测。如果患者出现临床显著的转氨酶升高或者出现转氨酶升高并伴随其他肝损伤的体征或症状(如黄疸),则应立刻停止本品治疗。

(2) 血液学改变:在应用内皮素受体拮抗剂(包括本品)后曾观察到血红蛋白浓度及血细胞比容下降,也有一些导致贫血,有时需要输血的情况出现。应在开始治疗前、开始治疗后第 1 个月以及随后定期检测血红蛋白。

如果患者伴有临床意义的贫血,则不推荐使用本品治疗。如果患者在治疗过程中出现有临床意义的贫血、并且排除了其他诱因,则应考虑停止本品治疗。

(3) 液体潴留:外周性水肿是内皮素受体拮抗剂类药物的一种已知效应,同时它也是肺动脉高压和肺动脉高压恶化的临床结果。目前已有关于肺动脉高压患者在使用本品治疗后的几周内发生液体潴留的上市后报告。患者需要使用利尿剂、限制液体摄入,或者,在某些情况下还因为心力衰竭失代偿而需要住院治疗。如果患者之前出现过体液超负荷,则应在使用本品之前进行适当的临床处理。

如果有临床意义的液体潴留进一步发展(伴或不伴体重增加),应该展开进一步的评估以明确病因(如本品或潜在心力衰竭),在必要的时候进行特殊治疗或中断本品治疗。

(4) 肺静脉闭塞性疾病:如果患者在接受血管扩张药(如内皮素受体拮抗剂)治疗的初始阶段出现急性肺水肿,则应考虑肺静脉闭塞性疾病的可能性,如确诊,应停用本品。

安立生坦片含有半乳糖,有罕见的半乳糖耐受遗传问题,乳糖酵素缺乏或葡萄糖-半乳糖吸收障碍的患者不要服用此药;安立生坦片含有阿洛拉红铝色淀(E129),其可能导致过敏反应。

九、药物稳定性及贮藏条件

遮光,密封保存。

十、药物经济性评价

非基本药物,非医保。

12　抗血小板药

阿 司 匹 林

参见(第二章　神经系统药物 8　脑卒中药)

双 嘧 达 莫

参见(第二章　神经系统药物 8　脑卒中药)

噻 氯 匹 定

参见(第二章　神经系统药物 8　脑卒中药)

氯 吡 格 雷

参见(第二章　神经系统药物 8　脑卒中药)

替 格 瑞 洛

参见(第二章　神经系统药物 8　脑卒中药)

西 洛 他 唑

参见(第二章　神经系统药物 8　脑卒中药)

替 罗 非 班

参见(第二章　神经系统药物 8　脑卒中药)

依 替 巴 肽

参见(第二章　神经系统药物 8　脑卒中药)

13　抗 凝 血 药

肝 素

一、药品名称

英文名　Heparin

二、药品成分

肝素钠、肝素钙

三、剂型与规格

肝素钠注射剂　（1）2ml：1 000U；（2）2ml：5 000U；（3）2ml：12 500U

肝素钙注射剂　（1）1ml：500U；（2）1ml：5 000U

四、适应证及相应的临床价值

1. 预防血栓形成和栓塞，如深部静脉血栓、心肌梗死、肺栓塞、血栓性静脉炎及术后血栓形成等。

2. 治疗各种原因引起的弥散性血管内凝血（DIC），如细菌性脓毒血症、胎盘早期剥离、恶性肿瘤细胞溶解所致的DIC，但蛇咬伤所致的DIC除外。早期应用可防治纤维蛋白原和其他凝血因子的消耗。

3. 其他体内外抗凝血，如心导管检查、心脏手术体外循环、血液透析等。

五、用法用量

1. 儿童

（1）静脉注射：50U/kg，以后每4小时给予50~100U。

（2）静脉滴注：50U/kg，以后24小时给予每日20 000U/m²，加入氯化钠注射液中缓慢滴注。

2. 成人

（1）深部皮下注射：首次5 000~10 000U，以后每8小时8 000~10 000U或每12小时15 000~20 000U，或根据凝血试验监测结果调整剂量；每24小时总量约30 000~40 000U。

（2）静脉注射：首次5 000~10 000U，之后每4小时100U/kg，用氯化钠注射液稀释后应用。

（3）静脉滴注：每日20 000~40 000U，加至氯化钠注射液1 000ml中持续滴注。滴注前可先静脉注射5 000U作为初始剂量。

（4）预防性治疗：高危血栓形成患者，在外科手术前2小时先给5 000U肝素皮下注射，但麻醉方式应避免硬膜外麻醉，然后每隔8~12小时5 000U，共约7日。

3. 老年人　60岁以上老年人，尤其是老年妇女对该药较敏感，用药期间容易出血，应减量并加强用药随访。

六、特殊人群用药

1. 妊娠期　妊娠后期和产后用药，有增加母体出血危险，须慎用。孕妇仅在有明确适应证时，方可用肝素钠。

2. 哺乳期　本品不分泌入乳汁。

3. 其他人群　60岁以上老年人对本品更为敏感，减少用量，并加强监测。

七、药理学

1. 药效学及作用机制　在体内外均有抗凝血作用，可延长凝血时间、凝血酶原时间和凝血酶时间。现认为肝素钠通过激活抗凝血酶Ⅲ（Antithrombin Ⅲ，AT Ⅲ）而发挥抗凝血作用。

AT Ⅲ是一种血浆 α_2 球蛋白，它作为肝素钠的辅助因子，可与许多凝血因子结合，并抑制这些因子的活性。因此影响凝血过程的许多环节：①灭活凝血因子Ⅻa、Ⅺa、Ⅸa、Ⅹa、Ⅱa、和Ⅷa；②络合凝血酶原（Ⅱa）；③中和组织凝血活素（Ⅲ）。肝素钠与AT Ⅲ结合后，可加速AT Ⅲ的抗凝血作用。

2. 药代动力学　口服无效，须注射给药。静脉注射后均匀分布于血浆，并迅即发挥最大抗凝效果，作用维持3~4小时。血浆蛋白结合率高，约为80%。V_d 为 0.06L/kg。在肝代谢，经肾排出。$t_{1/2}$ 为1小时，可随剂量增加而延长。

3. 药物不良反应

（1）最常见出血，可能发生在任何部位。

（2）常见寒战、发热、荨麻疹等过敏反应。

（3）长期用药可致脱发和短暂的可逆性秃头症、骨质疏松和自发性骨折。

（4）注射局部可见局部刺激、红斑、轻微疼痛、血肿、溃疡等。肌内注射后更严重，因此不宜肌内注射。

（5）常见短暂的血小板减少症。肝素诱发的血小板数减少（HIT）是由于肝素-血小板4因子抗体复合物结合于血小板4因子受体所致。可激活血小板聚集，造成小动脉栓塞。虽少见，但可致死。如出现HIT应立即停用肝素。

4. 药物相互作用

（1）肝素与下列药物合用，可加重出血危险：香豆素及其衍生物、阿司匹林及非甾体抗炎药、双嘧达莫、右旋糖酐、肾上腺皮质激素、促肾上腺皮质激素、组织纤溶酶原激活物、尿激酶、链激酶等。

（2）肝素并用碳酸氢钠、乳酸钠等纠正酸中毒的药物可促进肝素的抗凝血作用。

（3）肝素与透明质酸酶混合注射，既能减轻肌内注射痛，又可促进肝素吸收。但肝素可抑制透明质酸活性，故两者临时配伍使用，药物混合后不宜久置。

（4）肝素可与胰岛素受体作用，从而改变胰岛素的结合和作用。

（5）不能与碱性药物合用。

八、注意事项

1. 禁用　对本品过敏者，有出血倾向及凝血机制障碍、消化性溃疡、严重肝肾功能不全、严重高血压、颅内出血、细菌性心内膜炎、活动性结核、先兆流产或产后、内脏肿瘤、外伤及手术后的患者均禁用。

2. 用药注意事项

（1）用药过量可致自发性出血，表现为黏膜出血（血尿、消化道出血）、关节积血和伤口出血等，用药期间应测定活化凝血活酶时间（APTT）。如APTT>90s（>正常对照3倍）表明用药过量，应暂停静脉滴注，1小时后在根据APTT调整剂量。如发现自发性出血应立即停药。严重出血可静脉注射硫酸鱼精蛋白注射液以中和肝素钠，注射速度不超过20mg/min或在10分钟内注射50mg为宜。通常1mg鱼精蛋白在体内能中和100U肝素钠。

（2）60岁以上老年人对本品更为敏感，应减少用量，并加强监测。

（3）孕妇仅在有明确适应证时，方可用肝素钠。本品不分泌入乳汁。

（4）肌内注射或皮下注射刺激性较大，应选用细针头做深部肌内或皮下脂肪组织内注射。

九、药物稳定性及贮藏条件

遮光，在凉处保存。

十、药物经济性评价

基本药物（钙注射液：1ml：5 000U、1ml：10 000U，钠注射液：2ml：5 000U、2ml：12 500U），医保甲类，《中国药典》（2020年版）收载。

那 屈 肝 素

一、药品名称

英文名 Nadroparin

二、药品成分

那屈肝素钙

三、剂型与规格

那屈肝素钙注射剂 （1）0.3ml：3 075A X a 国际单位；（2）0.4ml：4 100A X a 国际单位；（3）0.6ml：6 150A X a 国际单位；（4）0.8ml：8 200A X a 国际单位；（5）1.0ml：10 250A X a 国际单位

四、适应证及相应的临床价值

在外科手术中，用于静脉血栓形成中度或高度危险的情况，预防静脉血栓栓塞性疾病。治疗已形成的深静脉血栓。联合阿司匹林用于不稳定型心绞痛和无 Q 波性心肌梗死急性期的治疗。在血液透析中预防体外循环中的血凝块形成。

五、用法用量

成人

（1）预防性治疗：皮下注射，每日注射 1 次，对于中度血栓栓塞形成危险的手术，而且患者没有显示有严重的血栓栓塞危险，每日注射 2 850IU（0.3ml）就可有效起到预防作用。大约在术前 2 小时进行第一次注射。高度血栓栓塞形成危险的手术，髋关节和膝关节手术使用的剂量应随患者的体重进行调节。每日注射的剂量是 38IU/kg，术前 12 小时，术后 12 小时，以后每日使用一直到手术后第 3 天。从手术后第 4 天起剂量调整为 57IU/kg。体重<51kg，从术前到术后第 3 天每日每次 0.2ml，从第 4 天起每日每次 0.3ml；体重 51~70kg，从术前到术后第 3 天每日每次 0.3ml，从第 4 天起每日每次 0.4ml；体重>70kg，从术前到术后第 3 天每日每次 0.4ml，从第 4 天起每日每次 0.6ml。

（2）治疗血栓栓塞性疾病：皮下注射。对已形成的深静脉栓塞的治疗，每日 2 次注射，间隔 12 小时，每次注射剂量 85IU/kg。使用时间不应超过 10 日，包括用抗维生素 K 抑制平衡的时间。除非禁忌，口服抗凝血药物应尽早使用。

治疗不稳定型心绞痛和非 Q 波性心肌梗塞，每日 2 次，86IU 抗 X a 因子/kg。治疗时间一般在 6 日左右达到临床稳定。依据患者体重范围调整剂量。

（3）血液透析时预防凝血：通过血管注射。透析开始时通过动脉端单次注射大约 65IU/kg 剂量，可依据患者体重范围调整使用剂量：体重<51kg，每次 0.3ml；体重在 51~70kg，每次 0.4ml；体重>70kg，每次 0.6ml。

六、特殊人群用药

1. 妊娠期 动物研究没有显示任何致畸变或胎儿毒性作用。然而，有关那屈肝素在孕妇中可透过胎盘屏障仅有有限的临床资料。因此，不建议在妊娠期间使用本品，除非治疗益处超过可能的风险。

2. 哺乳期 有关那屈肝素在乳液中的分泌仅有有限的信息。因此，不建议在母乳喂养期间使用那屈肝素。

3. 其他人群 儿童用药：无特殊资料。

七、药理学

1. 药效学及作用机制 低分子肝素是一种低分子肝素量的分子，由具有抗血栓形成和抗凝作用的普通肝素解聚而成。

它具有很高的抗凝血因子 X a（97U/ml）活性和较低的抗凝血因子 II a 或抗凝血酶活性（30U/ml）。这两种活性比是 3：2。针对不同适应证的推荐剂量，低分子肝素不延长出血时间。在预防剂量，它不显著改变 APTT。

2. 药代动力学 是根据血浆中抗凝血因子 X a 活性的改变来进行的。

生物利用度：皮下注射后，那屈肝素很快吸收并且可以达到近 100% 吸收。在使用后约 3 小时达到血浆峰值。

分布：那屈肝素中抗凝因子 X a 活性的半衰期较普通肝素长，大约 3.5 小时。而抗凝血因子 II a 的活性同抗凝血因子 X a 相比，在血浆中消失的很快。

消除：主要通过肾脏以少量代谢的形式或原型清除。

3. 药物不良反应 血液和淋巴系统异常，非常常见的是不同部位的出血；常见的肝胆系统异常为转氨酶升高，通常为一过性的；全身异常以及给药部位的情况，非常常见的是注射部位的小血肿，常见的是注射部位反应。

4. 药物相互作用

（1）不建议同以下药物联合使用：①阿司匹林以解热镇痛剂量使用时（包括其衍生物和其他水杨酸制剂）。增加出血危险（水杨酸制剂抑制血小板功能和对胃十二指肠黏膜的侵蚀作用），可以使用非水杨酸类解热镇痛药。②非甾体抗炎药（全身性），增加出血危险（非甾体抗炎药抑制血小板功能和对胃十二指肠黏膜的侵蚀作用），如果必须联合使用。应加强临床检测。③右旋糖酐 40（胃肠外途径），增加出血危险（右旋糖酐 40 抑制血小板功能）。④噻氯匹啶，增加出血危险（噻氯匹啶抑制血小板功能）。

（2）同以下药物联合使用时要特别注意：①皮质类固醇（糖皮质激素，全身性运用），皮质类固醇能增加肝素使用后的出血危险（胃肠道黏膜，血管脆性），尤其是在大剂量或治疗时间 10 日以上。当联合使用时必须调整剂量并加强检测。②阿司匹林,以抗血小板剂量使用时(治疗不稳定型心绞痛,无 Q 波心肌梗死)有潜在出血危险性。常规临床检测。③接受口服抗凝血药物,系统性糖皮质激素以及右旋糖酐的患者应谨慎给予低分子肝素。当接受低分子肝素治疗的患者开始接受口服抗凝血药物治疗时,应继续低分子肝素治疗,直至国际标准比稳定于目标值。

八、注意事项

1. 禁用 对那屈肝素或那屈肝素注射液中任何赋形剂过敏;有使用那屈肝素发生血小板减少的病史;与止血异常有关的活动性出血或出血风险的增加,不是由肝素引起的弥散性血管内凝血除外;可能引起出血的器质性损伤(如活动的消化性溃疡);出血性脑血管意外;急性感染性心内膜炎;接受血栓栓塞疾病、不稳定心绞痛以及无 Q 波心肌梗死治疗的严重肾功能损害(肌酐清除率小于 30ml/min)的患者。一般不适宜在下列情况中使用本药:严重的肾功能损害;出血性脑血管意外;未控制的高血压。

2. 用药注意事项

(1) 宜皮下注射,不能肌内注射。在缺乏可靠治疗方案的情况下,脊柱或硬膜外麻醉时应尤其小心。

(2) 由于存在发生肝素诱导血小板减少症的可能,在使用那屈肝素的治疗过程中,应全程监测血小板计数。如果发生血小板减少症,应该立即终止治疗。

(3) 当在下列情况下使用那屈肝素时应特别注意,因为它们可能与增加出血风险相关:肝功能衰竭;严重动脉性高血压;消化性溃疡病史或者其他可能引起出血的器质性损伤;绒毛膜、视网膜血管疾病;脑部、脊髓或眼外科手术的术后期。

(4) 建议老年人在开始治疗前应评价肾脏功能。

(5) 肝素能抑制肾上腺分泌醛固酮而导致高钾血症,尤其是血浆钾升高或血浆钾有升高风险患者,如糖尿病患者、慢性肾功能衰竭患者、已存在代谢性酸中毒或那些服用可能引起高钾血症药物的患者。对有高钾血症风险的患者应监测血浆钾水平。

(6) 对于进行脊髓腰椎穿刺、脊髓麻醉或硬膜外麻醉的患者,那屈肝素注射和脊髓/硬膜外导管或穿刺针的插入或去除操作之间应至少间隔 12 小时(注射预防剂量的那屈肝素)或 24 小时(注射治疗剂量的那屈肝素时)。肾功能损害患者应考虑给予更长的时间间隔。

(7) 出血是皮下或静脉内药物过量的主要临床症状。应该测定血小板计数和其他凝血参数。轻微的出血很少需要特殊的治疗,减量或延迟给药就足够了。只有情况严重的患者应考虑使用硫酸鱼精蛋白。它主要中和那屈肝素的抗凝血作用,但仍保留某些抗 X a 活性。0.6ml 硫酸鱼精蛋白能中和大约 950IU 抗 X a 活性的那屈肝素。所需注射鱼精蛋白的用量应考虑到注射肝素后经过的时间,鱼精蛋白适当减量可能是合适的。

九、药物稳定性及贮藏条件

30℃以下保存,避热。

十、药物经济性评价

非基本药物,医保乙类。

依 诺 肝 素

一、药品名称

英文名 Enoxaparin

二、药品成分

依诺肝素钠

三、剂型与规格

依诺肝素钠注射剂 (1)0.2ml:2 000U;(2)0.4ml:4 000U;(3)0.6ml:6 000U;(4)0.8ml:8 000U;(5)1.0ml:10 000U

四、适应证及相应的临床价值

1. 预防深部静脉血栓形成和肺栓塞。

2. 治疗已形成的急性深部静脉血栓。

3. 在血液透析或血液滤过时,防止体外循环系统中发生血栓或血液凝固。

4. 治疗不稳定型心绞痛及非 ST 段抬高心肌梗死。

五、用法用量

成人

(1) 治疗深静脉血栓:每日 1 次,皮下注射 150U/kg,或每日 2 次,每次 100U/kg。疗程一般为 10 日,并应在适当时候开始口服抗凝剂治疗。

(2) 预防静脉血栓栓塞性疾病:①外科患者中有中度的血栓形成危险时,皮下注射 2 000U 或 4 000U,每日 1 次,首次注射于术前 2 小时给予;②有高度血栓形成倾向的外科患者,可于术前 12 小时开始给药,每日 1 次,每次 4 000U,皮下注射;③内科患者预防应用,每日 1 次皮下注射 4 000U,连续 6~14 日。

(3) 治疗不稳定型心绞痛或非 ST 段抬高心肌梗死:每日 100U/kg,12 小时给药 1 次,应同时应用阿司匹林,一般疗程为 2~8 日。

(4) 防止血液透析体外循环的血栓形成 100U/kg,于透析开始时由动脉血管通路给予。

六、特殊人群用药

1. 妊娠期 动物实验研究并没有关于依诺肝素致畸的证据。由于在动物中没有任何致畸性,预期在人群中也没有类似效应。目前,在两种席间比较研究发现对人类有致畸作用的物质被证实对动物也有致畸作用。目前对于依诺肝素妊娠期间注射治疗剂量,还没有足够的临床研究数据确定其可能致畸或具有胎儿毒性。目前作为预防并不推荐妊娠期间进行蛛网膜下腔麻醉或膜外麻醉。在人类,尚无本品可通过胎盘屏障的证据,孕妇仅在医师认为确实需要时才可使用。

2. 哺乳期　由于新生儿原则上不可能进行本品胃肠道吸收,因此哺乳期妇女使用依诺肝素治疗并无禁忌。但哺乳期妇女接受本品治疗时应停止哺乳。

3. 肝功能损害　需进行治疗监测。

七、药理学

1. 药效学及作用机制　具有明显而持久的抗血栓作用,其抗血栓形成活性强于抗凝活性。因而在出现抗栓作用的同时出血的危险性较小。其机制在于通过与抗凝血酶Ⅲ(ATⅢ)及其复合物结合,加强对Ⅹa因子和凝血酶的抑制作用。但由于其分子链较短,对抗Ⅹa活性较强而久,对凝血酶抑制作用较弱。此外,还能促进组织型纤维蛋白溶解酶激活物(t-PA)的释放,发挥纤溶作用,并能保护血管内皮,增强抗栓作用。对血小板的功能影响较少。

2. 药代动力学　皮下注射后生物利用度接近100%,T_{max}为3~5小时。主要在肝代谢,肾以原型清除约10%,肾总清除率为40%。

3. 药物不良反应　可能出现的不良反应为皮肤黏膜、牙龈出血,偶见血小板减少,肝氨基转移酶升高及皮肤过敏。

4. 药物相互作用　参见肝素钠。

八、注意事项

1. 禁用　禁用于严重出凝血疾患,组织器官损伤出血,细菌性心内膜炎,急性消化道和脑出血,对本品过敏者。

2. 用药注意事项

(1) 宜皮下注射,不能肌内注射。皮下注射时,注射部位为前外侧或后外侧腹壁的皮下组织内,左右交替,针头应垂直进入捏起的皮肤褶皱,应用拇指与示指捏住皮肤褶皱至注射完成。

(2) 给药过量时,可用鱼精蛋白拮抗,1mg硫酸鱼精蛋白可中和100单位本品。

(3) 有出血倾向者,孕妇,产后妇女慎用。

(4) 不同的低分子肝素制剂特性不同,并不等效,切不可在同一疗程中使用两种不同产品。使用时,须遵守各自产品的使用说明书的规定。

九、药物稳定性及贮藏条件

30℃以下室温存放。

十、药物经济性评价

医保乙类。

达　肝　素

一、药品名称

英文名　Dalteparin

二、药品成分

达肝素钠

三、剂型与规格

达肝素钠注射剂　(1)0.2ml：2 500U；(2)0.2ml：5 000U

四、适应证及相应的临床价值

1. 预防深部静脉血栓形成和肺栓塞。
2. 治疗已形成的急性深部静脉血栓。
3. 在血液透析或血液滤过时,防止体外循环系统中发生血栓或血液凝固。
4. 治疗不稳定型心绞痛及非ST段抬高心肌梗死。

五、用法用量

成人

(1) 治疗急性深静脉血栓:皮下注射200U/kg,每日1次,每日用量不超过18 000U。出血危险性较高的患者可给予100U/kg,每日2次。使用本品同时可立即口服维生素K拮抗剂,联合治疗至少持续5日。

(2) 预防术后深静脉血栓的形成:术前1~2小时皮下注射2 500U,术后12小时注射2 500U,继而每日1次,每次注射2 500U,持续5~10日。

(3) 不稳定型心绞痛和非ST段抬高心肌梗死:皮下注射120U/kg,每日2次,最大剂量为每12小时10 000U,用药持续5~10日。推荐同时使用低剂量阿司匹林(70~165mg/d)。

(4) 血液透析和血液过滤期间预防凝血:慢性肾功能衰竭,无已知出血危险可快速静脉注射30~40U/kg,继以每小时10~15U/kg静脉输注;急性肾功能衰竭有高度出血危险,快速静脉注射5~10U/kg,继以每小时4~5U/kg静脉滴注。

六、特殊人群用药

1. 儿童用药　尚不明确。
2. 老年用药　尚不明确。

七、药理学

1. 药效学及作用机制　体外拮抗Ⅹa/Ⅱa活性比值为2.2:1。

2. 药代动力学　皮下注射生物利用度90%。静脉注射3分钟起效,$t_{1/2}$约为2小时;皮下注射后2~4小时起效,$t_{1/2}$为3~5小时。

3. 药物不良反应　可能出现的不良反应为皮肤黏膜、牙龈出血,偶见血小板减少,肝氨基转移酶升高及皮肤过敏。

4. 药物相互作用　参见肝素钠。

八、注意事项

1. 禁用　禁用于严重出凝血疾患,组织器官损伤出血,细菌性心内膜炎,急性消化道和脑出血和对本品过敏者。

2. 用药注意事项

（1）宜皮下注射,不能肌内注射。皮下注射时,注射部位为前外侧或后外侧腹壁的皮下组织内,左右交替,针头应垂直进入捏起的皮肤褶皱,应用拇指与示指捏住皮肤褶皱至注射完成。

（2）给药过量时,可用鱼精蛋白拮抗,1mg硫酸鱼精蛋白可中和100单位本品。

（3）有出血倾向者,孕妇,产后妇女慎用。

（4）不同的低分子肝素制剂特性不同,并不等效,切不可在同一疗程中使用两种不同产品。使用时,须遵守各自产品的使用说明书的规定。

九、药物稳定性及贮藏条件

30℃以下室温存放。

十、药物经济性评价

非基本药物,医保乙类。

磺达肝癸钠

一、药品名称

1. 英文名 Fondaparinux Sodium
2. 化学名 甲基 O-(2-脱氧-6-O-磺酸基-2-磺酰胺基-α-D-吡喃葡萄糖)-(1→4)-O-(β-D-吡喃葡萄糖醛酸)-(1→4)-O-(2-脱氧-3,6-O-二磺酸基-2-磺酰胺基-α-D-吡喃葡萄糖)-(1→4)-O-(2-O-磺酸基-α-L-吡喃艾杜糖醛酸)-(1→4)-2-脱氧-6-O-磺酸基-2-磺酰胺基-α-D-吡喃葡萄糖苷十钠盐

二、药品成分

磺达肝癸钠

三、剂型与规格

磺达肝癸钠注射液 0.5ml∶2.5mg

四、适应证及相应的临床价值

用于进行下肢重大骨科手术如髋关节骨折、膝关节手术或者髋关节置换术等患者,预防静脉血栓栓塞事件的发生。

五、用法用量

1. 儿童 在<17岁的人群中本品的疗效和安全性未经研究。

2. 成人 2.5mg,每日1次,术后皮下注射给药。初始剂量应在手术结束后6小时给予,并且需在确认已止血的情况下。治疗应持续到静脉血栓栓塞风险消失后,通常到患者可以下床活动,至少在手术后5~9日。

六、特殊人群用药

1. 妊娠期 没有来自孕妇使用本品的适当的资料。动物研究由于药物暴露有限而不足于说明本品对妊娠、胚胎或胎儿发育、分娩和产后生长的影响。除非明确需要,本品不应用于孕妇。

2. 哺乳期 磺达肝癸钠可泌入大鼠乳汁中,但尚不知磺达肝癸钠是否能分泌入人乳中。在使用磺达肝癸钠治疗期间不推荐哺乳。然而婴儿尚不太可能通过口服吸收。

3. 肾功能损害 肌酐清除率<20ml/min的患者不应使用本品。肌酐清除率在20~30ml/min范围内的肾损害患者,本品推荐剂量为1.5mg。对于肌酐清除率在30~50ml/min范围内的肾损害患者,根据药代动力学模拟结果可以考虑使用本品1.5mg剂量进行短期预防。对于长期预防,本品1.5mg剂量应被作为替代2.5mg的用量。

4. 肝功能损害 不需要调节剂量。在严重肝功能损害的患者中,本品应谨慎使用。

七、药理学

1. 药效学及作用机制 磺达肝癸钠是一种化学合成的高亲和力戊糖结构,选择性间接抑制Xa因子。通过与抗凝血酶（ATⅢ）的活化部位特异性结合,加速Xa因子复合物形成约340倍,快速抑制Xa因子,进而减少凝血酶产生和纤维蛋白形成。本品不能灭活凝血酶（活化因子Ⅱ）,并对血小板没有作用。

2. 药代动力学 皮下给药后吸收完全,迅速,生物利用度达100%,2小时可达到血浆峰浓度,血浆分布溶解为7~11L。体外,本品以剂量依赖血浆浓度结合的形式高度特意的结合于抗凝血酶蛋白（在0.5~2mg/L的浓度范围内为98.6%~97%）,与其他血浆蛋白结合不明显。64%~77%以原型经肾排泄,消除半衰期约17小时。

3. 药物不良反应 主要不良反应是出血,常见手术后出血,贫血;少见出血（鼻出血、胃肠道出血、咯血、血尿、血肿）,血小板减少症,紫癜,血小板增生症,血小板异常,凝血异常。

4. 药物相互作用 与可增加出血危险性的药物联合使用时,出血的风险会增加。口服抗凝血药（华法林）、血小板抑制剂（阿司匹林）、非甾体抗炎药（吡罗昔康）以及地高辛不影响本品的药代动力学。本品既不影响华法林INR的活性,也不影响在使用阿司匹林或吡罗昔康治疗时的出血时间,也不影响稳态下的地高辛的药代动力学。

八、注意事项

1. 禁用

（1）对本品或其注射液中成分过敏者。

（2）具有临床意义的活动性出血、急性细菌性心内膜炎、肌酐消除率<20ml/min的严重肾损害者。

2. 用药注意事项

（1）仅用于皮下注射,不能肌内注射。

（2）以下情况需慎用:严重肝肾功能损害、出血性疾病、活动性溃疡性胃肠疾病、近期颅内出血或接受脑、脊柱或眼科手术、同时使用能增加出血风险药物者。

（3）由于缺乏安全性和疗效方面的数据,不推荐用于

17 岁以下的青少年或儿童。

（4）在老年患者中应慎用，由于肾功能随年龄增长而降低，老年患者可以表现为磺达肝癸钠排泄的减少以及暴露的增加。

（5）磺达肝癸钠的排泄随体重降低而减少，出血危险性会增加，体重<50kg 的患者应谨慎使用。

（6）除非明确需要，否则不应用与孕妇和哺乳期妇女。

九、药物稳定性及贮藏条件

遮光，密封 25℃条件下保存（不要冷冻）。

十、药物经济性评价

非基本药物，医保乙类。

华 法 林

一、药品名称

1. 英文名　Warfarin
2. 化学名　3-(α-丙酮基苄基)-4-羟基香豆素

二、药品成分

华法林钠

三、剂型与规格

华法林钠片剂　(1)2.5mg；(2)5mg

四、适应证及相应的临床价值

1. 防治血栓栓塞性疾病，可防止血栓形成与发展，如治疗血栓栓塞性静脉炎，降低肺栓塞的发病率和死亡率，减少外科大手术、风湿性心脏病、髋关节固定术、人工置换心脏瓣膜手术等的静脉血栓发生率。

2. 心肌梗死的治疗辅助用药。

五、用法用量

成人口服，常用量：避免冲击治疗，口服第 1~3 日 3~4mg（年老体弱及糖尿病患者半量即可），3 日后可给维持量一日 2.5~5mg（可参考凝血时间调整剂量使 INR 达 2~3）。因本品起效缓慢，治疗初 3 日由于血浆抗凝蛋白细胞被抑制，可以存在短暂高凝状态，如须立即产生抗凝血作用，可在开始同时应用肝素，待本品充分发挥抗凝效果后再停用肝素。

六、药理学

1. 药效学及作用机制　为香豆素类空腹抗凝血药，化学结构与维生素 K 相似。其抗凝血作用的机制是竞争性拮抗维生素 K 的作用。维生素 K 环氧化物在体内必须转变为氢醌形式，方能参与凝血因子 Ⅱ、Ⅶ、Ⅸ、Ⅹ 的蛋白质末端谷氨酸残基的 γ-羧化作用，是这些因子具有活性。本品可阻断维生素 K 环氧化物转变为氢醌形式，致使这些凝血因子的 γ-羧化作用产生障碍，导致产生无凝血活性的 Ⅱ、Ⅶ、Ⅸ、Ⅹ 因子的前体，从而抑制血液凝固。此作用只发生在体内，故在体外无敌。本品对已合成的上述凝血因子无对抗作用，在体内需待已合成的上述四种凝血因子耗竭后，才能发挥作用，故起效缓慢，用药早期可与肝素并用。

2. 药代动力学　口服易吸收，生物利用度达 100%，血浆蛋白结合率为 99.4%，V_d 为 0.11~0.2L/kg，$t_{1/2}$ 为 40~50 小时。可通过胎盘，并经乳汁分泌。经肝代谢而无活性的代谢产物，由尿和粪便中排泄。口服后 12~24 小时，出现抗凝血作用，1~3 日作用达高峰，持续 2~5 日。静脉注射和口服的效果相同。

3. 药物不良反应

（1）主要不良反应是出血，最常见为鼻出血、牙龈出血、皮肤瘀斑、血尿、子宫出血、便血、伤口及溃疡处出血等。

（2）偶有恶心、呕吐、腹泻、白细胞减少、粒细胞增加、肾病、过敏反应等。

（3）出现谷丙转氨酶(GPT)、谷草转氨酶(GOT)、碱性磷酸酶、胆红素升高。

4. 药物相互作用

（1）增强本品抗凝作用的药物有：阿司匹林、水杨酸钠、胰高血糖素、奎尼丁、吲哚美辛、保泰松、奎宁、利尿酸、甲苯磺丁脲、甲硝唑、别嘌醇、红霉素、氯霉素、某些氨基糖苷类抗生素、头孢菌素类、苯碘达隆、西咪替丁、氯贝丁酯、右旋甲状腺素、对乙酰氨基酚等。

（2）降低本品抗凝血作用的药物：苯妥英钠、巴比妥类、口服避孕药、雌激素、考来烯胺、利福平、维生素 K 类、氯噻酮、螺内酯、扑痫酮、皮质激素等。

（3）不能与本品合用的药物：盐酸肾上腺素、阿米卡星、维生素 B_{12}、间羟胺、缩宫素、盐酸氯丙嗪、盐酸万古霉素等。

（4）本品与水合氯醛合用，其药效和毒性均增强，应减量慎用。维生素 K 的吸收障碍和合成下降也影响本品的抗凝作用。

七、注意事项

（1）用药期间应定时测定凝血酶原时间，应保持在 25~30 秒，而凝血酶原活性至少应为正常值的 25%~40%。不能用凝血时间或出血时间代替上述二指标。无测定凝血酶原时间或凝血酶原活性的条件时，切勿随便使用本品，以防止过量引起凝血酶原血症，导致出血。凝血酶原时间超过正常的 2.5 倍（正常值为 12 秒）、凝血酶原活性降至正常值的 15%以下或出现出血时，应立即停药。严重时可用维生素 K_1 口服(4~20mg)或缓解静脉注射(10~20mg)，用药后 6 小时凝血酶原时间可恢复至安全水平。必要时也可输入新鲜全血、血浆或凝血酶原复合物。目前有的实验室采用国际标准比值(INR)，可靠性更高。

（2）以下情况须慎用：恶病质、衰弱、发热、慢性酒精中毒、活动性肺结核、充血性心力衰竭、重度高血压、亚急性细菌性心内膜炎、月经过多、先兆流产等。

（3）在长期应用最低维持量期间，如需进行手术、可先静脉注射 50mg 维生素 K₁，但进行中枢神经系统及眼科手术前，应先停药。胃肠手术后，应检查大便潜血。

（4）少量本品可分泌如乳汁，但乳汁及婴儿血浆中药物浓度极低，对婴儿影响小。但仍应观察受乳儿有无出血症状。

八、药物稳定性及贮藏条件

15～30℃避光密封保存。

九、药物经济性评价

基本药物（片剂），医保甲类，《中国药典》（2020 年版）收载。

利伐沙班

一、药品名称

1. 英文名　Rivaroxaban
2. 化学名　5-氯-N-（（（5S）-2-氧代-3-（4-（3-氧代吗啉-4-基）苯基)-1,3-噁唑啉-5-基）甲基）噻吩-2-甲酰胺

二、药品成分

利伐沙班

三、剂型与规格

利伐沙班片　（1）10mg；（2）15mg；（3）20mg

四、适应证及相应的临床价值

用于择期髋关节或膝关节置换手术成年患者，以预防静脉血栓形成（VTE）。用于治疗成人深静脉血栓形成（DVT）和肺栓塞（PE）；在完成至少 6 个月初始治疗后 DVT 和/或 PE 复发风险持续存在的患者中，用于降低 DVT 和/或 PE 复发的风险。用于具有一种或多种危险因素（例如充血性心力衰竭、高血压、年龄≥75 岁、糖尿病、卒中或短暂性脑缺血发作病史）的非瓣膜性房颤成年患者，以降低卒中和体循环栓塞的风险。

五、用法用量

1. 儿童　尚无任何证据明确利伐沙班用于 0～18 岁儿童的安全性和有效性。因此，不推荐将利伐沙班用于 18 岁以下的儿童。
2. 成人　利伐沙班 10mg 可与食物同服，也可以单独服用。利伐沙班 15mg 或 20mg 片剂应与食物同服。
预防择期髋关节或膝关节置换手术成年患者的静脉血栓形成：推荐剂量为口服利伐沙班 10mg，每日 1 次。如伤口已止血，首次用药时间应在手术后 6～10 小时之间。对于接受髋关节大手术的患者，推荐治疗疗程为 35 日。对于接受膝关节大手术的患者，推荐治疗疗程为 12 日。

治疗 DVT 和 PE，降低 DVT 和 PE 复发的风险：急性 DVT 或 PE 的初始治疗推荐剂量是前 3 周 15mg 每日两次，之后维持治疗及降低 DVT 和 PE 复发风险的剂量是 20mg

每日 1 次。在谨慎评估治疗获益与出血风险之后，应根据个体情况确定治疗持续时间。应基于一过性危险因素（如近期接受手术、创伤、制动）进行短期治疗（3 个月），并应基于永久性危险因素或者特发性 DVT 进行长期治疗。对于该适应证，使用利伐沙班超过 12 个月的经验尚不充足。

用于非瓣膜性房颤成年患者，降低卒中和全身性栓塞的风险：推荐剂量是 20mg 每日 1 次，该剂量同时也是最大推荐剂量，对于低体重和高龄（>75 岁）的患者，医师可根据患者的情况，酌情使用 15mg 每日 1 次。在利伐沙班预防卒中和全身栓塞的获益大于出血风险的情况下，应接受长期治疗（参见"注意事项"）。

因手术及其他干预治疗而停药：如果为了降低手术或其他干预过程的出血风险而必须停止抗凝治疗，则必须在干预之前的至少 24 小时停止使用利伐沙班，以降低出血风险。在决定是否将某个干预过程延迟至利伐沙班最后 1 次给药 24 小时后时，必须权衡出血风险的升高与干预治疗的紧迫性。考虑到利伐沙班起效快，在手术或其他干预过程之后，一旦确定已充分止血，应该立即重新使用利伐沙班。如果在手术干预期间或之后无法服用口服药物，考虑给予非口服抗凝剂。

漏服：口服利伐沙班 10mg，每日 1 次时，如果发生漏服，患者应立即服用利伐沙班，并于次日继续每日服药 1 次。如果在 15mg 每日 2 次治疗期间（第 1～21 天）发生漏服，患者应立即服用利伐沙班，以确保每日服用 30mg 利伐沙班。这种情况下可能需 1 次服用 2 片 15mg 片剂。之后，应依照用药建议继续接受常规的 15mg 每日 2 次给药。如果在 15mg 或 20mg 每日 1 次治疗期间（第 22 日和以后）发生漏服，患者应立即服用利伐沙班，之后应依照推荐剂量继续接受每日 1 次给药。不应为了弥补漏服的剂量而在 1 日之内将剂量加倍。

3. 老年人　老年患者的血浆浓度比年轻患者高，其平均 AUC 值约为年轻患者的 1.5 倍，主要是由于老年患者（表观）总清除、肾清除率降低。老年人的剂量需要依据出血风险、肾功能及全身状态决定，多数情况下无须调整剂量。年龄相关的肾功能变化可能在这一年龄影响中起到一定作用。在老年人中的终末消除半衰期为 11～13 小时。

六、特殊人群用药

1. 妊娠期　尚未确定利伐沙班用于孕妇的安全性和疗效。动物研究显示有生殖毒性。由于潜在的生殖毒性、内源的出血风险以及利伐沙班可以通过胎盘，因此，利伐沙班禁用于孕妇。育龄妇女在接受利伐沙班治疗期间应避孕。

2. 哺乳期　尚未确定利伐沙班用于哺乳期妇女的安全性和疗效。动物研究的数据显示利伐沙班能进入母乳。因此利伐沙班禁用于哺乳期妇女。必须决定究竟是停止哺乳还是停止利伐沙班治疗。

3. 肾功能损害　轻度肾功能损害（肌酐清除率 50～80ml/min）的患者，无须调整利伐沙班剂量。

中度（肌酐清除率 30～49ml/min）或重度肾功能损害（肌酐清除率 15～29ml/min）患者，推荐如下使用：对于择期髋关节或膝关节置换术的成年患者以预防静脉血栓形成

时,中度肾功能损害(肌酐清除率 30~49ml/min)者无须调整剂量。避免在 CrCl<30ml/min 的患者中使用利伐沙班。用于治疗 DVT 和 PE,降低 DVT 和 PE 复发的风险时:对于中度肾功能损害(肌酐清除率 30~49ml/min)患者,前 3 周,患者应接受 15mg 每日 2 次。此后,当推荐剂量为 20mg 每日 1 次时,如果评估得出患者的出血风险超过 DVT 及 PE 复发的风险,必须考虑将剂量从 20mg 每日 1 次,降为 15mg 每日 1 次。使用 15mg 的建议基于 PK 模型,尚无临床研究。当推荐剂量为 15mg 每日 1 次时,不需要调整推荐剂量。在 CrCl<30ml/min 的患者中应避免使用利伐沙班。用于非瓣膜性房颤成年患者以降低卒中和体循环栓塞风险时,推荐剂量为 15mg 每日 1 次。肌酐清除率<15ml/min 的患者避免使用利伐沙班。

4. 肝功能损害　有凝血异常和临床相关出血风险的肝病患者,包括达到 Child Pugh B 级和 C 级的肝硬化患者,禁用利伐沙班。

七、药理学

1. 药效学及作用机制　利伐沙班是一种口服,具有生物利用度的 X a 因子抑制剂,其选择性地阻断 X a 因子的活性位点,且不需要辅助因子(例如抗凝血酶Ⅲ)以发挥活性。通过内源性及外源性途径活化 X 因子为 X a 因子(FX a),在凝血级联反应中发挥重要作用。

2. 药代动力学

吸收:利伐沙班吸收迅速,服用后 2~4 小时达到最大浓度(C_{max})。口服利伐沙班不管是在空腹还是饱腹状态下几乎完全吸收,10mg 片剂的口服生物利用度高(80%~100%),进食对利伐沙班 10mg 片剂的 AUC 或 C_{max} 无影响,因此服用利伐沙班 10mg 片剂的时间不受就餐时间的限制。空腹条件下服用 20mg 片剂后,由于吸收程度降低,口服生物利用度为 66%。利伐沙班 20mg 片剂与食物同服后,与空腹服药相比,平均 AUC 提高 39%,提示几乎完全吸收,有较高的口服生物利用度。利伐沙班 15mg 和 20mg 应与食物同服。空腹条件下,利伐沙班药代动力学几乎呈线性升高,直至达到约 15mg(每日 1 次)。在饱腹条件下,利伐沙班 10mg、15mg 和 20mg 片剂的吸收显示出与剂量成比例。在较高剂量水平时,利伐沙班的吸收收到限制;随着剂量的升高,生物利用度以及吸收率均出现下降。

分布:利伐沙班与人体血浆蛋白(主要是血清蛋白)的结合率较高,约为 92%~95%。分布容积中等,稳态下分布容积约为 50L。

生物转化和消除:在利伐沙班用药剂量中,约有 2/3 通过代谢降解,然后其中一半通过肾脏排出,另外一半通过粪便途径排出。其余 1/3 用药剂量以活性药物原型的形式直接通过肾脏在尿液中排泄,主要是通过肾脏主动分泌的方式。利伐沙班通过 CYP3A4、CYP2J2 和非依赖 CYP 机制进行代谢。吗啉酮部分的氧化降解和酰胺键的水解是主要的生物转化部位。

利伐沙班原型是人体血浆内最重要的化合物,尚未发现主要的或具有活性的循环代谢产物。利伐沙班全身清除

率约为 10L/h,为低清除率物质。以 1mg 剂量静脉给药后的清除半衰期约为 4.5 小时。口服给予利伐沙班片后,药物消除收到吸收率的限制。利伐沙班从血浆内消除的终末半衰期,年轻人为 5~9 小时,老年人体内为 11~13 小时。

3. 药物不良反应　使用利伐沙班时最常见的不良反应为出血。

其他不良反应:上腹部疼痛、消化不良、牙痛、疲劳、背痛、关节痛、口咽痛。

4. 药物相互作用　吡咯、抗真菌剂(例如伊曲康唑、伏立康唑和泊沙康唑)或 HIV 蛋白酶抑制剂可使利伐沙班血药浓度升高;抗凝血药物、非甾体抗炎药、血小板聚集抑制剂、SSRI/SNRI,可能提高出血风险;CYP3A4 诱导剂(如利福平、苯妥英、卡马西平)可降低利伐沙班的血药浓度。

八、注意事项

1. 禁用　对本品或片剂中任何辅料过敏的患者、有临床明显活动性出血的患者、具有大出血显著风险的病灶或病情的患者,禁用于任何其他抗凝血剂(如普通肝素、低分子肝素、肝素衍生物、口服抗凝血剂)的伴随治疗、伴有凝血异常和临床相关出血风险的肝病患者,包括达到 Child Pugh B 和 C 级的肝硬化患者、孕妇和哺乳期妇女。

2. 用药注意事项　推荐在整个抗凝治疗过程中密切观察。

(1) 提前停用利伐沙班将使血栓栓塞事件风险升高:在无充分的替代抗凝治疗的情况下,提前停用任何口服抗凝血剂包括利伐沙班,将使血栓栓塞事件风险升高。

(2) 出血风险:利伐沙班将使出血的风险升高,且可能引起严重或致死性的出血。如果发生严重出血,必须停用利伐沙班。在有活动性病理性出血的患者中停用利伐沙班。合并使用影响止血的其他药物(阿司匹林、P2Y12 血小板抑制剂、其他抗血栓剂、纤溶药及 NSAID)将使出血风险升高。合并使用联合 P-gp 及强效 CYP3A4 抑制剂(如利托那韦),将使利伐沙班暴露量增加并可能使出血风险升高。

(3) 避免在 CrCL<30ml/min 的患者中使用利伐沙班,服用利伐沙班期间发生急性肾功能衰竭的患者必须停止治疗。在 CrCL<15ml/min 的患者中,因药物暴露量升高,应避免使用利伐沙班。

(4) 利伐沙班内含有乳糖。有罕见的遗传性乳糖或半乳糖不耐受、Lapp 乳糖酶缺乏或葡萄糖-半乳糖吸收不良的患者不能服用利伐沙班。

(5) 由于缺乏安全性和疗效方面的数据,不推荐用于 18 岁以下的青少年或儿童。

(6) 对老年患者(>65 岁)无须调整剂量。

九、药物稳定性及贮藏条件

常温(10~30℃)密封保存。

十、药物经济性评价

基本药物(片剂:10mg、15mg、20mg),医保乙类。

阿 哌 沙 班

一、药品名称

1. 英文名　Apixaban
2. 化学名　1-(4-甲氧基苯基)-7-氧代-6[4-(2-氧代哌啶-1-基)苯基]-4,5,6,7-四氢-1H-吡唑[3,4-c]吡啶-3-甲酰胺

二、药品成分

阿哌沙班

三、剂型与规格

阿哌沙班片　2.5mg

四、适应证及相应的临床价值

用于膝关节或膝关节择期置换术的成年患者,预防静脉血栓栓塞事件(VTE)。

五、用法用量

1. 儿童　目前尚无在18岁以下患者中使用阿哌沙班的安全性和有效性方面的数据。

2. 成人　本品推荐剂量为每次2.5mg,每日2次口服,以水送服,不受进餐影响。首次服药时间应在手术后12~24小时。在这个时间窗里决定服药具体时间时,医师需同时考虑早期抗凝预防VTE的潜在益处和手术后出血的风险。

对于接受髋关节置换术的患者:推荐疗程为32~38日;对于接受膝关节置换术的患者:推荐疗程为10~14日。

如果发生一次漏服,患者应立即服用本品,随后继续每日服药2次。有注射用抗凝血药转换为本品治疗时,可从下次给药时间点开始。

3. 老年人　无须调整剂量。

六、特殊人群用药

1. 妊娠期　动物研究未发现本品有直接或间接的生殖毒性。目前尚无孕妇应用阿哌沙班的资料,妊娠期间不推荐应用阿哌沙班。

2. 哺乳期　尚不清楚阿哌沙班或其代谢产物是否进入人乳。现有的动物实验数据显示阿哌沙班能进入母乳。在大鼠乳汁中,发现乳汁、母体血浆药物浓度比很高(C_{max}约为8,AUC约为30),可能是因为药物向乳汁中主动转运。对新生儿及婴儿的风险不能排除。必须决定究竟是停止母乳喂养还是停止/避免阿哌沙班治疗。

3. 肾功能损害　肾损害对阿哌沙班的最大血浆浓度无影响。阿哌沙班暴露量随肾功能(以肌酐清除率评估)的下降而增加。与肌酐清除率正常者相比,肾轻度损害(肌酐清除率51~80ml/mim)、中度损害(肌酐清除率30~50ml/mim)及重度损害(肌酐清除率15~29ml/mim)患者的阿哌沙班血浆浓度曲线下面积(AUC)分别升高16%、29%及44%。肾损害对阿哌沙班血浆浓度与抗FXa活性的关系无明显影响。

4. 肝功能损害　在一项比较轻度肝损害(Child Pugh A级,其中评分5分6例,评分6分2例)和中度肝损害患者(Child Pugh B级,其中评分7分6例,评分8分2例)和健康受试者(16例)的研究中,单词给予阿哌沙班5mg后,肝损害患者阿哌沙班的药代动力学及药效学无变化,轻度或中度肝损害患者抗FXa活性及INR的变化与健康受试者相当。

七、药理学

1. 药效学及作用机制　阿哌沙班是一种强效、口服有效的可逆、直接、高选择性的Xa因子活性位点抑制剂,其抗血栓活性不依赖抗凝血酶Ⅲ。阿哌沙班可以抑制与血栓结合的Xa因子,并抑制凝血酶原酶活性。阿哌沙班对血小板聚集无直接影响,但间接抑制凝血酶诱导的血小板聚集。通过对Xa因子的抑制,阿哌沙班抑制凝血酶的产生,并抑制血栓形成。在动物模型中进行的临床前试验结果显示,阿哌沙班在不影响止血功能的剂量水平下,具有抗栓作用,可预防动脉及静脉血栓。

阿哌沙班的药学作用是其作用机理(抑制Xa因子)的体现。由于阿哌沙班抑制了Xa因子,所以可延长凝血试验的参数,如凝血酶原时间(PT),INR,及活化部分凝血酶时间(APTT)。在预期治疗剂量时,这些凝血参数的变化幅度很小,且变异大,不建议用这些参数来评价阿哌沙班的药效作用。

2. 药代动力学

吸收:在10mg剂量范围内,阿哌沙班的绝对生物利用度约为50%。阿哌沙班吸收迅速,服用后3~4小时达到最大浓度(C_{max}),进食对阿哌沙班10mg的AUC或C_{max}无影响。阿哌沙班可以在进餐时或非进餐时服用。在10mg剂量范围内,阿哌沙班呈线性药代动力学特征,具有剂量依赖性。当阿哌沙班剂量≥25mg时,显示为溶出限制性吸收,生物利用度下降。阿哌沙班的暴露参数表现为低至中度变异,其个体内变异系数(CV)约为20%,个体间约为30%。

分布:在人体内,与血浆蛋白结合率约为87%。分布容积(V_{ss})约为21L。

代谢:阿哌沙班生物转化的主要位点是3-哌啶酮基的O-脱甲基或羟基化。阿哌沙班主要通过CYP3A4/5代谢,很少部分通过CYP1A2、2C8、2C9、2C19及2J2代谢。原型阿哌沙班是人血浆中的主要药物相关成分,未发现具有活性的循环代谢产物。阿哌沙班是转运蛋白P-gp及乳腺癌耐药蛋白(BCRP)的底物。

排泄:阿哌沙班可通过多种途径清除。人体给予阿哌沙班后,约25%以代谢产物形成出现,绝大多数在粪便检出。肾的排泄量约占总清除率的27%。此外,临床试验还发现额外的胆汁排泄,非临床试验发现额外的直接肠道排泄。阿哌沙班的总清除率约为3.3L/h,半衰期约为12小时。

3. 药物不良反应　在1项Ⅱ期临床试验和3项Ⅲ期临床试验中评价了阿哌沙班的安全性,这些试验共有5 924例接受下肢骨科大手术(择期髋关节置换术或膝关节置换术)的患者,服用阿哌沙班2.5mg,每日2次,最长接受38日

的治疗。

接受每日 2 次阿哌沙班 2.5mg 治疗的患者中,共计有 11% 发生了不良反应。与其他抗凝血药物一样,当存在相关的危险因素,如易导致出血的器官损伤时,阿哌沙班治疗过程中才可能出现出血。常见的不良反应包括贫血、出血、挫伤及恶心。应结合手术背景对不良反应作出解释。

与其他抗凝血药物一样,阿哌沙班可能会引起一些组织或器官隐性或显性出血风险升高,从而可能导致出血后贫血。由于出血部位、程度或范围不同,出血的体征、症状和严重程度将有所差异。

4. 药物相互作用　当阿哌沙班与 CYP3A4 及 P-gp 双强效抑制剂酮康唑(400mg,每日 1 次)合用时,阿哌沙班的平均 AUC 升高 2 倍,平均 C_{max} 升高 1.6 倍。服用 CYP3A4 及 P-gp 双强效抑制剂进行全身性治疗的患者不推荐服用阿哌沙班,此类抑制剂包括吡唑类抗真菌药(如伊曲康唑、伏立康唑及泊沙康唑)和 HIV 蛋白酶抑制剂(如利托那韦)。非 CYP3A4 和 P-gp 双强效抑制剂的活性物质(如地尔硫䓬、萘普生、克拉霉素、胺碘酮、维拉帕米、奎尼丁)预期增加阿哌沙班血浆浓度的程度较低。当阿哌沙班与非强效 CYP3A4 和/或 P-gp 抑制剂合用时,无须调整剂量。如地尔硫䓬(360mg,每日 1 次),一种中度 CYP3A4 及弱 P-gp 抑制剂,可使阿哌沙班的平均 AUC 升高 1.4 倍,平均 C_{max} 升高 1.3 倍。萘普生(500mg,单次给药),一种 P-gp 抑制剂,但不抑制 CYP3A4,可使阿哌沙班的平均 AUC 升高 1.5 倍,平均 C_{max} 升高 1.6 倍。克拉霉素(500mg,每日 2 次),P-gp 抑制剂和 CYP3A4 的强抑制剂,该药物可分别将平均阿哌沙班 AUC 增加 1.6 倍,使 C_{max} 增加 1.3 倍。

阿哌沙班与 CYP3A4 及 P-gp 强效诱导剂利福平合用时,可使阿哌沙班的平均 AUC 降低 54%,平均 C_{max} 降低 42%。阿哌沙班与其他 CYP3A4 及 P-gp 双强效诱导剂(如苯妥英、苯巴比妥或圣约翰草)合用时,也可能导致阿哌沙班的血药浓度降低。与上述药物合用时,无须调整剂量;但与一些 CYP3A4 及 P-gp 双强效诱导剂合用时,应谨慎。

在阿哌沙班(5mg,单次给药)与依诺肝素(40mg,单次给药)合用后,发现在抗 Xa 因子效应上有相加效应。如果患者联合使用了其他任何抗凝血药物,由于出血风险增加,应加以关注。

阿哌沙班与 SSRIs/SNRIs 或 NSAID(包括阿司匹林)联合服用时应谨慎,因为这些药物一般可增加出血风险。在一项急性冠脉综合征患者的临床研究中,阿哌沙班、阿司匹林和氯吡格雷三联治疗可明显增加出血风险。不推荐阿哌沙班与可导致严重出血的药物合用,如普通肝素和肝素衍生物(包括低分子量肝素 LMWH))、抑制凝血因子 Xa 的低聚糖(如黄达肝葵钠)、凝血酶 II 直接抑制剂(如地西卢定)、溶栓药、GP IIb/IIIa 受体拮抗剂、噻吩吡啶(如氯吡格雷)、双嘧达莫、右旋糖酐、磺吡酮、维生素 K 拮抗剂和其他口服抗凝血药。

八、注意事项

1. 禁用　对活性成分或片剂中任何辅料过敏;有临床

明显活动性出血;伴有凝血异常和临床相关出血风险的肝病。

2. 用药注意事项

(1) 出血风险:与其他的抗凝血药物一样,对服用阿哌沙班的患者,要严密监测出血征象。阿哌沙班应慎用于伴有以下出血风险的患者:先天性或获得性出血疾病;活动性胃肠道溃疡疾病;细菌性心内膜炎;血小板减少症;血小板功能异常;有出血性卒中病史;未控制的重度高血压;近期接受脑、脊柱或眼科手术。如果发生严重出血,应停用阿哌沙班。

(2) 肾损害:轻度或中度肾损害患者无须调整剂量。在重度肾损害(肌酐清除率为 15~29ml/min)患者中的有限临床数据表明,该患者人群的阿哌沙班血浆浓度升高,由于可能增加出血风险,阿哌沙班单独或联合阿司匹林用于这些患者时应谨慎。由于尚无肌酐清除率<15ml/min 的患者或透析患者的临床资料,因此不推荐这些患者服用阿哌沙班。

(3) 老年患者:阿哌沙班与阿司匹林联合用于老年患者的临床经验有限。因可能增加出血风险,老年患者联合服用这 2 种药应谨慎。

(4) 肝损害:阿哌沙班禁用于伴有凝血异常和临床相关出血风险的肝病患者。不推荐重度肝损害的患者服用阿哌沙班。对于轻度及中度肝损害的患者(Child Pugh A 或 B 级),应当谨慎服用阿哌沙班。由于肝酶升高 GPT/GOT>2× ULN 或总胆红素升高 ≥1.5×ULN 的患者未入选临床试验,因此,阿哌沙班用于这些人群时应谨慎。术前应常规检测 GPT。

(5) 髋骨骨折手术:目前尚无临床试验评价接受髋骨骨折手术患者服用阿哌沙班的有效性及安全性,因此,不推荐这些患者服用阿哌沙班。

(6) 辅料信息:本品中含有乳糖。有罕见的遗传性半乳糖不耐受、Lapp 乳糖酶缺乏症或葡萄糖-半乳糖吸收不良的患者,不应服用本品。

(7) 对驾驶及机械操作能力的影响:阿哌沙班对驾驶及机械操作能力无影响或该影响可以忽略。

九、药物稳定性及贮藏条件

30℃ 以下保存。

十、药物经济性评价

非基本药物,医保乙类。

达比加群酯

一、药品名称

1. 英文名　Dabigatran Etexilate

2. 化学名　β-丙氨酸-N-[[2-[[[4-[[[(己氧基)羰基]氨基]亚氨基甲基]苯基]氨基]甲基]-1-甲基-1H-苯并咪唑-5-基]羰基]-N-2-嘧啶-乙酯

二、药品成分

达比加群酯

三、剂型与规格

达比加群酯胶囊剂　（1）110mg；（2）150mg

四、适应证及相应的临床价值

预防存在以下一个或多个危险因素的成人非瓣膜性房颤患者的卒中和全身性栓塞：①先前曾有卒中、短暂性脑缺血发作或全身性栓塞；②左心室射血分数<40%；③伴有症状的心力衰竭，纽约心脏病协会（NYHA）心功能分级≥2级；④年龄≥75岁；⑤年龄≥65岁，且伴有以下任一疾病：糖尿病、冠心病或高血压。

五、用法用量

1. 儿童　在本品下述适应证中没有儿童人群相关应用：非瓣膜性房颤患者的卒中和 SEE 预防。由于缺乏 18 岁以下患者使用本品的安全性和有效性数据，所以不推荐本品用于 18 岁以下患者。

2. 成人　口服，应用水整粒吞服，餐时或餐后服用均可。成人的推荐剂量为每日口服 300mg，即每次 1 粒 150mg，每日 2 次。应维持长期的治疗。

3. 老年人　80 岁及以上年龄的患者治疗剂量为每日 220mg，即每次 1 粒 110mg 的胶囊，每日 2 次。

六、特殊人群用药

1. 妊娠期　尚无关于孕妇暴露于本品的充分数据。动物研究已表明有生殖毒性。是存在对人类的潜在风险未知。在接受达比加群酯治疗的育龄女性应避免妊娠，除非确实有必要，否则孕妇不应接受本品治疗。

2. 哺乳期　尚无达比加群对哺乳期婴儿影响的临床数据。使用本品治疗期间应停止哺乳。

3. 肾功能损害　在开始本品治疗前，应通过计算肌酐清除率对肾功能进行评估，并以此排除重度肾功能损害的患者（CrCl<30ml/min）。尚无数据支持在重度肾功能损害患者（CrCl<30ml/min）中用药，不推荐在这些人群中给予本品治疗。轻、中度肾功能损害患者无须调整剂量，对于中度肾功能损害患者（CrCl 为 30~35ml/min），应当每年至少进行一次肾功能评估。在治疗过程中，当存在肾功能可能出现下降或恶化的临床状况时（如血容量不足、脱水、以及有一些特定的合并用药），应当对肾功能进行评估。达比加群可经透析清除。

4. 肝功能损害　房颤相关性卒中和 SEE 预防的临床试验中排除了肝酶升高>2ULN（正常值上限）的患者。对这一患者亚组无治疗经验，所以不推荐该人群使用本品。

5. 其他人群　心脏复律：心脏复律过程中，可维持本品治疗。

遗漏服药：若距下次用药时间大于 6 小时时，仍能服用本品漏服的剂量。如果距下次用药不足 6 小时，则应忽略漏服的剂量。不可为弥补漏服剂量而使用双倍剂量的药物。

七、药理学

1. 药效学及作用机制　达比加群酯作为小分子前体药物，未显示有任何药理学活性。口服给药后，达比加群酯可被迅速吸收，并在血浆和肝脏经由酯酶催化水解转化为达比加群。达比加群是强效、竞争性、可逆性、直接凝血酶抑制剂，也是血浆中的主要活性成分。由于在凝血级联反应中，凝血酶（丝氨酸蛋白酶）使纤维蛋白原转化为纤维蛋白，抑制凝血酶可预防血栓形成。达比加群还可抑制游离凝血酶、与纤维蛋白结合的凝血酶和凝血酶诱导的血小板聚集。基于动物的体内、体外试验显示：不同血栓形成动物模型中已经证实了达比加群静脉给药和达比加群酯口服给药后的抗血栓形成疗效和抗凝活性。

2. 药代动力学　口服给药后，达比加群酯迅速且完全转化为达比加群，后者是本品在血浆中的活性成分。前体药物达比加群酯通过酯酶催化水解形成有效成分达比加群是主要代谢反应。本品口服给药后的达比加群的绝对生物利用度约为 6.5%。健康志愿者口服本品后，达比加群在血浆中的药代动力学特点表现为血药浓度迅速升高，给药后 0.5~2.0 小时达到峰浓度（C_{max}）。

吸收：与健康志愿者相比，手术后 1~3 小时的吸收速度相对较慢，血浆浓度-时间曲线平缓，且无明显的血浆浓度峰值出现。在手术后阶段，由于与口服药物制剂无关的麻醉、胃肠道麻痹和外科手术效应等影响因素，导致服药后 6 小时达到血浆峰浓度。进一步研究结果显示，吸收减缓和延迟通常仅出现在手术当天。在此之后，达比加群吸收迅速，在给药后 2 小时血浆浓度达到峰值水平。进食不影响达比加群酯的生物利用度，但会使血浆浓度达峰时间延后 2 小时。

分布：达比加群非浓度依赖性的较低的（34~35%）人血浆蛋白结合率。达比加群的分布容积为 60~70L，超过了人体体液总量，提示达比加群具有中度的组织分布特性。C_{max} 和血药浓度时间曲线下面积呈剂量依赖性。达比加群血浆浓度呈双幂下降，平均终末半衰期在健康老年人中约为 11 小时。在多次给药后观察到的终末半衰期约为 12~14 小时。半衰期与给药剂量无关。

生物转化：达比加群主要经由尿液排泄（85%），粪便排泄占给药剂量的 6%。达比加群可经由共轭反应形成具有药理学活性的乙酰葡糖醛酸苷共轭产物，主要以原型经由尿液清除，其清除率与肾小球滤过率一致，约为 100ml/min。

3. 药物不良反应　主要不良反应是出血，常见术后伤口出血、皮肤黏膜出血、泌尿生殖系统出血（包括血尿症）、胃肠道出血、鼻出血。其他不良反应可见腹痛、腹泻、消化不良、恶性、血肿、血红蛋白减少、贫血等。

4. 药物相互作用　本品与抗凝血药物（如普通肝素（UFH）、低分子肝素（LMWH）、肝素衍生物（黄达肝癸钠、地西卢定）、溶栓药物、微生物 K 拮抗剂、利伐沙班或其他口服抗凝血药），以及抗血小板聚集药物（如 GP Ⅱb/Ⅲa 受体拮抗剂、噻氯匹定、普拉格雷、替格瑞洛、右旋糖苷、磺吡酮）可能会增加出血风险。达比加群酯是外流转运体 P-gp 的底物。

预计与强效 P-gp 抑制剂(如胺碘酮、维拉帕米、奎尼丁、决奈达隆、克拉霉素和替格瑞洛等)的联合使用会导致达比加群血药浓度升高。不推荐与他克莫司联合使用。与 P-gp 诱导物[如利福平、贯叶连翘(金丝桃)、卡马西平或苯妥英等]联合使用会降低达比加群血药浓度,因此,应该避免联合使用。不建议与蛋白酶抑制剂(包括利托那韦及其与其他蛋白酶抑制剂的复方制剂)会影响 P-gp(作为抑制剂或诱导物)。与 SSRI 和 SNRI 均增加出血风险。

八、注意事项

1. 禁用

(1) 对本品或本品种任何辅料过敏的患者。

(2) 重度肾功能损害(CrCl<30ml/min)患者。

(3) 临床有明显活动性出血的患者。

(4) 有大出血显著风险的病变或状况的患者。

(5) 联合应用任何其他抗凝血药物的患者。

(6) 有预期会影响存活时间的肝功能损害或肝病的患者。

(7) 需要抗凝治疗的人工心脏瓣膜的患者。

2. 用药注意事项

(1) 与其他所有抗凝血药物一样,出血风险增高时,应谨慎使用达比加群酯。在接受达比加群酯治疗的过程中,任何部位都可能发生出血。

(2) 建议在整个治疗期内进行密切临床检测(监测出血或贫血的体征),尤其是当存在合并危险因素时。

(3) 以下情况需慎用:先天性或后天性出血障碍、血小板减少症或血小板功能障碍、活动期胃肠道溃疡性疾病、近期手术或创伤、近期的颅内或脑内出血、近期接受脑、脊柱或眼科手术、细菌性心内膜炎患者、孕妇及哺乳期妇女。

(4) 当存在显著增大出血风险的病变、状况、操作和/或药物治疗(NSAID、抗血小板药物、SSRI 和 SNRI)时,需谨慎地进行风险获益评估。不需要常规抗凝检测。

(5) 发生急性肾功能衰竭的患者应停用本品。

(6) 手术或有创操作会增加使用达比加群酯患者的出血风险。因此,接受外科手术时可能需暂时停用达比加群酯。

(7) 由于缺乏安全性和疗效方面的数据,不推荐用于18 岁以下的青少年或儿童。

(8) 对老年患者(>75 岁)需调整剂量。

九、药物稳定性及贮藏条件

密封保存。

十、药物经济性评价

基本药物(胶囊:110mg、150mg),医保乙类。

比 伐 卢 定

一、药品名称

英文名　Bivalirudin

二、药品成分

水蛭素衍生物(片断)

三、剂型与规格

比伐卢定注射剂　250mg/瓶

四、适应证及相应的临床价值

与阿司匹林联用,在不稳定型心绞痛患者的冠状动脉血管成形术中作为抗凝血药,可预防局部缺血性并发症的发生。

五、用法用量

成人:在血管成形术即将开始前注射 1mg/kg,然后以 2.5mg/(kg·h)连续静脉滴注 4 小时,再以 0.2mg/(kg·h)滴注 14~20 小时。应同时给予阿司匹林 300~325mg。

六、药理学

1. 药效学及作用机制　本品为凝血酶直接的、特异的、可逆性抑制剂。无论凝血酶处于血循环中还是与血栓结合,本品均可与其催化位点和阴离子结合位点(又称底物识别位点)发生特异性结合,从而直接抑制凝血酶的活性。

其作用与肝素不同,它不依赖于抗凝血酶Ⅲ(AT-Ⅲ)、肝素辅因子Ⅱ等。凝血酶是凝血反应中起核心作用的丝氨酸蛋白酶:它水解纤维蛋白原生成纤维蛋白单体;激活凝血因子ⅩⅢ;促进纤维蛋白交联形成稳定血栓的共价结构。同时,凝血酶激活凝血因子Ⅴ、Ⅷ;激活血小板,促进血小板聚集和颗粒释放。因凝血酶可水解本品多肽顺序中 Arg3 和 Pro4 之间的肽键,使本品失活,所以本品对凝血酶的抑制作用是可逆而短暂的。在体外实验中,本品以浓度依赖方式延长健康人血浆的活化部分凝血酶时间(APTT)、凝血酶时间(TT)、凝血酶原时间(PT)。

2. 药代动力学　本品静脉注射的起效时间为 2 分钟、达峰浓度时间:静脉注射为 2 分钟、静脉滴注为 4 分钟、皮下注射为 1~2 小时。皮下注射生物利用度为 40%。本品约 20% 经肾随尿排泄。原型药物血浆消除半衰期为 25 分钟,总体清除率为 3.4ml/kg。

3. 药物不良反应　常见的是出血,多见于动脉穿刺部位,也可能发生在身体其他部位。用药中,若血压或血容量突然下降,或有其他不明症状出现时,都应立刻停药并高度警惕出血的发生。其他尚有背痛、头痛、低血压等。

4. 药物相互作用　本品与血浆蛋白和血红细胞不结合。在与肝素、华法林或溶栓药物合用时,会增加患者出血的可能性。

七、注意事项

1. 禁用　本品禁用于大出血活动期以及对药物过敏者。

2. 用药注意事项

(1) 以下情况需慎用:脑动脉瘤、恶病质、血小板减少、胃十二指肠溃疡、肝肾功能不全、新近手术后创伤、接受近距离放射治疗。

（2）除非明确需要，否则不应用于孕妇和哺乳期妇女。

八、药物稳定性及贮藏条件

20~25℃保存。溶解后可在 2~8℃ 保存 24 小时，或当浓度为 0.5~5μg/ml 时，室温下可保存 24 小时。

九、药物经济性评价

非基本药物，非医保。

阿 加 曲 班

一、药品名称

1. 英文名　Argatroban
2. 化学名　(2R,4R)-4-甲基-1-[N2-((R,S)-3-甲基-1,2,3,4-四氢-8-喹啉磺酰基)-L-精氨酰基]-2-哌啶羧酸一水合物

二、药品成分

阿加曲班

三、剂型与规格

阿加曲班注射剂　20ml∶10mg

四、适应证及相应的临床价值

用于改善慢性动脉闭塞症（Buerger 病，闭塞性动脉硬化症）患者的四肢溃疡，静息痛及冷感等。

五、用法用量

1. 儿童　儿童患者等用药安全性尚未确立（无用药经验）。
2. 成人　成人常用量：每次 1 支（10mg），每日 2 次。每次用输液稀释后进行 2~3 小时的静脉滴注，可依年龄、症状酌情增减药量。
3. 老年人　通常老年人的生理功能下降，需减量用药。

六、特殊人群用药

1. 妊娠期　尚未确立怀孕期间用药的安全性，故对孕妇或有可能怀孕的妇女最好不用此药。
2. 哺乳期　动物实验（大白鼠）报告表明，乳汁中有药物成分分布，因此在使用本品时应避免哺乳。

七、药理学

1. 药效学及作用机制　为选择性的直接凝血酶抑制剂，对与纤维素凝块结合的凝血酶和血浆中游离的凝血酶都有作用，因此，具有抑制凝血酶作用、抗凝血作用和抑制血管收缩作用。

其结构式包含精氨酸、哌啶、喹啉的三脚架结构，与凝血酶的活性部位呈立体型结合，可快速、选择性、可逆性地阻断凝血酶的催化位点及非极性区，从而抑制凝血酶在血栓形成过程中的三种作用——纤维蛋白生成作用、血小板聚集作用、血管收缩作用。本品还可抑制凝血酶导致的凝血因子Ⅷ的活化作用，是血栓更容易接受纤溶酶的作用，促进血栓溶解。

2. 药代动力学　经静脉给药后，稳态 V_d 为（179±33）ml/kg。蛋白结合率为 54%，$t_{1/2\alpha}$ 为 15 分钟，$t_{1/2\beta}$ 为 30 分钟。经肝代谢，至少有 4 种代谢产物，其中主要产物 M1 的抗凝血酶能力是母药的 30%。给药后 24 小时内，原型药物经尿液及粪便的排泄率分别为 23% 和 12%。

3. 药物不良反应　主要不良反应为出凝血障碍（1%），肝胆系统障碍（0.7%），消化系统障碍（0.5%）等。

4. 药物相互作用　阿加曲班注射液与以下药物合并使用时，可引起出血倾向增加，应注意减量：①抗凝剂，如肝素、华法林等；②抑制血小板凝集作用的药物，如阿司匹林、奥扎格雷钠、盐酸噻氯匹定、双嘧达莫等；③血栓溶解剂，如尿激酶、链激酶等；④降低纤维蛋白原作用的去纤酶等。

八、注意事项

1. 禁用

（1）出血性患者：颅内出血，出血性脑梗死，血小板减少性紫癜，由于血管障碍导致的出血现象，血友病及其他凝血障碍，月经期间，手术时，消化道出血，尿道出血，咯血，流产、早产及分娩后伴有生殖器出血的孕产妇等（该药用于出血性患者时，有难以止血的危险）。

（2）脑栓塞或有可能患脑栓塞的患者（有引起出血性脑梗死的危险）。

（3）伴有高度意识障碍的严重梗死患者（用于严重梗死患者时，有引起出血性脑梗死的危险）。

（4）对本药品成分过敏的患者。

2. 用药注意事项

（1）孕妇不宜使用，哺乳期妇女用药期间须停止哺乳。

（2）有出血倾向者，正在使用抗凝血药、抗血小板药、血栓溶解剂的患者，严重肝功能障碍者慎用。

（3）使用时应严格进行血液凝固功能等出凝血检查。

九、药物稳定性及贮藏条件

室温遮光、密闭保存。

十、药物经济性评价

非基本药物，医保乙类。

14　溶　栓　药

尿　激　酶

参见（第二章　神经系统药物 8　脑卒中药）

链　激　酶

参见（第二章　神经系统药物 8　脑卒中药）

阿 替 普 酶

参见(第二章　神经系统药物　8　脑卒中药)

瑞 替 普 酶

一、药品名称

英文名　Reteplase

二、药品成分

瑞替普酶

三、剂型与规格

瑞替普酶注射剂　5.0MU。

四、适应证及相应的临床价值

用于成人由冠状动脉梗死引起的急性心肌梗死的溶栓疗法,能改善心功能。

五、用法用量

成人:100MU 缓慢静脉注射 2~3 分钟以上,间隔 30 分钟后可重复给药(10MU)1 次,目前尚无 2 次以上重复给药的经验。

六、药理学

1. 药效学及作用机制　通过水解纤溶酶原肽链上第 560 位(精氨酸)和第 561 位(精氨酸)和第 561 位(缬氨酸)之间的肽链,使无活性的纤溶酶原转化为有活性的纤溶酶,后者使不溶性成网状的纤维蛋白单体转变可溶性的纤维蛋白降解产物,从而发挥溶栓作用。除溶解纤维蛋白外,纤溶酶还可是纤维蛋白原及凝血因子 V 和 Ⅷ 讲解。

2. 药代动力学　相隔半小时 2 次静脉注射瑞替普酶 10MU 后,C_{max} 达到 4 200μg/L,$t_{1/2}$ 为 11~19 分钟,血浆总消除率为 18.4~22.3L/h。可经肝和肾排泄,肾排泄为主要途径,肝功能不全时对其排泄无明显影响,而严重肾功能不全时可使排泄延迟。

3. 药物不良反应

(1) 最常见出血:包括颅内、腹膜后或消化道、泌尿道、呼吸道、穿刺或破损部位出血。

(2) 可引起心律失常。

(3) 恶心、呕吐、发热、呼吸困难及低血压过敏反应。

(4) 其他不良反应:心源性休克、心律失常、肺水肿、心力衰竭、心脏停搏、心绞痛、在梗死、心脏穿孔、二尖瓣反流、心包渗出、心包炎、急性心脏压塞、静脉血栓形成及栓塞和电机械分离。

4. 药物相互作用　没有研究 rPA 与其他心脏活性药物的相互作用。在 rPA 治疗前后,使用肝素,维生素 K 拮抗剂及抗血小板药(阿司匹林等),可能增加出血的危险。

七、注意事项

1. 禁用　对本品过敏者,活动性内出血、脑血管意外史、新近(2 个月内)颅脑或脊柱的手术及外伤史、颅内肿瘤、动静脉畸形或动脉瘤、已知的出血体质以及严重的未控制的高血压患者。

2. 用药注意事项

(1) 应在症状发生后,尽可能早期使用。注射时应使用单独的静脉通路。不能与其他药物混合后给药。

(2) 尽量避免不可压迫的大血管穿刺,在用药期间,如必须进行动脉穿刺,应采用上肢末端血管,患者的肌内注射和非必须的搬动应尽量避免。

(3) 70 岁以上高领患者、孕妇及哺乳期妇女慎用。

八、药物稳定性及贮藏条件

置室温或冰箱(2~8℃)密封保存,切勿冰冻,避光保存。

九、药物经济性评价

非基本药物,非医保。

15　α受体拮抗药

酚 妥 拉 明

参见(第三章　心血管系统药物　2　用于休克的血管活性药)

哌 唑 嗪

一、药品名称

1. 英文名　Prazosin

2. 化学名　1-(4-氨基-6,7-二甲氧基-2-喹唑啉基)-4-(2-呋喃甲酰基)哌嗪

二、药品成分

盐酸哌唑嗪

三、剂型与规格

盐酸哌唑嗪片　1mg

四、适应证及相应的临床价值

1. 高血压　作为第二线药物,常在第一线药物治疗不满意时采用或合用。

2. 充血性心力衰竭　主要是严重的难治性患者。

3. 用于治疗麦角胺过量。

五、用法用量

1. 儿童　口服,7 岁以下开始 0.01mg/kg,逐渐增加至 0.02~0.04mg/kg,每日 2~3 次,均按疗效调整剂量。

2. 成人　口服,每次 0.5~1mg,每日 3 次,逐渐按疗效调整为每日 6~15mg,分 2~3 次服。每日超剂量服用,未必能提高疗效。

3. 老年人　老年人对本品的降压作用敏感,应加注意。

本品有使老年人发生体温过低的可能性。老年人肾功能降低时剂量需减小。

六、特殊人群用药

1. 妊娠期 FDA 妊娠分级:C。对 44 例妊娠期高血压患者以 β 受体拮抗剂及盐酸哌唑嗪控制血压(持续治疗时间 14 周),未发现与药物相关的胎儿畸形及其他副作用。在盐酸哌唑嗪的使用中,尚未发现对胎儿及新生儿有异常影响的报道。

2. 哺乳期 对哺乳期妇女未见不良反应。

七、药理学

1. 药效学及作用机制 盐酸哌唑嗪为选择性突触后 α_1 受体拮抗剂,是喹唑啉衍生物,本品可松弛血管平滑肌,扩张周围血管,降低周围血管阻力,降低血压。

本品扩张动脉和静脉,降低心脏前负荷与后负荷,使左心室舒张末压下降,改善心功能,治疗心力衰竭起效快,1 小时达高峰,持续 6 小时。

本品对肾血流量与肾小球滤过率影响小,可通过阻滞膀胱颈、前列腺包膜和腺体、尿道的 α_1 受体来减轻前列腺增生患者排尿困难。

动物实验显示,大部分药物与 α_1 酸性糖蛋白相结合,仅 5%药物以游离型存在于血液中,肺、心脏、血管等部位的浓度较高,而在脑中较低。

本品不影响 α_2 受体,降压时很少发生反射性心动过速,对心排出量影响较小,也不增加肾素分泌。长期应用对脂质代谢无影响。

2. 药代动力学 本品口服吸收完全,生物利用度 50%～85%,血浆蛋白结合率高达 97%。本品口服后 2 小时起降压作用,血药浓度达峰时间为 1～3 小时,$t_{1/2}$ 为 2～3 小时,心力衰竭时 $t_{1/2}$ 延长达 6～8 小时。持续作用 10 小时。本品主要通过去甲基化和共价键结合形式在肝内代谢,随胆汁与粪便排泄,尿中仅占 6%～10%。5%～11%以原型排出,其余以代谢物排出。心力衰竭时,清除率比正常为慢,不能被透析清除。

3. 药物不良反应 本品可引起晕厥,大多数由直立性低血压引起,偶发生在心室率为 100～160 次/min 的情况下,通常在首次给药后 30～90 分钟或与其他降压药合用时出现。低钠饮食与合用 α_1 受体拮抗剂的患者较易发生。如果将首次剂量改为 0.5mg,临睡前服用,可防止或减轻这种不良反应;在给本药前一天停止使用利尿药,也可减轻"首次现象"。这种副作用有自限性,多数情况下不会再发生。

较少见的反应有心绞痛的发生或加重、气短、下肢浮肿、体重增加。①发生率为 50%以下的不良反应依次为眩晕(10.3%)、头痛(7.8%)、嗜睡(7.6%)、精神差(6.9%)、心悸(5.3%)、恶心(4.9%)。不良反应多发生在服药初期,可以耐受。②其他不良反应发生率为 1%～4%的如下:呕吐、腹泻、便秘、水肿、直立性低血压、晕厥、头晕、抑郁、易激动、皮疹、瘙痒、尿频、视物模糊、巩膜充血、鼻塞、鼻出血。③发生率低于 1%的不良反应有:腹部不适、腹痛、肝功能异

常、胰腺炎、心动过速、感觉异常、幻觉、脱发、扁平苔藓、大小便失禁、勃起功能障碍、阴茎持续勃起。其他偶见不良反应有耳鸣、发热、出汗、关节炎和抗核抗体阳性。

4. 药物相互作用 与钙通道阻滞药同用,降压作用加强,剂量须适当调整。与其他降压药或利尿药同用,也须同样注意。

与噻嗪类利尿药或 β 受体拮抗药合用,使降压作用加强而水钠潴留可能减轻,合用时应调节剂量以求每一种药物的最小有效剂量。

与非甾体抗炎药同用,尤其与吲哚美辛同用,可使本品的降压作用减弱。

与拟交感类药物同用,本品的降压作用减弱。

八、注意事项

1. 禁用 未进行该项试验且无可靠参考文献。

2. 用药注意事项 剂量必须按个体化原则,服药期间应观察血压变化,以降低血压反应为准。与其他抗高血压药合用时,降压作用加强,较易产生低血压,而水钠潴留可能减轻。合用时应调节剂量以求每一种药物的最小有效剂量。为避免这些副作用的产生可将盐酸哌唑嗪减为 1～2mg,每日 3 次。

首次给药及以后加大剂量时,均建议在卧床时给药,不做快速起立动作,以免发生直立性低血压反应。

肾功能不全时应减小剂量,起始剂量 1mg,每日 2 次为宜。肝病患者也相应减小剂量。

在治疗心力衰竭时可以出现耐药性,早期是由于降压后反射性交感兴奋,后期是由于水钠潴留。前者可暂停给药或增加剂量,后者则宜暂停给药,改用其他血管扩张药。

九、药物稳定性及贮藏条件

遮光、密封保存。

十、药物经济性评价

基本药物(片剂:1mg、2mg),医保甲类,《中国药典》(2020 年版)收载。

特 拉 唑 嗪

一、药品名称

1. 英文名 Terazosin

2. 化学名 1-(4-氨基-6,7-二甲氧基-2-喹唑啉基)-4-(四氢-2-呋喃甲酰基)哌嗪

二、药品成分

盐酸特拉唑嗪

三、剂型与规格

盐酸特拉唑嗪片 2mg
盐酸特拉唑嗪胶囊 (1)1mg;(2)2mg

四、适应证及相应的临床价值

盐酸特拉唑嗪可用于治疗良性前列腺增生症。

盐酸特拉唑嗪也可用于治疗高血压,可单独使用或与其他抗高血压药物如利尿剂或 β 肾上腺素受体拮抗剂合用。

五、用法用量

成人

(1) 良性前列腺增生:首次剂量首次剂量为 1mg,睡前服药。首次给药期间应密切观察患者,以避免发生严重的低血压反应。维持剂量剂量应渐增至 2mg、5mg 或 10mg,每日 1 次,直至获得满意的症状和/或流速改善。常用剂量 10mg,每日 1 次。持续 4~6 周,对每日 20mg 剂量不适宜或没有反应的患者,是否可以使用更高的剂量治疗,目前尚不清楚。如果停药几日或更长时间,应使用首次给药方案重新开始治疗。联合用药与其他抗高血压药,特别是钙通道阻滞剂维拉帕米联合使用时,应特别小心,避免引起明显的低血压并应减少本品的用量。

(2) 高血压:首次剂量首次剂量为 1mg,睡前服用。首次给药期间应密切观察患者,以避免发生严重的低血压反应。维持剂量剂量应缓慢增加直至获得满意的血压。推荐剂量通常为 1~5mg,每日 1 次;然而某些患者可能在每日 20mg 的剂量下才有效。剂量高于 20mg 似乎不再进一步影响血压,剂量高于 40mg,尚未进行研究。应监测在给药间期的血压。如果给药 24 小时后降压效应变小,可以考虑每日 2 次给药方案。

如果停药几日或更长时间,应使用首次给药方案重新开始治疗。在临床试验中,除首次用药在睡前外,其他用药时间宜在早晨。

六、特殊人群用药

1. 妊娠期　FDA 妊娠分级:C。在大鼠分娩前后开展的研究中,120mg/(kg·d)(>人推荐最大剂量的 75 倍)剂量给药组在分娩后 3 周中幼鼠的死亡明显高于对照组。

2. 哺乳期　特拉唑嗪是否在母乳中分泌尚不清楚。因为许多药物都在母乳中分泌,所以特拉唑嗪给予哺乳期妇女时应当引起注意。

七、药理学

1. 药效学及作用机制

(1) 良性前列腺增生(BPH):与 BPH 有关的症状涉及膀胱出口阻塞,它包括两个基本组成部分,静态部分和动态部分。静态部分是前列腺增大的结果。一段时间内,前列腺会不断扩大。然而,临床研究表明,前列腺的大小与 BPH 症状的严重性或尿道阻塞的程度无关。动态部分是前列腺和膀胱颈平滑肌紧张增加的功能,导致膀胱出口的狭窄。平滑肌紧张是由 α_1 肾上腺素受体的交感神经刺激作用介导的,该受体在前列腺、前列腺囊和膀胱颈中是丰富的。给予特拉唑嗪后症状减轻和尿流速改善与膀胱

颈和前列腺中的 α_1 肾上腺素受体阻断所引起的平滑肌松弛有关。因为在膀胱体中有相对少的 α_1 肾上腺素能受体,因此特拉唑嗪能够减轻膀胱出口的阻塞而不影响膀胱的收缩。

特拉唑嗪在 1 222 例具有 BPH 症状的男性患者中进行研究。在三个空白对照研究中,给药后大约 24 小时进行症状评价和尿流计测量。采用 BoyarskyIndex 对症状进行定量。调查表形式评价阻塞(排尿犹豫、不连续、排尿结束后滴尿、尿流的大小和压力损伤、膀胱未完全排空的感受)和刺激(夜尿、白天的尿频、尿急、排尿困难)症状,9 个症状各自按 0~3 打分,总分数为 27。特拉唑嗪对个体排尿症状影响的分析表明,与空白相比,特拉唑嗪明显改善排尿犹豫、不连续、尿流的大小和压力损伤、膀胱未完全排空的感受、排尿结束后滴尿、白天的尿频和夜尿。对排尿的总体功能和症状进行了综合评价,与空白治疗的患者相比,用特拉唑嗪治疗的患者有明显($P \leqslant 0.001$)大的总体改善。

长期试验中,特拉唑嗪使症状和尿流速最大值分数都有明显改善,提示特拉唑嗪使平滑肌细胞松弛。尽管阻断 α_1 肾上腺素受体也降低因外周血管阻力增加而引起的高血压患者的血压,但血压正常的 BPH 男性患者用特拉唑嗪治疗时未引起临床上明显的血压降低作用。

(2) 高血压:在动物中,特拉唑嗪通过减少总外周血管阻力从而使血压降低。特拉唑嗪的血管舒张、血压降低作用似乎主要是由 α_1 肾上腺素受体阻断所引起的。在给药后 15 分钟内,特拉唑嗪使血压逐渐降低。

患有轻度(大约 77%,舒张压 95~105mmHg)或中度(大约 23%,舒张压 105~115mmHg)高血压的患者,按照 5~20mg/d 的总剂量,每日 1 次或 2 次给予特拉唑嗪进行临床试验。同所有 α 受体拮抗剂一样,因为特拉唑嗪在首次或前几次给药后可使血压急速下降,因此起始剂量为 1mg,然后调整到某一固定剂量或调整到某一特定血压终点(通常仰卧位的舒张压为 90mmHg)。

在给药间期末(通常 24 小时)测量血压,结果显示,降压作用持续整个期间,通常,仰卧位的收缩压降低比空白大 5~10mmHg,舒张压的降低大 3.5~8mmHg。给药后 24 小时测量,心率未改变。引起血压反应的量与哌唑嗪类似,但低于氢氯噻嗪。

特拉唑嗪小剂量组在统计学上明显地减少患者的总胆固醇、低密度和极低密度脂蛋白,但对高密度脂蛋白和三酰甘油没有明显改变。

2. 药代动力学　男性患者服药后基本上完全吸收。饭后立即服药对吸收程度的影响极小,但使血浆浓度达峰时间延迟大约 40 分钟。特拉唑嗪的肝首关代谢很小。服药后约 1 小时达到峰值,半衰期约为 12 小时。在年龄对特拉唑嗪药代动力学影响的研究中发现,≥70 岁和 20~39 岁年龄的患者,其血浆半衰期分别为 14.0 小时和 11.4 小时。血浆蛋白结合率为 90%~94%。约 40% 经尿排泄,约 60% 随粪便排出。

3. 药物不良反应

(1) 良性前列腺增生:6 项良性前列腺增生的特拉唑嗪

和空白对照临床试验表明特拉唑嗪 1~20mg,每日 1 次,不良反应发生率至少为 1%,并高于空白对照组,或具有临床意义的不良反应,包括无力、直立性低血压、头晕、瞌睡、鼻

充血/鼻炎和勃起功能障碍。特拉唑嗪组尿道感染的发生率明显降低(表 3-2)。在治疗的最初 7 日并且包括各给药间期,发生低血压不良反应事件的危险最大。

表 3-2　在治疗良性前列腺增生的空白对照试验期间发生的不良反应

人体系统		特拉唑嗪 (n=636)	空白 (n=360)
全身反应	无力#	7.4% *	3.3%
	流感并发症状	2.4%	1.7%
	头痛	4.9%	5.8%
心血管系统	低血压	0.6%	0.6%
	心悸	0.9%	1.1%
	直立性低血压	3.9% *	0.8%
	晕厥	0.6%	0.0%
消化系统	恶心	1.7%	1.1%
代谢和营养障碍	外周水肿	0.9%	0.3%
	体重增加	0.5%	0.0%
神经系统	头晕	9.1% *	4.2%
	瞌睡	3.6% *	1.9%
	眩晕	1.4%	0.3%
呼吸系统	呼吸困难	1.7%	0.8%
	鼻充血/鼻炎	1.9% *	0.0%
特殊感觉	视觉模糊/弱视	1.3%	0.6%
泌尿生殖系统	勃起功能障碍	1.6%	0.6%
	尿道感染	1.3%	3.9% *

注:#包括虚弱、疲倦、倦怠和疲劳;* 两组比较,P≤0.05。

不良反应事件通常是短暂的和轻度或中度的,发生严重不良反应时,必须中断治疗。在空白-对照试验中,由于不良反应过早中断治疗的比例在空白和特拉唑嗪组之间无显著性差异。

(2) 高血压:4 项特拉唑嗪空白对照治疗高血压的临床试验表明,特拉唑嗪 1~40mg,每日 1 次,单用或与其他降压药的合用,特拉唑嗪比空白对照组显著增多的不良反应有无力、视觉模糊、头晕、鼻充血、恶心、外周水肿、心悸和嗜睡。

在对照或公开的短期或长期临床试验中,1 987 例服药患者中至少有 1%患者发生的或者在上市后有报道的不良反应包括以下内容。①全身反应:胸痛、面部水肿、发热、腹痛、颈痛、肩痛;②心血管系统:心律失常、血管舒张;③消化系统:便秘、腹泻、口干、消化不良、肠胃气胀、呕吐;④代谢/营养障碍:痛风;⑤肌肉与骨骼系统:关节痛、关节炎、关节病、肌痛;⑥神经系统:焦虑、失眠;⑦呼吸系统:支气管炎、感冒症状、鼻出血、流感症状、咳嗽加重、咽炎、鼻炎;⑧皮肤及其附件:瘙痒、皮疹、出汗;⑨特殊感觉:视觉异常、结膜炎、耳鸣;⑩泌尿生殖系统:尿频、尿失禁(主要在绝经后妇

女中见到)、尿道感染。上市后显示,偶有患者过敏,也有阴茎异常勃起的报道。不良反应通常是轻度或中度的,但有时是严重的,必须中断治疗。

4. 药物相互作用　在对照性试验中,将特拉唑嗪加到利尿剂和某些 β 肾上腺素受体拮抗剂中,未观察到意想不到的相互作用。特拉唑嗪已与下列种类的药物联合给药:镇痛/抗炎药物、抗生素、抗胆碱能/拟交感神经药物、抗痛风药物、心血管药物、皮质类固醇药物、胃肠药物、降血糖药物、镇静和安定药物。

与其他药物合用:特拉唑嗪和维拉帕米同时给药时,特拉唑嗪的平均 AUC_{0-24} 在首次给予维拉帕米时增加 11%,在用维拉帕米治疗 3 周后增加 24%,并且此时特拉唑嗪的平均 T_{max} 从 1.3 小时减小到 0.8 小时。未发现对维拉帕米有明显影响。特拉唑嗪与卡托普利合用达稳态时,特拉唑嗪的最大血浆浓度随剂量成线性增加。

八、注意事项

1. 禁用　对特拉唑嗪过敏者禁用本品。

2. 用药注意事项

（1）前列腺癌：前列腺癌和 BPH 引起许多相同的症状。这两种疾病常同时存在。所以认为患有 BPH 的患者应在用盐酸特拉唑嗪治疗之前进行检查以排除前列腺癌存在的可能性。

（2）直立性低血压：尽管晕厥是特拉唑嗪最严重的直立性作用，但更常见其他低血压症状，如头晕、心悸并且在高血压的临床试验中，28% 的患者出现该症状。在 BPH 试验中，21% 的患者有下列一种或多种症状的经历：头晕、低血压、直立性低血压、晕厥和眩晕。

应当告知患者本品可能导致晕厥和直立性低血压，特别是在开始治疗时，并且在首次给药后 12 小时、增加剂量后或中断治疗后又重新开始使用时，避免驾车或危险作业。当出现低血压症状时，应当建议患者坐下或躺下，尽管这些症状并非总是直立性的，并且当患者从坐位或卧位站起来时也应小心。如果头昏、头晕或心悸症状令人感到不舒服，应当告诉医师，以便考虑调整剂量。

应当告知患者，用特拉唑嗪治疗可能出现睡意或困倦症状，必须驾车或操作重型机器的人应当小心。

应当告知患者，用盐酸特拉唑嗪或其他类似仰卧治疗可能导致阴茎异常勃起。患者应该知道，该反应是相当少的，但如果没有及时引起医师的注意，它可能导致永久性勃起功能障碍（阳痿）。

（3）实验室试验：在对照性临床试验中观察到，特拉唑嗪使血细胞比容、血红蛋白、白细胞、总蛋白质量和白蛋白略减少，但在统计学上是明显的。这提示特拉唑嗪具有使血液稀释的可能性。

九、药物稳定性及贮藏条件

遮光，密封保存。

十、药物经济性评价

基本药物（片剂：2mg），医保甲类，《中国药典》（2020 年版）收载。

多沙唑嗪

一、药品名称

1. 英文名　Doxazosin
2. 化学名　［1-(4-氨基-6,7-二甲氧基-2-喹唑啉基)-4-(1,4-苯骈二噁烷-2-甲酰基)］哌嗪

二、药品成分

甲磺酸多沙唑嗪

三、剂型与规格

多沙唑嗪胶囊　2mg
多沙唑嗪缓释片　4mg

四、适应证及相应的临床价值

良性前列腺增生对症治疗，高血压。

五、用法用量

1. 儿童　有关本品在儿童中应用的有效性及安全性尚未证实。

2. 成人　服用本缓释片时，应用足量的水将药片完整吞服，不得咀嚼、掰开或碾碎后服用，不受进食与否的影响。最常用剂量为每日 1 次 4mg。国外临床使用的最大剂量为每日 1 次 8mg。国内目前尚无此临床经验。

3. 老年人　常规剂量的多沙唑嗪可用于肾功能受损的患者及老年患者。

六、特殊人群用药

1. 妊娠期　FDA 妊娠分级：C。由于缺乏本品在妊娠时的临床经验，因此有关本品在孕期用药的安全性尚未确定，动物试验证明无致畸作用。动物实验发现，高剂量用药可使胎儿存活率下降。孕期应避免使用本品。

2. 哺乳期　动物实验发现，多沙唑嗪在动物乳汁中蓄积，尚不清楚本品在人乳汁中的情况，所以哺乳期不应使用本品。

3. 肾功能损害　常用剂量的多沙唑嗪可用于肾功能不全的患者及老年患者。

4. 肝功能损害　与其他完全经肝代谢的药物一样，肝功能受损者服用多沙唑嗪应慎重。

七、药理学

1. 药效学及作用机制　药物治疗学分类：选择性 α 受体拮抗剂。作用机制：选择性，竞争性地阻断神经节后 $α_1$ 肾上腺素能受体。降低外周血管阻力同时松弛基质、被膜和膀胱颈部平滑肌。

药效学作用：选择性、竞争性阻断神经节后 $α_1$ 肾上腺素能受体。血压因外周血管阻力降低而下降，每日服药 1 次，血压适度降低并可维持 24 小时。维持治疗阶段卧位血压与立位血压几无差别，未发现药物耐药。本品可单独使用或与噻嗪类利尿剂、β 受体拮抗药、钙通道阻滞剂或血管紧张素转换酶抑制剂合用。

通过选择性阻断位于基质、被膜和膀胱颈部平滑肌中的 $α_1$ 肾上腺素能受体，从而改善良性前列腺增生的症状。血压正常患者服药后血压变化无显著临床意义。已证实多沙唑嗪是 $α_1$ 肾上腺素能受体 A1 亚型的有效阻滞剂。而 A1 亚型的 $α_1$ 受体占前列腺中所 α1 受体的 70% 以上。这可解释多沙唑嗪对良性前列腺增生患者的治疗作用。

疗效研究发现，服用普通片 1mg、2mg 或 4mg 可满意控制病情的患者，服用缓释片 4mg，病情同样可得到满意的控制。

多沙唑嗪对血脂调节有益，研究表明多沙唑嗪可适度升高高密度脂蛋白与总胆固醇的比值，但其临床重要意义尚未确定。

一项体外研究表明，5μmol 多沙唑嗪 6'-和 7'-羟基化代谢产物具有抗氧化作用。

2. 药代动力学

吸收:缓释片具有比普通片更为平稳的血浆药物浓度参数。服药后 8~9 小时血浆药物浓度达峰值,峰浓度约为同剂量普通片的三分之一。24 小时后两种剂型的谷浓度水平相似。多沙唑嗪缓释片峰/谷浓度比值低于普通片峰,谷浓度比值的二分之一。稳态时,与普通片相比,4mg 多沙唑嗪缓释片的相对生物利用度为 54%,8mg 的相对生物利用度为 59%。老年患者的药代动力学参数与年轻患者无显著差异。

分布:血浆蛋白结合率约为 98%。

生物转化:该品代谢完全,以原型药物排出体外的不超过 5%. 多沙唑嗪主要通过 O-脱甲基化和羟基化代谢。

排泄:双相终末半衰期为 22 小时。老年患者及肾损伤患者的药代动力学无明显改变。

目前有关多沙唑嗪在肝功能受损患者中使用及其与已知影响肝代谢药物(如西咪替丁)作用的资料尚不充分。在一项 12 例中度肝功受能损伤患者试验中,单剂最多沙唑嗪的浓度-时间曲线下面积(AUC)升高 43%,口服清除率减少40%。与其他完全经肝代谢的药物一样,肝功能改变患者使用多沙唑嗪应慎重。

3. 药物不良反应　本品上市前的安慰剂对照临床研究中常见(>1%)的不良事件见下表 3-3。需要强调的是,在临床研究中报告的不良事件不一定是由药物本身引起的。

表 3-3　常见不良反应

疾病及系统描述	症状	备注
良性前列腺增生		
耳和耳迷路异常	眩晕	
全身和给药部位异常	乏力、周围性水肿	在良性前列腺增生患者的临床研究中,缓释片的不良事件(41%)与安慰剂(39%)相似,但低于普通片的不良事件(54%)。老年(大于 65 岁)良性前列腺增生患者的安全性与年轻人群相似
胃肠道异常	腹痛、消化不良、恶心	
感染和侵袭	类流感样症状、呼吸道感染、尿路感染	
肌肉骨骼和结缔组织异常	背疼、肌痛	
神经系统异常	头晕、头痛、嗜睡	
呼吸、胸廓和纵隔异常	支气管炎、呼吸困难、鼻炎	
血管异常	低血压、直立性低血压	
高血压		
心脏异常	心悸、心动过速	
耳和耳迷路异常	眩晕	
胃肠道异常	腹痛、口干、恶心	
全身和给药部位异常	乏力、胸痛、周围性水肿	
肌肉骨骼和结缔组织异常	背疼、肌痛	
血管异常	直立性低血压	
神经系统异常	头晕、头痛	
呼吸、胸廓和纵隔异常	支气管炎、咳嗽	
皮肤和皮下组织异常	瘙痒	
肾和泌尿系统异常	膀胱炎、尿失禁	

在上市后的临床应用中,还有下列不良事件的报告。①血液和淋巴系统异常:白细胞减少、血小板减少;②耳和耳迷路异常:耳鸣;③眼部异常:视物模糊、术中虹膜松弛综合征(IFIS);④胃肠道异常:便秘、腹泻、消化不良、胃肠胀气、口干、呕吐;⑤全身和给药部位异常:疲劳、不适感、疼痛;⑥肝胆异常:胆汁淤积、肝炎、黄疸;⑦免疫系统异常:过敏反应;⑧体检:肝功能检查异常、体重增加;⑨代谢和营养:食欲减退;⑩肌肉骨骼和结缔组织异常:关节痛、肌肉痉

挛、肌无力;⑪神经系统异常:体位性头晕、感觉减退、感觉异常、晕厥、震颤;⑫精神异常:激越、焦虑、抑郁、失眠、神经质;⑬肾和泌尿系统异常:排尿困难、血尿、排尿异常、尿频、夜尿、多尿、尿失禁;⑭生殖系统和乳房异常:男性乳腺发育、勃起功能障碍、阴茎异常勃起、逆向射精;⑮呼吸、胸廓和纵隔异常:支气管痉挛加重、咳嗽、呼吸困难、鼻出血;⑯皮肤/附属物:脱发、瘙痒、紫癜、皮疹、荨麻疹;⑰血管异常:潮热、低血压。

此外,在上市后报道有些高血压患者用药出现下列不良事件,但这些事件一般与未服用多沙唑嗪时出现的症状难以区分,包括心动过缓、心动过速、心悸、胸痛、心绞痛、心肌梗死、脑血管意外、心律失常。

4. 药物相互作用 血浆中大部分(98%)多沙唑嗪与蛋白结合。人血浆体外数据表明,多沙唑嗪对地高辛、华法林、苯妥英、吲哚美辛的蛋白结合无影响。在临床用药中多沙唑嗪与噻嗪类利尿剂、呋塞米、β受体拮抗药、非甾体抗炎药、抗生素、口服降血糖药、促尿酸药或抗凝剂合并使用未发现任何不良的药物相互作用。

八、注意事项

患者须知服用本品时将药片完整吞服,不应咀嚼、掰开或碾碎。此缓释片中的多沙唑嗪被置入了一个不能被吸收的外壳中缓慢释放。当释放过程结束后,空壳将被排出体外。因此如果偶然在大便中见到药片类似物,无须担心。

九、药物稳定性及贮藏条件

30℃以下防潮贮存。

十、药物经济性评价

非基本药物,医保乙类。

乌 拉 地 尔

一、药品名称

1. 英文名 Urapidil
2. 化学名 6-[[3-[4-(2-甲氧基苯基)-1-哌嗪基]-丙基]氨基]-1,3-二甲基尿嘧啶

二、药品成分

乌拉地尔

三、剂型与规格

乌拉地尔缓释片 30mg
乌拉地尔注射液 5ml:25mg

四、适应证及相应的临床价值

1. 原发性高血压、肾性高血压、由嗜铬细胞瘤所引发的高血压。
2. 伴有前列腺肥大症的排尿障碍。

五、用法用量

1. 成人

(1) 原发性高血压、肾性高血压、由嗜铬细胞瘤所引发的高血压:通常在成人中,乌拉地尔给药由每日 30mg(1 粒)开始,如果效果不明显,可在 1~2 周的间隔下逐渐增加到每日 120mg(4 粒),并分为每日 2 次经口给药。另外,根据年龄和症状,可适当的增减给药量。

(2) 伴有前列腺肥大症的排尿障碍:通常在成人中,乌拉地尔给药由每日 30mg(1 粒)开始,如果效果不明显,可在 1~2 周的间隔下逐渐增加到每日 60~90mg(2~3 粒),并分为每日 2 次经口给药。另外,根据年龄和症状,可适当的增减给药量,但每日的最高给药量为 90mg(3 粒)。

2. 老年人 在注意以下几点的同时,对于从少量给药开始的患者,要一边观察其状态,一边慎重给药。一般的高龄者不要使其血压过度的降压(可能会引起脑梗阻)。肝功能低下的情况下,从减量(例如每日 15mg)开始给药。而对于高度肝功能低下(肝硬化)的高龄患者,有报告其代谢、排泄延迟。

六、特殊人群用药

1. 妊娠期 对于孕妇,仅在绝对必要的情况下方可使用本药。目前尚无资料说明本品在妊娠期前 6 个月使用的安全性,妊娠期后 3 个月使用的资料亦不完善。动物实验未发现此药有致畸作用。

2. 哺乳期 哺乳期妇女禁用。

七、药理学

1. 药效学及作用机制

(1) 降压作用:乌拉地尔是一种选择性 α_1 受体拮抗剂,具有外周和中枢双重降压作用。外周扩张血管作用主要通过阻断突触后 α_1 受体,使外周阻力显著下降。中枢作用则通过激活 5-HT$_{1A}$ 受体,降低延髓心血管调节中枢的交感反馈而起降压作用。本品具有阻断突触后 α_1 受体的作用和阻断外周 α_1 受体的作用,但以前者为主。它还有激活中枢 5-HT$_{1A}$ 受体的作用,降低延髓心血管调节中枢的交感反馈而起降压作用。本品对静脉血管的舒张作用大于对动脉血管的作用,对血压正常者没有降压效果,对心率无明显影响。

(2) 对前列腺、尿道以及膀胱平滑肌的作用:乌拉地尔对于摘除前列腺、尿道以及膀胱平滑肌的兔标本,用量依赖性地抑制去甲肾上腺素收缩。乌拉地尔对于麻醉狗,用量依赖性地抑制去甲肾上腺素所产生的尿道内压的上升。

2. 药代动力学 健康成年男子单次经口给药(乌拉地尔 15mg、30mg、45mg)时的最高血药浓度(C_{max})、最高血药浓度达峰时间(T_{max})以及生物半衰期($t_{1/2}$)如下表 3-4 所示。另外,本制剂(乌拉地尔 30mg)每日 2 次,7 日时间反复经口给药时血药浓度未见积蓄。

表 3-4　健康成年男子单词经口给予不同浓度乌拉地尔时的血药浓度参数

乌拉地尔给药量/mg	C_{max}/(ng/ml)	T_{max}/h	$T_{1/2}$/h
15	143.6±25.8	4.7±1.2	2.7±1.4
30	271.4±104.8	3.6±0.5	3.8±1.6
45	393.7±116.9	3.9±0.4	2.8±0.8

（平均值±标准偏差、15mg：$n=630$mg，45mg：$n=14$）

健康成年男子单次经口给药（乌拉地尔 15mg、45mg）至给药后 24 小时，人体的排泄率（相对于给药量为 13%）以及各代谢产物的排泄率与给药量无关，为一定值。这些物质的总排泄率为 50%。

3. 药物不良反应　使用本品后，患者可能出现头痛、头晕、恶心、呕吐、出汗、烦躁、乏力、心悸、心律不齐、上胸部压迫感或呼吸困难等症状，其原因为血压降得太快，通常在数分钟内即可消失，患者无须停药。

过敏反应少见（如瘙痒、皮肤发红、皮疹等）极个别病例在口服本药时出现血小板计数减少，但血清免疫学研究尚未证实其因果关系。

4. 药物相互作用　若同时使用其他抗高血压药物，饮酒或患者存在血容量不足的情况，如腹泻、呕吐，可增强本品的降压作用，同时应用西咪替丁，可使本品的血药浓度上升，最高达 15%。

八、注意事项

1. 禁用　对于本制剂成分有过敏史的患者、主动脉狭窄或动静脉分流患者（血流动力学无效的透析分流除外）禁用。

2. 用药注意事项　因为有时会表现为直立性低血压，要在卧位、立位以及坐位下测定血压，根据体位的变换考虑血压的变化，在坐位时控制血压。

本药给药初期或者在用量急增时，有时会发生意识丧失、起立时头晕、头痛、恶心、心悸、胸部不快等症状。特别是伴有前列腺肥大症的排尿障碍患者，在投药初期或用量急增时，3 日内可能会表现出起立时头晕现象，这时要采取使其仰卧位等适宜措施，并根据需要进行对症治疗。

本药给药初期或者在用量急增时，由于直立性低血压会表现为起立时头晕、眩晕等症状，所以对于从事高处作业、驾驶机动车等有危险工作的人来说要特别注意。

对于伴有前列腺肥大症的排尿障碍患者来说要注意本药的治疗方法不是原因疗法，而是对症疗法。本药投药后未出现期待的效果时，应考虑进行手术治疗等其他措施。

鉴于本品是缓释制剂，给药时不要嚼胶囊中的颗粒（由于血药浓度短时间内上升，可能会引起副作用）

九、药物稳定性及贮藏条件

密封保存。

十、药物经济性评价

基本药物（缓释片：30mg，缓释胶囊：30mg，注射液：5ml：25mg），医保乙类，《中国药典》（2020 年版）收载。

16　其　他

可　乐　定

一、药品名称

1. 英文名　Clonidine
2. 化学名　[2-(2,6-二氯苯基)亚氨基]咪唑烷

二、药品成分

可乐定

三、剂型与规格

可乐定片剂　（1）75μg；（2）0.1mg
可乐定控释贴剂　2.5mg
可乐定注射剂　1ml：0.15mg

四、适应证及相应的临床价值

1. 高血压。
2. 高血压急症。
3. 偏头痛、绝经期潮热、痛经，以及戒绝阿片瘾毒症状。

五、用法用量

1. 成人　①降低血压口服，起始剂量 0.1mg，一日 2 次；需要时隔 2~4 日递增，每日 0.1~0.2mg。常用维持剂量为 0.3~0.9mg/d，分 2~4 次口服。严重高血压需紧急治疗时开始口服 0.2mg，继以 0.1mg/h，直到舒张压控制或总量达 0.7mg，然后用维持剂量。②绝经期潮热一次 0.025~0.075mg，每日 2 次。③严重痛经口服 0.025mg，每日 2 次，在月经前及月经时，共服 14 日。④偏头痛一次 0.025mg，每日 2~4 次，最多为 0.05mg，每日 3 次。⑤极量一次 0.6mg，一日 2.4mg。⑥静脉注射，用于降压，常用剂量为 0.15mg，加入葡萄糖注射液缓慢注射。24 小时内总量不宜超过 0.75mg。

2. 老年人　老年人对降压作用较敏感，肾功能随年龄增长降低，应用时须减量，并注意防止直立性低血压。

六、特殊人群用药

1. 妊娠期　FDA 妊娠分级：C。动物研究发现对胎仔有害，人体研究尚不充分。
2. 哺乳期　本品可通过乳汁分泌。本品只有必要时方可用于哺乳期妇女。

七、药理学

1. 药效学及作用机制　可乐定是 α 受体激动剂。可乐

定直接激动下丘脑及延髓的中枢突触后膜 α_2 受体,使抑制性神经元激动,减少中枢交感神经冲动传出,从而抑制外周交感神经活动。可乐定还激动外周交感神经突触前膜 α_2 受体,增强其负反馈作用,减少末梢神经释放去甲肾上腺素,降低外周血管和肾血管阻力,减慢心率,降低血压。肾血流和肾小球滤过率基本保持不变。直立性症状较轻或较少见,很少发生直立性低血压。

盐酸可乐定使卧位心排出量中度(15%~20%)减少,而不改变周围血管阻力;45°倾斜时轻度减少心排出量和周围血管阻力。长期治疗后心排出量趋于正常,但周围血管阻力持续降低。使用可乐定的患者大部分有心率减慢,但药物对血流动力学无影响。

临床研究证实可乐定降低血浆肾素活性、减少醛固酮及儿茶酚胺分泌,但这些药理作用与抗高血压作用的确切关系并不完全清楚。

急性使用盐酸可乐定刺激儿童和成人的生长激素释放,但长期使用不引起生长激素水平持续增高。

可乐定可以治疗偏头疼、痛经及绝经期潮热,但其治疗机制不明,可能通过稳定周围血管发挥作用。可能通过抑制脑内 α 受体活性戒阿片瘾。

2. 药代动力学　缓慢静脉注射后可在 10 分钟内产生降压作用,最大作用约在注射完后 30~60 分钟,持续 3~7 小时,产生降压作用前可出现短暂高血压现象。本品很快分布到各器官,组织内药物浓度比血浆中高,能通过血脑屏障蓄积于脑组织。蛋白结合率为 20%~40%。消除半衰期为 12.7(6~23) 小时,肾功能不全时延长。表观分布容积为 2.1L/kg±0.4L/kg。肌酐清除率 3.1ml/(min·kg)±1.2ml/(min·kg)。在肝代谢,约 50%吸收的剂量经肝内转化。大多以原型经肾排泄。

3. 药物不良反应　大部分不良反应轻微,并随用药过程而减轻。

常见:最常见口干(与剂量有关),昏睡,头晕,精神抑郁,便秘和镇静,性功能降低和夜尿多,瘙痒,恶心、呕吐,失眠,荨麻疹、血管神经性水肿和风疹,疲劳,直立性症状,紧张和焦躁,脱发,皮疹,食欲缺乏和全身不适,体重增加,头痛,乏力,戒断综合征,短暂肝功能异常。

少见:肌肉关节痛,心悸、心动过速、心动过缓,下肢痉挛,排尿困难,男性乳房发育,尿潴留,更少见有多梦、夜游症、烦躁不安、兴奋、幻视、幻听、谵妄、雷诺现象、心力衰竭,心电图异常如传导紊乱、心律失常、发热、短暂血糖升高、血清肌酸磷酸激酶升高、肝炎和腮腺炎等。

4. 药物相互作用　与乙醇、巴比妥类或镇静药等中枢神经抑制药合用,可加强中枢抑制作用。

与其他抗高血压药合用可加强降压作用。

与 β 受体拮抗剂合用后停药,可增加可乐定的停药综合征危象,故宜先停用 β 受体拮抗剂,再停可乐定。

与三环类抑抑郁药合用,减弱可乐定的降压作用。可乐定须加量。

与非甾体抗炎药合用,减弱可乐定的降压作用。

八、注意事项

1. 禁用　对可乐定过敏者。

2. 用药注意事项　长期用药由于液体潴留及血容量扩充,可产生耐药性,降压作用减弱,但加利尿剂可纠正。

治疗时突然停药,可发生血压反跳性增高。多于 12~48 小时出现,可持续数日,其中 5%~20%的患者伴有神经紧张、胸痛、失眠、脸红、头痛、恶心、唾液增多、呕吐、手指颤动等症状。日剂量超过 1.2mg 或与 β 受体拮抗剂合用时,突然停药后发生反跳性高血压的机会增多。因此,停药必须在 1~2 周内逐渐减量,同时加以其他降压治疗。血压过高时可给二氮嗪或 α 受体拮抗剂,或再用本品。若手术必须停药,应在术前 4~6 小时停药,术中静脉滴注抗高血压药,术后复用本品。

下列情况慎用:脑血管病、冠状动脉供血不足、精神抑郁史、近期心肌梗死、雷诺病、慢性肾功能障碍、窦房结或房室结功能低下、血栓闭塞性脉管炎。

对诊断的干扰:应用本品时可使直接抗球蛋白(Coombs)试验弱阳性,尿儿茶酚胺和香草杏仁酸(VMA)排出减少。

九、药物稳定性及贮藏条件

遮光,密闭保存。

十、药物经济性评价

非基本药物,医保乙类,《中国药典》(2020 年版)收载。

甲 基 多 巴

一、药品名称

1. 英文名　Methyldopa
2. 化学名　L-3-(3,4-二羟基苯基)-2-甲基丙氨酸倍半水合物

二、药品成分

甲基多巴

三、剂型与规格

甲基多巴片　0.25g

四、适应证及相应的临床价值

五、用法用量

1. 儿童　口服,每日 10mg/kg 或 300mg/m² 给药,分 2~4 次口服。每 2 日调整剂量 1 次,至达到要求疗效。最大剂量不超过 65mg/kg 或 3g/d。

2. 成人　口服,250mg/次,分 2~3 次/d。每 2 日调整剂量 1 次,至达预期疗效。一般晚上加量以减少药物的过度镇静作用。若与噻嗪类利尿药合用需减量,起始剂量控制在

500mg/d,但利尿药剂量可不变。维持量 0.5~2g/d,分 2~4 次口服,最大剂量不宜超过 3g/d。因甲基多巴作用时间较短,停药后 48 小时内需给予其他降压治疗。用药 2~3 个月后可产生耐药性,给利尿剂可恢复疗效。

3. 老年人　老年人对降压作用敏感,且肾功能较差,须酌减药量。

六、特殊人群用药

1. 妊娠期　FDA 妊娠分级:B。本品能通过胎盘。在人体的研究尚不充分。已有的研究显示孕妇服药后对胎儿没有明显有害的影响,因此在必要的情况下甲基多巴可用于孕妇。

2. 哺乳期　甲基多巴可排入乳汁,但未有对婴儿影响的报道。尽管如此,哺乳期妇女仍应慎用。

七、药理学

1. 药效学及作用机制　甲基多巴为芳香氨酸脱羧酶抑制剂。仅甲基多巴的左旋异构体对人有抗高血压活性,消旋体(D/L-α-甲基多巴)需要 2 倍剂量方可达到相同的降压作用。其抗高血压作用可能是通过其活性代谢产物甲基去甲肾上腺素刺激中枢的抑制性 α 肾上腺素受体和作为伪神经递质,减少血浆肾素活性,从而降低动脉血压。

甲基多巴可以降低组织中 5-羟色胺、多巴胺、去甲基肾上腺素、甲基肾上腺素浓度。

甲基多巴对心脏功能没有直接影响,通常也不减少肾小球滤过率、肾血流量和滤过分数。心排出量在正常心率时保持不变,部分患者出现心率减慢。治疗过程中血浆肾素活性降低。甲基多巴可降低卧位和立位血压,很少出现直立性低血压。罕见日间运动时低血压。

2. 药代动力学　甲基多巴口服吸收不一,约 50%,与血浆蛋白结合不到 20%。单次口服后 4~6 小时降压作用达高峰,作用持续 12~24 小时。多次口服后 2~3 日达作用高峰,并持续至停药后 24~48 小时;一旦达到有效降压剂量,大多数人可产生 12~24 小时平稳降压效应。停药后 24~48 小时血压恢复。血浆半衰期约为 1.7 小时,无尿时为 3.6 小时。药物主要在肝代谢,产生甲基去甲肾上腺素等多种代谢产物,近 70%以原型和少量代谢物的形式经尿排泄。正常人肾清除率约 130ml/min,肾功能不全时下降。口服 36 小时后体内基本完全清除。

3. 药物不良反应　镇静、头疼和乏力多于开始用药和加量时出现,通常是一过性。①较常见的有:水钠潴留所致的下肢浮肿,口干;②较少见的有:药物热或嗜酸性粒细胞增多,肝功能变化(可能属免疫性或过敏性),精神改变(抑郁或焦虑、梦语症、失眠),性功能减低,腹泻,乳房增大,恶心,呕吐,晕倒;③偶有:加重心绞痛和心力衰竭;④少见的有:延长颈动脉窦敏感性和直立性低血压时间,体重增加,窦性心动过缓,肝功能损害,胰腺炎,结肠炎唾液腺炎,舌痛或舌黑,便秘,腹胀,排气,高泌乳素血症,骨髓抑制,血小板减少,溶血性贫血,白细胞减少,抗核抗体、LE 细胞、类风湿因子阳性,直接抗球蛋白(Coombs)试验阳性,心肌炎,心包

炎,血管炎,狼疮样综合征,帕金森病,反应迟钝,舞蹈症,脑血管供血不足症状,精神错乱如多梦、镇静、衰弱、感觉异常,尿素氮(BUN)升高,关节痛,可伴关节肿胀,肌肉痛,鼻塞,表皮坏死,皮疹,闭经,男性乳腺发育,泌乳;⑤罕见的有:粒细胞减少症,停药后即恢复正常;致命性肝细胞坏死。

4. 药物相互作用　①本品可增加口服抗凝血药的作用;②本品可加强中枢神经抑制剂的作用;③三环类抗抑郁药、拟交感胺类药和非甾体抗炎药可减弱本品的降压作用;④本品可使血泌乳激素浓度升高并干扰溴隐亭的作用;⑤与其他抗高血压药合用有协同作用;⑥与左旋多巴合用可加强中枢神经毒性作用;⑦与麻醉药合用须减少麻醉药的剂量;⑧与锂剂合用时须防备锂剂的毒性作用。

八、注意事项

禁用　对活动性肝脏疾病,如急性肝炎活动性肝硬化者禁用;直接抗球蛋白(Coombs)试验阳性者禁用。

九、药物稳定性及贮藏条件

遮光、密闭保存。

十、药物经济性评价

非基本药物,医保乙类,《中国药典》(2020 年版)收载。

肼 屈 嗪

一、药品名称

1. 英文名　Hydralazine
2. 化学名　1-肼基-2,3-二氮杂萘

二、药品成分

盐酸肼屈嗪

三、剂型与规格

盐酸肼屈嗪片　(1)10mg;(2)25mg;(3)50mg

四、适应证及相应的临床价值

1. 高血压。
2. 心力衰竭。

五、用法用量

1. 儿童　口服,750mg/kg 或 25mg/m²,每日 2~4 次,1~4 周内渐增至最大量,7.5mg/kg 或每日 300mg。

2. 成人　口服,每次 10mg,每日 4 次,饭后服用。2~4 日后,加至 25mg 每日 4 次,共 1 周;第 2 周后增至每次 50mg,每日 4 次。最大剂量不超过每日 300mg。

3. 老年人　老年人对本品的降压作用较敏感,并易有肾功能减低,故宜减少剂量。

六、特殊人群用药

1. 妊娠期　本品可通过胎盘,但缺少在人体的研究。

2. 哺乳期 是否排入乳汁尚不清楚,故不推荐用于哺乳期妇女。

七、药理学

1. 药效学及作用机制 本品为烟酸类衍生物。①降压:降压作用的确切机制未明。主要扩张小动脉,对静脉作用小,使周围血管阻力降低,心率加快,心每搏量和心排血量增加。长期应用可致肾素分泌增加,醛固酮增加,水钠潴留而降低效果。②心力衰竭:本品增加心排出量,降低血管阻力与后负荷。

2. 药代动力学 口服吸收良好,达90%,1~2小时达血浆高峰浓度,但生物利用度较低为30%~50%。血浆蛋白的结合率87%。在肝内经乙酰化产生有活性的代谢产物。半衰期为3~7小时,肾功能衰竭时延长,但不必调整剂量。由于本品持久存在于血管壁内,故其降压作用半衰期比血药浓度半衰期为长。口服后45分钟起作用,持续3~8小时。经肾排出,2%~4%为原型。

3. 药物不良反应

常见:头痛、恶心、呕吐、腹泻、心悸、心动过速等。

少见:便秘、低血压、脸潮红、流泪、鼻塞。

罕见:免疫变态反应所致,长期大量应用(400mg/d以上),可引起皮疹、瘙痒、胸痛、淋巴结肿大、周围神经炎、水肿、系统性红斑狼疮。

4. 药物相互作用 与非甾体抗炎药同用可使降压作用减弱。拟交感胺类与本品同用可使本品的降压作用降低。与二氮嗪或其他抗高血压药同用可使降压作用加强。

八、注意事项

1. 禁用 有主动脉瘤、脑卒中、严重肾功能障碍患者应视为禁忌证。

2. 用药注意事项 对中度原发性高血压,肼屈嗪合并应用利尿药和β受体拮抗剂则可以获得良好疗效。但本药不宜单独应用,老年患者应用此药时须特别注意。合并冠心病患者因可致心肌缺血,亦宜慎用。动物研究中发现本品大剂量有致肿瘤作用。已有的研究未发现本品的致突变作用。用药期间随访检查抗核抗体、血常规,必要时查红斑狼疮。长期给药可产生血容量增大、液体潴留,反射性交感兴奋而心率加快、心排血量增加,使本品的降压作用减弱。缓慢增加剂量或合用β受体拮抗剂可使副作用减少。停用本品须缓慢减量,以免血压突然升高。食物可增加起生物利用度,故宜在餐后服用。

九、药物稳定性及贮藏条件

遮光、密闭保存。

十、药物经济性评价

非基本药物,医保乙类,《中国药典》(2020年版)收载。

米 诺 地 尔

一、药品名称

1. 英文名 Minoxidil
2. 化学名 6-(1-哌啶基)-2,4-嘧啶二胺,3-氧化物

二、药品成分

米诺地尔

三、剂型与规格

米诺地尔片 2.5mg

四、适应证及相应的临床价值

治疗高血压,为第二或第三线用药。

五、用法用量

1. 儿童 口服每日0.2mg/kg,每日1次给药。以后每3日调整剂量,每次每日增加0.1mg/kg,12岁以下1日最多为50mg。维持量每日0.25~1mg/kg,每日单次或分次服用。

2. 成人 口服,开始2.5mg/次,每日2次,以后每3日将剂量加倍,逐渐增至出现疗效,维持量每日10~40mg,单次或分次服用。最多每日不能超过100mg。

3. 老年人 老年人对降压作用敏感,且肾功能常较差,应用本品须酌减剂量。

六、特殊人群用药

1. 妊娠期 FDA妊娠分级:C。本品能通过胎盘,人体研究尚不充分,在大鼠与家兔中有致死胎作用。故孕妇应慎用。

2. 哺乳期 能排入乳汁,但尚未有对婴儿影响的报道。对哺乳期妇女目前尚无资料报道。

七、药理学

1. 药效学及作用机制 米诺地尔直接扩张小动脉,因而降压,但具体机制未明。本品不扩张小静脉。周围血管阻力减低后引起反射性心率加快、心排血量增加。降压后肾素活性增强,引起水钠潴留。本品不干扰血管运动反射,故不发生直立性低血压。

2. 药代动力学 口服易吸收(可达90%)。本品不与血浆蛋白结合。给药后1小时血中药物浓度达峰值,此后迅速下降。血浆$t_{1/2}$为2.8~4.2小时,肾功能障碍时不变。但降压作用与血中米诺地尔浓度并无相应关系。口服一剂后1.5小时内降压作用开始,最大降压作用在给药后2~3小时出现,降压作用可持续24小时或更长(达75小时),这可能与其较久地储存于动脉血管平滑肌有关。它在肝内代谢,其代谢物葡糖醛酸结合物可随尿排出。3%从粪便排出。透析时本品可被除去。

3. 药物不良反应

常见的有:①反射性交感兴奋可引起心率加快、心律失

常、皮肤潮红;②水钠潴留引起体重增加、下肢水肿;③毛发增多,以脸、臂及背部较著,常在用药后 3~6 周内出现,停药 1~6 个月后消退。为减少这些不良反应宜与利尿药或 β 受体拮抗药合用。

较少见的有:心绞痛、胸痛(心包炎)、头痛(血管扩张所致)。

少见的有:过敏反应、皮疹、瘙痒。

4. 药物相互作用 本品与其他抗高血压药、硝酸盐类同用可使降压作用加重。非甾体抗炎药、拟交感胺类与本品同用使降压作用减弱。

八、注意事项

1. 慎用 下列情况时慎用本品:脑血管病、非高血压所致的心力衰竭、冠心病、心绞痛、心肌梗死、心包积液、嗜铬细胞瘤、肾功能障碍。

2. 用药注意事项 使用本品治疗后初期血尿素氮及肌酐升高,但继续治疗后下降至用药前水平。血浆肾素活性、血清碱性磷酸酶、血钠可能升高。血细胞计数及血红蛋白可能因血液稀释而减低。应用本品时应定时测量血压、体重。突然停药可致血压反跳,故宜逐渐撤药。

九、药物稳定性及贮藏条件

遮光、密闭保存。

十、药物经济性评价

非基本药物,非医保。

硝 普 钠

一、药品名称

1. 英文名 Sodium Nitroprusside
2. 化学名 亚硝基铁氰化钠二水合物

二、药品成分

硝普钠

三、剂型与规格

硝普钠注射剂 50mg(相当于无水物 43.96mg)

四、适应证及相应的临床价值

用于高血压急症,如高血压危象、高血压脑病、恶性高血压、嗜铬细胞瘤手术前后阵发性高血压等的紧急降压,也可用于外科麻醉期间进行控制性降压。

用于急性心力衰竭,包括急性肺水肿。亦用于急性心肌梗死或瓣膜(二尖瓣或主动脉瓣)关闭不全时的急性心力衰竭。

五、用法用量

1. 儿童 静脉滴注,每分钟 1.4μg/kg,按效应逐渐调整

用量。

2. 成人 静脉滴注,开始每分钟 0.5μg/kg。根据治疗反应以每分钟 0.5μg/kg 递增,逐渐调整剂量,常用剂量为每分钟 3μg/kg,极量为每分钟 10μg/kg。总量为 3.5mg/kg。

3. 老年人 老年人用本品须注意增龄时肾功能减退对本品排泄的影响,老年人对降压反应也比较敏感,故用量宜酌减。

六、特殊人群用药

1. 妊娠期 FDA 妊娠分级:C。本品对孕妇的影响尚缺乏人体研究。

2. 哺乳期 本品对哺乳期妇女的影响尚缺乏人体研究。

七、药理学

1. 药效学及作用机制 本品为一种速效和短时作用的血管扩张药。通过血管内皮细胞产生 NO,对动脉和静脉平滑肌均有直接扩张作用,但不影响子宫、十二指肠或心肌的收缩。血管扩张使周围血管阻力减低,因而有降压作用。血管扩张使心脏前、后负荷均减低,心排血量改善,故对心力衰竭有益。后负荷减低可减少瓣膜关闭不全时主动脉和左心室的阻抗而减轻反流。

2. 药代动力学 静脉滴注后立即达血药浓度峰值,其水平随剂量而定。本品由红细胞代谢为氰化物,在肝内氰化物代谢为硫氰酸盐,代谢物无扩张血管活性;氰化物也可参与维生素 B_{12} 的代谢。本品给药后几乎立即起作用并达到作用高峰,静脉滴注停止后维持 1~10 分钟。本品经肾排泄。肾功能正常者半衰期为 7 日(由硫氰酸盐测定),肾功能不良或血钠过低时延长。

3. 药物不良反应 短期适量应用不致发生不良反应。本品毒性反应来自其代谢产物氰化物和硫氰酸盐,氰化物是中间代谢物,硫氰酸盐为最终代谢产物,如氰化物不能正常转换为硫氰酸盐,则造成氰化物血浓度升高,此时硫氰酸盐血浓度虽正常也可发生中毒。

麻醉中控制降压时突然停用本品,尤其血药浓度较高而突然停药时,可能发生反跳性血压升高。

以下三种情况出现不良反应:①血压降低过快过剧烈,可出现眩晕、大汗、头痛、肌肉颤搐、神经紧张或焦虑、烦躁、胃痛、反射性心动过速或心律不齐,症状的发生与静脉给药速度有关,与总量关系不大。减量给药或停止给药可好转。②硫氰酸盐中毒或超量时,可出现运动失调、视力模糊、谵妄、眩晕、头痛、意识丧失、恶心、呕吐、耳鸣、气短。停止给药可好转。③氰化物中毒或超量时,可出现反射消失、昏迷、心音遥远、低血压、脉搏消失、皮肤粉红色、呼吸浅、瞳孔散大。应停止给药并对症治疗。

皮肤:光敏感与疗程及剂量有关,皮肤石板蓝样色素沉着,停药后经较长时间(1~2 年)才渐退。其他过敏性皮疹,停药后消退较快。

4. 药物相互作用 与其他降压药同用可使血压剧降。与多巴酚丁胺同用,可使心排血量增多而肺毛细血管嵌压

降低。与拟交感胺类同用,本品降压作用减弱。要避免与磷酸二酯酶Ⅴ抑制剂同用,因会增强本品降压作用。

八、注意事项

1. 禁用 代偿性高血压如动静脉分流或主动脉缩窄时,禁用本品。

2. 慎用

(1)脑血管或冠状动脉供血不足时,对低血压的耐受性降低。

(2)麻醉中控制性降压时,如有贫血或低血容量应先予纠正再给药。

(3)脑病或其他颅内压增高时,扩张脑血管可进一步增高颅内压。

(4)肝、肾功能损害时,本品可能加重肝、肾损害。

(5)甲状腺功能过低时,本品的代谢产物硫氰酸盐可抑制碘的摄取和结合,因而可能加重病情。

(6)肺功能不全时,本品可能加重低氧血症。

(7)维生素B_{12}缺乏时使用本品,可能使病情加重。

3. 用药注意事项 用前将本品50mg(1支)溶解于5ml 5%葡萄糖注射液中,再稀释于250~1 000ml 5%葡萄糖注射液中,在避光输液瓶中静脉滴注。

本品对光敏感,溶液稳定性较差,滴注溶液应新鲜配制并迅速将输液瓶用黑纸或铝箔包裹避光。新配溶液为淡棕色,如变为暗棕色、橙色或蓝色,应弃去。溶液的保存与应用不应超过24小时。溶液内不宜加入其他药品。

配制溶液只可静脉慢速点滴,切不可直接推注。最好使用微量输液泵,这样可以精确控制给药速度,从而减少不良反应发生率。

对诊断的干扰:用本品时血二氧化碳分压(PCO_2)、pH、碳酸氢盐浓度可能降低;血浆氰化物、硫氰酸盐浓度可能因本品代谢后产生而升高,本品超量时动脉血乳酸盐浓度可升高,提示代谢性酸中毒。

应用本品过程中,应经常测血压,最好在监护室内进行;肾功能不全时本品应用超过48~72小时者,每日须测定血浆中氰化物或硫氰酸盐,保持硫氰酸盐不超过100μg/ml;氰化物不超过3μmol/ml,急性心肌梗死患者使用本品时须测定肺动脉舒张压或嵌压。

药液有局部刺激性,谨防外渗,推荐自中心静脉给药。

少壮男性患者麻醉期间用本品作控制性降压时,需用大量,甚至接近极量。

如静脉滴注已达每分钟10μg/kg,经10分钟而降压仍不满意,应考虑停用本品,改用或加用其他抗高血压药。

左心力衰竭时应用本品可恢复心脏的泵血功能,但伴有低血压时,须同时加用心肌正性肌力药如多巴胺或多巴酚丁胺。

用本品过程中,偶可出现明显耐药性,此应视为氰化物中毒的先兆征象,此时减慢滴速,即可消失。

九、药物稳定性及贮藏条件

遮光,密闭保存。

十、药物经济性评价

基本药物(注射用无菌粉末:50mg),医保甲类,《中国药典》(2020年版)收载。

利 血 平

一、药品名称

1. 英文名 Reserpine
2. 化学名 11,17-二甲氧基-18-[(3,4,5-三甲氧基苯甲酰)氧]育亨烷-16-甲酸甲酯

二、药品成分

利血平

三、剂型与规格

利血平片 (1)0.1mg;(2)0.25mg

四、适应证及相应的临床价值

高血压(不推荐一线用药)。

五、用法用量

1. 儿童 儿童每日0.005~0.02mg/kg或0.15~0.6mg/m² 给药,分1~2次口服。

2. 成人 初始剂量0.1~0.25mg/次,每日1次,经过7~14日的剂量调整期,以最小有效剂量确定维持量;极量不超过每次0.5mg/次。利血平常与噻嗪类利尿药合用以降低剂量,减少不良反应。

3. 老年人 根据情况减量慎用。

六、特殊人群用药

1. 妊娠期 FDA妊娠分级:C。除非非常必要,利血平不可用于孕妇。本品虽不能通过血脑屏障,但可通过胎盘屏障,导致新生儿呼吸系统抑制、鼻充血、发绀、食欲缺乏、嗜睡、心动过缓、新生儿紧抱反射受到抑制等。

2. 哺乳期 利血平可通过乳汁分泌。

七、药理学

1. 药效学及作用机制 利血平是抗去甲肾上腺素能神经元抗高血压药。本品通过耗竭周围交感神经末梢的去甲肾上腺素,心、脑及其他组织中的儿茶酚胺和5-羟色胺贮存耗竭达到抗高血压、减慢心率和抑制中枢神经系统的作用。降压作用主要通过减少心排出量和降低外周阻力、部分抑制心血管反射实现。减慢心率的作用对正常心率者不明显,但对于窦性心动过速者则明显。

利血平作用于下丘脑部位产生镇静作用,但无致嗜睡和麻醉作用,不改变睡眠时脑电图,可缓解高血压患者焦虑、紧张和头痛。

实验动物给予低于临床剂量的利血平后,即出现瞳孔

缩小、眼睑松弛和下垂、体温过低、胃肠道活动加快等症状。人的治疗应用剂量范围内,仅有胃肠道活动增加的表现。

2. 药代动力学　利血平口服后迅速从胃肠道吸收,分布到主要脏器,包括脑组织,生物利用度(F)为 30%~50%;药后 2~4 小时达血药浓度峰值,血浆蛋白结合率高达 96%。起效慢,需数日至 3 周,3~6 周达降压高峰。代谢迟缓,停药后作用可持续 1~6 周,分布相半衰期($t_{1/2\beta}$)和消除相半衰期($t_{1/2\beta}$)分别为 4.5 小时和 45~168 小时,严重肾功能衰竭(无尿)者可达 87~323 小时。利血平在肝通过水解反应代谢,并缓慢地经粪便和尿液排出体外。单剂服药 4 日后,约 8% 的药物以代谢物的形式从尿中排出,60% 则主要以原型从粪便中排出。

3. 药物不良反应　大量口服容易出现的不良反应有过度镇静、注意力不集中、抑郁可致自杀,且可出现于停药之后数月反应迟钝;嗜睡、晕厥、偏执性焦虑、失眠、多梦、梦语症、头痛、神经紧张、帕金森病(停药后可逆转)、倦怠、乏力、勃起功能障碍、性欲减退、排尿困难、乳房充血、非产褥期泌乳。

较少见的有柏油样黑色大便、呕血、腹部痉挛;心绞痛、心律失常、室性期前收缩、心动过缓、支气管痉挛、手指强硬颤动。

偶见体液潴留、水肿和充血性心力衰竭;血栓性血细胞减少型紫癜、前列腺术后出血过多;鼻出血、鼻充血、对寒冷敏感;瘙痒、皮疹、皮肤潮红;体重增加、肌肉疼痛、瞳孔缩小、视神经萎缩、色素层炎、耳聋、青光眼、视物模糊、肌肉疼痛、鼻出血、对寒冷敏感。

不良反应持久出现时需加注意,以腹泻、眩晕(直立性低血压)、口干、食欲减退、恶心、呕吐、唾液分泌增加,高剂量时胃酸分泌增加,鼻塞较多见;下肢水肿较少见。

停药后仍可以出现的中枢或心血管反应有眩晕、倦怠、晕倒、勃起功能障碍、性欲减退、心动过缓、乏力、精神抑郁、注意力不集中、神经紧张、焦虑、多梦、梦语症或清晨失眠。精神抑郁的发生较隐袭,可致自杀,且可出现于停药后数月。

绝经期妇女长期使用有增加乳腺癌发生之说,但无定论。

4. 药物相互作用　与乙醇或中枢神经抑制剂合用可加重中枢抑制作用。

与其他降压药或利尿药合用可加强降压作用,需进行剂量调整;与 β 受体拮抗剂合用可使后者作用增强。

与洋地黄或奎尼丁合用,大剂量时可引起心律失常。

与左旋多巴合用可使多巴胺耗竭,导致帕金森病。

与间接性拟肾上腺素药如麻黄碱、苯丙胺等合用,可使儿茶酚胺贮存耗竭,抑制拟肾上腺素药的作用。

与直接性拟肾上腺素药如肾上腺素、异丙肾上腺素、去甲肾上腺素、间羟胺、去氧肾上腺素等合用,可使之作用延长。

与三环类抗抑郁药合用,利血平和抗抑郁药作用均减弱。

巴比妥类可加强利血平的中枢镇静作用。

八、注意事项

1. 禁用　活动性胃溃疡;溃疡性结肠炎;抑郁症,尤其是有自杀倾向的抑郁症。

2. 用药注意事项　对萝芙木制剂过敏者对本品也过敏。

利血平引起胃肠道动力加强和分泌增多,可促使胆石症患者胆绞痛发作。

利血平慎用于体弱和老年患者、肾功能不全、帕金森病、癫痫、心律失常和心肌梗死。

利血平可能导致低血压,包括直立性低血压。

治疗期间,可能发生焦虑、抑郁以及精神病。在服药剂量不大于 0.25mg/d 时,少见抑郁症发生;若之前就有抑郁症,用药可加重病症。一旦有抑郁症状立即停药;有抑郁症史的患者用药需非常慎重,并警惕自杀的可能性。

当两种或两种以上抗高血压药合用时,需减少每种药物的用量以防止血压过度下降,这对有冠心病的高血压患者尤为重要。

正在服用利血平的患者不能同时进行电休克治疗,小的惊厥性电休克剂量即可引起严重的甚至是致命的反应。停用利血平至少 14 日后方可开始电休克治疗。

需周期性检查血电解质以防电解质失衡。

麻醉期间用利血平可能加重中枢镇静,导致严重低血压和心动过缓。虽然不需停药,但必须告诉麻醉师,事先给予阿托品防止心动过缓,用肾上腺素纠正低血压。

利血平对化验的影响:以改良的 Glenn-Nelson 法或 HoltroffKoch 改良的 Zimmerman 反应作尿类固醇测定,可致结果假性低值;使血清催乳素浓度升高;短期大量注射使尿中儿茶酚胺排出增多,长期使用则减少;肌内注射后尿中香草杏仁酸最初排出增加 40%,第 2 日减少,长期给药排出锐减。

九、药物稳定性及贮藏条件

遮光、密封保存。

十、药物经济性评价

非基本药物,医保甲类,《中国药典》(2020 年版)收载。

阿 利 吉 仑

一、药品名称

1. 英文名　Aliskiren

2. 化学名　2(S),4(S),5(S),7(S)-N-(2-氨基甲酰基-2-甲基丙基)-5-氨基-4-羟基-2,7-二异丙基-8-[4-甲氧基-3-(3-甲氧基丙氧基)苯基]辛酰胺半富马酸盐

二、药品成分

富马酸阿利吉仑

三、剂型与规格

富马酸阿利吉仑片　150mg

四、适应证及相应的临床价值

治疗原发性高血压。

五、用法用量

1. 儿童　对本品在儿童和青少年(18 岁以下)中用药的安全性和有效性尚未进行研究。因此不建议在此类患者人群中使用。

2. 成人　高血压:本品可以单独使用,或者联合其他降压药物使用。通常推荐的起始剂量为 150mg,每日 1 次,对于血压仍不能完全控制的患者,剂量可以增加至 300mg,每日 1 次。300mg 以上的剂量并不能进一步降低血压,反而会增加腹泻的发生率。在治疗 2 周后达到药物的确切降压效果(85%~90%)。

本品可与其他降压药物联合使用。迄今为止,最多的是与利尿剂和血管紧张素受体拮抗剂(缬沙坦)联用,在最大推荐剂量下,联合用药比各自单独使用增加降压疗效。目前尚不清楚阿利吉仑与血管紧张素转换酶抑制剂或 β 受体拮抗药联用是否产生协同作用。

本品可在进食或不伴进食时服用。最好在每日同一时间服用。

3. 老年人　老年患者无须调整初始剂量。

六、特殊人群用药

1. 妊娠期　目前尚无孕妇使用本品的充足数据。阿利吉仑对大鼠及家兔无致畸作用(参见临床前安全性信息)。其他直接作用于肾素-血管紧张素系统的药物与严重的胎儿畸形和新生儿死亡有关。与其他任何直接作用于肾素-血管紧张素系统的药物一样,本品不能在孕妇或计划妊娠的妇女中使用。医师处方时,必须告知育龄妇女关于妊娠期使用这些药物的潜在风险。如果在治疗期间发现妊娠,必须立刻停止使用本品。FDA 妊娠分级:C/D。

2. 哺乳期　本品不能用于哺乳期妇女。尚未确定阿利吉仑是否分泌至人乳汁,但在哺乳大鼠可分泌至乳汁。

3. 肾功能损害　轻度至重度肾功能损伤患者无须调整初始剂量。

4. 肝功能损害　轻度至重度肝功能损伤患者无须调整初始剂量。

七、药理学

1. 药效学及作用机制　药物治疗分类:肾素抑制剂。作用机制:本品是一种的口服有效、非肽类、高选择性的人肾素直接抑制剂。阿利吉仑通过结合肾素作用于肾素-血管紧张素系统,阻止血管紧张素原转化为血管紧张素 I,从而降低血浆肾素活性(PRA),降低血管紧张素 I 及血管紧张素 II 的水平。

高血压患者使用本品治疗可降低 PRA 50%~80%,相反,其他抑制肾素-血管紧张素系统的药物(血管紧张素转换酶抑制剂和血管紧张素 II 受体阻滞剂)导致血浆肾素活性代偿性升高。当阿利吉仑与其他降压药物联合应用时,PRA 的降低程度与单用本品治疗相似。对 PRA 影响的差异的临床意义目前尚不清楚。

2. 药代动力学

吸收:本品口服给药后,1~3 小时达到血药浓度的峰值。绝对生物利用度为 2.6%。食物降低 C_{max} 和药物暴露量(AUC),分别达 85% 和 70%,但对药效动力学影响极小;因此本品可伴进食或不伴进食用药。每日 1 次给药 5~7 日后,达到稳态的血药浓度,约为首次给药后血药浓度的 2 倍。

分布:口服给药后阿利吉仑的体内分布均一。静脉内给药后,稳态平均分布容积约为 135L,提示阿利吉仑广泛分布于血管以外的组织中。阿利吉仑的血浆蛋白结合率为 47%~51%,且不依赖于浓度。

代谢和清除:平均清除半衰期约为 40 小时(范围 34~41 小时)。阿利吉仑主要以原型经粪便清除(91%)。口服剂量的 1.4% 经 CYP3A4 代谢。口服给药后约有 0.6% 经尿液排泄。静脉内给药后,平均血浆清除率约为 9L/h。

线性/非线性:在 75~600mg 剂量范围内,阿利吉仑暴露量的升高要高于剂量升高的比例。在 75~600mg 剂量范围内单次给药后,剂量增加 2 倍引起阿利吉仑的 C_{max} 和 AUC 分别升高大约 2.3 倍和 2.6 倍。在稳态下此非线性更加明显。引起线性偏离的机制尚未确定。可能的机制为在吸收位点或在肝胆管清除途径的转运子的饱和。

特殊人群中的药代动力学:阿利吉仑在不同性别、年龄、体重指数及种族的成年患者中每日 1 次给药均有效降压。性别、年龄、体重和种族对阿利吉仑的药代动力学没有临床相关的影响。

在不同程度肾损伤的患者中,对阿利吉仑的药代动力学进行评估,单剂给药后和稳态时,肾损伤患者中阿利吉仑的相对 AUC 和 C_{max} 是健康受试者中的 0.8~2 倍,但这些改变与肾损伤的严重程度无关。因此,对轻度至重度肾损伤的患者无须调整初始剂量,但由于缺乏临床经验,在严重肾损伤患者中用药需谨慎。目前尚无透析患者中使用本品的数据。

轻度至重度肝损伤对阿利吉仑的药代动力学无显著影响,因此无须调整轻度至重度肝损伤患者的初始剂量。

对于老年患者,也无须调整初始剂量。

3. 药物不良反应　本品已经在超过 6 460 例患者中进行了安全性评价,其中 1 740 例以上患者使用本品治疗超过 6 个月,1 250 例以上患者使用本品治疗超过 1 年。在安慰剂对照的临床试验中,由于临床不良事件(包括血压控制不良)而中止治疗的患者在阿利吉仑治疗组为 2.2%,而在安慰剂组为 3.5%。最常见的不良反应为腹泻。

在对照临床试验中,阿利吉仑治疗组报告了 2 例出现呼吸道症状的血管性水肿。另有 2 例不伴有呼吸系统症状的眶周水肿作为疑似的血管性水肿报告,并因此停药。血管性水肿病例的发生率在整个研究中为 0.06%。当患者出现任何显示有过敏反应的症状(特别是呼吸或吞咽困难,或面部、四肢末端、眼、唇部或舌头肿胀)时,必须停止用药并将症状告知医师。另外,在阿利吉仑治疗组中报告了 26 例包括面部、手或全身在内的水肿,其中 4 例导致了停药。在安慰剂对照的研究中，包括面部、手或全身在内的水肿发生率在阿利吉仑治疗组为0.4%，而在安慰剂组为0.5%。在一项阿利吉仑与HCTZ的长期活性药物对照研究中，包括面部、手或全身的水肿发生率在两个治疗组中均为0.4%。

服用阿利吉仑可发生剂量相关的胃肠道不良反应。在阿利吉仑300mg的剂量下，有2.3%的患者报告了腹泻，而在安慰剂组中为1.2%。在女性患者与老年患者（年龄≥65岁）中，当以每日150mg的剂量开始治疗时，腹泻的发生率增加明显。这类亚组的患者在阿利吉仑150mg的剂量下，腹泻的发生率与接受阿利吉仑300mg剂量的男性或年轻的患者腹泻的发生率相当（比率均为2.0%～2.3%）。其他的胃肠道症状包括腹痛、消化不良和胃食管反流，不过腹痛和消化不良的发生率仅在每日600mg的剂量下有别于安慰剂组。腹泻和其他胃肠道症状大多较轻微，很少导致停药。在安慰剂对照的研究中，阿利吉仑治疗组咳嗽的发生率轻微增加（阿利吉仑治疗组为1.1%，安慰剂组为0.6%）。在与血管紧张素转换酶抑制剂（雷米普利、赖诺普利）的活性药物对照试验中，阿利吉仑治疗组咳嗽的发生率约为血管紧张素转换酶抑制剂组的1/3～1/2。

与安慰剂治疗组相比，阿利吉仑治疗组发生率增加的其他不良反应包括皮疹（1%比0.3%）、尿酸升高（0.4%比0.1%）、痛风（0.2%比0.1%）和肾结石（0.2%比0）。临床试验中，有2名接受阿利吉仑治疗的患者报告了单次伴有意识丧失的强直阵挛发作。其中1名患者有癫痫发作的诱因，且发作后的脑电图（EEG）与脑影像学检查结果为阴性（另1名患者的脑电图和影像结果未报告）。停止使用本品后，未再发生类似症状。

在安慰剂对照的临床试验中，在阿利吉仑治疗组发生率超过1%，且在安慰剂组中有着相同或较高的发生率的不良事件如下：头痛、鼻咽炎、头晕、乏力、上呼吸道感染、背痛和咳嗽。

临床实验室数据：在对照临床试验中，临床相关的实验室参数的改变很少与服用本品有关。在高血压患者中进行的临床试验显示，本品对总胆固醇、高密度脂蛋白（HDL）、空腹三酰甘油、空腹血糖或尿酸的影响无临床意义。

血尿素氮和血清肌酐：在不到7%的接受阿利吉仑单药治疗的原发性高血压患者和6%接受安慰剂治疗的患者中，观察到血尿素氮或血清肌酐轻微的增加。

血红蛋白和血细胞比容：阿利吉仑治疗时可观察到血红蛋白和血细胞比容略微降低（在所有阿利吉仑单药治疗中，血红蛋白和血细胞比容分别平均降低约为0.08g/dl和0.16体积百分数）。降低幅度与剂量有关，在每日600mg的剂量下，降低值分别为0.24g/dl和0.79体积百分数。此种情况在其他作用于肾素-血管紧张素系统的药物治疗时也有发生，如血管紧张素转化酶抑制剂和血管紧张素受体拮抗剂，可能是由血管紧张素Ⅱ降低介导，血管紧张素Ⅱ可通过AT1受体刺激促红细胞生成素的生成。血红蛋白与血细胞比容的减少导致阿利吉仑治疗组发生贫血的比率稍高于安慰剂组（阿利吉仑治疗组为0.1%，阿利吉仑每日600mg剂量组为0.3%，安慰剂组为0%）。没有患者因贫血终止治疗。

血清钾：在接受本品单药治疗的原发性高血压患者中，血清钾升高的幅度很小，且发生率很低（0.9%，与安慰剂组的0.6%相当）。但是在一项应用本品与血管紧张素转化酶抑制剂联合治疗糖尿病患者的试验中，血清钾升高的发生率升高（5.5%）。因此，与其他作用于肾素-血管紧张素系统的药物相似，在该类人群中需常规监测电解质和肾功能。

血清尿酸：阿利吉仑单药治疗时，血清尿酸水平的中位数出现较小幅度的增加（约为6μmol/L），相反，HCTZ治疗则引起较大幅度的血清尿酸水平的增加（约30μmol/L）。阿利吉仑与HCTZ联合使用表现出累加的效应（增加40μmol/L左右）。尿酸的增加致使与尿酸相关的不良事件稍有增加：尿酸增加（0.4%比0.1%），痛风（0.2%比0.1%），肾结石（0.2%比0%）。

肌酸激酶：在阿利吉仑单药治疗组中，约1%的患者出现肌酸激酶增加300%以上，而安慰剂组有0.5%的患者出现这种情况。在该临床试验中，阿利吉仑治疗组的5例肌酸激酶增加的患者中，3例导致了停药，1例被诊断为临床症状不明显的横纹肌溶解症，另1例为肌炎。没有肾功能不全的病例报告。

4. 药物相互作用　本品与常用的高血压或糖尿病的治疗药物之间没有临床相关的相互作用。在临床药代动力学研究中对以下化合物进行了研究，没有发现药物相互作用：醋硝香豆素，阿替洛尔，塞来昔布，非诺贝特，吡格列酮，别嘌醇，5-单硝酸异山梨醇酯，厄贝沙坦，地高辛，雷米普利和氢氯噻嗪。

当本品与以下药物联合使用时，可见阿利吉仑的C_{max}或AUC出现20%～30%的改变：缬沙坦（降低28%）、二甲双胍（降低28%）、氨氯地平（升高29%）和西咪替丁（升高19%）。与阿托伐他汀联合应用，本品稳态AUC和C_{max}升高50%。本品与阿托伐他汀、缬沙坦、二甲双胍或氨氯地平联合应用时，对这些药物的药代动力学无显著影响。因此当与这些药物联合用药时，无须调整本品的剂量。本品略微降低地高辛的生物利用度。初步数据显示厄贝沙坦可能会降低本品的AUC和C_{max}。

CYP450相互作用：阿利吉仑对CYP450同工酶（CYP1A2，2C8，2C9，2C19，2D6，2E1和CYP3A）无抑制作用，对CYP3A4亦无诱导作用。因此阿利吉仑不会影响抑制、诱导或经这些酶代谢的药物的系统暴露。阿利吉仑极少经细胞色素P450酶代谢，因此不会由于抑制或诱导CYP450同工酶而产生药物相互作用。但CYP3A4抑制剂通常会影响P-gp，同时抑制P-gp的CYP3A4抑制剂会增加阿利吉仑的暴露量。

P糖蛋白相互作用：在实验动物中显示本品的生物利用度主要由P-gp决定。临床前研究发现MDR1、MDR1a/1b是参与阿利吉仑肠吸收和胆汁排泄的主要外排系统。P-gp诱导剂（贯叶连翘、利福平）可能会降低本品的生物利用度。虽然未在阿利吉仑中进行研究，但已知P-gp可影响组织吸收各种底物。P-gp抑制剂可升高组织与血浆浓度比。因此与血浆浓度相比，P-gp抑制剂可能升高药物的组织浓度更多。药物在 P-gp 位点的相互作用取决于对此转运子抑制的程度。

P-gp 底物或弱抑制剂：未发现与阿替洛尔、地高辛、氨氯地平和西咪替丁有相关的相互作用。

P-gp 中效抑制剂：联合阿托伐他汀（80mg）给药后，阿利吉仑（300mg）稳态 AUC 和 C_{max} 升高了 50%。酮康唑（200mg）与阿利吉仑（300mg）联合给药导致阿利吉仑血浆水平（AUC 和 C_{max}）升高 80%。临床前研究显示，阿利吉仑和酮康唑联合用药能够促进阿利吉仑的胃肠道吸收，降低胆汁排泄。在阿托伐他汀或酮康唑存在下，预期阿利吉仑血浆水平的改变仍在双倍剂量的阿利吉仑给药后达到的范围之内；在对照临床试验中，阿利吉仑剂量达 600mg，或达推荐最高治疗剂量的 2 倍，耐受性良好。由于 P-gp 抑制剂升高药物组织浓度的程度要大于血浆浓度，因此阿利吉仑与酮康唑或其他中效 P-gp 抑制剂（伊曲康唑、克拉霉素、泰利霉素、红霉素、胺碘酮）联合用药时需谨慎。

P-gp 强效抑制剂：健康受试者单次给药的药物相互作用研究显示，环孢素（200mg 和 600mg）升高阿利吉仑 75mg 的 C_{max} 达 2.5 倍，升高 AUC 约 5 倍。因此不建议两药伴随使用。

呋塞米：阿利吉仑与呋塞米联合应用会使呋塞米的 AUC 和 C_{max} 分别降低 28% 和 49%。因此建议在开始应用呋塞米或调整呋塞米剂量时，对阿利吉仑的疗效进行监测，以避免在容量负荷过大的临床情况可能出现阿利吉仑剂量相对不足的现象。

酮康唑：酮康唑（200mg，每日 2 次）与阿利吉仑（300mg）联合使用，会使阿利吉仑的血药水平（AUC 和 C_{max}）升高 1.8 倍。在酮康唑存在的情况下，预期阿利吉仑血浆水平的改变仍在双倍剂量的阿利吉仑给药后达到的范围之内；在对照临床研究中，阿利吉仑剂量达 600mg，或达推荐最高治疗剂量的 2 倍，耐受性良好。由于 P-gp 抑制剂升高药物组织浓度的程度要大于血浆浓度，因此阿利吉仑与酮康唑联合用药时需谨慎。

钾和保钾利尿剂：基于其他影响肾素-血管紧张素系统药物的使用经验，阿利吉仑与以下药物联合应用可能会引起血清钾升高，保钾利尿剂、补钾制剂或含钾的盐替代品。如果联合使用，建议需谨慎。

非甾体抗炎药（NSAID）：与其他作用于肾素-血管紧张素系统的药物一样，NSAID 可能会降低阿利吉仑的抗高血压作用。在一些肾功能下降的患者（脱水患者或老年患者）中，阿利吉仑与 NSAID 联合使用可能会导致肾功能进一步损伤，包括可能会发生急性肾功能衰竭，通常为可逆性。因此阿利吉仑与 NSAID 联合用药时需谨慎，尤其是在老年患者中。

西柚汁：由于缺乏相关数据，不能排除西柚汁与阿利吉仑之间相互作用的可能。因此西柚汁不能与本品一起使用。

八、注意事项

1. 禁用　对本品活性成分或者其他任何赋形剂过敏者

禁用；有阿利吉仑引起血管性水肿病史的患者禁用；妊娠中期和晚期（中间 3 个月和妊娠末 3 个月）禁用；阿利吉仑禁止与环孢素 A［强效 P 糖蛋白（P-gp）抑制剂］和其他强效 P-gp 抑制剂（奎尼丁、维拉帕米）联合使用。

2. 用药注意事项　阿利吉仑在有严重充血性心力衰竭［纽约心脏协会（NYHA）心功能分级 Ⅲ～Ⅳ级］的患者中用药需谨慎。

如发生严重和持续的腹泻，需停用本品。

血管性水肿：与其他作用于肾素-血管紧张素系统的药物一样，在接受阿利吉仑治疗的患者中报告了面部、四肢、嘴唇、舌头、声门和/或喉部的血管性水肿发生。如果发生血管性水肿，需立即停用本品，并给予适当的治疗和监护，直至症状和体征完全并持久消失。如果水肿涉及舌头、声门或喉头，需给予肾上腺素。此外需采取必要措施以保证患者气道通畅。

胎儿/新生儿的发病率与死亡率：直接作用于肾素-血管紧张素系统的药物在孕妇中使用时，可引起胎儿和新生儿发生畸形和死亡。由于尚未进行临床的相关研究，因此不建议孕妇或计划妊娠的妇女使用本品。医师处方任何作用于肾素-血管紧张素系统的药物时，必须告知育龄妇女关于妊娠期使用这些药物的潜在风险。如果在治疗期间发现妊娠，必须立刻停止使用本品。

直接作用于肾素-血管紧张素系统的药物在妊娠中、晚期使用，可引起胎儿和新生儿的损伤，包括低血压、新生儿颅骨发育不全、无尿、可逆或不可逆的肾功能衰竭以及死亡。也有羊水过少的报告，推测是由胎儿的肾功能下降引起。这种情况下出现的羊水减少与胎儿四肢挛缩、颅面畸形和肺发育不全有着一定的联系。同时，也有发生早产、宫内（胎儿）发育迟缓和动脉导管未闭的病例报告，但尚不清楚这些事件的发生是否与该药的治疗有关。尚未证实仅于妊娠早期的宫内药物暴露可引起这些不良反应。胚胎和胎儿仅在妊娠早期暴露于肾素抑制剂的母亲应被告知相关事宜。虽然如此，当发现患者怀孕时，医师应建议患者立即停用本品。必须使用作用于肾素-血管紧张素系统药物而无其他选择的情况很罕见（很可能少于妊娠患者的千分之一）。在这些罕见的情况中，应将药物对胎儿的潜在危害告知孕妇，并对其进行连续超声检查，以评估羊膜内情况。

若发现羊水过少，应停用本品，除非该药可挽救孕妇的生命。根据妊娠周数，进行宫缩应激试验（CST）、无应激试验（NST）或生物物理评分（BPP）是适当的。不过患者和医师应该注意，很有可能当有羊水过少表现时，胎儿已经出现不可逆的损伤。对于有肾素抑制剂宫内暴露史的婴儿，应密切观察有无出现低血压、少尿和高钾血症。如果出现少尿，应注意维持血压和肾血流灌注。可能需要换血或透析以逆转低血压和/或替代紊乱的肾功能。

目前尚无本品在孕妇中使用的临床经验。富马酸阿利吉仑的生殖毒性研究显示，在大鼠中口服剂量达 600mg/（kg·d）［基于 mg/m² 剂量，是最大人体建议剂量（MRHD）300mg/d 的 20 倍］，或在家兔中剂量达 100mg/（kg·d）（基于 mg/m²，7×MRHD）时，未观察到任何胚胎致畸性现象。在剂量为 50mg/(kg·d)(基于 mg/m², 3.2×MRHD)时,对胎儿的出生体重有不利影响。阿利吉仑存在于妊娠家兔的胎盘、羊水和胎儿中。

低血压:在接受本品单药治疗的单纯高血压患者中,罕见(0.1%)血压过度下降。在本品与其他降压药联合使用时,低血压也很少见(<1%)。在肾素-血管紧张素系统激活的患者中,如有血容量不足和/或钠盐缺乏的患者(大剂量利尿剂治疗),应用本品治疗后可能会出现症状性低血压。应在服用本品前,对钠和/或血容量不足予以纠正,或在开始治疗时即进行密切的临床监测。如果血压出现过度的下降,患者应立即采取仰卧位,如需要,则静脉输注生理盐水。一过性的低血压反应并不是用药的禁忌,一旦血压稳定,通常情况下可继续用药。

钠和/或血容量不足:具有显著血容量不足和/或钠盐缺乏的患者(如大剂量利尿剂治疗),应用本品治疗后可能会出现症状性低血压。建议在服用本品前对钠和/或血容量不足给予纠正,或在开始治疗时即进行密切临床监测。

肾功能损伤患者:临床试验尚未对重度肾功能不全[女性血清肌酐≥150μmol/L 或 1.7mg/dl,男性≥177μmol/L 或 2.0mg/dl,和/或估计的肾小球滤过率(GFR)<30ml/min]、有透析史、肾病综合征或肾血管性高血压的患者进行研究。由于缺乏本品在该人群中使用的安全性数据,用药应谨慎。

与其他作用于肾素-血管紧张素系统的药物一样,阿利吉仑在可能会发生肾功能不全的患者中用药需谨慎,如低血容量症(如由于失血、严重长期腹泻、长期呕吐等)、心脏疾病、肝疾病或肾疾病。在阿利吉仑上市后的使用中,有报告在高危患者中发生了急性肾功能衰竭,停药后恢复。当出现任何肾功能衰竭征象时,必须立刻停用本品。

肾动脉狭窄患者:尚未获得本品在单侧或双侧肾动脉狭窄、或动脉狭窄致孤立肾患者中的对照研究的临床数据。因此在这些患者中用药需谨慎。

高钾血症:本品单独使用致血清钾升高>5.5mmol/L 非常少见(0.9%,而安慰剂组为 0.6%)。然而,当阿利吉仑治疗期间接受其他抑制肾素-血管紧张素系统(RAS)的药物和/或可降低肾功能和或糖尿病药物治疗时,会增加高钾血症的风险(5.5%),应对该类患者常规检测电解质和肾功能。

环孢素 A:不建议阿利吉仑与环孢素(强效 P-gp 抑制剂)联合使用。

对驾驶和操作机器的影响:尚未进行药物对驾驶和使用机械能力影响的研究。但是在驾驶或者操作机器时,必须注意使用任何降压药物均可能偶尔会发生头晕或疲劳。

九、药物稳定性及贮藏条件

防潮,30℃以下原包装内保存。

十、药物经济性评价

非基本药物,非医保。

第四章　呼吸系统药物

1　镇咳药物

可待因

参见(第二章　神经系统药物 2　头痛药物)

福尔可定

一、药品名称

1. 英文名　Pholcodine
2. 化学名　17-甲-基-3-[2-(4-吗啉基)乙氧基]-4,5α-环氧-7,8-二脱氢吗啡喃-6α-醇一水合物

二、药品成分

福尔可定

三、剂型与规格

福尔可定片　(1)5mg;(2)10mg;(3)15mg

四、适应证及相应的临床价值

用于剧烈干咳和中等度疼痛。

五、用法用量

1. 儿童　口服,1~5岁儿童:2~2.5mg/次,3次/d。大于5岁:2.5~5mg/次,3~4次/d。
2. 成人　口服5~10mg/次,3~4次/d;极量,60mg/d。
3. 老年人　老年人使用本品参照成人剂量用药。

六、特殊人群用药

1. 妊娠期　怀孕期间服用本品的安全性尚未确证,需谨慎用药。
2. 哺乳期　盐酸伪麻黄碱可经乳汁排泄,但并无相关危害性报道。
3. 肾功能损害　有严重肾功能损害者,须调整剂量。
4. 肝功能损害　有严重肝功能损害者,须调整剂量。
5. 其他人群　运动员慎用。操作机械或驾驶时需谨慎。

七、药理学

1. 药效学及作用机制　本品与磷酸可待因相似,具有中枢性镇咳作用,也有镇静和镇痛作用,但依赖性较磷酸可待因弱。
2. 药代动力学　福尔可定口服吸收良好,口服生物利用度约为40%,仅10%与血浆蛋白结合。代谢及消除缓慢,消除半衰期约为37小时。大部分以原型经尿液排泄,少量经乳汁排泄。
3. 药物不良反应　偶见恶心、嗜睡、具有吗啡类药品等副作用。
4. 药物相互作用
(1) 与单胺氧化酶抑制剂合用会致血压升高。
(2) 避免与其他拟交感神经药合用,如抗充血剂、食欲抑制剂、苯丙胺、抗高血压药及其他抗组胺药。

八、注意事项

1. 禁用　禁用于痰多者。
2. 慎用　孕妇、运动员慎用;操作机械或驾驶时需谨慎。
3. 用药注意事项　新生儿和儿童易于耐受此药。

九、药物稳定性及贮藏条件

本品有引湿性,遇光易变质。应密封,在干燥处避光保存。

十、药物经济性评价

非基本药物,非医保,《中国药典》(2020年版)收载。

氢溴酸右美沙芬

一、药品名称

1. 英文名　Dextromethorphan
2. 化学名　3-甲氧基-17-甲基-(9α,13α,14α)-吗啡喃氢溴酸一水合物

二、药品成分

氢溴酸右美沙芬
复方右美沙芬胶囊:对乙酰氨基酚 0.3g、盐酸苯丙醇胺 12.5mg、氢溴酸右美沙芬 10mg、马来酸氯苯那敏 1mg。

三、剂型与规格

氢溴酸右美沙芬片　（1）10mg；（2）15mg

氢溴酸右美沙芬咀嚼片　（1）5mg；（2）15mg

氢溴酸右美沙芬胶囊　15mg

氢溴酸右美沙芬缓释片　30mg

氢溴酸右美沙芬颗粒　（1）7.5mg；（2）15mg

氢溴酸右美沙芬糖浆　（1）1ml：2mg；（2）100ml：150mg

氢溴酸右美沙芬口服溶液　（1）10ml：15mg；（2）100ml：150mg；（3）120ml：180mg

氢溴酸右美沙芬缓释混悬液　100ml：0.6g

注射用氢溴酸右美沙芬　5mg

氢溴酸右美沙芬滴鼻剂　5ml：75mg

四、适应证及相应的临床价值

1. 适用于上呼吸道感染（感冒、咽喉炎、鼻窦炎等）、急性或慢性支气管炎、支气管哮喘、支气管扩张症、肺炎、肺结核等引起的咳嗽症状的控制。

2. 也可用于胸膜腔穿刺术、支气管造影术及支气管镜检查时引起咳嗽的治疗。

3. 尤其适用于干咳及手术后无法进食的咳嗽患者。

复方右美沙芬胶囊：用于减轻由感冒引起的发热、头痛、周身四肢酸痛、咳嗽、鼻塞、流鼻涕、流泪、打喷嚏等症状。

五、用法用量

1. 儿童　一般用法为①2 岁以下：剂量未定；②2～6 岁：每次 2.5～5mg，每日 3～4 次；③6～12 岁：每次 5～10mg，每日 3～4 次。

咀嚼片：儿童按每日 1mg/kg 氢溴酸右美沙芬计算，分 3～4 次服用，或遵医嘱。

分散片：①2～6 岁，每次 2.5～5mg，每 4 小时 1 次，或每次 7.5mg，每 6～8 小时 1 次，24 小时不超过 30mg；②6～12 岁，每次 5～15mg，每 4～8 小时 1 次，24 小时不超过 60mg。

糖浆剂：①2～3 岁，标准体重 12～14kg，每次 4.5～5.25mg，每日 3 次；②4～6 岁，标准体重 16～20kg，每次 6～7.5mg，每日 3 次；③7～9 岁，标准体重 22～26kg，每次 7.5～9mg，每日 3 次；④10～12 岁，标准体重 28～30kg，每次 10.5～12mg，每日 3 次。

缓释混悬液：①2～6 岁，每次 2.5ml，每日 2 次；②6～12 岁，每次 5ml，每日 2 次；③12 岁以上，每次 10ml，每日 2 次。

2. 成人　①片剂：口服。每次 10～20mg，每日 3～4 次。②胶囊：每次 15mg，每日 3～4 次。③颗粒剂：每次 15～30mg，每日 3～4 次。④分散片：每次 15～30mg，每日 3～4 次。⑤缓释片：每次 30mg，每日 2 次。⑥口服液：每次 15mg，每日 3～4 次。⑦糖浆剂：每次 15mg，每日 3 次。⑧咀嚼片：咀嚼服用。成人每次 15～30mg，每日 3～4 次；注射用氢溴酸右美沙芬，使用前，每支需用 1ml 注射用水溶解。皮下或肌内注射，通常成人每次 5～10mg（1～2 支），每日 1～2 次；可由临床医师根据患者年龄及咳嗽严重程度情况增减本品用量。⑨稀释混悬液：每次 10mg，每日 2 次。⑩滴鼻剂：经鼻给药，每次 3～5 滴，每日 3～4 次。

3. 老年人　老年人剂量酌减。

六、特殊人群用药

1. 妊娠期　妊娠 3 个月内孕妇禁用。

2. 哺乳期　哺乳期妇女禁用。

3. 肾功能损害　肾功能不全者慎用。

4. 肝功能损害　肝功能不全者慎用。

5. 其他人群　哮喘、痰多的患者慎用。服用期间不得驾驶机、车、船、从事高空作业、机械作业及操作精密仪器。

七、药理学

药效学及作用机制：本品是中枢性镇咳药，抑制延髓咳嗽中枢而产生作用，其镇咳作用与可待因相等或稍强，但没有镇痛作用及依赖性，治疗剂量一般不会抑制呼吸。

复方右美沙芬胶囊：含有对乙酰氨基酚，通过对下丘脑体温调节中枢而产生解热作用，还具有镇痛作用，氢溴酸右美沙芬具有镇咳作用，盐酸苯丙醇胺有收缩血管作用，能缓解鼻黏膜充血、肿胀，可以减少鼻塞症状，马来酸氯苯那敏是抗组胺药，能竞争性阻断组胺 H_1 受体的作用，能减轻或消除流涕，打喷嚏和流泪。

药代动力学：本品从胃肠道吸收完全。口服本品 60mg 后（1.95±0.76）小时血药浓度达峰值 C_{max} 为（6.20±1.32）ng/L。消除半衰期为（2.94±0.40）小时。本品在进入体循环前通过肠壁、门脉及肝（有首过效应）。血浆中原型药物（右吗喃）浓度很低。有 3-甲氧吗啡烷、3-羟-17 甲吗啡烷、3-羟吗啡烷三个主要代谢产物，并有较大的个体差异。3-甲氧吗啡烷在血浆中的浓度最高，是主要活性成分。其他两个代谢产物在血浆中的浓度很低，药理作用较微甚至不可计。

本品皮下或肌内注射后吸收迅速，镇咳作用平均起效时间为 30 分钟，本品在体内有三个代谢产物，血浆中 3-甲氧吗啡烷的浓度最高，是主要活性成分。用 ^{14}C 标记的氢溴酸右美沙芬给健康成年男子口服后的血药浓度 4 小时达高峰，8 小时后减半。

药物不良反应：可见头晕、头痛、嗜睡、易激动、嗳气、食欲缺乏、便秘、恶心、皮肤过敏等，但不影响疗效。停药后上述反应可自行消失。过量可引起神志不清，支气管痉挛，呼吸抑制。注射局部可有红肿、疼痛。

药物相互作用：不得与单胺氧化酶抑制剂及抗抑郁药并用。本品不宜与乙醇及其他中枢神经系统抑制药物并用，因可增强对中枢的抑制作用。如与其他药物同时使用可能会发生药物相互作用，详情请咨询医师或药师。

八、注意事项

1. 禁用　妊娠 3 个月内孕妇、有精神病史者及哺乳期妇女禁用。服用单胺氧化酶抑制剂停药不满 2 周的患者禁用。对本品过敏者禁用。

2. 慎用　妊娠 3 个月后的孕妇慎用。心、肺功能不全者。肝肾功能不全者。痰多咳嗽及哮喘患者。鼻炎患者慎用本药滴鼻液。糖尿病患者慎用本品糖浆剂。过敏体质者慎用。

3. 用药注意事项 用药 7 日,症状未缓解,请咨询医师或药师。如正在使用其他药品,使用本品前请咨询医师或药师。本品性状发生改变时禁止使用。服药期间不得驾驶机、车、船、从事高空作业、机械作业及操作精密仪器。

儿童用量请咨询医师或药师。请将本品放在儿童不能接触的地方。儿童必须在成人监护下使用。

九、药物稳定性及贮藏条件

遮光,密闭保存。

十、药物经济性评价

非基本药物,医保乙类,《中国药典》(2020 年版)收载。

枸橼酸喷托维林

一、药品名称

1. 英文名 Pentoxyverine
2. 化学名 1-苯基环戊烷羧酸-2-(2-二乙氨基乙氧基)乙酯枸橼酸盐

二、药品成分

枸橼酸喷托维林

三、剂型与规格

枸橼酸喷托维林片剂 25mg
枸橼酸喷托维林滴丸 25mg
枸橼酸喷托维林冲剂 10g

四、适应证及相应的临床价值

用于各种原因引起的干咳。

五、用法用量

1. 儿童 口服,5 岁以上儿童每次 0.5 片,每日 2～3 次。
2. 成人 每次 1 片,每日 3～4 次。

六、特殊人群用药

1. 妊娠期 禁用。
2. 哺乳期 禁用。

七、药理学

1. 药效学及作用机制 本品具有中枢及外周性镇咳作用,其镇咳作用强度约为可待因的 1/3。除对延髓的呼吸中枢有直接的抑制作用外,还有轻度的阿托品样作用。可使痉挛的支气管平滑肌松弛,减低气道阻力。
2. 药代动力学 本品口服易吸收,在 20～30 分钟内起效,一次给药剂量可持续 4～6 小时。药物吸收后部分由呼吸道排出。
3. 药物不良反应 偶有便秘、轻度头痛、头晕、嗜睡、口干、恶心、腹胀、皮肤过敏等反应。

4. 药物相互作用 与马来醋酸奋乃静、阿伐斯汀、阿比坦、异戊巴比妥、安他唑啉、阿普比妥、阿扎他定、巴氯芬、溴哌利多、溴苯那敏、布克力嗪、丁苯诺啡、丁螺环酮、水合氯醛合用,可使本药中枢神经系统和呼吸系统抑制作用增强。

八、注意事项

1. 禁用 呼吸功能不全者、心力衰竭患者、因尿道疾病致尿潴留者、孕妇、哺乳期妇女。对本品过敏者禁用。
2. 慎用 青光眼患者、心功能不全者、痰量多者、大咯血者、过敏体质者慎用。
3. 用药注意事项 本药仅为对症治疗药,如应用 7 日症状无明显好转,应立即就医。本品无祛痰作用,痰多患者请在医师指导下使用。如正在使用其他药品,使用本品前请咨询医师或药师。

本品性状发生改变时禁止使用。服药期间不得驾驶机、车、船、从事高空作业、机械作业及操作精密仪器。孕妇及哺乳期妇女应在医师指导下使用。请将本品放在儿童不能接触的地方。儿童必须在成人监护下使用。

九、药物稳定性及贮藏条件

密封,在干燥处保存。

十、药物经济性评价

基本药物(片剂:15mg、30mg),医保甲类,《中国药典》(2020 年版)收载。

氯 哌 丁

一、药品名称

1. 英文名 Cloperastine
2. 化学名 1-[2-((4-氯苯基)(苯基)甲氧基)乙基]哌啶

二、药品成分

氯哌丁

三、剂型与规格

盐酸氯哌丁片 (1)5mg;(2)10mg

四、适应证及相应的临床价值

适用于急性上呼吸道感染、慢性支气管炎、肺结核、肺癌所致干咳。

五、用法用量

1. 儿童 口服,每次 0.5～1.0mg/kg,每日 3 次。
2. 成人 口服,每次 10～30mg,每日 3 次。

六、特殊人群用药

1. 妊娠期 禁用。
2. 哺乳期 禁用。

七、药理学

1. 药效学及作用机制 本品为苯海拉明衍生物,为非依赖性中枢性镇咳药。其镇咳作用弱于可待因,但无耐受性。主要抑制咳嗽中枢,兼具组胺 H_1 受体拮抗作用,能轻度缓解支气管痉挛、充血和水肿,可使末梢支气管平滑肌松弛,有助于止咳。

2. 药代动力学 本药口服后吸收迅速,20~30 分钟起镇咳作用,作用可维持 3~4 小时。60~90 分钟达血药浓度峰值。在肝被迅速代谢,代谢物可经肾及胆汁排泄。

3. 药物不良反应 本药不良反应较轻,偶有轻度口干和嗜睡等。

4. 药物相互作用 与中枢镇静药合用,可增加嗜睡作用。

八、注意事项

1. 禁用
(1) 对本药过敏者。
(2) 孕妇。
(3) 哺乳期妇女。

2. 慎用
(1) 2 岁以下儿童。
(2) 糖尿病患者应慎用本药糖浆剂。

3. 用药注意事项
(1) 驾驶机、车、船、从事高空作业及机械作业者工作期间不能使用本药。
(2) 本药虽为非依赖性镇咳药,但仍不可滥用,仅作为症状性治疗用于以下情况:①咳嗽剧烈而频繁,痰量很少或无痰;②咳嗽使患者原有的严重疾患病情加剧或带来难以忍受的痛苦。

九、药物稳定性及贮藏条件

遮光密封保存。

十、药物经济性评价

非基本药物,非医保。

苯 丙 哌 林

一、药品名称

1. 英文名 Benproperine Phosphate
2. 化学名 1-[2-(2-苄基苯氧基)-1-甲基乙基]哌啶磷酸盐

二、药品成分

磷酸苯丙哌林

三、剂型与规格

磷酸苯丙哌林普通片剂 20mg
磷酸苯丙哌林胶囊 20mg(以苯丙哌林计)

磷酸苯丙哌林缓释片 40mg
磷酸苯丙哌林泡腾片 (1)10mg;(2)20mg
磷酸苯丙哌林口服溶液 (1)80ml:80mg;(2)100ml:100mg;(3)120ml:120mg;(4)100ml:200mg
磷酸苯丙哌林双层缓释片 79.2mg(相当于苯丙哌林60mg)

四、适应证及相应的临床价值

本品主要用于刺激性干咳,对急、慢性支气管炎及各种原因引起的咳嗽均可应用。

五、用法用量

1. 儿童 儿童用量酌减。

2. 成人 ①普通片剂:口服。每次 1~2 片,每日 3 次。②泡腾片:用温水冲溶后口服。成人每次 2~4 片(20~40mg),每日 3 次,或遵医嘱。③缓释片:口服,成人每次 1 片,每日 2 次,不可咀嚼。④双层缓释片:口服。成人每次 1 片,每日 2 次,或遵医嘱。⑤胶囊:口服,每次 1~2 粒,每日3 次。

六、特殊人群用药

1. 妊娠期 动物实验虽未发现致畸作用,但本品在妊娠期间的用药安全性尚未确定,孕妇应慎用。

2. 哺乳期 未见本品在乳汁中排出的报道,故哺乳期妇女应慎用。

3. 肾功能损害 高龄者因肾功能多减退,药物剂量应以每日 10mg 开始。

4. 肝功能损害 高龄者因肝功能多减退,药物剂量应以每日 10mg 开始。

5. 其他人群 服药者不可驾驶汽车及进行有危险性的机械操作。

七、药理学

1. 药效学及作用机制 磷酸苯丙哌林为非麻醉性止咳药,具有较强的镇咳作用。本品除抑制咳嗽中枢外,还可阻断肺-胸膜的牵张感受器产生的肺迷走神经反射,并具有罂粟样平滑肌解痉作用,故其镇咳作用兼具中枢性和末梢性双重机制。本品未见呼吸抑制、胆道及十二指肠痉挛、便秘、依赖性,也未发现耐药性。

2. 药代动力学 口服本品吸收后,血药浓度达峰迅速,平稳地维持有效血药浓度,与食物同服,不影响吸收。人单次吸收 60mg 后达峰时间为 $T_{max} = (1.860 \pm 0.460)\,h$,$C_{max} = (334.61 \pm 138.53)\,ng/ml$,平均消除半衰期为 $t_{1/2} = (10.11 \pm 4.86)\,h$,单次给药,本品在吸收速度快于单纯的缓释制剂,有利于临床应用的快速显效;本品连续给药达稳态后,谷浓度基本平稳,无蓄积特征,峰谷波动与普通制剂及单纯缓释制剂相比无明显改变。

3. 药物不良反应 偶有口干、胃部烧灼感、头晕、嗜睡、食欲缺乏、乏力和药疹等。偶见一过性口、咽部麻感。

4. 药物相互作用 尚不明确。

八、注意事项

1. 禁用 对本品过敏者,当药品性状发生改变时禁止使用。

2. 慎用 ①孕妇、哺乳期妇女慎用;②严重肺功能不全患者慎用;③痰液黏稠、过多的患者;④大咯血患者慎用。

3. 用药注意事项 本品仅有止咳作用,如应用 1 周症状无明显好转,请即咨询医师或药师。本药无祛痰作用,如咯痰症状明显,不宜使用。服药期间若出现皮疹,应中止用药。服用片剂时需整片吞服,切勿嚼碎,以免引起口腔麻木。当药品性状发生改变时禁止使用。

儿童必须在成人的监护下使用。请将此药品放在儿童不能接触的地方。孕妇应在医师指导下应用。

九、药物稳定性及贮藏条件

遮光,密封保存。

十、药物经济性评价

非基本药物,非医保。

盐酸依普拉酮

一、药品名称

1. 英文名 Epraginone
2. 化学名 1-(2-苯甲酰丙基)-4-(2-乙氧基-2-苯基乙基)哌嗪二盐酸盐

二、药品成分

盐酸依普拉酮

三、剂型与规格

盐酸依普拉酮片剂 40mg

四、适应证及相应的临床价值

适用于急、慢性支气管炎、哮喘、肺炎、肺结核、肺气肿等疾病的镇咳和祛痰。

五、用法用量

1. 儿童 口服。每次 20~40mg,每日 3~4 次。
2. 成人 每次 40~80mg(1~2 片),每日 3~4 次。

六、特殊人群用药

1. 妊娠期 尚不明确。
2. 哺乳期 尚不明确。
3. 肾功能损害 长期服用未见对肾有不良影响。
4. 肝功能损害 长期服用未见对肝有不良影响。

七、药理学

1. 药效学及作用机制 依普拉酮为兼具中枢性与末梢性镇咳作用的非依赖性镇咳药,主要作用于咳嗽中枢。动物实验显示,选择性抑制脑干网状体,包括延髓的咳嗽中枢,其作用强度与可待因相近或为其 1/3,为美沙芬的 2 倍,那可丁的 3 倍。本品的临床镇咳效果与可待因相近或稍逊,但无可待因的抑制肠蠕动作用。本品兼具祛痰作用,能使痰中酸性糖蛋白的多糖纤维性状改变,黏多糖纤维膨胀断裂,具有较强的黏液溶解作用。此外,实验结果还表明,本品还具有镇静作用、局麻作用和抗组胺、抗胆碱作用,能缓解组胺、乙酰胆碱和 5-羟色胺引起的支气管平滑肌痉挛。

2. 药代动力学 同位素示踪研究表明,本品口服后在胃肠道很快吸收,约 2 小时达血药浓度高峰,主要分布于肺、肝、肾等器官。药物经代谢后,大约 14%经尿、36%经粪便、23%由胆汁排泄。

3. 药物不良反应 少数患者可有嗜睡、皮疹、头昏、口干、胃部不适及恶心等。

4. 药物相互作用 尚不明确。

八、注意事项

1. 禁用 尚不明确。
2. 慎用 尚不明确。
3. 用药注意事项(如口服药物是否掰开、服药与进食等,静脉制剂配伍禁忌、滴注速度、是否避光等) 用药过量可出现幻觉和共济失调。

九、药物稳定性及贮藏条件

避光,密封保存。

十、药物经济性评价

非基本药物,非医保。

2 祛 痰 药

愈创甘油醚

一、药品名称

1. 英文名 Guaifenesin
2. 化学名 3-(2-甲氧基苯氧基)丙烷-1,2-二醇

二、药品成分

愈创甘油醚

三、剂型与规格

愈创甘油醚片 200mg
愈创甘油醚颗粒 800mg
愈创甘油醚糖浆 10ml:200mg

四、适应证及相应的临床价值

适用于呼吸道感染引起的咳嗽、多痰。

五、用法用量

1. 儿童 糖浆:12 岁以下儿童用量见表 4-1。

表 4-1 12 岁以下儿童糖浆用量

年龄/岁	体重/kg	每次用量/ml	次数
1~3	10~15	2~3(40~60mg)	每日 3 次
4~6	16~21	3.5~4.5(70~90mg)	每日 3 次
7~9	22~27	5~6(100~120mg)	每日 3 次
10~12	28~32	6.5~7.5(130~150mg)	每日 3 次

2. 成人

（1）片剂:每次 200mg,每日 3~4 次。

（2）颗粒:每次 200mg,每日 4 次。

（3）糖浆:每次 100~200mg,每日 3 次。

3. 老年人 尚不明确。

六、特殊人群用药

1. 妊娠期 禁忌。

2. 哺乳期 禁忌。

3. 肾功能损害 肾炎患者为禁忌。

七、药理学

1. 药效学及作用机制 本药为祛痰药,为愈创木酚醚类衍生物,可刺激胃黏膜反射性引起支气管黏膜腺体分泌增加,降低痰的黏性,使黏痰易于咳出。本药兼有轻度镇咳和消毒防腐作用,可减轻痰液的恶臭味。大剂量时尚有平滑肌松弛作用。

2. 药代动力学 本药的氨基甲酸酯可从胃肠道吸收,并在 1~3 小时后达血药浓度。口服吸收不完全,大部分经肠道排出,少量被代谢成葡糖醛酸化合物随尿快速排出。

3. 药物不良反应

（1）泌尿生殖系统:据报道,大剂量服用含有本药的制剂的患者曾出现尿路结石,结石内含本药的代谢产物 β-2-苯甲氧基乳酸钙盐。

（2）神经系统:可见头晕、嗜睡。

（3）胃肠道:可见恶心、胃肠不适。

（4）过敏反应:可见过敏反应。

4. 药物相互作用 合用镇咳药、平喘药可增强疗效。

八、注意事项

1. 禁用

（1）对本药过敏者。

（2）肺出血患者。

（3）急性胃肠炎患者。

（4）肾炎患者。

（5）妊娠早期妇女。

2. 慎用

（1）消化性溃疡患者。

（2）妊娠中、晚期妇女。

（3）哺乳期妇女。

3. 用药注意事项

（1）持续性或慢性咳嗽(如吸烟、哮喘、慢性支气管炎、肺气肿)或伴有过多黏痰患者不应使用,仅在有明确指示时方可使用。

（2）本药与右美沙芬合用时,不得用于使用单胺氧化酶抑制药的患者。

九、药物稳定性及贮藏条件

片剂:密封,在干燥处保存。

糖浆:20~25℃保存。

十、药物经济性评价

非基本药物,非医保。

氯 化 铵

一、药品名称

1. 英文名 Ammonium Chloride

2. 化学名 氯化铵

二、药品成分

氯化铵

三、剂型与规格

氯化铵片 0.3g

四、适应证及相应的临床价值

NMPA 说明书适应证:①用于痰黏稠不易咳出者;②用于泌尿系统感染时酸化尿液。

其他临床应用参考:①用于重度代谢性碱中毒,应用足量氯化钠注射液不能满足纠正者;②氯化铵负荷试验可了解肾小管酸化功能,也可用于远端肾小管性酸中毒的鉴别诊断。

五、用法用量

1. 儿童 一般用法口服给药,每日 40~60mg/kg 或 1.5g/m^2,分 4 次给药。

2. 成人 ①祛痰:口服给药,每次 0.3~0.6g,每日 3 次。②酸化尿液:口服给药,每次 0.6~2g,每日 3 次。③重度代谢性碱中毒:口服给药,每次 1~2g,每日 3 次;静脉滴注,必要时按 1ml/kg 氯化铵(2%)能降低二氧化碳结合率(CO$_2$ CP)0.45mmol/L 计算出应给氯化铵的剂量,以 5% 葡萄糖注射液将其稀释成 0.9%(等渗)的浓度,分 2~3 次静脉滴入。

3. 老年人 老年人慎用本药。

六、特殊人群用药

1. 妊娠期

（1）接受大剂量本药治疗时,可导致孕妇及胎儿产生不良反应,故孕妇不宜使用本药。

（2）美国食品药品管理局(FDA)对本药的妊娠安全性

分级为 C 级。

2. 哺乳期　因对哺乳期妇女服药的安全性尚不明确，哺乳期妇女应暂停用药。

3. 肾功能损害　肾功能不全患者慎用。

4. 肝功能损害　肝功能不全患者慎用。

5. 其他人群　镰状细胞贫血患者慎用：此类患者使用本药可引起缺氧和/或酸中毒。溃疡病患者慎用。

七、药理学

1. 药效学及作用机制　本药由于对胃黏膜迷走神经末梢的化学性刺激，从而反射性地引起气管、支气管腺体分泌增加，痰量增多，使痰液易于排出。且部分氯化铵吸收入血后，经呼吸道排出，通过盐类的渗透压作用而带出水分，使痰液稀释，也易于咯出。

本药还可增加肾小管中氯离子的浓度，从而增加钠和水的排出，具有利尿作用。此外，由于本药为强酸弱碱盐，有酸化体液和尿液的作用，可用于纠正低氯性代谢性碱中毒。

2. 药代动力学　本药口服后可完全被吸收，在体内几乎全部转化降解，仅极少量随粪便排出。

3. 药物不良反应　可见恶心，偶见呕吐、心动过速、局部和全身性抽搐、暂时性多尿和酸中毒。少见口渴、头痛、进行性嗜睡、精神错乱、定向力障碍、焦虑、面色苍白、出汗等。静脉给药，注射部位可产生疼痛，给药过快偶可出现惊厥和呼吸停止。

4. 药物相互作用

（1）阿司匹林：合用可增强阿司匹林疗效。机制为阿司匹林排泄减慢。

（2）四环素、青霉素：本药可增强以上药物的抗菌作用。

（3）汞剂：本药可增强汞剂的利尿作用。

（4）氯磺丙脲：合用可使氯磺丙脲作用明显增强，造成血糖过低。

（5）弱碱性药物（如哌替啶、苯丙胺）：合用可促进弱碱性药物的排泄。

（6）氟卡尼：合用可减弱氟卡尼的抗心律失常作用。机制为本药可增加氟卡尼的肾排泄。

（7）美沙酮：合用可减弱美沙酮的疗效。

（8）伪麻黄碱：合用可使伪麻黄碱的疗效减弱。机制为尿液酸化和肾重吸收率降低。

八、注意事项

1. 禁用　肝肾功能严重损害，尤其是肝性脑病、肾衰竭、尿毒症患者。代谢性酸中毒患者。

2. 慎用　肝、肾功能异常者；溃疡病患者；原发性呼吸性酸中毒或肺功能不全的患者（国外资料）；老年人。

3. 用药注意事项　本药不可与碱、碱土金属碳酸盐、银盐、铅盐、金霉素、新霉素、磺胺嘧啶、呋喃妥因、华法林及排钾利尿药合用。

（1）用药前后及用药时应当检查或监测：酸碱平衡分析指标，血氯、钾、钠浓度测定。

（2）其他注意事项：①本药用于远端肾小管性酸中毒的鉴别诊断时，已有酸中毒者需再做氯化铵负荷试验，以免加重酸中毒；②本药与桔梗、远志等恶心性祛痰中药可制成多种制剂（如复方桔梗氯化铵口服溶液、小儿止咳糖浆、咳停片等），既能产生协同增效作用，又可减少不良反应。

九、药物稳定性及贮藏条件

片剂：密封，在干燥处保存。

十、药物经济性评价

非基本药物，非医保，《中国药典》（2020 年版）收载。

氨　溴　索

一、药品名称

1. 英文名　Ambroxol

2. 化学名　反式-4-[（2-氨基-3,5-二溴苄基）氨基]环己醇盐酸盐

二、药品成分

溴环己胺醇

三、剂型与规格

盐酸氨溴索片　30mg
盐酸氨溴索分散片　30mg
盐酸氨溴索缓释片　75mg
盐酸氨溴索泡腾片　30mg
盐酸氨溴索口腔崩解片　（1）15mg；（2）30mg
盐酸氨溴索咀嚼片　（1）15mg；（2）30mg
盐酸氨溴索颗粒　（1）15mg；（2）30mg
盐酸氨溴索胶囊　（1）30mg；（2）75mg
盐酸氨溴索缓释胶囊　（1）25mg；（2）75mg
盐酸氨溴索口服溶液　（1）2.5ml∶7.5mg；（2）5ml∶15mg；（3）10ml∶30mg；（4）10ml∶60mg；（5）60ml∶180mg；（6）60ml∶360mg；（7）75ml∶225mg；（8）100ml∶300mg；（9）100ml∶600mg；（10）120ml∶360mg；（11）250ml∶750mg
盐酸氨溴索糖浆　100ml∶600mg
注射用盐酸氨溴索　（1）15mg；（2）30mg
盐酸氨溴索注射液　（1）2ml∶15mg；（2）4ml∶30mg
盐酸氨溴索氯化钠注射液　（1）100ml（盐酸氨溴索15mg、氯化钠 900mg）；（2）100ml（盐酸氨溴索 30mg、氯化钠900mg）
盐酸氨溴索葡萄糖注射液　（1）50ml（盐酸氨溴索15mg、葡萄糖 2.5g）；（2）50ml（盐酸氨溴索 30mg、葡萄糖2.5g）；（3）100ml（盐酸氨溴索 15mg、葡萄糖 5g）；（4）100ml（盐酸氨溴索 30mg、葡萄糖 5g）

四、适应证及相应的临床价值

NMPA 说明书适应证为：①用于伴有痰液分泌不正常及

排痰功能不良的急、慢性肺部疾病(如慢性支气管炎急性发作期、哮喘性支气管炎及支气管哮喘的祛痰治疗)。②本药注射剂可用于术后肺部并发症的预防性治疗及婴儿呼吸窘迫综合征(IRDS)的治疗。

五、用法用量

1. 儿童

(1) 祛痰

1) 口腔崩解片、胶囊:12 岁以上儿童,同成人用法用量。

2) 咀嚼片:①2 岁以下儿童,每次 7.5mg,每日 2 次;②2~5 岁儿童,每次 7.5mg,每日 3 次;③6~12 岁儿童,15mg,每日 2~3 次。

3) 颗粒:①2 岁以下儿童,每次 7.5mg,每日 2 次;②2~5 岁儿童,每次 7.5mg,每日 3 次;③6~12 岁儿童,每次 15mg,每日 2~3 次;④12 岁以上儿童,同成人用法用量。

4) 缓释胶囊:每日 1.2~1.6mg/kg,具体推荐剂量①3~4 岁儿童,体重 14~17kg,每日 25mg;②5~9 岁儿童,体重 18~27kg,每日 37.5mg;③10~13 岁儿童,体重 28~35kg,每日 50mg;④14 岁儿童,体重 36kg,每日 75mg。

5) 口服溶液:口服溶液 0.3%同颗粒。口服溶液 0.6%为①1~2 岁儿童:每次 15mg,每日 2 次;②2~6 岁儿童,15mg,每日 3 次;③6~12 岁儿童,每次 30mg,每日 2~3 次;④12 岁以上儿童,同成人用法用量。

6) 糖浆:同"口服溶液 0.6%"用法用量。

(2) 术后肺部并发症的预防性治疗

1) 静脉注射:①1 岁以下儿童,每次 7.5mg,每日 2 次;②2~6 岁儿童,每次 7.5mg,每日 3 次;③6~12 岁儿童,每次 15mg,每日 2~3 次;④12 岁以上儿童,同成人用法用量。

2) 静脉滴注:同"静脉注射"项。

(3) IRDS

1) 静脉注射:每日 30mg/kg,分 4 次给药,应使用注射泵给药,静脉注射时间不得低于 5 分钟。

2) 静脉滴注:同"静脉注射"项。

2. 成人

(1) 祛痰

1) 片剂、分散片、泡腾片、咀嚼片:每次 30~60mg,每日 3 次,餐后用。

2) 口腔崩解片:每次 30mg,每日 3 次,餐后服用。可将药物置于舌面待其崩解后咽下,或用少量水吞服。

3) 颗粒剂:在治疗的最初 2~3 日,每次 30mg,每日 3 次。随后每次 30mg,每日 2 次,餐后服用。

4) 胶囊剂:每次 30mg,每日 3 次,长期服用可减为每日 2 次。

5) 缓释片、缓释胶囊:每次 75mg,每日 1 次。

6) 口服溶液:①口服溶液 0.3%同颗粒;②口服溶液 0.6%,每次 60mg,每日 2 次。

7) 糖浆:每次 60mg,每日 2 次。

(2) 术后肺部并发症的预防性治疗

1) 静脉注射:每次 15mg,每日 2~3 次,缓慢静脉注射。

严重者可增至每次 30mg。

2) 静脉滴注:同"静脉注射"项。

(3) 肾功能不全时剂量:肾功能不全者应减量或延长两次服药的时间间隔。

(4) 肝功能不全时剂量:严重肝疾病患者应减量或延长两次服药的时间间隔。

3. 老年人 老年患者用药无特殊注意事项,可按成人用法用量用药。

六、特殊人群用药

1. 妊娠期 临床前试验及妊娠 28 周后用药的大量临床经验显示,本药对孕妇无不良影响。但妊娠期间,特别是妊娠早期妇女应慎用本药。

2. 哺乳期 本药可随乳汁排出,哺乳期妇女应慎用。

3. 肾功能损害 肾功能不全者应减量或延长 2 次服药的时间间隔。

4. 肝功能损害 严重肝疾病患者应减量或延长 2 次服药的时间间隔。

5. 其他人群 青光眼患者慎用。12 岁以下儿童慎用。

七、药理学

1. 药效学及作用机制 本药为溴己新在人体内的代谢产物,作用较溴己新强。能促进呼吸道黏膜浆液腺的分泌,减少黏液腺分泌,减少和断裂痰液中的黏多糖纤维,使痰液黏度降低,痰液变薄;本药还可促进肺表面活性物质的分泌,增强支气管纤毛运动,使痰液易于咳出。

2. 药代动力学 本药口服吸收迅速而完全,达峰时间为 0.5~3 小时。单次口服本药 30mg,平均血药峰浓度(C_{max})为 88.8ng/ml。本药从血液到组织分布快且显著,主要分布于肺、肝、肾。药物可进入脑脊液,也可透过胎盘屏障。血浆蛋白结合率为 90%。口服生物利用度为 70%~80%。药物主要经肝代谢,代谢产物为溴邻氨基苯甲酸(其生物活性尚不明确)。90%代谢产物及少于 10%的原型药物经肾清除。严重肝功能不全时,本药清除率降低 20%~40%。血浆半衰期为 7~12 小时。本药及其代谢产物总和的血浆半衰期约为 22 小时。严重肾功能不全时,本药代谢产物的消除半衰期将延长。本药从组织进入血液的再分布速度慢,不能经透析或强迫性利尿消除。尚未发现药物蓄积性。

3. 药物不良反应

(1) 呼吸系统:少数患者可见呼吸困难、气道干燥、鼻分泌物增加。

(2) 泌尿生殖系统:少数患者可见排尿困难。

(3) 神经系统:罕见头痛、眩晕。

(4) 胃肠道:偶见恶心、呕吐、食欲缺乏、消化不良、口腔干燥、唾液分泌增加、胃痛、胃部不适、胃部灼热、腹痛、腹泻、便秘。

(5) 过敏反应:①极少出现过敏反应,主要为皮疹,还可见皮肤肿胀、瘙痒、红斑,偶见过敏性休克,罕见血管神经性水肿;②有出现接触性皮炎的个案报道;③极少有严重急性过敏反应的报道,但与本药的关系尚不明确,此类患者通常对其他物质亦出现过敏反应。

4. 其他

（1）少数患者可见面部肿胀、发热伴寒战。

（2）快速静脉注射可引起头痛、腰痛和疲惫感。

5. 药物相互作用

（1）支气管扩张药（如 β_2 肾上腺素受体激动药、茶碱）：合用具有协同作用。

（2）抗生素（如阿莫西林、阿莫西林克拉维酸钾、氨苄西林、头孢呋辛、红霉素、多西环素）：合用可使抗生素在肺组织的分布浓度升高，增强其抗菌疗效。

（3）中枢镇咳药（如右美沙芬）：合用有导致稀化的痰液阻塞气道的风险。避免合用。

八、注意事项

1. 禁用　对本药过敏者。

2. 慎用　①肾功能不全者；②严重肝疾病患者；③伴有过多分泌物的支气管疾病（如纤毛无力综合征）患者（有分泌物阻塞气道的风险）；④孕妇；⑤哺乳期妇女。

3. 用药注意事项　本药不宜与阿托品类药合用。本药的祛痰作用可因补液而增强。如本药漏服 1 次或服用量不够，仅需按原剂量在适当的时间服用下一次剂量。

不良反应的处理方法：用药后如出现过敏反应须立即停药，并根据反应的严重程度给予对症治疗。如出现过敏性休克应给予急救。

制剂注意事项：糖尿病患者或遗传性果糖不耐受者：此类患者服用本药口服溶液时应注意选择无糖型。

九、药物稳定性及贮藏条件

片剂：遮光，密封保存。

分散片：遮光，密封保存。

缓释片：遮光，密封保存。

泡腾片：密封，阴凉（不超过 20℃）干燥处保存。

口腔崩解片：遮光，密封，室温干燥处保存。

咀嚼片：遮光，密封，阴凉（不超过 20℃）干燥处保存。

胶囊剂：密封，阴凉处保存。

颗粒剂：密封，阴凉干燥处保存。

缓释胶囊剂：30℃ 以下保存。

口服溶液：遮光，密封保存。

糖浆剂：遮光，密封，30℃ 以下保存。

注射液：遮光，密封，室温（10～30℃）保存。

粉针剂：密封，干燥处（10～30℃）保存。

十、药物经济性评价

基本用药（片剂、胶囊、分散片：30mg，口服溶液剂：100ml：0.3g），医保甲类、乙类，《中国药典》（2020 年版）收载。

氨　溴　特　罗

一、药品名称

1. 英文名　Ambroxol Hydrochloride and Clenbuterol Hydro-chloride

2. 化学名　反式-4-[（2-氨基-3,5-二溴苄基）氨基]环己醇盐酸盐、α-[（叔丁氨基）甲基]-4-氨基-3,5-二氯苯甲醇盐酸盐

二、药品成分

盐酸氨溴索、盐酸克仑特罗

三、剂型与规格

氨溴特罗口服液　（1）60ml（盐酸氨溴索 90mg、盐酸克仑特罗 0.06mg）；（2）75ml（盐酸氨溴索 112.5mg、盐酸克仑特罗 0.075mg）；（3）100ml（盐酸氨溴索 150mg、盐酸克仑特罗 0.1mg）；（4）120ml（盐酸氨溴索 180mg、盐酸克仑特罗 0.12mg）

氨溴特罗片：每片含盐酸氨溴索 30mg、盐酸克仑特罗 0.02mg

四、适应证及相应的临床价值

NMPA 说明书适应证：用于治疗急慢性呼吸道疾病（如急慢性支气管炎、支气管哮喘、支气管扩张、肺气肿）引起的咳嗽、喘息、痰液黏稠、排痰困难等。

五、用法用量

1. 儿童　急慢性呼吸道疾病，口服给药。①片剂：12 岁以上儿童，同成人用法用量。②口服溶液：12 岁以上儿童，同成人用法用量；12 岁以下儿童，每次 2.5～15ml，每日 2 次，可根据年龄及体重调整剂量，如表 4-2。

表 4-2　12 岁以下儿童口服溶液推荐剂量表

年龄	体重	每次用药量
未满 8 个月	4～8kg	2.5ml
8 个月至 1 岁	8～12kg	5.0ml
2～3 岁	12～16kg	7.5ml
4～5 岁	16～22kg	10.0ml
6～12 岁	22～35kg	15.0ml

2. 成人　急慢性呼吸道疾病，口服给药。①片剂：每次 1 片，每日 2 次。严重呼吸困难者，开始 2～3 日，每次 1 片，每日 3 次。②口服溶液：每次 20ml，每日 2 次；症状明显好转后可减至每次 10ml，每日 2～3 次。严重呼吸困难者，开始 2～3 日，每次 20ml，每日 3 次。

3. 老年人　老年人生理功能低下，应减量。老年人用药参见"用法与用量"项。

六、特殊人群用药

1. 妊娠期　本药对胎儿的安全性尚不明确，孕妇尤其是妊娠早期妇女应慎用。

2. 哺乳期　本药可随乳汁排泄，哺乳期妇女应慎用。

3. 肾功能损害　重度肾功能不全患者慎用。

七、药理学

1. 药效学及作用机制　本药成分盐酸氨溴索为呼吸道黏液溶解药,能增加呼吸道黏膜浆液腺的分泌、促进肺表面活性物质的分泌、增强支气管纤毛运动,从而降低痰液黏度、降低气道阻力、增强纤毛的转运力,促进排痰。盐酸克仑特罗为选择性 β 肾上腺素受体激动药,具有较强的松弛支气管平滑肌作用;还能增强纤毛运动、溶解黏液,使痰液排出,有助于平喘。

2. 药代动力学　盐酸氨溴索经胃肠道吸收快而完全,0.5～3 小时达血药峰浓度。吸收后迅速从血液分布至组织,血浆蛋白结合率为 90%,肺组织浓度高。未观察到累积效应。氨溴索主要通过结合反应经肝代谢,约 90% 经肾清除,粪便仅排除极小部分。消除半衰期约为 7 小时。盐酸克仑特罗口服后易从胃肠道吸收,15 分钟起效,2～3 小时达血药峰浓度,作用时间可维持 6～8 小时。生物利用度为 70%～80%,本药少量经肝代谢,经肾排泄,消除半衰期为 25～39 小时。

3. 药物不良反应

(1) 心血管系统:偶见血压升高、心悸、心动过速、心律失常等。

(2) 肌肉骨骼系统:偶见手指颤抖、四肢发麻等。

(3) 神经系统:偶见嗜睡、失眠、头痛、头晕。

(4) 精神:偶见兴奋、焦虑不安。

(5) 肝:偶见谷丙转氨酶、谷草转氨酶升高。

(6) 胃肠道:偶见轻微胃肠道反应(如轻度口干)。

(7) 过敏反应:偶见过敏性皮疹,部分特异体质者可发生全身性过敏反应(表现为瘙痒、支气管痉挛、低血压、休克等),此时应停药。

(8) 其他:偶见倦怠。

4. 药物相互作用

(1) 单胺氧化酶(MAO)抑制药、三环类抗抑郁药:合用可增强本药对心血管系统的作用。处理方式为谨慎合用。

(2) 儿茶酚胺类药(如肾上腺素、异丙肾上腺素):合用可导致心律失常。处理方式为不宜合用。

(3) 黄嘌呤类药、甾体类药、利尿药:以上药物可能加剧 β₂ 肾上腺素受体激动药降低血清钾的作用,从而影响心律。处理方式为谨慎合用,并监测血清钾。

(4) 抗生素:氨溴索可增加抗生素在呼吸道的浓度。

八、注意事项

1. 禁用　对本药过敏者。肥厚型心肌病患者。

2. 慎用　①高血压患者;②糖尿病患者;③甲状腺功能亢进者;④重度肾功能不全者;⑤心脏疾病(如心功能不全、心律失常)患者;⑥孕妇;⑦哺乳期妇女。

3. 用药注意事项

(1) 本药不宜与非选择性 β 肾上腺素受体拮抗药(如普萘洛尔)合用。

(2) 大剂量服用其他交感神经兴奋药的患者慎用本药。

九、药物稳定性及贮藏条件

片剂:遮光,密封保存。

口服液:常温(10～30℃),密封保存。

十、药物经济性评价

非基本药物,非医保。

乙酰半胱氨酸

一、药品名称

1. 英文名　Acetylcysteine

2. 化学名　N-乙酰基-L-半胱氨酸

二、药品成分

乙酰半胱氨酸

三、剂型与规格

乙酰半胱氨酸片　　(1)200mg;(2)600mg

乙酰半胱氨酸泡腾片　600mg

乙酰半胱氨酸胶囊　200mg

乙酰半胱氨酸颗粒　(1)100mg;(2)200mg

乙酰半胱氨酸注射液　(1)3ml:300mg;(2)20ml:4g

注射用乙酰半胱氨酸　8g

乙酰半胱氨酸滴眼液　粉剂每瓶 80mg,溶剂每瓶 5ml

四、适应证及相应的临床价值

NMPA 说明书适应证:①用于治疗浓稠黏液分泌物过多的呼吸道疾病,如急性支气管炎、慢性支气管炎及其病情恶化者、肺气肿、黏稠物阻塞症及支气管扩张症。②在综合治疗基础上,静脉滴注本药用于肝衰竭的早期治疗,以降低胆红素、提高凝血因子Ⅱ活动度。③本药滴眼液用于眼病(如点状角膜炎、单纯疱疹性角膜炎)。

五、用法用量

1. 儿童

(1) 浓稠黏液分泌物过多的呼吸道疾病。①口服给药:颗粒剂,每次 100mg,每日 2～4 次;②雾化吸入:规格为 3ml:300mg 的注射液,每次 3ml,每日 1～2 次,持续 5～10 日。

(2) 对乙酰氨基酚中毒:静脉滴注,儿童用药同成人。

2. 成人

(1) 浓稠黏液分泌物过多的呼吸道疾病

1) 口服给药:①片剂、泡腾片,每次 600mg,每日 1～2 次;②颗粒剂,每次 200mg,每日 3 次;③胶囊剂,每次 200mg,每日 2～3 次。

2) 雾化吸入:规格为 3ml:300mg 的注射液,每次 3ml,每日 1～2 次,持续 5～10 日。

（2）肝衰竭的早期治疗：静脉滴注，每次 8g，以 10% 葡萄糖注射液 250ml 稀释，每日 1 次，疗程为 45 日。

（3）眼病：经眼给药，每次 1~2 滴，每 2 小时 1 次，2~4 周为一疗程。

（4）对乙酰氨基酚中毒

1）口服给药：应尽早用药，在中毒后 10~12 小时内使用最有效。取 5% 本药水溶液加果汁内服，如 1 小时后呕吐，可补服 1 次，如连续呕吐可用胃管将药液直接导入十二指肠内。初始剂量为 140mg/kg，随后每次 70mg/kg，每 4 小时 1 次，共用 17 次。

2）静脉滴注：第 1 阶段，本药 140mg/kg 加入 5% 葡萄糖注射液 200ml 中，静脉滴注 15~120 分钟；第 2 阶段，本药 70mg/kg 加入 5% 葡萄糖注射液 500ml 中，每 4 小时 1 次，共用 17 次。

（5）肝功能不全时剂量：肝功能不全者用药可使血药浓度升高、半衰期延长，故应适当减量。

3. 老年人　伴严重呼吸功能不全的老年患者慎用本药。老年人用药无须调整剂量。

六、特殊人群用药

1. 妊娠期　动物实验表明本药无致畸作用，但尚无孕妇用药的研究资料，故不推荐使用。有报道显示，对乙酰氨基酚中毒的产妇使用本药后，本药可穿过胎盘并能为胎儿提供保护屏障。美国食品药品管理局（FDA）对本药的妊娠安全性分级为 B 级。

2. 哺乳期　尚无哺乳期妇女用药的研究资料，故不推荐哺乳期妇女用药期间哺乳。

3. 其他人群　严重呼吸功能不全的老年患者禁用。

七、药理学

1. 药效学及作用机制　本药为黏液溶解药，具有较强的黏液溶解作用。其分子中所含的疏基（—SH）可使痰液中糖蛋白多肽链的二硫键（—S—S—）断裂，从而降低痰液的黏滞性，使痰液化而易于咳出。本药还可通过分解核糖核酸酶，使脓性痰液中的 DNA 纤维断裂，因此本药不仅能溶解白色黏痰，亦能溶解脓性痰。本药为还原型谷胱甘肽（GSH）的前体，属体内氧自由基清除剂。其肝保护作用的具体机制尚不明确，可能与维持或恢复 GSH 水平有关。此外，本药可通过改善血流动力学和氧输送能力，扩张微循环而发挥肝保护作用。

本药为胶原酶抑制药，可络合钙离子，间接抑制胶原酶；亦可通过其分子中的疏基还原胶原酶分子中的二硫键而使其失去活性，直接不可逆地抑制胶原酶，减少组织中胶原蛋白的分解。此外，本药还可提高细胞呼吸及组织营养，促进角膜上皮再生，改善眼部新陈代谢。

2. 药代动力学　本药口服后经小肠迅速吸收，1~2 小时达血药峰浓度（C_{max}），口服 600mg 后的 C_{max} 为 2.57~2.75mg/L。口服生物利用度为 6%~10%，C_{max}、T_{max} 及生物利用度均呈剂量依赖性升高。在进入血液循环前大部分在小肠黏膜及肠腔内去乙酰化，部分经肝代谢，主要代谢产物为半胱氨酸和无

机硫酸盐。分布容积（V_d）为 0.33~0.47L/kg，血浆蛋白结合率约为 50%。30% 经肾清除，肾清除率为 0.19~0.21L/（h·kg），3% 以药物原型随粪便排泄。血浆半衰期约为 2 小时。

本药静脉注射后分布迅速、广泛，其中以肝、肌肉、肾、肺分布较高，其他组织如心、脾、肾上腺、脑分布极低。平均终末半衰期为 5.6 小时。

3. 药物不良反应

（1）心血管系统：心动过速、低血压、高血压、心功能抑制、心电图异常（ST 段压低、T 波倒置）。

（2）呼吸系统：支气管痉挛、呼吸困难、呛咳、流涕、咯血、咳嗽、咽炎、干啰音、喉部发紧。上市后还有胸部发紧、哮喘、喘鸣、呼吸短促的报道。

（3）免疫系统：超敏反应、过敏性休克、类过敏反应、血管神经性水肿。

（4）神经系统：头晕、头痛、颅内压升高、嗜睡。有癫痫持续状态的个案报道。

（5）肝：有肝酶升高的个案报道。

（6）胃肠道：口腔炎、恶心、呕吐、消化不良、腹泻、腹痛、胃炎、上腹部不适。

（7）血液：出血、红细胞减少、白细胞减少、凝血酶原时间（PT）缩短。

（8）皮肤：皮疹、荨麻疹、瘙痒、史-约综合征、中毒性表皮坏死松解症（Lyell 综合征）。

（9）眼：有继发于癫痫的皮质盲的个案报道。

（10）耳：耳鸣。

（11）其他：发热、面部水肿、面部潮红、寒战。有血清病样疾病的个案报道。

4. 药物相互作用

（1）异丙肾上腺素：合用或交替使用可提高疗效，降低不良反应的发生率。

（2）硝酸甘油：合用可导致明显的低血压，并可增强颞动脉的扩张，还可能引起头痛。处理方式为，如必须合用，应监测是否出现低血压。

（3）酸性药物：酸性药物可减弱本药的作用。处理方式为不可合用。

（4）活性炭：同服可使本药 54.6%~96.2% 被活性炭吸附。处理方式为不可合用。

（5）金制剂：本药可增加金制剂的排泄量。

（6）青霉素、四环素、头孢菌素：本药可减弱以上药物的抗菌活性。处理方式为不宜合用，必要时可间隔 4 小时交替使用。

（7）卡马西平：合用可降低卡马西平的血药谷浓度，增加癫痫发作的风险。本药可增加卡马西平的清除。处理方式为合用应谨慎，并密切监测卡马西平的血药浓度。

（8）镇咳药：镇咳药对咳嗽反射的抑制作用可能会导致支气管分泌物积聚。处理方式为不应合用。

（9）其他相互作用：铁、铜、橡胶、氧气、氧化物：本药与以上物质接触可发生不可逆性结合，进而失效。处理方式为应避免接触。

八、注意事项

1. 禁用　对本药过敏或曾出现过敏样反应的患者。哮喘患者。

2. 慎用　①胃溃疡、胃炎患者;②有消化性溃疡病史者;③有支气管痉挛史者;④糖尿病患者;⑤伴严重呼吸功能不全的老年患者。

3. 用药注意事项

（1）本药可液化支气管内的分泌物并增加分泌物量（主要在用药初期）。如患者不能有效排痰,应通过体位引流或支气管抽吸方式将分泌物排出,以避免分泌物潴留阻塞气道。

（2）本药可与支气管扩张药或血管收缩药合用。

（3）本药不得与糜蛋白酶、胰蛋白酶、碘化油合用。

（4）本药用于对乙酰氨基酚中毒时,如患者使用对乙酰氨基酚的同时使用了其他药物,应考虑有无必要将本药连续静脉滴注时间延长至 21 小时以上。

（5）本药用于对乙酰氨基酚中毒时,体重低于 40kg 且需限制液量的患者应根据临床需要调整输液总体积。

（6）使用对乙酰氨基酚后有肝中毒迹象的患者应使用本药,即使其对乙酰氨基酚的血清浓度较低或无法测定;对乙酰氨基酚血清浓度"超出预期"或大于 $10\mu g/ml$ 的患者亦应使用本药,即使未出现肝损伤。

九、药物稳定性及贮藏条件

片剂:遮光、密封,干燥处保存。

泡腾片:密封,干燥处（10~30℃）保存。

胶囊:遮光,阴凉（不超过 20℃）干燥处保存。

颗粒:遮光、密封,干燥处保存。

注射液:密封保存。

粉针剂:密封,凉暗处（避光且不超过 20℃）保存。

滴眼液:密封,暗处保存。

十、药物经济性评价

基本药物（颗粒剂:0.1g、0.2g）,医保乙类,《中国药典》（2020 年版）收载。

桉柠蒎肠溶软胶囊

一、药品名称

1. 英文名　Eucalyptol,Limonene and Pinene

2. 化学名　1,3,3-三甲基-2-氧杂双环［2.2.2］辛烷、(S)-(-)-4-异丙烯基-1-甲基-1-环己烯、2,6,6-三甲基双环(3.1.1)-2-庚-2-烯

二、药品成分

桉油精、柠檬烯、α-蒎烯

三、剂型与规格

桉柠蒎肠溶软胶囊　（1）0.12g;（2）0.3g

四、适应证及相应的临床价值

NMPA 说明书适应证:

（1）用于急、慢性鼻窦炎。

（2）用于急慢性支气管炎、肺炎、支气管扩张、肺脓肿、慢性阻塞性肺疾病、肺部真菌感染、肺结核和硅肺等呼吸道疾病。

（3）用于支气管造影术后,促进造影剂的排出。

五、用法用量

1. 儿童　口服给药:4~10 岁儿童,急性患者每次 0.12g,每日 3~4 次;慢性患者每次 0.12g,每日 2 次。

2. 成人　口服给药:急性患者每次 0.3g,每日 3~4 次;慢性患者每次 0.3g,每日 2 次。

3. 老年人　尚不明确。

六、特殊人群用药

1. 妊娠期　孕妇慎用。

2. 哺乳期　哺乳期妇女慎用。

七、药理学

1. 药效学及作用机制　本药为黏液溶解性祛痰药,可使小鼠气管段分泌量增加,改善气管黏膜纤毛运动,促进呼吸道腺体的分泌作用,使黏液移动速度增加,有助痰液排出。并可使豚鼠咳嗽潜伏期延长。本药还具有抗感染作用,能通过减轻支气管黏膜肿胀面起到舒张支气管作用。

2. 药代动力学　口服给药后,桉柠蒎油中的单萜成分吸收迅速且完全,动物实验表明口服后 1~3 小时单萜成分达最大血药浓度。柠檬烯在大鼠、其他动物和人类可快速被代谢,其主要代谢产物为双氢紫苏酸和紫苏酸（由约 35% 的血浆中的柠檬烯转化而得）,柠檬烯-1,2-二醇是另一主要代谢产物（由约 18% 的柠檬烯初始量转化而得）。服用柠檬烯后在血浆中可检测到紫苏酸甲酯和双氢紫苏酸甲酯,但仅有 5% 是从初始的柠檬烯转化而来。口服给药后,主要随尿排出,其中约 60% 在 24 小时内随尿排出、5%随粪排出、2%随呼出的 CO_2 排出。本药中的其他萜类成分的动力学特性类似于柠檬烯,但代谢途径少有研究。

3. 药物不良反应　胃肠道:偶见轻微胃肠道反应;过敏反应:偶见轻微过敏反应（如皮疹、面部水肿、呼吸困难、循环障碍）。

4. 药物相互作用　尚不明确。

八、注意事项

1. 禁用　对本药过敏者。

2. 慎用　孕妇、哺乳期妇女。

3. 用药注意事项　尚不明确。

九、药物稳定性及贮藏条件

肠溶软胶囊:密封,阴凉处（不超过 20℃）保存。

十、药物经济性评价

非医保。

厄多司坦

一、药品名称

1. 英文名　Erdosteine
2. 化学名　N-[2-(羧甲基巯基)-乙酰基]-高半胱氨酸硫内酯

二、药品成分

厄多司坦

三、剂型与规格

厄多司坦片　150mg
厄多司坦分散片　150mg
厄多司坦胶囊　(1)150mg;(2)300mg

四、适应证及相应的临床价值

NMPA说明书适应证:用于急、慢性支气管炎痰液黏稠所致的呼吸道阻塞。

五、用法用量

1. 儿童　15岁以下儿童禁用本药。
2. 成人　急、慢性支气管炎痰液黏稠所致的呼吸道阻塞:口服给药,每次300mg,每日2次。
3. 老年人　有慢性肝病的老年患者应减量。

六、特殊人群用药

1. 妊娠期　孕妇用药的安全性尚未确立,应避免使用。
2. 哺乳期　哺乳期妇女应避免使用本药。
3. 肾功能损害　严重肾功能不全禁用。
4. 肝功能损害　严重肝功能不全禁用。
5. 其他人群　有慢性肝病的老年患者慎用。

七、药理学

1. 药效学及作用机制　本药为黏痰溶解药,具有以下药理作用:①溶解黏痰作用,本药分子中含有封闭的巯基(—SH),在肝经生物转化成含有游离巯基的活性代谢产物,后者可使支气管分泌物中糖蛋白二硫键断裂而降低痰液黏稠度,从而有利于痰液排出;②抗氧化作用,肺泡组织中的α_1-抗胰蛋白酶可抑制弹性蛋白酶水解弹性蛋白。本药可保护α_1-抗胰蛋白酶,以避免其因自由基氧化作用而失活。另外,本药还具有增强抗生素的穿透性、增加黏膜纤毛运动等功能。

2. 药代动力学　本药口服后迅速自胃肠道吸收,在肝经首过效应代谢为3个活性产物:N-硫代二甘醇高半胱氨酸、N-乙酰高半胱氨酸、高半胱氨酸。慢性支气管炎患者单次及多次服用本药胶囊300mg后,原型药物及三个代谢产物的血药浓度达峰时间分别为0.9~1.6小时、1.1~2.2小时、2.5~4.6小时、2.3~4.8小时;曲线下面积分别为2.1~5.1(μg·h)/ml、8.4~16(μg·h)/ml、37.4~75.9(μg·h)/ml、16.1~26.3(μg·h)/ml。上述药动学参数不受年龄及肾功能不全(肌酐清除率为25~40ml/min)的影响。本药代谢产物中的64.5%与血浆蛋白结合。主要经肾小球滤过排出,排泄的原型药物及代谢产物约分别占给药总量的30%和50%,粪便排出的原型药物及代谢产物均约4%。原型药物的总体清除率为1 538~4 151ml/min,半衰期为0.82~1.76小时;N-硫代二甘醇高半胱氨酸清除率为544~1 142ml/min,半衰期为0.92~2.33小时;N-乙酰高半胱氨酸清除率为90~199ml/min,半衰期为0.58~4.99小时。

3. 药物不良反应
(1) 心血管系统:有出现轻度心血管系统损害的报道。
(2) 神经系统:偶见较轻微的头痛。
(3) 胃肠道:偶见恶心、呕吐、上腹隐痛、胃部不适、腹胀、腹泻、口干等。还有轻中度胃灼热、痉挛性结肠炎的报道。与阿莫西林联合应用时有发生味觉丧失及痔疮的个案报道。
(4) 皮肤:有中度红斑及瘙痒的个案报道。

八、注意事项

1. 禁用　对本药过敏者;严重肝、肾功能不全者;15岁以下儿童。
2. 慎用　胃、十二指肠溃疡患者。冠心病等心血管疾病患者(本药的活性代谢产物高半胱氨酸是心血管疾病的危险因素)(国外资料)。
3. 用药注意事项

九、药物稳定性及贮藏条件

片剂:密闭、干燥处保存。
分散片:密闭、干燥处保存。
胶囊:遮光、密闭保存。

十、药物经济性评价

非基本药物,非医保。

舍雷肽酶

一、药品名称

1. 英文名　Serrapeptase
2. 化学名　舍雷肽酶

二、药品成分

舍雷肽酶

三、剂型与规格

舍雷肽酶肠溶片　(1)5mg(1万单位);(2)10mg(2万单位)

四、适应证及相应的临床价值

NMPA 说明书适应证:①用于治疗支气管炎、支气管扩张、支气管哮喘、肺炎等引起的痰液黏稠、咳痰困难,也可用于麻醉术后的痰液黏稠、咳痰困难。②用于缓解手术、外伤、慢性鼻窦炎、乳汁淤积等引起的肿胀。

五、用法用量

1. 儿童　尚不明确。
2. 成人　口服给药:每次 5~10mg,每日 3 次,餐后服用。可根据年龄和症状适当调整剂量。
3. 老年人　老年患者使用本药应适当减量。

六、特殊人群用药

1. 妊娠期　本药可用于减轻会阴切开的产妇的肿胀症状。
2. 哺乳期　本药可用于减轻乳汁淤积的哺乳期妇女的肿胀症状。
3. 肾功能损害　严重肾功能不全者慎用。
4. 肝功能损害　严重肝功能不全患者慎用。
5. 其他人群　凝血功能障碍者慎用。

七、药理学

1. 药效学及作用机制　本药为沙雷杆菌培养液提取的蛋白水解酶,可迅速分解变性蛋白质、缓激肽原及纤维素凝块,使脓、痰、血凝块等液化变稀,易于引流排出,加速创面净化,促使肉芽组织新生。临床应用具有以下作用:①消除炎症、水肿或肿胀,其机制是通过降解异常渗出物和蛋白质,促进血管、淋巴管对分解产物的吸收,从而改善炎症病灶的循环;②对纤维蛋白、凝血因子 I 有很强的溶解能力,但对白蛋白及 α、γ 球蛋白等活性蛋白无显著影响。
2. 药代动力学　本药口服后可经肠道吸收,但量较小。成人口服本药 5mg,血液及淋巴组织的达峰时间约 1 小时,维持作用时间 4~5 小时,淋巴组织中药物浓度较血药浓度持久。本药口服后可广泛分布于淋巴、支气管、肺、膀胱、血液等组织及体液中,其中以淋巴组织中浓度最高,组织及血液中的浓度一般与剂量成正相关。本药在体内代谢,主要代谢及部分原型药物随粪便及尿液排泄。
3. 药物不良反应
(1) 呼吸系统:间质性肺炎或嗜酸性粒细胞肺浸润综合征(表现为发热、咳嗽、呼吸困难、胸透异常或嗜酸性粒细胞增多等)(<0.1%)。
(2) 肝:黄疸(<0.1%)、肝功能异常[如谷草转氨酶(GOT)升高、谷丙转氨酶(GPT)升高、碱性磷酸酶(ALP)升高、乳酸脱氢酶(LDH)升高、三磷酸鸟苷(GTP)升高](<0.1%)。
(3) 胃肠道:食欲缺乏(0.1%~5%)、胃部不适(0.1%~5%)、恶心(0.1%~5%)、呕吐(0.1%~5%)、腹泻(<0.1%)。
(4) 血液:出血症状(如鼻出血、血痰)(<0.1%)。
(5) 皮肤:史-约综合征(<0.1%)、中毒性表皮坏死症(<0.1%)。
(6) 过敏反应:皮疹(0.1%~5%)、瘙痒(0.1%~5%)、皮肤潮红(0.1%~5%)、过敏性休克(表现为眩晕、多汗、血压下降、呼吸困难等)(<0.1%)。
4. 药物相互作用
(1) 抗生素(如青霉素、氨苄西林、磺苄西林):合用可增加抗生素在感染病灶和血中的浓度,增强抗菌作用。
(2) 抗凝血药:合用可增强抗凝血药的作用。本药可强效溶解纤维蛋白和凝血因子 I。处理:合用应谨慎,且应密切监测症状。
(3) 促凝血药:合用可产生部分药理拮抗作用。

八、注意事项

1. 禁用　对本药过敏或有过敏史者。
2. 慎用　有其他药物过敏史者;严重肝、肾功能不全者(易出血);凝血功能障碍者(易出血)。
3. 用药注意事项
(1) 本药可稀化痰液,为防止稀化的痰液阻塞呼吸道,患者使用本药时应及时咳出痰液,呼吸道插管患者应及时析出痰液。
(2) 本药在体内的作用机制及量效关系尚未完全阐明,故应避免长疗程用药。
4. 不良反应的处理方法
(1) 若出现间质性肺炎、嗜酸性粒细胞肺浸润综合征、黄疸、肝功能异常、史-约综合征、中毒性表皮坏死症、过敏性休克,应立即停药,并采取适当措施。
(2) 若出现过敏反应如皮疹、瘙痒等症状,应立即停药。

九、药物稳定性及贮藏条件

肠溶片:密封、干燥处保存。

十、药物经济性评价

非基本药物,非医保。

羧 甲 司 坦

一、药品名称

1. 英文名　Carbocysteine
2. 化学名　S-(羧甲基)-半胱氨酸

二、药品成分

羧甲司坦

三、剂型与规格

羧甲司坦片　(1)0.1g;(2)0.25g
羧甲司坦片(小儿用)　100mg
羧甲司坦分散片　100mg
羧甲司坦泡腾片　500mg
羧甲司坦颗粒　(1)200mg;(2)500mg
羧甲司坦口服溶液　(1)10ml:0.2g;(2)10ml:0.5g

羧甲基半胱氨酸泡腾散　5g∶250mg

四、适应证及相应的临床价值

NMPA说明书适应证:用于治疗支气管炎、支气管哮喘等引起的痰液黏稠、咳痰困难及痰阻气管所致的肺通气功能不全等。

五、用法用量

1. 儿童　口服给药。①片剂(小儿用)、分散片:2~4岁儿童,每次100mg,每日3次;5~8岁儿童,每次200mg,每日3次。②泡腾片:每日30mg/kg,分3~4次服用。③颗粒剂:2~5岁儿童,每次100mg,每日4次;5~12岁儿童,每次200mg,每日3次。④泡腾散剂:2~3岁儿童,体重12~15kg,每次83.3mg,每日3次;4~6岁儿童,体重16~21kg,每次125mg,每日3次;7~9岁儿童,体重22~27kg,每次250mg,每日3次;10~12岁儿童,体重28~32kg,每次375mg,每日3次。

2. 成人　口服给药。①片剂、口服液:每次500mg,每日3次;②泡腾片:每次500mg,每日1~2次;③颗粒:每次250~500mg,每日3次;④泡腾散:首日每次750mg,每日3次;随后每次500mg,每日3次。

3. 老年人　尚不明确。

六、特殊人群用药

1. 妊娠期　孕妇慎用本药。

2. 哺乳期　哺乳期妇女慎用本药。

3. 其他人群　2岁以下儿童安全性尚未确定,应慎用。

七、药理学

1. 药效学及作用机制　本药为黏液调节药,主要在细胞水平上影响支气管腺体分泌,可使黏液中黏蛋白的双硫链(—S—S—)断裂,使低黏度的黏蛋白分泌增加,而高黏度的岩藻黏蛋白产生减少,从而使痰液的黏滞性降低,有利于痰液排出。

2. 药代动力学　本药口服起效快,用药4小时即可见明显疗效。广泛分布到肺组织,最后以圆形和代谢产物的形式经尿液排出。

3. 药物不良反应

(1) 神经系统:可见轻度头痛。

(2) 胃肠道:可见食欲缺乏、胃痛、胃部不适、恶心、腹泻、胃肠道出血。

(3) 皮肤:可见皮疹。

4. 药物相互作用

(1) 强镇咳药:合用可导致痰液堵塞气道,应避免合用。

(2) 抗生素(如氨基糖苷类、β-内酰胺类):本药对抗生素的药效无影响。

八、注意事项

1. 禁用　对本药过敏者。消化性溃疡活动期患者。

2. 慎用

(1) 有消化性溃疡病史者。

(2) 有出血倾向的胃溃疡或十二指肠溃疡患者。

(3) 2岁以下儿童。

(4) 孕妇。

(5) 哺乳期妇女。

3. 用药注意事项　本药为一种黏液调节药,仅对咳痰症状有一定作用,使用时应注意咳嗽、咳痰的病因。

九、药物稳定性及贮藏条件

片剂:密封、阴凉(不超过20℃)干燥处保存。

分散片:密封、阴凉(不超过20℃)干燥处保存。

泡腾片:遮光、密封、阴凉(不超过20℃)干燥处保存。

颗粒:密封、阴凉(不超过20℃)干燥处保存。

口服溶液:密封、凉暗处(遮光不超过20℃)保存。

十、药物经济性评价

基本药物(片剂:0.1g、0.25g,口服溶液剂:10ml∶0.2g、10ml∶0.5g),医保乙类,《中国药典》(2020年版)收载。

溴 己 新

一、药品名称

1. 英文名　Bromhexine

2. 化学名　*N*-甲基-*N*-环己基-2-氨基-3,5-二溴苯甲胺

二、药品成分

盐酸溴己新

三、剂型与规格

盐酸溴己新片　8mg

盐酸溴己新注射液　2ml∶4mg

盐酸溴己新葡萄糖注射液　100ml(盐酸溴己新4mg、葡萄糖5g)

注射用盐酸溴己新　4mg

四、适应证及相应的临床价值

NMPA说明书适应证用于慢性支气管炎、哮喘、支气管扩张、硅肺等有黏痰不易咳出。

五、用法用量

1. 儿童　尚不明确。

2. 成人　祛痰。①口服给药:每次8~16mg,每日3次。②肌内注射:每次4mg,每日2~3次。粉针剂需先用注射用水2ml溶解。③静脉注射:每次4mg,每日2~3次。用5%葡萄糖注射液稀释后静脉注射。④静脉滴注:每次4mg,每日2~3次。粉针剂需用0.9%氯化钠注射液或5%葡萄糖注射液溶解稀释后静脉滴注。

3. 老年人　尚不明确。

六、特殊人群用药

1. 妊娠期　孕妇慎用本药。

2. 哺乳期　哺乳期妇女慎用本药。

七、药理学

1. 药效学及作用机制　本药是从鸭嘴花碱（Vasicine）中得到的半合成品，具有较强的黏痰溶解作用，可使痰中的多糖纤维裂解，稀化痰液；还能抑制黏液腺和杯状细胞中酸性糖蛋白的合成，从而使痰液中的唾液酸含量减少，痰液黏度降低，有利于痰液咳出。此外，本药的祛痰作用还与其促进呼吸道黏膜的纤毛运动及具有恶心性祛痰作用有关。

2. 药代动力学　本药经胃肠道吸收迅速而完全，口服后 1 小时达血药峰浓度。本药在肝中广泛代谢。代谢产物主要为氨溴索及其他 10 余种。口服后 24 小时内和 5 日内，随尿液排泄量约为口服量的 70% 和 88%，其中大部分为代谢物形式，仅少量为原型；另有少量随粪便排出。消除半衰期为 6.5 小时。

3. 药物不良反应

（1）肌肉骨骼系统：有本药注射液致肌张力升高的个案报道。

（2）泌尿生殖系统：遗尿。

（3）神经系统：头痛、头晕，减量或停药后可消失。

（4）肝：一过性血清氨基转移酶升高。

（5）胃肠道：恶心、呕吐、胃部不适、腹痛、腹泻，减量或停药后可消失。

（6）皮肤：皮疹。

4. 药物相互作用　四环素类抗生素、阿莫西林：合用可增强抗菌疗效。机制为本药可增加四环素类抗生素、阿莫西林在肺内或支气管的分布浓度。

八、注意事项

1. 禁用　对本药过敏者。

2. 慎用　胃炎或胃溃疡患者（本药对胃肠道黏膜有刺激性）、孕妇、哺乳期妇女。

3. 用药注意事项　用药前后及用药时应当检测血气分析等酸碱平衡分析指标及血氯、钾、钠浓度测定。脓痰患者需加用抗生素控制感染。

九、药物稳定性及贮藏条件

片剂：密封保存。

注射液：密封、凉暗处（避光并不超过 20℃）保存。

粉针剂：遮光、密封保存。

十、药物经济性评价

基本药物（片剂：8mg），医保甲、乙类，《中国药典》（2020 年版）收载。

3　平　喘　药

沙　丁　胺　醇

一、药品名称

1. 英文名　Salbutamol

2. 化学名　1-(4-羟基-3-羟甲基苯基)-2-(叔丁氨基)乙醇硫酸盐

二、药品成分

硫酸沙丁胺醇

三、剂型与规格

硫酸沙丁胺醇片　（1）0.5mg；（2）2mg

硫酸沙丁胺醇注射液　2ml:0.4mg

沙丁胺醇气雾剂　每瓶 14g，含沙丁胺醇 28mg，药液浓度为 0.2%(m/m)，每揿沙丁胺醇 0.14mg，每瓶 200 揿。本品在耐压容器中的药液为无色或微黄色的澄清液体

硫酸沙丁胺醇雾化吸入溶液　20ml:0.1g

四、适应证及相应的临床价值

用于支气管哮喘或喘息型支气管炎等伴有支气管痉挛的呼吸道疾病。

五、用法用量

1. 气雾剂　①儿童：在医师指导下使用。②成人：一般作为临时用药，有哮喘发作预兆或哮喘发作时，气雾吸入。每次吸入 0.14~0.28mg，即 1~2 揿，必要时可每隔 4~8 小时吸入每次，但 24 小时内最多不宜超过 8 揿。③老年人：在医师指导下使用。

2. 硫酸沙丁胺醇片　①儿童：在医师指导下使用；②成人：每次 2.4~4.8mg(1~2 片)，每日 3 次；③老年人：应慎用，使用时从小剂量开始或遵医嘱。

3. 硫酸沙丁胺醇注射液　①儿童：在医师指导下使用。②成人：静脉注射，0.4mg/次，用 5% 葡萄糖注射液 20ml 或氯化钠注射液 20ml 稀释后缓慢注射；静脉滴注，0.4mg/次，用 5% 葡萄糖注射液 100ml 稀释后滴注；肌内注射，0.4mg/次，必要时 4 小时可重复注射。③老年人：在医师指导下使用。

4. 硫酸沙丁胺醇雾化吸入溶液　①儿童：在医师指导下使用，1 岁半到 12 岁以下儿童的常用剂量为 0.5ml(2.5mg 沙丁胺醇)以注射用生理盐水稀释到 2.0 或 2.5ml，部分儿童可能需要增至 5mg，由于有可能发生短暂的低氧血症，可考虑辅以氧气治疗。②成人：间歇性用法，间歇性治疗每日重复 4 次，应从低剂量开始。以注射用生理盐水稀释至 2.0ml 或 2.5ml，喷雾可维持约 10 分钟；部分成人可能需要 10mg 的较高剂量，可不经稀释，将 2.0ml(10mg) 本品直接置入喷雾装置中，雾化吸入，直至支气管得到扩张为止，通常需要 3~5 分钟。连续性治疗，将本品以注射用生理盐水稀释成每毫升含 50~100μg 沙丁胺醇的溶液，雾化吸入的通常给药速率为 1mg/h，最高可增至 2mg/h。③老年人：使用时应从小剂量开始逐渐加大剂量。

六、特殊人群用药

1. 妊娠期

（1）沙丁胺醇气雾剂：在医师指导下使用。

（2）注射液:不宜注射本药,如有必要,应在医师指导下使用。

（3）硫酸沙丁胺醇片:可致畸胎,β_2 肾上腺素受体激动剂可舒张子宫平滑肌,故孕妇及哺乳期妇女使用时要权衡利弊。

（4）硫酸沙丁胺醇雾化吸入溶液:慎用。

2. 哺乳

（1）沙丁胺醇气雾剂:在医师指导下使用。

（2）注射液:不宜注射本药,如有必要,应在医师指导下使用。

（3）硫酸沙丁胺醇片:可致畸胎,β_2 肾上腺素受体激动剂可舒张子宫平滑肌,故孕妇及哺乳期妇女使用时要权衡利弊。

（4）硫酸沙丁胺醇雾化吸入溶液:慎用。

3. 其他人群　老年人应慎用。

七、药理学

1. 药效学及作用机制　本品为选择性的 β_2 肾上腺素受体激动剂,其作用机制是通过对 β 肾上腺素能受体的作用刺激细胞内的腺苷酸环化酶,提高环磷腺苷水平,使支气管平滑肌松弛,并抑制速发性超敏反应细胞(特别是肥大细胞)的介质释放。大多数严格控制的临床试验表明,沙丁胺醇对呼吸道的作用(松弛支气管平滑肌)强于剂量相当的异丙肾上腺素,而对心血管的影响较少。

2. 药代动力学

（1）沙丁胺醇气雾剂:吸入本品 0.20mg,血药浓度峰值为 2.95mmol/L 和 3.57mmol/L,吸入 0.40mg 则为 1.41mmol/L 和 5.69mmol/L。峰浓度出现于吸入后的 3~4 小时,平均半衰期为 4.6 小时,48 小时从尿排出 77.5%~96.8%,代谢物和原型物各半。

（2）硫酸沙丁胺醇片:本品服用后主要由胃肠道吸收,达峰时间为 2~3 小时。主要在肠壁和肝代谢,经肝转化作用生成无活性的代谢物,原型药与其代谢物的比是 1:4,最后由尿排出。本品可以穿过血脑屏障和胎盘屏障。

（3）硫酸沙丁胺醇注射液:本品平均半衰期约为 4 小时,约 70% 从尿排出,代谢物和原型各半。

（4）硫酸沙丁胺醇雾化吸入溶液:尚不明确。

3. 药物不良反应

（1）沙丁胺醇气雾剂:少数病例可见肌肉震颤,外周血管舒张及代偿性心率加速,头痛,不安,过敏反应。

（2）硫酸沙丁胺醇片:①较常见的不良反应有震颤、恶心、心悸、头痛、失眠;②较少见的不良反应有头晕、目眩、口咽发干、高血压、呕吐、颜面潮红等;③曾有过敏性反应包括血管性水肿、荨麻疹、支气管痉挛、低血压、虚脱以及肌肉痉挛的罕见报道;④β 受体激动剂可能引起严重的血钾过低;⑤过量中毒的早期表现:胸痛,头晕,持续严重的头痛,严重高血压,持续恶心、呕吐,持续心率加快或心搏强烈,情绪烦躁不安。

（3）硫酸沙丁胺醇注射液:少数病例可见肌肉震颤,外周血管舒张及代偿性心率加快,头痛,不安,过敏反应。

（4）硫酸沙丁胺醇雾化吸入溶液:雾化吸入本品可产生下列不良反应,肌肉震颤(通常表现为手颤)、头晕、头痛、不安、失眠、心动过速、低钾血症、口或咽刺激感。罕见下列不良反应,肌肉痉挛、过敏反应(血管性水肿、皮疹、支气管痉挛、低血压)。

4. 药物相互作用

（1）沙丁胺醇气雾剂:①同时应用其他肾上腺素受体激动剂者,其作用可增加,不良反应也可能加重;②并用茶碱类药时,可增加松弛支气管平滑肌的作用,也可能增加不良反应。

（2）硫酸沙丁胺醇片:本品与其他 β 受体激动剂合用,药效可增加,但也导致不良反应增加。①本品与 β_2 受体拮抗剂合用,则药效减弱或消失;②避免与单胺氧化酶抑制剂及三环类抗抑郁药同时应用;③本品与茶碱类药品并用时,可增加松弛支气管平滑肌的作用,但也可能增加不良反应;④如正在服用其他药品。使用本品前请向医师或药师咨询。

（3）硫酸沙丁胺醇注射液:①同时应用其他肾上腺素受体激动剂者,其作用可增加,不良反应也可能加重;②并用茶碱类药时,可增加松弛支气管平滑肌的作用,也可能增加不良反应。

（4）硫酸沙丁胺醇雾化吸入溶液:①避免同时使用其他肾上腺素受体激动药;②正在服用单胺氧化酶抑制药或三环类抗抑郁药患者慎用,因会增强本品的心血管系统的作用;③不宜同时服用肾上腺素受体拮抗药,如普萘洛尔等。

八、注意事项

1. 禁用

沙丁胺醇气雾剂:对其他 β_2 受体激动剂、乙醇和氟利昂过敏者禁用。

硫酸沙丁胺醇片:对本品或其他肾上腺素受体激动剂过敏者禁用。

硫酸沙丁胺醇注射液:对其任何成分曾有过敏记录的患者禁用。

硫酸沙丁胺醇雾化吸入溶液:对本品成分及其他肾上腺素受体激动药过敏者禁用。

2. 慎用

沙丁胺醇气雾剂:高血压、冠心病、糖尿病、甲状腺功能亢进等患者应慎用。

硫酸沙丁胺醇片:运动员慎用。

硫酸沙丁胺醇注射液:高血压、冠状动脉供血不足、糖尿病、甲状腺功能亢进等患者应慎用。

硫酸沙丁胺醇雾化吸入溶液:伴有心血管疾患(冠状动脉供血不足、心律失常、高血压)、甲状腺功能亢进、糖尿病及惊厥患者,运动员慎用。

3. 用药注意事项

（1）沙丁胺醇气雾剂

1）长期使用可形成耐药性,不仅疗效降低,且有加重哮喘的危险,因此对经常使用本品者,应同时使用吸入或全身皮质类固醇治疗。若患者症状较重,需要每日多次吸入本品者,应同时监测最大呼气流速,并应到医院就诊,请专业医师指导治疗和用药。

2）首次使用或用后放置 1 周以上再使用时,应先向空气中试喷;如遇喷不出情况,请确认使用是否正确或检查喷孔是否堵塞。

3）本品容器内药液为常温下气态物质经低温加压后灌装,请将本品远离火炉、暖气、电热器等发热物体,以避免瓶内高压液体受热爆炸,本品的塑料瓶套作为可能发生危险时的保护,在任何时间内禁止拔下;本品系受压容器,严禁撞击,即使将药用完也应避免。

4）本品宜在阴凉处保存,即气温 20℃ 以下,但不允许冷藏冷冻。

5）请将此药品放在儿童不能接触的地方。

（2）硫酸沙丁胺醇片

1）本品仅有支气管扩张作用,作用持续时间约 4 小时,不能过量使用,哮喘症状持续不能缓解者需及时就诊。

2）高血压、冠状动脉供血不足、糖尿病、甲状腺功能亢进、心功能不全等患者应慎用。

3）长期使用可形成耐药性,此时患者对肾上腺素等扩张支气管作用的药物也同样产生耐受性,使支气管痉挛不易缓解,哮喘加重。

4）肾上腺素受体兴奋剂敏感者慎用,使用时从小剂量开始。

5）对其他肾上腺素受体激动剂过敏者可能对本品呈交叉过敏。

6）一般应用 3 日后症状仍不见缓解,应咨询医师。

7）请将药品放在儿童不能接触的地方。

8）儿童必须在医师诊治、处方后并在成人的监护下使用。

9）如使用本品出现不良反应或事件,应及时告知医师。

（3）硫酸沙丁胺醇注射液

1）对其他肾上腺素受体激动剂过敏者可能对本品呈交叉过敏。

2）长期使用可形成耐药性,不仅疗效降低,且有加重哮喘的危险,应考虑开始施行或增加皮质类固醇治疗。

（4）硫酸沙丁胺醇雾化吸入溶液

1）若使用一般剂量无效时,应咨询医师,不能随意增加药物剂量或使用次数。反复过量使用可导致支气管痉挛,如有发生应立即停药,更改治疗方案。

2）长期使用本品时,可能产生耐受性。

3）使用过程中应注意监控血清钾的水平。

4）本品应在医院内,由医师指导使用。增加使用吸入的 β_2 受体激动剂可能是哮喘恶化的征象,若出现此情况,可能需要重新评估对患者的治疗方法,应考虑合用糖皮质激素治疗。过量吸入本药会有不良反应,因此吸入的剂量使用次数须遵医嘱。

5）严禁用于食品和饲料加工。

九、药物稳定性及贮藏条件

沙丁胺醇气雾剂:遮光,密闭,在阴凉处（不超过 20℃）保存。

硫酸沙丁胺醇片:遮光,密封保存。

硫酸沙丁胺醇注射液:遮光,密闭保存。

硫酸沙丁胺醇雾化吸入溶液:遮光、密闭保存。

十、药物经济性评价

基本药物［气雾剂:200 揿:每揿 100μg、200 揿:每揿 140μg,雾化溶液剂（含吸收溶液剂）］,医保甲、乙类,《中国药典》（2020 年版）收载。

特 布 他 林

一、药品名称

1. 英文名　Terbutaline Sulfate
2. 化学名　（±）α-［（叔丁氨基）甲基］-3,5-二羟基苯甲醇硫酸盐

二、药品成分

硫酸特布他林

三、剂型与规格

硫酸特布他林片　2.5mg
硫酸特布他林注射液　1ml:0.25mg
硫酸特布他林气雾剂　（1）每瓶 200 喷,每喷含硫酸特布他林 0.25mg,5ml:50mg;（2）每瓶 400 喷,每喷含硫酸特布他林 0.25mg,10ml:100mg

四、适应证及相应的临床价值

支气管哮喘、慢性喘息性支气管炎、阻塞性肺气肿和其他伴有支气管痉挛的肺部疾病。

五、用法用量

1. 硫酸特布他林片　①儿童:每次 0.065mg/kg（但每次总量不应超过 1.25mg）,每日 3 次。②成人:开始 1~2 周,每次 1.25mg（半片）,每日 2~3 次。以后可加至每次 2.5mg（1 片）,每日 3 次。③老年人:未进行该项实验且无可靠参考文献。

2. 硫酸特布他林气雾剂　①儿童:12 岁以下儿童用量尚未建立,应在医师指导下和成人帮助下使用。②成人:每次 0.25~0.50mg（1~2 喷）,每日 3~4 次,严重患者每次可增至 1.5mg（6 喷）,24 小时内的总量不超过 6mg（24 喷）。如果疗效不显著,咨询医师。③老年人:应慎用,从小剂量开始。

3. 硫酸特布他林注射液　①儿童:由于没有足够的临床实验证实该药在儿童使用的安全性和有效性,不推荐在小于 12 岁的儿童中使用特布他林。②成人:硫酸特布他林注射液 0.25mg 加入生理盐水 100ml 中,以 0.002 5mg/min 的速度缓慢静脉滴注。成人每日 0.5~0.75mg,分 2~3 次给药或遵医嘱。③老年人:由于没有足够的临床实验证实该药在老年人使用的安全性和有效性,不推荐在大于 60 岁的老年人中使用特布他林。

六、特殊人群用药

1. 妊娠期

（1）硫酸特布他林片：对人或动物未见致畸作用，但建议在怀孕前三个月内慎用。因松弛子宫平滑肌，所以可抑制孕妇的子宫活动能力及分娩，应慎用。

（2）硫酸特布他林气雾剂：本品能舒张子宫平滑肌，孕妇应慎用，早期妊娠妇女必须应用时，需在产科医师指导下用药。

（3）硫酸特布他林注射液：在小鼠和兔子的生殖试验中，皮下给药剂量达到成人每日最大给药量 1 500 倍也没有证据说明对生育力的损害或胎儿有影响。对近临产的狒狒静脉给予特布他林，剂量为成人皮下给药最大量的 4 倍，可观察到母体和胎儿血糖的升高，但在孕妇还没有足够的对照实验证实。由于动物生殖实验并不总是与人体反应一致，孕妇确有需要时方可考虑应用并应仔细权衡利弊。

2. 哺乳

（1）硫酸特布他林片：特布他林可随乳汁分泌，但在治疗剂量时不会对乳儿产生不良影响。

（2）硫酸特布他林气雾剂：本品尚无在乳汁排出的报道。

（3）硫酸特布他林注射液：本品是否排入人乳尚不明确，哺乳期妇女慎用。

3. 其他人群　癫痫患者慎用。老年患者慎用本药粉雾剂和气雾剂。

七、药理学

1. 药效学及作用机制　硫酸特布他林是一种肾上腺素能激动剂。可选择性激动 β_2 受体舒张支气管平滑肌，抑制内源性致痉挛物质的释放及内源性介质引起的水肿，提高支气管黏膜纤毛上皮廓清能力，也可舒张子宫平滑肌。

2. 药代动力学

（1）硫酸特布他林片：口服生物利用度为 15%±6%，约 30 分钟出现平喘作用，有效血药浓度为 3μg/ml，血浆蛋白结合率约为 25%。2~4 小时作用达高峰，持续 4~7 小时。表观分布容积（V_d）为 1.4L/kg±0.4L/kg。

（2）硫酸特布他林气雾剂：喷入口内，约 10% 从气道吸收，90% 咽下经肠壁和肝代谢；代谢物及原型药均从尿液排泄。

（3）硫酸特布他林注射液：硫酸特布他林静脉注射给药后，肺部的原型药为 50%~80%。临床试验表明，其扩张支气管作用时间可达 8 小时。皮下注射 0.25mg 硫酸特布他林，达峰时间 T_{max} 约为 20 分钟，峰浓度为 5.2ng/ml。消除半衰期为 2.9 小时。皮下给药 96 小时后 90% 的药物从尿中排泄，其中 60% 为药物原型。

3. 药物不良反应

（1）少数病例有手指震颤、头痛、心悸及胃肠道障碍。口服 5mg 时，手指震颤发生率可达 20%~33%。

（2）甲状腺功能亢进、冠心病、高血压、糖尿病患者慎用。

（3）大剂量应用可使有癫痫病史的患者发生酮症酸中毒。

（4）长期应用可产生耐受性，疗效降低。

（5）β_2 受体激动剂可能会引起低血钾，当与黄嘌呤衍生物、类固醇、利尿药合用及缺氧都可能增加低血钾症的发生，因此，在这种情况下需监测血清钾的浓度。

八、注意事项

1. 禁用　对本品及其他肾上腺素受体激动剂过敏者禁用。

2. 慎用　甲状腺功能亢进、冠心病、高血压、糖尿病患者慎用，运动员慎用。

3. 用药注意事项

（1）少数病例有手指震颤、头痛、心悸及胃肠道障碍。口服 5mg 时，手指震颤发生率可达 20%~33%。

（2）大剂量应用可使有癫痫病史的患者发生酮症酸中毒。

（3）长期应用可产生耐受性，疗效降低。

（4）β_2 受体激动剂可能会引起低血钾，当与黄嘌呤衍生物、类固醇、利尿药合用及缺氧都可能增加低血钾症的发生，因此，在这种情况下需监测血清钾的浓度。

九、药物稳定性及贮藏条件

硫酸特布他林片：避光，密闭保存。

硫酸特布他林气雾剂：遮光，密闭，在阴凉处（不超过 20℃）保存。

硫酸特布他林注射液：遮光、密闭、阴凉处保存（不超过 20℃）。

十、药物经济性评价

非基本药物，医保甲、乙类，《中国药典》（2020 年版）收载。

班 布 特 罗

一、药品名称

1. 英文名　Bambuterol Hydrochloride

2. 化学名　1-[双-(3′,5′-N,N-二甲氨甲酰氧基)苯基]-2-N-叔丁基氨基乙醇盐酸盐

二、药品成分

盐酸班布特罗

三、剂型与规格

盐酸班布特罗片　（1）10mg；（2）20mg

四、适应证及相应的临床价值

支气管哮喘、慢性哮喘性支气管炎、阻塞性肺气肿和其他伴有支气管痉挛的肺部疾病。

五、用法用量

1. 儿童　①2～5 岁儿童:亚洲儿童推荐的初始剂量为 5mg;②6～12 岁儿童:每日 10mg,不建议亚洲儿童的使用剂量超过 10mg;③2 岁以下儿童的剂量尚未确定。

2. 成人　推荐初始剂量为 10mg,根据临床效果,在用药 1～2 周后可增加到 20mg。对口服 β_2 受体激动剂耐受性良好的患者,推荐初始剂量为 20mg。口服,每晚睡前口服 1 次,剂量应个体化。

3. 老年人　同成人。

六、特殊人群用药

1. 妊娠期　动物实验未见致畸作用,但建议在妊娠前三个月内慎用。

2. 哺乳期　尚不知班布特罗或其中间代谢物是否会分泌入乳汁,特布他林可随乳汁分泌,但在治疗剂量时不会对乳儿产生不良影响。有报道发现母亲使用 β_2 受体激动剂,其早产新生儿有一过性的低血糖。

3. 肾功能损害　肾功能不全(肾小球滤过率 GFR ≤ 50ml/min)的患者,初始剂量建议用 5mg,根据临床效果,在用药 1～2 周后可增加到 10mg。

4. 肝功能损害　肝硬化患者或严重肝功能不全者本药转化为特布他林时有严重阻碍,应直接给予特布他林或其他 β_2 肾上腺素受体激动药。

5. 其他人群　有肝、肾及心功能不全的老年患者慎用。

七、药理学

1. 药效学及作用机制　本品在体内转化为特布他林。特布他林是一种肾上腺素能受体激动剂,选择性激动 β_2 受体,舒张支气管平滑肌,改善通气功能,对运动诱发的哮喘和过敏性哮喘均有良好的预防和抑制发作的作用。特布他林能抑制内源性致痉物质的释放及内源性介质引起的支气管黏膜水肿,降低血清总 IgE,抑制变态反应。特布他林还能提高支气管黏膜纤毛廓清能力,也可舒张子宫平滑肌。

2. 药代动力学　口服盐酸班布特罗后,大约口服剂量的 20% 被吸收,同时摄入食物不影响其吸收。吸收后被缓慢代谢成有活性的特布他林。盐酸班布特罗和中间代谢物对肺组织显示有亲和力,在肺组织内液进行盐酸班布特罗转特布他林的代谢。因此,在肺中活性药物可以达到较高浓度。口服本药后,约 7 小时可以达到活性代谢物特布他林的最高血药浓度,半衰期为 17 小时左右。成人吸收量的 10% 转变成特布他林。儿童特布他林的清除率低于成人,但同时班布特罗转化成特布他林的量也较低。盐酸班布特罗及它的代谢物,主要由肾排出。

3. 药物不良反应　有震颤、头痛、强直性肌肉痉挛和心悸等,但本药较其他同类药物不良反应为轻。其强度与剂量正相关,在治疗最初 1～2 周内大多数副作用自行消失。极少数人可能会出现氨基转移酶轻度升高及口干、头晕、胃部不适、皮疹等。

八、注意事项

1. 禁用　对本品、特布他林及交感胺类药物过敏者禁用。

2. 慎用　对患有高血压、缺血性心脏病、快速型心律失常、严重心力衰竭或甲状腺功能亢进症的患者,应慎用。

3. 用药注意事项

(1) 伴有糖尿病的哮喘患者使用本药时应加强血糖控制。

(2) 肝硬化或某些肝功能不全患者,不宜用本药。

(3) 患有肾功能不全的患者使用本药,初始剂量应当减少。

(4) 运动员慎用。

九、药物稳定性及贮藏条件

30℃ 以下保存。

十、药物经济性评价

非基本药物,医保甲、乙类,《中国药典》(2020 年版)收载。

丙 卡 特 罗

一、药品名称

1. 英文名　Procaterol
2. 化学名　5-(1-羟基-2-异丙胺基丁基)-8-羟基喹诺酮

二、药品成分

盐酸丙卡特罗

三、剂型与规格

盐酸丙卡特罗片　(1)25μg;(2)50μg

盐酸丙卡特罗胶囊　25μg

盐酸丙卡特罗口服溶液　(1)30ml:0.15mg;(2)60ml:0.30mg

四、适应证及相应的临床价值

本品为支气管扩张剂。适用于支气管哮喘、喘息性支气管炎、伴有支气管反应性增高的急性支气管炎、慢性阻塞性肺疾病。

五、用法用量

1. 盐酸丙卡特罗片

(1) 儿童:①6 岁以上儿童每次 25μg(1 片),服用方法同成人。儿童可依据年龄、症状和体重适当增减。②早产儿、新生儿、乳儿和幼儿服用的安全性尚未确立,慎用。

(2) 成人:每次 50μg(2 片),每日 1 次,睡前服用或每次 50μg(2 片),每日 2 次,清晨及睡前服用。

(3) 老年人:应慎用或遵医嘱。

2. 盐酸丙卡特罗口服溶液

(1) 儿童:①6 岁以上儿童,每日 1 次,睡前口服或每日

2 次,早、晚睡前口服,每次 5ml;②不满 6 岁的儿童,每日 2 次,早、晚睡前口服或每日 3 次,早、中、晚睡前口服,每次 0.25ml/kg。另外,可根据年龄、症状适当增减。通常不满 6 岁儿童的每次给药量标准如下,不满 1 岁,口服液 2~3ml/d; 1~3 岁,3~4ml/d;3~6 岁,4~5ml/d。

（2）成人:每日 1 次,睡前口服或每日 2 次,早、晚睡前口服,每次 10ml。

（3）老年人:一般情况下,由于高龄患者的生理功能低下,所以要注意减量等。

六、特殊人群用药

1. 妊娠期　妊娠期服用本药的安全性尚未确立,所以对孕妇或有可能妊娠的妇女应权衡利弊方可服用。

2. 哺乳期　本药的安全性尚未确立,应权衡利弊方可服用。

七、药理学

1. 药效学及作用机制

（1）支气管扩张作用:通过抑制犬、猫和豚鼠的气道阻力增加的效果来看,盐酸丙卡特罗的支气管扩张作用与异丙肾上腺素相同或更强,强于沙丁胺醇及间羟异丙肾上腺素。

（2）支气管扩张作用的持续时间:通过犬、猫及豚鼠研究了盐酸丙卡特罗的支气管扩张作用持续时间,发现它比异丙肾上腺素、曲托喹酚、间羟异丙肾上腺素及沙丁胺醇的持续时间长。

（3）对 β_2 受体的选择性:用犬、猫及豚鼠研究盐酸丙卡特罗对心血管系统及呼吸系统的 β 受体的选择性时发现,其脏器选择性均优于异丙肾上腺素、曲托喹酚、间羟异丙肾上腺素及沙丁胺醇。

（4）抗过敏作用:以对豚鼠或大白鼠的反应性呼吸道阻力增大、PCA 反应及肺部的组胺游离、成人支气管哮喘患者的皮肤反应以及对吸入变应原诱发哮喘的抑制为指标研究后发现,盐酸丙卡特罗的抗过敏作用强于异丙肾上腺素、间羟异丙肾上腺素及沙丁胺醇。

（5）对呼吸道分泌系统的作用:盐酸丙卡特罗使鸽子的呼吸道纤毛运动亢进。

（6）对运动诱发哮喘发作的抑制作用:盐酸丙卡特罗可以抑制由运动诱发的哮喘。

（7）对气道高反应性的作用:盐酸丙卡特罗可以抑制接种 C 型流感病毒引起犬的气道高反应性。

（8）对血管通透性增加的作用:盐酸丙卡特罗对各种致炎物质引起的大白鼠背部皮下空气囊内的血管通透性增加及水肿的形成具有抑制作用,这种作用与异丙肾上腺素基本相同。另外,它对吸入组胺引起的豚鼠肺水肿的形成具有抑制作用,这种作用强于沙丁胺醇。

（9）对咳嗽的作用:盐酸丙卡特罗可抑制因吸入 P 物质诱发的急性支气管炎患者的咳嗽。

（10）对于心血管系统:盐酸丙卡特罗对心率加快作用、血压下降作用及颈动脉闭塞未产生明显影响。

2. 药代动力学

（1）盐酸丙卡特罗片:口服 5 分钟内开始起效,1.5 小时左右作用最强,可持续 6~8 小时,消除半衰期($t_{1/2}$)为 8.4 小时。总尿中排泄量为 10.3%±2.4%。

（2）盐酸丙卡特罗口服溶液:①血中浓度。给 8 位健康成年男子口服 3H-盐酸丙卡特罗 100μg 时的血浆中总体经时变化如图所示,图中表明血中衰减为二室模型,第一相的半衰期为 3.0 小时,第二相的半衰期为 8.4 小时。②尿中排泄。以 12 例健康成人为对象,在 100μg/人的本品口服溶液与本品 50μg 片的生物等效性试验中,两剂的最高尿中排泄速度、最高尿中排泄时间、总尿中排泄量及尿中排泄速度的经时变化及清除半衰期基本相同。

3. 药物不良反应

（1）严重的不良反应:①国外报告了 β_2 受体激动剂引起严重的低血钾。同于 β_2 受体激动剂产生的,血钾值的降低作用会由于配伍黄嘌呤衍生物、甾体制剂及利尿剂而增强,所以对重症哮喘患者要特别注意。而且,低氧血症有时会增强血清钾值的低下对心律的作用。这时最好能监控血清钾值。②休克、过敏样症状。偶有休克、过敏样症状,故应注意观察,发现异常时,减量或中止给药,采取适当措施。

（2）其他不良反应:①心血管系统。有时出现心悸和频脉,发热。②精神、神经系统。有时出现会肌肉震颤、头痛,偶有眩晕、失眠等,还会出现手指痉挛、肌肉强直性痉挛等。③消化系统。时有恶心、呕吐或偶有口渴、胃部不适感。④过敏症。时有皮疹发生。⑤肝。有时会出现 GOT、GPT、LDH 上升等肝功能障碍。⑥其他。偶有周身倦怠感、鼻塞、耳鸣等。另外,有时可见血清钾值降低。

4. 药物相互作用

（1）禁止配伍:儿茶酚胺制剂(肾上腺素、异丙肾上腺素)(心律失常、有时有引起心脏停搏的危险)。

（2）在配伍时要注意:①黄嘌呤衍生物(有时会增强降血钾等副作用);②甾体制剂及利尿剂(有时会增强降血钾作用)。

八、注意事项

1. 禁用

（1）正在使用儿茶酚胺制剂(肾上腺素、异丙肾上腺素)治疗的患者禁用。

（2）对本品成分有过敏史的患者禁用。

2. 慎用

(1)甲状腺功能亢进症(可能会使甲状腺功能亢进症恶化)。

（2）高血压(可能会使血压上升)。

（3）心脏病(可能会出现心悸、心律失常等)。

（4）糖尿病(可能会使糖尿病恶化)。

（5）孕妇或有可能妊娠的妇女。

3. 用药注意事项

（1）按用法用量正确使用未见疗效时,可认为本剂不适用,要中止给药。

（2）对临床检查值的影响：由于本剂抑制变应原引起的皮肤反应，所以在进行皮试前 12 小时最好中止给药。

（3）请放置于儿童触及不到的地方。

九、药物稳定性及贮藏条件

遮光，密闭，10～30℃保存。

十、药物经济性评价

非基本药物，医保乙类，《中国药典》（2020 年版）收载。

福 莫 特 罗

一、药品名称

1. 英文名　Formoterol
2. 化学名　(±)-N-[2-羟基-5-[(1RS)-1-羟基-2-[[(1RS)-2-(4-甲氧苯基)-1-甲基乙基]氨基]乙基]苯基]甲酰胺

二、药品成分

富马酸福莫特罗

三、剂型与规格

富马酸福莫特罗粉吸入剂　（1）1g：10mg，每吸 4.5μg，60 吸/支；（2）1g：20mg，每吸 9.0μg，60 吸/支

富马酸福莫特罗片　40μg

四、适应证及相应的临床价值

治疗和预防可逆性气道阻塞。在维持治疗中，本品也适用于作为抗感染药治疗时的附加药物。

五、用法用量

1. 儿童　目前尚未有儿童使用本品的经验。
2. 成人　吸入给药，剂量应个体化，尽量使用最低有效剂量。常规剂量为每日 1 次或 2 次，每吸 4.5～9μg，早晨和/或晚间给药。有些患者须提高剂量，每日 1～2 次，每次 9～18μg，每日最多可吸 36μg。哮喘夜间发作，可于晚间给药 1 次。
3. 老年人　高龄患者通常伴有审理功能低下，应适当减量。

六、特殊人群用药

1. 妊娠期　孕妇使用的临床经验有限。在动物实验中，福莫特罗降低受孕率，降低初生动物的存活率和体重。这种影响出现在大剂量的全身用药，而不是临床正常用药的剂量。孕妇除特殊情况外应慎用，特别是怀孕的前三个月和分娩前。
2. 哺乳期　福莫特罗是否经母乳分泌尚不清楚，因此哺乳期母亲不应使用。大鼠试验中曾测得乳汁中含有少量的福莫特罗。
3. 肾功能损害　肾功能损害的患者可以使用常规剂量。
4. 肝功能损害　可以使用常规剂量。

七、药理学

1. 药效学及作用机制　福莫特罗是一选择性的 β₂ 受体激动剂，松弛支气管平滑肌。福莫特罗因此对患有气道可逆性阻塞的患者和因直接（乙酰甲胆碱）及间接（如运动）刺激而造成呼吸道痉挛的患者有支气管扩张作用。此支气管扩张作用起效迅速，吸入后 1～3 分钟起效，单剂量吸入后药效平均持续 12 小时。

2. 药代动力学

（1）吸收：福莫特罗吸入后吸收迅速，15 分钟后达血药峰浓度。在肺沉积试验中福莫特罗经都保吸入后，沉积率可达设定剂量的 21%～37%。在较高的肺沉积情况下，总的全身利用率达 46%。

（2）分布与代谢：与血浆蛋白结合约 50%。福莫特罗通过直接的葡糖醛酸化和氧位去甲基代谢。

（3）排泄：福莫特罗的大部分剂量经代谢后排出。吸入后，设定剂量的 6%～10% 以原型经尿液排泄。终末半衰期约 8 小时。

3. 药物不良反应

（1）常见（>1/100）：①中枢神经系统，头痛；②心血管系统，心悸；③肌肉骨骼系统，震颤。

（2）偶见：①中枢神经系统，急躁、不安、失眠；②肌肉骨骼系统，肌肉痉挛；③心血管系统，心动过速。

（3）罕见（<1/1 000）：①皮肤，皮疹、荨麻疹；②心血管系统，房颤、室上性心动过速、期外收缩；③呼吸道，支气管痉挛；④代谢，低钾血症/高钾血症；⑤震颤和心悸可能出现，一般是一过性的，随着治疗的进行而减低。与所有的吸入性治疗一样，异常的支气管痉挛是罕见的。

个别病例曾报道如下的不良反应：恶心、味觉异常、眩晕、心绞痛、Q-Tc 间期延长，过敏性反应，血压波动和高血糖。β₂ 受体激动剂治疗可能会导致血中胰岛素、游离脂肪酸、血糖、酮体水平升高。

4. 药物相互作用　本品未进行专门的相互作用研究。与其他拟交感神经药物合用会加重本品的不良反应，β₂ 受体拮抗剂（包括滴眼药），尤其是非选择性 β 受体拮抗剂，可能部分或完全抑制 β 受体激动剂。β₂ 受体激动剂可能造成低钾血症，合用黄嘌呤衍生物、类固醇药物和利尿剂可能加强低血钾作用。低血钾会增加使用洋地黄毒苷的患者发生心律失常的倾向。

与喹尼丁、双异丙吡胺、普鲁卡因胺、吩噻嗪、抗组胺药（特非那定）、单胺氧化酶抑制剂和三环类抗抑郁药合用会延长 Q-T 间期，并增加发生室性心律失常的危险。

加用 L-多巴胺、L-甲状腺素、催产素和酒精降低心脏对 β₂ 拟交感神经药物的耐受性。

与单胺氧化酶抑制剂包括有相似特性的药物如呋喃唑酮和甲基苯肼合用会加重高血压反应。

八、注意事项

1. 禁用　对福莫特罗或吸入乳糖过敏的患者禁用。

2. 慎用 甲亢、嗜铬细胞瘤、肥厚性梗塞性心肌病、特发性主动脉瓣膜下狭窄、严重高血压、颈内动脉—后交通动脉动脉瘤或其他严重的心血管病患者(如心肌缺血、心动过速或严重心衰者)应慎用。运动员慎用。孕妇除特殊情况外应慎用,特别是怀孕的前三个月和分娩前。

3. 用药注意事项

(1) 对需要规律性使用 β_2 受体激动剂的哮喘患者,应同时规律性的使用适量的抗感染药。即使在使用本品而症状得到改善后,患者仍应继续使用抗感染药。如果症状持续或需增加支气管扩张药剂量以控制症状,这显示哮喘症状加重需对治疗作再次调整。治疗不应于哮喘恶化时开始。急性发作时,可使用短效的 β_2 受体激动剂。

(2) 和所有 β_2 受体激动剂一样,甲亢、嗜铬细胞瘤、肥厚性梗塞性心肌病、特发性主动脉瓣膜下狭窄、严重高血压、颈内动脉—后交通动脉动脉瘤、或其他严重的心血管病患者(如心肌缺血、心动过速或严重心衰者)应慎用。

(3) 福莫特罗能引起 Q-Tc 间期延长,因此伴有 Q-Tc 间期延长的患者及使用影响 Q-Tc 间期的药物治疗的患者应慎用(见"药物相互作用"部分)。

(4) 由于 β_2 受体激动剂影响血糖代谢,用药初期,糖尿病患者应注意血糖的控制。

(5) β_2 受体激动剂治疗也可能造成低钾血症。哮喘急性发作时,应更加注意,因缺氧会增加此危险性。联合用药也可能增加血钾降低的作用(见"药物相互作用")。因此在上述情况下,建议监测血钾浓度。

(6) 与其他吸入治疗相似,本品有可能引起罕见的反常的气道痉挛。

(7) 肝肾功能不全者:肝肾功能不全对福莫特罗药动学的影响尚不清楚。由于福莫特罗经肝代谢,严重肝硬化患者的药物暴露量估计会增加。

(8) 本品每吸含乳糖 $450\mu g$,此剂量即使对乳糖不耐受者也不会引起异常。

(9) 对驾驶和操作机械能力的影响:使用本品不影响驾驶和操作机械。

九、药物稳定性及贮藏条件

保存时应将盖子旋紧,30℃以下存放。

十、药物经济性评价

非基本药物,医保乙类,《中国药典》(2020 年版)收载。

沙美特罗替卡松

一、药品名称

1. 英文名 Salmeterol Xinafoate and Fluticasone Propionate

2. 化学名 2-(羟甲基)-4-[1-羟基-2-[6-(4-苯基丁氧)己基氨基]乙基]-苯酚、6,9-二氟-11-羟-16-甲基-3-氧代-17-(1-氧代丙氧基)-雄甾-1,4-二烯-17-硫代羧酸(6a,11b,16a,17a)-S-(氟甲基)酯

二、药品成分

沙美特罗(以昔萘酸盐形式)、丙酸氟替卡松

三、剂型与规格

沙美特罗替卡松粉吸入剂
每泡含沙美特罗 $50\mu g$ 和丙酸氟替卡松 $100\mu g$
每泡含沙美特罗 $50\mu g$ 和丙酸氟替卡松 $250\mu g$
每泡含沙美特罗 $50\mu g$ 和丙酸氟替卡松 $500\mu g$

四、适应证及相应的临床价值

本品以联合用药形式(支气管扩张剂和吸入皮质激素),用于可逆性阻塞性气道疾病的规则治疗,包括成人和儿童哮喘。这可包括:①接受有效维持剂量的长效 β 受体激动剂和吸入性皮质激素治疗的患者;②目前使用吸入性皮质激素治疗但仍有症状的患者;③接受支气管扩张剂规则治疗但仍然需要吸入性皮质激素的患者。

注:本品对 $50\mu g/100\mu g$ 规格不适用于患有重度哮喘的成人和儿童患者。

五、用法用量

1. 儿童 4 岁及 4 岁以上儿童:每次 1 吸($50\mu g$ 沙美特罗和 $100\mu g$ 丙酸氟替卡松),每日 2 次。尚无 4 岁以下儿童使用本品的资料。

2. 成人 成人和 12 岁及 12 岁以上的青少年:①每次 1 吸($50\mu g$ 沙美特罗和 $100\mu g$ 丙酸氟替卡松),每日 2 次;②每次 1 吸($50\mu g$ 沙美特罗和 $250\mu g$ 丙酸氟替卡松),每日 2 次;③每次 1 吸($50\mu g$ 沙美特罗和 $500\mu g$ 丙酸氟替卡松),每日 2 次。

3. 老年人 老年患者无须调整剂量。

六、特殊人群用药

1. 妊娠期 人类妊娠期与哺乳期间使用沙美特罗和丙酸氟替卡松尚无足够经验。在对动物的生殖毒性研究中,无论单独用药或联合用药,全身性暴露于过量的强效 β_2 肾上腺素受体激动剂和糖皮质激素时,均发现对胎儿的预期影响(参见"药理毒理")。

在使用这两类药物的广泛临床经验中,未发现上述现象与治疗剂量有相关作用的证据。沙美特罗昔萘酸盐与丙酸氟替卡松均未显示潜在的遗传毒性。

妊娠期间,只有在预期对母亲的益处超过任何对胎儿或孩子的可能危害时才考虑用药。孕妇用药,应将丙酸氟替卡松的剂量调整至可充分控制哮喘的最低有效剂量。

2. 哺乳期 在吸入治疗剂量后,沙美特罗与丙酸氟替卡松的血浆浓度都很低,因此在人乳中的浓度很可能相应也很低。这在对哺乳期动物的研究中得到了证据,乳汁中检测到的药物浓度很低。沙美特罗和丙酸氟替卡松都可以排泄到大鼠乳汁中。尚无关于人乳的资料。哺乳期间,只有在预期对母亲的益处超过任何对胎儿或孩子的可能危害

时才考虑用药。

3. 肾功能损害　肾损害的患者无须调整剂量。

4. 肝功能损害　尚无肝损害患者使用沙美特罗替卡松的资料。

5. 其他人群　4 岁以下儿童使用本药的安全性和有效性尚不明确。

七、药理学

1. 药效学及作用机制　本品含有沙美特罗与丙酸氟替卡松，两者有不同的作用方式。沙美特罗起控制症状的作用，而丙酸氟替卡松改善肺功能并预防病情恶化。本品能为同时使用 β 受体激动剂和吸入性皮质激素治疗的患者提供更方便的治疗方案。两种药物的各自作用机制阐述如下：

（1）沙美特罗：沙美特罗有一条能与受体外点结合的长侧链，它是选择性长效（12 小时）β_2 肾上腺素受体激动剂。

与使用推荐剂量的传统短效 β_2 受体激动剂相比，沙美特罗的药理特性可提供更有效的针对组胺诱导的支气管收缩的保护作用，并产生至少持续 12 小时的更持久支气管扩张作用。

体外实验表明沙美特罗可抑制人肺部肥大细胞介质（如组胺、白三烯和前列腺素 D_2）的释放，是强有力的长效抑制剂。

沙美特罗能抑制人体吸入过敏原后的速发与迟发反应，对后者的作用在单剂吸入后能持续 30 多个小时，直至不再有明显的支气管扩张作用。单剂沙美特罗可减弱支气管高反应性。这些特性提示沙美特罗还有非支气管扩张剂的活性，但其全面的临床意义尚不清楚。这一机制不同于皮质激素的抗感染作用。

（2）丙酸氟替卡松：吸入推荐剂量的丙酸氟替卡松在肺内产生有效的糖皮质激素抗感染作用，因而减轻哮喘的症状及恶化，而无使用全身性皮质激素的不良反应。

在长期吸入丙酸氟替卡松治疗期间，即使使用了儿童及成人的最大推荐剂量，肾上腺皮质激素的每日分泌量仍保持在正常范围以内。当由其他的吸入皮质激素转换过来后，尽管过去及当前间断使用口服皮质激素，肾上腺皮质激素的每日分泌量仍逐渐改善，这表明在吸入丙酸氟替卡松时肾上腺功能可恢复至正常。在长期治疗中，肾上腺储备也保持正常，用刺激试验时可检测到正常的增值。尽管如此，必须牢记任何由过去治疗而遗留的肾上腺储备的受损可能会持续相当长时间。

2. 药代动力学

（1）成人、12 岁及 12 岁以上的青少年患者：对健康成年受试者给予本品后，丙酸氟替卡松会在 1~2 小时后达到血浆峰浓度，而沙美特罗的血浆峰浓度约在 5 分钟后达到。

在一项单剂、交叉试验中，给予 14 位健康成年受试者高于推荐剂量的本品。给予以下 3 种 2 吸治疗：本品 50mg/500mg，合并吸入丙酸氟替卡松干粉 500mg 和沙美特罗干粉 50mg，或单用丙酸氟替卡松干粉 500mg。丙酸氟替卡松的平均血

浆峰浓度分别是 107pg/ml、94pg/ml 和 120pg/ml，沙美特罗的平均血浆峰浓度分别是 200pg/ml 和 150pg/ml，表明丙酸氟替卡松和沙美特罗的系统暴露量无明显变化。

在一项重复给药的试验中，给予 45 位青少年和成人哮喘患者最高推荐剂量的本品。给予以下每日 2 吸治疗：本品 50mg/500mg，合并吸入丙酸氟替卡松干粉 500mg 和沙美特罗干粉 50mg，或单用丙酸氟替卡松干粉 500mg。丙酸氟替卡松的平均稳态血浆峰浓度分别是 57pg/ml、73pg/ml 和 70pg/ml，表明丙酸氟替卡松的系统暴露量无明显变化。此项试验中未检测沙美特罗的血浆浓度。

没有观察到丙酸氟替卡松和沙美特罗在排泄物中的明显变化。给予本品后，丙酸氟替卡松的终末半衰期平均为 5.33~7.65 小时，这和合并吸入沙美特罗时，或单用丙酸氟替卡松时所报告的终末半衰期相似（平均 5.30~6.91 小时）。没有沙美特罗在给予本品或合并吸入丙酸氟替卡松后，终末半衰期的报道。

（2）儿童患者：在 4~11 岁哮喘患儿中进行的一项临床试验中，61 位患者每日 2 次使用准纳器给予 50mg 和 100mg 丙酸氟替卡松吸入干粉后 20~40 分钟，检测丙酸氟替卡松的浓度。血浆浓度很低，其范围为未检测到（大约血浆样本的 80%）到 88pg/ml。50mg 和 100mg 剂量水平的丙酸氟替卡松平均血浆峰浓度分别为 5pg/ml 和 8pg/ml。

（3）特殊人群：没有进行本品正规药代动力学研究，用以发现性别差异。在特殊人群，如老年患者，肝或肾损伤的患者中，也未进行这样的研究。

3. 药物不良反应　由于本品含有沙美特罗和丙酸氟替卡松，可以预计与每一种成分相关的不良反应的类型及严重程度。这两种药物同时使用时并未发现其他的不良反应。

与其他吸入治疗一样，用药后可能出现支气管异常痉挛并立即出现喘鸣加重。应立即使用快速短效的吸入性支气管扩张剂进行治疗，同时应立即停用本品，并对患者进行评估，如果必要，选择其他治疗。

与沙美特罗与丙酸氟替卡松相关的不良事件如下：

（1）沙美特罗：①曾报道震颤、主观的心悸与头痛等 β_2 受体激动剂的药理学副作用，但均为暂时性，并随规则治疗而减轻。②一些患者可出现心律失常（包括房颤、室上性心动过速及期外收缩）。通常为敏感型患者。③曾有关节痛、肌痛、肌肉痉挛，及过敏反应包括皮疹、水肿和血管神经性水肿的报道。④曾有口咽部刺激的报道。⑤非常罕见高糖血症的报道。

（2）丙酸氟替卡松：有些患者可出现声嘶和口咽部念珠菌病（鹅口疮）。不常见皮肤过敏反应的报道。罕见表现为血管性水肿（主要为面部和口咽水肿），呼吸道症状（如呼吸困难和/或支气管痉挛）等过敏反应报道，非常罕见过敏反应。

使用沙美特罗或丙酸氟替卡松准纳器后漱口可减少声嘶和念珠菌病的发生率。有症状的念珠菌病可局部用抗真菌药物进行治疗，同时可以继续使用沙美特罗或丙酸氟替卡松准纳器。

可能出现的系统作用有库欣综合征（Cushing's Syndrome)、库欣样特征(Cushingoid features)、肾上腺功能抑制、儿童和青少年发育迟缓、骨矿物密度降低、白内障和青光眼。非常罕见高糖血症的报道。非常罕见焦虑,睡眠紊乱,行为改变包括活动亢进、易激惹(主要见于儿童)。

(3) 沙美特罗或丙酸氟替卡松:沙美特罗或丙酸氟替卡松临床研究中发生的不良事件报道。

1) 国内哮喘注册临床试验:一项多中心、随机、开放、平行分组、对照临床研究评价了 220 例明确诊断为支气管哮喘的中国成人患者,随机接受沙美特罗替卡松准纳器 50μg/250μg、1 吸、每日 2 次(沙美特罗替卡松组 110 例)或沙美特罗准纳器 50μg、1 吸、每日 2 次联合丙酸氟替卡松准纳器 250μg、1 吸、每日 2 次(对照组 110 例)治疗 6 周的临床疗效和安全性。在治疗过程中,出现一种或一种以上不良事件的病例数,沙美特罗替卡松组和对照组分别为 32.7%(110 例患者中有 36 例)和 27.3%(110 例患者中有 30 例),两组间的不良事件发生率无显著差异($P = 0.377$)。治疗过程中,两治疗组均无口咽部真菌感染发生,且两组治疗对血压、心率和心电图无影响。在治疗结束时,沙美特罗替卡松组有 4 例,对照组有 2 例,出现 GPT/GOT 升高,未作特殊处理复查恢复正常。

2) 国内 COPD 注册临床试验:在一项多中心、随机、双盲、平行组、安慰剂对照,评价 445 例中国 COPD 患者在常规治疗基础上加用沙美特罗替卡松准纳器 50μg/500μg 1 吸每日 2 次或加用安慰剂准纳器治疗 24 周的临床研究中,发生率>5%和与药物相关的不良事件,如感冒、上呼吸道感染、COPD 急性加重、咽喉不适/疼痛、声音嘶哑/沙哑、口干等。

3) 欧盟临床研究:与沙美特罗/丙酸氟替卡松相关的不良事件依照发生的系统,器官类别和发生率如下列出。发生率定义为非常常见(≥1/10),常见(≥1/100 且 <1/10),不常见(≥1/1 000 且<1/100)。安慰剂组的事件不包括在内。

4) 美国哮喘和 COPD 临床研究:4 项随机对照为期 12 周在美国进行的临床试验中,有两项是青少年和成人哮喘患者使用沙美特罗替卡松 50μg/100μg 或 50μg/250μg 的临床试验,一项是 4~11 岁哮喘患儿使用沙美特罗替卡松 50μg/100μg 的临床试验,还有一项是 COPD 患者使用沙美特罗替卡松 50μg/250μg 的临床试验。共 1 631 例患者随机接受每日 2 次的本品(50μg/100μg 或 50μg/250μg)或对照药物(同等剂量的成分药物或安慰剂)治疗。

5) 其他有关沙美特罗或丙酸氟替卡松的临床研究:为期 3 年的 TORCH 研究中,沙美特罗替卡松 50μg/500μg 组中 COPD 患者常见报道发生肺炎病例,其余不良事件发生情况与以往开展的沙美特罗替卡松治疗 COPD 临床研究中所观察到的不良事件发生情况总体一致。

沙美特罗或丙酸氟替卡松上市后发生的不良事件报道:已有临床研究报告,发生了不常见的挫伤事件。不常见皮肤过敏反应的报道,罕见表现为血管性水肿(主要为面部和口咽水肿),呼吸道症状(如呼吸困难和/或支气管痉挛)等过敏反应报道,非常罕见过敏反应。非常罕见焦虑,睡眠紊乱,行为改变包括活动过度、易激惹(主要见于儿童)。非

常罕见高糖血症。

4. 药物相互作用 在重复和单次剂量的研究中,吸入本品,在丙酸氟替卡松和沙美特罗之间的系统暴露量方面,无明显的药物相互作用证据。

在动物及人体内均无证据表明经吸入途径同时使用沙美特罗与丙酸氟替卡松会影响两种成分各自的药代动力学。因此从药代动力学的角度来说两种成分可以分开考虑。

由 15 个健康受试者参加的一项安慰剂对照,交叉药物相互作用研究中,同时使用 SEREVENT(50mcg,每日 2 次吸入)及 CYP3A4 抑制剂酮康唑(400mg,每日 1 次口服)治疗 7 日,导致血浆中沙美特罗的暴露量明显增加(C_{max} 的 1.4 倍,AUC 的 15 倍)。重复给药后,不增加沙美特罗蓄积量。3 名受试者因出现心电图 Q-Tc 间期延长或伴有窦性心动过速的心悸而退出 SEREVENT 和酮康唑联合使用。其余 12 名受试者同时使用 SEREVENT 和酮康唑,没有对心率、血钾或 Q-Tc 间期产生有临床意义的影响(参见"注意事项"及"药物相互作用")。

沙美特罗:沙美特罗在肺局部起作用,因此血浆水平并不作为治疗指标。另外,关于沙美特罗的药代动力学的资料是有限的,因为吸入治疗剂量后的药物血浆浓度很低(约 200pg/ml 或更低),检测血浆中的药物有技术上的困难。常规使用沙美特罗后,可在体循环中监测到羟萘甲酸,其稳态浓度达到约 100ng/ml。这样的浓度比毒性研究时观察到的稳态水平要低 1 000 倍以上。在长期(12 个月以上)常规用药的气道阻塞的患者中,未见到有害作用。

八、注意事项

1. 禁用

(1) 对本品中任何成分或赋形剂有过敏史者禁用。

(2) 氢氧化乳糖为本品的赋形剂(其中含有乳蛋白),对牛奶过敏的患者禁用。

(3) 本品不适用于缓解急性哮喘发作,缓解急性哮喘发作需要使用快速短效的支气管扩张剂(如沙丁胺醇)。应建议患者随时携带能够快速缓解哮喘急性发作的药物。

2. 慎用

(1) 运动员慎用。

(2) 与所有吸入性皮质激素一样,肺结核患者慎用本品。

(3) 甲状腺功能亢进的患者慎用本品。

(4) 对拟交感胺类有异常反应的患者慎用。

(5) 所有拟交感神经兴奋性药物,特别是服用剂量较高时,均可能出现一过性血钾水平降低。因此有低血钾倾向的患者应谨慎使用本品。

(6) 所有拟交感神经兴奋性药物,特别是服用剂量较高时,均可能导致心血管系统反应,如收缩压升高和心率加快。因此已患有心血管疾病的患者应谨慎使用本品。

(7) 有糖尿病病史的患者应慎用。

(8) 如确有以下疾病,应谨慎使用吸入性皮质激素:未治疗的全身性真菌、细菌、病毒或寄生虫感染及眼部单纯疱疹。

3. 用药注意事项

（1）本品不适用于缓解急性哮喘发作，缓解急性哮喘发作需要使用快速短效的支气管扩张剂（如沙丁胺醇）。应建议患者随时携带能够快速缓解哮喘急性发作的药物。如患者需增加使用短效支气管扩张剂的次数来缓解哮喘症状，提示患者哮喘控制尚不满意。医师应对患者进行复查。

（2）哮喘控制过程中如突然发生的病情恶化或进行性的病情恶化有可能危及生命，应请医师对患者进行紧急复查，并应考虑增加皮质激素治疗。同样，当本品当前使用的剂量不能充分控制哮喘时，患者也应找医师复查。对哮喘患者或慢性阻塞性肺疾病患者，如果出现急性发作并伴有感染时，应考虑添加糖皮质激素治疗，并给予抗生素治疗。

（3）为避免哮喘急性加重的风险，不可突然中断使用本品治疗。应在医师监测下进行减量治疗。慢性阻塞性肺疾病患者如中断治疗，可能会出现呼吸困难等症状，中断治疗应在医师监测下进行。

（4）在接受沙美特罗替卡松治疗 COPD 患者的研究中，肺炎的报告增多。由于肺炎和 COPD 急性加重的临床表现经常会重叠在一起，医师应对 COPD 患者可能发生肺炎保持警惕。

任何吸入性皮质激素都有可能引起全身反应，特别是长期大剂量使用，但其出现全身反应的可能性与口服皮质激素相比要少得多。可能出现的全身作用包括库欣综合征（Cushing's Syndrome）、库欣样特征（Cushingoid Features）、肾上腺抑制、儿童和青少年生长发育迟缓、骨矿物密度降低、白内障和青光眼。因此将吸入性皮质激素的剂量逐渐调整至可维持有效控制的最低维持剂量是很重要的。

某些患者存在骨矿物质含量降低的主要风险因素，如吸烟、老龄、久坐、营养不良、有骨质疏松症家族史或长期服用可能降低骨量的药物（例如抗痉挛剂和皮质激素），本品可能对其造成额外的风险。由于慢性阻塞性肺疾病患者经常存在多种降低骨密度的风险因素，因此建议测量骨密度，包括本品使用前及使用后的定期骨密度测量。如发现骨密度明显降低，而本品对慢性阻塞性肺疾病的治疗仍然非常重要，则应认真考虑使用药物治疗或预防骨质疏松症。

建议长期接受吸入性皮质激素治疗的儿童定期检查身高。

已有报道，长期使用吸入性皮质激素，包括丙酸氟替卡松（本品的一种成分）治疗哮喘及慢性阻塞性肺疾病后出现青光眼、眼压升高和白内障；因此应考虑定期进行眼科检查。

已有报道，接受吸入性皮质激素（包括丙酸氟替卡松和本品）后出现下呼吸道感染，包括肺炎。个别患者对吸入性皮质激素的反应比其他多数患者敏感。由于存在肾上腺反应不足的可能，患者在由口服皮质激素转为吸入皮质激素治疗时，应特别谨慎，并定期监测肾上腺皮质功能。

全身性皮质激素治疗应在开始使用吸入皮质激素的同时，逐步撤销。并鼓励患者携带一张皮质激素警告卡，指明在紧急时候可能需要的添加治疗。

在停用口服皮质激素的阶段，一些患者可能发生停用全身性皮质激素的症状，例如，关节和/或肌肉痛、疲乏和抑郁，尽管呼吸功能仍可维持甚至有所改善。

九、药物稳定性及贮藏条件

于 30℃ 以下。

十、药物经济性评价

非基本药物，医保乙类。

布地奈德福莫特罗

一、药品名称

1. 英文名　Budesonide and formoterol Fumarate

2. 化学名　16a,17a-22R,S-丙基亚甲基二氧-孕甾-1,4-二烯-11b,21-二羟基-3,20-二酮、N-[2-羟基-5-[1-羟基-2-[1-(4-甲氧基苯基)丙-2-基氨基]乙基]苯基]甲酰胺

二、药品成分

布地奈德、福莫特罗

三、剂型与规格

本品为复方制剂，其组分为：布地奈德（160μg/吸）和富马酸福莫特罗（4.5μg/吸）

四、适应证及相应的临床价值

1. 哮喘　本品适用于需要联合应用吸入皮质激素和长效 β_2 受体激动剂的哮喘患者的常规治疗，吸入皮质激素和"按需"使用短效 β_2 受体激动剂不能很好地控制症状的患者，或应用吸入皮质激素和长效 β_2 受体激动剂，症状已得到良好控制的患者。

2. 慢性阻塞性肺疾病（COPD）：针对患有 COPD（FEV_1 ≤预计正常值的 50%）和伴有病情反复发作恶化的患者进行对症治疗，这些患者尽管长期规范的使用长效的支气管扩张剂进行治疗，仍会出现明显的临床症状。

五、用法用量

1. 慢性阻塞性肺疾病（COPD）　成人 2 吸/次，每日 2 次。

2. 哮喘

（1）儿童：①儿童（6 岁和 6 岁以上），现已有一个更低的剂量供 6~11 岁的儿童使用；②青少年（12~17 岁），1~2 吸/次，每日 2 次。

（2）成人（18 岁和 18 岁以上）：推荐的维持剂量为每日 2 吸，可以早晚各吸入 1 吸，也可以在早上或晚上 1 次吸入 2 吸。对于某些患者，维持剂量可为每日 2 次，每次 2 吸。

（3）老年人　老年患者不需要调整剂量。

六、特殊人群用药

1. 妊娠期 对于本品或同时使用福莫特罗和布地奈德,没有有关孕妇使用的临床资料。一项来自大鼠的胚胎研究数据表明,没有证据表明复方制剂会产生附加的影响。

孕妇使用福莫特罗还没有充分的资料。动物实验显示,在很高的全身暴露量时,福莫特罗对生殖有不良反应。从大约2 000名孕妇的数据表明,吸入布地奈德没有增加致畸的危险性。动物实验显示糖皮质激素可致畸。在使用推荐剂量下,这种情况与人的相关性不大。

动物实验也已证实出生前过量(但低于致畸剂量范围)接触糖皮质激素,增大了子宫内的发育迟缓、成年时心血管疾病和糖皮质激素受体密度、神经递质更新和行为的永久性改变风险。

在妊娠期,本品仅被用于益处大于潜在危险时。应使用能适当控制哮喘的最低有效剂量的布地奈德。

2. 哺乳期 布地奈德可分泌到乳汁,然而,治疗剂量的布地奈德对乳儿不会产生影响。尚不清楚福莫特罗能否进入人乳汁。在大鼠,小剂量的福莫特罗在母乳中能检测到。仅在对母亲的预期利益大于对小孩的可能的危险时才可将本品用于哺乳期妇女。

3. 肾功能损害 尚无肾功能损害的患者使用本品的资料。

4. 肝功能损害 尚无肝功能损害的患者使用本品的资料。在肝病患者,布地奈德和福莫特罗的暴露剂量可能会增高。

5. 其他人群 肥大性阻塞性心肌病、先天性瓣膜下主动脉狭窄、严重高血压、动脉瘤或其他严重心血管疾病(如缺血性心脏病、快速性心律失常、严重心衰等),糖尿病,低钾血症,嗜铬细胞瘤,甲亢、甲状腺毒症,静止期或活动期肺结核,未使用雌激素的绝经后妇女,眼单纯疱疹感染或其他活动期的局部及全身细菌、病毒、真菌感染患者慎用。

七、药理学

1. 药效学及作用机制 本品含有福莫特罗和布地奈德两种成分,通过不同的作用模式在减轻哮喘的加重方面有协同作用。两种成分的作用机制分别如下:①布地奈德是糖皮质激素,可减轻哮喘症状,阻缓病情加重。吸入布地奈德的严重不良反应比全身性应用少。布地奈德抗感染作用的详细机制尚不清楚。②福莫特罗是一个选择性β_2肾上腺素受体激动剂,具有舒张支气管平滑肌,缓解支气管痉挛的作用。支气管扩张作用与剂量相关,1～3分钟内起效,单剂量至少可维持12小时。

2. 药代动力学

(1) 吸收:本品及相应的单剂产品与布地奈德和福莫特罗分别全身给药是生物等效的。尽管如此,和单药相比,皮质醇抑制在使用布地奈德福莫特罗粉吸入剂的患者中有轻微增加。这种差别被认为对临床安全性没有影响。没有证据表明布地奈德和福莫特罗有药代动力学的相互影响。

吸入单药成分的布地奈德和福莫特罗与吸入本品的药代动力学参数具有可比性。对布地奈德,在给予复方制剂时血浆浓度-时间曲线下面积轻微升高,吸收更快,血浆峰值浓度更高。对福莫特罗,在给予复方制剂时的血浆峰值浓度相似。

吸入布地奈德很快被吸收并在吸入30分钟内血浆浓度达峰值。研究显示,布地奈德通过都保吸入后在肺内的沉积均值为输出剂量的32%～44%。全身生物利用度大约为输出剂量的49%。吸入福莫特罗很快被吸收并在吸入10分钟内血浆浓度达峰值。研究显示,福莫特罗通过都保吸入后在肺内的沉积均值为输出剂量的28%～49%。全身生物利用度大约为输出剂量的61%。

(2) 分布和代谢:福莫特罗和布地奈德的血浆蛋白结合率大约分别为50%和90%,分布容积分别为4L/min和3L/min。福莫特罗通过结合反应失活(可形成活性氧位去甲基和去甲酰代谢产物,但它们主要见于无活性的结合物)。布地奈德在通过肝的首过代谢中大约90%生物转化为低糖皮质激素活性代谢物。主要代谢产物6-β-羟-布地奈德和16-α-羟-泼尼松龙的糖皮质激素活性不到布地奈德的1%。在福莫特罗和布地奈德间,没有代谢相互作用或任何置换反应。

(3) 清除:福莫特罗的大部分剂量通过肝代谢转化并通过肾清除。吸入福莫特罗后,8%～13%的给药剂量以原型从尿排出。福莫特罗的全身清除率高(大约1.4L/min),其终末清除半衰期平均为17小时。

布地奈德主要通过CYP3A4酶的催化代谢后清除。布地奈德的代谢产物以游离的或结合的形式清除入尿。在尿液中,检测到的布地奈德原型几乎可以忽略。

3. 药物不良反应 因为本品含有布地奈德和福莫特罗,这两种药物的不良反应在使用布地奈德福莫特罗粉吸入剂时也可出现。两药合并使用后,不良反应的发生率未增加。最常见的不良反应是β_2受体激动剂治疗时所出现的可预期的药理学不良反应,如震颤和心悸。这些反应通常可在治疗的几日内减弱或消失。

下面列出了与布地奈德和福莫特罗相关的不良反应。和其他吸入治疗一样,十分罕见的反常的支气管痉挛也可发生。也可见吸入糖皮质激素引起的全身性反应,特别是长期高剂量。使用β_2激动剂治疗也可导致血胰岛素浓度,游离脂肪酸,甘油和酮体升高。

4. 药物相互作用

(1) β受体拮抗剂能减弱或抑制福莫特罗的作用。本品不应与β受体拮抗剂(包括滴眼液)一起使用,除非有充足的理由。

(2) 同时与奎尼丁、丙吡胺、普鲁卡因胺、吩噻嗪、抗组胺药(特非那定)、单胺氧化酶抑制剂和三环类抗抑郁药使用可延长Q-Tc间期,并增加室性心律失常的危险。

(3) 左旋多巴、左甲状腺素、催产素和乙醇也可损害心脏对β_2拟交感神经药的耐受性。

(4) 同时与单胺氧化酶抑制剂合用,包括特性相似的物质,如呋喃唑酮和丙卡巴肼,可能会突然引起高血压反应。

(5) 患者同时接受卤代烃麻醉时,发生心律失常的危险增高。

（6）同时使用其他 β 肾上腺素药物有潜在的协同作用。

（7）对于正在使用洋地黄毒苷的患者,低钾血症可使其发生心律失常的可能性增加。

（8）没有观察到布地奈德和福莫特罗与任何其他治疗哮喘的药物间有相互作用。

八、注意事项

1. 禁用　对布地奈德、福莫特罗或吸入乳糖（含少量牛乳蛋白质）有过敏反应的患者禁用。

2. 慎用

（1）运动员慎用。

（2）应避免同时使用伊曲康唑或利托那韦或其他 CYP3A4 强抑制剂。如果不能避免合并用药,两药使用的间隔应尽量长。

（3）如果患者正在使用 CYP3A4 强抑制剂,不推荐使用本品的维持、缓解治疗。

3. 用药注意事项

（1）在停用本品时需要逐渐减少剂量。不能突然停止使用。如果发现治疗无效,或所需剂量超出本品的最高推荐剂量,患者应寻求医师帮助。突然或进行性的哮喘或 COPD 症状加重具有危及生命的可能性,患者需要紧急地医疗处理。在这种情况下,应考虑需要增加皮质激素治疗,例如一个疗程的口服皮质激素,或在有感染时加用抗生素。应向患者建议随身携带缓解吸入药品,如本品（对于使用本品缓解、维持疗法的患者）或其他快速起效的支气管扩张剂（对于使用本品作维持治疗的患者）。

（2）应提醒患者即便无症状时,应按处方要求吸入维持剂量的本品。运动以前,预防使用本品还没有研究数据。本品的缓解治疗应该在哮喘症状加重的时候使用,而不是常规的预防性使用,比如说在运动前。如果需要预防使用,应考虑使用单独的快速起效的支气管扩张剂。

（3）一旦哮喘症状得到控制,要考虑逐步减少信必可的剂量。当治疗减量时,定期随访患者是非常重要的。应给予信必可最低有效剂量（见用法用量）。

（4）不能在哮喘急性发作或症状明显加重或急性恶化的时候开始信必可治疗。使用信必可治疗时可能出现严重的哮喘相关的不良事件和哮喘急性发作。如果开始使用信必可后,哮喘症状未得到控制或出现加重,此时应要求患者继续治疗,并及时就医。

（5）和其他吸入治疗一样,可发生反常的支气管痉挛现象。在吸入药品后喘鸣立刻加重。出现这种情况时,应停止使用本品,重新评价治疗方案必要时使用其他疗法。

（6）任何吸入皮质激素都可发生全身作用,特别是在长期、高剂量使用时。这些作用在吸入治疗时的发生率要比口服皮质激素低得多。可能的全身作用包括肾上腺功能抑制、儿童和青少年生长迟缓、骨密度下降、白内障和青光眼。

（7）对于长期使用皮质激素的儿童和青少年,要密切随访其生长状况。假如生长变缓,应重新评估治疗以降低吸入皮质激素剂量;应权衡皮质激素治疗的益处和可能造成生长抑制的危险性。而且,应推荐患者到专业儿科呼吸医师处就诊。

（8）有限的长期研究的数据,显示大多数接受吸入布地奈德治疗的儿童和青少年最终达到了目标成人高度。然而,也确实观察到初始但是短暂的（相对）增长高度减少（约 1cm）,一般发生在治疗的第一年。

（9）对于那些同时存在其他导致骨质疏松危险因素的患者,长期高剂量使用本品时,应该考虑对骨密度的潜在影响。吸入布地奈德的长期研究,儿童剂量平均每日 400μg（标定剂量,相当 320μg 输出剂量）,成人剂量平均每日 800μg（标定剂量,相当 640μg 输出剂量）,并未显示明显的骨密度影响。

（10）假如生长变缓,为减少可能的全身效应风险,应重新评估治疗剂量,将吸入皮质激素调节至最小有效维持剂量。如果有任何理由怀疑在过去使用全身皮质激素造成了肾上腺功能损害,那么在换用本品治疗时应慎重。

（11）吸入布地奈德治疗的益处通常是可减少口服皮质激素的应用,但从口服皮质激素转为吸入激素时,在很长时间内肾上腺储备功能受损的风险仍然存在。那些曾使用高剂量应激性皮质激素治疗的患者或长期高剂量吸入皮质激素也存在同样的风险。在应激或择期手术时应考虑采用额外的全身皮质激素治疗。

（12）为了减少口咽部念珠菌感染的风险,应告知患者在每次维持治疗用药后用水漱口。如果已经出现口咽部念珠菌感染,患者在缓解治疗后也需用水漱口。

（13）应避免同时使用伊曲康唑或利托那韦或其他 CYP3A4 强抑制剂。如果不能避免合并用药,两药使用的间隔应尽量长。使用缓解性支气管扩张剂的非稳定型哮喘患者,在急性严重哮喘时,应特别小心,因低氧和其他情况可加重低钾血症引起的不良反应的风险,在这些情况下,建议要监测血钾浓度。

（14）和所有的 β_2 受体激动剂一样,对糖尿病患者需要增加对血糖的控制。

（15）本品含有乳糖（<1mg/吸）。此剂量对乳精不耐受患者通常不会有问题。辅料乳糖含有少量的牛乳蛋白质,可导致过敏反应。

（16）对驾驶和操作机器能力的影响:本品对驾驶和操作机器能力无或仅有可忽略的影响。

九、药物稳定性及贮藏条件

贮藏温度应低于 30℃。密闭保存。

十、药物经济性评价

基本药物（吸入粉雾剂:每吸 80μg/4.5μg、每吸 160μg/4.5μg、每吸 320μg/9μg,医保乙类。

妥 洛 特 罗

一、药品名称

1. 英文名　Tulobuterol

2. 化学名　2-叔丁胺-1(2-氯苯)乙醇

二、药品成分

妥洛特罗

三、剂型与规格

妥洛特罗贴剂　(1)0.5mg;(2)1mg;(3)2mg

四、适应证及相应的临床价值

用于缓解支气管哮喘、急性支气管炎、慢性支气管炎、肺气肿等气道阻塞性疾病所致的呼吸困难等症状。

五、用法用量

1. 儿童　0.5~3 岁以下为 0.5mg,3~9 岁以下为 1mg,9 岁以上为 2mg。粘贴于胸部、背部及上臂部均可。

2. 成人　通常,每日 1 次,以妥洛特罗计算成人为 2mg 粘贴于胸部、背部及上臂部均可。

3. 老年人　一般老年患者机体功能下降,故需从低用量开始慎重使用。

六、特殊人群用药

1. 妊娠期　孕妇及有妊娠可能的妇女,在判断治疗的有益性高于危险性时,方可使用(妊娠中用药安全性尚未确定)。

2. 哺乳期　哺乳期妇女使用本品时应避免授乳(大鼠实验表明,药物分布于乳汁)。

3. 肾功能损害　肾功能不全患者慎用。

4. 肝功能损害　肝功能不全患者慎用。

七、药理学

1. 药效学及作用机制

(1) 作用机制:作用于支气管平滑肌的 β 受体,激活与 β 受体有紧密关系的腺苷酸环化酶(Adenylcyclase)。由此细胞内腺苷三磷酸(ATP)改变为环腺苷酸(CyclicAMP),显示出支气管扩张的作用。

(2) 肺功能改善作用:支气管哮喘患者(成人)就寝前经皮给本品 2mg 的 4 周试验表明,与使用前比较,起床时及就寝前的 PEF 值有明显上升,认为有改善肺功能的效果。儿童支气管哮喘患者(年龄 6 个月~15 岁)就寝前经皮给本品 0.5mg、1mg 或 2mg 的 2 周试验表明,与使用前比较,起床时及就寝前的 PEF 值有明显上升,认为有改善肺功能的效果。

(3) 支气管扩张作用:对狗及豚鼠经皮给本品,可持续抑制组胺引起的气管狭窄。

(4) 对气管肌肉作用的选择性:犬经皮给本品实验表明,不影响心率,有抑制气管狭窄的作用。且表明妥洛特罗有气管肌肉松弛及心房兴奋作用,但对气管肌肉作用的选择性(对 β 受体的选择性)明显优于异丙肾上腺素、沙丁胺醇、丙卡特罗、非诺特罗(Invitro)。

(5) 促进气管纤毛运动及镇咳作用:实验表明盐酸妥

洛特罗具有气管纤毛运动促进作用(鸽)及镇咳作用(犬)。

2. 药代动力学　本品未在中国受试者中进行人体药代动力学研究,国外研究结果如下。

(1) 分布:动物实验的结果,对成熟及幼仔大鼠 24 小时经皮给 ^{14}C-妥洛特罗贴片 10mg/kg 时,发现肝、肾、消化系统等大部分组织的放射能分布高于血液。且可确认向标记部位的气管及肺分布。从各组织中的消失与血药浓度的变化相同。且成熟大鼠及幼仔的组织内浓度变化大致相同。

(2) 代谢:对健康成人 24 小时单次经皮给妥洛特罗贴剂(4mg)时,尿液中主要排泄物为妥洛特罗、3-羟基体、4-羟基体及 5-羟基体和其结合体,以及 4-羟基-5-甲氧基的结合体。其中妥洛特罗的排泄率最大。

(注)本品获得批准的成人用量为每次 2mg。

(3) 排泄:对健康成人 24 小时单次经皮给本品 2mg 时至给药后 3 日之内,妥洛特罗的尿中排泄率为 5.39%。

(4) 其他:人血清中的血清蛋白结合率为 28.1%。

3. 药物不良反应　获批准时,1 002 例安全性评价对象中,发现不良反应 116 例(11.58%),其主要为震颤 23 例(2.30%)、心悸 17 例(1.70%),粘贴部位瘙痒感 34 例(3.39%)、发红 25 例(2.50%)、皮疹 25 例(2.50%)等。另外,发现临床检查值有异常变动的是 CK(CPK)升高 28 例(7.20%),但未见伴有临床症状。

严重不良反应有①过敏反应(频率不明):可引起过敏症状,需密切观察,发现呼吸困难、全身潮红、血管性水肿、荨麻疹等症状时应中止给药,并进行适当的处置;②严重的血清钾值下降:有报告指出,β 受体激动剂可使血清钾值严重下降。另外,并用黄嘌呤衍生物、类固醇制剂及利尿剂,可增强 β 受体激动剂所致的血清钾值下降的作用,因此重症哮喘患者要特别注意。还有,低氧血症增强了血清钾值下降对心律的影响。此时最好监测血清钾值。

4. 药物相互作用　需注意并用。

八、注意事项

1. 禁用　对本品成分有过敏史的患者。

2. 慎用

(1) 甲状腺功能亢进的患者(有症状恶化的危险)。

(2) 高血压患者(有可能使血压升高)。

(3) 有心脏疾病的患者(有可能出现心悸、心律失常等)。

(4) 糖尿病患者(有糖代谢亢进、血糖升高的危险)。

(5) 特应性皮炎患者(粘贴部位易出现瘙痒感、发红等症状)。

3. 用药注意事项

(1) 由于本品不是治疗支气管哮喘的基本病理—气道炎症的药物,因此需视患者的症状,适当并用类固醇制剂、茶碱制剂等处置。

(2) 按用法和用量正确使用未见效时(标准为 1~2 周),认为不适用本品,请停止使用。另外,儿童使用时,需在正确的使用方法指导下,密切观察使用经过。

（3）使用注意：①清洁粘贴部位皮肤，清洁后方可粘贴本品；②为避免刺激皮肤，最好每次变换粘贴部位；③本品可剥离，儿童使用时请贴在手够不到的部位；④动物实验（大鼠）中，贴于损伤皮肤时，出现血药浓度上升，因此请勿贴于创伤面。

（4）保管注意：请将本品放置于内袋中交于患者，使用时请指导患者将药从内袋中取出。

九、药物稳定性及贮藏条件

30℃以下保存。

十、药物经济性评价

非基本药物，非医保。

异丙托溴铵

一、药品名称

1. 英文名　Ipratropium Bromide
2. 化学名　溴化 a-(羟甲基)-苯乙酸-8-甲基-8-异丙基-氮杂双环[3,2,1]-3-辛酯

二、药品成分

异丙托溴铵

三、剂型与规格

气雾剂 139：4.86mg（以一水合异丙托溴铵计），每揿 20μg（以异丙托溴铵计）

四、适应证及相应的临床价值

本品适用于预防和治疗与慢性阻塞性气道疾病相关的呼吸困难：慢性阻塞性支气管炎伴或不伴有肺气肿；轻到中度支气管哮喘。

五、用法用量

1. 异丙托溴铵气雾剂

（1）成人：除非医师特别处方，下述剂量一般推荐用于成人和 6 岁以上儿童。预防和长期治疗，1~2 揿，每日数次；平均每日剂量 1~2 揿，每日 3~4 次。

（2）6 岁以下儿童：同样适用于上述剂量。但对于该年龄人群至今尚无充分的用药经验，因此只能在医师监督下使用异丙托溴铵定量气雾剂。

（3）老年人：无特殊注意事项。

用法：必须正确使用定量气雾器才能达到良好的治疗效果。异丙托溴铵定量气雾剂只能用于吸入。患者在吸入时最好坐下或站立。初次使用定量气雾器前应先将气雾器活瓣揿动两次。

每次使用必须遵循以下的规则：①除去防尘盖。②深呼气。③手持定量气雾器，嘴唇合拢咬住喷嘴。容器基底部箭头应指向上方而喷嘴指向下。④尽量深吸气，同时用力按动气雾器的基底部，这样就释放一个定量。屏住呼吸

数秒钟，然后从口中取出喷嘴，缓慢呼气。⑤用完后重新拧上防尘盖。需要注意确保吸入剂不喷射到眼内。儿童需要在成人监督下使用该产品。

2. 吸入用异丙托溴铵溶液

（1）儿童：尚无 12 岁以下儿童使用本品的临床经验。

（2）成人：剂量应按患者个体需要做适量调节；在治疗过程中患者应该在医疗监护之下。除非另有医师处方，以下为推荐剂量，成人（包括老年人）和 12 岁以上青少年每日 3~4 次，每次 1 个单剂量小瓶。

急性发作治疗：成人（包括老人）和 12 岁以上青少年，每次 1 个单剂量小瓶；患者病情稳定前可重复给药。给药间隔可由医师决定。异丙托溴铵可与吸入性 β 受体激动剂联合使用。单剂量小瓶中每 1ml 雾化吸入液可用生理盐水稀释至终体积 2~4ml 或者可以和 Berotec 雾化吸入液联合使用。

成人及 12 岁以上儿童日剂量超过 2mg 应在医疗监护下给药。无论急性期治疗或维持治疗，建议都不要超过推荐剂量太多。如果治疗后未产生病情显著的改善或患者情况更趋严重，必须寻求医师的建议以决定新的治疗方案。发生急性或迅速恶化的呼吸困难时应立即咨询医师。

（3）老年人：无特殊注意事项。

六、特殊人群用药

1. 妊娠期　妊娠分级 B 级，妊娠早期慎用。对已确定怀孕或可疑怀孕的妇女使用本品必须谨慎权衡用药的利益和对胎儿的危害性。临床前研究显示，在吸入法或经鼻给药剂量高于人推荐剂量时，未显示胎毒性或致畸性。

2. 哺乳期　本品是否会进入乳汁目前尚不清楚。在吸入给药时尽管非脂溶性的四价铵可进入乳汁，但进入婴儿体内的药物量不会很多。但是，因为很多药物可进入乳汁，哺乳期妇女使用本品亦应特别注意。

七、药理学

1. 药效学及作用机制　异丙托溴铵（Atrovent）是一种具有抗胆碱能(副交感)特性的四价铵化合物。临床前试验显示其通过拮抗迷走神经释放的递质乙酰胆碱而抑制迷走神经的反射。抗胆碱能药物可阻止乙酰胆碱和支气管平滑肌上的毒蕈碱受体相互作用而引起的细胞内环一磷酸鸟苷酸(cGMP)浓度的升高。吸入异丙托溴铵（Atrovent）的支气管扩张作用基本上是药物在支气管平滑肌局部所产生的抗胆碱能作用，而非全身性作用。

2. 药代动力学

（1）异丙托溴铵气雾剂：采用放射标记的制剂研究显示，根据吸入技术的不同，在人体中吸入该药后，到达支气管的药物比例大约在 20%~35% 之间，而 65%~80% 的药物被吞咽。10%~30% 被吞下的药物将通过胃肠道吸收。吸入后，药物血液中浓度与药效学时间反应曲线无关。静脉注射后血浆半衰期在第一个消除相中只有几分钟，消除相末期半衰期为 2~4 小时；最多 20% 的药物与血浆蛋白结合。药物在 24 小时内经胆汁和肾完全清除。大鼠静脉注射后通过 ^{14}C 标记的活性成分放射自显影发现，该药不通过胎盘。

（2）吸入用异丙托溴铵溶液：异丙托溴铵的治疗作用是通过气道的局部作用产生的。因此支气管扩张的时间曲线与全身药代动力学并不完全一致。吸入后，吸入剂量的10%～30%（依赖于剂型和吸入技术）通常沉积在肺内。剂量的大部分被吞咽并经胃肠道排泄。由于吞咽部分的生物利用度仅为2%左右，异丙托溴铵胃肠道吸收可以忽略。这部分药物对活性成分的血浆浓度并无相应贡献。沉积在肺内的部分迅速入血循环（数分钟内），几乎是全身生物利用度的全部。

异丙托溴铵全身生物利用度（肺和胃肠道）是吸入剂量的7%～28%。这也是吸入溶液所吸入的有效剂量范围。沉积的异丙托溴铵动力学参数是通过静脉注射后计算血浆浓度而得到的。血浆浓度迅速的双向减退被观察到。表观分布容积（V_z）为3 381（大约相当于 4.6L/kg）。

药物与血浆蛋白有少量结合（小于20%）。基于分子的四价铵结构，异丙托溴铵离子不能通过血脑屏障。终末消除期的半衰期大约为 1.6 小时。药物平均总清除率为2.3L/min。全身可利用剂量的60%主要从肝代谢降解排谢。肾的主要代谢药物很难与M受体结合，所以是无活性的。全身可利用剂量的40%主要从肾排泄，肾的排泄率为0.9L/min。（而口服剂量的肾排泄只有1%，说明异丙托溴铵的胃肠道吸收很低）。放射标记法测得静脉注射给药时，10%的药物及代谢产物通过胆道-粪便途径排泄。主要的标记性药物经肾排泄。

3. 药物不良反应

（1）非常常见：治疗的 10 例患者中超过 1 例。

（2）常见：治疗的 10 例患者少于 1 例，但治疗的 100 例患者中超过 1 例。

（3）不常见：治疗的 100 例患者少于 1 例，但治疗的 1 000 例患者中超过 1 例。

（4）罕见：治疗的 1 000 例患者少于 1 例，但治疗的 10 000 例患者中超过 1 例。

（5）非常罕见：治疗的 10 000 例患者少于 1 例，或者指个别病例。

不良反应有以下内容。

（1）免疫系统障碍：①不常见的有荨麻疹；②罕见的有过敏性反应如舌，唇和面部的血管性水肿。

（2）神经系统障碍：常见的有头痛，头晕。

（3）眼部的功能性异常：①不常见的有调节障碍，闭角型青光眼；②罕见的有眼压增高，眼痛，瞳孔散大。

4. 药物相互作用

（1）使用 β 肾上腺素能兴奋剂或黄嘌呤类制剂（如茶碱）加强本品的作用。

（2）如果同时使用其他抗胆碱能类药物，如含派仑西平制剂（Pirenzepine），则异丙托溴铵定量气雾剂的治疗效果和不良反应均会更加显著。

八、注意事项

1. 禁用　异丙托溴铵定量气雾剂禁用于对异丙托溴铵，或其他任何组分中的一种，以及阿托品或其衍生物过敏

者。异丙托溴铵定量气雾剂慎用于闭角型青光眼患者，特别应注意确保药物不能接触到眼睛（见"不良反应"和"用法用量"）。对于排尿困难的患者如前列腺增生，应权衡采用异丙托溴铵治疗的潜在益处，只有当益处远大于加重尿潴留危险时，才予使用。

2. 慎用　有狭角性青光眼倾向、前列腺增生或膀胱癌颈部梗阻的患者应慎用异丙托溴铵。

3. 用药注意事项

（1）异丙托溴铵气雾剂：喷嘴是专门为异丙托溴铵定量气雾剂开发设计，以确保每次释放正确的剂量，因此不能用于其他任何定量吸入剂。同样，除提供的喷嘴，其他喷嘴也不能用于异丙托溴铵定量气雾剂。

1）如果超过 3 日不使用压力定量气雾器，再次使用前应撤动活瓣 1 次。

2）喷嘴应保持清洁，以确保其正常工作，按照下述方法定期清洗：将喷嘴由喷雾剂上移下，采用温水清洗。如使用肥皂或清洁剂，喷嘴应用清洁热水彻底冲洗干净。通过摇动使喷嘴彻底晾干，不能采用任何加热形式晾干。如果没有深呼吸至喷嘴内部，则很容易保持喷嘴清洁。

3）喷雾剂不应用力打开，或暴露于 50℃ 以上高温。

（2）吸入用异丙托溴铵溶液

1）有囊性纤维变性的患者更易于出现胃肠动力障碍。

2）使用异丙托溴铵雾化吸入液后可能会立即出现过敏反应，极少病例报道出现荨麻疹、血管性水肿、皮疹、支气管痉挛和口咽部水肿及过敏反应等。

3）眼部并发症：当异丙托溴铵单独或与肾上腺素 β_2 受体激动剂合用，雾化液进入患者眼睛时，有个别报告眼部可出现并发症（如瞳孔散大、眼压增高、狭角性青光眼、眼痛）。眼睛疼痛或不适，视物模糊，结膜和角膜充血所致的红眼而视物有光晕或有色成像可能是急性狭角性青光眼的征象。如果出现某些上述症状，应首先使用缩瞳药并立即求助医师。

患者应在指导下正确使用异丙托溴铵雾化吸入液。应注意避免药液或气雾进入眼睛。建议雾化吸入液通过口件吸入。如果得不到该装置，可以使用合适的雾化面罩。特别提醒有青光眼倾向的患者应注意保护眼睛。

九、药物稳定性及贮藏条件

异丙托溴铵气雾剂：30℃ 以下保存。喷雾剂不应用力打开，或直接暴露于阳光下，或温度超过 50℃ 以上，或冷冻。

吸入用异丙托溴铵溶液：30℃ 以下避光保存。请存放于儿童伸手不及之处。

十、药物经济性评价

基本药物［气雾剂：14g：8.4mg（每撤 40μg）］，医保甲类。

复方异丙托溴铵

一、药品名称

1. 英文名　Compound Ipratropium Bromide Aerosol

2. 化学名　溴化 a-(羟甲基)-苯乙酸-8-甲基-8-异丙基-氮杂双环[3,2,1]-3-辛酯、1-(4-羟基-3-羟甲基苯基)-2-(叔丁氨基)乙醇硫酸盐

二、药品成分

异丙托溴铵、硫酸沙丁胺醇

三、剂型与规格

本品为复方制剂,其组分为:每毫升含异丙托溴铵一水合物 0.42mg 和硫酸沙丁胺醇 2.4mg,每揿含异丙托溴铵一水合物 21mg 和硫酸沙丁胺醇 120mg。

四、适应证及相应的临床价值

本品适用于需要多种支气管扩张剂联合应用的患者,用于治疗气道阻塞性疾病有关可逆性支气管痉挛。

五、用法用量

1. 成人　每次 2 揿,每日 4 次,或遵医嘱,需要时可用至最大剂量即 24 小时内 12 揿。
2. 老年人　同成人。

六、特殊人群用药

1. 妊娠期　在人类妊娠期本品的安全性尚未确定,妊娠期尤其是前三个月应常规慎重用药。本品对子宫收缩的抑制作用应予以考虑。
2. 哺乳期　硫酸沙丁胺醇和异丙托溴铵可从乳汁中排泌,尚不知对新生儿有何影响,尽管非脂溶性四价碱可进入乳汁,异丙托溴铵不太可能较大程度地进入婴儿体内,特别是在吸入用药时。但是,由于许多药物从乳汁中排泌,因此对哺乳期妇女应特别谨慎用药。

七、药理学

1. 药效学及作用机制　异丙托溴铵是一种具有抗胆碱能(副交感)特性的四价铵化合物。临床前试验显示其通过拮抗迷走神经释放的递质乙酰胆碱而抑制迷走神经的反射。抗胆碱能药物可阻止乙酰胆碱和支气管平滑肌上的毒蕈碱受体相互作用引起的细胞内一磷酸环鸟苷酸的升高。吸入异丙托溴铵后,作用只限于肺部而扩张支气管,它不作用于全身。

沙丁胺醇为 β_2 肾上腺素能受体激动剂,其作用为舒张呼吸道平滑肌。它作用于从支气管至终端肺泡的所有平滑肌,并有拮抗支气管收缩作用。

本品中异丙托溴铵和沙丁胺醇叠加作用于肺部的毒蕈碱和 β_2 肾上腺素能受体而产生支气管扩张作用,疗效优于单一给药。对中重度慢性阻塞性肺疾病患者的对照试验显示,本品的支气管扩张效应优于其单一成分的使用,并且无潜在副作用。

2. 药代动力学　异丙托溴铵吸入后可很快吸收,估计吸入后的全身生物利用度低于用药量的 10%。静脉给药后异丙托溴铵的肾排泄为 46%,静脉用药终末清除期的半衰期约为 1.6 小时。由放射标记法测定的清除药物及代谢产物的半衰期是 3.6 小时。异丙托溴铵不通过血脑屏障。

经口吸入或经胃肠道口服,沙丁胺醇可快速完全在体内吸收。3 小时内达血浆最高浓度。24 小时后经尿原型排出。消除半衰期为 4 小时。沙丁胺醇可通过血脑屏障,其浓度大约为血浆浓度的 5%。

已证明异丙托溴铵和沙丁胺醇共同雾化治疗时,不增加单独使用其中任一药物的全身吸收。本品药效增强是由于吸入后局限于肺部的联合作用所致。

3. 药物不良反应　与其他 β 受体激动剂药物一样,应用本品常见不良作用包括头疼、口干、发声困难、眩晕、焦虑、心动过速、骨骼肌的细颤和心悸,尤其是对易感患者。应用 β_2 受体激动剂可导致潜在的严重低血钾。

同其他吸入治疗一样,可出现咳嗽、局部刺激感,吸入性气管痉挛较少见。同其他拟 β 类药物一样,用药后可出现恶心、呕吐、出汗、肌肉无力和肌痛/肌肉痉挛,极少数病例出现舒张压下降,收缩压上升,心律失常,尤其是使用较大剂量药物后。

极少数病例出现皮肤反应或过敏反应,尤其是高敏患者。少数报道使用拟 β 类药物吸入治疗后出现心理上的改变。

散在报道单独使用异丙托溴铵或与肾上腺素能 β_2 受体激动剂同时使用时,雾化剂进入眼睛后出现眼部并发症(如瞳孔散大、眼压增高、闭角型青光眼、眼痛)。

眼部不良反应,胃肠动力障碍和尿潴留仅出现于少数病例,并且可完全恢复正常(见"注意事项")。

过敏样反应如皮疹及舌、唇、脸部血管性水肿,荨麻疹(包括巨型荨麻疹),喉痉挛和过敏反应均有报告,在一些病例中,存在阳性再激发免疫反应。这些患者中有许多人对药物和/或食物包括大豆有过敏史(见"禁忌")。

4. 药物相互作用

(1) 同时使用黄嘌呤衍生物、β 肾上腺素能类和抗胆碱能类可增加副作用。

黄嘌呤衍生物、皮质类固醇和利尿剂可增强由 β 受体激动剂引起的低钾血症。对有严重气道阻塞的患者要特别重视。

低钾血症可增加服用地高辛患者出现心律失常的危险。

建议在此种情况时监测血钾水平。

(2) 同时应用 β 受体拮抗剂可使支气管扩张效果显著降低。

(3) 对正在接受单胺氧化酶抑制剂或三环类抗抑郁药治疗的患者应慎用 β 肾上腺素能激动剂,因为 β 肾上腺素能激动剂作用可因此被增强。

(4) 吸入卤化羟类麻醉剂如卤烷、三氯乙烯和恩氟烷可以增加 β 受体激动剂对心血管作用的易感性。

八、注意事项

1. 禁用

(1) 本品禁用于肥厚性梗阻性心肌病、快速型心律

失常。

（2）对大豆卵磷脂或有关的食品如大豆和花生过敏者禁用本品。这些患者可以使用不含大豆卵磷脂的本品的雾化吸入剂。

（3）对阿托品或其衍生物或本品其他成分过敏者禁用。

2. 慎用　有以下疾患，特别是用药剂量超过推荐剂量时，应在权衡危险/利益后，慎重使用本品：尚未有效控制的糖尿病、近期心肌梗死、严重的器质性心血管疾病、甲亢、嗜铬细胞瘤、闭角型青光眼高危者、前列腺肥大或膀胱癌颈部阻塞。

3. 用药注意事项

（1）极少病例报道，使用本品后可能会迅速发生过敏反应，如荨麻疹、血管水肿、皮疹、支气管痉挛和口咽部水肿。

（2）眼部并发症：当雾化的异丙托溴铵单独或与肾上腺素 β_2 受体激动剂合用雾化剂进入眼睛时，有个别报告出现眼部并发症（如瞳孔散大、眼压增高、闭角性青光眼、眼痛）。

眼睛疼痛或不适，视物模糊、结膜充血和角膜水肿所导致的红眼而视物有光晕或有色成像可能是急性闭角型青光眼的征象。如果出现某些上述症状，应首先使用缩瞳药并立即求助医师。

患者应在指导下正确使用本品。应注意避免使眼睛接触到本品药液或气雾。建议患者通过口件吸入雾化剂，如果得不到该装置，可以使用合适的雾化面罩。特别提醒有青光眼倾向的患者应注意保护眼睛。

（3）有以下疾患，特别是用药剂量超过推荐剂量时，应在权衡危险/利益后，慎重使用本品：尚未有效控制的糖尿病，近期心肌梗死，严重的器质性心血管疾病，甲亢、嗜铬细胞瘤、闭角型青光眼高危者、前列腺肥大或膀胱癌颈部阻塞。

（4）应用 β_2 兴奋剂可导致潜在的严重低血钾。另外缺氧可加重低血钾对心律的影响。

（5）有囊性纤维变性的患者更易于出现胃肠动力障碍。

（6）当出现急剧加重的呼吸困难时，应及时请医师处理。

（7）如果需要使用超过本品推荐的剂量来控制症状，医师应总结该患者的治疗方案。

九、药物稳定性及贮藏条件

请储存于 30℃ 以下环境。
请存放于儿童伸手不能触及处。

十、药物经济性评价

非基本药物，医保乙类。

噻托溴铵

一、药品名称

1. 英文名　Tiotropium Bromide

2. 化学名　（1α，2β，4β，5α，7β）3-恶-9-氮翁三环［3.3.1.0 壬烷,7-［（羟基-二-2-噻吩乙酰）氧基］-9.9-二甲基溴一水合物

二、药品成分

噻托溴铵

三、剂型与规格

噻托溴铵粉吸入剂　18mg（按噻托铵计，相当于噻托溴铵一水合物 22.5μg）

四、适应证及相应的临床价值

噻托溴铵是一个支气管扩张剂，适用于慢性阻塞性肺疾病（COPD）的维持治疗，包括慢性支气管炎和肺气肿，伴随性呼吸困难的维持治疗及急性发作的预防。

五、用法用量

1. 儿童　尚没有儿科患者应用噻托溴铵的经验，因此年龄小于 18 岁的患者不推荐使用本品。

2. 成人　噻托溴铵的推荐剂量为每日 1 次，每次应用 HandiHaler（药粉吸入器）吸入装置吸入一粒胶囊。本品只能用 HandiHaler（药粉吸入器）吸入装置吸入。不应超过推荐剂量使用。噻托溴铵胶囊不得吞服。

3. 老年人　老年患者可以按推荐剂量使用噻托溴铵。

六、特殊人群用药

1. 妊娠期　对于噻托溴铵来说，没有关于妊娠状态下用药的临床资料。动物试验研究显示出与母体相关的生殖毒性。参见毒理学资料。因此，噻托溴铵不应用于孕妇，除非预期的利益超过可能对未出生的胎儿或婴儿带来的危险。

2. 哺乳期　没有关于哺乳期妇女使用噻托溴铵的资料。根据对哺乳期啮齿类动物的研究，少量的噻托溴铵可分泌至乳汁中。噻托溴铵不应用于哺乳期妇女，除非预期的利益超过可能对未出生的胎儿或婴儿带来的危险。

3. 肾功能损害　肾功能不全患者可以按推荐剂量使用噻托溴铵。然而，对于中到重度肾功能不全患者（肌酐清除率≤50ml/min），与其他主要经肾排泄的药物一样，应对噻托溴铵的应用予以密切监控（参见"注意事项"）。

4. 肝功能损害　肝功能不全患者可以按推荐剂量使用噻托溴铵（参见"药代动力学"）。

5. 其他人群　老年患者对本药的肾清除率下降（58 岁以下和 70 岁以上的 COPD 患者，清除率分别为 326ml/min 和 163ml/min），这可能与肾功能下降有关，但未见到 COPD 恢复见到的血药浓度随年龄增加而出现显著改变。

七、药理学

1. 药效学及作用机制　噻托溴铵是一个长效、特异性的抗毒蕈碱药物，临床上通常称作为抗胆碱能药物。通过和支气管平滑肌上的毒蕈碱受体结合，噻托溴铵可抑制副交感神经末端所释放的乙酰胆碱的胆碱能（支气管收缩）作

用。其对毒蕈碱受体亚型 $M_1 \sim M_5$ 有相似的亲和力。在呼吸道中,噻托溴铵竞争性且可逆性地抑制 M_3 受体,可引起平滑肌松弛。此作用呈剂量依赖性,并可持续 24 小时以上。作用时间长可能是由于其与 M_3 受体解离非常慢。其解离半衰期显著长于异丙托溴铵。作为四价铵抗胆碱能药物,噻托溴铵在吸入给药时是局部(支气管)选择性的,由此可达到治疗效果而不至于产生全身性抗胆碱能作用。其支气管扩张作用基本上是局部性(气道)作用,而非全身性作用。

噻托溴铵与 M_2 受体的解离比与 M_3 受体快。在体外研究中,其对 M_3 的受体亚型选择性高于 M_2。高效而且与受体解离缓慢使得噻托溴铵在临床上成为慢性阻塞性肺疾病(COPD)患者显著而长效的支气管扩张药。

2. 药代动力学 噻托溴铵是非手性四价铵化合物。在水中少量溶解。噻托溴铵以干粉吸入给药。一般采用吸入途径给药时,大部分药物沉积在胃肠道,只有少量药物到达靶器官肺。下面所述的药代动力学资料许多是用高于推荐治疗的高剂量得来的。

肝功能不全患者:肝功能不全对噻托溴铵的药代动力学无影响。噻托溴铵主要经肾排泄清除(年轻健康志愿者为 74%),少量以非酶酯分解成无药理活性的产物。

3. 药物不良反应 全身性抗胆碱能作用可能有关的不良反应包括口干、咽干、心率增加、视力模糊、青光眼、排尿困难、尿潴留和便秘。口干和便秘的发生率随年龄增长而增加。

在共有 906 例患者接受噻托溴铵治疗 1 年的临床试验中,最经常发生的不良反应为口干。大约 14% 的患者发生口干。口干发生在治疗后的第 3~5 周,口干症状通常在患者持续治疗后消失。个别病例所报告的严重且持续的不良反应为便秘和尿潴留。尿潴留只见于有易患因素的老年男性(如前列腺肥大)。应用噻托溴铵后有个别病例发生室性心动过速和房颤。通常见于易感患者。和所有吸入治疗一样,噻托溴铵可能引起吸入刺激导致的支气管痉挛。自发性不良反应报告的过敏反应包括血管性水肿、皮疹、风疹和皮肤瘙痒。

4. 药物相互作用 尽管未进行过正式的药物相互作用研究,但噻托溴铵吸入性粉末与其他药物同时使用未发现不良反应,这些药物包括拟交感的支气管扩张剂,甲基黄嘌呤、口服或者吸入性甾体类药物等,为通常用于治疗慢性阻塞性肺疾病(COPD)的药物。噻托溴铵与其他抗胆碱能药物合用未进行过研究,因此不推荐与其他抗胆碱能药物合用。

八、注意事项

1. 禁用 噻托溴铵吸入性粉末禁用于对噻托溴铵、阿托品或其衍生物,如异丙托溴铵或氧托溴铵或本产品的赋形剂乳糖有过敏反应的患者。

2. 慎用 与其他抗胆碱能药物一样,对于闭角型青光眼、前列腺增生、或膀胱颈梗阻的患者应谨慎使用。

3. 用药注意事项

(1) 噻托溴铵作为每日 1 次维持治疗的支气管扩张

药,不应用作支气管痉挛急性发作的初始治疗,即抢救治疗药物。

(2) 在吸入噻托溴铵粉末后有可能立即发生过敏反应。

(3) 与其他抗胆碱能药物一样,对于闭角型青光眼、前列腺增生、或膀胱颈梗阻的患者应谨慎使用。

(4) 吸入药物可能引起吸入性支气管痉挛。

(5) 与所有主要经肾排泄的药物一样,对于中、重度肾功能不全(肌酐清除率 $\leqslant 50\mathrm{ml/min}$)的患者。只有在预期利益大于可能产生的危害时,才能使用噻托溴铵。尚无严重肾功能不全患者长期使用噻托溴铵的经验(参见"药代动力学")。

(6) 患者须注意避免将药物粉末弄入眼内。必须告知患者药粉误入眼内可能引起或加重闭角型青光眼、眼睛疼痛或不适、短暂视力模糊、视觉晕轮或彩色影像并伴有结膜充血引起的红眼和角膜水肿的症状。如果出现闭角型青光眼的征象,应停止使用噻托溴铵并立即去看医师。

(7) 口干,是由抗胆碱能治疗引起的,长期可引起龋齿。

(8) 噻托溴铵的使用不得超过每日 1 次(参见"药物过量")。

九、药物稳定性及贮藏条件

保存于 25℃ 以下,不得冷冻。
请保存在儿童不易触及的安全之处。

十、药物经济性评价

基本药物(吸入粉雾剂:18μg),医保乙类。

氨 茶 碱

一、药品名称

1. 英文名 Aminophylline
2. 化学名 1,3-二甲基-3,7-二氢-1H-嘌呤-2,6-二酮-1,2-乙二胺盐

二、药品成分

氨茶碱

三、剂型与规格

氨茶碱片 20mg、30mg、100mg、200mg
氨茶碱注射液 2ml:0.125g、2ml:0.25g、2ml:0.5g、10ml:0.25g

四、适应证及相应的临床价值

适用于支气管哮喘、慢性喘息性支气管炎、慢性阻塞性肺疾病等缓解喘息症状;也可用于心功能不全和心源性哮喘。

五、用法用量

1. 儿童　①氨茶碱片：儿童常用量，口服，每次 3~5mg/kg，每日 3 次；②氨茶碱注射液：儿童常用量，静脉注射，每次 2~4mg/kg，以 5%~25% 葡萄注射液溶解。

2. 成人　①氨茶碱：成人口服常用量，每次 0.1~0.2g（1~2 片），每日 0.3~0.6 g（3~6 片）；极量为每次 0.5g（5 片），每日 1g（10 片）。②氨茶碱注射液：成人常用量，静脉注射，每次 0.125~0.25g，每日 0.5~1g，用 5% 葡萄糖注射液稀释至 20~40ml，注射时间不得短于 10 分钟。静脉滴注，每次 0.25~0.5g，每日 0.5~1g，以 5%~10% 葡萄糖注射液稀释后缓慢滴注。注射给药，极量一次 0.5g，每日 1g。

3. 老年人　①氨茶碱片：老年人因血浆清除率降低，潜在毒性增加，55 岁以上患者慎用；②氨茶碱注射液：老年人因血浆清除率降低，潜在毒性增加，55 岁以上患者慎用或酌情减量。

六、特殊人群用药

1. 妊娠期　本品可通过胎盘屏障，孕妇慎用。

2. 哺乳期　本品能分泌入乳汁，随乳汁排出，产妇及哺乳期妇女慎用。

3. 肾功能损害　肾功能的患者血清茶碱浓度的维持时间往往显著延长。应酌情调整用药剂量或延长用药间隔时间。

4. 肝功能损害　肝功能不全的患者血清茶碱浓度的维持时间往往显著延长。应酌情调整用药剂量或延长用药间隔时间。

七、药理学

1. 药效学及作用机制　本品对呼吸道平滑肌有直接松弛作用。其作用机制比较复杂，过去认为通过抑制磷酸二酯酶，使细胞内 cAMP 含量提高所致。实验认为茶碱的支气管扩张作用部分是由于内源性肾上腺素与去甲肾上腺素释放的结果，此外，茶碱是嘌呤受体拮抗剂，能对抗腺嘌呤等对呼吸道的收缩作用。茶碱能增强膈肌收缩力，尤其在膈肌收缩无力时作用更显著，因此有益于改善呼吸功能。本品尚有微弱舒张冠状动脉，外周血管和胆管平滑肌作用。有轻微增加收缩力和轻微利尿作用。

2. 药代动力学

（1）氨茶碱片：口服本品能迅速被吸收。在体内氨茶碱释放出茶碱，后者的蛋白结合率为 60%。$t_{1/2}$ 新生儿（6 个月内）>24 小时，小儿（6 个月以上）（3.7±1.1）小时，成人（不吸烟并无哮喘者）（8.7±2.2）小时，吸烟者（每日吸 1~2 包）4~5 小时。空腹状态下口服本品，在 2 小时血药浓度达峰值。本品的大部分以代谢产物形式通过肾排出，10% 以原型排出。

（2）氨茶碱注射液：在体内氨茶碱释放出茶碱，后者的蛋白结合率为 60%。$t_{1/2}$ 新生儿（6 个月内）>24 小时，小儿（6 个月以上）（3.7±1.1）小时，成人（不吸烟并无哮喘者）（8.7±2.2）小时，吸烟者（每日吸 1~2 包）4~5 小时。本品的大部分以代谢产物形式通过肾排出，10% 以原型排出。

3. 药物不良反应　茶碱的毒性常出现在血清浓度为

15~20μg/ml，特别是在治疗开始，早期多见的有恶心、呕吐、易激动、失眠等，当血清浓度超过 20μg/ml，可出现心动过速、心律失常，血清中茶碱超过 40μg/ml，可发生发热、失水、惊厥等症状，严重的甚至引起呼吸、心脏停搏致死。

4. 药物相互作用

（1）地尔硫䓬、维拉帕米可干扰茶碱在肝内的代谢，与本品合用，增加本品血药浓度和毒性。

（2）西咪替丁可降低本品肝清除率，合用时可增加茶碱的血清浓度和毒性。

（3）某些抗菌药物，如大环内酯类的红霉素、罗红霉素、克拉霉素；氟喹诺酮类的依诺沙星、环丙沙星、氧氟沙星、左氧氟沙星；克林霉素、林可霉素等可降低茶碱清除率，增高其血药浓度。其中尤以红霉素、依诺沙星为著，当茶碱与上述药物伍用时，应适当减量或监测茶碱血药浓度。

（4）苯巴比妥、苯妥英钠、利福平可诱导肝药酶，加快茶碱的肝清除率，使茶碱血清浓度降低；茶碱也干扰苯妥英钠的吸收，两者血浆浓度均下降，合用时应调整剂量，并监测血药浓度。

（5）与锂盐合用，可使锂的肾排泄增加。影响锂盐的作用。

（6）与美西律合用，可减低茶碱清除率，增加血浆中茶碱浓度，须调整剂量。

（7）与咖啡因或其他黄嘌呤类药并用，可增加其作用和毒性。

八、注意事项

1. 禁用

（1）氨茶碱片：对本品过敏的患者，活动性消化溃疡和未经控制的惊厥性疾病患者禁用。

（2）氨茶碱注射液：对本品过敏的患者，活动性消化性溃疡和未经控制的惊厥性疾病患者禁用。本品 2ml：0.25g 规格中含苯甲醇，禁止用于儿童肌内注射。

2. 慎用　低氧血症、高血压或者消化性溃疡病史的患者慎用本品。

3. 用药注意事项

（1）本品不适用于哮喘持续状态或急性支气管痉挛发作的患者。

（2）应定期监测血清茶碱浓度，以保证最大的疗效而不发生血药浓度过高的危险。

（3）肾功能或肝功能不全的患者，年龄超过 55 岁特别是男性和伴发慢性肺部疾病的患者，任何原因引起的心力衰竭患者，持续发热患者。使用某些药物的患者及茶碱清除率减低者，在停用合用药物后，血清茶碱浓度的维持时间往往显著延长。应酌情调整用药剂量或延长用药间隔时间。

（4）茶碱制剂可致心律失常和/或使原有的心律失常恶化；患者心率和/或节律的任何改变均应进行监测和研究。

（5）低氧血症、高血压或者消化性溃疡病史的患者慎用本品。

九、药物稳定性及贮藏条件

遮光,密封保存。

十、药物经济性评价

基本药物(片剂:0.1g、0.2g,缓释片:0.1g,注射液:2ml: 0.25g、2ml:0.5g),医保甲类,《中国药典》(2020 年版) 收载。

茶　碱

一、药品名称

1. 英文名　Theophylline
2. 化学名　1,3-二甲基-3,7-二氢-1*H*-嘌呤-2,6-二酮

二、药品成分

无水茶碱

三、剂型与规格

茶碱缓释片　0.1g
茶碱缓释胶囊　0.1g

四、适应证及相应的临床价值

适用于支气管哮喘、喘息型支气管炎、阻塞性肺气肿等 缓解喘息症状;也可用于心源性肺水肿引起的哮喘。

五、用法用量

1. 儿童　新生儿血浆清除率可降低,血清浓度增加,应 慎用。12 岁以下儿童服用本品的安全性、有效性尚不确定。 12 岁以上儿童使用时请遵医嘱。

2. 成人　口服。本品不可压碎或咀嚼。成人或 12 岁 以上儿童,起始剂量为 0.1~0.2g(1~2 片),每日 2 次,早、晚 用 100ml 温开水送服。剂量视病情和疗效调整,但日量不超 过 0.9g(9 片),分 2 次服用。

3. 老年人　老年人因血浆清除率降低,潜在毒性增加, 55 岁以上患者慎用。

六、特殊人群用药

1. 妊娠期　本品可通过胎盘屏障孕妇慎用。

2. 哺乳期　本品能分泌入乳汁,随乳汁排出产妇及哺 乳期妇女慎用。

3. 肾功能损害　肾功能不全的患者,血清茶碱浓度的 维持时间往往显著延长。应酌情调整用药剂量或延长用药 间隔时间。

4. 肝功能损害　肝功能不全的患者,血清茶碱浓度的 维持时间往往显著延长。应酌情调整用药剂量或延长用药 间隔时间。

5. 其他人群　高血压、心律失常、急性心肌损伤、心肌 梗死、心力衰竭(尤其是充血性心力衰竭)、冠状动脉硬化、 肺源性心脏病、甲亢、持续高热、癫痫病史、胃炎、酒精中毒、

肥胖、本药清除率降低的患者慎用。

七、药理学

1. 药效学及作用机制　本品对呼吸道平滑肌有直接松 弛作用。其作用机制比较复杂,过去认为通过抑制磷酸二 酯酶,使细胞内 cAMP 含量提高所致。实验认为茶碱的支气 管扩张作用部分是由于内源性肾上腺素与去甲肾上腺素释 放的结果,此外,茶碱是嘌呤受体阻滞剂,能对抗腺嘌呤等 对呼吸道的收缩作用。茶碱能增强膈肌收缩力,尤其在膈 肌收缩无力时作用更显著,因此有益于改善呼吸功能。

2. 药代动力学　口服易被吸收,血药浓度达峰时间为 4~7 小时,每日口服 1 次,体内茶碱血药浓度可维持在治疗 范围内(5~20μg/ml)达 12 小时,血药浓度相对较平稳。蛋 白结合率约 60%。$t_{1/2}$ 新生儿(6 个月内)>24 小时,小儿(6 个月以上)(3.7±1.1)小时,成人(不吸烟并无哮喘者)(8.7 ±2.2)小时,吸烟者(每日吸 1~2 包)4~5 小时。本品主要 在肝代谢,由尿排出,其中约 10%为原型物。

3. 药物不良反应　茶碱的毒性常出现在血清浓度为 15~20μg/ml,特别是在治疗开始,早期多见的有恶心、呕吐、 易激动、失眠等,当血清浓度超过 20μg/ml,可出现心动过 速、心律失常,血清中茶碱超过 40μg/ml,可发生发热、失水、 惊厥等症状,严重的甚至呼吸、心脏停搏致死。

4. 药物相互作用

(1)地尔硫䓬、维拉帕米可干扰茶碱在肝内的代谢,与 本品合用,增加本品血药浓度和毒性。

(2)西咪替丁可降低本品肝清除率,合用时可增加茶 碱的血清浓度和/或毒性。

(3)某些抗菌药物,如大环内酯类的红霉素、罗红霉 素、克拉霉素、喹诺酮类的依诺沙星、环丙沙星、氧氟沙星、 左氧氟沙星、克林霉素、林可霉素等可降低茶碱清除率,增 高其血药浓度,尤以红霉素和依诺沙星为著,当茶碱与上述 药物伍用时,应适当减量。

(4)苯巴比妥、苯妥英钠、利福平可诱导肝药酶,加快 茶碱的肝清除率;茶碱也干扰苯妥英的吸收,两者血浆中浓 度均下降,合用时应调整剂量。

(5)与锂盐合用,可使锂的肾排泄增加。影响锂盐的 作用。

(6)与美西律合用,可减低茶碱清除率,增加血浆中茶 碱浓度,须调整剂量。

(7)与咖啡因或其他黄嘌呤类药并用,可增加其作用 和毒性。

八、注意事项

1. 禁用　对本品过敏的患者,活动性消化性溃疡和未 经控制的惊厥性疾病患者禁用。

2. 慎用　低氧血症、高血压或者消化性溃疡病史的患 者慎用本品。

3. 用药注意事项

(1)与其他茶碱缓释制剂一样,本品不适用于哮喘持 续状态或急性支气管痉挛发作的患者。

（2）应定期监测血清茶碱浓度,以保证最大的疗效而不发生血药浓度过高的危险。

（3）肾功能或肝功能不全的患者,年龄超过55岁特别是男性和伴发慢性肺部疾病的患者,任何原因引起的心力衰竭患者,持续发热患者。使用某些药物的患者及茶碱清除率减低者,在停用合用药物后,血清茶碱浓度的维持时间往往显著延长。应酌情调整用药剂量或延长用药间隔时间。

（4）茶碱制剂可致心律失常和/或使原有的心律失常恶化;患者心率和/或节律的任何改变均应进行监测和研究。

（5）低氧血症、高血压或者消化道溃疡病史的患者慎用本品。

（6）请置于儿童拿不到的地方。

九、药物稳定性及贮藏条件

避光,密封保存。

十、药物经济性评价

基本药物(缓释片:0.1g),医保甲类,《中国药典》(2020年版)收载。

多 索 茶 碱

一、药品名称

1. 英文名　Doxofylline
2. 化学名　7-(1,3-二氧戊环-2-基甲基)茶碱

二、药品成分

多索茶碱

三、剂型与规格

多索茶碱片　(1)0.2g;(2)0.3g
多索茶碱氯化钠注射液　(1)10ml:0.3g;(2)10ml:0.2g;(3)10ml:0.1g

四、适应证及相应的临床价值

支气管哮喘、喘息型慢性支气管炎及其他支气管痉挛引起的呼吸困难。

五、用法用量

1. 多索茶碱片
（1）儿童:尚无儿童有效及安全性资料。
（2）成人:口服,通常成人每次0.2~0.4g(1~2片),每日2次,饭前或饭后3小时服用,重症哮喘患者应遵医嘱用药。
（3）老年人:老年人患者对本品清除率可能会不同,应进行血药浓度监测。
2. 多索茶碱氯化钠注射液
（1）儿童:尚无儿童有效及安全性资料。
（2）成人:缓慢静脉滴注,成人每次100ml(0.3g),每日

1次或遵医嘱,5~10日为一疗程。
（3）老年人:老年人患者对本品清除率可能会不同,应进行血药浓度监测。

六、特殊人群用药

1. 妊娠期
（1）多索茶碱片:孕妇尽量避免使用。
（2）多索茶碱氯化钠注射液:孕妇慎用。
2. 哺乳期
（1）多索茶碱片:哺乳妇女尽量避免使用。
（2）多索茶碱氯化钠注射液:哺乳期妇女禁用。
3. 肾功能损害　肾功能不全的患者须慎用。
4. 肝功能损害　肝病慎用。

七、药理学

1. 药效学及作用机制　多索茶碱是甲基黄嘌呤的衍生物,它是一种支气管扩张剂,可直接作用于支气管,松弛气管平滑肌。多索茶碱通过抑制平滑肌细胞内的磷酸二酯酶,松弛平滑肌,从而达到抑制哮喘的作用。

2. 药代动力学
（1）多索茶碱片:吸收迅速,健康成人每次口服本品0.4g,血药浓度达峰时间(T_{max})为1.22小时,血药浓度峰(C_{max})为1.9μg/ml。本品广泛分布于各脏器,其中以肺的含量为最高。本品以原型和代谢物形式从尿中排泄,主要代谢为β-羟乙基茶碱,本品半衰期($t_{1/2}$)为7.42小时。进食可使峰浓度(C_{max})降低,达峰时(T_{max})延迟,宜增加本品剂量。
（2）多索茶碱氯化钠注射液:据文献报道,慢性支气管炎患者静脉注射多索茶碱100mg(注射时间>10min),血浆药物达峰时间(T_{max})约为0.10小时,血药浓度峰值(C_{max})约为2.50μg/ml,消除半衰期($t_{1/2}$)约为1.83小时,能迅速分布到各种体液和脏器,总体清除率为683.6ml/min±197.8ml/min。

3. 药物不良反应　用黄嘌呤衍生物可能引起恶心、呕吐、上腹部疼痛、头痛、失眠、易怒、心动过速、期外收缩、呼吸急促、高血糖、蛋白尿。如过量使用还会出现严重心律失常,阵发性痉挛危象,此表现为初期中毒症状,此时应暂停用药,请医师诊断,并监测血药浓度,但在上述中毒迹象和症状完全消失后仍可继续使用。

4. 药物相互作用
（1）多索茶碱片:①巴比妥类药物对本品代谢影响不明显;②动物实验,大环内酯类(如红霉素)对本品代谢影响不明显。与氟喹诺酮类药物如依诺沙星、环丙沙星合用,宜减量;③多索茶碱不得与其他黄嘌呤类药物同时使用,建议不要同时饮用饮料及同时含咖啡因食品。与麻黄碱或其他肾上腺素类药物同服时须慎重。
（2）多索茶碱氯化钠注射液:多索茶碱不得与其他黄嘌呤类药物同时使用,建议不要同时饮用饮料及同时含咖啡因食品。与麻黄碱或其他肾上腺素类药物同服时须慎重。

八、注意事项

1. 禁用

（1）多索茶碱片：凡对多索茶碱或黄嘌呤衍生物类药物过敏者，急性心肌梗死患者禁用。

（2）多索茶碱氯化钠注射液：凡对多索茶碱或黄嘌呤衍生物类药物过敏者、急性心肌梗死患者及哺乳期妇女禁用。

2. 慎用

（1）多索茶碱片：严重心、肺、肝、肾功能异常者以及活动性胃、十二指肠溃疡患者慎用。

（2）多索茶碱氯化钠注射液：心脏病、高血压患者、老年人及严重血氧供应不足的患者，患甲状腺功能亢进、慢性肺心病、心脏供血不足、心律失常、消化性溃疡、肾功能不全或合并感染的患者须慎用。

3. 用药注意事项

（1）多索茶碱片：①茶碱类药物个体差异较大，多索茶碱剂量亦要视个体病情变化选择最佳剂量和用药方法。必要时监测血药浓度。②患有甲亢、窦性心动过速、心律失常者，请遵医嘱用药。③严重心、肺、肝、肾功能异常者以及活动性胃、十二指肠溃疡患者慎用。④本品不得与其他黄嘌呤类药物同时服用，建议不要同时饮用含咖啡因的饮料或食品。

（2）多索茶碱氯化钠注射液：心脏病、高血压患者、老年人及严重血氧供应不足的患者，患甲状腺功能亢进、慢性肺心病、心脏供血不足、心律失常、肝病、消化性溃疡、肾功能不全或合并感染的患者须慎用。静脉滴注速度不宜过快，一般应在 45 分钟以上。

4. 药物相互作用　巴比妥类、大环内酯类药（如红霉素）对本药代谢的影响不明显。食物可降低本药的血药浓度峰值，并延迟达峰时间。

九、药物稳定性及贮藏条件

密封保存。

十、药物经济性评价

非基本药物，医保乙类。

二羟丙茶碱

一、药品名称

1. 英文名　Diprophylline

2. 化学名　1,3-二甲基-7-(2,3-二羟丙基)-3,7-二氢-1*H*-嘌呤-2,6-二酮

二、药品成分

二羟丙茶碱

三、剂型与规格

二羟丙茶碱片　（1）0.1g；（2）0.2g，本品为白色片，辅料为淀粉、硬脂酸镁

二羟丙茶碱注射液　2ml：0.25g；本品为无色的澄明液体，辅料为注射用水

四、适应证及相应的临床价值

适用于支气管哮喘、喘息型支气管炎、阻塞性肺气肿等以缓解喘息症状，也用于心源性肺水肿引起的哮喘。

五、用法用量

1. 二羟丙茶碱片

（1）儿童：儿童必须在成人监护下使用。

（2）成人：口服，成人每次 0.1~0.2g（0.5~1 片），每日 3 次。

2. 二羟丙茶碱注射液

（1）儿童：新生儿血浆清除率可降低，血清浓度增加，应慎用。

（2）成人：静脉滴注，每次 0.25~0.75g（1~3 支），以 5% 或 10% 葡萄糖注射液稀释。

（3）老年人：老年人因血浆清除率降低，潜在毒性增加，55 岁以上患者慎用。

六、特殊人群用药

1. 妊娠期　本品可通过胎盘屏障，孕妇慎用。

2. 哺乳期　本品可随乳汁排出，哺乳期妇女慎用。

3. 肾功能损害　二羟丙茶碱片：肾功能不全慎用。

4. 肝功能损害　二羟丙茶碱片：肝功能不全慎用。

七、药理学

1. 药效学及作用机制　本品平喘作用与茶碱相似。心脏兴奋作用仅为氨茶碱的 1/20~1/10。对心脏和神经系统的影响较少。尤适用于伴心动过速的哮喘患者。本品对呼吸道平滑肌有直接松弛作用。其作用机制比较复杂，过去认为通过抑制磷酸二酯酶，使细胞内 cAMP 含量提高所致。实验认为茶碱的支气管扩张作用部分是由于内源性肾上腺素与去甲肾上腺素释放的结果，此外，茶碱是嘌呤受体阻滞剂，能对抗腺嘌呤等对呼吸道的收缩作用。茶碱能增强膈肌收缩力，尤其在膈肌收缩无力时作用更显著，因此有助于改善呼吸功能。

2. 药代动力学　本品能迅速被吸收，$t_{1/2}$ 为 2~2.5 小时。本品主要以原型随尿排出。

3. 药物不良反应

（1）二羟丙茶碱片：服用后可有头痛、失眠、心悸、恶心和呕吐等胃肠道症状，但较氨茶碱刺激性小。过量时有中枢兴奋、心律失常、肌肉颤动或癫痫等。

（2）二羟丙茶碱注射液：类似茶碱，剂量过大时可出现恶心、呕吐、易激动、失眠、心动过速、心律失常、甚至可发生发热、脱水、惊厥等症状，严重的甚至呼吸、心搏骤停。

4. 药物相互作用

（1）二羟丙茶碱片

1）与红霉素、林可霉素、克林霉素以及某些氟喹诺酮

类并用可减少本品的清除,血药浓度升高而易中毒。

2)碳酸锂可加速本品清除,使本品疗效降低。

3)如与其他药物同时使用可能会发生药物相互作用,详情请咨询医师或药师。

(2)二羟丙茶碱注射液

1)与锂盐合用,可使锂的肾排泄增加。影响锂盐的作用。

2)与咖啡因或其他黄嘌呤类药并用,可增加其作用和毒性。

八、注意事项

1. 禁用

(1)二羟丙茶碱片:对其他茶碱类药品过敏者禁用。

(2)二羟丙茶碱注射液:对本品过敏的患者,活动性消化性溃疡和未经控制的惊厥性疾病患者禁用。

2. 慎用

(1)二羟丙茶碱片:心脏、肝、肾功能不全、甲状腺功能亢进、活动性消化性溃疡、糖尿病、前列腺增生而导致排尿困难者慎用。

(2)二羟丙茶碱注射液:高血压或者消化性溃疡病史的患者慎用本品。

3. 用药注意事项

(1)本品可通过胎盘屏障,也可随乳汁排出,孕妇和哺乳期妇女慎用。

(2)心脏、肝、肾功能不全、甲状腺功能亢进、活动性消化性溃疡、糖尿病、前列腺增生而导致排尿困难者慎用。

(3)对本品过敏者禁用,过敏体质者慎用。

(4)本品性状发生改变时禁止使用。

(5)请将本品放在儿童不能接触的地方。

(6)儿童必须在成人监护下使用。

(7)如正在使用其他药品,使用本品前请咨询医师或药师。

九、药物稳定性及贮藏条件

密封,在干燥处保存。

十、药物经济性评价

非基本药物,医保乙类,《中国药典》(2020年版)收载。

丙酸倍氯米松

一、药品名称

1. 英文名 Beclometasone Dipropionate

2. 化学名 16β-甲基-11β,17α,21-三羟基-9α-氯孕甾-1,4-二烯-3,20-二酮-17,21-二丙酸酯

二、药品成分

丙酸倍氯米松

三、剂型与规格

丙酸倍氯米松吸入气雾剂 (1)每瓶200揿,每揿含丙酸倍氯米松50μg;(2)每瓶80揿,每揿含丙酸倍氯米松250μg

四、适应证及相应的临床价值

本品用于肺,无明显全身作用,可用于哮喘的治疗和预防。用于支气管哮喘,包括感染性哮喘、过敏性哮喘及依赖激素治疗的哮喘患者,特别是支气管扩张剂或其他平喘药如色甘酸钠不足以控制哮喘时。

五、用法用量

不论对成人或儿童,可以对剂量进行调整,直至症状得到控制;或根据个体反应将剂量调节至最低有效剂量。

1. 儿童 儿童用量按年龄酌减 每日最大量不超过0.4mg。症状缓解后逐渐减量。

2. 成人 一般每次喷药0.05~0.1mg(每揿一次约喷出主药0.05mg)每日3~4次。重症用全身性皮质激素控制后再用本品治疗,每日最大量不超过1mg。重症用全身性皮质激素控制后再用本品治疗,每日最大量不超过1mg。

六、特殊人群用药

1. 妊娠期 孕妇慎用。

2. 哺乳期 哺乳期妇女慎用。

3. 其他人群 婴儿慎用。

七、药理学

1. 药效学及作用机制 丙酸倍氯米松为人工合成的强效外用肾上腺皮质激素类药物。丙酸倍氯米松气雾剂外用具有:①抗感染、抗过敏、止痒及减少渗出作用,能抑制支气管渗出物,消除支气黏膜肿胀,解除支气管痉挛;②可以减轻和防止组织对炎症的反应,能消除局部非感染性炎症引起的发热、发红及肿胀,从而减轻炎症的表现;③免疫抑制作用:防止或抑制细胞中介的免疫反应,延迟性过敏反应,并减轻原发免疫反应的扩展;④本品局部应用,对钠潴留及肝糖原异生作用很弱,也无雄性、雌性及蛋白同化激素样的作用,对体温和尿也无明显影响,吸入给药对支气管喘息的疗效比口服更有效。

2. 药代动力学 本品亲脂性较强,易渗透,约吸入量的25%到达肺部。

3. 药物不良反应 气雾剂对个别人有刺激感,咽喉部出现白念珠菌感染。但吸后立即漱口可减轻刺激感,并可用局部抗菌药物控制感染。无钠水潴留作用。偶见声嘶或口干,少数可因变态反应引起皮疹。

4. 药物相互作用

(1)本品可能对人甲状腺对碘的摄取、清除和转化率有影响。

(2)胰岛素能与本品产生拮抗作用,糖尿病者应注意调整用药剂量。

八、注意事项

1. 禁用　对本品过敏者禁用。
2. 慎用　慎用活动性或静止期肺结核患者。
3. 用药注意事项

（1）本气雾剂适用于轻症哮喘,急性发作时应加用其他平喘药。

（2）用药后应在哮喘控制良好的情况下逐渐停用口服皮质激素,一般在本气雾剂治4~5天后才慢慢减量停用。

（3）当药品性状发生改变时,禁止使用。

（4）慎用活动性或静止期肺结核患者。

九、药物稳定性及贮藏条件

密闭,在凉暗处保存。

十、药物经济性评价

非基本药物,非医保,《中国药典》(2020年版)收载。

布 地 奈 德

一、药品名称

1. 英文名　Budesonide
2. 化学名　16α,17α-$22R$,S-丙基亚甲基二氧-孕甾-1,4-二烯-11β,21-二羟基-3,20二酮

二、药品成分

布地奈德

三、剂型与规格

布地奈德气雾剂　（1）5ml：20mg,200μg/喷；（2）10ml：10mg,50μg/喷

四、适应证及相应的临床价值

用于非糖皮质激素依赖性或糖皮质激素依赖性的支气管哮喘和哮喘性慢性支气管炎患者。

五、用法用量

1. 布地奈德气雾剂　喷雾吸入。布地奈德气雾剂的剂量应个体化。

（1）儿童:①2岁以下儿童应慎用或不用;②2~7岁儿童,每日200~400μg,分成2~4次使用;③7岁以上儿童,每日200~800μg,分成2~4次使用。

（2）成人:每日200~1 600μg,分成2~4次使用(较轻微的病例每日200~800μg,较严重的则是每日800~1 600μg)。一般每次200μg,早晚各1次,每日共400μg;病情严重时,每次200μg,每日4次,每日共800μg。

（3）老年人:同成人。

2. 吸入用布地奈德混悬液:如果发生哮喘恶化,布地奈德每日用药次数和/或总量需要增加。

起始剂量、严重哮喘期或减少口服糖皮质激素时的剂量。①儿童:每次0.5~1mg,每日2次;②成人:每次1~2mg,每天2次。

维持剂量:维持剂量应个体化,应是使患者保持无症状的最低剂量。①儿童:每次0.25~0.5mg,每日2次;②成人:每次0.5~1mg,每日2次。

六、特殊人群用药

1. 妊娠期　大量的前瞻性流行病学研究结果及世界范围的上市后使用经验未发现怀孕期间使用吸入布地奈德会对胚胎及新生儿产生不良作用。

与其他药物一样,怀孕期间使用布地奈德应当权衡其对母体的益处及其对胎儿的可能的危害。如果需要使用糖皮质激素,可以选用吸入性糖皮质激素。因为同口服激素相比,在达到抗哮喘的等效剂量时,吸入性糖皮质激素的全身性副作用较低。

2. 哺乳期　哺乳期妇女用药和其他类固醇一样,布地奈德可分泌到人乳汁内。布地奈德干粉吸入剂的有关数据显示,婴儿经乳汁每日口服摄入的布地奈德的总量约为母亲的0.3%~1%。对于使用吸入用布地奈德混悬液的哺乳期妇女尚无研究;然而,可以预计婴儿通过吸食乳汁,同样会从母体获得一定百分比的布地奈德。因此,只有当临床治疗需要时,哺乳期妇女才可以使用吸入用布地奈德混悬液进行治疗。医师需要权衡母乳喂养对母亲和婴儿的收益与婴儿暴露于微量布地奈德中的潜在风险。

3. 肝功能损害　肝功能下降可影响糖皮质激素的清除,然而布地奈德静脉给药的药代动力学在肝硬化患者与健康志愿者相似。口服吸收布地奈德的药代动力学受肝功能损害的影响,表现为全身利用率增加,然而对于普米克气雾剂其意义甚微,因为吸入方式给药时,经口吸收部分对全身利用率的贡献非常小。

4. 其他人群　运动员慎用。

七、药理学

1. 药效学及作用机制　本品不为含卤素的肾上腺皮质激素类药物,具有抑制呼吸道炎症反应,减轻呼吸道高反应性,缓解支气管痉挛等作用。

布地奈德是一种强效糖皮质激素活性和弱盐皮质激素活性的抗感染性皮质类固醇药物。在标准体外模型及动物模型中,布地奈德与糖皮质激素受体的亲和力约为皮质醇的200倍,其局部抗感染能力约为后者的1 000倍(大鼠巴豆油致耳水肿试验)。作为全身活性评价结果,布地奈德在大鼠胸腺退化试验中,经皮下给药的效能约为皮质醇的40倍,而其口服给药的效能约为后者的25倍。

2. 药代动力学

吸收:吸入给药后,沉积到肺里的药物为标示量的10%~15%。吸入单剂布地奈德1mg,约10分钟后达最大血药浓度2nmol/L。经气雾剂吸入布地奈德的全身生物利用度约为标示量的26%,其中2/5来自经口吞咽的部分。

分布:布地奈德表观分布容积约3L/kg,平均血浆蛋白结合率为85%~90%。

生物转化：布地奈德经肝首过代谢的程度很高（约90%），代谢物的糖皮质激素活性较低。主要代谢物 6β-羟布地奈德和 16α-羟泼尼松龙的活性不到布地奈德的 1%。布地奈德主要通过细胞色素 P450 的亚族 CYP3A 代谢。

消除：布地奈德的代谢物以其原型或结合的形式经肾排泄。尿中检测不到原型布地奈德。布地奈德的全身清除率高，约 1.2L/min，静脉注射给药的血浆半衰期平均 2～3 小时。

药代动力学线性：在临床治疗剂量，布地奈德的药代动力学是与剂量成比例的。

3. 药物不良反应

（1）轻度喉部刺激，咳嗽、声嘶。

（2）口咽部念珠菌感染。

（3）速发或迟发的过敏反应，包括皮疹、接触性皮炎、荨麻疹、血管神经性水肿和支气管痉挛。

（4）精神症状，如紧张、不安、抑郁和行为障碍等。

极少数病例报道，吸入糖皮质激素治疗后产生皮肤淤血；在极少数病例，吸入糖皮质激素后发生支气管痉挛，机制不详；极少数病例在吸入糖皮质激素后产生全身用药作用的症状和体征，包括肾上腺功能减退和生长速度减慢，这或许与用药剂量、时间、合用激素及先前使用激素情况、个人敏感性有关。

4. 药物相互作用　未见布地奈德与其他治疗哮喘的药物发生有临床意义的相互作用的报道。作为皮质激素代谢的主要代谢酶-细胞色素 P450 CYP3A 的强抑制剂，酮康唑可增加布地奈德的全身暴露量。在推荐剂量，西咪替丁轻度影响口服布地奈德的药代动力学，但无明显临床意义。

八、注意事项

1. 禁用　对本药过敏者，中度或重度支气管扩张症。

2. 慎用　呼吸道存在活动性或非活动性结核感染，未加治疗的全身性真菌、细菌、病毒或寄生虫感染，或者眼单纯疱疹的患者需慎重。

3. 用药注意事项

（1）运动员慎用。

（2）服用类固醇停药期间，一些患者可能出现口服类固醇停药相关的症状，如关节和/或肌肉痛、倦怠及情绪低落，即使他们的呼吸功能能够得到维持甚至出现了改善。

（3）由于布地奈德能够进入循环系统，尤其在较高剂量时还可能出现全身活性，因此当服用超过推荐剂量的吸入用布地奈德混悬液时（参见"用法和用量"），或者在治疗中未滴定至最低有效剂量的情况下，可能出现 HPA 抑制的情况。由于个体对于皮质醇生成的影响的敏感性不同，因此医师在处方布地奈德混悬液时应考虑此信息。

（4）由于吸入类固醇存在全身吸收的可能性，应当对接受吸入用布地奈德混悬液治疗的患者出现的任何全身类固醇作用进行观察。术后或者肾上腺功能不全的患者需要严密的观察。

（5）在治疗期间，少数患者可能出现一些全身类固醇治疗的作用，如肾上腺功能亢进，骨密度降低，以及肾上腺抑制，特别是用较高剂量治疗时。如果出现此类变化，应逐渐减少吸入用布地奈德混悬液的用药，此撤药方案符合公认的哮喘症状管理程序以及全身类固醇的减药策略。

（6）吸入用布地奈德混悬液持续治疗对儿童生长速度的潜在影响，需要结合替代治疗方案的临床获益和风险加以权衡。为了使包括普米克令舒在内的吸入性类固醇的全身性影响最小，应对每位接受治疗的患者滴定至他/她的最低有效剂量（参见"注意事项"和"儿童用药"）。

（7）虽然在临床研究中，患者接受过长达 1 年的吸入用布地奈德混悬液治疗，其在人体长期使用的局部和全身影响尚不完全清楚。特别是，长期使用对口腔、咽、气管和肺的发育或免疫影响尚不清楚。

（8）在临床研究中，一些患者中出现了口腔和咽部的局部白念珠菌感染。吸入用布地奈德混悬液治疗组与安慰剂对照组的发生率类似。如果发生此类感染，可能需要进行相应的抗真菌治疗和/或中断吸入用布地奈德混悬液的治疗。

（9）呼吸道存在活动性或非活动性结核感染，未加治疗的全身性真菌、细菌、病毒或寄生虫感染，或者眼单纯疱疹的患者需慎重。

（10）在吸入类固醇治疗后，罕有青光眼、眼压升高、以及白内障的病例报道。

（11）对于从全身类固醇转为吸入类固醇治疗的患者，需要特别小心，因为曾出现过由全身类固醇治疗变为全身的吸入类固醇治疗期间或其后，因肾上腺皮质功能不全而导致的死亡病例。当全身类固醇停药后，HPA 轴功能的恢复通常需要数月的时间。之前日服用 20mg 或更大剂量的强的松（或相当剂量的口服类固醇）治疗的患者受到的影响最大，尤其是在全身类固醇完全停药时。

（12）在 HPA-轴受到抑制期间，当患者遇创伤、手术、感染（特别是胃肠炎）或其他与严重电解质损失有关的情况时，可能出现肾上腺皮质功能不全的症状或体征。虽然吸入用布地奈德混悬液在上述情况下可以控制哮喘症状，但在临床推荐剂量下，无法提供人体正常生理量的类固醇，及应对紧急情况的盐皮质激素活性。在应激反应或严重哮喘发作时，患者需要额外口服类固醇。建议这些患者随身带卡。

（13）对于由口服类固醇转为吸入用布地奈德混悬液治疗的患者要缓慢停药。在撤药期间，应密切观察患者的肺功能（FEV_1 或 $AMPEF$），β 激动剂使用情况，以及哮喘症状。此外，还需要观察与肾上腺皮质功能不全相关的症状，如疲劳、倦怠、虚弱、恶心和呕吐、以及低血压。

（14）以前曾接受高剂量类固醇全身治疗的患者，从口服治疗改用布地奈德治疗时，可能再发生早期的过敏症状或其他免疫系统疾病，如鼻炎、结膜炎、嗜红细胞异常、湿疹及关节炎。

（15）使用免疫抑制药物的患者比健康个体更容易发生感染。例如，对于使用免疫抑制类固醇的敏感患者，水痘或麻疹的发病过程更为严重，甚至致命。没有患过这些疾病，或未曾接种免疫的儿童或成人患者应避免这类感染。类固醇治疗的剂量、途径和持续时间如何影响感染的风险尚不清楚。潜在疾病和/或先前的类固醇治疗对患者感染风险的影响亦不清楚。

（16）未进行水痘和麻疹感染患者接受吸入性类固醇治疗的研究。在一项临床研究考查了12个月至8周岁儿童哮喘患者在接受吸入用布地奈德混悬液治疗后的免疫应答情况（参见"儿童用药"部分）。

（17）如果接受免疫抑制剂量类固醇治疗的患者接触了水痘病毒感染源，可能需要予以水痘带状疱疹免疫球蛋白（VZIG）或者混合静脉注注免疫球蛋白（IVIG）治疗。

如果患者接触到了麻疹病毒感染源，可能需要予以混合肌内注射免疫球蛋白（Ig）进行预防性治疗。（有关VZIG和IG的处方信息的详细说明参见其药品说明书）。

（18）布地奈德不是支气管扩张剂，因而不应用于快速缓解急性支气管痉挛或者其他哮喘急性发作。

（19）与其他吸入性哮喘药同时使用时，服药后可能出现支气管痉挛，并伴有哮鸣的即时性加重。如果在吸入用布地奈德混悬液给药后出现了急性支气管痉挛，必须立即使用一种速效吸入性支气管扩张剂进行治疗，中断吸入用布地奈德混悬液治疗，并且采取其他替代治疗方案。

（20）在吸入用布地奈德混悬液治疗期间，如果哮喘对患者常用量的支气管扩张剂无响应时，应立即与医师联系。

九、药物稳定性及贮藏条件

布地奈德气雾剂：避光，密闭，在阴凉处保存，阀门朝下。
吸入用布地奈德混悬液：8~30℃温度下保存，不可冷藏。

十、药物经济性评价

基本药物（气雾剂：100揿/瓶，每揿含布地奈德200μg；每瓶含布地奈德20mg，200揿/瓶，每揿含布地奈德0.1mg；吸入粉雾剂：0.1mg/吸；0.2mg；200μg/吸，200吸/支；混悬液：2ml∶1mg），医保乙类。

孟 鲁 司 特

一、药品名称

1. 英文名　Montelukast Sodium
2. 化学名　[R-(E)]-1-[[[1-[3-[2-[7-氯-2-喹啉）乙烯基]苯基-3-[2-(1-羟基-1-甲基乙基)苯基]丙基]硫]甲基]环丙烷乙酸钠

二、药品成分

孟鲁司特钠

三、剂型与规格

孟鲁司特钠片　10mg
孟鲁司特钠咀嚼片　（1）5mg；（2）4mg

四、适应证及相应的临床价值

1. 孟鲁司特钠片　本品适用于15岁及15岁以上成人哮喘的预防和长期治疗，包括预防白天和夜间的哮喘症状，治疗对阿司匹林敏感的哮喘患者以及预防运动诱发的支气

管收缩。本品适用于减轻性过敏性鼻炎引起的症状（15岁至15岁以上成人的季节性过敏性鼻炎和常年性过敏性鼻炎）。

2. 孟鲁司特钠咀嚼片　本品适用于2~14岁儿童哮喘的预防和长期治疗，包括预防白天和夜间的哮喘症状，治疗对阿司匹林敏感的哮喘患者以及预防运动诱发的支气管收缩。本品适用于减轻季节性过敏性鼻炎引起的症状（2~14岁儿童以减轻季节性过敏性鼻炎和常年性过敏性鼻炎）。

五、用法用量

1. 儿童　每日1次。哮喘患者应在睡前服用。过敏性鼻炎患者可根据自身的情况在需要时间服药。同时患有哮喘和季节性过敏性鼻炎的患者应每晚用药1次。①6~14岁哮喘和/或季节性过敏性鼻炎儿童患者：每日1次，每次1片（5mg）；②2~5岁哮喘和/或过敏性鼻炎儿童患者：每日1次，每次1片（4mg）。

一般建议，以哮喘控制指标来评价治疗效果，本品的疗效在用药一天内即出现。本品可与食物同服或另服。应建议患者无论在哮喘控制还是恶化阶段都坚持服用。

2. 成人　每日1次，每次1片（10mg）。哮喘患者应在睡前服用。过敏性鼻炎患者可根据自身的情况在需要时服药。

同时患有哮喘和季节性过敏性鼻炎的患者应每晚用药一次。15岁及15岁以上患有哮喘和/或过敏性鼻炎的成人患者每日1次，每次10mg。

3. 老年人　临床研究中，本品的有效性和安全性无年龄差异。

六、特殊人群用药

1. 妊娠期　无孕妇研究资料，除非明确需要服药，孕妇应避免服用本品。全球上市后经验显示，妊娠期间使用本品后有罕见的新生儿先天性肢体缺陷的报道。这些妇女中绝大部分在怀孕期间还使用了其他哮喘治疗药物。本品的使用与这些事件的因果关系尚未建立。

2. 哺乳期　尚不明确本品是否能从乳汁分泌。由于许多药物均可从乳汁分泌，哺乳期妇女应慎用本品。

3. 肾功能损害　肾功能不全患者的患者无须调整剂量。

4. 肝功能损害　轻至中度肝损害的患者无须调整剂量，尚无严重肝功能不全患者使用本药的临床资料。

5. 其他人群　对白三烯受体拮抗剂曾发生过敏或严重不良反应者、严重肝疾病患者、严重哮喘患者慎用。

七、药理学

1. 药效学及作用机制　半胱氨酰白三烯（LTC$_4$，LTD$_4$，LTE$_4$）是强效的炎症介质，由包括肥大细胞和嗜酸性粒细胞在内的多种细胞释放。这些重要的哮喘前介质与半胱氨酰白三烯（CysLT）受体结合。I型半胱氨酰白三烯（CysLT$_1$）受体分布于人体的气道（包括气道平滑肌细胞和气道巨噬细胞）和其他的前炎症细胞（包括嗜酸性粒细胞和某些骨髓干细胞）。CysLT与哮喘和过敏性鼻炎的病理生理过程相

关。在哮喘中，白三烯介导的效应包括一系列的气道反应，如支气管收缩、黏液分泌、血管通透性增加及嗜酸性粒细胞聚集。在过敏性鼻炎中，过敏原暴露后的速发相和迟发相反应中，鼻黏膜均会释放与过敏性鼻炎症状相关的CysLT。鼻内CysLT激发会增加鼻部气道阻力和鼻堵塞的症状。

本品是一种能显著改善哮喘炎症指标的强效口服制剂。生物化学和药理学的生物测定显示，孟鲁司特对Cys-LT_1受体有高度的亲和性和选择性（与其他有药理学重要意义的气道受体如类前列腺素、胆碱能和β肾上腺能受体相比）。孟鲁司特能有效地抑制LTC_4、LTD_4和LTE_4与$CysLT_1$受体结合所产生的生理效应而无任何受体激动活性。目前的研究认为孟鲁司特并不拮抗$CysLT_2$受体。

2. 药代动力学

吸收：孟鲁司特口服吸收迅速而完全。成人空腹服用10mg剥膜包衣片后，血浆浓度于3小时（T_{max}）达到峰值浓度（C_{max}）。平均口服生物利用度为64%。普通饮食对口服生物利用度和C_{max}无影响。临床研究显示进食后任何时间服用10mg薄膜包衣片的孟鲁司特钠均是安全有效的。

分布：99%以上的孟鲁司特钠与血浆蛋白结合。孟鲁司特的稳态分布容积平均为8~11L。同位素标记的孟鲁司特在大鼠中的研究显示，只有极少量的孟鲁司特通过血脑屏障。而且，在用药后24小时，所有其他组织中的放射标记物量也极少。

代谢：孟鲁司特几乎被完全代谢。在用治疗剂量的研究中，成人和儿童稳态情况下，血浆中未测出孟鲁司特的代谢物。在体外使用人肝微粒体进行的研究显示，细胞色素P450 3A4和2C9与孟鲁司特的代谢有关。根据体外人肝微粒体的进一步研究结果，孟鲁司特治疗剂量的血浆浓度不抑制细胞色素P450 3A4、2C9、1A2、2A6、2C19或2D6。

排泄：在健康成人中孟鲁司特的平均血浆清除率为45ml/min。口服同位素标记的孟鲁司特后，在随后5天采集的大便中检测出86%的放射活性，尿中测出的量<0.2%。结合孟鲁司特口服生物利用度考虑，孟鲁司特及其代谢物几乎全经由胆汁排泄。

在健康青年中进行的许多研究显示孟鲁司特平均血浆半衰期为2.7~5.5小时。在口服剂量高至50mg的范围内，孟鲁司特的药代动力学近似线性关系。未发现清晨和夜间服用孟鲁司特的药代动力学有差异。每日1次服用10mg孟鲁司特，血浆中只有极少量的原药积聚（~14%）。

3. 药物不良反应　本品上市使用后有以下不良反应报告。

（1）感染和传染：上呼吸道感染。

（2）血压和淋巴系统紊乱：出血倾向增加。

（3）免疫系统紊乱：包括过敏反应的超敏反应、罕见的肝嗜酸性粒细胞浸润。

（4）精神系统紊乱：包括攻击性行为或敌对性的兴奋、焦虑、抑郁、夜梦异常、幻觉、失眠、易激惹、烦躁不安、梦游、自杀的想法和行为（自杀）、震颤。

（5）神经系统紊乱：眩晕、嗜睡、感觉异常/触觉减退及罕见的癫痫发作。

（6）心脏紊乱：心悸。

（7）呼吸，胸腔和纵隔系统紊乱：鼻出血。

（8）胃肠道紊乱：腹泻、消化不良、恶心、呕吐。

（9）肝胆紊乱：GPT和GOT升高、非常罕见的肝炎（包括胆汁淤积性，肝细胞和混合型肝损害）。

（10）皮肤和皮下组织紊乱：血管性水肿、挫伤、结节性红斑、瘙痒、皮疹、荨麻疹。

（11）肌肉骨骼和结缔组织紊乱：关节痛包括肌肉痉挛的肌痛。

其他紊乱和给药部位情况：水肿、发热。

4. 药物相互作用

（1）本品可与其他一些常规用于哮喘预防和长期治疗及治疗过敏性鼻炎的药物合用。在药物相互作用研究中，推荐剂量的本品不对下列药物产生有临床意义的药代动力学影响：茶碱、泼尼松、泼尼松龙、口服避孕药（乙炔雌二醇/炔诺酮35/1）、特非那定、地高辛和华法林。

（2）在合并使用苯巴比妥的患者中，孟鲁司特的血浆浓度-时间曲线下面积（AUC）减少大约40%。但是不推荐调整本品的使用剂量。

体外试验表明孟鲁司特是CYP28的抑制剂。然而，一项关于孟鲁司特和罗格列酮（一种主要通过CYP28代谢的典型探测底物）药物相互作用的临床研究数据表明，孟鲁司特钠在体内对CYP28没有抑制作用。因此认为孟鲁司特钠不会对通过这种酶代谢的药物（如紫杉醇、罗格列酮、瑞格列奈）产生影响。

八、注意事项

1. 禁用　对本品中的任何成分过敏者禁用。

2. 慎用　哺乳期妇女应慎用本品。

3. 用药注意事项

（1）口服本品治疗急性哮喘发作的疗效尚未确定。因此，不应用于治疗急性哮喘发作。应告知患者准备适当的抢救用药。

（2）虽然在医师的指导下可逐渐减少合并使用的吸入糖皮质激素剂量，但不应用本品突然替代吸入或口服糖皮质激素。

接受包括白三烯受体拮抗剂在内的抗哮喘药物治疗的患者，在减少全身皮质类固醇剂量时，极少病例发生以下一项或多项情况：嗜酸性粒细胞增多症、血管性皮疹、肺部症状恶化、心脏并发症和/或神经病变（有时诊断为Churg-Strauss综合征——一种系统性嗜酸性粒细胞性血管炎）。虽然尚未确定这些情况与白三烯受体拮抗剂的因果关系，但在接受本品治疗的患者减少全身糖皮质激素剂量时，建议应加以注意并作适当的临床监护。

九、药物稳定性及贮藏条件

15~30℃室温保存，防潮和遮光。

十、药物经济性评价

非基本药物，医保乙类。

扎鲁司特

一、药品名称

1. 英文名　Zafirlukast

2. 化学名　N-[3-[[2-甲氧基-4-[[[(2-甲苯基)磺酰基]氨基]羰基]苯基]甲基]-1-甲基-1H-吲哚-5-基]氨基甲酸环戊酯

二、药品成分

扎鲁司特

三、剂型与规格

扎鲁司特片　20mg

四、适应证及相应的临床价值

适用于慢性轻至中度哮喘的预防和治疗,尤其适用于阿司匹林哮喘或伴有上呼吸道疾病(如鼻息肉、过敏性鼻炎)者,激素抵抗型哮喘或拒绝使用激素的哮喘患者,用于严重哮喘时以控制哮喘发作或减少激素用量。

五、用法用量

用于预防哮喘发作,因此应持续使用。

1. 儿童　对12岁以下儿童的疗效和安全性目前尚无报道。

2. 成人和12岁以上(包括12岁)儿童　起始剂量应为每次20mg(1片),每日2次。一般维持剂量为每次20mg(1片),每日2次。剂量逐步增加至每次最大量40mg(2片),每天2次时,可能疗效更佳。用药剂量不应超过最大推荐量。因为食物能降低扎鲁司特的生物利用度,应避免在进食时服用。

3. 老年人　老年人(>65岁)对扎鲁司特的清除率降低,因而峰浓度(C_{max})和曲线下面积(AUC)大约是年轻人的2倍,然而,尚无资料证明扎鲁司特在老年人的蓄积。临床用药时,老年人在用量每次20mg(1片),每日2次的情况下,不会增加药物的副作用或因副作用而停药。他们起始剂量应为每次20mg(1片),每日2次,然后根据临床反应调整用量。

六、特殊人群用药

1. 妊娠期　动物实验证明扎鲁司特不影响生育能力,无致畸作用和对胎儿的毒性作用。然而,尚未研究孕妇服用安全性,故妊娠期持续用药应权衡利弊。仅在确实需要时才使用。

2. 哺乳期　扎鲁司特能经母乳排泄,故哺乳期妇女不宜服用。

3. 肾功能损害　肾功能不全者无须调整剂量。

4. 肝功能损害　不被推荐用于包括肝硬化在内的肝损害患者。在酒精性肝硬化稳定期患者,扎鲁司特清除率降低,峰浓度(C_{max})和曲线下面积(AUC)大约为正常人的2倍,起始剂量是每次20mg(1片),每日2次,然后,根据临床反应调整。"安可来"尚未在其他原因所致的肝损害患者中观察,也未对肝硬化患者进行长期观察。

5. 其他人群　65岁以上的老年人对本药的清除率降低,但尚无资料证明可导致药物蓄积。服用本药后,老年患者感染率增加,但症状较轻,主要影响呼吸道,不必中止治疗。

七、药理学

1. 药效学及作用机制　在哮喘发病的病理生理学中,认为白三烯产物(LT)与其受体结合后产生的作用包括平滑肌收缩,气道水肿和炎性细胞活性改变(如嗜酸性粒细胞肺浸润)均与哮喘的症状和体征有关。"安可来"作为一种抗感染药,能减少这些炎性介质的作用。

扎鲁司特作为一种强力口服多肽性LTC_4、LTD_4和LTE_4等超敏反应的慢反应物质的白三烯受体拮抗剂,属于竞争性抑制,具有高选择的特点。体外研究显示"安可来"拮抗在人体传导气道平滑肌的所有3个白三烯多肽的收缩活性(白三烯C_4、D_4、及E_4),并且程度相同。动物实验显示"安可来"的作用主要是:①有效的预防白三烯多肽所致的血管通透性增加,后者能引起气道的水肿;②抑制白三烯多肽产生的气道嗜酸性粒细胞的浸润。临床研究也证实"安可来"的特异性,仅作用于白三烯受体,但不影响前列腺素、血栓素、胆碱能和组胺受体。

2. 药代动力学　扎鲁司特的血浆浓度多在口服"安可来"后约3小时达到峰值。如按每日2次服用(每次30~80mg,每日2次),扎鲁司特血浆蓄积低(从难于测到首剂值的2.9倍,平均1.45,中值1.27)。扎鲁司特的消除半衰期约为10小时,稳态血浆浓度取决于剂量并可用单剂量药代动力学资料推算。

扎鲁司特在哮喘青年和成人的药代动力学与健康成人相似。按体重用药时,扎鲁司特的药物代谢无性别差异。

与食物同服,将增加生物利用度的差异性,大部分患者(75%)的生物利用度降低,下降幅度可达40%。

扎鲁司特代谢完全,通过同位核素标记证实,尿排泄为口服剂量的10%,粪便排泄为89%,但尿中难以测得扎鲁司特。标化体外活性测定,人血浆中扎鲁司特代谢物活性至少较原药差90倍。

在老年人和酒精性肝硬化稳定期患者用同量时,其峰浓度和曲线下面积较正常者增高2倍。

扎鲁司特的药代动力学在正常人群和肾损害患者之间无显著差异。

扎鲁司特的血浆结合率为99%,主要是白蛋白(浓度范围为0.25~4.0μg/ml)。

3. 药物不良反应

(1) 皮疹,包括水疱。

(2) 过敏反应,包括荨麻疹和血管性水肿(极少)。

(3) 轻微的肢体水肿(极少)。

(4) 挫伤后出血障碍。

（5）粒细胞缺乏症。

以上事件通常在停药后恢复正常。

4. 药物相互作用

（1）与其他哮喘和过敏症常规治疗药联合使用。与吸入糖皮质激素，吸入和口服支气管扩张剂，抗生素和抗组胺等药合用时未见不良相互作用。

（2）扎鲁司特与口服避孕药同服时未见不良相互作用。

（3）与阿司匹林合用，可使扎鲁司特的血浆浓度升高约45%，但其不至于引起相应临床效应。

（4）与红霉素合用使扎鲁司特血浆浓度降低约40%。

在临床实验中，联合使用茶碱可出现血浆中扎鲁司特水平下降大约30%，但对于血浆中的茶碱水平无影响。然而在上市后监测中有极少数患者合用"安可来"后出现茶碱水平升高。

（5）与特非那丁合用能导致扎鲁司特曲线下面积降低54%，但对血浆特非那丁水平无影响。

（6）与华法林合用能导致最大凝血酶原时间延长约35%。因此在"安可来"与华法林合用时，建议密切监测凝血酶原时间。两者之间的相互作用可能是由于扎鲁司特抑制了细胞色素 P450 2C9 异构酶系统。

八、注意事项

1. 禁用　对本产品及其组分过敏者禁用。

2. 用药注意事项

（1）哮喘的缓解期，仍应按时服用"安可来"以保证疗效。在急性发作期，通常仍应维持"安可来"治疗。

（2）与吸入糖皮质激素和色甘酸类药（色甘酸二钠，奈多罗米钠）相同，"安可来"不适用解除哮喘急性发作时的支气管痉挛。

（3）有关扎鲁司特治疗易变性哮喘或不稳定性哮喘的研究尚未报道。

（4）不宜用扎鲁司特突然替代吸入或口服的糖皮质激素。

在重度哮喘患者的治疗中，在考虑减少激素用量时应谨慎。极少数情况下，这类患者会出现系统性嗜酸性粒细胞增多，有时临床体征表现为系统性脉管炎，与 Churg-Strauss 综合征临床特点一致。这类事件通常与减少口服激素的用量有关。但尚未发现扎鲁司特与此综合征之间有因果关系。

（5）使用扎鲁司特治疗期间，血清转氨酶有可能升高，通常表现短暂而无症状，但可能是肝毒性的早期表现。

如有肝功能不全的症状或体征出现（如食欲缺乏、恶心、呕吐、右上腹疼痛、疲乏、嗜睡、流感样症状、肝肿大、瘙痒及黄疸），应该立即测量血清转氨酶，尤其是血清GPT。如果肝功能检查证明有肝毒性，应立即停止使用扎鲁司特，并对患者进行相应处理。对于仅仅因为肝毒性（无其他原因）而停用扎鲁司特的患者不可再次接触扎鲁司特。扎鲁司特不被推荐用于包括肝硬化在内的肝损害患者。

（6）尚无证据说明扎鲁司特会影响汽车驾驶和机器操作。

九、药物稳定性及贮藏条件

在 30℃ 以下储藏。

十、药物经济性评价

非基本药物，医保乙类。

曲 尼 司 特

一、药品名称

1. 英文名　Tranilast

2. 化学名　N-(3,4-二甲氧基肉桂酰)邻氨基苯甲酸

二、药品成分

曲尼司特片

三、剂型与规格

曲尼司特片　0.1g

曲尼司特胶囊　0.1g

四、适应证及相应的临床价值

抗变态反应药。可用于预防和治疗支气管哮喘及过敏性鼻炎。

五、用法用量

1. 儿童　每日 5mg/kg，分三次服用。

2. 成人　每次 1 片（0.1g），每日 3 次。作为预防性用药，一般用药均在 4 周以上，2~3 个月为一疗程。

六、特殊人群用药

1. 妊娠期　孕妇忌用。

2. 哺乳期　哺乳期妇女慎用。

3. 肾功能损害　肾功能异常者慎用。

4. 肝功能损害　肝功能异常者慎用。

七、药理学

1. 药效学及作用机制　本品有稳定肥大细胞和嗜碱性粒细胞的细胞膜作用，阻止其脱颗粒，从而抑制组胺、5-羟色胺过敏性反应物质的释放，对于 IgE 抗体引起的大白鼠皮肤过敏反应和实验性哮喘有显著抑制作用。

2. 药代动力学　临床药代动力学研究表明，本品给药后 2~3 小时，血药浓度达到最高值，半衰期（$t_{1/2}$）为 8.6 小时左右，24 小时明显降低；48 小时后在检出限度之下，给药 96 小时内主要从尿中排出。体内代谢物主要是曲尼司特的 4 位脱甲基与硫酸及葡糖醛酸的结合物。

3. 药物不良反应

（1）肝:偶尔出现肝功能异常，需注意观察，可采取减量、停药等适当措施。

（2）胃肠道：食欲缺乏、恶心、呕吐、腹痛、腹胀、便秘、腹泻、胃部不适，偶有胃部不消化感。

（3）血液系统：有时红细胞数和血红蛋白量下降。

（4）精神/神经系统：有时头痛、头昏，偶有头沉重感。

4. 药物相互作用　尚不明确。

八、注意事项

1. 禁用　孕妇忌用。

2. 慎用　肝肾功能异常者慎用。

3. 用药注意事项

（1）本品不同于其他对症治疗药，它能阻断过敏反应发生的环节，在易发季节前半月服用，能起到预防作用。

（2）本品的特性不同于支气管舒张剂以及肾上腺皮质激素，对已经发作的症状，不能迅速起效。当哮喘大发作时，可联合使用支气管舒张剂或肾上腺皮质激素服药 1~4 周，其他对症治疗药可逐渐减量，直至撤除而单用。一般 2~3 个月为一个疗程。

（3）可与其他平喘药并用，以本品作为基础处方药，有规则地连续服用，可长期控制哮喘的发作。

（4）激素依赖性患者使用时，激素用量应慢慢减少，不可突然停用。

九、药物稳定性及贮藏条件

遮光，密封，在干燥处保存。

十、药物经济性评价

非基本药物，非医保，《中国药典》（2020 年版）收载。

富马酸酮替芬

一、药品名称

1. 英文名　Ketotifen Fumarate

2. 化学名　4,9-二氢-4-(1-甲基-4-亚哌啶基)-10H-苯并[4,5]环庚[1,2-b]噻吩-10-酮反丁烯二酸盐

二、药品成分

富马酸酮替芬

三、剂型与规格

富马酸酮替芬片　（1）0.5mg；（2）1mg
富马酸酮替芬胶囊　（1）0.5mg；（2）1mg
富马酸酮替芬口服液　5ml：1mg
富马酸酮替芬滴眼液　5ml：2.5g
富马酸酮替芬滴鼻剂　10ml：15mg
富马酸酮替芬气雾剂　24.5mg
富马酸酮替芬鼻喷雾剂　15ml：16.7mg

四、适应证及相应的临床价值

1. 本药可用于由 IgE 介导的各种变态反应性疾病，如多种（外源性、内源性和混合型）支气管哮喘（尤其适用于过敏性哮喘，混合型次之，感染型约半数以上有效）、哮喘性支气管炎、过敏性咳嗽、过敏性鼻炎、花粉症、过敏性结膜炎、急慢性荨麻疹、异位性皮炎、接触性皮炎、光敏性皮炎、食物变态反应、药物变态反应、昆虫变态反应等。对于由免疫复合物引起的血管炎性病变（如过敏性紫癜）也有一定疗效。

2. 鼻喷雾剂及滴鼻剂仅用于过敏性鼻炎。

3. 滴眼液仅用于过敏性结膜炎。

五、用法用量

1. 儿童　口服给药：①4~6 岁，每次 0.4mg；②6~9 岁，每次 0.5mg；③9~14 岁，每次 0.6mg，均为每日 1~2 次。

2. 成人　①口服给药：每次 1mg，每日 2 次，早晚服。对于嗜睡明显的患者可仅于晚上睡前服用 1mg。每日最大剂量 4mg。②经眼给药：过敏性结膜炎应用滴眼液滴眼，每次 1~2 滴，每次 4 次（早、中、晚，睡前各 1 次）。③经鼻给药：滴鼻液，每次 1~2 滴，每日 1~3 次。④鼻喷雾剂，每次 0.15~0.3mg（1~2 喷），每日 1~3 次。

六、特殊人群用药

1. 妊娠期　孕妇慎用，FDA 对本药的妊娠安全分级为 C 级。

2. 哺乳期　哺乳期妇女用药安全性尚不明确，应慎用。

3. 其他人群　服药期间不得驾驶机、车、船、从事高空作业、机械作业及操作精密仪器。

七、药理学

1. 药效学及作用机制　本品兼有组胺 H_1 受体拮抗作用和抑制过敏反应介质释放作用，不仅抗过敏作用较强，且药效持续时间较长，故对预防各种支气管哮喘发作及外源性哮喘的疗效比对内源性哮喘更佳。

2. 药物不良反应

（1）常见有嗜睡、倦怠，口干、恶心等胃肠道反应。

（2）偶见头痛、头晕、迟钝以及体重增加。

3. 药物相互作用

（1）与多种中枢神经抑制剂或酒精并用，可增强本品的镇静作用，应予避免。

（2）不得与口服降血糖药并用。

（3）如与其他药物同时使用可能会发生药物相互作用，详情请咨询医师或药师。

八、注意事项

1. 禁用　对本品过敏者禁用

2. 慎用　孕妇慎用，过敏体质者慎用。

3. 用药注意事项

（1）服药期间不得驾驶机、车、船、从事高空作业、机械作业及操作精密仪器。

（2）儿童用量请咨询医师或药师。

（3）孕妇慎用。

（4）对本品过敏者禁用，过敏体质者慎用。

（5）本品性状发生改变时禁止使用。

（6）请将本品放在儿童不能接触的地方。

（7）儿童必须在成人监护下使用。

（8）如正在使用其他药品,使用本品前请咨询医师或药师。

九、药物稳定性及贮藏条件

避光,密封保存。

十、药物经济性评价

非基本药物,医保乙类,《中国药典》（2020 年版）收载。

4　治疗呼吸系统相关变态反应性疾病的药物

苯海拉明

参见（第二章　神经系统药物 6　帕金森药物）

氯雷他定

一、药品名称

1. 英文名　Loratadine

2. 化学名　4-(8-氯-5,6-二氢-11H-苯并[5,6]-环庚并[1,2-b]吡啶-11-亚基)-1-哌啶羧酸乙酯

二、药品成分

氯雷他定

三、剂型与规格

氯雷他定片　10mg

四、适应证及相应的临床价值

用于缓解过敏性鼻炎有关的症状,如喷嚏、流涕、鼻痒、鼻塞以及眼部痒及烧灼感。亦适用于缓解慢性荨麻疹、瘙痒性皮肤病及其他过敏性皮肤病的症状及体征。

五、用法用量

1. 儿童　2~12 岁儿童:①体重>30kg:每日 1 次,每次 1 片（10mg）;②体重≤30kg:每日 1 次,每次半片（5mg）。12 岁以上儿童:每日 1 次,每次 1 片（10mg）。

2. 成人　每日 1 次,每次 1 片（10mg）。

3. 老年人　需密切注意不良反应的发生。

六、特殊人群用药

1. 妊娠期　孕妇慎用。

2. 哺乳期　哺乳期妇女慎用。

3. 肾功能损害　肾功能不全者慎用。

4. 肝功能损害　严重肝功能不全的患者在医师或药师指导下减量使用。

七、药理学

1. 药效学及作用机制　本品为长效三环类抗组胺药,可通过选择性地拮抗外周 H_1 受体,缓解季节性过敏性鼻炎的鼻部或非鼻部症状。

2. 药代动力学　本品口服迅速吸收。人肝微粒体酶的离体试验表明,本品主要通过细胞色素 P450 3A4（CYP3A4）代谢为脱羧乙氧氯雷他定,少部分由细胞色素 P450 2D6（CYP2D6）代谢。肾功能不全患者 AUC 和 C_{max} 增加。

3. 药物不良反应　在每天 10mg 的推荐剂量下,本品未见明显的镇静作用。其发生率与安慰剂相似。常见不良反应有乏力、头痛、嗜睡、口干、胃肠道不适包括恶心、胃炎以及皮疹等。罕见不良反应有脱发、过敏反应、肝功能异常、心动过速及心悸等。

4. 药物相互作用　同时服用酮康唑、大环内酯类抗生素、西咪替丁、茶碱等药物,会提高氯雷他定在血浆中的浓度,应慎用。其他已知能抑制肝代谢的药物,在未明确与氯雷他定相互作用前应谨慎合用。

八、注意事项

1. 禁用　对本品过敏者禁用。

2. 慎用　孕妇及哺乳期妇女慎用。

3. 用药注意事项　在作皮试前的约 48 小时左右应中止使用本品,因抗组胺药能阻止或降低皮试的阳性反应发生。

九、药物稳定性及贮藏条件

遮光,密闭保存。

十、药物经济性评价

基本药物（片剂:10mg,胶囊:5mg、10mg）,医保甲、乙类,《中国药典》（2020 年版）收载。

曲吡那敏

一、药品名称

1. 英文名　Tripelennamine Hydrochloride

2. 化学名　2-(苄基[2-二甲基氨乙基]氨基)吡啶

二、药品成分

盐酸曲吡那敏

三、剂型与规格

盐酸曲吡那敏片　（1）1.25mg;（2）2.50mg

四、适应证及相应的临床价值

用于荨麻疹、花粉症、过敏性鼻炎、湿疹、皮炎、支气管哮喘。

五、用法用量

1. 儿童　每日 5mg/kg,分 4~6 次服用。

2. 成人 每次 25~50mg,每日 3 次。

六、特殊人群用药

1. 妊娠期 慎用。
2. 哺乳期 慎用。
3. 肾功能损害 尚不明确。
4. 肝功能损害 尚不明确。
5. 其他人群 前列腺肥大患者慎用。

七、药理学

1. 药效学及作用机制 本品为 H_1 受体拮抗药,能竞争性阻断 H_1 受体而产生抗组胺作用。
2. 药代动力学 本品在肝中代谢,24 小时内用量的 20% 从尿中排出。每次服用 400mg 以后,2 小时之内药物在血液中出现。
3. 药物不良反应 本品可引起眩晕、思睡、口干、头痛、恶心、肌肉震颤、感觉异常、瞳孔放大、皮疹,气喘及咳嗽等反应。
4. 药物相互作用 与中枢神经抑制药合用可加强中枢抑制作用。

八、注意事项

1. 禁用 司机、高空作业等从事危险及精细作业者禁用。
2. 慎用 青光眼患者慎用或遵医嘱。
3. 用药注意事项
(1)本品不可嚼碎服用。
(2)本品能增加癫痫小发作患者的发作频率。

九、药物稳定性及贮藏条件

遮光,密闭保存。

十、药物经济性评价

非基本药物,非医保。

去 氯 羟 嗪

一、药品名称

1. 英文名 Decloxizine
2. 化学名 2-[2-[4-(二苯基甲基)-1-哌嗪基]乙氧基]乙醇

二、药品成分

盐酸去氯羟嗪

三、剂型与规格

盐酸去氯羟嗪片 (1)25mg;(2)50mg

四、适应证及相应的临床价值

可用于支气管哮喘、急慢性荨麻疹、皮肤划痕症、血管

神经性水肿、接触性皮炎、光敏性皮炎、季节性花粉症、过敏性鼻炎及结膜炎等。

五、用法用量

1. 儿童 酌情减量。
2. 成人 每次 25~50mg,每日 3 次。

六、特殊人群用药

1. 妊娠期 慎用。
2. 哺乳期 慎用。
3. 肾功能损害 尚不明确。
4. 肝功能损害 尚不明确。
5. 其他人群 老年人慎用。新生儿和早产儿禁用。

七、药理学

1. 药效学及作用机制 本品为第一代抗组胺药羟嗪的衍生物,有较强的 H_1 受体选择性阻断作用,作用时间长,可维持疗效 6~12 小时。本品除有拮抗 H_1 受体作用外,对白三烯等过敏介质亦有一定的抑制作用。
2. 药代动力学
3. 药物不良反应 个别患者可有口干、嗜睡。
4. 药物相互作用 本品与酒精和其他中枢抑制药有相加作用,不应同服。

八、注意事项

1. 禁用 新生儿和早产儿禁用。对本品过敏者禁用。
2. 慎用 老年人、孕妇及哺乳妇女慎用。过敏体质者慎用。
3. 用药注意事项
(1)服药期间不得驾驶机、车、船、从事高空作业、机械作业及操作精密仪器。
(2)请将本品放在儿童不能接触的地方。

九、药物稳定性及贮藏条件

遮光,密闭保存。

十、药物经济性评价

非基本药物,医保乙类,《中国药典》(2020 年版)收载。

氯 马 斯 汀

一、药品名称

1. 英文名 Clemastine
2. 化学名 [R-(R,R)]-1-甲基-2-[2-[1-(4-氯苯基)-1-苯乙氧基]乙基]-吡咯烷(E)-2-丁烯二酸盐

二、药品成分

富马酸氯马斯汀

三、剂型与规格

富马酸氯马斯汀片 1.34mg(含氯马斯汀 1mg)

富马酸氯马斯汀胶囊　1.34mg(含氯马斯汀1mg)

富马酸氯马斯汀干混悬剂　0.67mg(含氯马斯汀0.5mg)

富马酸氯马斯汀口服液　60ml∶8.04mg(含氯马斯汀6mg)

富马酸氯马斯汀注射液　1.344mg(含氯马斯汀1mg)

四、适应证及相应的临床价值

主要用于治疗过敏性鼻炎、荨麻疹、湿疹及皮肤瘙痒症等过敏性疾病。亦可用于支气管哮喘的抗过敏治疗。

五、用法用量

1. 儿童　口服给药:12岁以上儿童同成人。6~12岁,本药混悬剂和口服液,开始时0.5mg,每日2次,必要时可适当增加剂量,最多不超过3mg;治疗荨麻疹及血管神经性水肿,起始量每次1mg,每日2次,依病情需要,可适当增加剂量,每日最多不超过3mg。

2. 成人

口服给药:大于12岁儿童及成人,每次1mg,每日2次。必要时可增加至每日3~4mg,最多不超过6mg。治疗荨麻疹及血管神经性水肿,起始量每次2g,每日2次,每日不超过6mg。

肌内给药:每日1~2mg。

六、特殊人群用药

1. 妊娠期　慎用。

2. 哺乳期　慎用。

3. 肾功能损害　尚不明确。

4. 肝功能损害　尚不明确。

5. 其他人群　在老年患者(≥60岁)服用氯马斯汀时更容易导致眩晕、镇静、低血压等。

七、药理学

1. 药效学及作用机制　富马酸氯马斯汀为具有抗胆碱能(口干)和镇静副作用的抗组胺药。通过竞争性地阻断H_1受体而对抗组胺所导致的毛细血管扩张及通透性增加、水肿形成、潮红、瘙痒反应、胃肠道和呼吸道平滑肌收缩,抑制组胺对血管的收缩和扩张作用,并可剂量依赖地导致中枢神经系统兴奋或抑制。

2. 药代动力学　本品口服经消化道迅速吸收,服药后30分钟后起效,2~5小时达到血药浓度高峰,作用可持续10~12小时,主要分布于肝、肾、肺、脾等脏器,主要在肝内代谢,形成单甲基化和双甲基化代谢产物,并与葡糖醛酸相结合,在120小时内由尿排出服药量的45%左右,粪中排出约19%,少量药物可出现于乳液中。

3. 药物不良反应　部分患者服药后可出现嗜睡、头晕、乏力、口干、食欲缺乏、恶心等现象,服药过量可产生精神症状。

4. 药物相互作用　抗组胺类药物如与其他的中枢神经系统抑制药物,如巴比妥酸盐、安定、乙醇等共服时可起到相加的抑制中枢神经系统的作用。单胺氧化酶(MAO)抑制剂可延长和增强抗组胺类药物的抗胆碱能作用。

八、注意事项

1. 禁用　对本品或其他化学结构相似的抗组胺药过敏者禁用。新生儿及早产儿禁用。

2. 慎用　患有下列疾病者,如眼压升高、甲亢、心血管及高血压病、溃疡病、前列腺肥大和尿路梗阻等,慎用。

3. 用药注意事项

(1) 服药期间不宜驾驶、从事高空及有危险的作业。

(2) 本品不宜与乙醇、中枢神经抑制药,如催眠药、镇静药、安定类等同时服用。

九、药物稳定性及贮藏条件

遮光,密封保存。

十、药物经济性评价

非基本药物,非医保,《中国药典》(2020年版)收载。

赛　庚　啶

一、药品名称

1. 英文名　Cyproheptadine

2. 化学名　1-甲基-4-(5*H*-二苯并[α,d]环庚三烯-5-亚基)哌啶

二、药品成分

盐酸赛庚啶

三、剂型与规格

盐酸赛庚啶片　2mg

四、适应证及相应的临床价值

用于荨麻疹、湿疹、过敏性和接触性皮炎、皮肤瘙痒、鼻炎、偏头痛、支气管哮喘等。对库欣病、肢端肥大症也有一定疗效。

五、用法用量

成人每次1~2片,每日2~3次。

六、特殊人群用药

1. 妊娠期　禁用。

2. 哺乳期　禁用。

3. 其他人群　老年人及2岁以下小儿慎用。

七、药理学

1. 药效学及作用机制　本品可与组织中释放出来的组胺竞争效应细胞上的H_1受体,从而阻止过敏反应的发作,解除组胺的致痉和充血作用。

2. 药物不良反应　嗜睡、口干、乏力、头晕、恶心等。

3. 药物相互作用

（1）不宜与乙醇合用,可增加其镇静作用。

（2）不宜与中枢神经系统抑制药合用。

（3）与吩噻嗪药物(如氯丙嗪等)合用可增加室性心律失常的危险性,严重者可致尖端扭转型心律失常。

八、注意事项

1. 禁用 孕妇、哺乳期妇女禁用。青光眼、尿潴留和幽门梗阻患者禁用。

2. 慎用 老年人及 2 岁以下小儿慎用。

3. 用药注意事项 服药期间不得驾驶机、车、船、从事高空作业、机械作业及操作精密仪器。服用本品期间不得饮酒或含有酒精的饮料。

九、药物稳定性及贮藏条件

遮光,密封保存。

十、药物经济性评价

基本药物(片剂:2mg),医保甲类,《中国药典》(2020 年版)收载。

色甘酸钠

一、药品名称

1. 英文名 Sodium Cromoglicate

2. 化学名 5,5′-[(2-羟基-1,3-亚丙基)二氧]双(4-氧代-4H-1-苯并吡喃-2-羧酸)二钠盐

二、药品成分

色甘酸钠

三、剂型与规格

色甘酸钠气雾剂 每瓶总量14g,内含色甘酸钠 0.7g,每揿含色甘酸钠 3.5mg,每瓶 200 揿

色甘酸滴眼液 8ml:160mg

四、适应证及相应的临床价值

用于预防和治疗支气管哮喘、过敏性哮喘、过敏性鼻炎、季节性花粉症、春季角膜炎、结膜炎。

五、用法用量

1. 气雾剂

（1）儿童:用于支气管哮喘。①6 岁以上儿童,剂量同成人,每日 2 次;②6 岁以下儿童很难做到协调吸药,故较少选用本药。

（2）成人

1）用于预防和治疗支气管哮喘、过敏性哮喘时口腔吸入(见图 4-1),每次 3.5~7mg,即 1~2 揿,每日 3~4 次。①使用时除去助动器帽,瓶身倒置,摇匀(见图 4-1-1);②缓慢呼气(见图 4-1-2);将助动器口含在口中,对准咽喉,在深深吸气的同时立即揿压阀门,使药雾充分吸入(见图 4-1-3);④屏息 10 秒,以便使药物充分发挥作用(见图 4-1-4);⑤如需再次吸入,至少等 1 分钟后,再按第 2~4 步重复操作。

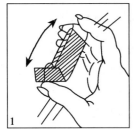 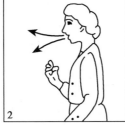 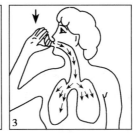 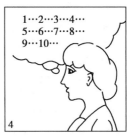

图 4-1 色甘酸钠气雾剂使用方法

2）用于预防和治疗过敏性鼻炎时鼻腔吸入(见下图 4-2),每次每鼻孔 3.5~7mg,即 1~2 揿,每日 3~4 次。①使用时,按(图 4-2-1)拔下口腔用助动器,更换为鼻腔用助动器(图 4-2-2);②按(图 4-2-3)方向摇匀;③轻轻呼气使鼻孔通畅;④将头部稍向后倾斜,掩盖一鼻孔,瓶身倒置,将助动器喷嘴对准另一鼻孔,揿压阀门,将药雾充分喷入鼻孔(见图 4-2-4),同时轻轻经鼻孔吸气,然后经口部呼气;⑤在另一鼻孔重复第四步操作。

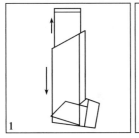 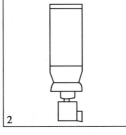 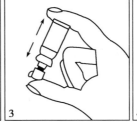 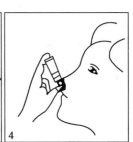

图 4-2 色甘酸钠气雾剂鼻腔吸入使用方法

2. 滴眼剂 外用滴眼,每次 1~2 滴,每日 4 次,重症可适当增加到每日 6 次。在好发季节提前 2~3 周使用。

六、特殊人群用药

1. 妊娠期 应慎用。
2. 哺乳期 应慎用。
3. 肾功能损害 肾功能不全者慎用,酌情减量。
4. 肝功能损害 肝功能不全者慎用,酌情减量。
5. 其他人群 老年人、儿童应在医师指导下使用。

七、药理学

1. 药效学及作用机制 其作用机制是能稳定肥大细胞的细胞膜,阻止肥大细胞脱颗粒,从而抑制组胺、5-羟色胺、慢反应物质等过敏反应介质的释放,进而阻抑过敏反应介质对组织的不良作用。

2. 药代动力学 吸入后有 8%~10% 进入肺内,经支气管和肺泡吸收。$t_{1/2}$ 为 80 分钟。以原型排出,50% 通过肾排泄,50% 通过胆汁。体内无蓄积。口服本品仅能吸收 0.5%。

3. 药物不良反应 偶有排尿困难;气雾吸入可致刺激性咳嗽。

4. 药物相互作用 未进行该项实验且无可靠参考文献。

八、注意事项

1. 禁用 对本品及氟利昂过敏者禁用。
2. 慎用 孕妇、哺乳期妇女及肝肾功能不全者慎用
3. 用药注意事项
(1) 对于支气管哮喘病例应在发病季节之前 2~3 周提前用药。
(2) 不要中途突然停药,以免引起哮喘复发。
(3) 本品起效较慢,需连用数日甚至数周后才起作用,故对正在发作的哮喘无效。
(4) 气雾剂首次使用或用后放置 1 周以上再使用时,应先向空气中试喷。如遇喷不出情况,请确认使用是否正确或检查助动器喷孔是否堵塞。
(5) 气雾剂连续使用数次后,须取下助动器,用温水浸泡冲洗,擦净晾干后重新安装,以防助动器喷孔堵塞。
(6) 气雾剂装置系受压容器,严禁受热、撞击或在瓶上戳刺,即使将药用完也应避免。
(7) 滴眼剂使用后应将药瓶盖拧紧,以免瓶口污染。用前应洗净双手。

九、药物稳定性及贮藏条件

密闭,在阴凉处(不超过 20℃)保存。

十、药物经济性评价

非基本药物,医保乙类,《中国药典》(2020 年版)收载。

色 羟 丙 钠

一、药品名称

1. 英文名 Sodium Hydroxypropylcromate

2. 化学名 5,5′-[(2-羟基-1,3-亚丙基)二氧]双(4-氧代-4H-1-苯并吡喃-2-羧酸)二钠盐

二、药品成分

色羟丙钠

三、剂型与规格

色羟丙钠滴鼻液 8ml:0.16g

四、适应证及相应的临床价值

用于防治过敏性鼻炎。

五、用法用量

滴鼻。①成人:每次 5~6 滴,每日 5~6 次;②儿童:每次 2~3 滴,每日 3~4 次。对于季节性患者,在易发季节应提前 2~3 周使用。

六、药理学

1. 药理作用 本品为抗过敏药物,作用机制为稳定肥大细胞膜,抑制其释放组胺、白三烯、5-羟色胺、缓激肽及慢反应物质等致敏介质,从而预防过敏反应的发生。

2. 药物不良反应 本品为抗过敏药物,作用机制为稳定肥大细胞膜,抑制其释放组胺、白三烯、5-羟色胺、缓激肽及慢反应物质等致敏介质,从而预防过敏反应的发生。

3. 药物相互作用 如与其他药物同时使用可能会发生药物相互作用,详情请咨询医师或药师。

七、注意事项

1. 禁忌 对本品成分有过敏史者禁用;药物性状发生改变时禁用。
2. 慎用 严重肝肾功能不全患者慎用。
3. 用药注意事项 应按推荐方法用药。使用后应将瓶盖盖好,避免瓶口污染。用药前应清洁鼻腔。

八、药物稳定性及贮藏条件

遮光,密封保存。

九、药物经济性评价

非基本药物,非医保。

粉 尘 螨

一、药品名称

1. 英文名 Dust Mite
2. 化学名 粉尘螨

二、药品成分

粉尘螨的生理盐水浸出液

三、剂型与规格

粉尘螨注射液 (1)1ml 相当于干螨 0.1mg;(2)1ml 相

当于干螨 0.2mg

四、适应证及相应的临床价值

用于过敏性哮喘、过敏性皮炎等。

五、用法用量

1. 儿童　见表4-3。
2. 成人　皮下注射,每周1次,在医师指导下使用,见表4-4。

表4-3　儿童常用量

周数	浓度	剂量/ml
1	$1:10^5$	0.1
2	$1:10^5$	0.2
3	$1:10^5$	0.3
4	$1:10^5$	0.4
5	$1:10^5$	0.5
6	$1:10^5$	0.6
7	$1:10^5$	0.7
8	$1:10^5$	0.8
9	$1:10^5$	0.9
10	$1:10^5$	1.0
11	$1:10^4$	0.1
12	$1:10^4$	0.2
13	$1:10^4$	0.3
14	$1:10^4$	0.4
15	$1:10^4$	0.5
16	$1:10^4$	0.6
17	$1:10^4$	0.7
18	$1:10^4$	0.8
19	$1:10^4$	0.9
20	$1:10^4$	1.0
21	1:5 000	0.6
22	1:5 000	0.7
23	1:5 000	0.8
24	1:5 000	0.9
25	1:5 000	1.0

注:25 周为一疗程,维持量每2周1次,每次浓度1:5 000浓度1.0ml。

表4-4　成人常用量

周数	浓度	剂量/ml
1	$1:10^5$	0.3
2	$1:10^5$	0.6
3	$1:10^5$	1.0
4	$1:10^4$	0.1
5	$1:10^4$	0.3
6	$1:10^4$	0.6
7	1:5 000	0.3
8	1:5 000	0.6
9	1:5 000	1.0
10	1:5 000	1.0
11	1:5 000	1.0
12	1:5 000	1.0
13	1:5 000	1.0
14	1:5 000	1.0
15	1:5 000	1.0

注:15 周为一疗程,维持量每2周1次,每次浓度1:5 000浓度1.0ml。

六、特殊人群用药

1. 妊娠期　孕妇用药尚不明确。
2. 哺乳期　哺乳期妇女用药尚不明确。
3. 肾功能损害　肾功能严重低下者禁用。
4. 其他人群　6岁以下儿童不宜使用。

七、药理学

1. 药效学及作用机制　本品为抗变态反应药物。粉尘螨是一种强烈的过敏原,广泛存在于自然界,具有过敏体质的患者吸入微量的粉尘螨变应原即能引起哮喘或其他过敏性疾病。本品能使粉尘螨过敏的患者产生特异性的阻断抗体,从而使患者对粉尘螨的过敏反应减少,达到脱敏治疗的目的。据认为,其作用机制是通过少量多次地给予过敏原,使人体产生较多的特异性阻断抗体(IgG),后者占据了肥大细胞及嗜酸性粒细胞抗体及抗原连接位置,从而产生免疫耐受性,经较长时期的注射给药后可使体内 IgE 减少而脱敏,临床试用于过敏性哮喘有显著疗效,对异位性皮炎的疗效较一般抗组胺药为佳。

2. 药物相互作用　若同时进行抗过敏症状治疗(如抗组胺剂、皮质类固醇、肥大细胞稳定剂)时,当这类药物停止使用时,应注意过敏性副反应的发生,必要时调整剂量。

八、注意事项

1. 禁用　①呼吸道发热性感染或炎症;②哮喘发作期;

③严重的急性或慢性病,炎症性疾病;④多发性硬化症;⑤自身免疫性疾病;⑥肺结核活动期;⑦严重的精神紊乱;⑧同时服用 β 受体拮抗剂[如在治疗高血压、青光眼（眼药水中）时]或 ACE 抑制剂;⑨肾功能严重低下者。

2. 慎用 急性或慢性心血管功能不全者慎用。

3. 用药注意事项

（1）本品必须在医师指导下在医疗单位使用,每次用微量注射器注射。注射前先用 1∶100 000 的药液（将 1∶10 000 的药液用灭菌生理盐水稀释 10 倍）0.03ml 作皮内注射试验,观察半小时如风团反应直径大于 10mm 则第一针剂量应比上述剂量再适量减少,治疗 5~10 次后再按上述剂量注射。

（2）每次注射后需在医院或治疗单位观察半小时。如遇休克,其处理方法与青霉素过敏反应相同,因此使用本品时应配备肾上腺素等救治过敏性休克的药械设备,需要时使用。

（3）凡注射后 24 小时内有局部红肿皮疹或激发哮喘者,下次注射剂量宜减少一半或不增加。

（4）停药两周以上再次用药时,务必减小剂量 3 级,再逐渐递增。

九、药物稳定性及贮藏条件

遮光,密闭,在阴凉处保存。

十、药物经济性评价

非基本药物,非医保。

5 呼吸系统止血及溶栓药物

维生素 K_1

一、药品名称

1. 英文名 Vitamin K_1

2. 化学名 2-甲基-3-(3,7,11,15-四甲基-2-十六碳烯基)-1,4-萘二酮的反式和顺式异构体的混合物

二、药品成分

维生素 K_1

三、剂型与规格

维生素 K_1 注射液 1ml∶10mg

四、适应证及相应的临床价值

用于维生素 K 缺乏引起的出血,如梗阻性黄疸、胆瘘、慢性腹泻等所致出血,香豆素类、水杨酸钠等所致的低凝血酶原血症,新生儿出血以及长期应用广谱抗生素所致的体内维生素 K 缺乏,大剂量用于杀鼠药"二苯茚酮钠"的中毒解救。

五、用法用量

1. 儿童 预防新生儿出血:可于分娩前 12~24 小时给母亲肌内注射或缓慢静脉注射 2~5mg。也可在新生儿出生后肌内或皮下注射 0.5~1mg,8 小时后可重复。

2. 成人 低凝血酶原血症:肌内或深部皮下注射,每次 10mg,每日 1~2 次,24 小时内总量不超过 40mg。

3. 老年人 未进行该项实验且无可靠参考文献。

六、特殊人群用药

1. 妊娠期 本品可通过胎盘,故对临产孕妇应尽量避免使用,妊娠分级为 C 级。

2. 哺乳期 哺乳期患者应用尚不明确。

3. 肾功能损害 尚不明确。

4. 肝功能损害 有肝功能损伤的患者,本品的疗效不明显,盲目加量可加重肝损伤。

七、药理学

1. 药效学及作用机制 本品为维生素类药。维生素 K 是肝合成因子 Ⅱ、Ⅶ、Ⅸ、Ⅹ 所必需的物质。维生素 K 缺乏可引起这些凝血因子合成障碍或异常,临床可见出血倾向和凝血酶原时间延长。

2. 药代动力学 肌内注射 1~2 小时起效,3~6 小时止血效果明显,12~14 小时后凝血酶原时间恢复正常。本品在肝内代谢,经肾和胆汁排出。

3. 药物不良反应 偶见过敏反应。静脉注射过快,超过 5mg/min,可引起面部潮红、出汗、支气管痉挛、心动过速、低血压等,曾有快速静脉注射致死的报道。肌内注射可引起局部红肿和疼痛。新生儿用本品后可能出现高胆红素血症,黄疸和溶血性贫血。

4. 药物相互作用 本品与苯妥英钠混合 2 小时后可出现颗粒沉淀,与维生素 C、维生素 B_{12}、右旋糖酐混合易出现混浊。与双香豆素类口服抗凝剂合用,作用相互抵消。水杨酸类、磺胺、奎宁、奎尼丁等也影响维生素 K_1 的效果。

八、注意事项

1. 禁用 严重肝疾患或肝功不良者禁用;小肠吸收不良所致腹泻患者不宜使用。

2. 慎用 尚不明确。

3. 用药注意事项 本品用于静脉注射宜缓慢,给药速度不应超过 1mg/min。本品应避免冻结,如有油滴析出或分层则不宜使用,但可在遮光条件下加热至 70~80℃,振摇使其自然冷却,如可见异物正常则仍可继续使用。

九、药物稳定性及贮藏条件

避光,密封,2~20℃保存（如有油滴析出或分层,则不宜使用,但可在避光条件下加热至 70~80℃。振荡使其自然冷却,如可见异物正常仍可继续使用）。

十、药物经济性评价

基本药物(注射液:1ml:10mg),医保甲类,《中国药典》(2020 年版)收载。

酚 磺 乙 胺

一、药品名称

1. 英文名　Etamsylate
2. 化学名　2,5-二羟基苯磺酸二乙胺盐

二、药品成分

酚磺乙胺

三、剂型与规格

酚磺乙胺注射液　(1)2ml:0.5g;(2)5ml:1g

四、适应证及相应的临床价值

用于防治各种手术前后的出血,也可用于血小板功能不良、血管脆性增加而引起的出血,如血小板减少性紫癜、过敏性紫癜。还可用于其他原因引起的出血,如脑出血、胃肠道出血、泌尿道出血、眼底出血、齿龈出血、鼻出血和皮肤出血等。

五、用法用量

1. 儿童　儿童用药的安全性和有效性尚未确立,用药应权衡利弊。
2. 成人　①肌内注射或静脉注射每次 0.25~0.5g,每日 0.5~1.5g;静脉滴注每次 0.25~0.75g,每日 2~3 次,稀释后滴注。②预防手术后出血术前 15~30 分钟静脉滴注或肌内注射 0.25~0.5g,必要时 2 小时后再注射 0.25g。
3. 老年人　用药的安全性和有效性尚未确立,用药应权衡利弊。

六、特殊人群用药

1. 妊娠期　用药的安全性和有效性尚未确立,用药应权衡利弊。
2. 哺乳期　用药的安全性和有效性尚未确立,用药应权衡利弊。
3. 肾功能损害　肾功能不全者应慎用。
4. 其他人群　儿童及老年人的用药的安全性和有效性尚未确立,用药应权衡利弊。

七、药理学

1. 药效学及作用机制　本品能增强毛细血管抵抗力,降低毛细血管通透性,并能增强血小板聚集性和黏附性,促进血小板释放凝血活性物质,缩短凝血时间,达到止血效果。
2. 药代动力学　静脉注射后 1 小时血药浓度达高峰,作用持续 4~6 小时,血浆蛋白结合率 90%。本药大部分以原型从肾排泄,小部分从胆汁、粪便排出。静脉注射、肌内注射的半衰期分别为 1.9 小时、2.1 小时。

3. 药物不良反应　本品毒性低,可有恶心、头痛、皮疹、暂时性低血压等,偶有静脉注射后发生过敏性休克的报道。
4. 药物相互作用　本药与其他类型止血药合用,可增强止血效果;与氨基己酸混合注射,可引起中毒,故两者不能合用;右旋糖酐抑制血小板聚集,延长出血及凝血时间,理论上与本品呈拮抗作用。

八、注意事项

1. 禁用　对本品过敏者禁用。
2. 慎用　血栓栓塞性疾病或有此病史患者、肾功能不全患者。
3. 用药注意事项　本品可与维生素 K 注射液混合使用,但不可与氨基己酸注射液混合使用。

九、药物稳定性及贮藏条件

遮光,密闭保存。

十、药物经济性评价

非基本药物,医保乙类。

血 凝 酶

一、药品名称

1. 英文名　Hemocoagulase Atrox
2. 化学名　血凝酶

二、药品成分

由巴西矛头蝮蛇的蛇毒中分离提纯的血凝酶;每瓶含一个克氏单位的血凝酶。一个克氏单位是指在体外 37℃下,使 1ml 标准人血浆在(60±20)秒内凝固的血凝酶活性量。

三、剂型与规格

注射用血凝酶　1 000U

四、适应证及相应的临床价值

本品可用于需减少流血或止血的各种医疗情况,如外科、内科、妇产科、眼科、耳鼻喉科、口腔等临床科室的出血及出血性疾病;也可用来预防出血,如手术前用药,可避免或减少手术部位及手术后出血;用于消化道出血、血友病血肿、血小板较少性疾病伴出血的辅助治疗。本药更适用于传统止血药无效的出血患者。

五、用法用量

1. 儿童　每次 300~500U。
2. 成人　①一般出血:成人每次 1 000~2 000U;②紧急出血:立即静脉注射 250~500U 同时肌内注射 1 000U;③各类外科手术:术前一天晚肌内注射 1 000U,术前 1 小时肌内注射 1 000U,术前 15 分钟静脉注射 1 000U,术后 3 天,每天肌内注射 1 000U;④咯血:每 12 小时皮下注射 1 000U,必要

时,开始时再加静脉注射 1 000U,最好是加入 10ml 的 0.9% NaCl 中,混合注射;⑤异常出血:剂量加倍,间隔 6 小时肌内注射 1 000U,至出血完全停止。

3. 老年人 无特殊要求或遵医嘱。

六、特殊人群用药

1. 妊娠期 除非紧急情况,孕妇不宜使用该药。
2. 哺乳期 尚不明确。

七、药理学

1. 药效学及作用机制 由巴西矛头蝮蛇的蛇毒中分离提纯的一种酶类止血剂,不含神经毒素及其他毒素本药具有类凝血酶样作用,能促进血管破损部位的血小板聚集,并释放一系列凝血因子及血小板因子 3,使凝血因子 I 降解生成纤维蛋白 I 单体,进而交联聚合成难溶性纤维蛋白,促使出血部位的血栓形成和止血。本药在完整无损的血管内无促进血小板聚集的作用,也不激活血管内凝血因子Ⅷ。

2. 药代动力学 据文献报道,血凝酶注射液皮下与肌内使用:15~25 分钟后开始产生作用,药效在 40~45 分钟内达到顶点。静脉内使用:在 5~10 分钟后就开始产生作用。

3. 药物不良反应 不良反应发生率极低,偶见过敏样反应。如出现以上情况,可按一般抗过敏处理方法,给予抗组胺药和/或糖皮质激素及对症治疗。

4. 药物相互作用 不能与无水乙醇、乙氧乙醇直接混合注射,否则可降低止血疗效。结合钙成分的物质(如 ED-TA)会减弱本品疗效。

八、注意事项

1. 禁用 虽无关于血栓的报道,为安全起见,有血栓病史者禁用。对本品中任何成分过敏者禁用。DIC 及血液病所致的出血不宜使用。

2. 慎用 血栓高危人群、血管病介入治疗及心脏病手术者、术后易诱发深静脉血栓的患者。

3. 用药注意事项 大、中动脉,大静脉受损的出血,必须首先用外科手术处理;弥散性血管内凝血(DIC)导致的出血时慎用;血液中缺乏血小板或某些凝血因子时,宜在补充血小板、凝血因子或输注新鲜血液的基础上应用。使用本品期间,如出现任何不良反应事件和/或不良反应,请咨询医师。同时使用其他药品,请告知医师。

九、药物稳定性及贮藏条件

30℃以下避光保存。

十、药物经济性评价

非基本药物,医保乙类。

人凝血因子Ⅷ

一、药品名称

1. 英文名 Human Coagulation Factor Ⅷ

2. 化学名 人凝血因子Ⅷ

二、药品成分

人凝血因子Ⅷ

三、剂型与规格

注射用人凝血因子Ⅷ 300IU/瓶

四、适应证及相应的临床价值

本品对缺乏人凝血因子所致的凝血功能障碍具有纠正作用,主要用于防治甲型血友病和获得性凝血因子Ⅷ缺乏而致的出血症状及这类患者的手术出血治疗。

五、用法用量

用法:本品专供静脉输注。应在临床医师的严格监督下使用。用前应先将制品及其溶解液预温至 25~37℃,然后将溶解液按瓶签标示量注入瓶内,轻轻摇动,使制品完全溶解(注意勿使产生泡沫),然后用带有滤网装置的输血器进行静脉滴注,滴注速度一般以 60 滴/min 左右为宜,制品溶解后应立即使用,并在 1 小时内输完,不得放置。

用量:给药剂量必须参照体重、是否存在抑制物、出血的严重程度等因素,下列公式可用于计算剂量,即所需因子Ⅷ单位(IU)/次 = 0.5×患者体重(kg),需提升的因子活性水平(正常的%)。例如,所需因子Ⅷ单位(IU)/次 = 0.5×50(kg)×30(%) = 750IU。

一般推荐剂量如下。①轻度至中度出血:单一剂量 10~15IU/kg,将因子Ⅷ水平提高到正常人水平的 20%~30%。②较严重出血或小手术:需将因子Ⅷ水平提高到正常人水平的 30%~50%,通常首次剂量 15~25IU/kg。如需要,每隔 8~12 小时给予维持剂量 10~15IU/kg。③大出血:危急生命的出血如口腔、泌尿道及中枢神经系统出血或重要器官如颈、喉、腹膜后,髂腰肌附近的出血首次剂量 40IU/kg,每隔 8~12 小时给予维持剂量 20~25IU/kg。疗程由医师决定。④手术:只有当凝血因子抑制物水平无异常增高时,方可考虑择期手术。手术开始时血液中因子Ⅷ浓度需达到正常水平的 60%~120%。通常在术前按 30~40IU/kg 给药。术后 4 天内因子Ⅷ最低保持在正常人水平的 60%,接下去的 4 天减至 40%。⑤获得性因子Ⅷ抑制物增多症:应给予大剂量的凝血因子Ⅷ,一般超过治疗血友病患者所需剂量一倍以上。

六、特殊人群用药

1. 妊娠期 目前尚无凝血因子Ⅷ对动物生殖影响的研究,也不清楚Ⅷ因子用于孕妇是否会对胎儿损害或影响生育能力。人凝血因子Ⅷ制剂仅在十分必须的情况下才给孕妇使用。

2. 哺乳期 尚不明确。

七、药理学

1. 药效学及作用机制 在内激性血凝过程中,凝血因子Ⅷ作为一辅因子,在 Ca^{2+} 和磷脂存在下,与激活的凝血因子Ⅸ参与凝血因子Ⅹ的激活凝血酶原,形成凝血酶,从而使凝血过程正常进行。输用每千克体重 1 个单位的人凝血因子Ⅷ,可使循环血液中的因子Ⅷ水平增加 2%~2.5%。

2. 药代动力学　静脉给药的半衰期为 4~24 小时,平均为 8~12 小时,呈二相清除曲线,第 1 相反映血管内外的平衡,第 2 相反映 FⅧ被实际利用的情况,FⅧ不能通过胎盘。

3. 药物不良反应　包括寒战、恶心、头晕或头痛,这些症状通常是暂时的;有可能发生过敏反应;大量输入本品可产生溶血反应。

4. 药物相互作用　应单独输注,不可与其他药物合用。

八、注意事项

1. 禁用　在严格控制适应证的情况下,无已知禁忌证。

2. 慎用　尚不明确。

3. 用药注意事项　大量反复输入本品时,应注意出现过敏反应,溶血反应及肺水肿的可能性,对有心脏病的患者尤应注意;本品溶解后,一般为澄清略带乳光的溶液,允许微量细小蛋白颗粒存在,为此用于输注的输血器必须带有滤网装置,但如发现有大块不溶物时,则不可使用;本品对于因缺乏因子Ⅳ所致的乙型血友病或因缺乏因子Ⅺ所致的丙型血友病均无疗效,故在用前应确诊患者系属因子Ⅷ缺乏,方可使用本品。本品不得用于静脉外的注射途径;本品一旦被溶解后应立即使用,未用完部分必须弃去。

九、药物稳定性及贮藏条件

本品一旦被溶解后应立即使用,未用完部分必须弃去;于 2~8℃避光保存和运输。

十、药物经济性评价

非基本药物,医保甲类。

凝血酶原复合物

一、药品名称

1. 英文名　Human Prothrombin Complex
2. 化学名　凝血酶原复合物

二、药品成分

本品主要成分为人凝血因子Ⅱ、Ⅶ、Ⅸ、Ⅹ。

三、剂型与规格

凝血酶原复合物　200IU/瓶

四、适应证及相应的临床价值

本品主要用于治疗先天性和获得性凝血因子Ⅱ、Ⅶ、Ⅸ、Ⅹ缺乏症(单独或联合缺乏)包括:

1. 凝血因子Ⅸ缺乏症(乙型血友病),以及Ⅱ、Ⅶ、Ⅹ凝血因子缺乏症。

2. 抗凝剂过量、维生素 K 缺乏症。

3. 肝病导致的出血患者需要纠正凝血功能障碍时。

4. 各种原因所致的凝血酶原时间延长而拟作外科手术患者,但对凝血因子Ⅴ缺乏者可能无效。

5. 治疗已产生因子Ⅷ抑制物的甲型血友病患者的出血症状。

6. 逆转香豆素类抗凝剂诱导的出血。

7. 对继发性维生素 K 缺乏的新生儿、口服广谱抗生素者,仅宜在严重出血或术前准备中使用本药;治疗敌鼠钠盐中毒。

五、用法用量

1. 儿童　婴幼儿对本药较成人更敏感,易发生血栓性病发症,必要时权衡利弊、小心使用。新生儿的肝炎死亡率高,宜慎用本品。

2. 成人

(1) 用法

1) 本品专供静脉输注,应在临床医师的严格监督下使用。

2) 用前应先将本品及其溶解液预温至 20~25℃,按瓶签标示量注入预温的溶解液,轻轻转动直至本品完全溶解(注意勿使产生很多泡沫)。

3) 溶解后用带有滤网装置的输血器进行静脉滴注(可用氯化钠注射液或 5% 葡萄糖注射液稀释成 50~100ml)。滴注速度开始要缓慢,约 15 滴/min,15 分钟后稍加快滴注速度(40~60 滴/min),一般在 30~60 分钟滴完。

4) 滴注时,医师要随时注意使用情况,若发现弥散性血管内凝血或血栓的临床症状和体征,要立即终止使用。并用肝素拮抗。

(2) 用量:应根据病情及临床检验结果包括凝血试验指标等来决定给药量。

1) 使用剂量随因子缺乏程度而异,一般输注 10~20IU/kg,以后凝血因子Ⅸ缺乏者每隔 24 小时,凝血因子Ⅱ和凝血因子Ⅹ缺乏者,每隔 24~48 小时,凝血因子Ⅶ缺乏者每隔 6~8 小时,可减少或酌情减少剂量输用,一般历时 2~3 天。

2) 在出血量较大或大手术时可根据病情适当增加剂量。

3) 凝血酶原时间延长患者如拟作脾切除者要先于手术前用药,术中和术后根据病情决定。

3. 老年人　一般老年人的生理功能降低,故应视患者状态慎重用药。

六、特殊人群用药

1. 妊娠期　本药对人类孕期的安全性尚未进行研究,故应慎用。

2. 哺乳期　本药是否由乳汁分泌尚未进行研究,故哺乳妇女慎用。

3. 儿童　婴幼儿对本药较成人更敏感,易发生血栓性并发症,必要时应权衡利弊,小心使用。新生儿的肝炎死亡率高,宜慎用本药。

七、药理学

1. 药效学及作用机制　本品含有维生素 K 依赖的在肝合成的四种凝血因子 Ⅱ、Ⅶ、Ⅸ、Ⅹ。维生素 K 缺乏和严重肝疾患均可造成这四个因子的缺乏。而上述任何一个因子的缺乏都可导致凝血障碍。输注本品能提高血液中凝血因子 Ⅱ、Ⅶ、Ⅸ、Ⅹ 的浓度。

2. 药代动力学　本药静脉注射后 10~30 分钟达血药峰浓度,因子Ⅸ的分布半衰期为 3~6 小时,消除半衰期为 18~32 小时。

3. 药物不良反应　一般无不良反应,快速滴注时可引起发热、潮红、头痛等不良反应,减缓或停止滴注,上述症状即可消失;偶有报道大量输注本品时可导致 DIC、深静脉血栓(DVT)、肺栓塞(PE)或手术后血栓形成。

4. 药物相互作用　抗纤溶药(如氨基己酸、氨甲环酸等)常用于预防与控制血友病患者接受各类手术时的出血,若与本药合用,可增加发生血栓性并发症的危险。因此,上述药物宜在给予本药 8 小时后使用。

八、注意事项

1. 禁用　尚不明确。

2. 慎用　肝功能损害或近期接受过外科手术的患者(易发生血栓、DIC 或纤维蛋白溶解),接受择期外科手术的患者(有血栓形成史)慎用。

3. 用药注意事项　发现弥散性血管内凝血(DIC)或血栓的临床症状和体征,要立即终止使用。并用肝素拮抗。本品含有凝血因子Ⅸ的一半效价的肝素,可降低血栓形成的危险性。但是,一旦发现任何可疑情况,即使患者病情不允许完全使用,也要大幅度减低用量。

九、药物稳定性及贮藏条件

制品一旦开瓶应立即使用(一般不得超过 3 小时),未用完部分不能保留;于 2~8℃避光保存和运输。

十、药物经济性评价

非基本药物,国家基本药物,医保乙类。

凝　血　酶

一、药品名称

1. 英文名　Thrombin
2. 化学名　凝血酶原

二、药品成分

本品为牛血或猪血中提取的凝血酶原,经激活而得的供口服或局部止血用凝血酶的无菌冻干制品。

三、剂型与规格

凝血酶冻干粉　(1)200U;(2)500U;(3)1 000U;(4)2 000U;(5)5 000U;(6)10 000U

四、适应证及相应的临床价值

用于手术中不易结扎的小血管止血、消化道出血及外伤出血等;用于小血管或毛细血管渗血的局部止血,如肝素化患者穿刺部位的渗血。

五、用法用量

1. 儿童　本品未进行该项实验且无可靠参考文献。

2. 成人　①局部止血:用灭菌氯化钠注射液溶解成 50~200U/ml 的溶液喷雾或用本品干粉喷洒于创面;②消化道止血:用生理盐水或温开水(不超 37℃)溶解成 10~100U/ml 的溶液,口服或局部灌注,也可根据出血部位及程度增减浓度、次数。

3. 老年人　本品未进行该项实验且无可靠参考文献。

六、特殊人群用药

1. 妊娠期　孕妇只在具有明显指征,病情必需时才能使用。

2. 哺乳期　哺乳期妇女只在具有明显指征,病情必需时才能使用。

3. 肝功能损害　肝功能损害慎用。

七、药理学

1. 药效学及作用机制　凝血酶是凝血机制中关键酶,能直接作用于血液凝固过程的最后一步,促使血浆中的可溶性凝血因子Ⅰ转变成不溶的纤维蛋白,局部给药后作用于伤口表面,使血液很快形成稳定的凝血块,可用于控制毛细血管、静脉出血。本药单独应用不能控制动脉出血。

2. 药代动力学　本品未进行该项实验且无可靠参考文献。

3. 药物不良反应　偶可致过敏反应,应及时停药;外科止血中应用本品曾有致低热反应的报道。

4. 药物相互作用　本品遇酸、碱、重金属发生反应而降效;为提高上消化道出血的止血效果,宜先服一定量制酸剂中和胃酸后口服本品,或同时静脉给予抑酸剂;本品还可用磷酸盐缓冲液(pH 7.6)或冷牛奶溶解。如用阿拉伯胶、明胶、果糖胶、蜂蜜等配制成乳胶状溶液,可提高凝血酶的止血效果,并可适当减少本品用量。

八、注意事项

1. 禁用　对本品有过敏史者禁用。

2. 慎用　尚不明确。

3. 用药注意事项

(1)本品严禁注射,如误入血管可导致血栓形成、局部坏死危及生命。

(2)本品必须直接与创面接触,才能起止血作用。

(3)本品应新鲜配制使用。

九、药物稳定性及贮藏条件

室温下经过 8 小时或冷冻后在 48 小时内,即失去活性;密封,10℃以下贮存。

十、药物经济性评价

基本药物(冻干粉:200 单位、500 单位、2 000 单位),医保甲类。

人纤维蛋白原

一、药品名称

1. 英文名 Human Fibrinogen
2. 化学名 人纤维蛋白原

二、药品成分

主要组成成分:人纤维蛋白原。本品来源于健康人血浆,经过 TNBP 和 Tween80 混合物(SD)处理以及 100℃ 30 分钟加热处理两步病毒灭活。

三、剂型与规格

人纤维蛋白原 0.5g/瓶

四、适应证及相应的临床价值

先天性纤维蛋白原减少或缺乏症;获得性纤维蛋白原减少症;严重肝损伤;肝硬化;弥散性血管内凝血;产后大出血和因大手术、外伤或内出血等引起的纤维蛋白原缺乏而造成的凝血障碍。本品新增加了 100℃ 30 分钟干热法病毒灭活工艺,可能会导致人纤维蛋白原体内生物活性下降和免疫原性改变,建议仅在无其他有效治疗方法又确实需要补充纤维蛋白原的情况下经权衡利弊后使用。

五、用法用量

1. 儿童 未进行此项实验且无可靠参考文献。
2. 成人 ①用法:使用前先将本品及灭菌注射用水预温至 30~37℃,然后按瓶签标示量(25ml)注入预温的灭菌注射用水,置 30~37℃ 水浴中,轻轻摇动使制品全部溶解(切忌剧烈振摇以免蛋白变性)。用带有滤网装置的输液器进行静脉滴注。滴注速度以 60 滴/min 左右为宜。②用量:应根据病情及临床检验结果包括凝血试验指标和纤维蛋白原水平等来决定给药量。一般首次给药 1~2g 如需要可遵照医嘱继续给药。
3. 老年人 未进行此项实验且无可靠参考文献。

六、特殊人群用药

1. 妊娠期 孕妇用药应慎重,只有经过利弊权衡后认为患者确有必要使用时方可应用,并应在医师指导和严密观察下使用。
2. 哺乳期 对哺乳期妇女用药应慎重,只有经过利弊权衡后认为患者确有必要使用时方可应用,并应在医师指导和严密观察下使用。

七、药理学

1. 药效学及作用机制 药理作用:在凝血过程中,纤维蛋白原经凝血酶酶解变成纤维蛋白,在纤维蛋白稳定因子作用下,形成坚实纤维蛋白,发挥有效的止血作用。

2. 药代动力学 文献资料显示,未采用 100℃ 30 分钟干热法处理的纤维蛋白原,半衰期为 3~4 天。本品为经过 100℃ 30 分钟干热法处理的纤维蛋白原,尚未进行药代动力学研究。

3. 药物不良反应 尚未进行系统的临床不良反应观察,根据相关报道,少数患者会出现过敏反应和发热,严重反应者应采取应急处理措施;本品含有不超过 3%的盐酸精氨酸作为稳定剂,大剂量使用时可能存在代谢性酸中毒等风险。

4. 药物相互作用 不可与其他药物同时合用。

八、注意事项

1. 禁用 对本品过敏者禁用。
2. 慎用 本品按标示量复溶后,含有不超过 3%的盐酸精氨酸作为稳定剂,大剂量使用时可能存在代谢性酸中毒的风险,建议在使用前及使用期向进行电解质监测,根据结果调整剂量或停止使用本品。已存在代谢紊乱的患者应慎用本品。
3. 用药注意事项 本品专供静脉输注;本品溶解后为澄清略带乳光的溶液,允许有少量絮状物或蛋白颗粒存在。为此用于输注的输血器应带有滤网装置。但如发现有大量或大块不溶物时,不可使用;寒冷季节溶解本品或制品刚从冷处取出温度较低的情况下,应特别注意先使制品和溶解液的温度升高到 30~37℃,然后进行溶解;温度过低往往会造成溶解困难并导致蛋白变性;在治疗消耗性凝血疾病时,需注意只有在肝素的保护及抗凝血酶Ⅲ水平正常的前提下,凝血因子替代疗法才有效;如配制时发现制剂瓶内已失去真空度,请勿使用;使用本品期间,应严密监测患者凝血指标和纤维蛋白原水平,并根据结果调整本品用量。由于体外活性检测方法的局限性,不同厂家生产的纤维蛋白原可能活性不完全相同,在相互替换时需要注意用量的调整。

九、药物稳定性及贮藏条件

本品一旦溶解应尽快使用;8℃ 以下避光保存和运输,不得冰冻。

十、药物经济性评价

基本药物(注射用 无菌粉末),医保乙类。

氨 基 己 酸

一、药品名称

1. 英文名 Aminocaproic Acid
2. 化学名 6-氨基己酸

二、药品成分

6-氨基己酸

三、剂型与规格

氨基己酸注射液　10ml∶2g

四、适应证及相应的临床价值

适用于预防及治疗血纤维蛋白溶解亢进引起的各种出血。

1. 前列腺、尿道、肺、肝、胰、脑、子宫、肾上腺、甲状腺等富有纤溶酶原激活物脏器的外伤或手术出血,组织纤溶酶原激活物 rt-PA)、链激酶或尿激酶过量引起的出血。

2. 弥散性血管内凝血(DIC)晚期,以防继发性纤溶亢进症。

3. 可作为血友病患者拔牙或口腔手术后出血或月经过多的辅助治疗。

4. 可用于上消化道出血、咯血、原发性血小板减少性紫癜和白血病等各种出血的对症治疗,对一般慢性渗血效果显著;对凝血功能异常引起的出血疗效差;对严重出血、伤口大量出血及癌肿出血等无止血作用。

5. 局部应用　0.5%溶液冲洗膀胱用于术后膀胱出血;拔牙后可用10%溶液漱口和蘸药的棉球填塞伤口;亦可用5%~10%溶液纱布浸泡后敷贴伤口。

五、用法用量

1. 儿童　未进行该项实验且无可靠参考文献。

2. 成人　因本品排泄快,需持续给药才能维持有效浓度,故一般皆用静脉滴注法。本品在体内的有效抑制纤维蛋白溶解的浓度至少为130μg/ml。对外科手术出血或内科大量出血者,迅速止血,要求迅速达到上述血药浓度。初量可取4~6g(2~3 支)(20%溶液)溶于100ml 生理盐水或5%~10%葡萄糖溶液中,于15~30分钟滴完。持续剂量为每小时1g,可口服也可注射。维持12~24 小时或更久,依病情而定。

3. 老年人　未进行该项实验且无可靠参考文献。

六、特殊人群用药

1. 妊娠期　本药可迅速进入胎盘,孕妇慎用。FDA 对本药的妊娠安全性分级为 C 级。

2. 哺乳期　尚不明确。

3. 肾功能损害　对于肾衰竭或少尿的患者,剂量应减至正常剂量的 15%~25%。

4. 肝功能损害　肝功能不全患者慎用。

5. 其他人群　早产儿禁止使用。心功能不全患者慎用。

七、药理学

1. 药效学及作用机制　本品是抗纤维蛋白溶解药。纤维蛋白原通过其分子结构中的赖氨酸结合部位特异性地与纤维蛋白结合,然后在激活物作用下变为纤溶酶,该酶能裂解纤维蛋白中精氨酸和赖氨酸肽链,形成纤维蛋白降解产物,使血凝块溶解,本品的化学结构与赖氨酸相似,能定性阻抑纤溶酶原与纤维蛋白结合,防止其激活,从而抑制纤维蛋白溶解,高浓度(100mg/L)则直接抑制纤溶酶活力,达到

止血效果。

2. 药代动力学　本品分布于血管内外间隙,并迅速进入细胞、胎盘。本品在血中以游离状态存在,不与血浆蛋白结合,在体内维持时间短,不代谢,给药后 12 小时,有 40%~60%以原型从尿中迅速排泄。$t_{1/2}$ 为 61~120 分钟。

3. 药物不良反应　本药有一定的副作用,剂量增大,不良反应增多,症状加重。而且药效维持时间较短,现已逐渐少用;常见的不良反应为恶心、呕吐和腹泻,其次为眩晕、瘙痒、头晕、耳鸣、全身不适、鼻塞、皮疹、红斑、不泄精等。当每日剂量超过 16g 时,尤易发生。快速静脉注射可出现低血压、心动过速、心律失常,少数人可发生惊厥及心脏或肝损害。大剂量或疗程超过四周可产生肌痛、软弱、疲劳、肌红蛋白尿,甚至肾衰竭等,停药后可缓解恢复。

4. 药物相互作用　本品即刻止血作用较差,对急性大出血宜与其他止血药物配伍应用;本品不宜与酚磺乙胺混合注射。

八、注意事项

1. 禁用　有血栓形成倾向或过去有血管栓塞者忌用。

2. 慎用　心、肝、肾功能不全患者慎用;尿道手术后出血的患者慎用。

3. 用药注意事项

(1) 本品排泄快,需持续给药,否则难以维持稳定的有效血浓度。

(2) 有报道认为本品与肝素并用可解决纤溶与弥散性血管内凝血(DIC)同时存在的矛盾。相反的意见则认为两者并用有拮抗作用,疗效不如单独应用肝素者。近来认为,两者的使用应按病情及化验检查结果决定。在 DIC 早期,血液呈高凝趋势,继发性纤溶尚未发生,不应使用抗纤溶药。DIC 进入低凝期并有继发性纤溶时,肝素与抗纤溶药可考虑并用。

(3) 链激酶或尿激酶的作用可被氨基己酸对抗,故前者过量时亦可使用氨基己酸对抗。

(4) 本品不能阻止小动脉出血,术中有活动性动脉出血,仍需结扎止血。

(5) 使用避孕药或雌激素的妇女,服用氨基己酸时可增加血栓形成的倾向。

(6) 本品静脉注射过快可引起明显血压降低,心动过速和心律失常。

九、药物稳定性及贮藏条件

密闭保存。

十、药物经济性评价

非基本药物,医保乙类。

氨 甲 苯 酸

一、药品名称

1. 英文名　Aminomethylbenzoic Acid

2. 化学名　对氨甲基苯甲酸

二、药品成分

对氨甲基苯甲酸

三、剂型与规格

氨甲苯酸注射液　10ml：0.1g

四、适应证及相应的临床价值

1. 本品主要用于急性或慢性、局限性或全身性原发性纤维蛋白溶解亢进所致的各种出血。弥散性血管内凝血所致的继发性高纤溶状态,在未肝素化前,一般不用本品。

2. 用于前列腺、尿道、肺、脑、子宫、肾上腺、甲状腺等富有纤溶酶原激活物脏器的外伤或手术出血。

3. 用作组织型纤溶酶原激活物(t-PA)、链激酶及尿激酶的拮抗物。

4. 用于人工流产、胎盘早期剥落、死胎和羊水栓塞引起的纤溶性出血,以及病理性宫腔内局部纤溶性增高的月经过多症。

5. 用于中枢神经病变轻症出血,如蛛网膜下腔出血和颅内动脉瘤出血,应用本品止血优于其他抗纤溶药,但必须注意并发脑水肿或脑梗死的危险性,至于重症有手术指征患者,本品仅可作辅助用药。

6. 用于治疗遗传性血管神经性水肿,可减少其发作次数和严重程度。

7. 血友病患者发生活动性出血,可联合应用本药。

8. 用于防止或减轻因子Ⅷ或因子Ⅸ缺乏的血友病患者拔牙或口腔手术后的出血。

五、用法用量

1. 儿童　静脉注射每次100mg,用5%葡萄糖注射液或0.9%氯化钠注射液10~20ml稀释后缓慢注射。

2. 成人　静脉注射或滴注每次0.1~0.3g(1~3支),每日不超过0.6g(6支)。

3. 老年人　老年人多伴有血黏滞性增加、血脂偏高、血管硬化等,如大剂量给药,可促进血液凝固,血流缓慢,从而易形成血栓,故应慎用。

六、特殊人群用药

1. 妊娠期　尚不明确。

2. 哺乳期　尚不明确。

3. 肾功能损害　慢性肾功能不全时用量酌减,给药后尿液浓度常较高。

七、药理学

1. 药效学及作用机制　本品为促凝血药。血循环中存在各种纤溶酶(原)的天然拮抗物,如抗纤溶酶素等。正常情况下,血液中抗纤溶物质活性比纤溶物质活性高很多倍,所以不致发生纤溶性出血。但这些拮抗物不能阻滞已吸附在纤维蛋白网上的激活物(如尿激酶等)所激活而形成纤溶酶。纤溶酶是一种肽链内切酶,在中性环境中能裂解纤维蛋白(原)的精氨酸和赖氨酸肽链,形成纤维蛋白降解产物,并引起凝血块溶解出血。纤溶酶原通过其分子结构中的赖氨酸结合部位而特异性地吸附在纤维蛋白上,赖氨酸则可以竞争性地阻抑这种吸附作用,减少纤溶酶原的吸附率,从而减少纤溶酶原的激活程度,以减少出血。本品的立体构型与赖氨酸(1,5-二氨基己酸)相似,能竞争性阻抑纤溶酶原吸附在纤维蛋白网上,从而防止其激活,保护纤维蛋白不被纤溶酶降解而达到止血作用。

2. 药代动力学　口服后胃肠道吸收率为69%±2%。体内分布浓度依次为肾>肝>心>脾>肺>血液等。服药后3小时血药浓度即达峰值,口服7.5mg/kg,峰值一般为4~5μg/ml。口服8小时血药浓度已降到很低水平;静脉注射后有效血药浓度可维持3~5小时。服药24小时,36%±5%以原型随尿排出,静脉注射则排出63%±17%,其余为乙酰化衍生物。

3. 药物不良反应　本品与6-氨基己酸相比,抗纤溶活性强5倍。不良反应极少见。长期应用未见血栓形成,偶有头昏、头痛、腹部不适。有心肌梗死倾向者应慎用。

4. 药物相互作用　与青霉素有配伍禁忌,与尿激酶等溶栓剂有配伍禁忌;口服避孕药、雌激素或凝血酶原复合物浓缩剂与本品合用,有增加血栓形成的危险。

八、注意事项

本品一般不单独用于弥散性血管内凝血所致的继发性纤溶性出血,以防进一步血栓形成,影响脏器功能,特别是急性肾衰竭。如有必要,应在肝素化的基础上才应用本品;如与其他凝血因子(如因子Ⅸ)等合用,应警惕血栓形成。一般认为在凝血因子使用后8小时再用本品较为妥善;宫内死胎所致低纤维蛋白原血症出血,肝素治疗较本品为安全。

1. 禁用　尚不明确。

2. 慎用　应用本品患者要监护血栓形成并发症的可能性。对于有血栓形成倾向者(如急性心肌梗死)宜慎用;血友病或肾盂实质病变发生大量血尿时要慎用。

九、药物稳定性及贮藏条件

密闭保存。

十、药物经济性评价

基本药物(注射液:10ml：0.1g、5ml：50mg),医保甲、乙类。

肾上腺色腙

一、药品名称

1. 英文名　Carbazochrome

2. 化学名　3-羟基-1-甲基二氢吲哚-5,6-二酮缩氨脲

二、药品成分

肾上腺色腙

三、剂型与规格

安络血片剂 2.5mg

四、适应证及相应的临床价值

适用于因毛细血管损伤及通透性增加所致的出血，如鼻出血、视网膜出血、咯血、胃肠出血、血尿、痔疮及子宫出血等。也用于血小板减少性紫癜，但止血效果不十分理想。

五、用法用量

1. 儿童 5岁及5岁以下者每次 1.25~2.5mg(1/4~1/2片)，每日3次，大于5岁者同成人用法。
2. 成人 每次 2.5~5.0mg(1/2~1片)，每日3次。
3. 老年人 未进行该项实验且无可靠参考文献。

六、特殊人群用药

1. 妊娠期 尚不明确。
2. 哺乳期 尚不明确。
3. 肾功能损害 尚不明确。
4. 肝功能损害 尚不明确。
5. 其他人群 尚不明确。

七、药理学

1. 药效学及作用机制 为肾上腺素的氧化衍生物，无拟肾上腺素作用，因此不影响血压和心率，但能增强毛细血管对损伤的抵抗力，稳定血管及其周围组织中的酸性黏多糖，降低毛细血管的通透性，增强受损毛细血管端的回缩作用，使血块不易从管壁脱落，从而缩短止血时间，但不影响凝血过程。

2. 药代动力学 未进行该项实验且无可靠参考文献。

3. 药物不良反应 本品毒性低，可产生水杨酸样反应，如恶心、呕吐、头晕、耳鸣、视力减退等。对癫痫患者可引起异常脑电活动。

4. 药物相互作用 抗组胺药、抗胆碱药的扩血管作用可影响本品的止血效果，如合并用药应加大本品剂量；可降低氟哌啶醇等抗精神病药物的效应；可降低抗癫痫药物的疗效。

八、注意事项

1. 禁用 对本药过敏者禁用；对水杨酸过敏者禁用本药的水杨酸钠盐。
2. 慎用 有癫痫病史及精神病史者慎用。
3. 用药注意事项 本药的水杨酸钠盐不能用于静脉注射；本药对大量出血和动脉出血疗效差；大量使用者可引起精神错乱，并易引起水杨酸样反应。

九、药物稳定性及贮藏条件

遮光，密封保存。

十、药物经济性评价

非基本药物，非医保。

垂 体 后 叶

一、药品名称

1. 英文名 Posterior Pituitary
2. 化学名 垂体后叶

二、药品成分

垂体后叶

三、剂型与规格

垂体后叶注射剂 (1)1ml:6U;(2)0.5ml:3U

四、适应证及相应的临床价值

用于肺、支气管出血(如咯血)、消化道出血(呕血、便血)，并适用于产科催产及产后收缩子宫、止血等。对于腹腔手术后肠道麻痹亦有功效。本品尚对尿崩症有减少排尿量之作用。

五、用法用量

1. 儿童 尚不明确。
2. 成人 肌内、皮下注射或稀释后静脉滴注。引产或催产静脉滴注:①每次 2.5~5U，用氯化钠注射液稀释至每1ml中含有 0.01U。静脉滴注开始时每分钟不超过 0.001~0.002U，每15~30分钟增加 0.001~0.002U，至达到宫缩与正常分娩期相似，最快每分钟不超过 0.02U，通常为每分钟 0.002~0.005U。②控制产后出血每分钟静脉滴注 0.02~0.04U，胎盘排除后可肌内注射 5~10U。产后子宫出血:每次 3~6U。③呼吸道或消化道出血:每次 6~12U。
3. 老年人 尚不明确。

六、特殊人群用药

1. 妊娠期 用于催产时必须明确指征，在密切监视下进行。
2. 哺乳期 尚不明确。
3. 肾功能损害 尚不明确。
4. 肝功能损害 尚不明确。
5. 其他人群 尚不明确。

七、药理学

1. 药效学及作用机制 垂体后叶注射液对平滑肌有强烈收缩作用，尤以对血管及子宫之肌层作用更强，由于剂量不同，可引起子宫节律收缩至强直收缩。对于肠道及膀胱亦能增加张力而使其收缩，此外，垂体后叶尚能抑制排尿。

2. 药代动力学 本品因能被消化液破坏，不宜口服；注射或静滴给药，药理作用快而维持时间短(半小时);本药的半衰期为20分钟，在肝和肾中被分解。

3. 药物不良反应 用药后可引起血压升高、心悸、胸闷、心绞痛、尿量减少、尿急、面色苍白、出汗、恶心、腹痛等反应,还可有血管性水肿、荨麻疹、支气管哮喘、过敏性休克,应立即停药并对症处理。

4. 药物相互作用 与麦角合用,可延长本药作用时间;其他宫缩药与缩宫素同时用,可使子宫张力过高,产生子宫破裂和/或宫颈撕裂。

八、注意事项

1. 禁用 本品对患有肾炎、心肌炎、血管硬化、骨盆过窄、双胎、羊水过多、子宫膨胀过度等患者不宜应用,在子宫颈尚未完全扩大时亦不宜采用本品。

2. 慎用 高血压或冠状动脉病患者慎用。

3. 用药注意事项 用药前后及用药时应监测血压;静脉滴注时应注意药物浓度及滴速,一般 20 滴/min,滴注速度过快或静脉推注均易引起腹痛或腹泻;用于产后子宫出血应在胎盘娩出后给药。

九、药物稳定性及贮藏条件

密封,遮光,在冷处(2~10℃)保存,避免冷冻。

十、药物经济性评价

基本药物(注射液:0.5ml:3单位、1ml:6单位),医保甲类,《中国药典》(2020年版)收载。

肝 素 钠

参见(第三章 心血管系统药物 13 抗凝血药)

肝 素 钙

参见(第三章 心血管系统药物 13 抗凝血药)

达 肝 素 钠

参见(第三章 心血管系统药物 13 抗凝血药)

依 诺 肝 素 钠

参见(第三章 心血管系统药物 13 抗凝血药)

那 屈 肝 素 钙

参见(第三章 心血管系统药物 13 抗凝血药)

华 法 林 钠

参见(第三章 心血管系统药物 13 抗凝血药)

磺 达 肝 癸 钠

参见(第三章 心血管系统药物 13 抗凝血药)

达 比 加 群 酯

参见(第三章 心血管系统药物 13 抗凝血药)

利 伐 沙 班

参见(第三章 心血管系统药物 13 抗凝血药)

链 激 酶

参见(第二章 神经系统药物 8 脑卒中药)

尿 激 酶

参见(第二章 神经系统药物 8 脑卒中药)

阿 替 普 酶

参见(第二章 神经系统药物 8 脑卒中药)

6 呼吸兴奋药物

尼 可 刹 米

一、药品名称

1. 英文名 Nikethamide
2. 化学名 N,N-二乙基烟酰胺

二、药品成分

尼可刹米

三、剂型与规格

尼可刹米注射剂 (1)1ml:0.25g;(2)1.5ml:0.375g;(3)2ml:0.5g

四、适应证及相应的临床价值

用于中枢性呼吸抑制及各种原因引起的呼吸抑制。

五、用法用量

1. 儿童 皮下注射、肌内注射、静脉注射:①常用量 6 个月以下,每次 75mg;②1 岁,每次 0.125g;③4~7 岁,每次 0.175g。

2. 成人 皮下注射、肌内注射、静脉注射:常用量每次 0.25~0.5g,必要时 1~2 小时重复用药;极量每次 1.25g。

六、特殊人群用药

1. 妊娠期 尚不明确。
2. 哺乳期 尚不明确。
3. 肾功能损害 尚不明确。
4. 肝功能损害 尚不明确。
5. 其他人群 老年人和儿童用药尚不明确。

七、药理学

1. 药效学及作用机制 本品选择性兴奋延髓呼吸中枢,也可作用于颈动脉体和主动脉体化学感受器反射性地兴奋呼吸中枢,并提高呼吸中枢对二氧化碳的敏感性,使呼吸加深加快,对血管运动中枢有微弱兴奋作用,剂量过大可引起惊厥。

2. 药代动力学 吸收好,起效快,作用时间短暂,一次静脉注射只能维持作用 5~10 分钟,进入体内后迅速分布至全身,体内代谢为烟酰胺,然后再被甲基化成为 *N*-甲基烟酰胺经尿排出。

3. 药物不良反应　常见面部刺激症、烦躁不安、抽搐、恶心呕吐等。大剂量时可出现血压升高、心悸、出汗、面部潮红、呕吐、震颤、心律失常、惊厥、甚至昏迷。

4. 药物相互作用　与其他中枢兴奋药合用,有协同作用,可引起惊厥。

八、注意事项

1. 禁用　抽搐及惊厥患者禁用。
2. 慎用　运动员慎用。
3. 用药注意事项　作用时间短暂,应视病情间隔给药。

九、药物稳定性及贮藏条件

遮光,密闭保存。

十、药物经济性评价

基本药物(注射液:1.5ml:0.375g、2ml:0.5g),医保甲类。

洛 贝 林

一、药品名称

1. 英文名　Lobeline
2. 化学名　2-[1-甲基-6-(β-羟基苯乙基)-2-哌啶基]苯乙酮

二、药品成分

盐酸洛贝林

三、剂型与规格

盐酸洛贝林注射液　(1)1ml:3mg;(2)1ml:10mg

四、适应证及相应的临床价值

本品主要用于各种原因引起的中枢性呼吸抑制。临床上常用于新生儿窒息,一氧化碳、阿片中毒等。

五、用法用量

1. 儿童　①静脉注射:小儿每次 0.3~3mg,必要时每隔 30 分钟可重复使用,新生儿窒息可注入脐静脉 3mg;②皮下或肌内注射:小儿每次 1~3mg。
2. 成人　①静脉注射:常用量为每次 3mg;极量为每次 6mg,每日 20mg;②皮下或肌内注射:常用量为每次 10mg;极量为每次 20mg,每日 50mg。

六、特殊人群用药

1. 妊娠期　未进行该项实验且无可靠参考文献。
2. 哺乳期　未进行该项实验且无可靠参考文献。
3. 肾功能损害　未进行该项实验且无可靠参考文献。

4. 肝功能损害　未进行该项实验且无可靠参考文献。
5. 老年人　未进行该项实验且无可靠参考文献。

七、药理学

1. 药效学及作用机制　可刺激颈动脉窦和主动脉体化学感受器(均为 N_1 受体),反射性地兴奋呼吸中枢而使呼吸加快,但对呼吸中枢并无直接兴奋作用。对迷走神经中枢和血管运动中枢也同时有反射性的兴奋作用;对植物神经节先兴奋而后阻断。
2. 药代动力学　静脉注射后,其作用持续时间短,一般为 20 分钟。
3. 药物不良反应　可有恶心、呕吐、呛咳、头痛、心悸等。
4. 药物相互作用　未进行该项实验且无可靠参考文献。

八、注意事项

1. 禁用　尚不明确。
2. 慎用　尚不明确。
3. 用药注意事项　剂量较大时,能引起心动过速、传导阻滞、呼吸抑制甚至惊厥。

九、药物稳定性及贮藏条件

遮光,密闭保存。

十、药物经济性评价

基本药物(注射液:1ml:3mg、1ml:10mg),医保甲类,《中国药典》(2020 年版)收载。

二甲弗林

一、药品名称

1. 英文名　Dimefline
2. 化学名　3-甲基-7-甲氧基-2-苯基-8-[(二甲氨基)亚甲基]-4*H*-1-苯并吡喃-4-酮

二、药品成分

盐酸二甲弗林

三、剂型与规格

盐酸二甲弗林注射液　2ml:8mg

四、适应证及相应的临床价值

常用于麻醉,催眠药物所引起的呼吸抑制及各种疾病引起的中枢性呼吸衰竭,以及手术,外伤等引起的虚脱和休克。

五、用法用量

成人:①肌内注射每次 8mg;②静脉注射每次 8~16mg,临用前加 5% 葡萄糖注射液稀释后缓慢注射;③静脉滴注每次 16~32mg,用于重症患者,临用前加氯化钠注射液或 5% 葡萄糖注射液稀释后静脉滴注。

六、特殊人群用药

1. 妊娠期　禁用。
2. 哺乳期　禁用。
3. 肾功能损害　禁用。
4. 肝功能损害　禁用。
5. 其他人群　老年和儿童慎用。

七、药理学

1. 药效学及作用机制　本品对呼吸中枢有较强兴奋作用,用药后可见肺换气量明显增加,二氧化碳分压下降,本品安全范围较窄,剂量掌握不当易致抽搐或惊厥。惊厥时,可用短效巴比妥类药治疗、静脉滴注 10% 葡萄糖注射液,促进排泄、对症治疗。
2. 药代动力学　作用快,维持时间 2~3 小时。
3. 药物不良反应　用量较大易引起抽搐或惊厥,尤见于儿童。
4. 药物相互作用　尚不明确。

八、注意事项

1. 禁用　有惊厥病史者,肝、肾功能不全者。
2. 慎用　老年人和儿童慎用。
3. 用药注意事项　本品安全范围较窄,剂量掌握不当易致抽搐或惊厥。

九、药物稳定性及贮藏条件

遮光,密闭保存。

十、药物经济性评价

非基本药物,医保乙类。

贝 美 格

一、药品名称

1. 英文名　Bemegride
2. 化学名　3-乙基-3-甲基戊二酰亚胺

二、药品成分

贝美格

三、剂型与规格

贝美格注射液　(1)10ml∶50mg;(2)20ml∶50mg

四、适应证及相应的临床价值

用于巴比妥类及其他催眠药的中毒,也用于减少硫喷妥钠麻醉深度,以加快其苏醒。

五、用法用量

静脉注射:每 3~5 分钟注射 50mg,至病情改善或出现中毒症状。

静脉滴注:50mg 临用前加 5% 葡萄糖注射液 250~500ml 稀释后静脉滴注。

六、特殊人群用药

1. 妊娠期　尚不明确。
2. 哺乳期　尚不明确。
3. 肾功能损害　尚不明确。
4. 肝功能损害　尚不明确。
5. 其他人群　老年人和儿童用药尚不明确。

七、药理学

1. 药效学及作用机制　本品能直接兴奋呼吸中枢及血管运动中枢,使呼吸增加,血压微升。
2. 药代动力学　尚不明确。
3. 药物不良反应　可引起恶心、呕吐。
4. 药物相互作用　尚不明确。

八、注意事项

1. 禁用　吗啡中毒者及对本品过敏者禁用。
2. 慎用　尚不明确。
3. 用药注意事项　静脉注射或静脉滴注速度不宜过快,以免产生惊厥。

九、药物稳定性及贮藏条件

遮光,密闭保存。

十、药物经济性评价

医保甲类。

多 沙 普 仑

一、药品名称

1. 英文名　Doxapram
2. 化学名　1-乙基-3,3-二苯基-4-(2-吗啉乙基)-2-吡咯烷酮盐酸盐一水合物

二、药品成分

盐酸多沙普仑

三、剂型与规格

盐酸多沙普仑注射液　5ml∶100mg

四、适应证及相应的临床价值

用于呼吸衰竭。

五、用法用量

1. 静脉注射　每次 0.5~1.0mg/kg,不超过 15mg/kg,如需重复给药,至少间隔 5 分钟。每小时用量不宜超过 300mg。①术后催醒:0.5~1mg/kg,如需要,在至少相隔 5 分钟后重复 1 次,总量不得超过 2mg/kg;②中枢抑制催醒:1~

2mg/kg,隔 5 分钟后按需可重复 1 次。维持量为每 1~2 小时用 1~2mg/kg,直至获得疗效,每天总量以 3g 为限。

2. 静脉滴注:每次 0.5~1.0mg/kg,临用前加葡萄糖氯化钠注射液稀释后静脉滴注直至获得疗效,总量不超过每日 3g。用于术后催醒,在需要时可采用静脉滴注法。药物用 5% 葡萄糖注射剂或氯化钠注射剂稀释至 1mg/ml,静脉滴注开始时 5mg/min,获效后减至 1~3mg/min,总用量最多为 4mg/kg。

六、特殊人群用药

1. 妊娠期 慎用。
2. 哺乳期 慎用。
3. 肝功能损害 慎用。
4. 其他人群 12 岁以下儿童慎用。

七、药理学

1. 药效学及作用机制 本品为呼吸兴奋剂,小量时通过颈动脉体化学感受器反射性兴奋呼吸中枢,大量时直接兴奋延髓呼吸中枢,使潮气量加大,呼吸频率加快有限。大剂量兴奋脊髓及脑干,但对大脑皮层似无影响,在阻塞性肺疾病患者发生急性通气不全时,应用此药后,潮气量、血二氧化碳分压、氧饱和度均有改善。

2. 药代动力学 静脉注射起效只需 20~40 秒,1~2 分钟效应最显著,持续时间仅 5~12 分钟。静脉注射后迅速代谢,代谢产物经肾排泄。半衰期($t_{1/2}$)为 3 小时。

3. 药物不良反应 头痛无力,恶心呕吐出汗,感觉奇热、腹泻及尿潴留。

4. 药物相互作用 本品能促进儿茶酚胺的释放增多,在全麻药如氟烷、异氟烷等停用 10~20 分钟后,才能使用。本品与咖啡因、哌甲酯、匹莫林、肾上腺素受体激动药等合用可能出现紧张、激动、失眠甚至惊厥或心律失常。本品与单胺氧化酶抑制药丙卡巴肼以及升压药合用时,可使血压明显升高。

八、注意事项

1. 禁用 惊厥、癫痫、重度高血压、嗜铬细胞瘤、甲状腺功能亢进、冠心病、颅内高压、严重肺部疾患者禁用。

2. 慎用 孕妇及哺乳期妇女慎用,12 岁以下儿童慎用。

3. 用药注意事项 用药时常规测定血压和脉搏以防止药物过量。静脉注射漏到血管外或静脉滴注时间太长均能导致血栓静脉炎或局部皮肤刺激。

剂量过大时可引起心血管不良反应如血压升高、心率加快,甚至出现心律失常。静脉滴注速度不宜太快否则可引起溶血。

九、药物稳定性及贮藏条件

密闭,室温保存。

十、药物经济性评价

非基本药物,医保乙类。

樟 脑

一、药品名称

1. 英文名 Camphor
2. 化学名 D-樟脑-10-磺酸钠盐

二、药品成分

樟脑磺酸钠

三、剂型与规格

樟脑磺酸钠注射液 (1)1ml:0.05g;(2)2ml:0.1g;(3)2ml:0.2g

四、适应证及相应的临床价值

中枢兴奋药,用于呼吸与循环的急性障碍及对抗中枢神经抑制药的中毒等。

五、用法用量

常用量:肌内、皮下或静脉注射,每次 0.05~0.2g。

六、特殊人群用药

1. 妊娠期 尚不明确。
2. 哺乳期 尚不明确。
3. 其他人群 老年人和儿童用药:未进行该项实验且无可靠参考文献。

七、药理学

1. 药效学及作用机制 本品为呼吸兴奋剂,可刺激呼吸中枢,使呼吸兴奋。

2. 药代动力学 注射后吸收快,与磺酸钠形成复盐吸收较好。在肝内羟化形成樟脑代谢产物。与葡萄糖醛酸结合,从肾排出,可穿过胎盘屏障。

3. 药物不良反应 可引起恶心、呕吐。可用安定或短效巴比妥类药物来控制。

4. 药物相互作用 不应与降压药及抗抑郁药合用。

八、注意事项

1. 禁用 尚不明确。
2. 慎用 尚不明确。
3. 用药注意事项 尚不明确。

九、药物稳定性及贮藏条件

遮光,密闭保存。

十、药物经济性评价

非基本药物,非医保。

7 治疗弥散性结缔组织病肺部病变药物
泼 尼 松

一、药品名称

1. 英文名 Prednisone
2. 化学名 17α,21-二羟基孕甾-1,4-二烯-3,11,20-三酮 21-醋酸酯

二、药品成分

醋酸泼尼松

三、剂型与规格

醋酸泼尼松片 5mg

四、适应证及相应的临床价值

主要用于过敏性与自身免疫性炎症性疾病。适用于结缔组织病,系统性红斑狼疮,严重的支气管哮喘,皮肌炎,血管炎等过敏性疾病,急性白血病,恶性淋巴瘤以及适用于其他肾上腺皮质激素类药物的病症等。不推荐单用糖皮质激素作为特发性肺纤维化的一线用药,但对于细菌感染诱发的特发性肺纤维化急性加重患者,在积极抗感染前提下,使用大剂量糖皮质激素冲击治疗是一个可供选择的方案。

五、用法用量

口服。一般每次 $5\sim10mg$($1\sim2$ 片),每日 $10\sim60mg$($2\sim12$ 片)。必要时酌量增减,由医师决定。

1. 对于系统性红斑狼疮、肾病综合征、溃疡性结肠炎、自身免疫性溶血性贫血等自身免疫性疾病:可给每日 $40\sim60mg$($8\sim12$ 片),病情稳定后逐渐减量。

2. 对药物性皮炎、荨麻疹、支气管哮喘等过敏性疾病每日 $20\sim40mg$($4\sim8$ 片),症状减轻后减量,每隔 $1\sim2$ 日减少 5mg(1 片)。

3. 防止器官移植排异反应 一般在术前 $1\sim2$ 日开始每日口服 100mg(20 片),术后一周改为每日 60mg(12 片),以后逐渐减量。

4. 治疗急性白血病、恶性肿瘤 每日口服 $60\sim80mg$($12\sim16$ 片),症状缓解后减量。

六、特殊人群用药

1. 妊娠期 孕妇使用可增加胎盘功能不全、新生儿体重减少或死胎的发生率,动物试验有致畸作用,应权衡利弊使用。

2. 哺乳期 哺乳期妇女接受大剂量给药,则不应哺乳,防止药物经乳汁排泄,造成婴儿生长抑制、肾上腺功能抑制等不良反应。

3. 肾功能损害 慎用。

4. 肝功能损害 慎用。

5. 其他人群

(1)儿童用药:小儿如长期使用肾上腺皮质激素,须十分慎重,因激素可抑制患儿的生长和发育,如确有必要长期使用,应采用短效(如可的松)或中效制剂(如泼尼松),避免使用长效制剂(如地塞米松)。口服中效制剂隔日疗法可减轻对生长的抑制作用。儿童或少年患者长程使用糖皮质激素必须密切观察,患儿发生骨质疏松症、股骨头缺血性坏死、青光眼、白内障的危险性都增加。儿童使用激素的剂量除了一般的按年龄和体重而定外,更应该按疾病的严重程度和患儿对治疗的反应而定。对于有肾上腺皮质功能减退患儿的治疗,其激素的用量应根据体表面积而定,否则易发生过量,尤其是婴幼儿和矮小或肥胖的患儿。

(2)老年用药:用糖皮质激素易产生高血压,老年患者尤其是更年期后的女性使用易发生骨质疏松。

七、药理学

1. 药效学及作用机制

(1)抗感染作用:本品可减轻和防止组织对炎症的反应,从而减轻炎症的表现。激素抑制炎症细胞,包括巨噬细胞和白细胞在炎症部位的集聚,并抑制吞噬作用、溶酶体酶的释放以及炎症化学中介物的合成和释放。

(2)免疫抑制作用:包括防止或抑制细胞介导的免疫反应,延迟性的过敏反应,减少 T 淋巴细胞、单核细胞、嗜酸性粒细胞的数目,降低免疫球蛋白与细胞表面受体的结合能力,并抑制白介素的合成与释放,从而降低 T 淋巴细胞向淋巴母细胞转化,并减轻原发免疫反应的扩展。可降低免疫复合物通过基底膜,并能减少补体成分及免疫球蛋白的浓度。

2. 药代动力学 本品须在肝内将 11 位酮基还原为 11 位羟基后显药理活性,生理半衰期为 60 分钟。体内分布以肝中含量最高,依次为血浆、脑脊液、胸水、腹水、肾,在血中本品大部分与血浆蛋白结合,游离的和结合型的代谢物自尿中排出,部分以原型排出,小部分可经乳汁排出。

3. 药物不良反应 本品较大剂量易引起糖尿病、消化性溃疡和类库欣综合征症状,对下丘脑-垂体-肾上腺轴抑制作用较强。并发感染为主要的不良反应。

4. 药物相互作用

(1)非甾体抗炎药可加强其致溃疡作用。

(2)可增强对乙酰氨基酚的肝毒性。

(3)与两性霉素 B 或碳酸酐酶抑制剂合用,可加重低钾血症,长期与碳酸酐酶抑制剂合用,易发生低血钙和骨质疏松。

(4)与蛋白质同化激素合用,可增加水肿的发生率,使痤疮加重。

(5)与抗胆碱能药(如阿托品)长期合用,可致眼压增高。

（6）三环类抗抑郁药可使其引起的精神症状加重。

（7）与降血糖药如胰岛素合用时，因可使糖尿病患者血糖升高，应适当调整降血糖药剂量。

（8）甲状腺激素可使其代谢清除率增加，故甲状腺激素或抗甲状腺药与其合用，应适当调整后者的剂量。

（9）与避孕药或雌激素制剂合用，可加强其治疗作用和不良反应。

（10）与强心苷合用，可增加洋地黄毒性及心律失常的发生。

（11）与排钾利尿药合用，可致严重低血钾，并由于水钠潴留而减弱利尿药的排钠利尿效应。

（12）与麻黄碱合用，可增强其代谢清除。

（13）与免疫抑制剂合用，可增加感染的危险性，并可能诱发淋巴瘤或其他淋巴细胞增生性疾病。

（14）可增加异烟肼在肝代谢和排泄，降低异烟肼的血药浓度和疗效。

（15）可促进美西律在体内代谢，降低血药浓度。

（16）与水杨酸盐合用，可减少血浆水杨酸盐的浓度。

（17）与生长激素合用，可抑制后者的促生长作用。

八、注意事项

1. 禁用　对本品和肾上腺皮质激素类药物有过敏史患者禁用。高血压、血栓症、胃与十二指肠溃疡、精神病、电解质代谢异常、心肌梗死、内脏手术、青光眼患者以及真菌和病毒感染者不宜使用。

2. 慎用

（1）结核病、急性细菌性或病毒性感染患者慎用。必要应用时，必须给予适当的抗感染治疗。

（2）糖尿病、骨质疏松症、肝硬化、肾功能不良、甲状腺功能低下患者慎用。

（3）对有细菌、真菌、病毒感染者，应在应用足量敏感抗生素的同时谨慎使用。

（4）运动员慎用。

3. 用药注意事项　服药不受进食影响。口服片剂可以掰开。长期服药后，停药前应逐渐减量。

九、药物稳定性及贮藏条件

避光密封保存。

十、药物经济性评价

基本药物（片剂:5mg），医保甲类，《中国药典》（2020年版）收载。

环 磷 酰 胺

一、药品名称

1. 英文名　Cyclophosphamide
2. 化学名　P-[N,N-双(β-氯乙基)]-1-氧-3-氮-2-磷杂

环己烷-P-氧化物—水合物

二、药品成分

环磷酰胺

三、剂型与规格

注射用环磷酰胺　（1）0.1g；（2）0.2g；（3）0.5g

四、适应证及相应的临床价值

1. 白血病　急性或慢性淋巴细胞性和髓性白血病。

2. 恶性淋巴瘤　霍奇金淋巴瘤、非霍奇金淋巴瘤、浆细胞瘤。

3. 转移性和非转移性的恶性实体瘤　卵巢癌、乳腺癌、小细胞肺癌、成神经细胞瘤、Ewings 肉瘤。

4. 进行性自身免疫性疾病　类风湿关节炎、Psoriatic 关节病、系统性红斑狼疮、硬皮病、全身性脉管炎（例如伴有肾病综合征）、某些类型的肾小球肾炎（例如伴肾病综合征）、重症肌无力、自身免疫性溶血性贫血、冷凝集素病。

5. 器官移植时的免疫抑制治疗。

6. 对儿童横纹肌肉瘤及骨肉瘤有一定疗效。

五、用法用量

1. 对于持续治疗的成人或儿童，3～6mg/（kg·d）（相当于 120～240mg/m²）。

2. 对于间断性治疗，10～15mg/kg（相当于 400～600mg/m²）间隔 2～5 天。

3. 对于大剂量的间断性治疗和大剂量冲击治疗（如对于骨髓移植前冲击）20～40mg/kg（相当于 800～1 600mg/m²）间隔 21～28 天。

将适量的生理盐水加入瓶内配制成注射溶液，具体见表 4-5。

表 4-5　配制溶液成分

环磷酰胺/瓶	200mg
干粉	213.8mg
（相当于无水环磷酰胺）	200mg
生理盐水	10ml

溶液加入装有粉剂的药物瓶后，经摇荡，干粉立即被溶解。如果干粉不能立即完全溶解，可将溶液静置数分钟直至完全清澈为止。溶液适用于静脉输注，更可合理地使用输液泵或配套装置。对于短时间静脉输注，可加入林格氏溶液、盐水或葡萄糖溶液 500ml 内进行输注。输注持续时间，根据容量不同从 30 分钟至 2 小时。推荐的剂量主要指单用环磷酰胺，若与其他相同细胞毒性药物合用，须减少剂量或延长给药间期。

六、特殊人群用药

1. 妊娠期　环磷酰胺治疗可导致其因异常疾病；妊娠的前三个月，如为致命的适应证。应咨询医师是否应终止

妊娠；妊娠前三个月后，而药物治疗不可以推迟，治疗前应告之患者有产生畸形的可能；在治疗期，应建议不要怀孕，但若仍希望在治疗期怀孕，应进行胚胎遗传学方面的咨询。

2. 哺乳期　环磷酰胺可以通过母乳，母亲治疗期不建议哺乳。

3. 肾功能损害　环磷酰胺通过肾排泄，在泌尿系统特别是膀胱，其代谢产物可导致不良反应。出血性膀胱炎，镜下血尿和肉眼血尿是环磷酰胺最常见与剂量相关的不良反应，有时不得不终止治疗。起初会发生非细菌性膀胱炎，然后可能伴随感染性膀胱炎。也偶有报告出血性膀胱炎导致死亡。膀胱的水肿、下尿道的出血、间质性炎症伴纤维化和膀胱纤维化倾向也偶被观察到。肾功能损害（特别是有肾功能不全病史的患者）偶在大剂量输注后发生。

4. 肝功能损害　偶有报告肝功能失调，相应的实验室肝功能指标上升（SGOT、SGPT、γ-GT、ALP、胆红素）。在大剂量环磷酰胺合并使用白消安或全身放疗的骨髓移植患者中，15%～50%可出现静脉闭塞症（VOD）。在单独接受大剂量环磷酰胺治疗的再生障碍性贫血患者中很少见。静脉闭塞症主要发生在骨髓移植后1～3周，以体重突增、肝肿大腹水、高胆红素血症为主要特征，有时会发生肝性脑病。使用VOD发生的已知危险因素有肝功能失调、肝细胞毒药物伴大剂量持续化疗，特别是应用含烷化结构的白消安的预处理。

5. 其他人群　老年人用药尚无临床研究资料。

七、药理学

1. 药效学及作用机制　环磷酰胺是属于烷化剂类的细胞毒性药物。化学结构上归属氮芥类。在体外环磷酰胺无活性，在体内被肝微粒体酶激活，转变成4-羟基环磷酰胺，与其异构体醛磷酰胺等同，环磷酰胺的细胞毒作用基于其烷化代谢物与DNA的相互作用。烷化的结果导致了DNA链断裂及与DNA-蛋白交联的联结。导致细胞周期中G2被延迟。细胞毒性作用于细胞周期每一阶段是非特异的，但对细胞周期是特异的。

2. 药代动力学　环磷酰胺几乎全部从胃肠道吸收，成人静脉注射环磷酰胺药物后，24小时内环磷酰胺及其代谢产物的血浆浓度大幅下降。但在72小时内仍可在血浆内检测到。环磷酰胺在体外不被激活，在体内可被激活。环磷酰胺的血浆半衰期成人为7小时，儿童为4小时。环磷酰胺及其代谢产物主要经肾排出。静脉或口服药物的血浆浓度水平是生物等效的。

3. 药物不良反应　患者在接受环磷酰胺治疗时，会随剂量的大小及个体差异，可能发生下列的不良反应，大部分为可逆的不良反应。

（1）血液和骨髓：因输注剂量的大小，会有不同程度的骨髓抑制，如白细胞、血小板计数下降和贫血，白细胞计数下降可伴或不伴有发热，患者可有继发感染的危害（有时会威胁生命）发生；血小板计数下降可能导致出血倾向。白细胞和血小板下降的低谷常在治疗的1～2周，并在开始治疗后3～4周时恢复。在起初的几个化疗周期时，一般不导致

贫血。较严重的骨髓抑制往往发生在那些以往经历化疗和/或放疗和/或肾功能损害严重的患者。与其他对骨髓抑制的药物联用，需适当调整剂量。

（2）胃肠道反应：如恶心、呕吐常为剂量相关的不良反应。50%患者有程度不同的中到重度胃肠道反应。食欲缺乏、腹泻、便秘、胃黏膜损伤，从轻微的胃炎到胃溃疡，相对较少见。偶有发生出血性结肠炎。

（3）肾和泌尿道：环磷酰胺通过肾排泄，在泌尿系统特别是膀胱，其代谢产物可导致不良反应。出血性膀胱炎，镜下血尿和肉眼血尿是环磷酰胺最常见与剂量相关的不良反应，有时不得不终止治疗。起初会发生非细菌性膀胱炎，然后可能伴随感染性膀胱炎。也偶有报告出血性膀胱炎导致死亡。膀胱的水肿、下尿道的出血、间质性炎症伴纤维化和膀胱纤维化倾向也偶有被观察到。肾功能损害（特别是有肾功能不全病史的患者）偶在大剂量输注后发生。

（4）心血管和呼吸系统：某些患者有偶发的局限性肺炎、间质性肺炎并可演变成慢性肺间质纤维化。有报道细胞抑制药物可诱发继发性心肌病，表现为心律失常、心电图变化和左室射血分数的改变（如心肌梗死），特别在大剂量的环磷酰胺输注（120～240mg/kg）更为显著。值得注意的是，有临床证据说明在接受心脏附近放疗和伴有蒽环类抗生素或戊糖苷辅助治疗的患者能增加环磷酰胺对心脏的毒性。基于这个原因，须对有心血管疾患史的患者进行水、电解质平衡监测，并进行密切观察。

（5）其他不良反应最常见为脱发，总的来说是可逆的。手掌、指甲脚掌的色素沉积也有报告。

下列不良反应也有偶发：SIADH（抗利尿激素分泌异常综合征，Schwartz-Bartter综合征）伴有低钠血症和水潴留；某些偶见的病例有超敏反应伴发热并发展成休克；短暂性视力模糊和头晕；偶发的急性胰腺炎；更偶见的严重反应（<0.01%）如史-约综合征。中毒性表皮剥脱症。注意：血栓、DIC（弥散性血管内凝血）或溶血性尿毒症等并发症也可能由原发疾病引发。但在化疗中包括环磷酰胺会增加其发生频率。需及时服用抗呕吐药物和注意口腔卫生等。在治疗期间定期做常规血细胞计数，在起始化疗时5～7天常规监测，当白细胞<300/mm³，每2天要监测1次，若可能，每日1次；长期化疗的患者，每2周进行监测。并应对尿液沉淀物进行镜检监测红细胞。

4. 药物相互作用　当磺脲类抗糖尿病药物与注射用环磷酰胺同时给予时，可能加强其降血糖作用。如果环磷酰胺与别嘌醇或氢氯噻嗪同时给药则可能加重骨髓抑制。之前使用或合并使用苯巴比妥、苯妥英钠、苯二氮䓬类、水合氯醛，可能造成肝线粒体内酶的诱导。由于环磷酰胺有免疫抑制作用，患者在接受疫苗接种时，对疫苗的反应降低，注射活性疫苗时，可伴有疫苗所致的感染。如果在应用去极化肌松弛药物（如琥珀酰胆碱卤化物）时进行环磷酰胺治疗，可降低假胆碱酯酶水平，可能发生呼吸暂停的延长。如合并使用氯霉素，可导致环磷酰胺的半衰期延长及代谢延迟。与蒽环类和戊糖苷的合并使用，可能会加强环磷酰胺潜在心脏毒性；先前心脏部位的局部放疗，也增强环磷酰胺

对心脏毒性。合用吲哚美辛应格外慎重,偶有个别报告出现急性水中毒。患者接受环磷酰胺化疗期间,应禁忌饮酒及含酒精饮料。由于葡萄柚内含有能与环磷酰胺相互作用的化合物而降低其效用,患者应避免进食葡萄柚或含有葡萄柚的饮料。

八、注意事项

1. 禁用　对环磷酰胺过敏;严重的骨髓功能损害(特别是已使用细胞毒性药物治疗和,或放射治疗的患者);尿道阻塞;急性感染。怀孕和哺乳期。

2. 用药注意事项　环磷酰胺针剂在运输和贮存期间,如果受到温度影响,将会导致活性成分环磷酰胺溶解。如果针剂瓶中成分的产品外观不同,溶解的环磷酰胺是一种澄清的、黄色黏性液体(通常以液相或滴状存在于针剂瓶中)。若发现环磷酰胺成分溶解,不得使用。避免儿童能接触到药品。

九、药物稳定性及贮藏条件

储藏温度不得高于 25℃。溶液制备后必须在 24 小时内应用(应贮存于 8℃ 以下)如果超过包装上的失效日期不得使用本品。

十、药物经济性评价

基本药物(注射用无菌粉末:100mg、200mg、500mg),医保甲类,《中国药典》(2020 年版)收载。

硫唑嘌呤

一、药品名称

1. 英文名　Azathioprine
2. 化学名　6-[5-(1-甲基-4-硝基-1H-咪唑基) 硫代]-1H-嘌呤

二、药品成分

硫唑嘌呤

三、剂型与规格

硫唑嘌呤片剂　(1)50mg;(2)100mg

四、适应证及相应的临床价值

本药与其他药物联合应用于器官移植患者的抗排斥反应,例如肾移植、心脏移植及肝移植,亦减少肾移植受者对皮质激素的需求。本药也可单独使用于严重的风湿性关节炎,系统性红斑狼疮,皮肌炎或多发性肌炎,自身免疫性慢性活动性肝炎,寻常天疱疮,结节性多动脉炎,自体免疫性溶血性贫血,慢性顽固自发性血小板减少性紫癜。

五、用法用量

本品须在饭后以足量水吞服。器官移植后,应长期维持治疗,否则将会出现预期的排斥反应。患者在急性或长期治疗期间均应可靠地、系统地遵循治疗方案,这样才可能获得成功的治疗效果。当在特殊情况下使用本品时,请事先参考专家的意见。

1. 器官移植的成人与儿童剂量

(1)首日剂量:本品的用药剂量取决于所采用的免疫治疗方案,通常第一天剂量为每日最大达到 5mg/kg。

(2)维持剂量:维持剂量则要根据临床需要和血液系统的耐受情况而调整,一般为每日 1~4mg/kg。

2. 其他疾病的成人与儿童剂量

(1)治疗剂量:一般情况下,本品起始剂量为 1~3mg/(kg·d),在持续治疗期间,根据临床反应(可能数月或数周内并无反应)和血液系统的耐受性情况在此范围内作相应调整。当治疗效果明显时,应考虑将用药量减至能保持疗效的最低剂量,作为维持剂量。如果 3 个月内病情无改善,则应考虑停用本品。

(2)维持剂量:从低于 1mg/(kg·d) 到 3mg/(kg·d) 不等,取决于临床治疗的需要和患者的个体反应,包括血液系统的耐受性。

本品绝不可掰开或弄碎,外包装破裂后不得接受,手持膜衣完整的本品无害,也无须另外采取其他保护措施。或遵医嘱。

六、特殊人群用药

1. 妊娠期　临床上证明本药对胎儿有不良影响,只有对孕妇的益处大于对胎儿产生的危险时,才可考虑使用。

2. 哺乳期　本药可分泌入乳汁,故哺乳期妇女慎用。

3. 肾功能损害　本品的毒性可能随肾功能不全而增强,但并未被对照研究结果所证实。尽管如此,仍建议按照正常剂量的下限给药,并应密切监测血液系统的反应,如出现血液学毒性,应进一步降低药物剂量。

4. 肝功能损害　对肝功能损伤患者进行本品治疗时也应注意,定期检查全血细胞计数和肝功能。由于本品在此类患者体内的代谢可能受影响,因此本品应按照推荐剂量的下限给药。当出现肝或血液学毒性时,应时一步降低药物剂量。

5. 其他人群　老年人使用本品有经验有限,虽然现有的资料未证明老年人使用本品后的副作用发生率较高,但仍建议采用推荐剂量范围的下限值。需加倍注意老年人用药后的血液学指标,并以最低临床有效剂量作为维持剂量。

七、药理学

1. 药效学及作用机制　本药是 6-巯基嘌呤的咪唑衍生物,为具有免疫抑制作用的抗代谢剂。可产生烷基化作用阻断 SH 组群,抑制核酸的生物合成,防止细胞的增生,并可引起 DNA 的损害。动物实验证实,本药可使胸腺、脾内 DNA、RNA 减少,影响 DNA、RNA,以及蛋白质的合成,主要抑制 T 淋巴细胞而影响免疫,所以可抑制迟发过敏反应,器官移植的排斥反应。本药的疗效需于治疗数周或数月后才出现。在上消化道内吸收较佳。血浆中的硫唑嘌呤及 6-硫基嘌呤水平与本药的疗效及毒性无相互关系。

2. 药代动力学　硫唑嘌呤胃肠道吸收良好。经同位素^{35}S-硫唑嘌呤测定，血浆放射性达峰时间为1~2小时，半衰性为4~6小时，虽然此半衰期值并非硫唑嘌呤的实测值，但也反映出硫唑嘌呤和^{35}S结合代谢物的血浆消除情况。由于硫唑嘌呤迅速产生一系列大量的代谢产物，所以按照放射测定的血浆药物浓度中仅有一部分是药物原型。静脉注射硫唑嘌呤后，硫唑嘌呤的平均血浆半衰期为6~28分钟；6-巯基嘌呤的平均血浆半衰期为38~114分钟。对小鼠给予同位素^{35}S-硫唑嘌呤进行研究，结果显示，硫唑嘌呤在所有组织内均为出现异常的高浓度，但在脑内测得极微量的^{35}S。硫唑嘌呤在体内迅速断裂为6-巯基嘌呤和甲基硝基咪唑。6-巯基嘌呤可迅速穿过细胞膜，并在细胞内转化为大量的嘌呤类似物，其中主要的活性物质为硫代次黄苷酸，转化速率根据个体差异而有不同。由于核苷不能穿过细胞膜，因而无法进入体液循环。6-巯基嘌呤无论是直接使用或由咪唑硫嘌呤在体内转化而来，都主要是通过代谢为无活性的氧化代谢物-硫脲酸进行消除。该氧化作用经黄嘌呤氧化酶催化，而此酶可被别嘌醇阻断。断裂产物甲基硝基咪唑的作用已有详细的阐述。在一些系中，与6-巯基嘌呤相比，它可表现出改变咪唑硫嘌呤的活性。尚未发现咪唑硫嘌呤和6-巯基嘌呤的血浆水平与本品的治疗效果与毒性作用相关。硫唑嘌呤主要以6-硫脲酸随尿液排泄，在尿中同时还有少量的1-甲基-4硝基-5-(硫代谷胱酰胺)-咪唑-这一代谢途径，而且仅有少量的硫唑嘌呤以原型经尿排泄。

3. 药物不良反应

（1）过敏反应：如全身不适、头晕、恶心、呕吐、腹泻、发热、寒战、肌痛、关节痛、肝功能异常和低血压。应立即停药和给予支持疗法，可使大部分病例恢复。

（2）造血功能：可能产生剂量相关性、可逆性骨髓抑制，常见白细胞减少症，偶见贫血及血小板减少性紫癜。

（3）感染：使用本药和肾上腺皮质激素的器官移植受者对病毒、真菌和细菌感染的易感性增加。

（4）胃肠道反应：偶有恶心，餐后服药可缓解。罕见胰腺炎。

（5）肺部反应：罕见可逆性肺炎。

4. 药物相互作用

（1）别嘌醇：别嘌醇对黄嘌呤氧化酶有抑制作用，可导致有生物活性的6-硫代次黄苷酸减少为无活性的6-硫脲酸。当别嘌醇、氧嘌呤和/或硫嘌呤醇与6-巯基嘌呤或硫唑嘌呤合用时，硫唑嘌呤的剂量应减至原剂量的四分之一。

（2）神经肌肉阻滞剂：本品可增强去极化药物如：琥珀胆碱的神经肌肉阻滞作用，以及减弱非去极化药物如：筒箭毒碱的神经肌肉阻滞作用。

（3）华法林：本品可引起华法林抗凝血作用的减弱。

（4）细胞生长抑制剂/骨髓抑制剂：在使用本品治疗过程中应尽可能避免与细胞生长抑制剂和骨髓抑制剂合用，如青霉胺。曾有些相互矛盾的临床报道指出本品和甲氧苄啶/磺胺甲基异噁唑（复方新诺明）合用导致了严重的血液学异常。本品有治疗增强西咪替丁和吲哚美辛的骨髓抑制作用。

（5）疫苗：本品的免疫抑制活性对活疫苗能够引起一种非典型的潜在性损害。因此，在接受本品治疗的患者使用活疫苗在理论上是禁忌证。

（6）本品很可能对无活性疫苗有减灭作用，曾有合用硫唑嘌呤和皮质类固醇的患者使用乙肝疫苗后出现此类作用的报道。

八、注意事项

1. 禁用　对本药及6-巯基嘌呤过敏者禁用。

2. 慎用　本药可分泌入乳汁，故哺乳期妇女慎用。

3. 用药注意事项　在治疗的前8周内，至少每周检查1次全血象，包括血小板。如使用大剂量或患者有肝和/或肾功能不全时，血象检查的次数应该更多。此后每月或最少每3个月重复进行全血象的检查。对肾和/或肝功能不全者，应使用推荐剂量的低限值及小心地监察血液学及肝肾功能。若出现肝或血液学毒性时，更应再减剂量。用药期间不要进行活疫苗的免疫接种。

九、药物稳定性及贮藏条件

25℃以下避光保存。

十、药物经济性评价

基本药物（片剂：50mg、100mg），医保甲类，《中国药典》（2020年版）收载。

吗替麦考酚酯

一、药品名称

1. 英文名　Mycophenolate Mofetil

2. 化学名　2-吗啉代乙酯(E)-6-(1,3-二氢-4-羟基-6-甲氧基-7-甲基-3-氧代-5-异苯并呋喃基)-4-甲基-4-己烯盐

二、药品成分

吗替麦考酚酯

三、剂型与规格

吗替麦考酚酯片(1)0.25g;(2)0.5g

四、适应证及相应的临床价值

吗替麦考酚酯适用于接受同种异体肾或肝移植的患者中预防器官的排斥反应。吗替麦考酚酯应该与环孢素A或他克莫司和皮质类固醇同时应用。

五、用法用量

1. 肾移植　成人：对肾移植患者，推荐口服剂量为1g，每日2次（日剂量为2g）。虽然在临床试验中用过每次1.5g，每日2次（日剂量3g），且是安全和有效的，但在肾移植中并没有效果上的优势。每天接受2g吗替麦考酚酯的患者在总的安全性上比接受3g的患者要好。

2. 肝移植　成人肝移植患者推荐口服剂量为0.5~1g，每日2次（每天剂量1~2g）。在肾、心脏或肝移植后应尽早

开始口服吗替麦考酚酯治疗。食物对 MPA AUC 无影响,但使 MPA C_{max} 下降40%。因此推荐吗替麦考酚酯空腹服用。但是对稳定的肾移植患者,如果需要吗替麦考酚酯可以和食物同服。

3. 剂量调整 老年人合适的推荐剂量肾移植患者为1g,每日2次,肝移植患者为0.5~1g,每日2次。如果出现中性粒细胞减少(绝对中性粒细胞计数<1.3×10^9/L),吗替麦考酚酯应暂停或减量,进行相应的诊断性检查和适当的治疗。

六、特殊人群用药

1. 妊娠期 对妊娠的大鼠和兔子,在器官形成期使用本药后,对胚胎发育有不利影响(包括致畸)。这些反应发生的剂量比与母体毒性相关的剂量低,并且低于临床推荐的肾移植剂量。在孕妇中未进行充分的对照研究。然而,由于本品已表明在动物中具有致畸作用,孕妇使用可能对胎儿产生伤害。所以,应当避免孕妇使用吗替麦考酚酯,除非对胎儿潜在益处大于潜在的风险。

具有生育能力的女性患者在开始使用本品进行治疗之前,必须有两次血清或尿液妊娠试验检测阴性结果,且灵敏度至少为25mIU/ml;第二次检测应在首次检测后8~10天,且于即将开始使用本品治疗之前进行。患者在常规随访过程中,应重复进行妊娠试验检测。医师应就所有妊娠试验结果与患者进行讨论。患者应充分知悉,怀孕后需立即咨询医师。

患者在开始吗替麦考酚酯治疗之前,在治疗期间以及中止治疗后6周都必须采取有效的避孕措施,这也包括有不育症病史的患者,已行子宫切除术的患者无须避孕。除非采取节制的方法,否则患者必须同时采取两种可靠的避孕方法。如果在治疗过程中怀孕,医师和患者应讨论是否要继续怀孕。

2. 哺乳期 对大鼠的研究发现本药可从乳汁中分泌。但尚不知在人类中是否会分泌到母乳中。由于很多药物可分泌到乳汁中,并且此药对哺乳的新生儿可产生潜在的严重不良反应,因此应根据此药对乳母的重要性,决定中止哺乳或停药。

3. 肾功能损害 对于有严重慢性肾功能损害[肾小球滤过率小于25ml/(min·1.73m²)]的肾移植患者,在度过了术后早期后,应避免使用大于每次1g,每日2次的剂量。而且这些患者需要严密观察。肾移植后移植物功能延迟恢复的患者,无须调整剂量。严重慢性肾功能不全的患者同时接受心脏或肝移植的资料暂缺。如果潜在的益处大于潜在的危害,严重慢性肾功能不全的患者同时接受心脏或肝移植后可以使用吗替麦考酚酯。

4. 肝功能损害 伴有严重肝实质病变的肾移植患者不需要做剂量调整。但是,其他原因的肝疾病是否需要做剂量调整不清楚。对伴有严重肝实质病变的心脏移植患者尚无数据。

5. 其他人群 儿童用药:根据肾移植后儿童的药代动力学和安全性数据,推荐剂量是吗替麦考酚酯口服 600mg/m²

每日2次(最大至1g每日2次)。在接受心脏或肝同种异体移植的儿童患者的安全性和有效性尚未确定。

老年人用药:吗替麦考酚酯的临床试验中未包括足够的65岁或以上的老年人,不能确定老年人的效果是否与年轻人不同。其他报道的临床经验也没有确定老年人和年轻人的效果差异。总的来说,老年人的剂量选择要慎重,因为更多老年人的肾、心脏和肝功能下降和更多合并应用其他药物。与年轻人相比,老年人的不良反应可能更多见。

七、药理学

1. 药效学及作用机制 在实验动物模型中已经证实吗替麦考酚酯能延长同种异体移植物的存活期(包括肾、心脏、肝、大肠、肢体、小肠、胰岛和骨髓移植)。吗替麦考酚酯也能逆转狗肾和大鼠心脏移植模型中的急性排斥反应。在大鼠的主动脉和心脏同种异体移植模型和猿类心脏异种移植模型中吗替麦考酚酯也能抑制增殖性动脉血管病。在这些实验中,吗替麦考酚酯为单独使用或和其他免疫抑制剂合用。在动物模型中吗替麦考酚酯表现出抑制免疫介导的炎性反应,在鼠类的肿瘤移植模型中还可抑制肿瘤的生长和延长生存期。吗替麦考酚酯口服后可迅速吸收并水解为 MPA 的形式,是活性代谢产物。MPA 是强效的、选择性的、非竞争性和可逆性的次黄嘌呤单核苷酸脱氢酶(IMPDH)抑制剂,因此能够抑制鸟嘌呤核苷的从头合成途径使之不能形成 DNA。因为 T 和 B 淋巴细胞的增殖严格依赖于嘌呤的从头合成,而其他的细胞可以利用补救途径,因此 MPA 有抑制淋巴细胞增殖的作用。MPA 可以抑制有丝分裂原和同种特异性刺激物引起的 T 和 B 淋巴细胞增殖。MPA 还可以抑制 B 淋巴细胞产生抗体。MPA 可以抑制淋巴细胞和单核细胞糖蛋白的糖基化,而糖蛋白的糖基化是细胞与内皮细胞黏附相关的,因此可抑制白细胞进入炎症和移植物排斥反应的部位。吗替麦考酚酯不能抑制外周血单核细胞活化的早期反应,如白介素-1 和白介素-2 的产生等,但可以抑制这些早期反应所导致的 DNA 合成和增殖反应。

2. 药代动力学 口服或静脉给药后,吗替麦考酚酯迅速并完全代谢为活性代谢产物 MPA。药物口服吸收迅速和基本完全吸收。MPA 代谢为酚化葡萄糖醛麦考酚酸(MPAG)的形式,后者无药理活性。原药吗替麦考酚酯在静脉注射的过程中在身体中可以检测到,注射停止或口服后很短时间(大约5分钟)吗替麦考酚酯的浓度低于可定量的下限($0.4\mu g$/ml)。

(1)吸收:在12例健康志愿者中口服吗替麦考酚酯的平均绝对生物利用度相当于静脉注射的94%(根据 MPA 的 AUC)。在肾移植患者中多次给药至每天3g 时,MPA 血浆浓度时间曲线下面积(AUC)表现为与剂量成比例的增高。在肾移植患者每天用药1.5g 每日2次时,食物(27g 脂肪)对吸收的程度无影响(根据 MPA 的 AUC)。但食物使 MPA 的 C_{max} 降低40%。

(2)分布:在12例健康志愿者中静脉注射和口服 MPA 的平均(±标准差)表观分布容积分别为3.6(±1.5)和4.0(±1.2)L/kg。在与临床相应的浓度,97%的 MPA 与血浆白蛋白结合。在稳定期肾移植患者中 MPAG 正常浓度下，82%的 MPAG 与血浆白蛋白结合；但 MPAG 的浓度升高时（见于肾功能异常和肾移植术后移植物功能延迟的患者），因为 MPAG 和 MPA 竞争与白蛋白结合，MPA 与白蛋白的结合下降。血和血浆的放射性浓度的平均比值约为 0.6 提示了 MPA 和 MPAG 没有广泛分布到血液的细胞成分。

（3）代谢：口服或静脉给药后吗替麦考酚酯完全代谢为活性产物 MPA。口服给药后在全身吸收前就代谢为 MPA。MPA 主要通过葡糖醛酸转化酶形成酚化葡萄糖醛麦考酚酸（MPAG），后者不是药理学上的活性成分。在体内，MPAG 通过肝肠循环被转化成 MPA。在健康志愿者口服吗替麦考酚酯后尿中也可检测到下列 2-羟基乙基吗啉成分，N-(2-羧基乙基)-吗啉、N-(2-羟基乙基)-吗啉和 N 端氧化的 N-(2-羟基乙基)-吗啉。

（4）清除：只有少量以 MPA 形式从尿液中排出（不足剂量的 1%，可忽略）。口服放射标记的吗替麦考酚酯后，原有放射剂量可以完全回收，服用剂量的 93%在尿中回收，6%在粪便中回收。大多数（约 87%）药量以 MPAG 的形式从尿液中排出。在临床应用的浓度下，MPA 和 MPAG 通常不能通过血液透析清除。但是 MPAG 的血浆浓度升高（>100μg/ml）时少量 MAPG 可通过血液透析清除。胆酸结合剂，如考来烯胺，通过影响药物的肝肠循环可以降低 MPA 的曲线下面积。

3. 药物不良反应

（1）胃肠道反应：较轻微，主要有恶心、呕吐、腹泻、便秘及消化不良，偶可发生严重不良反应如胆囊炎、出血性胃炎、肠穿孔、胰腺炎及肠梗阻。

（2）骨髓抑制：发生率 7%~35%。包括贫血、白细胞减少及血小板减少，其中以贫血和白细胞减少最常见。

（3）肿瘤：接受吗替麦考酚酯治疗的患者可发生非黑素瘤性皮肤肿瘤，且易发生淋巴瘤和淋巴增殖性疾病。

（4）感染：吗替麦考酚酯可引起机会性感染。最常见的是巨细胞病毒感染，其次为 HSV 感染、带状疱疹及念珠菌感染。

4. 药物相互作用

（1）阿昔洛韦：同时服用吗替麦考酚酯和阿昔洛韦，MPAG 和阿昔洛韦的血浆浓度均较单独用药时有所升高。由于肾功能不全时，MPAG 血浆浓度升高，阿昔洛韦浓度也升高，所以两种药物竞争从肾小管分泌的潜在性的存在，使两种药物的血浆浓度可能进一步升高。

（2）含氢氧化镁和氢氧化铝的抗酸药：同时服用抗酸药，吗替麦考酚酯吸收减少。

（3）考来烯胺：正常健康受试者，预先服用考来烯胺 4 天，4g，每日 3 次，单剂给药吗替麦考酚酯 1.5g，MPA 的 AUC 下降约 40%。推荐吗替麦考酚酯不和考来烯胺或其他影响肝肠循环的药物合用。

（4）环孢素 A：环孢素 A（CsA）的药代动力学不受吗替麦考酚酯的影响。但在肾移植患者中，与联合使用西罗莫司和类似剂量吗替麦考酚酯的患者相比，合并使用吗替麦考酚酯和环孢素 A 可将 MPA 降低 30%~50%。

（5）更昔洛韦：根据推荐剂量的单剂口服麦考酚酯和静脉注射更昔洛韦的研究结果，和已知肾损伤对吗替麦考酚酯与更昔洛韦药代动力学的影响，预计这些试剂的联合给药（竞争肾小管分泌的机制）将导致 MPAG 和更昔洛韦浓度的增加。预计 MPA 药代动力学没有实质性改变，也无须调整吗替麦考酚酯的剂量。在肾损伤的患者当中，吗替麦考酚酯与更昔洛韦或者它的前药，如缬更昔洛韦联合给药时，应对其进行仔细监视。

（6）口服避孕药：口服避孕药的药代动力学不受同服吗替麦考酚酯的影响。18 例银屑病的妇女连续 3 个月经周期的研究表明，吗替麦考酚酯（1g，每日 2 次）与含有乙炔雌醇（0.02~0.04mg）和左炔诺孕酮（0.05~0.20mg），去氧孕烯（0.15mg）或孕二烯酮（0.05~0.10mg）的结合型口服避孕药联合给药，黄体酮、LH 和 FSH 的血清水平无显著影响，暗示吗替麦考酚酯对口服避孕药的卵巢抑制功能可能无影响。

（7）利福平：经过剂量校正以后，在单心肺移植的患者合并利福平给药时观察到 MPA 的暴露（AUC_{0-12h}）下降了 70%。因此建议在合并使用此药的时候，对 MPA 的暴露水平进行监测，并相应地调整吗替麦考酚酯的剂量，以维持临床疗效。

（8）他克莫司：在接受肝移植的患者中，合并使用他克莫司和吗替麦考酚酯对 MPA 的 AUC 或 C_{max} 没有影响。最近在肾移植患者中进行的一项研究也观察到了类似结果。在肾移植患者中发现，吗替麦考酚酯不会改变他克莫司的浓度。但是在肝移植患者中，给予他克莫司服用者多剂吗替麦考酚酯（1.5g，每日 2 次）后，他克莫司的 AUC 大约增加 20%。

（9）甲氧苄啶或磺胺甲噁唑、诺氟沙星和甲硝唑：单独将吗替麦考酚酯与任何抗生素联合使用未观察到对 MPA 的全身暴露量产生影响。相反，给予单剂吗替麦考酚酯后，联合使用诺氟沙星和甲硝唑可以将 MPA 的 AUC_{0-48} 降低 30%。

环丙沙星和阿莫西林或克拉维酸：据报道，肾移植受者口服环丙沙星（或阿莫西林）和克拉维酸后，MPA 初始剂量浓度（谷值）在服药当天随即降低 54%。持续服用抗生素，这一作用有减弱的趋势，停药后该作用消失。初始剂量水平的改变可能并不能准确反映 MPA 的全身曝露量，因此尚不清楚这些观察结果的临床相关性。

（10）其他相互作用：吗替麦考酚酯与丙磺舒合用，在猴子试验中可使血浆 MPAG AUC 升高 3 倍。因此，其他从肾小管分泌的药物都可能与 MPAG 竞争，因此可使 MPAG 和其他通过肾小管分泌的药物浓度升高。

在成人和儿童患者中，合并使用司维拉姆和吗替麦考酚酯可以使 MPA 的 C_{max} 和 AUC_{0-12} 分别降低 30%和 25%。这些数据表明，首选在服用吗替麦考酚酯后 2 小时应用司维拉姆和其他钙游离磷酸盐结合剂，从而将其对 MAP 吸收的影响降至最低。

活疫苗：免疫反应损伤的患者不应当使用活疫苗。对其他疫苗的抗体反应也可能会减少。

八、注意事项

1. 禁用 本药的过敏反应已被观察到,因此吗替麦考酚酯禁用于对于吗替麦考酚酯、麦考酚酸或药物中的其他成分有超敏反应的患者。吗替麦考酚酯静脉制剂禁用于对聚山梨醇酯80(吐温)有超敏反应的患者。孕妇用药信息以及避孕要求参见"孕妇及哺乳期妇女用药"。

2. 用药注意事项 接受免疫抑制剂治疗的患者,包括联合用药,接受吗替麦考酚酯作为部分免疫抑制治疗,发生淋巴瘤及其他恶性肿瘤的危险性增加,尤其是皮肤(见"不良反应")。危险性与免疫抑制的强度和疗程有关,而与特定的免疫抑制剂无关。

由于患者发生皮肤癌的危险性增加,应通过穿防护衣或含高防护因子的防晒霜来减少暴露于阳光和紫外线下。

应告知接受治疗的患者,在出现任何感染症状,意外青肿,出血或其他骨髓抑制表征时立即汇报。

免疫系统的过度抑制可增加对感染的易感性,包括条件致病菌感染、致死感染和败血症。这种感染包括潜伏病毒如多瘤病毒的再激活。

在使用吗替麦考酚酯治疗的患者中报告的与JC病毒相关的进行性多灶性白质脑病(PML)病例中有患者死亡,报告的病例一般具有PML的危险因素,包括免疫抑制剂疗法和免疫功能缺损。对于免疫抑制患者,医师应考虑对报告有神经症状的患者采取PML鉴别诊断,还应该考虑将神经病学家的会诊意见作为临床指征。

在肾移植后使用本品治疗的患者中有BK病毒相关性肾病的报道,这种感染可能造成严重的后果,有时可致肾移植物丢失。对患者进行监测有助于发现其罹患BK病毒相关性肾病的风险。有发生BK病毒相关性肾病迹象的患者应考虑降低其免疫抑制剂的用量。

在接受吗替麦考酚酯联合其他免疫抑制剂治疗的患者中,有报道发生单纯红细胞再生障碍性贫血(PRCA)。吗替麦考酚酯导致PRCA的机制尚不清楚;其他免疫抑制剂作为联合应用药物在免疫抑制治疗中引起PRCA的相关作用也尚不清楚。在一些病例中,随着剂量的减小或中止,发现PRCA是可逆的。然而,对于移植患者,降低免疫抑制作用可能使移植物遭受排斥风险。

注意:吗替麦考酚酯注射液不得通过静脉快速注射或推注给药。

患者应被告知在吗替麦考酚酯治疗中进行疫苗接种可能效果欠佳。而且应当避免使用减毒活疫苗(见"药物相互作用")。流感疫苗接种是有益的。流感疫苗接种时,处方者应当参考国家指南。

吗替麦考酚酯同消化系统副反应的发生率增高有关,包括较多的肾肠道溃疡、出血、穿孔,所以吗替麦考酚酯应慎用于有活动性严重消化系统疾病的患者。

理论上讲,因为吗替麦考酚酯是次黄嘌呤单核苷酸脱氢酶(IMPDH)抑制剂,应避免用于罕见的次黄嘌呤-鸟嘌呤磷酸核糖转移酶(HGPRT)遗传缺陷的患者,如莱-尼综合征和Kelley-Seegmiller综合征。

推荐吗替麦考酚酯和硫唑嘌呤不联合使用,因为两者都可能引起骨髓抑制,联合给药没有进行临床研究。

考来烯胺会明显降低MPA的AUC,当吗替麦考酚酯与其他会干扰肠肝的循环的药物联合使用时应当注意,因为这些药物可能会降低吗替麦考酚酯的疗效。

肾移植患者应避免使用大于1g每日2次的剂量,且需严密观察。出现移植物功能延迟的患者中并不需要进行剂量调整,但患者应被密切监测。没有严重肾衰竭的心脏或者肝移植患者数据。与年轻人相比,老年患者发生不良事件的风险更高(见"不良反应")。

吗替麦考酚酯口服混悬液含有甜味剂,可产生苯基丙氨酸(相当于每5ml口服混悬液2.78mg)。因此,苯丙酮尿症的患者应慎用。

九、药物稳定性及贮藏条件

本品应在15~30℃避光干燥处保存。在包装上标明的有效期后不能再服用。

十、药物经济性评价

基本药物(片剂:0.25g、0.5g,胶囊:0.25g,分散片:0.25g、0.5g)医保乙类,《中国药典》(2020年版)收载。

吡非尼酮

一、药品名称

1. 英文名 Pirfenidone
2. 化学名 5-甲基-1-苯基-吡啶-2-酮

二、药品成分

吡非尼酮

三、剂型与规格

吡非尼酮胶囊 100mg;200mg

四、适应证及相应的临床价值

适用于确诊或疑似特发性肺纤维化(IPF)的治疗。

五、用法用量

本品按剂量递增原则逐渐增加用量,因空腹服用本品时,吡非尼酮在血液中浓度会明显升高,很可能会出现副作用,因而餐后服用为宜。本品的初始用量为每次200mg,每日3次,希望能在两周的时间内,通过每次增加200mg剂量,最后将本品用量维持在每次600mg(1 800mg/d);应密切观察患者用药耐受情况,若出现明显胃肠道症状、对日光或紫外线灯的皮肤反应、肝功能酶学指标的显著改变和体重减轻等现象时,可根据临床症状减少用量或者停止用药,在症状减轻后,可再逐步增加给药量,最好将维持用量调整在每次400mg(1 200mg/d)以上。

六、特殊人群用药

1. 妊娠期 不推荐孕妇或可能怀孕的妇女应用本品,因尚未清楚本品对未出生婴儿的风险。在大鼠实验中,确认出现时怀孕周期延长或导致出生率降低,并有向婴儿转移的现象。另外,在兔实验中,确认导致出现流产或早产现象。

2. 哺乳期 哺乳期妇女应避免母乳喂养。在大鼠实验中,可检测到母乳中有药物分泌。哺乳期使用会抑制新生儿体重增加。

3. 肾功能损害 有严重肾功能障碍或需要透析患者禁用。

4. 肝功能损害 肝功能酶学指标显著改变时,可根据临床症状减少用量或者停止用药。

七、药理学

1. 药效学及作用机制 特发性肺纤维化与肿瘤坏死因子 TNF-α 和白介素 1(IL-1β)炎症细胞因子合成和释放引起

的慢性纤维化和炎症有关。吡非尼酮的作用机制尚不完全清楚。研究结果显示,吡非尼酮能减少对多种刺激引起的炎症细胞积聚,减弱成纤维细胞受到细胞生长因子如转化生长因子 β(TGF-β)和血小板衍生生长因子(PDGF)刺激后引起的细胞增殖、纤维化相关蛋白和细胞因子产生以及细胞外基质的合成和积聚。动物肺纤维化模型(博来霉素和移植导致的纤维化)实验结果显示,吡非尼酮具有抗纤维化和抗感染作用。

2. 药代动力学

(1)空腹时单次给药:健康成年男性,每组 6 例,分别空腹单次口服 200mg、400mg 和 600mg 时,血浆中药物最大血药浓度(C_{max})、药时曲线下面积(AUC)值随给药量的增加按比例增加(见表 4-6)。

表 4-6 空腹单次给药的药代动力学参数

给药量/mg	n	C_{max}/(μg/ml)	T_{max}/h	$AUC_{0\rightarrow48}$/(μg·h/ml)	$T_{1/2}$/h
200	6	3.88±0.82	0.75±0.27	13.97±2.71	2.10±0.45
400	6	9.24±1.74	0.58±0.20	29.10±11.77	1.96±0.55
600	6	10.57±1.78	0.83±0.26	37.03±11.97	1.76±0.40

低、中、高三个剂量组各 12 名中国健康志愿者,空腹条件下分别单次口服吡非尼酮胶囊低剂量 200mg、中剂量 400mg、高剂量 600mg 三个剂量组。人体药代动力学过程符合线性药代动力学特征,测得药代动力学参数结果表明,本品吸收迅速,随着剂量的增加,C_{max}、AUC_{0-12h}、$AUC_{0-\infty}$ 都成比

例增加,血浆半衰期短。

(2)餐后给药对药代动力学的影响:健康成年男性,每组 6 例,在餐后或空腹时单次口服 400mg 之后,血浆中药物随进食 C_{max}、AUC 会降低,达峰时间(T_{max})会延长,见表 4-7。

表 4-7 餐后给药对药代动力学的影响

给药量/mg		n	C_{max}/(μg/ml)	T_{max}/h	$AUC_{0\rightarrow48}$ (μg·h/ml)	$T_{1/2}$/h
400	餐后	6	4.88±1.72	1.83±0.75	22.13±10.63	1.77±0.55
	空腹		9.24±1.74	0.58±0.20	29.10±11.77	1.96±0.55

(3)多次给药:12 例健康成年男性,按 200mg、400mg 以及 600mg 的逐步增加法每天早、午、晚三次,饭后服用,6 天内(服用的第一天以及第六天的早、午,每天 2 次)总计 18 天内连续口服药之后各给药组第一天和第六天血浆中药物浓度分布都随时间呈同样的趋势,服用第一天的 C_{max}、AUC 都随着服用量的增加,而按比例增加。

3. 药物不良反应

(1)胃肠道反应:恶心,消化不良,呕吐,食欲缺乏。

(2)皮肤疾病:光过敏,出现皮疹。

(3)可能出现肝功能损害:随谷草转氨酶(GOT),丙氨酸氨基转移酶(GPT)等的升高而出现肝功能损害,甚至有可能发生肝功能衰竭,要定期检查肝功。

(4)神经系统:嗜睡,眩晕,行走不稳感。

4. 药物相互作用

(1)增加吡非尼酮不良反应的药物:环丙沙星、胺碘酮、普罗帕酮。

(2)降低吡非尼酮疗效的药物:奥美拉唑、利福平。

(3)本品与抗酸药 Mylanta Ⅱ(主要含有氢氧化镁和氢氧化铝)合用,其药物代谢动力学特征不受影响。

(4)吡非尼酮与 CYP1A2 强抑制剂氟伏沙明合用时,可导致明显药物相互作用,其清除率可显著降低。联合使用氟伏沙明 10 日,可使吡非尼酮 $AUC_{0-\infty}$ 增加约 6 倍。因此,吡非尼酮不应与 CYP1A2 中效或强效抑制剂联合使用。

(5)吡非尼酮可被多种 CYP 酶(CYP1A2、2C9、2C19、2D6、2E1)所代谢,故与其他药物合用时,较易受其他药物所引发的 CYP 酶活性抑制或诱导的影响。

八、注意事项

1. 禁用 对本品任何成分过敏的患者禁用;中毒肝病患者禁用;妊娠及哺乳期患者禁用;有严重肾功能障碍或需要透析患者禁用;需要服用氟伏沙明者(一种治疗抑郁症或者强迫性精神障碍的药物)。

2. 用药注意事项

(1)在本品的临床试验中发现本品可以改善轻到中度

特异性肺纤维化患者的肺功能指标,但是尚未发现本品可以逆转肺纤维化,故重度特异性肺纤维化患者应用本品可能无法受益。

（2）本品可能导致严重的光敏反应,长期暴露在光线下,有导致皮肤癌的可能。使用时要事先对患者进行详细说明。应使用防晒霜,尽量避免暴露接触紫外线,如出现皮疹,瘙痒,及时联系医师。

（3）尽量避免合并使用其他药物,如四环素抗生素类药物(多西环素)等,因其可增加光敏反应的概率。

（4）应用本品会发生嗜睡、头晕等相关情况,因此使用本药的患者不要驾车或者从事危险的机械操作。

（5）由于肝功能的损害可引起 GPT、GOT 等的升高和黄疸,服用本品期间要进行定期的肝功能检查。

（6）由于胶囊配方中有乳糖成分,建议糖尿病患者服用前咨询医师。

（7）动物实验表明本品能透过血脑屏障,建议发作性脑部疾病患者(局灶性兴奋或发作性睡眠)服药前咨询医师。

（8）吸烟可减低本品疗效。

（9）服药期间请勿服用葡萄柚汁,可干扰吡非尼酮的疗效。

九、药物稳定性及贮藏条件

密闭保存。

十、药物经济性评价

非基本药物,医保乙类。

N-乙酰半胱氨酸

一、药品名称

1. 英文名　N-Acetyl-L-cysteine
2. 化学名　N-乙酰基-L-半胱氨酸

二、药品成分

N-乙酰半胱氨酸

三、剂型与规格

N-乙酰半胱氨酸颗粒颗粒剂　0.2g

四、适应证及相应的临床价值

用于浓稠痰黏液过多的呼吸系统疾病:急性支气管炎、慢性支气管炎急性发作、支气管扩张症。

五、用法用量

1. 儿童　每次 0.1g,每日 2~3 次。
2. 成人　每次 0.2g,每日 2~3 次。

六、特殊人群用药

1. 妊娠期　尚不明确或遵医嘱。

2. 哺乳期　尚不明确或遵医嘱。

3. 肾功能损害　尚不明确或遵医嘱。

4. 肝功能损害　尚不明确或遵医嘱。

（1）儿童用药:儿童必须在成人监护下使用。

（2）老年用药:老年患者伴有严重呼吸功能不全者慎用。

七、药理学

1. 药效学及作用机制　系黏痰溶解剂,具有较强的黏痰溶解作用。其分子中所含巯基(—SH)能使痰中糖蛋白肽链中的二硫键(—S—S—)断裂,降低痰的黏滞性,并使之液化。本品还能使脓性痰中的 DNA 纤维断裂,故不仅能溶解白色黏痰而且也能溶解脓性痰。

2. 药代动力学　本品口服后迅速被吸收,达到最高血药浓度约需 30 分钟,分布快速、广泛,在肠壁及肝中被迅速代谢,大约 70% 的药物以硫酸盐的形式排泄。

3. 药物不良反应　偶尔发生恶心和呕吐,极少出现皮疹和支气管痉挛等过敏反应。

4. 药物相互作用　应避免同服强力镇咳药。不宜与一些金属如铁、铜、橡胶接触。

八、注意事项

1. 禁用　哮喘患者禁用。

2. 慎用　老年患者伴有严重呼吸功能不全者慎用。

3. 用药注意事项　支气管哮喘患者在用本品期间应严密监控,如发生支气管痉挛须立即停药。

九、药物稳定性及贮藏条件

密封,在阴凉(不超过 20℃)干燥处保存。

十、药物经济性评价

基本药物(颗粒剂:0.1g、0.2g)医保乙类,《中国药典》(2020 年版)收载。

8　降低肺血管阻力及肺动脉高压药物

硝苯地平

参见(第三章　心血管系统药物 8　钙通道阻滞药)

地尔硫䓬

参见(第三章　心血管系统药物 11　降低肺动脉高压药物)

波生坦

参见(第三章　心血管系统药物 11　降低肺动脉高压药物)

西 地 那 非

参见(第三章　心血管系统药物　11　降低肺动脉高压药物)

他 达 拉 非

一、药品名称

1. 英文名　Cialis(Tadalafil)
2. 化学名

二、药品成分

他达拉非

三、剂型与规格

他达拉非片剂　10mg

四、适应证及相应的临床价值

1. 阴茎勃起障碍。
2. 肺动脉高压。

五、用法用量

口服:用于成年男性。本品的推荐剂量为 10mg,在进行性生活之前服用,不受进食的影响。如服用 10mg 效果不显著,可以服用 20mg。可至少在性生活前 30 分钟服用。最大服药频率为每日 1 次。需要时,在进行性生活之前服用他达拉非,不推荐持续每日服用本品。

六、特殊人群用药

1. 妊娠期　B 级。他达拉非并不用于女性。并没有在孕妇中对他达拉非惊醒充分的、良好对照的研究。
2. 哺乳期　他达拉非片不能用于女性,尚不清楚其在人体中是否会通过乳汁分泌。
3. 肾功能损害　对于轻至中度肾功能不全的患者无须调整剂量。对于重度肾功能不全的患者,最大推荐剂量为 10mg。
4. 肝功能损害　本品的推荐剂量为 10mg,在进行性生活之前服用,不受进食的影响。关于重度肝功能不全(Child-Pugh 分级 C)患者使用他达拉非的临床安全性信息有限;此类患者如需处方,处方医师应对每位患者进行认真的利益或风险评估。尚无肝功能不全的患者服用高于 10mg 剂量的数据(详见"注意事项"及"药代动力学")。
5. 其他人群
(1) 老年人:无须调整剂量。
(2) 糖尿病患者:无须调整剂量。
(3) 用于儿童和青少年:18 岁以下者不得服用本品。

七、药理学

1. 药效学及作用机制　5 型磷酸二酯酶(PDE$_5$)选择性抑制剂,从而使环磷酸鸟苷(cGMP)维持在较高水平,促进内源性一氧化氮(NO)的血管扩张作用。

2. 药代动力学　口服后快速吸收,服药后中位时间 2 小时达到平均最大观测血浆浓度(C_{max})。口服本品后的绝对生物利用度尚未明确。他达拉非的吸收率和程度不受食物的影响,所以本品可以与或不与食物同服。服药时间(早晨或晚上)对吸收率和程度没有临床意义的影响,平均分布容积约 63L,说明他达拉非分布进入组织。在治疗浓度、血浆内 94% 的他达拉非与蛋白结合。蛋白结合不受肾功能损害的影响。在健康受试者口服他达拉非平均清除率为 2.5L/h,平均半衰期为 17.5 小时。他达拉非主要以无活性的代谢产物形式排泄,主要从粪便(约 61% 的剂量),少部分从尿中排出(约 36% 的剂量)。

3. 药物不良反应
(1) 最常见的不良反应是头痛和消化不良。这些报告的不良反应是一过性的、且一般为轻度或者是中度的。75 岁以上患者的不良反应数据非常有限。
(2) 报道发生这些不良反应的大部分患者本身已有心血管危险因素。
(3) 所有的 PDE$_5$ 抑制剂,包括他达拉非,在临床试验及上市后监察中有少数突然听力减退或缺失的报告。
(4) 在每日 1 次给予他达拉非的患者中,相对于安慰剂组心电图异常比例有微小的升高,主要为窦性心动过缓。这些心电图异常绝人多数与不良反应无关联。

4. 药物相互作用　下述的相互作用研究中使用了 10mg 和/或 20mg 他达拉非。由于研究中使用的剂量是 10mg 他达拉非,因此临床上使用较大剂量时,不能完全排除临床上发生有关的药物相互作用。其他药物对他达拉非的作用:
(1) 他达拉非主要通过 CYP3A4 代谢。与单用他达拉非的 AUC 和 C_{max} 相比,CYP3A4 的选择性抑制剂酮康唑(每天 200mg),可使他达拉非(10mg)的暴露量(AUC)增加 2 倍,C_{max} 增加 15%。酮康唑(每天 400mg)可使他达拉非(20mg)的暴露量(AUC)增加 4 倍,C_{max} 增加 22%。
(2) 蛋白酶抑制剂利托那韦(200mg,每天 2 次)是 CYP3A4、CYP2C9、CYP2C19 和 CYP2D6 抑制剂,可使他达拉非(20mg)的暴露量(AUC)增加 2 倍,对 C_{max} 没有影响。
(3) 尽管尚未进行特殊的相互作用研究,其他的蛋白酶抑制剂,如沙奎那韦和其他 CYP3A4 抑制剂,如红霉素、甲红霉素、伊曲康唑以及柚子汁等都有可能增加他达拉非在血浆中的浓度。所以无法预测的不良反应的发生率可能会增加。
(4) 运输因子(例如 P-糖蛋白)对他达拉非的分布的作用还不清楚。因此有可能发生运输因子的抑制剂所导致的药物的相互作用。
(5) 与单用他达拉非(10mg 剂量)的 AUC 相比,CYP3A4 的诱导剂利福平可降低他达拉非的 AUC 至 88%。据此推测,与其他 CYP3A4 的诱导剂的联合应用也可以减少血浆中他达拉非的浓度,如苯巴比妥、苯妥英钠、卡马西平。他达拉非对其他药物的作用临床研究显示,他达拉非(10mg

和 20mg)可增强硝酸盐类药物的降压作用。因此,正在服用任何形式的硝酸盐类药物的患者禁止服用本品(见"禁忌")。

(6) 基于一项在 150 名受试者中进行的临床研究结果,每天在不同时间给予他达拉非 20mg,持续 7 天和舌下含服硝酸甘油 0.4mg,这种相互作用持续超过 24 小时,给予他达拉非最后一个剂量 48 小时后不再会有相互作用。因此,对于使用他达拉非的患者,给予硝酸盐的时机应依据治疗的需要和情况而决定,应至少在使用他达拉非最后一个剂量之后的 48 小时再考虑给予硝酸盐。这种情况,只能在有严密的医疗监控和适当的血流动力学检测下才可以给予硝酸盐类药物。他达拉非不会经 CYP450 异构体代谢的药物清除而产生有临床意义的抑制和诱导。研究证实他达拉非不会对 CYP450 异构体产生抑制或诱导:CYP3A4、CYP1A2、CYP2D6、CYP2E1、CYP2C9 和 CYP2C19。

(7) 他达拉非(10mg 和 20mg)对 S-华法林或 R-华法林(CYP2C9 的底物)的分布(AUC)不会产生有临床意义的影响;他达拉非对华法林诱导的凝血酶原时间的变化也无影响。

(8) 他达拉非(10mg 和 20mg)不增强乙酰水杨酸导致的出血时间延长。

(9) 临床药理学研究验证了他达拉非增强抗高血压药的降压作用的潜力。对主要的抗高血压药物种类进行了研究,包括钙离子通道阻滞剂(氨氯地平)、血管紧张素转移酶(ACE)抑制剂(依那普利)、β 肾上腺受体拮抗剂(美托洛尔)、噻嗪类利尿剂(苄氟噻嗪)、血管紧张素 Ⅱ 受体抑制剂(不同类型和剂量,单独或与噻嗪类、钙通道阻滞剂、β 受体拮抗剂和/或 α 受体抑制剂合用)。

(10) 他达拉非(血管紧张素 Ⅱ 受体抑制剂的研究剂量为 10mg,氨氯地平的研究剂量为 20mg)与上述任何一种药物均无临床意义的相互作用。

(11) 在另一项临床药理研究中,对他达拉非(20mg)和 4 类抗高血压药物联合使用进行研究。使用多种抗高血压药物的受试者,活动后血压变化表现出与血压控制程度相关联。在这方面血压得到良好控制的参加研究受试者,血压下降很小,与健康受试者相近。血压没有得到控制的受试者,血压下降很大,虽然这种下降在大多数受试者中表现与低血压症状无关。一般而言,在同时使用抗高血压药物的患者中,他达拉非 20mg 促使血压下降(α 受体拮抗剂除外)是很少或不可能有临床相关性。Ⅲ 期临床研究信息的分析显示,给予他达拉非的患者联合使用或不使用抗高血压药物,在不良事件方面没有区别。但是,应告知正在使用抗高血压药物的患者,联合使用有降低血压的可能性。

(12) 酒精浓度(平均最大血药浓度 0.08%)不受同时服用他达拉非(10mg 或 20mg)的影响。与酒精同时 3 小时后,他达拉非的浓度无变化。与酒精同时用 3 小时后,他达拉非的浓度无变化。以最大酒精吸收率的方式给予酒精(前一天晚上禁食直至给予酒精 2 小时后),他达拉非(20mg)没有表现出因酒精[0.7g/kg 或 40% 酒精(伏特加酒)给予一名 80kg 的男性大约 180ml]诱发的增加平均血压

的下降。但在一些受试者观察到体位性眩晕和直立性低血压。但他达拉非与低剂量的酒精(0.6g/kg)联合使用,没有观察到低血压,眩晕的发生频率与单独使用酒精时相近。酒精对认知功能的影响不因联合使用他达拉非(10mg)而增加。

(13) 他达拉非已被证实可以导致口服乙炔基雌二醇后其生物利用度增加。可以推测他达拉非也能导致口服应用的叔丁喘宁生物利用度增加,但是这种临床效应目前尚不清楚。

(14) 在临床药理学试验中,把他达拉非(10mg)与茶碱(一种非选择性的磷酸二酯酶抑制剂)一起应用,没有发现药代动力学上的相互作用。唯一的药代动力学的影响就是使心率轻微增加(3.5 次/min)。尽管这种效应很小并且在这个临床试验中没有显著意义,在联用时仍应予以考虑。尚未进行他达拉非与降血糖药的联合应用时的相互作用的研究。

八、注意事项

1. **禁用**　已知对他达拉非及其处方中的成分过敏的患者不得服用本品。临床研究表明他达拉非可以增强硝酸盐类药物的降压作用。这被认为是硝酸盐类药物和他达拉非共同作用于一氧化氮/cGMP 通路的结果。因此,正在服用任何形式的硝酸盐类药物的患者禁止服用本品(详见"药物相互作用")。

性生活会给心脏病患者带来潜在的心脏风险。因此,勃起功能障碍的治疗药物,包括他达拉非在内,不应用于建议不宜进行性生活的心脏病患者。对已患有心脏病的患者,医师应考虑性生活潜在的心脏风险。

已进行的临床试验不包括下列心血管疾病患者,因此这些人群严禁服用他达拉非:①在最近 90 天内发生过心肌梗死的患者;②不稳定型心绞痛或在性交过程中发生过心绞痛的患者;③在过去 6 个月内达到纽约心脏病协会诊断标准 2 级或超过 2 级的心衰患者;④尚未控制的心律失常、低血压(<90/50mmHg),或尚未控制的高血压患者;⑤最近 6 个月内发生过脑卒中的患者;⑥既往有非动脉性前部缺血性视神经病变(NAION)导致一侧视力缺失的患者禁用他达拉非,无论这种情况是否与之前暴露于 PDE5 抑制剂相关。

2. **慎用**　遗传性半乳糖不耐受、半乳糖分解酶缺乏的患者、葡萄糖-半乳糖吸收不良。

3. **用药注意事项**　在考虑给予药物治疗之前,应当先询问病史和对患者进行体检,以诊断是否患有男性勃起功能障碍和确定可能的未知病因。

因为心血管病的发病概率与性行为有一定程度的相关,所以医师在对男性勃起功能障碍患者进行治疗以前应当考虑患者的心血管健康状况。由于他达拉非具有使血管扩张的特性,所以会导致血压轻度的、短暂的降低,这种特性可能增强硝酸盐的降压效果。

严重的心血管事件,包括心肌梗死、心源性猝死、不稳定心绞痛、室性心律失常、脑卒中、短暂脑缺血发作、胸痛、心悸以及心动过速在临床试验和上市后都有报道。发生上

述这些情况的患者大多数都在服药前已有心血管病因素。然而,目前尚不能确定这些事件是否与这些危险因素、他达拉非、性生活,或它们的共同作用相关。

视力缺陷和非动脉性前部缺血性视神经病变(NAION)被报告与服用他达拉非和其他 PDE5 抑制剂相关。应告知患者如果发生突然的视力缺陷,应停止使用他达拉非并立刻咨询医师。

关于重度肝功能不全(Child-Pugh 分级 C)患者使用本品的临床安全性信息有限;此类患者如需处方,处方医师应对每位患者进行认真的利益/风险评估。

应告知患者勃起时间超过 4 小时或更长时须立即求治。如果阴茎异常勃起未能得到及时治疗,可能导致阴茎组织破坏并永久性丧失勃起能力。

以下患者应慎用勃起功能障碍治疗药物,包括他达拉非。阴茎解剖异常的患者(如阴茎成角、海绵体纤维化或 Peyronie 病),或容易发生异常勃起的患者(如镰状细胞贫血、多发性骨髓瘤或白血病)。阴茎勃起功能障碍的诊断应包括明确潜存的病因并存适当的评估后再确定相应的治疗。至于本品对有过盆腔手术的患者和未保留神经的前列腺根治术的患者是否有效,目前还不清楚。

正在用 α_1 受体拮抗剂的患者,如联合使用本品,在一些患者中可能导致症状性低血压(详见"药物相互作用")。所以,不推荐他达拉非与多沙唑嗪联合使用。

如果给正在使用强效的 CYP3A4 抑制剂(如利托那韦、沙奎那韦、酮康唑、伊曲康唑、红霉素)的患者开他达拉非处方,应特别注意。因为已经发现他达拉非与此类药物联合使用,可以增加他达拉非的暴露量(AUC)(详见"药物相互作用")。

本品和其他 PDE5 抑制剂或勃起功能障碍治疗合用的安全性和疗效尚未研究。因此,不推荐此类合用。

本品包含乳糖水合物,不能用于下列患者:遗传性半乳糖不耐受的患者,或者半乳糖分解酶缺乏的患者,或者葡萄糖半乳糖吸收不良的患者。

他达拉非对驾驶和操作机器的能力无影响或可以忽略。尚未进行对这种潜在影响的特别研究。尽管在临床试验中安慰剂和他达拉非组报告的眩晕频率相似,患者在驾车和操作机器前仍应知晓自己对他达拉非的反应。

九、药物稳定性及贮藏条件

阴凉干燥处保存。

十、药物经济性评价

非基本药物,非医保。

伊洛前列素

参见(第三章　心血管系统药物 11　降低肺动脉高压药物)

司来帕格

一、药品名称

1. 英文名　Selexipag
2. 化学名　2-{4-[(5,6-二苯基吡嗪-2-基)(异丙基)

二、药品成分

司来帕格

三、剂型与规格

司来帕格片　(1)200μg;(2)400μg;(3)600μg;(4)1 000μg;(5)1 200μg;(6)1 400μg;(7)1 600μg

四、适应证及相应的临床价值

用于治疗第一大类肺动脉高压(PAH),包括特发性 PAH、结缔组织病相关 PAH 和先天性心脏病所致 PAH 等。

五、用法用量

起始剂量,200mg,每日 2 次;缓慢增加剂量,每周增加 200mg,每日 2 次,直至最大耐受剂量,不超过 1 600mg,每日 2 次。

六、特殊人群用药

1. 妊娠期　无临床资料。
2. 哺乳期　尚不明确是否从乳汁分泌。
3. 肾功能损害　不需要调整剂量。在有估算肾小球滤过率>15ml/(min·1.73m²)患者中无须对给药方案调整;在患者进行透析或在有肾小球滤过率<15ml/(min·1.73m²)患者中没有用 UPTRAVI 临床经验。
4. 肝功能损害　轻度肝功能损害(Child-Pugh 分级 A):不需要调整剂量。中度肝功损害(Child-Pugh 分级 B):起始剂量 200mg,qd,每周增加 200mg/d。重度肝功损害(Child-Pugh 分级 C):避免使用。

七、药理学

1. 药效学及作用机制　司来帕格是一种口服 IP 受体激动剂。它是一个前体药物,在体内很快被羧酸酯酶水解为活性代谢产物 ACT-333679,代谢产物与 IP 受体结合作用是司来帕格的 37 倍。IP 受体主要在肺动脉和肺静脉平滑肌表达,司来帕格与 IP 受体结合后,激活腺苷酸环化酶,提高平滑肌细胞内环磷腺苷(cAMP)水平,活化钙依赖性钾离子通道,使得细胞超极化,并阻滞 L 型 Ca^{2+} 通道,最终导致血管平滑肌舒张。

2. 药代动力学　在健康人群中给予单剂量司来帕格 100~800μg,其 T_{max} 1~2 小时不等,C_{max} 2.2~11.53ng/ml,AUC 4.61~24.97(ng·h)/ml,$t_{1/2}$ 为 0.7~2.3 小时。与食物同服可降低司来帕格的吸收率,使其 AUC 增加 10%,延长血药浓度达峰时间,使 C_{max} 下降 30%。相对来说,其活性代谢产物 ACT-333679 在给药后，T_{max} 2~3 小时，AUC12.6~93.3(ng·h)/ml，$t_{1/2}$ 9.4~10.7 小时。由此可知，司来帕格的活性代谢物拥有更长的半衰期，每日给药 2 次即可。司来帕格与其代谢产物的蛋白结合率高达 99%。

3. 药物不良反应 主要包括头痛、腹泻、下颚痛、恶心、肌痛、呕吐、四肢痛和潮红等。

4. 药物相互作用 尚无资料。

八、注意事项

如确诊肺静脉闭塞症，应终止药物。整片吞服，不要咀嚼或者掰碎服用。可与食物一起服用。

九、药物稳定性及贮藏条件

20~25℃。

十、药物经济性评价

非基本药物，非医保。

9 感冒治疗复方药物

美扑伪麻片（新康泰克）

一、药品名称

1. 英文名 Compound Dextrome thorphan Hydrobromide Tablets

2. 化学名 4'-羟基乙酰苯胺、3-甲氧基-17-甲基-(9α,13α,14)-吗啡喃氢溴酸一水合物、[s-R+,R-)]-α-[1-(甲氨基)乙基]苯甲醇盐酸盐、2-[对-氯-α-[2-(二甲氨基)乙基]苯基]吡啶马来酸盐

二、药品成分

对乙酰氨基酚、氢溴酸右美沙芬、盐酸伪麻黄碱、马来酸氯苯那敏

三、剂型与规格

美扑伪麻片剂:对乙酰氨基酚 500mg、氢溴酸右美沙芬 15mg、盐酸伪麻黄碱 30mg 和马来酸氯苯那敏 2mg

四、适应证及相应的临床价值

用于普通感冒或流行性感冒引起的发热、头痛、四肢酸痛、打喷嚏、流鼻涕、鼻塞、咳嗽、咽痛等症状。

五、用法用量

口服，12 岁以上儿童及成人，每次 1 片，每 6 小时服 1 次，24 小时内不超过 4 次。

六、特殊人群用药

1. 妊娠期 孕妇慎用。

2. 哺乳期 哺乳期妇女慎用。

3. 肾功能损害 严重肝肾功能不全者禁用。

4. 肝功能损害 严重肝肾功能不全者禁用。

5. 其他人群 老年人应在医师指导下使用。

七、药理学

1. 药效学及作用机制 对乙酰氨基酚能抑制前列腺素合成，具有解热镇痛作用;盐酸伪麻黄碱能选择性收缩上呼吸道血管，消除鼻黏膜充血，减轻鼻塞、流涕、打喷嚏等症状;氢溴酸右美沙芬能抑制咳嗽中枢而产生镇咳作用;马来酸氯苯那敏为抗组胺药，可消除或减轻因感冒引起的流泪、流涕、喷嚏等过敏症状

2. 药物不良反应 主要有困倦，有时有轻度头晕、乏力、恶心、上腹不适、口干、食欲缺乏和皮疹等，可自行恢复。

3. 药物相互作用

(1) 与其他解热镇痛药同用，可增加肾毒性的危险。本品不宜与氯霉素、巴比妥类、解痉药、酚妥拉明、洋地黄苷类并用。

(2) 如与其他药物同时使用可能会发生药物相互作用，详情请咨询医师或药师。

(3) 本品不应与单胺氧化酶抑制剂同时服用。

八、注意事项

1. 禁用 严重肝肾功能不全者禁用。

2. 用药注意事项 严重肝肾功能不全者禁用。对本品过敏者禁用，过敏体质者慎用。运动员慎用。心脏病、高血压、甲状腺疾病、糖尿病、前列腺肥大、青光眼、抑郁症及哮喘等患者应在医师指导下使用。

如正在使用其他药品，使用本品前请咨询医师或药师。不能同时服用含有与本品成分相似的其他抗感冒药。用药 3~7 天，症状未缓解，请咨询医师或药师。服用本品期间不得饮酒或含有酒精的饮料。服药期间不得驾驶机、车、船、从事高空作业、机械作业及操作精密仪器。本品性状发生改变时禁止使用。

请将本品放在儿童不能接触的地方。儿童必须在成人监护下使用。

九、药物稳定性及贮藏条件

遮光，密封保存。

十、药物经济性评价

非基本药物，非医保。

复方盐酸伪麻黄碱缓释胶囊（新康泰克）

一、药品名称

1. 英文名 Compound Pseudoephedrine HCl Sustained Release Capsules

2. 化学名 [s-R+,R-)]-α-[1-(甲氨基)乙基]苯甲醇盐酸盐、2-[对-氯-α-[2-(二甲氨基)乙基]苯基]吡啶马来酸盐

二、药品成分

盐酸伪麻黄碱、马来酸氯苯那敏(扑尔敏)

三、剂型与规格

复方盐酸伪麻黄碱缓释胶囊:每粒含盐酸伪麻黄碱90mg,马来酸氯苯那敏(扑尔敏)4mg

四、适应证及相应的临床价值

本品可减轻由于普通感冒、流行性感冒引起的上呼吸道症状和鼻窦炎、花粉症所致的各种症状,特别适用于缓解上述疾病的早期临床症状,如打喷嚏、流鼻涕、鼻塞等症状。

五、用法用量

口服。成人每12小时服1粒,24小时内不应超过2粒。

六、特殊人群用药

1. 妊娠期　孕妇慎用。
2. 哺乳期　哺乳期妇女慎用。
3. 肾功能损害　肾功能不全者慎用。
4. 肝功能损害　肝功能不全者慎用。
5. 其他人群　儿童用量请咨询医师或药师。

七、药理学

1. 药效学及作用机制　盐酸伪麻黄碱为拟肾上腺素药,具有收缩上呼吸道毛细血管,消除鼻咽部黏膜充血,减轻鼻塞症状的作用;马来酸氯苯那敏为抗组胺药,能进一步减轻感冒引起的鼻塞、流涕、打喷嚏等症状。

2. 药代动力学　本品内容物中既含有速释小丸,也含有能在一定时间内发挥作用的缓释小丸,其有效浓度可维持12小时。

3. 药物不良反应　可见困倦、头晕、口干、胃部不适、乏力、大便干燥等。

4. 药物相互作用　本品不宜与氯霉素、巴比妥类、解痉药、酚妥拉明、洋地黄苷类并用。如与其他药物同时使用可能会发生药物相互作用,详情请咨询医师或药师。

八、注意事项

1. 禁用　严重冠状动脉疾病、有精神病史者及严重高血压患者禁用。
2. 慎用　运动员慎用。
3. 用药注意事项　不能同时服用含有与本品成分相似的其他抗感冒药。如正在使用其他药品,使用本品前请咨询医师或药师。用药3~7天,症状未缓解者请咨询医师。勿过量服用,如过量服用或发生严重不良反应时请立即去医院就医。服用本品期间禁止饮酒或含有酒精的饮料。

当本品性状发生改变时禁用。对本品中任一组分过敏者禁用,过敏体质者慎用。心脏病、高血压、甲状腺疾病、糖尿病、前列腺肥大等患者使用本品前咨询医师或药师。服药期间不得驾驶机、车、船、从事高空作业及操作精密仪器。

儿童用量请咨询医师或药师。儿童必须在成人监护下使用。请将此药品放在儿童不能接触的地方。

九、药物稳定性及贮藏条件

遮光,密封,阴凉干燥处(10~30℃)保存。

十、药物经济性评价

非基本药物,非医保。

氨酚伪麻美芬片(日片)/氨麻美敏片Ⅱ(夜片)(日夜百服咛)

一、药品名称

1. 英文名　Paracetamol, Pseudoephedrine Hydrochloride and Dextromethorphan Hydrobromide Tablets/Paracetamol, Pseudoephedrine Hydrochloride, Dextromethorphan Hydrobromide and Chlorpheniramine Maleate Tablets

2. 化学名　4'-羟基乙酰苯胺、[s-R+,R-)]-α-[1-(甲氨基)乙基]苯甲醇盐酸盐、3-甲氧基-17-甲基-(9α,13α,14)-吗啡喃氢溴酸一水合物/4'-羟基乙酰苯胺、[s-R+,R-)]-α-[1-(甲氨基)乙基]苯甲醇盐酸盐、3-甲氧基-17-甲基-(9α,13α,14)-吗啡喃氢溴酸一水合物、2-[对-氯-α-[2-(二甲氨基)乙基]苯]吡啶马来酸盐

二、药品成分

日片(氨酚伪麻美芬片):对乙酰氨基酚、盐酸伪麻黄碱、氢溴酸右美沙芬

夜片(氨麻美敏片Ⅱ):对乙酰氨基酚、盐酸伪麻黄碱、氢溴酸右美沙芬、马来酸氯苯那敏

三、剂型与规格

日片(氨酚伪麻美芬片):每片含对乙酰氨基酚500mg,盐酸伪麻黄碱30mg,氢溴酸右美沙芬15mg

夜片(氨麻美敏片Ⅱ):每片含对乙酰氨基酚500mg,盐酸伪麻黄碱30mg,氢溴酸右美沙芬15mg,马来酸氯苯那敏2mg

四、适应证及相应的临床价值

适用于缓解普通感冒及流行性感冒引起的发热、头痛、四肢酸痛、打喷嚏、流鼻涕、鼻塞、咳嗽、咽痛等症状。

五、用法用量

日片(氨酚伪麻美芬片)口服,成人和12岁以上儿童每次1片,白天每6小时服1次。

夜片(氨麻美敏片Ⅱ)口服,成人和12岁以上儿童,夜晚或临睡前服1片。

六、特殊人群用药

1. 妊娠期　慎用。
2. 哺乳期　慎用。
3. 肾功能损害　严重者禁用。
4. 肝功能损害　严重者禁用。
5. 其他人群　老年人应在医师指导下使用;运动员慎用;心脏病、高血压、甲状腺疾病、糖尿病、前列腺肥大、青光眼、抑郁症及哮喘等患者以及老年人、12 岁以下儿童应在医师指导下使用。

七、药理学

1. 药效学及作用机制　本品中对乙酰氨基酚可抑制前列腺素合成而具有解热镇痛作用;盐酸伪麻黄碱具有收缩上呼吸道毛细血管、消除鼻咽黏膜充血、减轻鼻塞、流涕的作用;氢溴酸右美沙芬能抑制咳嗽中枢,具有止咳作用;马来酸氯苯那敏为抗组胺药,能进一步减轻鼻塞、流涕、打喷嚏等症状,并有镇静安眠的作用。
2. 药物不良反应　有时有轻度头晕、乏力、恶心、上腹不适、口干、食欲缺乏和皮疹等,可自行恢复。
3. 药物相互作用　本品如与其他解热镇痛药同用,可增加肾毒性危险。本品不宜与氯霉素、巴比妥类、解痉药、酚妥拉明、洋地黄苷类同用。如与其他药物同时使用可能会发生药物相互作用,详情请咨询医师或药师。

八、注意事项

1. 禁用　严重肝肾功能不全者禁用。
2. 慎用　孕妇及哺乳期妇女慎用;肝、肾功能不全者慎用;运动员慎用。
3. 用药注意事项　用药 3~7 天,症状未缓解,请咨询医师或药师。不能同时服用含有与本品成分相似的其他抗感冒药。如正在使用其他药品,使用本品前请咨询医师或药师。服用本品期间不得饮酒或含有酒精的饮料。

本品性状发生改变时禁止使用。若内包装开封或破损,请勿使用。

对本品过敏者禁用,过敏体质者慎用。心脏病、高血压、甲状腺疾病、糖尿病、前列腺肥大、青光眼、抑郁症及哮喘等患者,12 岁以下儿童应在医师指导下使用。夜用片服用后,不得驾驶机、车、船、从事高空作业、机械作业及操作精密仪器。请将本品放在儿童不能接触的地方。

九、药物稳定性及贮藏条件

遮光,密封保存。

十、药物经济性评价

非基本药物,非医保。

美敏伪麻溶液(惠菲宁)

一、药品名称

1. 英文名　Pseudoephedrine Hydrochloride, Chlophenamine Maleate and Dextromethorphan Hydrobromide Solution
2. 化学名　[s-R+,R-)]-α-[1-(甲氨基)乙基]苯甲醇盐酸盐、3-甲氧基-17-甲基-(9α,13α,14)-吗啡喃氢溴酸一水合物

二、药品成分

氢溴酸右美沙芬、盐酸伪麻黄碱、马来酸氯苯那敏

三、剂型与规格

美敏伪麻溶液:氢溴酸右美沙芬 2mg、盐酸伪麻黄碱 6mg、马来酸氯苯那敏 0.4mg/ml

四、适应证及相应的临床价值

适用于缓解普通感冒、流行性感冒及过敏引起的咳嗽、打喷嚏、流鼻涕、鼻塞、咽痛等症状。

五、用法用量

1. 儿童　见表 4-8。

表 4-8　儿童服药剂量

年龄/岁	体重/kg	每次用量/ml	每日次数
2~3	12~15	1.5~2	每日 3 次
4~6	16~21	3	
7~9	22~27	4	
10~12	28~32	5	

注:2~6 岁儿童服用本品前请咨询医师或药师。

2. 成人　口服。12 岁以上儿童及成人:每次 10ml,每日 3~4 次,24 小时内不超过 4 次。

六、特殊人群用药

1. 妊娠期　妊娠前 3 个月的妇女禁用。妊娠 3 个月后慎用。
2. 哺乳期　慎用。
3. 其他人群　2 岁以下儿童禁用。

七、药理学

1. 药效学及作用机制　盐酸伪麻黄碱为减轻鼻充血剂,能消除鼻、咽部黏膜充血、减轻鼻塞症状;氢溴酸右美沙芬为中枢性镇咳药,能直接作用于延脑咳嗽中枢抑制咳嗽反射,但无依赖性;马来酸氯苯那敏为抗组胺药,具有消除或减轻流泪、打喷嚏和流涕的作用。
2. 药物不良反应　少数患者可出现嗜睡、头晕、心悸、兴奋、失眠、恶心等,停药后可自行消失。
3. 药物相互作用　本品不宜与抗抑郁药、解痉药、氯霉素、洋地黄苷类药物等并用。正在服用单胺氧化酶抑制剂或停服单胺氧化酶抑制剂后 14 天内,禁用本品。

近期或正在服用降压药或拟交感神经药者,服药前请咨询医师或药师。服用镇静安定类药物者,用药前请咨询

医师或药师。如与其他药物同时使用可能会发生药物相互作用,详情请咨询医师或药师。

八、注意事项

运动员慎用。痰多患者慎用。对本品过敏者禁用,过敏体质者慎用。心脏病、高血压、甲状腺疾病、糖尿病、前列腺肥大、青光眼、抑郁症、哮喘、肝功能不全、癫痫等患者以及老年人应在医师指导下使用。慢性咳嗽伴吸烟者、慢性肺部疾病患者(如哮喘、肺气肿),服用本品前请咨询医师或药师。

用药7天后症状未缓解或加重,或伴随发热、皮疹、持续性头疼,请停服并立即就医。本品无退热作用,伴有发热症状的患者,使用本品前,请咨询医师或药师。

不能同时服用与本品成分相似的其他抗感冒药。如正在使用其他药品,使用本品前请咨询医师或药师。如服用过量或出现严重不良反应,应立即停用并就医。请勿超过推荐剂量。本品性状发生改变时禁止使用。

服用本品期间不得饮酒或含有酒精的饮料。因为酒精可能会加重嗜睡。服药期间不得驾驶机、车、船、从事高空作业、机械作业及操作精密仪器。

请将本品放在儿童不能接触的地方。儿童必须在成人监护下使用。

九、药物稳定性及贮藏条件

遮光,密闭保存。

十、药物经济性评价

非基本药物,非医保。

氨酚伪麻美芬片Ⅱ/氨麻苯美片(白加黑)

一、药品名称

1. 英文名 Paracetamol, Pseudoephedrine Hydrochloride and Dextromethorphan Hydrobromide Tablets/Paracetamol, Pseudoephedrine Hydrochloride, Diphenhydramine Hydrochloride and Dextromethorphan Hydrobromide Tablets

2. 化学名 4'-羟基乙酰苯胺、〔s-R+,R-)〕-α-〔1-(甲氨基)乙基〕苯甲醇盐酸盐、3-甲氧基-17-甲基-(9α,13α,14)-吗啡喃氢溴酸一水合物/4'-羟基乙酰苯胺、〔s-R+,R-)〕-α-〔1-(甲氨基)乙基〕苯甲醇盐酸盐、3-甲氧基-17-甲基-(9α,13α,14)-吗啡喃氢溴酸一水合物、N,N-二甲基-2-(二苯基甲氧基)乙胺盐酸盐

二、药品成分

日用片:对乙酰氨基酚、盐酸伪麻黄碱、氢溴酸右美沙芬

夜用片:对乙酰氨基酚、盐酸伪麻黄碱、氢溴酸右美沙芬、盐酸苯海拉明

三、剂型与规格

日用片:每片含对乙酰氨基酚325mg,盐酸伪麻黄碱

30mg,氢溴酸右美沙芬15mg。

夜用片:每片含对乙酰氨基酚325mg、盐酸伪麻黄碱30mg,氢溴酸右美沙芬15mg,盐酸苯海拉明25mg。

四、适应证及相应的临床价值

适用于缓解普通感冒及流行性感冒引起的发热、头痛、四肢酸痛、打喷嚏、流鼻涕、鼻塞、咳嗽、咽痛等症状。

五、用法用量

日用片:口服,成人和12岁以上儿童,每次1~2片,每日2次或白天每6小时服1次。

夜用片:口服,成人和12岁以上儿童,睡前服1~2片。

六、特殊人群用药

1. 妊娠期 慎用。
2. 哺乳期 慎用。
3. 肾功能损害 慎用。
4. 肝功能损害 慎用。
5. 其他人群 老年人应在医师指导下使用。

七、药理学

1. 药效学及作用机制 本品中对乙酰氨基酚可抑制前列腺素合成而具有解热镇痛作用;盐酸伪麻黄碱具有收缩上呼吸道毛细血管、消除鼻咽黏膜充血、减轻鼻塞、流涕的作用;氢溴酸右美沙芬能抑制咳嗽中枢,具有止咳作用;盐酸苯海拉明为抗组胺药,能进一步减轻鼻塞、流涕、打喷嚏等症状,并有镇静安眠的作用。

2. 药物不良反应 有时有轻度头晕、乏力、恶心、上腹不适、口干和食欲缺乏等,可自行恢复。

3. 药物相互作用 本品如与其他解热镇痛药同用,可增加肾毒性的危险。本品不宜与氯霉素、巴比妥类、解痉药、酚妥拉明、洋地黄苷类同用。如与其他药物同时使用可能会发生药物相互作用,详情请咨询医师或药师。

八、注意事项

严重肝肾功能不全者禁用。对本品过敏者禁用,过敏体质者慎用。运动员慎用。心脏病、高血压、甲状腺疾病、糖尿病、前列腺肥大、青光眼、抑郁症及哮喘等患者及12岁以下儿童应在医师指导下使用。

用药3~7天,症状未缓解,请咨询医师或药师。不能同时服用与本品成分相似的其他抗感冒药。如正在使用其他药品,使用本品前请咨询医师或药师。如服用过量或出现严重不良反应,应立即就医。本品性状发生改变时禁止使用。

服用本品期间不得饮酒或含有酒精的饮料。夜用片服用后,不得驾驶机、车、船、从事高空作业、机械作业及操作精密仪器。

请将本品放在儿童不能接触的地方。儿童必须在成人监护下使用。

九、药物稳定性及贮藏条件

遮光,密封保存。

十、药物经济性评价

非基本药物,非医保。

酚麻美敏片(泰诺)

一、药品名称

1. 英文名　Paracetamol, Pseudoephedrine Hydrochloride, Dextromethorphan Hydrobromide and Chlorphenamine Maleate Tablets

2. 化学名　4′-羟基乙酰苯胺、[s-R+,R-)]-α-[1-(甲氨基)乙基]苯甲醇盐酸盐、3-甲氧基-17-甲基-(9α,13α,14)-吗啡喃氢溴酸一水合物、2-[对-氯-α-[2-(二甲氨基)乙基]苯基]吡啶马来酸盐

二、药品成分

对乙酰氨基酚、盐酸伪麻黄碱、氢溴酸右美沙芬、马来酸氯苯那敏

三、剂型与规格

酚麻美敏片:对乙酰氨基酚 325mg、盐酸伪麻黄碱 30mg、氢溴酸右美沙芬 15mg、马来酸氯苯那敏 2mg/片

四、适应证及相应的临床价值

本品用于治疗和减轻普通感冒或流行性感冒引起的发热、头痛、四肢酸痛、喷嚏、流鼻涕、鼻塞、咳嗽、咽痛等症状。

五、用法用量

1. 儿童　口服,2 岁以下小儿应遵医嘱,12 岁以下儿童用量:①2~3 岁(12~14kg):2.5~3.5ml/次;②4~6 岁(15~20kg):4~4.5ml/次;③7~9 岁(22~26kg):6ml/次;④10~12 岁(28~32kg):8ml/次。若症状不缓解,可间隔 4~6 小时重复用药 1 次,24 小时不超过 4 次。

2. 成人　口服。成人和 12 岁以上儿童,每次 1~2 片,每 6 小时服 1 次。24 小时内不超过 4 次。

六、特殊人群用药

1. 妊娠期　孕妇服用本品前请向医师咨询。
2. 哺乳期　哺乳期妇女服用本品前请向医师咨询。
3. 肾功能损害　肝、肾功能不全者慎用。
4. 肝功能损害　肝、肾功能不全者慎用。
5. 其他人群　老年人应在医师指导下使用。

七、药理学

1. 药效学及作用机制　本复方由对乙酰氨基酚、盐酸伪麻黄碱、氢溴酸右美沙芬和马来酸氯苯那敏组成。对乙酰氨基酚为解热镇痛药,作用机制主要为抑制前列腺素合成;盐酸伪麻黄碱为拟肾上腺素药,可收缩鼻黏膜血管,减轻鼻塞、流涕症状;氢溴酸右美沙芬为镇咳药,通过抑制延髓咳嗽中枢而产生作用;马来酸氯苯那敏为抗组胺药,可消除或减轻感冒的流泪、喷嚏和流涕症状。

2. 药代动力学　本品中对乙酰氨基酚能抑制前列腺素的合成而产生解热镇痛作用。口服后自胃肠道吸收,0.5~2 小时血药浓度可达峰值,作用持续 3~4 小时。盐酸伪麻黄碱能选择性收缩上呼吸道血管,消除鼻咽部黏膜充血,减轻鼻塞、流涕、打喷嚏等症状。氢溴酸右美沙芬能抑制咳嗽中枢而产生镇咳作用,口服后 30 分钟起效,作用持续 6 小时。马来酸氯苯那敏为抗组胺药,可消除或减轻感冒所致的流泪、流涕、喷嚏等过敏症状,口服后 15~60 分钟起效,作用可维持 4~6 小时。

3. 药物不良反应　偶有轻度嗜睡、多汗、头昏、乏力、恶心、上腹不适、口干和食欲缺乏、皮疹等,可自行恢复。可能引起嗜睡。可能引起兴奋,特别是对儿童。

4. 药物相互作用　与其他解热镇痛药同用,可增加肾毒性的危险。本品不宜与镇静药、催眠药、氯霉素、巴比妥类、解痉药、酚妥拉明、洋地黄苷类并用。如与其他药物同时使用可能会发生药物相互作用,详情请咨询医师或药师。

八、注意事项

严重肝肾功能不全者禁用。对本品过敏者禁用,过敏体质者慎用。运动员慎用。心脏病、高血压、甲状腺疾病、糖尿病、前列腺肥大、青光眼、抑郁症、哮喘等患者应在医师指导下使用。服用降压药或二周内服用过单胺氧化酶抑制剂(用于抗抑郁及治疗帕金森病)者,请勿服用本品。

本品性状发生改变时禁止使用。请勿超过推荐剂量服用本品。服用过量或有严重反应时请即去医院就医。用药超过 7 天,症状未缓解,请咨询医师或药师。不能同时服用含有与本品成分相似的其他抗感冒药。如正在使用其他药品,使用本品前请咨询医师或药师。服用本品期间不得饮酒或含有酒精的饮料。服药期间不得驾驶机、车、船、从事高空作业、机械作业及操作精密仪器。

12 岁以下儿童用量请咨询医师或药师,并在成人监护下使用。请将本品放在儿童不能接触的地方。

过量的处理方法:根据情况可采取洗胃或催吐,并给予 N-乙酰半胱氨酸,勿使用活性炭,N-乙酰半胱氨酸开始时按体重 140mg/kg 口服,然后以 70mg/kg 每 4 小时 1 次,共用 17 次;严重时可静脉给药。应及早使用 N-乙酰半胱氨酸,12 小时内使用效果满意,超过 24 小时疗效不理想。如对乙酰氨基酚日服用量超过 10g,则需要考虑是否产生中毒。

九、药物稳定性及贮藏条件

遮光,密封保存。

十、药物经济性评价

非基本药物,医保乙类。

复方氨酚烷胺胶囊(快克)

一、药品名称

1. 英文名　Compound Paracetamol and Amantadine Hydrochloride Capsules

2. 化学名　4′-羟基乙酰苯胺、三环[3.3.1.13.7]癸烷-1-胺盐酸盐、人工牛黄、2-[对-氯-α-[2-(二甲氨基)乙基]苯基]吡啶马来酸盐、1,3,7-三甲基-3,7-二氢-1H-嘌呤-2,6-二酮

二、药品成分

乙酰氨基酚、盐酸金刚烷胺、马来酸氯苯那敏、人工牛黄、咖啡因。

三、剂型与规格

复方氨酚烷胺胶囊:对乙酰氨基酚 250mg、盐酸金刚烷胺 100mg、马来酸氯苯那敏 2mg、人工牛黄 10mg、咖啡因 15mg

四、适应证及相应的临床价值

适用于缓解普通感冒及流行性感冒引起的发热、头痛、四肢酸痛、打喷嚏、流鼻涕、鼻塞、咽喉痛等症状,也可用于流行性感冒的预防和治疗。

五、用法用量

口服。成人,每次 1 粒,每日 2 次。

六、特殊人群用药

1. 妊娠期　慎用。
2. 哺乳期　慎用。
3. 肾功能损害　慎用。
4. 肝功能损害　慎用。

七、药理学

1. 药效学及作用机制　对乙酰氨基酚能抑制前列腺素合成,有解热镇痛的作用;金刚烷胺可抗"亚-甲型"流感病毒,可抑制病毒繁殖;咖啡因为中枢兴奋药,能增强对乙酰氨基酚的解热镇痛效果,并能减轻其他药物所致的嗜睡、头晕等中枢抑制作用;马来酸氯苯那敏为抗过敏药,能减轻流涕、鼻塞、打喷嚏等症状;人工牛黄具解热、镇惊作用。上述诸药配伍制成复方,可增强解热、镇痛效果,解除或改善感冒所致之各种症状。

2. 药物不良反应　有时有轻度头晕、乏力、恶心、上腹不适、口干、食欲缺乏和皮疹等,可自行恢复。

3. 药物相互作用　与其他解热镇痛药同用,可增加肾毒性的危险。本品不宜与氯霉素、巴比妥类(如苯巴比妥)等并用。如与其他药物同时使用可能会发生药物相互作用,详情请咨询医师或药师。

八、注意事项

严重肝肾功能不全者禁用。对本品过敏者禁用,过敏体质者慎用。肝功能不全、肾功能不全、脑血管病史、精神病史或癫痫病史患者慎用。前列腺肥大、青光眼等患者以及老年人应在医师指导下使用。

本品性状发生改变时禁止使用。如果用过量或出现严重不良反应,应立即就医。药用 3~7 天,症状未缓解,请咨询医师或药师。如正在使用其他药品,使用本品前请咨询医师或药师。不能同时服用与本品成分相似的其他抗感冒药。服用本品期间不得饮酒或含有酒精的饮料。服药期间不得驾驶机、车、床、从事高空作业、机械作业及操作精密仪器。

请将本品放在儿童不能接触的地方。

九、药物稳定性及贮藏条件

密封,置阴凉(不超过 20℃)干燥处。

十、药物经济性评价

非基本药物,非医保。

氯芬黄敏片(感冒通)

一、药品名称

1. 英文名　Compound Diclofenac Sodium and Chlorphenamine Maleate Tablets

2. 化学名　2-[(2,6-二氯苯基)氨基]-苯乙酸钠、人工牛黄、2-[对-氯-α-[2-(二甲氨基)乙基]苯基]吡啶马来酸盐

二、药品成分

双氯芬酸钠、人工牛黄、马来酸氯苯那敏

三、剂型与规格

氯芬黄敏片:双氯芬酸钠 15mg,人工牛黄 15mg,马来酸氯苯那敏 2.5mg

四、适应证及相应的临床价值

用于普通感冒或流行性感冒引起的发热、头痛、四肢酸痛、打喷嚏、流鼻涕、鼻塞、咳嗽、咽痛等症状。

五、用法用量

口服。每次 1~2 片,每日 3 次或遵医嘱。

六、特殊人群用药

1. 妊娠期　本品可通过胎盘,妊娠期避免使用。
2. 哺乳期　小量氯苯那敏可由乳汁排出,并抑制泌乳。不宜服用。
3. 肾功能损害　肾功能不全者禁用。
4. 肝功能损害　肝功能不全者禁用。
5. 其他人群　儿童慎用。老年患者尚不明确。

七、药理学

1. 药效学及作用机制 本品中双氯芬酸钠是一种衍生于苯乙酸类的非甾体抗炎药,其作用机制为抑制环氧化酶活性,从而阻断花生四烯酸向前列腺素的转化。同时,它也能促进花生四烯酸与甘油三酯结合,降低细胞内游离的花生四烯酸浓度,而间接抑制白三烯的合成。双氯芬酸钠是非甾体抗炎药中作用较强的一种,它对前列腺素合成的抑制作用强于阿司匹林和消炎痛等。

马来酸氯苯那敏通过拮抗 H_1 受体而对抗组胺的过敏反应,不影响组胺代谢,不阻止体内组胺释放,尚有 M 胆碱受体阻断和中枢抑制作用。人工牛黄具有解热、镇痛、镇静、抗感染等作用。

2. 药代动力学 本品口服吸收快,完全。血药浓度 6 小时左右达峰值,主要经肝代谢,代谢产物主要经肾排出。人工牛黄可通过胎盘屏障。

3. 药物不良反应 用药后发生儿童血尿的病例报道较多;其次为胃不适,烧灼感;此外尚有头痛、头晕、嗜睡,以及皮疹、心悸、胸闷、咽喉痛等不良反应。

4. 药物相互作用 与阿司匹林或其他水杨酸类药同用时,药效不增加而胃肠道不良反应及出血倾向发生率增高。阿司匹林可降低本品的生物利用度。

本品可降低胰岛素和其他降血糖药作用,使血糖升高。

本品可增强金刚烷胺、抗胆碱药、吩噻嗪类以及抗拟交感神经药等的作用。

本品和三环类抗抑郁药同时服用时,可使后者增效。

八、注意事项

1. 有肝、肾功能损害或溃疡病史者慎用,尤其是老年人。

2. 下列情况应慎用:膀胱颈部梗阻、幽门十二指肠梗阻、心血管疾病、青光眼、高血压等。

3. 驾驶机动车辆、操作机械及高空作业者不宜服用。

九、药物稳定性及贮藏条件

密封保存(10~30℃)。

十、药物经济性评价

非基本药物,非医保。

复方氨酚烷胺片(感康片)

一、药品名称

1. 英文名 Compound Paracetamol and Amantadine Hydrochloride Tablets

2. 化学名 4'-羟基乙酰苯胺、三环[3.3.1.13.7]癸烷-1-胺盐酸盐、人工牛黄、1,3,7-三甲基-3,7-二氢-1H-嘌呤-2,6-二酮、2-[对-氯-α-[2-(二甲氨基)乙基]苯基]吡啶马来酸盐

二、药品成分

对乙酰氨基酚、盐酸金刚烷胺、人工牛黄、咖啡因、马来酸氯苯那敏

三、剂型与规格

复方氨酚烷胺片:乙酰氨基酚 250mg,盐酸金刚烷胺 100mg,人工牛黄 10mg,咖啡因 15mg,马来酸氯苯那敏 2mg

四、适应证及相应的临床价值

适用于缓解普通感冒及流行性感冒引起的发热、头痛、四肢酸痛、打喷嚏、流鼻涕、鼻塞、咽痛等症状。

五、用法用量

成人,每次 1 片,每日 2 次。

六、特殊人群用药

1. 妊娠期 孕妇慎用。
2. 哺乳期 哺乳期妇女慎用。
3. 肾功能损害 严重肾功能不全者禁用。
4. 肝功能损害 严重肝功能不全者禁用。
5. 其他人群 老年人应在医师指导下使用。

七、药理学

1. 药效学及作用机制 对乙酰氨基酚能抑制前列腺素合成,有解热镇痛的作用;金刚烷胺可抗"亚-甲型"流感病毒,抑制病毒繁殖;咖啡因为中枢兴奋药,能增强对乙酰氨基酚的解热镇痛效果,并能减轻其他药物所致的嗜睡、头晕等中枢抑制作用;马来酸氯苯那敏为抗过敏药,能减轻流涕、鼻塞、打喷嚏等症状;人工牛黄具有解热、镇惊作用。上述诸药配伍制成复方,可增强解热、镇痛效果,解除或改善感冒所引起的各种症状。

2. 药物不良反应 有时有轻度头晕、乏力、恶心、上腹不适、口干、食欲缺乏和皮疹等,可自行恢复。

3. 药物相互作用 与其他解热镇痛药同用,可增加肾毒性的危险。

本品不宜与氯霉素、巴比妥类(如苯巴比妥)等并用。

如与其他药物同时使用可能会发生药物相互作用,详情请咨询医师或药师。

八、注意事项

1. 用药 3~7 天,症状未缓解,请咨询医师或药师。
2. 服用本品期间不得饮酒或含有酒精的饮料。
3. 不能同时服用与本品成分相似的其他抗感冒药。
4. 脑血管病史、精神病史或癫痫病史患者慎用。
5. 前列腺肥大、青光眼等患者应在医师指导下使用。
6. 服药期间不得驾驶机、车、船、从事高空作业、机械作业及操作精密仪器。
7. 如服用过量或出现严重不良反应,应立即就医。
8. 对本品过敏者禁用,过敏体质者慎用。

9. 本品性状发生改变时禁止使用。

10. 请将本品放在儿童不能接触的地方。

11. 如正在使用其他药品,使用本品前请咨询医师或药师。

九、药物稳定性及贮藏条件

密闭,在阴凉干燥处保存。

十、药物经济性评价

非基本药物,非医保。

特酚伪麻片(丽珠感乐)

一、药品名称

1. 英文名　Terfenadine, Paracetamol and Pseudoephedrine Hydrochloride Tablets

2. 化学名　α(4-叔丁基苯基)-4-(羟基二苯甲基)-1-哌啶丁醇、[s-R+,R-)]-α-[1-(甲氨基)乙基]苯甲醇盐酸盐、4′-羟基乙酰苯胺

二、药品成分

特非那定、盐酸伪麻黄碱、对乙酰氨基酚

三、剂型与规格

特酚伪麻片:特非那定 15mg、盐酸伪麻黄碱 15mg、对乙酰氨基酚 162.5mg/片

四、适应证及相应的临床价值

适用于感冒引起的头痛、发热、四肢酸痛、鼻塞、流鼻涕、流泪、打喷嚏等症状。

五、用法用量

口服:成人每次 1~2 片,每日 3 次,或遵医嘱。

六、特殊人群用药

1. 妊娠期　孕妇慎用。

2. 哺乳期　哺乳期妇女禁用。

3. 其他人群　老年患者慎用。

七、药理学

1. 药效学及作用机制　本品为复方解热镇痛药。处方中特非那定具有特异的外周 H_1 受体拮抗作用,基本上无中枢神经抑制作用;盐酸伪麻黄碱为拟肾上腺素药,对收缩上呼吸道血管作用明显;对乙酰氨基酚具有解热镇痛作用。

2. 药物不良反应　常见的不良反应为口干、恶心、呕吐、头晕、头痛、失眠或轻度嗜睡、耳鸣、皮疹等。本品中的特非那定可致心律失常(Q-T 间期延长),发生原因与用量较大有关。

3. 药物相互作用　本品不宜与单胺氧化酶抑制剂或降压药联合使用。本品与咪唑或三唑类药物、甲硝唑、红霉素、克拉霉素和三乙酰竹桃霉素同时使用时,应减少本品的剂量。

八、注意事项

对本品成分过敏者、严重冠状动脉疾患或高血压患者以及哺乳期妇女禁用。

本品中的特非那定可致严重心律失常,故心脏病患者应慎用。

高血压、糖尿病、甲状腺功能亢进、前列腺肥大、肝功能损害、眼压升高患者不宜服用。

九、药物稳定性及贮藏条件

遮光,密闭保存。

十、药物经济性评价

非基本药物,非医保。

10　预防呼吸系统疾病的菌苗和疫苗

卡　介　苗

一、药品名称

1. 英文名　Bacillus Calmette-Guerin Vaccine(BCG Vaccine)

2. 化学名　卡介菌

二、药品成分

卡介苗活菌体(结核活菌苗)

三、剂型与规格

皮内注射用卡介苗:每瓶 5 次人用剂量含卡介苗0.25mg。每 1mg 卡介苗含活菌数应不低于 1.0×10^6 CFU

四、适应证及相应的临床价值

首选用于①肿瘤的辅助治疗;②预防结核病;③治疗小儿哮喘性支气管炎及预防小儿感冒。

五、用法用量

1. 用于肿瘤的辅助治疗,儿童、成人、老年人相同。

(1)皮肤划痕:在四肢皮肤上纵横划痕各 10 条,每条长 5cm,交叉成为方块,以刺破表皮微微渗血为度,向划痕处置卡介苗 1~2ml(75mg 活菌/ml),每周 1~2 次,10~20 次为一疗程。

(2)皮内针刺:用无针注射器作 20 点、40 点或 60 点针刺接种卡介苗于四肢。

(3)瘤内注射:将卡介苗注入肿瘤结节内,多用于恶性黑色素瘤,剂量为卡介苗悬液 0.05~0.15ml。

（4）口服：每周口服 75~150mg（最多 200mg）1~2 次,1 月后改为每周或两周 1 次,第 3 个月后每月 1 次,直至一年以上。服时或将卡介苗置于胶囊中或混在一杯水中一次服下。

（5）胸腔内注射：应用于肺癌手术后,在术后 3~5 天由胸腔引流管内注入卡介苗 10^7 个活菌。

2. 预防结核病 1 岁以内健康婴儿,一般可直接接种结核活菌苗,但有明显结核病接触史者及应用皮内注射菌苗时,以及 1 岁以上的儿童或者成人,必须先做结核菌素试验,阴性的方可接种。接种后 4~8 周才产生免疫力(免疫可维持 3~4 年),2~3 月后再作结核菌素试验,阳性者表示接种成功,阴性者应再补种。以后每 3~4 年复种 1 次,复种前也应先作结核菌素试验。

接种方法为①口服法：限用于出生后 2 个月以内婴儿,生后次日开始服用,隔日 1 次,共服 3 次;或每日 1 次,连服 3 次,每次用量 1ml;②皮上划痕法：主要用于 1 岁以下健康儿童(1 岁以上也可用),用乙醇消毒三角肌处皮肤,待干后滴 1~2 滴菌苗,用针通过菌苗划长 1~1.5cm 的"井"字,以划破表皮略有出血为度,划后用针涂抹数次,使菌苗充分渗入划痕处,等 5~10 分钟局部隆起时再穿衣服;③皮内注射法：主要用于 1 岁以上健康儿童,每次注射 0.1ml。

3. 治疗小儿哮喘性支气管炎及预防小儿感冒：小儿手臂或大腿内侧皮肤以 75% 酒精消毒,干后滴死卡 1 滴,用消毒的针划痕(长 1cm),以不出血为度。每周 1 次,共 50 次。

六、特殊人群用药

1. 妊娠期 未提及。
2. 哺乳期 未提及。

七、药理学

1. 药效学及作用机制 BCG 以无毒牛型结核菌悬液制成,为非特异性免疫增强剂,具有免疫佐剂作用,能增强抗原的免疫原性,加速诱导免疫应答反应。能增强单核-巨噬细胞系统的吞噬功能,促进白介素 1(IL-1)的生成。促进 T 细胞增殖并增强其功能。增强体液免疫反应。增强天然杀伤细胞(NK)的功能。由于应用活卡介苗可形成经久不愈的溃疡,故多改用死卡介苗(简称"死卡")。

2. 药代动力学 接种后 4~8 周才产生免疫力,免疫可维持 3~4 年。

3. 药物不良反应 接种后 2 周左右,局部可出现红肿浸润,若随后化脓,形成小溃疡,可用 1% 龙胆紫涂抹,以防感染。一般 8~12 周后结痂,如遇局部淋巴结肿大可用热敷处理,如已软化形成脓疱,应即时诊治。

4. 药物相互作用 有报道接种卡介苗后导致茶碱半衰期延长和血清浓度升高。

八、注意事项

1. 禁用

（1）患结核病、急性传染病、肾炎、心脏病者。
（2）患湿疹或其他皮肤病者。
（3）患免疫缺陷症者。

2. 慎用 结核菌反应强阳性者慎用。

3. 用药注意事项

（1）严禁皮下或肌内注射。
（2）接种对象必须详细登记姓名、性别、年龄、住址、疫苗批号及亚批号、制造单位和接种日期。
（3）接种卡介苗的注射器应专用,不得用作其他注射,以防止产生化脓反应。
（4）使用时应注意避光。

九、药物稳定性及贮藏条件

于 2~8℃ 避光保存和运输。

十、药物经济性评价

基本药物,非医保,《中国药典》(2020 年版)收载。

白 喉 疫 苗

一、药品名称

1. 英文名 Diphtheria Vaccine
2. 化学名 白喉类毒素

二、药品成分

白喉类毒素

三、剂型与规格

吸附白喉疫苗注射剂 0.5ml

四、适应证及相应的临床价值

首选：用于抗白喉主动免疫。接种本疫苗后,可使机体产生体液免疫应答。

五、用法用量

1. 儿童 6 个月~12 周岁(见表 4-9)。

表 4-9 6 个月~12 周岁儿童用法用量

	针次		剂量/ml
全程免疫	第 1 年	第 1 针	0.5
		第 2 针(间隔 4~8 周)	0.5
	第 2 年	注射 1 针	0.5
加强免疫	3~5 年后	加强 1 针	0.5

2. 青少年及成人 上臂外侧三角肌肌内注射。注射 1 次,注射剂量 0.5ml。

六、药理学

1. 药效学及作用机制

2. 药物不良反应　在低龄儿童中可能出现不良反应，但通常不严重。

常见不良反应有①可出现轻度发热反应，一般不需处理；中度发热，应对症处理。②注射部位可出现红肿、疼痛、瘙痒。③全身性反应有不适、疲倦、头痛或全身疼痛等。

罕见不良反应有①重度发热反应，应给予对症处理，以防高热惊厥；②局部硬结，1~2个月即可吸收；③过敏性皮疹：一般在接种疫苗后72小时内出现荨麻疹，应及时就诊，给予抗过敏治疗。

极罕见不良反应有①过敏性休克：一般在注射疫苗后1小时内发生。应及时抢救，注射肾上腺素进行治疗；②过敏性紫癜：出现过敏性紫癜反应时应及时就诊，应用皮质固醇类药物给予抗过敏治疗，治疗不当或不及时有可能并发紫癜性肾炎；③血管神经性水肿和神经系统反应。

七、注意事项

1. 禁用

（1）已知对该疫苗的任何成分过敏者。

（2）患急性疾病、严重慢性疾病、慢性疾病的急性发作期和发热者。

（3）患脑病、未控制的癫痫和其他进行性神经系统疾病者。

（4）注射白喉类毒素后发生神经系统反应者。

2. 慎用　家族和个人有惊厥史者、患慢性疾病者、有癫痫史者、过敏体质者。

3. 用药注意事项

（1）使用时应充分摇匀，如出现摇不散的凝块、异物、疫苗瓶有裂纹或标签不清者，均不得使用。

（2）疫苗开启后应立即使用，如需放置，应置2~8℃，并于1小时内用完，剩余均应废弃。

（3）注射后局部可能有硬结，1~2个月即可吸收，注射第2针时应换另侧部位。

（4）应备有肾上腺素等药物，以备偶有发生严重过敏反应时急救用。接受注射者在注射后应在现场观察至少30分钟。

（5）严禁冻结。

八、药物稳定性及贮藏条件

2~8℃避光保存和运输。

九、药物经济性评价

非基本药物，非医保，《中国药典》（2020年版）收载。

b型流感嗜血杆菌结合疫苗

一、药品名称

1. 英文名　Haemophilus Influenzae Type b Conjugate Vaccine

2. 化学名　b型流感嗜血杆菌荚膜多糖

二、药品成分

b型流感嗜血杆菌荚膜多糖

三、剂型与规格

b型流感嗜血杆菌结合疫苗注射剂　10μg

四、适应证及相应的临床价值

首选本疫苗接种后，可使机体产生体液免疫应答。用于预防由b型流感嗜血杆菌引起的侵袭性感染（包括脑膜炎、肺炎、败血症、蜂窝织炎、关节炎、会厌炎等）。

五、用法用量

儿童臀部外上方1/4处或上臂外侧三角肌肌内注射。自2或3月龄开始，每隔1个月或2个月接种1次（0.5ml），共3次，在18个月时进行加强接种1次；6~12月龄儿童，每隔1个月或2个月注射1次（0.5ml），共2次，在18个月时进行加强接种1次；1~5周岁儿童，仅需注射1次（0.5ml）。

六、药理学

1. 药效学及作用机制　本品是一种多糖蛋白耦联疫苗，能诱导机体产生抗b型流感嗜血杆菌荚膜多糖的抗体。

2. 药物不良反应　注射后一般反应轻微，接种部位可出现轻微红肿、硬结、压痛，偶有局部瘙痒感，一般不需特殊处理，即自行消退。必要时可对症治疗。全身反应：主要为发热反应（多在38.5℃以下），偶有烦躁、嗜睡、呕吐、腹泻、食欲缺乏，偶见非典型的皮疹，一般可自行缓解。

3. 药物相互作用　抗肿瘤药：流感嗜血杆菌感染出现在接种抗肿瘤治疗的儿童中，尽管在诊断患有肿瘤之前已接受过基础免疫。流感嗜血杆菌疫苗加强免疫会产生适当的抗体应答。抗肿瘤治疗可能会削弱对感染的T细胞应答。

七、注意事项

1. 禁用

（1）患急性疾病、严重慢性疾病者、慢性疾病的急性发作期和发热者。

（2）已知对该疫苗的任何成分过敏，特别对破伤风类毒素过敏者。

（3）患严重心脏疾病、高血压，患肝疾病、肾疾病者。

2. 慎用　家族和个人有惊厥史者、患慢性疾病者、有癫痫史者、过敏体质者。

3. 用药注意事项

（1）使用前应充分摇匀，如出现摇不散的凝块、异物，疫苗瓶有裂纹、标签不清或过期失效者，均不得使用。

（2）接受免疫抑制治疗或免疫缺陷者注射本疫苗可能影响疫苗的免疫效果。

（3）应备有肾上腺素等药物,以备偶有发生严重过敏反应时急救用。接受注射者在注射后应在现场观察至少 30 分钟。

（4）本疫苗如与其他疫苗同时接种,应在不同的部位注射。

（5）在任何情况下,疫苗中的破伤风类毒素不能代替常规破伤风类毒素的免疫接种。

（6）严禁冻结。

八、药物稳定性及贮藏条件

于 2～8℃ 避光保存和运输。

九、药物经济性评价

非基本药物,非医保,《中国药典》(2020 年版)收载。

流感全病毒灭活疫苗

一、药品名称

1. 英文名　Influenza Vaccine(Whole Virion),Inactivated
2. 化学名　流感病毒株血凝素

二、药品成分

当年使用的各型流感病毒株血凝素(应包括各毒株名称及血凝素标示量)

三、剂型与规格

流感全病毒灭活疫苗注射剂　(1)0.5ml;(2)1.0ml

四、适应证及相应的临床价值

接种本疫苗后,可刺激机体产生抗流行性感冒病毒的免疫力。用于预防本株病毒引起的流行性感冒。

五、用法用量

于上臂外侧三角肌肌内注射,每次注射 1 剂。

六、特殊人群用药

孕期禁止使用。

七、药理学

1. 药物不良反应

（1）常见不良反应:①一般接种疫苗后 24 小时内,注射部位可出现疼痛、触痛、红肿和瘙痒,多数情况下于 2～3 天内自行消失;②接种疫苗后可能出现一过性发热反应,短期内自行消失,不需处理。

（2）罕见不良反应:①接种部位出现严重红肿,可采取热敷等物理方式治疗;②重度发热反应应采用物理方法及药物进行对症处理,以防高热惊厥。

（3）极罕见不良反应:①过敏性皮疹,一般接种疫苗后 72 小时内出现荨麻疹,出现反应时,应及时就诊,给予抗过敏治疗;②过敏性紫癜,出现过敏性紫癜反应时应及时就诊,应用皮质固醇类药物给予抗过敏治疗,治疗不当或不及时有可能并发紫癜性肾炎;③过敏性休克,一般接种疫苗后 1 小时内发生。应及时注射肾上腺素等抢救措施进行治疗。

2. 药物相互作用

（1）苯巴比妥:可引起一些患者血清苯巴比妥浓度持续长时间的升高。

（2）苯妥英钠:有报道称接种疫苗后苯妥英钠的总的药物浓度出现明显的升高。某些癫痫患者应用苯妥英钠治疗中接种流感疫苗后可能出现苯妥英钠中毒或者症状难于控制。

（3）茶碱:有报道在接种流感疫苗后,可短暂地抑制茶碱的肝代谢。

（4）华法林:长期使用华法林的患者接种流感疫苗后,出现凝血酶原时间延长和出血。

八、注意事项

1. 禁用

（1）已知对该疫苗所含任何成分,包括辅料、甲醛以及抗生素过敏者。

（2）患急性疾病、严重慢性疾病、慢性疾病的急性发作期和发热者。

（3）孕妇。

（4）患未控制的癫痫和其他进行性神经系统疾病者,有格林-巴利综合征病史者。

2. 慎用　家族和个人有惊厥史者、患慢性疾病者、有癫痫史者、过敏体质者。

3. 用药注意事项　①疫苗瓶有裂纹、标签不清或失效者、疫苗出现浑浊等外观异常者均不得使用;②疫苗瓶开启后应立即使用;③应备有肾上腺素等药物,以备偶有发生严重过敏反应时急救用。接受注射者在注射后应在现场观察至少 30 分钟;④注射免疫球蛋白者应至少间隔 1 个月以上接种本疫苗,以免影响免疫效果;⑤注射后出现任何神经系统反应者,禁止再次使用;⑥严禁冻结。

九、药物稳定性及贮藏条件

2～8℃ 避光保存和运输。

十、药物经济性评价

非基本药物,非医保,《中国药典》(2020 年版)收载。

流感病毒裂解疫苗

一、药品名称

1. 英文名　Influenza Vaccine(Split Virion),Inactivated
2. 化学名　流感病毒株血凝素

二、药品成分

当年使用的各型流感病毒株血凝素(应包括各毒株名称及血凝素标示量)

三、剂型与规格

流感病毒裂解疫苗注射剂　每瓶(支)0.25ml 或 0.5ml

四、适应证及相应的临床价值

接种本疫苗后,可刺激机体产生抗流行性感冒病毒的免疫力。用于预防本株病毒引起的流行性感冒。

五、用法用量

于上臂外侧三角肌肌内注射。于流感流行季节前或期间进行预防接种。

1. 儿童　6 个月至 3 岁儿童接种 2 针,每针接种剂量为 0.25ml,间隔 2~4 周。3 岁以上儿童接种 1 针,每次接种剂量为 0.5ml。

2. 成人　成人接种 1 针,每次接种剂量为 0.5ml。

六、特殊人群用药

1. 妊娠期　孕妇接种后的有限数据不能表明接种本疫苗会对胎儿和母体造成不利结果。可以考虑从妊娠三个月后使用该疫苗。如果孕妇的治疗可能增加流感并发症的罹患风险时,建议接种本疫苗,不需考虑其妊娠阶段。

2. 哺乳期　本品可以在哺乳期间接种。哺乳不是禁忌证。

七、药理学

1. 药物不良反应

(1) 常见不良反应有:①一般接种疫苗后 24 小时内,注射部位可出现疼痛、触痛、红肿和瘙痒,多数情况下于 2~3 天内自行消失;②接种疫苗后可能出现一过性发热反应,短期内自行消失,不需处理。

(2) 罕见不良反应有:①接种部位出现严重红肿,可采取热敷等物理方式治疗;②重度发热反应应采用物理方法及药物进行对症处理,以防高热惊厥。

(3) 极罕见不良反应有:①过敏性皮疹,一般接种疫苗后 72 小时内出现荨麻疹,出现反应时,应及时就诊,给予抗过敏治疗;②过敏性紫癜,出现过敏性紫癜反应时应及时就诊,应用皮质固醇类药物给予抗过敏治疗,治疗不当或不及时有可能并发紫癜性肾炎;③过敏性休克,一般接种疫苗后 1 小时内发生。应及时注射肾上腺素等抢救措施进行治疗。

2. 药物相互作用

(1) 苯巴比妥:可引起一些患者血清苯巴比妥浓度持续长时间的升高。

(2) 苯妥英钠:有报道称接种疫苗后苯妥英钠的总药物浓度出现明显的升高。某些癫痫患者应用苯妥英钠治疗中接种流感疫苗后可能出现苯妥英钠中毒或者症状难于控制。

(3) 茶碱:有报道在接种流感疫苗后,可短暂地抑制茶碱的肝代谢。

(4) 华法林:长期使用华法林的患者接种流感疫苗后,出现凝血酶原时间延长和出血。

八、注意事项

1. 禁用

(1) 已知对该疫苗所含任何成分,包括辅料、甲醛以及抗生素过敏者。

(2) 患急性疾病、严重慢性疾病、慢性疾病的急性发作期和发热者。

(3) 孕妇。

(4) 患未控制的癫痫和其他进行性神经系统疾病者,有格林-巴利综合征病史者。

2. 慎用　家族和个人有惊厥史者、患慢性疾病者、有癫痫史者、过敏体质者。

3. 用药注意事项

(1) 疫苗瓶有裂纹、标签不清或失效者、疫苗出现浑浊等外观异常者均不得使用。

(2) 疫苗瓶开启后应立即使用。

(3) 应备有肾上腺素等药物,以备偶有发生严重过敏反应时急救用。接受注射者在注射后应在现场观察至少 30 分钟。

(4) 注射免疫球蛋白者应至少间隔 1 个月以上接种本疫苗,以免影响免疫效果。

(5) 注射后出现任何神经系统反应者,禁止再次使用。

(6) 严禁冻结。

九、药物稳定性及贮藏条件

2~8℃ 避光保存和运输。

十、药物经济性评价

非基本药物,非医保,《中国药典》(2020 年版)收载。

肺炎球菌疫苗

一、药品名称

1. 英文名　Pneumococcal Vaccines
2. 化学名　肺炎链球菌荚膜多糖抗原

二、药品成分

肺炎链球菌疫苗是从 23 个血清型的肺炎链球菌中提纯的荚膜多糖抗原的混合物

三、剂型与规格

23 价肺炎球菌多糖疫苗注射剂　0.5ml

四、适应证及相应的临床价值

首选用于 2 岁及以上如下人群的接种:①选择性接种。50 岁及超过 50 岁以上者,患有可增加肺炎球菌感染性疾病危险的慢性疾病者,如心血管疾病、肺部疾患、肝及肾功能受损者;免疫缺陷患者,如脾切除者或者是由镰状细胞性疾病及其他原因引起的脾功能障碍者;患有其他慢性疾病而可能感染肺炎球菌的高危人群(如乙醇滥用)及并存如糖尿病、慢性脑脊液渗漏、免疫抑制等因此可引起更严重的肺炎球菌患者，或是反复发作的上呼吸道疾病，包括中耳炎、鼻窦炎等，霍奇金病患者。②群体接种。群体接触密切者，如寄宿学校、养老院及其他相似场所；具有发生流行性感冒并发症高度危险者，特别是肺炎；当疫苗中含有的某型肺炎球菌在社区人群中发生暴发流行时，社区人群为高危人群。③再接种。一般无须对成人常规再接种；脾切除者；10 岁以下脾切除或患有镰状细胞性贫血症的儿童。

五、用法用量

上臂外侧三角肌皮下或肌内注射，每次 0.5ml。

1. 儿童　本疫苗对 2 岁以下幼儿的安全性及有效性尚未肯定。对 10 岁以下脾切除或患有镰状细胞性贫血的儿童，应每隔 3~5 年加强免疫 1 次，每次注射 0.5ml。

2. 成人　①霍奇金病患者如需接种疫苗可在治疗开始前 10 日给予。如果进行放疗或者化疗至少应在开始前 14 日给予，以产生最有效的抗体免疫应答。治疗开始前不足 10 日及治疗期间不主张预防接种。②免疫缺陷患者，应于术前 2 周接种。③脾切除者，每 5 年加强免疫 1 次，每次注射剂量 0.5ml。

六、特殊人群用药

对妊娠和哺乳的影响：孕妇使用本疫苗是否会伤害胎儿或是影响生育能力及此种疫苗是否会从母乳中分泌，均不能肯定，故孕妇及哺乳期妇女慎用。

七、药理学

药物不良反应有：①可能在注射部位出现暂时的疼痛、红肿、硬结和短暂的全身发热反应等轻微反应，一般均可自行缓解。必要时可给予对症治疗。罕见的不良反应有头痛、不适、虚弱乏力、淋巴结炎、过敏样反应，血清病，关节痛，肌痛，皮疹，荨麻疹。对稳定的特发性血小板减少性紫癜的患者，会极偶然地在接种后 2~14 日血小板减少复发，并可持续 2 周。在接种肺炎双球菌疫苗的人群中，也罕有神经系统异常的报道，如感觉异常、急性神经根病变等，但与其因果关系尚未被证实。②因对疫苗成分过敏而引起的急性反应，应注射 1 : 1 000 的肾上腺素。

八、注意事项

1. 禁用

（1）对疫苗中任何成分过敏者禁用本品。

（2）除接种对象项目中所列适用者外，均禁止接种本品。

（3）除了适应证及用法中所列项目外，均禁止再接种。霍奇金病患者在治疗开始前少于 10 日及治疗过程中禁忌免疫接种。已行广泛的化学治疗和/或结节放射治疗的霍奇金病患者禁用。

2. 慎用　严重心肺功能障碍的患者注射时要谨慎，可能会发生相当严重的全身性反应。任何发热性的呼吸系统疾患及一些活动性感染都应推迟使用。

3. 用药注意事项　禁用于静脉注射，皮内注射亦当避免。皮下或肌内注射应慎防误注入血管。正在进行免疫抑制治疗的患者，则血清中可能不出现所期望的抗体反应。需要青霉素（或其他抗生素）来预防拮抗肺炎球菌感染的患者，该种预防措施于接种后不应该中断。

九、药物稳定性及贮藏条件

2~8℃避光保存和运输。

十、药物经济性评价

非基本药物，非医保。

11　肺结核治疗药物

异　烟　肼

一、药品名称

1. 英文名　Isoniazid
2. 化学名　4-吡啶甲酰肼

二、药品成分

异烟肼

三、剂型与规格

异烟肼片剂　100mg

四、适应证及相应的临床价值

1. 异烟肼与其他抗结核药联合，适用于各型结核病的治疗，包括结核性脑膜炎以及其他分枝杆菌感染。

2. 异烟肼单用适用于各型结核病的预防

（1）新近确诊为结核病患者的家庭成员或密切接触者。

（2）结核菌素纯蛋白衍生物试验（PPD）强阳性同时胸部 X 射线检查符合非进行性结核病，痰菌阴性，过去未接受过正规抗结核治疗者。

（3）正在接受免疫抑制剂或长期激素治疗的患者，某些血液病或单核-吞噬细胞系统疾病（如白血病、霍奇金病）、糖尿病、尿毒症、硅肺或胃切除术等患者，其结核菌素纯蛋白衍生物试验呈阳性反应者。

（4）35 岁以下结核菌素纯蛋白生物试验阳性的患者。

（5）已知或疑为 HIV 感染者，其结核菌素纯蛋白衍生物试验呈阳性反应者，或与活动性肺结核患者有密切接触者。

五、用法用量

口服。①预防：成人每日 0.3g（3 片）。顿服；小儿每日 10mg/kg，每日总量不超过 0.3g（3 片），顿服。②治疗：成人与其他抗结核药合用，每日口服 5mg/kg，最高 0.3g（3 片）；

或每日 15mg/kg，最高 900mg（9 片），每周 2~3 次。小儿每日 10~20mg/kg，每日不超过 0.3g（3 片），顿服。某些严重结核病患儿（如结核性脑膜炎），每日可高达 30mg/kg（每日量最高 500mg），但要注意肝功能损害和周围神经炎的发生。

六、特殊人群用药

1. 妊娠期　本品可穿过胎盘，导致胎儿血药浓度高于母血药浓度。动物实验证实异烟肼可引起死胎，但在人类中虽未证实，孕妇应用时必须充分权衡利弊。异烟肼与其他药物联合时对胎儿的作用尚未阐明。此外，在新生儿用药时应密切观察不良反应。

2. 哺乳期　异烟肼在乳汁中浓度可达 12mg/L，与血药浓度相近；虽然在人类中尚未证实有问题，哺乳期间应用仍应充分权衡利弊。如用药则宜停止哺乳。

3. 肾功能损害　严重肾功能损害者应慎用。

4. 肝功能损害　肝功能不正常者禁用。

5. 其他人群　精神病患者和癫痫患者禁用。

七、药理学

1. 药效学及作用机制　本品是一种具有杀菌作用的合成抗菌药，本品只对分枝杆菌，主要是生长繁殖期的细菌有效。其作用机制尚未阐明，可能抑制敏感细菌分枝菌酸（Mycolic Acid）的合成而使细胞壁破裂。

2. 药代动力学　本品口服后迅速自胃肠道吸收，并分布于全身组织和体液中，包括脑脊液、胸水、腹水、皮肤、肌肉、乳汁和干酪样组织。并可穿过胎盘屏障。蛋白结合率仅 0~10%。口服 1~2 小时血药浓度可达峰值，但 4~6 小时后血药浓度根据患者的乙酰化快慢而不一，快乙酰化者，$t_{1/2}$ 为 0.5~1.6 小时，慢乙酰化者为 2~5 小时，肝、肾功能损害者可能延长。代谢主要在肝中乙酰化而成无活性代谢产物，其中有的具有肝毒性。乙酰化的速率由遗传所决定。慢乙酰化者常有肝 N-乙酰转移酶缺乏，未乙酰化的异烟肼可被部分结合。本品主要经肾排泄（约 70%），在 24 小时内排出，大部分为无活性代谢物。

快乙酰化者中 93% 以乙酰化型在尿液中排出，慢乙酰化者为 63%。快乙酰化者尿液中 7% 的异烟肼呈游离或结合型，而慢乙酰化者则为 37%。本品易通过血脑屏障，亦可从乳汁排出，少量可自唾液、痰液和粪便中排出。相当量的异烟肼可经血液透析与腹膜透析清除。

3. 药物不良反应　发生率较多者有步态不稳或麻木针刺感、烧灼感或手指疼痛（周围神经炎）；深色尿、眼或皮肤黄染（肝毒性，35 岁以上患者肝毒性发生率增高）；食欲不佳、异常乏力或软弱、恶心或呕吐（肝毒性的前驱症状）。发生率极少者有视力模糊或视力减退，合并或不合并眼痛（视神经炎）；发热、皮疹、血细胞减少及男性乳房发育等。本品偶可因神经毒性引起的抽搐。

4. 药物相互作用

（1）服用异烟肼时每日饮酒，易引起本品诱发的肝毒性反应，并加速异烟肼的代谢，因此须调整异烟肼的剂量，并密切观察肝毒性征象。应劝告患者服药期间避免酒精饮料。

（2）含铝制酸药可延缓并减少异烟肼口服后的吸收，使血药浓度减低，故应避免两者同时服用，或在口服制酸剂前至少 1 小时服用异烟肼。

（3）抗凝血药（如香豆素或茚满双酮衍生物）与异烟肼同时应用时，由于抑制了抗凝血药的酶代谢，使抗凝作用增强。

（4）与环丝氨酸合用时可增加中枢神经系统不良反应（如头昏或嗜睡），须调整剂量，并密切观察中枢神经系统毒性征象，尤其对于从事需要灵敏度较高的工作的患者。

（5）利福平与异烟肼合用时可增加肝毒性的危险性，尤其是已有肝功能损害者或为异烟肼快乙酰化者，因此在疗程的头 3 个月应密切随访有无肝毒性征象出现。

（6）异烟肼为维生素 B_6 的拮抗剂，可增加维生素 B_6 经肾排出量，因而可能导致周围神经炎，服用异烟肼时维生素 B_6 的需要量增加。

（7）与肾上腺皮质激素（尤其泼尼松龙）合用时，可增加异烟肼在肝内的代谢及排泄，导致后者血药浓度减低而影响疗效，在快乙酰化者更为显著，应适当调整剂量。

（8）与阿芬太尼（Alfentanil）合用时，由于异烟肼为肝药酶抑制剂，可延长阿芬太尼的作用；与双硫仑（Disulfiram）合用可增强其中枢神经系统作用，产生眩晕、动作不协调、易激惹、失眠等；与恩氟烷合用可增加具有肾毒性的无机氟代谢物的形成。

（9）与乙硫异烟胺或其他抗结核药合用，可加重后两者的不良反应。与其他肝毒性药合用可增加本品的肝毒性，因此宜尽量避免。

（10）异烟肼不宜与酮康唑或咪康唑合用，因可使后两者的血药浓度降低。

（11）与苯妥英钠或氨茶碱合用时可抑制两者在肝中的代谢，而导致苯妥英钠或氨茶碱血药浓度升高，故异烟肼与两者先后应用或合用时，苯妥英钠或氨茶碱的剂量应适当调整。

（12）与对乙酰氨基酚合用时，由于异烟肼可诱导肝细胞色素 P450，使前者形成毒性代谢物的量增加，可增加肝毒性及肾毒性。

（13）与卡马西平同时应用时，异烟肼可抑制其代谢，使卡马西平的血药浓度增高，而引起毒性反应；卡马西平可诱导异烟肼的微粒体代谢，形成具有肝毒性的中间代谢物增加。

（14）本品不宜与其他神经毒药物合用，以免增加神经毒性。

八、注意事项

1. 禁用　肝功能不正常者、精神病患者和癫痫患者禁用。

2. 慎用　有精神病、癫痫病史者、严重肾功能损害者应慎用。

3. 用药注意事项

（1）交叉过敏反应，对乙硫异烟胺、吡嗪酰胺、烟酸或其他化学结构有关药物过敏者也可能对本品过敏。

（2）对诊断的干扰:用硫酸铜法进行尿糖测定可呈假阳性反应,但不影响酶法测定的结果。异烟肼可使血清胆红素、丙氨酸氨基转移酶及门冬氨酸氨基转移酶的测定值增高。

（3）如疗程中出现视神经炎症状,应立即进行眼部检查,并定期复查。

（4）异烟肼中毒时可用大剂量维生素 B_6 对抗。

九、药物稳定性及贮藏条件

遮光,密封,在干燥处保存。

十、药物经济性评价

基本药物(片剂:50mg、100mg、300mg、500mg,注射用无菌粉末:0.1g),医保甲类,《中国药典》(2020 年版)收载。

利 福 平

一、药品名称

1. 英文名　Rifampicin
2. 化学名　3-[[(4-甲基-1-哌嗪基)亚氨基]甲基]-利福霉素

二、药品成分

利福平

三、剂型与规格

利福平胶囊剂　0.15g

四、适应证及相应的临床价值

1. 本品与其他抗结核药联合用于各种结核病的初治与复治,包括结核性脑膜炎的治疗。

2. 本品与其他药物联合用于麻风、非结核分枝杆菌感染的治疗。

3. 本品与万古霉素(静脉)可联合用于甲氧西林耐药葡萄球菌所致的严重感染。利福平与红霉素联合方案用于军团菌属严重感染。

4. 用于无症状脑膜炎奈瑟菌带菌者,以消除鼻咽部脑膜炎奈瑟菌;但不适用于脑膜炎、奈瑟菌感染的治疗。

五、用法用量

1. 抗结核治疗　成人,口服,每日 0.45g~0.60g,空腹顿服,每日量不超过 1.2g;1 个月以上小儿每日 10~20mg/kg,空腹顿服,每日量不超过 0.6g。

2. 脑膜炎奈瑟菌带菌者　成人 5mg/kg,每 12 小时 1次,连续 2 日;1 个月以上小儿每日 10mg/kg,每 12 小时 1次,连服 4 次。

3. 老年患者　口服,按每日 10mg/kg,空腹顿服。

六、特殊人群用药

1. 妊娠期　利福平可透过胎盘,动物实验曾引起畸胎。人类虽尚无致畸报道但目前无足够资料表明可在妊娠期安全应用。三个月以内孕妇禁用。三个月以上孕妇慎用。

2. 哺乳期　利福平可由乳汁排泄,哺乳期妇女用药应充分权衡利弊后决定是否用药。

3. 肾功能损害　肾功能减退者不需减量。在肾小球滤过率减低或无尿患者中利福平的血药浓度无显著改变。

4. 肝功能损害　利福平可致肝功能不全,在原有肝病患者或本品与其他肝毒性药物同服时有伴发黄疸死亡病例的报道,因此原有肝病患者,仅在有明确指征情况下方可慎用,治疗开始前、治疗中严密观察肝功能变化,肝损害一旦出现,立即停药。

七、药理学

1. 药效学及作用机制　利福平为利福霉素类半合成广谱抗菌药,对多种病原微生物均有抗菌活性。该药对结核分枝杆菌和部分非结核分枝杆菌(包括麻风分枝杆菌等)在宿主细胞内外均有明显的杀菌作用。利福平对需氧革兰氏阳性菌具良好抗菌作用,包括葡萄球菌产酶株及甲氧西林耐药株、肺炎链球菌、其他链球菌属、肠球菌属、李斯特菌属、炭疽杆菌、产气荚膜杆菌、白喉杆菌、厌氧球菌等。对需氧革兰氏阴性菌如脑膜炎奈瑟球菌、流感嗜血杆菌、淋病奈瑟球菌亦具高度抗菌活性。

利福平对军团菌属作用亦良好,对沙眼衣原体、性病淋巴肉芽肿及鹦鹉热等病原体均具抑制作用。细菌对利福霉素类抗生素有交叉耐药。利福平与依赖 DNA 的 RNA 多聚酶的 β 亚单位牢固结合,抑制细菌 RNA 的合成,防止该酶与 DNA 连接,从而阻断 RNA 转录过程,使 DNA 和蛋白的合成停止。

2. 药代动力学　利福平口服吸收良好,服药后 1.5~4小时血药浓度达峰值。成人每次口服 600mg 后血药峰浓度(C_{max})为 7~9mg/L,6 个月至 5 岁小儿每次口服 10mg/kg,血药峰浓度(C_{max})为 11mg/L。本品在大部分组织和体液中分布良好,包括脑脊液,当脑膜有炎症时脑脊液内药物浓度增加;在唾液中亦可达有效治疗浓度;本品可穿过胎盘。表观分布容积(V_d)为 1.6L/kg。蛋白结合率为 80%~91%。进食后服药可使药物的吸收减少 30%,该药的血消除半衰期($t_{1/2\beta}$)为 3~5 小时,多次给药后有所缩短,为 2~3 小时。本品在肝中可被自身诱导微粒体氧化酶的作用而迅速去乙酰化,成为具有抗菌活性的代谢物去乙酰利福平,水解后形成无活性的代谢物由尿排出。

本品主要经胆和肠道排泄,可进入肠肝循环,但其去乙酰活性代谢物则无肠肝循环。60%~65%的给药量经粪便排出,6%~15%的药物以原型、15%为活性代谢物经尿排出,7%则以无活性的 3-甲酰衍生物排出。亦可经乳汁排出。肾功能减退的患者中本品无积聚;由于自身诱导肝微粒体氧化酶的作用,在服用利福平的 6~10 天后其排泄率增加;用高剂量后由于胆道排泄达到饱和,本品的排泄可能延缓。利福平不能经血液透析或腹膜透析清除。

3. 药物不良反应

（1）消化道反应:最为多见,口服本品后可出现食欲缺乏、恶心、呕吐、上腹部不适、腹泻等胃肠道反应，发生率为1.7%~4.0%，但均能耐受。

（2）肝毒性为本品的主要不良反应，发生率约1%。在疗程最初数周内，少数患者可出现血清氨基转移酶升高、肝肿大和黄疸，大多为无症状的血清氨基转移酶一过性升高，在疗程中可行恢复，老年人、酗酒者、营养不良、原有肝病或其他因素造成肝功能异常者较易发生。

（3）变态反应：大剂量间歇疗法后偶可出现"流感样综合征"，表现为畏寒、寒战、发热、不适、呼吸困难、头昏、嗜睡及肌肉疼痛等，发生频率与剂量大小及间歇时间有明显关系。偶可发生急性溶血或肾衰竭，目前认为其产生机制属过敏反应。

（4）其他：患者服用本品后，大小便、唾液、痰液、泪液等可呈橘红色。偶见白细胞减少、凝血酶原时间缩短、头痛、眩晕、视力障碍等。

4. 药物相互作用

（1）饮酒可致利福平性肝毒性发生率增加，并增加利福平的代谢，须调整利福平剂量，并密切观察患者有无肝毒性出现。

（2）对氨基水杨酸盐可影响本品的吸收，导致其血药浓度减低；如必须联合应用时，两者服用间隔至少6小时。

（3）本品与异烟肼合用肝毒性发生危险增加，尤其是原有肝功能损害者和异烟肼快乙酰化患者。

（4）利福平与乙硫异烟胺合用可加重其不良反应。

（5）氯苯酚嗪可减少利福平的吸收，达峰时间延迟且半衰期延长。

（6）利福平与咪康唑合用，可使后两者血药浓度减低，故本品不宜与咪唑类合用。

（7）肾上腺皮质激素（糖皮质激素、盐皮质激素）、抗凝血药、氨茶碱、茶碱、氯霉素、氯贝丁酯、环孢素、维拉帕米（异搏定）、妥卡尼、普罗帕酮、甲氧苄啶、香豆素或茚满二酮衍生物、口服降血糖药、促皮质素、氨苯砜、洋地黄苷类、丙吡胺、奎尼丁等与利福平合用时，由于后者诱导肝微粒体酶活性，可使上述药物的药效减弱，因此除地高辛和氨苯砜外，在用利福平前和疗程中上述药物须调整剂量。本品与香豆素或茚满二酮类合用时应每日或定期测定凝血酶原时间，据以调整剂量。

（8）本品可促进雌激素的代谢或减少其肠肝循环，降低口服避孕药的作用，导致月经不规则，月经间期出血和计划外妊娠。所以，患者服用利福平时，应改用其他避孕方法。

（9）本品可诱导肝微粒体酶，增加抗肿瘤药达卡巴嗪（Dacarbazine）、环磷酰胺的代谢，形成烷化代谢物，促使白细胞减低，因此须调整剂量。

（10）本品与地西泮（安定）合用可增加后者的消除，使其血药浓度减低，故须调整剂量。

（11）本品可增加苯妥英钠在肝中的代谢，故两者合用时应测定苯妥英钠血药浓度并调整用量。

（12）本品可增加左旋甲状腺素在肝中的降解、因此两者合用时左旋甲状腺素剂量应增加。

（13）本品亦可增加美沙酮、美西律在肝中的代谢，引起美沙酮撤药症状和美西律血药浓度减低，故合用时后两者须调整剂量。

（14）丙磺舒可与本品竞争被肝细胞的摄入，使本品血药浓度增高并产生毒性反应。但该作用不稳定，故通常不宜加用丙磺舒以增高本品的血药浓度。

八、注意事项

1. 禁用　对本品或利福霉素类抗菌药过敏者禁用。肝功能严重不全、胆道阻塞者和3个月以内孕妇禁用。

2. 慎用　婴儿、3个月以上孕妇和哺乳期妇女慎用。

3. 用药注意事项

（1）单用利福平治疗结核病或其他细菌性感染时病原菌可迅速产生耐药性，因此本品必须与其他药物合用。治疗可能需持续6个月~2年，甚至数年。

（2）利福平可能引起白细胞和血小板减少，并导致齿龈出血和感染、伤口愈合延迟等。此时应避免拔牙等手术、并注意口腔卫生、刷牙及剔牙均需慎重，直至血象恢复正常。用药期间应定期检查周围血象。

（3）利福平应于餐前1小时或餐后2小时服用，清晨空腹一次服用吸收最好，因进食影响本品吸收。

（4）服药后尿、唾液、汗液等排泄物均可显橘红色。有发生间质性肾炎的可能。

九、药物稳定性及贮藏条件

密封，在阴暗（不超过20℃）干燥处保存。

十、药物经济性评价

基本药物（片剂：0.15g，胶囊：0.5g、0.3g），医保甲类，《中国药典》（2020年版）收载。

利福喷丁

一、药品名称

1. 英文名　Rifapentin

2. 化学名　3-[[(4-环戊基-1-哌嗪基)亚氨基]甲基]-利福霉素SV

二、药品成分

利福喷丁

三、剂型与规格

利福喷丁胶囊剂　0.15g

四、适应证及相应的临床价值

1. 本品与其他抗结核药联合用于各种结核病的初治与复治，但不宜用于结核性脑膜炎的治疗。

2. 适合医务人员直接观察下的短程化疗。

3. 亦可用于非结核性分枝杆菌感染的治疗。

4. 与其他抗麻风药联合用于麻风治疗可能有效。

五、用法用量

口服,抗结核。成人每次 0.6g(4 粒)(体重<55kg 者应酌减),每日 1 次服完,空腹时(餐前 1 小时)用水送服;一周服药 1~2 次。需与其他抗结核药联合应用,肺结核初始患者其疗程一般为 6~9 个月。

六、特殊人群用药

1. 妊娠期　孕妇禁用。
2. 哺乳期　本品可经乳汁排泄,哺乳期妇女用药应充分权衡利弊后决定是否用药,如应需要使用本品时应暂停哺乳。
3. 肾功能损害　无。
4. 肝功能损害　酒精中毒、肝功能损害者慎用。肝功能减退患者必须密切观察肝功能的变化。
5. 其他人群　本品在 5 岁以下小儿应用的安全性尚未确定。老年患者肝功能有所减退,用药量应酌减。

七、药理学

1. 药效学及作用机制　利福喷丁为半合成广谱杀菌剂,体外对结核杆菌有很强的抗菌活性,最低抑菌浓度(MIC)为 0.12~0.25mg/L,比利福平强 2~10 倍;在小鼠体内的抗结核感染作用也优于利福平。麻风杆菌和其他分枝杆菌如堪萨斯分枝杆菌、蟾分枝杆菌也对本品敏感,但鸟分枝杆菌耐药。另外本品对多数革兰氏阳性球菌有高度抗菌活性,其 MIC<0.025mg/L;对革兰氏阴性菌的作用差。对衣原体属的作用与红霉素、多西环素相仿,较利福平差;对耐甲氧西林葡萄球菌作用较差。体外试验结果,衣原体、金黄色葡萄球菌和淋病奈瑟菌都会对本品产生耐药性。与多西环素联合,对淋病奈瑟菌有协同作用;与异烟肼联合,对结核杆菌的作用远远超过利福平与异烟肼联合。其作用机制与利福平相同,为与依赖 DNA 的 RNA 多聚酶的亚单位牢固结合,抑制细菌 RNA 的合成,防止该酶与 DNA 连接,从而阻断 RNA 转录过程,使 DNA 和蛋白的合成停止。动物实验证明本品有一定的肝功能毒性,对胎儿有致畸作用。

2. 药代动力学　本品在胃肠道的吸收缓慢且不完全,健康成人单次口服 4mg/kg,血药峰浓度(C_{max})平均 5.13mg/L,血药消除半衰期($t_{1/2\beta}$)为 14.1 小时;单次口服 8mg/kg,则血药峰浓度(C_{max})平均 8.5mg/L,血消除半衰期($t_{1/2\beta}$)为 19.9 小时。本品蛋白结合率>98%,口服本品 5~15 小时后血浓度可达高峰。本品在体内分布广,尤其肝组织中分布最多,其次为肾,其他组织中亦有较高浓度,但不易透过血脑脊液屏障。主要在肝内酯酶作用下去乙酰化,成为 25-去乙酰利福平;后者在肝内去乙酰化比利福平慢,其蛋白结合率显著降低,它水解后形成无活性的 3-甲酰利福霉素。本品存在肝、肠循环,故由胆汁排入肠道的原药部分可被再吸收。本品及其代谢物主要经胆汁入肠道随粪排出,仅部分由尿中排出。

3. 药物不良反应　本品不良反应比利福平轻微,少数病例可出现白细胞、血小板减少;丙氨酸氨基转移酶升高;

皮疹、头昏、失眠等。胃肠道反应较少。应用本品未发现流感综合征和免疫性血小板降低,也未发现过敏性休克样反应。如果出现这类不良反应须及时停药。

4. 药物相互作用
(1) 服用本品时每日饮酒,可导致本品肝毒性增加,故服用本品期间应戒酒。
(2) 对氨基水杨酸盐可影响本品的吸收,导致其血药浓度减低;如必须联合应用时,两者服用间隔至少 6 小时。
(3) 苯巴比妥类药,可能会影响本品的吸收,故不宜与本品同时服用。
(4) 本品与口服抗凝血药同时应用时会降低后者的抗凝效果,应加以注意。
(5) 本品与异烟肼合用可致肝毒性发生危险增加,尤其是原有肝功能损害者和异烟肼快乙酰化患者。
(6) 本品与乙硫异烟胺合用可加重其不良反应。
(7) 制酸药合用会明显降低本品的生物利用度。
(8) 肾上腺皮质激素(糖皮质激素、盐皮质激素)、氨茶碱、茶碱、氯霉素、氯贝丁酯、环孢素、维拉帕米(异搏定)、妥卡尼、普罗帕酮、甲氧苄啶、香豆素或茚满二酮衍生物、口服降血糖药、促皮质素、氨苯砜、洋地黄苷类、丙吡胺、奎尼丁等与本品合用时,由于后者诱导肝微粒体酶活性,可使述药物的药效减弱,因此除地高辛和氨苯砜外,在用本品前和疗程中上述药物须调整剂量。与香豆素或茚满二酮类合用时应每日或定期测定凝血酶原时间,据以调整剂量。
(9) 本品可诱导肝微粒体酶,增加抗肿瘤药达卡巴嗪(dacarbazine)、环磷酰胺的代谢,形成烷化代谢物,促使白细胞减低,因此须调整剂量。
(10) 与地西泮(安定)合用可增加后者的消除,使其血药浓度减低,故须调整剂量。
(11) 本品可增加苯妥英钠在肝中的代谢,故两者合用时应测定苯妥英钠血药浓度并调整用量。
(12) 本品可增加左旋甲状腺素在肝中的降解,因此两者合用时左旋甲状腺素剂量应增加。
(13) 本品亦可增加美沙酮、美西律在肝中的代谢,引起美沙酮撤药症状和美西律血药浓度减低,故合用时后两者须调整剂量。
(14) 丙磺舒可与本品竞争被肝细胞的摄入,使本品血药浓度增高并产生毒性反应。但该作用不稳定,故通常不宜加用丙磺舒以增高本品的血药浓度。
(15) 氯苯酚嗪可减少本品的吸收,达峰时间延迟且半衰期延长。
(16) 与咪康唑或酮康唑合用,可使后两者血药浓度减低,故本品不宜与咪唑类合用。

八、注意事项

1. 禁用　肝功能严重不全,胆道阻塞者和孕妇禁用。
2. 慎用　5 岁以下小儿应用的安全性尚未确定。
3. 用药注意事项
(1) 本品与其他利福霉素有交叉过敏性。

（2）服用本品后引起白细胞和血小板减少患者,应避免进行拔牙等手术,并注意口腔卫生,剔牙需谨慎,直至血象恢复正常。

（3）应用本品过程中,应经常观察血象和肝功能的变化情况。

（4）如曾间歇服用利福平因产生循环抗体而发生变态反应,如血压下降或休克、急性溶血贫血、血小板减少或急性间质性肾小管肾炎者,均不宜再用本品。

（5）本品应在空腹时(餐前1小时)用水送服;国外推荐给予高脂和少量碳水化合物的早餐后服用本品可提高生物利用度。如服利福平出现胃肠道刺激症状者可改服本品。

（6）本品单独用于治疗结核病可能迅速产生细菌耐药性,必须联合其他抗结核药治疗。

（7）患者服本品后,大小便、唾液、痰液、泪液等可呈橙红色。

九、药物稳定性及贮藏条件

密封,在阴暗干燥处保存。

十、药物经济性评价

非基本药物,医保甲类。

吡 嗪 酰 胺

一、药品名称

1. 英文名 Pyrazinamide
2. 化学名 吡嗪甲酰胺

二、药品成分

吡嗪酰胺

三、剂型与规格

吡嗪酰胺片剂 0.25g

四、适应证及相应的临床价值

本品仅对分枝杆菌有效,与其他抗结核药(如链霉素、异烟肼、利福平及乙胺丁醇)联合用于治疗结核病。

五、用法用量

1. 儿童 小儿除非必须,通常不宜应吡嗪酰胺片用。必须应用时应充分权衡利弊。

2. 成人 口服。成人常用量,与其他抗结核药联合,每日15~30mg/kg顿服,或50~70mg/kg,每周2~3次;每日服用者最高每日2g,每周3次者最高每次3g,每周服2次者最高每次4g。

六、特殊人群用药

1. 妊娠期 孕妇结核病患者可先用异烟肼、利福平和乙胺丁醇治疗9个月,如对上述药物中任一种耐药而对本品

可能敏感者可考虑采用本品。本品属FDA妊娠用药C类。

2. 哺乳期 无。

3. 肾功能损害 肾功能减退者应用时不需减量。

4. 肝功能损害 肝功能减退者除非必要,通常不宜采用吡嗪酰胺。

5. 其他人群 本品具较大毒性,儿童不宜应用。必须应用时须权衡利弊后决定。老年人用药尚不明确。

七、药理学

1. 药效学及作用机制 本品对人型结核杆菌有较好的抗菌作用,在pH 5~5.5时,杀菌作用最强,尤其对处于酸性环境中缓慢生长的吞噬细胞内的结核菌是目前最佳杀菌药物。本品在体内抑菌浓度12.5μg/ml,达50μg/ml可杀灭结核杆菌。本品在细胞内抑制结核杆菌的浓度比在细胞外低10倍,在中性、碱性环境中几乎无抑菌作用。作用机制可能与吡嗪酸有关,吡嗪酰胺渗透入吞噬细胞后并进入结核杆菌菌体内,菌体内的酰胺酶使其脱去酰胺基,转化为吡嗪酸而发挥抗菌作用。另因吡嗪酰胺在化学结构上与烟酰胺相似,通过取代烟酰胺而干扰脱氢酶,阻止脱氢作用,妨碍结核杆菌对氧的利用,而影响细菌的正常代谢,造成死亡。

2. 药代动力学 口服后在胃肠道内吸收迅速而完全。广泛分布于全身组织和体液中,包括肝、肺、脑脊液、肾及胆汁。脑脊液内药浓度可达血浓度的87%~105%。蛋白结合率约10%~20%。口服2小时后血药浓度可达峰值,$t_{1/2}$为9~10小时,肝、肾功能减退时可能延长。主要在肝中代谢,水解成吡嗪酸,为具有抗菌活性的代谢物,继而羟化成无活性的代谢物,经肾小球滤过排泄。24小时内以代谢物排出70%(其中吡嗪酸约33%),3%以原型排出。血液透析4小时可减低吡嗪酰胺血浓度的55%,血中吡嗪酸减低50%~60%。

3. 药物不良反应 发生率较高者:关节痛(由于高尿酸血症引起,常轻度,有自限性)。发生率较少者:食欲减退、发热、乏力或软弱、眼或皮肤黄染(肝毒性)、畏寒。

4. 药物相互作用

（1）本品与别嘌醇、秋水仙碱、丙磺舒、磺吡酮合用,可增加血尿酸浓度而降低上述药物对痛风的疗效。因此合用时应调整剂量以便控制高尿酸血症和痛风。

（2）与乙硫异烟胺合用时可增强不良反应。

（3）环孢素与吡嗪酰胺同用时前者的血浓度可能减低,因此需监测血药浓度,据以调整剂量。

八、注意事项

1. 禁用 尚不明确。
2. 慎用 糖尿病、痛风或严重肝功能减退者慎用。
3. 用药注意事项

（1）交叉过敏,对乙硫异烟胺、异烟肼、烟酸或其他化学结构相似的药物过敏患者可能对本品也过敏。

（2）对诊断的干扰:本品可与硝基氰化钠作用产生红棕色,影响尿酮测定结果;可使丙氨酸氨基转移酶、门冬氨酸氨基转移酶、血尿酸浓度测定值增高。

（3）应用本品疗程中血尿酸常增高，可引起急性痛风发作，须进行血清尿酸测定。

（4）本品亦可采用间歇给药法，每周用药 2 次，每次 50mg/kg。

九、药物稳定性及贮藏条件

遮光，密封保存。

十、药物经济性评价

基本药物（片剂、胶囊：0.25g），医保甲类，《中国药典》（2020 年版）收载。

乙 胺 丁 醇

一、药品名称

1. 英文名 Ethambutol
2. 化学名 $[2R,2[S-(R^*,R^*)]-R]-(+)2,2'-(1,2-$乙二基二亚氨基)-双-1-丁醇

二、药品成分

乙胺丁醇

三、剂型与规格

盐酸乙胺丁醇片剂 0.25g

四、适应证及相应的临床价值

适用于与其他抗结核药联合治疗结核杆菌所致的肺结核。亦可用于结核性脑膜炎及非典型分枝杆菌感染的治疗。

五、用法用量

1. 成人常用量 与其他抗结核药合用，结核初治，15mg/kg，每日 1 次顿服，或每次口服 25～30mg/kg，最高 10 片，每周 3 次；或 50mg/kg，最高 10 片，每周 2 次。结核复治，25mg/kg，每日 1 次顿服，连续 60 天，继以 15mg/kg，每日 1 次顿服。非典型分枝杆菌感染，每日 15～25mg/kg，一次顿服。

2. 小儿常用量 13 岁以下不宜应用本品；13 岁以上儿童用量与成人相同。

六、特殊人群用药

1. 妊娠期 乙胺丁醇可透过胎盘，胎儿血药浓度约为母亲血药浓度的 30%。本品在小鼠实验中高剂量可引起腭裂、脑外露和脊柱畸形等；大鼠中本品高剂量可引致轻度颈椎畸形；在家兔中本品高剂量可引起独眼畸形、短肢、兔唇和腭裂等畸形。虽然在人类中未证实，孕妇应用仍须充分权衡利弊。本品和其他药物合用时对胎儿的影响 1 不清楚。

2. 哺乳期 乙胺丁醇可分布至乳汁，浓度与血药浓度相近，虽然在人类中未证实有问题，哺乳期妇女用药须权衡利弊。

3. 肾功能损害 肾功能减退的患者，本品血药浓度可能增高，半衰期延长。有肾功能减退的患者应用时需减量。

4. 肝功能损害 肝功能减退的患者，本品血药浓度可能增高，半衰期延长。

5. 其他人群 13 岁以下儿童尚缺乏临床资料。由于在幼儿中不易监测视力变化，故本品不推荐用于 13 岁以下儿童。老年人往往伴有生理性肾功能减退，故应按肾功能调整用量。

七、药理学

1. 药效学及作用机制 本品为合成抑菌抗结核药。其作用机制尚未完全阐明。本品可渗入分枝杆菌体内干扰 RNA 的合成，从而抑制细菌的繁殖，本品只对生长繁殖期的分枝杆菌有效。迄今未发现本品与其他抗结核药物有交叉耐药性。

2. 药代动力学 口服后经胃肠道吸收 75%～80%。广泛分布于全身组织和体液中（除脑脊液外）。红细胞内药浓度与血浆浓度相等或为其 2 倍，并可持续 24 小时；肾、肺、唾液和尿内的药物浓度较高；但胸水和腹水中的浓度则较低。本品不能渗入正常脑膜，但结核性脑膜炎患者脑脊液中可有微量。其分布容积为 1.6L/kg。蛋白结合率为 20%～30%。口服 2～4 小时血药浓度可达峰值，半衰期（$t_{1/2}$）为 3～4 小时，肾功能减退者可延长至 8 小时。主要经肝代谢，约 15% 的给药量代谢成为无活性代谢物，经肾小球滤过和肾小管分泌排出；给药后约 80% 在 24 小时内排出，至少 50% 以原排泄，约 15% 为无活性代谢物。在粪便中以原型排出约 20%。乳汁中的药浓度约相当于母血药浓度。相当量的乙胺丁醇可经血液透析和腹膜透析从体内清除。

3. 药物不良反应

（1）发生率较多者为视力模糊、眼痛、红绿色盲或视力减退、视野缩小（视神经炎每日剂量 25mg/kg 以上时易发生）。视力变化可为单侧或双侧。

（2）发生率较少者为畏寒、关节肿痛（尤其大趾、髁、膝关节）、病变关节表面皮肤发热拉紧感（急性痛风、高尿酸血症）。

（3）发生率极少者为皮疹、发热、关节痛等过敏反应；或麻木，针刺感、烧灼痛或手足软弱无力（周围神经炎）。

4. 药物相互作用

（1）与乙硫异烟胺合用可增加不良反应。

（2）与氢氧化铝同用能减少本品的吸收。

（3）与神经毒性药物合用可增加本品神经毒性，如视神经炎或周围神经炎。

八、注意事项

1. 禁用 未进行该项实验且无可靠的参考文献。
2. 慎用 孕妇及哺乳期妇女应权和利弊后使用。
3. 用药注意事项

（1）对诊断的干扰：服用本品可使血尿酸浓度测定值增高。

（2）下列情况应慎用：痛风、视神经炎、肾功能减退。

（3）治疗期间应检查：眼部，视野、视力、红绿鉴别力

等,在用药前、疗程中每日检查一次,尤其是疗程长、每日剂量超过 15mg/kg 的患者;血清尿酸测定,由于本品可使血清尿酸浓度增高,引起痛风发作,因此在疗程中应定期测定。

（4）如发生胃肠道刺激,乙胺丁醇可与食物同服。每日剂量分次服用可能达不到有效血药浓度,因此本品每日如置宜一次顿服。

（5）乙胺丁醇单用时细菌可迅速产生耐药性,因此必须与其他抗结核药联合应用。本品用于曾接受抗结核药的患者时,应至少与一种以上药物合用。

（6）鉴于目前尚无切实可行的测定血药浓度方法,剂量应根据患者体重计算,肝或肾功能减退的患者,本品血药浓度可能增高,半衰期延长。有肾功能减退的患者应用时需减量。

九、药物稳定性及贮藏条件

遮光,密封保存。

十、药物经济性评价

基本药物（片剂、胶囊剂:0.25g）,医保甲类,《中国药典》（2020 年版）收载。

链 霉 素

一、药品名称

1. 英文名 Streptomycin
2. 化学名 2,4-二胍基-3,5,6-三羟基环已基 5-脱氧-2-脱氧-2-甲胺基-2-L-吡喃葡萄基）-3-C-甲酰-β-L-来苏戊呋喃糖苷

二、药品成分

硫酸链霉素

三、剂型与规格

硫酸链霉素注射剂 （1）0.75g;（2）1g;（3）2g;（4）5g

四、适应证及相应的临床价值

1. 本品主要与其他抗结核药联合用于结核分枝杆菌所致各种结核病的初治病例,或其他敏感分枝杆菌感染。
2. 本品可单用于治疗土拉菌病,或与其他抗菌药物联合用于鼠疫、腹股沟肉芽肿、布鲁菌病、鼠咬热等的治疗。
3. 亦可与青霉素或氨苄西林联合治疗草绿色链球菌或肠球菌所致的心内膜炎。

五、用法用量

1. 成人常用量
（1）细菌性（草绿链球菌）心内膜炎:每次 0.5g（以链霉素计,下同）,肌内注射,每 12 小时 1g,与青霉素合用,连续 1 周,继以每 12 小时 0.5g,连续 1 周;60 岁以上的患者应减为每 12 小时 0.5g,连续 2 周。
（2）肠球菌性心内膜炎:肌内注射,与青霉素合用,每

12 小时 1g,连续 2 周,继以每 12 小时 0.5g,连续 4 周。
（3）鼠疫:肌内注射,每次 0.5~1g,每 12 小时 1 次,与四环素合用,疗程 10 日。
（4）土拉菌病:肌内注射,每 12 小时 0.5~1g,连续 7~14 日。
（5）结核病:肌内注射,每 12 小时 0.5g,或 1 次 0.75g,每日 1 次,与其他抗结核药合用;如采用间歇疗法,即每周给药 2~3 次,每次 1g;老年患者肌内注射,每次 0.5~0.75g,每日 1 次。
（6）布鲁菌病:每日 1~2g,分 2 次肌内注射,与四环素合用,疗程 3 周或 3 周以上。

2. 小儿常用量 肌内注射,每日 15~25mg/kg,分 2 次给药;治疗结核病,20mg/kg,每日 1 次,每日最大剂量不超过 1g,与其他抗结核药合用。

3. 肾功能减退患者 按肾功能正常者链霉素的正常剂量为每日 1 次,15mg/kg 肌内注射。肌酐清除率 50~90ml/min,每 24 小时给予正常剂量的 50%;肌酐清除率为 10~50ml/min,每 24~72 小时给予正常剂量的 50%;肌酐清除率<10ml/min,每 72~96 小时给予正常剂量的 50%。

肌酐清除率可直接测定或从患者血肌酐值按下式计算。

成年男性:肌酐清除率 =（140−年龄）×标准体重（kg）/72×患者血肌酐浓度（mg/dl）

或肌酐清除率 =（140−年龄）×标准体重（kg）/50×患者血肌酐浓度（mg/dl）

成年女性:肌酐清除率 =（140−年龄）×标准体重（kg）/72×患者血肌酐浓度（mg/dl）×0.85

或肌酐清除率 =（140−年龄）×标准体重（kg）/50×患者血肌酐浓度（mg/dl）×0.85

六、特殊人群用药

1. 妊娠期 本品属孕妇用药 D 类,即对人类有危害,但用药后可能利大于弊。本品可穿过胎盘进入胎儿组织。据报道孕妇应用本品后曾引起胎儿听力损害。因此孕妇在使用本品前必须充分权衡利弊。
2. 哺乳期 哺乳期妇女用药期间宜暂停哺乳。
3. 肾功能损害 本品具有肾毒性。
4. 肝功能损害 该品可使谷丙转氨酶（GPT）、谷草转氨酶（GOT）、血清胆红素浓度及乳酸脱氢酶浓度的测定值增高
5. 其他人群 本品属氨基糖苷类,在儿科中应慎用,尤其早产儿及新生儿的肾组织尚未发育完全,使本类药物的半衰期延长,药物易在体内积蓄而产生毒性反应。老年患者应用氨基糖苷类后易产生各种毒性反应,应尽可能在疗程中监测血药浓度。老年患者的肾功能有一定程度生理性减退,即使肾功能测定值在正常范围内仍应采用较小治疗量。

七、药理学

1. 药效学及作用机制 硫酸链霉素为一种氨基糖苷类抗生素。链霉素对结核分枝杆菌有强大抗菌作用,其最低

抑菌浓度一般为 0.5μg/ml。非结核分枝杆菌对本品大多耐药。链霉素对许多革兰氏阴性杆菌如大肠埃希菌、克雷伯菌属、变形杆菌属、肠杆菌属、沙门菌属、志贺菌属、布鲁菌属、巴斯德杆菌属等也具抗菌作用;脑膜炎奈瑟菌和淋病奈瑟菌亦对本品敏感。链霉素对葡萄球菌属及其他革兰氏阳性球菌的作用差。各组链球菌、铜绿假单胞菌和厌氧菌对本品耐药。

链霉素主要与细菌核糖体 30S 亚单位结合,抑制细菌蛋白质的合成。细菌与链霉素接触后极易产生耐药性。链霉素和其他抗菌药物或抗结核药物联合应用可减少或延缓耐药性的产生。

2. 药代动力学　肌内注射后吸收良好。主要分布于细胞外液,并可分布至除脑以外的全身器官组织,本品到达脑脊液、脑组织和支气管分泌液中的量很少;但可到达胆汁、胸水、腹水、结核性脓肿和干酪样组织,并可通过胎盘进入胎儿组织。蛋白结合率 20%~30%。血消除半衰期($t_{1/2\beta}$)2.4~2.7 小时,肾功能减退时可显著延长。本品在体内不代谢,主要经肾小球滤过排出,给药后 24 小时尿中排出 80%~98%,约 1% 从胆汁排出,少量从乳汁、唾液和汗液中排出。本品可经血液透析清除相当量。

3. 药物不良反应

(1) 血尿、排尿次数减少或尿量减少、食欲减退、口渴等肾毒性症状,少数可产生血液中尿素氮及肌酐值增高。

(2) 影响前庭功能时可有步履不稳、眩晕等症状;影响听神经出现听力减退、耳鸣、耳部饱满感。

(3) 部分患者可出现面部或四肢麻木、针刺感等周围神经炎症状。

(4) 偶可发生视力减退(视神经炎)、嗜睡、软弱无力、呼吸困难等神经肌肉阻滞症状。

(5) 偶可出现皮疹、瘙痒、红肿。少数患者停药后仍可发生听力减退、耳鸣、耳部饱满感等耳毒性症状,应引起注意。

4. 药物相互作用

(1) 本品与其他氨基糖苷类合用或先后连续局部或全身应用,可增加其产生耳毒性、肾毒性以及神经肌肉阻滞作用的可能性。

(2) 本品与神经肌肉阻断药合用,可加重神经肌肉阻滞作用。本品与卷曲霉素、顺铂、依他尼酸、呋塞米或万古霉素(或去甲万古霉素)等合用,或先后连续局部或全身应用,可能增加耳毒性与肾毒性。

(3) 本品与头孢噻吩或头孢唑林局部或全身合用,可能增加肾毒性。

(4) 本品与多黏菌素类注射剂合用,或先后连续局部或全身应用,可增加肾毒性和神经肌肉阻滞作用。

(5) 其他肾毒性药物及耳毒性药物均不宜与本品合用或先后应用,以免加重肾毒性或耳毒性。

八、注意事项

1. 禁用　对链霉素或其他氨基糖苷类过敏的患者禁用。

2. 慎用

(1) 失水,可使血药浓度增高,易产生毒性反应。

(2) 第 8 对脑神经损害,因本品可导致前庭神经和听神经损害。

(3) 重症肌无力或帕金森病,因本品可引起神经肌肉阻滞作用,导致骨骼肌软弱。

(4) 肾功能损害,因本品具有肾毒性。

3. 疗程中应注意定期进行下列检查

(1) 尿常规和肾功能测定,以防止出现严重肾毒性反应。

(2) 听力检查或听电图(尤其高频听力)测定,这对老年患者尤为重要。有条件时应监测血药浓度,并据此调整剂量,尤其对新生儿、年老和肾功能减退患者。每 12 小时给药 7.5mg/kg 者应使血药峰浓度维持在 15~30μg/ml,谷浓度 5~10μg/ml;每日 1 次给药 15mg/kg 者应使血药峰浓度维持在 56~64μg/ml,谷浓度<1μg/ml。

4. 对诊断的干扰:本品可使谷丙转氨酶(GPT)、谷草转氨酶(GOT)、血清胆红素浓度及乳酸脱氢酶浓度的测定值增高;血钙、镁、钾、钠浓度的测定值可能降低。

九、药物稳定性及贮藏条件

密闭,在干燥处保存。

十、药物经济性评价

基本药物(注射用无菌粉末:0.75g、1.0g),医保甲类,《中国药典》(2020 年版)收载。

卡 那 霉 素

一、药品名称

1. 英文名　Kanamycin

2. 化学名　O-3-氨基-3-脱氧-α-D-葡吡喃糖基-(1→6)-O-[6-氨基-6-脱氧-α-D-葡吡喃糖基-(1→4)]-2-脱氧-D-链霉胺

二、药品成分

本品主要成分为硫酸卡那霉素,为一种多组分抗生素,含 A、B、C 三种组分,主要成分为 A。

三、剂型与规格

硫酸卡那霉素注射液　2ml:0.5g
硫酸卡那霉素滴眼液　8ml:40mg

四、适应证及相应的临床价值

本品适用于治疗敏感肠杆菌科细菌如大肠埃希菌、克雷伯菌属、变形杆菌属、产气肠杆菌、志贺菌属等引起的严重感染,如肺炎、败血症、腹腔感染等,后两者常需与其他抗菌药物联合应用。

五、用法用量

1. 成人　常用量肌内注射或静脉滴注,每次 0.5g,每

12 小时 1 次；或每次 7.5mg/kg，每 12 小时 1 次，成人每日用量不超过 1.5g，疗程不宜超过 14 天。50 岁以上患者剂量应适当减少。

2. 小儿　常用量肌内注射或静脉滴注，每日 15~25mg/kg，分 2 次给药。

3. 肾功能减退时用量　肌酐清除率 50~90ml/min 时用正常剂量的 60%~90%，每 12 小时 1 次（正常剂量为每次 4.5mg/kg，每 12 小时 1 次）；肌酐清除率 10~50ml/min 时用正常剂量的 30%~70%，每 12~18 小时 1 次；肌酐清除率<10ml/min 时用正常剂量的 20%~30%，每 24~48 小时 1 次。

六、特殊人群用药

1. 妊娠期　在孕妇用药中本品属 D 类，即对人类有危害，但用药后可能利大于弊。卡那霉素可穿过胎盘屏障进入胎儿组织，有引起胎儿听力损害的可能。孕妇使用本品前必须充分权衡利弊。

2. 哺乳期　本品在乳汁中分泌量很低，但通常哺乳期妇女在用药期仍宜暂停哺乳。

3. 肾功能损害　可出现血尿、排尿次数减少或尿量减少、食欲减退、恶心、呕吐、极度口渴等肾毒性反应。要注意尿常规检查和肾功能测定，以防止出现严重肾毒性反应。

4. 肝功能损害　无。

5. 其他人群　本品属氨基糖苷类，在儿科中应慎用，尤其早产儿及新生儿中不宜应用，因其肾组织尚未发育完全，使本类药物的半衰期延长，可能在体内积蓄而产生毒性反应。

老年患者应用本品后容易引起各种毒性反应，因此有条件时应在疗程中监测血药浓度，此外老年患者的肾功能有一定程度生理性减退，即使其肾功能测定值在正常范围内仍应采用较小治疗量。

七、药理学

1. 药效学及作用机制　硫酸卡那霉素是一种氨基糖苷类抗生素。对多数肠杆菌科细菌如大肠埃希菌、克雷伯菌属、肠杆菌属、变形杆菌属、志贺菌属、沙门菌属、枸橼酸杆菌属、普罗菲登菌属、耶尔森菌属等均有良好抗菌作用；流感杆菌、布鲁菌属、脑膜炎球菌、淋球菌等对本品也大多敏感。卡那霉素对葡萄球菌属（甲氧西林敏感株）和结核分枝杆菌亦有一定作用，对铜绿假单胞菌无效。其他革兰氏阳性细菌如溶血性链球菌、肺炎链球菌、肠球菌属和厌氧菌等对本品多数耐药。本品主要与细菌核糖体 30S 亚单位结合，抑制细菌蛋白质合成。近年来耐药菌株显著增多，由于某些细菌产生氨基糖苷类钝化酶，使之失去抗菌活性。卡那霉素与链霉素、新霉素有完全交叉耐药，与其他氨基糖苷类可有部分交叉耐药。

2. 药代动力学　肌内注射本品后迅速吸收，于 1~2 小时达血药峰浓度。一次肌内注射 0.5g 后平均血药峰浓度为 20mg/L。血半衰期 2~4 小时，血清蛋白结合率低。肾功能减退者半衰期可显著延长。在体内可分布到各种组织，在肾皮质细胞中积蓄，胸水、腹水中浓度较高，可穿过胎盘进入胎儿体内，胆汁与粪便中的浓度较低，很少进入脑脊液中。在体内不代谢，主要经肾小球滤过后由尿排出，给药后 24 小时内尿中排出 80%~90%。血液透析和腹膜透析可清除相当药量。

3. 药物不良反应

（1）在疗程中可能发生听力减退、耳鸣或耳部饱满感，此为影响耳蜗神经。少数患者，尤其原来有肾功能减退者可在停药后发生，须引起注意。影响前庭神经功能时可出现眩晕、步履不稳，但并不多见。

（2）可出现血尿、排尿次数减少或尿量减少、食欲减退、恶心、呕吐、极度口渴等肾毒性反应。

（3）偶可出现呼吸困难、嗜睡或软弱等神经肌肉阻滞现象。

（4）其他不良反应有：头痛、皮疹、药物热、口周麻木、白细胞减低、嗜酸性粒细胞增多、肌内注射局部疼痛等。

4. 药物相互作用

（1）与其他氨基糖苷类合用或先后局部或全身应用，可增加耳毒性、肾毒性以及神经肌肉阻滞作用。

（2）与神经肌肉阻滞剂合用，可加重神经肌肉阻滞作用，导致肌肉软弱、呼吸抑制等。

（3）与卷曲霉素、顺铂、依他尼酸、呋塞米或万古霉素（或去甲万古霉素）等合用，或先后连续局部或全身应用，可能增加耳毒性与肾毒性。

（4）与头孢噻吩或头孢唑林局部全身合用可能增加肾毒性。

（5）与多黏菌素类注射剂合用，或先后连续局部或全身应用，可增加肾毒性和神经肌肉阻滞作用。

（6）其他肾毒性及耳毒性药物均不宜与本品合用或先后应用，以免加重肾毒性或耳毒性。

（7）氨基糖苷类与 β 内酰胺类（头孢菌素类与青霉素类）混合时可导致相互失活。本品与上述抗生素联合应用时必须分瓶滴注。亦不宜与其他药物同瓶滴注。

八、注意事项

1. 禁用　对本品或其他氨基糖苷类药物有过敏史者禁用。

2. 慎用　失水、第 8 对脑神经损害、重症肌无力或帕金森病、肾功能损害患者。

3. 用药注意事项

（1）本品有引起耳毒性和肾毒性的可能，故不宜用于长程治疗（如结核病），通常疗程不超过 14 天。

（2）下列情况应慎用本品：失水、第 8 对脑神经损害、重症肌无力或帕金森病、肾功能损害患者。

（3）对一种氨基糖苷类抗生素，如链霉素、庆大霉素或阿米卡星等过敏的患者，可能对本品也过敏。

（4）在用药过程中应注意进行下列检查：①尿常规检查和肾功能测定，以防止出现严重肾毒性反应；②听力检查或听电图尤其高频听力测定，对老年人更为重要。

（5）有条件时应监测血药浓度，尤其新生儿、老年人和肾功能减退的患者。每 12 小时给药 1 次时，血药峰浓度宜保持在 15~30µg/ml,谷浓度 5~10µg/ml;每 24 小时用药 1 次时血药峰浓度宜保持在 56~64µg/ml,谷浓度<1µg/ml。

(6) 对诊断的干扰可使谷丙转氨酶、谷草转氨酶、血清胆红素浓度及血清乳酸脱氢酶浓度的测定值增高;血钙、镁、钾、钠浓度的测定值可能降低。

九、药物稳定性及贮藏条件

密闭保存。

十、药物经济性评价

非基本药物,非医保,《中国药典》(2020 年版)收载。

阿 米 卡 星

一、药品名称

1. 英文名　Amikacin
2. 化学名　O-3-氨基-3-脱氧-α-D-葡吡喃糖基-(1→4)-O-[6-氨基-6-脱氧-α-D-葡吡喃糖基-(1→6)]-N^3-(4-氨基-2-羟基-1-氧代丁基)-2-脱氧-L-链霉胺

二、药品成分

硫酸阿米卡星

三、剂型与规格

硫酸阿米卡星注射剂　(1)1ml:0.1g;(2)2ml:0.2g

四、适应证及相应的临床价值

本品适用于铜绿假单胞菌及部分其他假单胞菌、大肠埃希菌、变形杆菌属、克雷伯菌属、肠杆菌属、沙雷菌属、不动杆菌属等敏感革兰氏阴性杆菌与葡萄球菌属(甲氧西林敏感株)所致严重感染,如菌血症或败血症、细菌性心内膜炎、下呼吸道感染、骨关节感染、胆道感染、腹腔感染、复杂性尿路感染、皮肤软组织感染等。由于本品对多数氨基糖苷类钝化酶稳定,故尤其适用于治疗革兰氏阴性杆菌对卡那霉素、庆大霉素或妥布霉素耐药菌株所致的严重感染。

五、用法用量

1. 成人　肌内注射或静脉滴注。单纯性尿路感染对常用抗菌药耐药者每 12 小时 0.2g(1 支);用于其他全身感染每 12 小时 7.5mg/kg,或每 24 小时 15mg/kg。成人每日不超过 1.5g(7.5 支),疗程不超过 10 天。

2. 小儿　肌内注射或静脉滴注。首剂 10mg/kg,继以每 12 小时 7.5mg/kg,或每 24 小时 15mg/kg。

3. 肾功能减退患者　肌酐清除率<50~90ml/min 者每 12 小时给予正常剂量(7.5mg/kg)的 60%~90%;肌酐清除率 10~50ml/min 者每 24~48 小时用 7.5mg/kg 的 20%~30%。

六、特殊人群用药

1. 妊娠期　本品属孕妇用药的 D 类,即对人类有一定危害,但用药后可能利大于弊。本品可穿过胎盘到达胎儿

组织,可能引起胎儿听力损害。孕妇使用本品前必须充分权衡利弊。

2. 哺乳期　哺乳期妇女用药时宜暂停哺乳。
3. 肾功能损害　本品具有肾毒性。
4. 肝功能损害　无。
5. 其他人群　氨基糖苷类在儿科中应慎用,尤其早产儿及新生儿的肾组织尚未发育完全,使本类药物的半衰期延长,药物易在体内蓄积产生毒性反应。老年患者的肾功能有一定程度的生理性减退,即使肾功能的测定值在正常范围内,仍应采用较小治疗量。老年患者应用本品后较易产生各种毒性反应,应尽可能在疗程中监测血药浓度。

七、药理学

1. 药效学及作用机制　硫酸阿米卡星是一种氨基糖苷类抗生素。本品对多数肠杆菌科细菌,如大肠埃希菌、克雷伯菌属、肠杆菌属、变形杆菌属、志贺菌属、沙门菌属、枸橼酸杆菌属、沙雷菌属等均具良好作用,对铜绿假单胞菌及部分其他假单胞菌、不动杆菌属、产碱杆菌属等亦有良好作用;对脑膜炎球菌、淋球菌、流感杆菌、耶尔森菌属、胎儿弯曲菌、结核杆菌及某些分枝杆菌属亦具较好抗菌作用,其抗菌活性较庆大霉素略低。本品最突出的优点是对许多肠道革兰氏阴性杆菌所产生的氨基糖苷类钝化酶稳定,不会为此类酶钝化而失去抗菌活性。在目前所分离到的 12 种钝化酶中,本品仅可为 AAC(6′) 所钝化,此外 AAD(4′) 和 APH(3′)-Ⅲ 偶可导致细菌对本品中度耐药。临床分离的肠杆菌科细菌中对庆大霉素、妥布霉素和奈替米星等氨基糖苷类耐药者约 60%~70% 对本品仍敏感。近年来革兰氏阴性杆菌中对阿米卡星耐药菌株亦有增多。革兰氏阳性球菌中本品除对葡萄球菌属中甲氧西林敏感株有良好抗菌作用外,肺炎链球菌、各组链球菌及肠球菌属对之大多耐药。本品对厌氧菌无效,本品作用机制为作用于细菌核糖体的 30S 亚单位,抑制细菌合成蛋白质。阿米卡星与半合成青霉素类或头孢菌素类合用常可获协同抗菌作用。

2. 药代动力学　阿米卡星口服很少吸收。肌内注射后迅速被吸收。主要分布于细胞外液,部分药物可分布到各种组织,并可在肾皮质细胞和内耳液中积蓄;但在心脏心耳组织、心包液、肌肉、脂肪和间质液内的浓度很低。支气管分泌物、胆汁及房水中浓度低。蛋白结合率低。在体内不代谢。成人血消除半衰期($t_{1/2\beta}$)为 2~2.5 小时。可透过胎盘进入胎儿组织。脑脊液中浓度低。主要经肾小球滤过排出,给药后 24 小时内排出 90% 以上。血液透析与腹膜透析可自血中清除相当量的药物,从而使半衰期显著缩短。

3. 药物不良反应

(1) 患者可发生听力减退、耳鸣或耳部饱满感;少数患者亦可发生眩晕、步履不稳等症状。听力减退一般于停药后症状不再加重,但个别在停药后可能继续发展至耳聋。

(2) 本品有一定肾毒性,患者可出现血尿,排尿次数减少或尿量减少、血尿素氮、血肌酐值增高等。大多系可逆性,停药后即见减轻,但亦有个别报道出现肾衰竭。

(3) 软弱无力、嗜睡、呼吸困难等神经肌肉阻滞作用

少见。

（4）其他不良反应有头痛、麻木、针刺感染、震颤、抽搐、关节痛、药物热、嗜酸性粒细胞增多、肝功能异常、视力模糊等。

4. 药物相互作用

（1）本品与其他氨基糖苷类合用或先后连续局部或全身应用，可增加耳毒性、肾毒性及神经肌肉阻滞作用。

（2）本品与神经肌肉阻断药合用可加重神经肌肉阻滞作用，导致肌肉软弱、呼吸抑制等症状。本品与卷曲霉素、顺铂、依他尼酸、呋塞米或万古霉素（或去甲万古霉素）等合用，或先后连续局部或全身应用，可能增加耳毒性与肾毒性。

（3）本品与头孢噻吩或头孢唑林局部或全身合用可能增加肾毒性。本品不宜与两性霉素 B、头孢噻吩、磺胺嘧啶和四环素等注射剂配伍，不在同一瓶中滴注。

（4）本品与多黏菌素类注射剂合用或先后连续局部或全身应用，可增加肾毒性和神经肌肉阻滞作用。

（5）其他肾毒性药物及耳毒性药物均不宜与本品合用或先后应用，以免加重肾毒性或耳毒性。

八、注意事项

1. 禁用 对阿米卡星或其他氨基糖苷类过敏的患者禁用。

2. 慎用

（1）失水，可使血药浓度增高，易产生毒性反应。

（2）第 8 对脑神经损害，因本品可导致前庭神经和听神经损害。

（3）重症肌无力或帕金森病，因本病可引起神经肌肉阻滞作用，导致骨骼肌软弱。

（4）肾功能损害者，因本品具有肾毒性。

3. 用药注意事项

（1）交叉过敏，对一种氨基糖苷类过敏的患者可能对其他氨基糖苷也过敏。

（2）在用药过程中应注意进行下列检查：尿常规和肾功能测定，以防止出现严重肾毒性反应。听力检查或听电图检查，尤其注意高频听力损害，这对老年患者尤为重要。

（3）疗程中有条件时应监测血药浓度，尤其新生儿、老年和肾功能减退患者。每 12 小时给药 7.5mg/kg 者血约峰浓度（C_{max}）应保持在 15~30μg/ml，谷浓度 5~10μg/ml；每日 1 次给药 15mg/kg 者血药峰浓度应维持在 56~64μg/ml，谷浓度应为<1μg/ml。

（4）对诊断的干扰本品可使谷丙转氨酶、谷草转氨酶、血清胆红素浓度及乳酸脱氢酶浓度的测定值增高；血钙、镁、钾、钠浓度的测定值可能降低。

（5）氨基糖苷类与 β 内酰胺类（头孢菌素类与青霉素类）混合时可导致相互失活。本品与上述抗生素联合应用时必须分瓶滴注。阿米卡星亦不宜与其他药物同瓶滴注。

（6）应给予患者足够的水分，以减少肾小管损害。

（7）配制静脉用药时，每 500mg 加入氯化钠注射液或 5%葡萄糖注射液或其他灭菌稀释液 100~200ml。成人应在 30~60 分钟内缓慢滴注，婴儿患者稀释的液量相应减少。

九、药物稳定性及贮藏条件

密闭，在凉暗处保存。

十、药物经济性评价

基本药物［注射液：1ml：0.1g（10 万单位）、2ml：0.2g（20 万单位）］，医保甲类，《中国药典》（2020 年版）收载。

卷 曲 霉 素

一、药品名称

1. 英文名 Capreomycin

2. 化学名

二、药品成分

硫酸卷曲霉素

三、剂型与规格

卷曲霉素注射剂 （1）0.5g（50 万单位）；（2）0.75g（75 万单位）；（3）1.0g（100 万单位）

四、适应证及相应的临床价值

适用于肺结核病的二线治疗药物，经一线抗结核药（如链霉素、异烟肼、利福平和乙胺丁醇治疗失败者，或对上述药物中的一种或数种产生毒性作用或细菌耐药时，本品可作为联合用药之一。

五、用法用量

每日 1 次用药，持续 2~4 个月，随后改为每周用药 2~3 次。

肌内注射：0.75~1g/d，一次给药，临用前加灭菌注射用水适量使溶解，深部肌内注射。

静脉滴注：每日 1g（体重<55kg，每日 0.75g），每日 1 次，临用前用氯化钠注射液 250ml 稀释后滴注，60 滴/min。每日总剂量不得超过 20mg/kg。或遵医嘱。

六、特殊人群用药

1. 妊娠期 本品可通过胎盘组织。动物实验具致畸作用。孕妇禁用本品。

2. 哺乳期 哺乳期妇女禁用本品，如确有指征应用时需停止授乳。

3. 肾功能损害 本品具显著肾毒性，表现为肌酐、尿素氮升高、肌酐清除率减低、蛋白尿、管型尿等，用药期间需监测肾功能和尿常规。

4. 肝功能损害 与其他肝毒性抗结核药合用时，需进行肝功能测定。

5. 其他人群 不推荐在儿童患者中使用本品。

七、药理学

1. 药效学及作用机制 本品为多肽复合物，对结核分枝杆菌有抑制作用,其机制尚不明确,可能与抑制细菌蛋白合成有关。单独应用时细菌易产生耐药性。本品与卡那霉素、紫霉素存在不完全交叉耐药。

2. 药代动力学 该品口服不吸收,须注射给药。该品在尿中浓度甚高,也可穿过胎盘,但不能透入脑脊液。肌内注射1g后1~2小时达血药峰浓度(C_{max}),为20~40mg/L。血消除半衰期($t_{1/2\beta}$)为3~6小时。该品主要经肾小球滤过以原型排出,12小时内经尿排出给药量的50%~60%;少量可经胆汁排出。肾功能损害患者清除半衰期延长,血清中可有卷曲霉素蓄积。

3. 药物不良反应

(1)肌内注射引起局部疼痛与硬结,宜深部注射。

(2)静脉注射时出现一过性血压下降,局部静脉炎、低钾、低钙、低镁,应查电解质。

(3)肾功能损害:BUN轻度升高,大剂量仍可造成肾组织损伤,出现血尿、尿量减少、食欲减低、极度口渴等,应作为重要副反应,加以重视。

(4)听觉障碍:耳鸣,耳部饱满感,听力减退,步态不稳,眩晕。与庆大霉素等氨基糖苷类合用可使听力减退加重,不宜使用。

(5)电解质紊乱:因肾小管受损导致 K^+、Mg^{2+} 重吸收降低,低钾低镁,表现为无力、嗜睡、脉弱、心律失常、呼吸困难、腹胀、恶心、呕吐,伴低钙,可有肌内抽搐痉挛。

(6)少数病例可有药物疹,可伴有药物热。

(7)偶有心律失常、精神改变,头痛等症状。

(8)可见血细胞增多症和白细胞减少症。

4. 药物相互作用

(1)与氨基糖苷类合用,可增加产生耳毒性、肾毒性和神经肌肉阻滞作用的可能性,发生听力减退,停药后仍可继续进展至耳聋,往往呈永久性。神经肌肉阻滞作用可导致骨骼肌软弱与呼吸抑制或呼吸肌麻痹,用抗胆碱酯酶药或钙盐有助恢复。

(2)与两性霉素B、万古霉素,杆菌肽、巴龙霉素、环孢素、卡氮芥、顺铂、布美他尼、依他尼酸、呋塞米同时或先后应用可增加耳毒性及肾毒性发生的可能性,同用时需定期进行听力和肾功能测定。

(3)抗组胺药、布克利嗪、赛克力嗪、美克洛嗪、吩噻嗪类、噻吨类、曲美苄胺,与本品合用可能掩盖耳鸣、头昏或眩晕等耳毒性症状。

5. 与抗神经肌肉阻断药合用时可拮抗后者对骨骼肌的作用,因此在合用的当时或合用后,须调整抗肌无力药的剂量。

6. 甲氧氟烷或多黏菌素类注射剂与本品同时或先后应用时,肾毒性或神经肌肉阻滞作用可能增加,故应避免合用;神经肌肉阻滞作用可致骨骼肌软弱和呼吸抑制或呼吸肌麻痹;在外科手术过程中或手术后本品与两者合用时亦应谨慎,用抗胆碱酯酶药或钙盐有助于阻滞恢复。

7. 本品与阿片类镇痛药合用时两者的中枢呼吸抑制作用可能相加,导致呼吸抑制作用加重或抑制时间延长或呼吸麻痹,必须密切观察和随访。

八、注意事项

1. 禁用 对本品中任何成分过敏者及孕妇禁用。

2. 慎用 听力减退、重症肌无力,帕金森病、肾功能不全者慎用。

3. 用药注意事项 用药期间应注意检查:

(1)听力测定每周1~2次,最好作电测听检查,每月1次。

(2)定期作前庭功能及肾功能测定,尤其是肾功能减退或第8对脑神经病变患者,每周1~2次,如血尿素氮30mg/100ml 以上需减量或停药。

(3)肝功能测定,尤其与其他肝毒性抗结核药合用时。

(4)血钾浓度测定:用药前、治疗中每月测定一次。

4. 对诊断的干扰:酚磺酞及磺溴酞钠排泄试验的结果降低,血液尿素氮及非蛋白氮的测定值可能增高。

5. 失水患者,由于血药浓度增高,可能增加毒性反应。

6. 本品单用时细菌可迅速产生耐药,故本品只能与其他抗菌药联合用于结核病的治疗。本品与卡那霉素有交叉耐药性,但与其他抗结核药无交叉耐药性。

7. 肾功能减退的患者按表4-10调整剂量。用药2~3周后如病情好转,仍需继续用完整个疗程。

表 4-10 肾功能减退患者剂量调整

肌酐清除率/[(ml/min)/(ml/s)]	剂量(按盐基计算)
≥110(1.84)	按正常人用量
100(1.67)	每日1次,12.7mg/kg
80(1.33)	每日1次,10.4mg/kg
60(1.00)	每日1次,8.2mg/kg
50(0.83)	每日7mg/kg,或每48小时14mg/kg
40(0.67)	每日5.9mg/kg,或每48小时11.7mg/kg
30(0.50)	每日4.7mg/kg,或每48小时9.5mg/kg
20(0.33)	每日3.6mg/kg,或每48小时7.2mg/kg
10(0.17)	每日2.4mg/kg,或每48小时4.9mg/kg
0(0)	每日1.3mg/kg,或每48小时2.6mg/kg或每72小时3.9mg/kg

8. 注射本品时需作深部肌内注射,注射过浅可加重疼痛并发生无菌性脓肿。

9. 使用本品期间,如出现任何不良事件和/或不良反应,请咨询医师。

10. 同时使用其他药品,请告知医师。

11. 请放置于儿童不能够触及的地方。

九、药物稳定性及贮藏条件

密闭,在阴凉干燥处保存。

十、药物经济性评价

非基本药物,医保乙类,《中国药典》(2020 年版)收载。

环 丙 沙 星

一、药品名称

1. 英文名　Ciprofloxacin
2. 化学名　1-环丙烷基-6-氟-1,4-二氢-4-氧代-7-(1-哌嗪基)-3-喹啉羧酸

二、药品成分

环丙沙星

三、剂型与规格

环丙沙星注射剂　0.2g:100ml

四、适应证及相应的临床价值

乳酸环丙沙星氯化钠注射液,适应证为用于环丙沙星敏感的病原菌引起的单纯性及复杂性感染。当静脉给药对患者有利时使用①泌尿道感染:轻度、中度、重度和并发感染。适用于下列致病菌,大肠埃希菌(包括继发菌血症)、肺炎克雷伯菌肺炎亚种、阴沟肠杆菌、黏质沙雷菌、奇异变形杆菌、雷极氏普鲁菲登氏菌、摩根杆菌、迪沃斯枸橼酸杆菌、弗劳地枸橼酸杆菌、铜绿假单胞菌、表皮葡萄球菌或粪肠杆菌。②下呼吸道感染:轻到中度感染。适用于以下致病菌:大肠埃希菌、肺炎克雷伯菌肺炎亚种、阴沟肠杆菌、奇异变形杆菌、铜绿假单胞菌、流感嗜血杆菌和副流感嗜血杆菌和肺炎链球菌。③皮肤和软组织感染:轻到中度感染。适用于以下致病菌,大肠埃希菌、肺炎克雷伯菌肺炎亚种、阴沟肠杆菌、奇异变形杆菌、普通变形杆菌、普鲁菲登菌、摩根杆菌、弗劳地枸橼酸杆菌、铜绿假单胞菌、金黄色葡萄球菌、表皮葡萄球菌和酿脓链球菌。④骨和关节感染:轻到中度感染。适用于由阴沟肠杆菌、黏质沙雷菌和铜绿假单胞菌引起的感染。如果可能是由厌氧细菌造成的感染,则应采用相应治疗措施。为了分离和确定引起感染的细菌并测定它们对西普乐的敏感性,应进行适当的细菌培养和药敏试验。在这些试验结果报告之前可先用西普乐静脉滴注治疗,一旦结果明确则应采用最恰当的治疗措施。同其他药物类似,当用西普乐治疗时铜绿假单胞菌的某些菌株可能会迅速产生耐药性,因此在治疗过程中定期进行细菌培养和药敏试验不仅可以了解抗菌效果,还可以获得细菌可能产生耐药性的信息。成人和儿童的吸入性炭疽(暴露后):降低吸入雾化的炭疽杆菌后疾病的发病率,延缓疾病的进展。

五、用法用量

成人轻到中度泌尿道感染推荐剂量为每 12 小时 200mg,重度或并发感染宜用每 12 小时 400mg。

1. 轻、中度下呼吸道感染,皮肤及软组织感染、骨和关节感染时推荐用每 12 小时 400mg。对任何一个特定患者,决定使用剂量时必须考虑感染的程度和性质,病原菌的敏感性,患者机体防御能力以及肾、肝的功能。

2. 感染类型严重程度注射单位剂量,频率如下。

(1) 泌尿道感染:轻/中度 200mg,每日 2 次。重度/并发 400mg,每日 2 次。

(2) 皮肤和软组织感染:轻/中度 400mg,每日 2 次。本品静脉滴注时间应至少 60 分钟

3. 治疗持续时间由感染程度而定。一般来说,在感染症状和体征完全消失后还应继续使用本品至少 2 天。通常治疗持续 7~14 天,骨、关节感染需治疗 4~6 周或更长。也可获得供口服用药的本品片剂。当临床情况允许时,可在医师指导下由胃肠外治疗改为口服环丙沙星片剂治疗。欲知剂量和用法,请详见本品片剂说明书。吸入性炭疽(暴露后)的疗程①成人:口服 500mg,每日 2 次。静脉注射 400mg,每日 2 次。②儿童:口服 15mg/kg,每日 2 次。单次剂量不超过 500mg(每日最大剂量为 1 000mg)。静脉注射 10mg/kg,每日 2 次。单次剂量不超过 400mg 静脉注射(每日最大剂量为 800mg)。一旦怀疑或确认暴露后尽早用药。用环丙沙星(静脉或口服)治疗吸入性炭疽(暴露后)总疗程为 60 天。

4. 肾功能损伤　表4-11 提供在肾功能损伤者应使用的剂量,但是血药水平的监测才能为调整剂量提供最可靠的依据。对肾功改变或肾功不全患者,测定血清中本品浓度将为调整剂量提供额外帮助。

表 4-11　对肾功能患者推荐的起始和维持剂量

肌酐清除率/(ml/min)	剂量
≥30	见推荐剂量
5~29	200~400mg 每 18~24 小时

六、特殊人群用药

1. 妊娠期　环丙沙星不得用于孕妇。

2. 哺乳期　环丙沙星不得用于哺乳期妇女。

3. 肾功能损害　用法用量。

4. 肝功能损害　对既往已有肝损伤的患者,可能出现一过性的转氨酶、碱性磷酸酶升高或胆汁淤积性黄疸。

5. 其他人群　儿童除治疗吸入性炭疽(暴露后)之外不推荐使用。根据疾病的严重程度和肌酐清除率,老年患者应尽可能接受低剂量治疗。

七、药理学

1. 药效学及作用机制　环丙沙星是一种合成的广谱抗生素。在体外可有效抑制包括铜绿假单胞菌在内的所有革兰氏阴性菌,也可有效抑制革兰氏阳性菌,如葡萄球菌和链球菌。通常厌氧菌敏感性较差。

环丙沙星具有快速杀菌作用,不仅作用在增殖相,而且可作用在静止相。细菌处在增殖相时,染色体部分卷曲,部分不卷曲,DNA 螺旋酶在此过程中起决定性作用。环丙沙星抑制 DNA 螺旋酶,从而阻断细菌的代谢,使得信息不再能从细菌的染色体转录。

环丙沙星的耐药发展很慢,且逐步发生(多步骤过程)。常见于 β 内酰胺类、氨基糖苷类和四环素类抗生素的有质粒介导的耐药反应未在环丙沙星见到,这表明携带质粒的细菌同样对环丙沙星敏感。

由于环丙沙星的特殊作用方式,通常不与其他如 β 内酰胺类抗生素、氨基糖苷类、四环素类、大环内酯或多肽类抗生素、磺胺类、甲氧苄啶或呋喃西林衍生物等重要的、化学成分不同的活性组分有平行的耐药作用。环丙沙星也完全适用于对上述抗生素耐药的病原菌。

在螺旋酶抑制剂中可见平行耐药。然而由于环丙沙星对大多数病原菌有高度敏感性,所以对此药的平行耐药少见报道。因此对那些疗效较差的螺旋酶抑制剂已经耐药的病原菌环丙沙星仍然有效。由于环丙沙星的化学结构,它对产 β 内酰胺酶的细菌完全有效。

根据体外试验认为下列病原菌为敏感菌:肠杆菌,志贺菌属,沙门菌属,枸橼酸菌属,克雷伯菌属,肠杆菌属,沙雷菌属,哈夫尼亚菌属,爱德华菌属,变形杆菌(吲哚阳性和吲哚阴性),普罗威登斯菌属,摩根氏菌属,耶尔森菌属,弧菌属,气单胞菌属,邻单胞菌,巴斯德菌属,嗜血杆菌属,弯曲菌属,假单胞菌,军团菌属,莫拉菌属,不动杆菌属,布鲁菌属,葡萄球菌属,李斯特菌属,棒状杆菌属,衣原体属。

在体外和利用血清浓度作为替代指标,环丙沙星均显示了抗炭疽杆菌的活性。

下列菌显示出不同程度的敏感性:奈瑟菌属,加德纳菌属,黄杆菌属,产碱杆菌属,无乳链球菌,粪肠球菌,酿脓链球菌,肺炎链球菌,草绿色链球菌,人型支原体,结核分枝杆菌,偶发分枝杆菌。

下列菌通常耐药:粪肠球菌,溶脲脲原体,星形奴卡菌。消化链球菌耐药:如类杆菌属。环丙沙星对梅毒螺旋体无效。

对于某些细菌的获得性耐药率可能随地理和时间而改变,应参照本地耐药情况,特别是治疗严重感染时。上述体外敏感试验结果仅供判断微生物是否对环丙沙星敏感时参考。

环丙沙星可与其他抗生素合用。体外将环丙沙星与 β 内酰胺类抗生素和氨基糖苷类抗生素合用于通常敏感的病原菌,研究表明主要具有相加作用或无相互作用,疗效的协同作用相对很少,拮抗作用罕见。

可能的合并用药包括①假单胞菌:阿洛西林,头孢他啶;②链球菌:美洛西林,阿洛西林,其他有效的 β 内酰胺类抗生素;③葡萄球菌:β 内酰胺类抗生素,特别是异恶唑青霉素,万古霉素;④厌氧菌:甲硝唑,克林霉素。

2. 药代动力学

(1)吸收:静脉给药时,在输注结束时刻环丙沙星平均血清药物浓度达到最大值。静脉给药时,在最大剂量 400mg 以下,环丙沙星药代动力学呈线性,见表 4-12。

表 4-12 静脉给药后环丙沙星平均血清浓度(mg/L)
[开始静脉输注后时间(h)]

时间/h	100mg(30 分钟输注)	200mg(30 分钟输注)	400mg(60 分钟输注)
0.50	1.80	3.40	3.20
0.75	0.80	1.40	3.50
1.00	0.50	1.00	3.90
1.50	0.40	0.70	1.80
2.50	0.30	0.50	1.20
4.50	0.20	0.30	0.70
8.50	0.10	0.10	0.40
12.50	0.04	0.10	0.20

比较每日 2 次和每日 3 次静脉给药,药代动力学参数未显示环丙沙星及其代谢产物药物蓄积的证据。

环丙沙星每 12 小时 1 次静脉输注 200mg(60 分钟)和口服 250mg 产生的血药浓度-时间曲线下面积(AUC)等值,具有生物等效性。环丙沙星每 12 小时 1 次静脉输注 400mg(60 分钟)时的最大血药浓度(C_{max})与口服 750mg 时的结果相似。环丙沙星每 8 小时 1 次静脉输注 400mg(60 分钟)时的 AUC 与每 12 小时 1 次口服 750mg 时的等值。

(2)分布:环丙沙星血浆蛋白结合率低(20%～30%),主要以非离子化形式存在于血浆中。环丙沙星可以自由地扩散到血管外间隙。达 2～3L/kg 的比较大的分布容积显示,渗透到组织中的环丙沙星浓度明显地超过相应的血清水平。

(3)代谢:报道过的环丙沙星的代谢物有 4 种,浓度都较低。这些代谢物分别是脱乙烯环丙沙星(M_1)、硫代环丙沙星(M_2)、氧代环丙沙星(M_3)和甲酰基环丙沙星(M_4)。M_1、M_2 和 M_3 也都具有抗菌活性,但效力等于或次子萘啶酸。M_4 的浓度最低,其抗菌活性与诺氟沙星等值。

(4)排泄:环丙沙星主要以原型药物形式从肾排泄,也有少量药物从非肾途径排泄(表 4-13)。

表 4-13 环丙沙星的排泄(%给药剂量)
静脉给药

	尿	粪便
环丙沙星	61.5	15.2
代谢物(M_1-M_4)	9.5	2.6

环丙沙星肾清除率在 0.18～0.3L/(h·kg)之间,总身体清除率为 0.48～0.60L/(h·kg)。环丙沙星的排除有肾小球过滤和肾小管分泌。

环丙沙星非肾清除主要是通过主动经肠分泌和代谢实

现的。给药剂量的 1% 经由胆道排泄。胆汁中的环丙沙星浓度很高。

　　3. 药物不良反应　　以环丙沙星（口服、注射给药）所有临床研究资料为基础，按照 CIOMSIII 频率分类，本品不良反应（ADRs）列表如下（共计 $n = 5\,1721$，数据截止时间为 2005 年 5 月 15 日）（表 4-14）。

表 4-14　环丙沙星不良反应

累及系统-器官	常见 ≥1%<10%	少见 ≥0.1%<1%	罕见 ≥0.01%<0.1%	非常罕见 <0.01%
感染和传染		霉菌性二重感染	抗生素相关结肠炎（致死性结果的可能性非常罕见）	
血液和淋巴系统异常		嗜酸性粒细胞增多	白细胞减少，贫血，嗜中性粒细胞减少，白细胞增多，血小板减少，血小板增多	溶血性贫血，粒细胞缺乏症，全血细胞减少症（危及生命），骨髓抑制（危及生命）
免疫系统异常			变态反应，过敏性水肿，血管性水肿	过敏性反应，过敏性休克（危及生命），血清病样反应
代谢和营养异常		厌食	高血糖症	
精神异常		精神运动机能亢进/兴奋	意识错乱和定向障碍，焦虑，异梦，抑郁症，幻觉	精神病反应
神经系统异常		头痛，头晕，失眠，味觉异常	单侧和双侧感觉迟钝，感觉减退，震颤，癫痫，眩晕	偏头痛，协调紊乱，嗅觉障碍，感觉过敏，颅内压高
眼部异常			视觉障碍	色觉紊乱
耳和迷路异常			耳鸣，听力丧失	听力受损
心脏异常			心动过速	
血管异常			血管扩张，低血压，晕厥	脉管炎
呼吸、胸腔和纵膈异常			呼吸困难（含哮喘）	
胃肠道异常	恶心，腹泻	呕吐，胃肠及腹部疼痛，消化不良，腹胀		胰腺炎
肝胆管和胆汁异常		转氨酶升高，胆红素增加	肝损伤，黄疸性肝炎（非传染性）	肝坏死（发展为危及生命的肝衰竭非常罕见）
皮肤和附件异常		皮疹，瘙痒，荨麻疹	光敏反应，非特异性水疱	瘀斑，轻度多形性红斑，结节性红斑，Stevens-Johnson 综合征（可能危及生命），中毒性表皮坏死松解（可能危及生命）
肌肉骨骼系统异常		关节痛（关节疼痛）	肌肉痛，关节炎，肌张力增大和痉挛	肌无力，腱炎，肌腱断裂（大部分为跟腱），重症肌无力恶化
肾脏和泌尿系统异常		肾脏损害	肾功能衰竭，血尿，结晶尿，小管间质性肾炎	

续表

累及系统-器官	常见 ≥1%<10%	少见 ≥0.1%<1%	罕见 ≥0.01%<0.1%	非常罕见 <0.01%
全身和给药部位	注射部位局部反应	不确定的疼痛感,不适,发热	水肿出汗(多汗症)	步态异常
检查		血液碱性磷酸酶升高	凝血酶原水平异常,淀粉酶增加	

在接受环丙沙星静脉或序贯(口服后静脉)治疗的亚组患者,下述不良反应属于高发作频率类别(表4-15)。

表4-15 环丙沙星不良反应

频率	不 良 反 应
常见	呕吐,转氨酶短暂升高,皮疹
少见	血小板减少,血小板增生症,意识错乱及定向障碍,幻觉,单侧和双侧感觉迟钝,癫痫发作,眩晕,视觉障碍,听力丧失,心动过速,血管扩张,低血压,短暂肝损伤,黄疸,肾衰,水肿
罕见	全血细胞减少症,骨髓抑制,过敏性休克,精神病反应,偏头痛,嗅觉障碍,听力受损,脉管炎,胰腺炎,肝脏坏死,瘀斑,肌腱断裂

4. 药物相互作用 环丙沙星和奥美拉唑合用时,导致环丙沙星的 C_{max} 和 AUC 轻度减小。

环丙沙星与茶碱合用时,可导致血清中茶碱浓度升高,从而出现茶碱的不良反应,这些不良反应可导致极少的患者出现生命危险或死亡。若不可避免同时应用这两种药物,应监测血清茶碱浓度且茶碱剂量应适当降低。

动物研究表明,同时应用高剂量的喹诺酮类药物(螺旋酶抑制剂)和某些非甾体抗炎药(阿司匹林除外)可诱发惊厥。

环丙沙星和环孢素合用可出现血清肌酐浓度一过性升高,因此有必要经常监测这些患者的血清肌酐浓度(每周2次)。

环丙沙星与华法林合用可加强华法林的作用。

特殊情况下,合用环丙沙星和格列本脲可加强格列本脲的作用(可导致低血糖)。

丙磺舒可干扰肾对环丙沙星的排泄,合用丙磺舒和环丙沙星可升高环丙沙星的血清浓度。

同时服用环丙沙星可抑制肾小管对甲氨蝶呤的转运,致甲氨蝶呤在血浆中的浓度升高。这可能增加甲氨蝶呤中毒反应的危险性,因此应密切监测同时接受甲氨蝶呤和环丙沙星治疗的患者。

一项健康受试者的临床研究中,环丙沙星与替扎尼定联合用药时,观察到替扎尼定血药浓度升高(C_{max} 升高7倍,范围为4~21倍;AUC 增加10倍,范围为6~24倍)。此血药浓度升高可能导致低血压和镇静效果增强。替扎尼定和环丙沙星不应合并用药。

临床研究证明,度洛西汀和 CYP450 1A2 酶强效抑制剂如氟伏沙明联合用药可能导致度洛西汀的药时曲线下面积(AUC)增大和血药浓度峰值(C_{max})增高。尽管没有环丙沙星可能有此相互作用临床数据,但是联合用药可以预期导致类似的结果。

八、注意事项

1. 禁用 禁用于对环丙沙星、其他喹诺酮类化学制剂或其中任何辅料过敏的患者。不应用于儿童、青少年,因为目前没有在这些患者中用药安全性的经验,且根据动物研究,不能完全排除此药会导致未成熟器官关节软骨损伤。

由于环丙沙星和替扎尼定合并用药时,替扎尼定血药浓度升高,导致相关临床不良反应发生(如低血压,嗜睡,困倦),禁忌环丙沙星和替扎尼定合并使用。

2. 慎用 有癫痫或中枢神经系疾病既往史者慎用。

3. 用药注意事项

(1)静脉给药:环丙沙星注射液需要静脉滴注60分钟以上,大静脉慢速点滴能最大程度的减少患者的不适和减少对静脉的刺激。环丙沙星注射液既可以直接滴注也可以和其他相容的溶液混合后滴注。

(2)配伍禁忌:环丙沙星可以和生理盐水、林格液和乳酸林格液,5% 和 10% 葡萄糖溶液,10% 果糖溶液,和含0.225% 或 0.45% NaCl 的 5% 葡萄糖溶液相容。当环丙沙星溶液与相容的溶液混合时,由于微生物学及光敏性的原因,溶液应在混合后立即使用。

如果不能确定与其他溶液或药物是否相容,环丙沙星注射液必须单独静点。配伍禁忌的可见指征为沉淀,浑浊和变色。

与理化特性 pH 不稳定的溶液和药物,如青霉素、肝素溶液等为配伍禁忌,尤其是与碱性溶液混合使用时(环丙沙星注射液的 pH 为 3.9~4.5)。

(3)使用时的特殊注意事项:因为该溶液对光敏感,装有注射液的玻璃瓶应在使用前再取出包装盒,日光下其效力可保证 3 天。

九、药物稳定性及贮藏条件

环丙沙星对光敏感,应在从包装盒中取出注射液瓶之后立即使用。在光照条件下,未经稀释的溶液完全药效可保持 3 天。溶液保存在低温条件下会出现沉淀,如恢复到常温会消失。所以不推荐贮藏在冰箱中。

将药品置于儿童触及不到的地方。

有效期后严禁使用。

十、药物经济性评价

基本药物(盐酸盐片剂、胶囊:0.25g、0.5g,乳酸盐注射盐:2ml:0.1g,乳酸盐氯化钠注射液:100ml:0.2g),医保甲、乙类,《中国药典》(2020年版)收载。

左氧氟沙星

一、药品名称

1. 英文名 Levofloxacin
2. 化学名 (-)-(S)-3-甲基-9-氟-2,3-二氢-10-(4-甲基-1-哌嗪基)-7-氧代-7H-吡啶并[1,2,3-de]-[1,4]苯并噁嗪-6-羧酸半水合物

二、药品成分

左氧氟沙星

三、剂型与规格

左氧氟沙星片 0.1g、0.25g、0.5g

盐酸左氧氟沙星胶囊 0.1g、0.25g

左氧氟沙星氯化钠注射液 0.3g、0.5g

四、适应证及相应的临床价值

为减少耐药菌的产生,保证左氧氟沙星及其他抗菌药物的有效性,左氧氟沙星只用于治疗或预防已证明或高度怀疑由敏感细菌引起的感染。在选择或修改抗菌药物治疗方案时,应考虑细菌培养和药敏试验的结果。如果没有这些试验的数据作参考,则应根据当地流行病学和病原菌敏感性进行经验性治疗。

在治疗前应进行细菌培养和药敏试验以分离并鉴定感染病原菌,确定其对左氧氟沙星的敏感性。在获得以上检验结果之前可以先使用左氧氟沙星进行治疗,得到检验结果之后再选择适当的治疗方法。

与此类中的其他药物相同,使用左氧氟沙星进行治疗时,铜绿假单胞菌的某些菌株可以很快产生耐药性。在治疗期间应定期进行细菌培养和药敏试验以掌握病原菌是否对抗菌药物持续敏感,并在细菌出现耐药性后能够及时发现。

左氧氟沙星口服制剂和注射剂可用于治疗成人(≥18岁)由下列细菌的敏感菌株所引起的下列轻、中、重度感染。如静脉滴注对患者更为有利时(如患者不能耐受口服给药等)可使用左氧氟沙星注射液。

1. 医院获得性肺炎 治疗由甲氧西林敏感的金黄色葡萄球菌、铜绿假单胞菌、黏质沙雷菌、大肠埃希菌、肺炎克雷伯杆菌、流感嗜血杆菌或肺炎链球菌引起的医院获得性肺炎。同时应根据临床需要采取其他辅助治疗措施。如果已证明或怀疑是铜绿假单胞菌感染,建议联合应用抗假单胞菌β内酰胺类药物进行治疗。

2. 社区获得性肺炎

(1)5天治疗方案:治疗由肺炎链球菌、流感嗜血杆菌、副流感嗜血杆菌、肺炎支原体或肺炎衣原体引起的社区获得性肺炎。

(2)7~14天治疗方案:治疗由对甲氧西林敏感的金黄色葡萄球菌、肺炎链球菌[包括多重耐药性菌株(MDRSP*)]、流感嗜血杆菌、副流感嗜血杆菌、肺炎克雷伯杆菌、卡他莫拉菌、肺炎衣原体、肺炎军团菌或肺炎支原体引起的社区获得性肺炎。

注:* MDRSP(多重耐药性肺炎链球菌)指对下列两种或多种抗菌药物耐药的菌株,青霉素(MIC≥2μg/ml)、二代头孢菌素(如头孢呋辛)、大环内酯类、四环素及甲氧苄啶或磺胺甲噁唑。

3. 急性细菌性鼻窦炎

(1)5天治疗方案:治疗由肺炎链球菌、流感嗜血杆菌及卡他莫拉菌引起的急性细菌性鼻窦炎。

(2)10~14天治疗方案:治疗由肺炎链球菌、流感嗜血杆菌及卡他莫拉菌引起的急性细菌性鼻窦炎。

4. 慢性支气管炎的急性细菌性发作 治疗由甲氧西林敏感的金黄色葡萄球菌、肺炎链球菌、流感嗜血杆菌、副流感嗜血杆菌或卡他莫拉菌引起的慢性支气管炎的急性细菌性发作。

5. 复杂性皮肤及皮肤结构感染 治疗由甲氧西林敏感的金黄色葡萄球菌、粪肠球菌、化脓性链球菌或奇异变形杆菌引起的复杂性皮肤及皮肤结构感染。

6. 非复杂性皮肤及皮肤软组织感染 治疗由甲氧西林敏感的金黄色葡萄球菌或化脓性链球菌引起的非复杂性皮肤及皮肤结构感染(轻度至中度),包括脓肿、蜂窝织炎、疖、脓疱病、脓皮病、伤口感染。

7. 慢性细菌性前列腺炎 治疗由大肠埃希菌、粪肠球菌或甲氧西林敏感的表皮葡萄球菌引起的慢性细菌性前列腺炎。

8. 复杂性尿路感染

(1)5天治疗方案:治疗由大肠埃希菌、肺炎克雷伯菌或奇异变形杆菌引起的复杂性尿路感染。

(2)10天治疗方案:治疗由粪肠球菌、阴沟肠杆菌、大肠埃希菌、肺炎克雷伯杆菌、奇异变形杆菌或铜绿假单胞菌引起的复杂性尿路感染(轻度至中度)。

9. 急性肾盂肾炎

(1)5天治疗方案:治疗由大肠埃希菌引起的急性肾盂肾炎,包括合并菌血症的病名。

(2)10天治疗方案:治疗由大肠埃希菌引起的急性肾盂肾炎,包括合并菌血症的病名。

10. 非复杂性尿路感染 治疗由大肠埃希菌、肺炎克雷伯杆菌或腐生葡萄球菌引起的非复杂性尿路感染(轻度至中度)。

11. 吸入性炭疽(暴露后) 适用于吸入性炭疽(暴露后)的治疗,在暴露于炭疽杆菌喷雾之后减少疾病的发生或减缓疾病的进展。左氧氟沙星的有效性基于人体的血浆浓度这一替代终点来预测临床疗效。

左氧氟沙星对炭疽吸入暴露后的预防作用尚未对人体进行试验。成人中超过28天疗程治疗的左氧氟沙星的安全性尚未研究。仅在获益大于风险时,才能使用左氧氟沙星

长期治疗。

五、用法用量

左氧氟沙星口服制剂和注射剂用于上述感染性疾病（详见适应证）的治疗，通用的用法用量如下所示，但必须结合疾病严重程度由临床医师最终确定，剂量和给药方法如下。

1. 肾功能正常患者中的剂量　左氧氟沙星口服制剂的常用剂量为250mg、500mg或750mg，每24小时口服1次。

根据感染情况按照下表（表4-16）所示服用。

左氧氟沙星注射剂的常用剂量为250mg或500mg，缓慢滴注，滴注时间不少于60分钟，每24小时静脉滴注1次；或750mg，缓慢滴注，时间不少于90分钟，每24小时静脉滴注1次。根据感染情况按照表4-16所示使用。肌酐清除率≥50ml/min时不需调整用量。肌酐清除率<50ml/min时，需调整用量。

2. 儿科患者（<18岁）中的剂量　儿科患者（≥6个月）的剂量描述于下表（表4-17）。

表4-16　肾功能正常患者中的剂量（肌酐清除率≥50ml/min）

感染类型[1]	每24h剂量	疗程[2]/d
医院内肺炎	750mg	7～14
社区获得性肺炎[3]	500mg	7～14
社区获得性肺炎[4]	750mg	5
急性细菌性鼻窦炎	750mg	5
急性细菌性鼻窦炎	500mg	10～14
慢性支气管炎的急性细菌性加重	500mg	7
复杂性皮肤及皮肤软组织感染（cSSSI）[5]	750mg	7～14
非复杂性皮肤及皮肤软组织感染（uSSSI）[6]	500mg	7～10
慢性细菌性前列腺炎	500mg	28
复杂性尿路感染（cUIT）或急性肾盂肾炎[5]	750mg	5
复杂性尿路感染（cUIT）或急性肾盂肾炎[6]	250mg	10
非复杂性尿路感染	250mg	3
吸入性炭疽（暴露后），成人和儿科患者>50kg和≥6个月[7,8]	500mg	60[8]
儿科患者<50kg和≥6个月[7,8]		

注：
（1）由特定病原造成（参见"适应证"）。
（2）医师可以根据自己的判断采用连续治疗（静脉注射或口服）。
（3）由甲氧西林敏感性金黄色葡萄球菌、肺炎链球菌[包括多重耐药性菌株（MDRSP）]、流感嗜血杆菌、副流感嗜血杆菌、肺炎克雷伯菌、黏膜炎莫拉菌、肺炎衣原体、嗜肺军团杆菌或肺炎支原体导致（参见"适应证"）。
（4）由肺炎链球菌[包括多重耐药性菌株（MDRSP）]、流感嗜血杆菌、副流感嗜血杆菌、肺炎支原体或肺炎衣原体导致（参见"适应证"）。
（5）本方案适用于由肠杆菌、肺炎克雷伯菌、奇异变形杆菌导致的cUTI和由肠杆菌导致的急性胰腺炎，包括同时伴菌血症的病名。
（6）本方案适用于由粪肠球菌、阴沟肠球菌、肠杆菌、肺炎克雷伯菌、奇异变形杆菌、铜绿假单胞菌导致的cUTI，以及由肠杆菌导致的急性胰腺炎。
（7）应当在怀疑或明确的炭疽杆菌喷雾暴露之后尽快用药。这一指征基于替代终点。在人体中达到的左氧氟沙星血浆浓度可能预测临床疗效。
（8）左氧氟沙星在成人中超过28天、儿科患者中超过14天的治疗安全性未经研究。与对照相比，在儿科患者中观察到肌肉骨骼的不良反应发生率增加（详见警告与注意事项）。仅当获益超过风险时，才可采用左氧氟沙星长期治疗。

表4-17　儿科患者（≥6个月）的剂量

感染类型[1]	剂量	每次给药频率	疗程[2]
吸入性炭疽（暴露后）[3,4]			
儿科患者>50kg和≥6个月	500mg	24h	60d[4]
儿科患者<50kg和≥6个月	8kg/kg（每次剂量不超过250mg）	12h	60d[4]

注：
（1）由炭疽杆菌造成（参见"适应证"）。
（2）医师可以根据自己的判断采用连续治疗（静脉注射或口服）。
（3）应当在怀疑或明确的炭疽杆菌喷雾暴露之后尽快用药。这一指征基于替代终点。在人体中达到的左氧氟沙星血浆浓度可能预测临床疗效。
（4）左氧氟沙星在儿科患者中超过14天的治疗安全性未经研究。与对照相比，在儿科患者中观察到肌肉骨骼的不良反应发生率增加（参见"警告与注意事项"）。仅当获益超过风险时，才可采用长期左氧氟沙星治疗。

3. 肾功能不全患者中的剂量调整　如果存在肾功能不全,应慎用左氧氟沙星。由于左氧氟沙星的清除率可能下降,在开始治疗前和治疗过程中,应当进行仔细的临床观察和适当的实验室研究。

对于肌酐清除率≥50ml/min 患者没有必要进行剂量调

整。在肾功能不全的患者中(肌酐清除率<50ml/min),由于肌酐清除率下降,需要调整给药剂量,以避免左氧氟沙星的蓄积(参见在"特殊人群中的使用")。

下表(表4-18)示如何根据肌酐清除率调整剂量。

4. 给药说明　左氧氟沙星口服制剂应当在使用下述药

表4-18　肾功能不全患者中的剂量调整(肌酐清除率<50ml/min)

肾功能正常患者中每24h 的剂量	肌酐清除率(20~40ml/min)	肌酐清除率(10~19ml/min)	血液透析或持续性非卧床腹膜透析(CAPD)
750mg	每48h 750mg	第一次给药750mg,此后每48h 500mg	第一次给药750mg,此后每48h 500mg
500mg	首剂500mg,此后每24h 250mg	第一次给药500mg,此后每48h 250mg	第一次给药500mg,此后每48h 250mg
250mg	无须剂量调整	每48h 250mg,对于单纯性 UIT 治疗,无须剂量调整	无须剂量调整

物前后至少2小时服用:含镁抗酸剂、铝、硫糖铝、金属阳离子如铁离子、含锌的多种维生素制剂、去羟肌苷咀嚼片或分散片或儿科冲剂。

左氧氟沙星注射剂不能与任何含有多价阳离子(如镁离子)的溶液通过同一条静脉通路同时给药。

左氧氟沙星口服制剂的服用可以不考虑进食的影响。建议在至少进食前1小时或进食后2小时服用左氧氟沙星口服制剂。

左氧氟沙星注射剂迅速静脉给药或推注可能导致低血压,应当避免。左氧氟沙星注射剂应当取决于剂量,在不低于60分钟或90分钟的时间内缓慢静脉滴注。左氧氟沙星注射剂仅可经静脉滴注给药,不可用于肌内、鞘内、腹膜内或皮下给药。

口服或静脉滴注口服制剂和注射剂的患者应补充足够的水分,以阻止尿中药物浓度过高。已有喹诺酮类药物引起管型尿的报告。

六、特殊人群用药

1. 妊娠期　因不能确保孕妇的用药安全,所以孕妇或有可能妊娠的妇女禁用。

2. 哺乳期　因药物经乳汁排泄,所以哺乳期妇女禁用。如必须使用本品,应暂停哺乳。

3. 肾功能损害　肾功能减退者应减量或慎用。

4. 肝功能损害　肝功能减退时,如属重度(肝硬化腹水)可减少药物清除,血药浓度增高,肝、肾功能均减退者尤为明显,均需权衡利弊后应用,并调整剂量。

5. 其他人群　对小儿的安全性尚未确立,故不可用于儿童。本品主要经肾排泄(参见"药代动力学"),因高龄患者大多肾功能低下,可能会出现持续高血药浓度。因此,应注意用药剂量,慎重给药。

七、药理学

1. 药效学及作用机制　本品为氧氟沙星的左旋体,其抗菌活性约为氧氟沙星的两倍,它的主要作用机制为抑制细菌 DNA 旋转酶(细菌拓扑异构酶Ⅱ)的活性,阻碍细菌 DNA 的复制。

本品具有抗菌谱广、抗菌作用强的特点,对大多数肠杆

菌科细菌,如大肠埃希菌、克雷伯菌属、沙雷菌属、变形杆菌属、志贺菌属、沙门菌属、枸橼酸杆菌、不动杆菌属以及铜绿假单胞菌、流感嗜血杆菌、淋病奈瑟菌等革兰氏阴性细菌有较强的抗菌活性。对部分甲氧西林敏感葡萄球菌、肺炎链球菌、化脓性链球菌、溶血性链球菌等革兰氏阳性菌和军团菌、支原体、衣原体也有良好的抗菌作用,但对厌氧菌和肠球菌的作用较差。

2. 药代动力学　国外资料单次静脉滴注左氧氟沙星0.3g 和相同剂量口服给药的药代动力学参数相似(见表4-19)。

表4-19　左氧氟沙星0.3g 静脉滴注(n=8)和口服(n=12 后药代动力学参数的平均值)

给药途径	峰浓度(C_{max})/($\mu g/ml$)	曲线下面积(AUC_{0-24})/(ug·h/ml)	消除半衰期($t_{1/2}$)/h	肾清除率(Cl)/(ml/min)
静脉注射	6.27	20.73	6.28	145.55
口服	4.04	22.62(AUC_{0-48})	6.48	162.80

多剂量研究中(0.3g 每日2次静脉滴注,共6日)其血药浓度于24~48小时达稳态。首次及末次剂量后的血药峰浓度(C_{max})分别为5.35$\mu g/ml$ 和6.12$\mu g/ml$,表明无明显蓄积。

左氧氟沙星在体内组织中分布广泛。主要以原型药由尿中排出,口服给药后48小时内,尿中原型药排出量约占给药量的87%;72小时内粪便中的排出药量少于给药量的4%;约5%的药物以无活性代谢物的形式由尿中排出。

肾功能减退的患者左氧氟沙星肾清除率(Cl)下降,消除相半衰期($t_{1/2\beta}$)延长,为避免药物蓄积,应进行剂量调整。血液透析和连续腹膜透析(CAPD)不影响左氧氟沙星从体内排除。

3. 药物不良反应

(1)消化系统:有时会出现恶心、呕吐、腹部不适、腹泻、食欲缺乏、腹痛、腹胀、消化不良等。

(2)过敏症:偶有浮肿、荨麻疹、发热感、光过敏症以及有时会出现皮疹、瘙痒、红斑及注射部位发红、发痒或静脉炎等症状。

（3）神经系统：偶有震颤、麻木感、视觉异常、耳鸣、幻觉、嗜睡，有时会出现失眠、头晕、头痛等症状。

（4）肾：偶见血中尿素氮上升。

（5）肝：可出现一过性肝功能异常，如血氨基转移酶增高、血清总胆红素增加等。

（6）血液：有时会出现贫血、白细胞减少、血小板减少和嗜酸性粒细胞增加等。

上述不良反应发生率在 0.1% ~ 5% 之间。偶见倦怠、发热、心悸、味觉异常及注射后血管痛等。一般均能耐受，疗程结束后迅速消失。十分罕见全血细胞减少、中毒性表皮坏死松解症、多形性红斑、暴发型肝炎。如发现异常时应注意观察，必要时可停止用药并进行适当处置。

4. 药物相互作用

（1）本品不能与多价金属离子如镁、钙等溶液在同一输液管中使用。

（2）喹诺酮类抗菌药与茶碱类合用时，可能导致茶碱血药浓度增高，出现茶碱中毒症状。本品对茶碱的代谢影响很小，但合用时也应密切观察患者情况。

（3）与华法林或其衍生物同时应用时，应监测凝血酶原时间或其他凝血试验。

（4）与非甾体抗炎药同时应用，有引发抽搐的可能。

（5）与口服降血糖药同时使用时可能引起低血糖，因此用药过程中应注意监测血糖浓度，一旦发生低血糖时应立即停用本品，并给予适当处理。

八、注意事项

1. 禁用 对喹诺酮类药物过敏者、孕妇及哺乳期妇女、18 岁以下患者禁用。

2. 慎用 肾功能减退者应减量或慎用。

3. 用药注意事项

（1）静脉滴注药物的制备：对于非口服药物制剂，只要溶液和容器允许，应当在给药前目检有无颗粒物和脱色现象。

由于仅可以得到有限的关于左氧氟沙星注射液和其他静脉用药相容性的资料，不得向一次性柔性容器中的预混左氧氟沙星注射液、一次性小瓶中的左氧氟沙星注射液中加入添加剂或其他药物，或者与之从同一条静脉通路输注。如果使用同一条静脉通路连续输注一些不同的药物，应当在输注左氧氟沙星注射液前后，使用与左氧氟沙星注射液和通过同一通路输注的其他药物相容的注射液冲洗。

左氧氟沙星氯化钠注射液（大输液）可以直接静脉滴注给药，滴注时间依据剂量不同至少为 60 分钟或 90 分钟以上，滴注浓度应为 5mg/ml。

左氧氟沙星注射液（小针）在静脉滴注前必须要用适当的溶液进一步稀释，可配伍的静脉溶液为 0.9% 氯化钠注射液，5% 葡萄糖注射液，使用前溶液的最终稀释浓度应为 5mg/ml。

注射用左氧氟沙星在静脉滴注前必须首先用注射用水溶解，然后再用适当的溶液进一步稀释，使用前溶液的最终稀释浓度应为 5mg/ml。

（2）可配伍的静滴溶液：可以用下列任意静脉注射液制备适当 pH 的 5mg/ml 左氧氟沙星溶液。

由于药物中不含有防腐剂或抑菌剂，因此在制备静滴溶液时应采用无菌技术。在使用前应仔细观察溶液内是否含有颗粒杂质。含有肉眼可见颗粒的药品应丢弃。

（3）稀释后左氧氟沙星注射液的稳定性：用可配伍的静脉注射液将左氧氟沙星注射液稀释至浓度为 5mg/ml，在 25°C(77°F) 或低于 25°C 条件下可以保存 72 小时，在 5°C (41°F) 冰箱中置于静脉滴注用的塑料容器中可保存 14 天。用可配伍的静脉注射液稀释的溶液，冷冻于玻璃瓶或静脉滴注用的塑料容器中，储存于 -20°C(-4°F)，在 6 个月内可以保持稳定。室温 25°C(77°F) 或置于 8°C(46°F) 冰箱中融解已冷冻的溶液。不要用微波或水浴加速其融解。融解一次后不要再反复冻融。

（4）注射液使用说明：使用前要检查容器有无微小渗漏。如果有渗漏或封口不完整，则溶液应丢弃，因为溶液可能已经不是无菌的。如果溶液混浊或出现沉淀物则不应使用。应使用无菌设备。

（5）警示：不要将容器串连起来。这样可能在二级容器内的液体输完之前由于吸入了一级容器内的残留空气而导致空气栓塞。

九、药物稳定性及贮藏条件

遮光，室温密闭保存。

十、药物经济性评价

基本药物（盐酸盐、乳酸盐片剂、胶囊：0.2g、0.5g，注射液：2ml：0.2g、5ml：0.5g，氯化钠注射液：100ml：0.2g、200ml：0.5g），医保甲、乙类，《中国药典》（2020 年版）收载。

莫 西 沙 星

一、药品名称

1. 英文名 Moxifloxacin

2. 化学名 1-环丙基-7-｛(S,S)-2,8-重氮-二环[4.3.0]壬-8-基｝-6-氟-8-甲氧-1,4-二氢-4-氧-3-喹啉羧酸

二、药品成分

盐酸莫西沙星

三、剂型与规格

盐酸莫西沙星氯化钠注射剂 0.4g：250ml

四、适应证及相应的临床价值

成人（≥18 岁）上呼吸道和下呼吸道感染，如急性窦炎、慢性支气管炎急性发作，社区获得性肺炎以及皮肤和软组织感染。复杂腹腔感染包括混合细菌感染，如脓肿。

五、用法用量

1. 给药方法 根据中国健康受试者心脏所能耐受的输液速率以及国内 Ⅰ、Ⅱ、Ⅲ 期临床研究的结果,推荐本品的输液时间应为 90 分钟。(国外推荐 0.4g 莫西沙星静脉给药的输液时间应大于 60 分钟。)

2. 剂量范围(成人) 推荐剂量为每次 0.4g,每日 1 次(每次 1 瓶,每日 1 次)。

3. 疗程 根据症状的严重程度或临床反应决定疗程。治疗上呼吸道和下呼吸道感染对通常可按照下列疗程。

(1) 慢性支气管炎急性发作:5 天。

(2) 社区获得性肺炎:序贯给药(静脉给药后继续口服用药)推荐的总疗程为 7~14 天。

(3) 急性窦炎:7 天。

(4) 治疗皮肤和软组织感染的推荐疗程为 7 天。

(5) 复杂腹腔感染:序贯治疗(静脉给药后继续口服用药)推荐的总疗程为 5~14 天。

莫西沙星可以在开始治疗时静脉给药,之后再根据患者情况口服片剂给药。0.4g 莫西沙星注射液在临床试验中最多用过 14 天。给药方法:静脉给药 0.4g 的时间应为 90 分钟。莫西沙星既可以单独给药也可以与一些相容的溶液一同滴注。

下列注射液与莫西沙星注射液的混合液在室温条件下可保持稳定 24 小时以上,因此被认为可以合并给药:①注射用水;②0.9%氯化钠注射液;③1mol 氯化钠注射液;④5%葡萄糖注射液;⑤10%葡萄糖注射液;⑥40%葡萄糖注射液;⑦20%木糖醇注射液;⑧林格液;⑨乳酸林格液;⑩Aminofusin10%(生产厂家:Pharmacia & Upjohn);⑪Jonosteril D5(生产厂家:Fresenius Kabi)。若莫西沙星注射液需与其他药物合用,每种药物需单独给药(见不相容性)。只有澄明的溶液才能使用。

六、特殊人群用药

1. 妊娠期 人类在怀孕期间使用莫西沙星的安全性尚未被证实,儿童服用喹诺酮类可引起可逆性关节损伤,但是,尚未见报道这种作用出现于妊娠用药者的胎儿。动物研究显示莫西沙星有生殖毒性,但对人的潜在危险性尚不明确。因此,莫西沙星禁用于孕妇。

2. 哺乳期 与其他喹诺酮类药物相同,莫西沙星可造成未成年实验动物负重关节的软骨损伤。临床前研究证实小量的莫西沙星可以分布到人类的乳汁中,尚缺乏哺乳期妇女的数据。因此,莫西沙星禁用于哺乳期妇女。

3. 肾功能损害 肾功能受损的患者[包括肌酐清除率≤30ml/(min·1.73m^2)]和慢性透析,如血液透析和持续性不卧床腹膜透析的患者无须调整剂量。

4. 肝功能损害 由于缺乏患有肝功能严重损伤(Child-Pugh C 级)的患者和转氨酶升高大于 5 倍正常值上限的患者使用莫西沙星的临床数据,该药在这类患者中禁止使用。

5. 其他人群 莫西沙星的药代动力学不受年龄的影响。莫西沙星对儿童和青少年的疗效和安全性尚未确定。18 岁以下禁用。对高加索人、日本人、黑人及其他种族人群进行了可能的种族间差别试验,未发现临床相关的药代动力学差异。因此,不同种族间不必调整药物剂量。

七、药理学

1. 药效学及作用机制 莫西沙星是具有广谱活性和杀菌作用的 8-甲氧基氟喹诺酮类抗菌药。莫西沙星在体外显示出对革兰氏阳性菌、革兰氏阴性菌、厌氧菌、抗酸菌和非典型微生物如支原体、衣原体和军团菌具有广谱抗菌活性。

杀菌作用机制为干扰拓扑异构酶 Ⅱ 和 Ⅳ。拓扑异构酶是控制 DNA 拓扑和在 DNA 复制、修复和转录中关键的酶。

莫西沙星表现为浓度依赖性的杀菌活性。最低杀菌浓度和最低抑菌浓度基本一致。

莫西沙星对 β 内酰胺类和大环内酯类耐药的细菌亦有效。通过感染的实验动物模型证实,莫西沙星体内活性高。

2. 药代动力学 吸收和生物利用度:莫西沙星口服后迅速、几乎完全被吸收。绝对生物利用度总计约 91%。在 50~1 200mg 单次剂量和每日 0.6g 连服 10 天的药代动力学呈线性。3 天内达稳态。口服 0.4g 后 0.5~4 小时达到峰值 3.1mg/L。每日 1 次 0.4g 口服后达到稳态时其峰浓度和谷浓度分别为 3.2mg/L 和 0.6mg/L。

莫西沙星与食物同服能稍延长达峰时间约 2 小时并降低峰浓度约 16%。吸收程度保持不变。由于 AUC/MIC 最能预测喹诺酮类药物的抗菌作用,该影响与临床无关。因此,莫西沙星给药不受进食影响。

单剂量 0.4g 静脉滴注 1 小时后,在滴注结束时血药浓度达峰值约 4.1mg/L,与口服相比平均约增加 26%。反映药物暴露的药时曲线下面积(AUC)约 39mg·h/L,与绝对生物利用度约为 91%的口服给药暴露(35mg·h/L)相比略高。

多剂量静脉给药(滴注 1 小时),每日 0.4g 给药稳态峰、谷浓度分别为 4.1~5.9mg/L 及 0.43~0.84mg/L。在给药间隔内稳态药物暴露比首剂约高 30%。输液 1 小时后观测到患者稳态浓度为 4.4mg/L(表 4-20)。

分布:莫西沙星可以很快分布到血管外间隙。该药的药时曲线下面积(AUC$_{norm}$)高(6kg·h/L),稳态时表观分布容积 V_{ss} 约为 2L/kg。唾液中药物峰浓度比血药浓度高。在 0.02~2mg/L 范围的体外和体内试验表明,无论药物浓度如何,蛋白结合率约为 45%。莫西沙星主要与血浆白蛋白结合,由于蛋白结合率低,游离峰浓度 10 倍 MIC。

莫西沙星在下列组织中达到高浓度:如肺(上皮液、肺泡巨噬细胞、支气管组织),窦(筛窦、上颌窦、鼻息肉)和炎症损伤(斑蝥疱疹液),其总药物浓度超过血药浓度。组织间液有很高的游离药物浓度(唾液、肌肉内、皮下)。

另外经检测,在腹腔的组织及体液和女性生殖道中有高药物浓度。

表 4-20　口服及静脉单次剂量给药 0.4g 后人体
组织中的药物平均峰浓度

组织	浓度（p.o.）	单位	部位:血浆比率（p.o.）
血浆	3.1	mg/L	–
唾液	3.6	mg/L	0.75~1.3
水泡液	1.6[1]	mg/kg	1.7[1]
支气管黏膜	5.4	mg/kg	1.7~2.1
肺泡巨噬细胞	56.7	mg/kg	18.6~70.0
上皮液	20.7	mg/L	5~7
上颌窦	7.5	mg/kg	2.0
筛窦	8.2	mg/kg	2.1
鼻息肉	9.1	mg/kg	2.6
间液	1.0[2]	mg/L	0.8~1.4[2,5]
组织	浓度（i.v.）	单位	部位:血浆比率（p.o.）
血浆	4.1	mg/L	–
唾液	5.0	mg/L	0.82~1.37
水泡液	1.75[1]	mg/L	1.71
间液	1.0[2]	mg/L	0.8~2.5[2,5]
腹腔内组织[4]	7.03	mg/L	1.56
腹腔内渗出液[5]	3.32	mg/L	1.45
腹腔内脓液[6]	1.94	mg/L	0.74
女性生殖道[4]	10.2	mg/L	1.72

注:1. 给药 10 小时后;2. 非结合浓度;3. 从 3 小时到服药后 36 小时;4. 输液结束时;5. 给药 2 小时后;6. 给药 3 小时后。

不同靶组织中的峰浓度及血浆比率表明两种单剂量 0.4g 的给药方法的结果具有可比性。

代谢:莫西沙星经过第二阶段的生物转化后经过肾和胆汁或粪便以原型和硫化物（M1）和葡萄糖醛酸苷（M2）的形式排出。M1 和 M2 只是在人体内的相关代谢产物,均无微生物学活性。在体外试验及 I 期临床研究中,均未发现莫西沙星与其他有细胞色素 P450 酶参与的进行一相生物转化的药物有相互作用。代谢产物 M1 和 M2 的血药浓度比母药低,并与给药途径无关。对代谢物进行了充分的临床前研究,表明代谢是安全、可耐受的。

排泄:莫西沙星从血浆中被排出的平均半衰期约为 12 小时。口服 0.4g 药物后的平均总体表观清除率为 179~246ml/min。肾清除率为 24~53ml/min,提示肾通过肾小管能部分重吸收该药。同时服用雷尼替丁和丙磺舒不改变药物通过肾的排泄。莫西沙星的原型和第二阶段的代谢产物在达到平衡后几乎能完全回收,回收率为 96%~98%,且与

给药途径无关,无氧化代谢的迹象。表 4-21 按照排泄途径（肾与非肾,代谢与非代谢）和给药方式对这一平衡给予了详细说明。

表 4-21　0.4g 单剂量给药回收率
[算数平均数±标准差（SD）]

	莫西沙星	硫代化合物	葡萄糖醛酸苷	合计
尿 p.o.	19.4±1.2	2.5±0.6	13.6±2.8	35.4±1.8
粪便 p.o.	25.4±3.1	35.5±3.2	–	60.9±5.1
∑ p.o.（n=6）	44.8±3.3	37.9±3.6	13.6±2.8	96.3±4.3
尿 i.v.	21.9±3.6	2.5±0.9	13.8±2.0	38.1±3.1
粪 i.v.	25.9±4.3	34.4±5.6	–	60.2±9.2
∑ i.v.	47.8±7.2	36.8±5.9	13.8±2.0	98.4±10.5

3. 药物不良反应　在接受口服或静脉注射贯序治疗亚组患者中,下述不良反应发生频率较高:①常见的有 γ-谷氨酰氨转肽酶增高;②少见的有室性心动过速,低血压,水肿,抗生素所致结肠炎（极少病例伴有致命并发症）,各种临床表现的癫痫发作（包括癫痫大发作）,幻觉,肾损伤和肾衰（脱水所致,尤其已患肾病老年患者）。

4. 药物相互作用

（1）临床上未证实莫西沙星与下述药物相互作用:阿替洛尔、雷尼替丁、钙补充剂、茶碱、口服避孕药、格列本脲、伊曲康唑、地高辛、吗啡、丙磺舒。对这些药物不需要调整剂量。

（2）抗酸药、矿物质和多种维生素:莫西沙星与抗酸药、矿物质和多种维生素同时服用会因为与这些物质中的多价阳离子形成多价螯合物而减少药物的吸收。这将导致血浆中的药物浓度比预期值低,因此,抗酸药、抗逆转录病毒药（如去羟肌苷）、其他含镁或铝的制剂、硫糖铝及含铁或锌的矿物质,至少需要在口服莫西沙星 4 小时前或 2 小时后服用。

（3）雷尼替丁:与雷尼替丁合并用药并不改变莫西沙星的吸收参数。吸收参数（C_{max},T_{max},AUC）的比较,表明胃 pH 值对莫西沙星从胃肠道的吸收没有影响。

（4）钙补充剂:服用大剂量钙补充剂时,仅轻微减少吸收速率而对吸收程度没有影响。可以认为,大剂量钙补充剂对莫西沙星的影响不具有临床相关意义。

（5）茶碱:与人体外研究数据一致,莫西沙星对稳态时的茶碱的药代动力学无影响,提示莫西沙星对 P450 酶的 1A2 亚型无影响。

（6）华法林:据观察,莫西沙星与华法林同时服用未发现对药代动力学,凝血酶原时间和其他凝血参数有影响。

国际标准化比值的改变（International Normalized Ratio,INR）:曾有报道患者同时服用抗凝剂和包括莫西沙星在内的抗生素,抗凝活性升高。其危险因素包括患者的感染（及其炎症过程）,年龄和一般状况。尽管莫西沙星和华法林的

相互作用在临床试验中未经证实,但应监测 INR,如有必要相应调整口服抗凝剂的剂量。

(7)口服避孕药:莫西沙星与口服避孕药同时服用未发现相互作用。

(8)抗糖尿病药:格列本脲和莫西沙星同时服用未发现有临床意义的相互作用。

(9)伊曲康唑:莫西沙星与伊曲康唑同时服用时伊曲康唑的暴露(AUC)仅少量改变。伊曲康唑对莫西沙星的药代动力学无显著性影响。当服用伊曲康唑同时给予莫西沙星不需要调整剂量,反之亦然。

(10)地高辛:莫西沙星对地高辛的药代动力学没有严重影响,反之亦然。在健康受试者多剂量给药达稳态后,莫西沙星将地高辛稳态 C_{max} 提高约 30%,而没有影响 AUC 和波谷水平。

(11)吗啡:肠外给予吗啡同时服用莫西沙星,并不减少口服莫西沙星的生物利用度,且 C_{max}(17%)仅稍有下降。

阿替洛尔:莫西沙星对阿替洛尔的药代动力学无显著性影响。健康受试者单次给药时,药时曲线下面积(AUC)边缘增加(约 4%),峰值浓度减少 10%。

(12)丙磺舒:在一项观察丙磺舒对肾排泄功能影响的临床研究中未发现丙磺舒对莫西沙星的全身清除率和肾清除率有明显影响。

(13)炭:同时口服炭及 0.4g 莫西沙星在体内能阻止 80% 药物吸收,从而减少药物的全身利用。药物过量时,在吸收早期应用活性炭能阻止药物的进一步全身暴露。静脉给药后,活性炭只能轻度减少药物的全身暴露(约 20%)。

(14)食物和乳品:食物(包括乳制品)的摄入不影响莫西沙星的吸收。因此,莫西沙星的服用时间不受进食的影响。

八、注意事项

1. 禁用　已知对莫西沙星的任何成分,或其他喹诺酮类,或任何辅料过敏者。禁用儿童、少年、孕妇和哺乳期妇女。由于缺乏患有肝功能严重损伤(Child Pugh C 级)的患者和转氨酶升高大于 5 倍正常值上限的患者使用莫西沙星的临床数据,该药在这类患者中禁止使用。18 岁以下患者。

2. 慎用　莫西沙星在致心律失常的条件存在时应慎用,如严重的心动过缓或急性心肌缺血。重症肌无力患者应慎用莫西沙星,因为可加重症状。

3. 用药注意事项　莫西沙星能够延长一些患者心电图的 Q-T 间期。该药应避免用于 Q-T 间期延长的患者、患有无法纠正的低钾血症患者及接受 Ⅰa 类(如奎尼丁,普鲁卡因胺)或 Ⅲ 类(如胺碘酮,索他洛尔)抗心律失常药物治疗的患者。

莫西沙星和可能延长 Q-T 间期的药物:西沙比利,红霉素,抗精神病药和三环类抗抑郁药,联合用药时可能存在累加效应。所以,应慎重与这些药物合用。莫西沙星在致心律失常的条件存在时应慎用,如:严重的心动过缓或急性心肌缺血。和男性相比,由于女性患者往往拥有更长的 Q-Tc 间期,她们对引发 Q-Tc 间期延长的药物可能更敏感。老年

患者也更容易遭受药物引发的 Q-T 间期延长的影响。

Q-T 间期延长的程度随着药物浓度的增加而增加。所以不应超过推荐剂量。但是,在肺炎患者中没有观察到莫西沙星血药浓度和 Q-T 间期延长相关。Q-T 间期延长可以导致室性心律失常包括尖端扭转型室速的发生危险增高。在莫西沙星治疗的超过 9 000 名患者的临床研究中,没有因 Q-T 间期延长导致的心血管的发病率或死亡率,但某些潜在条件可以增加室性心律失常的危险。女性患者和老年患者对引发 Q-Tc 间期延长的药物更加敏感。

曾经报告莫西沙星可引起暴发性肝炎,并可能因此而导致肝衰竭(包括死亡病例)。如果发生了肝衰竭相关症状,应建议患者在继续治疗前立即联系医师。

曾经报告莫西沙星引起的大疱性皮肤反应,如史-约综合征或中毒性表皮坏死松解症。如果发生了皮肤和/或黏膜反应,应建议患者在继续治疗前立即联系医师。

喹诺酮类使用可诱发癫痫的发作,对于已知或怀疑有能导致癫痫发作或降低癫痫发作域值的中枢神经系统疾病的患者,莫西沙星在使用中要注意。

在使用包括莫西沙星的喹诺酮类治疗中有可能出现肌腱炎和肌腱断裂,特别是在老年患者和使用激素治疗的患者中。一旦出现疼痛或炎症,患者需要停止服药并休息患肢。

有报道在使用包括莫西沙星在内的广谱抗生素时出现伪膜性肠炎,因此,在使用莫西沙星治疗中如患者出现严重的腹泻时,需要考虑这个诊断,这一点很重要。在这种情况下需立即采取足够的治疗措施,在发生了严重腹泻的患者中,禁忌使用可抑制胃肠蠕动的药物。

重症肌无力患者应慎用莫西沙星,因为可加重症状。

已经证实,喹诺酮类药物能够导致患者光敏反应。但是,在特别设计的临床前和临床研究中,没有观察到莫西沙星的光敏反应。另外,上市以来没有临床证据证明莫西沙星引起光敏反应。尽管如此,仍应建议患者避免在紫外线及日光下过度暴露。

在有些病例,如果在首次服用后已经发生过敏反应和变态反应,应该立即告知医师。在首次服用后极少的病例能够发生由过敏性反应导致威胁生命的休克。在这些病例莫西沙星应停用并给予治疗(如针对休克的治疗)。

针对复杂盆腔感染患者(如伴有输卵管-卵巢或盆腔脓肿)治疗时,需考虑经静脉给药进行治疗,而不推荐口服 400mg 莫西沙星片进行治疗。

对于那些在临床需关注钠摄入量的患者(充血性心力衰竭,肾衰竭,肾病综合征等),应考虑额外的钠负荷。

因中枢神经系统(CNS)反应,包括莫西沙星在内的氟喹诺酮类药物可能会损害患者的驾驶或操作机械的能力。

请将输液器针头垂直扎入橡胶塞内环中心,勿用力过大以避免胶塞受损。

九、药物稳定性及贮藏条件

遮光,密闭,在 15℃ 以上保存。在原包装中贮存。不要冷藏或冷冻。冷藏可发生沉淀,室温下可再溶解。因此建

议不要将盐酸莫西沙星氯化钠注射液贮藏在冰箱中。将药品置于儿童触及不到的地方。

十、药物经济性评价

基本药物（片剂：0.4g，氯化钠注射液：250ml），医保乙类。

丙硫异烟胺

一、药品名称

1. 英文名 Protionamide
2. 化学名 2-丙基硫代异烟酰胺

二、药品成分

丙硫异烟胺

三、剂型与规格

丙硫异烟胺肠溶片 0.1g

四、适应证及相应的临床价值

本品仅对分枝杆菌有效，本品与其他抗结核药联合用于结核病经一线药物（如链霉素、异烟肼、利福平和乙胺丁醇）治疗无效者。

五、用法用量

1. 成人 常用量：口服，与其他抗结核药合用，每次250mg，每日 2~3 次。
2. 小儿 常用量：与其他抗结核药合用，一次按体重口服 4~5mg/kg，每日 3 次。

六、特殊人群用药

1. 妊娠期 孕妇禁服。
2. 肝功能损害 严重肝功能减退者慎用，可使丙氨酸氨基转移酶、门冬氨酸氨基转移酶测定值增高。
3. 其他人群 12 岁以下儿童不宜服用。

七、药理学

1. 药效学及作用机制 本品为异烟酸的衍生物，其作用机制不明，可能对肽类合成具有抑制作用。本品对结核分枝杆菌的作用取决于感染部位的药物浓度，低浓度时仅具有抑菌作用，高浓度具有杀菌作用。抑制结核杆菌分枝菌酸的合成。本品与乙硫异烟胺有部分交叉耐药现象。
2. 药代动力学 口服迅速吸收（80% 以上），广泛分布于全身组织体液中，在各种组织和脑脊液内浓度与同期血药浓度接近。本品可穿过胎盘屏障。蛋白结合率约10%。服药后 1~3 小时血药浓度可达峰值，有效血药浓度可持续 6 小时，$t_{1/2}$ 约 3 小时。主要在肝内代谢。经肾排泄，1% 为原型，5% 为有活性代谢物，其余均为无活性代谢产物。
3. 药物不良反应
（1）发生率较高者：精神忧郁（中枢神经系统毒性）。

（2）发生率较少者：步态不稳或麻木、针刺感、烧灼感、手足疼痛（周围神经炎）、精神错乱或其他精神改变（中枢神经系统毒性）、眼或皮肤黄染（黄疸、肝炎）。

（3）发生率极少者：视力模糊或视力减退、合并或不合并眼痛（视神经炎）、月经失调或怕冷、性欲减退（男子）、皮肤干而粗糙、甲状腺功能减退、关节疼痛、僵直肿胀。

（4）如持续发生以下情况者应予注意：腹泻、唾液增多、流口水、食欲减退、口中金属味、恶心、口痛、胃痛、胃部不适、呕吐（胃肠道紊乱、中枢神经系统毒性）、眩晕（包括从卧位或坐位起身时）、嗜睡、软弱（中枢神经系统毒性）。

4. 药物相互作用

（1）与环丝氨酸同服可使中枢神经系统反应发生率增加，尤其是全身抽搐症状。应当适当调整剂量，并严密监查中枢神经系统毒性症状。

（2）本品与其他抗结核药合用可能加重其不良反应。

（3）本品为维生素 B_6 拮抗剂，可增加其肾排泄。因此，接受丙硫异烟胺治疗的患者，维生素 B_6 的需要量可能增加。

八、注意事项

1. 禁用 孕妇禁服，12 岁以下儿童不宜服用。
2. 慎用 糖尿病、严重肝功能减退。
3. 用药注意事项

（1）交叉过敏，患者对异烟肼、吡嗪酰胺、烟酸或其他化学结构相近的药物过敏者可能对本品过敏。

（2）对诊断的干扰：可使丙氨酸氨基转移酶、门冬氨酸氨基转移酶测定值增高。

（3）有下列情况时慎用：糖尿病、严重肝功能减退。

（4）治疗期间须进行检验：用药前和疗程中每 2~4 周测定丙氨酸氨基转移酶、天冬氨酸氨基转移酶，但上述试验值增高不一定预示发生临床肝炎，并可能在继续治疗过程中恢复；眼部检查，如治疗过程中出现视力减退或其他视神经炎症状时应立即进行眼部检查，并定期复查。

九、药物稳定性及贮藏条件

遮光，密封保存。

十、药物经济性评价

非基本药物，医保乙类，《中国药典》（2020 年版）收载。

对氨基水杨酸

一、药品名称

1. 英文名 Aminosalicylate
2. 化学名 4-氨基-2-羟基苯甲酸钠盐

二、药品成分

对氨基水杨酸钠

三、剂型与规格

对氨基水杨酸钠肠溶片 0.5g

注射用对氨基水杨酸钠 2g,4g

四、适应证及相应的临床价值

适用于结核分枝杆菌所致的肺及肺外结核病。本品仅对分枝杆菌有效,单独应用时结核杆菌对本品能迅速产生耐药性,因此必须与其他抗结核药合用。链霉素和异烟肼与本品合用时能延缓结核杆菌对前两者耐药性的产生。本品对不典型分枝杆菌无效。主要用作二线抗结核药物。

五、用法用量

口服:成人每次 4~6 片,每日 16~24 片,每日 4 次;小儿每日 0.2~0.3g/kg;分 3~4 次,儿童每日剂量不超过 12g。

六、特殊人群用药

1. 妊娠期　对孕妇未证实有特殊不良反应,同时联合疗法对于胎儿的影响目前尚不清楚,但必须权衡利弊后选用。
2. 哺乳期　氨基水杨酸类可由乳汁中排泄,哺乳期妇女须权衡利弊后选用。
3. 肾功能损害　严重肾功能损害。
4. 肝功能损害　严重肝功能损害。
5. 其他人群　儿童要严格按儿童用法用量服用。

七、药理学

1. 药效学及作用机制　只对结核杆菌有抑菌作用。本品为对氨基苯甲酸(PABA)的同类物,通过对叶酸合成的竞争抑制作用而抑制结核分枝杆菌的生长繁殖。
2. 药代动力学　自胃肠道吸收良好。较其他水杨酸类吸收更为迅速。吸收后迅速分布至各种体液中,在胸水中达到很高浓度,但脑脊液中的浓度很低。本品迅速弥散至肾、肺和肝组织,在干酪样组织中可达较高浓度。蛋白结合率低(15%)。口服后 1~2 小时血药浓度达峰值,持续时间约 4 小时,$t_{1/2}$ 为 45~60 分钟,肾功能损害者可达 23 小时。本品在肝代谢,50% 以上经乙酰化成为无活性代谢物。给药后 85% 在 7~10 小时内经肾小球滤过和肾小管分泌迅速排出;14%~33% 以原型经肾排出,50% 为代谢物。本品亦可经乳汁排泄。血液透析能否清除本品不明。
3. 药物不良反应
(1) 发生率较多者:过敏反应有瘙痒、皮疹、药物热、哮喘、嗜酸性粒细胞增多。
(2) 发生率较少者:胃溃疡及其出血。其他有血尿、蛋白尿、肝功能损害、粒细胞减少。
4. 药物相互作用
(1) 对氨基苯甲酸与本品有拮抗作用,两者不宜合用。
(2) 本品可增强抗凝血药(香豆素或茚满二酮衍生物)的作用,因此在应用对氨基水杨酸类时或用后,口服抗凝血药的剂量应适当调整。
(3) 与乙硫异烟胺合用时可增加不良反应。
(4) 丙磺舒或苯磺唑酮与氨基水杨酸类合用可减少后者从肾小管的分泌量,导致血药浓度增高和持续时间延长及毒性反应发生。因此,氨基水杨酸类与丙磺舒或苯磺唑

酮合用时或合用后,前者的剂量应予适当调整,并密切随访患者。但目前多数不用丙磺舒作为氨基水杨酸类治疗时的辅助用药。
(5) 氨基水杨酸类可能影响利福平的吸收,导致利福平的血药浓度降低,必须告知患者在服用上述两药时,至少相隔 6 小时。
(6) 氨基水杨酸盐和维生素 B_{12} 同服时可影响后者从胃肠道的吸收,因此服用氨基水杨酸类的患者其维生素 B_{12} 的需要量可能增加。

八、注意事项

1. 慎用　充血性心力衰竭、胃溃疡、葡萄糖-6-磷酸脱氢酶(G6PD)缺乏症、严重肝功能损害、严重肾功能损害。
2. 用药注意事项
(1) 交叉过敏反应,对其他水杨酸类包括水杨酸甲酯(冬青油)或其含对氨基苯基团(如某些磺胺药或染料)过敏的患者对本品亦可呈过敏。
(2) 对诊断的干扰:使硫酸铜法测定尿糖出现假阳性;使尿液中尿胆原测定呈假阳性反应(氨基水杨酸类与 Ehrlich 试剂发生反应,产生橘红色混浊或黄色,某些根据上述原理做成的市售试验纸条的结果也可受影响);使谷丙转氨酶和谷草转氨酶的正常值增高。

九、药物稳定性及贮藏条件

遮光,密封保存。

十、药物经济性评价

基本药物(肠溶片:0.5g,注射用无菌粉末:2.0g),医保甲类,《中国药典》(2020 年版)收载。

环 丝 氨 酸

一、药品名称

1. 英文名　Cycloserine
2. 化学名　右旋-4-氨基-3-四氢异噁唑酮

二、药品成分

环丝氨酸

三、剂型与规格

环丝氨酸胶囊　0.25g

四、适应证及相应的临床价值

用于治疗对本品敏感的活动性结核病,但需与其他有效抗结核药物联用。自于可能引起严重精神错乱,故临床应用受到一定限制。

五、用法用量

口服。①成人:每天 0.5~1g,分 2 次服用,初始 2 周可每次 0.25g,每天 2 次,最大剂量为每天 1g;②儿童:每天 5~

20mg/kg,分 2~4 次服用,首剂用半量。

六、特殊人群用药

1. 妊娠期 尚不明确。
2. 哺乳期 尚不明确。
3. 肾功能损害 尚不明确。
4. 肝功能损害 会导致肝功能异常、GOT 或 GPT 升高。
5. 其他人群 尚不明确。

七、药理学

1. 药效学及作用机制 本品结构与 D-丙氨基酸相似,可抑制结核杆菌的细胞壁合成,干扰结核菌的细胞壁的早期合成,竞争性地抑制细胞浆中的 L-丙氨酸消旋酶和 D-丙氨酸合成酶,L-丙氨酸消旋酶使 L-丙氨酸形成 D-丙氨酸,D-丙氨酸合成酶可参与丙氨酸到五肽,为黏肽和菌体细胞壁合成所必需。特别是对链霉素、对氨基水杨酸钠、异烟肼和紫霉素耐药的结核杆菌有效。本品属广谱抗生素,对革兰阳性和阴性菌均有抑制作用,但抑菌力较弱,对结核杆菌有较强抑菌作用,体外最低抑菌浓度为 5~20μg/ml。对其他的分枝杆菌、立克次体和某些原虫也有抑制作用。

2. 药代动力学 口服在胃肠道吸收迅速,血浆药物浓度达峰时间为 3~4 小时。口服每次 250mg,每天 2 次,血药浓度可维持达 20~30μg/ml。在体内分布甚广,服后迅速分布于全身组织和体液中,在脑脊液、胸腔积液、胎盘血和母乳中药物浓度与血浆浓度相仿,腹腔积液、胆汁、痰、羊水、肺组织和淋巴组织中均可发现药物,血浆半衰期为 2~10 小时。服药后 2~6 小时排出最多,72 小时后 65% 以原型药物由尿液中排出,其余 35% 在体内代谢分解。

3. 药物不良反应 不良反应主要为中枢神经反应。
(1) 常见头痛、眩晕、嗜睡、行为异常、精神抑郁、定向或记忆障碍、震颤、抽搐、烦躁不安、惊厥或昏迷。
(2) 偶见加重心力衰竭、发热、恶心、呕吐、腹痛、肝功能异常、GOT 或 GPT 升高,本品可诱发精神病性反应,出现精神障碍和自杀倾向。
4. 药物相互作用 与异烟肼和乙硫异烟胺不宜联合应用,以免对中枢神经系统发生累加性影响,加大神经毒性。应用期间不宜饮酒。

八、注意事项

1. 禁用 患有癫痫、严重忧郁症、烦躁或精神病者禁用。严重肝肾功能损害者禁用。嗜好饮酒者禁用。
2. 慎用 心功能不全者慎用。对儿童的安全性尚未明确,孕妇及哺乳妇女慎用。
3. 用药注意事项
(1) 本品的不良反应与血药浓度和给药剂量相关,特别是每日超过 500mg 时,治疗期间最好能监测血药浓度,并应控制其低于 30μg/ml,对测定的血样宜于每天首剂服用前抽取。对肾功能不全者一周监测 1 次。
(2) 神经反应包括神经和精神两方面,可出现肌肉抽搐、惊厥发作,一旦出现应立即停药,宜同时给予大剂量的维生素 B_6 以预防。

九、药物稳定性及贮藏条件

密封。

十、药物经济性评价

非基本药物,医保乙类。

第五章　消化系统药物

1　治疗消化性溃疡和胃食管反流病药物

氢氧化铝

一、药品名称

1. 英文名　Aluminium Hydroxide
2. 化学名　氢氧化铝

二、药品成分

氢氧化铝

三、剂型与规格

片剂　0.3g

凝胶剂　100ml：4g

四、适应证及相应的临床价值

主要用于胃酸过多、胃及十二指肠溃疡、反流性食管炎及上消化道出血等。可用于磷酸铵镁尿结石者，可因磷酸盐吸收减少而减缓结石的生长或防止其复发；也可用于治疗甲状旁腺功能减退症和肾病型骨软化症患者以调节钙磷平衡。

五、用法用量

1. 儿童　婴幼儿不宜使用。
2. 成人　口服，片剂每次 0.6~0.9g，一日 3 次。凝胶每次 0.2~0.32g，一日 3 次，一般餐前 1 小时服用。病情严重时剂量可加倍。
3. 老年人　老年患者无须调整剂量。

六、特殊人群用药

肾功能不全者慎用。肾功能异常者：服用本品后如血清中铝含量超过 150μg/ml，或出现脑病先兆，应立即停药。透析患者透析液中铝含量不会超过 10μg/L。

七、药理学

1. 药效学及作用机制　有抗酸、吸附、局部止血、保护溃疡面等作用，效力较弱，缓慢而持久。可中和或缓冲胃酸，使胃内 pH 升高，从而使胃酸过多引起的症状得到缓解，但对胃酸分泌无直接影响。对酸的中和能力低于镁制剂和碳酸钙而高于碳酸铝。其中和胃酸后产生的氧化铝有收敛作用。可局部止血，但也可能引起便秘，严重时甚至可引起肠梗阻。氢氧化铝与胃酸混合生成凝胶，覆盖在溃疡表面，形成一层保护膜，产生机械保护作用，有利于溃疡的愈合。

2. 药代动力学　起效缓慢，在胃内作用时间的长短与胃排空的快慢有关。空腹服药作用时间可维持 20~30 分钟，餐后 1~2 小时服药疗效可延长至 3 小时。大部分以磷酸铝、碳酸铝及脂肪酸盐类的形式自粪便排出。

3. 药物不良反应　可引起恶心、呕吐、便秘等症状，长期大剂量服用可致严重便秘，甚至引起肠梗阻。老年人长期服用可影响肠道吸收磷酸盐，可导致骨质疏松，铝盐吸收后沉积于脑，可引起老年性痴呆。

4. 药物相互作用

（1）服药 1~2 小时内应避免摄入其他药物，因可能与氢氧化铝结合而降低吸收率，影响疗效。

（2）与西咪替丁、雷尼替丁同用，可使后者吸收减少，一般不提倡两药在 1 小时内同用。

（3）本品含多价铝离子，可与四环素类形成络合物而影响其吸收，故不宜合用。

（4）可通过多种机制干扰地高辛、华法林、双香豆素、奎宁、奎尼丁、氯丙嗪、普萘洛尔、吲哚美辛、异烟肼、维生素及巴比妥类的吸收或消除，应尽量避免同时使用。

（5）与肠溶片同用，可使肠溶衣加快溶解，故不宜合用。

八、注意事项

1. 禁用　早产儿与婴幼儿禁用；骨折患者禁用。
2. 慎用　对长期便秘者须慎用；肾功能不全者慎用。
3. 用药注意事项

（1）一般餐前 1 小时服用。

（2）因能妨碍磷的吸收，导致低磷血症及骨质疏松和骨软化症，故不宜长期大剂量使用。如必须长期大剂量使用时，应在饮食中酌加磷酸盐。铝也可能导致血清胆酸浓度增加，但这种作用具有剂量和时间依赖性，并可伴随胆汁流量降低，可诱发肝、胆功能异常。

（3）对长期便秘者须慎用，为防止便秘，可与三硅酸镁或氧化镁交替服用。

九、药物稳定性及贮藏条件

遮光,密封,在干燥处保存。

十、药物经济性评价

《中国药典》(2020 年版)收载。

铝 碳 酸 镁

一、药品名称

1. 英文名　Hydrogtalcite
2. 化学名　铝碳酸镁

二、药品成分

铝碳酸镁

三、剂型与规格

片剂　(1)0.5g;(2)1.0g

咀嚼片　0.5g

颗粒　2g:0.5g

四、适应证及相应的临床价值

主要用于胃及十二指肠溃疡、反流性食管炎、急慢性胃炎和十二指肠球炎等。也用于胃酸过多引起的胃部不适,如胃灼痛、胃灼热、反酸、腹胀、恶心、呕吐等的对症治疗。

五、用法用量

成人一般每日 3 次,每次 0.5~1.0g,餐后 1 小时服用。十二指肠球部溃疡 6 周为一个疗程,胃溃疡 8 周为一个疗程。

六、特殊人群用药

1. 妊娠期　妊娠前 3 个月慎用。
2. 肾功能损害　严重肾功能障碍者慎用。

七、药理学

1. 药效学及作用机制　体外制酸结果表明本品抗酸作用迅速而温和,1.0g 本品 14 秒内可使 150ml 人工胃液 pH 上升至 3,大大快于氢氧化铝(134 秒),作用高峰时可使胃液 pH 上升至 4.1,而等量碳酸氢钠则可使胃液 pH 值达 6.2,可避免 pH 过高引起的胃酸分泌加剧。作用持久是其另一特点,在相同条件下本品的作用持续时间为碳酸氢钠的 6 倍。与其他含铝抗酸药相比,铝碳酸镁可与胃酸充分反应,其酸反应率可达 98%~100%,而氢氧化铝的酸反应率仅为 72%。有报道认为本品可吸附胃蛋白酶,因此可抑制胃蛋白酶的活性,这有利于溃疡面的修复。此外,还能结合胆汁酸和吸附溶血磷脂酰胆碱,从而防止这些物质对胃黏膜的损伤和破坏。还可刺激胃黏膜使前列腺素 E_2 合成增加,从而增强胃黏膜的屏障功能。由于含有铝、镁两种金属离子,从而相互抵消了便秘和腹泻的不良反应。

2. 药代动力学　铝碳酸镁为不溶于水的结晶性粉末,口服后不吸收。临床研究表明,服用本品后,体内无各种成分蓄积,以 6g/d 剂量服用 28 天后,血清中铝、镁钙和其他矿物质含量仍处于正常范围内。

3. 药物不良反应　轻微,仅个别患者可能出现胃肠道不适、消化不良、呕吐、大便次数增多甚至腹泻等。

4. 药物相互作用　与四环素类、喹诺酮类、铁剂、抗凝剂、鹅脱氧胆酸、地高辛及 H_2 受体拮抗药等合用,因含有铝、镁等多价金属离子,可能干扰多种药物的吸收,必须合用时应错开服药时间至少 1~2 小时。

八、注意事项

1. 禁用　低磷血症、胃酸缺乏、结肠及回肠造口术、原因不明的胃肠出血、阑尾炎、溃疡性结肠炎和憩室炎、慢性腹泻及肠梗阻患者禁用。

2. 慎用　胃肠道蠕动功能不全和严重肾功能障碍者慎用。

3. 用药注意事项　空腹或餐后服用均可。一般于餐后 1~2 小时、睡前或胃部不适时服用。

九、药物稳定性及贮藏条件

遮光,密封,在干燥处保存。

十、药物经济性评价

基本药物(咀嚼片:0.5g),医保乙类。

碳 酸 钙

一、药品名称

1. 英文名　Calcium Carbonate
2. 化学名　碳酸钙

二、药品成分

碳酸钙

三、剂型与规格

片剂　(1)0.2g(以钙计,下同);(2)0.25g;(3)0.3g

咀嚼片　(1)0.1g;(2)0.125g;(3)0.5g

胶囊　(1)0.1g;(2)0.2g

颗粒　0.25g

泡腾颗粒　0.2g

干混悬剂　0.5g

口服混悬液　5ml:0.4g

四、适应证及相应的临床价值

用于胃酸过多引起的反酸、胃灼热等症状,适用于胃、十二指肠溃疡及反流性食管炎的治疗。也用于补充机体钙缺乏,如各种机体对钙需求增加的情况,可作为骨质疏松症的辅助治疗。另外,本品也用于治疗肾衰竭患者的高磷血症,同时纠正轻度代谢性酸中毒。作为磷酸盐结合剂,治疗继发性甲状旁腺功能亢进纤维性骨炎所致的高磷血症。

五、用法用量

成人用于中和胃酸,每次 0.5～1g,每日 3～4 次,餐后 1～1.5 小时服用可维持缓冲时间长达 3～4 小时,如餐后即服,因随食物一起排空而失去作用。用于高磷血症,每日 1.5g,最高每日可用至 13g,进餐时服用或与氢氧化铝合用。用于补钙,每日 1～2g,分 2～3 次与食物同服,老年人可适当补充维生素 D。

六、特殊人群用药

1. 肾功能损害　肾功能不全患者慎用。
2. 其他人群　心功能不全患者慎用。

七、药理学

1. 药效学及作用机制　本品能够迅速、有效地中和胃酸。抗酸作用较碳酸氢钠强而持久(可持续约 3 小时),但不及碳酸氢钠迅速。

2. 药代动力学

吸收:在胃酸作用下转化为氯化钙。部分在小肠内吸收。钙以可溶性离子形式被吸收。

分布:可穿透胎盘、进入乳汁。

排泄:未吸收的钙经粪便排泄。吸收的钙 20% 经尿液排泄。

3. 药物不良反应　因中和胃酸后释放二氧化碳可致腹胀和嗳气,大量口服可致高钙血症、肾结石和碱中毒,也可能致胃酸反跳性升高。长期服用可致便秘。

4. 药物相互作用

(1) 与氧化镁合用,可减少碳酸钙的便秘不良反应。

(2) 与噻嗪类利尿剂合用,可增加肾小管对钙的重吸收,易发生高钙血症。

(3) 本品不宜与洋地黄类药物合用。

(4) 大量进食富含纤维素的食物能抑制钙的吸收,因钙与纤维素结合成不易吸收的化合物。大量饮用含酒精和咖啡因的饮料以及大量吸烟,也会抑制钙剂的吸收。

(5) 本品与苯妥英钠及四环素类同用,两者吸收减少。

(6) 维生素 D、避孕药、雌激素能增加钙的吸收。

(7) 含铝的抗酸药与本品同时服用时,铝的吸收增多。

(8) 本品与含钾药物合用时,应注意心律失常的发生。

八、注意事项

1. 禁用　对本药过敏者、高钙血症、高钙尿症、含钙肾结石或有肾结石病史者禁用。

2. 慎用　心、肾功能不全者慎用。

3. 用药注意事项　空腹或餐后服用均可。最好进餐时服用。避免与大量富含膳食纤维的食物同时服用。本药不宜与洋地黄类药物合用。

九、药物稳定性及贮藏条件

遮光,密封,在干燥处保存。

十、药物经济性评价

医保乙类,《中国药典》(2020 年版)收载。

西 咪 替 丁

一、药品名称

1. 英文名　Cimetidine
2. 化学名　1-甲基-2-氰基-3-[2-[[(5-甲基咪唑-4-基)甲基]硫代]乙基]胍

二、药品成分

西咪替丁

三、剂型与规格

片剂　(1) 200mg;(2) 400mg;(3) 800mg

咀嚼片　(1) 100mg;(2) 200mg

缓释片　150mg

胶囊剂　200mg

口服乳　(1) 10ml:100mg;(2) 20ml:200mg;(3) 250ml:2.5g

注射剂　(1) 200mg;(2) 400mg;(3) 2ml:200mg;(4) 50ml:0.2g;(5) 100ml:0.2g;(6) 100ml:0.4g

四、适应证及相应的临床价值

用于治疗十二指肠溃疡、胃溃疡、上消化道出血等。治疗十二指肠溃疡愈合率为 74%(对照组为 37%),愈合时间大多在 4 周左右。对胃溃疡疗效不及十二指肠溃疡。另据报道,还可以用于治疗带状疱疹和包括生殖器疱疹在内的其他疱疹性感染。

五、用法用量

成人用法用量如下。

口服:每次 200～400mg,每日 800～1 600mg,一般于餐后及睡前各服一次,疗程一般为 4～6 周。已有主张 1 次 400mg,每日 2 次的疗法。另外,也有报道夜间一次给予双倍剂量(800mg)的疗法,这样可以不影响白天的胃酸酸度,符合人体生理特征,按此法治疗 8 周后,溃疡愈合率可达 95%,且不良反应可减少。

注射:用葡萄糖注射液或葡萄糖氯化钠注射液稀释后静脉滴注,每次 200～600mg;或用上述溶液 20ml 稀释后缓慢静脉注射,每次 200mg,4～6 小时 1 次。1 日剂量不宜超过 2g。也可直接肌内注射。本品停药后复发率很高,6 个月复发率为 24%,1 年复发率高达 85%。目前认为采用长期服药或每日 400～800mg 或反复足量短期疗法可显著降低复发率。

六、特殊人群用药

1. 妊娠期　B级:在动物繁殖研究中(并未进行孕妇的对照研究),未见到药物对胎儿的不良影响。或在动物繁殖性研究中发现药物有副作用,但这些副作用并未在设对照的、妊娠前3个月的妇女中得到证实(也没有在其后6个月具有危害性的证据)。

2. 肝功能损害　严重肝功能不全者服用常规剂量后,其脑脊液的药物浓度为正常人的2倍,故容易中毒。出现神经毒性后,一般只需适当减少剂量即可消失。本品的神经毒性症状与中枢抗胆碱药所致者极为相似,且用拟胆碱药毒扁豆碱治疗,其症状可得到改善。故应避免本品与中枢抗胆碱药同时使用,以防加重中枢神经毒性反应。

七、药理学

1. 药效学及作用机制　本品竞争性与胃壁细胞的组胺H_2受体结合,导致胃酸分泌减少,胃酸量和氢离子浓度降低。本品还是肝混合功能氧化酶系代谢的强效抑制剂。

2. 药代动力学

吸收:口服胃肠道吸收容易,1~3小时后达血浆浓度峰值。进食会延缓吸收速度,并导致吸收程度轻微降低。口服生物利用度约为70%。

分布:广泛分布于体内;可以穿过胎盘屏障和进入乳汁。蛋白结合率为20%。

代谢:在肝内部分代谢,转化为硫氧化物和羟甲基西咪替丁。

排泄:以原型药经尿液排泄;消除半衰期为2小时。血液或腹膜透析可清除。

3. 药物不良反应　由于本品在体内分布广泛,药理作用复杂,故不良反应较多。

(1) 消化系统反应:较常见的有腹泻、腹胀、口苦、血清氨基转移酶轻度升高等,偶见严重肝炎、肝坏死、肝脂肪性变等。突然停药,可能引起慢性消化性溃疡穿孔,可能为停用后回跳的高酸度所致。故完成治疗后尚需继续服药(每晚400mg)3个月。

(2) 泌尿系统反应:有不少关于本品引起急性间质性肾炎导致肾衰竭的报道。但此种毒性反应是可逆的,停药后肾功能一般均可恢复正常,为避免肾毒性,用药期间应注意检查肾功能。

(3) 造血系统反应:本品对骨髓有一定的抑制作用,少数患者可发生可逆性中等程度的白细胞或粒细胞减少,也可出现血小板减少以及自身免疫性溶血性贫血,其发生率为用药者的0.02%。尚有报道本品可引起再生障碍性贫血。用药期间应注意检查血象。

(4) 中枢神经系统反应:本品可通过血脑屏障,具有一定的神经毒性。头晕、头痛、疲乏、嗜睡等较常见。少数患者可出现不安、感觉迟钝、语言含糊不清、出汗、局部抽搐或癫痫样发作,以及幻觉、妄想症等症状,引起中毒症状的血药浓度多在$2\mu g/ml$以上。

(5) 心血管系统反应:可有心动过缓、面部潮红等。静

脉注射时偶见血压骤降、房性早搏及心跳、呼吸骤停。

(6) 对内分泌和皮肤的影响:由于具有抗雄性激素作用,剂量较大(每日在1.6g以上)时可引起男性乳房发育、女性溢乳、性欲减退、勃起功能障碍、精子计数减少等,停药后即可消失。

(7) 可抑制皮脂分泌,诱发剥脱性皮炎、皮肤干燥、皮脂缺乏性皮炎、脱发、口腔溃疡等。皮疹、巨型荨麻疹、药物热等也有发生。

4. 药物相互作用　避免与中枢抗胆碱药、硝西泮、地西泮、茶碱、普萘洛尔、苯妥英钠、阿司匹林同用。与甲氧氯普胺合用时,本品需增量。与阿片类合用时,阿片制剂应减量。与硫糖铝合用时,降低硫糖铝的疗效。本药可增加地高辛、奎尼丁、咖啡因的血药浓度及毒性。与华法林类抗凝剂合用时,可致出血倾向。与卡托普利合用时,可引起精神病症状。与氨基糖苷类抗生素合用时,可能导致呼吸抑制。与含铝、镁的抗酸剂合用时,应间隔至少1小时。

八、注意事项

1. 禁用　由于能通过胎盘屏障,并能进入乳汁,故孕妇和哺乳期妇女禁用,以避免引起胎儿和婴儿肝功能障碍。

2. 慎用　老年人、幼儿或肝肾功能不全的患者易发生中枢神经系统反应,故宜慎用。

3. 用药注意事项　进餐时或餐后服用。

九、药物稳定性及贮藏条件

遮光,密封,在干燥处保存。

十、药物经济性评价

《中国药典》(2020年版)收载。

雷尼替丁

一、药品名称

1. 英文名　Ranitidine Hydrochloride
2. 化学名　N'-甲基-N-[2-[[[5-[(二甲氨基)甲基]-2-呋喃基]甲基]硫代]乙基]-2-硝基-1,1-乙烯二胺

二、药品成分

盐酸雷尼替丁

三、剂型与规格

片剂　(1)150mg;(2)300mg

胶囊剂　150mg

咀嚼片　25mg

泡腾颗粒　1.5g:150mg

泡腾片　150mg

糖浆剂　100ml:1.5g

口服溶液　10ml:150mg

注射剂　(1)2ml:50mg;(2)5ml:50mg;(3)100ml:100mg;(4)250ml:100mg

四、适应证及相应的临床价值

用于治疗十二指肠溃疡、良性胃溃疡、术后溃疡、反流性食管炎及卓-艾综合征等。静脉注射可用于上消化道出血。

五、用法用量

1. 成人　口服每日 2 次、每次 150mg,早晚饭时服。维持剂量每日 150mg,于餐前顿服。有报道,每晚 1 次服 300mg,比每日服 2 次、每次 150mg 的疗效好。多数病例可于 4 周内收到良效,4 周溃疡愈合率为 46%,6 周为 66%,用药 8 周愈合率可达 97%。用于反流性食管炎的治疗,每日 2 次,每次 150mg,共用 8 周。对卓-艾综合征,开始每日 3 次,每次 150mg,必要时剂量可加至每日 900mg。对慢性溃疡病有复发史患者,应在睡前给予维持量。对急性十二指肠溃疡愈合后的患者,应进行 1 年以上的维持治疗。长期(应不少于 1 年)在晚上服用 150mg,可避免溃疡(愈后)复发。吸烟者早期复发率较高。有关资料表明,用药 1 年后的复发率为胃溃疡约 25%,十二指肠溃疡约 32%。治疗上消化道出血,可用本品 50mg 肌内注射或缓慢静脉注射(1 分钟以上),或以每小时 25mg 的速率间歇静脉滴注 2 小时。以上方法一般每日 2 次或每 6~8 小时 1 次。

2. 老年人　老年人的肝、肾功能降低,为保证用药安全,剂量应进行调整。

六、特殊人群用药

1. 妊娠期　B 级:在动物繁殖研究中(并未进行孕妇的对照研究),未见到药物对胎儿的不良影响。或在动物繁殖性研究中发现药物有副作用,但这些副作用并未在设对照的、妊娠前 3 个月的妇女中得到证实(也没有在其后 6 个月具有危害性的证据)。

2. 哺乳期　禁用。

3. 肾功能损害　肾功能不全者血浆浓度升高、$t_{1/2}$ 延长。因而,当患者肌酐清除率<50ml/min 时,剂量应减少一半。

4. 肝功能损害　肝功能不全者慎用,为保证用药安全,剂量应进行调整。

七、药理学

1. 药效学及作用机制　为选择性 H_2 受体拮抗剂,能有效的抑制组胺、五肽促胃液素及食物刺激后引起的胃酸分泌,降低胃酸和胃酶的活性,但对促胃液素及性激素的分泌无影响。作用比西咪替丁强 5~8 倍,对胃及十二指肠溃疡的疗效高,具有速效和长效的特点,不良反应小而且安全。

2. 药代动力学　单次口服 80mg 后 30~90 分钟,平均 C_{max} 为 165ng/ml,作用持续 12 小时。本品吸收快,不受食物和抗酸剂的影响。口服生物利用度约为 50%,$t_{1/2}$ 为 2~2.7 小时,较西咪替丁稍长。口服后 12 小时内能使五肽促胃液素引起的胃酸分泌减少 30%。静脉注射 1mg/kg 瞬时血药

浓度为 3 000ng/ml,维持在 100ng/ml 以上可达 4 小时;以每小时 0.5mg/kg 速度静脉滴注后 30~60 分钟血药浓度达峰值,峰浓度与剂量间呈正相关。大部分以原型从肾排泄,肾清除率为每分钟 7.2ml/kg。少量被代谢为 N-氧化物或 S-氧化物和去甲基类似物从尿中排出。24 小时尿中回收原型及代谢产物为口服总量的 45%。与西咪替丁不同,它与细胞色素 P450 的亲和力较后者小 10 倍,因而不干扰华法林、地西泮及茶碱在肝中的灭活和代谢过程。

3. 药物不良反应　静脉注射后部分患者出现面热感、头晕、恶心、出汗及胃刺激,持续 10 余分钟可自行消失。有时在静脉注射部位出现瘙痒、发红,1 小时后消失。有时还可产生焦虑、兴奋、健忘等。男性乳房女性化少见,发生率随年龄的增加而升高。

4. 药物相互作用　与普鲁卡因胺、普萘洛尔、利多卡因合用,可延缓合用药物的作用;与维生素 B_{12} 合用,可降低维生素 B_{12} 的吸收,长期使用可致维生素 B_{12} 缺乏。

八、注意事项

1. 禁用　孕妇及哺乳期妇女禁用;8 岁以下儿童禁用。

2. 慎用　对肝有一定毒性,但停药后即可恢复。肝、肾功能不全患者慎用。

3. 用药注意事项　在早晨及睡前服用。如果每天只需要用药 1 次,在睡前服用。

九、药物稳定性及贮藏条件

遮光,密封,在干燥处保存。

十、药物经济性评价

基本药物(片剂、胶囊:20mg,注射液:2ml:20mg),医保甲类,《中国药典》(2020 年版)收载。

枸橼酸铋雷尼替丁

一、药品名称

1. 英文名　Ranitidine Bismuth Citrate

2. 化学名　N-2-(5-二甲基胺甲基烷-呋喃-2 甲基-磺胺酸)-乙基]-N-甲基-2-硝基-1,1-乙烯二胺枸橼酸铋

二、药品成分

枸橼酸铋雷尼替丁

三、剂型与规格

片剂　(1)0.2g;(2)0.4g

胶囊　(1)0.2g;(2)0.35g

四、适应证及相应的临床价值

用于胃及十二指肠溃疡。与抗生素合用可协同根除幽门螺杆菌,预防十二指肠溃疡的复发。

五、用法用量

成人每次 1 粒,每日 2 次,餐前服。治疗胃溃疡 8 周为

一疗程,治疗十二指肠溃疡,4 周为一疗程。轻至中度肾功能损害及肝功能不全者无须改变剂量。

六、特殊人群用药

1. 妊娠期　C 级:动物研究证明药物对胎儿有危害性(致畸或胚胎死亡等),或尚无设对照的孕妇研究,或尚未对孕妇及动物进行研究。本类药物只有在权衡对孕妇的益处大于对胎儿的危害之后,方可使用。

2. 肾功能损害　对轻、中度肾功能不全者无须调整剂量,本品不宜长期使用。

七、药理学

1. 药效学及作用机制　为枸橼酸铋和雷尼替丁经化学合成的一种新型抗消化性溃疡药,既具有雷尼替丁抗 H_2 受体的抑制胃酸分泌作用,又有胶体铋抗幽门螺杆菌和保护胃黏膜的作用,其生物学特性显著优于枸橼酸铋和雷尼替丁的混合物。

2. 药代动力学　本品口服后,铋的吸收很少,血铋浓度在个体间变化较大,30 分钟后达 $9\sim33ng/ml$ 的高峰浓度,远远低于引起不良反应症状的浓度(100ng/ml);对使用本品进行长期治疗的患者,13 周后复查结果显示,铋蓄积量不超过 $5ng/ml$;雷尼替丁在血浆中无蓄积作用。老年人的血浆雷尼替丁浓度高于年轻人,但血浆铋浓度相同,肾功能不全者血浆雷尼替丁和铋的浓度增高。

3. 药物不良反应　总不良反应发生率约为 1%。主要有过敏反应,罕见皮肤瘙痒、皮疹等胃肠功能紊乱如恶心、腹泻、腹部不适、便秘等;可能出现短暂的肝功能异常偶见头痛、关节痛,罕见粒细胞减少。粪便变黑或舌苔发黑属正常现象,停药后即会消失。

4. 药物相互作用　与抗酸剂合用,可使雷尼替丁的吸收减少 28%,铋的吸收减少 30%～40%。

八、注意事项

1. 禁用　禁用于重度肾功能不全患者

2. 慎用　有其他 H_2 受体拮抗药过敏史者慎用(国外资料)。

3. 用药注意事项　餐前或餐后服用均可。

九、药物稳定性及贮藏条件

遮光,密封,在干燥处保存。

十、药物经济性评价

《中国药典》(2020 年版)收载。

法 莫 替 丁

一、药品名称

1. 英文名　Famotidine

2. 化学名　[1-氨基-3-[[[2-[(二氨基亚甲基)氨基]-4-噻唑基]甲基]硫代]亚丙基]硫酰胺

二、药品成分

法莫替丁

三、剂型与规格

片剂　(1)10mg;(2)20mg;(3)40mg

分散片　20mg

颗粒剂　1g:20mg

胶囊剂　20mg

散剂　1g:20mg

滴丸　5mg

注射液　(1)2ml:20mg;(2)100ml:20mg;(3)250ml:20mg

四、适应证及相应的临床价值

口服用于胃及十二指肠溃疡、吻合口溃疡,反流性食管炎;口服或静脉注射用于上消化道出血(消化性溃疡、急性应激性溃疡,出血性胃炎所致),卓-艾综合征。

五、用法用量

成人口服,每次 20mg,每日 2 次(早餐后,晚餐后或临睡前),4～6 周为一疗程,溃疡愈合后维持量减半,睡前服。肾功能不全者应调整剂量。缓慢静脉注射或静脉滴注 20mg(溶于生理盐水或葡萄糖注射液 20ml 中),每日 2 次(间隔 12 小时),疗程 5 天,一旦病情许可,应迅速将静脉给药改为口服给药。

六、特殊人群用药

1. 哺乳期　哺乳期妇女使用时应停止哺乳。

2. 肾功能损害　肾病患者慎用。

3. 肝功能损害　肝功能不全患者慎用。

七、药理学

1. 药效学及作用机制　本品是 H_2 受体拮抗药,从有效剂量看,其作用强度比西咪替丁或雷尼替丁均大。健康人及消化性溃疡患者口服 20mg 对基础分泌及因给予各种刺激而引起的胃酸及胃蛋白酶分泌增加有抑制作用。静脉注射 20mg 能抑制基础分泌和因五肽促胃液素等刺激所致分泌;口服 20mg 对夜间 7 小时内胃酸及胃蛋白酶分泌量的抑制,分别为 91.8% 和 71.8%,作用时间较西咪替丁和雷尼替丁长约 30%,口服 20mg 对胃酸分泌量的抑制作用能维持 12 小时以上。对上消化道出血的双盲对照试验也证明有止血效果。静脉注射 20mg 每日 2 次,止血有效率达 91%,静脉给药止血后,口服 20mg 每日 2 次,可较好地维持止血效果。不改变胃排空速率,不干扰胰腺功能,对心血管系统和肾功能也无不良影响。不同于西咪替丁,但与雷尼替丁有相似之处,即长程大剂量治疗时并不并发雄激素拮抗的不良反应如男性乳房发育、勃起功能障碍、性欲缺乏及女性乳房胀痛、溢乳等。

2. 药代动力学　在体内分布广泛,消化道、肾、肝、颌下腺及胰腺有高浓度分布但不透过胎盘屏障。主要自肾排泄,胆汁排泄量少,也可向乳汁中排出。不抑制肝药物代谢酶,因此不影响茶碱、苯妥英钠、华法林及地西泮等的代谢,也不影响普鲁卡因胺等的体内分布。口服生物利用度约为50%,T_{max}为2~3小时。口服或静脉注射$t_{1/2}$均为3小时。

3. 药物不良反应 不良反应较少,最常见的有头痛、头晕、便秘和腹泻,发生率分别为4.7%、1.3%、1.2%和1.7%。偶见皮疹、荨麻疹(应停药)、白细胞减少、氨基转移酶升高等;罕见腹部胀满感、食欲缺乏及心率增加、血压上升、颜面潮红、月经不调等。

4. 药物相互作用 本品不与肝细胞色素 P450 酶作用,故不影响茶碱、苯妥英钠、华法林及地西泮等药物的代谢,也不影响普鲁卡因胺等的体内分布;但丙磺舒会抑制本品从肾小管的排泄。

八、注意事项

1. 禁用 严重肾功能不全患者、孕妇、哺乳妇女禁用。
2. 慎用 肾衰竭或肝病患者、有药物过敏史患者慎用;哺乳期妇女使用时应停止哺乳;对小儿的安全性尚未确立。
3. 用药注意事项 空腹或餐后服用均可。

九、药物稳定性及贮藏条件

遮光,密封,在干燥处保存。

十、药物经济性评价

基本药物(片剂、胶囊:20mg,注射液:2ml:20mg,注射用无菌粉末:20mg),医保甲类,《中国药典》(2020 年版)收载。

奥 美 拉 唑

一、药品名称

1. 英文名 Omeprazole
2. 化学名 5-甲氧基-2-[[(4-甲氧基-3,5-二甲基-2-吡啶基)-甲基]-亚砜]-1H-苯并咪唑

二、药品成分

奥美拉唑

三、剂型与规格

片剂 (1)10mg;(2)20mg
胶囊 (1)10mg;(2)20mg
注射剂 (1)20mg;(2)40mg

四、适应证及相应的临床价值

主要用于十二指肠溃疡和卓-艾综合征,也可用于胃溃疡和反流性食管炎;静脉注射可用于消化性溃疡急性出血的治疗。与阿莫西林和克拉霉素或与甲硝唑与克拉霉素合用,以杀灭幽门螺杆菌。

五、用法用量

1. 儿童 婴幼儿禁用。

2. 成人 可口服或静脉给药。治疗消化性溃疡,每次20mg,每日 1~2 次,胃溃疡疗程通常为 4~8 周,十二指肠溃疡疗程通常 2~4 周。治疗反流性食管炎剂量为每日 20~60mg。治疗卓-艾综合征,每次 60mg,每日 1 次,以后每日总剂量可根据病情调整为 20~120mg,若每日总剂量需超过80mg 时,应分为 2 次服用。治疗消化性溃疡出血,静脉注射,1 次 40mg,每 12 小时 1 次,连用 3 天。

3. 老年人 老年患者无须调整剂量。

六、特殊人群用药

1. 肾功能损害 严重肾功能不全者禁用。
2. 肝功能损害 严重肝功能受损者慎用,必要时剂量减半。

七、药理学

1. 药效学及作用机制 为质子泵抑制剂,是一种脂溶性弱碱性药物。易浓集于酸性环境中,特异性地作用于胃黏膜壁细胞顶端膜构成的分泌性微管和胞质内的管状泡上,即胃壁细胞质子泵(H^+-K^+-ATP 酶)所在部位,并转化为亚磺酰脲的活性形式,通过二硫键与质子泵的巯基发生不可逆性的结合,从而抑制 H^+-K^+-ATP 酶的活性,阻断胃酸分泌的最后步骤,使壁细胞内的 H^+ 不能转运到胃腔中,使胃液中的酸含量大为减少。对基础胃酸和刺激引起的胃酸分泌都有很强的抑制作用,对组胺、五肽促胃液素及刺激迷走神经引起的胃酸分泌有明显的抑制作用,对 H_2 受体拮抗药不能抑制的由二丁基环腺苷酸引起的胃酸分泌也有强而持久的抑制作用。用药后随胃酸分泌量的明显下降,胃内 pH 迅速升高。对胃灼热和疼痛的缓解速度较快。对十二指肠溃疡的治愈率亦较高,且复发率较低。

2. 药代动力学 口服后,2 小时内排泄约 42%,96 小时从尿中排出总量的 83%,尿中无药物原型。餐后给药吸收延迟,但不影响吸收总量。健康人口服 10mg,平均 T_{max} 为 0.21 小时,$t_{1/2}$ 为 0.4 小时,C_{max} 为 0.55μmol/L,AUC 为 0.31μmol·h/L。服用本品 40mg 的生物利用度约为 60%;血浆蛋白结合率约为 95%。

3. 药物不良反应 本品耐受性良好,常见不良反应是腹泻、头痛、恶心、腹痛、胃肠胀气及便秘,偶见血清氨基转移酶(GPT,GOT)增高、皮疹、眩晕、嗜睡、失眠等,这些不良反应通常是轻微的,可自动消失,与剂量无关。长期治疗未见严重的不良反应,但在有些病例中可发生胃黏膜细胞增生和萎缩性胃炎。

4. 药物相互作用 本品可延缓经肝代谢药物在体内的消除,如地西泮、苯妥英钠、华法林、硝苯啶等,当本品和上述药物一起使用时,应减少后者的用量。

八、注意事项

1. 禁用 严重肾功能不全者及婴幼儿禁用。
2. 慎用 肝肾功能不全者慎用。
3. 用药注意事项

（1）国外有报道在长期使用本品患者的胃体活检标本中可观察到萎缩性胃炎的表现。长期使用可能引起高促胃液素血症，也可能导致维生素 B_{12} 缺乏。

（2）动物实验表明本品可引起胃底部和胃体部肠嗜铬细胞增生，长期用药可能发生胃部类癌。

（3）严重肝功能受损者慎用，必要时剂量减半。

（4）口服制剂不可咀嚼。

九、药物稳定性及贮藏条件

遮光，密封，在干燥处保存。

十、药物经济性评价

基本药物（肠溶片、肠溶胶囊：10mg、20mg，注射用无菌粉末：40mg），医保甲类，《中国药典》（2020 年版）收载。

兰 索 拉 唑

一、药品名称

1. 英文名　Lansoprazole
2. 化学名　2-[[[3-甲基-4-(2,2,2-三氟乙氧基)-2-吡啶基]甲基]-亚磺酰基]-1H-苯并咪唑

二、药品成分

兰索拉唑

三、剂型与规格

片剂　（1）15mg；（2）30mg
注射剂　30mg

四、适应证及相应的临床价值

用于胃溃疡、十二指肠溃疡、吻合口溃疡及反流性食管炎、卓-艾综合征等。

五、用法用量

成人一般每日口服 1 次，每次 1 粒（片）。胃溃疡、吻合口溃疡、反流性食管炎 8 周 1 疗程，十二指肠溃疡 6 周 1 疗程。

六、特殊人群用药

1. 妊娠期　对孕妇，除非判定治疗的益处超过可能带来的危险时，一般不宜使用。
2. 哺乳期　哺乳期妇女不宜用此药。
3. 肾功能损害　肾功能障碍患者应慎用。
4. 肝功能损害　慎用。

七、药理学

1. 药效学及作用机制　为质子泵抑制剂，其作用和作用机制同奥美拉唑，在体内，兰索拉唑显著地抑制大鼠的基础酸分泌以及由各种刺激而引起的酸分泌，50% 抑制量（ID_{50}）为 1.0～3.6mg/kg。此外，兰索拉唑及其活性代谢物具有一定的抗幽门螺杆菌的作用，对结扎大鼠幽门和前胃诱发的反流性食管炎，亦有明显的抑制作用。

2. 药代动力学　健康成人 1 次口服 30mg，禁食情况下 T_{max} 为 2 小时，C_{max} 为 1 038μg/L，$t_{1/2\beta}$ 为 1.3～1.7 小时。半衰期虽短，但作用时间却很长，这可能是本品选择性进入壁细胞并在此长时间滞留所致。健康人 1 次口服本品 30mg 后，尿中测不出原型药物，全部为代谢物，服药 24 小时后尿中排泄率为 13%～14%，本品在体内无蓄积作用。

3. 药物不良反应　不良反应发生率占 2%～4%，2.9% 的患者临床化验值可能发生异常变化。主要不良反应有：荨麻疹、皮疹、瘙痒、头痛、口苦、疲倦、失眠或抑郁、口干、腹泻、胃胀满、便血、便秘、尿频、发热、总胆固醇及尿酸值升高、贫血、白细胞减少，GPT、GOT、ALP、LDH 及 γ-GTP 升高等。轻度不良反应不影响继续用药，但如发生过敏性反应、肝功能异常或较为严重不良反应时应及时停药或采取适当措施。

4. 药物相互作用　会延迟地西泮及苯妥英钠等的代谢与排泄。

八、注意事项

1. 禁用　对孕妇，除非判定治疗的益处超过可能带来的危险时，一般不宜使用。哺乳期妇女不宜用此药。
2. 慎用　用药过敏史、肾功能障碍患者及老龄患者应慎用。
3. 用药注意事项　餐前空腹服用。

九、药物稳定性及贮藏条件

遮光，密封，在干燥处保存。

十、药物经济性评价

医保乙类，《中国药典》（2020 年版）收载。

泮 托 拉 唑

一、药品名称

1. 英文名　Pantoprazole Sodium
2. 化学名　5-二氟甲氧基-2-[(3,4-二甲氧基-2-吡啶基)甲基]亚硫酰基-1H-苯并咪唑钠一水合物

二、药品成分

泮托拉唑钠

三、剂型与规格

胶囊　（1）20mg；（2）40mg
注射剂　40mg

四、适应证及相应的临床价值

主要用于胃及十二指肠溃疡、胃-食管反流性疾病、卓-艾综合征等。

五、用法用量

1. 成人　一般患者每日服用 40mg，早餐前或早餐间用

少量水送服,不可咀嚼。个别对其他药物无不良反应的病例可每日服用 2 次。总疗程不超过 8 周。静脉滴注每日 1 次 40mg,疗程亦需要面定,但一般不超过 8 周。

2. 老年人 老年人每日剂量不得超过 40mg。

六、特殊人群用药

1. 妊娠期 妊娠前 3 个月慎用。
2. 哺乳期 哺乳期妇女禁用。
3. 肝功能损害 肝功能受损者每日剂量不得超过 40mg。
4. 其他人群 十二指肠溃疡疗程 2 周,必要时再服用 2 周;胃溃疡及反流性食管炎疗程 4 周,必要时再服用 4 周。

七、药理学

1. 药效学及作用机制 是苯并咪唑类质子泵抑制剂,其作用和作用机制同奥美拉唑。但与质子泵的结合选择性更高,而且更为稳定。只有少于 25% 的部分被激活,但在强酸性环境下会被很快激活。这种依赖于 pH 的活性特性构成了泮托拉唑在体外对抗胃壁 H^+/K^+-ATP 酶高选择性的基础,同时这种酸稳定性也可改善肠道外给药制剂的稳定性。泮托拉唑只与两个位于质子泵的质子通道上的半胱氨酸序列(813 和 822)结合,而奥美拉唑和兰索拉唑还分别与质子通道外、与抑酸作用无关的半胱氨酸序列(892 和 823)结合,因此本品与质子泵结合具有更高的选择性。

2. 药代动力学 单次口服后吸收迅速,平均达峰时间为 2.5 小时。服用 40mg 泮托拉唑 2~4 小时后血浆峰值浓度为 1.1~3.1mg/L,其生物利用度较高,约为 77%。泮托拉唑的平均终末半衰期($t_{1/2\beta}$)为 0.9~1.9 小时,但抑制胃酸的作用一旦出现,即使药物已经从循环中被清除以后,仍可维持较长时间。在肝细胞内主要通过细胞色素 P450 酶系第 I 系统进行代谢,但同时亦可通过第 II 系统代谢。当与通过 P450 酶系代谢的其他药物并用时,其代谢途径可立即转移至第 II 系统,因而不易发生药物间的相互作用。多次给药后(第七天),其 AUC 与第一天相似。在老年患者中的药物动力学效应与年轻患者相似。在严重肾功能损害的患者服用泮托拉唑后,药物动力学效应无明显变化,因而无须调整剂量,甚至到肾衰竭的晚期亦如此。尽管在肝功能障碍的患者中本品的代谢和消除会受到损害,但 C_{max} 只是略有提高,提示该药可以用于有肝损伤的患者而不必做剂量的调整。

3. 药物不良反应 偶可引起头痛和腹泻,极少引起恶心、上腹痛、腹胀、皮疹、瘙痒及头晕等。这些不良反应一般为轻度或中度,很少需要停止治疗。个别病例出现水肿、发热和一过性视力障碍。

4. 药物相互作用

(1)泮托拉唑可减少生物利用度取决于胃内 pH 的药物的吸收,这也适用于口服泮托拉唑之前的短暂时间内所应用的药物。

(2)泮托拉唑的活性成分在肝内通过细胞色素 P450 酶系代谢,因此凡通过该酶系代谢的其他药物均不能除外与之有相互作用的可能性。然而专门检测许多这类药物,如卡马西平、咖啡因、地西泮、双氯芬酸、地高辛、乙醇、格列本脲、美托洛尔、硝苯地平、苯妥英钠、茶碱、华法林和口服避孕药,却未观察到泮托拉唑与它们之间有明显临床意义的相互作用。

(3)泮托拉唑与同时使用的碱性抗酸药也没有相互作用。

八、注意事项

1. 禁用 妊娠前 3 个月和哺乳期妇女禁用。
2. 慎用 肝功能不全患者慎用。
3. 用药注意事项 肠溶制剂服用时不可咀嚼。注射剂只能氯化钠注射液或专用溶剂溶解和稀释。

九、药物稳定性及贮藏条件

遮光,密封,在干燥处保存。

十、药物经济性评价

医保乙类,《中国药典》(2020 年版)收载。

雷贝拉唑钠

一、药品名称

1. 英文名 Rabeprazole Sodium
2. 化学名 2-[[4-(3-甲氧基丙氧基)-3-甲基-2-吡啶基]甲基亚硫酰基]-1H-苯并咪唑钠盐

二、药品成分

雷贝拉唑钠

三、剂型与规格

片剂 (1)10mg;(2)20mg
胶囊 (1)10mg;(2)20mg

四、适应证及相应的临床价值

用于治疗活动性十二指肠溃疡、活动性良性胃溃疡、弥散性或溃疡性胃食管反流症。

五、用法用量

成人用法用量如下。活动性十二指肠溃疡:每次 10~20mg,每日 1 次,连服 2~4 周;活动性良性胃溃疡每次 20mg,每日 1 次,连服 4~6 周;胃食管反流症:每次 20mg,每日 1 次,连服 6~10 周。均早晨服用,片剂必须整片吞服。

六、特殊人群用药

1. 妊娠期 孕妇禁用。
2. 哺乳期 哺乳期妇女禁用。
3. 肝功能损害 重症肝炎患者应慎用。

七、药理学

1. 药效学及作用机制 为苯并咪唑类质子泵抑制剂,

其作用和作用机制同奥美拉唑。但效果更快,可逆的抑制 H^+/K^+-ATP 酶,作用时间为 5 分钟。

2. 药代动力学　每次口服 10mg、20mg、30mg、40mg 的雷贝拉唑(每组 10 例),产生剂量依赖性的抑酸强度,并使药效持续时间延长,志愿者服用雷贝拉唑 5~40mg/d 7~14 天,导致明显的胃酸减少,血浆促胃液素水平升高。胃食管反流患者口服本品 20mg/d 或 40mg/d,食管反酸和每天的反流次数明显减少。在消化性溃疡患者中,服用雷贝拉唑 20mg/d,胃内 pH 大于 3 的总体时间百分比从治疗前的 35.5% 达到 99.4%,停药后,作用至少持续 4 天。健康志愿者每日服用 10~80mg,连续 7 天,C_{max} 和 AUC 随剂量增长而增大,血浆半衰期约为 1 小时,且与剂量无关。清除率为 4.37~8.40ml/(min·kg),血浆蛋白结合率为 96.3%。大约 30% 的药物以硫醚羧酸及葡萄糖苷酸衍生物的形式从尿中排泄。本品经细胞色素 P450 酶系统代谢,其生物利用度不受食物或抗酸剂的影响。

3. 药物不良反应

(1) 可引起红细胞、淋巴细胞减少,白细胞减少或增多,嗜酸性粒细胞及中性粒细胞增多。如出现上述情况,应立即停药并采取适当措施。

(2) 可见腹泻、恶心、鼻炎、腹痛、乏力、胀气、口干等不良反应,停药后可消失。也可有转氨酶升高等肝功能异常。

(3) 精神神经系统可见头痛、眩晕、眩晕、困倦、四肢乏力、感觉迟钝、握力低下、口齿不清、步态蹒跚等。

(4) 其他偶可发生皮疹、瘙痒、水肿、总胆固醇及尿素氮升高、蛋白尿等。如出现上述异常,应立即停药并采取相应措施。

4. 药物相互作用　雷贝拉唑钠可长期持续地抑制胃酸分泌。本品与依赖 pH 吸收的化合物存在相互作用,因此应该对潜在的相互作用关系进行调查。正常受试者同时服用雷贝拉唑钠结果导致酮康唑水平下降 33%,地高辛水平升高 22%。因此需要对患者个体进行检测以确定当这些药物与本品同时服用时是否需要剂量调整。在临床试验中,同时服用抗酸药物和本品,在一个确定该相互作用的特殊研究中,未观察到液体抗酸药物的相互作用。本品与食物无临床上相应的相互作用。

八、注意事项

1. 禁用　孕妇和哺乳期妇女禁用。

2. 慎用　重症肝炎患者应慎用。

3. 用药注意事项　普通片剂空腹或餐后服用均可。肠溶片剂必须整片吞服。

九、药物稳定性及贮藏条件

遮光,密封,在干燥处保存。

十、药物经济性评价

医保乙类,《中国药典》(2020 年版)收载。

艾司奥美拉唑

一、药品名称

1. 英文名　Esomeprazole

2. 化学名　5-甲氧基-2-[(S)-[(4-甲氧基-3,5-二甲基-2-吡啶基)甲基]亚硫酰基]-1H-苯并咪唑

二、药品成分

艾司奥美拉唑

三、剂型与规格

注射剂　40mg
肠溶片　(1)20mg;(2)40mg

四、适应证及相应的临床价值

用于胃食管反流性疾病:①治疗糜烂性反流性食管炎;②已经治愈的食管炎患者长期维持治疗,以防止复发;③胃食管反流性疾病的症状控制。本品联合适当的抗菌疗法,用于根除幽门螺杆菌,使幽门螺杆菌相关的消化性溃疡愈合,并防止其复发。

五、用法用量

1. 成人　①糜烂性反流性食管炎的治疗:每次 40mg,每日 1 次,连服 4 周。对于食管炎未治愈或症状持续的患者建议再治疗 4 周。②已治愈的食管炎患者防止复发的长期维持治疗:每次 20mg,每日 1 次。③胃食管反流性疾病患的症状控制:无食管炎的患者每次 20mg,每日 1 次。如用药 4 周后症状未得到控制,应对患者做进一步检查。症状消除后,可采用即时疗法(即需要时口服 20mg,每日 1 次)。④联合抗菌疗法根除幽门螺杆菌:采用联合用药方案,本品每次 20mg,阿莫西林每次 1g,克拉霉素每次 500mg,均为每日 2 次,共用 7 日。

2. 老年人　无须调整剂量。

六、特殊人群用药

1. 妊娠期　孕妇慎用。

2. 哺乳期　哺乳期妇女停止哺乳。

3. 肾功能损害　无须调整剂量。

4. 肝功能损害　轻、中度肝功能损伤的患者无须调整剂量。严重肝功能损害的患者,每日口服用量为 20mg。

七、药理学

1. 药效学及作用机制　本品为质子泵抑制剂类药物,通过抑制胃壁细胞 H^+/K^+-ATP 酶的活性,降低胃酸的分泌。

2. 药代动力学

吸收:口服后迅速吸收。1~2 小时后达血浆浓度峰值;食物会延缓和降低其吸收。绝对生物利用度为 89%。

分布:分布容积为 16L;蛋白结合率为 97%。

代谢:经广泛的肝代谢(大部分经 CPY2C19,少量经由

CPY3A4代谢),转化为羟基和去甲基代谢物。

排泄:以代谢物形式经尿液排出;消除半衰期为1.3小时。

3. 药物不良反应 可出现头痛、腹痛、腹泻、腹胀、恶心、呕吐、便秘、胃肠胀气等不良反应;少见的不良反应有皮炎、瘙痒、荨麻疹、头晕、口干等,上述不良反应无剂量相关性。

4. 药物相互作用

(1)吸收过程受胃酸影响的药物,在艾司奥美拉唑治疗期间,其生物利用度受后者的影响。与使用其他泌酸抑制剂或抗酸药一样,艾司奥美拉唑治疗期间酮康唑和伊曲康唑的吸收会降低。

(2)艾司奥美拉唑抑制CYP2C19,因此,当艾司奥美拉唑与经CYP2C19代谢的药物(如地西泮、西酞普兰、丙咪嗪、氯米帕明、苯妥英钠等)合用,可升高这些药物的血浆浓度。

(3)与克拉霉素(每次500mg,每日2次)合用时,艾司奥美拉唑的AUC加倍,但无须剂量调整,应考虑三联疗法中所用成分的可能的药物相互作用。克拉霉素是CYP3A4的有效抑制剂,因此当三联疗法的患者同时服用其他也经CYP3A4代谢的药物,如西沙比利时,应考虑克拉霉素的禁忌证和相互作用。

八、注意事项

1. 禁用 对奥美拉唑或其他苯并咪唑类化合物过敏者禁用。

2. 慎用 肝疾病患者慎用,严重肾功能不全者、孕妇慎用。

3. 用药注意事项 本品对酸不稳定,口服制剂均为肠溶制剂,服用时应整片吞服,不应咀嚼或压碎。至少应于餐前1小时服用。

九、药物稳定性及贮藏条件

密封,30℃以下保存。

十、药物经济性评价

医保乙类,《中国药典》(2020年版)收载。

枸橼酸铋钾

一、药品名称

1. 英文名 Bismuth Potassium Citrate
2. 化学名 4-氨基-N-(氨基亚氨基甲基)苯磺酰胺

二、药品成分

枸橼酸铋钾

三、剂型与规格

片剂 0.3g(含铋110mg)
胶囊剂 (1)0.15g(含铋55mg);(2)0.3g(含铋110mg)
颗粒剂 (1)1g:110mg;(2)1.2g:110mg

口服溶液 (1)5ml:110mg;(2)15ml:110mg

四、适应证及相应的临床价值

用于胃及十二指肠溃疡的治疗,也用于复合溃疡、多发溃疡、吻合口溃疡和糜烂性胃炎等。本品与抗生素合用,可根除幽门螺杆菌。用于幽门螺杆菌相关的胃、十二指肠溃疡及慢性胃炎、胃MALT淋巴瘤、早期胃癌术后、胃食管反流病及功能性消化不良等。也可与抑制胃酸分泌药(质子泵抑制剂和H₂受体拮抗药)组成四联方案,作为根除幽门螺杆菌失败的补救治疗。

五、用法用量

成人用法用量。①颗粒剂:每次1袋,每日3~4次,餐前半小时和睡前服用。②片剂或胶囊剂:每次220mg,每日2次,早餐前半小时与睡前用温水送服。忌用含碳酸或含酒精饮料;服药前、后半小时不要喝牛奶或服用抗酸剂和其他碱性药物。疗程4~8周,然后停用含铋药物4~8周,如有必要可再继续服用4~8周。

六、特殊人群用药

1. 哺乳期 哺乳期患者禁用。
2. 肾功能损害 肾功能损害患者慎用。
3. 肝功能损害 肝功能损害患者慎用。

七、药理学

1. 药效学及作用机制 本品既不能中和胃酸,也不抑制胃酸分泌,而是在胃液pH条件下,在溃疡表面或溃疡基底肉芽组织处形成一种坚固的氧化铋胶体沉淀,称为保护性薄膜,从而隔绝胃酸、酶及食物对溃疡黏膜的侵蚀作用。本品并能刺激内源性前列腺素释放,促进溃疡组织的修复和愈合。此外,本品还有改善胃黏膜血流的作用,也能保护胃黏膜防止NSAID及乙醇诱导的损伤。体外试验证明,本品在酸性条件下能与蛋白质及氨基酸发生络合作用而凝结,而溃疡部位的氨基酸残基较正常黏膜丰富得多,因此本品更趋向于沉积在溃疡上。另外,本品能与胃蛋白酶发生螯合作用而使其失活;铋离子能促进黏液的分泌,这些对溃疡愈合也有一定作用。本品具有杀灭幽门螺杆菌的作用,这可能与其抑制细菌细胞壁合成、抑制细胞功能和蛋白质的合成以及ATP的产生等有关。电镜下观察到铋与细菌细胞壁及胞浆周围膜形成复合体。可抑制幽门螺杆菌一些酶的产生,如尿素酶、触酶和脂酶等,这些酶能影响细菌的微生长环境。铋剂与其他抗生素包括四环素、阿莫西林、克拉霉素及呋喃唑酮联合应用可提高幽门螺杆菌的清除率,而且还可降低幽门螺杆菌对抗生素的耐药性。

2. 药代动力学 本品在胃中形成不溶性胶体沉淀,很难被消化道吸收。痕量的铋剂吸收后主要分布在肝肾及其他组织中,以肾分布居多,且主要通过肾排泄,$t_{1/2}$为5~11天。动物实验证明,以常规剂量给药,稳态血铋浓度为5~14μg/L。给大鼠相当于人体35倍治疗剂量,连续用药30天,未见到对食管、胃、十二指肠、肝、肾、肾上腺和性腺等的损害,也未见进食和排泄异常等现象,所有动物的毒性试验均未发现脑损伤。本品在体外显示能抑制幽门螺杆菌的生长,其 MIC_{90} 为 4ng/L。

3. 药物不良反应 服药期内口中可能带有氨味,并可使舌、粪染成黑色;也有报道出现恶心等消化道症状,但停药后即消失。

4. 药物相互作用

(1)枸橼酸铋钾和四环素同时服用会影响四环素的吸收。

(2)抗酸剂可干扰枸橼酸铋钾的作用,不宜同时进服。

(3)牛奶可干扰枸橼酸铋钾作用,不宜同时进服。

八、注意事项

1. 禁用 严重肾病患者及孕妇禁用。

2. 慎用 一般肝肾功能不全者慎用。

3. 用药注意事项 空腹服用,餐前半小时或睡前服用。早餐前半小时或睡前用温水送服,忌用含碳酸饮料;服药前、后半小时不要喝牛奶或服用抗酸剂和其他碱性药物。

九、药物稳定性及贮藏条件

遮光,密封,在干燥处保存。

十、药物经济性评价

基本药物(片剂、胶囊:0.3g,颗粒剂:每袋含 0.11g 铋),医保甲类,《中国药典》(2020 年版)收载。

胶体果胶铋

一、药品名称

1. 英文名 Colloidal Bismuth Pectin

2. 化学名

二、药品成分

胶体果胶铋

三、剂型与规格

胶囊剂 (1)50mg;(2)150mg

颗粒剂 150mg

干混悬剂 150mg

散剂 150mg

四、适应证及相应的临床价值

用于胃及十二指肠溃疡,也可用于慢性浅表性胃炎、慢性萎缩性胃炎和消化道出血的治疗。本品与抗生素合用,可根除幽门螺杆菌。用于幽门螺杆菌相关的胃、十二指肠溃疡及慢性胃炎、胃 MALT 淋巴瘤、早期胃癌术后、胃食管反流病及功能性消化不良等。也可与抑制胃酸分泌药(质子泵抑制剂和 H_2 受体拮抗药)组成四联方案,作为根除幽门螺杆菌失败的补救治疗。

五、用法用量

1. 儿童 日剂量一次服用,儿童用量酌减。

2. 成人 口服,每次 150mg,每日 4 次,于三餐前半小时各服 1 次,睡前加服 1 次。疗程一般为 4 周。

六、特殊人群用药

1. 妊娠期 孕妇禁用。

2. 肾功能损害 严重肾功能不全者禁用。

七、药理学

1. 药效学及作用机制 本药是一种胶态铋制剂,为生物大分子果胶酸(D-多聚半乳糖醛酸)与金属铋离子及钾离子形成的盐。本品在酸性介质中具有较强的胶体特征,可在胃黏膜上形成一层牢固的保护膜,增强胃黏膜的屏障保护作用,因此对消化性溃疡和慢性胃炎有较好的治疗作用。同时由于胶体铋剂可杀灭幽门螺杆菌,有利于提高消化性溃疡的愈合率和降低复发率。本药对消化性溃疡,减轻慢性胃炎症状,慢性胃炎病理好转,幽门螺杆菌阴转率均有较好的效果。

2. 药代动力学 口服后在肠道内吸收甚微,血药浓度和尿药浓度极低,大部分药物随粪便排出体外。铋吸收后主要分布于肝、肾等组织中,经肾排泄。

3. 药物不良反应 服药期间本药可使大便呈黑褐色。

4. 药物相互作用 不宜与制酸药、牛奶和 H_2 受体拮抗剂同时服用,否则会降低药效。

八、注意事项

1. 禁用 严重肾功能不全者及孕妇禁用。

2. 用药注意事项

(1)不宜长期大量服用,服药期间不得服用其他含铋制剂。

(2)服药前后 0.5 小时必须禁食。

九、药物稳定性及贮藏条件

遮光,密封,在干燥处保存。

十、药物经济性评价

基本药物(胶囊:50mg)医保(甲类:口服常释剂型,乙类:颗粒剂),《中国药典》(2020 年版)收载。

米索前列醇

一、药品名称

1. 英文名 Misoprostol

2. 化学名 (±)(11α,13E),11,16 二羟基-16-甲基前列烷-9-酮-13-烯-1-酸甲酯

二、药品成分

米索前列醇

三、剂型与规格

片剂 0.2mg

四、适应证及相应的临床价值

适用于胃及十二指肠溃疡。对十二指肠溃疡、口服本品 200μg 每日 4 次,4 周后愈合率为 54%;对照组口服西咪替丁 300mg 每日 4 次,4 周后愈合率为 61%;疗效似略低于西咪替丁,但本品在保护胃黏膜不受损伤方面比西咪替丁更为有效。本品尚用于抗早孕。

五、用法用量

1. 儿童　儿童用量酌减。
2. 成人　每次 0.2mg,每日 4 次,于餐前和睡前口服。疗程 4~8 周。

六、特殊人群用药

1. 妊娠期　禁用。
2. 哺乳期　禁用。

七、药理学

1. 药效学及作用机制　具有强大的抑制胃酸分泌的作用。用药后不论是基础胃酸或组胺、促胃液素及食物刺激引起的胃液分泌量和胃酸排出量均显著降低,胃蛋白酶排出量也减少。但作用机制尚未阐明,可能与影响腺苷酸环化酶的活性从而降低壁细胞 cMAP 水平有关。动物实验还证明有防止溃疡形成的作用。因此认为本品除抑制胃酸分泌外,尚具有强大的细胞保护作用。此外,本品还具有 E 类前列腺素的药理活性,可软化宫颈、增强子宫张力和宫内压。与米非司酮序贯使用,可显著增高和诱发早孕子宫自发收缩的频率和幅度,用于中止早孕。其不良反应较硫前列酮和卡前列甲酯小,且使用方便。

2. 药代动力学　口服吸收良好,人口服单剂量后,T_{max} 为 0.5 小时,消除半衰期为 20~40 分钟。血浆蛋白结合率为 80%~90%。药物在肝、肾、肠、胃等组织中的浓度高于血液。以放射性元素标记的本品于口服后从尿中排出约 75%,自粪便排出约 15%,8 小时内尿排出量为 56%。

3. 药物不良反应　主要不良反应为稀便或腹泻,发生率为 8%,大多数不影响治疗。其他可有轻微短暂的恶心、头晕、眩晕和腹泻不适。

4. 药物相互作用　服用本品 1 周以内,避免服用阿司匹林和其他非甾体抗炎药。

八、注意事项

1. 禁用　本品对妊娠子宫有收缩作用,因此孕妇禁用;对前列腺素类过敏者、青光眼、哮喘、过敏性结肠炎及过敏性体质者禁用。

2. 慎用　脑血管或冠状动脉病变的患者仍应慎用,癫痫患者亦应慎用。

3. 用药注意事项　进餐时或餐后服用。

九、药物稳定性及贮藏条件

在室温中不稳定,对 pH 和温度极为敏感,在酸性或碱性条件下能脱去 C-11 羟基变为 A 型前列腺素,继而异构化为 B 型前列腺素。在受热的条件下则发生热差向异构化变为 8-异构体。但在羟丙基甲基纤维素中的分散体系则比纯品稳定的多,可在常温下保存。

十、药物经济性评价

基本药物(片剂:0.2mg),医保甲类。

硫 糖 铝

一、药品名称

1. 英文名　Sucralfate
2. 化学名　硫糖铝

二、药品成分

硫糖铝

三、剂型与规格

口服混悬液　(1)5ml:1g;(2)10ml:1g;(3)200ml:20g;(4)120ml:24g

咀嚼片　(1)0.25g;(2)0.5g;(3)1g

分散片　(1)0.25g;(2)0.5g

胶囊剂　0.25g

四、适应证及相应的临床价值

用于胃及十二指肠溃疡,也用于胃炎。

五、用法用量

成人口服:每次 1~2g,每日 2~4 次,餐前 1 小时及睡前服用。疗程 4~6 周。

六、特殊人群用药

1. 妊娠期　慎用。
2. 哺乳期　慎用。
3. 肾功能损害　肾功能不全者慎用。
4. 肝功能损害　肝功能不全者慎用。
5. 其他人群　甲状腺功能亢进、营养不良性佝偻患者、磷酸盐过少的患者,不宜长期服用本品。

七、药理学

1. 药效学及作用机制　本品在酸性条件下可解离为带负电荷的八硫酸蔗糖,并聚合成不溶性胶体,保护胃黏膜。能与胃蛋白酶络合,抑制该酶分解蛋白质;与能与溃疡或炎症处带正电荷的渗出蛋白质(主要为白蛋白及纤维蛋白)络合,形成保护膜,覆盖溃疡面,防止胃酸、胃蛋白酶和胆汁酸的渗透、侵蚀,从而利于黏膜再生和溃疡愈合。治疗剂量时,胃蛋白酶活性可下降约 30%。本品在溃疡区的沉积能诱导表皮生长因子积聚,促进溃疡愈合,同时本品还能刺激胃黏膜合成前列腺素。改善黏液质量,加速组织修复。

2. 药代动力学　服用本品后,仅 2%~5% 的硫酸二糖被吸收,并由尿排出。作用持续时间约 5 小时,慢性肾功能不全患者的血清铝和尿铝浓度明显高于肾功能正常者。

3. 药物不良反应 不良反应发生率约为 4.7%,其中主要有便秘(2.2%)。个别患者可出现口干、恶心、胃痛等,可与适当抗胆碱药合用。

4. 药物相互作用

(1) 硫糖铝可干扰脂溶性维生素(维生素 A、维生素 D、维生素 E 和维生素 K)的吸收。

(2) 硫糖铝可降低口服抗凝血药(如华法林)、地高辛、喹诺酮类药(如环丙沙星、洛美沙星、诺氟沙星、司帕沙星)、苯妥英钠、布洛芬、吲哚美辛、氨茶碱、甲状腺素等药物的消化道吸收,应间隔硫糖铝与这些药物的服药时间,必要时 2小时以上。

(3) 硫糖铝可影响四环素的胃肠道吸收,其机制可能与四环素与铝离子形成相对不溶的螯合物有关。故应避免同时应用。如必须合用,应至少在服用四环素后 2 小时给予硫糖铝,而避免在服用四环素前给予硫糖铝。

(4) 硫糖铝可明显影响阿米替林的吸收,但确切机制还不清楚。如需两药合用,应尽量延长两药间隔时间,并注意监测阿米替林的疗效,必要时增加阿米替林的剂量。

(5) 硫糖铝与多酶片合用时,两者疗效均降低,这是因为多酶片中含有胃蛋白酶、胰酶和淀粉酶,硫糖铝可与胃蛋白酶络合,降低多酶片的疗效;另一方面多酶片的药理作用正与硫糖铝相拮抗,所含消化酶特别是胃蛋白酶可影响溃疡愈合。故两者不宜合用。

(6) 制酸药可干扰硫糖铝的药理作用,硫糖铝也可减少西咪替丁的吸收,通常不主张合用硫糖铝和西咪替丁。但临床为缓解溃疡疼痛也可合并应用制酸药,后者须在服用硫糖铝前 0.5 小时或服后 1 小时给予。

(7) 硫糖铝在酸性环境中起保护胃、十二指肠黏膜作用,故不宜与碱性药合用。

(8) 抗胆碱药可缓解硫糖铝所致的便秘和胃部不适等不良反应。

八、注意事项

1. 禁用 习惯性便秘患者禁用。
2. 慎用 肝功能不全者慎用。

九、药物稳定性及贮藏条件

密封,干燥处贮存。

十、药物经济性评价

医保乙类,《中国药典》(2020 年版)收载。

L-谷氨酰胺呱仑酸钠

一、药品名称

1. 英文名 L-Glutamine and Sodium Gualenate
2. 化学名 L-谷氨酰胺、1,4-二甲基-7-异丙奠-3-磺酸钠

二、药品成分

L-谷氨酰胺、呱仑酸钠

三、剂型与规格

颗粒剂 670mg

四、适应证及相应的临床价值

用于胃炎、胃溃疡和十二指肠溃疡,可明显缓解临床症状,并有较好的预防溃疡复发的作用。

五、用法用量

成人口服,一次 670mg,一日 3 次。剂量可随年龄与症状适当增减。

六、特殊人群用药

对高龄者应考虑其生理机能低下,应酌情减量。

七、药理学

1. 药效学及作用机制 含两种有效成分。①呱仑酸钠系自菊科植物花中提取的一种化学物质,有研究发现其具有下述作用:抑制多种致炎物质引起的炎症,且作用较为持久;通过局部直接作用抑制炎性细胞释放组胺;增加黏膜内前列腺素 E_2 的合成,促进肉芽形成和上皮细胞新生;降低胃蛋白酶的活性。②L-谷氨酰胺,系自绿叶蔬菜中分离提取后得到的一种人体非必需氨基酸,有多种生物活性,如增加葡萄糖胺、氨基己糖、黏蛋白的生物合成和促进溃疡组织再生等。

两者的联合应用有利于溃疡组织的再生、修复和形成保护性因子。其优点在于主要发挥局部作用,而不是拮抗 H_2 受体,因此极少发生不良反应。对由阿司匹林造成胃溃疡的大鼠给予本品,发现胃黏膜内氨基己糖含量增加,而胃蛋白酶量减少,pH2.0 时约减少 75%,pH3.5 时减少 78%,具有明显的促进溃疡愈合的效果。将阿司匹林、吲哚美辛、双氯芬酸钠等非甾体抗炎药单独或与本品合用给予大鼠,5 天或 10 天后可见合用组较单独用药组氨基己糖量增加,溃疡形成受到抑制,且不影响非甾体抗炎药的吸收。

2. 药代动力学 本品代谢、排泄速度慢,生物半衰期长,经一次口服药物以后,血药浓度在 48 小时内仍然保持一定水平,说明此药药效持久。此药不但具有促进炎症吸收和溃疡愈合及防止复发的作用,而且对胃炎有预防和治疗作用。

3. 药物不良反应 不良反应轻微且少见,有时会出现恶心、呕吐、便秘、腹泻、腹痛及饱胀感;有时会出现面部潮红。

八、注意事项

服用本药颗粒时应直接吞服,避免用水冲服。

九、药物稳定性及贮藏条件

遮光,密封容器中贮存。

替普瑞酮

一、药品名称

1. 英文名　Teprenone
2. 化学名　6,10,14,18-四甲基-5,9,13,17-十九碳四烯-2-酮

二、药品成分

替普瑞酮

三、剂型与规格

胶囊剂　50mg

四、适应证及相应的临床价值

用于胃溃疡,也用于急性胃炎和慢性胃炎的急性加重期。

五、用法用量

1. 儿童　儿童慎用。
2. 成人　每次 50mg,每日 3 次,餐后 30 分钟内口服。
3. 老年人　用药应减量。

六、特殊人群用药

孕妇慎用。

七、药理学

1. 药效学及作用机制　本药为一种萜烯类化合物,具有组织修复作用,特别能强化抗溃疡作用。能促进胃黏膜微粒体中糖脂质中间体的生物合成,进而加速胃黏膜及胃黏液层中主要的黏膜修复因子即高分子糖蛋白的合成,提高黏液中的磷脂质浓度,从而提高黏膜的防御功能。本品不影响胃的正常生理功能,如胃液的分泌及胃运动功能,对盐酸、阿司匹林及酒精所致溃疡本品具有细胞保护作用,而 H_2 受体拮抗药或抗胆碱能药则无此作用;本药能改善氢化可的松引起的胃黏膜增殖区细胞繁殖能力低下,保持胃黏膜细胞增殖区的稳定性,促使损伤愈合;本品还能提高正常大鼠胃体部与幽门间黏膜中 PGE_2 的合成能力,改善失血应激及固定水浸应激引起的胃黏膜血流量低下。

2. 药代动力学　12 名健康人以交叉法口服胶囊或颗粒剂 150mg,T_{max} 为 5 小时,胶囊剂的 C_{max} 为 1 669ng/ml,以后逐渐减少,10 小时后再次达峰值,胶囊剂者为 675ng/mg,颗粒剂者为 604ng/ml,呈双相性,两种剂型生物利用度未见差异。溃疡患者餐前 30 分钟或餐后 30 分钟内服用本品 150mg,其 AUC 比空腹服用时高 30%～50%。本品在组织中的分布浓度高于血药浓度;临床研究了本品的胃内分布,结果证实本品在溃疡部位的平均浓度较周围组织高约 10 倍。

本品在肝代谢极少,84.8% 的药物以原型排除。服药 3 日内 27.7% 由呼吸道排泌清除,4 日内 22.7% 自肾排泄,29.3% 自粪便排泄。

3. 药物不良反应　主要不良反应有便秘、腹胀、GOT 及 GPT 轻度升高、头痛、皮疹及总胆固醇升高等,一般在停药后可消失。

4. 药物相互作用　本药与 H_2 受体拮抗药合用时疗效增加。

八、注意事项

1. 慎用　孕妇及儿童慎用。
2. 用药注意事项　餐后服用。

九、药物稳定性及贮藏条件

遮光,密封,在干燥处保存。

十、药物经济性评价

医保乙类。

吉 法 酯

一、药品名称

1. 英文名　Gefarnate
2. 化学名　[(2E)-3,7-二甲基辛-2,6-二烯基](4E,8E)-5,9,13-三甲基十四碳-4,8,12-三烯酸酯

二、药品成分

吉法酯

三、剂型与规格

片剂　50mg

四、适应证及相应的临床价值

用于治疗胃及十二指肠溃疡,急、慢性胃炎,结肠炎,胃痉挛等。

五、用法用量

1. 儿童　剂量酌减。一般每次 50～100mg,每日 3 次。
2. 成人　治疗消化性溃疡及急慢性胃炎,每次 100mg,每日 3 次,餐后口服。一般疗程 4～5 周,重症者需 2～3 个月。对一般肠胃不适、胃酸过多、胃胀及消化不良等,可根据病情每次 50～100mg,每日 3 次。预防性用药,每次 50mg,每日 3 次。
3. 老年人　可按成人剂量用药。

六、特殊人群用药

孕妇禁用。

七、药理学

1. 药效学及作用机制　为一异戊间二烯化合物,具有

加速代谢,调节肠胃功能和胃酸分泌,加强黏膜保护等作用。作用机制可能是直接作用于胃黏膜上皮细胞,增强其抗溃疡因子的能力。抗溃疡作用不及甘珀酸钠,但甘珀酸钠易引起低钾血症和水肿,本品无此现象。

2. 药代动力学 吉法酯口服易吸收,广泛分布于各组织中,尤以胃肠组织中浓度最高,可在肝进行代谢,主要以代谢物形式分别随尿或粪排泄。

3. 药物不良反应 吉法酯耐受性好,偶见胃肠道反应,一般不影响治疗。可有口干、口渴等,急性中毒时可出现运动失调、四肢无力及呼吸困难等。

4. 药物相互作用 尚不明确。

八、注意事项

1. 禁用 孕妇禁用。
2. 慎用 前列腺肥大者慎用。
3. 用药注意事项 进餐时或餐后服用。

九、药物稳定性及贮藏条件

遮光,密封,在干燥处保存。

十、药物经济性评价

医保乙类。

瑞巴派特

一、药品名称

1. 英文名 Rebamipide
2. 化学名 2-(4-氯苯甲酰胺基)-3-(1,2-二氢-2-氧代-4-喹啉基)丙酸;(R)-2-(4-氯苯甲酰胺基)-3-(1,2-二氢-2-氧代-4-喹啉基)丙酸

二、药品成分

瑞巴派特

三、剂型与规格

片剂 0.1g

胶囊剂 0.1g

四、适应证及相应的临床价值

主要用于胃溃疡,但不宜单独用于幽门螺杆菌(Hp)感染。也用于改善急性胃炎及慢性胃炎急性加重期的胃黏膜病变(如糜烂、出血、充血、水肿等)。

五、用法用量

成人口服,一般每次 0.1g,每日 3 次,早、晚及睡前服用。

六、特殊人群用药

1. 妊娠期 妊娠期间用药尚未确定,孕妇或计划妊娠的妇女用药须权衡利弊。

2. 哺乳期 本品可经母乳排泌,故哺乳期妇女用药应暂停哺乳。

七、药理学

1. 药效学及作用机制 为胃黏膜保护药,具有保护胃黏膜及促进溃疡愈合的作用。其主要药理作用包括:

(1)减少 Hp 感染:本品不直接抑制幽门螺杆菌,而是通过阻止 Hp 黏附至胃上皮细胞、减少氧化应激、降低 Hp 产生的细胞因子浓度等而用于治疗 Hp 感染。

(2)清除羟基自由基的作用:通过降低脂质过氧化等作用保护因自由基所致的胃黏膜损伤。

(3)抑制炎性细胞浸润。此外,动物实验显示本品可增加大鼠的胃黏液量、胃黏膜血流量及胃黏膜前列腺素含量,并可促进大鼠胃黏膜细胞再生、使胃内碱性物质分泌增多。但本品对基础胃液分泌几乎不起作用。对刺激引起的胃酸分泌也未显示出抑制作用。

2. 药代动力学 口服吸收较好,餐后吸收较缓慢,口服后 T_{max} 为 0.5~4 小时,血浆蛋白结合率为 98% 以上,在胃、十二指肠分布良好。$t_{1/2}$ 为 2 小时,大部分以原型从尿中排出。

3. 药物不良反应

(1)可见味觉异常、嗳气、呃逆、呕吐、胃灼热、腹痛、腹胀、便秘、腹泻及白细胞减少(不足 0.1%)等不良反应,另有引起口渴、麻木、眩晕、嗜睡、心悸、发热、咳嗽、呼吸困难、颜面潮红和血小板减少的报道。可引起 GPT、GOT、γ-GPT 和 ALP 值升高等肝功能异常,另有引起黄疸、乳腺肿胀、乳房疼痛、男性乳房肿大、诱发乳汁分泌的报道。

(2)偶见过敏反应(主要表现为皮疹及瘙痒等)、月经异常、血尿素氮(BUN)升高及水肿等。

4. 药物相互作用 尚不明确。

八、注意事项

1. 慎用 孕妇、儿童慎用。
2. 用药注意事项 空腹或餐后服用均可。

九、药物稳定性及贮藏条件

温室密闭保存。

十、药物经济性评价

医保乙类。

复方铝酸铋

一、药品名称

英文名 Compound Bismuth Aluminate

二、药品成分

铝酸铋 200mg、重质碳酸镁 400mg、碳酸氢钠 200mg、甘草浸膏粉 300mg、弗朗鼠李皮 25mg、茴香粉 10mg

三、剂型与规格

复方片剂,颗粒剂 1.3g

四、适应证及相应的临床价值

用于胃及十二指肠溃疡、慢性浅表性胃炎、十二指肠球炎、胃酸过多症及功能性消化不良等。

五、用法用量

成人每日 3 次,每次 1~2 片(袋),餐后吞服。疗程为 1~3 个月;以后可减量维持,防止复发。

六、特殊人群用药

1. 妊娠期 应在医师指导下使用。
2. 哺乳期 应在医师指导下使用。
3. 肾功能损害 应在医师指导下使用。

七、药理学

1. 药效学及作用机制 动物实验表明,本品能显著减轻大鼠实验性胃炎的发生,对大鼠应激性和幽门结扎性胃溃疡有明显防治作用,但对调节胃液分泌没有明显影响。口服后,铝酸铋可在胃及十二指肠黏膜上形成保护膜,碳酸氢钠、碳酸镁可中和部分胃酸,从而防止胃酸和胃蛋白酶对黏膜的侵蚀破坏,促进黏膜和组织再生,利于溃疡愈合。本品中的辅助成分尚有消除大便秘结和胃肠胀气,增强胃及十二指肠黏膜屏障等作用。

2. 药代动力学 尚不明确。

3. 药物不良反应 用药后偶见恶心、腹泻、停药后可自行消失。

4. 药物相互作用 服用本品时应注意避免与四环素类合用以防止干扰后者的吸收。

八、注意事项

用药期间大便呈黑色属正常现象,如排稀便可适当减量。本品不宜长期服用,以防发生铋性脑病。

九、药物稳定性及贮藏条件

遮光,密封,在干燥处保存。

十、药物经济性评价

医保乙类(颗粒剂)。

2 胃肠解痉药

曲 美 布 汀

一、药品名称

1. 英文名 Trimebutine
2. 化学名 3,4,5-三甲氧基苯甲酸 2-(二甲基氨基)-2-

苯基丁酯马来酸盐

二、药品成分

马来酸曲美布汀

三、剂型与规格

片剂 (1)100mg;(2)200mg
胶囊剂 100mg
干混悬剂 4g:0.1g
缓释片 0.3g

四、适应证及相应的临床价值

用于慢性胃炎引起的胃肠道症状,如腹部胀满感、腹痛和嗳气等;也用于肠易激综合征。国外试用于术后肠道功能的恢复和钡剂灌肠检查,可加速检查进程。

五、用法用量

1. 成人 治疗慢性胃炎,通常成人每次 100mg,每日 3 次。可根据年龄、症状适当增减剂量。治疗肠易激综合征,一般每次 100~200mg,每日 3 次。缓释片一次 300mg,一日 2 次。

2. 老年人 用药需减量。

六、特殊人群用药

1. 妊娠期 孕妇用药的安全性尚不明确,慎用本品。
2. 哺乳期 哺乳期妇女用药的安全性尚不明确,因此慎用本品。

七、药理学

1. 药效学及作用机制 为不同于抗胆碱能药物和抗多巴胺类型药物的胃肠道运动功能调节剂,具有对胃肠道平滑肌的双向调节作用。主要通过以下机制发挥作用。

(1)抑制钾离子的通透性,引起去极化,从而引起收缩。

(2)作用于肾上腺受体,抑制去甲肾上腺素释放,从而增加运动节律。

(3)抑制钙离子的通透性,引起舒张。

(4)作用于胆碱能神经 κ 受体,从而改善运动亢进状态。

实验证明,在切断胸部迷走神经的犬,可使其胃的不规则运动趋于规律化。在离体豚鼠胃前庭环状肌标本加入本药可使其自律运动的振幅减小,还可增加不规律微弱运动的频率和振幅,使其趋于规则的节律性收缩。在阿托品、酚妥拉明、普洛萘尔以及河鲀毒素等的存在下,本品仍有对消化道平滑肌的直接作用。可非竞争性地抑制由乙酰胆碱引起的收缩作用;但肌肉紧张度低下时可增加其紧张,在肌肉紧张度亢进时则可降低紧张、减小振幅。具有较弱的对抗阿扑吗啡诱发的呕吐作用,但对硫酸铜诱发的呕吐,可以明显延长诱发呕吐的时间。

对有消化系统疾病的患者静脉注射本品 1mg/kg 后,发现可抑制胃幽门功能亢进肌群的运动,同时,也发现可增进功能低下肌群的运动。人空肠内 4~6μg/kg 用药后,可诱发消化系统生理性消化道推进运动;有经常性原因不明上消化道不适感的慢性胃炎患者,口服 200mg 本品后,可使减弱的胃排空能力得到改善,同时,也能使胃排空亢进得到抑制。对新斯的明负荷引起的大肠运动亢进患者,静脉给药 50mg 可抑制回肠、上结肠和乙状结肠运动至负荷前水平。

2. 药代动力学　健康成年男子口服 100mg 后,T_{max} 为 30 分钟,C_{max} 为 32.5~42.3ng/ml,半衰期为 2 小时。其在各脏器中分布浓度高低顺序为肝、消化管壁、肾、肺、肾上腺、脾脏和胰腺,在血液、骨骼肌和脑中的分布浓度较低。本品在体内经水解,形成 N 位脱甲基代谢物后,由尿排出,24 小时尿中原型药物排泄率在 0.01% 以下。

3. 药物不良反应　偶有便秘、腹泻、腹鸣、口渴、口内麻木感、心动过速、困倦、眩晕、头痛及血清氨基转移酶上升等。有时出现皮疹等过敏反应,此时应停药。

4. 药物相互作用

（1）与普鲁卡因合用,可对窦房结传导产生相加性的抗迷走作用,故两药合用时,应监测心率和心电图。

（2）本品与西沙必利合用时可减弱西沙必利的促胃肠道蠕动作用。

八、注意事项

1. 禁用　孕妇、哺乳期妇女、儿童、对其过敏者禁用。
2. 慎用　老年人应慎用。
3. 用药注意事项　用药过程中出现过敏反应,应立即停药。

九、药物稳定性及贮藏条件

遮光,密封,在干燥处保存。

十、药物经济性评价

医保乙类（口服常释剂型）。

匹 维 溴 铵

一、药品名称

1. 英文名　Pinaverium Bromide
2. 化学名　4-[（2-溴代-4,5-二甲氧基苯基）甲基]-4-[2-[2(6,6-二甲基双环[3,1,1]庚-2-基)乙氧基]乙基]吗啉溴化物

二、药品成分

匹维溴铵

三、剂型与规格

片剂　50mg

四、适应证及相应的临床价值

用于治疗与肠易激综合征有关的腹痛、排便紊乱、肠道不适,以及与肠道功能性疾病有关的疼痛和钡灌肠前准备等。由于无明显的抗胆碱能不良反应,故可用于合并前列腺增生、尿潴留和青光眼的肠易激综合征患者。

五、用法用量

1. 儿童　不推荐使用。
2. 成人　口服,每次 50mg,每日 3 次,必要时每日可增至 300mg。胃肠检查前用药,每次 100mg,每日 2 次,连服 3 天,以及检查当天早晨服 100mg。切勿咀嚼,于进餐前整片吞服,不宜躺着和在就寝前吞咽药片。

六、特殊人群用药

1. 妊娠期　孕妇禁用。
2. 哺乳期　哺乳期妇女慎用。

七、药理学

1. 药效学及作用机制　本品是对胃肠道有高度选择性解痉作用的钙拮抗药,可防止肌肉过度收缩而发挥解痉作用,对心血管平滑肌细胞的亲和力很低,也不会引起血压变化。能消除肠平滑肌的高反应性,并增加肠道蠕动能力,但不会影响下食管括约肌的压力,也不引起十二指肠反流,而对胆道口括约肌有松弛作用。肠道肌电图证明,可减少峰电位频率并具有强力的和长时间的抗痉挛作用。

2. 药代动力学　由于它是种高极性的季铵类化合物,口服吸收差,仅不足 10% 剂量的药物进入血液,并几乎全部与血浆蛋白结合。口服 100mg 后,T_{max} 为 0.5~3 小时,$t_{1/2}$ 为 1.5 小时。代谢迅速。主要经肝胆从粪便排出体外。

3. 药物不良反应　本品耐受性良好,少数患者可有腹痛、腹泻或便秘。偶见皮疹、瘙痒、恶心和口干等。

4. 药物相互作用　尚不明确。

八、注意事项

1. 禁用　儿童和孕妇禁用。
2. 慎用　哺乳期妇女慎用。
3. 用药注意事项　进餐时或餐后服用。切勿嚼碎,进餐前整片吞服。

九、药物稳定性及贮藏条件

遮光,在干燥处保存。

十、药物经济性评价

基本药物（片剂:50mg）医保甲类。

溴甲阿托品

一、药品名称

1. 英文名　Atropine Methobrmide
2. 化学名　溴化 8,8-二甲基-8-氮杂双环[3.2.1]辛-3-基)-3-羟基-2-苯基丙酸乙酯

二、药品成分

溴甲阿托品

三、剂型与规格

片剂 （1）1mg；（2）2mg

四、适应证及相应的临床价值

有解除胃肠痉挛及抑制胃酸分泌的作用。主要用于胃及十二指肠溃疡、胃酸过多症、胃炎、胃肠道痉挛等。

五、用法用量

成人：每次 1~2mg，每日 4 次，餐后 0.5 小时及睡前 0.5 小时服用。必要时每日剂量可增至 12mg。

六、药理学

1. 药效学及作用机制 与阿托品相似，溴甲阿托品为季铵盐抗胆碱药，散瞳与调节麻痹作用强、快、恢复时间较短，与阿托品比较，不易通过胎盘，能够解除胃肠痉挛，抑制胃酸分泌。

2. 药物不良反应 对敏感者往往出现瞳孔扩大，口渴、排尿困难、便秘等，减量后症状亦逐渐消失。

3. 药物相互作用 不能与碱性药物、碘、银盐及鞣酸配伍。

七、注意事项

1. 禁用 青光眼及泌尿系统疾病患者禁用。
2. 慎用 前列腺肥大、幽门梗阻及有心脏疾患者慎用。

八、药物稳定性及贮藏条件

避光，密封，置于阴凉（不超过 20℃）干燥处。

3 助消化药

胃蛋白酶

一、药品名称

1. 英文名 Pepsin
2. 化学名 胃蛋白酶

二、药品成分

胃蛋白酶

三、剂型与规格

片剂 0.1g
合剂 20g（1 000ml）

四、适应证及相应的临床价值

用于因食蛋白性食物过多所致消化不良、病后恢复期

消化功能减退以及慢性萎缩性胃炎、胃癌、恶性贫血所致的胃蛋白酶缺乏。

五、用法用量

成人饭时或餐前服 0.3~0.6g，同时服稀盐酸 0.5~2ml。

六、药理学

1. 药效学及作用机制 本品为一种消化酶，能使胃酸作用后凝固的蛋白质分解成胨，但不能进一步使之分解成氨基酸。其消化力以含 0.2%~0.4%盐酸（pH 1.6~1.8）时为最强，故常与稀盐酸合用。

2. 药物相互作用
（1）在碱性环境中活性降低，故不宜与抗酸药同服。
（2）二价金属离子可与本品形成螯合物，降低其生物活性，故不宜与铝制剂同服。

七、注意事项

应于餐前服用，不宜与抗酸药同服。

八、药物稳定性及贮藏条件

密闭于干燥避光处保存。

九、药物经济性评价

《中国药典》（2020 年版）收载。

胰酶

一、药品名称

1. 英文名 Pancreatin
2. 化学名 胰酶

二、药品成分

胰蛋白酶、胰淀粉酶与胰脂肪酶

三、剂型与规格

肠溶片 （1）0.3g；（2）0.5g；
胶囊剂 0.15g

四、适应证及相应的临床价值

用于各种原因引起的胰腺外分泌功能不足的替代治疗，以缓解消化不良或食欲减退等症状。

五、用法用量

成人常用剂量每次 0.3~0.6g，每日 3 次，餐前或进餐时服。

六、特殊人群用药

1. 妊娠期 慎用。
2. 哺乳期 慎用。

七、药理学

1. 药效学及作用机制　本品为多种酶的混合物,主要含胰蛋白酶、胰淀粉酶和胰脂肪酶。本品在中性或弱碱性条件下活性较强,在肠液中可消化淀粉、蛋白质及脂肪,从而起到促进消化和增进食欲的作用。

2. 药物不良反应　偶见过敏反应,囊性纤维化的患者应用本品时,可能出现尿中尿酸增多,且与剂量相关。

3. 药物相互作用

(1) 在酸性条件下易被破坏,服时不可咀嚼,不宜与酸性药物同服。

(2) 与等量碳酸氢钠同时服用,可增加疗效。

八、注意事项

1. 禁用　急性胰腺炎早期患者禁用。

2. 慎用　过敏体质者,孕妇、哺乳期妇女慎用。

3. 用药注意事项　可餐前服用;或于开始进餐前口服本药每次剂量的 1/2 或 1/3,剩余剂量在进食期间服完。

九、药物稳定性及贮藏条件

遮光,密封,在干燥处保存。

十、药物经济性评价

医保乙类,《中国药典》(2020 年版)收载。

多 酶 片

一、药品名称

1. 英文名　Multienzyme Tablets
2. 化学名　多酶片

二、药品成分

淀粉酶、胰酶、胃蛋白酶

三、剂型与规格

片剂:淀粉酶 0.12g,胰酶 0.12g,胃蛋白酶 0.04g

四、适应证及相应的临床价值

用于多种消化酶缺乏的消化不良症。

五、用法用量

成人:口服每次 1~2 片,每日 3 次,餐前服用。

六、特殊人群用药

1. 妊娠期　遵医嘱。
2. 哺乳期　遵医嘱。

七、药理学

1. 药效学及作用机制　胰酶中含有胰脂肪酶、胰淀粉酶、胰蛋白酶,胰脂肪酶能使脂肪分解为甘油及脂肪酸,胰淀粉酶能使淀粉转化为糖,胰蛋白酶能使蛋白质转化为蛋白脉;胃蛋白酶能使蛋白质转化为蛋白胨。两者合用,可促进消化,增进食欲。

2. 药物不良反应　尚不明确。

3. 药物相互作用　铝制剂可能影响本品疗效,故不宜合用。

八、注意事项

1. 禁用　尚不明确。
2. 慎用　尚不明确。

九、药物稳定性及贮藏条件

遮光,密封,在干燥处保存。

米曲菌胰酶片

一、药品名称

1. 英文名　Oryz-Aspergillus Enzyme and Pancreatin Tablet

2. 化学名　米曲菌胰酶片

二、药品成分

本品为复方制剂,其组份为胰酶和米曲菌霉提取物。

三、剂型与规格

片剂　每片含有胰酶 220mg(脂肪酶 7 400 Ph. Eur. U、蛋白酶 420 Ph. Eur. U、淀粉酶 7 000 Ph. Eur. U);米曲菌霉提取物 24mg(纤维素酶 70 FIP U、蛋白酶 10 FIPU、淀粉酶 170 FIP U)。

四、适应证及相应的临床价值

用于消化酶减少引起的消化不良。

五、用法用量

1. 儿童　12 岁以上儿童每次 1 片。
2. 成人　口服:每次 1 片,每日 3 次,饭时或餐后吞服。

六、特殊人群用药

1. 妊娠期　由于没有充分的研究数据,孕妇请不要服用本品。

2. 哺乳期　由于没有充分的研究数据,哺乳期妇女请不要服用本品。

七、药理学

1. 药效学及作用机制　由于含植物性酶和动物性酶,可以补充机体本身的酶,促进消化液的分泌,增强消化酶活性。

2. 药物不良反应　偶有腹泻及软便。

3. 药物相互作用　不宜与酸性或碱性药物同服。

八、注意事项

1. 禁用　禁用于急性胰腺炎和慢性胰腺炎的急性发作期。

2. 用药注意事项　本药片剂宜餐中或餐后整片吞服，不可咀嚼。

九、药物稳定性及贮藏条件

遮光,密封,在干燥处保存。

十、药物经济性评价

医保乙类。

复方消化酶胶囊

一、药品名称

1. 英文名　Compound Digestive Enzyme Capsules
2. 化学名　复方消化酶胶囊

二、药品成分

胃蛋白酶、木瓜蛋白酶、淀粉酶、熊脱氧胆酸、纤维素酶、胰脂酶

三、剂型与规格

胶囊剂　每粒胶囊含胃蛋白酶 25mg、木瓜酶 50mg、淀粉酶 15mg、熊去氧胆酸 25mg、纤维素酶 15mg、胰蛋白酶 2 550USPU、胰淀粉酶 2 550USPU、胰脂肪酶 412USPU。

四、适应证及相应的临床价值

用于食欲缺乏、消化不良,包括腹部不适、嗳气、早饱、餐后腹胀、恶心、排气过多、脂肪便,也可用于胆囊炎和胆石症以及胆囊切除患者的消化不良。

五、用法用量

成人:口服每日 1~2 粒,每日 3 次,餐后服用。

六、药理学

1. 药效学及作用机制　本品中胃蛋白酶能使蛋白质分解成胨和多肽;木瓜酶可水解动植物蛋白,提高蛋白质利用率;淀粉酶能直接使淀粉分解为易于吸收的糊精与麦芽糖;熊去氧胆酸能增加胆汁酸分泌,提高胰酶活性,促进食物中脂肪乳化;纤维素酶能降解植物细胞壁,促进营养物质的消化吸收,并能激活胃蛋白酶;胰酶及胰脂酶能将脂肪降解为甘油和脂肪酸,将蛋白质分解为蛋白胨,将淀粉分解为糊精和糖,从而促进食物消化,驱除肠内气体、消除腹部胀满。

2. 药物不良反应

（1）有呕吐、泄泻、软便。

（2）可能发生口内不快感。

3. 药物相互作用

（1）铝制剂可能影响本品疗效。

（2）如与其他药物同时使用可能发生药物相互作用,详情请咨询医师或药师。

七、注意事项

1. 禁用　急性肝炎患者、完全性胆道阻塞患者禁用。
2. 用药注意事项　餐后服用。

八、药物稳定性及贮藏条件

遮光,密封,在干燥处保存。

复方阿嗪米特肠溶片

一、药品名称

英文名　Compound Azintamide

二、药品成分

阿嗪米特、胰酶、纤维素酶-4000、二甲硅油

三、剂型与规格

片剂　每片中含阿嗪米特 75mg;胰酶 100mg(胰淀粉酶 5 850 活力单位、胰蛋白酶 185 活力单位、胰脂肪酶 3 320 活力单位);纤维素酶4000 10mg(含纤维素酶 25 单位);二甲硅油 50mg。

四、适应证及相应的临床价值

用于因胆汁分泌不足或消化酶缺乏而引起的症状。

五、用法用量

1. 儿童　未进行该项实验且无可靠参考文献。
2. 成人　口服:每次 1~2 片,每日 3 次,餐后服用。

六、特殊人群用药

1. 妊娠期　未进行该项实验且无可靠参考文献。
2. 哺乳期　未进行该项实验且无可靠参考文献。
3. 肝功能损害　急性肝炎患者,肝功能障碍患者禁用。

七、药理学

1. 药效学及作用机制　胰酶所含淀粉酶、蛋白酶和脂肪酶可以改善碳水化合物、脂肪、蛋白质的消化和吸收。纤维素酶-4000 使植物营养物变为可利用的细胞能量,还可以改善胀气和肠道中菌群紊乱而引起的酶失调。二甲硅油可消除胃肠道胀气。

2. 药物不良反应　尚未见严重不良反应。

3. 药物相互作用　未进行该项实验且无可靠参考文献。

八、注意事项

1. 禁用　肝功能障碍患者、急性肝炎患者、因胆石症引起胆绞痛的患者、胆管阻塞患者等禁用本品。

2. 用药注意事项　餐后服用。

九、药物稳定性及贮藏条件

遮光,密封,在干燥处(不超过20℃)保存。

十、药物经济性评价

医保乙类。

干 酵 母

一、药品名称

英文名　Dried Yeast

二、药品成分

干酵母

三、剂型与规格

片剂　(1)0.2g;(2)0.3g;(3)0.5g

四、适应证及相应的临床价值

用于营养不良、消化不良、食欲缺乏、腹泻及胃肠胀气。

五、用法用量

1. 儿童　口服:一般一次0.4~0.8g,每日3次。
2. 成人　口服:每次0.8~1.6g,每日3次,嚼碎服。

六、药理学

1. 药效学及作用机制　本药为啤酒酵母菌的干燥菌体,富含B族维生素,对消化不良有辅助治疗作用。
2. 药物不良反应　剂量过大可引起腹泻。

七、注意事项

餐后嚼碎服用。

八、药物经济性评价

医保乙类。

4　促胃肠动力药及止吐药和催吐药

甲氧氯普胺

一、药品名称

1. 英文名　Metoclopramide
2. 化学名　N-[(2-二乙氨基)乙基]-4-氨基-2-甲氧基-5-氯-苯甲酰胺

二、药品成分

盐酸甲氧氯普胺

三、剂型与规格

片剂　5mg

注射剂　(1)1ml∶10mg;(2)2ml∶10mg

四、适应证及相应的临床价值

1. 因脑部肿瘤手术、肿瘤的放疗及化疗、脑外伤后遗症、急性颅脑损伤以及药物引起的呕吐。
2. 胃胀气性消化不良、食欲缺乏、嗳气、恶心、呕吐。
3. 海空作业引起的呕吐及晕车。
4. 可增加食管括约肌压力,从而减少全身麻醉时胃肠道反流所致吸入性肺炎的发生率;可减轻钡餐检查时的恶心、呕吐反应,促进钡剂通过;十二指肠插管前服用,有助于顺利插管。
5. 糖尿病性胃轻瘫,胃下垂等。
6. 可减轻偏头痛引起的恶心,并可能由于提高胃通过率而促进麦角胺的吸收。
7. 其催乳作用可试用于乳量严重不足的产妇。
8. 胆道疾病和慢性胰腺炎的辅助治疗。

五、用法用量

1. 儿童　①口服:5~14岁儿童每次用2.5~5mg,每日3次,餐前30分钟服用。宜短期服用。②肌内注射:6~14岁儿童每次用2.5~5mg。每日剂量不宜超过0.5mg/kg,否则易引起锥体外系反应。③静脉注射:同肌内注射。
2. 成人　①口服:每次5~10mg,每日10~30mg。餐前半小时服用。②肌内注射:1次10~20mg。每日剂量一般不宜超过0.5mg/kg,否则易引起锥体外系反应。
3. 老年人　老年人长期使用易出现锥体外系症状。

六、特殊人群用药

1. 哺乳期　哺乳期妇女用药期间不宜哺乳。
2. 肾功能损害　肾衰竭患者慎用。
3. 肝功能损害　肝衰竭患者慎用。

七、药理学

1. 药效学及作用机制　本品可通过拮抗多巴胺受体而作用于延脑催吐化学感应区,具有强大的中枢性镇吐作用。本品还可加强胃及上部肠段的运动,抑制胃平滑肌松弛,使胃肠平滑肌对胆碱能的反应增加,促进胃、小肠蠕动和排空,松弛幽门窦和十二指肠,从而提高食物通过率,这些作用也可增强本品的镇吐效应。对中枢神经系统其他部位的抑制作用轻微,故较少引起催眠作用。本品能刺激催乳素的分泌,故有一定的催乳作用。

2. 药代动力学　口服后自胃肠道吸收,吸收部位主要在小肠。有明显的首关效应。由于本品促进胃排空,故吸收和起效迅速,静脉注射后1~3分钟,口服后30~60分钟,肌内注射后10~15分钟生效。血浆蛋白结合率为13%~22%,可透过血脑屏障和胎盘屏障,峰浓度表现出明显的个体差异,作用持续时间为1~2小时。口服生物利用度约为70%。直肠给药生物利用度为50%~100%,鼻腔给药平均生物利用度为50.5%,并有明显个体差异。主要经肝代谢,

$t_{1/2}$ 为 4~6 小时,肾衰竭及肝功能不全患者半衰期延长。口服量的 85% 以游离型、结合型或代谢产物自尿中排泄,也可自乳汁排出。

3. 药物不良反应

(1) 主要不良反应为镇静作用,可有倦怠、嗜睡、头晕等。较少见便秘、腹泻、皮疹及溢乳、男子乳房发育等。

(2) 大剂量或长期应用可能因拮抗多巴胺受体,使胆碱能受体相对亢进而导致锥体外系反应(特别是年轻人)。主要表现为帕金森综合征,可出现肌震颤、头向后倾、斜颈、阵发性双眼向上注视、发音困难、共济失调等。可用苯海索等抗胆碱药治疗。

(3) 注射给药可能引起直立性低血压。

4. 药物相互作用

(1) 与对乙酰氨基酚、左旋多巴、锂化物、四环素、氨苄西林、环孢素、乙醇和地西泮等同用时,胃内排空增快。使后者在小肠内吸收增加。

(2) 与乙醇或中枢抑制药等同时并用,镇静作用均增强。

(3) 与抗胆碱能药物和麻醉止痛药物合用有拮抗作用。

(4) 与抗毒蕈碱麻醉性镇静药并用,甲氧氯普胺对胃肠道的效能可被抵消。

(5) 由于其可释放儿茶酚胺,正在使用单胺氧化酶抑制剂的高血压患者、使用时应注意监控。

(6) 与阿扑吗啡并用,后者的中枢性与周围性效应均可被抑制。

(7) 与西咪替丁、慢溶型剂型地高辛同用,后者的胃肠道吸收减少,如同隔 2 小时服用可以减少这种影响;本品还可增加地高辛的胆汁排出,从而改变其血浓度。

(8) 与能导致锥体外系反应的药物,如吩噻嗪类药等合用,锥体外系反应发生率与严重性均可有所增加。

八、注意事项

1. 禁用

(1) 对普鲁卡因或普鲁卡因胺过敏者。

(2) 癫痫发作的频率与严重性均可因用药而增加。

(3) 胃肠道出血、机械性肠梗阻或穿孔,可因用药使胃肠道的动力增加,病情加重。

(4) 嗜铬细胞瘤可因用药出现高血压危象。

(5) 不可用于因行化疗和放疗而呕吐的乳癌患者。

2. 慎用　肝、肾衰竭患者使用本品锥体外系危险性增加,应慎用。

3. 用药注意事项　正在使用单胺氧化酶抑制剂的高血压患者,用药时应注意监控。本药遇光变成黄色或黄棕色后,毒性可增高。突然中止治疗可能导致戒断症状。用药前后及用药期间应定期监测肾功能。

九、药物稳定性及贮藏条件

遮光,密封,在干燥处保存。

十、药物经济性评价

基本药物(片剂:5mg,注射液:1ml：10mg),医保甲类,《中国药典》(2020 年版)收载。

多 潘 立 酮

一、药品名称

1. 英文名　Domperidone

2. 化学名　5-氯-1-[1-[3-(2,3-二氢-2-氧代-1H-苯并咪唑-1-基)丙基]哌啶-4-基]-1,3-二氢-2H-苯并咪唑-2-酮

二、药品成分

多潘立酮

三、剂型与规格

片剂　10mg

胶囊　10mg

混悬液　1ml：1mg

四、适应证及相应的临床价值

1. 由胃排空延缓、反流性胃炎、慢性胃炎、反流性食管炎引起的消化不良症状(如上腹部胀闷感、腹胀、上腹疼痛、嗳气、肠胃胀气、恶心、呕吐、口中带有或不带有反流胃内容物的胃烧灼感等);其他消化系统疾病(胃炎、肝炎、胰腺炎等)引起的呕吐。

2. 胃轻瘫,尤其是糖尿病性胃轻瘫,可缩短胃排空时间,使胃潴留症状消失。

3. 各种原因引起的恶心、呕吐,如外科、妇科手术后的恶心、呕吐;抗帕金森综合征药物(如苯海索、莨菪碱等)引起的胃肠道症状及多巴胺受体激动药(如左旋多巴、溴隐亭)所致的恶心、呕吐;偏头痛、痛经、颅外伤及颅内病灶、放射治疗以及左旋多巴、非甾体抗炎药等引起的恶心、呕吐;检查(如胃镜检查)和治疗措施(如血液透析和放射治疗)引起的恶心、呕吐;儿童因各种原因(如感染等)引起的急性和持续性呕吐等。对细胞毒性药物(如抗肿瘤药)引起的呕吐只在不太严重时有效。

4. 可作为消化性溃疡(主要是胃溃疡)的辅助治疗药物,用以消除胃窦部潴留。

五、用法用量

1. 成人　口服每次 10mg,每日 3 次,日剂量不得超过 40mg。

2. 老年人　老年人用药无须调整剂量。

六、特殊人群用药

1. 妊娠期　C 级:动物研究证明药物对胎儿有危害性(致畸或胚胎死亡等),或尚无设对照的孕妇研究,或尚未对孕妇及动物进行研究。本类药物只有在权衡对孕妇的益处大于对胎儿的危害之后,方可使用。

2. 哺乳期　哺乳期妇女慎用。

七、药理学

1. 药效学及作用机制　本药系苯并咪唑衍生物,为作用较强的多巴胺受体拮抗药,可直接拮抗胃肠道的多巴胺 D_2 受体而起到促胃肠运动的作用。静脉注射本品 5mg 后,胃排空速率加快,并能消除阿扑吗啡引起的胃排空缓慢,使其张力恢复正常,促进胃排空,增加胃窦和十二指肠运动。本品能协调幽门的收缩,抑制恶心、呕吐,并有效地防止胆汁反流。胃镜检查表明,本品可使幽门舒张期直径增大,同时也能增强食管蠕动和食管下端括约肌的张力,防止胃食管反流,但对结肠的作用很小,也不影响分泌功能。本品不透过血-脑屏障,对脑内多巴胺受体几乎无拮抗作用,因此不会导致精神和中枢神经系统的不良反应。这点优于甲氧氯普胺。此外,本品可使血清催乳素水平升高,从而促进产后泌乳,但对患催乳激素分泌瘤的患者无作用。

2. 药代动力学　口服、肌内注射、静脉注射或直肠给药均可。口服或直肠给药吸收迅速,T_{max} 分别为 15~30 分钟和 1 小时,肌内注射或口服 10mg 血浆峰浓度分别为 40ng/ml 和 23ng/ml,直肠给药 60mg 血浆峰浓度为 20ng/ml。由于存在首关效应和肝及肠壁代谢,口服生物利用度(F)较低,空腹口服的 F 仅为 14%,餐后 90 分钟给药时 F 增加,但 T_{max} 延迟。口服 10~60mg 剂量范围内生物利用度呈线性增加。直肠给药生物利用度与等剂量口服给药相似。除中枢神经系统外,在体内分布广泛,以胃肠局部浓度最高,血浆次之,乳汁中药物浓度仅为血清浓度的 1/4。蛋白结合率为 92%~93%,静脉注射 10mg 后,V_d 为 5.71L/kg。代谢主要在肝,以无活性的代谢产物随胆汁排出,小部分由乳汁排泄。$t_{1/2}$ 为 7~8 小时,多次服药无累积。

3. 药物不良反应

(1) 不良反应较少,偶见头痛、头晕、嗜睡、倦怠、神经过敏等。常用剂量极少出现惊厥、肌肉震颤、流涎、平衡失调、眩晕等锥体外系症状。

(2) 如使用较大剂量可引起非哺乳期泌乳,并在一些更年期后的妇女及男性患者中出现乳房胀痛的现象;维生素 B_6 可抑制催乳素分泌,减轻本品泌乳反应。也有致月经失调的报道。

4. 药物相互作用

(1) 不宜与唑类抗真菌药如酮康唑、伊曲康唑、大环内酯类抗生素如红霉素、HIV 蛋白酶抑制剂类抗艾滋病药物及奈法唑酮等合用。

(2) 与对乙酰氨基酚、氨苄西林、左旋多巴、四环素等合用,可增加合用药物的吸收速度,但不影响对乙酰氨基酚的血药浓度。

(3) 抗胆碱能药品如溴丙胺太林、山莨菪碱、颠茄片等会减弱本品的作用,不宜与本品同服。

(4) 与抑制胃酸分泌的药物和抗酸药合用,后者使胃内 pH 改变,可减少多潘立酮的吸收。

(5) 主要在胃内吸收的药物,可因本品加速胃排空而降低疗效。

(6) 与锂剂和地西泮类药合用,可引起锥体外系症状。

八、注意事项

1. 禁用　嗜铬细胞瘤、乳腺癌、机械性肠梗阻、胃肠道出血禁用、孕妇禁用。

2. 慎用　1 岁以下婴幼儿由于其代谢和血脑屏障功能发育尚不完全,使用本品有发生中枢神经系统不良反应的可能,故应慎用;本品可少量分泌入乳汁,哺乳期妇女应慎用。

3. 用药注意事项　餐前 15~30 分钟服用或就寝时服用。用药时间通常不得超过 1 周。

九、药物稳定性及贮藏条件

遮光,密封,在干燥处保存。

十、药物经济性评价

基本药物(片剂:10mg),医保(甲类:口服常释剂型,乙类:口服液体剂),《中国药典》(2020 年版)收载。

西 沙 必 利

一、药品名称

1. 英文名　Cisapride
2. 化学名　(±)-顺式-4-氨基-5-氯-*N*-[1-[3-(4-氟苯氧基)丙基]-3-甲氧基-4-哌啶基]-2-甲氧基苯甲酰胺

二、药品成分

西沙必利

三、剂型与规格

片剂　(1)5mg;(2)10mg
胶囊剂　(1)5mg;(2)10mg
干混悬剂　100mg

四、适应证及相应的临床价值

1. 可增加胃肠动力,用于胃轻瘫综合征或上消化道不适,X 线、内镜检查阴性的症状群,特征为早饱、餐后饱胀、食量减低、胃胀、过多的嗳气、食欲缺乏、恶心、呕吐或类似溃疡的主诉(上腹部灼痛)。

2. 胃食管反流,包括食管炎的治疗及维持治疗。

3. 与运动功能失调有关的假性肠梗阻导致的推进性蠕动不足和胃肠内容物滞留。

4. 可恢复结肠的推进性运动,作为慢性便秘患者的长期治疗。

五、用法用量

1. 成人　口服,根据病情,每日总量为 15~40mg,分 2~4 次给药。食管炎的维持治疗每次 10mg,每日 2 次,早餐前和睡前服用;或每次 20mg,每日 1 次,睡前服用。病情严重者剂量可加倍。

2. 老年人　老年人酌情减量。

六、特殊人群用药

1. 儿童　慎用。
2. 肾功能损害　肾功能不全者用量减半。
3. 肝功能损害　肝功能不全者用量减半。

七、药理学

1. 药效学及作用机制　为一种 5-HT$_4$ 受体激动剂,可增强食管、胃和十二指肠的收缩与蠕动,改善胃窦十二指肠部的协调功能,从而防止胃食管和十二指肠胃反流,加强胃和十二指肠的排空;并可促进小肠和大肠的蠕动。由于本品不抑制乙酰胆碱酶的活性,也无多巴胺受体拮抗作用,因此不增加胃酸分泌,也不影响血浆催乳激素的水平,基本上没有中枢抑制作用。

2. 药代动力学　口服后吸收迅速,$t_{1/2}$ 为 10 小时,口服给药的绝对生物利用度约为 40%,稳态血浆浓度与治疗持续时间无关。血浆蛋白结合率约为 97.5%,主要经氧化脱羟和芳香族的羟基化作用被代谢,几乎全部的代谢产物近似均等地经粪、尿排泄,乳汁排泄很少。

3. 药物不良反应

(1) 本品可能引起心电图 Q-T 间期延长、昏厥和严重的心律失常。当过量服用或与酮康唑同服时可引起严重的尖端扭转型室性心动过速。有研究报道,270 例患者用药后出现上述严重不良反应,其中有 70 例致死。出现心脏毒性的患者多具有易发生心律失常的危险因素。此外,本品还可引起低血压。为避免出现严重的心血管反应,建议将本品作为治疗胃食管反流性疾病的二线用药。

(2) 曾有过敏、轻度短暂头痛或头晕的报道。可能发生瞬时性腹部痉挛,腹鸣或腹泻,此时可考虑酌减剂量。

(3) 偶见可逆性肝功能异常,并可能伴有胆汁淤积。肝、肾功能不全患者开始剂量可减半。

(4) 个别报道,本品可影响中枢神经系统,导致惊厥性癫痫、锥体外系反应和尿频等。

4. 药物相互作用

(1) 本品通过细胞色素 CYP3A4 酶进行代谢,若同时口服或非肠道使用能抑制此酶的药物,可导致血浆西沙必利浓度升高,从而增加 Q-T 间期和心律失常的危险性,心律失常包括室性心动过速、室颤和尖端扭转型室速。所以禁止与这些药物同时服用。例如三唑类抗真菌药如伊曲康唑、咪康唑、氟康唑;大环内酯类抗生素如红霉素、克拉霉素、醋竹桃霉素;HIV 蛋白酶抑制剂及奈法唑酮。

(2) 禁止将本品与引起 Q-T 间期延长的药物同时服用。如抗心律失常药(如奎尼丁、丙吡胺、普鲁卡因胺;胺碘酮、索他洛尔);三环四环类抗抑郁药(如阿米替林和马普替林);抗精神病药(如吩噻嗪、匹莫齐特);抗组胺药(如阿司咪唑、特非那定);苄普地尔;卤泛群等。

(3) 本品与西柚汁同服,引起西沙必利口服生物利用度增加约 50%,建议尽量避免与西柚汁同服。

(4) 本品可加速胃排空从而影响药物的吸收速率:经胃吸收的药物可降低而经小肠吸收的药物可能会增多(如苯二氮䓬类、抗凝剂、对乙酰氨基酚、H$_2$ 受体拮抗药等)。

(5) 在患者接受抗凝剂时,凝血时间可能会增加,因此,本品开始使用后几天内及停止使用时建议检查凝血时间以确定适宜的抗凝剂剂量。

八、注意事项

1. 禁用　心动过缓者、Q-T 间期延长(包括先天性 Q-T 间期延长)或有先天性 Q-T 间期延长综合征家族史的患者禁用。对本品过敏者、哺乳期妇女和婴幼儿禁用。
2. 慎用　小于 34 周的早产儿慎用。
3. 用药注意事项餐前 15 分钟或睡前服用。

九、药物稳定性及贮藏条件

密封,在阴凉干燥处保存。

伊 托 必 利

一、药品名称

1. 英文名　Itopride
2. 化学名　N-[4-[2-(二甲胺基)乙氧基]苯甲基]-3,4-二甲氧基苯甲酰胺

二、药品成分

盐酸伊托必利

三、剂型与规格

片剂　50mg
胶囊剂　50mg
分散片　50mg

四、适应证及相应的临床价值

主要用于功能性消化不良引起的各种症状,如:上腹部不适、餐后饱胀、早饱、食欲缺乏、恶心、呕吐等。

五、用法用量

1. 儿童　不宜使用。
2. 成人　口服,成人每次 50mg,每日 3 次,餐前服用。可根据年龄、症状适当增减或遵医嘱。

六、特殊人群用药

1. 妊娠期　慎用。
2. 哺乳期　慎用。

七、药理学

1. 药效学及作用机制　伊托必利为具有双重作用的消化道促动力药。其作用机制:一方面表现在拮抗多巴胺 D$_2$ 受体,刺激内源性乙酰胆碱的释放,另一方面通过拮抗胆碱酯酶抑制乙酰胆碱的水解,使释放的乙酰胆碱聚集在胆碱

能受体部位,增强了胃的内源性乙酰胆碱,但对循环系统却无明显影响。这种双重作用机制使本品不仅能显著增强胃和十二指肠的运动,而且还具有中等强度的镇吐作用。动物试验显示,它能够明显增加胃排空(最明显的是对胃和十二指肠的收缩作用);明显提高肠推进作用,剂量和作用呈量效关系;但对胃肠收缩的频率无明显影响,可以完全抑制犬因阿扑吗啡所致的呕吐。

2. 药代动力学　人体服单剂量伊托必利后,T_{max} 约为 0.5 小时,$t_{1/2}$ 约为 6 小时。多次给药后,其血药浓度与第一次比较,无明显差异,最后一次给药后的 $t_{1/2\beta}$ 与一次性给药相比,亦无明显差异。主要经肝微粒体酶代谢为伊托必利二甲氨基的氮基氧化物,原型药物的 4%~5%,其他代谢物的 75% 自尿中排泄,多次给药后的排泄量情况与一次性给药无明显差异。主要分布在肝、肾和消化系统,很少在中枢神经系统分布。

3. 药物不良反应

(1) 过敏症状,如皮疹、发热、瘙痒感等;偶见 BUN 或肌酐升高、胸背部疼痛、疲劳、手指发麻和手抖等。

(2) 消化道症状,如腹泻、腹痛、便秘、唾液增加等。

(3) 神经系统症状,如头痛、刺痛感、睡眠障碍等。

(4) 血液系统症状,如白细胞减少,当确认异常时应停药。

4. 药物相互作用

(1) 与胆碱药物,具有肌肉松弛作用的药物(地西泮类,氯唑沙宗等)联合应用,可相互抵消作用。

(2) 使乙酰胆碱的作用增强。

八、注意事项

1. 禁用　胃肠道出血、穿孔及刺激胃肠道可能引起危险的疾病禁用。儿童不宜使用。

2. 慎用

(1) 高龄患者用药时易出现不良反应,使用时应注意。孕妇及哺乳期妇女用药安全性未确定,应慎用。

(2) 用药两周后若症状不能得到改善,应停药。

3. 用药注意事项　餐前 15~30 分钟口服。

九、药物稳定性及贮藏条件

遮光,密封,在干燥处保存。

十、药物经济性评价

医保乙类,《中国药典》(2020 年版)收载。

莫沙必利

一、药品名称

1. 英文名　Mosapride

2. 化学名　(±)4-氨基-5-氯-2-乙氧基-N-[[4-(4-氟苄基)-2-吗啉基]甲基]苯甲酰胺枸橼酸盐二水合物

二、药品成分

枸橼酸莫沙必利

三、剂型与规格

片剂　5mg
胶囊　5mg
口服溶液　10ml:5mg

四、适应证及相应的临床价值

1. 慢性胃炎或功能性消化不良引起的消化道症状,如上腹部胀满感、腹胀、上腹部疼痛;嗳气、恶心、呕吐;胃烧灼感等。

2. 胃食管反流病和糖尿病性胃轻瘫。

3. 胃大部切除术患者的胃功能障碍。

五、用法用量

成人:每次 5mg,每日 3 次,餐前或餐后服用。

六、特殊人群用药

1. 妊娠期　慎用。

2. 哺乳期　慎用。

3. 肾功能损害　慎用。

4. 肝功能损害　慎用。

七、药理学

1. 药效学及作用机制　为强效选择性 5-HT$_4$ 受体激动剂,能激动胃肠道胆碱能中间神经元及肌间神经丛的 5-HT$_4$ 受体,促进乙酰胆碱的释放,从而产生胃肠道的促动力作用、改善非溃疡性消化不良患者的胃肠道症状。本品与大脑突触膜上的多巴胺 D$_2$、α1、5-HT$_1$ 和 5-HT$_2$ 受体无亲和力,因而没有这些受体拮抗所引起的锥体外系综合征和扭转型室性心动过速等心血管不良反应。动物实验证明,它能显著增强胃窦运动,但对结肠运动无影响。可促进胃排空,作用与西沙必利相当,强于甲氧氯普胺。与西沙必利不同的是,本品对结肠的亲和力低于胃肠道的其他部位,而西沙必利对动物胃肠道各个部位的促动力作用相似。临床药理研究表明,口服可促进正常胃排空,同时还可改善各种胃排空迟缓;不仅可改善糖尿病胃轻瘫患者的胃排空延迟,对部分胃切除患者的胃功能障碍也有改善作用。

2. 药代动力学　口服后吸收迅速,分布以胃肠、肝肾局部浓度较高,血浆次之,脑内几乎没有分布。健康受试者服用 5mg 本品,T_{max} 为 0.8 小时,C_{max} 为 30.7ng/ml,$t_{1/2}$ 为 2 小时,AUC 为 67(ng・h)/ml,总体清除率 Cl/F 为 80.0L/h,V_d 为 3.5L/kg,血浆蛋白结合率为 99.0%。AUC 与剂量成比例关系。在肝中由细胞色素 P450 中的 CPY3A4 酶代谢,主要代谢产物为脱 4-氟苄基莫沙必利。主要经尿液和粪便排泄,原型药在尿中仅占 0.1%。

3. 药物不良反应　发生率约为 4%。主要表现为腹泻、腹痛、口干、皮疹、倦怠、头晕、不适、心悸等。另有约 3.8% 的患者出现检验指标异常变化,表现为嗜酸性粒细胞增多、甘油三酯升高、GPT 升高等。

4. 药物相互作用　与抗胆碱药物(如硫酸阿托品、溴化丁基东莨菪碱等)合用可能减弱本品的作用。

八、注意事项

1. 禁用　胃肠道出血、穿孔及刺激胃肠道可能引起危险的疾病禁用。

2. 慎用　孕妇和哺乳期妇女、儿童及青少年、有肝肾功能障碍的老年患者慎用。

3. 用药注意事项　餐前或餐后服用均可。

九、药物稳定性及贮藏条件

遮光,密封,在干燥处保存。

十、药物经济性评价

基本药物(片剂:5mg),医保甲类。

红 霉 素

一、药品名称

1. 英文名　Erythromycin

2. 化学名　5-(4-二甲胺四氢-3-羟基-6-甲基-2-吡喃氧基)-6,11,12,13-四羟基-2,4,6,8,10,12-六甲基-9-氧代-3-(四氢-5-羟基-4-甲氧基-4,6-二甲基-2-吡喃氧基)十五烷酸-μ-内酯

二、药品成分

红霉素

三、剂型与规格

肠溶片　(1)50mg(5 万 U);(2)125mg(12.5 万 U);(3)250mg(5 万 U);

肠溶胶囊　(1)125mg(12.5 万 U);(2)250mg(5 万 U)

栓　100mg(10 万 U)

四、适应证及相应的临床价值

目前,国内尚未批准将红霉素作为促动力药的临床适应证的应用。国外临床用药可用于治疗难治性或不耐受其他促胃动力药(如甲氧氯普胺、多潘立酮)患者的胃轻瘫。

五、用法用量

成人:口服给药,一次 250~500mg,一日 3 次,餐前服用,疗程不应过长,4 周后可能快速耐受。

六、特殊人群用药

妊娠 B 级:在动物繁殖研究中(并未进行孕妇的对照研究),未见到药物对胎儿的不良影响。或在动物繁殖性研究中发现药物有副作用,但这些副作用并未在设对照的、妊娠前 3 个月的妇女中得到证实(也没有在其后 6 个月具有危害性的证据)。

七、药理学

1. 药效学及作用机制　胃动素(Motilin)是含 22 个氨基酸的多肽类激素,主要存在于胃肠 M 细胞和上部小肠的某些嗜铬细胞中;而胃动素受体存在于平滑肌细胞,胃动素是上消化道最强的促收缩物质。临床研究表明,可能由于胃动素受体下调,红霉素可产生快速耐受性;动物实验证明红霉素可引起犬的 Ⅲ 相 MMC(Migrating Myoelectric Complex,移行性肌肉-电复合运动;或 Migrating Motor Complex,移行性复合运动)活动并增强平滑肌收缩。其作用机制是在其大环内酯类环上的 C3 和 C5 分别通过糖苷键结合二甲胺糖及红霉中性多糖,两者刺激胃肠形成消化间期移行性复合运动。红霉素的分子结构与胃动素虽有明显差别,但两者电荷分布的空间结构完全一样,所以能激动同一受体。红霉素能直接激动离体平滑肌的胃动素受体而使平滑肌收缩,空腹时其主要通过胆碱能和 5-HT$_3$ 受体而促进胃肠收缩运动,同时部分地由继发的内源性胃动素释放而发挥作用。餐后红霉素是通过胆碱能、5-HT$_3$ 受体和 P 物质而产生促动力作用,不涉及胃动素。红霉素对上消化道运动有各种效应,包括增加下部食管压力并刺激胃和小肠收缩,而对结肠运动却很少或没有效应。

2. 药代动力学　口服红霉素的生物利用度为 30%~65%。口服 200~250mg,T_{max} 为 2~3 小时,C_{max} 一般小于 1mg/L。口服吸收后除脑脊液和脑组织外,广泛分布于各组织和体液中,尤以肝脏、胆汁和脾脏中的药物浓度为高,在肾、肺等组织中的药物浓度亦可高于同期血药浓度数倍。表观分布容积为 0.9L/kg。血浆蛋白结合率为 70%~90%,主要在肝脏中代谢灭活,经胆汁排出,并进行肝肠循环。消除半衰期为 1.4~2 小时。

3. 药物不良反应

(1) 用药后可出现腹泻、恶心、呕吐、中上腹痛、食欲减退等胃肠道症状,其发生率与剂量大小有关。

(2) 用药后偶可出现乏力、黄疸及肝功能异常等肝毒性。

(3) 大剂量(每天≥4g)给药或肝、肾疾病患者、老年患者用药后可能引起耳毒性。主要表现为听力减退。可能与血药浓度过高(>12mg/L)有关,停药后大多可以恢复正常。

(4) 用药后偶可出现药物热、皮疹、嗜酸性粒细胞增多等过敏反应,发生率约为 0.5%~1%。

(5) 少数患者用药后偶有心律不齐,口腔或阴道念珠菌感染等。

(6) 部分患者静脉给药后偶可出现静脉刺激或静脉炎。

4. 药物相互作用

(1) 红霉素与卡马西平、丙戊酸等抗癫痫药同用,可抑制卡马西平和丙戊酸的代谢,导致后者的血药浓度升高而发生毒性反应。并且卡马西平又能通过肝微粒体氧化酶降低红霉素药效。

(2) 红霉素与环孢素合用可促进环孢素的吸收并干扰其代谢,临床表现为腹痛、高血压及肝功能障碍。

（3）红霉素与黄嘌呤类（二羟丙茶碱除外）同用可使氨茶碱的肝清除减少，导致血清氨茶碱浓度升高和/或毒性反应增加。这一现象在同用6天后较易发生，氨茶碱清除的减少幅度与红霉素血清峰值成正比。

（4）红霉素与地高辛合用，可清除肠道中能灭活地高辛的菌群，因而导致地高辛肠肝循环，使地高辛血药浓度升高而发生毒性反应。

（5）红霉素与洛伐他汀合用时可抑制洛伐他汀代谢而增加其血药浓度，可能引起横纹肌溶解。

（6）红霉素与咪达唑仑、三唑仑合用时可降低咪达唑仑、三唑仑的清除率而增强其作用。

（7）红霉素与阿芬太尼合用可抑制阿芬太尼的代谢，延长其作用时间。

八、注意事项

1. 禁用 对本药或其他大环内酯类药过敏者，慢性肝病及肝功能损害者、孕妇禁用。

2. 用药注意事项 餐前服用。本药肠溶制剂给药时间无须考虑食物的影响。

九、药物稳定性及贮藏条件

遮光，密封，在干燥处保存。

十、药物经济性评价

基本药物（肠溶片剂、胶囊：0.125g，0.25g），医保甲类，《中国药典》（2020年版）收载。

昂丹司琼

一、药品名称

1. 英文名 Ondansetron
2. 化学名 2,3-二氢-9-甲基-3-[（2-甲基咪唑-1-基）甲基]-4(1H)-咔唑酮盐酸盐

二、药品成分

盐酸昂丹司琼

三、剂型与规格

注射液 （1）1ml：4mg；（2）2ml：8mg；（3）4ml：8mg；（4）50ml：8mg；（5）100ml：8mg

片剂 （1）4mg；（2）8mg

胶囊 8mg

四、适应证及相应的临床价值

用于治疗由化疗和放疗引起的恶心、呕吐，也可用于预防和治疗手术后引起的恶心、呕吐。

五、用法用量

1. 儿童 儿童化疗前5mg/m^{2}静脉注射，12小时后再

口服4mg，化疗后应持续给予患儿口服4mg，每日2次，连服5天。

2. 成人

（1）治疗由化疗和放疗引起的恶心、呕吐：成人给药途径和剂量应视患者情况因人而异。剂量一般为8~32mg；对可引起中度呕吐的化疗和放疗，应在患者接受治疗前，缓慢静脉注射8mg；或在治疗前1~2小时口服8mg，之后间隔12小时口服8mg。对可引起严重呕吐的化疗和放疗，可于治疗前缓慢静脉注射本品8mg，之后间隔2~4小时再缓慢静脉注射8mg，共2次；也可将本品加入50~100ml理盐水中于化疗前静脉滴注，滴注时间为15分钟。对可能引起严重呕吐的化疗，也可于治疗前将本品与20mg地塞米松磷酸钠合用静脉滴注，以增强本品的疗效。对于上述疗法，为避免治疗后24小时出现恶心、呕吐，均应让患者持续服药，每次8mg，每日2次，连服5天。

（2）预防或治疗手术后呕吐：成人，一般可于麻醉诱导同时静脉滴注4mg，或于麻醉前1小时口服8mg，之后每隔8小时口服8mg，共2次。已出现术后恶心呕吐时，可缓慢静脉滴注4mg进行治疗。

（3）肾衰竭患者：不需调整剂量、用药次数或用药途径。

3. 老年人 可依成人给药法给药，一般无须调整。

六、特殊人群用药

1. 妊娠期 妊娠期间（尤其前3个月）除非用药的益处大大超过可能引起的危险，否则不宜使用本品。

2. 肝功能损害 肝衰竭患者：由于主要由肝代谢，对中度或严重肝衰竭患者每日用药剂量不应超过8mg。

七、药理学

1. 药效学及作用机制 为5-HT$_3$受体拮抗药，能抑制由化疗和放疗引起的恶心、呕吐。一般认为，化疗和放疗可引起小肠的嗜铬细胞释放5-HT$_3$，并通过5-HT$_3$受体引起迷走传入神经兴奋从而导致呕吐反射，而昂丹司琼可阻断这一反射发生。其作用具有高度选择性，对5-HT$_3$受体的作用强度是其他型受体的1 000倍。本品体外对抗5-HT$_3$的作用是甲氧氯普胺的70倍，但没有显著的抗多巴胺作用，故本品不引起锥体外系反应，也无镇静作用。

2. 药代动力学

吸收：口服胃肠道吸收好。绝对生物利用度约60%。血浆浓度达峰时间为1.5小时（口服）、6小时（直肠给药）。

分布：广泛分布。蛋白结合率为70%~75%。

代谢：在肝内通过多种酶途径代谢，包括CYP3A4、CYP1A2和CYP2D6。

排泄：通过尿液（44%~60%以代谢产物形式，5%~10%以药物原型）和粪便（约25%）排泄。终末清除半衰期为3小时（口服/胃肠外给药）、6小时（直肠给药）。

3. 药物不良反应

（1）常见不良反应有头痛、头部和上腹部发热感、静坐不能、腹泻、皮疹、急性张力障碍性反应、便秘等；部分患者

可有短暂性氨基转移酶升高。

（2）罕见不良反应有支气管痉挛、心动过速、胸痛、低钾血症、心电图改变和癫痫大发作。

4. 药物相互作用　与地塞米松合用可加强止吐效果。

八、注意事项

1. 禁用

（1）胃肠道梗阻者禁用。

（2）妊娠期间（尤其前 3 个月）除非用药的益处大大超过可能引起的危险，否则不宜使用本品。

（3）有过敏史或对本品过敏者不得使用。

2. 慎用　哺乳期妇女慎用，使用本品时暂停母乳喂养。

3. 用药注意事项　静脉滴注时，在下述溶液中是稳定的（在室温或冰箱中可保持稳定 1 周）：0.9%氯化钠注射液、5%葡萄糖注射、复方氯化钠注射液和10%甘露醇注射液，但本品仍应于临用前配制。

九、药物稳定性及贮藏条件

注射液应避光储存。

十、药物经济性评价

医保（甲类：口服常释剂型，乙类：注射剂），《中国药典》（2020 年版）收载。

托 烷 司 琼

一、药品名称

1. 英文名　Tropisetron
2. 化学名　吲哚-3-甲酸 $1\alpha H,5\alpha H$-托品-3α-醇酯

二、药品成分

甲磺酸托烷司琼、盐酸托烷司琼、枸橼酸托烷司琼

三、剂型与规格

注射液　（1）1ml：5mg；（2）2ml：2mg；（3）5ml：5mg
胶囊剂　5mg
片剂　5mg
口服溶液　10ml：5mg

四、适应证及相应的临床价值

主要用于预防和治疗癌症化疗引起的恶心、呕吐。

五、用法用量

1. 儿童　儿童暂不推荐使用。
2. 成人　每日 5mg，总疗程 6 天。第 1 日，静脉给药，在化疗前将本品 5mg 溶于 100ml 生理盐水、林格液或 5%葡萄糖注射液中静脉滴注或缓慢静脉注射。第 2～6 日，口服给药，每日 1 次，每次 1 粒胶囊（5mg），于进食前至少 1 小时

用或于早上起床后立即用水送服。疗程 2～6 天，轻症者可适当缩短疗程。

六、特殊人群用药

1. 妊娠期　孕妇禁用。
2. 哺乳期　哺乳期妇女禁用。

七、药理学

1. 药效学及作用机制　是高选择性 5-HT$_3$ 受体拮抗药，与昂丹司琼不同的是，本品具有双重作用:除选择性拮抗周围神经元中的 5-HT$_3$ 受体外，还可直接拮抗中枢 5-HT$_3$ 受体从而抑制极后区迷走神经刺激，而对其他受体如组胺 H$_1$ 和 H$_2$ 受体、多巴胺受体以及 α_1、α_2、β_1 和 β_2 肾上腺素受体无亲和力。抗肿瘤药物或放疗可激发小肠黏膜的嗜铬细胞释放 5-HT$_3$ 诱导呕吐反射，造成恶心和呕吐。本品选择性抑制这一反射中外周神经系统的突触前 5-HT$_3$ 受体的兴奋，并可能对中枢神经系统 5-HT$_3$ 受体传递的迷走神经传入后区有直接影响，这种双重作用阻断了呕吐反射过程中神经介质的化学传递，从而对化疗及放疗引起的呕吐有治疗作用。

2. 药代动力学　口服吸收迅速、完全，其生物利用度（F）与口服剂量有关，每次 5mg 时，F 约 60%，而口服100mg，2.2 小时内 F 可达 95%以上。T_{max} 为 2～3.5 小时，C_{max} 为 21.7～29.0μg/L，静脉注射 C_{max} 为 82～84μg/L、口服 $t_{1/2}$ 为 8.6～41.9 小时，静脉注射 $t_{1/2}$ 为 7.3～30.3 小时；V_d 为 554.1L；约71%的本品以非特异的方式与血浆蛋白结合；代谢正常者，约8%的本品以原型从尿中排出，70%以代谢物从尿中排出，粪中排出约占 15%，几乎均为代谢物；在非正常代谢人中，尿中原型排出比例大于正常代谢者。

3. 药物不良反应

（1）常规剂量下的不良反应多为一过性，常见有头痛、便秘、头晕、疲劳及胃肠功能紊乱，如腹痛和腹泻。偶见皮疹、瘙痒、荨麻疹等。有导致氨基转移酶一过性升高的报道。

（2）本品可能对血压有一定影响，因此高血压未控制的患者每日剂量不宜超过 10mg。

4. 药物相互作用

（1）与利福平或其他肝药酶诱导剂合用，可使本品代谢加快，血药浓度降低。

（2）与氟哌啶醇、地塞米松合用可提高本品疗效，降低不良反应。

八、注意事项

1. 禁用　孕妇及哺乳期妇女、对本品过敏者禁用。
2. 慎用　儿童暂不推荐使用，肝、肾功能不全者慎用。

九、药物稳定性及贮藏条件

密封，干燥避光处贮存（注射剂不超过 20℃）。

十、药物经济性评价

医保乙类，《中国药典》（2020 年版）收载。

格拉司琼

一、药品名称

1. 英文名　Granisetron
2. 化学名　1-甲基-N-(9-甲基-9-氮杂二环[3,3,1]壬烷-3-基)-1H-吲哚-3-甲酰胺盐酸盐

二、药品成分

盐酸格拉司琼

三、剂型与规格

注射液　(1)1ml∶1mg;(2)3ml∶3mg;(3)50ml∶3mg;(4)100ml∶3mg

片剂　1mg

胶囊　1mg

四、适应证及相应的临床价值

用于预防和治疗化疗、放疗及手术后所致的恶心和呕吐。

五、用法用量

1. 儿童　常规剂量:静脉注射,2~16岁儿童,推荐剂量为一次10μg/kg。
2. 成人　将本品以注射用生理盐水20~50ml稀释后,于化疗或放疗前每日1次静脉滴注,成人剂量每次40μg/kg,或给予标准剂量3mg,如症状未见改善可再增补1次;对老年患者及肾功能不全患者一般不需调整剂量。每1疗程可连续使用5天。

口服给药:每次1mg,每日2次。第一次于化疗前1小时服用,第二次于第一次服药后12小时服用。

3. 老年人　老年患者无须调整剂量。

六、特殊人群用药

1. 妊娠期　孕妇使用本品的安全性亦未确定。
2. 哺乳期　哺乳期妇女使用本品时应停止哺乳。
3. 肾功能损害　无须调整剂量。
4. 肝功能损害　无须调整剂量。

七、药理学

1. 药效学及作用机制　为强效高选择性外周和中枢神经系统5-HT$_3$受体拮抗药,与5-HT$_3$受体的亲和力比与其他受体(包括5-HT$_1$、5-HT$_2$、多巴胺D$_2$、组胺H$_1$、苯二氮䓬和阿片受体等)的亲和力显著地为高。通过对上端小肠腹部向心神经纤维和孤束核或呕吐化学感受区的5-HT$_3$受体的拮抗作用,抑制抗肿瘤药物和放疗引起的恶心和呕吐。动物实验表明本品不能抑制由阿扑吗啡诱发的呕吐,表明本品主要作用于5-HT$_3$受体。临床试验表明它对中等致吐的抗肿瘤化疗,与昂丹司琼的疗效相同,而对顺铂引起的高度呕吐,本品则较昂丹司琼更为有效。

2. 药代动力学　健康志愿者1次快速静脉注射本品20μg/kg或40μg/kg后,平均C_{max}为13.7μg/L和42.8μg/L,C_{max}和AUC与剂量呈线性关系,但$t_{1/2}$、V_d和Cl无大的改变。在癌症患者体内,本品的V_d为2.2~3.3L/kg;健康志愿者1次静脉注射本品后呈双相性消除,$t_{1/2\beta}$为2.3~5.9小时,而患者为9.2~12小时;多次重复给药4天后血药浓度达稳态,此后逐渐减少,未见蓄积性。在体内分布广泛,血浆蛋白结合率约为65%。给药后,大部分药物很快在肝代谢(由肝微粒体酶P450 3A介导),代谢途径主要是N-去烷基化及芳香环氧化后再被共轭化。8%~9%的药物以原型、70%以代谢物形式从尿中排出;15%从粪便中排出(几乎全部为代谢物形式)。老年人药动学参数与年轻人无异。

3. 药物不良反应　患者对本品耐受性较好,主要不良反应为头痛,发生率为10%~15%;其他少见的不良反应有便秘、嗜睡、腹泻、GOT和GPT暂时性升高等;也曾观察到血压变化,但停药即消失,一般不需处理。未发现锥体外系反应及其他严重不良反应。

4. 药物相互作用

(1) 与地塞米松合用,可提高本品的疗效。降低不良反应。

(2) 与利福平或其他肝酶诱导药物同时使用,本品血药浓度减低,应适当增加剂量。

八、注意事项

1. 禁用

(1) 胃肠道梗阻者禁用本品。

(2) 对本品或有关化合物过敏者禁用。

2. 慎用　孕妇使用本品的安全性亦未确定,故应权衡利弊,慎重使用;哺乳期妇女使用本品时应停止哺乳。

3. 用药注意事项　宜临用时配制,稀释后贮存时间在无菌、避光和室温条件下不超过24小时本品不应与其他药物混合于同一溶液中使用。

九、药物稳定性及贮藏条件

置于30℃以下避光处贮存,不可冰冻。

十、药物经济性评价

医保乙类,《中国药典》(2020年版)收载。

雷 莫 司 琼

一、药品名称

1. 英文名　Ramosetron
2. 化学名　(-)-(R)-5-[(1-甲基-1H-吲哚-3-基)羰基]-4,5,6,7-四氢-1H-苯并咪唑

二、药品成分

盐酸雷莫司琼

三、剂型与规格

注射液 2ml:0.3mg

口腔内崩解片 0.1mg

四、适应证及相应的临床价值

主要用于预防和治疗抗恶性肿瘤治疗所引起的恶心、呕吐等消化道症状。

五、用法用量

1. 成人

（1）静脉注射给 0.3mg,每日 1 次。可根据年龄、症状不同适当增减用量。效果不明显时,可以追加给药相同剂量,但日用量不可超过 0.6mg。

（2）口服给药:每次 0.1mg,每日 1 次。于化疗药物给药前 1 小时服用,疗程不超过 5 日。可根据年龄、症状不同适当增减用量。

2. 老年人 老年患者生理功能低下,应密切观察患者状态,慎重给药。

六、特殊人群用药

1. 妊娠期 慎用。

2. 哺乳期 慎用。

七、药理学

1. 药效学及作用机制 为 5-HT$_3$ 受体拮抗药,作用与阿扎西琼相似。顺铂等抗肿瘤药物可使 5-羟色胺从消化道的肠嗜铬细胞中游离出来。5-羟色胺与存在于消化道黏膜内传入神经末梢的 5-HT$_3$ 受体结合,进而刺激中枢诱发呕吐。本品可阻断 5-HT$_3$ 受体而有明显的抑制呕吐作用。

2. 药代动力学 雷莫司琼的达峰浓度和曲线下面积（AUC）与给药量成正比,体内药物动态呈线性变化。雷莫司琼吸收后迅速向各组织分布,以肾、肺、肝、肾上腺、胰等浓度高。血浆蛋白结合率与血浆中药物浓度无关,是恒定的。主要在肝代谢。雷莫司琼在体内呈双相性消除,β 相半衰期为 4.33~5.78 小时。给药 24 小时后,几乎所有组织中浓度均降低到给药 5 分钟后浓度的 1% 以下。尿中除原药外,还有去甲基化物、氢氧化物及其结合物等代谢产物。对健康成人反复给药后,体内药物动态没有变化,未出现蓄积。

3. 药物不良反应

（1）不良反应发生率约 2%,主要是体热、头痛、头重等。

（2）对本品过敏者可能出现过敏样症状如胸闷、呼吸困难、喘鸣、颜面潮红、发红、瘙痒、发绀、血压降低甚至休克等。发生率尚不明确。此外,在国外有使用 5-HT$_3$ 受体拮抗型止吐药出现癫痫样发作的报告。

（3）其他不良反应:腹泻、便秘、头部发热、舌头麻木

感、打嗝、血中 BUN 和肌酐上升、肝功能异常（GOT、GPT、γ-GLP、胆红素上升等）。出现较严重不良反应时应中止用药。

4. 药物相互作用 本药与甘露醇注射液、布美他尼注射液、呋塞米注射液等可发生配伍反应,所以不要混合使用。但向含有呋塞米 20mg 的呋塞米注射液中加 200ml 生理盐水与本品 0.3mg(2ml) 混合时可以使用。

八、注意事项

1. 禁用 尚不明确。

2. 慎用

（1）妊娠过程中用药的安全性尚未确立。对孕妇或可能妊娠的妇女,应仔细判断利弊得失后审慎用药。哺乳期妇女用药时应暂停哺乳。

（2）老年患者生理功能低下,应密切观察患者状态,慎重给药。

3. 用药注意事项 崩解片在口腔内崩解,但不经口腔黏膜吸收,须用唾液咽下或以水送服。

九、药物稳定性及贮藏条件

避光、室温保存。

阿扑吗啡

参见（第二章 神经系统药物 6 帕金森药物）

地芬尼多

一、药品名称

1. 英文名 Difenidol

2. 化学名 1,1-二苯基-4-(1-哌啶基)-1-丁醇盐酸盐

二、药品成分

盐酸地芬尼多

三、剂型与规格

片剂 25mg

四、适应证及相应的临床价值

用于各种原因引起的眩晕、恶心、呕吐等症状。

五、用法用量

1. 儿童 6 个月以下的婴儿禁用。

2. 成人 口服:每次 25~50mg,每日 3 次。

六、特殊人群用药

1. 妊娠期 慎用。

2. 哺乳期 慎用。

3. 肾功能损害 严重肾功能不全者禁用。

七、药理学

1. 药效学及作用机制 为强效抗晕止吐药,能扩张已

痉挛的血管,增加椎基底动脉血流量,阻断前庭神经的眩晕性冲动,抑制呕吐中枢和/或延髓催吐化学感受区。

2. 药代动力学 口服给药后 1 小时,直肠给药后 2 小时,肌内注射后 0.5 小时,血药浓度可达峰值。生物利用度可达 91.5%,在体内分布广泛,其浓度由高到低依次为心、肝、脾、肺、肾、脑及肌肉。主要代谢产物为无活性的 N-(4,4-联苯基-4-羟丁基)-δ-氨基戊酸。约 90% 以上经肾排泄,是否经乳汁排泄尚不清楚。消除 $t_{1/2}$ 为 9.15 小时。

3. 药物不良反应 常见口干、心悸、头晕、头痛、嗜睡、不安和轻度胃肠不适等;偶见幻听、幻视、定向力障碍、神经错乱、忧郁、皮疹及一过性低血压反应等不良反应。

八、注意事项

1. 禁用 无尿或肾功能不全者及 6 个月以内婴儿禁用。
2. 慎用 胃溃疡、泌尿道及胃肠道严重梗阻性疾病、心动过缓患者,以及孕妇和哺乳期妇女慎用。
3. 用药注意事项 预防晕动病时应于出发前 30 分钟口服。

九、药物稳定性及贮藏条件

遮光,密封,在干燥处保存。

十、药物经济性评价

基本药物(片剂:25mg),医保甲类,《中国药典》(2020年版)收载。

5 泻药和止泻药
硫 酸 镁

一、药品名称

1. 英文名 Magnesium Sulfate Solution
2. 化学名 硫酸镁

二、药品成分

硫酸镁

三、剂型与规格

溶液剂 (1)40ml:50%;(2)100ml:50%;(3)500ml:50%

散剂 50g

四、适应证及相应的临床价值

容积性泻药及利胆剂。用于导泻、利胆、十二指肠引流及局部消肿。

五、用法用量

成人:①导泻每次口服 10~40ml(5~20g),清晨空腹服,同时饮 100~400ml 水,也可用水稀释后服用。②利胆每次口服 4~10ml(2~5g),一日 3 次,饭前服。

六、特殊人群用药

1. 妊娠期 孕妇慎用其导泻。
2. 哺乳期 哺乳期妇女可使用,分级为 L1。
3. 肾功能损害 慎用。
4. 其他人群 老年人慎用。

七、药理学

1. 药效学及作用机制 导泻作用:内服不被吸收,在肠道内形成一定的渗透压,使肠道保持大量的水分,刺激肠道蠕动而排便。利胆作用:硫酸镁溶液能刺激十二指肠黏膜,反射性地引起总胆管括约肌松弛、胆囊收缩,从而促进胆囊排空,达到利胆之功效。

2. 药代动力学 口服后约 20% 吸收入血,通过尿液排出。口服后约 1 小时发挥作用,疗效维持 1~4 小时。

3. 药物不良反应

(1)服用大量浓度过高的溶液,可能自组织中吸收大量水分而导致脱水。

(2)用药过量可出现电解质失调,激发心律失常、肌肉痉挛、倦怠乏力等。

(3)肾功能不全或血镁积聚时可出现眩晕和头昏等。

4. 药物相互作用 与氯氮䓬、氯丙嗪、双香豆素、地高辛或异烟肼等并用,上述药物的作用降低;与四环素合用,可形成不吸收性复合物,因此用四环素后 1~3 小时禁用硫酸镁溶液。

八、注意事项

1. 禁用 ①肠道出血患者;②月经期妇女;③急腹症患者;④孕妇。

2. 慎用 肾功能不全者、老年人和幼儿慎用。

3. 用药注意事项

(1)本品为高渗性泻药,可促使钠潴留而导致水肿。

(2)服用中枢抑制剂中毒需导泻时,应避免使用硫酸镁,需改用硫酸钠。

(3)如出现急性镁中毒现象,可用钙剂静脉注射解救,常用的为 10% 葡萄糖酸钙注射液 10ml 缓慢注射。

(4)胃肠道溃疡、黏膜破损的患者,易大量吸收而引起镁离子中毒。

九、药物稳定性及贮藏条件

避光、密闭保存。

十、药物经济性评价

医保甲类(口服散剂),《中国药典》(2020年版)收载。

比 沙 可 啶

一、药品名称

1. 英文名 Bisacodyl

2. 化学名　4,4'-(2-吡啶亚甲基)双酚二乙酸酯

二、药品成分

比沙可啶

三、剂型与规格

肠溶片　5mg
片剂　5mg

四、适应证及相应的临床价值

用于急、慢便秘和习惯性便秘。

五、用法用量

1. 儿童　6岁以上儿童,每次1片,每日1次口服。
2. 成人　每次1~2片,每日1次。整片吞服。

六、特殊人群用药

1. 妊娠期　孕妇禁用。
2. 哺乳期　不宜使用。

七、药理学

1. 药效学及作用机制　本品口服后很少被吸收,直接作用于大肠,刺激其感觉神经末梢,引起直肠反射性蠕动增强而导致排便。还可刺激局部轴突反射和节段反射,产生广泛的结肠蠕动;同时可抑制结肠内钠、氯和水分的吸收,使肠内容积增大,引起反射性排便。
2. 药代动力学　餐后给药,10~12小时内发挥作用。治疗剂量下,本品约5%被吸收,主要经粪便排出,少量以葡糖醛酸化物自尿排出。
3. 药物不良反应　偶可引起明显的腹部绞痛,停药后即消失。直肠给药有时有刺激性。
4. 药物相互作用　本品不应与抗酸药同时服用。使用阿片类止痛剂的癌症患者,对本品耐受性差,可能会造成腹痛、腹泻和大便失禁,因此,不宜合用。

八、注意事项

1. 禁用
(1) 对本品过敏者禁用。
(2) 急腹症禁用。
(3) 当药品性状发生改变时禁止使用。
2. 慎用　孕妇慎用。
3. 用药注意事项　服用时不得咀嚼和压碎,服药前后2小时内不得服用牛奶和抗酸药。请将此药品放在儿童不能接触的地方。

九、药物稳定性及贮藏条件

遮光,密封保存。

十、药物经济性评价

《中国药典》(2020年版)收载。

酚 酞 片

一、药品名称

1. 英文名　Phenolphthalein
2. 化学名　3,3-双(4-羟基苯基)-1(3H)-异苯并呋喃酮

二、药品成分

酚酞

三、剂型与规格

片剂　100mg

四、适应证及相应的临床价值

用于治疗习惯性顽固性便秘。

五、用法用量

1. 儿童　睡前服,2~5岁儿童,每次15~20mg,6岁以上儿童每次25~50mg。
2. 成人　每次50~200mg,用量根据患者情况而增减,睡前服。

六、特殊人群用药

1. 妊娠期　孕妇慎用。
2. 哺乳期　哺乳期妇女禁用。
3. 其他人群　幼儿慎用,婴儿禁用。老年人未进行该项实验且无可靠参考文献。

七、药理学

1. 药效学及作用机制　主要作用于结肠,口服后在小肠碱性肠液的作用下慢慢分解,形成可溶性钠盐,从而刺激肠壁内神经丛,直接作用于肠平滑肌,使肠蠕动增加,同时又能抑制肠道内水分的吸收,使水和电解质在结肠蓄积,产生缓泻作用。其作用缓和,很少引起肠道痉挛。
2. 药代动力学　口服后约有15%被吸收,吸收的药物主要以葡萄糖醛酸化物形式经尿或随粪便排出,部分还通过胆汁排泄至肠腔,在肠中被再吸收,形成肠肝循环,延长作用时间。用药后4~8小时排出软便,一次给药排除需3~4日。本品也从乳汁分泌。
3. 药物不良反应　由酚酞引起的过敏反应临床上罕见,偶能引起皮炎、药疹、瘙痒、灼痛及肠炎、出血倾向等。
4. 药物相互作用　本品如与碳酸氢钠及氧化镁等碱性药并用,能引起粪便变色。

八、注意事项

1. 禁用　阑尾炎、直肠出血未明确诊断、充血性心力衰竭、高血压、粪块阻塞、肠梗阻禁用。
2. 慎用　孕妇及幼儿慎用。
3. 用药注意事项

（1）酚酞可干扰酚磺酞排泄试验（PSP），使尿色变成品红或桔红色，同时酚磺酞排泄加快。

（2）长期应用可使血糖升高、血钾降低。

（3）长期应用可引起对药物的依赖性。

九、药物稳定性及贮藏条件

密封保存。

十、药物经济性评价

《中国药典》（2020年版）收载。

甘 油

一、药品名称

1. 英文名 Glycerol
2. 化学名 丙三醇

二、药品成分

丙三醇

三、剂型与规格

灌肠剂 46.8%

栓剂 2.0g

四、适应证及相应的临床价值

用于便秘。

五、用法用量

1. 成人 灌肠剂：肛门注入，成人一次60ml，儿童用量酌减。取下本品包装帽盖，让少量药液流出滋润管口，患者侧卧位插入肛门内（儿童插入3~7cm，成人插入6~10cm）。用力挤压容器，将药液缓慢注入直肠内，注完后，将注入管缓缓拔出，然后用清洁棉球按住肛门1~2分钟，通常5~15分钟可以排便。栓剂：直肠给药，成人一次1枚。

2. 老年人 根据年龄、症状可适当增减。

六、特殊人群用药

1. 妊娠期 尚不明确。
2. 哺乳期 尚不明确。

七、药理学

1. 药效学及作用机制 能润滑并刺激肠壁，软化大便，使其易于排出。

2. 药代动力学 直肠给药用于软化大便15~30分钟起效。

3. 药物不良反应 直肠给药有引起直肠黏膜坏死的危险。

4. 药物相互作用 尚不明确。

八、注意事项

1. 禁用 肠道穿孔患者、恶心呕吐患者，剧烈腹痛的患者、痔疮伴有出血患者禁用。

2. 慎用 严重心力衰竭患者。

3. 用药注意事项 灌肠剂在冬季宜用40℃温水预热后使用；

九、药物稳定性及贮藏条件

密闭保存。

十、药物经济性评价

医保乙类，《中国药典》（2020年版）收载。

聚乙二醇4000

一、药品名称

1. 英文名 Macrogol 4000
2. 化学名 聚乙二醇4000

二、药品成分

聚乙二醇4000，为环氧乙烷和水缩聚而成的混合物。辅料为山梨糖醇。

三、剂型与规格

散剂 10g/袋

四、适应证及相应的临床价值

用于治疗便秘。

五、用法用量

1. 儿童 8岁以上儿童（包括8岁）每次1袋，每天1~2次；或每天2袋，一次顿服。每袋内容物溶于一杯水中后服用。

2. 成人 每次1袋，每天1~2次；或每天2袋，一次顿服。

3. 老年人 尚无老年患者使用聚乙二醇4000的经验。

六、特殊人群用药

1. 妊娠期 尚无研究报道。建议只有在十分必要的情况下才能应用于孕妇。

2. 哺乳期 没有资料显示本品能够进入母乳。本品极少被吸收，因此可以在哺乳期服用。

七、药理学

1. 药效学及作用机制 聚乙二醇4000和水分子结合形成较稳定的氢键，进入肠道后，使肠道内容物的水分不被结肠过分吸收，从而起到润滑肠道、软化粪便，使肠道内容物体积增加，促进结肠恢复正常生理运动的作用。

2. 药代动力学 聚乙二醇4000口服后，既不被消化道吸收也不参与生物转化。

3. 药物不良反应 可能出现腹泻，停药后24~48小时内即可消失。对肠功能紊乱患者，有可能出现腹痛。偶有腹胀和恶心。罕有过敏性反应,如皮疹、荨麻疹和水肿。特例报道有过敏性休克。

4. 药物相互作用 本品有可能影响其他药物的吸收,最好与其他药物间隔较长一段时间服用(至少2小时)。

八、注意事项

1. 禁用

(1)小肠或结肠疾病患者禁用,如炎症性肠病(如溃疡性结肠炎,克罗恩病)、肠梗阻、肠穿孔、胃潴留、消化道出血、中毒性肠炎、中毒性巨结肠或肠扭转患者。

(2)未诊断明确的腹痛症状。

(3)因本品含有山梨糖醇,果糖不耐受患儿禁用。

2. 用药注意事项

(1)服用中,不应在溶液中加入任何附加成分,如调味品。

(2)本品可以用于糖尿病或需要无乳糖饮食的患者。

(3)应在确实排除禁忌证中的疾病后再使用本品。

九、药物稳定性及贮藏条件

阴凉处密封贮藏(不超过20℃)。

十、药物经济性评价

基本药物(散剂),医保甲类(口服散剂)。

开 塞 露

一、药品名称

1. 英文名 Glycerol Enema
2. 化学名 丙三醇

二、药品成分

本品每支含主要成分甘油52.8%~58.3%(m/m)。

三、剂型与规格

外用制剂 20ml

四、适应证及相应的临床价值

用于儿童及年老体弱者便秘的治疗。

五、用法用量

将容器顶端盖拔开,涂以少许,缓慢插入肛门,然后将药液挤入直肠内。

1. 儿童 每次10ml。

2. 成人 每次20ml。

六、药理学

1. 药效学及作用机制 本品能润滑并刺激肠壁,软化大便,使易于排出。

2. 药物不良反应 外用无不良反应。

七、注意事项

1. 禁用 本品性状发生改变时禁止使用。对本品过敏者禁用。

2. 慎用 过敏体质者慎用。

3. 用药注意事项

(1)拔开后的注药导管的开口应光滑,以免擦伤肛门或直肠。

(2)儿童必须在成人监护下使用。

八、药物稳定性及贮藏条件

避光,严封保存。

九、药物经济性评价

基本药物(灌肠剂),医保甲类。

洛 哌 丁 胺

一、药品名称

1. 英文名 Loperamide Hydrochloride
2. 化学名 4-对氯苯-4-羟基-N,N-二甲基-α,α-二苯-1-对哌啶基丁酰胺盐酸盐

二、药品成分

盐酸洛哌丁胺

三、剂型与规格

胶囊剂 2mg
颗粒剂 1mg/袋

四、适应证及相应的临床价值

各种原因引起的非感染性急、慢性腹泻的对症治疗。用于回肠造瘘术患者可减少排便体积及次数,增加粪便稠度。也可用于肛门或直肠手术后的患者,以抑制排便失禁。

五、用法用量

1. 急性腹泻

(1)儿童:口服,5岁以上儿童首剂2mg,以后腹泻,每次服2mg,至腹泻停止,最大用量为6mg/d。2~5岁儿童,每次1mg,每日3次。

(2)成人:口服,成人首剂4mg,以后腹泻,每次再服2mg,直到腹泻停止或用量达16mg/d,连服5日,若无效则停服。

2. 慢性腹泻

(1)儿童:口服,5岁以上儿童2mg,以后根据大便情况调节剂量。儿童每日不超过3mg/20kg。

(2)成人:口服,成人起始剂量2~4mg,每日2~12mg,显效后每日给予4~8mg维持治疗。成人每日不超过16mg。

六、特殊人群用药

1. 妊娠期　慎用。
2. 哺乳期　慎用。
3. 肝功能损害　重度肝功能者慎用。
4. 其他人群　老年患者中有习惯性便秘者慎用,用量酌加控制。

七、药理学

1. 药效学及作用机制　可抑制肠道平滑肌的收缩,减少肠蠕动。还可减少肠壁神经末梢释放乙酰胆碱,通过胆碱能和非胆碱能神经元局部的相互作用,直接抑制蠕动反射。本品可延长食物在小肠的停留时间,促进水、电解质及葡萄糖的吸收,抑制前列腺素、霍乱毒素和其他肠毒素引起的肠过度分泌。此外,本品还可增加肛门括约肌的张力,可抑制大便失禁或便急。

2. 药代动力学　本品与肠壁的高亲和力和明显的首过代谢,使其几乎不进入全身血液循环。本品口服利用度仅约为 0.3%,几乎全部进入肝代谢,原型药的血药浓度很低。T_{max} 为 4~6 小时,$t_{1/2}$ 为 7~15 小时,蛋白结合率 97%。大部分经胆汁由肠道排泄,尿中排泄约占 5%~10%。

3. 药物不良反应　不良反应轻,可出现过敏如皮疹等,消化道症状如口干、腹胀、食欲缺乏、胃肠痉挛、恶心、呕吐、便秘,以及头晕、头痛、乏力等。

4. 药物相互作用　洛哌丁胺(单剂量 4mg)与伊曲康唑(为 CYP3A4 和 P-糖蛋白抑制剂)合用可导致洛哌丁胺的血浆浓度增加 3~4 倍。在同样的实验中 CYP2C8 抑制剂吉非贝齐可导致洛哌丁胺的血浆浓度增加约 2 倍。洛哌丁胺(单剂量 16mg)与酮康唑(为 CYP3A4 和 P-糖蛋白抑制剂)合用可导致洛哌丁胺的血浆浓度增加 5 倍。

八、注意事项

1. 禁用
(1) 本品禁用于 2 岁以下儿童。
(2) 禁用于伴有高热和脓血便的急性菌痢。
(3) 应用广谱抗生素引起的假膜性肠炎患者禁用。
2. 慎用　重度肝损害者慎用。
3. 用药注意事项
(1) 对于伴有肠道感染的腹泻,必须同时应用有效的抗生素治疗。
(2) 不应用于需要避免抑制肠蠕动的患者,尤其是肠梗阻、胃肠胀气或便秘的患者。
(3) 腹泻患者常发生水和电解质丢失,应适当补充水和电解质。
(4) 用药过程中出现便秘或48小时仍无效者应停药。
(5) 本品全部由肝代谢;肝功能障碍者,可导致体内药物相对过量,应注意中枢神经系统中毒反应。

九、药物稳定性及贮藏条件

密闭,在凉暗干燥处保存。

十、药物经济性评价

基本药物胶囊:2mg,医保(甲类:口服常释剂型,乙类:颗粒剂),《中国药典》(2020 年版)收载。

蒙脱石散

一、药品名称

1. 英文名　Montmorillonite Powder
2. 化学名　蒙脱石

二、药品成分

蒙脱石

三、剂型与规格

散剂　3g

四、适应证及相应的临床价值

用于成人及儿童急、慢性腹泻。

五、用法用量

1. 儿童　口服:①儿童 1 岁以下每日 1 袋,分 3 次服;②1~2 岁,每日 1~2 袋,分 3 次服;③2 岁以上,每日 2~3 袋,分 3 次服,服用时将本品倒入半杯温开水(约 50ml)中混匀快速服完。
2. 成人　口服,成人每次 1 袋(3g),每日 3 次。
3. 老年人　用法同成人。

六、特殊人群用药

儿童急性腹泻服用本品 1 日后、慢性腹泻服用 2~3 日后症状未改善,请咨询医师或药师。

七、药理学

1. 药效学及作用机制　本品为天然蒙脱石微粒粉剂,具有层纹状结构和非均匀性电荷分布,对消化道内的病毒、病菌及其产生的毒素、气体等有极强的固定、抑制作用,使其失去致病作用;此外对消化道黏膜还具有很强的覆盖保护能力,修复、提高黏膜屏障对攻击因子的防御功能,具有平衡正常菌群和局部止痛作用。

2. 药代动力学　本品不进入血液循环系统,并连同所固定的攻击因子随消化道自身蠕动排出体外。本品不影响 X 光检查,不改变大便颜色,不改变正常的肠蠕动。

3. 药物不良反应　少数人可能产生轻度便秘。

4. 药物相互作用　如需服用其他药物,建议与本品间隔一段时间。

八、注意事项

1. 禁用　对本品过敏者禁用。
2. 慎用　过敏体质者慎用。
3. 用药注意事项

（1）治疗急性腹泻时,应注意纠正脱水。

（2）如出现便秘,可减少剂量继续服用。

（3）需同服肠道杀菌药时,请咨询医师。

九、药物稳定性及贮藏条件

密闭,干燥处保存。

十、药物经济性评价

基本药物(散剂:3g),医保甲类,《中国药典》(2020 年版)收载。

药用炭胶囊

一、药品名称

1. 英文名　Medicinal Chercoal Capsules
2. 化学名　药用炭

二、药品成分

药用炭

三、剂型与规格

片剂　(1)0.2g;(2)0.3g

胶囊剂　0.3g

四、适应证及相应的临床价值

用于腹泻及胃肠胀气。

五、用法用量

成人:口服,每次 1.5~4g,每日 2~3 次。

六、特殊人群用药

服用药用炭可影响儿童营养,禁止长期用于 3 岁以下儿童。

七、药理学

1. 药效学及作用机制　本品具有丰富的孔隙,能吸附导致腹泻及腹部不适的多种有毒或无毒的刺激性物质及肠内异常发酵产生的气体,减轻对肠壁的刺激,减少肠蠕动,从而起止泻作用。

2. 药代动力学　胃肠道不吸收,全由肠道排出。

3. 药物不良反应　可出现恶心。长期服用可出现便秘。

4. 药物相互作用　本品不宜与维生素、抗菌药、洋地黄、生物碱类、乳酶生及其他消化酶等类药物合用,以免被吸附而影响疗效。

八、注意事项

1. 禁用

（1）服用药用炭可影响儿童营养,禁止长期用于 3 岁以下儿童。

（2）本品性状发生改变时禁止使用。

（3）对本品过敏者禁用。

2. 慎用　过敏体质者慎用。

3. 用药注意事项　餐前服。

九、药物稳定性及贮藏条件

密闭,在凉暗干燥处保存。

十、药物经济性评价

医保甲类,《中国药典》(2020 年版)收载。

6　微生态药物

地衣芽孢杆菌活菌胶囊

一、药品名称

1. 英文名　Bacillus Licheniformis Capsule,Live
2. 化学名　地衣芽孢杆菌活菌胶囊

二、药品成分

地衣芽孢杆菌活菌

三、剂型与规格

胶囊　0.25g

颗粒　0.5g

四、适应证及相应的临床价值

用于细菌或真菌引起的急、慢性肠炎、腹泻。也可用于其他原因引起的胃肠道菌群失调的防治。

五、用法用量

1. 儿童　口服,每次 0.25g,每日 3 次。

2. 成人　口服,每次 0.5g,每日 3 次,首次加倍。对吞咽困难者,服用时可打开胶囊,将药粉加入少量温开水或奶液混合后服用。

六、特殊人群用药

儿童必须在成人监护下使用。

七、药理学

1. 药效学及作用机制　本品以活菌进入肠道后,对葡萄球菌、酵母样菌等致病菌有拮抗作用,而对双歧杆菌、乳酸杆菌、拟杆菌、消化链球菌有促进生长作用,从而可调整菌群失调达到治疗目的。本品可促使机体产生抗菌活性物质、杀灭致病菌。此外通过夺氧生物效应使肠道缺氧,有利于大量厌氧菌生长。

2. 药代动力学

3. 药物不良反应　偶见大便干结、腹胀,超剂量服用可见便秘。

4. 药物相互作用　抗菌药与本品合用时可减低其疗

效,故不应同服,必要时可间隔3小时服用。铋剂、鞣酸、药用炭、酊剂等抑制、吸附活菌,不能并用。

八、注意事项

1. 禁用
(1) 对本品过敏者禁用。
(2) 本品性状发生改变时禁止使用。
2. 慎用　过敏体质者慎用。
3. 用药注意事项　本品为活菌制剂,切勿将本品置于高温处,溶解时水温不宜高于40℃。

九、药物稳定性及贮藏条件

于室温条件下避光、干燥处保存。

十、药物经济性评价

基本药物(胶囊:0.25g,颗粒剂0.5g),医保乙类,《中国药典》(2020年版)收载。

双歧杆菌三联活菌

一、药品名称

1. 英文名　Live Combined Bifidobacterium, Lactobacillus and Enterococcus Capsules
2. 化学名　双歧杆菌三联活菌胶囊

二、药品成分

长型双歧杆菌、嗜酸乳杆菌和粪肠球菌

三、剂型与规格

胶囊:每粒胶囊含药粉210mg,含活菌数不低于$1.0×10^7$CFU。

四、适应证及相应的临床价值

主治因肠道菌群失调引起的急慢性腹泻、便秘,也可用于治疗轻中型急性腹泻,慢性腹泻及消化不良、腹胀,以及辅助治疗肠道菌群失调引起的内毒素血症。

五、用法用量

1. 儿童　口服,儿童用药酌减,婴幼儿服用时可将胶囊内药粉用温开水或温牛奶冲服。
2. 成人　口服,每日2次,每次2~4粒,重症加倍,饭后半小时温水服用。

六、特殊人群用药

1. 妊娠期　尚不明确。
2. 哺乳期　尚不明确。
3. 其他人群　儿童及老年人未进行该项实验且无可靠的参考文献。

七、药理学

1. 药效学及作用机制　本品可直接补充人体正常生理

细菌,调整肠道菌群平衡,抑制并清除肠道中致病菌,减少肠源性毒素的产生,促进机体对营养物的消化,合成机体所需的维生素,激发机体免疫力。
2. 药代动力学　本品服用后,所含三种有益菌可迅速地到达肠道,能在其中定植。第二天,可从服用者粪便中检查出目的菌。第三、四天菌量达到高峰,第六天维持正常。
3. 药物不良反应　未发现明显不良反应。
4. 药物相互作用　制酸药、抗菌药与本品合用可减弱其疗效,应错时分开服用。铋剂、鞣酸、活性炭、酊剂等能抑制、吸附或杀灭活菌,故应错时分开服用。

八、注意事项

1. 禁用　对微生态制剂有过敏史者禁用。
2. 用药注意事项　适宜于冷藏保存。宜用冷、温开水送服。

九、药物稳定性及贮藏条件

于2~8℃避光保存。

十、药物经济性评价

基本药物(胶囊0.21g),医保乙类,《中国药典》(2020年版)收载。

枯草杆菌肠球菌二联活菌

一、药品名称

1. 英文名　Live Combined Bacillus Subtilis and Enterococcus Faecium
2. 化学名　枯草杆菌二联活菌

二、药品成分

每一粒(250mg)胶囊中含:活菌5亿个(屎肠球菌4.5×10^8个、枯草杆菌$5.0×10^7$个)。

复方颗粒剂每袋(1g)含活菌冻干粉37.5mg,内有活菌1.5亿个(屎肠球菌$1.35×10^8$个、枯草杆菌$1.5×10^7$个)

三、剂型与规格

胶囊　250mg
复方颗粒剂　1g

四、适应证及相应的临床价值

治疗肠道菌群失调(抗生素、化疗药物等)引起的腹泻、便秘、肠炎、腹胀、消化不良、食欲缺乏等。

五、用法用量

1. 儿童　枯草杆菌肠球菌二联活菌多维颗粒:口服,2岁以下儿童,一次1袋,一日1~2次;2岁以上儿童,一次1~2袋,一日1~2次,用40℃以下温开水或牛奶冲服,也可直接服用。
2. 成人　胶囊剂:口服,每次1~2粒,每日2~3次。或遵医嘱。

六、特殊人群用药

1. 妊娠期 尚不明确。
2. 哺乳期 尚不明确。
3. 其他人群 3 个月以下婴儿用药,请在药师或医师指导下服用。

七、药理学

1. 药效学及作用机制 本品含有两种活菌:屎肠球菌和枯草杆菌,这两种菌是健康人肠道中的正常菌群成员。服用本品可直接补充正常生理活菌,抑制肠道内有害细菌过度繁殖,调整肠道菌群。临床研究显示,本品对成人急、慢性腹泻有一定的治疗作用。
2. 药物不良反应 尚不明确。
3. 药物相互作用 尚不明确。

八、注意事项

1. 禁用 对微生态制剂过敏史者禁用。
2. 用药注意事项
(1) 治疗 1 个月,症状仍无改善时,请停止用药,与药师或医师商议。
(2) 3 个月以下婴儿用药,请在药师或医师指导下服用。

九、药物稳定性及贮藏条件

保存于常温(10~30℃)干燥避光处。

十、药物经济性评价

基本药物(肠溶胶囊:250mg),医保乙类,《中国药典》(2020 年版)收载。

乳 酶 生

一、药品名称

1. 英文名 Lactasin
2. 化学名 乳酶生

二、药品成分

乳酶生

三、剂型与规格

片剂 0.15g、0.3g

四、适应证及相应的临床价值

用于消化不良、腹胀及儿童饮食失调所引起的腹泻、绿便等。

五、用法用量

1. 成人 口服,每次 0.3~1.0g,每日 3 次,饭前服。
2. 儿童 每日 3 次,饭前服口服。①1~3 岁,体重 10~

15kg,每次 0.15~0.3g;②4~6 岁,体重 16~21kg,每次 0.3~0.45g;③7~9 岁,体重 22~27kg,每次 0.3~0.6g;④10~12 岁,体重 28~32kg,每次 0.45~0.6g;⑤大于 12 岁的,用量同成人。

六、药理学

1. 药效学及作用机制 本品为活肠球菌的干燥制剂,在肠内分解糖类生成乳酸,使肠内酸度增高,从而抑制腐败菌的生长繁殖,并防止肠内发酵,减少产气,因而有促进消化和止泻作用。
2. 药物不良反应 尚不明确。
3. 药物相互作用 制酸药、磺胺类或抗生素与本品合用时,可减弱其疗效,故应分开服用(间隔 3 小时)。铋剂、鞣酸、活性炭、酊剂等能抑制、吸附或杀灭活肠球菌,故不能合用。

七、注意事项

1. 禁用 对本品过敏者禁用。
2. 慎用 过敏体质者慎用。
3. 用药注意事项 本品为活菌制剂,不应置于高温处。

八、药物稳定性及贮藏条件

密封,遮光,在凉暗处(不超过 20℃)保存。

九、药物经济性评价

基本药物(片剂:0.15g、0.3g),医保甲类。

双歧杆菌活菌

一、药品名称

英文名 Live Bifidobacterium

二、药品成分

本品系用双歧杆菌经培养收集菌体,冷冻干燥成菌粉与辅料混合制成,每粒含 0.5 亿活菌。

三、剂型与规格

胶囊 0.35g(含 0.5 亿活菌)

四、适应证及相应的临床价值

用于肠道菌群失调引起的肠功能紊乱,如急、慢性腹泻、便秘等。

五、用法用量

成人口服,每次 0.35g~0.7g,早晚各 1 次,餐后口服。

六、药理学

1. 药效学及作用机制 本品为双歧杆菌活菌制剂。双歧杆菌与其他厌氧菌一起共同占据肠黏膜的表面,形成一个生物屏障,阻止病菌的定植与入侵,产生乳酸与醋酸,降低肠道内 pH,抑制致病菌的生长。人体患病或长期服用抗菌药物后,常引起菌群失调,有害细菌大量繁殖而引起腹泻,本品能达到重建人体肠道内正常微生态系统而调整肠道菌群以止泻。

2. 药物不良反应 未见不良反应。

3. 药物相互作用 抗酸药、抗菌药与本品合用时可减弱其疗效,应分开服用。铋剂、鞣酸、药用炭、酊剂等能抑制、吸附或杀灭活菌,故不能合用。

七、注意事项

1. 禁用 对本品过敏者禁用。
2. 慎用 过敏体质者慎用。
3. 用药注意事项
(1) 本品为活菌制剂,切勿将本品置于高温处。
(2) 避免与抗菌药同服。
(3) 本品性状发生改变时禁止使用。
(4) 请将此药品放在儿童不能接触的地方。

八、药物稳定性及贮藏条件

于 2~8℃遮光保存和运输。

九、药物经济性评价

医保乙类。

7 肝胆疾病辅助用药

乳 果 糖

一、药品名称

1. 英文名 Lactulose
2. 化学名 4-*O*-β-D-吡喃半乳糖基-D-果糖

二、药品成分

乳果糖

三、剂型与规格

口服液 (1)15ml∶10g;(2)100ml∶67g;(3)200ml∶133.4g

四、适应证及相应的临床价值

慢性或习惯性便秘:调节结肠的生理节律;肝性脑病:用于治疗和预防肝性昏迷或昏迷前状态。

五、用法用量

1. 便秘
(1) 成人和 14 岁以上的儿童:①起始量为每日 15~30ml(相当于 10~20g 乳果糖);②维持量为每日 10~15ml(相当于 6.7~10g 乳果糖)。
(2) 6~14 岁的儿童:①起始量为每日 15ml(相当于 10g 乳果糖);②维持量为每日 5~10ml(相当于 3.3~6.7g 乳果糖)。

(3) 婴幼儿和 6 岁以下的儿童:①起始量为每日 5~10ml(相当于 3.3~6.7g 乳果糖);②维持量为每日 5ml(相当于 3.3g 乳果糖)。

2. 预防和治疗肝性脑病
(1) 成人:起始量为每次 15ml(相当于 10g 乳果糖),每日 3~4 次,然后逐渐增加至每次 30~45ml(相当于 20~30g 乳果糖),每日 3~4 次。实际采用的剂量,应以达到每日 2~3 次软大便为准。
(2) 儿童:尚无相应资料。
(3) 老年患者、肾功能或肝功能不全的患者:没有特殊的推荐剂量。

六、特殊人群用药

1. 妊娠期 孕妇可使用本品。
2. 哺乳期 哺乳期妇女可使用本品。
3. 老年患者、肾功能或肝功能不全的患者 没有特殊的推荐剂量。

七、药理学

1. 药效学及作用机制 乳果糖可促进肠道嗜酸菌(如乳酸杆菌)的生长,抑制蛋白分解菌,促进肠内容物的酸化从而使氨转变成离子状态,降低结肠 pH 并发挥渗透作用导泻;刺激细菌利用氨进行蛋白合成,抑制肠道细菌产氨,改善氨代谢;乳果糖在结肠被消化道菌群转化成乳酸和少量醋酸等低分子量有机酸,导致肠道内 pH 降低,并通过渗透作用增加结肠内容物,上述作用刺激结肠蠕动,可保持大便通畅,缓解便秘,恢复结肠的生理节律。

乳果糖为人工合成的双酮双糖(乳糖和果糖),人类小肠的微绒毛无分解乳果糖的双糖酶,所以乳果糖不被小肠吸收,而进入结肠发挥作用,主要在右侧结肠中被消化道菌群酵解转化成乳酸和少量乙酸等低分子量有机酸,使肠道 pH 降到 6 以下。据研究,口服乳果糖后,下部小肠的 pH 为 7.05,右侧结肠 pH 值降到 4.85,左侧结肠的 pH 值为 6.7,肠腔酸化后,游离的氢离子增加,并与肠腔内的氨(NH$_3$)结合形成铵(NH$_4^+$),后者不易吸收,而随粪便排出,使肠腔吸收的氨减少,同时血中的氨通过肠黏膜向 pH 低的肠腔渗透,并与肠腔内的 H$^+$ 结合,形成不被肠道吸收的 NH$_4^+$ 而随粪便排出体外,因而起到降低血氨的作用。乳果糖在酸化肠道的同时,可明显降低肠道菌群的形成,有利于某些有益细菌如乳酸杆菌、双歧杆菌的生长,抑制某些使蛋白分解的细菌如肠杆菌、厌氧杆菌、长链球菌的生长而使肠道产氨减少。乳果糖具有碳水化合物底物的作用,能增加细菌对氨的利用,使氨进入细菌的蛋白质中,从而使氨降低。另外,乳果糖在肠道内被分解产生的小分子酸可使肠内渗透压升高,减少结肠内水分的吸收,小分子酸还可促进肠蠕动,使肠道内粪便停留时间缩短,从而增加大便次数,降低粪便 pH,减少肠道谷氨酰胺转化成氨和 α-酮戊二酸,从而减少氨负荷,降低血氨水平,不利于氨和其他有害物质的吸收。

2. 药代动力学 乳果糖口服后几乎不被吸收,可以原型到达结肠,继而被肠道菌群分解代谢。在结肠内经菌群作用分解为乳酸和乙酸。在 25～50g(40～75ml)剂量下,可完全代谢;超过该剂量时,则部分以原型排出,经粪便排泄。

3. 药物不良反应　常见心律失常(最常见为室性早搏)、食欲缺乏、恶心、呕吐、下腹痛、无力和软弱;少见视力模糊、色视、腹泻、中枢神经系统反应如精神抑郁或错乱;罕见嗜睡、头痛、皮疹和荨麻疹。

4. 药物相互作用　乳果糖可能加剧由其他药物引起的钾的流失(如噻嗪类、类固醇和两性霉素 B),与强心苷合用时,可因为钾丢失而加强强心苷的作用。随着剂量的增加,结肠内的 pH 会下降,因此在结肠内依赖 pH 释放的药物(如5-ASA)可能会失活。

八、注意事项

1. 禁忌证　半乳糖血症、肠梗阻、消化道穿孔及对乳果糖过敏者禁用。

2. 孕期、哺乳期用药　推荐剂量的本品可用于妊娠期和哺乳期。

3. 如果在治疗 2～3 天后,便秘症状无改善或反复出现,请咨询医师。本品在半乳糖血症患者或乳果糖酶缺乏症患者中,需注意其中相关糖的含量,每 15ml 乳果糖溶液中最多含 1.7g 半乳糖和 1g 乳糖。在便秘的治疗剂量下不会对糖尿病患者带来任何问题。但用于治疗肝性脑病和昏迷前期的剂量较高,糖尿病患者应慎用。

4. 本品在治疗剂量下对驾驶和机械操作无影响。

九、药物稳定性及贮藏条件

避光、密闭、常温保存。

十、药物经济性评价

基本药物(口服溶液剂:15ml∶10g、100ml∶66.7g、200ml∶133.4g),医保乙类,《中国药典》(2020 年版)收载。

谷 氨 酸 钠

一、药品名称

1. 英文名　Sodium Glutamate
2. 化学名　L-2-氨基戊二酸钠。

二、药品成分

谷氨酸钠

三、剂型与规格

注射液　20ml∶5.75g

四、适应证及相应的临床价值

用于血氨过多所致的肝性脑病、肝性昏迷及其他精神症状。

五、用法用量

静脉滴注,每次 11.5g,用 5% 葡萄糖注射液 750～

1 000ml 或 10% 葡萄糖注射液 250～500ml 稀释,于 1～4 小时内滴完。必要时可于 8～12 小时候重复给药,1 日量不宜超过 23g。

六、特殊人群用药

尚不明确。

七、药理学

1. 药效学及作用机制　本品为氨基酸类药。重症肝炎或肝功能不全时,肝对由氨转化为尿素的环节发生障碍,导致血氨增高,出现脑病症状。本品静脉滴注后,与血中过多的氨结核成无害的谷氨酰胺,由尿排出,因此可减轻肝性脑病症状。

2. 不良反应　大量谷氨酸钠治疗肝性脑病时,可导致严重的碱中毒与低钾血症,原因在于钠的吸收过多,因此在治疗过程中须严密监测电解质浓度。输液太快,可出现流涎、脸红、呕吐等症状。过敏的先兆可有面部潮红、头痛与胸闷等症状出现。儿童可有震颤。合并焦虑状态的患者用后可出现晕厥、心动过速及恶心等反应。

3. 药物相互作用　尚不明确。

八、注意事项

1. 少尿或无尿患者禁用,肾功能不全者慎用。

2. 用药期间应注意电解质平衡,可能时检测血二氧化碳结合力及钾、钠、氯含量。

3. 用于肝性昏迷时,与谷氨酸钾合用,两者比例一般为3∶1或2∶1,钾低时为 1∶1。

九、药物稳定性及贮藏条件

遮光、密闭保存。

十、药物经济性评价

《中国药典》(2020 年版)收载。

门冬氨酸鸟氨酸

一、药品名称

1. 英文名　Ornithine Aspartate
2. 化学名　(S)-2,5-二氨基戊酸-(S)-2-氨基丁二酸盐。

二、药品成分

门冬氨酸鸟氨酸

三、剂型与规格

注射液　10ml∶5g
颗粒剂　(1)1g;(2)3g

四、适应证及相应的临床价值

治疗因急、慢性肝病如肝硬化、脂肪肝、肝炎所致的高血氨症,特别适用于因肝脏疾患引起的中枢神经系统症状的解除及肝性昏迷的抢救。

五、用法用量

注射液:①慢性肝炎或肝硬化。每日 2~4 支静脉滴注(病情严重者可酌情增加,但根据目前的临床经验,每日不超过 8 支为宜)。肝性脑病早期或肝性脑病第一天,可视病情轻重,最多使用不超过 8 支,静脉滴注。可参考以下治疗方案,第一天的第一个 6 小时内用 4 支,第二个 6 小时内分 2 次给药,每次用 2 支静脉滴注。②急性肝炎。每日 1~2 支,加入 0.9%生理盐水或 5%~10%的葡萄糖注射液等常用注射剂中滴注。

颗粒剂:每次 3g,每日 2~3 次,溶解在水或饮料中,餐前或餐后服用,如果需要可以增加剂量。

六、特殊人群用药

1. 孕妇及哺乳期妇女　安全性尚未确定。动物实验中未发现本品有生殖毒性作用。

2. 儿童　用量酌减,请遵守医嘱。

3. 老年人　无资料显示需调整剂量。

七、药理学

1. 药效学及作用机制　由于门冬氨酸鸟氨酸直接参与肝细胞代谢,并能激活肝解毒功能的两个关键酶,因而能够协助清除对人体有害的自由基,增强肝的排毒功能,迅速降低过高的血氨,促进肝细胞自身的修复和再生,从而有效地改善肝功能,恢复机体的能量平衡。血液中 3/4 的血氨被门脉周的肝细胞摄入,与鸟氨酸结合,并通过尿素循环进行代谢,生成尿素,最终以无毒形式排出体外;另 1/4 的血氨被静脉周的肝细胞摄取,与谷氨酸结合,生成谷氨酰胺,由肾排出。本品的主要成分是 L-鸟氨酸-L-门冬氨酸的复合体,其中鸟氨酸是尿素循环的起始底物,鸟氨酸氨基甲酰转移酶的活化剂,与循环中氨等有毒代谢物结合,促进尿素合成;门冬氨酸则参与肝细胞内谷氨酰胺和核酸的合成,促进肝细胞的三羧酸循环,加速肝细胞的自身修复和再生的过程,促进肝细胞能量的生成。

2. 药代动力学　本品口服给药的 t_{max} 为 0.5~1 小时,C_{max} 为 299μmol/L,AUC 为 1 143μmol·h/L;静脉给药的 t_{max} 为 0.5 小时,C_{max} 为 598μmol/L,AUC 为 1 390μmol·h/L;半衰期为 3.5 小时。口服门冬氨酸鸟氨酸在上消化道几乎全部分解为鸟氨酸和门冬氨酸,其主要代谢产物从尿中排泄。

3. 药物不良反应　大剂量静脉滴注时(>40g/L)会有轻、中度的消化道反应,可能出现恶心、呕吐或者腹胀等。上述症状为一过性,一般不需要停止治疗。减少药物使用剂量或减慢输液速度,这些不良反应可消失。

4. 药物相互作用　尚不明确。

八、注意事项

1. 禁忌证　严重肾衰竭者、乳酸或甲醇中毒者、果糖山梨醇不耐受和果糖-1-6-二磷酸酶缺乏患者。

2. 大量使用本品时,应注意监测血及尿中的尿素指标。

九、药物稳定性及贮藏条件

遮光,密闭,在干燥处保存。

十、药物经济性评价

医保乙类,《中国药典》(2020 年版)收载。

精　氨　酸

一、药品名称

1. 英文名　Arginine Hydrochloride
2. 化学名　L-2-氨基-5-胍基戊酸盐酸盐

二、药品成分

盐酸精氨酸

三、剂型与规格

注射液　20ml∶5g
片剂　0.25g

四、适应证及相应的临床价值

用于肝性脑病,适用于忌钠患者,也可用于其他原因引起的血氨增高所致的精神症状治疗。

五、用法用量

静脉滴注:每次 15~20g,以 5%~10%葡萄糖注射剂 500~1 000ml 稀释后缓慢静脉滴注,于 4 小时内滴完。

口服:一次 0.75g~1.5g 片,一日 3 次。

六、特殊人群用药

1. 孕妇及哺乳期妇女　尚不明确。
2. 儿童　尚不明确。
3. 老年　尚不明确。

七、药理学

1. 药效学及作用机制　本品是氨基酸类药,在体内参与鸟氨酸循环,促进尿素的形成,促进人体内产生的氨在肝精氨酸酶活力下转化为无毒的尿素,由尿中排出,从而降低血氨浓度。本品无谷氨酸钠的钠潴留不良反应,故可用于忌钠的肝性脑病患者。

2. 药物不良反应

(1) 可引起高氯性酸中毒,以及血中尿素、肌酸、肌酐浓度升高。

(2) 静脉滴注速度过快会引起呕吐、流涎、皮肤潮红等。

3. 药物相互作用　尚不明确。

八、注意事项

1. 高氯性酸中毒患者禁用。

2. 肾功能不全及无尿患者禁用。

3. 用药期间,宜进行血气监测,注意患者的酸碱平衡。

九、药物稳定性及贮藏条件

密闭保存。

十、药物经济性评价

基本药物(注射液:20ml∶5g),医保甲类,《中国药典》(2020年版)收载。

谷 氨 酸

一、药品名称

1. 英文名 Glutamic

2. 化学名 L-2-氨基戊二酸。

二、药品成分

谷氨酸

三、剂型与规格

片剂 (1)0.3g;(2)0.5g

四、适应证及相应的临床价值

本品系肝性昏迷和某些精神-神经系统疾病(如精神分裂症和癫痫小发作)治疗的辅助用药。

五、用法用量

1. 儿童 每日2~3g,分3~4次口服。

2. 成人 口服,每次2.5~5.0g,每日4次。

六、特殊人群用药

1. 孕妇及哺乳期妇女 尚不明确。

2. 儿童 每日2~3g,分3~4次口服。

3. 老年人 尚不明确。

七、药理学

1. 药效学及作用机制 本品为氨基酸类药:能与血氨结合形成无害的谷氨酰胺;使血氨下降,降低血氨,从而减轻肝性脑病症状;亦可参与脑蛋白质代谢和糖代谢,有促进氧化过程,改善中枢神经系统功能的作用,用于防治各种原因引起的昏迷复苏期及神经系统疾病(精神分裂症、癫痫小发作和精神运动性发作等)的辅助治疗。

2. 药物不良反应

(1) 服药后约20分钟可出现面部潮红等症状。

(2) 大量口服可发生恶心、呕吐,腹泻等。

3. 药物相互作用

(1) 本品治疗癫痫小发作与精神运动性发作时需与常用抗癫痫药合用。

(2) 不宜与碱性药物合用。

(3) 与抗胆碱药合用有可能减弱后者的药理作用。

八、注意事项

1. 禁忌证 腹水、少尿、尿闭症与肾功能不全的患者慎用或忌用。

2. 片剂可用于高血氨而无明显脑病的患者,肝性脑病的患者应用注射剂。

九、药物稳定性及贮藏条件

遮光,密闭保存。

十、药物经济性评价

《中国药典》(2020年版)收载。

联 苯 双 酯

一、药品名称

1. 英文名 Bifendate

2. 化学名 4,4'-二甲氧基-5,6,5',6'-二次甲二氧2,2'-联苯二甲酸二甲酯

二、药品成分

联苯双酯

三、剂型与规格

胶囊 25mg

滴丸 1.5mg

片剂 25mg

四、适应证及相应的临床价值

本品临床用于慢性迁延性肝炎伴升高者,也可用于化学毒物、药物引起的GPT升高。

五、用法用量

1. 儿童 口服,每次0.5mg/kg,每日3次,连用3~6个月。

2. 成人 口服,每次25~50mg,每日3次。

六、特殊人群用药

1. 孕妇及哺乳期妇女 禁用。

2. 儿童 儿童用药酌减。

3. 老年人 慎用。

七、药理学

1. 药效学及作用机制 本品为我国创制的一种治疗肝炎的降酶药物,是合成五味子丙素时的中间体。小鼠口服本品150~200mg/kg,可减轻因四氯化碳所致的肝损害和谷丙转氨酶(GPT)升高。对四氯化碳所致的肝微粒体脂质过氧化、四氯化碳代谢转化为一氧化碳有抑制作用,并降低四氯化碳代谢过程中还原型辅酶Ⅱ及氧的消耗,从而保护肝细胞生物膜的结构和功能。本品亦可降低泼尼松诱导所致的肝GPT升高,能促进部分肝切除小鼠的肝再生。本品的

降酶作用并非直接抑制血清及肝 GPT 活性,也不加速血液中 GPT 的失活,可能是肝组织损害减轻的反应。本品对细胞色素 P450 酶活性有明显诱导作用,从而加强对四氯化碳及某些致癌物的解毒能力。对部分肝炎患者有改善蛋白代谢作用,使清蛋白升高,球蛋白降低。对 HBsAg 及 HBeAg 无阴转作用,也不能使肿大的肝脾缩小。

2. 药代动力学 联苯双酯口服后吸收率很低,仅 20%~30% 被人体吸收利用,滴丸剂的生物利用度为片剂的 1.25~2.37 倍。被吸收的药物经门静脉入肝,在肝的首过作用下,迅速被代谢转化,服药后 24 小时内 70% 左右的药物自粪便中排出,血液中测不出原型药物。

3. 药物不良反应 可出现口干、轻度恶心、皮疹等。

4. 药物相互作用 肌苷与联苯双酯合用,可减少联苯双酯的降酶反跳现象。

八、注意事项

1. 对本品过敏者禁用。

2. 失代偿性肝硬化患者禁用。

3. 孕妇及哺乳期妇女禁用。

4. 本品远期疗效差,停药后可能有反跳症状,反跳病例可再重新服药,服药后谷丙转氨酶仍可下降,甚至恢复正常。凡病程长、肝功能异常时间较长者易于反跳,反之则少。

5. 个别患者于服药过程中可出现黄疸及病情恶化,应停药。

九、药物稳定性及贮藏条件

密封,在干燥处保存。

十、药物经济性评价

基本药物(滴丸剂:1.5mg、片剂:25mg),医保甲类,《中国药典》(2020 年版)收载。

门冬氨酸钾镁

一、药品名称

1. 英文名 Potassium Aspartate and Magnesium Aspartate

2. 化学名 L-天门冬氨酸钾镁盐

二、药品成分

片剂 门冬氨酸钾、天门冬氨酸镁

注射剂 门冬氨酸钾、天门冬氨酸镁

三、剂型与规格

注射剂:10ml;每 1ml 中含有无水门冬氨酸钾 45.2mg 和无水门冬氨酸镁 40mg。

片剂:每片含门冬氨酸钾 0.158g 和天门冬氨酸镁 0.14g;每片含无水门冬氨酸钾 79mg,无水门冬氨酸镁 70mg。

四、适应证及相应的临床价值

主要用于病毒性肝炎、高胆红素血症、血氨升高引起的肝性脑病及其他急慢性肝炎;也用于低钾血症、洋地黄中毒引起的心律失常、心肌炎后遗症、慢性心功能不全等。用于预防和治疗镁不足、电解质紊乱;也用于冠状粥样硬化性心脏病、心绞痛、心肌梗死、心律失常、高血压的辅助治疗;还可增加神经肌肉激动性。

五、用法用量

片剂:每次 1~2 片,每日 3 次,餐后服用。根据具体情况可增至每次 3 片,每日 3 次。

注射液:每次 10~20ml。使用时应于 5% 葡萄糖注射液 250ml 或 500ml 中稀释后缓慢静脉滴注,每日 1 次。对重症黄疸及低血钾患者,根据具体情况可酌情增加剂量。

六、特殊人群用药

1. 孕妇及哺乳期妇女 无特殊禁忌。

2. 儿童 儿童用药酌减。

3. 老年人 无特殊禁忌。

七、药理学

1. 药效学及作用机制 门冬氨酸钾镁是门冬氨酸钾盐和镁盐的混合物。门冬氨酸是体内草酰乙酸的前体,在三羧酸循环起重要作用。门冬氨酸钾镁还参与鸟氨酸循环,促进氨与二氧化碳的代谢,使之生成尿素,降低血中氨和二氧化碳的含量。门冬氨酸与细胞有很强的亲和力,可作为钾离子的载体,使钾离子进入细胞内,促进细胞除极化和细胞代谢,维持其正常功能。镁离子是生成糖原及高能磷酸酯不可缺少的物质,可增强门冬氨酸钾盐的疗效。镁离子和钾离子是细胞内重要的阳离子,它们对许多酶的功能起着重要的作用,能结合大分子到亚细胞结构上,并与肌肉收缩的机制有关。心肌细胞的收缩性受细胞内、外钾、钙、钠浓度比的影响。门冬氨酸钾镁可维持心肌收缩力,改善心肌收缩功能,降低耗氧量,促进纤维蛋白溶解,降低血液黏稠度。

2. 药代动力学 在消化道易被吸收,然后迅速进入血液循环。经口给药后,0.5~1 小时达血药浓度峰值,1 小时后肝药物浓度最高,其次为血、肾、肌肉、心和小肠。代谢缓慢,主要经肾排泄。

3. 药物不良反应 本品口服可有食欲缺乏、恶心、呕吐、腹泻等胃肠道反应,滴注速度过快可引起恶心、呕吐、面部潮红、热感、血压降低及滴注局部疼痛等不良反应。

4. 药物相互作用

(1) 本品能够抑制四环素、铁盐、氟化钠的吸收。

(2) 本品与保钾性利尿剂和/或血管紧张素转化酶抑制剂(ACEI)伍用时,可能会发生高钾血症。

八、注意事项

1. 肾功能损害、房室传导阻滞患者慎用。

2. 有电解质紊乱的患者应常规性检测血钾、镁离子浓度。

3. 由于胃酸能够影响其疗效,因此本品应餐后服用。

4. 因本品能够抑制四环素、铁盐和氟化钠的吸收,故服用本品与上述药物时应间隔 3 小时以上。

5. 本品不能作肌内注射或静脉推注。

6. 定期监测血清钾,防止高血钾。

九、药物稳定性及贮藏条件

遮光,密闭保存。

十、药物经济性评价

医保乙类。

水 飞 蓟 宾

一、药品名称

1. 英文名　Silibinin
2. 化学名　2α-[2,3-反式-2,3-二氢-3-(4-羟基-3-甲氧基苯基)-2-羟甲基-1,4-苯并二氧六环-6-基]-2,3-二氢-3β,5,7-三羟基-4H-1-苯并吡喃-4-酮-水合物。

二、药品成分

水飞蓟宾

三、剂型与规格

胶囊剂　35mg
片剂　35mg

四、适应证及相应的临床价值

用于急慢性肝炎、脂肪肝的肝功能异常的恢复。

五、用法用量

成人:通常每次 70mg,每天 3 次,餐后用温水送服。严重患者可增至每次 140mg,轻症患者可减至每次 35mg,均为每天 3 次。维持量为每次 35mg,每天 3 次。3 个月为 1 个疗程。

六、特殊人群用药

1. 孕妇及哺乳期妇女　孕妇、哺乳期妇女用药的安全性尚未确定,请遵医嘱。
2. 儿童　无不良反应报道,请遵医嘱。
3. 老年人　无不良反应报道,请遵医嘱。

七、药理学

1. 药效学及作用机制　水飞蓟宾系从菊利植物水飞蓟(Silybum Marianum)果实中提取分离而得的一种黄酮类化合物,具有明显的保护和稳定肝细胞膜的作用,可以改善肝功能,产生降酶效果,且不易发生酶反跳。水飞蓟宾能稳定肝细胞膜及保持其完整性,并可促进肝细胞超微结构复原,促进正常肝细胞的分裂及生长,提高肝细胞合成 RNA 及蛋白质的能力,提高单核吞噬细胞系统制造巨噬细胞的能力,并加强巨噬细胞的活性,加速病毒的清除。同时,水飞蓟宾

可促进脂肪转移及抗氧化作用,防止脂肪过度氧化及浸润,减轻肝脂肪变性;并可促进肝的代谢功能,增强其解毒作用,降低毒物对肝细胞的损伤。因此,水飞蓟宾具有保护正常肝细胞、促进受损害细胞膜复原的功效。

2. 药代动力学　水飞蓟宾静脉注射后 48 小时约排出给药量的 8%。口服后 48 小时约排出给药量的 20%,其中约 80% 以代谢物形式由胆汁排出,其余大部分以原型排出。

3. 药物不良反应　本品毒性很小,在临床应用中尚未发现明显不良反应,偶有头晕、恶心、上腹不适等症状。

4. 药物相互作用　尚不明确。

八、注意事项

对本品有过敏反应者禁用。

九、药物稳定性及贮藏条件

避光,于阴凉干燥处保存。

十、药物经济性评价

医保乙类。

促肝细胞生长素

一、药品名称

1. 英文名　Hepatocyte Growth-promoting Factors
2. 化学名　促肝细胞生长素

二、药品成分

促肝细胞生长素

三、剂型与规格

胶囊剂　50mg(以多肽计)
注射剂　(1)20mg;(2)40mg;(3)60mg;(4)80mg;(5)100mg;(6)120mg

四、适应证及相应的临床价值

主要用于各种中、重症病毒性肝炎的辅助治疗。

五、用法用量

成人:①肌内注射,每次 20～40mg,溶于 4ml 生理盐水中,每日 1～2 次,疗程视病情而定,一般为 1 个月。②静脉滴注,每次 40～80mg,加入 10% 葡萄糖注射液缓慢滴注,每天 1～2 次,或 40～120mg,加入 10% 葡萄糖注射液中 250～500ml 中,每日 1 次。③口服,一次 100～150mg,一日 3 次。3 个月为一疗程。

六、特殊人群用药

1. 孕妇及哺乳期妇女　未进行该项试验且无可靠参考文献。
2. 儿童　未进行该项试验且无可靠参考文献。
3. 老年人　未进行该项试验且无可靠参考文献。

七、药理学

1. 药效学及作用机制 本品系从新鲜乳猪肝中提取纯化制备而成的小分子多肽类活性物质,具备以下生物效应。

(1) 能明显刺激新生肝细胞的 DNA 合成,促进损伤的肝细胞线粒体、粗面内质网恢复,促进肝细胞再生,加速肝组织的修复,恢复肝功能。

(2) 改善肝库普弗细胞的吞噬功能,防止来自肠道的毒素对肝细胞的进一步损害,抑制肿瘤坏死因子(TNF)活性和 Na^+,K^+-ATP 酶活性抑制因子活性,从而促进肝坏死后的修复。同时具有降低转氨酶、血清胆红素和缩短凝血酶原时间的作用。

(3) 对四氯化碳诱导的肝细胞损伤有较好的保护作用。

(4) 对 D-氨基半乳糖诱导的肝衰竭患者有明显的提高存活力的作用。

2. 药物不良反应 偶尔出现低热、皮疹、荨麻疹、注射局部疼痛或静脉炎、头晕、恶心等症状。

3. 药物相互作用 尚不明确。

八、注意事项

1. 长期用药应定期检查肝功能和甲胎蛋白。
2. 使用应以针对重型肝炎的综合治疗为基础。
3. 谨防过敏反应,过敏体质者慎用。
4. 现用现溶,溶后为淡黄色透明液体,如有沉淀、混浊禁用。

九、药物稳定性及贮藏条件

4℃保存。

十、药物经济性评价

医保乙类。

多烯磷脂酰胆碱(必需磷脂)

一、药品名称

1. 英文名 Polyene Phosphatidyl choline
2. 化学名 L-α-磷脂酰胆酰

二、药品成分

天然多烯磷脂酰胆碱,带有大量的不饱和脂肪酸基,主要为亚油酸(约占 70%)、亚麻酸和油酸

三、剂型与规格

注射剂 232.5mg
胶囊剂 228mg

四、适应证及相应的临床价值

用于不同原因引起的脂肪肝、急慢性肝病,包括肝硬化、肝性脑病及继发性肝功能失调。

五、用法用量

1. 儿童 12 岁以上的儿童、青少年,轻症病例每日 1~2 支静脉用药,或每日 3 次,每次 2 粒(456mg);重症病例每日 2~4 支静脉用药。

2. 成人 用法与儿童相同。

六、特殊人群用药

1. 孕妇及哺乳期妇女 不推荐在妊娠或哺乳期间应用本品。

2. 儿童 不得将本品用于 12 岁以下儿童。

3. 老年人 同成人。

七、药理学

1. 药效学及作用机制 多烯磷脂酰胆碱是以大豆中提取的粗制磷脂物质精制而成的,其主要成分为人体的“必需”磷脂。由于多烯磷脂酰胆碱是富含多不饱和脂肪酸的磷脂酰胆碱,因此又称为多烯磷脂酰胆碱。磷脂是人体细胞和组织膜系统的基本成分,在膜依赖性新陈代谢及解毒过程中起着重要作用,在细胞再生过程中也有重要作用。在肝疾病中,不论其病因如何,均不可避免地要发生肝实质细胞和细胞器的损害,同时伴有磷脂的丢失。多烯磷脂酰胆碱通过补充人体外源性磷脂成分,使得多不饱和磷脂酰胆碱结合到肝细胞膜结构中,对肝细胞的再生和重构具有非常重要的作用,并且能明显改善营养物质和电解质的跨膜过程,增加磷脂依赖性酶类的活性。同时,高能量的“必需”磷脂分子与肝细胞膜或细胞器膜相结合,能为患病肝提供大量的能量,这些能量是生物膜结构形成和功能发挥所必需的。此外,多烯磷脂酰胆碱尚可分泌入胆汁,改善胆汁中胆固醇和磷脂的比值,增加胆汁成分的水溶性,降低胆石形成指数。

2. 药代动力学 口服给药,90%以上的多烯磷脂酰胆碱在小肠被吸收。大部分被磷脂酶 A 分解为 1-酰基溶血磷脂胆碱,50%在肠黏膜立即再次酰化为多聚不饱和磷脂酰胆碱。此多聚不饱和磷脂酰胆碱通过淋巴循环进入血液,主要通过同高密度脂蛋白结合到达肝。口服给药 6~24 小时后磷脂酰胆碱的平均血药浓度达 20%。胆碱的半衰期是 66 小时,不饱和脂肪酸的半衰期是 32 小时。^{3}H 和 ^{14}C 同位素标记,人体药代动力学研究发现,口服给药在粪便中的排泄率不超过 5%。

3. 药物不良反应 在大剂量服用时偶尔会出现胃肠道紊乱,例如胃部不适的主诉、软便和腹泻。在极罕见的情况下,可能会出现过敏反应,如皮疹、荨麻疹、瘙痒等(发生率未知)。

4. 药物相互作用

(1) 本品与抗凝剂药物之间的相互作用尚无法排除。因此,需要对抗凝剂药物的剂量进行调整。建议患者在同时应用这两类药物时向医师进行咨询。

(2) 如果正在服用其他药物,服用本药前请咨询医师或药师。

八、注意事项

1. 本品为辅助治疗药,第一次使用本品前应咨询医师。治疗期间应定期到医院检查。

2. 由于含有大豆油成分,本品可能会导致严重的过敏反应。

3. 使用本品时,必须同时避免有害物质(如酒精等)的摄入,以预防出现更严重的损害。

4. 对于慢性肝炎患者,使用本品治疗后如不能明显改善主观临床症状,应停药并就医。

5. 严禁用电解质溶液(生理氯化钠溶液,林格液等)稀释。

九、药物稳定性及贮藏条件

密闭,25℃以下干燥处保存。

十、药物经济性评价

医保乙类。

双 环 醇

一、药品名称

1. 英文名　Bicyclol

2. 化学名　4,4'-二甲氧基-5,6,5',6'-双(亚甲二氧基)-2-羟甲基-2'-甲氧羰基联苯

二、药品成分

双环醇

三、剂型与规格

片剂　25mg

四、适应证及相应的临床价值

用于治疗慢性肝炎所致的氨基转移酶升高。

五、用法用量

成人:口服,常用剂量每次 25mg,必要时可增至 50mg,每日 3 次,最少服用 6 个月或遵医嘱,应逐渐减量。

六、特殊人群用药

1. 孕妇及哺乳期妇女　尚无本品对孕妇及哺乳期妇女的研究资料,同其他药物一样,应权衡利弊,谨慎使用。

2. 儿童　12 岁以下儿童的最适剂量遵医嘱。

3. 老年人　70 岁以上老年患者的最适剂量尚待确定。

七、药理学

1. 药效学及作用机制　本品为联苯双酯结构类似物,具有抗肝炎病毒和抗肝细胞损伤两方面的作用。可显著降低小鼠药物性(四氯化碳、D-氨基半乳糖胺、对乙酰氨基酚)及免疫性肝损伤所致的血清氨基转移酶升高的水平,肝组织病理形态学损害有不同程度的减轻。本品具有清除自由基作用,保护肝细胞膜;本品对人肝癌细胞株 HepG2 有诱导凋亡作用,对用刀豆蛋白 A 造成的小鼠肝细胞核 DNA 裂解及细胞凋亡有抑制作用。体外实验显示本品对肝癌细胞转染人乙肝病毒的 2.2.15 细胞株具有抑制 HBeAg、HBV DNA 及 HBsAg 分泌的作用。可保护肝细胞核 DNA 免受损伤,减少细胞凋亡的发生,其机制可能与双环醇激活热休克因子-1,诱导热休克蛋白 27/70 的表达有关。

2. 药代动力学　口服双环醇每次 25mg,其药代动力学特征符合房室模型及一级动力学消除规律。本品的达峰时间(T_{max})为 1.8h,峰浓度(C_{max})为 50ng/ml,吸收半衰期为 0.84 小时,消除半衰期为 6.26 小时,C_{max} 和曲线下面积(AUC)与剂量成正比,而其他药代动力学参数均不随剂量明显改变,符合线性动力学特征。多次给药与单次给药相比,药代动力学参数无显著性差异,提示常用剂量多次重复给药,体内药物无蓄积现象。餐后口服本品可使本品峰浓度升高。本品在人体内主要代谢产物为 4'-羟基和 4-羟基双环醇。

3. 药物不良反应　服用本药后,个别患者可能出现的不良反应均为轻度或中度,一般无须停药、或短暂停药、或对症治疗即可缓解。

在入选 2 200 例 12~65 岁患者的双环醇片Ⅳ期临床研究中,未见严重不良反应,研究者报告 30 例与本品很可能有关或可能有关的不良事件,偶见(发生率<0.5%)头晕、皮疹、腹胀、恶心,极个别(发生率<0.1%)患者出现头痛、血清氨基转移酶升高、睡眠障碍、胃部不适、血小板下降、一过性血糖血肌酐升高、脱发。

4. 药物相互作用　尚无与其他药物相互作用的研究资料。

八、注意事项

1. 对本品和本品中其他成分过敏者禁用。

2. 在用药期间应密切观察患者临床症状,体征和肝功能变化,疗程结束后也应加强随访。

3. 有肝功能失代偿者如胆红素明显升高、低白蛋白血症、肝硬化腹水、食管静脉曲张出血、肝性脑病及肝肾综合征慎用或遵医嘱。

九、药物稳定性及贮藏条件

密封保存。

十、药物经济性评价

医保乙类,《中国药典》(2020 年版)收载。

甘草酸二铵

一、药品名称

1. 英文名　Diammonium Glycyrrhizinate

2. 化学名　20β 羧基-11-氧代正齐墩果烷-12-烯-3β 基-2-O-β-D-葡萄吡喃糖苷醛酸基-α-D-葡萄吡喃糖苷醛酸二

铵盐。

二、药品成分

甘草酸二铵

三、剂型与规格

注射剂　150mg

注射液　10ml：50mg

胶囊剂　50mg

四、适应证及相应的临床价值

用于伴有谷丙氨基转移酶升高的急、慢性病毒性肝炎的治疗。

五、用法用量

口服，每次 150mg，每日 3 次。

静脉滴注，每次 150mg，以 10% 葡萄糖注射液 250ml 稀释后缓慢滴注，每日 1 次。

六、特殊人群用药

1. 孕妇及哺乳期妇女　禁用。

2. 儿童　新生儿、婴幼儿的用药剂量和不良反应尚未确定，不推荐使用本品。

3. 老年人　基于临床应用经验，高龄者的低钾血症等副作用发生率较高，应注意观察患者的病情，慎重用药。

七、药理学

1. 药效学及作用机制　甘草酸二铵系中药甘草中提取的有效成分，是一种药理活性较强的治疗慢性肝炎药。甘草酸二铵具有较强的抗炎、保护肝细胞膜及改善肝功能的作用，对多种肝毒剂所致肝损伤均有防治作用，并呈剂量依赖性；对复合致病因子引起的慢性肝损害，能明显提高存活率及改善肝功能。抗炎机制与抑制磷脂酶 A_2 活性和前列腺素 E_2 的合成及释放有关。实验证明，甘草酸二铵能明显阻止半乳糖胺、四氯化碳及硫代乙酰胺引起的血清丙氨酸氨基转移氨基转移氨（GPT）增高，改善肝受损组织。肝组织切片显示，甘草酸二铵可以对抗半乳糖胺所致肝细胞线粒体及核仁的损害，并使肝糖原及核酸含量增加，减轻肝细胞坏死，加速肝细胞恢复。

2. 药代动力学　甘草酸二铵口服吸收不完全，其生物利用度不受胃肠道食物影响。口服后约 8~12 小时达血药浓度峰值；其活性代谢产物给药后约 4 小时在血中出现，12 小时后达峰值。静脉注射后 1 小时血药浓度迅速衰减，24 小时后处于低水平。甘草酸二铵及其代谢产物与蛋白结合力强，分别为 92.5% 和 98.4%，其结合率不受药物浓度影响，但随血浆蛋白浓度的变化而变化。甘草酸二铵在体内以肺、肝、肾分布最多，其他组织如脾、心、胃、小肠、睾丸、脑等分布很少。甘草酸二铵具有肠肝循环（EHC），体内过程复杂，该药及其代谢产物的血药浓度变化与 EHC 和蛋白结合均有密切关系。甘草酸二铵约 70% 通过胆汁随粪便排出，20% 经呼吸道以二氧化碳形式排出，少量经肾排泄。

3. 药物不良反应

（1）休克：偶尔会出现休克，要充分注意，发生异常时，立即停药，做适当处理；

（2）假性醛固酮症：由于增量或长期使用，可出现低钾血症，血压上升，钠、体液潴留、水肿、体重增加等假性醛固酮症的危险。另外，作为低钾血症的结果可能出现脱力感、肌力低下等症状。

（3）其他不良反应：少数患者可有血压升高、头昏、头痛、恶心、上腹不适、腹胀、皮疹和发热等。

4. 药物相互作用　与依他尼酸、呋塞米、乙噻嗪、三氯甲噻嗪等利尿剂并用时，其利尿作用可增强本品所含甘草酸二铵的排钾作用，而导致血清钾值的下降，应特别注意观察血清钾值的测定。

八、注意事项

1. 治疗过程中应定期检测血压、血清钾、钠浓度，如出现高血压、血钠潴留、低血钾等情况应停药或适当减量。

2. 严重低钾血症、高钠血症、高血压、心衰、肾衰竭患者禁用。孕妇不宜使用。新生儿、婴幼儿的剂量和不良反应尚未确定，暂不用。

九、药物稳定性及贮藏条件

密闭保存。

十、药物经济性评价

基本药物（胶囊：50mg），医保乙类。

复方甘草酸单铵

一、药品名称

1. 英文名　Compound Ammonium Glyeyhetate S

2. 化学名　复方甘草酸单铵

二、药品成分

甘草酸单铵 S（$C_{42}H_{65}NO_{16} \cdot 2H_2O$）、盐酸半胱氨酸（$C_3H_7NO_2S \cdot HCl \cdot H_2O$）、甘氨酸（$C_2H_5NO_2$）

三、剂型与规格

注射剂　20ml：甘草酸单铵盐 S40mg、盐酸半胱氨酸 30mg 与甘氨酸 400mg

四、适应证及相应的临床价值

用于急性、慢性、迁延型肝炎引起的肝功能异常，对中毒性肝炎、外伤性肝炎有一定的辅助治疗作用。亦可用于食物中毒、药物中毒、药物过敏等。

五、用法用量

成人：每次 20~80ml，加入 5% 葡萄糖注射液或 0.9% 氯化钠注射液 250～500ml 稀释后,缓慢滴注。每日 1 次。静脉注射每次 20～80ml,加入等量 5% 葡萄糖注射液,缓慢静脉推注,每日 1 次。

六、特殊人群用药

1. 孕妇及哺乳期妇女　慎用。
2. 儿童　未进行该项实验且无可靠参考文献。
3. 老年人　未进行该项实验且无可靠参考文献。

七、药理学

1. 药效学及作用机制　甘草酸单铵对肝胆固醇代谢酶有较强的亲和力,从而阻碍皮质醇与醛固酮的灭活,使用后显示明显的皮质激素效应,如抗炎作用、抗过敏及保护膜结构等作用;无明显皮质激素副作用。本品可促进胆色素代谢,减少 GOT、GPT 释放;诱生 γ-IFN 及白细胞介素-2、提高 NK 细胞活性和 OKT_4/OKT_8 比值并激活单核吞噬细胞系统;抑制肥大细胞释放组胺;抑制细胞膜磷脂酶 A_2($PL-A_2$)和前列腺素 E_2(PGE_2)的形成和肉芽肿性反应;抑制自由基和过氧化物的产生和形成,降低脯氨酰羟化酶的活性;调节钙离子通道,保护溶酶体膜及线粒体,减轻细胞的损伤和坏死;促进上皮细胞产生黏多糖。

盐酸半胱氨酸在体内可转换为蛋氨酸。蛋氨酸是一种必需氨基酸,在人体内可合成胆碱和肌酸。胆碱是一种抗脂肪肝物质。对由砷剂、巴比妥类药物、四氯化碳等有机物质引起的中毒性肝炎,蛋氨酸有治疗和保护肝功能作用。

2. 药物不良反应
（1）可有食欲缺乏、恶心、呕吐、腹泻,以及皮肤瘙痒、荨麻疹、口干、头痛、头晕、心悸等,以上症状一般较轻,不影响治疗。
（2）可出现低血钾症、血压上升、水钠潴留、水肿、尿量减少、体重增加等假性醛固酮增多症状,用药过程中,应注意血压、血电解质水平。

3. 药物相互作用
（1）与排钾利尿剂合用可增加低血钾的可能性。
（2）赛庚啶可抑制 ACTH 和内源性皮质醇的发生,减弱本品的作用,应避免与本品合用。

八、注意事项

1. 禁用　对本品过敏者禁用。严重低钾血症、高钠血症、醛固酮增多症、肌病患者禁用。
2. 慎用　高血压、心衰、肾衰竭者,孕妇及哺乳妇女慎用。
3. 用药注意事项　治疗过程中一个定期检测血压、血清钾、钠浓度,如出现高血压、水钠潴留、低血钾等情况应停药或适当减量。

九、药物稳定性及贮藏条件

密闭,在凉暗处保存。

十、药物经济性评价

硫 普 罗 宁

一、药品名称

1. 英文名　Tiopronin
2. 化学名　N-(2-巯基丙酰基)-甘氨酸

二、药品成分

硫普罗宁

三、剂型与规格

片剂　100mg
胶囊剂　（1）100mg;（2）200mg

四、适应证及相应的临床价值

恢复肝功能,用于慢性肝炎的辅助治疗。

五、用法用量

成人口服:每次 0.1～0.2g,每日 3 次,疗程 2～3 个月;

六、特殊人群用药

1. 孕妇及哺乳期妇女　孕妇禁用本药。美国药品食品管理局(FDA)对本药的妊娠安全性分级为 C 级。本药可通过乳汁排泄,有使乳儿发生严重不良反应的潜在危险,故哺乳期妇女禁用。
2. 儿童　禁用。
3. 老年人　慎用。

七、药理学

1. 药效学及作用机制　硫普罗宁是一种与青霉胺性质相似的含巯基药物,具有保护肝组织及细胞的作用。动物实验显示,硫普罗宁能够通过提供巯基,防止四氯化碳、乙硫氨酸、对乙酰氨基酚等造成的肝损害,并对慢性肝损伤的甘油三酯的蓄积有抑制作用。硫普罗宁可以使肝细胞线粒体中 ATP 酶的活性降低,从而保护肝线粒体结构,改善肝功能。此外,硫普罗宁还可以通过巯基与自由基的可逆结合,清除自由基。

2. 药代动力学　本品口服易吸收,生物利用度为 85%～90%,5 小时后达血药峰浓度。在体内呈二室分布,$t_{1/2\alpha}$ 为 2.4 小时,$t_{1/2\beta}$ 为 18.7 小时,血浆蛋白结合率为 49%。本品主要在肝代谢为无活性的代谢产物,由尿排出,4 小时排出 48%,72 小时排出 78%。

3. 药物不良反应
（1）消化系统:食欲不振、恶心、呕吐、腹痛、腹泻等症状偶有发生,味觉异常罕见,可减量或暂时停服。
（2）过敏反应:偶有瘙痒、皮疹、皮肤发红等情况,应停服本品,罕见过敏性休克。
（3）长期、大量服用罕见蛋白尿或肾病综合征,应减量或停用。

（4）其他：罕见胰岛素性自体免疫综合征，疲劳感和肢体麻木。

4. 药物相互作用 本药不应与具有氧化作用的药物合用。

八、注意事项

1. 禁用 对本品成分过敏的患者禁用。孕妇、哺乳期妇女和儿童禁用。急性重症铅、汞中毒患者禁用。

2. 慎用 老年患者；重症肝炎并伴有高度黄疸、顽固性腹水、消化道出血等并发症的肝病患者，肾功能不全合并糖尿病者慎用。

3. 用药注意事项 用药期间应全面观察患者状况，定期检查肝功能，如发现异常停用本品，或进行相应治疗。有胃肠道反应、过敏反应时应酌情减量或停用。

九、药物稳定性及贮藏条件

遮光，密闭，在阴凉（不超过 20℃）干燥处保存。

十、药物经济性评价

医保乙类。

苦 参 素

一、药品名称

1. 英文名 Oxymatrine
2. 化学名 氧化苦参碱

二、药品成分

氧化苦参碱

三、剂型与规格

注射液 （1）2ml：0.2g；（2）2ml：0.6g；（3）5ml：0.6g；（4）6ml：0.6g

注射剂 （1）0.1g；（2）0.2g；（3）0.3g；（4）0.4g；（5）0.5g；（6）0.6g

胶囊剂 0.1g

片剂 （1）0.1g：（2）0.2g

四、适应证及相应的临床价值

用于慢性乙型病毒性肝炎的治疗。乙型病毒性肝炎患者肝纤维化的辅助用药。

五、用法用量

成人①口服：每次 0.1~0.2g，每日 3 次，疗程 2~3 个月；②静脉滴注：用于乙肝，一次 0.6g，溶于 5%或 10%的葡萄糖注射液或生理盐水 250~500ml，缓慢滴注，每日 1 次，疗程 2~4 周。③肌内注射：用于慢性乙肝，每次 0.4~0.6g。

六、特殊人群用药

1. 孕妇及哺乳期妇女 孕妇不宜使用。哺乳期妇女

慎用。

2. 儿童 尚无儿童用药经验。

3. 老年人 减量或遵医嘱。

七、药理学

1. 药效学及作用机制 本品在大鼠实验中，有抗炎、抗过敏和免疫抑制作用。高浓度的苦参碱和氧化苦参碱在体外可抑制 HBV 复制，能降低乙型肝炎病毒感染鸭血清 HBV-DNA 水平。基础研究显示本品可抑制小鼠皮肤成纤维母细胞（NIH/3T3 细胞）增殖及细胞外基质的合成；可抑制大鼠肝星状细胞增殖和细胞外基质的合成，促进其凋亡；动物研究发现对 CCl_4、D-半乳糖胺和二甲基亚硝胺致小鼠中毒性肝损伤具有保护作用，可明显改善肝纤维化模型大鼠血清肝功能，纤维化水平指标明显降低，组织学检查结果表明炎症和纤维化程度明显改善。苦参碱和氧化苦参碱还可抑制巨噬细胞产生 IL-1，抑制 Th 细胞产生 IL-2 和有丝分裂素原刺激 T 淋巴细胞增殖的应答。

2. 药代动力学 静脉注射本品后，血药浓度-时间曲线呈双指数型，符合二室模型。口服后药效与浓度之间的关系符合 S 型 E_{max} 模型，血浓度初期下降很快，以后下降减慢，为非剂量依赖性。吸收后分布广泛，包括肝、脾、肾、心等，能通过血脑屏障，清除率 143.79ml/min。本药主要在肝和小肠中代谢，由尿液及粪便排出。

3. 药物不良反应

（1）患者对本品有较好的耐受性，不良反应发生率较低。常见的不良反应有恶心、呕吐、口苦、腹泻、上腹不适或疼痛，偶见皮疹、胸闷、发热，症状一般可自行缓解。

（2）少见反应：可有皮疹、胸闷、发热、症状一般可自行缓解，个别患者可出现注射部位发红、疼痛、局部静脉炎。

4. 药物相互作用 与水合氯醛等中枢药有协同作用，对苯丙胺等中枢兴奋药有拮抗作用，可易化士的宁的惊厥效应。

八、注意事项

1. 禁用 对本品过敏者禁用。

2. 慎用 肝功能衰竭者、哺乳期妇女慎用，不建议严重肾功能不全者使用本品。

3. 用药注意事项 肌内注射时个别患者在注射后局部疼痛，改为深部注射可减轻症状。

九、药物稳定性及贮藏条件

遮光，密封，在阴凉干燥处（不超过 20℃）保存。

葡 醛 内 酯

一、药品名称

1. 英文名 Glucurolactone
2. 化学名 D-葡萄糖醛酸内酯

二、药品成分

葡醛内酯

三、剂型与规格

胶囊　0.1g

片剂　(1)0.05g;(2)0.1g

四、适应证及相应的临床价值

用于急慢性肝炎的辅助治疗。

五、用法用量

1. 儿童　口服,5 岁以下儿童,每次 50mg,每日 3 次;5 岁以上,每次 100mg,每日 3 次。

2. 成人　每次 100~200mg,每日 3 次,口服。

六、特殊人群用药

1. 孕妇及哺乳期妇女　尚不明确。

2. 儿童　遵医嘱。

3. 老年人　遵医嘱。

七、药理学

1. 药效学及作用机制　葡醛内酯具有保护肝和解毒的作用。葡醛内酯进入体内后,在酶的催化下内酯环被打开,转变为葡萄糖醛酸而发挥作用,后者是体内重要解毒物质之一,能与肝内或肠内含有酚基、羟基、羧基和氨基的代谢产物、毒物或药物结合,形成无毒的葡萄糖醛酸结合物随尿排出体外。同时,葡醛内酯可降低肝淀粉酶的活性,阻止糖原分解,使肝糖原增加,脂肪贮量减少。

2. 药代动力学　葡醛内酯能与体内有毒物质结合成葡萄糖醛酸结合物,经肾排出体外。

3. 药物不良反应　偶有面红、轻微胃肠道不适,减量或停药后消失。

4. 药物相互作用　尚不明确。

八、注意事项

1. 本品为肝病辅助治疗药,第一次使用本品前应咨询医师。治疗期间应定期到医院检查。

2. 如服用过量或出现严重不良反应,应立即就医。

3. 对本品过敏者禁用,过敏体质者慎用。

九、药物稳定性及贮藏条件

遮光,密闭保存。

十、药物经济性评价

医保乙类。

乙型肝炎人免疫球蛋白

一、药品名称

1. 英文名　Human Hepatitis B Immunoglobulin

2. 化学名　乙型肝炎人免疫球蛋白

二、药品成分

本品系由高效价乙型肝炎表面抗体的健康人血浆制备而成,蛋白质含量不高于 180g/L,其中人免疫球蛋白(γ 球蛋白)含量不低于 90%,IgG 分子单体加二聚体含量不低于 90%。

三、剂型与规格

注射剂　100 单位

四、适应证及相应的临床价值

主要用于乙型肝炎预防。适用于乙型肝炎表面抗原(HbsAg)阳性的母亲及所生的婴儿。意外感染的人群。与乙型肝炎患者和乙型肝炎病毒携带者密切接触者。

五、用法用量

本品只限肌内注射,不得用于静脉输注。每个患者的最佳用药剂量和疗程应根据其具体病情而定。推荐的剂量与疗程:母婴阻断,HBsAg 阳性母亲所生婴儿出生 24 小时内注射本品 100 单位;乙型肝炎预防,一次注射量儿童为 100 单位,成人为 200 单位,必要时可间隔 3~4 周再注射一次。意外感染者,立即(最迟不超过 7 天)注射 8~10 单位/kg,隔月再注射 1 次。

六、特殊人群用药

1. 孕妇及哺乳期妇女　在孕妇及哺乳期妇女用药安全性方面本品尚无临床研究资料,因此使用时须谨慎。但本品的临床用药经验尚未发现对妊娠过程、胎儿和新生儿有任何伤害作用。

2. 儿童　本品对 HBsAg 阳性母亲所生婴儿有阻断作用。长期临床用药经验未发现对儿童有任何伤害作用。

3. 老年人　本品尚无专门对老年人用药的临床研究资料。但本品的长期临床用药经验尚未发现对老年人有任何伤害作用。

七、药理学

1. 药效学及作用机制　本品含有高效价的抗乙型肝炎表面抗原抗体(抗 HBs),能与相应抗原专一结合起到被动免疫的作用。

2. 药代动力学　注射乙型肝炎人免疫球蛋白后,抗体从注射部位缓慢释放到血液循环系统中,2~10 天达到最大浓度,生物学半衰期约 28 天,IgG 与病毒的复合物可被单核吞噬细胞系统清除,清除率约 0.4L/d,分布容积约 12L。

3. 药物不良反应　一般不会出现不良反应,少数人有红肿、疼痛感,无须特殊处理,可自行恢复。

4. 药物相互作用　本品尚无与其他药物相互作用的临床研究资料。因此本品须严格单独注射,不得与其他任何药物混合使用。为了避免被动接受本品中特异性抗体的干扰,注射本品 3 个月后才能接种某些减毒活疫苗,如脊髓灰质炎、麻疹、风疹、腮腺炎以及水痘病毒疫苗等。基于同样的考虑,在非紧急状态下,已经接种了这类疫苗的患者至少在接种后 3~4 周才能注射本品;如果在接种后 3~4 周内使用了本品,则应在最后一次输注本品后 3 个月重新接种。

八、注意事项

1. 对人免疫球蛋白过敏或有其他严重过敏史者。
2. 有抗 IgA 抗体的选择性 IgA 缺乏者。
3. 本品只能肌内注射。
4. 本品瓶子有裂纹、瓶盖松动或超过有效期时不得使用。
5. 本品一旦开启应立即一次性用完,未用完部分应废弃,不得留作下次使用或分给他人使用。
6. 运输及贮存过程中严禁冻结。

九、药物稳定性及贮藏条件

2~8℃避光保存,严禁冻结。

十、药物经济性评价

医保乙类。

苯 丙 醇

一、药品名称

1. 英文名　Phenylpropanol
2. 化学名　3-苯基丙醇

二、药品成分

苯丙醇

三、剂型与规格

胶囊剂　(1)0.1g;(2)0.2g

四、适应证及相应的临床价值

主要用于胆囊炎、胆道感染、胆石症、胆道手术后综合征和高胆固醇血症、脂肪肝、慢性肝炎等,并可用于与肝胆疾病有关的消化不良综合征。

五、用法用量

口服,成人每次 0.1g~0.2g,每日 3 次。应用本品超过 3 周,每日剂量不宜超过 0.2g。

六、特殊人群用药

1. 孕妇　妊娠前 3 个月慎用。
2. 儿童　儿童用量请咨询医师或药师。
3. 老年人　未进行该项实验且无可靠参考文献。

七、药理学

1. 药效学及作用机制　苯丙醇为强效利胆药,具有较强的促进胆汁分泌作用,能增加肝血流量,使胆汁中水分及胆酸、胆固醇、胆色素等固体成分均增加,从而改变胆汁稠度;同时苯丙醇有轻度解痉作用,能松弛奥迪括约肌,促使胆汁及胆道小结石排出。口服后能促进脂肪消化,减轻腹胀、腹痛、厌油、恶心等症状,并能增加食欲。此外,苯丙醇还能加速胆固醇转变成胆酸的过程,因而有降低胆固醇的作用;对降低氨基转移酶、促进肝细胞的再生也有一定的作用。

2. 药代动力学　口服苯丙醇后迅速自胃肠道吸收,主要分布于肠、肝、胆囊、肾等器官。健康人体口服苯丙醇 0.2g 后 30 分钟,胆汁中胆红素增加 2.5 倍,2 小时后胆酸增加 3 倍。另外,健康人体口服苯丙醇 0.1~0.2g,1~1.5 小时达血药浓度峰值,血浆半衰期 4~6 小时。主要在肝代谢,以代谢物及部分原型自胆汁及尿中排泄。

3. 药物不良反应　偶有胃部不适,减量或停药后消失。
4. 药物相互作用　尚不明确。

八、注意事项

1. 胆道闭塞性黄疸、严重肝损害及对本品过敏患者禁用;孕妇慎用。
2. 本品对光的稳定性差,应密闭避光放阴凉处。

九、药物稳定性及贮藏条件

密封,遮光,在阴凉处保存。

十、药物经济性评价

《中国药典》(2020 年版)收载。

曲 匹 布 通

一、药品名称

1. 英文名　Trepibutone
2. 化学名　3-(2,4,5-三乙氧基苯甲酰)丙酸

二、药品成分

曲匹布通

三、剂型与规格

片剂　40mg

四、适应证及相应的临床价值

用于胆囊炎及胆道疾病。

五、用法用量

成人每次 1 片,每日 3 次。饭后服用。疗程 2~4 周。

六、特殊人群用药

1. 妊娠期　孕妇禁用。
2. 哺乳期　慎用
3. 儿童用药及老年患者用药　尚不明确。

七、药理学

1. 药效学及作用机制　本品具有选择性松弛胆道平滑肌并直接抑制胆道奥狄括约肌的作用。可使胆道括约肌松弛,使它能降低胆总管与十二指肠汇合部位的通过阻力;本品能降低胆囊、胆管内压、促进胆汁和胰液的排出而改善食欲、消除腹胀。本品还具有解痉镇痛及利胆的作用。

2. 药代动力学　口服后吸收迅速,单次口服后,T_{max}为30~60分钟,主要分布在肠、肝、肾、胆囊和胰腺。主要在肝代谢,代谢物无葡萄糖醛酸结合物及脱烷基酚。半衰期为1.5~2小时,6小时后自血浆完全消除。

3. 药物不良反应　偶见恶心、呕吐、食欲减退,胃部不适、皮疹、瘙痒、眩晕和倦怠等。

4. 药物相互作用　尚不明确。

八、注意事项

1. 禁用　对本品过敏者禁用。孕妇禁用。严重肝肾功能不全患者禁用。

2. 慎用　完全性胆道梗阻、急性胰腺炎慎用。

九、药物稳定性及贮藏条件

遮光,密封保存。

去 氢 胆 酸

一、药品名称

1. 英文名　Dehydrocholic Acid
2. 化学名　3,7,12-三氧-5β-胆烷-24-酸

二、药品成分

去氢胆酸

三、剂型与规格

片剂　0.25g

四、适应证及相应的临床价值

用于慢性胆囊炎的辅助治疗。

五、用法用量

成人每次0.25g~0.5g,每日3次,饭后服。

六、特殊人群用药

1. 妊娠期　妊娠前3个月慎用。
2. 肾功能损伤　严重肾功能减退患者禁用。
3. 肝功能损伤　严重肝功能减退患者禁用。
4. 其他人群　儿童不宜使用。

七、药理学

1. 药效学及作用机制　本品有利胆作用,可促进胆汁分泌,增加胆汁容量,使胆道畅通,对消化脂肪也有一定的促进作用。

2. 药代动力学　尚不明确。

3. 药物不良反应　①可有嗳气、打嗝、腹泻、恶心、肌痉挛、直肠区周围皮肤刺激等,如持续存在,应对症处理;②长期滥用或一时用量过多,可导致电解质失衡,甚至可出现呼吸困难、心跳骤停、心律紊乱、肌痉挛、极度疲乏无力。

4. 药物相互作用　如与其他药物同时使用可能会发生药物相互作用,详情请咨询医师或药师。

八、注意事项

1. 禁用　重症肝炎、充血性心力衰竭、原因不明的直肠出血、胆道完全阻塞及严重肝肾功能减退患者禁用。

2. 慎用　完全性胆道梗阻、急性胰腺炎慎用。

3. 用药注意事项　本品为辅助治疗药,第一次使用本品前应咨询医师。治疗期间应定期到医院检查。

九、药物稳定性及贮藏条件

遮光,密封保存。

十、药物经济性评价

医保乙类,《中国药典》(2020年版)收载。

熊去氧胆酸

一、药品名称

1. 英文名　Ursodeoxycholic Acid
2. 化学名　3α,7β-二羟基-5β-胆甾烷-24-酸

二、药品成分

熊去氧胆酸

三、剂型与规格

胶囊剂　(1)100mg;(2)250mg
片剂　(1)50mg;(2)150mg

四、适应证及相应的临床价值

1. 固醇性胆囊结石,必须是X射线能穿透的结石,同时胆囊收缩功能须正常。
2. 胆汁淤积性肝病。
3. 胆汁反流性胃炎。

五、用法用量

1. 固醇性胆囊结石和胆汁淤积性肝病　按时用少量水送服。每日10mg/kg,治疗胆石可每日1次,治疗胆汁淤积性肝病可分2~3次口服。溶石治疗:一般需6~24个月,服用12个月后结石未见变小者,停止服用。治疗结果根据每6个月进行超声波或X射线检查判断。

2. 胆汁反流性胃炎 晚上睡前用水吞服,必须定期服用,每次 200mg,每日 1 次。一般服用 10~14 天,遵从医嘱决定是否继续服药。

六、特殊人群用药

1. 妊娠期 在开始治疗前,必须排除患者正在妊娠。为了安全起见,熊去氧胆酸胶囊不能在妊娠前 3 个月服用。

2. 哺乳期 虽然现在无数据表明熊去氧胆酸可以进入母乳,但建议在哺乳期不要服用熊去氧胆酸。

3. 其他人群 儿童可以使用;老年患者慎用。

七、药理学

1. 药效学及作用机制 熊去氧胆酸在人胆汁中占很少一部分。经过口服熊去氧胆酸后,通过抑制胆固醇在肠道内的重吸收和降低胆固醇向胆汁中的分泌,从而降低胆汁中胆固醇的饱和度。可能是由于胆固醇的分散和液体晶体的形成,而使胆固醇结石逐渐溶解。熊去氧胆酸治疗肝和胆汁淤积疾病主要是基于通过亲水性的、有细胞保护作用和无细胞毒性的熊去氧胆酸来相对地替代亲脂性、去污剂样的毒性胆汁酸,以及促进肝细胞的分泌作用和免疫调节来完成的。

2. 药代动力学 口服后可以迅速在空肠和回肠前部被动转运吸收,在回肠末端通过主动转运吸收。一般来说,60%~80% 的药物可以被吸收。吸收以后,几乎所有的胆汁酸都在肝中和甘氨酸和牛磺酸结合,然后随胆汁一起分泌。肝中的首过清除率可以达到 60%。

在肠道中一部分被细菌降解为 7-酮基石胆酸和石胆酸。石胆酸具有肝毒性,可以导致动物肝实质细胞的损害;在人体内,只有很少部分被吸收并在肝细胞中通过硫酸盐化被解毒,随胆汁一同分泌,最终随粪便排出。熊去氧胆酸的半衰期为 3.5~5.8 天。

3. 药物不良反应 ①胃肠道:有时会出现腹泻、恶心、呕吐,罕见有腹痛、便秘、烧心、腹部不适等症状。②过敏反应:有时会出现过敏症状,如瘙痒、皮疹等。③其他:有时会出现疲倦,头晕。④治疗胆石期间可能发生胆石钙化。少数病例出现风疹与稀便。⑤治疗晚期原发性胆汁性肝硬化时,偶见肝硬化失代偿情形,停止治疗后恢复。⑥在治疗原发性胆汁性肝硬化时,极少病例可发生严重的右上腹疼痛。

4. 药物相互作用 熊去氧胆酸胶囊不应与考来烯胺(消胆胺)、考来替泊、氢氧化铝和/或氢氧化铝三硅酸镁等药同时服用,因为这些药可以在肠中和熊去氧胆酸结合,从而阻碍吸收,影响疗效。如果必须服用上述药品,应在服用该药前两小时或在服药后两小时时服用熊去氧胆酸。熊去氧胆酸可以增加环孢素在肠道的吸收,服用环孢素的患者应做环孢素血清浓度的监测,必要时要调整服用环孢素的剂量。个别病例服用熊去氧胆酸会降低环丙沙星的吸收。

八、注意事项

1. 禁用 ①急性胆囊炎和胆管炎;②胆道阻塞(常见于胆汁淤积胆管和胆囊管);③如果胆囊不能在 X 射线下被看到、胆石钙化、胆囊不能正常收缩以及经常性的胆绞痛等不能使用熊去氧胆酸胶囊;④严重肝病。

2. 慎用 ①患有严重胰腺疾病;②消化性溃疡;③胆道有结石。

3. 用药注意事项 ①遵循医师或药师的建议用药;②主治医师在治疗前 3 个月必须每 4 周检查一次患者的一些肝功能指标如 GOT、GPT 和 γ-GT 等,并且以后每 3 个月检查一次肝功能指标;③为了评价治疗效果,及早发现胆石钙化,应根据结石大小,在治疗开始后 6~10 个月,做胆囊 X 射线检查(口服胆囊造影)。

九、药物稳定性及贮藏条件

密闭,室温(10~30℃)保存。

十、药物经济性评价

基本药物(片剂:50mg),医保甲类,《中国药典》(2020 年版)收载。

腺苷蛋氨酸

一、药品名称

1. 英文名 Ademetionine 1,4-Butanedisulfonate
2. 化学名 (±)-5'-[(R)-[(R)-3-氨基-3-羧丙基]甲磺基]-5'-脱氧腺苷 1,4-丁烷二磺酸盐

二、药品成分

丁二磺酸腺苷蛋氨酸

三、剂型与规格

注射剂 0.5g
肠溶片 0.5g

四、适应证及相应的临床价值

1. 适用于肝硬化前和肝硬化所致肝内胆汁淤积。
2. 适用于妊娠期肝内胆汁淤积。

五、用法用量

1. 初始治疗 使用注射用丁二磺酸腺苷蛋氨酸,每天 500~1 000mg,肌内或静脉注射,共 2 周。静脉注射必须非常缓慢。

2. 维持治疗 使用丁二磺酸腺苷蛋氨酸肠溶片,每天 1 000~2 000mg,口服。

六、特殊人群用药

1. 妊娠期 本品可用于孕妇。
2. 哺乳期 本品可用于哺乳期妇女。

七、药理学

1. 药效学及作用机制
(1) 腺苷蛋氨酸是存在于人体所有组织和体液中的一

种生理活性分子。它作为甲基供体(转甲基作用)和生理性巯基化合物(如半胱氨酸、牛磺酸、谷胱甘肽和辅酶 A 等)的前体(转巯基作用)参与体内重要的生化反应。在肝内,通过使质膜磷脂甲基化而调节肝细胞膜的流动性,而且通过转硫基反应可以促进解毒过程中硫化产物的合成。只要肝内腺苷蛋氨酸的生物利用度在正常范围内,这些反应就有助于防止肝内胆汁淤积。

(2)现已发现,肝硬化时肝腺苷蛋氨酸的合成明显下降,这是因为腺苷蛋氨酸合成酶(催化必需氨基酸蛋氨酸向腺苷蛋氨酸转化)的活性显著下降(50%)所致。这种代谢障碍使蛋氨酸向腺苷蛋氨酸转化减少,因而削弱了防止胆汁淤积的正常生理过程。结果使肝硬化患者饮食中的蛋氨酸血浆清除率降低,并造成其代谢产物,特别是半胱氨酸、谷胱甘肽和牛磺酸利用度的下降。而且这种代谢障碍还造成高蛋氨酸血症,使发生肝性脑病的危险性增加。有研究证明体内蛋氨酸累积可导致其降解产物(如硫醇,甲硫醇)在血中的浓度升高,而这些降解产物在肝性脑病的发病机制中起重要作用。由于腺苷蛋氨酸以使巯基化合物合成增加,但不增加血循环中蛋氨酸的浓度,给肝硬化患者补充腺苷蛋氨酸可以使一种在肝病时生物利用度降低的必需化合物恢复其内源性水平。

(3)肝内胆汁淤积:肝内胆汁淤积可能是急性和慢性肝病的并发症,而且不管他们的病因如何,这种并发症都可能发生。这是由于肝细胞分泌胆汁减少,因而本应随着胆汁被清除的物质在血液中聚积,特别是胆红素、胆盐和各种酶。肝内胆汁淤积表现为黄疸和/或瘙痒,生化改变特点是血液中的胆汁成分(主要是总胆红素和结合胆红素、胆盐)和胆管酶(碱性磷酸酶和γ-谷氨酰转移酶升高)。补充腺苷蛋氨酸可以清除因腺苷蛋氨酸合成酶活性降低而造成的代谢阻滞,恢复胆汁排泌的生理机制。事实上各种实验模型证明,腺苷蛋氨酸抗胆汁淤积的活性应归于:通过依赖腺苷蛋氨酸合成膜磷脂(降低胆固醇与磷脂的比例)恢复细胞膜的流动性;通过转硫基途径合成参与内源解毒过程的含硫化合物。

2. 药代动力学 ①静脉注射本品在人体的药代动力学属于双指数型,分为两个阶段:一个阶段是迅速分布到各组织,另一个阶段是消除阶段,其半衰期大约为 90 分钟。②口服后本品大约一半以原型从尿液排泄。③肌内注射后本品几乎完全吸收(96%);45 分钟后腺苷蛋氨酸的血浆值达到最高水平。④本品只有极少量与血浆蛋白结合。⑤口服本品在肠道吸收,并使腺苷蛋氨酸的血浆浓度明显提高。⑥用同位素方法进行动物实验表明,口服本品后促使肝甲基水平升高。此外还证实,口服本品通过内源性代谢途径(转甲基反应,转硫基反应,脱羧基反应等)被机体利用。

3. 药物不良反应 ①因本品只有在酸性片剂中才能保持活性,因此有些患者服用后可出现烧心和上腹痛。②对本品特别敏感的个体,偶可引起昼夜节律紊乱,睡前服用催眠药可减轻此症状。以上症状均表现轻微,不需中断治疗。

4. 药物相互作用 本品注射剂不应与碱性溶液或含钙的溶液混合。

八、注意事项

1. 禁用 对本品过敏者。

2. 用药注意事项 ①注射用冻干粉针须在临用前用所附溶剂溶解。静脉注射必须非常缓慢。②本品片剂为肠溶片剂,在十二指肠内崩解,须在临服前从包装中取出,必须整片吞服,不得嚼碎。为使本品更好地吸收和发挥疗效,建议在两餐之间服用。③有血氨增高的肝硬化前期及肝硬化患者必须在医师指导下服用本品,并注意血氨水平。

九、药物稳定性及贮藏条件

遮光,密封保存。

十、药物经济性评价

医保乙类。

茴 三 硫

一、药品名称

1. 英文名 Anethol Trithione
2. 化学名 5-(对-甲氧苯基)-1,2-二硫环戊-4-烯-3-硫酮

二、药品成分

茴三硫

三、剂型与规格

片剂 25mg
胶囊剂 25mg

四、适应证及相应的临床价值

用于胆囊炎、胆结石及消化不良,并用于急、慢性肝炎的辅助治疗。

五、用法用量

口服,每次 25mg,每日 3 次,或遵医嘱。

六、特殊人群用药

1. 妊娠期 未进行该项试验且无可参考文献。
2. 哺乳期 未进行该项试验且无可参考文献。

七、药理学

1. 药效学及作用机制 本品能增强肝谷胱甘肽水平,明显增强谷氨酰半胱氨酸合成酶、谷胱甘肽还原酶和谷胱甘肽硫转移酶活性,从而增强肝细胞活力,使胆汁分泌增多,有利胆作用。

2. 药代动力学 本品经口服后,吸收迅速,生物利用度高,服用后 15~30 分钟即起效,1 小时后达血药浓度峰值。本品在体内主要代谢为对羟基苯基三硫酮与葡萄糖醛酸的

结合物和无毒的硫酸盐,通过肾排泄。

3. 药物不良反应　①过敏反应:偶有发生荨麻疹样红斑,停药即消失,可致发热、头痛等过敏反应;②消化系统:可发生腹胀、腹泻、腹痛、恶心、肠鸣等胃肠反应;③泌尿系统:可引起尿液变色;④内分泌系统:长期服用可致甲状腺功能亢进。

4. 药物相互作用　未进行该项试验且无可参考文献。

八、注意事项

1. 禁用　①胆道完全梗阻者禁用;②对本品过敏者禁用。

2. 慎用　甲状腺功能亢进患者慎用本品。

九、药物稳定性及贮藏条件

遮光,密封保存。

8　治疗炎性肠炎病药

美 沙 拉 秦

一、药品名称

1. 英文名　Mesalazine
2. 化学名　5-氨基-2-羟基-苯甲酸

二、药品成分

美沙拉秦

三、剂型与规格

肠溶片　(1)0.25g;(2)0.4g;(3)0.5g
缓释片　0.5g
缓释颗粒　(1)0.25g;(2)0.5g;
控释胶囊　(1)0.25g;(2)0.5g;
栓剂　(1)0.25g;(2)0.5g;(3)1g
灌肠剂　60g:4g

四、适应证及相应的临床价值

口服制剂用于溃疡性结肠炎的治疗,克罗恩病急性发作的预防和治疗。

栓剂用于溃疡性直肠炎的治疗。

灌肠剂用于直肠乙状结肠型溃疡性结肠炎的急性发作。

五、用法用量

1. 成人

(1) 口服:①溃疡性结肠炎急性发作,每次1g,每日4次。维持治疗,每次0.5g,每日3次。②克罗恩病,每次1g,每日4次。

(2) 直肠给药:①栓剂,每次250~500mg,一日2~3次;或一次1g,一日1~2次。②灌肠剂,一次4g,一日1次,睡前给药。

2. 儿童　2岁以上儿童,口服20~30mg/kg。或遵医嘱。

六、特殊人群用药

1. 妊娠期　致畸作用的研究数据不多。怀孕患者,慎用本品。

2. 哺乳期　致畸作用的研究数据不多。哺乳期患者,慎用本品。

3. 肾功能损伤　肾功能不全者慎用。

4. 其他人群　儿童慎用。老年患者无须调整剂量。

七、药理学

1. 药效学及作用机制　本品在肠中崩解,大部分药物可抵达结肠,作用于炎症黏膜,抑制引起炎症的前列腺素合成和炎症介质白三烯的形成,对肠壁炎症有显著的消炎作用,对发炎的肠壁结缔组织效用尤佳。

2. 药代动力学　口服有30%~50%吸收,主要在小肠,给药后15分钟即可在血浆中检出本品,给药1~4小时达到最高血药浓度。美沙拉秦直肠给药后的吸收很低,在肠壁和肝脏主要经乙酰化代谢,消除半衰期为0.5小时至2小时,血浆蛋白结合率43%,其乙酰化产物消除半衰期可达10小时,血浆蛋白结合率为75%~83%。本品对肾无直接刺激,经肾排泄很少,主要通过大肠排泄。

3. 药物不良反应

(1) 消化系统:偶见腹部不适、腹胀、胃肠胀气、恶心及呕吐等。

(2) 中枢神经系统:个别患者可见头痛、头晕等。

(3) 过敏反应:极少数患者可出现过敏性红肿、药物热、支气管痉挛、外周型心包心肌炎、急性胰腺炎和间质性肾炎等。

(4) 其他:偶可观察到肌肉痛和关节痛;偶有引起肝脏炎症的报道;罕见病例中有肝功能改变(转氨酶升高)。

4. 药物相互作用

(1) 与肾上腺皮质激素或抗凝血药物同时使用可能增加胃肠道出血的风险。

(2) 与磺脲类口服降血糖药合用可能增强其降糖作用。

(3) 可能降低螺内酯、呋塞米、丙磺舒及利福平的疗效。

(4) 与抗代谢药物(如甲氨蝶呤、巯嘌呤和硫唑嘌呤)同时使用,可能增加其毒性。

八、注意事项

1. 禁用　既往对水杨酸类药有过敏史者禁用;严重的肾功能损害者禁用(肾小球滤过率<20ml/min)。胃溃疡或十二指肠溃疡者禁用;出血倾向增加者禁用。2岁以下儿童禁用。

2. 慎用　肾、肝功能不全者慎用。

3. 用药注意事项　①出现不耐受本品的急性症状，如痉挛、腹痛、发热、严重头痛和皮疹，应立即停药。②治疗时应进行血液和尿液检查。推荐在给药前、给药后 2 周进行，其后每隔 4 周进一步检查。③治疗期间需要检测血清尿素氮和肌酐，以及尿沉渣和高铁血红蛋白。

九、药物稳定性及贮藏条件

遮光，密闭，于 25℃ 以下保存。

十、药物经济性评价

基本药物（肠溶片：0.5g，缓释片：0.5g，栓剂：0.5g、1g，缓释颗粒：0.5g，灌肠剂 60g：4g）医保乙类。

柳氮磺吡啶

一、药品名称

1. 英文名　Sulfasalazine
2. 化学名　5-[对-(2-吡啶胺磺酰基)苯]偶氮水杨酸

二、药品成分

柳氮磺吡啶

三、剂型与规格

肠溶片剂　0.25g
栓剂　0.5g

四、适应证及相应的临床价值

用于溃疡性结肠炎。

五、用法用量

1. 成人

（1）口服：初始剂量为每日 2~3g，分 3~4 次口服，如无肠胃道反应或过敏反应，则逐日增至每日 4~6g，分 4 次服，待症状好转后，可逐渐减至维持量，每日 1.5g，分 3 次服，直至症状完全消失。

（2）直肠给药：重症患者每日早、中、晚排便后各用 0.5g；中或轻症患者早、晚排便后各用 0.5g，症状明显改善后，改用维持量，每晚或隔日晚用 0.5g，晚间给药时间最好在睡前。

2. 儿童　口服：初始剂量为每日 40~60mg/kg，维持量每日 30mg/kg，分 3~4 次服。

六、特殊人群用药

1. 妊娠期　人类中研究缺乏充足资料，因此孕妇应禁用。

2. 哺乳期　哺乳期妇女应禁用。

3. 肾功能损害　肾功能损害者应减小剂量。

七、药理学

1. 药效学及作用机制　本品为磺胺类抗菌药。属口服

不易吸收的磺胺药，吸收部分在肠微生物作用下分解成 5-氨基水杨酸和磺胺吡啶。5-氨基水杨酸与肠壁结缔组织络合后较长时间停留在肠壁组织中起到抗菌消炎和免疫抑制作用，如减少大肠埃希菌和梭状芽孢杆菌，同时抑制前列腺素的合成以及其他炎症介质白三烯的合成。因此，目前认为本品对炎症性肠病产生疗效的主要成分是 5-氨基水杨酸。由本品分解产生的磺胺吡啶对肠道菌群显示微弱的抗菌作用。

2. 药代动力学　口服后少部分在胃肠道吸收，通过胆汁可重新进入肠道（肠肝循环）。未被吸收的部分被回肠末段和结肠的细菌分解为 5-氨基水杨酸与磺胺吡啶，残留部分自粪便排出。5-氨基水杨酸几乎不被吸收，大部分以原型自粪便排出，但 5-氨基水杨酸的 N-乙酰衍生物可见于尿内。磺胺吡啶可被吸收并排泄，尿中可测知其乙酰化代谢产物。磺胺吡啶及其代谢产物也可出现于母乳中。

3. 药物不良反应

（1）血清磺胺吡啶及其代谢产物的浓度（20~40μg/ml）与毒性有关。浓度超过 50μg/ml 时具毒性，故应减少剂量，避免毒性反应。

（2）过敏反应较为常见，可表现为药疹，严重者可发生渗出性多形红斑、剥脱性皮炎和大疱表皮松解萎缩性皮炎等；也有表现为光敏反应、药物热、关节及肌肉疼痛、发热等血清病样反应。

（3）中性粒细胞减少或缺乏症、血小板减少症及再生障碍性贫血。患者可表现为咽痛、发热、苍白和出血倾向。

（4）溶血性贫血及血红蛋白尿。缺乏葡萄糖-6-磷酸脱氢酶患者使用后易发生，在新生儿和儿童中较成人为多见。

（5）高胆红素血症和新生儿核黄疸。由于可与胆红素竞争蛋白结合部位，致游离胆红素增高。新生儿肝功能不完善，故较易发生高胆红素血症和新生儿黄疸。偶可发生核黄疸。

（6）肝损害，可发生黄疸、肝功能减退，严重者可发生急性肝坏死。

（7）肾损害，可发生结晶尿、血尿和管型尿。偶有患者发生间质性肾炎或肾管坏死的严重不良反应。

（8）恶心、呕吐、胃纳减退、腹泻、头痛、乏力等。一般症状轻微，不影响继续用药。偶有患者发生艰难梭菌肠炎，此时需停药。

（9）甲状腺肿大及功能减退偶有发生。

（10）中枢神经系统毒性反应偶可发生，表现为精神错乱、定向力障碍、幻觉、欣快感或抑郁感。一旦出现均需立即停药。

（11）罕见有胰腺炎、男性精子减少或不育症。

4. 药物相互作用

（1）与尿碱化药合用可增强磺胺药在碱性尿中的溶解度，使排泄增多。

（2）对氨基苯甲酸可代替磺胺被细菌摄取，对磺胺药的抑菌作用发生拮抗，因而两者不宜合用。

（3）下列药物与磺胺药合用时，后者可取代这些药物的蛋白结合部位，或抑制其代谢，以致药物作用时间延长或

毒性发生,因此当这些药物与磺胺药合用,或在应用磺胺药之后使用时需调整其剂量。此类药物包括口服抗凝血药、口服降血糖药、甲氨蝶呤、苯妥英钠和硫喷妥钠。

(4) 骨髓抑制药与磺胺类药合用时可能增强此类药物对造血系统的不良反应。如有指征需两类药物合用时,应严密观察可能发生的毒性反应。

(5) 避孕药(雌激素类),长时间与磺胺类药合用可导致避孕的可靠性减少,并增加经期外出血的机会。

(6) 溶栓药物与磺胺类药合用时,可能增大其潜在的毒性作用。

(7) 肝毒性药物与磺胺类药合用,可能引起肝毒性发生率的增高。对此类患者尤其是用药时间较长及以往有肝病史者应监测肝功能。

(8) 光敏药物与磺胺类药合用可能发生光敏的相加作用。

(9) 接受磺胺类药治疗者对维生素 K 的需要量增加。

(10) 乌洛托品在酸性尿中可分解产生甲醛,后者可与磺胺形成不溶性沉淀物。使发生结晶尿的危险性增加,因此不宜两药合用。

(11) 磺胺类药可取代保泰松的血浆蛋白结合部位,当两者合用时可增强保泰松的作用。

(12) 磺吡酮与磺胺类药物同用时可减少后者自肾小管的分泌,其血药浓度升高且持久,从而产生毒性,因此在应用磺吡酮期间或在应用其治疗后可能需要调整磺胺药的剂量。当磺吡酮疗程较长时,对磺胺药的血药浓度宜进行监测,有助于剂量的调整,保证安全用药。

(13) 与洋地黄类或叶酸合用时,后者吸收减少,血药浓度降低,因此须随时观察洋地黄类的作用和疗效。

(14) 与丙磺舒合用,会降低肾小管磺胺排泄量,致磺胺的血药浓度上升,作用延长,容易中毒。

(15) 与新霉素合用,新霉素抑制肠道菌群,影响本品在肠道内分解,使作用降低。

八、注意事项

1. 禁用 对磺胺类药物过敏者、孕妇、哺乳期妇女、2 岁以下儿童禁用。

2. 慎用 ①缺乏葡糖-6-磷酸脱氢酶、肝功能损害、肾功能损害患者、血卟啉症、血小板、粒细胞减少、血紫质症、肠道或尿路阻塞患者应慎用;②脱水、休克和老年患者应用本品易致肾损害,应慎用或避免应用本品。

3. 用药注意事项

(1) 应用磺胺类药期间多饮水,保持高尿流量,以防结晶尿的发生,必要时亦可服碱化尿液的药物。如应用本品疗程长,剂量大时宜同服碳酸氢钠并多饮水,以防止此不良反应。治疗中至少每周检查尿常规 2~3 次,如发现结晶尿或血尿时给予碳酸氢钠及饮用大量水,直至结晶尿和血尿消失。

(2) 对呋塞米、砜类、噻嗪类利尿药、磺脲类、碳酸酐酶抑制药及其他磺胺类药物呈现过敏的患者,对本品亦会过敏。

(3) 治疗中须注意检查

1) 全血象检查,对接受较长疗程的患者尤为重要。

2) 直肠镜与乙状结肠镜检查,观察用药效果及调整剂量。

3) 治疗中定期尿液检查(每 2~3 日查尿常规一次)以发现长疗程或高剂量治疗时可能发生的结晶尿。

4) 肝、肾功能检查。

(4) 遇有胃肠道刺激症状,除强调餐后服药外,也可分成小量多次服用,甚至每小时 1 次,使症状减轻。

(5) 根据患者的反应与耐药性,随时调整剂量,部分患者可采用间歇治疗(用药 2 周,停药 1 周)。

(6) 腹泻症状无改善时,可加大剂量。

(7) 夜间停药间隔不得超过 8 小时。

(8) 肾功能损害者应减小剂量。

九、药物稳定性及贮藏条件

遮光,密封保存。

十、药物经济性评价

基本药物(肠溶片:0.25g,栓剂:0.5g),医保甲类,《中国药典》(2020 年版)收载。

巴 柳 氮 钠

一、药品名称

1. 英文名 Balsatazide Sodium

2. 化学名 (E)-5-[[4-(2-羧乙基)氨甲酰基]苯偶氮基]水杨酸二钠盐二水合物。

二、药品成分

巴柳氮钠

三、剂型与规格

片剂 (1)0.5g;(2)0.75g

胶囊 (1)0.375g;(2)0.75g

颗粒 (1)0.375g;(2)0.75g

四、适应证及相应的临床价值

轻度至中度活动性溃疡性结肠炎。

五、用法用量

口服。每次 1.5g,每日 4 次,饭后及睡前服用。疗程 8 周。

六、特殊人群用药

1. 妊娠期及哺乳期 妊娠期及哺乳期的患者慎用本品,只有当医师判定其益处大于危险性时方可应用。5-氨基水杨酸可透过胎盘屏障,但数据有限不足以评价可能出现的不良反应。动物实验未发现致畸。乳汁中分泌有 5-氨基水杨酸,其浓度远小于在母体血液中的浓度;没有报道母体因服用 5-氨基水杨酸不良反应,但数据有限。

2. 其他人群 儿童用药和老年患者用药:尚无儿童应

用本品的资料。

七、药理学

1. 药效学及作用机制　巴柳氮钠是一种前体药物,口服后以原药到达结肠,在结肠细菌的作用下释放出 5-氨基水杨酸(有效成分)和 4-氨基苯甲酰-β-丙氨酸。5-氨基水杨酸可能是通过阻断结肠中花生四烯酸代谢产物的生成而发挥其减轻炎症的作用。

2. 药代动力学　巴柳氮钠到达结肠后,肠道细菌产生的偶氮还原酶将其裂解,释放出分子中的治疗活性部分 5-氨基水杨酸和载体分子 4-氨基苯甲酰基-β-氨基丙酸。①吸收:在健康受试者中,原型巴柳氮钠的全身吸收非常低且有个体差异。单次口服 1.5g 或 2.25g 在 1~2 小时后达到平均 C_{max}。②分布:人体血浆蛋白结合率≥99%。③代谢:在血浆、尿及粪便中检出此化合物的偶氮还原的产物 5-氨基水杨酸和 4-氨基苯甲酰基-β-氨基丙酸及它们的 N-乙酰化代谢物。④消除:健康受试者单次或多次服用巴柳氮,<1%的口服剂量以原型、5-氨基水杨酸和 4-氨基苯甲酰基-β-氨基丙酸形式在尿中排出,而>25%的口服剂量以 N-乙酰化代谢物排出。在对 10 个健康志愿者的研究中,巴柳氮单次剂量 2.25g,65%以 5-氨基水杨酸、4-氨基苯甲酰基-β-氨基丙酸及 N-乙酰化代谢物在粪便中排出,而<1%的口服剂量以原型排出。

3. 药物不良反应　常见不良反应有腹痛、腹泻;偶见消化道症状,如食欲缺乏、便秘、消化不良、腹胀、口干、黄疸;呼吸系统症状可有咳嗽、咽炎、鼻炎;其他:关节病、肌痛、疲乏、失眠、泌尿系感染。

4. 药物相互作用　尚不明确。

八、注意事项

1. 患有幽门狭窄的患者可能会延长巴柳氮钠片的胃中停留时间。

2. 对已知肾功能障碍或有肾病史的患者应谨慎使用。应定期监测患者的肾功能(如血清肌酐),特别是在治疗初期。如患者在治疗期间出现肾功能障碍应怀疑本品与 5-氨基水杨酸引起的中毒性肾损害,可能出现出血、青肿、咽喉痛和发热、心肌炎以及气短伴随的发热和胸痛。若出现上述不良反应应与医师联系,并停止治疗。

九、药物稳定性及贮藏条件

密闭,遮光保存。

十、药物经济性评价

《中国药典》(2020 年版)收载。

奥沙拉秦

一、药品名称

1. 英文名　Olsalazine
2. 化学名　3,3-偶氮双(6-羟基苯甲酸钠)

二、药品成分

奥沙拉秦钠

三、剂型与规格

胶囊剂　(1)0.25g;(2)0.5g

四、适应证及相应的临床价值

用于急、慢性溃疡性结肠炎与节段性回肠炎的治疗。

五、用法用量

1. 成人　治疗开始每日 1g,分次服用,以后逐渐提高剂量至每日 3g,分 3~4 次服用。长期维持治疗每日 1g,分 2 次口服。

2. 儿童　治疗开始儿童剂量为每天 20~40mg/kg。长期维持治疗,儿童为每天 15~30mg/kg,或遵医嘱。本品应在进餐时伴服。

六、特殊人群用药

1. 妊娠期　安全性尚未确立。
2. 哺乳期　缺乏临床经验,应慎重。

七、药理学

1. 药效学及作用机制　本品以活性成分 5-氨基水杨酸替代柳氮磺吡啶中无活性的磺胺吡啶,即通过偶氮键连接两分子 5-氨基水杨酸,提高了疗效,降低了不良反应发生率。5-氨基水杨酸是治疗溃疡性结肠炎的有效成分,但口服 5-氨基水杨酸后在小肠被吸收,乙酰化后随尿排出,不能到达结肠部位。本品在胃及小肠中不被吸收也不分解,到达结肠部位后其偶氮键在细菌作用下断裂,分解为二分子 5-氨基水杨酸并作用于结肠炎症黏膜,抑制前列腺素合成,抑制炎症介质白三烯的形成,降低肠壁细胞膜的通透性,减轻肠黏膜水肿。

2. 药代动力学　本品原型很少被吸收,口服剂量的 99%到达结肠,全身吸收少。人口服 15mg/kg 后 1~2 小时血药浓度达峰值 2~4mg/L,24 小时后仍有少量存留在血液中。本品表观分布容积(V_d)约 6L,蛋白结合率高。有效成分 5-氨基水杨酸局部结肠浓度大于血清中药浓度的 1 000 倍。本品及其代谢物主要通过尿和粪便排出体外。

3. 药物不良反应　常见腹泻,可有恶心呕吐、上腹不适、消化不良、腹部痉挛、皮疹、头痛、头晕、失眠、关节痛、白细胞减少及短暂性焦虑等。

4. 药物相互作用　与华法林同服可增加凝血酶原时间。

八、注意事项

有胃肠道反应者慎用。一旦发现漏服可立即补服,但不要在同一时间服用 2 倍剂量。

九、药物稳定性及贮藏条件

密封,干燥处室温保存。

9　其他消化系统用药

奥　曲　肽

一、药品名称

1. 英文名　Octreotide Acetate
2. 学名　D-苯丙氨酰-L-半胱氨酰-L-苯丙氨酰-D-色氨酰-L-赖氨酰-L-苏氨酰-N-[(1R,2R)-2羟基-1-(羟甲基)丙基]-L-半胱氨酰醇环(2→7)-二硫键醋酸盐

二、药品成分

醋酸奥曲肽

三、剂型与规格

注射液　(1)1ml∶0.05mg;(2)1ml∶0.1mg;(3)1ml∶0.3mg;
注射剂　(1)0.1mg;(2)0.3mg

四、适应证及相应的临床价值

用于门静脉高压引起的食管静脉曲张破裂出血;应激性溃疡、消化性溃疡导致的出血;重症胰腺炎、胰腺损伤、手术后胰瘘等,也可用于预防胰腺手术后的并发症;缓解由胃肠内分泌系统肿瘤引起的症状;胃肠道瘘管;甲状腺相关性眼病;肢端肥大症。

五、用法用量

1. 皮下注射　一次0.1mg,每8小时一次,疗程视病种而定。
2. 静脉给药　①肝硬化食管胃底静脉曲张出血:初始量0.1mg缓慢静脉注射,随后0.025～0.05mg/h静脉滴注,疗程最多5日。②应激性或消化性溃疡导致的出血:0.025mg/h静脉滴注,疗程3～5日。
3. 肝功能不全　肝硬化患者的药物半衰期延长,所以需要改变维持剂量。

六、特殊人群用药

1. 妊娠期　在孕妇中,尚未进行过适当设计、严格对照的研究。从上市后经验中可以看出,肢端肥大症患者中仅报道了有限的妊娠期用药的病例,但有半数病例的妊娠结果都未知。大部分在妊娠期前三个月使用奥曲肽的妇女,其剂量范围是奥曲肽(善宁)皮下注射0.1～0.3mg/d或20～30mg/月的长效制剂的奥曲肽。在大约三分之二的已知病例中,女性患者选择在她们的妊娠期继续使用奥曲肽治疗。在大部分已知的病例中都报道正常生产了新生儿,但是也有一些发生在妊娠早期的自然流产以及少数人工流产。在报告了妊娠结果的病例中,没有报道由于使用奥曲肽治疗而导致先天性异常或畸形。动物试验发现,除了暂时生长发育迟缓之外,奥曲肽对妊娠、胚胎/胎儿发育、分娩或出生后发育没有直接或间接的有害作用。只有在必须使用的情况下才能向孕妇给予这种药物。

2. 哺乳期　奥曲肽是否会通过人乳汁分泌尚未知。动物研究已经显示奥曲肽被分泌到了乳汁中。患者在接受奥曲肽治疗过程中不应进行母乳喂养。

3. 儿童　奥曲肽用于儿童的经验有限。

4. 老年人　与其他患者相比尚无证据表明老年人不能耐受奥曲肽或需要不同的剂量。

七、药理学

1. 药效学及作用机制　奥曲肽是人工合成的天然生长抑素的八肽衍生物,其药理作用与生长抑素相似但作用持续时间更长。它抑制生长激素(GH)的作用比天然生长激素强40倍,停药后无反跳作用,还具有广泛的抑制内分泌和外分泌的作用。

(1) 可选择性地减少门静脉及其侧支循环的血流和压力,降低食管胃底静脉的压力,用于治疗食管胃底曲张静脉破裂出血。

(2) 奥曲肽可抑制胆囊排空,抑制胆囊收缩素、促胰液素的分泌,减少胰酶分泌,对胰腺细胞有直接的保护作用,减少胰腺疾病并发症的发生。因此可用于急性胰腺炎和胰腺损伤、胰腺手术期的治疗,可预防胰腺术后并发症的发生。

(3) 奥曲肽能抑制胃酸、胃泌素和胃蛋白酶的分泌,改善胃黏膜的血液供应,对胃黏膜有保护作用,并促进黏膜修复,因此可用于应激性溃疡和消化性溃疡引起的胃肠道大出血的治疗。

2. 药代动力学

(1) 吸收:奥曲肽皮下注射后吸收迅速而完全,30分钟内血浆浓度达峰值。

(2) 分布:分布容积是0.27L/kg,总体廓清率是160ml/min。血浆蛋白质结合率达65%。与血细胞结合的奥曲肽可忽略不计。

(3) 消除:皮下给药的清除半衰期为100分钟。静脉注射后其消除呈双相,半衰期分别为10分钟和90分钟。大部分经粪便排泄,约32%在尿中以原型排出。

(4) 特殊人群

1) 肾衰竭:肾功能损害对皮下给药的奥曲肽总暴露水平(AUC)无影响。

2) 肝功能衰竭:肝硬化,而非脂肪肝,会使奥曲肽的消除降低30%。

3. 药物不良反应

(1) 注射局部反应,包括疼痛,注射部位针刺或烧灼感,伴红肿。这些现象极少超过15分钟。

(2) 消化系统:包括食欲不振、恶心、呕吐、疼挛性腹痛、胀气、稀便、腹泻及脂肪痢。偶有类似急性肠梗阻的胃肠道症状,包括严重上腹痛,腹部触痛、肌紧张和腹胀。因使胆囊收缩功能减退,长期使用可能导致胆结石的形成。

偶可引起肝功能异常,也可引起缓慢发生的高胆红素血症伴碱性磷酸酶、γ-谷氨酰转移酶和转氨酶轻度增高。个别病例可引起急性胰腺炎,通常在开始治疗的几个小时或几天内出现,但会随着停药而逐渐消失。长期应用本品且发生胆结石者也可能出现胰腺炎。

（3）内分泌系统:由于本品可抑制生长激素、胰高糖素和胰岛素的释放,故本品可能引起血糖调节紊乱。由于可降低患者餐后糖耐量,少数长期给药者可出现持续的高血糖。低血糖也有发生。

（4）心血管系统:心动过缓偶有发生。

（5）皮肤过敏反应:暂时性脱发,有过敏反应发生的个别报道。

4. 药物相互作用 ①奥曲肽与溴隐亭合用会增加溴隐亭的生物利用度。②与酮康唑合用产生协同作用,可降低泌尿系统的皮质醇分泌。③奥曲肽会减少肠道对环孢素的吸收,也可推迟对西咪替丁的吸收。

八、注意事项

1. 禁用 对奥曲肽过敏者。

2. 慎用 肾功能异常者、胰腺功能异常者、胆石症患者、胰岛素瘤患者、老年人、高尿酸血症患者、全身感染者、糖尿病患者。

3. 用药注意事项 ①由于分泌 GH 的垂体瘤可能扩散而引起严重并发症(如视野缺损),所以,应对患者仔细监测。如果有肿瘤扩散的征兆,应考虑转换其他治疗方法。②少数患者长期使用本药有形成胆结石的报道,为防止胆结石形成,患者在用药前后,应每 6~12 个月进行胆囊超声波检查。③对胰岛素瘤患者,由于奥曲肽对 GH 和胰高糖素分泌抑制大于对胰岛素分泌的抑制,故有可能增加低血糖的程度和时间。这些患者特别是在治疗开始和改变剂量时应严密监测。④少数胃肠胰内分泌肿瘤患者接受奥曲肽治疗时有症状突然失控而导致严重症状复发的报道。⑤奥曲肽可能改变接受胰岛素治疗的糖尿病患者对胰岛素的需要量。

九、药物稳定性及贮藏条件

保存于 2~8℃冰箱中,避光。

十、药物经济性评价

医保乙类,《中国药典》(2020 年版)收载。

生 长 抑 素

一、药品名称

1. 英文名 Somatostatin

2. 化学名 环状十四肽

二、药品成分

生长抑素

三、剂型与规格

注射剂 （1）0.25mg；（2）0.75mg；（3）2mg；（4）3.0mg

四、适应证及相应的临床价值

1. 严重急性上消化道出血,如食管胃底静脉曲张出血、胃或十二指肠溃疡出血。

2. 急性胰腺炎及胰腺外科术后并发症的预防和治疗。

3. 胰、胆和肠瘘的辅助治疗。

4. 糖尿病酮症酸中毒的辅助治疗。

5. 肢端肥大症、胃泌素瘤、胰岛素瘤、血管活性肠肽瘤的治疗。

五、用法用量

静脉给药(静脉注射或静脉滴注)。通过慢速冲击注射(3~5 分钟)0.25mg 或以 0.25mg/h 的速度连续滴注给药(一般是每小时用药量为 0.003 5mg/kg)。临使用前,每支冻干剂用 1ml 生理盐水溶液溶解。对于连续滴注给药,须用本品 3mg 配备够使用 12 小时的药液(溶剂既可为生理盐水或 5%的葡萄糖溶液),输液量调节在每小时 0.25mg。

1. 严重急性上消化道出血(包括食管静脉曲张出血)首先缓慢静脉推注 0.25mg(用 1ml 生理盐水配制)作为负荷量,而后立即进行以 0.25mg/h 的速度持续静脉滴注给药。当两次输液给药间隔大于 3~5 分钟的情况下,应重新静脉注射 0.25mg,以确保给药的连续性。当出血停止后(一般在 12~24 小时内),继续用药 48~72 小时,以防再次出血。通常的治疗时间是 120 小时。

2. 胰瘘、胆瘘、肠瘘的辅助治疗 以每小时 0.25mg 的速度静脉连续滴注,直到瘘管闭合(2~20 天),这种治疗可以用作全胃肠外营养的辅助措施。当瘘管闭合后,应继续给药 1~3 天,而后逐渐停药,以防反跳作用。

3. 胰腺外科手术后并发症的治疗 在手术开始时,以每小时 0.25mg 的速度静脉滴注,术后持续静脉滴注 5 天。

4. 糖尿病酮症酸中毒的辅助治疗 以 0.1~0.5mg/h 的速度静脉滴注,作为胰岛素治疗的辅助措施。一般在 3 小时之内缓解酮症酸中毒,在 4 小时内可以使血糖恢复正常。

5. 急性胰腺炎 应尽早用药。以 0.25mg/h 的速度静脉滴注,连续用药 5~8 天。

六、特殊人群用药

1. 妊娠期 禁用。

2. 哺乳期 禁用。

3. 儿童用药及老年患者 使用本品的安全性资料尚未建立。

七、药理学

1. 药效学及作用机制 ①生长抑素是人工合成的环状十四氨基酸肽,其与天然生长抑素在化学结构和作用机制上完全相同。生理性生长抑素主要存在于丘脑下部和胃肠道。②通过静脉注射生长抑素可抑制生长激素、甲状腺刺激激素、胰岛素和胰高血糖素的分泌,并抑制胃酸的分泌。它还影响胃肠道的吸收、动力、内脏血流和营养功能。③生长抑素可抑制促胃液素和胃酸以及胃蛋白酶的分泌,从而治疗上消化道出血,可以明显减少内脏器官的血流量,而又不引起体循环动脉血压的显著变化,因而在治疗食管静脉曲张出血方面有一定的临床价值。④生长抑素可减少胰腺的内分泌和外分泌,用以预防和治疗胰腺外科手术后并发症。⑤生长抑素还可以抑制胰高血糖素的分泌,从而有效地治疗糖尿病酮症酸中毒。

2. 药代动力学 ①健康人内源性生长抑素在血浆中的浓度很低,一般在 175ng/L 以下。②在静脉注射给药后,生长抑素显示出非常短的血浆半衰期,依据放射性免疫测定结果,其半衰期一般大约在 1.1~3 分钟之间;对于肝病患者,其半衰期在 1.2~4.8 分钟之间;对慢性肾衰竭患者,其半衰期大约在 2.6 分钟至 4.9 分钟之间。③以 75μg/h 的速度静脉滴注生长抑素之后,在 15 分钟内浓度达峰为 1 250ng/L,代谢清除率为每分钟 1L,半衰期为 2.7 分钟左右。④生长抑素在肝中通过肽链内切酶和氨基肽酶裂解分子中的氮末端和环化部分,迅速在肝内代谢。

3. 药物不良反应 少数病例用药后出现恶心、眩晕、面部潮红。当注射速度超过每分钟 0.05mg 时,患者会发生恶心和呕吐现象。

4. 药物相互作用 ①本品可延长环己烯巴比妥导致的睡眠时间,而且加剧戊烯四唑的作用,所以不应与这类药物或产生同样作用的药物同时使用;②由于生长抑素与其他药物的相互作用未建立,所以建议应单独给药。

八、注意事项

1. 由于本品抑制胰岛素及胰高血糖素的分泌,在治疗初期会导致血糖水平短暂的下降。

2. 1 型糖尿病患者使用本品后,每隔 3~4 小时应测试 1 次血糖,同时给药中,尽可能避免使用葡萄糖。必要的情况下应使用胰岛素。

3. 在连续给药的过程中,应不间断地注入,换药间隔最好不超过 3 分钟。有可能时,可通过输液泵给药。

4. 本品必须在医师指导下使用。

九、药物稳定性及贮藏条件

密封,25℃以下避光保存。溶解于生理盐水后 24 小时内稳定。

十、药物经济性评价

医保乙类,《中国药典》(2020 年版)收载。

加 贝 酯

一、药品名称

1. 英文名 Gabexate Mesilate

2. 化学名 4-(6-胍己酰氧基)苯甲酸乙酯甲磺酸盐

二、药品成分

甲磺酸加贝酯

三、剂型与规格

注射剂 0.1g

四、适应证及相应的临床价值

用于急性轻型(水肿型)胰腺炎的治疗,也可用于急性出血坏死型胰腺炎的辅助治疗。

五、用法用量

仅供静脉点滴使用,每次 100mg,治疗开始 3 天每日用量 300mg,症状减轻后改为 100mg/d,疗程 6~10 天。先以 5ml 注射用水注入盛有加贝酯冻干粉针瓶内,待溶解后即移注于 5% 葡萄糖液或林格氏液 500ml 中,供静脉点滴用。点滴速度不宜过快,应控制 1mg/(kg·h) 以内,不宜超过 2.5mg/(kg·h)。

六、特殊人群用药

1. 孕妇及哺乳期妇女 未进行该项实验且无可靠参考文献。

2. 儿童 禁用。

3. 老年人 未进行该项实验且无可靠参考文献。

七、药理学

1. 药效学及作用机制 加贝酯是一种非肽类蛋白酶的抑制剂,可抑制胰蛋白酶、激肽释放酶、纤维蛋白溶酶、凝血酶等蛋白酶的活性,从而制止这些酶所造成的病理生理变化。在动物实验性急性胰腺炎,可抑制活化的胰蛋白酶,减轻胰腺损伤,同时血清淀粉酶、脂肪酶活性和尿素氮升高情况也明显改善。

2. 药代动力学 大鼠静脉注射本品标记化合物 30 分钟后肝、肾内含放射度为给药放射度的 27.3% 及 17.3%。给家兔静脉注射 30 秒钟时达到最大血浓度,2 分钟后消失,兔血中生物半衰期约 0.4 分钟。静脉注射给药 24 小时,体内放射度几乎完全消失。尿中代谢产物主要为胍基己酸。用 RP-HPLC 法测出人体血液中本产品的半衰期为(66.8±3)秒。分解产物为对-羟基苯甲酸乙酯。

3. 药物不良反应 少数病例滴注本药后可能出现注射血管局部疼痛,皮肤发红等刺激症状及轻度浅表静脉炎。偶有皮疹、颜面潮红及过敏症状,极个别病例可能发生胸闷、呼吸困难和血压下降等过敏性休克现象。

4. 药物相互作用 未进行该项实验且无可靠参考文献。

八、注意事项

1. 本品使用过程中,应注意观察,谨防过敏,一旦发生应及时停药或抢救。

2. 勿将药液注入血管外。

3. 多次使用应更换注射部位。

4. 药液应新鲜配制,随配使用。

九、药物稳定性及贮藏条件

密封,在凉暗处(避光并不超过20℃)保存。

十、药物经济性评价

医保乙类。

二 甲 硅 油

一、药品名称

1. 英文名　Dimethicone

2. 化学名　二甲基硅氧烷聚化合物

二、药品成分

二甲硅油

三、剂型与规格

片剂　(1)25mg;(2)50mg

四、适应证及相应的临床价值

用于胃肠道胀气。

五、用法用量

成人口服,每次 50mg,每日 3~4 次,餐前和临睡前嚼碎服用。

六、特殊人群用药

1. 妊娠期　尚不明确。

2. 哺乳期　尚不明确。

3. 儿童及老年人用药　尚不明确。

七、药理学

1. 药效学及作用机制　由于本品表面张力小,能改变气泡表面张力,使其破裂,因此能消除胃肠道中的泡沫,使被泡沫贮留的气体得以排除,从而缓解胀气。

2. 药代动力学　本品进入人体后不被吸收,以原型排出。

3. 药物不良反应　尚未见有关不良反应报道。

4. 药物相互作用　尚不明确。

八、注意事项

1. 本品水悬液用时新鲜配制,并应于 3 天内用完。

2. 本品水悬液在温度过低情况下,宜稍加温后再用。

3. 当药品性状发生改变时禁止使用。

九、药物稳定性及贮藏条件

密封,在干燥处保存。

十、药物经济性评价

医保乙类,《中国药典》(2020 年版)收载。

海藻酸铝镁

一、药品名称

1. 英文名　Gaviscon

2. 化学名　海藻酸铝镁

二、药品成分

三硅酸镁、氢氧化铝、海藻酸

三、剂型与规格

颗粒　3g;每袋含三硅酸镁 0.05g、氢氧化铝 0.2g、海藻酸 1g

四、适应证及相应的临床价值

用于缓解胃酸过多引起的胃痛、胃灼热感(烧心)、反酸,也可用于慢性胃炎。

五、用法用量

成人口服。一次 0.5~1 包,一日 3~4 次。温水送服,饭后或睡前服用。

六、特殊人群用药

1. 妊娠期　妊娠前 3 个月慎用。

2. 哺乳期　哺乳期妇女应在医师指导下使用。

3. 肾功能不全　严重肾功能不全者禁用。

4. 儿童　用量请咨询医师或药师。

5. 老年人　在医师指导下使用。

七、药理学

1. 药效学及作用机制　本品能中和胃酸,并能保护胃黏膜,作用时间长。

2. 药代动力学　口服后大部分自粪便排出体外。

3. 药物不良反应　①长期服用本品,偶见发生肾硅酸盐结石;②肾功能不全患者长期大剂量服用时可出现眩晕、昏厥、心律失常或精神症状,以及异常疲乏无力(高镁血症或其他电解质失调)。

4. 药物相互作用

(1) 本品与阿托品类药物合用时,后者吸收可能降低而影响疗效。

(2) 本品与地高辛伍用时,后者吸收可被抑制,血药浓度降低。

(3) 本品与地西泮类药物(安定)合用时,吸收率降低。

(4) 与异烟肼伍用时,异烟肼的吸收可能延迟与减少。

(5) 与左旋多巴伍用时,吸收可能增加,胃排空缓慢者尤其明显。

(6) 本品应避免与氯丙嗪伍用,因本品可抑制后者的吸收。

八、注意事项

1. 禁用 严重肾功能不全、阑尾炎、急腹症或肠梗阻、溃疡性结肠炎、慢性腹泻者禁用。

2. 慎用 ①因本品能妨碍磷的吸收,故不宜长期大剂量使用。低磷血症(如吸收不良综合征)患者慎用。②妊娠期前 3 个月慎用。③过敏体质者慎用。

3. 用药注意事项 ①本品连续使用不得超过 7 天,症状未缓解,请咨询医师或药师;②儿童用量请咨询医师或药师;③如服用过量或出现严重不良反应,应立即就医;④本品性状发生改变时禁止使用;⑤请将本品放在儿童不能接触的地方;⑥儿童必须在成人监护下使用;⑦如正在使用其他药品,使用本品前请咨询医师或药师;⑧老年人及哺乳期妇女应在医师指导下使用。

九、药物稳定性及贮藏条件

密封,在干燥处保存。

维 酶 素

一、药品名称

1. 英文名 Vitacoenayme
2. 化学名 维酶素

二、药品成分

本晶系以黄豆为主要原料,经生物发酵后精制加工而成的一种复方制剂。其主要成分为核黄素及核黄素的衍生物。其中维生素 12 种,以 B_2 和 VE 含量最多,氨基酸 18 种,微量元素 23 种,其他包括糖类、粗纤维等。

三、剂型与规格

片剂 0.2g

胶囊剂 0.2g

四、适应证及相应的临床价值

用于萎缩性胃炎、食管上皮增生症。

五、用法用量

口服。每次 0.6~1g,每日 3 次。

六、特殊人群用药

1. 妊娠期 尚不明确。
2. 哺乳期 尚不明确。

七、药理学

1. 药效学及作用机制 维生素 B_2 转化为黄素单核苷酸和黄素腺嘌呤二核苷酸,均为组织呼吸的重要辅酶,并可激活维生素 B_6,将色氨酸转化为烟酸,并可能与维持红细胞的完整性有关。本品可大量补充人体内维生素 B_2,防止胃癌、食管癌的前期症状。

2. 药代动力学 尚不明确。
3. 药物不良反应 个别患者可出现口腔异味。
4. 药物相互作用 尚不明确。

八、注意事项

1. 禁用 对本品过敏者禁用。
2. 用药注意事项 ①服用 30 分钟后,尿液呈荧光黄绿色,属正常药物颜色;②当药品性状发生变化时禁止使用。

九、药物稳定性及贮藏条件

密封,凉暗处保存。

(石卫峰 孙搏 刘皋林)

第六章 抗肿瘤药物

1 影响核酸生物合成的药物

氟尿嘧啶

一、药品名称

1. 英文名 Fluorouracil
2. 化学名 5-氟-2,4(1*H*,3*H*)-嘧啶二酮

二、药品成分

氟尿嘧啶

三、剂型及规格

氟尿嘧啶片 50mg

氟尿嘧啶注射液 (1)5ml:125mg;(2)10ml:250mg

氟尿嘧啶氯化钠注射液 (1)100ml(氟尿嘧啶250mg、氯化钠0.9g);(2)100ml(氟尿嘧啶500mg、氯化钠0.9g);(3)200ml(氟尿嘧啶500mg、氯化钠1.8g);(4)250ml(氟尿嘧啶250mg、氯化钠2.25g);(5)250ml(氟尿嘧啶500mg、氯化钠2.25g);(6)500ml(氟尿嘧啶500mg、氯化钠4.5g)

氟尿嘧啶葡萄糖注射液 (1)250ml(氟尿嘧啶250mg、葡萄糖12.5g);(2)250ml(氟尿嘧啶500mg、葡萄糖12.5g);(3)500ml(氟尿嘧啶500mg、葡萄糖25g)

氟尿嘧啶软膏 (1)4g:20mg;(2)4g:100mg

氟尿嘧啶乳膏 10g:250mg

氟尿嘧啶凝胶 5%

氟尿嘧啶栓 200mg

氟尿嘧啶植入剂 100mg

四、适应证及相应的临床价值

1. NMPA 说明书适应证 用于治疗消化道肿瘤。大剂量时用于治疗绒毛膜癌。用于治疗乳腺癌、卵巢癌、肺癌、宫颈癌、膀胱癌及皮肤癌等。用于头颈部恶性肿瘤和浆膜腔癌性积液。

本药软膏和乳膏用于皮肤癌、外阴白斑以及乳腺癌的胸壁转移等。

本药凝胶用于光线性角化、日光性唇炎、博温病、Queyrat红斑增殖病、鲍恩样丘疹病、尖锐湿疣、白癜风、淀粉样变苔藓、播散性表浅性汗孔角化症、寻常疣、扁平疣、银屑病、着色性干皮病、表浅性基底细胞上皮瘤等。

本药栓剂仅用于结肠癌。

2. 其他临床应用参考 本药结膜下给药,可用于青光眼术后,通过抑制术后伤口愈合进程,防止瘢痕形成而增加手术的成功性;用于肛门癌、肾细胞癌以及不明原因原发性癌。

五、用法用量

(1) 一般用法

1) 口服给药:每日150~300mg,分3~4次服用。一个疗程总量为10~15g。

2) 静脉注射单药治疗:每日10~20mg/kg,连用5~10日,一个疗程5 000~7 000mg(甚至10g)。

3) 静脉滴注:每次10~20mg/kg,每日500~1 000mg,溶入5%葡萄糖注射液500~1 000ml中缓慢静滴,每3~4周连用5日。也可每次500~750mg,每周1次,连用2~4周后休息2周为一疗程。治疗绒毛膜癌时剂量为每日25~30mg/kg,连用10日为一个疗程。

4) 腹腔内注射:每次500~600mg/m^2,每周1次,2~4次为一疗程。

(2) 原发性或转移性肝癌:动脉插管注射,每次750~1 000mg。

(3) 肝癌:动脉滴注,单次5~10mg/kg,溶入5%葡萄糖注射液500~1 000ml中,滴注6~8小时。

(4) 结肠癌:直肠给药患者取侧卧位,将本药栓剂塞入肛门,根据具体癌肿部位而决定深度。于手术前10日开始用药。每次1粒,每日早晨和睡前各1次,疗程为10日。

(5) 光线性角化、日光性唇炎、博温病、Queyrat红斑增殖病、鲍恩样丘疹病、尖锐湿疣、白癜风、淀粉样变苔藓、播散性表浅性汗孔角化症、寻常疣、扁平疣、银屑病、着色性干皮病、表浅性基底细胞上皮瘤等:局部给药本药凝胶:涂搽患处,每日1~2次。

(6) 皮肤癌、外阴白斑、乳腺癌的胸壁转移:局部给药本药软膏:5%~10%软膏局部涂抹患处。

(7) 青光眼术后:结膜下注射每次5mg,一个疗程总量为50mg。

(8) 老年晚期癌症患者的姑息性化疗:皮下植入,每次200mg/m^2,每10日1次,连用2次后休息10日为一疗程。

(9) 作为联合化疗方案之一:皮下植入,每次500mg/m^2,每3周1次,2~4次为一疗程。

（10）体表肿瘤或手术中植药:皮下植入,每次 200～500mg/m²。

六、特殊人群用药

1. 妊娠期 曾有极少数妇女由于在妊娠早期使用本药,导致新生儿先天畸形,尚可能存在其他远期影响,故妊娠早期妇女禁用本药。美国食品药品管理局(FDA)对本药的妊娠安全性分级为 X 级。

2. 哺乳期 本药有潜在的致突变、致畸和致癌性,并可能对婴儿产生毒副反应,故哺乳期妇女用药期间不应哺乳。

3. 其他人群

（1）儿童:尚不明确。

（2）老年人:70 岁以上老年患者,使用本药进行基础化疗时有严重不良反应的报道,故老年患者应慎用。

七、药理学

1. 药效学及作用机制 本药为细胞周期特异性抗肿瘤药,主要作用于 S 期细胞。本药在体内先转变为 5-氟-2-脱氧尿嘧啶核苷酸,后者抑制胸腺嘧啶核苷酸合成酶,阻断脱氧尿嘧啶核苷酸转变为脱氧胸腺嘧啶核苷酸,从而抑制 DNA 的生物合成。此外,本药还可以三磷酸氟尿嘧啶核苷（伪代谢物）的形式渗入 RNA 中,通过阻止尿嘧啶和乳清酸掺入 RNA 而抑制 RNA 合成,影响蛋白质的生物合成,从而抑制肉芽组织增殖,防止瘢痕形成。

2. 药代动力学 大剂量给药时,本药可透过血脑脊液屏障,静脉注射后约 0.5 小时到达脑脊液中,并可维持 3 小时。半衰期 α 相为 10～20 分钟、β 相为 20 小时。本药主要经肝分解代谢,大部分分解为二氧化碳经呼吸道排出体外。约 15% 在给药 1 小时内以原型随尿排出体外。本药凝胶经人皮肤吸收研究结果表明（用 ¹⁴C 标记）,整个面颈部单次涂搽 50mg,保留 12 小时后,用药量的 5.98% 被吸收;如每日涂药 2 次（共 100mg）,进入血循环的药量为 5～6mg。据报道,肿瘤患者单次皮下植入本药植入用缓释颗粒 500mg/m² 后,血药浓度达峰时间为 25.2 小时,血药峰浓度为 2.204μg/ml,半衰期 β 相为 126.18 小时,植入药 10 日内血药浓度可维持在 0.1μg/ml 以上。

3. 药物不良反应

（1）心血管系统:偶见心肌缺血,可出现心绞痛和心电图改变。长期动脉插管给药,可引起动脉栓塞或血栓形成等。

（2）呼吸系统:极少见咳嗽、气急。

（3）神经系统:可致器质性脑病。极少见小脑共济失调。长期应用可导致神经系统毒性。

（4）肝:可引起肝细胞坏死伴暂时性氨基转移酶升高,与给药剂量有关。

（5）胃肠道:可见恶心、食欲减退或呕吐,常规剂量下多数不严重。

（6）偶见口腔黏膜炎或溃疡、腹部不适或腹泻,严重时可有血性腹泻。

（7）血液常见周围血白细胞减少（大多在疗程开始后 2～3 周内达最低点,停药后约 3～4 周恢复正常）。罕见血小板减少。

（8）皮肤可见皮肤色素沉着（多见于面部、双手皮肤褶皱、指甲等处）、脱发、皮炎、皮疹（主要见于手、足掌）、荨麻疹和皮肤光过敏反应。

（9）眼静脉注射本药可致刺激性结膜炎、睑缘炎、泪腺分泌过多,也可致眼球运动异常,甚至发生视神经病。

（10）其他注射给药时可出现注射局部疼痛、静脉炎,药液外溢可引起组织坏死或蜂窝织炎。植入给药可出现植入局部红肿、硬结、疼痛、溃疡、皮肤色素沉着。

4. 药物相互作用

（1）亚叶酸钙、亚叶酸:合用可增强本药疗效,但也可能增加本药不良反应。处理方式为先予亚叶酸钙 60～300mg 静脉滴注,继用本药,可增加本药疗效。

（2）甲硝唑:合用可导致更严重的不良反应,且不能提高疗效。机制为本药的清除率明显降低。

（3）西咪替丁:合用可升高本药血药峰浓度和曲线下面积,导致本药毒性增加。机制为西咪替丁可能阻止本药代谢。

（4）氢氯噻嗪:氢氯噻嗪可增强本药的骨髓抑制作用。

（5）左旋咪唑:合用将明显增加肝毒性,但此反应常为轻度、可逆,患者多无症状。

（6）新霉素:新霉素可引起本药吸收延迟,导致给药后的第一个 3 小时内肾清除率降低。

（7）他莫昔芬:合用治疗绝经后妇女乳腺癌,将增加出现血栓栓塞的风险。

（8）长春瑞滨:长春瑞滨可增加本药不良反应,特别是联用亚叶酸钙时。

（9）别嘌醇:别嘌醇可减轻本药的骨髓抑制作用。

（10）甲氨蝶呤:合用可减弱本药疗效。处理方式为应先给予甲氨蝶呤,4～6 小时后再给予本药。

（11）华法林:合用可使凝血时间延长。处理方式为合用时需要调整华法林的剂量。

（12）活疫苗（如轮状病毒疫苗）:合用将增加活疫苗感染的风险。处理方式为接受免疫抑制化疗的患者不能接种活疫苗。

八、注意事项

1. 禁用 ①对本药过敏者;②水痘或带状疱疹患者;③衰弱患者;④二氢嘧啶脱氢酶缺乏症患者（国外资料）;⑤严重感染者（国外资料）;⑥妊娠早期妇女。

2. 慎用 ①肝功能明显异常者;②外周血白细胞计数低于 3.5×10⁹/L、血小板低于 50×10⁹/L 者;③轻至中度感染、出血（包括皮下和胃肠道出血）或发热超过 38℃ 者;④明显胃肠道梗阻者;⑤水、电解质或酸碱平衡失调者;⑥肾损害患者（国外资料）;⑦接受高剂量盆腔放射治疗者（国外资料）;⑧老年患者。

（1）给药方式说明

1）皮下植入:皮下植入时可选择患者双上臂内外侧、下腹部腹壁等部位（无急、慢性皮肤病或结节状瘢痕）。常规消毒后,用 0.5% 利多卡因在植药区域皮下做辐射状组织浸润麻醉,浸润范围视植药区域大小而定。局麻后持专用植药针沿深筋膜与肌肉之间缓慢进针,穿刺 3~5cm 后,将植药针后退 1cm,植入本药植入用缓释颗粒约 20mg（一管装药量）,植药针再后退 1cm 植入第二个 20mg,依次植入。一个植药通道不得超过 80mg。完成第一植药通道植药后,呈辐射状进行第二个植药通道穿刺并植入药物。一个植药区域呈辐射状分布植药通道 5~6 个。每一植药区域植药总量为:腹部不超过 460mg,上臂不超过 300mg。植药完毕后,穿刺点用 75% 酒精棉球压迫 1~2 分钟,用创可贴保护创面。

2）其他:本药可口服、局部给药（瘤体内、腔内注射及外用等）、静脉注射或静脉滴注,但由于本药具神经毒性,不可用作鞘内注射。

（2）用药警示

1）用药时不宜饮酒或同用阿司匹林类药物,以减少消化道出血的可能。

2）除有意识地较小剂量给予本药作为放射增敏剂外,本药一般不宜和放疗同用。

3）用于眼科时,注射液不能外漏,一旦外漏应立即冲洗结膜囊。

4）本药凝胶不可用于黏膜,面部损害涂药时应注意色素沉着（必要时应告诉患者）,用于角化明显的疾病时,可提高给药浓度。

（3）不良反应的处理方法:若突然出现腹泻、口炎、溃疡或出血,应立即停药,直至这些症状完全消失。出现心血管不良反应（心律失常、心绞痛、ST 段改变）则应停用,因患者有猝死的风险。

（4）用药前后及用药时应当检查或监测:治疗前及治疗过程中应定期检查血象。对有心脏病、酒精中毒及有吸烟史的患者,在静脉给药的最初 3 个疗程内,要加强心脏监测。

（5）高警示药物:美国安全用药规范研究院将本药定为高警示药物,使用不当将给患者带来严重危害。

（6）制剂注意事项:本药外用制剂可致局部炎症和溃疡,应避免外用于黏膜,且使用闭塞性敷料可使周围皮肤炎症程度增加。治疗期间及治疗后避免接触紫外线。

（7）其他注意事项:本药可组成以下联合化疗方案。①丝裂霉素、氟尿嘧啶和长春新碱（MFO）,用于消化道腺癌;②环磷酰胺、甲氨蝶呤和氟尿嘧啶（CMF）,用于乳腺癌;③氟尿嘧啶、多柔比星、丝裂霉素（FAM）或氟尿嘧啶、多柔比星和亚硝脲类（洛莫司汀或甲基洛莫司汀）,用于胃癌、胰腺癌及胆道系统癌症。

九、药物稳定性及贮藏条件

片剂:遮光,密闭保存。

注射液:遮光,密闭保存。

软膏:密闭,在阴凉处保存。

乳膏:密闭,在阴凉处（不超过 20℃）保存。

栓剂:遮光,密闭,在 30℃ 以下保存。

植入剂:遮光,密闭保存。

十、药物经济性评价

基本药物,医保药品。

氟 尿 苷

一、药品名称

1. 英文名　Floxuridine

2. 化学名　5-氟-2'-脱氧尿嘧啶核苷

二、药品成分

氟尿苷

三、剂型及规格

注射用氟尿苷　500mg

氟尿苷注射液　250ml∶500mg

四、适应证及相应的临床价值

1. NMPA 说明书适应证　尚未收集到相关资料。

2. 其他临床应用参考　对肝癌、胃肠道癌、乳腺癌、肺癌等有效,对无法手术的原发性肝癌疗效较好。

五、用法用量

成人:①动脉灌注。每日 5~20mg/m²,24 小时持续输入,连续用药 14~21 日,出现局部（如皮肤红斑、黏膜炎）或全身毒性反应时停药直至毒性反应消退,如果持续有效则增加疗程。治疗的合理疗程可从 1 个月到几年。②静脉滴注。每日 500mg,10 日为一疗程。

六、特殊人群用药

1. 妊娠期　动物实验中本药可致畸,孕妇慎用本药。美国食品药品管理局（FDA）对本药的妊娠安全性分级为 D 级。

2. 哺乳期　哺乳期妇女慎用本药。

3. 肾功能损害

4. 肝功能损害

5. 其他人群

（1）儿童:儿童用药的安全性和有效性尚未确定。

（2）老年人:尚不明确。

七、药理学

1. 药效学及作用机制　本药为氟尿嘧啶的脱氧核苷衍生物,药理作用同氟尿嘧啶。本药疗效为氟尿嘧啶的 2~3 倍,而毒性仅为其 1/6~1/5,但对 RNA 的抑制作用不如氟尿嘧啶。

2. 药代动力学　本药胃肠道吸收差,通常采用注射给药。本药可通过血脑脊液屏障。体内代谢可因给药方式和速度而不同,快速注射后主要在肝代谢为氟尿嘧啶。

3. 药物不良反应

（1）神经系统有出现急性和延迟性中枢神经系统毒性反应的报道，表现为共济失调、视物模糊、抑郁、眼球震颤、眩晕和嗜睡。

（2）肝有报道，使用本药后可致碱性磷酸酶、氨基转移酶、血清胆红素和乳酸脱氢酶等增高。肝动脉注射给药，曾出现严重的硬化性胆管炎或严重肝功能损害。

（3）胃肠道常见恶心、呕吐、腹泻、口腔炎。也可见畏食、痉挛性腹痛、舌炎、咽炎、十二指肠溃疡。

（4）血液可出现骨髓抑制，导致贫血和白细胞减少，偶见血小板减少。

（5）皮肤可有脱发、皮炎、瘙痒及溃疡。

（6）其他本药全身反应与氟尿嘧啶相似。动脉给药后，局部反应（如黏膜炎、局部红斑）比全身反应明显。

4. 药物相互作用

（1）可抑制骨髓功能、损害营养状况的药物：此类药物可加重本药不良反应。

（2）活疫苗：合用将增加活疫苗感染的风险。

八、注意事项

1. 禁用　骨髓抑制患者；营养状况差者；潜在严重感染者。

2. 慎用　肝功能不全者；肾功能不全者。

（1）用药警示

1）曾接受大剂量盆腔放疗者和曾使用烷化剂类抗肿瘤药者应慎用本药。

2）肝功能不全的患者经肝动脉注射给药时应谨慎。

（2）不良反应的处理方法：出现以下治疗反应时，必须立即停药：口腔炎、咽炎、食管炎、胃肠道溃疡及出血、腹泻（大便次数多于4次）、顽固性呕吐、白细胞计数低于$3.5×10^9/L$或白细胞计数迅速下降、血小板计数低于$100×10^9/L$或有任何部位出血。

（3）用药前后及用药时应当检查或监测：应定期检查白细胞和血小板计数。监测全血细胞计数、肝功能。

（4）高警示药物：美国安全用药规范研究院将本药定为高警示药物，使用不当将给患者带来严重危害。

九、药物稳定性及贮藏条件

粉针剂：$15～30℃$保存。

十、药物经济性评价

医保药品。

去氧氟尿苷

一、药品名称

1. 英文名　Doxifluridine

2. 化学名　5'-脱氧-5-氟尿嘧啶核苷

二、药品成分

去氧氟尿苷

三、剂型及规格

去氧氟尿苷分散片　0.2g

去氧氟尿苷胶囊　（1）0.1g；（2）0.2g

去氧氟尿苷片　0.2g

注射用去氧氟尿苷　（1）0.125g；（2）0.5g

四、适应证及相应的临床价值

1. NMPA说明书适应证　用于治疗乳腺癌、胃癌、结肠癌、直肠癌、鼻咽癌。

2. 其他临床应用参考　可用于治疗子宫癌、卵巢癌及头颈部肿瘤，但尚未经过充分的临床验证。

五、用法用量

成人：①口服给药。每日总量为0.8～1.2g，分3～4次服用。可根据年龄、症状适当增减。②静脉滴注。每次$3g/m^2$，临用前用5%葡萄糖注射液或0.9%氯化钠注射液溶解，稀释成25mg/ml后，静脉滴注1小时以上，每日1次，连续5日，每21日为一疗程。

六、特殊人群用药

1. 妊娠期　动物实验结果表明本药有致畸作用，故孕妇禁用本药。

2. 哺乳期　动物实验结果表明本药可随乳汁排泄，故哺乳期妇女禁用本药。

3. 肾功能损害　静脉给药时，50%的药物以原型从尿中排泄，故在肾功能不全时需要减少剂量。也有资料建议肾功能不全时应避免使用本药。

4. 其他人群

（1）儿童：儿童的用药安全性尚未确定，应慎用本药，且需考虑其对性腺的影响。

（2）老年人：老年患者一般生理功能低下，应慎用。

七、药理学

1. 药效学及作用机制　本药是氟尿嘧啶类衍生物，在体内通过嘧啶磷酸化酶活化转化成氟尿嘧啶而发挥其抗肿瘤作用，药理作用参见"氟尿嘧啶"的"药效学"。

2. 药代动力学　本药口服后迅速吸收。恶性肿瘤患者单次口服本药0.8g，1～2小时后达血药峰浓度，约为1μg/ml，之后迅速下降。同时，氟尿嘧啶也达血药峰浓度，其浓度约为本药血药浓度的1/10。在肿瘤组织内，嘧啶磷酸化酶的含量较正常组织高，因而本药在肿瘤组织中更易活化为氟尿嘧啶而发挥抗肿瘤作用。本药以原型及氟尿嘧啶、5-脱氧核糖核酸的形式经尿液排泄。

3. 药物不良反应

（1）心血管系统罕见胸部压迫感、心悸、心电图异常（ST段升高、T波倒置）等。

（2）泌尿生殖系统偶见血尿素氮升高、血尿、蛋白尿、尿频等。

（3）神经系统偶有乏力、头晕、头痛、嗜睡、步态不稳、定向力障碍、嗅觉异常、感觉障碍、口齿不清等。有此类药物引起脑白质症的报道。

（4）肝偶见谷草转氨酶（GOT）、谷丙转氨酶（GPT）、碱性磷酸酶、胆红素等升高。

（5）胃肠道可有腹泻、恶心、呕吐、畏食，偶有口干、唇炎、腹痛、腹胀、便秘、胃炎、麻痹性肠梗阻、味觉减弱、口腔炎。罕见胃肠道出血、胃溃疡、舌炎、口腔溃疡。

（6）血液可出现白细胞减少、血红蛋白降低，偶有血小板减少、贫血等。

（7）皮肤偶有色素沉着、瘙痒、毛发脱落，罕见指、趾甲异常或皮炎等。

（8）眼偶有眼睛疲劳。耳偶有耳鸣、听觉障碍。

（9）过敏反应偶有皮疹、湿疹、荨麻疹等过敏反应，罕见光过敏。

（10）其他偶有发热、咽喉部不适等。

4. 药物相互作用

（1）左亚叶酸钙：合用可提高本药疗效。

（2）索立夫定：合用可使本药的血药浓度上升，引起严重的血液系统不良反应。机制为索立夫定阻碍本药的代谢。处理：严禁合用。

（3）其他抗肿瘤药：合用可能加重骨髓抑制等不良反应。处理方式为本药需减量或终止治疗。

（4）复方制剂 S-1（TS-1，由替加氟、吉美嘧啶、Otastat Potassium 组成）：去氧氟尿苷治疗的前期阶段将会引起严重的血液系统和胃肠道功能紊乱，以上药物可使氟尿嘧啶的血药浓度显著升高。机制为以上药物会抑制氟尿嘧啶的代谢产物。处理方式为禁止使用，停用 S-1 至少一周后才能使用本药治疗。

（5）活疫苗（如轮状病毒疫苗）：合用将增加活疫苗感染的风险。处理方式为接受免疫抑制化疗的患者不能接种活疫苗。

八、注意事项

1. 禁用　对本药有过敏史或对氟尿嘧啶过敏者；有严重心脏病史者。严重肾功能不全者；孕妇；哺乳期妇女。

2. 慎用　有骨髓抑制者；肝功能不全者；肾功能不全者；并发感染者；心脏疾病或既往有心脏疾病史者；水痘患者（可能导致致命的全身障碍）；消化性溃疡或消化道出血者；生理功能低下者、儿童和老年患者。

（1）用药警示：本药静脉滴注剂量越大，不良反应越大；滴注时间越短，不良反应越大。不推荐静脉注射给药，而给药 1 小时以上是相对安全的，24 小时静脉连续滴注毒性最小且有效。

氟尿嘧啶在体内主要通过肝二氢嘧啶脱氢酶（DPD）代谢，在先天缺乏此酶患者，即便给予常用剂量也可能导致氟尿嘧啶在体内蓄积而出现严重不良反应。

用药期间应充分注意感染症状、出血倾向的发生及恶化。

（2）不良反应的处理方法：本药可能使心脏毒性和神经毒性的发生率增加，其严重程度与给药剂量和给药时间密切相关。给药过程中应密切观察本药心脏毒性和神经毒性，一旦出现应立即停药。

出现骨髓抑制等严重不良反应时，应注意减量、停药，并给予适当处理。当发生严重的腹痛、腹泻时，应立即停药并对症治疗；脱水时可给予补液等治疗。

（3）用药前后及用药时应当检查或监测：用药前检测肝二氢嘧啶脱氢酶（DPD）含量。用药期间需监测血常规、肝功能、肾功能。

九、药物稳定性及贮藏条件

分散片：遮光，密封保存。

胶囊：遮光，密封保存。

片剂：遮光，阴凉（不超过 20℃）密封保存。

粉针剂：遮光，密封保存。

阿 糖 胞 苷

一、药品名称

1. 英文名　Cytarabine

2. 化学名　1-β-D-阿拉伯呋喃糖基-4-氨基-2（1H）-嘧啶酮

二、药品成分

盐酸阿糖胞苷

三、剂型及规格

阿糖胞苷注射液　（1）1ml：100mg；（2）5ml：100mg；（3）10ml：500mg；（4）10ml：1g；（5）20ml：1g

注射用阿糖胞苷　（1）100mg；（2）500mg

注射用盐酸阿糖胞苷　（1）50mg；（2）100mg；（3）300mg

四、适应证及相应的临床价值

1. NMPA 说明书适应证

（1）本药可单用或联用其他化疗药，用于白血病及恶性淋巴瘤：①成人及儿童急性淋巴细胞白血病、急性非淋巴细胞性白血病的诱导缓解、巩固及维持治疗；②慢性粒细胞白血病及红白血病的诱导缓解；③治疗慢性非淋巴细胞白血病的原始细胞危象；④鞘内预防和治疗中枢神经系统的白血病（如脑膜白血病）浸润；⑤成人中至重度恶性非霍奇金淋巴瘤，儿童非霍奇金淋巴瘤。

（2）大剂量本药可用于以下疾病的治疗：①高危白血病、难治性和复发性白血病；②特殊原因（继发于曾经的化疗和/或放疗的白血病，由白血病前期转化的白血病）造成的白血病；③60 岁以下急性非淋巴细胞性白血病患者缓解期的巩固治疗；④慢性非淋巴细胞白血病的原始细胞危象；⑤其他药物耐药的急性淋巴细胞白血病；⑥其他药物耐药的非霍奇金淋巴瘤（包括急性非霍奇金淋巴瘤）及急性淋巴细胞白血病。

2. 其他临床应用参考　①用于眼部带状疱疹、单纯疱疹性结膜炎；②用于恶性脑膜炎；③用于霍奇金淋巴瘤；

④用于急性早幼粒白血病的巩固治疗；⑤用于慢性淋巴细胞白血病。

五、用法用量

1. 儿童

（1）急性淋巴细胞白血病和非淋巴细胞白血病的诱导缓解期和为此巩固期、慢性粒细胞白血病的急变期、恶性淋巴瘤：①静脉滴注每次 1 000～3 000mg/m²，每 12 小时 1 次，静脉滴注 2～3 日；②静脉注射，每日 75～200mg/m²，连用 5～7 日，可用至 10 日；③皮下注射参见"静脉注射"项；④鞘内注射：每次 25～30mg/m²。

（2）非霍奇金淋巴瘤：静脉滴注按病期及组织学类型而定。每次 150mg/m²，滴注 1 小时，每 12 小时 1 次，于治疗的第 4～5 日开始与其他细胞毒药物联用；每次 75mg/m²，在 31～34 日、38～41 日、45～48 日和 52～55 日进行诱导治疗，并与其他细胞毒药物合用。

2. 成人

（1）急性白血病诱导治疗：①静脉注射，每次 2mg/kg（1～3mg/kg），每日 1 次，连用 10～14 日，如无明显不良反应，剂量可增大至每次 4～6mg/kg；②静脉滴注同"静脉注射"项。

（2）急性白血病维持治疗：皮下注射完全缓解后改用维持治疗，每次 1mg/kg，每日 1～2 次，连用 7～10 日。

（3）难治性或复发性急性白血病、急性白血病缓解后为延长其缓解期：静脉滴注，常用中、大剂量阿糖胞苷疗法，中剂量是指每次 500～1 000mg/m²，静脉滴注 1～3 小时，每 12 小时 1 次，2～6 日为一个疗程；大剂量是指每次 1 000～3 000mg/m²，用法同中剂量方案。由于本药的不良反应随剂量增大而加重，大剂量反而影响了疗效，故现多偏向用中剂量方案。

（4）脑膜白血病：鞘内注射，每次 25～75mg，加地塞米松 5mg，予生理盐水溶解后鞘内注射，每周 1～2 次，用至脑脊液检查正常。预防性用药则每 4～8 周 1 次。

（5）非霍奇金淋巴瘤：静脉滴注多采用联合化疗方案，剂量根据联合给药方案而定。如在 PROMACE-CYTABOM 方案中，本药剂量为 300mg/m²，在每个治疗周期的第 8 日给药。

（6）原始细胞增多的急性白血病、骨髓增生异常综合征、低增生性急性白血病、老年急性非淋巴细胞白血病等：皮下注射采用小剂量本药，即每次 10mg/m²，每 12 小时 1 次，14～21 日为一疗程。如不缓解且患者情况允许，可于 2～3 周后重复一个疗程。

六、特殊人群用药

1. 妊娠期　本药有增加胎儿死亡及先天畸形的风险，有妊娠早期使用本药，引起新生儿四肢和耳朵缺陷的报道，故孕妇禁用。美国食品药品管理局（FDA）对本药的妊娠安全性分级为 D 级。

2. 哺乳期　哺乳期妇女禁用本药。

3. 肾功能损害　此类患者用药发生中枢神经系统毒性

的风险更大。

4. 肝功能损害　此类患者用药发生中枢神经系统毒性的风险更大。

5. 其他人群

（1）儿童

1）急性淋巴细胞白血病和非淋巴细胞白血病的诱导缓解期和为此巩固期、慢性粒细胞白血病的急变期、恶性淋巴瘤：①静脉滴注每次 1 000～3 000mg/m²，每 12 小时 1 次，静脉滴注 2～3 日；②静脉注射每日 75～200mg/m²，连用 5～7 日，可用至 10 日；③皮下注射参见"静脉注射"项；④鞘内注射每次 25～30mg/m²。

2）非霍奇金淋巴瘤：静脉滴注按病期及组织学类型而定。每次 150mg/m²，滴注 1 小时，每 12 小时 1 次，于治疗的第 4～5 日开始与其他细胞毒药物联用；每次 75mg/m²，在 31～34 日、38～41 日、45～48 日和 52～55 日进行诱导治疗，并与其他细胞毒药物合用。

（2）老年人：由于老年人对化疗药物的耐受性差，用药需减量并根据治疗反应及时调整药量。

七、药理学

1. 药效学及作用机制　本药为嘧啶类抗代谢性抗肿瘤药，具有细胞周期特异性，对 S 期细胞最为敏感，通过抑制细胞 DNA 的合成而干扰细胞的增殖。本药进入人体后经激酶磷酸化后转变为阿糖胞苷三磷酸及阿糖胞苷二磷酸，前者能强有力地抑制 DNA 聚合酶的合成，后者能抑制二磷酸胞苷转变为二磷酸脱氧胞苷，从而抑制细胞 DNA 的合成及聚合。对 RNA 及蛋白质合成的抑制作用则十分轻微。此外，本药对单纯疱疹病毒、牛痘病毒的繁殖亦有抑制作用。

2. 药代动力学　本药口服吸收量少，又极易在胃肠道黏膜及肝的胞嘧啶脱氨酶作用下脱氨而失去活性，故不宜口服。可经静脉、皮下、肌内或鞘内注射而吸收。静脉注射后能广泛分布于体液、组织及细胞内。静脉滴注后约有中等量的药物透入血-脑脊液屏障，脑脊液中药物浓度约为血药浓度的 40%。本药在肝、肾等组织内代谢，被胞嘧啶脱氨酶迅速脱氨而形成无活性的尿嘧啶阿拉伯糖苷，在脑脊液内，由于该脱氨酶含量较低，故其脱氨作用较缓慢。静脉给药时，半衰期 α 相为 10～15 分钟、β 相为 2～2.5 小时；鞘内给药时，半衰期可延至 11 小时。在 24 小时内，所给药物中，约 10% 以药物原型、90% 以尿嘧啶阿糖胞苷形式经肾排泄。

3. 药物不良反应

（1）心血管系统有引起心肌损伤的报道。有引起急性心包炎和暂时性心律失常，急性粒细胞白血病患者出现大量心包积液、心脏压塞的个例报道。还可出现血管炎。

（2）代谢、内分泌系统接受本药大剂量治疗后，有损害血管升压素分泌的个案报道。还可出现低钾血症。

（3）呼吸系统大剂量用药可引起肺水肿、肺功能衰竭、呼吸困难。与其他肿瘤抑制药合用时，可引发弥散性间质性肺炎。还可出现急性呼吸窘迫综合征、肺毒性。

（4）肌肉骨骼系统使用大剂量本药治疗后，偶见肌肉、颈部关节和腿部关节疼痛。也有横纹肌溶解症的报道。

（5）泌尿生殖系统白血病、淋巴瘤患者治疗初期可发生高尿酸血症,严重者可发生尿酸性肾病。还可导致男性生殖功能异常。大剂量治疗时,有 5%~20% 的患者表现为血浆肌酸酐增加,与本药的因果关系尚未证实。如有大量细胞分解,应采取防止尿酸盐肾病的措施。还可出现膀胱炎、尿潴留、肾衰竭。

（6）免疫系统可出现过敏反应、免疫抑制。还有出现身体免疫功能减低的个案报道。

（7）神经系统可见头晕,少见严重嗜睡。大剂量用药可发生可逆或不可逆的小脑毒性。鞘内注射可引起头痛、下肢瘫痪等。有报道,少数患者出现小脑性发音障碍伴(或不伴)眼球水平震颤;大多数小脑及大脑的并发症可在几日到几周内完全恢复;若每日给予 10mg/kg、总量达 40mg/kg 时,可发生全身性肌肉强直、言语混乱和较明显的震颤。有发生周围神经损害以及进行性退行性麻痹的报道。还可出现蛛网膜炎、无菌性脑膜炎、脑神经病变、共济失调、意识障碍、人格改变、昏迷、神经毒性、感觉异常、帕金森病、假性脑瘤。

（8）肝部分患者可出现轻度肝功能异常,罕见肝细胞坏死。个别患者可有血胆红素及氨基转移酶升高。大剂量给药可出现明显肝功能异常及黄疸,可引起肝中央静脉及肝小叶静脉闭塞,导致黄疸、肝肿大、腹水及肝性脑病。大剂量治疗时,有出现肝静脉栓塞（Budd-Chiari 综合征）和胰腺炎的个案报道。

（9）胃肠道常见恶心、呕吐、食欲减退、腹泻。有时出现胃炎、口腔和胃肠道溃疡等。此外对胃肠道黏膜的伤害可使肠壁溃疡、气肿和感染,从而引发肠组织坏死和坏死性结肠炎。特别是大剂量治疗时能引起口腔和肛门发炎,从而导致严重腹泻及钾盐的流失。大剂量治疗会使肠组织损坏,偶尔会发生肠梗阻和腹膜炎。还可出现腹痛、呕血、黑便、消化道出血、腮腺炎、假膜性肠炎。

（10）血液最主要的不良反应是骨髓抑制,依照用药剂量的大小引起血象改变(红细胞、白细胞及血小板减少)。使用常规剂量,白细胞在用药第 12 日达最低点。大剂量治疗会引发明显的骨髓损害。有出现败血症、血栓性静脉炎和出血的个案报道。还可出现全血细胞减少。

（11）皮肤常规剂量可见不规则斑点、结节状皮疹、大面积的红皮病或红斑、脱发。大剂量用药后,有 75% 以上患者全身出现炎性红斑,有时出现水疱和脱皮。也可出现掌心和脚心的灼烧疼痛。还可出现中毒性表皮坏死松解症以及过敏性紫癜的个案报道。

（12）眼使用大剂量治疗时依剂量的大小,有 20%~30% 的患者出现结膜炎、角膜炎、畏光、眼痛、大量流泪和视觉障碍,严重患者可见结膜出血,角膜溃疡也有发生。经常洗涤眼睛或使用含皮质激素滴眼药,可阻止或缓解这类症状。用于眼科时,本药的细胞毒性较大,最初可造成角膜上皮下的点状混浊,逐渐发展为点状着色,甚至形成角膜溃疡,因而限制了本药在眼科的广泛使用。

（13）过敏反应较少出现急性变异反应,如荨麻疹和过敏(急性过敏反应伴血压下降和呼吸困难)。

（14）其他接受大剂量治疗的患者有 20%~50% 出现发热。还可出现阿糖胞苷综合征,特点为发热、肌肉痛、骨痛、有时胸痛、结节状风疹斑、结膜炎和身体不适。于用药 6~12 小时后出现。

4. 药物相互作用

（1）四氢尿苷、胞苷可抑制脱氨酶:合用对本药有增效作用。机制为以上药物可延长本药血浆半衰期,提高血药浓度。

（2）柔红霉素、多柔比星、环磷酰胺及亚硝脲类药物:合用时以上药物对本药有增效作用。

（3）其他骨髓抑制药:合用时血液学毒性的发生率和严重程度均会加强。

（4）氟胞嘧啶:合用可降低氟胞嘧啶的疗效。处理方式为合用时应监测氟胞嘧啶疗效下降的反应。

（5）地高辛:患者接受含环磷酰胺、肠出血及和强的松的化疗方案,联合 β-醋地高辛治疗,地高辛稳态血浆浓度和肾葡萄糖分泌发生可逆性低下降。处理方式为接受类似联合化疗方案治疗的患者需密切监测地高辛的浓度。因洋地黄毒苷的稳态年度似不变,可考虑用洋地黄毒苷替代地高辛的使用。

（6）活疫苗(如轮状病毒疫苗、4 型腺病毒疫苗、7 型腺病毒疫苗、芽孢杆菌卡介苗、流感病毒疫苗、麻疹病毒疫苗、腮腺炎病毒疫苗、风疹病毒疫苗、天花疫苗、伤寒疫苗、水痘病毒疫苗、黄热病疫苗):用药时接种以上疫苗将增加活疫苗感染的风险。处理方式为接受免疫抑制化疗的患者不能接种活疫苗。缓解期白血病患者,至少要停止化疗 3 个月,才允许接种活疫苗。

（7）庆大霉素:在体本药和庆大霉素药物相互作用的研究中,K. 肺炎菌株对庆大霉素敏感性的拮抗作用与本药相关。处理方式为在使用庆大霉素治疗 K. 肺炎菌感染时,应用本药的患者如不迅速出现治疗作用可能需重新调整抗菌治疗方案。

八、注意事项

1. 禁用　对本药过敏者;孕妇;哺乳期妇女;非肿瘤引起的白细胞和/或血小板缺乏者。

2. 慎用　白细胞及血小板计数显著降低者;有胆道疾病者;有痛风病史、尿酸盐肾结石病史者;肝、肾功能不全者;骨髓抑制者;近期接受过细胞毒性药物或放疗者;既往经 L-谷草转氨酶治疗的患者。

3. 用药注意事项:

（1）用药警示:对应用高剂量本药治疗的患者应观察神经毒性,因为剂量方案的改变需要尽量避免不可逆的神经病变。

（2）不良反应的处理方法:如出现各种严重不良反应时,应立即停药,并立即采取各种有效措施治疗。部分患者给予肾上腺皮质激素,可能减轻中剂量或大剂量本药引起的不良反应。

快速静脉注射引起的恶心、呕吐反应虽较严重,但对骨髓的抑制较轻,患者一般能耐受。

（3）用药前后及用药时应当检查或监测:用药期间应定期检查血细胞和血小板计数以及肝肾功能。接受本药治疗的患者,由于肿瘤细胞迅速崩解可继发高尿酸血症,应监测血清尿酸浓度。患者在诱导治疗时,应监测患者对药物的耐受性,确保患者免遭药物的毒性损害。

（4）高警示药物:美国安全用药规范研究院将本药定为高警示药物,使用不当将给患者带来严重危害。本药部分剂型含有苯甲醇,此类药品不得用于大剂量鞘内注射。

（5）其他注意事项:配制好的注射液可在冰箱中保存7日,室温下仅能保存24小时。

使用本药时,应适当增加患者的液体摄入量,使尿液保持碱性,必要时可合用别嘌醇,以防止血尿酸增高及尿酸性肾病。

九、药物稳定性及贮藏条件

注射液:室温25℃下干燥处保存。

粉针剂:遮光、密封,冷处保存。

十、药物经济性评价

基本药物,医保药品。

卡 莫 氟

一、药品名称

1. 英文名 Carmofur
2. 化学名 N-己基-5-氟-3,4-二氢-2,4-二氧代-1($2H$)-嘧啶甲酰胺

二、药品成分

卡莫氟

三、剂型及规格

卡莫氟片 （1）50mg;（2）100mg

四、适应证及相应的临床价值

NMPA 说明书适应证:用于消化道恶性肿瘤,如食管癌、胃癌、结直肠癌。也用于乳腺癌。

五、用法用量

成人:消化道恶性肿瘤、乳腺癌,口服给药。①单药治疗,每次 200mg,每日 3～4 次;或每日 140mg/m² ,分 3 次服用。②联合化疗,每次 200mg,每日 3 次。

六、特殊人群用药

1. 妊娠期 妊娠早期妇女禁用本药。
2. 哺乳期 哺乳期妇女禁用本药。
3. 肾功能损害 肾功能不全者应酌情减量。
4. 肝功能损害 肝功能不全者应酌情减量。
5. 其他人群
（1）儿童:儿童用药的安全性尚不明确。

（2）老年人:高龄患者慎用本药。

七、药理学

1. 药效学及作用机制 本药为氟尿嘧啶的衍生物,在体内缓慢释放出氟尿嘧啶,干扰或阻断 DNA、RNA 及蛋白质合成而发挥抗肿瘤作用。

2. 药代动力学 本药口服吸收迅速,2～4 小时可达血药峰浓度。在体内经多种代谢途径缓慢释放氟尿嘧啶,可较长时间维持氟尿嘧啶于有效的血药浓度范围内,其中肝、肾及胃壁浓度较高。本药主要经肾排泄,48 小时后尿中排除80%。

3. 药物不良反应

（1）心血管系统偶见心悸、心电图异常。

（2）泌尿生殖系统可见肾功能异常,部分患者可见尿频、尿急、尿痛,罕见血尿、蛋白尿、少尿、排尿障碍、尿失禁。

（3）神经系统可见眩晕、麻木感、头痛、记忆力下降,偶见言语障碍、步行障碍、意识障碍、锥体外系症状。

（4）肝可见肝功能障碍。

（5）胃肠道可见恶心、呕吐、腹痛、腹泻、食欲缺乏,有时可见口炎、腹部不适,罕见胃肠道溃疡。

（6）血液偶见白细胞减少、血小板减少、红细胞减少、出血倾向。

（7）皮肤可见皮疹,皮肤发红、肿胀、水疱、色素沉着、瘙痒,还可出现光敏反应。

（8）其他可见发热、水肿及颜面、腹部、肛门灼热感,偶见胸痛。

4. 药物相互作用

（1）胸腺嘧啶、尿嘧啶:合用可提高肿瘤组织中氟尿嘧啶的浓度,从而提高疗效。

（2）抗胆碱药、镇静药:合用有相互拮抗作用。

（3）酒精:用药后摄入酒精或含酒精的饮料,可出现潮红、恶心、脉率增速、多汗和头痛等症状,有时会出现脑出血和意识模糊。处理:用药期间应避免摄入酒精或含酒精的饮料。

八、注意事项

1. 禁用 对本药过敏者;妊娠早期妇女;哺乳期妇女。
2. 慎用 营养不良者;骨髓功能低下者;肝、肾功能不全者;高龄患者。
3. 用药注意事项

（1）用药警示:本药与其他细胞毒类药联用时应酌情减量。

（2）不良反应的处理方法:若出现轻度胃肠道反应无须停药,给予对症处理;若出现骨髓抑制,应酌情减量,必要时停药,当白细胞计数低于 $3×10^9/L$ 时应停药;若出现脑白质病初期症状（下肢乏力、步行摇晃、言语不清、头晕、麻木、站立不稳、记忆力下降）,宜及时停药。

九、药物稳定性及贮藏条件

片剂:遮光、密封保存。

十、药物经济性评价

医保药品。

替加氟

一、药品名称

1. 英文名 Tegafur
2. 化学名 1-(四氢-2-呋喃基)-5-氟-2,4(1H,3H)-嘧啶二酮

二、药品成分

替加氟

三、剂型及规格

替加氟片 (1)50mg;(2)100mg

替加氟胶囊 (1)100mg;(2)200mg

替加氟注射液 (1)5ml:200mg;(2)10ml:500mg;(3)20ml:1g

注射用替加氟 200mg

替加氟氯化钠注射液 100ml(替加氟500mg、氯化钠900mg)

替加氟栓 (1)500mg;(2)750mg

四、适应证及相应的临床价值

NMPA说明书适应证:主要用于治疗消化道肿瘤,如胃癌、直肠癌、胰腺癌、肝癌、结肠癌。也可用于治疗乳腺癌、支气管肺癌等。还可用于膀胱癌、前列腺癌、肾癌及头颈部癌等。

五、用法用量

1. 儿童 消化道肿瘤:口服给药,每次4~6mg/kg,每日4次。

2. 成人

(1) 消化道肿瘤、乳腺癌:①口服给药,每日800~1 200mg,分3~4次服用,总量30~50g为一疗程。②静脉滴注,每次15~20mg/kg(或800~1 000mg),溶于5%葡萄糖注射液或0.9%氯化钠注射液500ml中,静脉滴注,每日1次,总量20~40g为一疗程。可与其他抗肿瘤药物联合应用。③直肠给药使用本药栓剂,每次500mg,每日1~2次。

(2) 支气管肺癌、膀胱癌、前列腺癌、肾癌:口服给药,每日800~1 200mg,分3~4次服用,总量30~50g为一疗程。

六、特殊人群用药

1. 妊娠期 孕妇禁用本药。
2. 哺乳期 哺乳期妇女禁用本药。
3. 肾功能损害 肾功能障碍者用药应酌情减量。
4. 肝功能损害 肝功能障碍者用药应酌情减量。
5. 其他人群
(1) 儿童:消化道肿瘤,口服给药,每次4~6mg/kg,每日4次。

(2) 老年人:尚不明确。

七、药理学

1. 药效学及作用机制 本药在体内经肝微粒体酶P450活化,逐渐转变为氟尿嘧啶而起抗肿瘤作用。其化疗指数为氟尿嘧啶的2倍,毒性仅为氟尿嘧啶的1/7~1/4。

2. 药代动力学 口服吸收良好,2小时后作用达最高峰。静脉注射后以较高的浓度分布于肝、肾、小肠、脾和脑,以肝、肾中的浓度最高。本药可通过血脑脊液屏障,在脑脊液中浓度比氟尿嘧啶高。主要经肝代谢,血浆半衰期为5小时,给药后24小时内有23%以原型经尿液排出,55%以二氧化碳形式经呼吸道排出。

3. 药物不良反应

(1) 神经系统可有头痛、眩晕、共济失调。

(2) 精神可有精神状态改变。

(3) 肝少数患者有肝功能改变。

(4) 胃肠道少数患者有恶心、呕吐、腹痛、腹泻。

(5) 血液骨髓抑制程度较轻,可有白细胞和血小板减少。

(6) 皮肤可有皮肤瘙痒、色素沉着、黏膜炎。

(7) 其他可有乏力、寒战,偶见发热,注射部位有静脉炎、肿胀和疼痛。

4. 药物相互作用

(1) 磺胺药、氯霉素、氨基比林:合用可加重骨髓抑制。皮质激素:合用可增强免疫系统的抑制作用。

(2) 活疫苗(如轮状病毒疫苗):合用将增加活疫苗感染的风险。处理方式为接受免疫抑制化疗的患者不能接种活疫苗。缓解期白血病患者,至少要停止化疗3个月,才允许接种活疫苗。

八、注意事项

1. 禁用 对本药或氟尿嘧啶过敏者(国外资料);孕妇;哺乳期妇女。
2. 慎用 肝肾功能不全者。
3. 用药注意事项

(1) 用药警示:本药呈碱性且含碳酸盐,避免与含钙、镁离子及酸性较强的药物合用。

(2) 不良反应的处理方法:餐后服用本药可减轻胃肠道反应。轻度胃肠道反应可对症处理,不必停药;反应严重则需减量或停药。若出现骨髓抑制,轻者对症处理,重者需减量,必要时停药。

(3) 用药前后及用药时应当检查或监测:用药期间应定期检查肝肾功能及白细胞、血小板计数。

(4) 其他注意事项:本药可单用或与其他抗肿瘤药合用。若替加氟注射液遇冷析出结晶,可待温热溶解后摇匀使用。

九、药物稳定性及贮藏条件

片剂:密封保存。

胶囊:密封保存。

注射液:遮光,密封保存。

粉针剂:遮光,密封,阴凉处保存。

栓剂:遮光,密封,阴凉(不超过 20℃)处保存。

十、药物经济性评价

基本药物,医保药品。

尿嘧啶替加氟

一、药品名称

1. 英文名 Tegafur-Uracil

2. 化学名

二、药品成分

替加氟、尿嘧啶

三、剂型及规格

尿嘧啶替加氟片:替加氟 50mg,尿嘧啶 112mg

尿嘧啶替加氟胶囊:替加氟 100mg,尿嘧啶 224mg

四、适应证及相应的临床价值

NMPA 说明书适应证:用于胃癌、肠癌、胰腺癌等消化道癌,亦可用于乳腺癌和原发性肝癌。手术前后用药有可能防止癌的复发、扩散和转移。

五、用法用量

成人:口服给药。①片剂,每次 2~4 片,每日 3 次;②胶囊,每次 1~2 粒,每日 3~4 次。

六、特殊人群用药

1. 妊娠期 孕妇禁用。

2. 哺乳期 哺乳期妇女禁用。

3. 其他人群

(1) 儿童:尚不明确。

(2) 老年人:尚不明确。

七、药理学

1. 药效学及作用机制 本药中替加氟为氟尿嘧啶的衍生物,在体内经肝活化逐渐转变为氟尿嘧啶而起抗肿瘤作用,能干扰和阻断 DNA、RNA 及蛋白质的合成作用,是抗嘧啶类的细胞周期特异性药物。化疗指数为氟尿嘧啶的 2 倍,毒性仅为氟尿嘧啶的 1/7~1/4。实验研究证明,尿嘧啶可阻断替加氟分解出氟尿嘧啶的降解作用,可特异性地提高肿瘤组织中氟尿嘧啶及其活性代谢物质的浓度,从而提高抗肿瘤的效果。

2. 药代动力学 本药中替加氟口服后吸收良好,给药后 2 小时作用达最高峰,以较高的浓度均匀分布于肝、肾、小肠、脾和脑,以肝、肾中的浓度为最高,可通过血-脑脊液屏障,在脑脊液中浓度比氟尿嘧啶高。替加氟经肝代谢,主要由尿和呼吸道排出,给药后 24 小时内由尿中以原型排出 23%,由呼

吸道以二氧化碳形式排出 55%,血浆半衰期为 5 小时。

3. 药物不良反应

(1) 神经系统头痛、眩晕、运动失调。

(2) 胃肠道轻度胃肠道反应以食欲减退、恶心为主,个别患者可出现呕吐、腹泻和腹痛,停药后可消失。

(3) 血液轻度骨髓抑制表现为白细胞和血小板减少。

(4) 皮肤瘙痒、色素沉着。

(5) 其他乏力、寒战、发热、黏膜炎。

4. 药物相互作用 活疫苗(如轮状病毒疫苗):合用将增加活疫苗感染的风险。处理方式为接受免疫抑制化疗的患者不能接种活疫苗。缓解期白血病患者,至少要停止化疗 3 个月,才允许接种活疫苗。

八、注意事项

1. 禁用 对本药过敏者;孕妇;哺乳期妇女。

2. 慎用 肝、肾功能不全者。

3. 用药注意事项

(1) 不良反应的处理方法:用药期间若出现骨髓抑制,轻者对症处理,重者需减量,必要时停药。一般停药 2~3 周即可恢复。若出现轻度胃肠道反应可不必停药,给予对症处理,严重者需减量或停药,餐后服用可以减轻胃肠道反应。

(2) 用药前后及用药时应当检查或监测:用药期间定期检查白细胞、血小板计数。

(3) 制剂注意事项:本药口服制剂所含的替加氟呈碱性且含碳酸盐,避免与含钙、镁离子及酸性较强的药物合用。

九、药物稳定性及贮藏条件

片剂:遮光,密闭保存。

胶囊:密封、避光、阴凉处保存。

卡 培 他 滨

一、药品名称

1. 英文名 Capecitabine

2. 化学名 5'-脱氧-5-氟-N-[(戊氧基)羰基]胞苷

二、药品成分

卡培他滨

三、剂型及规格

卡培他滨片 (1)0.15g;(2)0.5g

四、适应证及相应的临床价值

1. NMPA 说明书适应证 与多西他赛联用于先前使用包括蒽环类化疗方案失败的转移性乳腺癌。

单用于对紫杉醇和包括蒽环类化疗方案均耐药,或对紫杉醇耐药且不能再使用蒽环类化疗药(如已接受多柔比星或多柔比星等效药累积剂量 0.4g/m²)的转移性乳腺癌。

单用或与奥沙利铂联用于转移性结肠直肠癌的一线

治疗。

单用于原发肿瘤根治术后且适于单独接受氟嘧啶类药治疗的 Dukes′C 期结肠癌的辅助治疗。

用于不能手术的晚期或转移性胃癌的一线治疗。

2. 其他临床应用参考 ①用于治疗食管癌;②用于治疗晚期肝胆癌症;③用于治疗转移性或不可切除的神经内分泌肿瘤(胰岛细胞);④用于治疗对含铂类化疗药和紫杉烷耐药的卵巢癌、输卵管癌、腹膜癌;⑤用于治疗局部晚期或转移性胰腺癌;⑥用于治疗未知的原发性肿瘤。

五、用法用量

成人用于治疗乳腺癌、结肠直肠癌、胃癌。

(1) 口服给药

1) 单用:推荐剂量为每次 $1.25g/m^2$,每日 2 次(分早晚 2 次于餐后 30 分钟内吞服),连用 2 周,间歇 1 周,3 周为一疗程。用于 Dukes′ C 期结肠癌患者的辅助治疗时,推荐疗程为 6 个月(即 8 个疗程)。

2) 联用:①联用多西他赛。本药推荐剂量为每次 $1.25g/m^2$,每日 2 次,连用 2 周,间歇 1 周;多西他赛推荐剂量为每次 $0.075g/m^2$,每 3 周 1 次,静脉滴注 1 小时。②联用奥沙利铂。给予奥沙利铂(剂量为 $0.13g/m^2$,静脉输注 2 小时)后的当日即可开始本药治疗,本药推荐剂量为每次 $1g/m^2$,每日 2 次,连用 2 周,间歇 1 周。③联用顺铂。本药推荐剂量为每次 $1g/m^2$,每日 2 次,连用 2 周,间歇 1 周(首剂于第 1 日夜间服用,末剂于第 15 日早晨服用);顺铂推荐剂量为 $0.08g/m^2$,每 3 周的第 1 日给药,静脉滴注 2 小时。

(2) 毒性状态时剂量

1) 单用:①如出现 1 级毒性反应,维持原剂量。②如首次出现 2 级毒性反应,暂停用药,直至缓解至 0~1 级,下一疗程以原剂量继续给药;如第 2 次出现 2 级毒性反应,暂停用药,直至缓解至 0~1 级,下一疗程以原剂量的 75% 继续给药;如第 3 次出现 2 级毒性反应,暂停用药,直至缓解至 0~1 级,下一疗程以原剂量的 50% 继续给药;如第 4 次出现 2 级毒性反应,永久停药。③如首次出现 3 级毒性反应,暂停用药,直至缓解至 0~1 级,下一疗程以原剂量的 75% 继续给药;如第 2 次出现 3 级毒性反应,暂停用药,直至缓解至 0~1 级,下一疗程以原剂量的 50% 继续给药;如第 3 次出现 3 级毒性反应,永久停药。④如出现 4 级毒性反应,永久停药,或暂停用药后权衡利弊是否可继续治疗,如可继续则当毒性反应缓解至 0~1 级时,以原剂量的 50% 继续给药。

2) 联用多西他赛:2 级毒性反应。①如首次出现 2 级毒性反应,暂停本药,直至毒性反应缓解至 0~1 级,在该疗程内本药以原剂量继续给药,疗程中漏服的剂量不再补充;如 2 级毒性反应持续至应进行下一疗程时,应延迟治疗,直至毒性反应缓解至 0~1 级,本药及多西他赛以原剂量继续给药。②如第 2 次出现 2 级毒性反应,暂停本药,直至毒性反应缓解至 0~1 级,在该疗程内本药以原剂量的 75% 继续给药,疗程中漏服的剂量不再补充;如 2 级毒性反应持续至应进行下一疗程时,应延迟治疗,直至毒性反应缓解至 0~1 级,本药以原剂量的 75%、多西他赛以 $0.055g/m^2$ 继续给

药。③如第 3 次出现 2 级毒性反应,暂停本药,直至毒性反应缓解至 0~1 级,在该疗程内本药以原剂量的 50% 继续给药,疗程中漏服的剂量不再补充;如 2 级毒性反应持续至应进行下一疗程时,应延迟治疗,直至毒性反应缓解至 0~1 级,本药以原剂量的 50% 继续给药,多西他赛停用。④如第 4 次出现 2 级毒性反应,应停药。

3 级毒性反应。①如首次出现 3 级毒性反应,暂停本药,直至毒性反应缓解至 0~1 级,在该疗程内本药以原剂量的 75% 继续给药,疗程中漏服的剂量不再补充;如 3 级毒性反应持续至应进行下一疗程时,应延迟治疗,直至毒性反应缓解至 0~1 级,本药以原剂量的 75%、多西他赛以 $0.055g/m^2$ 继续给药。②如第 2 次出现 3 级毒性反应,暂停本药,直至毒性反应缓解至 0~1 级,在该疗程内本药以原剂量的 50% 继续给药,疗程中漏服的剂量不再补充;如 3 级毒性反应持续至应进行下一疗程时,应延迟治疗,直至毒性反应缓解至 0~1 级,本药以原剂量的 50% 继续给药,多西他赛停用。③如第 3 次出现 3 级毒性反应,应停药。

4 级毒性反应。①如首次出现 4 级毒性反应,应停药,权衡利弊是否可继续治疗,如可继续则以原剂量的 50% 继续给药。②如第 2 次出现 4 级毒性反应,应停药。

3) 联用顺铂:如疗程开始时绝对中性粒细胞计数(ANC)大于 $1×10^9/L$,血小板计数大于 $100×10^9/L$,则可开始新的 3 周疗程,否则需推迟至血液指标恢复后。具体如下 ①ANC 大于或等于 $1.5×10^9/L$ 及血小板大于或等于 $100×10^9/L$ 时,本药及顺铂无须调整剂量,亦无须延迟给药。②ANC 大于或等于 $1.0×10^9/L$ 且小于 $1.5×10^9/L$ 及血小板大于或等于 $100×10^9/L$ 时,本药及顺铂以初始剂量的 75% 继续给药,无须延迟给药。③ANC 小于 $1.0×10^9/L$ 和/或血小板小于 $100×10^9/L$ 时,本药及顺铂应延迟给药直至 ANC 大于或等于 $1.0×10^9/L$ 和血小板大于或等于 $100×10^9/L$。如 ANC 大于或等于 $1.5×10^9/L$ 时,本药及顺铂以初始剂量给药;如 ANC 大于或等于 $1.0×10^9/L$ 且小于 $1.5×10^9/L$ 时,本药及顺铂以初始剂量的 75% 给药。

如用药期间出现剂量限制性毒性,则必须中断这一疗程中本药的给药,在此后的疗程中本药和顺铂均应减量。剂量调整方案如下:①如出现 4 级中性粒细胞减少超过 5 日,本药及顺铂以初始剂量的 75% 继续给药;②如出现 4 级血小板减少,本药及顺铂以初始剂量的 50% 继续给药;③如出现中性粒细胞减少性发热、中性粒细胞减少性败血症、中性粒细胞减少性感染,应停药,权衡利弊是否可继续治疗,如可继续则当血液毒性缓解至 0~1 级时,以初始剂量的 50% 继续给药。

其他毒性:如出现 3 级、4 级恶心或呕吐,顺铂应减量至 $60mg/m^2$;如出现耳毒性、2 级神经毒性,停用顺铂,但继续使用本药。

六、特殊人群用药

1. 妊娠期 尚无孕妇用药的研究资料,但动物试验显示本药可引起胎仔死亡和畸形,故孕妇禁用本药。育龄妇女用药期间应避孕。美国食品药品管理局(FDA)对本药的

妊娠安全性分级为 D 级。

2. 哺乳期 本药是否随人类乳汁排泄尚不明确,哺乳期妇女用药时应停止哺乳。

3. 肾功能损害

(1) 单用或联用多西他赛:肌酐清除率为 51~80ml/min 者,无须调整初始剂量;肌酐清除率为 30~50ml/min 者,本药的初始剂量降低至常规剂量的 75%。

(2) 联用顺铂:肌酐清除率大于或等于 60ml/min 者,无须调整剂量。肌酐清除率为 41~59ml/min 者,无须调整本药剂量;顺铂剂量(mg/m²)的数值与肌酐清除率(ml/min)的数值相同。肌酐清除率小于或等于 40ml/min 者,无须调整本药剂量;顺铂应停药。肌酐清除率小于或等于 30ml/min 者,永久停用本药。

4. 肝功能损害 轻至中度肝功能障碍者无须调整剂量,但应密切监测;尚未对重度肝功能障碍进行研究。

5. 其他人群

(1) 儿童:18 岁以下儿童用药的安全性和有效性尚不明确。

(2) 老年人:本药单用于治疗转移性结直肠癌时,80 岁以上患者出现可逆性 3 级或 4 级胃肠道不良反应的发生率较高(如腹泻、恶心、呕吐)。本药与其他药物联用时,老年患者(≥65 岁)较年轻患者易出现 3 级、4 级及导致停药的不良反应。60 岁及 60 岁以上老年人慎用本药。

七、药理学

1. 药效学及作用机制 本药在酶的作用下转化为 5-FU 发挥作用,正常细胞和肿瘤细胞均可将 5-FU 代谢为 5-氟-2-脱氧尿苷酸单磷酸(FdUMP)和 5-氟尿苷三磷酸(FUTP),这些代谢产物通过两种不同机制引起细胞损伤。首先,FdUMP 及叶酸协同因子 N^5,N^{10}-亚甲基四氢叶酸与胸苷酸合成酶结合形成共价结合的三重复合物,抑制 2'-脱氧尿苷酸形成胸核苷酸,从而抑制细胞分裂;其次,在核糖核酸(RNA)合成过程中核转录酶可能会在尿苷三磷酸的部位错误地编入 FUTP,因而干扰 RNA 的加工处理和蛋白质合成。

2. 药代动力学 本药口服后易经胃肠道吸收,并在酶的作用下转化为 5-FU。本药和 5-FU 的 T_{max} 分别约为 1.5 小时和 2 小时。给予癌症患者本药每日 0.5~3.5g/m² ,本药及其代谢产物 5'-DFCR 的药动学与剂量成正比,且不随时间变化。本药及其代谢产物的血浆蛋白结合率低于 60%,与浓度无关,本药主要与人白蛋白结合(约 35%)。本药的主要代谢产物为 5'-DFCR、5'-DFUR、5-FU、FBAL。本药及其代谢产物主要(95.5%)随尿液排泄(主要代谢产物为 FBAL,占给药量的 57%,约 3%的药物为原型),2.6%随粪便排泄。本药和 5-FU 消除半衰期约为 0.75 小时。单剂给予轻至中度肝功能损害者本药 1.255g/m²,与肝功能正常者相比,本药的曲线下面积(AUC$_{0-∞}$)和血药峰浓度(C_{max})均升高 60%,而 5-FU 的 AUC$_{0-∞}$ 和 C_{max} 不受影响。肌酐清除率小于或等于 50ml/min 者使用本药后,体内的本药、5'-DFUR、FBAL 含量均较肾功能正常者高。

3. 药物不良反应

(1) 心血管系统:①单用本药。静脉血栓形成、心动过速、心动过缓、心房颤动、期前收缩(如室性期前收缩)、心肌炎、心包积液、低血压、高血压、心肌梗死、心肌缺血、心绞痛、节律障碍、心脏停搏、心力衰竭、猝死、心电图改变、心肌病。②本药与多西他赛联用(单用时的不良反应除外):静脉炎(如血栓性静脉炎)。

(2) 代谢、内分泌系统:①单用本药。血钙升高或降低、脱水、体重增加、高三酰甘油血症、低钾血症、低镁血症、低钠血症、高血糖症。②本药与多西他赛联用(单用时的不良反应除外),体重减轻。

(3) 呼吸系统:①单用本药。鼻出血、呼吸困难、呼吸窘迫、咳嗽、喉部疼痛、咽喉部不适、喉炎、支气管炎、肺炎、支气管肺炎、声音嘶哑、哮喘、咯血、肺栓塞。②本药与多西他赛联用(单用时的不良反应除外)。流鼻涕、胸腔积液、上呼吸道感染。

(4) 肌肉骨骼系统:①单用本药。背痛、关节痛、四肢疼痛、肌痛、关节炎、肌无力。②本药与多西他赛联用(单用时的不良反应除外),骨痛。

(5) 泌尿生殖系统:①单用本药。血肌酸酐升高、肾功能损害。上市后还有继发于脱水的急性肾衰竭的报道。②本药与多西他赛联用(单用时的不良反应除外)。尿路感染、肾衰竭。

(6) 免疫系统:①单用本药。超敏反应。②本药与多西他赛联用(单用时的不良反应除外)。淋巴水肿。

(7) 神经系统:①单用本药。昏睡、头晕、眩晕、头痛、周围神经病变、失眠、感觉异常、易激惹、共济失调、震颤、语言障碍、发声困难、脑病、意识丧失、平衡力损害、脑血管意外、意识模糊。上市后还有中毒性脑白质病的报道。②本药与多西他赛联用(单用时的不良反应除外)。感觉减退、晕厥、多发性神经病、偏头痛。

(8) 精神单用本药:抑郁、情绪异常、镇静。

(9) 肝:①单用本药。谷丙转氨酶(GPT)升高、胆红素升高(包括高胆红素血症)、肝纤维化、肝炎(如胆汁淤积性肝炎)、谷草转氨酶(GOT)升高、碱性磷酸酶升高。上市后还有肝衰竭的报道。②本药与多西他赛联用(单用时的不良反应除外)。黄疸、肝性脑病、肝中毒。

(10) 胃肠道:①单用本药。腹泻、腹痛、便秘、腹胀、腹水、恶心、呕吐、口腔炎、消化不良、味觉障碍、食欲缺乏、食欲减退、吞咽困难、胃肠动力障碍、口部不适、上消化道炎症、胃肠炎、胃肠出血、胃溃疡、肠梗阻、肛门痛、中毒性肠扩张、口渴。②本药与多西他赛联用(单用时的不良反应除外)。口干、口腔念珠菌病、坏死性小肠结肠炎、食管溃疡、出血性腹泻。

(11) 血液:①单用本药。白细胞减少、中性粒细胞减少、淋巴细胞减少、血红蛋白减少、血小板减少、全血细胞减少、皮肤色素减退、贫血、凝血障碍、特发性血小板减少性紫癜。②本药与多西他赛联用(单用时的不良反应除外)。发热性中性粒细胞减少、凝血因子 II 减少、粒细胞缺乏。③本药与顺铂联用(单用时的不良反应除外):白蛋白降低。

（12）皮肤：①单用本药。手足综合征、脱发、皮疹、红斑、皮炎、指甲病变、多汗、光敏反应、皮肤溃疡、瘙痒、辐射回忆综合征、热潮红、干皮症。上市后还有皮肤红斑狼疮、史-约综合征、中毒性表皮坏死松解症的报道。②本药与多西他赛联用（单用时的不良反应除外）。面部潮红。

（13）眼单用本药：结膜炎、角膜结膜炎、眼部刺激、视觉异常、泪液增多。上市后还有泪管狭窄的报道。

（14）其他：①单用本药。疲乏、发热、虚弱、水肿、疼痛（包括胸痛）、病毒感染、行走困难、胸部肿块、纤维化、出血、恶病质、败血症、真菌感染。②本药与多西他赛联用（单用时的不良反应除外）。流感样症状。

4. 药物相互作用

（1）亚叶酸钙：亚叶酸钙可能使本药毒性增加。

（2）含氢氧化铝和氢氧化镁的制酸药：合用可使本药及其代谢产物［5'-脱氧-5-氟胞苷（5'-DFCR）］的血药浓度轻微升高，但对其他三种主要代谢产物［5'-脱氧-5-氟尿苷（5'-DFUR）、5-FU 和 α-氟-β-丙氨酸（FBAL）］无影响。

（3）索立夫定或类似药（如溴夫定）：合用可使 5-FU 的毒性升高，可能致死。机制：索立夫定可抑制二氢嘧啶脱氢酶。处理方式为禁止合用。停用以上药物后至少间隔 4 周方可使用本药。

（4）苯妥英钠：合用可使苯妥英钠的血药浓度升高。处理方式为合用时应常规监测苯妥英钠的血药浓度，可能需减少苯妥英钠的剂量。

（5）口服香豆素类抗凝血药（如华法林、苯丙香豆素）：合用有出现凝血参数改变和/或出血甚至致死的报道。机制：可能由于本药和/或其代谢物抑制细胞色素 P450（CYP）2C9。处理方式为合用时应密切监测 PT 或 INR，并相应调整抗凝血药的剂量。

（6）奥沙利铂：合用（伴或不伴贝伐单抗）对本药及其代谢物、游离铂或总铂的暴露量无临床显著影响。

（7）贝伐单抗：合用对本药及其代谢物的药代动力学参数无临床显著影响。

（8）食物：食物可使本药和 5-FU 的吸收率和吸收程度降低，血药浓度达峰时间（T_{max}）延迟 1.5 小时。处理方式为建议餐后 30 分钟内服用本药。

八、注意事项

1. **禁用** ①对本药过敏者；②既往对氟尿嘧啶（5-FU）有严重、非预期的反应或已知对 5-FU 过敏者；③肌酐清除率小于 30ml/min 者；④二氢嘧啶脱氢酶缺陷者；⑤孕妇。

2. **慎用** ①肌酐清除率为 30～50ml/min 者；②轻至中度肝功能障碍者；③60 岁及 60 岁以上老年人（国外资料）。

3. **用药注意事项**

（1）用药警示：本药减量后不可再增加剂量。联用顺铂前，需给予充分的水分和止吐治疗。本药与其他已知经 CYP 2C9 代谢的药物合用时应谨慎。用药前 ANC 小于 1.5×10^9/L 和/或血小板计数小于 $100×10^9$/L 的患者不应使用本药。

（2）不良反应的处理方法：如出现严重腹泻，应密切监

护，出现脱水时应立即补充液体和电解质。适当的情况下应尽早使用止泻药（如洛哌丁胺），必要时需降低本药的给药剂量。

如出现严重皮肤和黏膜反应，应永久停药。

如出现胆红素高于正常值上限（ULN）的 3 倍、GPT 和 GOT 高于 ULN 的 2.5 倍，应立即停药，直至胆红素小于或等于 ULN 的 3 倍、GPT 和 GOT 小于或等于 ULN 的 2.5 倍方可继续用药。

为预防手足综合征，可同时口服维生素 B_6，日剂量可达 200mg。如出现 2 或 3 级手足综合征，应暂停本药，直至恢复正常或严重程度降至 1 级；出现 3 级手足综合征时，再次使用应减量。与顺铂联用时，因有维生素 B_6 可能降低顺铂疗效的报道，不建议使用维生素 B_6 改善症状或二级预防。

（3）用药前后及用药时应当检查或监测：用药前应监测全血细胞计数、肝功能、肾功能、用药期间定期监测。

（4）高警示药物：美国安全用药规范研究院将本药定为高警示药物，使用不当将给患者带来严重危害。

九、药物稳定性及贮藏条件

片剂：密闭，25℃以下保存。

十、药物经济性评价

医保药品。

吉 西 他 滨

一、药品名称

1. **英文名** Gemcitabine
2. **化学名** 吉西他滨

二、药品成分

盐酸吉西他滨

三、剂型及规格

注射用盐酸吉西他滨 （1）0.2g（以吉西他滨计）；（2）1g（以吉西他滨计）

四、适应证及相应的临床价值

1. **NMPA 说明书适应证** 用于治疗局部晚期或转移性非小细胞肺癌、胰腺癌。

与紫杉醇联合用于治疗经辅助或新辅助化疗后复发、无法切除的或转移性乳腺癌。

2. **其他临床应用参考** 用于治疗卵巢癌（FDA 批准适应证）；用于治疗膀胱癌、复发性或难治性子宫颈癌、头颈部癌（鼻咽癌）、晚期肝胆癌、复发性霍奇金淋巴瘤、恶性胸膜间皮瘤、难治性非霍奇金淋巴瘤、难治性尤因肉瘤、难治性骨肉瘤、晚期软组织肉瘤、复发性或难治性小细胞肺癌、睾丸癌（难治性生殖细胞肿瘤）、原发灶不明的腺癌、子宫癌。

五、用法用量

（1）非小细胞肺癌：静脉滴注。①单用，本药每次 $1g/m^2$，静脉滴注 30 分钟，每周 1 次，连用 3 周，休息 1 周，每 4 周重复 1 次。②与顺铂联用，3 周疗法为本药每次 $1.25g/m^2$，静脉滴注 30 分钟，每 21 日治疗周期的第 1 日和第 8 日给药；4 周疗法为本药每次 $1g/m^2$，静脉滴注 30 分钟，每 28 日治疗周期的第 1 日、第 8 日和第 15 日给药。根据患者对本药的耐受性可考虑在每个治疗周期或一个治疗周期内降低剂量。

（2）胰腺癌：静脉滴注。每次 $1g/m^2$，静脉滴注 30 分钟，每周 1 次，连用 7 周，休息 1 周。随后改为 4 周疗法，每周 1 次，连用 3 周，休息 1 周。根据耐受性可考虑在每个治疗周期或一个治疗周期内降低剂量。

（3）乳腺癌：静脉滴注与紫杉醇联用，每 21 日治疗周期的第 1 日给予紫杉醇 $175mg/m^2$，静脉滴注约 3 小时，随后在第 1 日和第 8 日给予本药 $1.25g/m^2$，静脉滴注 30 分钟。根据耐受性可考虑在每个治疗周期或一个治疗周期内降低剂量。

六、特殊人群用药

1. 妊娠期　孕妇用药的安全性尚不明确。动物实验表明本药具有生殖毒性，故孕妇应避免使用。美国食品药品管理局（FDA）对本药的妊娠安全性分级为 D 级。

2. 哺乳期　尚不明确本药是否随人类乳汁排泄，哺乳期妇女用药期间应停止哺乳。

3. 肾功能损害　此类患者用药的研究数据尚不充分，应慎用，且严重肾功能不全者禁止将本药与顺铂联用。

4. 肝功能损害　此类患者应慎用本药。肿瘤肝转移或者既往有肝炎、酗酒或肝硬化病史的患者使用本药可能导致潜在肝功能不全恶化。

5. 其他人群

（1）儿童：国内资料不推荐 18 岁以下儿童使用本药。国外有资料表明本药可用于治疗儿童复发性霍奇金淋巴瘤、难治性尤因肉瘤、难治性骨肉瘤、难治性生殖细胞肿瘤。

（2）老年人：尚未观察到 65 岁及 65 岁以上老年患者与年轻患者用药的安全性存在总体差异，但老年患者发生 3 级或 4 级血小板减少、中性粒细胞减少的概率较年轻患者高。

七、药理学

1. 药效学及作用机制　本药为嘧啶类抗代谢物，具有细胞周期特异性，主要作用于 DNA 合成期（S 期）细胞，亦可阻断 G1 期/S 期交接点的细胞进展。本药对多种肿瘤细胞有明显的细胞毒活性。本药活性代谢物吉西他滨二磷酸核苷（dFdCDP）和吉西他滨三磷酸核苷（dFdCTP）通过两种作用机制抑制 DNA 的合成，从而起细胞毒作用。dFdCDP 可抑制核糖核苷酸还原酶的活性，使合成 DNA 所必需的三磷酸脱氧核苷（dCTP）的生成受抑制；dFdCTP 与 dCTP 竞争性结合 DNA，少量的本药亦可与 RNA 结合。因此，细胞中

dCTP 浓度的降低可促进 dFdCTP 与 DNA 的结合。吉西他滨核苷酸掺入 DNA 链后，使延伸的 DNA 链中增加了一个核苷酸，此核苷酸可完全抑制 DNA 链的进一步合成（隐蔽链终止），最终导致细胞凋亡。

2. 药代动力学　本药的药代动力学呈线性。短时间静脉滴注（<70 分钟）和长时间静脉滴注（70～285 分钟）本药 $0.5～3.6g/m^2$，分布容积随滴注时间的延长而增加，短时间静脉滴注的分布容积为 $50L/m^2$，长时间静脉滴注的分布容积为 $370L/m^2$。几乎不与血浆蛋白结合。本药在肝、肾、血液和其他组织中被胞苷脱氨酶快速代谢。在细胞内代谢为吉西他滨单磷酸核苷（dFdCMP）、dFdCDP 和 dFdCTP，其中 dFdCDP 和 dFdCTP 具有活性。以上细胞内形成的代谢物在血浆或尿液中均未检出。主要代谢物 2'-脱氧-2',2'-二氟尿苷（dFdU）无活性，在血浆和尿中均可检出。小于 10% 的本药以原型随尿液排泄。给药后 1 周内，可排出给药量的 92%～98%，其中 99% 主要以 dFdU 随尿液排泄，1% 随粪便排泄。全身清除率为 29.2～92.2L/（h·m²），与性别和年龄相关，女性清除率较男性低，男性和女性的清除率均随年龄增加而下降。短时间静脉滴注的半衰期为 42～94 分钟，长时间静脉滴注的半衰期为 245～638 分钟。

3. 药物不良反应

（1）心血管系统：①低血压、心肌梗死、高血压、心律失常。联合化疗时可出现低血压。上市后还有充血性心力衰竭、外周性血管炎、毛细血管渗漏综合征的报道。②有出现心房颤动、心包积液的个案报道。

（2）代谢、内分泌系统联合化疗时可出现高血糖症、低镁血症、低钙血症。

（3）呼吸系统：①呼吸困难、间质性肺炎。联合化疗时可出现呼吸困难、咽炎。上市后还有肺纤维化、肺水肿、成人呼吸窘迫综合征的报道；②有出现肺静脉闭塞性疾病的个案报道。

（4）肌肉骨骼系统有出现肌病的个案报道。

（5）泌尿生殖系统：①蛋白尿、血尿、尿素氮升高、肌酸酐升高、肾衰竭、溶血尿毒综合征。联合化疗时可出现蛋白尿、血尿、肌酸酐升高、尿素氮升高；②有高剂量使用本药出现系膜毛细血管性肾小球肾炎的个案报道。

（6）免疫系统超敏反应。有出现假性淋巴瘤的个案报道。

（7）神经系统：①嗜睡、脑血管意外、感觉异常、头痛。联合化疗时可出现神经性头痛、嗜睡、感觉异常。上市后还有可逆性后部脑病综合征的报道；②有出现自主神经病变的个案报道。

（8）肝：谷丙转氨酶（GPT）升高、谷草转氨酶（GOT）升高、碱性磷酸酶升高、高胆红素血症。联合化疗时可出现 GPT 升高、GOT 升高、碱性磷酸酶升高、胆红素升高。上市后还有肝衰竭、肝静脉闭塞性疾病、γ-谷氨酰转移酶（γ-GT）升高的报道。

（9）胃肠道：恶心、呕吐、口腔炎、腹泻。联合化疗时可出现恶心、呕吐、腹泻、口腔炎、便秘。

（10）血液：白细胞减少、中性粒细胞减少（包括发热性

中性粒细胞减少）、血小板减少、贫血、出血、脓毒症。联合化疗时可出现贫血、中性粒细胞减少（包括发热性中性粒细胞减少）、血小板减少、淋巴细胞减少、出血。

（11）皮肤：①皮疹、瘙痒、脱发。联合化疗时可出现脱发、皮疹、皮肤脱屑。上市后还有坏疽、蜂窝织炎、剥脱性皮炎、大疱性皮疹的报道；②有出现肛周瘙痒的个案报道。

（12）眼有出现 Purtscher 样视网膜病变的个案报道。

（13）其他：①流感样综合征（表现为发热、头痛、寒战、肌痛、乏力、食欲缺乏、咳嗽、鼻炎、多汗、不适）、外周水肿、感染、注射部位反应。联合化疗时可出现感染、发热、水肿、流感样综合征、疲乏；②有出现胸腔积液的个案报道。

4. 药物相互作用 药物相互作用：尚不明确。

放射治疗：本药具有放疗增敏作用，胸部放疗的同时给予 $1g/m^2$ 的本药可导致严重的肺或食管病变。非同步放化疗（间隔大于 7 日）不增加毒性，但可能出现放射记忆反应。处理：本药禁止与放疗同时联用，与放疗的间隔至少 4 周，根据患者情况亦可缩短间隔时间。

八、注意事项

1. 禁用 对本药过敏者。

2. 慎用 肝、肾功能不全者；骨髓功能损害者；有心血管疾病史者。

3. 用药注意事项

（1）用药警示：每个治疗周期开始前，患者的 AGC 应大于或等于 $1.5×10^9/L$ 且血小板计数应大于或等于 $100×10^9/L$。

使用本药治疗的男性，用药期间和用药后 6 个月内不应生育，且由于本药可能引起不育，故拟生育的男性治疗前应保存精子。

本药可引起轻至中度嗜睡，用药期间禁止驾驶和操作机械。

（2）不良反应的处理方法：如出现严重肺部症状，应考虑停药。早期采用支持治疗措施可能有助于缓解病情。

如出现 HUS 或严重肾功能损害，应永久停药。停药后，肾功能损害可能不可逆。

如出现严重肝毒性、CLS、PRES，应永久停药。

如出现恶心、呕吐，可给予止吐药。

（3）用药前后及用药时应当检查或监测
用药前和用药期间定期监测肝、肾功能。
每次用药前应监测白细胞计数、AGC、血小板计数。
与顺铂联用时，应监测电解质（包括钾、镁、钙）。

（4）高警示药物：美国安全用药规范研究院将本药定为高警示药物，使用不当会给患者带来严重危害。

（5）制剂注意事项：本药粉针剂含钠，患者应考虑控制钠摄入。

九、药物稳定性及贮藏条件

粉针剂：密闭，于 10~30℃ 保存。

十、药物经济性评价

医保药品。

氟 达 拉 滨

一、药品名称

1. 英文名 Fludarabine
2. 化学名 9-β-D-阿拉伯呋喃糖-2-氟腺苷

二、药品成分

磷酸氟达拉滨

三、剂型及规格

磷酸氟达拉滨片 10mg
注射用磷酸氟达拉滨 50mg

四、适应证及相应的临床价值

1. NMPA 说明书适应证 用于难治性或进展性的 B 细胞型慢性淋巴细胞性白血病。

2. 其他临床应用参考 ①用于治疗非霍奇金淋巴瘤；②用于治疗急性髓细胞白血病（难治性或低风险患者）；③用于儿童顽固性急性淋巴细胞白血病或急性髓细胞白血病；④用于瓦尔登斯特伦巨球蛋白血症；⑤用于异基因造血干细胞移植前的低强度预处理（通常与白消安或环磷酰胺和抗胸腺细胞球蛋白或淋巴细胞免疫球蛋白一同给药，或与美法仑和阿仑珠单抗一同给药）。

五、用法用量

（1）B 细胞型慢性淋巴细胞性白血病

1）口服给药：每日 $40mg/m^2$，连用 5 日，然后停药 23 日（即 28 日为 1 个疗程）。可空腹或伴随食物服用，必须整片吞服。治疗持续时间取决于疗效及患者对药物的耐受性，应在取得最佳治疗效果（完全或部分缓解，通常需 6 个疗程）后停用。

2）静脉注射：每日 $25mg/m^2$，连用 5 日，然后停药 23 日（即 28 日为 1 个疗程）。治疗持续时间取决于疗效及患者对药物的耐受性，应在取得最佳治疗效果（完全或部分缓解，通常需 6 个疗程）后停用。

静脉滴注每日 $25mg/m^2$，滴注时间 30 分钟，其余同"静脉注射"项。

（2）肾功能不全时剂量：对肾功能不全患者的剂量应作相应的调整。肌酐清除率为 30~70ml/min 时，剂量应减少 50%，且应严密检测血液学改变以评价药物的毒性；肌酐清除率小于 30ml/min 者，禁用本药。

六、特殊人群用药

1. 妊娠期 孕妇禁用。美国食品药品管理局（FDA）对本药的妊娠安全性分级为 D 级。

2. 哺乳期 尚不明确本药是否分泌入人乳汁，但在动物试验中,本药及其代谢物可随乳汁排泄,故哺乳期妇女禁用。

3. 其他人群

(1) 儿童:儿童用药的安全性与有效性尚未确定。

(2) 老年人:75 岁以上老年人用药的资料有限,应慎用。

七、药理学

1. 药效学及作用机制　本药系阿糖腺苷的 2-氟-5-磷酸化衍生物。阿糖腺苷是一种合成的嘌呤类抗代谢药,虽然它是一种有效的抗病毒药,但由于它的低溶解度和腺嘌呤脱氨基酶的快速脱氨基作用,使体内抗肿瘤活性受到限制,因此被视为一种潜在的抗肿瘤药。本药是在阿糖腺苷的嘌呤环第 2 位上以氟原子取代和第 5 位上加上一个磷酸基而形成,提高了其溶解度,并可抵抗腺嘌呤脱氨基酶的脱氨基作用。

本药在体内被血清磷酸酶去磷酸化成为 2-氟-阿糖腺苷(9-β-D-阿拉伯呋喃糖-2-氟腺嘌呤)后,可被细胞摄取,然后被转化为有活性的三磷酸盐。该代谢产物是 DNA 合成的竞争性抑制药。已有数据表明,本药能抑制多种酶的活性,包括 DNA 聚合酶、核糖核酸还原酶、腺苷甲硫氨酸转移酶。曾有报道,本药对 T 细胞的作用强于 B 细胞;但是,临床上对治疗 B 细胞型恶性肿瘤有效。

临床前研究显示,本药对 P_{388} 和 L_{1210} 白血病、CD_8F_1 乳腺癌、LX-1 人类异种皮移植癌和其他动物及人类的肿瘤细胞有较强的抗肿瘤活性。本药治疗慢性淋巴细胞性白血病和非霍奇金淋巴瘤的作用较强。

2. 药代动力学　用于慢性淋巴细胞性白血病时,静脉注射后 7~21 周起效。口服给药 1.1~1.2 小时可达血药峰浓度,曲线下面积(AUC)为 1 760~3 016(ng·h)/ml;静脉给药 AUC 为 3 060(ng·h)/ml;皮下给药 AUC 为 4.56(ng·h)/ml。多次静脉给药药效可维持 65~91 周;对非霍奇金淋巴瘤患者,多次给药药效可维持 2~20 个月。本药口服后生物利用度为 54%~56%,皮下给药的生物利用度为静脉注射的 1.05 倍。本药分布半衰期为 57 分钟,分布容积为 98L/m²。代谢产物为 2-氟-阿糖腺苷(有活性)和 2-氟-腺嘌呤-5-三磷酸盐。约 40% 经肾排泄,总体清除率为 8.9L/(m²·h)。母体化合物的消除半衰期为 10.3~20 小时。

3. 药物不良反应　以下不良反应的发生频率(极常见 ≥10%,常见 1%~10%,少见 0.1%~1%)主要源于临床试验资料,而并未明确与本药的因果关系。罕见的不良反应(<0.1%)主要源于上市后的报道。

(1) 心血管系统常见水肿,罕见心力衰竭和心律失常。

(2) 呼吸系统:①极常见咳嗽、肺炎,少见肺毒性。还可出现呼吸困难(9%~22%)、鼻窦炎(≤5%)、咽炎(≤9%)及上呼吸道感染(2%~16%);②其他尚有急性呼吸窘迫综合征、呼吸窘迫、肺出血、肺纤维化和呼吸衰竭;③有患者用药(每日 25mg/m²,连用 3 日,每月 1 次)10 个疗程后,出现了严重的呼吸系统合胞病毒肺部感染的个案报道。

(3) 肌肉骨骼系统:①有出现肌无力的报道,但尚不清楚是否为一种神经毒性的前驱症状;②可见肌痛(4%~16%);③有出现骨髓纤维化的个案报道,但与本药的关系尚不明确。

(4) 泌尿生殖系统罕见出血性膀胱炎。还可见排尿困难(3%~4%)和感染(2%~15%)。

(5) 免疫系统少见自身免疫疾病(如自身免疫性溶血性贫血、血小板减少性紫癜、天疱疮、Evans 综合征)。

(6) 神经系统:①常见周围神经病变,少见意识模糊、罕见昏迷、焦虑不安、癫痫发作。②有使用高剂量本药(每日 100~150mg/m²,连用 5~7 日),引起严重的迟发神经毒性的报道。表现为视野缺损、发音障碍、感觉异常、虚弱及癫痫发作,甚至发展为双侧皮质盲、意识紊乱、痉挛性瘫痪和昏迷。中枢神经系统进行性脱髓鞘可能是导致神经毒性反应的原因。而使用推荐剂量的患者,严重的中枢神经系统症状(如昏迷和焦虑不安)罕见或少见。③可出现虚弱(9%~65%),感觉异常(4%~12%)。有"垂腕症"的个案报道。有引起嗜睡和/或疲倦的报道。还有引起脑白质炎的报道,常见的症状有单侧轻偏瘫和共济失调,并有死亡的个案报道。

(7) 精神可见激动,少见精神错乱。

(8) 肝少见肝酶异常。还有联合使用环磷酰胺(首日 1 000mg/m²)和本药(20mg/m²,连用 5 日)3 个疗程治疗非霍奇金淋巴瘤,由于腺病毒感染而发生严重的暴发性肝功能衰竭的个案报道。

(9) 胃肠道:①极常见恶心、呕吐、腹泻、食欲缺乏,常见口腔炎、胃炎,少见胃肠道出血、胰酶异常;②有报道,本药不良反应主要是与血小板减少相关的消化道出血;③有引起假性肠梗阻的个案报道。

(10) 血液:①极常见中性粒细胞减少、贫血、血小板减少,常见骨髓抑制,罕见淋巴增生性疾病(EB 病毒相关)。②在实体瘤患者的 I 期临床研究中发现,粒细胞数降到最低的中位时间是 13 日(范围是 3~25 日),血小板是 16 日(范围是 2~32 日)。大多数患者的基础造血功能有损伤,可能是基础疾病的原因或是以前用骨髓抑制药的结果。大多数溶血性贫血的患者在再次接受本药治疗后,可出现症状的反复。此时应停药,输血(只接受经照射处理过的血液)并使用肾上腺皮质激素制剂进行治疗。③有本药引起全血细胞减少(可持续 2 个月至 1 年并导致死亡)以及嗜酸性粒细胞增多的报道。④有引起嗜血细胞综合征,并导致患者死亡的个案报道,以及骨髓纤维化的个案报道。

(11) 皮肤:①常见皮疹、皮肤红斑。罕见史-约综合征、中毒性表皮坏死松解症、皮肤癌。②有患者在用药后,既往的皮肤癌病变出现可逆性的恶化或骤然暴发的报道。③有静脉给药(25mg/m²,连用 5 日)后,出现副肿瘤性天疱疮[表现为结膜炎、水肿,四肢末端、颜面部和/或躯干部表皮水疱]的报道。

(12) 眼:①常见视觉障碍。罕见视神经炎、视神经病变和失明;②有报道,本药(尤其是高剂量)导致的神经毒性综合征中,可见视物模糊、复视、畏光,甚至发展为失明。

(13) 其他:①极常见感染、机会性感染[包括潜伏病毒激活(如带状疱疹、EB 病毒感染或进行性多灶性脑白质病)]、发热、疲乏、虚弱,常见寒战、不适、黏膜炎、疾病进展和转化(如 Richter 综合征)。②少见肿瘤溶解综合征(包括肾衰竭、高钾血症、代谢性酸中毒、血尿、尿酸结晶尿、高尿酸血症、高磷酸血症、低钙血症)。腰疼和血尿是该综合征的首发症状。鉴于这种综合征在用药后的第 1 周就可出现,建议对高危人群应及早采取预防措施。③可见疼痛(20% ~ 22%)。④有静脉给药后,先出现发热,然后出现肺炎的个案报道。⑤有瓦尔登斯特伦巨球蛋白血症(Waldenstrom's macroglobulinemia)白人女性患者,用药 6 个月后出现隐球菌性脑膜炎和颅内结核瘤的个案报道。⑥有出现移植物抗宿主病、疱疹病毒感染的报道。⑦对使用过本药的患者进行了平均时间长达 7.4 年的随访,其中 3.9%出现继发的恶性肿瘤,分别为中枢神经系统肿瘤、肺癌、霍奇金淋巴瘤、结肠癌、膀胱癌、头颈部肿瘤、肝癌、白血病和肉瘤。

4. 药物相互作用

(1)活疫苗(如轮状病毒疫苗):合用可使免疫应答下降,导致患者被活疫苗感染。处理:用药期间不应接种活疫苗。白血病缓解期患者在结束化疗至少 3 个月后,方能接种活疫苗。

(2)阿糖胞苷:合用可升高三磷酸阿糖胞苷(阿糖胞苷的活性代谢产物)的浓度,但对阿糖胞苷的血药浓度和代谢率无影响。

(3)喷司他丁:合用可增加发生严重肺毒性的风险。处理:两药不得合用。

(4)腺苷吸收抑制药(如双嘧达莫):合用可减弱本药的疗效。

(5)食物:临床研究中,口服给药后药动学参数受进食的影响不显著(生物利用度、峰浓度轻度下降,达峰时间延迟,终末半衰期无影响)。

八、注意事项

1. 禁用 对本药过敏者;严重肾功能不全(肌酐清除率<30ml/min)者;失代偿性溶血性贫血;孕妇;哺乳期妇女。

2. 慎用 骨髓抑制者(国外资料);感染、发热患者(国外资料);有机会性感染病史的患者;肝功能不全者;中度肾功能不全者;健康状况较差者;有免疫缺陷的患者;75 岁以上老年患者。

3. 用药注意事项:

(1)用药警示:育龄男性或女性患者用药期间及用药后 6 个月内,必须采取避孕措施。本药可能会降低驾驶或操作机械能力。

(2)用药前后及用药时应当检查或监测:治疗期间应定期(一周至少 1 次)监测全血细胞计数。应用本药注射治疗的患者应评估和严密监测溶血。

(3)高警示药物:美国安全用药规范研究院将本药定为高警示药物,使用不当将给患者带来严重危害。

(4)其他注意事项:本药注射液应于配制后 8 小时内使用。

操作和配制本药注射液时应谨慎。推荐使用乳胶手套

和防护眼镜以防止因小瓶破损或其他偶然的溢出而引起的药物接触。若皮肤或黏膜接触到本药,应用水和肥皂彻底清洗。若接触到眼睛,应用大量的水彻底清洗。要避免因吸入引起的药物接触。若本药溢出或废弃时,可经焚化销毁。妊娠期的医务人员不宜接触本药。

虽然长期用药对中枢神经系统的影响尚不明确。但是在一些相当长治疗时间(最长达 26 个疗程)的研究中,患者对推荐剂量依旧能耐受。

有使用本药的患者在输入未经照射处理的全血后,出现与输血相关的移植物抗宿主病的报道,鉴于其死亡率较高,建议患者在输血时应只接受经照射处理过的血液。

九、药物稳定性及贮藏条件

片剂:室温下保存。

粉针剂:室温下(不超过 30℃)保存。

十、药物经济性评价

医保药品。

硫 唑 嘌 呤

一、药品名称

1. 英文名 Azathioprine
2. 化学名 6-[(1-甲基-4-硝基-1*H*-咪唑基-5-)硫代]-1*H*-嘌呤

二、药品成分

硫唑嘌呤

三、剂型及规格

硫唑嘌呤片 (1)50mg;(2)100mg
注射用硫唑嘌呤 100mg

四、适应证及相应的临床价值

1. NMPA 说明书适应证 与皮质类固醇和/或其他免疫抑制药及治疗措施联用,用于防止器官移植(肾、心、肝)发生的排斥反应。

与皮质类固醇和/或其他免疫抑制药及治疗措施联用或单独使用,用于治疗严重类风湿关节炎、系统性红斑狼疮、皮肌炎、自身免疫性慢性活动性肝炎、结节性多动脉炎、自身免疫性溶血性贫血、自发性血小板减少性紫癜。

用于原发性胆汁性肝硬化、甲状腺功能亢进、重症肌无力、慢性非特异性溃疡性结肠炎、克罗恩病、多发性神经根炎、狼疮性肾炎、增殖性肾炎、韦氏肉芽肿病等。

用于急、慢性白血病。对慢性粒细胞白血病近期疗效较好,作用快,但缓解期短。

2. 其他临床应用参考 用于多形性红斑、寻常型天疱疮、复发性或多发性硬化。

3. 超说明书用药专论(Off-Label Drug Facts) 硫唑嘌呤:多发性硬化;硫唑嘌呤:幼年特发性关节炎;硫唑嘌呤:

银屑病。

五、用法用量

1. 儿童　其他疾病（除器官移植、白血病外）：口服给药起始剂量为每日 1～3mg/kg，当治疗效果明显时，应考虑将用药量减至可保持疗效的最低剂量（从低于每日 1mg/kg 至每日 3mg/kg 不等，取决于临床治疗的需要和患者的个体反应，包括血液系统的耐受性）作为维持剂量。如 3 个月内病情无改善，则应考虑停药。

2. 成人

（1）器官移植：口服给药每日 2～5mg/kg，每日 1 次或分次口服。

（2）白血病：口服给药每日 1.5～3mg/kg，每日 1 次或分次口服。

（3）其他疾病：口服给药起始剂量为每日 1～3mg/kg，当治疗效果明显时，应考虑将用药量减至可保持疗效的最低剂量（从低于每日 1mg/kg 至每日 3mg/kg 不等，取决于临床治疗的需要和患者的个体反应，包括血液系统的耐受性）作为维持剂量。如 3 个月内病情无改善，则应考虑停药。

六、特殊人群用药

1. 妊娠期　本药可致畸胎，曾有部分服用本药的孕妇所产下的新生儿有白细胞减少和/或血小板减少的报道，故孕妇禁用。美国食品药品管理局（FDA）对本药的妊娠安全性分级为 D 级。

2. 哺乳期　哺乳期妇女用药后母乳中可测出 6-巯基嘌呤（本药的一种代谢物），故使用本药的患者不应进行哺乳。

3. 肾功能损害　肾功能不全者建议按照推荐剂量的下限值给药。

4. 肝功能损害　肝功能不全者建议按照推荐剂量的下限值给药。

5. 其他人群

（1）儿童：其他疾病（除器官移植、白血病外）：口服给药起始剂量为每日 1～3mg/kg，当治疗效果明显时，应考虑将用药量减至可保持疗效的最低剂量（从低于每日 1mg/kg 至每日 3mg/kg 不等，取决于临床治疗的需要和患者的个体反应，包括血液系统的耐受性）作为维持剂量。如 3 个月内病情无改善，则应考虑停药。

（2）老年人：老年人建议按照推荐剂量的下限值给药。

七、药理学

1. 药效学及作用机制　本药为 6-MP 的衍生物，在体内转变为 6-巯基嘌呤而起作用。其免疫抑制的作用机制主要有：①释放出的 6-巯基嘌呤是嘌呤代谢的拮抗药；②烷基化对官能团巯基的封闭作用；③通过多种途径抑制核酸的生物合成，从而阻止参与免疫识别和免疫放大的细胞的增生；④向脱氧核糖核酸（DNA）链内掺入硫代嘌呤类似物，而导致 DNA 破坏。本药对 T 淋巴细胞的抑制作用比 B 淋巴细胞强，较小剂量即可抑制细胞免疫。本药还能减少狼疮患者的免疫复合物在肾的沉积，在免疫反应期可阻止淋巴细胞

释放巨噬细胞制动因子而抑制局部组织的炎症反应。

2. 药代动力学　本药口服易吸收，口服后 1 小时达血药峰浓度，生物利用度为 47.4%，总蛋白结合率为 30%。本药在红细胞和肝内通过氧化作用和甲基化作用降解，少量本药及其代谢物可分泌至乳汁中。本药肾清除率为 57ml/（min·kg），24 小时 50%～60% 随尿液排泄，48 小时内 12% 随粪便排泄，半衰期约为 3 小时。本药可被血液透析清除。

3. 药物不良反应

（1）心血管系统可见心动过缓、血压过低、心包炎、脉管炎。

（2）代谢、内分泌系统可见负氮平衡。

（3）呼吸系统极罕见可逆转肺炎。有出现过敏性哮喘的报道。还可出现肺腺癌、上呼吸道水肿、弥漫性肺间质纤维化、间质性肺炎。

（4）肌肉骨骼系统偶见肌萎缩。还可出现关节痛、肌无力、重症肌无力、横纹肌溶解。

（5）泌尿生殖系统可见中毒性肾损害、子宫颈发育异常。

（6）免疫系统可见对感染的易患性增加。还可见超敏反应。

（7）神经系统有出现手颤、JC 病毒感染所致的进行性多灶性脑白质病的报道。

（8）肝偶见胆汁淤积，通常停药后可恢复。罕见肝功能损害，与长期服用本药有关，主要为器官移植患者。组织学检查可出现窦状隙扩张、紫癜性肝炎、静脉闭塞疾病和小结再生性增生。还可出现胆管炎、肝脾肿大。

（9）胃肠道可见结肠炎、憩室炎、肠穿孔。曾有少数患者出现胰腺炎。还可出现腹痛、恶心、呕吐、脂肪泻、类圆线虫属感染、外部变应性牙槽炎。

（10）血液最常见白细胞减少。可见骨髓抑制。偶见贫血和血小板减少。罕见粒细胞缺乏、各类血细胞减少、再生障碍性贫血、严重巨幼细胞性贫血及红细胞发育不全。还可出现急性髓细胞性白血病、出血、骨髓增生异常综合征。

（11）皮肤可见皮疹、脱发。极罕见史-约综合征（Stevens-Johnson Syndrome）和中毒性表皮坏死松解症。还可出现秃头症、广泛良性黏膜类天疱疮、斑疹、皮肤双重感染、急性发热性嗜中性皮病（Sweet's 综合征）。

（12）眼可见单纯疱疹性角膜炎。

（13）其他罕见肿瘤，包括非霍奇金淋巴瘤和其他恶性肿瘤，尤其是皮肤癌（黑色素瘤和非黑色素瘤）、肉瘤（卡波西肉瘤和非卡波西肉瘤）以及原位子宫颈癌。还可出现发热。

4. 药物相互作用

（1）非布索坦：合用可增加本药的血药浓度。处理：两药禁止合用。

（2）利巴韦林：合用可增加本药骨髓毒性的风险。机制：本药的清除降低。

（3）甲氨蝶呤：合用可增加肝毒性。

（4）别嘌呤醇：合用可使本药的毒性增加。机制：别嘌醇对黄嘌呤氧化酶有抑制作用，可抑制有生物活性的 6-硫代次黄苷酸转化为无活性的 6-硫脲酸。处理：合用时本药

剂量应减至原剂量的 1/4。

（5）血管紧张素转换酶抑制药（如卡托普利）、甲氧苄啶/磺胺甲噁唑：合用有加重血液学异常的可能。

（6）西咪替丁、吲哚美辛：本药有可能增强以上药物的骨髓抑制作用。

（7）氨基水杨酸衍生物（如奥沙拉秦、美沙拉秦、柳氮磺吡啶）：合用可增加骨髓抑制的风险。机制为以上药物对遗传性 TPMT 有抑制作用。处理方式为正接受本药治疗的患者慎用此类药物。

（8）神经肌肉阻滞药［去极化药物（如琥珀胆碱）、非去极化药物（如筒箭毒碱）］：本药可增强去极化药物的神经肌肉阻滞作用，减弱非去极化药物的神经肌肉阻滞作用。

（9）疫苗：本药对活疫苗可引起一种非典型的潜在性损害；对无活性疫苗可能有减灭作用。处理方式为化疗结束后应至少间隔 3 个月才能接种活疫苗。

（10）松果菊：合用可降低本药的作用。处理方式为松果菊应避免与本药合用。

（11）苯丙香豆素、华法林：合用可减弱以上药物的抗凝作用。

（12）吗替麦考酚酯、霉酚酸：合用可抑制嘌呤代谢。处理方式为以上药物不应与本药合用。

（13）呋塞米：呋塞米可破坏人体肝细胞对本药的代谢作用，但其临床意义尚不明确。

（14）环孢素：合用可降低环孢素的血药浓度。机制为环孢素的吸收减少。

八、注意事项

1. 禁用　对本药过敏者。孕妇或准备近期内妊娠的妇女。

2. 慎用　肝、肾功能不全者。

3. 用药注意事项

（1）用药警示：本药由于不良反应较多且严重，故不作自身免疫性疾病的首选药物，通常是在单用皮质激素而疾病不能控制时才使用。

次黄嘌呤鸟嘌呤磷酸核糖转移酶缺乏症（累-奈氏综合征）患者不应使用本药。

同时接受或近期内刚完成细胞生长抑制药或骨髓抑制药（如青霉胺）治疗的患者，慎用本药。

已接受烷化剂（包括环磷酰胺、苯丁酸氮芥、美法仑）治疗的类风湿关节炎患者，因可增加发生恶性肿瘤的风险，故此类患者禁用本药。

器官移植后，应长期维持治疗，否则将会出现预期的排斥反应。

同所有细胞毒性化疗药物一样，使用本药治疗患者的配偶需采取充分的避孕措施。

患皮肤癌危险性增加的患者，应通过使用保护性衣装和使用高保护系数的防晒用品，以尽量减少对日光和紫外光线的暴露。

交叉过敏，对 6-巯基嘌呤过敏者对本药也可能过敏。

（2）不良反应的处理方法：如新发神经病学临床表现，

应诊断是否为 PML，如确诊，应减少免疫抑制药的数量。

药物对检验值或诊断的影响：可使高效液相色谱法（HPLC）测定肌酸酐值假性升高。

（3）用药前后及用药时应当检查或监测：治疗前 8 周内，应至少每周进行一次包括血小板在内的全血细胞计数检查；如大剂量给药、肝和/或肾功能不全患者，应增加全血细胞计数检查的频率。此后，检查次数可减少，但仍建议每月检查 1 次，或至少每 3 个月检查 1 次。

九、药物稳定性及贮藏条件

片剂：遮光，密封保存。

冻干粉针剂：遮光，于 15~25℃保存。

羟　基　脲

一、药品名称

1. 英文名　Hydroxycarbamide
2. 化学名　羟基脲

二、药品成分

羟基脲

三、剂型及规格

羟基脲片　（1）250mg；（2）500mg
羟基脲胶囊　500mg

四、适应证及相应的临床价值

1. NMPA 说明书适应证　用于慢性髓细胞白血病（CML）（包括对白消安耐药者）、头颈部癌、黑色素瘤、肾癌、子宫颈鳞癌。

2. 其他临床应用参考

（1）用于急性髓细胞白血病（AML）。

（2）用于血小板增多高风险患者。

（3）用于高嗜酸性粒细胞综合征。

（4）用于脑膜瘤。

（5）用于真性红细胞增多高风险患者。

（6）用于顽固性银屑病和脓疱性银屑病。

3. 超说明书用药专论（Off-Label Drug Facts）　羟基脲：银屑病；羟基脲：血小板增多；羟基脲：骨转移。

五、用法用量

（1）CML（包括对白消安耐药者）：口服给药，每日 20~60mg/kg，一周 2 次。6 周为一疗程。

（2）头颈部癌、黑色素瘤、肾癌、子宫颈鳞癌：口服给药，每次 80mg/kg，每 3 日 1 次，与放疗联用。

（3）银屑病：口服给药，每日 500~1 500mg，4~8 周为一疗程。

六、特殊人群用药

1. 妊娠期　本药可通过胎盘屏障，孕妇禁用本药。美国食品药品管理局(FDA)对本药的妊娠安全性分级为D级。

2. 哺乳期 本药可随人类乳汁排泄,哺乳期妇女禁用本药。

3. 肾功能损害 肌酐清除率(Ccr)≥60ml/min者,每日15mg/kg。Ccr<60ml/min或终末期肾病(ESRD)患者,每日7.5mg/kg;ESRD患者在透析日应于血液透析后给药。

4. 肝功能损害

5. 其他人群

(1) 儿童:儿童用药的安全性和有效性尚不明确。

(2) 老年人:老年人对本药敏感,且肾功能可能减退,故应适当减量。

七、药理学

1. 药效学及作用机制 本药为细胞周期特异性抗肿瘤药,主要作用于 S 期细胞。作为核苷二磷酸还原酶抑制药,可阻止核苷酸还原为脱氧核苷酸,干扰嘌呤及嘧啶碱基生物合成,选择性地抑制 DNA 的合成,但对 RNA 及蛋白质的合成无抑制作用。本药用于顽固性银屑病和脓疱性银屑病,能减轻全身性脓疱性银屑病的脓疱、发热和中毒症状。短期用药,其毒性作用较甲氨蝶呤低,对于因有肝功能损害而不宜选用甲氨蝶呤,或用甲氨蝶呤无效的严重银屑病患者,适宜选用本药。

2. 药代动力学 本药口服吸收佳,1～4 小时后达血药峰浓度,平均血药峰浓度和曲线下面积(AUC)以高于与剂量呈正比的方式增加。本药可分布于全身(主要分布于白细胞和红细胞),可透过血-脑脊液屏障,脑脊液中的达峰时间为 3 小时。最高达 60%的剂量主要经肝代谢,其次通过肠道细菌脲酶降解代谢。

3. 药物不良反应

(1) 呼吸系统:上市后有弥漫性肺浸润、呼吸困难、肺纤维化的报道。

(2) 泌尿生殖系统:①上市后有排尿困难、血尿酸升高、血尿素氮(BUN)升高、肌酸酐升高的报道;②有小剂量使用本药治疗真性红细胞增多的患者出现复发性膀胱炎的报道。

(3) 免疫系统:有长期使用本药出现系统性红斑狼疮的个案报道。

(4) 神经系统:上市后有头痛、头晕、嗜睡、定向障碍、惊厥的报道。

(5) 精神:上市后有幻觉的报道。

(6) 肝:上市后有肝酶升高的报道。

(7) 胃肠道:上市后有口腔炎、食欲缺乏、恶心、呕吐、腹泻、便秘的报道。

(8) 血液:骨髓抑制(如白细胞减少、血小板减少)、大红细胞症。有长期使用本药出现继发性白血病的报道。

(9) 皮肤:①上市后有斑丘疹、皮肤溃疡、皮肌炎样改变、外周和面部红斑、色素沉着过度、皮肤萎缩、指甲萎缩、皮肤剥脱、紫色丘疹、脱发的报道。有长期使用本药出现皮肤癌的报道;②有皮肤血管毒性反应(包括血管溃疡和血管坏死)的报道。

(10) 其他上市后有发热、寒战、不适、水肿、虚弱的报道。

4. 药物相互作用

(1) 抗逆转录病毒药:①有本药与去羟肌苷(合用或不合用司他夫定)合用导致致命性或非致命性胰腺炎的报道;②有本药与抗逆转录病毒药合用导致肝毒性和肝衰竭的报道,致命性肝毒性常发生于本药、去羟肌苷和司他夫定三者合用时;③有本药与抗逆转录病毒药[包括去羟肌苷(合用或不合用司他夫定)]合用导致周围神经病变的报道。

处理:①合用时应密切监测有无胰腺炎的体征和症状,如出现胰腺炎应永久停用本药;②避免本药、去羟肌苷和司他夫定三者合用。

(2) 氟尿嘧啶(5-Fu):本药可减少 5-Fu 转变为活性代谢物(Fd-UMP)。

处理:合用时应谨慎。

八、注意事项

1. 禁用 对本药过敏者(国外资料);水痘、带状疱疹或严重感染患者;孕妇;哺乳期妇女。

2. 慎用 肾功能损害者(国外资料)。

3. 用药注意事项

(1) 用药警示:本药对中枢神经系统有抑制作用,故与巴比妥类药、安定类药、麻醉药等合用时应谨慎。

本药可使免疫功能受抑制,使用本药期间应避免接种疫苗,通常停药 3 个月至 1 年后方可考虑接种疫苗。

本药可能使血尿酸浓度升高,与别嘌呤、秋水仙碱、丙磺舒合用时须调整以上药物的剂量。本药与别嘌醇合用可预防并逆转本药所致的高尿酸血症。

使用本药时应适当增加液体摄入量,以增加尿量,从而有利于尿酸的排出。

与放疗联用时应在放疗前 7 日开始给药。

育龄妇女用药期间及停药后至少 30 日内应避孕。育龄男性用药期间及停药后至少 1 年内应采取避孕措施。

使用本药时应避免日照,并监测有无继发性恶性肿瘤。

本药引起的大红细胞症可能掩盖恶性贫血的诊断,故推荐预防性给予叶酸。

(2) 不良反应的处理方法:如出现骨髓抑制、皮肤血管炎,应减少剂量或停药。

用药前后及用药时应当检查或监测

用药期间至少每周监测 1 次全血细胞计数。

用药期间定期监测血尿素氮、尿酸、肌酸酐浓度。监测肝功能。

(3) 高警示药物:美国安全用药规范研究院(ISMP)将本药定为高警示药物,使用不当将给患者带来严重危害。

九、药物稳定性及贮藏条件

片剂:遮光、密闭保存。

胶囊:密闭,于 25℃(15～30℃)保存。

十、药物经济性评价

医保药品。

甲氨蝶呤

一、药品名称

1. 英文名 Methotrexate
2. 化学名

二、药品成分

甲氨蝶呤

三、剂型及规格

甲氨蝶呤片 2.5mg
注射用甲氨蝶呤 (1)5mg;(2)100mg;(3)1 000mg
甲氨蝶呤注射液 (1)1ml:5mg;(2)1ml:10mg;(3)2ml:50mg;(4)5ml:50mg;(5)5ml:500mg;(6)10ml:1 000mg;(7)20ml:500mg;(8)50ml:5 000mg

四、适应证及相应的临床价值

1. NMPA 说明书适应证 用于治疗急性白血病(特别是急性淋巴细胞白血病)、蕈样肉芽肿、恶性淋巴瘤(特别是非霍奇金淋巴瘤)、多发性骨髓瘤、头颈部癌、支气管肺癌、各种软组织肉瘤、乳腺癌、卵巢癌、子宫颈癌、睾丸癌、恶性葡萄胎、绒毛膜癌、胃癌。

大剂量给药时用于骨肉瘤。

用于治疗严重、已钙化性、对常规疗法不敏感的致残性银屑病。

用于自身免疫性疾病(如类风湿关节炎)。

鞘内注射用于防治脑膜白血病及恶性淋巴瘤的神经系统转移。

2. 其他临床应用参考 用于中至重度皮质类固醇依赖性或难治性克罗恩病、皮肌炎、多发性肌炎、难治性或复发性大动脉炎。

3. 超说明书用药专论(Off-Label Drug Facts) 甲氨蝶呤(口服):多发性硬化;甲氨蝶呤:银屑病(儿童或青少年);甲氨蝶呤:宫外孕。

五、用法用量

1. 儿童

(1)青少年特发性类风湿关节炎:皮下给药,初始剂量为 10mg/(m²·周·次),随后逐渐调整剂量以达最佳反应。

(2)克罗恩病:皮下注射,15mg/(m²·周·次)。最大剂量为 25mg。

(3)皮肌炎:①口服给药,与皮质类固醇联用,15mg/m² 或 1mg/(kg·周·次)(剂量为两者中较小者),最大剂量为一周 40mg;或与泼尼松联用,15mg/(m²·周·次)(范围为 10~20mg/m²),最大剂量为每周 25mg。②皮下注射,参见"口服给药"项。

2. 成人

(1)急性白血病:①口服给药,5~10mg/(d·次),每周 1~2 次,一疗程安全剂量为 50~100mg。用于急性淋巴细胞白血病维持治疗时,15~20mg/(m²·次),每周 1 次。②肌内注射,10~30mg/次,每周 1~2 次。③静脉注射,参见"肌内注射"项。

(2)蕈样肉芽肿:①口服给药,5~10mg/(d·次),每周 1~2 次,一疗程安全剂量为 50~100mg。②肌内注射,50mg/(周·次)或 25mg/周 2 次,可作为口服疗法的替代治疗。

(3)恶性淋巴瘤、非霍奇金淋巴瘤、多发性骨髓病、头颈部癌、肺癌、各种软组织肉瘤、乳腺癌、卵巢癌、宫颈癌、睾丸癌:口服给药同"蕈样肉芽肿";静脉给药,20mg/(m²·次)。

(4)恶性葡萄胎、绒毛膜癌:①口服给药同"蕈样肉芽肿"。②肌内注射,10~20mg/(d·次),5~10 次为一疗程。总量 80~100mg。③静脉注射参见"肌内注射"项。④静脉滴注参见"肌内注射"项。

(5)银屑病:①口服给药,同"蕈样肉芽肿。②肌内注射,10~25mg/(周·次),根据患者的反应调整剂量,最大剂量为一周 50mg。达到最佳反应时,应调整至尽可能低的剂量和尽可能长的间隔。③静脉注射参见"肌内注射"项。

(6)难治性风湿性关节炎:肌内注射初始剂量为 5~15mg/(周·次)。随后每周可递增 5mg,直至达最大剂量 25mg。

(7)脑膜白血病:鞘内注射:6mg/(m²·次)(通常为 5~12mg),单次最大剂量为 12mg,每日 1 次,5 日为一疗程。用于预防给药时,10~15mg/(d·次),每 6~8 周 1 次。

六、特殊人群用药

1. 妊娠期 孕妇禁用。孕妇用药可能导致死胎或先天性畸形,故孕妇禁用本药。

本药可能损害生育力,不推荐育龄妇女使用本药。如必须使用,用药前应排除妊娠,且用药期间及停药后至少 1 个排卵周期内应避孕。男性患者用药期间及停药后至少 3 个月内,其女性伴侣应避孕。

美国食品药品管理局(FDA)对本药的妊娠安全性分级为 X 级。

2. 哺乳期 本药可随乳汁排泄,故哺乳期妇女禁用。

3. 肾功能损害 肾功能不全者禁用。

4. 肝功能损害 肝功能不全者禁用。

5. 其他人群

(1)儿童:儿童慎用本药。青少年特发性类风湿关节炎,皮下给药,初始剂量为 10mg/(m²·周·次),随后逐渐调整剂量以达最佳反应。

(2)克罗恩病:皮下注射,15mg/(m²·周·次)。最大剂量为 25mg。

(3)皮肌炎:①口服给药,与皮质类固醇联用,15mg/m² 或 1mg/(kg·周·次)(剂量为两者中较小者),最大剂量为一周 40mg;或与泼尼松联用,15mg/(m²·周·次)(范围为 10~20mg/m²),最大剂量为一周 25mg。②皮下注射,参见

"口服给药"项。

（4）老年人：老年患者用药发生不良反应的风险更高，应慎用。

（5）特殊疾病状态：有严重肺病史的风湿关节炎、寻常银屑病患者：此类患者应避免使用本药。

放疗患者：此类患者使用本药可增加软组织坏死和骨坏死的风险。

液体潴留（如腹水或大量胸腔积液）患者：此类患者不宜大剂量使用本药。

白细胞低于 $3.5×10^9/L$ 或血小板低于 $50×10^9/L$ 的患者：此类患者不宜使用本药。

七、药理学

1. 药效学及作用机制　本药为叶酸还原酶抑制药，主要通过抑制二氢叶酸还原酶而使二氢叶酸不能还原成具有生理活性的四氢叶酸（四氢叶酸为体内合成嘌呤核苷酸和嘧啶脱氧核苷酸的重要辅酶），从而使嘌呤核苷酸和嘧啶核苷酸的生物合成过程中一碳基团的转移作用受阻，导致DNA 的生物合成明显受抑制。此外，本药对胸腺核苷酸合成酶亦有抑制作用，但抑制 RNA 与蛋白质合成作用较弱。本药主要作用于细胞周期的 S 期，属细胞周期特异性药物，对 G1/S 期的细胞亦有延缓作用，对 G1 期细胞的作用较弱。

2. 药代动力学　本药用量小于 $30mg/m^2$ 时，口服吸收良好。口服达峰时间为 1~5 小时，肌内注射后达峰时间为 0.5~1 小时。血浆蛋白结合率约为 50%。透过血脑脊液屏障的量极少，但鞘内注射后有相当部分药物可进入全身循环。本药部分可经肝细胞代谢转化为谷氨酸盐，口服后部分药物还可通过胃肠道细菌代谢。主要经肾（40%~90%）排泄，其中大部分为原型药物；约 10% 随胆汁排泄。半衰期 α 相为 1 小时、β 相呈二室型（初期为 2~3 小时，终末期为 8~10 小时）。

有少量原型药物及代谢产物以结合型贮存于肾和肝等组织中，可长达数月。在有胸腔积液或腹腔积液的情况下，本药的清除速度明显减缓；清除率个体差别极大，老年患者更明显。

3. 药物不良反应

（1）心血管系统：脉管炎、心包炎、心包积液、低血压、猝死、血栓栓塞事件（包括动脉血栓形成、脑血栓形成、深静脉血栓形成、视网膜静脉血栓形成、血栓性静脉炎、肺栓塞）。

（2）代谢、内分泌系统：糖尿病加重、电解质紊乱、高尿酸血症、男子乳腺发育。

（3）呼吸系统：肺炎、肺纤维化、干咳、呼吸困难、咽炎、咽喉炎、上呼吸道感染、鼻出血、呼吸衰竭、间质性肺炎、慢性间质性阻塞性肺疾病。长期用药还可引起气短。

（4）肌肉骨骼系统：骨质疏松、应力性骨折、关节痛、肌痛、软组织坏死、骨坏死。

（5）泌尿生殖系统：少尿、无尿、血清肌酸酐升高、膀胱炎、肾衰竭、卵子和精子减少、暂时性精液减少、月经失调、不育、流产、胎儿先天缺陷、闭经、阴道分泌物增多、死胎、性

欲减退、勃起功能障碍、排尿困难。大剂量给药时，因本药及其代谢产物沉积在肾小管，可引起高尿酸性肾病（可出现血尿、蛋白尿、少尿、氮质血症、尿毒症）。

（6）免疫系统：变态反应（严重时可出现过敏性休克）、免疫抑制、淋巴结病、淋巴瘤（包括可逆淋巴瘤）。

（7）神经系统：认知障碍、脑白质病、头痛、失语、偏瘫、惊厥、头晕、嗜睡、意识模糊、昏迷、蛛网膜炎、可逆性亚急性神经中毒（如出血性麻痹、截瘫和痉挛，表现为脑、脊髓病）、迟发性神经中毒（如痉挛、四肢麻痹、共济失调、痴呆，表现为脑性白血病）。鞘内注射还可能引起眩晕、意识障碍、抽搐、麻痹、Guillian-Barre 综合征、脑脊液压力升高。

（8）精神：精神恍惚、情绪改变。

（9）肝：高胆红素血症、黄疸、谷丙转氨酶升高、碱性磷酸酶升高、γ-谷氨酰转移酶升高、急性肝萎缩和坏死、脂肪肝、门静脉纤维化、肝硬化、急性肝炎、单纯疱疹性肝炎、肝衰竭。

（10）胃肠道：食欲减退、假膜性肠炎、出血性肠炎、口腔炎、口唇溃疡、恶心、呕吐、腹痛、腹泻、消化道出血、胃炎、食欲缺乏、呕血、黑便、消化性溃疡、胰腺炎、牙槽炎、左上腹不适（治疗急性淋巴细胞白血病时因白血病细胞破坏而导致脾被膜炎）。

（11）血液：白细胞减少、血小板减少、贫血、丙种球蛋白减少、多部位出血、败血症、嗜酸性粒细胞增多、粒细胞缺乏、中性粒细胞减少、全血细胞减少、血细胞比容降低、血清白蛋白减少。

（12）皮肤：皮肤潮红、瘙痒、皮疹、脱发、红斑、荨麻疹、光敏感、脱色、瘀斑、毛细血管扩张、痤疮、疖、痈、疱疹、中毒性表皮坏死松解症（Lyell 综合征）、史-约综合征、皮肤坏死、皮肤溃疡、皮炎（如表皮剥脱性皮炎）、多汗。

（13）眼：短暂性失明、结膜炎、不明原因的视力改变、视物模糊。

（14）耳：耳鸣。

（15）其他：组织细胞异常改变、发热、寒战、抗感染能力下降、极度疲乏、胸痛、感染（如巨细胞病毒感染、诺卡氏菌病）、肿瘤溶解综合征。

（16）遗传毒性：本药可引起动物细胞和人类骨髓细胞染色体损害，但临床意义尚不明确。

（17）生殖毒性：本药有胚胎毒性，可引起死胎、流产和先天畸形。有导致人类生育力损害（表现为用药期间或停药后短暂性精子减少和月经失调）的报道。

（18）致癌性：本药的动物致癌性研究结果尚不明确。

4. 药物相互作用

（1）质子泵抑制药：高剂量本药与质子泵抑制药合用时，可使本药和/或本药代谢物的血药浓度升高。机制：质子泵抑制药可延迟本药的清除。处理方式为接受质子泵抑制药的患者应慎用高剂量的本药。

（2）水杨酸类药、弱有机酸类药：合用可升高本药的血药浓度。机制为合用可抑制本药的肾排泄。处理方式为合用应酌情减量。

（3）阿糖胞苷：有使用本药前 24 小时或使用后 10 分

钟给予阿糖胞苷,使本药的抗癌活性增强的报道。处理方式为合用应谨慎。

(4) 保泰松、磺胺类药、苯妥英钠:合用可增加本药的毒性。机制为以上药物与本药竞争结合血浆蛋白。

(5) 青霉素:青霉素可使本药的血药浓度升高,进而可引起血液学毒性和胃肠道毒性。机制:青霉素可减少本药的肾清除率。处理方式为合用时应仔细监测。

(6) 金制剂、青霉胺、羟氯喹、细胞毒类药:合用可能增加不良反应的发生率。

(7) 甲氧苄啶、磺胺甲噁唑:有合用引起骨髓抑制增加的报道。机制为可能通过减少肾小管分泌和/或相加的抗叶酸作用。

(8) 卡那霉素:同时口服可增加本药的吸收。

(9) 氨苯蝶啶、乙胺嘧啶:合用可增加本药的不良反应。机制为以上药物均有抗叶酸作用。

(10) 丙磺舒:丙磺舒可减少本药经肾的排泄量。处理方式为合用时应仔细监测。

(11) 其他可增加肝毒性的药物(如维 A 酸、硫唑嘌呤):合用可能增加肝毒性。处理方式为不应合用。如必须合用,应密切监测肝毒性。

(12) 阿昔洛韦:胃肠道给予阿昔洛韦同时鞘内给予本药,可能引起神经症状。

(13) 抗凝血药:合用可增加抗凝血作用,甚至引起肝凝血因子缺乏和/或血小板减少。处理方式为合用时应谨慎。

(14) 巯嘌呤:本药可升高巯嘌呤的血药浓度。处理方式为合用时需调整剂量。

(15) 茶碱:本药可能降低茶碱的清除。处理方式为合用时应监测茶碱水平。

(16) 口服抗生素(如四环素、氯霉素及不能经胃肠道吸收的广谱抗生素):合用可能减少本药的肠道吸收,并可干扰肠肝循环。机制为通过抑制肠道菌群和抑制本药被细菌代谢。

(17) 叶酸及其衍生物:叶酸及其衍生物可能降低本药的全身反应,高剂量的亚叶酸可能降低鞘内注射本药的疗效。但叶酸缺乏可能会增加本药的毒性。

(18) 别嘌醇:合用可减弱别嘌醇的作用。机制为本药可引起血尿酸水平升高。处理方式为痛风或高尿酸血症患者应适当增加别嘌醇的剂量。

(19) 氟尿嘧啶:与氟尿嘧啶合用或使用氟尿嘧啶后再给予本药,均可产生拮抗作用;但如先用本药,4~6 小时后再用氟尿嘧啶则可产生协同作用。

(20) 天冬酰胺酶:同时合用可降低疗效;如使用天冬酰胺酶 10 日后再给予本药或于使用本药后 24 小时内给予天冬酰胺酶,则可增加疗效,且可减少胃肠道及骨髓的不良反应。

(21) 新霉素:同时口服可减少本药的吸收。

八、注意事项

1. 禁用　对本药过敏者;极度衰竭、恶病质或并发感染的患者。肝、肾、心、肺功能不全者;造血系统疾病(如骨髓再生障碍、白细胞减少、血小板减少、贫血)患者;口腔、胃肠道溃疡患者;有新近手术伤口者;免疫缺陷患者;酗酒者;孕妇、哺乳期妇女。

2. 慎用　体弱者、儿童、老年人。

3. 用药注意事项　使用本药大剂量疗法前应准备好解救药亚叶酸盐,并应充分补充液体和碱化尿液。因大剂量疗法易导致严重不良反应,故患者须住院治疗,在血药浓度监测下慎重使用,每次滴注时间不宜超过 6 小时(滴注时间过长可增加肾毒性)。有肾病史者禁用大剂量疗法。

本药可能引起注意力不集中,影响驾驶及机械操作。

用药期间免疫接种可能无效,通常不推荐接种病毒疫苗,曾有患者用药期间接种天花疫苗后出现播散性痘苗感染的报道。白血病患者用药后至少 3 个月方可接种。

九、药物稳定性及贮藏条件

片剂:遮光、密封保存。

粉针剂:遮光、密封,阴凉处(不超过 20℃)保存。

注射液:遮光,25℃以下室温保存。

十、药物经济性评价

基本药物,医保药品。

雷替曲塞

一、药品名称

1. 英文名　Raltitrexed
2. 化学名

二、药品成分

雷替曲塞

三、剂型及规格

注射用雷替曲塞　2mg

四、适应证及相应的临床价值

NMPA 说明书适应证:单药用于治疗无法接受联合化疗、不适合氟尿嘧啶(5-Fu)/亚叶酸钙患者的晚期结、直肠癌。

其他临床应用参考:用于恶性胸膜间皮瘤(与顺铂合用)。

五、用法用量

成人:静脉滴注,推荐剂量为每次 $3mg/m^2$,静脉滴注时间为 15 分钟,不推荐剂量高于 $3mg/m^2$。如未出现毒性,可每 3 周重复给药 1 次。

六、特殊人群用药

1. 妊娠期　孕妇禁用本药,用药前需排除妊娠。
2. 哺乳期　哺乳期妇女禁用本药。

3. 其他人群

（1）儿童：儿童用药的安全性和有效性尚不明确，不推荐使用本药。

（2）老年人：老年患者易出现毒性反应，尤其胃肠道毒性，应慎用，并进行严格监护。

七、药理学

1. 药效学及作用机制　本药系高选择性胸苷酸合成酶（TS）抑制药，通过细胞膜上还原型叶酸甲胺蝶呤载体而被细胞主动摄取。进入细胞后，本药被叶酸基聚谷氨酸合成酶快速、完全地代谢为一系列多聚谷氨酸类化合物。这些化合物具有更强的抑制胸腺嘧啶合成酶的作用，可抑制细胞 DNA 的合成，发挥细胞毒性。因本药能在细胞潴留，故可较长时间的发挥作用。

有单独使用本药，用于治疗乳腺癌、卵巢癌、非小细胞肺癌、胰腺癌和肝细胞癌的报道。

目前，本药的联合治疗尚处于临床试用阶段，具体如下：①与 taxane 类（如紫杉醇和紫杉特尔等）联用治疗实体瘤；与紫杉醇、卡铂联合治疗非小细胞肺癌；②与蒽环霉素（anthracycline）类（如阿霉素和柔红霉素等）联用治疗局部晚期或转移性胃癌；③与铂类药物（如奥沙利铂等）联合治疗转移性结肠和直肠癌；④与拓扑异构酶抑制剂联合（如依林特肯）治疗直肠癌；⑤与 5-氟尿嘧啶（5-Fu）联合治疗结肠和直肠癌。

2. 药代动力学　给予患者本药 $3mg/m^2$ 后，血药浓度与时间呈三室模型，血药峰浓度（C_{max}）为 656ng/ml，与用药剂量呈线性关系。曲线下面积（AUC）为 1 857ng·h/ml，稳态分布容积（V_{ss}）为 7.90L/kg，清除率（Cl）为 0.73ml/（min·kg），肾清除率（Cl）为 0.33ml/（min·kg），第二相半衰期为 1.79 小时，消除半衰期为 198 小时。肾功能正常者 3 周间期连续用药血浆中无明显药物蓄积。本药除在细胞内被聚谷氨酸化外，不被代谢，主要以原型随尿排泄（40%～50%），10 日后约 15% 随粪便排泄。观察期间 ^{14}C 标识的本药约一半未回收到，即部分（以聚谷氨酸盐的形式）贮留在组织中。29 日红细胞中检测到微量放射标记。

轻至中度肝功能不全者血浆清除率下降低于 25%。轻至中度肾功能不全（Ccr 为 25～65ml/min）者血浆清除率明显下降（约 50%）。

3. 药物不良反应

（1）心血管系统：窦性心动过速、室上性心动过速、房颤、充血性心力衰竭。

（2）代谢、内分泌系统：低钾血症。

（3）呼吸系统：咳嗽、呼吸困难、咽炎。还有因肺出血引起死亡的报道。

（4）肌肉骨骼系统：肌痉挛、关节痛、肌痛。

（5）泌尿生殖系统：肾功能异常。还可出现肌酸酐升高。有因腹泻和长时间的呕吐引起血容量下降，进一步导致肾功能不全和急性肾衰竭的报道。

（6）神经系统：感觉异常。还可出现头痛、眩晕、张力过强。

（7）精神：失眠、抑郁。

（8）肝：氨基转移酶升高。还可出现高胆红素血症、碱性磷酸酶升高。

（9）胃肠道：恶心、呕吐、腹泻、便秘、口腔炎、肠梗阻、畏食。还可出现味觉异常、口干、腹痛、食欲缺乏、消化不良、胃肠胀气。

（10）血液：中性粒细胞减少、粒细胞减少性发热、贫血、血小板减少。还可出现败血症、白细胞减少、血红蛋白减少。

（11）皮肤：可见瘙痒、脱皮、出汗、蜂窝织炎、皮疹、脱发。

（12）眼：可见结膜炎。

（13）过敏反应：可见过敏反应。有首次给药后出现吸气性喘鸣和严重哮喘的报道。

（14）其他：可见乏力、疼痛。还可出现体重下降、脱水、周围性水肿、全身不适、流感样症状、发热、寒战、黏膜病、感染、暂时性体温升高。

4. 药物相互作用

（1）氟尿嘧啶：体外研究表明，本药与氟尿嘧啶可产生协同作用，作用的大小依赖于给药方案和剂量。

（2）叶酸、亚叶酸及包含此类成分的维生素制剂：合用可降低药物作用。处理方式为使用本药前和使用本药期间禁用此类药物。

（3）华法林、非甾体抗炎药（NSAID）：未见本药与以上药物有相互作用。

八、注意事项

1. 禁用　对本药过敏者（国外资料）；肌酐清除率低于 25ml/min 的患者；活动性感染者（国外资料）；腹泻未得到控制的患者（国外资料）；显著的骨髓抑制患者（国外资料）；孕妇、哺乳期妇女。

2. 慎用　造血功能低下者。既往放疗者。轻至中度肝功能不全者。接受化疗不足 1 个月者（国外资料）。腹泻易感者（国外资料）。轻度骨髓抑制或化疗毒性未缓解的患者（国外资料）。轻至中度肾损害患者（国外资料）。老年患者（国外资料）。

3. 用药注意事项　本药治疗前白细胞计数应大于 $4.0×10^9$/L、中性粒细胞计数大于 $2.0×10^9$/L 且血小板计数大于 $1.0×10^{11}$/L。如出现胃肠道毒性，应至少每周检查 1 次全血细胞计数以监测血液学毒性。

夫妻任何一方接受本药治疗期间以及停药后至少 6 个月内应避孕。

本药与其他细胞毒药物合用的安全性尚未确立。

此前使用氟尿嘧啶治疗方案仍然进展的患者可能会对本药产生耐药。

其他注意事项：本药稀释后应避光保存，在 24 小时内使用。

九、药物稳定性及贮藏条件

粉针剂：密闭，凉暗处（避光且不超过 20℃）保存。

培美曲塞

一、药品名称

英文名 Pemetrexed

二、药品成分

培美曲塞二钠

三、剂型及规格

注射用培美曲塞二钠：（1）100mg（以培美曲塞计）；（2）200mg（以培美曲塞计）；（3）500mg（以培美曲塞计）

四、适应证及相应的临床价值

1. NMPA 说明书适应证 与顺铂联合用于既往未接受过化疗的局部晚期或转移性非鳞状细胞型非小细胞肺癌。

与顺铂联合用于治疗无法手术的恶性胸膜间皮瘤。

2. 其他临床应用参考 用于治疗转移性膀胱癌、复发或转移性子宫颈癌、复发或持续性卵巢癌、恶性胸腺瘤。

五、用法用量

1. 成人

（1）非鳞状细胞型非小细胞肺癌、恶性胸膜间皮瘤：静脉滴注第 1 日 500mg/m²，滴注 10 分钟以上，30 分钟后静脉滴注 75mg/m² 的顺铂 2 小时；每 21 日重复 1 个周期，只在第 1 日用药。

（2）肾功能不全时剂量：肌酐清除率（Ccr）大于或等于 45ml/min 者无须调整用量；Ccr 低于 45ml/min 者不应使用本药。

2. 老年人剂量 老年患者肾功能下降可能性大，应监测其肾功能，依据肾功能情况，调整剂量。

3. 毒性状态时剂量 出现血液学毒性时本药（单药或联合用药）和顺铂的剂量调整如下：①中性粒细胞最低值小于 500/mm³ 和血小板最低值大于或等于 50 000/mm³ 时，两药均使用原剂量的 75%；②血小板最低值小于 50 000/mm³，无论中性粒细胞最低值如何，两药均使用原剂量的 75%；③血小板最低值小于 50 000/mm³ 并伴有出血时，无论中性粒细胞最低值如何，两药均使用原剂量的 50%。

如果患者发生 3 度及以上的非血液学毒性（不包括神经毒性和 3 度氨基转移酶上升）时，应停用本药，直至恢复到治疗前水平或稍低于治疗前水平。再次开始治疗，按以下方式进行剂量调整：①除黏膜炎以外的任何 3 度或 4 度非血液学毒性及需要住院的腹泻（不分级别）或 3 度、4 度腹泻：两药均使用原剂量的 75%。②3 度或 4 度黏膜炎：使用本药 50% 的剂量，顺铂剂量不变。

如果出现 3 度或 4 度神经毒性，应停止治疗。出现一般神经毒性，本药和顺铂的剂量调整如下：①0～1 级（CTC 分级）神经毒性：两药无须调整剂量。②2 级神经毒性：本药剂量不变，顺铂剂量减少为原剂量的 50%。

六、特殊人群用药

1. 妊娠期 啮齿动物实验中，本药具有胎儿毒性和致畸性。在妊娠早期应用抗肿瘤药可增加胎儿先天性畸形的危险，妊娠中晚期给药则可增加生长迟缓的危险。用药期间应避免妊娠。

美国食品药品管理局（FDA）对本药的妊娠安全性分级为 D 级。

2. 哺乳期 尚不清楚本药是否随乳汁排泄，对婴儿有引起严重不良反应的潜在风险。哺乳期妇女用药应权衡利弊。

3. 其他人群

（1）儿童：儿童用药的安全性和有效性尚未确立，不推荐使用。

（2）老年人：老年患者用药参见"用法与用量"项。

七、药理学

1. 药效学及作用机制 本药为一种多靶点叶酸拮抗药，具有广谱抗肿瘤活性，通过破坏细胞内叶酸依赖性的正常代谢过程，抑制细胞复制，从而抑制肿瘤的生长。体外研究显示，本药可抑制胸苷酸合成酶、二氢叶酸还原酶和甘氨酰胺核苷酸甲酰转移酶的活性。而这些酶都是合成叶酸所必需的酶，参与嘌呤嘧啶核苷酸和嘌呤核苷酸的生物再合成过程。本药通过运载叶酸的载体和细胞膜上的叶酸结合蛋白运输系统进入细胞内，然后在叶酰多谷氨酸合成酶的作用下转化为多谷氨酸的形式。多谷氨酸存留于细胞内成为胸苷酸合成酶和甘氨酰胺核苷酸甲酰转移酶的抑制剂。多谷氨酸化在肿瘤细胞内呈现时间-浓度依赖性过程，而在正常组织内浓度较低。多谷氨酸化代谢物在肿瘤细胞内的半衰期延长，从而也就延长了药物在肿瘤细胞内的作用时间。

临床前研究显示本药体外可抑制间皮瘤细胞系（MSTO-211H，NCI-H2052）的生长。间皮瘤细胞系 MSTO-211H 的研究显示出本药与顺铂联用有协同作用。

2. 药代动力学 在多种肿瘤类型的患者中进行本药的药动学评价（426 例患者采用单药治疗，剂量为 0.2～838mg/m²，于 10 分钟内静脉给药）：曲线下面积与血药峰浓度随着本药剂量的增加而成比例增加。体外研究显示，血浆蛋白结合率约为 81%，且不受肾功能影响。稳态分布容积为 16.1L。本药主要以原型药经尿液排泄（在给药后的 24 小时内，给药量的 70%～90% 以原型药经尿液排泄），肾功能正常（Ccr 为 90ml/min）者总体清除率为 91.8ml/min。肾功能正常者，体内半衰期为 3.5 小时。随着肾功能降低，清除率会减少，但体内剂量增加。多周期治疗未改变本药的药动学参数。

遗传、生殖毒性与致癌性。①遗传毒性：小鼠体内微核试验发现本药有诱裂变性，但多种体外试验中（Ames 试验、CHO 细胞分析）未发现本药有致突变性。②生殖毒性：静脉给予雄性小鼠本药大于或等于 0.1mg/（kg·d）（以体表面积计，大约相当于人推荐剂量的 1/1 666），可导致生育力下降、精子减少和睾丸萎缩。器官发生过程中，小鼠接受培美曲塞重复腹腔给药，可导致鼠胎畸形（距骨和颅骨骨化不全）（以体表面积计，大约相当于人静脉给药剂量的 1/833）和腭裂（以体表面积计，大约相当于人静脉给药计算的 1/33）。胚胎毒性可表现为胚胎死亡增加和产仔数下降。③致癌性：尚无本药的致癌性研究数据。

3. 药物不良反应

（1）心血管系统：高血压、胸痛、血栓栓塞、心律失常。还可出现严重的水肿、心包炎。

（2）代谢、内分泌系统：脱水。

（3）呼吸系统：可见呼吸困难，有成人呼吸窘迫综合征（ARDS）的个案报道。

（4）肌肉骨骼系统：一项Ⅱ期研究中，24%的非小细胞肺癌患者在治疗期间出现关节痛。

（5）泌尿生殖系统：肌酸酐升高、Ccr 降低、肾衰竭。

（6）免疫系统：变态反应。

（7）神经系统：感觉神经病变、运动神经病变。还可见嗜睡。

（8）精神：较常见疲劳。还可见情绪改变或抑郁。

（9）肝：谷丙转氨酶（GPT）升高、谷草转氨酶（GOT）升高、谷氨酰氨转肽酶（GGT）升高。还可出现碱性磷酸酶和胆红素可逆性升高。

（10）胃肠道：恶心、呕吐、食欲缺乏、便秘、口腔炎、咽炎、腹泻、消化不良、胃灼热、腹痛。还可见吞咽困难、食管炎。

（11）血液：贫血、中性粒细胞减少、白细胞减少、血小板减少。

（12）皮肤：脱发、皮疹、脱屑、荨麻疹、色素沉积过多、溢泪、史-约综合征（Stevens-Johnson Syndrome）和中毒性表皮坏死溶解症。

（13）眼：结膜炎、泪液增多。

（14）过敏：反应过敏反应。

（15）其他：乏力、感染、发热。有本药致多器官功能衰竭死亡的个案报道。

4. 药物相互作用

（1）布洛芬及其他非甾体抗炎药：与布洛芬（每日 400mg，每日 4 次）合用可使本药的清除率降低约 20%，AUC 增加约 20%。处理：肾功能正常（Ccr≥80ml/min）的患者，可与布洛芬（每日 400mg，每日 4 次）同时使用；轻至中度肾功能不全（Ccr 为 45～79ml/min）的患者，两药同用时应谨慎。轻至中度肾功能不全患者在应用本药的前 2 日、用药当日和用药后 2 日，不要使用半衰期短的非甾体抗炎药。尚不明确本药与半衰期长的非甾体抗炎药的相互作用，但在应用本药治疗前 5 日、用药当日和用药后 2 日，应中断非甾体抗炎药的治疗。如果必须使用非甾体抗炎药，须密切监测毒性反应，特别是骨髓抑制、肾及胃肠道的毒性。

（2）肾毒性药物（如氨基糖苷、髓袢利尿药、铂类化合物、环孢素）、增加肾小管负担的其他药物（如丙磺舒）：合用可延迟本药的清除。机制为本药主要通过肾小球滤过和肾小管的排泄作用，以原型随尿排出体外。处理方式为与上述药物联用应谨慎，必要时应当密切监测肌酐清除率。

（3）顺铂、叶酸、维生素 B_{12}：以上药物不改变本药的药动学。

（4）阿司匹林：低、中等剂量的阿司匹林不影响本药的药动学，高剂量的阿司匹林对本药药动学的影响尚不清楚。处理：合用时应谨慎。

（5）经细胞色素 P450（CYP）3A、CYP 2D6、CYP 2C9、CYP 1A2 代谢的药物：合用未见以上药物清除率降低。

八、注意事项

1. 禁用 对本药过敏者。
2. 慎用 肝、肾功能不全患者；骨髓抑制患者。
3. 用药注意事项 使用本药期间禁忌同时接种黄热病疫苗。

使用本药治疗期间，经常会使用抗凝治疗。决定使用口服抗凝血药物治疗患者，由于疾病期间抗凝状态的个体内可变性极高，且口服抗凝血药和抗癌治疗之间可能存在相互作用，所以需要增加国际标准化比值（INR）的监测频率。

肿瘤患者常处于免疫抑制状态，不建议同时接种减毒活疫苗。

为减轻患者毒性，接受本药治疗的患者每日还应使用叶酸或含叶酸的复合维生素：在首次使用前 7 日中，至少有 5 日应每日口服一次叶酸，且在整个治疗过程中以及本药末次给药后 21 日应继续口服叶酸。在本药首次给药前 7 日中，患者还必须肌内注射一次维生素 B_{12}，此后每 3 个周期注射 1 次。随后维生素 B_{12} 注射，可与培美曲塞安排在同日。

用药期间的患者驾驶和操作机械时应谨慎。

其他注意事项：配好的本药溶液，置于冰箱冷藏或置于室温（15～30℃），无须避光，其物理及化学特性在 24 小时内保持稳定。

九、药物稳定性及贮藏条件

粉针剂：密封，在凉暗处（避光并不超过 20℃）保存。

十、药物经济性评价

医保药品。

地 西 他 滨

一、药品名称

1. 英文名 Decitabine
2. 化学名

二、药品成分

地西他滨

三、剂型及规格

注射用地西他滨 50mg

四、适应证及相应的临床价值

NMPA 说明书适应证：尚未收集到相关资料。

其他临床应用参考:用于治疗骨髓增生异常综合征(MDS)(FDA 批准适应证);用于治疗急性非淋巴细胞白血病(AML)、镰状细胞贫血。

五、用法用量

成人骨髓增生异常综合征(MDS):静脉滴注。

(1)3 日疗法:推荐剂量为每次 15mg/m²,滴注时间 3 小时,每 8 小时 1 次,持续 3 日。每 6 周为一疗程,至少需接受 4 个疗程的治疗。可给予患者标准止吐方案进行预处理。使用本药 1 个疗程后:①如绝对中性粒细胞计数和血小板计数需要 6~8 周分别恢复至少为 1×10⁹/L 和 50×10⁹/L 的水平,则延迟使用本药达 2 周,暂将剂量减少为每 8 小时 11mg/m²,持续 3 日(即每日 33mg/m²,一个疗程 99mg/m²)。②如绝对中性粒细胞计数和血小板计数需要 8~10 周分别恢复至少为 1×10⁹/L 和 50×10⁹/L 的水平,则应根据骨髓抽取物评估病情进展。如未发现任何进展,则延迟使用本药达 2 周,暂将剂量减少为每 8 小时 11mg/m²,持续 3 日(即每日 33mg/m²,一个疗程 99mg/m²)。在随后的疗程中可根据临床需要维持或增加剂量。

(2)5 日疗法:推荐剂量为每日 20mg/m²,滴注时间 1 小时,持续 5 日。每 4 周为一疗程,至少需接受 4 个疗程的治疗。可给予患者标准止吐方案进行预处理。若绝对中性粒细胞计数小于 1×10⁹/L,血小板计数小于 50×10⁹/L,应延迟随后的治疗周期。

六、特殊人群用药

1. 妊娠期 动物研究中,本药导致胎仔体重降低,存活率下降,脊椎、肋骨及肢体缺陷等。尚缺乏孕妇用药的资料,应尽可能避免使用本药。美国食品药品管理局(FDA)对本药的妊娠安全性分级为 D 级。

2. 哺乳期 本药是否经乳汁分泌尚不明确,哺乳期妇女用药需权衡利弊。

3. 其他人群

(1)儿童:儿童用药的安全性和有效性尚未建立。

(2)老年人:临床试验中老年患者用药的安全性与有效性与年轻患者未见存有差异。

七、药理学

1. 药效学及作用机制 本药为嘧啶类似物,是 S 期细胞周期特异性药物,可诱导 DNA 的低甲基化,从而激活基因和诱导瘤细胞分化。地西他滨三磷酸盐形式的细胞内磷酸化作用是细胞毒性活性作用所必需的。地西他滨三磷酸盐整合入 DNA,并通过结合 DNA 甲基转移酶,抑制酶的活性来阻止新合成 DNA 的甲基化,从而起到抗肿瘤作用。

2. 药代动力学 次静脉滴注本药 15mg/m² 后,血药峰浓度分别为 73.8ng/ml 和 147ng/ml。多次静脉滴注本药 15mg/m² 和 20mg/m² 后,曲线下面积为 1 332ng·h/ml 和 570ng·h/ml。本药蛋白结合率低于 1%,在脑脊液中的浓度为血浆浓度的 20%。在肝代谢,总体清除率为 125~210L/(h·m²),消除半衰期为 0.54~0.62 小时。

遗传、生殖毒性与致癌性:遗传毒性动物试验中可见本药的致突变作用。生殖毒性动物可见本药的致畸作用,可使减轻胎仔的体重及升高胎仔的死亡率。致癌性尚无本药致癌性的动物研究数据。

3. 药物不良反应

(1)心血管系统:胸部不适、心房颤动、水肿、心脏杂音、高血压、低血压、心动过速、心脏停搏、心肌梗死、充血性心力衰竭。

(2)代谢、内分泌系统:白蛋白降低、脱水、高血糖症、高钾血症、低白蛋白血症、低钾血症、低镁血症、低钠血症、血清碳酸氢盐水平异常、血清氯水平异常、血清乳酸脱氢酶水平升高、血清总蛋白异常、体重下降。

(3)呼吸系统:呼吸音异常、鼻窦充血、咳嗽、呼吸音降低、鼻出血、缺氧、喉咙疼痛、咽炎、胸腔积液、肺炎、鼻涕倒流、肺水肿、鼻窦炎、上呼吸道感染、吸气爆裂音。

(4)肌肉骨骼:系统关节痛、背痛、骨骼疼痛、骨摩擦音、胸壁疼痛、关节摩擦音、肌无力、肌肉疼痛、肢体疼痛、痉挛。

(5)泌尿生殖:系统排尿困难、尿频、血清尿素氮升高、泌尿系统感染性疾病。

(6)免疫系统:输血反应、念珠菌病、导管相关的感染、感染性疾病、淋巴结病、败血症、葡萄球菌感染、鸟分枝杆菌感染。

(7)神经系统:虚弱、脑出血、头晕、头痛、感觉减退、失眠、颅内出血、嗜睡、颤抖。

(8)精神:焦虑、意识模糊、抑郁,偶见精神病的报道。

(9)肝:胆红素水平异常、碱性磷酸酶升高、腹水、高胆红素血症、氨基转移酶升高、血清乳酸脱氢酶升高。

(10)胃肠道:腹胀、腹痛、牙龈出血、便秘、食欲缺乏、牙龈脓肿、牙痛、吞咽困难、胃食管反流病、口腔软组织损伤、舌部疼痛及溃疡、痔疮、消化不良、嘴唇溃疡、口腔念珠菌病、稀便、恶心、呕吐、黏膜炎、口腔炎、腹泻。

(11)血液:贫血、菌血症、挫伤、血肿、骨髓抑制、白细胞减少、发热性中性粒细胞减少、中性粒细胞减少、血小板减少、血小板增多。

(12)皮肤:皮肤损伤、脱发、蜂窝织炎、皮肤干燥、瘀斑、红疹、面部肿胀、注射部位疼痛及肿胀、盗汗、面色苍白、瘀点、瘙痒、皮疹、Sweet's 综合征、荨麻疹。

(13)眼:视物模糊。

(14)耳:耳部疼痛。

(15)其他:坠落伤、疲乏、发热、不适、疼痛、压痛。

4. 药物相互作用 尚不明确。

八、注意事项

1. 禁用 对本药过敏者(国外资料)。

2. 慎用 骨髓抑制者;肝肾功能损害者(可能出现恶化)。

3. 用药注意事项 男性使用本药治疗期间及治疗后 2 个月内应谨慎,不得授精生子。

九、药物稳定性及贮藏条件

粉针剂:25℃(15~30℃)保存。

六 甲 蜜 胺

一、药品名称

英文名　Altretamine

二、药品成分

六甲蜜胺

三、剂型及规格

六甲蜜胺片　(1)50mg;(2)100mg
六甲蜜胺胶囊　(1)50mg;(2)100mg

四、适应证及相应的临床价值

1. NMPA 说明书适应证　用于治疗卵巢癌、小细胞肺癌(SCLC)、恶性淋巴瘤、子宫内膜癌。

2. 其他临床应用参考　用于治疗乳腺癌、慢性粒细胞白血病、头颈部癌。

五、用法用量

成人:卵巢癌、SCLC、恶性淋巴瘤、子宫内膜癌,口服给药。①单一用药,每日 10~16mg/kg,分 4 次服用,21 日为一疗程;或每日 6~8mg/kg,90 日为一疗程。②联合用药,每日 150~200mg/m^2,连用 14 日。

六、特殊人群用药

1. 妊娠期　动物试验显示本药有致畸作用,孕妇用药时应谨慎。美国食品药品管理局(FDA)对本药的妊娠安全性分级为 D 级。

2. 哺乳期　哺乳期妇女应慎用,用药期间停止哺乳。

3. 其他人群

(1) 儿童:儿童用药的安全性和有效性尚未建立。

(2) 老年人:65 岁以上老年患者应酌情减量。

七、药理学

1. 药效学及作用机制　本药为嘧啶类抗代谢药,具有细胞周期特异性(作用于 S 期)。其化学结构与烷化剂三乙烯三聚氰胺(癌宁,TEM)相似,但作用方式不同,与顺铂及烷化剂之间无交叉耐药性。可抑制二氢叶酸还原酶,抑制胸腺嘧啶和尿嘧啶渗入 DNA 和 RNA,选择性抑制 DNA、RNA 和蛋白质合成。

2. 药代动力学　本药脂溶性高,口服后吸收快,2~3 小时达血药峰浓度,生物利用度个体差异大。脑脊液中药物浓度为血药浓度的 6%。在体内迅速经肝微粒体混合功能氧化酶去甲基化成为 N-去甲基代谢物,其代谢物易进入脑脊液,这可能与其神经毒性有关。本药主要以其代谢物形式随尿排泄,24 小时内排出 61%,72 小时内排出 89%。血浆半衰期约为 13 小时。

3. 药物不良反应

(1) 代谢、内分泌系统:偶见体重减轻。

(2) 肌肉骨骼系统:可见肌无力。

(3) 泌尿生殖系统:偶见膀胱炎。

(4) 神经系统:可见感觉异常、共济失调、静止性震颤、反射亢进、锥体外系症状和癫痫,与使用剂量有关,停药后可恢复。

(5) 精神:可见焦虑不安、幻觉、抑郁,与使用剂量有关,停药后可恢复。

(6) 胃肠道:主要表现为畏食、恶心、呕吐,偶有腹泻和腹痛,与给药剂量有关。

(7) 血液:骨髓抑制较轻,主要为白细胞减少,偶有血小板减少,出现于给药后 3~4 周,停药后 1 周内可恢复。

(8) 皮肤:可见湿疹样皮炎,偶见皮疹、瘙痒、脱发。

4. 药物相互作用

(1) 活疫苗:接受化疗的患者接种活疫苗,将增加活疫苗感染的风险。处理方式为有免疫抑制的患者禁止接种轮状病毒疫苗。

(2) 其他细胞毒药物:合用可加重对骨髓的抑制。处理方式为合用时需减量。

(3) 维生素 B$_6$:合用可减轻周围神经毒性。

(4) 单胺氧化酶抑制药、抗抑郁药:合用可导致严重的直立性低血压。处理方式为合用应谨慎。

(5) 甲氧氯普胺:合用可致肌张力障碍。处理方式为合用时应谨慎。

八、注意事项

1. 禁用　对本药过敏者;严重骨髓抑制者;严重神经毒性者。

2. 慎用　肝疾病患者;孕妇;哺乳期妇女。

3. 用药注意事项　本药有刺激性,应避免与皮肤和黏膜直接接触。目前本药常与其他细胞毒药物(如环磷酰胺、多柔比星、顺铂等)联合应用治疗晚期卵巢癌。

九、药物稳定性及贮藏条件

片剂:遮光,密封保存。
胶囊:遮光,密封保存。

奈 拉 滨

一、药品名称

1. 英文名　Nelarabine

2. 化学名

二、药品成分

奈拉滨

三、剂型及规格

奈拉滨注射液　50ml:250mg

四、适应证及相应的临床价值

1. NMPA 说明书适应证　尚未收集到相关资料。

2. 其他临床应用参考　用于至少经过 2 次化疗后复发的或治疗无效的急性 T 淋巴细胞白血病（FDA 批准适应证）；用于至少经过 2 次化疗后复发的或治疗无效的 T 淋巴母细胞淋巴瘤（FDA 批准适应证）。

五、用法用量

1. 儿童　复发的或治疗无效的急性 T 淋巴细胞白血病、复发的或治疗无效的 T 淋巴母细胞淋巴瘤：静脉滴注每日 650mg/m²，1 小时内滴注完毕，连续 5 日给药，21 日为一周期。

2. 成人　复发的或治疗无效的急性 T 淋巴细胞白血病、复发的或治疗无效的 T 淋巴母细胞淋巴瘤：静脉滴注每日 1 500mg/m²，2 小时内滴注完毕，每周期的第 1、3、5 日给药，21 日为一周期。

肾功能不全时剂量：肌酐清除率大于或等于 50ml/min 的患者，无须调整剂量；肌酐清除率小于 50ml/min 的患者的给药剂量尚不明确。

六、特殊人群用药

1. 妊娠期　尚不明确本药是否通过胎盘。有危害胎儿的证据，孕妇用药应权衡利弊。育龄妇女用药宜避孕。

美国食品药品管理局（FDA）对本药的妊娠安全性分级为 D 级。

2. 哺乳期　对婴儿的危险性尚不能排除，哺乳期妇女用药应权衡利弊，用药时应停止哺乳。

3. 其他人群

（1）儿童：复发的或治疗无效的急性 T 淋巴细胞白血病、复发的或治疗无效的 T 淋巴母细胞淋巴瘤。静脉滴注每日 650mg/m²，1 小时内滴注完毕，连续 5 日给药，21 日为一周期。肾功能不全时剂量参见成人"肾功能不全时剂量"。

（2）老年人：老年患者（尤其是 65 岁及 65 岁以上老年患者）用药后神经系统不良反应发生率升高，同时由于老年患者的肾功能可能减退，故应慎用。

（3）特殊疾病状态：中至重度肾功能不全（肌酐清除率 <50ml/min）者、严重肝功能不全（胆红素>3mg/dl）者，发生不良反应的风险更大。

七、药理学

1. 药效学及作用机制　本药为脱氧鸟苷酸类似物 9-β-D-阿糖呋喃糖鸟嘌呤（ara-G）的前体药物，可在体内经腺苷脱氨酶去甲基作用转化为 ara-G，再经脱氧鸟苷激酶和脱氧胞苷激酶单磷酸化，转化为活性的 5'-三磷酸盐（ara-GTP）。后者在白血病母细胞中积聚，嵌入脱氧核糖核酸（DNA），从而抑制 DNA 的合成导致细胞死亡。此外，本药亦可能有其他作用机制导致细胞毒性和全身毒性。本药的临床应用疗效主要基于完全缓解率，尚未进行临床试验证实生存期的改善或其他方面的临床获益。

2. 药代动力学　静脉注射（剂量 1 500mg/m²）后，本药与 ara-G 的血药峰浓度分别为（5±3）µg/ml、（31.4±5.6）µg/ml，曲线下面积分别为（4.4±2）µg · h/ml、（162±49）µg · h/ml，蛋白结合率低于 25%。本药代谢为 ara-G 后，再依次生成为鸟嘌呤、黄嘌呤、尿酸及尿囊素。本药与 ara-G 的肾清除率分别为（24±23）L/h、（6.2±5）L/h，轻至中度肾功能不全者与正常人比较，平均表观清除率分别降低 15%~40%。两者的肾排泄率分别为（6.6±4.7）%、（27±15）%。本药与 ara-G 机体总体清除率分别为（197±189）L/（h · m²）、（10.5±4.5）L/（h · m²），消除半衰期分别为 30 分钟和 3 小时。

遗传、生殖毒性与致癌性：遗传毒性小鼠淋巴瘤 L5178Y/TK 细胞体外试验显示本药有致突变性。

生殖毒性动物实验表明，家兔器官形成期给药（剂量大于或等于每日 360mg/m²）可导致胎仔畸形、异常和变异的发生率增加。孕妇使用本药可能引起胎儿损伤。

3. 药物不良反应

（1）心血管系统：可见胸痛、低血压、窦性心动过速。

（2）代谢、内分泌系统：可见高血糖症，血钾、血钙、血镁浓度降低。有肿瘤溶解综合征的报道。

（3）呼吸系统：可见咳嗽、呼吸困难、鼻窦炎、鼻出血、肺炎、哮鸣。

（4）肌肉骨骼系统：可见关节痛、肌无力、肌痛。有横纹肌溶解、血肌酸磷酸激酶升高的报道。

（5）泌尿生殖系统：可见血肌酸酐升高。

（6）免疫系统：有发生致命的机会性感染的报道。

（7）神经系统：可见脑出血、昏迷、中枢神经系统脱髓鞘病、头晕、头痛、嗜睡、惊厥、周围神经病变（麻木、感觉异常、瘫痪）、癫痫发作、癫痫持续状态，亦有进行性多灶性脑白质病的报道。

（8）精神：可见意识模糊、抑郁、失眠。

（9）肝：可见氨基转移酶升高、血胆红素升高。

（10）胃肠道：可见口腔炎、恶心、呕吐、食欲缺乏、便秘、腹痛、腹泻。

（11）血液：可见贫血、中性粒细胞减少（包括发热性中性粒细胞减少）、白细胞减少、血小板减少、血浆白蛋白降低。

（12）皮肤：可见瘀点。

（13）其他：可见疲乏、发热、水肿、无力、胸腔积液。

4. 药物相互作用　尚不明确。

八、注意事项

1. 禁用　尚不明确。

2. 慎用　高尿酸血症患者；骨髓抑制患者；肝损害患者；肾损害患者；老年患者。

3. 用药注意事项　曾经或同时使用鞘内化疗，或曾接受全脑全脊髓放疗的患者发生神经系统不良反应的风险增加。

接种活疫苗时避免使用本药。

本药治疗的持续时间尚未确立，用药期间若出现下列情况之一,需停药:病情继续进展、患者不能耐受毒性、出现2级或更高级的神经系统不良反应、患者即将进行骨髓移植、继续治疗对患者无益。

用药时须采取适当的措施(如水化、尿碱化、使用别嘌醇)以预防肿瘤溶解综合征所致的高尿酸血症。

九、药物稳定性及贮藏条件

注射液:25℃(15~30℃)下保存。

喷司他丁

一、药品名称

1. 英文名　Pentostatin
2. 化学名　2-脱氧咖啡霉素

二、药品成分

喷司他丁

三、剂型及规格

注射用喷司他丁　10mg

四、适应证及相应的临床价值

1. NMPA 说明书适应证　尚未收集到相关资料。
2. 其他临床应用参考　用于多毛细胞白血病(FDA 批准适应证)。

与环磷酰胺和利妥昔单抗联用,用于慢性淋巴细胞白血病。

用于原发性皮肤淋巴瘤。

用于急慢性移植物抗宿主病(GVHD)。

五、用法用量

成人用法用量如下。

(1) 多毛细胞白血病:静脉给药,每次 4mg/m^2,静脉弹丸式注射或静脉滴注 20~30 分钟,每 2 周 1 次。给药前静脉输入 500~1 000ml 的 5% 葡萄糖溶液或等量其他溶液进行水化,给药后再静脉输入 500ml 的 5% 葡萄糖溶液或等量其他溶液。在使用本药 6 个月后进行评估,若未出现部分缓解或完全缓解,应停止治疗;若出现部分缓解应继续以最大量本药治疗 12 个月;若出现完全缓解,应再给予本药 2 剂。

(2) 慢性淋巴细胞白血病:静脉给药,①一线治疗,本药每次 2mg/m^2,联合环磷酰胺每次 600mg/m^2 和利妥昔单抗每次 375mg/m^2,在每个疗程的第 1 日用药。3 周为一个疗程,用药 6 个疗程。仅在第 1 周,第 1 日给予利妥昔单抗 100mg/m^2,第 3、5 日分别给予利妥昔单抗 375mg/m^2。在第一个 PCR 周期,预防性给予磺胺甲唑-甲氧苄啶和阿昔洛韦 1 年。每个疗程的第 3 日起连续 10 日(或用药至中性粒细胞恢复正常时)给予非格司亭。②补救治疗,本药每次 4mg/m^2,联合环磷酰胺每次 600mg/m^2,利妥昔单抗每次 375mg/m^2 并用 1.5L 液体水化,在每个疗程的第 1 日用药,3 周为一个疗程,用药 6 个疗程。给药顺序为:环磷酰胺、本药、利妥昔单

抗。第 1 个疗程不使用利妥昔单抗。每个疗程的第 2 日给予非格司亭,直至中性粒细胞恢复正常,并预防性给予磺胺甲唑-甲氧苄啶。

(3) 肾功能不全时剂量:若出现肌酐清除率升高,应停用本药 1 剂。

六、特殊人群用药

1. 妊娠期　孕妇使用本药可导致胎儿损伤。美国食品药品管理局(FDA)对本药的妊娠安全性分级为 D 级。
2. 哺乳期　本药可能会对婴儿产生严重不良反应,哺乳期妇女用药期间应停止哺乳。
3. 儿童　儿童用药的安全性和有效性尚未建立。

七、药理学

1. 药效学及作用机制　本药为一种嘌呤类似物,可通过不可逆的腺苷和脱氧腺苷脱氨作用,抑制腺苷脱氨酶(ADA),阻止 ADA 控制细胞内的腺苷水平,从而导致脱氧腺苷(dAdo)和 5'-三磷酸脱氧腺苷(dATP)的蓄积。后者的蓄积将导致细胞死亡,机制可能是通过抑制脱氧核糖核酸(DNA)或核糖核酸(RNA)的合成。单次给药后,本药可抑制 ADA 一周以上。

2. 药代动力学　本药的血浆蛋白结合率为 4%,表观分布容积为 36.1L,分布半衰期为 11~85 分钟。50%~96% 经肾排泄,总清除率为 68ml/(min·m^2),消除半衰期为 3~15 小时(平均 5.7 小时)。

遗传、生殖毒性与致癌性:遗传毒性本药为鼠伤寒沙门杆菌株的非致突变原。本药对 V79 中国仓鼠肺细胞无致突变性,不会显著增加 V79 中国仓鼠肺细胞的染色体畸变。但小鼠体内骨髓微核试验表明本药有致突变性(给药剂量为 20mg/kg、120mg/kg 和 240mg/kg)。

生殖毒性尚无本药生殖毒性的动物研究数据。在犬静脉给药的毒性研究中观察到轻度输精管退化(给药剂量为 1mg/kg 和 4mg/kg)。

致癌性尚无本药致癌性的动物研究数据。

3. 药物不良反应

(1) 心血管系统:可见心绞痛、心律失常、房室传导阻滞、心动过缓、心脏停搏、期前收缩、心力衰竭、高血压、低血压、心包积液、窦性停搏、心动过速、血栓性静脉炎和脉管炎。

(2) 代谢、内分泌系统:可见乳房包块,低于 3% 的患者出现高钙血症和低钠血症。

(3) 呼吸系统:3%~20% 的患者出现哮喘、支气管炎、支气管痉挛、咳嗽、呼吸困难、肺炎、喉头水肿、咽炎、鼻出血、肺栓塞、鼻炎和鼻窦炎。

(4) 肌肉骨骼系统:可见关节痛、关节炎、痛风。

(5) 泌尿生殖系统:可见闭经、勃起功能障碍,低于 3% 的患者出现血清肌酸酐升高、肾病、肾衰竭、肾功能不全、肾结石。

(6) 免疫系统:淋巴结病。

(7) 神经系统:可见头晕、失眠、感觉异常、嗜睡、异常思维。低于 3% 的患者出现健忘、共济失调、异常做梦、构音

障碍、脑炎、运动功能亢进、假性脑膜炎、神经痛、神经炎、神经病变、麻痹、晕厥、颤搐和眩晕。

（8）精神：焦虑、困惑、抑郁、神经质。

（9）肝：19%的患者大剂量使用后出现肝功能障碍、肝功能检测值升高或可逆性肝炎。

（10）胃肠道：可见口腔炎、牙龈炎、舌炎、吞咽困难、消化不良、肠胃胀气、恶心、呕吐、腹痛、腹泻、便秘、肠梗阻。

（11）血液：可见骨髓抑制、白细胞减少、粒细胞缺乏、血小板减少、急性白血病、溶血性贫血、再生障碍性贫血、贫血、出血、嗜酸性粒细胞增多。

（12）皮肤：43%的患者出现痤疮、脱发、蜂窝织炎、湿疹、疖病、皮肤干燥、单纯性疱疹、带状疱疹、瘀点、光过敏、瘙痒、脂溢性皮炎、皮肤脓肿、真菌性皮肤感染、出汗、皮疹、荨麻疹、潮红。

（13）眼：可见视力异常、弱视、结膜炎、眼干、流泪障碍、眼无反应、畏光、视网膜病、含泪眼。

（14）耳：可见耳聋、耳痛、内耳炎。

（15）其他：可出现颜面水肿、外周水肿、无力，36%的患者发生感染。此外，还可见发热、胸痛、流感样综合征。

4. 药物相互作用

（1）环磷酰胺：合用可导致致命性的心脏毒性。处理方式为合用时应监测患者心脏毒性的早期迹象。

（2）氟达拉滨：合用可增加致死性肺毒性的风险。处理方式为不推荐合用。如需合用应监测患者肺毒性的早期迹象。

（3）卡莫司汀、依托泊苷、大剂量环磷酰胺：合用可引发肺水肿和低血压。

（4）活疫苗：合用可使感染的风险增大。处理方式为不宜合用。白细胞增多症缓解期的患者，使用两者的间隔期至少应为 3 个月。

（5）阿糖腺苷：合用可使两者的不良反应均增多。

（6）腺苷脱氨酶：合用可使两者的药效均减弱。处理方式为不宜合用。

八、注意事项

1. 禁用　对本药过敏者（国外资料）。

2. 慎用　骨髓抑制患者（血细胞减少）；感染患者；肾功能不全患者（可能影响本药排泄）；肝功能检测值升高（一般为可逆的）患者；偶发严重皮疹的患者（可能引起停药）；中枢神经系统中毒患者（可能引起停药）。

3. 用药注意事项　用药 6 个月的患者，若症状无明显改善，应停药；若症状有一定程度的改善，应继续用药至 12 个月。

九、药物稳定性及贮藏条件

粉针剂：2~8℃冷藏。

十、药物经济性评价

非基本药物。

普 拉 曲 沙

一、药品名称

英文名　Pralatrexate

二、药品成分

普拉曲沙

三、剂型及规格

普拉曲沙注射液　（1）1ml：20mg；（2）2ml：40mg

四、适应证及相应的临床价值

1. NMPA 说明书适应证　尚未收集到相关资料。

2. 其他临床应用参考　用于治疗复发或难治性外周 T 细胞淋巴瘤（FDA 批准适应证）；用于治疗复发或难治性皮肤 T 细胞淋巴瘤。

五、用法用量

成人用法用量如下。

（1）复发或难治性外周 T 细胞淋巴瘤：静脉注射推荐剂量为每次 $30mg/m^2$，随 0.9%氯化钠注射液注射，注射时间 3~5 分钟，每周 1 次，持续 6 周，7 周为一疗程，直至疾病进展或不能耐受其毒性。

（2）毒性状态时剂量：如治疗期间出现肝肾毒性 3 级，应暂停用药，恢复至小于或等于 2 级后剂量调整为 $20mg/m^2$；如治疗期间出现肝肾毒性 4 级，应停止治疗。

如治疗期间血小板计数小于 $50×10^9/L$ 持续 1 周，应暂停用药，至血小板计数大于或等于 $50×10^9/L$ 后继续使用原来的剂量；如血小板计数小于 $50×10^9/L$ 持续 2 周，应暂停用药，至血小板计数大于或等于 $50×10^9/L$ 后剂量调整为 $20mg/m^2$；如血小板计数小于 $50×10^9/L$ 持续 3 周，应停止治疗。

如治疗期间绝对中性粒细胞计数（ANC）为 $(0.5~1)×10^9/L$ 且不伴有发热持续 1 周，应暂停用药，至 ANC 大于或等于 $1×10^9/L$ 后继续使用原来的剂量；如 ANC 为 $(0.5~1)×10^9/L$ 且伴有发热或 ANC 小于 $0.5×10^9/L$ 持续 1 周，应暂停用药，并给予粒细胞集落刺激因子（G-CSF）或粒细胞-巨噬细胞集落刺激因子（GM-CSF）支持，至 ANC 大于或等于 $1×10^9/L$ 后继续使用原来的剂量并给予 G-CSF 或 GM-CSF 支持；如 ANC 为 $(0.5~1)×10^9/L$ 且伴有发热或 ANC 小于 0.5 $×10^9/L$ 持续 2 周或复发，应暂停用药并给予 G-CSF 或 GM-CSF 支持，至 ANC 大于或等于 $1×10^9/L$ 后剂量调整为 $20mg/m^2$ 并继续给予 G-CSF 或 GM-CSF；如 ANC 为 $(0.5~1)×10^9/L$ 且伴有发热或 ANC 小于 $0.5×10^9/L$ 持续 3 周或复发 2 次，应停止治疗。

如治疗期间出现黏膜炎 2 级，应暂停用药，恢复至小于或等于 1 级后继续使用原来的剂量；如出现黏膜炎 2 级且复发，或 3 级，应暂停用药，恢复至小于或等于 1 级后剂量调整为 $20mg/m^2$；如出现黏膜炎 4 级，应停止治疗。

如治疗期间出现其他相关毒性 3 级,应暂停用药,恢复至小于或等于 2 级后剂量调整为 20mg/m²;如治疗期间出现其他相关毒性 4 级,应停止治疗。

六、特殊人群用药

1. 妊娠期　本药是否通过胎盘尚未确定,且可能导致胎儿损害,故孕妇用药应权衡利弊。

美国食品药品管理局(FDA)对本药的妊娠安全性分级为 D 级。

2. 哺乳期　尚不明确本药是否随乳汁排泄,哺乳期妇女用药应权衡利弊。

3. 其他人群

(1) 儿童:儿童用药的安全性和有效性尚不明确。

(2) 老年人:对肾功能正常的老年患者无须调整剂量。

七、药理学

1. 药效学及作用机制　本药为一种类似叶酸的代谢抑制药,可竞争性抑制二氢叶酸还原酶,也可通过叶酸多聚谷氨酸合成酶竞争性抑制多聚谷氨酰基化,从而导致依赖单碳转运合成的胸腺嘧啶和其他生物分子的消耗。

2. 药代动力学　本药蛋白结合率为 67%,表观分布容积为 105L(S 型异构体)、37L(R 型异构体)。本药肝代谢不明显,肾排泄率为 31%(S 型异构体)、38%(R 型异构体),总体清除率为 417ml/min(S 型异构体)、191ml/min(R 型异构体),消除半衰期为 12~18 小时。

遗传、生殖毒性与致癌性:遗传毒性在 Ames 试验、中国仓鼠卵巢细胞染色体畸变试验及小鼠微核试验中,本药无致突变性。

生殖毒性尚无本药生殖毒性的研究数据。

致癌性尚无本药致癌性的研究数据。

3. 药物不良反应

(1) 心血管系统:可见水肿(30%)、心动过速(10%)。

(2) 代谢、内分泌系统:可见低钾血症(15%)。

(3) 呼吸系统:可见咳嗽(28%)、鼻出血(26%)、呼吸困难(19%)、咽喉痛(14%)、上呼吸道感染(10%)。

(4) 肌肉骨骼系统:可见背痛(11%)。

(5) 免疫系统:可见败血症(>3%)。

(6) 神经系统:可见无力(10%)。

(7) 肝:可见肝酶异常(13%)。

(8) 胃肠道:可见恶心(40%)、便秘(33%)、呕吐(25%)、腹泻(21%)、食欲缺乏(15%)、腹痛(12%)。

(9) 血液:可见血小板减少(41%)、贫血(34%)、中性粒细胞减少(24%)、白细胞减少(11%)、发热性中性粒细胞减少(>3%)、全血细胞减少、骨髓抑制。

(10) 皮肤:可见皮疹(15%)、瘙痒(14%)、夜间盗汗(11%)。

(11) 其他:可见黏膜感染性疾病(70%)、疲劳(36%)、发热(32%)、疼痛(12%)、脱水(>3%)。

4. 药物相互作用　非甾体抗炎药(醋氯芬酸、阿西美辛、阿氯芬酸、苯洛芬、溴芬酸、丁苯羟酸、卡洛芬、氯美辛、氯尼辛、右酮洛芬、双氯芬酸、二氟尼柳、安乃近、屈喃昔康、依托度酸、依托芬那酯、联苯乙酸、芬布芬、非诺洛芬、芬替酸、夫洛非宁、氟芬那酸、氟比洛芬、布洛芬、吲哚美辛、吲哚洛芬、埃索昔康、酮洛芬、酮洛酸、氯诺昔康、甲氯芬那酸、甲芬那酸、美洛昔康、萘丁美酮、萘普生、尼氟酸、尼美舒利、奥沙普秦、羟布宗、保泰松、吡拉唑酸、吡罗昔康、吡洛芬、异丙安替比林、普罗喹宗、舒林酸、舒洛芬、替尼达普、替诺昔康、噻洛芬酸、托美丁、甲氧苄啶、佐美酸)、丙磺舒、磺胺甲唑:合用后可使本药的暴露量增加。机制:合用可能降低本药的肾清除率。处理:合用时应监测患者的全身毒性。

八、注意事项

1. 慎用　中至重度肾损害患者。

2. 用药注意事项　使用本药任何剂量前,ANC 应大于或等于 1×10⁹/L;使用首剂量时血小板计数应大于或等于 100×10⁹/L,后续剂量时血小板计数应大于或等于 50×10⁹/L;黏膜炎应小于或等于 1 级。

使用本药前 10 日、治疗期间以及停药后 30 日,患者应每日口服叶酸 1~1.25mg;且应在首剂量前 10 周和开始治疗后每 8~10 周肌内注射维生素 B₁₂ 1mg。维生素 B₁₂ 可与本药在同一日使用。

九、药物稳定性及贮藏条件

注射液:2~8℃冷藏保存。

十、药物经济性评价

非基本药物。

2　调节体内激素平衡的药物

氨鲁米特

一、药品名称

1. 英文名　Aminoglutethimide

2. 化学名　氨基苯乙哌啶酮

二、药品成分

氨鲁米特

三、剂型及规格

氨鲁米特片　(1)125mg;(2)250mg

四、适应证及相应的临床价值

1. NMPA 说明书适应证　用于绝经后晚期乳腺癌,对雌激素受体阳性患者疗效较好。对乳腺癌骨转移亦有效。用于皮质醇增多症(库欣综合征)。

2. 其他临床应用参考　用于治疗卵巢癌、前列腺癌和肾上腺皮质癌。

五、用法用量

绝经后晚期乳腺癌、乳腺癌骨转移、皮质醇增多症：口服给药每次 250mg，初始每日 2 次，如无明显不良反应，可于 1~2 周后改为每日 3~4 次，最大日剂量为 1 000mg。8 周后改为维持量：每次 250mg，每日 2 次。用药同时应服用氢化可的松，每次 20mg，初始每日 4 次，1~2 周后减为每日 2 次。

六、特殊人群用药

1. 妊娠期 本药可透过胎盘，有孕妇用药导致婴儿假性两性畸形的报道。国内资料建议孕妇禁用本药。美国食品药品管理局（FDA）对本药的妊娠安全性分级为 D 级。

2. 哺乳期 哺乳期妇女禁用本药。

3. 肾功能损害 肾衰竭者应减量。

4. 其他人群

（1）儿童：儿童用药安全性和有效性尚不明确，故儿童禁用本药。

（2）老年人：老年人肾功能减退，易致药物在体内蓄积而产生神经毒性，应慎用本药。

（3）特殊疾病状态：休克状态、合并感染、未控制的糖尿病患者不宜使用本药。

七、药理学

1. 药效学及作用机制 本药为芳香化酶抑制药，为镇静催眠药格鲁米特的衍生物。可抑制胆固醇转变为孕烯醇酮的裂解酶系，从而阻断肾上腺皮质激素的合成。此外，本药对皮质激素合成和代谢的其他转变过程也有一定抑制作用。在外周组织中，本药能通过阻断芳香化酶而抑制雌激素的生成，减少雌激素对乳腺癌的促进作用，从而起到抑制肿瘤生长的效果。

本药用于治疗绝经后晚期乳腺癌，有效率约 30%（对雌激素受体阳性患者有效率可达 50%~60%）；治疗有骨转移者，疗效优于他莫昔芬；对软组织转移者，疗效不如他莫昔芬；对有肝转移者疗效差。用于治疗库欣综合征时，本药可替代肾上腺切除术或垂体切除术，对手术无效者，本药仍可能有效。

2. 药代动力学 本药口服吸收良好，生物利用度约为 75%，1.3 小时后达血药峰浓度 C_{max}。长期高剂量（500mg）口服，C_{max} 平均为 9μg/ml；长期低剂量（每日 125~250mg）口服，C_{max} 为 0.5~1.5μg/ml。单次用药后半衰期为 12.5 小时，治疗 2~32 周后，本药半衰期降为约 7 小时。本药血浆蛋白结合率低（20%~25%）。主要经肝代谢，代谢产物主要为 N-乙酰氨鲁米特。50% 以药物原型随尿液排泄，25% 以代谢物形式排泄，胆汁中排出量较低。

用药 3~5 日后，肾上腺皮质功能开始受抑制。停药 36~72 小时后，肾上腺皮质恢复正常分泌。

3. 药物不良反应

（1）心血管系统：个别患者可见直立性低血压。还可见心动过速。

（2）代谢、内分泌系统：①偶见甲状腺功能减退（有长期用药者出现甲状腺肿大的报道）。个别患者可见女性性征男性化、肾上腺功能减退（低钠血症、低血糖）。②可见血浆皮质激素减低、尿醛固酮浓度减低、促甲状腺素（TSH）浓度升高。③有高钾血症的个案报道，还有本药治疗乳腺癌期间出现高胆固醇血症的报道。

（3）呼吸系统：可引起肺出血，从而导致肺泡损伤，有肺浸润的个案报道。

（4）肌肉骨骼系统：可见肌肉疼痛。

（5）泌尿生殖系统：有肾衰竭的个案报道。

（6）免疫系统：有系统性红斑狼疮的个案报道。

（7）神经系统：可见嗜睡、困倦、头晕、眩晕、共济失调、眼球震颤。还可见头痛。

（8）肝：可见血清碱性磷酸酶升高、胆红素升高、谷草转氨酶升高。有胆汁淤积性黄疸的个案报道。

（9）胃肠道：少数患者可见食欲缺乏、恶心、呕吐、腹泻。还可见食欲缺乏。

（10）血液：偶见白细胞减少、血小板减少。个别患者可见骨髓抑制。还有全血细胞减少、粒细胞缺乏的报道。

（11）皮肤：可见皮疹，常于用药后 10~15 日出现，多数持续约 5 日后自行消退。个别患者可见皮肤发黑。还可见瘙痒。

（12）其他：可见乏力、发热。

4. 药物相互作用

（1）他莫昔芬：他莫昔芬可增加本药的不良反应，而疗效并不增强。合用还可减低他莫昔芬的血药浓度。机制为本药可诱导细胞色素 P450（CYP）3A4 介导的他莫昔芬的代谢。处理方式为不宜合用，若合用须监测他莫昔芬的疗效。

（2）香豆素类抗凝血药、口服降血糖药、皮质激素（如地塞米松）：合用可加速本药的代谢。处理方式为合用应适当调整剂量。

（3）洋地黄苷类药、茶碱类药：合用可致以上药物减效。机制为本药可诱导肝微粒体酶。

八、注意事项

1. 禁用 对本药或格鲁米特过敏者；甲状腺功能严重减退者；儿童；孕妇；哺乳期妇女。

2. 慎用 老年人。

3. 用药注意事项 本药不适用于绝经前患者。

使用本药时，可合用氢化可的松，以阻滞促皮质素（ACTH）拮抗本药的抑制肾上腺作用。

九、药物稳定性及贮藏条件

片剂：遮光，密封保存。

十、药物经济性评价

非基本药物。

福 美 坦

一、药品名称

英文名 Formestane

二、药品成分

福美坦

三、剂型及规格

注射用福美坦 250mg

四、适应证及相应的临床价值

NMPA 说明书适应证:用于治疗自然或人工绝经后晚期乳腺癌。

五、用法用量

成人:绝经后晚期乳腺癌,肌内注射每次 250mg,每 2 周 1 次,以 2ml 生理盐水稀释后作深部肌内注射。

六、特殊人群用药

1. 妊娠期 本药对胎儿有影响,孕妇禁用。
2. 哺乳期 本药是否随乳汁排泄尚不明确,哺乳期妇女禁用。
3. 其他人群
（1）儿童:儿童禁用本药。
（2）老年人:老年患者无须调整剂量。
（3）特殊疾病状态:糖尿病患者:慎用本药,用药期间应监测血糖水平。

七、药理学

1. 药效学及作用机制 本药为甾体激素雄烯二酮的衍生物,为特异性甾体芳香化酶抑制药,可竞争性抑制芳香化酶。芳香酶作用于雌激素生物合成的最终阶段,即雄激素转化为雌激素的过程。本药通过抑制芳香酶,阻断雄激素转化为雌激素,使雌激素生成减少,从而阻止激素依赖型乳腺癌的生长。本药在体外对芳香酶的抑制作用比氨鲁米特强 60 倍。体外试验表明,当本药浓度分别为 1nmol/L 和 100nmol/L 时,对乳腺癌患者芳香酶活性的抑制分别为 50% 和 90%。

单用本药不能显著降低绝经前妇女血中雌激素水平。国外资料表明,本药联用戈舍瑞林(促性腺激素释放激素激动药),对绝经前妇女雌二醇的抑制效应大于单用戈舍瑞林。

2. 药代动力学 本药口服后可经胃肠道快速吸收,达峰时间(T_{max})为 1~1.5 小时,但血清峰浓度(C_{max})个体差异较大;肌内注射后,可存留于注射部位而缓慢吸收,T_{max} 为 1~2 日。肌内注射本药 250mg 或 500mg 后,24 小时内可使血浆雌二醇水平显著降低约 40%,第 7 日达最大效应(雌二醇水平减少达 78%),可持续 2 周。本药总蛋白结合率为 82%~

86%。肌内注射 500mg 后,当平均血药浓度为 28ng/ml 时,在正常乳腺组织和乳腺癌组织中,本药含量分别为 14μg/kg、34μg/kg。本药口服后半衰期为 2~3 小时;肌内注射后表现为双相消除过程,初始消除半衰期为 2~4 日,终末消除半衰期为 5~10 日。口服后主要经肝代谢,以糖苷酸类代谢产物的形式随尿液排泄,是否随乳汁排泄尚不明确;肌内注射后代谢情况尚无研究报道。本药肾清除率为 50%。使用推荐剂量每次 250mg,每 2 周 1 次,连续用药不产生蓄积作用。肝功能损害或轻度肾功能不全者用药未见药代动力学及疗效有显著差别。

遗传、生殖毒性与致癌性:遗传毒性动物体外、体内实验表明本药有致突变性。

生殖毒性孕鼠和孕兔器官形成期,灌服本药 500mg/kg 和 1 000mg/kg,可见对胎仔有致畸作用,胎仔体重下降。

3. 药物不良反应
（1）心血管系统:罕见下肢水肿、血栓性静脉炎。
（2）代谢、内分泌系统:可见月经失调、停经、体重增加。
（3）呼吸系统:罕见喉痛。
（4）肌肉骨骼系统:可见骨痛,罕见肌肉痉挛、关节疼痛。
（5）泌尿生殖系统:罕见阴道点状出血或出血、阴道炎、盆腔痉挛性疼痛。
（6）神经系统:可见眩晕、昏睡,罕见嗜睡、头痛、头晕、因迷走神经反应而致昏厥。还可见共济失调、非特异性不适感。
（7）精神:罕见情绪不稳(由雌激素抑制引起)。
（8）胃肠道:可见腹泻,偶见恶心,罕见呕吐、便秘。还有消化不良、腹部绞痛的报道。
（9）血液:偶见白细胞减少、血小板减少。
（10）皮肤:偶见皮疹、瘙痒、颜面潮红,罕见脱发、面部多毛症。还可见荨麻疹、斑丘疹、颜面肿胀。
（11）眼:长期大剂量用药可见视力障碍。
（12）过敏反应:罕见注射后立即发生过敏反应,表现为皮疹、恶心、头晕、胸痛、心动过速、疲乏等。
（13）其他:①常见注射部位瘙痒、疼痛、刺激感、烧灼感、肿块(可伴有疼痛),偶见注射部位脓肿、无菌性炎症,罕见注射部位血肿;②可见肿瘤处疼痛。罕见外周水肿的报道。

4. 药物相互作用 尚不明确。

八、注意事项

1. 禁用 对本药过敏者;儿童;绝经前妇女;孕妇;哺乳期妇女。
2. 慎用 肝功能不全者;肾功能不全者;糖尿病患者;凝血功能异常患者。
3. 用药注意事项 用药期间如肿瘤进展增大,应停用本药。

正在接受抗凝治疗的患者慎用本药。

肌内注射时若误入血管内,患者可立即出现口苦、面色潮红、心动过速、呼吸困难、眩晕等症状,故不得注入血管。

绝大多数患者对本药可耐受(其中 58.6% 患者未见不良反应),少数患者需减量,或暂时停药,或中断治疗。

九、药物稳定性及贮藏条件

粉针剂:遮光、密闭,在阴凉干燥处保存。

十、药物经济性评价

非基本药物。

依 西 美 坦

一、药品名称

英文名　Exemestane

二、药品成分

依西美坦

三、剂型及规格

依西美坦片　25mg
依西美坦胶囊　25mg

四、适应证及相应的临床价值

1. NMPA 说明书适应证　用于他莫昔芬治疗后病情进展的绝经后晚期乳腺癌。

2. 其他临床应用参考　用于辅助治疗绝经后雌激素受体阳性的接受过 2~3 年他莫昔芬辅助治疗的乳腺癌(FDA 批准适应证);用于降低绝经后妇女患浸润性乳腺癌风险;用于绝经后激素受体阳性的复发性乳腺癌;用于治疗子宫内膜癌;用于治疗子宫肉瘤。

3. 超说明书用药专论(Off-Label Drug Facts)　依西美坦:预防乳腺癌。

五、用法用量

成人:用于他莫昔芬治疗后病情进展的绝经后晚期乳腺癌。口服给药推荐剂量为每次 25mg,每日 1 次,餐后服用。应坚持治疗,直至病情进展(恶化)。

六、特殊人群用药

1. 妊娠期　动物实验显示本药有生殖毒性,孕妇禁用。美国食品药品管理局(FDA)对本药的妊娠安全性分级为 X 级。

2. 哺乳期　哺乳期妇女禁用本药。

3. 肾功能损害　轻度肾功能不全者无须调整剂量。

4. 肝功能损害　轻度肝功能不全者无须调整剂量。

5. 其他人群

(1)儿童:儿童禁用。

(2)老年人:尚不明确。

(3)特殊疾病状态:患骨质疏松症或有骨质疏松风险的女性患者:此类患者用药前应监测骨密度。

七、药理学

1. 药效学及作用机制　本药为甾体芳香酶灭活剂,结构上与芳香酶的自然底物雄烯二酮相似,为芳香酶的伪底物。由于绝经后妇女的雌激素主要是由雄激素(肾上腺皮质产生)在外周组织中的芳香化酶作用下转化而产生,本药通过与该酶的活性位点不可逆性结合而使其失活,从而明显降低绝经妇女血循环中的雌激素水平。本药对肾上腺皮质激素的生物合成无明显影响,即使浓度高于抑制芳香酶作用浓度的 600 倍时,对皮质激素生成途径中的其他酶仍无明显影响。

2. 药代动力学　本药口服后吸收迅速,吸收受食物影响显著,口服生物利用度为 42%。绝经后乳腺癌妇女对药物的吸收率比健康受试者高。患者口服后 2~4 小时达血药峰浓度,达峰时间平均为 1.2 小时,比健康受试者(2.9 小时)短。主要与 α_1-酸性糖蛋白及白蛋白结合,总蛋白结合率为 90%。据推测,药物主要经肝代谢,代谢物为无活性的 17-氢依西美坦。药物母体消除半衰期为 24 小时,主要经尿液和粪便排泄(各约 42%)。

遗传、生殖毒性与致癌性:

(1)遗传毒性本药在 Ames 试验和 V79 中国仓鼠肺细胞试验中未表现出致突变作用。在体外无代谢活化的情况下,对人淋巴细胞表现出致突变作用,但小鼠微核试验结果阴性。本药不增加大鼠肝细胞的程序外 DNA 合成。

(2)生殖毒性:①交配前 14 日至妊娠 15~20 日内,给予大鼠本药,泌乳期继续给药 21 日,其剂量为每日 4mg/kg(按体表面积计算,相当于人类推荐剂量的 1.5 倍)时,出现胎盘重量增加;剂量大于或等于每日 20mg/kg 时,出现妊娠期延长、分娩异常或困难,同时也观察到吸收胎增加、活胎数减少、胎仔重量降低、骨化延迟。②妊娠大鼠器官形成期给药剂量小于或等于每日 810mg/kg(按体表面积计算,约为人类推荐剂量的 320 倍)时,未出现明显致畸胎作用。③家兔器官形成期给药剂量每日 90mg/kg(按体表面积计算,约为人类推荐剂量的 70 倍)时,出现胎盘重量降低。剂量为每日 270mg/kg 时,出现流产、吸收胎增加和胎兔体重降低。剂量小于或等于每日 270mg/kg(按体表面积计算,约为人类推荐剂量的 210 倍)时,家兔畸形率未见增加。④交配前 63 天及合笼期间,给予雄性大鼠本药每日 500mg/kg(按体表面积计算,约为人类推荐剂量的 200 倍)时,可使与之交配的未给药雄性大鼠的生育力降低。本药剂量为每日 20mg/kg(按体表面积计算,相当于人类推荐剂量的 8 倍)时,对雌性大鼠生育力参数(如卵巢功能、交配行为、受孕率)无影响,但使平均窝仔数降低。⑤另外,在一般毒性研究中,按体表面积计算,给药量为人临床推荐剂量的 3~20 倍时,小鼠、大鼠及犬均不同程度地出现卵巢改变,包括过度增生、卵巢囊肿数增多及黄体数减少。⑥大鼠经口给予放射性标记的 ^{14}C-依西美坦 1mg/kg 后,发现其可通过胎盘,给药后 15 分钟在乳汁中出现带放射活性的依西美坦,上述剂量下,单次给药后 24 小时,本药及其代谢物在母体与胎儿血液中的浓度相当。

（3）致癌性目前尚无本药致癌作用的研究数据。

3. 药物不良反应

（1）心血管系统：有高血压的文献报道。

（2）代谢、内分泌系统：可见体重增加。还有报道患者用药后可出现高密度脂蛋白（HDL）降低。

（3）呼吸系统：有呼吸困难、咳嗽的文献报道。

（4）肌肉骨骼系统：偶有肌痛，减量后症状可减轻。

（5）免疫系统：上市后有超敏反应的报道。

（6）神经系统：可见头晕、失眠。还可出现头痛。上市后有感觉异常的报道。

（7）精神：有焦虑、抑郁的文献报道。

（8）肝：肝功能异常，如谷丙转氨酶升高等。上市后有肝炎（包括胆汁淤积性肝炎）的报道。

（9）胃肠道：可见恶心、口干、便秘、腹泻、呕吐、腹痛、食欲增加。还可出现食欲减退、消化不良。

（10）血液：淋巴细胞计数下降。

（11）皮肤：可见皮疹。偶见多毛症，与大剂量长期用药有关。上市后有急性泛发性发疹性脓疱病、荨麻疹、瘙痒的报道。

（12）其他：可见疲劳、发热、水肿、疼痛。偶见潮热。

4. 药物相互作用

（1）雌激素：雌激素可抵消本药作用。处理：不能与含有雌激素的制剂合用。

（2）强效细胞色素 P450（CYP）3A4 诱导药（如利福平、苯妥英）：合用可降低本药暴露量。处理：合用时本药推荐剂量为每次 50mg，每日 1 次，餐后服用。

八、注意事项

1. 禁用　对本药过敏者；孕妇；哺乳期妇女；儿童。

2. 慎用　中、重度肝肾功能不全者；心血管疾病或高脂血症患者（国外资料）；胃肠道疾病患者（国外资料）。

3. 用药注意事项　绝经前妇女一般不用本药。用药应监测患者骨密度是否下降，如下降应给予适当治疗。

九、药物稳定性及贮藏条件

片剂：遮光，密封保存。

胶囊：密封保存。

十、药物经济性评价

医保药品，非基本药物。

阿 那 曲 唑

一、药品名称

1. 英文名　Anastrozole

2. 化学名

二、药品成分

阿那曲唑

三、剂型及规格

阿那曲唑片　1mg

四、适应证及相应的临床价值

1. NMPA 说明书适应证　用于绝经后妇女的晚期乳腺癌的治疗。对雌激素受体阴性的患者，若其对他莫昔芬呈现阳性的临床反应，可考虑使用本药。

用于绝经后妇女雌激素受体阳性的或曾经接受 2~3 年他莫昔芬辅助治疗的绝经后妇女激素受体阳性的早期乳腺癌的辅助治疗。

2. 其他临床应用参考　用于治疗复发性或转移性子宫癌；用于治疗复发性卵巢癌。

五、用法用量

成人：早期乳腺癌、晚期乳腺癌，口服给药每次 1mg，每日 1 次。用于早期乳腺癌的推荐疗程为 5 年。

六、特殊人群用药

1. 妊娠期　动物实验显示，本药可导致流产和胎儿发育迟缓，孕妇禁用。美国食品药品管理局（FDA）对本药的妊娠安全性分级为 X 级。

2. 哺乳期　尚不清楚本药是否随乳汁排泄，哺乳期妇女禁用。

3. 肾功能损害　轻至中度肾功能不全者无须调整剂量。

4. 肝功能损害　轻度肝功能不全者无须调整剂量。

5. 其他人群

（1）儿童：尚无儿童用药的安全性和有效性数据，故不推荐本药用于儿童。

（2）老年人：老年患者无须调整剂量。

（3）特殊疾病状态：缺血性疾病患者用药后可升高发生缺血性心血管事件的风险。

七、药理学

1. 药效学及作用机制　本药为一种高效、选择性非甾体芳香化酶抑制药。雄甾烷二醇在外周组织中的芳香化酶复合物的作用下转化为雌酮，雌酮最后转化为雌二醇，此为绝经后妇女体内雌二醇的主要来源。乳腺癌细胞的增殖部分依赖雌激素的存在，故减少血液循环中的雌二醇水平，有利于妇女乳腺癌的治疗。本药对可的松和醛固酮无明显影响，且不会诱导促甲状腺素（TSH）水平增加。

多数研究者认为本药一线治疗的有效率高于他莫昔芬，二线治疗有效率高于甲地孕酮。

2. 药代动力学　本药口服吸收迅速，血药峰浓度通常出现在服药后 2 小时内（禁食条件下）。食物对吸收速度略有影响，但不影响吸收程度。有资料报道，健康男性受试者口服 1mg，血药浓度达峰时间为（1.22±0.46）小时，血药峰浓度为（9.99±3.24）ng/ml。

本药血浆蛋白结合率约为 40%。绝经后妇女服药后，

72 小时内 85% 的药物在肝代谢，代谢过程包括 *N*-去碱基、羟化和葡糖醛酸化。主要代谢产物三唑无生物活性。其代谢产物首先随尿排出（仅约 10% 以原型随尿排出），少量代谢物随粪便排泄。药物能否随乳汁排泄尚不清楚。

本药清除较慢，血浆消除半衰期为 40～50 小时。稳定性肝硬化和肾功能不全者口服本药的清除率与健康志愿者无明显差异。不同年龄患者，本药的药动学也无明显差异。

遗传、生殖毒性与致癌性：

（1）遗传毒性试验证实本药无致突变性。

（2）生殖毒性：①妊娠大鼠和家兔口服给予本药，最高分别达每日 1.0mg/kg 和每日 0.2mg/kg，未发现致畸作用，所观察到的某些现象（如大鼠胎盘增大，家兔流产）和本药的药理学作用有关；②给予大鼠（从妊娠后 17 日至分娩后 22 日的大鼠）本药每日 0.02mg/kg 或以上剂量时其子代的存活率下降，这些现象和本药对分娩的药理学作用有关；③给予母代大鼠本药未见对第一代子代行为或生殖功能有副作用。

（3）致癌性：①对大鼠进行为期 2 年的肿瘤形成研究结果表明，仅在高剂量使用本药（每日 25mg/kg，相当于人用治疗剂量的 100 倍）时雌性大鼠肝肿瘤和子宫基质息肉及雄性大鼠甲状腺瘤的发生率有增加。此类改变的剂量是人用治疗剂量的 100 倍，故认为与本药的治疗无临床相关性。②对小鼠进行为期 2 年的肿瘤形成研究结果表明，本药可诱发良性卵巢肿瘤和淋巴网状肿瘤发生率的紊乱（雌性小鼠组织细胞肿瘤减少和淋巴瘤引起的死亡增多）。此类改变被认为是芳香化酶抑制药对小鼠的特殊作用，因此认为与本药的治疗无临床相关性。

3. 药物不良反应

（1）心血管系统：可出现血栓性静脉炎。研究显示其发生率低于他莫昔芬、甲地孕酮。

（2）代谢、内分泌系统：不常见高胆固醇血症。还可出现体重增加。

（3）呼吸系统：可出现咽炎（6%～12%）、咳嗽（7%～11%）和气短（6%～10%）。

（4）肌肉骨骼系统：常见关节疼痛、关节僵直。还可出现关节炎、骨质疏松、骨折、骨痛。

（5）泌尿生殖系统：常见阴道干燥。不常见阴道出血。还可出现白带异常、尿路感染、会阴阴道炎、盆腔疼痛。

（6）神经系统：常见头痛。不常见嗜睡。还可出现失眠、头晕、感觉异常。

（7）精神：可见抑郁。

（8）肝：肝功能异常，有不足 5% 的绝经后乳腺癌患者用药后出现血清氨基转移酶升高。

（9）胃肠道：常见恶心、腹泻。不常见食欲缺乏、呕吐。还可出现便秘、腹痛。

（10）皮肤：常见毛发稀疏、皮疹。可见皮肤潮红、头发油脂过度分泌。极罕见多形性红斑、史-约综合征、变态反应（包括血管性神经性水肿，荨麻疹和过敏）。还可出现多汗。

（11）其他：多见潮热。常见衰弱。可见乏力。还可出现水肿。

4. 药物相互作用

（1）雌激素：合用可能降低本药疗效。处理：两者不宜合用。

（2）他莫昔芬：合用可降低本药的疗效。处理：不应合用。

（3）其他药物（如安替比林、西咪替丁）：本药与其他药物合用时，不易引起由细胞色素 P450 所介导的药物反应。

八、注意事项

1. 禁用　对本药过敏者；严重肾功能不全（肌酐清除率 <20ml/min）者；中至重度肝功能不全者；绝经前妇女；孕妇；哺乳期妇女。

2. 慎用　血栓性疾病患者（脑卒中、肺栓塞等）（国外资料）。

3. 用药注意事项　用药后有乏力和嗜睡的报道，因此用药中应避免驾驶或操作机械。

使用本药治疗乳腺癌期间，无须进行糖皮质激素或盐皮质激素替代治疗。

九、药物稳定性及贮藏条件

片剂：30℃ 以下保存。

十、药物经济性评价

医保药品，非基本药物。

来　曲　唑

一、药品名称

英文名　Letrozole

二、药品成分

来曲唑

三、剂型及规格

来曲唑片　2.5mg

四、适应证及相应的临床价值

1. NMPA 说明书适应证　用于绝经后早期乳腺癌的辅助治疗，此类患者雌激素或孕激素受体阳性或受体状态不明。

用于已经接受他莫昔芬辅助治疗 5 年的绝经后早期乳腺癌的辅助治疗，此类患者雌激素或孕激素受体阳性或受体状态不明。

用于治疗绝经后雌激素受体阳性、孕激素受体阳性或受体状态不明的晚期乳腺癌。

2. 其他临床应用参考　用于治疗卵巢上皮细胞癌、子宫内膜癌。

3. 超说明书用药专论（Off-Label Drug Facts）　来曲唑：男性青少年青春期延迟

五、用法用量

1. 成人

（1）乳腺癌：口服给药，每次 2.5mg，每日 1 次。

（2）肾功能不全时剂量：肾功能不全者（肌酐清除率≥10ml/min）无须调整剂量。

（3）肝功能不全时剂量：肝功能不全者无须调整剂量。

2. 国外用法用量参考

（1）乳腺癌：口服给药，每次 2.5mg，每日 1 次。

（2）肝功能不全时剂量：轻中度肝功能损害者无须调整剂量。肝硬化或严重肝功能障碍者的推荐剂量为每次 2.5mg，隔日 1 次。

3. 老年人 老年患者无须调整剂量。

六、特殊人群用药

1. 妊娠期 本药可能对胎儿有潜在危险，孕妇禁用。美国食品药品管理局（FDA）对本药的妊娠安全性分级为 X 级。

2. 哺乳期 哺乳期妇女禁用本药。

3. 其他人群

（1）儿童：儿童或青少年禁用本药。

（2）老年人：老年人用药参见"用法与用量"项。

七、药理学

1. 药效学及作用机制 本药为一种高选择性的非甾体芳香酶抑制药类抗肿瘤药，通过竞争性地与细胞色素 P450（CYP）酶亚单位的血红蛋白结合，从而抑制芳香化酶，导致雌激素在所有组织中的生物合成减少（绝经后妇女的雌激素主要来源于雄激素前体物质在外周组织的芳香化，故特别适用于绝经后的乳腺癌患者）。本药可使血浆中雌二醇，雌酮水平下降 75%～95%，从而消除雌激素对肿瘤生长的刺激作用。本药的体内活性比第一代芳香化酶抑制药氨鲁米特强 150～250 倍，也不影响糖皮质激素、盐皮质激素和甲状腺功能，大剂量使用对肾上腺皮质类固醇物质的合成无抑制作用，也不会导致雄激素前体的聚集，对血浆黄体生成素（LH）和卵泡刺激素（FSH）水平亦无影响。

2. 药代动力学 本药经胃肠道迅速吸收，生物利用度为 99.9%，食物不影响其吸收。每日服用 2.5mg，2～6 周后达到稳态血药浓度（为单次服药后血药浓度的 1.5～2 倍），这种稳态水平可维持较长时间，但不会产生药物蓄积。绝经后乳腺癌患者每日服用本药 0.1～2.5mg，24 小时可见雌酮和雌二醇水平明显降低。本药分布容积为 1.9L/kg，与蛋白质结合率低。在肝经 CYP2A6 和 3A4 缓慢代谢，65% 以上的代谢物及 5% 原型药经肾排出，消除半衰期为 2 日。

3. 药物不良反应

（1）心血管系统：常见（≥1%且<10%）高血压、血栓栓塞；不常见（≥0.1%且<1%）心悸、心动过速、浅表或深部血栓性静脉炎、低血压、脑卒中、缺血性心脏病、心绞痛、心肌梗死、心力衰竭。

（2）代谢、内分泌系统：常见食欲下降、食欲增加、体重增加、热潮红（10.9%）；不常见高胆固醇血症、体重降低、乳腺疼痛。

（3）呼吸系统：不常见呼吸困难、咳嗽。

（4）肌肉骨骼系统：极常见（≥10%）关节痛；常见肌痛、骨痛、骨质疏松、骨折；不常见关节炎。还可见扳机指。

（5）泌尿生殖系统：不常见尿频、尿道感染、阴道出血、阴道异常分泌、阴道干燥。

（6）神经系统：常见头痛、头晕；少见嗜睡、失眠、记忆力损伤、感觉障碍、感觉异常、感觉减退、味觉障碍。还可见腕管综合征。

（7）精神：不常见抑郁、焦虑、紧张、易怒。

（8）肝：不常见肝酶升高。

（9）胃肠道：常见恶心、呕吐、消化不良、便秘、腹泻；不常见腹痛、口腔炎、口干、黏膜干燥。

（10）血液：不常见白细胞减少。

（11）皮肤：常见脱发、多汗、红斑、斑丘疹、银屑病和皮肤疱疹；不常见瘙痒症、皮肤干燥、风疹。

（12）眼：不常见白内障、眼刺激、视物模糊。

（13）其他：常见疲劳、虚弱、不适、外周水肿；不常见发热、口渴；少见背痛、胸痛。

4. 药物相互作用

（1）他莫昔芬：合用可使本药血药浓度下降。机制：他莫昔芬可诱导细胞色素 P450（CYP）介导的本药代谢。

（2）经 CYP 3A4 酶代谢的药物：合用可能影响本药的生物转化。

（3）经 CYP 2A6 酶代谢的药物：合用时不太可能产生临床相互作用。

八、注意事项

1. 禁用 孕妇、哺乳期妇女禁用。

2. 慎用 本药对患者驾驶和机械操作能力无明显影响，但若服药过程中出现疲乏和头晕时，应谨慎。

本药与经 CYP 2C19 酶代谢的药物合用时应非常谨慎。

3. 用药注意事项 口服给药，服用本药时可不考虑进食时间，即本药可在餐前、餐后或进餐同时服用。

九、药物稳定性及贮藏条件

片剂：30℃以下保存。

十、药物经济性评价

医保药品，非基本药物。

他 莫 昔 芬

一、药品名称

1. 英文名 Tamoxifen

2. 化学名 他莫昔芬

二、药品成分

枸橼酸他莫昔芬

三、剂型及规格

枸橼酸他莫昔芬片 （1）10mg；（2）20mg；

枸橼酸他莫昔芬口服溶液 10ml：20mg（他莫昔芬）

四、适应证及相应的临床价值

1. NMPA 说明书适应证 用于治疗复发转移乳腺癌。用作乳腺癌手术后的辅助治疗，以预防复发。

2. 其他临床应用参考 用于治疗卵巢癌、子宫内膜癌及子宫内膜异位症等。

用于乳房疼痛、男子乳腺发育、子宫肉瘤及硬纤维瘤。

用于降低乳腺 Paget's 病（伴导管内原位癌或不伴相关肿瘤）风险。

用于诱导排卵。

用于继发于多发性骨纤维营养不良综合征的女性性早熟。

3. 超说明书用药专论（Off-Label Drug Facts） 男子女性型乳房；乳腺痛；女孩的多发性骨纤维发育不良伴性早熟综合征；精子缺乏；排卵障碍；月经性偏头痛。

五、用法用量

成人用法用量如下。

（1）乳腺癌：口服给药，每次 10mg，每日 2 次；或每日 20mg，每日 2 次。

（2）国外用法用量参考

1）转移性乳腺癌：口服给药，每日 20~40mg。

2）乳腺癌的辅助治疗、乳腺导管内原位癌术后和放疗后应用，降低浸润性乳腺癌风险：口服给药，每日 20~40mg，连用 5 年。

3）预防高风险乳腺癌：口服给药，每次 20mg，每日 1 次，连用 5 年。

4）绝经后妇女激素受体阳性时的乳腺癌新辅助疗法：口服给药，临床试验中用法为：每次 20mg，每日 1 次，于手术前连用 3~4 个月。国际专家小组建议使用 3~6 个月。

5）子宫内膜癌：口服给药，每次 20mg，每日 2 次。

6）肾功能不全时剂量：轻至中度肾功能不全者无须调整剂量。

六、特殊人群用药

1. 妊娠期 孕妇禁用。

2. 哺乳期 哺乳期妇女禁用。

3. 肝功能损害 肝功能异常者慎用。

4. 其他人群 有眼底疾病者、有深部静脉血栓史、肺栓塞史者（国外资料）禁用。白细胞、血小板减少者（国外资料）慎用。

（1）儿童：用于 2~10 岁女童继发于多发性骨纤维营养不良综合征的性早熟的安全性和有效性尚未建立。

（2）老年人：老年患者用药与较年轻患者用药的耐药性无显著差别。

七、药理学

1. 药效学及作用机制 本药为化学合成的非甾体抗雌激素类抗肿瘤药。其结构与雌激素相似，存在 Z 型和 E 型两个异构体（本药为 Z 型异构体），两者物理化学性质各异，生理活性也不同，E 型具有弱雌激素活性，Z 型则具有抗雌激素作用。如果乳腺癌细胞内有雌激素受体（ER），当雌激素进入肿瘤细胞内并与其结合，促使肿瘤细胞的 DNA 和 mRNA 的合成，从而可刺激肿瘤细胞生长。当本药进入细胞内并与 ER 竞争结合，形成受体复合物，抑制雌激素的作用发挥，从而可抑制乳腺癌细胞的增殖。

本药治疗晚期乳腺癌有效，国外将本药列为绝经期妇女晚期乳腺癌姑息疗法的第一线药物，其疗效略优于其他同类激素，而不良反应明显较低。此外，雌激素受体或孕激素受体阳性患者较易出现疗效，接受过化疗者不影响其疗效。

2. 药代动力学 口服本药 20mg 后，4~7 小时达血清峰浓度 0.14μg/ml。给药 4 日或更长时间后，由于肠肝循环，血药浓度可出现第 2 次高峰。大部分以结合物形式由粪便排出（约占 4/5），少量从尿液排出（约 1/5）。半衰期 α 相为 7~14 小时，β 相大于 7 日。

3. 药物不良反应

（1）心血管系统：罕见血栓形成。个别患者出现心肌梗死。

（2）代谢、内分泌系统：较多见潮热、体重增加。国外报道，可引起血脂改变，骨转移患者可出现高钙血症。

（3）呼吸系统：罕见肺栓塞。

（4）泌尿生殖系统：少见月经失调、闭经、外阴瘙痒、阴道出血、子宫内膜增生、内膜息肉和内膜癌。少数绝经前妇女可出现卵巢囊肿。国外报道，有患者用药后引起性功能减退、肾病综合征。

（5）神经系统：罕见头痛、记忆减退、眩晕、晕厥、小脑功能障碍、错觉、嗜睡。

（6）精神：罕见精神错乱、抑郁。

（7）肝：偶见肝功能异常。还有个别患者可发生胆汁淤积及脂肪肝等的报道。

（8）胃肠道：少见食欲缺乏、恶心、呕吐、腹泻。

（9）血液：偶见白细胞减少、血小板减少。还有出现贫血的报道。

（10）皮肤：少见面部潮红、皮疹、脱发、皮肤干燥。国外有发生紫癜性脉管炎的个案报道。

（11）眼：长时间（17 个月以上）大剂量（每日 240~320mg）使用本药可出现视网膜病变和角膜混浊。还可出现视敏度降低。

（12）其他：罕见无力。治疗初期，可出现骨和肿瘤疼痛一过性加剧，继续治疗时可逐渐减轻。

4. 药物相互作用

（1）氟尿嘧啶、环磷酰胺、甲氨蝶呤、长春新碱、多柔比星：合用可提高疗效。

（2）甲磺酸溴隐亭：本药可以提高甲磺酸溴隐亭的多巴胺能作用。

（3）阿曲库铵：有资料显示，本药可延长阿曲库铵的神经肌肉阻滞作用。

（4）抗凝血药（如华法林、香豆素类抗凝血药）：本药可增强抗凝血药作用。处理方式为合用时密切监测。

（5）丝裂霉素：合用可使发生溶血性血尿综合征的风险增加。

（6）雷藤内酯：合用可导致小鼠肿瘤生长加快。处理方式为合用时应谨慎。

（7）别嘌醇：合用可加重本药肝毒性。

（8）其他细胞毒性药物：合用可增加发生血栓栓塞的风险。

（9）他克莫司：体外试验研究结果显示，本药可能抑制他克莫司的代谢。

（10）抗酸药、西咪替丁、法莫替丁、雷尼替丁：以上药物可改变胃内 pH，使本药肠溶片提前分解，对胃产生刺激作用。处理方式为合用时与上述药物应间隔 1~2 小时。

（11）雌激素：雌激素可影响本药治疗效果。

八、注意事项

禁用：由于本药可促进排卵，有导致怀孕的可能，故患有乳腺癌的未绝经妇女不宜使用本药。若绝经前必须使用本药，应同时服用抗促性腺激素药物。

九、药物稳定性及贮藏条件

片剂：遮光，密封保存。
口服溶液：遮光，密封保存。

十、药物经济性评价

医保药品，非基本药物。

阿　比　特　龙

一、药品名称

英文名　Abiraterone

二、药品成分

醋酸阿比特龙

三、剂型及规格

醋酸阿比特龙片　250mg

四、适应证及相应的临床价值

与泼尼松联用于治疗转移性去势难治性前列腺癌（CRPC）（FDA 批准适应证）。

五、用法用量

成人国外用法用量参考如下。

（1）转移性 CRPC：口服给药，推荐剂量为每次 1 000mg，每日 1 次，与泼尼松（每次 5mg，每日 2 次）联用。

（2）肾功能不全时剂量：肾功能损害者无须调整剂量。

（3）肝功能不全时剂量：轻度肝功能损害（Child-Pugh 分级为 A 级）者无须调整剂量。中度肝功能损害（Child-Pugh 分级为 B 级）者推荐剂量为每次 250mg，每日 1 次；如中度肝功能损害者用药后出现丙氨酸氨基转移酶（GPT）和/或谷草转氨酶（GOT）高于正常值上限（ULN）的 5 倍或总胆红素高于 ULN 的 3 倍，应停药，且不可再次使用本药。

（4）毒性状态时剂量：如出现肝毒性（GPT 和/或 GOT 水平高于 ULN 的 5 倍或总胆红素高于 ULN 的 3 倍），应停药，当肝功能恢复至用药前水平或 GPT 及 GOT 小于或等于 ULN 的 2.5 倍且总胆红素小于或等于 ULN 的 1.5 倍时，可重新给药（每次 750mg，每日 1 次）；如使用每次 750mg 后肝毒性复发，应停药，当肝功能恢复至用药前水平或 GPT 及 GOT 小于或等于 ULN 的 2.5 倍且总胆红素小于或等于 ULN 的 1.5 倍时，可重新给药（每次 500mg，每日 1 次）；如使用每次 500mg 后肝毒性再次复发，应永久停药。

如出现 GPT 或 GOT 高于 ULN 的 20 倍和/或胆红素高于 ULN 的 10 倍，再次接受本药治疗的安全性尚不明确。

六、特殊人群用药

1. 妊娠期　本药可引起胎儿损害，孕妇或可能妊娠的妇女禁用本药。育龄妇女用药期间应避孕。孕妇或可能妊娠的妇女的性伴侣接受本药治疗期间或治疗后至少 1 周应采用屏障避孕法（如避孕套）。美国食品药品管理局（FDA）对本药的妊娠安全性分级为 X 级。

2. 哺乳期　本药是否随人类乳汁排泄尚不明确，哺乳期妇女用药时应停止哺乳或哺乳时停止用药。

3. 肝功能损害　中度肝功能损害者慎用

4. 其他人群

（1）儿童：儿童用药的安全性和有效性尚不明确。

（2）老年人：尚未观察到老年患者与年轻患者用药的安全性和有效性存在总体差异，但不排除部分老年患者对本药具有更高的敏感性。

七、药理学

1. 药效学及作用机制　醋酸阿比特龙在体内可转化为阿比特龙（一种雄激素合成抑制药），通过抑制 17α-羟化酶/C$_{17,20}$-裂解酶（CYP 17）（该酶在睾丸、肾上腺、前列腺肿瘤组织中表达，为雄激素合成的必需物质）而发挥作用。

2. 药代动力学　转移性 CRPC 患者口服醋酸阿比特龙每次 1 000mg，每日 1 次，达峰时间中值为 2 小时，稳态 C_{max} 为（226±178）ng/ml，稳态 AUC 为（993±639）ng·h/ml。阿比特龙与人血浆蛋白（白蛋白和 α_1-酸性糖蛋白）的结合率高于 99%，稳态表观分布容积为（19 669±13 358）L。本药在人类血浆中主要的代谢产物为硫酸阿比特龙（无活性）和 N-氧化硫酸阿比特龙（无活性），各占总暴露量的 43%。CYP 3A4 和硫酸转移酶（SULT）2A1 与 N-氧化硫酸阿比特龙的形成有关，SULT 2A1 与硫酸阿比特龙的形成有关。转移性 CRPC 患者口服 ^{14}C-醋酸阿比特龙后，在粪便中回收到约 88% 的放射性剂量，在尿中回收到约 5% 的放射性剂量，粪便中回收到的主要化合物为未代谢的醋酸阿比特龙和阿比特龙(分别约占给药剂量的55%和22%),阿比特龙的平均终末半衰期为(12±5)小时。

3. 药物不良反应

(1)心血管系统:高血压、心律失常(包括心动过速、心房颤动、心房扑动、心动过缓、完全房室传导阻滞、传导障碍)、心力衰竭(包括充血性心力衰竭、左心功能不全、心源性休克、心肌扩大、心肌病、射血分数下降)、胸痛或胸部不适(包括心绞痛、心肌梗死、心肌缺血)。

(2)代谢、内分泌系统:盐皮质激素过剩、肾上腺皮质功能不全、低钾血症、低磷血症、高三酰甘油血症、高血糖症、高钠血症、高胆固醇血症。

(3)呼吸系统:咳嗽、上呼吸道感染、呼吸困难、鼻咽炎。上市后还有非感染性肺炎的报道。

(4)肌肉骨骼系统:关节肿胀或不适(包括关节炎、关节痛、关节僵硬)、肌肉不适(包括肌肉痉挛、肌肉骨骼痛、肌痛、肌肉骨骼不适、肌肉骨骼僵硬)、骨折。上市后还有横纹肌溶解的报道。

(5)泌尿生殖系统:泌尿道感染、尿频、夜尿、血尿。

(6)神经系统:失眠。

(7)肝:肝毒性(包括GPT升高、GOT升高、总胆红素升高、碱性磷酸酶升高)。

(8)胃肠道:腹泻、呕吐、消化不良、便秘。

(9)血液:淋巴细胞减少、贫血。

(10)皮肤:热潮红、皮疹。

(11)其他:水肿(包括外周水肿、凹陷性水肿、全身水肿)、疲乏、发热、挫伤、跌倒、腹股沟疼痛。

4. 药物相互作用

(1)细胞色素P450(CYP)2D6底物(如右美沙芬、硫利达嗪):合用可使CYP 2D6底物的血药峰浓度(C_{max})和曲线下面积(AUC)升高。处理方式为避免与治疗窗窄的CYP 2D6底物(如硫利达嗪)合用。如必须合用,需谨慎,并考虑降低CYP 2D6底物的剂量。

(2)CYP 2C8底物(如吡格列酮):合用可使CYP 2C8底物的AUC升高。处理方式为治疗窗窄的CYP 2C8底物与本药合用时,应密切监测患者是否出现与CYP 2C8底物相关的毒性症状。

(3)强效CYP 3A4诱导药(如苯妥英钠、卡马西平、利福平、利福布汀、利福喷丁、苯巴比妥):合用可使本药的暴露量降低。处理方式为避免合用。如必须合用,应增加本药的用药频率(每日2次)。停止合用后,恢复原用药剂量和频率。

(4)酮康唑(强效CYP 3A4抑制药):合用对本药的药代动力学不存在有临床意义的影响。

(5)食物:合用可使本药的暴露量增加。处理方式为本药必须空腹服用,给药前至少2小时及给药后至少1小时不应进食。

八、注意事项

1. 禁用　重度肝功能损害(Child-Pugh分级为C级)者、孕妇或可能妊娠的妇女。

2. 慎用　有心血管病史者、中度肝功能损害者。

3. 用药注意事项　口服给药:①本药片剂必须空腹服用,给药前至少2小时及给药后至少1小时不应进食;②本药片剂应整片吞服,不可碾碎或咀嚼后服用。

九、药物稳定性及贮藏条件

片剂:20~25℃(15~30℃)保存。

十、药物经济性评价

非基本药物。

地 盖 瑞 利

一、药品名称

英文名　Degarelix

二、药品成分

醋酸地盖瑞利

三、剂型及规格

注射用醋酸地盖瑞利(以地盖瑞利计)　(1)80mg;(2)120mg

四、适应证及相应的临床价值

用于治疗晚期前列腺癌(FDA批准适应证)。

五、用法用量

成人国外用法用量参考如下。

(1)晚期前列腺癌:皮下注射,起始剂量为240mg(每次120mg,分2次给药)。28日后开始给予维持剂量,维持剂量为每次80mg,每28日1次。

(2)肝功能不全时剂量:轻度或中度肝功能损害者无须调整剂量。

六、特殊人群用药

1. 妊娠期　孕妇或可能妊娠的妇女禁用。

2. 肝功能损害　严重肝功能损害者慎用。

3. 其他人群

(1)儿童:儿童用药的安全性和有效性尚不明确。

(2)老年人:尚未观察到老年患者与年轻患者用药的安全性和有效性存在总体差异,但不排除部分老年患者对本药具有更高的敏感性。

七、药理学

1. 药效学及作用机制　本药为促性腺激素释放激素(GnRH)受体拮抗药,可与垂体GnRH受体可逆结合,导致促性腺激素释放减少,从而使睾酮水平降低。

2. 药代动力学　皮下注射本药240mg,2日内达血药峰浓度(C_{max}),平均C_{max}为26.2ng/ml,平均曲线下面积(AUC)为1 054ng·d/ml。本药血浆蛋白结合率约为90%,

分布于全身体液,皮下注射后的分布容积大于 1 000L。主要经肝代谢。本药不是细胞色素 P450 或 P 糖蛋白转运系统的底物、诱导药或抑制药。本药肾清除率约为 9L/h,给药量的 20%～30%经肾排泄,70%～80%随粪便排泄。皮下注射 240mg 后,终末半衰期中值约为 53 日。

3. 药物不良反应 如出现严重过敏反应,应立即停药。如出现电解质异常,应给予纠正。

4. 药物相互作用 尚不明确。

八、注意事项

1. 禁用 孕妇或可能妊娠的妇女禁用本药、哺乳期妇女应停止哺乳或停药。

2. 慎用 肌酐清除率(Ccr)小于 50ml/min 者、严重肝功能损害者慎用。

九、药物稳定性及贮藏条件

粉针剂:25℃(15～30℃)保存。

十、药物经济性评价

非基本药物。

恩 扎 鲁 胺

一、药品名称

英文名 Enzalutamide

二、药品成分

恩扎鲁胺

三、剂型及规格

恩扎鲁胺胶囊 40mg

四、适应证及相应的临床价值

用于治疗转移性去势难治性前列腺癌(CRPC)(FDA 批准适应证)。

五、用法用量

成人国外用法用量参考如下。

(1) 转移性 CRPC:口服给药,推荐剂量为每次 160mg,每日 1 次,可与或不与食物同服。

(2) 肾功能不全时剂量:轻度至中度肾功能损害[30ml/min≤肌酐清除率(Ccr)≤89ml/min]者无须调整初始剂量。

(3) 肝功能不全时剂量:轻度、中度、重度肝功能损害者无须调整初始剂量。

(4) 毒性状态时剂量:若出现 3 级或 3 级以上或无法耐受的毒性反应,应停药 1 周或直至症状改善至 2 级或 2 级以下,然后以停药前的剂量重新给药,或降低用药剂量至每次 120mg 或 80mg。

六、特殊人群用药

1. 妊娠期 孕妇或可能妊娠的妇女禁用。

2. 哺乳期 哺乳期妇女应停止哺乳或停药。

3. 其他人群 有癫痫发作史或有诱发因素者慎用。

(1) 儿童:儿童用药的安全性和有效性尚不明确。

(2) 老年人:尚未观察到老年患者和年轻患者用药的安全性和有效性存在总体差异,但不排除部分老年患者对本药的敏感性更高。

七、药理学

1. 药效学及作用机制 本药为雄激素受体抑制药,作用于雄激素受体信号通路的不同阶段,竞争性地抑制雄激素与雄激素受体结合,并可抑制雄激素受体的核移位和雄激素受体与 DNA 的相互作用。N-去甲基恩扎鲁胺表现出与本药相似的体外活性。在体外,本药可降低前列腺癌细胞的增殖,诱导其死亡。在小鼠前列腺癌移植瘤模型中,本药可减小肿瘤体积。

2. 药代动力学 转移性 CRPC 患者口服本药每日 160mg,平均达峰时间为 1 小时(范围为 0.5～3 小时)。稳态时,本药及 N-去甲基恩扎鲁胺的平均血药峰浓度(C_{max})分别为 16.6μg/ml 和 12.7μg/ml。单次口服本药后,平均表观分布容积(V/F)为 110L。97%～98%的本药和 95%的 N-去甲基恩扎鲁胺与血浆蛋白结合(本药主要与白蛋白结合)。单次口服 160mg ^{14}C-恩扎鲁胺,对给药后 77 日内血浆样本中的本药及其代谢产物进行分析,本药、N-去甲基恩扎鲁胺和本药的羧酸代谢产物(无活性)分别为 ^{14}C 总 AUC 的 30%、49%、10%,共占血浆 ^{14}C 放射性的 88%。在体外,本药主要经 CYP 2C8 和 CYP 3A4 代谢。基于体内外研究数据,CYP 2C8 主要负责活性代谢产物(N-去甲基恩扎鲁胺)的形成。本药主要经肝消除,单次口服 160mg ^{14}C-恩扎鲁胺后 77 日,85%可被排泄,其中 71%随尿液排泄(包括微量的本药和 N-去甲基恩扎鲁胺),14%随粪便排泄(0.4%为本药,1%为 N-去甲基恩扎鲁胺)。患者单次口服本药后,本药的平均表观清除率(Cl/F)为 0.56L/h(范围为 0.33～1.02L/h),平均终末半衰期为 5.8 日(范围为 2.8～10.2 日)。健康志愿者单次口服本药 160mg 后,N-去甲基恩扎鲁胺的平均终末半衰期为 7.8～8.6 日。

3. 药物不良反应

(1) 心血管系统:高血压。

(2) 代谢、内分泌系统:男子乳腺发育、体重降低。

(3) 呼吸系统:上呼吸道感染(包括鼻窦炎、鼻炎、咽炎、喉炎)、下呼吸道感染(包括肺炎、支气管炎、肺部感染)、鼻出血、呼吸困难。

(4) 肌肉骨骼系统:背痛、关节痛、肌肉骨骼痛、肌无力、肌肉骨骼僵硬、非病理性骨折、不宁腿综合征。

(5) 泌尿生殖系统:血尿、尿频。

(6) 神经系统:癫痫发作、头痛、头晕、眩晕、失眠、脊髓压迫症、马尾综合征、感觉异常、感觉迟钝。上市后还有可逆性后部脑病综合征(PRES)的报道。

（7）精神：认知障碍、注意力障碍、遗忘、记忆障碍、焦虑。

（8）肝：谷丙转氨酶升高、胆红素升高。

（9）胃肠道：腹泻、便秘、味觉障碍、食欲降低。

（10）血液：中性粒细胞减少、血小板减少、败血症。

（11）皮肤：热潮红、瘙痒、皮肤干燥。

（12）其他：虚弱、疲乏、外周水肿、跌倒、感染。

4. 药物相互作用

（1）强效细胞色素 P450（CYP）2C8 抑制药（如吉非贝齐）：合用可使本药及本药主要代谢产物（N-去甲基恩扎鲁胺）的复合血浆浓度-时间曲线下面积（AUC）增加。处理方式为避免合用。如必须合用，可将本药剂量减少至每次 80mg，每日 1 次；停止合用后，应将本药剂量恢复至合用前的剂量。

（2）强效 CYP 3A4 诱导药（如卡马西平、苯巴比妥、苯妥英钠、利福布汀、利福平、利福喷丁）、圣·约翰草：合用可使本药的血浆暴露量减少。处理方式为避免合用。如必须合用，可将本药剂量增加至每次 240mg，每日 1 次；停止合用后，应将本药剂量恢复至合用前的剂量。

（3）治疗指数窄且经 CYP 3A4（如阿芬太尼、环孢素、二氢麦角胺、麦角胺、芬太尼、匹莫齐特、奎尼丁、西罗莫司、他克莫司）、CYP 2C9（如苯妥英钠、华法林）、CYP 2C19（如 S-美芬妥英）代谢的药物：合用可使以上药物的暴露量减少。机制为本药为强效 CYP 3A4 诱导药、中效 CYP 2C9 和 CYP 2C19 诱导药。处理方式为避免合用。若必须与华法林合用，应进一步监测国际标准化比值（INR）。

（4）高脂食物：健康志愿者分别在伴高脂食物条件下和空腹条件下单次口服本药 160mg，高脂食物未改变本药或 N-去甲基恩扎鲁胺的 AUC。

八、注意事项

1. 禁用　孕妇或可能妊娠的妇女禁用本药，哺乳期妇女应停止哺乳或停药。

2. 用药注意事项　口服给药。本药胶囊应整粒吞服，不得咀嚼、溶解或打开。

九、药物稳定性及贮藏条件

胶囊：密封，20~25℃（15~30℃）干燥处保存。

十、药物经济性评价

非基本药物。

氟 维 司 群

一、药品名称

英文名　Fulvestrant

二、药品成分

氟维司群

三、剂型及规格

氟维司群注射液　（1）2.5ml：125mg；（2）5ml：250mg

四、适应证及相应的临床价值

用于绝经后妇女经抗雌激素药物治疗而病情仍趋恶化的激素受体阳性的转移性乳腺癌（FDA 批准适应证）。

五、用法用量

成人国外用法用量参考如下。

（1）转移性乳腺癌：肌内注射，每次 500mg，第 1 日、15 日、29 日肌内注射，随后每月 1 次。

（2）肝功能不全时剂量：中度肝功能不全（Child-Pugh 分级为 B 级）者，推荐剂量为每次 250mg，第 1 日、15 日、29 日肌内注射，随后每月 1 次，臀部缓慢注射，每针注射时间 1~2 分钟；尚无重度肝功能不全（Child-Pugh 分级为 C 级）者用药的研究数据。

六、特殊人群用药

1. 妊娠期　孕妇或怀疑妊娠者禁用。

2. 其他人群　易患出血性疾病或血小板减少者禁用。

（1）儿童：儿童用药的安全性和有效性尚未确立。

（2）老年人：尚不明确。

七、药理学

1. 药效学及作用机制　本药为 7α-烷基酰胺雌激素类似物，是一种纯抗雌激素药，其作用机制类似于他莫昔芬，可与内源性雌激素竞争结合雌激素受体，相对亲和力为雌二醇的 89%，而他莫昔芬是 2.5%。同时，亦可抑制细胞芳香酶活性，故可能具有双重抗乳腺癌作用。本药与他莫昔芬无交叉耐药性，临床前研究表明，与他莫昔芬不同，本药不诱导雌激素受体的二聚作用（要求基因转录），因而不具有雌激素激动活性。此外，与他莫昔芬和托瑞米芬相比，本药不影响子宫，可抑制子宫内膜增生，并可能抑制子宫内膜癌。

2. 药代动力学　本药口服后的生物利用度较差。肌内注射后的达峰时间为 7~9 日（油基载体），药效持续时间 14~26 个月，达稳态时的曲线下面积为 328ng·d/ml，蛋白结合率 99%，分布容积 3~5L/kg。在肝代谢，代谢途径包括氧化、羟基化、与葡糖醛酸和/或硫酸结合。总体清除率为 690ml/min，99% 经胆汁排泄，肾排泄率低于 1%，消除半衰期为 40 日。

3. 药物不良反应

（1）心血管系统：可见血管扩张（17.7%）、血管栓塞。

（2）代谢、内分泌系统：可见体重增加（1%~2%）。

（3）呼吸系统：可见咽炎（16.1%）、呼吸困难（14.9%）。

（4）肌肉骨骼系统：可见骨痛（15.8%）、背痛（14.4%）、关节炎（2.8%）、肌痛（<1%）。

（5）泌尿生殖系统：可见泌尿道感染（6.1%）、阴道炎

（2%~23%）、阴道出血（<1%，多出现在用药的前6周）。

（6）神经：可见头痛（15.4%）、头晕（6.9%）、失眠（6.9%）、感觉异常（6.4%）、眩晕（<1%）。

（7）精神：可见抑郁（5.7%）、焦虑（5.0%）。

（8）胃肠道：40%~53%的患者出现胃肠道功能紊乱，包括恶心（26%）、呕吐（13%）、便秘（12.5%）、腹泻（12.3%）、腹痛（11.8%）和食欲缺乏（9%）。

（9）血液：可见贫血（4.5%）、白细胞减少。

（10）皮肤：可见潮红（19%~24%）、皮疹（7.3%）、出汗（5%）、荨麻疹（<1%）、体味改变。

（11）其他：可见衰弱（22.7%）、全身痛（18.9%）、注射部位疼痛（10.9%）、骨盆痛（9.9%）、外周水肿（9%）、胸痛（7.1%）、流感综合征（7.1%）、发热（6.4%）、意外损伤（4.5%）、血管神经性水肿（<1%）。

4. 药物相互作用 尚不明确。

八、注意事项

1. 禁用 孕妇禁用。
2. 慎用 哺乳期妇女。

九、药物稳定性及贮藏条件

注射液：2~8℃避光保存。

十、药物经济性评价

非基本药物。

戈舍瑞林

一、药品名称

英文名 Goserelin

二、药品成分

醋酸戈舍瑞林

三、剂型及规格

醋酸戈舍瑞林缓释植入剂 （1）3.6mg（以戈舍瑞林计）；（2）10.8mg（以戈舍瑞林计）

四、适应证及相应的临床价值

1. NMPA说明书适应证 用于可用激素治疗的前列腺癌。

用于可用激素治疗的绝经前期及围绝经期妇女乳腺癌。

用于子宫内膜异位症，缓解症状包括减轻疼痛并减少子宫内膜损伤的大小和数目。

2. 其他临床应用参考 用于促使子宫内膜变薄（FDA批准适应证）。

用于预防早期激素受体阴性的乳腺癌妇女在化疗期间出现提早绝经。

五、用法用量

1. 成人

（1）前列腺癌、乳腺癌、子宫内膜异位症：皮下注射，每次3.6mg，每4周1次。用于子宫内膜异位症时，不应超过6个月。

（2）肾功能不全时剂量：肾功能不全者无须调整用药剂量。

（3）肝功能不全时剂量：肝功能不全者无须调整用药剂量。

（4）T2b-T4期（B2-C期）局限性前列腺癌：皮下注射。与氟他胺联用，于放射治疗前8周开始用药，首次3.6mg，4周后再给予10.8mg；或每次3.6mg，每4周1次，共4次，前2次用于放射治疗前，后2次用于放射治疗期间。

（5）晚期前列腺癌的姑息治疗、绝经前期及围绝经期妇女晚期乳腺癌的姑息治疗：皮下注射，每次3.6mg，每4周1次。

（6）子宫内膜异位症：皮下注射，每次3.6mg，每4周1次，连用6个月。

（7）促使子宫内膜变薄：皮下注射，用于子宫内膜切除术前使子宫内膜变薄。每次3.6mg，于给药后第4周施行手术；或每次3.6mg，男性每4周1次，共2次，于第2次注射后2~4周内施行手术。

（8）预防早期激素受体阴性的乳腺癌妇女在化疗期间出现提早绝经：皮下注射，每次3.6mg，每4周1次，于首次化疗前1周开始用药，持续使用至最后一次化疗的前2周或后2周。

2. 老年人 老年人无须调整用药剂量。

六、特殊人群用药

1. 妊娠期 孕妇禁用。
2. 哺乳期 哺乳期妇女禁用。
3. 其他人群 对本药、促性腺激素释放激素（GnRH）或其激动药类似物过敏者禁用。

（1）儿童：儿童用药的安全性和有效性尚不明确，故儿童不得使用本药。

（2）老年人：老年人用药期间应监测骨密度、血脂、血压、糖化血红蛋白、血清钙。

七、药理学

1. 药效学及作用机制 本药为天然GnRH的一种合成类似物，长期使用可抑制垂体促性腺激素的分泌，从而引起男性血清睾酮和女性血清雌二醇的下降，停药后此作用可逆，用药初期可暂时升高男性血清睾酮和女性血清雌二醇的浓度。

2. 药代动力学 皮下注射本药植入剂每次3.6mg，给药2次后，男女性的血药峰浓度分别为（2.84±1.81）ng/ml、（1.46±0.82）ng/ml；达峰时间分别为12~15日、8~22日；28日内曲线下面积分别为（27.8±15.3）ng·d/ml、（18.5±10.3）ng·d/ml；总清除率分别为（110.5±47.5）ml/min、

（163.9±71.0）ml/min。皮下注射给予 250μg 本药水溶液后，男女性中的表观分布容积分别为 44.1L 和 20.3L，血浆蛋白结合率为 27.3%。本药水溶液皮下注射给予后，经肝代谢和肾排泄作用迅速清除。90%以上的药物随尿排泄，其中约 20%为原型药物。

3. 药物不良反应

（1）心血管系统：心力衰竭、心肌梗死、高血压、低血压、充血性心力衰竭、心律失常（心动过速）、心悸、脑血管意外、周围血管疾病、血管舒张。上市后还有女性深静脉血栓形成、女性肺栓塞、女性暂时性脑缺血发作的报道。

（2）代谢、内分泌系统：糖耐量受损、高钙血症、垂体肿瘤、垂体出血、痛风、高血糖、低密度脂蛋白胆固醇升高、高密度脂蛋白胆固醇升高、三酰甘油升高、总胆固醇升高。上市后还有垂体卒中的报道。

（3）呼吸系统：上呼吸道感染、慢性阻塞性肺疾病、咽炎、支气管炎、咳嗽加重、鼻出血、鼻炎、鼻窦炎、声音改变。

（4）肌肉骨骼系统：骨骼疼痛、关节痛、骨密度下降、背痛、腿痛性痉挛、骨盆症状、肌痛、关节疾病、骨盆疼痛。上市后还有男性骨质疏松症、男性骨折的报道。

（5）泌尿生殖系统：输尿管梗阻、性欲下降、性功能障碍、下尿路症状、肾功能不全、尿路梗阻、尿路感染、尿频、阴道炎、外阴阴道炎、女性乳腺萎缩、女性性交疼痛、女性性欲增加、女性乳房疼痛、痛经、阴道出血、子宫出血、月经过多、外阴阴道干燥、女性乳房增大、卵巢囊肿、子宫肌瘤变性、勃起功能障碍、男子乳腺发育、男性乳房触痛、男性乳房肿胀。有子宫肌瘤淋巴细胞浸润的个案报道。上市后还有与促性腺激素合用时出现卵巢过度刺激综合征（OHSS）的报道。

（6）免疫系统：过敏反应。

（7）神经系统：感觉异常、脊髓压迫、头痛、嗜睡症、头晕、失眠、神经过敏、张力亢进、偏头痛。上市后还有女性脑卒中的报道。

（8）精神：情绪变化（如抑郁）、精神障碍、情绪不稳、思维异常、抑郁、焦虑。上市后还有精神分裂、惊厥的报道。

（9）肝：谷草转氨酶（GOT）升高、谷丙转氨酶（GPT）升高。

（10）胃肠道：恶心、便秘、腹泻、溃疡、呕吐、腹痛、食欲增加、口干、消化不良、胃肠胀气、食欲缺乏。

（11）血液：贫血、出血、瘀斑。

（12）皮肤：潮红、多汗、痤疮、皮疹、脱发、热潮红、瘙痒、皮脂溢、多毛症、毛发改变、皮肤干燥、皮肤色素减退。

（13）眼：弱视、干眼症。

（14）其他：注射部位反应（包括淤血）、体重增加、疼痛、水肿（包括外周水肿）、胸痛、寒战、发热、虚弱、流感综合征、不适、燃瘤现象、疲乏、感染。

4. 药物相互作用　尚不明确。

八、注意事项

1. 禁用　孕妇、哺乳期妇女禁用。

2. 慎用　有发展为尿道梗阻或脊髓压迫风险的男性患者、有骨代谢异常的女性患者慎用。

九、药物稳定性及贮藏条件

缓释植入剂：于 25℃以下保存。

十、药物经济性评价

非基本药物。

奥 曲 肽

参见（第五章 消化系统药物 9 其他消化系统用药）

3　干扰转录过程和阻止 RNA 合成的药物

多 柔 比 星

一、药品名称

英文名　Doxorubicin

二、药品成分

盐酸多柔比星

三、剂型及规格

盐酸多柔比星注射液　5ml：10mg
注射用盐酸多柔比星　（1）10mg；（2）20mg；（3）50mg

四、适应证及相应的临床价值

1. NMPA 说明书适应证　用于治疗急性白血病（淋巴细胞性和髓细胞性）、恶性淋巴瘤、乳腺癌、肺癌（小细胞和非小细胞肺癌）、卵巢癌、骨及软组织肉瘤、肾母细胞瘤、神经母细胞瘤、膀胱癌、甲状腺癌、前列腺癌、头颈部鳞癌、睾丸癌、胃癌、肝癌等。

2. 其他临床应用参考　用于获得性免疫缺陷综合征（AIDS）相关的晚期卡波西肉瘤、慢性淋巴细胞白血病、多发性骨髓瘤、晚期尤因肉瘤（FDA 批准适应证）。

用于子宫内膜癌、子宫肉瘤、晚期胸腺恶性肿瘤。

五、用法用量

1. 成人

（1）用法用量

1）急性白血病（淋巴细胞性和髓细胞性）、恶性淋巴瘤、乳腺癌、肺癌（小细胞和非小细胞肺癌）、卵巢癌、骨及软组织肉瘤、肾母细胞瘤、神经母细胞瘤、膀胱癌、甲状腺癌、前列腺癌、头颈部鳞癌、睾丸癌、胃癌、肝癌等。①静脉滴注：单药治疗：每次 50~60mg/m² ，每 3~4 周 1 次；或每日 20mg/m²，连用 3 日，停用 2~3 周后重复；联合用药：每次 40mg/m²，每 3 周 1 次。或每次 25mg/m²，每周 1 次，连用 2 周，每 3 周重复 1 次。总剂量不宜超过 400mg/m² 。②静脉冲入：同"静脉滴注"项。③动脉注射:同"静脉滴注"项。

2）肝功能不全时剂量:有肝功能不全者,用药剂量应酌减。血清胆红素为 1.2～3mg/dl 时,使用常规剂量的 50%;血胆红素为大于 3mg/dl,使用常规剂量的 25%。

（2）国外用法用量参考

1）急性淋巴细胞白血病、急性髓细胞白血病、获得性免疫缺陷综合征（AIDS）相关的晚期卡波西肉瘤、晚期乳腺癌、晚期肿瘤、晚期胃癌、慢性淋巴细胞白血病、晚期尤因肉瘤、晚期霍奇金淋巴瘤、晚期甲状腺癌、晚期肾母细胞瘤、神经母细胞瘤、晚期非霍奇金淋巴瘤、晚期非小细胞肺癌、晚期骨肉瘤、晚期卵巢癌、晚期小细胞肺癌、晚期膀胱移行细胞癌:静脉给药。①单药治疗,每次 60～75mg/m²,每 21 日 1 次;②与其他化疗药物合用,每次 40～60mg/m²,每 21～28 日 1 次。

2）乳腺癌腋窝淋巴结阳性者:静脉给药。每次 60mg/m²,联合应用环磷酰胺每次 600mg/m²,每 21 日 1 次,用药 4 个疗程。

3）晚期软组织肉瘤:静脉给药。①单药治疗,每次 60～75mg/m²,每 21 日 1 次;②与其他化疗药物合用,每次 40～60mg/m²,每 21～28 日 1 次;③AD 方案,本药 60mg/m²,联合达卡巴嗪 1g/m²,混合或分开持续静脉滴注 4 日,若耐受可每 21 日用药 1 次;④MAID 方案,本药 60mg/m²,联合达卡巴嗪 1g/m²,混合或分开持续静脉滴注 4 日;异环磷酰胺 6g/m²,美司钠 10g/m²,混合或分开持续静脉滴注 3 日（异环磷酰胺）和 4 日（美司钠）,若耐受可每 21 日用药 1 次。或本药 60mg/m²,联合达卡巴嗪 900mg/m²,经中心静脉混合持续静脉滴注 3 日;异环磷酰胺 7.5g/m²,美司钠 10g/m²,通过外周静脉血管混合或分开持续静脉滴注 3 日（异环磷酰胺）和 4 日（美司钠）,若耐受可每 21 日用药 1 次。

4）多发性骨髓瘤:静脉给药。第 1～4 日持续静脉滴注本药每日 9mg/m²,并联合持续静脉滴注长春新碱每日 0.4mg。并于每疗程的第 1～4 日、9～12 日、17～20 日的早晨口服地塞米松 40mg。

5）子宫内膜癌:静脉给药。①AP 方案,本药每次 60mg/m²,联合顺铂每次 50mg/m²,每 21 日给药 1 次,若患者耐受应给药直至疾病进展,共用药 7 个疗程。先前接受过盆腔放疗或年龄大于 65 岁的患者本药剂量应调整为每次 45mg/m²。②TAP 方案,第 1 日给予本药 45mg/m²,联合应用顺铂 50mg/m²;第 2 日给予紫杉醇 160mg/m²;第 3～12 日皮下注射非格司亭每日 5μg/kg,每 21 日给药 1 次,若患者耐受应给药直至疾病进展,共用药 7 个疗程。

6）晚期胸腺恶性肿瘤:静脉给药。①ADOC 方案,第 1 日给予顺铂 50mg/m²、本药 40mg/m²,第 3 日给予长春新碱 0.6mg/m²,第 4 日给予环磷酰胺 700mg/m²,每 3 周重复给药 1 次;②PAC 方案,顺铂每次 50mg/m²,静脉滴注 1 小时,本药每次 50mg/m²,环磷酰胺每次 500mg/m²,每 21 日重复用药 1 次,连用 8 个疗程。

7）肾功能不全时剂量:肾功能不全者无须调整剂量。

8）肝功能不全时剂量:血清胆红素水平为 1.2～3.0mg/dl 者,应减量 50%;血清胆红素水平为 3.1～

5.0mg/dl 者,应减量 75%。

9）其他疾病时剂量:用于出现中性粒细胞减少性发热或感染的乳腺癌腋淋巴结阳性者时,应减量至本药起始剂量的 75%,同时推荐此类患者合并使用环磷酰胺。待绝对中性粒细胞计数大于或等于 1×10⁹/L,血小板计数大于或等于 100×10⁹/L,且非血液学毒性已解除时,方可给予下一疗程剂量。

2. 老年人 无须依据年龄调整剂量,但由于年老造成骨髓储备不足者使用单药治疗时应使用剂量范围（60～75mg/m²）的低值。

六、特殊人群用药

1. 妊娠期 孕妇禁用。

2. 哺乳期 哺乳期妇女禁用。

3. 肝功能损害 肝损害患者（用药后其毒性可能增加）（国外资料）慎用。

4. 其他人群

（1）儿童:儿童用药可发生迟发性心脏毒性,导致儿童青春期生长障碍,也可导致性腺损害,故 2 岁以下儿童慎用。

（2）老年人:老年患者慎用。

七、药理学

1. 药效学及作用机制 本药为一种细胞周期非特异性抗肿瘤药,对各期细胞均有作用,其中对 S 早期细胞最为敏感,M 期次之,对 G1 期最不敏感,对 G1、S 和 G2 期有延缓作用。本药既含有脂溶性的蒽环配基,又有水溶性的柔红糖胺基,并有酸性酚羟基和碱性氨基,因此具有较强的抗癌活性。可嵌入 DNA 的碱基对之间,使 DNA 链裂解,阻碍 DNA 及 RNA 的合成。此外,本药在酶的作用下还原为半醌自由基,与氧反应可导致氧自由基的形成,并有破坏细胞膜结构及功能的特殊作用。

本药抗瘤谱广,对无氧代谢细胞也有效,在肿瘤的化疗中占有重要地位。

本药与柔红霉素有交叉耐药;与甲氨蝶呤、氟尿嘧啶、阿糖胞苷、氮芥、丝裂霉素、博来霉素、环磷酰胺以及亚硝脲类药等之间则无交叉耐药性。

2. 药代动力学 静脉注射后,本药迅速分布于心、肾、肝、脾、肺组织中,不能透过血脑脊液屏障。本药血浆蛋白结合率极低。主要在肝代谢,代谢产物主要为阿霉素醇。本药主要经胆汁排泄,6 小时内仅 5%～10% 随尿液排出。排泄物中 50% 为原型、23% 为阿霉素醇。本药的三相半衰期分别为 30 分钟、3 小时和 40～50 小时。

3. 药物不良反应

（1）心血管系统:主要为心脏毒性,可出现一过性心电图改变,表现为室上性心动过速、室性期前收缩及 ST-T 改变,一般不影响治疗。少数患者可出现延迟性进行性心肌病变,表现为急性充血性心力衰竭,与累积剂量密切相关,大多出现在总量大于 400mg/m² 的患者,这些情况偶尔可突然发生而常规心电图无异常迹象,本药引起的心脏病变多出现在停药后 1～6 个月,心脏毒性可因联合应用其他药物加重。

（2）肌肉骨骼系统：白血病和恶性淋巴瘤患者用药（特别是初次使用）时，肿瘤细胞大量破坏，引起血尿酸增高，可导致关节疼痛。

（3）泌尿生殖系统：本药可引起男性生殖腺功能失常。少见蛋白尿。白血病和恶性淋巴瘤患者用药（特别是初次使用）时，肿瘤细胞大量破坏，引起血尿酸增高，可导致肾功能损害。

（4）肝：少见肝功能异常。

（5）胃肠道：可见食欲减退、恶心、呕吐、口腔黏膜红斑、口腔溃疡、食管炎、胃炎。

（6）血液：常见骨髓抑制（白细胞于用药后 10～14 日下降至最低点，大多在停药 3 周后逐渐恢复至正常水平，贫血和血小板减少一般不严重）。

（7）皮肤：常见脱发（见于 90% 的患者）。少数患者可见出血性红斑、原放疗区出现皮肤发红。个别患者出现荨麻疹、甲床部位色素沉着、指甲松离、皮肤褶痕。

（8）眼：个别患者出现结膜炎、流泪。

（9）过敏反应：个别患者可出现过敏反应。

（10）其他：药物浓度过高可引起静脉炎，给药时药液外渗可引起组织溃烂和坏死。少数患者有发热。

4. 药物相互作用

（1）链佐星：合用可使本药半衰期延长。处理：合用时本药剂量应酌减。

（2）可能导致肝功能损害的药物：合用可增加本药的肝毒性。

（3）环磷酰胺、氟尿嘧啶、甲氨蝶呤、顺铂、亚硝脲类药物：合用有不同程度的协同作用。

（4）阿糖胞苷：合用可导致坏死性结肠炎。

八、注意事项

1. 禁用　对本药及其他蒽环类抗生素过敏者；心、肺功能失代偿者；明显感染或发热者；恶病质者；胃肠道梗阻者；明显黄疸或明显肝功能损害者；水痘或带状疱疹患者；既往放疗或化疗后造成严重骨髓抑制者；失水、电解质或酸碱平衡失调者；白细胞计数低于 $3.5×10^9/L$ 或血小板计数低于 $50×10^9/L$ 者；严重心律失常者（国外资料）；近期患心肌梗死患者（国外资料）；中性粒细胞计数小于 $1.5×10^9/L$ 者（国外资料）；孕妇；哺乳期妇女。

2. 慎用　有心脏病史者；肝损害患者（用药后其毒性可能增加）（国外资料）；正接受放疗的患者（国外资料）；2 岁以下儿童。老年患者。

九、药物稳定性及贮藏条件

注射液：遮光、密闭、冷处（2～8℃）保存。

粉针剂：遮光、密闭、阴凉处（不超过 20℃）保存。

十、药物经济性评价

医保药品，基本药物。

阿 柔 比 星

一、药品名称

英文名　Aclarubicin

二、药品成分

盐酸阿柔比星

三、剂型及规格

注射用盐酸阿柔比星　（1）10mg；（2）20mg

四、适应证及相应的临床价值

NMPA 说明书适应证：用于急性白血病、恶性淋巴瘤，也适用于其他实体恶性肿瘤。

五、用法用量

1. 成人

（1）急性白血病、恶性淋巴瘤：①静脉注射，每日 15～20mg，连用 7～10 日，间隔 2～3 周可重复给药；②静脉滴注同"静脉注射"项。

（2）实体恶性肿瘤：①静脉注射每次 30～40mg，每周 2 次，连用 4～8 周；②静脉滴注同"静脉注射"项。

2. 老年人　老年患者生理性肾功能减退，应调整用药剂量和用药间隔时间。

六、特殊人群用药

1. 妊娠期　孕妇禁用。

2. 哺乳期　哺乳期妇女（国外资料）禁用。

3. 肾功能损害　肾功能不全者禁用。

4. 肝功能损害　肝功能不全者禁用。

5. 其他人群

（1）儿童：尚不明确。

（2）老年人：老年患者慎用本药。

七、药理学

1. 药效学及作用机制　本药为一种新型蒽环类抗生素，抗癌谱与多柔比星相似，可与 DNA 螺旋链结合，阻止和干扰核酸合成，选择性抑制 RNA 的合成，抑制癌细胞的生物大分子合成。其抑制 RNA 合成作用较强。本药对多种动物肿瘤有较强的抗癌活性，如 S_{100} 肉瘤、B_{16} 黑色素瘤、CDF8 乳腺癌。动物试验显示本药有一定的心脏毒性和骨髓抑制作用，但作用可逆。

2. 药代动力学　本药静脉注射后可较快分布于机体组织，如肺、脾、胸腺、小肠、心，其中肺中浓度较高。主要经肝代谢。原型药和糖苷类代谢物随胆汁排泄较多，随尿和粪排泄较少；配基类代谢物主要随尿、粪排泄。

3. 药物不良反应

（1）心血管系统：个别患者可见静脉炎、心脏毒性（心电图变化、心动过速、心律失常、心力衰竭）。

（2）泌尿生殖系统：个别患者可见肾功能异常，如蛋白尿。有合用阿糖胞苷出现泌尿生殖道出血的报道。

（3）神经系统：可见头痛。

（4）肝：个别患者可见肝功能异常，如氨基转移酶升高。还可见高胆红素血症。

（5）胃肠道：可见消化道反应，如恶心、呕吐、食欲缺乏、口腔炎、腹泻。还可见食欲缺乏。

（6）血液：可见骨髓抑制、白细胞减少、血小板减少、贫血、出血。

（7）皮肤：可见皮疹、色素沉着，少数患者可见轻度脱发。

（8）其他：个别患者可见发热。

4. 药物相互作用

（1）曲妥珠单抗：合用可增加心功能不全的发生率和严重性。处理方式为左心室功能显著降低的患者应停用曲妥珠单抗。

（2）活疫苗、天花疫苗、伤寒疫苗、水痘病毒疫苗、黄热病疫苗：用药期间接种疫苗，可增加发生感染的风险。机制为化疗可使机体免疫应答能力降低。处理方式为用药期间不得接种疫苗。化疗停止至少 3 个月才可接种疫苗。

八、注意事项

1. 禁用　对本药过敏者；心功能不全者或有严重心脏病史者；肝、肾功能不全者；严重感染者（国外资料）；孕妇；哺乳期妇女（国外资料）。

2. 慎用　骨髓抑制或骨髓发育不全者；水痘患者；既往使用多柔比星或柔红霉素曾出现心脏毒性者（国外资料）；育龄妇女（国外资料）；老年患者。

3. 用药注意事项　本药不得用于肌内注射或皮下注射。可用氯化钠注射液或 5% 葡萄糖注射液稀释本药。

九、药物稳定性及贮藏条件

粉针剂：避光、密闭，在凉暗干燥处保存。

十、药物经济性评价

非基本药物。

表 柔 比 星

一、药品名称

英文名　Epirubicin

二、药品成分

盐酸表柔比星

三、剂型及规格

注射用盐酸表柔比星　（1）10mg；（2）50mg

盐酸表柔比星注射液　（1）5ml：10mg；（2）25ml：50mg；（3）50ml：100mg；（4）100ml：200mg

四、适应证及相应的临床价值

1. NMPA 说明书适应证　用于治疗恶性淋巴瘤、乳腺癌、肺癌、软组织肉瘤、食管癌、胃癌、肝癌、胰腺癌、黑色素瘤、结肠直肠癌、卵巢癌、多发性骨髓瘤、白血病。

膀胱内给药有助于浅表性膀胱癌、原位癌的治疗和预防其经尿道切除术后的复发。

2. 其他临床应用参考　用于治疗肾母细胞瘤、睾丸癌、前列腺癌、甲状腺髓样癌。用于子宫肉瘤。

五、用法用量

1. 成人

（1）腋下淋巴阳性的乳腺癌的辅助治疗：静脉注射，起始剂量为每次 $100 \sim 120 \text{mg/m}^2$，可单次给药或连续 $2 \sim 3$ 日分次给药，根据患者血象可间隔 21 日重复使用。

（2）肺癌、乳腺癌：静脉给药。①单独用药，每次最大剂量为 135mg/m^2，在每个疗程的第 1 日单次给药或在每个疗程的第 1、2、3 日分次给药；②联合化疗，推荐剂量为每次 120mg/m^2，于每疗程的第 1 日给药，每 $3 \sim 4$ 周 1 次，根据患者血象可间隔 21 日重复使用。

（3）软组织肉瘤：静脉滴注，每次 $60 \sim 100 \text{mg/m}^2$，持续静脉滴注 $72 \sim 96$ 小时，每 3 周重复 1 次。联合化疗时一般使用单用剂量的 $2/3$，总剂量不宜超过 $700 \sim 800 \text{mg/m}^2$。

（4）浅表性膀胱癌：膀胱内给药，将本药 50mg 溶于 $25 \sim 50 \text{ml}$ 生理盐水中，每周 1 次，灌注 8 次。对有局部毒性（化学性膀胱炎）患者，可将每次剂量减少至 30mg；或 50mg，每周 1 次，共用 4 次，随后每月 1 次，共用 11 次。

（5）肾功能不全时剂量：中度肾功能不全者无须减量，重度肾功能不全者应酌减剂量。

（6）肝功能不全时剂量：中度肝功能不全者（血胆红素为 $1.4 \sim 3 \text{mg/dl}$），剂量应减少 50%；重度肝功能不全者（血胆红素高于 3mg/dl），剂量应减少 75%。

（7）老年人剂量：老年患者的总累积量应减至 $400 \sim 450 \text{mg/m}^2$。

2. 国外用法用量参考

（1）腋下淋巴阳性的乳腺癌的辅助治疗：静脉给药。①初始剂量范围为每次 $100 \sim 120 \text{mg/m}^2$（第 1 日给药，或将其均分后，第 $1 \sim 8$ 日给药），每 $3 \sim 4$ 周 1 次。使用本药剂量达 120mg/m^2 者，应预防性使用抗生素治疗（如复方磺胺甲噁唑或氟喹诺酮）。②CEF-120 方案：环磷酰胺每日 75mg/m^2，第 $1 \sim 14$ 日口服给药；本药每日 60mg/m^2，第 1 日和第 8 日静脉给药；氟尿嘧啶每日 500mg/m^2，第 1 日和第 8 日静脉给药。可每 28 日重复给药，连用 6 个疗程，并预防性使用抗生素治疗。③FEC-100 方案：第 1 日静脉给予氟尿嘧啶 500mg/m^2、本药 100mg/m^2 以及环磷酰胺 500mg/m^2，每 21 日重复给药，连用 6 个疗程。

（2）肾功能不全时剂量：血清肌酸酐高于 5mg/dl 的患者应考虑使用更低剂量。

（3）肝功能不全时剂量：当胆红素为 $1.2 \sim 3 \text{mg/dl}$ 或谷草转氨酶（GOT）为正常值上限的 $2 \sim 4$ 倍时，使用初始剂量

50%的剂量。当胆红素高于 3mg/dl 或 GOT 高于正常值上限的 4 倍时,使用初始剂量的 25%。

（4）毒性状态时剂量

1）血液学毒性:①若患者血小板计数最低值小于 $50×10^9/L$,中性粒细胞绝对计数（ANC）小于 $0.25×10^9/L$ 或出现中性粒细胞减少性发热,本药随后的化疗周期的第 1 日剂量应减至现用剂量的 75%,而在以后的周期中化疗的第 1 日应暂停用药,直到血小板计数不低于 $100×10^9/L$ 或 ANC 不低于 $1.5×10^9/L$。②使用第 1、8 日方案治疗的患者,若血小板计数为（75~100）$×10^9/L$,ANC 为（1~1.499）$×10^9/L$,则本药第 8 日剂量应为第 1 日剂量的 75%。若血小板计数低于 $75×10^9/L$ 或 ANC 低于 $1×10^9/L$,应停用第 8 日剂量。

2）非血液学毒性:①若患者出现 3 级或 4 级非血液学毒性,本药随后的化疗周期的第 1 日剂量应减至现用剂量的 75%,而在以后的周期中化疗的第 1 日应暂停用药,直至非血液学毒性恢复至 1 级或更低。②使用第 1、8 日方案治疗的患者,若出现 3 或 4 级非血液学毒性,应停用第 8 日剂量。

其他疾病时剂量对于经预处理的严重患者、预先存在骨髓抑制或肿瘤骨髓浸润患者,应将本药起始剂量降低至 $75~90mg/m^2$。

六、特殊人群用药

1. 哺乳期妇女禁用。
2. 肝功能损害　严重肝功能不全者（国外资料）禁用。
3. 其他人群
（1）儿童:2 岁以下幼儿慎用
（2）老年人:老年患者伴心功能减退时应慎用慎用。

七、药理学

1. 药效学及作用机制　本药为细胞周期非特异性抗肿瘤药,属蒽环类抗生素。其活性成分表柔比星为多柔比星的异构体,是多柔比星氨基糖部分 C4 羟基的反式构型,可直接嵌入 DNA 碱基对之间,干扰转录过程,阻止 mRNA 的形成,从而抑制 DNA 和 RNA 的合成。此外,本药对拓扑异构酶Ⅱ也有抑制作用。与柔红霉素和多柔比星不同,本药作用部位在氨基糖部分 C4 的羟基上,这可能是本药在体内清除较快而毒性较多柔比星低的主要原因。本药与柔红霉素和多柔比星有交叉耐药性。

2. 药代动力学　本药 90% 以上与血浆蛋白结合,不能透过血-脑脊液屏障。在体内代谢、排出均较多柔比星快。其 α 相、β 相、γ 相半衰期分别为（3.1~4.8）分钟、1.3~2.6 小时、20~40 小时,较多柔比星短。血浆清除率明显比多柔比星高（本药为 1 440ml/min,多柔比星为 880ml/min）。与多柔比星相同,本药主要经胆道排泄,注射剂量的 40%~45% 经肝胆系统排出,7%~23% 随尿排出,其中绝大部分以原型及与葡萄糖醛酸的结合物形式排出。

3. 药物不良反应

（1）心血管系统:心肌毒性较多柔比星轻,其发生率和严重程度与本药累积量成正比。常见心动过速等心律失常,但多为一过性且恢复较快;迟发的严重心力衰竭大多在用药半年以后或总剂量超过 $700~800mg/m^2$ 时发生,应注意这种严重心肌损害有时可无任何先兆而突发,常规心电图无法监测出,可用左室射血分数（LVEF）、射血前期（PEP）/LVEF 监测。既往使用过其他蒽环类药物治疗者及既往曾有心血管疾病者有增加出现迟发性心肌病的风险。

（2）肌肉骨骼系统:罕见关节痛。

（3）泌尿生殖系统:使用高剂量（$140mg/m^2$）可致蛋白尿。

（4）神经系统:可出现头痛、眩晕,高剂量时可出现周围神经病变。

（5）肝:罕见肝功能损害,慢性肝病或肝转移患者可出现谷丙转氨酶（GPT）升高或黄疸。

（6）胃肠道:可有食欲缺乏、恶心、呕吐、腹泻,较多柔比星轻。用药后第 5~10 日可出现黏膜炎,通常发生在舌侧及舌下黏膜。

（7）血液:骨髓抑制见于 50%~60% 的患者,白细胞于用药后 10~14 日降至最低点,多在 3 周左右逐渐恢复;罕见贫血和明显血小板减少。

（8）皮肤:60%~90% 的患者可有脱发,一般可逆。男性可有胡须生长受抑。偶见荨麻疹、色素过度沉着。

（9）其他:①有发热、寒战的个案报道。②注射部位可出现静脉炎,小静脉注射或反复注射同一血管可导致静脉硬化;药物外渗可导致红肿、局部疼痛、甚至蜂窝织炎或坏死。还可能引起肿瘤溶解综合征。曾接受过放疗的患者可出现回忆反应。

4. 药物相互作用

（1）环磷酰胺、氟尿嘧啶、甲氨蝶呤、顺铂:合用有协同作用。处理:合用时应酌减剂量。

（2）可能导致心脏或肝功能损害的药物:合用可能加重心肌或肝功能损害。处理:避免合用。

（3）维生素 C、维生素 E、辅酶 Q_{10}:与大剂量的以上药物合用可能减轻本药的心脏毒性,并有保护肝的作用。

（4）放疗:用药期间,纵隔和心包区域的放疗将增加出现心肌病的风险。处理:同时进行胸部放疗时,本药须减量。

八、注意事项

1. 禁用　对本药及其他蒽环霉素类或蒽醌类药过敏者（国外资料）;因化疗或放疗造成的明显骨髓抑制患者;近期或既往有心脏受损病史者;已用过大剂量蒽环类药（如多柔比星或柔红霉素）患者;带状疱疹等病毒感染者;严重肝功能不全者（国外资料）;血尿患者禁用于膀胱内灌注;治疗前中性粒细胞计数小于 $1.5×10^9/L$ 的患者（国外资料）;哺乳期妇女。

2. 慎用　发热或严重感染者;心、肺、肝、肾功能失代偿者;白细胞低于 $3.5×10^9/L$ 或血小板低于 $50×10^9/L$ 者;伴心功能减退的老年患者;2 岁以下幼儿。

3. 用药注意事项　静脉给药用药时应避光。建议从中心静脉输注。给药后应以生理盐水冲洗静脉。

膀胱内灌注:本药应用导管灌注并应在膀胱内保持1小时左右。在灌注期间,患者应时常变换体位,以保证膀胱黏膜能最大面积地接触药物。为了避免药物被尿液不适当的稀释,应告知患者灌注前12小时不要饮用任何液体,同时应指导患者在治疗结束时排空尿液。

其他:本药可经动脉、静脉注射或滴注,也可浆膜腔内或膀胱内给药,但不得肌内注射和鞘内注射。

九、药物稳定性及贮藏条件

粉针剂:遮光、密封,阴凉处保存。
注射液:遮光,2~8℃下保存。

伊 达 比 星

一、药品名称

英文名 Idarubicin

二、药品成分

盐酸伊达比星

三、剂型及规格

伊达比星胶囊 10mg
注射用伊达比星 (1)5mg;(2)10mg

四、适应证及相应的临床价值

本药注射剂用于成人未经治疗的急性髓细胞白血病及复发和难治性急性髓细胞白血病的诱导缓解。

作为二线用药,本药注射剂可用于成人和儿童急性淋巴细胞白血病的治疗。

本药胶囊用于急性非淋巴细胞白血病。

本药胶囊可用于不含蒽环类药物的一线化疗方案失败的晚期乳腺癌或激素治疗失败的晚期乳腺癌。

五、用法用量

成人用法用量如下。

(1)急性髓细胞白血病:静脉注射,与阿糖胞苷联合应用,本药每日12mg/m²,连用3日。另一用法为单独和联合应用,每日8mg/m²,连用5日。

(2)急性淋巴细胞白血病:静脉注射,单独用药,每日12mg/m²,连用3日。

(3)急性非淋巴细胞白血病:口服给药。①单独应用,每日30mg/m²,连用3日;②与其他化疗药物联合应用,每日15~30mg/m²,连用3日。

六、特殊人群用药

1. 妊娠期 有孕妇用药后导致胎儿死亡的报道。美国食品药品管理局(FDA)对本药的妊娠安全性分级为D级。

2. 哺乳期 尚不清楚本药能否随乳汁排泄,鉴于本药对婴儿的潜在危害,哺乳期妇女用药时应暂停哺乳。

3. 其他人群

(1)儿童:儿童用药参见"用法与用量"项。

(2)老年人:在败血症、贫血和输液速度过快时,年龄大于60岁的老年患者更易发生心功能不全和心律失常,但上述症状通常是可逆的,老年患者慎用。

七、药理学

1. 药效学及作用机制 本药为柔红霉素的合成类似物,属蒽环类,为细胞周期非特异性抗肿瘤药。本药通过嵌入DNA双螺旋的碱基对之间,与DNA结合成复合体,阻碍RNA聚合酶的功能,阻止RNA转录过程,从而抑制RNA的合成,同时也能阻止DNA的复制。此外,本药还可抑制DNA拓扑异构酶Ⅱ,并产生自由基,使DNA链断裂,从而产生较强的细胞毒性。其抗癌活性较多柔比星和柔红霉素分别强4~5倍和8倍,而心脏毒性较前两者都低。

2. 药代动力学 本药口服吸收不完全,平均生物利用度为30%,口服2~4小时后达血清峰浓度(C_{max})。大部分药物在肝被迅速转化为有活性的伊达比醇(伊达比醇的血浆浓度常超过本药的血浆浓度)。静脉注射后可迅速达到C_{max},分布容积为2 225L。据报道,本药及伊达比醇在细胞内的浓度相当于血药浓度的300倍,两者的血浆蛋白结合率分别为97%、94%。本药的三相半衰期分别为9~30分钟、3.2~27小时和6~35小时,主要经胆汁排泄,经肾排出不足5%。活性代谢产物伊达比星醇血浆半衰期为33~60小时。

3. 药物不良反应 若出现心脏毒性,可采用洋地黄、利尿药、限制饮食钠的摄入及卧床休息等治疗措施。

出现出血和严重感染时,应采用相应的实验室检查和充分的支持治疗,以监控药物耐受性,保护和支持受到药物毒性侵害的患者。必须快速、有效地处理严重出血状况和/或严重感染。

4. 药物相互作用

(1)依托泊苷:合用可增强治疗白血病的疗效。

(2)曲妥珠单抗:合用可使心功能不全的发生率和严重性增加。

(3)阿糖胞苷:合用可使感染和黏膜炎等不良反应的发生率和严重性增加。

八、注意事项

正在进行放疗和骨髓移植的患者不可使用本药。育龄妇女用药期间应采取避孕措施。

先前使用高蓄积量蒽环类药物或其他具潜在心脏毒性药物者,可增加发生心脏毒性的风险,用药前应权衡利弊。

九、药物稳定性及贮藏条件

胶囊:密闭,阴凉干燥处保存。
粉针剂:密闭,在干燥处保存。

十、药物经济性评价

非基本药物。

吡 柔 比 星

一、药品名称

英文名　Pirarubicin

二、药品成分

盐酸吡柔比星

三、剂型及规格

注射用盐酸吡柔比星　（1）10mg；（2）20mg

四、适应证及相应的临床价值

用于治疗恶性淋巴瘤、急性白血病、乳腺癌、头颈部癌、胃癌、泌尿生殖系肿瘤（膀胱癌、输尿管癌、肾盂癌、卵巢癌、宫颈癌、子宫内膜癌）。

五、用法用量

1. 成人

（1）恶性淋巴瘤、胃癌、输尿管癌、肾盂癌、卵巢癌、宫颈癌、子宫内膜癌：静脉注射。①每次 25~40mg/m²，每 3~4 周 1 次；②每次 7~20mg/m²，每日 1 次，连用 5 日，每 3~4 周重复给药；③每次 15~20mg/m²，每周 1 次，连用 2 周，每 4 周重复；④每次 20mg/m²，每日 1 次，连用 2 日，每 3~4 周重复；⑤每次 7~14mg/m²，每日 1 次，连用 3 日，每 3~4 周重复。

（2）急性白血病：静脉注射，同"恶性淋巴瘤静脉注射"项。

（3）乳腺癌：静脉注射，联合用药推荐每次 40~50mg/m²。每疗程第 1 日给药，可根据血象间隔 3 周重复用药。

（4）头颈部癌：①静脉注射，同"恶性淋巴瘤静脉注射"项。②动脉注射，每次 7~20mg/m²，每日 1 次，连用 5~7 日；或每次 14~25mg/m²，每周 1 次。

（5）膀胱癌：①静脉注射，每次 25~40mg/m²；②膀胱灌注，每次 15~30mg/m²，浓度稀释为 500~1 000μg/ml。注入膀胱后保留 1~2 小时，每周 3 次为一疗程，可重复 2~3 个疗程。用于预防浅表性膀胱癌术后复发时，注入膀胱后保留 0.5 小时，每周 1 次，连用 4~8 次，随后每月 1 次，疗程 1 年。

（6）肝功能不全时剂量：肝转移和肝功能损害者，应考虑减量。

2. 老年人　老年患者酌情减量。

六、特殊人群用药

1. 妊娠期　孕妇、育龄期妇女禁用本药。

2. 哺乳期　哺乳期妇女禁用本药。

3. 其他人群

（1）儿童：儿童慎用本药，用药时应注意不良反应的发生。

（2）老年人：老年患者慎用本药。

七、药理学

1. 药效学及作用机制　本药为细胞周期非特异性抗肿瘤药，为半合成的蒽环类抗生素，化学结构与多柔比星相近。本药对多种动物肿瘤有抑制作用，可直接嵌入 DNA 双螺旋链，抑制 DNA 聚合酶及 DNA 拓扑异构酶Ⅱ，干扰转录过程，阻止 mRNA 合成，使肿瘤细胞在 G_2 期不能分裂，从而导致肿瘤细胞死亡。本药对多柔比星耐药者也有效。

2. 药代动力学　本药静脉注射后吸收迅速，组织分布广，以脾、肺及肾浓度较高，心脏浓度较低。静脉注射本药 30mg/m² 后血浆浓度迅速减少，6~8 小时后约为 11ng/ml。分布相半衰期、消除相半衰期、终末相半衰期分别为 0.89 分钟、0.46 小时、14.2 小时。本药主要经肝代谢，通过胆汁随粪便排泄，代谢产物为具有生物活性的糖苷和无活性的苷原，给药 48 小时后经胆道排泄 20%，经肾排泄 7.5%~10%。

3. 药物不良反应

（1）心血管系统：常见心脏毒性，但较多柔比星低，表现为心电图异常、心动过速、心律失常甚至心功能衰竭。慢性心脏毒性呈剂量累积性。

（2）泌尿生殖系统：可见肾功能异常。膀胱灌注可出现尿频、尿痛等膀胱刺激症状，偶见血尿，极少见膀胱萎缩，还可见排尿困难。

（3）神经系统：可见头痛。

（4）肝：可见肝功能异常，如血清氨基转移酶升高。部分患者可出现肝动脉血栓形成。有肝功能衰竭的个案报道。

（5）胃肠道：常见消化道反应，表现为食欲缺乏、恶心、呕吐、食欲缺乏、口腔炎，有时可出现腹泻。偶有味觉异常、味觉丧失的报道。肝动脉滴注偶见胃炎、十二指肠溃疡。

（6）血液：常见骨髓抑制，其为剂量限制性毒性，主要表现为粒细胞减少，最低值出现在用药后第 14 日，第 21 日恢复。少见贫血、血小板减少。还可见血红蛋白降低、出血。

（7）皮肤：可见脱发、色素沉着，偶见皮疹。

（8）其他：可有乏力、发热。静脉注射时若发生药液外漏，可引起血管痛、血栓性静脉炎、注射部位硬结坏死。

4. 药物相互作用

（1）曲妥珠单抗：合用可增加心功能不全的发生率和严重性。处理：左心室功能显著降低的患者应停用曲妥珠单抗。

（2）活疫苗、天花疫苗、伤寒疫苗、水痘病毒疫苗、黄热病疫苗：用药期间接种疫苗，可增加发生感染的风险。机制：化疗可使机体免疫应答能力降低。处理：用药期间不得接种疫苗。化疗停止至少 3 个月才可接种疫苗。

八、注意事项

慎用：感染患者；水痘患者；肝、肾功能不全者；有纵隔、心包放疗史且用药剂量超过 700mg/m² 者；冠状动脉疾病、心肌梗死患者（国外资料）；儿童；老年人。

九、药物稳定性及贮藏条件

粉针剂：遮光、密闭，阴凉处（不超过 20℃）保存。

十、药物经济性评价

非基本药物。

米托蒽醌

参见(第二章 神经系统药物 3 多发性硬化药物)

柔红霉素

一、药品名称

英文名　Daunorubicin

二、药品成分

盐酸柔红霉素

三、剂型及规格

注射用柔红霉素　(1)10mg;(2)20mg

四、适应证及相应的临床价值

用于治疗慢性粒细胞白血病、恶性淋巴瘤、尤因肉瘤、肾母细胞癌。

五、用法用量

成人用法用量如下。

(1) 静脉给药:有以下 3 种方案①每次 0.5～1mg/kg,重复注射须间隔 1 日或以上;②每次 2mg/kg,重复注射须间隔 4 日或以上;③每次 2.5～3mg/kg,重复注射须间隔 7～14 日。根据患者对本药的反应和耐受性,以及血象和骨髓象结果调整剂量。累积总剂量不得超过 20mg/kg。

(2) 肾功能不全时剂量:肾功能不全者需减量。

(3) 肝功能不全时剂量:血清胆红素为 12～30mg/L 时,使用常规剂量的 3/4;血清胆红素大于 30mg/L 时,使用常规剂量的 1/2。

六、特殊人群用药

1. 妊娠期　有小鼠试验中本药致畸的报道,故孕妇(尤其是妊娠早期)禁用。美国食品药品管理局(FDA)对本药的妊娠安全性分级为 D 级。

2. 哺乳期　哺乳期妇女禁用本药。

3. 其他人群

(1) 儿童:儿童慎用。

(2) 老年人:老年患者肝功能等生理功能减退,应慎用。

七、药理学

1. 药效学及作用机制　本药为第一代蒽环类抗生素,为细胞周期非特异性抗肿瘤药。其作用机制与多柔比星相似,可嵌入 DNA,进而抑制 RNA 和 DNA 的合成,对 RNA 的影响尤为明显。本药的抗瘤谱远较多柔比星窄,对实体瘤疗效也远不如多柔比星和表柔比星。本药与多柔比星之间

可能有交叉耐药性,但与阿糖胞苷、甲氨蝶呤、环磷酰胺和亚硝脲类药物之间无交叉耐药。

2. 药代动力学　静脉注射给药 40～45 分钟后,本药即在肝内代谢成具有抗癌活性的柔红霉素醇,并与本药原型一起分布至全身,以肾、脾、肝和心脏浓度较高,不能透过血-脑脊液屏障。本药半衰期 α 相为 45 分钟,β 相为 18.5 小时;柔红霉素醇半衰期为 26.7 小时,其他代谢产物半衰期为 50～55 小时,故本药的血药浓度维持时间较长。主要经胆汁(达 40%)排泄,仅 13%～25%经肾排泄(其中 25%为具有抗癌活性的代谢产物)。

3. 药物不良反应

(1) 心血管系统:主要表现为心肌毒性,儿童年龄越小发生心肌病的风险越高,心电图变化多呈一过性和可逆性。静脉滴注过快时可出现心律失常。成人充血性心力衰竭常在用药总累积量达 400～500mg/m^2 时发生;2 岁以上儿童总累积量在 200～300mg/m^2 以上可发生;2 岁以下总累积量 10mg/kg 时即可发生。60 岁以上老年人或原有心肌病变者,或既往接受过胸部放疗者可能发生。

(2) 泌尿生殖系统:白血病或恶性淋巴瘤患者中可发生高尿酸血症和肾损害。

(3) 肝:可见肝中心静脉及肝小叶静脉闭塞,表现为黄疸、腹水、肝肿大及肝性脑病。

(4) 胃肠道:较常见食管炎。可见恶心、呕吐、腹泻、口腔炎,口腔炎一般在给药后 5～10 日出现。偶有胃痛、胃肠炎,但其发生率较多柔比星低。

(5) 血液:本药骨髓抑制较严重。几乎全部患者出现白细胞减少,白细胞大多在首次用药后 10～14 日降至最低点,在 3 周内逐渐恢复。血小板减少较罕见,且大多不严重。

(6) 皮肤:常见脱发,停药后可恢复正常。罕见过敏性皮炎、瘙痒。

(7) 其他:①罕见药物热;②药液漏出血管外可导致局部疼痛、蜂窝织炎、组织坏死。选用小静脉注射或一条静脉重复多次注射,可造成静脉硬化症。

4. 药物相互作用

(1) 氧烯洛尔:合用可加重心脏毒性。

(2) 与本药具有相似药理作用的药物:本药作为化疗方案的一部分,与具有相似药理作用的药物合用,会增加毒性。处理:合用时应注意骨髓抑制。

(3) 影响肝肾功能的药物:合用可使本药的毒性和/或药效受影响。

八、注意事项

1. 慎用　有感染、出血倾向或病情恶化者;血白细胞计数低于 3.5×10^9/L 或血小板计数低于 50×10^9/L 者;恶病质者;失水、电解质或酸碱平衡紊乱者;胃肠道梗阻者;肝、肾功能及心肺功能不全者;接受放疗的患者(国外资料);儿童;老年人。

2. 用药注意事项　急性白血病伴明显血小板减少者,仍可使用本药,部分病例反而可使出血停止、血小板计数上升,但最好同时输注新鲜全血或血小板。

若接受过胸部放疗或同时应用环磷酰胺者,总累积量应减至 450mg/m² 。儿童不宜超过 330mg/m²(<2 岁者不宜超过 200~250mg/m²)。

用药期间不能进行放疗,特别是胸部放疗。在停止放疗后至少 3~4 周才能使用本药。

本药不得与有心脏或肝毒性的药物联用。

用药期间需保持足够的尿量,可给予别嘌醇以预防高尿酸血症,对痛风患者可酌情增加别嘌醇等药的剂量。

男性患者用药时应采取避孕措施,因本药能诱发人体精子染色体损伤。

用药期间及停用本药后 3~6 个月内禁用病毒疫苗接种。

九、药物稳定性及贮藏条件

粉针剂:密闭、阴凉干燥处保存。

十、药物经济性评价

基本药物。

放线菌素 D

一、药品名称

英文名 Dactinomycin

二、药品成分

放线菌素 D

三、剂型及规格

注射用放线菌素 D (1)200μg;(2)500μg

四、适应证及相应的临床价值

用于治疗霍奇金淋巴瘤(HD)及神经母细胞瘤,控制发热。

用于治疗无转移的绒癌、睾丸癌、儿童肾母细胞瘤(Wilms 瘤)、横纹肌肉瘤、尤因肉瘤。

五、用法用量

1. 成人 霍奇金淋巴瘤、神经母细胞瘤、绒癌、睾丸癌、儿童肾母细胞瘤(Wilms 瘤)、横纹肌肉瘤、尤因肉瘤。①静脉注射:每次 300~400μg(6~8μg/kg),溶于生理盐水 20~40ml 中静脉注射,每日 1 次,10 次为一疗程。间隔 2 周重复,一疗程总量为 4~6mg。②静脉滴注:每次 300~400μg(6~8μg/kg),每日 1 次,10 次为一疗程;或每次 10~15μg/kg,每日 1 次,连用 5 日为一疗程。间隔 3~4 周重复。溶于 5% 葡萄糖注射液 500ml 中静脉滴注。

2. 老年人 老年患者应酌情减量。

六、特殊人群用药

1. 妊娠期 本药有致畸作用,孕妇禁用。美国食品药品管理局(FDA)对本药的妊娠安全性分级为 D 级。

2. 哺乳期 哺乳期妇女应慎用本药。

3. 其他人群

(1)儿童:1 岁以下婴儿应慎用本药。国外资料建议小于 6 个月的婴儿不得使用。

(2)老年人:老年患者用药可能增加发生骨髓抑制的风险,应慎用。

七、药理学

1. 药效学及作用机制 本药为一种抗生素类抗肿瘤药,具有细胞周期非特异性,但对 G_1 前半期最敏感。能选择性地与 DNA 中的鸟嘌呤结合,插入 DNA 分子的鸟嘌呤和胞嘧啶碱基结构中,抑制以 DNA 为模板的 RNA 多聚酶,从而抑制 RNA 的合成,使蛋白质合成受阻。

2. 药代动力学 本药口服吸收差。静脉注射后迅速分布至各组织,广泛地与组织结合,以颌下腺、肝、胃中分布的浓度较高,但不易透过血脑脊液屏障。在体内代谢极少,半衰期为 36 小时。原型药的 10% 随尿液、50%~90% 由胆道随粪便排出。本药排泄缓慢,9 日后体内尚剩余注射剂量的 30% 。

3. 药物不良反应

(1)肝:可有肝功能异常。

(2)胃肠道:表现为食欲下降、恶心、呕吐、腹泻,少数患者可出现口腔溃疡。多见于单次剂量超过 500μg 时。

(3)血液:骨髓抑制为本药剂量限制性毒性,血小板及白细胞减少最低值见于给药后 10~21 日,尤以血小板减少为著。

(4)皮肤:可有脱发(始于给药后 7~10 日,可逆)、皮肤红斑、脱屑、色素沉着、皮炎等。

(5)其他:静脉给药时漏出血管对软组织损害严重。

4. 药物相互作用

(1)氯霉素、磺胺药、氨基比林:合用将加重患者的骨髓抑制。

(2)维生素 K:合用可降低本药疗效。处理方式为慎与维生素 K 类药物合用。

(3)活疫苗(如轮状病毒疫苗):合用将增加活疫苗感染的风险。处理方式为接受免疫抑制化疗的患者不能接种活疫苗。缓解期白血病患者,至少应停止化疗 3 个月才可接种活疫苗。

八、注意事项

慎用:骨髓功能低下者;有痛风史或尿酸盐性肾结石病史者;肝功能损害者;感染患者;近期接受过放射或抗肿瘤药治疗者;有出血倾向者;71 岁以下幼儿;老年患者(国外资料);哺乳期妇女。

九、药物稳定性及贮藏条件

粉针剂:遮光、密闭保存。

十、药物经济性评价

非基本药物。

安吖啶

一、药品名称

英文名 Amsacrine

二、药品成分

安吖啶

三、剂型及规格

安吖啶注射液 (1)1ml:50mg;(2)1.5ml:75mg

四、适应证及相应的临床价值

用于治疗急性白血病和恶性淋巴瘤。对蒽环类和阿糖胞苷产生耐药的患者无明显交叉耐药性,部分患者仍有效。

五、用法用量

1. 成人

(1) 急性白血病:静脉滴注,每次 $50\sim70mg/m^2$,每日 1 次,静脉滴注 $1.5\sim3$ 小时,连用 $5\sim7$ 日,最大耐受剂量为 $150mg/m^2$。

(2) 实体瘤:静脉滴注,每次 $75\sim120mg/m^2$,每 $3\sim4$ 周 1 次。

(3) 肾功能不全时剂量:肾功能不全者需调整剂量。

(4) 肝功能不全时剂量:肝功能不全者需调整剂量。

2. 老年人 老年患者应适当减少给药剂量。

六、特殊人群用药

1. 妊娠期 妊娠早期应避免使用本药。

2. 哺乳期 哺乳期妇女慎用本药。

3. 其他人群

(1) 儿童:儿童用药参见"用法与用量"项。

(2) 老年人:老年患者用药参见"用法与用量"项。

七、药理学

1. 药效学及作用机制 本药为 DNA 嵌入型细胞毒类抗肿瘤药,具有广谱的抗瘤活性、免疫抑制和抗病毒作用。通过插入细胞 DNA 的碱基对之间,与细胞 DNA5' 末端起共价结合或抑制核内 DNA 拓扑异构酶Ⅱ的活力。干扰 RNA 的合成及 DNA 的复制,并改变肿瘤细胞细胞膜蛋白质的结构,从而阻止肿瘤细胞的增殖。

2. 药代动力学 本药口服后吸收慢而差,血药峰浓度于 $4\sim6$ 小时才出现。静脉给药后血浆蛋白结合率为 98%,主要分布于肝、胆、肾,在肺、睾丸、肌肉、胰、结肠的浓度较低,在脑脊液中浓度极低。本药在肝与谷胱甘肽结合而代谢。一般认为本药的体内过程呈二室模型,但有报道,肝及肾功能正常者静脉注射本药 $30\sim200mg/m^2$ 后,发现其半衰期呈三相,α 相平均为 32 分钟、β 相平均为 11 小时,终末排泄相平均为 62 小时($39\sim93$ 小时)。肝功能严重损害的患者本药消除半衰期延长。主要经胆汁排泄,低于 20% 以原型随尿液排出。能否随乳汁排泄尚不清楚。

3. 药物不良反应

(1) 心血管系统:心血管系统不良反应虽较少,但如发生也可能较严重。可有心电图改变(T 波改变、心律不齐、传导异常)、充血性心力衰竭、窦性心动过缓等。心律失常多发生于伴有低钾血症或既往用过蒽环类药物的患者,偶有严重致死者。

(2) 代谢、内分泌系统:可见血糖轻度升高。还有出现高钾血症、低镁血症的报道。

(3) 泌尿生殖系统:可见蛋白尿。还有恶性黑色素瘤患者用药后可出现暂时性精子浓度及活性降低的报道。

(4) 神经系统:可有感觉异常、头痛、头晕。少见癫痫发作。

(5) 精神:有出现精神错乱的报道。

(6) 肝:可见黄疸及血胆红素增高,约 30% 患者用药后血谷丙转氨酶轻度升高,少数患者出现严重肝功能损害。还有因肝功能衰竭而致死的报道。

(7) 胃肠道:较常见口腔炎、黏膜炎、食欲缺乏。可见恶心、呕吐、腹痛、腹泻、呃逆。据报道,当总剂量达到或超过 $750mg/m^2$ 时,约 80% 的患者出现口腔黏膜炎。还有出现肠梗阻的报道。

(8) 血液:骨髓抑制为本药剂量限制性毒性。主要表现为白细胞减少,其次为血小板减少,严重者可出现全血细胞减少。有报道,当单剂量达 $90\sim120mg/m^2$ 或疗程总剂量高于 $200mg/m^2$ 时,患者多伴有程度不一的骨髓抑制。白细胞和血小板计数多于给药后 $7\sim10$ 日降至最低值,$21\sim23$ 日左右恢复。还有导致贫血的报道。

(9) 皮肤:可见脱发、皮疹、皮肤色素沉着。

(10) 眼:有出现视物模糊的报道。

(11) 过敏反应:较少出现过敏反应。

(12) 其他:可见多汗、静脉炎、四肢麻木、结膜炎。药液外漏可引起周围组织坏死。部分患者伴发感染(发热和粒细胞减少),有时会危及生命。

4. 药物相互作用

(1) 圣·约翰草:合用可降低本药的疗效。机制为圣·约翰草中的金丝桃素可能会拮抗拓扑异构酶Ⅱ的效应。处理方式为避免合用。

(2) 多柔比星:本药不会增加多柔比星的心脏毒性。

(3) 活疫苗(如轮状病毒疫苗):合用可增加活疫苗感染的风险。处理:使用本药时禁止接种活疫苗。处于缓解期的白血病患者,化疗结束后间隔至少 3 个月才能接种活疫苗。

八、注意事项

慎用:有骨髓抑制者;心脏、神经系统疾病患者;肝肾功能不全者;曾大量使用过化疗药物者(国外资料);哺乳期妇女。

九、药物稳定性及贮藏条件

注射液:遮光、密闭,阴凉处(不超过 20℃)保存。

十、药物经济性评价

非基本药物。

匹 克 生 琼

一、药品名称

英文名　Pixantrone

二、药品成分

匹克生琼

三、剂型及规格

四、适应证及相应的临床价值

用于治疗非霍奇金淋巴瘤、实体瘤。

五、用法用量

成人用法用量如下。

（1）非霍奇金淋巴瘤：静脉滴注，晚期或难治性非霍奇金淋巴瘤：每次 $85mg/m^2$，每周 1 次，滴注 1 小时，连用 3 周（第 1、8 和 15 日），每 4 周重复 1 疗程（在第 29 日重复疗程）。

（2）实体瘤：静脉滴注，①推荐剂量为每次 $180mg/m^2$，滴注 1 小时，每 3 周 1 次；②晚期恶性实体瘤：推荐剂量为每次 $112.5mg/m^2$，滴注 1 小时，每周 1 次（第 1、8 和 15 日），每 4 周重复 1 疗程。

六、特殊人群用药

1. 妊娠期　尚不明确。
2. 哺乳期　尚不明确。
3. 其他人群
（1）儿童：儿童用药的安全性和有效性尚不明确。
（2）老年人：尚不明确。

七、药理学

1. 药效学及作用机制　本药为蒽环类抗生素，具有抗肿瘤活性。确切作用机制尚不清楚，可能通过嵌入 DNA，抑制 DNA 拓扑异构酶Ⅱ，形成交叉连接发挥作用。动物试验证实，对多种白血病和淋巴瘤的肿瘤模型，本药的抗肿瘤活性比米托蒽醌或多柔比星更好；在临床前模型中，本药的心脏毒性和骨髓抑制作用较母体化合物米托蒽醌低。

2. 药代动力学　本药体内分布广泛，分布容积为 $3.63\sim21.4L/kg$。主要随粪便排泄，肾排泄率为 $3.9\%\sim9.2\%$，半衰期为 $9.5\sim17.5$ 小时。

3. 药物不良反应
（1）心血管系统：可见心功能降低。
（2）肌肉骨骼系统：有关节炎的个案报道。
（3）泌尿生殖系统：可见一过性尿液变蓝。
（4）肝：有出现伴碱性磷酸酶增高的肝胆管疾病的个

案报道。
（5）胃肠道：可见轻至中度的口腔炎、恶心、呕吐。
（6）血液：中性粒细胞减少是本药的主要剂量限制性毒性；尚有血小板减少、淋巴细胞减少、贫血的报道。
（7）皮肤：可见脱发、一过性皮肤变蓝。
（8）其他：有衰弱、无力的个案报道。
4. 药物相互作用　尚不明确。

八、注意事项

慎用：已使用过其他蒽环类抗生素的患者慎用本药。

九、药物经济性评价

非基本药物。

4　抑制蛋白质合成与功能的药物

培 门 冬 酶

一、药品名称

英文名　Pegaspargase

二、药品成分

培门冬酶

三、剂型及规格

培门冬酶注射液 5ml∶3750 单位

四、适应证及相应的临床价值

用于儿童急性淋巴细胞白血病患者一线治疗。一般被用于联合化疗。

五、用法用量

成人：急性淋巴细胞白血病。①肌内注射，每次 2 500 单位$/m^2$，每 14 日 1 次。与其他化疗药物联合使用。②静脉给药，同"肌内注射"项。

六、特殊人群用药

1. 妊娠期　尚不清楚本药对患者生育能力及胎儿的影响，故孕妇仅在必要时使用本药。美国食品药品管理局（FDA）对本药的妊娠安全性分级为 C 级。

2. 哺乳期　尚不清楚本药能否随乳汁排泄，哺乳期妇女用药应权衡利弊。

3. 其他人群
（1）儿童：儿童用药参见"用法与用量"项。
（2）老年人：尚无老年患者用药的研究数据。

七、药理学

1. 药效学及作用机制　本药为聚乙二醇（PEG）与天冬酰胺酶（Asparaginase）的共价结合物，其抗肿瘤作用机制与天冬酰胺酶相同。由于本药经过 PEG 的修饰，具有较高的底物专一性，克服了天冬酰胺酶的免疫原性和严重过敏反应活性。此外，本药具有较长的半衰期，可大大延长给药间隔时间。

2. 药代动力学　本药起效慢（急性淋巴细胞白血病肌内注射后 14 日起效），可分布于胸水、腹水等渗出液中。表观分布容积（V_d）为 2.1L/m²。其代谢部位与天冬酰胺酶相似：通过血清蛋白酶分解和单核-吞噬细胞系统清除。消除半衰期为 5.73 日。本药几乎不通过肾排泄（静脉给药后 4 日在尿中未检测出本药）。

3. 药物不良反应

（1）心血管系统：股静脉栓塞。还可见高血压、低血压和心动过速，亦可见胸痛、感染性心内膜炎。

（2）代谢、内分泌系统：有出现高血糖症、低血糖症、低钠血症、高尿酸血症、酸中毒、血氨升高、高脂血症（高胆固醇及高三酰甘油血症）的报道。

（3）呼吸系统：可出现咳嗽、支气管痉挛等。

（4）肌肉骨骼系统：跛行、腿痛、腰痛、右胸背痛。还可见关节痛、关节僵硬和肌肉痉挛等。

（5）泌尿生殖系统：可见血尿素氮和肌酸酐水平升高、蛋白尿、血尿、尿频等。

（6）免疫系统：有资料报道，本药超敏反应（包括速发型和迟发型）发生率为 10%（而天冬酰胺酶为 20%），主要症状包括支气管痉挛、呼吸困难、关节痛、红斑、硬化、水肿、寒战、发热等。本药在血清中突然消失可能预示着严重过敏反应。

（7）神经系统：头痛、头晕。据报道，有 10% 的患者出现思维混乱和定向障碍，另有患者出现嗜睡、昏迷、感觉障碍、癫痫发作和帕金森样症状等。

（8）精神：情绪不稳定。

（9）肝：谷丙转氨酶升高、胆红素升高、低蛋白血症。还可出现谷草转氨酶升高、黄疸、腹水。肝功能异常大多可恢复，个别患者出现肝功能衰竭。

（10）胃肠道：恶心、呕吐、畏食、腹痛、食欲增加、食欲缺乏。还有出现腹胀、腹泻、便秘的报道。另有研究认为，本药可导致胰腺炎。

（11）血液：凝血因子 I 降低、活化部分凝血活酶时间延长、血浆凝血酶原时间延长、血浆凝血酶时间延长、红细胞异常、血红蛋白异常、中性粒细胞异常、淋巴细胞异常。有报道，本药可引起抗凝血酶 III 活性降低致血栓形成，还可出现白细胞减少、血小板减少、全血细胞减少等。

（12）皮肤：脱发。还有出现盗汗的报道。还可见皮肤瘙痒、皮疹、水疱、紫癜、红斑、指甲发白和起皱等。

（13）眼：巩膜黄染。

（14）其他：乏力、腮腺区肿胀。还可见全身不适、感染以及注射局部反应（疼痛、肿胀和发红）。有出现疲乏的报道。

4. 药物相互作用

（1）甲氨蝶呤：本药可阻断甲氨蝶呤的抗肿瘤作用。机制为本药可抑制细胞复制。

（2）高血浆蛋白结合率药物：合用可能增强此类药物的毒性。机制为本药损耗血清蛋白。

（3）香草醛、肝素、双嘧达莫、阿司匹林及其他非甾体

抗炎药等：合用可能导致出血或栓塞倾向。处理方式为合用时应谨慎。

（4）活疫苗（如轮状病毒疫苗）：合用可增加活疫苗感染的风险。处理方式为建议使用本药时禁止接种活疫苗，处于缓解期的白血病患者，化疗结束后间隔至少 3 个月才能接种活疫苗。

八、注意事项

1. 禁用　用药时应注意观察（直至用药后 1 小时），以防发生超敏反应，必要时应配备肾上腺素、糖皮质激素等抢救药物，曾对天冬酰胺酶严重过敏的患者更应谨慎。

2. 慎用　对天冬酰胺酶过敏者。糖尿病患者或血糖高于正常者。肝功能不全者。

九、药物稳定性及贮藏条件

注射液：2~8℃ 遮光、密封保存，避免冷冻。

十、药物经济性评价

非基本药物。

高三尖杉酯碱

一、药品名称

英文名　Homoharringtonine

二、药品成分

高三尖杉酯碱

三、剂型及规格

注射用高三尖杉酯碱　（1）1mg；（2）2mg
高三尖杉酯碱注射液　（1）1ml：1mg；（2）2ml：2mg
高三尖杉酯碱氯化钠注射液　（1）100ml（高三尖杉酯碱 2mg、氯化钠 0.9g）；（2）250ml（高三尖杉酯碱 2mg、氯化钠 2.25g）

四、适应证及相应的临床价值

适用于急性非淋巴细胞白血病的诱导缓解及缓解后维持治疗，对骨髓增生异常综合征（MDS）、慢性粒细胞白血病、真性红细胞增多症也有一定疗效。

五、用法用量

成人用法用量如下。

（1）急性非淋巴细胞白血病、MDS、慢性粒细胞白血病、真性红细胞增多症：①静脉滴注，每日 1~4mg，临用时加至 5% 葡萄糖注射液 250~500ml 中摇匀，滴注时间应在 3 小时以上，4~6 日为一疗程，间歇 1~2 周重复。也有每日 4~6mg，治疗急性粒细胞白血病的用法。②肌内注射，每日 1~2mg，加于苯甲醇 2ml 中注射，以 4~6 月为一疗程，间歇 1~2 周重复。治疗骨髓增殖性疾病时也有每日 2mg，14~21 日为一疗程，间歇 4~6 周重复的用法。

（2）肾功能不全时剂量：肾功能不全者应适当减量。

（3）肝功能不全时剂量：肝功能不全者应适当减量。

（4）其他疾病时剂量：心律失常、器质性心血管病患者：此类患者用药应适当减量。

六、特殊人群用药

1. 妊娠期 为避免胎儿死亡和先天畸形，孕妇禁用。

2. 哺乳期 哺乳期妇女禁用。

3. 其他人群

（1）儿童：儿童用药参见"用法与用量"项。

（2）老年人：老年患者对化疗耐受性较差，可致急性心肌毒性，选用本药时需加强支持疗法，并严密观察各种不良反应。

七、药理学

1. 药效学及作用机制 本药是从三尖杉属植物中提出的生物酯碱，为细胞周期非特异性抗肿瘤药，对 G_1、G_2 期细胞杀伤作用最强，对 S 期细胞作用较小。可使多聚核糖体解聚，从而抑制真核细胞蛋白质的合成，但对 mRNA 或 tRNA 与核糖体的结合无抑制作用。也可抑制 DNA 的合成。

2. 药代动力学 本药肌内注射或口服给药吸收慢而不完全，静脉注射后骨髓内浓度最高，肾、肝、肺、脾、心及胃肠次之，肌肉及脑组织最低。静脉注射 2 小时后，本药在各组织的浓度迅速下降，而在骨髓中浓度下降较慢。半衰期 α 相为 2.1 分钟，β 相为 53.7 分钟。在体内代谢较为活跃，主要在肝进行，但其代谢物尚不明确。主要经肾及胆道排泄，少量经粪便排泄，约 1/3 以药物原型排出。给药后 24 小时内约有 50% 排出体外，其中 42.2% 经尿液、6.3% 经粪便排出。

3. 药物不良反应

（1）心血管系统：较常见的心脏毒性有窦性心动过速、房性或室性期外收缩，以及心电图出现 ST 段变化及 T 波平坦等心肌缺血表现，极少数患者可出现奔马律，程度不一的房室传导阻滞及束支传导阻滞、心房颤动等。文献报道，每次剂量大于 $3mg/m^2$ 时，部分患者于给药后 4 小时左右出现血压降低；本药有慢性心肌毒性作用，因此在静脉滴注速度过快、长期持续或重复给药、老年患者用药时，可产生急性心肌毒性。上述各项心脏毒性，除十分严重者，一般多于停药后消失。

（2）代谢、内分泌系统：用药后可导致血及尿中尿酸浓度增高。

（3）肝：少数患者可产生肝功能损害。

（4）胃肠道：常见畏食、恶心、呕吐、口干等。

（5）血液：本药对骨髓各系造血细胞均有抑制作用。对粒细胞的抑制较重，红细胞次之，巨核细胞较轻。

（6）皮肤：个别患者脱发、出现皮疹。

（7）过敏反应：曾有本药引起过敏性休克的个案报道。

（8）其他：可有乏力。

4. 药物相互作用

（1）其他可能抑制骨髓功能的抗肿瘤药：合用可加重毒性。处理：合用时应调整本药的剂量及疗程。

（2）蒽环类抗肿瘤药：合用可增加心脏毒性。处理：老年患者及已反复采用多柔比星或柔红霉素等蒽环类抗生素治疗者，应不用或慎用本药。

八、注意事项

1. 慎用 严重粒细胞减少或血小板减少等显著骨髓抑制者。有肝肾功能不全者。有痛风或尿酸盐肾结石史者。患有心律失常及各类器质性心血管疾病者。

2. 用药注意事项 用药时应适当增加患者的液体摄入量，以防尿酸增高及尿酸性肾病。

对已合并弥散性血管内凝血（DIC）者，在处理 DIC 的同时，仍可考虑小剂量使用本药。

放疗患者用药应调整剂量及疗程。

本药适用于骨髓增生但白细胞不增多的急性白血病，治疗时宜从小剂量开始。

九、药物稳定性及贮藏条件

注射液：遮光、密闭，阴凉（不超过 20℃）保存。

十、药物经济性评价

基本药物。

5 影响微管蛋白的药物

长 春 碱

一、药品名称

英文名 Vinblastine

二、药品成分

硫酸长春碱

三、剂型及规格

注射用硫酸长春碱 10mg

四、适应证及相应的临床价值

NMPA 说明书适应证：主要用于实体瘤的治疗。对恶性淋巴瘤、睾丸肿瘤、绒毛膜癌疗效较好，对肺癌、乳腺癌、卵巢癌、皮肤癌、肾母细胞瘤、单核细胞白血病也有一定疗效。

五、用法用量

成人：静脉注射每次 10mg（或 $6mg/m^2$），用生理盐水或 5% 葡萄糖注射液 20~30ml 稀释后静脉冲入，每周 1 次，一个疗程总量 60~80mg。

六、特殊人群用药

1. 妊娠期 动物实验表明本药有重吸收和致畸作用。孕妇尚无充分的控制良好的研究。美国食品药品管理局

（FDA）对本药的妊娠安全性分级为 D 级。

2. 哺乳期 哺乳期使用本药可能使乳儿产生严重的不良反应，不推荐哺乳期妇女使用。

3. 儿童 静脉注射，每次 $10mg/m^2$，用生理盐水或 5% 葡萄糖注射液 $20\sim30ml$ 稀释后静脉冲入，每周 1 次，一个疗程总量 $60\sim80mg$。

七、药理学

1. 药效学及作用机制 本药是从夹竹桃科植物长春花中提取的一种生物碱，为细胞周期特异性抗肿瘤药，作用于 M 期细胞。主要通过抑制微管蛋白的聚合，妨碍纺锤体微管的形成，从而使肿瘤细胞停止于有丝分裂中期（M 期）；也可通过干扰细胞膜对氨基酸的转运，使蛋白质的合成受抑制；还可通过抑制 RNA 聚合酶而阻碍 RNA 的合成。

本药作用方式与浓度有关，低浓度时，本药与微管蛋白的低亲和点结合，通过空间阻隔等因素抑制微管聚合；高浓度时，本药与微管蛋白上高亲和点结合，使微管聚集，形成类结晶。

2. 药代动力学 本药口服吸收差，需静脉注射给药。静脉注射后迅速分布至体内各组织，但较少透过血-脑脊液屏障。血浆蛋白结合率为 75%（大部分与 α、β 球蛋白结合）。三相半衰期分别为 3.7 分钟、1.64 小时、24.8 小时。主要在肝代谢成脱乙酰长春碱。33% 经胆汁随粪便排泄，21% 以原型随尿液排出。

3. 药物不良反应

（1）心血管系统：少数患者可有直立性低血压。

（2）代谢、内分泌系统：可导致血及尿中尿酸浓度升高。

（3）泌尿生殖系统：长期应用可抑制卵巢或睾丸功能，引起闭经或精子缺乏。

（4）神经系统：可出现周围神经炎，如指（趾）尖麻木、四肢疼痛、肌肉震颤、反射消失、头痛，少数患者可有失眠等。

（5）胃肠道：偶有恶心、呕吐、食欲减退、腹泻、口腔炎，剂量大时可致便秘。

（6）血液：本药骨髓抑制较显著，静脉注射后白细胞迅速下降，但可在停药后 $2\sim3$ 周内恢复正常。

4. 药物相互作用

（1）伊曲康唑：合用可增加本药所致的神经毒性，如麻痹性肠梗阻。机制为伊曲康唑可抑制细胞色素 P450 介导的代谢及 P 糖蛋白泵。

（2）奎宁始霉素、红霉素、丝裂霉素、齐多夫定：合用可增加本药毒性。处理方式为合用时需要调整本药剂量。

（3）托特罗定：本药可增加托特罗定的生物利用度。处理方式为合用时托特罗定应减量。

（4）苯妥英钠：本药口服可降低苯妥英钠的胃肠道吸收，从而降低其作用。

（5）活疫苗（如轮状病毒疫苗）：合用可增加活疫苗感染的风险。处理方式为建议使用本药时禁止接种活疫苗，处于缓解期的白血病患者，化疗结束后间隔至少 3 个月才能接种活疫苗。

（6）别嘌醇、秋水仙碱、丙磺舒：合用时本药可升高血尿酸浓度。

八、注意事项

1. 慎用 接受过放射治疗或抗肿瘤药物治疗的患者慎用本药。

2. 用药注意事项 静脉注射时如药液漏出血管外，应立即停止注射，以氯化钠注射液稀释局部，或以 1% 普鲁卡因注射液局部封闭，或局部注射透明质酸酶，温湿敷或冷敷。如果皮肤破溃则按溃疡常规处理方法处理。建议育龄期妇女在本药治疗期间避孕。

九、药物稳定性及贮条件

粉针剂：遮光，密闭，在冷处保存。

十、药物经济性评价

非基本药物。

长 春 新 碱

一、药品名称

英文名 Vincristine

二、药品成分

硫酸长春新碱

三、剂型及规格

注射用长春新碱 1mg

四、适应证及相应的临床价值

1. NMPA 说明书适应证 用于治疗支气管肺癌、软组织肉瘤、霍奇金淋巴瘤、急性白血病、恶性淋巴瘤、乳腺癌、神经母细胞瘤、肾母细胞瘤、尤因肉瘤、多发性骨髓瘤、生殖细胞肿瘤、黑色素瘤、消化道癌、慢性淋巴细胞白血病。

2. 其他临床应用参考 用于治疗蕈样真菌病（FDA 批准适应证）。

用于治疗儿童横纹肌肉瘤、宫颈癌、脑肿瘤、艾滋病相关性卡波西肉瘤、特发性血小板减少性紫癜、骨肉瘤、恶性嗜铬细胞瘤、视网膜母细胞瘤、瓦尔登斯特姆巨球蛋白血症（Waldenstrom macroglobulinemia）。

3. 超说明书用药专论（Off-Label Drug Facts） 长春新碱（离子导入）：疱疹后神经痛。

五、用法用量

成人：静脉给药静脉注射或静脉冲入，每次 $1\sim2mg$（或 $1.4mg/m^2$），最大剂量不能超过 2mg，每周 1 次。联合化疗 2 周为一周期。

给药方式说明：本药不可用于肌内注射、皮下注射或鞘内注射，鞘内给药可导致死亡，本药仅用于静脉给药，宜采取静脉冲入给药。

六、特殊人群用药

1. 妊娠期 本药可影响细胞动力学,可致畸、致突变。孕妇用药可能对胎儿有害,孕妇慎用本药。美国食品药品管理局(FDA)对本药的妊娠安全性分级为 D 级。

2. 哺乳期 本药能否分泌入乳汁尚不明确,哺乳期妇女应慎用。

3. 肝功能损害 此类患者用药可能发生肝窦阻塞综合征(SOS),小于 3 岁的患者发生 SOS 的风险增加。肝功能损害者慎用,如使用需剂量调整,监测 SOS 的体征或症状,包括胆红素大于 1.4mg/dl、肝肿大、腹水、原因不明的体重增加及右上腹疼痛。

4. 其他人群

(1) 儿童:静脉给药,每次 0.075mg/kg 或 2.0mg/m²,每周 1 次,用法同成人。2 岁以下儿童的周围神经髓鞘形成尚不健全,应慎用。

(2) 老年人:大于 65 岁者最大剂量不超过 1mg。

七、药理学

1. 药效学及作用机制 本药为主要作用于 M 期的细胞周期特异性抗肿瘤药。本药是由长春花中提取的一种生物碱,其化学结构和作用机制与长春碱相似,但疗效优于长春碱。除作用于微管蛋白外,也可干扰蛋白质代谢和抑制 RNA 多聚酶的活力,还可抑制细胞膜类脂质的合成及细胞膜对氨基酸的转运。

2. 药代动力学 本药口服吸收差。静脉注射后迅速分布至各组织,肿瘤组织可选择性地浓集本药,神经细胞内浓度较高。本药较少透过血脑脊液屏障。血浆蛋白结合率为 75%。静脉注射后半衰期 α 相为 4.2 分钟,β 相为 2.27 小时,γ 相为 85 小时。主要在肝代谢,通过胆汁排泄,有肠肝循环。给药总量的 70% 随粪便排泄,仅 5%～16% 随尿排泄。

3. 药物不良反应

(1) 心血管系统:偶见血压改变。

(2) 代谢、内分泌系统:可见血钾升高,用药后可致血及尿中尿酸升高。

(3) 泌尿生殖系统:长期应用可抑制睾丸或卵巢功能,引起精子缺乏或闭经。

(4) 神经系统:神经毒性为本药剂量限制性毒性(也是主要不良反应),常持续较久,发生率与单剂量及总剂量有关。表现为四肢麻木、腱反射迟钝或消失、麻痹性肠梗阻、脑神经麻痹。神经毒性常见于 40 岁以上者,儿童耐受性强于成人,恶性淋巴瘤患者出现神经毒性的倾向高于其他肿瘤患者。

(5) 胃肠道:胃肠道反应较轻,可有腹痛、便秘。偶见麻痹性肠梗阻。

(6) 血液:骨髓抑制较轻。

(7) 皮肤:可见脱发。

(8) 其他:对局部组织有刺激作用,反复静脉注射可致血栓性静脉炎,漏出血管外可引起局部组织坏死。

4. 药物相互作用

(1) 甲氨蝶呤:本药可阻止甲氨蝶呤从细胞内渗出而提高其细胞内浓度。处理方式为合用时常先注射本药。

(2) 天冬酰胺酶、异烟肼:合用可加重神经毒性。处理:可先于天冬酰胺酶给药前 12～24 小时给予本药。

(3) 非格司亭、沙莫司亭:合用可能导致严重的周围神经病变。

(4) 细胞色素 P450 3A4 强效抑制药(奎奴普丁、达福普汀):合用可增加本药的血药浓度,导致本药毒性增加,如神经毒性、癫痫发作、白细胞减少、血小板减少等。处理方式为必须合用时,本药应减量。

(5) 含铂制剂:合用可能增强第八对脑神经损害。

(6) 齐多夫定:齐多夫定可增加本药血液毒性。处理方式为合用时需要调整本药剂量。

(7) 地高辛:本药可改变地高辛的吸收而降低其疗效。处理方式为合用时应密切监测地高辛的血药浓度。

(8) 细胞色素 P450 3A4 诱导药(卡马西平、磷苯妥英、苯妥英钠):以上药物可降低本药疗效。机制为本药的清除增加。

(9) 伊曲康唑:合用可增加本药所致的神经毒性(如麻痹性肠梗阻)。机制为伊曲康唑可抑制细胞色素 P450 介导的代谢及 P 糖蛋白泵。处理:必要时应进行减量或停药等适当处理。

(10) 活疫苗(如轮状病毒疫苗):合用可增加活疫苗感染的风险。处理方式为使用本药时禁止接种活疫苗。处于缓解期的白血病患者,化疗结束后间隔至少 3 个月才能接种活疫苗。

八、注意事项

1. 禁用 对本药或其他长春花生物碱过敏者;Charcot-Marie-Tooth 综合征引起的脱髓鞘者(以上均选自国外资料)。

2. 慎用 急性尿酸性肾病患者、有痛风病史或有尿酸盐性肾结石病史者;患有神经肌肉性疾病者;肺功能不全者;近期进行过放疗或化疗者;肝功能损害者;感染患者;白细胞计数减少者;孕妇;哺乳期妇女;2 岁以下儿童;老年患者(国外资料)。

3. 用药注意事项

(1) 用药警示:如药液漏出血管外,应立即停止注射,以氯化钠注射液冲洗局部,温湿敷或冷敷,或局部注射透明质酸酶。如皮肤发生破溃则按溃疡常规方法处理。

本药对光敏感,给药时应避免日光直接照射。

药液一旦溅入眼内,应立即用大量生理盐水冲洗,然后给予地塞米松眼膏。

建议育龄期妇女使用本药期间应避孕。

交叉过敏。

对其他长春花生物碱过敏者,也可能对本药过敏。

(2) 不良反应的处理方法:用药期间应注意观察本药不良反应,当出现严重四肢麻木、膝反射消失、麻痹性肠梗阻、腹部绞痛、心动过速、脑神经麻痹、白细胞过低、肝功能损害时,应停药或减量,并及时给予相应处理。

(3) 用药前后及用药时应当检查或监测:用药期间应

定期检查周围血象、肝肾功能、神经系统。

应监测血清电解质(钠离子浓度)、血尿酸。

(4)高警示药物:美国安全用药规范研究院(ISMP)将本药定为高警示药物,使用不当将给患者带来严重危害。

九、药物稳定性及贮藏条件

粉针剂:遮光、密闭,在冷处(2~10℃)保存。

注射液 在冷处(2~8℃)保存。

十、药物经济性评价

医保药品,非基本药物。

长春地辛

一、药品名称

英文名 Vindesine

二、药品成分

硫酸长春地辛

三、剂型及规格

注射用硫酸长春地辛 (1)1mg;(2)4mg

四、适应证及相应的临床价值

1. NMPA说明书适应证 用于非小细胞肺癌、小细胞肺癌、恶性淋巴瘤、乳腺癌、食管癌及恶性黑色素瘤等恶性肿瘤。

2. 其他临床应用参考用于治疗急性淋巴细胞白血病、慢性粒细胞白血病、头颈部肿瘤。

五、用法用量

成人用法用量如下。

(1)用法用量:恶性肿瘤。

1)静脉注射:单药常用剂量为每次 $3mg/m^2$,每7~10日1次,生理盐水溶解后注射,4~6周为一疗程。

2)静脉滴注:①单药治疗,用量参见"静脉注射"项,溶于5%葡萄糖注射液500~1 000ml中,缓慢静脉滴注,持续6~12小时;②联合用药,每次 $3mg/m^2$,每周1次,连用2周、休息1周为一疗程。

(2)国外用法用量参考

1)静脉注射:每次 $1.5~2mg/m^2$ 静脉弹丸式注射,每日1次,连用2日,每2周重复。用于诱导治疗时,常用剂量为每次 $2~3mg/m^2$,静脉弹丸式注射2~3分钟,每周1次,以后每2周1次。

2)静脉滴注:每次 $1.5~2mg/m^2$,持续48小时静脉滴注,每2周1次。也可每次 $0.2~2mg/m^2$,持续5~21日静脉滴注。或每次 $0.2mg/m^2$,持续21日长期静脉滴注。研究表明持续静脉滴注比静脉弹丸式注射更安全。

六、特殊人群用药

1. 妊娠期 本药有致畸、致突变作用,孕妇禁用。美国食品药品管理局(FDA)对本药的妊娠安全性分级为D级。

2. 哺乳期 哺乳期妇女使用本药时不推荐哺乳。

3. 肾功能损害 肾功能不全者慎用。

4. 肝功能损害 肝功能不全者慎用,严重肝功能不全时须减少药量的50%~75%。

5. 其他人群

(1)儿童:2岁以下儿童因神经系统发育尚不健全,用药时应谨慎。静脉注射:诱导治疗时,常用剂量为每次 $2~3mg/m^2$,静脉弹丸式注射2~3分钟,每周1次,以后每2周1次。肝功能不全时剂量同成人"肝功能不全时剂量"项。

(2)老年人:年老体弱者慎用。

七、药理学

1. 药效学及作用机制 本药为细胞周期特异性抗肿瘤药物,可抑制细胞内微管蛋白的聚合,阻止增殖细胞有丝分裂中的纺锤体的形成,使细胞分裂停于有丝分裂中期。与长春碱和长春新碱无完全的交叉耐药。

动物试验中本药的抗瘤谱较广,对小鼠白血病 P_{388}、P_{1534} 和乳腺癌 CA_{735} 的疗效与长春新碱相近,可延长带黑色素瘤 B_{15} 的小鼠生存期。

2. 药代动力学 静脉注射后广泛分布于组织中,脾、肺、肝、周围神经和淋巴结等组织中的药物浓度高于血浆药物浓度数倍,但在脑脊液中浓度极低。不与血浆蛋白结合,半衰期 α 相、β 相、γ 相分别约为2分钟、1小时、24小时。大部分以药物原型随胆汁经肠道排出,约10%随尿排出。

3. 药物不良反应

(1)心血管系统:有引起心肌缺血的报道。也可见静脉炎。

(2)肌肉骨骼系统:可见肌肉疼痛和肌无力。

(3)泌尿生殖系统:用药后可见血及尿中尿酸值升高。长期用药可抑制睾丸或卵巢功能。

(4)神经系统:神经毒性也是本药的主要不良反应,程度仅为长春碱的1/2。主要表现为感觉异常、腱反射消失或降低、末梢神经炎。

(5)胃肠道:可引起轻度食欲缺乏、恶心、呕吐、腹胀、便秘,也可出现腹痛。

(6)血液:最常见白细胞或血小板减少,也可影响红细胞。本药骨髓抑制轻于长春碱,重于长春新碱。

(7)皮肤:可见脱发、皮疹。

(8)其他:可见发热,注射时药液外漏可引起局部疼痛坏死及溃疡等。

4. 药物相互作用

(1)伊曲康唑:合用可增加本药所致的神经毒性,如麻痹性肠梗阻。机制为伊曲康唑可抑制细胞色素P450介导的代谢及P糖蛋白泵。

(2)细胞色素P450 3A4的强效抑制药(奎奴普丁、达福普汀):合用可增加本药的血药浓度,导致本药毒性增加。处理方式为合用时本药应减量。

(3)活疫苗(如轮状病毒疫苗):合用可增加活疫苗感染的风险。处理方式为使用本药时禁止接种活疫苗。处于缓解期的白血病患者,化疗结束后间隔至少 3 个月才能接种活疫苗。

(4) 脊髓放射治疗的药物:合用可加重神经系统毒性。

八、注意事项

1. 禁用 对本药或其他长春花生物碱过敏者;骨髓功能低下和严重感染者;孕妇。

2. 慎用 有骨髓抑制者;有痛风病史者;胆管阻塞者;感染患者;有放疗史者或经抗肿瘤药物治疗者;肝、肾功能不全者;神经肌肉疾病患者;心血管病患者;白细胞减少者;尿酸盐性肾结石病史者;2 岁以下儿童;年老体弱者。

3. 用药注意事项

(1) 用药警示:应避免药液漏出血管外,一旦药液外漏,应立即停止注射,局部冷敷,并用 0.5% 普鲁卡因封闭。

(2) 交叉过敏:对其他长春花生物碱过敏者也可能对本药过敏。

(3) 不良反应的处理方法:当白细胞计数低于 $3×10^9$/L 及血小板计数低于 $50×10^9$/L 时,应停药。

(4) 用药前后及用药时应当检查或监测:用药期间应定期监测血常规、血小板计数及肝肾功能。

(5) 其他注意事项:配制后的药液应于 6 小时内使用。联合化疗若有其他降低白细胞的药物时本药应减量。

九、药物稳定性及贮藏条件

粉针剂:遮光、密闭,在冷处(2~10℃)保存。

十、药物经济性评价

非基本药物。

长 春 瑞 滨

一、药品名称

英文名 Vinorelbine

二、药品成分

酒石酸长春瑞滨

三、剂型及规格

酒石酸长春瑞滨软胶囊 20mg
酒石酸长春瑞滨注射液 1ml:10mg
注射用酒石酸长春瑞滨 (1)10mg(以长春瑞滨计);(2)15mg(以长春瑞滨计);(3)20mg(以长春瑞滨计)
重酒石酸长春瑞滨注射液 (1)1ml:10mg;(2)5ml:50mg
注射用重酒石酸长春瑞滨 (1)10mg(以长春瑞滨计);(2)15mg(以长春瑞滨计);(3)20mg(以长春瑞滨计)

四、适应证及相应的临床价值

1. NMPA 说明书适应证 用于非小细胞肺癌、转移性乳腺癌、晚期卵巢癌、恶性淋巴瘤。

2. 其他临床应用参考 用于难治或复发性宫颈癌、恶性胸膜间皮瘤、唾液腺癌、小细胞肺癌、晚期软组织肉瘤。

五、用法用量

成人用法用量如下。

(1) 口服给药:建议于进餐时服用本药软胶囊,禁止咀嚼或吮吸。若不慎咀嚼或吮吸,立即用清水(最好用生理盐水)漱口。软胶囊内容物接触皮肤、口腔黏膜或眼可产生有害作用,故表面已损坏的软胶囊不得使用。若不慎接触到内容物,须立即用清水(最好用生理盐水)冲洗接触部位。

(2) 静脉给药:本药注射剂禁止鞘内注射、肌内注射、皮下注射。建议采用深静脉插管给药。

(3) 常规剂量

1) 非小细胞肺癌:①口服给药,每次 60mg/m²,每周 1 次,连用 3 周。之后将剂量增至每次 80mg/m²,每周 1 次。每周最大剂量不得超过 160mg。②静脉滴注,单药治疗,每次 25~30mg/m²,溶解或稀释于生理盐水 125ml 中,滴注 15~20 分钟。随后滴注等量生理盐水冲洗静脉血管。3 周为一周期(分别于第 1 日、第 8 日各给药 1 次),2~3 个周期为一疗程。联合用药时,给药剂量和时间随化疗方案而有所不同。

2) 转移性乳腺癌、晚期卵巢癌、恶性淋巴瘤:静脉滴注:同"非小细胞肺癌"的"静脉滴注"项。

3) 毒性状态时剂量:非小细胞肺癌患者口服给药出现血液学毒性时推荐剂量调整如下。①前 3 周用药时,中性粒细胞计数若曾有 1 次低于 $0.5×10^9$/L 或不止 1 次低至 $(0.5~1)×10^9$/L,则仍用 60mg/m² 的剂量;②使用 80mg/m² 剂量期间,中性粒细胞计数若曾有 1 次低于 $0.5×10^9$/L 或不止 1 次低至 $(0.5~1)×10^9$/L,须推迟用药,直至中性粒细胞计数恢复正常再重新使用,且将剂量由 80mg/m² 减至 60mg/m²;③将剂量降至 60mg/m² 后,若连续 3 周中性粒细胞计数不低于 $0.5×10^9$/L 或未出现不止 1 次低至 $(0.5~1)×10^9$/L,可将剂量重新由 60mg/m² 增至 80mg/m²;④若中性粒细胞计数低于 $1.5×10^9$/L 且血小板计数为 $(75~100)×10^9$/L,须推迟用药,直到各项指标恢复正常。

(4) 国外用法用量参考

1) 非小细胞肺癌:静脉给药。①单用本药,推荐剂量为每次 30mg/m²,每周 1 次,给药时间 6~10 分钟。②与顺铂 100mg/m² 联用:本药每次 25mg/m²,给药时间 6~10 分钟,于第 1、8、15、21 日给药;顺铂 100mg/m²,于第 1 日给药。4 周为一周期。③与顺铂 120mg/m² 联用:本药每次 30mg/m²,给药时间 6~10 分钟,每周 1 次;顺铂每次 120mg/m²,于第 1、29 日给药。6 周为一周期。

2) 乳腺癌:静脉给药临床试验的剂量如下。①单用本药,每次 30mg/m²,每周 1 次。②与曲妥珠单抗联用,本药每次 30mg/m² 或 35mg/m²,弹丸式注射,于第 1、8 日给药;第 1 周期给予曲妥珠单抗 8mg/kg(静脉滴注 90 分钟),之后的周期给予曲妥珠单抗 6mg/kg(静脉滴注 30 分钟),于第 1 使用本药前给予。3 周为一周期。

3) 先前治疗过的晚期卵巢癌:静脉给药,临床试验的剂量为每次 25~30mg/m²,每周 1 次。

4)宫颈癌:静脉给药　临床试验的剂量为每周 30mg/m²,给药时间 6~10 分钟。

5)恶性胸膜间皮瘤:静脉给药,每次 30mg/m²(最大剂量为 60mg),每周 1 次,6 周为一周期,持续用药直至疾病进展;或每次 30mg/m²(最大剂量为 60mg),每周 1 次,给药 6 周后停药 2 周,随后重复以上过程。

6)复发性唾液腺癌:静脉给药。①单用本药,每次 30mg/m²,每周 1 次,3 周为一周期。最少使用 3 个周期,最多使用 6 个周期。②与顺铂联用:本药每次 25mg/m²,于第 1、8 日给药,3 周为一周期。最少使用 3 个周期,最多使用 6 个周期。

7)难治性小细胞肺癌:静脉给药,每次 25mg/m² 或 30mg/m²,每周 1 次,持续用药直至疾病进展或出现不可耐受的毒性。

8)晚期软组织肉瘤:静脉给药。与吉西他滨联用,每次 25mg/m²,于第 1、8 日给药,3 周为一周期,持续用药直至疾病进展或出现不可耐受的毒性。

9)毒性状态时剂量调整如下:①中性粒细胞计数不低于 1.5×10⁹/L 时,无须调整本药剂量;中性粒细胞计数为 (1~1.499)×10⁹/L 时,本药剂量降低 50%;中性粒细胞计数低于 1×10⁹/L 时,应暂停用药,并在 1 周内复查中性粒细胞计数,如连续 3 周中性粒细胞计数低于 1×10⁹/L,则应停药。②如用药期间出现中性粒细胞减少伴发热和/或败血症,或由于中性粒细胞减少而连续 2 周中断用药的患者,推荐剂量调整方案如下。中性粒细胞计数大于 1.5×10⁹/L 时,本药剂量降低 25%;中性粒细胞计数为 (1~1.499)×10⁹/L 时,本药剂量降低 62.5%;中性粒细胞计数低于 1×10⁹/L 时,应暂停用药,并在 1 周内复查中性粒细胞计数。

六、特殊人群用药

1. 妊娠期　本药在动物试验中表现出胚胎和胎仔毒性,孕妇禁用。美国食品药品管理局(FDA)对本药的妊娠安全性分级为 D 级。

2. 哺乳期　尚不明确本药是否可随乳汁排泄,哺乳期妇女禁用。

3. 肾功能损害　肾功能不全者慎用。

4. 肝功能损害　严重肝功能不全者禁用。

5. 其他人群

(1)儿童:儿童用药的安全性及有效性尚不明确,故不推荐儿童使用。

(2)老年人:老年患者与年轻患者用药的安全性和有效性无差异,但不排除某些老年患者对本药更敏感。

七、药理学

1. 药效学及作用机制　本药为半合成的长春花生物碱,属细胞周期特异性抗肿瘤药。其作用机制与长春碱(VLB)和长春新碱(VCR)相似,主要通过阻滞细胞有丝分裂过程中的微管形成,使细胞分裂停止于有丝分裂中期。本药对神经细胞的微管影响较小,故神经毒性较低。

本药对小鼠白血病 L₁₂₁₀ 的细胞毒作用较 VLB 和 VCR 低,对人卵巢癌 A₂₇₈₀ 的活性与 VLB 相当,对人类支气管上皮癌 N₆L₂ 的活性分别为 VLB、VCR、长春地辛(VDS)的 2 倍、22 倍、2.2 倍。本药与 VCR 相比,有较高的治疗指数,且神经毒性及造血系统毒性较低。

2. 药代动力学　口服本药 80mg/m² 后,吸收迅速,于 1.5~3 小时达血药峰浓度(约为 130ng/ml)。绝对生物利用度为 40%,进食不影响本药的吸收。单独静脉注射本药 30mg/m²,血药峰浓度为 1 088ng/ml,且代谢属三室模型。本药可迅速并广泛分布于组织中,分布容积为 43L,组织与血中浓度之比为 20:80,在肝的浓度最高,其次为肺、脾、淋巴器官和股骨,几乎不透过血-脑脊液屏障。本药在组织中浓度明显高于 VCR,在肺内差别最大,而在脂肪和胃肠道组织中仅有微小差异。本药蛋白结合率为 13.5%,血小板结合率为 78%。在细胞外代谢,主要随胆汁排泄(持续 3~5 周),10%~15% 随尿排泄(持续 3~5 日)。口服后的消除半衰期为 35~40 小时,静脉给药后的消除半衰期为 21 小时。

3. 药物不良反应

(1)心血管系统:偶见心律失常。罕见心肌缺血(心绞痛、心肌梗死、心电图短暂改变)。上市后有心动过速、深静脉血栓、高血压、低血压、面部潮红、血管舒张的报道。

(2)代谢、内分泌系统:抗利尿激素(ADH)分泌异常。上市后有电解质紊乱(包括低钠血症)的报道。

(3)呼吸系统:偶见呼吸困难、支气管痉挛、间质性肺炎、急性呼吸窘迫综合征。上市后有肺炎、肺水肿、肺栓塞的报道。

(4)肌肉骨骼系统:可见关节痛、肌痛、肌无力。上市后有背痛的报道。

(5)泌尿生殖系统:出血性膀胱炎。

(6)免疫系统:上市后有过敏反应、瘙痒、荨麻疹、血管神经性水肿的报道。

(7)神经系统:可见深腱反射减弱或消失。少见感觉异常、周围神经病变、指(趾)麻木。长期用药可见下肢无力。有部分可逆性三级运动性共济失调的个案报道。上市后还有头痛、前庭功能障碍的报道。

(8)肝:常见总胆红素升高。可见肝酶一过性升高,但无临床症状。

(9)胃肠道:常见恶心、呕吐。可见腹胀、口腔炎、食欲缺乏、腹泻、便秘(包括小肠麻痹引起的便秘)、肠坏死、肠穿孔。罕见麻痹性肠梗阻。有中性粒细胞减少性小肠结肠炎的个案报道。上市后有黏膜炎、食管炎、吞咽困难、胰腺炎、腹痛的报道。

(10)血液:常见中性粒细胞减少(主要剂量限制性不良反应)、贫血、白细胞减少。偶见血小板减少。

(11)皮肤:常见脱发、皮疹。上市后有皮炎的报道。

(12)耳:上市后有听力损害的报道。

(13)其他:①可见胸痛、疲乏、颌痛、发热、肿瘤部位疼痛;②滴注部位反应,包括红斑、疼痛、静脉变色、静脉炎、起泡、蜕皮。

4. 药物相互作用

（1）顺铂:合用可增加粒细胞减少的发生率。

（2）丝裂霉素、其他长春碱类药:有合用出现急性肺反应的报道。

（3）伊曲康唑:合用可加重神经毒性。机制为伊曲康唑可使本药的肝代谢减少。处理方式为不宜合用。

（4）吉非替尼:合用可增加发生严重骨髓抑制的风险。处理方式为应避免合用。

（5）活疫苗:合用可增加发生感染的风险。处理方式为本药与黄热病活疫苗禁止合用,与其他活疫苗不宜合用。

（6）苯妥英钠:合用可发生惊厥。机制为本药可减少苯妥英钠经消化道的吸收。处理方式为禁止合用。

（7）细胞色素 P450 3A4(CYP 3A4)诱导药或抑制药（如奥美拉唑、氟西汀）:合用可影响本药的代谢。处理方式为合用应谨慎。

（8）口服抗凝血药:合用可能发生相互作用。处理方式为合用需增加国际标准化比值(INR)监测次数。

八、注意事项

1. 禁用 对本药或其他长春花生物碱类药过敏者;严重肝功能不全者;用药前粒细胞计数小于 1.0×10^9 者;消化系统有严重病变者禁用本药软胶囊（可影响吸收）;有胃或小肠广泛切除史的患者禁用本药软胶囊;孕妇;哺乳期妇女。

2. 慎用 感染患者;白细胞减少患者;心脏供血不足患者;有痛风史或尿酸盐性肾结石病史者;肾功能不全者;胆道阻塞者。

3. 用药注意事项

（1）用药警示:育龄妇女用药期间应避免妊娠。育龄妇女在其男性伴侣用药期间及用药后 3 个月内亦应避免妊娠。

静脉给予本药时须确定针头已插入静脉腔内,若出现药液外渗（可引起严重局部刺激甚至坏死）,应立即停止滴注,尽量吸出渗出的药液,局部热敷并皮下注射 250 单位/ml 的透明质酸酶1ml,余下的药物经另一静脉滴注。

若药液溅入眼内,可产生严重的刺激性,甚至角膜溃疡,此时应立即用大量清水冲洗。

之前接受过放疗的患者使用本药可增加对放射作用的敏感性,还可发生辐射回忆反应。进行肝放射治疗时禁用本药。

用药时预防性给予肠道管理（如摄入充足的纤维性食物和水、使用粪便软化剂）以缓解可能出现的便秘、肠梗阻（包括麻痹性肠梗阻）。

本药与多西他赛合用或相继使用时,应监测神经症状。

（2）不良反应的处理方法:若出现呕吐,须停药,同时可用甲氧氯普胺止吐。

若出现感染的症状或体征,应立即进行全面检查。

如出现 NCI CTCAE 分级为 2 级或 2 级以上神经病变或引起便秘的自发性神经病变,应停药。

如出现无法解释的呼吸困难、肺部毒性症状,应暂停用药。如确诊为间质性肺炎或急性呼吸窘迫综合征,应永久停药。

（3）用药前后及用药时应当检查或监测:用药前应监测全血细胞计数,用药期间亦应密切监测。

用药前及用药期间应评估肺功能。

用药前及用药期间应定期监测肝功能。

用药期间定期监测血清电解质。

监测肌电图。

九、药物稳定性及贮藏条件

软胶囊:遮光、密闭,2~8℃保存。

注射液:遮光、密闭,2~8℃保存。

粉针剂:遮光、密闭,2~8℃保存。

十、药物经济性评价

非基本药物。

紫 杉 醇

一、药品名称

英文名 Paclitaxel

二、药品成分

紫杉醇

三、剂型及规格

紫杉醇注射液 （1）5ml∶30mg;（2）10ml∶60mg;（3）16.7ml∶100mg;（4）25ml∶150mg;（5）50ml∶300mg

注射用紫杉醇 （1）20mg;（2）150mg

四、适应证及相应的临床价值

1. NMPA 说明书适应证 用于进展期卵巢癌的一线治疗和后继治疗。

用于淋巴结阳性的乳腺癌继标准方案（含多柔比星）联合化疗后的辅助治疗。

用于联合化疗失败的转移性乳腺癌或辅助化疗 6 个月内复发的乳腺癌。

用于非小细胞肺癌的一线治疗。

用于艾滋病相关性 Kaposi's 肉瘤的二线治疗。

2. 其他临床应用参考 用于治疗头颈癌、食管癌、胃癌、膀胱癌、恶性黑色素瘤、恶性淋巴瘤、软组织肉瘤、输卵管癌、子宫体内膜恶性肿瘤、小细胞肺癌。

与卡铂或顺铂联用,用于卵巢病变引起的腹膜恶性肿瘤。

五、用法用量

成人用法用量如下。

（1）卵巢癌:静脉滴注。①未接受过治疗的患者应考虑不同的毒性选择适宜的疗法。每次 175mg/m²,滴注时间大于 3 小时,并给予顺铂 75mg/m²;或每次 135mg/m²,滴注时间大于 24 小时,并给予顺铂 75mg/m²。每 3 周 1 次。②已接受化疗的患者最佳方案尚不明确,推荐治疗方案为每次 135mg/m² 或 175mg/m²，滴注时间大于 3 小时，每 3 周 1 次。

（2）淋巴结阳性的乳腺癌的辅助治疗：静脉滴注，每次 175mg/m²，滴注时间大于 3 小时，每 3 周 1 次，共 4 个疗程。在含多柔比星的联合化疗（临床研究中为多柔比星联合环磷酰胺化疗 4 个疗程）后序贯使用。

（3）联合化疗失败的转移性乳腺癌、辅助化疗 6 个月内复发的乳腺癌、非小细胞肺癌：静脉滴注，每次 175mg/m²，滴注时间大于 3 小时，每 3 周 1 次。

（4）艾滋病相关性 Kaposi's 肉瘤：静脉滴注，每次 135mg/m²，滴注时间大于 3 小时，每 3 周 1 次；或每次 100mg/m²，滴注时间大于 3 小时（剂量强度为每周 45 ～ 50mg/m²），每 2 周 1 次。临床研究中，前种方案毒性比后者大，且体能状态较差的患者，均采用后一方案进行治疗。

（5）其他疾病时剂量：对进展期的 HIV 伴严重中性粒细胞减少（中性粒细胞<0.5×10⁹/L 持续 1 周或更长）的患者，后续的疗程中本药剂量应减少 20%。

给药方式说明：静脉给药本药应使用一次性非聚氯乙烯材料的输液瓶和输液管，并通过所连接的过滤器（过滤器微孔膜的孔径应<0.22μm）过滤后静脉滴注。

六、特殊人群用药

1. 妊娠期　动物实验证实，本药可导致胚胎和胎仔毒性，故育龄妇女用药期间应避免妊娠，孕妇禁用本药。

美国食品药品管理局（FDA）对本药的妊娠安全性分级为 D 级。

2. 哺乳期　本药是否随乳汁排泄尚不明确，哺乳期妇女禁用本药。

3. 肝功能损害　此类患者用药可增加出现毒性的风险，应慎用。

4. 其他人群

（1）儿童：儿童用药的安全性和有效性尚不明确。

（2）老年人：老年人用药可增加出现毒性的风险（骨髓抑制、严重神经病变、心血管事件），故应慎用。

七、药理学

1. 药效学及作用机制　本药是从短叶紫杉树皮中提取的具有抗癌活性的物质，为一种抗微管药。通过促进微管蛋白二聚体的聚合并阻止其解聚达到稳定微管的作用，从而抑制对分裂间期和有丝分裂期细胞功能至关重要的微管网的正常的动态重组。此外，在整个细胞周期和细胞有丝分裂产生多发性星状体时，本药可导致微管"束"的排列异常，影响肿瘤细胞的分裂。

2. 药代动力学　本药静脉滴注后，血浆蛋白结合率为 89%～98%。在血浆内消除呈双相清除，消除半衰期为 5.3～17.4 小时。主要在肝代谢，经胆汁随粪便排泄，仅有少量（约占给药量的 1.3%～12.6%）以原型随尿排出。

3. 药物不良反应

（1）心血管系统：低血压、晕厥、心律失常（包括心动过缓、非特异性复极异常、窦性心动过缓、窦性心动过速、期前

收缩、无症状的室性心动过速、二联律、需安装起搏器的完全房室传导阻滞）、高血压、静脉血栓、房颤、室上性心动过速。偶有心肌梗死的报道，还有充血性心力衰竭（包括心功能障碍、左室射血分数降低、心室功能衰竭）的报道。

（2）代谢、内分泌系统：血清三酰甘油升高。

（3）呼吸系统：间质性肺炎、肺纤维化、肺栓塞。偶有胸腔积液、呼吸衰竭的报道。同时接受放射治疗的患者偶有放射性肺炎的报道。有肺水肿的个案报道。

（4）肌肉骨骼系统：肌肉痛、关节痛。

（5）泌尿生殖系统：可逆性肌酸酐升高。

（6）神经系统：周围神经病变、运动神经毒性、感觉神经毒性（感觉异常，通常表现为感觉过敏）、癫痫大发作、共济失调、脑神经元病。偶有抽搐、头晕、头痛、神志不清的报道。

（7）精神：有幻觉的个案报道。

（8）肝：胆红素升高、碱性磷酸酶升高、谷草转氨酶升高。偶有肝坏死、肝性脑病的报道。

（9）胃肠道：恶心、呕吐、腹泻、黏膜炎。偶有麻痹性肠梗阻（由自主神经疾病导致）、小肠梗阻、肠穿孔、胰腺炎、缺血性结肠炎、脱水、食管炎、便秘、腹水、中性粒细胞减少性小肠结肠炎（盲肠炎）、食欲缺乏的报道。还可见口腔炎。有肠气囊肿和气腹的个案报道。

（10）血液：中性粒细胞减少、中性粒细胞减少性发热、白细胞减少、血小板减少、贫血、出血。罕有急性髓细胞性白血病、骨髓增生异常综合征的报道。还有深静脉血栓形成的报道。

（11）皮肤：脱发、指甲改变（色素沉着或甲床变色，有指甲脱离的个案报道）。偶有辐射性记忆复苏相关的皮肤异常（斑丘疹、瘙痒、史-约综合征、中毒性表皮坏死松解症）的报道。

（12）眼：有视神经和/或视觉障碍（闪光性暗点）的报道。偶有结膜炎、流泪多、眼前阴影、闪光幻觉的报道。极少有视觉诱发电位异常的报道，提示有持久的视神经损伤。罕有复视的报道。有视物模糊的个案报道。有高剂量用药导致视力丧失的个案报道。

（13）耳：有耳毒性（听力下降、耳鸣）的报道。

（14）过敏反应：呼吸困难、脸红、胸痛、心动过速、腹痛、四肢疼痛、多汗、高血压、低血压、皮疹、寒战、休克、背痛。

（15）其他：感染（包括机会性感染、泌尿道感染、上呼吸道感染、脓毒症、肺炎、腹膜炎）、注射部位反应（包括水肿、疼痛、硬化、红斑、压痛、皮肤变色，偶有静脉炎、蜂窝织炎、皮肤剥脱、坏死、纤维化的报道）、乏力、不适、发热。

4. 药物相互作用

（1）细胞色素 P450（CYP）2C8 或 CYP 3A4 抑制药（如红霉素、氟西汀、吉非罗齐、奎奴普丁/达福普丁）：合用可升高本药的血药浓度。处理方式为合用应谨慎。

（2）顺铂：若本药于顺铂之后给予，可使本药的清除率降低 33%，并产生更为严重的骨髓抑制。处理方式为与铂化合物联用时，应先使用本药。

（3）表柔比星：使用本药后立即给予表柔比星，可加重

本药的不良反应。

（4）伐司扑达：合用可升高本药的血药浓度，延长消除半衰期。机制为伐司扑达抑制本药代谢物的形成。处理方式为合用可能需减少本药剂量（最高减少 50%）。

（5）维拉帕米：合用可升高本药的血药浓度。机制为维拉帕米可减少本药的清除。处理方式为合用应密切监测本药的不良反应。

（6）曲妥珠单抗：合用可使曲妥珠单抗的血清谷浓度水平增加约 1.5 倍。临床试验证明两者合用效果较好。

（7）多柔比星：研究表明先持续静脉滴注本药 24 小时，再持续静脉滴注多柔比星 48 小时，可使多柔比星的血药浓度升高，加重不良反应（中性粒细胞减少和口腔炎）。

（8）活疫苗（如轮状病毒疫苗）：合用可增加活疫苗感染的风险。处理方式为建议使用本药时禁止接种活疫苗。处于缓解期的白血病患者，化疗结束后间隔至少 3 个月才能接种活疫苗。

（9）CYP 2C8 或 CYP 3A4 诱导药（如利福平、卡马西平、依非韦伦、奈韦拉平、磷苯妥英、苯妥英钠）：合用可减弱本药的作用。处理方式为合用应谨慎。

八、注意事项

1. 禁用　对本药有过敏史者；中性粒细胞计数低于 $1.5×10^9/L$ 的实体瘤患者；中性粒细胞计数低于 $1×10^9/L$ 的艾滋病相关性 Kaposi's 肉瘤患者；孕妇；哺乳期妇女。

2. 慎用　心脏传导功能异常者；肝功能损害者；老年人（国外资料）。

3. 用药注意事项　患者用药时必须住院，使用前须备有抗过敏的药物以及相应的抢救器械。为预防发生过敏反应，可于治疗前预先给予以下三种药物：治疗前 12 小时和治疗前 6 小时口服地塞米松 20mg（对进展期的 HIV 患者应减为 10mg），或治疗前 30~60 分钟静脉滴注地塞米松 20mg；治疗前 30~60 分钟静脉滴注苯海拉明（或其同类药）50mg；治疗前 30~60 分钟静脉滴注西咪替丁 300mg 或雷尼替丁 50mg。发生严重过敏反应的患者不得再次用药。

未稀释的浓缩药液不可接触聚氯乙烯塑料器械或设备，且不能进行静脉滴注。

开始新的疗程须具备以下条件：中性粒细胞计数至少为 $1.5×10^9/L$、血小板计数至少为 $100×10^9/L$。若患者出现严重的中性粒细胞减少（计数 $<0.5×10^9/L$ 持续 1 周或更长）或严重周围神经病变，本药剂量应减少 20%。

一旦药液漏出血管外，应立即停止给药，局部冷敷，并以 1% 普鲁卡因局部封闭。

配制本药时需戴手套。如皮肤接触本药，应立即用肥皂彻底清洗；眼睛或黏膜接触本药，应用水彻底冲洗。

本药可致严重过敏反应，发生严重过敏反应的患者不得再次用药（FDA 药品说明书-紫杉醇注射液）。

中性粒细胞计数低于 $1.5×10^9/L$ 的实体瘤患者、中性粒细胞计数低于 $1×10^9/L$ 的艾滋病相关性卡波西肉瘤 Kaposi's 肉瘤）患者禁用本药（FDA 药品说明书-紫杉醇注射液）。

应定期监测患者的外周血细胞计数，以监测骨髓抑制的发生（主要为中性粒细胞减少）（FDA 紫杉醇注射液药品说明书）。

注射液的配制：静脉滴注液，临用前将本药稀释于 0.9% 氯化钠注射液、5% 葡萄糖注射液、5% 葡萄糖加 0.9% 氯化钠注射液，或 5% 葡萄糖林格氏液，最终稀释为浓度为 0.3~1.2mg/ml 的溶液。

不良反应的处理方法：如出现严重过敏反应（呼吸困难、低血压、血管神经性水肿、全身性荨麻疹），应立即停药并进行对症治疗。如出现高血压的初发或复发，可能需中断或停止用药。如发生明显传导异常，应给予适当治疗，并于随后的治疗中予以持续的心电监护，某些严重传导异常患者需安装心脏起搏器。

用药前后及用药时应当检查或监测：用药期间应定期检查全血细胞计数、肝肾功能、心电图。本药与多柔比星联用于未曾治疗的转移性乳腺癌时，如发生充血性心力衰竭，建议监测心功能。滴注时建议监测生命体征，尤其滴注的第 1 个小时。

九、药物稳定性及贮藏条件

注射液：避光、密闭，25℃ 以下保存。

十、药物经济性评价

医保药品，基本药物。

多西他赛

一、药品名称

英文名　Docetaxel

二、药品成分

多西他赛

三、剂型及规格

多西他赛注射液　（1）0.5ml：20mg；（2）1ml：20mg；（3）1ml：40mg；（4）1.5ml：60mg；（5）2ml：80mg；（6）4ml：80mg

四、适应证及相应的临床价值

1. NMPA 说明书适应证　用于治疗局部晚期或转移性乳腺癌。

与曲妥珠单抗联用于治疗先前未接受过转移性乳腺癌化疗且人表皮生长因子受体-2（HER2）基因过度表达的转移性乳腺癌。

与多柔比星和环磷酰胺联用于淋巴结阳性的乳腺癌患者的术后辅助化疗。

用于治疗局部晚期或转移性非小细胞肺癌，即使是在以顺铂为主的化疗失败后。

与泼尼松或泼尼松龙联用于治疗激素难治性转移性前列腺癌。

2. 其他临床应用参考　与顺铂和氟尿嘧啶联用于治疗

先前未接受过化疗的晚期胃腺癌,包括胃食管连接部位的腺癌(FDA 批准适应证)。

与顺铂和氟尿嘧啶联用于局部晚期头颈部鳞状细胞癌(SCCHN)的诱导治疗(FDA 批准适应证)。

用于治疗转移性膀胱癌、食管癌、复发性或进展性尤因肉瘤、卵巢癌、复发性小细胞肺癌、软组织肉瘤、原发灶不明的腺癌。

五、用法用量

成人用法用量如下。

(1)局部晚期或转移性乳腺癌:静脉滴注,单用时本药推荐剂量为每次 $100mg/m^2$,每 3 周 1 次。一线用药时,可给予本药 $75mg/m^2$ 和多柔比星 $50mg/m^2$。

(2)HER2 基因过度表达的转移性乳腺癌:静脉滴注,本药每次 $100mg/m^2$,每 3 周 1 次,曲妥珠单抗每周 1 次。本药首次静脉给药应于曲妥珠单抗第 1 次用药后 1 日。如患者对前次曲妥珠单抗剂量耐受良好,之后本药则应紧随曲妥珠单抗静脉滴注后给药。

(3)淋巴结阳性的乳腺癌患者的术后辅助化疗:静脉滴注,在给予多柔比星(每次 $50mg/m^2$)和环磷酰胺(每次 $500mg/m^2$)1 小时后给予本药,推荐剂量为每次 $75mg/m^2$,每 3 周 1 次,连用 6 个周期。

(4)非小细胞肺癌:静脉滴注。①先前以铂类药治疗失败者,推荐剂量为每次 $75mg/m^2$,每 3 周 1 次;②先前未接受过化疗者,需与顺铂联用,本药每次 $75mg/m^2$,之后立即给予顺铂(每次 $75mg/m^2$,滴注时间为 $30\sim60$ 分钟),每 3 周 1 次。

(5)前列腺癌:静脉滴注,推荐剂量为每次 $75mg/m^2$,每 3 周 1 次。同时持续口服泼尼松或泼尼松龙,每次 5mg,每日 2 次。

(6)毒性状态时剂量

1)一般性:如出现发热性中性粒细胞减少、中性粒细胞计数持续小于 $0.5\times10^9/L$ 超过 1 周、严重或蓄积性皮肤反应、重度周围神经病变症状,应将剂量从 $100mg/m^2$ 减少至 $75mg/m^2$,或从 $75mg/m^2$ 减少至 $60mg/m^2$。如患者使用 $60mg/m^2$ 剂量时仍出现以上反应,应停药。

2)乳腺癌患者的术后辅助化疗:如出现有并发症的中性粒细胞减少(包括持续的中性粒细胞减少、发热性中性粒细胞减少或伴感染的中性粒细胞减少),推荐在随后的周期中预防性使用粒细胞集落刺激因子(G-CSF)(如第 $4\sim11$ 日);如持续出现此反应,应减少本药剂量至 $60mg/m^2$,并继续使用 G-CSF。如出现 3 级或 4 级口腔炎,应将剂量减少至 $60mg/m^2$。

3)非小细胞肺癌:以本药 $75mg/m^2$ 联用顺铂开始治疗者,如在之前治疗中出现血小板计数最低值小于 $25\times10^9/L$、发热性中性粒细胞减少或严重非血液学毒性,随后的周期应将本药剂量减少至 $65mg/m^2$。

静脉滴注,本药滴注时间为 1 小时。

(7)注射剂的配制:静脉滴注液,本药注射液以生理盐水或 5% 葡萄糖注射液稀释(终浓度为 $0.3\sim0.74mg/ml$,不

得超过 $0.74mg/ml$),并于稀释后 6 小时内(含 1 小时的滴注时间)使用。

六、特殊人群用药

1. 妊娠期 根据本药的作用机制和动物实验结果,孕妇用药可损害胎儿,故孕妇禁用本药。美国食品药品管理局(FDA)对本药的妊娠安全性分级为 D 级。

2. 哺乳期 尚不清楚本药是否随人类乳汁排泄,哺乳期妇女用药期间应停止哺乳。

3. 肝功能损害 胆红素大于 ULN、ALP 大于 ULN 的 2.5 倍伴 GOT 和/或 GPT 大于 ULN 的 1.5 倍的患者,以上患者不应使用本药。

4. 其他人群

(1)儿童:儿童用药的安全性与成人相似,但有效性尚不明确。

(2)老年人:尚不明确。

七、药理学

1. 药效学及作用机制 本药为紫杉烷类抗肿瘤药,通过扰乱对分裂周期和有丝分裂期细胞功能至关重要的微管网而发挥作用。本药与游离微管蛋白结合,促进微管蛋白组装为稳定的微管,并抑制其解聚,导致不具有正常功能的微管束的形成,进而抑制细胞的有丝分裂。本药与微管的结合不改变原丝的数目。

体外试验表明,本药对多种小鼠及人体肿瘤细胞株有细胞毒作用,抗瘤谱较紫杉醇广。对 5 种人体卵巢癌细胞株的疗效优于顺铂、环磷酰胺和多柔比星。体内试验显示,本药对肺癌、结肠癌、乳腺癌、黑色素瘤、卵巢癌等多种小鼠移植人体肿瘤有效。临床前研究表明,本药与环磷酰胺、依托泊苷、氟尿嘧啶联用有协同作用,对放疗亦有增敏作用。尚有研究表明,本药与紫杉醇之间具有不完全交叉耐药性,与顺铂和氟尿嘧啶无交叉耐药性。

2. 药代动力学 在 I 期临床试验中,给予癌症患者本药 $20\sim115mg/m^2$ 以评价本药的药动学。剂量范围为 $70\sim115mg/m^2$(静脉滴注 $1\sim2$ 小时)时,曲线下面积(AUC)与剂量成正比。平均稳态分布容积为 113L。体外研究表明本药的蛋白结合率约为 94%,主要与 α_1-酸性糖蛋白、白蛋白和脂蛋白结合。本药经 CYP 3A4 同工酶代谢,经叔丁基酯氧化代谢后随粪便和尿液排泄,7 日内随粪便和尿液的排泄量分别约为给药量的 75%[其中约 80% 于用药后 48 小时内排出,主要以代谢物(1 种主要代谢物,3 中次要代谢物)形式,少量(<8%)以原型药物形式]和 6%。平均总清除率为 $21L/(h\cdot m^2)$。本药的药动学符合三室模型,三相半衰期($\alpha、\beta、\gamma$)分别为 4 分钟、36 分钟及 11.1 小时。

3. 药物不良反应

(1)心血管系统:①单用,治疗低血压、心力衰竭、窦性心动过速、心房扑动、节律障碍、不稳定型心绞痛、高血压。上市后还有心房颤动、深静脉血栓形成、心电图异常、血栓性静脉炎、心动过速、心肌梗死的报道。②与多柔比星和环磷酰胺联用还可见血管扩张、静脉炎、潮热。③与泼尼松联

用还可见左室功能减退。④与顺铂和氟尿嘧啶联用还可见心肌缺血。

（2）代谢、内分泌系统：①单用，体液潴留（包括外周水肿、体重增加）。上市后还有低钠血症的报道。②与顺铂和氟尿嘧啶联用还可见体重减轻。

（3）呼吸系统：①单用，治疗呼吸困难、肺水肿。上市后还有肺栓塞、急性呼吸窘迫综合征、肺炎、间质性肺疾病、呼吸衰竭、肺纤维化的报道。②与曲妥珠单抗联用还可见鼻出血、咽喉痛、鼻咽炎、咳嗽、鼻溢。③与多柔比星和环磷酰胺联用还可见咳嗽。④与泼尼松联用还可见鼻出血、咽炎、咳嗽、肺部感染。

（4）肌肉骨骼系统：①单用，治疗肌痛、关节痛；②与曲妥珠单抗联用还可见肢端疼痛、骨痛、背痛。

（5）泌尿生殖系统：①上市后有肾功能不全、肾衰竭的报道；②与多柔比星和环磷酰胺联用还可见闭经。

（6）免疫系统：①单用，治疗超敏反应；②与曲妥珠单抗联用可见淋巴水肿；③与多柔比星和环磷酰胺联用亦可见淋巴水肿。

（7）神经系统：①单用，治疗神经病变。上市后还有晕厥、癫痫发作、一过性意识丧失的报道。②与曲妥珠单抗联用还可见感觉异常、感觉减退、头痛、嗜睡。③与多柔比星和环磷酰胺联用还可见晕厥、嗜睡。④与顺铂和氟尿嘧啶联用还可见昏睡、头晕。

（8）精神：①上市后有意识模糊的报道；②与曲妥珠单抗联用还可见失眠。

（9）肝：单用，治疗胆红素升高、GOT 升高、GPT 升高、ALP 升高。上市后还有肝炎的报道。

（10）胃肠道：①单用，治疗味觉障碍、便秘、食欲缺乏、恶心、腹泻、呕吐、口腔炎。上市后还有腹痛、十二指肠溃疡、食管炎、胃肠道出血、胃肠道穿孔、结肠炎（包括缺血性结肠炎）、肠梗阻、中性粒细胞减少性小肠结肠炎、脱水（因胃肠道事件引起）的报道。②与多柔比星和环磷酰胺联用还可见肠炎（包括结肠炎）、大肠穿孔。③与顺铂和氟尿嘧啶联用还可见吞咽困难、胃肠道疼痛、胃肠道痉挛、嗅觉改变、胃灼热、胃肠道出血。④有本药与卡铂和曲妥珠单抗联用引起急性胰腺炎的个案报道。还有本药与帕米膦酸二钠联用引起胃肠道积气的个案报道。

（11）血液：单用，治疗中性粒细胞减少（包括发热性中性粒细胞减少）、贫血、血小板减少、白细胞减少、败血症。上市后还有出血、弥散性血管内凝血（DIC）的报道。

（12）皮肤：①单用，治疗指甲病变（包括指甲色素沉着或色素减退、甲脱离、疼痛）、脱发、皮疹、皮炎、荨麻疹。有皮肤纤维化的个案报道。上市后还有皮肤型红斑狼疮、大疱疹、多形性红斑、史-约综合征、中毒性表皮坏死松解症、硬皮病样改变、手足综合征的报道。②与泼尼松联用还可见脱皮。③与顺铂和氟尿嘧啶联用还可见脱皮、瘙痒、皮肤干燥。

（13）眼：上市后有结膜炎、流泪、一过性视力障碍（闪光、盲点）、黄斑囊样水肿的报道。有本药与紫杉醇联用引起开角型青光眼的个案报道。

（14）耳：①上市后有听力障碍、听力丧失的报道；②与顺铂和氟尿嘧啶联用还可见听力改变。

（15）其他：①单用，治疗感染、虚弱、疼痛、黏膜炎、发热、输液反应。上市后还有弥漫性痛、胸痛、放射回忆反应的报道。②与曲妥珠单抗联用还可见疲乏、寒战。③与泼尼松联用还可见疲乏。④与顺铂和氟尿嘧啶联用还可见水肿。

4. 药物相互作用

（1）细胞色素 P450（CYP）3A4 抑制药［如蛋白酶抑制药（尤其是利托那韦）］：合用可能增加本药的暴露量。机制为本药为 CYP 3A4 底物。处理方式为避免合用。如必须合用，应密切监测毒性反应，并考虑降低本药的剂量。

（2）CYP 诱导药、其他 CYP 3A4 底物：合用可能改变本药的代谢。机制为本药为 CYP 3A4 底物。

（3）卡铂：合用可使卡铂的清除率升高约 50%。

（4）红霉素、苯海拉明、普萘洛尔、普罗帕酮、苯妥英钠、水杨酸盐类药、磺胺甲噁唑、丙戊酸钠、地塞米松：以上药物不影响本药的蛋白结合率。

（5）洋地黄毒苷：本药不影响洋地黄毒苷的蛋白结合率。

（6）多柔比星、环磷酰胺：本药与多柔比星及环磷酰胺联用时对三者的药动学均无影响。

八、注意事项

1. 禁用　对本药过敏者；中性粒细胞计数低于 1.5×10^9/L 者；严重肝功能损害者；孕妇。

2. 慎用　尚不明确。

3. 用药注意事项

（1）用药警示：为降低体液潴留的发生率及减轻体液潴留和超敏反应的严重程度，使用本药前应口服皮质类固醇，如在使用本药前 1 日开始口服地塞米松（每日 16mg，连用 3 日）。本药用于激素难治性转移性前列腺癌时，推荐于使用本药前 12 小时、3 小时和 1 小时口服地塞米松 8mg。

本药与顺铂和氟尿嘧啶联用时必须给予止吐药，并补充适当的水分。

如皮肤接触了药液，应立即用肥皂和水彻底清洗；如眼部或黏膜接触了药液，立即用水彻底清洗。

育龄妇女用药期间及用药后至少 3 个月内应避孕。

（2）不良反应的处理方法：如出现严重超敏反应，应立即停止滴注，并给予积极治疗，且不应再次用药。如出现轻微的超敏反应（如面部潮红、局部皮肤反应），不必停药。

如出现视力损害，应立即进行全面的眼科检查，如诊断为黄斑囊样水肿，应立即停药，并给予适当的治疗。还应考虑以非紫杉烷类抗肿瘤药替代本药。

（3）用药前后及用药时应当检查或监测：监测肝功能、肾功能。频繁监测外周血细胞计数。本药与曲妥珠单抗联用前应评估心脏状况，用药期间应继续监测心脏功能（如每 3 个月监测 1 次）。

（4）高警示药物：美国安全用药规范研究院将本药定为高警示药物，使用不当将给患者带来严重危害。

（5）特别警示：以下患者使用本药可使死亡率增加：肝功能异常者；接受高剂量本药治疗的患者；先前接受过铂类药物化疗的非小细胞肺癌患者单用本药 100mg/m²。（FDA 多西他赛注射液药品说明书）

本药不应用于胆红素大于正常值上限（ULN）的患者，亦不应用于碱性磷酸酶（ALP）大于 ULN 的 2.5 倍伴谷草转氨酶（GOT）和/或谷丙转氨酶（GPT）大于 ULN 的 1.5 倍的患者。每个周期用药前应监测胆红素、GOT、GPT 和 ALP。（FDA 药品说明书）

本药禁用于中性粒细胞计数低于 $1.5×10^9/L$ 者。（FDA 药品说明书-多西他赛注射液）

本药可引起严重超敏反应和严重体液潴留（尽管已预防性给予地塞米松）。如发生严重超敏反应，应立即停止滴注并给予适当的治疗。（FDA 多西他赛注射液药品说明书）

九、药物稳定性及贮藏条件

注射液：遮光、密闭，2~8℃保存。

十、药物经济性评价

医保药品，非基本药物。

紫杉醇（白蛋白结合型）

一、药品名称

英文名　Paclitaxel Protein-Bound

二、药品成分

紫杉醇

三、剂型及规格

注射用紫杉醇（白蛋白结合型）　100mg

四、适应证及相应的临床价值

1. NMPA 说明书适应证　用于治疗联合化疗失败的转移性乳腺癌或辅助化疗后 6 个月内复发的乳腺癌。

2. 其他临床应用参考　用于治疗局部晚期或转移性非小细胞肺癌（NSCLC）（FDA 批准适应证）。

与吉西他滨联用，用于转移性胰腺癌的一线治疗（FDA 批准适应证）。

五、用法用量

1. 成人用法用量如下。

（1）联合化疗失败的转移性乳腺癌或辅助化疗后复发的乳腺癌：静脉滴注，推荐每次 260mg/m²，静脉滴注 30 分钟，每 3 周 1 次。

（2）肾功能不全时剂量：尚无肾功能不全者使用本药的临床研究数据，其适宜剂量尚不明确。

（3）肝功能不全时剂量：对血胆红素大于 1.5mg/dl 者，本药的适宜剂量尚不明确；中至重度肝功能不全者应减少初始剂量；谷草转氨酶（GOT）超过正常上限（ULN）10 倍

或胆红素超过 ULN 5 倍者，不推荐使用。

（4）毒性状态时剂量：用药期间如出现严重中性粒细胞减少（ANC<0.5×10⁹/L）持续 1 周或 1 周以上，或出现严重感觉神经毒性，应将后续疗程的治疗剂量减至 220mg/m²；如再次出现上述严重 ANC 减少或感觉神经毒性，则应再将随后的治疗剂量减至 180mg/m²。对于出现 3 度感觉神经毒性的患者应暂停给药，待神经毒性恢复至小于或等于 2 度后方可继续治疗，并在后续治疗时降低剂量。

2. 国外用法用量参考

（1）NSCLC：静脉滴注，与卡铂联用本药的推荐剂量为每次 100mg/m²，静脉滴注 30 分钟，第 18、15 给药，每 21 日为一疗程。本药滴注完毕后应立即给予卡铂，剂量应使曲线下面积（AUC）达到 6(mg·min)/ml,于每个疗程的第 1 日给药。

（2）转移性胰腺癌：静脉滴注，每次 125mg/m²，滴注 30~40 分钟，随后立即使用吉西他滨。28 日为一期，每个周期的第 1、8、15 日给药。

六、特殊人群用药

1. 妊娠期　本药可对胎儿造成严重损害，孕妇用药应权衡利弊。育龄妇女接受本药治疗，应避孕。美国食品药品管理局（FDA）对本药的妊娠安全性分级为 D 级。

2. 哺乳期　动物实验显示，本药可随大鼠乳汁排泄；本药是否随人乳排泄尚不明确。哺乳期妇女用药期间应停止哺乳。

3. 肾功能损害　尚无肾功能不全者使用本药的临床研究数据，其适宜剂量尚不明确。

4. 肝功能损害　对血胆红素大于 1.5mg/dl 者，本药的适宜剂量尚不明确；中至重度肝功能不全者应减少初始剂量；谷草转氨酶（GOT）超过正常上限（ULN）10 倍或胆红素超过 ULN 5 倍者，不推荐使用。

5. 其他人群

（1）儿童：儿童用药的安全性和有效性尚不明确。

（2）老年人：使用本药治疗的老年患者，发生毒性反应的频率并无增加。

七、药理学

1. 药效学及作用机制　本药为紫杉醇的白蛋白结合型纳米微粒，提高了紫杉醇的溶解性，白蛋白受体介导的紫杉醇转运机制有利于紫杉醇通过血流到达潜在的肿瘤组织中。紫杉醇具有广谱抗肿瘤活性，可促进微管蛋白装配成微管，并能抑制微管的解聚，导致微管束的排列异常，使纺锤体失去正常功能，从而导致细胞死亡。

与紫杉醇的普通剂型相比，本药不需加入聚氧乙烯蓖麻油和乙醇等毒性溶剂，使静脉输注时间更短、过敏反应发生率降低，且不需在治疗前给予地塞米松、苯海拉明和西咪替丁等药物。

2. 药代动力学　本药静脉给药后，达峰时间为 30 分钟，分布容积为 370~632L/m²。代谢产物均无活性，给药量的 4% 经肾排泄，20% 随粪便排泄，总体清除率为 15~17.7L/

(h·m²),消除半衰期为 14.6~27 小时。

3. 药物不良反应

(1) 心血管系统:可见心电图异常(最常改变为非特异性除极化异常、窦性心动过缓和窦性心动过速)、低血压、心动过缓。其他与本药单药治疗可能相关的严重心血管不良事件包括胸痛、心脏停搏、室上性心动过速、血栓、肺血栓栓塞、肺梗死、高血压。还可见脑血管意外(脑卒中)、短暂性脑缺血发作、心肌缺血或梗死、静脉炎、充血性心力衰竭、左心室功能障碍。上市后有房室传导阻滞的报道。

(2) 呼吸系统:可见咳嗽、呼吸困难。罕见间质性肺炎、肺纤维化、放射性肺炎。还可见气胸、呼吸道感染。

(3) 肌肉骨骼系统:常见肌痛、关节痛,通常为一过性,在给药后 2~3 日出现。

(4) 泌尿生殖系统:可见血清肌酸酐升高。

(5) 神经系统:可见感觉神经病变。有出现神经麻痹的报道。还可见嗜睡。

(6) 肝:可见 GOT 升高、碱性磷酸酶升高、胆红素升高。罕见致死性肝坏死、肝性脑病。

(7) 胃肠道:可见恶心、腹泻、呕吐、黏膜炎。罕见肠梗阻、肠穿孔、胰腺炎、缺血性结肠炎。还可见口腔念珠菌病。

(8) 血液:可见中性粒细胞减少、中性粒细胞减少伴发热、血小板减少、贫血。还可见全血细胞减少、中性粒细胞减少性败血症。

(9) 皮肤:可见脱发、皮肤瘙痒、皮疹,多在用药后 2~3 日出现,通常数日后可自行缓解或仅需对症处理。不常见指甲改变(色泽改变或甲床颜色变浅)。罕见蜂窝织炎、皮肤硬结、表皮脱落、坏死和纤维化、斑丘疹、史-约综合征、中毒性表皮坏死松解症。还有出现光敏反应、放射回忆现象、掌跖痛性红斑(PPE)的报道。

(10) 眼:可见视物模糊或复视,通常为可逆性。罕见结膜炎和流泪。

(11) 过敏反应:可见呼吸困难、潮红、低血压、胸痛和心律不齐。

(12) 其他:可见感染性疾病、乏力、出血、注射部位反应(药液外渗,可更换部位注射)。还可见不适、发热、脱水。吸入后可出现呼吸困难、胸痛、眼灼痛、咽痛和恶心。局部接触可能出现刺痛、烧灼感和红肿。

4. 药物相互作用　炔雌醇、睾酮、维 A 酸等:合用可使紫杉醇的暴露量增高,紫杉醇中毒的危险增加。机制:以上药物可抑制细胞色素 P450(CYP)2C8 介导的紫杉醇代谢作用。处理:合用时可能需要调整两者的剂量。

八、注意事项

1. 禁用　对本药过敏者。

2. 慎用　肝功能不全者(国外资料);骨髓抑制患者(国外资料);感觉神经病变患者(国外资料)。

3. 用药注意事项

(1) 用药警示:静脉滴注过程中,应注意可能出现的血管渗漏现象,应将滴注时间控制在 30 分钟,以减少与滴注相关的局部反应。

配制本药时建议戴手套。如皮肤接触本药(冻干粉或已溶解的悬浮液),应立即用肥皂和水彻底冲洗;如黏膜接触本药,应用流动水彻底冲洗。

男性患者接受本药治疗,建议在治疗期间采取避孕措施。

(2) 用药前后及用药时应当检查或监测:用药期间定期监测外周血细胞计数、血压(输液期间)、心电图、肝功能。

(3) 高警示药物:美国安全用药规范研究院将本药定为高警示药物,使用不当将给患者带来严重危害。

(4) 其他注意事项:除非有临床禁忌证,既往化疗中应包括一种蒽环类抗肿瘤药。

本药分散溶解后应立刻使用,如未能立即使用时,应将含悬浮液的药瓶放回原包装中以避免光照并放在 2~8℃冰箱内,最长可保存 8 小时。

(5) 特别警示:用药前外周中性粒细胞计数(ANC)低于 $1.5×10^9/L$ 者不应使用本药。用药期间应监测患者可能出现的骨髓抑制,尤其外周血 ANC 减少,严重外周血 ANC 减少可导致感染[NMPA 注射用紫杉醇(白蛋白结合型)药品说明书]。

本药与紫杉醇的其他制剂不能互换使用[NMPA 注射用紫杉醇(白蛋白结合型)药品说明书]。

九、药物稳定性及贮藏条件

粉针剂:室温(20~25℃)下避光保存。

十、药物经济性评价

非基本药物。

6　拓扑异构酶 I 抑制药

羟 喜 树 碱

一、药品名称

英文名　Hydroxycamptothecin

二、药品成分

羟喜树碱

三、剂型及规格

注射用羟喜树碱　(1)2mg;(2)5mg;(3)8mg;(4)10mg
羟喜树碱注射液　(1)2ml:2mg;(2)2ml:5mg;(3)5ml:5mg;(4)5ml:10mg;(5)10ml:10mg

四、适应证及相应的临床价值

1. NMPA 说明书适应证　用于治疗原发性肝癌、胃癌、膀胱癌、直肠癌、头颈部上皮癌、白血病等恶性肿瘤。

2. 其他临床应用参考　用于治疗肺癌。

五、用法用量

成人用法用量如下。

（1）原发性肝癌：①静脉注射，每日 4～6mg，稀释于 0.9%氯化钠注射液 20ml 中，缓缓注射；②肝动脉给药，每次 4mg 加 0.9%氯化钠注射液 10ml 灌注，每日 1 次，15～30 日为一疗程。

（2）胃癌、头颈部上皮癌：静脉注射，每日 4～6mg，稀释于 0.9%氯化钠注射液 20ml 中，缓缓注射。

（3）膀胱癌：膀胱灌注，每次 10～20mg，每周 2 次，15～20 次为一疗程。膀胱灌注后加高频透热 100 分钟。

（4）直肠癌：动脉滴注，每次 6～8mg，稀释于 0.9%氯化钠注射液 500ml 中，经肠系膜下动脉插管动脉滴注，每日 1 次，15～20 次为一疗程。

（5）白血病：静脉滴注，每日 6～8mg/m^2，稀释后静脉滴注，连续给药 30 日为一疗程。

（6）给药方式说明：本药一般经静脉注射给药，也可腔内注射。静脉给药时，药液切勿外溢，否则会引起局部疼痛及炎症。

（7）注射液的配制：本药只能用 0.9%氯化钠注射液稀释。不能用葡萄糖注射液或其他酸性溶液稀释，否则会出现沉淀。

六、特殊人群用药

1. 妊娠期 孕妇慎用本药。
2. 哺乳期 尚不明确。
3. 其他人群
（1）儿童：尚不明确。
（2）老年人：尚不明确。

七、药理学

1. 药效学及作用机制 本药为喜树碱的 10 位羟基衍生物，药理作用与喜树碱相似，但抗瘤谱较广，毒性较小。试验研究表明本药主要作用于 S 期细胞，对 G1、G2、M 期细胞有轻微杀伤力，对 G0 期细胞无作用。通过抑制 DNA 拓扑异构酶 I 而使 DNA 不能复制，造成 DNA 链不可逆破坏，从而导致细胞死亡。动物试验显示本药与常用抗肿瘤药之间无交叉耐药性。

2. 药代动力学 静脉注射本药后，胆囊和小肠内药物浓度最高，其次为癌细胞、肝、骨髓、胃及肺。以 3H 标记的本药静脉注射后，半衰期 α 相为 4.5 分钟，β 相为 29 分钟。主要随粪便排泄，12 小时排出 29.6%，48 小时排出 47.8%。

3. 药物不良反应
（1）心血管系统：少数患者有心电图改变。
（2）泌尿生殖系统：偶见尿急、尿痛、血尿、尿频、轻度蛋白尿，停药一周后消失。
（3）胃肠道：可有食欲减退、恶心、呕吐。
（4）血液：较常见骨髓抑制，表现为白细胞减少，对红细胞及血小板无明显影响。
（5）皮肤：少数患者有脱发。
4. 药物相互作用 尚不明确。

八、注意事项

1. 禁用 对本药过敏者。
2. 慎用 孕妇禁用。
3. 用药注意事项 用药期间应监测血、尿常规和肝、肾功能。

九、药物稳定性及贮藏条件

粉针剂：遮光，密闭（10～30℃）保存。
注射液：遮光、密闭，阴凉（不超过 20℃）处保存。

十、药物经济性评价

非基本药物。

拓 扑 替 康

一、药品名称

英文名 Topotecan

二、药品成分

盐酸拓扑替康

三、剂型及规格

盐酸拓扑替康胶囊（以拓扑替康计） （1）0.25mg；（2）1mg

注射用盐酸拓扑替康（以拓扑替康计） （1）1mg；（2）2mg；（3）4mg

四、适应证及相应的临床价值

1. NMPA 说明书适应证 用于治疗小细胞肺癌。
用于治疗经一线化疗失败的晚期转移性卵巢癌。

2. 其他临床应用参考 与顺铂联用于治疗复发性或难治性ⅣB 期宫颈癌（FDA 批准适应证）。
用于非小细胞肺癌。
用于慢性粒细胞白血病。
用于骨髓增生异常综合征。
用于复发性或难治性中枢神经系统肿瘤。
用于原发性中枢神经系统淋巴瘤。
用于尤因肉瘤。
用于 Merkel 细胞癌。
用于神经母细胞瘤。
用于骨肉瘤。
用于横纹肌肉瘤。

五、用法用量

成人用法用量如下。
（1）小细胞肺癌、晚期转移性卵巢癌：①口服给药，用于不能耐受静脉给药的小细胞肺癌，每次 1.4mg/m^2，每日 1 次，连用 5 日，第 5 日静脉滴注顺铂 75mg/m^2。21 日为一疗程，可根据患者反应调整用量。②静脉滴注，推荐剂量为每次 1.2mg/m²,每日 1 次,静脉滴注 30 分钟,连用 5 日,21 日为一疗程。

（2）毒性状态时剂量

1）口服给药：①如出现 3 级血液学毒性,下一疗程剂量可减少 25%。如出现 4 级粒细胞减少合并严重感染性发热,应停药。②如出现胆红素异常,推迟用药 2 周,如仍未恢复则停药。③如出现氨基转移酶大于正常值 2.5 倍,下一疗程剂量减少 25%,大于 5 倍则停药。④如出现 1 级肾毒性,下一疗程剂量减少 25%,如出现 2 级肾毒性则停药。

2）静脉滴注：如出现严重中性粒细胞减少,下一疗程剂量应减少 0.2mg/m² 或与非格司亭（G-CSF）联用,应于开始使用本药后第 6 使用 G-CSF,即连用本药 5 日后 24 小时再用 G-CSF。

六、特殊人群用药

1. 妊娠期　本药可损害胎儿,孕妇禁用。美国食品药品管理局（FDA）对本药的妊娠安全性分级为 D 级。

2. 哺乳期　尚不明确本药是否随乳汁排泄,哺乳期妇女禁用。

3. 肾功能损害　轻度肾功能不全（肌酐清除率为 40～60ml/min）者通常无须调整剂量；中度肾功能不全（肌酐清除率为 20～39ml/min）者,推荐剂量为 0.6mg/m²；尚无充足资料证实重度肾功能不全者可否使用本药。

4. 肝功能损害　血清胆红素为 1.5～10mg/dl 时,本药血浆清除率降低,但通常无须调整剂量。

5. 其他人群

（1）儿童：儿童用药的安全性和有效性尚不明确。

（2）老年人：除非肾功能不全,老年患者通常无须调整剂量。

七、药理学

1. 药效学及作用机制　本药为半合成的喜树碱衍生物,系 S 期细胞周期特异性抗肿瘤药。拓扑异构酶Ⅰ通过诱导 DNA 单链可逆性断裂,使 DNA 螺旋松解,本药与拓扑异构酶Ⅰ-DNA 复合物结合,阻碍断裂 DNA 单链的重新连接,从而起到抗肿瘤作用。动物肿瘤模型试验表明,本药有广谱抗肿瘤作用。

2. 药代动力学　本药口服后迅速吸收,1～2 小时达血药峰浓度,生物利用度约为 40%。癌症患者静脉滴注本药（30 分钟内滴注 1.5mg/m²）后,在体内呈二室模型,分布迅速,易分布至肝、肾等血流灌注良好的组织,可进入并蓄积于脑脊液中,分布半衰期为 4.1～8.1 分钟,与血浆蛋白结合率为 6.6%～21.3%。本药大部分（26%～80%）经肾排泄,其中 90%在用药后 12 小时排泄,小部分随胆汁排泄。代谢产物内酯式拓扑替康的消除半衰期为 1.7～8.4 小时,总拓扑替康的消除半衰期为 2.3～4.3 小时。对于肾功能不全者,本药清除率降低,最大耐受剂量（MTD）亦降低。对于肝功能不全者,本药的代谢和毒性与正常人无明显差异。

3. 药物不良反应

（1）心血管系统：无症状低血压。有深静脉血栓的个

案报道。

（2）呼吸系统：呼吸困难、咳嗽、肺炎、咽炎、间质性肺疾病（ILD）、肺栓塞。

（3）肌肉骨骼系统：关节痛、肌肉痛、胸痛、背痛、骨骼痛、僵直。

（4）泌尿生殖系统：血清肌酸酐升高、血尿、蛋白尿。

（5）免疫系统：过敏反应、血管神经性水肿。上市后有类过敏反应、过敏性休克的报道。

（6）神经系统：头痛、感觉异常、神经病变。

（7）肝：肝功能异常（如氨基转移酶升高、血胆红素升高）。

（8）胃肠道：恶心、呕吐、腹泻、便秘、肠梗阻、腹痛、口腔炎、食欲缺乏。上市后有腹痛伴中性粒细胞减少性结肠炎的报道。

（9）血液：白细胞减少、血小板减少、贫血、骨髓抑制、中性粒细胞减少、败血症（包括中性粒细胞减少性败血症）。上市后有严重出血的报道。

（10）皮肤：脱发、严重皮炎、瘙痒、皮疹（包括瘙痒、红斑疹、荨麻疹、大疱疹、斑丘疹）。

（11）其他：不适、发热、全身疼痛、疲乏、无力、感染。静脉给药时,若药液漏于血管外可产生局部刺激、红肿。

4. 药物相互作用

（1）P 糖蛋白（P-gp）抑制药（如胺碘酮、阿奇霉素、卡托普利、卡维地洛、克拉霉素、考尼伐坦、地尔硫䓬、决奈达隆、红霉素、非洛地平、伊曲康唑、洛匹那韦、利托那韦、槲皮素、奎尼丁、雷诺嗪、替格瑞洛、维拉帕米）、乳腺癌耐药蛋白（BCRP）抑制药（如环孢素、艾曲波帕）：以上药物可增加本药口服制剂的暴露量。机制为本药为 P-gp 及 BCRP 底物。处理方式为避免合用。

（2）其他细胞毒类药（如紫杉醇、依托泊苷、顺铂）：合用可能加重骨髓抑制作用。处理方式为合用需减量。

（3）G-CSF：合用可延长中性粒细胞减少的持续时间。处理：如合用,应于开始使用本药后第 6 使用 G-CSF,即连用本药 5 日后 24 小时再用 G-CSF。

（4）多西他赛：有本药降低多西他赛清除率的报道。

（5）格拉司琼、昂丹司琼、吗啡、皮质激素：合用对本药静脉用药的药代动力学无明显影响。

（6）高脂肪餐：本药与高脂肪餐同服后的暴露量与空腹状态下的暴露量相当,但内酯式拓扑替康的达峰时间从 1.5 小时延迟至 3 小时,总拓扑替康的达峰时间从 3 小时延迟至 4 小时。处理方式为本药可与或不与食物同服。

八、注意事项

1. 禁用　对本药或其他喜树碱类药过敏者；对本药有严重过敏反应史者；严重骨髓抑制［中性粒细胞计数<1 500 个/mm³ 和/或血小板计数≤10 000 个/mm³］患者；孕妇；哺乳期妇女。

2. 慎用　肾功能不全者（国外资料）。

3. 用药注意事项

（1）用药警示：本药可导致无力或疲乏。如持续出现

疲乏和无力,驾驶和操作机械时应谨慎。

如进行下一疗程化疗,患者需具备以下条件:中性粒细胞恢复至 1 000 个/mm³ 以上,血小板恢复至 10 000 个/mm³ 以上,血红蛋白恢复至 9g/dl 及以上(必要时可输血)。

育龄期妇女用药期间、停药后至少 1 个月内,及其男性伴侣用药期间及停药后 3 个月内,应采取有效的避孕措施。

打开本药包装或配制注射液时应穿隔离衣、戴手套,并在垂直层流通罩中操作。如药液溅至皮肤上,立即用肥皂和清水清洗;如溅至黏膜或角膜上,则应用清水彻底冲洗。

(2)不良反应的处理方法:如出现 ILD,应停药。

(3)用药前后及用药时应当检查或监测:用药前及用药期间应监测血常规。监测肾功能、胆红素。

(4)高警示药物:美国安全用药规范研究院(ISMP)将本药定为高警示药物,使用不当将给患者带来严重危害。

(5)特别警示:本药可引起严重骨髓抑制,故仅用于用药前中性粒细胞计数大于或等于 1 500 个/mm³ 且血小板计数大于或等于 10 000 个/mm³ 的患者(FDA 盐酸拓扑替康胶囊药品说明书)。

九、药物稳定性及贮藏条件

胶囊:遮光、密封,冷处(2~10℃)干燥保存。
粉针剂:遮光、密封,阴凉(不超过 20℃)干燥处保存。

十、药物经济性评价

非基本药物。

伊 立 替 康

一、药品名称

英文名　Irinotecan

二、药品成分

盐酸伊立替康

三、剂型及规格

盐酸伊立替康注射液　(1)2ml:40mg;(2)5ml:100mg;(3)15ml:300mg
注射用盐酸伊立替康　(1)40mg;(2)100mg

四、适应证及相应的临床价值

1. NMPA 说明书适应证　用于治疗晚期大肠癌。
2. 其他临床应用参考
用于广泛期小细胞肺癌。
用于晚期非小细胞肺癌。
用于复发性或进展性尤因肉瘤。
用于复发性胶质母细胞瘤。
用于复发性或转移性宫颈癌。
用于局部晚期或转移性食管癌、胃癌。
用于晚期胰腺癌。
用于对铂耐药的卵巢癌。

五、用法用量

成人用法用量如下:晚期大肠癌:静脉滴注。

1)单药治疗(对既往接受过治疗的患者):推荐剂量为 350mg/m²,静脉滴注 30~90 分钟,每 3 周用 1 次。

2)联合治疗(之前未接受过化疗的患者):①第 1 日给予本药 180mg/m²(滴注时间为 30~90 分钟),滴注完后立即给予亚叶酸(LV)(于第 1 日和第 2 日给予,剂量为每日 400mg/m²,滴注时间为 30~90 分钟),随后再立即给予 5-FU(于第 1 日和第 2 日给予,先静脉注射 400mg/m²,随后持续静脉滴注 600mg/m²,滴注时间为 22 小时)。每 2 周重复 1 次。②第 1 日给予本药 180mg/m²(滴注时间为 30~90 分钟),滴注完后立即给予 LV(于第 1 日给予,剂量为 400mg/m²,滴注时间为 30~90 分钟),随后再立即给予 5-FU(第 1 日先静脉注射 400mg/m²,随后持续静脉滴注 1 200mg/m²,第 2 日持续静脉滴注 1 200mg/m²,滴注时间为 46~48 小时)。每 2 周重复 1 次。

a. 随后的剂量可增至 150mg/m² 或减至 50mg/m²,根据患者的耐受性每次减少 25~50mg/m²。

b. 随后的剂量可减至 200mg/m²,根据患者的耐受性每次减少 50mg/m²。

毒性状态时剂量:晚期大肠癌,当毒性反应恢复至 1 或 1 级以下,粒细胞计数恢复至大于或等于 1.5×10^9/L、血小板计数恢复至 100×10^9/L,不使用止泻药的情况下至少 24 小时内不再腹泻(恢复至用药前水平)时方可进行下一疗程。治疗应推迟 1~2 周以帮助相关毒性反应恢复,如延迟 2 周后仍不能恢复,应考虑停止化疗。

给药方式说明:静脉给药,本药注射剂应静脉滴注,不可静脉注射。

注射液的配制:静脉滴注液,本药注射液应以 5% 葡萄糖注射液或 0.9% 氯化钠注射液稀释至最终浓度为 0.12~2.8mg/ml 的溶液。稀释后的溶液应尽快使用,如未立即使用,应在 2~8℃ 条件下保存不超过 24 小时,或 25℃ 下保存不超过 6 小时。

六、特殊人群用药

1. 妊娠期　动物实验表明,本药有胚胎毒性和致畸性,但尚无孕妇用药充分、严格的对照研究资料,故孕妇和计划妊娠的妇女禁用本药。育龄妇女用药期间应避孕。美国食品药品管理局(FDA)对本药的妊娠安全性分级为 D 级。

2. 哺乳期　本药可随大鼠乳汁排泄,滴注 4 小时后乳汁中的药物浓度为血药浓度的 65 倍,但是否随人类乳汁排泄尚不明确,故哺乳期妇女禁用。

3. 其他人群

(1)儿童:儿童用药的安全性和有效性尚不明确。

(2)老年人:单药治疗大肠癌(>65 岁的老年人)。①每周给药疗法,推荐初始剂量为每次 100mg/m²;②每 3 周给药疗法,推荐初始剂量为每次 300mg/m²。老年人用药发生腹泻的风险较高,应慎用本药。

七、药理学

1. 药效学及作用机制 本药为喜树碱衍生物,可特异性作用于拓扑异构酶Ⅰ(拓扑异构酶Ⅰ通过可逆地断裂DNA单链使DNA双链解旋)。本药及其SN-38结合至拓扑异构酶Ⅰ-DNA复合物上,阻止断裂的单链再连接。本药的细胞毒性作用是由于DNA双链的破坏,而DNA双链的破坏是由于DNA合成中的复制酶与由拓扑异构酶Ⅰ、DNA、本药或SN-38构成的三元复合物发生相互作用所致。哺乳动物细胞不能有效地修复这种双链的破坏。

本药为亲脂性代谢产物SN-38的水溶性前体,SN-38对从人类或啮齿类动物肿瘤细胞株中提纯出的拓扑异构酶Ⅰ的抑制作用为本药的1 000倍。本药及SN-38均以活性内脂形式和非活性羟基酸阴离子的形式存在。酸性pH值环境可促进内脂的形成,碱性pH环境可促进羟基酸阴离子的形成。本药对啮齿类动物和人类不同组织的恶性肿瘤细胞均有抗肿瘤活性。

2. 药代动力学 分别给予本药125mg/m^{2}和340mg/m^2,静脉滴注90分钟后,本药的C_{max}分别为(1 660±797)ng/ml、(3 392±874)ng/ml,SN-38的C_{max}分别为(26.3±11.9)ng/ml、(56.0±28.2)ng/ml;本药的AUC_{0-24}分别为(10 200±3 270)(ng·h)/ml、(20 604±6 027)ng·h/ml,SN-38的C_{max}分别为(229±108)(g·h/ml)、(474±245)ng·h/ml;本药的表观分布容积分别为(110±48.5)L/m^{2}和(234±69.6)L/m^2;本药清除率(Cl)分别为(13.3±6.01)L/(h·m^2)和(13.9±4.00)L/(h·m^2)。

本药血浆蛋白结合率为30%~68%,SN-38血浆蛋白结合率约为95%,主要与白蛋白结合。本药主要经肝通过羧酸酯酶代谢转化为活性代谢产物(SN-38)和通过CYP 3A4氧化产生两种相对无活性的代谢产物(APC和量较小的NPC)。随后SN-38与UDP-葡糖醛基转移酶1A1结合形成葡糖醛酸代谢产物(SN-38 葡糖醛酸)。给药量的11%~20%(其中SN-38小于1%;SN-38葡糖醛酸为3%)随尿液排泄。给予本药48小时后,本药、SN-38和SN-38葡糖醛酸随胆汁和尿液的累积排泄量为25%(给药剂量=100mg/m^2)至50%(给药剂量=300mg/m^2)。本药平均终末半衰期为6~12小时,SN-38的平均终末半衰期为10~20个小时。

与单用本药相比,联用5-FU和LV时SN-38的C_{max}和AUC_{0-24}分别下降14%和8%。

3. 药物不良反应

(1) 心血管系统:血管扩张、低血压、血栓性静脉炎、心肌梗死、心动过缓、心绞痛、动脉血栓形成、心脏停搏、心肌缺血、外周血管病、猝死、心律失常、器质性心功能不全。

(2) 代谢、内分泌系统:体重下降、脱水、低钾血症、低镁血症、血糖升高。上市后还有低钠血症的报道。

(3) 呼吸系统:呼吸困难、咳嗽、肺炎、肺栓塞、鼻炎。上市后还有间质性肺疾病、呃逆的报道。

(4) 肌肉骨骼系统:背痛、下肢血栓。上市后还有肌痉挛的报道。

(5) 泌尿生殖系统:急性肾衰竭、血清肌酸酐升高、血尿素氮升高。

(6) 免疫系统:上市后有过敏反应、类过敏性反应的报道。

(7) 神经系统:头晕、嗜睡、意识错乱、头痛、失眠、晕厥、脑血管意外、脑梗死、眩晕、静坐不能。上市后还有感觉异常、言语障碍的报道。

(8) 精神:抑郁。

(9) 肝:谷草转氨酶(GOT)升高、碱性磷酸酶升高、腹水、黄疸、高胆红素血症、γ-谷氨酰转移酶(GGT)升高、肝肿大。上市后还有谷丙转氨酶(GPT)升高的报道。

(10) 胃肠道:腹泻(早发性和迟发性)、恶心、呕吐、食欲减退、腹痛、便秘、黏膜炎、腹部痉挛、胃肠胀气、口腔炎、消化不良、腹部膨隆、胃肠道念珠菌感染。上市后还有肠梗阻、巨结肠、胃肠道出血、结肠炎(包括盲肠炎、局部缺血、溃疡性结肠炎)、肠穿孔、淀粉酶暂时性升高、脂肪酶暂时性升高、胰腺炎的报道。

(11) 血液:白细胞减少、贫血、血小板减少、中性粒细胞减少(包括中性粒细胞减少性发热或感染)、低容量血症、败血症、淋巴细胞减少。

(12) 皮肤:剥脱性皮炎、皮肤潮红、皮疹、手足综合征、脱发、多汗。

(13) 其他:乏力、疼痛、发热、感染、寒战、水肿、胆碱能综合征(如瞳孔缩小、流泪、流涎增多)、步态异常。

4. 药物相互作用

(1) 神经肌肉阻断药(如氯琥珀胆碱):合用可延长氯琥珀胆碱的神经-肌肉阻滞作用,并可对抗非去极化药物的神经肌肉阻滞作用。机制为本药具有抗胆碱酯酶活性的作用。

(2) 地塞米松:地塞米松作为止吐药与本药合用可能加重淋巴细胞减少,并可能引起血糖升高。

(3) 活疫苗:合用可引起严重或致命的感染。机制为本药可降低免疫力。处理方式为使用本药时避免接种活疫苗,但可接种死疫苗或灭活疫苗(可能会减弱疫苗效果)。

(4) 丙氯拉嗪:合用可使静坐不能的发生率升高。

(5) 缓泻药:合用可能使腹泻的严重程度加重或发生率升高。

(6) 利尿药:合用可能使脱水加重。机制为使用本药引起的呕吐和/或腹泻有继发脱水的潜在风险。处理方式为避免合用。出现呕吐和/或腹泻时,禁用利尿药。

(7) 阿扎那韦:合用可使SN-38的暴露量增加。

(8) 细胞色素P450 3A(CYP 3A)诱导的抗惊厥药(如卡马西平、苯巴比妥、苯妥英钠):合用可使SN-38的暴露量减少。处理方式为需使用抗惊厥药的患者,应在初次使用本药前至少1周开始抗惊厥治疗或换用非酶诱导的抗惊厥药。

(9) 圣·约翰草:合用可使SN-38的暴露量减少。处理方式为不可合用,开始使用本药前至少1周应停用圣·约翰草。

八、注意事项

1. 禁用　对本药过敏者;血胆红素超过 ULN 3 倍的患者;慢性炎症肠病和/或肠梗阻患者;严重骨髓抑制患者;WHO 体力状态评分大于 2 的患者;孕妇和计划妊娠的妇女;哺乳期妇女

2. 慎用　WHO 体力状态评分为 2 的患者;肝功能不全者;高胆红素血症患者(国外资料);肾功能损害者;曾接受盆腔或腹部放疗的患者;哮喘患者;心血管疾病患者;机械性肠梗阻患者;尿路梗阻患者;老年人。

3. 用药注意事项

(1) 用药警示:使用本药后 24 小时内,有可能出现头晕及视力障碍,出现以上症状时不可驾驶或操作机械。

静脉滴注时应防止药液外渗,并观察滴注部位是否有炎症,如发生外渗,以无菌水冲洗,并推荐给予冰敷。

用药前至少 30 分钟应预防性给予止吐药。在每周给药方案的临床研究中,大部分患者接受地塞米松 10mg 与其他止吐药(如 5-HT3 阻滞药、恩丹司琼或格拉司琼等)。

在配制本药时推荐使用手套。如皮肤接触药液,立即用肥皂和清水彻底清洗。如黏膜接触药液,立即用清水冲洗。

(2) 不良反应的处理方法:早发性腹泻通常是由胆碱能作用引起,故用药期间或用药后短时间内出现胆碱能综合征时,应静脉注射或皮下注射阿托品 0.25~1mg(日剂量 ≤1mg)。且下次使用本药时,应预防性使用硫酸阿托品。

如出现迟发性腹泻,治疗如下:①在首次出现粪便不成形、稀便或排便频率增加时开始给予洛哌丁胺,具体为首剂 4mg,以后每 2 小时给予 2mg,直至腹泻停止后至少 12 小时;夜间可每 4 小时给予 4mg。不推荐连用 48 小时以上,因有出现麻痹性肠梗阻的风险,亦不推荐使用时间少于 12 小时。不应预防性使用洛哌丁胺。②当出现以下情况时,应住院治疗:腹泻伴发热;严重腹泻;给予首剂大剂量洛哌丁胺治疗后,腹泻仍持续超过 48 小时;迟发性腹泻伴呕吐。

如出现脱水,应补水和电解质。

如出现肠梗阻、发热、严重中性粒细胞减少,应给予抗生素治疗。

如出现呕吐,应给予止吐药(如丙氯拉嗪)。

如出现过敏反应,应停药。

如出现间质性肺病,应停药,并给予适当的治疗。

(3) 用药前后及用药时应当检查或监测:用药前和用药期间每月监测肝功能。

用药前和用药期间应密切监测全血细胞计数。

监测电解质(严重腹泻时)和体液。

监测 UGT1A1 基因型。

(4) 高警示药物:美国安全用药规范研究院将本药定为高警示药物,使用不当将给患者带来严重危害。

九、药物稳定性及贮藏条件

注射液:遮光,30℃以下保存,不可冷冻。

粉针剂:遮光保存。

十、药物经济性评价

医保药品,非基本药物。

7　拓扑异构酶Ⅱ抑制药

依 托 泊 苷

一、药品名称

英文名　Etoposide

二、药品成分

依托泊苷

三、剂型及规格

依托泊苷软胶囊　(1)25mg;(2)50mg
依托泊苷注射液　(1)2ml:40mg;(2)5ml:100mg
注射用依托泊苷　40mg
注射用磷酸依托泊苷　100mg(以依托泊苷计)

四、适应证及相应的临床价值

1. NMPA 说明书适应证　用于小细胞肺癌的一线治疗。

用于经手术、化疗及放疗后的难治性睾丸肿瘤。

用于恶性淋巴瘤、神经母细胞瘤、横纹肌肉瘤、卵巢癌、非小细胞肺癌、胃癌、食管癌、白血病。

2. 其他临床应用参考　用于局部晚期或转移性胸腺瘤。

用于原发灶不明的腺癌。

用于儿童难治性肉瘤。

五、用法用量

成人用法用量如下:

(1) 小细胞肺癌:①口服给药,单用每日 60~100mg/m²,连用 10 日,每 3~4 周重复给药。联合化疗时,本药每日 50mg/m²,连用 3 日或 5 日。②静脉滴注,联合化疗时,本药每日 35~50mg/m²,连用 4 日或 5 日,每 3~4 周重复给药。

(2) 难治性睾丸肿瘤:①口服给药,同"小细胞肺癌"的"口服给药"项。②静脉滴注,联合化疗时,本药每日 50~100mg/m²,连用 5 日;或每日 50~100mg/m²,第 1、3、5 日给药,每 3~4 周重复给药。

(3) 恶性淋巴瘤、神经母细胞瘤、横纹肌肉瘤、卵巢癌、非小细胞肺癌、胃癌、食管癌、其他恶性生殖细胞瘤、白血病:口服给药,同"小细胞肺癌"的"口服给药"项。

(4) 肾功能不全时剂量:肌酐清除率大于 50ml/min 者,无须调整初始剂量。肌酐清除率为 15~50ml/min 者,初始量减至常规剂量的 75%。以后的剂量应按患者的耐受程度和临床疗效适当调整。尚无酐清除率低于 15ml/min 者的用药资料,但此类患者需进一步减少剂量。

六、特殊人群用药

1. 妊娠期　孕妇禁用。

2. 哺乳期　本药是否随人类乳汁排泄尚不明确,哺乳期妇女应权衡利弊后决定停止哺乳或停药。

3. 肾功能损害　肾功能损害慎用(国外资料)。

4. 肝功能损害　肾功能损害慎用(国外资料)。

5. 其他人群　低白蛋白血症患者慎用。

(1) 儿童:尚不明确。

(2) 老年人:老年患者慎用。

七、药理学

1. 药效学及作用机制　本药为细胞周期特异性抗肿瘤药,作用于 DNA 拓扑异构酶Ⅱ,形成药物-酶-DNA 稳定的可逆性复合物,阻碍 DNA 修复。试验发现,此复合物可随药物的清除而逆转,使损伤的 DNA 修复,细胞毒作用降低,故延长给药时间可能提高抗肿瘤活性。本药能使鸟类成纤维母细胞在分裂中期停顿,但主要作用于哺乳动物细胞周期的 G2 期,不同浓度下的本药对细胞分裂的作用不同,高浓度($\geqslant 10\mu g/ml$)时可使进入有丝分裂期的细胞溶解,而低浓度($0.3 \sim 10\mu g/ml$)时则抑制细胞进入有丝分裂的前期。本药不影响微管结构。

2. 药代动力学　本药软胶囊口服后 $0.5 \sim 4$ 小时达血药峰浓度(C_{max}),生物利用度为 50%。主要分布于胆汁、腹水、尿液、胸水、肺脏,极少进入脑脊液。主要以原型和代谢产物随尿排泄。

本药注射剂在相同剂量范围内,C_{max} 和 AUC 随剂量线性增加。给予本药每日 $100mg/m^2$,连用 $4 \sim 5$ 日,未见蓄积性。C_{max} 和 AUC 具有显著的个体差异性。平均稳态分布容积为 $18 \sim 29L$ 或 $7 \sim 17L/m^2$。极少进入脑脊液。本药在正常肺组织的浓度高于肺部肿瘤转移灶中的浓度,但在子宫肌正常组织和原发肿瘤中的浓度相似。血浆蛋白结合率为 97%,主要为血清白蛋白。分布半衰期约为 1.5 小时。本药在尿中的主要代谢产物为内酯环打开所形成的羟酸[4'-去甲基表鬼白酸-9-($4,6$-O-(R)-亚乙基-β-D-吡喃葡萄糖苷)],并存在于血浆中(可能为反式异构体)。尿中还可见葡糖醛酸及硫酸结合物。此外,通过细胞色素 P450(CYP)3A4 同工酶途径发生二甲氧酚环的氧位去甲基化形成相应的儿茶酚。静脉给予本药 $100 \sim 124mg/m^2$,120 小时内 56% 随尿液排泄(药物原型占 45%),44% 随粪便排泄。在儿童中,24 小时内约有 55% 的给药量随尿液排泄。给予本药 $80 \sim 600mg/m^2$,平均肾清除率为 $7 \sim 10ml/(min \cdot m^2)$,或为总清除率的 35%。机体总清除率为 $33 \sim 48ml/min$,与肌酐清除率、血清白蛋白及非肾清除有关,与剂量无关。儿童中本药的肾清除率和血清白蛋白水平呈反向关系。本药终末消除半衰期为 $4 \sim 11$ 小时。肾功能损害者总清除率降低,AUC升高,稳态分布容积增加。

3. 药物不良反应

(1) 心血管系统:心电图改变、脉搏不规则、低血压、血压升高、血压降低、静脉炎、心绞痛、心肌梗死、充血性心力衰竭、毛细血管渗漏综合征。

(2) 呼吸系统:间质性肺炎、肺纤维化、呼吸暂停、支气管痉挛、喘鸣。

(3) 肌肉骨骼系统:有肌张力障碍的个案报道。

(4) 泌尿生殖系统:血尿素氮升高、妊娠滋养层细胞疾病(GTD)、卵巢衰竭、无排卵性月经、月经过少。

(5) 神经系统:头晕、抽搐、周围神经炎、四肢麻木、头痛、脑水肿。还有可逆性后部脑病综合征(PRES)的个案报道。

(6) 免疫系统:过敏反应。

(7) 肝:肝毒性[包括碱性磷酸酶(ALP)升高、胆红素升高]。

(8) 胃肠道:食欲减退、恶心、呕吐、黏膜炎、腹痛、腹泻、便秘、味觉改变、吞咽困难、口腔炎。还有呃逆的个案报道。

(9) 血液:贫血、白细胞减少、中性粒细胞减少、血小板减少、出血、急性髓细胞白血病、急性早幼粒细胞白血病。

(10) 皮肤:脱发、皮疹、荨麻疹、瘙痒、色素沉着、史-约综合征、中毒性表皮坏死松解症、放射性皮炎、指趾甲松离。还有手-足综合征、紫外线回忆(先前暴露于紫外线的部位于化疗后出现晒伤样反应)的个案报道。

(11) 眼:一过性皮质性失明、视神经炎。

(12) 其他:疲乏、虚弱、不适、寒战、发热、注射部位反应、感染。药液外渗可出现局部软组织毒性,可能导致肿胀、疼痛、蜂窝织炎、坏死(包括皮肤坏死)。脉刺激。

4. 药物相互作用

(1) 环孢素:当环孢素的血药浓度大于 $2\mu g/ml$ 时,可使本药的总清除率降低,从而使本药暴露量增加。

(2) 抗癫痫药(如苯妥英钠、苯巴比妥、卡马西平、丙戊酸):合用可使本药的清除率增加,从而减弱本药的疗效。

(3) 华法林:合用可能使国际标准化比值(INR)升高。处理方式为推荐合用时密切监测 INR。

八、注意事项

1. 禁用　对本药过敏者、骨髓抑制(包括白细胞和血小板明显低下)患者、严重心、肝、肾功能障碍者、孕妇。

2. 慎用　肝功能损害者(国外资料)、肾功能损害者(国外资料)、低白蛋白血症患者(国外资料)、老年患者(国外资料)。

3. 用药注意事项　本药注射剂不宜静脉注射,亦不可胸腔、腹腔或鞘内注射。静脉滴注时速度不能过快,每次滴注时间不宜少于 30 分钟。

九、药物稳定性及贮藏条件

软胶囊:遮光、密闭,10~30℃保存。

注射液:遮光、密闭,10~30℃保存。

粉针剂:遮光,2~8℃保存。

十、药物经济性评价

医保药品,基本药物。

替尼泊苷

一、药品名称

英文名　Teniposide

二、药品成分

替尼泊苷

三、剂型及规格

替尼泊苷注射液　5ml∶50mg

四、适应证及相应的临床价值

1. NMPA 说明书适应证　用于治疗下列疾病,通常与其他抗肿瘤药物联合应用:恶性淋巴瘤、急性淋巴细胞性白血病、中枢神经系统恶性肿瘤(如神经母细胞瘤、胶质瘤、星形细胞瘤及转移瘤)、膀胱癌、空管膜瘤和儿童的其他实体瘤。

2. 其他临床应用参考　用于治疗小细胞肺癌、卵巢癌、乳腺癌、多发性骨髓瘤、非小细胞肺癌。

五、用法用量

1. 成人

(1) 恶性淋巴瘤、急性淋巴细胞性白血病、中枢神经系统恶性肿瘤(如神经母细胞瘤、胶质瘤、星形细胞瘤及转移瘤)、膀胱癌:静脉滴注每次 60mg/m²,加生理盐水 500ml,静脉滴注 30 分钟以上,每日 1 次,连用 5 日。3 周重复。联合用药常用量为每日 60mg,加生理盐水 500ml 静脉滴注,一般连用 3 日。骨髓功能欠佳、多次化疗患者酌减。

(2) 其他疾病时剂量:唐氏综合征(Down's Syndrome)患者应减量。

2. 老年人　老年人用药剂量应酌减。

六、特殊人群用药

1. 妊娠期　孕妇用药后可对胎儿造成损害,故孕妇慎用。

2. 哺乳期　尚不清楚本药能否随乳汁排泄,哺乳期妇女用药时应停止哺乳。

3. 肾功能损害　肾功能损害慎用。

4. 肝功能损害　肾功能损害慎用。

5. 其他人群

(1) 儿童:本药注射液含苯甲醇,可造成新生儿的损害。

(2) 老年人:老年患者慎用。

七、药理学

1. 药效学及作用机制　本药为鬼臼脂的半合成衍生物,是细胞周期特异性抗肿瘤药。作用机制与依托泊苷相似,通过抑制拓扑异构酶Ⅱ而引起 DNA 链断裂,使细胞停滞于 S 晚期或 G2 早期。本药作用为依托泊苷的 5~10 倍,与依托泊苷有交叉耐药性。

2. 药代动力学　口服后吸收不规则,静脉滴注(80mg/h)后主要分布于血液中,其浓度相当于组织内均匀分布浓度的 5 倍,达 6μg/ml,血清峰值可维持 2 小时。易透过血脑脊液屏障,脑脊液中的浓度相当于血浆浓度的 10%,在体内几乎全部与血浆蛋白结合(>99%)。主要经肝代谢(86%),大部分以葡萄糖醛酸或硫酸盐结合物形式随胆汁排出,不足 10% 以原型随尿排出。本药清除率为(16.8±5.35)ml/(min·m²),血浆消除呈三室模型,半衰期 α 相为(56±23)分钟、β 相为(4.45±1.47)小时,γ 相为(20.3±4.94)小时。

3. 药物不良反应

(1) 心血管系统:偶见高血压。快速输注后可以发生暂时性低血压。

(2) 代谢、内分泌系统:可见代谢性酸中毒。

(3) 肌肉骨骼系统:偶见肌无力。

(4) 泌尿生殖系统:偶见肾功能不全。

(5) 神经系统:偶见头痛、意识模糊。还可出现神经毒性。

(6) 精神:罕见精神障碍。

(7) 肝:肝功能异常。

(8) 胃肠道:最常见恶心、呕吐、罕见口腔炎。还可见食欲减退、畏食、腹泻、腹痛。

(9) 血液:可发生白细胞减少和血小板减少,用药 13~18 日最低,一般几周后可恢复,也可能发生贫血。有本药与其他抗肿瘤药合用导致非淋巴细胞性白血病的报道。还可出现败血症。

(10) 皮肤:较常见脱发,偶见荨麻疹。还可见皮肤潮红、汗多、皮疹、瘙痒。

(11) 过敏反应:用药期间或用药后即刻可发生过敏样反应,表现为寒战、发热、心动过速、支气管痉挛、呼吸困难、低血压、潮红、出汗、水肿。有静脉给药后出现过敏性休克的个案报道。

(12) 其他:①可出现黏膜炎(使用 2 000mg 以上的大剂量时);②可引起局部刺激症状、静脉炎。静脉注射时药液外渗可致组织坏死或血栓性静脉炎;③还可出现无力。

4. 药物相互作用

(1) 甲苯磺丁脲、水杨酸钠、磺胺甲二唑:合用可增加本药作用和毒性反应。机制为以上药物可降低本药蛋白结合率,导致游离药物增加。

(2) 其他具有骨髓抑制作用的抗肿瘤药:合用可加重骨髓抑制作用。与长春新碱合用有时可加重患者的神经病变。

(3) 苯巴比妥、苯妥英钠:以上药物可增加本药的清除率。处理方式为合用需增加本药用量。

(4) 活疫苗(如轮状病毒疫苗):合用可增加活疫苗感染的风险。处理方式为用药时禁止注射活疫苗。

八、注意事项

1. 禁用　对本药有过敏史者、重度白细胞减少或血小板减少患者。

2. 慎用　肝、肾功能不全者、肿瘤已侵犯至骨髓或骨髓功能明显损害者、未得到控制的细菌感染患者。

3. 用药注意事项　本药不宜直接静脉推注，应缓慢静滴，最初 30～60 分钟，应仔细监测生命体征，以免发生低血压。

九、药物稳定性及贮藏条件

注射液：遮光，密闭，在阴凉处（不超过 22℃）保存。

十、药物经济性评价

医保药品，非基本药物。

8　抗信号转导药

吉 非 替 尼

一、药品名称

英文名　Gefitinib

二、药品成分

吉非替尼

三、剂型及规格

吉非替尼片　250mg

四、适应证及相应的临床价值

NMPA 说明书适应证：用于治疗既往接受过化疗（主要指铂类和紫杉醇类）的局部晚期或转移性非小细胞肺癌。

五、用法用量

1. 成人

（1）局部晚期或转移性非小细胞肺癌：口服给药每次 250mg，每日 1 次。空腹或与食物同服。对于有吞咽困难的患者，可将本药片剂置于半杯饮用水（非碳酸）中，无须压碎，搅拌至完全分散（约需 10 分钟），即刻饮下药液。以半杯水冲洗杯子，饮下，也可通过鼻胃管给予该药液。

（2）肾功能不全时剂量：肾功能不全者无须调整剂量。

（3）肝功能不全时剂量：肿瘤肝转移引起的中重度肝功能不全者，无须调整剂量。

2. 老年人　老年患者无须调整剂量。

六、特殊人群用药

1. 妊娠期　美国食品药品管理局（FDA）对本药的妊娠安全性分级为 D 级。

2. 哺乳期　动物实验表明，本药可随乳汁排泄，建议用药时停止哺乳。

3. 肾功能损害　严重肾功能不全者慎用。

4. 肝功能损害　肝功能不全者慎用。

七、药理学

1. 药效学及作用机制　本药系苯胺喹唑啉衍生物，是一种选择性的表皮生长因子受体（EGFR）酪氨酸激酶抑制药，可能通过促凋亡、抗血管生成、抗分化增殖和抗细胞迁移等方面而实现抗癌。动物试验表明，本药可提高化疗、放疗及激素治疗的抗肿瘤活性。临床研究证实，本药对晚期或转移性非小细胞肺癌具有抗肿瘤活性，可改善临床症状。本药主要用于铂类和多烯紫杉醇疗效不佳的非小细胞肺癌，与铂类和多烯紫杉醇联用，并不能提高疗效。

2. 药代动力学　口服后 3～7 小时可达血药峰浓度。本药蛋白结合率约为 90%，稳态时分布容积为 1 400L。主要在肝内代谢，与 CYP 3A4 酶活性相关，有 5 种代谢产物，仅氧-去甲基吉非替尼化合物具有药理活性（为本药活性的 7%）。单次口服后 10 日 90% 随粪便排泄，随尿排泄量不足 4%，消除半衰期为 6～49 小时。

3. 药物不良反应

（1）代谢、内分泌系统：可见体重下降（轻度）。

（2）呼吸系统：常见呼吸困难，少见（0.1%～1%）间质性肺病，已有致死病例的报道，且伴先天性肺纤维化、间质性肺炎、肺尘病、放射性肺炎、药物诱发性肺炎者，导致死亡的风险增加。

（3）泌尿生殖系统：常见（1%～10%）无症状的血清肌酸酐值升高。

（4）肝：常见肝功能异常（主要包括轻至中度氨基转移酶升高），罕见（0.01%～0.1%）肝炎。本药对肝的影响是可逆的。

（5）胃肠道：最常见（>20%）腹泻（主要为轻度或中度，少有重度），多见（>10%）恶心（主要为轻度），常见呕吐（轻至中度）、畏食（轻至中度）、口腔黏膜炎（轻度）和继发于腹泻、恶心、呕吐或畏食的脱水。

（6）口腔溃疡、口干症（轻度），罕见胰腺炎。

（7）血液：常见出血（如鼻出血和血尿），少见国际标准化比值（INR）升高、出血事件和出血性膀胱炎。临床试验中还出现贫血（1 度）、中性粒细胞和血小板减少。

（8）皮肤：最常见皮疹、痤疮、皮肤干燥和瘙痒，常见指甲异常和脱发，极罕见（<0.01%）中毒性表皮坏死松解症、史-约综合征和多形红斑。

（9）眼：常见结膜炎、睑炎、眼干症（轻度）和弱视，少见角膜糜烂（可逆，有时伴有睫毛生长异常），罕见结膜脱落、眼部缺血、眼部出血。还可见角膜腐肉形成。

（10）过敏反应：极罕见过敏反应，包括血管神经性水肿和荨麻疹。

（11）其他：常见乏力（多为轻度）、外周水肿。

4. 药物相互作用

（1）能有效抑制细胞色素 P450（CYP）3A4 活性的药物（伊曲康唑等）：合用可升高本药的血药浓度。机制为以上药物可降低本药的代谢。

（2）华法林：合用可增加出血的风险。处理方式为合用时应监测 INR 和凝血酶原时间（PT）。

（3）长春瑞滨：合用可加剧长春瑞滨的白细胞减少作用。

（4）通过 CYP 2D6 代谢的药物（如美托洛尔）：合用可升高美托洛尔的浓度，也可能会升高其他通过 CYP 2D6 代谢的药物的浓度。

（5）诱导 CYP 3A4 活性的药物（如利福平、苯妥英钠、卡马西平、巴比妥类、圣·约翰草）：合用可降低本药的血浆浓度。机制为以上药物可增加本药的代谢。处理方式为对于未发生严重不良反应者，可增加本药剂量至每日 500mg。

（6）可升高胃 pH 的药物（如雷尼替丁、西咪替丁等 H_2 受体拮抗药）：合用可降低本药的血浆浓度，使本药疗效降低。

八、注意事项

1. 禁用　对本药有过敏史者。

2. 慎用　细菌或病毒感染（可使病情恶化）者、严重肾功能不全者、肝功能不全者、间质性肺病患者、骨髓抑制（可使病情恶化）者。

3. 用药注意事项　本药不宜直接静脉推注，应缓慢静滴，最初 30～60 分钟，应仔细监测生命体征，以免发生低血压。

九、药物稳定性及贮藏条件

片剂：30℃ 以下保存。

十、药物经济性评价

非基本药物。

伊 马 替 尼

一、药品名称

英文名　Imatinib

二、药品成分

甲磺酸伊马替尼

三、剂型及规格

甲磺酸伊马替尼胶囊　100mg

甲磺酸伊马替尼片　（1）100mg；（2）400mg

四、适应证及相应的临床价值

1. NMPA 说明书适应证　用于费城染色体阳性的慢性髓细胞白血病（Ph⁺CML）的慢性期、加速期或急变期。

用于治疗成人复发或难治的费城染色体阳性的急性淋巴细胞白血病（Ph⁺ALL）。

用于治疗伴 FIP1L1-PDGFRα 融合激酶的成人嗜酸性粒细胞过多综合征（HES）和/或慢性嗜酸性粒细胞白血病（CEL）。

用于治疗伴血小板衍生生长因子受体（PDGFR）基因重排的成人骨髓增生异常综合征/骨髓增生性疾病（MDS/

MPD）。

用于治疗成人侵袭性系统性肥大细胞增生症（ASM），无 D816Vc-Kit 基因突变或未知 c-Kit 基因突变。

用于治疗无法切除、复发或转移的隆突性皮肤纤维肉瘤（DFSP）。

用于治疗成人无法切除和/或发生转移的恶性胃肠道间质瘤（GIST）。

用于 Kit（CD117）阳性的 GIST 手术切除后具有明显复发风险的成人患者的辅助治疗。极低及低复发风险的患者不应使用。

2. 其他临床应用参考　与其他化疗药联合用于新近诊断为 Ph⁺ALL 的儿童患者。（FDA 批准适应证）

用于 CML 干细胞移植（SCT）术后。

五、用法用量

成人用法用量如下：

（1）Ph⁺ CML 慢性期：口服给药，推荐剂量为每日 400mg。如用药后病情继续进展、治疗至少 3 个月后尚未获得满意的血液学缓解、治疗 12 个月后未获得任何细胞遗传学缓解、先前获得的血液学或细胞遗传学缓解消失，在未出现严重不良反应且血常规许可的情况下，可增加至每日 600mg。持续服用，直至治疗无效。

（2）Ph⁺CML 急变期和加速期：口服给药，推荐剂量为每日 600mg。如用药后病情继续进展、治疗至少 3 个月后尚未获得满意的血液学缓解、治疗 12 个月后未获得任何细胞遗传学缓解、先前获得的血液学或细胞遗传学缓解消失，在未出现严重不良反应且血常规许可的情况下，可增加至每日 800mg（每次 400mg，每日 2 次）。持续服用，直至治疗无效。

（3）复发或难治性 Ph⁺ALL：口服给药，推荐剂量为每日 600mg。

（4）伴 FIP1L1-PDGFRα 融合激酶的 HES/CEL：口服给药，推荐起始剂量为每日 100mg。如治疗后未缓解，且无不良反应，可增加至每日 400mg。

（5）MDS/MPD：口服给药，推荐剂量为每日 400mg。

（6）ASM：口服给药。①无 D816Vc-Kit 突变的 ASM、c-Kit 突变情况未知或无法测得且以其他疗法无法获得满意疗效时的 ASM，推荐剂量为每日 400mg；②伴嗜酸性粒细胞增多的 ASM，参见"伴 FIP1L1-PDGFRα 融合激酶的 HES/CEL"项。

（7）DFSP：口服给药，推荐剂量为每日 400mg。需要时剂量可增至每日 800mg。

（8）GIST：口服给药。①完全切除术后的辅助治疗，推荐剂量为每日 400mg；②无法切除和/或发生转移的恶性 GIST，推荐剂量为每日 400mg，如治疗后未获得满意疗效，且未出现严重不良反应，可增加每日 600mg 或 800mg，应持续服用，除非病情进展。

（9）肝功能不全时剂量：轻至中度肝功能损害者推荐使用最小剂量（每日 400mg），尚无严重肝功能损害者使用每日 400mg 的研究数据。

（10）毒性状态时剂量

1）Ph⁺CML加速期或急变期、Ph⁺ALL：当出现严重中性粒细胞和血小板减少［中性粒细胞$<0.5×10^9$/L和/或血小板$<10×10^9$/L］，如不是由白血病引起的，建议减量至每日400mg；如血细胞减少持续2周，则进一步减量至每日300mg；如血细胞减少持续4周，应停药，直至中性粒细胞大于或等于$1×10^9$/L和血小板大于或等于$20×10^9$/L，再恢复用药（每日300mg）。

2）HES/CEL、ASM（起始剂量为每日100mg）：当中性粒细胞小于$1.0×10^9$/L和/或血小板小于$50×10^9$/L时应停药；当中性粒细胞大于或等于$1.5×10^9$/L和血小板大于或等于$75×10^9$/L时方可恢复之前的剂量（即出现严重不良反应之前的剂量）。

3）HES/CEL、ASM（起始剂量为每日400mg）和MDS/MPD、CML慢性期、GIST：当中性粒细胞小于$1.0×10^9$/L和/或血小板小于$50×10^9$/L时应停药；当中性粒细胞大于或等于$1.5×10^9$/L和血小板大于或等于$75×10^9$/L时方可恢复用药（每日400mg）；如再次降低时（中性粒细胞$<1.0×10^9$/L和/或血小板$<50×10^9$/L），治疗中断后的重新治疗剂量减至每日300mg。

4）DFSP（每日800mg）：当中性粒细胞小于$1.0×10^9$/L和/或血小板小于$50×10^9$/L时应停药；当中性粒细胞大于或等于$1.5×10^9$/L和血小板大于或等于$75×10^9$/L时方可恢复用药，重新治疗剂量为每日600mg；如再次降低时（中性粒细胞$<1.0×10^9$/L和/或血小板$<50×10^9$/L），重新治疗剂量应减少至400mg。

如氨基转移酶高于正常值上限的5倍或胆红素高于正常值上限的3倍，宜停药，直至氨基转移酶降为低于正常值上限的2.5倍或胆红素降为低于正常值上限的1.5倍，随后可减量继续使用（每日剂量分别从400mg、600mg、800mg减至300mg、400mg、600mg）。

六、特殊人群用药

1. 妊娠期　孕妇除确有必要外不宜使用。美国食品药品管理局（FDA）对本药的妊娠安全性分级为D级。

2. 哺乳期　本药可随乳汁排泄，故哺乳期妇女用药期间应避免哺乳。

3. 肾功能损害　严重肾功能不全者慎用。

4. 肝功能损害　肝功能损害者慎用。

5. 其他人群

（1）儿童：尚不明确。

（2）甲状腺切除术后使用左甲状腺素治疗的患者：有此类患者使用本药出现甲状腺功能减退的报道，故需监测促甲状腺素（TSH）水平。

（3）有胃部手术史的患者：此类患者可能使本药的暴露量减少，用药时应监测本药的血药浓度。

（4）有心脏病史者：此类患者使用本药前应测定LVEF，如用药期间出现明显的心力衰竭症状，应全面检查，并根据临床症状进行相应的治疗。

七、药理学

1. 药效学及作用机制　本药为苯氨嘧啶的衍生物，属酪氨酸激酶抑制药。约95%的CML患者均存在Ph1染色体阳性，即9号染色体的原癌基因ABL异位到22号染色体的一段称为断裂点成簇区（BCR）的癌基因上，两种基因重组在一起，产生融合蛋白P-210，与正常的C-ABL蛋白P-150相比，P-210为具有较高的酪氨酸激酶活性，可刺激白细胞增殖，导致白血病。本药在体内外均可抑制Bcr-Abl酪氨酸激酶，可特异性地抑制Bcr-Abl阳性细胞系细胞、Ph⁺CML和Ph⁺ALL患者新鲜细胞的增殖，并诱导其凋亡。本药亦可抑制血小板衍化生长因子（PDGF）、干细胞因子（SCF）、c-Kit受体的酪氨酸激酶，从而抑制由PDGF和SCF介导的细胞行为。此外，本药还可抑制GIST细胞的增殖并诱导其凋亡。

2. 药代动力学　本药口服易于吸收，2~4小时后达血药峰浓度，口服剂量为25~1 000mg时，其平均AUC的增加量与剂量存在比例关系。重复给药的药物累积量为稳态时的1.5~2.5倍。本药口服绝对生物利用度为98%，蛋白结合率为95%。分布容积为4.9L/kg。整个机体内的总体分布浓度较高，其中肾上腺和性腺中摄取水平较高，红细胞内分布比率较低。临床前研究表明，本药不易通过血-脑脊液屏障。药物主要经肝代谢为具有药理活性的代谢物（N-去甲基哌嗪衍生物）。口服本药后，7日内约81%排出体外（68%随粪便排泄、13%随尿液），其中约25%为药物原型（尿中占5%、粪便中占20%）。原型药和代谢物的半衰期分别为18小时、40小时。

3. 药物不良反应

（1）心血管系统：不常见（0.1%~1%）心悸、充血性心力衰竭、心动过速、高血压、低血压、雷诺氏现象、左心室功能紊乱（大部分患者本身存在其他疾病或伴有风险因素，如年老或有心脏病史），罕见（0.01%~0.1%）心律失常、房颤、心脏停搏、心肌梗死、心绞痛、心包积液、心包炎、急性心脏压塞、血栓、栓塞、白细胞碎裂性血管炎。

（2）代谢、内分泌系统：非常常见（≥10%）水潴留、低蛋白血症（11.9%~21.2%）、体重增加，常见体重减轻，不常见脱水、高尿酸血症、低钾血症、痛风、低磷酸盐血症、高钙血症、高血糖症、低钠血症、男子乳腺发育、乳房肿大、乳头疼痛，罕见高钾血症、高镁血症。

（3）呼吸系统：常见（1%~10%）鼻出血、呼吸困难、咳嗽，不常见肺炎、上呼吸道感染、鼻咽炎、鼻窦炎、胸腔积液、咽喉痛、咽炎、肺水肿，罕见胸膜痛、肺纤维变性、间质性肺炎、肺动脉高压、肺出血、低氧血症。上市后不常见急性呼吸衰竭。

（4）肌肉骨骼系统：非常常见肌痉挛（其中疼痛性肌痉挛的发生率为36%）、骨骼肌肉疼痛（包括肌痛、关节痛、骨痛），常见关节肿胀。不常见坐骨神经痛、关节肌肉僵硬、血肌酸磷酸激酶升高，罕见无血管坏死性髋关节坏死、肌无力、关节炎。上市后不常见儿童发育迟缓，罕见横纹肌溶解或肌病。有关节积液的个案报道。

（5）泌尿生殖系统：不常见肌酸酐升高、泌尿系统感染、肾衰竭、肾区痛、尿频、血尿、月经过多、经期紊乱、性欲降低、阴囊水肿、性功能障碍。上市后非常罕见黄体出血、卵巢囊肿出血。

（6）免疫系统：不常见淋巴结病。有出现脾破裂的报道。

（7）神经系统：非常常见头痛（11%），常见失眠、头晕、感觉异常、感觉减退，不常见脑出血、晕厥、周围神经病变、嗜睡、偏头痛、记忆损害、坐骨神经痛、腿多动综合征、震颤、硬膜下血肿，罕见脑水肿、颅内压升高、惊厥、意识模糊、癫痫发作。

（8）精神：不常见抑郁、焦虑。

（9）肝：常见肝酶升高，不常见黄疸、肝炎、高胆红素血症、血碱性磷酸酶升高、血乳酸脱氢酶升高，罕见肝衰竭、肝坏死。上市后可见细胞溶解性肝炎、胆汁淤积性肝炎。

（10）胃肠道：非常常见恶心（51%）、呕吐（25%）、腹泻（25%）、腹痛（14%）、消化不良（13%），常见食欲缺乏、腹胀、便秘、口干、胃食管反流、口腔溃疡、胃炎、味觉障碍，不常见食欲增加、口腔炎、胃肠道出血、黑便、腹水、胃溃疡、嗳气、呃逆、食管炎、呕血、唇炎、吞咽困难、胰腺炎，罕见结肠炎、憩室炎、肠梗阻、胃肠穿孔、肠炎、血淀粉酶升高。

（11）血液：非常常见血红蛋白降低（46.9%～80.3%）、白细胞计数减少（14.5%～47%）、中性粒细胞减少（14%）、血小板减少（14%）、贫血（11%），常见全血细胞减少、发热性中性粒细胞减少、出血，不常见血小板增多、淋巴细胞减少、骨髓抑制、嗜酸性粒细胞增多、败血症，罕见溶血性贫血。

（12）皮肤：非常常见皮炎（26%）、湿疹（26%）、皮疹（26%），常见皮肤潮红、面部水肿、瘙痒、红皮症、皮肤干燥、脱发、毛发稀少、盗汗，不常见脓疱疹、瘀斑、挫伤、多汗、荨麻疹、指甲断裂、紫癜、皮肤色素沉着过多、皮肤色素沉着过少、银屑病、剥脱性皮炎、大疱疹、易瘀伤、毛囊炎、斑点，罕见急性发热性中性粒细胞皮病（Sweet综合征）、小疱疹、指甲褪色、多形性红斑、史-约综合征、急性泛发性发疹性脓疱病（AGEP）。还可见灰色毛发、上皮内鳞状细胞癌。有伪卟啉病的个案报道。上市后不常见手足综合征，罕见苔藓样角化病、扁平苔藓，非常罕见中毒性表皮坏死松解症型药疹，可见药物疹伴嗜酸性粒细胞增多和系统症状（DRESS）。

（13）眼：常见眼睑水肿、结膜炎、流泪增多、视物模糊、结膜下出血、眼干，不常见眼刺激症状、眼痛、眶周水肿、巩膜出血、视网膜出血、眼睑炎、黄斑水肿，罕见视神经炎、视神经盘水肿、玻璃体出血、青光眼、卡他症状。有视网膜水肿、视力障碍的个案报道。

（14）耳：不常见耳鸣、听力丧失。

（15）过敏反应：常见光过敏反应，罕见血管神经性水肿，非常罕见（≤0.01%）过敏性休克。

（16）其他：非常常见外周水肿（56%）、疲乏（15%）、体重增加，常见体重减轻、乏力、发热、畏寒、全身水肿、寒战、僵直，不常见流行性感冒、胸痛、不适、蜂窝织炎、四肢发冷、血肿、单纯疱疹、带状疱疹，罕见真菌感染。上市后不常见肿瘤出血、肿瘤坏死，罕见肿瘤溶解综合征。有二次恶性肿瘤疾病的报道。

4. 药物相互作用

（1）细胞色素P450（CYP）3A4抑制药（如酮康唑）：合用可使本药的血药峰浓度（C_{max}）和曲线下面积（AUC）升高。

（2）氨氯地平：合用可使本药的血药浓度升高。处理方式为合用时应监测全血细胞计数和氨基转移酶水平，并考虑改用其他药物。

（3）P糖蛋白抑制药（托可索仑、洛美他派、尼洛替尼）：合用可增加本药的暴露量。机制为以上药物可抑制P糖蛋白介导的本药代谢。

治疗窗狭窄的CYP 3A4底物（如环孢素、匹莫齐特、辛伐他丁）、经CYP 3A4代谢的其他药物（如苯二氮䓬类药、双氢吡啶、钙离子拮抗药、HMG-CoA还原酶抑制药）、CYP 2D6底物（如美托洛尔）：合用可使以上药物的C_{max}和AUC升高。处理方式为合用应谨慎。

（4）华法林：合用可使凝血酶原时间延长，增加出血的风险。机制为华法林的代谢受CYP 2C9和CYP 3A4影响，而本药在体外可抑制CYP 2C9和CYP 2C19的活性。处理方式为合用时应短期监测凝血酶原时间。接受抗凝治疗的患者可选择低分子量或标准的肝素替代治疗。

（5）CYP 3A4诱导药（如地塞米松、苯妥英钠、苯巴比妥、利福平、卡马西平、奥卡西平、磷苯妥英、去氧苯比妥、卡他咪嗪）：合用可使本药的疗效减弱。机制为合用可使本药清除率升高、C_{max}和AUC降低。处理方式为避免合用。

（6）对乙酰氨基酚：本药可抑制对乙酰氨基酚的葡萄糖醛酸化。处理方式为避免合用。

八、注意事项

1. 禁用　对本药有过敏史者。

2. 慎用　肝功能损害者、严重肾功能不全者、严重心力衰竭者（纽约心脏协会分类法Ⅲ～Ⅳ级）、青光眼患者。

3. 用药注意事项　本药宜进餐时服用，并应大量饮水。无法吞咽片剂或胶囊的患者（包括儿童），可以将其分散于不含气体的水或苹果汁中（100mg约用50ml，400mg约用200ml）。

九、药物稳定性及贮藏条件

胶囊：30℃以下保存。
片剂：30℃以下保存。

十、药物经济性评价

非基本药物。

厄 洛 替 尼

一、药品名称

英文名　Erlotinib

二、药品成分

盐酸厄洛替尼

三、剂型及规格

盐酸厄洛替尼片 （1）25mg；（2）100mg；（3）150mg

四、适应证及相应的临床价值

1. NMPA 说明书适应证 用于两个或两个以上化疗方案失败的局部晚期或转移性非小细胞肺癌（NSCLC）的三线治疗。

2. 其他临床应用参考 与吉西他滨联合用于局部晚期未经切除或转移性胰腺癌的一线治疗（FDA 批准适应证）。

用于已知表皮生长因子受体（EGFR）突变的 NSCLC 的一线治疗（FDA 批准适应证）。

用于一个及以上化疗方案失败的 NSCLC 的治疗（FDA 批准适应证）。

用于 4 个疗程的含铂制剂一线化疗后，NSCLC 的维持治疗（FDA 批准适应证）。

用于治疗头颈部肿瘤。

五、用法用量

1. 成人

（1）NSCLC：口服给药，每日 150mg，至少在餐前 1 小时或餐后 2 小时服用。持续用药直至疾病进展或出现不可耐受的毒性反应。

（2）胰腺癌：口服给药，与吉西他滨联用，每日 100mg，至少在餐前 1 小时或餐后 2 小时服用。持续用药直至疾病进展或出现不可耐受的毒性反应。

（3）肝功能不全时剂量：重度肝功能不全者应考虑减量或暂时停药。

2. 老年人 老年患者无须调整剂量。

六、特殊人群用药

1. 妊娠期 孕妇用药可能对胎儿有潜在危害并可能导致流产，应权衡利弊后用药。美国食品药品管理局（FDA）对本药的妊娠安全性分级为 D 级。

2. 哺乳期 尚不明确本药是否随乳汁排泄，哺乳期妇女用药时应停止哺乳。

3. 肾功能损害 肾功能不全者慎用。

4. 肝功能损害 肝功能不全者慎用。

5. 儿童 尚未确立。

七、药理学

1. 药效学及作用机制 本药的临床抗肿瘤作用机制尚未完全明确。本药能抑制 EGFR 相关的细胞内酪氨酸激酶的磷酸化。对其他酪氨酸激酶受体是否有特异性抑制作用尚未完全明确。

2. 药代动力学 本药口服后达峰时间约为 4 小时，7～8 日达稳态血药浓度，生物利用度约 60%。蛋白结合率约 93%，表观分布容积为 232L。主要经 CYP 3A4 代谢，给药量的 83%（1% 为原型）随粪便排泄，8%（0.3% 为原型）随尿排泄，消除半衰期约为 36 小时。

3. 药物不良反应

（1）心血管系统：有本药致病态窦房结综合征的个案报道。与吉西他滨合用可出现深度静脉血栓、晕厥、心律不齐、心肌缺血、心肌梗死、脑血管意外（包括脑出血）。

（2）代谢、内分泌系统：与吉西他滨合用可出现体重减轻、水肿。

（3）呼吸系统：可见呼吸困难、咳嗽、咯血、鼻出血，有发生严重间质性肺疾病（ILD）的报道。

（4）肌肉骨骼系统：与吉西他滨合用可出现骨痛、肌痛。

（5）泌尿生殖系统：与吉西他滨合用可出现肾功能不全。

（6）神经系统：与吉西他滨合用可出现眩晕、头痛、失眠、神经病变。

（7）精神：与吉西他滨合用可出现抑郁、焦虑。

（8）肝：可见谷丙转氨酶（GPT）、谷草转氨酶（GOT）、胆红素升高，多为一过性。

（9）胃肠道：最常见腹泻，尚可见口腔炎、食欲缺乏、恶心、呕吐、腹痛、消化道出血。与吉西他滨合用还可出现便血、黑粪症消化不良、肠胃气胀、便秘、肠梗阻、胰腺炎。

（10）血液：与吉西他滨合用可出现溶血性贫血（包括血小板减少引起的微血管溶血性贫血）。

（11）皮肤：最常见皮疹，尚可见瘙痒、皮肤干燥，罕见多毛症、睫毛和眉毛变化、甲沟炎、脆甲、松甲。与吉西他滨合用还可出现脱发。

（12）眼：可见角膜溃疡、结膜炎、干燥性角结膜炎。上市后还有葡萄膜炎的报道。

（13）其他：可见乏力、感染。与吉西他滨合用还可出现发热、寒战。

4. 药物相互作用

（1）细胞色素 P450（CYP）3A4 强抑制药（如阿扎那韦、克拉霉素、茚地那韦、伊曲康唑、伏立康唑、奈法唑酮、奈非那韦、利托那韦、沙奎那韦、泰利霉素、醋竹桃霉素）：合用可升高本药的血药浓度。机制为 CYP 3A4 抑制药可抑制本药的代谢。处理方式为合用时应考虑减少本药的剂量，否则可出现严重的不良反应。

（2）华法林：合用可出现胃肠道出血和非胃肠道出血。处理方式为与华法林或其他抗凝血药合用时应定期监测凝血酶原时间或国际标准化比值（INR）。

（3）CYP 3A4 诱导药（如利福平、利福布汀、利福喷丁、苯妥英钠、卡马西平、苯巴比妥、圣·约翰草）：合用可降低本药的血药浓度。机制为 CYP 3A4 诱导药可促进本药的代谢。处理方式为合用时应考虑增加本药的剂量，当停用利福平或其他诱导药时本药剂量应减少。

（4）奥美拉唑：合用可降低本药的暴露量和峰浓度，并能改变本药的生物利用度。

八、注意事项

1. 禁用 对本药有过敏史者。

2. 慎用 肝功能不全者、肾功能不全者（国外资料）、有心血管疾病风险者（国外资料）。

3. 用药注意事项　本药可导致胃肠穿孔,甚至死亡。如同时使用抗肿瘤血管生成药、皮质类固醇、非甾体抗炎药和/或接受紫杉烷类化疗方案,或之前有过消化性溃疡或憩室病史,会存在较高的风险。出现胃肠穿孔应永久停用本药。

九、药物稳定性及贮藏条件

片剂:25℃(15~30℃)下保存。

十、药物经济性评价

非基本药物。

索拉非尼

一、药品名称

英文名　Sorafenib

二、药品成分

甲苯磺酸索拉非尼

三、剂型及规格

甲苯磺酸索拉非尼片　200mg

四、适应证及相应的临床价值

1. NMPA 说明书适应证　用于治疗不能手术的晚期肾细胞癌。用于治疗不能手术或远处转移的原发性肝细胞癌。

2. 其他临床应用参考　用于放射性碘治疗无效的局部复发或转移、进展的分化型甲状腺癌(DTC)(FDA 批准适应证)。用于复发性或转移性血管肉瘤。用于难治性胃肠道间质瘤。

五、用法用量

1. 成人

(1) 晚期肾细胞癌、原发性肝细胞癌:口服给药,推荐剂量为每次 400mg,每日 2 次。最高剂量为每次 800mg,每日 2 次。空腹或伴低脂、中脂饮食服用。

(2) 肾功能不全时剂量:轻度、中度或不需要透析的重度肾功能不全者,无须调整剂量。尚无透析患者的用药研究数据。

(3) 肝功能不全时剂量:轻度(Child-Pugh 分级为 A 级)或中度(Child-Pugh 分级为 B 级)肝功能不全者,无须调整剂量。尚无重度(Child-Pugh 分级为 C 级)肝功能不全者的用药研究数据。

(4) 毒性状态时剂量:如出现不良反应需暂时中断或减量治疗,剂量可减至每次 400mg,每日 1 次。

对皮肤毒性的处理,建议采用如下剂量调整。①1 级(麻木、感觉迟钝、感觉异常、麻刺感、无痛性水肿、红斑或四肢不适但不影响正常活动):继续本药治疗,并给予局部治疗以缓解症状。②2 级(痛性红斑、四肢水肿和/或不适可影响活动),初次出现以上症状,继续本药治疗,并给予局部治

疗以缓解症状。如 7 日内无改善,或又出现第 2 次或第 3 次,应中断治疗,直至毒性作用缓解至 0 级或 1 级。重新开始治疗时需减量为每次 400mg,每日 1 次或隔日 1 次。如出现第 4 次,需停止治疗。③3 级(湿性脱屑、溃疡、大水疱形成、四肢严重疼痛或不适导致不能工作或日常生活):第 1 次或第 2 次出现,应中断治疗,直至缓解为 0 级或 1 级。重新开始治疗时需减量为每次 400mg,每日 1 次或隔日 1 次。如出现第 3 次,须停止治疗。

2. 老年人　老年人(65 岁以上)无须调整用药剂量。

六、特殊人群用药

1. 妊娠期　本药可能导致胎儿损害,包括严重畸形、发育障碍和胎儿死亡,孕妇应避免使用。

2. 哺乳期　本药是否可进入人类乳汁尚不明确,但可进入到动物乳汁,哺乳期妇女用药应停止哺乳。

3. 儿童　尚未确立。

七、药理学

1. 药效学及作用机制　本药为细胞内和细胞表面多种激酶的抑制药,可抑制肿瘤细胞增殖、肿瘤血管形成。其作用机制为①抑制肿瘤生长:Raf 激酶为丝氨酸、苏氨酸蛋白激酶,为 Ras 蛋白的下游效应分子,可激活 Raf/MEK/ERK 信号传导路径,介导细胞增殖、分化和转化。本药通过抑制 Raf 激酶,特异性抑制 Raf-1(C-Raf)、野生型和突变型 B-Raf 活性,从而直接抑制肿瘤生长。②抑制肿瘤血管形成:通过抑制磷酸化作用而阻断新生血管形成和肿瘤进展中一些受体酪氨酸激酶[包括血管内皮生长因子受体(VEGFR)-2、VEGFR-3、血小板衍生生长因子受体-β(PDGFR-β)、FLT-3、c-KIT 及 p38-α]的活化。此外,本药抑制参与控制内皮凋亡的 Raf-1 和 B-Raf 活性,也可影响血管形成。

2. 药代动力学　本药口服给药后,达峰时间为 3 小时,用药 7 日后达稳态血药浓度。多次口服后(每次 400mg,每日 2 次)峰浓度为 9.35~9.9mg/L,0~12 小时曲线下面积(AUC)为 71.7~82.7(mg·h)/L,平均峰浓度与 AUC 的升高不呈线性关系。与服用口服溶液相比,服用片剂的生物利用度为 38%~49%。进食高脂食物可使生物利用度降低 29%。血浆蛋白结合率为 99.5%。药物经肝广泛代谢,主要通过 CYP 3A4 介导的氧化代谢及 UGT 1A9 介导的葡糖醛酸化代谢。目前已知本药有 8 种代谢产物,其中有 5 种可在血浆中检测到,血浆中主要代谢产物为吡啶 N-氧化物(体外活性)。本药 19% 以糖苷酸化代谢产物的形式经肾排泄,尿中未发现本药原型;77% 随粪便排出,其中 51% 为原型药物。消除半衰期为 25~48 小时。

3. 药物不良反应

(1) 心血管系统:高血压、心肌缺血、心肌梗死、充血性心力衰竭、猝死。还可出现高血压危象、急性缺血性心脏病、心律失常、血栓栓塞性疾病、Q-T 间期延长。

(2) 代谢、内分泌系统:低磷血症、低钠血症、高尿酸血症。还可出现低白蛋白血症、甲状腺功能亢进、甲状腺功能减退症、低钾血症、低钙血症。

（3）呼吸系统：呼吸道出血、鼻溢、肺部感染、气促、呼吸困难。还可出现间质性肺疾病、肺出血。

（4）肌肉骨骼系统：关节痛、肢体疼痛、肌痛、骨痛、背痛。还可出现骨无菌性坏死、横纹肌溶解。

（5）泌尿生殖系统：勃起功能障碍、男性乳房发育。还可出现急性肾衰竭、肾病综合征。

（6）免疫系统：过敏反应。

（7）神经系统：头痛、晕厥、眩晕、外周感觉神经病变、运动神经病变、可逆性后部白质脑病综合征、脑出血、中枢神经系统缺血、脑病。还可出现一过性脑缺血发作。

（8）精神：抑郁。

（9）肝：黄疸、胆红素升高、碱性磷酸酶短暂升高、谷丙转氨酶（GPT）升高、谷草转氨酶（GOT）升高、胆道感染、高胆红素血症。还可出现药源性肝炎。

（10）胃肠道：食欲缺乏、恶心、呕吐、胃肠道出血、口腔炎、口痛、口干、舌痛、吞咽困难、消化不良、胰腺炎、胃肠道穿孔、胃炎、胃食管返流、腹泻、腹痛、腹胀、便秘、血清脂肪酶升高、血清淀粉酶升高。还可出现黏膜炎症。

（11）血液：淋巴细胞减少、白细胞减少、中性粒细胞减少、血小板减少、贫血、凝血酶原异常、国际标准化比值（INR）升高、血清白蛋白降低。

（12）皮肤：皮疹、手足综合征、脱发、面部潮红、皮肤瘙痒、皮肤干燥、红斑、脱皮、剥脱性皮炎、痤疮、湿疹、多形性红斑、角化棘皮瘤、皮肤鳞状上皮细胞癌。还可出现史-约综合征、毛发过度生长、乳头角化过度、毛囊炎、中毒性表皮坏死松解症（TEN）。

（13）耳：耳鸣。

（14）其他：疲乏、虚弱、体重减轻、声音嘶哑、脱水、癌痛、发热、流行性感冒症状、多器官功能衰竭、腹水。还可出现水肿、肿瘤溶解综合征、血管神经性水肿。

4. 药物相互作用

（1）多西他赛：合用可使多西他赛的暴露量和血浆浓度升高。处理方式为合用需谨慎，监测多西他赛的不良反应（贫血、白细胞减少、腹泻、黏膜炎）。

（2）多柔比星：合用可使多柔比星的暴露量升高。处理方式为合用需谨慎，监测多柔比星的毒性（发热、寒战、腹痛、黏膜炎）。

（3）伊立替康：合用可导致伊立替康活性代谢产物（SN-38）的 AUC 升高 67%～120%，同时伊立替康的 AUC 值升高 26%～42%。机制为本药可抑制 UGT 1A1 介导的伊立替康及 SN-38 的代谢。处理方式为合用需谨慎，监测伊立替康的毒性（骨髓抑制、腹泻、恶心、呕吐或发热）。

（4）华法林（CYP 2C9 底物）：合用可增加出血或 INR 升高的风险。处理方式为合用时应定期监测凝血酶原时间的改变、INR 和出血的体征或症状。

（5）细胞色素 P450（CYP）3A4 诱导药（如利福平、圣·约翰草、苯妥英钠、卡马西平、苯巴比妥和地塞米松等）：合用可使本药的血药浓降低度。机制为以上药物可诱导 CYP 介导的本药代谢。处理方式为合用需谨慎，应监测患者对本药的临床反应。

（6）新霉素：合用可使本药的暴露量降低。处理方式为合用需谨慎。

（7）CYP 3A4 抑制药（如酮康唑）：CYP 3A4 抑制药影响本药代谢的可能性较小。

（8）咪达唑仑（CYP 3A4 底物）、右美沙芬（CYP 2D6 底物）、奥美拉唑（CYP 2C19 底物）：合用不改变以上药物的暴露量。

（9）吉西他滨、奥沙利铂：本药对以上药物无影响。

八、注意事项

1. 禁用 对本药有过敏史者、鳞状细胞肺癌患者（联合卡铂和紫杉醇时）（国外资料）。

2. 慎用 尚不明确。

九、药物稳定性及贮藏条件

片剂：25℃（15～30℃），干燥处保存。

十、药物经济性评价

非基本药物。

舒 尼 替 尼

一、药品名称

英文名 Sunitinib

二、药品成分

苹果酸舒尼替尼

三、剂型及规格

苹果酸舒尼替尼胶囊 （1）12.5mg；（2）25mg；（3）37.5mg；（4）50mg

四、适应证及相应的临床价值

1. NMPA 说明书适应证 用于甲磺酸伊马替尼治疗失败或不能耐受的胃肠间质瘤（GIST）。

用于无法手术的晚期肾细胞癌（RCC）。

2. 其他临床应用参考 用于进行性、分化良好的无法切除或转移性局部晚期胰腺神经内分泌肿瘤（pNET）。（FDA 批准适应证）

用于难治性甲状腺癌。

用于非胃肠道间质软组织肉瘤。

五、用法用量

成人：GIST、RCC，口服给药每次 50mg，每日 1 次，连用 4 周、随后停药 2 周为一周期。根据患者安全性和耐受性，必要时可按 12.5mg 为梯度单位增加或减少剂量。

六、特殊人群用药

1. 妊娠期 本药可抑制血管生成，故可能对妊娠产生不良影响。育龄妇女用药期间应避孕。

2. 哺乳期　哺乳期妇女应停止哺乳或停药。

3. 其他人群

（1）儿童：尚未确立。

（2）甲状腺功能减退患者：此类患者接受本药治疗前应给予相应的标准治疗。

七、药理学

1. 药效学及作用机制　本药为多靶向受体酪氨酸激酶（RTK）抑制药，能减少肿瘤细胞增殖和血管生成。本药靶向多个 RTK，包括血小板源生长因子受体-α（PDGFR-α）、血小板源生长因子受体-β（PDGFR-β）、血管内皮生长因子受体（VEGFR1、VEGFR2 和 VEGFR3）、干细胞因子受体（SCFR）、Fms 样酪氨酸激酶 3（FLT3）、集落刺激因子受体 1 型（CSF-1R）和胶质细胞源性神经营养因子受体（RET）。本药通过抑制上述 RTK，从而预防肿瘤生长、病理性血管生成和癌转移进展。

2. 药代动力学　本药口服后 6~12 小时达血药峰浓度（C_{max}）。本药及其代谢物的血浆蛋白结合率分别为 95% 和 90%，在 100~4 000ng/ml 范围内无浓度依赖性。表观分布容积为 2 230L。在 25~100mg 的剂量范围内，曲线下面积（AUC）和 C_{max} 随剂量成比例增加。本药主要经 CYP 3A4 代谢，活性代谢物被 CYP 3A4 进一步代谢。其主要活性代谢物占总暴露量的 23%~37%。16% 经肾排泄，61% 随粪便排出。总清除率（Cl）为 34~62L/h。健康志愿者单次口服本药后，本药及其活性代谢物的消除半衰期分别为 40~60 小时和 80~110 小时。

每日重复给药后，本药蓄积 3~4 倍，而其主要代谢物蓄积 7~10 倍，在 10~14 日内本药及其主要活性代谢物达稳态浓度。第 14 日本药及其主要活性代谢物的总浓度为 62.9~101ng/ml。每日重复给药或按治疗方案重复周期给药，未观察到本药及其主要活性代谢物的药代动力学有明显变化。

肌酐清除率为 42~347ml/min 者的药代动力学无变化。与肝功能正常受试者相比，单剂量本药在轻或中度肝功能损害者中的系统暴露量相似。

3. 药物不良反应

（1）心血管系统：高血压、左心室功能不全、左室射血分数（LVEF）下降、Q-T 间期延长、尖端扭转型室性心动过速、室性心律失常、心房颤动、心动过缓、心动过速、心肌病、心包积液、血肌酸磷酸激酶升高、静脉血栓形成、充血性心力衰竭（CHF）、心肌缺血、心肌梗死、肺栓塞、血栓性微血管病（TMA）（包括血栓性血小板减少性紫癜、溶血尿毒综合征）。上市后还有动脉血栓栓塞（包括脑血管意外、短暂性脑缺血发作、脑梗死）事件的报道。

（2）代谢、内分泌系统：脱水、低钾血症、高钾血症、高钠血症、低钠血症、低钙血症、高钙血症、低血糖、高血糖、血三酰甘油升高、高尿酸血症、血促红细胞生成素升高、低磷血症、甲状腺功能减退、甲状腺炎、甲状腺功能亢进、血甲状腺刺激激素升高、肾上腺功能不全、体重减轻、体重升高、低镁血症。

（3）呼吸系统：咳嗽、呼吸困难、上呼吸道感染、支气管

炎、鼻干、鼻痛、鼻出血、鼻炎、咯血、间质性肺疾病、肺水肿、肺活量下降、呼吸气体交换障碍、鼻咽炎、肺出血。有放疗回忆性肺炎的个案报道。

（4）肌肉骨骼系统：骨骼肌肉痛、肌痛、背痛、关节痛、四肢疼痛、尾骨痛、腹股沟痛、关节炎、肌肉骨骼强直、肌无力、肢体不适、颌骨坏死（ONJ）、坏死性筋膜炎。上市后还有肌病、横纹肌溶解的报道。

（5）泌尿生殖系统：血肌酸酐升高、血尿素氮升高、蛋白尿、脓尿、色素尿、肉眼血尿、肾病综合征、急性肾衰竭、肾积水、泌尿道感染、生殖系统出血、月经过多。

（6）免疫系统：上市后有过敏反应（包括血管神经性水肿）的报道。

（7）神经系统：头痛、眩晕、意识丧失、感觉减退、周围感觉神经病、记忆损害、嗜睡、可逆性后部白质脑病综合征（RPLS）、癫痫、失眠。

（8）精神：抑郁。

（9）肝：血胆红素升高、谷草转氨酶（GOT）升高、谷丙转氨酶（GPT）升高、血乳酸脱氢酶升高、血碱性磷酸酶升高、肝衰竭。上市后还有胆囊炎（尤其是无结石性胆囊炎）的报道。

（10）胃肠道：腹泻、恶心、呕吐、消化不良、腹痛、便秘、胃肠胀气、嗳气、食欲缺乏、口干、味觉改变、口痛、舌痛、牙龈炎、牙周炎、牙脓肿、唇炎、黏膜炎、口腔炎、口腔出血、胃食管反流病、食管炎（包括反流性食管炎）、便血、黑便、舌溃疡、舌炎、口腔不适、口腔溃疡、吞咽困难、脂肪酶升高、淀粉酶升高、胰腺炎、肠胃炎、胃溃疡出血、痔疮、肛瘘、胃肠道穿孔。

（11）血液：出血、贫血、中性粒细胞减少、淋巴细胞减少、血小板减少、单核细胞减少、白细胞减少、嗜酸性粒细胞增多、血红蛋白异常、低蛋白血症。

（12）皮肤：皮疹、皮炎、红斑[包括多形性红斑（EM）]、皮肤剥脱、痤疮、紫癜、湿疹、瘙痒、手足综合征、皮肤颜色改变、皮肤发黄、皮肤干燥、指甲异常、过度角化症、水疱、多汗、皮肤糜烂、皮肤色素脱失、皮肤疼痛、血管角质瘤、毛囊炎、皮下组织出血、皮下结节、发色改变、脱发、甲沟炎、指甲异常、指甲变色、中毒性表皮坏死松解症（TEN）、史-约综合征（SJS）、伤口愈合受损。上市后还有坏疽性脓皮病的报道。

（13）眼：睑腺炎、结膜炎、结膜出血、黄斑水肿、眼分泌物异常、泪腺异常、卡他症状、视物模糊、视觉障碍。

（14）耳：慢性中耳炎、耳鸣。

（15）其他：C-反应蛋白升高、氧分压下降、二氧化碳升高、疲乏、无力、虚弱、发热、寒战、外周水肿、腹水、病毒感染、癣感染、蜂窝织炎、胸腔积液、胸痛、发音困难、缺氧、挫伤、流感样症状、血肿、肿瘤溶解综合征（TLS）。上市后还有严重感染（伴或不伴中性粒细胞减少）、瘘管形成（可能与肿瘤坏死或消退有关）的报道。

4. 药物相互作用

（1）强效细胞色素 P450（CYP）3A4 抑制药（如阿扎那韦、克拉霉素、茚地那韦、伊曲康唑、酮康唑、奈法唑酮、奈非

那韦、利托那韦、沙喹那韦、泰利霉素、伏立康唑）：合用可使本药及其活性代谢物的血药浓度升高。机制为强效 CYP 3A4 抑制药可抑制 CYP 3A4 介导的本药代谢。处理方式为使用本药期间，可选用无酶抑制作用或酶抑制作用较小的此类药物的替代药。如必须合用，应考虑将本药剂量减少至最小剂量（GIST、RCC 患者每日 37.5mg；pNET 患者每日 25mg）。

（2）CYP 3A4 诱导药（如卡马西平、地塞米松、苯巴比妥、苯妥英钠、利福布丁、利福平、利福喷丁、圣·约翰草）：机制为 CYP 3A4 诱导药可诱导 CYP 3A4 介导的本药代谢。处理方式为使用本药期间，可选用无酶诱导作用或酶诱导作用较小的此类药物的替代药。如必须合用，应考虑将本药剂量增加至最大剂量（GIST、RCC 患者每日 87.5mg；pNET 患者每日 62.5mg）。

八、注意事项

1. 禁用　对本药有过敏史者。

2. 慎用　有 Q-T 间期延长病史者、心动过缓患者、电解质紊乱患者、有心血管疾病（如心力衰竭、心肌病、心肌缺血、心肌梗死）风险因素或病史者（国外资料）。

3. 用药注意事项　与抗糖尿病药合用时应评估是否需调整抗糖尿病药的剂量，以降低发生低血糖症的风险、正使用抗心律失常药的患者慎用本药。

九、药物稳定性及贮藏条件

胶囊：25℃（15~30℃）下保存。

十、药物经济性评价

非基本药物。

拉帕替尼

一、药品名称

英文名　Lapatinib

二、药品成分

甲磺酸拉帕替尼

三、剂型及规格

甲苯磺酸拉帕替尼片　250mg

四、适应证及相应的临床价值

1. NMPA 说明书适应证　尚未收集到相关资料。

2. 其他临床应用参考　用于治疗先前接受过化疗（包括安慈那环素、紫杉烷、曲妥珠单抗）且人表皮生长因子受体-2（HER-2）过度表达的晚期或转移性乳腺癌，与卡培他滨联用（FDA 批准适应证）。

用于治疗激素受体阳性且 HER-2 过度表达的绝经期妇女转移性乳腺癌，与来曲唑联用（FDA 批准适应证）。

五、用法用量

成人推荐用量为 1 250mg，每日 1 次。

六、特殊人群用药

1. 妊娠期　本药可致胎仔损害。尚无孕妇用药充分、严格的对照研究资料，建议育龄妇女采取避孕措施。

2. 哺乳期　尚不明确本药是否随人类乳汁排泄，故哺乳期妇女应停止哺乳或停药。

3. 肝功能损害　严重肝功能损害者慎用。

4. 儿童　尚未确立。

七、药理学

1. 药效学及作用机制　本药为 4-苯胺喹唑啉类激酶抑制药，可抑制细胞内酪氨酸激酶结构域的表皮生长因子受体[EGFR（ErbB1）]和人类表皮受体 2[HER2（ErbB2）]。在体外试验和多种动物模型中，本药可抑制 ErbB 驱动的肿瘤细胞的生长。

在 4 种肿瘤细胞株的体外试验中，本药与 5-氟尿嘧啶（卡培他滨的活性代谢物）联用具有相加效应。与曲妥珠单抗联用，亦具有明显的抗乳腺癌细胞株生长活性的作用。本药与以上两种药物无交叉耐药性。

2. 药代动力学　本药口服后吸收不完全，约 4 小时达 C_{max}，6~7 日达稳态血药浓度。给予本药每日 1 250mg，平均稳态 C_{max} 为 2.43μg/ml（范围为 1.57~3.77μg/ml），平均 AUC 为 36.2（μg·h）/ml[范围为 23.4~56（μg·h）/ml]。每日分次用药在稳态时的 AUC 比每日单次使用同样总剂量时的 AUC 约高 2 倍。本药与白蛋白和 $α_1$-酸性糖蛋白的结合率高于 99%。主要经 CYP 3A4 和 CYP 3A5 代谢，其次经 CYP 2C19 和 CYP 2C8 代谢。经肾排泄率低于 2%，27%（范围为 3%~67%）以药物原型随粪便排泄，多次给药和单次给药的消除半衰期分别为 24 小时和 14.2 小时。

3. 药物不良反应

（1）血管系统：LVEF 降低、Q-T 间期延长。

（2）呼吸系统：呼吸困难、鼻出血、间质性肺疾病、肺炎。

（3）肌肉骨骼系统：背痛、四肢疼痛。

（4）免疫系统：上市后有超敏反应的报道。

（5）神经系统：失眠、头痛。

（6）肝：谷丙转氨酶（GPT）升高、谷草转氨酶（GOT）升高、总胆红素升高。

（7）胃肠道：口腔炎、消化不良、黏膜炎、恶心、呕吐、腹泻、食欲缺乏。

（8）血液：贫血、血小板减少、中性粒细胞减少。

（9）皮肤：皮肤干燥、手-足综合征、皮疹、瘙痒、脱发、指甲病变（包括甲沟炎）。

（10）其他：疲乏、虚弱。

4. 药物相互作用

（1）强效细胞色素 P450（CYP）3A4 抑制药（阿扎那韦、茚地那韦、奈非那韦、利托那韦、沙奎那韦、克拉霉素、伊曲康唑、酮康唑、萘法唑酮、泰利霉素、伏力康唑）：合用可使本药的血药浓度升高。机制为以上药物可抑制 CYP 3A4 介导的本药的代谢。处理方式为避免合用。如必须合用，可考虑将本药剂量减至每日 500mg。停用 CYP 3A4 抑制药 1 周后，再将本药剂量增至常规剂量。

（2）P 糖蛋白抑制药：合用可能使本药的血药浓度升高。处理：合用时应谨慎。

（3）地高辛（P 糖蛋白底物）、咪达唑仑（CYP 3A4 底物）、紫杉醇（CYP 2C8 底物和 P 糖蛋白底物）：合用可使以上药物的血药浓度升高。机制为本药可抑制 P 糖蛋白、CYP 3A4、CYP 2C8。处理方式为与地高辛合用时，如地高辛的血药浓度升高至 1.2ng/ml 以上，则地高辛的剂量减半。

（4）强效 CYP 3A4 诱导药（如卡马西平、地塞米松、苯巴比妥、苯妥英钠、利福布丁、利福平、利福喷丁、圣·约翰草）：合用可使本药的血药浓度降低。机制为以上药物可诱导 CYP 3A4 介导的本药的代谢。处理方式为避免合用。如必须合用，应根据耐受性逐渐增加本药剂量（HER-2 过度表达的晚期或转移性乳腺癌患者可从每日 1 250mg 最高增至每日 4 500mg；激素受体阳性且 HER-2 过度表达的绝经期妇女乳腺癌患者可从每日 1 500mg 最高增至每日 5 500mg）。一旦停用 CYP 3A4 诱导药，本药用量应减至常规剂量。

（5）埃索美拉唑：给予埃索美拉唑每次 40mg，每日 1 次，连用 7 日，未导致本药的稳态暴露量出现具有临床意义的降低。

八、注意事项

1. 禁用　对本药有过敏史者。

2. 慎用　严重肝功能损害者、左心室功能可能受损的患者、Q-T 间期延长或有致 Q-T 间期延长的易感因素（包括低钾血症、低镁血症、先天性 Q-T 间期延长综合征）者。

3. 用药注意事项　正使用抗心律失常药或其他导致 Q-T 间期延长的药物、高剂量的安慰那环素的患者慎用本药。

九、药物稳定性及贮藏条件

片剂：25℃（15～30℃）保存。

十、药物经济性评价

非基本药物。

达 沙 替 尼

一、药品名称

英文名　Dasatinib

二、药品成分

达沙替尼

三、剂型及规格

达沙替尼片　（1）20mg；（2）50mg；（3）70mg；（4）80mg；（5）100mg；（6）140mg

四、适应证及相应的临床价值

1. NMPA 说明书适应证　用于治疗对甲磺酸伊马替尼耐药或无法耐受的费城染色体阳性（Ph⁺）的慢性髓细胞白血病（CML）的慢性期、加速期和急变期（急粒变和急淋变）。

2. 其他临床应用参考

用于治疗新近诊断的 Ph⁺ 的 CML 的慢性期。（FDA 批准适应证）

用于治疗对其他疗法耐药或无法耐受的 Ph⁺ 的急性淋巴细胞白血病（ALL）。（FDA 批准适应证）

用于治疗胃肠道间质瘤（GIST）。

五、用法用量

成人用法用量如下：

（1）CML 慢性期：口服给药，推荐起始剂量为每次 100mg，每日 1 次。如患者未达到血液学或细胞遗传学缓解，则剂量可增加至每次 140mg，每日 1 次。持续使用直至疾病进展或患者不可耐受。

（2）CML 的加速期和急变期（急粒变和急淋变）：口服给药，推荐起始剂量为每次 70mg，每日 2 次。如患者未达到血液学或细胞遗传学缓解，则剂量可增加至每次 90mg，每日 2 次。持续使用直至疾病进展或患者不可耐受。

（3）肝功能不全时剂量：轻、中或重度肝功能损害者无须调整剂量。

（4）毒性状态时剂量

1）骨髓抑制：①CML 慢性期，如出现中性粒细胞绝对计数（ANC）低于 $0.5\times10^9/L$ 和/或血小板计数低于 $50\times10^9/L$，应停药，直至 ANC 大于或等于 $1\times10^9/L$ 且血小板计数大于或等于 $50\times10^9/L$ 时，可以原起始剂量再次使用本药；如出现血小板计数低于 $25\times10^9/L$ 和/或再次出现 ANC 低于 $0.5\times10^9/L$ 并持续超过 7 日，应停药，直至 ANC 大于或等于 $1\times10^9/L$ 且血小板计数大于或等于 $50\times10^9/L$ 时，可以每次 80mg、每日 1 次的剂量再次使用本药；如第 3 次出现则应停药。②CML 的加速期和急变期，如出现 ANC 低于 $0.5\times10^9/L$ 和/或血小板计数低于 $10\times10^9/L$，检查白细胞减少是否与白血病相关，如无关，则应停药，直至 ANC 大于或等于 $1\times10^9/L$ 且血小板计数大于或等于 $20\times10^9/L$ 时，可以原起始剂量再次使用本药；如再次出现白细胞减少，检查是否与白血病相关，如无关，则应停药，直至 ANC 大于或等于 $1\times10^9/L$ 且血小板计数大于或等于 $20\times10^9/L$ 时，可以每次 50mg、每日 2 次的剂量再次使用本药；如第 3 次出现白细胞减少，检查是否与白血病相关，如无关，则应停药，直至 ANC 大于或等于 $1\times10^9/L$ 且血小板计数大于或等于 $20\times10^9/L$ 时，可以每次 40mg、每日 2 次的剂量再次使用本药。如血细胞减少与白血病相关，可考虑将剂量增加至每次 90mg，每日 2 次。

2）非血液学毒性：如出现重度非血液学毒性，须停药，直至缓解后以低于原剂量的剂量再次使用本药，减量的程度根据最初事件的严重程度决定。

六、特殊人群用药

1. 妊娠期　本药可通过胎盘屏障，导致胎儿损害和新生儿死亡。育龄妇女用药期间和用药结束后 30 日内应采取有效的避孕措施。

2. 哺乳期　不推荐哺乳期妇女用药期间和用药结束后 2 周内哺乳。

3. 肝功能损害　肝功能损害者慎用。

4. 儿童　尚未确立。

七、药理学

1. 药效学及作用机制　本药为激酶抑制药,在纳摩尔浓度下可抑制以下激酶:BCR-ABL、SRC 家族(SRC、LCK、YES、FYN)、c-KIT、EPHA2 和血小板衍生生长因子受体-β(PDGFRβ)。根据模型研究,本药可与 ABL 激酶的多重构象结合,从而抑制过度表达 BCR-ABL 的 CML 和 ALL 细胞系的生长。

在体外研究中,本药对甲磺酸伊马替尼敏感和耐药疾病的白血病细胞系具有活性,可对抗由下列原因导致的对伊马替尼耐药:BCR-ABL 激酶结构域突变、激活包括 SRC 家族激酶(LYN、HCK)在内的其他信号通道、多药耐药基因过度表达。

2. 药代动力学　本药口服后 0.5~6 小时达血药峰浓度。在每日 15~240mg 剂量范围内,AUC 与剂量以成正比的方式增加。表观分布容积为 2 505L,可广泛分布于血管外。本药及其活性代谢产物的血浆蛋白结合率分别约为 96% 和 93%,在 100~500ng/ml 范围内无浓度依赖性。本药在人体被广泛代谢,主要经 CYP 3A4 代谢(形成活性代谢物),含黄素加单氧酶 3(FMO-3)和尿苷二磷酸葡糖醛酸转移酶(UGT)亦参与本药代谢物的形成。活性代谢物的暴露量约为本药的 5%,表明其不太可能发挥主要的药理作用。本药为弱效时间依赖性 CYP 3A4 抑制药,不抑制 CYP 1A2、2A6、2B6、2C8、2C9、2C19、2D6 或 2E1,亦不诱导 CYP。单次口服本药后 10 日内,约 4% 随尿液排泄(药物原型占 0.1%),约 85% 随粪便排泄(药物原型占 19%)。平均消除半衰期为 3~5 小时。

3. 药物不良反应

(1) 心血管系统:心律失常(包括心动过速)、充血性心力衰竭、心包积液、QT 间期延长、心悸、心肌梗死、心包炎、心绞痛、心脏扩大、肺源性心脏病、心肌炎、急性冠脉综合征、心房颤动、心房扑动、高血压、低血压、血栓性静脉炎、血栓形成或栓塞(包括肺栓塞、深静脉血栓形成)、白细胞破碎性血管炎、T 波异常、PR 间期延长、肌钙蛋白升高、冠状动脉疾病。

(2) 代谢、内分泌系统:体液潴留、体重减轻、体重增加、高尿酸血症、低磷酸血症、一过性低钙血症、低钾血症、高胆固醇血症、糖尿病、甲状腺功能亢进、甲状腺炎。

(3) 呼吸系统:呼吸困难、咳嗽、上呼吸道感染、肺炎(包括细菌性、病毒性和真菌性)、肺水肿、肺动脉高压、肺浸润、支气管痉挛、哮喘、急性呼吸窘迫综合征、间质性肺病。

(4) 肌肉骨骼系统:肌肉骨骼痛、关节痛、肌痛、肌炎、肌无力、肌肉骨骼僵硬、横纹肌溶解、肌腱炎、血肌酸磷酸激酶升高、肌痉挛、骨坏死、关节炎。

(5) 泌尿生殖系统:肾衰竭、尿频、蛋白尿、肌酸酐升高、月经不调、男子乳腺发育、性欲减退、流产。

(6) 免疫系统:过敏反应(包括结节性红斑)、淋巴结病。

(7) 神经系统:头痛、头晕、神经病变(包括周围神经病变)、眩晕、嗜睡、中枢神经系统出血(包括脑血管意外)、失眠、晕厥、震颤、短暂性缺血性发作、惊厥、步态障碍、发音困难、平衡失调、第Ⅶ对脑神经麻痹、共济失调、痴呆、意识模糊。

(8) 精神:抑郁、焦虑、情感不稳定、遗忘。

(9) 肝:肝炎、胆囊炎、胆汁淤积、氨基转移酶升高、胆红素升高。

(10) 胃肠道:腹泻、恶心、腹痛、呕吐、食欲缺乏、食欲障碍、黏膜炎、便秘、胃肠道出血、腹胀、小肠结肠炎、味觉障碍、结肠炎(包括中性粒细胞减少性结肠炎)、胃炎、消化不良、口腔软组织疾病、胰腺炎、上消化道溃疡、食管炎、肛裂、吞咽困难、蛋白丢失性胃肠病、胃食管反流病、肠梗阻、肛瘘。

(11) 血液:中性粒细胞减少(包括发热性中性粒细胞减少)、全血细胞减少、血小板减少、贫血、出血、败血症、纯红细胞再生障碍性贫血、低白蛋白血症、淋巴细胞减少。

(12) 皮肤:皮疹、瘙痒、面部潮红、网状青斑、脱发、皮炎(包括湿疹)、痤疮、皮肤干燥、荨麻疹、多汗、急性发热性嗜中性皮肤病、光敏反应、色素沉着、脂膜炎、皮肤溃疡、大疱、指甲疾病、手足红肿疼痛综合征、毛发异常、皮肤纤维化。上市后还有史-约综合征的报道。

(13) 眼:视神经炎、视力障碍(包括视觉障碍、视物模糊、视敏度降低)、眼干、结膜炎、畏光、泪液增多。

(14) 耳:耳鸣、听力下降。

(15) 其他:水肿(包括浅表性水肿、全身水肿)、胸痛、胸腔积液、虚弱、疲乏、发热、疼痛、寒战、感染(包括细菌性、病毒性、真菌性、非特异性感染)、肿瘤溶解综合征、腹水、不适、温度不耐受、挫伤。

4. 药物相互作用

(1) 强效细胞色素 P450(CYP)3A4 抑制药(如伊曲康唑、伏立康唑、克拉霉素、阿扎那韦、茚地那韦、奈非那韦、利托那韦、沙奎那韦、奈法唑酮、泰利霉素):合用可升高本药的血药浓度。处理方式为避免合用。如必须合用,应考虑将本药剂量减至每日 20mg(先前使用每日 100mg 的患者)或每日 40mg(先前使用每日 140mg 的患者),并密切监测本药毒性。若减量后患者仍不能耐受,应停用 CYP 3A4 抑制药,或在 CYP 3A4 抑制药使用结束前停用本药。一旦停用 CYP 3A4 抑制药,应在约 1 周的洗脱期之后方可增加本药剂量至推荐剂量。

(2) 强效 CYP 3A4 诱导药(如利福平、利福布汀、地塞米松、苯妥英钠、苯巴比妥、卡马西平、圣·约翰草):合用可降低本药的血药浓度。处理方式为避免合用。如必须合用,应考虑增加本药的剂量,并仔细监测其毒性。

(3) 抗酸药(如氢氧化铝、氢氧化镁):合用可降低本药的血药浓度。机制为本药溶解度依赖于 pH。处理方式为避免合用。如需合用,两者的给药间隔时间至少为 2 小时。

（4）H_2 受体拮抗药（如法莫替丁）、质子泵抑制药（如奥美拉唑）：合用可降低本药的血药浓度。机制为本药溶解度依赖于 pH。处理方式为不推荐合用，并考虑改用抗酸药替代 H_2 受体阻断药或质子泵抑制药。

（5）治疗指数窄的 CYP 3A4 底物（如阿芬太尼、芬太尼、阿司咪唑、特非那定、西沙必利、环孢素、匹莫齐特、奎尼丁、西罗莫司、他克莫司、麦角胺、二氢麦角胺）：合用可改变以上药物的血药浓度。处理方式为合用时应谨慎。

八、注意事项

1. 禁用 对本药有过敏史者。

2. 慎用 肝功能损害者、低钾血症患者、低镁血症患者、先天性长 Q-T 综合征患者。

3. 用药注意事项 本药片剂应整片吞服，可与或不与食物同服，且于每日同一时间服用。本药可使 Q-T 间期延长，正使用抗心律失常药或其他可能导致 Q-T 间期延长的药物或接受过累积高剂量蒽环霉素治疗的患者应慎用本药、避光、密封。

九、药物稳定性及贮藏条件

片剂：避光、密封，常温（10～30℃）保存。

十、药物经济性评价

非基本药物。

尼 洛 替 尼

一、药品名称

英文名 Nilotinib

二、药品成分

尼洛替尼

三、剂型及规格

盐酸尼洛替尼胶囊 （1）150mg；（2）200mg

四、适应证及相应的临床价值

1. NMPA 说明书适应证 尚未收集到相关资料。

2. 其他临床应用参考 用于治疗新近诊断的费城染色体阳性（Ph^+）的慢性髓细胞白血病（CML）的慢性期（CP）。（FDA 批准适应证）

用于治疗对其他药物（包括伊马替尼）产生耐药或无法耐受的 Ph^+CML 的慢性期（CP）、加速期（AP）。（FDA 批准适应证）

用于治疗难治性胃肠道间质瘤（GIST）。

五、用法用量

成人：国外用法用量参考。

（1）新近诊断的 Ph^+CML^-CP：口服给药，推荐剂量为每次 300mg，每日 2 次。根据临床需要，可与造血生长因子

［如促红细胞生成素或粒细胞集落刺激因子（G-CSF）］、羟基脲或阿那格雷联用。

（2）对其他药物耐药或无法耐受的 Ph^+CML^-CP、Ph^+CML^-AP：口服给药，推荐剂量为每次 400mg，每日 2 次。根据临床需要，可与造血生长因子（如促红细胞生成素或 G-CSF）、羟基脲或阿那格雷联用。

（3）难治性 GIST：口服给药，每次 400mg，每日 2 次，持续用药直至疾病进展或出现无法耐受的毒性。

（4）肝功能不全时剂量：轻度或中度肝功能不全者（Child-Pugh 分级为 A 级或 B 级）。①新近诊断的 Ph^+CML^-CP，推荐初始剂量每次 200mg，每日 2 次；随后可视耐受性增加至每次 300mg，每日 2 次。②对其他药物耐药或无法耐受的 Ph^+CML^-CP、Ph^+CML^-AP，推荐初始剂量为每次 300mg，每日 2 次；随后可视耐受性增加至每次 400mg，每日 2 次。

重度肝功能不全者（Child-Pugh 分级为 C 级）：①新近诊断的 Ph^+CML^-CP，推荐初始剂量每次 200mg，每日 2 次；随后可视耐受性增加至每次 300mg，每日 2 次。②对其他药物耐药或无法耐受的 Ph^+CML^-CP、Ph^+CML^-AP，推荐初始剂量为每次 200mg，每日 2 次；随后可视耐受性增加至每次 300mg，每日 2 次，随后再增加至每次 400mg，每次 2 次。

（5）毒性状态时剂量：Q-T 间期延长的剂量调整。如心电图 Q-T 间期大于 480 毫秒时应停药，监测血钾和血镁水平，如在正常值下限以下，应以补充的方式纠正。如停药后 2 周内 Q-T 间期恢复至小于 450 毫秒且与基线值相差不超过 20 毫秒，以先前的剂量继续给药；如停药 2 周后 Q-T 间期恢复至 450～480 毫秒，将剂量降至每次 400mg，每日 1 次，此后如 Q-T 间期恢复至大于 480 毫秒，应停药。每次剂量调整后约 7 日应重复监测心电图。

1）血小板减少、中性粒细胞减少的剂量调整：如中性粒细胞计数小于 $1.0×10^9/L$ 和/或血小板计数小于 $50×10^9/L$ 应停药，监测血细胞计数。如停药后 2 周内中性粒细胞计数大于 $1.0×10^9/L$ 且血小板计数大于 $50×10^9/L$，以先前的剂量继续给药；如停药 2 周后血细胞计数仍低，将剂量降至每次 400mg，每日 1 次。

2）非血液学毒性的剂量调整：①如血脂肪酶或淀粉酶升高大于或等于 3 级应停药，并监测血脂肪酶或淀粉酶；如血脂肪酶或淀粉酶恢复至小于或等于 1 级，以每次 400mg，每日 1 次继续给药。②如胆红素升高大于或等于 3 级应停药，并监测胆红素；如胆红素恢复至小于或等于 1 级，以每次 400mg，每日 1 次继续给药。③如肝氨基转移酶升高大于或等于 3 级应停药，并监测氨基转移酶；如氨基转移酶恢复至小于或等于 1 级，以每次 400mg，每日 1 次继续给药。④其他非血液学毒性：如出现其他有临床意义的中度或重度非血液学毒性应停药，待毒性消除后以每次 400mg，每日 1 次继续给药。如临床适宜，应考虑将剂量恢复至每次 300mg（新近诊断的 Ph^+CML^-CP）或每次 400mg（对其他药物耐药或无法耐受的 Ph^+CML^-CP、Ph^+CML^-AP），每日 2 次。

六、特殊人群用药

1. 妊娠期 孕妇用药可能导致胎儿损害，育龄妇女用

药期间应采取有效的避孕措施。

2. 哺乳期　本药是否随乳汁排泄尚不明确,哺乳期妇女应停止哺乳或停药。

3. 肝功能损害　肝功能损害者慎用。

4. 儿童　尚未确立。

七、药理学

1. 药效学及作用机制　本药为 BCR-ABL 激酶抑制药,可与 ABL 蛋白的非活性激酶结构域结合并使其稳定。在体外,本药可抑制 BCR-ABL 介导的鼠类白血病细胞株和来自 Ph⁺CML 患者的人白血病细胞株的增殖。体内研究表明,本药可使鼠类 BCR-ABL 异种移植模型的肿瘤减小。

2. 药代动力学　本药口服后 3 小时达血药峰浓度,第 8 日达稳态,AUC 为 32% ~ 64%。血浆蛋白结合率约为 98%。本药主要通过氧化和羟基化代谢,无对本药的药理活性有明显促进作用的代谢产物。健康受试者使用单剂量本药后,在 7 日内 93% 随粪便排出,其中原型药物占 69%。本药消除半衰期约为 17 小时。

3. 药物不良反应

(1) 心血管系统:高血压、心绞痛、房室传导阻滞、心脏扑动、期外收缩、心脏颤动、心动过速、心动过缓、Q-T 间期延长、猝死、心悸、心力衰竭、心肌梗死、冠状动脉疾病(包括冠状动脉狭窄)、心脏杂音、心肌缺血、心包积液、心室功能不全、心包炎、射血分数降低、高血压危象、外周动脉闭塞性疾病、间歇性跛行、肢体动脉狭窄、动脉硬化、低血压、外周动脉狭窄、血栓形成、肌钙蛋白升高。

(2) 代谢、内分泌系统:高血糖症、低磷血症、高钾血症、低钠血症、低钾血症、低钙血症、白蛋白降低、高胆固醇血症、高脂血症、甲状腺功能亢进(包括继发性甲状腺功能亢进)、甲状腺功能减退、甲状腺炎、低镁血症、高钙血症、高磷血症、糖尿病、痛风、脱水、高尿酸血症、低血糖症、胰岛素 C 肽降低、甲状旁腺素升高、男子乳腺发育、乳房痛、乳房硬结、乳头肿胀、体重降低、体重增加。

(3) 呼吸系统:咳嗽、鼻咽炎、呼吸困难(包括劳累型呼吸困难)、上呼吸道感染、口咽部疼痛、肺炎、支气管炎、鼻出血、肺水肿、间质性肺病、咽喉疼痛、咽喉刺激、肺动脉高压、喘鸣。

(4) 肌肉骨骼系统:肌痛、肌痉挛、四肢疼痛、背痛、关节痛、肌肉骨骼痛(包括胸部肌肉骨骼痛)、骨痛、颈部痛、胁痛、肌无力、肌肉骨骼僵硬、关节肿胀、关节炎、肌酸磷酸激酶升高。

(5) 泌尿生殖系统:血肌酸酐升高、尿路感染、尿频、排尿困难、尿急、夜尿、肾衰竭、血尿、尿失禁、色素尿、血尿素氮升高、月经过多、勃起功能障碍。

(6) 免疫系统:过敏反应。

(7) 神经系统:头痛、失眠、定向力障碍、意识模糊、感觉迟钝、感觉异常、周围神经病变、颅内出血、缺血性脑卒中、短暂性脑缺血发作、脑梗死、偏头痛、意识丧失(包括晕厥)、震颤、注意力不集中、脑水肿、基底动脉狭窄、昏睡、不安腿综合征、眩晕、头晕。

(8) 精神:抑郁、烦躁、遗忘、焦虑。

(9) 肝:高胆红素血症、谷丙转氨酶(GPT)升高、谷草转氨酶(GOT)升高、碱性磷酸酶(ALP)升高、中毒性肝炎、黄疸、胆汁淤积、肝肿大、γ-谷氨酰转移酶升高、乳酸脱氢酶升高、游离胆红素升高。

(10) 胃肠道:恶心、便秘、腹泻、呕吐、腹痛、消化不良、食欲下降、口腔乳头状瘤、食欲增加、胰腺炎、腹部不适、腹胀、味觉障碍、胃肠出血、黑粪症、口腔念珠菌病、口腔溃疡、胃食管反流、口炎、食管痛、口干、牙齿敏感、胃肠溃疡穿孔、呕血、胃溃疡、溃疡性食管炎、小肠结肠炎、痔疮、食管裂孔疝、直肠出血、牙龈炎、胃炎、不完全性肠梗阻、脂肪酶升高、淀粉酶升高。

(11) 血液:血小板减少、中性粒细胞减少(包括发热性中性粒细胞减少)、贫血、败血症、白细胞减少、嗜酸性粒细胞增多、全血细胞减少、淋巴细胞减少、血小板增多、白细胞增多、血红蛋白减少。

(12) 皮肤:皮疹、瘙痒、脱发、皮肤干燥、盗汗、毛囊炎、皮下脓肿、疖、足癣、皮肤乳头状瘤、面红、发绀、湿疹、荨麻疹、红斑、多汗、痤疮、皮炎(包括过敏性、表皮剥脱性、痤疮性)、皮肤疼痛、瘀斑、银屑病、多形性红斑、结节性红斑、皮肤溃疡、掌跖红肿疼痛综合征、瘀点、光敏性、水疱、皮肤囊肿、皮脂腺增生、皮肤萎缩、皮肤色素减退、表皮脱落、皮肤色素沉着过度、皮肤增厚、皮肤角化过度。

(13) 眼:眼睑水肿、眶周水肿、视神经炎、眼出血、眼痒、结膜炎、眼干症、视力障碍、视物模糊、视力下降、眼充血、闪光幻觉、结膜出血、眼刺激、复视、视神经盘水肿、眼肿胀、眼睑炎、眼痛、视网膜脉络膜病、眼表疾病、畏光。

(14) 耳:听力障碍、耳痛、耳鸣。

(15) 其他:疲乏、发热、发冷、面部水肿、外周水肿、流行性感冒、虚弱、血肿、念珠菌病、出血性休克、发音困难、胸腔积液、胸膜炎、胸痛、腹膜后出血、挫伤、疼痛、胸闷、不适、重力性水肿、寒战、流感样病变、副蛋白血症、肿瘤溶解综合征。

4. 药物相互作用

(1) 强效 CYP 3A4 抑制药(如伊曲康唑、伏立康唑、阿扎那韦、茚地那韦、奈非那韦、利托那韦、沙奎那韦、泰利霉素、克拉霉素、奈法唑酮):合用可使本药的血药浓度升高。机制为此类药物可抑制 CYP 3A4 介导的本药代谢。处理方式为避免合用。如必须使用此类药物,建议中断本药的治疗,否则应密切监测 Q-T 间期延长情况。

(2) P 糖蛋白抑制药:合用可能使本药的血药浓度升高。机制为本药为 P 糖蛋白底物。处理方式为合用应谨慎。

(3) P 糖蛋白底物:合用可能使此类药的血药浓度升高。机制为本药可抑制 P 糖蛋白。处理方式为合用时应谨慎。

(4) 可使 Q-T 间期延长的药物(如抗心律失常药):合用可使 Q-T 间期延长。处理方式为避免合用。如必须使用此类药物,建议中断本药的治疗,否则应密切监测 Q-T 间期延长情况。

（5）强效 CYP 3A4 诱导药（如利福平、利福布汀、利福喷丁、地塞米松、苯妥英钠、卡马西平、苯巴比妥、圣·约翰草）：合用可使本药的血药浓度降低。机制为此类药物可诱导 CYP 3A4 介导的本药代谢。处理方式为避免合用。

（6）质子泵抑制药（如埃索美拉唑）：合用可使本药的生物利用度降低。机制为以上药物可抑制胃酸分泌，使胃内 pH 值升高，而本药的溶解度随 pH 值升高而降低。处理方式为不推荐合用。

八、注意事项

1. 禁用　低钾血症患者、低镁血症患者、长 Q-T 综合征患者（以上均选自国外资料）。

2. 慎用　有胰腺炎病史者、肝功能损害者。（以上均选自国外资料）。

3. 用药注意事项　H_2 受体拮抗药（如法莫替丁）可在给予本药前约 10 小时或给予本药后约 2 小时给予，抗酸药（如氢氧化铝、氢氧化镁、西甲硅油）可在给予本药前约 2 小时或给予本药后约 2 小时给予。如患者无法吞咽胶囊，建议将每粒胶囊内容物分散于一茶匙苹果酱中，混合后立即服用（15 分钟内）。

九、药物稳定性及贮藏条件

胶囊：25℃（15~30℃）下保存。

十、药物经济性评价

非基本药物。

阿昔替尼

一、药品名称

英文名　Axitinib

二、药品成分

阿昔替尼

三、剂型及规格

阿昔替尼片　（1）1mg；（2）5mg

四、适应证及相应的临床价值

1. NMPA 说明书适应证　尚未收集到相关资料。

2. 其他临床应用参考　用于先前以一种全身治疗失败后的晚期肾细胞癌（RCC）的治疗（FDA 批准适应证）。

五、用法用量

成人国外用法用量参考。

（1）晚期 RCC：口服给药，推荐初始剂量为每次 5mg，每日 2 次。接受本药至少连续 2 周后，如未出现超过 2 级的不良反应［根据不良事件通用毒性分级标准（CTCAE）］、血压正常且未使用抗高血压药的患者，可增加剂量，建议增加至每次 7mg，每日 2 次；根据上述标准，还可进一步增加至每

次 10mg，每日 2 次。如因不良反应需减量，可减至每次 3mg，每日 2 次；如还需进一步减量，建议减至每次 2mg，每日 2 次。

（2）肾功能不全时剂量：轻至重度肾功能损害（肌酐清除率为 15~89ml/min）者无须调整初始剂量。

（3）肝功能不全时剂量：轻度肝功能损害（Child-Pugh 分级为 A 级）者无须调整初始剂量；中度肝功能损害（Child-Pugh 分级为 B 级）者应将初始剂量减半，后续剂量可根据安全性和耐受性增加或减少；尚无重度肝功能损害（Child-Pugh 分级为 C 级）者使用本药的研究数据。

六、特殊人群用药

1. 妊娠期　尚无孕妇用药充分、严格的对照研究资料。根据本药的作用机制，本药可能导致胎儿损害。

2. 哺乳期　不明确本药是否随人类乳汁排泄，应考虑药物对母亲的重要性，决定停止哺乳或停药。

3. 肾功能损害　终末期肾病（肌酐清除率<15ml/min）患者慎用。

4. 儿童　尚未确立。

七、药理学

1. 药效学及作用机制　本药可抑制酪氨酸激酶受体，包括血管内皮生长因子受体（VEGFR）-1、VEGF-2、VEGF-3，而上述受体均与病理性血管生成、肿瘤生长和癌症进展有关。

2. 药代动力学　单次口服本药 5mg 后，达峰时间中值为 2.5~4.1 小时。根据血浆半衰期，预计稳态将于给药后 2~3 日内出现。口服本药 5mg 后的平均绝对生物利用度为 58%。血浆蛋白结合率高于 99%，且优先与白蛋白结合，与 α_1-酸性糖蛋白有中度结合率。对于晚期 RCC 患者，在进食状态下给予本药每次 5mg，每日 2 次，血药峰浓度和 AUC_{0-24} 的几何平均数分别为 27.8ng/ml 和 265ng·h/ml，清除率和表观分布容积分别为 38L/h 和 160L。本药主要经肝 CYP 3A4/5 代谢，较少经 CYP 1A2、CYP 2C19 和尿苷二磷酸葡萄糖醛酸转移酶 1A1（UGT 1A1）代谢。单次口服放射性标记的本药 5mg 后，在粪便中检测到约 41%，尿液中检测到约 23%。粪便中检测的主要成分为原型药物（为给药剂量的 12%）。未在尿液中检测到原型药物，尿液中主要的放射性成分为羧酸和亚砜代谢物。血浆中主要的放射性成分是 N-葡萄糖苷酸代谢物（循环放射性的 50%），原型药物和亚砜代谢物均约占循环放射性的 20%。本药的消除半衰期为 2.5~6.1 小时。

3. 药物不良反应

（1）心血管系统：高血压（40%）、静脉血栓栓塞［包括肺栓塞（2%）、深静脉血栓形成（1%）、视网膜静脉闭塞或血栓形成（1%）］、短暂性脑缺血发作（1%）、心力衰竭（2%）、动脉血栓栓塞（1%）。

（2）代谢、内分泌系统：碳酸氢盐减少（44%）、低钙血症（39%）、高血糖症（28%）、体重降低（25%）、甲状腺功能减退（19%）、高钠血症（17%）、高钾血症（15%）、低钠血症

（13%）、低磷酸盐血症（13%）、低血糖症（11%）、高钙血症（6%）、脱水（6%）、甲状腺功能亢进（1%）。

（3）呼吸系统：咳嗽（15%）、呼吸困难（15%）、鼻出血（6%）、咯血（2%）。

（4）肌肉骨骼系统：关节痛（15%）、手足痛（13%）、肌痛（7%）。

（5）泌尿生殖系统：肌酸酐升高（55%）、蛋白尿（11%）、血尿（3%）。

（6）神经系统：头痛（14%）、头晕（9%）、脑出血（1%）、可逆性后部白质脑病综合征（RPLS）（<1%）、脑血管意外（<1%）。

（7）肝：碱性磷酸酶升高（30%）、谷丙转氨酶（GPT）升高（22%）、谷草转氨酶（GOT）升高（20%）。

（8）胃肠道：腹泻（55%）、食欲减退（34%）、恶心（32%）、脂肪酶升高（27%）、淀粉酶升高（25%）、呕吐（24%）、便秘（20%）、口腔炎（15%）、腹痛（14%）、味觉障碍（11%）、消化不良（10%）、上腹痛（8%）、痔疮（4%）、舌痛（3%）、直肠出血（2%）、黑便（1%）、瘘管（1%）、胃肠道穿孔（1%）。

（9）血液：血红蛋白减少（35%）、淋巴细胞绝对计数减少（33%）、血小板减少（15%）、低白蛋白血症（15%）、白细胞减少（11%）、血红蛋白升高（9%）、贫血（4%）、红细胞增多（1%）。

（10）皮肤：手足综合征（27%）、皮疹（13%）、皮肤干燥（10%）、瘙痒（7%）、脱发（4%）、红斑（2%）。

（11）耳：耳鸣（3%）。

（12）其他：疲乏（39%）、发音困难（31%）、虚弱（21%）、黏膜炎症（15%）。

4. 药物相互作用

（1）强效细胞色素 P450（CYP）3A4/5 抑制药：合用可增加本药的血浆暴露量。处理方式为避免合用。如必须合用，应减少本药剂量。

（2）强效 CYP 3A4/5 诱导药（如利福平、地塞米松、苯妥英钠、卡马西平、利福布汀、利福喷丁、苯巴比妥、圣·约翰草）、中效 CYP 3A4/5 诱导药（如波生坦、依非韦伦、依曲韦林、莫达非尼、萘夫西林）：合用可降低本药的血浆暴露量。处理方式为避免合用。

八、注意事项

1. 禁用 尚不明确。

2. 慎用 有动、静脉血栓栓塞风险或病史者、终末期肾病（肌酐清除率<15ml/min）患者。（以上均选自国外资料）。

3. 用药注意事项 本药每 2 次给药间隔约 12 小时，可与或不与食物同服，但应整片吞服。

九、药物稳定性及贮藏条件

片剂：20~25℃（15~30℃）。

十、药物经济性评价

非基本药物。

埃 克 替 尼

一、药品名称

英文名 Icotinib

二、药品成分

盐酸埃克替尼

三、剂型及规格

盐酸埃克替尼片 125mg

四、适应证及相应的临床价值

NMPA 说明书适应证：用于治疗既往接受过至少一个化疗方案失败后的局部晚期或转移性非小细胞肺癌。

五、用法用量

成人：非小细胞肺癌。口服给药，推荐剂量为每次125mg，每日 3 次。空腹或与食物同服。

六、特殊人群用药

1. 妊娠期 尚无孕妇用药的临床研究资料，建议育龄妇女在用药期间避免妊娠。

2. 哺乳期 本药是否随乳汁排泄尚不明确，建议哺乳期妇女用药期间停止哺乳。

3. 其他人群

（1）儿童：18 岁以下儿童或青少年用药的安全性和有效性尚不明确，故不推荐使用。

（2）老年人：尚无老年人用药的临床研究资料，本药血药浓度不受年龄的影响。

七、药理学

1. 药效学及作用机制 本药为一种选择性表皮生长因子受体（EGFR）酪氨酸激酶抑制药。可抑制 EGFR 酪氨酸激酶活性的半数有效浓度（IC_{50}）为 5nmol/L。在所测试的88 种激酶中，500nmol/L 浓度的本药只对 EGFR 野生型及其突变型有明显抑制作用，对其他激酶均无抑制作用，提示本药为一种高选择性的 EGFR 激酶抑制药。体外研究和动物试验表明本药可抑制多种人肿瘤细胞株的增殖。

2. 药代动力学 本药单次口服 125mg 后吸收迅速，达峰时间为 0.5~4 小时，平均 C_{max} 为（1 400±547.52）ng/ml，平均 AUC_{0-last} 为（3.4 ± 1.21）mg·h/L，肾累积排泄量（Ae_{24h}）为（0.234±0.1）mg，随尿排泄为 0.187%。给予每次 125mg，每日 3 次，连续 7~11 日达稳态。稳态后，受试者单次使用本药 125mg 后的达峰时间为 1.5 小时（0~4 小时），平均 C_{max} 为（1 860±721.84）ng/ml，平均 AUC_{0-last} 为（5.89±2.21）mg·h/L，肾累积排泄量（Ae_{8h}）为（0.544±0.31）mg，随尿排泄为 0.436%。本药在组织内广泛分布，空腹和餐后使用本药的平均分布容积分别为 355L 和 113L。本药单次

口服 150mg（空腹服药）后，平均表观分布容积（V_d）为（115±63.26）L，平均清除率（Cl）为（13.3±4.78）L/h。本药经肝代谢，主要通过 CYP 2C19 和 CYP 3A4 代谢，空腹和餐后使用本药总的血浆清除率分别为 46L/h 和 22L/h。本药排出形式以代谢产物为主（81.4%），原型药物占 18.6%，主要随粪便与尿液排泄（74.7%），其中粪便占 79.5%。

3. 药物不良反应 本药不良反应大多数为Ⅰ～Ⅱ级，一般见于用药后 1～3 周内，通常为可逆性，无须特殊处理，可自行消失。其中发生率大于或等于 1.0% 的不良反应如下：

（1）呼吸系统：咳嗽、上呼吸道感染，未观察到发生间质性肺病（ILD）。

（2）泌尿生殖系统：肌酸酐升高、蛋白尿、尿白细胞增多。

（3）神经系统：头晕。

（4）肝：氨基转移酶升高、肝功能异常、胆红素升高。

（5）胃肠道：口腔溃疡、口腔黏膜炎、恶心、呕吐、食欲缺乏、腹泻、腹痛、便秘。

（6）血液：白细胞减少、中性粒细胞减少、血红蛋白降低、血小板减少。

（7）皮肤：皮疹、甲沟炎、皮肤瘙痒、皮肤干燥、脱皮、指甲改变、手足综合征、皮肤皲裂、脱发。

（8）其他：疼痛、乏力、发热。

4. 药物相互作用 尚不明确。

八、注意事项

1. 禁用 对本药有严重过敏反应者。

2. 慎用 肝氨基转移酶轻度升高者。存在引起间质性肺病高风险因素的患者。

3. 用药注意事项 用药期间可出现乏力的症状，驾驶或操纵机械应注意。

出现间质性肺病的高风险因素包括：吸烟、较差的体力状态（PS≥2）、在电子计算机断层扫描上正常肺组织覆盖范围小于或等于 50%、距非小细胞肺癌诊断时间较短（<6 个月）、原有间质性肺炎、年龄较大（≥55 岁）、伴有心脏疾病。

本药主要通过细胞色素 P450（CYP）2C19 和 CYP 3A4 代谢，对 CYP 2C9 和 CYP 3A4 有明显的抑制作用，未发现对大鼠肝 CYP 有明显诱导作用。故与下列药物合用时应注意潜在的药物相互作用：CYP 2C19 诱导药（如氨鲁米特）和 CYP 3A4 诱导药（如奈夫西林、奈韦拉平、苯巴比妥和利福霉素类药）；CYP 2C9 底物（如华法林）和 CYP 3A4 底物（如苯二氮䓬类药、钙通道阻断药、那格列奈、麦角碱衍生物）。

九、药物稳定性及贮藏条件

片剂：遮光、密封保存。

十、药物经济性评价

非基本药物。

克 唑 替 尼

一、药品名称

英文名 Crizotinib

二、药品成分

克唑替尼

三、剂型及规格

克唑替尼胶囊 （1）200mg；（2）250mg

四、适应证及相应的临床价值

NMPA 说明书适应证：用于治疗间变性淋巴瘤激酶（ALK）阳性的局部晚期或转移性非小细胞肺癌（NSCLC）。

五、用法用量

成人用法用量如下：

（1）ALK 阳性的局部晚期或转移性 NSCLC：口服给药，推荐剂量为每次 250mg，每日 2 次，持续使用直至疾病进展或患者无法耐受。

（2）毒性状态时剂量

1）血液学毒性［淋巴细胞减少除外，除非伴有临床事件（如机会性感染）］：如出现 3 级血液学毒性，应停药，直至缓解至 2 级或 2 级以下，再以停药前的剂量重新给药。如出现 4 级血液学毒性，应停药，直至缓解至 2 级或 2 级以下，再以低于停药前的剂量重新给药（第 1 次减少剂量为每次 200mg，每日 2 次；第 2 次减少剂量为每次 250mg，每日 1 次；如每次 250mg，每日 1 次仍无法耐受，则永久停药）。

2）非血液学毒性：①如出现谷丙转氨酶（GPT）或谷草转氨酶（GOT）大于正常值上限（ULN）的 5 倍伴总胆红素小于或等于 ULN 的 1.5 倍，应停药，直至缓解至用药前水平或小于或等于 ULN 的 3 倍，再以低于停药前的剂量重新给药。②如出现 GPT 或 GOT 大于 ULN 的 3 倍伴总胆红素大于 ULN 的 1.5 倍（无胆汁淤积或溶血反应），应永久停药。③如至少两次心电图显示 Q-T 间期大于 500 毫秒，应停药，直至缓解至用药前水平或 Q-T 间期小于 481 毫秒，再以低于停药前的剂量重新给药。④如 Q-T 间期大于 500 毫秒或较用药前水平改变大于或等于 60 毫秒且伴有尖端扭转型（或多形性）室性心动过速或严重心律失常症状和/或体征，应永久停药。⑤如出现有症状的、可能严重和医学显著的、需医疗干预的心动过缓，应停药，并评估合用的药物是否导致心动过缓（如降血压药）。当缓解至无症状的心动过缓或心率大于或等于 60 次/min 时可重新给予本药，如心动过缓为合用药物所致且合用药物已停用或调整剂量，本药可以停药前的剂量重新给药；如心动过缓非合用药物所致或由合用药物所致但合用药物未停用或调整剂量，本药以低于停药前的剂量重新给药。⑥如出现危及生命、需紧急医疗干预的心动过缓，当确定非合用药物所致时，应永久停用本药；如为合用药物所致且合用药物已停用或调整剂量，当缓解至无症状的心动过缓或心率大于或等于 60 次/min 时,本药可以每次 250mg、每日 1 次的剂量重新给药,并密切监测;如再次出现则应永久停药。⑦如出现任何级别的药物相关的间质性肺疾病(ILD)或非感染性肺炎,应永久停药。

六、特殊人群用药

1. 妊娠期　基于本药的作用机制,孕妇用药可能导致胎儿损害,但尚无孕妇用药的研究资料。育龄妇女用药期间和停药后至少 45 日内应采取有效的避孕措施。

2. 哺乳期　本药是否随人类乳汁排泄、对乳汁或乳儿是否有影响尚不明确,哺乳妇女用药期间和停药后 45 日内不应哺乳。

3. 肾功能损害　轻度肾功能损害[肌酐清除率(Ccr)为 60~89ml/min]和中度肾功能损害(Ccr 为 30~59ml/min)者无须调整初始剂量。重度肾功能损害(Ccr<30ml/min)且无须透析的患者,推荐剂量为每次 250mg,每日 1 次。

4. 其他人群　先天性长 Q-T 综合征患者:此类患者避免使用本药。

(1) 儿童:儿童用药的安全性和有效性尚不明确。

(2) 老年人:尚未观察到 65 岁及 65 岁以上老年患者与年轻患者用药的安全性和有效性存在总体差异。

七、药理学

1. 药效学及作用机制　本药为酪氨酸激酶受体抑制药,可抑制 ALK、肝细胞生长因子受体(HGFR,c-Met)、ROS1(c-ros)、Recepteur d'Origine Nantais(RON)。易位可影响 ALK 基因导致致癌融合蛋白的表达。ALK 融合蛋白的形成导致基因表达和信号的激活和失调,进而有助于提高表达这些蛋白的肿瘤细胞增殖和存活。本药在肿瘤细胞株试验中,对 ALK、ROS1 和 c-Met 磷酸化具有浓度依赖性抑制作用。对表达 EML4-或 NPM-ALK 融合蛋白或 c-Met 的异种移植瘤小鼠具有抗肿瘤活性。

2. 药代动力学　单次口服本药后,达峰时间中值为 4~6 小时。口服本药每次 250mg,每日 2 次,15 日内达稳态,平均蓄积率为 4.8。本药剂量在每次 200~300mg(每日 2 次)范围内时,稳态全身暴露量(C_{max} 和 AUC)以略高于与剂量成比例的方式增加。单次口服本药 250mg,平均绝对生物利用度为 43%(范围为 32%~66%)。静脉给予本药 50mg 后,广泛分布于组织,平均分布容积(V_{ss})为 1 772L。体外血浆蛋白结合率为 91%,且与药物浓度无关。本药为 P 糖蛋白(P-gp)底物,主要经 CYP 3A4/5 代谢。单次给予健康受试者 250mg 放射性标记的本药后,随粪便和尿液的排泄量分别为给药量的 63%和 22%,其中原型药物分别约为给药量的 53%和 2.3%。给予本药每次 250mg,每日 2 次,稳态时的平均表观清除率(Cl/F)(60L/h)较单次口服 250mg 后(100L/h)低,可能由于多次给药后本药经 CYP 3A 的代谢被自身抑制。单次给予患者本药后,平均表观终末半衰期为 42 小时。

3. 药物不良反应

(1) 心血管系统:心动过缓、Q-T 间期延长、心律失常。

(2) 代谢、内分泌系统:低钾血症、低磷血症、体重减轻、体重增加、糖尿病酮症酸中毒。

(3) 呼吸系统:咳嗽、呼吸困难、上呼吸道感染(包括鼻咽炎、喉炎、鼻炎、咽炎)、肺炎、ILD、急性呼吸窘迫综合征、呼吸衰竭、肺栓塞。

(4) 肌肉骨骼系统:四肢疼痛、肌痉挛。

(5) 泌尿生殖系统:肾囊肿。

(6) 神经系统:眩晕、晕厥、头痛、头晕(包括平衡障碍)、神经病变(包括周围神经病变、步态障碍、神经痛、感觉减退、感觉异常、肌无力、多发性神经病、皮肤烧灼感)。

(7) 肝:GPT 升高、GOT 升高、总胆红素升高、肝衰竭。

(8) 胃肠道:便秘、恶心、腹泻、呕吐、味觉障碍、消化不良、食欲减退、吞咽困难、腹痛、口腔炎。

(9) 血液:淋巴细胞减少、中性粒细胞减少、脓毒症、贫血、白细胞减少、低蛋白血症。

(10) 皮肤:皮疹。

(11) 眼:视力障碍[包括闪光幻觉、视物模糊、玻璃体浮游物、畏光、复视、视力减退(可能由于视神经萎缩及视神经疾病引起)]。

(12) 其他:水肿、疲乏、发热、脓毒性休克。

4. 药物相互作用

(1) 强效细胞色素 P450(CYP)3A 抑制药(如阿扎那韦、克拉霉素、茚地那韦、伊曲康唑、奈法唑酮、奈非那韦、利托那韦、沙奎那韦、泰利霉素、醋竹桃霉素、伏立康唑):合用可使本药的血药浓度升高。处理:避免合用。

(2) 治疗窗窄的 CYP 3A 底物(如阿芬太尼、环孢素、二氢麦角胺、麦角胺、芬太尼、匹莫齐特、奎尼丁、西罗莫司、他克莫司):合用可能改变此类药物的血药浓度。机制为本药可抑制 CYP 3A。处理方式为避免合用。如必须合用,可能需降低此类药物的剂量。

(3) 强效 CYP 3A 诱导药(如卡马西平、苯巴比妥、苯妥英钠、利福布汀、利福平、圣·约翰草):合用可使本药的血药浓度降低。处理方式为避免合用。

八、注意事项

1. 禁用　对本药过敏者。重度肝功能损害者。

2. 慎用　轻、中度肝功能损害者。

3. 用药注意事项

(1) 本药胶囊应整粒吞服,可与或不与食物同服。

(2) 如漏服一次剂量,可立即补服,除非距离下一剂用时间少于 6 小时。如服药后呕吐,则在正常用药时间服下一剂量。

本药与中效 CYP 3A 抑制药合用时应谨慎。应避免本药与其他可引起心动过缓的药物(如 β-肾上腺素受体拮抗药、非二氢吡啶类钙通道阻滞药、可乐定、地高辛)合用。有女性(具有生育力)伴侣的男性患者用药期间和停药后至少 90 日内应使用避孕套。基于动物生殖器官研究结果,本药可能降低女性和男性生育力(是否为可逆性尚不明确)。

九、药物稳定性及贮藏条件

胶囊:30℃以下保存。

十、药物经济性评价

非基本药物。

阿 柏 西 普

一、药品名称

英文名 Ziv-Aflibercept

二、药品成分

阿柏西普

三、剂型及规格

阿柏西普注射液 （1）2.5%（4ml∶100mg）；（2）2.5%（8ml∶200mg）

四、适应证及相应的临床价值

1. NMPA 说明书适应证 尚未收集到相关资料。

2. 其他临床应用参考 本药与氟尿嘧啶、亚叶酸、伊立替康联合用于对含有奥沙利铂的给药方案耐药或给药后出现疾病进展的转移性结直肠癌（mCRC）患者（FDA 批准适应证）。

五、用法用量

成人：转移性结直肠癌，静脉给药每次 4mg/kg，每 2 周 1 次。

六、特殊人群用药

1. 妊娠期 尚无孕妇使用本药的充分、严格对照试验数据，孕妇用药应权衡利弊。美国食品药品管理局（FDA）对本药的妊娠安全性分级为 C 级。

2. 哺乳期 尚不明确本药是否随人类乳汁排泄。由于很多药物都随人类乳汁排泄，且接受哺乳的婴儿可能出现严重不良反应，故哺乳期妇女用药应权衡利弊。

3. 其他人群 严重出血的患者不宜使用本药。

（1）儿童：尚未建立儿童用药的安全性和有效性。

（2）老年人：不建议 65 岁及以上患者调整剂量。与较年轻的患者相比，65 岁及以上的老年患者腹泻、头晕、无力、体重减轻和脱水的发生率较高。故应密切监测老年患者是否出现腹泻和脱水。

七、药理学

1. 药效学及作用机制 本药为可溶性受体，通过与人血管内皮生长因子（VEGF）-A、VEGF-B 和人胎盘生长因子（PlGF）结合，可抑制它们与其同源受体的结合和活化，使新血管生成减少和血管通透性降低。动物研究显示本药能抑制内皮细胞增殖，故可抑制新血管的生长。本药还可抑制小鼠异种移植结肠肿瘤的生长。

2. 药代动力学 静脉给予本药每次 4mg/kg，每 2 周 1 次，游离药物的消除半衰期约为 6 日。第二次给药时，游离药物达到稳态浓度。尚未发现轻度（总胆红素>1.0~1.5 倍正常值上限）和中度（总胆红素>1.5~3 倍正常值上限）肝损害对游离药物的清除率有影响。尚未发现轻度［肌酐清除率（Ccr）为 50~80ml/min］、中度（Ccr 为 30~50ml/min）和重度（Ccr<30ml/min）肾损害对游离药物的清除率有显著影响。

3. 药物不良反应

（1）心血管系统：临床试验中出现高血压（41%）、静脉血管栓塞（9%）、动脉血栓栓塞（2.6%）。

（2）代谢、内分泌系统：临床试验中出现体重减轻（32%）、脱水（9%）。

（3）呼吸系统：临床试验中出现鼻出血（28%）、发音困难（25%）、呼吸困难（12%）、口咽疼痛（8%）、鼻漏（6%）。

（4）泌尿生殖系统：临床试验中出现蛋白尿（62%）、血清肌酸酐升高（23%）、泌尿道感染（9%）、肾病综合征（0.5%），也有血栓性微血管病（TMA）的报道。

（5）免疫系统：临床试验中出现免疫原性（1.4%）。

（6）神经系统：临床试验中出现头痛（22%）、可逆性后部脑白质病综合征（RPLS）（0.5%）。

（7）肝：临床试验中出现谷草转氨酶升高（62%）、谷丙转氨酶升高（50%）。

（8）胃肠道：临床试验中出现腹泻（69%）、口腔炎（50%）、食欲下降（32%）、腹痛（27%）、上腹痛（11%）、痔疮（6%）、直肠出血（5%）、肛门疼痛（5%）、胃肠道穿孔（0.8%）。

（9）血液：临床试验中出现白细胞减少（78%）、中性粒细胞减少（67%）、血小板减少（48%）、出血（38%，包括胃肠道出血、血尿、手术后出血、颅内出血、肺出血、咯血等）。

（10）皮肤：临床试验中出现手足综合征（11%）、皮肤色素沉着（8%）。

（11）其他：临床试验中出现疲劳（48%）、无力（18%）、瘘管形成（1.5%）、伤口愈合延迟（0.3%）。

4. 药物相互作用 尚未发现本药与伊立替康或氟尿嘧啶有相互作用。

八、注意事项

1. 禁用 尚不明确。

2. 慎用 孕妇；哺乳期妇女。

3. 用药注意事项

（1）本药静脉输液时间应不低于 1 小时，不宜静脉推注或弹丸式注射。

（2）本药不宜与其他药物使用同一输液袋或静脉通路。

（3）稀释后的溶液在 2~8℃下可保存 4 小时。

（4）治疗当日，首先给予本药，再给予氟尿嘧啶等其他药物。

注射液的配制：本药注射液应用 0.9%氯化钠注射液或 5%葡萄糖注射液稀释至 0.6~0.8mg/ml 后使用。

九、药物稳定性及贮藏条件

注射液：避光，2~8℃下保存。

十、药物经济性评价

非基本药物。

瑞 戈 非 尼

一、药品名称

英文名 Regorafenib

二、药品成分

瑞戈非尼

三、剂型及规格

瑞戈非尼片 40mg

四、适应证及相应的临床价值

1. NMPA 说明书适应证 尚未收集到相关资料。

2. 其他临床应用参考 用于治疗先前接受过含氟嘧啶、奥沙利铂、伊立替康的化疗和抗血管内皮生长因子(VEGF)、抗表皮生长因子受体(EGFR)(KRAS 野生型)治疗的转移性结直肠癌(CRC)(FDA 批准适应证)。

用于治疗先前接受过伊马替尼和舒尼替尼治疗的局部晚期、无法切除或转移性胃肠道间质细胞瘤(GIST)(FDA 批准适应证)。

五、用法用量

成人用法用量如下。

(1)CRC、GIST:口服给药,每次 160mg,每日 1 次,连用 21 日,28 为一疗程。持续用药直至疾病进展或出现不可耐受的毒性。

(2)毒性状态时剂量

1)出现以下情况时,应暂停给药:①复发的或降低剂量后 7 日内无改善的 2 级手-足皮肤反应(HFSR);3 级 HFSR(暂停给药至少 7 日);②症状性 2 级高血压;③3 级或 4 级不良反应。

2)出现以下情况时,应减量至 120mg:①首次出现 2 级 HFSR,无论持续多长时间;②3 级或 4 级不良反应恢复后;③3 级谷草转氨酶(GOT)或谷丙转氨酶(GPT)升高,仅在利大于弊时方可恢复给药。

3)出现以下情况时,应减量至 80mg:①给予 120mg 剂量时 2 级 HFSR 复发;②给予 120mg 剂量时出现的 3 级或 4 级不良反应(肝毒性除外)恢复后。

4)出现以下情况时,应永久停药:①不能耐受 80mg 剂量;②GOT 或 GPT 超过正常值上限(ULN)的 20 倍;③GOT 或 GPT 超过 ULN 的 3 倍且胆红素超过 ULN 的 2 倍;④减量至 120mg 后,再次出现 GOT 或 GPT 超过 ULN 的 5 倍;⑤任何 4 级不良反应,仅在利大于弊时方可恢复给药。

六、特殊人群用药

1. 妊娠期 根据本药的作用机制,孕妇用药可导致胎儿损害,但尚无孕妇用药充分、严格的对照研究资料。用药期间和用药结束后 2 个月内应采用有效的避孕措施。美国食品药品管理局(FDA)对本药的妊娠安全性分级为 D 级。

2. 哺乳期 尚不明确本药或其代谢物是否随人类乳汁排泄,但本药及其代谢物可随大鼠乳汁排泄,故哺乳期妇女应停止哺乳或停药。

3. 肾功能损害 轻度肾功能损害[肌酐清除率(Ccr)为 60~89ml/min]者无须调整剂量;中度肾功能损害(Ccr 为 30~59ml/min)者用药的研究资料有限;尚无重度肾功能损害或终末期肾病患者用药的研究资料。

4. 肝功能损害 轻度(Child-Pugh 分级为 A 级)或中度肝功能损害(Child-Pugh 分级为 B 级)者无须调整剂量;尚无重度肝功能损害(Child-Pugh 分级为 C 级)者用药的研究资料,故不推荐使用。

5. 其他人群

(1)儿童:18 岁以下儿童用药的安全性和有效性尚不明确。

(2)老年人:尚未观察到 65 岁及 65 岁以上老年患者与年轻患者用药的安全性和有效性存在总体差异。

七、药理学

1. 药效学及作用机制 本药为小分子抑制药,对参与正常细胞功能和病理学过程(如肿瘤形成、肿瘤血管生成、肿瘤微环境的维持)的多种与细胞膜结合的激酶和细胞内激酶有抑制作用。在体外生化或细胞试验中(在临床浓度下),本药或其主要的人类活性代谢产物(M2 和 M5)可抑制网织红细胞(RET)、VEGFR1、VEGFR2、VEGFR3、KIT、血小板衍生生长因子受体(PDGFR)-α、PDGFR-β、成纤维细胞生长因子受体(FGFR)1、FGFR2、TIE2、DDR2、Trk2A、Eph2A、RAF-1、BRAF、BRAF^{V600E}、应激活化蛋白激酶(SAPK)2、蛋白酪氨酸激酶(PTK)5、Abl 的活性。在大鼠体内的肿瘤模型中,本药显示出抗血管生成活性;在某些小鼠异种移植瘤模型(包括某些人类结肠癌)中,本药可抑制肿瘤生长,并显示出抗肿瘤转移活性。

2. 药代动力学 单次给予晚期实体瘤患者本药 160mg,平均血药峰浓度(C_{max})为 2.5μg/ml,达峰时间中值为 4 小时,平均 AUC 为 70.4μg·h/ml。稳态平均 C_{max} 为 3.9μg/ml,平均 AUC 为 58.3μg·h/ml。与口服液相比,片剂的平均相对生物利用度为 69%~83%。本药血浆蛋白结合率为 99.5%。经 CYP 3A4 和尿苷二磷酸葡萄糖醛酸转移酶(UGT)1A9 代谢。稳态时血浆中的主要代谢物为 M2 和 M5,两种代谢物在体外的药理活性和稳态浓度与本药相当。M2 和 M5 的血浆蛋白结合率分别为 99.8% 和 99.95%。单次口服本药 160mg,本药、M2 代谢物、M5 代谢物的平均消除半衰期分别为 28 小时(范围为 14~58 小时)、25 小时(范围为 14~32 小时)、51 小时(范围为 32~70 小时)。给予放射标记的本药口服液 120mg,12 日内约 71%(其中 47% 为原型药物,24% 为代谢产物)随粪便排泄,19%(其中 17% 为葡萄糖醛酸形式)随尿液排泄。

给予轻度肾功能损害者和肾功能正常者本药每次

160mg,每日 1 次,连用 21 日,未观察到本药、M2 和 M5 的平均稳态暴露量有差异。

单剂给予 14 名肝细胞癌(HCC)伴轻度肝功能损害者、4 名 HCC 伴中度肝功能损害者、10 名肝功能正常的实体瘤患者本药 100mg,未观察到本药、M2 和 M5 的平均暴露量有临床重要意义的差异。

3. 药物不良反应

(1) 心血管系统:高血压(包括高血压危象)、心肌缺血、心肌梗死。

(2) 代谢、内分泌系统:低钙血症、低磷血症、低钠血症、低钾血症、甲状腺功能减退、体重减轻。

(3) 肌肉骨骼系统:肌肉骨骼僵硬。

(4) 泌尿生殖系统:蛋白尿。

(5) 免疫系统:上市后有超敏反应的报道。

(6) 神经系统:头痛。有可逆性后部脑白质病综合征(RPLS)的个案报道。

(7) 肝:GOT 升高、GPT 升高、高胆红素血症、肝衰竭。

(8) 胃肠道:食欲减退、食物摄入减少、脂肪酶升高、淀粉酶升高、腹泻、腹痛、恶心、呕吐、黏膜炎、胃肠道瘘、胃肠道穿孔。

(9) 血液:贫血、淋巴细胞减少、血小板减少、国际标准化比值(INR)升高、出血、中性粒细胞减少。

(10) 皮肤:HFSR、皮疹、脱发、中毒性表皮坏死松解症、多形性红斑、史-约综合征。

(11) 其他:虚弱、疲乏、感染、疼痛、发热、发音困难。

4. 药物相互作用

(1) 强效 CYP 3A4 抑制药(如克拉霉素、伊曲康唑、泊沙康唑、奈法唑酮、泰利霉素、伏立康唑):本药(单次给予160mg)与酮康唑合用,可增加本药的平均暴露量,降低本药活性代谢物 M2(N-氧化物)和 M5(N-氧化物和 N-去甲基产物)的平均暴露量。处理:避免合用。

(2) 强效细胞色素 P450(CYP)3A4 诱导药(如利福平、苯妥英钠、卡马西平、苯巴比妥、圣·约翰草):本药(单次给予160mg)与利福平合用,可降低本药的平均暴露量,增加本药活性代谢物 M5 的平均暴露量,但不影响活性代谢物 M2 的平均暴露量。处理方式为避免合用。

八、注意事项

1. 禁用　尚不明确。

2. 慎用　尚不明确。

3. 用药注意事项　口服给药:本药片剂应于卡路里低于 600kal 和脂肪含量低于 30% 的低脂早餐后服用,且于每日同一时间服用。不得于同每日服用 2 次以弥补前一次漏服的剂量。

使用本药前应充分控制血压。尚无本药对伤口愈合影响的研究数据。但由于血管内皮生长因子受体(VEGFR)抑制药(如本药)可影响伤口愈合,故择期手术前至少 2 周应停用本药。手术后根据伤口是否充分愈合决定是否恢复用药。伤口开裂的患者应停药。

九、药物稳定性及贮藏条件

片剂:25℃(15~30℃)保存。

十、药物经济性评价

非基本药物。

维 莫 非 尼

一、药品名称

英文名　Vemurafenib

二、药品成分

维莫非尼

三、剂型及规格

维莫非尼片　240mg

四、适应证及相应的临床价值

1. NMPA 说明书适应证　尚未收集到相关资料。

2. 其他临床应用参考　用于治疗 BRAF V600E 突变型不可切除的或转移性黑色素瘤。(FDA 批准适应证)

五、用法用量

成人用法用量如下:

(1) BRAF V600E 突变型不可切除的或转移性黑色素瘤:口服给药,推荐剂量为每次 960mg,每 12 小时 1 次,持续用药直至疾病进展或出现不可耐受的毒性。如需减量,不应将剂量减至低于每次 480mg,每日 2 次。

(2) 肾功能不全时剂量:轻度和中度肾功能损害者无须调整剂量,重度肾功能损害者的用药剂量尚不明确。

(3) 肝功能不全时剂量:轻度和中度肝功能损害者无须调整剂量,重度肝功能损害者的用药剂量尚不明确。

(4) 毒性状态时剂量:如出现新近的原发性皮肤恶性肿瘤,无须调整剂量。

若首次出现 2 级(不可耐受)或 3 级不良反应,应暂停用药,直至缓解至 0~1 级后以每次 720mg、每日 2 次的剂量重新给药;若第 2 次出现 2 级(不可耐受)或 3 级不良反应,应暂停用药,直至缓解至 0~1 级后以每次 480mg、每日 2 次的剂量重新给药;若首次出现 4 级不良反应,应永久停药或暂停用药,直至缓解至 0~1 级后以每次 480mg、每日 2 次的剂量重新给药;若第 2 次出现 4 级不良反应,应永久停药。

若出现 Q-T 间期大于 500 毫秒且较用药前水平延长大于 60 毫秒,应永久停药。

六、特殊人群用药

1. 妊娠期　尚无孕妇用药充分、严格的对照研究资料。根据本药的作用机制,孕妇用药可能导致胎儿损害。美国食品药品管理局(FDA)对本药的妊娠安全性分级为 D 级。

2. 哺乳期　本药是否随人类乳汁排泄尚不明确,哺乳期妇女应停止哺乳或停药。

3. 其他人群

（1）儿童：18 岁以下儿童用药的安全性和有效性尚不明确。

（2）老年人：临床试验发现，65 岁及 65 岁以上老年患者使用本药发生皮肤鳞状细胞癌、角化棘皮瘤、心房颤动、外周水肿、恶心和食欲减退的风险增加。

（3）未纠正的电解质异常、Q-T 间期超过 500 毫秒、长 Q-T 综合征或正服用可延长 Q-T 间期药物的患者：此类患者不应使用本药。

七、药理学

1. 药效学及作用机制　本药为 BRAF 突变型（包括 $BRAF^{V600E}$）丝氨酸苏氨酸激酶抑制药，在体外也可抑制其他激酶（如 CRAF、ARAF、野生型 BRAF、SRMS、ACK1、MAP4K5 和 FGR）。在 BRAF 基因中某些突变（包括 V600E）导致结构性激活 BRAF 蛋白，可能在缺乏生长因子的情况下引起细胞增殖，而正常情况需要生长因子。在有突变的 $BRAF^{V600E}$ 黑色素瘤的细胞和动物模型中，本药有抗肿瘤效应。

2. 药代动力学　给予本药每次 960mg，每日 2 次，共 15 日，T_{max} 约为 3 小时，C_{max} 和 AUC_{0-12} 分别为（62 ± 17）μg/ml 和（601 ± 170）μg·h/ml，平均蓄积率为 7.4，15~22 日达稳态水平。血浆蛋白结合率大于 99%（主要为白蛋白和 α_1-酸性糖蛋白），表观分布容积约为 106L。本药为 CYP 3A4 和 P 糖蛋白（P-gp）底物。口服 960mg 后 48 小时，在血浆中本药及其代谢产物分别为 95% 和 5%。口服 960mg 放射性标记的本药后，约 94% 随粪便排泄，约 1% 随尿液排泄。表观清除率约为 31L/d，消除半衰期中值约为 57 小时。

3. 药物不良反应

（1）心血管系统：血管炎、心房颤动、Q-T 间期延长。

（2）呼吸系统：咳嗽、口咽部鳞状细胞癌。

（3）肌肉骨骼系统：关节痛、关节炎、肌痛、四肢疼痛、肌肉骨骼疼痛、背痛。

（4）免疫系统：超敏反应。

（5）神经系统：头痛、周围神经病变、第Ⅶ对脑神经麻痹。

（6）肝：γ-谷氨酰转移酶升高、胆红素升高、碱性磷酸酶升高、谷丙转氨酶（GPT）升高、谷草转氨酶（GOT）升高。

（7）胃肠道：恶心、腹泻、呕吐、便秘、味觉障碍、食欲减退。上市后还有胰腺炎的报道。

（8）血液：上市后有伴 NRAS 突变的慢性单核细胞白血病进展、中性粒细胞减少的报道。

（9）皮肤：皮疹、光敏反应、脱发、瘙痒、角化过度、斑丘疹、光化性角化病、皮肤干燥、丘疹、红斑、皮肤乳头状瘤、脂溢性角化病、日晒伤、新原发性皮肤恶性肿瘤（如皮肤鳞状细胞癌、角化棘皮瘤、黑色素瘤）、掌跖感觉丧失性红斑综合征、毛周角化病、脂膜炎、毛囊炎、结节性红斑、史-约综合征、中毒性表皮坏死松解症。上市后还有药物疹伴嗜酸性粒细胞增多和系统症状（DRESS）的报道。

（10）眼：视网膜静脉阻塞、葡萄膜炎、视物模糊、虹膜炎、畏光。

（11）其他：疲乏、外周水肿、发热、虚弱、基底细胞癌、头颈部鳞状细胞癌。上市后还有放疗敏感性和放疗回忆反应的报道。

4. 药物相互作用

（1）强效细胞色素 P450（CYP）3A4 抑制药（如酮康唑、伊曲康唑、克拉霉素、阿扎那韦、奈法唑酮、沙奎那韦、泰利霉素、利托那韦、茚地那韦、奈非那韦、伏立康唑）、强效 CYP 3A4 诱导药（如苯妥英钠、卡马西平、利福平、利福布汀、利福喷丁、苯巴比妥）：以上药物可能改变本药的血药浓度。处理方式为避免合用。

（2）易普利单抗：合用可使氨基转移酶和胆红素水平升高。

（3）主要经 CYP 1A2 代谢的药物：合用可能使 CYP 1A2 底物的血药浓度升高。处理方式为不推荐与治疗窗窄的 CYP 1A2 底物合用。如无法避免，合用时应密切监测毒性且考虑降低以上药物的剂量。

（4）P 糖蛋白底物（如地高辛）：合用可使地高辛的全身暴露量增加。处理方式为避免与治疗窗窄的 P 糖蛋白底物合用。如无法避免，考虑降低以上药物的剂量。

八、注意事项

1. 禁用　尚不明确。

2. 慎用　重度肝、肾功能损害者（国外资料）。

3. 用药注意事项

口服给药：①本药片剂应整片吞服，不可咀嚼或压碎，且可与或不与食物同服；②如漏服 1 次，可在距离下一剂服药时间前至少 4 小时补服；③如用药后出现呕吐，不应额外补服，应按计划用药。

本药不适用于野生型 BRAF 黑色素瘤。

建议男性患者和育龄妇女用药期间和停药后至少 2 个月内采取适当避孕措施。

用药期间应避免阳光暴露，可穿保护衣和使用防紫外线（UVA 或 UVB）的防晒霜和唇膏（SPF≥30）。

九、药物稳定性及贮藏条件

片剂：密封，20~25℃（15~30℃）保存。

十、药物经济性评价

非基本药物。

依 维 莫 司

一、药品名称

英文名　Everolimus

二、药品成分

依维莫司

三、剂型及规格

依维莫司片（Afinitor）　（1）2.5mg；（2）5mg；（3）7.5mg；

(4)10mg

依维莫司片(Zortress) (1)0.25mg;(2)0.5mg;(3)0.75mg

依维莫司分散片(Afinitor Disperz) (1)2mg;(2)3mg;(3)5mg

四、适应证及相应的临床价值

1. NMPA 说明书适应证 尚未收集到相关资料。

2. 其他临床应用参考 用于治疗成人经舒尼替尼或索拉非尼治疗失败的晚期肾细胞癌(RCC)(FDA 批准适应证)。

用于治疗成人无须立即手术的伴结节性硬化症(TSC)的肾血管平滑肌脂肪瘤(FDA 批准适应证)。

用于治疗成人不可切除的、局部晚期或转移性的进行性胰腺神经内分泌肿瘤(PNET)、进行性分化良好的非功能性的胃肠道(GI)或肺部神经内分泌肿瘤(NET)(FDA 批准适应证)。

与依西美坦联用于治疗经来曲唑或阿那曲唑治疗失败的绝经后女性激素受体阳性及人表皮生长因子受体-2(HER2)阴性的晚期乳腺癌(BC)(FDA 批准适应证)。

用于治疗成人和儿童需医疗干预但不可切除的伴 TSC 的室管膜下巨细胞星形细胞瘤(SEGA)(FDA 批准适应证)。

用于有低至中度免疫风险的成人患者预防肾移植排斥反应(FDA 批准适应证)。

用于预防成人肝移植排斥反应(FDA 批准适应证)。

用于治疗晚期进展性类癌。用于治疗复发性或难治性 Waldenström 巨球蛋白血症(WM)。

五、用法用量

成人用法用量如下:

(1) RCC、伴 TSC 的肾血管平滑肌脂肪瘤、NET、BC:口服给药,AFINITOR 每次 10mg,每日 1 次,每日同一时间给药。持续用药直至疾病进展或出现不可耐受的毒性。

(2) 伴 TSC 的 SEGA:口服给药,AFINITOR 或 AFINITOR DISPERZ 初始剂量为每次 4.5mg/m²(应四舍五入为与 AFINITOR 或 AFINITOR DISPERZ 的规格最接近的剂量,但两者不得联用),每日 1 次,每日同一时间给药。持续用药直至疾病进展或出现不可耐受的毒性。需要时可每 2 周调整 1 次剂量,使血药谷浓度(C_{min})维持在 5~15ng/ml,具体调整方案如下①如 C_{min} 小于 5ng/ml,日剂量增加 2.5mg(AFINITOR)或 2mg(AFINITOR DISPERZ);②如 C_{min} 大于 15ng/ml,日剂量降低 2.5mg(AFINITOR)或 2mg(AFINITOR DISPERZ);③如使用最低规格剂量的患者需降低剂量时,可改为隔日给药 1 次。

(3) 预防肾移植排斥反应:口服给药,ZORTRESS 以巴利昔单抗进行诱导给药。本药初始剂量为每次 0.75mg,每日 2 次,与减量的环孢素联用,于移植后尽快使用(环孢素不得晚于移植后 48 小时);如可耐受,应开始口服皮质类固醇(如泼尼松),且皮质类固醇的剂量可根据患者的临床状态和移植物功能逐渐减少。本药剂量应根据 C_{min}(目标值为 3~8ng/ml)、耐受性、个体反应、联用药物的变化、临床表现

每 4~5 日调整 1 次,具体调整方案如下①如 C_{min} 小于 3ng/ml,日剂量应加倍;②如连续两次测定的 C_{min} 均大于 8ng/ml,应将单次剂量减少 0.25mg。

(4) 预防肝移植排斥反应:口服给药,ZORTRESS,于移植后至少 30 日开始用药,初始剂量为每次 1mg,每日 2 次,与减量的他克莫司和皮质类固醇联用。皮质类固醇的剂量可根据患者的临床状态和移植物功能逐渐减少。本药剂量应根据 C_{min}(目标值为 3~8ng/ml)、耐受性、个体反应、联用药物的变化、临床表现每 4~5 日调整 1 次,具体调整方案如下①如 C_{min} 小于 3ng/ml,日剂量应加倍;②如连续两次测定的 C_{min} 均大于 8ng/ml,应将单次剂量减少 0.25mg。

(5) 晚期进展性类癌:口服给药,每次 10mg,每日 1 次,与长效奥曲肽联用。持续用药直至疾病进展或出现不可耐受的毒性。

(6) WM:口服给药,每次 10mg,每日 1 次。持续用药直至疾病进展或出现不可耐受的毒性。

(7) 毒性状态时剂量:RCC、伴 TSC 的肾血管平滑肌脂肪瘤、NET、BC。

1) 非感染性肺炎:①如出现 1 级(无症状)非感染性肺炎,无须调整剂量,但应进行适当的监测。②如出现 2 级(有症状,但不影响日常生活)非感染性肺炎,考虑暂停本药,排除感染并考虑给予皮质类固醇,待症状改善至 1 级或 1 级以下后再以 50% 的剂量重新开始用药。如 4 周内症状未改善,应停药。③如出现 3 级(有症状,可影响日常生活,需供氧)非感染性肺炎,暂停本药,排除感染并考虑给予皮质类固醇,待症状改善至 1 级或 1 级以下后再以 50% 的剂量重新开始用药。如再次出现 3 级非感染性肺炎,应停药。④如出现 4 级(危及生命,需通气支持)非感染性肺炎,应停药,排除感染并考虑给予皮质类固醇。

2) 口腔炎:①如出现 1 级(症状极轻微,可正常饮食)口腔炎,无须调整剂量,以不含酒精的水或生理盐水漱口,一日数次。②如出现 2 级(有症状,但可食用温和饮食)口腔炎,暂停用药,待症状改善至 1 级或 1 级以下后再重新开始用药(无须降低剂量)。如再次出现 2 级口腔炎,暂停用药,待症状改善至 1 级或 1 级以下后再以 50% 的剂量重新开始用药。可使用局部镇痛药(如苯佐卡因、氨苯丁酯、盐酸丁卡因、薄荷脑、苯酚),联用或不联用局部皮质类固醇(如曲安西龙),但应避免使用含酒精、过氧化氢、碘、百里香的药物。③如出现 3 级(有症状,不能摄入足够的食物或水)口腔炎,暂停用药,待症状改善至 1 级或 1 级以下后再以 50% 的剂量重新开始用药。可使用局部镇痛药(如苯佐卡因、氨苯丁酯、盐酸丁卡因、薄荷脑、苯酚),联用或不联用局部皮质类固醇(如曲安西龙),但应避免使用含酒精、过氧化氢、碘、百里香的药物。④如出现 4 级(危及生命)口腔炎,应停药并给予适当的治疗。

3) 代谢相关毒性(如高血糖症、血脂异常):①如出现 1、2 级代谢性事件,无须调整剂量,但应给予适当的治疗和监测。②如出现 3 级代谢性事件,暂停用药,并给予适当的治疗和监测。再次用药应降低剂量 50%。③如出现 4 级代谢性事件,应停药,并给予适当的治疗。

4）其他非血液学毒性：①如出现 1、2 级可耐受的非血液学毒性，无须调整剂量，但应给予适当的治疗和监测。②如出现 2 级不可耐受的非血液学毒性，暂停用药，待症状改善至 1 级或 1 级以下后再重新开始用药（无须降低剂量）。如再次出现 2 级非血液学毒性，暂停用药，待症状改善至 1 级或 1 级以下后再以 50% 的剂量重新开始用药。③如出现 3 级非血液学毒性，暂停用药，给予适当的治疗和监测。待症状改善至 1 级或 1 级以下后可考虑以 50% 的剂量重新开始用药。如再次出现 3 级非血液学毒性，考虑停药。④如出现 4 级非血液学毒性，应停药，并给予适当的治疗。

伴 TSC 的 SEGA：如出现严重或不可耐受的不良反应，应暂停用药或永久停药。再次用药时如需降低剂量，应降低 50%。如使用最低规格剂量的患者需降低剂量时，可改为隔日给药 1 次。

六、特殊人群用药

1. 妊娠期　根据动物实验结果和本药的作用机制，孕妇用药可能导致胎儿损害。

2. 哺乳期　本药是否随人类乳汁排泄、是否对乳儿和泌乳量有影响尚不明确，但本药和/或其代谢物可随大鼠乳汁排泄，故不推荐哺乳期妇女用药期间和停药后 2 周内哺乳。

3. 肾功能损害　肾功能损害者无须调整剂量。

4. 肝功能损害　RCC、伴 TSC 的肾血管平滑肌脂肪瘤、NET、BC：轻度肝功能损害（Child-Pugh 分级为 A 级）者，推荐剂量为每日 7.5mg，如不能耐受，可降低至每日 5mg；中度肝功能损害（Child-Pugh 分级为 B 级）者，推荐剂量为每日 5mg，如不能耐受，可降低至每日 2.5mg；重度肝功能损害（Child-Pugh 分级为 C 级）者，如用药的利大于弊，可给予每日 2.5mg（不得超过该剂量）。伴 TSC 的 SEGA：轻、中度肝功能损害（Child-Pugh 分级为 A 级、B 级）者，无须调整初始剂量，后续剂量应根据监测结果进行调整；重度肝功能损害（Child-Pugh 分级为 C 级）者，初始剂量降低约 50%。预防肾、肝移植排斥反应：轻度肝功能损害（Child-Pugh 分级为 A 级）者，初始日剂量应降低约 1/3；中、重度肝功能损害（Child-Pugh 分级为 B 级、C 级）者，初始日剂量应降低约 50%。后续剂量应根据 C_{min} 进行调整，使其维持在 3~8ng/ml 之间。

5. 其他人群　有高度免疫风险的肾移植患者、肝肾移植除外的其他器官移植者：以上患者使用本药预防移植排斥反应的安全性和有效性尚不明确。高脂血症患者：此类患者用药应权衡利弊。尚无胆固醇大于 350mg/dl 的患者用药的研究资料。

（1）儿童：伴 TSC 的 SEGA：口服给药，AFINITOR 或 AFINITOR DISPERZ：1 岁及 1 岁以上儿童用法用量同成人。

（2）老年人：老年患者无须调整初始剂量，但推荐进行密切监测，并根据不良反应对后续剂量进行适当调整。

七、药理学

1. 药效学及作用机制　本药为哺乳动物西罗莫司靶蛋白（mTOR）抑制药，mTOR 为丝氨酸-苏氨酸激酶，位于 PI3K/AKT 路径的下游。本药可与细胞质蛋白（FKBP-12）结合，形成抑制性复合物 1（mTORC1），抑制 mTOR 激酶的活性，进而抑制蛋白质的合成、细胞增殖、血管生成及葡萄糖的吸收；本药亦可抑制低氧诱导因子的表达，减少血管内皮生长因子的表达。此外，本药还可抑制抗原和白细胞介素（IL-2 和 IL-5）的激活，并抑制 T、B 淋巴细胞的增殖。

2. 药代动力学　晚期实体瘤患者口服本药片剂 5~70mg 后，1~2 小时达 C_{max}。单次给予本药 5~10mg，C_{max} 与剂量呈正比；单次给予本药 5~70mg 范围内，AUC 与剂量呈正比。给予本药每日 1 次，2 周后达稳态。对 SEGA 和 TSC 患者，给药剂量在 1.35~14.4mg/m² 范围内，本药的 C_{min} 与剂量成正比。本药分散片与本药片剂的 $AUC_{0-\infty}$ 相当，但前者的 C_{max} 较后者低 20%~36%，预计两者达稳态时的 C_{min} 相当。对肝、肾移植患者，本药口服后亦 1~2 小时达 C_{max}，给予本药每次 0.5~2mg，每日 2 次，稳态时 C_{max}、AUC 与剂量呈正比。

本药的血液血浆浓度比在剂量为 5~5 000ng/ml 范围内与剂量相关，为 17%~73%。在健康受试者及中度肝功能损害者体内，本药的血浆蛋白结合率均约为 74%。肾移植维持期患者，单次使用本药后，与终末相相关的表观分布容积为 107~342L。

本药为 CYP 3A4 和 P-gp 底物，口服给药后，本药在血液中主要以原型形式存在，其次存在 6 个主要代谢产物，代谢产物的活性较原型药物约低 100 倍。对接受环孢素的患者单次给予放射标记的本药 3mg 后，给药量的 5% 随尿液排泄，80% 随粪便排泄，尿液和粪便中均未见原型药物。本药的平均消除半衰期约为 30 小时。

肌酐清除率（25~178ml/min）对本药的清除率无显著影响。与肝功能正常者相比，轻、中、重度肝功能损害（Child-Pugh 分级分别为 A、B、C 级）者的暴露量分别增加 1.8 倍、3.2 倍、3.6 倍。

3. 药物不良反应

（1）心血管系统：高血压、心脏停搏、心动过速、充血性心力衰竭、伴充血性心力衰竭的心肌梗死、深静脉血栓形成、心绞痛、心房颤动、心悸、低血压、血栓性微血管病。上市后还有动脉栓塞事件、白细胞破坏性脉管炎的报道。

（2）代谢、内分泌系统：体重降低、低血糖症、高血糖症、葡萄糖水平升高、糖尿病新发或恶化、胆固醇升高、三酰甘油升高、碳酸氢盐降低、低磷血症、低钾血症、高钾血症、低钙血症、低钠血症、血黄体生成素升高、血促卵泡素升高、脱水、高脂血症、低镁血症、血睾酮显著降低、库欣综合征、甲状旁腺功能亢进、酸中毒、体液潴留、痛风、高钙血症、高尿酸血症、铁缺乏、维生素 B_{12} 缺乏。

（3）呼吸系统：咳嗽（如排痰性咳嗽）、呼吸困难（如劳力性呼吸困难）、急性呼吸窘迫、鼻出血、鼻漏、肺栓塞、肺炎（包括间质性肺疾病、肺浸润、肺纤维化、限制性肺病、肺泡出血）、鼻咽炎、上呼吸道感染、支气管炎、鼻窦炎、口咽部疼痛、咽喉部疼痛、胸腔积液、支气管痉挛、呼吸衰竭、肺不张、鼻塞、肺水肿、鼻窦阻塞、喘鸣。上市后还有肺泡蛋白沉积症的报道。

（4）肌肉骨骼系统：下颌疼痛、四肢疼痛、背痛、关节痛、肌肉痉挛、骨髓炎、关节肿胀、肌无力、肌肉骨骼疼痛、骨坏死、骨质缺乏、骨质疏松症、脊椎炎。

（5）泌尿生殖系统：痛经、闭经、月经过多、月经失调、阴道出血、子宫出血、泌尿道感染、膀胱炎、肌酸酐升高、肾衰竭、无精症、排尿困难、血尿、蛋白尿、勃起功能障碍、肾盂肾炎、血尿酸氮升高、膀胱痉挛、肾盂积水、尿急、间质性肾炎、尿频、多尿、脓尿、卵巢囊肿、阴囊水肿、溶血性尿毒症综合征、男性不育。

（6）免疫系统：超敏反应、血管神经性水肿、淋巴结病。

（7）神经系统：头痛（包括偏头痛）、失眠、头晕、感觉异常、惊厥、震颤、轻偏瘫、昏睡、神经痛、嗜睡、晕厥。上市后还有反射交感性营养不良的报道。

（8）精神：抑郁、焦虑、攻击行为、激越、惊恐发作、行为异常、强迫症、幻觉。

（9）肝：谷丙转氨酶（GPT）升高、谷草转氨酶（GOT）升高、丙型肝炎、乙型肝炎病毒再激活、碱性磷酸酶升高、胆红素升高、肝衰竭。上市后还有胆囊炎、胆石的报道。

（10）胃肠道：吞咽困难、口腔炎（包括口腔溃疡、口疮性口炎、舌痛、舌炎、牙龈疼痛或肿胀、唇部溃疡、黏膜炎）、腹泻（包括排便急迫、脂肪痢）、小肠炎、小肠结肠炎、结肠炎、胃肠炎、恶心、呕吐、便秘、口腔干燥、食欲减退、食欲缺乏、味觉障碍、腹痛、痔疮、消化不良、腹胀、胃肠胀气、上腹不适、胃食管反流病、牙龈肥大、呕血、肠梗阻、腹膜炎。上市后还有胰腺炎的报道。

（11）血液：血红蛋白降低、白细胞减少、淋巴细胞减少、血小板减少、中性粒细胞减少、低白蛋白血症、贫血、出血、部分凝血活酶时间延长、凝血酶原时间延长、纤维蛋白原减少、白细胞增多、全血细胞减少、血小板增多、血栓性血小板减少性紫癜。

（12）皮肤：足癣、皮疹（包括荨麻疹、斑疹、斑丘疹、丘疹）、过敏性皮炎、脱发、面部潮红、趾（指）甲病变（如脆甲）、皮肤干燥、手足综合征、瘙痒、红斑、皮肤损害、痤疮样皮炎、痤疮、蜂窝织炎、毛囊炎、多毛症、多汗、盗汗。上市后还有红皮病的报道。

（13）眼：眼睑水肿、结膜炎、白内障、视物模糊。

（14）耳：中耳炎。

（15）其他：疲乏、虚弱、不适、发热、水肿（包括外周水肿、全身水肿）、感染（如细菌感染、病毒感染、真菌感染、原生动物感染）、胸痛、寒战、伤口愈合能力受损、脓毒性休克、伤口相关并发症（包括囊性淋巴管瘤、血清肿、血肿、开裂、切口疝、感染）、恶性或良性肿瘤（如淋巴瘤、肝细胞瘤）、胸部不适、菌血症、脓毒症、流行性感冒。

4. 药物相互作用

（1）强效细胞色素 P450（CYP）3A4 或 P 糖蛋白（P-gp）抑制药（如克拉霉素、泰利霉素、伊曲康唑、伏立康唑、奈法唑酮、阿扎那韦、沙奎那韦、利托那韦、茚地那韦、奈非那韦）：合用可增加本药的暴露量。机制为，本药为 CYP 3A4 及 P-gp 的底物。处理方式为，避免合用。

（2）中效 CYP 3A4 或 P-gp 抑制药（如安普那韦、福沙那韦、阿瑞吡坦、红霉素、氟康唑、维拉帕米、地尔硫草）：合用可增加本药的暴露量。机制为，本药为 CYP 3A4 及 P-gp 的底物。处理方式为，合用应谨慎，并降低剂量。

（3）其他免疫抑制药：合用可增加发生感染和恶性肿瘤的风险。处理方式为，合用应谨慎，并考虑给予抗肺孢子虫肺炎的预防治疗。

（4）其他可引起血管神经性水肿的药物（如血管紧张素转换酶抑制药）：合用可增加发生血管神经性水肿的风险。

（5）环孢素：合用可增加发生肾毒性、血栓性微血管病、溶血性尿毒综合征、血栓性血小板减少性紫癜的风险。处理方式为，本药用于肾移植时，应与降低剂量的环孢素合用，且应监测血液学参数。

（6）咪达唑仑：合用可使咪达唑仑的血药峰浓度（C_{max}）升高 25%，曲线下面积（$AUC_{0\text{-}inf}$）升高 30%。

（7）依西美坦：合用可使依西美坦的 C_{min} 升高 45%，C_{2h} 升高 64%，但稳态时（4 周）相应的雌二醇的水平无显著变化。激素受体阳性、HER2 阴性的晚期 BC 患者合用后未见不良反应增加。

（8）奥曲肽：合用可奥曲肽的 C_{min} 升高约 50%。

（9）CYP 3A4 或 P-gp 诱导药（如苯妥英钠、卡马西平、利福平、圣·约翰草）：合用可降低本药的暴露量。机制为本药为 CYP 3A4 及 P-gp 的底物。处理方式为，本药与强效 CYP 3A4 或 P-gp 诱导药必须合用时，应增加本药剂量。因圣·约翰草可使本药血药浓度出现无法预测的降低，故应避免合用。

（10）阿托伐他汀、普伐他汀：合用无明显的药动学相互作用。

（11）他克莫司：合用几乎不存在相互作用。处理方式为合用无须调整剂量。

八、注意事项

1. 禁用 对本药或其他西罗莫司衍生物过敏者。

2. 慎用 围手术期患者（本药可延迟伤口愈合，增加伤口相关并发症的发生率）。

3. 用药注意事项 口服给药：①本药片剂可与或不与食物同服，应整片吞服，不得压碎或分开。②本药分散片可与或不与食物同服，不得压碎或分开。配制后的混悬液应立即口服，不得超过 60 分钟。具体配制方法如下，以约 5ml（在 10ml 注射器中配制，每支注射器中的药物不得超过 10mg）或 25ml［在玻璃杯（最大容量 100ml）中配制，每个玻璃杯中的药物不得超过 10mg］水使药物混悬后口服，随后再加入相同量的水于配置容器中并口服。

本药不适用于治疗功能性类癌。用药前应适当的控制血糖和血脂。用药期间应避免使用活疫苗和/或与近期接种活疫苗者密切接触。本药可增加发生肝动脉血栓的风险，且多数发生于肝移植后 30 日内，故本药用于肝移植时不得早于肝移植后 30 日。本药可增加发生皮肤癌的风险，用药期间应避免直接暴露于阳光或紫外灯下。推荐器官移植患者给予抗肺孢子虫肺炎和巨细胞病毒的预防治疗。本药与皮质类固醇合用时应考虑给予抗肺孢子虫肺炎的预防治疗。育龄期妇女用药期间和停用本药后 8 周内应采取有效的避孕措施。

九、药物稳定性及贮藏条件

片剂:避光,25℃(15~30℃)干燥处保存。
分散片:避光,25℃(15~30℃)干燥处保存。

十、药物经济性评价

非基本药物。

9 烷化剂类

氮 芥

一、药品名称

1. 英文名 Chlormethine
2. 化学名 *N*-甲基-*N*-(2-氯乙基)-2-氯乙胺

二、药品成分

盐酸氮芥

三、剂型及规格

盐酸氮芥注射液 (1)1ml:5mg;(2)2ml:10mg
盐酸氮芥搽剂 (1)30ml:3g;(2)100ml:10g;(3)500ml:50g
盐酸氮芥酊 50ml:25mg

四、适应证及相应的临床价值

1. NMPA 说明书适应证 用于治疗恶性淋巴瘤,尤其是霍奇金淋巴瘤,也可腔内用药控制癌性胸腔、心包腔及腹腔积液。
外用可治疗皮肤蕈样真菌病。
本药酊剂可用于白癜风。
2. 其他临床应用参考 用于治疗肺癌、上腔静脉综合征以及头颈部癌等。

五、用法用量

成人用法用量如下。
(1)恶性淋巴瘤:静脉注射,每次 4~6mg(0.1mg/kg),加生理盐水 10ml,由侧管冲入,再滴注适量生理盐水或 5% 葡萄糖注射液。每周 1 次,连用 2 次,休息 1~2 周后重复给药。
(2)癌性胸腔、心包腔及腹腔积液:腔内注射,每次 5~10mg,用生理盐水 20~40ml 稀释后立即注入,每周 1 次,必要时可重复。
(3)皮肤蕈样真菌病:局部给药。①本药注射液,每次 5mg,以生理盐水 50ml 稀释后,局部涂抹皮肤,每日 1~2 次;②本药搽剂,每 1ml 用乙醇稀释成 200ml(浓度为 500mg/L)。

后,涂擦患处。
(4)白癜风:局部给药,用棉签或毛刷蘸取药液轻涂患处,每日 2 次。
(5)肺癌:①静脉注射,每次 5~10mg(0.1~0.2mg/kg),每周 1 次,一疗程总量为 30~60mg;②动脉注射,每次 5~10mg(0.1~0.2mg/kg),用生理盐水稀释,每日或隔日 1 次。

六、特殊人群用药

1. 妊娠期 本药有致突变、致畸胎作用,可造成胎儿先天性畸形或死亡,故孕妇禁用。
2. 哺乳期 哺乳期妇女禁用。
3. 其他人群
(1)儿童:禁用本药酊剂。
(2)老年人:尚不明确。

七、药理学

1. 药效学及作用机制 本药为一种双功能烷化剂类抗肿瘤药,具有细胞周期非特异性。对增殖细胞各期和暂时静止的 G_0 期均有杀伤作用,但对迅速分裂的细胞作用最大。本药可与 DNA 交叉联结,或在 DNA 和蛋白质之间交叉联结,阻止 DNA 复制,同时对 RNA 和蛋白质合成也有抑制作用。从而造成细胞损伤或死亡。
2. 药代动力学 静脉注射后,迅速分布于肺、小肠、脾、肾和肌肉中,脑组织中含量最少。主要在体液和组织中代谢。半衰期较短,动物实验表明,用药后 48 分钟,本药血药浓度降低 65%~90%,给药 6 小时及 24 小时后,血及组织中药物含量较低。20% 的药物以二氧化碳形式经呼吸道排出,有多种代谢产物随尿排泄,原型药随尿排出量低于 0.01%。
3. 药物不良反应
(1)泌尿生殖系统:可致月经紊乱、卵巢功能衰竭、睾丸萎缩、精子减少等。可见血、尿中尿酸含量增加。
(2)神经系统:可有头晕、乏力。
(3)肝:可降低血浆胆碱酯酶浓度。
(4)胃肠道:可见食欲减退、恶心、呕吐或腹泻,常出现于注射后 3~6 小时,持续约 24 小时。
(5)血液:本药最常见的不良反应为骨髓抑制。可显著降低白细胞及血小板计数,严重者可出现全血细胞减少。白细胞最低值一般于给药后第 7~15 日出现,停药后 2~4 周一般可恢复。
(6)皮肤:可见脱发。局部给药可产生迟发性皮肤过敏反应。
(7)其他:①长期用药者,出现继发性肿瘤的风险增加。②本药局部刺激作用较强,多次注射可引起血管硬化、疼痛及血栓性静脉炎。高浓度局部灌注,可导致严重的外周静脉炎、肌肉坏死及脱皮。如药液外漏可致局部肿胀、疼痛,甚至组织坏死、溃疡。
4. 药物相互作用 尚不明确。

八、注意事项

1. 禁用 对本药过敏者、儿童禁用本药酊剂、孕妇、哺乳期妇女禁用。

2. 慎用 有骨髓抑制者或肿瘤已浸润至骨髓者、有感染者、曾接受过化疗或放疗者、肝肾功能不全者。

3. 用药注意事项 因本药稀释后不稳定,稀释后应于10 分钟内注射,不可作静脉滴注。

九、药物稳定性及贮藏条件

注射液:遮光、密闭保存。

搽剂:遮光、密闭,阴凉(不超过 20℃)处保存。

酊剂:遮光、密闭保存。

十、药物经济性评价

医保药品,非基本药物。

苯丁酰氮芥

一、药品名称

1. 英文名 Chlorambucil
2. 化学名 4-[双(2-氯乙基)氨基]苯丁酸

二、药品成分

苯丁酰氮芥

三、剂型及规格

苯丁酸氮芥片 (1)1mg;(2)2mg

苯丁酸氮芥纸型片 2mg

四、适应证及相应的临床价值

1. NMPA 说明书适应证 用于霍奇金淋巴瘤、非霍奇金淋巴瘤、慢性淋巴细胞白血病、瓦尔登斯特伦巨球蛋白血症、晚期卵巢腺癌、晚期乳腺癌。

2. 其他临床应用参考 用于免疫抑制:①切特综合征(生殖器溃疡、口疮及眼色素层炎综合征)、红斑狼疮;②类风湿关节炎并发脉管炎;③皮质激素依赖性肾病综合征;④硬皮病;⑤自身免疫性溶血性贫血。

用于妊娠滋养细胞瘤。

用于组织细胞增多综合征。

五、用法用量

成人用法用量如下。

(1) 霍奇金淋巴瘤:口服给药,单药治疗时,每日0.2mg/kg,持续用药 4~8 周。

(2) 非霍奇金淋巴瘤:口服给药,单药治疗时,起始剂量为每日 0.1~0.2mg/kg,持续用药 4~8 周。维持剂量时,可减少剂量或改为间隙给药。

(3) 慢性淋巴细胞白血病:口服给药,在患者已出现症状或外周血细胞计数提示已有骨髓受损(而不是骨髓衰竭)时开始使用本药,用药初始剂量为每日 0.15mg/kg,直至白细胞数降至 $10 \times 10^9/L$。可于第 1 疗程结束 4 周后再次使用本药,剂量为每日 0.1mg/kg。

(4) 瓦尔登斯特伦巨球蛋白血症:口服给药,起始剂量为每日 6~12mg,直至出现白细胞减少,随后视病情调整剂量至每日 2~8mg。

(5) 晚期卵巢腺癌:口服给药,单药治疗时,每日0.2mg/kg,持续用药 4~6 周;或每日 0.3mg/kg,直至白细胞减少。维持剂量可以此剂量用药 2~4 周,每疗程间隔 2~6 周。

(6) 晚期乳腺癌:口服给药,单药治疗时,每日 0.2mg/kg,持续用药 6 周。与泼尼松龙合用,每日 14~20mg,用药 4~6 周;与氨甲蝶呤、氟尿嘧啶及泼尼松龙合用每日 5~7.5mg/m²。

(7) 免疫抑制:口服给药,每日 3~6mg,早餐前 1 小时或晚餐后 2 小时服用,连服数周,待出现疗效后或发现有骨髓抑制时减量,总量一般为 300~500mg。

(8) 肝功能不全时剂量:严重肝功能不全者应考虑减少剂量。

六、特殊人群用药

1. 妊娠期 本药可导致自发性早产、流产和出生缺陷。故在妊娠时,尤其在妊娠早期,避免使用。

2. 哺乳期 用药期间应避免哺乳。

3. 老年人 老年患者用药可能会增加免疫抑制毒性,并出现以嗜睡和意识模糊为主要表现的感染。

七、药理学

1. 药效学及作用机制 本药为烷化剂,是细胞周期非特异性抗肿瘤药,对 M 期及 G1 期细胞的作用最强。本药可与 DNA 发生交叉联结,干扰 DNA 及 RNA 的功能。通过形成不稳定的亚乙基亚胺而产生细胞毒性作用,作用出现较慢,骨髓抑制的出现及恢复也较慢。本药同时也是一种免疫抑制药,其免疫抑制诱导时间明显长于环磷酰胺,但较少引起严重的骨髓抑制。低剂量时选择性地抑制淋巴细胞,使淋巴组织萎缩,抑制抗体的合成;较大剂量可致各类白细胞减少,造成严重的骨髓抑制。

2. 药代动力学 本药口服后吸收完全,生物利用度大于 70%,血药浓度达峰时间为 40~70 分钟。本药及其代谢物与血浆蛋白结合广泛,蛋白结合率约 99%。不能通过血脑脊液屏障。半衰期为 1.5 小时,在体内代谢完全,代谢物苯乙酸氮芥仍有一定的抗癌作用。主要由肾排泄,总量的50% 在 24 小时内随尿液排出。

3. 药物不良反应

(1) 呼吸系统:长期用药的慢性淋巴细胞白血病患者偶见肺间质纤维化。

(2) 泌尿生殖系统:可见无菌性膀胱炎。用药后可见精子减少,累积剂量达 400mg 时曾见精子活力缺乏。青春期患者长期用药可导致精子缺乏或持久不育。另可有卵巢功能失常(与剂量及年龄有关)。

(3) 神经系统:有出现战栗、抽搐、肌肉痉挛、震颤、肌张力增加、神志不清、共济失调,一般停药后可以逐渐恢复。偶报道有昏迷。罕见神经毒性,大多见于肾病综合征患者。

(4) 精神:报道有易激动,一般停药后可以逐渐恢复。

（5）肝:有引起肝毒性和黄疸的报道。

（6）胃肠道:不常见胃肠道紊乱(如恶心、呕吐、腹泻及口腔溃疡)。

（7）血液:最常见的不良反应为骨髓抑制,如及时停药,骨髓抑制一般可以恢复,但也报道本药可致严重的不可逆性骨髓抑制。极常见白细胞减少、中性粒细胞减少、血小板减少、全血细胞减少。常见贫血。可见白血病。此外,白血病患者长期用药有继发其他肿瘤的风险。

（8）皮肤:首次用药或再次用药时偶见血管神经性水肿、荨麻疹。有皮肤过敏反应(包括皮疹发展为多形性红斑、中毒性表皮坏死、史-约综合征)的报道。

（9）其他:少见药物热。

4. 药物相互作用

（1）其他骨髓抑制药:合用可增强疗效。处理方式为合用时应注意调整剂量。

（2）保泰松:合用可增加本药的毒性。处理方式为合用时应降低本药的剂量。

（3）活疫苗(如轮状病毒疫苗):合用将增加活疫苗感染的风险。处理方式为接受免疫抑制化疗的患者不能接种活疫苗。缓解期白血病患者,至少应停止化疗 3 个月,才允许接种活疫苗。

八、注意事项

1. 禁用　对本药过敏或有过敏史者;先前对本药耐药者。

2. 慎用　有骨髓抑制者;有痛风或泌尿道结石史者;感染患者;有癫痫史、头部外伤者。

九、药物稳定性及贮藏条件

片剂:避光,2~8℃保存,不得冷冻。
纸型片:避光、密封,凉处保存。

十、药物经济性评价

基本药物。

美 法 仑

一、药品名称

1. 英文名　Melphalan
2. 化学名　L-3-[对-双(2-氯乙基)氨基]苯基]丙氨酸

二、药品成分

美法仑

三、剂型及规格

美法仑片　2mg
注射用美法仑　(1)20mg;(2)40mg

四、适应证及相应的临床价值

1. NMPA 说明书适应证　用于治疗多发性骨髓瘤、乳腺癌、晚期卵巢腺癌。

用于真性红细胞增多症。

2. 其他临床应用参考　用于不可切除的卵巢恶性上皮性肿瘤(姑息疗法)(FDA 批准适应证)。

用于慢性髓细胞白血病、子宫内膜癌、华氏巨球蛋白血症。

用于轻链淀粉样变。

用于治疗慢性淋巴细胞白血病、恶性淋巴瘤、骨软骨病。

动脉灌注可用于治疗肢体恶性黑色素瘤、软组织肉瘤及骨肉瘤。

大剂量给药用于造血干细胞移植的预处理。

五、用法用量

成人用法用量如下。

（1）多发性骨髓瘤:口服给药,每日 0.15mg/kg,分次服用,连用 4 日,每 6 周重复一疗程。

（2）乳腺癌:口服给药,每日 0.15mg/kg 或 6mg/m^2,连用 5 日,每 6 周重复一疗程。当出现骨髓毒性时应减量。

（3）卵巢癌:口服给药,每日 0.2mg/kg,连用 5 日,每 4~8 周或当外周血象恢复时重复一疗程。

（4）真性红细胞增多症:口服给药,诱导缓解期每日 6~10mg,连用 5~7 日,之后每日 2~4mg,直至症状得到控制;维持量为每次 2~6mg,每周 1 次。

（5）肢体恶性黑色素瘤、软组织肉瘤及骨肉瘤:动脉灌注,每次 20~40mg。

（6）肾功能不全时剂量:中至重度肾功能不全者剂量宜减半。

六、特殊人群用药

1. 妊娠期　动物实验表明,本药在胚胎形成期有致畸性。孕妇禁用。

2. 哺乳期　尚不明确本药是否随人乳排泄,哺乳期妇女禁用。

3. 其他人群

（1）儿童:儿童用药的安全性和有效性尚不明确。

（2）老年人:老年患者应慎用本药,应考虑其肝、肾、心功能衰弱的发生率增加及并发症,或与其他药物间的相互作用。此外,老年患者用药后免疫抑制毒性增加,可能不出现感染的典型体征(如发热和白细胞升高),但可能会出现以嗜睡和意识模糊为显著表现的感染。

七、药理学

1. 药效学及作用机制　本药为双功能烷化剂,属细胞周期非特异性抗肿瘤药。作为苯丙氨酸氮芥的左旋体,本药作用强于消旋体苯丙氨酸氮芥。作用机制与氮芥相似,可与 DNA 及 RNA 发生交叉联结,也可抑制蛋白质的合成。其产生耐药性的机制为谷胱甘肽水平提高、药物运转缓慢、DNA 修复增强。抑制谷胱甘肽-S-转移酶可增强本药的抗肿瘤作用。

2. 药代动力学　本药口服后的吸收量个体差异较大,

生物利用度为 25% ~ 89%，平均为 56%。药物吸收后，能快速分布于体内各脏器，在肝、肾中浓度较高，脑脊液浓度低于血浆浓度的 10%，分布容积约为 0.5L/kg。蛋白结合率初始为 50% ~ 60%，12 小时后渐增至 80% ~ 90%。约有 30% 与血浆蛋白不可逆结合（主要与白蛋白结合，约 20% 与 α_1-酸性糖蛋白结合）。24 小时内 50% 的药物随尿排出（其中大部分为代谢产物，原型不足 15%）。半衰期 α 相为 6~10 分钟，β 相为 40~120 分钟。

3. 药物不良反应

（1）心血管系统：可见心动过速、低血压、静脉闭塞性疾病。

（2）代谢、内分泌系统：可见水肿。

（3）呼吸系统：可见支气管痉挛、呼吸困难、肺纤维化，罕见间质性肺炎。

（4）泌尿生殖系统：可见血尿酸增加、血尿素氮暂时性显著升高。

（5）免疫系统：有约 2% 静脉给药的患者发生超敏反应的报道。

（6）肝：可见肝功能异常、肝炎、黄疸。

（7）胃肠道：可见恶心、呕吐、食欲缺乏，大剂量用药时较明显。罕见口腔溃疡、胃炎、腹泻。静脉大剂量使用可引起口腔黏膜炎。

（8）血液：骨髓抑制，表现为白细胞减少、血小板减少及贫血，白细胞减少于用药后 2~3 周出现，老年患者的骨髓抑制有时可延续 5~6 周。偶可引起白血病。还可见溶血性贫血。有试验表明静脉给药比口服给药更能导致骨髓抑制。

（9）皮肤：可见脱发、皮炎。罕见皮肤坏疽。

4. 药物相互作用

（1）丁硫堇：合用可使本药的生物利用度升高，毒性增强。

（2）环孢素：合用可出现肾衰竭。

（3）环磷酰胺：于术前大剂量静脉注射本药，术后再给予环磷酰胺，可引起肾功能损伤。

（4）活疫苗（如轮状病毒疫苗）：合用将增加活疫苗感染的风险。处理方式为接受免疫抑制化疗时不能接种活疫苗。缓解期白血病患者，至少要停止化疗 3 个月后方可接种活疫苗。

（5）萘啶酮酸：合用可能出现出血性小肠结肠炎。处理方式为避免合用。

（6）卡氯芥：本药可增强卡氯芥的肺毒性。

（7）西咪替丁：合用可使本药的生物利用度降低。推测雷尼替丁、法莫替丁、尼扎替丁亦可能有相同的作用。机制为西咪替丁升高胃 pH 值。

（8）顺铂：合用可引起肾功能紊乱而改变本药的排泄。

八、注意事项

1. 禁用　对本药过敏者；已对本药有耐药性的患者（国外资料）；近期患水痘或带状疱疹者；孕妇；哺乳期妇女。

2. 慎用　肾功能不全者；有痛风史或泌尿道结石患者；

近期接受过放疗和化疗者、骨髓储备能力下降者、曾接受过细胞毒药物治疗骨髓功能尚在恢复者；老年患者。

九、药物稳定性及贮藏条件

片剂：2~8℃ 保存。

十、药物经济性评价

基本药物。

环 磷 酰 胺

参见（第四章 呼吸系统药物 7 治疗弥漫性结缔组织病肺部病变药物）

异环磷酰胺

一、药品名称

1. 英文名　Ifosfamide

2. 化学名　3-(2-氯乙基)-2-[(2-氯乙基)氨基]四氢-$2H$-1,3,2-噁磷-2-氧化物

二、药品成分

异环磷酰胺

三、剂型及规格

注射用异环磷酰胺　（1）0.2g；（2）0.5g；（3）1g；（4）2g

四、适应证及相应的临床价值

1. NMPA 说明书适应证　用于睾丸癌、卵巢癌、乳腺癌、肉瘤、恶性淋巴瘤、肺癌。

2. 其他临床应用参考　用于治疗颈部癌、黑色素瘤、子宫颈癌、食管癌、急性和慢性淋巴细胞白血病。

用于膀胱癌、子宫内膜癌、尤因肉瘤、头部癌、胸腺恶性肿瘤、神经母细胞瘤和骨肉瘤。

五、用法用量

成人：睾丸癌、卵巢癌、乳腺癌、肉瘤、恶性淋巴瘤、肺癌，静脉给药。①单药治疗，每次 1.2~2.5g/m²，静脉注射或滴注，每日 1 次，连续 5 日为一个疗程。下一疗程应间隔 3~4 周。给药的同时及给药后 4 小时、8 小时，应分别给予美司钠 0.4g（为本药剂量的 20%），溶于生理盐水 10ml 中静脉注射。②联合用药，每次 1.2~2g/m²，静脉注射或滴注，每日 1 次，连续 5 日为一个疗程。下一疗程应间隔 3~4 周。美司钠用法用量同前。

六、特殊人群用药

1. 妊娠期　本药有致突变、致畸胎作用，可引起胎儿死亡或先天畸形，故孕妇禁用本药。

2. 哺乳期，本药可随人乳汁排泄，哺乳期妇女禁用本药。

3. 其他人群

（1）儿童:儿童长期用药可引起 Fanconi 综合征。

（2）老年人:尚不明确。

七、药理学

1. 药效学及作用机制　本药是环磷酰胺的同分异构体,属氮芥类烷化剂,为细胞周期非特异性药物。本药需进入人体经肝活化后才具有抗肿瘤活性。其活性代谢产物可与细胞内许多分子结构产生烷化或联结,通过与 DNA 和 RNA 交叉连接,干扰其功能,从而产生细胞毒作用。另外,本药还可抑制蛋白质合成。本药不形成去甲氮芥,毒性比环磷酰胺低,治疗指数比环磷酰胺高,对环磷酰胺耐药者,使用本药时加大剂量,仍有一定疗效。

2. 药代动力学　本药口服吸收良好,生物利用度接近100%。血浆蛋白结合率不足 20%,本药主要在体内通过肝激活,活性代谢物仅少量通过血脑脊液屏障,脑脊液中药物浓度为血药浓度的 20%。给药 3.8~5g/m^2 后,血药浓度曲线呈双相,终末半衰期为 15 小时;给药 1.6~2.4g/m^2 后,血药浓度曲线呈单相,半衰期为 7 小时。本药 70%~86% 通过肾清除,单次给予 5g/m^2 的高剂量后,给药量的 61% 以原型排出;单次给予 1.2~2.4g/m^2 后,仅 12%~18% 以原型排出。

连续给药 5 日可使本药清除加快,药物的毒性降低,但疗效未降低。

3. 药物不良反应

（1）心血管系统:罕见心脏毒性。

（2）代谢、内分泌系统:长期用药可引起垂体功能低下。

（3）呼吸系统:罕见肺毒性。

（4）泌尿生殖系统:可导致出血性膀胱炎(为本药剂量限制性毒性),表现为排尿困难、尿频、尿痛、尿急及血尿,可出现于给药后几小时至几周内,通常停药后几日内可消失。还可导致肾功能损害,表现为血肌酸酐升高等;高剂量时可致肾小管坏死。高剂量用药可因肾毒性产生代谢性酸中毒。长期用药可能导致不育。

（5）免疫系统:长期用药可产生免疫抑制。

（6）神经系统:可见嗜睡。少见晕厥、癫痫样发作、昏迷。剂量过高时也可导致以上不良反应。

（7）精神:可见焦虑不安、神情慌乱、幻觉。

（8）肝:少见一过性肝功能异常。

（9）胃肠道:可见食欲减退、恶心和呕吐,一般停药 1~3 日即可消失。

（10）血液:本药主要不良反应为骨髓抑制,表现为轻至中度白细胞和血小板减少。白细胞和血小板一般于给药后 1~2 周降至最低值,大多可在 2~3 周恢复正常。

（11）皮肤:可见脱发。

（12）其他:注射局部可出现静脉炎。少见乏力。长期用药可引起继发性肿瘤。

4. 药物相互作用

（1）顺铂:先前使用过顺铂者再使用本药,可加重骨髓抑制、神经毒性及肾毒性等不良反应。

（2）抗凝血药物(如华法林):合用可导致出血危险。

（3）降血糖药(如磺胺脲类):本药可增强此类药物的降血糖作用。

（4）活疫苗(如轮状病毒疫苗):合用将增加活疫苗感染的风险。处理方式为接受免疫抑制化疗的患者不能接种活疫苗。缓解期白血病患者,至少要停止化疗 3 个月,才允许接种活疫苗。

八、注意事项

1. 禁用　对本药过敏者;严重骨髓抑制者;孕妇;哺乳期妇女。

2. 慎用　低白蛋白血症者;肝、肾功能不全者;骨髓抑制者;育龄期妇女;出血性膀胱炎患者(国外资料)。

3. 用药注意事项　注射液的配制:静脉注射时,本药每 200mg 溶于注射用水 5ml 中,溶解后注射(浓度不超过 4%)。静脉滴注时,可将上述溶液加入复方氯化钠注射液或氯化钠注射液 500~1 000ml 中,滴注 3~4 小时。本药水溶液不稳定,须现配现用。

九、药物稳定性及贮藏条件

粉针剂:遮光,冷处(2~10℃)保存。

十、药物经济性评价

医保药品,非基本药物。

雌莫司汀

一、药品名称

英文名　Estramustine

二、药品成分

雌莫司汀磷酸二钠一水合物

三、剂型及规格

磷酸雌莫司汀胶囊　（1）100mg;（2）140mg
注射用磷酸雌莫司汀(附稀释液)　（1）150mg;（2）300mg

四、适应证及相应的临床价值

1. NMPA 说明书适应证　尚未收集到相关资料。

2. 其他临床应用参考　用于转移性和/或晚期前列腺癌(姑息疗法)(FDA 批准适应证)。

五、用法用量

成人:晚期前列腺癌。①口服给药,每次 200~300mg,每日 2 次。连服 3~4 周后仍无效,则应停药;如病情好转,应按原剂量继续服用 3~4 月。必要时应根据疗程、疗效和不良反应等适当调整剂量。②静脉注射,用于治疗的开始阶段,每日 300mg,连用 3 周。以后改为口服给药,也可继续静脉注射(每次 300mg,每周 2 次)。

六、特殊人群用药

肝功能损害患者用药后代谢不佳,应慎用。

七、药理学

1. 药效学及作用机制药效学　本药是以雌二醇17磷酸酯为载体的一种氮芥类烷化剂,具有烷化剂及雌激素的双重作用。可通过类固醇受体特异性地将药物导入前列腺组织,阻止前列腺癌细胞的有丝分裂,裂解已形成的微管,并阻止微管的再形成,同时促使前列腺癌细胞中谷胱甘肽的排空,从而达到破坏癌细胞的目的。由于本药对肿瘤的作用具有专一性,故可提高疗效,减轻不良反应。使用推荐剂量时,本药对骨髓的抑制极轻,甚至没有骨髓抑制作用,可用于长期治疗。

2. 药代动力学　本药口服后吸收良好,吸收率约为75%,药物被浓集于前列腺组织中。给药后,本药迅速脱磷氧基成为雌二醇氮芥(口服时,脱磷氧基作用在胃肠道进行),大部分再被氧化为雌酮氮芥(雌酮氮芥的血浆半衰期为10~12小时)。部分活性代谢产物蓄积在脂肪组织内,经过进一步代谢而消除。代谢产物大部分从胆道排泄,少量从肾排泄,能否经乳汁分泌尚不清楚。

3. 药物不良反应

(1) 心血管系统:少数患者出现血压升高及血栓栓塞。

(2) 代谢、内分泌系统:男性可出现乳房增大。

(3) 泌尿生殖系统:男性可出现性欲减退及勃起不良。

(4) 肝:少数患者出现肝功能损害。

(5) 胃肠道:可出现暂时性恶心、呕吐、腹泻,少数患者出现咽痛。

(6) 血液:少数患者出现白细胞和血小板减少。

(7) 皮肤:少数患者出现皮疹。

(8) 其他:少数患者出现水肿。

4. 药物相互作用

(1) 含钙药物(如含钙的抗酸药):合用可降低本药血药浓度。处理方式为服用本药时,不得同时服用其他含钙药物。

(2) 活疫苗(如轮状病毒疫苗):合用将增加活疫苗感染的风险。处理方式为接受免疫抑制化疗的患者不能接种活疫苗。缓解期白血病患者,至少要停止化疗3个月,才允许接种活疫苗。

八、注意事项

1. 禁用　对雌二醇或氮芥类药物过敏者;严重肝或心脏疾病患者;活动性血栓性静脉炎或血栓栓塞性疾病患者。

2. 慎用　有水钠潴留者;糖尿病患者;冠心病及高血压患者;消化性溃疡患者;脑血管疾病患者;轻至中度肝功能不全者(国外资料);由于钙磷平衡紊乱所致的代谢性骨病患者(国外资料);肾功能不全者(国外资料)。

3. 用药注意事项

(1) 口服给药:本药口服制剂应于餐前1小时或餐后2小时服用。

(2) 静脉给药:静脉注射应使用细针缓慢注射(3~5分钟),如药液漏出血管外,应立即停止注射。本药也可用于静脉滴注(稀释于5%葡萄糖注射液250ml中),但滴注时间

不能超过3小时。

(3) 注射液的配制:配制注射液时,予8ml稀释液(不可用氯化钠注射液)缓缓注入本药包装瓶内,不能振荡,以防产生泡沫。

九、药物稳定性及贮藏条件

胶囊:2~8℃保存。

十、药物经济性评价

非基本药物。

卡 莫 司 汀

一、药品名称

1. 英文名　Carmustine

2. 化学名　1,3-双(2-氯乙基)-1-亚硝基脲

二、药品成分

卡莫司汀

三、剂型及规格

卡莫司汀植入剂　7.7mg

卡莫司汀注射液　2g:125mg

注射用卡莫司汀　100mg

四、适应证及相应的临床价值

1. NMPA 说明书适应证　用于脑瘤(恶性胶质细胞瘤、脑干胶质瘤、成神经管细胞瘤、星形胶质细胞瘤、室管膜瘤)、脑转移瘤和脑膜白血病。

用于治疗多发性骨髓瘤、恶性淋巴瘤、恶性黑色素瘤(与其他药物合用)。

2. 其他临床应用参考　用于治疗肺癌、胃癌及直肠癌。对头颈部癌和睾丸肿瘤也有效。

用于蕈样真菌病。

五、用法用量

成人:脑瘤、脑转移瘤、脑膜白血病、多发性骨髓瘤、恶性淋巴瘤、恶性黑色素瘤。静脉滴注,每次100mg/m²,溶入5%葡萄糖注射液或生理盐水150ml中快速滴注,每日1次,连用2~3日;或单次给药200mg/m²,每6~8周重复。

六、特殊人群用药

1. 妊娠期　动物实验表明本药有致畸作用,孕妇禁用。

2. 哺乳期　哺乳期妇女禁用本药。

3. 老年人　老年人常伴有肾功能减退,可影响本药排泄,用药时应谨慎。

七、药理学

1. 药效学及作用机制　本药为亚硝脲类烷化剂,属细胞周期非特异性抗肿瘤药。本药能与 DNA 发生共价结合,

使 DNA 的结构和功能破坏;还可抑制 DNA 聚合酶,抑制 DNA 与 RNA 的合成。对 G-S 过渡期细胞作用最强,对 S 期有延缓作用,也可作用于 G2 期。本药的特点是抗瘤谱较广、显效快、脂溶性高,与其他烷化剂之间有不完全的交叉耐药性。

2. 药代动力学　静脉注射后,本药进入血循环后迅速分解。可透过血脑脊液屏障,在脑脊液中的浓度为血浆浓度的 50%~70%。主要在肝代谢,代谢物可在血浆中停留数日,造成延迟骨髓毒性。本药可能有肠肝循环。主要以代谢物形式由肾排出(占代谢物的 60%~70%,原型药物低于 1%),10% 以二氧化碳形式由呼吸道排出,1% 随粪便排出。本药分布相和消除相半衰期分别为 6 分钟和 68 分钟,在体外血浆内的分解半衰期约为 15 分钟,在体内的半衰期比体外延长。

3. 药物不良反应

(1) 心血管系统:注射部位可见血栓性静脉炎。

(2) 呼吸系统:长期治疗可导致间质性肺炎或肺纤维化。部分患者使用 1~2 个疗程后即出现肺并发症,部分患者不能恢复。肺毒性呈剂量相关。迟发性肺毒性可能在治疗后数年内发生,可导致死亡,特别是儿童期治疗的患者。

(3) 泌尿生殖系统:可出现肾体积缩小、氮质血症、肾功能不全。罕见出血性膀胱炎。本药可抑制睾丸或卵巢功能,引起精子缺乏或闭经。

(4) 神经系统:大剂量给药时可导致脑脊髓病。

(5) 肝:可有轻度肝功能损害,大剂量用药时,有出现门静脉高压、腹水、肝坏死的个案报道。

(6) 胃肠道:可有恶心、呕吐、食欲缺乏。

(7) 血液:迟发性骨髓抑制是本药剂量限制性毒性。骨髓抑制经常发生在用药后 4~6 周,白细胞最低值见于 5~6 周,在 6~7 周逐渐恢复。但多次用药,可延迟至 10~12 周恢复。一次静脉注射后,血小板最低值见于 4~5 周,在 6~7 周内恢复,血小板减少常比白细胞严重。罕见骨髓发育不良(见于长期用药患者)。有出现继发急性白血病的报道。

(8) 眼:罕见视网膜炎、侧眼眶痛及巩膜红斑、视网膜动脉狭窄、视网膜出血、视神经纤维层梗死而致盲。尚可见视网膜色素沉着。

4. 药物相互作用

(1) 西咪替丁:合用可加重骨髓抑制作用。

(2) 苯妥英钠:长期使用苯妥英钠的患者在加用本药后,可致苯妥英钠血药浓度减低,药效下降。

(3) 活疫苗(如轮状病毒疫苗):合用将增加活疫苗感染的风险。处理方式为接受免疫抑制化疗的患者不能接种活疫苗。缓解期白血病患者,至少要停止化疗 3 个月,才允许接种活疫苗。

八、注意事项

1. 禁用　对本药有过敏史者;孕妇;哺乳期妇女。

2. 慎用　骨髓抑制者;感染患者;肝、肾功能异常者;接受过放疗或其他抗肿瘤药治疗者;老年患者。

九、药物稳定性及贮藏条件

植入剂:-20℃ 及以下保存。

注射液:遮光、密闭,冷处(2~10℃)保存。

十、药物经济性评价

非基本药物。

洛 莫 司 汀

一、药品名称

1. 英文名　Lomustine
2. 化学名　N-(2-氯乙基)-N'-环己基-N-亚硝基脲

二、药品成分

洛莫司汀

三、剂型及规格

洛莫司汀胶囊　(1)40mg;(2)100mg

四、适应证及相应的临床价值

NMPA 说明书适应证:用于治疗原发性和转移性脑肿瘤(如成胶质细胞瘤);用于治疗实体瘤(如与其他药物联用于治疗胃癌、直肠癌、支气管肺癌、恶性淋巴瘤)。

五、用法用量

成人:脑肿瘤、实体瘤。口服给药,每次 100~130mg/m²,顿服,每 6~8 周 1 次,3 次为一疗程。

六、特殊人群用药

1. 妊娠期　本药有致畸作用,故孕妇禁用。
2. 哺乳期　哺乳期妇女禁用本药。
3. 老年人　65 岁及 65 岁以上的老年患者与年轻患者用药的反应是否存在差异尚无临床研究资料。

七、药理学

1. 药效学及作用机制　本药为烷化剂类抗肿瘤药,具有细胞周期非特异性,对 G2-S 边界或 S 早期的细胞敏感,对 G 期细胞亦有抑制作用。本药进入人体后,其分子从氨甲酰胺键处断裂为两部分:一部分为氯乙胺,将氯解离形成乙烯碳正离子,发挥烷化作用,致使 DNA 链断裂,RNA 及蛋白质受到烷化,这些主要与抗瘤作用有关;另一部分为氨甲酰基转化为异氰酸酯,或再转化为氨甲酸,以发挥氨甲酰化作用,主要与蛋白质(特别是与蛋白质中的赖氨酸末端氨基)反应,这主要与骨髓毒性作用有关,氨甲酰化作用还可破坏一些酶蛋白,使 DNA 受烷化破坏后较难于修复,有助于抗癌作用。

本药与一般烷化剂无交叉耐药性,与长春新碱、丙卡巴肼及抗代谢类抗肿瘤药也无交叉耐药性。

2. 药代动力学 本药口服易吸收。主要分布在肝(胆汁)、肾、脾,其次分布在肺、心、肌肉、小肠、大肠等。可透过血脑脊液屏障,数分钟后脑脊液中药物浓度为血浆浓度的15%~30%。代谢物的血浆蛋白结合率为50%。本药在肝内代谢迅速而完全,其代谢产物可经胆汁排入肠道,形成肠肝循环。口服后24小时内,本药50%以代谢物形式随尿排泄,但4日排泄量小于75%,随粪便排泄小于5%,经呼吸道排出约10%。尿液、血浆、脑脊液均无原型药存在。本药代谢物的半衰期为16~48小时。

3. 药物不良反应

(1)呼吸系统:肺浸润和/或肺纤维化(用药超过6个月,累积剂量大于1 100mg/m² 时出现)。

(2)泌尿生殖系统:进行性肾衰竭伴肾体积减小、闭经或精子缺乏(本药可抑制卵巢或睾丸功能)。

(3)神经系统:定向障碍、共济失调、昏睡、构音障碍。

(4)肝:肝功能损害。

(5)胃肠道:恶心、呕吐、胃肠道出血、口腔炎。

(6)血液:延迟性骨髓抑制(血小板减少于服药后3~5周出现;白细胞减少于服药后第1、4周先后两次出现,第6~8周开始恢复)。长期用药还可出现继发性恶性肿瘤(包括急性白血病、骨髓增生异常)。

(7)眼:视神经萎缩、视力障碍、失明。

(8)皮肤:全身性皮疹、脱发。

八、注意事项

1. 禁用 肝功能损害者;白细胞计数低于4×10⁹/L、血小板计数低于80×10⁹/L者;孕妇;哺乳期妇女。

2. 慎用 骨髓抑制患者;感染患者;肾功能不全者;有白细胞计数低下史者;接受过放疗或化疗的患者。

九、药物稳定性及贮藏条件

胶囊:遮光、密封,在冷处(2~10℃)保存。

十、药物经济性评价

非基本药物。

尼 莫 司 汀

一、药品名称

1. 英文名 Nimustine

2. 化学名 3'-(4-氨基-2-甲基-5-嘧啶基)甲基-1-(2-氯乙基)-1-亚硝基脲盐酸盐

二、药品成分

盐酸尼莫司汀

三、剂型及规格

注射用盐酸尼莫司汀 (1)25mg;(2)50mg

尼莫司汀胶囊 (1)10mg;(2)50mg

四、适应证及相应的临床价值

用于治疗脑肿瘤、消化道癌(胃、肝、结肠、直肠癌)、肺癌、恶性淋巴瘤、慢性白血病。

五、用法用量

成人:脑肿瘤、消化道癌、恶性淋巴瘤等。①口服给药,每次100~200mg/m²,每6~8周1次。②静脉注射,每次2~3mg/kg(或90~100mg/m²),以注射用水溶解后(溶解后浓度为5mg/ml)缓慢注射。6周后可重复给药,总剂量300~500mg。应观察血常规变化以决定用药量及间隔时间。③静脉滴注,用法用量同"静脉注射"项。

六、特殊人群用药

1. 妊娠期 动物实验表明本药有致畸作用,孕妇或计划妊娠的妇女不宜使用。

2. 哺乳期 哺乳期妇女用药的安全性尚未明确,必须用药时应停止哺乳。

3. 其他人群

(1)儿童:儿童因生理功能尚未成熟,易出现不良反应(白细胞减少等),故应注意观察,慎重给药。

(2)老年人:高龄患者生理功能常有降低,用药时应注意(药物减量等)。

七、药理学

1. 药效学及作用机制 本药为亚硝脲类烷化剂,作用与卡莫司汀相似。可烷化DNA,防止DNA修复;也可改变RNA结构,改变靶细胞的蛋白质、酶结构和功能。

2. 药代动力学 本药可通过血脑脊液屏障。动物实验表明,静脉滴注后有7%~16%进入脑脊液,最高可达30%。静脉滴注5分钟后开始分布于脑室,30分钟后脑脊液中药物浓度达到峰值(0.59μg/ml),半衰期为0.49小时。

3. 药物不良反应

(1)代谢、内分泌系统:有时出现低蛋白血症。

(2)呼吸系统:偶出现间质性肺炎及肺纤维化。

(3)肌肉骨骼系统:有时出现痉挛。

(4)泌尿生殖系统:有时出现血尿素氮升高、蛋白尿。

(5)神经系统:有时出现头痛、眩晕。

(6)肝:血谷草转氨酶(3.55%)及谷丙转氨酶(3.5%)升高。

(7)胃肠道:可有食欲缺乏(12.48%)、恶心(8.93%)、呕吐(13.4%),有时出现口腔炎、腹泻。

(8)血液:本药主要不良反应为迟发性及累积性骨髓抑制(为本药剂量限制性毒性),可有白细胞减少(31.52%)、血小板减少(30%)及贫血等。白细胞、血小板计数一般在用药后4~6周降到最低点,持续5~10日,多于6~8周恢复。

(9)皮肤:有时出现脱发。

(10)过敏反应:有时出现皮疹。

(11)其他:①有时出现全身乏力感、发热;②给药时若药液漏于血管外,会引起注射部位硬结及坏死。

4. 药物相互作用　其他抗肿瘤药:合用可加重骨髓抑制。

八、注意事项

1. 禁用　对本药有严重过敏史者;有骨髓抑制者。
2. 慎用　肝、肾功能不全者;水痘患者;合并感染者;儿童。

九、药物稳定性及贮藏条件

粉针剂:遮光,室温保存。

十、药物经济性评价

非基本药物。

福 莫 司 汀

一、药品名称

1. 英文名　Fotemustine
2. 化学名　(±)-二乙基[1-[3-(2-氯乙基)-3-亚硝基脲]乙基]磷酸酯

二、药品成分

福莫司汀

三、剂型及规格

注射用福莫司汀　208mg

四、适应证及相应的临床价值

NMPA 说明书适应证:用于治疗原发性恶性脑部肿瘤和播散性恶性黑色素瘤(包括脑内部位)。

五、用法用量

成人:原发性恶性脑部肿瘤、播散性恶性黑色素瘤,静脉滴注。①单药治疗,每次 100mg/m² ,以 5%葡萄糖注射液 250ml 稀释后静脉滴注,滴注时间不少于 1 小时。诱导治疗,每周 1 次,连用 3 次,停药 4~5 周后开始维持治疗,每 3 周 1 次。②联合化疗,诱导治疗,每周 1 次,连用 2 次。其余参见"单药治疗"。

六、特殊人群用药

1. 妊娠期　亚硝基脲类药有潜在的致突变性和致癌性,故孕妇禁用本药。
2. 哺乳期　亚硝基脲类药有潜在的致突变性和致癌性,故哺乳期妇女禁用本药。
3. 儿童　尚无儿童用药的研究资料,不推荐儿童使用本药。

七、药理学

1. 药效学及作用机制　本药为亚硝基脲类抗有丝分裂的细胞抑制药,为一种周期非特异性抗肿瘤药,具有烷基化和氨甲酰化作用,动物实验显示其有广谱抗肿瘤活性。本药在体内可通过抑制 DNA 聚合酶而抑制 DNA 和 RNA 的合成,其作用机制与卡莫司汀相似。

2. 药代动力学　本药血浆蛋白结合率低(25%~30%),易穿透细胞及血脑脊液屏障。静脉给药后血浆消除动力学呈单指数或双指数消除,曲线下面积(AUC)为 3.6(μg·h)/ml,分布容积为 28L。动脉给药后 AUC 为 1.62~1.98(μg·h)/ml,分布容积为 39~60.5L。本药在体内几乎完全被代谢,终末半衰期短,母体药物的消除半衰期为 20~90分钟。

3. 药物不良反应
(1) 呼吸系统:与达卡巴嗪联用极少见肺毒性,出现急性成人呼吸窘迫综合征。
(2) 泌尿生殖系统:少见暂时性血尿素氮升高(0.8%)。偶有血肌酸酐轻度升高及血尿的报道。
(3) 神经系统:少见可逆性神经功能障碍(如意识障碍、感觉异常、味觉缺失)(0.7%)。
(4) 肝:可见氨基转移酶升高、碱性磷酸酶升高、胆红素升高(29.5%),多为中度、可逆性。
(5) 胃肠道:常见中度恶心、呕吐(46.7%),多出现于给药后 2 小时内。少见腹泻(2.6%)、腹痛(1.3%)。
(6) 血液:血液毒性(迟发性、可逆性骨髓抑制)为本药的主要不良反应,表现为血小板减少(为本药剂量限制性毒性)(40.3%)、白细胞减少(46.3%),发生较晚,最低水平分别在首剂诱导治疗后的 4~5 周和 5~6 周出现。还可见血红蛋白减少、贫血。
(7) 皮肤:少见瘙痒(0.7%)。临床研究中未见脱发。
(8) 其他:少见发热(3.3%)、注射局部静脉炎(2.9%)。

4. 药物相互作用
(1) 达卡巴嗪:本药与大剂量达卡巴嗪(400~800mg/m²)合用,可出现肺毒性表现(成人呼吸窘迫综合征)。处理方式为合用时推荐下列交替用药方案。①诱导治疗,本药每日 100mg/m²(第 1、8 日),达卡巴嗪每日 250mg/m²(第 15~18 日);②停药 5 周后开始维持治疗,本药每日 100mg/m²(第 1 日),达卡巴嗪每日 250mg/m²(第 2~5 日)。
(2) 活疫苗、天花疫苗、伤寒疫苗、水痘病毒疫苗、黄热病疫苗:用药期间接种疫苗,可增加发生感染的风险。机制为化疗可使机体免疫应答能力降低。处理方式为用药期间不得接种疫苗。化疗停止至少 3 个月才可接种疫苗。

八、注意事项

1. 禁用　对本药过敏者;孕妇;哺乳期妇女。
2. 慎用　对其他亚硝基脲类药过敏者;肝病患者;肾病患者。

九、药物稳定性及贮藏条件

粉针剂:遮光、密封,在 2~8℃保存。

十、药物经济性评价

非基本药物。

司 莫 司 汀

一、药品名称

1. 英文名 Semustine
2. 化学名 1-(2-氯乙基)-3-(4-甲基环己基)-1-亚硝基脲

二、药品成分

司莫司汀

三、剂型及规格

司莫司汀胶囊 (1)10mg;(2)50mg

四、适应证及相应的临床价值

1. NMPA 说明书适应证 用于脑部原发肿瘤及转移肿瘤。与其他药物合用于治疗恶性淋巴瘤、胃癌、大肠癌、黑色素瘤。
2. 其他临床应用参考 用于肺癌,与氟尿嘧啶合用于治疗肝癌。

五、用法用量

成人口服给药。①单药治疗:每次 100～200mg/m²,每6～8 周 1 次;或每次 36mg/m²,每周 1 次,6 周为一疗程。②与其他药物合用:每次 75～150mg/m²,每 6 周 1 次;或每次 30mg/m²,每周 1 次,6 周为一疗程。

六、特殊人群用药

1. 妊娠期 本药有致畸的可能性,孕妇禁用本药。
2. 哺乳期 哺乳期妇女禁用本药。
3. 老年人 老年患者肾功能减退,可影响排泄,应慎用本药。

七、药理学

1. 药效学及作用机制 本药为洛莫司汀的衍生物,为细胞周期非特异性抗肿瘤药,作用于 G1 期,对处于 G1-S 边界或 S 早期的细胞最敏感,对 G2 期也有抑制作用。本药进入人体后,其分子从氨甲酰胺键处断裂为两部分:一部分为氯乙胺部分,将氯解离,形成乙烯碳正离子,发挥烷化作用,致使 DNA 链断裂,RNA 及蛋白质受到烷化,这些主要与抗瘤作用有关;另一部分氨甲酰基变为异氰酸酯,或再转化为氨甲酸,以发挥氨甲酰化作用,主要与蛋白质,特别是与其中的赖氨酸末端氨基反应,据报道这主要与骨髓毒性有关。氨甲酰化作用还可破坏一些酶蛋白,使 DNA 受烷化破坏后较难修复,有助于抗癌。

本药虽具烷化剂作用,但与一般烷化剂无交叉耐药性,与长春新碱、丙卡巴肼及抗代谢类抗肿瘤药也无交叉耐药性。在多数试验性肿瘤中研究发现,本药作用与卡莫司汀、洛莫司汀相似,但对 Lewis 肺癌、小鼠自发乳腺癌、B16 恶性黑色素瘤疗效优于卡莫司汀及洛莫司汀,治疗指数为此二药的 2～4 倍,且毒性较低。

2. 药代动力学 本药吸收入血后迅即分解,口服本药 120～290mg/m²,10 分钟后血浆中即可测到以 ¹⁴C 分别标记的氯乙基部分和 4-甲基环己基部分。氯乙烯部分与环己基部分血药浓度达峰时间分别为 6 小时、3 小时。以肝、肾、胃、肺、肠中分布浓度较高,本药脂溶性强,可透过血脑脊液屏障,用药 30 分钟后,脑脊液中药物浓度为血浆浓度的 15%～30%。本药代谢产物浓度持续较久,口服 34 小时后在血浆中仍可测得。约有 47% 的标记物在 24 小时中随尿排泄,随粪便排泄量不到 5%,呼吸道排出不到 10%。

3. 药物不良反应
(1) 泌尿生殖系统:可影响肾功能。也可抑制睾丸或卵巢功能,引起精子缺乏或闭经。
(2) 肝:可影响肝功能,出现肝功能一过性异常。
(3) 胃肠道:可见恶心、呕吐、口腔炎。恶心、呕吐最早于口服后 45 分钟出现,迟者在 6 小时左右出现,通常次日可消失。
(4) 血液:本药对骨髓的抑制呈延迟性反应,具有累积性。可出现白细胞减少、血小板减少。血小板和白细胞最低值分别出现在用药后 4 周和 5～6 周,持续 6～10 日。
(5) 皮肤:可见轻度脱发,偶见全身性皮疹。
(6) 其他:可见乏力。另有本药可导致其他原发肿瘤的报道。

4. 药物相互作用 活疫苗:本药可抑制机体免疫机制,导致接种疫苗后无法激发机体产生抗体。处理方式为用药后 3 个月内不宜接种活疫苗。

八、注意事项

1. 禁用 对本药过敏者;严重骨髓抑制者;孕妇;哺乳期妇女。
2. 慎用 骨髓抑制者或有白细胞低下史者;肝、肾功能不全者;感染患者;老年患者。

九、药物稳定性及贮藏条件

胶囊:遮光、密封,在冷处(2～10℃)保存。

十、药物经济性评价

基本药物。

塞 替 派

一、药品名称

英文名 Thiotepa

二、药品成分

塞替派

三、剂型及规格

塞替派注射液 1ml：10mg

注射用塞替派 (1)5mg；(2)10mg

塞替派滴眼液 100ml：50mg

四、适应证及相应的临床价值

1. NMPA 说明书适应证 主要用于治疗乳腺癌、卵巢癌、膀胱癌(局部灌注)及癌性体腔积液(腔内注射)，也可用于胃肠道肿瘤。

2. 其他临床应用参考 用于霍奇金淋巴瘤(FDA 批准适应证)。

用于治疗原发性肝癌、子宫颈癌、黑色素瘤等。

用于预防膀胱癌。

鞘内注射用于治疗转移性脑膜瘤。

滴眼液用于翼状胬肉术后抑制血管新生，有抑制血管纤维及细胞分裂的作用。

五、用法用量

成人用法用量如下。

(1) 乳腺癌、卵巢癌、胃肠道肿瘤：①静脉注射，每次 10mg(或 0.2mg/kg)，每日 1 次，连用 5 日后改为一周 3 次，一疗程总量为 300mg；②肌内注射，同"静脉注射"；③动脉注射，每次 10~20mg，每日 1 次，总量 200~300mg；④瘤内注射，每次 5~10mg，可注射一处或多处。

(2) 膀胱癌(局部灌注)：膀胱灌注，每次 50~100mg，溶于生理盐水 50~100ml 中，通过导尿管将本药注入膀胱，每周 1 次，4 周后改为每月 1 次，10 次为一疗程。

(3) 癌性体腔积液(腔内注射)：腔内注射(胸腹腔或心包腔)，每次 10~30mg，每周 1~2 次。

(4) 翼状胬肉术后抑制血管新生：经眼给药，滴眼每日 4 次，于术后 2~3 日用。

六、特殊人群用药

1. 妊娠期 本药可能有致畸性，不推荐孕妇(尤其是妊娠早期)使用。

2. 哺乳期 尚不清楚本药能否随人类乳汁排泄，哺乳期妇女用药时应权衡利弊。

3. 儿童 儿童用药的安全性和有效性尚未建立。

七、药理学

1. 药效学及作用机制 本药为多功能烷化剂类抗肿瘤药，属细胞周期非特异性药物。本药在结构上具有乙撑亚胺基，在生理条件下，可形成不稳定的亚乙基亚胺基，与 DNA 的碱基发生交叉联结，使碱基烷基化，从而干扰 DNA 和 RNA 的功能，达到抗肿瘤的目的。

2. 药代动力学 本药不易经消化道吸收。快速静脉注射给药(低于 5 分钟)后 5 分钟内血药浓度达峰值；膀胱灌注或腔内注射后 25 分钟内在血循环中可检测出本药。在体内广泛分布于各组织，血浆蛋白结合率为 10%(主要与白蛋白、脂蛋白结合)。可透过血脑脊液屏障，脑脊液中的药物浓度为血浆浓度的 60%~100%。主要在肝经细胞色素 P-450 氧化代谢为替派(tepa)。本药半衰期 α 相为 6 分钟，β 相为 10 分钟，注射后 1~4 小时血药浓度下降 90%。大部分药物于 24~48 小时内以代谢物形式随尿液排出(原型不足 1%)。

3. 药物不良反应

(1) 代谢、内分泌系统：可见血尿酸升高。

(2) 泌尿生殖系统：可见出血性膀胱炎、女性闭经、男性精子形成异常。

(3) 神经系统：可见头痛、头晕。

(4) 胃肠道：可有食欲减退、恶心及呕吐等胃肠道反应。

(5) 血液：骨髓抑制为本药剂量限制性毒性，多于用药后 1~6 周出现，部分患者在疗程结束后才出现，停药后大多可恢复，部分患者骨髓抑制持续时间较长。

(6) 皮肤：个别患者出现皮疹。

(7) 过敏反应：少见过敏反应。

(8) 其他：个别患者出现发热、疲乏、注射部位疼痛。

4. 药物相互作用

(1) 尿激酶：合用可增加本药治疗膀胱癌的疗效。机制为尿激酶为纤维蛋白酶原的活化剂，可增加本药在肿瘤组织中的浓度。

(2) 琥珀胆碱：合用可延长琥珀胆碱的作用时间。机制为本药可抑制假胆碱酯酶的活性。处理方式为合用前必须测定血中假胆碱酯酶水平。

(3) 活疫苗(如轮状病毒疫苗)：合用将增加活疫苗感染的风险。处理方式为接受免疫抑制化疗的患者不能接种活疫苗。缓解期白血病患者，至少要停止化疗 3 个月，才允许接种活疫苗。

八、注意事项

1. 禁用 对本药过敏者；严重肝、肾功能不全者；严重骨髓抑制者。

2. 慎用 轻至中度骨髓抑制或肿瘤已浸润至骨髓者；轻至中度肝、肾功能不全者；感染患者；有泌尿系统结石史和痛风史者。

九、药物稳定性及贮藏条件

注射液：避光、密闭，冷处保存。

十、药物经济性评价

非基本药物。

白 消 安

一、药品名称

1. 英文名 Busulfan

2. 化学名 1,4-丁二醇二甲磺酸酯

二、药品成分

白消安

三、剂型及规格

白消安片 （1）0.5mg；（2）2mg

白消安注射液 10ml∶60mg

四、适应证及相应的临床价值

NMPA 说明书适应证：

1. 主要适用于慢性粒细胞白血病的慢性期（但对费城1号染色体阴性患者效果不佳）。

2. 用于原发性血小板增多症、真性红细胞增多症、骨髓纤维化等慢性骨髓增殖性疾病。

3. 用于联合环磷酰胺，作为慢性粒细胞白血病同种异体的造血干细胞移植前的预处理。

五、用法用量

成人用法用量如下。

（1）慢性粒细胞白血病：口服给药，每日总量 $4\sim6mg/m^2$，直至白细胞计数低于 $15\times10^9/L$ 时停药。如服药 3 周，白细胞计数仍不见下降，可适当增加剂量。对缓解期短于 3 个月的患者可给予维持量，每次 2mg，每周 2 次，以维持白细胞计数于 $10\times10^9/L$ 左右。

（2）真性红细胞增多症、原发性血小板增多症：口服给药，诱导剂量为每日 $4\sim6mg$；维持剂量一般为诱导剂量的一半，确切剂量应个性化，如有必要需延长治疗。

（3）造血干细胞移植前预处理：中心静脉导管给药，每次 0.8mg/kg，每 6 小时 1 次，连用 4 日。在骨髓移植 3 日前，本药第 16 次剂量给予后 6 小时，给予环磷酰胺，每次 60mg/kg，滴注 1 小时，每日 1 次，连用 2 日。

六、特殊人群用药

1. 妊娠期 动物实验显示本药可致畸胎。尚无孕妇用药充分、严格的对照研究，孕妇（尤其是妊娠早期）应避免使用本药。

2. 哺乳期 尚不明确本药是否随乳汁排泄，哺乳期妇女用药应权衡利弊。

七、药理学

1. 药效学及作用机制 本药属双甲基磺酸酯类的双功能烷化剂，是细胞周期非特异性药物，主要作用于 G1 及 G0 期细胞，对非增殖细胞也有效。药物进入人体后，其磺酸酯基团的环状结构打开，通过与细胞核中 DNA 内的鸟嘌呤起烷化作用而破坏靶细胞 DNA 的结构和功能。本药的细胞毒作用几乎完全表现为对造血功能的抑制，特别是对粒细胞生成的明显抑制；其次，本药对血小板及红细胞也有一定抑制作用；对淋巴细胞的抑制作用极弱，仅在大剂量时才出现。

2. 药代动力学 本药口服后吸收良好。吸收后快速自血浆消失，反复给药则逐渐在体内蓄积。在体内水解为 4-甲磺基氧丁醇，然后经环化作用变为 4-羟呋喃等中间产物。主要在肝内代谢，以甲烷磺酸及其他代谢物形式从尿中排出，24 小时内约可排出 1/3。长期用药可促进自身代谢。半衰期为 $2\sim3$ 小时。

3. 药物不良反应

（1）心血管系统：常见心动过速、高血压、血栓形成、血管扩张。有心内膜纤维化的报道。罕见结节性多动脉炎。

（2）代谢、内分泌系统：常见低镁血症、高血糖、低钾血症、低钙血症。少数患者长期用药后可引起肾上腺皮质功能低下。

（3）呼吸系统：常见鼻炎、肺部病变、咳嗽、鼻出血、呼吸困难。少数患者长期用药后可引起肺纤维化。

（4）泌尿生殖系统：可有男子乳腺发育、睾丸萎缩。长期用药或用药量过大时可出现女性月经不调等。白血病患者用药后，可导致血及尿中尿酸含量增高。

（5）神经系统：常见头痛、失眠、眩晕。有高剂量给药后患者出现癫痫发作的个案报道。

（6）精神：常见焦虑、抑郁。

（7）肝：常见谷丙转氨酶升高、高胆红素血症。有肝静脉闭锁的报道。

（8）胃肠道：常见恶心、口腔炎、黏膜炎、呕吐、食欲减退、腹泻、腹痛、消化不良、便秘、口干、直肠功能紊乱、腹胀。

（9）血液：常见深度骨髓抑制，包括粒细胞缺乏、血小板减少、贫血及血液成分联合缺乏。

（10）皮肤：常见皮疹、瘙痒。可有脱发、皮肤色素沉着。罕见多形性红斑。

（11）眼：罕见白内障。

（12）过敏反应：常见过敏反应。

（13）其他：常见发热、虚弱、寒战、疼痛、全身性水肿、胸痛、背痛、注射部位炎症。

4. 药物相互作用

（1）凯托米酮：本药大剂量与凯托米酮合用可使两者的血药浓度均增加。

（2）环磷酰胺：合用时如使用间隔时间少于 24 小时，可增加与治疗相关的不良反应发生率。机制为环磷酰胺清除率明显降低。

（3）对乙酰氨基酚、伊曲康唑：合用可降低本药清除率。处理方式为，应使用对乙酰氨基酚后 72 小时再用本药，或用氟康唑代替伊曲康唑。

（4）苯妥英钠、磷苯妥英：合用可使本药的血药浓度降低。

（5）硫鸟嘌呤：有报道长期合用可发生肝结节状增生、食管静脉曲张和门静脉高压。处理方式为，合用时应密切监测肝功能。

（6）活疫苗（如轮状病毒疫苗）：合用将增加活疫苗感染的风险。处理：接受免疫抑制化疗的患者不能接种活疫苗。缓解期白血病患者，至少要停止化疗 3 个月，才允许接种活疫苗。

八、注意事项

1. 禁用　对本药过敏者。

2. 慎用　骨髓抑制者;有痛风病史者;感染患者;有尿酸性肾结石病史者;有癫痫发作倾向、癫痫发作史、头部外伤史者(国外资料)。

九、药物稳定性及贮藏条件

片剂:25℃以下保存。
注射液:2~8℃保存。

十、药物经济性评价

基本药物。

达 卡 巴 嗪

一、药品名称

1. 英文名　Dacarbazine
2. 化学名　5-(3,3-二甲基-1-三氮烯)-咪唑-4-甲酰胺

二、药品成分

达卡巴嗪

三、剂型及规格

注射用达卡巴嗪　(1)100mg;(2)200mg;(3)400mg

四、适应证及相应的临床价值

1. NMPA 说明书适应证　用于治疗黑色素瘤、软组织肿瘤、恶性淋巴瘤等。

2. 其他临床应用参考　用于霍奇金淋巴瘤的二线治疗(与其他有效药物合用)(FDA 批准适应证)。
用于胰岛朗格汉斯细胞瘤。
用于软组织肉瘤。
用于嗜铬细胞瘤。
用于甲状腺髓样癌。

五、用法用量

成人用法用量如下。

(1)黑色素瘤、软组织肿瘤、恶性淋巴瘤:①静脉滴注,每次 2.5~6mg/kg 或 200~400mg/m² ,每日 1 次。用 0.9% 氯化钠注射液 10~15ml 溶解,再用 5% 葡萄糖注射液 250~500ml 稀释后滴注,滴注时间不少于 30 分钟。5~10 日为一疗程,间隔 3~6 周重复给药。也可采用单次大剂量:650~1 450mg/m² ,每 4~6 周 1 次。②静脉注射,每次 200mg/m² ,每日 1 次,连用 5 日,间隔3~4 周重复给药。

(2)四肢恶性黑色素瘤:动脉注射,用法用量参见"静脉注射"项下内容。

六、特殊人群用药

1. 妊娠期　本药可致畸、致突变,国内资料指出孕妇禁用。

美国食品药品管理局(FDA)对本药的妊娠安全性分级为 C 级。

2. 哺乳期　尚不清楚本药是否随乳汁排泄,但由于其细胞毒性作用,用药期间应停止哺乳。

3. 其他人群

(1)儿童:尚不明确。

(2)老年人:尚不明确。

七、药理学

1. 药效学及作用机制　本药为嘌呤生物合成的中间体,为一种烷化剂类抗肿瘤药。具有细胞周期非特异性,但主要作用于 G2 期细胞。本药在体内转化为单甲基化合物后具有直接细胞毒性作用,可抑制嘌呤、RNA 和蛋白质的合成,也可影响 DNA 的合成。

2. 药代动力学　本药单次静脉注射后,血药浓度达峰时间为 30 分钟。静脉给药后,正常人分布半衰期和消除半衰期分别为 19 分钟、5 小时;肝、肾功能不全者分布半衰期延长至 55 分钟,消除半衰期延长至 7.2 小时。本药血浆蛋白结合率为 20%~28%,仅少量可通过血脑脊液屏障。表观分布容积 1.49L/kg。主要在肝代谢,代谢物为无活性的 5-氨基咪唑-4-咪唑羧酰胺(AIC)等。本药 30%~45% 于 6 小时内由尿液排出(50% 为原型药,50% 为代谢物)。

3. 药物不良反应

(1)泌尿生殖系统:偶见肾功能损害,引起血尿素氮暂时性升高。

(2)神经系统:可有面部麻木感。

(3)肝:偶见肝功能损害,引起碱性磷酸酶、乳酸脱氢酶、谷丙转氨酶及谷草转氨酶暂时性升高。有本药致肝坏死的报道。

(4)胃肠道:可见食欲缺乏、恶心、呕吐、腹泻等,2~8 小时后可减轻或消失。

(5)血液:可见骨髓抑制,包括白细胞减少、血小板减少、贫血,高剂量给药时骨髓抑制更为明显。一般在用药 2~3 周后出现血象下降,第 4~5 周可恢复正常。

(6)皮肤:可有脱发。

(7)其他:①注射部位可有血管刺激反应;②偶见流感样综合征,表现为全身不适、发热、肌肉疼痛等。常出现于给药后 7 日,可持续 1~3 周。

4. 药物相互作用

(1)阿地白介素:合用可使出现过敏反应的风险增加。

(2)活疫苗(如轮状病毒疫苗):合用将增加活疫苗感染的风险。处理方式为用药期间禁止接种活病毒疫苗。

八、注意事项

1. 禁用　对本药过敏者;水痘或带状疱疹患者;孕妇。

2. 慎用　肝、肾功能不全者;感染患者。

3. 用药注意事项　本药与其他对骨髓有抑制的药物或放疗联合应用时,应减量。

静脉注射时,如药液漏出血管外,应立即停止注射,并

以 1% 普鲁卡因注射液局部封闭。

因本药对光和热极不稳定,遇光或热易变红,在水中不稳定,放置后溶液变浅红色。需临时配制,溶解后立即注射,并尽量避光。

静脉滴注:本药静脉滴注速度不宜过快。

九、药物稳定性及贮藏条件:

粉针剂:遮光、密封,2~8℃下保存。

十、药物经济性评价

医保药品,非基本药物。

替 莫 唑 胺

一、药品名称

1. 英文名　Temozolomide
2. 化学名　3,4-二氢-3-甲基-4-氧代咪唑并[5,1-d]-1,2,3,5-四嗪-8-酰胺

二、药品成分

替莫唑胺

三、剂型及规格

替莫唑胺胶囊　（1）5mg;（2）20mg;（3）50mg;（4）100mg

注射用替莫唑胺　100mg

四、适应证及相应的临床价值

1. NMPA 说明书适应证　用于治疗新近诊断的多形性胶质母细胞瘤（GBM）。

用于常规治疗后复发或进展的 GBM 或间变性星形细胞瘤。

2. 其他临床应用参考　用于晚期皮肤 T 细胞淋巴瘤（蕈样真菌病和 Sezary 综合征）。

用于复发性或进展性尤因肉瘤。

用于晚期或转移性黑色素瘤。

用于晚期神经内分泌肿瘤。

用于难治性原发性中枢神经系统淋巴瘤。

用于软组织肉瘤（四肢、腹膜后、腹腔内、血管外皮肿瘤、孤立性纤维瘤）。

用于儿童复发性或难治性神经母细胞瘤。

五、用法用量

成人用法用量如下。

（1）新近诊断的 GBM:口服给药。①同步放化疗期,每日 75mg/m²,连用 42 日。如符合以下条件连续用药可延长至 49 日,绝对中性粒细胞计数(ANC)大于或等于 $1.5×10^9$/L、血小板计数大于或等于 $100×10^9$/L、非血液学毒性[采用通用毒性分级标准(CTC)]小于或等于 1 级(脱发、恶心和呕吐除外)。②辅助治疗期,同步放化疗期结束后 4 周,给予辅助

治疗 6 个周期。第 1 个周期每日 150mg/m²,每日 1 次,连用 5 日,随后停药 23 日。第 2 个周期开始时,如第 1 个周期的 ANC 大于或等于 $1.5×10^9$/L、血小板计数大于或等于 $100×10^9$/L、非血液学毒性小于或等于 2 级(脱发、恶心和呕吐除外),剂量可增至每日 200mg/m²。如第 2 个周期的剂量无增加,随后周期中的剂量亦不应增加。除出现毒性外,随后各周期的剂量维持在每日 200mg/m²。

（2）常规治疗后复发或进展的 GBM 或间变性星形细胞瘤:口服给药,须符合以下条件方可用药:ANC 大于或等于 $1.5×10^9$/L、血小板计数大于或等于 $100×10^9$/L。先前未接受过化疗的患者每日 200mg/m²,连用 5 日,28 日为一周期。先前接受过化疗的患者起始剂量为每日 150mg/m²,如下一周期第 1 日的 ANC 大于或等于 $1.5×10^9$/L、血小板计数大于或等于 $100×10^9$/L,则剂量可增至每日 200mg/m²。持续用药直至出现疾病进展,最长时间为 2 年。

（3）肾功能不全时剂量:肾功能不全者无须调整剂量。

（4）肝功能不全时剂量:肝功能不全者无须调整剂量。

（5）毒性状态时剂量

1）新近诊断的 GBM:①同步放化疗期,根据患者的耐受程度可暂停用药,但无须降低剂量。如出现 ANC 大于或等于 $0.5×10^9$/L 且小于 $1.5×10^9$/L、血小板计数大于或等于 $10×10^9$/L 且小于 $100×10^9$/L,非血液学毒性为 2 级(脱发、恶心和呕吐除外),暂停用药,当 ANC 大于或等于 $1.5×10^9$/L、血小板计数大于或等于 $100×10^9$/L、非血液学毒性小于或等于 1 级(脱发、恶心和呕吐除外)时,可继续使用本药;如出现 ANC 小于 $0.5×10^9$/L、血小板计数小于 $10×10^9$/L、非血液学毒性为 3 级或 4 级(脱发、恶心和呕吐除外),应停药。②辅助治疗期,如出现 ANC 小于 $1.0×10^9$/L、血小板计数小于 $50×10^9$/L、非血液学毒性为 3 级(脱发、恶心和呕吐除外),下一周期的日剂量须减少 50mg/m²(推荐最低剂量为 100mg/m²);如需将日剂量降至 100mg/m² 以下或降低剂量后再次出现 3 级非血液学毒性(脱发、恶心和呕吐除外),应停药。如出现 4 级非血液学毒性(脱发、恶心和呕吐除外),应停药。

2）常规治疗后复发或进展的 GBM 或间变性星形细胞瘤:如出现 ANC 小于 $1.0×10^9$/L、血小板计数小于 $50×10^9$/L,应暂停用药,直至 ANC 大于或等于 $1.5×10^9$/L、血小板计数大于或等于 $100×10^9$/L 可重新给药,下一周期的日剂量须减少 50mg/m²(推荐最低剂量为 100mg/m²)。

六、特殊人群用药

1. 妊娠期　孕妇禁用本药。育龄妇女用药期间及停药后 6 个月内应采取有效的避孕措施。美国食品药品管理局(FDA)对本药的妊娠安全性分级为 D 级。

2. 哺乳期　尚不明确本药是否随乳汁排泄,哺乳期妇女应停药或停止哺乳。

3. 其他人群

（1）儿童:尚无 3 岁以下 GBM 患儿使用本药的临床经验。

（2）老年人:老年患者(>70 岁)用药较年轻患者出现

中性粒细胞减少、血小板减少的可能性较大。

七、药理学

1. 药效学及作用机制　本药为咪唑并四嗪类具有抗肿瘤活性的烷化剂。在体循环生理 pH 条件下迅速转化为活性产物 MTIC。MTIC 的细胞毒作用主要为 DNA 分子上鸟嘌呤第 6 位氧原子的烷基化及第 7 位氮原子的烷基化,通过甲基化加成物的错配修复,发挥细胞毒作用。

2. 药代动力学　本药口服吸收迅速而完全,中值 T_{max} 为 1 小时。单剂静脉给予原发性中枢神经系统恶性肿瘤患者本药 $150mg/m^2$(静脉滴注时间为 90 分钟),本药及其代谢产物 MTIC 的平均 C_{max} 分别为 $7.3\mu g/ml$、276ng/ml,平均 AUC 分别为 $24.6\mu g \cdot h/ml$、$891ng \cdot h/ml$;单剂口服本药 $150mg/m^2$,本药及其代谢产物 MTIC 的平均 C_{max} 分别为 $7.5\mu g/ml$、282ng/ml,平均 AUC 分别为 $23.4\mu g \cdot h/ml$、$864ng \cdot h/ml$。本药平均血浆蛋白结合率为 15%,平均表观分布容积为 0.4L/kg。在生理 pH 条件下,本药可迅速水解为活性物质 MTIC 和酸性代谢物。MTIC 进一步水解为核酸与嘌呤生物合成的中间体 5-氨基-咪唑-4-酰胺(AIC)与活性烷基化物质丙卡巴肼。本药及 MTIC 仅小部分经细胞色素 P450 酶代谢。MTIC 及 AIC 的 AUC 分别为本药的 2.4% 及 23%。本药在 7 日内约可排泄给药量的 38%,其中 37.7% 随尿排泄,0.8% 随粪便排泄。尿液中大部分为原型药物(5.6%)、AIC(12%)、酸性代谢物(2.3%)及极性代谢物(17%)。本药清除率为 $5.5L/(h \cdot m^2)$,女性清除率较男性低 5%。平均消除半衰期为 1.8 小时,且在治疗剂量范围内呈线性。

Ccr 为 $36 \sim 130ml/(m^2 \cdot min)$ 时对本药的清除无影响;尚无重度肾功能损害和透析患者的药代动力学研究资料。

轻至中度肝功能损害(Child-Pugh 分级为 A 级、B 级)者的药代动力学与肝功能正常患者相似。

3. 药物不良反应

(1) 心血管系统:心悸、高血压、深静脉血栓。

(2) 代谢、内分泌系统:类库欣综合征、高血糖、体重降低、体重增加、低钾血症、乳房痛、肾上腺皮质功能亢进。

(3) 呼吸系统:咽炎、肺栓塞、咳嗽、呼吸困难、肺炎、上呼吸道感染、鼻充血、鼻窦炎、支气管炎、嗅觉倒错。上市后还有间质性肺炎、肺纤维化、肺泡炎的报道。

(4) 肌肉骨骼系统:关节痛、肌无力、背痛、肌肉骨骼疼痛、肌痛、肌病。

(5) 泌尿生殖系统:尿频、尿失禁、排尿困难、尿路感染、勃起功能障碍、闭经、月经过多、阴道出血、阴道炎。上市后还有尿崩症的报道。

(6) 免疫系统:上市后有变态反应(包括过敏反应)的报道。

(7) 神经系统:头痛、眩晕、失眠、失语、平衡障碍、注意力不集中、意识模糊、意识减退、惊厥、记忆缺陷、神经病变、嗜睡、言语障碍、震颤、轻偏瘫、周围神经病变、感觉异常、共济失调、协调异常、认知障碍、言语困难、步态异常、锥体外系疾病、感觉过敏、感觉减退、癫痫持续状态、脑出血。

(8) 精神:焦虑、情绪不稳定、激越、情感淡漠、行为异常、抑郁、幻觉、健忘。

(9) 肝:碱性磷酸酶升高、γ-谷氨酰转移酶升高、谷丙转氨酶(GPT)升高、谷草转氨酶(GOT)升高。上市后还有高胆红素血症、胆汁淤积、肝炎的报道。

(10) 胃肠道:口腔念珠菌病、食欲减退、恶心、呕吐、便秘、腹痛、腹泻、消化不良、吞咽困难、口腔炎、口干、腹胀、大便失禁、胃肠炎、痔疮、味觉异常、舌变色、牙病、口渴、食欲缺乏。

(11) 血液:白细胞减少、淋巴细胞减少、中性粒细胞减少(包括发热性中性粒细胞减少)、血小板减少、贫血、出血、全血细胞减少。上市后还有骨髓增生异常综合征和继发的恶性疾病(包括髓细胞性白血病)、再生障碍性贫血的报道。

(12) 皮肤:瘀斑、脱发、皮疹、皮炎、皮肤干燥、红斑、瘙痒、光敏反应、异常色素沉着、皮肤脱落、多汗、潮红、热潮红、瘀点。上市后还有多形性红斑、中毒性表皮坏死松解症、史-约综合征的报道。

(13) 眼:视物模糊、眼痛、偏盲、视觉障碍、视力下降、视野缺损、复视、眼干。

(14) 耳:听力损害、耳痛、听觉过敏、耳鸣、中耳炎、耳聋。

(15) 其他:疲乏、发热、感染(包括伤口感染、病毒感染)、流感样症状、水肿(包括下肢水肿、周围性水肿、面部水肿)、疼痛、无力、不适、放射损伤、病情恶化、僵直。上市后还有机会性感染[包括肺孢子菌肺炎(PCP)]的报道。

4. 药物相互作用

(1) 其他可导致骨髓抑制的药物:合用可能使骨髓抑制加重。

(2) 丙戊酸:丙戊酸可使本药的清除率轻度降低。

(3) 雷尼替丁:雷尼替丁不改变本药的吸收程度。

(4) 地塞米松、丙氯拉嗪、苯妥英钠、卡马西平、昂丹司琼、H_2 受体拮抗药、苯巴比妥:合用不影响本药的清除。

(5) 食物:食物可降低本药胶囊的吸收速率和程度。进食高脂肪餐后使用本药胶囊的平均 C_{max} 与 AUC 分别降低 32%、9%,达峰时间(T_{max})延长 2 倍。

八、注意事项

1. 禁用　对本药过敏或有过敏史者;对达卡巴嗪过敏[因其同样代谢为 5-(3-甲基三嗪-1-基)咪唑-4-酰胺(MTIC)]或有过敏史者;严重骨髓抑制患者;孕妇。

2. 慎用　重度肝功能不全(Child-Pugh 分级为 C 级)者;重度肾功能不全[肌酐清除率(Ccr)<$36ml/(m^2 \cdot min)$]者。

3. 用药注意事项

(1) 口服给药:①本药胶囊不得打开或咀嚼,应用水整粒吞服;②如胶囊有破损,应避免皮肤或黏膜与胶囊内粉状内容物接触;③本药应空腹(进餐前至少 1 小时)服用。如用药后出现呕吐,当日不可使用第 2 剂。

(2) 静脉滴注:本药粉针剂仅可静脉滴注,静脉滴注时间为 90 分钟。

九、药物稳定性及贮藏条件

静脉滴注液:本药粉针剂每 100mg 以无菌注射用水 41ml 复溶,使其浓度为 2.5mg/ml,不得再进一步稀释。复溶液应于室温(25℃)下保存,并在 14 小时内(包括滴注时间)使用。

胶囊:遮光、密封,2~30℃保存。

粉针剂:2~8℃保存。

十、药物经济性评价

非基本药物。

苯达莫司汀

一、药品名称

英文名　Bendamustine

二、药品成分

盐酸苯达莫司汀

三、剂型及规格

盐酸苯达莫司汀注射液　(1)0.5ml:45mg;(2)2ml:180mg

注射用盐酸苯达莫司汀　(1)25mg;(2)100mg

四、适应证及相应的临床价值

1. NMPA 说明书适应证　尚未收集到相关资料。

2. 其他临床应用参考　用于治疗慢性淋巴细胞白血病(CLL)(FDA 批准适应证)。

用于治疗利妥昔单抗或含利妥昔单抗的方案治疗期间或治疗后 6 个月内疾病进展的惰性 B 细胞非霍奇金淋巴瘤(NHL)(FDA 批准适应证)。

用于复发性或难治性霍奇金淋巴瘤。

用于多发性骨髓瘤的补救治疗。

用于难治性 Waldenström 巨球蛋白血症。

五、用法用量

成人用法用量如下。

(1)CLL:静脉滴注,每个周期的第 1 日和第 2 日给予 100mg/m²,滴注时间为 30 分钟,28 日为一周期,最多使用 6 个周期。

(2)惰性 B 细胞 NHL:静脉滴注,每个周期的第 1 日和第 2 日给予 120mg/m²,滴注时间为 60 分钟,21 日为一周期,最多使用 8 个周期。

(3)复发性或难治性霍奇金淋巴瘤:静脉滴注,每个周期的第 1 日给予 120mg/m²,滴注时间为 30 分钟,28 日为一周期,最多使用 6 个周期。

(4)多发性骨髓瘤的补救治疗:静脉滴注,每个周期的第 1 日和第 2 日给予 90~100mg/m²,28 日为一周期,至少使用 2 个周期;或与来那度胺和地塞米松联用,每个周期的第

1 日和第 2 日给予 75mg/m²,28 日为一周期,最多使用 8 个周期。

(5)难治性 Waldenström 巨球蛋白血症:静脉滴注,与利妥昔单抗联用,每个周期的第 1 日和第 2 日给予 90mg/m²,28 日为一周期,共使用 6 个周期;或与利妥昔单抗联用,每个周期的第 2 日和第 3 日给予 90mg/m²,滴注时间为 30 分钟,28 日为一周期,共使用 4 个周期。

(6)毒性状态时剂量

1)CLL:①如出现 3 级或 3 级以上血液学毒性,在每个周期的第 1 日和第 2 日减少剂量至 50mg/m²;如 3 级或 3 级以上血液学毒性复发,在每个周期的第 1 日和第 2 日减少剂量至 25mg/m²;在后续治疗周期中,可考虑增加剂量。如出现 4 级血液学毒性,应延迟给药,直至中性粒细胞计数大于或等于 1×10⁹/L、血小板计数大于或等于 75×10⁹/L 后方可恢复给药。②如出现 2 级或 2 级以上非血液学毒性,应延迟给药,直至缓解至 1 级或 1 级以下后方可恢复给药;如出现 3 级或 3 级以上非血液学毒性,在每个周期的第 1 日和第 2 日减少剂量至 50mg/m²;在后续治疗周期中,可考虑增加剂量。

2)NHL:①如出现 4 级血液学毒性,应延迟给药,直至中性粒细胞计数大于或等于 1×10⁹/L、血小板计数大于或等于 75×10⁹/L 后方可恢复给药,且在每个周期的第 1 日和第 2 日减少剂量至 90mg/m²;如 4 级血液学毒性复发,在每个周期的第 1 日和第 2 日减少剂量至 60mg/m²。②如出现 2 级或 2 级以上非血液学毒性,应延迟给药,直至缓解至 1 级或 1 级以下后方可恢复给药;如出现 3 级或 3 级以上非血液学毒性,在每个周期的第 1 日和第 2 日减少剂量至 90mg/m²;如 3 级或 3 级以上非血液学毒性复发,在每个周期的第 1 日和第 2 日减少剂量至 60mg/m²。

六、特殊人群用药

1. 妊娠期　动物实验显示本药可致畸,故孕妇使用本药可能引起胎儿损害。育龄妇女用药期间及治疗结束后 3 个月内应采取避孕措施。美国食品药品管理局(FDA)对本药的妊娠安全性分级为 D 级。

2. 哺乳期　尚不明确本药是否随人乳汁排泄,哺乳期妇女应停止哺乳或停药。

3. 肝功能损害　肌酐清除率(Ccr)小于 40ml/min、中度[谷丙转氨酶(GPT)或谷草转氨酶(GOT)为正常值上限(ULN)的 2.5~10 倍且总胆红素为 ULN 的 1.5~3 倍]或重度(总胆红素大于 ULN 的 3 倍)肝功能损害者,以上患者不应使用本药。

4. 其他人群

(1)儿童:儿童用药的有效性尚不明确。

(2)老年人:65 岁及 65 岁以上老年患者与年轻患者用药后出现的不良反应无临床显著差异。

七、药理学

1. 药效学及作用机制　本药为一种包含嘌呤样苯并咪唑环的双功能氮氮芥衍生物,属烷化剂。氮氮芥及其衍生

物形成亲电子烷基基团,这些基团与富电子亲核基团形成共价键,导致 DNA 链间交联。双功能的共价键通过数种途径导致细胞死亡,对静止期细胞和分裂期细胞均有活性。但本药的确切作用机制尚不明确。

2. 药代动力学 本药在静脉滴注结束时达血药峰浓度(C_{max})。浓度为 1~50μg/ml 时,血浆蛋白结合率为 94%~96%。在浓度为 10~100μg/ml 时,血液-血浆浓度比为 0.84~0.86,表明本药可自由分布于红细胞中。平均稳态分布容积(V_{ss})为 20~25L。本药主要通过水解代谢为低细胞毒活性的 HP1 和 HP2,其次通过 CYP 1A2 代谢为有活性的 M3 和 M4,M3 和 M4 的血药浓度分别为母体化合物的 1/10 和 1/100。静脉滴注本药后,约 50% 的给药量随尿液排泄(药物原型约 3.3%,M3 和 M4 低于 1%,HP2 低于 5%),约 25% 的给药量随粪便排泄。本药清除率约为 700ml/min。单剂静脉滴注本药 120mg/m² 后,母体化合物的消除半衰期($t_{1/2}$)中值约为 40 分钟,M3 和 M4 的平均 $t_{1/2}$ 分别约为 3 小时和 30 分钟。预期本药较少或无蓄积。

遗传毒性:本药为诱变剂和染色体断裂剂。Ames 试验中,无论有无代谢活化,本药均可使回复突变频率增加;此外,本药可引起体外人淋巴细胞和大鼠体内骨髓细胞染色体断裂。

生殖毒性:①有使用烷化剂治疗的男性患者(尤其是合用其他药物的患者)发生精子生成受损、精子缺乏的报道。某些情况下,缓解期患者的精子生成可能恢复,但可能仅发生于加强化疗终止的数年后。②于器官形成期单剂腹腔注射给予小鼠本药 210mg/m²(70mg/kg),观察到胚胎重吸收增加、骨骼和内脏畸形(露脑、腭裂、副肋、脊柱畸形)、胎仔体重减轻,但无母体毒性。③于妊娠第 7~11 日重复腹腔注射给予小鼠本药 75mg/m²(25mg/kg),观察到胚胎重吸收增加;重复给予小鼠本药 112.5mg/m²(37.5mg/kg),观察到畸形增加(表现与单剂腹腔注射相似)。④于妊娠第 4、7、9、11、13 日单剂腹腔注射给予大鼠本药 120mg/m²(20mg/kg),观察到胚胎、胎仔死亡(胚胎重吸收增加、活胎仔减少),亦观察到外观畸形[(尾部畸形、头部畸形、疝(脐疝)]和内脏畸形(肾积水、脑积水)显著增加。

致癌性:本药对小鼠有致癌性。腹腔注射本药每日 37.5mg/m²(12.5mg/kg,最低试验剂量)和 75mg/m²(25mg/kg),持续 4 日,雌性 AB/jena 小鼠出现腹膜肉瘤;口饲给予本药每日 187.5mg/m²(62.5mg/kg,唯一试验剂量),持续 4 日,小鼠出现乳腺癌和肺腺瘤。

3. 药物不良反应

(1) 心血管系统:心动过速、低血压、心力衰竭、高血压危象。上市后还有心房颤动、心肌梗死、心悸的报道。

(2) 代谢、内分泌系统:高尿酸血症、体重减轻、脱水、低钾血症、低钠血症、低钙血症、高血糖症。

(3) 呼吸系统:鼻咽炎、咳嗽、肺炎(包括非典型肺炎、耶氏肺孢子菌肺炎)、上呼吸道感染、鼻窦炎、咽喉疼痛、呼吸困难、喘鸣、鼻塞、肺纤维化、支气管癌。

(4) 肌肉骨骼系统:背痛、关节痛、四肢疼痛、骨痛。

(5) 泌尿生殖系统:肌酸酐升高、尿路感染、急性肾衰竭。

(6) 免疫系统:超敏反应。

(7) 神经系统:头晕、头痛、失眠、嗜睡。

(8) 精神:焦虑、抑郁。

(9) 肝:GOT 升高、GPT 升高、胆红素升高、肝炎。

(10) 胃肠道:恶心、呕吐、腹泻、腹痛、便秘、口腔炎、口干、消化不良、胃食管反流病、腹胀、口腔念珠菌病、食欲缺乏、食欲下降、味觉障碍。

(11) 血液:血红蛋白减少、血小板减少、白细胞减少、淋巴细胞减少、中性粒细胞减少(包括发热性中性粒细胞减少)、骨髓增生异常综合征、贫血(包括溶血性贫血)、急性髓系白血病、骨髓增生性疾病。上市后还有全血细胞减少的报道。

(12) 皮肤:单纯疱疹、带状疱疹、皮疹、瘙痒、皮肤干燥、盗汗、多汗、红斑、皮炎、皮肤坏死、大疱疹。上市后还有史-约综合征、中毒性表皮坏死松解症(TEN)的报道。

(13) 其他:疲乏、虚弱、发热、寒战、感染、不适、外周水肿、黏膜炎、胸痛、肿瘤溶解综合征、输液反应、脓毒症、脓毒性休克。上市后还有注射部位反应(包括静脉炎、瘙痒、刺激、疼痛、肿胀),药液外渗导致红斑、肿胀、疼痛的报道。

4. 药物相互作用

(1) 细胞色素 P450(CYP)1A2 抑制药(如环丙沙星、氟伏沙明):合用可能使本药的血药浓度升高,活性代谢物的浓度降低。机制为本药的活性代谢物经 CYP 1A2 代谢而生成。处理方式为合用时应谨慎,或考虑选用替代疗法。

(2) CYP 1A2 诱导药(如奥美拉唑):合用可能使本药的血药浓度降低,活性代谢物的浓度升高。机制为本药的活性代谢物经 CYP 1A2 代谢而生成。处理方式为合用时应谨慎,或考虑选用替代疗法。

八、注意事项

1. 禁用 对本药过敏者(国外资料)。

2. 慎用 轻度或中度肾功能损害者。轻度肝功能损害者(以上均选自国外资料)。

3. 用药注意事项

(1) 用药警示:为预防肿瘤溶解综合征,应充分补水,密切监测血生化(尤其钾、尿酸),开始用药时亦可给予别嘌醇(与别嘌醇合用可能增加发生严重皮肤毒性的风险)。

为预防感染和感染复发,用药前应给予适当措施(包括临床和实验室监测、预防和治疗感染)。

建议男性患者用药期间及治疗结束后 3 个月内采取可靠的节育措施。

不良反应的处理方法:如出现 1 级或 2 级输液反应,应考虑在随后的周期中给予措施(包括抗组胺药、退热药和皮质类固醇),以预防严重输液反应;如出现 3 级或 4 级输液反应,应停药,且不得再重新使用。

如出现严重皮肤反应,应暂时或永久停药。

(2) 用药前后及用药时应当检查或监测:最初治疗期间每周监测 1 次全血细胞计数。

监测血清肌酸酐、GPT、GOT、总胆红素。

（3）高警示药物：美国安全用药规范研究院将本药定为高警示药物，使用不当将给患者带来严重危害。

九、药物稳定性及贮藏条件

注射液：避光，2~8℃保存。
粉针剂：避光，30℃以下保存。

十、药物经济性评价

非基本药物。

丙 卡 巴 肼

一、药品名称

英文名　Procarbazine

二、药品成分

盐酸丙卡巴肼

三、剂型及规格

盐酸丙卡巴肼肠溶片　（1）25mg；（2）50mg
盐酸丙卡巴肼胶囊　50mg/粒

四、适应证及相应的临床价值

NMPA 说明书适应证：主要用于治疗恶性淋巴瘤、小细胞肺癌、恶性黑色素瘤、多发骨髓瘤、脑瘤（原发或继发）等。

五、用法用量

1. 儿童　Ⅲ期或Ⅳ期霍奇金淋巴瘤：口服给药，单药治疗：第 1 周，每日 50mg/m²；以后每日 100mg/m²，直至白细胞、血小板计数减少或达到最大效应。待达到最大效应后，给予每日 50mg/m² 的维持剂量。

2. 成人

（1）恶性淋巴瘤、小细胞肺癌、恶性黑色素瘤、多发骨髓瘤、脑瘤：口服给药，每次 50mg，每日 3 次（也可于临睡前顿服，以减轻胃肠道反应），连用 2 周，每 4 周重复。联合用药时，可采用 MOPP 或 COPP 方案（氮芥或环磷酰胺、长春新碱、泼尼松及本药）。

（2）国外用法用量参考

1）Ⅲ期或Ⅳ期霍奇金淋巴瘤：口服给药。①单药治疗：第 1 周，每日 2~4mg/kg；以后每日 4~6mg/kg，当白细胞计数低于 4×10^9/L，或血小板计数低于 100×10^9/L，或者已达到最大效应时，终止用药。待细胞计数升高后，给予每日 1~2mg/kg 的维持剂量。②MOPP 方案：口服本药每日 100mg/m²，第 1~14 日给药。联合静脉给予氮芥每日 6mg/m²，第 1 日和第 8 日给药；静脉给予长春新碱 1.4mg/m²，第 1 日和第 8 日给药；口服泼尼松每日 40mg/m²，第 1~14 日给药。可每 28 日重复给药一疗程。

2）非霍奇金淋巴瘤：口服给药。COPP 方案为，口服本药每日 100mg/m²，第 1~10 日给药。联合静脉给予环磷酰胺 600mg/m²，第 1 日和第 8 日给药；静脉给予长春新碱每日

1.4mg/m²，第 1 日和第 8 日给药；口服泼尼松每日 40mg/m²，第 1~14 日给药。

3）恶性颅内肿瘤：口服给药。①单药治疗，有口服本药 130~150mg/m²，睡前用药的报道。②PCV 方案，口服本药每日 60mg/m²，第 8~22 日给药。联合静脉给予长春新碱 1.5mg，第 8~22 日给药。口服洛莫司汀 110mg/m²，第 1 日给药。

六、特殊人群用药

1. 妊娠期　本药有致畸作用，孕妇禁用（尤其是妊娠早期）。

美国食品药品管理局（FDA）对本药的妊娠安全性分级为 D 级。

2. 哺乳期　尚不明确本药是否随人乳汁排泄，哺乳期妇女用药时不得哺乳。

3. 肾功能损害　肾衰竭和肝功能不全者：此类患者用药可能会出现异常毒性反应，故应慎用。

4. 肝功能损害　肾衰竭和肝功能不全者：此类患者用药可能会出现异常毒性反应，故应慎用。

5. 其他人群

（1）儿童：恶性淋巴瘤、小细胞肺癌、恶性黑色素瘤、多发骨髓瘤、脑瘤：口服给药，每日 3~5mg/kg（或 100mg/m²），分次服用，使用 1~2 周后停药 2 周。

（2）老年人：老年人可酌情减量给药。

七、药理学

1. 药效学及作用机制　本药为肼的衍生物，属于细胞周期非特异性药物（但主要阻碍 S 期细胞进入 G_2 期）。本药自身没有抗肿瘤作用，在体内经红细胞及肝微粒体酶的作用，氧化生成偶氮甲基苄肼，后者通过其 N-甲基末端的转甲基作用，将甲基移转到鸟嘌呤的 7 位、腺嘌呤的 1 位或者 tRNA 的一些碱基上，烷化特定碱基，从而抑制 DNA、RNA 及蛋白质的合成，干扰肿瘤细胞的增殖。

2. 药代动力学　本药口服吸收快而完全，血药浓度达峰时间为 30~60 分钟，吸收后迅速分布于全身各组织，在肝、肾中浓度最高，易透过血脑脊液屏障。绝大部分在肝代谢，血浆半衰期为 7~10 分钟。主要从尿中排泄（24 小时排出 70%，其中仅 5% 为药物原型），小部分分解为二氧化碳和甲烷后经呼吸道排出。

生殖毒性：妊娠早期使用本药可致胎儿畸形（如血管瘤、肾畸形、四肢畸形、房间隔缺损和宫内发育迟缓）。

致癌性：本药有潜在的致癌性，有报道，本药与烷化剂合用时，可能引起第二原发肿瘤。

3. 药物不良反应

（1）心血管系统：有低血压、心动过速。

（2）内分泌系统：青春期或青春期早期男孩乳房女性化。

（3）呼吸系统：可见肺炎、胸腔积液。

（4）肌肉骨骼系统：可见肌肉痛、关节痛及肌肉震颤。

（5）泌尿生殖系统：还可见血尿、尿频、夜尿、男性精子

减少。

（6）神经系统：偶见眩晕、嗜睡、脑电图异常及下肢感觉异常、深腱反射消失、麻痹等。还可见昏迷、抽搐、共济失调、眼球震颤、头痛、晕厥、失眠。

（7）精神：精神错乱。还可出现幻觉、抑郁、恐惧、紧张、梦魇。

（8）肝：偶见肝功能损害。还可出现黄疸。

（9）胃肠道：常见恶心、呕吐、食欲缺乏，偶见口腔炎、口干、腹泻、便秘。还可出现呕血、黑便、吞咽困难、腹痛。

（10）血液：骨髓抑制为本药剂量限制性毒性，白细胞及血小板减少具有延迟性，多发生于用药后的 4~6 周，2~3 周后可恢复正常。尚可见溶血。

（11）皮肤：偶见皮炎、色素沉着及脱发。还可见疱疹、多汗、荨麻疹、皮肤潮红等。

（12）眼：可见视网膜出血、视神经盘水肿、畏光、复视等。

（13）耳：听力下降。

（14）过敏反应：有出现全身过敏反应的报道。

（15）其他：可有发热、寒战、虚弱、水肿、声音沙哑、吐字不清及伴发感染。

4. 药物相互作用

（1）西酞普兰、氯伏胺、右芬氟拉明、右美沙芬、右美沙芬/吗啡、非莫西汀、芬氟拉明、氟西汀、氟伏沙明、奈法唑酮、奈福泮、帕罗西汀、瑞波西汀、舍曲林、西布曲明、琥珀酸舒马普坦、文拉法辛或佐米曲坦：合用可导致中枢神经系统毒性或 5-羟色胺综合征（高血压、高热、肌阵挛以及心理状态改变）。机制为本药可抑制 5-羟色胺的再摄取。处理：禁止合用。

（2）其他单胺氧化酶抑制药（如异卡波肼、苯乙肼、苯环丙胺）：合用可增加高血压危象或癫痫发作的危险性。处理方式为禁止合用。

（3）赛庚啶：本药可延长和加强赛庚啶的抗胆碱作用。处理方式为禁止合用。

（4）阿可乐定、溴莫尼定、卡马西平、哌替啶、左甲硫拉嗪：合用可使毒性增加。处理方式为禁止合用。

（5）阿扎派隆类抗焦虑药（如丁螺环酮）：合用可能导致高血压危象。处理方式为不推荐与本药合用。

（6）三环类抗抑郁药（如阿米替林、氯氮䓬/阿米替林、地昔帕明、氯米帕明、阿莫沙平、丙咪嗪、度硫平、多塞平、洛非帕明、去甲替林、奥匹哌醇、普罗替林、曲米帕明）、马普替林、米氮平：合用可导致神经毒性加重、癫痫发作。机制为本药具有单胺氧化酶抑制作用。处理方式为避免合用。

（7）肾上腺素、异丙肾上腺素、去甲肾上腺素、伪麻黄碱、麻黄碱、左旋多巴、多巴胺、甲基多巴、苄非他明、右哌甲酯、苯丙胺、安非拉酮、恩他卡朋、胍那决尔、胍乙啶、多巴胺异丁酯、异美汀、马吲哚、间羟喘息定、间羟胺、甲苯丙胺、甲氧明、哌甲酯、奥洛福林、匹莫林、苯甲曲秦、芬美曲秦、芬特明、去氧肾上腺素、苯丙醇胺、利舍平、四氢唑林、托卡朋、赛洛唑啉等：合用有导致高血压危象的危险。机制为：本药可通过抑制儿茶酚胺的分解，增加交感神经活性。

（8）降血糖药：合用有增强降血糖药的作用。机制为

本药可刺激胰岛素分泌。处理方式为避免合用。

（9）氟哌利多、左美沙酮：合用有增加心脏毒性的危险（如 Q-T 间期延长、尖端扭转型室性心动过速、心脏停搏）。机制为本药有延长 Q-T 间期的潜在可能。

（10）乙氯维诺、氧可酮：合用可加强中枢抑制作用。

（11）人参：合用可导致患者失眠、肌阵挛、头痛、易激动或抑郁恶化等。

（12）巴西可可、马黛：合用可导致头痛、血压升高。机制为本药可抑制咖啡因代谢。

（13）甲氨蝶呤：合用有引起肾功能不全的报道。

（14）筒箭毒碱：合用可增强肌肉松弛作用，导致呼吸困难。

（15）活疫苗（如轮状病毒疫苗）：合用可增加活疫苗感染的风险。处理：建议用药期间禁止接种活疫苗，处于缓解期的白血病患者，化疗结束后至少间隔 3 个月才能接种活疫苗。

（16）酒精：合用可增强中枢镇静作用，并可产生双硫仑样反应。机制为本药可抑制醛脱氢酶的活性。处理方式为用药时应避免摄入酒精。

（17）含酪胺的食物：合用可能导致血压升高。处理方式为用药期间不宜进食牛奶、香蕉等。

八、注意事项

1. 禁用　对本药过敏者（国外资料）。骨髓储备不足者（国外资料）。孕妇。

2. 慎用　进行过放疗或化疗的患者。糖尿病患者；肝、肾功能不全者；感染者。

3. 用药注意事项

（1）不良反应的处理方法：当白细胞低于 $3.0×10^9/L$，或血小板计数低于 $80×10^9 ~ 100×10^9/L$ 时，应停用本药。血象恢复后减量给药。

（2）用药前后及用药时应当检查或监测：用药期间应定期检查血常规及肝、肾功能，注意监测血尿酸值。

（3）高警示药物：美国安全用药规范研究院（ISMP）将本药定为高警示药物，使用不当将给患者带来严重危害。

九、药物稳定性及贮藏条件

肠溶片：遮光、密封，室温保存。

十、药物经济性评价

非基本药物。

10　破坏 DNA 的抗生素类

博莱霉素

一、药品名称

英文名　Bleomycin

二、药品成分

盐酸博莱霉素

三、剂型及规格

注射用博莱霉素　(1)10mg;(2)15mg

四、适应证及相应的临床价值

1. NMPA 说明书适应证　用于皮肤恶性肿瘤、头颈部肿瘤(颌癌、舌癌、唇癌、咽部癌、口腔癌等)、肺癌(尤其是原发和转移性磷癌)、食管癌、恶性淋巴瘤(网状细胞肉瘤、淋巴肉瘤、霍奇金淋巴瘤)、子宫颈癌、神经胶质瘤、甲状腺癌。

用于阴道、外阴、阴茎的鳞癌,以及睾丸癌及癌性胸腔积液等。

2. 其他临床应用参考　用于治疗银屑病。

用于艾滋病相关的卡波西氏肉瘤。

用于卵巢生殖细胞瘤。

用于滋养层细胞肿瘤。

用于恶性腹腔积液。

用于恶性心包积液。

与其他药物联合用于晚期蕈样真菌病。

用于骨肉瘤。

用于寻常疣。

3. 超说明书用药专论(Off-Label Drug Facts)

博莱霉素(病灶内给药):疣。

博莱霉素:恶性腹腔积液。

博莱霉素:恶性心包积液。

五、用法用量

1. 成人

(1)一般用法:①肌内注射,每次 15~30mg,每周 2 次,根据病情可增加为每日 1 次或减少为每周 1 次。总量一般为 300~400mg。②皮下注射,用量参见"肌内注射"项下内容。若病变周边皮下注射,浓度不宜高于 1mg/ml。③静脉注射,用量参见"肌内注射"项下内容。出现严重发热反应时,每次剂量应减少到 5mg 以下。也可增加给药次数,如每日 2 次。④动脉注射,每次 5~15mg,溶解后缓慢注射。⑤胸腔内注射,在尽量抽尽胸腔积液后一次注入 20~60mg,嘱患者变换体位使药液分布均匀。

(2)癌性胸腔积液:胸腔内注射,单次 60mg,溶解后缓慢注射,保留 4~6 小时后抽出残液,一般 1 次即可缓解。

(3)肾功能不全时剂量:肾功能不全者应酌情减量。

2. 老年人　60 岁以上患者的总剂量应在 150mg 以下。

六、特殊人群用药

1. 妊娠期　孕妇应慎用。美国食品药品管理局(FDA)对本药的妊娠安全性分级为 D 级。

2. 哺乳期　哺乳期妇女用药的安全性尚不明确,应慎用;必须使用时,应停止哺乳。

3. 其他人群

(1)儿童:儿童用药的安全性和有效性尚未确定,儿童用药应考虑对性腺的影响。

(2)老年人:70 岁以上老年患者慎用。

七、药理学

1. 药效学及作用机制　本药为抗生素类抗肿瘤药。与铁的复合物嵌入 DNA,引起 DNA 链断裂而破坏癌细胞,但不引起 RNA 链断裂。本药可使犬淋巴肉瘤(自发肿瘤)消失,在体外对 HeLaS3 细胞、腹水肝癌、吉田肉瘤细胞等 DNA 及蛋白合成、发育障碍具有明显的作用。

2. 药代动力学　本药口服无效。注射给药后,广泛分布到肝、脾、肾、肺、皮肤、腹膜及淋巴等组织中,以皮肤和肺浓度较高(因该处细胞中酰胺酶活性低,药物水解失活少),可透过血-脑脊液屏障。肌内注射或静脉注射本药 15mg,血药峰浓度分别为 1μg/ml 及 3μg/ml;连续静脉滴注 4~5 日(每日 30mg),24 小时内血药浓度稳定在 146ng/ml。血浆蛋白结合率仅为 1%。本药可能在组织细胞内由酰胺酶水解而失活。24 小时内,静脉注射量的 38.3%、肌内注射量的 19.2%随尿排泄。静脉注射 15mg,1 小时后的尿中峰浓度为 30.7μg/ml,消除半衰期为 58.6 分钟。48 小时后,约 80%以原型随尿排出。本药不能通过透析清除。

3. 药物不良反应

(1)心血管系统:可有心电图改变、心包炎症状,但可自然消失,无长期的心脏后遗症。

(2)呼吸系统:10%~23%的用药患者可出现肺毒性,表现为呼吸困难、咳嗽、胸痛、肺部啰音等,导致非特异性肺炎和肺纤维化,甚至快速死于肺纤维化。用药 400mg 的患者,肺功能失常发生率约为 10%,1%~2%患者死于肺纤维化;用药 500mg 以上的患者死亡率可达 3%~5%。

(3)泌尿生殖系统:1%以下的患者出现残尿感、尿频、尿痛。

(4)神经系统:可见头痛、嗜睡。

(5)肝:可引起肝细胞脂肪浸润伴肝肿大,1%以下的患者出现肝功能异常。

(6)胃肠道:少数患者有食欲缺乏、恶心,少见呕吐、腹泻、口腔炎及口腔溃疡。

(7)血液:本药骨髓抑制作用较轻微。1%以下的患者出现白细胞减少,还可引起出血。

(8)皮肤:可引起手指、脚趾、关节处皮肤肥厚及色素沉着,引起指甲变色脱落、脱发、皮炎、发红、糜烂、坏死、皮疹、荨麻疹、发热伴红皮症。

(9)过敏反应:偶见过敏性休克。

(10)其他:①约 1/3 患者于用药后 3~5 小时可出现发热,一般 38℃左右,个别有高热,常在几小时后体温自行下降;②注射部位可出现静脉壁肥厚、硬结;③还可见肿瘤部位疼痛;④有约 1%的淋巴瘤患者出现严重特异质反应(低血压、精神错乱、发热、寒战和喘鸣)。

4. 药物相互作用

(1)其他抗肿瘤药:合用有诱发间质性肺炎、肺纤维化的可能。

(2)顺铂:合用可降低本药清除率。

(3)地高辛:本药可降低地高辛的治疗作用,继发心脏代偿失调。处理方式为,对必须合用者须密切监测。

（4）苯妥英钠:本药可降低苯妥英钠在肠内的吸收而降低其作用。处理方式为,治疗期间应监测苯妥英钠的血药浓度水平,必要时可增加苯妥英钠的剂量。

（5）活疫苗（如轮状病毒疫苗）:合用将增加活疫苗所致感染的危险。处理方式为,接受免疫抑制化疗的患者禁止注射活疫苗;处于缓解期的白血病患者,化疗结束后至少间隔3个月才能注射活疫苗。

八、注意事项

1. 禁用 对本药及其同类药物（培洛霉素等）过敏者;严重肺部疾患、严重弥漫性肺纤维化患者;严重肾功能不全患者;严重心脏疾病患者。

水痘患者;白细胞计数低于 $2.5×10^9/L$ 者。

2. 慎用 肺功能不全者;肝、肾功能不全者;发热患者;70 岁以上老年患者;孕妇;哺乳期妇女。

3. 用药注意事项

（1）给药方式说明:静脉注射:缓慢注射,每次时间不少于 10 分钟。

（2）用药警示:胸部及其周围接受放射治疗的患者禁用本药。

肺功能基础较差者,间质性肺炎及肺纤维化出现频率较高,总剂量应在 150mg 以下。应用同类药物者,总剂量应为本药与该药剂量总和。

生育年龄患者用药应考虑对性腺的影响。长期使用本药,不良反应有增加及延迟性发生的倾向。

用药后避免日晒。

（3）其他注意事项:本药骨髓抑制和免疫抑制较轻微,常与放疗或其他抗肿瘤药合用。但与放射治疗合用有诱发间质性肺炎、肺纤维化的可能;与头颈部放疗合用可加重口内炎、口角炎、喉头黏膜炎及诱发黏膜炎症。

本药不良反应个体差异显著,应从小剂量开始使用,且总剂量不可超过400mg,因其可导致严重的与剂量相关的肺纤维化。

使用本药期间应谨慎给氧。

九、药物稳定性及贮藏条件

注射液的配制:静脉给药时,本药需用 5ml 或 5ml 以上的稀释液（如注射用生理盐水）溶解;肌内或皮下给药则用 1～5ml 注射用水或生理盐水溶解。

粉针剂:密封,阴凉干燥处保存。

十、药物经济性评价

医保药品,非基本药物。

平 阳 霉 素

一、药品名称

1. 英文名 Bleomycin A5
2. 化学名 N'-[3-[（4-氨基丁基）氨基]丙基]博莱霉素酰胺

二、药品成分

盐酸平阳霉素

三、剂型及规格

注射用盐酸平阳霉素 （1）4mg;（2）8mg

四、适应证及相应的临床价值

1. NMPA 说明书适应证 用于治疗头颈部鳞癌（唇癌、舌癌、齿龈癌、鼻咽癌等）,也可用于治疗皮肤癌、乳腺癌、食管癌、宫颈癌、外阴癌、阴茎癌、恶性淋巴瘤、坏死性肉芽肿。对肝癌有一定疗效,对翼状胬肉疗效较好。

2. 其他临床应用参考 用于治疗肺癌、睾丸肿瘤。

五、用法用量

成人用法用量为①肌内注射:每次 8mg,通常每周 2～3 次（可根据患者情况,增至每日 1 次或减至每周 1 次）。一疗程总量为 240mg,有效剂量一般为 80～160mg。②静脉注射:同"肌内注射"项。肿瘤消失后,给予维持剂量,每次 8mg,每周 1 次,共注射 10 次左右。③动脉注射:同"肌内注射"项。

六、特殊人群用药

1. 妊娠期 尚不明确。
2. 哺乳期 尚不明确。
3. 其他人群
（1）儿童:尚不明确。
（2）老年人:老年患者慎用本药。

七、药理学

1. 药效学及作用机制 本药为细胞周期非特异性药物,是由平阳链霉菌产生的博来霉素类抗肿瘤抗生素,其为博来霉素多组分中的单一组分 A5。其作用机制与博来霉素相似,主要抑制胸腺嘧啶核苷掺入 DNA,并与 DNA 结合使之破坏。另也能使 DNA 单链断裂,破坏 DNA 模板,阻止 DNA 的复制,影响癌细胞代谢功能,从而促进癌细胞变性、坏死。本药对机体的免疫功能和造血功能无明显影响。

2. 药代动力学 本药静脉注射后 30 分钟达血药峰浓度,随后迅速下降。半衰期为 1.5 小时,在 24 小时内随尿液排出 25%～50%。

3. 药物不良反应

（1）呼吸系统:与博来霉素相比,较少引起肺炎样病变（咳嗽、咳痰、呼吸困难等）和肺纤维化。

（2）泌尿生殖系统:可见肾功能损伤。

（3）肝:可见肝功能损伤。

（4）胃肠道:可见食欲缺乏、恶心、呕吐、口腔炎、腹泻,但一般较轻微。

（5）皮肤:常见色素沉着、皮肤角质增厚（如指、趾关节皮肤肥厚,甚至指甲变形）,可见皮炎、皮疹、轻度脱发。

（6）过敏反应：偶见过敏性休克样症状，表现为血压低下、发冷、发热、喘息、意识模糊等。

（7）其他：可见肢端麻木、肿瘤处疼痛、血管痛、静脉炎。少数患者可见发热，通常于用药后 1 小时发生，并伴有寒战，3~4 小时后可自行消退。

4. 药物相互作用　尚不明确。

八、注意事项

1. 禁用　对本药或其他博来霉素类抗生素有过敏史者。

2. 慎用　慢性呼吸道疾病或肺功能障碍者；肝、肾功能障碍者；老年患者。

九、药物稳定性及贮藏条件

粉针剂：密封，在凉暗（避光并不超过 20℃）干燥处保存。

十、药物经济性评价

非基本药物。

丝 裂 霉 素

一、药品名称

1. 英文名　Mitomycin
2. 化学名　6-氨基-1,1a,2,8,8a,8b-六氢-(羟甲基)-8a-甲氧基-5-甲基氮丙啶并[2′,3′:3,4]吡咯并[1,2-a]吲哚-4,7-二酮氨基甲酸酯

二、药品成分

丝裂霉素

三、剂型及规格

注射用丝裂霉素　（1）2mg；（2）4mg；（3）8mg；（4）10mg
丝裂霉素滴眼液　0.04%

四、适应证及相应的临床价值

1. NMPA 说明书适应证　主要适用于胃癌、肺癌、乳腺癌，也适用于肝癌、胰腺癌、结直肠癌、食管癌、卵巢癌、癌性腔内积液、宫颈癌、宫体癌、膀胱肿瘤。

2. 其他临床应用参考　本药滴眼液有防止瘢痕形成作用，可用于青光眼滤过手术（FDA 批准适应证）。
用于头颈部肿瘤。
用于晚期胆道恶性肿瘤。
用于原发性肛门恶性肿瘤。

五、用法用量

成人用法用量如下。
（1）一般用法：①静脉注射，每次 6~8mg，以生理盐水溶解后注射，每周 1 次；也可每次 10~20mg，每 6~8 周重复 1 个疗程。②动脉注射，同"静脉注射"项。③胸膜腔内注射：

每次 6~8mg。

（2）青光眼滤过手术：经眼给药，予以 0.04% 滴眼液滴眼。

六、特殊人群用药

1. 妊娠期　动物实验表明本药有致畸性，孕妇禁用。美国食品药品管理局（FDA）对本药的妊娠安全性分级为 X 级。

2. 哺乳期　哺乳期妇女禁用本药。

3. 其他人群
（1）儿童：尚不明确。
（2）老年人：老年患者常伴有肾功能降低，应慎用。

七、药理学

1. 药效学及作用机制　本药为细胞周期非特异性抗肿瘤药，但对肿瘤细胞的 G1 期最敏感，特别是晚 G1 期及早 S 期。从结构上看本药具有苯醌、乌拉坦及乙烯亚胺基三种有效基团。本药可与 DNA 的双螺旋形成交联，结合在 DNA 双螺旋的大沟上，抑制 DNA 的复制，并使 DNA 解聚。高浓度时对 RNA 也有抑制作用。

由于本药可抑制 DNA，抑制肉芽组织增殖，从而可用于防止瘢痕形成。

2. 药代动力学　静脉注射后，本药迅速进入细胞内，以肌肉、心、肺、肾和腹水中的药物浓度较高，不能透过血脑脊液屏障。主要在肝代谢，半衰期 α 相和 β 相分别为 5~10 分钟、50 分钟。主要通过肾随尿排出。

3. 药物不良反应
（1）心血管系统：心肌损害较少见。本药可引起静脉闭塞性疾病，如肝中心静脉及肝小叶静脉闭塞，导致黄疸、肝肿大、腹水及肝性脑病。

（2）呼吸系统：少见间质性肺炎。

（3）泌尿生殖系统：长期应用本药可抑制卵巢及睾丸功能，造成闭经或精子缺乏。较少见不可逆的肾损害。膀胱内灌注治疗膀胱癌时，可刺激膀胱及尿道，偶致局部损害，引起膀胱炎和血尿。此外，有报道本药可致肾小管坏死或溶血性尿毒症。

（4）胃肠道：可出现食欲缺乏、恶心、呕吐、腹泻，一般较轻微，常发生于给药后 1~2 小时，呕吐可于 3~4 小时内停止，但恶心可持续 2~3 日。

（5）血液：骨髓抑制具有剂量限制性，为本药最严重的不良反应。主要表现为白细胞及血小板减少，白细胞减少常于用药后 28~42 日出现，一般在停药后 42~56 日恢复。部分患者有出血倾向且恢复缓慢。

（6）皮肤：个别患者有脱发。尚可见皮肤红斑、皮肤瘙痒或蚁走感，手掌及足底出现发泡性皮肤糜烂。

（7）眼：本药滴眼液对眼内结构毒性较大，须严密观察，避免透入眼内。

（8）其他：本药对局部组织有较强的刺激，若药液渗出血管外，可引起局部疼痛、坏死和溃疡。

4. 药物相互作用

（1）他莫昔芬：合用有增加导致溶血性尿毒症的风险。

（2）长春碱、长春瑞滨：合用可致突发性肺毒性。处理方式为，合用时应监测患者是否有支气管痉挛现象。

（3）多柔比星：合用可增加心脏毒性。处理方式为，建议多柔比星的总量低于450mg/m²。

（4）活疫苗：合用将增加活疫苗感染的风险。处理方式为接受免疫抑制化疗的患者不能接种活疫苗。缓解期白血病患者，至少要停止化疗3个月，才允许接种疫苗。

八、注意事项

1. 禁用　对本药过敏者（国外资料）；血小板减少、凝血障碍或其他原因导致有出血倾向者（国外资料）；水痘或带状疱疹患者；孕妇；哺乳期妇女。

2. 慎用　肝、肾功能不全者（国外资料）；有骨髓抑制者（国外资料）；曾放疗的患者（国外资料）；老年患者。

3. 用药注意事项

（1）用药警示：静脉注射时应避免漏出血管外，若有外漏应立即停止注射，并以1%普鲁卡因注射液局部封闭。

由于本药有迟发性及累积性骨髓抑制，较大剂量应用时，两个疗程一般应至少间隔6周。

（2）其他注意事项：本药可与氟尿嘧啶、多柔比星组成联合方案（FAM），主要用于胃肠道肿瘤。

注射制剂溶解后需在4~6小时内使用。

九、药物稳定性及贮藏条件

粉针剂：遮光、密闭保存。

十、药物经济性评价

医保药品，基本药物。

11　破坏DNA的铂类

顺　铂

一、药品名称

1. 英文名　Cisplatin
2. 化学名　（Z）-二氨二氯铂

二、药品成分

顺铂

三、剂型及规格

注射用顺铂　（1）10mg；（2）20mg；（3）30mg；（4）50mg

顺铂注射液　（1）1ml：10mg；（2）2ml：10mg；（3）2ml：50mg；（4）6ml：30mg；（5）20ml：20mg

四、适应证及相应的临床价值

1. NMPA说明书适应证　为治疗多种实体瘤的一线用药。①与足叶乙苷（VP-16）加顺铂（DDP）联合（EP方案）为治疗小细胞肺癌（SCLC）或晚期非小细胞肺癌（NSCLC）一线方案。②联合MMC、IFO（IMP方案）或NVB等方案为治疗NSCLC常用方案。③以DDP为主的联合化疗亦为晚期卵巢癌、骨肉瘤及神经母细胞瘤的主要治疗方案。④与ADM、CTX等联用对多部位鳞状上皮癌、移行细胞癌有效，如头颈部、宫颈、食管及泌尿系肿瘤等；"PVB"（DDP、VLB、BLM）可治疗大部分Ⅳ期非精原细胞睾丸癌。对子宫内膜癌、前列腺癌、黑色素瘤、肉瘤和恶性淋巴瘤亦有一定疗效。

作为放疗增敏剂，用于Ⅳ期不能手术的NSCLC的局部放疗。

2. 其他临床应用参考　用于治疗癌性胸腹水。

用于乳腺癌、胃癌、生殖细胞癌、妊娠滋养细胞肿瘤、肝母细胞癌、肝癌、胆道恶性肿瘤、成视网膜细胞瘤。

用于治疗间皮瘤。

五、用法用量

1. 成人　①静脉滴注：剂量视化疗效果和个体反应而定，用量可参考下表。联合用药时，用量需随疗程作适当调整。最大剂量不应超过120mg/m²，以100mg/m²为宜。②动脉注射：每次80~100mg/m²，每周1次。③胸腹腔内注射：每次30~60mg，每7~10日1次。

2. 老年人　如肾功正常的老年患者，可给予全量的70%~90%。

六、特殊人群用药

1. 妊娠期　孕妇用药后可导致胎儿损害，故孕妇禁用。美国食品药品管理局（FDA）对本药的妊娠安全性分级为D级。

2. 哺乳期　有报道，在人乳汁中检测到本药，哺乳期妇女禁用本药。

3. 其他人群

（1）儿童：使用本药可增加儿童患者的耳毒性风险。

（2）老年人：老年患者肾小球滤过率及肾血浆流量减少药物排泄率减低，故应慎用。

七、药理学

1. 药效学及作用机制　本药为目前常用的金属铂类络合物，为细胞周期非特异性抗肿瘤药，具有抗瘤谱广、对厌氧细胞有效的特点。本药分子中的中心铂原子对其抗肿瘤作用具有重要意义，只有顺式有效，反式则无效。本药作用与双功能烷化剂相似，可能与DNA有交叉连接而干扰其功能，在用药后持续数日之久；对RNA的影响较小。瘤细胞由于增殖较快而对本药的细胞毒作用较正常细胞更为敏感。

2. 药代动力学　静脉给药后迅速吸收，分布于全身各组织，其中肾、肝、卵巢、子宫、皮肤、骨等含量较多，而脾、胰、肠、心、肌肉、脑中较少。腹腔给药时，腹腔器官内的药物浓度较静脉给药时高2.5~8倍。大部分和血浆蛋白结合，其代谢呈双相性，半衰期α相为25~49分钟，表示游离铂的血浆清除率；半衰期β相为58~73小时，表示结合铂的排泄率。本药清除缓慢，5日内从尿排泄为给药量的27%~54%，少量经胆道排泄。

3. 药物不良反应

（1）心血管系统：少见心律失常、心电图改变、心动过缓或过速、心功能不全等、血管性病变［如脑缺血、冠状动脉缺血、外周血管病变（类似雷诺综合征）］。

（2）代谢、内分泌系统：可出现血电解质紊乱（如低镁血症、低钙血症等）、高尿酸血症（表现为关节肿胀、疼痛）、男子乳房女性化、低蛋白血症。

（3）泌尿生殖系统：本药肾毒性与给药剂量有关。单次中、大剂量用药后，偶会出现轻微可逆的肾功能损害（单次注射本药 50mg/m², 25%~30% 患者出现氮质血症）；可出现微量血尿。多次高剂量和短期内重复用药，会出现严重不可逆的肾功能损害，严重者肾小管坏死导致无尿和尿毒症。原有肾功能不全者及曾使用过具有肾毒性的药物者，肾功能损害更为严重（主要损害肾小管）。有可能出现精子、卵子形成障碍。

（4）免疫系统：可出现免疫抑制反应。

（5）神经系统：神经毒性多见于总剂量超过 300mg/m² 的患者，多见周围神经损伤，表现为上下肢麻木、运动失调、肌痛等。少见大脑功能障碍。也可有癫痫、球后视神经炎等。其严重程度随剂量的增加而加剧，也与年龄有关。偶有自主神经病及运动神经病。还可出现脑白质病、可逆性脑白质病综合征（RPLS）。

（6）肝：偶见氨基转移酶升高，停药后可恢复。

（7）胃肠道：可见恶心、呕吐、食欲减退、腹泻等。通常在给药后 1~6 小时出现，最长不超过 24~48 小时。尚可见牙龈铂金属沉积。

（8）血液：表现为白细胞和/或血小板减少，一般与给药剂量有关（剂量低于 2.5mg/kg 时，发生率为 10%~20%；高于 3mg/kg 时，发生率约为 40%）。骨髓抑制一般在 3 周左右达高峰，4~6 周恢复。继发性非淋巴细胞白血病与本药有关。

（9）皮肤：可能出现脱发。

（10）眼：罕见视物不清、色觉改变、自发性眼球震颤或体位性震颤。

（11）耳：本药对耳蜗管及前庭有毒性作用，可导致耳鸣、听力减退（尤其是高频听力）甚至听力丧失及眩晕等，多为可逆性，不需特殊处理。还可增加儿童患者耳毒性风险。

（12）过敏反应：表现为心率加快、血压降低、呼吸困难、面部水肿、变态性发热反应、非特异性斑丘疹类皮疹。有本药化疗致过敏性休克的个案报道。

（13）其他：少见胰腺损害而诱发糖尿病。接受动脉或静脉注射，少见局部肿胀、疼痛、红斑、皮肤溃疡、局部静脉炎等。

4. 药物相互作用

（1）抗组胺药、吩噻嗪类或噻吨类药物：合用可能掩盖本药的耳毒性症状，如耳鸣、眩晕等。

（2）博来霉素：本药诱发的肾功能损害可导致博来霉素（甚至小剂量）毒性反应增加。处理方式为，两者合用时应谨慎。

（3）骨髓抑制药：合用可增加毒性反应。处理：合用时应减量。

（4）免疫抑制药：合用可加重免疫抑制药的肾毒性。处理方式为，若必须合用，应密切监测肾功能。

（5）抗惊厥药（如卡马西平、磷苯妥英、苯妥英钠）：合用可降低抗惊厥药血药浓度。

（6）多柔比星：合用可能导致白血病。处理方式为，合用时应谨慎。

（7）青霉胺或其他螯合剂：以上药物可减弱本药的活性。处理方式为，不应与本药同时应用。

（8）异环磷酰胺：合用会加重蛋白尿，也可能会增加耳毒性。

（9）锂剂：合用可改变锂的药动学参数。处理方式为，合用时应密切监测锂的血药浓度水平。

（10）紫杉醇：使用本药后再用紫杉醇，可使紫杉醇的清除率降低 33%。

（11）硫辛酸：合用可减低本药疗效。处理方式为，若必须合用，应密切监测患者的治疗反应。

（12）妥布霉素：合用时应密切监测患者肾功能及听力。

（13）活疫苗（如轮状病毒疫苗）：使用本药时接种活疫苗，可增加活疫苗感染的风险。处理方式为建议使用本药时禁止接种活疫苗，处于缓解期的白血病患者，化疗结束后间隔至少 3 个月才能接种活疫苗。

八、注意事项

1. 禁用 对本药或其他铂制剂过敏者；严重肾功能不全者；因本药引起的周围神经病变患者；水痘及带状疱疹患者，或近期有感染者；痛风患者或有高尿酸血症患者；脱水患者；骨髓功能减退者；孕妇；哺乳期妇女。

2. 慎用 有肾病史者；造血功能不全者；本药引起的周围神经炎患者；曾接受过其他化疗或放疗者；听神经功能障碍患者；有中耳炎史者。

3. 用药注意事项 遮光，密闭保存。

九、药物稳定性及贮藏条件

粉针剂：遮光，密闭保存。
注射液：遮光，密闭保存。

十、药物经济性评价

医保药品，基本药物。

卡 铂

一、药品名称

1. 英文名 Carboplatin
2. 化学名 顺-1,1-环丁烷二羧酸氨铂

二、药品成分

卡铂

三、剂型及规格

注射用卡铂　（1）50mg；（2）100mg；（3）150mg

卡铂注射液　（1）10ml∶50mg；（2）10ml∶100mg；（3）15ml∶150mg

四、适应证及相应的临床价值

1. NMPA 说明书适应证　用于治疗卵巢癌、小细胞肺癌、非小细胞肺癌、头颈部鳞癌、食管癌、精原细胞瘤、膀胱癌、间皮瘤、睾丸癌、恶性淋巴瘤、子宫颈癌等。

2. 其他临床应用参考　用于治疗乳腺癌（转移性）、中枢神经系统肿瘤、子宫内膜癌、恶性胸膜间皮瘤、恶性黑色素瘤（晚期或转移性）、梅克尔（Merkel）细胞癌、神经内分泌肿瘤（肾上腺和类癌）、前列腺癌、肉瘤（尤因肉瘤、骨肉瘤、成骨肉瘤）、恶性胸腺瘤、原发灶不明的腺癌。

五、用法用量

静脉滴注：每次 200~400mg/m²，每 3~4 周 1 次，2~4 次为一疗程。也可每次 50mg/m²，每日 1 次，连用 5 日，间隔 4 周重复。

肾功能不全剂量：肌酐清除率（Ccr）为 41~59ml/min 者，每次 250mg/m²；Ccr 为 16~40ml/min 者，每次 200mg/m²。每 3~4 周 1 次。

六、特殊人群用药

1. 妊娠期　孕妇使用本药可导致胎儿损害，故孕妇禁用本药。

美国食品药品管理局（FDA）对本药的妊娠安全性分级为 D 级。

2. 哺乳期　哺乳期妇女用药时应停止哺乳，或哺乳时中断治疗。

3. 其他人群

（1）儿童：儿童用药的安全性和有效性尚未确定。

（2）老年人：大于 65 岁的老年患者更易发生血小板减少和周围神经炎。故应慎用。

七、药理学

1. 药效学及作用机制　本药为细胞周期非特异性抗肿瘤药，属第二代铂类，作用机制与顺铂相同。本药的不良反应（尤其是胃肠道反应）低于顺铂。与顺铂有不完全交叉耐药。既往用过顺铂无效的患者，改用本药仍可能有效。

2. 药代动力学　本药在体内的分布与顺铂相似，在肝、肾、皮肤和肿瘤组织中浓度最高。血浆蛋白结合率较低，且不可逆（结合后被缓慢排出体外）。半衰期 α 相为 1~2 小时，β 相为 2.6~5.9 小时，γ 相至少为 5 日，Ccr 低的患者药物半衰期延长。主要由肾排泄，当 Ccr 为 60ml/min 时，24 小时内由肾清除 71%，其中前 12 小时排出给药量的 65%，次 12 小时排出 6%，96 小时后仅排出 3%~5%；目前尚不清楚其他排出途径。本药在体内代谢量极少。不经肾小管分泌，这可能是其肾毒性低于顺铂的原因。

3. 药物不良反应

（1）心血管系统：有患者因心血管不良反应而致死的报道，但死亡是否与本药有关尚不清楚。

（2）泌尿生殖系统：本药的肾毒性一般无剂量依赖性。约 15% 的患者血尿素氮（BUN）或血浆肌酸酐浓度升高，25% 的患者 Ccr 下降至 60ml/min 以下。对已有肾功能损伤者，该发生率和严重程度均提高。

（3）神经系统：较少见指、趾麻木或麻刺感。

（4）肝：少见肝功能异常（如血胆红素、氨基酸转移酶或碱性磷酸酶升高）。

（5）胃肠道：约 15% 的患者出现恶心，65% 出现呕吐（其中有 1/3 患者呕吐严重），恶心和呕吐通常在治疗后 24 小时消失。少见便秘或腹泻、食欲减退、黏膜炎或口腔炎。偶见味觉减退。

（6）血液：常见骨髓抑制，白细胞与血小板在用药 21 日后达最低点，通常在用药后 30 日左右恢复。粒细胞的最低点发生于用药后 21~28 日，通常在 35 日左右恢复。骨髓抑制为本药剂量限制毒性，与贫血都有蓄积性。据报道，患者用药后出现感染和血红蛋白（Hb）异常分别占 4% 和 6%。原 Hb 正常者，治疗后有 71% 出现 Hb 低于 110g/L。

（7）皮肤：偶见脱发。

（8）眼：较少见视物模糊。

（9）耳：较少见高频听觉丧失，偶出现耳鸣。

（10）过敏反应：约 2% 的患者出现皮疹、皮肤瘙痒等过敏反应，偶出现喘鸣，通常于用药几分钟内出现。使用肾上腺素、皮质激素和抗组胺类药物可缓解过敏症状。

（11）其他：常见注射部位疼痛。极少有溶血-尿毒症综合征的报道。

4. 药物相互作用

（1）氨基糖苷类抗生素（阿米卡星、庆大霉素、卡那霉素、奈替米星、链霉素、妥布霉素等）：合用时耳毒性增加。

（2）苯妥英钠：合用可使苯妥英钠的胃肠道吸收减少，作用降低。

（3）甲氧氯普胺、5-羟色胺受体拮抗药：合用可减轻本药的胃肠道反应。

（4）活疫苗（如轮状病毒疫苗）：合用可增加活疫苗感染的风险。处理方式为，建议使用本药时禁止接种活疫苗。处于缓解期的白血病患者，化疗结束后间隔至少 3 个月才能接种活疫苗。

八、注意事项

1. 禁用　对本药或其他铂类药过敏者；严重骨髓抑制者；严重肝、肾功能不全者；孕妇。

2. 慎用　水痘及带状疱疹患者或其他感染者；轻至中度肾功能不全者；曾使用过顺铂者；老年患者。

九、药物稳定性及贮藏条件

粉针剂：遮光、密闭保存。

注射液：避光，阴凉处保存。

十、药物经济性评价

医保药品,基本药物。

洛 铂

一、药品名称

1. 英文名 Lobaplatin
2. 化学名 1,2-二氨甲基-环丁烷-乳酸合铂

二、药品成分

洛铂

三、剂型及规格

注射用洛铂 (1)10mg;(2)50mg

四、适应证及相应的临床价值

1. NMPA说明书适应证 用于治疗乳腺癌。
用于治疗小细胞肺癌。
用于治疗慢性粒细胞白血病。
2. 其他临床应用参考 用于卵巢癌、头颈部癌、尿道肿瘤。

五、用法用量

乳腺癌、小细胞肺癌、慢性粒细胞白血病:静脉注射:每次50mg/m²。待血液毒性或其他不良反应完全恢复方可再次使用,推荐间歇期为3周。如不良反应恢复较慢,可延长间歇期。疗程应根据疗效确定,一般为2~6个疗程。

六、特殊人群用药

1. 妊娠期 孕妇禁用本药。用药期间,妇女应避免妊娠;在本药治疗终止后6个月内也应避免妊娠。
2. 哺乳期 哺乳期妇女禁用本药。
3. 其他人群
(1)儿童:尚不明确。
(2)老年人:尚不明确。

七、药理学

1. 药效学及作用机制 本药为第三代铂类化合物,具有烷化作用。与顺铂一样,本药可与DNA结合,引起链间交叉和DNA变性。此外,本药还可能延迟或抑制DNA修复。试验证实,本药对多种动物和人肿瘤细胞株有明显的细胞毒作用。对顺铂有耐药性的细胞株,本药仍有一定作用。有报道,本药与卡铂间存在有限的交叉耐药性。
2. 药代动力学 静脉注射后,血清中游离铂的浓度-时间曲线下面积(AUC)与完整的洛铂基本上相同,在血液循环中没有或较少有代谢产物存在。本药的两种立体异构体曲线也完全相同。患者的血清总铂和游离铂的浓度时间曲线,在1小时内相似,11小时后,血循环中约25%的总铂和血清蛋白结合。

游离铂的终末半衰期为(131±15)分钟,总铂为(6.8±4.3)日。每次注射50mg/m²后,洛铂、总铂、游离铂的AUC分别为3.2ng·h/ml、4.2ng·h/ml、3ng·h/ml。游离铂平均分布容积为(0.28±0.51)L/kg,总铂为(4.8±2.61)L/kg。游离铂标准化平均血浆清除率为(125±14)ml/min,总铂为(34±11)ml/min。主要经肾排泄。

3. 药物不良反应
(1)泌尿生殖系统:因大多数患者无须大量输液和/或强制利尿,故罕见肾功能异常。但食欲缺乏患者用药后,若伴有液体摄入不足、严重呕吐等,可引起急性肾衰竭。
(2)神经系统:约1.3%的患者出现感觉异常。不到0.5%的患者出现神经病变、神经痛等。
(3)精神:不到0.5%的患者出现精神错乱。
(4)肝:偶见轻度的可逆性血清谷草转氨酶(GOT)升高、血清谷丙转氨酶(GPT)升高。还可出现碱性磷酸酶(ALP)升高。
(5)胃肠道:约34.3%的患者出现呕吐,仅有6.7%的患者较严重。约14.8%的患者出现恶心(建议使用止吐药进行预防)。3.5%的患者出现腹泻。还可见食欲缺乏、黏膜炎。
(6)血液:常见血小板减少(剂量限制性毒性)、白细胞减少。约26.9%实体瘤患者的血小板计数低于50×10⁹/L。在已用大剂量化疗后的卵巢癌患者中,血小板减少发生率达75%。血小板减少常在注射后2周开始,下降后1周恢复至100×10⁹/L。在15%的患者中白细胞低于2×10⁹/L。血象改变呈可逆性,但可引起继发的不良反应(如血小板减少引起出血,白细胞减少引起感染)。少见贫血,且程度较轻。
(7)皮肤:有肺癌患者用药后引起脱发的报道。
(8)眼:不到0.5%的患者出现视觉异常。
(9)耳:不到0.5%的患者出现耳毒性。
(10)过敏反应:约1.9%的患者出现过敏性反应(如紫癜、皮肤潮红、皮肤反应)。这些反应常出现在过去大量使用铂类化合物治疗的卵巢癌患者中。在慢性粒细胞白血病中,未见该不良反应。
(11)其他:少见感染、发热。有滴注给药引起静脉炎的报道。目前尚无引起肺毒性、心脏毒性、肾功能(血清肌酐清除率)显著改变的报道。

4. 药物相互作用 尚不明确。

八、注意事项

1. 禁用 对本药及其他铂类药过敏者;有凝血障碍者(可增加出血的风险);有骨髓抑制者;肾功能不全者;孕妇;哺乳期妇女。
2. 慎用 有其他铂类药(如顺铂、奥沙利铂、奈达铂、卡铂)过敏史者;有神经疾病病史(尤其周围神经疾病或癫痫)者;细菌或病毒感染者(可使感染扩散或恶化);胃肠道功能紊乱者(可使病情恶化);肝功能不全者(以上均选自国外资料)。
3. 用药注意事项 静脉注射 ①注射前以注射用水5ml溶解,4小时内使用(存放温度2~8℃);②本药应行弹

丸式注射,注射时间不宜超过 1 分钟。

九、药物稳定性及贮藏条件

粉针剂:遮光、密闭,在 25℃ 下保存。

十、药物经济性评价

非基本药物。

奥沙利铂

一、药品名称

1. 英文名　Oxaliplatin
2. 化学名　(1R-反式)-(1,-2 环己二胺-N,N')［草酸 (2-)-O,O'］合铂

二、药品成分

奥沙利铂

三、剂型及规格

注射用奥沙利铂　(1)50mg;(2)100mg
奥沙利铂注射液　(1)20ml:40mg;(2)100ml:100mg
奥沙利铂甘露醇注射液　(1)100ml(奥沙利铂 50mg、甘露醇 5.1g);(2)100ml(奥沙利铂 100mg,甘露醇 5.1g)

四、适应证及相应的临床价值

1. NMPA 说明书适应证　与氟尿嘧啶和亚叶酸钙联用于:转移性结直肠癌的一线治疗。
原发性肿瘤完全切除后的 Ⅲ 期(Duke's C 期)结肠癌的辅助治疗。
不适合手术切除或局部治疗的局部晚期和转移性肝细胞癌(HCC)的治疗。
2. 其他临床应用参考　用于晚期胆腺癌、卵巢癌、胰腺癌。
用于氟达拉滨难治的慢性淋巴细胞白血病。
用于食管癌、胃癌。
用于复发性或难治性非霍奇金淋巴瘤。
用于难治性睾丸癌。

五、用法用量

1. 成人
(1) 转移性结直肠癌:静脉滴注,推荐剂量为每次 85mg/m² ,每 2 周 1 次,或每次 130mg/m² ,每 3 周 1 次,直至疾病进展或出现无法耐受的毒性。
(2) 原发肿瘤完全切除后的 Ⅲ 期(Duke's C 期)结肠癌的辅助治疗:静脉滴注,推荐剂量为每次 85mg/m² ,每 2 周 1 次,共 12 个周期(6 个月)。
(3) 不适合手术切除或局部治疗的局部晚期和转移性 HCC:静脉滴注,推荐剂量为每次 85mg/m² ,每 2 周 1 次,直至疾病进展或出现无法耐受的毒性。
(4) 肾功能不全时剂量:轻度肾功能损害［肌酐清除率

(Ccr)为 50～80ml/min］和中度肾功能损害(Ccr 为 30～49ml/min)者无须调整剂量;重度肾功能损害(Ccr<30ml/min)者起始剂量应减至 65mg/m² 。
(5) 肝功能不全时剂量:肝功能损害者无须调整剂量。
(6) 毒性状态时剂量:如出现持续 7 日以上且较严重的神经系统症状(感觉障碍、痉挛),应将本药剂量减至 65mg/m² (晚期肿瘤化疗)或 75mg/m² (辅助化疗);如出现无功能损害的感觉异常持续至下一周期,应将本药剂量减至 65mg/m² (晚期肿瘤化疗)或 75mg/m² (辅助化疗);如出现功能不全的感觉异常持续至下一周期,应停用本药,待症状缓解后可考虑重新使用本药。
如出现 4 级腹泻、3～4 级中性粒细胞减少(中性粒细胞<1.0×10⁹/L)、发热性中性粒细胞减少(不明原因发热、无临床和微生物证明感染、伴中性粒细胞绝对计数<1.0×10⁹/L、单次体温>38.3℃ 或持续体温>38℃ 超过 1 小时)或 3～4 级血小板减少(血小板<50×10⁹/L),必须停用本药,直至症状改善或消除后,将本药剂量减至 65mg/m² (晚期肿瘤化疗)或 75mg/m² (辅助化疗),且相应降低氟尿嘧啶的剂量。
2. 老年人　无须调整剂量。

六、特殊人群用药

1. 妊娠期　孕妇用药的安全性尚不明确。据临床前经验,临床推荐剂量的本药可致死和/或致畸,故不推荐孕妇使用。育龄妇女使用本药时应采取有效的避孕措施。美国食品药品管理局(FDA)对本药的妊娠安全性分级为 D 级。
2. 哺乳期　尚不明确本药是否随人类乳汁排泄,哺乳期妇女应禁用本药。
3. 其他人群
(1) 儿童:儿童用药的安全性和有效性尚不明确。
(2) 老年人:65 岁及 65 岁以上老年人使用本药未见急性毒性反应增加。

七、药理学

1. 药效学及作用机制　本药为左旋反式二氨环己烷草酸铂,属非周期特异性抗肿瘤药。在体液中通过非酶反应取代不稳定的草酸盐配体,转化为具有生物活性的衍生物,衍生物可与 DNA 形成链内和链间交联,抑制 DNA 的复制和转录。
动物实验提示,本药具有抗结肠癌作用;与 5-氟尿嘧啶联用,在 HT29 结肠癌、GR 乳腺癌和 L1210 白血病模型中均显示出强于单药的抑瘤活性。
2. 药代动力学　给予本药 130mg/m² ,静脉滴注 2 小时,每 3 周 1 次,使用 5 个周期,在第 5 个周期时平均血药峰浓度(C_{max})为(1.21±0.10)mg/ml;在第 1 个周期时,平均曲线下面积(AUC)为(11.9±4.60)mg·h/ml,平均分布容积(V_{ss})为(582±261)L,平均血浆清除率(Cl)为(10.1±3.07)L/h;在 1～3 个周期时,平均分布半衰期($t_{1/2\alpha}$)为(0.28±0.06)小时,平均消除半衰期($t_{1/2\beta}$)为(16.3±2.90)小时。
给予本药 85mg/m² ,静脉滴注 2 小时,每 2 周 1 次,使用 3 个

周期,在第 3 个周期时平均 C_{max} 为 (0.814 ± 0.193) mg/ml;在第 1 个周期时,平均 AUC 为 (4.68 ± 1.40) (mg·h)/ml,平均 V_{ss} 为 (440 ± 199) L,平均 Cl 为 (17.4 ± 6.35) L/h;在 1~3 个周期时,平均 $t_{1/2\alpha}$ 为 (0.43 ± 0.35) 小时;平均 $t_{1/2\beta}$ 为 (16.8 ± 5.74) 小时。

在 2 小时滴注结束时,15% 的铂存在于体循环中,85% 迅速扩散至组织内或随尿排出。本药与红细胞和血浆蛋白不可逆结合,使结合物的半衰期接近红细胞和血浆白蛋白的自然寿命。本药无蓄积现象,不经细胞色素 P450 代谢,而在体内通过充分的生物转化。滴注结束后,血浆超滤物中未检测出完整的药物,但可检测到数种细胞毒性生物转化产物和非活性的结合物。铂主要随尿液排出,多于用药后 48 小时内清除。第 5 日时,约 54% 随尿排出,约 2% 随粪便排出。

与肾功能正常(Ccr>80ml/min)者相比,轻度肾功能损害者的血浆超滤(PUF)铂的人体总血浆清除率降低 34%,中度肾功能损害者降低 57%,重度肾功能损害者降低 79%。

3. 药物不良反应

(1) 心血管系统:血栓形成、低血压、高血压、血栓栓塞、心动过速。上市后还有 Q-T 间期延长导致室性心律失常(包括尖端扭转型室性心动过速)的报道。

(2) 代谢、内分泌系统:体重增加、体重减轻、高血糖症、低钾血症、脱水、低钠血症、低钙血症。上市后还有代谢性酸中毒的报道。

(3) 呼吸系统:肺栓塞、鼻炎、鼻出血、呼吸困难、缺氧、咳嗽、肺炎、咽炎、咯血、上呼吸道感染。上市后还有肺纤维化、间质性肺疾病的报道。

(4) 肌肉骨骼系统:肌痛、关节痛、骨痛、背痛、肌无力、平滑肌收缩、下颌痉挛。上市后还有横纹肌溶解的报道。

(5) 泌尿生殖系统:①尿频、血肌酸酐升高、尿道感染、排尿困难、血尿、尿失禁、阴道出血。有出现近端肾小管性酸中毒的个案报道。②上市后还有急性肾小管坏死、急性间质性肾炎、急性肾衰竭的报道。

(6) 免疫系统:脾肿大。

(7) 神经系统:①运动神经炎、假性脑膜炎、全身神经病变、外周感觉神经病变、头痛、感觉异常、感觉减退、神经痛、言语障碍、失眠、头晕、晕厥、共济失调、嗜睡、脑出血、咽喉部感觉异常、舌部感觉异常。有出现高氨血症性脑病的个案报道。②上市后还有深肌腱反射减弱、Lhermitte 症状、脑神经麻痹、肌束震颤、惊厥、可逆性后部白质脑病综合征(RPLS)的报道。

(8) 精神:抑郁、焦虑、神经质。

(9) 肝:乳酸脱氢酶(LDH)升高、紫癜性肝病、肝结节状再生性增生、碱性磷酸酶升高、高胆红素血症、总胆红素升高、谷丙转氨酶(GPT)升高、谷草转氨酶(GOT)升高。上市后还有肝静脉阻塞性疾病(亦称肝窦阻塞综合征)、肝窦周纤维化的报道。

(10) 胃肠道:腹泻、恶心、呕吐、腹痛、口腔炎、食欲缺乏(包括神经性食欲缺乏)、便秘、味觉异常、消化不良、呃逆、胃肠胀气、口干、胃肠道出血(包括直肠出血)、直肠疼痛、胃食管反流、黏膜炎、痔疮、黑便、直肠炎、肠梗阻、里急后重、牙龈炎、腹部肿大、吞咽困难。上市后还有结肠炎(包括由艰难梭菌引起的腹泻)、胰腺炎、肠缺血、十二指肠溃疡和穿孔的报道。

(11) 血液:弥散性血管内凝血(DIC)、中性粒细胞减少(包括发热性中性粒细胞减少)、粒细胞减少、白细胞减少、淋巴细胞减少、低白蛋白血症、贫血、血小板减少、脓毒症、中性粒细胞减少性脓毒症。上市后还有溶血尿毒综合征(HUS)的报道。

(12) 皮肤:皮肤附属组织异常、脱发、皮疹、多汗、热潮红、皮肤干燥、瘙痒、指甲异常、荨麻疹、皮肤色素沉着改变、手足综合征、红斑疹、紫癜。

(13) 眼:结膜炎、流泪异常、视力异常、眼痛。上市后还有视力下降、视野异常、短暂性视力丧失(停止治疗后可逆)、视神经炎的报道。

(14) 耳:上市后有耳聋的报道。

(15) 过敏反应:过敏性鼻炎。上市后还有血管神经性水肿、过敏性休克、喉痉挛的报道。

(16) 其他:无力、疲乏、注射部位反应(包括发红、肿胀、疼痛)、发热、感染(包括中性粒细胞减少性感染)、疼痛、水肿、寒战、胸痛、腹水、胸部压迫感。上市后还有脓毒性休克的报道。

4. 药物相互作用 氟尿嘧啶:给予本药每次 130mg/m^2、每 3 周 1 次,可使氟尿嘧啶的血浆浓度增加约 20%。

八、注意事项

1. 禁用 对本药或其他铂类化合物过敏者;哺乳期妇女。

2. 慎用 电解质紊乱(如低钾血症、低钙血症、低镁血症)患者。

3. 用药注意事项 静脉滴注:滴注时间应为 2~6 小时。

九、药物稳定性及贮藏条件

粉针剂:25℃以下密闭保存。
注射液:遮光,密闭保存。

十、药物经济性评价

医保药品,基本药物。

奈 达 铂

一、药品名称

1. 英文名 Nedaplatin
2. 化学名 顺-二氨基乙醇酸铂

二、药品成分

奈达铂

三、剂型及规格

注射用奈达铂 (1)10mg;(2)50mg;(3)100mg

四、适应证及相应的临床价值

NMPA 说明书适应证:用于头颈部癌、小细胞肺癌、非小细胞肺癌、食管癌、卵巢癌等实体瘤。

五、用法用量

1. 成人　静脉滴注:推荐剂量为每次 $80\sim100mg/m^2$,每 $3\sim4$ 周 1 次。以生理盐水稀释至 500ml 后滴注,滴注完后再静脉滴注 1 000ml 以上输液。

肾功能不全时剂量:肾功能不全者首剂宜适当减量。

其他疾病时剂量:骨髓功能低下或应用过顺铂者,首剂宜适当减量。

2. 老年人　老年患者首剂宜为 $80mg/m^2$。

六、特殊人群用药

1. 妊娠期　动物实验表明,本药有致畸和引起胎仔死亡的作用,故孕妇、可能妊娠的妇女禁用。育龄患者应考虑本药对性腺的影响。

2. 哺乳期　类似药物顺铂可随乳汁排泄,故哺乳期妇女用药期间应停止哺乳。

3. 其他人群

(1)儿童:儿童用药的安全性尚不明确。

(2)老年人:老年患者慎用本药,用药应注意观察骨髓抑制的出现。

七、药理学

1. 药效学及作用机制　本药为顺铂类似物,对多种动物肿瘤,在范围较宽的给药量下均显示出较好的效果,且动物的肾毒性、消化器官毒性亦较低。本药作用机制与顺铂相同,可与肿瘤细胞 DNA 碱基结合,抑制 DNA 复制,从而产生抗肿瘤活性。其具体作用机制为:当其进入细胞后,甘醇酸脂配基上的醇性氧与铂之间的键断裂,水与铂结合,形成离子型物质(活性物质或水合物),而断裂的甘醇酸脂配基被释放,产生多种离子型物质并与 DNA 结合,且结合的碱基位点与顺铂相同。

2. 药代动力学　肿瘤患者静脉滴注本药 $80mg/m^2$、$100mg/m^2$、$120mg/m^2$,1 小时后的血药峰浓度(铂)分别为 $5\sim6\mu g/ml$、$6\sim7\mu g/ml$、$6\sim8\mu g/ml$。滴注 $100mg/m^2$ 时的曲线下面积(AUC)为 30($\mu g \cdot h$)/ml,滴注 $120mg/m^2$ 时 24 小时后的血药浓度低于 $0.5\mu g/ml$。本药在血浆内主要以游离形式存在,表观分布容积约为 $8L/m^2$(铂),分布半衰期为 $0.1\sim1$ 小时。动物试验表明,本药在肾及膀胱分布较多,组织浓度高于血浆浓度。本药主要经肾排泄,肾清除率为 26ml/min(铂),总体清除率为 50ml/min(铂),24 小时尿中铂的回收率为 40%~69%,消除半衰期为 2~13 小时,平均 9 小时。

3. 药物不良反应

(1)心血管系统:可见心电图异常(心动过速、ST 波低下)、心肌受损、静脉炎,发生率均为 0.1%~5%。有引起阿-

斯综合征导致死亡的报道。

(2)代谢、内分泌系统:①严重反应为抗利尿激素分泌失调综合征(SIADH),表现为低钠血症、低渗透压血症、尿钠增加、高渗尿、意识障碍等;②可见钠、钾、氯等电解质异常,发生率均为 0.1%~5%。

(3)呼吸系统:严重反应为间质性肺炎,表现为发热、咳嗽、呼吸困难、胸部 X 线检查异常。

(4)泌尿生殖系统:①严重反应为肾功能异常(发生率 0.1%~5%),表现为血尿素氮升高、血肌酸酐升高、肌酐清除率下降、β_2 球蛋白升高、血尿、蛋白尿、少尿、代偿性酸中毒、尿酸升高等;②可见尿痛、排尿困难,发生率均为 0.1%~5%。

(5)神经系统:可见头痛、痉挛、手足发冷等末梢神经功能障碍,发生率均为 0.1%~5%。偶见周围神经病变。

(6)肝:可见谷丙转氨酶(GPT)升高(发生率 12.3%)、谷草转氨酶(GOT)升高(发生率 11.9%);此外,发生率为 0.1%~5% 的有:胆红素升高、碱性磷酸酶(ALP)升高、低密度脂蛋白(LDH)升高、血清总蛋白降低、血清白蛋白降低。

(7)胃肠道:可见呕吐(发生率 74.9%)、食欲缺乏(发生率 59.5%)、恶心(发生率>5%)、腹泻(发生率>5%);此外,发生率为 0.1%~5% 的有:肠梗阻、腹痛、便秘、口腔炎。还可见食欲缺乏。

(8)血液:①骨髓抑制为本药主要的严重反应,表现为红细胞减少、白细胞减少、中性粒细胞减少、血小板减少、贫血、出血倾向(发生率 0.1%~5%);②可见一过性白细胞增多,发生率 0.1%~5%;③可见弥散性血管内凝血。

(9)皮肤:可见脱发、潮红、发红、疱疹、湿疹,发生率均为 0.1%~5%。

(10)耳:严重反应为耳神经系统毒性反应,表现为听觉障碍、听力低下、耳鸣。

(11)过敏反应:严重反应为过敏性休克(发生率 0.1%~5%),表现为潮红、呼吸困难、畏寒、血压下降等症状。

(12)其他:可见发热、疲乏、水肿,发生率 0.1%~5%。

4. 药物相互作用

(1)其他抗恶性肿瘤药物(氮芥类药、代谢拮抗类药、生物碱、抗生素等):合用可加重骨髓抑制。

(2)氨基糖苷类抗生素、盐酸万古霉素:合用可加重对肾功能和听力的损害。

(3)放射治疗:合用可加重骨髓抑制。

八、注意事项

1. 禁用　对本药及其他铂类药过敏者;有明显骨髓抑制者;有严重并发症患者;严重肝、肾功能不全者;可能妊娠的妇女;孕妇。

2. 慎用　听力损害者;骨髓功能不全者;感染患者;水痘患者;肝、肾功能不全者;胃肠道疾病患者(可使病情恶化)(国外资料);神经系统疾病或有既往史,尤其是周围神经病变或癫痫患者(国外资料);老年患者。

3. 用药注意事项　静脉滴注:本药仅作静脉滴注,滴注时应避免漏于血管外,且滴注时间应在 1 小时以上。

本药不宜以氨基酸输液、pH 值在 5 以下的酸性输液（如电解质补液、5% 葡萄糖输液或葡萄糖氯化钠输液等）配制。

九、药物稳定性及贮藏条件

粉针剂：遮光、密闭，在阴凉处（不超过 20℃）保存。

十、药物经济性评价

医保药品，非基本药物。

12 抗肿瘤抗体药

利妥昔单抗

一、药品名称

英文名 Rituximab

二、药品成分

利妥昔单抗

三、剂型及规格

利妥昔单抗注射液 （1）10ml∶100mg；（2）50ml∶500mg

四、适应证及相应的临床价值

1. NMPA 说明书适应证 用于治疗复发或化疗耐药的滤泡性中央型淋巴瘤（国际工作分类 B、C 和 D 亚型的 B 细胞非霍奇金淋巴瘤）：①先前未经治疗的 CD20 阳性的 Ⅲ～Ⅳ期滤泡性非霍奇金淋巴瘤，应与标准 CVP 治疗（环磷酰胺、长春新碱、强的松）8 个周期联合治疗；②CD20 阳性弥漫大 B 细胞性非霍奇金淋巴瘤（DLBCL），应与标准 CHOP 化疗（环磷酰胺、阿霉素、长春新碱、强的松）8 个周期联合治疗。

2. 其他临床应用参考 与氟达拉滨和环磷酰胺联用，治疗 CD20 阳性的慢性淋巴细胞白血病（CLL）（FDA 批准适应证）。

与甲氨蝶呤联用，治疗对一种或多种肿瘤坏死因子拮抗药无效的中至重度类风湿关节炎（FDA 批准适应证）。

与糖皮质激素联用，治疗成人韦氏肉芽肿（WG）和显微镜下型多血管炎（MPA）（FDA 批准适应证）。

用于 B 细胞淋巴瘤。

与蒽环类药物联用，诱导治疗未经治疗的套细胞淋巴瘤。

用于原发性 Sjogren 综合征。

用于华氏巨球蛋白血症。

用于 Burkitt 淋巴瘤。

用于中枢神经系统淋巴瘤。

用于黏膜组织相关（胃和非胃的）淋巴瘤。

用于脾边缘带淋巴瘤。

用于移植后增生性淋巴病。

用于儿童自身免疫性溶血性贫血。

用于慢性免疫性血小板减少性紫癜。

用于难治性寻常型天疱疮。

用于难治性移植物抗宿主疾病。

3. 超说明书用药专论（Off-Label Drug Facts）

利妥昔单抗：神经病/多神经病。

利妥昔单抗：外周溃疡性角膜炎。

利妥昔单抗：华氏巨球蛋白血症。

利妥昔单抗：慢性淋巴细胞白血病。

利妥昔单抗：幼年特发性关节炎利妥昔单抗：特发性血小板减少性紫癜（原发性免疫性血小板减少）。

五、用法用量

成人用法用量如下。

（1）滤泡性非霍奇金淋巴瘤：静脉滴注，每次 375mg/m²，每周 1 次，共 4 次，22 日为一疗程；与 CVP 化疗联用时，每次 375mg/m²，连用 8 个周期（21 日为一周期）。每次先口服类固醇，然后在化疗周期的第 1 日给予本药。复发后治疗，每次 375mg/m²，每周 1 次，共 4 周。

（2）DLBCL：静脉滴注，与 CHOP 化疗联用，每次 375mg/m²，每次在化疗周期的第 1 日给药。联合化疗的其他药物在给予本药后使用。

六、特殊人群用药

1. 妊娠期 已知免疫球蛋白 IgG 可透过胎盘屏障，并在胎儿血清中检测到本药。婴儿暴露于本药可能会出现持续时间不超过 6 个月的 B 细胞性淋巴细胞减少。故本药不宜用于孕妇。美国食品药品管理局（FDA）对本药的妊娠安全性分级为 C 级。

2. 哺乳期 已知 IgG 能进入母乳，哺乳期妇女禁用本药。

3. 其他人群

（1）儿童：儿童用药的安全性和有效性尚未确立。

（2）老年人：老年患者用药可使心脏（室上性心律失常）和肺部（肺炎）不良反应风险升高，故老年患者慎用。

七、药理学

1. 药效学及作用机制 本药是一种抗 CD20 的人/鼠嵌合单克隆抗体。95% 以上 B 淋巴细胞非霍奇金淋巴瘤有 CD20 抗原表达，本药与跨膜的 CD20 抗原特异性结合，可介导淋巴瘤细胞中的 B 淋巴细胞发生裂解，使之迅速被清除，从而使肿瘤消除或体积缩小。此外，体外研究证明，本药可提高耐药的人体淋巴细胞对某些细胞毒性药物的敏感性。

2. 药代动力学 B 细胞淋巴瘤复发患者单次静脉滴注本药 100mg/m²、250mg/m² 及 500mg/m² 后，血药峰浓度分别为 80μg/ml、200μg/ml、500μg/ml。大部分患者用药后血药浓度在 2 周内至少可保持于 10μg/ml，给药后 1 月在血浆中仍能测得本药。静脉滴注本药 375mg/m²，平均血清半衰期、血清峰浓度、血浆清除率在首次滴注后分别为 68.1 小时、238.7μg/ml、0.045 9L/h，第 4 次滴注后分别为 189.9 小时、480.7μg/ml、0.014 5L/h。

3. 药物不良反应

（1）心血管系统：可见高血压、直立性低血压、低血压、心动过速、心动过缓、心律不齐、血管扩张。严重的心血管不良反应包括心功能不全、心肌梗死，主要见于有心血管疾病史和/或接受过对心脏有毒性作用的化疗患者，且多数与输液反应有关。

（2）代谢、内分泌系统：有高血糖的报道。因肿瘤体积迅速缩小，可能引起高钾血症、低钙血症、高尿酸血症、高磷血症。

（3）呼吸系统：可出现咳嗽、鼻炎、鼻窦炎、气管炎、呼吸困难、支气管痉挛，用药后1~4周内发生的急性支气管痉挛、毛细支气管炎和急性肺炎可能与本药有关。罕见呼吸功能衰竭。

（4）肌肉骨骼系统：可见肌痛、关节痛、骨痛、背痛。

（5）泌尿生殖系统：可见排尿困难、血尿。有报道，可出现急性肾衰竭甚至致死，血循环中恶性细胞大于 $2.5 \times 10^7/L$ 或与顺铂合用时更易发生。

（6）神经系统：可有头痛、乏力、眩晕、感觉异常、感觉减退。罕见脑神经病变伴或不伴周围神经病变的报道。脑神经病变的症状和体征（如严重视力丧失、听力丧失、其他感觉丧失、面神经麻痹）可在治疗的不同时期甚至治疗完成后几个月出现。此外，有引起进行性多灶性脑白质病的报道。

（7）精神：可有失眠、紧张、嗜睡、抑郁、神经质。

（8）肝：可引起轻度、暂时性的肝功能异常。有乳酸脱氢酶升高（7%）的报道。还有乙型病毒性肝炎、肝衰竭坏死。

（9）胃肠道：可见消化不良、食欲缺乏、味觉障碍、恶心、呕吐、腹痛、腹泻，通常都发生于首次用药。还可出现肠梗阻和胃肠穿孔，有的可导致死亡。

（10）血液：可出现白细胞减少、血小板减少、中性粒细胞减少。有发生一过性再生障碍性贫血（纯红细胞再生障碍性贫血）和溶血性贫血的报道。罕见凝血障碍、全血细胞减少的报道。

（11）皮肤：可出现盗汗、皮疹、皮肤瘙痒、荨麻疹、单纯性疱疹、带状疱疹。有报道，本药可引起致命的皮肤黏膜反应，如天疱疮、史-约综合征、苔藓样皮炎、大疱性皮炎和中毒性表皮坏死。

（12）眼：可出现泪腺分泌紊乱、结膜炎。

（13）过敏反应：可出现低血压、支气管痉挛和血管神经性水肿等过敏反应。

（14）其他：①可能发生严重甚至致命的输液反应（包括细胞因子释放综合征），主要发生于首次输液，常见于输液后1~2小时，主要包括发热、寒战和强直。其他症状还包括潮红、血管神经性水肿、恶心、呕吐、疲乏、头痛、呼吸困难、咽喉刺激、鼻炎、肿瘤疼痛、荨麻疹、皮疹、瘙痒。有以上症状的患者，约10%合并低血压、支气管痉挛。少数有心血管病变（心绞痛、充血性心力衰竭等）史者可出现病情加重。②严重细胞因子释放综合征表现为严重呼吸困难、发热、寒战、强直、荨麻疹、血管神经性水肿，常伴有支气管痉挛、缺氧，这些症状可能与肿瘤溶解综合征的特点相关，如高尿酸血症、高钾血症、低钙血症、急性肾衰竭、乳酸脱氢酶升高，还可出现急性呼吸功能衰竭（可能伴有肺间质浸润或水肿，有肺功能不全或肿瘤肺浸润史者风险更大）及多脏器功能衰竭甚至死亡，这些症状常在首次输液后的1或2小时内出现。③感染：用药后70%~80%患者B淋巴细胞可减少，少部分患者血清免疫球蛋白减少。约31%患者发生感染。④可见淋巴结病、胸痛、周围性水肿。

4. 药物相互作用

（1）顺铂：合用可能会导致严重的肾毒性。处理方式为，不建议两者合用。

（2）活疫苗：用药时接种活疫苗，可能增加活疫苗感染的危险性。

（3）CHOP（环磷酰胺、阿霉素、长春新碱、强的松）：与CHOP方案合用时未观察到毒性相加。

八、注意事项

1. 禁用 对本药或鼠源蛋白过敏者；哺乳期妇女。

2. 慎用 有药物过敏史者（国外资料）；血液循环中恶性细胞含量高者（$>2.5 \times 10^7/L$）（国外资料）；有心肺疾病史者（国外资料）；中性粒细胞计数低于 $1.5 \times 10^9/L$ 或血小板计数低于 $75 \times 10^9/L$ 者；老年患者（国外资料）。

3. 用药注意事项 静脉滴注：①本药不得静脉注射。②起始滴注速度为50mg/h；最初60分钟过后，可每30分钟增加50mg/h，直至最大速度400mg/h。以后可100mg/h，每30分钟增加100mg/h，直至最大速度400mg/h。

用药前应于5%葡萄糖注射液或生理盐水中稀释，稀释后浓度为1~4mg/ml。

用药期间可出现低血压，故用药前12小时及用药期间应避免使用降压药。

九、药物稳定性及贮藏条件

注射液：2~8℃下避光保存。

十、药物经济性评价

非基本药物。

曲妥珠单抗

一、药品名称

英文名 Trastuzumab

二、药品成分

曲妥珠单抗

三、剂型及规格

注射用曲妥珠单抗 （1）150mg；（2）440mg

四、适应证及相应的临床价值

NMPA说明书适应证：用于治疗人表皮生长因子受体-2

（HER2）阳性的转移性乳腺癌：作为单药用于接受过 1 种或多种化疗方案的转移性乳腺癌；与紫杉醇或多西他赛联用于未接受过化疗的转移性乳腺癌。

作为单药用于接受过手术、含蒽环类抗生素辅助化疗和放疗的 HER2 阳性的乳腺癌的辅助治疗。

与卡培他滨或 5-氟尿嘧啶（5-FU）和顺铂联用于未接受过转移性疾病治疗的 HER2 阳性的转移性胃腺癌或胃食管交界腺癌。

五、用法用量

成人用法用量如下。

（1）转移性乳腺癌：静脉滴注。①每周给药方案：起始负荷剂量为 4mg/kg，静脉滴注时间为 90 分钟；维持剂量为每次 2mg/kg，每周 1 次，如起始负荷量可耐受，后续剂量静脉滴注时间为 30 分钟。持续用药直至疾病进展。②3 周给药方案：初始负荷剂量为 8mg/kg，滴注时间为 90 分钟；维持剂量为每次 6mg/kg，每 3 周 1 次，如初次负荷量可耐受，后续剂量静脉滴注时间为 30 分钟。持续用药直至疾病进展。

（2）乳腺癌辅助治疗：静脉滴注，完成所有化疗后开始使用本药。起始负荷剂量为 8mg/kg；维持剂量为每次 6mg/kg，每 3 周 1 次。滴注时间为 90 分钟。共使用 17 剂（疗程为 52 周）。早期乳腺癌（EBC）患者用药疗程为 1 年或至疾病复发，不推荐疗程超过 1 年。

（3）转移性胃腺癌、胃食管交界腺癌：静脉滴注，参见转移性乳腺癌"3 周给药方案"的用法与用量项。

六、特殊人群用药

1. 妊娠期　孕妇用药可导致羊水过少，进而引起胎儿肺发育不良、骨骼畸形，甚至新生儿死亡，故孕妇用药需权衡利弊。育龄妇女用药期间和用药结束后至少 7 个月内应采取有效的避孕措施。美国食品药品管理局（FDA）对本药的妊娠安全性分级为 D 级。

2. 哺乳期　尚不明确本药是否随乳汁排泄，但 IgG 可进入乳汁，应根据本药的半衰期和对母体的重要性决定是否停止哺乳或停药。

3. 其他人群

（1）儿童：18 岁以下患者用药的安全性和有效性尚不明确。

（2）老年人：老年患者用药发生心功能不全的风险较年轻患者高，故慎用本药。

七、药理学

1. 药效学及作用机制　本药为重组 DNA 衍生的人源化单克隆抗体，选择性地作用于 HER2 的细胞外部位。本药含人 IgG1 框架，互补决定区源自鼠抗 p185 HER2 抗体，可与人 HER2 绑定。据观察，有 25%～30% 的乳腺癌患者 HER2 阳性。HER2 基因扩增可导致肿瘤细胞表面 HER2 蛋白表达增加，导致 HER2 蛋白活化。本药可抑制 HER2 阳性的肿瘤细胞增殖。此外，本药为抗体依赖的细胞介导的细胞毒反应（ADCC）潜在介质，体外研究表明，在 HER2 过度表达的癌细胞中，更易产生由本药介导的 ADCC。

2. 药代动力学　给予转移性乳腺癌患者本药 10mg、50mg、100mg、250mg 和 500mg，每周 1 次，短时间静脉滴注，本药的药代动力学呈非线性，随剂量的增加清除率降低。在临床试验中，每周给药方案和 3 周给药方案的中值血药峰浓度（C_{max}）分别为 104μg/ml 和 189μg/ml，中值血药谷浓度（C_{min}）分别为 64.9μg/ml 和 47.3μg/ml，中值曲线下面积（AUC）分别为 1677μg·d/ml 和 1793μg·d/ml。约 25 周达稳态水平。给予 EBC 患者本药初始负荷量 8mg/kg，后续剂量 6mg/kg，每 3 周 1 次，第 13 个疗程（第 37 周）时的平均稳态 C_{min} 为 63μg/ml。本药中央和外周分布容积分别为 3.02L 和 2.68L。消除半衰期为 28～38 日。

给予晚期转移性胃癌患者本药初始负荷量 8mg/kg，后续剂量 6mg/kg，每 3 周 1 次，中值 C_{max} 为 128μg/ml，中值稳态 C_{min} 为 27.6μg/ml，中值 AUC 为 1 213μg·d/ml，半衰期约为 26 日。

3. 药物不良反应

（1）心血管系统：充血性心力衰竭、左心室功能不全、左心室射血分数（LVEF）降低、室上性快速性心律失常、心肌病、心悸、血管扩张、低血压、高血压、心动过速。上市后还有心源性休克的报道。

（2）代谢、内分泌系统：体重减轻、体重增加、自身免疫性甲状腺炎、低钾血症。

（3）呼吸系统：咳嗽加重、呼吸困难、上呼吸道感染、鼻咽炎、咽炎、鼻炎、鼻窦炎、鼻出血、口咽部疼痛、鼻漏、哮喘、肺部疾病、感染性肺炎、非感染性肺炎、哮鸣、支气管痉挛、低氧血症、肺浸润、非心源性肺水肿、急性呼吸窘迫综合征、咽喉痛、肺动脉高压。上市后还有血氧饱和度下降、呼吸衰竭、间质性肺病、喉水肿、肺纤维化、缺氧的报道。

（4）肌肉骨骼系统：肌痛、关节痛、背痛、关节炎、骨痛、肌痉挛、颈痛、四肢疼痛。

（5）泌尿生殖系统：尿道感染、膜性肾小球肾炎、局灶性肾小球硬化、纤维样肾小球肾炎、肾功能损害。上市后还有肾衰竭、肾小球性肾病的报道。

（6）免疫系统：超敏反应、淋巴水肿、抗本药抗体生成。

（7）神经系统：头痛、失眠、头晕、感觉异常、感觉减退、周围神经病变、张力亢进、嗜睡。

（8）精神：焦虑、抑郁。

（9）肝：肝功能损害、黄疸、高胆红素血症。

（10）胃肠道：恶心、呕吐、腹痛、口腔炎、味觉改变、食欲降低、腹泻、消化不良、便秘、胰腺炎、食欲缺乏、吞咽困难。

（11）血液：中性粒细胞减少（包括发热性中性粒细胞减少）、贫血、血小板减少、白细胞减少、血栓形成。上市后还有低凝血酶原血症的报道。

（12）皮肤：皮疹、潮热、红斑、脱发、手足综合征、指甲病变（包括指甲断裂）、痤疮、皮炎、皮肤干燥、多汗、斑丘疹、瘙痒、荨麻疹、单纯疱疹。

（13）眼：泪液增加、结膜炎。上市后还有睫毛脱落的报道。

（14）耳：耳聋。

（15）其他：发热、输液反应、感染、虚弱、黏膜炎、流行性感冒、胸痛、寒战、疲乏、疼痛、水肿（包括外周水肿）、不适、胸腔积液、猝死、意外损伤。

4. 药物相互作用

（1）紫杉醇：合用可致本药的血药浓度升高约 1.5 倍，而紫杉醇的药代动力学不发生改变。

（2）蒽环类抗生素（如多柔比星、表柔比星）：合用可增加发生心脏疾病的风险。处理方式为①对于转移性乳腺癌和常规乳腺癌辅助治疗的患者两者不可合用。②对于接受新辅助治疗的患者两者合用时应谨慎，且仅用于初次接受化疗。低剂量蒽环类抗生素治疗方案的最大蓄积剂量不超过 180mg/m² （多柔比星）或 360mg/m² （表柔比星）。如接受新辅助治疗的患者接受低剂量蒽环类抗生素与本药合用，则术后不得再接受细胞毒性化疗。

（3）卡培他滨：合用可使卡培他滨的血药浓度升高、半衰期延长。

（4）阿那曲唑：合用对本药的药代动力学无明显影响。

（5）多西他赛：合用对多西他赛的药代动力学无影响。

八、注意事项

1. 禁用　对本药过敏者。

2. 慎用　冠状动脉疾病患者；充血性心力衰竭患者；心脏舒张功能不全者；高血压患者；老年人。

3. 用药注意事项

（1）用药警示：为预防输液反应，可预先使用抗组胺药和/或糖皮质激素。

本药不得与曲妥珠单抗 DM1 偶联物互换使用。

苯甲醇：本药粉针剂所附稀释液含苯甲醇，对苯甲醇过敏者应另以注射用水配制。

（2）给药方式说明：静脉滴注。①如漏 1 次剂量未超过 1 周，应尽快给予常规维持剂量（每周给药方案 2mg/kg；3 周给药方案 6mg/kg），随后按原给药方案给予维持剂量。②如漏 1 次剂量超过 1 周，应重新给予初始负荷剂量（每周给药方案 4mg/kg；3 周给药方案 8mg/kg），滴注时间约为 90 分钟。随后按原给药方案给予维持剂量。

其他：本药不可静脉注射（包括静脉快速注射）。

（3）注射液的配制：静脉滴注液：①本药粉针剂可用提供的稀释液或无菌注射用水复溶（440mg 规格以 20ml 提供的稀释液或注射用水复溶；150mg 规格以 7.2ml 注射用水复溶），使其浓度为 21mg/ml，复溶后的溶液再以 0.9%氯化钠注射液 250ml 进一步稀释（不可使用 5%葡萄糖注射液，因可使蛋白聚集）。②复溶后的溶液可在 2~8℃下保存 48 小时（150mg 规格）或 28 日（440mg 规格，以提供的稀释液复溶），稀释后的溶液可在 2~8℃下保存 24 小时。

九、药物稳定性及贮藏条件

粉针剂：避光，2~8℃保存。

十、药物经济性评价

非基本药物。

贝伐珠单抗

一、药品名称

1. 英文名　Bevacizumab
2. 化学名　人源化抗-VEGF 单克隆抗体

二、药品成分

贝伐珠单抗（人源化抗-VEGF 单克隆抗体）

三、剂型及规格

贝伐珠单抗注射液　（1）4ml∶100mg；（2）16ml∶400mg

四、适应证及相应的临床价值

1. NMPA 说明书适应证　用于治疗转移性结直肠癌（mCRC），与以 5-氟尿嘧啶为基础的化疗方案联用。

2. 其他临床应用参考　用于不可切除的、局部晚期、复发或转移性非鳞状非小细胞肺癌（NSCLC），与紫杉醇和卡铂联用作为一线治疗（FDA 批准适应证）。

用于先前经治疗病情仍进展的成人胶质母细胞瘤（FDA 批准适应证）。

用于治疗转移性肾细胞癌（mRCC），与 α 干扰素联用（FDA 批准适应证）。

用于治疗顽固性、复发性或转移性宫颈癌，与紫杉醇和顺铂（或紫杉醇和拓扑替康）联用（FDA 批准适应证）。

用于先前接受不超过两种化疗方案治疗的对铂耐药的复发性卵巢上皮癌、输卵管癌或原发性腹膜癌，与紫杉醇、聚乙二醇化多柔比星脂质体或拓扑替康联用（FDA 批准适应证）。

用于治疗转移性乳腺癌、复发性或持续性子宫内膜癌。

用于治疗软组织肉瘤（血管肉瘤、血管外皮细胞瘤）。

用于年龄相关性黄斑变性。

用于糖尿病性黄斑水肿。

用于黄斑水肿伴视网膜分支静脉或中央静脉闭塞。

用于退行性高度近视所致的脉络膜视网膜新血管形成。

用于早产儿视网膜病变。

用于遗传性出血性毛细血管扩张综合征所致的鼻出血。

五、用法用量

成人：静脉滴注，推荐剂量为每次 5mg/kg，与 m-IFL（伊立替康、5-氟尿嘧啶、亚叶酸）化疗方案联用，每 2 周 1 次。

国外用法用量参考如下：

（1）mCRC：静脉滴注。①推荐剂量为每次 5mg/kg（与 IFL 联用），或每次 10mg/kg［与 FOLFOX4（奥沙利铂、亚叶酸、5-氟尿嘧啶）联用］，每 2 周 1 次。②以包含本药的一线化疗方案治疗后病情进展的患者：与以氟嘧啶-伊立替康或氟嘧啶-奥沙利铂为基础的化疗方案联用，本药每次 5mg/kg，每 2 周 1 次；或每次 7.5mg/kg，每 3 周 1 次。③每次 7.5mg/kg，与 XELOX(奥沙利铂和卡培他滨)联用,每 3 周 1 次。

(2) NSCLC:静脉滴注,推荐剂量为每次 15mg/kg,与紫杉醇及卡铂联用,每 3 周 1 次。

(3) 胶质母细胞瘤:静脉滴注,推荐剂量为每次 10mg/kg,每 2 周 1 次。

(4) mRCC:静脉滴注,推荐剂量为每次 10mg/kg,与 α 干扰素联用,每 2 周 1 次。

(5) 宫颈癌:静脉滴注,推荐剂量为每次 15mg/kg,与紫杉醇和顺铂(或紫杉醇和拓扑替康)联用,每 3 周 1 次。

(6) 复发性卵巢上皮癌、输卵管癌或原发性腹膜癌:静脉滴注。①推荐剂量为每次 10mg/kg,每 2 周 1 次,每周与紫杉醇、聚乙二醇化多柔比星脂质体或拓扑替康联用;②每次 15mg/kg,每 3 周 1 次,与拓扑替康(每 3 周 1 次)联用。

(7) 转移性乳腺癌:静脉滴注,每次 10mg/kg,与紫杉醇联用,每 2 周 1 次。

(8) 复发性或持续性子宫内膜癌、转移性或局部晚期血管肉瘤:静脉滴注,每次 15mg/kg,每 3 周 1 次,直至病情进展或出现不可耐受的毒性。

(9) 年龄相关性黄斑变性:玻璃体内注射。①每次 1.25mg,每 4 周、6 周或 8 周 1 次,连用 1 年;②每次 1.25mg,每 6 周 1 次,共注射 3 次,以后根据需要进行治疗(平均 5.8 次/52 周);③每次 1.25mg,每 4 周 1 次,共注射 3 次,或直至黄斑水肿、视网膜下积液和/或色素上皮脱离症状消失;④每次 2.5mg,每 4 周 1 次,共注射 3 次。

(10) 糖尿病性黄斑水肿:玻璃体内注射,每次 1.25mg,第 1 次注射后的第 6 周和 12 周再注射 1 次。如需要,每 6 周可再加用 1 次,用药第 1 年内最多注射 9 次。

(11) 黄斑水肿伴视网膜分支静脉闭塞:玻璃体内注射,每次 1.25mg,注射 1 次。如中心凹厚度大于或等于 250μm 或存在持续(或复发)的黄斑水肿,可间隔 1~3 个月再次注射。

(12) 黄斑水肿伴视网膜中央静脉闭塞:玻璃体内注射,每次 1.25mg,每 6 周 1 次,给药 24 周。

(13) 退行性高度近视所致的脉络膜视网膜新血管形成:玻璃体内注射,每次 1.25mg,每月 1 次。

(14) 遗传性出血性毛细血管扩张综合征所致的鼻出血:鼻黏膜下注射,单剂 100mg,根据需要可加用鼻喷雾剂 100mg。

六、特殊人群用药

1. 妊娠期　无孕妇用药充分、严格的对照研究资料,因免疫球蛋白 G(IgG)可通过胎盘屏障,本药可能抑制胎儿的血管生成,故孕妇不应使用本药。育龄妇女用药期间及停药后至少 6 个月内应采取避孕措施。

2. 哺乳期　尚不明确本药是否随人类乳汁排泄,故不推荐哺乳期妇女用药期间哺乳,且停药后至少 6 个月内不应哺乳。

3. 其他人群

(1) 儿童:国内资料显示儿童和青少年用药的安全性和有效性尚不明确,但国外有用于早产儿视网膜病变的用

法用量。

(2) 老年人:老年人(≥65 岁)用药可增加发生动脉血栓栓塞的风险,应慎用。

七、药理学

1. 药效学及作用机制　药为重组人源化单克隆 IgG1 抗体,可与人血管内皮生长因子(VEGF)结合,进而阻断 VEGF 与其位于内皮细胞表面的受体(Flt-1 和 KDR)的相互作用。在体外血管生成模型中,VEGF 和其受体间的作用可导致内皮细胞增殖和新血管生成。在裸鼠(无胸腺)结肠癌异种移植模型中,本药可减少微血管的生长和抑制转移性疾病的进展。

2. 药代动力学　国外研究表明,本药剂量为 1~10mg/kg 的药代动力学呈线性关系。90 分钟内静脉滴注本药 0.3mg/kg、1mg/kg、3mg/kg 及 10mg/kg 后,血药峰浓度分别为 5~9μg/ml、21~39μg/ml、52~92μg/ml 和 186~297μg/ml,曲线下面积(AUC)分别为(31~87)μg·d/ml、(240~382)μg·d/ml、(550~1 720)μg·d/ml 和(2 480~6 010)μg·d/ml。给予本药每次 1~20mg/kg,每周 1 次或每 2、3 周 1 次,约 100 日后达稳态血药浓度。本药清除率与体重、性别、肿瘤负荷有关,经体重校正后,男性患者中央分布容积(V_c)(3.25L)和清除率(0.262L/d)较女性患者 V_c(2.66L)和清除率(0.207L/d)高,肿瘤负荷较高的患者清除率(0.249L/d)较负荷低的患者(0.199L/d)高。给予本药每次 1~20mg/kg,每周 1 次或每 2、3 周 1 次,半衰期约为 20 日(范围 11~50 日)。

国内研究表明,本药剂量为 5~15mg/kg 的药代动力学呈线性关系。多次给药的药动学参数与单次给药相似。国内给予本药 5mg/kg、10mg/kg 与国外给予本药 3mg/kg、10mg/kg 的 V_c 和清除率相似,即未出现种族差异。

遗传毒性:尚缺乏本药致突变性的研究资料。

生殖毒性:①本药可能导致生育力损害。给予雌性食蟹猴本药(剂量为人类推荐剂量的 0.4~20 倍),出现卵泡发育抑制、黄体缺失、与剂量相关的卵巢和子宫重量减轻、子宫内膜增殖减缓、月经周期数减少。停药 12 周时,未再观察到子宫内膜增殖减缓,但仍有明显的子宫重量减轻、黄体缺失及月经周期数减少。停药 12 周后,未再观察到卵泡发育抑制,但卵巢重量仍有中度减轻。②于器官形成期(妊娠第 6~18 日)给予妊娠家兔本药 10~100mg/kg(约为临床剂量 10mg/kg 的 1~10 倍),每 3 日 1 次,观察到母体和胎仔体重减轻、胚胎重吸收增加;所有剂量组均观察到骨骼畸形(包括颅骨、颌骨、脊柱、肋骨、胫骨、趾骨骨化减少或骨化不规则;囟门、肋骨和后肢畸形;角膜混浊;后肢趾骨缺失);100mg/kg 剂量组还观察到脑膜膨出。

致癌性:尚缺乏本药致癌性的研究资料。

3. 药物不良反应

(1) 心血管系统:高血压(包括高血压危象)、低血压、动脉血栓栓塞事件(如脑血管意外、心肌梗死、脑梗死、短暂性脑缺血发作、心绞痛)、静脉血栓栓塞事件(包括深静脉血栓形成、肺栓塞)、腹内血栓形成、动脉瘤形成或破裂、充血

性心力衰竭、左心室功能障碍、室上性心动过速、缺血性心脏病。上市后还有肺动脉高压的报道。

（2）代谢、内分泌系统：体重减轻、脱水、低钠血症、低镁血症、高血糖症、低白蛋白血症、低钾血症、高钾血症。

（3）呼吸系统：上呼吸道感染、鼻出血、呼吸困难、肺炎、肺浸润、鼻炎、发音困难、声音改变、呼吸道出血（包括咯血、肺出血）、支气管胸膜瘘、气管食管瘘。上市后还有鼻中隔穿孔的报道。

（4）肌肉骨骼系统：肌痛、背痛、骨盆疼痛、肌无力、关节痛、关节炎。上市后还有颌骨坏死、非下颌骨坏死（儿童患者）的报道。

（5）泌尿生殖系统：蛋白尿、血清肌酸酐升高、尿路感染、肾病综合征、膀胱瘘、肾瘘、阴道瘘、阴道出血、卵巢衰竭、自然流产。有膀胱穿孔、肾周血肿的个案报道。上市后还有肾血栓性微血管病的报道。

（6）免疫系统：抗本药抗体生成，但临床显著性尚不明确。上市后还有超敏反应的报道。

（7）神经系统：晕厥、头痛、头晕、感觉神经病变、中枢神经系统出血、可逆性后部脑病综合征（PRES）、颅内出血或血肿、嗜睡、昏睡、高血压脑病、手足抽搐。

（8）精神：焦虑。

（9）肝：胆瘘。上市后还有胆囊穿孔的报道。

（10）胃肠道：便秘、腹泻、腹痛、呕吐、食欲缺乏、食欲减退、口腔炎、消化不良、胃肠道出血、口干、结肠炎、味觉改变、恶心、肠梗阻、胃肠道穿孔、牙龈出血、牙龈炎、胃食管反流病、牙龈脓肿、口腔溃疡、胃炎、牙龈疼痛、肛门疼痛、肛瘘、胃肠道瘘。上市后还有胃肠道溃疡、肠坏死、吻合口溃疡的报道。

（11）血液：白细胞减少、中性粒细胞减少（包括发热性中性粒细胞减少）、血小板减少、淋巴细胞减少、贫血、凝血时间延长、国际标准化比值升高、血红蛋白减少。上市后还有全血细胞减少的报道。

（12）皮肤：脱发、皮肤溃疡、痤疮、皮肤干燥、剥脱性皮炎、手足综合征、干皮病、皮肤褪色、皮疹。有中毒性皮肤病的个案报道。

（13）眼：眼前节毒性综合征、泪液增多、视物模糊。有板层黄斑裂孔的个案报道。上市后（玻璃体内注射）还有失明、眼内炎、视网膜分离、眼压升高、结膜出血、视网膜出血、玻璃体出血、飞蚊症、眼部充血、眼部疼痛或不适的报道。

（14）耳：耳鸣、耳聋。

（15）其他：虚弱、疼痛、疲乏、创伤性血肿、外周水肿、蜂窝织炎、输液反应、伤口愈合并发症（包括伤口裂开）、导管相关性感染、伤口感染、脓毒症、脓肿、黏膜炎、发热。上市后还有多发性浆膜炎、坏死性筋膜炎（通常继发于伤口愈合并发症、胃肠道穿孔或瘘形成）的报道。

4. 药物相互作用　舒尼替尼：合用可导致微血管病性溶血性贫血（MAHA），停药可恢复。

八、注意事项

1. 禁用　对本药、中国仓鼠卵巢细胞产物或其他重组

人源化抗体过敏者；严重出血或近期咯血患者。

2. 慎用　有先天性出血倾向的患者；获得性凝血病患者；有血小板减少风险的患者（国外资料）；有动脉血栓栓塞史者（可增加发生动脉血栓栓塞的风险）；明显心血管疾病或有充血性心力衰竭史者；中枢神经系统转移癌患者（国外资料）；老年人（≥65岁）。

3. 用药注意事项

（1）用药警示：进行择期手术前应至少停药28日，手术后至少28日及伤口完全愈合前不可使用本药。

本药不适用于结肠癌的辅助治疗。

（2）不良反应的处理方法：如出现胃肠道穿孔（包括胃肠道瘘、腹腔脓肿）、内脏瘘、气管食管瘘或4级瘘，需医疗干预的伤口愈合并发症、坏死性筋膜炎、严重出血、严重动静脉血栓栓塞事件、PRES、肾病综合征，应永久停药。

如出现高血压，可给予标准抗高血压药治疗；如出现高血压危象或高血压脑病，应永久停药。

药物控制不良的高血压、中至重度蛋白尿、严重输液反应，应暂停用药；如24小时尿蛋白恢复至2g以下，可恢复用药。

（3）用药前后及用药时应当检查或监测：用药期间应监测全血细胞计数、血压。

用药期间应监测尿蛋白，如出现"尿蛋白++"或更高，应进一步评估24小时尿蛋白。

用于年龄相关性黄斑变性时应监测眼压和视网膜动脉灌注。

（4）高警示药物：美国安全用药规范研究院将本药定为高警示药物，使用不当将给患者带来严重危害。

九、药物稳定性及贮藏条件

注射液：避光，2~8℃保存，不得冷冻。

十、药物经济性评价

非基本药物。

阿仑单抗

参见（第二章　神经系统药物 3　多发性硬化药物）

帕妥珠单抗

一、药品名称

英文名　Pertuzumab

二、药品成分

帕妥珠单抗

三、剂型及规格

帕妥珠单抗注射液　14ml：420mg

四、适应证及相应的临床价值

1. NMPA说明书适应证　尚未收集到相关资料。

2. 其他临床应用参考　与曲妥珠单抗和多西他赛联用于先前未接受过抗人表皮生长因子受体-2(HER-2)治疗或化疗的 HER-2 阳性的转移性乳腺癌(MBC)(FDA 批准适应证)。

作为早期乳腺癌完整疗法的一部分,与曲妥珠单抗、多西他赛联用于 HER-2 阳性、局部晚期、炎性或早期乳腺癌(肿瘤直径>2cm 或淋巴结阳性)的新辅助治疗(FDA 批准适应证)。

五、用法用量

成人用法用量如下。

(1) MBC:静脉滴注。①初始剂量为 840mg,滴注时间 60 分钟;此后每 3 周给予 1 次维持剂量,每次 420mg,滴注时间 30~60 分钟。曲妥珠单抗初始剂量为 8mg/kg,滴注时间 90 分钟;此后每 3 周给予 1 次维持剂量,每次 6mg/kg,滴注时间 30~90 分钟。多西他赛初始剂量为 75mg/m²,静脉滴注;如患者能较好地耐受初始剂量,此后每 3 周给药 1 次时,可将剂量增加至 100mg/m²。②本药与曲妥珠单抗、多西他赛联用时应遵循一定顺序。本药与曲妥珠单抗用药不分先后,多西他赛应在使用本药和曲妥珠单抗后给药。使用本药后需观察 30~60 分钟再给予曲妥珠单抗或多西他赛。

(2) 早期乳腺癌的新辅助治疗:静脉滴注,每 3 周 1 次。于手术前给予本药 4 个周期(与曲妥珠单抗和多西他赛联用),手术后给予 3 个周期的氟尿嘧啶、表柔比星和环磷酰胺(FEC);亦可手术前给予 3 个周期的 FEC,随后于手术前给予 3 个周期的本药(与曲妥珠单抗和多西他赛联用);还可手术前给予 6 个周期的本药(与多西他赛、卡铂、曲妥珠单抗联用,不推荐多西他赛剂量超过 75mg/m²)。手术后患者应继续使用曲妥珠单抗 1 年。

六、特殊人群用药

1. 妊娠期　尚无孕妇用药充分、严格的对照研究资料。根据动物研究数据,孕妇用药可导致胎儿损害。本药可能对妊娠整个阶段均有影响。

建议育龄妇女接受本药和曲妥珠单抗联合治疗期间和治疗结束后 7 个月内应采取有效的避孕措施。

美国食品药品管理局(FDA)对本药的妊娠安全性分级为 D 级。

2. 哺乳期　尚不明确本药是否随人类乳汁排泄,但人类免疫球蛋白 G(IgG)可随乳汁排泄,故哺乳期妇女应停止哺乳或停药。

3. 其他人群

(1) 儿童:儿童用药的安全性和有效性尚不明确。

(2) 老年人:尚未观察到 65 岁及 65 岁以上老年患者与年轻患者用药的安全性和有效性存在总体差异。

七、药理学

1. 药效学及作用机制　本药以 HER-2 细胞外的二聚化结构域(亚结构域Ⅱ)为靶点,从而阻碍 HER-2 与其他 HER 族成分[包括表皮生长因子受体(EGFR)、HER-3 和 HER-4]依赖配体的异源二聚化。因此本药通过两个主要的信号通路[有丝分裂原活化蛋白(MAP)激酶和磷酸肌醇 3-激酶(PI3K)]阻碍配体发起的细胞内信号转导。阻碍这些信号通路可分别导致细胞生长停滞和细胞凋亡。此外,本药介导抗体依赖性细胞介导的细胞毒作用(ADCC)。本药单用可抑制人肿瘤细胞的增殖;在 HER-2 过度表达的异种移植模型中,本药与曲妥珠单抗合用可增强抗肿瘤活性。

2. 药代动力学　本药在 2~25mg/kg 剂量范围内的药代动力学呈线性。初始剂量为 840mg,此后每 3 周给予维持剂量 420mg,在第一次给予维持剂量后达到稳态血药浓度。清除率中值为每日 0.24L,半衰期中值为 18 日。

遗传毒性:尚无本药致突变性的研究资料。

生殖毒性:①在为期 6 个月的重复剂量毒性研究中,未观察到本药对雄性和雌性食蟹猴的生殖器官有不良影响。②静脉给予妊娠食蟹猴(妊娠第 19 日)本药负荷剂量 30~150mg/kg,以后每 2 周给予 10~100mg/kg 维持剂量(以 C_{max} 计,以上剂量的临床相关暴露量高于人类推荐剂量的 2.5~20 倍),在妊娠第 19~50 日(器官生成期)观察到本药具有胚胎毒性;妊娠第 25~70 日观察到胚胎-胎仔死亡率呈剂量依赖性增加(每 2 周分别给予本药 10mg/kg、30mg/kg 和 100mg/kg,胚胎-胎仔丢失的发生率分别为 33%、50% 和 85%);在妊娠第 100 日进行剖宫产,所有剂量组均观察到羊水过少、胎仔肺和肾重量相对降低,肾发育不全的显微证据与肾发育延迟一致。妊娠第 100 日时,所有剂量组子代的药物暴露量相当于母体血清水平的 29%~40%。

致癌性:尚无本药致癌性的长期动物研究资料。

3. 药物不良反应

(1) 心血管系统:左心室功能不全[包括症状性左心室收缩功能不全(充血性心力衰竭,CHF)]。

(2) 代谢、内分泌系统:低钾血症。

(3) 呼吸系统:上呼吸道感染、呼吸困难、鼻咽炎、咳嗽、鼻出血、口咽部疼痛。

(4) 肌肉骨骼系统:肌痛、关节痛。

(5) 免疫系统:超敏反应、抗体形成。

(6) 神经系统:周围神经病变、头痛、头晕、失眠。

(7) 肝:谷丙转氨酶(GPT)升高。

(8) 胃肠道:腹泻、恶心、呕吐、口腔炎、便秘、味觉异常、食欲降低、消化不良。

(9) 血液:中性粒细胞减少(包括发热性中性粒细胞减少)、贫血、白细胞减少、血小板减少。

(10) 皮肤:脱发、皮疹、指甲异常、瘙痒、皮肤干燥、甲沟炎、掌跖红斑感觉不良综合征。

(11) 眼:泪液增加。

(12) 其他:疲乏、虚弱、黏膜炎、外周水肿、发热、输液反应、胸腔积液。

4. 药物相互作用　曲妥珠单抗、多西他赛:尚未观察到本药与以上药物有相互作用。

八、注意事项

1. 禁用　对本药过敏者。

2. 慎用　尚不明确。

3. 用药注意事项

（1）不良反应的处理方法：如左心室射血分数（LVEF）降至45%以下，或LVEF为45%～49%且较治疗前绝对值降低10%或10%以上，本药和曲妥珠单抗应暂时停用至少3周。如LVEF恢复至超过49%或LVEF为45%～49%且较治疗前绝对值降低不超过10%，可重新开始使用本药。如3周内再次评估，LVEF未改善或进一步降低，本药和曲妥珠单抗应停用，除非利大于弊。

如出现输液反应，应减慢滴速或暂停滴注，给予适当的治疗，并密切监测患者直至症状和体征完全消失。如出现严重输液反应，应考虑永久停药。

如出现严重过敏反应，应立即停止滴注。

（2）用药前后及用药时应当检查或监测：用药前应评估LVEF；用药期间定期监测（MBC每3个月监测1次；早期乳腺癌新辅助疗法每6周监测1次）；本药和/或曲妥珠单抗停药后24个月内每6个月监测1次。

育龄妇女用药前应进行妊娠试验。

开始接受本药治疗前应检测患者HER-2是否过度表达。

（3）高警示药物：美国安全用药规范研究院（ISMP）将本药定为高警示药物，使用不当将给患者带来严重危害。

九、药物稳定性及贮藏条件

注射液：避光，2～8℃保存。

十、药物经济性评价

非基本药物。

西妥昔单抗

一、药品名称

英文名　Cetuximab

二、药品成分

西妥昔单抗

三、剂型及规格

西妥昔单抗注射液　（1）20ml∶100mg；（2）50ml∶100mg

四、适应证及相应的临床价值

1. NMPA说明书适应证　与伊立替康联用于表皮生长因子受体（EGFR）表达型、经含伊立替康的化疗失败后的转移性结肠直肠癌（mCRC）。

2. 其他临床应用参考　用于治疗K-Ras野生型、EGFR表达型mCRC，包括：①与FOLFRI方案（伊立替康、氟尿嘧啶、亚叶酸）联用，作为一线治疗；②与伊立替康联用于含伊立替康的化疗方案治疗失败者；③单药用于含伊立替康或奥沙利铂的化疗方案治疗失败或对伊立替康不耐受者（FDA批准适应证）。

用于治疗头颈部鳞状细胞癌（SCCHN），包括：①与放射治疗联用于局部晚期SCCHN；②与含铂类化疗药和氟尿嘧啶（5-FU）联用于转移性或复发性SCCHN的一线治疗；③作为单药用于先前使用含铂类化疗药治疗失败的转移性或复发性SCCHN（FDA批准适应证）。

用于治疗EGFR表达型晚期非小细胞肺癌（NSCLC）。

用于治疗无法切除的皮肤鳞状细胞癌。

五、用法用量

1. 成人

（1）mCRC：静脉滴注，每周1次。初始剂量为400mg/m^2；随后每次250mg/m^2。伊立替康的给药剂量与患者上次用药时最后一个周期的使用剂量相同，必要时调整剂量，且必须于本药滴注结束1小时后开始使用。持续给药直至疾病进展。

（2）国外用法用量参考

1）mCRC：静脉滴注，每周1次。初始剂量为400mg/m^2；随后每次250mg/m^2。与FOLFRI方案联用时，应于使用FOLFIRI方案治疗前1小时给予完本药。持续给药直至疾病进展或出现无法耐受的毒性。

2）SCCHN：静脉滴注。①与放射治疗联用，每周1次。初始剂量为400mg/m^2，于放射治疗开始前1周给予；随后每次250mg/m^2，于放射治疗前1小时给予完本药，持续给药至放疗结束（6～7周）。②与含铂类化疗药和5-FU联用，每周1次。初始剂量为400mg/m^2，于开始使用含铂类化疗药和5-FU的当日给予；随后每次250mg/m^2。每次使用含铂类化疗药和5-FU治疗前1小时应给予完本药。持续给药直至疾病进展或出现不可耐受的毒性。③单用，每周1次。初始剂量为400mg/m^2；随后每次250mg/m^2。持续给药直至疾病进展或出现不可耐受的毒性。

3）NSCLC：静脉滴注，每周1次。初始剂量为400mg/m^2；随后每次250mg/m^2，与顺铂和长春瑞滨联用6个周期后改为单药治疗，直至疾病进展或出现不可耐受的毒性。

4）无法切除的皮肤鳞状细胞癌：静脉滴注，每周1次。初始剂量为400mg/m^2；随后每次250mg/m^2，持续给药直至疾病进展。

2. 老年人　老年人无须调整剂量，但75岁以上老年人使用本药的经验有限。

六、特殊人群用药

1. 妊娠期　已知人类IgG可通过胎盘屏障，故本药亦可能通过胎盘屏障，孕妇用药应权衡利弊。

美国食品药品管理局（FDA）对本药的妊娠安全性分级为C级。

2. 哺乳期　本药是否随乳汁排泄尚不明确，哺乳期妇女用药期间及末次用药后2个月内应停止哺乳。

3. 其他人群

（1）儿童：儿童用药的安全性和有效性尚不明确。

（2）老年人：尚未观察到老年患者与年轻患者用药的安全性和有效性存在总体差异。

七、药理学

1. 药效学及作用机制　本药为嵌合型 IgG$_1$ 单克隆抗体,分子靶点为 EGFR(EGFR 信号途径参与控制细胞的存活、增殖、血管生成、细胞运动、细胞的入侵和转移等)。本药可与 EGFR 特异结合(亲和力为内源性配体的 5～10 倍),阻碍 EGFR 与其内源性配体的结合,从而抑制受体的功能,进一步诱导 EGFR 内吞,导致受体数量下调;亦可靶向诱导细胞毒免疫效应细胞作用于表达 EGFR 的肿瘤细胞(抗体依赖的细胞介导的细胞毒作用,即 ADCC)。体内外研究均表明,本药可抑制表达 EGFR 的人类肿瘤细胞的增殖并诱导其凋亡。在体外,本药可抑制肿瘤细胞分泌的血管生成因子并阻碍内皮细胞的移动;在体内则可抑制肿瘤细胞血管生成因子的表达,以减少肿瘤血管的新生和转移。

2. 药代动力学　本药单用、与化疗药或放疗联用的药代动力学呈非线性。按推荐剂量给予本药(首剂 400mg/m^2,随后每周 250mg/m^2),3 周后达稳态血药浓度,平均血药峰浓度为 168～235μg/ml,平均血药谷浓度为 41～85μg/ml。本药分布容积为 2～3L/m^2;给予本药 20～200mg/m^2,曲线下面积(AUC)的增加高于与剂量成比例的增加,而清除率随剂量的增加而降低[从 0.08L/(h·m^2)降为 0.02L/(h·m^2)]。平均半衰期为 112 小时(范围为 63～230 小时)。

遗传毒性:在 Ames 试验、大鼠体内微核试验中,未观察到本药有致突变性或致染色体断裂性。

生殖毒性:①给予本药每周剂量为人类推荐剂量的 0.4～4 倍(以体表面积计)时,观察到雌性食蟹猴月经周期不规则;对雄性食蟹猴的生育力参数(如血清睾酮浓度,精子数目、活力、存活力)无影响。②在器官形成期(妊娠第 20～48 日)给予食蟹猴本药每周剂量为人类推荐剂量的 0.4～4 倍(以体表面积计)时,未观察到致畸性,但给予人类推荐剂量的 1.6～4 倍剂量组观察到胚胎死亡率、流产率显著升高。

致癌性:尚无本药致癌性的长期动物研究资料。

3. 药物不良反应

(1) 心血管系统:深静脉血栓形成。

(2) 代谢、内分泌系统:低镁血症、体重减轻、脱水、低钙血症、低钾血症。

(3) 呼吸系统:肺动脉栓塞、咽炎、咳嗽、呼吸停止、间质性肺疾病(ILD)、肺炎。

(4) 肌肉骨骼系统:骨痛、关节痛。

(5) 泌尿生殖系统:肾衰竭。

(6) 免疫系统:抗本药抗体形成。

(7) 神经系统:头痛、失眠。上市后还有无菌性脑膜炎的报道。

(8) 精神:抑郁、焦虑。

(9) 肝:谷草转氨酶(GOT)升高、谷丙转氨酶(GPT)升高、碱性磷酸酶(ALP)升高。

(10) 胃肠道:腹泻、恶心、呕吐、食欲减退、口干、消化不良、食欲缺乏、便秘、唇炎。

(11) 血液:败血症、白细胞减少、中性粒细胞减少、血小板减少、贫血。

(12) 皮肤:脱发、痤疮样皮疹、瘙痒、皮肤干燥、皮肤脱屑、多毛症、指甲异常(如甲床炎)、皮肤坏死、皮损重叠感染、蜂窝织炎、丹毒、葡萄球菌烫伤样皮肤综合征、放射性皮炎、掌跖感觉丧失性红斑综合征、皮肤皲裂。上市后还有史-约综合征、中毒性表皮坏死松解症、大疱性皮肤黏膜病的报道。

(13) 眼:结膜炎、眼睑炎、角膜炎、视力下降。

(14) 其他:黏膜炎[包括口腔炎、鼻黏膜炎(导致鼻出血)]、输液反应(轻至中度输液反应包括发热、寒战、头晕、呼吸困难;重度输液反应包括支气管痉挛、荨麻疹、低血压、意识障碍、休克、心绞痛、心肌梗死、心脏停搏)、疲乏、注射部位反应、疼痛、虚弱、不适。有肿瘤溶解综合征的个案报道。

4. 药物相互作用　伊立替康:合用未见安全性和药动学的相互影响。

八、注意事项

1. 禁用　对本药严重过敏者。

2. 慎用　心肺疾病患者;有冠状动脉疾病、心力衰竭(HF)、心律失常病史者(国外资料);体质低下者。

3. 用药注意事项

(1) 用药警示:本药不适用于治疗 Ras 突变型或 Ras 状态未知的 mCRC。

如出现与治疗相关的症状而影响患者注意力和反应时,建议在症状消退前避免驾驶或操作机械。

为预防输液反应,首次使用本药前 30～60 分钟预先给予 H$_1$ 受体拮抗药(如苯海拉明 50mg),随后的每次治疗前预先给予 H$_1$ 受体拮抗药的剂量则根据临床判断和先前引起输液反应的严重程度而定,且静脉滴注结束后应监测 1 小时,同时应准备必要的药物(如肾上腺素、皮质类固醇、静脉用抗组胺药、支气管扩张药、氧气)和设备。

用药期间应防晒,因日晒可能加重本药的皮肤不良反应。

(2) 不良反应的处理方法:如出现急性肺部症状或肺部症状加重,应暂停用药;如确诊为 ILD,则应永久停药,并给予适当治疗。

如出现轻至中度输液反应,应减慢本药的滴注速度,此后均采用此滴注速度;如出现严重输液反应应立即并永久停药,给予紧急处理。

(3) 用药前后及用药时应当检查或监测

用药期间和用药结束后至少 8 周内应定期监测血清电解质(包括血镁、血钾、血钙)。

对 CRC 患者的肿瘤组织进行 Ras 基因分型。

九、药物稳定性及贮藏条件

注射液:2～8℃下保存,禁止冷冻。

十、药物经济性评价

非基本药物。

13　其他抗肿瘤药

三氧化二砷

一、药品名称

英文名　Arsenic Trioxide

二、药品成分

三氧化二砷

三、剂型及规格

亚砷酸注射液　（1）5ml∶5mg；（2）10ml∶10mg

亚砷酸氯化钠注射液　10ml（三氧化二砷10mg、氯化钠90mg）

注射用三氧化二砷　（1）5mg；（2）10mg

四、适应证及相应的临床价值

1. NMPA说明书适应证　用于急性早幼粒细胞白血病（APL）、原发性肝癌晚期。

2. 其他临床应用参考　用于骨髓增生异常综合征（MDS）。

五、用法用量

成人用法用量如下。

（1）APL：静脉滴注，每次5~10mg或7mg/m²，每日1次，用5%葡萄糖注射液或0.9%氯化钠注射液500ml稀释后滴注3~4小时。4周为一疗程，间歇1~2周，也可连续用药。

（2）原发性肝癌晚期：静脉滴注，每次7~8mg/m²，每日1次，用5%葡萄糖注射液或0.9%氯化钠注射液500ml稀释后滴注3~4小时。2周为一疗程，间歇1~2周后可进行下一疗程。

（3）国外用法用量参考

1）APL：静脉滴注。①诱导治疗，每日0.15mg/kg，滴注1~2小时。持续给药，直至骨髓象提示病情缓解，或至最大给药量（60剂）。②巩固治疗，完成诱导治疗后3~6周开始给予，每日0.15mg/kg，滴注1~2小时。在5周内使用25剂。

2）MDS：静脉滴注。①负荷剂量为每日0.3mg/kg，连用5日。随后维持剂量为每次0.25mg，每周2次，直至疾病恶化或出现不可耐受的毒性（此法可能较少引起非血液学毒性）。②每日0.25mg/kg，滴注1~2小时，每周连用5日，连用2周，随后休息2周。重复用药，以4周为一周期，直至疾病恶化或出现不可耐受的毒性。

六、特殊人群用药

1. 妊娠期　孕妇禁用；美国食品药品管理局（FDA）对本药的妊娠安全性分级为D级。

2. 哺乳期　本药可分泌入乳汁，可能对哺乳婴儿产生危害，哺乳期妇女用药时不宜哺乳。

3. 其他人群

（1）儿童：尚无儿童用药引起异常情况的报道，但儿童不宜将本药作为首选药物。

（2）老年人：尚无老年患者用药引起异常情况的报道。

七、药理学

1. 药效学及作用机制　本药治疗APL的机制尚不明确。体外试验表明，本药可诱导NB4细胞株（一种具有典型APL特征的细胞株）和对全反式维A酸（ATRA）耐药的APL细胞株发生凋亡。其对肿瘤细胞的作用并不依赖维A酸的调节途径。与ATRA和其他化疗药物无交叉耐药现象，对ATRA耐药细胞（AR-2、NBR-1及NB4-360）仍有诱导凋亡作用，对有或无APL基因（PML）-维A酸受体基因（RARα）异常的多种肿瘤细胞系也均有抑制生长及诱导凋亡作用。其机制可能为干扰巯基酶的活性、调控癌相关基因的表达以及阻碍细胞周期的进程等。

本药可显著抑制人肝癌细胞株SMMC-7721细胞生长，其机制与诱导肝癌细胞发生凋亡有关，且凋亡呈剂量依赖性和时间依赖性。细胞周期分析显示，本药在1μg/ml浓度下作用24~72小时，可使细胞生长受阻于G2/M期。经本药处理4日后的食管癌细胞株EC-8712和EC-171，可出现显著的凋亡特征，并表现为剂量依赖性和时间依赖性。

此外，本药对原生质有强烈毒性。与细胞酶系统的巯基(-SH)结合后，可破坏细胞的氧化过程，使组织坏死。接触牙髓组织后，使血管高度扩张充血，形成血栓，导致血管破裂出血；作用于神经末梢，使轴索和髓鞘破坏，最后组织坏死。用于牙髓失活时作用时间短，一般在24~48小时即可使冠部牙髓失活。

2. 药代动力学　本药静脉给药后广泛分布于各组织。停药时检测组织中砷的含量，由高到低依次为：皮肤、卵巢、肝、肾、脾、肌肉、睾丸、脂肪、脑组织等。停药4周后，脑组织中砷含量有所增加，皮肤含量与停药时基本相同，其他组织中砷含量均有所下降。

APL患者静脉滴注本药10mg后，4小时达血药峰浓度（0.94±0.37）mg/L，曲线下面积（AUC）为（7.25±0.97）mg·h/L，分布容积为（3.83±0.45）L，分布半衰期为（0.89±0.29）小时。总清除率为（1.43±0.17）L/h，消除半衰期为（12.13±3.31）小时。连续给药期间，每日尿排砷量为每日给药量的1%~8%，而指（趾）甲和毛发砷蓄积则明显增加，可达治疗前的5~7倍。停药后，尿排砷量和末梢蓄积的砷则逐渐下降。1~2个月尿排砷量可下降25%~75%。

肝癌患者静脉滴注本药10mg后，AUC为（1.55±0.98）mg·h/L，分布半衰期为（0.071 1±0.027 2）小时，消除半衰期为（23.936±18.384）小时。与治疗APL时的消除半衰期相比明显延长，且个体差异大。

遗传毒性：本药对细菌、酵母和哺乳动物细胞无明显致突变作用。但人纤维原细胞、人淋巴细胞试验、中国仓鼠卵巢细胞和中国仓鼠V79肺细胞体外试验显示其具有致断裂作用,小鼠骨髓微核试验也显示本药可导致细胞染色体畸变的发生率升高。

3. 药物不良反应

（1）心血管系统:可见心悸、胸闷、心电图改变（包括窦性心动过速、ST段下移、T波倒置或低平、PR间期延长、完全性房室传导阻滞,多为可逆性;尚有Q-T间期延长及在此基础上的室性心率失常）。还可出现室性心动过速（包括尖端扭转型室性心动过速）、心包积液。

（2）代谢、内分泌系统:可见体重增加、胸膜渗出、心包渗出、颜面水肿。还可出现酸中毒、低钾血症、低镁血症、低钙血症、高钾血症、高血糖症、水肿。

（3）呼吸系统:可见咳嗽、鼻出血、低氧血症、肺炎。

（4）肌肉骨骼系统:可见关节或肌肉酸痛。还可出现肌无力、骨痛。

（5）泌尿生殖系统:可见血尿素氮升高,少见急性肾衰竭,一般停药后可恢复。

（6）神经系统:在用药后10~20日可出现多发性神经炎和多发性神经根炎,尚可见一过性脑血管痉挛性头痛。还可见头晕、疲劳、周围神经感觉异常、震颤、抽搐、昏迷,也有引起假性脑瘤（PTC）和脑梗死的个案报道。

（7）肝:可见谷草转氨酶（GOT）升高、谷丙转氨酶（GPT）升高、γ-谷氨酰转肽酶（γ-GT）升高、血清胆红素升高、黄疸,停药后肝功能可恢复正常。还可见碱性磷酸酶,尚有出现门静脉高压、严重肝中毒的个案报道。

（8）胃肠道:可见恶心、呕吐、食欲缺乏、腹痛、腹泻、腹胀等。还可出现便秘。

（9）血液:可见外周血白细胞增多（为异常中幼粒细胞）,此时可出现类似维A酸综合征的表现。白细胞过多可引起弥散性血管内凝血（DIC）或加重DIC、纤溶亢进、脑血管栓塞引起脑出血、肺血管栓塞导致呼吸窘迫综合征、浸润症状加重（如视力下降、骨关节疼痛及尿酸肾病）。还可出现贫血、血小板减少、中性粒细胞减少。

（10）皮肤:可见皮肤干燥、红斑、色素沉着、丘疹、指尖麻木。还可出现瘙痒、面部潮红、手掌角质化、皮炎、皮下瘀斑、脱发、史-约综合征。

（11）其他:①可见过敏反应,注射部位疼痛、红斑、水肿;②尚可出现维A酸-APL综合征,表现为发热、呼吸困难、体重增加、肺部浸润、胸膜或心包积液。

4. 药物相互作用　延长Q-T间期的药物（某些抗心律失常药、硫利达嗪、齐拉西酮）:合用有增加心脏毒性的危险（Q-T间期延长、尖端扭转型室性心动过速、心脏停搏）。不宜合用。

八、注意事项

1. 禁用　对本药或其他砷剂过敏者;严重肝、肾功能不全者;长期接触砷或有砷中毒者;孕妇。

2. 慎用　心电图严重异常（包括Q-T间期延长、尖端扭转型室性心动过速和APL分化综合征）或已有心血管疾病者（尤其是心力衰竭、高血压或心脏传导异常）;轻至中度肝、肾功能不全者;糖尿病患者;周围神经病变或

有此疾病史者;低钾血症、低镁血症或同时使用排钾利尿药的患者。

3. 用药注意事项

（1）用药警示:用药期间,应避免使用含硒药品及食用含硒食品。

本药开封后应立即使用,未用部分应弃去。

本药不宜与能导致电解质异常的药物（利尿药、两性霉素B）合用。

（2）不良反应的处理方法:用药期间若出现外周血白细胞过高,可酌情选用白细胞单采分离,或应用羟基脲、高三尖杉酯碱、阿糖胞苷等化疗药物。

若出现肝、肾功能异常,应及时给予对症和支持治疗,密切观察病情,必要时停药。如肝功能异常是因白血病细胞浸润所致,可在保肝治疗的同时使用本药。

若出现其他不良反应,可对症治疗,严重时可停药观察。

（3）用药前后及用药时应当检查或监测:治疗前,应检查心电图、血清电解质（钾、钙、镁）、肌酸酐水平。治疗期间,每周至少1次检查心电图,每周至少2次检测电解质、血象、凝血功能。

（4）高警示药物:美国安全用药规范研究院（ISMP）将本药定为高警示药物,使用不当将给患者带来严重危害。

九、药物稳定性及贮藏条件

注射液:遮光,密闭保存,避免冰冻。
粉针剂:密闭保存。

十、药物经济性评价

医保药品,基本药物。

米 替 福 新

一、药品名称

英文名　Miltefosine

二、药品成分

米替福新

三、剂型及规格

米替福新胶囊　50mg
米替福新外用溶液　10ml:600mg

四、适应证及相应的临床价值

1. NMPA说明书适应证　尚未收集到相关资料。

2. 其他临床应用参考　用于内脏、皮肤、黏膜利什曼病（FDA批准适应证）。

用于乳腺癌的皮肤转移。

五、用法用量

成人用法用量如下。

（1）利什曼病：口服给药，每次50mg，体重30~44kg者每日2次，体重45kg及以上者每日3次，与食物同服，连用28日。

（2）乳腺癌的皮肤转移：局部给药，通常每10cm² 为1~2滴，每日剂量不超过5ml。第1周每日1次，随后每日2次（早晚各1次），推荐持续至少8周。当皮肤转移灶完全消失后，应再继续用药至少4周。如未完全消失，应持续治疗，直至对本药无效（治疗部位出现新的肿块）。用药后应轻轻按摩，用药范围为转移灶边缘外3cm。待皮肤吸收药液后，立即用多孔纱布敷料覆盖。

六、特殊人群用药

1. 妊娠期　孕妇禁用本药。美国食品药品管理局（FDA）对本药的妊娠安全性分级为D级。

2. 哺乳期　尚不明确本药是否随乳汁排泄，哺乳期妇女用药应权衡利弊，停药后5个月内应避免哺乳。

3. 其他人群

（1）儿童：12岁以下儿童用药的安全性和有效性尚不明确。

（2）老年人：尚不明确。

七、药理学

1. 药效学及作用机制　本药的作用机制尚不明确。为一种合成的磷酸胆碱类似物，其化学结构与细胞膜中存在的天然磷脂相似。具有抗肿瘤、免疫调节、抗病毒和抗原虫作用。推测本药通过抑制细胞膜中的酶系统（如蛋白激酶-C）及磷脂酰胆碱的合成，产生抑制细胞增殖及细胞毒作用。本药也可抑制血小板活化因子诱导的反应及磷酸肌醇形成。

本药的药理活性表现为①抗肿瘤作用：动物实验（经口投药）表明，在裸鼠中，高剂量能使移植的人KB鳞状上皮细胞癌产生退行性变，低剂量则无效。在小鼠中，能使人乳腺细胞癌MT-1和MT-3产生肿瘤完全退行性变，但对雌激素阳性和黄体酮阳性的人乳腺癌BO和MaCa3366无效。在大鼠中，能使甲基亚硝基脲和二甲基苯占曲烯诱导的乳腺癌迅速减少。瘤内给药，能抑制小鼠移植人多形性恶性胶质瘤生长。②免疫调节作用：在白细胞介素-2或外源凝集素存在条件下，本药低浓度可刺激外周单核细胞培养物中干扰素-γ的生成。也可增加白细胞介素-2受体和HLA-DR抗原的表达。这表明本药具有免疫调节作用，是白细胞介素-2介导T细胞活化过程的共刺激因子。③抗病毒作用：在体外，可有效抑制RNA病毒VSV及DNA病毒HSV-1。④抗原虫作用：动物实验表明，口服本药治疗内脏利什曼病，其疗效优于葡萄糖酸锑钠。

2. 药代动力学　动物实验（经口投药）表明，本药吸收良好，在肝、肾、肺中药物累积量最大，分布容积为4.7L/kg。蛋白结合率几乎为100%。药物在肝可能通过磷酯酶C和磷酯酶D代谢为胆碱、胆碱磷酸、1,2-二酰基-甘油磷酯胆碱。终末半衰期为96小时。

本药局部给药用于皮肤转移，无法检测药物浓度。

3. 药物不良反应

（1）泌尿生殖系统：口服给药可见肾毒性，表现为血清肌酸酐增加。

（2）肝：口服给药可见肝毒性，表现为氨基转移酶可逆性升高。

（3）胃肠道：口服给药可见腹泻、便秘。局部给药可见胃肠道刺激症状（如恶心、呕吐），尤其是大面积或超过推荐次数使用后，通常无须停药。

（4）血液：口服给药可见白细胞增多、血小板增多。骨髓抽吸试验显示骨髓活性正常。

（5）皮肤：局部给药常见皮肤刺激症状（瘙痒、红斑、鳞屑、皮肤干燥、紧绷等），用于开放、湿润的部位，可引起疼痛性灼伤。如超过最大推荐剂量，可出现皮肤萎缩、坏死、溃疡。罕见因严重瘙痒、皮炎、疼痛或溃疡而停药。

（6）眼：口服给药可见视网膜色素上皮和视杆细胞外节的可逆性损害。动物经口投药，可见视网膜变性。

4. 药物相互作用　尚不明确。

八、注意事项

1. 禁用　对本药过敏者；Sjögren-Larsson综合征患者；孕妇。

2. 慎用　尚不明确。

3. 用药注意事项

（1）用药警示：使用本药数小时内不得冲洗用药部位。为防止出现皮肤干燥等皮肤刺激症状，用药后2~3小时可使用润肤霜。

本药不推荐用于较小的、经外科手术或放疗可成功治疗的区域。

用药期间，皮肤转移灶不得再接受放疗，可同时接受全身化疗。

（2）不良反应的处理方法：大剂量使用本药出现胃肠道刺激症状时，应减量。

若出现皮肤萎缩、坏死、溃疡，应减量或停药。

（3）用药前后及用药时应当检查或监测：建议在治疗开始、治疗过程中每6个月进行眼科检查。

用药期间应定期监测肝、肾功能。

九、药物经济性评价

非基本药物。

来那度胺

一、药品名称

英文名　Lenalidomide

二、药品成分

来那度胺

三、剂型及规格

来那度胺胶囊　（1）5mg；（2）10mg；（3）15mg；（4）25mg

四、适应证及相应的临床价值

1. NMPA 说明书适应证　与地塞米松联用于曾接受过至少一种疗法的多发性骨髓瘤（MM）。

2. 其他临床应用参考　用于治疗与 5q 染色体缺失（伴或不伴其他细胞遗传学异常）相关的低危或 1 度中危的骨髓增生异常综合征（MDS）引起的输血依赖性贫血（FDA 批准适应证）。

用于先前接受两种治疗（其中一种包括使用硼替佐米）后仍复发或进展的套细胞淋巴瘤（MCL）（FDA 批准适应证）。

用于系统性轻链淀粉样变性。

用于治疗复发性或难治性弥漫性大 B 细胞淋巴瘤。

五、用法用量

成人：口服给药，初始剂量为每次 25mg，每日 1 次，连用 21 日，28 日为一周期；在 28 日周期的第 1、8、15、22 日联用地塞米松每次 40mg，每日 1 次。持续治疗直至疾病进展或出现无法耐受的毒性。

六、特殊人群用药

1. 妊娠期　本药可导致出生缺陷和胚胎-胎儿损害，故孕妇禁用本药。育龄妇女用药前必须获得妊娠试验（分别于用药前 10~14 日和用药前 24 小时内进行）阴性结果 2 次，用药的第 1 个月应每周进行 1 次妊娠试验。随后月经周期规律的妇女每月进行 1 次，月经周期不规律的妇女每 2 周进行 1 次。育龄妇女（包括有不孕史者）用药前 4 周、用药期间和停药后至少 4 周内应避孕；本药可进入精液，育龄妇女在其男性伴侣用药期间及用药后 28 日内亦应采取避孕措施。男性患者用药期间不得捐精。美国食品药品管理局（FDA）对本药的妊娠安全性分级为 X 级。

2. 哺乳期　本药是否随人类乳汁排泄尚不明确，哺乳期妇女应停止哺乳或停药。

3. 肾功能损害　MM：轻度肾功能不全［肌酐清除率（Ccr）≥60ml/min］者无须调整初始剂量。中度肾功能不全（30ml/min≤Ccr<60ml/min）者，初始剂量为每次 10mg，每日 1 次，连用 21 日，28 日为一周期；如患者可耐受 10mg 剂量且未发生毒性反应，则于第 2 个周期后将剂量增至 15mg。重度肾功能不全（Ccr<30ml/min）且无须透析者，初始剂量为每次 15mg，隔日 1 次（即第 1、3、5、7、9、11、13、15、17、19、21 日给药），28 日为一周期，给药 3 个周期。如 Ccr 改善，则可适当增加剂量。

4. 其他人群

（1）儿童：18 岁以下儿童用药的安全性和有效性尚不明确。

（2）老年人：MM：老年患者肾功能可能减退，且本药主要经肾排泄，故用药时剂量选择需谨慎，且联用的地塞米松剂量亦应调整（≤75 岁老年人，地塞米松初始剂量为每次 40mg，每日 1 次；>75 岁老年人，地塞米松初始剂量每次 20mg，每日 1 次）。

65 岁以上老年患者用药发生严重不良反应事件较年轻患者多，但疗效无差异。

七、药理学

1. 药效学及作用机制　本药为沙利度胺类似物，具有免疫调节（包括激活 T 细胞和 NK 细胞、增加 NKT 细胞数目和抑制单核细胞的致炎细胞因子）、抗血管生成和抗肿瘤特性。在体外，本药可抑制某些造血肿瘤细胞（包括 MM、5q 染色体缺失的 MDS、MCL）的增殖并诱导其凋亡。在体内非造血肿瘤模型（包括 MM）中，本药可致肿瘤生长延迟。

2. 药代动力学　口服后吸收迅速，单剂量、多剂量给药的 C_{max} 和 AUC 与剂量成正比。单剂量、多剂量给予 MM 或 MDS 患者本药后，0.5~6 小时达 C_{max}，MCL 患者与 MM 或 MDS 患者的口服吸收率相似。血浆蛋白结合率约为 30%。本药大部分不被代谢，确定的代谢物为羟基-来那度胺和 N-乙酰来那度胺，均少于原型药物的 5%。健康志愿者单次口服本药 25mg，10 日内随尿液和粪便的排泄量分别约为给药量 90% 和 4%。24 小时内原型药物随尿液的排泄约为给药量 82%，羟基-来那度胺和 N-乙酰来那度胺分别为排泄量的 4.59% 和 1.83%。健康志愿者平均半衰期为 3 小时；MM、MDS、MCL 患者半衰期为 3~5 小时。多剂量给药无药物蓄积。

与健康受试者相比，肾功能正常或轻度肾功能不全（Ccr≥60ml/min）的 MM 和 MDS 患者的 AUC 约升高 60%；中至重度肾功能损害者的清除率降低 66%~75%，半衰期延长 3 倍；血液透析患者的清除率降低 80%，半衰期延长 4.5 倍。

轻度肝功能损害［总胆红素为正常值上限（ULN）的 1.0~1.5 倍或 GOT>ULN］不影响本药在体内的分布。尚无中至重度肝功能损害者的研究资料。

遗传毒性：在细菌回复突变（Ames）试验中，未显示本药有致突变作用。在人外周血淋巴细胞染色体畸变试验中，未显示本药有致染色体畸变作用。本药未引起小鼠淋巴瘤 L5178Y 细胞胸苷激酶（大 K）位点发生突变。本药不增加叙利亚仓鼠胚胎发生形态变化，亦未见对雄性大鼠骨髓多染性红细胞内微核有诱导作用。

生殖毒性：①给予大鼠本药最高达 500mg/kg（以体表面积计，约为人类推荐剂量 25mg 的 200 倍），未见母体毒性，亦未见对生育力有影响。②在器官形成期口饲给予妊娠猴本药（以 AUC 计，最低剂量相当于人类推荐最大剂量 25mg 的 0.17 倍），可见致畸性（包括沙利度胺样肢体缺陷）；给予妊娠家兔本药（剂量为人类推荐最大剂量的 20 倍），可见胚胎死亡。③在大鼠产前、产后发育试验中，从器官形成期至哺乳期给予本药最高达 500mg/kg（以体表面积计，约为人类推荐最大剂量 25mg 的 200 倍），可见雄性子代性成熟轻微延迟，雌性子代妊娠期体重增加轻微减少。

致癌性：尚无本药致癌性的动物研究数据。

3. 药物不良反应

（1）心血管系统：高血压、低血压、DVT、PE、心房颤动、心动过速、心力衰竭（包括充血性心力衰竭）、心动过缓、心肌梗死、心绞痛、心悸、心脏停搏、心肌病、心肌缺血、心源性休克、心室功能障碍、室上性心律失常、浅表血栓性静脉炎、动脉血栓形成、主动脉病变、冠状动脉疾病。

（2）代谢、内分泌系统：低钾血症、低钙血症、低镁血症、低磷血症、脱水、甲状腺功能减退、高钠血症、痛风、低血糖症、格雷夫斯病（Basedow 病）、体重减轻、体重增加、高血糖症、高尿酸血症、高钙血症、低钠血症、甲状旁腺恶性肿瘤、甲状腺恶性肿瘤。上市后还有甲状腺功能亢进的报道。

（3）呼吸系统：缺氧、呼吸困难（包括劳力型呼吸困难）、鼻炎、咽炎、鼻咽炎、支气管炎、呼吸道感染、肺炎、鼻窦炎、呼吸窘迫、咳嗽、声音嘶哑、鼻出血、肺动脉高压、呼吸停止、肺水肿、支气管肺泡癌、肺癌转移、呼吸衰竭、间质性肺病、肺浸润、喘鸣、慢性阻塞性呼吸道疾病新发或恶化、口咽部疼痛。有肺出血的个案报道。

（4）肌肉骨骼系统：肌肉痉挛、背痛、骨痛、四肢疼痛、肌无力、关节痛、肌痛、僵直、骨盆疼痛、肌钙蛋白 I 升高、关节炎（包括痛风性关节炎）、颈痛、焦磷酸软骨钙质沉着病、骨折、腰椎间盘突出症。

（5）泌尿生殖系统：尿路感染、排尿困难、腹股沟疝、尿脓毒症、血肌酸酐升高、前列腺癌转移、肾衰竭、血尿、氮质血症、输尿管结石、肾占位性病变、性欲缺乏、勃起功能障碍、膀胱恶性肿瘤、子宫癌。有间质性肾炎的个案报道。

（6）免疫系统：脾梗死、超敏反应、淋巴瘤（如霍奇金淋巴瘤、B 细胞淋巴瘤）。

（7）神经系统：昏睡、头晕、震颤、感觉减退、神经病变（包括周围神经病变）、晕厥、CVA、脑缺血（包括短暂性脑缺血发作）、头痛（包括偏头痛）、失眠、眩晕、失语症、脑梗死（包括小脑梗死）、脊髓压迫、蛛网膜下腔出血、意识模糊、嗜睡、脑血管意外、颅内出血、马尾综合征、抽搐。

（8）精神：抑郁、情绪波动、幻觉。

（9）肝：肝功能异常（包括谷丙转氨酶升高）、高胆红素血症、胆囊炎、肝衰竭。上市后还有中毒性肝炎、细胞溶解性肝炎、胆汁淤积性肝炎的报道。

（10）胃肠道：便秘、腹泻、恶心、呕吐、腹痛、口干、味觉障碍、食欲缺乏、食欲减退、胃肠出血、舌痛、稀便、缺血性结肠炎、肠穿孔、结肠息肉、憩室炎、吞咽困难、胃炎、肠胃炎、胃食管反流病、肠易激综合征、黑便、胰腺炎（包括胆道阻塞引起的胰腺炎）、肛周脓肿、小肠梗阻、消化道出血、肠套叠。

（11）血液：中性粒细胞减少（包括发热性中性粒细胞减少）、贫血（包括自身免疫性溶血性贫血、难治性贫血）、血小板减少、白细胞减少、淋巴细胞减少、全血细胞减少、粒细胞减少、骨髓抑制、凝血障碍、血红蛋白减少、溶血反应、急性白血病、急性髓细胞白血病、低白蛋白血症、弥散性血管内凝血。

（12）皮肤：皮疹、多汗、皮肤干燥、瘙痒、多毛症、皮肤色素过度沉着、挫伤、盗汗、红斑、瘀斑、蜂窝织炎、急性发热性嗜中性皮病、皮肤鳞状细胞癌、恶性黑色素瘤、荨麻疹、单纯疱疹、带状疱疹。有痤疮型药疹的个案报道。

（13）眼：视物模糊、白内障、失明、眼压升高。

（14）过敏反应：上市后有血管神经性水肿、史-约综合征、中毒性表皮坏死松解症（TEN）的报道。

（15）其他：疲乏、发热、外周水肿、胸痛、不适、虚弱、疼痛、寒战、外周肿胀、败血症、菌血症、感染、多器官功能衰竭、胸腔积液、步态异常、疾病恶化、结节、跌倒、感染性休克、流行性感冒、输血反应、术后出血、肿瘤耀斑反应（TFR）、基底细胞癌。上市后还有肿瘤溶解综合征（TLS）的报道。

4. 药物相互作用

（1）伊曲康唑：合用可使本药的暴露量增加。机制为伊曲康唑可抑制 P 糖蛋白介导的本药在小肠的外排转运。处理方式为，合用时应谨慎，并密切监测本药的毒性反应。

（2）地高辛：合用可使地高辛血药峰浓度（C_{max}）和曲线下面积（$AUC_{0-\infty}$）升高。处理方式为，合用时应定期监测地高辛的血药浓度。

（3）促红细胞生成药或其他可增加血栓形成风险的药物（如雌激素）：合用可能增加血栓形成的风险。处理方式为，合用应权衡利弊。

（4）华法林：合用不影响两者的药代动力学。

（5）地塞米松：地塞米松对本药的药代动力学无影响。

（6）高脂餐：给予健康受试者本药单剂 25mg，同时给予高脂餐，可使本药吸收减少，C_{max} 降低 50%，AUC 降低 20%，但在确定本药安全性和有效性的临床试验中，未考虑食物对本药的影响。处理方式为，本药可与或不与食物同服。

八、注意事项

1. 禁用　对本药过敏者。可能妊娠的妇女或孕妇。

2. 慎用　肾功能损害者（国外资料）。

3. 用药注意事项

（1）用药警示：本药不用于治疗慢性淋巴细胞白血病（CLL）。用药期间和停药后 1 个月内，患者不可献血（因血液可能用于孕妇）。

本药与地塞米松联用治疗 MM 时，可增加发生静脉血栓栓塞的风险和降低避孕药的作用，且静脉血栓栓塞的风险于停用口服复方避孕药后的 4～6 周内仍持续存在，故联用地塞米松时不推荐使用口服避孕药，应改用其他有效的避孕方法。

如采取埋植剂和左炔诺孕酮宫内释放系统进行避孕，植入时可增加感染和阴道不规则出血的风险，尤其对中性粒细胞减少者（应考虑预防性使用抗生素）。

不建议使用含铜宫内节育器进行避孕，因在置入节育器时有发生感染和月经失血过多的潜在风险，可能加重中性粒细胞减少和血小板减少患者的病情。

本药主要的剂量限制性毒性包括中性粒细胞减少和血小板减少，故与其他骨髓抑制药合用时应谨慎。

本药可引起疲乏、头晕、嗜睡、视物模糊，驾驶或操作机械时应谨慎。

（2）不良反应的处理方法：如出现 2～3 级皮疹，应考虑暂停用药或停药；如出现血管神经性水肿、4 级皮疹、表皮剥脱性皮炎、大疱性皮疹，或疑有 SJS、TEN 时，则必须停药，且停药后不得再次用药。

如出现 1～2 级 TFR，无须停药或改变剂量，可给予皮质类固醇、非甾体抗炎药和/或麻醉镇痛药进行对症治疗;如出现3~4级TFR,应暂停用药,给予以上对症治疗直至反应小于或等于1级。

如出现血栓事件,必须停药并开始标准的抗凝治疗。一旦病情稳定,可按原剂量重新给药,且用药期间应持续进行抗凝治疗。

(3)用药前后及用药时应当检查或监测:用药前和用药期间应监测甲状腺功能。

应监测CBC(MM患者首次用药的前2个周期每周监测1次,第3个周期的第1、15日监测1次;MDS患者首次用药后8周内每周监测1次;MCL患者首次用药的第1个周期每周监测1次,第2~4个周期每2周监测1次。随后以上疾病患者均每月监测1次)。

监测肝功能、肾功能和血HCG。

根据临床需要监测心电图。

(4)高警示药物:美国安全用药规范研究院将本药定为高警示药物,使用不当将给患者带来严重危害。

(5)制剂注意事项:本药胶囊可能含有乳糖,有Lapp乳酸酶缺乏症、乳糖-半乳糖吸收不良或葡萄糖不耐受的患者避免使用本药。

(6)给药方式说明:口服给药①本药胶囊应整粒吞服,不可掰开、碾碎或咀嚼,可与或不与食物同服。②漏服时,如错过规定的给药时间小于12小时,可补服漏服剂量;如错过规定的给药时间大于12小时,则不可补服,应于下次服药时间服用正常剂量。

九、药物稳定性及贮藏条件

胶囊:密封,常温(15~30℃)保存。

十、药物经济性评价

非基本药物。

培唑帕尼

一、药品名称

英文名 Pazopanib

二、药品成分

盐酸培唑帕尼

三、剂型及规格

盐酸培唑帕尼片 200mg/片(以培唑帕尼计)

四、适应证及相应的临床价值

1. NMPA说明书适应证 尚未收集到相关资料。

2. 其他临床应用参考 用于治疗晚期肾细胞癌(RCC)(FDA批准适应证)。

用于治疗先前接受过化疗的晚期软组织肉瘤(STS)(FDA批准适应证)。

用于治疗晚期分化型甲状腺癌。

五、用法用量

成人国外用法用量参考:

(1)RCC:口服给药,推荐初始剂量为每次800mg,每日1次。初次降低剂量时应降为400mg,以后剂量的增减应根据个体耐受性按200mg的幅度进行调整,但不得超过800mg。

(2)先前接受过化疗的STS:口服给药,推荐初始剂量为每次800mg,每日1次。以后剂量的增减应根据个体耐受性按200mg的幅度进行调整,但不得超过800mg。

(3)晚期分化型甲状腺癌:口服给药,每次800mg,每日1次,直至疾病进展或出现无法耐受的毒性。

(4)毒性状态时剂量:若GPT为ULN的3~8倍,应继续用药,且应每周监测肝功能,直至GPT恢复至1级或用药前水平。若GPT升高至ULN的8倍以上,应中断给药,直至GPT恢复至1级或用药前水平,重新开始给药时应权衡利弊,且剂量不应高于每次400mg(每日1次),并每周监测肝功能(持续8周);重新给药后,若再次出现GPT升高至ULN的3倍以上,应永久停药。

若同时出现GPT升高至ULN的3倍以上、胆红素升高至ULN的2倍以上,应永久停药。

若Gilbert综合征患者出现轻度非结合高胆红素血症及GPT升高至ULN的3倍以上,应根据GPT升高至ULN的3倍以上的上述处理措施进行处理。

若出现24小时蛋白尿含量大于或等于3g,应停药,重新给药时应减量。如降低剂量后再次出现,应停药。

六、特殊人群用药

1. 妊娠期 本药可能引起胎儿损害。育龄期妇女用药时应避孕。美国食品药品管理局(FDA)对本药的妊娠安全性分级为D级。

2. 哺乳期 尚不明确本药是否随人类乳汁排泄,哺乳期妇女应停药或停止哺乳。

3. 肾功能损害 肾功能损害者无须调整剂量。

4. 肝功能损害 轻度肝功能损害[总胆红素正常伴谷丙转氨酶(GPT)>正常值上限(ULN),或胆红素为ULN的1~1.5倍]者无须调整剂量;中度肝功能损害(总胆红素为ULN的1.5~3倍)者应考虑使用本药的替代药,如必须使用本药,剂量应减少至每次200mg,每日1次;不推荐重度肝功能损害者(总胆红素>ULN的3倍)使用本药。

5. 其他人群

(1)儿童:尚未批准本药用于儿童,儿童用药对器官发育可能有严重不良影响(尤其2岁以下儿童)。

(2)老年人:老年患者使用本药的安全性和有效性与年轻患者无明显差异,但不能排除个别老年患者对本药更敏感。

七、药理学

1. 药效学及作用机制 本药口服后达峰时间中值为

2~4小时。以每日800mg的剂量给药,平均C_{max}和AUC分别为58.1μg/ml和1 037μg·h/ml。剂量为800mg以上时,AUC或C_{max}并未一致的升高。本药与人血浆蛋白的结合率大于99%,且在10~100μg/ml范围内无浓度依赖性。体外研究表明,本药为P-gp和BCRP底物。本药经CYP 3A4代谢,CYP 1A2和CYP 2C8对本药的代谢作用小。主要随粪便排泄,小于4%的给药剂量经肾排泄。给予推荐剂量800mg后,平均半衰期为30.9小时。

给予轻度肝功能损害者本药每次800mg,每日1次,稳态C_{max}和$AUC_{(0-24)}$中值分别为34μg/ml(范围为11~104μg/ml)和774μg·h/ml[范围为(215~2 034)μg·h/ml],肝功能正常者的C_{max}和$AUC_{(0-24)}$中值分别为52μg/ml(范围为17~86μg/ml)和888μg·h/ml[范围为(346~1 482)μg·h/ml];给予中度肝功能损害者本药最大耐受剂量每次200mg,每日1次,稳态C_{max}和$AUC_{(0-24)}$中值分别为22μg/ml和257μg·h/ml,约为肝功能正常者(每次800mg,每日1次)的43%和29%;给予重度肝功能损害者本药每次200mg,每日1次,稳态C_{max}和$AUC_{(0-24)}$中值分别为9.4μg/ml和131μg·h/ml,约为肝功能正常者(每次800mg,每日1次)的18%和15%。

2. 药代动力学

遗传毒性:在Ames试验中,本药未诱导突变;在大鼠体内微核试验和人原代淋巴细胞的体外细胞遗传学试验中,本药均未致染色体断裂。

生殖毒性:①给予雌性大鼠本药大于或等于每日30mg/kg(以AUC计,暴露量约为人类临床暴露量的0.4倍),观察到生育力降低,包括着床前胚胎丢失和早期胚胎吸收增加。给予本药每日300mg/kg(以AUC计,暴露量约为人类临床暴露量的0.8倍),观察到同窝胚胎全部吸收。②给予雌性大鼠本药大于或等于每日10mg/kg(以AUC计,暴露量约为人类临床暴露量的0.3倍),观察到着床后胚胎丢失、胚胎死亡和胎仔体重降低。③给予小鼠本药大于或等于每日100mg/kg(以AUC计,暴露量约为人类临床暴露量的1.3倍),持续13周,观察到黄体数减少和囊肿增加;给予大鼠本药大于或等于每日300mg/kg(以AUC计,暴露量约为人类临床暴露量的0.85倍),持续26周,观察到卵巢萎缩。④给予猴本药每日500mg/kg(以AUC计,暴露量约为人类临床暴露量的0.4倍),持续达34周,观察到黄体数减少。⑤给予雄性大鼠本药,经15周后,在日剂量大于或等于3mg/kg时观察到精子产生率和睾丸精子浓度降低,在日剂量大于或等于30mg/kg时观察到附睾精子浓度降低,在日剂量大于或等于100mg/kg时观察到精子活力降低。给药15周和26周后,在日剂量大于或等于30mg/kg(以AUC计,暴露量约为人类临床暴露量的0.35倍)时观察到睾丸和附睾重量降低。在雄性大鼠为期6个月的毒性研究中,给予本药大于或等于每日30mg/kg,亦观察到睾丸萎缩和退化,伴附睾中精液缺乏、精子过少和筛状变化。⑥于器官形成期给予妊娠大鼠本药大于或等于每日3mg/kg(以AUC计,暴露量约为人类临床暴露量的0.1倍),观察到致畸性[包括心血管畸形(食管后锁骨下动脉、无名动脉缺失、主动脉弓改变)、骨化不完全或未骨化]、胎仔体重降低、着床前和着

床后胚胎死亡。⑦给予家兔本药,大于或等于每日3mg/kg时观察到胎仔体重降低;大于或等于每日30mg/kg(以AUC计,暴露量约为人类临床暴露量的0.007倍)时观察到母体毒性(摄食量减少、胚胎着床后丢失增加、流产);大于或等于每日100mg/kg(以AUC计,暴露量约为人类临床暴露量的0.02倍)时观察到母体体重降低、胚胎全部丢失。

致癌性:在一项为期13周的研究中,给予小鼠本药每日1 000mg/kg(以AUC计,暴露量约为人类临床暴露量的2.5倍),在2只雌性小鼠中观察到肝增生性病变(包括嗜酸性病灶),在另1只雌性小鼠中观察到腺瘤。

3. 药物不良反应

(1) 心血管系统:高血压、高血压危象、Q-T间期延长、尖端扭转型室性心动过速、心肌梗死、心肌缺血、心动过缓、动静脉血栓栓塞、血栓性微血管病(TMA)[包括血栓性血小板减少性紫癜(TTP)、溶血性尿毒症综合征(HUS)]、心脏功能障碍[如左心室射血分数(LVEF)减少、充血性心力衰竭(CHF)]。

(2) 代谢、内分泌系统:低磷血症、低钠血症、低镁血症、低血糖症、高钾血症、血糖升高、甲状腺功能减退、脂肪酶升高、体重降低。

(3) 呼吸系统:呼吸困难、咳嗽、鼻出血、气胸、咯血、肺栓塞、间质性肺疾病(ILD)、肺炎。

(4) 肌肉骨骼系统:肌肉骨骼疼痛、关节痛、肌肉痉挛。

(5) 泌尿生殖系统:蛋白尿、血尿、肾病综合征。

(6) 神经系统:头痛、头晕、失眠、言语障碍、脑血管意外、短暂性脑缺血发作、可逆性后部白质脑病综合征(RPLS)、颅内出血。

(7) 肝:GPT升高、GOT升高、总胆红素升高、碱性磷酸酶升高、肝衰竭。

(8) 胃肠道:腹泻、腹痛、恶心、呕吐、食欲缺乏、味觉障碍(味觉改变)、消化不良、口腔出血、腹膜出血、直肠出血、胃肠道穿孔、胃肠道瘘、口腔炎。上市后还有胰腺炎的报道。

(9) 血液:白细胞减少、中性粒细胞减少、血小板减少、淋巴细胞减少、出血、血清白蛋白降低。

(10) 皮肤:皮疹、皮肤色素脱失、掌跖感觉丧失性红斑综合征(手足综合征)、脱发、毛发颜色改变、表皮剥脱性皮疹、皮肤干燥、指甲疾病。

(11) 眼:视物模糊。上市后还有视网膜脱离或裂孔的报道。

(12) 其他:疲乏、虚弱、胸痛、面部水肿、外周水肿、黏膜炎、严重感染、癌性疼痛、寒战。

4. 药物相互作用

(1) 强效细胞色素P450(CYP)3A4抑制药(如利托那韦、克拉霉素):合用可升高本药的血药浓度。处理方式为,应避免合用。若必须合用,本药剂量应降低为400mg。若合用期间出现不良反应,可能需进一步降低剂量。

(2) 强效P糖蛋白(P-gp)或乳腺癌耐药蛋白(BCRP)抑制药:合用可增加本药暴露量。机制为本药为P-gp、BCRP底物。处理方式为,应避免合用。

（3）抗心律失常药或可能延长 Q-T 间期的其他药物：合用可增加发生 Q-T 间期延长的风险。处理方式为，合用时应谨慎。

（4）辛伐他汀：合用可增加发生 GPT 升高的风险。处理方式为，合用时应谨慎并密切监测。如出现 GPT 升高，应根据本药剂量调整指南调整剂量或考虑使用本药的替代药或停用辛伐他汀。

（5）经 CYP 3A4、CYP 2D6 或 CYP 2C8 代谢且治疗窗较窄的药物：合用可抑制以上药物的代谢，从而产生严重不良反应。机制为本药为 CYP 3A4、CYP 2C8、CYP 2D6 的弱抑制药。处理方式为，不推荐合用。

（6）CYP 3A4 诱导药（如利福平）：合用可降低本药的血药浓度。处理方式为，如需长期使用强效 CYP 3A4 诱导药，则不应使用本药。

（7）可升高胃内 pH 的药物：合用可减少本药的暴露量。处理方式为，避免合用。如不可避免，可采用短效抗酸药代替质子泵抑制药和 H$_2$ 受体拮抗药。抗酸药与本药合用时应间隔数小时。

（8）葡萄柚汁：合用可能升高本药的血药浓度。机制为葡萄柚汁可抑制 CYP 3A4 活性。处理方式为，用药期间应避免饮用葡萄柚汁。

（9）食物：与食物同服时，本药的全身暴露量增加。与高脂餐或低脂餐同服，本药的曲线下面积（AUC）和血药峰浓度（C_{max}）均升高约 2 倍。处理方式为，本药应于餐前至少 1 小时或餐后至少 2 小时服用。

八、注意事项

1. 禁用　尚不明确。

2. 慎用　有 Q-T 间期延长史或 Q-T 间期延长相关性心脏病患者。有动脉血栓栓塞（如心肌梗死、心肌缺血、脑血管意外、短暂性脑缺血性发作）风险或病史者（以上均选自国外资料）。

3. 用药注意事项

（1）用药警示：由于本药为血管内皮生长因子受体（VEGFR）抑制药，可能对伤口愈合不利，应在手术前至少 7 日停用本药。手术后应根据伤口愈合程度以决定是否重新使用本药。伤口裂开的患者应停用本药。

本药用于治疗脂肪细胞型 STS 或胃肠道间质瘤的有效性尚未被证实。

（2）不良反应的处理方法：若出现高血压，应给予抗高血压治疗、减少本药剂量或暂时停用本药；若出现高血压危象或给予抗高血压治疗和减少本药剂量后仍持续存在的严重高血压，应停用本药。

若出现 TMA、RPLS，应永久停药。

若出现 ILD、肺炎，应停药。

若出现严重感染，应考虑暂停用药或停药，并立即给予适当的抗感染治疗。

（3）用药前后及用药时应当检查或监测：用药前及用药第 3、5、7、9 周应监测肝功能，之后第 3、4 个月或临床需要时监测 1 次，4 个月后应定期监测。

用药前和用药期间应定期监测心电图、血清电解质（如钙、镁、钾）、尿常规（根据临床需要监测 24 小时尿蛋白含量）。

用药后 1 周内应监测血压，之后频繁监测。

监测甲状腺功能。

推荐有心功能障碍风险的患者用药前和用药期间定期监测 LVEF。

（4）高警示药物：美国安全用药规范研究院将本药定为高警示药物，使用不当将给患者带来严重危害。

（5）给药方式说明：口服给药。①本药片剂压碎后，口服吸收的速率升高，从而影响全身暴露量，故本药片剂不可压碎后服用；②如漏服 1 次剂量，且间隔下次用药时间小于 12 小时，不应补服；③本药应于餐前至少 1 小时或餐后至少 2 小时服用。

九、药物稳定性及贮藏条件

片剂：20~25℃（15~30℃）保存。

十、药物经济性评价

非基本药物。

硼 替 佐 米

一、药品名称

英文名　Bortezomib

二、药品成分

硼替佐米

三、剂型及规格

注射用硼替佐米　3.5mg

四、适应证及相应的临床价值

1. NMPA 说明书适应证　用于先前至少接受过一种治疗方案的复发性或难治性套细胞淋巴瘤。

用于先前至少接受过两种治疗方案的多发性骨髓瘤。

2. 其他临床应用参考　用于先前未接受过治疗的套细胞淋巴瘤、多发性骨髓瘤（FDA 批准适应证）。

用于治疗复发性或难治性瓦尔登斯特伦巨球蛋白血症（Waldenstrom's macroglobulinemia）。

用于治疗复发性或难治性外周 T 细胞淋巴瘤、皮肤 T 细胞淋巴瘤（蕈样真菌病）、滤泡性淋巴瘤。

用于治疗系统性轻链淀粉样变性。

五、用法用量

成人用法用量如下。

（1）套细胞淋巴瘤、多发性骨髓瘤：静脉注射。①每次 1.3mg/m^2，每周 2 次，连用 2 周后停药 10 日，3 周为一疗程（即第 1、4、8、11 日给药，第 12~21 日停药）；②超过 8 个疗程的维持治疗，可按标准方案给药；亦可每周 1 次，连用 4 周后停药 13 日（即第 1、8、15 和 22 日给药，第 23～35 日停药）。

（2）毒性状态时剂量：如出现 3 级非血液学毒性（神经病变除外）或任何 4 级血液学毒性时，应暂停用药。一旦毒性症状缓解，可重新开始用药，但剂量减少 25%（即 1.3mg/m² 减至 1mg/m²，或 1mg/m² 减至 0.7mg/m²）。

如出现 1 级周围神经病变不伴疼痛或运动丧失，无须调整剂量；如出现 1 级周围神经病变伴疼痛、2 级周围神经病变，应将本药剂量减至 1mg/m²；如出现 2 级周围神经病变伴疼痛、3 级周围神经病变，应暂停用药直至毒性症状缓解，再次恢复用药可将本药剂量减至每次 0.7mg/m²，每周 1 次；如出现 4 级周围神经病变，应停药。

六、特殊人群用药

1. 妊娠期　动物实验未见本药有致畸性，但尚无孕妇用药充分、严格的对照研究资料。育龄妇女用药期间应避免妊娠。美国食品药品管理局（FDA）对本药的妊娠安全性分级为 D 级。

2. 哺乳期　尚不明确本药是否随人类乳汁排泄，哺乳期妇女用药期间应停止哺乳。

3. 其他人群

（1）儿童：儿童用药的安全性和有效性尚不明确。

（2）老年人：临床研究中，尚未发现 65 岁及 65 岁以上的老年患者与年轻患者用药的安全性和有效性存在总体差异，但不排除某些老年患者对本药的敏感性更高。

七、药理学

1. 药效学及作用机制　本药为哺乳动物细胞中 26S 蛋白酶体糜蛋白酶样活性的可逆性抑制药。26S 蛋白酶体为一种大的蛋白质复合体，可降解被泛素化的蛋白质。泛素蛋白酶体通道对调节特异蛋白在细胞内的浓度起重要作用，以维持细胞内环境的稳定。蛋白水解可影响细胞内多级信号串联，破坏正常细胞内环境，从而导致细胞死亡。而对 26S 蛋白酶体的抑制可防止特异蛋白的水解。体外试验表明本药对多种类型的癌细胞具有细胞毒性。临床前肿瘤模型体内试验证明，本药可延迟肿瘤生长（包括多发性骨髓瘤）。

2. 药代动力学　静脉给予多发性骨髓瘤患者本药 1.0mg/m² 和 1.3mg/m²，首次给药（第 1 日）后的平均血药峰浓度分别为 57ng/ml 和 112ng/ml，随后每周 2 次用药期间的平均血药峰浓度分别为 67～106ng/ml 和 89～120ng/ml。单剂量或多剂量给予多发性骨髓瘤患者本药 1.0mg/m² 和 1.3mg/m² 后，可广泛分布于外周组织，平均分布容积为 489～1 889L/m²。本药浓度为 100～1 000ng/ml 时，平均血浆蛋白结合率为 83%。主要经 CYP 3A4、CYP 2C19 和 CYP 1A2 代谢，少量经 CYP 2D6 和 CYP 2C9 代谢。主要代谢途径为去硼酸化和羟基化，去硼酸化的代谢产物不抑制 26S 蛋白酶体的活性，且血浆中代谢产物的浓度比原型药物低。1.0mg/m² 和 1.3mg/m² 组首次给药后的平均总体清除率分别为 102L/h 和 112L/h，随后每周 2 次用药期间的平均总体

清除率为 15～32L/h。多次给药后本药的平均消除半衰期分别为 40～193 小时（1.0mg/m² 剂量组）和 76～108 小时（1.3mg/m² 剂量组）。

遗传毒性：体外中国仓鼠染色体畸变试验显示本药有致染色体断裂作用。体外 Ames 试验及小鼠体内微核试验显示本药无基因毒性。

生殖毒性：①在为期 6 个月的大鼠毒理研究中，给予本药大于或等于 0.3mg/m²（以 mg/m² 计，相当于人类推荐剂量的 1/4）时，可见卵巢退化（剂量为 1.2mg/m² 时发生），提示本药可能对男性或女性的生育力有潜在影响；②在器官形成期注射给予妊娠期家兔本药 0.05mg/kg（0.6mg/m²）（以 mg/m² 计，相当于人类推荐剂量 1.3mg/m² 的 0.5 倍），可见明显流产及胎仔成活率下降，成活的胎仔体重明显减轻。

致癌性：尚无本药致癌性的研究数据。

3. 药物不良反应

（1）心血管系统：低血压（包括直立性低血压）、心律失常、心动过速（包括尖端扭转型室性心动过速）、房颤、心悸、心源性休克、左室射血分数下降、心房扑动、心动过缓、急性心力衰竭新发或恶化（包括充血性心力衰竭）、窦性停搏、心脏淀粉样变性、心肌缺血、心肌梗死、心包炎、心包积液、外周血管栓塞、深静脉血栓形成、肺栓塞、高血压、心绞痛、完全性房室传导阻滞。上市后有急性心包填塞的报道。

（2）代谢、内分泌系统：脱水、高血糖症、低血糖症、低钠血症、低钙血症、高尿酸血症、低钾血症、高钾血症、高钠血症、体重下降。

（3）呼吸系统：肺炎（包括间质性肺炎）、肺水肿、鼻咽炎、上呼吸道感染、下呼吸道感染（包括肺部感染）、支气管炎、鼻窦炎、咽炎、鼻出血、咳嗽、呼吸困难（如运动性呼吸困难）、流涕、咯血、急性呼吸窘迫综合征、肺不张、慢性阻塞性肺疾病加重、缺氧、肺部浸润、呼吸衰竭。有肺出血的个案报道。上市后有急性弥漫性浸润性肺部疾病、肺动脉高压的报道。

（4）肌肉骨骼系统：僵直、肢体痛、肌痛、关节痛、背痛、骨痛、四肢疼痛、骨裂、肌肉痉挛。

（5）泌尿生殖系统：尿道感染、肾损伤、肾衰竭、排尿困难、血尿、肾结石、双侧肾盂积水、膀胱痉挛、出血性膀胱炎、尿失禁、尿潴留、增生型肾小球肾炎。

（6）免疫系统：药物过敏、血管神经性水肿、喉水肿。

（7）神经系统：神经痛、周围神经病变、感觉异常、失眠、头痛、头晕、嗜睡、带状疱疹后神经痛、感觉障碍、多发性神经病、晕厥、惊厥、意识丧失、脑出血、共济失调、昏迷、发音困难、感觉迟钝、自主神经异常、脑病、癫痫大发作、出血性脑卒中、运动障碍、脊髓压迫、麻痹、短暂性脑缺血发作。上市后有疱疹性脑膜炎、可逆性后部白质脑病综合征（RPLS）、进行性多灶性脑白质病（PML）的报道。

（8）精神：焦虑、激动、意识模糊、精神状态改变、精神障碍、自杀意念。

（9）肝：高胆红素血症、肝炎、GPT 升高、GOT 升高、碱性磷酸酶升高、γ-谷氨酰转移酶升高、胆汁淤积、肝出血、门

静脉血栓形成、肝衰竭。

（10）胃肠道：便秘、腹泻、恶心、呕吐、腹痛、食欲缺乏、食欲减退、消化不良、咽喉疼痛、胃食管反流、嗳气、腹胀、口腔炎、口腔溃疡、吞咽困难、味觉障碍、味觉丧失、胃肠道出血、出血性腹泻、舌部溃疡、干呕、口腔黏膜淤血、麻痹性肠梗阻、胃肠炎、口腔念珠菌病、腹膜炎、肠穿孔、出血性十二指肠炎、腹水、黑便。上市后有缺血性结肠炎、急性胰腺炎的报道。

（11）血液：血小板减少、贫血、中性粒细胞减少（包括发热性中性粒细胞减少）、白细胞减少、淋巴细胞减少、全血细胞减少、败血症、菌血症。上市后有弥散性血管内凝血的报道。

（12）皮肤：带状疱疹（包括多皮区或弥漫性）、皮疹（瘙痒、红斑并有白细胞破裂性脉管炎症状）、瘀斑、荨麻疹、面部水肿。上市后有中毒性表皮坏死松解症、急性发热性嗜中性皮肤病（Sweet Syndrome）的报道。

（13）眼：视物模糊、结膜感染和刺激感、复视。上市后有眼部疱疹、视力丧失的报道。

（14）耳：听力减退。上市后有双侧耳聋的报道。

（15）其他：虚弱、疲乏、发热、不适、下肢水肿、胸痛、胸腔积液、注射部位疼痛和刺激、注射部位静脉炎、插管相关并发症（如插管相关感染）、肿瘤溶解综合征、感染性休克、弓形体病、寒战、外周水肿、注射部位红斑、曲霉病、李斯特菌病。

4. 药物相互作用

（1）强效细胞色素 P450（CYP）3A4 抑制药（如酮康唑、利托那韦）：合用可使本药的曲线下面积（AUC）增加。处理方式为，合用时应对患者进行密切监测。

（2）口服抗糖尿病药：合用可能出现低血糖症或高血糖症。处理方式为，合用时应密切监测患者的血糖水平，并调整抗糖尿病药的剂量。

（3）美法仑/泼尼松：合用可使本药的 AUC 增加，但无临床相关性。

（4）强效 CYP 3A4 诱导药（如利福平）：合用可使本药的暴露量减少。处理方式为，不推荐合用。

（5）圣·约翰草：合用可使本药的暴露量出现不可预测的减少。处理：应避免合用。

（6）奥美拉唑（强效 CYP 2C9 抑制药）、地塞米松（低效 CYP 3A4 诱导药）：合用对本药的暴露量无明显影响。

八、注意事项

1. 禁用　对本药过敏者。

2. 慎用　有晕厥史者，脱水患者。

3. 用药注意事项

（1）用药警示：本药可引起疲乏、头晕、眩晕或视物模糊，出现上述症状时不建议驾驶或操作机械。

本药与可能引起周围神经病的药物（如胺碘酮、抗病毒药、异烟肼、呋喃妥因或他汀类药）、可引起血压降低的药物合用应谨慎。

（2）不良反应的处理方法：如出现低血压，可调整降压

药剂量、补液、给予盐皮质激素和/或拟交感神经药。

如出现新的周围神经病症状或症状加重，本药的剂量和治疗方案需进行调整。

如出现急性肝衰竭或其他肝不良反应（包括肝酶升高、高胆红素血症和肝衰），停药可能会逆转。

如出现新的肺部疾病症状或症状恶化，应及时进行诊断和治疗。

如出现 PRLS，应停药，且再次用药的安全性尚不明确。

如出现因血小板减少导致的胃肠或大脑内出血，应考虑输血。

如出现恶心、呕吐、腹泻，可用止吐药和止泻药；如出现脱水，应补充体液和电解质。

（3）用药前后及用药时应当检查或监测：用药期间应密切监测全血细胞计数。

（4）高警示药物：美国安全用药规范研究院将本药定为高警示药物，使用不当将给患者带来严重危害。

（5）其他注意事项：本药为抗肿瘤药物，配制注射液时应戴手套进行操作，以防皮肤接触。

（6）给药方式说明：静脉注射：本药粉针剂应以 0.9%氯化钠注射液完全溶解后在 3～5 秒内通过导管静脉注射，随用后 0.9%氯化钠注射液冲洗。

其他：本药连续 2 次给药应至少间隔 72 小时。本药禁用于鞘内注射。

（7）注射液的配制：静脉注射液，本药粉针剂每 3.5mg 应以 0.9%氯化钠注射液 3.5ml 溶解，配制浓度为 1mg/ml。

皮下注射液：本药粉针剂每 3.5mg 应以 0.9%氯化钠注射液 1.4ml 溶解，配制浓度为 2.5mg/ml。

九、药物稳定性及贮藏条件

粉针剂：避光，25℃（15～30℃）保存。

十、药物经济性评价

非基本药物。

重组人血管内皮抑制素

一、药品名称

英文名　Recombinant Human Endostatin

二、药品成分

重组人血管内皮抑制素

三、剂型及规格

重组人血管内皮抑制素注射液　3ml：15mg（2.4×10^5 单位）

四、适应证及相应的临床价值

NMPA 说明书适应证：联合 NP 化疗方案，用于初治或复治Ⅲ或Ⅳ期非小细胞肺癌。

五、用法用量

成人:非小细胞肺癌,静脉滴注,每次 7.5mg/m²(1.2× 10⁵U/m²),加入 500ml 生理盐水,匀速静脉滴注,滴注时间 3~4 小时。治疗周期的第 1~14 日,每日 1 次,连续 14 日,停药 1 周,再继续下一周期治疗,通常为 2~4 个周期。患者能耐受的情况下,可适当延长本药的使用时间。

六、特殊人群用药

1. 妊娠期　尚无本药动物生殖毒性的研究数据,且尚未在孕妇中使用。

2. 哺乳期　本药尚未在哺乳期妇女中使用。

3. 其他人群

(1) 儿童:尚无儿童用药的研究数据。

(2) 老年人:尚不明确。

七、药理学

1. 药效学及作用机制　本药为血管生成抑制类新生物药,作用机制为通过抑制形成血管的内皮细胞迁移达到抑制肿瘤新生血管的生成,阻断肿瘤细胞的营养供给,从而抑制肿瘤增殖或转移。体内试验结果显示,本药对人异种移植肿瘤(SPC-A4 肺腺癌、SGC₇₉₀₁ 胃癌、Hela 宫颈癌、SMMC-7721 和 Bel₇₄₀₂ 肝癌)、鼠肿瘤模型(S₁₈₀ 肉瘤、H₂₂ 肝癌)有抑瘤作用。体外试验结果显示,本药对人微血管内皮细胞株 HHEC 的迁移、Tube 形成有抑制作用,并可明显抑制鸡胚尿囊膜血管生成,提示本药具有一定的体外抗血管生成作用。此外,对人肺腺癌细胞 SPC-A4 有一定的生长抑制作用。

2. 药代动力学　健康志愿者单次 30 分钟内静脉滴注本药 30mg(4.8×10⁵ 单位)/m² 和 60mg(9.6×10⁵ 单位)/m² 及 120 分钟内静脉滴注本药 120mg(19.2×10⁵ 单位)/m² 和 210mg(33.6×10⁵ 单位)/m²[滴注速率分别为 1mg/(min·m²)、2mg/(min·m²)及 1mg/(min·m²)、1.75mg/(min·m²)],其末端消除半衰期($t_{1/2}$)约为 10 小时,全身清除率(Cls)约为 2.8L/(h·m²)。剂量范围 30~120mg/m²[(4.8~19.2)×10⁵ 单位/m²]于正常人呈近似线性药代动力学,根据线性模型可预测不同剂量、滴注速率和时间的血药浓度。滴注速率、时间和总剂量均可影响曲线下面积(AUC)和峰浓度水平。肿瘤患者每日 2 小时内静脉滴注本药,连续 28 日,个体间 AUC 差异性较大,谷浓度随给药次数增加而持续增高,总剂量和滴注次数可影响峰浓度和谷浓度水平。

正常小鼠静脉给药后泌尿排泄系统的浓度最高,肾、尿、肺和肝高于血浆,其他组织均低于血浆,肌肉、脂肪、脑浓度最低。荷瘤小鼠静脉注射本药后全身分布与正常小鼠相近,肿瘤组织中分布不高,与肌肉和脂肪组织浓度相近。

3. 药物不良反应

(1) 心血管系统:常见(>1/100,<1/10)用药后 2~7 日发生心肌缺血,出现疲乏、胸闷、心慌、窦性心动过速、轻度 ST-T 改变、房室传导阻滞、房性期前收缩、偶发室性期前收缩等,常见于有冠心病、原发性高血压史者。

(2) 肝:少见(>1/1 000,<1/100)无症状性氨基转移酶升高、黄疸。

(3) 胃肠道:少见腹泻。

(4) 过敏反应:少见全身斑丘疹,伴瘙痒。

(5) 其他:发热、乏力,多为轻中度。

4. 药物相互作用　尚不明确。

八、注意事项

1. 禁用　尚不明确。

2. 慎用　对蛋白类生物制剂有过敏史者。心、肾功能不全者。严重心脏病或有严重心脏病史(充血性心力衰竭史、高危性不能控制的心率失常、需药物治疗的心绞痛、心瓣膜疾病、心电图严重心肌梗死史及顽固性高血压)者。

3. 用药注意事项　用药前后及用药时应当检查或监测:应定期监测心电图,有心脏不良反应的患者应使用心电监护。

九、药物稳定性及贮藏条件

注射液:避光,2~8℃保存。

十、药物经济性评价

非基本药物。

14　抗肿瘤辅助药

美　司　钠

一、药品名称

1. 英文名　Mesna

2. 化学名　α-巯基乙基磺酸钠盐

二、药品成分

美司钠

三、剂型及规格

美司钠片　200mg

注射用美司钠　(1)200mg;(2)400mg;(3)600mg

美司钠注射液　(1)2ml:200mg;(2)4ml:400mg

美司钠气雾剂　1ml:200mg

美司钠溶液　10%

四、适应证及相应的临床价值

1. NMPA 说明书适应证　用于预防环磷酰胺、异环磷酰胺、氯磷酰胺等药物的泌尿道毒性。

2. 其他临床应用参考　用于慢性支气管炎、肺炎、肺癌患者痰液黏稠、术后肺不张等所致的咳痰困难。

五、用法用量

成人用法用量如下。

（1）预防环磷酰胺、异环磷酰胺、氯磷酰胺等药物的泌尿道毒性：①静脉注射，常用量为环磷酰胺、异环磷酰胺、氯磷酰胺剂量的20%，给药时间为0小时、4小时、8小时，共3次。使用环磷酰胺作连续性静脉滴注时，在给药的0小时，一次大剂量注射本药，然后再将本药加入环磷酰胺输注液中同时给药（本药剂量可高达环磷酰胺剂量的100%）。在输注液用完后6~12小时内连续使用本药（剂量可高达环磷酰胺剂量的50%）以保护尿道。②静脉滴注，参见"静脉注射"项。

（2）慢性支气管炎、肺炎、肺癌患者痰液黏稠、术后肺不张等所致的咳痰困难：①雾化吸入，使用本药气雾剂，每次1~2ml；②气管滴入，参见"雾化吸入"项。

六、特殊人群用药

1. 妊娠期　孕妇慎用。

2. 哺乳期　本药可能对受乳婴儿产生严重不良反应，哺乳期妇女慎用。

3. 其他人群

（1）儿童：儿童用药的安全性和有效性尚未建立。

（2）老年人：尚不明确。

七、药理学

1. 药效学及作用机制　环磷酰胺类化疗药在体内产生的丙烯醛和4-羟基代谢物对泌尿道有一定的毒性。美司钠可与丙烯醛的双链结合，形成稳定的硫醚化合物；还可降低尿中4-羟基代谢产物的降解速度，形成一种相对稳定的4-羟基环磷酰胺（或4-羟基异环磷酰胺）与美司钠缩合而成的物质，此物质对膀胱无毒性，由此起到良好的解毒作用。

此外，美司钠可使痰液黏蛋白的二硫键断裂，降低痰液黏度，局部给药可作为速效、强效的黏痰稀释剂。

2. 药代动力学　本药口服吸收良好，但吸收较静脉注射略慢。注射后，主要分布于肾，并迅速在组织中转化为无生物活性的二硫化物，经肾小球滤过，在肾小管上皮再转化为二硫乙磺酸钠。本药吸收后立即开始代谢，大部分在8小时内清除。本药血浆半衰期约为1.5小时，24小时内约有80%的药物随尿液排出。

3. 药物不良反应

（1）神经系统：本药可加重异环磷酰胺的中枢神经系统不良反应。

（2）胃肠道：本药单剂量超过60mg/kg时，可能出现恶心、呕吐、痉挛性腹痛、腹泻。

（3）过敏反应：少见过敏反应（如皮肤黏膜反应）。

（4）其他：少见静脉刺激。

4. 药物相互作用　华法林：合用可使出血的危险性增加。

八、注意事项

1. 禁用　对本药或含巯基化合物过敏者。

2. 慎用　孕妇、哺乳期妇女。

九、药物稳定性及贮藏条件

注射液：遮光，密闭保存。

十、药物经济性评价

医保药品，基本药物。

昂丹司琼

一、药品名称

英文名　Ondansetron

二、药品成分

盐酸昂丹司琼

三、剂型及规格

盐酸昂丹司琼片（以昂丹司琼计）　（1）4mg；（2）8mg

盐酸昂丹司琼口腔崩解片（以昂丹司琼计）　（1）4mg；（2）8mg

盐酸昂丹司琼胶囊（以昂丹司琼计）　8mg

盐酸昂丹司琼注射液（以昂丹司琼计）　（1）2ml：4mg；（2）4ml：8mg

注射用盐酸昂丹司琼（以昂丹司琼计）　（1）4mg；（2）8mg

盐酸昂丹司琼氯化钠注射液　（1）50ml（昂丹司琼8mg、氯化钠0.45g）；（2）100ml（昂丹司琼8mg、氯化钠0.9g）

盐酸昂丹司琼葡萄糖注射液　（1）50ml（昂丹司琼8mg、葡萄糖2.5g）；（2）50ml（昂丹司琼32mg、葡萄糖2.5g）；（3）100ml（昂丹司琼8mg、葡萄糖5g）

四、适应证及相应的临床价值

1. NMPA说明书适应证　用于细胞毒性药物化疗和放疗引起的恶心呕吐。

用于预防和治疗手术后的恶心呕吐。

2. 其他临床应用参考　用于胃肠炎引起的呕吐。

用于妊娠剧烈呕吐。

五、用法用量

1. 成人

（1）化疗和放疗引起的恶心呕吐

1）口服给药：①对化疗药引起的呕吐，每次8mg，每8~12小时1次，连用5日；②对放疗引起的呕吐，每次8mg，每8小时1次，首次需于放疗前1~2小时给药，疗程视放疗的程度而定。

2）静脉注射及口服给药：①高度催吐的化疗药引起的呕吐，静脉注射本药每次8mg，化疗前15分钟、化疗后4小时、8小时分别静脉注射一次，停止化疗后每8~12小时口服本药8mg，连用5日。②催吐程度不太强的化疗药引起的呕吐，化疗前静脉注射本药8mg，随后每8~12小时口服本药

8mg，连用 5 日。

3）静脉滴注及口服给药：①高度催吐的化疗药引起的呕吐，在化疗前 30 分钟，化疗后 4 小时、8 小时各静脉滴注 8mg，停止化疗后改为口服给药。②催吐程度一般的化疗药引起的呕吐，化疗前 30 分钟静脉滴注 8mg，此后改为口服给药。

（2）手术后的恶心呕吐

1）口服给药：预防手术后恶心呕吐，每次 8mg，于麻醉前 1 小时 1 次，以后则每 8 小时 1 次。

2）静脉注射：①预防手术后恶心呕吐，每次 4mg，与诱导麻醉的同时缓慢静脉注射；②治疗手术后恶心呕吐，每次 4mg。

3）肌内注射：防治手术后恶心呕吐，于麻醉诱导的同时注射 4mg 预防；已出现恶心呕吐时，可注射 4mg 进行治疗。

4）静脉滴注：防治手术后恶心呕吐，于麻醉诱导的同时静脉滴注 4mg 预防；已出现恶心呕吐时，可缓慢静脉滴注 4mg 进行治疗。

（3）肾功能不全时剂量：肾损害患者无须调整剂量。

（4）肝功能不全时剂量：中度或重度肝功能不全者，本药一日剂量不应超过 8mg。

2. 老年人　65 岁以上老年人用药时无须调整剂量及给药途径。

六、特殊人群用药

1. 妊娠期　目前尚未确定孕妇用药的安全性。动物实验显示，本药对胚胎发育及动物幼仔的生长均没有直接或间接的损害，但尚无人类的相关资料，故不推荐孕妇（尤其是妊娠早期）使用。美国食品药品管理局（FDA）对本药的妊娠安全性分级为 B 级。

2. 哺乳期　动物试验发现本药可随乳汁排泄，但尚不明确本药是否可随人乳汁排泄，哺乳期妇女用药时应停止哺乳。

3. 肾功能损害　肾功能不全时无须调整剂量。

4. 肝功能损害　严重肝功能不全时，本药一日总剂量不得超过 8mg。

5. 其他人群

（1）儿童：预防化疗引起的恶心呕吐。

1）口服给药：催吐程度一般的化疗药物引起的呕吐。①4~11 岁儿童，每次 4mg，首次在化疗前 30 分钟给药，4 小时、8 小时后各重复一次，以后每 8 小时 1 次，连用 1~2 日；②12 岁及 12 岁以上儿童，每次 8mg，首次在化疗前 30 分钟给药，8 小时后重复给药 1 次，以后则每 12 小时 1 次，连用 1~2 日。

2）静脉注射：高度催吐的化疗药引起的恶心呕吐，6 个月及以上儿童，在化疗前 30 分钟及首剂后 4 小时、8 小时各给予 0.15mg/kg。

3）预防手术后恶心呕吐：静脉给药，1 个月至 12 岁儿童：体重 40kg 或低于 40kg 者，单次给予 0.1mg/kg；体重超过 40kg 者，单次给予 4mg，静脉注射时间为 2~5 分钟。于麻醉

诱导的同时或已出现恶心呕吐时给药。

4）胃肠炎引起的呕吐：口服给药，临床试验中有以下用法，体重为 8~15kg 者，每次 2mg；体重为 15~30kg 者，每次 4mg；体重大于 30kg 者，每次 8mg。

（2）老年人：65 岁及 65 岁以上老年患者无须调整剂量。

七、药理学

1. 药效学及作用机制　本药为选择性 5-HT$_3$ 受体拮抗药、强效止吐药。其作用机制为化疗和放疗等因素可使 5-羟色胺（5-HT）从消化道的嗜铬细胞中游离出来，与存在于消化道黏膜的迷走神经传入末梢中的 5-HT$_3$ 受体结合，进而刺激呕吐中枢，诱发呕吐。一般认为，本药是通过阻断此处的 5-HT$_3$ 受体而发挥止吐作用的。本药选择性较高，因而没有其他止吐药的不良反应（如锥体外系反应、过度镇静等）。

2. 药代动力学　本药口服吸收迅速，单次口服 8mg 后，血药浓度达峰时间（T_{max}）约为 1.5 小时，血清峰浓度（C_{max}）为 30ng/ml，绝对生物利用度（F）约为 60%，食物可提高生物利用度。口服后迅速分布到全身各组织，但在脑脊液中含量较少。血浆蛋白结合率为 70%~76%，表观分布容积为 140L。肌内注射 4mg 后，T_{max} 为 41 分钟，C_{max} 为 31.9ng/ml。曲线下面积（AUC）为 161（ng·h）/ml。若静脉注射 4mg 后，C_{max} 为 42.9ng/ml，AUC 为 156（ng·h）/ml。无论口服给药或静脉注射，本药在体内的代谢相似，主要经肝代谢，代谢物经肾（75%）与肝（25%）排泄，消除半衰期约为 3 小时。

老年人口服后，本药消除半衰期约 5 小时，生物利用度略高（65%）；严重肝功能不全者口服后，本药清除率可显著减少，消除半衰期可延长至 15~32 小时，生物利用度接近 100%。此外，女性用药后，绝对生物利用度高于男性，清除率低于男性，表观分布容积小于男性，因此女性的血药浓度高于男性。

3. 药物不良反应

（1）心血管系统：罕见心律不齐、低血压、心动过缓、心电图改变。还可出现心房颤动、二度房室传导阻滞、室性心动过速。

（2）代谢、内分泌系统：罕见低钾血症。

（3）呼吸系统：支气管哮喘。

（4）肌肉骨骼系统：关节痛。

（5）免疫系统：超敏反应。

（6）神经系统：头痛、癫痫发作、头部温热感、运动失调。还可出现急性舞蹈病、头晕、锥体外系症状、动眼神经危象、镇静。

（7）肝：无症状的氨基转移酶短暂性升高，还可出现肝坏死、肝炎、肝衰竭。

（8）胃肠道：腹部不适、便秘、口干、腹泻。上腹部温热感，还可出现肠梗阻，有本药与高乌甲素联用致唾液腺肿大的个案报道。

（9）皮肤：皮疹。还有出现史-约综合征、中毒性表皮

坏死松解症的报道。

（10）过敏反应：有引起过敏性休克的个案报道。

（11）其他：乏力、胸痛、注射局部反应。还可出现发热。

4. 药物相互作用

（1）地塞米松：合用可增强止吐效果。

（2）降压药（如钙通道阻滞药）：合用可能使降压作用增强。处理方式为，合用时应谨慎。

（3）阿扑吗啡：合用可致严重的低血压和意识丧失。机制为相加的降压作用。处理方式为，禁止合用。

（4）卡莫司汀、依托泊苷、顺铂：以上药物不影响本药的药代动力学。

（5）替马西泮、呋塞米、曲马多、丙泊酚：本药与以上药物无相互作用。

（6）乙醇：本药与乙醇无相互作用。

八、注意事项

1. 禁用　对本药过敏者。胃肠道梗阻患者。

2. 慎用　轻至中度肝功能损害者（国外资料）。

3. 用药注意事项

（1）用药警示：治疗腹部手术后或化疗引起的恶心、呕吐时，本药可能掩盖进行性肠梗阻和/或肠胀气的发生。

对司巴丁及异喹胍代谢差的患者，对本药的消除半衰期无影响。对这类患者重复给药后，药物的血药浓度与正常人无差异，故用药剂量和用药次数无须改变。

先天性长 Q-T 综合征患者应避免使用本药。电解质紊乱、充血性心力衰竭、心律不齐或使用其他导致 Q-T 间期延长药物的患者，建议用药时监测心电图。

据国外资料报道，本药并不刺激胃肠蠕动，不可用本药代替鼻胃管负压吸引。

交叉过敏，对其他选择性 5-羟色胺 3（5-HT$_3$）受体拮抗药过敏者，亦可能对本药过敏。

（2）不良反应的处理方法：可用一般的解热镇痛药（如对乙酰氨基酚）治疗本药所引起的头痛。

（3）制剂注意事项：本药口腔崩解片含有苯丙氨酸。

（4）其他注意事项：使用何种给药途径和剂量应视病情因人而异。

本药的注射剂与静脉输注液混合后仍能在室温（25℃以下）荧光照射下或在冰箱中保持稳定 7 日。

九、药物稳定性及贮藏条件

片剂：遮光、密闭，阴凉（不超过 20℃）干燥处保存。

口腔崩解片：遮光、密闭保存。

胶囊：遮光、密闭，干燥处保存。

注射液：遮光、密闭，阴凉（不超过 20℃）处保存。

粉针剂：遮光、密闭保存。

十、药物经济性评价

医保药品，基本药物。

格 拉 司 琼

一、药品名称

英文名　Granisetron

二、药品成分

盐酸格拉司琼

三、剂型及规格

盐酸格拉司琼片（以格拉司琼计）　1mg

盐酸格拉司琼分散片（以格拉司琼计）　1mg

盐酸格拉司琼口腔崩解片（以格拉司琼计）　1mg

盐酸格拉司琼胶囊（以格拉司琼计）　1mg

盐酸格拉司琼注射液（以格拉司琼计）　（1）1ml：1mg；（2）3ml：3mg

盐酸格拉司琼葡萄糖注射液　（1）50ml（格拉司琼 3mg、葡萄糖 2.5g）；（2）100ml（格拉司琼 3mg、葡萄糖 5g）

盐酸格拉司琼氯化钠注射液　（1）50ml（格拉司琼 3mg、氯化钠 0.45g）；（2）100ml（格拉司琼 3mg、氯化钠 0.9g）

注射用盐酸格拉司琼（以格拉司琼计）　（1）1mg；（2）3mg

四、适应证及相应的临床价值

NMPA 说明书适应证：主要用于防治因化疗、放疗引起的恶心、呕吐。也用于防治手术后恶心、呕吐。

五、用法用量

1. 儿童　放疗化疗引起的恶心、呕吐：静脉滴注，2~16 岁儿童，推荐每次 10μg/kg。2 岁以下儿童用药情况尚不明确。

2. 成人　放疗化疗引起的恶心、呕吐：①口服给药，每次 1mg，每日 2 次（或每次 2mg，每日 1 次）。24 小时最大量不超过 9mg。于化疗前 1 小时（首次）及首次给药后 12 小时服用（第 2 次）。②静脉滴注，常用量为每次 3mg，稀释于 20~50ml 注射液中，于治疗前 30 分钟静脉滴注（滴注时间不少于 5 分钟）。大多数患者只需单次给药，必要时可增加 1~2 次。24 小时内最大剂量不超过 9mg。

六、特殊人群用药

1. 妊娠期　动物实验证实本药不会引起畸胎，但尚无人类用药的相关资料，故孕妇一般不宜使用本药。美国食品药品管理局（FDA）对本药的妊娠安全性分级为 B 级。

2. 哺乳期　哺乳期妇女慎用，必须用药时应停止哺乳。

3. 肾功能损害　肾功能不全者无须调整剂量。

4. 肝功能损害　肝功能不全者无须调整剂量。

5. 老年人　老年患者无须调整剂量。

七、药理学

1. 药效学及作用机制 本药是一种高选择性的 5-HT₃ 受体拮抗药,与盐酸托烷司琼相似,也具有双重作用机制。

本药与 5-HT₃ 受体的亲和力比与其他受体(包括 5-HT₁、5-HT₂、多巴胺 D₂、组胺 H₁、苯二氮䓬和阿片受体等)的亲和力高 13 000 倍。与盐酸昂丹司琼比较,治疗中等致吐的抗肿瘤化疗时,两者的疗效相同;治疗由顺铂引起的强烈呕吐时,本药疗效优于盐酸昂丹司琼。

2. 药代动力学 健康志愿者单次快速静脉注射本药 20μg/kg 或 40μg/kg 后,平均 C_{max} 分别为 13.7μg/L 和 42.8μg/L。在化疗前单次给药,疗效可维持 24 小时。本药的 C_{max} 和 AUC 随剂量的增大而增大,而半衰期、表观分布容积(V_d)和清除率无大的改变。本药在体内分布广泛,血浆蛋白结合率约为 65%。给药后,大部分药物较快在肝代谢(由肝微粒体酶 P450 3A 介导),代谢途径主要是 N-去烷基化及芳香环氧化后再被共轭化。8%～9% 的药物以原型、70% 以代谢物形式从尿中排出;15% 从粪便中排出(几乎全部为代谢物形式)。老年人药动学参数与年轻人无异。

3. 药物不良反应

(1) 心血管系统:可有血压变化(但停药即消失,一般不需处理)。罕见心律不齐(如窦性心动过缓、心房颤动、房室传导阻滞等)、心电图异常的报道。

(2) 神经系统:常见头痛。未发现有锥体外系反应。

(3) 肝:少见谷丙转氨酶(GPT)和谷草转氨酶(GOT)暂时性升高等。

(4) 胃肠道:常见便秘。偶有口干的报道。

(5) 皮肤:偶有引起皮肤潮红的报道。

(6) 过敏反应:少见过敏反应。罕见过敏性休克。

(7) 其他:常见倦怠、发热。

4. 药物相互作用

(1) 地塞米松:地塞米松可增强本药的药效。

(2) 利福平及其他肝酶诱导药物:合用可降低本药血药浓度。处理方式为,合用应适当增加本药剂量。

(3) 食物:食物可延迟本药吸收,进食时服药,可导致本药曲线下面积(AUC)降低、血药峰浓度(C_{max})升高。

八、注意事项

1. 禁用 对本药过敏者。胃肠道梗阻患者。

2. 慎用 肝疾病患者(国外资料)。先天性长 Q-T 综合征及有其他致 Q-T 间期延长风险(如正使用可延长 Q-T 间期药物、电解质紊乱、累积高剂量蒽环类药物治疗)者(国外资料)。哺乳期妇女。

3. 用药注意事项 本药不刺激胃肠道蠕动,可能会掩盖进行性肠梗阻或胃扩张。

对其他选择性 5-羟色胺 3(5-HT3)受体拮抗药过敏者,也可能对本药过敏。

反复用药时,应检查肝功能、血常规及血生化指标。

苯甲醇:本药注射剂含苯甲醇,与新生儿喘息综合征有关。

稀释后的注射液在避光和室温条件下贮存不得超过 24 小时。

九、药物稳定性及贮藏条件

片:遮光、密封保存。

分散片:遮光、密封保存。

口腔崩解片:遮光、密封,干燥处保存。

胶囊:遮光、密封保存。

注射液:遮光、密封保存。

粉针剂:遮光、密封保存。

十、药物经济性评价

医保药品,非基本药物。

雷 莫 司 琼

一、药品名称

英文名 Ramosetron Hydrochloride

二、药品成分

盐酸雷莫司琼

三、剂型及规格

盐酸雷莫司琼口内崩解片 0.1mg
盐酸雷莫司琼注射液 2ml∶0.3mg
注射用盐酸雷莫司琼 0.3mg

四、适应证及相应的临床价值

NMPA 说明书适应证:用于防治抗恶性肿瘤治疗所引起的恶心、呕吐等消化道症状。

五、用法用量

成人抗恶性肿瘤治疗所引起的恶心、呕吐等消化道症状:①口服给药,每次 0.1mg,每日 1 次。于化疗药物给药前 1 小时服用,疗程不超过 5 日。必要时可根据年龄、症状酌情增减。②静脉注射,每次 0.3mg,每日 1 次。推荐在抗恶性肿瘤治疗前 15～30 分钟给药,可用常用注射液稀释后静脉注射。必要时可根据年龄、症状酌情增减。如疗效不明显,可追加相同剂量,但最大日剂量为 0.6mg。

六、特殊人群用药

1. 妊娠期 孕妇用药的安全性尚不明确。孕妇或可能妊娠的妇女,仅在利大于弊时方可使用。

2. 哺乳期 动物实验显示,本药可随乳汁排泄。哺乳期妇女用药应停止哺乳。

3. 其他人群

(1) 儿童:儿童用药的安全性尚不明确。

(2) 老年人:老年患者通常生理功能低下,应慎用。给药时需观察患者反应,如出现不良反应,应采取适当的处理或停药。

七、药理学

1. 药效学及作用机制　本药为 5-羟色胺 3(5-HT$_3$)受体拮抗药,可有效抑制化疗药物(如顺铂)诱发的呕吐。其作用机制为:顺铂等抗恶性肿瘤药物可使 5-HT 自消化道嗜铬细胞游离,与存在于消化道黏膜的迷走神经传入末梢中的 5-HT$_3$ 受体结合,进而刺激呕吐中枢,诱发呕吐。一般认为,本药是通过阻断此处的 5-HT$_3$ 受体而发挥止吐作用。

本药对外周 5-HT$_3$ 受体的抑制作用强于中枢 5-HT$_3$ 受体。动物实验表明,本药拮抗 5-HT$_3$ 受体作用较格拉司琼和昂丹司琼强;与 5-HT$_3$ 受体有高度亲和力(较昂丹司琼强 40 倍),而对多巴胺 D$_2$ 受体及 5-HT$_3$ 以外的受体无拮抗作用。本药对顺铂、多柔比星及丝裂霉素的抗肿瘤作用无影响。静脉注射本药 100μg/kg 对中枢神经系统、呼吸系统、循环系统、非自主神经系统、消化系统及泌尿系统均未见不良反应,也未见其代谢产物的不良反应。

2. 药代动力学　本药的血药峰浓度和曲线下面积(AUC)与给药量成正比,体内药物动态呈线性变化。本药吸收后迅速向各组织分布,以肾、肺、肝、肾上腺、胰等处浓度高。血浆蛋白结合率恒定,与其血药浓度无关。主要经肝代谢,在体内呈双相性消除,β 相半衰期为 4.33~5.78 小时。给药后 24 小时尿中原型药排泄率口服给药为 8%~13%,静脉给药为 16%~22%。尿中除原型药外,还有代谢产物去甲基物、氢氧化物及其结合物。动物实验表明,本药可随乳汁排泄,在乳汁中的浓度约为血药浓度的 5~23.3 倍;也可透过胎盘,但给药 24 小时后胎盘中无法检测本药。健康成人反复给药未见药物蓄积。

3. 药物不良反应

(1) 泌尿生殖系统:可见血尿素氮(BUN)升高、血肌酸酐升高。

(2) 神经系统:可见头痛、头痛、舌麻木感。

(3) 肝:可见谷丙转氨酶(GPT)升高、谷草转氨酶(GOT)升高、γ-谷氨酰转肽酶(γ-GTP)升高、胆红素升高。

(4) 胃肠道:可见腹泻、便秘、呃逆。

(5) 皮肤:可见皮肤发红、瘙痒、出疹。

(6) 过敏反应:可出现过敏样症状,表现为胸闷、呼吸困难、喘鸣、颜面潮红、发红、瘙痒、发绀、血压降低甚至休克等。

(7) 其他:可见发热。

4. 药物相互作用　尚不明确。

八、注意事项

1. 禁用　对本药有过敏史者。

2. 慎用　老年患者。

3. 用药注意事项

(1) 用药警示:本药仅限用于化疗药物(如顺铂)引起的恶心、呕吐。

(2) 不良反应的处理方法:出现较严重不良反应时应

停药。

(3) 制剂注意事项:口内崩解片:本药口内崩解片主要用于预防恶心、呕吐,对已出现恶心、呕吐等消化道症状的患者应使用本药注射剂。

(4) 给药方式说明:口服给药:本药崩解片在口腔内崩解,但不经口腔黏膜吸收,须用唾液咽下或以水送服。

可用 5% 或 10% 葡萄糖注射液或氯化钠注射液稀释本药注射剂。

九、药物稳定性及贮藏条件

口内崩解片:避光、密闭,室温保存。
注射液:避光,室温保存。
粉针剂:避光,密闭保存(不超过 30℃)。

十、药物经济性评价

非基本药物。

托 烷 司 琼

一、药品名称

英文名　Tropisetron

二、药品成分

盐酸托烷司琼

三、剂型及规格

盐酸托烷司琼片　5mg/片(以托烷司琼计)
盐酸托烷司琼胶囊　5mg/粒(以托烷司琼计)
盐酸托烷司琼口服溶液　10ml:5mg(以托烷司琼计)
注射用盐酸托烷司琼(以托烷司琼计)　(1)2mg;(2)5mg
盐酸托烷司琼注射液(以托烷司琼计)　(1)1ml:5mg;(2)2ml:2mg;(3)5ml:5mg
盐酸托烷司琼葡萄糖注射液　100ml(托烷司琼 5mg、葡萄糖 5g)
盐酸托烷司琼氯化钠注射液　100ml(托烷司琼 5mg、氯化钠 0.9g)

四、适应证及相应的临床价值

NMPA 说明书适应证:用于预防和治疗肿瘤化疗引起的恶心和呕吐。

用于治疗术后恶心和呕吐。

五、用法用量

1. 儿童

(1) 肿瘤化疗引起的恶心和呕吐:①口服给药,2 岁以上儿童,必须用药时,推荐剂量为每日 0.2mg/kg(最高可达每日 5mg)。疗程第 1 日,化疗前将本药溶于 100ml 常用注射液中静脉滴注或缓慢静脉注射;疗程第 2~6 日改为口服,将本药稀释于桔子汁或可乐中,晨起时(至少于早餐前 1 小时)立即服用。②静脉给药,同"口服给药"项。

（2）术后恶心和呕吐:静脉给药,推荐剂量为每日 0.1mg/kg,将本药溶于 100ml 常用注射液中快速静脉滴注,或溶于 5ml 生理盐水缓慢静脉注射。在麻醉诱导开始后,单次静脉给予本药 0.1mg/kg(最大剂量为 5mg)。

尚无 2 岁以下儿童用药经验。2 岁以上儿童应用本药预防肿瘤化疗引起的恶心呕吐,经验较丰富。但一般不推荐儿童使用本药。

2. 成人

（1）肿瘤化疗引起的恶心和呕吐:①口服给药,疗程第 1 日,在化疗前将本药 5mg 溶于 100ml 常用注射液中快速静脉滴注或缓慢静脉注射。疗程第 2~6 日改为口服,每次 5mg,每日 1 次,于早餐前至少 1 小时服用。②静脉给药,同"口服给药"项。

（2）术后恶心和呕吐:静脉给药,将本药 2mg 溶于 100ml 常用注射液中快速静脉滴注,或溶于 5ml 生理盐水缓慢静脉注射。

（3）其他疾病时剂量:①对司巴丁与异喹胍代谢不良者,此类患者用药后,可使本药消除半衰期延长,但使用推荐剂量时未见有本药引起毒性反应的报道,如采用共用 6 日的给药方案,则无须减量。②高血压患者:此类患者用药最大日剂量为 10mg。

六、特殊人群用药

1. 妊娠期 动物实验表明本药有潜在的胚胎毒性,虽未进行孕妇用药研究,但孕妇禁用。

2. 哺乳期 尚不明确本药是否随乳汁排泄,哺乳期妇女不应使用。若必须使用,用药期间不应哺乳。

3. 肾功能损害 使用每日 5mg 的给药方案,无须调整剂量。

4. 肝功能损害 使用每日 5mg 的给药方案,无须调整剂量。

5. 其他人群

（1）儿童

1）肿瘤化疗引起的恶心和呕吐:①口服给药,2 岁以上儿童,必须用药时,推荐剂量为每日 0.2mg/kg(最高可达每日 5mg)。疗程第 1 日,化疗前将本药溶于 100ml 常用注射液中静脉滴注或缓慢静脉注射;疗程第 2~6 日改为口服,将本药稀释于桔子汁或可乐中,晨起时(至少于早餐前 1 小时)立即服用。②静脉给药,同"口服给药"项。

2）术后恶心和呕吐:静脉给药,推荐剂量为每日 0.1mg/kg,将本药溶于 100ml 常用注射液中快速静脉滴注,或溶于 5ml 生理盐水缓慢静脉注射。在麻醉诱导开始后,单次静脉给予本药 0.1mg/kg(最大剂量为 5mg)。

尚无 2 岁以下儿童用药经验。2 岁以上儿童应用本药预防肿瘤化疗引起的恶心呕吐,经验较丰富。但一般不推荐儿童使用本药。

（2）老年人:本药在老年人中的药动学参数与年轻人无异。

七、药理学

1. 药效学及作用机制 本药为一种高效、高选择性 5-HT$_3$ 受体拮抗药,可选择性阻断周围神经元突触前膜中的 5-HT$_3$ 受体而抑制呕吐反射,还可直接阻断中枢 5-HT$_3$ 受体而抑制极后区迷走神经刺激。本药对其他受体如组胺 H$_1$ 和 H$_2$ 受体、多巴胺受体及 α$_1$、α$_2$、β$_1$ 和 β$_2$ 肾上腺素受体无亲和力。

2. 药代动力学 口服后自胃肠道吸收迅速且完全,其绝对生物利用度与给药剂量有关。每次 5mg 时,约为 60%;每次 45mg 时,几乎为 100%。口服 100mg 后,血药浓度达峰时间(T_{max})为 2~3.5 小时,血清峰浓度(C_{max})为 21.7~29μg/L;静脉注射时 C_{max} 为 82~84μg/L。作用可维持 24 小时。本药约 71% 以非特异的方式与血浆蛋白结合。成人表观分布容积(V_d)为 400~600L;儿童 V_d 较小,3~6 岁者约为 145L,7~15 岁者约为 265L。

本药吲哚环的 5、6 或 7 位羟化后,再与葡糖醛酸或硫酸结合,随后随尿或胆汁排出。本药的代谢与司巴丁及异喹胍(细胞色素 P450 2D6)有关,代谢物与 5-HT$_3$ 受体的亲和力极弱,无药理活性。

代谢正常者静脉给药后消除半衰期为 7.3 小时,口服给药后为 8.6 小时;代谢不良者,静脉给药后消除半衰期为 30 小时,口服给药后为 42 小时。代谢正常者,本药约 8% 以原型、70% 以代谢物随尿液排泄,15% 以代谢物形式随粪便排泄;代谢异常者尿中原型排出比例大于正常代谢者。代谢正常者,总体清除率为 1L/min,经肾清除约 10%;代谢不良者,总体清除率仅为 100~200ml/min,但肾清除率不变,这种清除率降低导致药物消除半衰期延长 4~5 倍,曲线下面积升高 5~7 倍,而 C_{max} 及 V_d 却与正常代谢者无显著差别。

儿童用药后,其绝对生物利用度及终末半衰期与健康成人志愿者相似。老年人药动学参数与年轻人无异。

3. 药物不良反应

（1）心血管系统:极少数患者可见一过性血压改变。高剂量用药偶可发生低血压,也有高血压的报道(尤其是原有高血压控制不良,且日剂量高于 5mg 的患者),但本药对血压的影响一般较轻,无须停药。有心跳停止的个案报道。

（2）免疫系统:①发生与药物过敏相似的一种综合征的个案报道,表现为斑疹、颈部淋巴结病、发热、关节痛、轻度低血压;②有 I 型变态反应的个案报道,表现为面部潮红、全身风疹、胸部压迫感、呼吸困难、急性支气管痉挛、低血压。

（3）神经系统:常见头痛、头晕、眩晕,有虚脱、晕厥的个案报道。还可出现嗜睡。罕见锥体外系反应,表现为激动、肌张力障碍、震颤、不自主的肌肉收缩、动眼神经危象。

（4）肝:有氨基转移酶一过性升高的报道。

（5）胃肠道:常见胃肠功能紊乱,如便秘、腹痛、腹泻。

（6）皮肤:偶见皮疹、瘙痒、荨麻疹等。

（7）其他:常见疲劳。

4. 药物相互作用

（1）氟哌啶醇、地塞米松:合用可提高本药疗效,降低不良反应。

（2）肝酶诱导药（如利福平、苯巴比妥）：合用可使本药的血药浓度降低。机制为合用可使本药的代谢加速。处理方式为，代谢正常者合用时需增加本药剂量。

（3）细胞色素 P450 抑制药（如西咪替丁）：合用对本药的血药浓度影响极微。处理方式为，合用时无须调整剂量。

（4）食物：进食时服用本药，可延缓本药的吸收，使绝对生物利用度增加（从 60% 升至 80%），但无相应的临床表现。

八、注意事项

1. 禁用　对本药及其他 5-羟色胺 3（5-HT$_3$）受体拮抗药过敏者。孕妇。

2. 慎用　心血管疾病（如心率或传导异常）患者。高血压患者。肝、肾功能不全者。

3. 用药注意事项

（1）用药警示：用药后驾驶或操纵机械须谨慎。

单用本药疗效不佳时，可合用地塞米松，不需增加本药剂量。

本药与抗心律失常药、β-肾上腺素受体拮抗药、可延长 Q-T 间期的药物合用需谨慎。

在任何化疗周期中，本药最多应用 6 日。

交叉过敏，本药与其他 5-HT 受体拮抗药之间可能存在交叉过敏。

（2）不良反应的处理方法：出现过敏反应，经抗过敏治疗后可好转。

（3）用药前后及用药时应当检查或监测：静脉给药时应监测血压和脉搏。重复给药时应监测肝功能和血生化。

（4）给药方式说明：静脉给药，静脉注射宜缓慢，应在 30 秒以上。

（5）注射液的配制：可用生理盐水、林格液、5% 葡萄糖注射液稀释本药注射剂。

九、药物稳定性及贮藏条件

片剂：密封，干燥处保存。
胶囊：遮光、密封，干燥处保存。
口服溶液：密封，凉暗处保存。
粉针剂：密封，阴凉处（不超过 20℃）保存。
注射液：密封保存。

十、药物经济性评价

医保药品，非基本药物。

帕洛诺司琼

一、药品名称

英文名　Palonosetron

二、药品成分

盐酸帕洛诺司琼

三、剂型及规格

盐酸帕洛诺司琼注射液　（1）1.5ml：75μg（以帕洛诺司琼计）；（2）5ml：250μg（以帕洛诺司琼计）

四、适应证及相应的临床价值

1. NMPA 说明书适应证　用于预防重度致吐化疗引起的急性恶心、呕吐。

用于预防中度致吐化疗引起的恶心、呕吐。

2. 其他临床应用参考　用于预防手术后 24 小时内的恶心和呕吐（FDA 批准适应证）。

五、用法用量

成人预防化疗引起的恶心、呕吐：静脉注射，化疗前约 30 分钟给予本药单剂 250μg，注射时间为 30 秒以上。因对本药频繁（每日连续或隔日交替）用药的安全性和有效性未评价，故不推荐 7 日内重复用药。

六、特殊人群用药

1. 妊娠期　动物实验中未观察到本药对胚胎-胎仔的发育有不良影响，但尚无孕妇用药的研究资料，故孕妇慎用本药。美国食品药品管理局（FDA）对本药的妊娠安全性分级为 B 级。

2. 哺乳期　尚不明确本药是否随乳汁排泄，故哺乳期妇女用药应权衡利弊。

3. 肾功能损害　肾功能损害者无须调整用药剂量。

4. 肝功能损害　肝功能损害者无须调整用药剂量。

5. 其他人群

（1）儿童：预防化疗引起的恶心、呕吐。静脉注射，1 个月至 17 岁儿童，化疗前约 30 分钟给予本药单剂 20μg/kg（最大剂量为 1.5mg），注射时间为 15 分钟。

1 个月以下婴儿用药的安全性和有效性尚不明确。

（2）老年人：老年患者与年轻患者用药的安全性和有效性无差别。

七、药理学

1. 药效学及作用机制　本药为亲和力较强的 5-HT$_3$ 受体选择性拮抗药，对其他受体无亲和力或亲和力较低。5-HT$_3$ 受体存在于延髓最后区的催吐化学感受区中央和外周迷走神经末梢，化疗药通过刺激小肠嗜铬细胞释放 5-HT，5-HT 再激活迷走传入神经的 5-HT$_3$ 受体，产生呕吐反射。

2. 药代动力学　健康志愿者和肿瘤患者经静脉给予本药后，平均血药峰浓度（C_{max}）和浓度-时间曲线下面积（$AUC_{0-\infty}$）在 0.3~90μg/kg 的剂量范围内均呈剂量相关性。肿瘤患者单剂量静脉给予本药 3μg/kg（或 210μg/70kg），C_{max} 为（5.6±5.5）ng/ml，平均 AUC 为（35.8±20.9）（ng·h）/ml。本药表观分布容积约为（8.3±2.5）L/kg，血浆蛋白结合率约为 62%，约 50% 的药物代谢为 N-去氧化帕洛诺司琼和 6-S-羟基帕洛诺司琼（与本药相比，此两种代谢产物拮抗 5-

HT₃ 受体的活性均小于 1%)。本药以细胞色素 P450（CYP）2D6 为主要代谢酶，其次为 CYP 3A 和 CYP 1A2，但 CYP 2D6 的快代谢者和慢代谢者的临床药代动力学参数无明显差异。单剂量静脉给予本药 10μg/kg，144 小时内 80% 的本药随尿液排泄，其中 40% 为原药。健康志愿者全身清除率为（160±35）ml/（h·kg），肾清除率为（66.5±18.2）ml/（h·kg），平均终末消除半衰期为 40 小时。

3. 药物不良反应

（1）心血管系统：间歇性心动过速、心动过缓、低血压、高血压、心肌缺血、期外收缩、窦性心动过速、窦性心律失常、室上性期外收缩、Q-T 间期延长、静脉变色、静脉扩张、心率减慢。

（2）代谢、内分泌系统：高钾血症、代谢性酸中毒、电解质紊乱、高血糖、尿糖。

（3）肌肉骨骼系统：关节痛。

（4）泌尿生殖系统：尿潴留。

（5）免疫系统：上市后罕有超敏反应（包括过敏反应、过敏性休克）的报道。

（6）神经系统：头痛、头晕、失眠、困倦、感觉异常。有强直性阵挛发作的个案报道。

（7）精神：情绪亢进、焦虑、欣快感。

（8）肝：一过性无症状的谷草转氨酶（GOT）升高、一过性无症状的谷丙转氨酶（GPT）升高、一过性无症状的胆红素升高。

（9）胃肠道：便秘、腹泻、腹痛、消化不良、口干、呃逆、胃肠胀气、食欲减退、食欲缺乏。

（10）皮肤：过敏性皮炎、皮疹。

（11）眼：眼刺激、弱视。

（12）耳：耳鸣。

（13）其他：疲乏、体弱、发热、潮热、全身间歇性颤抖、运动病、流感样症状。上市后罕有注射部位反应（烧灼感、硬结、不适及疼痛）的报道。

4. 药物相互作用

（1）阿扑吗啡：5-HT₃ 拮抗药与阿扑吗啡合用可加重低血压和意识障碍。处理方式为，禁止合用。

（2）顺铂、环磷酰胺、阿糖胞苷、阿霉素、丝裂霉素 C：本药不会抑制以上药物的抗肿瘤活性。

（3）甲氧氯普胺、地塞米松：本药与以上药物合用未发现明显的药代动力学影响。

八、注意事项

1. 禁用　对本药过敏者。

2. 慎用　Q-T 间期延长或有其风险因素（如低钾血症、低镁血症、先天性 Q-T 综合征）的患者。孕妇。

3. 用药注意事项

（1）用药警示：本药可与解痉药、抗胆碱能药合用。

本药与使用利尿药（可导致电解质异常）、可延长 Q-T 间期的药物（如抗心律失常药）或高剂量的蒽环类药合用应谨慎。

（2）国外专科用药信息参考：对精神状态的影响：本药可引起焦虑和头晕，较少引起欣快、失眠和镇静。

对精神障碍治疗的影响：本药与硫利达嗪、齐拉西酮合用可能会引起 Q-T 间期延长，合用应谨慎。

（3）护理注意事项：静脉给药前应评估患者有无选择性 5-HT₃ 受体抑制药过敏史。

（4）给药方式说明：静脉注射：使用本药前后均需以生理盐水冲洗注射管路。

九、药物稳定性及贮藏条件

注射液：避光、密闭保存。

十、药物经济性评价

非基本药物。

阿 扎 司 琼

一、药品名称

英文名　Azasetron

二、药品成分

盐酸阿扎司琼

三、剂型及规格

盐酸阿扎司琼片　10mg

盐酸阿扎司琼注射液　2ml∶10mg

盐酸阿扎司琼氯化钠注射液　（1）50ml（盐酸阿扎司琼 10mg、氯化钠 0.45g）（2）100ml（盐酸阿扎司琼 10mg、氯化钠 0.9g）

盐酸阿扎司琼葡萄糖注射液　100ml（盐酸阿扎司琼 10mg、葡萄糖 5g）

四、适应证及相应的临床价值

NMPA 说明书适应证：用于细胞毒类药物化疗引起的恶心、呕吐。

五、用法用量

成人：细胞毒类药物化疗引起的恶心、呕吐。①口服给药，每次 10mg，每日 1 次，于化疗前 60 分钟服用。对高度催吐的化疗药物引起的严重呕吐，可于化疗后 8~12 小时加服 5~10mg。②静脉给药，每次 10mg，每日 1 次，于化疗前 30 分钟缓慢静脉注射或静脉滴注。若上述剂量未达满意疗效，可继续静脉滴注 10mg。最大日剂量为 20mg。当每日 20mg 仍无法获得满意疗效时，应考虑采用其他药物治疗。

六、特殊人群用药

1. 妊娠期　动物实验表明，大鼠大剂量（约为临床剂量的 500 倍）使用本药后，胎仔胎盘重量降低，雄性胎仔肾重量增加，故孕妇使用应权衡利弊。

2. 哺乳期　动物实验表明，本药可随大鼠乳汁排泄，故哺乳期妇女慎用，若必须使用应停止哺乳。

3. 其他人群

（1）儿童：儿童用药的安全性尚不明确。

（2）老年人：高龄患者多见肾功能降低，用药后可出现头痛等不良反应和持续的高血药浓度。

七、药理学

1. 药效学及作用机制 本药为选择性 5-HT$_3$ 受体拮抗药，通过阻断腹部迷走神经向心性纤维上的 5-HT$_3$ 受体，可明显抑制抗肿瘤药引起的恶心及呕吐。对大鼠大脑皮质 5-HT$_3$ 受体的亲和性比甲氧氯普胺约强 410 倍，比昂丹司琼约强 2 倍，与格拉司琼基本相同。

2. 药代动力学 本药起效迅速且可持续约 24 小时。健康成人静脉注射本药 10mg 后，3 分钟时的血药浓度为 190.5ng/ml，分布半衰期为 0.13 小时，体外血浆蛋白结合率为 31.2%。主要随尿排泄，尿中原型药物、去甲基物、N-氧化物分别为给药量的 64.9%~66.8%、4.1%~6.4%、0.2%~0.3%，24 小时内有（64.3%±15%）的原型药物排出，消除半衰期为 4.3 小时。接受顺铂治疗的恶性肿瘤患者静脉注射本药 10mg 后，消除半衰期为（7.3±1.2）小时，较健康成人长。

遗传毒性：本药 Ames 试验和小鼠微核试验结果均为阴性，但体外培养细胞染色体畸变试验可见染色体结构异常。

生殖毒性：①雌性大鼠妊娠前及妊娠初期给药剂量达 60mg/kg，对母体生殖功能及胎仔发育无明显影响。②大鼠器官形成期静脉注射给药剂量达 100mg/kg，对母体、胎仔及新生鼠的发育和功能均无明显影响，但可出现胎盘重量降低，雄性新生鼠肾和肾上腺重量增加。③家兔静脉注射给药剂量达 0.3mg/kg，未见致畸作用，但可出现母体摄食量减少。给药剂量达 3.0mg/kg，可见胎仔发育轻度抑制。给药剂量达 30mg/kg，可见胎仔死亡率轻度增加。④大鼠围产期静脉注射给药剂量达 100mg/kg，对母体无明显影响，但可出现雄性仔鼠肝重量稍减轻。

3. 药物不良反应

（1）心血管系统：常见血管痛，可见心悸。

（2）肌肉骨骼系统：常见下肢抽搐，可见僵直。

（3）泌尿生殖系统：可见血尿素氮（BUN）升高。

（4）神经系统：可见头痛、头晕、眩晕、头重。

（5）精神：可见焦虑、烦躁感、易怒。

（6）肝：可见天冬氨酸氨基转移酶（GOT）升高、谷丙转氨酶（GPT）升高、γ-谷氨酰转肽酶（γ-GTP）升高、碱性磷酸酶（ALP）升高、乳酸脱氢酶（LDH）升高、总胆红素升高。

（7）胃肠道：可见口渴、便秘、腹部不适、腹泻、腹痛、呃逆。

（8）皮肤：常见皮疹、全身瘙痒、颜面潮红，可见颜面苍白、荨麻疹。

（9）过敏反应：有发生过敏性休克的报道（表现为胸闷、呼吸困难、眩晕、面部潮红、水肿、发绀、低血压等）。

（10）其他：常见发热、乏力，可见发冷、休克。

4. 药物相互作用 尚不明确。

八、注意事项

1. 禁用 对本药及其他 5-羟色胺（5-HT$_3$）受体拮抗药过敏者。胃肠道梗阻患者。

2. 慎用 肾功能异常者。哺乳期妇女。

3. 用药注意事项 不良反应的处理方法：若出现过敏性休克的症状应停药并给予适当处理。

高龄患者出现不良反应时应减量（如每次 5mg）。

九、药物稳定性及贮藏条件

片剂：遮光，密闭保存。

注射液：遮光，密闭，阴凉处（不超过 20℃）保存。

十、药物经济性评价

非基本药物。

阿 瑞 匹 坦

一、药品名称

英文名 Aprepitant

二、药品成分

阿瑞匹坦

三、剂型及规格

阿瑞匹坦胶囊 （1）80mg；（2）125mg
阿瑞匹坦干混悬剂 125mg

四、适应证及相应的临床价值

1. NMPA 说明书适应证 与其他止吐药联用于预防初次或重复进行高度致吐性癌症化疗（HEC）的急性或迟发性恶心和呕吐。

2. 其他临床应用参考 与其他止吐药联用于预防初次或重复进行中度致吐性癌症化疗（MEC）的恶心和呕吐（FDA 批准适应证）。

本药胶囊亦可用于预防术后恶心和呕吐（FDA 批准适应证）。

五、用法用量

成人预防 HEC 所致的恶心和呕吐，口服给药，与糖皮质激素、5-羟色胺 3（5-HT$_3$）受体拮抗药联用，具体方案如下。①本药胶囊：首日 125mg，于化疗前 1 小时给予；第 2~3 日，每次 80mg，每日 1 次，于早晨给予。②地塞米松：口服，首日 6mg，于化疗前 30 分钟给予；第 2~4 日，每次 3.75mg，每日 1 次，于早晨给予。③格拉司琼：静脉滴注，首日 3mg，于化疗前 30 分钟给予。

六、特殊人群用药

1. 妊娠期 尚无孕妇用药充分、严格的对照研究资料，但本药可通过大鼠和家兔胎盘屏障,故孕妇用药需权衡利弊。

2. 哺乳期 本药可随大鼠乳汁排泄,但尚不明确是否随人类乳汁排泄,哺乳期妇女应停止哺乳或停药。

3. 肾功能损害 重度肾功能不全(肌酐清除率<30ml/min)者和进行血液透析的终末期肾病(ESRD)患者均无须调整剂量。

4. 肝功能损害 轻度和中度肝功能不全(Child-Pugh 分数为 5~9)者无须调整剂量;尚无重度肝功能不全(Child-Pugh 分数>9)者的临床研究资料。

5. 其他人群

(1)儿童:本药用于预防 6 个月以下儿童 HEC 或 MEC 所致的恶心和呕吐的安全性和有效性尚不明确。

本药用于预防儿童术后恶心和呕吐的安全性和有效性尚不明确。

(2)老年人:65 岁及 65 岁以上老年患者与年轻患者用药的安全性和有效性相当。

七、药理学

1. 药效学及作用机制 本药为人类 P 物质及神经激肽 1(NK$_1$)受体的选择性高亲和力拮抗药,对其他治疗化疗引起恶心、呕吐和术后恶心、呕吐的作用靶点(5-HT$_3$ 受体、多巴胺受体和糖皮质激素受体)的亲和力低或无亲和力。

临床前研究显示,NK$_1$ 受体拮抗药可抑制细胞毒化疗药(如顺铂)引起的呕吐。动物和人类正电子发射断层成像(PET)研究显示,本药可通过血脑脊液屏障,与脑内 NK$_1$ 受体结合。动物和人类研究显示,本药可抑制顺铂引起的急性和迟发性呕吐,并增强 5-HT$_3$ 受体拮抗药(昂丹司琼)和糖皮质激素(地塞米松)的止吐活性。

2. 药代动力学 在临床剂量范围内,本药的药代动力学呈非线性。禁食状态下,单剂口服本药 40mg,平均血药峰浓度(C_{max})为 0.7μg/ml,达峰时间(T_{max})约为 3 小时,平均曲线下面积($AUC_{0-\infty}$)为 7.8μg·h/ml,绝对生物利用度尚未测定。本药口服剂量为 80~125mg 时,平均绝对生物利用度为 60%~65%。首日单次口服本药 125mg,第 2 日和第 3 日口服本药每次 80mg,每日 1 次,第 1 日和第 3 日的 C_{max} 分别为 1.6μg/ml 和 1.4μg/ml,T_{max} 约为 4 小时;第 1 日和第 3 日的 $AUC_{(0-24h)}$ 分别约为 19.6μg·h/ml 和 21.2μg·h/ml。本药血浆蛋白结合率高于 95%,可通过血脑脊液屏障,平均稳态表观分布容积约为 70L。

本药主要经肝代谢。体外试验表明,主要经 CYP 3A4 代谢,其次经 CYP 1A2、CYP 2C19 代谢,CYP 2D6、CYP 2C9 和 CYP 2E1 与本药的代谢无关。本药的代谢主要通过吗啉环和侧链上的氧化作用。健康年轻成人单次口服 ^{14}C 标记的本药 300mg,72 小时内原型药物约占血浆中放射活性的 24%,表明血浆中存在大量代谢产物(已发现 7 种代谢产物,仅有微弱活性)。主要通过代谢清除,原型药物不经肾排泄,血浆表观清除率为 62~90ml/min。表观终末半衰期为 9~13 小时。

老年患者首日单次口服本药 125mg,第 2~5 日口服本药每次 80mg,每日 1 次,与年轻患者相比,第 1 日和第 5 日 C_{max} 分别升高 10% 和 24%,$AUC_{(0-24h)}$ 分别升高 21% 和 36%,但不认为该影响具有临床意义。

口服给予 12~17 岁儿童本药胶囊 3 日疗法(125mg、80mg、80mg),化疗第 1 日平均平均 C_{max} 为 1.3μg·h/ml,T_{max} 约为 4 小时,$AUC_{(0-24h)}$ 为 17μg·h/ml,第 2 日和第 3 日结束时平均血药浓度均为 0.6μg/ml。给予 6 个月至 12 岁的儿童本药干混悬剂 3 日疗法(3mg/kg、2mg/kg、2mg/kg),化疗第 1 日平均 C_{max} 为 1.8(μg·h)/ml,T_{max} 约为 6 小时,平均 $AUC_{(0-24h)}$ 为 20.9(μg·h)/ml,第 2 日和第 3 日结束时平均血药浓度分别为 0.4μg/ml 和 0.5μg/ml。单剂口服本药 240mg,与肾功能正常(肌酐清除率>80mL/min)者相比,重度肾功能损害(肌酐清除率<30mL/min)患者的总阿瑞匹坦(包括与蛋白结合和游离的药物)的 C_{max} 降低 32%,$AUC_{(0-\infty)}$ 降低 21%,需血液透析的 ESRD 患者的总阿瑞匹坦的 C_{max} 降低 32%,$AUC_{(0-\infty)}$ 降低 42%。但由于在肾病患者体内阿瑞匹坦与蛋白结合适当减少,肾功能损害患者较肾功能正常患者相比,有药理活性的游离药物的 AUC 无显著改变。血液透析 4 或 48 小时对本药的药代动力学无显著影响。于化疗第 1 日口服给予本药 125mg,第 2、3 日口服给予本药每次 80mg,每日 1 次,轻度肝功能损害患者与健康受试者相比,$AUC_{(0-24h)}$ 第 1 日降低 11%,第 3 日降低 36%;中度肝功能损害患者与健康受试者相比,$AUC_{(0-24h)}$ 第 1 日升高 10%,第 3 日升高 18%,但不认为以上影响具有临床意义。尚无重度肝功能损害患者的临床药代动力学资料。

3. 药物不良反应

(1)心血管系统:①单用,低血压、心动过缓;②与地塞米松和昂丹司琼联用还可见,心悸。

(2)代谢、内分泌系统:①单用,低钾血症、高血糖症;②与地塞米松和昂丹司琼联用还可见,脱水、体重减轻、低钠血症。

(3)呼吸系统:①单用,发声障碍、气喘、缺氧、呼吸抑制、呼吸困难;②与地塞米松和昂丹司琼联用还可见,咽炎、咳嗽、口咽部疼痛、打喷嚏、咽喉刺激、鼻后滴漏。

(4)肌肉骨骼系统:与地塞米松和昂丹司琼联用,肌无力、肌肉痉挛、肌肉骨骼疼痛。

(5)泌尿生殖系统:与地塞米松和昂丹司琼联用,排尿困难、血肌酸酐升高、血尿、尿频、尿量增加、蛋白尿、血尿素升高。

(6)免疫系统:上市后有超敏反应的报道。

(7)神经系统:①单用,失眠、感觉障碍、感觉迟钝、晕厥;②与地塞米松和昂丹司琼联用还可见,定向障碍、眩晕、嗜睡、认知障碍、昏睡、头晕、头痛、周围神经病变。

(8)精神:与地塞米松和昂丹司琼联用可见,焦虑、欣快感。

(9)肝:①单用,血胆红素升高;②与地塞米松和昂丹司琼联用还可见,谷丙转氨酶(GPT)升高、谷草转氨酶(GOT)升高、碱性磷酸酶升高。

(10)胃肠道:①单用,肠鸣音异常、腹痛、便秘、消化不良、口干。有不完全性肠梗阻的个案报道。②与地塞米松和昂丹司琼联用还可见，口腔炎、十二指肠溃疡穿孔、中性粒细胞减少性结肠炎、恶心、腹泻、呕吐、胃炎、呃逆、食欲降低、味觉障碍、胃食管反流病、嗳气、肠胃胀气。

（11）血液：①单用，血容量减少、血白蛋白减少；②与地塞米松和昂丹司琼联用还可见，贫血、中性粒细胞减少（包括发热性中性粒细胞减少）、血红蛋白降低、血小板减少、白细胞减少。

（12）皮肤：①单用，荨麻疹；②与地塞米松和昂丹司琼联用还可见，痤疮、光敏反应、瘙痒、脂溢性皮炎、脱发、面部潮红、热潮红、皮疹、史-约综合征、多汗；③有血管神经性水肿的个案报道。上市后还有中毒性表皮坏死松解症的报道。

（13）眼：①单用，瞳孔缩小、视觉灵敏度下降；②与地塞米松和昂丹司琼联用还可见，结膜炎。

（14）耳：与地塞米松和昂丹司琼联用可见，耳鸣。

（15）其他：①单用，术后感染、手术出血、血肿、伤口裂开、体温过低；②与地塞米松和昂丹司琼联用还可见，水肿、葡萄球菌感染、胸部不适、步伐失调、念珠菌病（如口腔念珠菌病）、不适、虚弱、疲乏。

4. 药物相互作用

（1）强效细胞色素 P450（CYP）3A4 抑制药（如伊曲康唑、奈法唑酮、醋竹桃霉素、克拉霉素、奈非那韦、利托那韦）、中效 CYP 3A4 抑制药（如地尔硫草）：合用可使本药的暴露量显著增加，从而增加其不良反应发生的风险。处理方式为，避免合用。

（2）匹莫齐特：合用可使匹莫齐特的血药浓度升高，可能导致严重或致命的反应（如 Q-T 间期延长）。机制为本药可抑制 CYP 3A4 介导的匹莫齐特的代谢。处理方式为，禁止合用。

（3）经 CYP 3A4 代谢的化疗药物（如长春碱、长春新碱、异环磷酰胺、依托泊苷、长春瑞滨、紫杉醇、多西他赛）：合用可使此类化疗药物的暴露量增加，从而增加其不良反应发生的风险。机制为本药可抑制 CYP 3A4 介导的此类药物的代谢。处理方式为，与长春碱、长春新碱、异环磷酰胺合用时应监测其相关的不良反应；与依托泊苷、长春瑞滨、紫杉醇、多西他赛合用时无须调整剂量。

（4）地塞米松、甲泼尼龙：合用可使以上药物的暴露量增加。

本药可抑制 CYP 3A4 介导的以上药物的代谢。处理：使用本药 3 日疗法（125mg、80mg、80mg）时应减少以上药物的剂量（地塞米松口服剂量减少约 50%；甲泼尼龙静脉给药剂量减少约 25%、口服剂量减少约 50%）；单剂使用本药 40mg 时无须调整以上药物的剂量。

（5）经 CYP 3A4 代谢的苯二氮草类药（如咪达唑仑、三唑仑、阿普唑仑）：合用可使苯二氮草类药的暴露量增加，从而增加其不良反应发生的风险。机制为本药可抑制 CYP 3A4 介导的此类药物的代谢。处理方式为，使用本药 3 日疗法（125mg、80mg、80mg）时应监测苯二氮草类药的不良反应，且根据临床具体情况（如老年患者）和监测的程度，减少咪达唑仑静脉给药的剂量；单剂使用本药 40mg 时无须调整苯

二氮草类药的剂量。

（6）强效 CYP 3A4 诱导药（如利福平、卡马西平、苯妥英钠）：长期使用 CYP 3A4 诱导药者合用本药时，可使本药的暴露量显著减少，从而降低本药的疗效。处理方式为，避免合用。

（7）华法林（CYP 2C9 底物）：合用可使华法林的暴露量减少，延长凝血酶原时间。机制为本药可诱导 CYP 2C9 介导的华法林的代谢。处理方式为，长期使用华法林的患者，在使用本药后 2 周内（尤其是第 7～10 日）应密切监测凝血酶原时间。

（8）激素类避孕药：本药使用期间和停药后 28 日内使用激素类避孕药，可使后者的暴露量减少。处理方式为，育龄妇女使用本药期间和停药后 1 个月内，应选择其他避孕措施（如避孕套或杀精剂）或给予补救措施。

（9）5-HT$_3$ 受体拮抗药（如昂丹司琼、格拉司琼、多拉司琼）：合用对 5-HT$_3$ 受体拮抗药的暴露量无影响。处理方式为，合用时无须调整剂量。

（10）食物：与标准高脂肪早餐同服对本药胶囊的生物利用度不存在有临床意义的影响。处理方式为，本药可与或不与食物同服。

八、注意事项

1. 禁用 对本药过敏者。

2. 慎用 重度肝功能损害者（国外资料）。

3. 用药注意事项

（1）用药警示：不推荐本药长期用于预防恶心和呕吐。尚无本药用于治疗恶心、呕吐的研究资料。

（2）给药方式说明：口服给药，本药口服制剂可与或不与食物同服。本药胶囊应整粒吞服。本药混悬液的配制和使用，①将附带的混合杯装满水，用 5ml 注射器抽取水 4.6ml，丢弃混合杯剩余水后，再将 4.6ml 水注入混合杯，倒入本药干混悬剂 125mg，使其终浓度为 25mg/ml。如剂量为 1ml 或 1ml 以下，选用附带的 1ml 注射器抽吸取所需混悬液；如剂量为 1ml 以上，选用附带的 5ml 注射器抽取所需混悬液。将配制后的混悬液以注射器沿患者左侧或右侧口颊内缓慢喂服。②配制的混悬液于冷藏条件下（2～8℃）最多保存 72 小时，室温最多保存 3 小时。

九、药物稳定性及贮藏条件

胶囊：30℃ 以下保存。
干混悬剂：20～25℃（15～30℃）保存。

十、药物经济性评价

非基本药物。

香 菇 多 糖

一、药品名称

英文名 Lentinan

二、药品成分

香菇多糖

三、剂型及规格

香菇菌多糖片 （1）2.5mg；（2）10mg；（3）15mg

香菇多糖注射液 2ml：1mg

注射用香菇多糖 1mg

四、适应证及相应的临床价值

NMPA 说明书适应证：用于恶性肿瘤的辅助治疗；用于因自身免疫功能低下引起的多种疾病；用于慢性病毒性肝炎、保肝治疗。

五、用法用量

成人用法用量如下。

（1）恶性肿瘤的辅助治疗：①口服给药，每次 12.5mg，每日 2 次；或每日 20~40mg，餐后服用。②静脉注射，每次 2mg，每周 1 次；或每次 1mg，每周 2 次。可用 5%葡萄糖注射液 20ml 稀释后静脉注射。3 个月为一疗程。③静脉滴注，每次 2mg，每周 1 次；或每次 1mg，每周 2 次。可用 2ml 注射用水振摇溶解，加入 250ml 生理盐水或 5%葡萄糖注射液中静脉滴注。3 个月为一疗程。

（2）因自身免疫功能低下引起的多种疾病、慢性病毒性肝炎、保肝治疗：口服给药，每日 20~40mg，餐后服用。

六、特殊人群用药

1. 妊娠期 尚无孕妇用药的临床经验，孕妇慎用本药。

2. 哺乳期 尚无哺乳期妇女用药的临床经验，其安全性有待进一步研究。

3. 其他人群

（1）儿童：恶性肿瘤的辅助治疗、因自身免疫功能低下引起的多种疾病、慢性病毒性肝炎、保肝治疗。口服给药，剂量酌减，如每次 5~7.5mg，每日 2 次。尚无早产儿、新生儿、婴幼儿用药的临床经验，儿童需慎用本药。

（2）老年人：根据现有临床经验，本药可用于 75 岁以下患者。

七、药理学

1. 药效学及作用机制 本药为香菇子实体或菌丝体提取的多糖，为免疫增强药。本药不直接对肿瘤细胞产生细胞毒作用，而是通过激活宿主的防病机制，包括激活杀伤 T 细胞、巨噬细胞、自然杀伤细胞（NK）和抗体依赖性巨噬细胞的细胞毒作用（ADMC），以协同抗肿瘤及抗病毒，并使受抑制的辅助性 T 淋巴细胞恢复功能。此外，也可增加血中干扰素浓度从而协同发挥抗肿瘤作用。

本药可减轻肿瘤化疗药的毒性。临床上，常与替加氟、多柔比星、丝裂霉素等联用治疗不能手术或手术后复发的胃癌，与卡铂、依托泊苷（VP-16）并用治疗小细胞肺癌。

2. 药代动力学 本药静脉注射 5 分钟后，血药浓度先迅速降低，随后下降缓慢。在各脏器中均有分布，依次为肝、脾、肺、肾，几乎不通过胎盘。大部分随尿液排泄，少量随粪便排泄，不随乳汁排泄。肿瘤组织对本药无特异性的摄取。

遗传、生殖毒性与致癌性。

遗传毒性：本药致突变试验结果阴性。

生殖毒性：①雌性大鼠妊娠前给药剂量达 1.0mg/kg，未见异常。雄性大鼠给药剂量 0.01mg/kg，未见授精异常。但在 0.1mg/kg 和 1.0mg/kg 组可见轻至中度授精异常。②大鼠和兔器官形成期给药试验中，最大剂量分别为 5.0mg/kg 和 1.0mg/kg，未见致畸作用，但仔鼠断乳后体重略低。③大鼠围产期和哺乳期给药剂量达 5.0mg/kg，未见异常。

3. 药物不良反应

（1）心血管系统：偶见胸闷，停药后即可消失。还可见血压升高。

（2）呼吸系统：偶见咽喉狭窄感。

（3）神经系统：偶见头痛、头晕。

（4）胃肠道：偶见恶心、呕吐、食欲缺乏。

（5）血液：偶见红细胞减少、白细胞减少、血红蛋白减少。

（6）皮肤：偶见皮疹、发红、面部潮红。

（7）其他：偶见胸部压迫感、发热、多汗，罕见休克。

4. 药物相互作用 尚不明确。

八、注意事项

1. 禁用 对本药过敏者。

2. 慎用 本人或家族中易发生支气管哮喘、荨麻疹等过敏症状的特异性体质者；出血症患者；冠状动脉病患者（国外资料）；高血压患者（国外资料）；儿童；孕妇。

3. 用药注意事项

（1）用药警示：本药仅能提高低下的免疫功能，不能使正常免疫功能再增高。

本药疗效不与剂量成正比关系，仅在规定剂量范围内有效。剂量过大疗效反降低。

（2）不良反应的处理方法：出现皮疹、发红应停药。

出现口内异常感、畏寒、心律失常、血压下降、呼吸困难等休克表现时，应立即停药并给予适当处理。

出现胸部压迫感、咽喉狭窄感应密切观察，并减慢给药速度，可改静脉注射为静脉滴注或减慢滴注速度。

（3）用药前后及用药时应当检查或监测：用药期间应监测肝、肾功能，全血细胞计数。

九、药物稳定性及贮藏条件

片剂：密闭，阴凉（不超过 20℃）干燥处保存。

注射液：遮光，密闭保存。

粉针剂：密闭保存。

十、药物经济性评价

非基本药物。

右 雷 佐 生

一、药品名称

英文名 Dexrazoxane

二、药品成分

右丙亚胺

三、剂型及规格

注射用盐酸右雷佐生 （1）250mg（以右雷佐生计）；（2）500mg（以右雷佐生计）

四、适应证及相应的临床价值

1. NMPA 说明书适应证 用于接受多柔比星治疗累积量达 300mg/m²，且继续使用对女性转移性乳腺癌有利的患者，以减少多柔比星引起心脏毒性的发生率和严重程度。

2. 其他临床应用参考 用于治疗蒽环类药物静脉给药时的外漏（FDA 批准适应证）。

用于降低恶性肿瘤患者（除合并多柔比星持续治疗有效的转移性乳腺癌患者）发生多柔比星（累积剂量>300mg/m²）引起的心肌病的发生率和严重程度。

用于降低晚期乳腺癌患者持续使用表柔比星治疗引起的心肌病的发生率和严重程度。

五、用法用量

成人：减少多柔比星引起的心脏毒性的发生率和严重程度。①静脉注射，推荐剂量比为 10∶1（本药 500mg/m²∶多柔比星50mg/m²）。本药应缓慢静脉注射，30 分钟后方可给予多柔比星，不得在本药使用前给予多柔比星。②静脉滴注，快速静脉滴注，30 分钟内滴完，剂量同“静脉注射”项。

六、特殊人群用药

1. 妊娠期 孕妇用药应权衡利弊。美国食品药品管理局（FDA）对本药的妊娠安全性分级为 D 级。

2. 哺乳期 本药是否随人乳汁排泄尚不明确，哺乳期妇女用药时应停止哺乳。

3. 肾功能损害 中至重度肾损害（肌酐清除率<40ml/min）者剂量应减半（本药与表柔比星比例降至 5∶1）。

4. 肝功能损害 在高胆红素血症时，多柔比星应减量，且应成比例地降低本药的用量。

5. 其他人群

（1）儿童：儿童用药的安全性和有效性尚未建立。

（2）老年人：尚不明确。

七、药理学

1. 药效学及作用机制 本药为雷佐生（ICRF-159）的右旋异构体，是哌嗪乙二胺四乙酸的一种衍生物。尽管本药母体并非有效的螯合剂，但在细胞内水解成开环形式后具有螯合作用，能与铁及其他重金属及多柔比星复合物螯合，从而抑制自由基的产生，起到保护心肌细胞的作用。

其他研究资料提示，本药抑制 DNA 合成作用，在细胞分裂前期末和分裂中期之初时最强，因此可以作为烷化剂。本药可能还有抗转移作用，可能与其他细胞毒性药物产生协同作用。

2. 药代动力学 静脉给药后，本药曲线下面积为 0.25~1.70(mg·h)/ml，可进入胸水，在肾和肝药物浓度最高。总蛋白结合率低于 2%，本药分布半衰期为 3~30 分钟，分布容积为 22~22.4L/m²。代谢产物有 3 种，即一种二元酸二酰胺裂解产物，两种一元酸单胺环产物，但活性尚不明确。本药母体化合物消除半衰期为 2~4 小时。肾清除率为 3.35L/(h·m²)，肾排泄率为 40%~60%。本药总体清除率约为 290ml/min，能否随乳汁分泌尚不明确。仅少量随胆汁排泄。

遗传毒性：本药 Ames 试验显示阴性，但体外人淋巴细胞和体内小鼠骨髓红细胞（微核试验）均有致裂变作用。

生殖毒性：①连续 6 周给予大鼠本药剂量低至 1 周 30mg/kg（按体表面积计算，为人类推荐剂量的 1/3）和连续 13 周给予犬本药剂量低至 1 周 20mg/kg（按体表面积计算，约相当于人类推荐剂量），即可引起睾丸萎缩。②在器官形成期，给予妊娠大鼠本药剂量每日 2mg/kg（按体表面积计算，约相当于人类推荐剂量的 1/40）时，产生母鼠毒性；给予剂量每日 8mg/kg（按体表面积计算，约相当于人类推荐剂量的 1/10）时出现胚胎毒性和致畸作用，后者包括肛门闭锁、小眼及无眼畸形，且发育成熟子代的生殖能力减退。在器官形成期，给予妊娠兔本药剂量每日 5mg/kg（按体表面积计算，约相当于人类推荐剂量的 1/10）时产生母体毒性；给予剂量每日 20mg/kg（按体表面积计算，约相当于人类推荐剂量的 1/2）时出现胚胎毒性和致畸作用，表现为骨骼畸形（如短尾、肋骨及胸骨畸形）、软组织异常、胆囊和肺中叶发育不良。

致癌性：尚无本药致癌性的动物研究数据。

3. 药物不良反应

（1）心血管系统：静脉炎。

（2）代谢、内分泌系统：高三酰甘油血症、血清铁浓度升高、血清锌降低、血清钙降低，同时促进铁、锌和钙经尿排泄。

（3）泌尿生殖系统：血尿素氮（BUN）、肌酸酐异常。

（4）神经系统：神经毒性。

（5）肝：胆红素异常、碱性磷酸酶异常。还可出现肝酶升高。

（6）胃肠道：恶心、呕吐、畏食、吞咽困难、食管炎、胃炎、腹泻。还有血清淀粉酶升高的报道，但随后出现胰腺炎的可能性较小。

（7）血液：败血症、粒细胞减少、血小板减少。还可出现白细胞减少、凝血障碍、贫血。

（8）皮肤：脱发、红斑、荨麻疹、皮肤反应。还有皮肤及皮下坏死和脂膜炎的报道。

（9）过敏反应：有引起过敏反应的个案报道。

（10）其他：疲劳、发热、感染、出血、注射部位疼痛，长期口服本药消旋混合物的患者可发生继发性恶性肿瘤(主要为急性非淋巴细胞白血病)。

4. 药物相互作用　其他化疗药物:本药可增加化疗药物引起的骨髓抑制。

八、注意事项

1. 禁用　尚不明确。

2. 慎用　同时使用其他骨髓抑制药的患者(国外资料)。

3. 用药注意事项

(1) 用药警示:对多柔比星累积剂量达 300mg/m² 的患者,即使使用本药,也应密切监测心脏毒性。

本药不可用于非蒽环霉素类药物引起的心脏毒性。

刚开始使用多柔比星者不推荐使用本药。

若本药接触到皮肤和黏膜,应立即用肥皂和水彻底清洗。

开始使用本药时就与 FAC 方案(氟尿嘧啶、多柔比星和环磷酰胺)合用,可影响抗肿瘤效果,故不推荐此方案。

(2) 用药前后及用药时应当检查或监测:血常规、肝功能。

定期监测血清铁、锌浓度。

(3) 注射液的配制:静脉注射液:用 0.167mol/L 乳酸钠注射液 25ml 将本药配制为 10mg/ml 的溶液。

静脉滴注液:用 0.167mol/L 乳酸钠 25ml 将本药配制为 10mg/ml 的溶液,再用 0.9%氯化钠或 5%葡萄糖注射液进一步稀释为 1.3～5.0mg/ml 的溶液。稀释后的溶液在室温 15～30℃或冷藏 2～8℃条件下只能保存 6 小时。

九、药物稳定性及贮藏条件

粉针剂:遮光、密闭,低温(2～8℃)保存。

十、药物经济性评价

非基本药物。

帕米膦酸二钠

一、药品名称

英文名　Pamidronate Disodium

二、药品成分

帕米膦酸二钠

三、剂型及规格

注射用帕米膦酸二钠(以无水物计)　(1)15mg;(2)30mg;(3)60mg

帕米膦酸二钠注射液(以无水物计)　(1)5ml:15mg;(2)10ml:30mg;(3)10ml:60mg

帕米膦酸二钠葡萄糖注射液 250ml(无水帕米膦酸二钠 30mg、葡萄糖 12.5g)

四、适应证及相应的临床价值

1. NMPA 说明书适应证　用于恶性肿瘤并发的高钙血症。用于溶骨性癌转移引起的骨痛。

2. 其他临床应用参考　用于中至重度 Paget 病(FDA批准适应证)。

用于多发性骨髓瘤。

用于治疗成骨不全。

用于预防前列腺癌去雄激素治疗相关的骨质流失。

五、用法用量

成人骨癌转移性疼痛:静脉滴注,每次 30～90mg,每 4 周 1 次;或每次 90mg,每 3 周 1 次。稀释后缓慢静脉滴注,药液浓度不得超过 90mg/500ml,滴注速度每小时不得高于 30mg。

六、特殊人群用药

1. 妊娠期　尚无临床经验支持本药可用于孕妇。孕妇禁用。美国食品药品管理局(FDA)对本药的妊娠安全性分级为 D 级。

2. 哺乳期　动物实验证实本药可随乳汁分泌,哺乳期妇女禁用。

3. 肾功能损害　轻至中度肾功能不全(肌酐清除率为 30～90ml/min)者无须调整剂量,但滴注速度不能超过 90mg/4 小时。严重肾功能不全(肌酐清除率<30ml/min)者不推荐使用本药。

4. 肝功能损害　轻至中度肝功能不全患者无须调整剂量。

5. 其他人群

(1) 儿童:本药可能影响骨骼生长,一般不用于儿童。

(2) 老年人:老年患者适当减量。

七、药理学

1. 药效学及作用机制　本药为第二代双膦酸类药物,与骨骼羟磷灰石有高度亲和性,能够抑制羟磷灰石的溶解和破骨细胞的活性。本药可进入羟磷灰石晶体中,当破骨细胞溶解晶体时,药物就会释放出来,起到抑制破骨细胞活性的作用;还可通过成骨细胞间接抑制骨吸收。本药对骨矿化无不良影响。

2. 药代动力学　本药经静脉滴注给药后,2～3 小时即可达到稳定的血药浓度。主要分布在骨骼、肝、脾和气管软骨中,与骨的结合率为 50%,在骨中的半衰期为 300 日。本药蛋白结合率为 54%,在血浆中被迅速清除,半衰期为 0.8～2 小时。药物在体内不被代谢,给药后 72 小时 20%～55%以原型从尿中排出。尿的排泄显示双相处置动力学特点,α 和 β 半衰期分别为 1.6 小时和 27 小时。

生殖毒性:大鼠和兔的实验证实静脉注射给予本药相当于人类单次静脉注射最高推荐剂量的 0.6～8.3 倍的剂量时,可引起母体毒性,并对胚胎(胎仔)有影响。在大鼠中本药可通过胎盘屏障,且大鼠和兔的实验均表明本药对母体和胚胎(胎仔)有非致畸性显著影响。

3. 药物不良反应

(1) 心血管系统:常见(1%~10%)高血压。不常见(0.1%~1%)低血压。非常少见(<0.01%)左心室衰竭(呼吸困难、肺水肿)、摄入液量过多所致充血性心力衰竭(水肿)。还可出现心动过速。

(2) 代谢、内分泌系统:非常常见(>10%)低钙血症、低磷血症。常见低钾血症、低镁血症、血清肌酸酐升高。非常少见高钾血症、高钠血症。还可出现液体潴留或甲状腺功能减退。

(3) 呼吸系统:罕见呼吸困难。

(4) 肌肉骨骼系统:接受包括双膦酸盐在内治疗的癌症患者曾有报道出现下颌骨坏死,但较多这类患者亦同时接受化疗和皮质激素治疗。此类患者大部分伴有牙科操作,如拔牙术。多数患者既往亦有包括骨髓炎在内的局部感染症状。

(5) 泌尿生殖系统:不常见急性肾衰竭、血清尿素升高。少见(0.01%~0.1%)局灶性节段性肾小球硬化症包括塌陷变异、盘式综合征。非常少见原有肾疾病进一步加重、血尿。少数患者还可出现尿路感染。

(6) 免疫系统:不常见变态反应包括过敏反应、支气管痉挛、呼吸困难、血管神经性水肿。非常少见过敏性休克。

(7) 神经系统:常见有症状的低钙血症(周围神经感觉异常、抽搐)、头痛、失眠、嗜睡。不常见癫痫发作、易激惹、头晕、昏睡。非常少见意识障碍、幻觉。还可出现晕厥。

(8) 肝:不常见肝功能检查异常。

(9) 胃肠道:常见恶心、呕吐、食欲缺乏、腹痛、腹泻、便秘、胃炎。不常见消化不良。

(10) 血液:常见贫血、血小板减少、淋巴细胞减少。非常少见白细胞减少。少数患者还可出现血小板减少性紫癜。

(11) 皮肤:常见皮疹。不常见瘙痒。非常少见单纯疱疹和带状疱疹复发。

(12) 眼:常见结膜炎。不常见葡萄膜炎(虹膜炎、虹膜睫状体炎)。非常少见巩膜炎、巩膜外层炎、黄视症。还可出现眼色素层炎。

(13) 其他:非常常见发热和类流感样症状(有时合并全身不适、寒战、疲劳及面部发红)。常见注射部位反应(疼痛、红、肿、硬结、静脉炎)。少数患者有胸闷、胸痛、乏力等症状。

4. 药物相互作用

(1) 降钙素:合用治疗严重高钙血症患者时可产生协同作用,使血清钙降低更为迅速。

(2) 肾毒性药物(如沙利度胺):合用发生肾功能恶化的风险增加。处理:合用应谨慎。

(3) 抗酸药、导泻药:合用可影响本药吸收。机制:以上药物常含钙、镁或铁等金属离子。

(4) 氨基糖苷类药物:合用可诱发低钙血症。

(5) 食物(尤其是牛奶等高钙食品):合用可降低本药吸收率。

八、注意事项

1. 禁用　对本药及其他双膦酸盐过敏者;孕妇;哺乳期妇女。

2. 慎用　肾功能损害者;有甲状腺手术史者(国外资料)。

3. 用药注意事项

(1) 用药警示:若患者伴有出现下颌骨坏死的危险因素(如癌症、接受化疗或皮质激素、口腔卫生不良),在接受双膦酸盐治疗前应考虑进行牙科检查。患者应尽可能避免损伤性牙科操作。对于正在接受双膦酸盐治疗且已出现下颌骨坏死的患者,牙科手术可加重病情。对于需要接受牙科操作的患者,目前尚无资料支持停止双膦酸盐治疗可降低下颌骨坏死的风险。

本药不能与其他双膦酸类药物合用。

本药可与骨结合,干扰骨放射性核素扫描。

本药可能导致严重的肌肉骨骼疼痛,原因不明。

(2) 不良反应的处理方法:如出现明显的低钙血症,应静脉滴注葡萄糖酸钙治疗。

用药前后及用药时应当检查或监测。

用药过程中,应监测血清及尿中钙、磷、镁、钾及肌酸酐等。

(3) 其他注意事项:用于治疗高钙血症时,应同时注意补充生理盐水,以保持每日尿量在 2L 以上;同时限制钙剂及维生素 D(包括阿法骨化醇、骨化三醇)的摄入。

国外资料提示,因本药有导致肾功能显著下降(可能进展为肾衰竭)的风险,故单次静脉给药剂量不得超过 90mg。

九、药物稳定性及贮藏条件

粉针剂:遮光、密闭,在阴凉(不超过 20℃)处保存。
注射液:遮光、密闭保存。

十、药物经济性评价

医保药品,非基本药物。

氯膦酸二钠

一、药品名称

1. 英文名　Clodronate Disodium
2. 化学名　二氯亚甲基二磷酸二钠四水合物

二、药品成分

氯膦酸二钠四水合物

三、剂型及规格

氯膦酸二钠片(以无水物计)　(1)0.2g;(2)0.4g;(3)0.8g

氯膦酸二钠胶囊(以无水物计)　(1)0.3g;(2)0.4g;(3)0.6g

氯膦酸二钠注射液　5ml:0.3g

注射用氯膦酸二钠　0.3g

四、适应证及相应的临床价值

NMPA 说明书适应证:用于预防或推迟恶性肿瘤溶骨性骨转移,减轻或消除溶骨性癌转移引起的骨痛。

用于治疗因恶性肿瘤引起的高钙血症。

用于治疗骨质疏松症。

用于 Paget 病。

五、用法用量

成人用法用量如下。

(1) 恶性肿瘤:口服给药,每日 2.4g,分 2~3 次口服;血钙正常者可减为每日 1.6g;若伴有高钙血症者,可增加至每日 3.2g。

(2) 高钙血症:①口服给药,起始剂量为每日 2.4g 或 3.2g,随后依据患者反应逐渐调整剂量至每日 1.6g,用以维持正常的血钙浓度。②静脉滴注,每日 0.3g,连用数日(通常 5 日以内);或单次给药 1.5g,滴注 4 小时。仅作为短期治疗,血钙正常后改为口服给药。

(3) 骨质疏松症:口服给药。①早期或未发生骨痛者,每日 0.4g,连用 3 个月为一疗程,必要时可重复疗程。②严重或已发生骨痛者,每日 1.6g,分 2 次服用。

(4) Paget 病:①口服给药,每日 0.8~1.6g,连用 1~6 个月;②静脉滴注,每日 0.3g,滴注时间 3 小时以上,共用 5 日,以后改为口服给药。

六、特殊人群用药

1. 妊娠期　动物实验证实本药可通过胎盘,但不清楚能否进入人类胎儿体内,故孕妇不宜使用。

2. 哺乳期　尚不清楚本药是否随乳汁排泄,故哺乳期妇女用药期间应停止哺乳。

3. 肾功能损害　①口服给药:轻度肾功能不全(肌酐清除率 50~80ml/min)者,每日 1.6g(无须调整)。中度肾功能不全(肌酐清除率 50~80ml/min)者,每日 1.2g。重度肾功能不全(肌酐清除率<30ml/min)者,每日 0.8g。②静脉滴注:肌酐清除率 50~80ml/min 者,应减量 25%。肌酐清除率为 12~50ml/min 者,应减量 25%~50%。肌酐清除率小于 12ml/min 者,应减量 50%。

4. 其他人群

(1) 儿童:儿童长期用药可能影响骨代谢,应慎用。

(2) 老年人:老年患者无须调整剂量。

七、药理学

1. 药物不良反应

(1) 代谢、内分泌系统:常见(1%~10%)无症状性低血钙,罕见(0.01%~0.1%)有症状性低血钙、血清甲状旁腺素(PTH)水平升高(与血清钙水平降低有关)。

(2) 呼吸系统:对阿司匹林过敏的哮喘患者可发生呼吸功能损害,过敏反应表现为呼吸系统症状。

(3) 肌肉骨骼系统:有颌骨坏死的报道,极少有严重的骨髓、关节和/或肌肉疼痛的报道,长期和大剂量用药,可能引起骨钙丢失而发生病理性骨折。

(4) 泌尿生殖系统:可见肾功能损害(血清肌酸酐升高和蛋白尿)和重度肾损害。

(5) 神经系统:少数患者可出现眩晕,但可随着治疗的继续而消失。

(6) 肝:常见在正常范围内的氨基转移酶升高,罕见超过正常范围两倍的氨基转移酶升高,不伴有肝功能损害。有肝转移和骨转移的患者,血清碱性磷酸酶水平可升高。

(7) 胃肠道:常见腹泻、恶心、呕吐。

(8) 皮肤:罕见过敏性皮肤反应。

(9) 其他:少数患者可出现疲劳,但可随着治疗的继续而消失。

2. 药物相互作用

(1) 氨基糖苷类药物:合用有增加低钙血症的危险。处理方式为,合用应谨慎。

(2) 非甾体抗炎药:合用可增加肾功能不全的危险。

(3) 雌莫司汀磷酸钠:本药可使雌莫司汀磷酸钠血浆浓度升高达 80%。

(4) 含二价阳离子的药物(如抗酸药、铁剂等):合用将使本药的生物利用度显著降低。机制为形成难溶性复合物。

(5) 钙剂:合用可影响本药的吸收,降低疗效。处理方式为,用药期间如需要补充钙剂,应分开给药,餐前 1 小时服用本药,进餐时服用钙剂。

(6) 含二价阳离子的食物(如牛奶等):此类食物可使本药的生物利用度显著降低。

八、注意事项

1. 禁用　对本药或其他二膦酸盐类过敏者。骨软化症患者。

2. 慎用　肾功能不全者;儿童。

3. 用药注意事项

(1) 用药警示:高钙血症伴脱水的患者,静脉滴注前应纠正水电解质紊乱。

用药期间应保持适量的液体摄入,尤其是静脉给药以及有高钙血症或肾衰竭的患者。

本药不能与其他双膦酸盐合用。

在伴有危险因素(如癌症,化疗,放疗,糖皮质激素治疗,牙齿卫生状况较差)的患者中使用二膦酸盐治疗前应考虑预防性牙科学,在这些患者中进行二膦酸治疗时应该避免有创性牙科操作。

(2) 用药前后及用药时应当检查或监测:用药期间应监测血常规、血钙及肝、肾功能。

(3) 给药方式说明

1) 口服给药:①本药口服制剂日剂量为 1.6g 时应单次用药;若日剂量高于 1.6g,超过 1.6g 的部分应作为第 2 剂量。②应于餐前 1 小时空腹服用,每日 2 次用药时,应按上述方法服用第 1 个剂量。第 2 个剂量应在两餐之间服用,时间应安排在进食、饮水(白水除外)或口服其他任何药物 2 小时之后、1 小时之前。③任何情况下不能将氯膦酸盐与含有钙或其他二价阳离子的牛奶、食物或药物同服,因同服会减少氯膦酸盐的吸收。

2）静脉给药:本药不宜静脉注射。静脉滴注时,稀释于生理盐水或5%葡萄糖注射液500ml中,剂量为0.3g时的滴注时间至少为2小时,剂量为1.5g时的滴注时间为4小时。

九、药物稳定性及贮藏条件

片剂:遮光,密封保存。

胶囊:25℃以下保存。

注射液:30℃以下保存,勿冷冻。

粉针剂:密封保存。

十、药物经济性评价

医保药品,非基本药物。

伊班膦酸

一、药品名称

1. 英文名　Ibandronate
2. 化学名　1-羟基-3-(N-甲基-戊胺基)-亚丙基二膦酸

二、药品成分

伊班膦酸钠

三、剂型及规格

伊班膦酸钠片(以伊班膦酸计)　150mg

伊班膦酸钠注射液(以伊班膦酸计)　(1)1ml:1mg;(2)2ml:2mg;(3)3ml:3mg;(4)6ml:6mg

四、适应证及相应的临床价值

1. NMPA说明书适应证　用于治疗伴或不伴骨转移的恶性肿瘤引起的高钙血症。

用于治疗恶性肿瘤溶骨性骨转移导致的骨痛。

用于治疗绝经后妇女骨质疏松症。

2. 其他临床应用参考　于预防绝经后妇女骨质疏松症(FDA批准适应证)。

五、用法用量

成人用法用量如下。

(1) 伴或不伴骨转移的恶性肿瘤引起的高钙血症:静脉滴注,根据高钙血症的严重程度决定用药剂量。中度高钙血症(经白蛋白纠正的血钙浓度<3mmol/L或12mg/dl)患者,单剂2mg;重度高钙血症(经白蛋白纠正的血钙浓度≥3mmol/L或12mg/dl)患者,单剂4mg。将本药稀释于不含钙离子的0.9%氯化钠注射液或5%葡萄糖注射液500ml中缓慢滴注,滴注时间不少于2小时。本药通常仅单剂给药,血钙浓度可于7日内降至正常范围,对复发或疗效不理想的患者可考虑再次给药。给药2~4mg的患者,复发(经白蛋白纠正的血钙水平再次升高至3mmol/L以上)的

平均日数为18~19日。给药达6mg的患者,复发的平均日数为26日。

经白蛋白纠正的血钙浓度计算公式:

经白蛋白纠正的血钙浓度(mmol/L)=血钙浓度(mmol/L)-[0.02×白蛋白(g/L)]+0.8

经白蛋白纠正的血钙浓度(mg/dl)=血钙浓度(mg/dl)+0.8×[4-白蛋白(g/dl)]

(2) 恶性肿瘤溶骨性骨转移导致的骨痛:静脉滴注,推荐剂量为每次4mg,每3~4周1次。将本药4mg稀释于不含钙离子的0.9%氯化钠注射液或5%葡萄糖注射液500ml中缓慢滴注,滴注时间不少于2小时。

(3) 绝经后妇女骨质疏松症:静脉滴注,推荐剂量为每次2mg,每3个月1次。将本药2mg稀释于不含钙离子的0.9%氯化钠注射液或5%葡萄糖注射液250ml中缓慢滴注,滴注时间不少于2小时。

六、特殊人群用药

1. 妊娠期　尚无孕妇用药充分、严格的对照研究资料,但双膦酸盐类药可引起动物胎仔损害,故孕妇禁用本药。美国食品药品管理局(FDA)对本药的妊娠安全性分级为C级。

2. 哺乳期　本药是否随人类乳汁排泄尚不明确,但静脉给予大鼠本药2~24小时后,乳汁中的浓度为血药浓度的1.5倍,故哺乳期妇女禁用本药。

3. 肾功能损害　肝功能损害者无须调整剂量。

4. 其他人群

(1) 儿童:儿童用药的安全性和有效性尚不明确,应禁用本药。

(2) 老年人:尚未观察到老年患者与年轻患者用药的安全性和有效性存在差异,但不排除部分老年患者对本药具有更高的敏感性。

七、药理学

1. 药效学及作用机制　本药为含氮的双膦酸盐化合物,主要作用于骨组织,可特异性地与骨内羟磷灰石结合,通过抑制破骨细胞的活性而抑制骨吸收和降低骨转换速率。在绝经后妇女骨质疏松症患者中,静脉给予本药0.5~3mg可使已升高的骨转换速率降低至正常水平,并使骨量增加。在恶性肿瘤骨转移患者中,静脉滴注本药2~6mg可有效抑制骨吸收,预防与治疗骨转移骨相关事件(如高钙血症、病理性骨折、骨痛)。动物实验表明,当本药剂量远高于药理学有效剂量时,对骨矿化过程无影响。

2. 药代动力学　本药口服后经上消化道吸收。口服剂量不超过50mg时,血药浓度呈线性升高;口服剂量超过50mg时,血药浓度呈非线性升高。健康绝经后妇女在空腹状态下口服本药,达峰时间中值为1小时(范围为0.5~2小时)。口服本药2.5mg后的平均绝对生物利用度约为0.6%。静脉注射本药2~6mg后,曲线下面积(AUC)随剂量增加而增加。

本药静脉给药或口服吸收后,迅速与骨结合或随尿排

泄。表观分布容积至少为 90L,从血液至骨组织的药量占血液循环药量的 40%~50%。在一项研究中,本药血药浓度为 2~10ng/ml 时的血浆蛋白结合率为 90.9%~99.5%;在另一项研究中,本药血药浓度为 0.5~10ng/ml 时的血浆蛋白结合率约为 85.7%。尚无证据表明本药在体内代谢。未被骨吸收的本药以原型经肾排泄(占静脉给药量或口服吸收量的 50%~60%),口服后未吸收入血的药物以原型随粪便排泄。本药血浆消除呈多相性,药物与骨结合和经肾排泄后,浓度迅速降低,在静脉注射 3 小时内或口服给药 8 小时内降至血药峰浓度(C_{max})的 10%;由骨骼再次入血消除速度减慢。总清除率为 84~160ml/min。肾清除率(健康绝经后妇女约为 60ml/min)约占总清除率的 50%~60%,并与 Ccr 有关。总清除率和肾清除率的差值被认为是骨骼吸收的量。肿瘤骨转移患者使用本药,每 4 周 1 次,连用 48 周,未观察到蓄积性。静脉给药终末半衰期为 10~60 小时;健康绝经期妇女口服本药 150mg 后,终末半衰期为 37~157 小时。

肾清除率与 Ccr 呈线性相关性。单次静脉滴注本药 0.5mg,Ccr 为 40~70ml/min 者的暴露量较 Ccr 大于 90ml/min 者增加 55%,Ccr 小于 30ml/min 者的暴露量较健康受试者增加 2 倍以上。单次静脉滴注本药 6mg(滴注时间为 15 分钟),与健康受试者相比,轻、中度肾功能损害者的平均 AUC_{0-24h} 分别增加 14% 和 86%;轻度肾功能损害者平均 C_{max} 未升高,中度肾功能损害者 C_{max} 升高 12%。因本药不经肝代谢,故缺乏相应的药代动力学研究。

遗传毒性:在伴或不伴代谢活化的情况下,本药在体外 Ames 试验(鼠沙门氏菌和大肠埃希菌)、中国仓鼠 V79 细胞致突变试验和人外周血淋巴细胞染色体致畸变试验中,均未表现出致突变性或致染色体断裂性。小鼠体内微核试验显示本药无破坏染色体的作用。

生殖毒性:①于交配前 14 日至妊娠期口饲给予雌性大鼠本药每日 16mg/kg[以 AUC 计,相当于人类口服日剂量 2.5mg 的 45 倍;或相当于人类推荐口服剂量 150mg(一个月 1 次)的 13 倍],观察到生育力下降、黄体数减少、着床位点减少。②于交配前 14 日至哺乳期口饲给予雌性大鼠本药每日 1mg/kg、4mg/kg、16mg/kg[以 AUC 计,大于或等于人类口服日剂量 2.5mg 的 3 倍;大于或等于人类推荐口服剂量 150mg(一个月 1 次)的 1 倍],所有剂量组均观察到母体在分娩时死亡。每日 16mg/kg[以 AUC 计,相当于人类口服日剂量 2.5mg 的 45 倍;或相当于人类推荐口服剂量 150mg(一个月 1 次)的 13 倍]剂量组观察到围产期胎仔死亡,这可能与母体难产有关。③于妊娠期口饲给予大鼠本药每日 6mg/kg、20mg/kg、60mg/kg[以 AUC 计,大于或等于人类口服日剂量 2.5mg 的 16 倍;大于或等于人类推荐口服剂量 150mg(一个月 1 次)的 4.6 倍],钙补充(于妊娠 18 日至分娩皮下注射给予每日 32mg/kg)并未完全阻止难产和围产期死亡。④于交配前 14 日至哺乳期或妊娠期给予大鼠本药,仅在可导致母体难产及围产期死亡的剂量下观察到胚胎着床后丢失(发生率低)。⑤于妊娠第 17 日至哺乳第 21 日口饲给予大鼠本药每日 1mg/kg、5mg/kg、20mg/kg[以 AUC 计,与人类口服日剂量 2.5mg 相当;大于或

等于人类推荐口服剂量 150mg(一个月 1 次)的 4 倍]剂量组观察到母体毒性(包括难产、死亡)、胎仔围产期和产后死亡。⑥于器官形成期口饲给予大鼠本药大于或等于每日 10mg/kg[以 AUC 计,大于或等于人类口服日剂量 2.5mg 的 30 倍;大于或等于人类推荐口服剂量 150mg(一个月 1 次)的 9 倍],观察到胎仔肾盂输尿管(RPU)综合征发生率升高。⑦于交配前 14 日至哺乳期给予大鼠本药每日 16mg/kg[以 AUC 计,相当于人类口服日剂量 2.5mg 的 45 倍;或相当于人类推荐口服剂量 150mg(一个月 1 次)的 13 倍],观察到神经肌肉发育受损。⑧于妊娠期口饲给予家兔本药每日 1mg/kg、4mg/kg、20mg/kg[以 mg/m² 计,大于或等于人类口服日剂量 2.5mg 的 8 倍;大于或等于人类推荐口服剂量 150mg(一个月 1 次)的 4 倍],所有剂量组均观察到剂量相关的分娩前母体死亡(与肺水肿和出血有关),但未观察到显著的胎仔畸形。

致癌性:①在一项为期 104 周的致癌性研究中,灌胃给予 Wistar 大鼠本药每日 3mg/kg、7mg/kg、15mg/kg[以 AUC 计,雄性和雌性大鼠暴露量分别最高达人类口服日剂量 2.5mg 下暴露量的 12 倍和 7 倍;累积暴露量分别最高达人类推荐口服剂量 150mg(一个月 1 次)下暴露量的 3.5 倍和 2 倍],未观察到药物相关性肿瘤。②在一项为期 78 周的致癌性研究中,灌胃给予 NMRI 小鼠本药每日 5mg/kg、20mg/kg、40mg/kg[以 AUC 计,雄性和雌性小鼠暴露量分别最高达人类口服日剂量 2.5mg 下暴露量的 475 倍和 70 倍;累积暴露量分别最高达人类推荐口服剂量 150mg(一个月 1 次)下暴露量的 135 倍和 20 倍],亦未观察到药物相关性肿瘤。③在一项为期 90 周的致癌性研究中,随饮水给予 NMRI 小鼠本药每日 5mg/kg、20mg/kg、80mg/kg[以 AUC 计,雄性和雌性小鼠暴露量分别最高达人类人类推荐口服剂量 150mg(一个月 1 次)下暴露量的 70 倍和 115 倍],观察到雌性小鼠肾上腺囊腺瘤(癌)的发生率与剂量相关,且 80mg/kg 剂量组具有统计学显著性。

3. 药物不良反应

(1)心血管系统:高血压、束支传导阻滞、心肌缺血、心悸、静脉曲张。

(2)代谢、内分泌系统:低钙血症、甲状旁腺功能障碍、高胆固醇血症、低磷血症、体重减轻。

(3)呼吸系统:支气管炎、上呼吸道感染、咽炎、肺炎、鼻咽炎、支气管痉挛、肺水肿、喘鸣。

(4)肌肉骨骼系统:背痛、四肢疼痛、肌痛、关节功能障碍、关节炎、关节痛、局部骨性关节炎、肌痉挛。上市后还有骨痛、下颌骨坏死(ONJ)(常与局部感染或拔牙有关,伴愈合延迟)、非典型股骨转子下和股骨干骨折的报道。

(5)泌尿生殖系统:尿路感染、肌酸酐升高、膀胱炎、阴道炎、尿潴留、肾囊肿、盆腔疼痛。上市后还有急性肾衰竭的报道。

(6)免疫系统:超敏反应、淋巴水肿。

(7)神经系统:头痛、头晕、眩晕、失眠、脑血管疾病、神经根损害、偏头痛、神经痛、感觉过敏、口周感觉异常、嗅觉异常。

（8）精神：焦虑、情绪不稳定、健忘症、过度紧张、抑郁。

（9）肝：γ-谷氨酰转移酶升高、胆石症、碱性磷酸酶降低。

（10）胃肠道：消化不良、腹泻、牙病、呕吐、腹痛、便秘、恶心、胃炎、味觉障碍、口腔念珠菌感染、口腔溃疡、唇炎、吞咽困难、肠胃炎。

（11）血液：贫血、恶病质。

（12）皮肤：皮疹、血管神经性水肿、瘀斑、良性皮肤赘生物、脱发。

（13）眼：白内障。有葡萄膜炎、巩膜炎的个案报道。

（14）耳：耳聋。

（15）其他：虚弱、流行性感冒、流感样症状、寒战、发热、疲乏、感染、外周水肿、口渴、低体温、注射部位反应（如发红、肿胀）、损伤。

4. 药物相互作用

（1）非甾体抗炎药（NSAID）（如阿司匹林）：两者均可能引起胃肠道刺激。处理方式为，合用时应谨慎。

（2）其他可导致肾毒性的药物：双膦酸盐类药可引起肾毒性。处理方式为，合用时应谨慎。

（3）H_2 受体拮抗药（如雷尼替丁）：与雷尼替丁合用可使本药的生物利用度升高 20%，但不认为具有临床相关性。机制为可能是由于胃酸减少所致。处理方式为，合用时无须调整剂量。

（4）氨基糖苷类药：两者均可使血钙浓度长时间下降，同时还可能出现低镁血症。处理方式为，合用时应谨慎。

（5）补充剂（包含钙、铝、镁、铁或其他多价阳离子）、抗酸药、维生素：以上药物可能干扰本药的吸收。处理方式为，使用本药后至少 60 分钟使用以上药物，或使用以上药物前至少 60 分钟使用本药。

（6）泼尼松龙、激素替代疗法（如雌激素）、抗肿瘤药（如他莫昔芬、美法仑）、利尿药、抗生素、镇痛药：合用未发现药物相互作用。

（7）矿泉水：合用可能使钙浓度升高。处理方式为，避免合用。饮用矿泉水前至少 60 分钟使用本药，或使用本药后至少 60 分钟再饮用矿泉水。

（8）食物：与空腹给药相比，本药与标准早餐同服可使本药的生物利用度降低约 90%；用药后不足 60 分钟内进食，可使本药的生物利用度降低，对骨密度（BMD）的影响减弱。处理方式为，进食前至少 60 分钟使用本药，且使用本药后至少 60 分钟内不可进食。

八、注意事项

1. 禁用 对本药或其他双膦酸盐类药过敏者；重度肾功能不全（Ccr<30ml/min）者；未纠正的低钙血症患者；无法正常站直或坐直至少 60 分钟的患者禁用本药片剂（国外资料）；食管异常（如食管狭窄、食管失弛症）导致食管排空延迟的患者禁用本药片剂（国外资料）；儿童；孕妇；哺乳期妇女。

2. 慎用 胃炎、十二指肠炎、十二指肠溃疡患者慎用本药片剂；肾病患者。

3. 用药注意事项

（1）用药警示：本药用于高钙血症时，用药前应适当给予 0.9% 氯化钠注射液进行水化治疗，但有心力衰竭风险的患者应避免过度水化。

用药前必须先纠正低钙血症、维生素 D 缺乏症和其他骨、矿物质代谢异常。

对无法从饮食中摄取足量维生素 D 和钙的患者，应考虑补充钙剂和/或维生素 D。

ONJ 风险因素包括牙科手术（如拔牙、种植牙）、癌症、合用其他治疗（如化疗、皮质激素、血管生成抑制药）、口腔卫生欠佳、其他疾病（如先前存在的牙周或其他牙科疾病、贫血、凝血障碍、感染、不合适的假牙）。患者如须进行牙科手术，应停药，以减少发生 ONJ 的风险。

本药与其他增加胃内 pH 的药物合用时无须调整剂量。

本药不可与其他双膦酸盐类药合用。

（2）不良反应的处理方法：如出现低钙血症，应予以纠正。

如出现肾衰竭、严重肌肉骨骼疼痛，应停药。

如出现食管刺激症状（如吞咽困难、吞咽疼痛、胸骨后疼痛、新发或恶化的胃烧灼感），应停用本药片剂。

如出现超敏反应，应立即停药，并给予适当的治疗。

（3）用药前后及用药时应当检查或监测：用药前应监测血清肌酸酐。

本药可引起 ONJ，用药前应进行口腔检查。

用药期间应密切监测血钙、血磷、血镁浓度和肾功能。

每年测量身高和体重。

考虑监测骨转化生化指标。

骨质疏松症患者使用本药后应至少每 2 年监测 1 次 BMD。

（4）给药方式说明：口服给药。①本药片剂应以白开水送服，且应站直或坐直，以减少药物对食管的刺激，用药后 60 分钟内避免躺卧。②本药片剂不可咀嚼或吸吮，因有导致口咽部溃疡的可能。③服药当日首次进食或饮水（白开水除外）前至少 60 分钟使用本药，使用本药后至少 60 分钟内不可进食、饮水（白开水除外）。

其他：①本药注射液不可经动脉或静脉外途径给药（因可引起组织损伤），仅供静脉给药。②绝经后妇女骨质疏松症：如遗漏 1 次静脉给药，应尽快补充给予，随后于最后 1 次静脉给药日起，每 3 个月 1 次。如遗漏 1 次口服给药且距下次给药时间超过 7 日，推荐于次日早晨补服，下一次给药时间不变；如遗漏 1 次口服给药且距下次给药时间为 1~7 日，则无须补服，待下个给药时间给予正常剂量。

（5）注射液的配制：静脉滴注液，本药注射液仅可以 0.9% 氯化钠注射液或 5% 葡萄糖注射液稀释，不可以含钙的溶液稀释。

九、药物稳定性及贮藏条件

片剂：25℃（15~30℃）保存。

注射液：遮光、密闭，室温（15~25℃）保存。

十、药物经济性评价

非基本药物。

唑 来 膦 酸

一、药品名称

英文名　Zoledronic Acid

二、药品成分

唑来膦酸

三、剂型及规格

注射用唑来膦酸　4mg

唑来膦酸注射液　（1）1ml：1mg；（2）5ml：4mg；

（3）100ml：5mg

四、适应证及相应的临床价值

1. NMPA 说明书适应证　用于治疗恶性肿瘤溶骨性骨转移引起的骨痛。

用于治疗多发性骨髓瘤引起的骨骼损害。

用于治疗恶性肿瘤引起的高钙血症。

用于治疗绝经后妇女骨质疏松症。

用于治疗变形性骨炎（Paget 病）。

2. 其他临床应用参考　用于预防绝经后妇女骨质疏松症（FDA 批准适应证）。

用于治疗男性骨质疏松症（FDA 批准适应证）。

用于防治糖皮质激素引起的骨质疏松症（FDA 批准适应证）。

用于预防前列腺癌去雄激素治疗引起的骨丢失。

用于预防乳腺癌芳香化酶抑制药治疗引起的骨丢失。

五、用法用量

成人用法用量如下。

（1）恶性肿瘤溶骨性骨转移引起的骨痛、多发性骨髓瘤引起的骨骼损害：静脉滴注，每次 4mg，每 3～4 周 1 次。同时，每日口服钙 500mg 和维生素 D 400 单位。

（2）恶性肿瘤引起的高钙血症：静脉滴注，每次 4mg。再次治疗必须与前一次至少间隔 7～10 日。

（3）绝经后妇女骨质疏松症：静脉滴注，每次 5mg，每年 1 次。当饮食中钙和维生素 D 不足时应适当补充。

（4）Paget 病：静脉滴注，每次 5mg。给药后 10 日内应补充钙至少 500mg 和足量维生素 D，每日 2 次。Paget 病为终身性疾病，通常需再次治疗，再次治疗可在初次治疗 1 年或更长时间间隔后再次静脉滴注 5mg。

六、特殊人群用药

1. 妊娠期　因本药可与骨骼长期结合，可能导致胎儿损害，故孕妇禁用本药。美国食品药品管理局（FDA）对本药的妊娠安全性分级为 D 级。

2. 哺乳期　本药是否随乳汁排泄尚不明确，哺乳期妇女禁用本药。

3. 肾功能损害　恶性肿瘤溶骨性骨转移和多发性骨髓瘤患者：肌酐清除率（Ccr）大于 60ml/min 者，每次 4mg；Ccr 为 50～60ml/min 者，每次 3.5mg；Ccr 为 40～49ml/min 者，每次 3.3mg；Ccr 为 30～39ml/min 者，每次 3mg。

高钙血症患者：血清肌酸酐小于 400μmol/L（或 4.5mg/dl）时，无须调整剂量。

绝经期妇女骨质疏松症和 Paget 病患者：Ccr 大于或等于 35ml/min 者无须调整剂量。

4. 肝功能损害　肝功能不全者无须调整剂量。

5. 其他人群

（1）儿童：儿童用药的安全性和有效性尚不明确，故不推荐使用本药。

（2）老年人：高龄患者易出现肾功能减退，应监测肾功能。

七、药理学

1. 药效学及作用机制　本药的主要作用为抑制骨吸收。在体外可抑制破骨细胞活动，诱导破骨细胞凋亡，亦可通过与骨的结合阻断破骨细胞对矿化骨和软骨的吸收，还可抑制由肿瘤释放的多种刺激因子引起的破骨细胞活动增强和骨钙释放。

2. 药代动力学　癌症或骨转移患者单剂量或多剂量（28 日内分 4 次给药：2mg、4mg、8mg、16mg）静脉滴注本药，滴注时间为 5 分钟或 15 分钟，滴注后本药的血药浓度降低符合三相消除过程，滴注完毕后血药浓度迅速下降，24 小时后血药浓度小于峰浓度的 1%。在给药剂量为 2～16mg 内，AUC_{0-24} 与给药剂量呈正比。在三相消除过程中，本药蓄积率均较低，其中第 2、3 相相对于第 1 相的平均曲线下面积（AUC_{0-24}）值比率分别为 1.13±0.30、1.16±0.36。本药血浆蛋白结合率约为 22%，结合率与药物浓度无关。本药对人细胞色素 P-450 无抑制作用，在体内不经过生物转化。

本药主要以原型经肾排泄，24 小时内尿液中平均回收率为（39±16）%，给药后第 2 日尿液中仅发现痕迹量的药物，给药 0～24 小时内尿液中累积排泄率与药物浓度无关，且尿液中的药物回收未达到平衡，推测药物先与骨结合，再缓慢释放入全身循环，从而出现所观察到的血浆中长期含有较低浓度药物的现象。给药后 0～24 小时内肾清除率为（3.7±2.0）L/h，清除率与给药剂量无关。

本药最初两相的半衰期 $t_{1/2\alpha}$ 为 0.24 小时，$t_{1/2\beta}$ 为 1.87 小时，终末消除相的时间较长，滴注后 2～28 日内在血浆中仍保持较低浓度，终末消除半衰期 $t_{1/2\gamma}$ 为 146 小时。

遗传毒性：本药的 Ames 试验、中国仓鼠卵巢细胞染色体畸变试验、中国仓鼠基因突变试验和大鼠微核试验结果均呈阴性。

生殖毒性：①雌性大鼠从交配前 15 日至妊娠结束皮下注射本药每日 0.01mg/kg、0.03mg/kg 和 0.1mg/kg（以 AUC 计，分别为人静脉注射 4mg 时的 0.07 倍、0.2 倍和 1.2 倍），高剂量组出现排卵抑制和受孕率下降;中剂量和高剂量组出现胚胎植入前丢失增加、植入胚胎数及活胎数减少、胎仔存活率下降;所有剂量组母鼠均出现难产及围产期死亡率增加,其死亡原因可能与药物抑制骨钙动员而导致围产期低血钙有关。②雌性大鼠妊娠期皮下注射本药每日 0.1mg/kg、0.2mg/kg 或 0.4mg/kg(以 AUC 计,分别为人静脉注射 4mg 时的 1.2 倍、2.4 倍或 4.8 倍),中、高剂量组出现胚胎植入前或植入后丢失增加、活胎数减少、胎仔畸形(包括骨骼、内脏和外观),高剂量组的胎仔骨骼畸形表现为未骨化和骨化不全及骨骼增厚、弯曲或缩短等;高剂量组还出现晶体缩小、小脑发育不全、肝小叶缩小或缺失、肺叶变形、血管扩张、腭裂、水肿;低剂量组亦出现胎仔骨骼畸形。③妊娠家兔皮下注射本药每日 0.01mg/kg、0.03mg/kg、0.1mg/kg(以 AUC 计,小于或等于人静脉注射 4mg 时的 0.5 倍),未观察到本药对胎仔有毒性;所有剂量组(以体表面积计,大于或等于静脉用药剂量 4mg 的 0.05 倍)均出现母体死亡和流产,可能与药物引起的低血钙有关。

致癌性:在小鼠常规终生致癌试验中,经口给予小鼠本药每日 0.1mg/kg、0.5mg/kg、2.0mg/kg(以体表面积计,大于或等于人静脉用药剂量 4mg 的 0.002 倍),所有剂量组副泪腺腺瘤的发生率升高。在大鼠常规终生致癌试验中,经口给予大鼠本药每日 0.1mg/kg、0.5mg/kg、2.0mg/kg(以体表面积计,小于或等于人静脉用药剂量 4mg 的 0.2 倍),未见肿瘤发生率升高。

3. 药物不良反应

(1)心血管系统:低血压、高血压、心悸、房颤、心动过缓。

(2)代谢、内分泌系统:低钾血症、低镁血症、低磷血症、低钙血症、脱水、体重减轻、体重增加、高钾血症、高钠血症。

(3)呼吸系统:呼吸困难、咳嗽、上呼吸道感染、鼻咽炎、咽喉痛。上市后还有支气管痉挛、间质性肺疾病(ILD)的报道。

(4)肌肉骨骼系统:骨痛、关节痛、背痛、肢体疼痛、颈痛、骨骼肌强直、关节肿胀、肌痉挛、肩痛、肌肉骨骼疼痛、关节僵直、关节炎、肌无力、颌骨坏死(ONJ)、颌骨痛。上市后还有非典型股骨转子下和骨干骨折的报道。

(5)泌尿生殖系统:血肌酸酐升高、泌尿道感染、尿频、蛋白尿、急性肾衰竭、血尿、血尿素氮升高。

(6)免疫系统:C-反应蛋白升高。

(7)神经系统:失眠、头痛、嗜睡、头晕、昏睡、感觉异常、震颤、晕厥、眩晕、感觉错乱、感觉迟钝、感觉过敏。

(8)精神:焦虑、兴奋、精神错乱、激动、抑郁。

(9)胃肠道:恶心、呕吐、便秘、腹泻、腹痛、吞咽困难、食欲缺乏、食欲减退、消化不良、胃食管反流、食管炎、口干、味觉障碍、牙痛、胃炎、口腔炎。

(10)血液:贫血、粒细胞减少、血小板减少、全血细胞减少、白细胞减少、中性粒细胞减少。

(11)皮肤:面部潮红、瘙痒、皮疹、红斑、多汗、脱发。上市后还有史-约综合征、中毒性表皮坏死松解症的报道。

(12)眼:结膜炎、眼痛、眼色素层炎、巩膜外层炎、虹膜炎、眼部充血、视物模糊。上市后还有眼眶炎的报道。

(13)过敏反应:上市后有过敏反应(包括支气管狭窄、荨麻疹、血管神经性水肿、休克)的报道。

(14)其他:发热、胸痛(包括非心血管性胸痛)、胸腔积液、注射部位反应(包括红肿、皮疹、瘙痒、硬结)、流感样症状、寒战、疲乏、无力、疼痛、不适、口渴、外周水肿、虚弱、念珠菌病、黏膜炎、肿瘤恶化。

4. 药物相互作用

(1)氨基糖苷类药、降钙素:合用可能延长低钙血症持续的时间。机制为合用具有降低血钙的协同作用。处理方式为,合用应谨慎。

(2)利尿药:合用可增加发生低钙血症的风险。处理方式为,合用应谨慎。仅在充分补水后方可合用。

(3)沙利度胺:合用可增加多发性骨髓瘤患者发生肾功能异常的风险。

(4)抗血管生成药:合用可增加 ONJ 的发生率。处理方式为,合用应谨慎。

八、注意事项

1. 禁用 对本药或其他双膦酸盐类药过敏者;低钙血症患者;急性肾功能损害者(国外资料);孕妇;哺乳期妇女。

2. 慎用 阿司匹林过敏性哮喘患者。

3. 用药注意事项

(1)用药警示:本药用于治疗与甲状腺功能亢进有关或与其他非肿瘤因素有关的高钙血症的安全性和有效性尚不明确。

本药与其他具有肾毒性的药物合用时应谨慎。

使用本药前应充分补水。

(2)不良反应的处理方法:如出现肾功能恶化,应停药,直至肾功能恢复用药前水平。

如出现严重肌肉骨骼疼痛,应停药。

如疑似出现非典型股骨骨折,考虑暂停用药。

如出现血钙、血磷和血镁过低,应给予必要的补充治疗。

(3)用药前后及用药时应当检查或监测:首次使用本药前和用药期间应定期监测血钙、血磷、血镁水平。

每次用药前应监测血肌酸酐、Ccr。

用药期间定期监测血红蛋白、血细胞比容。

多发性骨髓瘤患者每 3~6 个月应监测 1 次尿蛋白。

Paget 病患者应监测碱性磷酸酶。

用药前应进行口腔检查。

(4)给药方式说明:静脉滴注:本药注射剂滴注时间不应少于 15 分钟。

(5)注射液的配制:静脉滴注液:本药注射剂以 0.9% 氯化钠注射液或 5% 葡萄糖注射液 100ml 稀释。

九、药物稳定性及贮藏条件

粉针剂:避光、密闭保存。

注射液:30℃ 以下保存。

十、药物经济性评价

医保药品,非基本药物。

纳 米 炭

一、药品名称

英文名 Carbon Nanoparticles

二、药品成分

纳米炭

三、剂型及规格

纳米炭混悬注射液 1ml:50mg

四、适应证及相应的临床价值

NMPA 说明书适应证:用于胃癌区域引流淋巴结的示踪。

五、用法用量

成人胃癌区域引流淋巴结的示踪:局部注射,暴露术野后,取本药 50mg,用皮试针头在肿瘤周缘分 4~6 点浆膜下缓慢推注,一个点注射 5~15mg,约 3 分钟完成。

六、特殊人群用药

1. 妊娠期 尚不明确。

2. 哺乳期 尚不明确。

3. 其他人群

(1) 儿童:尚不明确。

(2) 老年人:尚不明确。

七、药理学

1. 药效学及作用机制 本药为淋巴示踪药,由炭黑处理精制制得。本药具有淋巴系统趋向性,注射到恶性肿瘤周缘组织后,可被巨噬细胞吞噬,迅速进入淋巴管(由于本药团粒平均粒径为 150nm,毛细血管内皮细胞间隙为 20~50nm,而毛细淋巴管内皮细胞间隙为 120~500nm,且基膜发育不完全,故纳米炭粒不进入血管,而迅速进入淋巴管),滞留集聚到淋巴结,使淋巴结染成黑色,实现了肿瘤区域引流淋巴结的活体染色;从而有利于手术中肉眼辨认,便于摘除区域引流淋巴结,减少组织损伤,缩短手术时间,增加淋巴结清除数量,达到彻底清扫淋巴的目的,减少恶性肿瘤复发率。

2. 药代动力学 本药不进入血液循环,目前尚无法了解其全部药动学性质。局部注射后迅速到达肿瘤的区域引流淋巴结,随肿瘤切除和淋巴结清扫而消除;进入体内的少量微小炭颗粒被巨噬细胞捕获后,可在数月内通过肺和肠道排泄而消除。

遗传、生殖毒性与致癌性。

遗传毒性:本药炭黑致突变试验显示无致突变性。

致癌性:对接触炭黑的人群长期观察未发现其致癌性。

3. 药物不良反应 本药混悬注射液未见明显不良反应报道。注射后偶见低热,通常可耐受,无须特殊处理。

4. 药物相互作用 尚不明确。

八、注意事项

1. 禁用 对本药过敏者。

2. 慎用 尚不明确。

3. 用药注意事项

(1) 用药警示:本药为活性炭颗粒,和其他药物同时混合使用时可改变其他药物在体内的分布和释放特征,但对不与本药同时混合使用的药物的吸收和代谢无影响(因本药为局部用药,随手术消除,不进入血液循环)。

(2) 给药方式说明:局部注射:本药禁止直接注入血管。注射时应缓慢,量不宜过多;为防渗漏,针头应在组织中潜行一段距离后再缓慢推注,抽出针头时用纱布轻压注射点。

九、药物稳定性及贮藏条件

注射液:密封保存。

十、药物经济性评价

非基本药物。

第七章 抗感染药物

1 青霉素类抗生素

青 霉 素

一、药品名称

1. 英文名 Benzylpenicillin
2. 化学名 (2S,5R,6R)-3,3-二甲基-6-(2-苯乙酰氨基)-7-氧代-4-硫杂-1-氮杂双环[3.2.0]庚烷-2-甲酸

二、药品成分

青霉素钠、青霉素钾

三、剂型与规格

注射剂 (1)80万U(0.48g);(2)100万U(0.6g);(3)160万U(0.96g);(4)200万U(1.2g);(5)400万U(2.4g);(6)800万U(4.8g)

四、适应证及相应的临床价值

青霉素适用于敏感细菌所致各种感染,如脓肿、菌血症、肺炎和心内膜炎等。其中青霉素为以下感染的首选药物:①溶血性链球菌感染,如咽炎、扁桃体炎、猩红热、丹毒、蜂窝织炎和产褥热等;②肺炎链球菌感染如肺炎、中耳炎、脑膜炎和菌血症等;③不产青霉素酶葡萄球菌感染;④炭疽;⑤破伤风、气性坏疽等梭状芽孢杆菌感染;⑥梅毒(包括先天性梅毒);⑦钩端螺旋体病;⑧回归热;⑨白喉;⑩青霉素与氨基糖苷类药物联合用于治疗草绿色链球菌心内膜炎。青霉素亦可用于治疗:①流行性脑脊髓膜炎;②放线菌病;③淋病;④樊尚咽峡炎;⑤莱姆病;⑥鼠咬热;⑦李斯特氏菌感染;⑧除脆弱拟杆菌以外的许多厌氧菌感染;⑨鼠咬热和放线菌病等。风湿性心脏病或先天性心脏病患者进行口腔、牙科、胃肠道或泌尿生殖道手术和操作前,可用青霉素预防感染性心内膜炎发生。

本品为治疗A组溶血性链球菌感染,如咽炎、猩红热、蜂窝织炎、化脓性关节炎和血流感染等的有效药物,亦为B族溶血性链球菌所致婴幼儿脓毒症肺炎、脑膜炎和血流感染等感染的选用药物。对严重溶血性链球菌感染,如心内膜炎,宜与氨基糖苷类联合应用。后者宜同时进行血药浓度监测(TDM)。

本品治疗G族溶血性链球菌引起的心内膜炎、血流感染、蜂窝织炎、化脓性关节炎、伤口感染、胆道感染、肺炎和腹膜炎等获良好疗效。

青霉素为治疗成人及儿童肺炎链球菌肺炎的适宜选用药物,如为青霉素不敏感肺炎链球菌(PISP)所致者,大剂量青霉素依然有效,由耐青霉素肺炎链球菌(PRSP)所致者则不宜用本品,宜选用头孢噻肟或头孢曲松或万古霉素(需进行TDM)。

青霉素仍为治疗脑膜炎奈瑟菌和肺炎链球菌所致脑膜炎和脑脓肿的重要药物,PISP所致脑膜炎可选用头孢噻肟或头孢曲松,PRSP所致脑膜炎宜选用万古霉素。

新生儿脑膜炎初始治疗宜选用青霉素或氨苄西林联合氨基糖苷类,如庆大霉素或阿米卡星,但必须在血药浓度监测下进行。

源于中耳颞叶的脑脓肿通常为需氧与厌氧菌的混合感染,宜用青霉素联合甲硝唑。脑膜炎奈瑟菌及肺炎链球菌血流感染的治疗可选用本品,如为PISP感染,治疗宜选用头孢曲松或头孢噻肟,部分高度耐药菌株需联合万古霉素。

大剂量青霉素可用于治疗细菌性心内膜炎,治疗初期2周宜联合氨基糖苷类如庆大霉素,以获得协同作用。

人工瓣膜心内膜炎通常由凝固酶阴性葡萄球菌所致,一般对青霉素耐药,而且通常为甲氧西林耐药株,治疗宜选用万古霉素,必要时联合磷霉素或利福平。

本品亦可用于治疗B族溶血性链球菌及厌氧链球菌等所致盆腔炎。

目前本品仍为治疗梅毒的首选药物,为防止赫氏反应的发生,应用青霉素治疗晚期梅毒前,须采用碘剂和铋剂作预备治疗。治疗艾滋病患者合并梅毒时青霉素剂量应大,给药次数要多。

青霉素仍是治疗气性坏疽以及流产后产气荚膜杆菌血流感染的最佳抗菌药物。

本品对钩端螺旋体病有肯定疗效,包括晚期患者亦有效。

青霉素对回归热的疗效不及四环素。

本品对由伯氏疏螺旋体所致的莱姆病有一定疗效。

本品治疗巴斯德氏菌属感染和小螺菌所致的鼠咬热具有良好疗效。

本品对钩端螺旋体有肯定疗效,但应早期使用。

本品亦可选用于治疗雅司病、破伤风、炭疽、白喉、放线菌病、惠普尔病、多杀巴斯德氏菌感染。

青霉素还可用于其他条件致病菌感染的治疗,如金氏菌属、芳香艾肯菌、明串珠菌、人心杆菌、黏滑口腔球菌、伴放线杆菌、乳糖奈瑟菌、双酶梭菌、浅黄金色单胞菌、栖稻黄色单胞菌、丙酸杆菌属等所致的感染。

五、用法用量

1. 儿童　肌内注射:每日 2.5 万~5 万 U/kg,分 4~6 次;静脉滴注:每日 5 万~20 万 U/kg,分 3~4 次。

2. 成人　肌内注射:每日 80 万~200 万 U,分 3~4 次给药;静脉滴注:每日 200 万~1 000 万 U,分 3~4 次给药;治疗细菌性脑膜炎时,剂量可增至每日 2 000 万~3 000 万 U,分 4~6 次静脉滴注。

3. 老年人　老年人肾功能呈轻度减退,本品主要经过肾排泄,故老年患者宜适当减量应用。

六、特殊人群用药

1. 妊娠期　本品可安全地应用于孕妇。FDA 妊娠分级 B 级。

2. 哺乳期　少量本品从乳汁中分泌,哺乳期妇女应用青霉素后可使婴儿致敏,须权衡利弊后应用。

3. 肾功能损害　轻度减退时(GFR>50~80ml/min),仍可给予常用剂量;中度减退时(GFR 10~50ml/min),给予正常剂量的 75%;重度减退时(GFR<10ml/min),给予正常剂量的 20%~50%。严重肾功能减退时,每日剂量不宜超过 100 万~300 万 U,给药间隔时间为 8~12 小时。

4. 肝功能损害　若患者同时患有严重肝病,青霉素剂量应减至每 8 小时 50 万 U。

5. 其他人群　新生儿(足月产):每次按体重 5 万 U/kg,肌内注射或静脉滴注给药;出生第一周每 12 小时 1 次,一周以上者每 8 小时 1 次,严重感染每 6 小时 1 次。早产儿:每次按体重 3 万 U/kg,出生第一周每 12 小时 1 次,2~4 周者每 8 小时 1 次;以后每 6 小时 1 次。

七、药理学

1. 药效学及作用机制　本品对革兰氏阳性菌包括不产 β-内酰胺酶葡萄球菌属、A 族和各族 β 溶血性链球菌、多数草绿色链球菌、肺炎链球菌等均具高度活性,各种致病螺旋体及放线菌属等对本品高度敏感。肠球菌属一般呈中度敏感,亦有高度耐药者。炭疽芽孢杆菌、白喉棒状杆菌、梭状芽孢杆菌及革兰氏阳性厌氧杆菌等皆对本品敏感。百日咳杆菌和流感嗜血杆菌等嗜血杆菌属对本品中度或高度敏感。梅毒螺旋体、回归热螺旋体、鼠咬热螺旋体、钩端螺旋体对本品敏感。李斯特氏菌属一般对青霉素敏感,偶有耐药者。脑膜炎奈瑟菌对青霉素高度敏感,耐药者罕见。淋病奈瑟菌产 β-内酰胺酶菌株增多,对本品的敏感性呈下降趋势。嗜肺军团菌对本品中度敏感。多杀巴斯德氏菌、念珠状链杆菌、小螺菌等革兰氏阴性杆菌对本品敏感。肠杆菌科细菌、布鲁氏菌属、假单胞菌属、不动杆菌属等对本品耐药,弯曲杆菌属也比较耐药。本品对脆弱拟杆菌的作用差,产黑色素类杆菌和其他类杆菌属中度敏感。大多数牛放线

菌对本品高度敏感。本品对分枝杆菌属、支原体属、衣原体属、立克次体、韦荣球菌属无活性。诺卡菌属、真菌、原虫等均对本品耐药。本品作用机制通过与位于细菌细胞膜上的青霉素结合蛋白(PBP)紧密结合,干扰细菌细胞壁的合成而产生抗菌作用。其他作用机制还包括细菌自溶酶抑制剂的失活而导致细菌细胞的溶解和死亡等。本品对各种 β-内酰胺酶均不稳定,凡产 β-内酰胺酶的菌株均应视为对本品耐药。甲氧西林耐药金黄色葡萄球菌和凝固酶阴性葡萄球菌对本品的耐药率均达 100%,甲氧西林敏感金黄色葡萄球菌的耐药率亦高达 95% 以上,卡他莫拉菌的大多数菌株对本品呈现耐药。某些葡萄球菌属和链球菌属可对本品产生耐受性(MBC/MIC>32),其临床意义尚不清楚。

2. 药代动力学　本品不耐酸,口服后迅速被胃酸失活,肌内注射后,0.5 小时达到血药峰浓度(C_{max}),肌内注射 100 万 U(600mg)的峰浓度为 2 万 U/L(12mg/L)。新生儿肌内注射青霉素 2.5 万 U/kg(15mg/kg),经 0.5~1 小时后,平均血药浓度约为 22mg/L,12 小时后即降至 9.6~19.2mg/L。成人每 2 小时静脉注射本品 200 万 U 或每 3 小时注射 300 万 U,平均血药浓度约为 19.2mg/L。于 5 分钟内静脉注射 500 万 U(3g)青霉素,给药后 5 分钟和 10 分钟的平均血药浓度为 400mg/L 和 273mg/L,1 小时即降至 45mg/L,4 小时仅有 3.0mg/L。本品广泛分布于组织、体液中。胸、腹腔和关节腔液中浓度约为血清浓度的 50%。本品不易透入眼、骨组织、无血供区域和脓腔中,易透入有炎症的组织。青霉素可通过胎盘,除在妊娠前 3 个月羊水中青霉素浓度较低外,一般在胎儿和羊水中皆可获得有效治疗浓度。本品难以透过血脑脊液屏障,在无炎症脑液中的浓度仅为血药浓度的 1%~3%。在有炎症的脑脊液中浓度可达同期血药浓度的 5%~30%。乳汁中含有少量青霉素,其浓度为血药浓度的 5%~20%。本品血浆蛋白结合率为 45%~65%。血消除半衰期($t_{1/2\beta}$)约为 30 分钟,肾功能减退者可延长至 2.5~10 小时,老年人和新生儿也可延长。新生儿的 $t_{1/2\beta}$ 与体重、日龄有关,体重低于 2kg 者,7 日和 8~14 日龄新生儿的 $t_{1/2\beta}$ 分别为 4.9 小时和 2.6 小时;体重高于 2kg 者,7 日和 8~14 日龄的 $t_{1/2\beta}$ 则分别为 2.6 小时和 2.1 小时。本品约 19% 在肝内代谢。肾功能正常情况下,约 75% 的给药量于 6 小时内自肾排出。青霉素主要通过肾小管分泌排泄,健康成人经肾小球滤过排泄者仅占 10% 左右;但新生儿,青霉素则主要经肾小球滤过排泄。亦有少量青霉素经胆道排泄,肌内注射 600mg 青霉素后 2~4 小时胆汁中浓度达到峰值,为 10~20mg/L。由于青霉素在被肠道细菌所产青霉素酶破坏,粪便中不含或仅含少量青霉素。血液透析可清除本品,而腹膜透析则不能。

3. 药物不良反应

(1) 毒性反应:青霉素鞘内注射和全身大剂量应用可引起腱反射增强、肌肉痉挛、抽搐、昏迷等神经系统反应(青霉素脑病),不宜作鞘内注射,此反应易出现于老年人和肾功能减退患者。青霉素可诱发惊厥,肾功能减退为最常见的诱发因素,在新生儿、老年人、脑膜炎患者和癫痫患者中易发生。青霉素偶可引致精神病发作。本品高剂量全身给

药后偶可诱发白细胞或中性粒细胞减少；大剂量青霉素可影响血小板功能。干扰纤维蛋白原转变为纤维蛋白和抗凝血酶Ⅲ活性的增加，因而导致凝血障碍。偶有大剂量本品引起心肌炎、心肌梗死和心脏停搏的报道。臀部肌内注射青霉素有发生坐骨神经损伤的可能性。青霉素钾盐肌内注射后局部疼痛较显著；由于其钾离子含量较高，不宜作静脉注射或快速滴注。神经肌肉阻滞、腹痛偶有发生。

（2）变态反应：青霉素过敏反应较常见，表现为药疹、多形红斑、瘙痒、头晕、头痛、血管神经性水肿、寒战、药物热、接触性皮炎、间质性肾炎、哮喘发作等；过敏反应总发生率为 0.7%～10%。过敏性休克的发生迅速，约半数患者在给药后 5 分钟内，90% 的患者在 30 分钟内发生。过敏性休克一旦发生，必须就地抢救，立即给患者吸氧，肌内注射 0.1% 肾上腺素 0.5～1ml，必要时以 5% 葡萄糖注射液或氯化钠注射液稀释后作静脉注射。临床表现无改善者，半小时后重复一次，心跳停止者，肾上腺素可作心内注射。同时滴注大剂量肾上腺皮质激素，并补充血容量；血压持久不升者用多巴胺等血管活性药。抗组胺药亦可应用，以减轻荨麻疹。有呼吸困难者予以氧气吸入或人工呼吸，喉头水肿明显者，应及时作气管切开。青霉素酶虽可破坏青霉素，但对已形成的抗原-抗体复合物无作用，且其本身亦可引发过敏反应，故其应用意义不大；应用青霉素后可出现嗜酸性粒细胞增多症和肺部浸润，以及由于过敏性血管炎所致的颅内压增高，但均属罕见。曾有本品引起血清病的报道。青霉素皮试对预测过敏性休克起着重要作用，但皮试阴性者不能排除出现过敏反应的可能。皮试液采用青霉噻唑/多赖氨酸、苄青霉噻唑酸钠或青霉素，可能检出过敏反应大小决定簇抗原的抗体，准确度高，也比较安全，前两者国内尚无生产。有青霉素过敏史者一般不宜进行皮试，应改用其他药物，如无适当选用药物而必须应用青霉素类时，则须慎重为患者脱敏。几乎所有 β-内酰胺类抗生素间皆有交叉过敏现象．但在头孢菌素类中少见，在其他 β-内酰胺类中如氨曲南、亚胺培南等几乎不发生。

（3）赫克斯海默尔反应（Herxheimer reaction）：用青霉素治疗梅毒时可有症状加剧，此反应一般发生于青霉素开始治疗后 6～8 小时。表现为全身不适、寒战、发热、咽痛、肌痛、心跳加快等；同时，原有梅毒病变可有加重现象，症状可于 12～24 小时内消失。赫克斯海默尔反应在早期梅毒患者中可无不良后果，在晚期心血管或神经梅毒患者中可能极严重，甚至危及生命。应用肾上腺皮质激素可能使赫克斯海默尔反应减轻。赫克斯海默尔反应也可发生于青霉素治疗钩端螺旋体病、雅司病、鼠咬热、炭疽等患者中，发生于流行性脑脊髓膜炎者罕见。治疗矛盾也见于梅毒患者，系由于治疗后梅毒病灶消失过快，但组织修补过程较迟或纤维组织收缩，影响器官功能所致。

（4）青霉素钾盐或钠盐应用后可能导致高血钠和低血钾等体内电解质失平衡，在肾功能减退或心功能不全患者中尤易发生。

（5）少数有凝血功能障碍的患者，应用大剂量本品可干扰凝血机制，导致出血。

（6）二重感染：用青霉素治疗期间可出现耐青霉素金黄色葡萄球菌、革兰氏阴性菌或念珠菌属感染，念珠菌过度繁殖可使舌苔呈棕色，甚至黑色。

4. 药物相互作用

（1）氯霉素、大环内酯类、四环素类、磺胺类可干扰本品的活性，故本品不宜与这些药物合用，尤其在治疗脑膜炎和发挥急需杀菌作用治疗严重感染时。

（2）丙磺舒、阿司匹林、吲哚美辛、保泰松和磺胺药减少青霉素的肾小管分泌，使青霉素类的血药浓度增高，延长本品的血清半衰期，不良反应也可能增加。

（3）本品与重金属，特别是铜、锌、汞配伍禁忌，由锌化合物制造的橡皮管或瓶塞也可影响青霉素活性。

（4）青霉素静脉输液中加入头孢噻吩、林可霉素、四环素、万古霉素、琥乙红霉素、两性霉素 B、去甲肾上腺素、间羟胺、苯妥英钠、盐酸羟嗪、丙氯拉嗪、异丙嗪、维生素 B 族、维生素 C 族等后将出现浑浊。

（5）本品与氨基糖苷类抗生素同瓶滴注可导致两者抗菌活性降低，因此不能置同一容器内给药。

（6）青霉素可增强华法林的抗凝作用。

（7）呈酸性的葡萄糖注射液或四环素注射液皆可破坏青霉素的活性。本品能为氧化剂或还原剂或羟基化合物灭活。

（8）本品与甲氨蝶呤相互竞争肾小管分泌，同时应用可降低甲氨蝶呤的肾清除率，增加甲氨蝶呤毒性。

（9）与考来替泊同用时，本品的血药浓度可降低 78%～79%，AUC 减少 75%～85%。

（10）本品对伤寒沙门氏菌具有一定抗菌活性，与伤寒活菌苗同用可降低后者的免疫效应。

（11）本品可降低避孕药的肝肠循环，两者同时应用可能降低避孕效果。

八、注意事项

1. 禁用　有青霉素类药物过敏史或青霉素皮肤试验阳性患者禁用。

2. 用药注意事项

（1）青霉素的过敏反应常见，使用前必须作皮试。青霉素皮试对预测过敏性休克起重要作用，但皮试阴性者不能完全排除出现过敏反应的可能。有青霉素过敏史者，一般不宜再进行皮试，而应改用其他抗菌药物。

（2）患者对本品过敏者也可能对其他青霉素类、青霉胺或头孢菌素类过敏。

（3）应用本品期间，以硫酸铜法测定尿糖时可出现假阳性反应，用葡萄糖酶法测定时则不受影响。

九、贮藏条件

密闭，在凉暗干燥处保存。

十、药物经济性评价

基本药物［（钾盐）注射用无菌粉末：0.25g（40 万 U）、0.5g（80 万 U），（钠盐）注射用无菌粉末：0.24g（40 万 U）、

0.48g(80万U)、0.96g(160万U)]，医保甲类，《中国药典》（2020年版）收载。

普鲁卡因青霉素

一、药品名称

1. 英文名　Procaine Benzylpenicillin
2. 化学名　对氨基苯甲酰基2-(二乙氨基)乙酯(6R)-6-(2-苯基乙酰氨基)-青霉烷酸盐一水合物

二、药品成分

普鲁卡因青霉素

三、剂型与规格

注射剂　(1)80万U[普鲁卡因青霉素60万U，青霉素钠(钾)20万U]；(2)40万U[普鲁卡因青霉素30万U，青霉素钠(钾)10万U]；(3)100万U[普鲁卡因青霉素75万U，青霉素钠(钾)25万U]；(4)400万U[普鲁卡因青霉素300万U，青霉素钠(钾)100万U]

四、适应证及相应的临床价值

本品的抗菌作用与青霉素相同，但由于本品血药浓度较低，故其应用仅限于青霉素高度敏感病原体所致的轻、中度感染，如A族链球菌所致的扁桃体炎、咽炎、猩红热、丹毒、轻或中度肺炎链球菌肺炎，以及青霉素敏感金黄色葡萄球菌所致疖、痈和樊尚咽峡炎等。本品尚可用于治疗钩端螺旋体病、虱传回归热、鼠咬热和早期梅毒等。本品也可用于炭疽的治疗。

五、用法用量

本品供深部肌内注射，临用前加适量灭菌注射用水使成混悬液。

1. 儿童　每日40万~80万U，分1~2次。
2. 成人　每日40万~160万U，分1~2次。

六、特殊人群用药

1. 妊娠期　普鲁卡因：FDA妊娠分级C级，动物研究证明药物对胎儿有危害性(致畸或胚胎死亡等)。本类药物只有在权衡对孕妇的益处大于对胎儿的危害之后，方可使用。

青霉素：FDA妊娠分级B级，在动物繁殖研究中(并未进行孕妇的对照研究)，未见到药物对胎儿的不良影响。

2. 哺乳期　少量本品从乳汁中分泌，哺乳期妇女用药时宜暂停哺乳。
3. 肾功能损害　轻度肾功能减退者不需要调整剂量，内生肌酐清除率为10~50ml/min者，可给予正常剂量的75%；内生肌酐清除率<10ml/min者，可给予正常剂量的20%~50%。
4. 肝功能损害　同时有肝、肾功能减退者给予正常剂量的50%。

5. 其他人群　血透患者在透析过程中或透析后补给起始剂量的50%。内生肌酐清除率<10ml/min者，可在血透后给予单次剂量。

七、药理学

本品为青霉素的普鲁卡因盐，其抗菌活性成分为青霉素。药效学及作用机制、药代动力学及不良反应请参见青霉素的相关内容。药物相互作用如下：

(1) 氯霉素、红霉素、四环素类、磺胺类可干扰本品的活性，故本品不宜与这些药物合用，尤其在治疗脑膜炎和发挥急需杀菌作用治疗严重感染时。

(2) 丙磺舒、阿司匹林、吲哚美辛、保泰松和磺胺药减少青霉素的肾小管分泌，使青霉素类的血药浓度增高，延长本品的血清半衰期，不良反应也可能增加。

(3) 青霉素可增强华法林的抗凝作用。

(4) 本品与甲氨蝶呤相互竞争肾小管分泌，同时应用可降低甲氨蝶呤的肾清除率，增加甲氨蝶呤毒性。

(5) 与考来替泊同用时，本品的血药浓度可降低78%~79%，AUC减少75%~85%。

(6) 本品对伤寒沙门菌具有一定抗菌活性，与伤寒活菌苗同用可降低后者的免疫效应。

(7) 本品可降低避孕药的肝肠循环，两者同时应用可能降低避孕效果。

八、注意事项

1. 禁用　有青霉素类药物或普鲁卡因过敏史者，以及青霉素或普鲁卡因皮肤试验阳性患者禁用。
2. 用药注意事项

(1) 应用本品前需详细询问药物过敏史并进行青霉素、普鲁卡因皮肤试验。

(2) 对一种青霉素过敏者可能对其他青霉素类药物、青霉胺过敏。

(3) 有哮喘、湿疹、枯草热、荨麻疹等过敏性疾病患者应慎用本品。

(4) 应用本品须新鲜配制。

(5) 应用青霉素期间，以硫酸铜法测定尿糖可能出现假阳性，而用葡萄糖酶法则不受影响；多数青霉素类的应用可使血清谷丙转氨酶或谷草转氨酶升高。

(6) 肌内注射本品时应避免误入血管，注射部位应尽可能远离主要周围神经。

(7) 应用本品后发生过敏性休克时的抢救措施同青霉素G。

九、贮藏条件

密闭，在干燥处保存。

十、药物经济性评价

非基本药物，医保乙类，《中国药典》（2020年版）收载。

青霉素V

一、药品名称

1. 英文名　Phenoxymethylpenicillin
2. 化学名　(2S,5R,6R)-3,3-二甲基-7-氧代-6-(2-苯氧基乙酰氨基)-4-硫杂-1-氮杂双环[3.2.0]庚烷-2-甲酸

二、药品成分

青霉素V钾

三、剂型与规格

口服常释剂型　(1)20万U(0.118g);(2)40万U(0.236g);(3)80万U(0.472g)

四、适应证及相应的临床价值

本品适用于青霉素敏感菌株所致的轻、中度感染,包括化脓性链球菌所致的扁桃体炎、咽喉炎、猩红热、丹毒等;肺炎球菌所致的支气管炎、肺炎、中耳炎、鼻窦炎及敏感葡萄球菌所致的皮肤软组织感染等。本品也可作为风湿热复发和感染性心内膜炎的预防用药。亦可用于螺旋体感染。

青霉素V对酸稳定,可口服。抗菌作用较青霉素G为差。适用于敏感革兰氏阳性球菌引起的轻症感染。

五、用法用量

1. 儿童　每日25~50mg/kg,分3~4次口服。最高剂量每日不超过3g。
2. 成人　链球菌感染,每次125~250mg,每6~8小时1次,疗程10日;肺炎球菌感染,每次250~500mg,每6小时1次,疗程至退热后至少2日;葡萄球菌感染、螺旋体感染(樊尚咽峡炎),每次250~500mg,每6~8小时1次;预防风湿热复发,每次250mg,每日2次;预防心内膜炎,在拔牙或上呼吸道手术前1小时口服本品2g,6小时后再加服1g(27kg以下儿童剂量减半)。
3. 老年人　老年患者应根据肾功能情况调整用药剂量或用药间期。

六、特殊人群用药

1. 妊娠期　FDA妊娠分级B级,在动物繁殖研究中(并未进行孕妇的对照研究),未见到药物对胎儿的不良影响。
2. 哺乳期　本品可分泌入母乳中,可能使婴儿致敏并引起腹泻、皮疹、念珠菌属感染等,故哺乳期妇女慎用或用药期间暂停哺乳。
3. 肾功能损害　严重肾功能减退(Ccr<10ml/min),每日用正常剂量,但必须每8小时给药一次。
4. 肝功能损害　严重肝、肾功能减退时需要调整给药剂量。

七、药理学

1. 药效学及作用机制　本品为青霉素类抗生素。抗菌谱与青霉素相同,体外抗菌作用亦基本相似。对青霉素敏感葡萄球菌等革兰氏阳性球菌及梅毒螺旋体等有强大抗菌活性;对梭状芽孢杆菌、白喉棒状杆菌、炭疽芽孢杆菌、念珠状链杆菌、牛放线菌、钩端螺旋体及淋病奈瑟菌等也具有一定作用。本品对大多数敏感菌株的活性较青霉素弱2~5倍。对产青霉素酶的菌株无抗菌作用。本品的作用机制是抑制细菌细胞壁的合成,使细菌迅速破裂溶解。

2. 药代动力学　本品耐酸,口服后不被破坏,绝对生物利用度60%,食物可减少本品的吸收。口服0.5g后,其平均血药峰浓度为5.0~8.2mg/L,达峰时间为0.5~1.0小时。本品消除半衰期为0.5~0.8小时,肾功能减退时本品半衰期延长;本品吸收后广泛分布于各组织、体液中,药物易透入炎症组织,可透过血胎盘屏障,在乳汁中也有一定浓度。本品不易进入眼、骨组织和脓腔,难以透过血脑屏障。本品蛋白结合率约80%。给药量的20%~35%以原型经尿排出,约32%于粪便中排出,约34%以水解产物排泄。本品能为血液透析清除,腹膜透析对本品无清除作用。

3. 药物不良反应

(1) 本品大剂量口服时可发生恶心、呕吐、上腹部不适、腹泻等胃肠道反应。

(2) 过敏反应:本品过敏反应较青霉素少见,但亦可引起过敏性休克、皮疹(尤其易发生于传染性单核细胞增多症者)、荨麻疹及其他血清病样反应、喉水肿、药物热和嗜酸性粒细胞增多等。

(3) 二重感染:长期或大量服用本品可致耐青霉素金黄色葡萄球菌、革兰氏阴性杆菌或白念珠菌感染(舌苔呈棕色甚至黑色)。

(4) 少见溶血性贫血、血清氨基转移酶一过性升高、白细胞减少、血小板减少、神经毒性和肾毒性等。

(5) 少数患者大剂量给药后偶可引起神经肌肉阻滞等神经毒性及肾毒性。

4. 药物相互作用　参见青霉素。

八、注意事项

1. 禁用　青霉素皮试阳性反应者、对本品及其他青霉素类药物过敏者及传染性单核细胞增多症患者禁用。

2. 慎用　有哮喘、湿疹、荨麻疹、花粉症等过敏性疾病史者慎用本品。

3. 用药注意事项

(1) 患者每次开始服用本品前,必须先进行青霉素皮试。

(2) 对头孢菌素类药物过敏者及有哮喘、湿疹、枯草热、荨麻疹等过敏性疾病史者慎用。

(3) 本品与其他青霉素类药物之间有交叉过敏性。若有过敏反应产生,则应立即停用本品,并采取相应措施。

(4) 肾功能减退者应根据血浆肌酐清除率调整剂量或给药间期。

（5）治疗链球菌感染时疗程需 10 日，治疗结束后宜作细菌培养，以确定链球菌是否已清除。

（6）对怀疑为伴梅毒损害之淋病患者，在使用本品前应进行暗视野检查，并至少在 4 个月内，每月接受血清试验一次。

（7）长期或大剂量服用本品者，应定期检查肝、肾、造血系统功能和检测血清钾或钠。

（8）对实验室检查指标的干扰：①硫酸铜法尿糖试验可呈假阳性，但葡萄糖酶试验法不受影响；②可使血清谷丙转氨酶或谷草转氨酶测定值升高。

（9）本品过量的处理以对症治疗和支持疗法为主，血液透析可加速本品的排泄。

九、贮藏条件

遮光，密封，在凉暗处保存。

十、药物经济性评价

非基本药物，医保甲类，《中国药典》（2020 年版）收载。

苄星青霉素

一、药品名称

1. 英文名　Benzathine Benzylpenicillin
2. 化学名　(2S,5R,6R)-3,3-二甲基-7-氧代-6-(2-苯乙酰氨基)-4-硫杂-1-氮杂双环[3.2.0]庚烷-2-甲酸的 N,N-二苄基乙二胺盐四水合物

二、药品成分

苄星青霉素

三、剂型与规格

注射剂　（1）30 万 U；（2）60 万 U；（3）120 万 U

四、适应证及相应的临床价值

本品主要用于治疗 A 族溶血性链球菌所致咽炎及扁桃体炎，预防 A 族溶血性链球菌感染引起的风湿热，也可用于控制链球菌感染的流行。本药亦可用于治疗梅毒。

苄星青霉素的抗菌谱与青霉素相仿，为长效制剂，肌内注射 120 万 U 后血中低浓度可维持 4 周。

五、用法用量

临用前加适量灭菌注射用水使成混悬液，作深部肌内注射。

1. 儿童　儿童每次 30 万~60 万 U，2~4 周 1 次（新生儿不宜用）；治疗雅司病和品他病等螺旋体感染，肌内注射 75 万单位。

2. 成人　成人每次 60 万~120 万 U，2~4 周 1 次；治疗晚期潜在梅毒，肌内注射 240 万单位，疗程 3 周；治疗雅司病和品他病等螺旋体感染，肌内注射 150 万单位。

六、特殊人群用药

1. 妊娠期　FDA 妊娠分级 B 级，在动物繁殖研究中（并未进行孕妇的对照研究），未见到药物对胎儿的不良影响。

2. 哺乳期　少量本品从乳汁中分泌，哺乳期妇女用药时宜暂停哺乳。

七、药理学

1. 药效学及作用机制　本品为青霉素的二苄基乙二胺盐，其抗菌活性成分为青霉素。青霉素对溶血性链球菌等链球菌属、肺炎链球菌和不产青霉素酶的葡萄球菌具有良好抗菌作用。对肠球菌有中等度抗菌作用。淋病奈瑟菌、脑膜炎奈瑟菌、白喉棒状杆菌、炭疽芽孢杆菌、牛型放线菌、念珠状链杆菌、李斯特氏菌、钩端螺旋体和梅毒螺旋体对本品敏感。本品对流感嗜血杆菌和百日咳鲍特氏菌亦具一定抗菌活性。本品对梭状芽孢杆菌属、消化链球菌和产黑色素拟杆菌等厌氧菌具良好抗菌作用，对脆弱拟杆菌抗菌作用差。青霉素通过抑制细菌细胞壁合成而发挥杀菌作用。

2. 药代动力学　本品对胃酸稳定，但胃肠道吸收不完全，口服后血药浓度很低。肌内注射后自注射部位缓慢释出，水解为青霉素，血药浓度低但可维持 2~4 周。成人肌内注射 240 万 U 后，14 天的血药浓度为 0.12mg/L，儿童肌内注射 60 万 U 后，血药浓度为 0.16mg/L，达峰时间 24 小时。新生儿肌内注射 5 万 U，其峰浓度为 1.23mg/L，达峰时间 13~24 小时。本品吸收后广泛分布于各组织和体液中，单次给药 12 周，在尿中仍能测得青霉素。青霉素主要通过肾小管分泌排泄，新生儿和肾功能不全患者本品经肾小管排泄减少。

3. 药物不良反应

（1）过敏反应：青霉素所致的过敏反应在应用本品时均可能发生，其中以皮疹等过敏反应为多见，白细胞减少、间质性肾炎、哮喘发作和血清病型反应等少见，严重者如过敏性休克偶见；过敏性休克一旦发生，必须就地抢救，予以保持气道畅通，吸氧及使用肾上腺素、糖皮质激素等治疗措施。

（2）二重感染：可出现耐青霉素金黄色葡萄球菌、革兰氏阴性杆菌或念珠菌二重感染。

4. 药物相互作用

（1）丙磺舒、阿司匹林、吲哚美辛、保泰松和磺胺药减少青霉素的肾小管分泌而延长本品的血清半衰期。

（2）青霉素可增强华法林的抗凝作用。

八、注意事项

1. 禁用　有青霉素类药物过敏史者或青霉素皮肤试验阳性患者禁用。

2. 慎用　有哮喘、湿疹、枯草热、荨麻疹等过敏性疾病患者应慎用本品。

3. 用药注意事项

（1）本品毒性较低，但过敏反应常见，应用本品前需详

细问药物过敏史并进行青霉素皮肤试验。

（2）对一种青霉素过敏者可能对其他青霉素类药物、青霉胺过敏，有青霉素过敏史者有 5%~7% 的患者可能存在对头孢菌素类药物交叉过敏。

（3）应用本品须新鲜配制。

（4）应用青霉素期间，以硫酸铜法测定尿糖可能出现假阳性，而用葡萄糖酶法则不受影响。

（5）较为多见注射部位疼痛、压痛等局部刺激症状。

（6）少数患者用药后可发生肌内注射部位周围神经炎。

九、贮藏条件

密封，在干燥处保存。

十、药物经济性评价

基本药物（注射用无菌粉末：30 万 U、60 万 U、120 万 U），医保甲类，《中国药典》（2020 年版）收载。

2 耐酶青霉素

苯 唑 西 林

一、药品名称

1. 英文名 Oxacillin

2. 化学名 （2S,5R,6R）-3,3-二甲基-6-(5-甲基-3-苯基-4-异噁唑甲酰氨基)-7-氧代-4-硫杂-1-氮杂双环[3.2.0]庚烷-2-甲酸

二、药品成分

苯唑西林钠

三、剂型与规格

注射剂（按 $C_{19}H_{19}N_3O_5S$ 计） （1）0.5g；（2）1g；（3）2g

口服常释剂型（按 $C_{19}H_{19}N_3O_5S$ 计） （1）0.25g；（2）0.5g

四、适应证及相应的临床价值

本品仅适用于治疗产青霉素酶葡萄球菌感染，包括血流感染、脑膜炎、心内膜炎、肺炎和皮肤、软组织感染等。也可用于化脓性链球菌或肺炎球菌与耐青霉素葡萄球菌所致的混合感染。

本品具有耐酸、耐酶的特点，其抗菌谱与甲氧西林相似，本品亦可用于口服。

五、用法用量

本品供肌内注射时，每 0.5g 加灭菌注射用水 2.8ml。

1. 儿童 儿童体重 40kg 以下者，每 6 小时给予 12.5~25mg/kg，体重超过 40kg 者予以成人剂量。新生儿体重低于

2kg 者，日龄 1~14 天者每 12 小时 25mg/kg，日龄 15~30 天者每 8 小时 25mg/kg；体重超过 2kg 者，日龄 1~14 天者每 8 小时 25mg/kg，日龄 15~30 天者每 6 小时 25mg/kg。

2. 成人 肌内注射，成人每日 4~6g，分 4~6 次给药；静脉滴注，每日 4~8g，分 3~4 次给药，严重感染每日剂量可增加至 12g。

六、特殊人群用药

1. 妊娠期 目前缺乏本品对孕妇影响的充分研究，所以孕妇应仅在确有必要时使用本品。

2. 哺乳期 少量本品从乳汁中分泌，哺乳期妇女用药时宜暂停哺乳。

3. 肾功能损害 轻、中度肾功能减退患者不需调整剂量，严重肾功能减退患者应避免应用大剂量，以防中枢神经系统毒性反应发生。

七、药理学

1. 药效学及作用机制 本品是耐酸和耐青霉素酶青霉素。苯唑西林对产青霉素酶葡萄球菌具有良好抗菌活性，对不产青霉素酶的葡萄球菌抗菌活性则逊于青霉素。本品对表皮葡萄球菌、化脓性链球菌、肺炎链球菌、草绿色链球菌等革兰氏阳性球菌以及革兰氏阳性杆菌具有良好的抗菌活性，奈瑟菌属对本品敏感。肠杆菌科细菌、铜绿假单胞菌、肠球菌属以及脆弱拟杆菌对本品耐药。甲氧西林耐药金黄色葡萄球菌和甲氧西林耐药凝固酶阴性葡萄球菌对本品均耐药。苯唑西林通过抑制细菌细胞壁合成而发挥杀菌作用。

2. 药代动力学 苯唑西林耐酸，口服可吸收给药量的 30%~33%。肌内注射苯唑西林 0.5g，0.5 小时达到血药峰浓度（C_{max}）为 16.7mg/L；剂量加倍，血药浓度亦倍增。静脉滴注苯唑西林 0.25g，滴注结束时血药浓度为 9.7mg/L，2 小时后为 0.16mg/L。出生 8~15 和 20~21 的新生儿肌内注射 20mg/kg 后，血药峰浓度分别为 51.5mg/L 和 47.0mg/L。

苯唑西林蛋白结合率为 93%。在肝、肾、肠、脾、胸腔积液和关节腔液中均可达到有效治疗浓度，在腹水和痰液中浓度较低。苯唑西林难以透过正常血脑屏障，可透过胎盘进入胎儿体内，亦有少量分泌至乳汁。

本品健康成人消除半衰期为 0.4~0.7 小时；出生 8~15 日和 20~21 日的新生儿的消除半衰期分别达 1.6 天和 1.2 天。苯唑西林约 49% 在肝代谢，肌内注射后约 40% 以原型药在尿中排泄，约 10% 药物经胆道排泄。血液透析和腹膜透析均不能清除本品。

3. 药物不良反应

（1）过敏反应：荨麻疹等各类皮疹较常见，白细胞减少、间质性肾炎、哮喘发作等和血清病型反应少见；过敏性休克偶见，一旦发生，必须就地抢救，予以保持气道畅通，吸氧及使用肾上腺素、糖皮质激素等治疗措施。

（2）静脉使用本品偶可产生恶心、呕吐和血清氨基转移酶升高。

（3）大剂量静脉滴注本品可引起抽搐等中枢神经系统毒性反应。

（4）有报道婴儿使用大剂量本品后出现血尿、蛋白尿和尿毒症。

（5）静脉给药偶可出现中性粒细胞减少或缺乏症,特异性体质者可有出血倾向。

（6）少数患者用药后可发生白念珠菌继发感染和静脉炎。

4. 药物相互作用

（1）本品与氨基糖苷类、去甲肾上腺素、间羟胺、苯巴比妥、维生素 B 族、维生素 C 等药物存在配伍禁忌,不宜同瓶滴注。

（2）本品与西索米星、奈替米星和庆大霉素等氨基糖苷类抗生素联合,对金黄色葡萄球菌和肠球菌属具有协同作用。

（3）丙磺舒可减少苯唑西林的肾小管分泌,延长本品的血清半衰期。

（4）阿司匹林、磺胺药可抑制本品对血清蛋白的结合,提高本品的游离血药浓度。

（5）二盐酸奎宁可在体外减弱本品对金黄色葡萄球菌的抗菌活性。

八、注意事项

1. 禁用 有青霉素类药物过敏史者或青霉素皮肤试验阳性患者禁用。

2. 慎用

（1）有哮喘、湿疹、枯草热、荨麻疹等过敏性疾病及肝病患者应慎用本品。

（2）新生儿尤其早产儿应慎用。

3. 用药注意事项

（1）应用本品前需详细询问药物过敏史并进行青霉素皮肤试验。

（2）对一种青霉素过敏者可能对其他青霉素类药物、青霉胺过敏,有青霉素过敏性休克史者5%~7%可能存在对头孢菌素类药物交叉过敏。

（3）药物过量主要表现是中枢神经系统不良反应,应及时停药并予对症、支持治疗。血液透析不能清除苯唑西林。

九、贮藏条件

密闭,在干燥处保存。

十、药物经济性评价

基本药物(片剂、胶囊:0.25g,注射用无菌粉末:0.5g、1.0g),医保甲类,《中国药典》(2020年版)收载。

氯 唑 西 林

一、药品名称

1. 英文名 Cloxacillin

2. 化学名 (2S,5R,6R)-3,3-二甲基-6-[5-甲基-3-(2-氯苯基)-4-异噁唑甲酰氨基]-7-氧代-4-硫杂-1-氮杂双环[3.2.0]庚烷-2-甲酸

二、药品成分

氯唑西林钠

三、剂型与规格

注射剂 （1）0.5g;（2）3.0g;（3）2.0g;（4）1.0g;（5）1.5g

口服常释剂型 （1）0.125g;（2）0.25g;（3）0.5g

四、适应证及相应的临床价值

本品适应证同苯唑西林,仅适用于治疗产青霉素酶葡萄球菌感染,包括败血症、心内膜炎、肺炎和皮肤、软组织感染等。也可用于化脓性链球菌或肺炎球菌与耐青霉素葡萄球菌所致的混合感染。氯唑西林口服制剂可用于葡萄球菌所致慢性感染,如骨髓炎的门诊治疗。

五、用法用量

1. 儿童 口服,每日 25~50mg/kg,分 4 次;肌内注射,每日 50~100mg/kg,分 4 次;静脉滴注,每日 50~150mg/kg,分 3~4 次。

2. 成人 口服,每日 1~2g,分 4 次;肌内注射,每日 4~6g,分 4 次,肌内注射时可加 0.5%利多卡因减少局部疼痛;静脉滴注,每日 4~8g,分 3~4 次。治疗严重感染剂量可增至每日 12g。

六、特殊人群用药

1. 妊娠期 目前缺乏本品对孕妇影响的充分研究,所以孕妇应仅在确有必要时使用本品。

2. 哺乳期 本品有少量在乳汁中分泌,因此哺乳期妇女时应用本品时宜暂停哺乳。

3. 肾功能损害 轻、中度肾功能减退患者不需调整剂量,严重肾功能减退患者应避免应用大剂量,以防中枢神经系统毒性反应发生。

七、药理学

1. 药效学及作用机制 本品为半合成青霉素,具有耐酸、耐青霉素酶的特点,抗菌谱与抗菌作用与苯唑西林相似,对革兰氏阳性球菌和奈瑟菌有抗菌活性,对不产青霉素酶和产青霉素酶葡萄球菌的最低抑菌浓度分别为 0.1~0.25mg/L 和 0.25~0.5mg/L,抗菌活性较苯唑西林强,但对青霉素敏感葡萄球菌和各种链球菌的抗菌作用较青霉素为弱,对甲氧西林耐药葡萄球菌无效。对化脓性链球菌和肺炎链球菌的最低抑菌浓度分别为 0.05~0.1mg/L 和 0.25~0.5mg/L。肠球菌属对本品耐药。

2. 药代动力学 本品对胃酸稳定,口服吸收不完全,空腹口服本品 500mg,于 1 小时达血药峰浓度(C_{max})为 9.1mg/ml。口服吸收约 35%。食物影响本品在胃肠道的吸收,进食后

服药者血药浓度仅为空腹服用者一半。本品血清蛋白结合率为94%,能渗入急性骨髓炎患者的骨组织、脓液和关节腔积液中,在胸腔积液中也有较高浓度。亦能透过胎盘进入胎儿,但难以透过正常的血脑屏障。口服本品后9%～22%在体内代谢,血消除半衰期($t_{1/2\beta}$)为0.5～1.1小时。主要通过肾小球滤过和肾小管分泌,自尿中排出,少部分自胆汁排出。

肌内注射氯唑西林0.5g,0.5小时血药浓度达峰值,C_{max}为15mg/L。3小时静脉滴注氯唑西林0.75g,滴注结束即刻和3小时后血药浓度分别为15mg/L和0.6mg/L。本品血清蛋白结合率为94%,能渗入急性骨髓炎患者的骨组织、脓液和关节腔积液中,在胸腔积液中也有较高浓度。亦能透过胎盘进入胎儿,但难以透过正常的血脑脊液屏障。氯唑西林血消除半衰期($t_{1/2\beta}$)为0.5～1.1小时,主要通过肾小球滤过和肾小管分泌,自尿中排出,静脉滴注本品后,约62%自尿排出,约6%自胆汁排出,少量在肝脏代谢。

3. 药物不良反应

(1) 过敏反应:以荨麻疹等各类皮疹为多见,白细胞减少、间质性肾炎、哮喘和血清病型反应也可发生,严重者如过敏性休克偶见;过敏性休克一旦发生,必须就地抢救,保持气道畅通,吸氧并予以肾上腺素、糖皮质激素等治疗措施。

(2) 静脉注射本品偶可产生恶心、呕吐和血清氨基转移酶升高。

(3) 大剂量注射本品可引起抽搐等中枢神经系统毒性反应。

(4) 有报道婴儿使用大剂量本品后出现血尿、蛋白尿和尿毒症。

(5) 个别病例发生粒细胞缺乏症或淤胆型黄疸。

4. 药物相互作用

(1) 本品与氨基糖苷类、去甲肾上腺素、间羟胺、苯巴比妥、维生素B族、维生素C等药物存在配伍禁忌,不宜同瓶滴注。

(2) 本品与庆大霉素联合对肠球菌属具有协同作用。

(3) 丙磺舒可减少氯唑西林的肾小管分泌,延长本品的血清半衰期。

(4) 阿司匹林、磺胺药抑制本品与血清蛋白结合,提高本品的游离血药浓度。

八、注意事项

1. 禁用　有青霉素类药物过敏史者或青霉素皮肤试验阳性患者禁用。

2. 慎用　新生儿尤其早产儿应慎用。

3. 用药注意事项

(1) 应用本品前需详细询问药物过敏史并进行青霉素皮肤试验。

(2) 对一种青霉素过敏患者可能对其他青霉素类药物或青霉胺过敏。

(3) 有哮喘、湿疹、枯草热、荨麻疹等过敏性疾病患者应慎用本品。

(4) 本品降低患者胆红素与血清蛋白结合能力,新生儿尤其是有黄疸者慎用本品。

九、贮藏条件

密闭,在干燥处保存。

十、药物经济性评价

非基本药物,非医保(口服常释剂型),医保甲类(注射剂),《中国药典》(2020年版)收载。

氟　氯　西　林

一、药品名称

1. 英文名　Flucloxacillin

2. 化学名　(2S,5R,6R)-6-[[[3-(2-氯-6-氟苯基)-5-甲基异噁唑-4-基]羰基]氨基]-3,3-二甲基-7-氧代-4-硫杂-1-氮杂二环[3.2.0]庚烷-2-甲酸

二、药品成分

氟氯西林钠

三、剂型与规格

注射剂　(1)0.25g;(2)0.5g;(3)1.0g

口服常释剂型　(1)0.125g;(2)0.25g

四、适应证及相应的临床价值

适用于对青霉素耐药的葡萄球菌所致感染及葡萄球菌和链球菌所致双重感染。包括骨和关节感染、心内膜炎、腹膜炎、肺炎、皮肤感染、软组织感染、手术及伤口感染、中毒性休克等。也可用于预防术后葡萄球菌感染。

五、用法用量

静脉给药时可将药物溶于10～20ml生理盐水内做徐缓静脉注射或溶于100～200ml生理盐水内做快速静脉滴入。

1. 儿童　口服,每日0.25～1g,分3～4次。

2. 成人　口服,每日1g,分3次;静脉注射,每日2～6g,分3～4次;严重感染,成人最高剂量8.0g,分3～4次。

3. 老年人　肾功能严重减退时,应适当减少使用剂量。

六、特殊人群用药

1. 妊娠期　动物实验表明氟氯西林无致畸作用。自1970年临床使用该药以来,用于孕妇的有限病例未显示不良影响。不过对孕妇的任何用药都应小心,因此只有当潜在的优势大于潜在的危险时,才将氟氯西林用于孕妇。

2. 哺乳期　在乳汁中可检测到少量的氟氯西林。必须考虑哺乳期婴儿发生过敏反应的可能性。哺乳期妇女用药后应停止哺乳。

3. 肾功能损害　肾功能严重减退时,应适当减少使用剂量。本品不被血液透析清除。

七、药理学

1. 药效学及作用机制　本品为半合成的耐青霉素酶青霉素。其作用机制与青霉素相似，系与细菌细胞膜上青霉素结合蛋白（PBP）结合，抑制细菌壁的生物合成，导致菌体肿胀破裂死亡，从而发挥杀菌作用。本药为繁殖期杀菌药。

本药抗菌谱与抗菌作用与氯唑西林相仿，对青霉素酶稳定性较好，对产青霉素酶的耐药金黄色葡萄球菌有强大的杀菌作用，但对青霉素敏感葡萄球菌和各种链球菌的抗菌作用比青霉素弱。本品对产青霉素酶的金黄色葡萄球菌、表皮葡萄球菌、化脓性链球菌、肺炎链球菌、淋球菌、脑膜炎双环菌有较好抗菌活性。粪肠球菌、耐甲氧西林金黄色葡萄球菌、肠道阴性杆菌、铜绿假单胞菌、厌氧脆弱拟杆菌对本药耐药。对不产酶和产酶葡萄球菌的最低抑菌浓度（MIC）分别为 $0.1 \sim 0.25mg/L$ 和 $0.25 \sim 0.5mg/L$，对化脓性链球菌和肺炎链球菌的 MIC 分别为 $0.05 \sim 0.1mg/L$ 和 $0.25mg/L$。

2. 药代动力学　氟氯西林在酸性介质中稳定，空腹服用本品 250mg 后血药峰浓度为 $6 \sim 10mg/L$，达峰时间约 1 小时，生物利用度为 $50\% \sim 70\%$，食物能减少或延迟本品吸收。分别肌内注射本品 250mg 和 500mg 后，平均血药峰浓度为 11mg/L 和 17mg/L，达峰时间为 $0.5 \sim 1$ 小时，氟氯西林的血浆半衰期（$t_{1/2}$）为 $0.75 \sim 1.5$ 小时，新生儿半衰期（$t_{1/2}$）延长 4.6 小时。本品血清蛋白的结合率为 95%，在组织和体液内的分布与氯唑西林相仿，可以很好地扩散至大多数组织中，能渗入急性骨髓炎者的骨组织、脓液和关节中，在胸脓腔中也有较高的浓度。尤其在骨髓中有高浓度活性分布：11.6mg/L（密质骨），15.6mg/L（松质骨），平均血药浓度为 8.9mg/L，但难以透过正常的血脑屏障。术前静脉滴注本品 2g 后 $1 \sim 2$ 小时，在心瓣膜内高峰血药浓度可达到 16.5mg/kg。部分药物在肝脏代谢，其原型和代谢产物均经肾自尿中排出。

用药 8 小时内，在尿液中可检测到未转化的活性形式为给药剂量的 76.1%，仅小部分经胆汁排泄。如果肾功能障碍，氟氯西林的排泄将减慢。

3. 药物不良反应

（1）同使用其他青霉素类药物一样，副作用少见，并且大多反应轻微、短暂。

（2）与其他 β-内酰胺类抗生素一样有过敏反应的报道。较常见的过敏反应有皮疹。如有任何过敏反应发生，应中断治疗。

（3）少数患者用药后可出现氨基转移酶暂时性升高，但当中断治疗后可逆转，也有致急性肝脏胆汁淤积黄疸的报道。

（4）偶有致急性间质性肾炎的报道。

（5）少数患者可出现恶心、呕吐、腹胀、腹泻、食欲减退等胃肠道症状，偶见假膜性结肠炎。

（6）可发生神经紊乱，如惊厥，可能与肾衰竭患者的大剂量静脉给药有关。

（7）可发生中性白细胞减少症和血小板减少症。

4. 药物相互作用

（1）本药与阿米卡星联用可增强对金黄色葡萄球菌的抗菌作用。

（2）丙磺舒类药物会抑制氟氯西林排泄，使血药浓度升高且维持时间延长。

（3）本药与伤寒活疫苗同用可降低伤寒活疫苗的免疫效应，其可能的机制是本药对伤寒沙门氏菌具有抗菌活性。

（4）本药与甲氨蝶呤同用可使甲氨蝶呤的药物浓度时间曲线下面积（AUC）下降，但这种结果只有统计学上的显著差异，而无临床意义。

八、注意事项

1. 禁用　对本品过敏者禁用。有青霉素过敏史或曾有青霉素皮肤试验呈阳性者禁用。禁用于有与氟氯西林相关联的黄疸/肝功能障碍史患者。

2. 慎用

（1）孕妇及哺乳期妇女。

（2）新生儿：对新生儿必须特别谨慎，因为有高胆红素血症的危险。

（3）哮喘、湿疹、枯草热、荨麻疹等过敏性疾病史。

（4）肝、肾功能障碍的患者应谨慎使用氟氯西林。

3. 用药注意事项

（1）交叉过敏：在使用 β-内酰胺类抗生素时，已有报道可致严重的并且偶尔致命的过敏反应。这些反应更可能发生于有 β-内酰胺类的过敏史的个体之中。对一种青霉素类药物过敏者也可能对其他青霉素类药过敏，也可能对青霉胺或头孢菌素类过敏，在使用氟氯西林治疗前，应对先前的对 β-内酰胺类的过敏反应及过敏性疾病史作仔细的询问。

（2）用药前后及用药时应检查或监测：治疗期间或治疗后出现发热、皮疹、皮肤瘙痒症状的患者，应监测肝功能。在长期的治疗过程中（如骨髓炎、心内膜炎），推荐定期监测肝肾功能。

（3）含钠量：本品每克大约含有 51mg 的钠。这应该被包括在钠限制饮食患者的定额之中。

（4）食物可显著延迟本药口服吸收，并使药物血浆峰值浓度降低 50%。

九、贮藏条件

避光，干燥阴凉处贮藏。

十、药物经济性评价

《中国药典》（2020 年版）收载。

3　广谱青霉素

阿 莫 西 林

一、药品名称

1. 英文名　Amoxicillin

2. 化学名　（2S,5R,6R)-3,3-二甲基-6-[（R)-(-)-2-

氨基-2-(4-羟基苯基)乙酰氨基]-7-氧代-4-硫杂-1-氮杂双环[3.2.0]庚烷-2-甲酸

二、药品成分

阿莫西林钠

三、剂型与规格

口服常释剂型　(1)0.125g;(2)0.25g;(3)0.5g

四、适应证及相应的临床价值

阿莫西林适用于敏感菌(不产 β-内酰胺酶菌株)所致的下列感染:

1. 溶血链球菌、肺炎链球菌、葡萄球菌或流感嗜血杆菌所致中耳炎、鼻窦炎、咽炎、扁桃体炎等。

2. 大肠埃希菌、奇异变形杆菌或粪肠球菌所致的泌尿生殖道感染。

3. 溶血链球菌、葡萄球菌或大肠埃希菌所致的皮肤软组织感染。

4. 溶血链球菌、肺炎链球菌、葡萄球菌或流感嗜血杆菌所致急性支气管炎、肺炎等下呼吸道感染。

5. 急性单纯性淋病。

6. 本品尚可用于治疗伤寒、伤寒带菌者及钩端螺旋体病;阿莫西林亦可与克拉霉素、兰索拉唑三联用药根除胃、十二指肠幽门螺杆菌,降低消化道溃疡复发率。

五、用法用量

1. 儿童　口服,体重低于20kg者,每日剂量25~50mg/kg,病情严重者剂量酌增。

2. 成人　口服,每日 1.5~4g,分 3~4 次,每日剂量不超过4g。急性单纯性下尿路感染或淋病奈瑟菌所致单纯性淋病者,3g 单剂治疗,必要时可于 10~12 小时再给予 3g。

3. 老年人　本品在老年人中的半衰期延长。

六、特殊人群用药

1. 妊娠期　动物生殖实验显示,10 倍于人类剂量的阿莫西林未损害大鼠和小鼠的生育力和胎儿。但在人类尚缺乏足够的对照研究,孕妇应仅在确有必要时应用本品。

2. 哺乳期　乳汁中可分泌少量阿莫西林,乳母服用后可能导致婴儿过敏。

3. 肾功能损害　肾功能严重损害患者需调整给药剂量,其中内生肌酐清除率为 10~30ml/min 的患者每 12 小时 0.25~0.5g;内生肌酐清除率小于 10ml/min 的患者每 24 小时 0.25~0.5g。本品能为血液透析清除。

七、药理学

1. 药效学及作用机制　本品为青霉素类抗生素,抗菌谱和绝大多数细菌的体外抗菌作用与氨苄西林基本相同,对肺炎链球菌、溶血性链球菌等链球菌属、不产青霉素酶葡萄球菌、粪肠球菌等需氧革兰氏阳性球菌,大肠埃希菌、奇异变形杆菌、沙门菌属、流感嗜血杆菌、淋病奈瑟菌等需氧革兰氏阴性菌的不产 β-内酰胺酶菌株及幽门螺杆菌具有良好的抗菌活性。本品对化脓性链球菌、肺炎链球菌和粪肠球菌等革兰氏阳性菌的最低抑菌浓度分别为 0.01mg/L、0.02mg/L 和 0.5mg/L;对幽门螺杆菌的 MIC 为 0.06mg/L;对大肠埃希菌和流感嗜血杆菌的 MIC 分别是 5.0mg/L 和 0.25mg/L。

阿莫西林通过抑制细菌细胞壁合成而发挥杀菌作用,可使细菌迅速成为球状体而溶解、破裂,杀菌作用较氨苄西林迅速而强。

2. 药代动力学　阿莫西林不被胃酸破坏,口服本品后较氨苄西林吸收迅速且较完全,75%~90% 可自胃肠道吸收,食物对药物吸收的影响不显著。口服 0.25g、0.5g 和 1g 后血药峰浓度(C_{max})分别为 5.1mg/L、10.8mg/L 和 20.6mg/L,达峰时间为 1~2 小时。本品在多数组织和体液中分布良好。肺炎或慢性支气管炎急性发作患者口服本品 0.5g 后 2~3 小时和 6 小时痰中的平均药物浓度分别为 0.52mg/L 和 0.53mg/L,而同期血药浓度为 11mg/L 和 3.5mg/L。慢性中耳炎儿童患者口服本品 1g 后 1~2 小时,中耳液中药物浓度为 6.2mg/L。结核性脑膜炎患者口服本品 1g 后 2 小时脑脊液中的浓度为 0.1~1.5mg/L,相当于同期血药浓度的 0.9%~21.1%。本品可通过胎盘,在脐带血中浓度为母体血药浓度的 25%~30%,在乳汁、汗液和泪液中也含微量。阿莫西林的蛋白结合率为 17%~20%。本品血消除半衰期($t_{1/2}$)为 1~1.3 小时,服药后 24%~33% 的给药量在肝内代谢,6 小时内 45%~68% 给药量以原型药自尿中排出,尚有部分药物经胆道排泄。严重肾功能不全患者血清半衰期可延长至 7 小时。血液透析可清除本品,腹膜透析则无清除本品的作用。

3. 药物不良反应

(1) 恶心、呕吐、腹泻及假膜性肠炎等胃肠道反应。

(2) 皮疹、药物热和哮喘等过敏反应。

(3) 贫血、血小板减少、嗜酸性粒细胞增多等。

(4) 血清氨基转移酶可轻度增高。

(5) 由念珠菌或耐药菌引起的二重感染。

(6) 偶见兴奋、焦虑、失眠、头晕以及行为异常等中枢神经系统症状。

4. 药物相互作用

(1) 丙磺舒竞争性地减少本品的肾小管分泌,两者同时应用可引起阿莫西林血浓度升高、半衰期延长。

(2) 氯霉素、大环内酯类、磺胺类和四环素类药物在体外干扰阿莫西林的抗菌作用,但其临床意义不明。

八、注意事项

1. 禁用　青霉素过敏及青霉素皮肤试验阳性患者禁用。

2. 慎用

(1) 有哮喘、枯草热等过敏性疾病史者。

(2) 老年人和肾功能严重损害时可能需调整剂量。

3. 用药注意事项

(1) 用前必须做青霉素钠皮肤试验,阳性反应者禁用。

（2）传染性单核细胞增多症患者应用本品易发生皮疹,应避免使用。

（3）疗程较长患者应检查肝、肾功能和血常规。

（4）阿莫西林可导致采用本尼迪克特(Benedict)或费林(Fehling)试剂的尿糖试验出现假阳性。

（5）在一项 51 名儿童患者参与的前瞻性研究提示,阿莫西林给药剂量不超过 250mg/kg 时不引起显著临床症状。

（6）有报道少数患者因阿莫西林过量引起肾功能不全、少尿,但肾功能损害在停药后可逆。

（7）发生假膜性肠炎时,轻度者停药后即可恢复;中度至重度者须给予补液、纠正电解质,同时给予抗难辨梭菌的抗菌药物治疗。

九、贮藏条件

遮光,密封保存。

十、药物经济性评价

基本药物(片剂、胶囊剂:0.125g、0.25g),医保甲类,《中国药典》(2020 年版)收载。

氨苄西林

一、药品名称

1. 英文名 Ampicillin
2. 化学名 (2S,5R,6R)-3,3-二甲基-6-[(R)-2-氨基-2-苯乙酰氨基]-7-氧代-4-硫杂-1-氮杂双环[3.2.0]庚烷-2-甲酸

二、药品成分

氨苄西林钠

三、剂型与规格

注射剂 (1)0.5g;(2)1.0g;(3)2.0g
口服常释剂型 (1)0.1g;(2)0.125g;(3)0.25g

四、适应证及相应的临床价值

1. 大肠埃希菌及奇异变形杆菌所致的社区获得性急性非复杂性尿路感染以及肠球菌所致尿路感染。
2. 敏感大肠埃希菌及奇异变形杆菌所指的血流感染,本品为 B 族溶血性链球菌、粪肠球菌及奇异变形杆菌血流感染的选用药物,但通常需与庆大霉素或阿米卡星联合,以覆盖对氨苄西林耐药的革兰氏阴性杆菌。
3. 肺炎链球菌、流感嗜血杆菌所致儿童中耳炎和鼻窦炎。
4. 治疗敏感菌所致的肺部感染。
5. 敏感流感嗜血杆菌所致的细菌性脑膜炎的初始治疗。
6. 流感嗜血杆菌所致的会厌炎、骨髓炎、化脓性关节炎、蜂窝织炎、肺炎或血流感染宜大剂量应用。
7. 治疗李斯特氏菌感染、重症患者宜联合庆大霉素。

8. 与氨基糖苷类联合治疗肠球菌心内膜炎;敏感菌所致的胆道感染,宜加用克林霉素和甲硝唑,以覆盖厌氧菌。

9. 与克拉维酸或舒巴坦等 β-内酰胺酶抑制剂联合用于治疗产 β-内酰胺酶菌株所致感染。

五、用法用量

本品静脉滴注液浓度不宜超过 30mg/ml。

1. 儿童 口服,每日 50~100mg/kg,分 4 次服用;肌内注射,每日 50~150mg/kg,分 3~4 次给药;静脉滴注或注射,每日 100~200mg/kg,分 3~4 次给药。每日最高剂量为 300mg/kg。

足月新生儿:每次 12.5~25mg/kg,出生第 1、2 日每 12 小时 1 次,第 3 日~2 周每 8 小时 1 次,以后每 6 小时 1 次。

早产儿:出生第 1 周、1~4 周和 4 周以上每次 12.5~50mg/kg,分别为每 12 小时、8 小时和 6 小时 1 次,静脉滴注给药。

2. 成人 口服,每日 2~4g,分 4 次服用;肌内注射,每日 4~6g,分 4 次给药;静脉滴注或注射剂量,每日 4~12g,分 3~4 次给药。每日最高剂量为 16g。

3. 老年人 老年患者由于肾功能衰退,用量应适当减少。

六、特殊人群用药

1. 妊娠期 尚无本品在孕妇应用的严格对照试验,所以孕妇应仅在确有必要时使用本品。

2. 哺乳期 少量本品从乳汁中分泌,哺乳期妇女用药时宜暂停哺乳。

3. 肾功能损害 肾功能不全者:内生肌酐清除率为 10~50ml/min 或小于 10ml/min 时,给药间期应分别延长至 6~12 小时和 12~24 小时。

七、药理学

1. 药效学及作用机制 氨苄西林钠为广谱半合成青霉素。本品对溶血性链球菌、肺炎链球菌和不产青霉素酶葡萄球菌具较强抗菌作用,与青霉素相仿或稍弱于青霉素。氨苄西林对草绿色链球菌亦有良好抗菌作用,对肠球菌属和李斯特氏菌属的作用优于青霉素。本品对白喉棒状杆菌、炭疽芽孢杆菌、放线菌属、流感嗜血杆菌、百日咳鲍特杆菌、奈瑟菌属以及除脆弱拟杆菌外的厌氧菌均具抗菌活性,部分奇异变形杆菌、大肠埃希菌、沙门氏菌属和志贺菌属细菌对本品敏感。但近年来,大肠埃希菌对本品耐药率已达 70%~80%;志贺菌属和非伤寒沙门菌属对本品耐药者可达 50%~60%。氨苄西林通过抑制细菌细胞壁合成发挥杀菌作用。

2. 药代动力学 氨苄西林对胃酸稳定,但口服吸收并不完全,约可吸收给药量的 40%,食物可影响本品吸收,空腹口服 0.5g 后 2 小时血药浓度达峰,为 2~6mg/L。肌内注射本品 0.5g,血药峰浓度(C_{max})于 0.5~1 小时到达,为 12mg/L,6 小时血药浓度为 0.5mg/L。静脉注射 0.5g 后 15 分钟和 4 小时的血药浓度分别为 17mg/L 和 0.6mg/L。新生儿和早产儿肌内注射 10mg/kg 和 25mg/kg 后 1 小时,血药浓

度达峰值,分别为 20mg/L 和 60mg/L。孕妇血药浓度明显较非妊娠期为低。

本品体内分布良好,细菌性脑膜炎患者每日按体重静脉注射150mg/kg,前 3 天脑脊液中浓度可达 2.9mg/L,以后随炎症减轻而降低。正常脑脊液中仅含少量氨苄西林。本品可透过胎盘屏障,在羊水中达到一定浓度。肺部感染患者的支气管分泌液中浓度为同期血药浓度的 1/50。胸腹水、眼房水、关节腔积液、乳汁中皆有相当量的本品。伤寒带菌者胆汁中浓度平均为血药浓度的 3 倍多,最高可达17.8 倍。本品血清蛋白结合率为 20%,血消除半衰期($t_{1/2\beta}$)为 1~1.5 小时,新生儿 $t_{1/2\beta}$ 为 1.7~4 小时,肾功能不全患者可延长至 7~20 小时。肌内注射和静脉注射后 24 小时尿中排出的氨苄西林分别为给药量的 50% 和 70%,少量在肝脏代谢灭活或经胆汁排泄。本品可为血液透析清除,而腹膜透析不能清除本品。

3. 药物不良反应

(1) 本品不良反应与青霉素相仿,以过敏反应较为常见。皮疹是最常见的反应,多发生于用药后 5 天,呈荨麻疹或斑丘疹;亦可发生间质性肾炎;过敏性休克偶见,一旦发生,必须就地抢救,予以保持气道畅通,吸氧及给用肾上腺素、糖皮质激素等治疗措施。

(2) 粒细胞和血小板减少偶见于应用氨苄西林的患者。抗生素相关性肠炎少见,少数患者出现血清转氨酶升高。大剂量氨苄西林静脉给药可发生抽搐等神经系统毒性症状,婴儿应用氨苄西林后可出现颅内压增高,表现为前囟隆起。

4. 药物相互作用

(1) 与丙磺舒合用会延长本品的半衰期。

(2) 氨苄西林与卡那霉素对大肠埃希菌、变形杆菌具有协同抗菌作用。

(3) 本品宜单独滴注,不可与下列药物同瓶滴注:氨基糖苷类药物、磷酸克林霉素、盐酸林可霉素、多黏菌素 B、琥珀氯霉素、红霉素、肾上腺素、间羟胺、多巴胺、阿托品、葡萄糖酸钙、维生素 B 族、维生素 C、含有氨基酸的营养注射剂和琥珀酸氢化可的松等。

(4) 别嘌醇可使氨苄西林皮疹反应发生率增加,尤其多见于高尿酸血症。

(5) 氨苄西林能刺激雌激素代谢或减少其肝肠循环,因而可降低口服避孕药的效果。

八、注意事项

1. 禁用　有青霉素类药物过敏史或青霉素皮肤试验阳性患者禁用。

2. 用药注意事项

(1) 供肌内注射可分别溶解125mg、500mg 和 1g 氨苄西林钠于 0.9~1.2ml、1.2~1.8ml 和 2.4~7.4ml 灭菌注射用水中。氨苄西林钠静脉滴注液的浓度不宜超过 30mg/ml。

(2) 氨苄西林钠溶液浓度越高,稳定性越差。浓度为30mg/ml 的氨苄西林钠静脉滴注液在室温放置 2~8 小时能至少保持其 90% 的效价,放置冰箱内则可保持其 90% 的效

价至 72 小时。稳定性可因葡萄糖、果糖和乳酸的存在而降低,亦随温度升高而降低。

(3) 应用本品前需详细询问药物过敏史并进行青霉素皮肤试验。

(4) 传染性单核细胞增多症、巨细胞病毒感染、淋巴细胞白血病、淋巴瘤患者应用本品时易发生皮疹,宜避免使用。

(5) 本品注射液须新鲜配制。

九、贮藏条件

严封,在干燥处保存。

十、药物经济性评价

基本药物(注射用无菌粉末:0.5g、1.0g),医保甲类(注射剂),《中国药典》(2020 年版)收载。

哌 拉 西 林

一、药品名称

1. 英文名　Piperacillin

2. 化学名　(2S,5R,6R)-3,3-二甲基-6-[(R)-2-(4-乙基-2,3-二氧代-1-哌嗪甲酰氨基)-2-苯乙酰氨基]-7-氧代-4-硫杂-1-氮杂双环[3.2.0]庚烷-2-甲酸一水合物

二、药品成分

哌拉西林钠

三、剂型与规格

注射剂　(1)0.5g;(2)1.0g;(3)2.0g

四、适应证及相应的临床价值

适用敏感肠杆菌科细菌、铜绿假单胞菌、不动杆菌属所致的败血症、上尿路及复杂性尿路感染、呼吸道感染、胆道感染、腹腔感染、盆腔感染以及皮肤、软组织感染等。临床有效率和细菌清除率均为 80%~90%。哌拉西林与氨基糖苷类联合应用亦可用于有粒细胞减少症免疫缺陷患者的感染。

五、用法用量

1. 儿童　轻度感染,每日 100mg/kg,均分 3~4 次肌内注射;中、重度感染,每日 100~200mg/kg,严重者可增至每日300mg/kg,均分 4 次静脉滴注。

2. 成人　轻度感染,每日 4~8g,均分 3~4 次肌内注射;治疗单纯性淋病,单次肌内注射 2g,注射前 30 分钟口服丙磺舒1g;中重度感染,每日 4~12g,严重者可增至每日 16g,均分 4 次静脉滴注。

六、特殊人群用药

1. 妊娠期　动物生殖实验未发现本品有损害,但尚未在孕妇中进行严格对照试验以排除这类药物对胎儿的不良影响,所以孕妇应仅在确有必要时使用本品。

2. 哺乳期 少量本品从乳汁中分泌,哺乳期妇女用药时宜暂停哺乳。

3. 肾功能损害 肾功能减退者适当减量,治疗全身性感染肌酐清除率为 20～40ml/min,每日剂量为每日 12g,分 3 次给药;肌酐清除率<20ml/min 时,剂量为每日 8g,分 2 次给药;肌酐清除率>40ml/min 者剂量不需调整。

七、药理学

1. 药效学及作用机制 哌拉西林是半合成青霉素类抗生素,具广谱抗菌作用。哌拉西林对大肠埃希菌、变形杆菌属、沙雷菌属、克雷伯菌属、肠杆菌属、枸橼酸菌属、沙门菌属和志贺菌属等肠杆菌科细菌,以及铜绿假单胞菌、不动杆菌属、流感嗜血杆菌、奈瑟菌属等其他革兰氏阴性菌均具有良好抗菌作用。本品对肠球菌属,A 族、B 族溶血性链球菌,肺炎链球菌以及不产青霉素酶的葡萄球菌亦具有一定抗菌活性。包括脆弱拟杆菌、梭状芽孢杆菌等许多厌氧菌也对哌拉西林敏感。对产气肠杆菌、枸橼酸杆菌属、普罗威登斯菌属和不动杆菌属的敏感性较差;沙雷菌属和产酶流感嗜血杆菌对本品大多耐药。近年来大肠埃希菌对本品耐药者增多,耐药率达 50%～60%,铜绿假单胞菌耐药者约为 30%。本品与亚胺培南联合对多数铜绿假单胞菌具有拮抗作用。

哌拉西林的作用机制是通过抑制细菌细胞壁合成发挥杀菌作用,由于本品与铜绿假单胞菌生存所必需的 PBP 形成多位点结合,其对细菌细胞膜具有强大的穿透作用。

2. 药代动力学 本品口服不吸收。正常人肌内注射本品 1g 后 0.71 小时达血药峰浓度(C_{max})为 52.2mg/L,6 小时血药浓度为 1.3mg/L。静脉滴注和静脉注射本品 1g 即刻血药浓度达 58.0mg/L 和 142.1mg/L,6 小时分别为 0.5mg/L 和 0.6mg/L。给严重肾功能损害患者(内生肌酐清除率≤5ml/L)于 30 分钟内静脉滴注 70mg/kg,1 小时后的血药浓度约为 350mg/L。

本品的血清蛋白结合率为 17%～22%,表观分布容积(V_d)为 0.18～0.3L/kg,分布半衰期($t_{1/2}$)为 11～20 分钟,在骨、心脏等组织和体液中分布良好,在脑膜有炎症时在脑脊液中也可达到相当浓度。

正常肾功能者哌拉西林血消除半衰期($t_{1/2}$)为 0.6～1.2 小时,中度以上肾功能不全者可延长至 3.3～5.1 小时,在肝内不代谢。本品系通过肾(肾小球滤过和肾小管分泌)和非肾(主要经胆汁)途径清除。静脉注射 1g 后,12 小时尿中排出给药量的 49%～68%。肝功能正常者 10%～20%的药物经胆汁排泄。很少量药物经乳汁排出。血液透析 4 小时可清除给药量的 30%～50%。肌内注射前 1 小时口服丙磺舒 1g,可使血药峰浓度(C_{max})增高 30%,血消除半衰期($t_{1/2}$)延长 30%。

3. 药物不良反应

(1) 过敏反应:青霉素类药物过敏反应较常见,包括荨麻疹等各类皮疹、白细胞减少、间质性肾炎、哮喘发作和血清病型反应,严重者如过敏性休克偶见;过敏性休克一旦发生,必须就地抢救,予以保持气道畅通,吸氧及给用肾上腺素、糖皮质激素等治疗措施。

(2) 局部症状:局部注射部位疼痛、血栓性静脉炎等。

(3) 消化道症状:腹泻、稀便、恶心、呕吐等;假膜性肠炎罕见。

(4) 个别患者可出现胆汁淤积性黄疸。

(5) 中枢神经系统症状:头痛、头晕和疲倦等。

(6) 肾功能减退者应用大剂量时,因脑脊液浓度增高,出现青霉素脑病,故此时应按肾功能进行剂量调整。

(7) 其他:念珠菌二重感染、出血等。

4. 药物相互作用

(1) 在体外本品与氨基糖苷类药物(阿米卡星、庆大霉素或妥布霉素)合用对铜绿假单胞菌、部分肠杆菌科细菌具有协同抗菌作用。

(2) 本品与头孢西丁合用,因后者可诱导细菌产生 β-内酰胺酶而对铜绿假单胞菌、沙雷菌属、变形杆菌属和肠杆菌属出现拮抗作用。

(3) 与肝素、香豆素、茚满二酮等抗凝血药及非甾体抗炎药合用时可增加出血危险,与溶栓剂合用可发生严重出血。

(4) 本品与氨基糖苷类抗生素不能同瓶滴注,否则两者的抗菌活性均减弱。

八、注意事项

1. 禁用 有青霉素类药物过敏史或青霉素皮肤试验阳性患者禁用。

2. 用药注意事项

(1) 使用本品前需详细询问药物过敏史并进行青霉素皮肤试验,呈阳性反应者禁用。

(2) 对一种青霉素过敏者可能对其他青霉素类药物;对头孢菌素类、头霉素类、灰黄霉素或青霉胺过敏者,对本品也可能过敏。

(3) 本品在少数患者尤其是肾功能不全患者可导致出血,发生后应及时停药并予适当治疗;肾功能减退者应适当减量。

(4) 对诊断的干扰:应用本品可引起直接抗球蛋白(Coombs)试验呈阳性,也可出现血尿素氮和血清肌酐升高、高钠血症、低钾血症、血清氨基转移酶和血清乳酸脱氢酶升高、血清胆红素增多。

(5) 有过敏史、出血史、溃疡性结肠炎、克罗恩病或抗生素相关肠炎者皆应慎用。

(6) 本品不可加入碳酸氢钠溶液中静滴。

(7) 药物过量时应及时停药并予对症、支持治疗。血液透析可清除哌拉西林。

九、贮藏条件

密闭,在凉暗干燥处保存。

十、药物经济性评价

基本药物(注射用无菌粉末:0.5g、1.0g、2.0g),医保甲类,《中国药典》(2020 年版)收载。

羧苄西林

一、药品名称

1. 英文名 Carbenicillin
2. 化学名 $(2S,5R,6R)$-6[[(RS)-2-羧基-苯乙酰基]氨基]-3,3-二甲基-7-氧代-4-硫杂-1-氮杂双环[3.2.0]庚烷-2-甲酸

二、药品成分

羧苄西林钠

三、剂型与规格

注射剂 (1)0.5g;(2)1.0g;(3)2.0g

四、适应证及相应的临床价值

主要适用于系统性铜绿假单胞菌感染,如败血症、尿路感染、呼吸道感染、腹腔感染、盆腔感染以及皮肤、软组织感染等,也可用于其他敏感杆菌科细菌引起的系统性感染。由于本品对铜绿假单胞菌的抗菌活性不高,因此需用较大治疗剂量,且细菌对其耐药性逐渐增长,故该药目前已被其他抗假单胞菌属细菌活性强、耐药菌株较少的药物所替代,如哌拉西林等。

五、用法用量

本品可供静脉滴注和静脉注射。

1. 儿童 治疗铜绿假单胞菌血流感染、肺炎和脑膜炎等严重感染,每日0.4~0.5g/kg,分4~6次静脉给药。治疗铜绿假单胞菌尿路感染或敏感菌所致各种感染,每6小时12.5~50mg/kg。

2. 成人 治疗铜绿假单胞菌血流感染、肺炎和脑膜炎等严重感染,每日20~30g(不宜超过40g),分4~6次静脉给药。治疗铜绿假单胞菌尿路感染或敏感菌所致各种感染,每6小时1~2g。

六、特殊人群用药

1. 妊娠期 尚未在孕妇中进行严格对照试验以排除本品对胎儿的不良影响,故孕妇应仅在确有必要时使用本品。

2. 哺乳期 少量本品从乳汁中分泌,哺乳期妇女应慎用或暂停哺乳。

3. 肾功能损害 严重肾功能不全者,每8~12小时静脉给药2g即可维持血药浓度在100mg/L水平;如同时伴肝功能损害,每日2g即可。进行血透或腹透患者,上述剂量的给药间期分别为4小时和6小时。

七、药理学

1. 药效学及作用机制 本品为广谱青霉素类抗生素,通过抑制细菌细胞壁合成发挥杀菌作用。对大肠埃希菌、变形杆菌属、肠杆菌属、枸橼酸菌属、沙门菌属和志贺菌属等肠杆菌科细菌,以及铜绿假单胞菌、流感嗜血杆菌、奈瑟菌属等其他革兰氏阴性菌具有抗菌作用。对溶血性链球菌、肺炎链球菌以及不产青霉素酶的葡萄球菌亦具抗菌活性。脆弱拟杆菌、梭状芽孢杆菌等许多厌氧菌也对本品敏感。

2. 药代动力学 本品口服不吸收,肌内注射本品1g后1小时达血药峰浓度(C_{max}),为34.8mg/L,4小时后血药浓度为10mg/L。静脉注射本品5g后15分钟和2小时的血药浓度分别为300mg/L和125mg/L。新生儿肌内注射100mg/kg后,血药峰浓度(C_{max})可达147mg/L。

本品的分布容积(V_d)为0.18L/kg,血清蛋白结合率约为50%。本品难以透过正常血脑屏障,但肺炎链球菌脑膜炎患儿每6小时静脉滴注69~103mg/kg本品后,第2日至第17日脑脊液内药物浓度为2.3~24.5mg/L。约2%在肝内代谢,血消除半衰期($t_{1/2\beta}$)为1~1.5小时。大部分以原型通过肾小球滤过和肾小管分泌清除,小部分经胆道排泄。血液透析可清除本品,腹膜透析则仅可部分清除本品。

3. 药物不良反应

(1)过敏反应:青霉素类药物的过敏反应较常见,包括荨麻疹等各类皮疹、白细胞减少、间质性肾炎、哮喘发作和血清病型反应(Ⅲ型变态反应)。严重者偶可发生过敏性休克,过敏性休克一旦发生,必须就地抢救,予以保持气道畅通,吸氧及肾上腺素、糖皮质激素等治疗措施。

(2)消化道反应:恶心、呕吐和肝肿大等,谷草转氨酶、谷丙转氨酶、肌酐升高。

(3)大剂量静脉注射本品时可出现抽搐等神经系统反应,高钠和低钾血症。

(4)本品为弱酸,故血药浓度过高时可发生急性代谢性酸中毒,此反应尤多见于肾病患者且已有酸中毒者。

(5)其他:念珠菌二重感染,出血等。

4. 药物相互作用

(1)本品与琥珀氯霉素、琥乙红霉素、盐酸土霉素、盐酸四环素、卡那霉素、链霉素、庆大霉素、妥布霉素、两性霉素B、维生素B族、维生素C、苯妥英钠、拟交感类药物、异丙嗪等有配伍禁忌。

(2)本品在体外与氨基糖苷类药物(阿米卡星、庆大霉素或妥布霉素)对铜绿假单胞菌、部分肠杆菌科细菌具有协同抗菌作用。

(3)本品与氨基糖苷类抗生素同瓶滴注,可导致两者的抗菌活性明显减弱。

(4)大剂量本品与肝素等抗凝血药、血栓溶解药、水杨酸制剂、磺吡酮或血小板聚集抑制药合用可增加出血危险。

(5)与磺胺类合用可使本品的血药浓度增高,故须适当减少本品的剂量。

八、注意事项

1. 禁用 有青霉素类药物过敏史或青霉素皮肤试验阳性患者禁用。

2. 用药注意事项

(1)本品含钠量较高,故限制钠盐摄入的患者应慎用本品。

(2)使用本品前需详细询问药物过敏史并进行青霉素

皮肤试验,呈阳性反应者禁用。

（3）对一种青霉素过敏者可能对其他青霉素类药物、青霉胺过敏,有青霉素过敏性休克史者 5%~7% 可能存在对头孢菌素类药物交叉过敏。

（4）肾功能不全患者应用本品可导致出血,应注意随访凝血时间、凝血酶原时间,发生出血时应及时停药并予适当治疗。

（5）由于浓度较高的羧苄西林钠溶液可形成多聚体（为致敏区）,因此注射液皆须新鲜配制。

九、贮藏条件

密闭,在干燥处保存。

十、药物经济性评价

《中国药典》（2020 年版）收载。

阿 洛 西 林

一、药品名称

1. 英文名　Azlocillin
2. 化学名　(2S,5R,6R)-3,3-二甲基-6-[（R）-2-(2-氧代-1-咪唑烷甲酰氨基-2-苯乙酰氨基]-7-氧代-4-硫杂-1-氮杂双环[3.2.0]庚烷-2-甲酸

二、药品成分

阿洛西林钠

三、剂型与规格

注射剂　（1）0.5g；（2）1.0g；（3）1.5g；（4）2.0g；（5）3.0g

四、适应证及相应的临床价值

阿洛西林适应证与哌拉西林相仿,主要用于敏感的铜绿假单胞菌及其他革兰氏阴性菌所致的感染,包括败血症、脑膜炎、心内膜炎、化脓性胸膜炎、腹膜炎及下呼吸道、胃肠道、胆道、尿路、骨及软组织和生殖器官等感染,妇科、产科感染,恶性外耳炎、烧伤、皮肤及手术感染等。本品与氨基糖苷类联合应用常可获得良好疗效。

五、用法用量

1. 儿童　每日 100~240mg/kg,分 3~4 次静脉滴注；尿路感染每日 100mg/kg,分 4 次肌内注射。
2. 成人　每日 6~10g,严重病例可增至 10~16g,一般分 2~4 次静脉给药。治疗尿路感染时,每 8 小时给予 2g；剂量≤2g 时,可静脉缓慢推注给药,溶液浓度不宜超过 10%。应用高剂量时宜静脉滴注,每剂滴注时间应约为 30 分钟。
3. 老年人　老年患者肾功能减退,须调整剂量。

六、特殊人群用药

1. 妊娠期　尚未在孕妇中进行严格对照试验以排除本

品对胎儿的不良影响,故孕妇应仅在确有必要时使用本品。

2. 哺乳期　少量本品从乳汁中分泌,哺乳期妇女应慎用或暂停哺乳。

3. 肾功能损害　中、重度肾功能减退患者给药间隔时间延长至 12 小时,肝、肾功能同时减退者应适当降低用量。

七、药理学

1. 药效学及作用机制　本品为半合成青霉素,对革兰氏阳性菌和阴性菌及铜绿假单胞菌均有良好的抗菌作用。与阿米卡星、庆大霉素、奈替米星合用时可产生协同作用。对肠杆菌科细菌的抗菌活性一般较美洛西林或哌拉西林稍差,对铜绿假单胞菌的抗菌活性较羧苄西林、替卡西林及美洛西林强,与哌拉西林相似,对耐庆大霉素和羧苄西林的铜绿假单胞菌也有较好的抗菌作用。本品对多数肠杆菌科细菌的活性较庆大霉素等氨基糖苷类抗生素为弱。对部分链球菌属、肠球菌属的抗菌活性与氨苄西林相似,对部分脆弱拟杆菌也有较好作用；对流感嗜血杆菌、脑膜炎奈瑟菌、淋病奈瑟菌和革兰氏阳性菌的抗菌活性甚强。耐青霉素的淋病奈瑟菌对本品耐药。

2. 药代动力学　本品注射后广泛分布于组织和体液中。在正常脑脊液中仅含少量,但脑膜有炎症时,脑脊液中浓度可增加。可透过胎盘进入胎儿血循环,少量随乳汁分泌。本品的剂量与药代动力学参数之间呈非线性关系。血消除半衰期($t_{1/2\beta}$)约为 1 小时,肾功能不全患者血消除半衰期($t_{1/2\beta}$)为 2~6 小时。血清蛋白结合率为 40% 左右,尿排泄为 60%~65%,胆汁排泄为 5.3%。本品可为血液透析所清除。

3. 药物不良反应　类似青霉素的不良反应,主要为过敏反应（如瘙痒、荨麻疹等）,其他反应有腹泻、恶心、呕吐、发热,个别病例可见出血时间延长、白细胞减少等,电解质紊乱（高钠血症）较少见。

4. 药物相互作用

（1）氯霉素、红霉素、四环素类等抗生素和磺胺药等抑菌剂可干扰本品的杀菌活性,不宜与本品合用,尤其是在治疗脑膜炎或急需杀菌作用的严重感染时。

（2）丙磺舒、阿司匹林、吲哚美辛、保泰松、磺胺药可减少本品自肾脏排泄,因此与本品合用时使其血药浓度增高,排泄时间延长,毒性也可能增加。

（3）本品与重金属,特别是铜、锌和汞呈配伍禁忌,因后者可破坏其氧化噻唑环。由锌化合物制造的橡皮管或瓶塞也可影响其活力。呈酸性的葡萄糖注射液或四环素注射液皆可破坏其活性。也可为氧化剂、还原剂或羟基化合物灭活。

（4）本品静脉输液加入头孢噻吩、林可霉素、四环素、万古霉素、琥乙红霉素、两性霉素 B、去甲肾上腺素、间羟胺、苯妥英钠、盐酸羟嗪、丙氯拉嗪、异丙嗪、维生素 B 族、维生素 C 等后将出现混浊。

（5）本品可加强华法林的作用。

（6）本品与氨基糖苷类抗生素混合后,两者的抗菌活性明显减弱,因此两药不能置同一容器内给药。

（7）本品可减慢头孢噻肟及环丙沙星自体内清除,故合用时应降低后两者的剂量。

八、注意事项

1. 禁用　对青霉素类抗生素过敏者禁用。

2. 慎用　有哮喘、湿疹、枯草热、荨麻疹等过敏性疾病史者慎用。

3. 用药注意事项

（1）用药前须做青霉素皮肤试验,阳性者禁用。

（2）交叉过敏反应:对一种青霉素类抗生素过敏者可能对其他青霉素类抗生素也过敏。也可能对青霉素胺或头孢菌素类过敏。

（3）对诊断的干扰:①用药期间,以硫酸铜法进行尿糖测定时可出现假阳性,用葡萄糖酶法者则不受影响;②可使血清谷丙转氨酶或谷草转氨酶升高。

（4）大剂量注射给药可出现高钠血症,应用大剂量时应定期检测血清钠。

（5）静脉滴注时注意速度不宜太快。

九、贮藏条件

密封,干燥处保存。

十、药物经济性评价

医保乙类,《中国药典》(2020年版)收载。

美洛西林

一、药品名称

1. 英文名　Mezlocillin
2. 化学名　(2S,5R,6R)-3,3-二甲基-6-[(2R)-[3-(甲磺酰)-2-氧代-1-咪唑烷甲酰氨基]-2-苯乙酰氨基]-7-氧代-4-硫杂-1-氮杂双环[3.2.0]-庚烷-2-甲酸

二、药品成分

美洛西林钠

三、剂型与规格

注射剂　(1)0.5g;(2)1.0g;(3)1.5g;(4)2.0g;(5)2.5g;(6)3.0g;(7)3.5g;(8)4.0g

四、适应证及相应的临床价值

本品适应证与哌拉西林相仿。用于大肠埃希菌、肠杆菌属、变形杆菌等革兰氏阴性杆菌中敏感菌株所致的呼吸系统、泌尿系统、消化系统、妇科和生殖器官等感染,如败血症、化脓性脑膜炎、腹膜炎、骨髓炎、皮肤及软组织感染及眼、耳、鼻、喉科感染。

五、用法用量

本品静脉注射时药物浓度不应超过10%,在3~5分钟内缓慢注射,每日不超过24g。

1. 儿童　每日200~300mg/kg,分2~4次静脉给药;早产儿和新生儿需相应延长注射时间。

2. 成人　每日4~16g,分4次静脉给药;无并发症淋病性尿道炎,可单剂量静脉滴注1~2g,并于给药前90分钟或给药时口服丙磺舒1g;单纯性尿路感染,每日6~8g,分4次静脉给药。

3. 老年人　老年患者肾功能减退,须调整剂量。

六、特殊人群用药

1. 妊娠期　本品可透过胎盘进入胎儿血循环,孕妇应用须权衡利弊。

2. 哺乳期　本品有少量随乳汁分泌,哺乳期妇女应用本品虽尚无发生严重问题的报告,但仍须权衡利弊,因其应用后可使婴儿致敏和引起腹泻、皮疹、念珠菌属感染等。

3. 肾功能损害　治疗肾功能减退患者严重全身性感染时,肌酐清除率为10~30ml/min者,剂量为每8小时3g;肌酐清除率<10ml/min者,剂量为每8小时2g。

4. 肝功能损害　有明显肝功能减退者,剂量应减半或给药间隔延长1倍。

七、药理学

1. 药效学及作用机制　本品为半合成青霉素类抗生素,对铜绿假单胞菌、大肠埃希菌、肺炎杆菌、变形杆菌、肠杆菌属、枸橼酸杆菌、沙雷菌属、不动杆菌属以及对青霉素敏感的革兰氏阳性球菌均有抑菌作用,大剂量有杀菌作用。对大肠埃希菌、肠杆菌属、肺炎杆菌、枸橼酸杆菌、沙雷菌属以及不动杆菌属等的抗菌活性强于羧苄西林、氨苄西林;对吲哚阳性变形杆菌、铜绿假单胞菌的抗菌活性强于羧苄西林和磺苄西林;对革兰氏阳性菌如金黄色葡萄球菌的抗菌活性与羧苄西林相似,而对粪链球菌的抗菌活性比羧苄西林、磺苄西林优越。对脆弱拟杆菌等大多数厌氧菌具有较好抗菌作用。本品体外试验表明其对细菌所产生的β-内酰胺酶不稳定。本品与庆大霉素、卡那霉素等氨基糖苷类抗生素联合应用有显著协同作用。

2. 药代动力学　成人静脉注射本品1g、2g后15分钟平均血药浓度分别为53.4μg/ml、152μg/ml,1小时后分别为12.8μg/ml、47.8μg/ml,6小时后已无法测得血药浓度,血消除半衰期($t_{1/2\beta}$)分别为39分钟、45分钟,6小时后给药量的42.5%、57.9%由尿中排泄。

1小时内静脉滴注2g,滴注结束时血药浓度为86.5μg/ml,1小时后为28.3μg/ml,血消除半衰期($t_{1/2\beta}$)为40分钟。本品在胆汁中浓度极高,1小时内滴注2g,最高可达248~1070μg/ml,6小时后仍保持63.5~300μg/ml,胆汁排泄率为1.65%~7.0%。

本品到达脑脊液的渗透率为17%~25%,蛋白结合率为42%,尿排泄率为50%~55%,胆汁消除率变化较大,为0.05%~25%(与患者肝功能有关)。其生物半衰期约为1小时,肌内注射约为1.5小时,小于7天的新生儿约为4.3小时。

在新生儿静脉滴注100mg/kg后,血药浓度的降低较缓

慢,5 小时后尚可检出。在儿童脑膜炎病例中,脑脊液内药物浓度最高可达 23μg/ml。儿童脓胸,在静脉滴注 100mg/kg 后,胸水中最高浓度达到 6.3μg/ml,而且持续时间很长。

孕妇静脉滴注 1~2g,1~2 小时后 27%~34% 转移至脐带血中,羊水中药物浓度约为 10μg/ml。

3. 药物不良反应 主要有食欲缺乏、恶心、呕吐、腹泻、肌内注射局部疼痛和皮疹,且多在给药过程中发生,大多程度较轻,不影响继续用药,重者停药后上述症状迅速减轻或消失。少数病例可出现血清氨基转移酶、碱性磷酸酶升高及嗜酸性粒细胞一过性增多。中性粒细胞减少、低钾血症等极为罕见。未见肾功能改变以及血液电解质紊乱等严重反应。

4. 药物相互作用

(1) 氯霉素、红霉素、四环素类等抗生素和磺胺药等抑菌剂可干扰本品的杀菌活性,不宜与本品合用,尤其是在治疗脑膜炎或急需杀菌作用的严重感染时。

(2) 丙磺舒、阿司匹林、吲哚美辛、保泰松、磺胺药可减少本品自肾脏排泄,因此与本品合用时使其血药浓度增高,排泄时间延长,毒性也可能增加。

(3) 本品与重金属,特别是铜、锌和汞呈配伍禁忌,因后者可破坏其氧化噻唑环。由锌化合物制造的橡皮管或瓶塞也可影响其活力。也可为氧化剂、还原剂或羟基化合物灭活。

(4) 本品静脉输液加入头孢噻吩、林可霉素、四环素、万古霉素、琥乙红霉素、两性霉素 B、去甲肾上腺素、间羟胺、苯妥英钠、盐酸羟嗪、异丙嗪、维生素 B 族、维生素 C 等后将出现混浊。

(5) 避免与酸碱性较强的药物配伍,pH 4.5 以下会有沉淀发生,pH 4.0 以下及 pH 8.0 以上效价下降较快。

(6) 本品可加强华法林的作用。

(7) 与氨基糖苷类抗生素合用有协同作用,但混合后,两者的抗菌活性明显减弱,因此两药不能置同一容器内给药。

八、注意事项

1. 禁用 对青霉素类抗生素过敏者禁用。

2. 用药注意事项

(1) 用药前须做青霉素皮肤试验,阳性者禁用。

(2) 交叉过敏反应:对一种青霉素类抗生素过敏者可能对其他青霉素类抗生素也过敏。也可对青霉胺或头孢菌素类过敏。

(3) 下列情况应慎用:有哮喘、湿疹、枯草热、荨麻疹等过敏性疾病史者。

(4) 对诊断的干扰:①用药期间,以硫酸铜法进行尿糖测定时可出现假阳性,用葡萄糖酶法者则不受影响;②可使血清谷丙转氨酶或谷草转氨酶升高。

(5) 大剂量注射给药可出现高钠血症,应用大剂量时应定期检测血清钠。

九、贮藏条件

密封,在干燥凉暗处保存。

十、药物经济性评价

医保乙类,《中国药典》(2020 年版)收载。

4 头孢菌素类抗生素

头孢氨苄

一、药品名称

1. 英文名 Cefalexin

2. 化学名 (6R,7R)-3-甲基-7-[(R)-2-氨基-2-苯乙酰氨基]-8-氧代-5-硫杂-1-氮杂双环[4.2.0]辛-2-烯-2-甲酸

二、药品成分

头孢氨苄

三、剂型与规格

口服常释剂型 (1)0.05g;(2)0.125g;(3)0.25g
控缓释剂型 0.25g

四、适应证及相应的临床价值

适用于敏感菌所致的急性扁桃体炎、咽峡炎、中耳炎、鼻窦炎、支气管炎、肺炎等呼吸道感染,尿路感染及皮肤软组织感染等。本品为口服制剂,不宜用于重症感染。

五、用法用量

1. 儿童 口服,每日 20~40mg/kg,每日 4 次。

2. 成人 口服,每次 250~500mg,每日 4 次,最高剂量每日 4g。单纯性膀胱炎、皮肤软组织感染及链球菌咽峡炎患者每 12 小时 500mg。

六、特殊人群用药

1. 妊娠期 本品透过胎盘,故孕妇应慎用。

2. 哺乳期 本品亦可经乳汁排出,虽至今尚无哺乳期妇女应用头孢菌素类发生问题的报告,但仍须权衡利弊后应用。

3. 肾功能损害 头孢氨苄主要经肾排出,肾功能减退患者应用本品须减量。

七、药理学

1. 药效学及作用机制 头孢氨苄属第一代头孢菌素,抗菌谱与头孢噻吩相仿,但其抗菌活性较后者为差。除肠球菌属、甲氧西林耐药葡萄球菌外,肺炎链球菌、溶血性链球菌、产或不产青霉素酶葡萄球菌的大部分菌株对本品敏感。本品对奈瑟菌属有较好抗菌作用,但流感嗜血杆菌对本品的敏感性较差;本品对部分大肠埃希菌、奇异变形杆菌、沙门菌和志贺菌有一定抗菌作用。其余肠杆菌科细菌、不动杆菌、铜绿假单胞菌、脆弱拟杆菌均对本品呈现耐药。梭杆菌属和韦容球菌一般对本品敏感,厌氧革兰氏阳性球

菌对本品中度敏感。

2. 药代动力学 本品吸收良好,空腹口服本品 500mg 后 1 小时达高峰血药浓度(C_{max}),平均为 18mg/L。餐后服药延缓吸收并降低血药峰浓度,但吸收量不减。本品的吸收在幼儿乳糜泻和小肠憩室患者可增加,在克罗恩病和肺囊性纤维化患者可延缓和减少。老年人胃肠道吸收虽无减少,但血药浓度维持较年轻人为久。本品的血消除半衰期($t_{1/2\beta}$)为 0.6~1.0 小时,加服丙磺舒可提高血药浓度,$t_{1/2\beta}$ 可延长至 1.8 小时;肾衰竭时 $t_{1/2\beta}$ 可延长至 5~30 小时;新生儿 $t_{1/2\beta}$ 为 6.3 小时。本品吸收后广泛分布于各组织体液中,每 6 小时口服 500mg 后痰液中平均浓度为 0.32mg/L,脓性痰液中浓度较高。脓液药物浓度与血药浓度基本相等,关节腔渗出液中药物浓度为血药浓度的 50%。本品可透过胎盘进入胎儿血循环、产妇羊水;乳妇口服 500mg 后乳汁浓度为 5mg/L。约 5% 的口服给药量自胆汁排出,胆汁中药物浓度为血药浓度的 1~4 倍。血清蛋白结合率为 10%~15%。本品体内不代谢,24 小时尿中累积排出给药量的 80%~90%,口服 500mg 后尿药峰浓度可达 2 200mg/L。头孢氨苄可为血液透析和腹膜透析所清除。

3. 药物不良反应

(1)恶心、呕吐、腹泻和腹部不适较为多见。

(2)皮疹、药物热等过敏反应。

(3)头晕、复视、耳鸣、抽搐等神经系统反应。

(4)应用本品期间偶可出现一过性肾损害。

(5)偶有患者出现血清氨基转移酶升高、抗球蛋白试验(Coombs)阳性。溶血性贫血罕见,中性粒细胞减少和假膜性结肠炎也有报告。

4. 药物相互作用

(1)与考来烯胺合用时,可使头孢氨苄的平均血药浓度降低。

(2)丙磺舒可延迟本品的肾排泄,也有报告认为丙磺舒可增加本品在胆汁中的排泄。

八、注意事项

1. 禁用 对头孢菌素过敏者及有青霉素过敏性休克或即刻反应史者禁用。

2. 用药注意事项

(1)在应用本品前须详细询问患者对头孢菌素类、青霉素类及其他药物过敏史,有青霉素类药物过敏性休克史者不可应用本品,其他患者应用本品时必须注意头孢菌素类与青霉素类存在交叉过敏反应的机会有 5%~7%,需在严密观察下慎用。一旦发生过敏反应,立即停用药物。如发生过敏性休克,须立即就地抢救,包括保持气道通畅,采取吸氧和应用肾上腺素、糖皮质激素等措施。

(2)有胃肠道疾病史的患者,尤其有溃疡性结肠炎、局限性肠炎或抗菌药物相关性结肠炎(头孢菌素很少产生假膜性结肠炎)者以及肾功能减退者应慎用本品。

(3)对诊断的干扰:应用本品时可出现直接抗球蛋白试验(Coombs)阳性反应和尿糖假阳性反应(硫酸铜法);少数患者的碱性磷酸酶、血清谷丙转氨酶和谷草转氨酶皆可

升高。

(4)当每日口服剂量超过 4g(无水头孢氨苄)时,应考虑改注射用头孢菌素类药物。

九、贮藏条件

遮光,密封,在凉暗处保存。

十、药物经济性评价

基本药物(片剂、胶囊:0.125g、0.25g),医保甲类(口服常释剂型),非医保(控缓释剂型),《中国药典》(2020 年版)收载。

头 孢 唑 林

一、药品名称

1. 英文名 Cefazolin

2. 化学名 (6R,7R)-3-[[(5-甲基-1,3,4-噻二唑-2-基)硫]甲基]-7-[(1H-四唑-1-基)乙酰氨基]-8-氧代-5-硫杂-1-氮杂双环[4.2.0]辛-2-烯-2-甲酸

二、药品成分

头孢唑林钠

三、剂型与规格

注射剂 (1)0.5g;(2)1.0g;(3)2.0g

四、适应证及相应的临床价值

适用于治疗敏感细菌所致的下列感染:

1. 肺炎链球菌、克雷伯菌属、流感嗜血杆菌、金黄色葡萄球菌(甲氧西林敏感)及化脓性链球菌所致的呼吸道感染。

2. 大肠埃希菌、奇异变形菌、克雷伯菌属和部分其他肠杆菌科细菌所致尿路感染。

3. 金黄色葡萄球菌(甲氧西林敏感)及化脓性链球菌所致的心内膜炎和皮肤软组织感染。

4. 大肠埃希菌、各种链球菌、奇异变形菌、克雷伯菌属和金黄色葡萄球菌(甲氧西林敏感)所致的胆道感染。

5. 金黄色葡萄球菌(甲氧西林敏感)所致的骨、关节感染。

6. 大肠埃希菌、奇异变形菌、克雷伯菌属所致的前列腺炎和附睾炎。

7. 肺炎链球菌、金黄色葡萄球菌(甲氧西林敏感)、奇异变形菌、大肠埃希菌和克雷伯菌属所致的血流感染。

8. 本品也可作为外科手术前的预防用药。

9. 本品不宜用于中枢神经系统感染。对慢性尿路感染,尤其伴有尿路解剖异常者的疗效较差。本品不宜用于治疗淋病和梅毒。

五、用法用量

1. 儿童 每日 50~100mg/kg,分 3~4 次静脉缓慢推注、

静脉滴注或肌内注射;早产儿及 1 个月以下的新生儿不推荐应用本品。

2. 成人　静脉缓慢推注、静脉滴注或肌内注射。每次 0.5～1g,每日 2～4 次,严重感染可增加至每日 6g,分 2～4 次静脉给药,敏感革兰氏阳性球菌所致的轻症感染每次 250～500mg,每 8 小时 1 次;急性单纯性尿路感染,每次 1g,每 12 小时 1 次,肌内注射;肺炎链球菌肺炎每次 0.5～1g,每 12 小时 1 次,肌内注射或静脉滴注,严重感染每次 1～1.5g,每 6 小时 1 次,静脉滴注;用于预防手术感染时,一般为术前 30 分钟肌内注射或静脉内给药 1g,手术时间超过 3 小时者术中加用 1g,术后每 6～8 小时 0.5～1g,共用 24 小时。

3. 老年人　本品在老年人中 $t_{1/2\beta}$ 较年轻人明显延长,应按肾功能适当减量或延长给药间期。

六、特殊人群用药

1. 哺乳期　本品乳汁中含量低,但哺乳期妇女用药时仍宜暂停哺乳。

2. 肾功能损害　肾功能减退者的肌酐清除率大于 50ml/min 时,仍可按正常剂量给药。肌酐清除率为 20～50ml/min 时,每 8 小时 0.5g;肌酐清除率为 11～34ml/min 时,每 12 小时 0.25g;肌酐清除率小于 10ml/min 时,每 18～24 小时 0.25g。所有不同程度肾功能减退者的首次剂量为 0.5g。儿童肾功能减退者应用头孢唑林时,先给予 12.5mg/kg,继以维持量,肌酐清除率在 70ml/min 以上时,仍可按正常剂量给予;肌酐清除率为 40～70ml/min 时,每 12 小时 12.5～30mg/kg;肌酐清除率为 20～40ml/min 时,每 12 小时 3.1～12.5mg/kg;肌酐清除率为 5～20ml/min 时,每 24 小时 2.5～10mg/kg。

七、药理学

1. 药效学及作用机制　头孢唑啉为第一代头孢菌素,抗菌谱广。除肠球菌属、耐甲氧西林葡萄球菌属外,本品对其他革兰氏阳性球菌均有良好抗菌活性,肺炎链球菌和溶血性链球菌对本品高度敏感。白喉杆菌、炭疽杆菌、李斯特菌和梭状芽胞杆菌对本品也甚敏感。本品对部分大肠埃希菌、奇异变形杆菌和肺炎克雷伯菌具有良好抗菌活性,但对金黄色葡萄球菌的抗菌作用较差。伤寒杆菌、志贺菌属和奈瑟菌属对本品敏感,其他肠杆菌科细菌、不动杆菌和铜绿假单胞菌耐药。产酶淋球菌对本品耐药;流感嗜血杆菌仅中度敏感。革兰氏阳性厌氧菌和某些革兰氏阴性厌氧菌对本品多敏感。脆弱拟杆菌耐药。

2. 药代动力学　肌内注射本品 500mg 后,血药峰浓度(C_{max})经 1～2 小时达 38mg/L(32～42mg/L),6 小时血药浓度尚可测得 7mg/L。

20 分钟内静脉滴注本品 0.5g,血药峰浓度为 118mg/L,有效浓度维持 8 小时。本品难以透过血脑脊液屏障,脑脊液中不能测出药物浓度。头孢唑林在胸水、腹水、心包液和滑囊液中可达较高浓度。炎症渗出液中的药物浓度基本与血清浓度相等;胆汁中浓度等于或略超过同期血

药浓度。胎儿血药浓度为母体血药浓度的 70%～90%,乳汁中含量低。本品蛋白结合率为 74%～86%。正常成人的血消除半衰期($t_{1/2\beta}$)为 1.5～2 小时,老年人可延长至 2.5 小时。肾衰竭患者的 $t_{1/2\beta}$ 可延长,内生肌酐清除率为 12～17ml/min 和低于 5ml/min 时分别为 12 小时和 57 小时。出生 1 周内新生儿的 $t_{1/2\beta}$ 为 4.5～5 小时。本品在体内不代谢;原型药通过肾小球滤过,部分通过肾小管分泌自尿中排出。

24 小时内可排出给药量的 80%～90%。丙磺舒可使血药浓度约提高 30%,有效血药浓度时间延长。血液透析 6 小时后血药浓度减少 40%～50%;腹膜透析一般不能清除本品。

3. 药物不良反应

(1) 静脉注射发生的血栓性静脉炎和肌内注射区疼痛均较头孢噻吩少而轻。

(2) 药疹发生率为 1.1%,嗜酸性粒细胞增高的发生率为 1.7%,偶有药物热。

(3) 个别患者可出现暂时性血清氨基转移酶、碱性磷酸酶升高。

(4) 肾功能减退患者应用高剂量(每日 12g)的本品时可出现脑病反应。

(5) 白念珠菌二重感染偶见。

4. 药物相互作用

(1) 本品与下列药物有配伍禁忌,不可同瓶滴注:硫酸阿米卡星、硫酸卡那霉素、盐酸金霉素、盐酸土霉素、盐酸四环素、葡萄糖酸红霉素、硫酸多黏菌素 B、黏菌素甲磺酸钠、葡萄糖酸钙。

(2) 本品与庆大霉素或阿米卡星联合应用,在体外能增强抗菌作用。

(3) 本品与强利尿药合用有增加肾毒性的可能,与氨基糖苷抗生素合用可能增加后者的肾毒性。

(4) 丙磺舒可使本品血药浓度提高,血半衰期延长。

八、注意事项

1. 禁用　对头孢菌素过敏者及有青霉素过敏性休克或即刻反应史者禁用本品。

2. 用药注意事项

(1) 对青霉素过敏或过敏体质者慎用。

(2) 约 1% 的用药患者可出现直接和间接抗球蛋白试验(Coombs)阳性及尿糖假阳性反应(硫酸铜法)。

(3) 本品无特效拮抗药,药物过量时主要给予对症治疗和大量饮水及补液等。

九、贮藏条件

密闭,在凉暗干燥处保存。

十、药物经济性评价

基本药物(注射用无菌粉末:0.5g,1.0g),医保甲类,《中国药典》(2020 年版)收载。

头孢拉定

一、药品名称

1. 英文名　Cefradine
2. 化学名　(6R,7R)-7-[(R)-2-氨基-2-(1,4-环己二烯-1-基)乙酰氨基]-3-甲基-8-氧代-5-硫杂-1-氮杂双环[4.2.0]辛-2-烯-2-羧酸

二、药品成分

头孢拉定

三、剂型与规格

注射剂　(1)0.5g;(2)1.0g

口服常释剂型　(1)0.25g;(2)0.5g

四、适应证及相应的临床价值

适用于敏感菌所致的急性咽炎、扁桃体炎、中耳炎、支气管炎和肺炎等呼吸道感染,泌尿生殖道感染及皮肤软组织感染等。本品口服制剂,不宜用于严重感染。

五、用法用量

配制肌内注射用药液时,将2ml注射用水加入0.5g装瓶内,须作深部肌内注射。

配制静脉注射用药液时,将至少10ml注射用水或5%葡萄糖注射液注入0.5g装瓶内,于5分钟内注射完毕。

配制静脉滴注用药液时,将适宜的稀释液10ml注入0.5g装瓶内,然后再以氯化钠注射液或5%葡萄糖液作进一步稀释。

1. 儿童　静脉滴注、静脉注射或肌内注射:儿童(1周岁以上)每次12.5~25mg/kg,每6小时1次。口服:每次6.25~12.5mg/kg,每6小时1次。
2. 成人　静脉滴注、静脉注射或肌内注射:每次0.5~1.0g,每6小时1次,每日最高剂量为8g。口服:每次0.25~0.5g,每6小时1次,感染较严重者每次可增至1g,但每日总量不超过4g。
3. 老年人　伴有肾功能减退的老年患者,应适当减少剂量或延长给药间期。

六、特殊人群用药

1. 妊娠期　因本品可透过血胎盘屏障进入胎儿血循环,孕妇用药需有确切适应证。
2. 哺乳期　本品亦少量可进入乳汁,虽至今尚无哺乳期妇女应用头孢菌素类发生问题的报告,但应用时仍须权衡利弊。
3. 肾功能损害　肌酐清除率大于20ml/min、5~20ml/min或小于5ml/min时,剂量宜调整为每6小时0.5g、0.25g和每12小时0.25g。

七、药理学

1. 药效学及作用机制　本品为第一代头孢菌素,对不产青霉素酶和产青霉素酶金黄色葡萄球菌、凝固酶阴性葡萄球菌、A族溶血性链球菌、肺炎链球菌和草绿色链球菌等革兰氏阳性球菌的部分菌株具良好抗菌作用。厌氧革兰氏阳性菌对本品多敏感,脆弱拟杆菌对本品呈现耐药。耐甲氧西林葡萄球菌属、肠球菌属对本品耐药。本品对革兰氏阳性菌与革兰氏阴性菌的作用与头孢氨苄相似。本品对淋球菌有一定作用,对产酶淋球菌也具活性;对流感嗜血杆菌的活性较差。

2. 药代动力学　本品口服后吸收迅速,空腹口服0.5g,11~18mg/L的血药峰浓度(C_{max})于给药后1小时到达,血消除半衰期($t_{1/2\beta}$)为1小时。静脉滴注本品0.5g,5分钟后血药浓度为46mg/L,肌内注射0.5g后平均6mg/L的血药峰浓度(C_{max})于给药后1~2小时到达。肌内注射吸收较口服为差,但血药浓度维持较久。血消除半衰期($t_{1/2\beta}$)为0.8~1小时。本品在组织体液中分布良好,肝组织中的浓度与血清浓度相等。在心肌、子宫、肺、前列腺和骨组织中皆可获有效浓度。脑脊液中药物浓度仅为同期血药浓度的8%~12%。本品可透过血胎盘屏障进入胎儿血循环,少量经乳汁排出。血清蛋白结合率为6%~10%。静脉给药后6小时尿中累积排出量为给药量的90%以上;肌内注射后6小时尿中累积排出给药量的66%。尿中浓度甚高,多可超过1 000mg/L。少量本品可自胆汁排泄,后者的浓度可为血清浓度的4倍。本品在体内很少代谢,能为血液透析和腹膜透析清除。丙磺舒可减少本品经肾排泄。

3. 药物不良反应　本品不良反应较轻,发生率也较低,约6%。恶心、呕吐、腹泻、上腹部不适等胃肠道反应较为常见。药疹发生率为1%~3%,假膜性肠炎、嗜酸性粒细胞增多、直接抗球蛋白试验(Coombs)阳性反应、周围血象白细胞及中性粒细胞减少等见于个别患者。少数患者可出现暂时性血尿素氮升高,血清氨基转移酶、血清碱性磷酸酶一过性升高。本品肌内注射疼痛明显,静脉注射后有发生静脉炎的报道。

4. 药物相互作用

(1)　头孢菌类可延缓苯妥英钠在肾小管的排泄。

(2)　保泰松与头孢菌素类抗生素合用可增加肾毒性。

(3)　与强利尿药合用,可增加肾毒性。

(4)　与美西林联合应用,对大肠埃希菌、沙门菌属等革兰氏阴性杆菌具协同作用。

(5)　丙磺舒可延迟本品肾排泄。

八、注意事项

1. 禁用　对头孢菌素过敏者及有青霉素过敏性休克或即刻反应史者禁用本品。

2. 用药注意事项

(1)　在应用本品前须详细询问患者对头孢菌素类、青霉素类及其他药物过敏史,有青霉素药物过敏性休克史者不可应用本品,其他患者应用本品时必须注意头孢菌素类与青霉素类存在交叉过敏反应的机会有5%~7%,需在严密观察下慎用。一旦发生过敏反应,立即停用药物。如发生过敏性休克,须立即就地抢救,包括保持气道通畅,采取吸氧和应用肾上腺素、糖皮质激素等措施。

(2)　本品主要经肾排出,肾功能减退者须减少剂量或

延长给药间期。

(3) 应用本品的患者以硫酸铜法测定尿糖时可出现假阳性反应。

九、贮藏条件

密闭,在凉暗处保存。

十、药物经济性评价

基本药物(片剂、胶囊:0.25g、0.5g),医保甲类(口服常释剂型),医保乙类(注射剂),《中国药典》(2020 年版)收载。

头孢羟氨苄

一、药品名称

1. 英文名　Cefadroxil
2. 化学名　(6R,7R)-3-甲基-7-[(R)-2-氨基-2-(4-羟基苯基)乙酰氨基]-8-氧代-5-硫杂-1-氮杂双环[4.2.0]辛-2-烯-2-甲酸

二、药品成分

头孢羟氨苄

三、剂型与规格

口服常释剂型　(1)0.125g;(2)0.25g;(3)0.5g

四、适应证及相应的临床价值

主要用于敏感细菌所致的尿路感染,如尿道炎、膀胱炎、前列腺炎、肾盂肾炎、淋病;呼吸道感染,如肺炎、鼻窦炎、支气管炎、咽喉炎、扁桃体炎;皮肤软组织感染,如蜂窝织炎、疖;中耳炎等。

五、用法用量

1. 儿童　口服,每 12 小时 20~40mg/kg。A 族溶血性链球菌咽炎(及扁桃体炎)每 12 小时 15mg/kg,共 10 日。
2. 成人　口服,常用量每次 0.5~1g,每日 2 次。较重感染可增至每日 4g,分 2 次口服。
3. 老年人　老年患者肾功能减退,须调整剂量。

六、特殊人群用药

1. 妊娠期　因本品可透过血胎盘屏障进入胎儿血循环,孕妇用药需有确切适应证。
2. 哺乳期　本品亦少量可进入乳汁,虽至今尚无哺乳期妇女应用头孢菌素类发生问题的报告,但应用时仍须权衡利弊。
3. 肾功能损害　成人肾功能减退者首次剂量为 1g 饱和量,然后根据肾功能减退程度确定给药间期。肌酐清除率为 25~50ml/min 者,每 12 小时服 0.5g;10~25ml/min 者,每 24 小时服 0.5g;0~10ml/min 者,每 36 小时服 0.5g。

七、药理学

1. 药效学及作用机制　本品为头孢菌素类抗生素,对革兰氏阳性菌有较好的抗菌作用,对革兰氏阴性菌和部分厌氧菌亦有一定的抗菌活性。本品抗菌谱与头孢氨苄与头孢拉定极为相似。

本品对除肠球菌外的革兰氏阳性菌和部分革兰氏阴性菌具有较好的抗菌作用。如产青霉素酶和不产青霉素酶的金黄色葡萄球菌、表皮葡萄球菌、肺炎球菌、A 族溶血性链球菌、大肠埃希菌、奇异变形杆菌对本品敏感;本品对沙门菌属、志贺菌属、流感嗜血杆菌、淋病奈瑟菌等也有抗菌作用。耐甲氧西林葡萄球菌、肠球菌属、吲哚阳性变形杆菌、肠杆菌属、沙雷菌属及铜绿假单胞菌等对本品耐药。

其作用机制为与细菌细胞膜上的青霉素结合蛋白(PB-Ps)结合,使转肽酶酰化,抑制细菌中隔和细胞壁的合成,影响细胞壁黏肽成分的交叉连结,使细胞分裂和生长受到抑制,细菌形态变长,最后溶解和死亡。

2. 药代动力学　空腹口服本品 0.5g 后 1.5 小时达血药峰浓度(C_{max})为 16mg/L,12 小时尚有微量,血消除半衰期($t_{1/2\beta}$)为 1.5 小时。食物对血药峰浓度(C_{max})和血消除半衰期($t_{1/2\beta}$)无明显影响。头孢羟氨苄自胃肠道的吸收较头孢氨苄和头孢拉定缓慢,但血药浓度较后两者持久。空腹口服头孢羟氨苄、头孢氨苄和头孢拉定 0.5g 后的平均血药峰浓度(C_{max})分别为:16mg/L、21mg/L 和 18mg/L,4 小时后血药浓度为 5mg/L、1mg/L 和 1mg/L,血消除半衰期($t_{1/2\beta}$)分别为 1.27 小时、0.57 小时和 0.61 小时。头孢羟氨苄和头孢氨苄的蛋白结合率分别为 20% 和 17%。口服本品 1g 后 2~5 小时的痰、胸水和肺组织中的浓度分别为 1.3mg/L、11.4mg/L 和 7.4mg/L,骨骼、肌肉和滑囊液中的浓度分别为同期血清浓度的 23%、31% 和 43%。胆汁中浓度一般较血清浓度为低。口服本品 1g 后 1~5 小时,前列腺中的浓度为 12.2mg/kg。24 小时尿中排出给药量的 86%。本品可通过胎盘屏障,也可进入乳汁。本品能被血液透析清除。

3. 药物不良反应　本品不良反应发生率约为 5%,以恶心、上腹部不适等胃肠道反应为主,少数患者尚可发生皮疹等过敏反应。偶可发生过敏性休克,也可出现尿素氮、血清氨基转移酶、血清碱性磷酸酶一过性升高。

4. 药物相互作用　丙磺舒可提高本品血药浓度,延缓肾排泄。

八、注意事项

1. 禁用　对有头孢菌素类药物过敏史者和有青霉素过敏性休克史者或即刻反应史者禁用。
2. 用药注意事项

(1) 在应用本品前须详细询问患者对头孢菌素类、青霉素类及其他药物过敏史,有青霉素类药物过敏性休克史者不可应用本品,其他患者应用本品时必须注意头孢菌素类与青霉素类存在交叉过敏反应的机会有 5%~7%,需在严密观察下慎用。一旦发生过敏反应,立即停用药物。如发生过敏性休克,须立即就地抢救,包括保持气道通畅,采取

吸氧和应用肾上腺素、糖皮质激素等措施。

（2）有胃肠道疾病史的患者，尤其有溃疡性结肠炎、局限性肠炎或抗菌药物相关性结肠炎（头孢菌素很少产生假膜性肠炎）者以及有肾功能减退者慎用本品。

（3）应用头孢羟氨苄时可出现直接抗球蛋白试验（Coombs）阳性反应和尿糖假阳性反应（硫酸铜法）；少数患者的碱性磷酸酶、血清谷丙转氨酶、谷草转氨酶和碱性磷酸酶可有短暂性升高。

（4）头孢羟氨苄主要经肾排出，肾功能减退患者应用本品须适当减量。

（5）每日口服剂量超过4g时，应考虑改注射用头孢菌素类药物。

九、贮藏条件

遮光，密封，在凉暗处保存。

十、药物经济性评价

医保乙类，《中国药典》（2020年版）收载。

头 孢 噻 吩

一、药品名称

1. 英文名 Cefalotin
2. 化学名 (6R,7R)-3-[（乙酰氧基）甲基]-7-[2-(2-噻吩基)乙酰氨基]-8-氧代-5-硫杂-1-氮杂双环[4.2.0]辛-2-烯-2-甲酸

二、药品成分

头孢噻吩钠

三、剂型与规格

注射液 （1）0.5g；（2）1.0g；（3）1.5g；（4）2.0g；（5）3.0g

四、适应证及相应的临床价值

本品适用于耐青霉素金黄色葡萄球菌（甲氧西林耐药者除外）和敏感革兰氏阴性杆菌所致的呼吸道感染、软组织感染、尿路感染、败血症等，病情严重者可与氨基糖苷类抗生素联合应用，但应警惕可能加重肾毒性。本品不宜用于细菌性脑膜炎患者。本品虽可用于敏感革兰氏阴性杆菌所致的尿路感染及肺炎的等，但已被对革兰氏阴性杆菌作用更强的其他抗菌药物所替代，本品亦可用于预防手术部位感染。

五、用法用量

配制肌内注射液：1g本品加4ml灭菌注射用水使溶解。作静脉注射时可将1g本品溶于10ml灭菌注射用水、5%葡萄糖注射液或氯化钠注射液，配制成的溶液于3~5分钟内徐缓注入。供静脉滴注时，先将4g本品溶于20ml灭菌注射用水中，然后再适量稀释。腹腔内给药时，一般每1000ml

透析液中含头孢噻吩钠60mg。治疗腹膜炎或腹腔污染后应用头孢噻吩钠的浓度可达0.1%~4%。

1. 儿童 儿童每日50~100mg/kg，分4次给药；1周内的新生儿为每12小时20mg/kg；1周以上者每8小时20mg/kg。

2. 成人 成人肌内或静脉注射，1次0.5~1g，每6小时1次。严重感染患者的每日剂量可加大至6~8g。预防手术后感染可于术前0.5~1小时用1~2g，手术时间超过3小时者可于手术期间给予1~2g，根据病情可于术后每6小时1次，术后24小时内停药。如为心脏手术、人工关节成形术等，预防性应用可于术后维持2天。成人每日最高剂量不超过12g。

3. 老年人 根据肾功能适当减量或延长给药间期。

六、特殊人群用药

1. 妊娠期 孕妇用药需有确切适应证。
2. 哺乳期 本品可经乳汁排出，哺乳期妇女应用时虽尚无发生问题的报告，但应用本品时宜暂停哺乳。
3. 肾功能损害 肾功能减退患者应用本品须适当减量。肌酐清除率小于10ml/min、25ml/min、50ml/min和80ml/min时，每6小时给予的剂量分别为0.5g、1g、1.5g和2g。无尿患者每天的维持剂量为1.5g，分3次给药。血液透析和腹膜透析能有效地清除本品，透析期间为维持有效血药浓度，应每6~12小时给予1g。

七、药理学

1. 药效学及作用机制 本品为第一代头孢菌素，抗菌谱广，对革兰氏阳性菌的活性较强，产青霉素酶和不产青霉素酶金黄色葡萄球菌、凝固酶阴性葡萄球菌、化脓性链球菌、肺炎链球菌、B族溶血性链球菌、草绿色链球菌、表皮葡萄球菌、白喉杆菌、炭疽杆菌对本品皆相当敏感。肠球菌属、耐甲氧西林葡萄球菌、李斯特菌和奴卡菌耐药。流感嗜血杆菌、脑膜炎奈瑟菌、卡他莫拉菌和淋病奈瑟菌对本品高度敏感，部分大肠埃希菌、克雷伯菌属、沙门菌属、志贺菌属、变形杆菌属菌株对本品多中度敏感，其余革兰氏阴性杆菌则多数耐药。革兰氏阳性厌氧菌对本品敏感，脆弱拟杆菌对本品耐药。本品主要抑制细菌细胞壁的合成。

2. 药代动力学 肌内注射本品0.5g和1g后，血药峰浓度（C_{max}）于30分钟后到达，分别为10mg/L和20mg/L，4小时后血药浓度迅速下降。同时口服丙磺舒可使本品血药峰浓度提高近3倍，血药浓度维持时间较长。静脉注射1g后15分钟血药浓度为30~60mg/L，24小时内连续静脉滴注12g，血药浓度为10~30mg/L。

本品广泛分布于各种组织和体液中，在肾皮质、胸水、心肌、横纹肌、皮肤和胃中浓度较高，肾组织中浓度接近血药浓度，其余组织中的浓度仅为血药浓度的1/3左右，在支气管分泌物、前列腺可达血药浓度的25%。头孢噻吩甚易进入炎性腹水中。本品在肝和脑组织中的浓度甚低，亦很难渗透至正常脑脊液。在细菌性脑膜炎患者的脑脊液中药物浓度为血药浓度的1%~10%。胆汁中药物浓度低于同期

血药浓度。在骨组织中浓度甚低。本品可透过胎盘,胎儿血循环中药物浓度约为母体血浓度的 10%～15%。乳汁中浓度约为血中浓度的 30%。本品蛋白结合率 50%～65%,血消除半衰期($t_{1/2\beta}$)为 0.5～0.8 小时,肾功能减退时可延长至 3～8 小时,出生 1 周内新生儿的 $t_{1/2\beta}$ 为 1～2 小时。60%～70% 的给药量于给药后 6 小时内自尿中排出,其中 70% 为原型,30% 为其代谢产物。头孢噻吩可为血液透析和腹膜透析清除,两者的清除率分别为 50%～70% 和 50%。

3. 药物不良反应

(1) 肌内注射局部疼痛较为多见,可有硬块、压痛和温度升高。大剂量或长时间静脉滴注头孢噻吩后血栓性静脉炎的发生率可高达 20%。

(2) 较常见的不良反应为皮疹,嗜酸性粒细胞增多、药物热、血清病样反应等过敏反应。过敏性休克极少发生。

(3) 粒细胞减少和溶血性贫血偶可发生。

(4) 高剂量时可发生惊厥和其他中枢神经系统症状,肾功能减退患者尤易发生。

(5) 恶心、呕吐等胃肠道不良反应少见。

(6) 可发生由难辨梭菌所致的腹泻和假膜性肠炎。

(7) 大剂量使用本品可发生脑病。

4. 药物相互作用

(1) 与下列药物有配伍禁忌:硫酸阿米卡星、庆大霉素、卡那霉素、妥布霉素、新霉素、盐酸金霉素、盐酸四环素、盐酸土霉素、黏菌素甲磺酸钠、硫酸多黏菌素 B、葡萄糖酸红霉素、乳糖酸红霉素、林可霉素、磺胺甲噁唑、氨茶碱、可溶性巴比妥类、氯化钙、葡萄糖酸钙、盐酸苯海拉明和其他抗组胺药、利多卡因、去甲肾上腺素、间羟胺、哌甲酯、琥珀胆碱等。偶亦可能与下列药品发生配伍禁忌:青霉素、甲氧西林、氢化可的松琥珀酸钠、苯妥英钠、丙氯拉嗪、维生素 B 族和维生素 C、水解蛋白。

(2) 呋塞米、依他尼酸、布美他尼等强利尿药,卡氮芥、链佐星等抗肿瘤药以及氨基糖苷类抗生素与本品合用有增加肾毒性的可能。

(3) 克拉维酸可增强本品对某些因产生 β-内酰胺酶而对之耐药的革兰氏阴性杆菌的抗菌活性。

八、注意事项

1. 禁用　有头孢菌素过敏和青霉素过敏性休克史者禁用。

2. 用药注意事项

(1) 用药前需进行过敏试验。

(2) 交叉过敏反应:对一种头孢菌素或头霉素过敏者对其他头孢菌素类或头霉素类也可能过敏。对青霉素类或青霉胺过敏者也可能对本品过敏。

(3) 对诊断的干扰:应用本品的患者抗球蛋白试验可出现阳性;孕妇产前应用本品,此阳性反应可出现于新生儿。患者尿中头孢噻吩含量超过 10mg/ml 时,以磺基水杨酸进行尿蛋白测定可出现假阳性反应。用硫酸铜法测定尿糖可呈假阳性反应。血清谷丙转氨酶、谷草转氨酶、碱性磷酸酶和血尿素氮在应用本品过程中皆可升高。

(4) 本品与氨基糖苷类不可同瓶滴注。

(5) 对肾功能减退患者应在减少剂量情况下谨慎使用;因本品部分在肝代谢,因此肝功能损害患者也应慎用。胃肠道疾病史者慎用。

(6) 下列情况应用头孢噻吩可能发生肾毒性:①每日剂量超过 12g;②肾功能减退或疑有肾功能减退应用本品时未适当减量;③50 岁以上的老年患者;④感染性心内膜炎、败血症、肺部感染等严重感染患者;⑤创伤所致的肾清除功能降低;⑥对青霉素或头孢噻吩过敏者。

(7) 与强利尿药、氨基糖苷类和其他具肾毒性药物联合应用可增加肾毒性。

(8) 本品无特效拮抗剂,药物过量时主要给予对症治疗和大量饮水及补液等。本品可为血液透析和腹膜透析清除。

九、贮藏条件

密闭,在凉暗干燥处保存。

十、药物经济性评价

《中国药典》(2020 年版)收载。

头 孢 硫 脒

一、药品名称

1. 英文名　Cefathiamidine

2. 化学名　(6R,7R)-3-[(乙酰氧基)甲基]-7-[α-(N,N-二异丙基脒硫基)乙酰氨基]-8-氧代-5-硫杂-1-氮杂双环[4.2.0]辛-2-烯-2-甲酸内铵盐

二、药品成分

头孢硫脒

三、剂型与规格

注射液　(1)0.5g;(2)1.0g;(3)2.0g

四、适应证及相应的临床价值

用于敏感菌引起呼吸系统、肝胆系统、五官、尿路感染及心内膜炎、败血症。

五、用法用量

临用前加灭菌注射用水或氯化钠注射液适量溶解。

1. 儿童　肌内注射:儿童每日 50～150mg/kg,分 2～4 次给药;静脉给药:儿童每日 50～150mg/kg,分 2～4 次给药。

2. 成人　肌内注射:每次 0.5～1g,每日 4 次;静脉给药:每日 2～4g,分 2～4 次,严重者可增至每日 8g。

3. 老年人　老年患者肾功能减退,应用时须适当减量。

六、特殊人群用药

1. 妊娠期　怀孕早期应慎用。

2. 哺乳期　哺乳期妇女应用头孢菌素类虽尚未见发生

问题的报道,其应用仍须权衡利弊。

七、药理学

1. 药效学及作用机制　本品对革兰氏阳性菌及部分阴性菌有抗菌活性,对革兰氏阳性球菌的作用尤强。本品体外抗菌活性试验表明对肺炎球菌、化脓性链球菌、金黄色葡萄球菌(MSSA 菌株)、表皮葡萄球菌(MSSE 菌株)和卡他布兰汉菌有较强的抗菌活性,对肺炎链球菌 MIC_{90} 为 $0.25\mu g/ml$,对化脓性链球菌 MIC_{90} 为 $0.5\mu g/ml$,对其他 3 种细菌的 MIC_{90} 小于 $8.0\mu g/ml$,对流感嗜血杆菌亦有较强的抗菌活性,MIC_{90} 为 $2.0\mu g/ml$。对肠球菌亦显示有很强的体外抗菌活性,MIC_{90} 为 $2.0\mu g/ml$。对草绿色链球菌、溶血性链球菌、非溶血性链球菌、白喉杆菌、产气荚膜杆菌、破伤风杆菌和炭疽杆菌均有良好抗菌作用。对金黄色葡萄球菌(MRSA 菌株)、表皮葡萄球菌(MRSE 菌株)的体外抗菌活性不如万古霉素。本品作用机制为抑制敏感菌的细胞壁合成,而产生杀菌作用。

本品小鼠静脉注射的 LD_{50} 为 $(1.02\pm0.04)g/kg$,腹腔注射的 LD_{50} 为 $(1.26\pm0.23)g/kg$。生殖毒性试验中,试验组小鼠的胎仔死亡率明显高于对照组($P<0.01$)。

2. 药代动力学　本品口服不吸收,静脉滴注 1.0g 后,血药峰浓度(C_{max})为 $(68.93\pm6.86)mg/L$,血药消除半衰期($t_{1/2\beta}$)为 (1.19 ± 0.12) 小时,血药浓度-时间曲线下面积(AUC)为 $(94.7\pm9.8)mg\cdot h/L$,12 小时尿药累计排泄率为 $93.1\%\pm3.2\%$,肌内注射 1.0g 后,血药峰浓度为 $(35.12\pm4.34)mg/L$,达峰时间为 $(0.78\pm0.08)h$,半衰期为 $(1.38\pm0.21)h$,血药浓度-时间曲线下面帜(AUC)为 $(85.3\pm8.0)mg\cdot h/L$,12 小时尿中累计排泄率为 $84.2\%\pm5.9\%$。与静脉滴注相比,其绝对生物利用度为 $90.3\%\pm6.4\%$。本品注射后在体内组织分布广泛,以胆汁、肝、肺等处含量为高,不透过血脑脊液屏障。在机体内几乎不代谢,主要从尿中排出,12 小时尿中排出给药量的 90% 以上。肾功能减退患者,肌内注射后血清半衰期延长至 13.2 小时,约为正常半衰期的 10 倍,24 小时尿中仅排出给药量的 3.2%,血液透析可排出给药量的 20%~30%

3. 药物不良反应

(1) 全身性损害:过敏性休克、过敏样反应、晕厥、乏力。

(2) 皮肤及其附件:皮疹、斑丘疹、红斑疹、血管性水肿、剥脱性皮炎。

(3) 呼吸系统:呼吸困难、胸闷、呼吸急促、喉水肿。

(4) 神经系统:头晕、头痛、抽搐、震颤、局部麻木。

(5) 胃肠系统:恶心、呕吐、腹痛、腹泻。

(6) 心血管系统:发绀、心悸、心动过速、血压升高、血压下降。

(7) 肝胆系统:肝功能异常。

(8) 精神紊乱:意识模糊、精神障碍、嗜睡。

(9) 泌尿系统:肾功能异常、血尿。

(10) 血液系统:白细胞减少、粒细胞减少。

(11) 其他:眼睑水肿、视觉异常、耳鸣、注射部位疼痛。

4. 药物相互作用　本品肌内注射合用丙磺舒 1g 后,12 小时尿排泄量将为给药量的 65.7%。

八、注意事项

1. 禁用　对头孢菌素类抗生素过敏者禁用。

2. 用药注意事项

(1) 交叉过敏反应:应用本品前须详细询问头孢菌素类及青霉素类的药物过敏史,对一种头孢菌素或头霉素过敏者对其他头孢菌素或头霉素也可能过敏。对青霉素类、青霉素衍生物或青霉胺过敏者也可能对头孢菌素或头霉素过敏。对青霉素过敏患者应用头孢菌素时发生过敏反应者达 5%~7%;如做免疫反应测定时,则对青霉素过敏患者对头孢菌素过敏者达 20%。

(2) 对青霉素过敏患者应用本品时,应根据患者情况充分权衡利弊后决定。有青霉素过敏性休克或即刻反应者,不宜再选用头孢菌素类。

(3) 有胃肠道疾病史者,特别是溃疡性结肠炎、局限性肠炎或抗生素相关性结肠炎(头孢菌素类很少产生假膜性结肠炎)者应慎用。

(4) 肾功能减退患者应用本品须适当减量。

(5) 对诊断干扰:应用本品的患者抗球蛋白试验可出现阳性;孕妇产前应用本品,此阳性反应可出现于新生儿。

(6) 本品可发生过敏性休克,用药后出现过敏反应或其他严重不良反应须立即停药并及时救治。

(7) 几乎所有抗生素包括头孢硫脒在使用时都有难辨梭菌性腹泻的报道,根据病情严重程度可能为轻度腹泻至致命性结肠炎。抗生素治疗改变了结肠的正常菌群,而导致难辨梭菌的过度生长。

(8) 本品应配即用,不宜长时间放置。

(9) 本品应单独使用,不得与其他药物混合在同一容器内使用。

九、贮藏条件

密闭,在冷暗(2~10℃)干燥处保存。

十、药物经济性评价

医保乙类,《中国药典》(2020 年版)收载。

头 孢 克 洛

一、药品名称

1. 英文名　Cefaclor

2. 化学名　($6R,7R$)-7-[(R)-2-氨基-2-苯乙酰氨基]-3-氯-8-氧代-5-硫杂-1-氮杂双环[4.2.0]辛-2-烯-2-甲酸

二、药品成分

头孢克洛

三、剂型与规格

口服常释剂型　(1) 0.1g;(2) 0.125g;(3) 0.25g;

（4）0.5g

缓控释剂型　（1）0.125g；（2）0.375g

四、适应证及相应的临床价值

主要适用于敏感菌所致的轻中度感染。

1. 肺炎链球菌（青霉素敏感）、流感嗜血杆菌、葡萄球菌或化脓性链球菌所致急性中耳炎。

2. 肺炎链球菌、流感嗜血杆菌和化脓性链球菌所致下呼吸道感染，包括肺炎。

3. 化脓性链球菌所致咽炎、扁桃体炎。

4. 大肠埃希菌、奇异变形菌、肺炎克雷伯菌和凝固酶阴性葡萄球菌所致尿路感染。

5. 流感嗜血杆菌（仅产非 β-内酰胺酶菌株）、卡他莫拉菌（不包括产 β-内酰胺酶菌株）和肺炎链球菌所致慢性支气管炎急性细菌性加重和急性支气管炎继发细菌感染。

6. 本品治疗 A 族溶血性链球菌咽炎和扁桃体炎的疗效与青霉素 V 相似。

五、用法用量

1. 儿童　口服，每日 20~40mg/kg，分 3 次给予，但每日总量不超过 1g；新生儿的用药安全尚未确定。

2. 成人　口服，每次 0.25g，每日 3 次。严重感染患者剂量可加倍，但每日总量不超过 4g。或遵医嘱。

3. 老年人　老年患者应在医师指导下根据肾功能情况调整用药剂量或用药间期。

六、特殊人群用药

1. 妊娠期　孕妇慎用。

2. 哺乳期　本品可经乳汁排出，故哺乳期妇女应慎用或暂停哺乳。

七、药理学

1. 药效学及作用机制　本品为广谱半合成头孢菌素类抗生素。对产青霉素酶金黄色葡萄球菌、A 族溶血性链球菌、草绿色链球菌和表皮葡萄球菌的活性与头孢羟氨苄相同，对不产酶金黄色葡萄球菌和肺炎球菌的抗菌作用较头孢羟氨苄强 2~4 倍。对革兰氏阴性杆菌包括对大肠埃希菌和肺炎克雷伯菌等的活性较头孢氨苄强，与头孢羟氨苄相仿，对奇异变形杆菌、沙门菌属和志贺菌属的活性较头孢羟氨苄强。

本品 2.9~8mg/L 的浓度可抑制所有流感嗜血杆菌，包括对氨苄西林耐药的菌株。卡他莫拉菌和淋病奈瑟菌对本品很敏感。吲哚阳性变形杆菌、沙雷菌属、不动杆菌属和铜绿假单胞菌均对本品耐药。本品的作用机制是抑制细菌细胞壁的合成。

2. 药代动力学　本品口服后迅速从肠道吸收，分布于全身组织中。口服本品 500mg 的血药峰浓度（C_{max}）约为 13.44mg/L，达峰时间（t_{max}）约 0.56 小时，血消除半衰期（$t_{1/2\beta}$）为 0.57 小时。本品在中耳脓液中可达到足够的浓度；在唾液和泪液中浓度高。本品的血清蛋白结合率约为

25%。约 15%的给药量在体内代谢。本品主要自肾排泄，约 77%的给药量 8 小时内以原型自尿中排出，尿药浓度高；约 0.05%自胆汁排泄，胆汁中药物浓度较血药浓度低。血液透析能清除部分本品。

3. 药物不良反应

（1）多见胃肠道反应：软便、腹泻、胃部不适、食欲缺乏、恶心、呕吐、嗳气等。

（2）血清病样反应较其他抗生素多见，儿童尤其常见，典型症状包括皮肤反应和关节痛。

（3）过敏反应：皮疹、荨麻疹、嗜酸性粒细胞增多、外阴部瘙痒等。

（4）其他：血清氨基转移酶、尿素氮及肌酐轻度升高，蛋白尿、管型尿等。

4. 药物相互作用

（1）呋塞米、依他尼酸、布美他尼等强利尿药，卡氮芥、链佐星等抗肿瘤药及氨基糖苷类抗生素等肾毒性药物与本品合用有增加肾毒性的可能。

（2）克拉维酸可增强本品对某些因产生 β-内酰胺酶而对本品耐药的革兰氏阴性杆菌的抗菌活性。

（3）口服丙磺舒可延迟本品的排泄。

八、注意事项

1. 禁用　对本品及其他头孢菌素类过敏者禁用。

2. 用药注意事项

（1）本品与青霉素类或头霉素有交叉过敏反应，因此对青霉素类、青霉素衍生物、青霉胺及头霉素过敏者慎用。

（2）肾功能减退及肝功能损害者慎用。

（3）有胃肠道疾病史者，特别是溃疡性结肠炎、局限性肠炎或抗生素相关性结肠炎者慎用。

（4）长期服用本品可致菌群失调，引发继发性感染。

（5）对实验室检查指标的干扰：抗球蛋白试验可出现阳性；硫酸铜尿糖试验可呈假阳性，但葡萄糖酶试验法不受影响；血清谷丙转氨酶、谷草转氨酶、碱性磷酸酶和血尿素氮可升高；采用 Jaffe 反应进行血清和尿肌酐值测定时可有假性增高。

（6）本品宜空腹口服，因食物可延迟其吸收。牛奶不影响本品吸收。

九、贮藏条件

遮光，密封，在凉暗干燥处保存。

十、药物经济性评价

医保乙类，《中国药典》（2020 年版）收载。

头 孢 呋 辛

一、药品名称

1. 英文名　Cefuroxime

2. 化学名　（6R,7R)-7-[2-呋喃基（甲氧亚氨基）乙酰氨基]-3-氨基甲酰氧甲基-8-氧代-5-硫杂-1-氮杂二环

[4.2.0]辛-2-烯-2-甲酸

二、药品成分

头孢呋辛酯、头孢呋辛钠

三、剂型与规格

口服常释剂型　(1)0.125g;(2)0.25g;(3)0.5g

注射剂　(1)0.25g;(2)0.5g;(3)0.75g;(4)1.5g;(5)2.0g;(6)2.25g;(7)3.0g

四、适应证及相应的临床价值

1. 本品注射剂型可用于对头孢呋辛敏感的细菌所致的下列感染。

(1) 呼吸道感染:由肺炎链球菌、流感嗜血杆菌(含氨苄青霉素耐药菌)、克雷伯杆菌属、金黄色葡萄球菌(青霉素酶产酶菌及非青霉素酶产酶菌)、化脓性链球菌及大肠埃希氏菌所引起的呼吸道感染,如中耳炎、鼻窦炎、扁桃体炎、咽炎和急(慢)性支气管炎、支气管扩张合并感染。细菌性肺炎、肺脓肿和术后肺部感染。

(2) 尿路感染:由大肠埃希氏菌及克雷伯杆菌属细菌所致的尿道感染。如肾盂肾炎、膀胱炎和无症状性菌尿症。

(3) 皮肤及软组织感染:由金黄色葡萄球菌(青霉素产酶菌及非青霉素酶产酶菌)、化脓性链球菌、大肠埃希菌、克雷伯杆菌属及肠道杆菌属细菌所致的皮肤及软组织感染,如蜂窝织炎、丹毒、腹膜炎及创伤感染。

(4) 败血症:由金黄色葡萄球菌(青霉素产酶菌及非青霉素酶产酶菌)、肺炎链球菌、大肠埃希氏菌、流感嗜血杆菌(含氨苄青霉素耐药菌)及克雷伯杆菌属细菌所引起的败血症。

(5) 脑膜炎:由肺炎链球菌、流感嗜血杆菌(含氨苄青霉素耐药菌)、脑膜炎奈瑟菌及金黄色葡萄球菌(青霉素产酶菌及非青霉素酶产酶菌)所引起的脑膜炎。

(6) 淋病:由淋病奈瑟菌(青霉素产酶菌及非青霉素酶产酶菌)所引起的单纯性(无合并症)及有合并症的淋病,尤其适用于不宜用青霉素治疗者。

(7) 骨及关节感染:由金黄色葡萄球菌(青霉素产酶菌及非青霉素酶产酶菌)所引起的骨及关节感染。本品可用于术前或术中防止敏感致病菌的生长,减少术中及术后因污染引起的感染。如腹部骨盆及矫形外科手术、心脏手术、肺部手术、食管及血管手术、全关节置换手术中的预防感染。

2. 本品口服常释剂型适用于敏感细菌引起的下列感染。

(1) 上呼吸道感染:包括化脓性链球菌引起的咽炎、扁桃体炎;肺炎链球菌、嗜血流感杆菌(包括产 β-内酰胺酶的菌株)、卡他莫拉菌(包括产 β-内酰胺酶的菌株)或化脓性链球菌引起的急性细菌性中耳炎;肺炎链球菌或嗜血流感杆菌(仅为非产 β-内酰胺酶的菌株)引起的急性细菌性上颌窦炎等。

(2) 下呼吸道感染:包括由肺炎链球菌、嗜血流感杆菌(β-内酰胺酶阴性株)或副嗜血流感杆菌(β-内酰胺酶阴性株)引起的慢性支气管炎急性细菌性感染和急性支气管炎的继发细菌感染。

(3) 尿路感染:包括大肠埃希菌或肺炎克伯雷菌引起的单纯性尿路感染;由产生青霉素酶或不产生青霉素酶的淋病奈瑟球菌株引起的单纯性淋病(如尿道炎和子宫颈炎),以及不产生青霉素酶的淋病奈瑟球菌株引起的女性单纯性淋病性直肠炎。

(4) 皮肤和软组织感染:包括金黄色葡萄球菌(包括产 β-内酰胺酶的菌株)或化脓性链球菌引起的单纯性皮肤和软组织感染,以及由金黄色葡萄球菌(包括产 β-内酰胺酶的菌株)或化脓性链球菌引起的脓疱病等。

(5) 其他:由博氏疏螺旋体引起的早期莱姆病。

五、用法用量

1. 儿童　口服,5~12 岁儿童急性咽炎或急性扁桃体炎,每日 20mg/kg,分 2 次服用,每日不超过 0.5g;急性中耳炎、脓疱病,每日 30mg/kg,分 2 次服用,每日不超过 1g。肌内注射、静脉注射或静脉滴注,婴儿和儿童每日 30~100mg/kg,分 3~4 次给药。

2. 成人　口服,一般每日 0.5g;下呼吸道感染患者,每日 1g;单纯性下尿路感染患者,每日 0.25g。均分 2 次服用。单纯性淋球菌尿道炎单剂疗法剂量为 1g。

肌内注射:0.25g 注射用头孢呋辛钠加 1ml 注射用水或 0.75g 注射用头孢呋辛钠加 3ml 注射用水,轻轻摇匀使成为不透明的混悬液。

静脉注射:0.25g 注射用头孢呋辛钠最少加 2ml 注射用水或 0.75g 注射用头孢呋辛钠最少加 6ml 注射用水,使溶解成黄色的澄清溶液。

静脉滴注:可将 1.5g 注射用头孢呋辛钠溶于 50ml 注射用水中或与大多数常用的静脉注射液配伍(氨基糖苷类除外)。

一般或中度感染:每次 0.75g,每日 3 次,肌内或静脉注射。

重症感染:剂量加倍,每次 1.5g,每日 3 次,静脉滴注 20~30 分钟。

3. 老年人　老年患者肾功能减退,须调整剂量。

六、特殊人群用药

1. 妊娠期　妊娠早期慎用。

2. 哺乳期　本品可随乳汁排出,哺乳期妇女应用头孢菌素类虽尚无发生问题的报告,但其应用仍须权衡利弊后决定。

七、药理学

1. 药效学及作用机制　本品为第二代头孢菌素类抗生素。对革兰氏阳性球菌的抗菌活性与第一代头孢菌素相似或略差,但对葡萄球菌和革兰氏阴性杆菌产生的 β-内酰胺酶相当稳定。耐甲氧西林葡萄球菌、肠球菌属和李斯特菌属耐药,其他阳性球菌(包括厌氧球菌)对本品均敏感。对金黄色葡萄球菌的抗菌活性较头孢唑林为差,1~2mg/L的浓度可分别抑制对青霉素敏感和耐药的全部金黄色葡萄球菌。对流感嗜血杆菌有较强抗菌活性,大肠埃希菌、奇异变形杆菌等可对本品敏感;吲哚阳性变形杆菌、枸橼酸菌属和不动杆菌属对本品的敏感性差,沙雷菌属大多耐药,铜绿假单胞菌、弯曲杆菌属和脆弱拟杆菌对本品耐药。

其作用机制为与细菌细胞膜上的青霉素结合蛋白(PB-Ps)结合,使转肽酶酰化,抑制细菌中隔和细胞壁的合成,影响细胞壁黏肽成分的交叉连结,使细胞分裂和生长受到抑制,细菌形态变长,最后溶解和死亡。

2. 药代动力学　本品脂溶性强,口服吸收良好,吸收后迅速在肠黏膜和门脉循环中被非特异性酯酶水解为头孢呋辛,分布至全身细胞外液;血清蛋白结合率约为50%。餐后口服本品250mg和500mg后,血药峰浓度(C_{max})于2.5~3小时到达,分别为4.1mg/L和7.0mg/L。食物可促进本品吸收,空腹和餐后口服本品的绝对生物利用度分别为37%和52%。饮用牛奶可使本品的药-时曲线下面积值(AUC值)增高,增高幅度在儿童组较成人组更为显著。静脉注射本品1g后的血药峰浓度为144mg/L;肌内注射0.75g后的血药峰浓度为27mg/L,于给药后45分钟达到;静脉注射和肌内注射相同剂量后的AUC相似。本品在各种体液、组织液中分布良好,能进入炎性脑脊液,细菌性脑膜炎患者每8小时静脉滴注3g或65~75mg/kg,脑脊液中浓度可达0.1~22.8mg/L。每8小时肌内注射0.75g后痰液中的药物浓度为0.1~7.8mg/L;注射后2.5小时胆汁中药物浓度为1.5~15mg/L。肌内注射0.75g或静脉注射1.5g后骨组织中药物浓度可分别达2.4mg/L和19.4mg/L。皮肤水疱液的药物浓度与血药浓度相接近。孕妇肌内注射后的羊水药物浓度与血药浓度相仿。本品亦能分布至腮腺液、房水和乳汁;血清蛋白结合率为31%~41%。本品的血消除半衰期($t_{1/2\beta}$)为1.2~1.6小时,较头孢克洛、头孢氨苄和头孢拉定略长;新生儿和肾功能减退患者的$t_{1/2\beta}$延长;老年(平均年龄84岁)患者的血清$t_{1/2\beta}$可延长至约3.5小时。空腹和餐后口服本品500mg后,24小时尿中排泄量分别为给药量的32%和48%。血液透析可降低本品的血药浓度。

3. 药物不良反应

(1) 偶见皮疹及血清氨基转移酶升高,停药后症状消失。

(2) 与青霉素有交叉过敏反应。

(3) 据文献报道,长期使用本品可导致非敏感菌的增殖,胃肠失调,包括治疗中、后期,其少出现的假膜性结肠炎。

(4) 罕见短暂性的血红蛋白浓度降低,嗜酸性粒细胞增多,白细胞和中性粒细胞减少,停药后症状消失。

(5) 肌内注射时,注射部位会有暂时的疼痛,剂量较大时尤其如此。

4. 药物相互作用

(1) 本品与下列药物有配伍禁忌:硫酸阿米卡星、庆大霉素、卡那霉素、妥布霉素、新霉素、盐酸金霉素、盐酸四环素、盐酸土霉素、黏菌素甲磺酸钠、硫酸多黏菌素B、葡萄糖酸红霉素、乳糖酸红霉素、林可霉素、磺胺异噁唑、氨茶碱、可溶性巴比妥类、氯化钙、葡庚糖酸钙、盐酸苯海拉明和其他抗组胺药、利多卡因、去甲肾上腺素、间羟胺、哌甲酯、琥珀胆碱等。偶亦可能与下列药物发生配伍禁忌:青霉素、甲氧西林、琥珀酸氢化可的松、苯妥英钠、丙氯拉嗪、维生素B族和维生素C、水解蛋白。

(2) 本品不能以碳酸氢钠溶液溶解。

(3) 本品不可与其他抗菌药物在同一注射容器中给药。

(4) 本品与强利尿药合用可引起肾毒性。

八、注意事项

1. 禁用　对本品及头孢菌素类抗生素过敏者禁用。

2. 用药注意事项

(1) 交叉过敏反应:对一种头孢菌素或头霉素过敏者对其他头孢菌素或头霉素也可能过敏。对青霉素类、青霉素衍生物或青霉胺过敏者也可能对头孢菌素或头霉素过敏。对青霉素过敏患者应用头孢菌素时发生过敏反应者达5%~10%;如作免疫反应测定时,则对青霉素过敏患者对头孢菌素过敏者达20%。

(2) 对青霉素过敏患者应用本品时应根据患者情况充分权衡利弊后决定。有青霉素过敏性休克或即刻反应者,不宜再选用头孢菌素类。

(3) 有胃肠道疾病史者,特别是溃疡性结肠炎、局限性肠炎或抗生素相关性结肠炎者慎用,肾功能减退者慎用。

(4) 如溶液发生浑浊或有沉淀不能使用。

(5) 不同浓度的溶液可呈微黄色至琥珀色,本品粉末、混悬液和溶液在不同的存放条件下颜色可变深,但不影响其效价。

(6) 对诊断的干扰:应用本品的患者抗球蛋白试验(直接)可出现阳性;本品可致高铁氰化物血糖试验呈假阴性,故应用本品期间,应以葡萄糖酶法或抗坏血酸氧化酶试验测定血糖浓度;本品可使硫酸铜尿糖试验呈假阳性,但葡萄糖酶法则不受影响。

九、贮藏条件

遮光,密封,在阴凉干燥处保存。

十、药物经济性评价

基本药物[(头孢呋辛酯)片剂、胶囊、分散片:0.125g、0.25g,(钠盐)注射用无菌粉末:0.25g、0.5g、0.75g、1.5g)],医保甲类,《中国药典》(2020年版)收载。

头 孢 替 安

一、药品名称

1. 英文名　Cefotiam

2. 化学名　(6R,7R)-7-[[(2-氨基-4-噻唑基)乙酰基]氨基]-3-[[1-[[2-(二甲氨基)乙基]-1H-四唑-5-基]硫代甲基]-8-氧代-5-硫杂-1-氮杂双环[4.2.0]辛-2-烯-2-羧酸

二、药品成分

头孢替安

三、剂型与规格

注射剂 （1）0.25g；（2）0.5g；（3）1.0g；（4）2.0g

四、适应证及相应的临床价值

主要用于对本品敏感的葡萄球菌属、链球菌属（肠球菌除外）、肺炎球菌、流感杆菌、大肠埃希菌、克雷伯杆菌属、肠道菌属、枸橼酸杆菌属、奇异变形杆菌、普通变形杆菌、雷特格氏变形杆菌、摩根氏变形杆菌等所致下列感染：败血症，术后感染，烧伤感染，皮下脓肿、疖、疖肿，骨髓炎，化脓性关节炎，扁桃体炎（扁桃体周围炎，扁桃体周围脓肿），支气管炎，支气管扩张合并感染，肺炎，肺脓肿，脓胸，胆管炎，胆囊炎，腹膜炎，肾盂肾炎，膀胱炎，尿路感染，前列腺炎，脑脊膜炎，子宫内感染，盆腔炎，子宫旁组织炎，子宫附件炎，前庭大腺炎、中耳炎、鼻窦炎。

五、用法用量

1. 儿童 静脉注射，每日 40~80mg/kg，分 3~4 次；本品可随年龄和症状的不同适当增减，对儿童败血症、脑脊膜炎等重症和难治性感染，每日量可增至 160mg/kg。

2. 成人 静脉注射，每日 0.5~2g，分 2~4 次；本品可随年龄和症状的不同适当增减，对成人败血症每日量可增至 4g。静脉注射时，可用生理盐水或葡萄糖注射用溶液溶解后使用。此外也可将本品的每次用量 0.25~2g 添加到糖液、电解质液或氨基酸等输液中于 30 分钟至 2 小时内静脉滴注，对儿童则可参看前面所述给药量，添加到补液中后于 30 分钟至 1 小时内静脉滴注。

3. 老年人 老年患者用药剂量应按其肾功能减退情况酌情减量，对高龄患者应调整给药剂量和给药间隔时间，预防不良反应的发生。

六、特殊人群用药

1. 妊娠期 孕妇应用头孢菌素类虽尚未见发生问题的报告，其应用仍须权衡利弊。

2. 哺乳期 哺乳期妇女应用头孢菌素类虽尚未见发生问题的报告，其应用仍须权衡利弊。

3. 其他人群 本品用于早产儿和新生儿是否安全的问题尚未确定。

七、药理学

1. 药效学及作用机制 本品为第二代头孢菌素类抗生素。对革兰氏阳性菌的作用与头孢唑林相接近，而对革兰氏阴性菌，如嗜血杆菌、大肠埃希菌、克雷伯杆菌、奇异变形杆菌等作用较优，对肠杆菌、枸橼酸杆菌、吲哚阳性变形杆菌等也有抗菌作用。

其作用机制为与细菌细胞膜上的青霉素结合蛋白（PBPs）结合，使转肽酶酰化，抑制细菌中隔和细胞壁的合成，影响细胞壁黏肽成分的交叉连结，使细胞分裂和生长受到抑制，细菌形态变长，最后溶解和死亡。本品对革兰氏阴性菌有较强的抗菌活性是因为它对细菌细胞外膜有良好的通透性和对 β-内酰胺酶比较稳定以及对青霉素结合蛋白 1b 和 3 亲和性高，从而增强了对细胞壁黏肽交叉联结的抑制作用所致。

2. 药代动力学 30 分钟静脉滴注本品 1g 和 2g，血药峰浓度分别为 75mg/L 和 148mg/L；静脉注射本品 0.5g 后，5 分钟的血药浓度为 51mg/L，本品的血清半衰期为 0.6~1.1 小时。

静脉注射给药后，本品可广泛分布于体内各组织，血液、肾组织及胆汁中浓度较高。静脉滴注 2g 后，2 小时平均胆汁中药物浓度为 702mg/L，静脉注射 0.5g 后，肾组织中浓度超过 100mg/kg。药物在体内可分布至扁桃体、痰液、肺组织、胸水、胆囊壁、腹水、肾组织、膀胱壁、前列腺、盆腔渗出液、羊水等，乳汁中有微量分布，但本品难以透过血脑屏障。本品在体内无积蓄作用，主要以原型经肾排泄，其次为胆汁排泄，血清蛋白结合率约为 8%。1 次静脉滴注或静脉注射 0.5g，1g 和 2g 后，至 6 小时后，尿中排出给药量的 60%~75%。静脉注射 0.5g 后，尿药浓度在给药后 0~2 小时、2~4 小时和 4~6 小时，分别达到 2 000mg/L、350mg/L 和 66mg/L。儿童一次静脉给药 10mg/kg、20mg/kg 或 40mg/kg 后，6 小时内尿中排泄情况与成人大致相仿。

3. 药物不良反应

（1）休克：偶有发生休克症状，因而给药后应注意观察，若发生感觉不适、口内感觉异常、喘鸣、眩晕、排便感、耳鸣、出汗等症状，应停止给药。

（2）过敏性反应：若出现皮疹、荨麻疹、红斑、瘙痒、发热、淋巴腺肿大、关节痛等过敏性反应时应停止给药并做适当处置。

（3）肾脏：偶尔出现急性肾衰竭等严重肾障碍，因而应定期实行检查，充分观察，出现异常情况时，应中止给药，并做适当处置。

（4）血液：有时出现红细胞减少，粒细胞减少，嗜酸性粒细胞增高，血小板减少，偶尔出现溶血性贫血。

（5）肝脏：有时出现 S-GOT、S-GPT、碱性磷酸酶增高，偶尔出现胆红素、乳酸脱氢酶、γ-谷氨酰转肽酶增高。

（6）消化系统：偶尔出现假膜性结肠炎等伴随带血便症状的严重结肠炎，若因应用本品而出现腹痛或多次腹泻时应立即停药并做适当处置。本品有时可引起恶心、腹泻，偶也出现呕吐、食欲缺乏、腹痛等症状。

（7）呼吸系统：偶尔发生伴随发烧、咳嗽、呼吸困难、胸部 X 线异常、嗜酸性粒细胞增高等症状的间质性肺炎，若出现上述症状，应停药并采取注射肾上腺皮质激素等适当处置。

（8）中枢神经系统：对肾衰竭患者大剂量给药时有时可出现痉挛等神经症状。

（9）菌群交替现象：偶有出现口腔炎、念珠菌症。

（10）维生素缺乏症：偶有出现维生素 K 缺乏症（低凝血酶原血症、出血倾向等），维生素 B 族缺乏症（舌炎、口腔炎、食欲缺乏、神经炎等）。

（11）其他：偶有引起头晕、头痛、倦怠感、麻木感等。

4. 药物相互作用

（1）与氨基糖苷类抗生素合用，一般认为有协同作用，但可能加重肾损害，同置于一个容器中给药可影响药物效价。

（2）与呋塞米等强利尿药合用可造成肾损害。

八、注意事项

1. 禁用

（1）对本品有休克既往史者。

（2）对本品或对头孢菌素类抗生素有过敏既往史者。

2. 慎用

（1）对青霉素类抗生素有过敏既往史者。

（2）本人或其血缘者有易引起支气管哮喘、皮疹、荨麻疹等变态反应性疾病体质者。

（3）严重肾功能障碍者。

（4）经口摄取不良的患者或采取非经口营养的患者、高龄者、全身状态不佳者因可能出现维生素 K 缺乏症，要充分进行观察。

3. 用药注意事项

（1）本品注射液的配制法：本品含有缓冲剂无水碳酸钠，溶解时因发生 CO_2，故将瓶内制成了负压。溶解 1g 时，可向瓶内注入约 5ml 溶解液使其溶解。（1g 注射用本品如用作静脉滴注，可加入 100ml 溶解液使其溶解。静脉注射时，一般是将 1g 稀释至 20ml 后注射。静脉滴注时，不可用注射用水稀释，因不能成等渗溶液。本品注射液调制时会发生接触性麻疹。调制时，如果在手上发生肿、痒、发红、全身性发疹，痒、腹痛、恶心、呕吐，以后应避免接触本产品。

（2）交叉过敏反应：对一种头孢菌素或头霉素过敏者对其他头孢菌素或头霉素也可能过敏。对青霉素类、青霉素衍生物或青霉胺过敏者也可能对头孢菌素或头霉素过敏。对青霉素过敏患者应用头孢菌素时发生过敏反应者达 5%～10%；如作免疫反应测定时，则对青霉素过敏患者对头孢菌素过敏者达 20%。

（3）对青霉素过敏患者应用本品时应根据患者情况充分权衡利弊后决定。有青霉素过敏性休克或即刻反应者，不宜再选用头孢菌素类。

（4）有胃肠道疾病史者，特别是溃疡性结肠炎、局限性肠炎或抗生素相关性结肠炎（头孢菌素类很少产生假膜性结肠炎）者应慎用。

（5）肾功能不全者应减量并慎用。用药期间应进行尿液化验，如果损及肾功能，则应停药。

（6）本品可引起血象改变，严重时应立即停药。

（7）本品溶解后应立即使用，否则药液色泽会变深。

（8）对诊断的干扰：使用本品期间，用碱性酒石酸铜试液进行尿糖实验时，可有假阳性反应；直接抗球蛋白试验可出现假阳性反应。

九、贮藏条件

遮光、密闭，30℃ 以下保存。

十、药物经济性评价

医保乙类。

头 孢 丙 烯

一、药品名称

1. 英文名　Cefprozil

2. 化学名　（6R,7R）-3-丙烯基-7-[（R）-2-氨基-2-（4-羟基苯基）乙酰氨基]-8-氧代-5-硫杂-1-氮杂双环［4.2.0］辛-2-烯-2-羧酸

二、药品成分

头孢丙烯

三、剂型与规格

口服常释剂型　（1）0.125g；（2）0.25g；（3）0.5g

四、适应证及相应的临床价值

本品可用于敏感菌所致的下列轻、中度感染：

1. 上呼吸道感染　化脓性链球菌性咽炎、扁桃体炎；肺炎链球菌、流感嗜血杆菌（包括产 β-内酰胺酶菌株）和卡他莫拉菌（包括产 β-内酰胺酶菌株）性中耳炎和急性鼻窦炎。

2. 下呼吸道感染　由肺炎链球菌、流感嗜血杆菌（包括产 β-内酰胺酶菌株）和卡他莫拉菌（包括产 β-内酰胺酶菌株）引起的急性支气管炎继发细菌性感染和慢性支气管炎急性细菌性发作。

3. 皮肤和皮肤软组织感染　金黄色葡萄球菌（包括产青霉素酶菌株）和化脓性链球菌引起的非复杂性皮肤和皮肤软组织感染，但脓肿通常需行外科引流排脓。

五、用法用量

1. 儿童　口服。儿童（2～12 岁）上呼吸道感染：每次 7.5mg/kg，每日 2 次；皮肤或皮肤软组织感染：每次 20mg/kg，每日 1 次；儿童（6 个月～12 岁）中耳炎：每次 15mg/kg，每日 2 次；急性鼻窦炎：每次 7.5mg/kg，每日 2 次，严重病例，每次 15mg/kg，每日 2 次。疗程一般 7～14 日，但 β 溶血性链球菌所致急性扁桃体炎、咽炎的疗程至少 10 日。

2. 成人　口服。上呼吸道感染：每次 0.5g，每日 1 次；下呼吸道感染：每次 0.5g，每日 2 次；皮肤或皮肤软组织感染：每日 0.5g，分 1 次或 2 次服用；严重病例：每次 0.5g（10ml），每日 2 次。疗程一般 7～14 日，但 B 族溶血性链球菌所致急性扁桃体炎、咽炎的疗程至少 10 日。

3. 老年人　老年人（≥65 岁）使用本品的平均药-时曲线下面积（AUC）相对于年轻成人增高 35%～60%。老年患者宜在医师指导下根据肾功能情况调整用药剂量或用药间期。

六、特殊人群用药

1. 妊娠期　孕妇慎用。

2. 哺乳期　哺乳期妇女每次口服本品 1g，可在乳汁中测得少量药物（<服用量的 0.3%）。24 小时平均浓度为 0.25~3.3mg/L。由于尚不明确本品对婴儿的影响，故哺乳期妇女服用本品应谨慎或暂停哺乳。

3. 肾功能损害　肾功能不全患者服用本品应调整剂量：肌酐清除率 30~120ml/min，常用剂量，常规间隔使用；肌酐清除率 0~29ml/min，常用剂量减半使用，常规间隔使用。血液透析可清除体内部分本品，因此应在血液透析完毕后服用。

4. 肝功能损害　肝功能受损患者无需调整剂量。

5. 其他人群　尚无 6 个月以下儿童患者使用本品的安全性和疗效的资料。然而，已有有关其他头孢菌素类药物在新生儿体内蓄积（由于此年龄段儿童的药物半衰期延长）的报道。

七、药理学

1. 药效学及作用机制　本品为第二代头孢菌素类药物，具有广谱抗菌作用，该药的杀菌机制是阻碍细菌细胞壁合成。

体外试验证明，头孢丙烯对革兰氏阳性需氧菌中的金黄色葡萄球菌（包括产 β-内酰胺酶菌株）、肺炎链球菌、化脓性链球菌作用明显，对坚忍肠球菌，单核细胞增多性李斯特菌，表皮葡萄球菌，腐生葡萄球菌，华纳葡萄球菌，无乳链球菌，链球菌 C、D、F、G 组和草绿色链球菌具抑制作用。对耐甲氧西林葡萄球菌和粪肠球菌无效，对革兰氏阴性需氧菌的嗜血流感杆菌（包括产 β-内酰胺酶菌株）、卡他莫拉菌（包括产 β-内酰胺酶菌株）高度敏感；可抑制异型枸橼酸杆菌、大肠埃希菌、肺炎克雷伯菌、淋病奈瑟菌（包括产 β-内酰胺酶菌株）、奇异变形杆菌、沙门菌属、志贺菌和弧菌的繁殖，对不动杆菌属、肠杆菌属、摩氏摩根菌属、普通变形杆菌、普罗威登菌属、假单胞菌属的多数菌株无抗菌作用。

头孢丙烯对厌氧菌中的黑色素类杆菌、难辨梭杆菌、产气荚膜杆菌、梭杆菌属、消化链球菌和痤疮丙酸杆菌具一定抑制作用，对多数脆弱杆菌株无抗菌作用。

本品的作用机制是抑制细菌细胞壁的合成，使细菌迅速破裂溶解。

2. 药代动力学　国内试验已经证明空腹口服头孢丙烯片剂和混悬剂具生物等效。

据文献报道，受试者空腹口服本品，给药量的约 95% 可被吸收。健康者的平均血消除半衰期（$t_{1/2\beta}$）约 1.3 小时，稳态分布容积（V_d）约 0.23L/kg。总清除率和肾清除率分别为 3ml/（min·kg）和 2.3ml/（min·kg）左右。受试者空腹口服本品 250mg、500mg、1g 后约 1.5 小时达血药峰浓度（C_{max}），平均血药峰浓度分别为 6.1mg/L、10.5mg/L 和 18.3mg/L。尿回收率约为服药量的 60%。口服本品 250mg、500mg 和 1g 后最初 4 小时，尿中平均浓度分别为 700mg/L、1 000mg/L 和 2 900mg/L。与食物同服不影响本品的药-时曲线下面积（AUC）和血药峰浓度，但达峰时间可延长 0.25~0.75 小时。血浆蛋白结合率约为 36%，当血药浓度在 2~20mg/L 范围内时，血浆蛋白结合率与血药浓度的变化无关。

肾功能正常者口服本品每次 1 000mg，每 8 小时 1 次，连续 10 天，未见有药物血浆蓄积现象。对于肾功能减退患者，根据肾功能损害程度的不同，本品的血消除半衰期（$t_{1/2\beta}$）可延长至 5.2 小时；肾功能完全丧失患者，血消除半衰期可达 5.9 小时。血液透析时，半衰期缩短。肝功能损害患者本品的血消除半衰期可延长至 2 小时左右，但这种改变并不说明肝功能损伤患者需调整剂量。

老年人（≥65 岁）使用本品的 AUC 相对于年轻成人约增高 35%~60%，女性 AUC 较男性 AUC 高 15%~20%。

哺乳期妇女每次口服本品 1g，可在乳汁中测得少量药物（<给药量的 0.3%）。

24 小时平均浓度为 0.25~3.3mg/L。

尚无有关头孢丙烯的脑脊液中药代动力学资料。

3. 药物不良反应

（1）多见胃肠道反应：软便、腹泻、胃部不适、食欲缺乏、恶心、呕吐、嗳气等。

（2）血清病样反应：典型症状包括皮肤反应和关节痛。

（3）过敏反应：皮疹、荨麻疹、嗜酸性粒细胞增多、药物热等。儿童发生过敏反应较成人多见，多在开始治疗后几天内出现，停药后几天内消失。

（4）其他：血胆红素、血清氨基转移酶、尿素氮及肌酐轻度升高、血红蛋白降低、假膜性肠炎、蛋白尿、管型尿等。尿布疹和二重感染、生殖器瘙痒症和阴道炎。

（5）中枢神经系统症状：眩晕、活动增多、头痛、精神紧张、失眠。偶见神志混乱和嗜睡。

八、注意事项

1. 禁用　对本品及其他头孢菌素类过敏者禁用。

2. 慎用

（1）本品与青霉素类或头霉素有交叉过敏反应，因此对青霉素类、青霉素衍生物、青霉胺及头霉素过敏者慎用。

（2）肾功能减退及肝功能损害者慎用。确诊或疑有肾功能减退的患者在用本品治疗前和治疗时，应严密观察临床症状并进行适当的实验室检查，在这些患者中，常规剂量时血药浓度较高和/或排泄减慢，故应减少本品的每日用量。

（3）有胃肠道疾病史者，特别是溃疡性结肠炎、局限性肠炎或抗生素相关性结肠炎者慎用。

3. 用药注意事项

（1）配制方法：本品每瓶含头孢丙烯 3.0g。先摇松粉末，分两次加饮用水配制成 60ml 溶液，即 250mg/5ml，摇匀后服用，以塑料量杯量取。

（2）长期服用本品可致菌群失调，引发继发性感染。如发生轻度假膜性肠炎，停药即可，但对于中、重度假膜性肠炎患者，须对症处理并给予对耐药菌有效的抗菌药物。

（3）对实验室检查指标的干扰：抗球蛋白试验可出现阳性；尿糖还原试验可呈假阳性，但尿糖酶学试验（如 Tes-Tape 尿糖试纸）不产生假阳性；高铁氰化物血糖试验可呈假阴性，但葡萄糖酶试验法和抗坏血酸氧化酶试验法不受影响；血清谷丙转氨酶、谷草转氨酶、碱性磷酸酶和血尿素氮可升高。本品不干扰用碱性苦味酸盐法对血或尿中肌酐量的测定。

（4）本品主要经肾清除,对严重过量,尤其是肾功能损伤患者,血液透析有助于清除本品。

九、贮藏条件

密封,在阴凉干燥处保存。

十、药物经济性评价

医保乙类,《中国药典》(2020年版)收载。

头孢孟多

一、药品名称

1. 英文名　Cefamandole
2. 化学名　(6R,7R)-7-(R)-(2-甲酰氧基-2-苯乙酰氨基)-3-[[(1-甲基-1H-四氮唑-5-基)硫基]甲基]-8-氧代-5-硫杂-1-氮杂双环[4.2.0]辛-2-烯-2-羧酸

二、药品成分

头孢孟多酯钠

三、剂型与规格

注射剂　(1)0.5g;(2)1.0g;(3)2.0g

四、适应证及相应的临床价值

本品适用于敏感菌所致的下列感染:

1. 肺炎链球菌、流感嗜血杆菌、克雷伯菌属、金黄色葡萄球菌(甲氧西林敏感)、B族溶血性链球菌和奇异变形菌所致的下呼吸道感染及肺炎。
2. 大肠埃希菌、奇异变形菌(吲哚阳性及吲哚阴性)及克雷伯菌属所致的尿路感染。
3. 大肠埃希菌、金黄色葡萄球菌(甲氧西林敏感)、肺炎链球菌、化脓性链球菌、流感嗜血杆菌和克雷伯菌属所致血流感染。
4. 大肠埃希菌等肠杆菌科细菌所致腹膜炎。
5. 金黄色葡萄球菌(甲氧西林敏感)及化脓性链球菌、大肠埃希菌、克雷伯菌属所致的皮肤和软组织感染。
6. 金黄色葡萄球菌(甲氧西林敏感)所致的骨、关节感染。

五、用法用量

肌内注射、缓慢静脉注射(3~5分钟)或静脉滴注。

1. 儿童　1个月内的新生儿和早产儿不推荐应用本药。儿童剂量:根据感染程度,每日50~150mg/kg,分2~4次注射;严重感染可用每日150mg/kg(每日最大剂量不超过成人)
2. 成人　常用剂量每次0.5~1g,每6~8小时1次。单纯性皮肤和软组织感染,每次500mg,每6小时1次。单纯性尿路感染,每次500mg,每8小时1次。最大剂量不超过每日12g

3. 老年人　老年患者肾功能减退,须调整剂量。

六、特殊人群用药

1. 妊娠期　孕妇应用时应权衡利弊。
2. 哺乳期　乳汁中本品含量甚少。哺乳期妇女应用时应权衡利弊。
3. 肾功能损害　肾功能减退者可按肌酐清除率计算剂量。先予以首剂饱和量(1~2g),以后肌酐清除率大于50ml/min者每6小时给予2g,清除率为25~50ml/min和10~25ml/min者,剂量分别为每6小时和每12小时0.5g。肌酐清除率低于10ml/min者每24小时0.5g。

七、药理学

1. 药效学及作用机制　本品为第二代头孢菌素类抗生素。对革兰氏阳性菌活性与头孢噻吩相似,对革兰氏阴性杆菌的作用较一代头孢强,但较头孢呋辛和三代头孢为差。头孢孟多酯钠的抗菌活性仅为头孢孟多的1/10~1/5,头孢孟多酯钠进入体内迅速水解为头孢孟多,所以两者在体内的抗菌作用基本相同。头孢孟多对多数革兰氏阳性球菌有较强的抗菌作用,其活性与头孢噻吩和头孢唑林相仿,肠球菌属和耐甲氧西林金黄色葡萄球菌对本品耐药。本品对白喉杆菌和革兰氏阳性厌氧菌(厌氧球菌和梭状芽孢杆菌)均有良好作用,对大肠埃希菌、奇异变形杆菌、肺炎克雷伯菌和流感嗜血杆菌的活性较头孢噻吩和头孢唑林为强,部分产气肠杆菌、吲哚阳性变形杆菌和普鲁威登菌均对本品敏感。伤寒沙门菌、志贺菌属、淋病奈瑟菌和脑膜炎奈瑟菌对本品也甚敏感,对脆弱拟杆菌的抗菌作用差。沙雷菌属、产碱杆菌属、不动杆菌属和铜绿假单胞菌对本品耐药。

其作用机制为与细菌细胞膜上的青霉素结合蛋白(PB-Ps)结合,使转肽酶酰化,抑制细菌中隔和细胞壁的合成,影响细胞壁黏肽成分的交叉连结,使细胞分裂和生长受到抑制,细菌形态变长,最后溶解和死亡。

2. 药代动力学　本品经肌内或静脉给药在体内迅速水解为头孢孟多。肌内注射头孢孟多1g(即注射相当于1g头孢孟多的头孢孟多酯钠,下同),血药峰浓度(C_{max})于1小时后达到,为21.2mg/L,6小时的血药浓度为1.3mg/L。静脉注射和静脉滴注(滴注时间1小时)1g后即刻血药浓度分别为104.7mg/L和53.9mg/L,15分钟后皆约下降一半,4小时后仅有微量,分别为0.19mg/L和0.06mg/L。

头孢孟多的分布容积(V_d)为0.16L/kg。动物注射本品后,药物迅速分布于全身各组织器官中,心、肺、肝、脾、胃、肠、生殖器官等脏器中的浓度为血药浓度的8%~24%,肾、胆汁和尿中的药物浓度分别为血药浓度的2倍、4.6倍和145倍。胆汁中浓度为141~325mg/L,腹水、心包液和关节液中为5.5~25mg/L。当脑膜有炎症时,本品可透过血-脑脊液屏障,其脑脊液中浓度与蛋白量有关。细菌性脑膜炎患者按体重静脉注射33mg/kg,脑脊液蛋白低于或高于100mg/ml时,药物浓度分别为0~0.62mg/L和0.57~7.4mg/L。蛋白结合率为78%。

正常成人肌内注射和静脉给药的血消除半衰期($t_{1/2\beta}$)为 0.5 ~1.2 小时。肾功能中度和重度减退患者的血消除半衰期($t_{1/2\beta}$)分别延长至 3 小时和 10 小时以上。本品在体内不代谢,经肾小球滤过和肾小管分泌,自尿中以原型排出。肌内注射 1g 后 0~3 小时的尿药浓度在 3 000mg/L 以上,24 小时的排出量为 61%。静脉给药后 24 小时的尿排泄量为 70%~90%。少量(0.08%)可经胆汁中排泄,胆汁中可达有效治疗浓度。口服丙磺舒可增加本品的血药浓度并延长半衰期。腹膜透析清除本品的效能差,透析 12 小时只能清除给药量的 3.9%;血液透析的清除率较高,重度肾功能损害经血液透析后,半衰期可缩短至 6.2 小时。

3. 药物不良反应　不良反应发生率约为 7.8%,可有肌内注射区疼痛和血栓性静脉炎,后者较头孢噻吩为重。过敏反应表现为药疹、嗜酸性粒细胞增多、直接抗球蛋白反应阳性等,药物热偶见。少数患者出现血清谷草转氨酶、血清谷丙转氨酶、碱性磷酸酶、血清肌酐升高,多系暂时性。头孢孟多所致的可逆性肾病也有报告。

少数患者应用大剂量时,可出现凝血功能障碍所致的出血倾向,凝血酶原时间和出血时间延长,多见于肾功能减退患者,系由于本品干扰维生素 K 在肝中的代谢,导致低凝血酶原血症有关。因此,在停药和注射维生素 K 后,凝血功能即可恢复正常,同时给予维生素 K 可预防此反应的发生。

4. 药物相互作用

(1) 本品制剂中含有碳酸钠,因而与含有钙或镁的溶液(包括复方氯化钠注射液或复方乳酸钠注射液)有配伍禁忌。两者不能混合在同一容器中;如必须合用时,应分在不同容器中给药。

(2) 头孢孟多与产生低凝血酶原血症、血小板减少症或胃肠道溃疡的药物同用,将干扰凝血功能和增加出血危险。

(3) 头孢孟多与氨基糖苷类、多黏菌素类、呋塞米、依他尼酸合用,可增加肾毒性的可能。

(4) 丙磺舒可抑制头孢菌素类的肾小管分泌,两者同时应用将增加头孢菌素类的血药浓度和延长其半衰期。

(5) 红霉素可增加本品对脆弱拟杆菌的体外抗菌活性 100 倍以上。与庆大霉素或阿米卡星合用,在体外对某些革兰氏阴性杆菌有协同作用。

八、注意事项

1. 禁用　对头孢菌素类抗生素过敏者禁用。

2. 用药注意事项

(1) 交叉过敏反应:对一种头孢菌素或头霉素过敏者对其他头孢菌素或头霉素也可能过敏。对青霉素类、青霉素衍生物或青霉胺过敏者也可能对头孢菌素或头霉素过敏。对青霉素过敏患者应用头孢菌素时发生过敏反应者达 5%~7%;如作免疫反应测定时,则对青霉素过敏患者对头孢菌素过敏者达 20%。

(2) 对青霉素过敏患者应用本品时应根据患者情况充分权衡利弊后决定。有青霉素过敏性休克或即刻反应者,不宜再选用头孢菌素类。

(3) 有胃肠道疾病史者,特别是溃疡性结肠炎、局限性肠炎或抗生素相关性结肠炎者应慎用。

(4) 肾功能减退患者应减少剂量,并须注意出血并发症的发生。若应用大剂量,偶可发生低凝血酶原血症,有时可伴出血,因此在治疗前和治疗过程中应测定出血时间。

(5) 应用本品期间饮酒可出现双硫仑样反应,故在应用本品期间和以后数天内,应避免饮酒和含酒精饮料。

(6) 对诊断的干扰:应用本品时可出现直接抗球蛋白试验阳性;以硫酸铜法测定尿糖时发生假阳性反应,采用葡萄糖酶法测定尿糖时,其结果不受影响;以磺基水杨酸检测尿蛋白时可出现假阳性反应;应用本品期间可出现暂时性碱性磷酸酶、血清谷丙转氨酶、血清谷草转氨酶、血清肌酐和血尿素氮升高。

九、贮藏条件

密闭,在凉暗干燥处保存。

十、药物经济性评价

《中国药典》(2020 年版)收载。

头 孢 克 肟

一、药品名称

1. 英文名　Cefixime

2. 化学名　(6R,7R)-7-[[(Z)-2-(2-氨基-4-噻唑基)-2-[(羧甲氧基)亚氨基]乙酰基]氨基]-3-乙烯基-8-氧代-5-硫杂-1-氮杂双环[4.2.0]辛-2-烯-2-羧酸

二、药品成分

头孢克肟

三、剂型与规格

口服常释剂型　(1)0.5g;(2)1.0g;(3)0.2g;(4)0.3g

四、适应证及相应的临床价值

主要用于治疗敏感菌所致的轻、中度感染:

1. 大肠埃希菌及奇异变形菌所致的单纯性尿路感染。

2. 流感嗜血杆菌(包括产 β-内酰胺酶)、卡他莫拉菌(包括产 β-内酰胺酶菌株)和化脓性链球菌所致的中耳炎。

3. 由化脓性链球菌所致的咽炎、扁桃体炎。

4. 由肺炎链球菌、流感嗜血杆菌所致的急性支气管炎和慢性支气管炎急性细菌性加重。

5. 有淋病奈瑟菌(包括产青霉素酶和非产青霉素酶菌株)所致的单纯性淋菌性尿道炎和宫颈炎。

五、用法用量

1. 儿童　口服,每日 8mg/kg,可单次或分 2 次口服。儿童体重≥50kg 或年龄≥12 岁时用成人剂量。中耳炎宜用混悬剂治疗。化脓性链球菌感染,疗程至少 10 天。

2. 成人　口服,每日 200 ~400mg,可单次或分 2 次口

服。单纯性淋菌性尿道炎或宫颈炎 400mg 单剂口服。单纯性尿路感染 200mg 单剂服用。

3. 老年人 高龄患者慎用。

六、特殊人群用药

1. 妊娠期 孕妇慎用。
2. 哺乳期 哺乳期妇女慎用。
3. 肾功能损害 肾功能不全的患者其肌酐清除率（Ccr）为 21～60ml/min 并进行血液透析者给标准剂量的 50%，即每日给药 300mg；Ccr≤20ml/min 并进行腹膜透析者给标准剂量的 50%，即每日给药 200mg。
4. 其他人群 新生儿及早产儿均应慎用。

七、药理学

1. 药效学及作用机制 头孢克肟为第三代口服头孢菌素，通过抑制细菌细胞壁合成而起杀菌作用，对多数 β-内酰胺酶稳定，许多产青霉素酶和头孢菌素酶菌株仍对本品敏感。本品抗菌谱广，抗菌活性强，尤其对多数肠杆菌科细菌有较强活性，优于头孢克洛、头孢氨苄和头孢羟氨苄，对多种 β-内酰胺酶的稳定性较头孢氨苄、头孢拉定、头孢羟氨苄强，与头孢唑肟相仿，但可被产 ESBL 和 AmpC 酶水解灭活。头孢克肟在体外和体内对革兰氏阳性球菌如肺炎球菌、化脓性链球菌，革兰氏阴性杆菌如流感杆菌（包括产酶株）、卡他莫拉菌（包括产酶株）、大肠埃希菌、奇异变形杆菌、淋球菌（包括产酶株）均具良好抗菌作用。头孢克肟在体外对肺炎链球菌、副流感杆菌、普通变形杆菌、肺炎克雷伯菌、多杀巴斯德氏菌、普罗威登菌、沙门菌属、志贺菌属、黏质沙雷菌、异型枸橼酸菌、丙二酸盐枸橼酸菌亦具抗菌活性，但其临床有效性尚未确立。本品对葡萄菌抗菌作用差，对铜绿假单胞菌、肠杆菌属、脆弱拟杆菌、梭菌属等无抗菌作用。

2. 药代动力学 口服本品后 40%～50% 吸收。口服后血药浓度达峰时间为 2～4 小时。血清蛋白结合率为 70%。表观分布容积为 0.11L/kg。半衰期为 3～4 小时。口服后体内分布良好，可通过胎盘进入胎儿循环。24 小时内约 20% 给药量经尿排出。血液透析或腹膜透析不能清除本品。

3. 药物不良反应 头孢克肟不良反应大多短暂而轻微。最常见者为胃肠道反应，其中腹泻 16%、大便次数增多 6%、腹痛 3%、恶心 7%、消化不良 3%、腹胀 4%；发生率低于 2% 的不良反应有皮疹、荨麻疹、药物热、瘙痒、头痛、头昏。实验室异常表现为一过性 GPT、GOT、ALP、LDH、胆红素、BUN、Cr 升高，血小板和白细胞计数一过性减少和嗜酸性粒细胞增多，直接抗球蛋白试验阳性等。

4. 药物相互作用
（1）本品与下列药物有配伍禁忌：硫酸阿米卡星、庆大霉素、卡那霉素、妥布霉素、新霉素、盐酸金霉素、盐酸四环素、盐酸土霉素、黏菌素甲磺酸钠、硫酸多黏菌素 B、葡萄糖酸红霉素、乳糖酸红霉素、林可霉素、磺胺异噁唑、氨茶碱、可溶性巴比妥、氯化钙、葡萄糖酸钙、盐酸苯海拉明及其他抗组胺药、利多卡因、去甲肾上腺素、间羟胺、哌甲酯、琥珀胆碱等。

（2）偶亦可能与下列药品发生配伍禁忌：青霉素、甲氧西林、琥珀酸氢化可的松、苯妥英钠、丙氯拉嗪、维生素 B 族和维生素 C、水解蛋白。

（3）呋塞米、依他尼酸、布美他尼等强利尿药，卡氮芥、链佐星等抗肿瘤药以及氨基糖苷类抗生素与本品合用有增加肾毒性的可能。

（4）棒酸可增加本品对某些因产生 β-内酰胺酶而对之耐药的革兰氏阴性杆菌的抗菌活性。

八、注意事项

1. 禁用 对本品或头孢菌素类抗生素有过敏史者禁用。

2. 用药注意事项
（1）对头孢菌素类抗生素有过敏史者禁用。肠炎患者慎用，6 个月以下儿童不宜应用。过去有青霉素过敏休克病史的患者慎用本品，因亦有发生过敏性休克的可能。
（2）肾功能不全者血清半衰期延长，须调整给药剂量。
（3）相同剂量混悬剂与片剂服用后以前者为高。血药浓度以前者为高。
（4）治疗化脓性链球菌感染疗程至少需 10 天。
（5）中耳炎患者宜用混悬剂治疗。

九、贮藏条件

遮光、密封、在凉暗处保存。

十、药物经济性评价

医保乙类，《中国药典》（2020 年版）收载。

头 孢 地 尼

一、药品名称

1. 英文名 Cefdinir
2. 化学名 （6R,7R）-7-[[（2-氨基-4-噻唑基）-(羟基)乙酰基]氨基]-3-乙烯基-8-氧代-5-硫杂-1-氮杂双环[4.2.0]辛-2-烯-2-羧酸

二、药品成分

头孢地尼

三、剂型与规格

口服常释剂型 （1）0.1g；（2）0.5g

四、适应证及相应的临床价值

主要适用于敏感菌引起的轻、中度感染。

1. 成人和青少年
（1）流感嗜血杆菌、副流感嗜血杆菌（包括产 β-内酰胺酶菌株）、肺炎链球菌（青霉素敏感菌株）和卡他莫拉菌（包括产 β-内酰胺酶菌株）所致的社区获得性肺炎、慢性支气管炎急性细菌性加重、急性上颌窦炎。
（2）化脓性链球菌所致的咽炎、扁桃体炎。

（3）金黄色葡萄球菌（包括产 β-内酰胺酶菌株）及化脓性链球菌所致单纯性皮肤软组织感染。

2. 儿童

（1）流感嗜血杆菌、副流感嗜血杆菌（包括产 β-内酰胺酶菌株）、肺炎链球菌（青霉素敏感菌株）和卡他莫拉菌（包括产 β-内酰胺酶菌株）所致的急性细菌性中耳炎。

（2）化脓性链球菌所致的咽炎、扁桃体炎。

（3）金黄色葡萄球菌（包括产 β-内酰胺酶菌株）及化脓性链球菌所致单纯性皮肤软组织感染。

五、用法用量

1. 儿童　口服，每日 14mg/kg，分 2 次服用。可依年龄、症状进行适量增减。

2. 成人　口服，每日 600mg，分 2 次服用。

3. 老年人　老年患者使用该品时应特别注意以下方面，并根据对患者的临床观察调整剂量和给药间隔：①由于身体功能下降，老年患者可能容易出现不良反应；②由于维生素 K 缺乏，老年患者可能会有出血倾向。

六、特殊人群用药

1. 妊娠期　有关妊娠期的用药，其安全性尚未确立。对孕妇或怀疑有妊娠的妇女，用药要权衡利弊，只有在利大于弊的情况下，才能使用。

2. 哺乳期　哺乳期妇女用药应权衡利弊，只有在利大于弊的情况下，才能使用。

3. 其他人群　对体重过低的早产儿、新生儿的用药安全性尚未确立。

七、药理学

1. 药效学及作用机制　本品对革兰氏阳性菌和革兰氏阴性菌有广泛的抗菌谱，特别是对革兰氏阳性菌中的不产青霉素酶葡萄球菌属、青霉素敏感肺炎链球菌、化脓性链球菌等，比以往的口服头孢菌素有更强的抗菌活性，其作用方式是杀菌性的。对各种细菌产生的 β-内酰胺酶稳定，对 β-内酰胺酶的产生菌也具有优异的抗菌活性，对甲氧西林耐药葡萄球菌、肠球菌无效。本品对革兰氏阴性杆菌的抗菌活性与头孢克肟相似，优于头孢克洛。对产及不产 β-内酰胺酶的流感嗜血杆菌、产及不产 β-内酰胺酶的副流感嗜血杆菌、产及不产 β-内酰胺酶的卡他莫拉菌均有高度抗菌活性。对异型枸橼酸杆菌、大肠埃希菌、肺炎克雷伯菌及奇异变形菌具有抗菌作用，对假单胞菌属和肠杆菌科无效。本品作用机制为阻止细菌细胞壁的合成。对青霉素结合蛋白（PBP）1（1a、1bs）、2、3 的亲和力强，但对于不同细菌的活性部位有所差异。在大鼠和犬等动物中的对头孢地尼进行的急性和慢性毒性研究表明，头孢地尼可被很好耐受。未发现头孢地尼有致畸性和致突变性。

2. 药代动力学　6 名健康成人一次空腹口服 50mg、100mg、200mg（效价）头孢地尼时，约经 4 小时后可达到血药峰浓度，分别为 0.64μg/ml、1.11μg/ml 和 1.74μg/ml，其血浆半衰期为 1.6~1.8 小时。男性健康成人单次口服头孢地尼后的血浆药物浓度曲线 6 名健康成人一次空腹和进食后口服 100mg（效价）头孢地尼，约经 4 小时后，可达到血药峰浓度，分别为 1.25μg/ml、0.79μg/ml。进食后给药，其吸收稍有降低。肾功能受损患者一次口服 100mg（效价）头孢地尼，血浆半衰期延长与肾功能受损程度成正比。

3. 药物不良反应　在使用本品治疗的 13 715 名患者中，有 354 例（2.58%）不良反应（包括实验室数据异常）的报告。主要不良反应为消化道症状（110 例，0.80%），如腹泻或腹痛；皮肤症状（31 例，0.23%），如皮疹或瘙痒。主要的实验室数据异常包括谷丙转氨酶（126 例，0.92%）和谷草转氨酶（89 例，0.65%）升高；嗜酸性粒细胞增多（41 例，0.30%）。其他不良反应包括①皮肤科：可能发生史-约综合征（0.1%）或毒性表皮坏死松解症（0.1%）。应严密观察患者，若出现发热、头痛、关节痛、皮肤或黏膜出现红斑/水疱、皮肤感觉紧绷/灼烧/疼痛，应立即停药并进行适当处理。②过敏反应：可能发生过敏反应，如呼吸困难、红斑、血管性水肿、荨麻疹，发生率 0.1%。应严密观察患者，若出现异常情况，应立即停药并进行适当处理。③休克：可能发生休克，发生率 0.1%。应严密观察患者，若出现感觉不适感、口内不适感、喘憋、眩晕、便意、耳鸣或出汗等症状，应立即停药并进行适当处理。④血液学：可能发生全血细胞减少症（0.1%）、粒细胞缺乏症（0.1%，初期症状为发热、咽喉痛、头痛、不适）、血小板减少症（0.1%，初期症状为瘀斑、紫癜）或溶血性贫血（0.1%，初期症状为发热、血红蛋白尿、贫血症状）。应严密观察患者，若出现异常情况，应立即停药并进行适当处理。⑤结肠炎：可能发生严重的结肠炎（0.1%），如经血便证实的假膜性结肠炎。应严密观察患者，若出现腹痛或频繁腹泻等症状，应立即停药并进行适当处理。⑥间质性肺炎或肺嗜酸性粒细胞浸润症（PIE）：可能出现发热、咳嗽、呼吸困难、胸部 X 光检查异常或嗜酸粒细胞增多，经证实为间质性肺炎或肺嗜酸性粒细胞浸润症（0.1%）。若出现此类症状，应立即停药并进行适当处理，如使用肾上腺皮质激素类药物。⑦肾疾病：可能发生严重肾疾病（0.1%），如急性肾衰竭。应严密观察患者，若出现异常情况，应立即停药并进行适当处理。⑧暴发性肝炎、肝功能异常或黄疸：可能发生严重肝炎（0.1%），如伴有明显谷丙转氨酶、谷草转氨酶或碱性磷酸酶升高的暴发性肝炎，肝功能异常（0.1%）或黄疸（0.1%）。应严密观察患者，若出现异常情况，应立即停药并进行适当处理。

4. 药物相互作用　与含镁、铝、铁等金属离子的制剂合用可降低本品的吸收，降低疗效。

八、注意事项

1. 禁用　对本品有休克史者禁用。对青霉素或头孢菌素有过敏史者慎用。

2. 用药注意事项

（1）建议避免与铁制剂合用。如果合用不能避免，应在服用头孢地尼 3 小时以后再使用铁制剂。

（2）因有出现休克等过敏反应的可能，应详细询问过敏史。

（3）下列患者应慎重使用：①对青霉素类抗生素有过敏史者；②本人或亲属中有易发生支气管哮喘、皮疹、荨麻疹等过敏症状体质者；③严重的肾功能障碍者，由于头孢地尼在严重肾功能障碍者血清中存在时间较长，应根据肾功能障碍的严重程度酌减剂量以及延长给药间隔时间。对于进行血液透析的患者，建议剂量每日1次，每次100mg；④患有严重基础疾病、不能很好进食或非经口摄取营养者、高龄者、恶液质患者（因可出现维生素K缺乏，要进行严密临床观察）。

（4）对临床检验值的影响：①除试纸法尿糖实验之外，再用本尼迪克特试剂、费林试剂和铜还原法进行尿糖检查时，可出现假阳性，要注意；②可出现直接血清抗球蛋白试验阳性，要注意。

（5）其他注意事项：与添加铁的产品（如奶粉或肠营养剂）合用时，可能出现红色粪便、红色尿。

（6）超剂量使用头孢地尼未见相关研究。在急性、毒性、侵蚀性溃疡的研究中，单一口服5 600mg/kg剂量并未产生副作用。而其他β-内酰胺类抗生素，超剂量用药时可表现为以下不良反应：恶心、呕吐、腹泻和惊厥。血清透析可以清除人体内的头孢地尼。对超剂量用药引起毒性反应的患者，血液透析是有用的，尤其是肾功能不全患者。

九、贮藏条件

遮光，密封，在阴凉处保存。

十、药物经济性评价

医保乙类，《中国药典》（2020年版）收载。

头 孢 曲 松

一、药品名称

1. 英文名 Ceftriaxone
2. 化学名 （6R,7R）-7-[[（2-氨基-4-噻唑基）（甲氧亚氨基）乙酰]氨基]-8-氧代-3-[[（1,2,5,6-四氢-2-甲基-5,6-二氧代-1,2,4-三嗪-3-基）硫]甲基]-5-硫代-1-氮杂双环[4.2.0]辛-2-烯-2-羧酸

二、药品成分

头孢曲松钠

三、剂型与规格

注射剂 （1）0.25g；（2）0.5g；（3）0.75g；（4）1.0g；（5）1.5g；（6）2.0g；（7）3.0g

四、适应证及相应的临床价值

本品适用于敏感菌所致的下列感染：

1. 肺炎链球菌、金黄色葡萄球菌（甲氧西林敏感）、流感嗜血杆菌、副流感嗜血杆菌、克雷伯菌属、大肠埃希菌、产气肠杆菌、奇异变形菌和黏质沙雷菌所致的下呼吸道感染及肺炎。

2. 肺炎链球菌、流感嗜血杆菌（包括产β-内酰胺酶菌株）和卡他莫拉菌（包括产β-内酰胺酶菌株）所致的急性中耳炎。

3. 金黄色葡萄球菌（甲氧西林敏感菌株）、表皮葡萄球菌（甲氧西林敏感菌株）、化脓性链球菌、草绿色链球菌、大肠埃希菌、阴沟肠杆菌、克雷伯菌属、奇异变形菌、摩根菌属、黏质沙雷菌或消化链球菌所致的皮肤软组织感染。

4. 大肠埃希菌、奇异变形菌、普通变形菌、摩根菌属和克雷伯菌属所致的单纯性及复杂性尿路感染。

5. 淋病奈瑟菌（包括产青霉素酶及不产青霉素酶菌株）所致的单纯性尿道、子宫颈及直肠感染，以及非产青霉素酶菌株所致的淋菌性咽炎。

6. 淋病奈瑟菌所致的盆腔炎性疾病。本品对沙眼衣原体无效，当治疗盆腔炎性疾病时，需联合应用对沙眼衣原体有效的药物。

7. 金黄色葡萄球菌（甲氧西林敏感菌株）、肺炎链球菌、大肠埃希菌、流感嗜血杆菌或克雷伯菌属所致的血流感染。

8. 金黄色葡萄球菌（甲氧西林敏感菌株）、肺炎链球菌、大肠埃希菌、奇异变形菌、肠杆菌属和克雷伯菌属所致的骨、关节感染。

9. 大肠埃希菌、肺炎克雷伯菌、拟杆菌属、梭菌属和厌氧球菌（包括消化球菌和消化链球菌）所致的腹腔内感染（须合用抗厌氧菌药物）。

10. 流感嗜血杆菌、脑膜炎奈瑟菌和肺炎链球菌所致的脑膜炎。也可用于大肠埃希菌等肠杆菌科细菌所致脑膜炎。

五、用法用量

肌内注射：本品0.25g或0.5g溶于1%盐酸利多卡因2ml中，1g溶于3.5ml中用于肌内注射，以注射于相对大些的肌肉为好，不主张在一处的肌肉内注射1g以上剂量。利多卡因溶液绝对不能用于静脉注射。

静脉注射：本品0.25g或0.5g溶于5ml灭菌注射用水中，1g溶于10ml中用于静脉注射，注射时间不能少于2~4分钟。

静脉滴注：时间至少要30分钟，本品2g溶于40ml下述其中一种无钙静脉注射液中如：氯化钠溶液、0.45%氯化钠与2.5%葡萄糖注射液混合液、5%葡萄糖、10%葡萄糖、5%葡萄糖中加6%葡聚糖、6%~10%羟乙基淀粉静脉注射液、灭菌注射用水等。由于可能会产生药物间的不相容性，故不能将本品混合或加入含有其他抗菌药物之溶液中。亦不能将其稀释于以上列出的溶液之外的其他液体中。

1. 儿童 新生儿、婴儿及12岁以下儿童建议按以下剂量每日使用一次。新生儿（14天以下）每日剂量为20~50mg/kg，不超过50mg/kg，无须区分早产儿及足月婴儿。婴儿及儿童（15天至12岁）每日剂量20~80mg/kg。体重50kg或以上的儿童，应使用通常成人剂量。静脉用量50mg/kg以上时，输注时间至少要30分钟以上。

脑膜炎：婴儿及儿童细菌性脑膜炎，开始治疗剂量100mg/kg（不超过4g），每日1次，一旦确认了致病菌及药敏试验结果，则可酌情减量。以下疗程已被证实是有效的：脑

膜炎奈瑟菌 4 天,流感嗜血杆菌 6 天,肺炎链球菌 7 天。

莱姆病:儿童及成人 50mg/kg,最大剂量 2g,每日 1 次,共 14 天。

2. 成人　成人及 12 岁以上儿童:本品的通常剂量是 1~2g,每日 1 次(每 24 小时)。危重病例或由中度敏感菌引起的感染,剂量可增至 4g,每日 1 次。

疗程取决于病程。与一般抗生素治疗方案一样,在发热消退或得到细菌被清除的证据以后,应继续使用本品至少 48~72 小时。

淋病:治疗淋病(产青霉素酶及不产青霉素酶菌株)本品的推荐剂量为肌内注射 250mg 单剂。术前预防性用药:预防污染或非污染手术之术后感染,根据感染的危险程度,推荐在术前 30~90 分钟,注射本品 1~2g 单剂。对结直肠手术者以本品单独使用或与 5-硝基咪唑(如甲硝唑)联合用药(但分开使用)已被证实是有效的。

3. 老年人　除非老年患者虚弱、营养不良或有重度肾功能损害,老年人应用头孢曲松一般不需调整剂量。

六、特殊人群用药

1. 妊娠期　孕妇和哺乳期妇女应用头孢菌素类虽尚未见发生问题的报告,其应用仍须权衡利弊。

2. 哺乳期　头孢曲松在人乳汁中有少量排出。哺乳期妇女用药应当谨慎。

3. 肾功能损害　肾功能不全患者,如其肝功能无受损则无须减少本品用量,仅对末期前肾衰竭患者(肌酐清除率<10ml/min),每日本品用量不能超过 2g。

血液透析清除本品的量不多,透析后无须增补剂量,但由于这类患者的药物清除率可能会降低,故应进行血药浓度监测,以决定是否需要调整剂量。

4. 肝功能损害　由于头孢菌素类毒性低,所以有慢性肝病患者应用本品时不需调整剂量。肝功能受损患者,如肾功能完好亦无须减少剂量。患者有严重肝肾损害或者肝硬化者应调整剂量。

5. 其他人群　新生儿(出生体重小于 2kg 者)的用药安全尚未确定。头孢曲松不得用于治疗患有高胆红素血症的新生儿。不可用于可能发展为脑黄疸的新生儿(尤其是早产儿)。有黄疸的新生儿或有黄疸严重倾向的新生儿应慎用或避免使用本品。

七、药理学

1. 药效学及作用机制　本品抗菌谱与抗菌活性与头孢噻肟相似,对需氧革兰氏阳性菌、革兰氏阴性菌及部分厌氧菌具有高度抗菌活性。对革兰氏阴性杆菌的作用通常较一代、二代头孢菌素强。消除半衰期长,具有长效作用。

头孢曲松通过抑制细胞壁的合成而产生杀菌活性。头孢曲松在体外对许多革兰氏阴性菌及革兰氏阳性菌发挥杀菌作用,并对革兰氏阳性菌及革兰氏阴性菌的大多数 β-内酰胺酶(青霉素酶及头孢菌素酶)具有很高的稳定性,头孢曲松在体外试验及临床感染(见适应证)中通常对以下致病菌发挥抗菌作用:

革兰氏阳性菌:金黄色葡萄球菌(甲氧西林敏感),凝固酶阴性葡萄球菌,化脓性链球菌(A 族),无乳链球菌(B 族),β 溶血性链球菌(非 A、非 B 族),草绿色链球菌,肺炎链球菌属;耐甲氧西林葡萄球菌,对包括头孢曲松在内的头孢菌素耐药,一般来说,粪链球菌、屎肠球菌、单核细胞增多性李斯德杆菌也对头孢曲松耐药。

革兰氏阴性菌:鲁氏不动杆菌,硝酸盐阴性不动杆菌(多为鲍曼氏菌),嗜水气单胞菌,粪产碱杆菌,粪产碱黄杆菌,类产碱杆菌,伯氏包柔体,二氧化碳嗜纤维菌属,迪沃斯枸橼酸杆菌,弗劳地枸橼酸杆菌,肠杆菌,产气肠杆菌,阴沟肠杆菌,杆菌属(其他),杜克嗜血杆菌,流感嗜血杆菌,副流感嗜血杆菌,海马槽哈夫尼亚菌,催产克雷白氏菌,肺炎克雷白氏菌,卡他摩拉克氏菌(卡他布兰汉氏菌),奥斯陆摩克拉氏菌,莫拉菌属(其他),摩根杆菌,淋球菌,脑膜炎奈瑟菌,多杀巴氏杆菌,志贺氏邻单胞菌,奇异变形杆菌,彭氏变形杆菌,普通变形杆菌,洋葱假单胞菌,萤光假单胞菌,假单胞菌属(其他),雷极氏普鲁菲登斯氏菌,普鲁菲登斯氏菌属(其他),伤寒沙门杆菌,沙门杆菌属(非伤寒),黏质沙雷菌,沙雷菌属(其他),志贺菌属,孤菌属,结肠炎耶尔森杆菌,耶尔森杆菌属(其他)。

这些种类中的一些分离菌对头孢曲松耐药,主要是由于产生染色体编码的 β-内酰胺酶所致。

这些种类中的一些分离菌的耐药,是由于产生广谱的、质粒传递的 β-内酰胺酶所致。

注:以上细菌的许多菌株对其他多种抗生素耐药,如氨基-和酰脲-青霉素,上一代的头孢菌素和氨基糖苷抗生素等,但对头孢曲松敏感。梅毒螺旋体在体外和动物试验中对头孢曲松敏感,临床调查显示,一期和二期梅毒对头孢曲松反应良好,绿脓假单胞菌除一小部分外,对头孢曲松耐药。

厌氧菌:拟杆菌属(胆汁敏感),梭状芽胞杆菌属(不包括产气荚膜梭状芽胞杆菌群),核梭杆菌,梭杆菌属(其他),厌氧加夫基氏球菌(消化球菌),消化链球菌属。

这些种类中的一些分离菌由于产生 β-内酰胺酶而对头孢曲松耐药。

注:产 β-内酰胺酶的类杆菌属的某些菌种(值得注意的是:脆弱类杆菌)对头孢曲松耐药,难辨梭状芽胞杆菌对头孢曲松耐药。

细菌对头孢曲松的敏感性可根据国家临床实验室标准委员会(NCCLS)所推荐的敏感试验的标准化技术,通过纸片扩散试验或者通过琼脂或肉汤稀释试验进行测定。

由于在体外试验中表明头孢曲松对某些在纸片试验耐头孢菌素类的菌株具有活性,故应以头孢曲松纸片进行药敏试验。

2. 药代动力学

吸收:以 1g 单剂量头孢曲松肌内注射后 2~3 小时达最高血药浓度,大约为 81mg/L。肌内注射后的血药浓度-时间曲线下面积与同剂量的静脉注射后相等,提示肌内注射头孢曲松的生物利用度可达 100%。

头孢曲松的分布容积为 7~12L。一次使用头孢曲松 1~2g 后显示出很好的组织与体液的穿透性。在肺脏、心脏、胆道、肝脏、扁桃体、中耳及鼻黏膜、骨骼、脑脊液、胸膜液、前列腺液及滑膜液等60多种组织和体液中药物浓度保持高于感染致病菌的最低抑菌浓度达24小时以上。静脉使用头孢曲松后能迅速弥散至间质液中，并保持对敏感细菌的杀菌浓度达24小时。

蛋白结合性：头孢曲松能可逆性地与白蛋白结合，其结合率随药物浓度的增高而降低。例如从<100mg/L的血药浓度时95%的结合率降至300mg/L的血药浓度时85%的结合率，由于间质液中较少白蛋白，所以游离头孢曲松比例相应高于血浆。

代谢：头孢曲松在体内不被分解代谢，仅被肠道内菌株转变为无活性的代谢产物。头孢曲松能透过新生儿、婴儿及儿童感染的脑膜。新生儿与婴儿静脉注射本品50~100mg/kg，24小时后脑脊液中头孢曲松的浓度大于1.4mg/L，静脉注射4小时后脑脊液浓度达峰值，平均18mg/L，细菌性脑膜炎时脑脊液平均弥散度占血浓度的17%而无菌性脑膜炎时仅占4%。

成年脑膜炎患者每千克体重使用头孢曲松50mg，于2~24小时内脑脊液中的浓度可高于最常见的脑膜炎致病菌最低抑菌浓度的数倍。头孢曲松能透过胎盘，在乳汁中也有少量分泌。

清除：血浆总清除率为10~22ml/min。肾清除率为5~12ml/min。50%~60%的头孢曲松以原型分泌于尿液中，而40%~50%以原型分泌于胆汁中。成人的清除半衰期约为8小时。新生儿剂量的70%经尿液清除。8天以内的婴儿及75岁以上的老年人平均清除半衰期通常为年轻人的2~3倍。肝或肾功能不全的患者，头孢曲松的药代动力学仅有很少的改变，其半衰期仅有轻度增加。如仅肾功能不全则胆道清除增加，若仅肝功能不全则肾清除增加。

3. 药物不良反应 使用本品期间，发现一些可自行逆转的或停药后即消失的副作用。不良反应与治疗的剂量、疗程有关。消化道反应（3.45%）：稀便或腹泻、恶心、呕吐、腹痛、结肠炎、黄疸、胀气、味觉障碍、消化不良、口腔炎和舌炎等。实验室检查异常约19%，其中血液学检查异常（14%）：嗜酸性粒细胞增多、白细胞减少、粒细胞减少、溶血性贫血、血小板增多或减少等。曾经报道过粒细胞缺乏的独立病例，其中多数都发生在治疗10天后，且总剂量为20g以上。肝肾功能异常者为5%和1.4%。皮肤反应（约1%）：皮疹、过敏性皮炎、瘙痒、荨麻疹、水肿等。曾经报道过严重皮肤反应［多形性红斑、史-约综合征或中毒性表皮坏死松解症（Lyell综合征）］的独立病例。

其他副作用：头痛或头晕、症状性头孢曲松钙盐之胆囊沉积、肝脏转氨酶增高、少尿、血肌酐增加、生殖道真菌病、发热、寒战以及过敏性或过敏样反应（支气管痉挛和血清病等过敏反应）。

与钙的相互作用：两项体外研究对头孢曲松与钙的相互作用进行了评价，其中一项研究使用成人血浆，另一项研究使用新生儿脐带血浆。头孢曲松的浓度最高为1mmol/L（超过2g体内输注30分钟以上得到的血药浓度），钙浓度最高为12mmol/L（48mg/dl）。成人血浆中钙浓度为6mmol/L

（24mg/dl）或更高时头孢曲松的回收率降低，新生儿血浆中钙浓度为4mmol/L（16mg/dl）或更高时头孢曲松的回收率降低。这表明可能有头孢曲松-钙沉淀物产生。

有报道在对少数死亡病例进行尸检时，在使用本品和含钙输液的新生儿的肺和肾中观察到一种晶体状物质。其中有些病例使用同一根输液管输注本品和含钙输液，在一些病例的输液管中看到了沉淀物。在不同时间经不同输液管输注本品和含钙输液的新生儿至少有一例死亡的报道；对这名新生儿进行尸检未发现晶体状物质。除了新生儿，在其他患者中未见类似报道。假膜性肠炎及凝血障碍是极其罕见的副作用。

极为罕见的肾沉积病例，多见于3岁以上儿童，他们曾接受每日大剂量（如每日≥80mg/kg，或总剂量超过10g）治疗，并有其他威胁因素（如限制液体、卧床等）。这种情况可以是有症状的或无症状的，会导致肾功能不全，但停药后可以逆转。

局部不良反应：在极少的情况下，静脉用药后发生静脉炎，可通过减慢静脉注射速度（2~4分钟）以减少此现象的发生。肌内注射时，如不加用利多卡因会导致疼痛。

4. 药物相互作用

（1）勿用含钙的稀释液如林格液或哈特曼液复溶本品或对复溶液进一步稀释后进行静脉给药，因为这样可能产生沉淀物。本品在同一根输液管中与含钙溶液混合时也可能产生头孢曲松-钙沉淀物。本品不应与含钙的静脉输液包括通过Y形接口连续输注的含钙营养液同时给药。但是，除了新生儿，其他患者可进行本品和含钙输液的序贯给药，在两次输液之间必须用相容液体充分冲洗输液管。使用成人血浆和新生儿脐带血浆进行的体外研究证明，新生儿产生头孢曲松-钙沉淀物的风险更高。

（2）未见头孢曲松与口服含钙产品或肌内注射头孢曲松与含钙产品（静脉注射或口服）之间相互作用的报道。

（3）据文献报道，本品与氨苯蝶啶、万古霉素、氟康唑以及氨基糖苷类抗生素具有不相容性。

（4）目前为止尚未发现以大剂量本品和利尿剂（如呋喃苯胺酸）同时使用所导致的肾功能不全。

（5）尚未发现本品增加氨基糖苷类抗生素的肾毒性作用。

（6）应用本品期间饮酒或服含酒精药物时在个别患者可出现双硫仑样反应，故应用本品期间和以后数天内，应避免饮酒和服含酒精的药物。

（7）本品的清除不受丙磺舒的影响。体外试验发现氯霉素与头孢曲松合用会产生拮抗作用。

（8）头孢菌素类静脉输液中加入红霉素、四环素、两性霉素B、血管活性药（间羟胺、去甲肾上腺素等）、苯妥英钠、氯丙嗪、异丙嗪、维生素B族、维生素C等将出现混浊。由于本品的配伍禁忌药物甚多，所以应单独给药。

八、注意事项

1. 禁用 对头孢菌素类抗生素过敏者禁用。对青霉素过敏者也可能对本品过敏。头孢曲松不得用于高胆红素血的新生儿和早产儿的治疗。体外研究表明头孢曲松能取代胆红素与血清白蛋白结合，导致这些患者有可能发生胆红素脑病的风险。如果新生儿(≤28天)需要(或预期需要)使用含钙的静脉输液包括静脉输注营养液治疗，则禁止使用本品，因为有产生头孢曲松-钙沉淀物的风险。

2. 用药注意事项

(1) 在试验条件下，本品与氨基糖苷类抗生素对许多革兰氏阴性杆菌的协同作用已被证实。虽然不总能预测出这种联合用药的增强作用，但对于像铜绿假单胞菌等所致的严重的危及生命的感染，应当考虑联合用药。由于这两种药物具有物理不相容性，故在使用推荐剂量时应分开用药。

(2) 新配制的溶液能在室温下保持其物理及化学稳定性达6小时或在2~8℃环境下保持24小时，但按一般原则，配制后的溶液应立刻使用。依其浓度及保存时间的不同，溶液呈现为淡黄色到琥珀色。溶液颜色对药效及耐受性方面并无意义。

(3) 给药前需进行过敏试验。与其他头孢菌素类抗生素一样，本品也有过敏反应致死的报道，即使者不知道是过敏或之前有用药。

(4) 交叉过敏反应：对一种头孢菌素或头霉素过敏者对其他头孢菌素或头霉素也可能过敏。对青霉素类、青霉素衍生物或青霉胺过敏者也可能对头孢菌素或头霉素过敏。对青霉素过敏患者应用头孢菌素发生过敏反应者达5%~7%；如作免疫反应测定时，则对青霉素过敏患者对头孢菌素过敏者达20%。

(5) 对青霉素过敏患者应用本品时应根据患者情况充分权衡利弊后决定。有青霉素过敏性休克或即刻反应者，不宜再选用头孢菌素类。

(6) 在使用头孢菌素类抗生素包括本品的患者中观察到免疫介导的溶血性贫血。在成人和儿童治疗中都有严重溶血性贫血包括死亡的病例报道。如果患者在进行头孢曲松治疗时出现贫血，诊断时应考虑是否为头孢曲松性贫血，并停用头孢曲松直到确定病因。

(7) 几乎所有抗生素包括本品在使用时都有难辨梭菌性腹泻(CDAD)的报道，根据病情严重程度可能为轻度腹泻至致命性结肠炎。使用抗生素后出现腹泻的所有患者都必须考虑CDAD。有必要仔细记录病历，据报道CDAD在抗生素治疗后两个月中出现。如果疑似或确诊为CDAD，可能需要停止正在使用的对难辨梭菌无作用的抗生素。根据临床情况进行适当的体液和电解质处理、蛋白质补充、针对难辨梭菌进行抗生素治疗和外科手术评价。

(8) 有胃肠道疾病史者，特别是溃疡性结肠炎、局限性肠炎或抗生素相关性结肠炎(头孢菌素类很少产生假膜性结肠炎)者应慎用。

(9) 由于头孢菌素类毒性低，所以有慢性肝病患者应用本品时不需调整剂量。患者有严重肝肾损害或者肝硬化者应调整剂量。

(10) 肾功能不全的患者肌酐清除大于5ml/min，每日应用本品剂量少于2g时，不需作剂量调整。血液透析清除

本品的量不多，透析后无须增补剂量。

(11) 与其他抗生素一样，也可能会遇到本品不敏感的严重感染。通常继发于使用超过所推荐的标准剂量之后，胆囊超声图会误诊为胆囊结石之阴影。这些会随着本品治疗的结束或中止用药而消失，阴影是由于头孢曲松钙盐沉积所致。极少的情况下以上检查所见会伴有症状，对这些伴有症状的患者，建议进行保守的非手术治疗。对伴有症状的患者，应由临床医师判定是否停用本品。

(12) 研究表明，同其他头孢菌素类抗生素一样，头孢曲松也会从血浆白蛋白中置换出胆红素。本品不应用于可能发展为脑黄疸的新生儿(尤其是早产儿)。

(13) 在长期治疗中应定期进行全细胞计数。

(14) 使用本品的患者中极少有胰腺炎病例(可能因胆管阻塞所致)的报道。多数患者有发生胆汁淤积或胆泥的危险因素，例如，之前的大手术、严重疾病和全胃肠外营养。不能排除本品引起胆汁沉积的触发作用或共同因素作用。

(15) 对诊断的干扰：应用本品的患者以硫酸铜法测尿糖时可获得假阳性反应，以葡萄糖酶法则不受影响；血尿素氮和血清肌酐可有暂时性升高；血清胆红质、碱性磷酸酶、谷丙转氨酶(GPT)和谷草转氨酶(GOT)皆可升高。用本品进行治疗时，可能对诊断性试验有影响，在使用本品的患者中，抗球蛋白试验极少会呈假阳性表现。如同其他抗生素一样，本品也可能使血半乳糖试验出现假阳性结果；同样地，无酶法测定尿糖也可能出现假阳性结果。因此，在使用本品期间，应以酶法测定尿糖。

(16) 无数据显示本品对人驾驶和使用机器的能力有任何影响。

(17) 一旦发生药物过量，血液透析或腹膜透析方法不会降低血药浓度，亦无特殊解毒剂，应给予对症治疗。

九、贮藏条件

遮光，严封，在阴凉干燥处保存。

十、药物经济性评价

基本药物(注射用无菌粉末：0.25g、0.5g、1.0g、2.0g)，医保甲类，《中国药典》(2020年版)收载。

头 孢 噻 肟

一、药品名称

1. 英文名 Cefotaxime

2. 化学名 (6R,7R)-3-[(乙酰氧基)甲基]-7-[2-(2-氨基噻唑-4-基)-2-(甲氧亚氨基)乙酰氨基]-8-氧代-5-硫杂-1-氮杂双环[4.2.0]辛-2-烯-2-甲酸

二、药品成分

头孢噻肟钠

三、剂型与规格

注射剂 (1)0.5g; (2)0.75g; (3)1.0g; (4)1.5g; (5)2.0g;

(6)2.5g;(7)3.0g;(8)4.0g

四、适应证及相应的临床价值

本品适用于敏感菌所致的下列严重感染。

1. 肺炎链球菌、化脓性链球菌和其他链球菌、金黄色葡萄球菌(甲氧西林敏感菌)、大肠埃希菌、克雷伯菌属、流感嗜血杆菌(包括氨苄西林耐药菌株)、副流感嗜血杆菌、克雷伯菌属、奇异变形菌、沙雷菌属、肠杆菌属、吲哚阳性变形杆菌所致的下呼吸道感染及肺炎。

2. 大肠埃希菌、奇异变形菌、普通变形菌、克雷伯菌属、枸橼酸杆菌属、肠杆菌属、摩根菌属、普罗威登斯菌属和黏质沙雷菌所致的尿路感染。本品也可用于有淋病奈瑟菌所致的单纯性尿路、子宫颈和直肠感染。

3. 甲氧西林敏感葡萄球菌、链球菌属、克雷伯菌属、大肠埃希菌、奇异变形菌、肠杆菌属、拟杆菌属、梭菌属、厌氧球菌(包括消化球菌和消化链球菌)和梭杆菌属所致的盆腔炎性疾病、子宫内膜炎和盆腔蜂窝织炎。对沙眼衣原体无效,当治疗盆腔炎性疾病时,需联合应用对沙眼衣原体有效的药物。

4. 大肠埃希菌、克雷伯菌属、黏质沙雷菌属、金黄色葡萄球菌(甲氧西林敏感菌株)、肺炎链球菌和链球菌属所致的血流感染。

5. 金黄色葡萄球菌(甲氧西林敏感菌株)、表皮葡萄球菌、化脓性链球菌及其他链球菌、大肠埃希菌、枸橼酸杆菌属、肠杆菌属、克雷伯菌属、奇异变形菌、摩氏摩根菌、普罗威登斯菌、黏质沙雷菌、拟杆菌属和厌氧球菌(包括消化球菌和消化链球菌)所致的皮肤和软组织感染。

6. 链球菌属、大肠埃希菌、克雷伯菌属、拟杆菌属、厌氧球菌(包括消化球菌和消化链球菌)奇异变形菌和梭菌属所致腹腔内感染(包括腹膜炎)。

7. 金黄色葡萄球菌(甲氧西林敏感菌株)、链球菌属(包括化脓性链球菌)和奇异变形菌所致骨、关节感染。

8. 由脑膜炎奈瑟菌、流感嗜血杆菌、肺炎链球菌、肺炎克雷伯菌和大肠埃希菌所致的中枢神经系统感染(包括脑膜炎、脑室炎)。

五、用法用量

1. 儿童　出生大于7日者,每8小时50mg/kg。治疗脑膜炎患者剂量可增至每6小时75mg/kg,均以静脉给药。新生儿日龄小于等于7日者每12小时50mg/kg。

2. 成人　每日2~6g,分2~3次静脉注射或静脉滴注;严重感染者每6~8小时2~3g,一日最高剂量不超过12g。治疗无并发症的肺炎链球菌肺炎或急性尿路感染,每12小时1g。

3. 老年人　老年患者用药根据肾功能适当减量。

六、特殊人群用药

1. 妊娠期　本品可透过血胎盘屏障进入胎儿血循环,孕妇应限于有确切适应证的患者。

2. 哺乳期　本品可经乳汁排出,哺乳期妇女应用本品时虽无发生问题的报告,但应用本品时宜暂停哺乳。

3. 肾功能损害　严重肾功能减退患者应用本品时须适当减量。血清肌酐值超过424μmol/L(4.8mg)或肌酐清除率低于20ml/min时,本品的维持量应减半;血清肌酐超过751μmol/L(8.5mg)时,维持量为正常量的1/4。需血液透析者每日0.5~2g。但在透析后应加用1次剂量。

4. 其他人群　婴幼儿不宜作肌内注射。

七、药理学

1. 药效学及作用机制　头孢噻肟为第三代头孢菌素,抗菌谱广,对大肠埃希菌、奇异变形杆菌、克雷伯菌属、沙门菌属等肠杆菌科革兰氏阴性菌有强大活性。对普通变形杆菌和枸橼酸杆菌属亦有良好作用。阴沟肠杆菌、产气肠杆菌对本品比较耐药。本品对铜绿假单胞菌和产碱杆菌无抗菌活性。头孢噻肟对流感杆菌、淋病奈瑟菌(包括产β-内酰胺酶株)、脑膜炎奈瑟菌和卡他莫拉菌等均有强大作用。本品对金黄色葡萄球菌的抗菌活性较差,对溶血性链球菌、肺炎链球菌等革兰氏阳性球菌的活性强,肠球菌属对本品耐药。

2. 药代动力学　肌内注射本品0.5g或1.0g后,0.5小时达血药峰浓度(C_{max}),分别为12mg/L和25mg/L,8小时后血中仍可测出有效浓度。于5分钟内静脉注射本品1g或2g,即刻血药峰浓度分别为102mg/L和215mg/L,4小时后2g组尚可测得3.3mg/L。

30分钟内静脉滴注1g后的即刻血药浓度为41mg/L,4小时的血药浓度为1.5mg/L。头孢噻肟广泛分布于全身各种组织和体液中。正常脑脊液中的药物浓度很低;脑膜炎患者应用本品后,脑脊液中可达有效浓度。支气管分泌物、中耳溢液、胸腔积液、脓胸脓液、腹水、胆囊壁、胆汁、骨组织中亦均可达有效浓度。本品可透过血胎盘屏障进入胎儿血循环,少量亦可进入乳汁。白内障患者静脉注射2g后,前房液中药物浓度为0.3~2.3mg/L。蛋白结合率30%~50%。

1/3~1/2的药物在体内代谢成为去乙酰头孢噻肟(抗菌活性为头孢噻肟的1/10)和其他无活性的代谢物。本品血消除半衰期($t_{1/2\beta}$)为1.5小时,老年人的$t_{1/2\beta}$(2~2.5小时)较年轻人为长,肾功能不全者$t_{1/2\beta}$可延长为14.6小时。约80%(74%~88%)的给药量经肾排泄,其中约50%~60%为原型药,10%~20%为去乙酰头孢噻肟,头孢噻肟经胆汁排泄的量甚少,约为给药量的0.01%~0.1%。丙磺舒可使头孢噻肟的肾清除减少5%,$t_{1/2\beta}$延长45%。血液透析能将62.3%的药物自体内清除。腹膜透析对药物的清除量很少。

3. 药物不良反应

(1)不良反应发生率3%~5%。

(2)有皮疹和药物热、静脉炎、腹泻、恶心、呕吐、食欲缺乏等。

(3)碱性磷酸酶或血清氨基转移酶轻度升高、暂时性血尿素氮和肌酐升高等。

(4)白细胞减少、酸性粒细胞增多或血小板减少少见。

(5)偶见头痛、麻木、呼吸困难和面部潮红。

（6）极少数患者可发生黏膜念珠菌病。

4. 药物相互作用

（1）与庆大霉素或妥布霉素合用对铜绿假单胞菌均有协同作用；与阿米卡星合用对大肠埃希菌、肺炎克雷伯菌和铜绿假单胞菌有协同作用。

（2）与氨基糖苷类抗生素联合应用时，用药期间应随访肾功能。

（3）大剂量头孢噻肟与强利尿药联合应用时，应注意肾功能变化。

（4）头孢噻肟可用氯化钠注射液或葡萄糖液稀释，但不能与碳酸氢钠液混合。

（5）与阿洛西林或美洛西林等合用，可使本品的总清除率降低，如两者合用需适当减低剂量。

八、注意事项

1. 禁用　对头孢菌素过敏者及有青霉素过敏性休克或即刻反应史者禁用本品。

2. 用药注意事项

（1）用药前需进行过敏试验。

（2）交叉过敏反应：对一种头孢菌素或头霉素过敏者对其他头孢菌素类或头霉素也可能过敏。对青霉素或青霉胺过敏者也可能对本品过敏。

（3）对诊断的干扰：应用本品的患者抗球蛋白试验可出现阳性；孕妇产前应用本品，此反应可出现于新生儿。用硫酸铜法测定尿糖可呈假阳性。血清碱性磷酸酶、血尿素氮、谷丙转氨酶、谷草转氨酶或血清乳酸脱氢酶值可增高。

（4）头孢噻肟钠 1.05g 约相当于 1g 头孢噻肟，每 1g 头孢噻肟钠含钠量约为 2.2mmol（51mg）。1g 头孢噻肟溶于 14ml 灭菌注射用水形成等渗溶液。

（5）配制肌内注射液时，0.5g、1.0g 或 2.0g 的头孢噻肟分别加入 2ml、3ml 或 5ml 灭菌注射用水。供静脉注射的溶液，加至少 10~20ml 灭菌注射用水于上述不同量的头孢噻肟内，于 5~10 分钟内徐缓注入。静脉滴注时，将静脉注射液再用适当溶剂稀释至 100~500ml。肌内注射剂量超过 2g 时，应分不同部位注射。

（6）肾功能减退者应在减少剂量情况下慎用；有胃肠道疾病或肾功能减退者慎用。

（7）本品与氨基糖苷类不可同瓶滴注。

九、贮藏条件

严封，在凉暗干燥处保存。

十、药物经济性评价

医保甲类，《中国药典》（2020 年版）收载。

头孢唑肟

一、药品名称

1. 英文名　Ceftizoxime

2. 化学名　（6R,7R）-7-[2-（2-氨基噻唑-4-基）-2-（甲氧亚氨基）乙酰氨基]-8-氧代-5-硫杂-1-氮杂双环[4.2.0]辛-2-烯-2-羧酸

二、药品成分

头孢唑肟钠

三、剂型与规格

注射剂　（1）0.5g；（2）0.75g；（3）1.0g；（4）1.5g；（5）2.0g

四、适应证及相应的临床价值

本品适用于敏感菌所致的下列感染：

1. 克雷伯菌属、奇异变形菌、大肠埃希菌、流感嗜血杆菌（包括氨苄西林耐药株）金黄色葡萄球菌（甲氧西林敏感菌株）、肠杆菌属、沙雷菌属、拟杆菌属、肺炎链球菌、化脓性链球菌和其他链球菌所致的下呼吸道感染及肺炎。

2. 金黄色葡萄球菌（甲氧西林敏感菌株）、大肠埃希菌、奇异变形菌、普通变形菌、普罗威登斯菌属、摩根菌属、克雷伯菌属、沙雷菌属（包括黏质沙雷菌）和肠杆菌属所致的尿路感染。

3. 淋病奈瑟菌所致的单纯性尿路、子宫颈和直肠感染。

4. 淋病奈瑟菌、大肠埃希菌或无乳链球菌所致的盆腔炎性疾病。本品对沙眼衣原体无效，当治疗盆腔炎性疾病时，需联合对沙眼衣原体有效的药物。

5. 大肠埃希菌、链球菌属、肠杆菌属、克雷伯菌属、拟杆菌属和厌氧球菌（包括消化球菌和消化链球菌）所致的腹腔内感染（需联合抗厌氧菌药物）。

6. 肺炎链球菌和链球菌属、金黄色葡萄球菌（甲氧西林敏感菌株）、大肠埃希菌、克雷伯菌属、拟杆菌属和沙雷菌属所致的血流感染。

7. 金黄色葡萄球菌（甲氧西林敏感菌株）、表皮葡萄球菌、化脓性链球菌及其他链球菌、大肠埃希菌、克雷伯菌属、奇异变形菌、肠杆菌属、沙雷菌属、某些拟杆菌属和厌氧球菌（包括消化球菌和消化链球菌）所致的皮肤软组织感染。

8. 金黄色葡萄球菌（甲氧西林敏感菌株）、链球菌属（包括化脓性链球菌）、奇异变形菌、某些拟杆菌属和厌氧菌（包括硝化球菌及消化球菌）所致的骨、关节感染。

9. 有流感嗜血杆菌和肺炎链球菌所致的脑膜炎。

五、用法用量

本品可用注射用水、氯化钠注射液、5%葡萄糖注射液溶解后缓慢静脉注射，亦可加在 10% 葡萄糖注射液、电解质注射液或氨基酸注射液中静脉滴注 0.5~2 小时。

1. 儿童　6 个月及 6 个月以上的婴儿和儿童常用量：每次 10~20mg/kg，每 6~8 小时 1 次。严重感染剂量每日 150mg/kg，但每日最大剂量不超过 200mg/kg 或成人严重感染剂量。

2. 成人　每次 1~2g，每 8~12 小时 1 次；严重感染者的剂量可增至每次 2~3g，每 8~12 小时 1 次。治疗非复杂性尿路感染时，每次 0.5g，每 12 小时 1 次。单纯性尿路感染每次 500mg，每 8~12 小时 1 次。其他部位感染每次 1g，每 8~

12 小时 1 次。成人每日剂量不超过 12g。单纯性淋病奈瑟菌感染每次 1g,单剂肌内给药,细菌性血流感染及其他严重感染宜静脉给药。

3. 老年人 老年患者常伴有肾功能减退,应适当减少剂量或延长给药间期。

六、特殊人群用药

1. 妊娠期 动物实验中没有发现本品对生殖能力和胎儿有损害,但妊娠期用药的安全性尚不清楚,孕妇只在有明确指征时应用。

2. 哺乳期 本品有少量可分泌至乳汁中,哺乳期妇女应用本品时应暂停哺乳。

3. 肾功能损害 肾功能损害的患者需根据其损害程度调整剂量。在给予 0.5~1g 的首次负荷剂量后,肾功能轻度损害的患者(内生肌酐清除率 Ccr 为 50~79ml/min)常用剂量为每次 0.5g,每 8 小时 1 次,严重感染时每次 0.75~1.5g,每 8 小时 1 次;肾功能中度损害的患者(Ccr 为 5~49ml/min)常用剂量为每次 0.25~0.5g,每 12 小时 1 次,严重感染时每次 0.5~1g,每 12 小时 1 次;肾功能重度损害需透析的患者(Ccr 为 0~4ml/min)常用剂量为每次 0.5g,每 48 小时 1 次或每次 0.25g,每 24 小时 1 次,严重感染时每次 0.5~1g,每 48 小时 1 次或每次 0.5g,每 24 小时 1 次。血液透析患者透析后可不追加剂量,但需按上述给药剂量和时间,在透析结束时给药。

4. 其他人群 6 个月以下儿童使用本品的安全性和有效性尚未确定。

七、药理学

1. 药效学及作用机制 本品抗菌谱和抗菌活性与头孢噻肟相似,对金黄色葡萄球菌和表皮葡萄球菌(甲氧西林敏感菌株)的抗菌作用较一代、二代头孢为差。甲氧西林耐药葡萄球菌属和肠球菌属对本品耐药。无乳链球菌、肺炎链球菌及化脓性链球菌对本品高度耐药。

本品属第三代头孢菌素,具广谱抗菌作用,对多种革兰氏阳性菌和革兰氏阴性菌产生的广谱 β-内酰胺酶(包括青霉素酶和头孢菌素酶)稳定。本品对大肠埃希菌、肺炎克雷伯菌、奇异变形杆菌等肠杆菌科细菌有强大抗菌作用,铜绿假单胞菌等假单胞菌属和不动杆菌属对本品敏感性差。头孢唑肟对流感嗜血杆菌和淋病奈瑟球菌有良好抗菌作用。各种链球菌对本品均高度敏感。消化球菌、消化链球菌和部分拟杆菌属等厌氧菌对本品多呈敏感,难辨梭菌对本品耐药。

本品作用机制为本品通过抑制细菌细胞壁黏肽的生物合成而达到杀菌作用。

2. 药代动力学 肌内注射本品 0.5g 或 1.0g 后血药峰浓度(C_{max})分别为 13.7mg/L 和 39mg/L,于给药后 1 小时到达。静脉注射本品 2g 或 3g,5 分钟后血药峰浓度(C_{max})分别为 131.8mg/L 和 221.1mg/L。头孢唑肟广泛分布于全身各种组织和体液中,包括胸水、腹水、胆汁、胆囊壁、脑脊液(脑膜有炎症时)、前列腺液和骨组织中均可达治疗浓度。

蛋白结合率 30%。本品血消除半衰期($t_{1/2\beta}$)为 1.7 小时。在体内不代谢,24 小时内给药量的 80% 以上以原型经肾排泄,因此尿液中药物浓度高。丙磺舒可使头孢唑肟的肾清除减少,血药浓度增高。

3. 药物不良反应

(1)皮疹、瘙痒和药物热等过敏反应,腹泻、恶心、呕吐、食欲缺乏等。

(2)碱性磷酸酶、血清氨基转移酶轻度升高、暂时性血胆红素、血尿素氮和肌酐升高等。

(3)贫血(包括溶血性贫血)、白细胞减少、嗜酸性粒细胞增多或血小板减少少见。

(4)偶见头痛、麻木、眩晕、维生素 K 和维生素 B 缺乏症、过敏性休克。

(5)极少数患者可发生黏膜念珠菌病。

(6)注射部位烧灼感、蜂窝织炎、静脉炎(静脉注射者)、疼痛、硬化和感觉异常。

4. 药物相互作用 虽然尚无本品与其他药物相互作用的报道,但有其他头孢菌素与氨基糖苷类抗生素联合应用时出现肾毒性的报道。

八、注意事项

1. 禁用 对本品及其他头孢菌素过敏者禁用。

2. 用药注意事项

(1)拟用本品前必须详细询问患者先前有否对本品、其他头孢菌素类、青霉素类或其他药物的过敏史。有青霉素类过敏史患者,有指征应用本品时,必须充分权衡利弊后在严密观察下慎用。如以往发生过青霉素休克的患者,则不宜再选用本品。如应用本品时,一旦发生过敏反应,需立即停药。如发生过敏性休克,需立即就地抢救,保持呼吸道通畅、吸氧,给予肾上腺素、糖皮质激素及抗组胺药等紧急措施。

(2)对诊断的干扰:抗球蛋白试验可出现阳性。用本尼迪克特、费林及 Clinitest 试剂检查尿糖可呈假阳性。血清碱性磷酸酶、血尿素氮、谷丙转氨酶、谷草转氨酶或血清乳酸脱氢酶值可增高。

(3)几乎所有的抗生素都可引起假膜性肠炎,包括头孢唑肟。如在应用过程中发生抗生素相关性肠炎,必须立即停药,采取相应措施。

(4)有胃肠道疾病病史者,特别是结肠炎患者应慎用。易发生支气管哮喘、皮疹、荨麻疹等过敏性体质者慎用。不能很好进食或非经口摄取营养者、高龄者、恶液质等患者应慎用,因为有出现维生素 K 缺乏症的情况。

(5)虽然本品未显示出对肾功能的影响,应用本品时仍应注意肾功能,特别是在那些接受大剂量治疗的重症患者中。

(6)与其他抗生素相仿,过长时间应用本品可能导致不敏感微生物的过度繁殖,需要严密观察,一旦发生二重感染,需采取相应措施。

(7)一次大剂量静脉注射时可引起血管痛、血栓性静脉炎,应尽量减慢注射速度以防其发生。

（8）本品溶解后在室温下放置不宜超过 7 小时,冰箱中放置不宜超过 48 小时。

九、贮藏条件

密闭,在凉暗干燥处保存。

十、药物经济性评价

医保乙类,《中国药典》(2020 年版)收载。

头 孢 哌 酮

一、药品名称

1. 英文名　Cefoperazone
2. 化学名　(6R,7R)-3-[[(1-甲基-1H-四唑-5-基)硫]甲基]-7-[(R)-2-(4-乙基-2,3-二氧代-1-哌嗪碳酰氨基)-2-对羟基苯基-乙酰氨基]-8-氧代-5-硫杂-1-氮杂双环[4.2.0]辛-2-烯-2-甲酸

二、药品成分

头孢哌酮钠

三、剂型与规格

注射剂　(1)0.5g;(2)0.75g;(3)1.0g;(4)1.5g;(5)2.0g;(6)3.0g;(7)4.0g

四、适应证及相应的临床价值

本品主要用于治疗由铜绿假单胞菌和大肠埃希菌等敏感肠杆菌科细菌所致的下列感染:

1. 铜绿假单胞菌、流感嗜血杆菌、肺炎克雷伯菌、大肠埃希菌、奇异变形菌和肠杆菌属细菌所致的下呼吸道感染及肺炎。

2. 大肠埃希菌、铜绿假单胞菌、厌氧革兰氏阴性杆菌(不包括脆弱拟杆菌)所致的腹膜炎、肝胆系统感染和其他腹腔内感染(合用抗厌氧菌药物)。

3. 铜绿假单胞菌、大肠埃希菌、肺炎克雷伯菌、其他克雷伯菌、变形菌属(吲哚阳性及阴性)、梭菌属和厌氧革兰氏阳性球菌所致的血流感染。

4. 铜绿假单胞菌和大肠埃希菌等敏感肠杆菌科细菌所致的皮肤软组织感染。

5. 淋病奈瑟菌、链球菌属、大肠埃希菌、梭菌属、拟杆菌属和厌氧革兰氏阳性球菌所致的盆腔炎(合用抗厌氧菌药物)、子宫内膜炎和其他女性生殖道疾病。

6. 铜绿假单胞菌和大肠埃希菌等敏感肠杆菌科细菌所致的尿路感染。

五、用法用量

可供肌内注射、静脉注射或静脉滴注。

1. 儿童　儿童常用量:每日 100～150mg/kg,分 3 次静脉缓慢注射、静脉滴注或肌内注射。肌内注射时应加用 1% 利多卡因。

2. 成人　成人常用剂量为每日 2～4g,分 2 次,每 12 小时给药 1 次,严重感染或敏感性较差细菌感染可增至每日 6～12g,分 2～4 次给予。

六、特殊人群用药

1. 妊娠期　孕妇只在有明确指征时应用。
2. 哺乳期　乳汁中头孢哌酮的含量少,哺乳期妇女应用本品时宜暂停哺乳。
3. 其他人群　新生儿和早产儿应用本品时,应权衡利弊,谨慎考虑。

七、药理学

1. 药效学及作用机制　本品为对铜绿假单胞菌有良好作用的注射用第三代头孢菌素,对革兰氏阳性菌和肠杆菌科细菌的活性较头孢噻肟的第三代头孢菌素略弱,本品在胆汁中浓度较高为其作用特点之一。

头孢哌酮为第三代头孢菌素,对大肠埃希菌、克雷伯菌属、变形杆菌属、伤寒沙门菌、志贺菌属、枸橼酸杆菌属等肠杆菌科细菌和铜绿假单胞菌有良好抗菌作用,对产气肠杆菌、阴沟肠杆菌、鼠伤寒杆菌和不动杆菌属等的作用较差。流感杆菌、淋病奈瑟菌和脑膜炎奈瑟菌对本品高度敏感。本品对各族链球菌、肺炎球菌亦有良好作用,对葡萄球菌(甲氧西林敏感株)仅具中度作用,肠球菌属耐药。头孢哌酮对多数革兰氏阳性厌氧菌和某些革兰氏阴性厌氧菌有良好作用,脆弱拟杆菌对本品耐药。

头孢哌酮对多数 β-内酰胺酶的稳定性较差。本品主要抑制细菌细胞壁的合成。

2. 药代动力学　正常成人肌内注射本品 1g 后,1～2 小时达血药峰浓度(C_{max}),血药峰浓度为 52.9mg/L,12 小时血中浓度尚有 3.3mg/L;静脉注射和静脉滴注本品 1g 后,即刻血药峰浓度分别为 178.2mg/L 和 106.0mg/L,12 小时后尚有 1.2mg/L 和 1.5mg/L。头孢哌酮仅能进入炎性脑脊液,化脓性脑膜炎患者静脉注射 2g 后的脑脊液内药物浓度为 0.95～7.2mg/L,为血药浓度的 1%～4%。脑脊液中头孢哌酮浓度随脑脊液中蛋白含量的增高而增高。本品能透过血胎盘屏障,足月产妇静脉注射本品 1g,2 小时后母体血、胎儿脐带血和羊水中的药物浓度分别为 52.1mg/L、10.4mg/L 和 0.9mg/L,胎盘及脐带组织中的药物浓度分别为 5.5mg/kg 和 1.2mg/kg。本品约 40% 以上从胆汁中排出,胆汁中浓度为血药浓度的 12 倍。本品在前列腺、骨组织、腹腔渗出液、子宫内膜、输卵管等组织和体液中浓度较高,痰液、耳溢液、扁桃体和上颌窦黏膜亦有良好分布。本品的蛋白结合率高,为 70%～93.5%。不同途径给药后的血消除半衰期($t_{1/2b}$)约 2 小时,肾功能严重减退时内生肌酐清除率(<7ml/min)或严重肝病伴肝功能减退时,$t_{1/2b}$ 将延长。血液透析可清除本品。出生时体重低的新生儿 $t_{1/2b}$ 为 2.2 小时。本品在体内不代谢,主要经胆汁排泄,严重肝功能损害或有胆道梗阻者,尿中排泄量可达 90%。

3. 药物不良反应

（1）皮疹较为多见,达 2.3% 或以上。

（2）少数患者尚可发生腹泻、腹痛、嗜酸性粒细胞增多，轻度中性粒细胞减少。

（3）暂时性血清氨基转移酶、碱性磷酸酶、尿素氮或血肌酐升高。

（4）血小板减少、凝血酶原时间延长等可见于个别病例。偶有出血者，可用维生素 K 预防或控制。

（5）菌群失调可在少数患者出现。

（6）应用本品期间饮酒或接受含酒精药物或饮料者可出现双硫仑(disulfiram)样反应。

4. 药物相互作用

（1）本品与氨基糖苷类抗生素（庆大霉素和妥布霉素）联合应用时对肠杆菌科细菌和铜绿假单胞菌的某些敏感菌株有协同作用。

（2）本品能产生低凝血酶原血症、血小板减少症，与下列药物同时应用时，可能引起出血：抗凝血药肝素，香豆素或茚满二酮衍生物、溶栓药、非甾体抗炎药（尤其阿司匹林、二氟尼柳或其他水杨酸制剂）及磺吡酮等。

（3）本品化学结构中含有甲硫四氮唑侧链，故应用本品期间，饮酒或静脉注射含乙醇药物，将抑制乙醛去氢酶的活性，使血中乙醛积聚，出现嗜睡、幻觉等双硫仑样反应。因此在用药期间和停药后 5 天内，患者不能饮酒、口服或静脉输入含乙醇的药物。

（4）本品与氨基糖苷类抗生素联合用药时不可同瓶滴注，因可能相互影响抗菌活性。

（5）本品与下列药物注射剂有配伍禁忌：阿米卡星、庆大霉素、卡那霉素 B、多西环素、甲氯芬酯、阿马林（缓脉灵）、苯海拉明、门冬酸钾镁、盐酸羟嗪（安太乐）、普鲁卡因胺、氨茶碱、丙氯拉嗪、细胞色素 C、喷他佐辛（镇痛新）、抑肽酶等。

（6）本品无特效拮抗药，药物过量时主要给予对症治疗和大量饮水及补液等。

八、注意事项

1. 禁用　对头孢菌素类过敏及有青霉素过敏休克和即刻反应史者禁用本品。

2. 用药注意事项

（1）制备肌内注射液，每 1g 药物加灭菌注射用水 2.8ml 及 12% 利多卡因注射液 1ml，其浓度为 250mg/ml。静脉徐缓注射者，每 1g 药物加葡萄糖氯化钠注射液 40ml 溶解；供静脉滴注者，取 1~2g 头孢哌酮溶解于 100~200ml 葡萄糖氯化钠注射液或其他稀释液中，最后药物浓度为 5~25mg/ml。每 1g 头孢哌酮的钠含量为 1.5mmol(34mg)。

（2）本品治疗婴儿感染也获较好疗效，但对早产儿和新生儿的研究尚缺乏资料。

（3）对诊断的干扰：用硫酸铜法进行尿糖测定时可出现假阳性反应，直接抗球蛋白(Coombs)试验呈阳性反应。产妇临产前应用本品，新生儿此试验亦可为阳性。偶有碱性磷酸酶、血清谷丙转氨酶、血清谷草转氨酶、血清肌酐和血尿素氮增高。

（4）肝病和/或胆道梗阻患者，半衰期延长（病情严重

者延长 2~4 倍），尿中头孢哌酮排泄量增多；但肝病、胆道梗阻严重或同时有肾功能减退者，胆汁中仍可获得有效治疗浓度；给药剂量须予适当调整，且应进行血药浓度监测。如不能进行血药浓度监测时，每天给药剂量不应超过 2g。

（5）部分患者用本品治疗可引起维生素 K 缺乏和低凝血酶原血症，用药期间应进行出血时间、凝血酶原时间监测。同时应用维生素 K₁ 可防止出血现象的发生。

（6）长期应用头孢哌酮可引起二重感染。

（7）交叉过敏：对任何一种头孢菌素过敏者对本品也可能过敏。

九、贮藏条件

密封，冷处保存。

十、药物经济性评价

《中国药典》（2020 年版）收载。

头 孢 他 啶

一、药品名称

1. 英文名　Ceftazidime

2. 化学名　(6R,7R)-7-[[(2-氨基-4-噻唑基)-[(1-羧基-1-甲基乙氧基)亚氨基]乙酰基]氨基]-2-羧基-8-氧代-5-硫杂-1-氮杂双环[4.2.0]辛-2-烯-3-甲基吡啶鎓内盐五水合物

二、药品成分

头孢他啶

三、剂型与规格

注射剂　(1)0.5g；(2)0.75g；(3)1.0g；(4)1.5g；(5)2.0g；(6)3.0g

四、适应证及相应的临床价值

本品主要用于敏感革兰氏阴性杆菌尤其铜绿假单胞菌等所致的下列感染。

1. 铜绿假单胞菌及其他假单胞菌、流感嗜血杆菌（氨苄西林耐药菌株）、克雷伯菌属、肠杆菌属、奇异变形菌、大肠埃希菌、沙雷菌属、枸橼酸杆菌属等所致的下呼吸道感染及肺炎。

2. 铜绿假单胞菌、克雷伯菌属、大肠埃希菌、变形菌属（包括奇异变形菌和吲哚阳性变形杆菌）、肠杆菌属和沙雷菌属所致的皮肤软组织感染。

3. 铜绿假单胞菌、肠杆菌属、变形菌属（包括奇异变形菌和吲哚阳性变形杆菌）、克雷伯菌属和大肠埃希菌所致的尿路感染。

4. 铜绿假单胞菌及其他假单胞菌、克雷伯菌属、流感嗜血杆菌（包括氨苄西林耐药菌株）、大肠埃希菌和沙雷菌属所致的血流感染。

5. 铜绿假单胞菌及其他假单胞菌、克雷伯菌属和肠杆

菌属所致的骨、关节感染。

6. 大肠埃希菌等肠杆菌科细菌所致的子宫内膜炎、盆腔炎性疾病和其他妇科感染,需要与抗厌氧菌药合用。

7. 大肠埃希菌、克雷伯菌属以及需氧菌和厌氧菌所致的腹腔内混合感染,需与抗厌氧菌药物合用。

8. 脑膜炎奈瑟菌、流感嗜血杆菌和铜绿假单胞菌所致的中枢神经系统感染,包括脑膜炎。

9. 对于严重感染、危及生命的感染和免疫缺陷者感染,宜更具不同病原菌与氨基糖苷类、万古霉素等其他抗生素联合应用。

五、用法用量

静脉注射或静脉滴注。

1. 儿童　儿童每日最高剂量不超过 6g。

2. 成人　肌内注射或静脉给药,成人常用剂量每次 1g,每 8~12 小时 1 次。败血症、下呼吸道感染、胆道感染等,每日 4~6g,分 2~3 次静脉滴注或静脉注射,疗程 10~14 日。泌尿系统感染和重度皮肤软组织感染等,每日 2~4g,分 2 次静脉滴注或静脉注射,疗程 7~14 日。对于某些危及生命的感染、严重铜绿假单胞菌感染和中枢神经系统感染,可酌情增量至每日 0.15~0.2g/kg,分 3 次静脉滴注或静脉注射。

3. 老年人　65 岁以上老年患者剂量可减至正常剂量的 1/2~2/3,一日最高剂量不超过 3g。

六、特殊人群用药

1. 妊娠期　孕妇应用头孢菌素类虽尚未见发生问题的报告,其应用仍须权衡利弊。

2. 哺乳期　哺乳期妇女应用头孢菌素类虽尚未见发生问题的报告,其应用仍须权衡利弊。

3. 肾功能损害　血液透析患者,负荷剂量 1g,而后每次透析后给药 1g。腹膜透析患者,首次负荷剂量 1g,而后每 24 小时给予 500mg。

4. 其他人群　婴幼儿常用剂量为每日 30~100mg/kg,分 2~3 次静脉滴注。

七、药理学

1. 药效学及作用机制　本品对甲氧西林敏感的葡萄球菌具有中度活性,其活性较头孢噻肟和头孢唑林低,绝大部分链球菌属、肺炎链球菌对头孢他啶敏感,但日渐增多的青霉素耐药肺炎链球菌亦可对头孢他啶耐药。甲氧西林耐药葡萄球菌属、肠球菌属及单核细胞增生李斯特氏菌对本品耐药。

本品为第三代头孢菌素类抗生素。对大肠埃希菌、肺炎杆菌等肠杆菌科细菌和流感嗜血杆菌、铜绿假单胞菌等有高度抗菌活性。对硝酸盐阴性杆菌、产碱杆菌等亦有良好抗菌作用。对于细菌产生的大多数 β-内酰胺酶高度稳定,故其对上述革兰氏阴性杆菌中多重耐药菌株仍可具抗菌活性。肺炎球菌、溶血性链球菌等革兰氏阳性球菌对本品高度敏感,但本品对葡萄球菌仅具中度活性,肠球菌和耐甲氧西林葡萄球菌则往往对本品耐药。本品对消化球菌和

消化链球菌等厌氧菌具一定抗菌活性,但对脆弱拟杆菌抗菌作用差。

其作用机制为与细菌细胞膜上的青霉素结合蛋白(PBPs)结合,使转肽酶酰化,抑制细菌中隔和细胞壁的合成,影响细胞壁黏肽成分的交叉连结,使细胞分裂和生长受到抑制,细菌形态变长,最后溶解和死亡。

2. 药代动力学　成人单次静脉滴注和静脉注射头孢他啶 1g 后,血清峰浓度(C_{max})分别可达 70~72mg/L 和 120~146mg/L。血消除半衰期($t_{1/2}$)为 1.5~2.3 小时。给药后在多种组织和体液中分布良好,也可透过血脑脊液屏障,脑膜有炎症时,脑脊液内药物浓度可达同期血浓度的 17%~30%。血浆蛋白结合率为 5%~23%。

本品主要自肾小球滤过排出,静脉给药后 24 小时内以原型自尿中排出给药量的 84%~87%,胆汁中排出量少于给药量有 1%。

中、重度肾功能损害者本品的消除半衰期延长,当内生肌酐清除率≤2ml/min 时,消除半衰期可延长至 14~30 小时。在新生儿中的半衰期稍延长(平均 4~5 小时)。本品可通过血液透析清除。

3. 药物不良反应　本品的不良反应少见而轻微。少数患者可发生皮疹、皮肤瘙痒、药物热;恶心、腹泻、腹痛;注射部位轻度静脉炎;偶可发生一过性血清氨基转移酶、血尿素氮、血肌酐值的轻度升高;白细胞、血小板减少及嗜酸性粒细胞增多等。

4. 药物相互作用

(1) 本品与下列药物有配伍禁忌:硫酸阿米卡星、庆大霉素、卡那霉素、妥布霉素、新霉素、盐酸金霉素、盐酸四环素、盐酸土霉素、黏菌素甲磺酸钠、硫酸多黏菌素 B、葡萄糖酸红霉素、乳糖酸红霉素、林可霉素、磺胺异噁唑、氨茶碱、可溶性巴比妥类、氯化钙、葡庚糖酸钙、盐酸苯海拉明和其他抗组胺药、利多卡因、去甲肾上腺素、间羟胺、哌甲酯、琥珀胆碱等。偶亦可能与下列药物发生配伍禁忌,青霉素、甲氧西林、琥珀酸氢化可的松、苯妥英钠、丙氯拉嗪、维生素 B 族和维生素 C、水解蛋白。

(2) 在碳酸氢钠溶液中的稳定性较在其他溶液中为差。

(3) 本品不可与氨基糖苷类抗生素在同一容器中给药。与万古霉素混合可发生沉淀。

(4) 本品与氨基糖苷类抗生素或速尿等强利尿剂合用时需严密观察肾功能情况,以避免肾损害的发生。

八、注意事项

1. 禁用　对头孢菌素类抗生素过敏者禁用。

2. 用药注意事项

(1) 交叉过敏反应:对一种头孢菌素或头霉素(Cephamycin)过敏者对其他头孢菌素或头霉素也可能过敏。对青霉素类、青霉素衍生物或青霉胺过敏者也可能对头孢菌素或头霉素过敏。对青霉素过敏患者应用头孢菌素时发生过敏反应者达 5%~10%;如作免疫反应测定时,则对青霉素过敏患者对头孢菌素过敏者达 20%。

（2）对青霉素过敏患者应用本品时,应根据患者情况充分权衡利弊后决定。有青霉素过敏性休克或即刻反应者,不宜再选用头孢菌素类。

（3）有胃肠道疾病史者,特别是溃疡性结肠炎、局限性肠炎或抗生素相关性结肠炎者应慎用。

（4）肾功能明显减退者应用本品时,需根据肾功能损害程度减量。

（5）对重症革兰氏阳性球菌感染,本品为非首选品种。

（6）在不同存放条件下,本品粉末的颜色可变暗,但不影响其活性。

（7）对诊断的干扰:应用本品的患者直接抗球蛋白（Coombs）试验可出现阳性;本品可使硫酸铜尿糖试验呈假阳性;血清谷丙转氨酶（GPT）、谷草转氨酶（GOT）、碱性磷酸酶、血尿素氮和血清肌酐皆可升高。

（8）以生理盐水、5%葡萄糖注射液或乳酸钠稀释成的静脉注射液（20mg/ml）在室温存放不宜超过 24 小时。

九、贮藏条件

密封,在凉暗处保存。

十、药物经济性评价

基本药物（注射用无菌粉末:0.5g、1.0g）,医保乙类,《中国药典》（2020 年版）收载。

头 孢 匹 胺

一、药品名称

1. 英文名　Cefpiran
2. 化学名　(6R,7R)-7-[(R)-2-(4-羟基-6-甲基-3-吡啶羰基氨基)-2-(对羟基苯基)乙酰氨基]-3-[[(1-甲基-1H-四唑-5-基)硫]甲基]-8-氧代-5-硫杂-1-氮杂双环[4,2,0]辛-2-烯-2-羧酸

二、药品成分

头孢匹胺钠

三、剂型与规格

注射剂　(1)0.25g;(2)0.5g;(3)1.0g;(4)2.0g

四、适应证及相应的临床价值

临床应用本品治疗由敏感菌铜绿假单胞菌、大肠埃希菌、枸橼酸杆菌属、克雷伯菌属、肠杆菌属、变形菌属、摩根菌属、流感嗜血杆菌和某些拟杆菌属等所致的下列感染:

败血症;烧伤,手术切口继发性感染;咽喉炎（咽喉脓肿）、急性支气管炎、扁桃体炎（扁桃体周围炎、扁桃体周围脓肿）、慢性支气管炎、支气管扩张合并感染、慢性呼吸道疾病的继发性感染、肺炎、肺脓肿、脓胸;肾盂肾炎、膀胱炎、前列腺炎、附睾炎;胆囊炎、胆管炎;腹膜炎（包括盆腔腹膜炎、膀胱直肠陷凹脓肿）;子宫附件炎、宫内感染、盆腔炎、子宫旁结缔组织炎、前庭大腺炎;脑脊髓膜炎;颌关节炎、颌骨周

围蜂窝织炎。

五、用法用量

1. 儿童　常用量为 30~80mg/（kg·d）,分 2~3 次静脉注射或静脉滴注。难治性或严重感染时,可增至 150mg/（kg·d）,分 2~3 次静脉注射或静滴。

2. 成人　常用量 1~2g/d,分 2 次静脉注射或静脉滴注。难治性或严重感染时,可增至 4g/d,分 2~3 次静脉注射或静滴。

3. 老年人　老年人生理功能下降,易于出现不良反应,有时出现维生素 K 缺乏所致的出血倾向,故应控制剂量及给药间隔,密切观察患者状态,慎重给药。

六、特殊人群用药

1. 妊娠期　围产期给药的安全性尚未确立,因此,只有当用药的潜在效益超过潜在的危险性时,才可用于围产期妇女或有可能妊娠的妇女。

2. 其他人群　早产儿及新生儿用药的安全性尚未确立。

七、药理学

1. 药效学及作用机制　本药为头孢菌素类抗生素,与青霉素结合蛋白的 1A、1B 及 3 有很强的亲和性,抑制细菌细胞壁的合成,从而发挥杀菌作用。

本药对革兰氏阳性菌有很强的抗菌活性,对包括革兰氏阴性菌在内的细菌有广谱抗菌活性,如金黄色葡萄球菌属、链球菌属（肠球菌除外）、厌氧球菌属、肠杆菌、枸橼酸菌属、克雷伯杆菌属、肠杆菌属、变形杆菌属、摩根变形杆菌属、假单胞菌属、流感嗜血杆菌、不动细菌属、拟杆菌属中对本药敏感的细菌。同时,对铜绿假单胞菌等革兰氏阴性杆菌有很强的抗菌活性,且对各种细菌产生的 β-内酰胺酶稳定。对青霉素类、其他头孢菌类或氨基糖苷类抗生素有耐药性的细菌有效。

2. 药代动力学　健康成人静脉注射 500mg 和 1g 时,血中浓度于 5 分钟后分别达到 163μg/ml 和 264μg/ml,于 12 小时后分别降到 10.7μg/ml 和 17.7μg/ml,血中半衰期约 4.5 小时。经 1 小时静脉滴注 1g 和 2g 时,滴注结束时的血中浓度达到峰值,分别为 215μg/ml 和 306μg/ml,滴注开始 12 小时后分别降至 14.7μg/ml 和 30.6μg/ml。血中浓度高且呈持续性,而且无连续给药所致积蓄。健康成人静脉注射或静滴后 24 小时以内的尿中排泄率约 23%,给药 12~24 小时后尿中仍保持约 50μg/ml（静脉注射 1g 时）的高浓度。此外,胆汁中浓度也很高。本药在人体肝胆组织的分布浓度很高,在女性生殖系统、腹腔内渗液、口腔组织、皮肤和烧伤组织及痰液中的分布良好。肝功能障碍患者静脉注射 1g 后,其血中浓度为健康人的 2 倍,肝炎患者的血中浓度半衰期约为健康人的 1.2~1.9 倍。肾功能障碍患者静脉注射 500mg 后,其血中浓度与健康人相比稍呈持续性趋势,然而即使是 Ccr<10ml/min 的病例,其血中浓度半衰期也只延长约 1.3 倍。这种延长程度小于其他头孢菌素类

抗生素。在体内几乎不代谢,尿中及粪便中未发现抗菌活性代谢物。儿童的药代动力学与成人相同,血中浓度半衰期为 3.6~4 小时,8 小时以内的尿中排泄率为 21%~25%。

3. 药物不良反应

(1) 偶见严重的不良反应如过敏性休克、严重肾功能障碍、严重结肠炎、间质性肺炎、肺嗜酸细胞综合征(出现发热、咳嗽、呼吸困难、胸部 X 光片异常、嗜酸性粒细胞增多等症状)。在使用同类药物时可能出现恶性大疱性多形红斑(史-约综合征)、中毒性表皮坏死综合征及溶血性贫血,故使用本药时也应注意。

(2) 出现下列不良反应时,应根据需要减少剂量或停药。

(3) 变态反应:如皮疹、瘙痒、发热、荨麻疹、红斑、发红、关节痛。

(4) 血液:粒细胞减少,嗜酸性粒细胞增多,贫血,血小板减少。

(5) 肝功能:GOT、GPT、ALP、胆红素、γ-GPT 升高。

(6) 消化系统:腹泻、恶心、呕吐、食欲缺乏。

(7) 二重感染:如口内炎、念珠菌感染。

(8) 维生素缺乏症:维生素 K、维生素 B 族缺乏症状。

(9) 其他:头痛,热感,全身倦怠感。

八、注意事项

1. 禁用　对本药成分过敏者。

2. 用药注意事项

(1) 为防止出现耐药菌,原则上应确定敏感性,给药疗程应控制在治疗疾病所必要的最短期间内。

(2) 有可能发生过敏性休克,须充分问诊,事先宜作皮试。

(3) 在用药期间和用药后 1 周以内不宜饮酒,否则可出现颜面潮红、恶心、心动过速、多汗、头痛等症状。

(4) 使用试纸条反应以外的班氏试剂、弗林氏试剂、尿糖试药丸进行尿糖检查时,有时出现假阳性反应,可使直接血清抗球蛋白检验有时出现阳性反应。

(5) 对青霉素类抗生素或头孢菌素类抗生素有过敏病史的患者本人或双亲、兄弟姐妹中有变态反应体质的患者、严重肝肾功能障碍的患者、进食不良或非经口摄取营养、全身状态欠佳的患者慎用。

九、贮藏条件

避光,室温贮存。

头孢他美酯

一、药品名称

1. 英文名　Cefetamet

2. 化学名　(6R,7R)-3-甲基-7-[(Z)-2-(2-氨基-4-噻唑基)-2-(甲氧亚氨基)乙酰氨基]-8-氧代-5-硫杂-1-氮杂双环[4.2.0]辛-2-烯-2-甲酸新戊酰氧甲酯

二、药品成分

头孢他美酯

三、剂型与规格

口服常释剂型　(1)0.125g;(2)0.25g

四、适应证及相应的临床价值

本品适用于敏感菌引起的下列感染:

1. 耳、鼻、喉部感染,如中耳炎、鼻窦炎、咽炎、扁桃体炎等。

2. 下呼吸道感染,如慢性支气管炎急性发作、急性气管炎、急性支气管炎等。

3. 泌尿系统感染,如非复杂性尿路感染、复杂性尿路感染(包括肾盂肾炎)、男性急性淋球菌性尿道炎等。

五、用法用量

1. 儿童　口服:每日 16~24mg/kg,分 2 次。

2. 成人　口服:成人常用量每日 500~1 000mg,分 2 次。

3. 老年人　可按推荐成人的用量,对老年人无须调整。

六、特殊人群用药

1. 妊娠期　由于缺乏有关人类胎儿的临床数据,妇女妊娠期间,不推荐使用本品。若有对该药敏感的微生物严重感染时,必须充分权衡利弊。

2. 哺乳期　在乳汁中尚未发现本品的代谢物。

3. 肾功能损害　肾功能不全者肌酐清除率>40ml/min 者每次 500mg,每 12 小时 1 次;肌酐清除率 10~40ml/min,每次 125mg,每 12 小时 1 次。

4. 其他人群　本品对新生儿的有效性和安全性尚无可靠的临床数据。

七、药理学

1. 药效学及作用机制　本品为口服的第三代广谱头孢菌素类抗生素。本品对链球菌属(粪链球菌除外)、肺炎链球菌等革兰氏阳性菌;对大肠埃希菌、流感嗜血杆菌、克雷伯菌属、沙门菌属、志贺菌属、淋病奈瑟球菌等革兰氏阴性菌都有很强的抗菌活性,尤其对第一、二代头孢菌素敏感性低的沙雷菌属、吲哚阳性变形杆菌、肠杆菌属及枸橼酸菌属的抗菌活性明显。对细菌产生的 β-内酰胺酶稳定。但本品对假单胞菌、支原体、衣原体、肠球菌等耐药性微生物无效。

2. 药代动力学　本品单一剂量和多剂量的药代动力学参数基本一致。本品口服后,经过肠黏膜或首次经过肝时盐酸头孢他美酯被迅速代谢,在体内转变为头孢他美而发挥作用。本品随食物口服后,平均约 55% 的剂量转变为头孢他美。口服本品 500mg 后 3~4 小时,血药浓度达峰值(4.1±0.7)mg/L,分布容积为 0.29L/kg,与细胞外水平一致。约 22% 头孢他美与清蛋白结合。年龄、肾及肝疾病对盐酸头孢他美酯的生物利用度无影响。抗酸剂(镁、铝、氢氧化物等)或雷尼替丁不改变本品生物利用度。本品 90%

以头孢他美形式随尿液排出,清除半衰期为 2~3 小时。肾衰竭患者,头孢他美的清除率同肾功能成正比。

3. 药物不良反应

(1) 消化系统:常见腹泻、恶心、呕吐。偶有假膜性肠炎、腹胀、胃灼热、腹部不适、血中胆红素升高、氨基转移酶一过性升高等。

(2) 皮肤:偶有出现瘙痒、局部浮肿、紫癜、皮疹等。

(3) 中枢神经系统:偶有出现头痛、眩晕、衰弱、疲劳感等。

(4) 血液系统:偶有白细胞减少、嗜酸性粒细胞增多、血小板增多等,均为一过性反应。

(5) 其他罕见的反应有:齿龈炎、直肠炎、结膜炎、药物热等。

4. 药物相互作用　抗酸剂,H$_2$ 受体拮抗剂对本品的药代动力学无影响。目前尚未见到本品对实验室检测值和/或方法有影响的报道,也未观察到伴随利尿药治疗的患者在使用本品时对肾功能的损伤。

八、注意事项

1. 禁用　对头孢菌素类药物过敏者禁用。

2. 用药注意事项

(1) 对青霉素类药物过敏者慎用。

(2) 若发生严重过敏反应,应立即停药,并紧急治疗。

(3) 在使用本品期间,由于肠道微生物的改变,可能导致假膜性肠炎。若发生假膜性肠炎,应积极治疗(推荐使用万古毒素)。

(4) 本品应放到儿童触及不到的地方。

(5) 若过量服用,发生严重反应,应洗胃,并采取对应治疗。

九、贮藏条件

遮光、密封、在干燥处保存。

十、药物经济性评价

《中国药典》(2020 年版)收载。

头 孢 泊 肟

一、药品名称

1. 英文名　Cefpodoxime

2. 化学名　(6R,7R)-3-甲氧基甲基-7-[2-(2-氨基-4-噻唑基)-2-[(Z)-甲氧亚氨基]乙酰氨基]-8-氧代-5-硫杂-1-氮杂双环[4.2.0]辛-2-烯-2-羧酸

二、药品成分

头孢泊肟酯

三、剂型与规格

口服常释剂型　(1)0.1g;(2)0.2g;(3)0.05g

四、适应证及相应的临床价值

本品为适用于敏感菌引起的下列轻、中度感染:

1. 肺炎链球菌青霉素敏感菌株、化脓性链球菌、流感嗜血杆菌(包括产 β-内酰胺酶菌株)或卡他莫拉菌(包括产 β-内酰胺酶菌株)所致急性中耳炎。

2. 化脓性链球菌所致咽炎、扁桃体炎。

3. 肺炎链球菌青霉素敏感菌株、流感嗜血杆菌(包括产 β-内酰胺酶菌株)所致社区获得性肺炎。

4. 肺炎链球菌青霉素敏感菌株、流感嗜血杆菌(仅非产 β-内酰胺酶菌株)或卡他莫拉菌所致慢性支气管炎急性加重。

5. 淋病奈瑟菌(包括产青霉素酶菌株)所致急性单纯性淋菌性尿道炎、宫颈炎、直肠肛门感染。

6. 金黄色葡萄球菌(包括产青霉素酶菌株)及化脓性链球菌所致单纯性皮肤软组织感染。

7. 流感嗜血杆菌(包括产 β-内酰胺酶菌株)、肺炎链球菌、卡他莫拉菌(包括产 β-内酰胺酶)所致急性鼻窦炎。

8. 大肠埃希菌、肺炎克雷伯菌、奇异变形菌或腐生葡萄球菌所致急性单纯性膀胱炎。

五、用法用量

1. 儿童　口服:本品宜饭后服用。急性中耳炎:每日剂量 10mg/kg,每次 5mg/kg,每 12 小时 1 次,疗程 10 天。每日最大剂量不超过 0.4g;扁桃体炎、鼻窦炎:每日剂量 10mg/kg,每次 5mg/kg,每 12 小时 1 次,疗程 5~10 天。每日最大剂量不超过 0.2g。

2. 成人　口服:本品宜饭后服用。上呼吸道感染包括急性中耳炎、鼻窦炎、扁桃体炎和咽喉炎等:每次 0.1g,每 12 小时 1 次,疗程 5~10 天;下呼吸道感染:慢性支气管炎急性发作:每次 0.2g,每 12 小时 1 次,疗程 10 天;急性社区获得性肺炎:每次 0.2g,每 12 小时一次,疗程 14 天;单纯性尿路感染:每次 0.1g,每 12 小时 1 次,疗程 7 天;急性单纯性淋病:单剂 0.2g;皮肤和皮肤软组织感染:每次 0.4g,每 12 小时 1 次,疗程7~14 天。

3. 老年人　头孢泊肟酯的药代动力学参数不受年龄的影响,但肾功能不全的患者的分布有所改变,消除半衰期延长 1.5~2 小时,血浆的清除率和肾清除率减少,因此中至重度肾功能不全的患者(肌酸酐清除率<50ml/min)可减量 50%或每日服药 1 次。

六、特殊人群用药

1. 妊娠期　虽然没有实验证据显示头孢泊肟酯影响胚胎形成或致畸,但犹如所有药物一样,在妊娠的前几个月中应小心用药。

2. 哺乳期　头孢泊肟酯可从人乳汁中分泌,为避免哺乳婴儿不良反应的发生,哺乳期妇女应停止哺乳或更换其他药物。

3. 其他人群　小于 5 个月的婴儿的安全性和有效性资料尚未确立。

七、药理学

1. 药效学及作用机制　药理作用头孢泊肟酯为口服广谱第三代头孢菌素，进入体内后经非特异性酯酶水解为头孢泊肟发挥抗菌作用，对革兰氏阳性菌和阴性菌均有效。本品的作用机制是通过抑制微生物细胞壁的生物合成而达杀菌作用。本品对 β-内酰胺酶稳定，所以对青霉素和头孢菌素类耐药的许多产 β-内酰胺酶的微生物对本品仍敏感。本品对某些超广谱 β-内酰胺酶无效。

体外和临床感染研究均证实本品对以下大多数微生物有活性：需氧革兰氏阳性微生物：金黄色葡萄球菌（包括产青霉素酶的菌株，但是对耐甲氧西林的葡萄球菌无效）、腐生性葡萄球菌、肺炎链球菌（除耐青霉素菌株）、化脓性链球菌；需氧革兰氏阴性微生物：肠杆菌、肺炎克雷伯杆菌、奇异变形杆菌、铜绿假单胞菌、流感嗜血杆菌（包括产 β-内酰胺酶菌株）、卡他莫拉菌、淋球菌（包括产青霉素酶菌株）。本品体外对以下大多数微生物有活性，但是其临床意义尚不清楚：需氧革兰氏阳性微生物：无乳链球菌、链球菌（C、F、G 组）。本品对肠球菌无效；需氧革兰氏阴性微生物：异型枸橼酸菌、催产克雷伯菌、普通变形杆菌、雷氏普罗维登斯菌、副流感嗜血杆菌。本品对多数假单胞菌属和肠杆菌属无活性。氧菌革兰氏阳性微生物：消化链球菌属。

毒理研究：遗传毒性：体内、外的研究（包括 Ames 试验、染色体畸变试验、非程序 DNA 合成试验、有丝分裂重组、基因回复、正向基因突变试验和体内微核试验）结果均未发现本品有遗传毒性。

生殖毒性：当大鼠经口给予本品剂量约为 100mg/（kg·d）（以体表面积计，为人用剂量的 2 倍），均未见本品对动物生育力和生殖功能有任何影响。无致畸和胚胎毒性。家兔剂量达 30mg/（kg·d）（以体表面积计，为人用剂量的 1～2 倍）时，也未见致畸和胚胎毒性。目前尚无充分和严格的孕妇研究资料，由于动物实验并不能完全预测人的情况，所以，孕妇只有在确实需要时才能使用。本品尚无在分娩中使用的经验，所以，只有在确实需要时才能使用。本品可在人乳中分泌。由于本品对哺乳的婴儿有潜在的严重反应，所以应权衡对母亲的利弊后，再确定是中断哺乳或中断药物。致癌性：本品的动物长期致癌性研究尚未进行。

2. 药代动力学　据文献资料：吸收该品口服后经胃肠道吸收，在体内去酯化转变为具活性的头孢泊肟进入血液循环。该品口服 0.1g、0.2g、0.4g 后 2～3 小时血药浓度可达峰值，平均达峰血药浓度分别为 1.4mg/L、2.3mg/L、3.9mg/L。半衰期为 2.09～2.84 小时，与食物同服会增加 AUC 和峰值浓度；抗酸剂或 H_2 受体拮抗剂可减少其吸收并降低其血药浓度峰值。该品空腹时的生物利用度约为 50%，饭后服用可使其生物利用度增加，达到 70%，因此该品宜饭后服用。成年患者口服 0.1g 干混悬剂，头孢泊肟的平均峰值浓度为 1.5mg/L，与口服 0.1g 片剂相当。1～17 岁年龄组的患者按 5mg/kg 剂量服用，头孢泊肟在体内的达峰浓度和达峰时间分别为 2.1mg/L 和 2～3 小时。分布头孢泊肟在体内广泛分布于体液和组织中，如肺、胸膜液、扁桃体、精液、下呼吸道

系统、间隙液、皮肤破损的炎症组织等。头孢泊肟与人体血浆蛋白结合率为 21%～29%，不同的服用剂量，其组织浓度有所不同，如剂量 0.1g，扁桃体组织浓度为 0.24mg/L，剂量为 0.2g，肺组织浓度为 0.63mg/L，如剂量为 200～400mg，皮肤水疱中浓度为 1.6～2.8mg/L。代谢头孢泊肟体内基本没有代谢。排泄头孢泊肟在体内几乎不代谢，不吸收的药物（约为剂量的 0.5%）经胃肠道由粪便排泄；约 80% 的药物以原型从尿中排泄，极小部分经胆道排泄。

3. 药物不良反应　文献报道，使用该品治疗可能会发生以下的不良反应：

（1）胃肠道反应：有时出现恶心、呕吐、腹泻、软便、胃痛、腹痛、食欲缺乏或胃部不适，偶见便秘等。

（2）过敏症：如出现皮疹、荨麻疹、红斑、瘙痒、发热、淋巴结肿胀或关节痛时应停药并适当处理。

（3）血液：有时出现嗜酸粒细胞增多、血小板减少，偶见粒细胞减少。

（4）肝：有时出现 GOT、GPT、ALP、LDH 等上升。

（5）肾：有时出现 BUN 上升。

（6）菌群交替症：偶见口腔炎、念珠菌症。

（7）维生素缺乏症：偶见维生素 K 缺乏症状（低凝血酶原血症、出血倾向等）、维生素 B 族缺乏症状（舌炎、口腔炎、食欲缺乏、神经炎等）。

（8）其他：偶见眩晕、头痛、浮肿。

4. 药物相互作用

（1）抗酸剂或 H_2 受体拮抗剂可减少其吸收并降低其血药浓度峰值；

（2）丙磺舒可升高其血浆浓度水平。

八、注意事项

1. 禁用

（1）对青霉素或 β-内酰胺类抗生素过敏的患者禁用。

（2）对头孢泊肟过敏的患者禁用。

2. 用药注意事项

（1）被诊断为伪膜结肠炎的腹泻患者慎用。

（2）过敏体质的患者慎用。

（3）与其他抗生素一样，长期使用头孢泊肟酯可能会引致非敏感微生物（例如念珠菌、肠球菌、难辨梭状芽孢杆菌）过度生长，因而可能需要中断治疗。曾有因使用抗生素而出现伪膜结肠炎的报告，因而在使用抗生素期间或之后发生严重腹泻的患者应考虑这种诊断的可能。

（4）应用利尿剂的患者慎用头孢泊肟酯。

（5）已知头孢菌素类药物可引起抗球蛋白试验（Coombs）直接反应阳性。

（6）未有药物过量报道。药物过量可能有以下症状：恶心，呕吐，腹泻，上腹不适；由药物过量引起的严重毒性反应，肾功能许可的情况下，可用血透和腹膜透析以降低体内头孢泊肟的血清浓度。

九、贮藏条件

遮光，密封保存。

十、药物经济性评价

《中国药典》(2020 年版)收载。

头孢吡肟

一、药品名称

1. 英文名　Cefepime
2. 化学名　1-[[(6R,7R)-7-[(2Z)-(2-氨基噻唑-4-基)-2-(甲氧亚氨基)乙醛酰氨基]-2-羧基-8-氧代-5-硫杂-1-氮杂双环[4.2.0]辛-2-烯-3-基]甲基]-1-甲基吡咯烷鎓

二、药品成分

头孢吡肟

三、剂型与规格

注射剂　(1)0.5g;(2)1.0g;(3)2.0g

四、适应证及相应的临床价值

本品主要适用于敏感菌引起的下列感染:

1. 肺炎链球菌、铜绿假单胞菌、肺炎克雷伯菌和肠杆菌属所致的中重度肺炎,包括医院获得性和社区获得性肺炎中病情严重需要住院的患者。
2. 中性粒细胞缺乏患者发热的经验治疗。
3. 大肠埃希菌、肺炎克雷伯菌或奇异变形菌的中重度单纯性或复杂性尿路感染(不包括肾盂肾炎),包括并发血流感染者。
4. 甲氧西林敏感金黄色葡萄球菌或化脓性链球菌所致的单纯性皮肤软组织感染。
5. 大肠埃希菌、草绿色链球菌、铜绿假单胞菌、肺炎克雷伯菌、肠杆菌属细菌或脆弱拟杆菌所致的复杂性腹腔内感染、盆腔感染(均需与甲硝唑合用)。
6. 本品尤其适用于难治性感染;多重耐药菌感染包括青霉素高度耐药的肺炎链球菌感染。

五、用法用量

1. 儿童　本品可用于静脉滴注或深部肌内注射给药。

2 月龄至 12 岁儿童,最大剂量不可超过成人剂量(即每次 2g 剂量)。体重超过 40kg 的儿童的剂量,可使用成人剂量。一般可 40mg/kg,每 12 小时静脉滴注,疗程 7~14 天;对细菌性脑脊髓膜炎儿童患者,可为 50mg/kg,每 8 小时一次,静脉滴注。

对儿童中性粒细胞减少伴发热经验治疗的常用剂量为 50mg/kg,每 12 小时一次(中性粒细胞减少伴发热的治疗为每 8 小时一次),疗程与成人相同。

2 月龄以下儿童经验有限。可使用 50mg/kg 剂量。然而 2 月龄以上儿童患者的资料表明,30mg/kg,每 8 或 12 小时一次对于 1~2 月龄儿童患者已经足够。

对 2 月龄以下儿童使用本品应谨慎。

儿童深部肌内注射的经验有限。

2. 成人　本品可用于静脉滴注或深部肌内注射给药。

成人及 16 岁以上儿童或体重为 40kg 或 40kg 以上儿童患者,可根据病情,每次 1~2g,每 12 小时 1 次,静脉滴注,疗程 7~10 天。

轻中度尿路感染,每次 0.5~1g,静脉滴注或深部肌内注射,疗程 7~10 天。

重度尿路感染,每次 2g,每 12 小时 1 次,静脉滴注,疗程 10 天。

对于严重感染并危及生命时,可以每 8 小时 2g 静脉滴注。

用于中性粒细胞减少伴发热的经验治疗,每次 2g,每 8 小时 1 次静脉滴注,疗程 7~10 天或至中性粒细胞减少缓解。如发热缓解但中性粒细胞仍处于异常低水平,应重新评价有无继续使用抗生素治疗的必要。

静脉给药:对于严重或危及生命的病例,应首选静脉给药。静脉滴注时,可将本品 1~2g 溶于 50~100ml 0.9%氯化钠注射液,5%或 10%葡萄糖注射液,乳酸钠注射液(M/6),5%葡萄糖和 0.9%氯化钠混合注射液,乳酸林格和 5%葡萄糖混合注射液中,药物浓度不应超过 40mg/ml。经约 30 分钟滴注完毕。

肌内注射:肌内注射时,本品 0.5g 应加 1.5ml 注射用溶液,或 1g 加 3.0ml 溶解后,经深部肌群(如臀肌群或外侧股四头肌)注射。

3. 老年人　肾功能正常的老年患者使用一般推荐剂量,其疗效和安全性与其他成年患者相似;肾功能不全老年患者使用本品,应根据肾功能调整给药计划。

六、特殊人群用药

1. 妊娠期　虽然动物生殖毒性实验和致畸实验表明头孢吡肟无致畸和胚胎毒性,但尚无本品用于孕妇和分娩时妇女的足够和良好对照的临床资料。因此,本品用于孕妇应谨慎。
2. 哺乳期　头孢吡肟在人乳汁中有极少量排出(浓度约为 0.5μg/ml)。头孢吡肟用于哺乳期妇女应谨慎。
3. 肾功能损害　对肾功能不全患者,如肌酐清除率低于(含)60ml/min,则应调节本品用量,弥补这些患者减慢的肾清除速率。

肾功能减退[Ccr/(ml/min)]时调整剂量		
>50~90	10~50	<10
2g,q8h	2g,q12~24h	1g,q24h

头孢吡肟治疗同时需进行血液透析的患者,在透析开始 3 小时,约 68%药物可被清除。透析后应追加 1.0g 剂量。接受持续性腹膜透析患者应每隔 48 小时给予常规剂量。

尚无肾功能不全的儿童患者使用头孢吡肟的资料。但是由于成人和儿童的头孢吡肟药代动力学相似,肾功能不全儿童患者头孢吡肟的用法与成人类似。

4. 肝功能损害　对肝功能不全患者,无调节本品剂量

的必要。

七、药理学

1. 药效学及作用机制　头孢吡肟为广谱第四代头孢菌素，通过抑制细菌细胞壁的生物合成而达到杀菌作用。体外试验表明，本品对革兰氏阳性菌和阴性菌均有作用。本品对细菌染色体编码的 β-内酰胺酶亲和力低，可高度耐受多数 β-内酰胺酶的水解，并可迅速渗入革兰氏阴性菌的细胞内。在菌体细胞内，其靶分子为青霉素结合蛋白（PBP）。体外和临床感染研究证实本品对以下大多数微生物有活性。革兰氏阴性需氧微生物有肠杆菌属、肺炎克雷伯杆菌、肠杆菌、奇异变形杆菌、铜绿假单胞菌。革兰氏阳性需氧微生物有金黄色葡萄球菌（仅针对甲氧西林敏感的菌株）、化脓性链球菌（A 族链球菌）、肺炎链球菌。本品体外对以下大多数微生物有活性，但是尚无充分和严格的临床感染性疾病治疗的支持。革兰氏阴性需氧微生物有醋酸钙不动杆菌、弗氏枸橼酸菌、聚团肠杆菌属、流感嗜血杆菌（包括产 β-内酰胺酶菌株）、蜂房哈夫尼菌、奥克西托克雷伯杆菌、莫拉卡他菌（包括产 β-内酰胺酶菌株）、普通变形杆菌、雷氏变形杆菌、斯氏普罗维登斯菌、黏质沙雷菌。本品对多数寡养单胞菌本无活性。革兰氏阳性需氧微生物有表皮葡萄球菌（仅针对甲氧西林敏感的菌株）、腐生性葡萄球菌、无乳链球菌（B 族链球菌）。多数肠球菌，如粪肠球菌和耐甲氧西林葡萄球菌对本品耐药。厌氧微生物有革兰氏阴性杆菌（包括脆弱拟杆菌、其他拟杆菌属和梭杆菌属）、革兰氏阳性和革兰氏阴性球菌（包括消化球菌、消化链球菌和韦荣球菌属）、革兰氏阳性杆菌属（包括梭状芽孢杆菌、真杆菌和乳杆菌属）。

2. 药代动力学　本药 0.25～2g 静脉单剂量输注，呈线性药代动力学，头孢吡肟的平均血浆消除半衰期为（2.0±0.3）小时，机体总清除率为（120.0±8.0）ml/min。肌内给药，头孢吡肟可完全被吸收，血药浓度达峰时间（t_{max}）约为 1.5 小时，在 0.5～2.0g 剂量范围内，药代动力学呈线性。健康成年男性志愿者接受临床剂量的头孢吡肟连续 9 天，未见蓄积。头孢吡肟与血清蛋白的结合率约为 20%，且与药物血浓度无关。头孢吡肟平均稳态分布容积为（18.0±2.0）L，在尿液、胆汁、腹膜液、水疱液、气管黏膜、痰液、前列腺液、阑尾、胆囊中均能达到治疗浓度，并可通过炎性血脑屏障。头孢吡肟主要经肾分泌排出。在体内有少量亦可经转化为 N-甲基吡咯烷（NMP）最后代谢为 N-甲基吡咯烷氧化物（NMP-N-氧化物）。头孢吡肟和其他谢产物主要经肾排泄，尿液中头孢吡肟原型为摄入量的 85%，NMP 不足 1%，NMP 氧化物约为 6.8%，头孢吡肟异构体约为 2.5%。亦有少量头孢吡肟可自人体乳腺分泌排出。月龄至 11 岁单剂静脉注射头孢吡肟，机体总清除率和稳态分布容积分别为（3.3±1.0）ml/(min·kg) 和（0.3±0.1）L/kg，尿液中头孢吡肟原型为给药量的（60.4±30.4）%，平均肾清除率为（2.0±1.1）ml/(min·kg)。按体重校正，药物清除率和分布容积在儿童性别和年龄间无差异。50mg/kg，12 小时 1 次给药，

未见药物蓄积，而每 8 小时 1 次给药，稳态时的 C_{max}、AUC 和半衰期约增加 15%。儿童 50mg/kg 静脉注射的 AUC 与成人 2g 静脉给药的暴露量相当。肌内注射的绝对生物利用度为（82.3±15）%。65 岁和 65 岁以上的老年人给予头孢吡肟，药物总清除率下降。肾功能不全患者中头孢吡肟的总清除率与肾肌酐清除率相关。需接受血透的患者中，头孢吡肟的平均消除半衰期为（13.5±2.7）小时，需持续腹膜透析的患者中，半衰期为（19.0±2.0）小时。因此，肾功能不全患者使用本品应注意调整剂量和/或给药间期。肝功能不全头孢吡肟药代动力学无改变，这些患者无须调整剂量。

3. 药物不良反应　通常本品不良反应轻微，且多为短暂，终止治疗少见。常见的与本品可能有关的不良反应主要是腹泻，皮疹和注射局部反应，如静脉炎，注射部位疼痛和炎症。其他不良反应包括恶心、呕吐、过敏、瘙痒、发热、感觉异常和头痛。肾功能不全患者而未相应调整头孢吡肟剂量时，可引起脑病、肌痉挛、癫痫、如发生与治疗有关的癫痫，应停止用药，必要时，应进行抗惊厥治疗。本品治疗儿童脑膜炎患者，偶有惊厥、嗜睡、神经紧张和头痛，主要是脑膜炎引起，与本品无明显关系。偶有肠炎（包括假膜性肠炎）、口腔念珠菌感染报告。与本品有关的实验室检查异常多为一过性，停药即可恢复，包括血清磷升高或减少、转氨酶（GPT 和/或 GOT）升高、嗜酸性粒细胞增多、部分凝血酶原时间和凝血酶原时间延长。碱性磷酸酶、血尿素氮、肌酐、血钾、总胆红素升高，血钙降低，红细胞比容减少。与其他头孢菌素类抗生素类似，也有白细胞减少、粒细胞减少、血小板减少的报道。头孢菌素类抗生素还可引起史-约综合征、多形性红斑、毒性表皮坏死、肾功能紊乱、毒性肾病、再生障碍性贫血、溶血性贫血、出血、肝功能紊乱（胆汁淤积）和血细胞减少。

4. 药物相互作用　和多数 β-内酰胺抗生素一样，由于药物的相互作用，头孢吡肟溶液不可加入甲硝唑、万古霉素、庆大霉素、硫酸妥布霉素或硫酸奈替米星、氨茶碱溶液中。头孢吡肟浓度超过 40mg/ml 时，不可加至氨苄青霉素溶液中。如有与头孢吡肟合用的指征，这些抗生素应与头孢吡肟分开使用。头孢吡肟可引起尿糖试验假阳性反应。建议使用本品治疗期间，使用葡萄糖氧化酶反应检测方法。

八、注意事项

1. 禁用　对头孢吡肟或 L-精氨酸、头孢菌素类药物、青霉素或其他 β-内酰胺类抗生素有即刻过敏反应者。

2. 用药注意事项　使用本品前，应确定患者是否有头孢吡肟、其他头孢菌素类药物、青霉素或其他 β-内酰胺抗生素过敏史。对于任何有过敏，特别是药物过敏史的患者应谨慎。广谱抗菌药可诱发假膜性肠炎。在用本品治疗期间患者出现腹泻时应考虑假膜性肠炎发生的可能性。对轻度肠炎病例，仅停用药物即可；中、重度病例需进行特殊治疗。有胃肠道疾患，尤其是肠炎患者应谨慎处方头孢吡肟。与其他头孢菌素类抗生素类似，头孢吡肟可能会引起凝血酶

原活性下降。对于存在引起凝血酶原活性下降危险因素的患者，如肝、肾功能不全，营养不良以及延长抗菌治疗的患者应监测凝血酶原时间，必要时给予外源性维生素 K。本品所含精氨酸在所用剂量为最大推荐剂量的 33 倍时会引起葡萄糖代谢紊乱和一过性血钾升高。较低剂量时精氨酸的影响尚不明确。对肾功能不全(肌酐清除率≤60ml/min)的患者，应根据肾功能调整本品剂量或给药间歇时间。本品与氨基糖苷类药物或强效利尿药合用时，应加强临床观察，并监测肾功能，避免引发氨基糖苷类药物的肾毒性或耳毒性作用。

用药过量患者，应仔细观察并使用支持疗法，并用血液透析治疗促进药物的排除，而不宜采用腹膜透析。在血透开始的 3 小时内，体内 68% 的头孢吡肟可排出。

九、贮藏条件

遮光，密封，在凉暗干燥处保存。

十、药物经济性评价

医保乙类，《中国药典》(2020 年版)收载。

头 孢 匹 罗

一、药品名称

1. 英文名　Cefpirome
2. 化学名　(6R,7R)-7-[(Z)-2-(2-氨基-4-噻唑基)-2-甲氧亚氨基乙酰氨基]-3-(6,7-二氢-5H-环戊[b]吡啶-1-基甲基)-8-氧代-5-硫杂-1-氮杂双环[4.2.0]辛-2-烯-2-羧基

二、药品成分

硫酸头孢匹罗

三、剂型与规格

注射剂　(1)0.25g;(2)0.5g;(3)1.0g;(4)2.0g

四、适应证及相应的临床价值

本品可适用于下述由未知病原菌或已知敏感菌造成的感染的治疗：下呼吸道感染(支气管肺炎及大叶性肺炎)、合并上(肾盂肾炎)及下尿路感染、皮肤及软组织感染(蜂窝织炎，皮肤脓肿及伤口感染)、中性粒细胞减少患者的感染、菌血症/败血症，如上所列的严重感染。

五、用法用量

1. 儿童　尚无足够证据说明对于 12 岁以下儿童，何种治疗剂量最为合适。因此不推荐在该年龄组使用本品。
2. 成人　本品为胃肠外给药，其剂量、给药方法及疗程决定于感染的严重程度、病原菌的敏感性、患者状况及肾功能情况。下列剂量推荐用于肾功能正常的中重度感染的患者。

指证	单位剂量/g	给药间隔/h	每日总剂量/g
合并上下泌尿道感染	1.0	12	2.0
皮肤及软组织感染	1.0	12	2.0
下呼吸道感染	1.0 或 2.0	12	2.0 或 4.0
菌血症/败血症及严重感染	2.0	12	4.0
中性粒细胞减少患者的感染	2.0	12	4.0

对于很严重的泌尿系及皮肤、软组织感染病例其单位剂量可增至 2.0g。

静脉注射：将 1 小瓶 1.0g 或 2.0g 头孢匹罗的药粉分别溶解于 10ml 或 20ml 灭菌注射用水，然后在 3~5 分钟内将药液直接注入静脉内或夹闭的输液管道的远端部分。对于肾功能损害患者，则可将 0.25g 或 0.5g 本品分别溶解于 2ml 或 5ml 注射用水中。短时静脉输注：将 1.0g 或 2.0g 小瓶的头孢匹罗药粉溶于 50ml 灭菌注射用水，在 20~30 分钟内输完。下列输注溶液也可使用：0.9%氯化钠溶液，林格液，标准电解质输注液，5% 及 10% 葡萄糖溶液，5% 果糖溶液，5% 葡萄糖与 0.9%氯化钠溶液混合液。

3. 老年人　除有肾损害，否则无须调整剂量。

六、特殊人群用药

1. 妊娠期　体外研究已证实头孢匹罗可通过人的胎盘，因此妊娠期间应禁用本品。实验动物研究尚未发现对于生殖、胚胎或胎儿发育、妊娠过程及围产期、产后发育的直接或间接的有害影响。
2. 哺乳期　本品可经人乳排出，故应中止本品治疗或停止喂乳。
3. 肾功能损害　头孢匹罗主要经肾排泄，因此在肾功能损害患者必须减少剂量以与其较慢的排出保持平衡。推荐剂量如下：肌酐清除率 50~90ml/min 者不需要调整剂量；肌酐清除率小于 10~50ml/min 者，每 12 小时给药 1.0g；肌酐清除率小于 10ml/min 者，每 12 小时给药 0.5g。

七、药理学

1. 药效学及作用机制　本品是一种 β-内酰胺酶稳定的头孢菌素类杀菌性抗生素。作为一种 β-内酰胺类抗生素，通过阻断主要细胞壁多聚体-肽聚糖的合成而发挥作用。因其可迅速穿透细菌的细胞壁并且与靶酶(青霉素结合蛋白)高亲和的结合，因此在低浓度水平即可对相当广谱的革兰氏阴性及革兰氏阳性病原菌具有杀菌作用。这在世界范围内对于医院和社区获得的病原体的众多体外研究中已经得到证实，近期的研究表明其敏感程度没有变化。许多对其他注射头孢菌素或氨基糖苷类耐药的菌株对本品依然敏感。

抗菌活性：下列为体外对头孢匹罗敏感的病原菌。革兰氏阳性菌有金黄色葡萄球菌（包括耐青霉素菌株），凝固酶阴性的葡萄球菌属（包括耐青霉素但非耐甲氧西林菌株），链球菌 A（化脓性链球菌）、B（无乳链球菌）、C、F 及 G，轻型链球菌，血链球菌，草绿色链球菌，肺炎链球菌，痤疮丙酸杆菌，厌氧消化链球菌，白喉棒状杆菌，化脓性棒状杆菌。革兰氏阴性菌有枸橼酸菌属，肠杆菌，沙门菌属，志贺杆菌属，克雷伯杆菌属（吲哚阳性及吲哚阴性），肠杆菌属，哈夫尼亚菌属，沙雷菌属，奇异变形杆菌，普通变形杆菌，摩根摩根菌，普鲁菲登斯菌，小肠结肠炎耶尔森菌，出血败血性巴斯德氏菌，流感嗜血杆菌，杜克雷嗜血杆菌，卡他莫拉菌，脑膜炎奈瑟菌，淋病奈瑟菌，亲水气单胞菌。下列菌种大多数菌株在体外均显示对头孢匹罗敏感。革兰氏阳性有梭菌属。革兰氏阴性有铜绿假单胞菌，假单胞菌属（非铜绿假单胞菌），脆弱拟杆菌（非产 β-内酰胺酶菌株）。下列菌种大多数菌株在体外对头孢匹罗耐药。革兰氏阳性有粪肠球菌，产单胞李氏菌，难辨梭状杆菌。革兰氏阴性有嗜麦芽黄单胞杆菌，变异梭形杆菌，脆弱拟杆菌（产 β-内酰胺酶菌株）。头孢匹罗与氨基糖苷类对多种细菌均有协同作用。临床试验中已成功治愈下列病原菌所致的感染。革兰氏阳性有金黄色葡萄球菌及凝固酶阴性的葡萄球菌属（表皮葡萄球菌，腐生葡萄球菌，人葡萄球菌，瓦氏葡萄球菌），溶血性及非溶血性链球菌，化脓性链球菌（A 族），血清组 B 及 F 链球菌，肺炎链球菌，无乳链球菌，甲型链球菌，棒状杆菌属。革兰氏阴性有肠杆菌，肠杆菌属，吲哚阳性及吲哚阴性克雷伯菌属及变形杆菌属，摩根菌，普鲁菲登斯菌，枸橼酸菌属，沙门菌属，哈夫尼亚菌属，黏质沙雷菌，出血败血性巴斯德氏菌，流感嗜血杆菌及其他嗜血杆菌属，卡他莫拉菌，奈瑟菌属，产碱杆菌属，铜绿假单胞菌及其他假单胞菌属，拟杆菌属。

2. 药代动力学 男性中的药物动力学特性。

生物利用度及吸收：肌内注射后的生物利用度大于 90%。

分布：单次静脉注射剂量 1.0g 后的血清平均峰值水平（C_{5min}）为 80~90mg/L。剂量与药物动力学呈线性相关。分布容积为 14~19L。多次给药后无蓄积。血清半衰期为 1.8~2.2 小时。血清蛋白结合率低于 10% 且非剂量依赖性。

可迅速穿透进入到下列身体组织及体液内：血浆峰值水平高于常见病原菌的 MIC。

生物转化及排泄：头孢匹罗主要经肾清除；80%~90% 的药物可在尿液中出现。尿液中发现的放射活性计数 98%~99% 由原型头孢匹罗组成。一次给药 1.0g 约有 30% 可经血液透析清除。

特殊人群组：老年人（>65 岁）：健康老年人单次静脉给药 2.0g 的 C_{5min} 血清水平为 174mg/L。血清半衰期为 3.4 小时，24 小时后经尿液排出的原型头孢匹罗为 71%。在大于 65 岁的老年患者中，单次静脉给药 1.0g 及 2.0g 的 C_{5min} 分别为 127.1mg/L 及 231.1mg/L。相同剂量的半衰期分别为（4.4±1.4）小时及（4.5±1.6）小时。

肾损害患者仅在肌酐清除率水平低于 50ml/min 时才需调整剂量。

3. 药物不良反应 在头孢菌素治疗期间可能观察到下述不良反应：

超敏反应：过敏性皮肤反应；皮疹、荨麻疹、瘙痒、药物热。

有可能发生严重的急性过敏反应：血管性水肿、支气管痉挛，需要紧急处理。如同其他头孢菌素，多形性红斑、史-约综合征、毒性上皮坏死溶解等大疱性反应的个例亦有报道。

对胃肠道的影响：恶心、呕吐、腹泻；罕见病例中可有伪膜性结肠炎（见特别警告及使用注意事项）。

对肝功能的影响：血清肝酶［如谷草转氨酶（GOT），谷丙转氨酶（GPT），碱性磷酸酶］、γ-GT、乳酸脱氢酶（LDH）和/或胆红素升高。这些实验室检查异常（亦可由感染引起）很少超过正常值上限的两倍并造成肝损伤症状，通常为胆汁淤积且常没有症状。

对肾功能的影响：可有血清肌酐及尿素的轻度增高，但大多数情况下无须因此中止治疗。在其他头孢菌素治疗期间曾观察到个别病例发生间质性肾炎，罕见急性肾衰发生。

血液成分改变：血小板减少；嗜酸性粒细胞增多；极少见溶血性贫血。如同其他 β-内酰胺抗生素，头孢匹罗治疗期间有可能发生中性粒细胞减少及更少见的中性粒细胞缺乏，特别是治疗时间长时。对于疗程长于 10 天的患者应监测血象（见特别注意事项及警告）。

局部反应：静脉壁炎性刺激及注射部位疼痛。神经系统影响：曾报导有极少数病例发生惊厥。如同其他头孢菌素，在大剂量治疗时特别是在肾功能不全患者中可发生可逆性的脑病。

双重感染：头孢匹罗同其他头孢菌素一样，特别是长期应用时有可能导致包括念珠菌（Monoliasis）在内的非敏感病原菌的过度生长。反复评估患者状况非常关键。如发生继发性感染，则需采取相应的措施。

其他：注射后味觉和/或嗅觉异常，头痛，发热。

4. 药物相互作用 尚未观察到头孢匹罗的药物相互作用。虽然没有证据表明正常治疗剂量下头孢匹罗会影响肾功能，但如与某些药物（如氨基糖苷类）合用，头孢菌素则有可能加强其肾毒性作用。丙磺舒可影响肾小管对头孢匹罗的转运，从而延缓其排泄，增加其血浆浓度。

其他相互作用：极少数接受头孢匹罗治疗的患者抗球蛋白试验（Coombs）试验可出现假阳性结果。治疗期间用非酶法测定尿糖时可有假阳性结果，因此需使用酶法测定来明确有无糖尿。在用苦味酸盐法测定肌酐时，本品可呈现强的肌酐样反应。故建议使用酶法测定，以避免肌酐水平假性升高。若没有酶法测定，则应在下一次头孢匹罗给药前立即抽取血样，因为如果采用推荐剂量及给药间隔，则此时的头孢匹罗血清水平要低于其干扰界限。

八、注意事项

1. 禁用 对头孢菌素过敏者。
2. 用药注意事项

肾功能：本品与氨基糖苷类或袢利尿剂合用时应给予

注意。所有该类患者均应监测肾功能。

肾功能不全:应根据肌酐清除率调整本品的剂量。

伪膜性结肠炎:已在经数种不同抗生素治疗期间及其后观察到严重及持续性的腹泻。这可能是伪膜性结肠炎的症状(大多数病例由难辨梭状芽孢杆菌所致),严重者可危及生命。这是头孢菌素一个相当少见的并发症。一旦考虑到伪膜性结肠炎的诊断(可经结肠镜证实),则应立即停止头孢匹罗治疗并开始特异性的抗生素治疗(即万古霉素或灭滴灵)。禁止使用抑制肠道蠕动的药物。应事先询问患者是否有β-内酰胺抗生素过敏史。头孢匹罗严禁用于对头孢菌素曾有即刻过敏反应史的患者。如有任何怀疑,则在首次给药时须有一名医师在场,以处理任何可能发生的过敏反应。

交叉过敏:由于5%~10%的患者存在对青霉素及头孢菌素的交叉过敏,因此在青霉素过敏患者中使用头孢匹罗时应在特别警慎的情况下进行。首次给药时有必要仔细观察。发生于这两类抗生素的超敏反应可以相当严重甚至是致命的。发生超敏反应需停止使用本品治疗。

血液成分:疗程超过10天,则应监测血象,若出现白细胞减少,应中止治疗。在取得足够的临床经验前,本品禁止使用于儿童。

在过量病例,特别是肾功能不全患者中,可能发生脑病。一旦药物血浆水平降低,脑病通常是可逆的。可通过腹膜透析及血液透析来降低头孢匹罗的血清水平。一次4小时的血液透析可清除体内约50%的头孢匹罗。

九、贮藏条件

遮光、密闭,在凉暗(避光并不超过20℃)干燥处保存。

十、药物经济性评价

医保乙类。

头 孢 噻 利

一、药品名称

1. 英文名 Cefoselis
2. 化学名 (6R,7R)-7-[(Z)-2-(2-氨基-4-噻唑基)-2-甲氧亚氨基乙酰氨基]-3-[5-氨基-1-(2-羟乙基)-1-吡唑鎓基]甲基-8-氧代-5-硫杂-1-氮杂双环[4.2.0]辛-2-烯-2-羧

二、药品成分

硫酸头孢噻利

三、剂型与规格

注射剂 0.5g

四、适应证及相应的临床价值

由葡萄球菌属、链球菌、肺炎球菌、消化链球菌属、大肠菌、克雷伯菌属、肠杆菌属、沙雷菌属、变形杆菌属、摩根菌属、普罗威登斯菌属、假单胞菌属、流感菌、类杆菌等对头孢噻利敏感菌引起的中度以上症状的下列感染症:败血症、丹毒、蜂巢炎、淋巴管(节)炎、肛门周围脓肿、外伤、烫伤、手术创伤等外在性二次感染、骨髓炎、关节炎、扁桃腺周围脓肿、慢性支气管炎、支气管扩张(感染时)、慢性呼吸器疾病的二次感染、肺炎、肺化脓症、肾盂肾炎、复杂性膀胱炎、前列腺炎、胆囊炎、胆管炎、腹膜炎、骨盆腹膜炎、子宫附件炎、子宫内感染、子宫旁结合织炎、前庭大腺炎、角膜溃疡、中耳炎、副鼻腔炎、颚炎、颚骨周围的蜂巢炎。

五、用法用量

1. 儿童 尚未明确本品对儿童用药的安全性。
2. 成人 成人用量为硫酸头孢噻利每日1~2g,分两次使用,0.5~1小时内静脉注射。根据年龄、症状适量增减,对重症、难治愈的感染可增量至每日4g。1小时以上静脉注射。本品用生理盐水、葡萄糖注射液以及补液溶解使用。不得使用注射用水溶解(溶液不等渗)。
3. 老年人 高龄患者,因随年龄的增加,易发生肾功能降低和体重减轻,导致保持持续高血药浓度,重度的痉挛、意识障碍等的中枢神经症状。因此原则上不使用,不得不使用时,须对肾功能十分留意,初始采用低用量(每次0.5g),谨慎用药。

六、特殊人群用药

1. 妊娠期 对于孕妇及有可能受孕的妇女,仅当诊断使用后的疗效大于其副作用的危险性时使用(对于妊娠中的用药安全性无法确保)。
2. 哺乳期 避免哺乳期妇女使用本制剂,不得不使用时,应避免哺乳。(动物实验中有向大鼠乳汁分布的报道)

七、药理学

1. 药效学及作用机制 本品是新型第四代注射用头孢菌素,其作用机制为阻碍细菌细胞壁的合成,其作用点随菌种而变化。对 S. aureus 显示与PBP1、2及3有高的亲和性,对 E. coli 显示按PBP3、1b、1a、4的顺序具有亲和性。对各种细菌产生的β-内酰胺酶稳定且亲和性低,对β-内酰胺酶产生菌有抗菌力。本品抗菌谱广,包括革兰氏阳性菌和革兰阴性菌。尤其是革兰氏阳性菌中包括葡萄球菌属、肺炎球菌、链球菌,革兰氏阴性菌中包括假单胞菌属、大肠菌克雷伯菌、肠杆菌属、沙雷菌属、变形杆菌属、摩根菌属、普罗威登斯菌属,除对流感菌有强抗菌作用外对厌氧革兰氏阳性菌消化链球菌属,厌氧革兰氏阴性类杆菌属也具抗菌力。动物试验表明,本品对大鼠、小鼠的全身感染症,皮下脓疮,上行性肾盂肾炎及子宫内感染症等有高的治疗效果。

2. 药代动力学 国外试验结果为①血浆浓度:健康成人8例,分别1小时恒速静脉给药0.5g、1.0g、2.0g,给药完毕血浆浓度达到峰值,分别为31.9μg/ml、60.0μg/ml、121.0μg/ml,各给药组血浆浓度清除半衰期大约为2.8小时。肾功能障碍者:1小时恒速静脉给药0.5g血浆浓度半衰期随肾功能低下而延长。②组织分布本品可分布于痰液、胸水、前列腺液、胆汁、腹腔液、创伤浸出液、水疱液、骨

盆死腔液、关节液、前房水、泪液等体液中,同时可良好地分布于前列腺、胆囊、女性生殖器、骨骼、耳鼻喉及口腔等组织器官。③代谢尿中为检测出代谢产物。④排泄主要由肾排泄,健康成人6例,分别1小时恒速静脉给药0.5g,1.0g,2.0g,尿中排泄率均为99%以上(0~24小时);尿中最高浓度分别为1 350.0μg/ml,3 280.0μg/ml,3 370.0μg/ml(0~2小时)。

国内试验结果:10名健康志愿者分两次静脉滴注0.5g、2.0g的"注射用硫酸头孢噻利",两个剂量组给药间隔时间为7天,用HPLC法检测服药后0~12小时内系列时间点头孢噻利的血药浓度,以内标法定量。计算药动学参数。结果:两剂量组的药动学参数C_{max}分别为(39.5±6.4)μg/ml及(144.5±23.8)μg/ml;t_{max}分别为(1.0±0.0)小时及(1.0±0.2)小时;头孢噻利在体内药代动力学呈二房室特征,低、高两个剂量组的V分别为(2.7±0.6)L及(2.3±0.4)L;C分别为(5.9±0.9)L/h及(5.3±0.8)L/h;$t_{1/2\alpha}$分别为(0.9±0.5)小时及(0.2±0.1)小时;$t_{1/2\beta}$分别为(2.2±0.2)小时及(2.3±0.2)小时;AUC_{0-t}分别为(88.7±12.4)μg·h/ml及(386.8±55.9)μg·h/ml;$AUC_{0-\infty}$分别为(91.0±11.9)μg·h/ml及(388.0±55.8)μg·h/ml。静脉滴注头孢噻利两个剂量组的C_{max}以及AUC均随给药剂量的增加而增加;t_β无差异,与国外文献报道接近。

3. 药物不良反应

(1) 休克:因曾发现休克现象(频度不明),必须留意观察,如有不快感、口内异常感、喘鸣、眩晕、便意、耳鸣、发汗、恶心、呕吐、呼吸困难、末梢发冷、荨麻疹、血压降低等现象应终止用药。发生休克时应立即给予肾上腺素维持血压,必要时为确保气管的通畅,可采取给予类固醇、抗组胺剂等合适的措施。

(2) 过敏性症状:因曾发现过敏性症状,如呼吸困难、全身潮红、血管浮肿、荨麻疹等剂名等(频度不明),必须留意观察,如有异常时应终止用药。当发现有过敏性症状时,如有必要,为确保气管的通畅,可采取给予肾上腺、类固醇、抗组胺剂等合适的措施。

(3) 痉挛、意识障碍:因曾发现痉挛、意识障碍等中枢神经症状(频度不明)如发现类似症状应终止用药,并采取合适的处置。尤其对肾功能障碍患者易于发生,用药时须十分注意。

(4) 肾障碍:因曾发现急性肾功能不全等重症肾障碍(频度不明),临床时须定期进行检查,并注意观察,如发现异常,应终止用药,并采取合适的处置。

(5) 血液障碍:因曾发现血小板减少(频度不明),临床时须定期进行检查,并注意观察,如发现异常,应终止用药,并采取合适的处置。

(6) 大肠炎:因其他的头孢菌素类抗生素曾报道发生伪膜性大肠炎等伴随血便的重症大肠炎,当发现腹痛、反复下痢时应终止用药,并采取合适的处置。

(7) 皮肤障碍:因其他的头孢菌素类抗生素曾报道发生皮肤黏膜眼综合征(史-约综合征),中毒性表皮坏死症(Lyell综合征),临床须十分注意观察,当发现有发热、头疼、

关节疼、皮肤、黏膜有红斑、水疱、皮肤紧张感、灼热感、疼痛等时,应终止用药,并采取合适的处置。

(8) 间质性肺炎、嗜酸细胞性肺部疾病:因其他的头孢菌素类抗生素曾报道发生伴随发热、咳嗽、呼吸困难、胸部X射线异常,嗜酸性细胞增加等的间质性肺炎、嗜酸细胞性肺部疾病等,当发现有上述症状时应终止用药,并采取给予肾上腺皮质激素制剂等合适的处置。

(9) 维生素K缺乏症(凝血酶原缺乏症,有出血倾向等),维生素B缺乏症(舌溃疡,口腔炎,食欲缺乏,神经炎等)

(10) 其他:全身倦怠感,头痛,呼吸困难,末梢冷感,低血压,恶心,呕吐等。

4. 药物相互作用

(1) 华法林:对华法林有增强作用,但未见有关本制剂的不良报道。本制剂对肠内的细菌有抑制,从而可能对维生素K的合成产生抑制。

(2) 利尿药(速尿等):可能加剧肾功能障碍。机制不明,但其他的头孢菌素类抗生素有加剧肾功能障碍的报道。

(3) 配伍禁忌:本制剂因在与下列药剂配合使用时,易发生效价降低或生成沉淀,请勿配合使用。①氨茶碱制剂可导致效价降低;②本品与坎利酸钾制剂、甲磺酸加贝酯制剂、琥珀酸羟化可的松制剂、阿昔洛韦制剂联用,可生成沉淀。

八、注意事项

1. 禁用

(1) 对本制剂的成分有过敏史的患者。

(2) 含透析患者在内的肾功能不全患者,因易发生重度的痉挛,意识障碍等的中枢神经症状,应禁止使用。

(3) 对高龄患者,因随年龄的增加,易发生肾功能降低和体重减轻,且造成持续高血药浓度,导致重度的痉挛,意识障碍等的中枢神经症状,所以原则上禁止使用。

(4) 含透析患者在内的肾功能不全的患者(因易发生重度的痉挛,意识障碍等的中枢神经症状)。

2. 用药注意事项

(1) 第一相试验中,急速注射时(0.5g/5min),发生过有过敏样休克的例子,推测可能是由于静脉注射速度过快导致,应避免急速静脉注射或短时间的点滴静脉注射,1次0.5~1g应在30分钟~1小时,1次2g时应在1小时以上点滴静脉注射。

(2) 对肾功能障碍的患者,由于易产生持续高血药浓度,从而导致痉挛,意识障碍等中枢神经症状,应根据肾功能障碍的程度减小剂量,加大给药间隔时间。

(3) 用本制剂时,为防止产生耐药性,原则在确定敏感性后,在疾病治疗上必须的最小期限内使用。

(4) 在明确由耐甲氧西林金黄色葡萄球菌(MRSA)引起的感染时,应迅速使用万古霉素等对MRSA作用强的药物。

(5) 在使用本制剂后检查出有对本制剂敏感性低的病菌,当临床症状无明显改善时,应迅速更换使用对其抗菌力

强的药物。

（6）因有可能发生休克,须仔细的问诊。同时,须在给药前进行皮肤试验。

（7）包括皮肤试验在内,应事先作好急救措施的准备。同时,给药后应使患者保持安静状态,仔细观察。

（8）对以下患者须慎重给药:①对青霉素有既往过敏史的患者;②本人或父母、兄弟中有支气管哮喘、出疹、荨麻疹等易过敏体质的患者;③肾功能障碍的患者;④有中枢神经障碍的既往史或痉挛的患者(因易产生痉挛,意识障碍等的中枢神经症状);⑤经口摄食不良或不经口维持营养的患者,全身症状严重的患者因可能表现出维生素 K 缺乏症的症状,临床须仔细观察。

九、贮藏条件

遮光,密封,在阴凉干燥处保存。

5　β-内酰胺类抗生素-β-内酰胺酶抑制剂复方

阿莫西林克拉维酸

一、药品名称

1. 英文名　Amoxicillin and Clavulanate
2. 化学名　阿莫西林:(2S,5R,6R)-3,3-二甲基-6-[(R)-(−)-2-氨基-2-(4-羟基苯基)乙酰氨基]-7-氧代-4-硫杂-1-氮杂双环[3.2.0]庚烷-2-甲酸

克拉维酸:(Z)-(2S,5R)-3-(2-羟亚乙基)-7-氧代-4-氧杂-1-氮杂双环[3.2.0]庚烷-2-羧酸

二、药品成分

本品为复方制剂,其组分为阿莫西林和克拉维酸钾。

三、剂型与规格

口服常释剂型　(1)片剂:2:1、4:1、7:1;(2)颗粒剂:4:1、7:1;(3)干混悬剂:4:1、7:1;(4)注射用无菌粉末:250mg:50mg、500mg:100mg、1 000mg:200mg

四、适应证及相应的临床价值

适用于敏感菌引起的各种感染,如:

（1）上呼吸道感染:鼻窦炎、扁桃体炎、咽炎等。

（2）下呼吸道感染:急性支气管炎、慢性支气管炎急性发作、肺炎、肺脓肿和支气管合并感染等。

（3）泌尿系统感染:膀胱炎、尿道炎、肾盂肾炎、前列腺炎、盆腔炎、淋病奈瑟菌尿路感染及软性下疳等。

（4）皮肤和软组织感染:疖、脓肿、蜂窝织炎、伤口感染、腹内脓毒症等。

（5）其他感染:中耳炎、骨髓炎、败血症、腹膜炎和手术后感染等。

五、用法用量

1. 儿童　口服:每次 25mg/kg(阿莫西林与克拉维酸4:1计算),每 8 小时 1 次。

3 个月婴儿~12 岁儿童每次 30mg/kg,每 8 小时 1 次,严重感染可加至每 6 小时 1 次。

新生儿~3 个月婴儿每次 30mg/kg,若为早产儿,每次 12 小时 1 次,足月产儿则每 8 小时 1 次,以上剂量均按阿莫西林与克拉维酸4:1计算。

2. 成人

口服:成人或 12 岁以上儿童肺炎及其他中度感染,口服每次 625mg(阿莫西林 500mg,克拉维酸 125mg),每 8 小时 1 次,其他感染每次 375mg,每 8 小时 1 次或625mg,每 12 小时 1 次。

静脉滴注:用于成人及 12 岁以上儿童每次 1.2g,每 8 小时 1 次,严重感染可加至 6 小时 1 次。

3. 老年人　无特殊要求。

六、特殊人群用药

1. 妊娠期　动物(大鼠及小鼠)生殖毒性实验表明:口服或非肠道给予本品,均无致畸作用。在对早期、未成熟胎膜的单独研究中(pPROM),有预防性使用本复方治疗增加新生儿坏死性结肠炎的危险性报道。本品用于孕妇病例有限,与所有药物一样,除非医师认为有必要,否则孕妇应避免使用本品,尤其是妊娠 3 个月内。

2. 哺乳期　可以使用本品。分泌到乳汁中的微量本品,除了过敏的危险性外,对哺乳期的婴儿没有危害。

3. 肾功能损害　肾功能减退患者用药,内生肌酐清除率在 30ml/min 以上者,无须调整剂量,内生肌酐清除率 10~30ml/min,口服每次 375mg 或 625mg,每 12 小时 1 次;静脉滴注首剂 1.2g,继以每 12 小时 600mg 静脉滴注;内生肌酐清除率小于 10ml/min,口服每次 375mg,每 24 小时 1 次,静脉滴注首剂 1.2g,后以每 24 小时 600mg 静脉滴注。

阿莫西林卡拉维酸可被血液透析滤过,血液透析患者应在透析后补充 600mg。

4. 肝功能损害　肝功能不全患者用量:谨慎用药,定期监测肝功能。

七、药理学

1. 药效学及作用机制　本品为阿莫西林和克拉维酸钾的复方制剂。阿莫西林为广谱青霉素类抗生素,克拉维酸钾本身只有微弱的抗菌活性,但具有强大的广谱内酰胺酶抑制作用,两者合用,可保护阿莫西林免遭 β-内酰胺酶水解。

本品的抗菌谱与阿莫西林相同,且有所扩大。对产酶金黄色葡萄球菌、表皮葡萄球菌、凝固酶阴性葡萄球菌及肠球菌均具良好作用,对某些产 β-内酰胺酶的肠杆菌科细菌、流感嗜血杆菌、卡他莫拉菌、脆弱拟杆菌等也有较好抗菌活性。本品对耐甲氧西林葡萄球菌及肠杆菌属等产染色体介导 I 型酶的肠杆菌科细菌和假单胞菌属无作用。

2. 药代动力学　本品对胃酸稳定,口服吸收良好,食物对本品的吸收无明显影响。空腹口服本品 375mg(阿莫西林 250mg,和克拉维酸 125mg),阿莫西林于 1.5 小时达血药峰浓度(C_{max}),约为 5.6mg/L。血消除半衰期($t_{1/2}$)约为 1 小时。

8 小时尿排出率为 50%~78%。克拉维酸的药动学参数与单用时相同,正常人口服克拉维酸 125g 后 1 小时达血药峰浓度(C_{max}),约为 3.4mg/L。蛋白结合率为 22%~30%。血消除半衰期($t_{1/2}$)为 0.76~1.4 小时,8 小时尿排出率约为 46%。两者口服的生物利用度分别为 97% 和 75%。

静脉给予本品 1.2g(含阿莫西林 1g 与克拉维酸 0.2g),阿莫西林和克拉维酸的血药峰浓度(C_{max})分别为 105.4mg/L 和 28.5mg/L。药代动力学均符合二室开放模型,阿莫西林的血消除半衰期($t_{1/2\beta}$)为(1.03 ± 0.11)小时,克拉维酸的血消除半衰期($t_{1/2\beta}$)为(0.838 ± 0.04)小时。两种药均有较低的血清蛋白结合率,约 70%游离状态的本品存在于血清中,阿莫西林和克拉维酸均以很高的浓度从尿中排出,8 小时尿中排泄率阿莫西林约为 60%,克拉维酸约为 50%。

3. 药物不良反应

(1) 同阿莫西林一样,本品不良反应不常见,而且多数程度较轻,呈一过性。

(2) 生殖泌尿系统:可能出现阴道瘙痒,溃疡及异常分泌物。非常罕见:尿结晶。

(3) 胃肠道反应:曾有腹泻、消化不良、恶心、呕吐的报道。偶有抗生素相关性结肠炎(包括伪膜性结肠炎和出血性结肠炎)及念珠菌症的报道。恶心不常见,与用药剂量较大有关。与其他抗生素一样,2 岁以下儿童使用,可能会增加胃肠道不良反应。然而临床试验证明,仅有 4%的 2 岁以下儿童不适用此项治疗。

(4) 肝功能改变:与其他青霉素类和头孢菌素类药物相同,患者在使用 β-内酰胺类抗生素时,可有中等程度的 GOT 及 ALT 改变,这些改变的意义尚未确定。罕见肝炎及胆汁淤积性黄疸。肝不良反应多出现在男性或老年患者中,可能与延长用药有关。儿童患者中极少见上述肝不良反应。不良反应的症状和体征可出现于治疗期或治疗结束后不久,但有时也出现于停药数月后。肝功能的变化通常是可逆的。在已患有严重潜在疾患或正合并服用对肝功能有影响的药物的患者中,肝不良反应可较为严重但罕见引起死亡。

(5) 过敏反应:偶尔会出皮疹(荨麻疹及红斑疹)。罕见多型性红斑,史-约(Stevens-Johnson)综合征、中毒性表皮坏死、大疱样剥脱性皮炎和急性全身性幼儿急疹样脓疱病。一旦出现上述任何一种症状,应立即停药。与其他 β-内酰胺类抗生素一样,有报道出现血清病样综合征,过敏性血管炎及血管神经水肿。极罕见间质性肾炎。

(6) 血液学改变:与其他 β-内酰胺类药物一样,罕见可逆性的白细胞减少症(包括中性白细胞减少或粒细胞缺乏症),可逆性血小板减少症,溶血性贫血等症状。

(7) 中枢神经系统反应:罕见中枢神经系统不良反应,表现为可逆的兴奋、头晕、头痛和惊厥,惊厥可出现在肾功能不全患者或用药过量的患者者。局部反应有注射给药部位偶可出现静脉炎。

4. 药物相互作用　有报道某患者使用本品可延长出血时间及凝血酶原时间,故接受抗凝治疗的患者使用本品应慎重。与其他广谱抗生素一样,本品与口服避孕药合用可降低后者药效,应事先声明。不推荐本品与丙磺舒合用,丙磺舒可降低肾小管对阿莫西林的分泌。联合用药可导致阿莫西林血药浓度的增加和半衰期的延长,但不影响克拉维酸的血药浓度。虽然尚无本品与别嘌呤醇合用的资料,但阿莫西林与别嘌呤醇合用可增加过敏性皮肤反应的可能性。

八、注意事项

1. 禁用　既往对阿莫西林克拉维酸过敏者或对青霉素类药物过敏者禁用。

2. 用药注意事项　有报道接受青霉素治疗的患者曾出现严重且偶发致命的过敏反应(过敏性休克),此反应仅见于对青霉素过敏者。有个别患者服用本品出现肝功能改变。由于这种变化的临床意义尚未确定,所以对肝功能不全的患者,使用本品必须谨慎。很少有报道出现严重可逆转的阻塞性黄疸,这种症状和体征也可能出现在停药六周后。对于中度或严重肾功能不全的患者,按肾功能不全患者的调整本品的使用剂量。传染性单核细胞增多症患者使用阿莫西林易发生红斑性皮疹。怀疑有传染性单核细胞增多症的患者应避免使用本品。长期使用本品可能会造成耐药菌生长。若患者需接受大剂量本品注射给药治疗时,对于限钠饮食的患者,应将本品所含钠量计入摄钠总量。尿量减少的患者,特别是肠外给药治疗时,罕见出现结晶尿。服用高剂量的阿莫西林时,建议患者足量摄入液体并保证足够的尿量排出,以降低发生阿莫西林结晶尿的可能性。

九、贮藏条件

遮光,密封,在阴凉干燥处保存。

十、药物经济性评价

基本药物[片剂:阿莫西林:克拉维酸 = 2:1、4:1、7:1,颗粒剂:125mg:31.25mg(4:1)、200mg:28.5mg(7:1),干混悬剂:250mg:62.5mg(4:1)、200mg:28.5mg(7:1),注射用无菌粉末:250mg:50mg(5:1)、500mg:100mg(5:1)、1 000mg:200mg(5:1)],医保乙类(注射剂),《中国药典》(2020 年版)收载。

替卡西林克拉维酸

一、药品名称

1. 英文名　Ticarcillin and Clavulanate

2. 化学名　替卡西林:(2S,5R,6R)-6-[[(2R)-2-羧酸-2-(3-噻吩基)乙酰基]氨基]-3,3-二甲基-7-氧代-硫杂-1-氮杂双环[3.2.0]庚烷-2-羧酸

克拉维酸:(Z)-(2S,5R)-3-(2-羟亚乙基)-7-氧代-4-氧杂-1-氮杂双环[3.2.0]庚烷-2-羧酸

二、药品成分

本品为复方制剂,其组分为替卡西林钠及克拉维酸钾。

三、剂型与规格

注射剂　(1)1.6g(1.5g∶0.1g);(2)3.2g(3.0g∶0.2g)

四、适应证及相应的临床价值

适用于治疗各种细菌感染,其作用范围广泛,主要适应证如下。

严重感染:败血症、菌血症、腹膜炎、腹内脓毒症、特殊人群(继发于免疫系统抑制或受损)的感染、术后感染、骨及关节感染、皮肤及软组织感染、呼吸道感染、严重或复杂的尿路感染(如肾盂肾炎)、耳鼻喉感染。

与氨基糖苷类抗生素合用治疗多种感染(包括铜绿假单胞菌感染)时具有协同作用,尤其在治疗危重感染和免疫系统功能低下患者出现的感染时作用显著。特美汀与氨基糖苷类抗生素合用时,两种药物应分别给药。

五、用法用量

成人治疗全身或尿路感染时,每次3.1g静脉滴注(其中替卡西林3.0g,克拉维酸0.1g),每4～6小时1次;治疗妇产科感染,重度感染患者每日200mg/kg,分4次使用,重症感染患者每日300mg/kg,分6次使用。体重低于60kg的患者,每日剂量按替卡西林计算为200～400mg/kg,每4～6小时给药1次;尿路感染患者,每次3.2g(含替卡西林3g,克拉维酸0.2g),每8小时1次。

六、特殊人群用药

1. 妊娠期　用于孕妇应权衡利弊,仅在有明确指征时应用。

2. 哺乳期　替卡西林卡拉维酸是否能分泌至人乳目前无相关资料,应用本品时宜暂停哺乳。

3. 肾功能损害　成人肾功能不全患者的推荐剂量:

轻度功能不全(肌酐清除率＞30ml/min):每8小时3.2g。

中度功能不全(肌酐清除率10～30ml/min):每8小时1.6g。

严重功能不全(肌酐清除率＜10ml/min):每12小时1.6g。

肾功能不全患儿的用量:须参照成人肾功能不全患者的推荐用量进行调整。

七、药理学

1. 药效学及作用机制　注射用替卡西林钠克拉维酸钾的主要成分为替卡西林钠及克拉维酸钾。替卡西林是青霉素类广谱杀菌剂,而克拉维酸则是一种不可逆性高效β-内酰胺酶抑制剂。多种革兰氏阳性菌(G⁺)和阴性菌(G⁻)都能产生β-内酰胺酶,这类酶能在青霉素类药物作用于病原体之前将其破坏。克拉维酸通过阻断β-内酰胺酶破坏细菌

的防御屏障,恢复替卡西林敏感性。克拉维酸钾单独抗菌作用甚微,但与替卡西林配伍后使本品成为具有广谱杀菌作用的抗生素,适用于对广泛的细菌感染性疾病的经验治疗。本品是具有广泛杀菌作用的抗生素,其体外抗菌谱如下。

革兰氏阳性菌:①需氧菌有葡萄球菌属(包括金黄色葡萄球菌及表皮葡萄球菌)、链球菌属(包括类链球菌);②厌氧菌有消化球菌属、消化链球菌、梭状芽孢杆菌属、真杆菌属。

革兰氏阴性菌:①需氧菌有肠杆菌、嗜血杆菌属(包括嗜血流感杆菌)、卡他布兰汉球菌、克雷伯菌属(包括肺炎克雷伯菌)、肠杆菌属、变形菌属(包括吲哚阳性菌属)、司徒普罗维登斯菌、假单胞菌属(包括铜绿假单胞菌)、沙雷菌属(包括黏质沙雷菌)、枸橼酸杆菌属、乙酸钙不动杆菌属、小肠结肠炎那尔森氏菌;②厌氧菌有拟杆菌属(包括脆弱拟杆菌)、梭形杆菌属、韦荣球菌属。

2. 药代动力学　克拉维酸及替卡西林的药代动力学密切相关,两成分均良好地分布于体液和组织中。克拉维酸及替卡西林与血清结合程度较低,分别为20%和45%。和其他青霉素一样,替卡西林主要通过肾消除,克拉维酸也通过此路径排泄。

3. 药物不良反应

(1)过敏反应:发生过敏反应,应立即停止用药。表现为皮疹、大疱疹、荨麻疹和其他过敏反应。

(2)胃肠道反应:恶心、呕吐和腹泻。罕见伪膜性结肠炎。

(3)肝功能改变:GOT和/或GPT中度增高。个别报道可出现肝炎和胆汁淤积性黄疸。上述改变同样可在其他青霉素和头孢菌素类抗生素应用中出现。

(4)肾功能改变:罕见低钾血症。

(5)中枢神经系统反应:罕见惊厥,主要发生在肾功能不全或大剂量应用特美汀的患者中。

(6)血液系统改变:血小板减少症,白细胞减少症和出血现象。

(7)局部反应:静脉注射部位的血栓性静脉炎。

4. 药物相互作用

(1)丙磺舒能减少肾小管对替卡西林的分泌,故可延缓替卡西林在肾的排泄,但不影响克拉维酸的肾排泄。

(2)该药与氨基糖苷类药物联合应用具有协同作用。

(3)替卡西林在尿中浓度较高,可干扰磺基水杨酸双缩脲反应,造成尿蛋白监测的假阳性反应。

(4)克拉维酸可与IgG和白蛋白在红细胞表面非特异性结合,造成抗球蛋白(Coombs)试验假阳性。

八、注意事项

1. 禁用　有β-内酰胺类抗生素(如青霉素、头孢菌素)过敏史者禁用。

2. 用药注意事项

(1)在使用替卡西林克拉维酸治疗前,需进行β-内酰胺类敏感试验。

(2)应仔细询问患者有无β-内酰胺类抗生素(如青霉

素、头孢菌素)过敏的病史。

（3）动物实验表明无致畸作用，但缺乏人体研究资料，因此本品不推荐孕妇使用。

（4）曾有个别患者使用后出现肝功能异常的报道，但其临床意义尚不明确。肝功能严重受损的患者需慎用。对中、重度肾功能不全的患者，需参照推荐剂量调整用药。极少数患者使用大剂量替卡西林后凝血功能异常，发生出血现象，多出现于肾功能不全患者，除非医师认为无其他药物可以取代，否则应予及时停药和适当治疗。由于是含钠制剂，对限钠饮食的患者应将本品的含钠量计入摄钠总量。

九、贮藏条件

遮光，密封，在阴凉干燥处保存。

十、药物经济性评价

医保乙类。

氨苄西林舒巴坦

一、药品名称

1. 英文名 Ampicillin and Sulbactam
2. 化学名 氨苄西林：(2S,5R,6R)-3,3-二甲基-6-[(R)-2-氨基-2-苯乙酰氨基]-7-氧代-4-硫杂-1-氮杂双环[3.2.0]庚烷-2-甲酸

舒巴坦：(2S,5R)-3,3-二甲基-7-氧代-4-硫杂-1-氮杂双环[3.2.0]庚烷-2-羧酸钠-4,4-二氧化物

二、药品成分

本品为复方制剂，其组分为：氨苄西林钠和舒巴坦钠。

三、剂型与规格

注射剂 (1)0.75g；(2)1.5g；(3)2.25g；(4)3.0g

四、适应证及相应的临床价值

本品适用于产 β-内酰胺酶的流感嗜血杆菌、卡他莫拉菌、淋病奈瑟菌、葡萄球菌属、大肠埃希菌、克雷伯菌属、奇异变形杆菌、脆弱拟杆菌、不动杆菌属、肠球菌属等所致的呼吸道、肝胆系统、泌尿系统、皮肤软组织感染，对需氧菌与厌氧菌混合感染，特别是腹腔感染和盆腔感染尤为适用。

对于氨苄西林敏感菌所致的上述感染也同样有效。本品不宜用于铜绿假单胞菌、枸橼酸杆菌、普罗威登菌、肠杆菌属、莫根菌属和沙雷菌属所致的感染。

五、用法用量

深部肌内注射、静脉注射或静脉滴注。将每次药量溶于 50~100ml 的适当稀释液中于 15~30 分钟内静脉滴注。

1. 儿童 每日 100~200mg(1/15~1/7.5) 支/kg，分次给药。

2. 成人 每次 1.5~3g(包括氨苄西林和舒巴坦)，每 6 小时 1 次。肌内注射每日剂量不超过 6g，静脉用药每日剂

量不超过 12g(舒巴坦每日剂量最高不超过 4g)。

3. 老年人 老年患者肾功能减退，须调整剂量。

六、特殊人群用药

1. 妊娠期 本品可透过胎盘进入胎儿体内，孕妇应用须权衡利弊。

2. 哺乳期 本品可少量分泌于母乳中，虽然哺乳期妇女应用本品虽尚无发生严重问题的报告，但哺乳期妇女应用仍须权衡利弊，因其应用后可使婴儿致敏和引起腹泻、皮疹、念珠菌属感染等。

3. 肾功能损害 肾功能损害患者按内生肌酐清除率减量应用(延长给药间隔)：内生肌酐清除率大于 30ml/min，每次 1.5~3g，每 6~8 小时 1 次；15~29ml/min 时，每次 1.5~3g，没 12 小时 1 次；5~14ml/min 时，每次 1.5~3g，每 24 小时 1 次。

七、药理学

1. 药效学及作用机制 氨苄西林钠为青霉类抗生素。舒巴坦钠为半合成 β-内酰胺酶抑制药，对淋病奈瑟菌、脑膜炎奈瑟菌和乙酸钙不动杆菌有较强抗菌活性，对其他细菌的作用均甚差，但对金黄色葡萄球菌和多数革兰氏阴性菌所产生的 β-内酰胺酶有很强的不可逆的竞争性抑制作用。两药联合后，不仅保护氨苄西林免受酶的水解破坏，而且还扩大其抗菌谱，对葡萄球菌产酶株、不动杆菌属和脆弱拟杆菌等细菌也具良好的抗菌活性。

本品对包括产酶菌株在内的葡萄球菌、链球菌属、肺炎球菌、肠球菌属、流感嗜血杆菌、卡他莫拉菌、大肠埃希菌、克雷伯菌属、奇异变形杆菌、普通变形杆菌、淋病奈瑟菌、梭杆菌属、消化球菌属、消化链球菌属及包括脆弱拟杆菌在内的拟杆菌属均具抗菌活性。

2. 药代动力学 静脉注射氨苄西林 2g 和舒巴坦 1g 后血药峰浓度(C_{max})分别为 109~150mg/L 和 44~88mg/L。肌内注射氨苄西林 1g 和舒巴坦 0.5g 后血药峰浓度(C_{max})分别为 8~37mg/L 和 6~24mg/L。两药的血消除半衰期($t_{1/2\beta}$)均为 1 小时左右。

给药后 8 小时两者 75%~85% 以原型经尿排出。氨苄西林蛋白结合率为 28%，舒巴坦为 38%。两者在组织体液中分布良好，均可通过有炎症的脑脊髓膜。

3. 药物不良反应 据 11 764 例资料，发生不良反应者不到 10%，其中仅 0.7%因严重不良反应而停止治疗。注射部位疼痛约 3.6%，腹泻、恶心等反应偶有发生，皮疹发生率 1%~6%。偶见血清氨基转移酶一过性增高。极个别病例发生剥脱性皮炎、过敏性休克。

4. 药物相互作用

（1）与氯霉素合用时，在体外对流感嗜血杆菌的抗菌作用影响不一，氯霉素在高浓度(5~10mg/L)时对本品无拮抗作用，在低浓度(1~2mg/L)时可使氨苄西林的杀菌作用减弱。氨苄西林在体外对金黄色葡萄球菌的抗菌作用可为林可霉素所抑制。对大肠埃希菌、变形杆菌和肠杆菌属的体外抗菌作用可为卡那霉素所加强。庆大霉素可加速氨苄

西林对 B 族链球菌的体外杀菌作用。

（2）本品与下列药品有配伍禁忌:硫酸阿米卡星、硫酸卡那霉素、硫酸庆大霉素、链霉素、克林霉素磷酸酯、盐酸林可霉素、黏菌素甲磺酸钠、多黏菌素 B、琥珀氯霉素、琥乙红霉素和乳糖酸红霉素盐、四环素类注射剂、新生霉素、肾上腺素、间羟胺、多巴胺、阿托品、盐酸肼酞嗪、水解蛋白、氯化钙、葡萄糖酸钙、维生素 B 族、维生素 C、含有氨基酸的营养注射剂、多糖（如右旋糖酐 40）和氢化可的松琥珀酸钠,这些药物可使氨苄西林的活性降低。

（3）本品与重金属,特别是铜、锌和汞呈配伍禁忌,因后者可破坏其氧化噻唑环。由锌化合物制造的橡皮管或瓶塞也可影响其活力。也可为氧化剂、还原剂或羟基化合物灭活。

（4）本品在弱酸性葡萄糖注射液中分解较快,宜用中性液体作溶剂。

（5）本品可加强华法林的作用。

（6）别嘌醇与本品合用时,皮疹发生率显著增高,尤其多见于高尿酸血症,故应避免与别嘌醇合用。

（7）氯霉素与本品合用于细菌性脑膜炎时,远期后遗症的发生率较两者单用时为高。

（8）丙磺舒、阿司匹林、吲哚美辛、保泰松、磺胺药可减少本品自肾排泄,因此与本品合用时使其血药浓度增高,排泄时间延长,毒性也可能增加。

（9）本品与双硫仑（乙醛脱氢酶抑制药）也不宜合用。

（10）本品能刺激雌激素代谢或减少其肝肠循环,因而可降低口服避孕药的效果。

（11）过量的处理以对症治疗和支持治疗为主,血液透析可加速药物排泄。

八、注意事项

1. 禁用 对青霉素类抗生素过敏者禁用。

传染性单核细胞增多症、巨细胞病毒感染、淋巴细胞白血病、淋巴瘤等患者应用本品易发生皮疹,故不宜应用。

2. 用药注意事项

（1）用药前须做青霉素皮肤试验,阳性者禁用。

（2）交叉过敏反应:对一种青霉素类抗生素过敏者可能对其他青霉素类抗生素也过敏。也可能对青霉胺或头孢菌素过敏。

（3）下列情况应慎用:有哮喘、湿疹、枯草热、荨麻疹等过敏性疾病史者。

（4）肾功能减退者,根据氨苄西林溶液浓度越高,稳定性越差,其稳定性亦随温度升高而降低,且溶液放置后致敏物质可增加,故本品配成溶液后须及时使用,不宜久置。

（5）对诊断的干扰:用药期间,以硫酸铜法进行尿糖测定时可出现假阳性,用葡萄糖酶法者则不受影响。

（6）大剂量注射给药可出现高钠血症。

（7）可使血清谷丙转氨酶或谷草转氨酶升高。

（8）应用大剂量时应定期检测血清钠。血浆肌酐清除率调整用药。

九、贮藏条件

密闭,在凉暗干燥处（避光并不超过 20℃）保存。

十、药物经济性评价

医保乙类,《中国药典》（2020 年版）收载。

头孢哌酮舒巴坦

一、药品名称

1. 英文名 Cefoperazone and Sulbactam

2. 化学名 头孢哌酮:（6R,7R）-3-[[（1-甲基-1H-四唑-5-基）硫]甲基]-7-[（R）-2-（4-乙基-2,3-二氧代-1-哌嗪碳酰氨基）-2-对羟基苯基-乙酰氨基]-8-氧代-5-硫杂-1-氮杂双环[4.2.0]辛-2-烯-2-甲酸

舒巴坦:（2S,5R）-3,3-二甲基-7-氧代-4-硫杂-1-氮杂双环[3.2.0]庚烷-2-羧酸钠-4,4-二氧化物

二、药品成分

本品为复方制剂,其组分为:头孢哌酮钠和舒巴坦钠。

三、剂型与规格

注射剂 （1）0.5g;（2）0.75g;（3）1.0g;（4）1.5g;（5）2.0g

四、适应证及相应的临床价值

用于敏感菌所致的呼吸道感染、尿路感染、腹膜炎、胆囊炎、胆管炎和其他腹腔内感染、败血症、脑膜炎、皮肤软组织感染、骨骼及关节感染、盆腔炎、子宫内膜炎、淋病及其他生殖系统感染。

五、用法用量

1. 儿童 新生儿和儿童,常用量每日 40~80mg/kg（1:1制剂）或每日 30~60mg/kg（2:1制剂）,等分 2~4 次滴注。严重或难治性感染可增至每日 140mg/kg（1:1制剂）或 200mg/kg（2:1制剂）。等分 2~4 次滴注,但每日剂量不超过成人剂量。

新生儿出生第 1 周内,应每隔 12 小时给药 1 次。舒巴坦每日最高剂量不超过 80mg/kg。

2. 成人 静脉滴注:本品成人常用常用剂量每日 2~4g（1:1制剂）或 1.5~3g（2:1制剂）,每 12 小时 1 次。严重感染或难治性感染每日可增至 8g（1:1制剂）或 12g（2:1制剂）,分次静脉滴注;使用 1:1 制剂者如病情需要可增加头孢哌酮 4g,分 2 次与本品同时静脉使用。舒巴坦最大日剂量 4g。

3. 老年人 老年人呈生理性的肝、肾功能减退,因此应慎用本品并需调整剂量。

六、特殊人群用药

肾功能损害:头孢哌酮在肾功能减退时不需要调整剂量,舒巴坦主要经过肾排泄,需要调整剂量。肾功能严重不

全者(肌酐清除率<30ml/min),使用本品时应调整给药方案,以补偿舒巴坦清除率降低。肌酐清除率在 15~30ml/min 之间的患者,每 12 小时的舒巴坦最高剂量为 1g,每 12 小时静滴 1 次。肌酐清除率<15ml/min 的患者,每 12 小时的舒巴坦最高剂量为 500mg,每 12 小时静滴 1 次。严重感染着,如必要时可另外增加头孢哌酮静脉滴注。血液透析患者按血肌酐清除率低于 15ml/min 者的剂量和时间,在血透结束时给药。

七、药理学

1. 药效学及作用机制　本品抗菌作用是头孢哌酮,为第三代头孢菌素,通过抑制细菌细胞壁的合成达到杀菌作用。另一组分为舒巴坦,除对淋球菌和不动杆菌属有抗菌活性外,不具有其他抗菌活性;但对由耐药菌株产生的各种β-内酰胺酶,具有不可逆性的抑制作用,可增强头孢哌酮抗拒多种β-内酰胺酶降解的能力,起到对头孢哌酮明显的增效作用。本品对不产β-内酰胺酶的大肠埃希菌、克雷伯菌属、变形杆菌属、伤寒沙门菌、志贺菌属、枸橼酸杆菌属等肠杆菌科细菌和铜绿假单胞菌有良好抗菌作用。流感嗜血杆菌、淋病奈瑟菌和脑膜炎奈瑟菌对本品高度敏感。本品对各组链球菌、肺炎球菌亦有良好作用,对葡萄球菌(甲氧西林敏感株)仅具中度作用。头孢哌酮对多数革兰氏阳性厌氧菌和某些革兰氏阴性厌氧菌有良好作用。

2. 药代动力学　静脉注射本品 2g(1g 头孢哌酮,1g 舒巴坦)5 分钟后,头孢哌酮和舒巴坦的平均血药峰浓度(C_{max})分别为 236.8mg/L 和 130.2mg/L,蛋白结合率分别为 70%~93% 和 38%,血消除半衰期($t_{1/2\beta}$)分别为 1.7 小时和 1 小时。

广泛分布于体内各组织体液中,包括胆汁、皮肤、阑尾、输卵管、卵巢、子宫等。该药主要经肾排泄,所给剂量的约 25% 头孢哌酮和 84% 舒巴坦随尿排泄,余下的大部分头孢哌酮经胆汁排泄。多次给药后两种成分的药动学参数无明显变化,每 8~12 小时给药 1 次未发现药物蓄积作用。

3. 药物不良反应

(1) 主要为胃肠道反应,如稀便或轻度腹泻、恶心、呕吐等。

(2) 过敏反应:斑丘疹、荨麻疹、嗜酸性粒细胞增多、药物热。这些过敏反应易发生在有过敏史,特别是对青霉素过敏的患者中。

(3) 血液系统:中性粒细胞减少症、血红蛋白减少、血小板减少、低凝血酶原血症、嗜酸性粒细胞增多等。

(4) 实验室检查:谷丙转氨酶、门冬氨酸氨基转移酶、碱性磷酸酶和血胆红素增高,尿素氮或肌酐升高,多呈一过性。

(5) 其他反应:头痛、发热、寒战、注射部位疼痛及静脉炎、菌落失调等。

4. 药物相互作用

(1) 与氨基糖苷类抗生素(庆大霉素和妥布霉素)联合应用对肠杆菌科细菌和铜绿假单胞菌的某些敏感菌株有协同作用。但本品与氨基糖苷类抗生素之间存在物理性配伍

禁忌,因此两种药液不能直接混合。如需联合使用,可按顺序分别静脉注射这两种药物。注射时应使用不同的静脉输液管,或在注射间期,用另一种已获批准的稀释液充分冲洗先前使用过的静脉输液管。此外,应尽可能延长两种药物给药的间隔时间。

(2) 与下列药物同时应用时,可能引起出血:抗凝血药肝素,香豆素或茚满二酮衍生物、溶栓药、非甾体抗炎药(尤其阿司匹林、二氟尼柳或其他水杨酸制剂)及磺吡酮等。

(3) 本品与复方乳酸钠注射液或盐酸利多卡因注射液混合后出现配伍禁忌。因此应避免在初步溶解时使用该溶液,但可采用两步稀释法。即先用灭菌注射用水进行初步溶解,然后再用复方乳酸钠注射液或盐酸利多卡因注射液作进一步稀释,从而得到能够相互配伍的混合药液。

(4) 与下列药物注射剂也有配伍禁忌:多西环素、甲氯芬酯、阿马林、盐酸羟嗪、普鲁卡因胺、氨茶碱、丙氯拉嗪、细胞色素 C、喷他佐辛、抑肽酶等。

八、注意事项

1. 禁用　对青霉素或头孢菌素类抗生素过敏患者禁用。

2. 用药注意事项

(1) 概述:头孢哌酮大部分随胆汁排泄。当患者有肝疾患及胆道梗阻时,头孢哌酮的血清半衰期常会延长,而由尿中排出的药量会增加。甚至在严重肝功能障碍的情况下,胆汁中仍可达到治疗浓度,而半衰期仅增加 2~4 倍。

在严重胆道梗阻、严重肝疾病或同时存在肾功能障碍时,剂量需要调整。

如患者同时存在肝功能障碍和肾损害,头孢哌酮的血清浓度应加以监测,并根据需要而调整剂量。对这些患者如不能密切监测血清浓度,则剂量不应超过每日 2g。在患者血液透析阶段,头孢哌酮血清半衰期略微缩短,因此,在血液透析阶段中,给药的时间应予另行安排。

与其他抗生素一样,曾有个别患者使用头孢哌酮治疗引起维生素 K 缺乏。这种现象可能是由于合成维生素 K 的肠内细菌受到抑制所致。高危患者包括饮食或营养不良的患者(如囊性纤维病)和长期由静脉输注营养的患者,应检查这些患者的凝血酶原时间,必要时应加用维生素 K。

在使用头孢哌酮期间及停药后 5 天内饮酒,曾有引起潮红、出汗、头痛、心动过速等反应的报道。其他一些头孢菌素类亦有类似反应。因而患者在使用本品时,对于含酒精饮料应格外小心注意,对于需要鼻饲或胃肠外营养患者,流汁或输注营养液中应避免含酒精成分。

与其他抗生素一样,长期使用本品可能会导致耐药性微生物大量繁殖。在治疗期间应小心观察患者状况。

与其他有效的全身治疗一样,在较长治疗期间宜定期检查肾、肝和造血系统等器官的功能情况。这点对于新生儿,特别是早产儿尤为重要。

(2) 药物实验室试验相互作用:用本尼迪特或斐林溶液检查尿中葡萄糖,可能呈假性反应。

（3）妊娠期使用:曾用大鼠进行繁殖研究、剂量高达人用量的 10 倍,未发现生育力受损,亦为发现有畸胎出现。但尚未在孕妇进行足够的严格对照研究。因动物研究未必能够预测人类的反应,因此孕妇只有在必须的情况下,才可使用本品。

（4）哺乳期使用:虽然只有少数舒巴坦和头孢哌酮排入授乳期母乳中,但授乳期使用本品仍应特别小心。

（5）婴儿期使用:本品已被有效地使用婴儿,对早产儿或新生儿尚未作广泛研究,因此,用以治疗早产儿和新生儿、治疗前医师应认真考虑和权衡利弊。头孢哌酮不会将胆红素从血浆蛋白结合中置换下来。

（6）警惕:曾报道在接受 β-内酰胺类抗生素治疗的患者中出现严重、甚至致死性过敏反应。这些反应尤见于对多种过敏史的患者。如呈过敏反应,则应停药,改用其他治疗。

严重过敏反应者,须给予肾上腺素急救以及保持呼吸道通畅、给氧、静脉给予糖皮质激素、抗组胺药等紧急处理。

（7）配伍禁忌:本品可与灭菌注射用水、5%葡萄糖注射液、注射用生理盐水、含 0.225%氯化钠的 5%葡萄糖和含 0.9%氯化钠的 5%葡萄糖溶液配伍。

配制后头孢哌酮和舒巴坦的浓度分别为 10mg/ml 和 5mg/ml,且两者浓度可各增至 250mg/ml 和 125mg/ml。

应避免直接使用乳酸林格溶液或 2%盐酸利多卡因溶液配制注射液,因混合后可引起配伍禁忌。但可采用二步稀释法,即先用注射用水溶解,然后再用乳酸林格溶液稀释,可制备成最终舒巴坦浓度为 5mg/ml 的注射液。本品也可先用注射用水溶解,再用 2%盐酸利多卡因进一步稀释,以制备头孢哌酮及舒巴坦最终浓度分别为 250mg/ml 和 125mg/ml 的 0.5%盐酸利多卡因注射液。

本品注射液不可与氨基糖苷类注射液直接混合,因存在物理性配伍禁忌。如必须用本品和氨基糖苷类联合治疗时,可采用序贯间歇静脉输注法,本品和氨基糖苷类的白天用药间隔时间应尽可能延长。各剂量输注间应采用足量的适宜稀释液灌洗静脉输注管,也可采用另一根单独的静脉输注管。

（8）与其他抗菌药物的联合使用:由于本品的广谱抗菌活性,单独使用本品已足以治疗大多数感染,但必要时也可与其他抗生素联合使用。如与氨基糖苷类一起应用,应在疗程中监测患者的肾功能情况。

九、贮藏条件

密闭,在凉暗（避光并不超过 20℃）干燥处保存。

十、药物经济性评价

医保乙类,《中国药典》(2020 年版)收载。

哌拉西林他唑巴坦

一、药品名称

1. 英文名 Piperacillin and Tazobactam

2. 化学名 哌拉西林:(2S,5R,6R)-3.3-二甲基-6-[(4-乙基-2,3-二氧代-1-哌嗪甲酰氨基)苯乙酰氨基]-7-氧代-4-硫杂-1-氮杂双环[3.2.0]庚烷-2-甲酸

他唑巴坦:(2S,3S,5R)-3-甲基-7-氧代-3-(1H-1,2,3-三氮唑-1-基甲基)-4-硫杂-1-氮杂双环[3.2.0]庚烷-2-羧酸-4,4-二氧化物

二、药品成分

本品为复方制剂,其组分为哌拉西林钠和他唑巴坦钠

三、剂型与规格

注射剂 (1)0.562 5g;(2)1.25g;(3)2.25g;(4)3.375g;(5)4.0g;(6)4.5g

四、适应证及相应的临床价值

适用于治疗下列由已检出或疑为敏感细菌所致的全身和/或局部细菌感染。

1. 下呼吸道感染 由产生 β-内酰胺酶的流感嗜血杆菌分离株导致的社区获得性肺炎(仅限中等严重程度)。由产生 β-内酰胺酶的金黄色葡萄球菌和对哌拉西林/他唑巴坦敏感的鲍曼不动杆菌、流感嗜血杆菌、克雷伯肺炎菌和铜绿假单胞菌导致的医院获得性肺炎(中等至严重程度)(由铜绿假单胞菌导致的医院获得性肺炎应与氨基糖苷类药物合用治疗)。

2. 尿路感染 由肠杆菌、变形杆菌属、铜绿假单胞菌、克雷伯肺炎菌、金黄色葡萄球菌(对甲氧西林不耐药的金黄色葡萄球菌)导致的尿路感染。

3. 腹腔内感染 由产生 β-内酰胺酶的肠杆菌分离株或脆弱拟杆菌族的以下成员导致的阑尾炎(并发穿孔或脓肿而)和腹膜炎:脆弱拟杆菌、卵形类杆菌、多形拟杆菌或普通拟杆菌。此族的各个成员是在不到 10 个病例中研究的。

4. 皮肤及软组织感染 单纯性和复杂性皮肤和皮肤组织感染,包括由产生 β-内酰胺酶的金黄色葡萄球菌分离株导致的蜂窝织炎、皮肤脓肿和缺血性/糖尿病足感染。

5. 细菌性败血症 由肠杆菌、金黄色葡萄球(对甲氧西林不耐药的金黄色葡萄球菌)、克雷伯肺炎菌、铜绿假单胞菌及鲍曼不动杆菌导致的细菌性败血症。

6. 妇科感染 由产生 β-内酰胺酶的肠杆菌分离株导致的产后子宫内膜炎或盆腔炎。

7. 与氨基糖苷类药物联合用于患中性粒细胞减少症的患者的细菌感染 由金黄色葡萄球(对甲氧西林不耐药的金黄色葡萄球菌)、肠杆菌、克雷伯肺炎菌、铜绿假单胞菌、不动杆菌、拟杆菌属导致的患中性粒细胞减少症的患者的细菌感染。

8. 骨与关节感染 由金黄色葡萄球(对甲氧西林不耐药的金黄色葡萄球菌)、链球菌属、肠杆菌、铜绿假单胞菌、克雷伯肺炎菌导致的骨与关节感染。

9. 多种细菌混合感染 本品适用于治疗多种细菌混合感染,包括怀疑感染部位(腹腔内、皮肤和软组织、上下呼吸道、妇科)存在需氧菌和厌氧菌的感染。

尽管本品仅适用于上述情况，但由于本品中有哌拉西林成分，所以对于治疗由哌拉西林敏感细菌所致的感染仍是经受得起检验的。因此，治疗由对哌拉西林敏感细菌以及对本品敏感的产 β-内酰胺酶细菌所致的混合感染没有必要增加使用另一种抗生素。

在治疗前应进行适当的细菌培养以及做药敏试验，以便确认引起感染的微生物，并且确定致病菌对本品的敏感程度。基于本品对如下文所罗列的革兰氏阳性和阴性、需氧和厌氧细菌具有广谱的抗菌活性，因此，将其用于治疗混合感染以及在药敏试验结果尚未报出时进行经验性治疗均十分见效。然而，虽然在药敏试验结果报出之前，可以使用本品进行治疗，但一旦获得药敏结果或治疗无临床反应时，仍需要修正治疗方案。

严重感染时，可在药敏试验结果报出之前开始使用本品作经验性治疗。

本品与氨基糖苷类抗生素联合治疗铜绿假单胞菌某些菌株的感染有协同作用。特别是在患者宿主防御系统受损的情况下，联合用药的治疗是成功的。两种药物均应使用全治疗剂量。一旦细菌培养和药敏试验结果报出，应调整抗生素的治疗。

在治疗中性粒细胞减少症的患者时，应使用全剂量的本品以及某一种氨基糖苷类抗生素，对于钾储备低下的患者要警惕可能出现低钾血症，在这类患者应定期测定电解质水平。

五、用法用量

1. 儿童　儿童应用该药的安全性和疗效未建立。

2. 成人　本品必须缓慢静脉滴注给药（例如，给药时间 20~30 分钟以上）。

本品常用剂量为每次 3.375g 静脉滴注，每 6 小时 1 次，医院获得性肺炎患者的初始剂量应为每次 3.375g 静脉滴注，每 4 小时 1 次，并联合应用氨基糖苷类，直到能除外铜绿假单胞菌感染。

3. 老年人　年满 65 岁的患者不会仅因为年龄因素而增加副作用风险。但出现肾损害时需调整剂量。通常，考虑到老年人较常出现肝、肾或心脏功能下降以及出现伴发病和合用其他药物治疗，老年人的剂量选择应谨慎，通常先从剂量范围的下限开始。

六、特殊人群用药

1. 妊娠期　小鼠和大鼠畸形学研究发现，当静脉滴注哌拉西林/他唑巴坦的剂量达 3 000/750mg/kg［根据体表面积（mg/m²），分别为哌拉西林/他唑巴坦人类给药剂量的 1~2 倍和 2~3 倍］时，没有任何证据表明对胎儿有伤害。没有孕妇使用本品的数据或者数据量有限。

动物研究显示，本品有发育毒性，但是在达到母体中毒剂量时未发现有致畸性的证据。

哌拉西林和他唑巴坦可穿过胎盘。但是，没有针对哌拉西林/他唑巴坦组合或单独用于孕妇的充分和良好对照的研究。由于动物生殖研究的结果并非总能预测人体应用

情况，因此，只有明确适用（也就是当预期益处大于对孕妇和胎儿的潜在风险）时，方可在妊娠时使用哌拉西林/他唑巴坦。

2. 哺乳期　母乳可分泌出低浓度的哌拉西林；他唑巴坦在人乳汁中的分泌浓度尚无相关研究。只有当预期益处大于对母亲和婴儿的潜在风险时，方可用于哺乳期妇女。

3. 肾功能损害　肾功能不全者，需按内生肌酐清除率调整给药剂量，内生肌酐清除率 40~90ml/min 者，每日剂量 12g/1.5g，分 4 次给药；20~40ml/min 者，每日剂量 8g/1g，分 4 次给药；低于 20ml/min 者每日剂量 6g/0.75g，分 4 次给药。血液透析患者的最大剂量为 2.25g，每 8 小时给药 1 次。血液透析可清除部分药物，透析后应补给哌拉西林他唑巴坦 0.75g。

4. 肝功能损害　与健康受试者相比，肝硬化患者的哌拉西林和他唑巴坦半衰期分别延长了大约 25% 和 18%。但是肝硬化患者不一定因此而调整剂量。

七、药理学

1. 药效学及作用机制　哌拉西林是一种广谱半合成青霉素，对于许多革兰氏阳性和革兰氏阴性的需氧菌及厌氧菌具有抗菌活性，它通过抑制细菌的隔膜和细胞壁的合成发挥杀菌作用。他唑巴坦是一种结构与青霉素相关的 β-内酰胺类药物，是很多 β-内酰胺酶（β-内酰胺酶通常导致青霉素和头孢菌素耐药性）的抑制剂，但是不能抑制 AmpC 酶或金属 β-内酰胺酶。他唑巴坦扩大了哌拉西林的抗菌谱，包含很多产生 β-内酰胺酶而对哌拉西林耐药的细菌。

他唑巴坦钠对细菌的体外活性几乎没有临床相关性，这是因为它与青霉素结合蛋白的亲和力降低。但是，它是属于 A 类分子酶［包括 Richmond-Sykes Ⅲ 类（Bush class 2b & 2b′）青霉素酶和头孢菌素酶］的一种 β-内酰胺酶抑制剂。它对 Ⅱ 和 Ⅳ 类（2a & 4）青霉素酶的抑制能力有差异。建议给药方案所达到的他唑巴坦浓度无法诱导染色体介导的 β-内酰胺酶。

抗菌谱：体外研究和临床感染均已证明，哌拉西林/他唑巴坦对下列微生物中的多数分离株具有抗菌活性。

革兰氏阳性菌：金黄色葡萄球菌（仅限对甲氧西林敏感的分离株）。

革兰氏阴性菌：不动杆菌、肠杆菌、流感嗜血杆菌（β-内酰胺酶阴性、对氨苄西林产生耐药性的分离株除外）、克雷伯肺炎菌、铜绿假单胞菌（与对该分离株敏感的氨基糖苷类药物联合用药）。

厌氧菌：脆弱拟杆菌属（脆弱拟杆菌、卵形类杆菌、多形拟杆菌和普通拟杆菌）。

已获得以下体外数据，但它们的临床意义尚不清楚。至少 90% 的以下微生物的体外最小抑菌浓度（MIC）小于或等于哌拉西林/他唑巴坦的敏感折点。但是目前尚无充分和良好对照的研究确定哌拉西林/他唑巴坦治疗这些细菌引起的临床感染的安全性和疗效。

革兰氏阳性菌：粪肠球菌（仅限对氨苄西林或青霉素敏感的分离株）、表皮葡萄球菌（仅限对甲氧西林敏感的分离

株)、无乳链球菌、肺炎链球菌(仅限对青霉素敏感的分离株)、化脓性链球菌、草绿色链球菌。

革兰氏阴性菌:克氏枸橼酸杆菌、卡他莫拉菌、摩氏摩根菌、淋病奈瑟菌、奇异变形杆菌、普通变形杆菌、黏质沙雷菌、斯氏普罗威登斯菌、雷氏普罗菲登菌、沙门菌。

厌氧菌:产气荚膜梭菌、吉氏拟杆菌、产黑普雷沃氏菌、这些细菌不会生成β-内酰胺酶,因此仅对哌拉西林敏感。

2. 药代动力学　哌拉西林他唑巴坦为8:1制剂,静脉滴注1.25g、3.375g或4.5g后,即可达到血药峰浓度,哌拉西林血药浓度与单独应用同等剂量哌拉西林者相仿,分别为$134\mu g/ml$、$242\mu g/ml$、$298\mu g/ml$,他唑巴坦血药浓度为$15mg/L$、$24mg/L$、$34mg/L$。静脉滴注哌拉西林3.375g,每6小时1次,多剂给药后哌拉西林和他唑巴坦的稳态血药浓度与第一剂给药后的血药浓度相仿,每6小时静脉滴注本品2.25g和4.5g后,达到稳态血药浓度也与首剂给药的结果相似。哌拉西林和他唑巴坦都是大约30%与血浆蛋白结合。哌拉西林或他唑巴坦与蛋白质结合不受其他化合物的影响。他唑巴坦代谢物与蛋白质结合可忽略不计。哌拉西林和他唑巴坦广泛分布在组织和体液内,包括肠黏膜、胆囊、肺、女性生殖组织(子宫、卵巢和输卵管)、细胞间液和胆汁。平均组织浓度通常为血浆中浓度的50%至100%。和其他青霉素类药物一样,哌拉西林和他唑巴坦在无脑脊髓膜炎症的受试者的脑脊液中分布较低。哌拉西林被代谢为微生物学活性很低的去乙基代谢物。他唑巴坦被代谢为无药理和抗菌活性的单一代谢物。健康受试者接受单个或多个剂量后,哌拉西林和他唑巴坦的血浆半衰期为0.7~1.2小时,并且不受剂量或输液时长的影响。哌拉西林和他唑巴坦都通过肾小球滤过和肾小管分泌经肾清除。68%给药剂量的哌拉西林以原型药形式迅速经尿液排出。他唑巴坦及其代谢物主要经肾排泄清除,80%给药剂量以原型药形式出现,其他的为单一代谢物。哌拉西林、他唑巴坦和去乙基哌拉西林也分泌至胆汁中。在对肾功能受损的受试者施用单剂量的哌拉西林/他唑巴坦后,哌拉西林和他唑巴坦的半衰期随肌酐清除率的降低而增加。当肌酐清除率小于$20ml/min$时,与肾功能正常的受试者相比,哌拉西林半衰期为其2倍,他唑巴坦半衰期为其四倍。与健康受试者相比,肝硬化患者的哌拉西林和他唑巴坦半衰期分别延长了大约25%和18%。对2月龄及以上的儿科患者进行了哌拉西林和他唑巴坦药代动力学研究。在年纪较小的儿童患者中,这两种化合物的清除都比在年纪较大儿童患者和成人患者慢。针对健康男性受试者[18~35岁($n=6$),65~80岁($n=12$)]进行了年龄对哌拉西林和他唑巴坦的药代动力学的影响评估。与年纪较小的受试者比较,老年受试者的哌拉西林和他唑巴坦的平均半衰期分别增加32%和55%。这个差异可能是与年龄相关的肌酐清除率变化有关。

3. 药物不良反应　本品不良反应多为轻至中度,且为一过性,停药后即可好转。不良反应较常见者(≥1%)为腹泻、呕吐、恶心等胃肠道反应和皮疹、静脉炎;较少见的不良反应(<1%)有发热、晕眩、头痛、焦虑、消化不良、口腔念珠菌病等,偶可发生过敏性休克。实验室检查可见一过性

GOT、GPT、胆红素升高、血红蛋白降低、血小板升高、白细胞降低、尿素氮、肌酐升高、血尿、蛋白尿等。

4. 药物相互作用

(1)氨基糖苷类:由于哌拉西林可使氨基糖苷类药物在体外失活,因此建议本品与氨基糖苷类药物分开给药。当需要与氨基糖苷类药物一起联合使用时,本品和氨基糖苷类药物应分开复溶、稀释和给药。本品含有EDTA,在特定稀释剂和浓度下可以与阿米卡星和庆大霉素通过Y形管输液同时给药。本品不可与妥布霉素一起通过Y形管输液。

在肾功能正常以及肾功能轻度或中度受损受试者中,哌拉西林单独用药或与他唑巴坦联合使用不会显著改变妥布霉素的药代动力学。哌拉西林、他唑巴坦和M1代谢物的药代动力学也没有因妥布霉素给药而显著改变。

当氨基糖苷类药物与哌拉西林一起用于需要血液透析的终末期肾病患者时,氨基糖苷类药物(尤其是妥布霉素)的浓度会大幅降低,并且应进行监控。

(2)丙磺舒:与其他青霉素类相似,本品与丙磺舒合并应用可使哌拉西林和他唑巴坦的半衰期延长(哌拉西林的半衰期延长21%,他唑巴坦的半衰期延长71%)、肾清除率降低。然而两药的血浆峰浓度均未受影响。因为丙磺舒可以抑制哌拉西林和他唑巴坦经肾小管分泌。除非益处大于风险,否则丙磺舒不应与本品联合给药。

(3)万古霉素:未发现本品和万古霉素存在药代动力学相互作用。

(4)口服抗凝血药物:与肝素、口服抗凝血剂以及其他可能影响凝血系统(包括血小板功能)的药物同时使用时,应更频繁地测试并定期监控凝血参数。

(5)非去极化肌松药:与维库溴铵合用时,哌拉西林可延长维库溴铵对神经肌肉的阻滞作用。由于作用机制相似,合用哌拉西林时可能会延长任何非去极化肌松剂的神经肌肉阻滞作用。

(6)甲氨蝶呤:有限的数据表明,由于对肾分泌的竞争,甲氨蝶呤和哌拉西林合用可能降低甲氨蝶呤的清除。尚未评估他唑巴坦对甲氨蝶呤消除的影响。如果需要进行同时使用,应频繁监控甲氨蝶呤血清浓度和甲氨蝶呤毒性的迹象和症状。

(7)实验室和其他诊断检查的相互作用:有多种化学尿蛋白测量方法可能产生假阳性结果。用试纸进行的蛋白测量不受影响。

抗球蛋白试验直接试验结果可能为阳性。

已有报告称,患者在接受哌拉西林/他唑巴坦注射后,使用Bio-Rad Laboratories Platelia曲霉菌EIA试剂盒测试结果会呈阳性,但之后发现患者无曲霉菌感染。已有报告称,Bio-Rad Laboratories Platelia曲霉菌EIA试剂盒与非曲霉菌多糖和多聚呋喃糖具有交叉反应。因此,如果接受哌拉西林/他唑巴坦治疗的患者出现阳性检测结果应谨慎判读,并通过其他诊断方法进行证实。

与其他青霉素一样,本品给药可导致铜还原法(Clinitest)检查尿糖时出现假阳性反应。建议采用葡萄糖氧化酶

介导的酶促反应检测葡萄糖。

八、注意事项

1. 禁用 对本品的活性物质、任何其他青霉素-抗菌药物、或任何辅料成分超敏的患者。

对任何其他β-内酰胺类活性物质(例如头孢菌素、单酰胺菌素或碳青霉烯)有急性严重过敏反应的病史。

对β-内酰胺酶抑制剂有过敏反应史者。

2. 用药注意事项

特别警告:选择本品治疗患者时,应根据感染严重程度和对其他合适的抗菌药物的耐药普遍性等因素,考虑使用广谱半合成青霉素的适当性。

开始本品治疗前,应仔细询问既往对青霉素、其他β-内酰胺类药物(例如头孢菌素、单酰胺菌素或碳青霉烯)和其他过敏原的超敏反应情况。有报道显示,接受青霉素(包括哌拉西林/他唑巴坦)治疗的患者可发生严重(有时是致命性的)超敏反应[过敏性/过敏样反应(包括休克)]。这些过敏反应更易发生在对多种过敏原有过敏史的患者中。发生严重超敏反应时需要停用此抗生素,并可能需要给予肾上腺素或采取其他紧急措施。

本品会引起严重的皮肤不良反应,例如史-约(Stevens-Johnson)综合征、中毒性表皮坏死松解症、药物反应伴嗜酸性粒细胞增多和全身性症状和急性全身发疹性脓疱病。若患者出现皮疹,应密切观察,若损伤加重,则停用本品。

几乎所有抗菌药物(包括本品)的应用都有难辨梭菌相关性腹泻(CDAD)的报告,其严重程度可表现为轻度腹泻至致死性结肠炎。抗菌药物治疗可引起结肠正常菌群的改变,导致难辨梭菌的过度生长。

难辨梭菌产生的毒素A和毒素B促使难辨梭菌相关性腹泻(CDAD)的病情恶化。产生剧毒的难辨梭菌株会引起发病率和死亡率升高,因为抗菌药物治疗可能对这些感染无效,有可能需要结肠切除。对于所有使用抗菌药物后出现腹泻的患者,必须考虑到CDAD的可能。由于曾经有给予抗菌药物治疗之后超过2个月发生CDAD的报道,因此需仔细询问病史。

如果怀疑或确定CDAD,可能需要在正使用的抗菌药物中停用不直接针对难辨梭菌的抗菌药物。应按照临床指征开始适当的液体和电解质管理、蛋白质补充、难辨梭菌的抗菌治疗、以及外科评估。

注意事项:使用β-内酰胺类抗生素(包括哌拉西林)治疗的部分患者可有出血表现。这些反应常与凝血试验(如凝血时间、血小板聚集和凝血酶原时间)异常有关,并多见于肾衰竭患者。如果有出血的表现,应当停用抗生素治疗(特治星),并采取相应的治疗措施。

据观察,与本品给药相关的白细胞减少/中性粒细胞减少是可逆的,并且在长期用药的情况下最常出现。

应定期评估患者的造血功能,尤其是对于长期治疗(即≥21天)。

和其他青霉素类药物一样,若高于推荐的静脉给药剂量,患者可能会出现惊厥形式的神经系统并发症(特别是患

者患有肾功能损害时)。

本品治疗可能导致出现耐药菌,其可能导致双重感染。

在本品复方药物中,每克哌拉西林共含有2.79mEq(64mg)的钠离子。治疗需要限制盐摄入的患者时,可以考虑这一点。钾储备较低的患者应定期测量电解质,并且,对于钾储备可能较低以及接受细胞毒性治疗或利尿剂的患者,应考虑低钾血症的可能性。

和其他半合成青霉素类一样,哌拉西林的使用可使囊性纤维化患者发热和皮疹发生率升高。

在缺乏确诊或高度可疑细菌感染的证据或缺乏预防用药的指征下,处方给予哌拉西林和他唑巴坦可能不会使患者受益却增加耐药菌发生的风险。

本品治疗过程中可出现白细胞减少和中性粒细胞减少,尤其是疗程延长者。因此应该定期检查造血功能。

肾损害患者用药:对于肌酐清除率≤40ml/min的患者和透析患者(血液透析和CAPD),应基于肾功能受损程度减小本品的静脉输注剂量。

实验室检查:应当定期检查造血功能,特别是长期治疗(即≥21天)的患者。

九、贮藏条件

遮光、密闭,在10~25℃保存。

十、药物经济性评价

基本药物[注射用无菌粉末:2.25g(哌拉西林2.0g与他唑巴坦0.25g)、4.5g(哌拉西林4.0g与他唑巴坦0.5g)],医保乙类,《中国药典》(2020年版)收载。

6 头霉素类抗生素

头 孢 美 唑

一、药品名称

1. 英文名 Cefmetazole

2. 通用名 头孢美唑

3. 化学名 (6R,7R)-7-[2-[(氰甲基)硫代]乙酰氨基]-7-甲氧基-3-[(1-甲基-1H-四唑-5-基)硫烷基甲基]-8-氧代-5-硫杂-1-氮杂双环[4.2.0]辛-2-烯-2-羧酸

二、药品成分

头孢美唑钠

三、剂型与规格

注射剂 (1)0.25g;(2)0.5g;(3)1.0g;(4)2.0g

四、适应证及相应的临床价值

本品适用于治疗由对头孢美唑钠敏感的金黄色葡萄球菌、肠杆菌、肺炎杆菌、变形杆菌、摩氏摩根菌、普罗维登斯菌属、拟杆菌属、消化链球菌属及普罗沃菌属(双路普雷沃

菌除外)所引起的下述感染:败血症、急性支气管炎、肺炎、慢性呼吸道疾病继发感染、肺脓肿、脓胸、胆管炎、胆囊炎、腹膜炎、肾盂肾炎、膀胱炎、前庭大腺炎、子宫内感染、子宫附件炎、子宫旁组织炎、颌骨周围蜂窝织炎、颌炎。

五、用法用量

1. 儿童 静脉注射或静脉滴注:每日 25~100mg/kg,分 2~4 次给药。严重感染者剂量可增至每日 150mg/kg,分 2~4 次静脉给药。

2. 成人 静脉注射或静脉滴注:每日 2~3g,分 2 次给药;严重感染者剂量可增加至每日 4~8g,分 2~4 次静脉给药。

3. 老年人 对老年患者,应在注意以下因素的同时,考虑用量和给药间隔等因素,慎重给药。老年患者因生理功能降低,易发生不良反应。老年患者因维生素 K 缺乏可能引起出血倾向。

六、特殊人群用药

1. 妊娠期 孕妇或可能妊娠的妇女,仅在治疗的有益性超过危险性时方可给药,尚未确立妊娠期用药的安全性。

2. 哺乳期 本品只有极少量可分泌到乳汁,故可忽略不计。

3. 肾功能损害 肾功能减退患者需根据内生肌酐清除率调整给药间隔或减少单次给药剂量。

Ccr/ (ml/min)	调节给药间隔		调节用量	
	用量/mg	给药间隔/h	用量/mg	给药间隔/h
>60	1 000	12	1 000	12
30~60	1 000	24	500	12
10~30	1 000	48	250	12
<10	1 000	120	100	12

七、药理学

1. 药效学及作用机制

抗菌作用:头孢美唑钠对 β-内酰胺酶的抵抗性高,因此对 β-内酰胺酶产生菌也有同于非产生 β-内酰胺酶的敏感菌的很强抗菌力。

对金黄色葡萄球菌、肠杆菌、肺炎杆菌、吲哚阴性变形杆菌有卓越抗菌力,而且通常对其他头孢菌素类及青霉素类抗生素不敏感的吲哚阳性变形杆菌也有很强抗菌力。另外,对类杆菌、消化球菌及消化链球菌等厌氧菌也显示卓越抗菌作用。

(1)作用机制:强力抑制增殖期细菌的细胞壁合成,而发挥杀菌性作用。

(2)毒理:幼年大鼠皮下给药实验,有睾丸萎缩,抑制精子形成作用的报告。

用小鼠、家兔、豚鼠探讨了头孢美唑钠的抗原性,其结果与其他头孢菌素类抗生素相同,所有动物的抗原性均较弱,与头孢唑林、头孢噻吩的被动皮肤过敏反应的交叉性也较弱。另外,抗球蛋白试验阳性反应较头孢噻吩明显减弱。

2. 药代动力学 健康成人静脉注射头孢美唑钠 1g(效价)时,给药 10 分钟后的平均血中浓度为 188μg/ml,6 小时后为 1.9μg/ml,血中浓度半衰期约为 1 小时,血药浓度和给药剂量呈相关性。

健康成人静脉滴注头孢美唑钠 19g(效价)1 小时,血药浓度在结束时达峰值,平均值为 76.2μg/ml,6 小时后为 2.7μg/ml,血药浓度半衰期为 1.2 小时左右,血药浓度和给药剂量呈相关性。

本品高浓度分布于咳痰、腹水、腹腔渗出液、胆囊壁、胆汁、子宫、卵巢、输卵管、盆腔死腔液、颌骨、上颌窦黏膜、牙龈等。另外,也分布于羊水、脐带血、肾(皮质及髓质),但几乎不分布于母乳中。本品血清蛋白结合率为 83.6%~84.8%。

头孢美唑钠在体内不代谢,大部分以具有抗菌活性的未变化状态从尿中排泄。6 小时内尿中回收率为 85%~92%,代谢率高。肾功能降低时,尿中排泄减少,出现血中浓度上升及半衰期延长。

3. 药物不良反应

(1)罕见引起休克(0.01%以下)、过敏反应症状(不适感、口腔异常感、喘鸣、眩晕、便意、耳鸣、发汗等)(发生率不详)。故应注意观察,若出现异常,应立即停药并作适当处理。

(2)有可能出现皮肤黏膜眼综合征(史-约综合征)(发生率不详)、中毒性表皮坏死松解症(Lyell 综合征)(发生率不详)。一旦发现类似症状,应直即停药并作适当处理。

(3)有可能出现急性肾衰竭(发生率不详)等严重肾功能损害,故应仔细观察,定期检查肾功能,若出现 BUN 及血肌酐升高等,应立即停药并作适当处理。

(4)肝炎(发生率不详)、肝功能障碍(发生率不详)、黄疸(发生率不详):因为有 GOT(AST)、GPT(ALT)显著升高等肝炎、肝功能障碍表现,故应注意观察,若出现异常,应立即停药并作适当处理。

(5)有可能出现粒细胞缺乏症(发生率不详)、溶血性贫血(发生率不详)、血小板减少(发生率不详)。故应注意观察,若出现异常,应立即停药并作适当处理。

(6)罕见出现伴有便血的假膜性肠炎(低于 0.01%)(初期症状为腹痛、腹泻频繁)。故应注意观察,若出现异常,应立即停药并作适当处理。

(7)有可能出现伴有发热、咳嗽、呼吸困难、胸部 X 射线检查异常、嗜酸细胞增多等症状的间质性肺炎(发生率不详)、伴有肺嗜酸性粒细胞浸润症(PIE)(发生率不明)。一旦出现类似症状,应立即停药并作适当处理,如使用肾上腺皮质激素。

4. 药物相互作用

(1)应用本品时饮用含酒精的饮料,可能发生双硫仑样作用(颜面潮红、心悸、晕眩、头痛、欲吐等),因此用药期间以及停药后至少1周以内禁止饮用含酒精的饮料。

(2) 与利尿剂(如呋塞米)合用,可能加重肾功能损害。

(3) 应用本品时,用铜还原法、本尼迪克特溶液或费林溶液监测尿糖会出现假阳性;用 Jaffe 法监测肌酐值可出现假性增高;并可使抗球蛋白(Coombs)试验出现假阳性。

八、注意事项

1. 禁用　对本品成分有过敏性休克史的患者禁用。

2. 慎用　对本品所含成分或头孢烯类抗生素有过敏症史患者的患者原则上不给药,不得不用药时慎用。

3. 用药注意事项

(1) 慎重用药(下述患者应慎重用药):对青霉素类抗生素有过敏症既往史患者。

本人或双亲弟兄有易引起支气管哮喘、皮疹、荨麻疹等过敏症状体质者。

严重肾损害患者会出现血中浓度上升,半衰期延长

经口摄食不足患者或非经口维持营养患者。全身状态不良患者(通过摄食不能补充维生素 K 的患者,会出现维生素 K 缺乏症状)。

(2) 重要注意事项:因为没有确切的方法预知本品引起的休克、过敏样反应,应采取如下措施:①使用前应充分询问病史,尤其必须确认对抗生素的过敏史;②使用时,必须准备好休克的急救措施;③从给药开始到结束,患者应保持安静状态,充分观察。特别是给药刚开始时要充分注意观察。

给药期间及给药后至少1周避免饮酒。

(3) 对临床检验结果的影响:除用检尿糖用试纸反应以外,用本尼迪特氏试剂、费林氏试剂及 Clinitest 进行的尿糖检查有时呈假阳性,应注意。

用雅费氏反应进行肌酐检查时,表观肌酐值有可能示高值,应注意。

直接抗球蛋白试验,有时呈阳性。

(4) 其他注意事项:希望在使用本品期间,定期检查肝功能、肾功能、血液等情况。

九、贮藏条件

室温保存。本剂遇光会逐渐变色,故启封后应注意保存。溶解后尽快使用,需保存时,室温条件下应在24小时以内使用。

十、药物经济性评价

医保乙类,《中国药典》(2020 年版)收载。

头 孢 西 丁

一、药品名称

1. 英文名　Cefoxitin

2. 化学名　(6R,7S)-3-(氨基甲酰氧甲基)-7-甲氧基-8-氧代-7-[2-(2-噻吩基)乙酰氨基]-5-硫杂-1-氮杂双环

[4.2.0]辛-2-烯-2-羧酸

二、药品成分

头孢西丁钠

三、剂型与规格

注射剂　(1)0.5g;(2)1.0g;(3)2.0g;(4)3.0g

四、适应证及相应的临床价值

适用于对本品敏感的细菌引起的下列感染:上下呼吸道感染、尿路感染包括并发症的淋病、腹膜炎以及其他腹腔内、盆腔内感染、败血症(包括伤寒)、妇科感染、骨、关节软组织感染、心内膜炎、由于本品对厌氧菌有效及对 β-内酰胺酶稳定,故特别适用需氧及厌氧菌混合感染,以及对于由产 β-内酰胺酶而对本品敏感细菌引起的感染。

五、用法用量

1. 儿童　3月以内婴儿不宜使用;3月以上儿童每次13.3~26.7mg/kg,每6小时1次或每次20~40mg/kg,每8小时1次。

2. 成人　肌内注射、静脉注射或静脉滴注:成人用量为1~2g/次,每6~8小时一次,或根据致病菌的敏感程度及病情调整剂量。

单纯性感染(肺炎、泌尿系统感染、皮肤感染),每日总剂量3~4g,1g 每6~8小时,肌内注射或静滴。

中、重度感染,每日总剂量6~8g,1g 每4小时或2g 每6~8小时,静滴。

需大剂量治疗的感染(如气性坏疽),每日总剂量12g,2g 每4小时或3g 每6小时,静滴。

围生期预防感染,剖腹产:脐带夹住时2g 静脉注射,4小时和8小时后各追加一次剂量;其他外科手术前1~1.5小时2g 静脉注射,以后24小时以内,每6小时用药1次,每次1g。

3. 老年人　临床研究与临床报道中未见老年人与年轻人在安全性与有效性方面存在明显的差异,但不能排除老年个体具有较高的敏感性。

六、特殊人群用药

1. 妊娠期　本品并未针对孕妇进行充分的研究,因此孕妇应该仅在必需的情况下才使用本品。

2. 哺乳期　本品可低浓度分泌进入乳汁,因此当哺乳期妇女使用本品的时候应该给予警告。

3. 肾功能损害　肾功能不全者需按肌酐清除率调整剂量。肌酐清除率30~50ml/min,1~2g 每8~12小时;肌酐清除率10~29ml/min,1~2g 每12~24小时;肌酐清除率5~9ml/min,0.5~1g 每12~24小时;肌酐清除率<5ml/min,0.5~1g 每24~48小时。

七、药理学

1. 药效学及作用机制　头孢西丁钠通过抑制细菌细胞

壁合成而杀灭细菌,且由于本品结构上的特点使其对细菌产生的β-内酰胺酶具有很高的抵抗性,下列临床常见革兰氏阳性、阴性需氧及厌氧致病菌对本品高度敏感:葡萄球菌(包括凝固酶阳性和阴性产青霉素酶的菌株)、肠球菌、粪链球菌、A组乙型溶血性链球菌、微需氧链球菌、B族乙型溶血性链球菌、肺炎链球菌、其他链球菌中D族链球菌、淋病(奈瑟)球菌、产气荚膜梭状芽孢杆菌、脑膜炎(奈瑟)菌、梭状芽孢杆菌、真杆菌、痤疮丙酸杆菌、肠杆菌、韦荣球菌、肺炎克雷伯杆菌、克雷伯杆菌属、奇异变形杆菌、变形杆菌(吲哚阳性)、普通变形杆菌、摩根变形杆菌、脆弱拟杆菌、流感(嗜血)杆菌、黑色素拟杆菌、黏质沙雷菌、类杆菌(包括青霉素敏感和青霉素耐药菌株)、普鲁威登菌、沙门杆菌及志贺菌、梭杆菌。

头孢西丁钠对下列细菌敏感度视菌株需作药敏试验而定:不动杆菌属硝酸盐阴性杆菌、粪产碱杆菌、枸橼酸杆菌。

头孢西丁钠对铜绿假单胞菌、肠球菌大多数菌株、阴沟肠杆菌等耐药。

本品对革兰氏阳性菌的体外抗菌作用教头孢噻吩和头孢孟多弱5~10倍,对脑膜炎奈瑟菌、淋病奈瑟菌和流感嗜血杆菌逊于头孢孟多或头孢呋辛,但对产β-内酰胺酶淋病奈瑟菌的抗菌作用则优于头孢孟多。

2. 药代动力学　正常志愿者肌内注射1g后,20~30分钟血药浓度达峰值为24μg/ml。静脉注射1g后,5分钟血药浓度达峰为110μg/ml,4小时后血药浓度低于1μg/ml。静脉注射后本品半衰期为41~59分钟,肌内注射后本品半衰期为64.8分钟。6小时候约85%药物以原型经肾排泄,肌内注射本品1g后,尿药浓度可达3 000μg/ml以上。

本品在体内分布广泛,给药后可迅速进入各种体液,包括胸水、腹水、胆汁,但脑脊液穿透率较低,蛋白结合率为80.7%。

头孢西丁钠主要以原型从肾排泄,肾清除率包括肾小球滤过和肾小管排泄,给药后6小时相当于所给剂量85%经肾从尿液中排出,血浆消除半衰期为1小时。

3. 药物不良反应　本品耐受性良好。最常见的不良反应为静脉注射或肌内注射后局部反应,静脉注射后可发生血栓性静脉炎,肌内注射局部疼痛、硬结。偶可出现过敏反应如皮疹、荨麻疹、瘙痒、嗜酸性粒细胞增多、药物热、呼吸困难、兼职性肾炎、血管神经性水肿等,也可有腹泻、肠炎、恶心、呕吐等消化道反应,高血压、重症肌无力患者症状加重等。实验室异常可有血细胞减少、贫血、骨髓抑制、直接抗球蛋白试验(Coombs)试验阳性,一过性GPT、GOT、ALP、LDH、胆红素、BUN、Cr升高,偶有尿素氮和血肌酐升高。

4. 药物相互作用

(1) 头孢菌素类药物与氨基糖苷类药物同时应用可增加肾毒性。

(2) 本品高浓度时可使血及尿肌酐、尿17-羟皮质类固醇出现假性升高,铜还原法尿糖检测出现假阳性。

(3) 本品有较强的β-内酰胺酶诱导作用,羧苄西林、美洛西林等对革兰氏阴性杆菌所产β-内酰胺酶不稳定的β-内酰胺类药物与其合用可发生拮抗作用。

八、注意事项

1. 禁用　对本品及头孢菌素类抗生素过敏者禁用,避免用于有青霉素过敏性休克病史者。

2. 用药注意事项

(1) 青霉素过敏者慎用。

(2) 肾功能损害者或有胃肠疾病史(特别是结肠炎)者慎用。

(3) 本品与氨基糖苷类抗生素配伍时,会增加肾毒性。

(4) 高浓度头孢西丁可使血及尿肌酐、尿17-羟皮质类固醇出现假性升高,铜还原法尿糖检测出现假阳性。

九、贮藏条件

密封,在凉暗(避光并不超过20℃)干燥处保存。

十、药物经济性评价

医保乙类,《中国药典》(2020年版)收载。

头 孢 米 诺

一、药品名称

1. 英文名　Cefminox

2. 化学名　(+)-(6R,7S)-7-[(S)-2-(2-氨基-2-羧基乙硫基)乙酰胺基]-7-甲氧基-3-[[(1-甲基-1H-四唑-5-基)硫]甲基]-8-氧代-5-硫杂-1氮杂二环[4.2.0]辛-2-烯-2羧酸钠七水合物

二、药品成分

头孢米诺钠

三、剂型与规格

注射剂　(1) 0.25g;(2) 0.5g;(3) 1.0g;(4) 1.5g;(5) 2.0g

四、适应证及相应的临床价值

对头孢米诺敏感的链球菌属、肺炎链球菌、大肠埃希菌、克雷伯菌属、变形杆菌属、摩根菌属、普罗菲登菌属、流感嗜血杆菌、拟杆菌属、普雷沃菌属(二路普雷沃菌属除外)引起的下列感染:败血症、扁桃体炎(扁桃体周围脓肿)、急性支气管炎、肺炎、肺脓肿、慢性呼吸道病变患继发感染、膀胱炎、膀胱炎、肾盂肾炎、腹膜炎、胆囊炎、胆管炎、子宫内感染、子宫附件炎、子宫旁组织炎。

五、用法用量

1. 儿童　儿童每次20mg(效价)/kg,每日3~4次静脉注射或静脉滴注。应随年龄及症状适宜增减。尚未确立新生儿、早产儿用药的安全性(使用经验少)。

2. 成人　本品可静脉注射,也可静脉滴注:常用量,成人为每日2g(效价),分2次静脉注射或静脉滴注。对于败血症、难治性或重症感染症,成人每日可增至6g(效价),分

3~4次给药。

3. 老年人　高龄者应注意下述内容及用量和给药间隔，并观察患者状态，慎重给药。

高龄者多见生理功能降低，易出现副作用。

高龄者会出现维生素 K 缺乏引起的出血倾向。

六、特殊人群用药

妊娠期：对于孕妇或可能妊娠的妇女，仅在治疗的有益性超过危险性时方可用药。

七、药理学

1. 药效学及作用机制　本品对革兰氏阳性菌及革兰氏阴性菌显示广泛抗菌活性，尤其对肠杆菌、克雷伯杆菌属、流感杆菌、变形杆菌属及脆弱类杆菌有很强抗菌力。不仅对细菌增殖期，而且对稳定期初期也显示抗菌作用，低于MIC 浓度也有杀菌作用，短时间内溶菌。体内抗菌力比 MIC 的预测更强。对肠杆菌、变形杆菌、脆弱类杆菌等各种细菌产生的 β-内酰胺酶稳定。

本品对 β-内酰胺类抗生素通常作用点的青霉素结合蛋白显示很强亲和性，不仅抑制细胞壁合成，并与肽聚糖结合，抑制肽聚糖与脂蛋白结合以促进溶菌，在短时间内显示很强杀菌力。

本品对大肠埃希菌和肺炎克雷伯菌的作用较头孢西丁和头孢美唑强，对脆弱拟杆菌作用较头孢西丁强。

2. 药代动力学　本品对肾功能正常成人其平均血浆消除半衰期为 2.5 小时。本品在慢性支气管炎患者的咳痰中、腹膜炎患者的腹水中以及其他患者的胆汁、子宫内膜、卵巢、输卵管中均能达到治疗浓度。本品在人体内未见有抗菌活性代谢物。本品主要从肾排泄，12 小时内尿中排泄率约为给药量的 90%。肾功能不全的患者其消除半衰期延长，肾功能重度损害者（Ccr<10ml/min）24 小时内尿中排泄率约为 10%，中度损害者（Ccr≈48ml/min）12 小时内尿中排泄率约为 60%。

3. 药物不良反应　主要不良反应：肝胆系统障碍（肝功能损害、GPT 上升、GOT 上升等）117 例（0.87%）；白细胞、单核-吞噬细胞系统障碍（嗜酸性粒细胞增多、中性粒细胞减少等）32 例（0.24%）；皮肤附属器障碍（出疹、皮疹等）32 例（0.24%）；消化道障碍（腹泻、恶心等）22 例（0.16%）；其他发烧 7 例（0.05%）；BUN 上升 4 例（0.03%）等。

（1）重要不良反应

1）休克（<0.1%）：偶引起休克，故注意观察，若出现不适感、口内异常感、喘鸣、眩晕、便意、耳鸣、发汗等，应停药并适当处理。

2）全血细胞减少症（<0.1%）：偶出现全血细胞减少症，故定期进行检查等注意观察，若出现异常，应停药并适当处置。

3）假膜性大肠炎等伴有血便的严重大肠炎（<0.1%未满），故注意观察，若出现腹痛、频繁腹泻，应速停药并适当处置。

（2）同类其他药物的重要不良反应

1）其他头孢烯类抗生素：据报道偶出现皮肤黏膜眼综合征（史-约综合征），中毒性表皮坏死征（Lyell 综合征）（0.1%未满），故注意观察，若出现异常，应停药并适当处置。

2）其他头孢烯类抗生素：据报道偶出现急性肾衰竭等严重肾损害（<0.1%），故出现异常时，应停药并适当处置。

3）其他头孢烯类抗生素：据报道偶出现溶血性贫血（<0.1%），故定期进行检查等注意观察，若出现异常，应停药并适当处置。

4）其他头孢烯类抗生素：据报道偶出现伴有发热、咳嗽、呼吸困难、胸部 X 线异常、嗜酸性粒细胞增多等的间质性肺炎、肺嗜酸性粒细胞浸润症（PIE，0.1%未满）等，若出现此类症状，应停药并给肾上腺皮质激素制剂等适当处置。

4. 药物相互作用

（1）本品与利尿剂合用可增加肾毒性。

（2）动物实验证实，本药可影响酒精代谢，使血中乙醛浓度上升，出现戒酒硫样作用。

八、注意事项

1. 禁用　对本品或成分或头孢烯类抗生素过敏者禁用。

对本品或成分或头孢烯类抗生素有过敏症既往史者，建议禁用，必要时慎用。

2. 用药注意事项

（1）慎重用药（下述患者应慎重用药）：对青霉素类抗生素有过敏症既往史患者。

本人或双亲、弟兄有易引起支气管哮喘、皮疹、荨麻疹等过敏症状体质患者。

严重肾损害患者。

经口摄食不足患者或非经口维持营养患者、全身状态不良患者（有时会出现维生素 K 缺乏症状，故注意观察）。

（2）重要注意事项：因尚无确切的预测使用本品发生休克、过敏的方法，故应采取以下措施。事先对既往史等进行详细问诊，同时必须确认是否有使用抗生素等引起的过敏史。给药前，应作好对休克等的急救处理的准备，从给药开始至给药结束，应使患者保持安静状态并进行充分观察，尤其在给药开始后，应注意观察。

饮酒后有时出现颜面潮红、心悸、眩晕、头痛、恶心等，故给药期间及给药后至少 1 周应避免饮酒。

（3）与用法用量相关的使用注意：使用本品时，为预防临床耐药，原则上应确认对本药物的敏感性、且用药应仅限于治疗用药的最短期间对于严重肾功能损害的患者，应减量或延长给药间隔使用。

（4）对临床检验结果的影响：用雅费反应检测肌酐时，肌酐值有时呈高值，故应注意。

直接抗球蛋白试验试验有时呈阳性，故应注意。

（5）用药须知：给药途径仅用于静脉注射或静脉滴注。

配制时：静脉滴注时，应溶于葡萄糖液或电解质溶液，不得仅溶于注射用水（因溶液不等张）。与氨茶碱水合物、磷酸吡哆醛水合物配伍，会降低效价或着色，故不得配伍。

另外,与呋喃硫胺、硫辛酸、氢化可的松琥珀酸钠及腺苷钴胺配伍,随时间延长颜色会发生改变,故配伍后应尽快使用。

溶解后:溶解后应尽快使用。若需保存,室温保存应在12小时以内,冰箱保存应在24小时以内使用。

给药时:静脉内大量给药,有时会引起血管痛、静脉炎。为预防其出现,应充分注意注射液的配制、注射部位及注射方法等,并尽量慢注射。

(6) 其他注意:幼年大鼠皮下给药实验,有睾丸萎缩、抑制精子形成的报告。

使用本品时,有出现难辨梭菌、产酸克雷伯菌的报告。

九、贮藏条件

室温(不超过 30℃)保存。

十、药物经济性评价

医保乙类,《中国药典》(2020 年版)收载。

7 单环 β-内酰胺类

氨 曲 南

一、药品名称

1. 英文名 Aztreonam
2. 化学名 [2S-[2α,3β(Z)]]-2[[[1-(2-氨基-4-噻唑基)-2-[(2-甲基-4-氧代-1-磺基-3-氮杂环丁烷基)氨基]-2-氧代亚乙基]氨基]氧代]-2-甲基丙酸

二、药品成分

氨曲南

三、剂型与规格

注射剂 (1)0.5g;(2)1.0g;(3)2.0g

四、适应证及相应的临床价值

本品适用于大肠埃希菌、克雷伯菌、奇异变形杆菌、铜绿假单胞菌、肠杆菌属、枸橼酸菌属、黏质沙雷菌、臭鼻克雷伯菌等需要革兰氏阴性菌所致的各种感染,如尿路感染、下呼吸道感染、败血症、腹腔内感染、妇科感染、术后伤口及烧伤、溃疡等皮肤软组织感染等。亦用于治疗医院内感染中的上述类型感染(如免疫缺陷患者的医院内感染)。

本品尚可与其他药物联合治疗产金属酶革兰氏阴性菌感染,但应注意细菌可同时产水解氨曲南的 β-内酰胺酶。本品用于病原菌未查明患者的经验治疗时宜联合抗革兰氏阳性菌药物。本品具有肾毒性低、免疫原性弱以及与青霉素类头孢菌素类交叉过敏少的特点,故可替代氨基糖胺类药物,治疗肾功能损害患者的需氧革兰氏阴性菌感染,并可在密切观察的情况下用于对青霉素、头孢菌素过敏患者。

五、用法用量

1. 儿童 本品可供静脉滴注、静脉注射和肌内注射。

儿童剂量为:每次 30mg/kg,每 8 小时 1 次;重症感染可增加至每 6 小时 1 次,每日最大剂量为 120mg/kg。

婴幼儿的安全性尚未确立,应慎用。

2. 成人 本品可供静脉滴注、静脉注射和肌内注射。

肾功能正常患者剂量为:尿路感染每次 0.5g 和 1g,每 8 小时或 12 小时 1 次;中度感染每次 1g 或 2g,每次 8 小时或 12 小时 1 次;重症感染每次 2g,每 6 小时或 8 小时 1 次;每日最大剂量为 8g。铜绿假单胞菌感染应按重症感染剂量给药。

3. 老年人 老年人用药剂量应按其肾功能减退情况酌情减量。

六、特殊人群用药

1. 妊娠期 本品能通过胎盘进入胎儿循环,虽然动物实验显示其对胎儿无影响、无毒性和无致畸作用,但缺乏在孕妇中进行的充分良好对照的临床研究,对孕妇或有妊娠可能性的妇女,仅在必要时方可给药。

2. 哺乳期 本品可经乳汁分泌,浓度不及母体血药浓度的 1%,哺乳妇女使用时应暂停哺乳。

3. 肾功能损害 肾功能不全患者应调整给药剂量,内生肌酐清除率为 10~30ml/min,首剂剂量关与正常患者相同,维持量减半;内生肌酐清除率<10ml/min,首次剂量与正常患者相同,维持量为正常患者的 1/4;血液透析患者每次透析后补充首剂的 1/8。

七、药理学

1. 药效学及作用机制 氨曲南对大多数需氧革兰氏阴性菌具有高度的抗菌活性,包括肠杆菌、克雷伯菌属的肺炎杆菌和奥克西托菌、产气杆菌、阴沟肠杆菌、变形杆菌属、沙雷菌属、枸橼酸菌属、志贺菌属等肠杆菌科细菌,以及流感杆菌、淋球菌、脑膜炎双球菌等,其对铜绿假单胞菌也具有良好的抗菌作用,对某些除铜绿假单胞菌以外的假单胞菌属和不动杆菌属的抗菌作用较差,对某些除铜绿假单胞菌以外的假单胞菌属和不动杆菌属的抗菌作用较差,对葡萄球菌属、链球菌属等需氧革兰氏阳性菌以及厌氧菌无抗菌活性。

氨曲南通过与敏感需氧革兰氏阴性菌细胞膜上青霉素结合蛋白(PBP3)高度亲合而抑制细菌细胞壁的合成。与大多数 β-内酰胺类抗生素不同的是它不诱导细菌产生 β 内酰胺酶,同时对细菌产生的大多数 β-内酰胺酶高度稳定。

2. 药代动力学 肌内注射吸收迅速、完全,正常受试者单次肌内注射 1g,血药峰浓度可达 45mg/L,达峰时间 1 小时左右。单次静脉滴注(30 分钟)0.5g、1g 及 2g 后,血清峰浓度分别为 54mg/L、90mg/L 和 204mg/L,8 小时后各为 1mg/L、3mg/L 和 6mg/L,以相同剂量改用 3 分钟静脉注射,血清峰浓度分别为 58mg/L、125mg/L 和 242mg/L。

在体内广泛分布于各种组织和体液中,其分布容积成人为20L。在肾、肝、肺、心、胆囊、骨、输卵管、卵巢、子宫内膜和前列腺等组织,以及胆汁、胸腹膜液、心包液、支气管液、羊水、唾液和脑脊液等体液中均可达有效治疗浓度。

给药后60%~70%以原型随尿液排泄,12%随粪便排出,以单次0.5g、1g和2g(30分钟)静脉滴注给药后2小时,尿中浓度可达1 100mg/L、3 500mg/L和6 600mg/L,8~12小时仍可维持在25~120mg/L,以单次0.5g和1g肌内注射给药后2小时,尿中浓度分别为500mg/L和1 200mg/L,6~8小时后降至180~470mg/L。

本品蛋白结合率为40%~65%,血清消除半衰期为1.5~2小时,肾功能不全者血清消除半衰期明显延长,肝功能不全者则略有延长。

3. 药物不良反应 不良反应较少见,全身性不良反应发生率1%~1.3%或略低,包括消化道反应,常见为恶心、呕吐、腹泻及皮肤过敏反应。白细胞计数降低、血小板减少、难辨梭菌腹泻、胃肠出血、剥脱性皮炎、低血压、一过性心电图变化、肝胆系统损害、中枢神经系统反应及肌肉疼痛等较罕见。

静脉给药偶见静脉炎,肌内注射可产生局部不适或肿块,发生率分别约为1.9%~2.4%。

4. 药物相互作用

(1) 本品与氨基糖苷类(庆大霉素、妥布霉素、阿米卡星等)联合,对铜绿假单胞菌、不动杆菌、沙雷杆菌、克雷伯杆菌、普鲁威登菌、肠杆菌属、肠杆菌、摩根杆菌等起协同抗菌作用。

(2) 本品与头孢西丁,在体外与体内起拮抗作用;与萘夫西林、氯唑西林、红霉素、万古霉素等,在药效方面不起相互干扰的作用。

八、注意事项

1. 禁用 对氨曲南有过敏史者禁用。

2. 用药注意事项

(1) 本品与青霉素之间无交叉过敏反应,但对青霉素、头孢菌素过敏及过敏体质者仍需慎用。

(2) 本品的肝毒性低,但对肝功能已受损的患者应观察其动态变化。

(3) 氨曲南可与氯霉素磷酸酯、硫酸庆大霉素、硫酸妥布霉素、头孢唑啉钠、氨苄青霉素钠联合使用,但和萘夫西林、头孢拉定、甲硝唑有配伍禁忌。

(4) 几乎所用抗生素均有不同程度的假膜性肠炎报道,包括氨曲南在内,因此,在治疗过程中应注意腹泻症状,并明确诊断。

九、贮藏条件

密闭,在凉暗(避光并不超过20℃)干燥处保存。

十、药物经济性评价

医保乙类,《中国药典》(2020年版)收载。

8 氧头孢烯类抗生素

拉 氧 头 孢

一、药品名称

1. 英文名 Latamoxef

2. 化学名 (6R,7R)-7-[2-羧-2-(4-羟苯基)乙酰氨基]-7-甲氧基-3-[(1-甲基-1H-四唑-5-基)硫代甲基]-8-氧代-5-氧杂-1-氮杂双环[4,2,0]辛-2-烯-2-甲酸

二、药品成分

拉氧头孢钠

三、剂型与规格

注射剂 (1)0.25g;(2)0.5g;(3)1.0g

四、适应证及相应的临床价值

用于敏感菌引起的各种感染症,如败血症、脑膜炎、呼吸系统感染症(肺炎、支气管炎、支气管扩张症、肺化脓症、脓胸等),消化系统感染症(胆道炎、胆囊炎等),腹腔内感染症(肝脓疡、腹膜炎等),泌尿系统及生殖系统感染症(肾盂肾炎、膀胱炎、尿道炎、淋病、副睾炎、子宫内感染、子宫附件炎、盆腔炎等),皮肤及软组织感染、骨、关节感染及创伤感染。本品可导致凝血酶原缺乏、血小板减少和功能障碍而引起严重凝血功能障碍和出血,且对葡萄球菌、肺炎链球菌等革兰氏阳性球菌活性差,目前本品的临床应用日趋减少。

五、用法用量

1. 儿童 儿童每日40~80mg/kg,分2~4次,并依年龄、体重、症状适当增减,儿童每日150mg/kg,分2~4次给药。

2. 成人 静滴、静脉注射或肌内注射:成人每日1~2g,分2次;难治性或严重感染时,成人增加至每日4g,分2~4次给药。静脉注射时,本品0.5g,以4ml以上的灭菌注射用水,5%葡萄糖注射液或0.9%氯化钠注射液充分摇匀,使之完全溶解;肌内注射时,以0.5%利多卡因注射液2~3ml充分摇匀,使完全溶解。溶解后,尽快使用,需保存时,冰箱内保存于72小时以内,室温保存24小时内使用。

3. 老年人 老年患者宜酌减给药剂量和延长给药间隔。老年患者生理功能减退,使用本品不良反应的发生率可能增加。老年患者缺乏维生素K,使用本品增加出血倾向。

六、特殊人群用药

1. 妊娠期 孕妇慎用。

2. 哺乳期 哺乳期妇女慎用

3. 肾功能损害 肾功能不全患者应减少给药剂量或延长给药间隔时间。

七、药理学

1. 药效学及作用机制 本品对大肠埃希菌、克雷伯菌属、变形杆菌属、肠杆菌属、沙门菌属、志贺菌属、枸橼酸菌属、黏质沙雷菌等肠杆菌科细菌具有良好的抗菌活性;对流感嗜血杆菌、淋病奈瑟菌和脑膜炎奈瑟菌的 MIC$_{90}$ 分别为 0.1mg/L、0.1mg/L 和 <0.01mg/L;本品对铜绿假单胞菌活性较弱,对需氧革兰氏阳性球菌抗菌活性不如头孢噻肟,对肺炎链球菌、化脓性链球菌和葡萄球菌属的 MIC 分别为 1mg/L、1mg/L、8~16mg/L,对肠球菌属无抗菌活性。本品对脆弱拟杆菌抗菌活性较头孢西丁强 2~8 倍,对不产 β-内酰胺酶和产 β-内酰胺酶的 MIC 被分别为 ≤1mg/L 和 4~8mg/L;对多形拟杆菌抗菌活性差;对其他拟杆菌属和放线菌属的作用与头孢噻肟、头孢西丁相仿。对梭状芽孢杆菌属、革兰氏阳性厌氧球菌、丙酸杆菌和梭杆菌属的 MIC$_{90}$ 均为 0.5mg/L。拉氧头孢与庆大霉素对金黄色葡萄球菌、铜绿假单胞菌具有协同抗菌作用。本品对金黄色葡萄球菌所产青霉素酶、多数肠杆菌科细菌所产质粒介导的 β-内酰胺酶及铜绿假单胞菌和脆弱拟杆菌所产染色体介导 β-内酰胺酶稳定。

本品作用机制是与细胞内膜上的靶位蛋白结合,使细菌不能维持正常形态和正常分裂繁殖,最后溶菌死亡。

2. 药代动力学 国外文献报道,肾功能正常成人肌内注射 0.5g 的半衰期为 167 分钟,1g 为 138 分钟;静脉注射 0.5g 半衰期为 95 分钟,1g 为 87 分钟,静脉滴注 0.5g/2 小时为 154 分钟,1g/小时为 111 分钟。1g/2 小时为 119 分钟。成人血浓度:250mg、500mg 肌内注射 1 小时后分别为 13.3,21.0μg/ml,0.5g、1g 静脉注射后 15 分钟分别为 44.3μg/ml 和 105.2μg/ml。给药后主要经肾排泄,尿排泄率 2 小时平均为 30%~40%,8 小时为 90%;静脉注射及静滴后 2 小时尿排泄率平均为 40%~60%,12 小时平均为 93%~99%。给药后药物可分布到胆汁、腹水、脑脊液、脐带血、羊水、子宫及附件等各种体液及各脏器组织中,乳汁几不出现。本品在体内不被代谢。

3. 药物不良反应 本品不良反应轻微,很少发生过敏性休克,主要有发疹、荨麻疹、瘙痒、恶心、呕吐、腹泻、腹痛等,偶有转氨酶(SOPT,SGOT)升高,停药后均可自行消失。

4. 药物相互作用

(1)本品与抗凝血药物如肝素等以及血小板凝集药物如阿司匹林、二氟尼柳(diflunisal)等合用时可增加出血倾向。

(2)本品不宜于强效利尿剂同时应用,以免增加肾毒性。本品与抗凝血药物如肝素等以及影响血小板聚集药物如阿司匹林、二氧尼柳(diflunisal)等合用可增加出血倾向。

八、注意事项

1. 禁用 对本品及头孢菌素类有过敏反应史者禁用。

2. 用药注意事项

(1)对青霉素过敏者、肾功能损害者慎用。

(2)静脉内大量注射,应选择合适部位,缓慢注射,以减轻对管壁的刺激及减少静脉炎的发生。

九、贮藏条件

遮光,密封,在阴凉(避光并不超过 20℃)干燥处保存。

十、药物经济性评价

医保乙类,《中国药典》(2020 年版)收载。

氟 氧 头 孢

一、药品名称

1. 英文名 Flomoxef

2. 化学名 (6R,7R)-7-[2-[(二氟甲基)硫]乙酰氨基]-3-[[[1-(2-羟乙基)-1H-四唑-5-基]硫]甲基]-7-甲氧基-8-氧代-5-氧杂-1-氮杂双环[4.2.0]辛-2-甲酸钠

二、药品成分

氟氧头孢钠

三、剂型与规格

注射剂 1.0g

四、适应证及相应的临床价值

对本剂敏感菌致病引起的中、重度感染:败血症、感染性心内膜炎、外伤、手术伤口等继发性感染、肺炎、扁桃体周围脓肿、脓胸、支气管炎、支气管扩张症合并感染、慢性呼吸道疾患急性发作感染、肾盂肾炎、膀胱炎、前列腺炎、淋菌性尿道炎、胆囊炎、胆管炎、腹膜炎、骨盆腹膜炎、道格拉斯脓肿、子宫附属器官炎、子宫内膜炎、骨盆腔炎、子宫旁组织炎、前庭大腺炎。

五、用法用量

1. 儿童 儿童注射用氟氧头孢钠 1 天 40~80mg/kg、分 2~4 次给药。早产儿、新生儿每次 20mg/kg,出生后 3 天内每日分 2~3 次给药,4 天以后每日分 3~4 次给药。可依年龄、症状适当增减。严重感染可增量到每日 150mg/kg,分 3~4 次给药。

出生低体重儿(早产儿)因处于肾发育阶段,血中浓度半衰期延长,持续高血中浓度时间较长,须慎重用药。

2. 成人 标准剂量:成人注射用氟氧头孢钠每日 1.0~2.0g、每日 2 次(每 12 小时)。对于难治性或重症感染,成人可增量到每日 4.0g,分 2~4 次给药。

静脉注射或点滴:点滴时间至少 30 分钟。参考:注射液的调制法及用药须知。在注射用氟氧头孢钠 0.5g 及 1.0g 的 10ml 容量瓶中,加入 4ml 以上注射用水和 5%葡萄糖注射液或生理盐水,充分振荡溶解。参照(用药须知)用法用量的使用注意使用本剂时,为防止出现耐药菌,原则上应确认本剂敏感性以后使用,且用药限于治疗疾患所需最短期间。

3. 老年人 对高龄者用药应注意下列事项,调节剂量和间隔慎重用药并留意观察患者状况。高龄者生理代谢功能低下,易出现副作用。高龄者可因缺乏维生素 K 导致出

血倾向。

六、特殊人群用药

1. 妊娠期　孕妇或疑有妊娠者,在治疗有益性大于危险性时才可用药。

2. 哺乳期　本品可少量分泌于乳汁,哺乳期妇女应用本品时应停止哺乳。

3. 肾功能损害　肾功能低下时,可出现血衰中半衰期延长,尿中排泄延迟等现象。故对肾功能障碍患者使用本剂时,应适应调整剂量及用药间隔。

七、药理学

1. 药效学及作用机制　抗菌作用:氟氧头孢钠于试管内无论需氧菌或厌氧菌,对革兰氏阳性菌及革兰氏阴性菌均有广范围的抗菌作用。革兰氏阳性菌中对于葡萄球菌、肺炎球菌及各种链球菌(肠球菌除外)均有抗菌力,革兰氏阴性菌中对肠杆菌、克雷伯菌属、变形杆菌属、流感嗜血杆菌、卡他布朗汉氏菌及淋菌具有抗菌作用。其中对于甲氧苯青霉素耐药的金黄色葡萄球菌(MRSA)的抗菌力比既往的头孢菌素剂更具有较强的抗菌力。厌氧菌中对消化链球菌属、拟杆菌属具有抗菌作用。并对各细菌产生的β-内酰胺酶稳定。

作用机制:本剂通过阻碍细菌的细胞壁合成发挥抗菌效果,具有杀菌作用。对青毒素结合蛋白(PBP)具结合亲合性,特别是通过阻碍 murein-transpeptidase 显示抗菌效果。并且,本剂还具有对 MRSA 的主要耐药结构之一的青霉素结合蛋白-2′(PBP-2′)不易被诱导的特点。

2. 药代动力学　血中浓度正常成人(静脉注射、静脉滴注时血清浓度与药物动态参数)、肾功能正常儿童(静脉注射、静脉滴注时血中浓度与药物动态参数)、早产儿、新生儿(静脉注射时血浆中浓度与药物动态参数)、肾功能障碍患者(静脉注射时血清中浓度与药物动态参数)肾功能低下时,可出现血中半衰期延长、尿中排泄延迟等现象。故对肾功能障碍患者使用本剂时,应适当调整剂量及用药间隔。分布分布于胆汁、咯痰、腹腔内渗出液、骨盆腔渗出液、胆囊、子宫、子宫附属器官、中耳黏膜、肺组织等处。产妇(5人)1.0g 静脉注射后母乳中分布浓度平均在 0.5μg/ml 以下。代谢本剂于体内代谢较少,大部分(12 小时 80%~90%)以原型由尿排出。其活性代谢检出物为 FMOX oxide,非活性代谢检出物为 Hydroxyethyltetrazolethiol(HTT),24 小时尿中回收率各为 0.1%~0.3%、10%~23%。排泄本剂主要由肾排泄,正常成人 0.5g(4 人)、1.0g(4 人)静脉注射或者 1.0g(13 人)、2.0g(10 人)1 小时、0.5g(3 人)、1.0g(4 人)、2.0g(4 人)2 小时点滴后的尿中排泄率均在 2 小时后平均为 50%~70%、12 小时后平均为 80%~90%,排泄率与剂量无关。其他血清蛋白结合率:超滤法测定得到血清蛋白结合率为 35%。

分布于胆汁、咯痰、腹腔内渗出液、骨盆腔渗出液、胆囊、子宫、子宫附属器官、中耳黏膜、肺组织等处。产妇(5人)1.0g 静脉注射后母乳中分布浓度平均在 0.5μg/ml

以下。

本剂在体内代谢较少,大部分(12 小时 80%~90%)以原型由尿排出,24 小时尿中回收率各为 0.1%~0.3%、10%~23%。

本剂主要由肾排泄,正常成人 0.5g(4 人)、1.0g(4 人)静脉注射或者 1.0g(13 人)、2.0g(10 人)1 小时、0.5g(3 人)、1.0g(4 人)、2.0g(4 人)2 小时点滴后的尿中排泄率均在世界上小时后平均为 50%~70%、12 小时后平均为 80%~90%,排泄率与剂量无关。

血清蛋白结合率:超滤法测定得到血清蛋白结合率为 35%。

3. 药物不良反应　休克、过敏毒素性反应(不足 0.1%):可引起休克、过敏毒素性反应(呼吸困难、全身赤红、浮肿等),须充分观察。如有症状发生应停药进行适当处理。急性肾衰竭(不足 0.1%):可引起急性肾衰竭等严重肾功能损害,须定期进行检查并仔细观察,如出现异常应停药进行适当处理。全血细胞减少、无粒细胞症(不足 0.1%)、贫血(红细胞减少、血红蛋白减少、红细胞积压减少)、嗜酸细胞增多、血小板减少、粒细胞减少(0.1%~5%)、溶血性贫血(频度不明):可引起全血细胞减少、无粒细胞症、血小板减少、溶血性贫血、如出现异常应停药进行适当处理。假膜性大肠炎(不足 0.1%):可引起假膜性大肠炎等伴有血便的严重大肠炎。如出现腹痛、频繁腹泻应立即停药进行适当处理。皮肤黏膜眼综合征(史-约综合征)、中毒性表皮坏死松解症(Lyell 综合征)(不足 0.1%):可发生皮肤黏膜眼综合征(史-约综合征)、中毒性表皮坏死松解症(Lyell 综合征),须仔细观察,发现这类症状时须停药进行适当处理。药疹、荨麻疹、瘙痒、发红、颜面潮红、皮肤感觉异样等(不足 0.1%)。间质性肺炎,肺嗜酸性粒细胞浸润症(PIE,不足 0.1%):可出现伴有发烧、咳嗽、呼吸困难、胸部 X 线异常、嗜酸细胞增多等间质性肺炎及 PIE,如出现这类症状,应停药并使用肾上腺皮质激素适当处理。肝功能障碍、黄疸(频度不明):可引起 GOT、GPT、Al-P、r-GTP、LAP 上升、黄疸出现,要定期进行检查并充分注意观察。如出现异常应停止给药并进行适当处理。其他副作用消化道异常(有时出现腹泻、软便、罕有恶心、呕吐、腹部膨胀感),菌群交替症(口内炎、念珠菌症),罕有缺乏维生素 K 症状(低凝血酶原血症、出血倾向等),维生素 B 族缺乏症状(舌炎、口内炎、食欲缺乏、神经炎等),罕有头重、全身倦怠感、尿道不适感、血清淀粉酶上升、尿淀粉酶上升等。

注意:如有症状(异常)发生,应停药进行适当处理。如出现异常应停药并进行适当处理等。

4. 药物相互作用　和其他药并用时须加以注意。合用呋喃苯胺酸等利尿剂时,可出现肾障碍,恶化症状,须注意肾功能状况。机制尚不明,据认为因利尿剂使细胞对水分的再吸收下降,引起肾小管细胞中抗菌药的浓度上升。

八、注意事项

1. 禁用　对本剂成分有发生休克反应史的患者禁止使用。对本剂成分或头孢菌素类抗生素有发生过敏反应史的患者原则上禁止使用,不得已时须慎重使用。

2. 用药注意事项

（1）用药须知调制方法:调制以后应迅速使用。不得已时须在室温保存 6 小时以内,冰箱保存需在 24 小时以内使用。静脉内注射时,为预防静脉内大量用药有时可引起血管痛、静脉炎、灼热感等,须注意注射液的调制,注射部位,注射方法等,并尽量缓慢注射。下列患者须慎重用药,对青霉素类抗生素有过敏反应史的患者;本人或父母、兄弟中有易发支气管喘息、皮疹、荨麻疹等过敏反应体质的患者;严重肾障碍的患者(血中浓度维持时间延长),如用药须减少剂量或延长给药间隔。经口摄取不良的患者或者非经口途径摄取营养的患者、全身状态不良的患者,可引起维生素 K 缺乏,须充分观察。

（2）一旦发生药物过量,会令肾功能障碍,可通过血液透析或腹膜透析方法来减低。过量点尚不明确。

九、贮藏条件

密封,在凉暗(避光并不超过 20℃)干燥处保存。

9 青酶烯类抗生素

法 罗 培 南

一、药品名称

1. 英文名 Faropenem
2. 化学名 (5R,6S)-6-[(1R)-1-羟基乙基]-7-氧代-3-[(2R)-四氢呋喃-2-基]-4-硫代-1-氮杂二环[3、2、0]庚-2-烯-2-羧酸

二、药品成分

法罗培南钠

三、剂型与规格

口服常释剂型 (1)0.1g;(2)0.15g;(3)0.2g

四、适应证及相应的临床价值

由葡萄球菌、链球菌、肺炎球菌、肠球菌、卡他莫拉克菌、肠杆菌、枸橼酸杆菌、克雷柏菌、肠杆菌、奇异变形杆菌、流感嗜血杆菌、消化链球菌、痤疮丙酸杆菌、拟杆菌等中敏感菌所致的下列感染性疾病:

1. 泌尿系统感染 肾盂肾炎、膀胱炎、前列腺炎、睾丸炎。
2. 呼吸系统感染 咽喉炎、扁桃体炎、急慢性支气管炎、肺炎、肺脓肿(肺脓疡病)。
3. 子宫附件炎、子宫内感染、前庭大腺炎。
4. 浅表性皮肤感染症、深层皮肤感染症,痤疮(伴有化脓性炎症)。
5. 淋巴管炎、淋巴结炎、乳腺炎、肛周脓肿、外伤、烫伤和手术创伤等继发性感染。
6. 泪囊炎、睑腺炎、睑板腺炎、角膜炎(含角膜溃疡)。

7. 外耳炎、中耳炎、鼻窦炎。
8. 牙周组织炎、牙周炎、颚炎。

五、用法用量

1. 儿童 本药对儿童的安全性尚未确立。
2. 成人 应由医师根据感染类型、严重程度及患者的具体情况适当增减本药剂量。推荐用法用量如下:对浅表性皮肤感染症、深层皮肤感染症、淋巴结炎、慢性脓皮病,乳腺炎、肛周脓肿、外伤、烫伤和手术创伤等(浅表性)二次感染,咽喉炎、急慢性支气管炎、扁桃体炎、子宫附件炎、子宫内感染、前庭大腺炎,眼睑炎、睑腺炎、泪囊炎、睑板腺炎、角膜炎、角膜溃疡,外耳炎、牙周组织炎、牙周炎、颚炎等,口服法罗培南钠片,成人患者通常每次 150~200mg,每日 3 次;对肺炎、肺脓肿,肾盂肾炎、膀胱炎(除单纯性膀胱炎外)、前列腺炎、睾丸炎、中耳炎、鼻窦炎等,口服法罗培南钠片,成人患者通常每次 200~300mg,每日 3 次。

3. 老年人 老年患者应从每次 150mg 剂量开始用药,并且在充分观察患者状态下慎重用药。由于老年患者发生腹泻、稀便可能会出现机体状态恶化,因此一旦出现此类症状应了解原因,充分观察。如果和药物相关应立即停止用药,并采取适当措施。老年患者可能发生维生素 K 缺乏所致出血倾向。

六、特殊人群用药

1. 妊娠期 对孕妇或可疑孕妇,除非能够判断治疗益处超过潜在风险,否则不宜用药(有关孕妇用药的安全性尚未确立)。
2. 哺乳期 因本药可进入乳汁,使用本药期间避免哺乳。
3. 肾功能损害 肾功能不全者,血浆浓度有所上升且半衰期有所延长。
4. 肝功能损害 肝功能不全者的半衰期与正常患者无明显区别。

七、药理学

1. 药效学及作用机制 本品为具青霉烯基本骨架的青霉烯类口服抗生素。它经由阻止细菌细胞壁合成而显现抗菌、杀菌作用。对各种青霉素结合蛋白(PBP)具有高亲和性,特别是对细菌增殖所必需的高分子 PBP 呈现高亲和性。体外试验表明法罗培南钠对需氧性革兰氏阳性菌、需氧性革兰氏阴性菌及厌氧菌具广泛抗菌谱;尤其是对需氧性革兰氏阳性菌中的葡萄球菌、链球菌、肺炎球菌、肠球菌,需氧性革兰氏阴性菌中的枸橼酸杆菌、肠杆菌、百日咳嗜血杆菌及厌氧菌中的消化链球菌、拟杆菌等显示较强杀菌效力。并显示对各种细菌产生 β-内酰胺酶稳定,对 β-内酰胺酶产生菌具有较强抗菌活性。

2. 药代动力学 正常健康成人空腹时单次口服本药 150mg、300mg 或 600mg,1~1.5 小时后分别达到最高血浆浓度 2.4μg/ml、6.2μg/ml 或 7.4μg/ml。本药半衰期约为 1 小时,且与用药剂量无关。正常健康成人餐后单次口服本药

300mg,发现达到最大血浆浓度时间较空腹用药时延迟约1小时,最大血浆浓度、半衰期及血浆浓度-时间曲线下面积(AUC)几乎均未出现差异。

本品能进入患者咳痰、拔牙创伤浸出液、皮肤组织、扁桃体组织、上颌窦黏膜组织、女性生殖组织、眼睑皮下组织和前列腺组织等中。本药亦可轻度分布进入母乳乳汁。

本品以原型吸收,部分以原型自尿排泄,其余经肾中的脱氢肽酶-1(DHP-1)代谢后从尿消除。人血浆及尿中没有发现具有抗菌活性的法罗培南钠代谢物。

本品主要经肾排泄。正常健康成人空腹口服本品150mg、300mg或600mg后的尿中排泄率(0~24小时)为3.1%~6.8%;最高尿中浓度达到时间为0~2小时,最高尿中浓度值分别是21.7μg/ml、57.6μg/ml或151.5μg/ml,但12小时后几乎已经不能再被检出。

老年患者服用本品半衰期会延长。肝功能不全者的半衰期与正常患者无明显区别。肾功能不全者,血浆浓度有所上升且半衰期有所延长。

3. 药物不良反应　日本进行的临床试验中,总计2 207例患者中被报告有127例(5.8%)发生不良反应。其中主要不良反应为:腹泻,55例(2.5%);腹痛,19例(0.9%);稀便,15例(0.7%);发疹,13例(0.6%);恶心,12例(0.5%)等。

血生化指标检查方面,受试者发生GPT(ALT)上升56例(3.4%)、GOT(AST)上升36例(2.2%),嗜酸性粒细胞增多27例(1.8%)。

在日本上市销售后使用情况调查中,总计17 383例患者中共被报告有528例(3.0%)发生不良反应,主要不良反应是腹泻和稀便365例(2.1%)、腹痛26例(0.2%)、发疹25例(0.1%)等。

(1) 休克(0.1%不到)、过敏性样症状(发生率不明):因有时可能发生休克和过敏性样症状,故须充分观察。一旦出现不快感、口内异常感觉、喘鸣、呼吸困难、晕眩、便意、耳鸣、发汗、全身潮红、血管浮肿、血压低下等症状,即应中止用药并采取适当处置措施;

(2) 急性肾功能不全(发生率不明),有时可能发生急性肾功能不全等严重肾功能损害。一旦确认出现这种异常,即应中止用药并采取适当处置措施。

(3) 伴有假性伪膜性肠炎等便血之严重结肠炎(发生率不明):因有时可能发生伴有假性伪膜性肠炎等便血之严重结肠炎,故需充分观察,一旦出现腹痛,频繁腹泻时即应(立即)中止用药并采取适当处置措施。

(4) 皮肤黏膜眼综合征(史-约综合征)、中毒性表皮坏死松解症(Lyell综合征)(发生率不明):因有时可能发生皮肤黏(结)膜眼综合征(史-约综合征)和中毒性表皮坏死松解症(Lyell综合征)故需充分观察,一旦出现这类症状即应中止用药,并采取适当处置措施。

(5) 间质性肺炎(发生率不明):因有时可能发生伴有发热、咳嗽、呼吸困难、胸部X光透视检查异常等症状之间质性肺炎,所以一旦出现这些症状即应中止用药并采取给予肾上腺皮质激素类药物治疗等适当处置措施。

(6) 肝功能不全、黄疸(0.1%不到):因有时可能发生

GOT、GPT、ALP等升高及出现黄疸,故应通过定期检查等予以充分观察。一旦确认发生异常,即应中止用药并采取适当处置措施。

(7) 粒细胞缺乏症(发生率不明):因有时可能发生粒细胞缺乏症,故需充分观察,一旦出现确认发生异常,即应中止用药并采取适当处置措施。

(8) 横纹肌溶解症(发生率不明):有时可能发生以肌肉疼痛、肌无力感、CK(CPK)上升、血中和尿中肌红蛋白上升等为特征的横纹肌溶解症且还有可能伴之发生急性肾功能不全等严重肾功能损害。一旦出现这些症状即应中止用药并采取适当处置措施。

4. 药物相互作用

(1) 与亚胺培南西司他丁钠并用,动物实验(大鼠)报告,西司他丁钠抑制代谢酶,可导致本药血药浓度提高。

(2) 与呋塞米并用,动物实验(大鼠)报告,本药肾毒性增强,机制不明。

(3) 与丙戊酸钠并用,有报告称,可使丙戊酸血药浓度降低,由此导致癫痫复发,机制不明。

八、注意事项

1. 禁用　对本品过敏者禁用。

2. 用药注意事项

(1) 对青霉素类、头孢菌素类或碳青霉烯类药物曾有过敏史的患者慎用本品。

(2) 本人或亲属为易于发生支气管哮喘、发疹、荨麻疹等变态反应症状体质患者慎用本品。

(3) 经口摄取不良的患者或正接受非口服营养疗法患者、全身状态不良患者(有时会出现维生素K缺乏症,故需予于充分观察)慎用本品。

(4) 服用本品可能发生休克,所以应予以充分诊查。

(5) 本药不良反应发生率最高的是腹泻和稀便。出现腹泻和稀便时应立即采取中止用药等适当处置措施。尤其是对老年患者,因腹泻和稀便可能导致全身状态恶化,故应事先指示患者如一旦出现这种症状须立即就诊,同时中止用药并采取适当处置措施。

九、贮藏条件

密闭,室温(10~30℃)保存。

十、药物经济性评价

医保乙类。

10　碳青霉烯类抗生素

亚胺培南西司他丁

一、药品名称

1. 英文名　Imipenem and Cilastatin

2. 化学名　亚胺培南:(5R,6S)-6-[(1R)-1-羟乙基]-3-

[[2-[(亚氨基甲基)氨基]乙基]硫代]-7-氧代-1-氮杂双环[3.2.0]庚-2-烯-2-羧酸

西司他丁:7-(2-氨基-2-甲酰基乙基)硫-2-(2,2-二甲基环丙)甲酰胺-庚-2-烯酸钠盐

二、药品成分

本品为复方制剂,其组分为亚胺培南和西司他丁钠

三、剂型与规格

注射剂　(1)0.5g(亚胺培南250mg和西司他丁250mg);(2)1.0g(亚胺培南500mg和西司他丁500mg)

四、适应证及相应的临床价值

1. 治疗　本品(注射用亚胺培南西司他丁钠)为一非常广谱的抗生素,特别适用于多种病原体所致和需氧/厌氧菌引起的混合感染,以及在病原菌未确定前的早期治疗。本品适用于由敏感细菌所引起的下列感染:腹腔内感染、下呼吸道感染、妇科感染、败血症、泌尿生殖道感染、骨关节感染、皮肤软组织感染、心内膜炎。

本品适用于治疗由敏感的需氧菌/厌氧菌株所引起的混合感染。这些混合感染主要与粪便、阴道、皮肤及口腔的菌株污染有关。脆弱拟杆菌是这些混合感染中最常见的厌氧菌,它们通常对氨基糖苷类、头孢菌素类和青霉素类抗生素耐药,而对本品敏感。

已经证明本品对许多耐头孢菌素类的细菌,包括需氧和厌氧的革兰氏阳性及革兰氏阴性细菌所引起的感染仍具有强效的抗菌活性;这些细菌耐药的头孢菌素类抗生素包括头孢唑啉、头孢哌酮、头孢噻吩、头孢西丁、头孢噻肟、羟羧氧酰胺菌素、头孢孟多、头孢他啶和头孢曲松。同样,许多由耐氨基糖苷类抗生素(如庆大霉素、阿米卡星、妥布霉素)和(或)青霉素类(氨苄西林、羧苄西林、青霉素、替卡西林、哌拉西林、阿洛西林、美洛西林)的细菌引起的感染,使用本品仍有效。

本品不适用于脑膜炎的治疗。

2. 预防　对那些已经污染或具有潜在污染性外科手术的患者或术后感染一旦发生将会特别严重的操作,本品适用于预防这样的术后感染。

五、用法用量

1. 儿童　静脉滴注:年龄大于3个月儿童剂量为每次15~25mg/kg,每6小时给药1次;年龄4周~3个月儿童每次25mg/kg,每6小时给药1次;年龄1~4周儿童为每次25mg/kg,每8小时给药1次;年龄小于1周儿童为每次25mg/kg,每12小时给药1次。

2. 成人　本品以静脉滴注剂型供应,一般为静脉滴注给药,亦可肌内注射给药,严禁静脉注射给药。

静脉滴注:肾功能正常患者根据感染严重程度、细菌敏感性以及患者体重而定,每日2~3g,每6~8小时给药1次,最大日剂量不超过50mg/kg或4g,无资料显示剂量超过4g可提高疗效。本品250~500mg静脉滴注时间应该大于30分钟,750~1 000mg静脉滴注时间应该大于40~60分钟。

肌内注射:剂量为每次0.5~0.75g,每12小时给药1次。本品0.5g和0.75g应分别溶解于1%利多卡因溶液2ml和3ml中供肌内注射。

3. 老年人　本品不需根据年龄调整用药剂量。由于老年患者更易患有肾功能衰退,应慎重选择用药剂量,监测患者的肾功能可能是有效途径,对肾功能损害的患者进行用药剂量调整是必要的。(请参阅用法用量中相关内容。治疗:肾功能损害的成年患者的剂量安排)。

六、特殊人群用药

1. 妊娠期　在孕妇使用本品方面,尚未有足够及良好对照的研究资料,只有考虑在对胎儿益处大于潜在危险的情况下,才能在妊娠期间给药。

2. 哺乳期　在人乳中可测出亚胺培南,如确定有必要对哺乳期妇女使用本品时,患者需停止授乳。

3. 肾功能损害　肾功能减退患者需要调整剂量,内生肌酐清除率50~90ml/min者每次0.25~0.5g,每6~8小时1次;内生肌酐清除率10~50ml/min者每次0.25g,每6~12小时1次;内生肌酐清除率6~9ml/min者每次0.125~0.25g,每12小时1次。血透患者应在透析后给药。内生肌酐清除率<20ml/min者超过推荐剂量时癫痫发生概率上升。

七、药理学

1. 药效学及作用机制　本品是一种广谱的β-内酰胺类抗生素。以静脉滴注剂型供应。本品含有两种成分:①亚胺培南,为一种最新型的β-内酰胺抗生素-亚胺硫霉素;②西司他丁钠,为一种特异性酶抑制剂,它能阻断亚胺培南在肾内的代谢,从而提高尿路中亚胺培南原型药物的浓度。在本品中亚胺培南与西司他丁钠的重量比为1:1。

亚胺培南是属于亚胺硫霉素类抗生素,其显著特点是杀菌谱较其他任何已研究过的抗生素更为广泛。

微生物学:本品的广谱杀菌作用是由于其具有强大的抑制细菌细胞壁合成的能力。可杀灭绝大部分革兰氏阳性和革兰氏阴性的需氧和厌氧病原菌。

本品除与新一代头孢菌素类和青霉素类一样具有对革兰氏阴性细菌广谱的抗菌活性外,对革兰氏阳性细菌也有强效杀灭能力;而此种特性只有在较早期窄谱的β-内酰胺类抗生素才具有。本品的抗菌谱包括铜绿假单胞菌、金黄色葡萄球菌、粪肠球菌和脆弱拟杆菌在内的不同种类的病原体,而这些病原体通常易对其他抗生素产生耐药性。

本品有对抗细菌产生的β-内酰胺酶的降解能力,使其能对大部分病原体,如铜绿假单胞菌、沙雷杆菌属和肠杆菌属等具有明显的抗菌作用;而这些病原体对大多数β-内酰胺类抗生素具有天然耐药性。

本品的抗菌谱比其他任何已研究过的抗生素更广泛,实际上包括了所有在临床上有意义的病原菌。本品在体外的抗菌范围包括:

革兰氏阴性需氧菌:无色杆菌、不动杆菌属(以前称小赫尔菌属)、嗜水气单胞菌、产碱杆菌属、支气管博代杆

菌、支气管败血症博代杆菌、博代百日咳杆菌、马耳他布鲁杆菌、类鼻疽伯克霍尔德菌(以前称类鼻疽假单胞菌)、施氏伯克霍尔德菌(以前称施氏假单细胞菌)、弯曲杆菌属、嗜二氧化碳噬细胞菌属、枸橼酸细菌属、弗氏枸橼酸菌、克氏枸橼酸菌(以前称多样性枸橼酸菌)、分外埃肯杆菌族、肠杆菌属、产气杆菌、聚团肠杆菌、阴沟肠杆菌、肠杆菌、阴道加德诺菌属、杜克嗜血杆菌、流感嗜血杆菌(包括产 β-内酰胺酶菌株)、副流感嗜血杆菌、蜂房哈夫尼菌、克雷伯杆菌属、奥克西托克雷伯杆菌、臭鼻克雷白杆菌、肺炎克雷菌、莫拉菌属、摩氏摩根菌(以前称摩氏变形菌)、淋病奈瑟球菌(包括产生青霉素酶菌株)、脑膜炎奈瑟球菌、巴斯德氏菌属、多杀巴氏杆菌、类志贺邻单胞菌、变形杆菌属、奇异变形杆菌、普通变形杆菌、普罗威登斯菌属、产碱普罗威登斯菌属、雷氏普罗威登斯菌(以前称雷氏变形菌)、斯氏普罗威登斯菌、假单胞菌属、铜绿假单胞菌、萤光假单胞菌、恶臭假单胞菌、沙门菌属、伤寒沙门菌、沙雷菌属、变斑沙雷菌(以前称液化沙雷菌)、黏质沙雷菌、志贺菌属、涅尔森氏菌属(以前称巴斯德杆菌)、小肠结肠炎涅尔森氏菌、假结核涅尔森氏菌。

嗜麦芽寡养单胞菌(以前称嗜麦芽窄食单胞菌,嗜麦芽假单胞菌)和一些洋葱伯克霍尔德菌(以前称洋葱假单胞菌)一般对本品不敏感。

革兰氏阳性需氧菌:芽胞杆菌属、粪肠球菌、猪丹毒丹毒丝菌、单核细胞增多性李斯德菌、奴卡菌属、小球菌属、金黄色葡萄球菌(包括产生青霉素酶菌株)、表皮葡萄球菌(包括产生青霉素酶菌株)、腐生性葡萄球菌、无乳链球菌、链球菌 C 族、链球菌 G 族、肺炎链球菌、酿脓链球菌、甲型溶血性链球菌(包括 A 族溶血性链球菌及 B 族溶血性链球菌)

粪肠球菌及对甲氧西林耐药的葡萄球菌对本品不敏感。

革兰氏阴性厌氧菌:拟杆菌属、吉氏拟杆菌、脆弱拟杆菌、卵形拟杆菌、多形拟杆菌、单形拟杆菌、普通拟杆菌、Bilophila Wadsworthia、梭形杆菌属、坏疽梭形杆菌、核梭形杆菌、非解糖红棕单胞菌(以前称非解糖拟杆菌)、二路普雷沃菌(以前称双道拟杆菌)、解糖陈普雷沃菌(以前称狄氏拟杆菌)、中间普雷沃菌(以前称中间拟杆菌)、产黑色素普雷沃菌(以前称产黑拟杆菌)、韦荣球菌属。

革兰氏阳性厌氧菌:放线菌属、双歧杆菌属、梭状芽胞杆菌属、产气荚膜梭状芽胞杆菌、真杆菌属、乳杆菌属、动弯杆菌属、微需氧链球菌、消化球菌属、消化链球菌属、丙酸杆菌属(包括痤疮丙酸杆菌)。

其他:分枝杆菌、包皮垢分枝杆菌。

体外试验表明,亚胺培南与氨基糖苷类抗生素对抗某些分离的铜绿假单胞菌有协同作用。

2. 药代动力学

(1) 亚胺培南:给健康受试者静脉输注泰能 250mg、500mg、1 000mg,20 分钟后,亚胺培南的血药峰浓度范围分别为:12~20μg/ml,21~58μg/ml,41~83μg/ml,对应的平均血药峰浓度分别为 17μg/ml、39μg/ml 和 66μg/ml。4~6 小时内亚胺培南血浆浓度下降到 1μg/ml 以下或更低。

亚胺培南的血浆半衰期是 1 小时。在 10 小时内,约

70%的亚胺培南在尿中以原药形式重吸收,随后在尿中就检测不到药物排泄。在给予健康受试者 500mg 剂量的泰能 8 小时后,亚胺培南的尿中浓度超过 10μg/ml。

亚胺培南的剩余部分(不具抗菌活性的亚胺培南代谢物)在尿中回收。通过粪便排泄清除的亚胺培南基本为零。

肾功能正常患者每 6 小时给予亚胺培南一次没有观测到其在血浆或尿中蓄积。泰能和二丙苯磺胺同时给药可少许增加亚胺培南的血浆水平和血浆半衰期。泰能和二丙苯磺胺联合用药使具有抗菌活性(未代谢的)的亚胺培南尿中回收率减少到给药剂量的约 60%。

单独给药时,亚胺培南在肾中通过脱氢肽酶-1 代谢。对于每个个体,尿中亚胺培南回收率从 5%~40%,在多个试验中,则其平均回收率范围是从 15%~20%。

亚胺培南与人血清蛋白的结合率约为 20%。

(2) 西司他丁:西司他丁是肾中脱氢肽酶-1 的特异性抑制剂,能有效减少亚胺培南代谢。因此亚胺培南和西司他丁同时给药可使尿和血浆中都能达到具有抗菌作用的亚胺培南浓度。

静脉输注泰能 250mg、500mg、1 000mg,20 分钟后,西司他丁的血药峰浓度范围分别为:21~26μg/ml、21~55μg/ml、56~88μg/ml。对应的平均血药峰浓度分别为 22μg/ml、42μg/ml 和 72μg/ml。西司他丁的血浆半衰期约为 1 小时。胃肠外给药 10 小时后 70%~80%给药剂量的西司他丁在尿中完整回收。此后,尿中没有再检测出西司他丁。约 10%给药剂量的西司他丁最后成为 N-乙酰基代谢物。这种 N-乙酰基代谢物抑制脱氢肽酶活性与其母体药物相当。因此当西司他丁从血液中消除后,肾中脱氢肽酶-1 的活性很快就恢复到正常水平。

泰能和二丙苯磺胺同时给药后的西司他丁血浆浓度和半衰期比单独给药要高 1 倍。但是对西司他丁在尿中的回收率没有影响。

西司他丁与人血清蛋白的结合率约为 40%。

3. 药物不良反应 一般来说,本品的耐受性良好。临床对照研究显示,本品的耐受性与头孢唑啉、头孢噻吩和头孢噻肟一样良好。副作用大多轻微而短暂,很少需要停药,极少出现严重的副作用。最常见的不良反应是一些局部反应。

(1) 局部反应:红斑、局部疼痛和硬结,血栓性静脉炎。

(2) 过敏反应/皮肤:皮疹、瘙痒、荨麻疹、多形性红斑、约翰逊综合征、血管性水肿、中毒性表皮坏死(罕见)、表皮脱落性皮炎(罕见)、念珠菌病、发热包括药物热及过敏反应。

(3) 胃肠道反应:恶心、呕吐、腹泻、牙齿和/或舌色斑。与使用其他所有广谱抗生素一样,已有报道本品可引起伪膜性结肠炎。

(4) 血液:嗜酸细胞增多症、白细胞减少症、中性白细胞减少症,包括粒细胞缺乏症,血小板减少症、血小板增多症、血红蛋白降低和全血细胞减少症,以及凝血酶原时间延长均有报道。部分患者可能出现直接抗球蛋白试验(Coombs)试验阳性反应。

（5）肝功能：血清转氨酶、胆红素和/或血清碱性磷酸酶升高；肝衰竭（罕见），肝炎（罕见）和爆发性肝炎（极罕见）。

（6）肾功能：少尿/无尿、多尿、急性肾衰竭（罕见）。由于这些患者通常已有导致肾前性氮质血症或肾功能损害的因素，因此难以评估本品对肾功能改变的作用。

已观察到本品可引起血清肌酐和血尿毒氮升高的现象；尿液变色的情况是无害的，不应与血尿混淆。

神经系统/精神疾病：与其他β-内酰胺抗生素一样，已有报道本品可引起中枢神经系统的副作用，如肌阵挛、精神障碍，包括幻觉、错乱状态或癫痫发作，感觉异常和脑病亦有报道。

（7）特殊感觉：听觉丧失，味觉异常。

（8）粒细胞减少的患者：与无粒细胞减少症的患者相比，在粒细胞减少的患者中使用本品静脉滴注更常出现药物相关性的恶心和/或呕吐症状。

4. 药物相互作用

（1）已有使用更昔洛韦和本品静脉滴注于患者引起癫痫发作的报道。对于这种情况除非其益处大于危险，否则不应伴随使用。

（2）有文献表明，合并碳青霉烯类用药，包括亚胺培南，患者接受丙戊酸或双丙戊酸钠会导致丙戊酸浓度降低。因为药物相互作用，丙戊酸浓度会低于治疗范围，因此癫痫发作的风险增加。尽管药物相互作用的机制尚不明确，体外和动物研究数据表明，碳青霉烯类药物会抑制丙戊酸葡糖苷酸代谢（VPA-g）成丙戊酸的水解，降低丙戊酸的血清浓度。

八、注意事项

1. 禁用 本品禁用于对本品任何成分过敏的患者。

2. 用药注意事项

一般使用：一些临床和实验室资料表明，本品与其他β-内酰胺类抗生素、青霉素类和头孢菌素类抗生素有部分交叉过敏反应。已报道，大多数β-内酰胺抗生素可引起严重的反应（包括过敏性反应）。因此，在使用本品前，应详细询问患者过去有无对β-内酰胺抗生素的过敏史。若在使用本品时出现过敏反应，应立即停药并作相应处理。

有文献报道，合并碳青霉烯类用药，包括亚胺培南，患者接受丙戊酸或双丙戊酸钠会导致丙戊酸浓度降低。因为药物相互作用，丙戊酸浓度会低于治疗范围，因此癫痫发作的风险增加。增加丙戊酸或双丙戊酸钠的剂量并不足以克服该类相互作用。一般不推荐亚胺培南与丙戊酸/双丙戊酸钠同时给药。当患者癫痫发作经丙戊酸或双丙戊酸钠良好控制后，应考虑非碳青霉烯类的其他抗生素用于治疗感染。如果必须使用本品，应考虑补充抗惊厥治疗（参阅药物相互作用）。

事实上，已有报告几乎所有抗生素都可引起伪膜性结肠炎，其严重程度由轻度至危及生命不等。因此，对曾患过胃肠道疾病尤其是结肠炎的患者，均需小心使用抗生素。对在使用抗生素过程中出现腹泻的患者，应考虑诊断伪膜性结肠炎的可能。有研究显示，梭状芽孢杆菌所产生的毒素是在使用抗生素期间引起结肠炎的主要原因，但也应予以考虑其他原因。

中枢神经系统：本品与其他β-内酰胺类抗生素一样，可产生中枢神经系统的副作用，如肌肉阵挛、精神错乱或癫痫发作，尤其当使用剂量超过了根据体重和肾功能状态所推荐的剂量时。但这些副作用大多发生在已有中枢神经系统疾患的患者（如脑损害或有癫痫病史）和/或肾功能损害者，因为这些患者会发生药物蓄积。因此，需严格按照推荐剂量安排使用，尤其上述患者（见"用法用量"）。已有癫痫发作的患者，应继续使用抗惊厥药来治疗。

如发生病灶性震颤、肌阵挛或癫痫时，应作神经病学检查评价；如原来未进行抗惊厥治疗，应给予治疗。如中枢神经系统症状持续存在，应减少本品的剂量或停药。

肌酐清除率≤5ml/（min·1.73m²）的患者不应使用本品，除非在48小时内进行血液透析。血液透析患者亦仅在使用本品的益处大于癫痫发作的危险性时才可考虑。

九、贮藏条件

密闭，25℃以下保存。

十、药物经济性评价

医保乙类。

美 罗 培 南

一、药品名称

1. 英文名 Meropenem

2. 化学名 （-）-（4R,5S,6S）-3-[（3S,5S）-5-（二甲基胺酰基）-3-吡咯烷]硫-6-[（1R）-1-羟乙基]-4-甲基-7-氧-1-氮杂双环[3,2,0]庚-2-烯-2-羧酸三水合物

二、药品成分

美罗培南

三、剂型与规格

注射剂 （1）0.25g;（2）0.5g;（3）1.0g

四、适应证及相应的临床价值

由单一或多种敏感细菌引起的成人及儿童的下列感染：肺炎及院内获得性肺炎、尿路感染、腹腔内感染、妇科感染（例如子宫内膜炎）、皮肤及软组织感染、脑膜炎、败血症。

对于被推断患有感染的伴中性粒细胞减低的发热患者（成人），可用本品作为单方经验性治疗或联合应用抗病毒或抗真菌药物治疗。

已经证实，单独应用本品或联合应用其他抗微生物制剂治疗多重感染有效。目前，尚缺乏在患有中性粒细胞减低或原发/继发免疫功能缺陷的儿科患者中应用本药的经验。由于本品引致癫痫等严重中枢神经系统不良反应发生率较亚胺培南低，可适用于细菌性脑膜炎，尤其是耐药革兰氏阴性杆菌所致脑膜炎。

五、用法用量

1. 儿童　对于 3 个月至 12 岁的儿童,根据所患感染的类型和严重程度、致病菌的敏感程度及患者的状况,推荐剂量为每次 10~20mg/kg,每 8 小时 1 次。治疗脑膜炎的推荐剂量为每次 40mg/kg,每 8 小时 1 次。对于体重大于 50kg 的儿童,按照成人剂量给药。目前,尚无在肾功能不全的儿童中应用本药的经验。

2. 成人　治疗的剂量和疗程需根据感染的类型和严重程度及患者的情况决定。推荐每日剂量:治疗肺炎、尿路感染、妇科感染例如子宫内膜炎、皮肤及附属器感染:0.5g/次,每 8 小时 1 次;治疗院内获得性肺炎、腹膜炎、推定有感染的中性粒细胞减低患者及败血症:1g/次,每 8 小时 1 次;治疗脑膜炎:2g/次,每 8 小时 1 次。

给药方法:以 100ml 以上的液体溶解 0.25~0.5g 美罗培南,配制成静脉点滴注射液,可以经 15~30 分钟静脉点滴给药。

可以和本药配伍的液体:0.9% 氧化钠注射液、5% 或 10% 葡萄糖注射液、5% 葡萄糖加 0.02% 碳酸氢钠注射液、5% 葡萄糖生理盐水加注射液、5% 葡萄糖加 0.225% 氯化钠注射液、5% 葡萄糖加 0.15% 氯化钾注射液、2.5% 或 10% 甘露醇注射液。

3. 老年人　对于肾功能正常或肌酐清除率大于等于 50ml/min 的老年患者无须调整剂量。

六、特殊人群用药

1. 妊娠期　本品属 B 类妊娠期用药,孕妇需在有明确指征时因应用本品。

2. 哺乳期　哺乳期妇女应用本品时应停止哺乳。

3. 肾功能损害　对伴有肾功能障碍的成人患者的剂量安排:对于肌酐清除率小于 50ml/min 的严重肾功能障碍的患者,应采取减少给药剂量或延长给药间隔等措施,随时观察患者的情况。

4. 肝功能损害　对肝功能不全的患者无须调整剂量。(参考"注意事项")

七、药理学

1. 药效学及作用机制　抗菌作用:本药为杀菌剂,抗菌谱极广,并有很强的抗菌活性,对革兰氏阳性菌、革兰氏阴性菌及厌氧菌都很敏感,尤其对包括铜绿假单胞菌在内的葡萄糖非发酵革兰氏阴性菌有极强的抗菌活性,并且对各种革兰氏阳性和阴性细菌产生的 β-内酰胺酶均稳定。本药与其他碳青霉烯类抗生素不同,对人体的肾脱氢肽酶-I 稳定。

(1) 抗菌谱:美罗培南的体外抗菌谱包括绝大部分临床常见的革兰氏阳性、阴性需氧菌及厌氧菌。

革兰氏阳性需氧菌:芽胞杆菌属、白喉棒状杆菌、液化肠球菌、鸟肠球菌、单核细胞增生李斯特菌、乳杆菌属、星形诺卡菌、金黄色葡萄球菌(青霉素酶阴性及阳性)。凝固酶阴性的葡萄球菌,包括腐生葡萄球菌、头状葡萄球菌、孔氏葡萄球菌、木糖葡萄球菌、华纳葡萄球菌、人型葡萄球菌、模仿葡萄球菌、中间型葡萄球菌、松鼠葡萄球菌、里昂葡萄球菌。肺炎链球菌(青霉素敏感株及非敏感株)、无乳链球菌、化脓性链球菌、马链球菌、牛链球菌、缓症链球菌、Streptococcus Mitior、米勒链球菌、血链球菌、草绿色链球菌、唾液链球菌、麻疹孪生球菌、G 族链球菌、F 族链球菌、马红球菌。

革兰氏阴性需氧菌:木糖氧化无色杆菌、硝酸盐阴性不动杆菌、洛菲不动杆菌、鲍曼不动杆菌、嗜水气单胞菌、温和气单胞菌、豚鼠气单胞菌、粪产碱杆菌、支气管炎博德特氏菌、羊布鲁杆菌、大肠弯曲菌、空肠弯曲菌、弗劳地枸橼酸杆菌、异型枸橼酸杆菌、克氏枸橼酸杆菌、无丙二酸盐枸橼酸杆菌、产气肠杆菌、聚团肠杆菌、阴沟肠杆菌、坂崎肠杆菌、大肠埃希菌、赫氏埃希氏菌、阴道加德纳菌、流感嗜血杆菌(包括 β-内酰胺酶阳性株和对氨苄青霉素耐药株)、副流感嗜血杆菌、杜克嗜血杆菌、幽门螺杆菌、脑膜炎奈瑟菌、淋病奈瑟菌(包括 β-内酰胺酶阳性株、对青霉素和壮观霉素耐药株)、蜂房哈夫尼菌、肺炎克雷伯菌、产气克雷伯菌、臭鼻克雷伯菌、产酸克雷伯菌、卡他(布兰汉)莫拉菌、摩氏摩根菌、奇异变形杆菌、普通变形杆菌、彭氏变形杆菌、雷氏普罗威登斯菌、斯氏普罗威登斯菌、产碱普罗威登斯菌、多杀巴斯德氏菌、类志贺邻单胞菌、铜绿假单胞菌、恶臭假单胞菌、产碱假单胞菌、洋葱假单胞菌、荧光假单胞菌、斯假单胞菌、假鼻疽假单胞菌、食醋假单胞菌、沙门菌属包括肠炎/伤寒沙门菌、黏质沙雷菌、液化沙雷菌、悬钩子沙雷菌、宋氏志贺菌、福氏志贺菌、鲍氏志贺菌、痢疾志贺菌、霍乱弧菌、副溶血弧菌、创伤弧菌、小肠结肠炎耶尔森氏菌。

厌氧菌:溶齿放线菌、麦氏放线菌、拟杆菌属-普雷沃菌属-红棕色单胞菌属、脆弱拟杆菌、变形拟杆菌、多形拟杆菌、侵肺拟杆菌、凝固拟杆菌、单形拟杆菌、吉氏拟杆菌、卵形拟杆菌、埃氏拟杆菌、多毛拟杆菌、bacteroides Buccalis、Bacteroides Corporis、Bacteroides Gracilis、产黑色普雷沃菌、中间素普雷沃菌、二路普雷沃菌、Prevotella Splanchnicus、口腔普雷沃菌、解糖胨普雷沃菌、栖瘤胃普雷沃菌、解脲普雷沃菌(Prevotella Ureolyticus)、Prevotella Oris、颊普雷沃菌、栖牙普雷沃菌、利维普雷沃菌、不解糖红棕色单胞菌、双歧杆菌属、Bilophilia Wadsworthia、产气荚膜梭菌、双酶梭菌、多枝梭菌、生孢梭菌、尸毒梭菌、索氏梭菌、丁酸梭菌、梭形梭菌、无害芽胞梭菌、近端梭菌、第三梭菌、迟缓真杆菌、产气真杆菌、死亡梭杆菌、坏死梭杆菌、具核梭杆菌、可变梭杆菌、Mobiluncus Curtisii、Mobiluncus Mulieris、厌氧消化链球菌、微小消化链球菌、解糖消化链球菌、解糖消化球菌、不解糖消化球菌、大消化链球菌、普氏消化链球菌、疮疱丙酸杆菌、贪婪丙酸杆菌、颗粒丙酸杆菌。嗜麦芽窄食单胞菌(原称嗜麦芽黄单胞菌)、尿热球菌和对甲氧苯青霉素耐药的葡萄球菌对美罗培南有耐药性。

(2) 作用机制:对青霉素结合蛋白(PBP)有很强的亲和性,阻碍细菌细胞壁(细胞壁肽聚糖的架桥形成)的合成。

2. 药代动力学

(1) 血中浓度:健康成人经 30 分钟静脉滴注本品 0.5g 和 1g,血药峰浓度分别为 14~16mg/L 和 39~58mg/L。5 分钟内静脉注射本品 0.5g 和 1g,血药峰浓度分别为 18 ~ 65mg/L 和 83 ~ 140mg/L。血浆中浓度依剂量而变动,连续给药时的药代动力学与一次给药时几乎相同,无蓄积性。儿童经 30 分钟静脉点滴时血浆中浓度,按二室模型,只对清除率假设对数型的个体间差异和个体内差异、分析以体重作为共变量的种族药代动力学的结果如下:全身消除率为 0.444L/(h·kg),中央室分布体积为 0.291L/kg,周围室分布体积为 0.112L/kg,室间的移动清除率为 0.160L/(h·kg),全身清除率的个体差异为 8.77%,血中浓度的个体内残留差异为 47.7%。

(2)排泄:本药主要从肾排泄。无论剂量大小,健康成人经 30 分钟静脉滴注后,8 小时以内的尿中排泄率为 60%~65%,儿童平均为 61%。

(3)组织内分布:在痰、肺组织、胆汁、胆囊、腹腔渗出液、脑脊液中的分布良好。

(4)肾功能障碍时的血中浓度和尿中排泄:给肾功能障碍的患者 0.5g,经 30 分钟静脉滴注时,其血中浓度如下表所示。肾功能低下时,尿中排泄速度变慢,血中消除时间延长。因此,肾功能障碍的患者使用本药时,需要调整剂量和给药间隔。

3. 药物不良反应 调查总例数 7 925 例中,998 例(12.6%)出现包括实验室检查值异常在内的不良反应。主要不良反应为:皮疹 41 例(0.5%)、腹泻 24 例(0.3%)、GOT(AST)升高 333 例(4.2%)、GPT(ALT)升高 377 例(4.8%)、A1-P 升高 127 例(1.6%)等。另外,以儿童为对象的临床研究中,总病例数 755 例中,130 例(17.2%)出现包括实验室检查值异常在内的不良反应。主要不良反应为:腹泻 16 例(2.1%),呕吐:8 例(1.1%),GOT(AST)升高 23 例(3.1%),GPT(ALT)升高 29 例(3.8%),血小板增多 18 例(2.4%),嗜酸性粒细胞增多 10 例(1.3%)等。

(1)严重不良反应:过敏性休克(<0.1%):注意密切观察,一旦出现不适、口内异常感、喘鸣、眩晕、便意、耳鸣、出汗等症状时,应立即停药并进行适当处理。

急性肾衰等严重肾功能障碍(<0.1%)定期检查肾功能,密切观察,发现肾功能异常时、应停药并进行适当处理。

伴有血便的重症结肠炎例如假膜性结肠炎等(<0.1%)密切观察,出现腹痛,频繁腹泻等症状时,应立即停药并进行适当处理。

间质性肺炎,PIE(<0.1%)密切观察,出现发烧、咳嗽、呼吸困难、胸部 X 光片异常、嗜酸性粒细胞增多等症状时,应停药并使用肾上腺皮质激素等进行适当处理。

痉挛,意识障碍等中枢神经系统症状(<0.1%)密切观察,如有上述症状出现时,应立即采取停药措施。在肾功能障碍或中枢神经系统障碍的患者中发生的可能性增加,所以此类患者使用时要特别注意。

中毒性表皮坏死松解症(Lyell 综合征)(<0.1%)、皮肤黏膜眼综合征(史-约综合征)(频度不明)密切观察,如有此种症状发生时,应停药并进行适当处理。

全面细胞减少、无粒细胞症、溶血性贫血(频度不明)、白细胞减少、血小板减少(<0.1%)定期做血液检查,密切观

察,如有异常现象发生时,应停药并进行适当处理。

肝功能障碍(0.1%~5%)、黄疸(<0.1%)定期做肝功能检查,密切观察,如有异常现象发生时,应停药并进行适当处理。

(2)严重不良反应(同类药品):血栓性静脉炎:在使用其他碳青霉烯类抗生素时,偶有发生血栓性静脉炎,应密切观察,如有异常发生时,应停药并进行适当处理。

4. 药物相互作用 本药与丙戊酸钠并用时会使丙戊酸的血药浓度降低导致癫痫再发,故不可同时使用。

八、注意事项

1. 禁用 不得用于下列患者。

(1)对本药成分及其他碳青霉烯类抗生素有过敏史的患者。

(2)使用丙戊酸钠的患者(参考"药物相互作用")。

2. 用药注意事项

(1)配制好静脉点滴注射液后应立即使用。使用前,先将溶液振荡摇匀。如有特殊情况需放置,用生理盐水溶解时,室温下应于 6 小时以内使用,5℃保存时应于 24 小时以内使用(本药溶液不可冷冻)。本药溶解时,溶液呈无色或微黄色透明状液体,颜色的浓淡不影响本药的效果。

一般注意事项:一些临床和实验室证明,美罗培南与其他碳青霉烯类与 β-内酰胺类抗生素、青霉素和头孢菌素有局部交叉过敏反应。已有报告,大多数 β-内酰胺类抗生素可引起严重的反应(包括过敏性反应)。因此,在使用本药前,应详细询问患者过去对 β-内酰胺类的抗生素的过敏史。若对本药有过敏反应,应立即停药并作相应处理。

严重肾功能障碍的患者,参考"用法用量""药代动力学"。

严重肝功能障碍的患者,有可能加重肝功能障碍。

老年人,参考"老年患者用药"。

进食不良的患者或非经口营养的患者、全身状况不良的患者,有可能引起维生素 K 缺乏症状。

有癫痫史或中枢神经系统功能障碍的患者,发生痉挛、意识障碍等中枢神经系统症状的可能性增加。

给药后第 3~5 天应特别注意观察皮疹等不良反应。出现不良反应时,应采取改用其他药物等适当措施。连续给药时,也应随时观察不良反应。

使用本药前未能确定细菌敏感性时,应在给药开始后第 3 天确定其对本药是否敏感,然后判断使用本药是否适当。当细菌对本药不敏感时,应立即改用其他药物。

根据患者情况,在不得已的情况下未确定病原菌便开始使用本药时,若数日内病情未见好转,应采取改用其他药物等适当措施。连续给药时,也应随时观察症状好转情况,不得随意长期给药。

根据患者情况需连续给药 7 天以上时,应明确长期给药的理由,并密切观察是否有皮疹及肝功能异常等不良反应,使用水药不得随意连续给药。

因有时会出现 GOT(AST)、GPT(ALT)升高,连续给药一周以上时,应进行肝功能检查。对有肝疾病的患者,应注

意监测转氨酶和胆红素水平。

（2）对实验室检查值的影响：除用试纸检查外，对用班氏试剂、斐林溶液、尿糖试药丸做的尿糖检查，有时出现假阳性，应注意。

直接抗球蛋白试验试验有时呈阳性，应注意。

有时尿胆素原检查呈假阳性，应注意。

九、贮藏条件

密闭，室温（10～30℃）保存。

十、药物经济性评价

医保乙类，《中国药典》（2020年版）收载。

帕尼培南倍他米隆

一、药品名称

1. 英文名　Panipenem and Betamipron
2. 化学名　帕尼培南：(5R,6S)-6-[(1R)-1-羟乙基]-3-[(3S)-1-(1-亚氨基乙基)吡咯烷-3-基硫烷基]-7-氧代-1-氮杂双环[3.2.0]庚-2-烯-2-羧酸

倍他米隆：3-苯甲酰胺丙酸

二、药品成分

本品为复方制剂，其组分为帕尼培南和倍他米隆

三、剂型与规格

注射剂　0.25g、0.5g

四、适应证及相应的临床价值

本品适用于治疗下列敏感菌：葡萄球菌属、链球菌属、肺炎链球菌、肠球菌属、黏膜炎莫拉菌、大肠埃希菌、枸橼酸杆菌属、克雷伯杆菌属、肠杆菌属、沙雷菌属、变形杆菌属、摩氏摩根菌属、普罗威登斯菌属、流感嗜血杆菌、假单胞菌属铜绿假单胞菌、洋葱伯克霍尔德氏菌、消化链球菌、拟杆菌属、普雷奥菌属引起的下列感染症：败血症、感染性心内膜炎；深部皮肤感染症、淋巴管（结）炎、肛门脓肿、外伤和烧伤以及手术创伤的继发感染、骨髓炎、关节炎；咽喉炎、扁桃体炎（扁桃体周围炎、扁桃体周围脓肿）、急性支气管炎、肺炎、肺脓症、脓胸慢性呼吸道疾病的继发感染；肾盂肾炎、膀胱炎、前列腺炎（急、慢性）、附睾炎、腹膜炎、腹腔内脓肿；胆囊炎、胆管炎、肝脓肿；子宫附件炎、子宫内感染、子宫旁结合织炎、前庭大腺炎、化脓性脑膜炎；眼眶感染、眼内炎（含全眼球炎）；中耳炎、鼻窦炎、化脓性唾液腺炎；颌骨、颚骨周围蜂窝织炎。

五、用法用量

1. 儿童　通常每日30～60mg（效价）/kg帕尼培南，分3次给药，每次静脉滴注30分钟以上。

根据患者的年龄和病症可适当增减给药量，对重症或难治愈的感染症患者，可增至每日100mg（效价）/kg，分3～4次给药，但是，本品的给药量上限不得超过每日2g（效价）。

2. 成人　通常每日1g（效价，按帕尼培南计），分2次给药，每次静脉滴注30分钟以上。

根据患者的年龄和病症可适当增减给药剂量，对重症或难治愈的感染症患者，可增至每日2g（效价），分2次用药。但是，对成人每次给药1g（效价）时，滴注时间应在60分钟以上。

注射液的配制方法：通常将0.25g及0.5g的滴注用克倍宁溶解在100ml以上的生理盐水或5%的葡萄糖注射液中。但是，不能使用注射用蒸馏水，因为以它作为溶剂时溶液渗透压不等张。

与用法和用量相关的注意事项：使用本品时，原则上应做细菌药敏试验。且用药应限于治疗疾病所必须的最短期间（以防产生耐药性菌）。

3. 老年人　尽管未发现本品对老年患者产生的不良反应有别于对其他成人产生的不良反应，但给老年患者投用时仍需要注意以下几点：①本品经肾排泄，老年患者生理功能低下者可能出现血药浓度的升高；②使用本品的同类药时，老年患者有可能出现因缺乏维生素K而导致的出血倾向。

六、特殊人群用药

1. 妊娠期　对孕妇或可能妊娠的女性患者，仅在治疗的有益性超过危险性时方可给药（尚未确立妊娠期用药的安全性）。

2. 哺乳期　哺乳期妇女应尽量避免使用，不得不使用时应终止哺乳。

七、药理学

1. 药效学及作用机制　抗菌作用：美罗培南为人工合成的广谱碳青霉烯类抗生素，通过抑制细菌细胞壁的合成而产生抗菌作用，美罗培南容易穿透大多数革兰氏阳性和阴性细菌的细胞壁，而达到其作用靶点青霉素结合蛋白（PBPS）。除金属β-内酰胺酶以外，其对大多数β-内酰胺酶（包括由革兰氏阳性菌及革兰氏阴性菌所产生的青霉素酶和头孢菌素酶）的水解作用具有较强的稳定性。美罗培南不宜用于治疗对甲氧西林耐药的葡萄球菌感染，有时对其他碳青霉烯类的耐药菌株亦表现出交叉耐药性。体外试验显示，对一些铜绿假单胞菌的分离菌株，美罗培南与氨基糖苷类抗生素合用可产生协同作用。

体外试验和临床感染应用中均表明美罗培南对以下大多数微生物有活性。①革兰氏阳性需氧菌：肺炎链球菌（不包括青霉素耐药性菌株）、草绿色链球菌。②革兰氏阴性需氧菌：肠杆菌、流感嗜血杆菌（β-内酰胺酶阳性菌株及β-内酰胺酶阴性菌株）、肺炎克雷伯菌、绿脓假单胞菌、脑膜炎奈瑟菌。③厌氧菌：脆弱拟杆菌、多形拟杆菌、消化链球菌。美罗培南对以下微生物表现出体外抗菌活性，但是其临床意义尚不清楚。④革兰氏阳性需氧菌：金色葡萄球菌（β-内酰胺酶阳性菌株及β-内酰胺酶阴性菌株）、表皮葡萄球菌（β-内酰胺酶阳性菌株及β-内酰胺酶阴性菌株）。（注：葡萄球菌中凡对甲氧西林/苯唑西林有耐药性者亦应考虑其对

美罗培南有耐药性）。⑤革兰氏阴性需氧菌:不动杆菌、嗜水气单胞菌、空肠弯曲菌、异型枸橼酸杆菌、弗氏枸橼酸菌、阴沟肠杆菌、流感嗜血杆菌(对氨苄青霉素耐药菌株和β-内酰胺酶阴性菌株)、卡他莫拉菌(β-内酰胺酶阳性菌株及β-内酰胺酶阴性菌株)、摩氏摩根菌、奇异变形杆菌、普通变形杆菌、沙门菌、黏质沙雷杆菌、志贺菌属等。⑥厌氧菌:吉氏拟杆菌、卵形拟杆菌、单形拟杆菌、解脲拟杆菌、普通拟杆菌、难辨梭状芽孢杆菌、产气荚膜梭状芽孢杆菌、迟缓真杆菌、梭形杆菌、不解糖卟啉单细胞菌、痤疮丙酸杆菌等。对实验小鼠及大鼠感染症的疗效。

（1）作用机制:帕尼培南对青霉素结合蛋白具有高亲和性,可阻碍细菌的细胞壁合成从而起到杀菌作用。

（2）毒理研究

1）遗传毒性:细菌回复致突变试验、中国仓鼠卵巢细胞 HGPMT 试验、人淋巴细胞基因培养试验、小鼠微核试验结果均未发现有潜在的致突变作用。

2）生殖毒性:大鼠给予美罗培南每日剂量达 1 000mg/kg、猕猴剂量每日达 360mg/kg(以 AUC 比较,分别相当于人每 8 小时 1g 剂量时暴露量的 1.8~3.7 倍),未见有生殖毒性,也未发现对生育力与胎儿的损害,但大鼠每日剂量≥250mg/kg(以 AUC 比较,分别相当于人每 8 小时 1g 剂量时暴露量的 0.4 倍)时,胎仔体重出现轻微异常改变。

2. 药代动力学

（1）血药浓度:本品血药峰浓度与药时曲线下面积与给药剂量呈正比。30 分钟内静脉滴注本品 0.25g、0.5g 和 1g。帕尼培南的血药浓度分别为 14.3mg/L、27.5mg/L 和 49.3mg/L,倍他米隆的血药浓度分别为 7.3mg/L、15.6mg/L 和 23.7mg/L。

本品消除半衰期与给药剂量无关,健康成人志愿者帕尼培南的半衰期约为 70 分钟,倍他米隆约为 40 分钟。儿童帕尼培南的半衰期约为 60 分钟,倍他米隆约为 30 分钟。

（2）分布:给药后本品分布于痰液、前列腺、胆汁、子宫/卵巢/输卵管、骨盆腔液、前房水、皮肤、中耳/上颌窦黏膜/扁桃体组织、口腔组织、唾液、脑脊液等各种组织和体液中。

代谢和排泄:无论何种给药途径帕尼培南均主要经肾排泄。5 名健康成年受试者静脉滴注本品 500mg(效价)/500mg 滴注时间 60 分钟,0~24 小时中尿液中帕尼培南的回收率约为 30%,β-内酰胺环开环的代谢物回收率约为 50%。

（3）肾功能损害时的药动学情况:各种肾功能障碍的患者使用本品 500mg(效价)/500mg,静脉滴注时间 60 分钟,肾功能障碍越严重,帕尼培南在体内的滞留时间越长,半衰期越长,尿液中的排泄过程延迟。

8 例血液透析(HD)患者使用本品 500mg(效价)/500mg 单次静脉滴注(滴注时间 60 分钟),测量给药后立即进行 4 小时血液透析或未透析者的血药浓度,帕尼培南和倍他米隆最高血药浓度(C_{max})较健康成人分别高约 1.9 倍和 3.8 倍。非透析者的总清除率(Cl)和健康成人相比,虽稍有减

少,但透析者与健康成人基本相同。消除半衰期($t_{1/2}$)及血药浓度曲线下面积(AUC)受 HD 的影响较大。

3. 药物不良反应　在总计 20 258 个病例中,有 2 119 例(10.46%)报道有不良反应(包括临床检验值异常),其中的主要不良反应为 GPT 升高(3.24%)、GOT 升高(2.97%)、嗜酸性粒细胞增多(1.13%)、ALP 升高(0.98%)、γ-GTP 升高(0.86%)、LDH 升高(0.82%)等。

（1）严重不良反应(罕见)

1）罕见引起休克(低于 0.01%)、过敏反应症状(不适、口腔异常感、喘鸣、眩晕、便意、耳鸣、出汗等)(发生率不明)。故应注意观察,若出现异常,应立即停药并作适当处理。

2）有可能出现皮肤黏膜眼综合征(史-约综合征,发生率不明)、中毒性表皮坏死松解症(Lyell 综合征,发生率不明)。一旦发现类似症状,应立即停药并作适当处理。

3）有可能出现急性肾衰竭(低于 0.1%)等严重的肾功能损害。故应注意观察,定期检查肾功能,若出现异常,应立即停药并作适当处理。

4）有可能出现惊厥(低于 0.1%)、意识障碍(低于 0.01%)等中枢神经系统症状。一旦发现类似症状,应立即停药并作适当处理。特别是有肾疾患的患者和中枢神经系统功能障碍的患者有可能出现类似反应,给药时应注意密切观察。

5）有可能出现伴有便血的假膜性肠炎(低于 0.1%)等严重的肠炎(初期症状:腹痛、腹泻频繁)。故应注意观察,若出现异常,应立即停药并作适当处理。

6）肝功能障碍(低于 0.1%):有可能出现如爆发性肝炎等严重肝功能障碍、黄疸病等。故应注意观察例如定期检查,若出现异常,应立即停药并作适当处理。

7）罕见出现粒细胞缺乏症(低于 0.01%)、全血细胞减少症(低于 0.01%)、溶血性贫血(低于 0.01%)等。故应注意观察例如定期检查,若出现异常,应立即停药并作适当处理。

8）罕见出现伴有发热、咳嗽、呼吸困难、胸部 X 射线检查异常、嗜酸细胞增多等症状的间质性肺炎(低于 0.01%)、伴有肺嗜酸性粒细胞浸润症(PIE,发生率不明)。一旦出现类似症状,应立即停药并作适当处理,如使用肾上腺皮质激素。

（2）临床重大不良反应(同类药):血栓性静脉炎,用其他的碳青霉烯类抗生素时,有可能引起血栓性静脉炎。

4. 药物相互作用　本品可促进丙戊酸代谢,降低后者血药浓度而导致癫痫发作。丙磺舒可延长帕尼培南血清半衰期、提高其血药浓度。

八、注意事项

1. 禁用　对本品所含成分有休克史的患者,正在使用丙戊酸钠的患者,对本品所含成分有过敏史的患者原则上不给药,不得不使用时应慎用。

2. 用药注意事项

（1）慎重用药:对碳青霉烯类、青霉素类或头孢烯类抗

生素有过敏史的患者。

本人或双亲、兄弟姐妹等亲属属于过敏体质,易发作支气管哮喘、出疹、荨麻疹等过敏性症状的患者。

具有严重肾功能障碍的患者(易引起痉挛,意识障碍等中枢神经障碍)。

肝功能障碍患者(有肝功能障碍恶化的危险)。

口服摄取不良或经非口服途径摄取营养的患者,全身状态很差的患者(可能患有维生素 K 缺乏症,应经过仔细观察后再给药)。

(2)重要注意事项:因为没有确切的方法预知本品引起的休克、过敏样反应,故应采取如下措施①使用前充分询问病史,尤其必须确认对抗生素的过敏史;②必须准备好发生休克时的急救措施。

另外,从给药开始到结束,患者应处于安静状态,进行仔细观察,特别是开始给药后,要注意观察。

(3)使用上的注意事项:将本品溶解配制成药液后应尽快使用。本品溶解时,其溶液呈无色至透明的淡黄色。但颜色的深浅对本品的疗效无影响。另外,本品在溶解后不得不贮存时。也必须在室温下贮存 6 小时之内使用。

(4)临床检验结果及其影响:除了用检尿糖用试纸反应之外,用本尼迪特试剂、斐林试剂和 Clinitest 进行的尿糖检验结果有可能呈假阳性,应注意。

直接抗球蛋白试验试验的结果有可能呈阳性。

进行尿胆原测定时,必须在采尿后 3 小时之内进行测定,因本品在尿中随着时间的推移棕色加深,从而影响测定结果。

九、贮藏条件

密闭,在凉暗(避光并不超过 20℃)干燥处保存。

厄 他 培 南

一、药品名称

1. 英文名　Ertapenem
2. 化学名　(1R,5S,6S,8R,2S*,4S*)-2-[2-(3-羧基-苯基氨基甲酰基)-吡咯烷基-4-硫代]-6-(1-羟乙基)-1-甲基碳青霉烯-3-甲酸

二、药品成分

厄他培南钠

三、剂型与规格

注射剂　1g

四、适应证及相应的临床价值

本品适用于治疗成人由下述细菌的敏感菌株引起的下列中度至重度感染。

1. 继发性腹腔感染　由大肠埃希菌、梭状芽孢杆菌、迟缓真杆菌、消化链球菌属、脆弱拟杆菌、吉氏拟杆菌、卵形拟杆菌、多形拟杆菌或单形拟杆菌引起者。

2. 复杂性皮肤及附属器感染　由金黄色葡萄球菌(仅指对甲氧西林敏感菌株)、化脓性链球菌、大肠埃希菌、消化链球菌属引起者。

3. 社区获得性肺炎　由肺炎链球菌(仅指对青霉素敏感的菌株,包括合并菌血症的病例)、流感嗜血杆菌(仅指 β-内酰胺酶阴性菌株)或卡他莫拉球菌引起者。

4. 复杂性尿道感染,包括肾盂肾炎　由大肠埃希菌或肺炎克雷伯杆菌引起者。

5. 急性盆腔感染,包括产后子宫内膜炎、流产感染和妇产科术后感染　由无乳链球菌、大肠埃希菌、脆弱拟杆菌、不解糖卟啉单胞菌、消化链球菌属或双路普雷沃氏菌属引起者。

6. 菌血症　为分离和鉴定致病菌并测定其对厄他培南的敏感性,应正确采取供细菌学检查的标本。在取得这些检查的结果之前,即可开始使用本品进行经验性治疗;一旦得到检查结果,应对抗生素治疗方案进行相应调整。

为减少细菌耐药性的形成,并保证本品和其他抗菌药物的疗效,本品只可被用于治疗或预防已经明确或高度怀疑由敏感细菌引起的感染。当获得细菌培养和药物敏感性检测结果后,应据此选择和调整抗生素治疗方案。在未得到上述检测结果之前,可根据当地的细菌流行病学资料和药物敏感性特点,选择经验性治疗方案。

五、用法用量

1. 儿童　充分的良好控制的成人研究、儿科患者的药代动力学数据、以及在患下列感染的 3 个月到 17 岁儿科患者中进行的对照研究的数据,都证实了本品在 3 个月到 17 岁儿科患者中的安全性和有效性。

(1)继发性腹腔感染。

(2)复杂性皮肤和附属器感染。

(3)社区获得性肺炎。

(4)复杂性尿路感染。

(5)急性盆腔感染。

(6)细菌性败血症。

本品在 3 个月至 12 岁患者中的剂量是 15mg/kg,每日 2 次(每日不超过 1g)。不推荐在 3 个月以下的婴儿中使用本品,目前没有可用的数据。

2. 成人　本品在 13 岁及以上患者中的常用剂量为 1g,每日 1 次。

本品可以通过静脉输注给药,最长可使用 14 天;或通过肌内注射给药,最长可使用 7 天。当采用静脉输注给药时,输注时间应超过 30 分钟。

对于那些适合使用肌内注射给药进行治疗的感染,肌内注射本品可作为静脉输注给药的一种替代疗法。

不得将本品与其他药物混合或与其他药物一同输注。不得使用含有葡萄糖(α-D-葡萄糖)的稀释液。

3. 老年人　在临床研究中,本品在老年人(≥65 岁)中的疗效和安全性与年龄较轻的患者(<65 岁)相当。

六、特殊人群用药

1. 妊娠期　尚未在孕妇中进行过充分的有良好对照的研究。只有当潜在的益处超过对母亲和胎儿的潜在危险时，才能在妊娠期间使用本品。

2. 哺乳期　厄他培南能分泌到人的乳汁中。当给哺乳期妇女使用本品时，应慎重。

3. 肾功能损害　肾功能不全的患者：本品可用于治疗伴有肾功能不全的成年患者的感染。对于肌酐清除率＞30ml/（min·1.73m²）的患者无须调整剂量。对于患有重度肾功能不全[肌酐清除率≤30ml/（min·1.73m²）]以及终末期肾功能不全[肌酐清除率≤10ml/（min·1.73m²）]的成年患者，需将剂量调整为500mg/d。尚无伴有肾功能不全的儿童患者的资料。

接受血液透析的患者：对接受血液透析的患者，若在血液透析前6小时内按推荐剂量500mg/d给予本品时，建议血液透析结束后补充输注本品150mg。如果给予本品至少6小时后才开始接受血液透析，则无须调整剂量。尚无有关接受腹膜透析或血液过滤器患者使用厄他培南的资料。尚无接受血液透析的儿童患者的资料。

当只检测了血清肌酐值时，可采用下列公式来估算肌酐清除率。血清肌酐值应以肾功能稳定状态时的测得值为准。

男性：[（140−年龄）×体重（kg）]/[72×血清肌酐浓度（mg/100ml）]；女性：0.85×（男性的计算值）

4. 肝功能损害　肝功能不全患者：对于肝功能受损的患者无须调整剂量。

七、药理学

1. 药效学及作用机制　体外实验表明，厄他培南对需氧革兰氏阳性细菌和革兰氏阴性细菌以及厌氧菌都有效。厄他培南的杀菌活性是由于能抑制细菌细胞壁的合成，此作用是通过厄他培南与青霉素结合蛋白（PBPs）结合而介导。在大肠埃希菌中，厄他培南对PBPs1a、1b、2、3、4及5均有强的亲和力，其中尤以PBPs2和PBPs3为著。厄他培南对一系列β-内酰胺酶引起的水解均有较好的稳定性，包括青霉素酶、头孢菌素酶以及超广谱β-内酰胺酶，但可被金属β-内酰胺酶水解。

体外和临床试验证明厄他培南对下列大多数病原菌有抗菌活性（见适应证）：需氧革兰氏阳性菌、金黄色葡萄球菌（仅指对甲氧西林敏感菌株）、无乳链球菌、肺炎链球菌（仅指对青霉素敏感菌株）、化脓性链球菌。

注：对甲氧西林耐药的葡萄球菌和肠球菌菌属对本品也有耐药性。

需氧革兰氏阴性菌：大肠埃希菌、流感嗜血杆菌（仅指β-内酰胺酶阴性菌株）、肺炎克雷伯杆菌、卡他莫拉球菌、奇异变形杆菌、厌氧菌、脆弱拟杆菌、吉氏拟杆菌、卵形拟杆菌、多形拟杆菌、单形拟杆菌、梭状芽孢杆菌属、迟缓真杆菌、消化链球菌属、不解糖卟啉单胞菌、双路普雷沃菌。

以下是体外研究得到的数据，但尚不知临床意义：厄他培南对下列各致病菌至少90%的菌株的体外最小抑菌浓度（MIC）小于或等于本品的敏感性临界点；但是，尚未设立良好对照的适当临床研究来评价本品在治疗由这些细菌引起的临床感染方面的有效性和安全性。

需氧革兰氏阳性菌：表皮葡萄球菌（仅指甲氧西林敏感株）、肺炎链球菌（仅指对青霉素中度敏感的菌株）、需氧革兰氏阴性菌、弗氏枸橼酸杆菌、合适枸橼酸杆菌、产气肠杆菌、阴沟肠杆菌、流感嗜血杆菌（仅指β-内酰胺酶阳性菌株）、副流感嗜血杆菌、产酸克雷伯杆菌（产ESBL菌株除外）、摩氏摩根菌、普通变形杆菌、雷氏普罗威登斯菌、斯氏普罗威登斯菌、黏质沙雷菌。

厌氧菌：普通类杆菌、产气荚膜梭状芽孢杆菌、梭形杆菌属。

遗传毒性：在下列体外试验中，包括碱性洗脱/大鼠肝细胞试验、中国仓鼠卵巢细胞染色体畸变试验、TK6人淋巴母细胞样细胞致突变试验，以及在小鼠体内微核试验中，均未发现厄他培南有致突变活性，也未发现有基因毒性。

生殖毒性：当给小鼠和大鼠静脉注射厄他培南的剂量高达700mg/（kg·d）时，对交配行为、生殖力、生育力或胚胎存活均无影响。按体表面积计算，给予小鼠的这一剂量大约相当于给予人推荐剂量1g的3倍；按血浆AUC计算，给予大鼠这一剂量所产生的暴露值大约相当于给予人推荐剂量1g的1.2倍。

当给小鼠和大鼠静脉注射厄他培南的剂量高达700mg/（kg·d）时，通过对胎儿外表、内脏和骨骼进行检查，未发现发育毒性。按体表面积计算，给予小鼠的这一剂量大约相当于给予人推荐剂量1g的3倍；就血浆AUC而言，给予大鼠这一剂量所产生的暴露值大约相当于给予人推荐剂量1g的1.2倍。然而，当给予小鼠的剂量达700mg/（kg·d）时，观察到胎儿的平均体重轻微减少以及骶尾椎骨化数目相应减少。

2. 药代动力学　在剂量为0.5~2g的范围内，基于厄他培南的总浓度测得的血浆浓度曲线下面积（AUC）小于药物剂量增加的比例。而基于未结合药物浓度测得的AUC增加的比例要大于药物剂量增加的比例。由于厄他培南能与血浆蛋白呈浓度依赖性结合，因此在推荐的剂量水平，本品具有非线性药代动力学特征。

在健康成人中按每日1g的剂量通过静脉或肌内注射多次给药时，未产生药物蓄积。

将厄他培南用符合美国药典标准的1%盐酸利多卡因注射液（溶于生理盐水，不含肾上腺素）溶解，肌内注射推荐剂量1g后，厄他培南几乎完全被吸收。平均生物利用度约为90%。按每日肌内注射1g的剂量计算时，达到血浆峰浓度（C_{max}）所需的平均时间（t_{max}）约为2.3小时。厄他培南能与人的血浆蛋白高度结合，主要是白蛋白。在健康的年轻成人中，当血浆浓度增高时，厄他培南与蛋白的结合则减低，结合率从血浆浓度近似值小于100μg/ml时的95%左右下降至血浆浓度近似值为300μg/ml时的85%左右。

在健康的年轻成人中，静脉输注1g放射性同位素标记的厄他培南后,血浆中的放射活性主要来自厄他培南(94%)。厄他培南的主要代谢产物是无活性的 β-内酰胺环被水解而形成的开环衍生物。用人肝微粒体进行的体外研究表明,厄他培南对细胞色素 P450(CYP)6 种主要同工酶(1A2、2C9、2C19、2D6、2E1 和 3A4)所介导的代谢均无抑制作用。

体外研究表明,厄他培南对 P 糖蛋白介导的地高辛或长春碱的转运无抑制作用。厄他培南不是 P 糖蛋白介导转运的底物。

厄他培南主要通过肾清除。在健康年轻成人和 13~17 岁的患者中,平均血浆半衰期大约为 4 小时,在 3 个月~12 岁的儿科患者中平均血浆半衰期约为 2.5 小时。

给健康的年轻成人静脉输注放射性同位素标记的厄他培南 1g 后,大约 80% 从尿中排出,其中约 38% 以原型排泄,37% 以开环的代谢产物排泄。另有 10% 从粪中排出。

给健康年轻成人静脉输注厄他培南 1g,在给药后 0~2 小时期间,经尿液排出的厄他培南数量占用药剂量的百分比平均均为 17.4%,在给药后 4~6 小时期间为 5.4%,而在给药后 12~24 小时期间为 2.4%。

3. 药物不良反应　本品的不良反应主要有腹泻、恶心、呕吐等胃肠道反应,静脉炎,头痛,以及女性阴道炎等。主要的实验室检查异常 GPT、GOT、ALP 和血肌酐等升高。临床试验中厄他培南组患者癫痫发生率为 0.5%(不区分是否与药物相关),哌拉西林他唑巴坦对照组为 0.3%,头孢曲松组为 0%。

4. 药物相互作用　当厄他培南与丙磺舒同时给药时,丙磺舒与厄他培南竞争肾小管主动分泌,从而抑制后者的肾排泄。这会导致小的但有统计学意义的清除半衰期延长(19%)及增加全身性药物暴露的程度(25%)。当与丙磺舒同时给药时,无须调整厄他培南的剂量。由于对半衰期的影响小,建议不要采用同时给予丙磺舒的方法来延长厄他培南的半衰期。

体外研究表明,厄他培南对 P 糖蛋白介导的地高辛或长春碱的转运没有抑制作用,并且厄他培南也不是 P 糖蛋白介导转运的底物。在人肝微粒体中进行的体外研究表明厄他培南对细胞色素 6 种主要 P450(CYP)同工酶(1A2、2C9、2C19、2D6、2E1 和 3A4)介导的代谢没有抑制作用。厄他培南不太可能通过抑制 P 糖蛋白或 CYP 介导的药物清除引起药物间相互作用(参阅药代动力学)。

除了丙磺舒以外,尚未研究过与特定的临床药物间的相互作用。

有文献表明,合并碳青霉烯类用药,包括厄他培南,患者接受丙戊酸或双丙戊酸钠会导致丙戊酸浓度降低。因为药物相互作用,丙戊酸浓度会低于治疗范围,因此癫痫发作的风险增加。尽管药物相互作用的机制尚不明确,体外和动物研究数据表明,碳青霉烯类药物会抑制丙戊酸葡糖苷酸代谢(VPA-g)成丙戊酸的水解,降低丙戊酸血清浓度。

八、注意事项

1. 禁用　禁止将厄他培南用于对本药品中任何成分或对同类的其他药物过敏者。

由于使用盐酸利多卡因作为稀释剂,所以对酰胺类局麻药过敏的患者、伴有严重休克或心脏传导阻滞的患者禁止肌内注射本品。

2. 用药注意事项

(1) 在接受 β-内酰胺类抗生素治疗的患者中,已有严重的和偶发的致死性过敏反应的报道。有对多种过敏原过敏的既往史的患者发生这些反应的可能性比较大。曾有报道指出,有青霉素过敏史的患者使用另一种 β-内酰胺类抗生素治疗时发生了严重的过敏反应。开始本品治疗以前,必须向患者仔细询问有关对青霉素、头孢菌素、其他 β-内酰胺类抗生素以及其他过敏原过敏的情况。如果发生对本品的过敏反应,须立即停药。严重的过敏反应需要立即进行急救处理。

(2) 有文献报道,合并碳青霉烯类用药,包括厄他培南,患者接受丙戊酸或双丙戊酸钠会导致丙戊酸浓度降低。因为药物相互作用,丙戊酸浓度会低于治疗范围,因此癫痫发作的风险增加。增加丙戊酸或双丙戊酸钠的剂量并不足以克服该类相互作用。一般不推荐厄他培南与丙戊酸/双丙戊酸钠同时给药。当癫痫发作经丙戊酸或双丙戊酸钠良好控制后,应考虑非碳青霉烯类的其他抗生素用于治疗感染。如果必需使用本品,应考虑补充抗惊厥治疗(参阅药物相互作用)。

(3) 与其他抗生素一样,延长本品的使用时间可能会导致非敏感细菌的过量生长。有必要反复评估患者的状况。如在治疗期间发生了二重感染,应采取适当的措施。

(4) 包括厄他培南在内的几乎所有抗菌药都有引发伪膜性结肠炎的报道,其严重程度可以从轻度至危及生命不等。因此,对于给予抗菌药物后出现腹泻的患者考虑这一诊断是重要的。研究表明,难辨梭状芽胞杆菌产生的毒素是引发"抗生素相关的结肠炎"的主要原因。

(5) 肌内注射本品时应谨慎,以避免误将药物注射到血管中(参阅用法用量)。

(6) 盐酸利多卡因是肌内注射本品的稀释液。参照盐酸利多卡因的使用说明书。

(7) 不考虑与药物相关性的前提下,临床研究中接受厄他培南治疗(1g,每日 1 次)的成人患者中有 0.2% 出现了癫痫发作。这种现象在患有神经系统疾患(如脑部病变或有癫痫发作史)和/或肾功能受到损害的患者中最常发生。应严格遵循推荐的给药方案,这对于那些具备已知的惊厥诱发因素的患者尤为重要。

九、贮藏条件

溶液配制前不超过 25℃。配制后以及输注液用 0.9% 氯化钠注射液直接稀释的溶液(参阅用法用量,使用说明)可以在室温(25℃)下保存并在 6 小时内使用,也可在冰箱(5℃)中贮存 24 小时,并在移出冰箱后 4 小时内使用。本品的溶液不得冷冻。

十、药物经济性评价

医保乙类。

比 阿 培 南

一、药品名称

1. 英文名 Biapenem
2. 化学名 （-）-6-[[（4R,5S,6S）-2-羧基-6-[（1R）-1-羟乙基]-4-甲基-7-氧代-1-氮杂双环[3.2.0]庚-2-烯-3-基]硫]-6,7-二氢-5H-吡唑并[1,2-a]-[1,2,4]三唑-4-镓

二、药品成分

比阿培南

三、剂型与规格

注射剂 0.3g

四、适应证及相应的临床价值

对本品敏感的菌株有葡萄球菌属、链球菌属、肺炎球菌、肠球菌属（屎肠球菌除外）、莫拉菌属、大肠菌、枸橼酸菌属、克雷伯菌属、肠杆菌属、沙雷菌属、变形杆菌属、流感嗜血杆菌、铜绿假单胞菌、放线菌属、消化链球菌属、拟杆菌属、普氏菌属、梭形杆菌属等。

本品适用于治疗由敏感细菌所引起的败血症、肺炎、肺脓肿、慢性呼吸道疾病引起的二次感染、难治性膀胱炎、肾盂肾炎、腹膜炎、妇科附件炎等。

五、用法用量

1. 儿童 对儿童用药的安全性尚不明确。
2. 成人 每0.3g比阿培南溶解于100ml生理盐水注射液中静脉滴注。成人每日0.6g,分2次滴注,每次30~60分钟。可根据患者年龄、症状适当增减给药剂量。但1天的最大给药量不能超过1.2g。
3. 老年人 老年人由于生理功能下降,需注意调整用药剂量及用药间隔时间。

六、特殊人群用药

妊娠期:对孕妇及孕妇用药的安全性尚不明确。

七、药理学

1. 药效学及作用机制 比阿培南为碳青霉烯类抗生素,通过抑制细菌细胞壁的合成而发挥抗菌作用,对革兰氏阳性、革兰氏阴性的需氧和厌氧菌有广谱抗菌活性。比阿培南对人肾脱氢肽酶Ⅰ（DHP-Ⅰ）稳定,可单独给药而不需与DHP-Ⅰ抑制剂合用。

本品对甲氧西林敏感葡萄球菌、化脓性链球菌、肺炎链球菌、粪肠球菌等革兰氏阳性菌抗菌活性稍逊于亚胺培南,由于美罗培南,但对甲氧西林耐药葡萄球菌、肠球菌抗菌活性差。比阿培南对肠杆菌科细菌抗菌活性与亚胺培南相仿

或略强,但逊于美罗培南;对铜绿假单胞菌、不动杆菌属抗菌活性与亚胺培南相仿。比阿培南对厌氧菌抗菌活性与亚胺培南相仿。

2. 药代动力学 健康受试者（5例）进行三次静脉滴注比阿培南,每次60分钟,剂量分别为150mg、300mg及600mg,血药浓度与给药剂量呈线性关系,反复多次进行静脉滴注时,药物代谢动力学结果显示,与单次静脉滴注的结果几乎相同,没有观察到蓄积性。

30分钟或60分钟单次静脉滴注比阿培南300mg时,骨盆液中最高浓度为9.6μg/ml。用药6小时后痰液中药物浓度为0.1~2.5μg/ml。

健康成人（5例）单次静脉滴注比阿培南150mg、300mg及600mg,以及多次静脉滴注300mg和600mg后,血液均未检出代谢物,代谢物中有9.7%~23.4%经尿排泄。并且代谢物均无抑菌活性。

健康成人（5例）60分钟单次静脉滴注比阿培南150mg、300mg、600mg时,给药后0~2小时的平均尿中比阿培南浓度分别为325.5μg/ml、584.8μg/ml和1 105.1μg/ml,在给药后8~12小时尿中药物浓度分别为2.4μg/ml、4.7μg/ml和21.4μg/ml。而且0~12小时累计排泄率分别为62.1%、63.4%和64.0%。

肾功能减退时,本品半衰期延长,对于肌酐清除率为50ml/min的中度肾功能障碍患者（3例）,静脉滴注本品300mg,每日2次,共7天,14次,每次30分钟,在血中、尿液中均未见药物蓄积。

对于必须进行血液透析的严重肾功能不全患者（5例）,用本品300mg,在不进行血液透析期间使用,每次60分钟,结果表明本品半衰期延长。

3. 药物不良反应 国外文献报道,最为常见的不良反应为皮疹/皮肤瘙痒、恶心、呕吐以及腹泻等。在2 348个病例中,有64例（2.7%）出现不良反应,主要表现为皮疹（1.0%）、腹泻（0.7%）等。2 287个病例中,有304例（13.3%）的522个临床检测指标异常,主要表现为GPT上升（144例,6.3%）、GOT上升（93例,4.1%）、嗜酸性粒细胞增多（77例,3.4%）等。

本品严重不良反应包括休克（<0.1%）、过敏;间质性肺炎（0.1%~5%）、PIE;伪膜性结肠炎等严重肠炎;肌痉挛、精神障碍;肝功能损伤、黄疸;急性肾功能不全。

4. 药物相互作用 本品与丙戊酸合用时,可导致丙戊酸血药浓度降低,有可能使癫痫复发,因此本品不宜与丙戊酸类制剂合用。

八、注意事项

1. 禁用
（1）对本品过敏者禁用。
（2）正在服用丙戊酸钠类药物的患者禁用。
2. 慎用 老年患者慎用。
3. 用药注意事项
（1）对碳青霉烯类、青霉素类及头孢菌素类抗生素药物过敏者慎用。

（2）本人或直系亲属有易诱发支气管哮喘、皮疹、荨麻疹等症状的过敏性体质者慎用。

（3）严重的肾功能不全者慎用。

（4）老年患者慎用。

（5）进食困难及全身状况恶化者，可能会出现维生素K缺乏症状，应注意观察。

（6）有癫痫史者及中枢神经系统疾病患者慎用。

（7）除尿潜血反应外，采用班氏试剂、斐林试剂以及试纸法检测尿糖可能出现假阳性结果。

（8）直接抗球蛋白试验试验可能呈现阳性结果。

（9）未见有关本品人体过量使用的报道。如发现患者过量使用本品，可采用常规的监护及对症治疗。

九、贮藏条件

遮光，密闭保存。

十、药物经济性评价

医保乙类。

11　大环内酯类抗生素

红　霉　素

一、药品名称

1. 英文名　Erythromycin
2. 化学名　5-(4-二甲胺四氢-3-羟基-6-甲基-2-吡喃氧基)-6,11,12,13-四羟基-2,4,6,8,10,12-六甲基-9-氧代-3-(四氢-5-羟基-4-甲氧基-4,6-二甲基-2-吡喃氧基)十五烷酸-μ-内酯

二、药品成分

红霉素

三、剂型与规格

注射剂　（1）0.25g；（2）0.3g
口服常释剂型　（1）0.05g；（2）0.125g；（3）0.25g

四、适应证及相应的临床价值

1. 本品可作为青霉素过敏患者治疗下列感染的替代用药：溶血性链球菌、肺炎链球菌等所致的急性扁桃体炎、急性咽炎、鼻窦炎；溶血性链球菌所致猩红热、蜂窝织炎；白喉及白喉带菌者；气性坏疽、炭疽、破伤风；放线菌病；梅毒；李斯特氏菌病等。
2. 军团菌病。
3. 肺炎支原体肺炎。
4. 肺炎衣原体肺炎。
5. 衣原体属、支原体属所致泌尿生殖系感染。
6. 沙眼衣原体结膜炎。
7. 淋病奈瑟菌感染。
8. 厌氧菌所致口腔感染。
9. 空肠弯曲菌肠炎。
10. 百日咳。

五、用法用量

1. 儿童　口服：儿童每日20~40mg/kg，分3~4次服用；静脉：红霉素乳糖酸盐静脉滴注或注射，每日20~30mg/kg，分2次给药，静脉滴注药液浓度不宜超过1mg/ml，滴注速度宜缓，以减少不良反应。

2. 成人　口服：成人每日0.75~1.5g，分3~4次服用。军团菌病患者，每日2~4g，分4次服用。一般以空腹口服为宜，酯化物依托红霉素可与食物同服。预防风湿热250mg，每日2次口服。静脉：红霉素乳糖酸盐静脉滴注或注射，每日20~30mg/kg，分2次给药，静脉滴注药液浓度不宜超过1mg/ml，滴注速度宜缓，以减少不良反应。

六、特殊人群用药

1. 妊娠期　本品可通过胎盘屏障而进入胎儿循环，故孕妇应慎用。

2. 哺乳期　本品有相当量进入母乳中，故哺乳期妇女应慎用或暂停哺乳。

3. 肾功能损害　严重肾功能不全者，消除半衰期略延长，应用红霉素时，剂量可略减少。

4. 肝功能损害　严重肝功能不全患者应用红霉素可能造成药物蓄积，应当适当调整剂量或作血药浓度检测。肝病患者和孕妇不宜选用红霉素酯化物。

七、药理学

1. 药效学及作用机制　本品属大环内酯类抗生素。对葡萄球菌属（耐甲氧西林菌株除外）、各组链球菌和革兰氏阳性杆菌均具抗菌活性。奈瑟菌属、流感嗜血杆菌、百日咳鲍特氏菌等也对本品敏感。本品对除脆弱拟杆菌和梭杆菌属以外的各种厌氧菌亦具抗菌作用。对军团菌属、胎儿弯曲菌、某些螺旋体、肺炎支原体、立克次体属和衣原体属也有抑制作用。

本品可透过细菌细胞膜，在接近供位（"P"位）与细菌核糖体的50s亚基成可逆性结合，阻断转移核糖核酸（tRNA）结合至"P"位上，同时也阻断多肽链自受位（"A"位）至"P"位的位移，从而抑制细菌蛋白质合成。

2. 药代动力学　本品口服后在肠道中吸收。吸收后除脑脊液和脑组织外，广泛分布于各组织和体液中，尤以肝、胆汁和脾中的浓度为高，在肾、肺等组织中的浓度可高出血药浓度数倍，在胆汁中的浓度可达血药浓度的10~40倍以上。在皮下组织、痰及支气管分泌物中的浓度也较高，痰中浓度与血药浓度相仿；在胸、腹水及脓液等的浓度可达有效水平。有一定量（约为血药浓度的33%）进入前列腺及精囊中，但不易透过血脑脊液屏障，脑膜有炎症时脑脊液中浓度仅为血药浓度的10%左右。可进入胎血和排入母乳中，胎儿血药浓度为母体血药浓度的5%~20%，母乳中药物浓度

可达血药浓度的50%以上。表观分布容积(V_d)为0.9L/kg。蛋白结合率为70%~90%。红霉素在肝内代谢，主要在肝中浓缩和从胆汁排出，并进行肠肝循环，约2%~5%的口服量自肾小球滤过排出，无尿患者的血消除半衰期($t_{1/2}$)可延长。粪便中也含有一定量。血液透析或腹膜透析后极少被清除，故透析后无须加用。

3. 药物不良反应

（1）胃肠道反应有腹泻、恶心、呕吐、中上腹痛、口舌疼痛、胃纳减退等，其发生率与剂量大小有关。

（2）肝毒性少见，患者可有乏力、恶心、呕吐、腹痛、发热及肝功能异常，偶见黄疸等。

（3）大剂量(≥4g/d)应用时，尤其肝、肾疾病患者或老年患者，可能引起听力减退，主要与血药浓度过高(>12mg/L)有关，停药后大多可恢复。

（4）过敏反应表现为药物热、皮疹、嗜酸性粒细胞增多等，发生率为0.5%~1%。

（5）其他：偶有心律失常、口腔或阴道念珠菌感染。

4. 药物相互作用

（1）本品可抑制卡马西平和丙戊酸等抗癫痫药物的代谢，导致其血药浓度增高而发生毒性反应。与芬太尼合用可抑制后者的代谢，延长其作用时间。与阿司咪唑或特非那定等抗组胺药合用可增加心脏毒性，与环孢素合用可使后者血药浓度增加而产生肾毒性。

（2）对氯霉素和林可霉素类有拮抗作用，不推荐同时使用。

（3）本品为抑菌剂，可干扰青霉素的杀菌效能，故当需要快速杀菌作用如治疗脑膜炎时，两者不宜同时使用。

（4）长期服用华法林的患者应用本品时可导致凝血酶原时间延长，从而增加出血的危险性，老年患者尤应注意。两者必须同时使用时，华法林的剂量宜适当调整，并严密观察凝血酶原时间。

（5）除二羟丙茶碱外，与黄嘌呤类药物同时使用可使氨茶碱的肝清除减少，导致血清氨茶碱浓度升高和/或毒性反应增加。这一现象在合用6日后较易发生，氨茶碱清除的减少幅度与本品血药峰浓度成正比。因此在两者合用疗程中和疗程后，黄嘌呤类药物的剂量应予调整。

（6）与其他肝毒性药物合用可能增强肝毒性。

（7）大剂量本品与耳毒性药物合用，尤其肾功能减退患者可能增加耳毒性。

（8）与洛伐他丁合用时可抑制其代谢而使血浓度上升，可能引起横纹肌溶解；与咪达唑仑或三唑仑合用时可减少两者的清除而增强其作用。

（9）本品可阻挠性激素类的肠肝循环，与口服避孕药合用可使之降效。

八、注意事项

1. 禁用　对本品及其他大环内酯类药物过敏者禁用。

2. 用药注意事项

（1）溶血性链球菌感染用本品治疗时，至少需持续10日，以防止急性风湿热的发生。

（2）肾功能减退患者一般无须减少用量，但严重肾功能损害者本品的剂量应适当减少。

（3）肝病患者本品的剂量应适当减少。

（4）用药期间定期随访肝功能。

（5）患者对一种红霉素制剂过敏或不能承受时，对其他红霉素制剂也可能过敏或不能承受。

（6）因不同细菌对红霉素的敏感性存在一定差异，故应做药敏测定。

（7）对诊断的干扰：本品可干扰 Higerty 法的荧光测定，使尿儿茶酚胺的测定值出现假性增高；血清碱性磷酸酶、胆红素、谷丙转氨酶和谷草转氨酶的测定值均可能增高。

九、贮藏条件

密封，在干燥处保存。

十、药物经济性评价

基本药物［肠溶(片剂、胶囊)：0.125g、0.25g；注射用无菌粉末：0.25g、0.3g］，医保甲类，《中国药典》(2020 年版)收载。

琥乙红霉素

一、药品名称

1. 英文名　Erythromycin Ethylsuccinate

2. 化学名　红霉素琥珀酸乙酯

二、药品成分

琥乙红霉素

三、剂型与规格

口服常释剂型　（1）0.1g；（2）0.125g；（3）0.25g

四、适应证及相应的临床价值

1. 本品可作为青霉素等 β-内酰胺类过敏或耐药者治疗下列感染时使用：溶血性链球菌、肺炎链球菌等所致的急性扁桃体炎、急性咽炎、鼻窦炎；溶血性链球菌所致猩红热、蜂窝织炎；白喉及白喉带菌者；气性坏疽、炭疽、破伤风；放线菌病；梅毒；李斯特氏菌病等。

2. 肺炎支原体肺炎。

3. 肺炎衣原体肺炎。

4. 衣原体属、支原体属所致泌尿生殖系感染。

5. 沙眼衣原体结膜炎。

6. 厌氧菌所致的口腔感染。

7. 空肠弯曲菌肠炎。

8. 百日咳。

9. 军团菌病。

10. 风湿热复发、感染性心内膜炎(风湿性心脏病、先天性心脏病、心脏瓣膜置换术后)及口腔、上呼吸道医疗操作时的预防用药(青霉素的替代用药)。

五、用法用量

1. 儿童 每次 7.5～12.5mg/kg,每日 4 次;或每次 15～25mg/kg,每日 2 次;严重感染时每日量可加倍,分 4 次服用。

百日咳患儿,每次 10～12.5mg/kg,每日 4 次,疗程 14 日。

2. 成人 口服:成人每次 2 粒,每日 3 次。

预防链球菌感染,每次 2 粒,每日 2 次。

衣原体或溶脲脲原体感染,每次 3 粒,每 8 小时 1 次,共 7 日;或每次 2 粒,每 6 小时一次,共 14 日。

军团菌病患者,每次 2～4 粒,每日 4 次。

六、特殊人群用药

1. 妊娠期 因出现肝毒性反应的可能性增加,故孕妇禁用。

2. 哺乳期 由于本品有相当量进入母乳中,故哺乳期妇女慎用或暂停哺乳。

七、药理学

1. 药效学及作用机制 本品属大环内酯类抗生素,为红霉素的琥珀酸乙酯,在胃酸中较红霉素稳定。对葡萄球菌属(耐甲氧西林菌株除外)、各组链球菌和革兰氏阳性杆菌均具抗菌活性。奈瑟菌属、流感嗜血杆菌、百日咳鲍特氏菌等也对本品敏感。本品对除脆弱拟杆菌和梭杆菌属以外的各种厌氧菌亦具抗菌作用。对军团菌属、胎儿弯曲菌、某些螺旋体、肺炎支原体、立克次体属和衣原体属和衣原体也有抑制作用。

本品系抑菌剂,但在高浓度时对某些细菌也具杀菌作用。本品可透过细菌细胞膜,在接近供位(“P”位)与细菌核糖体的 50S 亚基形成可逆性结合,阻断转移核糖核酸(tR-NA)结合至“P”位上,同时也阻断了多肽链自受位(“A”位)至“P”位的位移,从而抑制细菌蛋白质合成。

2. 药代动力学 本品在肠道中以基质和酯化物的形式被吸收,在体内酯化物部分水解为碱。空腹口服 500mg 后,0.5～2.5 小时达血药峰浓度,酯化物及碱两者的总浓度为 15mg/L,游离碱为 0.6mg/L。吸收后除脑脊液和脑组织外,广泛分布于各组织和体液中,尤以肝、胆汁和脾中的浓度为高,在肾、肺等组织中的浓度可高出血药浓度数倍,在胆汁中的浓度可达血药浓度的 10～40 倍以上。在皮下组织、痰及支气管分泌物中的浓度也较高,痰中浓度与血药浓度相仿;在胸、腹水、脓液等中的浓度可达有效水平。本品有一定量(约为血药浓度的 33%)进入前列腺及精囊中,但不易透过血脑屏障,脑膜有炎症时脑脊液中浓度仅为血药浓度的 10% 左右。可进入胎血和排入母乳中,胎儿血药浓度为母体血药浓度的 5%～20%,母乳中药物浓度可达血药浓度的 50% 以上。表观分布容积为 0.9L/kg。蛋白结合率为 70%～90%。游离红霉素在肝内代谢,$t_{1/2}$ 为 1.4～2 小时,无尿患者的 $t_{1/2}$ 可延长至 4.8～6 小时。红霉素主要在肝中浓缩和从胆汁排出,并进行肠肝循环,2%～5% 的口服量自肾小球滤过排出,尿中浓度可达 10～100mg/L。粪便中也含有一定量。血

液透析或腹膜透析后极少被清除,故透析后无须加用。

3. 药物不良反应

(1) 服用本品后发生肝毒性反应者较服用其他红霉素制剂为多见,服药数日或 1～2 周后患者可出现乏力、恶心、呕吐、腹痛、皮疹、发热等。有时可出现黄疸,肝功能试验显示淤胆,停药后常可恢复。

(2) 胃肠道反应有腹泻、恶心、呕吐、中上腹痛、口舌疼痛、胃纳减退等,其发生率与剂量大小有关。

(3) 大剂量(≥4g/d)应用时,尤其肝、肾疾病患者或老年患者,可能引起听力减退,主要与血药浓度过高(>12mg/L)有关,停药后大多可恢复。

(4) 过敏反应表现为药物热、皮疹、嗜酸性粒细胞增多等,发生率为 0.5%～1%。

(5) 其他,偶有心律失常,口腔或阴道念珠菌感染。

4. 药物相互作用

(1) 本品可抑制卡马西平和丙戊酸等抗癫痫药物的代谢,导致其血药浓度增高而发生毒性反应。与芬太尼合用可抑制后者的代谢,延长其作用时间。与阿司咪唑或特非那定等抗组胺药合用可增加心脏毒性,与环孢素合用可使后者血药浓度增加而产生肾毒性。

(2) 本品与氯霉素和林可酰胺类有拮抗作用,不推荐同时使用。

(3) 本品为抑菌剂,可干扰青霉素的杀菌效能,故当需要快速杀菌作用如治疗脑膜炎时,两者不宜同时使用。

(4) 长期服用华法林的患者应用本品时可导致凝血酶原时间延长,从而增加出血的危险性,老年患者尤应注意。两者必须同时使用时,华法林的剂量宜适当调整,并严密观察凝血酶原时间。

(5) 除二羟丙茶碱外,本品与黄嘌呤类药物同时使用可使氨茶碱的肝清除减少,导致血清氨茶碱浓度升高和/或毒性反应增加。这一现象在合用 6 日后较易发生,氨茶碱清除的减少幅度与本品血药峰值成正比。因此在两者合用时和合用后,黄嘌呤类药物的剂量应予调整。

(6) 本品与其他肝毒性药物合用可能增强肝毒性。

(7) 大剂量本品与耳毒性药物合用,尤其肾功能减退患者可能增加耳毒性。

(8) 与洛伐他汀合用时可抑制其代谢而使血浓度上升,可能引起横纹肌溶解;与咪达唑仑或三唑仑合用时可减少两者的清除而增强其作用。

八、注意事项

1. 禁用 对本品或其他红霉素制剂过敏者、慢性肝病患者、肝功能损害者及孕妇禁用。

2. 用药注意事项

(1) 溶血性链球菌感染用本品治疗时,至少需持续 10 日,以防止急性风湿热的发生。

(2) 肾功能减退患者一般无须减少用量,但严重肾功能损害者本品的剂量应适当减少。

(3) 用药期间定期检查肝功能。

(4) 患者对一种红霉素制剂过敏或不能耐受时,对其

他红霉素制剂也可能过敏或不能耐受。

（5）因不同细菌对红霉素的敏感性存在一定差异，故应做药敏测定。

九、贮藏条件

密封，在干燥处保存。

十、药物经济性评价

基本药物[（琥珀酸乙酯）片剂、胶囊：0.125g，0.25g]，医保乙类，《中国药典》(2020年版)收载。

乙酰螺旋霉素

一、药品名称

1. 英文名　Acetylspiramycin
2. 化学名　单乙酰螺旋霉素Ⅱ：R₁ = COCH₃ R₂ = H
单乙酰螺旋霉素Ⅲ：R₁ = COCH₂CH₃ R₂ = H
双乙酰螺旋霉素Ⅱ：R₁ = COCH₃ R₂ = COCH₃
双乙酰螺旋霉素Ⅲ：R₁ = COCH₂CH₃ R₂ = COCH₃

$单乙酰螺旋霉素 II: R_1 = COCH_3\ R_2 = H$
$单乙酰螺旋霉素 III: R_1 = COCH_2CH_3\ R_2 = H$
$双乙酰螺旋霉素 II: R_1 = COCH_3\ R_2 = COCH_3$
$双乙酰螺旋霉素 III: R_1 = COCH_2CH_3\ R_2 = COCH_3$

二、药品成分

本品为单乙酰螺旋霉素Ⅱ、单乙酰螺旋霉素Ⅲ、双乙酰螺旋霉素Ⅱ和双乙酰螺旋霉素Ⅲ四个组分为主的混合物。

三、剂型与规格

口服常释剂型　(1)0.05g；(2)0.1g；(3)0.2g

四、适应证及相应的临床价值

适用于敏感葡萄球菌、链球菌属和肺炎链球菌所致的轻、中度感染，如咽炎、扁桃体炎、鼻窦炎、中耳炎、牙周炎、急性支气管炎、慢性支气管炎急性发作、肺炎、非淋菌性尿道炎、皮肤软组织感染，亦可用于隐孢子虫病、或作为治疗孕妇弓形虫病的选用药物。

五、用法用量

1. 儿童　每日 20~30mg/kg，分 4 次服用。6 个月以内儿童患者的疗效及安全性尚未确定。
2. 成人　每次 0.2~0.3g，一日 4 次，首次加倍。
3. 老年人　肝、肾功能正常的老年患者不需减量应用。

六、特殊人群用药

1. 妊娠期　本品可透入胎盘，故在孕妇中应用需充分权衡利弊后决定是否应用。
2. 哺乳期　尚无资料显示乙酰螺旋霉素是否经乳汁排泄，但由于许多大环内酯类药物可经乳汁排泄，故哺乳期妇女宜慎用本品，如必须应用时应暂停哺乳。

七、药理学

1. 药效学及作用机制　乙酰螺旋霉素为螺旋霉素的乙酰化衍生物，属十六元环大环内酯类。本品对金黄色葡萄球菌、肺炎链球菌、化脓性链球菌、粪肠球菌等革兰氏阳性球菌具良好抗菌作用。对李斯特氏菌属、卡他莫拉菌、淋病奈瑟菌、胎儿弯曲菌、流感嗜血杆菌、嗜肺军团菌、百日咳杆菌、拟杆菌属、产气荚膜杆菌、痤疮丙酸杆菌、消化球菌和消化链球菌以及衣原体属、支原体属、弓形体、隐孢子虫等亦具抑制作用。肠道革兰氏阴性杆菌通常耐药。

作用机制为乙酰螺旋霉素与敏感微生物的核糖体 50S 亚单位结合，抑制依赖于 RNA 的蛋白质合成而发挥抑菌作用。

2. 药代动力学　本品耐酸，口服吸收好，经胃肠道吸收后脱乙酰基转变为螺旋霉素而起抗菌作用。单剂口服 0.2g 后 2 小时达血药峰浓度(C_{max})1mg/L。本品在体内分布广泛，在胆汁、尿液、脓液、支气管分泌物、肺组织及前列腺中的浓度一般较血浓度高，本品不能透过血脑脊液屏障。平均血消除半衰期($t_{1/2\beta}$)为 4~8 小时。多次给药后体内有蓄积作用。本品主要经粪便排泄，12 小时经尿排泄量约为给药量的 5%~15%，其中大部分为代谢产物，胆汁中浓度可达血浓度的 15~40 倍。

3. 药物不良反应　患者对本品耐受性良好，不良反应主要为腹痛、恶心、呕吐等胃肠道反应，常发生于大剂量用药时，程度大多轻微，停药后可自行消失。变态反应极少，主要为药疹。未发现肝、肾功能损害及血、尿常规异常。

4. 药物相互作用

（1）本品不影响氨茶碱等药物的体内代谢。

（2）在接受麦角衍生物类药物的患者中，同时使用某些大环内酯类曾出现麦角中毒，目前尚无麦角与乙酰螺旋霉素相互作用的报道，但理论上仍存在这一可能性，因此乙酰螺旋霉素与麦角不宜同时服用。

八、注意事项

1. 禁用　对本品、红霉素及其他大环内酯类过敏的患者禁用。
2. 用药注意事项

（1）由于肝胆系统是乙酰螺旋霉素排泄的主要途径，故严重肝功能不全患者慎用本品。

（2）轻度肾功能不全患者不需作剂量调整，但乙酰螺旋毒素在严重肾功能不全患者中的使用尚缺乏资料，故应慎用。

（3）如有过敏反应，立即停药。

九、贮藏条件

密封，在凉暗（避光并不超过 20℃）干燥处保存。

十、药物经济性评价

《中国药典》(2020年版)收载。

阿 奇 霉 素

一、药品名称

1. 英文名　Azithromycin

2. 化学名 (2R,3S,4R,5R,8R,10R,11R,12S,13S,14R)-13-[(2,6-二脱氧-3-C-甲基-3-O-甲基-α-L-核-己吡喃糖基)氧]-2-乙基-3,4,10-三羟基-3,5,6,8,10,12,14-七甲基-11-[[3,4,6-三脱氧-3-(二甲氨基)-β-D-木-己吡喃糖基]氧]-1-氧杂-6-氮杂环十五烷-15-酮

二、药品成分

阿奇霉素二水合物

三、剂型与规格

口服常释剂型 (1)0.1g;(2)0.125g;(3)0.25g;(4)0.5g

注射剂 (1)0.125g;(2)0.25g;(3)0.5g

四、适应证及相应的临床价值

本品适用于敏感细菌所引起的下列感染:支气管炎、肺炎等下呼吸道感染;皮肤和软组织感染;急性中耳炎;鼻窦炎、咽炎、扁桃体炎等上呼吸道感染(青霉素是治疗化脓性链球菌咽炎的常用药,也是预防风湿热的常用药物。阿奇霉素可有效清除口咽部链球菌,但目前尚无阿奇霉素治疗和预防风湿热疗效的资料)。

阿奇霉素可用于男女性传播疾病中由沙眼衣原体所致的单纯性生殖器感染。阿奇霉素亦可用于由非多重耐药淋球菌所致的单纯性生殖器感染及由杜克嗜血杆菌引起的软下疳(需排除梅毒螺旋体的合并感染)。

五、用法用量

1. 儿童 治疗中耳炎、肺炎,第 1 日 10mg/kg 顿服(每日最大量不超过 500mg),第 2~5 日,每日 5mg/kg 顿服(每日最大量不超过 250mg)。

2. 成人 口服:对沙眼衣原体、杜克嗜血杆菌或敏感淋球菌所致的性传播疾病,仅需单次口服本品 1 000mg。对其他感染的治疗:总剂量 1 500mg,每日 1 次服用本品 500mg,共 3 天。或总剂量相同,仍为 1 500mg,首日服用 500mg,第 2~5 日每日 1 次口服本品 250mg。

静脉滴注,社区获得性肺炎 500mg,每日 1 次,至少连续用药 2 日后改为口服一日 500mg,疗程 7~10 日。盆腔感染,每日 500mg,1~2 日,继以每日口服 250mg,疗程 7 日。

衣原体引起的尿道炎或宫颈炎,杜克雷嗜血杆菌引起的软下疳均为 1g 单剂口服。

治疗淋菌性尿道炎及宫颈炎,2g 单剂口服。

预防鸟分枝杆菌复合体感染,每周 1 200mg 顿服,可与利福布汀合用;鸟分枝杆菌复合体感染的治疗,每日 500mg 口服,疗程 10~30 日,与 15mg/kg 乙胺丁醇合用。

3. 老年人 给药方法及剂量同成人。

六、特殊人群用药

1. 妊娠期 采用最高可使母体中度中毒的剂量浓度进行了动物生殖研究。在这些研究中,没有证据表明阿奇霉素会对胎儿造成伤害。然而,尚无在孕妇中进行的样本量足够且良好对照的临床试验。由于动物生殖试验并不只是能预测人体的反应,故只有在明确需要使用阿奇霉素的情况下才能在妊娠期给药。

2. 哺乳期 尚无本品在母乳中分泌的资料。由于很多药物都可以在母乳中分泌,故只有医师在权衡药物对婴儿潜在的获益和风险后,才可在哺乳期妇女中使用本品。

3. 肾功能损害 轻、中度肾功能不全者(肾小球滤过率为 10~80ml/min)不需要调整剂量,严重肾功能不全者(肾小球滤过率<10ml/min),这类患者也应慎用阿奇霉素。

4. 肝功能损害 由于阿奇霉素主要经肝清除,故肝功能损害的患者应慎用阿奇霉素。

七、药理学

1. 药效学及作用机制 阿奇霉素是大环内酯类抗生素亚类之一,即氮杂内酯类抗生素的第一个药物。

阿奇霉素的作用机制是通过和 50S 核糖体的亚单位结合及阻碍细菌转肽过程,从而抑制细菌蛋白质的合成。

体外试验证明阿奇霉素对多种致病菌有效。包括:

(1) 革兰氏阳性需氧菌:金黄色葡萄球菌、化脓性链球菌(A 族 β 溶血性链球菌)、肺炎链球菌、α 溶血性链球菌(草绿色链球菌组)、其他链球菌及白喉棒状杆菌。阿奇霉素对耐红霉素的革兰氏阳性菌包括粪链球菌(肠球菌)以及大多数耐甲氧西林的葡萄球菌菌株呈交叉耐药性。

(2) 革兰氏阴性需氧菌:流感嗜血杆菌、副流感嗜血杆菌、卡他莫拉菌、不动杆菌属、耶尔森菌属、嗜肺军团菌、百日咳杆菌、副百日咳杆菌、志贺菌属、巴斯德菌属、霍乱弧菌、副溶血性弧菌、类志贺毗邻单胞菌。对肠杆菌、肠炎沙门菌、伤寒沙门菌、肠杆菌属、嗜水性气单胞菌属和克雷伯杆菌属的活性不尽相同,需进行敏感性试验。对变形杆菌属、沙雷菌属、摩根菌属和绿脓单胞杆菌通常是耐药的。

(3) 厌氧菌:脆弱类杆菌、类杆菌属、产气荚膜杆菌、消化球菌属和消化链球菌属、坏死梭杆菌、痤疮丙酸杆菌。

(4) 性传播疾病微生物:沙眼衣原体、梅毒密螺旋体、淋球菌、杜克嗜血杆菌。

(5) 其他微生物:包柔螺旋体(Lyme 病原体)、肺炎衣原体、肺炎支原体、人型支原体、解脲支原体、弯曲菌属、单核细胞增多性李斯特杆菌。

(6) 与 HIV 感染相关的条件致病菌:鸟胞内分枝杆菌、卡氏肺囊虫和鼠弓形体。

2. 药代动力学 口服本品后,阿奇霉素广泛分布于全身,生物利用度约 37%,2~3 小时血浆药浓度达峰。

动物实验表明,吞噬细胞中存在高浓度阿奇霉素。实验模型发现,活化吞噬细胞比非活化吞噬细胞释放出更高浓度的阿奇霉素。该动物模型结果说明高浓度的阿奇霉素可被释放到感染部位。

人体药代动力学研究表明,阿奇霉素组织浓度远高于血浆浓度(高出最大血浆浓度的 50 倍),单次给药 500mg,肺、扁桃体及前列腺等靶组织内浓度高于大多数常见病原体的 MIC_{90}。

每日口服阿奇霉素 600mg,第 1 天和第 22 天的血药峰

浓度分别为 0.33μg/ml 和 0.55μg/ml。播散性鸟型胞内分枝杆菌复合体主要感染白细胞,阿奇霉素在白细胞中的平均峰浓度为 252μg/ml(±49%),稳态下其浓度 24 小时均可保持在 146μg/ml(±33%)以上。

血浆消除半衰期与 2~4 天时的组织消除半衰期密切相关。约 12% 的静脉给药剂量在 3 天内以原型从尿中排出,且大部分在最初 24 小时内排出。阿奇霉素口服后主要以原型经胆道排出。人胆汁中可见高浓度的阿奇霉素及 10 种代谢物。比较组织的 HPLC 及微生物含量测定的结果,发现代谢产物不具有抗菌活性。

轻、中度肾功能不全(肾小球滤过率为 10~80ml/min)患者口服阿奇霉素单剂 1g 后,其药代动力学无明显变化。严重肾功能不全(肾小球滤过率<10ml/min)患者的药代动力学参数与肾功能正常者相比有统计学上的显著差异,其药时曲线下面积(0~120 小时)分别为 8.8μg·h/ml 和 11.7μg·h/ml,峰浓度分别为 1.0μg/ml 和 1.6μg/ml,肾清除率分别为 2.3ml/(min·kg) 和 0.2ml/(min·kg)。

轻度(A 级)和中度(B 级)肝功能不全患者,其血浆药代动力学与肝功能正常者无明显区别,但这些患者尿中阿奇霉素回收率明显增加,这可能与代偿有关。

3. 药物不良反应

(1)临床试验经验:由于临床试验在不同的条件下完成,在临床试验中观察到的一种药物的不良反应率不能直接和其他药物在临床试验中的不良反应率相比较,且未必反映在实际应用中的不良反应率。

在临床试验中,所报道的不良反应多数为轻至中度,且停药后可恢复。鲜有血管性水肿和胆汁淤积性黄疸这两种潜在严重不良反应的报告。在为期 5 天的多剂量临床试验中,有 0.7% 的患者(成年和儿童患者)因治疗相关不良反应而中止希舒美(阿奇霉素)治疗。在接受 3 天的 500mg/d 剂量治疗的成人中,因治疗相关不良反应而停药的比率为 0.6%。在临床试验中,儿童患者服用 30mg/kg 本品(单剂量或 3 天内分次服用),因治疗相关不良反应而停止试验的比率约 1%。导致停药的不良反应大多与胃肠道有关,例如恶心、呕吐、腹泻或腹痛。

1)成人:多剂量方案,总体来说,在接受希舒美多剂量方案的成人患者中,最常见的治疗相关不良反应大多与胃肠系统有关,其中最常报告的有腹泻/稀便(4%~5%)、恶心(3%)以及腹痛(2%~3%)。

在接受希舒美多剂量方案的患者中,没有出现其他发生率高于 1% 的治疗相关不良反应。发生率不高于 1% 的不良反应,包括①心血管:心悸、胸痛;②胃肠道:消化不良、肠胃胀气、呕吐、黑便及胆汁淤积性黄疸;③泌尿生殖系统:念珠菌病、阴道炎及肾炎;④神经系统:头晕、头痛、眩晕及嗜睡;⑤全身性:疲劳;⑥过敏:皮疹、瘙痒、光敏反应及血管性水肿。

1g 单剂量方案:总体来说,在接受希舒美 1g 单剂量方案的患者中,最常见的不良反应大多与胃肠系统有关,而且比在接受多剂量方案的患者中发生率更高。

在接受希舒美 1g 单剂量方案的患者中,发生率不低于

1% 的不良反应包括腹泻/稀便(7%)、恶心(5%)、腹痛(5%)、呕吐(2%)、消化不良(1%)及阴道炎(1%)。

2g 单剂量方案:总体来说,在接受希舒美 2g 单剂量方案的患者中,最常见的不良反应大多与胃肠系统有关。在本研究的患者中,发生率不低于 1% 的不良反应包括恶心(18%)、腹泻/稀便(14%)、呕吐(7%)、腹痛(7%)、阴道炎(2%)、消化不良(1%)及头晕(1%)。这些主诉中大多数症状轻微。

2)儿童患者:单剂量和多剂量方案:与成人相比,虽然儿童患者出现的不良反应类型相似,但采用建议的剂量方案时,儿童患者的不良反应发生率有所不同。

急性中耳炎:采用建议的 30mg/kg 总剂量方案时,治疗引起的最常见不良反应(1%)有腹泻、腹痛、呕吐、恶心及皮疹。

各剂量方案下发生率如下表所示:

剂量方案	腹泻/%	腹痛/%	呕吐/%	恶心/%	皮疹/%
1 天	4.3	1.4	4.9	1.0	1.0
3 天	2.6	1.7	2.3	0.4	0.6
5 天	1.8	1.2	1.1	0.5	0.4

社区获得性肺炎:采用在第 1 天服用 10mg/kg 并在第 2~5 天服用 5mg/kg 的建议剂量方案时,治疗引起的最常见不良反应有腹泻或稀便、腹痛、呕吐、恶心及皮疹。

发生率如下表所示:

剂量方案	腹泻或稀便/%	腹痛/%	呕吐/%	恶心/%	皮疹/%
5 天	5.8	1.9	1.9	1.9	1.6

咽炎/扁桃腺炎:采用在第 1~5 天服用 12mg/kg 的建议剂量方案时,治疗引起的最常见不良反应有腹泻、呕吐、腹痛、恶心及头痛。

发生率如下表所示:

剂量方案	腹泻/%	腹痛/%	呕吐/%	恶心/%	皮疹/%	头痛/%
5 天	5.4	3.4	5.6	1.8	0.7	1.1

采用任何治疗方案时,接受希舒美治疗的儿童患者都没有出现发生率高于 1% 的其他治疗相关不良反应。发生率不高于 1% 的不良反应,包括①心血管:胸痛;②胃肠道:消化不良、便秘、厌食、肠炎、肠胃胀气、胃炎、黄疸、稀便及口腔念珠菌病;③血液和淋巴系统:贫血和白细胞减少;④神经系统:头痛(中耳炎剂量)、运动功能亢进、头晕、激越、紧张及失眠;⑤全身性:发烧、面部水肿、疲劳、真菌感染、不适及疼痛;⑥过敏:皮疹及过敏反应;⑦呼吸系统:咳嗽加剧、咽炎、胸腔积液及鼻炎;⑧皮肤及其附属器:湿疹、真菌性皮炎、瘙痒、出汗、荨麻疹及水疱性皮疹;⑨特殊感觉:结膜炎。

（2）上市后应用的经验：阿奇霉素制剂上市后应用于成人和/或儿童患者，有以下不良事件的报道，但这些与阿奇霉素的偶发关系并不能被确立。

变态反应：关节痛、水肿、荨麻疹、血管神经性水肿。

心血管：心律失常包括室性心动过速，低血压、罕见 Q-T 间期延长和尖端扭转型室性心动过速。

胃肠道：厌食、便秘、消化不良、腹胀、呕吐/腹泻但极少引起脱水，假膜性肠炎、胰腺炎、口腔念珠菌病、幽门狭窄以及罕见的舌变色。

全身反应：乏力、感觉异常、疲劳、不适和过敏性休克反应（罕见致命）。

泌尿生殖系统：间质性肾炎、急性肾衰竭、阴道炎。

造血系统：血小板减少。

肝/胆：阿奇霉素上市后应用的经验中报道过与肝功能不全相关的不良反应。

神经系统：惊厥、头晕/眩晕、头痛、嗜睡、多动、神经质、激越及晕厥。

精神：攻击性反应和焦虑。

皮肤及附件：瘙痒，罕见的严重皮肤反应包括多形性红斑、史-约（Stevens-Johnson）综合征和中毒性表皮松解坏死症。

特殊感觉：听力障碍包括听力丧失、耳聋和/或耳鸣，也有味觉/嗅觉异常和/或丧失的报道。

成人实验室检查异常：据报告，在临床试验期间出现的有临床意义的异常状况（不论是否与药物相关）如下。①发生率高于1%：血红蛋白减少、血细胞压积下降、淋巴细胞减少、嗜中性粒细胞减少、血糖下降、血清肌酸磷酸激酶升高、钾升高、谷丙转氨酶升高、谷氨酰转肽酶升高、谷草转氨酶升高、尿素氮升高、肌酐升高、血糖升高、血小板计数增多、淋巴细胞增多、嗜中性粒细胞增多和嗜酸性粒细胞增多；②发生率低于1%：白细胞减少症、嗜中性粒细胞减少症、钠下降、钾下降、血小板计数下降、单核细胞增多、嗜碱性粒细胞增多、碳酸氢盐升高、血清碱性磷酸酶升高、胆红素升高、乳酸脱氢酶升高及磷酸盐升高。大部分血清肌酐升高的受试者在基线时该值也为异常。

随后发现上述实验室检查异常显示为可逆的。

在 5 000 多例患者参加的阿奇霉素多剂给药临床试验中，4 名患者因治疗相关性肝酶异常而中止治疗，1 名患者因肾功能异常而中止治疗。

儿童患者：1 天、3 天和 5 天方案。在采用两种 3 天方案（30mg/kg 或 60mg/kg，分 3 天给药）或两种 5 天期方案（30mg/kg 或 60mg/kg，分 5 天给药）的对照临床试验中采集了实验室检查数据。结果发现，阿奇霉素方案的数据与所有对照组的合并数据类似，大部分有临床意义的实验室检查异常的发生率为 1%～5%。在一项单中心试验中采集了单剂量服用 30mg/kg 本品后患者的实验室检查数据。该试验观察到，就嗜中性粒细胞绝对计数在 500～1 500 个/mm³之间的患者而言，单剂量服用 30mg/kg 本品的患者中有 10 名（10/64），在分 3 天服用 30mg/kg 本品的患者中有 9 名（9/62），而在对照组患者中有 8 名（8/63）。没有任何患者

的嗜中性粒细胞绝对计数低于 500 个/mm³。

在涉及大约 4 700 名儿童患者的多剂量临床试验中，没有任何患者因治疗相关的实验室检查异常而中止治疗。

4. 药物相互作用

（1）药物相互作用：那非那韦稳态时，联合使用单剂阿奇霉素口服，可使阿奇霉素血清浓度升高。虽然与那非那韦合用时无须调整阿奇霉素的剂量，但必须密切监测阿奇霉素已知的不良反应如肝酶异常和听力损害。

（2）在一项针对 22 名健康男性的研究中，为期 5 天的阿奇霉素治疗随后服用华法林并没有影响凝血酶原时间，尽管如此，自发性上市后报告提示合用阿奇霉素可能增强口服抗凝血药的作用。患者合并使用阿奇霉素和口服抗凝血药物时，应严密监测凝血酶原时间。

（3）已针对阿奇霉素及其可能会合用的其他药物之间的相互作用开展了相关研究。按治疗剂量使用时，阿奇霉素对阿托伐他汀、卡马西平、西替立嗪、去羟肌苷、依法韦仑、氟康唑、茚地那韦、咪达唑仑、利福布丁、西地那非、茶碱（静脉和口服给药）、三唑仑、甲氧苄啶/磺胺甲基异噁唑或齐多夫定的药代动力学的影响不大。合用时，依法韦仑或氟康唑对阿奇霉素的药代动力学影响不大。阿奇霉素与上述任何药物合用时，无须调整任一药物的剂量。

（4）临床试验中尚未报道过阿奇霉素与以下药物有相互作用。然而迄今未进行专门的研究评价阿奇霉素与这些药物之间潜在的相互作用。但应用其他大环内酯类药物时曾出现这些情况。因此，在尚无新的研究数据时，阿奇霉素与以下药物合用时宜对患者进行严密观察：

地高辛：地高辛的血浓度升高。

麦角胺或双氢麦角胺：急性麦角中毒，表现为严重外周血管痉挛和感觉迟钝。

特非那定、环孢霉素、海索比妥和苯妥英浓度升高。

（5）对实验室检查的影响：未见对实验室检查结果有影响的报道。

八、注意事项

1. 禁用　已知对阿奇霉素、红霉素、其他大环内酯类或酮内酯类药物过敏的患者禁用。以前使用阿奇霉素后有胆汁淤积性黄疸/肝功能不全病史的患者禁用。

2. 用药注意事项

（1）药物过量的不良反应与推荐剂量的相同。一旦发现超量使用，可根据病情给予对症和支持治疗。

（2）一般事项：由于阿奇霉素主要经肝清除，故肝功能损害的患者应慎用阿奇霉素。GFR<10ml/min 的受试者的资料有限，这类患者也应慎用阿奇霉素。曾有肝功能异常、肝炎、胆汁淤积性黄疸、肝坏死和肝衰竭的报道，其中某些病例可能致死。如果出现肝炎的体征和症状，应立即停用阿奇霉素。

阿奇霉素治疗的患者中曾有重症肌无力症状加重或新发肌无力综合征的报告。

在未确诊或并非高度怀疑细菌感染，或无预防指征的情况下，使用本品可能对患者无益，还会增加耐药菌产生的

风险。

（3）过敏反应：采用阿奇霉素治疗引起严重变态反应，包括血管神经性水肿、过敏性休克反应、皮肤反应，包括史-约（Stevens Johnson）综合征及中毒性表皮坏死松解症等的报告非常少见。虽然罕见，但有死亡的报道。某些患者出现过敏症状时，起初给予对症治疗有效，若过早停止治疗，即使未再用阿奇霉素，过敏症状仍可迅速复发。对这类患者需延长对症治疗和观察的时间。目前尚不知这些事件的发生是否与阿奇霉素在组织中的半衰期长因而机体暴露于抗原的时间较长有关。如发生变态反应，应立即停药并给予适当的治疗。医师应知道，停止对症治疗后，过敏症状可能再次出现。

（4）肝毒性：曾有肝功能异常、肝炎、胆汁淤积性黄疸、肝坏死以及肝衰竭的报道，其中某些病例可能致死。如果出现肝炎症状和体征，应立即停止使用本品。

（5）肺炎的治疗：在肺炎治疗中，阿奇霉素在适宜口服治疗的患者中，仅对肺炎衣原体、流感嗜血杆菌、肺炎支原体或肺炎链球菌引起的社区获得性肺炎安全和有效。阿奇霉素不得用于因中度至重度疾病或高危因素而被认为不适宜口服治疗的肺炎患者，例如囊肿性纤维化患者、医院获得性感染患者、确诊或疑似菌血症患者、需要住院的患者、老年或体弱患者，或者患重大基础疾病以致机体对疾病的反应能力受损（包括免疫缺陷或功能性无脾）的患者。

（6）难辨梭菌相关性腹泻：几乎所有抗菌药物的应用都有难辨梭菌相关性腹泻（CDAD）的报告，其中包括本品，其严重程度可表现为轻度腹泻至致死性结肠炎。抗菌药物治疗可引起结肠内正常菌群的改变，导致难辨梭菌的过度繁殖。难辨梭菌产生的毒素 A 和毒素 B 与 CDAD 的发病有关。高产毒的难辨梭菌导致发病率和死亡率升高，这些感染可能难以用抗菌药物治疗，可能需要结肠切除术。对于所有使用抗生素后出现腹泻的患者，必须考虑到 CDAD 的可能。由于曾经有给予抗菌药物治疗超过 2 个月后发生 CDAD 的报道，因此需仔细询问病史。如果怀疑或确诊 CDAD，可能需要停用正在使用的并非针对难辨梭菌的抗生素。必须根据临床需要适当补充水、电解质和蛋白质，并给予对难辨梭菌有效的抗生素，必要时进行手术评估。

（7）Q-T 间期延长：有报道，应用其他大环内酯类抗生素包括阿奇霉素可引起心室复极化和 Q-T 间期延长，从而有发生心律失常和尖端扭转型室性心动过速的风险。在对使用阿奇霉素患者的上市后监测中，有尖端扭转型室性心动过速案例的自发性报告。在权衡高危人群使用阿奇霉素的风险和获益时，医疗卫生保健人员应考虑可能致命的 Q-T 间期延长的风险，高危人群包括已知有 Q-T 间期延长、尖端扭转型室性心动过速病史、先天性 Q-T 间期延长综合征、缓慢性心律失常或失代偿性心力衰竭的患者。服用已知可延长 Q-T 间期药物的患者，如抗精神病药物、抗抑郁药物和氟喹诺酮类药物治疗的患者。处于致心律失常状态的患者，如未纠正的低钾血症或低镁血症、有临床意义的心动过缓，以及正在接受ⅠA 型（奎尼丁、普鲁卡因胺）和Ⅲ型（多非利特、胺碘达隆、索他洛尔）抗心律失常药物的患者。

老年患者：老年患者可能对药物相关的 Q-T 间期影响更为敏感。

（8）患者需知：①希舒美片剂和口服混悬剂可与或不与食物同服；②还应提醒患者阿奇霉素不得与含铝和镁的抗酸剂同服；③出现任何变态反应征象时，应立即停用阿奇霉素，并与医师联系；④患者应被告知抗菌药物包括本品（阿奇霉素）只能用于治疗细菌感染，不能用于治疗病毒感染（例如普通感冒）。

使用本品（阿奇霉素）治疗细菌感染时，必须告知患者虽然通常治疗初期会感觉好转，仍应当按照医师指导精确服药。漏服或未完成整个疗程可能会：①降低当前治疗的疗效；②增加细菌耐药的可能性，将导致将来阿奇霉素或其他抗菌药物无法治疗这些耐药菌。

抗生素治疗常常可引起腹泻，停用抗生素后通常可恢复。有时给予抗生素治疗后，患者甚至在最后 1 次用抗生素后 2 个月或更久后出现水样便或血性便（伴或不伴胃痉挛和发热）。如果出现这种情况，患者应尽快与医师联系。

九、贮藏条件

密封，在干燥处保存。

十、药物经济性评价

基本药物［片剂、胶囊（肠溶）：0.25g］，医保甲类（口服常释剂型），医保乙类（注射剂），《中国药典》（2020 年版）收载。

罗 红 霉 素

一、药品名称

1. 英文名　Roxithromycin
2. 化学名　9-［O-［（2-甲氧基乙氧基)-甲基］肟］红霉素

二、药品成分

罗红霉素

三、剂型与规格

口服常释剂型　（1）0.05g；（2）0.15g；（3）0.075g；(4)0.3g

四、适应证及相应的临床价值

本品适用于化脓性链球菌引起的咽炎及扁桃体炎，敏感菌所致的鼻窦炎、中耳炎、急性支气管炎、慢性支气管炎急性发作，肺炎支原体或肺炎衣原体所致的肺炎；沙眼衣原体引起的尿道炎和宫颈炎；敏感细菌引起的皮肤软组织感染。

五、用法用量

1. 儿童　婴幼儿 2.5～5mg/kg，每日 2 次。24～40kg 的儿童，每次 0.1g，每日 2 次。12～23kg 的儿童，每次 50mg，每日 2 次。或遵医嘱。

2. 成人 本品应在饭前 15 分钟或空腹（如饭后 3 小时）用足量的液体送服，完整吞咽。空腹服用本品是疗效最佳，剂量和给药方法视感染的严重程度、病原体对药物的敏感性以及患者的综合健康状态而定。一般疗程为 5～10 日。

成人可每日早上服用每次 300mg，每日 1 次；或每次 150mg，每日 2 次；体重低于 40kg 的患者不适于每次服用 300mg。

用药持续时间视临床和细菌学结果而定。如果感染体征消退，治疗应继续再进行至少两天。

对链球菌致感染的治疗至少为 10 天，以防止复发和后期并发症。这也适用于非淋菌性尿道炎的治疗。

但是，除非有可得到的临床经验，服用罗红霉素不应超过 4 周。

3. 老年人 老年患者的用药剂量：如果肾功能的受损纯粹是年龄相关的，一般不需要减小剂量。

六、特殊人群用药

1. 妊娠期 无在妊娠期使用罗红霉素的临床经验。虽然在各种动物体内进行的相关试验表明无致畸作用或者胎儿毒性作用，除非经过对风险和获益进行仔细评价后认为罗红霉素有明确指征，否则罗红霉素还是不应在妊娠期用药。

2. 哺乳期 没有在哺乳期使用罗红霉素的临床经验。在母乳中分泌的罗红霉素的量非常小（不到服用剂量的 0.05%）。但是，哺乳婴儿可能会出现肠内菌群紊乱、白念珠菌定植和致敏作用。因此，除非经过对风险和获益进行仔细评价后认为罗红霉素有明确指征，否则罗红霉素不应在哺乳期用药。在这些病例中，建议停止哺乳。

3. 肾功能损害 肾功能受损患者的用药剂量-根据可得到的药代动力学研究结果，一般不需要对肾功能受损的患者进行剂量调整。

不过，建议对肾功能受损的患者进行血清中罗红霉素浓度的监测，如有必要，应减小剂量或者延长用药时间间隔。

如果肝肾功能都严重受损的患者，需常规监测血清中罗红霉素浓度，如有必要，应调整剂量。

4. 肝功能损害 肝功能受损患者的用药剂量：肝功能严重受损的患者每日剂量应减半。

七、药理学

1. 药效学及作用机制 罗红霉素为大环内酯类抗生素。它主要起到抑菌作用。抗菌谱与红霉素相似。下列细菌被认为对罗红霉素敏感：

革兰氏阳性菌：化脓性链球菌（A 族）；无乳链球菌；缓症链球菌、血链球菌、草绿色链球菌；肺炎链球菌；白喉棒状杆菌；单核细胞增多性李斯特氏菌。

非典型病原体：沙眼衣原体；鹦鹉热衣原体；肺炎衣原体；阴道加特纳菌；嗜肺军团菌；军团菌属；肺炎支原体；解脲脲原体。

革兰氏阴性菌：百日咳菌；卡他莫拉菌；幽门螺杆菌；弯曲菌属；杜克雷嗜血杆菌。

厌氧菌：产黑色素普雷沃菌；动弯杆菌属；丙酸杆菌；放线菌属；双歧杆菌属；消化链球菌属。

下列病原体对罗红霉素中度敏感：金黄色葡萄球菌（对甲氧西林/苯唑西林敏感）；表皮葡萄球菌（对甲氧西林/苯唑西林敏感）。

耐药株：肠杆菌属对罗红霉素耐药，假单胞菌属和难辨梭菌也如此。

耐甲氧西林/苯唑西林的金黄色葡萄球菌株（MRSA）和表皮葡萄球菌株（MRSE）一般也对罗红霉素耐药。

葡萄球菌的其他属，诸如溶血葡萄球菌，以及流感嗜血杆菌有时对罗红霉素耐药，耐青霉素 G 的肺炎球菌和肠球菌总是对罗红霉素耐药。

罗红霉素的抗微生物作用基础是通过与 50S 亚单位的细菌核糖体进行结合，抑制核糖体蛋白的合成。

2. 药代动力学

（1）单次给药后的吸收：在口服罗红霉素后，受试志愿者表现出对活性物质的快速吸收。口服后的吸收率约为 60%。在给药 15 分钟后可在血清中监测到罗红霉素，在大约 2 小时后血中药物浓度达到最大。单次给药 150mg 的成年受试志愿者得到下列数值：平均血浆药物浓度最大值 6.6mg/L，给药 12 小时后血浆浓度均值为 1.8mg/L。罗红霉素表现出非线性动力学。

（2）重复给药后的吸收：12 小时后重复给药 150mg 可在 24 小时内得到对敏感病原体的有效血浆药物浓度。每 12 小时重复给药可在 2～4 天达到稳态。

活性物质的平均浓度如下：最大血浆药物浓度为 9.3mg/L，最低血浆中浓度为 3.6mg/L（在即将进行下次 12 小时给药之前）。

每 24 小时给药 300mg 罗红霉素 11 天后，最大血浆药物浓度为 10.9mg/L。由于罗红霉素的动力学为非线性，这一数值比预期的要低。在稳态时，24 小时后残留药物浓度为 1.7mg/L。

特殊患者人群中的药代动力学：老年患者单次给药 300mg 薄膜包衣片后，大约 1.5 小时后达到最大血浆药物水平，平均为 17.8mg/L。在老年患者体内，对线性动力学的偏离更为明显。因此，重复给药后的血浆中药物浓度的增加值比预期的要低。

肾功能受损的患者：单次给药 300mg 薄膜包衣片后，2.2 小时后达到最大血浆药物水平，为 10.2mg/L。24 小时后，血浆中药物水平仍可达到 3.4mg/L。

（3）组织中的药物浓度：罗红霉素的分布体积为 0.4L/kg。口服给药后，在肺、前列腺、附睾和皮肤中得到高浓度的罗红霉素。但是，无脑脊膜炎症患者的脑脊液中检测不到罗红霉素的存在。

罗红霉素在人巨噬细胞、单核细胞以及嗜中性白细胞中积累。

（4）蛋白结合：与血清蛋白的结合具有浓度依赖性，主要与酸性 α1-糖蛋白结合。血清中罗红霉素浓度增加时，游离罗红霉素的比例上升。在 0.84～4.2mg/L 的浓度范围内，血清蛋白结合率在 96.4%～93.3% 之间,血清中药物浓度为 8.4mg/L 时,血清蛋白结合率为 86.6%,血清中药物浓度为 12.6mg/L 时,血清蛋白结合率为 73.4%。

（5）代谢:约有 35% 的罗红霉素在肝中进行代谢。已鉴定出三种代谢物,可在尿液和粪便中检测到。

（6）血清中的半衰期:在成人体内,血浆中药物消除半衰期为 8～12 小时,在儿童体内,这一数值为 20 小时。

肝功能受损的患者,药物的半衰期延长。

肾功能严重受损的患者的药物消除半衰期约为 16 小时。

（7）排泄:罗红霉素在胆汁中消除,约有 54% 经粪便排泄。约 30% 的在粪便中被消除的药物含有失活的代谢物。尿液中,给药剂量的 10% 左右的药物为原型。

3. 药物不良反应

（1）过敏反应:使用罗红霉素治疗可以导致不同严重程度的过敏反应。这些过敏反应大多为皮肤和黏膜反应,诸如发红,伴有或不伴有瘙痒或紫癜发红和肿胀,更罕见脸部、舌和/或喉部的肿胀,以及呼吸困难甚至有发生致死性休克的可能。在这些病例中,罗红霉素应立即停药;在某些情况下,应立即进行适当的治疗(例如电击治疗)。

（2）胃肠道不良反应:罗红霉素用药会导致胃肠道紊乱,诸如恶心、干呕和/或呕吐、胃痛以及腹泻,在罕见的病例中,它会导致出现便血性腹泻或者假膜性肠炎。

（3）对肝和胆管的影响:有报告显示血清中转氨酶(GPT,GOT)、γ-谷氨酰转肽酶、碱性磷酸酶以及胆红素的水平出现一过性增高。在罕见的病例中,曾经观察到伴有胆汁淤积的肝细胞损害(肝炎)。

（4）胰腺:在罕见的病例中,在使用罗红霉素治疗期间或者治疗之后,观察到胰腺炎的体征。一旦治疗停止,这些体征是可逆的。

（5）心脏:在极罕见的病例中,报告有 Q-T 间期的延长以及心律失常,诸如室性心动过速、尖端扭转型室速。

（6）神经系统:在罕见的病例中,可能会出现头痛、眩晕或者感觉异常的症状。在罕见的病例中,也曾有过味觉和/或嗅觉紊乱的报告。

（7）其他信息:任何抗生素药物的使用都会导致对所用药物不敏感的病原体的增殖。因此,留心任何有这些病原体导致的继发感染体征是很重要的。对任何继发感染都应予以适当的治疗。

在罕见的病例中,可能会出现由念珠菌导致的双重感染,例如口腔和阴道黏膜感染。

（8）不良反应的治疗:假膜性肠炎,对于这种病例,医师必须根据情况考虑停止罗红霉素治疗,如有必要,应立即进行适当的治疗(例如使用那些已经被临床确认有效的特殊抗生素和化学治疗)。不应服用抑制蠕动的药物。

（9）严重急性过敏反应(例如过敏性反应):对于这种病例,必须立即对罗红霉素进行停药处理,并采取常规的急救措施(例如使用抗组胺药、皮质类固醇、拟交感神经药,如有必要,进行通气治疗)。

4. 药物相互作用

（1）避孕药:在罕见的病例中,尤其是出现诸如呕吐和腹泻等胃肠紊乱的病例中,"避孕药丸"可能不可靠。因此,在使用罗红霉素治疗期间,建议使用非激素避孕措施。

（2）麦角胺/双氢麦角胺:罗红霉素和麦角胺或双氢麦角胺的联合使用可以导致循环障碍,尤其是手指和脚趾。

（3）茶碱:使用高剂量茶碱的患者如果使用罗红霉素,可以导致血清中茶碱水平的提高,增加茶碱的毒性。因此,在使用罗红霉素治疗期间,应对血清中茶碱的浓度进行监测。

（4）抗凝血药:在联合使用罗红霉素和维生素 K 抗凝血药进行治疗的患者中,报告有出现血凝抑制增强的病例(凝血酶原时间延长、凝血酶原时间比值 PR 和国际标准化比值 INR 增加,以及 Quick 值下降)。在这类药物与罗红霉素共用时,应对凝血参数(Quick 值、INR 或者 PR)进行监测。不过,药理学研究并没有显示罗红霉素与华法林之间有任何的相互作用。

（5）地高辛及其他强心苷类药物:罗红霉素能够增加地高辛的吸收。其他大环内酯类药物也有类似现象。因此,应对联合使用罗红霉素与地高辛或其他强心苷进行治疗的患者进行心电图监测。血清中的强心苷药物浓度也需进行监测。

（6）咪达唑仑:罗红霉素与咪达唑仑的联合用药可以增加咪达唑仑的生物利用度和消除半衰期,加强其药效。

（7）环孢菌素:罗红霉素与环孢菌素的联合用药可以导致血清中环孢菌素浓度增加。通常不需对环孢菌素的剂量进行调整。但是,建议对血清中环孢菌素浓度进行监测,并特别注意患者的肾功能。

（8）能够延长 Q-T 间期的药物:一些大环内酯类药物与其他一些能够延长 Q-T 间隔的药物之间存在相互作用。因此,不建议罗红霉素与以下药物联合使用:

1）ⅠA 类和Ⅲ类抗心律失常药物(例如双异丙吡胺)。

2）神经镇静药,例如匹莫齐特、抗抑郁药。

3）某些非镇静抗组胺药,例如阿司咪唑、特非那定。

4）西沙必利。

这种联合给药可以导致严重的室性心律失常,包括尖端扭转型室速。

（9）罗红霉素与下列药物之间无相互作用:制酸剂、H$_2$ 受体拮抗剂、卡马西平。

八、注意事项

1. 禁用　罗红霉素禁止用于:对活性物质罗红霉素、其他大环内酯类药物、或者对本品中任何其他成分过敏的患者。

由于存在导致血管收缩增强的危险,含有麦角胺或者双氢麦角胺的药物不能与之联合用药。

2. 用药注意事项

（1）对于药物过量的病例,应采取能够促进药物消除的措施,并对症进行治疗。目前尚无特异的解毒剂。

药物过量的症状:至今为止,没有观察到药物过量的病例。药物过量可能导致显著的胃肠不良反应,而且,在某些病例中，也会导致肝毒性。

（2）应在对下列情况的患者进行风险和获益的认真评价之后，再给患者服用罗红霉素：

1）先天或获得性 Q-T 间期延长。

2）低钾血症、低镁血症。

3）临床相关的心动过缓。

4）症状性心脏衰竭。

5）有心律失常的病史。

6）同时服用能够延长 Q-T 间期的药物。

（3）在罗红霉素的延长使用期间，应对肝功能和肾功能进行监测。

（4）肝功能受损的患者不应服用罗红霉素。然而，如果明确需要使用罗红霉素治疗，则需要对肝功能实验室参数进行监测。对于肝功能严重受损的患者，剂量应该减半。

（5）如果在治疗期间或者在治疗开始后第一周内，出现严重持续的腹泻，应考虑是否为假膜性肠炎发作。

（6）对驾驶和操作机器能力的影响：即使在正确用药时，该药物仍然能够充分影响反应，从而使患者驾驶、操作机器或者无稳固支持下工作的能力受损。这些作用在治疗开始阶段、剂量加大后以及与酒精共用时更常见。

九、贮藏条件

遮光，密封，在干燥处保存。

十、药物经济性评价

医保乙类。

克 拉 霉 素

一、药品名称

1. 英文名 Clarithromycin
2. 化学名 6-O-甲基红霉素

二、药品成分

克拉霉素

三、剂型与规格

控缓释剂型 （1）0.25g;（2）0.5g

口服常释剂型 （1）0.05g;（2）0.125g;（3）0.25g

四、适应证及相应的临床价值

克拉霉素适用于对其敏感的致病菌引起的感染，包括下呼吸道感染（如支气管炎、肺炎）；上呼吸道感染（如咽炎、窦炎）；皮肤及软组织感染（如毛囊炎、蜂窝织炎、丹毒）；由鸟型分枝杆菌或细胞内分枝杆菌引起的局部或弥散性感染。由海龟分枝杆菌、意外分枝杆菌或堪萨斯分枝杆菌引起的局部感染。克拉霉素适用于 CD4 淋巴细胞数小于或等于 100/mm³ 的 HIV 感染的患者预防由弥散性鸟型分枝杆菌引起的混合感染。存在胃酸抑制剂时，克拉霉素也适用于根除幽门螺杆菌，从而减少十二指肠溃疡的复发。牙源性

感染的治疗。

五、用法用量

1. 儿童 口服，6 个月以上的儿童，每次 7.5mg/kg，每 12 小时 1 次。或按以下方法给药：体重 8~11kg，每次 62.5mg，每 12 小时 1 次；体重 12~19kg，每次 125mg，每 12 小时 1 次；体重 20~29kg，每次 187.5mg，每 12 小时 1 次；体重 30~40kg，每次 250mg，每 12 小时 1 次；根据感染的严重程度应连续服用 5~10 日。

6 个月以下儿童的疗效和安全性尚未确定。

2. 成人 口服：每次适量加入适量温开水中，搅拌均匀后服用。

成人常用推荐剂量为每日 2 次，每次 0.25g。严重感染时，剂量增加为每 0.5g，每日 2 次。疗程为 5~14 天，获得性肺炎和窦炎疗程为 6~14 天。

对于分枝杆菌感染，成人推荐剂量为每次 0.5g，每日 2 次。

对 AIDS 患者弥散性 MAC 感染的治疗应持续至临床显效，克拉霉素应合用其他抗分枝杆菌的药物。

治疗非结核分枝杆菌感染的也应连续用药。

预防 MAC 的推荐剂量为成人每次 0.5g，每日 2 次。

治疗牙源性感染的剂量为克拉霉素每次 0.25g，每日 2 次，服用 5 天。

清除幽门螺杆菌感染的推荐剂量为：三联用药：克拉霉素每次 0.5g，每日 2 次；兰索拉唑每次 30mg，每日 2 次；阿莫西林每次 1 000mg，每日 1 次；治疗 10 天。或者，克拉霉素每次 0.5g，每日 2 次；阿莫西林每次 1 000mg，每日 2 次；奥美拉唑每次 20mg，每日 2 次；治疗 7~10 天。二联用药：克拉霉素每次 0.5g，每日 3 次；奥美拉唑每日 40mg；治疗 14 天，然后再奥美拉唑每日 20mg 或 40mg 治疗 14 天。或者，克拉霉素每次 0.5g，每日 3 次，合用兰索拉唑每日 60mg 治疗 14 天。为使溃疡完全治愈，需再服胃酸抑制剂。

3. 老年人 克拉霉素的体内行为与肾功能有关，与年龄无关。

六、特殊人群用药

1. 妊娠期 妊娠尤其是妊娠前三个月的妇女服用克拉霉素时，应仔细权衡其利弊。孕妇服用克拉霉素的安全性尚未确认。

2. 哺乳期 哺乳期妇女服用克拉霉素的安全性尚未确认。克拉霉素可由乳汁排出。

3. 肾功能损害 肾损害患者肌酐清除率小于 30ml/min 时，克拉霉素剂量减半，即每次 0.25g，每日 1 次；严重感染时，每次 0.25g，每日两次，连续治疗不得超过 14 天。

4. 肝功能损害 对于肝功能不全但肾功能正常者不必改变给药剂量。

七、药理学

1. 药效学及作用机制 药理作用：克拉霉素属于半合成的大环内酯类抗生素。克拉霉素可与细菌核糖体 50S 亚

基结合,从而抑制其蛋白合成而产生抗菌作用。在体外,其对标准菌株和临床分离菌株均具有较好的抗菌活性,对多种需氧和厌氧的革兰氏阳性或革兰氏阴性菌均具有较好的抗菌作用。通常,克拉霉素的最低抑菌浓度(MIC)为红霉素最低抑菌浓度的对数稀释浓度。

体外药效学研究结果表明,克拉霉素能抑制嗜肺军团菌和肺炎支原体,杀灭幽门螺杆菌,其中性条件下的活性强于酸性条件下。体内外数据表明,它对分枝杆菌的临床作用显著。体内数据显示,肠杆菌属、假单胞菌属和其他非乳糖代谢的革兰氏阴性菌对克拉霉素不敏感。

体外药效学研究和临床观察资料均证实克拉霉素对下列细菌有抗菌活性,对其引起的感染有效:

需氧革兰氏阳性菌:金黄色葡萄球菌,肺炎链球菌,化脓链球菌和单核细胞增多性李斯特氏菌。

需氧革兰氏阴性菌:流感嗜血杆菌,副流感嗜血杆菌,卡他摩拉克氏菌,淋球菌,嗜肺性军团菌。

其他:肺炎支原体,肺炎衣原体。

分枝杆菌:麻风分枝杆菌,堪萨斯分枝杆菌,海龟分枝杆菌,偶发分枝杆菌,鸟型分枝杆菌和胞内分枝杆菌。

β-内酰胺酶的产生不影响克拉霉素的活性。

注意:大多数耐新青霉素Ⅰ和Ⅱ的菌株对克拉霉素均有耐药性。

螺杆菌:幽门螺杆。104名患者于治疗前分离、培养幽门螺杆菌后,经MIC水平的克拉霉素治疗,其中,4名有耐药菌株,2名有中度易感菌株,98名有易感菌株。

体外药效学研究证实克拉霉素对下列细菌有抗菌活性,但由于缺乏足够的临床试验,其用于临床感染治疗的安全性和有效性有待确定:

需氧革兰氏阳性菌:无乳链球菌,链球菌(C、F、G族),草绿色链球菌。

需氧革兰氏阴性菌:百日咳博代氏菌,多重巴斯德氏菌。

厌氧革兰氏阳性菌:梭菌属,尼日尔陈球菌,痤疮丙酸杆菌。

厌氧革兰氏阴性菌:黑色素原拟杆菌。

螺旋菌:伯氏疏螺旋体,苍白球密螺旋体。

弯曲杆菌:空肠弯曲杆菌。

克拉霉素在人类和其他灵长类动物体内主要代谢为其有生物活性的14-OH克拉霉素,代谢物对多数微生物的活性与克拉霉素一样或仅为其1/2或1/4,但对副流感嗜血杆菌的活性却是克拉霉素的两倍。在体外或体内,对流感嗜血杆菌的不同菌株,克拉霉素和14-OH克拉霉素有叠加或协同作用。

在多个动物感染模型中发现,克拉霉素的活性是红霉素的2~10倍。例如,在小鼠全身感染、小鼠皮下脓肿和由链球菌、金黄色葡萄球菌、化脓性链球菌和流感嗜血杆菌引起的小鼠呼吸道感染中,克拉霉素的活性均较红霉素高,在豚鼠军团菌感染中更显著,即克拉霉素腹腔给药剂量为1.6mg/(kg·d),比红霉素50mg/(kg·d)更有效。

毒理学:急性、亚慢性和长期毒性,分别进行了小鼠、大鼠、狗和猴单剂量和6个月口服克拉霉素的毒性研究实验。在小鼠和大鼠的急性毒性研究中,单剂量为5g/kg时,大鼠死亡一只。故半数致死量高于5g/kg,此为最高可行给药剂量。

灵长类动物在剂量为100mg/(kg·d),给药14天和剂量为35mg/(kg·d),给药一个月时无毒副作用。同样,大鼠在剂量为75mg/(kg·d),给药1个月;35mg/(kg·d),给药3个月或8mg/(kg·d),给药6个月时无毒副作用。狗对克拉霉素较敏感,无毒副作用的耐受剂量为50mg/(kg·d),给药14天;10mg/(kg·d),给药1~3个月或4mg/(kg·d),给药6个月。

在中毒剂量时,主要的临床表征为呕吐、虚弱、食欲缺乏、体重减轻、流涎、虚脱和好动。400mg/(kg·d)剂量组,10只猴中有2只在第八天死亡;存活至28天的猴的粪便为黄色脱色状。

所有物种中,毒性的主要靶向器官为肝。肝毒性表现为碱性磷酸酶、丙氨酸和天冬氨酸氨基酸转移酶、γ-谷丙转氨酶和/或乳酸脱氢酶的血清浓度升高。停药后,这些参数通常能恢复或趋于正常。

研究表明,克拉霉素对其他组织如胃、胸腺及其他淋巴器官和肾的影响不大。治疗剂量时,只有狗出现结膜充血和流泪。大剂量400mg/(kg·d)时,一些狗和猴出现角膜浑浊和/或水肿。

生育能力、生殖和致畸性:对生育能力和生殖的影响实验研究表明,日服150~160mg/(kg·d)剂量对雄性和雌性大鼠的性欲、生育力、分娩和子代的数量和发育无副作用。Wistar(口服)和Sprague-Dawley大鼠(口服和静脉注射)以及新西兰白兔和猕猴的致畸性实验均未能发现克拉霉素有任何致畸作用。仅在一项附加的Sprague-Dawley大鼠实验中出现过少见且无统计学意义的心血管异常(6%),这主要是由于群体内基因自然表达的改变。对小鼠的两项研究也表明,70倍于人日常临床剂量(500mg,每日2次)时,出现上腭分裂现象(3%~30%),但35倍于人最大日服临床剂量时,无此现象,这一结果提示,其为继发于母体毒性的胚胎毒性而非致畸性。

怀孕20天后,给予猴10倍于人日常临床较高剂量(500mg,每日2次)的克拉霉素,会导致流产。这主要是由极高剂量的药物毒性所致。在一项附加的实验中,给予猴2.5~5倍于最大日常剂量的克拉霉素,没有危及胚胎。

小鼠显性致死实验[1000mg/(kg·d)剂量,约70倍于人最大日服临床剂量]中,致突变结果为阴性,而且,大鼠Ⅰ段生殖毒性实验中,500mg/(kg·d)剂量(约35倍于人最大日服临床剂量)给药80天,未发现雄性大鼠因长期服用高剂量克拉霉素出现性功能损伤。

致突变:为评价克拉霉素的致突变能力,进行了加和不加代谢活化系统的Ames实验。结果表明,药物浓度为每碟25μg或更低时,无致突变能力。浓度为50μg时,对所有实验菌株产生毒性。

2. 药代动力学 对动物和成人口服克拉霉素后的药物动力学进行了广泛的研究,结果表明,克拉霉素口服吸收快,绝对生物利用度为 50%。多剂量无蓄积,且代谢方式不变。进食能增加生物利用度约 25%,但这种增加对在推荐剂量范围内无临床意义。食物对克拉霉素的药动学无影响。

体外:体外研究表明,浓度为 0.45~4.5μg/ml 时,克拉霉素的人血浆蛋白平均结合率为 70%;浓度为 45μg/ml 时,结合率下降为 41%,提示结合位点饱和,但该浓度远远高于药物治疗浓度。

体内:动物实验结果表明,除中枢系统外,组织中克拉霉素浓度较循环系统中高数倍。通常,肝、肺中药物浓度最高,其组织与血浆浓度比为 10~20。

健康受试者:克拉霉素 250mg,每日 2 次,2~3 天可达稳态峰值血浓,克拉霉素和 14-OH 克拉霉素的稳态峰值浓度 C_{max} 分别为 1μg/ml 和 0.6μg/ml,半衰期分别为 3~4 小时和 5~6 小时。

500mg,每日 2 次,克拉霉素及其 14-OH 代谢物在第 5 剂时可达稳态峰值血浓。第 5 和第 7 剂后,克拉霉素的稳态峰值浓度 C_{max} 分别为 2.7μg/ml 和 2.9μg/ml,14-OH 克拉霉素的稳态峰值浓度 C_{max} 分别为 0.88μg/ml 和 0.83μg/ml。半衰期分别为 4.5~4.8 小时和 6.9~8.7 小时。

稳态时,14-OH 克拉霉素浓度不随克拉霉素剂量成比例增加。克拉霉素及其 14-OH 代谢物的半衰期在高剂量时明显延长。高剂量时,克拉霉素的非线性药物动力学行为及其 14-OH 和 N-脱甲基产物的减少预示着克拉霉素的非线性代谢在高浓度时变得更显著。

成人口服单剂量克拉霉素 250mg 或 1 200mg 时,肾排泄分别为 37.9% 和 46.0%,粪便排泄分别为 40.2% 和 29.1%(包括一个 14.1% 的受试者的数据)。

患者:克拉霉素及其 14-OH 代谢物极易在组织和体液中分布。少数病例的数据提示,口服克拉霉素后,脑脊液中的药物浓度不能达到有效血浓,即由于血脑屏障,脑脊液中的药物浓度仅为血清中 1%~2%。通常,组织中药物浓度较血清中高数倍。见下表:口服 250mg 克拉霉素,扁桃体和血清中浓度分别为 1.6μg/ml 和 0.8μg/ml,肺和血清中浓度分别为 8.8μg/ml 和 1.7μg/ml。

肝功能不全者:在对比健康受试组与肝功能不全组的研究中,250mg 克拉霉素,每日 2 次,服用 2 日,第 3 天服用一次,结果表明,两组间克拉霉素的稳态血浓和系统清除率无显著差异。然而,肝功能不全组 14-OH 克拉霉素的稳态浓度明显较低。14-OH 克拉霉素代谢消除的减少部分被原型药物肾清除率增加所抵消。这表明,对于肝功能不全但肾功能正常者不必改变给药剂量。

肾功能不全者:研究中,对比了肾功能正常和不全者服用多剂量 500mg 克拉霉素的药动学曲线,发现克拉霉素及其 14-OH 代谢物的血药浓度、半衰期、C_{max}、C_{min} 和 AUC 均高于肾功能不全组,清除速率常数 Kelim 和肾排泄较低,这一变化与肾功能程度有关,肾功能越弱,差异越明显(见剂量与服用方式)。

老年患者:研究中,对比了健康老年男性和女性受试组与健康青壮年男性受试组服用多剂量 500mg 克拉霉素的安全性和药动学曲线,结果表明,老年受试组较青壮年受试组的克拉霉素及其 14-OH 代谢物的血药浓度高,清除速率慢。但当肾清除与肌酐清除率相关时,两组间无差异。由此可见,克拉霉素的体内行为与肾功能有关,与年龄无关。

鸟型分枝杆菌感染者:500mg 克拉霉素,每日 2 次,成年 HIV 患者与健康受试者的稳态血浓相似。但鸟型分枝杆菌感染需高剂量治疗,克拉霉素浓度比采用常用剂量时高得多。成年 HIV 感染受试者日服 1 000~2 000mg(每日 2 次),克拉霉素稳态浓度 C_{max} 分别为 2~4μg/ml 和 5~10μg/ml。高剂量时消除半衰期延长。高血浓和消除半衰期延长与已知的克拉霉素的非线性药物动力学特性相一致。

与奥美拉唑联用:研究了 500mg 克拉霉素每日 3 次,和 40mg 奥美拉唑日服四次的药物动力学。单服 500mg 克拉霉素,其平均稳态 C_{max} 和 C_{min} 分别为 3.8μg/ml 和 1.8μg/ml,AUC_{0-8} 为 22.9μg·h/ml,t_{max} 和半衰期分别为 2.1 小时和 5.3 小时。

同时,研究了 500mg 克拉霉素每日 3 次,与 40mg 奥美拉唑日服四次联用的药物动力学。奥美拉唑的半衰期延长和 AUC_{0-24} 变大,与单服奥美拉唑相比,AUC_{0-24} 和 $t_{1/2}$ 分别增加 89% 和 34%;与克拉霉素和安慰剂联用组相比,克拉霉素的稳态 C_{max}、C_{min} 和 AUC_{0-8} 分别增加 10%、27% 和 15%。稳态时,给药 6 小时后,克拉霉素联用奥美拉唑组的克拉霉素的胃黏液浓度较克拉霉素组高 25 倍,克拉霉素的胃组织浓度较克拉霉素和安慰剂联用组高 2 倍。

3. 药物不良反应 临床研究中,成人最常见的不良反应是胃肠不适,如恶心、消化不良、腹痛、呕吐和腹泻,其他不良反应包括头痛、味觉异常和肝转氨酶短暂升高。

很少有报道称,克拉霉素造成肝功能异常,如肝转氨酶升高,黄疸或无黄疸的肝细胞性和/或胆汁淤积性(药物性)肝炎,这种异常可能会很严重,但经常是可逆转的。极少数有肝坏死的报道,且多与严重疾病和/或同服其他药物有关。罕见胰腺炎和惊厥报告。

极少病例引起血清肌酐浓度升高,但原因不明。

口服克拉霉素,曾有发生过敏反应报告,轻者为荨麻疹和轻度皮疹,重者为过敏和史-约(Stevens-Johnson)综合征或毒性表皮坏死。曾有发生短暂性中枢神经系统的不良反应报告,包括头昏、眩晕、焦虑、失眠、噩梦、耳鸣、意识模糊、定向力障碍、幻觉和精神病(片剂用于成人时),但因果关系不清楚。

有报告表明,克拉霉素会导致可逆转的失聪、味觉改变和味觉失调。

克拉霉素治疗期间,会发生舌炎、胃炎、口腔念珠菌病和舌无色。也有牙变色的报告,但牙变色可通过专业牙科逆转。

极少有发生低血糖症的报告,有些是同服降血糖药或胰岛素造成。

极少会发生白细胞和血小板减少症。

与其他大环内酯类药物类似,克拉霉素很少会导致 Q-T

间期延长,心律失常如室性心动过速、室颤和充血性心力衰竭。

免疫低下患者:对 AIDS 和其他免疫低下的患者采用较高剂量的克拉霉素长期治疗分枝杆菌感染时,很难区分副作用究竟是克拉霉素造成还是 HIV 病症或并发症。

对成年患者,克拉霉素每日总剂量为 1g 时的最常见不良反应是:恶心、呕吐、味觉失调、腹痛、腹泻、皮疹、胃气胀、头痛、便秘、听觉障碍、SGOT 和 SGPT 升高、白细胞和血小板数减少。较少患者还出现 BUN 升高。

据报道,几乎所有的抗生素包括大环内酯类可能会导致轻度至危及生命的假膜性大肠炎。

4. 药物相互作用　与细胞色素 P450 代谢的药物的相互作用:有数据表明,克拉霉素主要由肝细胞色素 P450 3A(CYP3A)同工酶代谢,这是决定许多药物相互作用的重要机制。该机制下,与克拉霉素同时使用的其他药物的代谢受到抑制,从而其血清中的药物浓度升高。

下列一些或一类药物已知或有可能是通过肝细胞色素 P450 3A(CYP3A)同工酶代谢途径:阿普唑仑、阿司咪唑、卡马西平、西洛他唑、西沙必利、环孢菌素、丙吡胺、麦角生物碱、洛伐他汀、甲泼尼龙、咪达唑仑、奥美拉唑、口服抗凝血药(如华法林)、匹莫齐特、奎尼丁、利发布丁、西地那非、辛伐他汀、他克莫司、特非那丁、三唑仑和长春碱。通过细胞色素 P450 系统中其他同工酶代谢的、机制相似的药物还有苯妥因、茶碱及丙基戊酸钠类抗癫痫药。

临床研究表明,当茶碱或卡马西平与克拉霉素合用时,其血浆浓度会出现有统计学意义的轻度升高。

克拉霉素与 HMG-CoA 还原酶抑制剂(如洛伐他汀和辛伐他汀)合用时,极少有横纹肌溶解的报道。

西沙必利与克拉霉素合用会升高患者西沙必利血药浓度,导致 Q-T 间期延长,心律失常如室性心动过速、室颤和充血性心力衰竭。克拉霉素与匹莫齐特合用也会有此作用。

大环内酯类药物能改变特非那丁的代谢而升高其血药浓度,导致心律失常如室性心动过速、室颤和充血性心力衰竭。对 14 名健康受试者的研究发现,克拉霉素与特非那丁合用会引起特非那丁的酸性代谢物血浓升高 2～3 倍,导致 Q-T 间期延长,但无任何临床症状。克拉霉素与阿司咪唑合用也会有此作用。

与其他药物的相互作用:克拉霉素与地高辛会引起地高辛血浓升高,故应进行血药浓度监测。

与抗逆转录病毒药物的相互作用:HIV 感染的成人同时口服克拉霉素与齐多夫定会引起齐多夫定稳态血浓下降,这主要是由于克拉霉素会干扰齐多夫定的吸收,故错开服用时间可避免这种影响。但 HIV 感染的儿科患者同时服用克拉霉素混悬剂和齐多夫定或二脱氧肌苷(Dideoxyinosine)时未出现上述相互影响。

药动学研究表明,利托那韦(200mg,每日 3 次)和克拉霉素(500mg,每日 2 次)合用克拉霉素代谢会明显被抑制,克拉霉素的 C_{max}、C_{min} 和 AUC 分别增加 31%、182% 和 77%,14-OH 克拉霉素的生成受到明显抑制。由于克拉霉素治疗窗较大,当患者肾功能正常时,无须减少剂量,但对肾功能损伤的患者,应按以下方法进行剂量调整:Ccr 为 30～60ml/min 的患者,克拉霉素剂量减少 50%;Ccr 小于 30ml/min 的患者,克拉霉素剂量减少 75%。克拉霉素每日剂量大于 1g 时,不应与利托那韦合用。

八、注意事项

1. 禁用　对大环内酯类抗生素过敏者禁用。克拉霉素禁止与下列药物合用:阿司咪唑、西沙必利、哌迷清和特非那丁。

2. 用药注意事项　克拉霉素主要由肝排泄,因此,对肝功能损伤的患者用药应谨慎,中度至严重肾功能损伤的患者使用本品也应注意。

应注意克拉霉素与其他大环内酯类药物的交叉耐药性,并注意克拉霉素与克林霉素类药物发生交叉耐药的可能性,如林可霉素和克林霉素。

报告表明,摄入过量的克拉霉素会产生胃肠道症状。一名精神紊乱患者曾一次服用 8g 克拉霉素,导致精神状态改变,偏执,低血钾和血氧减少。对因过量所致的不良反应,应及时排除未吸收的药物并采取一定的治疗。与其他大环内酯类药物一样,血液或腹膜透析不能降低克拉霉素的血浓。

九、贮藏条件

密封,在阴凉(不超过 20℃)干燥处保存。

十、药物经济性评价

基本药物(片剂、胶囊:0.125g、0.25g),医保乙类(口服常释剂型),非医保(控缓释剂型),《中国药典》(2020 年版)收载。

麦 迪 霉 素

一、药品名称

1. 英文名　Midecamycin

2. 化学名　[4R-(4R*,5S*,6S*,7R*,9R*,10R*,11E,13E,16R*)]-6-{[3,6-二脱氧-4-O-(2,6-二脱氧-3-碳-甲基-L-核糖-己吡喃糖基)-3-(二甲胺基)-D-吡喃葡萄糖基]氧}-4,10-二羟基-5-甲氧基-9,16-二甲基-2-氧代六烷-11,13-二烯-7-乙醛的 3,4 二丙酸酯

二、药品成分

麦迪霉素

三、剂型与规格

口服常释剂型　(1)0.1g;(2)0.2g

四、适应证及相应的临床价值

主要适用于金黄色葡萄球菌、溶血性链球菌、肺炎球菌等所致的呼吸道感染及皮肤、软组织和胆道感染,也可用于

支原体肺炎。

五、用法用量

1. 儿童 口服,每日 20~30mg/kg。分 3~4 次服用。

2. 成人 口服:成人每日 0.8~1.2g,分 3~4 次服用。

3. 老年人 尚不明确。

六、特殊人群用药

1. 妊娠期 尚不明确。

2. 哺乳期 尚不明确。

七、药理学

1. 药效学及作用机制 本品为链霉菌(Streptomyces Mycarofaciens)产生的一种大环内酯类抗生素。通过作用于细菌核糖体的 50S 亚基,阻碍细菌蛋白质的合成而发挥作用,为生长期抑菌药。抗菌性能与红霉素相似,对革兰氏阳性菌和支原体显示很强的抗菌作用,对部分革兰氏阴性菌如脑膜炎奈瑟菌、淋病奈瑟菌等亦有抗菌作用。

2. 药代动力学 成人口服本品400mg,约 2 小时达血药峰浓度,其值约为 1.0μg/ml。广泛分布于各器官中,肝、肺、脾、皮肤及口腔内浓度较高,胆汁中有很高浓度,尿中浓度很低。不能透过正常的血脑脊液屏障。本品大部分由胆汁经粪排出,12 小时尿中排泄量为 2%~3%。

3. 药物不良反应

(1)肝毒性:在正常剂量下本品的肝毒性较小,主要表现为胆汁淤积和暂时性血清谷丙转氨酶、谷草转氨酶升高等,一般停药后可恢复。

(2)过敏反应:主要表现为药物热、药疹和荨麻疹等。

(3)偶见恶心、呕吐、上腹不适、食欲缺乏等胃肠道反应。

4. 药物相互作用 本品可抑制茶碱的正常代谢,与茶碱合用时可致茶碱的血药浓度异常升高而致中毒,甚至死亡,故两药合用时应监测茶碱的血药浓度。

八、注意事项

1. 禁用 对本品及大环内酯类药物过敏者禁用。

2. 用药注意事项

(1)肝、肾功能不全者慎用。

(2)本品与其他大环内酯类药物之间有交叉耐药性。

(3)如发生过敏反应,应立即停药,并对症处理。

(4)本品在 pH≥6.5 时吸收差,故胃溶衣片较肠溶衣片有利于吸收。

九、贮藏条件

密封,在阴凉(不超过20℃)干燥处保存。

十、药物经济性评价

非基本药物,非医保药。

交 沙 霉 素

一、药品名称

1. 英文名 Josamycin

2. 化学名 (4R,5S,6S,7R,9R,10R,11E,13E,16R)-4-(乙酰氧基)-6-[[3,6-二脱氧基-4-O[2,6-二脱氧基-3-C-甲基-4-O-(3-甲基丁酰基)-α-L-吡喃核己糖基]-3-(二甲基氨基)-β-D-吡喃葡萄糖基]氧]-10-羟基-5-甲氧基-9,16-二甲基-7-(2-氧代乙基)氧杂环十六烷-11,13-二烯-2-酮

二、药品成分

交沙霉素

三、剂型与规格

口服常释剂型 (1)0.05g;(2)0.1g;(3)0.2g

四、适应证及相应的临床价值

本品适用于化脓性链球菌引起的咽炎及扁桃体炎,敏感菌所致的鼻窦炎、中耳炎、急性支气管炎及口腔脓肿,肺炎支原体所致的肺炎,敏感细菌引起的皮肤软组织感染,也可用于对青霉素、红霉素耐药的葡萄球菌感染。

五、用法用量

1. 儿童 口服,每日 30mg/kg,分 3~4 次口服。

2. 成人 口服,每日 800~1 200mg,较重感染可增至每日 1 600mg,分 3~4 次口服。

3. 老年人 老年患者大剂量服用本品可能引起听力减退,但停药后大多可恢复。

六、特殊人群用药

1. 妊娠期 由于本品可通过血胎盘屏障,虽然在新生儿和胎儿血中未能检出,但孕妇服用本品时仍宜权衡利弊。

2. 哺乳期 因本品可进入乳汁中,故哺乳期妇女在哺乳期间服用时,应停止哺乳。

七、药理学

1. 药效学及作用机制 本品为链霉菌(Streptomyces Narbonensis Var. Josamyceticus)产生的一种大环内酯类抗生素,抗菌谱与红霉素相仿,对葡萄球菌属、链球菌属的抗菌作用较红霉素略差,但对诱导型耐药菌株仍具有抗菌活性;脑膜炎双球菌、百日咳杆菌对本品敏感;对消化球菌、消化链球菌、丙酸杆菌及真杆菌等厌氧菌具良好抗菌作用;胞内病原体如支原体属、衣原体属、军团菌亦对本品敏感。

本品不诱导葡萄球菌对大环内酯类药物的耐药性,为非诱导型抗生素。

2. 药代动力学 本品口服吸收迅速,体内分布快而广,脏器组织浓度高。口服本品 1g 后 0.75~1 小时达血药峰浓度(C_{max})2.7~3.2mg/L,在房水及前列腺中的浓度分别为 0.4mg/L 及 4.3mg/kg;口服 500mg 后,在尿、骨、齿龈、扁桃

体等中的浓度可达 0.43~13.7mg/L(kg);在胆汁及肺中的浓度高;在吞噬细胞中的浓度是血清浓度的 20 倍。患者口服本品后,2~6 小时痰液中药物浓度为血药浓度的 8~9 倍,在乳汁中的药物浓度为血药浓度的 1/4~1/3,在脐带血和羊水的药物浓度为血药浓度的 1/2,但在新生儿和胎儿血中未能检出。不能透过血脑脊液屏障。主要以代谢物从胆汁排出,尿排泄量少于 20%,血消除半消除期($t_{1/2\beta}$)为 1.5~1.7 小时。

3. 药物不良反应

(1) 胃肠道反应有腹泻、恶心、呕吐、中上腹痛、口舌疼痛、胃纳减退等,发生率与剂量大小有关。本品的胃肠道反应发生率明显低于红霉素。

(2) 乏力、恶心、呕吐、腹痛、发热及肝功能异常等肝毒性症状少见,偶见黄疸等。

(3) 大剂量服用本品,尤其肝肾疾病患者或老年患者,可能引起听力减退,停药后大多可恢复。

(4) 偶见过敏反应,表现为药物热、皮疹、嗜酸性粒细胞增多等。

(5) 其他:偶有心律失常、口腔或阴道念珠菌感染。

4. 药物相互作用

(1) 本品不影响肝药物代谢酶作用,与茶碱、口服避孕药和环孢素等无配伍禁忌。

(2) 本品与青霉素类合用时可能干扰后者的杀菌活性。

(3) 本品对氨茶碱等药物的体内代谢影响不明显。

八、注意事项

1. 禁用 对本品、红霉素或其他大环内酯类抗生素过敏者禁用。

2. 用药注意事项 患者对大环内酯类中一种药物(如红霉素)过敏或不能耐受时,对其他大环内酯类药物(如本品)也可过敏或不能耐受。

(1) 溶血性链球菌感染患者用本品治疗时至少需持续 10 日,以防止急性风湿热的发生。

(2) 肾功能减退患者一般无须减少用量。

(3) 服用本品期间宜定期随访肝功能。肝病患者和严重肾功能损害者的剂量应适当减少。

(4) 对实验室检查指标的干扰:本品可干扰 Higerty 法的荧光测定,使尿儿茶酚胺的测定值出现假性增高。血清碱性磷酸酶、胆红素、谷丙转氨酶和谷草转氨酶的测定值均可能增高。

(5) 因不同细菌对本品的敏感性存在一定差异,故宜作药敏测定。

九、贮藏条件

密封、阴凉、干燥处保存。

十、药物经济性评价

非基本药物,非医保药品,《中国药典》(2020 年版)收载。

地 红 霉 素

一、药品名称

1. 英文名 Dirithromycin

2. 化学名 (9S,16R)-9,11-二脱氧-9,11-[亚氨基[(1R)-2-(2-甲氧基乙氧基)亚乙基]氧]红霉素

二、药品成分

地红霉素

三、剂型与规格

口服常释剂型 (1)0.125g;(2)0.25g;(3)0.5g

四、适应证及相应的临床价值

适用于 12 岁以上患者,用于治疗下列敏感菌引起的轻、中度感染:慢性支气管炎急性发作:由流感嗜血杆菌、卡他莫拉菌、肺炎链球菌引起。急性支气管炎:由卡他莫拉菌、肺炎链球菌引起。社区获得性肺炎:由嗜肺军团菌、肺炎支原体、肺炎链球菌引起。咽炎和扁桃体炎:由化脓性链球菌引起。单纯性皮肤和软组织感染:由金黄色葡萄球菌(甲氧西林敏感菌株)、化脓性链球菌引起。

注:青霉素是治疗和预防链球菌感染(包括预防风湿热)的常用药,一般说来地红霉素在治疗化脓性链球菌引起的鼻咽炎时有效,并能根除;对预防风湿热的疗效尚无报道。

五、用法用量

1. 儿童 12 岁以下儿童使用本品的安全性和有效性,尚未确定。

2. 成人 本品应与食物同服或饭后一小时内服用,不得分割、压碎、咀嚼。用法用量见下表:

感染(轻、中度)	剂量	服药次数	疗程/d
慢性支气管炎急性发作	0.5g	每日 1 次	5~7
急性支气管炎	0.5g	每日 1 次	7
社区获得性肺炎	0.5g	每日 1 次	14
咽炎和扁桃体炎	0.5g	每日 1 次	10
单纯性皮肤和软组织感染	0.5g	每日 1 次	5~7

3. 老年人 老年人不要调整剂量。

六、特殊人群用药

1. 妊娠期

(1) 孕妇:对大鼠进行生殖研究,剂量高达人用量的 21 倍(根据 mg/m² 计算),对家兔的研究剂量为人用量的 4 倍。结果表明本品对生育力和胎儿均无损害。对小鼠进行生殖

研究,剂量高达人用量的 8 倍。结果表明本品可使胎儿体重显著降低。然而,对孕妇尚无适当的,很好的对照临床研究。因此,孕妇使用本品应权衡利弊。

（2）分娩:对分娩的影响尚不清楚。

2. 哺乳期　哺乳期:哺乳妇女母乳中是否含本品尚不清楚,但在母乳中发现了其他大环内酯抗生素,并且啮齿类动物母乳中也含本品。因此哺乳期妇女应慎用。

3. 肾功能损害　轻、中度肾功能损害者不需调整剂量。

4. 肝功能损害　轻、中度肝功能损害者不需调整剂量。

七、药理学

1. 药效学及作用机制　地红霉素为大环内酯类抗生素,为红霉胺的前体药物,其作用机制是通过与敏感微生物的 50s 核糖体亚基结合,从而抑制蛋白质的合成。

动物体外实验和临床感染治疗均证实本品对下列微生物有活性:

需氧革兰氏阳性微生物:金黄色葡萄球菌(仅针对甲氧西林敏感的菌)、肺炎链球菌、化脓链球菌。

需氧革兰氏阴性微生物:流感嗜血杆菌,嗜肺军团菌,卡他莫拉菌。

其他微生物:肺炎支原体。

体外试验表明(其临床意义尚不完全清楚):本品对产单核细胞李斯特菌、葡萄球菌(C,F,G 组)、百日咳鲍特菌、痤疮丙酸杆菌等有活性。

对其他大环内酯抗生素耐药的细菌对本品也有耐药。

2. 药代动力学

吸收:口服后本品被迅速吸收,通过非酶水解转化成生物活性物质红霉胺,单剂口服地红霉素 500mg 后,血药峰浓度为 0.29mg/L;500mg 每日 1 次口服,10 天后的血药峰浓度为 0.48~0.69mg 其绝对生物利用度约 10%。

分布:红霉胺迅速、广泛分布到组织中,其细胞内浓度高于组织浓度,而组织浓度又明显高于血浆浓度。其蛋白结合率为 15%~30%,平均表观分布体积(VDSS)为 800L(540~1 041L)。

红霉胺的稳态组织浓度(0.5g/次,每日 1 次)。

代谢和排泄:红霉胺几乎不经肝代谢,只从胆汁中消除。81%~97% 的药物由此途径消除,约 2% 的药物由肾消除。肾功能正常的患者,其平均血浆半衰期约为 8 小时(2~36 小时),平均消除半衰期约为 44 小时(16~65 小时),平均表观清除率约为 23L/h(20~32L/h)。

食物的影响:本品可与食物同服或饭后 1 小时内服用。研究表明饭后服用本品,其吸收略有下降,而饭前 1 小时服用,其 C_{max} 下降 33%,AUC 下降 31%。食物中脂肪的高低对生物利用度几乎没有影响。

3. 药物不良反应　3 299 例患者口服本药(0.5g/d)7~14 天,没有发现与毒性有关的死亡或致残。87 例患者(2.6%)因不良反应终止用药,其中 35 例(40%)是因恶心和腹痛终止用药。

另一临床试验(口服本药 0.5g/d,疗程 5 天)结果表明,35 例患者(3.8%)因不良反应终止用药,其中 15 例(43%)是因恶心和腹痛终止用药。

与本药治疗有关的不良反应如下:头痛(7.7%)、腹痛(7.1%)、腹泻(6.7%)、恶心(5.9%)、消化不良(2.6%)、眩晕/头昏(2.1%)、皮疹(1.4%)、呕吐(1.1%)等。血小板计数增加(3.8%)、钾离子升高(2.6%)、碳酸氢盐减少(1.4%)、CPK 增加(1.2%)、嗜酸性粒细胞增加(1.2%)、中性粒细胞增加(1.2%)、白细胞增加(0.8%)等。

4. 药物相互作用

（1）特非那定:本品不影响特非那定代谢,体外试验证明两药物不发生相互作用,而与红霉素存在相互作用。

（2）茶碱:一般情况下,正服用茶碱的患者接受本品治疗,不必调整茶碱剂量或监测血药浓度。需维持较高的茶碱血药浓度时,应检测血药浓度,并对剂量进行适当调整。

（3）抗酸药或 H_2 受体拮抗剂:服用抗酸药或 H_2 受体拮抗剂后,立即口服本品可增加地红霉素的吸收。

（4）红霉素与下列药物之间的相互作用已明确,但与地红霉素的相互作用尚不清楚。因此,联合用药时应慎重。

（5）三唑仑:可降低三唑仑的消除率,增加其药理作用。

（6）地高辛:可提高地高辛的血药浓度。

（7）抗凝血药:可增加抗凝血药的作用,在老年人中更是如此。

（8）麦角胺;产生中毒症状,如外周血管痉挛和感觉迟钝。

（9）其他药物:红霉素与下列药物之间的相互作用已报道:环孢菌素、环己巴比妥、卡马西平、阿芬太尼、丙比胺、苯妥英、溴隐亭、丙戊酸盐、阿司米唑、洛伐他丁。

八、注意事项

1. 禁用　禁用于对地红霉素、红霉素和其他大环内脂抗生素严重过敏的患者,不应用于可疑或潜在菌血症患者(因其不能提供有效的药物浓度达到治疗部位)。

2. 用药注意事项

（1）肝功能不全:轻度肝损伤患者,其平均 C_{xex}、AUC 和分布体积和服药次数的增加而有增加,但不必调整剂量。

（2）肾功能不全:其平均 C_{xex}、AUC 随肌酐清除率的降低而趋于升高,但肾损伤(包括透析)患者不必调整剂量。

（3）已有报道,实际上使用所有的广谱抗生素药(包括地红霉素),都会产生伪膜性结肠炎。因此,若使用抗生素的患者发生腹泻,考虑到这种诊断是重要的。这种结肠炎的程度从轻度至危及生命,程度不同。对于轻度至危及生命,程度不同。对于轻度伪膜性结肠炎病例,通常仅仅是停药就能奏效,对于中度至严重病例,就应采取适当的治疗措施。

九、贮藏条件

密封,遮光保存。

十、药物经济性评价

非基本药物,非医保药品。

12　林可霉素和克林霉素

克 林 霉 素

一、药品名称

1. 英文名　Clindamycin
2. 化学名　6-(1-甲基-反-4-丙基-L-2-吡咯烷甲酰氨基)-1-硫代-7-氯-6,7,8-三脱氧-L-苏式-α-D-半乳辛吡喃糖苷

二、药品成分

盐酸克林霉素

三、剂型与规格

口服常释剂型　（1）0.075g；（2）0.1g；（3）0.15g；（4）0.3g

注射剂　（1）0.15g；（2）0.3g；（3）0.4g；（4）0.6g；（5）0.9g；（6）1.2g

四、适应证及相应的临床价值

1. 革兰氏阳性菌引起的下列各种感染性疾病
（1）扁桃体炎、化脓性中耳炎、鼻窦炎等。
（2）急性支气管炎、慢性支气管炎急性发作、肺脓肿和支气管扩张合并感染等。
（3）皮肤和软组织感染：疖、痈、脓肿、蜂窝织炎、创伤、烧伤和手术后感染等。
（4）泌尿系统感染：急性尿道炎、急性肾盂肾炎、前列腺炎等。
（5）其他：骨髓炎、败血症、腹膜炎和口腔感染等。
2. 厌氧菌引起的各种感染性疾病
（1）脓胸、肺脓肿、厌氧菌性肺炎。
（2）皮肤和软组织感染、败血症。
（3）腹内感染：腹膜炎、腹腔内脓肿。
（4）女性盆腔及生殖器感染：子宫内膜炎、非淋球菌性输卵管及卵巢脓肿、盆腔蜂窝织炎及妇科手术后感染等。

五、用法用量

1. 儿童
口服：超过4周儿童每日8~20mg/kg，分3~4次服用，为避免食管刺激，应以1杯水送服。
静脉滴注：大于1个月儿童每日20~30mg/kg，小于1个月儿童15~30mg/kg，分3~4次给药。
一个月的儿童不宜应用。4岁以内儿童慎用。儿童（新生儿到16岁）使用本品时，应注意肝肾功能监测。
2. 成人
口服：每日0.6~1.8g。
静脉滴注：常用剂量0.6~1.8g，严重感染每日1.2~2.7g，分2~4次给药。克林霉素稀释药液的浓度应低于18mg/ml，滴注速度不超过30mg/min。

3. 老年人
（1）克林霉素的药代动力学研究已证明。口服或静脉注射克林霉素后正常肝肾功能的年轻患者与老年患者之间药代动力学无明显差异。
（2）克林霉素的临床研究还未包括有充分数量的65岁和65岁以上的患者，目前难以判断是否老年人的临床反应与年轻患者有明显不同。但是，临床经验提示与抗生素有关的结肠炎和所见到的腹泻（由难辨梭状杆菌引起）老年人中发生较多（>60岁），而且是比较严重的。因此老年人使用本品时应注意仔细观察或监测这些人所发生的腹泻。

六、特殊人群用药

1. 妊娠期　目前尚无详细的研究资料，尚不能作出明确的判断。因此孕妇使用本品应注意利弊。
2. 哺乳期　曾有报道口服克林霉素0.15g，静脉注射克林霉素磷酸酯0.6g时，乳汁出现的药量范围为：0.7~3.8μg/ml，因为克林霉素可能在新生儿中引起不良反应，哺乳期妇女必须停止使用本品。
3. 肾功能损害　肾功能不全者，应根据GFR延长给药间隔：GFR>50ml/min，每6小时给药1次（给药间期不变）；GFR 10~50ml/min，每6~12小时给药1次；GFR<10ml/min，每12~24小时给药1次；也有建议严重肾功能不全者，减至正常剂量的25%~30%。在轻、中度肾功能损害者克林霉素不需做剂量调整，有建议无尿等重度肾功能损害者减至正常剂量的1/2。
4. 肝功能损害　中度以上肝功能损害者应避免使用克林霉素，确实有指征使用时，宜减量使用，必要时做血药浓度监测。

七、药理学

1. 药效学及作用机制　本品属林可霉素类抗生素，为林可霉素的衍生物，抗菌谱与林可霉素相同，抗菌活性较林可霉素强4~8倍。对革兰氏阳性菌如葡萄球菌属（包括耐青霉素株）、链球菌属、白喉杆菌、炭疽杆菌等有较高抗菌活性。对革兰氏阴性厌氧菌也有良好抗菌活性，拟杆菌属包括脆弱拟杆菌，梭杆菌属，消化球菌，消化链球菌，产气荚膜杆菌等大多对本品高度敏感。革兰氏阴性需氧菌包括流感嗜血杆菌，奈瑟菌属及支原体属均对本品耐药。本品与青霉素、氯霉素、头孢菌素类和四环素类之间无交叉耐药，与大环内酯类有部分交叉耐药，与林可霉素有完全交叉耐药性。
本品的作用机制是与细菌核糖体50S亚基结合，阻止肽链的延长，从而抑制细菌细胞的蛋白质合成。本品系抑菌药，但在高浓度时，对某些细菌也具有杀菌作用。
2. 药代动力学　本品肌内注射后血药浓度达峰时间（t_{max}），成人约为3小时，儿童约为1小时。静脉注射本品300mg，10分钟血药浓度为7mg/L。表观分布容积（V_d）约为94L。本品的蛋白结合率高，为92%~94%。本品体内分布广泛，可进入唾液、痰、呼吸系统、胸腔积液、胆汁、前列腺、肝、膀胱、阑尾、精液、软组织、骨和关节等，也可透过胎盘，但不易进入脑脊液中。在骨组织，胆汁及尿液中可达高

浓度。

本品在肝代谢,部分代谢物可保留抗菌活性。代谢物由胆汁和尿液排泄。约10%给药量以活性成分由尿排出,其余以不具活性的代谢产物排出。血消除半衰期($t_{1/2\beta}$)约为3小时,肝、肾功能不全者。$t_{1/2\beta}$可略有延长。血液透析及腹膜透析不能清除本品。

3. 药物不良反应　不良反应以胃肠道反应为主,口服给药比静脉给药多见。

(1)胃肠道反应:常见恶心、呕吐、腹痛、腹泻等;严重者有腹绞痛、腹部压痛、严重腹泻(水样或脓血样),伴发热、异常口渴和疲乏(假膜性肠炎)。腹泻、肠炎和假膜性肠炎可发生在用药初期,也可发生在停药后数周。

(2)血液系统:偶可发生白细胞减少、中性粒细胞减少、嗜酸性粒细胞增多和血小板减少等;罕见再生障碍性贫血。

(3)过敏反应:可见皮疹、瘙痒等,偶见荨麻疹、血管性水肿和血清病反应等,罕见剥脱性皮炎、大疱性皮炎、多形性红斑和Steven-Johnson综合征。

(4)肝、肾功能异常,如血清氨基转移酶升高、黄疸等。

(5)静脉滴注可能引起静脉炎;肌内注射局部可能出现疼痛、硬结和无菌性脓肿。

(6)其他:耳鸣、眩晕、念珠菌感染等。

(7)国内克林霉素磷酸酯和盐酸克林霉素注射剂的不良反应报道有使用本品可能引起肾功能损害和血尿,另有极少数严重病例出现的不良反应包括呼吸困难、过敏性休克、急性肾衰竭、过敏性紫癜、抽搐、肝功能异常、胸闷、心悸、寒战、高热、头晕、低血压、耳鸣、听力下降等。

4. 药物相互作用

(1)克林霉素具有神经肌肉阻滞作用,可能会提高其他神经肌肉阻滞药的作用,两者不宜合用。

(2)本品与红霉素、氯霉素有拮抗作用,不宜合用。

(3)本品与新生霉素、卡那霉素、氨苄青霉素、苯妥英钠、巴比妥盐酸盐、氨茶碱、葡萄糖酸钙及硫酸镁可产生配伍禁忌。

(4)本品与阿片类镇痛药合用,可能使呼吸中枢抑制现象加重。

八、注意事项

1. 禁用　本品与林可霉素、克林霉素有交叉耐药性,对克林霉素或林可霉素有过敏史者禁用。

2. 用药注意事项

(1)本品和青霉素、头孢菌素类抗生素无交叉过敏反应,可用于对青霉素过敏者。

(2)本品禁止与氨苄青霉素、苯妥英钠、巴比妥类、氨茶碱、葡萄糖酸钙及硫酸镁配伍。

(3)肝、肾功能损害者慎用。

(4)如出现假膜性肠炎,可选用万古霉素0.125~0.5g口服,一日4次进行治疗。

(5)使用本品期间,如出现任何不良事件和/或不良反应,请咨询医师。

(6)同时使用其他药品,请告知医师。

(7)请放置于儿童不能够触及的地方。

(8)血液透析和腹膜透析都未能有效清除血清中的克林霉素。

九、贮藏条件

密闭,在阴凉处(不超过20℃)保存。

十、药物经济性评价

基本药物[(盐酸盐)片剂、胶囊:0.075g、0.15g,(盐酸盐棕榈酸酯)分散片:0.075g、0.15g,(盐酸盐)注射液:2ml:0.15g,(盐酸盐)注射用无菌粉末:0.15g)],医保甲类,《中国药典》(2020年版)收载。

林 可 霉 素

一、药品名称

1. 英文名　Lincomycin

2. 化学名　6-(1-甲基-反-4-丙基-L-2-吡咯烷甲酰氨基)-1-硫代-6,8-二脱氧-D-赤式-α-D-半乳辛吡喃糖甲苷

二、药品成分

盐酸林可霉素

三、剂型与规格

口服常释剂型　(1)0.25g;(2)0.5g
注射剂　(1)0.2g;(2)0.3g;(3)0.6g;(4)3g

四、适应证及相应的临床价值

本品适用于敏感葡萄球菌属、链球菌属、肺炎链球菌及厌氧菌所致的呼吸道感染、皮肤软组织感染、女性生殖道感染和盆腔感染及腹腔感染等,后两种病种可根据情况单用本品或与其他抗菌药联合应用。此外有应用青霉素指征的患者,如患者对青霉素过敏或不宜用青霉素者本品可用作替代药物。

五、用法用量

1. 儿童

口服:大于4周儿童每日30~60mg/kg,分3~4次给药。
肌内注射或静脉滴注:儿童每日15~40mg/kg,分2~3次给药。
小于4周新生儿不宜使用。

2. 成人　口服:每日1.5~2g,分3~4次服用。
肌内注射或静脉滴注:每日1.2~2.4g,分2~3次给药。
本品宜空腹服用。

3. 老年人　患有严重基础疾病的老年人易发生腹泻或假膜性肠炎等不良反应,用药时需密切观察。

六、特殊人群用药

1. 妊娠期　本品经胎盘后可在胎儿肝中浓缩,虽人类

应用时尚无发生问题的报告,但在孕妇中应用需充分权衡利弊。

2. 哺乳期　本品可分泌至母乳中,哺乳期妇女也应慎用,如必须采用时应暂停哺乳。

3. 肾功能损害　肾功能不全者,应根据 GFR 延长给药间隔:GFR>50ml/min,每 6 小时给药 1 次(给药间期不变);GFR 10~50ml/min,每 6~12 小时给药 1 次;GFR<10ml/min,每 12~24 小时给药 1 次;也有建议严重肾功能不全者,减至正常剂量的 25%~30%。

4. 肝功能损害　中度以上肝功能损害者应避免使用林可霉素,确实有指征使用时,宜减量使用,必要时做血药浓度监测。

七、药理学

1. 药效学及作用机制　本品对常见的需氧革兰氏阳性菌有较高抗菌活性,如金黄色葡萄球菌(包括耐青霉素 G 者)、表皮葡萄球菌、β 溶血性链球菌、草绿色链球菌和肺炎链球菌等。对厌氧菌有良好的抗菌作用包括破伤风杆菌、白喉棒状杆菌和产气荚膜杆菌等。对肠球菌属、脑膜炎双球菌、淋病奈瑟菌和流感嗜血杆菌等革兰氏阴性菌以及真菌无活性。本品与青霉素、氯霉素、头孢菌素类和四环素类之间无交叉耐药,与大环内酯类有部分交叉耐药。

本品作用于敏感菌核糖体的 50s 亚基,阻止肽链的延长,从而抑制细菌细胞的蛋白质合成,一般系抑菌剂,但在高浓度时,对某些细菌也具有杀菌作用。

2. 药代动力学　口服不被胃酸灭活,可自胃肠道吸收,空腹口服仅 20%~30% 被吸收,进食后服用则吸收更少。成人空腹或进食后服 0.5g,分别在 2 小时和 4 小时达血药峰浓度(C_{max})2.6mg/L 和 1.0mg/L,12 小时后在血清中仍有微量。吸收后除脑脊液外,广泛及迅速分布于各体液和组织中,包括骨组织。可迅速经胎盘进入胎儿循环,在胎血中的浓度可达母血药浓度的 25%。蛋白结合率为 77%~82%。本品在肝代谢,部分代谢物具抗菌活性。儿童的代谢率较成人为高。血消除半衰期($t_{1/2}$)为 4~6 小时,肝、肾功能减退时,$t_{1/2}$ 可延长至 10~20 小时。本品可经胆道、肾和肠道排泄,口服后 40% 以原型随粪便排出,9%~13% 以原型自尿中排出。也可分泌入乳汁中。血透及腹透不能清除林可霉素。

成人肌内注射 600mg,30 分钟达血药峰浓度(C_{max})。吸收后除脑脊液外,广泛及迅速分布于各体液和组织中,包括骨组织。可迅速经胎盘进入胎儿循环,在胎血中的浓度可达母血药浓度 25%。蛋白结合率为 77%~82%。本品在肝代谢,部分代谢物具抗菌活性。血消除半衰期($t_{1/2}$)为 4~6 小时,肝、肾功能减退时,$t_{1/2}$ 延长至 10~20 小时。本品可经胆道、肾和肠道排泄,肌内注射后 1.8%~24.8% 药物经尿排出,静脉滴注后 4.9%~30.3% 经尿排出。本品也可分泌入乳汁中。血液透析及腹膜透析不能清除林可霉素。

3. 药物不良反应

(1) 胃肠道反应:恶心、呕吐、腹痛、腹泻等症状;严重者有腹绞痛、腹部压痛、严重腹泻(水样或脓血样)、伴发热、

异常口渴和疲乏(假膜性肠炎);腹泻、肠炎和假膜性肠炎可发生在用药初期,也可发生在停药后数周。

(2) 血液系统:偶可发生白细胞减少、中性粒细胞减低、中性粒细胞缺乏和血小板减少,再生障碍性贫血罕见。

(3) 过敏反应:可见皮疹、瘙痒等,偶见荨麻疹、血管神经性水肿和血清病反应等,罕有表皮脱落、大疱性皮炎、多形红斑和史-约综合征的报道。

(4) 偶有应用本品引起黄疸的报道。

(5) 快速滴注本品时可能发生低血压、心电图变化甚至心跳、呼吸停止。

(6) 静脉给药可引起血栓性静脉炎。

4. 药物相互作用

(1) 可增强吸入性麻醉药的神经肌肉阻断现象,导致骨骼肌软弱和呼吸抑制或麻痹(呼吸暂停),在手术中或术后合用时应注意。以抗胆碱酯酶药物或钙盐治疗可望有效。

(2) 与抗蠕动止泻药、含白陶土止泻药合用,本品在疗程中甚至在疗程后数周有引起伴严重水样腹泻的假膜性肠炎可能。因可使结肠内毒素延迟排出,从而导致腹泻延长和加剧,故抗蠕动止泻药不宜合用。本品与含白陶土止泻药合用时,前者的吸收将显著减少,故两者不宜同时服用,需间隔一定时间(至少 2 小时)。

(3) 本品具神经肌肉阻断作用,与抗肌无力药合用时将导致后者对骨骼肌的效果减弱。为控制重症肌无力的症状,在合用时抗肌无力药的剂量应予调整。

(4) 氯霉素或红霉素在靶位上均可置换本品,或阻抑后者与细菌核糖体 50s 亚基的结合,体外试验显示林可霉素与红霉素具拮抗作用,故林可霉素不宜与氯霉素或红霉素合用。

(5) 与阿片类镇痛药合用,本品的呼吸抑制作用与阿片类的中枢呼吸抑制作用可因累加现象而有导致呼吸抑制延长或引起呼吸麻痹(呼吸暂停)的可能,故必须对患者进行密切观察或监护。

(6) 本品可增强神经肌肉阻断药的作用,两者应避免合用。

(7) 与新生霉素、卡那霉素在同瓶静滴时有配伍禁忌。

八、注意事项

1. 禁用　对林可霉素和克林霉素有过敏史的患者禁用。

2. 慎用　下列情况应慎用:

(1) 肠道疾病或有既往史者,特别如溃疡性结肠炎、局限性肠炎或抗生素双关肠炎(本品可引起假膜性肠炎)。

(2) 肝功能减退。

(3) 肾功能严重减退。

3. 用药注意事项

(1) 对本品过敏时有可能对克林霉素类也过敏。

(2) 对诊断的干扰:服药后血清谷丙转氨酶和谷草转氨酶可有增高。

(3) 下列情况应慎用:①肠道疾病或有既往史者,特别如溃疡性结肠炎、局限性肠炎或抗生素双关肠炎(本品可引

起假膜性肠炎);②肝功能减退;③肾功能严重减退。

(4) 用药期间需密切注意大便次数,如出现排便次数增多,应注意假膜性肠炎的可能,需及时停药并作适当处理。

(5) 为防止急性风湿热的发生,用本类药物治疗溶血性链球菌感染时的疗程,至少为 10 日。

(6) 处理本品所致的假膜性肠炎,轻症患者停药后可能恢复,中等至重症患者需纠正水、电解质紊乱。如经上述处理病情无明显好转者,则应口服甲硝唑 250~500mg,每日 3 次。如复发时可再用甲硝唑口服仍可有效,仍无效时可改用万古霉素(或者去甲万古霉素)口服,成人每日 0.5~2.0g,分 3~4 次服用。

(7) 偶尔会导致不敏感微生物的过度繁殖或引起二重感染,一旦发生二重感染,需采取相应措施。

(8) 既往有哮喘或其他过敏史者慎用。

(9) 疗程长者,需定期检测肝、肾功能和血常规。

九、贮藏条件

密闭,在阴凉处(不超过 20℃)保存。

十、药物经济性评价

非基本药物,医保乙类(口服常释剂型),医保甲类(注射剂),《中国药典》(2020 年版)收载。

13 硝基咪唑类

甲 硝 唑

一、药品名称

1. 英文名 Metronidazole
2. 化学名 2-甲基-5-硝基咪唑-1-乙醇

二、药品成分

甲硝唑、甲硝唑氯化钠

三、剂型与规格

口服常释剂型 0.2g
注射剂 (1)0.05g;(2)0.1g;(3)0.5g;(4)1.25g

四、适应证及相应的临床价值

为减少耐药细菌的形成及保持本品及其他抗菌药物的有效性,本品应仅用于治疗已证实或强烈怀疑由以下细菌引起的感染。

当获得培养和药敏信息时,选择或调整抗菌治疗应考虑这些信息。若无此类数据,当地流行病学和药敏模式可有助于经验选择治疗。

1. 治疗厌氧菌感染 本品适用于治疗敏感厌氧菌导致的严重感染。本品治疗应联合适当的外科操作。对于需氧菌和厌氧菌混合感染,除本品外,还应使用适合用于治疗需氧菌感染的抗生素。

本品可有效治疗对克林霉素、氯霉素和青霉素耐药的脆弱拟杆菌感染。

腹腔内感染(包括腹膜炎、腹腔内脓肿和肝脓肿):由包括脆弱拟杆菌族的拟杆菌属(脆弱拟杆菌、吉氏拟杆菌、卵圆拟杆菌、多形拟杆菌、普通拟杆菌)、梭菌属、真杆菌属、消化球菌属和消化链球菌属引起。

皮肤和皮肤软组织感染:由包括脆弱拟杆菌族的拟杆菌属、梭菌属、消化球菌属、消化链球菌属和梭形杆菌属引起。

妇科感染(包括子宫内膜炎、子宫肌内膜炎、输卵管卵巢脓肿和术后阴道断端感染):由包括脆弱拟杆菌族的拟杆菌属、梭菌属、消化链球菌属和梭形杆菌属引起。

细菌性败血症:由包括脆弱拟杆菌族的拟杆菌属和梭菌属引起。

骨和关节感染:由包括脆弱拟杆菌族的拟杆菌属引起,作为辅助治疗。

中枢神经系统感染(包括脑膜炎和脑脓肿):由包括脆弱拟杆菌族的拟杆菌属引起。

下呼吸道感染(包括肺炎、脓胸和肺脓肿):由包括脆弱拟杆菌族的拟杆菌属引起。

心内膜炎:由包括脆弱拟杆菌族的拟杆菌属引起。

2. 预防厌氧菌感染 术前、术中和术后预防性给予甲硝唑氯化钠注射液可降低择期结直肠手术(污染或潜在污染)的患者的术后感染发生率。应在术后 12 小时内停止预防性使用甲硝唑氯化钠注射液。如果有感染体征,应获得标本进行培养,以鉴定致病菌,以便给予适当的治疗。

五、用法用量

1. 儿童
厌氧菌感染:厌氧菌感染的注射剂量同成人。口服剂量每日 20~30mg/kg,分 3 次服用,疗程 10 天。

阿米巴病:每日 35~50mg/kg,分 3 次服用。

贾第虫病:每日 15~25mg/kg,分 3 次服用,疗程 10 天。

2. 成人 厌氧菌感染:厌氧菌感染,静脉给药首次 15mg/kg(70kg 成人为 1g),维持量 7.5mg/kg,每 6~8 小时静脉滴注一次,疗程 7~10 天或更长。口服剂量为每次 7.5mg/kg,每 6~8 小时 1 次,疗程 7~10 天。

预防用药:手术前 1 小时静脉滴注 15mg/kg,首剂后第 6 小时、第 12 小时静脉滴注 7.5mg/kg。

阿米巴病:成人急性肠阿米巴病,每次 750mg,每日 3 次,疗程 5~10 天;阿米巴肝脓肿,每次 750mg,每日 3 次,疗程 5~10 天。

滴虫病:口服每次 375mg,每日 2 次,疗程 7 天。治疗阴道滴虫病时,需同时治疗性伴侣。

贾第虫病:口服每次 400mg,每日 3 次,疗程 5~10 天。

难辨梭菌肠炎:口服每次 500mg,每次 3 次,疗程 10~14 天。

3. 老年人 老年人由于肝功能减退,应用本品时药代动力学有所改变,需监测血药浓度。

六、特殊人群用药

1. 妊娠期　本品可透过胎盘,迅速进入胎儿循环。本品对胎儿的影响尚无足够和严密的对照观察,因此孕妇禁用。

2. 哺乳期　甲硝唑在乳汁中浓度与血中相仿。动物试验显示甲硝唑对幼鼠具致癌作用,因此哺乳期妇女不宜使用。若必须用药,应暂停哺乳,并在疗程结束后 24~48 小时方可重新哺乳。

七、药理学

1. 药效学及作用机制　甲硝唑对大多数厌氧菌具强大抗菌作用,但对需氧菌和兼性厌氧菌无作用。抗菌谱包括脆弱拟杆菌和其他拟杆菌属、梭形杆菌、产气梭状芽孢杆菌、真杆菌、韦容球菌、消化球菌和消化链球菌等。其杀菌浓度稍高于抑菌浓度。此外,对阿米巴原虫和滴虫也有较强的杀灭作用。

甲硝唑的杀菌机制尚未完全阐明,厌氧菌的硝基还原酶在敏感菌株的能量代谢中起重要作用。本品的硝基还原成一种细胞毒,从而作用于细菌的 DNA 代谢过程,促使细胞死亡。抗阿米巴原虫的机制为抑制其氧化还原反应,使原虫的氮链发生断裂。

2. 药代动力学　本品口服吸收良好,生物利用度 80% 以上。口服 0.25g、0.5g 和 2g 后的血药峰浓度(C_{max})分别为 6mg/L、12mg/L 和 40mg/L,达峰时间(t_{max})为 1~2 小时。静脉给药后迅速达峰值。蛋白结合率<5%,,广泛分布于各组织和体液中,且能通过血脑脊液屏障。唾液、胆汁、乳汁、羊水、精液、尿液、脓液和脑脊液等中药物的浓度均与同期血药浓度相近,并都能达到有效浓度。蛋白结合率小于 20%。部分在肝代谢。代谢物也具有抗菌作用。血消除半衰期($t_{1/2\beta}$)为 7~8 小时,60%~80%经肾排泄,其中 20% 为原型,其余为代谢物(25% 为葡萄糖醛酸结合物,14% 为其他代谢结合物)。10%随粪便排泄,14%从皮肤排泄。

3. 药物不良反应

(1) 本品最严重不良反应为高剂量时可引起癫痫发作和周围神经病变,后者主要表现为肢端麻木和感觉异常。某些病例长期用药时可产生持续周围神经病变。

(2) 其他常见的不良反应有:

1) 胃肠道反应,如恶心、食欲减退、呕吐、腹泻、腹部不适、味觉改变、口干、口腔金属味等。

2) 可逆性粒细胞减少。

3) 过敏反应,皮疹、荨麻疹、瘙痒等。

4) 中枢神经系统症状,如头痛、眩晕、晕厥、感觉异常、肢体麻木、共济失调和精神错乱等。

5) 其他有发热、阴道念珠菌感染、膀胱炎、排尿困难、尿液颜色发黑等,均属可逆性,停药后自行恢复。

4. 药物相互作用

(1) 本品能抑制华法林和其他口服抗凝血药的代谢,加强它们的作用,引起凝血酶原时间延长。

(2) 与苯妥英钠、苯巴比妥等诱导肝微粒体酶的药物合用,可加强本品代谢,使血药浓度下降,而苯妥英钠排泄减慢。

(3) 与西咪替丁等抑制肝微粒体酶活性的药物合用,可减慢本品在肝内的代谢及其排泄,延长本品的血消除半衰期($t_{1/2\beta}$),应根据血药浓度测定的结果调整剂量。

(4) 本品可干扰双硫仑代谢,两者合用时患者饮酒后可出现精神症状,故 2 周内应用双硫仑者不宜再用本品。

(5) 本品可干扰血清氨基转移酶和乳酸脱氢酶的测定结果,可使胆固醇、三酰甘油水平下降。

(6) 与土霉素合用时,土霉素可干扰本品清除阴道滴虫的作用。

八、注意事项

1. 禁用　对本品或吡咯类药物过敏患者以及有活动性中枢神经疾病和血液病患者禁用。孕妇禁用。

2. 用药注意事项

(1) 致癌、致突变作用:动物实验或体外测定发现本品具致癌、致突变作用,但人体中尚未证实。

(2) 使用中发生中枢神经系统不良反应,应及时停药。

(3) 本品可干扰谷丙转氨酶、乳酸脱氢酶、三酰甘油、己糖激酶等的检验结果,使其测定值降至零。

(4) 用药期间不应饮用含酒精的饮料,因可引起体内乙醛蓄积,干扰酒精的氧化过程,导致双硫仑样反应,患者可出现腹部痉挛、恶心、呕吐、头痛、面部潮红等。

(5) 肝功能减退者本品代谢减慢,药物及其代谢物易在体内蓄积,应减量使用,并作血药浓度监测。

(6) 本品可自胃液持续清除,某些放置胃管作吸引减压者,可引起血药浓度下降。血液透析时,本品及代谢物迅速被清除,故应用本品不需减量。

(7) 念珠菌感染者应用本品,其症状会加重,需同时给抗真菌治疗。

(8) 厌氧菌感染合并肾衰竭患者,给药间隔时间应由 8 小时延长至 12 小时。

(9) 治疗阴道滴虫病时,需同时治疗其性伴侣。

(10) 重复一个疗程前,应做白细胞计数。

九、贮藏条件

遮光,密封保存。

十、药物经济性评价

基本药物(片剂、胶囊:0.2g,氯化钠注射液 100ml:0.5g),医保乙类(甲硝唑氯化钠),《中国药典》(2020 年版)收载。

替 硝 唑

一、药品名称

1. 英文名　Tinidazole

2. 化学名　2-甲基-1-[2-(乙基磺酰基)乙基]-5-硝基-1H-咪唑

二、药品成分

替硝唑

三、剂型与规格

口服常释剂型　（1）0.2g;（2）0.25g;（3）0.5g

注射剂　（1）0.2g;（2）0.4g;（3）0.8g

四、适应证及相应的临床价值

1. 本品用于预防术后厌氧菌引起的感染,尤适合于胃肠道和女性生殖系统厌氧菌感染。

2. 本品用于证实或很可能由类杆菌属、脆弱拟杆菌属、其他拟杆菌属、梭状芽孢杆菌属、消化球菌属、真杆菌、发酵链球菌、韦荣球菌属等厌氧菌引起的下列感染:如重度冠周炎、重度口腔间隙感染;败血症、鼻窦炎、肺炎、脓胸、肺脓肿、骨髓炎、腹膜炎及手术伤口感染;胃肠道和女性生殖系统感染。

五、用法用量

1. 儿童　阴道滴虫病:儿童 50~75mg/kg 顿服,但每日最大剂量不超过 2g,部分病例必要时 3~5 日后可重复上述剂量 1 次;贾第虫病:儿童 50~75mg/kg 顿服,但每日最大剂量不超过 2g,部分病例必要时 3~5 日后可重复上述剂量 1 次;肠阿米巴病:儿童每日 50mg/kg,疗程 3 日,但每日最大剂量不超过 2g;阿米巴肝脓肿:儿童每日 50mg/kg,疗程 3 日,但每日最大剂量不超过 2g;预防术后厌氧菌感染:术前 12 小时,2g 单剂顿服。

2. 成人　厌氧菌感染:成人每日 1g 单剂口服或 500mg,每日 2 次,疗程 5~6 日或更长。每次 0.8g 缓慢静脉滴注,每日 1 次,疗程 5~6 日或按病情而定;急性溃疡性牙龈炎:成人 2g 单剂顿服;阴道滴虫病:成人 2g 单剂顿服,治疗阴道滴虫病时,需同时治疗性伴侣;贾第虫病:成人 2g 单剂顿服;肠阿米巴病:成人每日 2g 顿服,疗程 3 日;若 3 日疗法无效,疗程可延长至 6 日;阿米巴肝脓肿:治疗阿米巴肝脓肿时,必须同时引流脓腔,成人总剂量 4~12g。每日 2g 顿服,疗程 3 日;预防术后厌氧菌感染:总量 1.6g,分 1~2 次静脉滴注,第一次于手术前,第 2 次于术中或术后给药。

3. 老年人　老年人由于肝功能减退,应用本品时药代动力学有所改变,需监测血药浓度。

六、特殊人群用药

1. 妊娠期　本品可透过胎盘,迅速进入胎儿循环。动物实验发现腹腔给药对胎仔具毒性,而口服给药无毒性。本品对胎儿的影响尚无足够和严密的对照观察,因此妊娠 3 个月内应禁用。3 个月以上的孕妇只有具明确指征时才选用本品。

2. 哺乳期　本品在乳汁中浓度与血中浓度相似。动物实验显示本品对幼鼠具致癌作用,故哺乳期妇女应避免使用。若必须用药,应暂停哺乳,并在停药 3 日后方可授乳。

七、药理学

1. 药效学及作用机制　本品对原虫及厌氧菌有较高活性。对脆弱拟杆菌等拟杆菌属、梭杆菌属、梭菌属、消化球菌、消化链球菌、韦容球菌属及加得纳菌等具抗菌活性,2~4mg/L 的浓度可抑制大多数厌氧菌;微需氧菌、幽门螺杆菌对其敏感;对阴道滴虫的 MIC 与甲硝唑相仿,其代谢物对加得纳菌的活性较替硝唑为强。

本品的作用机制尚未完全阐明,厌氧菌的硝基还原酶在敏感菌株的能量代谢中起重要作用。本品的硝基被还原成一种细胞毒,从而作用于细菌的 DNA 代谢过程,促使细菌死亡。耐药菌往往缺乏硝基还原酶而对本品耐药。本品抗阿米巴原虫的机制为抑制其氧化还原反应反应,使原虫的氮链发生断裂,从而杀死原虫。

2. 药代动力学　本品静脉滴注 0.8g 及 1.6g 后血药峰浓度（C_{max}）分别为 14~21mg/L 及 32mg/L。静脉每日给药 1g,血药浓度可维持在 8mg/L 以上。本品口服后吸收完全,健康女性单剂量口服 2g 后达峰时间（t_{max}）为 2 小时,血药峰浓度（C_{max}）为 51mg/L。替硝唑排泄缓慢,口服 2g 后 24 小时、48 小时及 72 小时血药浓度分别为 19.0mg/L、4.2mg/L 及 1.3mg/L。口服每日给药 1g,血药浓度可维持在 8mg/L 以上。替硝唑在体内的分布广泛,在生殖器官、肠道、腹部肌肉、乳汁中可达较高浓度,在肝、脂肪中的浓度低,在胆汁、唾液中的浓度与同期血药浓度相仿,对血脑脊液屏障的穿透性较甲硝唑高,脑膜无炎症时脑脊液中的浓度为同期血药浓度的 80%,这与替硝唑的脂溶性较高有关。替硝唑可通过血胎盘屏障,在胎儿及胎盘中可达高浓度。蛋白结合率为 12%。在肝代谢,静脉给药后约 20%~25% 以原型从尿中排出。血消除半衰期（$t_{1/2\beta}$）为 11.6~13.3 小时,平均为 12.6 小时。

3. 药物不良反应　不良反应少见而轻微,主要为恶心、呕吐、上腹痛、食欲下降及口腔金属味,可有头痛、眩晕、皮肤瘙痒、皮疹、便秘及全身不适。此外还可有血管神经性水肿、中性粒细胞减少、双硫仑样反应及黑尿,偶见滴注部位轻度静脉炎。高剂量时也可引起癫痫发作和周围神经病变。

4. 药物相互作用

（1）本品能抑制华法林和其他口服抗凝血药的代谢,加强它们的作用,引起凝血酶原时间延长。

（2）与苯妥英钠、苯巴比妥等诱导肝微粒体酶的药物合用时,可加快本品代谢,使血药浓度下降,并使苯妥英钠排泄减慢。

（3）与西咪替丁等抑制肝微粒体酶活性的药物合用时,可减慢本品在肝内的代谢及其排泄,延长本品的血消除半衰期（$t_{1/2\beta}$）,应根据血药浓度测定的结果调整剂量。

（4）本品干扰双硫仑代谢,两者合用时,患者饮酒后可出现精神症状,故 2 周内应用双硫仑者不宜再用本品。

（5）本品可干扰血清氨基转移酶和乳酸脱氢酶的测定结果,可使胆固醇、三酰甘油水平下降。

八、注意事项

1. 禁用　对本品或吡咯类药物过敏患者以及有活动性

中枢神经疾病和血液病者禁用。

2. 用药注意事项

（1）本品滴注速度应缓慢，浓度为 2mg/ml 时，每次滴注时间应不少于 1 小时，浓度大于 2mg/ml 时，滴注速度宜再降低 1~2 倍。药物不应与含铝的针头和套管接触，并避免与其他药物一起滴注。

（2）致癌、致突变作用：动物实验或体外测定发现本品具致癌、致突变作用，但人体中尚缺乏资料。

（3）如疗程中发生中枢神经系统不良反应，应及时停药。

（4）本品可干扰谷丙转氨酶、乳酸脱氢酶、三酰甘油、己糖激酶等的检验结果，使其测定值降至零。

（5）用药期间不应饮用含酒精的饮料，因可引起体内乙醛蓄积，干扰酒精的氧化过程，导致双硫仑样反应，患者可出现腹部痉挛、恶心、呕吐、头痛、面部潮红等。

（6）肝功能减退者本品代谢减慢，药物及其代谢物易在体内蓄积，应予减量，并作血药浓度监测。

（7）本品可自胃液持续清除，某些放置胃管作吸引减压者，可引起血药浓度下降。血液透析时，本品及代谢物迅速被清除，故应用本品不需减量。

（8）念珠菌感染者应用本品，其症状会加重，需同时给抗真菌治疗。

九、贮藏条件

遮光，密闭，在 7~20℃ 条件下保存。

十、药物经济性评价

基本药物（片剂、胶囊：0.5g），医保甲类（口服常释剂型），医保乙类（注射剂），《中国药典》（2020 年版）收载。

奥 硝 唑

一、药品名称

1. 英文名　Ornidazole
2. 化学名　1-(3-氯-2 羟丙基)-2-甲基-5-硝基咪唑

二、药品成分

奥硝唑

三、剂型与规格

口服常释剂型　（1）0.1g；（2）0.125g；（3）0.25g；（4）0.5g

注射剂　（1）0.125g；（2）0.25g；（3）0.5g

四、适应证及相应的临床价值

1. 用于治疗由脆弱拟杆菌、狄氏拟杆菌、卵圆拟杆菌、多形拟杆菌、普通拟杆菌、梭状芽胞杆菌、真杆菌、消化球菌和消化链球菌、幽门螺杆菌、黑色素拟杆菌、梭杆菌、CO_2 噬纤维菌、牙龈类杆菌等敏感厌氧菌所引起的多种感染性疾病，包括：

（1）腹部感染：腹膜炎、腹内脓肿、肝脓肿等。

（2）盆腔感染：子宫内膜炎、子宫肌炎、输卵管或卵巢脓肿、盆腔软组织感染、嗜血杆菌阴道炎等。

（3）口腔感染：牙周炎、根尖周炎、冠周炎、急性溃疡性龈炎等。

（4）外科感染：伤口感染、表皮脓肿、褥疮溃疡感染、蜂窝织炎、气性坏疽等。

（5）脑部感染：脑膜炎、脑脓肿。

（6）败血症、菌血症等严重厌氧菌感染等。

2. 用于手术前预防感染和手术后厌氧菌感染的治疗。

3. 治疗消化系统严重阿米巴虫病，如阿米巴痢疾、阿米巴肝脓肿等。

五、用法用量

1. 儿童　防治厌氧菌感染：儿童口服，每 12 小时 10mg/kg；儿童按每 12 小时滴注 10mg/kg 剂量静脉滴注，厌氧菌引起的感染如患者症状改善，建议改用口服制剂。阿米巴虫病：儿童口服，25mg/(kg·d)；儿童按每日滴注 20~30mg/kg 剂量静脉滴注。贾第虫病：儿童口服，40mg/(kg·d)。毛滴虫病：儿童口服，25mg/(kg·d)；或遵医嘱。

2. 成人　防治厌氧菌感染：成人口服 500mg/次，每日 2 次（早晚各服一次，以下同）；首剂静脉滴注为 0.5~1g，然后每 12 小时静滴 0.5g，连用 5~10 天。阿米巴虫病：成人口服 500mg/次，每日 2 次；起始剂量为 0.5~1g，然后每 12 小时静滴 0.5g，用 3~6 天。贾第虫病：成人口服 1.5g/次，每日 1 次。毛滴虫病：成人口服 1~1.5g/次，每日 1 次。外科术前预防用药：成人术前 12 小时口服 1 500mg，术后 500mg，每日 2 次，至术后 24~48 小时；成人术前 1~2 小时，静滴 1g 奥硝唑，术后 12 小时静滴 500mg，术后 24 小时静滴 500mg。

3. 老年人　遵医嘱适量酌减。

六、特殊人群用药

1. 妊娠期　妊娠早期慎用。
2. 哺乳期　哺乳期妇女慎用。

七、药理学

1. 药效学及作用机制　药理作用：本品为第三代硝基咪唑类衍生物，其发挥抗微生物作用的机制可能是：通过其分子中的硝基，在无氧环境中还原成氨基或通过自由基的形成，与细胞成分相互作用，从而导致微生物的死亡。

毒理研究：重复给药毒性，大鼠连续 2 年给予本品剂量为 400mg/(kg·d)，未见对动物寿命的影响，也未引起严重的功能或形态学的改变。犬连续 1 年给药，剂量达 250mg/(kg·d) 时，出现中枢神经系统症状，这些症状在硝基咪唑类衍生物的大鼠试验中均可见到。

遗传毒性：与其他硝基咪唑类药物类似，本品对多种细菌具有致突变作用，但是人淋巴细胞和小鼠显性致死试验表明，本品对哺乳类动物细胞染色体无影响。

生殖毒性：在所进行的大鼠、小鼠和家兔的高剂量研究中，对胎儿和围产期无明显影响。大鼠和小鼠给药剂量达

400mg/（kg·d），家兔剂量达 100mg/（kg·d）时，未见致畸作用。经口给药可抑制雄性大鼠的生殖能力，但是与其他的 5-硝基咪唑化合物不同的是，本品不抑制精子的生成。但是，目前尚无充分和严格对照的孕妇临床研究资料。由于动物生殖研究并不能完全预测药物对人的影响，所以只有当确实需要时才可以在怀孕期间服用本品。

致癌性：大鼠连续 2 年给药剂量达 400mg/（kg·d）时，未见本品有致癌性。

2. 药代动力学

（1）国内目前尚缺乏奥硝唑注射液的人体详细药代动力学研究资料。

（2）文献报道的奥硝唑药代动力学研究情况如下：据《马丁代尔药典》（第 31 版），奥硝唑容易经胃肠道吸收，1.5g 单剂量口服用药在 2 小时内就达到约为 30μg/ml 的最大血浆浓度，24 小时后又降到 9μg/ml，48 小时降到 2.5μg/ml。奥硝唑也经阴道吸收，据报道，局部使用 500mg 奥硝唑阴道栓剂后 12 小时，最大血浆浓度约为 5μg/ml。奥硝唑的血浆消除半衰期为 14 小时，血浆蛋白结合率小于 15%，广泛分布于组织和体液中，包括脑脊液。

奥硝唑在肝中代谢，在尿中主要以轭合物和代谢物排泄，少量在粪便中排泄。已报道单剂量口服本品后 5 天消除量为 85%，尿中 63%，粪便中 22%。胆汁排泄在奥硝唑及其代谢物的消除中约占 4.1%。

国外文献报道，健康志愿者 30 分钟静脉滴注 1g 奥硝唑，其半衰期 $t_{1/2}$ 为（14.1±0.5）小时，MRT 为（19.4±0.6）小时，血浆清除率为（50.6±2.1）ml/min，V_{ss} 值为（0.86±0.02）L/kg。在体内代谢有两个主要代谢物，M1［1-（3-氯-2-丙基）-2-羟甲基-5-硝基咪唑］，M4［1-（3-羟基-2-羟丙基）-2-甲基-5-硝基咪唑］，代谢产物 M1、M4 的浓度低于原型药物，代谢物 M1、M4 的活性也远低于奥硝唑，其 C_{max} 分别为（85±6）ng/ml、（120±6）ng/ml，$t_{1/2}$ 分别为（14.4±1.0）小时、（15.5±1.2）小时。由于药物的清除在肝中进行，肝病患者的清除率会降低 26%~48%，半衰期及 MRT 值会增加 19%~38%，故肝病患者给药间隔应延长，以避免药物蓄积。

1~42 周的幼儿术前 20 分钟滴注奥硝唑 20mg/kg 药代动力学特点与成人一致。

3. 药物不良反应　本品通常具有良好的耐受性，用药期间可能会出现下列反应。

（1）消化系统：包括轻度胃部不适、恶心、口腔异味等。

（2）神经系统：包括头晕及困倦、眩晕等。

（3）过敏反应：如皮疹、瘙痒等。

（4）其他：白细胞减少等。

4. 药物相互作用

（1）同其他硝基咪唑类药物相比，本品对乙醛脱氢酶无抑制作用。

（2）奥硝唑能抑制抗凝血药华法林的代谢，使其半衰期延长，增强抗凝血药的药效，当与华法林同用时，应注意观察凝血酶原时间并调整给药剂量。

（3）由于本品配伍禁忌药物甚多，所以应单独给药。

八、注意事项

1. 禁用

（1）禁用于对硝基咪唑类药物过敏的患者。

（2）禁用于脑和脊髓发生病变的患者、羊癫疯患者。

（3）禁用于器官硬化症、造血功能低下、慢性酒精中毒患者。

2. 用药注意事项

（1）肝损伤患者用药每次剂量与正常用量相同，使用药间隔时间要加倍，以免药物蓄积。

（2）使用过程中，如有异常神经症状反应即停药，并进一步观察治疗。

九、贮藏条件

遮光，密封保存。

十、药物经济性评价

非基本药物，医保乙类，《中国药典》（2020 年版）收载。

左 奥 硝 唑

一、药品名称

1. 英文名　Levornidazol

2. 化学名　S-（-）-1-（3-氯-2-羟丙基）-2-甲基-5-硝基咪唑

二、药品成分

左奥硝唑

三、剂型与规格

注射剂　（1）0.25g；（2）0.5g

四、适应证及相应的临床价值

1. 用于治疗由脆弱拟杆菌、狄氏拟杆菌、卵圆拟杆菌、多形拟杆菌、普通拟杆菌、梭状芽胞杆菌、真杆菌、消化球菌和消化链球菌、幽门螺杆菌、黑色素拟杆菌、梭杆菌、CO_2 嗜纤维菌、牙龈类杆菌等敏感厌氧菌所引起的多种感染性疾病，包括：

（1）腹部感染：腹膜炎、腹内脓肿、肝脓肿等。

（2）盆腔感染：子宫内膜炎、子宫肌炎、输卵管或卵巢脓肿、盆腔软组织感染、嗜血杆菌阴道炎等。

（3）口腔感染：牙周炎、尖周炎、冠周炎、急性溃疡性龈炎等。

（4）外科感染：伤口感染、表皮脓肿、褥疮溃疡感染、蜂窝织炎、气性坏疽等。

（5）脑部感染：脑膜炎、脑脓肿。

（6）败血症、菌血症等严重厌氧菌感染等。

2. 用于手术前预防感染和手术后厌氧菌感染的治疗。

五、用法用量

1. 儿童　静脉滴注：滴注时间为每瓶（100ml，浓度为

5mg/ml)0.5~1小时内滴完,用量如下,儿童剂量为每日20~30mg/kg,每12小时静脉滴注一次。如果患者的肝功能严重受损,建议给药间期延长一倍。本品目前尚缺乏儿童使用本品的安全性数据。基于儿童慎用奥硝唑,因此,建议3岁以下儿童慎用左奥硝唑。体重低于6kg的婴儿慎用。

2. 成人　静脉滴注:滴注时间为每瓶(100ml,浓度为5mg/ml)0.5~1小时内滴完,用量如下。

(1) 术前术后预防用药:成人手术前1~2小时静脉滴注1g左奥硝唑术后12小时静脉滴注0.5g,术后24小时静脉滴注0.5g。

(2) 治疗厌氧菌引起的感染:成人起始剂量为0.5~1g,然后每12小时静脉滴注0.5g,连用5~10天。如患者的症状改善,可以改为口服给药,每次0.5g,每12小时1次。

如果患者的肝功能严重受损,建议给药间期延长一倍。

3. 老年人　本品目前尚缺乏老年人使用本品的研究数据。

六、特殊人群用药

本品目前尚缺乏妊娠及哺乳期妇女使用本品的安全性数据。基于妊娠早期(妊娠前三个月)和哺乳期妇女不宜使用奥硝唑,因此,建议妊娠(特别是妊娠前三个月)及哺乳期妇女不宜使用左奥硝唑。对已过了前三个月妊娠期的孕妇使用本品,医师必须慎重考虑使用本品对孕妇的治疗作用以及对胎儿可能造成的不良影响。

七、药理学

1. 药效学及作用机制

(1) 作用机制:左奥硝唑为奥硝唑的左旋体,属硝基咪唑类衍生物。奥硝唑的抗微生物作用的机制是通过其分子中的硝基,在无氧环境中还原成氨基或通过自由基的形成,与细胞成分相互作用,而导致微生物死亡。

(2) 药理作用:对123株临床分离厌氧菌(脆弱拟杆菌、多型拟杆菌、普通拟杆菌、吉氏拟杆菌、介脲拟杆菌、牙龈卟啉拟杆菌、产黑色素普氏菌、口腔普氏菌、具核梭杆菌、双歧杆菌属、产气优杆菌、迟缓优杆菌、黏性优杆菌、丙酸杆菌属、羧菌属、韦荣球菌属、消化链球菌属),从 MIC_{50}、MIC_{90}、MBC_{50}、MBC_{90} 结果,左奥硝唑和消旋奥硝唑均有抗菌活性,左奥硝唑和消旋奥硝唑的抗菌活性无明显差异。

(3) 毒理学研究:重复给药毒性:Beagle 犬静脉给左奥硝唑、右旋奥硝唑、消旋奥硝唑 200mg/kg,每日 1 次,给药 2 周,抑制动物的进食和体重,右旋奥硝唑>消旋奥硝唑>左奥硝唑。右旋奥硝唑组动物的小脑出现小脑浦肯野细胞数目减少与细胞变性。

(4) 奥硝唑的特殊毒性研究结果如下:

遗传毒性:与其他硝基咪唑类药物类似,奥硝唑对多种菌株具有致突变作用,但是人淋巴细胞和小鼠显性致死试验表明,奥硝唑对哺乳类动物细胞染色体无影响。

生殖毒性:在所进行的大鼠、小鼠和家兔的高剂量研究中,对胎儿的围产期无明显影响。大鼠和小鼠给药剂量达400mg/(kg·d),家兔剂量达100mg/(kg·d)时,未见致畸作用。经口给药可抑制雄性大鼠的生殖能力,但是与其他的 5-硝基咪唑化合物不同的是,奥硝唑不抑制精子的生成。目前尚无充分和严格对照的孕妇临床研究资料,由于动物生殖研究并不能完全预测药物对人的影响,只有当确实需要时才可以在怀孕期间使用奥硝唑。

致癌性:大鼠连续 2 年给药剂量达 400mg/(kg·d)时,未见奥硝唑有致瘤性。

2. 药代动力学

(1) 单次给药药代动力学:健康志愿者静脉滴注 0.5g、1.0g、1.5g 左奥硝唑氯化钠注射液,滴注时间均为 60 分钟,药物学参数如下表,C_{max} 和 AUC 与给药剂量呈良好线性相关性,提示左奥硝唑在体内的药动学过程呈现线性动力学特性。左奥硝唑在体内没有发生对映体间的相互转化。

(2) 连续多次给药药代动力学:志愿者每次 0.5g,每日两次连续 5 天静脉滴注给药,给药第 3 天(第 5 次给药)后,血药浓度达到稳态。左奥硝唑多次与单次给药的 $t_{1/2}$、MRT 无统计学差异,而多次给药左奥硝唑的 AUC、Cl、V_d 与单次给药的药学参数有一定差异,提示多次连续给药后,左奥硝唑在体内有一定的蓄积。

3. 药物不良反应　本品 II 期临床试验安全性评价结果及临床症状体征如下。

不良事件:左奥硝唑氯化钠注射液组(试验组)136 人中有 2 人发生不良事件,不良事件发生率 1.47%;奥硝唑氯化钠注射液组(对照组)139 人中有 33 人发生不良事件,不良事件发生率 23.74%。两组比较差异有统计学意义($P=0.000\,0$)。

不良反应:左奥硝唑氯化钠注射液组(试验组)136 人中有 2 人发生 3 次不良反应,不良反应发生率 1.47%;奥硝唑氯化钠注射液组(对照组)139 人中有 30 人发生 42 次不良反应,不良反应发生率为 21.58%。两组比较差异有统计学意义($P=0.000\,0$)。

左奥硝唑氯化钠注射液组(试验组)136 例患者中,不良反应表现为 1 例轻度食欲下降(0.74%)、2 例中度 WBC 下降(1.47%)。所有不良反应均未采取措施,食欲下降患者第二天即缓解,WBC 下降 1 例在随访检查时可缓解。

奥硝唑氯化钠注射液组(对照组)139 例患者中,不良反应表现为头晕 17 例(12.23%)、头昏 5 例(3.6%)、头痛 1 例(0.72%)、嗜睡 10 例(7.19%)、乏力 1 例(0.72%)、呕吐 1 例(0.72%)、恶心 1 例(0.72%)、口干 2 例(1.44%)、胃部不适 1 例(0.72%)、WBC 下降 3 例(2.16%),其中头晕、嗜睡发生率最高。不良反应中有 2 例头晕的严重程度为中度,其余不良反应严重程度均为轻度,所有不良反应均未采取针对措施,治疗结束时都自行缓解。比较两组头晕、嗜睡不良反应发生情况,差异有统计学意义($P<0.01$),其余不良反应发生情况两组比较差异没有统计学意义($P>0.05$)。

实验室检查:研究中对受试者治疗前后的血液学检查、

血生化检查、尿液常规检查等安全数据进行分析。有临床意义异常的实验室检查发现为:左奥硝唑氯化钠注射液组(试验组)中 2 例 WBC 下降,发生率为 1.47%;奥硝唑氯化钠注射液组(对照组)中 3 例 WBC 下降,发生率为 2.16%。两组比较差异无统计学意义。

另有肝功能等实验室检查异常变化的,临床医师对超过正常值上限 20% 的病例进行了复查,已恢复正常,分析认为无临床意义,对异常变化不超过正常上限 20% 患者研究者分析认为无临床意义。

心电图检查:研究中对所有受试者治疗前后的心电图检查进行分析,对所有异常结果判断无临床意义。

本品为奥硝唑的拆分药物,奥硝唑通常具有良好的耐受性,奥硝唑用药期间会出现下列反应。①消化系统:包括轻度胃部不适、胃痛、口腔异味等;②神经系统:包括头痛及困倦、眩晕、颤抖、四肢麻木、痉挛和精神错乱等;③过敏反应:如皮疹、瘙痒等;④局部反应:包括刺感、疼痛等;⑤其他:白细胞减少等。

4. 药物相互作用

(1) 同其他硝基咪唑类药物相比,本品对乙醛脱氢酶无抑制作用。

(2) 因为有报道奥硝唑能抑制抗凝血药华法林的代谢,使其半衰期延长,增强抗凝血药的药效,当与华法林同用时,应注意观察凝血酶原时间并调整给药剂量,所以此时左奥硝唑也应给予注意。

(3) 文献报道,奥硝唑与呋布西林钠、萘夫西林钠、奥美拉唑、沃必唑、注射用炎琥宁、阿洛西林钠存在配伍禁忌,左奥硝唑在使用时也应注意。

八、注意事项

1. 禁用

(1) 禁用于对本品及硝基咪唑类药物过敏的患者。

(2) 禁用于中枢神经系统有器质性病变的患者,如癫痫患者、各种器官硬化症患者等。

(3) 禁用于造血功能低下患者、慢性酒精中毒患者。

2. 用药注意事项

(1) 肝损伤患者用药每次剂量与正常用量相同,但用药间隔时间要加倍,以免药物蓄积。

(2) 使用过程中,如有异常神经症状反应即停药,并进一步观察治疗。

(3) 本品为奥硝唑的拆分药物,目前仅进行了治疗抗厌氧菌感染(具体病种为盆腔炎、附件炎、子宫内膜炎、牙周炎、冠周炎、根尖周炎)的临床试验,尚未进行预防厌氧菌感染、治疗贾第虫病和阿米巴感染等的临床试验。

九、贮藏条件

遮光,密闭,在阴凉处(遮光并不超过 20℃)保存。

十、药物经济性评价

非基本药物,医保乙类,《中国药典》(2020 年版)收载。

14　氨基糖苷类抗生素

庆 大 霉 素

一、药品名称

1. 英文名　Gentamycin
2. 化学名

庆大霉素	分子式	R_1	R_2	R_3
C_1	$C_{21}H_{43}N_5O_7$	CH_3	CH_3	H
C_{1a}	$C_{19}H_{39}N_5O_7$	H	H	H
C_2	$C_{20}H_{41}N_5O_7$	H	CH_3	H
C_{2a}	$C_{20}H_{41}N_5O_7$	H	H	CH_3

二、药品成分

本品主要成分为硫酸庆大霉素,为一种多组分抗生素,含 C_1、C_{1a}、C_{2a}、C_2 等组分。

三、剂型与规格

控缓释剂型　4 万 U

口服常释剂型　(1)1 万 U;(2)2 万 U;(3)4 万 U;(4)8 万 U

注射剂　(1)2 万 U;(2)4 万 U;(3)8 万 U

四、适应证及相应的临床价值

1. 严重革兰氏阴性杆菌感染　本品对常见需氧革兰氏阴性杆菌包括铜绿假单胞菌等均具有强大抗菌作用,故常与哌拉西林等广谱半合成青霉素类或头孢菌素类联合应用于治疗严重革兰氏阴性杆菌感染,如血流感染、肺炎、脑膜炎、骨髓炎等。但由于三代、四代头孢菌素,碳青霉烯类及氟喹诺酮类等抗菌药物广泛应用于临床,而且对庆大霉素耐药菌株逐渐增多,使本品的应用受到一定限制。对于病原尚未查明的严重感染者,庆大霉素联合哌拉西林或头孢菌素类为可以选用的方案之一。庆大霉素与 β-内酰胺类不宜同瓶滴注,因后者可是本品活力降低。应尽可能查明病原菌并进行药敏实验。细菌对庆大霉素耐药率高的医疗单位,应改用阿米卡星。治疗严重的腹腔感染或盆腔感染时候,病原菌往往为需氧菌与厌氧菌(脆弱拟杆菌)的混合感染,庆大霉素与甲硝唑联合是可以选用的方案之一。庆大霉素用于革兰氏阴性杆菌脑膜炎时,除注射用药外常加用鞘内给药,但现已多数为其他抗菌药物所代替。

2. 尿路感染　庆大霉素可与其他药物联合治疗尿路有梗阻或畸形等复杂性尿路感染。由于庆大霉素有一定肾毒性,临床广泛应用后耐药菌株日益增加,故不宜作为尿路感染的首选用药。

3. 感染性心内膜炎　庆大霉素可与青霉素或氨苄西林联合治疗肠球菌洗内膜炎,庆大霉素亦可与青霉素或氨苄西林治疗草绿色链球菌心内膜炎;本品亦可与其他β-内酰胺抗菌药物联合治疗甲氧西林敏感金黄色葡萄球菌所致心内膜炎;但是庆大霉素疗程不宜超过2周。本品尚可用于人工心瓣手术前对高危患者进行预防用药,庆大霉素1.5mg/kg,与氨苄西林等β-内酰胺类抗菌药物联合使用。

4. 其他　庆大霉素与哌拉西林或头孢菌素类联合亦可用于病原菌未查明的严重感染患者的经验治疗。对青霉素过敏的甲氧西林敏感葡萄球菌严重感染患者或该葡萄球菌合并革兰氏阴性杆菌感染者,本品与其他药物联合应用亦为可以选用的方案之一。

5. 国内尚有口服庆大霉素片用于治疗细菌性肠道感染。

五、用法用量

1. 儿童　肌内注射或稀释后静脉滴注:每次2.5mg/kg,每12小时1次;或每次1.7mg/kg,每8小时1次。疗程为7~14日,期间应尽可能监测血药浓度,尤其新生儿或婴儿。

鞘内及脑室内给药:儿童(3个月以上)每次1~2mg,每2~3日1次,注射时将药液稀释至不超过0.2%的浓度,抽入5ml或10ml的无菌针筒内,进行腰椎穿刺后先使相当量的脑脊液流入针筒内,边抽边推,将全部药液于3~5分钟内缓缓注入。

庆大霉素属氨基糖苷类,在儿科中应慎用,尤其早产儿及新生儿,因其肾组织尚未发育完全,使本类药物的半衰期延长,易在体内积蓄而产生毒性反应。

口服:每日10~15mg/kg,分4次服用,用于肠道感染或肠道手术前准备。

2. 成人　肌内注射或稀释后静脉滴注:每次80mg(8万U),或每次1~1.7mg/kg,每8小时1次;或每次5mg/kg,每24小时1次,疗程为7~14日。静脉滴注时将一次剂量加入50~200ml的0.9%氯化钠注射液或5%葡萄糖注射液中,每日1次静脉滴注时加入的液体量应不少于300ml,使药液浓度不超过0.1%,该溶液应在30~60分钟内缓慢滴入,以免发生神经肌肉阻滞作用。

鞘内及脑室内给药:剂量为成人每次4~8mg,每2~3日1次,注射时将药液稀释至不超过0.2%的浓度,抽入5ml或10ml的无菌针筒内,进行腰椎穿刺后先使相当量的脑脊液流入针筒内,边抽边推,将全部药液于3~5分钟内缓缓注入。

口服:成人每日240~640mg,分4次服用,用于肠道感染或肠道手术前准备。

3. 老年人　老年患者的肾功能有一定程度的生理性减退,即使肾功能测定值在正常范围内,仍应采用较小治疗量。老年患者应用本品后较易产生各种毒性反应,应尽可能在疗程中监测血药浓度。

六、特殊人群用药

1. 妊娠期　本品可穿过胎盘屏障进入胎儿组织,有引起胎儿听力损害的可能,故孕妇应避免使用。

2. 哺乳期　本品在乳汁中分泌量很少,但通常哺乳期妇女在用药期仍宜暂停哺乳。

3. 肾功能损害　按肾功能正常者每8小时1次,每次的正常剂量为1~1.7mg/kg,肌酐清除率为10~50ml/min时,每12小时1次,每次为正常剂量的30%~70%;肌酐清除率<10ml/min时,每24~48小时给予正常剂量的20%~30%。肌酐清除率可直接测定或从患者血肌酐值按下式计算:

成年男性肌酐清除率=(140-年龄)×标准体重(kg)/72×患者血肌酐浓度(mg/dl)

或=(140-年龄)×标准体重(kg)/50×患者血肌酐浓度(μmol/L)

成年女性肌酐清除率=0.85×(140-年龄)×标准体重(kg)/72×患者血肌酐浓度(mg/dl)或=0.85×(140-年龄)×标准体重(kg)/50×患者血肌酐浓度(μmol/L)

4. 血液透析后可按感染严重程度,成人每次补给剂量1~1.7mg/kg,儿童(3个月以上)每次补给2~2.5mg/kg。

七、药理学

1. 药效学及作用机制　本品为氨基糖苷类抗生素。对各种革兰氏阴性细菌及革兰氏阳性细菌都有良好抗菌作用,对各种肠杆菌科细菌如大肠埃希菌、克雷伯菌属、变形杆菌属、沙门菌属、志贺菌属、肠杆菌属、沙雷菌属及铜绿假单胞菌等有良好抗菌作用。奈瑟菌属和流感嗜血杆菌对本品中度敏感。对布鲁菌属、鼠疫杆菌、不动杆菌属、胎儿弯曲菌也有一定作用。对葡萄球菌属(包括金黄色葡萄球菌和凝固酶阴性葡萄球菌)中甲氧西林敏感菌株的约80%有良好抗菌作用,但甲氧西林耐药株则对本品多数耐药。对链球菌属和肺炎链球菌的作用较差,肠球菌属则对本品大多耐药。本品与β-内酰胺类合用时,多数可获得协同抗菌作用。本品的作用机制是与细菌核糖体30s亚单位结合,抑制细菌蛋白质的合成。近年来革兰氏阴性杆菌对庆大霉素耐药株显著增多。

2. 药代动力学　本品口服后吸收很少,在胃肠道中的浓度较稳定而持久,主要以原型随粪便排出。在痢疾急性期或肠道广泛炎性病变或溃疡性病变时,口服吸收量可有增加。本品被吸收的部分与血清蛋白很少结合,主要分布于细胞外液,也可通过胎盘进入胎儿循环,但不易透过血脑脊液屏障,在体内不代谢,主要经肾小球滤过排出。本品肌内注射后吸收迅速而完全,在0.5~1小时达到血药峰浓度(C_{max})。血药消除半衰期($t_{1/2\beta}$)约2~3小时,肾功能减退者可显著延长。其蛋白结合率低。在体内可分布于各种组织和体液中,在肾皮质细胞中积聚,也可通过胎盘屏障进入胎儿体内,不易透过血脑脊液屏障进入脑组织和脑脊液中。在体内不代谢,以原型经肾小球滤过随尿排出,给药后24小时内排出给药量的50%~93%。血液透析与腹膜透析可从血液中清除相当药量,使半衰期显著缩短。

3. 药物不良反应

(1) 用药过程中可能引起听力减退、耳鸣或耳部饱满感等耳毒性反应,影响前庭功能时可发生步履不稳、眩晕。也可能发生血尿、排尿次数显著减少或尿量减少、食欲减退、极度口渴等肾毒性反应。发生率较低者有因神经肌肉阻滞或肾毒性引起的呼吸困难、嗜睡、软弱无力等。偶有皮疹、恶心、呕吐、肝功能减退、白细胞减少、粒细胞减少、贫血、低血压等。

(2) 少数患者停药后可发生听力减退、耳鸣或耳部饱满感等耳毒性症状,应引起注意。

(3) 全身给药合并鞘内注射可能引起腿部抽搐、皮疹、发热和全身痉挛等。

4. 药物相互作用

(1) 与其他氨基糖苷类合用或先后连续局部或全身应用,可能增加其产生耳毒性、肾毒性及神经肌肉阻滞作用的可能性。

(2) 与神经肌肉阻滞剂合用,可加重神经肌肉阻滞作用,导致肌肉软弱、呼吸抑制等症状。

(3) 与卷曲霉素、顺铂、依他尼酸、呋塞米或万古霉素(或去甲万古霉素)等合用,或先后连续局部或全身应用,可能增加耳毒性与肾毒性。

(4) 与头孢噻吩、头孢唑林局部或全身合用可能增加肾毒性。

(5) 与多黏菌素类注射剂合用或先后连续局部或全身应用,可增加肾毒性和神经肌肉阻滞作用。

(6) 其他肾毒性及耳毒性药物均不宜与本品合用或先后连续应用,以免加重肾毒性或耳毒性。

(7) 氨基糖苷类与 β-内酰胺类(头孢菌素类与青霉素类)混合时可导致相互失活。本品与上述抗生素联合应用时必须分瓶滴注。本品亦不宜与其他药物同瓶滴注。

八、注意事项

1. 禁用　对本品或其他氨基糖苷类过敏者禁用。

2. 用药注意事项

(1) 下列情况应慎用本品:失水、第 8 对脑神经损害、重症肌无力或帕金森病及肾功能损害患者。

(2) 交叉过敏,对一种氨基糖苷类抗生素如链霉素、阿米卡星过敏的患者,可能对本品过敏。

(3) 在用药前、用药过程中应定期进行尿常规和肾功能测定,以防止出现严重肾毒性反应。必要时作听力检查或听电图尤其高频听力测定以及温度刺激试验,以检测前庭毒性。

(4) 有条件时疗程中应监测血药浓度,并据以调整剂量,尤其对新生儿、老年和肾功能减退患者。每 8 小时 1 次给药者有效血药浓度应保持在 $4 \sim 10\mu g/ml$,避免峰浓度超过 $12\mu g/ml$,谷浓度保持在 $1 \sim 2\mu g/ml$;每 24 小时 1 次给药者血药峰浓度应保持在 $16 \sim 24\mu g/ml$,谷浓度应 $<1\mu g/ml$。接受鞘内注射者应同时监测脑脊液内药物浓度。

(5) 不能测定血药浓度时,应根据测得的肌酐清除率调整剂量。

(6) 给予首次饱和剂量($1 \sim 2mg/kg$)后,有肾功能不全、前庭功能或听力减退的患者所用维持量应酌减。

(7) 应给予患者足够的水分,以减少对肾小管的损害。

(8) 长期应用可能导致耐药菌过度生长。

(9) 不宜用于皮下注射。

(10) 本品有抑制呼吸作用,不得静脉注射。

(11) 对诊断的干扰:本品可使谷丙转氨酶(GPT)、谷草转氨酶(GOT)、血清胆红素浓度及乳酸脱氢酶浓度的测定值增高;血钙、镁、钾、钠浓度的测定值可能降低。

(12) 本品无特异性拮抗药,过量或引起毒性反应时,主要用对症疗法和支持疗法,同时补充大量水分。血液透析或腹膜透析有助于从血中清除庆大霉素。

九、贮藏条件

密闭,在凉暗处(避光并不超过 20℃)保存。

十、药物经济性评价

基本药物(注射液:4 万 U、8 万 U),医保乙类(口服常释剂型),非医保(控缓释剂型),医保甲类(注射剂),《中国药典》(2020 年版)收载。

阿 米 卡 星

参见(第四章　呼吸系统药物　11　肺结核治疗药物)

异 帕 米 星

一、药品名称

1. 英文名　Isepamicin

2. 化学名　O-6-氨基-6-脱氧-α-D-吡喃葡萄糖基-($1\rightarrow$ 4)-O-[3-脱氧-4-C-甲基-3-(甲氨基)-β-L-吡喃阿拉伯糖基-($1\rightarrow$6)]-2-脱氧-N^1-[(S)-异丝氨酰]-D-链霉胺硫酸盐

二、药品成分

硫酸异帕米星

三、剂型与规格

注射剂　(1)0.2g;(2)0.4g

四、适应证及相应的临床价值

1. 适应菌种　对异帕米星敏感的大肠埃希菌、枸橼酸菌属、克雷伯菌属、肠杆菌属、沙雷菌属、变形杆菌属、摩氏摩根杆菌、普罗菲登菌属、铜绿假单胞菌。

2. 适应证　败血症、外伤、烧伤及手术创伤等的继发感染、肺炎、慢性呼吸道病变的继发感染、膀胱炎、肾盂肾炎、腹膜炎。

五、用法用量

1. 儿童　新生儿及婴儿患者均不宜选用本品。

2. 成人　肌内注射或静滴尿路感染或较轻感染,成人每日 8mg/kg;较重感染,每日 15mg/kg,分 $1 \sim 2$ 次肌内注射或静滴,临床疗效与阿米卡星相似。

3. 老年人　老年患者应注意下述内容和用量及给药间

隔等,并观察患者状态慎重给药。

(1) 本剂主要从肾排泄,但老年患者多见肾功能降低,有可能持续血中高浓度,易出现第 8 对脑神经损害、肾损害等不良反应。

(2) 老年患者有时出现维生素 K 缺乏引起的出血倾向。

六、特殊人群用药

1. 妊娠期 孕妇或可能妊娠的妇女,应权衡利弊慎重用药(有可能出现新生儿第 8 对脑神经损害)。

2. 肾功能损害 肾功能中度减退者每 24 小时 8mg/kg;严重减退者 8mg/kg,每 48 小时 1 次,肌酐清除率 10～19ml/min 或 8mg/kg,每 72 小时 1 次;肌酐清除率 6～9ml/min 或 8mg/kg,每 96 小时 1 次,血浆浓度监测的适宜峰、谷浓度尚不清楚,有人建议静脉滴注后 30 分钟应>40μg/ml,谷浓度不宜超过 5μg/ml。

七、药理学

1. 药效学及作用机制 本剂抑制细菌蛋白合成而显示抗菌作用,其作用为杀菌性。对临床分离株的肠杆菌、枸橼酸杆菌属、克雷伯杆菌属、肠杆菌属、沙雷菌属、变形杆菌属及铜绿假单胞菌显示很强抗菌作用(体外)。对引起氨基糖苷类抗生素失活的各种酶稳定,与同类药物的交叉耐药性少(体外)。

非临床毒理研究:亚急性及慢性毒性试验,大鼠肌内注射 12.5～300mg/(kg·d)、共 28 日,静脉注射 12.5～100mg/(kg·d)、共 28 日;狗肌内注射及静脉滴注 6.25～100mg/(kg·d)、共 30 日;大鼠肌内注射 3.125～100mg/(kg·d),共 6 个月;狗肌内注射 6.25～100mg/(kg·d),共 6 个月的试验中,均见到肾小管上皮细胞变性等肾损害。其程度与给药量有关。

生殖试验:大鼠妊娠前及妊娠初期给药试验[25～200mg/(kg·d)、肌内或静脉注射]、围产期及哺乳期给药试验[25～200mg/(kg·d)、肌内或静脉注射]中,100mg/(kg·d)以上给药组出现亲代动物一般状态恶化引起的变化之外,未见需特记的异常。另外,大鼠及家兔器官形成期给药试验[大鼠:25～200mg/(kg·d),家兔:6.25～100mg/(kg·d)、肌内或静脉注射]中,也未见需特记的变化。

耳毒性:豚鼠肌内注射 25～200mg/(kg·d)、共 28 日的试验中,100mg/(kg·d)以上给药组出现耳廓反射消失,50mg/(kg·d)以上给药组见到蜗牛螺旋器外毛细胞消失,但其程度较同类对照药物轻。另外,豚鼠妊娠后期肌内注射 50～100mg/(kg·d)、共 28 日的试验中,100mg/(kg·d)给药组的少数新生仔出现蜗牛外毛细胞消失。豚鼠每日 1 次或分 2 次肌内注射 200mg/(kg·d)、共 28 日的试验中,未见给药方法引起的耳毒性差异且几乎同等。

肾毒性:大鼠肌内注射 50～300mg/(kg·d)、共 21 日的试验中,出现用量依存性引起的 BUN 及血清肌酐升高等。病理组织学检查有肾小管上皮细胞变性等,但其程度较同类对照药物轻。另外,大鼠每日 1 次或分 2 次肌内注射 50mg/(kg·d)或 200mg/(kg·d)、共 21 日的试验中,低用量组未见给药方法引起的肾毒性差异,高用量组 1 次给药方法的肾毒性较轻。

神经肌肉阻滞作用:用大鼠横膈膜神经肌肉标本(体外)进行的实验中,出现神经肌肉阻滞作用,但其程度较同类对照药物轻。

2. 药代动力学

(1) 血中浓度:健康成人肌内注射或用 30 分钟及 1 小时静脉滴注本剂 200mg(效价);肌内注射或用 1 小时静脉滴注 400mg(效价)时的血浆中浓度及药代动力学参数如下表。另外,给 200mg(效价)时在给药开始 12 小时后降至 0.3μg/ml 以下;给 400mg(效价)时在给药开始 24 小时后平均降至 0.39μg/ml。

健康成人及肾功能损害患者,肌内注射本剂 200mg(效价)时的血清中浓度及药代动力学参数如下表。随肾功能降低,见到 $t_{1/2}$ 延长、C_{max} 升高及 AUC 增加。

(2) 分布:体液及组织内移行:

1) 咳痰中浓度:呼吸道感染症患者肌内注射本剂 400mg(效价)时,给药 3～4 小时后达 2.19μg/ml 的最高咳痰中浓度。

2) 腹水中浓度:行腹部手术的胃癌、直肠癌及胆石症患者,用 1 小时静脉滴注本剂 200mg(效价)时,给药开始 2 小时后达 8.44μg/ml 的最高腹水中浓度。另外,腹膜炎患者用 1 小时静脉滴注本剂 400mg(效价)时,给药开始 1 小时及 2 小时后均达 15.25μg/ml 的最高腹水中浓度。

3) 手术创伤及烧伤患部渗出液中浓度:行直肠及乳房切除术的患者,肌内注射本剂 200mg(效价)时,给药 4 小时后达 7.8～8.0μg/ml 的最高术后渗出液中浓度。另外,烧伤继发感染患者,肌内注射本剂 200mg(效价)时,给药 2～4 小时后达 4.01μg/ml 的最高烧伤溃疡部渗出液中浓度。

4) 脐带血清中及羊水中浓度:足月产孕妇肌内注射本剂 200mg(效价)时,给药约 1.5 及约 5 小时后达 7.1μg/ml 的最高脐带血清中浓度,给药约 4 小时后达 3.5μg/ml 的最高羊水中浓度。

5) 母乳中浓度:哺乳期妇女肌内注射本剂 200mg(效价)时,给药 1～6 小时内母乳中浓度均为测定阈值 0.156μg/ml 以下。

血浆蛋白结合:人血浆蛋白结合率,在 12.5～50μg/ml 的浓度范围内为 3.46～6.30%(体外)。

代谢:健康成人肌内注射本剂 300mg(效价)时,尿中未检出抗菌活性代谢物。

(参考)大鼠肌内注射 ^{14}C 硫酸异帕米星时,尿中放射能的大部分为原型药物,因此认为本剂基本不被代谢。

排泄:本剂主要排泄途径为尿中排泄。健康成人肌内注射或用 30 分钟及 1 小时静脉滴注本剂 200mg(效价)时,给药后 12 小时内尿中排泄约 80%。另外,肌内注射或用静脉滴注本剂 400mg(效价)时,给药后 24 小时内尿中排泄约 80%。

3. 药物不良反应 本品不良反应发生率为 11%(每日 1 次给药)～16%(每日 2 次给药),多数为轻、中度反应,如晕眩、静脉炎、皮疹、胃部不适。血肌酐增高者为 4.6%,阿米卡星组(对照组)为 5.1%,耳毒性发生率低。

4. 药物相互作用

(1) 有可能引起肾损害的血液代用品:与右旋糖酐、羟乙基淀粉等合用后,有时会出现或恶化肾损害,故避免合用为宜。若发生肾损害,应停药并采取透析疗法等适当处置。

(2) 襻祥利尿剂:与依他尼酸、阿佐塞米、呋塞米等合用,有可能出现或恶化肾损害及听力障碍,故避免合用为宜。

(3) 有肾毒性及耳毒性的药物:与万古霉素、恩维霉素、含铂类抗恶性肿瘤药(顺铂、卡铂、奈达铂)等合用,有可能出现或恶化肾损害及听力障碍,故避免合用为宜。

(4) 麻醉剂、肌肉松弛剂:筒箭毒碱、泮库溴铵、维库溴铵、托哌酮、A 型肉毒素等,有可能出现呼吸抑制。若出现呼吸抑制,应酌情给胆碱酯酶抑制剂、钙制剂等适当处置。

(5) 有肾毒性的药物:与环孢素、两性霉素 B 等合用,有可能出现或恶化肾损害。

八、注意事项

1. 禁用　对本剂成分及其他氨基糖苷类抗生素和杆菌肽有过敏症既往史的患者禁用。

2. 慎用

(1) 肾损害患者:持续血中高浓度,有可能恶化肾损害,也有可能增强第 8 对脑神经损害等不良反应。

(2) 肝损害患者:有可能恶化肝损害。

(3) 重症肌无力症患者:有神经肌肉阻滞作用。

(4) 老年患者。

(5) 经口摄食不足患者或非经口维持营养患者、全身状态不良患者,有时出现维生素 K 缺乏症状,故应注意观察。

(6) 本人或其血缘者有氨基糖苷类抗生素或其他原因引起的听力减退患者(有可能出现或加重听力减退)慎用。

3. 用药注意事项

(1) 因无确定预知本剂发生休克、过敏样症状的方法,故应采取以下措施。

1) 事先对既往史等进行仔细问诊。同时必须确认抗生素等引起的过敏史。

2) 给药前,应作好出现休克等时可采取急救处理的准备。

3) 给药开始至给药结束后,患者应保持安静状态并充分观察。尤其给药开始即刻后,应注意观察。

(2) 有时出现眩晕、耳鸣、听力减退等第 8 对脑神经损害,故应慎重给药。尤其肾功能损害患者、老年患者、长期用药患者及大量用药患者等的血中浓度易升高,进一步增加听力障碍的危险性,故实施听力检查为宜。氨基糖苷类抗生素的听力障碍,始自高频音并波及低频音,因此用最高频率 8kHz 检查听力,则有助于早期发现听力障碍。

(3) 有时出现急性肾衰竭等严重肾损害,故应慎重给药。

(4) 操作方法:切割安瓿时为防止混入异物,用酒精棉等擦拭安瓿颈部后切割。

(5) 调制方法

1) 静脉滴注时,本剂通常用氯化钠注射液、5% 葡萄糖注射液、复方氯化钠注射液、复方氨基酸注射液、木糖醇注射液(5%)、复方乳酸钠注射液稀释。

2) 与氨苄西林、头孢替安、头孢呋辛混合,则两剂反应形成酰胺,而降低本剂活性,故应分不同途径给药。

3) 与抗环血酸注射液混合,有时会降低本剂活性,故应分不同途径给药。

静脉滴注:静脉滴注时不得急速给药。

肌内注射:肌内注射时为避免损伤组织及神经等,应注意下述内容。①尽量避免在同一部位反复注射。另外,低出生体重儿、新生儿、乳儿、幼儿和儿童尤应注意。②注意避开神经走行部位。另外,刺入注射针时,若有疑触及神经的剧痛,应立即拔针并换位注射。③轻拉注射器内筒,确认无血液逆流后注射。④有时会引起硬结,故注射即刻后应充分按摩局部。

(6) 大量输入经枸橼酸抗凝处理血液的患者,若给氨基糖苷类抗生素,则与给药途径无关,有时会出现神经肌肉阻滞症状及呼吸麻痹。

(7) 药物过量:症候、症状:有时出现肾损害、听力障碍、前庭障碍、神经肌肉阻滞症状、呼吸麻痹。处置:用血液透析等方法除去药物。对神经肌肉阻滞症状、呼吸麻痹,使用胆碱酯酶抑制剂、钙制剂或进行机械性辅助呼吸。

九、贮藏条件

室温保存(不超过 30℃)。

十、药物经济性评价

非基本药物,医保乙类,《中国药典》(2020 年版)收载。

奈 替 米 星

一、药品名称

1. 英文名　Netilmicin

2. 化学名　O-3-去氧-4-C-甲基-3-甲胺基-β-L-阿拉伯糖吡喃苷基(1→4)-O-[2,6-二氨基-2,3,4,6-四去氧-α-D-甘油己糖-4-烯醇型吡喃糖苷基-(1→6)]-2-去氧-N^3-乙基-L-链霉胺硫酸盐

二、药品成分

硫酸奈替米星

三、剂型与规格

注射剂　(1) 5 万 U;(2) 10 万 U;(3) 15 万 U;(4) 20 万 U

四、适应证及相应的临床价值

本品适用于敏感细菌所引起的包括新生儿、婴儿、儿童等各年龄患者在内的严重或危及生命的细菌感染性疾病的

短期治疗。这些感染性疾病包括：

1. 复杂性尿路感染 由埃希肠杆菌、肺炎克雷伯杆菌、绿脓假单胞菌、肠杆菌属菌、奇异变形杆菌、变形杆菌属细菌（吲哚阳性）、沙雷菌属和枸橼酸菌属细菌以及金黄色葡萄球菌等引起。

2. 败血症 由埃希肠杆菌、肺炎克雷伯杆菌、绿脓假单胞菌、肠杆菌属和沙雷菌属细菌以及奇异变形杆菌等引起。

3. 皮肤软组织感染 由埃希肠杆菌、肺炎克雷伯杆菌、绿脓假单胞菌、肠杆菌属和沙雷菌属细菌、奇异变形杆菌、变形杆菌属细菌（吲哚阳性）和金黄色葡萄球菌（青霉素酶和非青霉素酶产酶株）等引起。

4. 腹腔内感染，包括腹膜炎和腹内脓肿 由埃希肠杆菌、肺炎克雷伯杆菌、绿脓假单胞菌、肠杆菌属菌、奇异变形杆菌、变形杆菌属细菌（吲哚阳性）和金黄色葡萄球菌（青霉素酶和非青霉素酶产酶菌）等引起。

5. 下呼吸道感染 由埃希肠杆菌、肺炎克雷伯杆菌、绿脓假单胞菌、肠杆菌属和沙雷菌属细菌、变形杆菌属细菌（吲哚阳性）和金黄色葡萄球菌（青霉素酶和非青霉素酶产酶菌）等引起。

五、用法用量

1. 儿童 用量：每日 4~6mg/kg，分 2~3 次或每 8~12 小时给药 1 次，同时进行血药浓度监测，否则不宜使用。

2. 成人 肌内注射或静脉滴注：两者剂量相同；肾功能正常者用于复杂性尿路感染：每日 3~4mg/kg，1 次或分 2~3 次（每 8~12 小时 1 次）静脉滴注；一般感染：每日 4~6mg/kg；严重全身感染：每日剂量 7.5mg/kg，1 次给药；或 8~12 小时给药 1 次。

疗程中应定期监测血药浓度，多次给药时使血药浓度保持在 22~30mg/L，谷浓度<1μg/ml。

3. 老年人 应用本品时按轻度肾功能减退减量用药。

六、特殊人群用药

1. 妊娠期 氨基糖苷类药物可进入胎盘，妊娠期患者应用此类药物应被告之对胎儿有潜在的损伤，为安全起见，宜避免使用。

2. 哺乳期 氨基糖苷类药物可进入乳汁，哺乳期患者应用此类药物应被告之对婴儿有潜在的损伤，为安全起见，宜避免使用。

3. 肾功能损害 对于肾功能损伤患者，其剂量必须个体化，以保证有效治疗浓度。调整剂量的方法有几种，但最准确的方法是基于血药浓度进行调整。如果血药浓度不能获得，而患者的肾功能又稳定，测其血清肌酐水平和肌酐清除率是最可靠的。如果肾功能进一步恶化，剂量需要大大减少。对于肾功能正常患者，其初始剂量和推荐剂量相同。对于肾功能有不同程度损伤的患者，其全天剂量可以通过以下方法来调整剂量。

（1）对于肾功能正常患者，根据血清肌酐浓度，按推荐的剂量调整患者的个体剂量。

（2）如果肌酐清除率已知，或可经血清肌酐水平计算而得，可用下式计算调整剂量。

（3）正常人的肌酐清除率可通过血清肌酐水平经计算而得。具体计算方法如下：

成人男性的正常肌酐清除率＝［（140－年龄）×体重（kg）］／［72×血清肌酐浓度（mg/100ml）］

成人女性的正常肌酐清除率＝成人男性的正常肌酐清除率×85%

调整的每日总量可每日 1 次给药（即每 24 小时用药 1 次），也可每日 2~3 次给药（即每 8 小时或 12 小时用药 1 次）。一般而言，单次剂量不能超过 3.25mg/kg。对于正在接受血液透析治疗的肾功能不全患者，经透析所除去的药量与所用的仪器设备和方法有关。透析间期，推荐成人按 2.0mg/kg 补充奈替米星，直至血药浓度达到所需浓度。此外，剂量尚可根据监测结果进行调整。

七、药理学

1. 药效学及作用机制 本品属半合成水溶性氨基糖苷类抗生素，通过抑制敏感菌的正常蛋白质合成而起抗菌作用。本品抗菌谱广，作用迅速。体外试验表明，本品对肠杆菌、克雷伯菌属、肠杆菌属、沙雷菌属、枸橼酸杆菌属、变形杆菌属、沙门菌属、志贺菌属、嗜血流感杆菌属等具有抗菌活性；对铜绿假单胞菌等假单胞菌、普鲁威登菌和不动杆菌属等某些菌株以及对葡萄球菌属，包括青霉素和甲氧西林耐药菌株也具有抗菌作用；对肺炎球菌、溶血性链球菌、粪肠球菌的抗菌作用较差。

2. 药代动力学 据 *PHYSICIANS' DESK REFERENCE* (54 版)介绍，奈替米星在肌内注射后被迅速而完全的吸收。在肌内注射后，通常在 30~60 分钟内达到血清峰浓度。并且浓度 2 小时内都可以测得到。在有正常肾功能的成年志愿受试者中，肌内注射后达到的血清峰浓度（以 μg/ml 为单位）的数值通常约为其单一剂量数值的 3~3.5 倍。例如：可以预料给 2.0mg/kg 的剂量达到的血清峰浓度为 7μg/ml。在以推荐范围内的剂量给药后的 8 小时或更长时间后，血清浓度通常为 3μg/ml。当以 60 分钟静脉输注的方式给单剂量的奈替米星以后的血清峰浓度同肌内注射方式给药后达到的浓度相似。在快速的静脉注射后，血清中浓度是 60 分钟输注方式达到的 2~3 倍。

奈替米星能迅速分布到组织内同庆大霉素相似，奈替米星单剂量给药后的半衰期通常为 2~2.5 小时，且并不依赖于给药途径。在给药剂量增加后，半衰期也相应延长了。（例如：给药剂量为 1mg/kg 时半衰期为 2.2 小时，而剂量 3mg/kg 的则为 3 小时）。在 24 小时内，约 80% 的药物在尿中排泄。在单剂量给药后尿中奈替米星的浓度经常超过 100μg/ml。没有关于奈替米星在代谢中发生转化的证据。药物主要通过肾小管滤过作用排泄。丙磺舒（利尿酸药）并不能影响氨基糖苷类的肾小球转运作用，奈替米星的分布容积大约为体重的 20%，总体清除率约为 80ml/min，肾清除率约为 60ml/min。在志愿受试者的多剂量给药研究中，每 12 小时给药一次，范围在 1.0~4.0mg/kg，在第二天观察到稳态血药浓度。稳态血药浓度比首次给药时得到的血清浓度高出不到20%。同其他氨基糖苷类一样，在肾功能下降导致肾清除率降低时，奈替米星的半衰期增加了。

内源性肌酐清除率和血清肌酐水平同奈替米星的半衰期有高度的相关性。以上几项测试的指标可以作为在有肾损害患者使用奈替米星时调整剂量的依据。

当有肾功能明显损害的患者，尿中氨基糖苷类的浓度下降，同时，氨基糖苷类向有缺损的肾实质渗透性也发生下降。这在治疗尿路感染的患者时应当加以注意。在一项针对肾功能丧失正在接受血液透析的成人的研究中，奈替米星的血清浓度在进行8小时的透析后下降了约63%。在进行较短的透析时被移除的药物量也减少了。没有关于儿童血透方面的信息。腹膜透析后氨基糖苷也会有所减少，但速度比血透要小。

由于奈替米星分布在细胞外液中，在那些细胞外液体积增大的患者（例如浮肿和腹水）中血清峰浓度可能会下降。在同样剂量情况下，氨基糖苷类在孕妇中的血清浓度低于那些没有怀孕的妇女，当体温回到正常后，药物的血清浓度可能会上升。怀孕和贫血的状况可能会使半衰期比通常情况下的要短（剂量通常不需要调整）。

在严重烧伤患者中，氨基糖苷类的半衰期可能会显著降低，同时，一个特别剂量所达到的血清浓度可能会比预期要低。

在生命的第1周的奈替米星消除半衰期同体重紧密相关，体重1.5~2.0kg新生儿约为8小时，而3.0~4.0kg体重的新生儿约为4.5小时。6周甚至更大的幼儿和儿童的消除半衰期为1.5~2.0小时。

通过非胃肠道给药，氨基糖苷类能在血清、组织和体液，在心包、胸膜、滑膜和腹膜液中检出。可用于检测奈替米星在体液中浓度的方法包括微生物法，酶法和放射免疫测定技术。在通常情况下肾皮质要比血清中的浓度明显要高。在停止给药30天后，仍可在尿中检出微量的氨基糖苷。在肝的残留量微小。同所有的氨基糖苷类一样，在非胃肠道给药后，奈替米星只是少量扩散进入蛛网膜下腔。奈替米星可通过胎盘，并能在脐血和胎儿中测出。对哺乳期妇女所作的研究发现少量药物在乳汁中排泄。奈替米星在口服给药后在胃肠道吸收很少。同其他氨基糖苷类一样，奈替米星的血清蛋白结合率较低（0~30%）。

3. 药物不良反应

（1）肾毒性：奈替米星引起的肾副反应为每1 000人中有7例。副作用可表现为血清肌酐值上升，并可能伴随尿量减少；尿中出现肾小管管型细胞或蛋白质；血尿素氮值上升或者是肌酐清除率下降。这些副作用在老年人、有肾损害病史的患者、接受长时期或者超过推荐剂量的药物治疗的患者身上发生的更加频繁。虽然，在氨基糖苷类抗生素治疗后可能会发生永久性的肾损害，我们观察到的由奈替米星引起的肾损害通常是温和且可逆的，并且是在治疗结束后，在药物被排泄时发生的。

（2）神经毒性：有关于对听觉神经和第八对颅神经的前庭分支有副作用的报道。

与奈替米星相关的听力改变在每1 000人中大约发

生4例，与奈替米星相关的主观听力丧失大约每250人中发生1例，与奈替米星相关的前庭异常在每150人中发生1例。

那些可能使与氨基糖苷类抗生素相关的耳毒性发生率风险增加的因素包括：肾损害（特别是严重到需要透析的患者），药物过量，脱水，给药时伴随利尿酸和呋喃苯胺酸或先前已经用过其他耳毒性药物。也报道有外周神经病或脑病，包括麻木、皮肤麻刺感、肌肉刺痛、惊厥和毒性样肌无力综合征发生。症状包括头晕、眩晕、眼球震颤和听力丧失。由氨基糖苷类抗生素引起的耳毒性通常是不可逆转的。耳蜗损害，通常只是在高频音波下听觉测试结果发生微小的改变，并不会发生主观听力丧失。前庭功能障碍通常引起眼球震颤、眩晕、恶心、呕吐或急性梅尼埃综合征。

那些有正常肾功能且在给奈替米星注射时没有超过推荐剂量或长于推荐时间的患者发生毒性作用的风险较低。一些曾经接受过其他氨基糖苷类抗生素治疗时发生毒性神经反应的患者现在进行奈替米星治疗时没有进一步发生毒性反应。

（3）在由氨基糖苷类抗生素治疗后会发生由神经肌肉阻滞后引起的急性肌肉麻痹和呼吸暂停。

（4）其他在给奈替米星注射剂时发生的副反应发生率如下：

1）血清氨基转移酶（SGOT和SGPT），碱性磷脂酸酶，胆红素值上升，发生率约为每1 000人中15例。

2）皮疹或瘙痒，发生率约为每1 000人中4~5例；嗜酸性粒细胞增多，发生率约为每1 000人中4例。

3）血小板增多，发生率约为每1 000人中2例。

4）凝血时间延长，发生率约为每1 000人中1例。

5）发烧，发生率约为每1 000人中1例。

6）发生率为每1 000人中少于1例的副反应有与奈替米星相关的贫血，白细胞减少，血小板减少，白血病样的反应，白血细胞未成熟循环，高钾血、呕吐、腹泻、心悸、低血压、头痛、定向力障碍、视力模糊或感觉异常。

7）奈替米星肌内注射和静脉输注的局部耐受性非常好，但每1 000人中约有4例出现严重的疼痛，有相似的数目的患者出现硬块或血肿。

4. 药物相互作用

（1）在体外试验中，把氨基糖苷和β-内酰胺类抗生素（青霉素或头孢菌素）混合可能会导致明显的相互灭活作用。甚至当氨基糖苷类和青霉素类以不同给药途径分别给药时，也有报道在一名肾功能损害和几名肾功能正常的患者身上也出现了氨基糖苷血清半衰期和血清浓度的下降。通常，这种氨基糖苷类的灭活作用只是在有严重肾功能损害的患者临床上现象比较显著。

（2）药物/实验室检测相互作用：伴随头孢菌素疗法可能会假性提高肌酐测定值。

（3）避免与其他氨基糖苷类抗生素、万古霉素、多黏菌素、强利尿剂、神经肌肉接头阻滞剂等肾毒性和神经毒性药物同用。

八、注意事项

1. 禁用 对奈替米星或任何一种氨基糖苷类抗生素有过敏或严重毒性反应者禁用。

2. 用药注意事项

（1）为避免或减少耳、肾毒性反应的发生,治疗期间应定期进行尿常规、血尿素氮、血肌酐等检查,并应密切观察前庭功能及听力改变。有条件者应进行血药浓度监测,调整剂量使血药浓度在 16mg/L 以下,且不宜持续较长时间（如 2~3 小时以上）,谷浓度避免超过 4mg/L,以减少耳、肾毒性的发生。

（2）肾功能减退患者应根据肾损害程度减量用药（见"用法用量"）。

（3）疗程一般不宜超过 14 日,以减少耳、肾毒性的发生。

（4）单纯性尿路感染、上呼吸道感染及轻症皮肤组织感染治疗中本品非首选药,败血症治疗中需联合具协同作用的药物;腹腔感染治疗时,宜加用甲硝唑等抗厌氧菌药物。

（5）本品不宜与其他药物混合静滴。

（6）如果发生过量或毒副反应,可用血液透析把它从血液中移除,特别重要的是肾功能受损或要受损的情况下。没有专门的利用腹膜透析来移除药物的信息,其他氨基糖苷类抗生素已知可用这种方法,但其速率低于血液透析。

九、贮藏条件

遮光、密闭,在阴凉处保存。

十、药物经济性评价

非基本药物,医保乙类,《中国药典》（2020 年版）收载。

链 霉 素

参见（第四章 呼吸系统药物 11 肺结核治疗药物）

妥 布 霉 素

一、药品名称

1. 英文名 Tobramycin

2. 化学名 O-3-氨基-3-脱氧-α-O-葡吡喃糖基-(1→6)-O-[2,6-二氨基-2,3,6-三脱氧-α-D-核-己吡喃糖基-(1→4)]-2-脱氧-D-链霉胺

二、药品成分

妥布霉素

三、剂型与规格

注射剂 （1）4 万 U;（2）8 万 U

四、适应证及相应的临床价值

本品适用于铜绿假单胞菌、变形杆菌属、大肠埃希菌、克雷伯菌属、肠杆菌属、沙雷菌属所致的新生儿脓毒症、败血症、中枢神经系统感染（包括脑膜炎）、泌尿生殖系统感染、肺部感染、胆道感染、腹腔感染及腹膜炎、骨骼感染、烧伤、皮肤软组织感染、急性与慢性中耳炎、鼻窦炎等,或与其他抗菌药物联合用于葡萄球菌感染（耐甲氧西林菌株无效）。本品用于铜绿假单胞菌脑膜炎或脑室炎时可鞘内注射给药;用于支气管及肺部感染时可同时气溶吸入本品作为辅助治疗。本品对多数 D 族链球菌感染无效。

五、用法用量

1. 儿童 肌内注射或静脉滴注:年龄对于本品的血药浓度有显著影响。剂量相同时,5 岁以下儿童的平均血药峰浓度约为成人的一半,5~10 岁儿童约为成人的 2/3。

儿童每日剂量可酌增至 5~7mg/kg,同时必须进行血药浓度监测。

2. 成人 肌内注射或静脉滴注:成人每次 1~1.5mg/kg（或 80mg）,每 8 小时 1 次,疗程 7~14 日。

3. 老年人 年龄对于本品的血药浓度有显著影响。剂量相同时,5 岁以下儿童的平均血药峰浓度约为成人的一半,5~10 岁儿童约为成人的 2/3。按体表面积计算给药剂量可消除年龄造成的差异。儿童应慎用本品。在儿童使用过程中,要注意监测听力和肾功能,以防本品产生的肾毒性和耳毒性。

六、特殊人群用药

1. 妊娠期 本品可穿过胎盘,在脐带血中达到的浓度约与母血中相近,据报道氨基糖苷类曾引致人类胎儿听力损害,故孕妇禁用。

2. 哺乳期 本品亦可在人乳中少量分泌,故哺乳期妇女慎用或用药期间暂停哺乳。

七、药理学

1. 药效学及作用机制 本品属氨基糖苷类抗生素。抗菌谱与庆大霉素近似,对大肠埃希菌、产气杆菌、克雷白杆菌、奇异变形杆菌、某些吲哚阳性变形杆菌、铜绿假单胞菌、某些奈瑟菌、某些无色素沙雷杆菌和志贺菌等革兰氏阴性菌有抗菌作用;本品对铜绿假单胞菌的抗菌作用较庆大霉素强 3~5 倍,对庆大霉素中度敏感的铜绿假单胞菌对本品高度敏感。革兰氏阳性菌中,金黄色葡萄球菌（包括产 β-内酰胺酶株）对本品敏感;链球菌（包括化脓性链球菌、肺炎球菌、粪链球菌等）均对本品耐药。厌氧菌（拟杆菌属）、结核杆菌、立克次体、病毒和真菌亦对本品耐药。本品的作用机制是与细菌核糖体 30s 亚单位结合,抑制细菌蛋白质的合成。

2. 药代动力学 本品肌内注射后吸收迅速而完全。主要分布在细胞外液,其中 5%~15% 再分布到组织中,在肾皮质细胞中蓄积。本品可穿过胎盘。分布容积（V_d）为 0.26L/kg。尿液中药物浓度高,肌内注射本品 1mg/kg 后尿中浓度可达 75~100mg/L。滑膜液内可达有效浓度,在支气管分泌液、脑脊液、胆汁、粪便、乳汁、房水中浓度低。肌内注射本品 1mg/kg 后血药浓度约为 4mg/L;1 小时内静脉滴注本品 1mg/kg,所

得血药浓度与肌内注射相似。血消除半衰期($t_{1/2\beta}$)为 1.9~2.2 小时,蛋白结合率很低。本品在体内不代谢,经肾小球滤过排出。24 小时排出给药量的 85%~93%。本品可经血液透析或腹膜透析清除。

3. 药物不良反应

(1) 全身给药合并鞘内注射可能引起腿部抽搐、皮疹、发热和全身疼挛等。

(2) 发生率较多者有听力减退、耳鸣或耳部饱满感(耳毒性)、血尿、排尿次数显著减少或尿量减少、食欲减退、极度口渴(肾毒性)、步履不稳、眩晕(耳毒性、影响前庭、肾毒性)。发生率较低者有呼吸困难、嗜睡、极度软弱无力(神经肌肉阻滞或肾毒性)。本品引起肾功能减退的发生率较庆大霉素低。

(3) 停药后如发生听力减退、耳鸣或耳部饱满感,须注意耳毒性。

4. 药物相互作用

(1) 本品与其他氨基糖苷类合用或先后连续局部或全身应用,可增加耳毒性、肾毒性以及神经肌肉阻滞作用。可能发生听力减退,停药后仍可能进展至耳聋;听力损害可能恢复或呈永久性。神经肌肉阻滞作用可导致骨骼肌软弱无力、呼吸抑制或呼吸麻痹(呼吸暂停),用抗胆碱酯酶药或钙盐有助于阻滞作用恢复。

(2) 本品与神经肌肉阻滞药合用,可加重神经肌肉阻滞作用,导致肌肉软弱、呼吸抑制或呼吸麻痹(呼吸暂停)。与代血浆类药如右旋糖酐、海藻酸钠,利尿药如依他尼酸、呋塞米及卷曲霉素、顺铂、万古霉素等合用,或先后连续局部或全身应用,可增加耳毒性与肾毒性,可能发生听力损害,且停药后仍可能发展至耳聋,听力损害可能恢复或呈永久性。

(3) 本品与头孢噻吩局部或全身合用可能增加肾毒性。

(4) 本品与多黏菌素类合用,或先后连续局部或全身应用,因可增加肾毒性和神经肌肉阻滞作用,后者可导致骨骼肌软弱无力,呼吸抑制或呼吸麻痹(呼吸暂停)。

(5) 本品不宜与其他肾毒性或耳毒性药物合用或先后应用,以免加重肾毒性或耳毒性。

(6) 本品与 β-内酰胺类(头孢菌素类或青霉素类)混合可导致相互失活,需联合应用时必须分瓶滴注。本品亦不宜与其他药物同瓶滴注。

八、注意事项

1. 禁用

(1) 对本品或其他氨基糖苷类过敏者、本人或家族中有人因使用链霉素引起耳聋或其他耳聋者禁用。

(2) 肾衰竭者禁用。

2. 用药注意事项

(1) 肾功能不全、肝功能异常、前庭功能或听力减退者、失水、重症肌无力或帕金森病及老年患者慎用。

(2) 本品 1 个疗程不超过 7~14 日。

(3) 交叉过敏:对一种氨基糖苷类抗生素如链霉素、庆大霉素过敏的患者,可能对本品过敏。

(4) 对患者(尤其对肾功能减退者、早产儿、新生儿、婴幼儿或老年患者、休克、心力衰竭、腹水或严重失水等患者)应注意监测:

1) 听电图:对老年患者须在用药前、用药过程中定期及长期用药后用以检测高频听力损害。

2) 温度刺激试验:在用药前、用药过程中定期及长期用药后用以检测前庭毒性。

3) 尿常规检查和肾功能测定,在用药前、用药过程上中定期测定肾功能,以防止严重肾毒性反应。

4) 在用药过程中应注意监测本品的血清浓度,一般于静脉滴注后 30 分钟至 1 小时测血清峰浓度,于下次用药前测血清谷浓度,当峰浓度超过 12μg/ml、谷浓度超过 2μg/ml 时易出现毒性反应。

(5) 肌酐清除率在 70ml/min 以下者其维持剂量须根据测得的肌酐清除率进行调整。

(6) 本品静脉滴注时必须经充分稀释。可将每次用量加入 50~200ml 5% 葡萄糖注射液或氯化钠注射液稀释成浓度为 1mg/ml(0.1%)的溶液,在 30~60 分钟内滴完(滴注时间不可少于 20 分钟),儿童用药时稀释的液量应相应减少。

(7) 本品不能静脉注射,以免产生神经肌肉阻滞和呼吸抑制作用。不宜皮下注射,因可引起疼痛。

(8) 长期应用本品可能导致耐药菌过度生长。

(9) 应给患者补充足够的水分,以减少肾小管损害。

(10) 对实验室检查指标的干扰:本品可使谷丙转氨酶、谷草转氨酶、血清胆红素浓度及血清乳酸脱氢酶浓度的测定值增高;血钙、镁、钾、钠浓度的测定值可能降低。

(11) 本品过量的严重程度与剂量大小、患者的肾功能、脱水状态、年龄以及是否同时使用有类似毒性作用的药物等有关。成人一天用量超过 5mg/kg,儿童一天用量超过 7.5mg/kg 或用药疗程过长以及对肾功能不全患者的用药剂量未作调整均可引起本品的毒性。毒性发作可发生在用药后 10 天。毒性作用主要表现为肾功能损害以及前庭神经和听神经的损害,也可发生神经肌肉阻滞和呼吸麻痹。本品无特异性对抗药,过量或引起毒性反应时,主要用对症疗法和支持疗法。血液透析或腹膜透析有助于从血中清除本品。新生儿也可考虑换血疗法。

九、贮藏条件

密闭,在凉暗处(避光并不超过 20℃)保存。

十、药物经济性评价

非基本药物,医保乙类,《中国药典》(2020 年版)收载。

依 替 米 星

一、药品名称

1. 英文名　Etimicin

2. 化学名　O-2-氨基 2,3,4,6-四脱氧-6-(氨基)-α-D-赤型-己吡喃糖基-(1→4)-O-[3-脱氧-4-C-甲基-3-(甲氨基)-β-L-阿拉伯吡喃糖基]-(1→6)-2-脱氧-N-乙基-L-链霉胺

二、药品成分

硫酸依替米星

三、剂型与规格

注射剂　（1）0.05g；（2）0.1g；（3）0.15g；（4）0.2g；（5）0.3g

四、适应证及相应的临床价值

适用于对其敏感的大肠埃希杆菌、克雷伯肺炎杆菌、沙雷杆菌属、枸橼酸杆菌、肠杆菌属、不动杆菌属、变形杆菌属、流感嗜血杆菌、铜绿假单胞菌和葡萄球菌等引起的各种感染。临床研究显示本品对以下感染有较好的疗效。

呼吸道感染：如急性支气管炎、慢性支气管炎急性发作、社区肺部感染等。

肾和泌尿生殖系统感染：如急性肾盂肾炎、膀胱炎、慢性肾盂肾炎或慢性膀胱炎急性发作等。

皮肤软组织和其他感染：如皮肤及软组织感染、外伤、创伤和手术产后的感染及其他敏感菌感染。

五、用法用量

1. 儿童　本品属氨基糖苷类抗生素，儿童慎用。或遵医嘱。

2. 成人　静脉滴注：成人推荐剂量，对于肾功能正常泌尿系感染或全身性感染的患者，每次0.1~0.15g，每日2次（每12小时1次），或每次0.2~0.3g，每日1次，稀释于0.9%氯化钠注射液或5%葡萄糖注射液100ml或250ml中静脉滴注，每次滴注1小时。疗程为5~10日。依据患者的感染程度遵医嘱进行剂量的调整。

3. 老年人　由于生理性肾功能的衰退，本品剂量与用药间期需调整或遵医嘱。

六、特殊人群用药

1. 妊娠期　孕妇使用本品前必须充分权衡利弊。

2. 哺乳期　哺乳期妇女在用药期间需暂停哺乳。

3. 肾功能损害　肾功能受损的患者，不宜使用本品。如必要使用时调整使用剂量，并应监测血清中硫酸依替米星的浓度，此外血清肌酐水平及肌酐消除率也是最适合观察肾功能程度的指标。

调整使用剂量时可采用下述两个方案中的一种：

（1）改变给药次数的方案：调整剂量的一种方法是延长两次常规给药的间隔时间。由于血清肌酐水平与硫酸依替米星血消除半衰期（$t_{1/2\beta}$）高度相关，因此，实验室检查可提供调整给药间隔的指标。两次给药的间隔时间（小时）大致等于血清肌酐水平（mg/100ml）乘以8；例如，一个体重60kg的患者，血清肌酐水平为3.0mg/100ml，该患者使用硫酸依替米星的治疗方案应为：每次剂量为2mg/kg×60kg即120mg，两次间隔时间按血清肌酐水平3.0mg/100ml×8计算，即24小时。

（2）改变治疗剂量的方案：对具有肾功能不全的严重

全身感染者，可增加硫酸依替米星的给药次数，但应减少治疗剂量。对这类患者，应当测定血清硫酸依替米星浓度。推荐的方法是①在给予常规的首次剂量后，改为每8小时给药方法是，把常规推荐的剂量除以血清肌酐水平；例如一个体重60kg的患者，首次剂量120mg，血清肌酐浓度3.0mg/100ml，该患者使用硫酸依替米星的治疗方案为：每次剂量为（120/3）即40mg，每8小时1次。②如果已知肌酐清除率，则每间隔8小时所使用的维持剂量可以用以下计算公式：

$$维持剂量 = （患者的 Cr）×（常规的维持剂量）/（正常的 Cr）$$

上述推荐的剂量计算方法仅用于血清硫酸依替米星水平不能监测时。由于在感染过程中，肾功能随时可发生变化，因此硫酸依替米星的使用剂量也应随时给予调整。

七、药理学

1. 药效学及作用机制　本品系半合成水溶性抗生素，属氨基糖苷类。体外抗菌作用研究表明：本品抗菌谱广，对多种病原菌有较好抗菌作用，其中对大肠埃希杆菌、克雷伯肺炎轩菌、肠杆菌属、沙雷菌属、奇异变形杆菌、沙门菌属、流感嗜血杆菌及葡萄菌属等有较高的抗菌活性，对部分假单胞杆菌、不动杆菌属等具有一定抗菌活性，对部分庆大霉素、小诺霉素和头孢唑啉耐药的金黄色葡萄球菌、大肠埃希菌和克雷伯肺炎杆菌，其体外MIC值仍在本品治疗剂量的血药浓度范围内。对产生青霉素酶的部分葡萄球菌和部分低水平甲氧西林耐药的葡萄球菌（MRSA）亦有一定抗菌活性。本品的作用机制是抑制敏感菌正常的蛋白质合成。动物耳毒性试验结果可见本品肌内注射的耳毒性比其他氨基糖苷类抗生素偏低，与奈替米星相似。

2. 药代动力学　健康成人每次静脉滴注0.1g、0.15g和0.2g硫酸依替米星后血清药物浓度分别为11.30mg/L、14.6mg/L、19.79mg/L。血消除半衰期（$t_{1/2\beta}$）约为1.5小时，24小时内原型在尿中的排泄率约为80%左右。健康成人每日给药2次，间隔12小时，连续给药7日，血中也无明显的蓄积作用，本品与血清蛋白的结合率为25%左右。

3. 药物不良反应　本品系半合成氨基糖苷类抗生素，其不良反应为耳、肾的不良反应，发生率和严重程度与奈替米星相似。个别病例可见尿素氮（BUN）、SCr或谷丙转氨酶（GPT）、谷草转氨酶（GOT）、碱性磷酸酶（ALP）等肝肾功能指标轻度升高，但停药后即恢复正常。本品的耳毒性和前庭毒性主要发生于肾功能不全的患者、剂量过大或过量的患者，表现为眩晕、耳鸣等，个别患者电测听力下降，程度均较轻。其他罕见的反应有恶心、皮疹、静脉炎、心悸、胸闷及皮肤瘙痒等。

4. 药物相互作用　本品应当避免与其他具有潜在耳、肾毒性药物如多黏菌素、其他氨基糖苷类等抗生素、强利尿酸及呋塞米（速尿）等联合使用，以免增加肾毒性和耳毒性。

八、注意事项

1. 禁用　对本品及其他氨基糖苷类抗生素过敏者禁用。

2. 用药注意事项

（1）在使用本品治疗过程中应密切观察肾功能和第 8 对颅神经功能的变化，并尽可能进行血药浓度检测，尤其是已明确或怀疑有肾功能减退或衰竭患者、大面积烧伤患者、新生儿、早产儿、婴幼儿和老年患者、休克、心力衰竭、腹水、严重脱水患者及肾功能在短期内有较大波动者。

（2）本品属氨基糖苷类抗生素，可能发生神经肌肉阻滞现象。因此对接受麻醉剂、琥珀胆碱、筒箭毒碱或大量输入枸橼酸抗凝剂的血液患者应特别注意，一旦出现神经肌肉阻滞现象应停用本品，静脉内给予钙盐进行治疗。

（3）使用本品期间，如出现任何不良反应事件和/或不良反应，请咨询医师。

（4）同时使用其他药品，请告知医师。

（5）请放置于儿童不能够触及的地方。

九、贮藏条件

密闭、在凉暗处保存。

十、药物经济性评价

非基本药物，医保乙类，《中国药典》（2020 年版）收载。

卡 那 霉 素

参见（第四章　呼吸系统药物　11　肺结核治疗药物）

新 霉 素

一、药品名称

1. 英文名　Neomycin
2. 化学名　2-脱氧-4-O-(2,6-二氨基-2,6-二脱氧-α-D-吡喃葡糖基)-5-O-[3-O-(2,6-二氨基-2,6-二脱氧-β-L-吡喃艾杜糖基)-β-D-呋喃核糖基]-D-链霉胺硫酸盐

二、药品成分

硫酸新霉素

三、剂型与规格

口服常释剂型　0.1g

四、适应证及相应的临床价值

1. 肠道感染。
2. 亦可用于结肠手术前肠道准备或肝昏迷时作为辅助治疗。新霉素不宜用于全身性感染的治疗。
3. 眼部感染。

由于新霉素有较强的耳毒性和肾毒性，肌内及静脉给药现已不再使用。

五、用法用量

1. 儿童　口服：每日 25~50mg/kg，分 4 次服用。
2. 成人　口服给药

（1）每次 0.25~0.5g（以新霉素计），每日 4 次。

（2）肝性脑病的辅助治疗，每次 0.5~1g，每 6 小时 1 次，疗程 5~6 天。

（3）结肠手术前准备，每小时 0.5g，连用 4 次，继以每 4 小时 0.5g，共 24 小时。

3. 老年人　老年患者宜慎用本品。

六、特殊人群用药

1. 妊娠期　孕妇宜慎用本品。
2. 哺乳期　用药期间哺乳期妇女应暂停哺乳。

七、药理学

1. 药效学及作用机制　硫酸新霉素是一种氨基糖苷类抗生素。本品对葡萄球菌属（甲氧西林敏感株）、棒状杆菌属、大肠埃希菌、克雷伯菌属、变形杆菌属等肠杆菌科细菌有良好抗菌作用，对各组链球菌、肺炎链球菌、肠球菌属等活性差。铜绿假单胞菌、厌氧菌等对本品耐药。细菌对链霉素、新霉素和卡那霉素、庆大霉素间有部分或完全交叉耐药。新霉素全身用药有显著肾毒性和耳毒性，故目前仅限于口服或局部应用。

2. 药代动力学　新霉素口服很少吸收（约3%），但长期口服较大剂量，肠黏膜有溃疡或炎症时仍可吸收相当量，特别在肾功能减退时血药浓度可显著增高。口服后大部分不经变化随粪便排出。

3. 药物不良反应

（1）可引起食欲缺乏、恶心、腹泻等，但长期应用（10 周以上）不影响维生素 K 的合成。

（2）较少发现听力减退、耳鸣或耳部饱满感；头昏或步履不稳，尿量或排尿次数显著减少或极度口渴。

（3）偶可引起肠黏膜萎缩而导致吸收不良综合征及脂肪性腹泻，甚至假膜性肠炎。

4. 药物相互作用

（1）与口服避孕药（含雌激素）长期合用可能导致避孕失败，并增加出血的发生率。

（2）口服新霉素可影响洋地黄苷类、氟尿嘧啶、甲氨蝶呤、青霉素 V、维生素 A 或维生素 B_{12} 的吸收，使疗效降低；因此应严密观察患者对洋地黄类药物的疗效是否发生改变。口服新霉素的患者合用秋水仙碱及维生素 A 时，其维生素 B_{12} 的需要量可能增加。

（3）本品不宜与其他肾毒性药物及耳毒性药物合用。

（4）与神经肌肉阻滞药合用时，可能增加神经肌肉阻滞作用，导致骨骼肌软弱等。

八、注意事项

1. 禁用　对新霉素或其他氨基糖苷类抗生素过敏的患者禁用本品。

2. 用药注意事项

（1）交叉过敏：对一种氨基糖苷类抗生素如链霉素、庆大霉素、阿米卡星过敏的患者也可能对本品过敏。

（2）在用药过程中仍宜定期进行尿常规和肾功能测定，以防止出现肾毒性，并进行听力检查或听电图测定。

（3）下列情况应慎用本品:失水、第 8 对脑神经损害、重症肌无力、帕金森病、肾功能损害、溃疡性结肠炎及有口腔牙病患者（新霉素可引起口腔刺激或疼痛）。

（4）长期口服本品的慢性肠道感染患者尤其伴有肾功能减退或同服其他耳毒性或肾毒性药物者仍应注意出现肾毒性或耳毒性症状的可能。

（5）本品无特异性拮抗剂,药物过量时主要是对症疗法和支持疗法,如洗胃、用催吐剂及补液等。

九、贮藏条件

密封,在干燥处保存。

十、药物经济性评价

非基本药物,医保乙类,《中国药典》(2020 年版)收载。

巴 龙 霉 素

一、药品名称

1. 英文名　Paromomycin

2. 化学名　O-2-氨基-2-脱氧-α-D-葡吡哺糖基-(1→4)-O-(O-2,6-二氨基-2,6-二脱氧-β-L-艾吡喃糖基-(1→3)-β-D-核呋喃糖基-(1→5)-2-脱氧链霉胺

二、药品成分

硫酸巴龙霉素

三、剂型与规格

口服常释剂型　(1)0.1g;(2)0.25g

四、适应证及相应的临床价值

1. 主要用于阿米巴肠病的治疗,对肠外阿米巴病无效。近年来巴龙霉素在治疗阿米巴肠病中的地位已为甲硝唑所替代。

2. 可用于肠道隐孢子虫病的治疗。

3. 亦可用于结肠手术前准备及肝昏迷等。

五、用法用量

1. 儿童　阿米巴肠病,口服每日 30mg/kg,分 3 次服用。目前尚缺少早产儿与新生儿安全应用本品的资料,故早产儿与新生儿不宜应用。

2. 成人　阿米巴肠病,口服每次 0.5g,每日 3 次,共 7 日。

隐孢子虫病,每次 0.5~0.75g,每日 3 次。

结肠手术前准备及肝昏迷患者,每次 1g,每日 3 次。

3. 老年人　老年患者宜慎用本品。

六、特殊人群用药

1. 妊娠期　本品口服虽很少吸收,但孕妇宜慎用。

2. 哺乳期　哺乳期妇女在服用本品期间应暂停哺乳。

七、药理学

1. 药效学及作用机制　药理:本品为氨基糖苷类抗生素。巴龙霉素的抗菌谱与新霉素和卡那霉素基本相同。对革兰氏阳性和阴性细菌均有抑制作用,以对志贺菌属和金黄色葡萄球菌的作用较显著,对铜绿假单胞菌和厌氧菌无作用。对阿米巴原虫有较强抑制作用,对利什曼原虫、隐孢子虫、丝虫等亦有良好作用。

毒理:巴龙霉素的耳、肾毒性大,故一般不宜作全身应用。

2. 药代动力学　本品口服后很少吸收。大部分药物以原型随粪便排出。

3. 药物不良反应　口服可引起食欲减退、恶心、呕吐、腹泻等,偶可引起吸收不良综合征。长期口服可引起二重感染。

4. 药物相互作用　本品不宜与其他有肾毒性或耳毒性药物合用。

八、注意事项

1. 禁用　对巴龙霉素或其他氨基糖苷类抗生素过敏的患者禁用。

2. 用药注意事项

（1）交叉过敏:对一种氨基糖苷类抗生素如链霉素、庆大霉素或阿米卡星过敏的患者也可能对本品过敏。

（2）在用药过程中宜定期进行尿常规和肾功能测定,以防止出现肾毒性,并进行听力检查或听电图测定。

（3）下列情况应慎用本品:失水、第 8 对脑神经损害、重症肌无力、帕金森病、肾功能损害及溃疡性结肠炎患者。

（4）长期口服本品的慢性肠道感染患者,尤其伴有肾功能减退或同服其他耳毒性或肾毒性药物者,尤应注意出现肾毒性或耳毒性症状的可能。

（5）本品无特异性拮抗药,药物过量时主要是对症疗法和支持疗法,如洗胃、用催吐药及补液等。

九、贮藏条件

遮光,密封,在干燥处保存。

十、药物经济性评价

非基本药物,非医保药,《中国药典》(2020 年版)收载。

大 观 霉 素

一、药品名称

1. 英文名　Spectinomycin

2. 化学名　[2R-(2α, 4$a\beta$, 5$a\beta$, 6β, 7β, 8β, 9α, 9$a\alpha$, 10$a\beta$)]十氢-4a,7,9-三羟基-2-甲基-6,8-双甲氨基-4H-吡喃并[2,3-b][1,4]苯并二氧六环-4-酮

二、药品成分

盐酸大观霉素

三、剂型与规格

注射剂　2g

四、适应证及相应的临床价值

主要用于淋病奈瑟菌所致的尿道炎、前列腺炎、宫颈阴道炎和直肠感染,以及对青霉素、四环素等耐药菌株引起的感染。由于多数淋病患者同时合并沙眼衣原体感染,因此应用本品治疗后应继以 7 日疗程的四环素或多西环素或红霉素治疗。

五、用法用量

1. 儿童　仅供深部肌内注射;临用前,每 2g(1 支)本品加入 0.9%苯甲醇注射液 3.2ml(1 支),振摇,使呈混悬液。

儿童:新生儿禁用。体重 45kg 以下者,单剂每次肌内注射 40mg/kg;45kg 以上者,单剂每次肌内注射 2g(1 支)。

由于本品的稀释液中含 0.9%的苯甲醇,可能引起新生儿产生致命性喘息综合征,故新生儿禁用。

儿童淋病患者对青霉素类或头胞菌素类过敏者可应用本品。

本品使用苯甲醇作为溶媒,禁止用于儿童肌内注射。

2. 成人　仅供深部肌内注射;临用前,每 2g(1 支)本品加入 0.9%苯甲醇注射液 3.2ml(1 支),振摇,使呈混悬液。用于宫颈、直肠或尿道淋病奈瑟菌感染,单剂每次肌内注射 2g(1 支);用于播散性淋病,每次肌内注射 2g(1 支),每 12 小时 1 次,共 3 日。每次最大剂量 4g(2 支),于左右两侧臀部肌内注射。

3. 老年人　未进行该项实验且无可靠参考文献。

六、特殊人群用药

1. 妊娠期　孕妇禁用。

2. 哺乳期　哺乳期妇女用药尚不明确。若使用本品,应暂停哺乳。

七、药理学

1. 药效学及作用机制　药理作用:本品为链霉菌 Streptomyces Spectabilis 产生的氨基糖苷类抗生素。主要对淋病奈瑟菌有高度抗菌活性,对产生 β-内酰胺酶的淋病奈瑟菌也有良好的抗菌活性;对许多肠杆菌科细菌具中度抗菌活性。普罗菲登菌和铜绿假单胞菌通常对该品耐药;对该品耐药的菌株往往对链霉素、庆大霉素、妥布霉素等仍敏感。本品对溶脲支原体有良好作用,对沙眼衣原体和梅毒螺旋体无活性。本品的作用机制是与细菌核糖体 30s 亚单位结合,抑制细菌蛋白质的合成。

毒理研究:未进行该项实验且无可靠参考文献。

2. 药代动力学　本品肌内注射吸收良好。每次肌内注射该品 2g 后,1 小时达血药峰浓度(C_{max}),约为 100mg/L,8 小时血药浓度为 15mg/L,剂量加倍则血药浓度亦约增加 1 倍。与血清蛋白不结合。血消除半衰期($t_{1/2\beta}$)为 1~3 小时,肾功能减退者(肌酐清除率<20ml/min)可延长至 10~30

小时。本品主要以原型经肾排出,每次给药后 48 小时内尿中以原型排出约 100%。血液透析可使本品的血药浓度降低约 50%。

3. 药物不良反应　个别患者偶可出现注射部位疼痛、短暂眩晕、恶心、呕吐及失眠等;偶见发热、皮疹等过敏反应和血红蛋白、红细胞比容减少、肌酐清除率降低,以及碱性磷酸酶、尿素氮和血清氨基转移酶等升高。也有尿量减少的病例发生。

4. 药物相互作用　据文献资料报道,本品与碳酸锂合用,可使碳酸锂在个别患者身上出现毒性作用。

八、注意事项

1. 禁用　对该品及氨基糖苷类抗生素过敏史者及肾病患者禁用。

2. 用药注意事项

(1) 本品不得静脉给药。应在臀部肌肉外上方作深部肌内注射,注射部位每次注射量不超过 2g(5ml)。

(2) 本品与青霉素类无交叉过敏性。

(3) 发生不良反应时,对严重过敏反应者可给予肾上腺素、皮质激素和/或抗组胺药物,保持气道通畅,给氧等。

九、贮藏条件

密封,在干燥处保存。

十、药物经济性评价

非基本药物,医保乙类,《中国药典》(2020 年版)收载。

15　四环素类抗生素

四　环　素

一、药品名称

1. 英文名　Tetracycline

2. 化学名　$(4S,4\alpha s,5\alpha s,6S,12\alpha S)$-6-甲基-4-(二甲氨基)-3,6,10,12,12α-五羟基-1,11-二氧代-1,4,4α,5,5α,6,11,12α-八氢-2-并四苯甲酰胺

二、药品成分

四环素

三、剂型与规格

注射剂　0.25g
口服常释剂型　(1)0.05g;(2)0.125g;(3)0.25g

四、适应证及相应的临床价值

1. 本品作为首选或选用药物应用于下列疾病:

(1) 立克次体病,包括流行性斑疹伤寒、地方性斑疹伤寒、洛矶山热、恙虫病和 Q 热。

(2) 支原体属感染。

（3）衣原体属感染，包括鹦鹉热、性病、淋巴肉芽肿、非特异性尿道炎、输卵管炎、宫颈炎及沙眼。

（4）回归热。

（5）布鲁氏菌病。

（6）霍乱。

（7）兔热病。

（8）鼠疫。

（9）软下疳。

治疗布鲁氏菌病和鼠疫时需与氨基糖苷类联合应用。

2. 由于目前常见致病菌对四环素类耐药现象严重，仅在病原菌本品呈现敏感时，方有用药指征。

3. 本品可用于对青霉素类过敏的破伤风、气性坏疽、雅司、梅毒、淋病和钩端螺旋体病以及放线菌属、单核细胞增多性李斯特菌感染的患者。

五、用法用量

1. 儿童

口服：8 岁以上儿童每日 20～40mg/kg，分 4 次服用。

静脉滴注：8 岁以上儿童每日 15～30mg/kg，分 2 次给药，药液浓度不应超过 1mg/ml。

在牙齿发育期间（怀孕中后期、婴儿和 8 岁以下儿童）应用本品时，四环素可在任何骨组织中形成稳定的钙化合物，导致恒齿黄染、牙釉质发育不良和骨生长抑制，故 8 岁以下儿童不宜用本品。

2. 成人

口服：成人每日 1～2g，分 4 次服用。

静脉滴注：每日 1～1.5g，分 2 次给药，药液浓度不应超过 1mg/ml。

3. 老年人　老年患者常伴有肾功能减退，因此需调整剂量。应用本品易引起肝毒性，故老年患者需慎用。

六、特殊人群用药

1. 妊娠期　本品可透过胎盘屏障进入胎儿体内，沉积在牙齿和骨的钙质区内，引起胎儿牙齿变色，牙釉质再生不良及抑制胎儿骨骼生长，该类药物在动物实验中有致畸胎作用，因此孕妇不宜应用。孕妇对四环素的肝毒性反应尤为敏感，应避免使用此类药物。

2. 哺乳期　本品可自乳汁分泌，乳汁中浓度较高，对乳儿有潜在的发生严重不良反应的可能，哺乳期妇女应用时应暂停哺乳。

七、药理学

1. 药效学及作用机制　本品为广谱抑菌剂，高浓度时具杀菌作用。本品对肺炎链球菌、溶血性链球菌、草绿链球菌及部分葡萄球菌、产气荚膜杆菌、炭疽杆菌、鼠疫杆菌、白喉杆菌、破伤风杆菌、布鲁氏菌属、流感嗜血杆菌、弯曲杆菌属、霍乱弧菌均有一定抗菌作用，对立克次体、支原体属、衣原体属、螺旋体、某些原虫也有抑制作用。肠杆菌科细菌如肠杆菌属、克雷伯菌属、沙门菌属、志贺菌属等对本品多数耐药。

本品对革兰氏阳性菌的作用优于革兰氏阴性菌，但肠球菌属对其耐药。其他如放线菌属、炭疽杆菌、单核细胞增多性李斯特菌、梭状芽孢杆菌、奴卡菌属等亦对本品敏感。本品对淋病奈瑟菌和脑膜炎奈瑟菌具一定抗菌活性，但耐青霉素的淋球菌对四环素也耐药。本品对铜绿假单胞菌无抗菌活性。对部分厌氧菌属细菌具一定抗菌作用，但远不如甲硝唑、克林霉素和氯霉素，因此临床上并不选用。多年来由于四环素类的广泛应用，临床常见病原菌包括葡萄球菌等革兰氏阳性菌及肠杆菌属等革兰氏阴性杆菌对四环素耐药现象严重，并且，同类品种之间存在交叉耐药。

本品作用机制在于药物能特异性地与细菌核糖体 30s 亚基的 A 位置结合，阻止氨基酰-tRNA 在该位上的联结，从而抑制肽链的增长和影响细菌蛋白质的合成。

2. 药代动力学　本品口服可吸收但不完全，有 60%～70% 的给药量可从胃肠道吸收。口服吸收受食物和金属离子的影响，后者与药物形成络合物使吸收减少。单剂口服本品 250mg 后，血药峰浓度（C_{max}）为 2～4mg/L。多剂口服该药 250mg 或 500mg（每 6 小时服药 1 次后），稳态血药浓度分别可达 1～3mg/L 和 1.5～5mg/L。吸收后广泛分布于体内组织和体液，易渗入胸水、腹水、胎儿循环，但不易透过血脑脊液屏障。本品易与骨和牙齿等组织结合，在胎儿循环中浓度可达母体的 20%～75%，本品可分泌至乳汁，乳汁中浓度可达母血浓度的 60%～80%。蛋白结合率为 55%～70%，本品主要自肾小球滤过排出体外，肾功能正常者血消除半衰期（$t_{1/2\beta}$）为 6～11 小时，无尿患者可达 57～108 小时，其未吸收部分自粪便以原型排出，少量药物自胆汁分泌至肠道排出，故肾功能减退时可明显影响药物的清除。本品可自血液透析缓慢清除，约可清除给药量的 10%～15%。

3. 药物不良反应

（1）胃肠道症状如恶心、呕吐、上腹不适、腹胀、腹泻等，偶尔引起胰腺炎，偶有食管炎和食管溃疡的报道，多发生于服药后立即卧床的患者。

（2）本品可致肝毒性，通常为脂肪肝变性，孕妇、原有肾功能损害的患者易发生肝毒性，但肝毒性亦可发生于并无上述情况的患者。

（3）变态反应：多为斑丘疹和红斑，少数患者可见荨麻疹、血管神经性水肿、过敏性紫癜、心包炎以及系统性红斑狼疮加重，表皮剥脱性皮炎则不常见。偶有过敏性休克和哮喘发生。某些用四环素的患者日晒时会有光敏现象。所以，应建议患者服用本品期间不要直接暴露于阳光或紫外线下，一旦皮肤有红斑则立即停药。

（4）血液系统：偶可引起溶血性贫血、血小板减少、中性粒细胞减少和嗜酸性粒细胞减少。

（5）中枢神经系统：偶可致良性颅内压增高，可表现为头痛、呕吐、视神经乳头水肿等。

（6）肾毒性：原有显著肾功能损害的患者可能发生氮质血症加重、高磷酸血症和酸中毒。

（7）二重感染：长期应用本品可发生耐药金黄色葡萄球菌、革兰氏阴性杆菌和真菌等引起的消化道、呼吸道和尿路感染，严重者可致败血症。

（8）四环素类的应用可使人体内正常菌群减少,导致维生素缺乏、真菌繁殖,出现口干、咽炎、口角炎、舌炎、舌苔色暗或变色等。

4. 药物相互作用

（1）与制酸药如碳酸氢钠同用时,由于胃内 pH 增高,可使本品吸收减少,活性减低,故服用本品后 1~3 小时内不应服用制酸药。

（2）含钙、镁、铁等金属离子的药物,可与本品形成不溶性络合物,使本品吸收减少。

（3）与全身麻醉药甲氧氟烷合用时,可增强其肾毒性。

（4）与强利尿药如呋塞米等药物合用时可加重肾功能损害。

（5）与其他肝毒性药物(如抗肿瘤化疗药物)合用时可加重肝损害。

（6）降血脂药考来烯胺或考来替泊可影响本品的吸收,必须间隔数小时分开服用。

（7）本品可降低避孕药效果,增加经期外出血的可能。

（8）本品可抑制血浆凝血酶原的活性,所以接受抗凝治疗的患者需要调整抗凝血药的剂量。

八、注意事项

1. 禁用　对四环素类药物过敏者禁用。

2. 用药注意事项

（1）交叉过敏反应:对一种四环素类药物呈过敏者对其他四环素类药物呈现过敏。

（2）对诊断的干扰

（3）测定尿邻苯二酚胺(Hingerty 法)浓度时,由于四环素对荧光的干扰,可使测定结果偏高。

（4）本品可使碱性磷酸酶、血尿素氮、血清淀粉酶、血清胆红素、血清氨基转移酶(GOT、GPT)的测定值升高。

（5）长期用药期间应定期随访检查血常规以及肝、肾功能。

（6）应用本品时应饮用足量(约 240ml)水,避免食管溃疡和减少胃肠道刺激症状。

（7）本品宜空腹口服,即餐前 1 小时或餐后 2 小时服用,以避免食物对吸收的影响。

（8）下列情况存在时须慎用或避免应用。

由于本品可致肝损害,因此原有肝病者不宜用此类药物。

由于本品可加重氮质血症,已有肾功能损害不宜应用此类药物,如确有指征应用时须慎重考虑,并根据肾功能损害的程度,减量使用。

（9）治疗性病时,如怀疑同时合并螺旋体感染,用药前须行暗视野显微镜检查及血清学检查,后者每月 1 次,至少 4 次。

（10）药物过量时主要是对症疗法和支持疗法,如洗胃、用催吐剂及补液等。

九、贮藏条件

遮光,密封,在干燥处保存。

十、药物经济性评价

非基本药物,非医保药,《中国药典》(2020 年版)收载。

多 西 环 素

一、药品名称

1. 英文名　Doxycycline

2. 化学名　6-甲基-4-(二甲氨基)-3,5,10,12,12a-五羟基-1,11-二氧代-1,4,4a,5,5a,6,11,12a-八氢-2-并四苯甲酰胺

二、药品成分

盐酸多西环素

三、剂型与规格

口服常释剂型　(1)0.05g;(2)0.1g

四、适应证及相应的临床价值

多西环素用于下列微生物引起的感染:立克次体属(洛矶山斑疹热,斑疹伤寒,恙虫病,Q 热,立克次氏体痘,脾热等);肺炎支原体(类胸膜肺炎菌,肺炎支原体);鹦鹉热和鸟疫病原体;性病淋巴肉芽肿和腹股沟肉芽肿;回归热螺旋体(包柔氏螺旋体菌)。

适用于下列革兰氏阴性菌引起的感染:杜克雷嗜血杆菌(软性下疳);鼠疫巴斯德菌和土拉巴斯德菌;杆状巴尔通体属;类杆菌属;逗点状弧菌和胚儿弧菌;布鲁菌(与链霉素合用)。

由于以下多数菌株都对四环素类耐药,故建议进行细菌培养和药敏试验。若细菌敏感性试验表明对药物足够敏感,则多西环素可用于下列革兰氏阴性菌引起的感染:大肠埃希杆菌属;产气肠杆菌;志贺菌属;Mima 菌属和赫尔菌属;流感嗜血杆菌(呼吸道感染);克雷伯菌属(呼吸道和尿路感染)。

若细菌敏感性试验表明对药物足够敏感,则多西环素可用于下列革兰氏阳性菌引起的感染。①链球菌:已发现高达44%的化脓性链球菌和74%粪链球菌对四环素类药物有耐药性。因此,除非敏感性很强,否则不用此类药物治疗链球菌引发的感染。②由炭疽杆菌引起的炭疽热,包括吸入性炭疽:用于在接触炭疽杆菌后减少发病率和减慢病情进展。③对于 A 型 β 溶血性链球菌引起的上呼吸道感染和风湿热的预防,青霉素是首选药物。④肺炎双球菌。⑤金黄色葡萄球菌:呼吸道、皮肤和软组织感染。

一般不用四环素类药物治疗葡萄球菌引起的感染。当青霉素禁用时,多西环素可作为替代药物用于下列微生物引起的感染:淋病奈瑟球菌和脑膜炎奈瑟球菌;梅毒螺旋体和雅思螺旋体(梅毒和雅司病);单核细胞增生性李斯特杆菌;梭状芽孢杆菌属;梭形梭杆菌;放线菌属。

对急性肠内阿米巴疾病,多西环素可以作为辅助治疗药物。

尽管萤光免疫检验法显示多西环素不能完全消灭沙眼病原体，但多西环素仍用于沙眼的治疗。

五、用法用量

1. 儿童　口服给药：8 岁以上儿童，每日 2~4mg/kg，分 1~2 次口服，首剂 4mg/kg。
2. 成人　口服给药：首次 200mg，以后每次 100mg，每日 1~2 次。
3. 老年人　本品长期使用对肝有损伤，应慎用。

六、特殊人群用药

1. 妊娠期　孕妇不宜应用。
2. 哺乳期　本品可自乳汁分泌，哺乳期妇女应用时应暂停哺乳。

七、药理学

1. 药效学及作用机制　本品为四环素类抗生素，作用机制为特异性地与细菌核糖体 30s 亚基的 A 位置结合，抑制肽链的增长和影响细菌蛋白质的合成。本品为广谱抑菌剂，高浓度时具杀菌作用。对革兰氏阳性菌作用优于革兰氏阴性菌，但肠球菌属对其耐药。其他如放线菌属、炭疽杆菌、单核细胞增多性李斯特氏菌、梭状芽孢杆菌、奴卡菌属、弧菌、布鲁氏菌属、弯曲杆菌、耶尔森菌对本品敏感。本品对淋病奈瑟菌具一定抗菌活性，但耐青霉素的淋病奈瑟菌对多西环素也耐药。立克次体属、支原体属、衣原体属、非典型分枝杆菌属、螺旋体对本品敏感。本品多年来由于四环素类的广泛应用，临床常见病原菌对本品耐药现象严重，包括葡萄球菌等革兰氏阳性菌及多数革兰氏阴性杆菌。本品与四环素类抗生素不同品种之间存在交叉耐药。

2. 药代动力学　据 PDR（physicians Desk. Reference）51 版介绍，四环素类药物易吸收，并且与血浆蛋白有不同程度的结合。主要分布在肝的胆汁中，以某种生物活性形式通过尿液和粪便排泄。在 1 小时内给正常成年志愿者输入浓度为 0.4mg/ml 的多西环素 100mg，平均峰浓度为 2.5mg/ml，在两个小时内输入浓度为 0.4mg/ml 的多西环素 200mg，平均峰浓度为 3.6mg/ml。

多西环素在正常人（肾清除率约为 75ml/min）体内三天的肾排除量约为 40%。肾功能不全者（肾清除率低于 10ml/min）的排除量只有 1%~5%。研究表明多西环素在正常人和严重肾功能不全者体内的血浆半衰期（18~22 小时）无明显区别。血液透析不会影响多西环素的血浆半衰期。

3. 药物不良反应
（1）胃肠道：厌食、恶心、呕吐、腹泻、舌炎、吞咽困难、小肠结肠炎以及肛门和生殖器的炎性损伤（念珠菌过度生长）。口服或注射给药的四环素类药物都会导致该类反应的发生。
（2）皮肤：斑疹、斑丘疹、红斑。偶见剥脱性皮炎。光敏性皮炎。
（3）肾毒性：BUN 的升高已有报道，并有明显的剂量依赖性。

（4）过敏反应：风疹、血管神经性水肿、过敏反应、过敏性紫癜、心包炎和红斑狼疮症状加重。
（5）婴儿囟门突出和成人良性颅内高压的现象已有报道。这种反应在停药后会很快消失。
（6）血液：溶血性贫血、血小板减少症、中性白细胞减少症和嗜酸性粒细胞增多已见报道。

4. 药物相互作用
（1）多西环素与肝药酶诱导剂苯巴比妥、苯妥英钠等同时用药，可使其半衰期缩短，并使血药浓度降低而影响疗效，因此应调整多西环素的剂量。
（2）可干扰青霉素的杀菌作用，应避免与青霉素合用。
（3）本品可抑制血浆凝血酶原的活性，所以接受抗凝治疗的患者需调整抗凝血药的剂量。
（4）使用本品时不能联合用铝、钙、镁、铁等金属离子药物。

八、注意事项

1. 禁用　对任何一种四环素类药物有过敏史的患者禁用。
2. 用药注意事项
（1）在牙齿生长发育期（怀孕后期、婴儿期以及 8 岁前儿童）使用四环素类药物，会造成永久性牙齿变色（黄-灰-褐）。
（2）这种不良反应常见于长期使用本类药物的患者，但短期内多次给药的患者也发现此类不良反应。牙釉质发育不全也见报道。因此，除非其他药物无效或禁用，该年龄段患者不适宜使用四环素类药物。
（3）表现为强度晒斑的光敏性反应已在服用四环素类药物的人群中发现。易暴露于太阳光照和紫外灯照射的患者应注意服用四环素类药物会发生该类反应，当皮肤有出现红斑的症状时应马上停止治疗。
（4）四环素类的抗代谢作用可以导致 BUN 的升高，但迄今为止的研究表明肾功能不全的患者使用多西环素不会发生此类反应。
（5）同其他抗菌药一样，使用该药会造成非敏感菌（包括真菌）的过度增长。如果发生二次感染，应停止使用，用合适的治疗方法取代。
（6）当怀疑性病与梅毒共存时，用药前应进行暗视野检查，并每月进行血清检查，至少持续四个月。
（7）由于四环素类能降低血浆凝血酶的活性，进行抗凝治疗的患者应降低抗凝剂的用量。
（8）在长期使用过程中，应定期进行各器官功能的检查，如造血功能、肾功能和肝功能检查。
（9）所在 A 型 β 溶血性链球菌引起的感染应至少治疗 10 天。
（10）由于抗菌药会妨碍青霉素的抗菌作用，应避免与青霉素合用。
（11）如果一旦过量使用了本品，应立即停药，并积极采取对症治疗措施。需要注意的是血液透析并不能改变本品的半衰期，并且不能给患者带来益处。

九、贮藏条件

密闭,在阴凉(不超过20℃)处保存。

十、药物经济性评价

基本药物(片剂:50mg,100mg),医保甲类,《中国药典》(2020年版)收载。

米 诺 环 素

一、药品名称

1. 英文名 Minocycline
2. 化学名 [4S-(4α,4aα,5aα,12aα)]4,7-双(二甲氨基)-1,4,4a,5,5a,6,11,12a-八氢-3,10,12,12a-四羟基-1,11-二氧-2-并四苯甲酰胺

二、药品成分

盐酸米诺环素

三、剂型与规格

口服常释剂型 (1)0.05g;(2)0.1g

四、适应证及相应的临床价值

本品适用于因葡萄球菌、链球菌、肺炎球菌、淋病奈瑟菌、痢疾杆菌、大肠埃希菌、克雷伯菌、变形杆菌、铜绿假单胞菌、梅毒螺旋体及衣原体等对本品敏感的病原体引起的下列感染:

1. 尿道炎、男性非淋菌性尿道炎(NGU)、前列腺炎、淋病、膀胱炎、附睾丸炎、宫内感染、肾盂肾炎、肾盂炎、肾盂膀胱炎等。
2. 浅表性化脓性感染 痤疮、扁桃体炎、肩周炎、毛囊炎、脓皮症、疖、疖肿症、痈、蜂窝织炎、汗腺炎、皮脂囊肿粉瘤、乳头状皮肤炎、甲沟炎、脓肿、鸡眼继发性感染、咽炎、泪囊炎、眼睑缘炎、睑腺炎、牙龈炎、牙冠周围炎、牙科性上腭窦炎、感染性上腭囊肿、牙周炎、外耳炎、外阴炎、阴道炎、创伤感染、手术后感染。
3. 深部化脓性疾病 乳腺炎、淋巴管(结)炎、颌下腺炎、骨髓炎、骨炎。
4. 急慢性支气管炎、喘息型支气管炎、支气管扩张、支气管肺炎、细菌性肺炎、异型肺炎、肺部化脓症。
5. 梅毒。
6. 中耳炎、鼻窦炎、颌下腺炎。
7. 痢疾、肠炎、感染性食物中毒、胆管炎、胆囊炎。
8. 腹膜炎。
9. 败血症、菌血症。

近年鲍曼不动杆菌对各类抗菌药物的耐药性提高,选用药物困难,美国FDA批准米诺环素作为治疗多重耐药鲍曼不动杆菌感染的联合用药之一

五、用法用量

1. 儿童 由于本品可引起牙齿永久性变色,牙釉质发育不良,并抑制骨骼的发育生长,故不推荐用于8岁以下的儿童,除非预期的利益高于可能的危险。

2. 成人 口服:首次剂量为0.2g,以后每12小时或24小时再服用0.1g,或遵医嘱。寻常性痤疮每次50mg,每日2次,6周为一疗程。

3. 老年人 本品的临床试验没有包括足够多的65岁以上的患者,所以不能判断老年人用药后的反应是否和年轻人相同。老年患者的剂量选择要谨慎,通常从最小剂量开始,因为老年人出现肝、肾或心脏功能降低的可能较高,并可能同时患有其他疾病或正在使用其他药物治疗。

六、特殊人群用药

1. 妊娠期 盐酸米诺环素,和其他四环素类抗生素一样,可通过胎盘,孕妇服用后可引致胎儿损害。如果在妊娠期间服用盐酸米诺环素或在服药期间怀孕,应告知患者药物对胎儿的潜在危险。孕妇不宜应用。

2. 哺乳期 盐酸米诺环素可在人乳中分泌;因此,应决定是停止哺乳还是停止用药。

3. 肾功能损害 肾功能损害患者用药,其24小时内的日总剂量不应超过200mg。

七、药理学

1. 药效学及作用机制 本品为半合成四环素类广谱抗生素,具高效和长效性,在四环素类抗生素中,本品的抗菌作用最强。抗菌谱与四环素相近。对革兰氏阳性菌包括耐四环素的金黄色葡萄球菌、链球菌等和革兰氏阴性菌中的淋病奈瑟菌均有很强的作用;对革兰氏阴性杆菌的作用一般较弱;本品对沙眼衣原体和溶脲支原体亦有较好的抑制作用。

本品的作用机制是与核糖体30s亚基的A位置结合,阻止肽链的延长,从而抑制细菌或其他病原微生物的蛋白质合成。本品系抑菌药,但在高浓度时,也具有杀菌作用。

2. 药代动力学 本品口服后迅速被吸收,食物对本品的吸收无明显影响。口服本品0.2g,1~4小时内(平均2.1小时)达血药峰浓度(C_{max}),为2.1~5.1mg/L。本品脂溶性较高,易渗透入许多组织和体液中,如甲状腺、肺、脑和前列腺等,本品在胆汁和尿中的浓度比血药浓度高10~30倍,在唾液和泪液中的浓度比其他四环素类抗生素高。血清蛋白结合率为76%~83%。在体内代谢较多,在尿中排泄的原型药物远低于其他四环素类。本品排泄缓慢,大部分由肾和胆汁排出。血消除半衰期($t_{1/2\beta}$)为11.1~22.1小时(平均15.5小时)。

3. 药物不良反应 在受评估的22 503名患者中,包括实验室数据异常在内,观察到有3 297名出现对本品的不良反应。观察到的最常见的不良反应包括胃肠道症状,如腹痛(3.07%)、恶心(3.04%)、厌食(1.88%)及胃肠道疾病(1.13%),以及头晕(2.85%)(从批准时间起上溯至1975年间收集的数据)。发生率无法确定的不良反应,如自发报告病例也包含在本节提供的数据中。

有临床意义的不良反应(发病率未知):

（1）休克和过敏反应：可引起休克和过敏反应，应密切观察患者情况。如观察到任何异常，如感觉不适、口腔不适、喘鸣、眩晕、便意、耳鸣、发汗、全身潮红、呼吸困难、血管性水肿（面部水肿、咽部水肿等）或意识障碍，应立即中断给药并采取适当的治疗措施。

（2）系统性红斑狼疮（SLE）样症状恶化：可加重系统性红斑狼疮（SLE）样症状：如观察到任何此类症状，应立即中断给药并采取适当的治疗措施。

（3）结节性多动脉炎、显微镜下多血管炎：因可能引起结节性多动脉炎和显微镜下多血管炎，应密切监测患者情况。如观察到任何异常，如发热、不适、体重减轻、关节痛、网状青斑、麻木等，应立即中断给药并采取适当的治疗措施。

（4）自身免疫性肝炎：长期用药可导致抗核抗体呈阳性，应密切监测患者情况。如观察到任何异常，应立即中断给药并采取适当的治疗措施。

（5）中毒性表皮坏死松解症（TEN）、黏膜-皮肤-眼综合征（史-约综合征），多形性红斑和剥脱性皮炎：因可能引起中毒性表皮坏死松解症（TEN）、黏膜-皮肤-眼综合征、多形性红斑及剥脱性皮炎，应密切监测患者情况。如观察到任何异常，如发烧、红斑、瘙痒、眼部充血及口腔炎，应立即中断给药并采取适当的治疗措施。

（6）超敏综合征：可引起迟发性严重超敏症状，该症状以皮疹和发热为首发症状，继而伴有淋巴结肿大、肝功能障碍等器官疾病、白细胞计数增多、嗜酸性粒细胞增多或出现非典型淋巴细胞，应密切监测患者，如出现任何以上症状，应立即中断给药并采取适当的治疗措施。该综合征常伴有病毒再激活，如人疱疹病毒6型（HHV-6）及皮疹、发热、肝功能障碍等。停止治疗后可能会复发或拖延，应注意。

（7）血液疾病：可引起全血细胞减少症、粒细胞缺乏症、粒细胞减少、白细胞减少症、血小板减少症及贫血。同样，使用盐酸米诺环素注射剂也可引起溶血性贫血。因此，应定期检查或采取其他必要的治疗方法对患者进行密切监测。如观察到此类异常，应立即中断给药并采取适当的治疗措施。

（8）严重肝功能障碍：可引起肝衰竭等严重肝功能障碍，应密切监测患者情况，尤其在治疗初期。如观察到此类异常，应立即中断给药并采取适当的治疗措施（治疗开始的第一周内就可能观察到异常）。

（9）急性肾衰竭和间质性肾炎：可引起急性肾衰竭及间质性肾炎，应通过定期检查密切监测患者情况。如观察到此类异常，应立即中断给药并采取适当的治疗措施。

（10）呼吸困难、间质性肺炎和PIE：可引起间质性肺炎和PIE，应当密切监测患者情况。如观察到任何异常，如发烧、咳嗽、工作时呼吸短促或呼吸困难，应立即做X射线胸片及其他必要检查。如怀疑是间质性肺炎和PIE，应立即中断给药并采取适当的治疗措施，如肾上腺皮质激素治疗。

（11）胰腺炎：可引起胰腺炎，应密切监测患者情况。如观察到此类异常，应立即中断给药并采取适当的治疗措施。

（12）惊厥、意识障碍等精神神经性疾病：可引起惊厥、意识障碍等精神神经性疾病，应当密切监测患者情况。如观察到此类异常，应立即中断给药并采取适当的治疗措施。

（13）出血性小肠结肠炎、伪膜性结肠炎（发生率未知）：可引起严重的小肠结肠炎，如：出血性小肠结肠炎、伪膜性结肠炎，应密切监测患者情况。如观察到任何异常，应立即中断给药并采取适当的治疗措施。

（14）根据MedDRA系统/器官分类，用CIOMS频率种类，将不良反应列举如下。常见：≥1%；不常见：≥0.1%且<%；罕见：≥0.01%且<0.1%；非常见：<0.01%。

1）血液淋巴系统异常。①罕见：嗜酸性粒细胞增多、白细胞减少、中性粒细胞减少、血小板减少；②非常罕见：溶血性贫血、全血细胞减少症；③发生率不确定：粒细胞缺乏。

2）心血管系统异常。非常罕见：心肌炎、心包炎。

3）耳与迷路异常。罕见：听力损害、耳鸣。

4）内分泌系统异常。非常罕见：甲状腺功能异常、甲状腺褐-黑变。

5）胃肠道系统异常。①不常见：腹痛、胃肠功能障碍；②罕见：腹泻、恶心、口腔炎、牙齿变色（包括成人牙齿变色）、呕吐、便秘、味觉异常；③非常罕见：消化不良、吞咽困难、牙釉质发育不全、小肠结肠炎、食管炎、食管溃疡、舌炎、胰腺炎、伪膜性结肠炎；④发生率不确定：肛周炎、口腔变色（包括舌、唇和牙龈）。

6）全身性疾病。①不常见：发热、不适；②非常罕见：分泌物变色。

7）肝胆系统异常。①罕见：肝酶升高、肝炎、肝功能检查数据异常，如天谷草转氨酶（GOT）及谷丙转氨酶（GPT）值增高；②非常罕见：肝内胆汁淤积、肝衰竭（包括致命性的）、高胆红素血症、黄疸；③发生率不确定：自体免疫性肝炎。

8）免疫系统异常。①罕见：过敏/过敏样反应（包括休克）、包括致命性的；②发生率不确定：超敏反应。

9）感染和侵染。非常罕见：口腔及肛门生殖道念珠菌感染、外阴阴道炎。

10）代谢和营养异常。罕见：厌食。

11）肌肉、结缔组织和骨骼系统异常。①罕见：关节痛、狼疮样综合征、肌痛；②非常罕见：关节炎、骨变色、系统性红斑狼疮（SLE）恶化、关节僵直、关节肿胀。

12）神经系统异常。①常见：头晕（头昏）；②罕见：头痛、感觉迟钝、感觉异常、脑假瘤、眩晕、麻痹；③非常罕见：囟门膨出；④发生率不确定：惊厥、镇静。

13）肾及泌尿系统异常。①罕见：血尿素氮（BUN）升高；②非常罕见：急性肾衰竭、间质性肾炎。

14）生殖系统及乳腺异常。非常罕见：龟头炎。

15）呼吸、胸和纵隔异常。①罕见：咳嗽、呼吸困难；②非常罕见：支气管痉挛、哮喘恶化、肺嗜酸粒细胞增多；③发生率不确定：局限性肺炎。

16）皮肤及皮下组织异常。①罕见：脱发、多形性红斑、结节性红斑、固定性药疹；皮肤色素沉着过度、光敏反应、瘙痒、皮疹、荨麻疹、发烧、水肿（四肢、面部）。②非常罕见:血管性水肿、剥脱性皮炎、指甲色素沉着过度、史-约(Stevens-Johnson)综合征、中毒性表皮坏死松解症、脉管炎。③发生率不确定:急性发热性嗜中性细胞皮肤病。

17)菌群交替症。发生率不确定:菌群交替症引起的新感染。

18)维生素缺乏。发生率不确定:维生素 K 缺乏症状(低凝血酶原血症、出血倾向等)、维生素 B 缺乏症状(舌炎、口腔炎、厌食、神经炎等)。

19)颅内压增高。发生率不确定:颅内压增高相关症状(呕吐、头痛、复视、视乳头水肿、前囟膨出等)。

20)上市后,在接受米诺环素治疗的患者中报道有甲状腺癌的发生。米诺环素的使用和甲状腺癌之间的因果关系尚未确立。

21)已报道有以下的综合征。某些出现这些综合征的病例中有死亡报道。和其他严重的不良反应一样,如出现这些综合征,应立即停药:

超敏反应综合征,包括皮肤反应(如皮疹或剥脱性皮炎)、嗜酸性粒细胞增多和以下一项或多项:肝炎、局限性肺炎、肾炎、心肌炎、心包炎。可能存在发热和淋巴结病。

狼疮样综合征,包括抗核抗体阳性;关节痛、关节炎、关节僵直或关节肿胀;以下一项或多项:发热、肌痛、肝炎、皮疹、脉管炎。

血清病样综合征,包括发热;荨麻疹或皮疹;关节痛,关节炎,关节僵直和关节肿胀。可能存在嗜酸性粒细胞增多。

4. 药物相互作用

(1)由于四环素能降低凝血酶原的活性,故本品与抗凝血药合用时,应降低抗凝血药的剂量。

(2)由于制酸药(如碳酸氢钠、铝、钙、镁)可与四环素类药物合用形成不溶性络合物而使四环素类药物的吸收减少、活性降低,故盐酸米诺环素与制酸药应避免同时服用。含铁的制剂可削弱盐酸米诺环素的吸收。

(3)降血脂药物考来烯胺(Cholestyramine)或考来替泊(Colestipol)与本品合用时,可能影响本品的吸收。

(4)由于巴比妥类、苯妥英或卡马西平可诱导微粒体酶的活性致使本品血药浓度降低,故合用时须调整本品的剂量。

(5)全麻药甲氧氟烷和米诺环素合用可导致致命性的肾毒性。

(6)由于抑菌药物能干扰青霉素的抑菌活性,所以应避免四环素类药物与青霉素类合用。

(7)米诺环素与强利尿药(如呋塞米等)合用可加重肾损害。

(8)米诺环素与其他肝毒性药物(如抗肿瘤化疗药物)合用可加重肝损害。

(9)四环素类药物和口服避孕药合用,能降低口服避孕药的效果。

(10)避免在服用米诺环素前即刻、使用期间及使用后即刻使用异维甲酸或其他系统性类视黄醇或维生素 A。这些药物中的任何一种都与脑假瘤发生有关。

(11)当麦角生物碱或其衍生物与四环素类同时给药时,会增加麦角中毒的风险。

(12)食物、牛奶和其他乳制品可损害标准米诺环素口服制剂的吸收。然而,食物和牛奶不会显著削弱微丸胶囊的吸收。

八、注意事项

1. 禁用　对任何四环素类药物或本品中的任一成分过敏者禁用。

2. 用药注意事项

(1)特别警告

1)罕见发生与服用盐酸米诺环素有关的过敏性/过敏样反应(包括休克和死亡)。

2)孕妇服用盐酸米诺环素,和其他四环素类抗生素一样,会引致胎儿毒性、暂时性骨骼发育迟缓和牙齿变色/釉质发育不全。已在动物研究中观察到胚胎毒性(大鼠)。因此,只有在预期的治疗效益大于可能的风险时,孕妇和可能处于妊娠状态的女性才应服用本品。

3)在牙齿发育期(从孕后期、婴儿期、8 岁前儿童期)服用四环素类药物可引起牙齿永久变色(黄色-灰色-棕色)。该不良反应在长期用药的患者中更常见,但是在短期内重复用药的患者中也有发生。同时,也报道有牙釉质发育不全。四环素类药物不应在牙齿发育期间使用,除非治疗利益大于风险。因此,仅可在其他药物无效或忌用的情况下使用本品。

4)一般情况下,当确定了微生物对本品敏感后,本药的持续给药时间应限定在治疗患者病症所需的最短期限内,以防出现耐药微生物。

5)为预防炭疽热发展及恶化,美国疾病控制和预防中心(CDC)针对本品类似药物,多西环素的建议处方期为60 天。

(2)一般注意事项

1)肝、肾功能不全、食管通过障碍者、老年人、口服吸收不良或不能进食者及全身状态恶化患者(因易引发维生素 K 缺乏症)慎用。

2)由于具有前庭毒性,本品已不作为脑膜炎奈瑟菌带菌者和脑膜炎奈瑟菌感染的治疗药物。

3)对本品过敏者有可能对其他四环素类也过敏。

4)服用盐酸米诺环素治疗的患者,在驾车或操作危险机械时应格外小心。因为在盐酸米诺环素治疗期间,报道有中枢神经系统的副作用,包括头晕、头昏或眩晕。这些症状在治疗期间可能消失,通常停药后消失。由于可致头晕、倦怠等,汽车驾驶员、从事危险性较大的机器操作及高空作业者应避免服用本品。

5)使用盐酸米诺环素中发生的其他非常罕见的严重事件包括史-约(Stevens-Johnson)综合征和中毒性表皮坏死松解症。如果怀疑发生上述的任何一种严重的皮肤反应,应停用盐酸米诺环素。

6)有报道使用四环素类药物可能会引起脑假瘤(良性颅内压增高),通常临床表现有头痛和视物模糊。当四环素用于婴儿时,还有囟门凸出的报道。尽管以上情况和其他相关症状多在停药后消失,永久性后遗症仍有可能存在。

7)本品滞留于食管并崩解时,会引起食管溃疡,故应多饮水,尤其临睡前服用时。本品在睡前服用时应特别注意。

8)急性淋病奈瑟菌性尿道炎患者疑有初期或二期梅毒时,通常应进行暗视野检查,疑有其他类型梅毒时,每月应进行血清学检查,并至少进行 4 个月。

9)严重肾功能不全患者的剂量应低于常用剂量,如需长期治疗,应监测血药浓度。

10)用药期间应定期检查肝、肾功能。

11)本品有可能引起光敏性皮炎,应告知患者在服用四环素类药物期间可引起较重的晒斑反应,故用药期间应避免日晒。

12)肝功能损害患者:据报道盐酸米诺环素有肝毒性;因此,在肝功能不全患者以及与其他肝毒性药物合用时应谨慎使用。

13)肾功能损害患者:四环素类药物的抗合成代谢作用可引起血尿氮水平升高。在严重肾功能损害患者中,高血清水平的四环素类药物可导致氮质血症、高磷酸血症和酸中毒。如果存在肾功能损害,即使通常的口服及注射剂量均可导致药物在人体内的过度蓄积及肝毒性。

14)其他注意事项:①据报道,使用本品可引起黄棕色/深褐色、绿色或蓝色尿;②使用本品可使甲状腺变为黑色;③尽管国外有报道称,服用本品的患者出现了甲状腺癌,但尚未确立与本品的因果关系。

15)对实验室检查指标的干扰:①测定尿邻苯二酚胺(Hingerty 法)浓度时,由于本品对荧光的干扰,可能使测定结果偏高;②可能使碱性磷酸酶、血清淀粉酶、血清胆红素、血清氨基转移酶(GOT、GPT)的测定值升高。

16)实验室监测:患者应定期进行身体各系统功能检查,包括造血系统、肾功能和肝功能。

17)本品可与食品、牛奶或含碳酸盐饮料同服。

18)于受控室温 20~25℃(68~77℉)条件下贮藏,避免将本品保存于光照、潮湿和过热的地方。

19)配药注意事项:对于使用铝塑料泡罩包装(PTP)的药物,嘱咐患者在用药前,从泡罩中取出药品。(据报道,若吞服 PTP,尖锐的包装边缘可能会刺穿食管黏膜,导致纵隔炎等严重并发症)。

药物过量最常见的不良反应包括头昏、恶心和呕吐。尚无盐酸米诺环素的特定的解毒剂。万一发生药物过量,应立即停药,对症治疗并采取支持性治疗措施。血液透析和腹膜透析不能有效清除血液中的盐酸米诺环素。

九、贮藏条件

遮光,密封保存。

十、药物经济性评价

基本药物(片剂:50mg;胶囊:50mg,100mg),医保乙类,《中国药典》(2020 年版)收载。

金 霉 素

一、药品名称

1. 英文名 Chlortetracycline
2. 化学名 6-甲基-4-(二甲氨基)-3,6,10,12,12a-五羟基-1,11-二氧代-7-氯-1,4,4a,5,5a,6,11,12a-八氢-2-并四苯甲酰胺

二、药品成分

盐酸金霉素

三、剂型与规格

眼膏 0.5%

四、适应证及相应的临床价值

用于细菌性结膜炎、睑腺炎及细菌性眼睑炎。也用于治疗沙眼。

五、用法用量

成人:涂入眼睑内,每日 1~2 次,最后一次宜在睡前使用。

六、药理学

1. 药效学及作用机制 本品为四环素类广谱抗生素。其作用机制主要是抑制细菌蛋白质合成。对眼部常见革兰氏阳性细菌及沙眼衣原体有抑制作用。

2. 药物不良反应

(1)轻微刺激感。

(2)偶见过敏反应,出现充血、眼痒、水肿等症状。

七、注意事项

1. 禁用 尚不明确。

2. 用药注意事项

(1)本品仅限眼部使用。

(2)涂眼前,注意清洁双手,管口勿接触手和眼睛,防止损伤和污染。

(3)本品不宜长期连续使用,使用 5 日症状未缓解,应停药就医。

(4)若出现充血、眼痒、水肿等症状,应停药就医。

(5)对本品过敏者禁用,过敏体质者慎用。

(6)本品性状发生改变时禁止使用。

(7)请将本品放在儿童不能接触的地方。

(8)儿童必须在成人监护下使用。

(9)如正在使用其他药品,使用本品前请咨询医师或药师。

八、贮藏条件

密闭,在干燥的凉处(不超过 20℃)保存。

九、药物经济性评价

非基本药物,医保甲类,《中国药典》(2020 年版)收载。

土 霉 素

一、药品名称

1. 英文名 Oxytetracycline
2. 化学名 6-甲基-4-(二甲氨基)-3,5,6,10,12,12a-六羟基-1,11-二氧代-1,4,4a,5,5a,6,11,12a-八氢-2-并四苯甲酰胺

二、药品成分

土霉素

三、剂型与规格

口服常释剂型 (1)0.125g;(2)0.25g

四、适应证及相应的临床价值

1. 本品作为选用药物可用于下列疾病:
(1) 立克次体病,包括流行性斑疹伤寒、地方性斑疹伤寒、洛矶山热、恙虫病和 Q 热。
(2) 支原体属感染。
(3) 衣原体属感染,包括鹦鹉热、性病、淋巴肉芽肿、非特异性尿道炎、输卵管炎、宫颈炎及沙眼。
(4) 回归热。
(5) 布鲁氏菌病。
(6) 霍乱。
(7) 兔热病。
(8) 鼠疫。
(9) 软下疳。
治疗布鲁氏菌病和鼠疫时需与氨基糖苷类联合应用。

2. 由于目前常见致病菌对本品耐药现象严重,仅在病原菌对本品敏感时,方可作为选用药物。

五、用法用量

1. 儿童 口服:8 岁以上儿童每日 30~40mg/kg,分 3~4 次。8 岁以下儿童禁用本品。
2. 成人 口服:每日 1.5~2g,分 3~4 次
3. 老年人 老年患者常伴有肾功能减退,应用本品,易引起肝毒性,故老年患者应用本品时应根据肾功能减退的程度调整剂量。

六、特殊人群用药

1. 妊娠期 本品可透过胎盘屏障进入胎儿体内,沉积在牙齿和骨的钙质区内,引起胎儿牙齿变色、牙釉质再生不良及抑制胎儿骨骼生长,此外该类药物在动物实验中有致畸胎作用,因此孕妇不宜使用本品。
2. 哺乳期 本品可自乳汁分泌,乳汁中浓度较高,对乳儿有潜在的发生严重不良反应的可能,哺乳期妇女应用时应暂停授乳。

七、药理学

1. 药效学及作用机制 四环素类抗生素。本品为广谱抑菌剂,许多立克次体属、支原体属、衣原体属、螺旋体对本品敏感。肠球菌属对其耐药。其他如放线菌属、炭疽杆菌、单核细胞增多性李斯特菌、梭状芽孢杆菌、奴卡菌属、弧菌属、布鲁菌属、弯曲杆菌、耶尔森菌等对本品亦较敏感。多年来由于土霉素和四环素类的广泛应用,临床常见病原菌对土霉素耐药现象严重,包括葡萄球菌等革兰氏阳性菌及多数革兰氏阴性杆菌。本品与四环素类抗生素的不同品种之间存在交叉耐药。

本品作用机制为药物能特异性与细菌核糖体 30s 亚基的 A 位置结合,抑制肽链的增长和影响细菌蛋白质的合成。

2. 药代动力学 本品口服后的生物利用度仅 30% 左右。单剂口服本品 1 小时后,2 小时到达血药峰浓度(C_{max}),为 2.5mg/L。本品吸收后广泛分布于肝、肾、肺等组织和体液,易渗入胸水、腹水,不易透过血脑脊液屏障。本品蛋白结合率约为 20%。肾功能正常者血消除半衰期($t_{1/2\beta}$)为 9.6 小时。本品主要自肾小球滤过排出,给药后 96 小时内排出给药量的 70%,其不吸收部分以原型药随粪便排泄。

3. 药物不良反应
(1) 消化系统:胃肠道症状如恶心、呕吐、上腹不适、腹胀、腹泻,偶有胰腺炎、食管炎和食管溃疡的报道,多发生于服药后立即卧床的患者。
(2) 肝毒性:通常为脂肪肝变性,孕妇、原有肾功能损害的患者易发生肝毒性,但肝毒性亦可发生于并无上述情况的患者。
(3) 过敏反应:多为斑丘疹和红斑,此外可见荨麻疹、血管神经性水肿、过敏性紫癜、心包炎以及系统性红斑狼疮加重,表皮剥脱性皮炎并不常见。偶有过敏性休克和哮喘发生。某些用四环素的患者日晒时有光敏现象。所以,应建议患者不要直接暴露于阳光或紫外线下,一旦皮肤有红斑则立即停药。
(4) 血液系统:偶可引起溶血性贫血、血小板减少、中性粒细胞减少和嗜酸粒细胞减少。
(5) 中枢神经系统:偶可致良性颅内压增高,可表现为头痛、呕吐、视神经乳头水肿等。
(6) 肾毒性:原有显著肾功能损害的患者可能发生氮质血症加重、高磷酸血症和酸中毒。
(7) 二重感染:长期应用本品可发生耐药金黄色葡萄球菌、革兰氏阴性杆菌和真菌等的消化道、呼吸道和尿路感染,严重者可致败血症。
(8) 本品可沉积在牙齿和骨骼中,致牙齿产生不同程度的变色黄染、牙釉质发育不良及龋齿,并可致骨骼发育不良。
(9) 应用本品可使人体内正常菌群减少,导致维生素 B 缺乏,真菌繁殖,出现口干、咽痛、口角炎和舌炎等。

4. 药物相互作用

（1）与制酸药如碳酸氢钠同用时,由于胃内 pH 增高,可使本品吸收减少,活性减低,故服用本品后 1~3 小时内不应服用制酸药。

（2）含钙、镁、铁等金属离子的药物,可与本品形成不溶性络合物,使本品吸收减少。

（3）与全身麻醉药甲氧氟烷同用时,可增强其肾毒性。

（4）与强利尿药如呋塞米等药物同用时可加重肾功能损害。

（5）与其他肝毒性药物（如抗肿瘤化疗药物）同用时可加重肝损害。

（6）降血脂药考来烯胺或考来替泊可影响本品的吸收,必须间隔数小时分开服用。

（7）本品可降低避孕药效果,增加经期外出血的可能。

（8）本品可抑制血浆凝血酶原的活性,所以接受抗凝治疗的患者需要调整抗凝血药的剂量。

八、注意事项

1. 禁用　有四环素类药物过敏史者禁用。

2. 用药注意事项

（1）交叉过敏反应:对一种四环素类药物呈现过敏者可对本品呈现过敏。

（2）对诊断的干扰

1）测定尿邻苯二酚胺（Hingerty 法）浓度时,由于本品对荧光的干扰,可使测定结果偏高。

2）本品可使碱性磷酸酶、血尿素氮、血清淀粉酶、血清胆红素、血清氨基转移酶（GOT、GPT）的测定值升高。

（3）长期用药应定期检查血常规以及肝、肾功能。

（4）口服本品时,应饮用足量（约 240ml）水,避免食管溃疡和减少胃肠道刺激症状。

（5）本品宜空腹口服,即餐前 1 小时或餐后 2 小时服用,避免食物对吸收的影响。

（6）下列情况存在时须慎用或避免应用

1）由于本品可致肝损害,因此原有肝病者不宜用此类药物。

2）由于本品可加重氮质血症,已有肾功能损害不宜应用此类药物,如确有指征应用时须慎重考虑,并调整剂量。

（7）治疗性病时,如怀疑同时合并梅毒螺旋体感染,用药前须行暗视野显微镜检查及血清学检查,后者每月 1 次,至少 4 次。

（8）本品无特异性拮抗药,药物过量时应给予催吐、洗胃及大量饮水及补液等对症治疗及支持治疗。

九、贮藏条件

遮光,密封,在干燥处保存。

十、药物经济性评价

非基本药物,非医保药,《中国药典》（2020 年版）收载。

美 他 环 素

一、药品名称

1. 英文名　Metacycline

2. 化学名　6-亚甲基-4-(二甲氨基)-3,5,10,12.12α-五羟基-1,11-二氧代-1,4,4α,5,5α,6,11,12α-八氢-并四苯甲酰胺

二、药品成分

盐酸美他环素

三、剂型与规格

口服常释剂型　（1）0.1g;（2）0.2g;（3）0.3g

四、适应证及相应的临床价值

1. 本品作为首选或选用药物可用于下列疾病:①立克次体病,包括流行性斑疹伤寒,地方性斑疹伤寒、洛矶山热、恙虫病和 Q 热;②支原体属感染;③衣原体属感染,包括鹦鹉热、性病性淋巴肉芽肿、非淋菌性尿道炎、输卵管炎、宫颈炎及沙眼;④回归热;⑤布鲁氏菌病;⑥霍乱;⑦兔热病;⑧鼠疫;⑨软下疳。

治疗布鲁氏菌病和鼠疫时需与氨基糖苷类联合应用。

2. 自于目前常见致病菌对四环素类耐药现象严重,仅在病原菌对此类药物敏感时,方有指征选用该类药物。本品不宜用于溶血性链球菌感染及葡萄球菌感染。

3. 本品可用于对青霉素类过敏患者的破伤风、气性坏疽、雅司、梅毒、淋菌性尿道炎、宫颈炎和钩端螺旋体病以及放线菌属和李斯特氏菌感染。

4. 可用于中、重度痤疮的辅助治疗。

五、用法用量

1. 儿童　8 岁以上儿童口服每 12 小时 5mg/kg。

2. 成人　口服每 12 小时 300mg。

3. 老年人　老年患者常伴有肾功能减退,剂量宜适当调整。老年患者应用本品,易引起肝毒性、需慎用。

六、特殊人群用药

1. 妊娠期　本品可透过胎盘屏障进入胎儿体内。沉积在牙齿和骨和钙质区内,引起胎儿牙齿变色,牙釉质再生不良及抑制胎儿骨骼生长,该类药物在动物中有致畸胎作用,目此孕妇不宜应用。

2. 哺乳期　本品可自乳分泌,乳汁中浓度较高,哺乳期妇女应用时应暂停授乳。

七、药理学

1. 药效学及作用机制　本品属于四环素类抗生素。某些四环素或土霉素耐药的菌株对本品仍可敏感。许多立克次体属、支原体属、衣原体属、某些非典型分枝杆菌属、螺旋体对本品敏感,但肠球菌属对其耐药。其他如放线菌属、炭

疽杆菌、单核细胞增多性李斯特氏菌、梭状芽孢杆菌、奴卡菌属、弧菌、布鲁氏菌属、弯曲杆菌、耶尔森氏菌等对本品敏感。本品对淋病奈瑟菌具一定抗菌活性,但耐青霉素的淋球菌对美他素也耐药。多年来自于四环素类的广泛应用,临床常见病原菌对美他环素耐药现象严重,包括葡萄球菌等革兰氏阳性菌及多数肠杆菌科细菌耐药。本品与四环素类不同品种之间存在交叉耐药。本品作用机制为药物能与细菌核糖体 30s 亚基的 A 位置结合,抑制肽链的增长和影响细菌蛋白质的合成。

2. 药代动力学　口服可吸收,单剂口服 500mg 后血药峰浓度(C_{max})约为 2mg/L,血消除半衰期($t_{1/2\beta}$)16 小时,蛋白结合率为 80%,在体内分布较广。以原型自尿排泄约占给药量的 50%,72 小时内经粪便排泄者仅占 5%。

3. 药物不良反应

(1) 消化系统:胃肠道症状如恶心、呕吐、上腹不适、腹胀、腹泻,偶有胰腺炎等。偶有食管炎和食管溃疡的报道,多发生于服药后立即上床的患者。

(2) 肝毒性:通常为脂肪肝变性,孕妇、原有肾功能损害的患者易发生,亦可发生于并无上述情况的患者。本品所致胰腺炎也可与肝毒性同时发生,患者并不伴有原发性肝病。

(3) 变态反应:多为斑丘疹和红斑,此外可见荨麻疹、血管神经性水肿、过敏性紫癜、心包炎以及系统性红斑狼疮皮损加重,表皮剥脱性皮炎并不常见。偶有过敏性休克和哮喘发生。某些用本品的患者日晒时可能有光敏现象。所以,建议患者不要直接暴露于阳光或紫外线下,一旦皮肤有红斑应立即停药。

(4) 血液系统:偶可引起溶血性贫血、血小板减少、中性粒细胞减少和嗜酸粒细胞减少。

(5) 中枢神经系统:偶可致良性颅内压增高,可表现为头痛、呕吐、视神经乳头水肿等。

(6) 肾毒性:原有显著肾功能损害的患者可能发生氮质血症、高磷酸血症和酸中毒。

(7) 二重感染:长期应用本品可诱发耐药金黄色葡萄球菌、革兰氏阴性杆菌和真菌等引起的二重感染,严重者可致败血症。

(8) 本品的应用可使人体内正常菌群减少,导致维生素缺乏,真菌繁殖,出现口干、咽炎、口角炎、舌炎等。

4. 药物相互作用

(1) 与制酸药如碳酸氢钠同用时,由于胃内 pH 增高,可使本品吸收减少,活性减低,故服用本品后 1~3 小时内不应服用制酸药。

(2) 含钙、镁、铁等金属离子的药物,可与本品形成不溶性络合物,使本品口服后吸收减少。

(3) 与全麻药甲氧氟烷合用时,可增强其肾毒性。

(4) 与强利尿药如呋塞米等药物合用时可加重肾功能损害。

(5) 与其他肝毒性药物(如抗肿瘤化疗药物)合用时可加重肝损害。

(6) 降血脂药考来烯胺或考来替泊可影响本品的吸收,必须间隔数小时分开服用。

(7) 本品可降低避孕药效果,增强经期外出血的可能。

(8) 本品可抑制血浆凝血酶原的活性,所以接受抗凝治疗的患者需要调整抗凝血药的剂量。

八、注意事项

1. 禁用　有四环素类药物过敏史者禁用。

2. 用药注意事项

(1) 交叉过敏反应:对一种四环素类药物呈过敏者可对本品过敏。

(2) 对诊断的干扰:

1) 测定尿邻苯二酚胺(Hingerty 法)浓度时,自于本品对荧光的干扰,可使测定结果偏高。

2) 本品可使碱性磷酸酶、血尿素氮、血清淀粉酶、血清胆红素、血清氨基转移酶(GOT、GPT)的测定值升高。

(3) 长期用药应定期检查血常规以及肝、肾功能。

(4) 应用本品时应饮用足量(约 240ml)水,避免食管溃疡和减少胃肠道刺激症状。

(5) 本品宜空腹口服,即餐前 1 小时或餐后 2 小时服用,以避免食物对吸收的影响。

(6) 下列情况存在时须慎用或避免应用

1) 原有肝病者不宜用此类药物。

2) 肾功能损害的患者不宜应用此类药物,如确有指征应用时须慎重考虑,并调整剂量。

(7) 治疗性病时,如怀疑同时合并梅毒旋体感染,用药前须行暗视野显微镜检查及血清学检查,后者每月 1 次,至少 4 次。

(8) 本品无特异性拮抗药,药物过量时应予以催吐、洗胃及大量饮水、补液等对症治疗和支持治疗。

九、贮藏条件

密封,在阴凉(不超 20℃)干燥处保存。

十、药物经济性评价

非基本药物,非医保药,《中国药典》(2020 年版)收载。

16　氯霉素类抗生素

氯　霉　素

一、药品名称

1. 英文名　Chloramphenicol

2. 化学名　D-苏式-(-)-N-[a-(羟基甲基)-β-羟基-对硝基苯乙基]-2,2-二氯乙酰胺

二、药品成分

氯霉素

三、剂型与规格

口服常释剂型　0.25g

注射剂　(1)0.125g；(2)0.25g

四、适应证及相应的临床价值

由于近年来常见病原菌对氯霉素的耐药性增长，以及头孢菌素类、氟喹诺酮类的广泛应用，氯霉素在国内外的应用普遍减少。由于氯霉素具有极好组织体液穿透性的药理学特点，易穿透血脑、血眼屏障，对细胞内病原菌有效，仍有一定临床应用指征，包括某些严重感染。

1. 伤寒和其他沙门菌属感染　为敏感菌株所致伤寒、副伤寒的选用药物，由沙门菌属感染的胃肠炎一般不宜应用本品，如病情严重，有合并败血症可能时仍可选用；在成人伤寒、副伤寒沙门菌感染中，以氟喹诺酮类药物为首选（孕妇及儿童不宜用该类药）。

2. 耐氨苄西林的B型流感嗜血杆菌脑膜炎或对青霉素过敏患者的肺炎链球菌、脑膜炎奈瑟菌性脑膜炎、敏感的革兰氏阴性杆菌脑膜炎，本品可作为选用药物之一。

3. 脑脓肿，尤其耳源性，常为需氧菌和厌氧菌混合感染。

4. 严重厌氧菌感染，如脆弱拟杆菌所致感染，尤其适用于病变累及中枢神经系统者，可与氨基糖苷类抗生素联合应用治疗腹腔感染和盆腔感染，以控制同时存在的需氧和厌氧菌感染。

5. 无其他低毒性抗菌药可替代时治疗敏感细菌所致的各种严重感染，如由流感嗜血杆菌、沙门菌属及其他革兰氏阴性杆菌所致败血症及肺部感染等，常与氨基糖苷类合用。

6. 立克次体感染，可用于Q热、落矶山斑点热、地方性斑疹伤寒等的治疗。

7. 眼科感染　无论局部用药或者全身用药，氯霉素均能在房水及玻璃体内达到有效浓度，是治疗眼内炎及全眼球感染的有效药物。

五、用法用量

1. 儿童　口服给药：2~4周新生儿每日25mg/kg，分4次服用；注射给药：2周以上婴儿及儿童每日25~50mg/kg，分2次静滴，早产儿及2周内新生儿应避免应用本品。

新生儿由于肝酶系统未发育成熟，肾排泄功能又差，药物自肾排泄较成人缓慢，故氯霉素应用于新生儿易导致血药浓度过高而发生毒性反应（灰婴综合征），故新生儿不宜应用本品，有指征必须应用本品时应在监测血药浓度条件下使用。

2. 成人　口服给药：每日25~50mg/kg，分4次服用；注射给药：每日1~2g，严重病例可增加至3g，分2~4次静脉滴注。

3. 老年人　老年患者组织器官大多退化，功能减退，自身免疫功能亦降低，氯霉素可致严重不良反应，故老年患者应慎用。

六、特殊人群用药

1. 妊娠期　由于氯霉素可透过胎盘屏障，对早产儿和足月产新生儿均可能引起毒性反应，发生"灰婴综合征"，因

此在妊娠期，尤其是妊娠末期或分娩期不宜应用本品。

2. 哺乳期　本品自乳汁分泌，有引致哺乳婴儿发生不良反应的可能，包括严重的骨髓抑制反应，因此本品不宜用于哺乳期妇女，必须应用时应暂停哺乳。

3. 肾功能损害　肾功能损害时，氯霉素不需调整剂量，但对尿毒症患者的骨髓毒性较肾功能正常患者大。

血透仅能清除少量氯霉素，腹透对半衰期无影响，故血透、腹透后无须加量。

4. 肝功能损害　严重肝病患者中游离氯霉素的半衰期显著延长，必须应用时需调整剂量。

七、药理学

1. 药效学及作用机制　本品在体外具广谱抗微生物作用，包括需氧革兰氏阴性菌及革兰氏阳性菌、厌氧菌、立克次体属、螺旋体和衣原体属。对下列细菌具杀菌作用：流感嗜血杆菌、肺炎链球菌和脑膜炎奈瑟菌。对以下细菌仅具抑菌作用：金黄色葡萄球菌、化脓性链球菌、草绿色链球菌、B族溶血性链球菌、肠杆菌、肺炎克雷伯菌、奇异变形杆菌、伤寒沙门菌、副伤寒沙门菌、志贺菌属、脆弱拟杆菌等厌氧菌。下列细菌通常对氯霉素耐药：铜绿假单胞菌、不动杆菌属、肠杆菌属、黏质沙雷菌、吲哚阳性变形杆菌属、甲氧西林耐药葡萄球菌和肠球菌属。

本品属抑菌剂。氯霉素为脂溶性，作用机制为通过弥散进入细菌细胞内，并可逆性地结合在细菌核糖体的50s亚基上，使肽链增长受阻（可能由于抑制了转肽酶的作用），因此抑制肽链的形成，从而阻止蛋白质的合成。

2. 药代动力学　口服后吸收迅速而完全，约可吸收给药量的80%~90%，给药后1~3小时血药浓度达峰值。成人每次口服 12.5mg/kg 后，血药峰浓度（C_{max}）为 11.2~18.4mg/L，儿童每次口服25mg/kg后，血药峰浓度（C_{max}）为19~28mg/L。应用氯霉素的常用剂量（每日1~2g），可使血药浓度维持在5~10mg/L。吸收后广泛分布于全身组织和体液，在肝、肾组织中浓度较高，其余依次为肺、脾、心肌、肠和脑。可透过血脑屏障进入脑脊液中，脑膜无炎症时，脑脊液药物浓度为血药浓度的21%~50%，脑膜有炎症时，可达血药浓度的45%~89%，新生儿及婴儿患者可达50%~99%。也可透过胎盘屏障进入胎儿循环，胎儿血药浓度可达母体血药浓度的30%~80%。还可透过血眼屏障进入房水、玻璃体液，并可达治疗浓度。尚可分泌至乳汁、唾液、腹水、胸水以及滑膜液中。分布容积为 0.6~1L/kg。蛋白结合率约为50%~60%。血消除半衰期（$t_{1/2β}$）成人为1.5~3.5小时，肾功能损害者为 3~4 小时，严重肝功能损害者 $t_{1/2β}$ 延长（4.6~11.6小时），出生2周内新生儿 $t_{1/2β}$ 为24小时，2~4周者为12小时，大于1月的婴幼儿为4小时。在肝内游离药物的90%与葡糖醛酸结合为无活性的氯霉素单葡糖醛酸酯。在 24 小时内5%~10%以原型由肾小球滤过排泄，80%以无活性的代谢产物由肾小管分泌排泄，口服后约有3%由胆汁分泌排出，1%由粪便排出。透析对本品的清除无明显影响。

3. 药物不良反应

（1）对造血系统的毒性反应是氯霉素最严重的不良反应。有两种不同表现形式：

1）与剂量有关的可逆性骨髓抑制，常见于血药浓度超过 25mg/L 的患者，临床表现为贫血，并可伴白细胞和血小板减少。

2）与剂量无关的骨髓毒性反应，常表现为严重的、不可逆性再生障碍性贫血，发生再生障碍性贫血者可有数周至数月的潜伏期，不易早期发现，其临床表现有血小板减少引起的出血倾向，如瘀点、瘀斑和鼻出血等，以及由粒细胞减少所致感染征象，如高热、咽痛、黄疸等。绝大多数再生障碍性贫血于口服氯霉素后发生。

（2）溶血性贫血，可发生在某些先天性葡萄糖-6-磷酸脱氢酶不足的患者。

（3）灰婴发绀综合征，典型的病例发生在出生后 48 小时内即给予高剂量的氯霉素，治疗持续 3～4 天后可发生灰婴综合征，血药浓度可高达 40～200mg/L。临床表现为腹胀、呕吐、进行性苍白、微循环障碍、体温不升、呼吸不规则。常发生在早产儿或新生儿应用大剂量氯霉素（按体重每日超过 25mg/kg）时，类似表现亦可发生在成人或较大儿童应用更大剂量（每日约 100mg/kg）时。及早停药，尚可完全恢复。

（4）用本品长程治疗可诱发出血倾向，可能与骨髓抑制、肠道菌群减少致维生素 K 合成受阻、凝血酶原时间延长等均有关。

（5）周围神经炎和视神经炎，常在长程治疗时发生，及早停药，常属可逆，也有发生视神经萎缩而致盲者。

（6）消化道反应，可有腹泻、恶心、呕吐等。

（7）过敏反应较少见。可致各种皮疹、日光性皮炎、血管神经性水肿。一般较轻，停药后可迅速好转。

（8）二重感染，可致变形杆菌、铜绿假单胞菌、金黄色葡萄球菌、真菌等的肺、胃肠道及尿路感染。

4. 药物相互作用

（1）抗癫痫药（乙内酰脲类）。由于氯霉素可抑制肝细胞微粒体酶的活性，导致此类药物的代谢降低，或氯霉素替代该类药物的血清蛋白结合部位，均可使药物的作用增强或毒性增加，故当与氯霉素同用时或在其后应用须调整此类药物的剂量。

（2）与降血糖药（如甲苯磺丁脲）同用时，由于蛋白结合部位被替代，可增强其降糖作用，因此需调整该类药物剂量。格列吡嗪和格列本脲的非离子结合特点，使其所受影响较其他口服降血糖药为小，但同用时仍须谨慎。

（3）长期口服含雌激素的避孕药，如同时服用氯霉素，可使避孕的可靠性降低，以及经期外出血增加。

（4）由于氯霉素可具有维生素 B_6 拮抗剂的作用或使后者经肾排泄量增加，可导致贫血或周围神经炎的发生，因此维生素 B_6 与本品同用时机体对前者的需要量增加。

（5）氯霉素可拮抗维生素 B_{12} 的造血作用，因此两者不宜同用。

（6）与某些骨髓抑制药同用时，可增强骨髓抑制作用，如抗肿瘤药物、秋水仙碱、羟基保泰松、保泰松和青霉胺等。

同时进行放射治疗时，亦可增强骨髓抑制作用，须调整骨髓抑制剂或放射治疗的剂量。

（7）如在术前或术中应用，由于本品对肝酶的抑制作用，可降低诱导麻醉药阿芬他尼的清除，延长其作用时间。

（8）苯巴比妥、利福平等肝药酶诱导剂与本品同用时，可增强其代谢，致使血药浓度降低。

（9）与林可霉素类或红霉素类等大环内酯类抗生素合用可发生拮抗作用，因此不宜联合应用。

八、注意事项

1. 禁用　对本品过敏者禁用。

2. 用药注意事项

（1）由于可能发生不可逆性骨髓抑制，本品应避免重复疗程使用。

（2）肝、肾功能损害患者宜避免使用本品，如必须使用时须减量应用并进行血药浓度监测，使其峰浓度（C_{max}）在 25mg/L 以下，谷浓度在 5mg/L 以下。如血药浓度超过此范围，可增加引起骨髓抑制的危险。

（3）口服本品时应饮用足量水分，空腹服用，即于餐前 1 小时或餐后 2 小时服用，以期达到有效血药浓度。

（4）在治疗过程中应定期检查周围血象，长程治疗者尚须查网织细胞计数，必要时作骨髓检查，以便及时发现与剂量有关的可逆性骨髓抑制，但全血象检查不能预测通常在治疗完成后发生的再生障碍性贫血。

（5）对诊断的干扰：采用硫酸铜法测定尿糖时，应用氯霉素患者可产生假阳性反应。

（6）本品无特异性拮抗药，药物过量时应给予对症和支持治疗，如洗胃、催吐、补液及大量饮水等。

九、贮藏条件

密封保存。

十、药物经济性评价

非基本药物，非医保药（口服常释剂型），医保甲类（注射剂），《中国药典》（2020 年版）收载。

甲 砜 霉 素

一、药品名称

1. 英文名　Thiamphenicol

2. 化学名　$[R\text{-}(R^*，R^*)]N\text{-}[1\text{-}($羟基甲基$)\text{-}2\text{-}$羟基$\text{-}2\text{-}[4\text{-}($甲基磺酰基$)$苯基$]$乙基$]\text{-}2,2\text{-}$二氯乙酰胺

二、药品成分

甲砜霉素

三、剂型与规格

口服常释剂型　（1）0.125g；（2）0.25g

四、适应证及相应的临床价值

用于敏感菌如流感嗜血杆菌、大肠埃希菌、沙门菌属等

所致的呼吸道、尿路、肠道等感染。

由于甲砜霉素抗菌活性不高,有可能发生血液系统毒性反应的可能,故很少临床应用。

五、用法用量

1. 儿童　口服:每日 25 ~ 50mg/kg,分 4 次服。新生儿避免使用。

2. 成人　口服:每日 1.5 ~ 3g,分 3 ~ 4 次。

六、特殊人群用药

1. 妊娠期　孕妇尤其妊娠后期妇女应尽量避免应用。

2. 哺乳期　哺乳期妇女用药时应暂停哺乳。

七、药理学

1. 药效学及作用机制　本品是氯霉素的同类物,抗菌谱和抗菌作用与氯霉素相仿,具广谱抗微生物作用,包括需氧革兰氏阴性菌及革兰氏阳性菌、厌氧菌、立克次体属、螺旋体和衣原体属。甲砜霉素对下列细菌具杀菌作用:流感嗜血杆菌、肺炎链球菌和脑膜炎奈瑟菌。对以下细菌仅具抑菌作用:金黄色葡萄球菌、化脓性链球菌、草绿色链球菌、B 族溶血性链球菌、大肠埃希菌、肺炎克雷伯菌、奇异变形杆菌、伤寒沙门菌、副伤寒沙门菌、志贺菌属、脆弱拟杆菌等厌氧菌。下列细菌通常对氯霉素耐药:铜绿假单胞菌、不动杆菌属、肠杆菌属、黏质沙雷菌、吲哚阳性变形杆菌属、甲氧西林耐药葡萄球菌和肠球菌属。本品属抑菌剂,可逆性地与细菌核糖体的 50s 亚基结合,使肽链增长受阻(可能由于抑制了转肽酶的作用),因此抑制了肽链的形成,从而阻止蛋白质的合成,与氯霉素间呈完全交叉耐药。由于甲砜霉素在肝内不与葡萄糖醛酸结合,因此体内抗菌活性较高。

本品尚具有较强的免疫抑制作用。

2. 药代动力学　本品口服后吸收迅速而完全,正常人口服 400mg 后 2 小时血药浓度达峰值,为 4mg/L。剂量增加时,血药浓度也相应增高。连续用药在体内无蓄积现象。甲砜霉素吸收后在体内广泛分布,以肾、脾、肝、肺等中的含量较多,比同剂量的氯霉素约高 3 ~ 4 倍。血半衰期约 1.5 小时,肾功能正常者 24 小时内自尿中排出给药量的 70% ~ 90%,部分自胆汁中排泄,胆汁中浓度可为血药浓度的几十倍。甲砜霉素在体内不代谢,故肝功能异常时血药浓度不受影响。

3. 药物不良反应

(1)可发生腹痛,腹泻、恶心、呕吐等消化道反应,其发生率在 10% 以下。

(2)偶见皮疹等过敏反应。

(3)早产儿及新生儿中尚未发现有“灰婴综合征”者。仅有个例报道有出现短暂性皮肤和面色苍白。

(4)本品亦可引起造血系统的毒性反应,主要表现为可逆性红细胞生成抑制,白细胞减低和血小板减低;发生再生障碍性贫血者罕见。

(5)中枢神经系统反应主要表现为头痛、嗜睡、头晕和周围神经炎,视觉减退、痛觉过敏等,脚部反应较手更严重,停药后可恢复。

4. 药物相互作用

(1)抗癫痫药(乙内酰脲类)。由于本品可抑制肝细胞微粒体酶的活性,导致此类药物的代谢降低,或本品替代该类药物的血清蛋白结合部位,均可使药物的作用增强或毒性增加,故当与本品同用时或在其后应用须调整此类药物的剂量。

(2)本品与降血糖药(如甲苯磺丁脲)同用时,由于蛋白结合部位被替代,可增强其降糖作用,因此需调整该类药物剂量。格列吡嗪和格列苯脲的非离子结合特点受影响较其他口服降血糖药为小,但两者合用时仍须谨慎。

(3)长期口服含雌激素的避孕药者同时服用本品时,可使避孕的可靠性降低,以及经期外出血增加。

(4)由于本品可具有维生素 B_6 拮抗剂的作用或使后者经肾排泄量增加,可导致贫血或周围神经炎。因此本品与维生素 B_6 同用时后者的剂量应适当增加。

(5)本品可拮抗维生素 B_{12} 的造血作用,因此两者不宜同用。

(6)与某些骨髓抑制药合用时,可增强骨髓抑制作用,抗肿瘤药物、秋水仙碱、羟基保泰松、保泰松和青霉胺等均属此类药物。同时进行放射治疗时,亦可增强骨髓抑制作用,须调整骨髓抑制剂或放射治疗的剂量。

(7)本品如在术前或术中应用时,由于其对肝酶的抑制作用,可降低诱导麻醉药阿芬他尼的清除,延长其作用时间。

(8)苯巴比妥、利福平等肝药酶诱导剂与本品同用时,可增强本品的代谢,致甲砜霉素血药浓度降低。

(9)林可霉素类可替代或阻止本品与细菌核糖体的 50s 亚基的结合,两者同用可发生拮抗作用,因此不宜联合应用。

八、注意事项

1. 禁用　本品对过敏者禁用。

2. 用药注意事项

(1)患者在治疗过程中应定期检查周围血象,疗程较长者尚需检查网织细胞计数,以及时发现血液系统不良反应。

(2)肾功能不全者甲砜霉素排出减少,体内可有蓄积倾向,应减量应用。

(3)老年患者用药应根据肾功能调整用药。

九、贮藏条件

避光,密封,在干燥处保存。

十、药物经济性评价

非基本药物,非医保药,《中国药典》(2020 年版)收载。

17　喹诺酮类抗菌药物

吡哌酸

一、药品名称

1. 英文名　Pipemidic Acid
2. 化学名　8-乙基-5-氧代-5,8-二氢-2-(1-哌嗪基)吡啶并[2,3-d]嘧啶-6-羧酸

二、药品成分

吡哌酸

三、剂型与规格

口服常释剂型　(1)0.25g;(2)0.5g

四、适应证及相应的临床价值

用于敏感菌革兰氏阴性杆菌所致的尿路感染、细菌性肠道感染。

五、用法用量

1. 儿童　本品在婴幼儿及18岁以下青少年的安全性尚未确立。但本品用于数种幼龄动物时,可引起关节病变。因此不宜用于18岁以下儿童及青少年。
2. 成人　口服:每次0.5g,每日1~2g。
3. 老年人　老年患者宜根据肾功能调整给药剂量。

六、特殊人群用药

1. 妊娠期　孕妇不宜应用。
2. 哺乳期　哺乳期妇女不宜应用。

七、药理学

1. 药效学及作用机制　本品为喹诺酮类抗菌药,通过作用于细菌DNA旋转酶,干扰细菌DNA的合成,从而导致细菌死亡。对革兰氏阴性杆菌,如大肠埃希菌、肺炎克雷伯菌、产气肠杆菌、奇异变形杆菌、沙雷菌属、伤寒沙门菌、志贺菌属、铜绿假单胞菌等具抗菌作用。
2. 药代动力学　本品口服后可部分吸收,单次口服0.5g和1g,服药后1~2小时血药浓度达峰值,分别为3.8mg/L和5.4mg/L。血浆蛋白结合率为30%,血消除半衰期($t_{1/2\beta}$)约为3~5小时。吸收后在除脑脊液以外的组织体液中分布广泛。本品主要以原型经肾排泄,给药后24小时自尿液排出给药量的58%~68%,约20%自粪便排泄,少量药物在体内代谢。
3. 药物不良反应　本品毒性较低,不良反应主要为恶心、嗳气、上腹不适、食欲减退、稀便或便秘等胃肠道反应,皮疹或全身瘙痒少见;偶见眩晕、头痛、血清氨基转移酶一过性升高等。上述不良反应均属轻微,停药后可自行恢复。
4. 药物相互作用

(1) 丙磺舒可抑制本品的肾小管分泌,合用时后者血药浓度升高,半衰期延长。

(2) 本品可减少咖啡因自肝清除,使后者半衰期延长,需避免合用,或监测咖啡因血药浓度。

(3) 本品可显著降低茶碱的清除,致后者血药浓度升高,易于发生毒性反应,两者不宜合用,如需合用应监测茶碱浓度并调整给药剂量。

(4) 与庆大霉素、羧苄西林、青霉素等常具协同作用。

八、注意事项

1. 禁用　禁用于对本品和萘啶酸过敏的患者。
2. 用药注意事项

(1) 本品可与饮食同服,以减少胃肠道反应。

(2) 长期应用,宜定期监测血常规和肝、肾功能。

(3) 患中枢神经系统疾病者,如癫痫或癫痫病史者避免应用,确有指征应用时,宜在严密观察下慎用。

(4) 严重肝、肾功能减退者慎用。

九、贮藏条件

密封保存。

十、药物经济性评价

非基本药物,医保甲类,《中国药典》(2020年版)收载。

诺氟沙星

一、药品名称

1. 英文名　Norfloxacin
2. 化学名　1-乙基-6-氟-1,4-二氢-4-氧代-7-(1-哌嗪基)-3-喹啉羧酸

二、药品成分

诺氟沙星

三、剂型与规格

口服常释剂型　0.1g
注射剂　(1)0.2g;(2)0.4g

四、适应证及相应的临床价值

适应证:适用于敏感菌所引起的呼吸道、尿路、胃肠道感染,如急性支气管炎、慢性支气管炎急性发作、肺炎、急、慢性肾盂肾炎、膀胱炎、伤寒等。

五、用法用量

1. 儿童　本品可使犬的承重关节软骨永久性损害而致跛行,在其他几种未成年动物中也可致关节病发生,故婴幼儿及18岁以下患者禁用。
2. 成人　口服。①大肠埃希菌、肺炎克雷伯菌及奇异变形菌所致的急性单纯性下尿路感染:每次0.4g(4粒),每日2次,疗程3日。②其他病原菌所致的单纯性尿路感染:

剂量同上,疗程 7~10 日。③复杂性尿路感染:剂量同上,疗程 10~21 日。④单纯性淋球菌性尿道炎:单次 0.8~1.2g(8粒~12 粒)。⑤急性及慢性前列腺炎:每次 0.4g(4 粒),每日 2 次,疗程 28。⑥肠道感染:每次 0.3~0.4g(3 粒~4粒),每日 2 次,疗程 5~7 日。⑦伤寒沙门氏菌感染:每日 0.8~1.2g(8 粒~12 粒),分 2~3 次服用,疗程 14~21 日。

静脉滴注:①成人用 0.2g 稀释于 5% 葡萄糖注射液 250ml 中使用,1.5~2 小时滴完,每日 2 次。②严重病例 0.4g 稀释于 5% 葡萄糖注射液 500ml 中使用,3~4 小时滴完,每日 2 次。急性感染一般 7~14 天为一疗程,慢性感染 14~21 天为一疗程,或遵医嘱。

3. 老年人　老年患者常有肾功能减退,因本品部分经肾排出,需减量应用。

六、特殊人群用药

1. 妊娠期　孕妇禁用。
2. 哺乳期　哺乳期妇女禁用。
3. 肾功能损害　内生肌酐清除率低于 30ml/min 的患者,每次 400mg,每日 1 次。

七、药理学

1. 药效学及作用机制　本品为氟喹诺酮类抗菌药,具广谱抗菌作用,尤其对需氧革兰氏阴性杆菌的抗菌活性高,对下列细菌在体外具良好的抗菌作用:肠杆菌科的大部分细菌,包括枸橼酸杆菌属、阴沟肠杆菌、产气肠杆菌等肠杆菌属、大肠埃希菌、克雷伯菌属、变形菌属、沙门菌属、志贺菌属、克雷伯菌属、变形杆菌属、产气肠杆菌、沙雷菌属、枸橼酸菌属等对本品高度敏感,最低抑菌浓度一般低于 0.5μg/ml。对铜绿假单胞菌及其他假单胞菌亦有作用,但需要较高的浓度,最低抑菌浓度在 4~32μg/ml;由于在尿中浓度超过上述浓度数倍至十多倍,用于治疗铜绿假单胞菌泌尿系统感染仍然有效。在革兰氏阳性球菌中,对金黄色葡萄球菌及表皮葡萄球菌较敏感。抑制 90% 细菌的最低浓度约为 1~2μg/ml,对肠球菌和肺炎球菌的抑制 90% 细菌的最低浓度约为 4μg/ml 和 16μg/ml。

2. 药代动力学　空腹时口服吸收迅速但不完全,约为给药量的 30%~40%;诺氟沙星葡萄糖注射液 250ml∶0.4g 静脉滴注,0.5 小时后,血药浓度可达峰值,约为 5μg/ml,随后逐渐降低,1 小时后,血药浓度约为 2μg/ml,4 小时后,血药浓度约为 1.0μg/ml,9 小时后,血药浓度约为 0.05μg/ml。本品广泛分布于各组织、体液中,如肝、肾、肺、前列腺、睾丸、子宫及胆汁、痰液、水疱液、血、尿液等,但未见于中枢神经系统。血清蛋白结合率为 10%~15%,血消除半衰期($t_{1/2\beta}$)为 3~4 小时,肾功能减退时可延长至 6~9 小时。单次口服本品 400mg 和 800mg,经 1~2 小时血药浓度达峰值,血药峰浓度(C_{max})分别为 1.4~1.6mg/L 和 2.5mg/L。肾(肾小球滤过和肾小管分泌)和肝胆系统为主要排泄途径,26%~40% 以原型和小于 10% 以代谢物形式自尿中排出,自胆汁和/或粪便排出占 28%~30%。尿液 pH 影响本品的溶解度。尿液 pH 7.5 时溶解最少,其他 pH 时溶解增多。

3. 药物不良反应

(1) 胃肠道反应:较为常见,可表现为腹部不适或疼痛、腹泻、恶心或呕吐。

(2) 中枢神经系统反应:可有头昏、头痛、嗜睡或失眠。

(3) 过敏反应:皮疹、皮肤瘙痒,偶可发生渗出性多性红斑及血管神经性水肿。少数患者有光敏反应。

(4) 偶可发生

1) 癫痫发作、精神异常、烦躁不安、意识障碍、幻觉、震颤。

2) 血尿、发热、皮疹等间质性肾炎表现。

3) 静脉炎。

4) 结晶尿,多见于高剂量应用时。

5) 关节疼痛。

(5) 少数患者可发生血清氨基转移酶升高、血尿素氮增高及周围血象白细胞降低,多属轻度,并呈一过性。

4. 药物相互作用

(1) 尿碱化剂可减少本品在尿中的溶解度,导致结晶尿和肾毒性。

(2) 本品与茶碱类合用时可能由于与细胞色素 P450 结合部位的竞争性抑制,导致茶碱类的肝清除明显减少,血消除半衰期($t_{1/2\beta}$)延长,血药浓度升高,出现茶碱中毒症状,如恶心、呕吐、震颤、不安、激动、抽搐、心悸等,故合用时应测定茶碱类血药浓度和调整剂量。

(3) 环孢素与本品合用,可使前者的血药浓度升高,必须监测环孢素血浓度,并调整剂量。

(4) 本品与抗凝血药华法林同用时可增强后者的抗凝作用,合用时应严密监测患者的凝血酶原时间。

(5) 丙磺舒可减少本品自肾小管分泌约 50%,合用时可因本品血浓度增高而产生毒性。

(6) 本品与呋喃妥因有拮抗作用,不推荐联合应用。

(7) 多种维生素,或其他含铁、锌离子的制剂及含铝或镁的制酸药可减少本品的吸收,建议避免合用,不能避免时在本品服药前 2 小时,或服药后 6 小时服用。

(8) 去羟肌苷(didanosine,DDI)可减少本品的口服吸收,因其制剂中含铝及镁,可与氟喹诺酮类螯合,故不宜合用。

(9) 本品干扰咖啡因的代谢,从而导致咖啡因清除减少,血消除半衰期($t_{1/2\beta}$)延长,并可能产生中枢神经系统毒性。

八、注意事项

1. 禁用　对本品及氟喹诺酮类药过敏的患者禁用。糖尿病患者禁用。

2. 用药注意事项

(1) 本品宜空腹服用,并同时饮水 250ml。

(2) 由于目前大肠埃希菌对诺氟沙星耐药者多见,应在给药前留取尿标本培养,参考细菌药敏结果调整用药。

(3) 本品大剂量应用或尿 pH 在 7 以上时可发生结晶尿。为避免结晶尿的发生,宜多饮水,保持 24 小时排尿量在 1 200ml 以上。

（4）肾功能减退者,需根据肾功能调整给药剂量。

（5）应用氟喹诺酮类药物可发生中、重度光敏反应。应用本品时应避免过度暴露于阳光,如发生光敏反应需停药。

（6）葡糖-6-磷酸脱氢酶缺乏患者服用本品,极个别可能发生溶血反应。

（7）喹诺酮类包括本品可致重症肌无力症状加重,呼吸肌无力而危及生命。重症肌无力患者应用喹诺酮类包括本品应特别谨慎。

（8）肝功能减退时,如属重度（肝硬化腹水）可减少药物清除,血药浓度增高,肝、肾功能均减退者尤为明显,均需权衡利弊后应用,并调整剂量。

（9）原有中枢神经系统疾病患者,例如癫痫及癫痫病史者均应避免应用,有指征时需仔细权衡利弊后应用。

（10）不应与茶碱同时使用。

（11）不宜做静脉注射,滴注速度不宜过快。

九、贮藏条件

遮光,密闭保存。

十、药物经济性评价

基本药物（片剂、胶囊 0.1g）,医保甲类（口服常释剂型）,非医保（注射剂）,《中国药典》（2020 年版）收载。

环 丙 沙 星

参见（第四章 呼吸系统药物 11 肺结核治疗药物）

氧 氟 沙 星

一、药品名称

1. 英文名 Ofloxacin
2. 化学名 （±）-9-氟-2,3-二氢-3-甲基-10-(4-甲基-1-哌嗪基)-7-氧代-7H-吡啶并［1,2,3-de]－［1,4]-苯并噁嗪-6-羧酸

二、药品成分

氧氟沙星

三、剂型与规格

口服常释剂型 （1）0.1g;（2）0.2g
注射剂 （1）0.1g;（2）0.2g

四、适应证及相应的临床价值

适用于敏感菌引起的:

1. 泌尿生殖系统感染,包括单纯性、复杂性尿路感染、细菌性前列腺炎、淋病奈瑟菌尿道炎或宫颈炎（包括产酶株所致者）。

2. 呼吸道感染,包括敏感革兰氏阴性杆菌所致支气管感染急性发作及肺部感染。

3. 胃肠道感染,由志贺菌属、沙门菌属、产肠毒素肠杆菌、亲水气单胞菌、副溶血弧菌等所致。

4. 伤寒。

5. 骨和关节感染。

6. 皮肤软组织感染。

7. 败血症等全身感染。

五、用法用量

1. 儿童 本品在婴幼儿及 18 岁以下青少年的安全性尚未确定。但本品用于数种幼龄动物时,可致关节病变。因此不宜用于 18 岁以下的儿童及青少年。

2. 成人 本品口服和静脉常人常用量为每次 200～300mg,每 12 小时 1 次,重症感染或铜绿假单胞菌等感染科增至每次 400mg,每 12 小时 1 次。

（1）支气管感染、肺部感染:每次 0.3～0.4g,每日 2 次,疗程 7～14 日。

（2）急性单纯性下尿路感染:每次 0.2g,每日 2 次,疗程 5～7 日;复杂性尿路感染:每次 0.2g,每日 2 次,疗程 10～14 日。

（3）前列腺炎:每次 0.3g,每日 2 次,疗程 6 周;衣原体宫颈炎或尿道炎,每次 0.3g,每日 2 次,疗程 7～14 日。

（4）单纯性淋病:每次 0.4g,单剂量。

（5）伤寒:每次 0.3g,每日 2 次,疗程 10～14 日。铜绿假单胞菌感染或较重感染剂量可增至每次 0.4g,每日 2 次。

（6）细菌性痢疾（志贺氏菌感染）:每次 0.2～0.3g,每日 2 次,疗程 5～7 日。

（7）皮肤软组织感染:每次 0.4g,每日 2 次,疗程 7～14 天。

（8）急性盆腔感染:每次 0.4g,每日 2 次,疗程 10～14 天。

（9）腹腔胆道感染:每次 0.4g,每日 2 次,疗程 10～14 天。

（10）治疗腹腔、盆腔感染时需与甲硝唑或其他抗厌氧菌药联合使用。

（11）本品静脉制剂需要缓慢静脉滴注给药,不可快速滴注,200mg 本品滴注时间不得少于 30 分钟。

3. 老年人 老年患者常有肾功能减退,因本品部分经肾排出,需减量应用。

六、特殊人群用药

1. 妊娠期 动物实验未证实喹诺酮类药物有致畸作用,但对孕妇用药进行的研究尚无明确结论。

2. 哺乳期 鉴于本药可引起未成年动物关节病变,故孕妇禁用,哺乳期妇女应用本品时应暂停哺乳。

3. 肾功能损害 肾功能减退者应用本品时需调整剂量,首剂按正常量给予,维持量根据血肌酐调整;内生肌酐清除率 20～50ml/min 者采用原治疗量,每 24 小时给药 1 次;内生肌酐清除率低于 20ml/min 者每次给药量减半,每 24 小时给药 1 次。

4. 肝功能损害 严重肝功能不全的患者应用本品时需减量,并且每日用量不宜超过 400mg。

七、药理学

1. 药效学及作用机制　本品具广谱抗菌作用,尤其对需氧革兰氏阴性杆菌抗菌活性高,对下列细菌在体外具良好抗菌作用:肠杆菌科的大部分细菌,包括枸橼酸杆菌属、阴沟肠杆菌、产气肠杆菌等肠杆菌属、大肠埃希菌、克雷伯菌属、变形杆菌属、沙门菌属、志贺菌属、弧菌属、耶尔森菌等。常对多重耐药菌也具有抗菌活性。对青霉素耐药的淋病奈瑟菌、产酶流感嗜血杆菌和莫拉菌属均具有高度抗菌活性。对铜绿假单胞菌等假单胞菌属的大多数菌株具抗菌作用。本品对甲氧西林敏感葡萄球菌具抗菌活性,对肺炎链球菌、溶血性链球菌和粪肠球菌仅具中等抗菌活性。对沙眼衣原体、支原体、军团菌具良好抗微生物作用,对结核杆菌和非典型分枝杆菌也有抗菌活性。对厌氧菌的抗菌活性差。

氧氟沙星为杀菌剂,通过作用于细菌 DNA 螺旋酶的 A 亚单位,抑制 DNA 的合成和复制而导致细菌死亡。

2. 药代动力学　口服后吸收完全,相对生物利用度达 95%~100%。血药达峰时间(t_{max})约为 1 小时。食物对本品的吸收影响很少。多次给药后稳态血药浓度(C_{ss})约给药后第 3 天达到。血消除半衰期($t_{1/2\beta}$)为 4.7~7.0 小时,蛋白结合率为 20%~25%。本品吸收后广泛分布至各组织、体液,组织中的浓度常超过血药浓度而达有效水平。

本品尚可通过胎盘屏障。本品主要以原型自肾排泄,少量(3%)在肝内代谢。口服 24 小时内尿中排出给药量的 75%~90%,尿中代谢物很少。本品以原型自粪便中排出少量,给药后 24 小时和 48 小时内累积排出量分别为给药量的 1.6% 和 3.9%。本品也可通过乳汁分泌。

3. 药物不良反应

(1) 胃肠道反应较为常见,可表现为:腹部不适或疼痛、腹泻、恶心或呕吐。

(2) 中枢神经系统反应可有头昏、头痛、嗜睡或失眠。

(3) 过敏反应:皮疹、皮肤瘙痒,偶可发生渗出性多形性红斑及血管神经性水肿。光敏反应较少见。

(4) 偶可发生

1) 癫痫发作、精神异常、烦躁不安、意识混乱、幻觉、震颤。

2) 血尿、发热、皮疹等间质性肾炎表现。

3) 静脉炎。

4) 结晶尿,多见于高剂量应用时。

5) 关节疼痛。

(5) 少数患者可发生血清氨基转移酶升高、血尿素氮增高及周围血象白细胞降低,多属轻度,并呈一过性。

4. 药物相互作用

(1) 尿碱化剂可减低本品在尿中的溶解度,导致结晶尿和肾毒性。

(2) 喹诺酮类抗菌药与茶碱类合用时可能由于与细胞色素 P450 结合部位的竞争性抑制,导致茶碱类的肝消除明显减少,血消除半衰期($t_{1/2\beta}$)延长,血药浓度升高,出现茶碱中毒症状,如恶心、呕吐、震颤、不安、激动、抽搐、心悸等。本品对茶碱的代谢影响虽较小,但合用时仍应测定茶碱类血药浓度和调整剂量。

(3) 本品与环孢素合用,可使环孢素的血药浓度升高,必须监测环孢素血浓度,并调整剂量。

(4) 本品与抗凝血药华法林合用时虽对后者的抗凝作用增强较小,但合用时也应严密监测患者的凝血酶原时间。

(5) 丙磺舒可减少本品自肾小管分泌约 50%,合用时可因本品血浓度增高而产生毒性。

(6) 本品可干扰咖啡因的代谢,从而导致咖啡因消除减少,血消除半衰期($t_{1/2\beta}$)延长,并可能产生中枢神经系统毒性。

(7) 含铝、镁的制酸药可减少本品口服吸收,不宜合用。

八、注意事项

1. 禁用　对本品及氟喹诺酮类药过敏的患者禁用。

2. 用药注意事项

(1) 由于目前大肠埃希菌对氟喹诺酮类药物耐药者多见,应在给药前留取尿培养标本,参考细菌药敏结果调整用药。

(2) 本品大剂量应用或尿 pH 在 7 以上时可发生结晶尿。为避免结晶尿的发生,宜多饮水,保持 24 小时排尿量在 1 200ml 以上。

(3) 肾功能减退者,需根据肾功能调整给药剂量。

(4) 应用本品时应避免过度暴露于阳光,如发生光敏反应需停药。

(5) 肝功能减退时,如属重度(肝硬化腹水)可减少药物清除,血药浓度增高,肝、肾功能均减退者尤为明显,均需权衡利弊后应用,并调整剂量。

(6) 原有中枢神经系统疾患者,例如癫痫及癫痫病史者均应避免应用,有指征时需仔细权衡利弊后应用。

九、贮藏条件

遮光,密封保存。

十、药物经济性评价

非基本药物,非医保药,《中国药典》(2020 年版)收载。

左氧氟沙星

参见(第四章　呼吸系统药物 11　肺结核治疗药物)

莫 西 沙 星

参见(第四章　呼吸系统药物 11　肺结核治疗药物)

吉 米 沙 星

一、药品名称

1. 英文名　Gemifloxacin

2. 化学名　(RR,SS)-7-(3-氨甲基-4-(Z)-甲氧亚胺基-1-吡吡咯烷基)-1-环丙基-6-氟-1,4-二氢-4-氧-1,8-二氮氮杂荣萘-3-羧酸甲酸盐。

二、药品成分

甲磺酸吉米沙星

三、剂型与规格

口服常释剂型　0.32g

四、适应证及相应的临床价值

本品用于由以下条件下的微生物的敏感菌株引起的感染的治疗。

1. 慢性支气管炎急性发作:由肺炎链球菌、流感嗜血杆菌及副流感嗜血杆菌或黏膜炎莫拉氏菌等敏感菌引起的慢性支气管炎的急性发作。

2. 社区获得性肺炎:由肺炎链球菌[包括多药抗性菌株(MDRSP)]、流感嗜血杆菌、黏膜炎莫拉菌、肺炎衣原体或肺炎支原体等敏感菌引起的社区获得性肺炎。

3. 急性鼻窦炎:由肺炎链球菌[包括多药抗性菌株(MDRSP)]、流感嗜血杆菌、卡他莫拉菌、肺炎克雷伯杆菌、金黄色葡萄球菌等敏感菌引起的急性鼻窦炎。

＊ MDRSP,多药抗性肺炎链球菌包括已知的 PRSPF 抗生素的两种或多种的菌株:青霉素、第 2 代头孢菌素、例如、头孢呋辛、大环内酯、四环素及 TMP/SMZ。

五、用法用量

1. 儿童　尚未建立儿童与年龄未满 18 岁的青少年的安全性与有效性。氟喹诺酮类,包括吉米沙星可引起未成年动物的关节病及软骨病。

2. 成人　本品可与食物同服或不与食物同服,应用随意量的液体完整吞服。本品的推荐剂量为每日 320mg,详见下表。

适应证	剂量	时程
慢性支气管炎急性发作	每次 320mg(1 片)	每日 1 次,5 天
社区获得性肺炎	每次 320mg(1 片)	每日 1 次,7 天
急性鼻窦炎	每次 320mg(1 片)	每日 1 次,5 天

本品不应超过推荐的剂量及时程。

3. 老年人　在吉米沙星的临床研究中,受试者总数的 30%(2 064)是 65 岁或以上,同时有 12%(779)是 75 岁及以上者。未观察到这些受试者与年轻受试者间的总体上的有效性差异,这组的副反应发生率与年轻受试者相比相似或更低,药疹在老年患者的发生率与 40 岁以下的患者相比发生率更低。

六、特殊人群用药

1. 妊娠期　尚未建立吉米沙星在孕妇的安全性。吉米沙星不应给孕妇服用,除非对母亲的潜在好处多于胎儿的危险。未进行怀胎妇女的充分的、良好控制的研究。

2. 哺乳期　吉米沙星可分泌于大鼠的乳汁中。无吉米沙星在人体乳汁中分泌的信息。因此,吉米沙星不应给哺乳母亲服用,除非对母亲的潜在好处高于危险。

3. 肾功能损害　肾功能不全患者:肌酐消除率>40ml/min 的患者无须调整剂量。肌酐清除率<40ml/min 的患者建议进行剂量调整。下表提供了用于肾功能不全患者的剂量指导原则。

肌酐清除率/(ml/min)	剂量
>40	见通常的用法
≤40	160mg q. 24h.

需要常规血液透析的患者或连续腹膜透析的患者就当给予 160mg q. 24h.。当血清肌酐浓度未知时,以下公式可用于估算肌酐清除率。

男性:肌酐清除率(ml/min=[体重(kg)×(140-年龄)]/[72×血清肌酐(mg/dl)]

女性:0.85×男性的计算值

4. 肝功能损害　肝功能不全患者的使用:有轻度(Child-Pugh A 级)、中度(Child-Pugh B 级)或严重(Child-Pugh C 级)的肝功能不全患者不必调整剂量。

七、药理学

1. 药效学及作用机制　甲磺酸吉米沙星,为喹诺酮类抗生素,通过抑制 DNA 消旋酶及拓扑酶Ⅳ(TOPO Ⅳ)抑制 DNA 合成——即细菌生长的必需步骤从而发挥作用。对 DNA 消旋酶与拓扑酶Ⅳ(双突变型)显示突变的肺炎链球菌,对多种氟喹诺酮对抗药性。吉米沙星在肺炎链球菌的治疗相关的药物水平下,有抑制两种酶体系的能力(双靶向),且 MIC 值一直处在这些双突变型中的某些的敏感范围。

吉米沙星已显示对以下微生物的大多数菌株有抗菌活性,包括体外及临床感染。

需氧型革兰氏阳性微生物:肺炎链球菌[包括多药抗药菌株(MDRSP)]。

需氧型革兰氏阴性微生物:流感嗜血杆菌、流感嗜血杆菌、肺炎克雷伯杆菌(多数菌株中度敏感)、卡他莫拉菌。

其他微生物:肺炎衣原体、肺炎支原体。

已获得以下体外最低抑菌浓度(MIC)0.25μg/ml 或低于此浓度对人多数菌株(≥90%)有抗菌作用,但尚未在充分及良好控制的临床试验中建立对治疗这些微生物引起的临床感染的安全性与有效性。

需氧型革兰氏阳性微生物:金黄色葡萄球菌(仅对甲氧西林敏感的菌株),链球菌属。

需氧型革兰氏阴性微生物:产酸克雷伯杆菌、军团菌、普通变形杆菌。

2. 药代动力学　吉米沙星的药动学在 40~640mg 的剂

量范围大约呈线性。吉米沙星当进行每日剂量 640mg 服用 7 天的多剂量给药后有少量蓄积(平均蓄积<20%)。吉米沙星每日 1 次 320mg 的多剂量给药,在给药的第 3 天达稳态。

吸收与生物利用度:吉米沙星以口服片剂给药时迅速由胃肠道吸收。吉米沙星在片剂口服 0.5~2 小时后观察到血浆浓度达峰,320mg 片的绝对生物利用度平均为 71%(95% CI 为 60%~84%)。在健康受试者多剂量口服 320mg 后,吉米沙星的最大血浆浓度(C_{max})及全身药物暴露量(AUC_{0-24})的平均值±SD 分别为(1.61±0.51)μg/ml(范围 0.70~2.62μg/ml)及(9.93±3.07)μg·h/ml(范围 4.71~20.1μg·h/ml)。在呼吸道与尿道的患者($n=1\,423$)身上,使用群体药动学分析测得相似的估计值,AUC_{0-24h} 的几何均值为 8.36μg·h/ml,范围 3.24~47.7μg·h/ml。

当服用高脂肪餐时,320mg 剂量的吉米沙星药动学无显著变化。因此,吉米沙星可能在给药时不必考虑饮食。

分布:吉米沙星与健康受试者的血浆蛋白体外结合率约为 60%~70%,且与浓度无关。在多剂量给药后,在健康的老年与年轻受试者体内血浆蛋白结合率的范围 55%~73%,且不受年龄影响。肾功能不全不会显著影响与吉米沙星的蛋白结合。吉米沙星的全血/血浆浓度比为 1.2:1。吉米沙星 V_{ss}/F 的几何均值为 4.18L/kg(范围为 1.66~12.12L/kg)。

吉米沙星口服后广泛分布于全身。

吉米沙星在肝以有限的程度代谢。在给药 4 小时后,血浆中检测到的与药物相关的成分中,以原型化合物为主(约 65%)。所有的形成的代谢物是少量的(<10% 的口服剂量),主要是 N-乙酰基-吉米沙星,吉米沙星的 E-型异构体及吉米沙星的氨甲酰基葡萄糖醛酸甙。细胞色素 P450 酶在吉米沙星的代谢中不起重要作用,且这些酶的代谢活性不被吉米沙星显著抑制。

排泄:吉米沙星及其代谢物通过两种排泄途径排泄。在健康受试者口服吉米沙星后,均值(±SD)(61±9.5)% 的剂量经粪便、(36±9.3)% 经尿以原型药物及代谢物的形式排泄。在 320mg 多剂量给药后,肾清除率均值(±SD)约为(11.6±3.9)L/h(范围(4.6~17.6)L/h),表明主动分泌存在于吉米沙星的肾排泄中。在健康受试者给予 320mg 后达稳态时,血浆消除半衰期的均值(±SD)为(7±2)小时(范围 4~12 小时)。

3. 药物不良反应 在临床研究中,6 775 名患者接受每日剂量为 320mg 的吉米沙星治疗。另外,在临床药理学研究中,1 797 名健康志愿者及 81 名肾或肝功能不全的患者接受单剂量或多剂量的吉米沙星。在临床试验中患者发生的大多数不良反应被认为是轻度至中度的。

(1) 2.2% 的患者因不良反应(可能或很可能的)停用吉米沙星,主要由于药疹(0.9%)、恶心(0.3%)、腹泻(0.3%)、荨麻疹(0.3%)及呕吐(0.1%)。参比抗生素因不良反应停止用药的占总体的 2.1%,主要用于腹泻(0.5%)、恶心(0.3%)、呕吐(0.3%)及药疹(0.3%)。

(2) 接受 320mg 吉米沙星与参比药物(β-内酰胺类抗生素、大环内酯类及其他喹诺酮类)的患者发生药物相关的不良反应,分类为可能或很可能的且频率>1% 的如下:腹泻 3.6% 对 4.6%;药疹 2.8% 对 0.6%;恶心 2.7% 对 3.2%;头痛 1.2% 对 1.5%;腹痛 0.9% 对 1.1%;呕吐 0.9% 对 1.1%;眩晕 0.8% 对 1.5%;味觉错乱 0.3% 对 1.9%。

(3) 吉米沙星似乎有低的光敏感性。在临床研究中,与治疗相关的光敏感性发生率仅占患者的 0.039%(3/7 659)。

(4) 接受 320mg 吉米沙星的患者中发生的其他药物相关的不良反应(可能或很可能相关的),发生率在 0.1%~1% 的如下:腹痛、食欲缺乏,关节痛、便秘、皮炎、眩晕、口干、消化不良、疲劳、胃肠气胀、真菌感染、胃炎、生殖器念珠菌病、高血糖症、失眠、念珠菌病、瘙痒、嗜睡、味觉错乱、血小板增多症、震颤、阴道炎及呕吐。

(5) 临床研究中报道的其他不良反应,有潜在的临床显著性、认为与药物可能有关系的、且发生率小于患者的 0.1% 的是:尿异常、贫血、无力、背痛、胆红素血症、呼吸困难、湿疹、嗜酸性粒细胞增多症、脸红、胃肠炎、粒细胞减少症、潮热、GGT 增高、腿痛性痉挛、肌痛、神经质、非特异性胃肠道紊乱,疼痛、咽炎、肺炎、溶血症、眩晕及视觉异常。

(6) 实验室变化:多剂量服用吉米沙星的患者出现实验室异常的百分数列在下面。这些异常是否与吉米沙星有关尚未知。

临床化学:GPT 升高(1.5%)、GOT 升高(1.1%)、肌酸磷酸激酶升高(0.6%)、血钾升高(0.5%)、血钠降低(0.3%)、γ-谷氨酰胺转移酶升高(0.5%)、碱性磷酸酶升高(0.3%)、总胆红素升高(0.3%)、血素氮升高(0.3%),血钙降低(0.2%)、血白蛋白降低(0.3%)、血清肌酐升高(0.2%)、总蛋白下降(0.1%)、血钙升高(<0.1%)。

CPK 升高的发生率不高:0.8% 的吉米沙星患者对 0.4% 的参比药患者。

血液学:血小板升高(0.9%)、中性粒细胞升高(0.5%),红细胞比容增大(0.1%)、血红蛋白升高(0.1%)、红细胞升高(0.1%)。

在临床研究中,约 7% 吉米沙星治疗的患者在进入研究前有升高的 GPT 值。这些患者中,约 10% 在治疗访问期间显示进一步的升高,5% 在治疗访问结束时显示进一步的升高。这些患者中无发生肝细胞黄疸的证据。在参比药物中,约 6% 的患者在进入研究前有升高的 GPT 值。这些患者中,约 7% 在治疗访问期间显示进一步的升高,4% 在治疗访问结束时显示进一步的升高。

在临床研究中,638 名接受单剂量 640mg 的吉米沙星或 250mg 每日 2 次环丙沙星连续 3 天,吉米沙星 GPT 升高的发生率为 3.9%,环丙沙星为 1.0%。在研究中,两名患者 GPT 升高到正常值上限的 8~10 倍。这些升高无症状且可逆。

4. 药物相互作用

(1) 本品多剂量给药时对健康受试者茶碱、地高辛或炔雌醇/左炔诺孕酮口服避孕药的多剂量药动学无影响。

(2) 本品与碳酸钙、西米替丁、奥美拉唑或雌激素/孕酮口服避孕药同服时,对吉米沙星的药动学产生很小的变化,认为无临床显著性。

（3）本品与丙磺舒一同服用，导致吉米沙星的全身暴露量增加45%。

（4）本品对进行稳态华法林治疗的健康受试者的华法林抗凝效应无显著影响。但是，因为一些喹诺酮类曾报告可提高患者的华法林及其衍生物的抗凝效果，如果喹诺酮类抗生素与华法林及其衍生物一同服用时，需监视凝血酶原时间及其他适当的凝集试验。

（5）喹诺酮与碱土金属及过渡金属形成螯合物。吉米沙星当与含有铝及镁的酸剂一同服用时口服吸收显著降低。含镁和/或铝的制酸剂、含硫酸铁（铁）的制剂、含锌或其他金属阳离子的多种维生素制剂或Vides（去羟肌苷）咀嚼片/缓冲片或儿童用口服冲剂应当在本品服用前3小时或服用后2小时服用。硫糖铝不应在服用本品2小时以内服用。

八、注意事项

1. 禁用　本品禁用于对吉米沙星、氟喹诺酮类抗生素或产品中任何其他成分有过敏史的患者。

2. 用药注意事项

（1）警告本品在儿童、青少年（年龄未满18岁）、孕妇及哺乳期妇女的安全性与有效性尚未建立。

（2）Q-T影响：吉米沙星可能会延长一些患者的Q-T间期。吉米沙星应当避免Q-T间期延长史的患者、有未治疗的电解质紊乱的患者（低血钾或低血镁）及接受ⅠA类（如喹尼丁、普鲁卡因胺）或Ⅲ类（胺碘酮、甲磺胺心安）等抗心律失常药的患者使用。

尚未进行吉米沙星与可延长Q-T间期药物（如红霉素、抗精神病药及三环类抗抑郁药）之间的药动学研究。当吉米沙星与这些药物一同使用，以及有进行性心律失常前期，例如心动过缓或急性心肌缺血患者使用时应当谨慎。在多达6 775名使用吉米沙星治疗的患者，包括653名同时使用已知可延长Q-T间期药物的患者及5名低血钾症患者，无因Q-T延长的心血管迁移或死亡事件发生。

Q-T延长发生的可能性可能会随药物剂量的增加而增加。因此，不应超过推荐剂量，特别是肾或肝损伤患者，其C_{max}及AUC可能略有升高。Q-T延长可能导致发生室性心律失常包括Torsades De Poites的危险增加。Q-T间期的最大变化发生在口服吉米沙星后5~10小时。

（3）超敏反应：在接受氟喹诺酮类药物治疗的患者中有发生严重及偶尔致使的超敏反应的报道。这些反应可能发生在口服第一个剂量后。有些反应伴随心血管崩溃、低血压/休克、癫痫发作、失去知觉、麻刺感、血管神经性水肿（包括舌头、喉或面部水肿/肿脸）、气道阻塞（包括支气管痉挛、呼吸短促及急性呼吸痛苦）、呼吸困难、荨麻疹及其他皮肤反应发生。

当出现以上即时型过敏性皮肤疹征象或任何其他超敏反应的临床表现进，应立即停止吉米沙星治疗。应评价是否需要继续氟喹诺酮的治疗。严重的急性超敏反应，应根据临床症状，采用其他药物、肾上腺素的治疗及其他复苏措施，包括吸氧、静脉输液、抗组胺药、皮质激素类、加压氨炎

及气道处置等。

已报道的接受氟喹诺酮类药物发生严重及偶尔发生的致命事件的，有些是由于超敏反应及不确定的病因引起的。这些事件可能是严重的，通常发生在多剂量给药后。临床表现通常包括重新开始发烧及以下反应中的一种成多种：药疹或严重皮肤反应（如毒性表皮坏死）、史-约（Steven-Johnson）综合征、急性肾功能不全或肾衰、黄疸性肝炎，急性肝坏死或肝衰，溶血性贫血或发育不全性贫血，血小板减少症，包括血栓性特发性血小板减少性紫癜、白细胞减少症、粒细胞缺乏症、范科尼综合征和/或其他血液学异常。

（4）外周神经病：罕见的感觉或感觉运动轴突多神经病影响小和/或大轴突，导致感觉异常，感觉减退，感觉迟钝和虚弱在服用喹诺酮患者中已有报道。

（5）对跟腱的影响：有报道服用氟喹诺酮药物的患者发生肌健炎及肩、手、阿基里斯跟腱的断裂，需要时行外科修复，或导致较长时间的失能。上市后调查报告指出同时服用可的松类甾体药物危险性增加，特别是年龄大的患者。如果服用吉米沙星的患者发生疼痛、炎症或跟腱断裂，应中断治疗。患者应休息，节制锻炼，直至跟腱炎或跟腱断裂的诊断排除。跟腱断裂可能发生在治疗期间或之后。

（6）对中枢神经系统（CNS）的影响：在吉米沙星的临床研究中，对CNS的影响报道不多。像其他氟喹诺酮类一样，吉米沙星当用于中枢神经系统疾病的患者，例如癫痫或惊厥预处置时应当谨慎。尽管在吉米沙星的临床试验中未发现，但接受其他氟喹诺酮类药物的患者有发生惊厥、颅内压增加、中毒性精神病的报道。其他氟喹诺酮药物亦可能引起CNS刺激，而CNS刺激可能导致震颤、坐立不安、焦虑、轻微头痛、慌乱、幻觉、偏执及极少发生的自杀想法或行动。如果这些反应发生在服用吉米沙星的患者身上，应停止用药并采取适当措施。

（7）用抗生素治疗改变了结肠的正常菌群，可能允许了梭状芽胞杆菌的过度生长。研究表明梭状芽胞杆菌产生的毒素是发生抗生素相关结肠炎的主要原因。

（8）在已诊断出假膜性肠炎后，应当启动治疗措施。轻度伪膜性肠炎的情况通常仅停药即可。中度至重度的情况，应考虑输液及电解质，补充蛋白质，用临床上对梭状芽胞杆菌有抗菌效果的抗菌药物治疗。

一般原则：在未证实或强烈怀疑发生细菌感染的情况下开甲磺酸吉米沙星片处方，不会给患者带来好处，且增加了产生抗药菌的危险。

（9）药疹：在临床研究中，药物相关的药疹总发生率为2.8%。与吉沙米星相关的药疹最常见的形式是斑丘疹。严重程度从轻度至中度，0.3%外观上描述为荨麻疹。药疹通常发生于开始的第8天至第10天；60%的药疹在7天内痊愈，80%在14天内痊愈。这些发生药疹的患者中约10%描述为严重。且未显示光毒性、脉管炎或坏死。在临床试验中，无更严重与迁移率与死亡率相关的皮肤反应的文献实例。

药疹最常见于年龄<40岁的患者，特别是女性及绝经期后的采用激素替代疗法的女性。药疹的发生率亦与

较长时间的治疗相关(>7 天)。治疗时间 7 天以上的延长,引起除>40 岁的男性小组以外的所有组别的药疹发生率的显著增加。当治疗时患者发生药疹时,吉米沙星的治疗应当停止。

光敏感性反应在吉米沙星的临床研究中很少见到报道。但是像这类药物的所有其他药物一样,建议患者应避免不必要的强日光下的曝晒或人工紫外线(如日光灯、日光浴室),并且建议如果在明亮的阳光下,应适当使用宽谱的阳光阻挡物,如果怀疑发生了光敏反应,应当停止用药。

(10) 对肝的影响:给予吉米沙星 320mg 每日 1 次,肝酶升高[GPT 和/或 GOT 升高]发生率与参与抗生素药物(环丙沙星、左氟沙星、克拉霉素/头孢呋辛酯、阿莫西林/克拉维酸钾和氧氟沙星)相当。当患者给予吉米沙星的剂量增加到每日 480mg 或更高时,肝酶升高的发生率增高。

无与肝酶升高的临床症状。肝酶升高的现象在治疗停止后即消失。吉米沙星服用时不应超过推荐剂量 320mg,亦不应超过其推荐的用药时间。

(11) 对于肾功能损伤(肌酐清除率≤40ml/min)的患者,必须调整给药方案。服用吉米沙星的患者应足够的水分,已防形成高浓度的尿液。

应当建议患者:

1) 抗菌药包括本品应当仅在细菌感染的治疗时使用。它们不能用于治疗病毒感染(如普通的感冒)。当在细菌感染时开处方甲磺酸吉米沙星片时,应当告诉患者尽管在治疗早期阶段时一般会感觉好了,药还是应该按照指导的方法继续服用。遗漏剂量或不完成整个疗程可能会:①降低即时治疗的效果;②增加发生细菌抗药性的可能性。

2) 本品与药疹相关。患者如果发生药疹,应当停止用药并电话联系健康服务的提供者。

3) 本品可能与超敏反应有关,包括过敏反应,甚至在单剂量给药后;患者在发生药疹或其他变应性反应时应立即停药,并寻求医疗服务。

4) 本品可能产生心电图的变化(Q-T 间期延长)。

5) 本品应当避免给予服务ⅠA 类(如奎尼丁、普鲁卡因胺)或Ⅲ类(胺碘酮、甲磺胺心安)等抗心律失常药的患者使用。

6) 本品在给予服用可能延长 Q-T 间期药物(如红霉素、抗精神病药及三环类抗抑郁药)的患者时应当谨慎。

7) 应当将以下情况告知医师,任何在个人及家庭 Q-T 间期延长史或心律失常前期的条件,例如近期的低钾血症、显著的心动过缓或近期的心肌缺血。

8) 应将本品同服的其他药物告知医师,包括非处方药及营养增补剂。

9) 如用服用本品时感觉心跳或晕厥,请与医师联系。

10) 本品可与饭同吃,或不与饭同吃。

11) 自由饮水。

12) 不要在服用本品的 3 小时前或 2 小时后服用含镁和/或铝或含硫酸铁(铁)的制剂、含锌或其他金属离子的多种维生素制剂,或 Vides(去羟肌苷)咀嚼片/缓冲片或儿童用口服冲剂。

13) 本品应在服用硫糖铝前至少 2 小时服用。

14) 有喹诺酮药物发生毒性的报道。吉米沙星在临床研究中以推荐剂量使用时光毒性的趋势较低(3/7 659)。在保持良好的临床条件情况下,避免日光或人工紫外灯(如日晒床)。如果出现日晒反应或皮肤疹子,与医师联系。

15) 本品可能引起眩晕;如果发生,患者应当避免开车或操作机器或从事需要精神警醒或协调的活动。

16) 如果发现疼痛、压痛或跟腱断裂,请停止用药并与医师联系。患者应当休息,并避免锻炼,直至排除跟腱炎或跟腱断裂诊断结果。

17) 给予喹诺酮药物的患者有发生惊厥的报道;如果有曾经发生这种情况历史的,请在服用此药前告知医师。

18) 任何过量的征象可对症治疗。无已知的特异性的解毒药。在急性口服过量时,应当通过诱导呕吐或通过洗胃将其排空;应仔细观察情况,对症处置,并保持适当的水分。血液透析可从血浆中移去约 20%～30%口服剂量的吉米沙星。

19) 当经口给药的剂量大鼠为 1 600mg/kg、小鼠 320mg/kg 时有死亡发生。这些物种静脉注射的最低量致死剂量分别为 160 及 80mg/kg。吉米沙星给予啮齿类动物单剂量高达 400mg/kg 后的毒性征象包括:共济失调、嗜睡、竖毛、震颤、阵挛性惊厥。

九、贮藏条件

密封容器,室温(1～30℃)保存。

十、药物经济性评价

非基本药物,医保乙类。

洛 美 沙 星

一、药品名称

1. 英文名　Lomefloxacin
2. 化学名　(±)-1-乙基-6,8-二氟-1,4-二氢-7-(3-甲基-1-哌嗪基)-4-氧代-3-喹啉羧酸

二、药品成分

盐酸洛美沙星

三、剂型与规格

口服常释剂型　(1)0.1g;(2)0.2g;(3)0.3g;(4)0.4g
注射液　(1)0.1g;(2)0.2g;(3)0.4g

四、适应证及相应的临床价值

本品适用于敏感细菌引起的轻中度感染:

1. 下呼吸道感染　慢性支气管炎急性发作、支气管扩张伴感染、急性支气管炎、肺炎等。

2. 泌尿生殖系统感染　急性膀胱炎、急性肾盂肾炎、复杂性尿路感染、慢性尿路感染急性发作、急慢性前列腺炎、单纯性淋病等。

3. 腹腔胆道、肠道、伤寒等感染。

4. 皮肤软组织感染。

5. 其他感染,如鼻窦炎、中耳炎、眼睑炎等。

五、用法用量

1. 儿童 本品可使犬的承重关节软骨永久性损害而致跛行,在其他几种未成年动物中也可致关节病发生,故婴幼儿及 18 岁以下患者禁用。

2. 成人 口服每日 0.6g,分 2 次服;病情较重者可增至每日 0.8g,分 2 次服;单纯性尿路感染,每次 0.4g,每日 1 次;单纯性淋病,每日 0.6g,分 2 次口服,或遵医嘱。

静脉滴注:每次 0.2g,每日 2 次,加入 5% 葡萄糖注射液或 0.9% 生理盐水 250ml 中静滴,每瓶滴注时间 60 分钟左右。尿路感染每次 0.1g 每 12 小时 1 次,用法同上,疗程 7~14 天,或遵医嘱。

3. 老年人 老年患者肾功能有所减退,用药量应酌减。

六、特殊人群用药

1. 妊娠期 本品可透过血胎盘屏障,孕妇禁用。

2. 哺乳期 本品也可分泌至乳汁中,其浓度接近血药浓度,哺乳期妇女应用本品时应暂停哺乳。

3. 肾功能损害 肾功能不全的患者内生肌酐清除率低于 40ml/min 者,第 1 天给予负荷剂量 400mg 后,第 2 天起每日 200mg。

4. 肝功能损害 肝功能损害者无须调整剂量。

七、药理学

1. 药效学及作用机制 本品为喹诺酮类抗菌药。对肠杆菌科细菌如大肠埃希菌、志贺菌属、克雷伯菌属、变形杆菌属、肠杆菌属等具有高度的抗菌活性;流感嗜血杆菌、淋病奈瑟菌等对本品亦呈现高度敏感;对不动杆菌、铜绿假单胞菌等假单胞菌属、葡萄球菌属和肺炎球菌、溶血性链球菌等亦有一定的抗菌作用。

本品通过作用于细菌细胞 DNA 螺旋酶的 A 亚单位,抑制 DNA 的合成和复制而起杀菌作用。

2. 药代动力学 盐酸洛美沙星口服后吸收完全,生物利用度 90%~98%,单次空腹口服 400mg,1.5 小时后血药浓度达峰值(3.0~5.2mg/L),该品体内分布广,组织穿透性好,在皮肤、痰液、扁桃体、前列腺、胆囊、泪液、唾液和齿龈等组织药物浓度均达到或高于血液浓度;血浆消除半衰期 6~7 小时。该品主要以原药形式通过肾从尿中排泄。在 48 小时内约 60%~80% 从尿中派出。仅少量(5%)在体内代谢,胆汁排泄约 10%。

3. 药物不良反应 据文献报道,常见的不良反应为头痛(3.6%)、恶心(3.5%),光敏毒性(2.3%)、眩晕(2.1%)、腹泻(1.4%)和腹痛(1.2%)。

(1)胃肠道反应较为常见,可表现为腹部不适或疼痛、腹泻、恶心或呕吐。

(2)中枢神经系统反应:可有头昏、头痛、嗜睡或失眠。

(3)过敏反应:皮疹,皮肤瘙痒,偶可发生渗出性多形性红斑及血管神经性水肿。其中光敏反应较其他常用喹诺酮类多见。

(4)少数患者可发生血清氨基转移酶(GPT)、尿素氮(BUN)值升高及周围血象白细胞降低,多属轻度,并呈一过性。

(5)偶可发生:

1)癫痫发生、精神异常、烦躁不安、意识混乱、幻觉、震颤。

2)血尿、发热、皮疹等间质性肾炎表现。

3)结晶尿,多见于高剂量应用时。

4)关节疼痛。

4. 药物相互作用

(1)本品对茶碱类药物和咖啡因的肝内代谢、体内清除过程影响小。

(2)硫糖铝和制酸药可使本品吸收速率减慢 25%,曲线下面积(AUC)降低约 30%,如在本品服用前 4 小时或服用后 6 小时服硫糖铝和制酸药则影响甚微。

(3)与芬布芬合用可致中枢兴奋、癫痫发作。

(4)丙磺舒可延迟本品的排泄,使平均曲线下面积(AUC)增大 63%,平均达峰时间 t_{max} 延 50%,平均峰浓度(C_{max})增高 4%,故合用时可因本品血浓度增高而产生毒性。

(5)可加强口服抗凝血药如华法林等的作用,应监测凝血酶原时间及其他项目。

(6)尿碱化剂可减低本品在尿中的溶解度,导致结晶尿和肾毒性。

(7)去羟肌苷(DDI)制剂中含铝及镁可与喹诺酮类螯合,不宜合用。

(8)与环孢素合用,可使环孢素血药浓度升高,必须监测环孢素血药浓度,并调整剂量。

(9)服用本品前后 2 小时内不宜服含金属离子的营养剂和维生素。

八、注意事项

1. 禁用

(1)对本品或其他喹诺酮类药物过敏者禁用。

(2)孕妇、婴幼儿及 18 岁以下患者禁用。

2. 用药注意事项

(1)肝功能不全者慎用,若使用,应注意监测肝功能。

(2)原有中枢神经系统疾患者,包括脑动脉硬化或癫痫病史者均应避免应用,有指征时仅衡利弊应用。

(3)喹诺酮类药物品种间存在交叉过敏反应,对任何一种喹诺酮类过敏者不宜使用本品。

(4)食物对本药的吸收影响少,可空腹亦可与食物同服。

(5)本品清除半衰期长达 7~8 小时,治疗一般感染时可每日 1 次,但如感染较重,或感染病原菌敏感性较低(如铜绿假单胞菌等)时,则宜于 0.3g,每日 2 次。

(6)只有在由多重耐药细菌引起的感染,细菌仅对喹诺酮类呈敏感时,在权衡利弊后儿童才可应用本品。

(7)患者的尿 pH 在 7 以上时易发生结晶尿,故每日进水量必须充足。以使每日尿量保持在 1 200~1 500ml 以上。

（8）本品可引起光敏反应。至少在光照后 12 小时才可接受治疗,治疗疗期间及治疗后数天内应避免过长时间暴露于明亮光照下。

（9）当出现光敏反应指征如皮肤灼热、发红、肿胀、水疱、皮疹、痛痒及皮炎时应停止治疗。

（10）过量的处理:①催吐、洗胃;②支持疗法和对症处理。

九、贮藏条件

遮光,密闭,在阴凉处保存。

十、药物经济性评价

非基本药物,医保乙类,《中国药典》(2020 年版)收载。

加 替 沙 星

一、药品名称

1. 英文名　Gatifloxacin
2. 化学名　1-环丙基-6-氟-1,4-二氢-8-甲氧基-7-(3-甲基-1-哌嗪基)-4-氧代-3-喹啉羧酸

二、药品成分

加替沙星

三、剂型与规格

口服常释剂型　(1)0.1g;(2)0.2g;(3)0.4g
注射液　(1)0.1g;(2)0.2g;(3)0.4g

四、适应证及相应的临床价值

用于治疗敏感菌株引起的中度以上的下列感染性疾病。

（1）慢性支气管炎急性发作:由肺炎链球菌、流感嗜血杆菌、副流感嗜血杆菌、卡他莫拉菌或金黄色葡萄球菌所致。

（2）急性鼻窦炎:由肺炎链球菌、流感嗜血杆菌等所致。

（3）社区获得性肺炎:由肺炎链球菌、流感嗜血杆菌、副流感嗜血杆菌、卡他莫拉菌、金黄色葡萄球菌、嗜肺衣原体、嗜肺支原体或嗜肺军团菌等所致者。

（4）纯性或复杂性尿路感染(膀胱炎):由大肠埃希菌、肺炎克雷伯菌、奇异变形杆菌所致者。

（5）肾盂肾炎:由大肠埃希菌等所致。

（6）单纯性尿道和宫颈淋病:由奈瑟淋球菌所致。

（7）女性急性单纯性直肠感染:由奈瑟淋球菌所致。

在治疗之前,为了分离鉴定致病微生物及确定其对加替沙星的敏感性,应做适当的培养和敏感性试验。但在获得细菌检查结果之前即可开始本品治疗。得到细菌学检查结果后,可以继续合适的治疗。

五、用法用量

1. 儿童　本品对儿童、青少年(18 岁以下)的疗效和安全性和有效性尚未建立,建议禁用本品。

2. 成人　静脉滴注:每次 400mg,每日 1 次,具体下表。本品与口服片剂具有生物等效,疗程中,可根据医师决定,由静脉给药改为口服片剂,无须调整剂量。

感染(取决于病原菌)	每日剂量	疗程
慢性支气管炎急性发作	400mg	7~10 天
急性鼻窦炎	400mg	10 天
社区获得性肺炎	400mg	7~14 天
单纯性尿路感染	400mg 或 200mg	单剂 3~5 天
复杂性尿路感染	400mg	7~10 天
急性肾盂肾炎	400mg	7~10 天
男性单纯性淋球菌尿路感染	400mg	单剂
女性宫颈和直肠淋球菌感染	400mg	单剂

3. 老年人　老年患者更易患有肾功能降低,并且毒性反应的危险性也可能较大,因此,在选择给药剂量时应该小心,监测肾功能对此会有帮助。在加替沙星上市后,已有报道应用加替沙星治疗的老年患者血糖显著异常。老年患者可能患有未察觉的糖尿病、与年龄有关的肾功能降低,潜在的疾病,和/或正在应用影响葡萄糖代谢的合用药,这些因素可能对血糖异常构成特殊的危险。

当准备给患者应用加替沙星时,建议医师与可能出现低血糖症和/或高血糖症(血糖代谢异常事件)危险的患者进行讨论,使患者清楚怎样检控其血糖变化,以及发生这样的变化时应该采取的措施。

六、特殊人群用药

1. 妊娠期　加替沙星对孕妇的疗效和安全性尚未建立。孕妇应避免使用本品。

2. 哺乳期　哺乳妇女使用时应暂停哺乳。

3. 肾功能损害　加替沙星主要经肾排出。肌酐清除率 <40ml/min 患者,包括血液透析和长期腹膜透析患者,应调整本品的剂量。血液透析患者应在每次血透结束后用药。肾功能不全者用法用量参照下表。

肌酐清除率	初始剂量	维持剂量
≥40ml/min	400mg	400mg/d
<40ml/min	400mg	200mg/d
血液透析	400mg	200mg/d
腹膜透析	400mg	200mg/d

维持剂量从用药第 2 天开始。

肾功能不全患者采用单剂 400mg 治疗单纯性尿路感染或淋病,或每日 200mg,使用 3 天治疗单纯性尿路感染时,无须调整本品剂量。

七、药理学

1. 药效学及作用机制　加替沙星为 8-甲氧氟喹诺酮类外消旋化合物,体外具有广谱的抗革兰氏阴性和阳性微生物的活性,其 R- 和 S- 对映体抗菌活性相同。本品抗菌作用是通过抑制细菌的 DNA 旋转酶和拓扑异构酶Ⅳ,从而抑制细菌 DNA 复制、转录和修复过程。

体外试验和临床使用结果均表明,本品对以下微生物的大多数菌株具有抗菌活性:

(1) 革兰氏阳性菌:金黄色葡萄球菌(仅限于对甲氧西林敏感的菌株)、肺炎链球菌(对青霉素敏感的菌株)。

(2) 革兰氏阴性菌:肠杆菌、流感和副流感嗜血杆菌、肺炎克雷伯杆菌、卡他莫拉菌、淋病奈瑟菌、奇异变形杆菌。

(3) 其他微生物:肺炎衣原体、嗜肺性军团杆菌、肺炎支原体。

2. 药代动力学　本品静脉滴注约 1 小时左右达加替沙星血药峰浓度(C_{max})。在推荐剂量范围内加替沙星血药峰浓度(C_{max})和药时曲线下面积(AUC)随剂量成比例增加。静脉滴注本品 200~800mg,每日 1 次,连续 14 日,加替沙星的药代动力学呈线性和非时间依赖性,并在第 3 天时可达血药稳态浓度。400mg 每日 1 次静脉注射的平均稳态血药浓度峰值和谷值分别约为 4.6mg/L 和 0.4mg/L。加替沙星片口服与本品静脉注射生物等效,口服的绝对生物利用度约为 96%,且静脉注射后 1 小时的药动学与口服同等剂量片剂相同,提示静脉注射和口服两种给药途径可交替使用。

加替沙星蛋白结合率约为 20%,与浓度无关。加替沙星广泛分布于组织和体液中。唾液中药物浓度与血浆浓度相近,而在胆汁、肺泡巨噬细胞、肺实质、肺表皮细胞层、支气管黏膜、窦黏膜、阴道、宫颈、前列腺液、精液等靶组织的药物浓度高于血浆浓度。

加替沙星无酶诱导作用,不改变自身和其他合用药物的清除代谢。加替沙星在体内代谢极低,主要以原型经肾排出。本品静脉注射后 48 小时,药物原型在尿中的回收率达 70% 以上,而其乙二胺和甲基乙二胺代谢物在尿中的浓度不足摄入量的 1%,加替沙星平均血浆消除半衰期 7~14 小时。本品口服或静脉注射后,粪便中加替沙星的原药回收率约 5%,提示加替沙星也可经胆道和肠道排出。

3. 药物不良反应

(1) 临床试验中所见不良反应多属轻度,主要见于静脉给药局部和胃肠道及神经系统,包括静脉炎、恶心、呕吐、腹泻、头痛及眩晕等。其他少见的临床相关不良事件包括:

(2) 全身反应:变态反应、寒战、发热、背痛、胸痛、虚弱及面部水肿。

(3) 心血管系统:高血压、心悸。

(4) 消化系统:腹痛、便秘、消化不良、舌炎、念珠菌性口腔炎、口腔炎、口腔溃疡、呕吐、食欲缺乏、胃炎及胃肠胀气。

(5) 代谢与营养系统:外周水肿、高血糖及口渴。

(6) 骨骼肌肉系统:关节痛、下肢痛性痉挛。

(7) 神经系统:多梦、失眠、感觉异常、震颤、血管扩张、眩晕、激动、焦虑、混乱及紧张。

(8) 呼吸系统:呼吸困难、咽炎。

(9) 皮肤及皮肤软组织:皮疹、出汗、皮肤干燥及瘙痒。

(10) 特殊感官:视觉异常、味觉反常、耳鸣。

(11) 泌尿生殖系统:排尿困难。

(12) 而罕见的相关不良事件有:思维异常、不能耐受酒精、关节炎、虚弱、哮喘(支气管痉挛)、共济失调、骨痛、心动过缓、胸痛、唇炎、结肠炎、意识模糊、惊厥、发绀、人格解体、抑郁、糖尿病、吞咽困难、耳痛、筆斑、水肿、鼻出血、欣快感、眼痛、光敏感性、全身水肿、胃肠出血、牙龈炎、口臭、幻觉、呕血、血尿、敌意、感觉过敏、高血糖、肌张力增加、过度通气、低血糖、淋巴结病、斑丘疹、子宫出血、偏头痛、口腔水肿、肌痛、肌无力、颈痛、惊慌、妄想狂、嗅觉倒错、畏光、假膜性肠炎、精神病、上睑下垂、直肠出血、紧张、胸骨下胸痛、心动过速、味觉丧失、舌肿、疱疹等。

(13) 实验室检查异常改变发生率低,包括白细胞减少、中性粒细胞减少、血红蛋白下降、GPT 和/或 GOT 增高,以及碱性磷酸酶、总胆红素、血糖、血清淀粉酶和电解质紊乱等。

4. 药物相互作用

(1) 本品与丙磺舒合用,可减缓加替沙星经肾排除。

(2) 本品与地高辛同时使用,未见加替沙星药代动力学参数发生明显改变,但在部分受试者发现地高辛血药浓度升高。故应监测服用地高辛患者的地高辛毒性反应的症状和体征。对表现出毒性症状和体征的患者,应测定地高辛的血药浓度,并适当调整地高辛剂量。并不推荐事先调整两药剂量。

(3) 同时使用加替沙星和影响葡萄糖代谢的药物可增加患者血糖代谢异常的危险(见禁症和警告:血糖异常)。

(4) 抗糖尿病药物:合并应用格列本脲和其他降血糖药物后,观察到了影响葡萄糖代谢的药效学变化。当格列本脲与加替沙星合并用药时,没有观察到明显的药代动力学相互作用。

八、注意事项

1. 禁用　本品禁用于对加替沙星或喹诺酮类药物过敏者。糖尿病患者慎用。

2. 用药注意事项

(1) 血糖异常:已有报道加替沙星引起的血糖异常,包括症状性低血糖症和高血糖症。这些事件通常在糖尿病患者中发生。但是,低血糖症,特别是高血糖症已经在没有糖尿病病史的患者中产生。除了糖尿病以外,服用加替沙星时与血糖代谢异常相关的其他危险因素包括老年患者、肾功能不全、影响葡萄糖代谢的合并用药(特别是降血糖用药)。具有这些危险因素的患者应该密切监控血糖。如果用加替沙星治疗的任何患者发生低血糖或者高血糖的症状和体征,必须立刻进行适当的治疗,并应该停用加替沙星。

已有报道血糖的暂时异常,通常包括开始治疗3天内血清胰岛素水平升高和血糖水平降低,有时导致严重低血糖症。也已经观察到了高血糖症,甚至某些病例为严重高血糖症。高血糖症通常在应用加替沙星第3天后发生。在加替沙星上市后,已有报道应用加替沙星治疗的患者中极少数出现严重血糖异常。这些异常包括高渗性非酮症高血糖昏迷、糖尿病酮症酸中毒、低血糖昏迷、痉挛和精神状态改变(包括意识丧失)。虽然少数导致致死后果,但是如果得到适当处理,这些事件中大多数是可逆的。

(2)加替沙星与其他喹诺酮类药物类似,可使心电图Q-T间期延长。Q-T间期延长、低血钾或急性心肌缺血患者应避免使用本品。本品不宜与ⅠA类(如奎尼丁、普鲁卡因胺)或Ⅲ类(胺碘酮、索他洛尔)抗心律失常药物合用;正在使用可引起心电图Q-T间期延长药物(如西沙比利、红霉素、三环类抗抑郁药)的患者慎用本品。

(3)喹诺酮类药物可引起中枢神经系统异常,如紧张、激动、失眠、焦虑、噩梦、颅内压增高等。对患有或疑有中枢神经系统疾患的患者,如严重脑动脉粥样硬化、癫痫或存在癫痫发作因素等,应慎用本品。本品可能会引起眩晕和轻度头痛,从事驾驶汽车等机械作业或从事其他需要精神神经系统警觉或协调活动的患者应慎用。此外,非甾体抗炎药物与喹诺酮类药物同时使用,可能会增加中枢神经系统刺激症状和抽搐发生的危险性。

(4)喹诺酮类药物有时可引起严重的甚至致命的过敏反应。对首次发现皮疹或者其他过敏反应时,应立即停用本品。严重过敏反应发生时,可根据临床需要用肾上腺素或其他复苏方法治疗,包括吸氧、输液、抗组胺药、皮质激素、升压胺类药物以及气道管理等。

(5)有报道接受包括本品在内的几乎所有的抗菌药物治疗后可能发生轻度至致命性假膜性肠炎。因此,对使用任何抗菌药物后出现腹泻的患者应考虑这一诊断。假膜性肠炎的诊断成立后,即应开始治疗。轻度患者停用抗菌药物后即可恢复;中、重度患者,则应酌情补充液体、电解质,并针对难辨梭菌性肠炎抗菌治疗。

(6)尽管尚未见到类似其他喹诺酮类药物引起的肩部、手部和跟腱需要外科治疗或长时间功能丧失的现象,但如果患者在接受本品治疗时有疼痛感,出现炎症反应或肌腱断裂等应停用本品,在未明确除外肌腱炎或肌腱断裂前,患者应休息,并停止体育锻炼。肌腱断裂在喹诺酮类治疗中或治疗后均可发生。

(7)已有患者在接受某些喹诺酮类药物后发生光毒性反应。虽在动物实验和临床试验中,未见本品在推荐剂量水平发生光毒性。但为保证医疗顺利实施,应避免过度日光或人工紫外线照射。如果出现晒伤样反应或发生皮肤损害,应及时就诊。

(8)本品增加中枢神经系统刺激症状和抽搐发生的危险性。肾功能不全患者使用本品应注意调整剂量(见用法用量)。

(9)本品必须采用无菌方法稀释和配制。在稀释和使用前必须查看有无颗粒状内容物,一旦发现肉眼可见的颗粒状物则应弃去不用。本品仅供单次使用,故配制后未用完部分应弃去。严禁将其他制剂加入含本品的瓶中静脉滴注,也不可将其他静脉制剂与本品经同一静脉输液通道使用。如果同一静脉输液通道用于输注不同的药物,在使用本品前后必须用与本品和其他药物相容的溶液冲洗通道。如果本品与其他药物联合使用,则必须按本品和该合用药物的推荐剂量和方法分别开给药。

(10)本品在配制供静脉滴注用每2mg/ml浓度的静脉滴注液时,为保证滴注液与血浆渗透压等张,不宜采用普通注射用水。

(11)本品静脉滴注时间不少于60分钟,严禁快速静脉滴注或肌内、鞘内、腹腔内或皮下用药。

(12)不宜使用高于推荐剂量的治疗。如发生急性过量,应严密观察(包括心电图监测)并给予对症和支持治疗。充分水化,但血液透析(每4小时约清除14%)和连续性活动性腹膜透析(8天约清除11%)不能有效地从体内将加替沙星清除。

九、贮藏条件

遮光,密闭保存。

十、药物经济性评价

非基本药物,非医保药。

培 氟 沙 星

一、药品名称

1. 英文名　Pefloxacin
2. 化学名　1-乙基-6-氟-7-[4-甲基哌嗪-1-基]-4-氧代-1,4-二氢喹啉-3-羧酸

二、药品成分

甲磺酸培氟沙星

三、剂型与规格

口服常释剂型　(1)0.1g;(2)0.2g
注射液　(1)0.2g;(2)0.4g

四、适应证及相应的临床价值

由培氟沙星敏感菌所致的各种感染:尿路感染;呼吸道感染;耳、鼻、喉感染;妇科、生殖系统感染;腹部和肝、胆系统感染;骨和关节感染;皮肤感染;败血症和心内膜炎;脑膜炎。

五、用法用量

1. 儿童　本品在婴幼儿及18岁以下青少年的安全性尚未确定。因此18岁以下的患者禁用。
2. 成人
静脉滴注:成人常用量,每次0.4g,加入5%葡萄糖溶液

250ml 中缓慢静脉滴入,每 12 小时 1 次。患有黄疸的患者,每日用药 1 次;患有腹水的患者每 36 小时用药 1 次;患有黄疸和腹水的患者,每 48 小时用药 1 次。或遵医嘱。

口服:成人每次 0.2~0.4g,每日 2 次。

3. 老年人　老年患者常有肾功能减退,因本品部分经肾排出,需减量应用。

六、特殊人群用药

1. 妊娠期　动物实验未证实喹诺酮类药物有致畸作用,但对孕妇用药进行的研究尚无明确结论。

2. 哺乳期　鉴于本品可引起未成年动物关节病变,故孕妇禁用,哺乳期妇女禁用,如必需应用本品时应暂停哺乳。

3. 肾功能损害　肾功能不全患者无须减量。

4. 肝功能损害　轻至中度肝功能损害患者应减半使用。

七、药理学

1. 药效学及作用机制　甲磺酸培氟沙星为喹诺酮类抗菌药。具广谱抗菌作用。对下列细菌具有良好的抗菌作用:肠杆菌科的大部分细菌,包括大肠埃希菌、克雷伯菌属、变形杆菌属、志贺菌属、伤寒及沙门菌属以及流感嗜血杆菌、奈瑟菌属等。对铜绿假单胞菌和金黄色葡萄球菌也有一定的抗菌作用。对肺炎球菌、各组链球菌和肠球菌仅具轻度作用。此外对麻风杆菌也有抗菌活性。

甲磺酸培氟沙星为杀菌剂,通过作用于细菌 DNA 螺旋酶的 A 亚单位,抑制 DNA 的合成和复制而导致细菌死亡

2. 药代动力学　据资料介绍,本品 0.4g 静脉滴注后,原药血浓度为 5.8mg/L,与人体血浆蛋白结合率为 20%~30%,消除半衰期($t_{1/2}$)较长,约 10~13 小时,体内分布广泛,在支气管、肺、肝、肾、肌肉、前列腺等组织和胆汁、胸、腹腔液中均能达到有效浓度。此外尚可透过炎症脑膜进入脑脊液中,脑脊液中浓度约为血药浓度的 60% 左右。主要在肝内进行代谢,主要代谢产物为 N-去甲基物和 N-氧化代谢物,其中 N-去甲基物同培氟沙星具有同样的体外抗菌作用。本品及其代谢物主要经肾排泄,约占给药剂量的 58.9%。

3. 药物不良反应

(1) 胃肠道反应:恶心、呕吐、食欲减退、腹泻等。

(2) 中枢神经系统反应:头昏、头痛、嗜睡或失眠等。

(3) 过敏反应:皮疹、皮肤瘙痒,偶可发生渗出性、多形性红斑及血管神经性水肿。少数患者有光敏反应。

(4) 偶可发生:癫痫发作、精神异常、烦躁不安、意识模糊、幻觉、震颤;血尿、发热、皮疹等间质性肾炎表现;结晶尿,多见于高剂量应用时;关节疼痛。

(5) 注射部位局部刺激症状。

(6) 少数患者可发生血清氨基转移酶升高、血尿素氮增高及周围血象白细胞降低,多属轻度,并呈一过性。

4. 药物相互作用

(1) 尿碱化剂可减低本品在尿中的溶解度,导致结晶尿和肾毒性。

(2) 本品与茶碱类合用时可能由于与细胞色素 P450 结合部位的竞争性抑制,导致茶碱类的肝消除明显减少,血浆消除半衰期($t_{1/2\beta}$)延长,血药浓度升高,出现茶碱中毒症状,如恶心、呕吐、震颤、不安、激动、抽搐、心悸等,应避免合用,不能避免时应测定茶碱类血药浓度并调整剂量。

(3) 环孢素与本品合用时,其血药浓度升高,必须监测环孢素血药浓度,并调整剂量。

(4) 本品与抗凝血药华法林同用时可增强后者的抗凝作用,合用时应严密监测患者的凝血酶原时间,并调整剂量。

(5) 丙磺舒可减少本品自肾小管分泌约 50%,合用时可因本品血药浓度增高而产生毒性。

(6) 本品干扰咖啡因的代谢,从而导致咖啡因消除减少,血消除半衰期($t_{1/2\beta}$)延长,并可能产生中枢神经系统毒性,合用时应严密监测患者咖啡因的血药浓度并调整剂量。

八、注意事项

1. 禁用　对本品及氟喹诺酮类药过敏患者禁用,孕妇及哺乳期妇女禁用,18 岁以下患者禁用,葡糖-6-磷酸脱氢酶缺乏者禁用。

2. 用药注意事项

(1) 由于目前大肠埃希菌对氟喹诺酮类药物耐药者多见,应在给药前留取尿培养标本,参考细菌药敏结果调整用药。

(2) 本品大剂量应用或尿 pH 在 7 以上时可发生结晶尿。为避免结晶尿的发生,宜多饮水,保持 24 小时排尿量在 1 200ml 以上。

(3) 肾功能减退者,需根据肾功能调整给药剂量。

(4) 应用氟喹诺酮类药物可发生中、重度光敏反应,应用本品时应避免过度暴露于阳光或紫外光照射,如发生光敏反应需停药。

(5) 严重肝功能减退时,可减少药物消除,使血药浓度增高,肝、肾功能均减退者尤为明显,均需权衡利弊后应用,并调整剂量。

(6) 原有中枢神经系统疾患者,例如癫痫及癫痫病史者均应避免应用,有指征时需仔细权衡利弊后应用。

(7) 稀释液不能用氯化钠溶液或其他含氯离子的溶液。

(8) 本品每次静滴时间不少于 60 分钟。

(9) 每日用药剂量为 1 600mg 以上时,可能会出现以下副作用:胃肠功能失调、肌肉和/或关节疼痛、光敏反应、神经系统失调(头痛、失眠)、血小板减少。

九、贮藏条件

遮光、密闭保存。

十、药物经济性评价

非基本药物,非医保药,《中国药典》(2020 年版)收载。

依诺沙星

一、药品名称

1. 英文名　Enoxacin
2. 化学名　1-乙基-6-氟-1,4-二氢-4-氧代-7-(1-哌嗪基)-1,8-萘啶-3-羧酸

二、药品成分

依诺沙星

三、剂型与规格

口服常释剂型　(1)0.1g;(2)0.2g
注射液　(1)0.1g;(2)0.2g;(3)0.3g

四、适应证及相应的临床价值

适用于由敏感菌引起的:

1. 泌尿生殖系统感染,包括单纯性、复杂性尿路感染、细菌性前列腺炎、淋病奈瑟菌尿道炎或宫颈炎(包括产酶株所致者)。
2. 呼吸道感染,包括敏感革兰氏阴性杆菌所致支气管感染急性发作及肺部感染。
3. 胃肠道感染,由志贺菌属、沙门菌属、产肠毒素肠杆菌、亲水气单胞菌、副溶血弧菌等所致。
4. 伤寒。
5. 骨和关节感染。
6. 皮肤软组织感染。
7. 败血症等全身感染。

五、用法用量

1. 儿童　本品在婴幼儿及 18 岁以下青少年的安全性尚未确定。但本品用于数种幼龄动物时,可致关节病变。因此不宜用于 18 岁以下的儿童及青少年。
2. 成人

避光静脉滴注:每次 0.2g,每日 2 次。重症患者最大剂量 1 日不超过 0.6g,疗程 7~10 日,治疗中病情显著好转后即可改用口服制剂。

口服。支气管感染:每次 0.3~0.4g,每日 2 次,疗程 7~14 日;急性单纯性下尿路感染:每次 0.2g,每日 2 次,疗程 5~7 日;复杂性尿路感染:每次 0.4g,每日 2 次,疗程 10~14 日;单纯性淋病奈瑟菌性尿道炎:每次 0.4g,单剂量;肠道感染:每次 0.2g,每日 2 次,疗程 5~7 日;伤寒:每次 0.4g,每日 2 次,疗程 10~14 日。

3. 老年人　老年患者常有肾功能减退,因本品部分经肾排出,需减量应用。

六、特殊人群用药

1. 妊娠期　动物实验未证实喹诺酮类药物有致畸作用,但对孕妇用药进行的研究尚无明确结论。
2. 哺乳期　鉴于本药可引起未成年动物关节病变,故

孕妇禁用,哺乳期妇女应用本品时应暂停哺乳。

七、药理学

1. 药效学及作用机制　药理作用:本品具广谱抗菌作用,尤其对需氧革兰氏阴性杆菌抗菌活性高,对下列细菌在体外具良好抗菌作用:肠杆菌科的大部分细菌,包括枸橼酸杆菌属、阴沟肠杆菌、产气肠杆菌等肠杆菌属、大肠埃希菌、克雷伯菌属、变形杆菌属、沙门菌属、志贺菌属、弧菌属、耶尔森菌等。常对多重耐药菌也具有抗菌活性。对青霉素耐药的淋病奈瑟菌、产酶流感嗜血杆菌和莫拉菌属均具有高度抗菌活性。对铜绿假单胞菌等假单胞菌属的大多数菌株具抗菌作用。本品对甲氧西林敏感葡萄球菌具抗菌活性,对肺炎链球菌、溶血性链球菌和粪肠球菌仅具中等抗菌活性。对沙眼衣原体、支原体、军团菌具良好抗微生物作用,对结核杆菌和非典型分枝杆菌也有抗菌活性。对厌氧菌的抗菌活性差。依诺沙星为杀菌剂,通过作用于细菌 DNA 螺旋酶的 A 亚单位,抑制 DNA 的合成和复制而导致细菌死亡。

毒理研究:未进行该项实验且无可靠参考文献。

2. 药代动力学　静脉给药 0.2g 和 0.4g,血药达峰时间(t_{max})约为 1 小时,血药峰浓度(C_{max})约为 2mg/L 和 3~5mg/L。血消除半衰期($t_{1/2\beta}$)约为 3~6 小时,蛋白结合率为 18%~57%。口服后吸收完全,相对生物利用度约为 90%。单剂量给药后血药达峰时间(T_{max})为 1~3 小时。本品吸收后广泛分布至各组织、体液,组织中的浓度常超过血药浓度而达有效水平。本品主要自肾排泄,48 小时内给药量的 52%~60%以原型自尿中排出,一部分(20%)在体内代谢。胆汁排泄约 18%。

3. 药物不良反应

(1) 胃肠道反应较为常见,可表现为腹部不适或疼痛、腹泻、恶心或呕吐。

(2) 中枢神经系统反应可有头昏、头痛、嗜睡或失眠等。

(3) 过敏反应:皮疹、皮肤瘙痒,偶可发生渗出性多形性红斑及血管神经性水肿。少数患者有光敏反应。

(4) 偶可发生:癫痫发作、精神异常、烦躁不安、意识混乱、幻觉、震颤。血尿、发热、皮疹等间质性肾炎表现。静脉炎。结晶尿,多见于高剂量应用时。关节疼痛。面部潮红、心悸、胸闷。

(5) 少数患者可发生血清氨基转移酶升高、血尿素氮增高及周围血象白细胞降低,多属轻度,并呈一过性。

4. 药物相互作用

(1) 尿碱化剂可降低本品在尿中的溶解度,导致结晶尿和肾毒性。

(2) 本品与茶碱类药物合用时可能由于与细胞色素 P450 结合部位的竞争性抑制,导致茶碱类药物的肝消除明显减少,血消除半衰期($t_{1/2\beta}$)延长,血药浓度升高,出现茶碱中毒症状,如恶心、呕吐、震颤、不安、激动、抽搐、心悸等,应避免合用。不能避免时应测定茶碱类药物的血药浓度并调整剂量。

(3) 环孢素与本品合用时,其血药浓度升高,须监测其

环孢素的血药浓度,并调整剂量。

(4) 本品与抗凝血药华法林合用时可增强可增强后者的抗凝作用,故应避免两者合用。不能避免时应严密监测患者的凝血酶原时间,并调整剂量。

(5) 丙磺舒可减少本品自肾小管分泌约50%,合用时可因本品血药浓度增高而产生毒性。

(6) 本品干扰咖啡因的代谢,从而导致咖啡因的消除减少,血消除半衰期($t_{1/2\beta}$)延长,并可能产生中枢神经系统毒性,故应避免两者合用。不能避免时应严密监测患者咖啡因的血药浓度并调整剂量。

(7) 本品与非甾体抗炎药物芬布芬合用时,偶有抽搐发生,因此不宜与芬布芬合用。

八、注意事项

1. 禁用 对本品及氟喹诺酮类药过敏、肌腱炎、跟腱断裂、缺乏葡萄糖-6-磷酸脱氢酶的患者禁用。

2. 用药注意事项

(1) 由于目前大肠埃希菌对氟喹诺酮类药物耐药者多见,应在给药前留取尿培养标本,参考细菌药敏结果调整用药。

(2) 本品大剂量应用或尿pH在7以上时可发生结晶尿。为避免结晶尿的发生,宜多饮水,保持24小时排尿量在1 200ml以上。

(3) 肾功能减退者,需根据肾功能调整给药剂量。

(4) 应用氟喹诺酮类药物可发生中、重度光敏反应。应用本品时应避免过度暴露于阳光,如发生光敏反应需停药。

(5) 肝功能减退时,如属重度(肝硬化腹水)可减少药物清除,血药浓度增高,肝、肾功能均减退者尤为明显,均需权衡利弊后应用,并调整剂量。

(6) 原有中枢神经系统疾患者,例如癫痫及癫痫病史者均应避免应用,有指征时需仔细权衡利弊后应用。

九、贮藏条件

遮光,密封保存。

十、药物经济性评价

非基本药物,非医保药,《中国药典》(2020年版)收载。

氟罗沙星

一、药品名称

1. 英文名 Fleroxacin
2. 化学名 6,8-二氟-1-(2-氟乙基)-1,4-二氢-7-(4-甲基-1-哌嗪基)-4-氧代-3-喹啉羧酸

二、药品成分

氟罗沙星

三、剂型与规格

口服常释剂型 (1)0.1g;(2)0.2g

注射液 (1)0.1g;(2)0.2g;(3)0.4g

四、适应证及相应的临床价值

本品属喹诺酮类抗菌药物,适用于肠杆菌科细菌如肺炎克雷伯菌、变形杆菌、沙门菌、大肠埃希菌、甲氧西林敏感葡萄球菌等敏感菌引起的中、重度呼吸系统、泌尿系统、消化系统以及皮肤软组织感染、败血症、妇科感染等。

五、用法用量

1. 儿童 氟喹诺酮类可使犬的承重关节软骨发生永久性损害而致跛行,在其他几种未成年动物中也可致关节病发生,故18岁以下患者禁用。在由多重耐药菌引起的感染,细菌仅对氟喹诺酮类呈现敏感时,权衡利弊后儿童才可应用本品。

2. 成人 避光缓慢静脉滴注,成人每次0.2~0.4g,每日1次,稀释于5%葡萄糖溶液250~500ml注射液中。

治疗单纯性下尿路感染,每次口服200mg,每日1次,疗程7天。治疗其他感染,成人常用剂量为每次400mg,每日1次口服。

3. 老年人 老年患者肾功能有所减退,用药量应酌减。

六、特殊人群用药

1. 妊娠期 孕妇禁用。
2. 哺乳期 哺乳期妇女禁用。

七、药理学

1. 药效学及作用机制 本品为喹诺酮类抗菌药,对革兰氏阴性菌,包括大肠埃希菌、肺炎杆菌、变形杆菌属、伤寒沙门菌、副伤寒沙门菌、志贺菌属、阴沟肠杆菌、产气肠杆菌、枸橼酸菌属、黏质沙雷菌、铜绿假单胞菌、脑膜炎奈瑟菌、流感嗜血杆菌、摩拉卡他菌、嗜肺军团菌、淋病奈瑟菌等均有较强的抗菌作用。对葡萄球菌属、溶血链球菌等革兰氏阳性球菌亦具有中等抗菌作用,本品的作用机制是通过抑制细菌的DNA旋转酶而起杀菌作用。

2. 药代动力学 本品口服后吸收迅速而完全,生物利用度为90%以上。健康志愿者单次口服0.1g、0.2g、0.4g后,1~2小时达峰,血药峰浓度(C_{max})分别可达1.6μg/ml、2.9μg/ml和5.1μg/ml,血消除半衰期($t_{1/2\beta}$)为9.9~11.6小时,血浆蛋白结合率为23%。健康人静脉滴注氟罗沙星注射液0.1g后,血药峰浓度(C_{max})为2.85mg/ml,血消除半衰期($t_{1/2\beta}$)为(8.6±1.3)小时,达峰时间为0.33小时,表观分布容积(V_d)为110L。本品在多数组织中的浓度接近或高于同时期血浓度,但中枢神经系统中浓度很低。给药量的60%~70%以原型及代谢物经肾排泄。少部分由胆汁排泄,随粪便排出量仅占3%。

3. 药物不良反应

(1) 胃肠道反应较为常见,可表现为腹部不适或疼痛、腹泻、恶心呕吐、食欲缺乏。

(2) 中枢神经系统反应可有头昏、头痛、兴奋、嗜睡或失眠。

（3）过敏反应有皮疹、皮肤瘙痒，偶可发生渗出性多形红斑及血管神经性水肿。少数患者有光敏反应。

（4）少数患者可发生血氨基转移酶、血尿素氮增高及周围血象白细胞降低，多属轻度，并呈一过性。

偶可发生：癫痫发作、精神异常、烦躁不安、意识混乱、幻觉、震颤。血尿、发热、皮疹等间质性肾炎表现。结晶尿，多见于高剂量应用时。关节疼痛。静脉炎。

4. 药物相互作用

（1）去羟肌苷（DDI）制剂中含有的铝及镁可与氟喹诺酮类螯合，不宜合用。

（2）尿碱化剂可减低本品在尿中的溶解，导致结晶尿和肾毒性。

（3）丙磺舒可延迟本品的排泄，使本品血浓度增高而产生毒性。

八、注意事项

1. 禁用

（1）对本品或喹诺酮类药物过敏者禁用。

（2）孕妇、哺乳期妇女及 18 岁以下患者禁用。

2. 用药注意事项

（1）肾功能减退者慎用，若使用，应根据减退程度调整剂量。

（2）肝功能不全者慎用，若使用，应注意监测肝功能。

（3）原有中枢神经系统疾患者，包括脑动脉硬化或癫痫病史者均应避免应用，有指征时权衡利弊应用。

（4）喹诺酮类药物间存在交叉过敏反应，对任何一种喹诺酮过敏者不宜使用本品。

（5）患者的尿 pH 在 7 以上时易发生结晶尿，故每日饮水量必须充足，以使每日尿量保持在 1 200~1 500ml 以上。

（6）本品可引起光敏反应，至少在光照后 12 小时才可接受治疗，治疗期间及治疗后数天内应避免过长时间暴露于明亮光照下。

（7）当出现光敏反应指征如皮肤灼热、发红、肿胀、水疱、皮疹、瘙痒、皮炎时应停止治疗。

（8）本品静脉滴注速度不宜过快，每 100ml 滴注时间至少为 45~60 分钟。

（9）本品不宜与其他药物混合使用。

（10）本品忌与氯化钠注射液或葡萄糖氯化钠注射液合用。

九、贮藏条件

遮光、密闭，在凉暗处保存。

十、药物经济性评价

非基本药物，非医保（口服常释剂型），医保乙类（注射剂），《中国药典》（2020 年版）收载。

司 氟 沙 星

一、药品名称

1. 英文名　Sparfloxacin

2. 化学名　5-氨基-1-环丙基-7-(顺式-3,5-二甲基-1-哌嗪基)-6,8-二氟-1,4-二氢-4-氧代-3-喹啉羧酸

二、药品成分

司氟沙星

三、剂型与规格

口服常释剂型　（1）0.1g；（2）0.2g

四、适应证及相应的临床价值

本品适用于敏感菌引起的下列感染：

1. 肺炎链球菌、流感嗜血杆菌、副流感嗜血杆菌、卡他莫拉菌、肺炎支原体、肺炎衣原体所致的社区获得性肺炎。

2. 肺炎链球菌、金黄色葡萄球菌、流感嗜血杆菌、卡他莫拉菌、肺炎克雷伯菌、阴沟肠杆菌、肺炎支原体、肺炎衣原体所致慢性支气管炎急性加重。

五、用法用量

1. 儿童　禁用。

2. 成人　常用剂量为第 1 天 400mg 顿服，第 2 天起每次 200mg，每日 1 次。

3. 老年人　老年患者需谨慎用药，如从较低剂量开始（每日 1 次，每次 100mg）。

六、特殊人群用药

1. 妊娠期　孕妇禁用。

2. 哺乳期　哺乳期妇女禁用。

3. 肾功能损害　肾功能损害患者应减轻使用，用量按内生肌酐清除率调整，肌酐清除率<50ml/min 者，第 1 天 400mg 顿服，第 2 天起每次 200mg，每 2 日 1 次。

七、药理学

1. 药效学及作用机制　抗菌作用：司巴沙星对革兰氏阳性菌，革兰氏阴性菌及厌氧菌有广泛的抗菌性，起到杀菌作用。对革兰氏阳性菌的抗菌力要比环丙沙星、氧氟沙星、依诺沙星高 2~32 倍；对革兰氏阴性菌的抗菌力要比氧氟沙星、依诺沙星强；与环丙沙星具有几乎同等的作用；而对厌氧菌的抗菌力要比环丙沙星、氧氟沙星、依诺沙星高 2~32 倍；对沙眼衣原体的抗菌力要比红霉素、氧氟沙星高；与二甲胺四环素大致相同。对本品的临床分离菌的敏感性良好，特别是对革兰氏阳性细菌的肺炎球菌、化脓链球菌、包括美替西林耐药性金黄色葡萄球菌、葡萄球菌属、肠球菌属及厌氧性菌、沙眼衣原体的抗菌力要比环丙沙星、氧氟沙星、依诺沙星、诺氟沙星强。

作用机制：司巴沙星抑制细菌的 DNA 旋转酶的活性，使细菌的 DNA 复制受阻，从而发挥其强大的抗菌作用。

2. 药代动力学　司氟沙星口服吸收良好，且不受饮食因素影响，生物利用度为 92%，口服 3~6 小时候达到血药峰浓度。单剂口服 400mg 后，血药峰浓度为 1.3mg/L，200mg 多剂给药（首剂 400mg），第 2 天即可达稳态，血药峰浓度为

1.1mg/L 司氟沙星广泛分布于组织和体液中,分布容积为3.9L/kg。本品主要在肝代谢,但对 P450 影响较小。本品经肾、粪便排泄各占 50%,其中以原型自尿中排出 10%。本品平均消除半衰期为 16~30 小时,肾功能下降时,消除半衰期有所延长。

3. 药物不良反应

(1) 休克、过敏性样症状(呼吸困难、水肿、声音嘶哑、潮红、瘙痒感等)。

(2) 皮肤黏膜眼综合征。

(3) 粒细胞缺乏症、血小板减少。

(4) 急性肾衰竭。

(5) 肝功能检查值升高。

(6) 室性心动过速。

(7) 腱障碍症状,如阿基里斯腱类、腱断裂。

(8) 伪膜性结肠炎。

(9) 间质性肺炎。

(10) 横纹肌溶解症。

(11) 低血糖。

4. 药物相互作用

八、注意事项

1. 禁用

(1) 从前对本品有过敏史者。

(2) 服用特非那定,阿司咪唑,双异丙吡胺,乙胺碘呋酮等药物者(Q-T 期延长,有发生室性心律失常的可能)。

(3) 孕妇和可能怀孕的妇女。

(4) 儿童。

2. 用药注意事项 有严重肾功障碍的患者、癫痫的患者、心脏病、年纪大者慎用;避免日光曝晒;与非甾体抗炎药合用需谨慎;与含镁盐或铝盐合用时需服本品 2 小时后才能服用上述药品。

九、贮藏条件

遮光,密封保存

十、药物经济性评价

非基本药物,非医保药,《中国药典》(2020 年版)收载。

帕珠沙星

一、药品名称

1. 英文名 Pazufloxacin

2. 化学名 (-)-(3S)-10-(1-氨基环丙基)-9-氟-2,3-二氢-3-甲基-7-氧代-7H-吡啶并[1,2,3-de]-[1,4]-苯并噁嗪-6-羧酸

二、药品成分

甲磺酸帕珠沙星

三、剂型与规格

注射剂 (1)0.1g;(2)0.3g;(3)0.5g

四、适应证及相应的临床价值

本品适用于敏感细菌引起的下列感染:慢性呼吸道疾病继发感染,如慢性支气管炎、弥漫性细支气管炎、支气管扩张、肺气肿、肺间质纤维化、支气管哮喘、陈旧性肺结核等;肺炎、肺脓肿;肾盂肾炎、复杂性膀胱炎、前列腺炎;烧伤创面感染、外科伤口感染;胆囊炎、胆管炎、肝脓肿;腹腔内脓肿、腹膜炎;生殖器官感染,如子宫附件炎、子宫内膜炎;盆腔炎。

五、用法用量

1. 儿童 儿童用药的安全性尚未确立,建议儿童禁用本品。

2. 成人 静脉滴注:0.3~0.5g/次,每日 2 次,静脉滴注时间为 30~60 分钟,疗程为 7~14 天。可根据患者的年龄和病情酌情调整剂量。

给药注意事项:应用本品前应先做细菌学检查。一般来说,为防止细菌出现耐药,在感染的致病菌确定后,在保证患者治愈的情况下,应尽量减少给药时间。给药期间,不管有无必要继续用药,在开始给药 3 天后应判断继续用药的必要性,评估是否停用本药或改用其他药物。一般来说,本药最常用治疗疗程为 14 天。

3. 老年人 老年患者用药监测血药浓度、尿排泄量时,C_{max}、AUC 升高,尿中回收率下降,因此老年患者应用本品时应注意剂量。

六、特殊人群用药

1. 妊娠期 孕妇及有可能怀孕的妇女禁用。

2. 哺乳期 因药物可通过乳汁分泌,哺乳期妇女应用时应停止哺乳。

3. 肾功能损害 严重肾功能不全者慎用或调整用药剂量或用药疗程。

肾清除率为 44.7ml/min 者:0.3g/次,每日 2 次。

肾清除率为 13.6ml/min 者:0.3g/次,每日 1 次。

透析患者:0.3g/次,3 天 1 次。

七、药理学

1. 药效学及作用机制 本品属喹诺酮类抗菌药,其主要作用机制为抑制金黄色葡萄球菌 DNA 旋转酶和 DNA 拓扑异构酶Ⅳ活性,阻碍 DNA 合成而导致细菌死亡;对人拓扑异构酶Ⅱ的抑制作用弱。本品具有抗菌谱广、抗菌作用强的特点。对革兰氏阳性菌如葡萄球菌、链球菌、肠球菌,对革兰氏阴性菌如肠杆菌、奇异变形杆菌、克雷伯菌、阴沟肠杆菌、枸橼酸杆菌、醋酸钙不动杆菌、流感嗜血杆菌、卡他莫拉菌、铜绿假单胞菌等均有良好的抗菌活性,本品对某些厌氧菌如产气荚膜梭状芽胞杆菌、核粒梭形杆菌、痤疮丙酸杆菌、卟啉单胞菌、部分消化链球菌、脆弱拟杆菌及普雷沃氏菌也有良好的抗菌活性。

2. 药代动力学 据文献资料:健康志愿者单剂量静脉滴注甲磺酸帕珠沙星 300mg、500mg,静滴持续时间为 30 分

钟，C_{max} 分别为 8.99mg/L 与 11.0mg/L；$AUC_{0-\infty}$ 分别为 13.3mg·h/L 及 21.7mg·h/L；$t_{1/2}$ 分别为 1.65 小时及 1.88 小时；T_{max} 平均为 0.5 小时。

给药后本药可迅速分布至组织和体液中，静脉滴注本药 500mg 后，在痰液、肺组织、胆囊组织、烧伤皮肤组织及女性生殖器官组织的浓度分别为 2.49～6.24mg/L、7.95mg/L、9.85～35.5mg/L、4.54mg/L、5.00～13.9mg/L，在胆汁、胸水、腹水、脓液、盆腔液及脑脊液中的浓度分别为 5.47～29.9mg/L、1.43mg/L、1.87mg/L、4.73mg/L、3.18mg/L 及 0.33mg/L。50～500mg 单次静脉注射 30 分钟，24 小时内尿排泄率为 90%，每次 300mg，每日 2 次给药，或每次 500mg，每日 2 次给药的尿排泄率与单次给药基本一致。药物经代谢后，胆汁和尿中的代谢物以葡糖醛酸化合物为主，其他代谢物浓度较低。肾功能障碍时，$t_{1/2\beta}$ 显著延长，AUC 显著升高，尿中排泄率显著下降。

3. 药物不良反应 本品主要临床不良反应为腹泻、皮疹、恶心、呕吐，实验室检查可见 GPT、GOT、ALP、γ-GTP 升高，嗜酸性粒细胞增加。临床不良反应：

（1）急性肾衰竭：可能会引起急性肾衰竭。

（2）肝功能异常、黄疸。

（3）假膜性肠炎：可发生伴有血便的严重肠炎，如果出现腹痛或频繁的腹泻，应立即停药并采取相应的防治措施处理。

（4）粒细胞减少、血小板减少症。

（5）横纹肌溶解：如果出现肌痛、虚弱、磷酸肌酸激酶（CPK）升高、血或尿中的胆红素升高，应立即停药。横纹肌溶解也可导致急性肾衰竭。

（6）痉挛。

（7）休克、过敏反应，若出现呼吸困难、水肿、红斑等任何异常，应停止给药，并采取适当处理措施。

（8）表皮脱落坏死（Lyell 综合征）、眼、黏膜、史-约综合征（Stevens Johnson 综合征）。

（9）间质性肺炎：伴有发热、咳嗽、呼吸困难、胸部 X 线片异常的肺炎发生。

（10）低血糖：严重低血糖，易发生于老年患者、肾衰竭患者，应仔细观察。

（11）跟腱炎、肌腱断裂。

（12）给药期间应密切观察，如出现上述不良反应，应立即停药，并采取相应的处理措施。

（13）同类药物的不良反应：肺嗜酸性粒细胞浸润症（PIE）：伴有发热、咳嗽、呼吸困难、胸部 X 线片异常、嗜酸性粒细胞增多的肺嗜酸性粒细胞浸润症（PIE），见于临床应用的其他新喹诺酮类药物报道，如出现上述不良反应立即停药，并采取相应的处理措施。

4. 其他不良反应 如观察到下列不良反应采取适当处理措施。

（1）过敏反应：皮疹、发热（发生率 0.1%～5%），荨麻疹、瘙痒、面部皮肤潮红（发生率<0.1%）

（2）肾损害：BUN 升高、蛋白尿、胆红素尿、管型尿、尿隐血（发生率 0.1%～5%），血肌酐升高（发生率<0.1%）。

（3）肝损害：GPT（ALT）升高（发生率≥5%），GOT（AST）、GPT、γ-GTP、LAP、LDH 和胆红素升高（发生率 0.1%～5%）。

（4）血液：嗜酸性粒细胞增多症、白细胞减少症、血小板减少症、贫血（发生率 0.1%～5%）。

（5）消化道反应：腹泻或软便、恶心、呕吐（发生率 0.1%～5%），上腹不适、腹胀、黑便（发生率<0.1%）。

（6）精神神经系统：头痛、头晕（发生率 0.1%～5%），短暂性意识障碍、短暂性精神障碍、精神异常（发生率<0.1%）。

（7）其他：静脉炎（发生率≥5%），CK（CPK）升高、电解质紊乱（发生率 0.1%～5%），口干、舌炎（发生率<0.1%）。

5. 药物相互作用

（1）本品可抑制茶碱在肝的代谢，使茶碱的血药浓度升高，可能发生茶碱中毒症状，如胃肠道反应、头痛、心律不齐、痉挛等，所以患者需密切观察，两药合用时应密切观察茶碱的血药浓度。

（2）本品与苯基乙酸类、二乙酮酸类、非类固醇消炎镇痛剂合用时可能发生痉挛，所以应密切观察，如出现症状应立即停药并采取解痉治疗，当出现痉挛时，应终止两药的合用，保持呼吸道畅通，并使用抗痉挛的药物进行治疗。

（3）本品与华法林合用时，可增强华法林的作用，从而延长凝血时间，所以用药时应密切观察并做凝血时间试验。

（4）本品与丙磺舒合用时，血清半衰期延长，AUC 增加，但血药峰浓度无明显变化。

八、注意事项

1. 禁用 对帕珠沙星及喹诺酮类药物有过敏史的患者禁用。

2. 用药注意事项

（1）有支气管哮喘、皮疹、荨麻疹等过敏性疾病家族史的患者慎用。

（2）肾功能不全患者：严重肾功能不全患者血药浓度持续较高；因本品中的氯化钠可解离出钠离子，可导致高血钠症。

（3）心脏或循环系统功能异常者慎用。本品中含有氯化钠，易导致水钠潴留，从而使水肿症状加重。

（4）有抽搐或癫痫等中枢神经系统疾病的患者慎用。

（5）葡糖-6-磷酸脱氢酶缺乏患者慎用。

（6）本品可导致休克，所以应用本品前建议做皮肤反应试验；在做皮肤试验和治疗期间必须备有抢救药品以防止休克的发生；用药后患者应卧床休息，密切观察。此药一般不可与其他药物或输液剂混合使用。

（7）不宜使用高于推荐剂量的治疗。如发生急性过量，应严密观察并给予对症和支持治疗。

九、贮藏条件

遮光、密闭，在干燥处保存。

十、药物经济性评价

非基本药物,非医保药。

18 糖肽类抗生素

万古霉素

一、药品名称

1. 英文名 Vancomycin

2. 化学名 $(S\alpha)$-$(3S,6R,7R,22R,23S,26S,36R,38\alpha R)$-44-[[2-$O$-(3-氨基-2,3,6-三脱氧-3-$C$-甲基-$\alpha$-L-来苏-己吡喃糖基)-$\beta$-D-葡吡喃糖基]氧]-3-(氨基甲酰基甲基)-10,19-二氯-2,3,4,5,6,7,23,24,25,26,36,37,38,38α-十四氢-7,22,28,30,32-五羟基-6-[(2R)-4-甲基-2-(甲氨基)戊酰氨基-2,5,24,38,39-五氧代-22H-8,11:18,21-二亚乙烯基-23,36-(亚氨基亚甲基)-13,16;31,35-二亚甲基-1H,16H-[1,6,9]草二氮杂环十六基[4,5-m][10,2,16]-苯并氧杂二氮杂环二十四素-26-羧酸

二、药品成分

盐酸万古霉素

三、剂型与规格

注射剂 (1)0.1g;(2)0.5g

四、适应证及相应的临床价值

万古霉素仅适用于耐药革兰氏阳性菌所致的严重感染,特别是甲氧西林耐药葡萄球菌属(MRSA 或 MRCNS)、肠球菌属及青霉素耐药肺炎链球菌所致感染;也可用于对青霉素类过敏患者的严重革兰氏阳性菌感染。

1. 耐甲氧西林葡萄球菌感染 本品对耐药葡萄球菌属所致的严重感染如血流感染、心内膜炎、骨髓炎、肺炎及皮肤软组织感染等均有良好疗效。表皮葡萄球菌及金黄色葡萄球菌是异物植入感染,如人工瓣膜、人工关节、人工血管、脑脊液分流管、腹透管及留置静脉导管感染对的主要病原菌,万古霉素可用于这些感染的治疗。严重感染科加用磷霉素或其他抗菌药物。

2. 肠球菌及链球菌性心内膜炎 用于青霉素过敏患者肠球菌属或链球菌属所致心内膜炎的治疗,对肠球菌心内膜炎,本品可与氨基糖苷类联合用药,但必须监测万古霉素的血药浓度和肾功能。对青霉素联合氨基糖胺类耐药或治疗失败的肠球菌或链球菌心内膜炎也能奏效。

3. 肺炎链球菌脑膜炎 近年来肺炎链球菌对青霉素的耐药性有上升趋势,青霉素耐药菌株常呈多重耐药,包括对二代、三代头孢菌素亦耐药,有青霉素耐药肺炎链球菌所致的脑膜炎可选用万古霉素治疗。

4. 中性粒细胞缺乏者感染 革兰氏阳性菌嗜中性粒细胞缺乏发热的主要病原菌之一,如凝固酶阴性葡萄球菌、金黄色葡萄球菌、草绿色链球菌、棒状杆菌属、芽孢杆菌属、肠球菌及痤疮丙酸杆菌等,这些细菌均对万古霉素敏感。万古霉素适用于中性粒细胞缺乏症患者合并革兰氏阳性菌感染。一般不主张本品常规用于中心粒细胞缺乏症发热患者的经验治疗,仅适用于高度怀疑为革兰氏阳性菌感染的中性粒细胞缺乏症患者。

5. 假膜性肠炎 万古霉素口服对难辨梭菌所致的假膜性肠炎有肯定的疗效,但由于万古霉素耐药肠球菌等针对,目前本病的首选药为甲硝唑,经甲硝唑治疗无效者可选用去甲万古霉素或万古霉素。

6. 预防用药 由于万古霉素的毒性以及避免耐药菌的产生,万古霉素一般不用于预防用药。但在耐药革兰氏阳性菌如 MRSA 感染发生率高的医疗单位和/或一旦发生感染后果严重的情况,如某些脑补手术、全关节置换术、心脏手术或高危患者对 β-内酰胺类抗菌药物过敏的患者进行某些手术前预防心内膜炎发生等情况时,也有主张给予万古霉素单剂 1g 预防用药。

近年来由于万古霉素在临床上的广泛应用,已出现了耐万古霉素金黄色葡萄球菌(VISA,VRSA)和耐万古霉素肠球菌(VRE),因此谨慎使用万古霉素称为共识,建议下列情况不使用万古霉素:外科手术前常规预防用药;中心或周围静脉导管留置者的全身或局部预防用药;持续腹膜透析或血液透析的预防用药;低体重新生儿感染的预防;MRSA 带菌状态的清除和肠道清洁;粒细胞缺乏发热的经验治疗;单次血培养凝固酶阴性葡萄球菌生而不能排除污染可能者;不作为治疗假膜性肠炎的首选药物;局部冲洗。

五、用法用量

1. 儿童 儿童、婴儿每日 20~40mg/kg,分 2~4 次静脉滴注,每次静脉滴注在 60 分钟以上。新生儿每次给药量 10~15mg/kg,出生一周内的新生儿每 12 小时给药一次,出生一周至一月新生儿每 8 小时给药一次,每次静脉滴注在 60 分钟以上。

少儿肾处于发育阶段,特别是低出生体重儿、新生儿,其血中药物半衰期延长,血药高浓度持续时间长,所以应监测血药浓度,慎重给药。

2. 成人 静脉:通常用盐酸万古霉素每日 2g(效价),可分为每 6 小时 500mg 或每 12 小时 1g,每次静脉滴注在 60 分钟以上,可根据年龄、体重、症状适量增减。配制方法为在含有本品 0.5g 的小瓶中加入 10ml 注射用水溶解,在以至少 100ml 的生理盐水或 5% 葡萄糖注射液稀释,静脉滴注时间在 60 分钟以上。

几年来由于 MRSA 的 MIC 值漂移,有的学者推荐对 MRSA 感染者给予每 8~12 小时静脉滴注 15~20mg/kg,单次剂量不超过 2g,对重症患者给予 25~30mg/kg 负荷剂量,有条件的情况下监测万古霉素血药谷浓度,推荐谷浓度维持在 15~20mg/L。但有报道万古霉素浓度 ≥15mg/L 时肾毒性增加。

口服,治疗难辨梭菌所致假膜性肠炎,125~500mg,每日 3~4 次口服,7~10 天。

3. 老年人 老年人每12小时500mg或每24小时1g,每次静脉滴注在60分钟以上。

老年人由于肾功能减弱,给药前和给药中应检查肾功能,根据肾功能减弱的程度调节用药量和用药间隔,检测血药浓度,慎重给药。

六、特殊人群用药

1. 妊娠期 孕妇和怀疑妊娠的妇女,妊娠给药相关的安全性尚未明确。

2. 哺乳期 哺乳母亲应避免给药,若必须给药则应停止哺乳(本药可排于母乳中)。

3. 肾功能损害 肾功能损害患者的给药:肾功能损害患者同健康人相比。血中药物浓度的半衰期延长,有必要对其用药量加以修正。

七、药理学

1. 药效学及作用机制 抗菌作用:在体外药敏实验中,万古霉素对耐甲氧西林金黄色葡萄球菌(MRSA)有效,与其他种类的抗菌药物无交叉耐药,另外用MRSA在试管内进行传代培养试验其对万古霉素的诱导耐药性也很低。在体外药敏实验中,万古霉素对革兰氏阴性菌无效。

作用机制:万古霉素能够抑制细菌细胞壁的合成,具有杀菌作用,另外还可以改变细菌细胞膜的通透性,阻碍细菌RNA的合成。

2. 药代动力学 血中浓度监测:为确保药物有效性,避免副作用的产生,对长期使用本药患者、低出生体重儿、新生儿和幼儿、与可引起肾、听力损害的药物(氨基糖苷类抗生素)联用的患者最好能够监测其血药浓度。静脉滴注结束1~2小时后血中浓度为25~40μg/ml,最低血药浓度(谷间值,下次给药前值)不要超过10μg/ml,有报道指出静脉滴注结束1~2小时后血中浓度为60~80μg/ml以上,最低血药浓度持续超过30μg/ml以上,可出现肾、听力损害等副作用。

本品口服不吸收,单剂静脉滴注400mg,滴注完毕即达到血药峰浓度(C_{max})25.18mg/L,8小时血浓度平均为1.90mg/L,有效血浓度可维持6~8小时。单次静脉滴注800mg,高峰血浓度平均为50.07mg/L。本品能渗透进入骨髓、骨组织、关节液和腹水中,另外脑膜炎时本品也能渗透进入脑脊液。静脉滴注后主要经肾排泄,单次静脉滴注400mg,24小时尿中平均总排泄率为81.1%;单次静脉滴注800mg,24小时尿中平均总排泄率为85.9%。

3. 药物不良反应 重大副作用如下:

(1) 休克、过敏样症状(少于0.1%):因为可产生休克、过敏样症状(呼吸困难、全身潮红、浮肿等),所以应留心观察,若出现症状则停止给药,采取适当处理措施。

(2) 急性肾功能不全(0.5%),间质性肾炎(频率不明):因可出现急性肾功能不全,间质性肾炎等重要的肾功能损害,所以有必要进行定期检查,若出现异常最好停止给药,若必须继续用药,则应减低药量慎重给药。

(3) 多种血细胞减少(少于0.1%)、无粒细胞血症、血少板减少(频率不明):因可出现再障、无粒细胞血症、血少板减少,若发现异常则停止给药,采取适当处理措施。

(4) 史-约综合征、中毒性表皮坏死松解症(Lyell综合征)、脱落性皮炎(频率不明):因可出现史-约综合征、中毒性表皮坏死松解症(Lyell综合征)、脱落性皮炎,所以应留心观察,若出现此种症状则停止给药,采取适当处理措施。

(5) 第8脑神经损伤(少于0.1%):因可出现眩晕、耳鸣、听力底下等第8脑神经损伤症状,所以有必要进行听力检查,而且若上述症状出现最好停止给药,若必须继续用药,则应慎重给药。

(6) 伪膜性大肠炎(频率不明):因可出现伴有血便的伪膜性大肠炎等严重的肠炎,所以在出现腹痛、腹泻症状时停止给药,采取适当处理措施。

(7) 肝功能损害、黄疸(频率不明):因可出现GOT、GPT、AFP的上升,黄疸,所以有必要进行定期检查,若出现异常应停止给药,采取适当处理措施。

4. 药物相互作用 具体见下表:

药物名称	临床症状及处置方法	机理及危险因素
1. 全身麻醉药硫喷妥钠等	同时给药时可出现红斑、组胺样潮红、过敏反应等副作用。在全身麻醉开始前1小时停止静脉滴注本药	全身麻醉有致过敏释放组胺的作用,但其相互作用的机理不明
2. 有肾毒性和耳毒性的药物氨基糖苷类抗生素阿米卡星、妥布霉素等	可引起肾功能,听觉的损害及加重,所以应避免联用,若必须合并用药应慎重给药。	两种药均具有肾毒性和耳毒性,其相互作用的机理不明危险因素:肾功能损害老年人及长期用药患者
3. 含铂抗肿瘤药物顺氯氨铂等有肾毒性药物两性霉素B、环孢菌素	可引起肾功能的损害及加重,所以应避免避免联用,若必须合并用药应慎重给药	两种药物均具有肾毒性,其相互作用的机理不明危险因素:肾功能损害老年人及长期用药患者

八、注意事项

1. 禁用 对本品有既往过敏性休克史的患者禁用。

下列患者原则上不予给药,若有特殊需要需慎重:

(1) 对本品及糖肽类抗生素、氨基糖苷类抗生素有既往过敏史患者。

（2）因糖肽类抗生素、氨基糖苷类抗生素所致耳聋及其他耳聋患者（可使耳聋加重）。

2. 慎用

（1）肾功能损害患者（因排泄延迟，药物蓄积所以应监测血中药物浓度慎重给药）。

（2）肝功能损害患者（可加重功能损害）。

（3）老年患者。

（4）低出生体重儿、新生儿。

3. 用药注意事项

（1）本品对耐甲氧西林金黄色葡萄球菌所致感染明确有效，但对葡萄球菌肠炎非口服用药，其有效性尚未明确。

（2）用药期间希望能监测血药浓度。

（3）快速推注或短时内静脉滴注本药可使组胺释放出现红人综合征（面部、颈躯干红斑性充血、瘙痒等）、低血压等副作用，所以每次静脉滴注应在 60 分钟以上。

（4）肾功能损害及老年患者应调节用药量和用药间隔，监测血中药物浓度慎重给药。

（5）为防止使用本药后产生耐药菌，原则上应明确细菌的敏感性，治疗时应在必要的最小期间内用药使用上的注意。

（6）配药：目前已明确本品与下列注射剂混合使用引起药物变化，所以不能混注。与氨茶碱、5-氟尿嘧啶混合后可引起外观改变，时间延长药物效价可显著降低。

（7）给药：①因可引起血栓性静脉炎，所以应十分注意药液的浓度和静脉滴注的速度，再次静脉滴注时应更换静脉滴注部位；②药液渗漏于血管外可引起坏死，所以在给药时应慎重，不要渗漏于血管外。

（8）给药途径：肌肉内注射可伴有疼痛，所以不能肌内注射。

（9）其他注意事项：国外有快速静脉滴注本药引起心跳停止的报道。

（10）症状：可出现急性肾功能不全等肾损害。耳聋等第 8 脑神经损害等症状。

处理方式为，有使用 HPM 进行血液透析后血药浓度下降的报道。

九、贮藏条件

室温（1~30℃）下保存，配制后的溶液应尽早使用，若必须保存，则可保存于室温、冰箱内，在 24 小时内使用。

十、药物经济性评价

非基本药物，医保乙类，《中国药典》（2020 年版）收载。

去甲万古霉素

一、药品名称

1. 英文名　Norvancomycin

2. 化学名　（Sα）-（3S, 6R, 7R, 22R, 23S, 26S, 36R,

38αR)-44-[[2-O-(3-氨基-2,3,6-三脱氧-3-C-甲基-α-L-来苏-己吡喃糖基)-β-D-葡吡喃糖基]氧]-3-(氨基甲酰基甲基)-10,19-二氯-2,3,4,5,6,7,23,24,25,26,36,37,38,38α-十四氢-7,22,28,30,32-五羟基-6-[(2R)-4-甲基-2-(氨基)戊酰氨基-2,5,24,38,39-五氧代-22H-8,11;18,21-二亚乙烯-23,36-(亚氨基亚甲基)-13,16;31,35-二亚甲基-1H, 16H-[1,6,9]革二氮杂环十六基[4,5-m][10,2,16]-苯并氧杂二氮杂环二十四素-26-羧酸

二、药品成分

盐酸去甲万古霉素

三、剂型与规格

注射剂　（1）0.4g;（2）0.8g

四、适应证及相应的临床价值

本品限用于耐甲氧苯青霉素的金黄色葡萄球菌（MR-SA）所致的系统感染和难辨梭状芽孢杆菌所致的肠道感染和系统感染;青霉素过敏者不能采用青霉素类或头孢菌素类，或经上述抗生素治疗无效的严重葡萄球菌感染患者，可选用去甲万古霉素。本品也用于对青霉素过敏者的肠球菌心内膜炎、棒状杆菌属（类白喉杆菌属）心内膜炎的治疗。对青霉素过敏与青霉素不过敏的血液透析患者发生葡萄球菌属所致动、静脉分流感染的治疗。

五、用法用量

1. 儿童　临用前加注射用水适量使溶解。静脉缓慢滴注:儿童每日 16~24mg/kg（1.6 万~2.4 万 U/kg），分 2 次静脉滴注。

2. 成人　临用前加注射用水适量使溶解。静脉缓慢滴注:成人每日 0.8~1.6g（80 万~160 万 U），分 2~3 次静滴。

3. 老年人　本品用于老年患者有引起耳毒性与肾毒性的危险（听力减退或丧失）。由于老年患者的肾功能随年龄增长而减退，因此老年患者即使肾功能测定在正常范围内，使用时应采用较小治疗剂量。

六、特殊人群用药

1. 妊娠期　孕妇避免应用本品。

2. 哺乳期　哺乳期妇女慎用。

七、药理学

1. 药效学及作用机制　本品对葡萄球菌属包括金黄色葡萄球菌和凝固酶阴性葡萄球菌中甲氧西林敏感及耐药株、各种链球菌、肺炎链球菌及肠球菌属等多数革兰氏阳性菌均有良好抗菌作用。

2. 药代动力学　本品口服不吸收，单剂静脉滴注400mg，滴注完毕即达到血药峰浓度（C_{max}）25.18mg/L，8 小时血浓度平均为 1.90mg/L，有效血浓度可维持 6~8 小时。单次静脉滴注 800mg，高峰血浓度平均为 50.07mg/L。本品可广泛分布于身体各种组织体液中，但不易进入脑组织中，在

胆汁中的量亦甚微。静脉滴注后主要经肾排泄，单次静滴 400mg，24 小时尿中平均总排泄率为 81.1%；单次静滴 800mg，24 小时尿中平均总排泄率为 85.9%。

3. 药物不良反应

（1）可出现皮疹、恶心、静脉炎等。

（2）本品也可引致耳鸣、听力减退，肾功能损害。

（3）个别患者尚可发生一过性周围血象白细胞降低、血清氨基转移酶升高等。

（4）快速注射可出现类过敏反应血压降低，甚至心跳骤停，以及喘鸣、呼吸困难、皮疹、上部躯体发红（红颈综合征）、胸背部肌肉痉挛等。

4. 药物相互作用　未进行该项实验且无可靠参考文献。

八、注意事项

1. 禁用　对万古霉素类抗生素过敏者禁用。

2. 用药注意事项

（1）本品不可肌内注射，也不宜静脉注射。

（2）静脉滴注速度不宜过快，每次剂量（0.4～0.8g）应至少用 200ml 5% 葡萄糖注射液或氯化钠注射液溶解后缓慢滴注，滴注时间宜在 1 小时以上。

（3）肾功能不全患者慎用本品，如有应用指征时需在治疗药物浓度监测下（TDM），根据肾功能减退程度减量应用。

（4）对诊断的干扰：血尿素氮可能增高。

（5）治疗期间应定期检查听力、尿液中蛋白、管型、细胞数及测定尿相对密度等。

九、贮藏条件

密闭，在凉暗处（遮光并不超过 20℃）保存。

十、药物经济性评价

非基本药物，医保乙类，《中国药典》（2020 年版）收载。

替考拉宁

一、药品名称

1. 英文名　Teicoplanin

2. 化学名　34-*O*-[2-(乙酰氨基)-2 一脱氧一*β*-D-吡喃葡萄糖基]-22,31-二氯-7-去甲基-64-*O*-去甲基-19-脱氧-56-*O*-[2-脱氧-2-(R 取代氨基)-*β*-吡喃葡萄糖基]-42-*O*-*α*-D-吡喃甘露糖基瑞斯托霉素 A 配糖体

二、药品成分

替考拉宁

三、剂型与规格

注射剂　（1）0.2g；（2）0.4g

四、适应证及相应的临床价值

本品主要用于治疗各种严重的革兰氏阳性菌感染，包括不能用青霉素类及头孢素类抗生素治疗或上述抗生素治疗失败的严重葡萄球菌感染，或对其他抗生素耐药的葡萄球菌感染。敏感菌有金黄色葡萄球菌和凝固酶阴性葡萄球菌(包括对甲氧西林敏感及耐药菌)、链球菌、肠球菌、单核细胞增多性李斯特氏菌、棒状杆菌、难辨梭菌、消化链球菌等。包括下呼吸道感染、尿路感染、败血症、心内膜炎、腹膜炎、骨关节感染、皮肤软组织感染，亦可作为万古霉素和甲硝唑的替代药。

五、用法用量

1. 儿童　2 月以上儿童革兰氏阳性菌感染可用替考拉宁治疗，严重感染和中性粒细胞减少的患儿，推荐剂量为 10mg/kg，前三剂量每 12 小时静脉注射一次，随后静脉或肌内注射，每日 1 次。对中度感染，推荐剂量为 10ml/kg，前三剂量每 12 小时静脉注射一次，随后剂量为 6mg/kg，静脉或肌内注射，每日 1 次。新生儿：婴儿第一天的推荐剂量为 16mg/kg，只用随后几天保持 8mg/kg，每日 1 次，静脉滴注时间不少于 30 分钟。

2. 成人　本品可静脉注射、静脉滴注。

药物配制：用 3ml 注射用水缓慢地注入含替考拉宁瓶内，轻轻转动小瓶，直至粉末完全溶解，注意不能产生泡沫。如有泡沫形成将瓶放置 15 分钟，直到泡沫消失，将液体完全吸入注射器中，配制好的溶液可加入下列注射液中使用，0.9%氯化钠注射液或 5% 葡萄糖注射液或 5% 葡萄糖与 0.9%氯化钠复方注射液或腹膜透析液中。测定血清药物浓度可优化治疗。

肾功能正常的成人及老年患者：①中度感染：下呼吸道感染、尿路感染、皮肤软组织感染。首剂静脉给药 0.4g，以后维持剂量：0.2g，每日 1 次，静脉给药。②重度感染：骨关节感染、败血症、心内膜炎、腹膜炎等。首剂每 12 小时静脉给药 0.4g，连续 3 次，以后维持剂量 0.4g，每日 1 次，静脉给药。③口服给药用于难辨梭状芽胞杆菌性假膜性肠炎，剂量为 100～500mg，每日 2～4 次，疗程 10 天。

六、特殊人群用药

1. 妊娠期　本品动物实验未发现引起不育或致畸现象，但高剂量时可增加大鼠的死胎率和新生鼠的死亡率，因此在怀孕期间一般不应用。

2. 哺乳期　本品没有在乳汁中分泌和透过胎盘的研究资料，但哺乳期间一般不应用。

3. 肾功能损害　肾功能不全患者。对于肾功能不全的患者，第 4 天开始减少剂量，具体剂量如下：①中度肾功能损害者：肌酐清除率在 40～60ml/min 患者，剂量应减半，可原有剂量隔日给药 1 次，也可原有剂量减半每日 1 次。②重度肾功能损害者：肌酐清除率小于 40～60ml/min 以及血透析患者，替考拉宁用量应是正常人的 1/3。可原有剂量每 3 日用药一次，也可用原有剂量的 1/3 每日 1 次。替考拉宁不能被透析清除。③持续不卧床腹膜透析者：首剂 0.4g（2 瓶）静脉给药，随后第一周按每升透析液 20mg 给药，第二周每升透析液 10mg 给药，第三周按每 3L 透析液 20mg 给药。

七、药理学

1. 药效学及作用机制　替考拉宁是由放线菌发酵产生的糖肽类杀菌性抗生素。作用机制为抑制细胞壁的合成，干扰肽聚糖中新的部分的合成过程；药物与处于分裂繁殖期细菌细胞壁黏肽结合，结合点在黏肽末端的氨基酰-D-丙氨酰-D-丙氨酸，从而阻止细菌细胞壁膜的合成，达到抑制与杀灭细菌。本品对革兰氏阳性需氧和厌氧菌均有效，包括金黄色葡萄球菌及凝固酶阴性的葡萄球菌（包括耐甲氧西林菌株）、化脓性链球菌、肺炎链球菌、棒状杆菌、难辨梭菌、消化链球菌等。本品对革兰氏阴性菌无效。本品与其他抗生素无交叉耐药性。

2. 药代动力学　吸收：替考拉宁在口服时是不会被吸收的。在肌内注射后的生物利用度为94%。

分布：人静脉注射替考拉宁后其血清浓度显示出两相的分布（Ⅰ相快速的分布紧接着是Ⅰ相较慢的分布），其半衰期分别为 0.3 小时和 3 小时左右。该相分布跟随一个缓慢的排泄，其半衰期为 70~100 小时。

单剂量：给予健康人静脉注射 3mg/L 或 6mg/kg，5 分钟后，其血浓度分别为 53.4mg/L 和 111.8mg/L。24 小时后血浓度分别为 2.1mg/L 和 4.2mg/L。

重复剂量：给予健康者每 12 个小时 400mg。30 分钟静脉注射，连续 5 天后，第一次和第二次静脉注射后的血浓度平均分别为 (5.6±0.7) mg/L 和 (9.4±1.5) mg/L。继续静脉注射后的第 12 个小时的血浓度均超过 10mg/L。

血清蛋白结合：与白蛋白的结合为 90%~95%。

组织扩散：在稳态期时，分布量变化为 0.6~1.2L/kg。注射放射标记的替考拉宁后，分布很迅速，首先是皮肤和骨，随后在肾、支气管、肺和肾上腺达到很高的浓度。替考拉宁可以进入白细胞及提高其抗菌活性。替考拉宁不能进入红细胞、脑脊液和脂肪。

生物转化：替考拉宁在体内无代谢产物被鉴别出来。80%以上的量在 16 天内以原型从尿液中排出。

排泄：肾功能正常的患者：几乎全部所给予的替考拉宁量以原型从尿液中排出。消除半衰期为 70~100 小时。

肾功能不全的患者：替考拉宁的消除要比肾功能正常的患者慢。它存在着一个消除半衰期和肌酐清除率的相关性。

3. 药物不良反应　本品毒性低，患者对本品的耐受性良好，不良反应一般轻微且短暂，大多无须中断治疗，严重不良反应罕见。报道主要有以下不良反应。①局部反应：注射部位疼痛、血栓性静脉炎。过敏反应：皮疹、瘙痒、支气管痉挛、药物热、过敏反应。②胃肠道反应：恶心、呕吐、腹泻。③神经系统反应：嗜睡、头痛。④血常规异常：嗜酸性粒细胞增多、白细胞减少、中性粒细胞减少、血小板减少、血小板增多。⑤肝肾功能异常：血清转氨酶和/或碱性磷酸酶增高，一过性血肌酐增高。其他虽已报道，但尚未明确与本药是否有关的不良反应有：轻微听力下降、耳鸣及前庭功能紊乱。

4. 药物相互作用　本品与其他药物合用，如其他抗生素、抗高血压药物、麻醉药、强心药物、抗糖尿病药物，均未出现不良反应。动物实验中在与氨基糖苷合用时未增加氨基糖苷类的耳、肾毒性。

八、注意事项

1. 禁用　对本品过敏者禁用。

2. 用药注意事项

（1）本品与万古霉素可能有交叉过敏反应，故对万古霉素过敏者慎用。但用万古霉素后所致"红人综合征"者仍可使用本品。

（2）治疗期间应定期作血液学、肝、肾功能检查。

（3）有下列情况者应对肾、耳功能进行监测：①肾功能不全者长时间用药。②使用神经毒或肾毒性药物之后或与这两类药物联合应用。如氨基糖苷类抗生素、多黏菌素 E、两性霉素 B、环孢素、顺铂、呋塞米（速尿）和依他尼酸（利尿酸）。

（4）本品用 3ml 注射用水溶解，在溶解过程中应轻轻转动小瓶，直至完全溶解，避免形成泡沫，若已形成泡沫，否则液体静置 15 分钟，再抽出液体。

（5）本品用注射用水溶解后溶液稀释后静滴，需现配用或 4℃ 冰箱保存，贮存时间超过 24 小时建议不要再使用。

（6）药物过量的治疗是对症治疗，有报道 2 例中性粒细胞减少的儿童（年龄分别为 4 岁和 8 岁），因用药不慎，几次过量使用本品，剂量高达 100mg/（kg·d），尽管替考拉宁血药浓度高达 300mg/L，但未出现临床症状和实验室检验值异常。替考拉宁不能被血透清除。

九、贮藏条件

密闭，置 10℃ 以下保存。

十、药物经济性评价

非基本药物，医保乙类，《中国药典》（2020 年版）收载。

19　环脂肽类抗生素

达 托 霉 素

一、药品名称

1. 英文名　Daptomycin

2. 化学名　N-癸酰基-L-色胺酰基-D-天冬酰胺酰基-L-天冬酰胺酰基-L-苏氨酰氨基乙酰基-L-鸟氨酰基-L-天冬氨酰基-D-丙氨酰基-L-天冬氨酰氨基乙酰基-D-丝氨酰基-苏式-3-甲基-L-谷氨酰基-3-邻氨基苯甲酰基-L-丙氨酸-1-内酯

二、药品成分

达托霉素

三、剂型与规格

注射剂　0.5g

四、适应证及相应的临床价值

金黄色葡萄球菌（包括甲氧西林敏感和甲氧西林耐药）导致的伴发右侧感染性心内膜炎的血流感染（菌血症）。如果确定或怀疑的病原体包括革兰氏阴性菌或厌氧菌，则临床上可采用联合抗菌治疗。

在患有由金黄色葡萄球菌引起的左侧感染性心内膜炎的患者中，尚未证实达托霉素的有效性。在金黄色葡萄球菌血流感染的患者中进行的达托霉素临床试验，包含来自左侧感染性心内膜炎患者的资料；在这些患者中，疗效不佳。在人工瓣膜心内膜炎或脑膜炎患者中，尚未对本品进行评价。

若患者患有持续性或复发性金黄色葡萄球菌感染，或临床疗效欠佳，应该重复进行血培养。如果金黄色葡萄球菌的血培养为阳性，则应采用标准操作规程进行该菌株的MIC药敏试验，并且应进行诊断性评估，以排除罕见的感染病灶存在（见注意事项）。

本药不适用于治疗肺炎。

应获得适当的标本进行微生物学检查，以便分离和鉴定引起感染的病原体，并测定其对达托霉素的敏感性。当等待试验结果时，可以采用经验性治疗。根据微生物学检查结果，应对抗菌治疗进行调整。

为了延缓耐药性的发展，并维持本药和其他抗菌药的疗效，达托霉素应仅用来治疗被确定或强烈怀疑由敏感菌引起的感染。在获得培养和药敏结果后，应考虑选择或调整抗菌治疗。缺乏这些资料的情况下，当地的流行病学和敏感性趋势有助于经验性治疗的抗菌药物选择。

五、用法用量

1. 儿童 18岁以下的患者中的安全性和有效性尚不明确。

2. 成人 金黄色葡萄球菌（包括甲氧西林敏感和甲氧西林耐药）导致的伴发右侧感染性心内膜炎的血流感染（菌血症）：将6mg/kg本药溶解在0.9%氯化钠注射液中，以30分钟的时程滴注，每24小时1次，至少2~6周。疗程应根据主管医师的实际诊断而定。使用本药超过28天的安全数据很有限。在3期研究中，共有14名患者接受了超过28天的达托霉素治疗，其中8人治疗超过了6周。

在1期及2期临床研究中，当本药给药次数大于每日1次时，时常出现CPK升高。因此，本药的给药次数不得超过每日1次。

成年患者的注射用达托霉素推荐剂量：

肌酐清除率（Ccr）≥30ml/min的患者：每24小时6mg/kg。

肌酐清除率（Ccr）<30ml/min，包括血液透析或CAPD的患者：每48小时6mg/kg。

药物的配制：本药装在一次性使用的小瓶内，每瓶含0.5g达托霉素无菌冻干粉。0.5g达托霉素的内容物必须采用无菌操作技术按以下步骤进行溶解：

注意：为了避免产生泡沫，在溶解时、后避免剧烈搅动

或晃动瓶子。去掉瓶上的聚丙烯瓶盖，暴露胶塞的中间部分。通过胶塞中部缓缓将10ml 0.9%氯化钠注射液注入达托霉素瓶中，请注意将注射器针头靠在瓶壁上。轻轻转动瓶子，确保药品全部浸入。将本品静置10分钟。轻轻转动或晃动瓶子数分钟，直到溶液完全溶解。溶解后的达托霉素再用0.9%氯化钠注射液进一步稀释用于30分钟的静脉滴注给药。

由于在产品中未含防腐剂或抑菌剂，配制静脉给药终溶液时必须采用无菌操作技术。稳定性研究显示，溶解的溶液以小瓶保存时，室温下12小时内稳定，而在2~8℃（36~46℉）冰箱中保存时，48小时内稳定。稀释后的溶液以输液袋保存时，室温下12小时内稳定，如果在冰箱中保存时，48小时内稳定。在室温下，（在小瓶中及输液袋中）总保存时间不超过12小时；在冰箱中总保存时间（在小瓶中及输液袋中）不超过48小时。小瓶装仅供一次性使用。注射剂在给药前需目测检查有无颗粒状物质。

本药与其他静脉给药药物的相容性数据有限，所以不得在达托霉素单次使用小瓶中加入添加剂或其他药物或通过同一输液管进行给药。如果采用同一输液管连续输注几种不同的药物，应在输注达托霉素前后以合适的溶液冲洗输液管。

可联合使用的静脉给药溶液：本药可与0.9%氯化钠注射液或乳酸盐化林格注射液联合使用。本药不得与含右旋糖的稀释液联合使用。

3. 老年人 在cSSSI和金黄色葡萄球菌菌血症/心内膜炎的3期临床研究中，与年龄小于65岁的患者相比，年龄≥65岁的患者的临床有效率较低。另外，与年龄<65岁的患者相比，在年龄≥65岁的患者中更常在治疗中出现不良事件。

六、特殊人群用药

1. 妊娠期 只有在非常必要的情况下才可在妊娠期间使用本品。

2. 哺乳期 哺乳期妇女用药。

3. 肾功能损害 肾功能受损患者：由于达托霉素主要通过肾消除，建议对肌酐清除率<30ml/min的患者，包括接受血液透析或连续不卧床腹膜透析（CAPD）的患者进行剂量调整如下。推荐的剂量方案为Ccr≥30ml/min的患者每24小时给予6mg/kg；对Ccr<30ml/min的患者，包括接受血液透析或CAPD的患者，每48小时给予6mg/kg。对肾功能不全的患者，应增加对肾功能和CPK进行监测的频率。如有可能，在血液透析日完成血液透析后，再给予本药。

七、药理学

1. 药效学及作用机制 达托霉素作用机制与其他抗生素不同，它通过扰乱细胞膜对氨基酸的转运，从而阻碍细菌细胞壁肽聚糖的生物合成，改变细胞质膜的性质；另外，它还能通过破坏细菌的细胞膜，使其内容物外泄而达到杀菌的目的，因此细菌对达托霉素产生耐药性可能会比较困难。临床用于治疗由一些革兰氏阳性敏感菌株引起的并发性皮

肤及皮肤结构感染。治疗革兰氏阳性菌引起复杂性皮肤及皮肤结构感染,如脓肿、手术切口感染和皮肤溃疡,包括对甲氧西林敏感(耐药)的葡萄球菌。用于由金黄色葡萄球菌引起的右侧感染性心膜炎;与 RIE 或复杂性皮肤与软组织感染并发的由金黄色葡萄球菌引起的菌血症。

2. 药代动力学　达托霉素剂量为每 24 小时 4 ~ 12mg/kg 时呈线性关系和非时间依赖性,用药第 3 天达到稳态浓度。每 24 小时用药 4mg/kg、6mg/kg、8mg/kg、10mg/kg 和 12mg/kg 后,平均稳态谷浓度分别为 5.9μg/ml、6.7μg/ml、10.3μg/ml、12.9μg/ml 和 13.7μg/ml。

达托霉素与人血浆蛋白呈可逆性结合,结合率为 90% ~ 93%。健康成人受试者中达托霉素的稳态分布容积约为 0.10L/kg,达托霉素在体内不能透过血脑屏障。

达托霉素对 P450 同工酶的活性无抑制或诱导作用,且达托霉素并不被人肝微粒体所代谢。因此,达托霉素不影响其他经细胞色素 P450 酶系药物的代谢。少量达托霉素在体内代谢,但代谢部位不明。

达托霉素主要经过肾代谢,从尿液中回收约 78% 的给药剂量(根据微生物抗菌活性,大约回收 52% 的给药剂量);从粪便中回收 5.7% 的给药剂量。由于肾排泄是药物的主要消除途径,因此严重肾功能不全(Ccr<30ml/min)的患者需要调整剂量。

3. 药物不良反应　1% ~ 2% 的患者发生的不良事件包括:浮肿、蜂窝织炎、低血糖、碱性磷酸酶升高、咳嗽、背痛、腹痛、低钾血症、高血糖、食欲减退、焦虑、胸痛、喉咙痛、心脏衰竭、神经混乱以及念珠菌感染。

4. 药物相互作用　对氨曲南、华法林和丙磺舒的生物利用度无影响。

八、注意事项

1. 禁用　已知对达托霉素和辅料有过敏反应的患者禁用。

2. 用药注意事项　抗生素的使用可能会促进不敏感性菌的选择。如果在治疗过程中发生二次感染,应采取适当的措施。

在未确认或强烈怀疑为细菌感染的情况下,使用本药不能为患者带来益处,反而会增加耐药菌发展的危险。

持续性或复发性金黄色葡萄球菌感染:患有持续性或复发性金黄色葡萄球菌感染,或临床疗效欠佳的患者,应该进行重复血培养。如果血培养为金黄色葡萄球菌阳性,则应按照标准操作规程进行该菌株的 MIC 药敏试验,并且应进行诊断评价以排除罕见病灶存在。可能需要适当的外科干预(例如清创术、去除假体装置、瓣膜置换术)和/或考虑改变抗生素治疗方案。

评判委员会对因持续或复发金黄色葡萄球菌感染而导致治疗失败的病例进行了评估,达托霉素治疗组 19/120 (15.8%;12 例 MRSA, 7 例 MSSA),对照治疗组 11/115 (9.6%;9 例 MRSA 用万古霉素治疗,2 例 MSSA 用抗葡萄球菌半合成青霉素治疗)。在所有治疗失败的患者中,6 例用达托霉素治疗,1 例用万古霉素治疗,治疗时或治疗过程中,

中心试验室检测发现 MIC 升高(敏感性降低)。大多数因持续或复发金黄色葡萄球菌感染导致治疗失败的患者有深在部位的感染,且未接受必要的外科干预治疗。

骨骼肌:在一项 1 期试验中达托霉素用药剂量达 12mg/kg (q.24h.),连续用药 14 天的 1 期试验中,未观察到药物对骨骼肌的影响及 CPK 水平的升高。

在达托霉素用药剂量为 4mg/kg 的 3 期 cSSSI 试验中,534 名接受达托霉素治疗的患者中有 15 名(2.8%)发生了报告为临床不良事件的 CPK 水平升高;与之相比,接受对照药治疗的 558 名患者中有 10 名(1.8%)发生了上述事件。

在达托霉素用药剂量为 6mg/kg 的金黄色葡萄球菌菌血症/心内膜炎试验中,120 名接受达托霉素治疗的患者中,有 8 名(6.7%)发生了报告为临床不良事件的 CPK 水平升高,而接受对照药治疗的 116 名患者中,有 1 名(<1%)发生了上述事件。共计有 11 名患者,其 CPK 水平升高至 500U/L 以上。在这 11 名患者中,4 名之前曾使用过或伴随使用 HMG-CoA 还原酶抑制剂进行治疗。

在动物中观察到与达托霉素相关的骨骼肌作用(见动物药理学)。对于接受达托霉素治疗的患者,应对其肌肉痛或肌无力,尤其是肢体远端症状的发展进行监测。对于接受达托霉素治疗的患者,应在基线时及其后的每周监测其 CPK 水平,并且对于最近或伴随使用 HMG-CoA 还原酶抑制剂进行治疗的患者,应进行更频繁的监测。对于肾功能不全的患者,应对其肾功能和 CPK 水平进行更频繁的监测。对于正接受达托霉素治疗而发生不可解释的 CPK 升高的患者,应对其进行更为频繁的监测。在 cSSSI 研究中,在基线时 CPK 水平异常(>500U/L)的患者中,19 名接受达托霉素治疗的患者中有 2 名(10.5%)、24 名接受对照药治疗的患者有 4 名(16.7%)其 CPK 水平在治疗过程中进一步升高。在同一人群中,无患者发展为肌病。在基线 CPK 水平>500U/L 的患者中,接受达托霉素治疗的患者(n=19)出现 CPK 水平升高或肌病的发生率与接受对照药治疗的患者(n=24)相比并未增加。在金黄色葡萄球菌菌血症/心内膜炎研究中,3 名(2.6%)接受达托霉素治疗的患者,包括 1 名吸食海洛因过量导致外伤的患者,1 名患脊髓压迫的患者发生了 CPK 水平的升高(>500U/L),并伴有肌肉骨骼症状。对照药组中无患者发生上述事件。

如果患者出现了无法解释的肌病体征和症状并且 CPK 水平升高>1 000U/L,或患者出现了明显的 CPK 水平升高>2 000U/L 但无症状,应停用达托霉素。另外,对于正接受达托霉素治疗的患者,应考虑暂时停止使用与横纹肌溶解症相关的药物,例如 HMG-CoA 还原酶抑制剂。

在一项 1 期研究中达托霉素用药剂量达 12mg/kg(q.24h.),连续用药 14 天的 I 期研究中,未观察到神经传导缺损或外周神经病变的症状。在给药剂量达 6mg/kg 的 1 期和 2 期研究的少数患者中,使用达托霉素出现神经传导速度减慢和可能反映外周或颅神经病变的不良事件(例如感觉异常、贝尔麻痹)。在这些研究中,在相似数量接受对照药治疗的受试者中也检测到神经传导缺损。在 3 期 cSSSI 和社

区获得性肺炎(CAP)研究中,989 名接受达托霉素治疗的患者中有 7 名(0.7%)、1 018 名接受对照药治疗的患者中有 7 名(0.7%)出现了感觉异常。在这些患者中,均未诊断出新发的或恶化的外周神经病变。在金黄色葡萄球菌菌血症/心内膜炎试验中,120 名接受达托霉素治疗的患者中共有 11 名(9.2%)发生了治疗中出现的与外周神经系统相关的不良事件。所有这些事件的严重程度均被分类为轻度至中度,其中大多数持续时间短并且在继续使用达托霉素治疗过程中消退,或可能是由于其他病因而引起。在动物中观察到达托霉素对外周神经的影响。因此,对于接受达托霉素治疗的患者,医师应警惕和监测他们出现神经病变体征和症状的可能性。

药物相互作用:达托霉素对细胞色素 P450 酶(CYP450)相关的代谢几乎无影响。达托霉素无预期的和 CYP450 酶相关的药物相互作用。

达托霉素[6mg/kg(q.24h.),用药 5 天]与华法林(单次口服 25mg)同时用药对各自本身的药代动力学均无明显影响,并且不引起 INR 的明显改变。由于达托霉素与华法林伴随用药的经验有限,因此,对于接受达托霉素与华法林治疗的患者,在其开始使用达托霉素治疗后的最初几天,应对他们的抗凝活性进行监测。

HMG-CoA 还原酶抑制剂:HMG-CoA 还原酶抑制剂可能引起肌病,表现为与 CPK 水平升高相关的肌痛和肌无力。在设有安慰剂对照的 1 期临床试验中,10 名正接受稳定的辛伐他汀治疗的健康受试者同时接受达托霉素治疗[4mg/kg(q.24h.),用药 14 天],没有骨骼肌肌病的报告。在 3 期金黄色葡萄球菌菌血症/心内膜炎试验中,之前或伴随使用 HMG-CoA 还原酶抑制剂的 22 名患者接受达托霉素治疗,其中有 5 名的 CPK 水平升高>500U/L。由于 HMG-CoA 还原酶抑制剂与达托霉素伴随用药在患者中的经验有限,因此,对于正接受达托霉素治疗的患者,应考虑暂时停止使用 HMG-CoA 还原酶抑制剂。

药物-实验室检查相互作用:研究已经发现,当某些重组促凝血酶原激酶药物用于该试验时,达托霉素的临床相关血浆水平可引起明显的浓度依赖性的假的凝血酶原时间(PT)延长及国际标准化比率(INR)升高。由于达托霉素与重组促凝血酶原激酶药物间的相互作用,可能会导致一种错误的 PT/INR 升高的结果,而采用以下方法可能会使这种错误的可能性最小化,即在接近达托霉素波谷血浆浓度时采样进行 PT 或 INR 测试。但是,即使是波谷浓度的达托霉素也有可能引起相互作用。

对于正接受达托霉素治疗的患者,如果出现异常高的 PT/INR 结果,建议医师采取以下措施:①求恰好在下一达托霉素剂量前(即在波谷浓度时)采样,重复 PT/INR 的评价。如果在波谷浓度时采样的 PT/INR 值仍然远远高于预期的值,则应考虑使用其他方法对 PT/INR 进行评价。②其他原因引起的异常升高的 PT/INR 结果进行评价。

药物过量时,建议进行支持治疗以维持肾小球滤过作用。通过血液透析,达托霉素能从体内缓慢清除。在进行血液透析的 4 小时内使用高通量透析膜较低通量膜可以增加清除的药物量。

九、贮藏条件

2~8℃(36~46℉)冰箱中原包装保存,避免受热。

十、药物经济性评价

非基本药物,医保乙类。

20 多肽类抗生素

多黏菌素 B

一、药品名称

英文名 Polymyxin B

二、药品成分

注射用硫酸多黏菌素 B 是一组从多黏芽孢杆菌中分离出的抗菌性多肽,硫酸多粘菌素 B 是多黏菌素 B_1 和 B_2 的硫酸盐,由多黏芽孢杆菌产生,每毫克无水成份效价不低于 6 500U 多黏菌素 B

三、剂型与规格

注射剂 50 万 U

四、适应证及相应的临床价值

本品注射液适用于:

1. 铜绿假单胞菌感所致的严重感染,必要时可与其他抗菌药物联合使用。目前多数情况下,铜绿假单胞菌感染的治疗已被其他毒性较低的抗菌药物所代替,偶有对其他药物均耐药的菌株所致严重感染仍可考虑选用本品。

2. 其他革兰氏阴性菌感染,用于多重耐药的大肠埃希菌、肺炎克雷伯菌等革兰氏阴性菌所致严重感染。当其他抗菌药物治疗无效时,可选用本品治疗。

五、用法用量

成人用法用量如下。

(1)静脉滴注:成人及儿童肾功能正常者每日 1.5~2.5mg/kg(一般不超过 2.5mg/kg),分成两次,每 12 小时滴注 1 次。每 50mg 本品,以 5%葡萄糖溶液 500ml 稀释后滴入。婴儿肾功能正常者可耐受每日 4mg/kg 的用量。

(2)肌内注射:成人及儿童,每日 2.5~3mg/kg,分次给予,每 4~6 小时用药 1 次。婴儿 1 日量可用到 4mg/kg,新生儿可用到 4.5mg/kg。

(3)鞘内注射(用于铜绿假单胞菌性脑膜炎):以氯化钠注射液制备 5mg/ml 药液。成人与 2 岁以上儿童,每日 5mg,应用 3~4 日后,改为隔日 1 次,至少 2 周,直至脑脊液培养阴性,检验糖量正常。2 岁以下儿童,用 2mg,每日 1 次,连续 3~4 天(或者 2.5mg 隔日 1 次),以后用 2.5mg,隔日 1 次,直到检验正常。

（4）滴眼液浓度 1~2.5mg/ml。

六、药理学

1. 药效学及作用机制　对铜绿假单胞菌、肠杆菌、肺炎克雷伯杆菌,以及嗜血杆菌、肠杆菌属、沙门菌、志贺菌、百日咳杆菌、巴斯德氏菌和弧菌等革兰氏阴性菌有抗菌作用。变形杆菌、奈瑟菌、沙雷菌、普鲁威登菌、革兰氏阴性菌和专性厌氧菌均对本类药物不敏感。细菌对本品与多黏菌素 E 之间有交叉耐药性,但对本类药物与其他类抗菌药物间则没有交叉耐药性发现。口服不吸收。注射后主要由尿排出,但在 12 小时内仅排出很少量,以后可达到 20~100μg/ml 浓度。停药以后 1~3 天内,继续有药物排泄。

2. 药代动力学　成人肌内注射多黏菌素 B 硫酸盐50mg 后 2 小时达到血药峰浓度,为 1~8mg/L,个体差异大,通常给药后 8~12 小时内血中药物仍可测到。连续给药常出现体内药物蓄积。每日给药 2.5mg/kg,1 周后的血药浓度为 15mg/L。快速静滴多黏菌素 E 甲磺酸盐 1.25~2.5mg/kg 后,静脉缓滴相同剂量 20 小时或更长时间,血药浓度可维持在 5~6mg/L。药物不易渗透到胸腔、关节腔和感染灶内,也难以进入脑脊液中。多黏菌素的蛋白结合率为 79%~92%。

多黏菌素 B 主要经肾排泄,多黏菌素 B 的总尿排泄率为 60%。多黏菌素 B 不经胆汁排泄,未经尿排出的药物可能在体内组织中缓慢灭活。消除半衰期约为 6 小时。肾功能不全者,药物易在体内蓄积,无肾患者的半衰期可长达 2~3 天。

3. 药物不良反应　多黏菌素类不良反应明显,用常规剂量时,不良反应发生率可达 25%。

（1）肾毒性,常见且明显,发生率为 22%。硫酸盐比甲磺酸盐明显。不良反应常发生在用药 4 天内,尿中可出现红细胞、白细胞及蛋白尿、管型尿等,也可有肾功能异常。停药后,有时肾功能损害仍继续加重并可持续 1~2 周。应用超过推荐剂量的本类药物可能引起急性肾小管坏死、少尿和肾衰竭。腹膜透析不能清除药物,血液透析能清除部分药物。

（2）神经毒性,本品可引起不同程度的精神、神经毒性反应,如头晕、周围神经炎、意识混乱、昏迷、共济失调等,也可引起可逆性神经肌肉阻滞,症状出现迅速,无先兆,与剂量有关,常发生在手术后,应用麻醉药、镇痛剂或神经肌肉阻滞剂或患有低血钙、缺氧、肾疾病的患者较易发生。新斯的明治疗无效,只能采用人工呼吸,钙剂可能有效。采用本品滴耳可能引起耳聋,应予注意。

（3）过敏反应,包括瘙痒、皮疹和药物热等。气溶吸入可引起哮喘

（4）口服可有恶心、呕吐、食欲缺乏、腹泻等

（5）其他,偶有白细胞减少和肝毒性发生,静脉给药偶见静脉炎。肌内注射易引起局部疼痛。

4. 药物相互作用　不应与其他有肾毒性或神经肌肉阻滞作用的药物联合应用,以免发生意外。

七、注意事项

1. 禁用　不应与其他有肾毒性或神经肌肉阻滞作用的药物联合应用,以免发生意外。

2. 用药注意事项

（1）对肾的损害较多见,肾功能不全者应减量。

（2）静脉注射可能招致呼吸抑制,一般不采用。

（3）鞘内注射量 1 次不宜超过 5mg,以防引起对脑膜或神经组织的刺激。

八、贮藏条件

遮光密闭,冷处保存。

九、药物经济性评价

非基本药物,非医保药,《中国药典》(2020 年版)收载。

黏　菌　素

一、药品名称

英文名　Colistin

二、药品成分

本品主要成份为硫酸黏菌素,该成份系多黏芽孢杆菌黏菌素变株(Bacilcus Polymyxa Var Colistinus)在发酵过程中所产生的碱性多肽类抗生素

三、剂型与规格

口服常释剂型　50 万 U

四、适应证及相应的临床价值

肠道手术前准备或用于治疗肠杆菌性肠炎和对其他药物耐药的菌痢。

五、用法用量

1. 儿童　未进行该项实验且无可靠参考文献。

2. 成人　口服:成人每日 100 万~300 万 U(2~6 片),分 3 次服。儿童每次 25 万~50 万 U(0.5~1 片),每日 3~4 次。宜空腹给药。

3. 老年人　未进行该项实验且无可靠参考文献。

六、特殊人群用药

1. 妊娠期　孕妇慎用。

2. 肾功能损害　严重肾功能损害者慎用。

七、药理学

1. 药效学及作用机制　黏菌素即多黏菌素 E。大肠埃希菌、克雷伯菌属、肠杆菌属对本品敏感,本品对铜绿假单胞菌的抗菌活性差异较大。不动杆菌属、沙门菌属、志贺菌属、流感嗜血杆菌、百日咳鲍特菌、嗜肺军团菌通常敏感。霍乱弧菌可呈现敏感,但埃尔托型弧菌耐药。沙雷菌属、脑

膜炎奈瑟菌、淋病奈瑟菌、变形杆菌属、布鲁菌属均耐药。脆弱拟杆菌耐药,而其他拟杆菌属和真杆菌属则很敏感。所有革兰氏阳性菌对黏菌素均耐药,本品属窄谱抗生素。

黏菌素主要作用于细菌细胞膜,使细胞内的重要物质外漏,其次影响核质和核糖体的功能,为慢效杀菌剂。

2. 药代动力学 本品口服不吸收。

3. 药物不良反应 恶心和呕吐等胃肠道反应及皮疹、瘙痒等过敏反应。

4. 药物相互作用 磺胺药、TMP、利福平和半合成青霉素会增强多黏菌素对肠杆菌、肠杆菌属、肺炎杆菌、铜绿假单胞菌等的抗菌作用。

八、注意事项

1. 禁用 对黏菌素过敏者禁用。

2. 慎用 严重肾功能损害者慎用。

3. 用药注意事项

(1) 严重肾功能损害者慎用。

(2) 不宜与其他肾毒性药物合用。

(3) 催吐及给予对症治疗、大量饮水和补液。因本品的分子大,很难经血液透析消除。

九、贮藏条件

密封保存。

十、药物经济性评价

非基本药物,医保乙类,《中国药典》(2020 年版)收载。

21 噁唑烷酮类

利 奈 唑 胺

一、药品名称

1. 英文名 Linezolid

2. 化学名 (S)-N[[3-[3-氟-4-(4-吗啉基)苯基]-2-氧代-5-噁唑烷基]甲基]-乙酰胺

二、药品成分

利奈唑胺

三、剂型与规格

注射剂 (1)0.2g;(2)0.6g

口服常释剂型 0.6g

四、适应证及相应的临床价值

本品用于治疗由特定微生物敏感株引起的下列感染:

医院内获得性肺炎:由金黄色葡萄球菌(甲氧西林敏感和耐药的菌株)或肺炎链球菌引起的医院内获得性肺炎。

社区获得性肺炎,由肺炎链球菌引起的社区获得性肺炎,包括伴发的菌血症,或由金黄色葡萄球菌(仅为甲氧西林敏感的菌株)引起的社区获得性肺炎。

复杂性皮肤和皮肤软组织感染,包括未并发骨髓炎的糖尿病足部感染,由金黄色葡萄球菌(甲氧西林敏感和耐药的菌株)、化脓性链球菌或无乳链球菌引起的复杂性皮肤和皮肤软组织感染。尚无利奈唑胺用于治疗褥疮的研究。

非复杂性皮肤和皮肤软组织感染,由金黄色葡萄球菌(仅为甲氧西林敏感的菌株)或化脓性链球菌引起的非复杂性皮肤和皮肤软组织感染。

万古霉素耐药的屎肠球菌感染,包括伴发的菌血症。

为减少细菌耐药的发生,确保利奈唑胺及其他抗菌药物的疗效,利奈唑胺应仅用于治疗或预防确诊或高度怀疑敏感菌所致感染。如可获得细菌培养和药物敏感性结果,应当考虑据此选择或调整抗菌治疗。如缺乏这些数据,当地的流行病学资料和药物敏感性状况可能有助于经验性治疗的选择。

在对照临床研究中,对于应用利奈唑胺制剂超过 28 天的安全性和有效性尚未进行评价。

利奈唑胺不适用于治疗革兰氏阴性菌感染。如确诊或疑诊合并革兰氏阴性菌感染,立即开始针对性的抗革兰氏阴性菌治疗十分重要。

五、用法用量

1. 儿童 <7 天的新生儿:大多数出生 7 天以内早产(<34 孕周)患者较足月儿和其他婴儿对利奈唑胺的系统清除率低,且 AUC 值大。这些新生儿的初始剂量应为 10mg/kg,每12 小时给药,当临床效果不佳时,应考虑按剂量为 10mg/kg,每 8 小时给药。所有出生 7 天以上的新生儿应按 10mg/kg,每 8 小时的剂量给药。

利奈唑胺用于儿童患者下列感染时的安全和有效性已得到以下研究的证实,包括在成人中进行的充分的对照良好的临床研究、儿童患者的药代动力学研究资料,以及在0~11 岁革兰氏阳性菌感染的儿童中进行的阳性药物对照的临床研究:

(1) 院内感染的肺炎。

(2) 复杂性皮肤和皮肤软组织感染。

(3) 社区获得性肺炎(还有一个 8 个月至 12 岁患者参加的非对照研究的证据支持)。

(4) 对万古霉素耐药的屎肠球菌感染。

(5) 一个在 5~7 岁儿童患者中进行的阳性对照的研究也证实了利奈唑胺对下列感染的安全性和有效性。

(6) 由对甲氧西林耐药的金黄色葡萄球菌和化脓性链球菌引起的非复杂性皮肤和皮肤软组织感染。

在经脑室腹膜分流术的儿童患者中得到的药代动力学资料显示,给予单剂或多剂利奈唑胺后,脑脊液(CSF)中的药物浓度差异较大,未能持续获得或维持脑脊液的治疗浓度。因此,不推荐利奈唑胺经验性用于儿童患者的中枢神经系统感染。

在儿童患者中,利奈唑胺的最大血药浓度(C_{max})和分布体积(V_{ss})与年龄无关。利奈唑胺的清除率与年龄相关。排除出生不到 1 周的早产儿,年龄最小的儿童组,即出生 1 周后~11 岁年龄阶段，与成人相比，清除速率最快，从而导致了单剂量给药后较低的全身药物暴露量（AUC）和较短的半衰期。随着儿童患者年龄的增加，利奈唑胺的清除率逐渐降低，青春期的儿童患者的清除率已与成年患者的相似。与成人相比，在所有不同年龄层的儿童患者中观察到清除率与全身药物暴露量（AUC）存在更大的个体差异。

新生儿至 11 岁的儿童患者每 8 小时给药 1 次的日平均 AUC 值与青少年和成年患者每 12 小时给药 1 次的日平均 AUC 值相似。因而，11 岁及小于 11 岁儿童患者的给药剂量应为 10mg/kg，每 8 小时 1 次。12 岁及其以上儿童患者给药剂量为 600mg 每 12 小时 1 次。

出生后不到 7 天的早产儿（小于 34 个孕周）的用药方案是依据于 9 例早产儿的药代动力学数据。与足月的新生儿和较大的新生儿相比，大多数早产儿的系统清除率较低，且 AUC 值较高。所以，早产儿的治疗应从 10mg/kg，每 12 小时 1 次的初始剂量开始。对临床上未取得最佳疗效的新生儿可考虑采用 10mg/kg，每 8 小时 1 次的治疗方案。所有的新生儿患者应按 10mg/kg，每 8 小时 1 次，连续使用 7 天的方案给药（参见特殊人群、儿童和用法用量）。

在有限的临床经验中，6 例儿童患者中的 5 例（83%），所感染的革兰氏阳性病原体的最低抑菌浓度 MIC 为 4μg/ml，经利奈唑胺治疗获得临床痊愈。与成人相比，儿童患者间利奈唑胺的清除率和全身药物暴露量（AUC）表现出更大的个体差异。对未获得最佳临床疗效的儿童患者，尤其对那些病原体最低抑菌浓度为 4μg/ml 的儿童患者，在评价临床疗效时，应考虑到其较低的全身药物暴露量、感染的部位及其严重程度以及基础疾病。

2. 成人　医院获得性肺炎、复杂性皮肤软组织感染和社区获得性肺炎、万古霉素耐药屎肠球菌感染，每次 600mg，每 12 小时 1 次静脉滴注或口服。对万古霉素耐药屎肠球菌感染患者疗程至少 2 周。

单纯性皮肤软组织感染，每次 400mg，每 12 小时 1 次口服。

当从静脉给药转换成口服给药时无须调整剂量。对起始治疗时应用利奈唑胺注射液的患者，医师可根据临床状况，予以利奈唑胺片剂或口服混悬液继续治疗。

静脉给药：利奈唑胺静脉注射剂为单次使用的即用型输液袋（见供给中容器的尺寸）。静脉给药时，应在使用前目测微粒物质。用力挤压输液袋以检查细微的渗透，鉴于无菌状况可能受损害，若发现有渗透应丢弃溶液。利奈唑胺静脉注射剂应在 30~120 分钟内静脉输注。不能将此静脉输液袋串联在其他静脉给药通路中。不可在此溶液中加入其他药物。如果利奈唑胺静脉注射需与其他药物合并应用，应根据每种药物的推荐剂量和给药途径分别应用。利奈唑胺静脉注射剂与下列药物通过 Y 形接口联合给药时，可导致物理性质不配伍。这些药物包括：两性霉素 B、盐酸氯丙嗪、安定、喷他脒异硫代硫酸盐、红霉素乳糖酸酯、苯妥英钠和甲氧苄啶-磺胺甲基异噁唑。此外，利奈唑胺静脉注射与头孢曲松钠合用可致两者的化学性质不配伍。如果同一静脉通路用于几个药物依次给药，在应用利奈唑胺静脉

注射液前及使用后，须输注与利奈唑胺静脉注射剂和其他药物可配伍的溶液（见可配伍静脉注射液）。

3. 老年人　在Ⅲ期对照研究中，2 046 例患者接受了利奈唑胺治疗，其中 589（29%）例为 65 岁或以上的患者；253 例（12%）患者年龄≥75 岁。未见这些患者与年轻患者之间有安全性和有效性的差异。

六、特殊人群用药

1. 妊娠期　尚未在孕妇中进行充分的、有对照的临床研究。只有潜在的益处超过对胎儿的潜在风险时，才建议孕妇使用。

2. 哺乳期　利奈唑胺及其代谢产物可分泌至哺乳期大鼠的乳汁中。乳汁中的药物浓度与母体的血浆药物浓度相似。利奈唑胺是否分泌至人类的乳汁中尚不明确。由于许多药物都能随人类的乳汁分泌，因此利奈唑胺应慎用于哺乳期妇女。

3. 肾功能损害　肾功能不全：不同程度的肾功能不全患者，其原型药物利奈唑胺的药代动力学性质不发生改变。肾功能不全者，两种主要代谢产物可能产生蓄积，且蓄积随肾功能不全的严重程度增加而增加。尚未在严重肾功能不全患者中，对上述 2 种代谢产物蓄积的临床意义进行研究。无论肾功能如何，患者都能获得相似的利奈唑胺血浆药物浓度，因此无须对肾功能不全患者调整剂量。由于缺乏对两种主要代谢产物在体内蓄积的临床意义的认识。对肾功能不全者应权衡使用利奈唑胺与其代谢物蓄积潜在风险间的利弊。利奈唑胺及其两种代谢产物都可通过透析清除。尚没有腹膜透析影响利奈唑胺药代动力学特征的资料。利奈唑胺给药后 3 小时开始透析，在大约 3 小时的透析期内约 30% 的药物剂量可清除。因此，利奈唑胺应在血透结束后给药。

4. 肝功能损害　肝功能不全：对 7 位轻至中度肝功能不全患者（Child-Pugh 分级 A 或 B）的研究表明，利奈唑胺的药代动力学性质未见改变。根据现有的资料，无须对轻至中度肝功能不全患者调整剂量。尚未对肝功能严重不全的患者评价利奈唑胺的药代动力学特性。

七、药理学

1. 药效学及作用机制　利奈唑胺属于新一类的合成抗生素—噁唑烷酮类抗生素，可用于治疗由需氧的革兰氏阳性菌引起的感染。利奈唑胺的体外抗菌谱还包括一些革兰氏阴性菌和厌氧菌。利奈唑胺通过与其他抗菌药物不同的作用机制抑制细菌的蛋白质合成，因此利奈唑胺与其他类别的抗菌药物间不太可能具有交叉耐药性。利奈唑胺与细菌 50s 亚基的 23s 核糖体 RNA 上的位点结合，从而阻止形成功能性 70s 始动复合物，后者为细菌翻译过程中非常重要的组成部分。时间—杀菌曲线研究的结果表明利奈唑胺为肠球菌和葡萄球菌的抑菌剂。利奈唑胺为大多数链球菌菌株的杀菌剂。

在临床研究中，6 例感染屎肠球菌的患者中发生了对利奈唑胺的耐药［4 例利奈唑胺的用药剂量为 200mg（q.12h.），

低于推荐剂量;2例为600mg(q.12h.)]。在一项同情性应用项目中,8例屎肠球菌感染患者和1例粪肠球菌感染患者中,发生了对利奈唑胺的耐药。所有患者均带有未移除的假体装置或未引流的脓肿。在体外,利奈唑胺耐药的发生率为$1\times10^{-11}\sim1\times10^{-9}$。体外研究显示23srRNA的点突变与利奈唑胺耐药性产生有关。临床用药过程中,对万古霉素耐药的屎肠球菌对利奈唑胺产生耐药的报告曾有发表。在一项报告中,有万古霉素与利奈唑胺耐药的屎肠球菌医院内传播的情况。另一项在利奈唑胺的临床用药过程中发生了(甲氧西林耐药)金黄色葡萄球菌耐药的报告。这些微生物对利奈唑胺的耐药与其23srRNA中的点突变(2 576位鸟嘌呤被胸腺嘧啶取代)有关。当在医院中发现对抗生素耐药的微生物时,加强感染控制十分重要。未见链球菌对利奈唑胺耐药的报告,包括肺炎链球菌。

体外研究显示利奈唑胺与万古霉素、庆大霉素、利福平、亚胺培南-西司他汀、氨曲南、氨苄西林或链霉素具有相加作用或无关。

体外试验和临床应用结果均表明,本品对以下微生物的大多数菌株具有抗菌活性:需氧的和兼性的革兰氏阳性致病菌:屎肠球菌(仅指万古霉素耐药的菌株)、金黄色葡萄球菌(包括甲氧西林耐药的菌株)、无乳链球菌、肺炎链球菌[包括对多药耐药的菌株(MDRSP)]、化脓性链球菌。

下列菌株中至少90%的菌株体外最低抑菌浓度(MIC)低于或等于利奈唑胺的敏感范围,该数据仅为体外研究资料,其临床意义尚不明确,尚未通过充分的及严格对照的临床研究证实利奈唑胺临床上用于治疗由这些微生物引起的感染的安全性和有效性。

需氧的和兼性的革兰氏阳性致病菌:粪肠球菌(包括万古霉素耐药的菌株)、屎肠球菌(万古霉素敏感的菌株)、表皮葡萄球菌(包括甲氧西林耐药的菌株)、溶血葡萄球菌、草绿色链球菌。

需氧的和兼性的革兰氏阴性致病菌:多杀巴斯德氏菌。

毒理研究:在未成年和成年的大鼠和狗中,利奈唑胺的毒性靶器官相似。对骨髓抑制的作用与时间和剂量相关,动物研究中表现为骨髓细胞减少血细胞生成减少、脾脏和肝的髓外血细胞生成减少,以及外周血红细胞、白细胞和血小板水平下降。胸腺、淋巴结和脾脏出现淋巴组织缺失。总之,淋巴组织的征象与可能观察到食欲减少、体重减轻和抑制体重增加相关。

口服给予大鼠利奈唑胺连续6个月,80mg/(kg·d)剂量组雄性动物可见坐骨神经出现不可逆的、轻微到轻度的轴变性;该剂量组在3个月中期尸检时也发现1只雄性动物出现坐骨神经轻微变性。对灌流固定组织进行敏感的形态学评估以研究视神经退变的证据。在给药6个月后,2只雄性大鼠可见轻微到中度的视神经退变,但由于该异常发现为急性改变,且分布不对称,因此其与药物的直接相关性尚不明确。显微检查发现的这种神经退变与老年大鼠自发性单侧视神经退变相似,可能是常见背景性改变的加剧。

上述作用剂量与一些人类受试者中观察到的作用剂量相当。对血象和淋巴系统的作用虽然在某些研究的恢复期内未能完全恢复,但是是可逆的。

遗传毒性:利奈唑胺对基因突变试验(Ames细菌回复突变试验和中国仓鼠卵巢细胞染色体畸变试验)、体外非常规DNA合成(UDS)试验、体外人淋巴细胞的染色体缺陷分析和小鼠的体内微核试验均未发现其致畸和致突变的潜在可能。

生殖毒性:利奈唑胺不影响成年雌性大鼠的生殖力或生育行为。当对成年雄性大鼠以≥50mg/(kg·d)的剂量给药时(根据AUC推算,该剂量相当于或大于人类的给药剂量),能可逆性地降低雄性大鼠的生殖力和生育行为。对生殖功能的可逆作用是通过改变精子的生成而介导的。受影响的精细胞包含形态和定向异常的线粒体,并且是没有活力的。观察到的附睾中上皮细胞的肥大和增生,与生殖力的降低有关。狗中未见相似的附睾变化。

未成年雄性大鼠在它们性发育的绝大部分时期给予利奈唑胺[50mg/(kg·d),从出生的第7~36天;100mg/(kg·d)从出生的37~55天,按平均的AUC推算,相当于人类3个月~11岁的儿童给药剂量的1.7倍],发现可轻度降低性成熟雄性大鼠的生殖力。在对受孕和新生儿早期(相当于受孕第6天~产后第5天)、新生儿期(产后5~21天)、或未成年期(产后22~35天)的药物暴露观察中,未观察到较短治疗期对生育力的影响。大鼠在出生22~35天给药,观察到可逆的精子活动力降低和精子形态的改变。

2. 药代动力学 吸收:口服给药后,利奈唑胺吸收快速而完全。给药后1~2小时达到血浆峰浓度,绝对生物利用度约为100%。所以,利奈唑胺口服或静脉给药无须调整剂量。

利奈唑胺的给药无须考虑进食的时间。当利奈唑胺与高脂食物同时服用时,达峰时间从1.5小时延迟至2.2小时,峰浓度约下降17%。然而总的暴露量指标$AUC_{0-\infty}$值在两种情况下是相似的。

分布:动物与人的药代动力学研究均证明利奈唑胺能快速地分布于灌注良好的组织。利奈唑胺的血浆蛋白结合率约为31%且有浓度依赖性。在健康志愿者中,稳态时利奈唑胺的分布容积平均为40~50L。

在研究利奈唑胺多次给药的I期临床研究中,对有限例数的健康受试者的多种体液中的利奈唑胺浓度进行了测定。利奈唑胺在唾液与血液中的比率为1.2:1;在汗液与血浆中的比率为0.55:1。

代谢:利奈唑胺的主要代谢为吗啉环的氧化,它可产生2个无活性的开环羧酸代谢产物,氨基乙氧基乙酸代谢物(A)和羧乙基氨基乙酸代谢物(B)。在体外,推测代谢产物A是通过一个酶途径形成,而代谢产物B通过非酶介导的化学氧化机制形成。体外研究表明利奈唑胺可能有极低程度的代谢由人类细胞色素酶P450介导。但是,利奈唑胺的代谢途径仍没有完全明确。

排泄:非肾清除率约占利奈唑胺总清除率的65%。稳态时,约有30%的药物以利奈唑胺的形式、40%以代谢产物B的形式、10%以代谢产物A的形式随尿排泄。利奈唑胺的肾清除率低(平均为40ml/min),提示有肾小管网的重吸收。

事实上,粪便中无利奈唑胺,大约有 6% 和 3% 的药物分别以代谢产物 B 和 A 的形式出现在粪便中。

随着利奈唑胺剂量的增加,可观察到利奈唑胺轻微的非线性清除,表现为在高浓度时利奈唑胺的肾清除率和非肾清除率降低。然而,清除率的变化很小,不足以影响利奈唑胺的表观清除半衰期。

3. 药物不良反应

实验室检查的改变:当剂量最高达到 600mg 每 12 小时一次、最长达到 28 天时,利奈唑胺与血小板减少相关。大多数患者在随访阶段,血小板计数恢复至正常/基础水平。其他实验室检查结果的变化显示,无论是否与药物相关,利奈唑胺与对照药之间均无明显差别。这些改变一般无显著的临床意义,未导致停药,并且是可逆的。

4. 药物相互作用

(1) 通过细胞色素酶 P450 代谢的药物:在大鼠中,利奈唑胺不是细胞色素酶 P450(CYP450)的诱导剂。另外,利奈唑胺不抑制有临床意义的人类细胞色素同工酶(如 1A2,2C9,2C19,2D6,2E1 和 3A4)的活性。所以,预计利奈唑胺不会影响经这些主要细胞色素同工酶代谢的药物的药代动力学。与利奈唑胺联合用药,不会显著改变主要由 CYP2C9 进行代谢的(S)-华法林的药代动力学性质。华法林、苯妥因等药物,作为 CYP2C9 的底物,可与利奈唑胺合用而无须改变给药方案。

(2) 抗生素:当两者合用时,利奈唑胺与氨曲南的药代动力学特性均未发生改变。

庆大霉素:当两者合用时,利奈唑胺与庆大霉素的药代动力学特性均未发生改变。

(3) 抗氧化剂:对健康志愿者进行了利奈唑胺与抗氧化剂维生素 C 和维生素 E 的潜在药物相互作用的研究。受试者在第 1 天口服 600mg 利奈唑胺,并在第 8 天再次服用 600mg。第 2~9 天,给予受试者维生素 C(1 000mg/d)或维生素 E(800 单位/d)。与维生素 C 合用时,利奈唑胺的 $AUC_{0-\infty}$ 增加 2.3%,而与维生素 E 合用时增加 10.9%。与维生素 C 或维生素 E 合用时无须调整剂量。

(4) 强 CYP3A4 诱导剂:利福平:在一项对 16 名健康成人男性志愿者进行的研究中,评价了利福平对利奈唑胺药代动力学影响。研究中志愿者口服利奈唑胺 600mg 每日 2 次共 5 剂,伴或不伴利福平 600mg 每日 1 次共 8 天。利福平和利奈唑胺合用,导致利奈唑胺的 C_{max} 降低 21%(90% CI,15%~27%),AUC_{0-12} 降低 32%(90%CI,27%~37%)。这一相互作用的机制未完全阐明,可能与肝酶诱导有关。其他肝酶强诱导剂(如卡马西平、苯妥英、苯巴比妥),可能引起相似或稍轻的变化。

(5) 单胺氧化酶抑制作用:利奈唑胺为可逆的、非选择性的单胺氧化酶抑制剂。所以,利奈唑胺与肾上腺素能药物或 5-羟色胺类制剂有潜在的相互作用。

(6) 肾上腺素能类药物:有些患者接受利奈唑胺可能使非直接作用的拟交感神经药物、血管加压药或多巴胺类药物的加压作用可逆性地增加。已对其与常用的药物如苯丙醇胺和伪麻黄碱的作用进行了研究。肾上腺素能类药

物,如多巴胺或肾上腺素的起始剂量应减小,并逐步调整至可起理想药效的水平。酪胺:当健康成人受试者同时接受利奈唑胺及超过 100mg 的酪胺时,可见明显的增压反应。所以,应用利奈唑胺的患者应避免食用酪胺含量高的食物或饮料。

(7) 盐酸伪麻黄碱或盐酸苯丙醇胺:对血压正常的健康志愿者给予利奈唑胺,可观察到利奈唑胺能可逆性地增加伪麻黄碱(PSE)、盐酸苯丙醇胺(PPA)的增压作用。未对高血压患者进行类似的研究。对血压正常的健康志愿者进行了利奈唑胺、PSE、PPA、安慰剂分别单用,及利奈唑胺达稳态时(600mg,每 12 小时一次,连用 3 天)联用 PSE 或 PPA(PPA,25mg 或 PSE,60mg 各两个剂量,给药间隔 4 小时)对血压和心率的影响的研究。任何给药方式心率均不受影响。利奈唑胺与 PPA 或 PSE 联用均能使血压上升。在 PPA 或 PSE 第二次给药后的 2~3 小时,观察到最高的血压值;在达峰值后的 2~3 小时,血压又回复到了基础水平。PPA 研究结果表明:平均(范围)最大收缩压以 mmHg 表示为安慰剂=121(103~158),利奈唑胺单用=120(107~135);PPA 单用=125(106~139),PPA 与利奈唑胺联用=147(129~176)。PSE 的研究结果与 PPA 的研究结果相似。当利奈唑胺与 PSE 或 PPA 联用时,较基础收缩压的平均最大增加值分别为 32mmHg(范围为 20~52mmHg)和 38mmHg(范围为 18~79mmHg)。

(8) 5-羟色胺类药物:右美沙芬,对健康志愿者进行了利奈唑胺与右美沙芬潜在药物相互作用的研究。给予志愿者右美沙芬(2 个剂量,20mg 每次,间隔 4 小时),同时给予或不给予利奈唑胺。在接受右美沙芬和利奈唑胺的血压正常的志愿者中未观察到 5-羟色胺综合征的作用(意识模糊、极度兴奋、不安、震颤、潮红、发汗以及体温升高)。

八、注意事项

1. 禁用

(1) 本品禁用于已知对利奈唑胺或本品其他成分过敏的患者。

(2) 正在使用任何能抑制单胺氧化酶 A 或 B 的药物(如苯乙肼、异卡波肼)的患者,或两周内曾经使用过这类药物的患者不应使用利奈唑胺。

(3) 除非能够对于患者可能出现的血压升高进行监测,否则利奈唑胺不应用于存在以下潜在临床状况或同时使用以下类型药物的患者:

1) 高血压未控制的患者、嗜铬细胞瘤、类癌、甲状腺功能亢进、双相抑郁、分裂情感性精神障碍或处于急性意识模糊状态的患者。

2) 使用以下任何药物的患者:5-羟色胺再摄取抑制剂、三环类抗抑郁药、5-羟色胺 5-HT1 受体激动剂(曲普坦类)、直接或间接拟交感神经药物(包括肾上腺素支气管扩张药、伪麻黄碱和去甲麻黄碱)、血管加压药(如肾上腺素、去甲肾上腺素)、多巴胺类药物(如多巴胺、多巴酚丁胺)、哌替啶或丁螺环酮。

(4) 动物数据表明,利奈唑胺及其代谢产物可进入乳

汁,因此使用本品治疗之前和期间应停止哺乳。

(5)除非密切观察患者5-羟色胺综合征的体征和/或症状,否则利奈唑胺不应用于类癌综合征的患者和/或使用任何以下药物的患者:5-羟色胺再摄取抑制剂、三环类抗抑郁药、5-羟色胺5-HT₁受体拮抗剂(阿米替林)、哌替啶或丁螺环酮。

2. 用药注意事项 为减少耐药细菌的产生,并确保本品和其他抗菌药物的疗效,利奈唑胺应该仅用于治疗或预防已经证实或者高度怀疑由细菌引起的感染性疾病。

(1)警告:在应用利奈唑胺的患者中有出现骨髓抑制的报道(包括贫血、白细胞减少、全血细胞减少和血小板减少)。在已知转归的病例中,停用利奈唑胺后血象指标可以上升并回复到治疗前的水平。出现这些影响的风险似乎与疗程有关。使用利奈唑胺治疗的老年患者出现血恶液质的风险高于年轻患者。血小板减少在严重肾功能不全(无论是否正在接受透析)患者中更常见。

对应用利奈唑胺的患者应每周进行全血细胞计数的检查,尤其是那些用药超过两周,或用药前已有贫血、粒细胞减少、血小板减少、骨髓抑制,或合并应用可降低血红蛋白水平、抑制白细胞计数、对血小板计数或功能产生不良影响、能导致骨髓抑制的其他药物,患有严重肾功能不全的患者;接受治疗10~14天的患者或患慢性感染既往或目前合并接受其他抗生素治疗的患者。只有在可以密切监测血红蛋白水平、白细胞计数和血小板计数的情况下这些患者才能使用利奈唑胺。

对发生骨髓抑制或骨髓抑制发生恶化的患者应考虑停用利奈唑胺治疗。除非绝对有必要继续治疗,在此情况下应更频繁地监测血细胞计数并采取适当的处理策略。

此外建议,应每周监测接受利奈唑胺的患者的全血细胞计数(包括血红蛋白水平、血小板、白细胞总数和分类计数),不论其基线血细胞计数情况如何。

在同情性使用研究中,利奈唑胺疗程超过最长推荐的28天时会增加严重贫血发生率。这些患者经常需要输血。上市后也有需要输血的贫血病例报告,更多病例出现在接受利奈唑胺治疗超过28天的患者中。

上市后曾报告过铁粒幼细胞贫血病例。在已知其发病时间的患者中,大多数患者的利奈唑胺疗程超过28天。大多数患者在停用利奈唑胺后,无论是否接受贫血治疗,都可以完全或部分康复。

在成年和未成年的狗和大鼠中,曾观察到骨髓抑制、脾脏和肝的髓外血细胞生成减少、胸腺、淋巴结和脾脏的淋巴细胞减少的现象。

在一项导管相关血流感染包括插管部位感染的研究中发现死亡率的不均衡。

一项利奈唑胺对比万古霉素/双氯西林/苯唑西林治疗血管内导管相关感染的重症患者的开放性研究中,发现两组死亡率的不均衡[利奈唑胺组死亡率为78/363(21.5%),对照组为58/363(16.0%);比值比为1.426,95%置信区间为0.970~2.098]。其因果关系尚未确定,病死率的不均衡主要发生于革兰氏阴性菌感染、革兰氏阴性菌和革兰氏阳

性菌混合感染或基线未分离到病原菌的利奈唑胺组患者,在单纯革兰氏阳性菌感染的患者中未发现死亡率的不均衡。影响死亡率的主要因素为基线时的革兰氏阳性菌感染情况。单纯革兰氏阳性菌感染的患者死亡率相似(比值比为0.96;95%置信区间为0.58~1.59),但基线时合并其他病原体或无病原体感染时利奈唑胺治疗组的死亡率明显更高(P=0.016 2)(比值比为2.48;95%置信区间为1.38~4.46)。治疗期间以及停用研究药物后7天内死亡率最异常。利奈唑胺治疗组较多患者在研究期间感染革兰氏阴性菌病原体,并死于革兰氏阴性菌病原体引起的感染和多种微生物感染。因此,治疗复杂性皮肤和软组织感染时,只有在无替代治疗方案可用时,利奈唑胺才可应用于已知或疑似合并感染革兰氏阴性菌的患者。在这些情况下,必须同时开始抗革兰氏阴性菌治疗。

利奈唑胺未被批准且不应用于治疗导管相关血流感染或插管部位感染的患者。

利奈唑胺对革兰氏阴性病原体没有临床疗效,不适用于治疗革兰氏阴性菌感染。如确诊或疑诊合并革兰氏阴性菌病原体感染,立即开始针对性的抗革兰氏阴性菌治疗十分重要。

(2)抗生素相关腹泻和结肠炎:使用几乎所有抗菌药物(包括利奈唑胺)时都曾有伪膜性结肠炎报告。因此,如果在接受任何抗菌药物后患者出现腹泻,则应考虑伪膜性结肠炎诊断。如果疑诊或确诊患有抗生素相关结肠炎,可能需要停用利奈唑胺。应采取适当的处理措施。

几乎所有抗菌药物(也包括斯沃)使用中都曾有抗生素相关腹泻和结肠炎[包括伪膜性结肠炎和难辨梭菌相关腹泻(CDAD)]的报道,严重程度可从轻度腹泻到致命性结肠炎。抗菌药物治疗可改变肠道正常菌群,导致难辨梭菌的过度生长。

难辨梭菌产生A毒素和B毒素,与CDAD的发生有关。难辨梭菌的高量产毒株可导致发病率和死亡率升高,这类感染用抗生素治疗困难,有可能需要结肠切除。使用抗生素治疗的患者如果出现腹泻则必须要考虑CDAD的可能。

据报道,有时CDAD甚至有可能在使用抗菌药物后2个月后才出现。故需要详细了解病史。

因此,如果患者在利奈唑胺治疗期间或之后出现严重腹泻,则应考虑该诊断。如果疑诊或确诊抗生素相关腹泻或CDAD,可能需要停用对难辨梭菌没有直接活性的正在进行的抗菌药物治疗(包括利奈唑胺)并立即采取适当的治疗措施。根据临床指征,可适当补液、维持电解质平衡和补充蛋白质,给予针对难辨梭菌的抗生素治疗,并进行外科手术评估。在此情况下应禁用抑制肠蠕动的药物。

(3)低血糖:在利奈唑胺上市后的应用中,使用利奈唑胺(可逆的,非选择性的单胺氧化酶抑制剂)同时接受胰岛素治疗或口服降血糖药物的糖尿病患者有症状性低血糖的报道。一些单胺氧化酶抑制剂与接受胰岛素或降血糖药物的糖尿病患者的低血糖发作有联系。虽然使用利奈唑胺与低血糖的因果关系并未建立,但是警告知糖尿病患者当使用利奈唑胺时可能发生的低血糖反应。如果低血糖发生,

应降低胰岛素或口服降血糖药的剂量,或停止口服降血糖药、胰岛素或利奈唑胺的治疗。

(4)乳酸性酸中毒:应用利奈唑胺过程中,有乳酸性酸中毒的报道。在报道的病例中,患者反复出现恶心和呕吐。患者在接受利奈唑胺时,如发生反复恶心或呕吐、腹痛、有原因不明的酸中毒、低碳酸血症或换气过度,需要立即进行临床检查。如果出现乳酸性酸中毒,应针对潜在风险权衡继续使用利奈唑胺的益处。

(5)线粒体功能障碍:利奈唑胺可抑制线粒体蛋白合成。该抑制作用可能导致不良事件,如乳酸性酸中毒、贫血和神经病变(视神经病变和周围神经病变);这些事件在使用药物超过 28 天的情况下较常见。

(6)5-羟色胺综合征:利奈唑胺合用 5-羟色胺类药物,包括抗抑郁药,如:选择性 5-羟色胺再摄取抑制剂(SSRI),患者中有关于 5-羟色胺综合征的自发性报告。因此,利奈唑胺禁止与 5-羟色胺类药物合用。

除非临床上合适并且密切监测患者是否出现 5-羟色胺综合征或恶性综合征样(NMS-like)反应的相关体征和/或症状,否则利奈唑胺不可用于类癌综合征和/或应用以下药物的患者:5-羟色胺再摄取抑制剂、三环抗抑郁药、5-羟色胺 5-HT1 受体激动剂(曲普坦类)、哌替啶、安非他酮或丁螺环酮。

当临床上利奈唑胺需与 5-羟色胺类药物合用时,应密切观察患者是否出现 5-羟色胺综合征的症状和体征,如认知障碍、高热、反射亢进和共济失调。如果出现了上述体征或症状,医师应考虑停用其中 1 种药物或 2 种药物均停用。

在某些情况下,已接受 5-羟色胺类抗抑郁药或丁螺环酮的患者可能需要使用利奈唑胺紧急治疗。如果没有利奈唑胺替代药物可用且应用利奈唑胺的潜在益处大于 5-羟色胺综合征或 NMS-like 反应的风险,应立即停用 5-羟色胺类抗抑郁药并使用利奈唑胺。患者应接受两周(如使用氟西汀则为五周)监测或直到最后一剂利奈唑胺 24 小时后,以较早者为准。5-羟色胺综合征或 NMS-like 反应的症状包括高热、强直、肌阵挛、自主神经功能紊乱和精神状态改变(包括极度激越并发展为谵妄和昏迷)。应当对患者的抗抑郁药停药症状进行监测。

如果出现了上述体征或症状,医师应考虑停用其中一种药物或两种药物均停用;如果停用 5-羟色胺类药物,可出现停药症状(其相关的停药症状见该药物的说明书)。

(7)周围神经和视神经病变:在利奈唑胺治疗的患者中有周围神经病和视神经病变的报道,主要为治疗时间超过了 28 天的最长推荐疗程的患者。在视神经病变进展至视力丧失的病例中,患者治疗时间超过了最长的推荐疗程。在利奈唑胺治疗小于 28 天的患者中,有视力模糊的报道。

如患者出现视力损害的症状,如视敏度改变、色觉改变、视力模糊或视野缺损,应及时进行眼科检查。对于所有长期(大于等于 3 个月)应用利奈唑胺的患者及报告有新的视觉症状的患者,不论其接受利奈唑胺治疗时间的长短,均应当进行视觉功能监测。如发生周围神经病和视神经病

变,应进行用药利益与潜在风险的评价,以判断是否继续用药。

目前正在使用或最近使用过抗分枝杆菌药物治疗肺结核的患者,如果同时使用利奈唑胺出现神经病变的风险可能会增加。

(8)惊厥:在利奈唑胺治疗过程中有惊厥的报道。其中一些病例原有癫痫发作病史或有癫痫发作的危险因素。如果患者有癫痫发作病史,应告知医师。

利奈唑胺为可逆性非选择性单胺氧化酶抑制剂(MAOI);但是,在抗菌治疗剂量下,其不会产生抗抑郁作用。从药物相互作用研究中和具有潜在疾病和/或正在合用可能有 MAO 抑制作用的药物的患者身上获得的利奈唑胺安全性数据非常有限。因此,在这些情况下不建议使用利奈唑胺,除非可以密切观察和监测患者。

(9)二重感染:尚未在临床试验中评估利奈唑胺治疗对正常菌群的影响。

抗生素的应用可能促使非敏感菌株的过度生长。例如,在临床试验期间,接受推荐剂量利奈唑胺的患者中,大约 3% 的患者出现了药物相关念珠菌病。在治疗中如出现二重感染,应采取适当的措施。

(10)特殊人群:严重肾功能不全患者,仅在预期益处超过理论风险时才可使用本品,且在应用中需要对患者进行密切监测。

建议严重肝功能不全患者仅在认为益处超过理论风险时使用利奈唑胺。

尚未对利奈唑胺用于未控制的高血压、嗜铬细胞瘤、类癌综合征和未经治疗的甲状腺功能亢进的患者进行研究。

(11)临床试验:在对照临床研究中,对于应用利奈唑胺制剂超过 28 天的安全性和有效性尚未进行评价。

(12)耐药菌产生:在没有确诊或高度怀疑细菌感染的证据或没有预防指征时,处方利奈唑胺可能不会给患者带来益处,且有增加耐药细菌产生的风险。

(13)进食富含酪胺食物时使用:应告知患者避免进食大量富含酪胺的食物。

(14)患者用药信息:应告知如下信息①利奈唑胺在餐后或餐前服用均可;②如果患者患有高血压病史,应告知医师;③当应用利奈唑胺时,应避免食用大量高酪胺含量的食物及饮料。每餐摄入的酪胺量应低于 100mg。酪胺含量高的食物包括那些通过储存、发酵、盐渍和烟熏来矫味而引起蛋白质变性的食物,例如陈年乳酪(每克含 0~0.53mg 酪胺);发酵过或风干的肉类(每颗含 0.003 5~0.28mg 酪胺);泡菜(每克含 0.035mg 酪胺);酱油(每一茶匙含 5mg 酪胺);生啤(每升含 11.3mg 酪胺);红酒(每升含 0~25.4mg 酪胺)。如果长时间贮存或不适当的冷藏,任何一种富含蛋白质的食物其酪胺含量均会增加。

如果患者正在服用含盐酸伪麻黄碱或盐酸苯丙醇胺的药物,如抗感冒药物和缓解充血的药物,应告知医师。

如果正在应用 5-羟色胺再摄取抑制剂或其他抗抑郁剂时,应告知医师。

苯酮尿:每 5ml 规格为 100mg/5ml 的利奈唑胺口服混悬

剂中含有 20mg 苯丙氨酸。其他利奈唑胺制剂不含苯丙氨酸。如患此症,请与医师或药剂师联络。

出现视觉的改变时,应当通知医师。

如果患者有癫痫发作病史应当告知医师。

腹泻是抗生素导致的常见问题,通常随着抗生素停用而停止。有时在抗生素治疗开始后,患者可能发生水样便或血便(伴或不伴胃痉挛和发热),甚至有可能在停用抗生素后 2 个月或超过 2 个月后发生。如发生上述情况,患者应尽快与医师联系。

应告知患者抗菌药物包括利奈唑胺应仅用于治疗细菌感染,而不应当用于治疗病毒感染(如感冒)。当利奈唑胺用于细菌感染时,应告知患者在治疗的早期,虽然患者通常会感觉好转,仍应当按照医嘱准确服药。用药的疏漏或没有完成整个治疗过程,可能会降低当时的治疗效果且增加细菌耐药的发生,以及将来可能不能应用利奈唑胺或其他抗菌药物治疗。

单胺氧化酶抑制作用:利奈唑胺为一可逆的、非选择性的单胺氧化酶抑制剂。所以,利奈唑胺与类肾上腺素能和 5-羟色胺类药物有潜在的相互作用。

肾上腺素能类药物:有些患者接受利奈唑胺可能使非直接作用的拟交感神经药物、血管加压药或多巴胺类药物的加压作用可逆性地增加。已对其与常用的药物如苯丙醇胺和伪麻黄碱的作用进行了研究。肾上腺素能类药物,如多巴胺或肾上腺素的起始剂量应减小,并逐步调整至可起理想药效的水平。

5-羟色胺类药物:在Ⅰ期、Ⅱ期和Ⅲ期的临床研究中,未见利奈唑胺与 5-羟色胺类药物合用引起 5-羟色胺综合征的报道。利奈唑胺合用 5-羟色胺类药物,包括抗抑郁药,如选择性 5-羟色胺再摄取抑制剂(SSRI),有 5-羟色胺综合征的自发性报告。接受利奈唑胺治疗的患者如同时服用 5-羟色胺类药物应当按照一般注意事项中的要求进行严密监测。

强 CYP450 诱导剂:在一项健康志愿者中的研究,利福平和口服利奈唑胺合用导致利奈唑胺的 C_{max} 降低 21%,AUC_{0-12} 降低 32%。这一相互作用的临床意义不明。其他肝酶强诱导剂(如卡马西平、苯妥英、苯巴比妥),可能引起相似或稍轻的变化。

在过量事件中,建议应用支持疗法以维持肾小球的滤过。血液透析能加速利奈唑胺的清除。在Ⅰ期临床研究中,给予利奈唑胺 3 小时后,通过 3 小时的血液透析,30%剂量的药物被清除。尚无腹膜透析或血液滤过清除利奈唑胺的资料。当分别给予 3 000mg/(kg·d)和 2 000mg/(kg·d)的利奈唑胺时,动物急性中毒的临床症状为大鼠活动力下降和运动失调,狗出现呕吐和颤抖。

九、贮藏条件

避光、密封,在 15~30℃条件下保存。避免冷冻。

十、药物经济性评价

非基本药物,医保乙类。

22 甘氨酰环素类

替 加 环 素

一、药品名称

1. 英文名 Tigecycline
2. 化学名 (4S,4aS,5aR,12aS)-9-(2-叔丁基氨基乙酰氨基)-4,7-双二甲氨基-1,4,4a,5,5a,6,11,12a-八氢-3,10,12,12a-四羟基-1,11-二氧代-2-并四苯甲酰胺

二、药品成分

替加环素

三、剂型与规格

注射剂 0.05g

四、适应证及相应的临床价值

本品适用于 18 岁以上患者在下列情况下由特定细菌的敏感菌株所致感染的治疗:

1. 复杂性腹腔内感染 弗劳地枸橼酸杆菌、阴沟肠杆菌、大肠埃希菌、产酸克雷伯菌、肺炎克雷伯菌、粪肠球菌(仅限于万古霉素敏感菌株)、金黄色葡萄球菌(甲氧西林敏感菌株和甲氧西林耐药菌株)、咽颊炎链球菌族(包括咽颊炎链球菌、中间链球菌和星座链球菌)、脆弱拟杆菌、多形拟杆菌、单形拟杆菌、普通拟杆菌、产气荚膜梭菌和微小消化链球菌等所致者。

2. 复杂性皮肤和皮肤软组织感染 大肠埃希菌、粪肠球菌(万古霉素敏感菌株)、金黄色葡萄球菌(甲氧西林敏感菌株及耐药菌株)、无乳链球菌、咽峡炎链球菌族(包括咽峡炎链球菌、中间链球菌和星座链球菌)、化脓性链球菌、阴沟肠杆菌、肺炎克雷伯菌和脆弱拟杆菌等所致者。

3. 社区获得性细菌性肺炎 肺炎链球菌(青霉素敏感菌株),包括伴发菌血症者、流感嗜血杆菌(β-内酰胺酶阴性菌株)和嗜肺军团菌引起的肺炎。

用药限制:替加环素不适用于治疗糖尿病足感染。在一项临床研究中未能证实替加环素治疗糖尿病足感染的非劣效性。

替加环素不适用于治疗医院获得性或呼吸机相关性肺炎。在一项对照临床研究中,替加环素治疗患者死亡率增加和疗效降低。

为了分离、鉴定病原菌并明确其对替加环素的敏感性,应该留取合适标本进行细菌学检测。在尚未获知这些试验结果之前,可采用本品作为经验性单药治疗。

为了减少耐药细菌的出现并维持本品及其他抗菌药物的有效性,本品应该仅用于治疗确诊或高度怀疑细菌所致的感染。一旦获知培养及药敏试验结果,应该据之选择或调整抗菌药物治疗。缺乏此类资料时,可根据当地流行病学和敏感性模式选用经验性治疗药物。

五、用法用量

1. 儿童 由于在成年患者中观察到接受替加环素治疗者的死亡率增加,因此未评价儿童给药方案的安全性和疗效。除非没有其他可用的抗菌药物,否则儿童患者不应使用替加环素。在上述情况下,建议参考以下剂量:①8～11岁儿童患者应每12小时静脉输注1.2mg/kg替加环素,最大剂量为每12小时输注50mg替加环素;②12～17岁儿童患者应每12小时输注50mg替加环素。

推荐的儿童剂量是基于药代动力学研究中观察到的暴露量,该研究中纳入了少量儿童患者。

因为药物对牙齿发育的作用,不推荐用于8岁以下患者。

2. 成人 静脉滴注:推荐的给药方案为首剂100mg,然后,每12小时50mg。替加环素的静脉滴注时间应该每12小时给药一次,每次30～60分钟。

替加环素用于治疗复杂性皮肤软组织感染或复杂性腹腔内感染的推荐疗程为5～14天,治疗社区获得性细菌性肺炎的推荐疗程为7～14天。治疗疗程应该根据感染的严重程度及部位、患者的临床和细菌学进展情况而定。

药品配制与处理:本品每瓶应该以5.3ml 0.9%氯化钠注射液(USP)、5%葡萄糖注射液(USP)或者乳酸林格注射液(USP)进行配制,配制的替加环素溶液浓度为10mg/ml(注:每瓶超量6%,因此5ml的配制溶液相当于50mg药物)。轻晃药瓶直至药物溶解。从药瓶中抽取5ml溶液加入含100ml液体的静脉输液袋中(100mg剂量配制2瓶,50mg剂量配制1瓶)。静脉输液袋中药物的最高浓度应为1mg/ml。配制的溶液颜色应呈黄色至橙色,如果不是,应将此溶液丢弃。注射用药物在给药之前应该肉眼检查是否存在不溶性微粒和变色(如绿色或黑色)。本品复溶后可在室温(不超过25℃)下贮藏达24小时(包括在本品小瓶包装中贮藏达6小时后在静脉输液袋袋中贮藏可达18小时)。一旦复溶后贮藏温度超过25℃,替加环素应立即被使用。相应地若以0.9%氯化钠注射液(USP)或5%葡萄糖注射液(USP)复溶后应立即转移至静脉输液袋,在2～8℃冷藏条件下可贮藏48小时。

本品可通过专用输液管或Y形管静脉给药。如果同一输液管连续用于输注多种药物,应该在输注本品前后应用0.9%氯化钠注射液(USP)或5%葡萄糖注射液(USP)冲洗管线。经共用管线给药应该使用与替加环素及其他任何药物相容的注射溶液。

相容性:相容的静脉输注溶液包括0.9%氯化钠注射液(USP)、5%葡萄糖注射液(USP)和乳酸林格注射液(USP)。

当使用0.9%氯化钠注射液(USP)或5%葡萄糖注射液(USP)通过Y形管给药时,本品与下列药物或稀释液相容:阿米卡星、多巴酚丁胺、盐酸多巴胺、庆大霉素、氟哌啶醇、乳酸林格溶液、盐酸利多卡因、甲氧氯普胺、吗啡、去甲肾上腺素、哌拉西林/三唑巴坦(EDTA制剂)、氯化钾、异丙酚、盐酸雷尼替丁、茶碱和妥布霉素。

不相容性:下列药物不应通过同一Y形管与替加环素同时给药:两性霉素B、两性霉素B脂质体复合物、地西泮、艾美拉唑和奥美拉唑。

3. 老年人 在Ⅲ期临床试验共2 514名接受本品治疗的患者中,65岁及以上共664名,75岁及以上共288名。这些老年患者在总体安全性或疗效上与年轻患者相比无意料之外的差异,但不能除外一些老年患者更容易出现不良事件。

在使用单剂量为100mg替加环素时,健康老年受试者和年轻受试者的替加环素机体暴露量未观察到明显差异。见"药代动力学"。

六、特殊人群用药

1. 妊娠期 致畸效应:孕妇服用替加环素可能引起胎儿毒性。替加环素对大鼠或家兔无致畸作用。临床前安全性研究发现,^{14}C标记的替加环素能通过胎盘进入胎儿组织,包括胎儿骨骼结构。以AUC计算,大鼠和家兔的替加环素暴露量分别处于5倍和1倍于人每日剂量[12mg/(kg·d)和4mg/(kg·d)剂量时分别为28μg·h/ml和6μg·h/ml],与胎鼠或胎兔体重的轻度减轻以及未成年动物骨骼异常(骨化延迟)相关。家兔暴露于等同于人类剂量的母体毒性剂量时,死胎的发生率增加。尚未有在孕妇中进行关于替加环素的、足够的、对照良好的研究。本品只有在对胎儿的潜在利益超过潜在风险时才可考虑在妊娠期间使用。

2. 哺乳期 应用^{14}C标记的替加环素进行动物研究,结果提示替加环素易于经泌乳大鼠的乳汁分泌。替加环素口服生物利用度有限,与此一致的是,哺乳小狗经母乳喂养获得的替加环素全身暴露量微乎其微。尚不清楚本品是否经人乳分泌。因为许多药物经人乳分泌,所以本品应用于乳母时应谨慎。

3. 肾功能损害 肾功能损害或接受血液透析患者无须对替加环素进行剂量调整。

4. 肝功能损害 轻至中度肝功能损害(Child Pugh分级A和B级)患者无须调整剂量。根据重度肝功能损害患者(Child Pugh分级C级)的药代动力学特征,替加环素的剂量应调整为起始剂量100mg,然后维持剂量每12小时25mg。重度肝功能损害患者(Child Pugh分级C级)应谨慎用药并监测治疗反应。

七、药理学

1. 药效学及作用机制 药理作用:替加环素为甘氨酰环素类抗菌药,其通过与核糖体30s亚单位结合、阻止氨酰化tRNA分子进入核糖体A位而抑制细菌蛋白质合成。这阻止了肽链因合并氨基酸残基而延长。替加环素含有一个甘氨酰氨基,取代于米诺环素的9位。此取代形式未见于任何天然或半合成四环素类化合物,从而赋予替加环素独特的微生物学特性。替加环素不受四环素类两大耐药机制(核糖体保护和外排机制)的影响。相应地,体外和体内试验证实替加环素具有广谱抗菌活性。尚未发现替加环素与其他抗生素存在交叉耐药。替加环素不受β-内酰胺酶(包括超广谱β-内酰胺酶)、靶位修饰、大环内酯类外排泵或酶靶位改变(如旋转酶/拓扑异构酶)等耐药机制的影响。体外研究未证实替加环素与其他常用抗菌药物存在拮抗作用。总体上说,替加环素为抑菌剂。

无论体外试验或[适应证]所描述的临床感染研究均显示替加环素对下列细菌的大多数菌株具有抗菌活性:①需氧及兼性需氧革兰氏阳性菌:粪肠球菌(仅限万古霉素敏感菌株)、金黄色葡萄球菌(甲氧西林敏感及耐药菌株)、无乳链球菌、咽颊炎链球菌族(包括咽颊炎链球菌、中间链球菌和星座链球菌)、化脓性链球菌;②需氧及兼性需氧革兰氏阴性菌:弗劳地枸橼酸杆菌、阴沟肠杆菌、大肠埃希菌、产酸克雷伯菌、肺炎克雷伯菌;③厌氧菌:脆弱拟杆菌、多形拟杆菌、单形拟杆菌、普通拟杆菌、产气荚膜梭菌、微小消化链球菌。

体外研究资料证实替加环素对下列细菌具有抗菌活性,但其临床意义尚不清楚。这些细菌中至少90%菌株的体外最低抑菌浓度(MIC)低于或等于替加环素的敏感临界浓度。然而替加环素治疗这些细菌所致临床感染的安全性和有效性尚未被足够的对照良好的临床试验所证实:①需氧和兼性需氧革兰氏阳性菌:鸟肠球菌、酪黄肠球菌、粪肠球菌(万古霉素耐药菌株)、屎肠球菌(万古霉素敏感和耐药菌株)、鸡鹑肠球菌、产单核细胞李斯特氏菌、表皮葡萄球菌(甲氧西林敏感及耐药菌株)、溶血葡萄球菌;②需氧和兼性需氧革兰氏阴性菌:鲍曼不动杆菌、嗜水气单胞菌、克氏枸橼酸杆菌、产气肠杆菌、多杀巴斯德氏菌、黏质沙雷菌、嗜麦芽窄食单胞菌;③厌氧菌:吉氏拟杆菌、卵性拟杆菌、消化链球菌属、紫单胞菌属、普雷沃菌属;④其他细菌:脓肿分枝杆菌、龟分枝杆菌、偶发分枝杆菌。

在46名健康受试者中开展了一项随机、安慰剂和活性药对照,4组交叉的全面Q-Tc研究,未检测到替加环素50mg或200mg单次静脉给药对Q-Tc间期的显著影响。

2. 药代动力学

(1)分布:根据临床研究(0.1~1.0μg/ml)观察,替加环素的体外血清蛋白结合率范围为71%~89%。替加环素的稳态分布容积平均500~700L(7~9L/kg),提示替加环素组织分布广泛,其分布超过其血清容积。

33位健康志愿者接受替加环素首剂100mg继之50mg(q. 12h.)给药之后,肺泡细胞中替加环素的AUC$_{0-12h}$ 134μg·h/ml比血清AUC$_{0-12h}$ 高约78倍,上皮细胞衬液中替加环素的AUC$_{0-12h}$ 2.28μg·h/ml比血清AUC$_{0-12h}$ 约高32%。10位健康受试者的皮肤水疱液中替加环素的AUC$_{0-12h}$ 1.61μg·h/ml较血清AUC$_{0-12h}$ 约低26%。

在单剂研究中,在接受切除组织的择期手术或医疗操作之前给予受试者替加环素100mg。与血清药物浓度相比,替加环素给药后4小时胆囊(38倍,$n=6$)、肺(8.6倍,$n=1$)、结肠(2.1倍,$n=5$)的药物浓度较高,而滑液(0.58倍,$n=5$)和骨骼(0.35倍,$n=6$)的药物浓度较低。多剂给药后这些组织中的替加环素浓度尚未进行研究。

(2)代谢:替加环素的代谢并不广泛。应用人肝微粒体、肝切片和肝细胞进行替加环素体外研究,结果仅产生痕量代谢产物。在接受14C-替加环素的男性健康志愿者中,

替加环素是尿液和粪便中发现的主要14C标记物质,但也可见葡萄糖醛酸苷、N-乙酰代谢产物和替加环素异构体(每种成分均未超过给药剂量的10%)。

(3)排泄:14C-替加环素给药后粪便和尿液中放射活性的总回收率结果提示,替加环素给药剂量的59%通过胆道/粪便排泄消除,33%经尿液排泄。总剂量的22%以替加环素原型经尿液排泄。总之,替加环素的主要消除途径为替加环素原型及其代谢产物的胆道排泄。葡萄苷酸化和替加环素原型的肾排泄为次要途径。

(4)特殊人群

1)肝功能损伤者:一项研究对10位轻度肝功能损害患者(Child Pugh分级A级)、10位中度肝功能损害患者(Child Pugh分级B级)、5位重度肝功能损害患者(Child Pugh分级C级)与23位年龄和体重相匹配的健康对照受试者进行比较,结果发现轻度肝功能损害患者中替加环素的单剂量药代动力学分布并未发生改变。然而,中度肝功能损害患者(Child Pugh分级B级)中替加环素的系统清除率减少25%,其半衰期延长23%。重度肝功能损害患者(Child Pugh分级C级)中替加环素的系统清除率减少55%,其半衰期延长43%。当患者为严重肝功能损害时,必须进行剂量调整。

2)肾功能损伤患者:一项对6名重度肾功能损害患者(肌酐清除率<30ml/min)、4名在血液透析前2小时应用替加环素的终末期肾病(ESRD)患者、4名在血液透析后1小时应用替加环素的终末期肾病(ESRD)患者和6名健康对照受试者的单剂量研究进行了比较,结果发现任何肾功能损害患者组替加环素的药代动力学特性均未见显著改变,替加环素也不能经过透析清除。所以肾功能损害或接受血液透析治疗患者无须调整本品的剂量。

3)儿童患者:在从感染中恢复的8~16岁儿科患者中开展了一项替加环素单次给药的安全性、耐受性和药代动力学研究。给药剂量为0.5mg/kg、1mg/kg或2mg/kg。研究表明,在12~16岁儿童($n=16$)中,50mg每日两次给药所产生的暴露量可能与成人接受批准给药方案治疗所产生的暴露量相当。8~11岁儿童($n=8$)中的变异度较大,需要开展额外研究来确定适用的剂量。

随后在8~11岁cIAI、cSSSI或CABP患者中开展了一项替加环素剂量范围探索研究。所研究的替加环素剂量为0.75mg/kg($n=17$)、1mg/kg($n=21$)和1.25mg/kg($n=20$)。

这项研究表明,在8~11岁儿童中,1.2mg/kg剂量所产生的暴露量可能与成人接受批准给药方案治疗所产生的暴露量相当。

4)老年患者:健康老年受试者(年龄65~75,$n=15$;年龄>75岁,$n=13$)和年轻受试者($n=18$)单剂量给予本品100mg之后的药代动力学特性并无显著差异,因此无须根据年龄调整剂量。

5)性别:在参加临床药理学研究的38位女性和298位男性受试者的汇总分析中,女性受试者中替加环素的平均($\pm SD$)清除率(20.7±6.5)L/h与男性受试者无显著差异(22.8±8.7)L/h。因此无须根据性别调整替加环素的剂量。

6) 不同地区或种族:在参加临床药理学研究的 73 位亚裔受试者、53 位黑人受试者、15 位西班牙裔受试者、190 位白人受试者和 3 位分类为"其他"的受试者的汇总分析中,亚裔受试者(28.8 ± 8.8)L/h、黑人受试者(23.0 ± 7.8)L/h、西班牙裔受试者(24.3 ± 6.5)L/h、白人受试者(22.1±8.9)L/h 和"其他"受试者(25.0±4.8)L/h 之间替加环素的平均(±SD)清除率无显著差异。

3. 药物不良反应 临床试验经验:由于临床研究是在各种条件下进行的,一种药物临床研究所观察到的不良反应发生率不能直接与另一种药物临床研究所观察到的不良反应发生率进行比较,而且也不能反映实际的不良反应发生率。

在多个临床研究中,共有 2 514 例患者接受了替加环素治疗,其中 7%患者因治疗中出现不良反应而中止替加环素治疗,而所有对照组患者中 6%因治疗中出现不良反应而中止治疗。

在对照临床研究中,替加环素治疗组患者感染相关严重不良事件的发生率较对照组高,分别为 7.1%和 5.3%。替加环素治疗组脓毒血症/感染性休克严重不良事件的发生率较对照组高,分别为 2.2%和 1.1%。因为治疗组间此亚组患者存在基线差异,所以结果与治疗的关系不能明确。

接受替加环素治疗的患者在治疗后报告的 GOT 和 GPT 异常频率高于对照药物治疗的患者(更常发生在治疗期间)。

治疗中出现的最常见不良反应为恶心、呕吐,通常发生于治疗的第 1~2 天。大多数与替加环素和对照药物相关的恶心及呕吐的严重程度为轻至中度。替加环素治疗组患者恶心的发生率为 26%(轻度占 17%,中度占 8%,重度占 1%),呕吐的发生率为 18%(轻度占 11%,中度占 6%,重度占 1%)。

复杂性皮肤和皮肤软组织感染(cSSSI)患者中,替加环素治疗组和万古霉素/氨曲南治疗组恶心的发生率分别为 35%和 9%,呕吐的发生率分别为 20%和 4%。复杂性腹腔内感染(cIAI)患者中,替加环素治疗组和亚胺培南/西司他丁治疗组恶心的发生率分别为 25%和 21%,呕吐的发生率分别为 20%和 15%。社区获得性细菌性肺炎(CABP)患者中,替加环素治疗组和左氧氟沙星治疗组恶心的发生率分别为 24%和 8%,呕吐的发生率分别为 16%和 6%。

替加环素治疗组与中止治疗相关的最常见原因为恶心(1%)和呕吐(1%)。对照组与中止治疗相关的最常见不良事件为恶心(<1%)。

4. 药物相互作用 在药物相互作用研究中,同时给予健康受试者本品(首剂 100mg,然后每 12 小时 50mg)和地高辛(首剂 0.5mg 继之 0.25mg 口服,每 24 小时一次)。替加环素能使地高辛的 C_{max} 轻度降低 13%,但对地高辛的 AUC 或清除率并无影响。以 ECG 间期改变作为衡量标准,C_{max} 的轻度改变并不影响地高辛的稳态药效学效应。另外,地高辛不影响替加环素的药代动力学特性。因此,本品与地高辛合用时两者均无须调整剂量。

健康受试者同时应用本品(首剂 100mg,然后每 12 小时 50mg)和华法林(25mg 单剂)可导致 R-华法林和 S-华法林的清除率分别减少 40%和 23%,C_{max} 分别升高 38%和 43%,AUC 分别增加 68%和 29%。替加环素未显著改变华法林对 INR 的影响。另外,华法林未对替加环素的药代动力学特性造成影响。然而,替加环素与华法林同用时应该监测凝血酶原时间或其他合适的抗凝试验。

人肝微粒体体外研究结果提示,替加环素不抑制下列 6 种细胞色素 P450(CYP)亚型所介导的代谢过程:1A2、2C8、2C9、2C19、2D6 和 3A4。因此预期替加环素不会改变那些需要经上述代谢酶代谢的药物的代谢过程。另外,因为替加环素的代谢并不广泛,预期那些抑制或诱导这些 CYP450 亚型活性的药物不会影响本品的清除率。

抗菌药物与口服避孕药同时使用可导致口服避孕药作用降低。

八、注意事项

1. 禁用

(1) 禁用于已知对本品任何成分过敏的患者。

(2) 对四环素类抗生素过敏的患者可能对替加环素过敏。

2. 用药注意事项

(1) 警告:全因死亡率:Ⅲ期和Ⅳ期临床研究发现,与对照药组相比,替加环素组患者全因死亡率升高。在全部 13 个设有对照组的Ⅲ期和Ⅳ期临床研究中,接受替加环素治疗的患者死亡率为 4.0%(150/3 788),对照组的死亡率为 3.0%(110/3 646)。在对这些研究的汇合分析中,基于按研究权重分层的随机效应模型,替加环素和对照药物之间校正后的全因死亡率风险差异为 0.6%(95% CI 0.1,1.2)。在获批适应证(cSSSI、cIAI 和 CABP)中进行的所有研究(包括上市后研究)的死亡率分析显示,替加环素组和对照药组的校正后死亡率分别为 2.5%(66/2 640)和 1.8%(48/2 628)。按研究权重分层的校正后死亡率风险差异为 0.6%(95% CI 0,1.2)。

导致这一死亡率差异的原因不明。选择治疗药物时应考虑到这种全因死亡率的升高。总体而言,死亡是由于感染恶化、感染并发症或基础合并症所致。当没有合适的替代疗法时,替加环素应该继续用于临床。

在复杂性皮肤和软组织感染、复杂性腹腔内感染、糖尿病足感染、医院获得性肺炎临床研究以及耐药性病原体研究中,观察到接受替加环素治疗的患者的死亡率在数值上高于对照治疗。这些结果的原因仍然未知,但不能排除疗效和安全性比对照药物差。

在医院获得性肺炎中的死亡率不均衡和较低治愈率。

一项医院获得性肺炎(包括呼吸机相关性肺炎)患者的研究未能证明替加环素的有效性。该研究中,患者被随机分配进入替加环素组(首剂 100mg,然后每 12 小时 50mg)或对照药组。此外,患者被允许接受特定的辅助疗法。接受替加环素治疗的呼吸机相关性肺炎患者亚组与对照药组相比,治愈率较低(临床可评价人群 47.9%比 70.1%)。

在这项研究中,接受替加环素治疗的呼吸机相关性肺炎患者死亡率较高(25/131[19.1%]比15/122[12.3%])。特别是呼吸机相关性肺炎及基线有菌血症的患者接受替加环素治疗后死亡率高于对照组,分别为9/18(50.0%)及1/13(7.7%)。

过敏反应/类过敏反应:几乎所有的抗菌药物(包括替加环素)都曾报道有过敏反应/类过敏反应,并且可危及生命。替加环素在结构上与四环素类抗生素相似,因此,四环素类抗生素过敏的患者应慎用替加环素。

肝损伤:在接受替加环素治疗的患者中报告肝损伤病例,主要为胆汁淤积性,包括一些肝功能衰竭病例(其中一例死亡事件)。在接受替加环素治疗的患者中,可观察到总胆红素浓度、凝血酶原时间及转氨酶类升高的情况。有发生严重的肝功能障碍和肝衰竭的个案报道。尽管替加环素治疗患者中发生的肝功能衰竭可能是由于基础病症或伴随药物,但仍应该考虑替加环素在这些事件中的可能作用。其中的一些患者同时服用了多种药物。应监测接受替加环素治疗的肝功能检查异常的患者,防止肝功能继续恶化并评价替加环素治疗的风险和利益。这些不良事件可能在停药后发生。

胰腺炎:已有与替加环素给药相关的急性胰腺炎,包括致死性病例的报道。对服用替加环素并出现提示急性胰腺炎的临床症状、指征或实验室检测指标异常的患者需考虑诊断为急性胰腺炎。绝大多数报告的病例在至少治疗1周后发生。在无已知胰腺炎危险因素的患者中已有相关病例报导。患者通常在停用替加环素后症状改善。对怀疑出现胰腺炎的患者应考虑停止替加环素治疗。

怀孕期使用:孕妇应用本品时可导致胎儿受到伤害。如果患者在应用替加环素期间妊娠,应该告知患者其对胎儿的潜在危害。动物研究结果提示,替加环素可透过胎盘在胎儿组织中被发现。替加环素可致胎鼠和胎兔体重减轻(合并相应的骨化延迟)、家兔死胎。

牙齿发育:在大鼠中进行的替加环素研究显示骨变色。在牙齿发育期间(妊娠后半期、婴儿期以及8岁以下儿童期)使用本品可导致牙齿永久性变色(黄色-灰色-棕色)。大鼠研究结果显示替加环素可致骨骼变色。因此,在牙齿发育期间,除非其他药物无效或禁忌使用,否则不应使用本品。

难辨梭菌相关性腹泻:几乎所有的抗生素使用中均有发生难辨梭菌相关性腹泻(CDAD)的报道,包括替加环素。严重程度从轻度腹泻到危及生命的结肠炎。抗生素治疗会改变肠道正常菌群,导致难辨梭菌的过度繁殖。

难辨梭菌产生毒素A和B,这些毒素导致了CDAD的发生发展。难辨梭菌高产毒菌株导致发病率和病死率的升高,用抗生素治疗这些感染常常难以治愈,故可能需要接受结肠切除术。在接受抗生素治疗后发生腹泻的患者,应该考虑有CDAD的可能。因有报道CDAD发生在抗生素使用后两个多月,故应仔细了解病史。

如果怀疑或确认是CDAD,正在使用的但不能直接抑制难辨梭菌的抗生素要停用。根据临床指征,适当地补充液体、电解质和蛋白质,使用抗生素治疗难辨梭菌并且进行外科评估。

(2)一般注意事项:肠穿孔:当考虑单用本品治疗临床明显可见的肠穿孔继发的复杂性腹腔内感染(cIAI)时,应该谨慎。在cIAI临床研究中(n=1 642),6名接受替加环素治疗的患者和2名接受亚胺培南/西司他丁治疗的患者出现肠穿孔,并发生脓毒血症/感染性休克。6名接受替加环素的患者APACHE Ⅱ评分(中位数=13)较2名接受亚胺培南/西司他丁的患者(APACHE Ⅱ评分为4和6)高。由于两治疗组间基线APACHE Ⅱ评分存在差异,且总体病例数少,此结果与治疗的关系尚未确证。

四环素类药物效应:替加环素在结构上与四环素类抗生素相似,可能存在相似的不良反应。此类不良反应包括:光敏感性、假性脑瘤、胰腺炎以及抑制蛋白合成作用(后者导致BUN升高、氮质血症、酸中毒和高磷酸盐血症)。和四环素类药物一样,替加环素使用中报道有胰腺炎的发生。

二重感染:与其他抗生素类制剂相似,本品的使用可导致不敏感微生物的过度生长,包括真菌。治疗期间应该密切监测患者病情变化。发生二重感染的患者预后似乎更差,特别是医院获得性肺炎患者。如果出现二重感染,则应该采取适当措施。

在cIAI患者中进行的临床试验中,手术伤口延迟愈合伴随着二重感染。应该监测延迟愈合的患者,以监测二重感染。

如果开始替加环素治疗后发现cSSSI或cIAI以外的感染灶,应该考虑采用治疗当前特定感染类型的有效的其他抗菌治疗方案。

替加环素尚未被批准用于复杂性皮肤和软组织感染、复杂性腹内感染、社区获得性细菌性肺炎(CABP)以外的其他临床适应证。不建议将替加环素用于尚未批准的适应证。

耐药菌的发展:在未确诊或高度怀疑细菌感染情况下,处方本品不仅不会使患者获益,还会增加耐药菌出现的危险性。

在伴有重度基础疾病的患者中,使用替加环素治疗感染的经验有限。

在复杂性皮肤和软组织感染临床试验中,替加环素治疗组最常见的感染类型是蜂窝织炎(58.6%),其次是重度脓肿(24.9%)。伴有重度基础疾病的患者(如免疫功能受损)、褥疮感染患者或感染需要14天以上治疗的患者(如坏死性筋膜炎)没有入组。少数入组患者有伴随疾病,如糖尿病(25.8%)、周围血管疾病(10.4%)、静脉内药物滥用(4.0%)和HIV阳性感染(1.2%)。在同时发生菌血症的患者中(3.4%),治疗经验也有限。因此,这些患者应该谨慎治疗。在糖尿病足感染患者中进行的一项大规模研究中,结果显示替加环素的效果不如对照药物,因此,不建议在这些患者中使用替加环素。

在复杂性腹内感染临床试验中,替加环素治疗组最常见的感染类型是复杂性阑尾炎(50.3%),其次是较少报告的其他诊断,如复杂性胆囊炎(9.6%)、肠穿孔(9.6%)、腹内脓肿(8.7%)、胃或十二指肠溃疡穿孔(8.3%)、腹膜炎

（6.2%）和复杂性憩室炎（6.0%）。在这些患者中,77.8%伴有外科明显的腹膜炎。少数患者伴有重度基础疾病,如免疫功能受损患者,APACHE Ⅱ评分>15的患者（3.3%）或外科明显的多发性腹内脓肿患者（11.4%）。在同时发生菌血症的患者中（5.6%）,治疗经验也有限。因此,这些患者应该谨慎治疗。

在继发于临床上明显的肠穿孔的复杂性腹内感染（cIAI）重病患者中,或初期脓毒血症或感染性休克患者中,使用替加环素时应该考虑联合抗菌治疗。

尚未明确胆汁淤积对替加环素药代动力学的影响。胆汁排泄大约占替加环素总体排泄的50%。因此,应该密切监测发生胆汁淤积的患者。

如果替加环素与抗凝血剂同时给药,应该使用凝血酶原时间或其他合适的抗凝试验监测患者。

几乎所有抗菌药都报告伪膜性结肠炎,其严重程度可以是轻度至威胁生命。因此,如果患者在任何抗菌药给药期间或给药后发生腹泻,应该考虑这个诊断,这很重要。

（3）患者须知:应该告知患者,包括本品在内的抗菌药物应该仅用于治疗细菌感染。不能用于治疗病毒感染（如普通感冒）。当采用本品治疗细菌感染时,应该告知患者,尽管疗程早期通常可感觉病情好转,但药物应该继续使用。遗漏给药或未完成全部治疗过程可导致①降低及时治疗的有效性;②增加细菌出现耐药的可能性,使得将来不能应用本品或其他抗菌药物治疗。

腹泻是由抗生素引起的常见问题,通常在停用抗生素后中止。有时在开始接受抗生素治疗后,甚至在最后一剂抗生素后的两个月或数月,患者会有水样便和血便（有或没有胃痉挛和发热）。如果发生,患者应该尽快告知医师。

替加环素过量尚无特殊治疗措施。单剂量静脉给予健康志愿者替加环素300mg（60min以上）可导致恶心和呕吐的发生率增加。在小鼠中进行的单剂量静脉给药毒性研究结果显示,雄性小鼠的估计半数致死量（LD50）为124mg/kg,雌性小鼠的LD50为98mg/kg。两种性别大鼠的LD_{50}均为106mg/kg。血液透析不能显著清除替加环素。

九、贮藏条件

配制之前,本品应该贮藏于20~25℃,允许偏差为15~30℃。本品复溶后可在室温（不超过25℃）下贮藏达24小时（若复溶后在室温下以输液瓶或静脉输液袋贮藏瓶,则达6小时）。一旦复溶后贮藏温度超过25℃,替加环素应立即被使用。相应地本品复溶后应立即与0.9%氯化钠注射液（USP）或5%葡萄糖注射液（USP）混合后在2~8℃冷藏,条件下可贮藏48小时。本品复溶后应立即用静脉输液转移并稀释,以供静脉输注。

十、药物经济性评价

非基本药物,医保乙类。

23 多 烯 类

两性霉素B

一、药品名称

1. 英文名 Amphotericin B
2. 化学名 [1R-(1R*,3S*,5R*,6R*,9R*,11R*,15S*,16R*,17R*,18S*,19E,21E,23E,25E,27E,29E,31E,33R*,35S*,36R*,37S*)]-33-[（3-氨基-3,6-二脱氧-β-D-甘露吡咯糖酰）氧]-1,3,5,6,9,11,17,37-八羟基-15,16,18-三甲基-13氧代-14,39-二氧双环-[33.3.1]三十九烷-19,21,23,25,27,29,31-庚烯-36-羧酸

二、药品成分

两性霉素B

三、剂型与规格

注射剂 （1）5mg;（2）10mg;（3）25mg;（4）50mg

四、适应证及相应的临床价值

普通注射剂:本品适用于敏感真菌所致的深部真菌感染且病情呈进行性发展者,如败血症、心内膜炎、脑膜炎（隐球菌及其他真菌）、腹腔感染（包括与透析相关者）、肺部感染、尿路感染和眼内炎等。

脂质体注射剂:本品适用于患有深部真菌感染的患者;因肾损伤或药物毒性而不能使用有效剂量的两性霉素B的患者,或已经接受过两性霉素B治疗无效的患者均可使用。

五、用法用量

1. 儿童
（1）普通注射剂:静脉滴注及鞘内给药剂量以体重计算同成人。
（2）脂质体注射剂:对于成人和儿童,根据要求可按3.0~4.0mg/（kg·d）的剂量使用。若无改善或真菌感染恶化,剂量可增至6mg/（kg·d）。

2. 成人
（1）普通注射剂:静脉用药,开始静脉滴注时先试以1~5mg或每次0.02~0.1mg/kg给药,以后根据患者耐受情况每日或隔日增加5mg,当增至每次0.6~0.7mg/kg时即可暂停增加剂量,此为一般治疗量。成人最高一日剂量不超过1mg/kg,每日或隔1~2日给药1次,累积总量1.5~3.0g,疗程1~3个月,也可长至6个月,视病情及疾病种类而定。对敏感真菌感染宜采用较小剂量,即成人每次20~30mg,疗程仍宜长。

鞘内给药:首次0.05~0.1mg,以后渐增至每次0.5mg,最大量每次不超过1mg,每周给药2~3次,总量15mg左右。鞘内给药时宜与小剂量地塞米松或琥珀酸氢化可的松同给与,并需用脑脊液反复稀释药液,边稀释边缓慢注入以减

少不良反应。

局部用药:气溶吸入时成人每次 5~10mg,用灭菌注射用水溶解成 0.2%~0.3%溶液应用;超声雾化吸入时本品浓度为 0.01%~0.02%,每日吸入 2~3 次,每次吸入 5~10ml;持续膀胱冲洗时每日以两性霉素 B 5mg 加入 1 000ml 灭菌注射用水中,按 40ml/h 速度进行冲洗,共用 5~10 日。

静脉滴注或鞘内给药时,均先以灭菌注射用水 10ml 配制本品 50mg,或 5ml 配制 25mg,然后用 5%葡萄糖注射液稀释(不可用氯化钠注射液,因可产生沉淀),滴注液的药物浓度不超过 10mg/100ml,避光缓慢静滴,每次滴注时间需 6 小时以上,稀释用葡萄糖注射液的 pH 应在 4.2 以上。

鞘内注射时可取 5mg/ml 浓度的药液 1ml,加 5%葡萄糖注射液 19ml 稀释,使最终浓度成 250μg/ml。注射时取所需药液量以脑脊液 5~30ml 反复稀释,并缓慢注入。鞘内注射液的药物浓度不可高于 25mg/100ml,pH 应在 4.2 以上。

(2)脂质体注射剂:对于成人和儿童,根据要求可按 3.0~4.0mg/(kg·d)的剂量使用。若无改善或真菌感染恶化,剂量可增至 6mg/(kg·d)。

将溶解的本品用 5%葡萄糖注射液稀释,以 1mg/(kg·h)的速度作静脉注射。在每一个疗程的第一次用药前建议作试验注射,以少量药(10ml 稀释液含有 1.6~8.3mg)用 15~30 分钟注射。再仔细观察 30 分钟。

如果患者可以忍受并无与输注有关的反应,则输注时间可缩短至不少于 2 小时,如果患者出现急性反应或不能耐受输容积,则输注时间要延长。

药品溶解与输注液准备的说明:本品必须用无菌注射用水溶解,用无菌注射器和 20 号针头,按下述体积迅速加入瓶中,使每毫升溶液含 5mg 两性霉素 B,用手轻轻摇动和转动使所有固体溶解。注意液体可能呈乳色或透明。50mg/瓶加 10ml 无菌注射用水;100mg/瓶加 20ml 无菌注射用水。

如用于输注,进一步稀释上述溶解好的液体至终浓度约为 0.6mg/ml(0.16~0.83mg/ml)。下表是稀释的建议:(稀释只能用 5%葡萄糖注射液)

剂量/mg	重建体积/ml	5%注射用葡萄糖输注袋体积/ml
10~35	2~7	50
35~70	7~14	100
70~175	14~35	250
175~300	35~70	500
350~1 000	70~200	1 000

不要使用生理盐水或葡萄糖溶液来溶解冻干粉,也不要将溶解好的溶液与生理盐水或电解质混合。使用除上述建议溶液以外的其他溶液或是有杀菌剂(即苯甲醇)存在时,药液中的本品可能导致出现沉淀。使用本品时,请不要过滤或使用有内置过滤器的输液器。

不要将输注液与其他药物混合。如通过正在使用的输液管,在给药前用 5%葡萄糖注射液冲洗输液管,或使用单独的输液管。

注射用药在用药前要用肉眼检查是否有异物或变色。不要使用有沉淀或异物、或者原瓶密封有问题的药品。由于冻干粉和用于溶解与稀释的溶液不含有防腐剂,配制药液时必须始终严格无菌操作。

在用 5%葡萄糖注射液进一步稀释后,药液须存于 2~8℃并于 24 小时内使用,禁止冷冻,未用完的药液必须丢弃。

3. 老年人

(1)普通注射剂:老年患者肾功能有生理性减退,宜按肾功能减退的程度减量应用。

(2)脂质体注射剂:用本品治疗了 68 例 65 岁以上的患者,未报发生意外的不良反应。

六、特殊人群用药

1. 妊娠期 本品只有在预见的益处大于对胎儿的潜在危险时才可在怀孕期间使用。

2. 哺乳期 尚不清楚本品是否会分泌到乳汁中。由于两性霉素 B 对婴儿的潜在严重不良反应,同时也考虑到药物对母亲的重要性,应在哺乳期母亲是否停止母乳喂养或停止用药这两者之间作出选择。

七、药理学

1. 药效学及作用机制 本品为多烯类抗真菌药物。对本品敏感的真菌有新型隐球菌、皮炎芽生菌、组织胞浆菌、球孢子菌属、孢子丝菌属、念珠菌属等,部分曲菌属对本品耐药;皮肤和毛发癣菌则大多耐药;本品对细菌、立克次体、病毒等无抗菌活性。常用治疗量所达到的药物浓度对真菌仅具抑菌作用。

作用机制为本品通过与敏感真菌细胞膜上的固醇相结合,损伤细胞膜的通透性,导致细胞内重要物质如钾离子、核苷酸和氨基酸等外漏,破坏细胞的正常代谢从而抑制其生长。

2. 药代动力学

(1)普通注射剂:开始治疗时,每日静脉滴注两性霉素 B 1~5mg,后逐步增加至每日 0.65mg/kg 时的血药峰浓度(C_{max})为 2~4mg/L。血消除半衰期($t_{1/2\beta}$)约为 24 小时。蛋白结合率为 91%~95%。本品在胸水、腹水和滑膜腔液中药物浓度通常低于同期血药浓度的一半,支气管分泌物中药物浓度亦低。本品在肾组织中浓度最高,依次为肝、脾、肾上腺、肺、甲状腺、心、骨骼肌、胰腺等。本品在体内经肾缓慢排泄,每日约有给药量的 2%~5%以原型排出,7 日内自尿排出给药量的 40%。停药后自尿中排泄至少持续 7 周,在碱性尿液中药物排泄增多。本品不易为透析清除。

(2)脂质体注射剂:两性霉素 B 含脂制剂在体内多分布于单核-吞噬细胞系统,如肝、脾、肺组织中,减少了在肾组织的分布。

3. 药物不良反应

(1)普通注射剂

1）静脉滴注过程中或静脉滴注后发生寒颤、高热、严重头痛、食欲缺乏、恶心、呕吐，有时可出现血压下降、眩晕等。

2）几乎所有患者在疗程中均可出现不同程度的肾功能损害，尿中可出现红细胞、白细胞、蛋白和管型尿、血尿素氮和肌酐增高，肌酐清除率降低，也可引起肾小管性酸中毒。

3）低钾血症，由于尿中排出大量钾离子所致。

4）血液系统毒性反应有正常红细胞性贫血，偶可有白细胞或血小板减少。

5）肝毒性，较少见，可致肝细胞坏死，急性肝功能衰竭亦有发生。

6）心血管系统反应如静脉滴注过快可引起心室颤动或心脏骤停。此外本品所致的电解质紊乱亦可导致心律失常的发生。本品静滴时易发生血栓性静脉炎。

7）神经系统毒性反应，鞘内注射本品可引起严重头痛、发热、呕吐、颈项强直、下肢疼痛及尿潴留等，严重者可发生下肢截瘫等。

8）过敏性休克、皮疹等变态反应偶有发生。

（2）脂质体注射剂：两性霉素B脂质体静脉滴注时其毒性反应均较两性霉素B去氧胆酸盐为低，尤其是肾毒性明显减少，与输液有关的毒性反应如发热、寒战、恶心仍可发生，但发生率较两性霉素B去氧胆酸盐为低，其中以两性霉素B胆固醇复合体的反应发生率相对较高。

4. 药物相互作用

（1）普通注射剂

1）肾上腺皮质激素：此类药物在控制两性霉素B的药物不良反应时可合用，但一般不推荐两者同时应用，因可加重两性霉素B诱发的低钾血症。如需同用时则肾上腺皮质激素宜用最小剂量和最短疗程，并需监测患者的血钾浓度和心脏功能。

2）洋地黄苷：本品所致的低钾血症可增强潜在的洋地黄毒性。两者同用时应严密监测血钾浓度和心脏功能。

3）氟胞嘧啶与两性霉素B具协同作用，但本品可增加细胞对前者的摄取并损害其经肾排泄，从而增强氟胞嘧啶的毒性反应。

4）本品与吡咯类抗真菌药如酮康唑、氟康唑、伊曲康唑等在体外具拮抗作用。

5）氨基糖苷类、抗肿瘤药物、卷曲霉素、多黏菌素类、万古霉素等肾毒性药物与本品同用时可增强其肾毒性。

6）骨髓抑制剂、放射治疗等可加重患者贫血，与两性霉素B合用时宜减少其剂量。

7）本品诱发的低钾血症可加强神经肌肉阻断药的作用，两者同用时需监测血钾浓度。

8）应用尿液碱化药可增强本品的排泄，并防止或减少肾小管酸中毒发生的可能。

（2）脂质体注射剂

1）尚未对本品进行正式的药物相互作用试验。目前已知下列药物与普通两性霉素B同时使用时发生药物相互作用，这些药物可能亦与本品发生相互作用。

2）抗肿瘤药：抗肿瘤药物与普通两性霉素B同时使用可能导致增加肾毒性、支气管痉挛和低血压的可能性。因而，当抗肿瘤药与本品同时给药时需慎重。

3）皮质类固醇和促肾上腺皮质激素（ACTH）：它们与普通两性霉素B同时使用可能降低血钾并导致心脏功能异常。若它们与本品同时使用，应该监测血清电解质和心脏功能。

4）环孢素：在比较本品和普通两性霉素B对血清肌酐值的发热和中性白细胞减少的患者进行经验治疗的随机双盲试验中，对使用环孢菌素或免疫抑制剂的患者进行分组，在各种组合中均出现血清肌酐的升高，但是使用普通两性霉素B时血清肌酐升高更多。

5）洋地黄糖苷：与普通两性霉素B同时使用可能引起低血钾和增加洋地黄毒性，若洋地黄糖苷与本品同时使用，应密切监测血清钾水平。

6）氟尿嘧啶：含两性霉素B的药物与氟尿嘧啶同时使用可能增加氟尿嘧啶的毒性，它可能是通过增加细胞摄取与降低肾排泄而引起，当氟尿嘧啶与本品同时使用时需非常慎重。

7）咪唑类药物（咪康唑、氟康唑等）：咪唑衍生物如咪康唑和酮康唑能抑制麦角甾醇合成，在动物体内和体外试验中与普通两性霉素B有拮抗作用。这一现象的临床意义尚未确定。

8）其他对肾有毒性的药物：普通两性霉素B与氨基糖苷和五氮唑药物同时使用可能增加由药物引起的肾毒性。当氨基葡糖苷和五氮唑药物与本品同时使用时需慎重。建议密切监测服用有肾毒性药物的患者的肾功能。

9）骨骼肌松弛剂：普通两性霉素B引起的低血钾可能增加骨骼肌松弛剂（即箭毒碱）的箭毒样效果。如果骨骼肌松弛剂与本品同用，需密切监测血清钾水平。

八、注意事项

1. 禁用

（1）普通注射剂：对本品过敏及严重肝病的患者禁用。

（2）脂质体注射剂：本品禁用于对其中任何成分过敏的患者。除非医师认为使用本品的益处大于过敏带来的危险时，这些有过敏史的患者才能使用本品。

2. 用药注意事项

（1）普通注射剂：本品毒性大，不良反应多见，但它又是治疗危重深部真菌感染的唯一有效药物，选用本品时必须权衡利弊后作出决定。

1）下列情况应慎用：肾功能损害，本品主要在体内灭活，故肾功能重度减退时半衰期仅轻度延长，因此肾功能轻、中度损害的患者如病情需要仍可选用本品，重度肾功能损害者则需延长给药间期或减量应用，应用其最小有效量；当治疗累积剂量大于4g时可引起不可逆性肾功能损害。肝功能损害，本品可致肝毒性，肝病患者避免应用本品。

2）治疗期间定期严密随访血、尿常规、肝、肾功能、血钾、心电图等，如血尿素氮或血肌酐明显升高时，则需减量或暂停治疗，直至肾功能恢复。

3）为减少本品的不良反应,给药前可给解热镇痛药和抗组胺药,如吲哚美辛和异丙嗪等,同时给予琥珀酸氢化可的松 25~50mg 或地塞米松 2~5mg 一同静脉滴注。

4）本品治疗如中断 7 日以上者,需重新自小剂量（0.25mg/kg）开始逐渐增加至所需量。

5）本品宜缓慢避光滴注,每次滴注时间至少 6 小时。

6）药液静脉滴注时应避免外漏,因本品可致局部刺激。

7）仅 5mg 规格用于鞘内注射。

（2）脂质体注射剂

1）本品应静脉给药。与输药过程中有关的急性反应包括发热、发冷、低血压、恶心或心动过速。这些反应通常在开始输药后 1~3 小时出现,这些反应在头几次给药时较为严重和频繁,以后会逐步消失。与输注有关的急性反应可以事先通过使用抗组胺和皮质类固醇来预防和/或降低输注速度和迅速使用抗组胺和皮质类固醇来处理。应避免快速输注。

2）按患者反应情况,应对患者进行监测,特别是对肝功能、肾功能、血清电解质、全血细胞计数及凝血酶原反应时间等进行监测。

九、贮藏条件

普通注射剂:遮光,密闭,冷处（2~10℃）保存。

脂质体注射剂:未开启的本品应保存于 15~30℃（59~86℉）中。在使用之前,本品应置于包装盒内。

十、药物经济性评价

基本药物（注射用无菌粉末:5mg、25mg、50mg）,医保甲类,《中国药典》（2020 年版）收载。

24　磺胺药与磺胺增效剂

磺 胺 嘧 啶

一、药品名称

1. 英文名　Sulfadiazine
2. 化学名　*N*-2-嘧啶基-4-氨基苯磺酰胺

二、药品成分

磺胺嘧啶

三、剂型与规格

注射剂　（1）0.4g;（2）1g

口服常释剂型　（1）0.1g;（2）0.25g;（3）0.5g

四、适应证及相应的临床价值

磺胺类药属广谱抗菌药,但由于目前许多临床常见病原菌对该类药物耐药,故仅用于敏感细菌及其他敏感病原微生物所致的感染。

1. 敏感脑膜炎奈瑟菌所致的流行性脑脊髓膜炎的治疗和预防。

2. 与甲氧苄啶合用可治疗对其敏感的流感嗜血杆菌、肺炎链球菌和其他链球菌所致的中耳炎及皮肤软组织等感染。

3. 星形奴卡菌病。

4. 对氯喹耐药的恶性疟疾治疗的辅助用药。

5. 治疗由沙眼衣原体所致的宫颈炎和尿道炎的次选药物。

6. 治疗由沙眼衣原体所致的新生儿包涵体结膜炎的次选药物。

五、用法用量

1. 儿童

口服给药:2 个月以上婴儿及儿童常用量。①治疗一般感染,每次 25~30mg/kg,每日 2 次,首次剂量加倍（总量不超过 2g）;②预防流行性脑脊髓膜炎,每日 0.5g,疗程 2~3 日。

静脉给药:2 个月以上儿童一般感染,本品剂量为每日 50~75mg/kg,分 2 次应用;流行性脑脊髓膜炎者剂量为首剂 50~60mg/kg（最大剂量不超过 2g）,以后每次 25~30mg/kg,每日 2 次口服;静脉给药剂量为首剂 50mg/kg（最大剂量不超过 2g）,继以每日 100mg/kg,分 4 次静脉滴注。

由于本品可与胆红素竞争在血浆蛋白上的结合部位,而新生儿的乙酰转移酶系统未发育完善,磺胺游离血浓度增高,以致增加了核黄疸发生的危险性,因此本品在新生儿及 2 个月以下婴儿属禁忌。

2. 成人

口服给药:①治疗一般感染,每次 1g,每日 2 次,首次剂量加倍;②流行性脑脊髓膜炎,首剂 2g,以后每次 1g,每日 4 次口服。

静脉给药:本品需用无菌注射用水或生理盐水稀释成 5%的溶液,缓慢静脉注射;静脉滴注浓度≤1%。

治疗严重感染如流行性脑脊髓膜炎,成人静脉注射剂量为首剂 50mg/kg,继以每日 100mg/kg,分 3~4 次静脉滴注或缓慢静脉注射。

3. 老年人　老年患者应用本品发生严重不良反应的机会增加。如严重皮疹、骨髓抑制和血小板减少等是老年人严重不良反应中常见者。因此老年患者宜避免应用,确有指征时需权衡利弊后决定。

六、特殊人群用药

1. 妊娠期　本品可穿过血胎盘屏障至胎儿体内,动物实验发现有致畸作用。人类研究缺乏充足资料,孕妇宜避免应用。

2. 哺乳期　本品可自乳汁中分泌,乳汁中浓度约可达母体血药浓度的 50%~100%,药物可能对乳儿产生影响。本品在葡糖-6-磷酸脱氢酶缺乏的新生儿中的应用有导致溶血性贫血的可能。鉴于上述原因,哺乳期妇女不宜应用本品。

七、药理学

1. 药效学及作用机制　本品属中效磺胺，对非产酶金黄色葡萄球菌、化脓性链球菌、肺炎链球菌、大肠埃希菌、克雷伯菌属、沙门菌属、志贺菌属等肠杆菌科细菌、淋病奈瑟菌、脑膜炎奈瑟菌、流感嗜血杆菌具有抗菌作用，此外在体外对沙眼衣原体、星形奴卡菌、疟原虫和弓形虫也有抗微生物活性。本品的抗菌活性同磺胺甲噁唑。但近年来细菌对本品的耐药性增高，尤其是链球菌属、奈瑟菌属以及肠杆菌科细菌。

磺胺类为广谱抑菌剂。本品在结构上类似对氨基苯甲酸（PABA），可与 PABA 竞争性作用于细菌体内的二氢叶酸合成酶，从而阻止 PABA 作为原料合成细菌所需的叶酸，减少了具有代谢活性的四氢叶酸的量，而后者则是细菌合成嘌呤、胸腺嘧啶核苷和脱氧核糖核酸（DNA）的必需物质，因此抑制了细菌的生长繁殖。

2. 药代动力学　本品吸收后广泛分布于全身组织和体液，后者包括胸膜液、腹膜液、滑膜液和房水等，易透过血脑脊液屏障，脑膜无炎症时，脑脊液中药物浓度约为血药浓度的 50%，脑膜有炎症时，脑脊液中药物浓度约可达血药浓度的 50%～80%，也易进胎儿血循环。本品的消除半衰期（$t_{1/2\beta}$）在正常肾功能者约为 10 小时，肾衰竭者可达 34 小时。给药后 48～72 小时内以原型自尿中排出给药量的 60%～85%。药物在尿中溶解度低，易发生结晶尿。腹膜透析不能排出本品，血液透析仅中等度清除本品。本品的蛋白结合率为 38%～48%。

3. 药物不良反应

（1）过敏反应较为常见，可表现为药疹，严重者可发生渗出性多形红斑、剥脱性皮炎和大疱表皮松解萎缩性皮炎等；也有表现为光敏反应、药物热、关节及肌肉疼痛、发热等血清病样反应。

（2）中性粒细胞减少或缺乏症、血小板减少症及再生障碍性贫血。患者可表现为咽痛、发热、苍白和出血倾向。

（3）溶血性贫血及血红蛋白尿。缺乏葡糖-6-磷酸脱氢酶患者应用磺胺药后易发生，在新生儿和儿童中较成人为多见。

（4）高胆红素血症和新生儿核黄疸。由于磺胺药与胆红素竞争蛋白结合部位。可致游离胆红素增高。新生儿肝功能不完善，故较易发生高胆红素血症和新生儿黄疸，偶可发生核黄疸。

（5）肝损害。可发生黄疸、肝功能减退，严重者可发生急性肝坏死。

（6）肾损害。可发生结晶尿、血尿和管型尿。偶有患者发生间质性肾炎或肾小管坏死等严重不良反应。

（7）恶心、呕吐、腹泻、头痛、乏力等，一般症状轻微，不影响继续用药。偶有患者发生难辨梭菌肠炎，此时需停药。

（8）甲状腺肿大及功能减退偶有发生。

（9）中枢神经系统不良反应偶可发生，表现为精神错乱、定向力障碍、幻觉、欣快感或抑郁感。一旦出现均需立即停药。

（10）本品所致的严重不良反应虽少见，但可致命，如渗出性多形红斑、剥脱性皮炎、大疱表皮松解萎缩性皮炎、暴发性肝坏死、粒细胞缺乏症、再生障碍性贫血等血液系统异常。治疗时应严密观察，当皮疹或其他反应早期征兆出现时即应立即停药。

4. 药物相互作用

（1）合用尿碱化药可增加本品在碱性尿中的溶解度，使排泄增多。

（2）不能与对氨基苯甲酸合用，对氨基苯甲酸可代替本品被细菌摄取，两者相互拮抗。也不宜与含对氨苯甲酰基的局麻药如普鲁卡因、苯佐卡因、丁卡因等合用。

（3）与口服抗凝血药、口服降血糖药、甲氨蝶呤、苯妥英钠和硫喷妥钠同用时，上述药物需调整剂量，因本品可取代这些药物的蛋白结合部位，或抑制其代谢，以致药物作用时间延长或毒性发生。

（4）与骨髓抑制药合用时可能增强此类药物潜在的毒副作用。如有指征需两类药物同用时，应严密观察可能发生的不良反应。

（5）与避孕药（含雌激素）长时间合用可导致避孕的可靠性减小，并增加经期外出血的机会。

（6）与溶栓药合用时可能增大其潜在的毒性作用。

（7）与肝毒性药物合用时可能引起肝毒性发生率的增高。对此类患者尤其是用药时间较长及以往有肝病史者应进行严密的监测。

（8）与光敏药物合用时可能发生光敏作用的相加。

（9）接受本品治疗者对维生素 K 的需要量增加。

（10）不宜与乌洛托品合用，因乌洛托品在酸性尿中可分解产生甲醛，后者可与本品形成不溶性沉淀物，使发生结晶尿的危险性增加。

（11）本品可取代保泰松的血浆蛋白结合部位，两者合用时可增加保泰松的作用。

（12）因本品有可能干扰青霉素类药物的杀菌作用，最好避免与此类药物同时应用。

（13）磺吡酮与本品合用时可减少本品自肾小管的分泌，导致血药浓度升高而持久或产生毒性，因此在应用磺吡酮期间或应用其治疗后可能需要调整本品的剂量。

八、注意事项

1. 禁用

（1）对磺胺类药物过敏者禁用。

（2）孕妇、哺乳期妇女禁用。

（3）小于 2 个月以下婴儿禁用。

（4）肝、肾功能不良者禁用。

2. 用药注意事项

（1）下列情况应慎用：缺乏葡糖-6-磷酸脱氢酶、血卟啉症、失水、休克和老年患者。

（2）交叉过敏反应。对一种磺胺药呈现过敏的患者对其他磺胺药可能过敏。

（3）对呋塞米、砜类、噻嗪类利尿药、磺脲类、碳酸酐酶抑制药呈现过敏的患者，对磺胺药亦可过敏。

（4）应用本品时应饮用足量水分,使成人每日尿量至少维持在 1 200ml 以上。如应用本品疗程长,剂量大时除多饮水外宜同服碳酸氢钠。

（5）治疗中须注意检查:①全血象检查,对接受较长疗程的患者尤为重要;②治疗中定期尿液检查(每 2~3 日查尿常规一次)以发现长疗程或高剂量治疗时可能发生的结晶尿;③肝、肾功能检查。

（6）严重感染者应测定血药浓度,对大多数感染性疾患游离磺胺浓度达 50~150μg/ml(严重感染 120~150μg/ml)可有效。总磺胺血浓度不应超过 200μg/ml,如超过此浓度,不良反应发生率增高。

（7）由于本品在尿中溶解度低,出现结晶尿机会增多。故一般不推荐用于尿路感染的治疗。

（8）不可任意加大剂量、增加用药次数或延长疗程,以防蓄积中毒。

（9）由于本品能抑制大肠埃希菌的生长,妨碍 B 族维生素在肠内的合成,故使用本品超过一周以上者,应同时给予维生素 B 以预防其缺乏。

（10）本品仅供重患者应用,病情改善后应尽早改为口服给药,不宜做皮下与鞘内注射。

九、贮藏条件

遮光,密闭保存。

十、药物经济性评价

基本药物(片剂:0.2g、0.5g;注射液:2ml∶0.4g、5ml∶1g),医保甲类,《中国药典》(2020 年版)收载。

磺胺异噁唑

一、药品名称

1. 英文名　Sulfafurazole
2. 通用名　磺胺异噁唑
3. 化学名　5-(对氨基苯磺酰氨基)-3,4-二甲基异噁唑

二、药品成分

磺胺异噁唑

三、适应证及相应的临床价值

主要用于敏感菌所致的尿路感染及肠道感染。

四、用法用量

1. 儿童　用于治疗 2 个月以上儿童的流行性脑膜脊髓炎,首剂 50~60mg/kg(最大剂量不超过 2g),以后每次 25~30mg/kg,每日 2 次口服。

2. 成人　常用剂量:首剂 2g,以后每次 1g,每日 4 次;治疗流行性脑脊髓膜炎,首剂 2g,以后每次 1g,每日 4 次口服。

3. 老年人　老年患者应用磺胺药发生严重不良反应的机会增加。如严重皮疹、骨髓抑制和血小板减少等是老年人严重不良反应中常见者。因此老年患者宜避免应用,确

有指征时需权衡利弊后决定。

五、特殊人群用药

1. 妊娠期　本品可穿过血胎盘屏障至胎儿体内,动物实验发现有致畸作用。人类研究缺乏充足资料,孕妇宜避免应用。

2. 哺乳期　本品可自乳汁中分泌,乳汁中浓度约可达母体血药浓度的 50%~100%,药物可能对乳儿产生影响。本品在葡糖-6-磷酸脱氢酶缺乏的新生儿中的应用有导致溶血性贫血的可能。鉴于上述原因,哺乳期妇女不宜应用本品。

六、药理学

1. 药效学及作用机制　本品为短效磺胺药。对非产酶金黄色葡萄球菌、化脓性链球菌、肺炎链球菌、大肠埃希菌、克雷伯菌属、沙门菌属、志贺菌属等肠杆菌科细菌、淋球菌、脑膜炎球菌、流感嗜血杆菌具有抗菌作用。但近年来细菌对本品的耐药性极高,尤其是链球菌属、奈瑟菌属以及肠杆菌科细菌。本品在结构上类似对氨基苯甲酸(PABA),可与 PABA 竞争性作用于细菌体内的二氢叶酸合成酶,从而阻止 PABA 作为原料合成细菌所需的叶酸,减少了具有代谢活性的四氢叶酸的量,而后者则是细菌合成嘌呤、胸腺嘧啶核苷和脱氧核糖核酸(DNA)的必需物质,因此抑制了细菌的生长繁殖。

2. 药代动力学　口服吸收完全,2 小时血峰浓度为 82.5mg/L,半衰期约为 6 小时,血清蛋白结合率为 35%,乙酰化率较低(平均 28%)。由于本品及乙酰化物在水中溶解度较高,尿中乙酰化率约为 18%,不易在尿中析出结晶或形成血尿,故对肾毒性亦小。本品自尿中排出快,12 小时内排出口服量 70%,因而磺胺异噁唑在尿中浓度可达 1 000~3 000mg/L,故有利于尿路感染的治疗。但本品排泄较快,约 95%的本品在 24 小时内自尿中排出,其中 40%~60% 为原型。

3. 药物不良反应

（1）消化道症状较常见,包括恶心、呕吐、腹泻等,一般不影响继续用药。偶有患者发生难辨梭菌肠炎,此时需停药。

（2）过敏反应也较为常见,可表现为药疹,严重者可发生渗出性多形红斑、剥脱性皮炎和大疱表皮松萎缩性皮炎等;也有表现为光敏反应、药物热、关节及肌肉疼痛、发热等血清病样反应。

（3）中性粒细胞减少或缺乏症、血小板减少症及再生障碍性贫血。患者可表现为咽痛、发热、苍白和出血倾向。

（4）溶血性贫血及血红蛋白尿。缺乏葡糖-6-磷酸脱氢酶患者应用磺胺药后易发生,在新生儿和儿童中较成人为多见。

（5）高胆红素血症和新生儿核黄疸。由于磺胺药与胆红素竞争蛋白结合部位。可致游离胆红素增高。新生儿肝功能不完善,故较易发生高胆红素血症和新生儿黄疸,偶可发生核黄疸。

（6）肝损害。可发生黄疸、肝功能减退,严重者可发生急性肝坏死。

（7）肾损害。可发生结晶尿、血尿和管型尿。偶有患者发生间质性肾炎或肾管坏死的严重不良反应。

（8）甲状腺肿大及功能减退偶有发生。

（9）中枢神经系统毒性反应偶可发生,表现为精神错乱、定向力障碍、幻觉、欣快感或抑郁感。一旦出现均需立即停药。

（10）本品所致的严重不良反应虽少见,但可致命,如渗出性多形红斑、剥脱性皮炎、大疱表皮松解萎缩性皮炎、暴发性肝坏死、粒细胞缺乏症、再生障碍性贫血等血液系统异常,治疗时应严密观察,当皮疹或其他反应早期征兆出现时应立即停药。

4. 药物相互作用

（1）合用尿碱化药可增加本品在碱性尿中的溶解度,使排泄增多。

（2）不能与对氨基苯甲酸同用,对氨基苯甲酸可代替本品被细菌摄取,两者相互拮抗。也不宜与含对氨苯甲酰基的局麻药如普鲁卡因、苯佐卡因、丁卡因等合用。

（3）与口服抗凝血药、口服降血糖药、甲氨蝶呤、苯妥英钠和硫喷妥钠合用时,上述药物需调整剂量,因本品可取代这些药物的蛋白结合部位,或抑制其代谢,以致药物作用时间延长或毒性发生。

（4）与骨髓抑制药合用时可能增强此类药物对造血系统的不良反应。如有指征需两类药物同用时,应严密观察可能发生的毒性反应。

（5）与避孕药(雌激素类)长时间合用可导致避孕的可靠性减小,并增加经期外出血的机会。

（6）与溶栓药合用时可能增大其潜在的毒性作用。

（7）与肝毒性药物合用时可能引起肝毒性发生率的增高。对此类患者尤其是用药时间较长及以往有肝病史者应监测肝功能。

（8）与光敏感药物合用时可能发生光敏感的相加作用。

（9）接受本品治疗者对维生素K的需要量增加。

（10）不宜与乌洛托品合用,因乌洛托品在酸性尿中可分解产生甲醛,后者可与本品形成不溶性沉淀物,使发生结晶尿的危险性增加。

（11）本品可取代保泰松的血浆蛋白结合部位,两者合用时可增加保泰松的作用。

（12）因本品有可能干扰青霉素类药物的杀菌作用,最好避免与此类药物同时应用。

（13）磺吡酮与本品合用时可减少本品自肾小管的分泌,导致血药浓度升高而持久或产生毒性,因此在应用磺吡酮期间或应用其治疗后可能需要调整本品的剂量。

七、注意事项

1. 禁用

（1）对磺胺类药物过敏者禁用。

（2）孕妇、哺乳期妇女禁用。

（3）小于2个月以下婴儿禁用。

（4）严重肝、肾功能不全者禁用。

2. 用药注意事项

（1）交叉过敏反应。对一种磺胺药呈现过敏的患者对其他磺胺药也可能过敏。

（2）对呋塞米、砜类、噻嗪类利尿药、磺脲类、碳酸酐酶抑制药呈现过敏的患者,对磺胺药亦可过敏。

（3）下列情况应慎用:缺乏葡糖-6-磷酸脱氢酶、血卟啉症、失水、艾滋病、休克和老年患者。

（4）应用磺胺药期间多饮水,保持高尿流量,以防结晶尿的发生,必要时亦可服药碱化尿液。

（5）治疗中须注意检查:①全血象检查,对接受较长疗程的患者尤为重要;②治疗中定期尿液检查(每2~3日查尿常规一次)以发现长疗程或高剂量治疗时可能发生的结晶尿;③肝、肾功能检查。

（6）严重感染者应测定血药浓度,对大多数感染性疾患游离磺胺浓度达 50~150μg/ml(严重感染 120~150μg/ml)可有效。总磺胺血浓度不应超过 200μg/ml,如超过此浓度,不良反应发生率增高。

（7）不可任意加大剂量、增加用药次数或延长疗程,以防蓄积中毒。

（8）由于本品能抑制肠杆菌的生长,妨碍B族维生素在肠内的合成,故使用本品超过1周以上者,应同时给予维生素B以预防其缺乏。

八、贮藏条件

遮光,密封保存。

九、药物经济性评价

非基本药物,非医保药,《中国药典》(2020年版)收载。

磺 胺 多 辛

一、药品名称

1. 英文名 Sulfadoxine
2. 化学名 4-(对氨基苯磺酰氨基)-5,6-二甲氧基嘧啶

二、药品成分

磺胺多辛

三、剂型与规格

口服常释剂型 0.5g

四、适应证及相应的临床价值

属长效磺胺类药物,用于溶血性链球菌、肺炎球菌及志贺菌属等细菌感染,现已少用。本品与乙胺嘧啶联合可用于防治耐氯喹的恶性疟原虫所致的疟疾,也可用于疟疾的预防。

五、用法用量

1. 儿童 由于磺胺药可与胆红素竞争在血浆蛋白上的

结合部位,而新生儿的乙酰转移酶系统未发育完善,磺胺游离血浓度增高,以致增加了核黄疸发生的危险性,因此该类药物在新生儿及 2 个月以下婴儿的应用属禁忌。

2. 成人 口服:首次 1~1.5g,以后 0.5~1g,每 4~7 日服一次。

3. 老年人 老年患者应用磺胺药发生严重不良反应的机会增加。如严重皮疹、骨髓抑制和血小板减少等是老年人严重不良反应中常见者。因此老年患者宜避免应用,确有指征时需权衡利弊后决定。

六、特殊人群用药

1. 妊娠期 本品可穿过血胎盘屏障至胎儿体内,动物实验发现有致畸作用。人类研究缺乏充足资料,孕妇宜避免应用。

2. 哺乳期 本品可自乳汁中分泌,乳汁中浓度约可达母体血药浓度的 50%~100%,药物可能对乳儿产生影响。本品在葡糖-6-磷酸脱氢酶缺乏的新生儿中的应用有导致溶血性贫血发生的可能。鉴于上述原因,哺乳期妇女不宜应用本品。

七、药理学

1. 药效学及作用机制 磺胺多辛属长效磺胺类药物,具广谱抗菌作用,磺胺类药物为广谱抑菌剂,可与对氨基苯甲酸(PABA)竞争性作用于细菌体内的二氢叶酸合成酶,阻止细菌所需叶酸的,抑制细菌的生长繁殖。

本品的抗菌作用较弱,因其具有抗疟原虫作用,与乙胺嘧啶联合,对氯喹耐药的疟原虫有效。

2. 药代动力学 口服吸收后可广泛分布于红细胞、白细胞、肾、肺、肝和脾,并可透过胎盘。单剂口服本品 0.5g 后,血药浓度峰值约 50~75mg/L,在给药后 2.5~6 小时到达,血消除半衰期($t_{1/2\beta}$)为 100~230 小时,平均约 170 小时。本品主要经肾排泄,亦可自乳汁中分泌。

3. 药物不良反应

(1) 过敏反应较为常见,可表现为药疹,严重者可发生渗出性多形红斑、剥脱性皮炎和大疱表皮松解萎缩性皮炎等;也有表现为光敏反应、药物热、关节及肌肉疼痛、发热等血清病样反应。

(2) 中性粒细胞减少或缺乏症、血小板减少症及再生障碍性贫血。患者可表现为咽痛、发热、苍白和出血倾向。

(3) 溶血性贫血及血红蛋白尿。缺乏葡糖-6-磷酸脱氢酶患者应用磺胺药后易发生,在新生儿和儿童中较成人为多见。

(4) 高胆红素血症和新生儿核黄疸。由于磺胺药与胆红素竞争蛋白结合部位。可致游离胆红素增高。新生儿肝功能不完善,故较易发生高胆红素血症和新生儿黄疸,偶可发生核黄疸。

(5) 肝损害。可发生黄疸、肝功能减退,严重者可发生急性肝坏死。

(6) 肾损害。可发生结晶尿、血尿和管型尿。偶有患者发生间质性肾炎或肾小管坏死的严重不良反应。

(7) 恶心、呕吐、胃纳减退、腹泻、头痛、乏力等,一般症状轻微,不影响继续用药。偶有患者发生难辨梭菌肠炎,此时需停药。

(8) 甲状腺肿大及功能减退偶有发生。

(9) 中枢神经系统毒性反应偶可发生,表现为精神错乱、定向力障碍、幻觉、欣快感或抑郁感。一旦出现均需立即停药。磺胺药所致的严重不良反应虽少见,但可致命,如渗出性多形红斑、剥脱性皮炎、大疱表皮松解萎缩性皮炎、暴发性肝坏死、粒细胞缺乏症、再生障碍性贫血等血液系统异常。

(10) 治疗时应严密观察,当皮疹或其他反应早期征兆出现时即应立即停药。

4. 药物相互作用

(1) 合用尿碱化药可增加本品在碱性尿中的溶解度,使排泄增多。

(2) 不能与对氨基苯甲酸同用,对氨基苯甲酸可代替本品被细菌摄取,两者相互拮抗。也不宜与含对氨苯甲酰基的局麻药如普鲁卡因、苯佐卡因、丁卡因等合用。

(3) 与口服抗凝血药、口服降血糖药、甲氨蝶呤、苯妥英钠和硫喷妥钠同用时,上述药物需调整剂量,因本品可取代这些药物的蛋白结合部位,或抑制其代谢,以致药物作用时间延长或毒性发生。

(4) 与骨髓抑制药同用时可能增强此类药物对造血系统的不良反应。如有指征需两类药物同用时,应严密观察可能发生的毒性反应。

(5) 与避孕药(雌激素类)长时间合用可导致避孕的可靠性减小,并增加经期外出血的机会。

(6) 与溶栓药合用时可能增大其潜在的毒性作用。

(7) 与肝毒性药物合用时可能引起肝毒性发生率的增高。对此类患者尤其是用药时间较长及以往有肝病史者应监测肝功能。

(8) 与光敏感药物合用时可能发生光敏感的相加作用。

(9) 接受本品治疗者对维生素 K 的需要量增加。

(10) 不宜与乌洛托品合用,因乌洛托品在酸性尿中分解产生甲醛,后者可与本品形成不溶性沉淀物,使发生结晶尿的危险性增加。

(11) 本品可取代保泰松的血浆蛋白结合部位,两者合用时可增加保泰松的作用。

(12) 磺吡酮与本品合用时可减少本品自肾小管的分泌,导致血药浓度升高而持久或产生毒性,因此在应用磺吡酮期间或应用其治疗后可能需要调整本品的剂量。

八、注意事项

1. 禁用

(1) 对磺胺类药物过敏者禁用。

(2) 孕妇、哺乳期妇女禁用。

(3) 小于 2 个月婴儿禁用。

(4) 巨幼细胞性贫血患者禁用。

(5) 重度肝肾功能损害者禁用。

2. 用药注意事项

（1）下列情况应慎用：缺乏葡糖-6-磷酸脱氢酶、肝功能不全、肾功能不全、血卟啉症、失水、艾滋病、休克和老年患者。

（2）交叉过敏反应：对一种磺胺药呈现过敏的患者对其他磺胺药可能过敏。

（3）对呋塞米、砜类、噻嗪类利尿药、磺脲类、碳酸酐酶抑制药呈现过敏的患者，对磺胺药亦可过敏。

（4）每次服用本品时应饮用足量水分（约240ml），餐前1小时或餐后2小时服。服用期间也应保持充足进水量，使成人每日尿量至少维持在1 200~1 500ml。如应用本品疗程长，剂量大时除多饮水外宜同服碳酸氢钠。

（5）治疗中须注意检查：①全血象检查，对接受较长疗程的患者尤为重要；②治疗中定期尿液检查（每2~3日查尿常规一次）以发现长疗程或高剂量治疗时可能发生的结晶尿；③肝、肾功能检查。

（6）严重感染者应测定血药浓度，对大多数感染性疾患游离磺胺浓度达50~150μg/ml（严重感染120~150μg/ml）可有效。总磺胺血浓度不应超过200μg/ml，如超过此浓度，不良反应发生率增高。

（7）新生儿患者和2个月以内婴儿除治疗先天性弓形虫病时可作为乙胺嘧啶联合用药外，全身应用属禁忌。

（8）不可任意加大剂量、增加用药次数或延长疗程，以防蓄积中毒。

（9）由于本品能抑制肠杆菌的生长，妨碍B族维生素在肠内的合成，故使用本品超过1周以上者，应同时给予维生素B以预防其缺乏。

（10）磺胺血浓度不应超过200μg/ml，如超过此浓度，不良反应发生率增高，毒性增强。

九、贮藏条件

遮光，密封保存。

十、药物经济性评价

非基本药物，医保乙类，《中国药典》（2020年版）收载。

柳氮磺吡啶

参见（第五章　消化系统药物　8　治疗炎性肠炎病药）

甲 氧 苄 啶

一、药品名称

1. 英文名　Trimethoprim
2. 化学名　5-[（3,4,5-三甲氧基苯基）甲基]-2,4-嘧啶二胺

二、药品成分

甲氧苄啶

三、剂型与规格

口服常释剂型　0.1g

注射剂　0.1g

四、适应证及相应的临床价值

本品可用于对其呈现敏感的大肠埃希菌、奇异变形杆菌、肺炎克雷伯菌和某些肠杆菌属和腐生葡萄球菌等细菌所致的急性单纯性下尿路感染初发病例。本品对铜绿假单胞菌感染无效。目前本品很少单用，一般均与磺胺药，如磺胺甲噁唑或磺胺嘧啶联合用药。

五、用法用量

1. 儿童　2个月以下婴儿不宜应用本品。

2. 成人　治疗急性单纯性尿路感染，成人常用量：口服，每次0.1g，每12小时1次或每次0.2g，每日1次，疗程7~10日；静脉滴注：每次30~100mg，每日80~200mg。

3. 老年人　老年患者应用本品易出现叶酸缺乏症，用药量应酌减。

六、特殊人群用药

1. 妊娠期　本品可穿过血胎盘屏障，虽然在人类应用中尚未证实有致畸作用，但由于本品对大鼠、兔有致畸作用，其作用机制为干扰叶酸代谢，在胎儿循环及羊水中药物浓度接近母体血药浓度，因此本品在妊娠期间应用必须权衡利弊后决定是否用药。

2. 哺乳期　本品可分泌至乳汁中，其浓度较高，且药物有可能干扰哺乳婴儿的叶酸代谢，因此虽然在人类中尚未证实其问题存在，但本品在乳母的应用必须权衡利弊后决定是否用药。

3. 肾功能损害　肾功能损害成人患者需减量应用。肌酐清除率>30ml/min（0.5ml/s）时仍用成人常用量；肌酐清除率为15~30ml/min（0.25~0.5ml/s）时，每12小时服50mg；肌酐清除率<15ml/min（0.25ml/s）时不宜本品。

七、药理学

1. 药效学及作用机制　甲氧苄啶（TMP）属抑菌剂，为亲脂性弱碱，化学结构属乙胺嘧啶类。其对大肠埃希菌、克雷伯菌属、奇异变形杆菌、沙门菌属、志贺菌属均具有抗菌活性，对肺炎链球菌、淋病奈瑟菌、脑膜炎奈瑟菌的抗菌作用不明显，对铜绿假单胞菌无作用。

本品作用机制为干扰细菌的叶酸代谢。主要为选择性抑制细菌的二氢叶酸还原酶的活性，使二氢叶酸不能还原为四氢叶酸，而合成叶酸是核酸生物合成的主要组成部分，因此本品阻止了细菌核酸和蛋白质的合成，且本品与细菌的二氢叶酸还原酶的结合较之对哺乳类动物酶的结合紧密5万~6万倍。

本品与磺胺药合用可使细菌的叶酸合成代谢遭到双重阻断，有协同作用，使磺胺药抗菌活性增强，并可使抑菌作用转为杀菌作用，减少耐药菌株产生。

2. 药代动力学　肌内注射10~30分钟吸收，吸收速率的快慢与注射部位的血流速度有关，本品口服后吸收完全，

约可吸收给药量的 90% 以上,血药峰浓度(C_{max})在给药后 1~4 小时到达,口服 0.1g 后高峰血药浓度约为 1mg/L。本品吸收后广泛分布至组织和体液,在肾、肝、脾、肺、肌肉、支气管分泌物、唾液、阴道分泌物、前列腺组织及前列腺液中的浓度均超过血药浓度。本品可穿过血脑脊液屏障,脑膜无炎症时脑脊液药物浓度为血药浓度的 30%~50%,炎症时可达 50%~100%。TMP 亦可穿过血胎盘屏障,胎儿循环中药物浓度接近母体血药浓度。乳汁中本品浓度接近或高于血药浓度。房水中药物浓度约为血药浓度的 1/3。本品表观分布容积为 1.3~1.8L/kg,蛋白结合率为 30%~46%,血消除半衰期($t_{1/2\beta}$)为 8~10 小时,无尿时可达 20~50 小时。TMP 主要自肾小球滤过,肾小管分泌排出,24 小时约可排出给药量的 50%~60%,其中 80%~90% 以药物原型排出,而其余部分以代谢物形式排出。平均尿药浓度为 90~100mg/L,尿中高峰浓度约为 200mg/L。在酸性尿中本品自尿排泄增加,碱性尿中排出减少。本品少量自胆汁及粪便中(约为给药量的 4%)排出。

3. 药物不良反应

(1) 由于本品对叶酸代谢的干扰可产生血液系统不良反应,可出现白细胞减少,血小板减少或高铁血红蛋白性贫血。一般白细胞及血小板减少系轻度,及时停药可望恢复,也可加用叶酸制剂。

(2) 过敏反应:可发生瘙痒、皮疹,偶可呈严重的渗出性多形红斑。

(3) 恶心、呕吐、腹泻等胃肠道反应,一般症状轻微。

(4) 偶可发生无菌性脑膜炎,有头痛、颈项强直、恶心等表现。

4. 药物相互作用

(1) 骨髓抑制剂与本品同用时发生白细胞、血小板减少的机会增加。

(2) 氨苯砜与本品合用时,两者血药浓度均可升高,氨苯砜浓度的升高可使不良反应增多且加重,尤其是高铁血红蛋白血症的发生。

(3) 本品不宜与抗肿瘤药、2,4-二氨基嘧啶类药物同时应用,也不宜在应用其他叶酸拮抗药物治疗的疗程之间应用本品。因为有产生骨髓再生不良或巨幼红细胞贫血的可能。

(4) 与利福平合用时可明显增加本品清除,血清半衰期缩短。

(5) 与环孢素合用可增加肾毒性。

(6) 本品可干扰苯妥英钠的肝内代谢,增加苯妥英的 $t_{1/2}$ 达 50%,并使其清除率降低 30%。

(7) 与普鲁卡因胺合用时可减少普鲁卡因胺的肾清除,致普鲁卡因胺及其代谢物 NAPA 的血浓度增高。

(8) 与华法林合用时可抑制该药的代谢而增强其抗凝作用。

八、注意事项

1. 禁用

(1) 新生儿、早产儿禁用。

(2) 严重肝肾疾病、血液病患者(如白细胞减少、血小

板减少、紫癜症等)及对本品过敏者禁用。

2. 用药注意事项

(1) 下列情况应慎用:肝功能损害;由于叶酸缺乏的巨幼红细胞性贫血或其他血液系统疾病;肾功能损害。

(2) 用药期间应定期进行周围血象检查,疗程长、服用剂量大、老年人、营养不良及服用抗癫痫药者易出现叶酸缺乏症,如周围血象中白细胞或血小板等已有明显减少则需停用本品。

(3) 本品可空腹服用,如有胃肠道刺激症状时也可与食物同服。

(4) 如因服用本品引起叶酸缺乏时,可同时服用叶酸制剂,后者并不干扰本品的抗菌活性,因细菌并不能利用已合成的叶酸。如有骨髓抑制征象发生,应即停用本品,并给予叶酸 3~6mg 肌内注射,每日 1 次,使用 3 日或根据需要用药至造血功能恢复正常,对长期、过量使用本品者可给予高剂量叶酸并延长疗程。

(5) 对于无尿患者,本品的半衰期可自 10 小时左右延长至 20~50 小时。本品可经血液透析清除,故在透析后需补给维持量的全量;腹膜透析对本品自血中清除无影响。

(6) 若与磺胺甲噁唑(SMZ)合用,两者的剂量比为 1:5(TMP:SMZ)为好。

(7) 过量服用本品会出现恶心、呕吐、头晕、头痛、嗜睡、神智不清、骨髓抑制等。逾量的处理:洗胃;同时给尿液酸化药促进本品排泄;支持疗法;血液透析。

长期服用本品会引起骨髓抑制,造成血小板、白细胞的减少和巨幼红细胞性贫血。当出现骨髓抑制症状时,患者应立即停药同时每日肌内注射甲酰四氢叶酸 5~15mg,直至造血功能恢复正常。

九、贮藏条件

遮光,密闭保存。

十、药物经济性评价

非基本药物,医保乙类(口服常释剂型),非医保(注射剂),《中国药典》(2020 年版)收载。

复方磺胺甲噁唑

一、药品名称

1. 英文名　Compound Sulfamethoxazole

2. 化学名　磺胺甲噁唑:N-(5-甲基-3-异噁唑基)-4-氨基苯磺酰胺

甲氧苄啶:5-[(3,4,5-三甲氧基苯基)甲基]-2,4-嘧啶二胺

二、药品成分

本品为复方制剂,其组分为:磺胺甲噁唑与甲氧苄啶。

三、剂型与规格

口服常释剂型　(1)0.1g;(2)0.2g;(3)0.4g;(4)0.5g

注射剂　0.4g

四、适应证及相应的临床价值

本品的主要适应证为敏感菌株所致的下列感染：

1. 大肠埃希菌、克雷伯菌属、肠杆菌属、奇异变形杆菌、普通变形杆菌和莫根菌属敏感菌株所致的尿路感染。

2. 肺炎链球菌或流感嗜血杆菌所致 2 岁以上儿童急性中耳炎。

3. 肺炎链球菌或流感嗜血杆菌所致的成人慢性支气管炎急性发作。

4. 由福氏或宋氏志贺菌敏感菌株所致的肠道感染、志贺菌感染。

5. 治疗卡氏肺孢子虫肺炎，本品系首选。

6. 卡氏肺孢子虫肺炎的预防，可用已有卡氏肺孢子虫病至少一次发作史的患者，或 HIV 成人感染者，其 CD4 淋巴细胞计数≤200/mm^3 或少于总淋巴细胞数的 20%。

7. 由产肠毒素大肠埃希菌（ETEC）所致的腹泻。

五、用法用量

1. 儿童　肌内注射常用量：2 个月以上体重 40kg 以下的婴幼儿一次 SMZ 8~12mg/kg 及 TMP 1.6~2.4mg/kg，每 12 小时 1 次；体重≥40kg 的儿童剂量同成人常用量；口服常用量：2 个月以下婴儿禁用。治疗细菌感染，2 个月以上体重 40kg 以下的婴幼儿口服 1 次 SMZ 20~30mg/kg 及 TMP 4~6mg/kg，每 12 小时 1 次；体重≥40kg 的儿童剂量同成人常用量。

2. 成人　肌内注射常用量：每次 2ml（1 支），每日 1~2 次；口服常用量：治疗细菌性感染，每次甲氧苄啶 160mg 和磺胺甲𫫇唑 800mg（2 片），每 12 小时服用 1 次。治疗卡氏肺孢子虫肺炎，每次甲氧苄啶 3.75~5mg/kg 和磺胺甲𫫇唑 18.75~25mg/kg，每 6 小时服用 1 次；成人预防用药：初予甲氧苄啶 160mg 和磺胺甲𫫇唑 800mg（2 片），每日 2 次，继以相同剂量每日服 1 次，或每周服 3 次。

治疗寄生虫感染和卡氏肺孢子虫肺炎，每次口服 SMZ 18.75~25mg/kg 及 TMP 3.75~5mg/kg，每 6 小时 1 次。慢性支气管炎急性发作的疗程至少 10~14 日；尿路感染的疗程 7~10 日；细菌性痢疾的疗程为 5~7 日；儿童急性中耳炎的疗程为 10 日；卡氏肺孢子虫肺炎的疗程为 14~21 日。

3. 老年人　老年患者应用本品时发生严重不良反应的机会增加：如严重皮疹等皮肤过敏反应及骨髓抑制、白细胞减少和血小板减少等血液系统异常，同时应用利尿药者更易发生。因此老年患者宜避免使用，确有指征时需权衡利弊后决定。

六、特殊人群用药

1. 妊娠期　本品可穿过血胎盘屏障至胎儿体内，动物实验发现有致畸作用。人类中研究缺乏充足资料，孕妇宜避免应用。

2. 哺乳期　本品可自乳汁中分泌，乳汁中浓度可达母体血药浓度的 50%~100%，药物可能对婴儿产生影响。本品在葡糖-6-磷酸脱氢酶缺乏的新生儿中应用有导致溶血性贫血发生的可能。鉴于上述原因，哺乳期妇女不宜应用本品。

七、药理学

1. 药效学及作用机制　本品为磺胺类抗菌药，是磺胺甲𫫇唑（SMZ）与甲氧苄啶（TMP）的复方制剂，对非产酶金黄色葡萄球菌、化脓性链球菌、肺炎链球菌、大肠埃希菌、克雷伯菌属、沙门菌属、变形杆菌属、摩根菌属、志贺菌属等肠杆菌科细菌、淋病奈瑟菌、脑膜炎奈瑟菌、流感嗜血杆菌均具有良好抗菌作用，尤其对大肠埃希菌、流感嗜血杆菌、金黄色葡萄球菌的抗菌作用较 SMZ 单药明显增强。此外在体外对沙眼衣原体、星形奴卡菌、原虫、弓形虫等亦具良好抗微生物活性。

本品作用机制为：SMZ 影响二氢叶酸合成酶，干扰合成叶酸的第一步，TMP 作用于叶酸合成代谢的第二步，选择性抑制二氢叶酸还原酶的作用，两者合用可使细菌的叶酸代谢受到双重阻断。本品的协同抗菌作用较单药增强，对其呈现耐药菌株减少。然而近年来细菌对本品的耐药性亦呈增高趋势。

2. 药代动力学　本品中的 SMZ 和 TMP 口服后自胃肠道吸收完全，均可吸收给药量的 90% 以上，血药峰浓度（C_{max}）在服药后 1~4 小时达到。给予 TMP 160mg 和 SMZ 800mg 一日服用 2 次，3 日后达稳态血药浓度，TMP 为 1.72mg/L，SMZ 的血浆游离浓度及总浓度分别为 57.4mg/L 和 68.0mg/L。SMZ 及 TMP 均主要经肾小球滤过和肾小管分泌，尿药浓度明显高于血药浓度。单剂口服给药后 0~72 小时内尿中排出 SMZ 总量的 84.5%，其中 30% 为包括代谢物在内的游离磺胺；TMP 以游离药物形式排出 66.8%。SMZ 和 TMP 两药的排泄过程互不影响。SMZ 和 TMP 的血消除半衰期（$t_{1/2\beta}$）分别为 10 小时和 8~10 小时，肾功能减退者半衰期延长，需调整剂量。吸收后两者均可广泛分布至痰液、中耳液、阴道分泌物等全身组织和体液中。并可穿透血脑脊液屏障，达治疗浓度。也可穿过血胎盘屏障，进入胎儿血循环，并可分泌至乳汁中。

3. 药物不良反应

（1）过敏反应较为常见，可表现为药疹，严重者可发生渗出性多形红斑、剥脱性皮炎和大疱表皮松解萎缩性皮炎等；也有表现为光敏反应、药物热、关节及肌肉疼痛、发热等血清病样反应。偶见过敏性休克。

（2）中性粒细胞减少或缺乏症、血小板减少症及再生障碍性贫血。患者可表现为咽痛、发热、苍白和出血倾向。

（3）溶血性贫血及血红蛋白尿。这在缺乏葡糖-6-磷酸脱氢酶的患者应用磺胺药后易于发生，在新生儿和儿童中较成人为多见。

（4）高胆红素血症和新生儿核黄疸。由于本品与胆红素竞争蛋白结合部位，可致游离胆红素增高。新生儿肝功能不完善，对胆红素处理差，故较易发生高胆红素血症和新生儿黄疸，偶可发生核黄疸。

（5）肝损害。可发生黄疸、肝功能减退，严重者可发生急性肝坏死。

（6）肾损害。可发生结晶尿、血尿和管型尿；偶有患者发生间质性肾炎或肾小管坏死的严重不良反应。

（7）恶心、呕吐、胃纳减退、腹泻、头痛、乏力等，一般症状轻微。偶有患者发生难辨梭菌肠炎，此时需停药。

（8）甲状腺肿大及功能减退偶有发生。

（9）中枢神经系统不良反应偶可发生，表现为精神错乱、定向力障碍、幻觉、欣快感或抑郁感。

（10）偶可发生无菌性脑膜炎，有头痛、颈项强直、恶心等表现。

（11）本品所致的严重不良反应虽少见，但常累及各器官并可致命，如渗出性多形红斑、剥脱性皮炎、大疱表皮松解萎缩性皮炎、暴发性肝坏死、粒细胞缺乏症、再生障碍性贫血等血液系统异常。艾滋病患者的上述不良反应较非艾滋病患者为多见。

4. 药物相互作用

（1）合用尿碱化药可增加本品在碱性尿中的溶解度，使排泄增多。

（2）不能与对氨基苯甲酸合用，对氨基苯甲酸可代替本品被细菌摄取，两者相互拮抗。

（3）下列药物与本品同用时，本品可取代这些药物的蛋白结合部位，或抑制其代谢，以致药物作用时间延长或发生不良反应，因此当这些药物与本品同时应用，或在应用本品之后使用时需调整其剂量。此类药物包括口服抗凝血药、口服降血糖药、甲氨蝶呤、苯妥英钠和硫喷妥钠。

（4）与骨髓抑制药合用可能增强此类药物对造血系统的不良反应。如白细胞、血小板减少等，如确有指征需合用时，应严密观察可能发生的不良反应。

（5）与避孕药（雌激素类）长时间合用可导致避孕的可靠性减少，并增加经期外出血的机会。

（6）与溶栓药物合用时，可能增大其潜在的毒性作用。

（7）与肝毒性药物合用时，可能引起肝毒性发生率的增高。对此类患者尤其是用药时间较长及以往有肝病史者应监测肝功能。

（8）与光敏药物合用时，可能发生光敏作用的相加。

（9）接受本品治疗者对维生素K的需要量增加。

（10）宜与乌洛托品合用，因乌洛托品在酸性尿中可分解产生甲醛，后者可与本品形成不溶性沉淀物，使发生结晶尿的危险性增加。

（11）本品可取代保泰松的血浆蛋白结合部位，当两者同用时可增强保泰松的作用。

（12）磺吡酮与本品合用时可减少后者自肾小管的分泌，其血药浓度持久升高易产生毒性反应，因此在应用磺吡酮期间或在应用其治疗后可能需要调整本品的剂量。当磺吡酮疗程较长时，对本品的血药浓度宜进行监测，有助于剂量的调整，保证安全用药。

（13）本品中的TMP可抑制华法林的代谢而增强其抗凝作用。

（14）本品中的TMP与环孢素合用可增加肾毒性。

（15）利福平与本品合用时，可明显使本品中的TMP

清除增加和血消除半衰期缩短。

（16）不宜与抗肿瘤药、2,4-二氨基嘧啶类药物合用，也不宜在应用其他叶酸拮抗药治疗的疗程之间应用本品，因为有产生骨髓再生不良或巨幼红细胞贫血的可能。

（17）不宜与氨苯砜合用，因氨苯砜与本品中的TMP合用两者血药浓度均可升高，氨苯砜浓度的升高使不良反应增多且加重，尤其是高铁血红蛋白血症的发生。

（18）避免与青霉素类药物合用，因为本品有可能干扰青霉素类药物的杀菌作用。

（19）本品的血浓度不应超过200mg/ml，超过此浓度，不良反应发生率增高，毒性增强。

（20）过量短期服用本品会出现食欲缺乏、腹痛、恶心、呕吐、头晕、头痛、嗜睡、神志不清、精神低沉、发热、血尿、结晶尿、血液疾病、黄疸、骨髓抑制等。一般治疗为停药后进行洗胃、催吐或大量饮水；尿量低且肾功能正常时可给予输液治疗。在治疗过程中应监测血象、电解质等。如出现较明显的血液系统不良反应或黄疸，应予以血液透析治疗。如出现骨髓抑制，先停药，给予叶酸3~6mg肌内注射，1日1次，连用3日或至造血功能恢复正常为止。

长期过量服用本品会引起骨髓抑制，造成血小板、白细胞的减少和巨幼红细胞性贫血。出现骨髓抑制症状时，患者应每日肌内注射甲酰四氢叶酸5~15mg治疗，直到造血功能恢复正常为止。

八、注意事项

1. 禁用

（1）对SMZ和TMP过敏者禁用。

（2）由于本品阻止叶酸的代谢，加重巨幼红细胞性贫血患者叶酸盐的缺乏，所以该病患者禁用。

（3）新生儿及2个月以下婴儿禁用。

（4）重度肝肾功能损害者禁用。

2. 用药注意事项

（1）因不易清除细菌，下列疾病不宜选用本品作治疗或预防用药：①中耳炎的预防或长程治疗；②A族溶血性链球菌扁桃体和咽炎。

（2）交叉过敏反应：对一种磺胺药呈现过敏的患者对其他磺胺药也能过敏。

（3）肝损害：可发生黄疸、肝功能减退，严重者可发生急性肝坏死，故有肝功能损害患者宜避免应用。

（4）肾损害：可发生结晶尿、血尿和管型尿，故服用本品期间应多饮水，保持高尿流量，如应用本品疗程长、剂量大时，除多饮水外，宜同服碳酸氢钠，以防止此不良反应（失水、休克患者应用本品易致肾损害，应慎用或避免应用。肾功能减退患者不宜应用本品）。

（5）对呋塞米、砜类、噻嗪类利尿药、磺脲类、碳酸酐酶抑制药呈现过敏的患者，对磺胺药亦可过敏。

（6）下列情况应慎用：缺乏葡糖-6-磷酸脱氢酶、血卟啉症、叶酸缺乏性血液系统疾病、失水、艾滋病、休克患者。

（7）用药期间须注意检查

1）全血象检查，对疗程长、服用剂量大、老年营养不良及服用抗癫痫药的患者尤为重要。

2）治疗中应定期尿液检查（每2~3日查尿常规一次）以发现长疗程或高剂量治疗时可能发生的结晶尿。

3）肝、肾功能检查。

（8）严重感染者应测定血药浓度，对大多数感染疾患者游离磺胺浓度达50~150μg/ml（严重感染120~150μg/ml）可有效。总磺胺血浓度不应超过200μg/ml，如超过此浓度，不良反应发生率增高。

（9）不可任意加大剂量、增加用药次数或延长疗程，以防蓄积中毒。

（10）由于本品能抑制大肠埃希菌的生长，妨碍B族维生素在肠内的合成，故使用本品超过1周以上者，应同时给予维生素B以预防其缺乏。

（11）如因应用本品引起叶酸缺乏时，可同时服用叶酸制剂，后者并不干扰TMP的抗菌活性，因细菌并不能利用已合成的叶酸。如有骨髓抑制征象发生，应即停用本品，并给予叶酸3~6mg肌内注射，一日1次，使用2日或根据需要用药至造血功能恢复正常，对长期、过量使用本品者可给予高剂量叶酸并延长疗程。

九、贮藏条件

遮光，密闭保存。

十、药物经济性评价

基本药物［片剂：100mg：20mg、400mg：80mg（磺胺甲噁唑：甲氧苄啶）］，医保甲类（口服常释剂型），医保乙类（注射剂），《中国药典》（2020年版）收载。

磺胺嘧啶银

一、药品名称

1. 英文名　Sulfadiazine Silver
2. 化学名　N-2-嘧啶基-4-氨基苯磺酰胺银盐

二、药品成分

磺胺嘧啶银

三、剂型与规格

其他剂型　（1）10g：0.1g；（2）500g：5g 1%；（3）40g：0.4g

四、适应证及相应的临床价值

用于预防和治疗轻度烧烫伤继发创面感染。

五、用法用量

成人：局部外用，直接涂于创面或将乳膏制成油砂布敷用。每日1次。

六、药理学

1. 药效学及作用机制　本品为磺胺类抗菌药，具有磺胺嘧啶和银盐的双重作用。对多数革兰氏阳性和革兰氏阴性菌均有抗菌活性，且具有收敛作用，可使创面干燥、结痂和早日愈合。

2. 药代动力学　当该品与创面渗出液接触时缓慢代谢，部分药物可自局部吸收入血，一般吸收量低于给药量的1/10，磺胺嘧啶血药浓度约可达10~20mg/L，当创面广泛，用药量大时，吸收增加，血药浓度可更高。一般情况下该品中银的吸收量不超过其含量的1%。该品对坏死组织的穿透性较差。

3. 药物不良反应

（1）常见有局部刺激性、皮疹、皮炎、药物热、肌肉疼痛、血清病样反应等过敏反应。

（2）由于本品局部外用可能有部分吸收，因此可能出现粒细胞和血小板减少、再生障碍性贫血、炎症、肝功能减退、恶心、呕吐和腹泻等。

4. 药物相互作用　如正在使用其他药品，使用本品前应向医师或药师咨询。

七、注意事项

用药注意事项如下。

（1）对磺胺类药物及银盐过敏者禁用。

（2）孕妇及哺乳期妇女慎用。

（3）本品可能引起新生儿贫血和核黄疸，故新生儿不宜使用。

（4）肝肾功能减退者慎用。

（5）用量不宜过大，以免增加吸收中毒。

（6）治疗过程中应定期检查血象和尿常规。

（7）本品性状发生改变时禁用。

（8）儿童必须在成人监护下使用。

（9）请将此药品放在儿童不能接触的地方。

八、贮藏条件

遮光，密封，在阴凉处保存。

九、药物经济性评价

基本药物（乳膏乳：1%），医保甲类，《中国药典》（2020年版）收载。

磺胺醋酰钠

一、药品名称

1. 英文名　Sulfacetamide Sodium
2. 化学名　N-［（4-氨基苯基）磺酰基］乙酰胺钠盐一水合物

二、药品成分

磺胺醋酰钠

三、剂型与规格

滴眼剂　15%

四、适应证及相应的临床价值

用于眼结膜炎、睑缘炎和沙眼。

五、用法用量

成人:外用,滴眼,每次 1~2 滴,每日 3~5 次。

六、药理学

1. 药效学及作用机制　本品为广谱抑菌剂。其作用机制是与细菌体内的对氨基苯甲酸(PABA)竞争,抑制二氢叶酸合成酶,从而阻碍细菌的生长、繁殖。

2. 药物不良反应　偶见眼睛刺激或过敏反应。

3. 药物相互作用　如正在使用其他药品,使用本品前请咨询医师或药师。

七、注意事项

用药注意事项如下。

(1) 对本品和磺胺类药过敏者禁用。

(2) 滴眼时瓶口勿接触眼睛。

(3) 使用后应将瓶盖拧紧,以免污染药品。

(4) 在使用过程中,如发现眼睛发红、疼痛等情况,应即停药,并向医师咨询。

(5) 当药品性状发生改变时禁止使用。

(6) 儿童必须在成人监护下使用。

(7) 请将此药品放在儿童不能接触的地方。

八、贮藏条件

密封,避光,在凉处保存。

九、药物经济性评价

非基本药物,医保乙类,《中国药典》(2020 年版)收载。

25 呋喃类

呋喃妥因

一、药品名称

1. 英文名　Nitrofurantoin
2. 化学名　1-[(5-硝基呋喃亚甲基)氨基]乙内酰脲

二、药品成分

呋喃妥因

三、剂型与规格

口服常释剂型　50mg

四、适应证及相应的临床价值

用于对其敏感的大肠埃希菌、肠球菌属、葡萄球菌属以及克雷伯菌属、肠杆菌属等细菌所致的急性单纯性下尿路

感染,也可用于尿路感染的预防。

本品不宜用于肾盂肾炎及肾囊肿的治疗。

五、用法用量

1. 儿童　口服:1 月以上儿童每日 5~7mg/kg,分 4 次服。疗程至少 1 周,或用至尿培养转阴后至少 3 日。对尿路感染反复发作予本品预防者,儿童每日 1mg/kg。1 个月以内的新生儿禁用。

2. 成人　口服:每次 50~100mg,每日 3~4 次,单纯性下尿路感染用低剂量;对尿路感染反复发作予本品预防者,每日 50~100mg,睡前服。

3. 老年人　老年患者应慎用,并宜根据肾功能调整给药剂量。

六、特殊人群用药

1. 妊娠期　因呋喃妥因可透过胎盘屏障,而胎儿酶系尚未发育完全,故妊娠后期孕妇不宜应用,足月孕妇禁用,以避免胎儿发生溶血性贫血的可能。

2. 哺乳期　少量呋喃妥因可进入乳汁,诱发乳儿溶血性贫血,尤其是葡糖-6-磷酸脱氢酶缺乏者,服用本品应停止哺乳。

七、药理学

1. 药效学及作用机制　本品为抗菌药。大肠埃希菌对本品多呈敏感,产气肠杆菌、阴沟肠杆菌、变形杆菌属、克雷伯菌属等肠杆菌科细菌的部分菌株对本品敏感,铜绿假单胞菌通常对本品耐药。本品对肠球菌属等革兰氏阳性菌具有抗菌作用。本品的抗菌活性不受脓液及组织分解产物的影响,在酸性尿液中的活性较强,抗菌作用机制为干扰细菌体内氧化还原酶系统,从而阻断其代谢过程。

2. 药代动力学　本品微晶型在小肠内迅速而完全吸收,大结晶型的吸收较缓。与食物同服可增加两种结晶型的生物利用度。血清中药物浓度甚低,尿中的浓度较高。本品可透过胎盘和血脑脊液屏障。血清蛋白结合率为 60%。血消除半衰期($t_{1/2\beta}$)为 0.3~1 小时。肾小球滤过为主要排泄途径,少量自肾小管分泌和重吸收。30%~40% 迅速以原型经尿排出,大结晶型的排泄较慢。本品亦可经胆汁排泄,并经透析清除。

3. 药物不良反应

(1) 恶心、呕吐、纳差和腹泻等胃肠道反应较常见。

(2) 皮疹、药物热、粒细胞减少、肝炎等变态反应亦可发生,有葡糖-6-磷酸脱氢酶缺乏者尚可发生溶血性贫血。

(3) 头痛、头昏、嗜睡、肌痛、眼球震颤等神经系统不良反应偶可发生,多属可逆,严重者可发生周围神经炎,原有肾功能减退或长期服用本品的患者易于发生。

(4) 呋喃妥因偶可引起发热、咳嗽、胸痛、肺部浸润和嗜酸性粒细胞增多等急性肺炎表现,停药后可迅速消失,重症患者采用皮质激素可能减轻症状;长期服用 6 个月以上的患者,偶可引起间质性肺炎或肺纤维化,应及早停药并采取相应治疗措施。

4. 药物相互作用

（1）可导致溶血的药物与呋喃妥因合用时,有增加溶血反应的可能。

（2）与肝毒性药物和用有增加肝毒反应的可能;与神经毒性药物合用,有增加神经毒性的可能。

（3）丙磺舒和苯磺唑酮均可抑制呋喃妥因的肾小管分泌,导致后者的血药浓度增高和/或血清半衰期延长,而尿浓度则见降低,疗效亦减弱,丙磺舒等的剂量应予调整。

八、注意事项

1. 禁用　新生儿、足月孕妇、肾功能减退及对呋喃类药物过敏患者禁用。

2. 用药注意事项

（1）呋喃妥因宜与食物同服,以减少胃肠道刺激。

（2）疗程应至少 7 日,或继续用药至尿中细菌清除 3 日以上。

（3）长期应用本品 6 个月以上者,有发生弥漫性间质性肺炎或肺纤维化的可能,应严密观察,及早发现,及时停药。因此将本品作长期预防应用者需权衡利弊。

（4）葡糖-6-磷酸脱氢酶缺乏症、周围神经病变、肺部疾病患者慎用。

（5）对实验室检查指标的干扰:本品可干扰尿糖测定,因其尿中代谢产物可使硫酸铜试剂发生假阳性反应。

（6）本品过量的主要表现为呕吐。本品过量无特效解毒药。需进一步诱导呕吐,并给予大量补液,以保证药物随尿液排泄。本品也可经透析清除。

九、贮藏条件

避光,密封保存。

十、药物经济性评价

基本药物(肠溶剂:50mg),医保甲类,《中国药典》(2020 年版)收载。

呋　喃　唑　酮

一、药品名称

1. 英文名　Furazolidone
2. 化学名　3-[[(5-硝基-2-呋喃基)亚甲基]氨基]-2-噁唑烷酮

二、药品成分

呋喃唑酮

三、剂型与规格

口服常释剂型　（1）10mg;（2）30mg;（3）100mg

四、适应证及相应的临床价值

主要用于敏感菌所致的细菌性痢疾,肠炎、霍乱,也可以用于伤寒、副伤寒、贾第鞭毛虫病、滴虫病等。与制酸剂等药物合用可治疗幽门螺杆菌所致的胃窦炎。

五、用法用量

1. 儿童　口服:每日 5~7mg/kg,分 3~4 次服用,每日最大剂量 10mg/kg。肠道感染疗程为 5~7 日,贾第鞭毛虫病疗程为 7~10 日。新生儿禁用。

2. 成人　口服:常用剂量为每次 0.1g(1 片),每日 3~4 次;每日最大剂量 0.4g。

3. 老年人　尚不明确。

六、特殊人群用药

1. 妊娠期　孕妇禁用。
2. 哺乳期　哺乳期妇女禁用。

七、药理学

1. 药效学及作用机制　本品为硝基呋喃类抗菌药。对革兰氏阳性及阴性菌均有一定抗菌作用,包括沙门菌属、志贺菌属、肠杆菌、肺炎克雷伯菌、肠杆菌属、金黄色葡萄球菌、粪肠球菌、化脓性链球菌、霍乱弧菌、弯曲菌属、拟杆菌属等,在一定浓度下对毛滴虫、贾第鞭毛虫也有活性。其作用机制为干扰细菌氧化还原酶从而阻断细菌的正常代谢。

2. 药代动力学　本品口服仅吸收 5%,成人顿服 1g,血药浓度为 1.7~3.3mg/L,但在肠道内保持较高的药物浓度。部分吸收药物随尿排出。

3. 药物不良反应　主要有恶心、呕吐、腹泻、头痛、头晕、药物热、皮疹、肛门瘙痒、哮喘、直立性低血压、低血糖、肺浸润等,偶可出现溶血性贫血、黄疸及多发性神经炎。

4. 药物相互作用

（1）与三环类抗抑郁药合用可引起急性中毒性精神病,应予避免。

（2）本品可增强左旋多巴的作用。

（3）拟交感胺、富含酪胺食物、食欲抑制药、单胺氧化酶抑制剂等可增强本品作用。与三环类抗抑郁药合用可引起急性中毒性精神病,应予避免。

（4）本品可增强左旋多巴的作用。

（5）拟交感胺、富含酪胺食物、食欲抑制药、单胺氧化酶抑制剂等可增强本品作用。

八、注意事项

1. 禁用　对本品过敏者禁用。

2. 用药注意事项　一般不宜用于溃疡病或支气管哮喘患者:

（1）口服本品期间饮酒,则可引起双硫仑样反应,表现为皮肤潮红、瘙痒、发热、头痛、恶心、腹痛、心动过速、血压升高、胸闷、烦躁等,故服药期间和停药后 5 天内,禁止饮酒。

（2）葡糖-6-磷酸脱氢酶缺乏者可致溶血性贫血。

（3）一日剂量超过 0.4g 或总量超过 3g 时,可引起精神障碍及多发性神经炎。

（4）本品无特异拮抗药,过量时应给予对症处理及支持治疗,包括催吐、洗胃、大量饮水及补液等。

九、贮藏条件

遮光,密封保存。

十、药物经济性评价

非基本药物,医保甲类,《中国药典》(2020 年版)收载。

26　其他类抗菌药物

磷　霉　素

一、药品名称

1. 英文名　Fosfomycin
2. 化学名　(−)-(1R,2S)-1,2-环氧丙基膦酸

二、药品成分

磷霉素钙、磷霉素钠、磷霉素氨丁三醇

三、剂型与规格

口服常释剂型　(1)0.1g;(2)0.125g;(3)0.2g;
(4)0.25g;(5)3g

注射剂　(1)1.0g;(2)2.0g;(3)3.0g;(4)4.0g

四、适应证及相应的临床价值

本品用于敏感菌所致的呼吸道感染、皮肤软组织感染、肠道感染、泌尿系统感染、败血症、腹膜炎、脑膜炎、骨髓炎、子宫附件炎、子宫内感染、盆腔炎等。可与其他抗生素联合应用治疗由敏感菌所致重症感染。也可与万古霉素合用,以治疗耐甲氧西林金黄色葡萄球菌(MRSA)感染。

五、用法用量

1. 儿童　静脉滴注:先用灭菌注射用水适量溶解,再加至 250~500ml 的 5% 葡萄糖注射液或氯化钠注射液中稀释后静脉滴注;每日 0.1~0.3g/kg,分 2~3 次滴注。

2. 成人　静脉滴注:先用灭菌注射用水适量溶解,再加至 250~500ml 的 5% 葡萄糖注射液或氯化钠注射液中稀释后静脉滴注;每日 4~8g,严重感染可增至每日 16~20g,分 3~4 次滴注,并宜与其他抗菌药物,如氨基糖苷类或 β-内酰胺类合用。

口服:磷霉素钙盐口服成人每日 2~4g,均分 3~4 次给药;成人单剂量治疗,每疗程口服磷霉素氨丁三醇散 5.631g(含 3g 活性成分);临床症状通常在治疗后 2~3 天消失。

3. 老年人　老年人生理功能降低,易出现副反应,因此对心脏、肾功能不全、高血压等对钠的摄取有限制的老年患者,给药时应注意剂量。

六、特殊人群用药

1. 妊娠期　对于孕妇或有可能妊娠的妇女,慎用,请遵医嘱。

2. 哺乳期　因本品可在乳汁中分泌,故哺乳期妇女用药时需注意。

七、药理学

1. 药效学及作用机制　磷霉素对革兰氏阳性菌、阴性菌均有杀菌作用。对多种抗生素耐药的葡萄球菌显示优异的抗菌作用。对铜绿假单胞菌、大肠埃希菌、沙雷菌属、志贺菌属、耶尔森菌、铜绿假单胞菌、肺炎克雷伯菌、产气肠杆菌、弧菌属和气单胞菌属等革兰氏阴性菌也具有较强的抗菌活性。

磷霉素可抑制细菌细胞壁的早期合成,其分子结构与磷酸烯醇丙酮酸相似,因此可与细菌竞争同一转移酶,使细菌细胞壁合成受到抑制而导致细菌死亡。

2. 药代动力学　单次静脉滴注磷霉素钠 0.5g、1.0g、2.0g 后的血药峰浓度(C_{max})分别为 28mg/L、46mg/L、90mg/L,1 小时后即下降至 50% 左右。每 6 小时静脉注射磷霉素钠 0.5g,稳态血药浓度为 36mg/L。血浆蛋白结合率小于 5%。血消除半衰期($t_{1/2\beta}$)为 3~5 小时。

在体内各组织体液中分布广泛。组织中浓度以肾为最高,其次为心、肺、肝等。可通过胎盘和血脑脊液屏障。磷霉素也可分布至胸、腹腔、支气管分泌物和眼房水中。该药主要经肾排泄,静脉给药后 24 小时内约 90% 自尿排出。也可随粪便和乳汁排泄。

3. 药物不良反应

(1) 主要为轻度胃肠道反应,如恶心、纳差、中上腹不适、稀便或轻度腹泻,一般不影响继续用药。

(2) 偶可发生皮疹、嗜酸性粒细胞增多、周围血象红细胞、血小板一过性降低、白细胞降低、血清氨基转移酶一过性升高、头晕、头痛等反应。

(3) 在快速及大剂量滴注时偶见静脉炎。

(4) 极个别患者可能出现休克。

4. 药物相互作用

(1) 与 β-内酰胺类抗生素合用对金黄色葡萄球菌(包括甲氧西林耐药的金黄色葡萄球菌)、铜绿似单胞菌具有协同作用。

(2) 与氨基糖苷类抗生素合用时具协同作用。

(3) 本品的体外抗菌活性易受培养基中葡萄糖和/或磷酸盐的干扰而减弱,加入少量葡糖-6-磷酸盐则可增强本品的作用。

八、注意事项

1. 禁用　对本品有过敏史的患者禁用。

2. 用药注意事项

(1) 本品静脉滴注速度宜缓慢,每次静脉滴注时间应在 1~2 小时以上。

(2) 肝、肾功能减退者慎用。

(3) 用于严重感染时除需应用较大剂量外,尚需与其他抗生素如 β-内酰胺类或氨基糖苷类联合应用。用于金黄色葡萄球菌感染时,也宜与其他抗生素联合应用。

（4）应用较大剂量时应监测肝功能。

（5）本品在体外对二磷酸腺苷（ADP）介导的血小板凝集有抑制作用,剂量加大时更为显著,但临床应用中尚未见引起出血的报道。

九、贮藏条件

密闭,在阴凉(不超过 20℃)干燥处保存。

十、药物经济性评价

基本药物[(钠盐)注射用无菌粉末:1.0g、2.0g、4.0g],医保乙类(口服常释剂型),医保甲类(注射剂),《中国药典》(2020 年版)收载。

利 福 平

参见(第四章 呼吸系统药物 11 肺结核治疗药物)

利 福 昔 明

一、药品名称

1. 英文名　Rifaximin

2. 化学名　[2S-(2R*,16Z,18E,20R*,21R*,22S*,23S*,24S*,25R*,26S*,27R*,28E)]-25-乙酰氧基-5,6,21,23-四羟基-27-甲氧基-2,4,11,16,20,22,24,26-八甲基-2,7-(环氧十五碳[1,11,13]三烯亚胺)苯并呋喃[4,5-e]吡啶并[1,2-a]苯并咪唑-1,15(2H)-二酮

二、药品成分

利福昔明

三、剂型与规格

口服常释剂型　(1)0.1g;(2)0.2g

四、适应证及相应的临床价值

对利福昔明敏感的病原菌引起的肠道感染,包括急性和慢性肠道感染、腹泻综合征、夏季腹泻、旅行者腹泻和小肠结膜炎等。

五、用法用量

1. 儿童　口服:6～12 岁儿童,每次 0.1～0.2g,每日 4 次。12 岁以上儿童剂量同成人。

2. 成人　口服:每次 0.2g(1 片),每日 4 次。

六、特殊人群用药

1. 妊娠期　药物对妊娠的影响:动物实验本药无致畸作用,但孕妇用药的安全性和有效性尚不明确。因此,孕妇需权衡利弊后用药。

2. 哺乳期　药物对哺乳的影响:本药口服后只有极少量被吸收,在乳汁中的浓度也极低。哺乳妇女可在适当医疗监测的情况下服用本药。

七、药理学

1. 药效学及作用机制　药理作用:利福昔明是广谱肠道抗生素。它是利福霉素 SV 的半合成衍生物。利福昔明和其他利福霉素类抗生素一样,通过与细菌 DNA-依赖 RNA 聚合酶的 β-亚单位不可逆地结合而抑制细菌 RNA 的合成,最终抑制细菌蛋白质的合成。由于其与酶的结合是不可逆的,所以其活性为对敏感菌的杀菌活性,对利福昔明抗菌活性的研究资料显示,本品与利福霉素具有同样广泛的抗菌谱,对多数革兰氏阳性菌和革兰氏阴性菌,包括需氧菌和厌氧菌的感染具有杀菌作用。由于利福昔明口服时不被胃肠道吸收,所以它是通过杀灭肠道的病原体而在局部发挥抗菌作用。

毒理学研究:重复给药毒性:大鼠每日口服本品 25mg/kg、50mg/kg 及 100mg/kg,连续 180 天后,耐受性好,除雌鼠血清总胆固醇呈剂量相关性增加外(可能为对肠道菌群产生作用的结果),未见其他异常改变;

遗传毒性:体内外研究未见本品有致突变作用。

生殖毒性:大鼠及家兔给予本品 50mg/kg 及 100mg/kg 未见致畸作用及其他生殖毒性。

2. 药代动力学　在鼠、狗和人体药代动力学的研究证明,本品口服后不被吸收(吸收小于 1%)。

3. 药物不良反应　本药不良反应较轻微,在局部和全身用药均有良好的耐受性。部分患者用药后可出现恶性(通常出现在第一次服药后),但症状迅速消退。极少数患者可能出现荨麻疹样皮肤反应。

（1）中枢神经系统:有出现头痛的报道。

（2）代谢/内分泌系统:肝性脑病患者服用本药后可出现体重下降,血清钾和血清钠浓度轻度升高。

（3）胃肠道系统:常见的症状为腹胀、腹痛、恶性和呕吐。以上症状发生率均低于 1%。

（4）皮肤:大剂量长期用药,极少数患者可能出现荨麻疹样皮肤反应。

（5）其他:有用药后可能引起足水肿的报道。

4. 药物相互作用　口服利福昔明只有 1% 口服剂量经胃肠道吸收,所以利福昔明不会引起因药理的相互作用导致的全身问题。

八、注意事项

1. 禁用　对利福昔明或利福霉素类药物过敏的患者;肠梗阻者;严重肠道溃疡性病变者。

2. 用药注意事项

（1）儿童连续服用本药不能超过 7 日。

（2）对 6 岁以下儿童建议不要服用本药片剂。

（3）长期大剂量用药或肠黏膜受损时,会有极少量(小于 1%)被吸收,导致尿液呈粉红色。

（4）请置于儿童触及不到的地方。

（5）如果出现对抗生素不敏感的微生物,应中断治疗并采取其他适当治疗措施。

（6）对驾驶和操纵机器的影响:未知。

九、贮藏条件

密封,在阴凉干燥处保存。

十、药物经济性评价

非基本药物,医保乙类,《中国药典》(2020年版)收载。

莫匹罗星

一、药品名称

英文名 Mupirocin

二、药品成分

莫匹罗星

三、剂型与规格

其他剂型 软膏 2%

四、适应证及相应的临床价值

本品为局部外用抗生素,适用于革兰氏阳性球菌引起的皮肤感染,例如脓疱病、疖肿、毛囊炎等原发性皮肤感染及湿疹合并感染、不超过 10cm×10cm 面积的浅表性创伤溃疡合并感染等继发性皮肤感染。

五、用法用量

成人:本品应外用,局部涂于患处。必要时,患处可用敷料包扎或敷盖,每日 3 次,5 天一疗程,必要时可重复一疗程。

六、药理学

1. 药效学及作用机制 本品对与皮肤感染有关的各种革兰氏阳性球菌有很强的抗菌活性,对耐药金黄色葡萄球菌也有效。对某些革兰氏阴性菌有一定的抗菌作用。与其他抗生素无交叉耐药性。

2. 药代动力学 本品涂于皮肤后,能透入人体皮肤,但吸收量少。吸收后的莫匹罗星可迅速代谢成无活性的首一酸,并经肾脏排泄。

3. 药物不良反应 局部应用本品一般无不良反应,偶见局部烧灼感、蛰刺感及瘙痒等。一般不需停药。偶见对莫匹罗星或其软膏基质产生皮肤过敏反应,如皮疹、肿胀(有时出现在面部或口腔,严重者可引起呼吸困难)或虚脱。已有报告显示莫匹罗星软膏引起全身性过敏反应,但非常罕见。如出现上述不良反应,应去医院就医。

4. 药物相互作用 如与其他药物同时使用可能发生药物相互作用,详情请咨询医师或药师。

七、注意事项

1. 禁用 对莫匹罗星或其他含聚乙二醇软膏过敏者禁用。

2. 用药注意事项

(1)如使用一疗程后症状无好转或加重,应立即去医院就医。

(2)感染面积较大者,去医院就医。

(3)本品辅料为聚乙二醇,大量聚乙二醇可能引起肾损害。因此当皮肤大面积破损,特别是合并肾疾病的患者,应避免使用本品,并去医院就诊。

(4)本品仅供皮肤给药,请勿用于眼、鼻、口等黏膜部位。

(5)本品请勿用于身体插管处附近的皮肤。

(6)误入眼内时用水冲洗即可。

(7)有中度或重度肾损害者慎用。

(8)孕妇慎用。

(9)哺乳期妇女慎用,尚不清楚本品的成分是否可进入乳汁,使用前请咨询医师。哺乳期妇女涂药时应防止药物进入婴儿眼内。如果是在乳头区域使用,请在哺乳前彻底清洗。

(10)使用本品前、后应洗手。使用本品过多时,应将多余软膏擦去。如果不慎吞入本品,应咨询医师或药师。

(11)本品应按用法用量足疗程使用,在感染未被完全治愈前,不要在症状消失时过早停止治疗。

(12)对本品过敏者禁用,过敏体质者慎用。

(13)本品性状发生改变时禁止使用。

(14)请将本品放在儿童不能接触的地方。

(15)儿童必须在成人监护下使用。

(16)如正在使用其他药品,使用本品前请咨询医师或药师。

八、贮藏条件

密闭,在阴凉处(不超过 20℃)保存。

九、药物经济性评价

基本药物(软膏剂:2%),医保乙类。

第八章　血液系统药物

1　止血药物及抗纤维蛋白溶解药物

氨甲环酸

一、药品名称

1. 英文名　Tranexamic Acid
2. 化学名　反-4-氨甲基环己烷甲酸

二、药品成分

主药成分为氨甲环酸

三、剂型及规格

氨甲环酸注射液　(1)2ml:0.1g;(2)2ml:0.2g;(3)5ml:0.25g;(4)5ml:0.5g;(5)10ml:1g

四、适应证及相应的临床价值

1. 本品主要用于急性或慢性、局限性或全身性原发性纤维蛋白溶解亢进所致的各种出血。弥散性血管内凝血所致的继发性高纤溶状态,在未肝素化前,一般不用本品。
2. 用于前列腺、尿道、肺、脑、子宫、肾上腺,甲状腺等富有纤溶酶原激活物脏器的外伤或手术出血。
3. 用作组织型纤溶酶原激活物(tPA)、链激酶及尿激酶的拮抗物。
4. 用于人工流产、胎盘早期剥落、死胎和羊水栓塞引起的纤溶性出血,以及病理性宫腔内局部纤溶性增高的月经过多症。
5. 用于中枢神经病变轻症出血,如蛛网膜下腔出血和颅内动脉瘤出血,应用本品止血优于其他抗纤溶药,但必须注意并发脑水肿或脑梗死的危险性,至于重症有手术指征患者,本品仅可作辅助用药。
6. 用于治疗遗传性血管神经性水肿,可减少其发作次数和严重程度。
7. 血友病患者发生活动性出血,可联合应用本品。
8. 用于防止或减轻人凝血因子Ⅷ或人凝血因子Ⅸ缺乏的血友病患者拔牙或口腔手术后的出血。
9. 溶栓过量所致的严重出血。

五、用法用量

1. 儿童　未进行该项实验且无可靠参考文献。
2. 成人　静脉注射或滴注,每次0.25~0.5g,每日0.75~2g。静脉注射以25%葡萄糖注射液稀释,静脉滴注以5%~10%葡萄糖注射液稀释。为防止手术前后出血,可参考上述剂量。治疗原发性纤维蛋白溶解所致出血时,剂量可酌情加大。
3. 老年人　未进行该项实验且无可靠参考文献。

六、特殊人群用药

1. 妊娠期　未进行该项实验且无可靠参考文献。
2. 哺乳期　未进行该项实验且无可靠参考文献。
3. 肾功能不全　本品用量应酌减,因给药后尿液中药物浓度较高。

七、药理学

1. 药效学及作用机制　血循环中存在各种纤溶酶(原)的天然拮抗物,如抗纤溶酶素等。正常情况下,血液中抗纤溶活性比纤溶活性高很多倍,所以不致发生纤溶性出血。但这些拮抗物不能阻滞已吸附在纤维蛋白网上的激活物(如尿激酶等)所激活而形成的纤溶酶。纤溶酶是一种肽链内切酶,在中性环境中能裂解纤维蛋白(原)的精氨酸和赖氨酸肽链,形成纤维蛋白降解产物,并引起凝血块溶解而出血。纤溶酶原通过其分子结构中的赖氨酸结合部位而特异地吸附在纤维蛋白上,赖氨酸则可以竞争性阻抑这种吸附作用,减少纤溶酶原的吸附率,从而减少纤溶酶的激活程度,减少出血。本品的化学结构与赖氨酸(1,5-二氨基己酸)相似,因此也能竞争性抑制纤溶酶原在纤维蛋白上的吸附,从而防止其激活,保护纤维蛋白不被纤溶酶所降解和溶解,最终达到止血的效果。本品尚能直接抑制纤溶酶活力,减少纤溶酶激活补体的作用,从而达到防止遗传性血管神经性水肿的发生。
2. 药代动力学　按体重静脉滴注15mg/kg,1小时后血药浓度可达20μg/ml;4小时后血药浓度为5μg/ml。本品能透过血脑脊液屏障,脑脊液内药物浓度可达有效药物浓度(1μg/ml)水平,脑脊液中纤维蛋白降解产物降低到给药前的50%左右。如按体重静脉滴注10mg/kg,则血清抗纤溶活力可维持7~8小时,组织内可维持17小时,尿内48小时。静脉注射量的90%于24小时内经肾排出。本品在乳汁中分泌,其量约为母体血药浓度的 1%。

3. 药物不良反应　本品不良反应较 6-氨基己酸为少。

(1) 偶有药物过量所致颅内血栓形成和出血。

(2) 尚有腹泻、恶心与呕吐;较少见的有经期不适(经期血液凝固所致)。

(3) 由于本品可进入脑脊液,注射后可有视力模糊、头痛、头晕、疲乏等中枢神经系统症状,特别与注射速度有关,但很少见。

(4) 必须持续应用本品较久者,应作眼科检查监护(例如视力测验、视觉、视野和眼底)。

4. 药物相互作用

(1) 口服避孕药、苯唑西林或雌激素与本品合用,有增加血栓形成的危险。

(2) 与其他凝血因子(如因子Ⅸ)等合用,有形成血栓可能。

八、注意事项

1. 禁用　未进行该项实验且无可参考文献。

2. 慎用

(1) 对于有血栓形成倾向者(如急性心肌梗死)慎用。

(2) 由于本品可导致继发性肾盂肾炎和输尿管凝血块阻塞,故血友病或肾盂实质病变发生大量血尿时要慎用。

3. 用药注意事项

(1) 本品与其他凝血因子(如因子Ⅸ)等合用,应警惕血栓形成。一般认为在凝血因子使用后 8 小时再用本品较为妥当。

(2) 本品一般不单独用于弥散性血管内凝血所致的继发性纤溶性出血,以防进一步血栓形成,影响脏器功能,特别是急性肾衰竭时。如有必要,应在肝素化的基础上才应用本品。

(3) 宫内死胎所致的低纤维蛋白原血症出血,肝素治疗较本品安全。

(4) 慢性肾功能不全时,本品用量应酌减,因给药后尿液中药物浓度常较高。

治疗前列腺手术出血时,本品用量也应减少。

(5) 本品与青霉素或输注血液有配伍禁忌。

(6) 必须持续应用本品较久者,应作眼科检查监护(例如视力测验、视觉、视野和眼底)。

九、药物稳定性及贮藏条件

避光,密闭保存。

十、药物经济性评价

基本药物(注射剂:2ml:0.1g,2ml:0.2g,5ml:0.25g,5ml:0.5g,10ml:1g),医保甲类,《中国药典》(2020 年版)收载。

人凝血因子Ⅷ

参见(第四章 呼吸系统药物 5 呼吸系统止血及溶栓药物)

凝血酶冻干粉

参见(第四章 呼吸系统药物 5 呼吸系统止血及溶栓药物)

维生素 K_1

参见(第四章 呼吸系统药物 5 呼吸系统止血及溶栓药物)

鱼 精 蛋 白

一、药品名称

英文名　Protamine Sulfate

二、药品成分

主要成分为硫酸鱼精蛋白,系自适宜鱼类新鲜成熟精子中提取的一种碱性蛋白质的硫酸盐。本品为硫酸鱼精蛋白加氯化钠使成等渗无菌水溶液。每 100ml 中含苯酚 0.25g。

三、剂型及规格

硫酸鱼精蛋白注射液　(1)5ml:50mg;(2)10ml:100mg

四、适应证及相应的临床价值

抗肝素药。用于肝素注射过量而引起的出血。

五、用法用量

1. 儿童　儿童用本品静脉滴注:抗自发性出血,每日 5~8mg/kg,分 2 次,间隔 6 小时,每次以 300~500ml 灭菌生理盐水稀释后使用,3 日后改用半量。每次用量不超 25mg。静脉注射:抗肝素过量,用量与最后 1 次肝素使用量相当。一般用其 1% 溶液,每次不超过 2.5ml(25mg),缓慢静脉注射。1mg 硫酸鱼精蛋白可中和 100 单位肝素。

2. 成人　静脉注射:抗肝素过量,用量与最后一次肝素使用量相当(1mg 鱼精蛋白可中和 100 单位肝素)及间隔时间有关。每次用量不超过 50mg。缓慢静脉注射。一般以每分钟 0.5ml 的速度静脉注射,在 10 分钟内注入量以不超过 50mg 为度。由于本品自身具有抗凝作用,因此 2 小时内(即本品作用有效持续时间内)不宜超过 100mg。除非另有确凿证据,不得加大剂量。

3. 老年人　未进行该项实验且无可靠参考文献。

六、特殊人群用药

1. 妊娠期　资料少,孕妇慎用。

2. 哺乳期　资料少,哺乳期妇女慎用。

七、药理学

1. 药效学及作用机制　本品具有强碱性基团,在体内可与强酸性肝素结合,形成稳定的复合物。这种直接拮抗作用使肝素失去抗凝活性。肝素与抗凝血酶Ⅲ结合,加强其对凝血酶的抑制作用。个别实验证实,本品可分解肝素与抗凝血酶Ⅲ的结合,从而消除其抗凝作用。本品尚具有轻度抗凝血酶原激酶作用,但临床一般不用于对抗非肝素所致抗凝作用。

2. 药代动力学　注射本品后 0.5~1 分钟即能发挥止血功能,作用持续约 2 小时。半衰期($T_{1/2}$)与用量相关,用量越大,半衰期($T_{1/2}$)越长。

3. 药物不良反应

(1) 本品可引起血压下降、心动过缓、胸闷及呼吸困难,大多因静脉注射过快所致,系药物直接作用于心肌或周围血管扩张引起;也有肺动脉高压或高血压的报道。

(2) 本品静脉注射可导致过敏性休克。

(3) 注射后有恶心、呕吐、面部潮红及倦怠,作用短暂,无须资料。

(4) 在接受心脏插管等手术的清醒患者中,有背痛不良事件报告。

(5) 报告的不良反应还包括:过敏反应导致的严重呼吸窘迫、循环衰竭和毛细血管渗漏。有报告称既往无过敏史的患者出现致死性过敏反应;过敏反应伴随循环衰竭、毛细血管渗漏及非心源性肺水肿;急性肺动脉高压;严重、潜在的不可逆循环衰竭伴心肌衰竭和心排出量减少;在接受心脏手术并行心肺旁路术的患者中,报告了与使用鱼精蛋白相关的高蛋白血症、非心源性肺水肿。

4. 药物相互作用

(1) 碱性药物可使其失去活性。

(2) 硫酸鱼精蛋白已显示与特定抗生素不相容,包括几种头孢菌素和青霉素类抗生素。

八、注意事项

1. 禁用　对本品过敏者禁用。

2. 用药注意事项

(1) 本品易破坏,口服无效。禁与碱性物质接触。

(2) 静脉注射速度过快可致热感、皮肤发红、低血压心动过缓等。

(3) 注射器具不能带有碱性。

(4) 有鱼类过敏史的患者可能对鱼精蛋白发生超敏反应。使用含鱼精蛋白胰岛素或在肝素中和期间暴露于鱼精蛋白的患者容易发生不良反应。接受大剂量鱼精蛋白静脉注射后可能出现危及生命的反应。有的男性不育症或输精管切除术史者的血清中存在抗鱼精蛋白抗体的报告,提示有以上病史或手术史患者在使用硫酸鱼精蛋白时可发生过敏反应。

(5) 对接受心脏手术的患者进行术后密切监测非常重要。本品静脉注射速度过快可引起严重低血压及过敏反应。应配备抢救治疗设备。

(6) 因为已有硫酸鱼精蛋白给药后致死性过敏反应和过敏反应报告,本品只能再配备复苏设备的条件下使用。

九、药物稳定性及贮藏条件

密闭,在凉暗处(避光并不超过 20℃)保存。

十、药物经济性评价

基本药物(注射液:5ml:5g,10ml:100μg),医保甲类,《中国药典》(2020 年版)收载。

氨甲苯酸

参见(第四章　呼吸系统药物 5　呼吸系统止血及溶栓药物)

人凝血酶原复合物

参见(第四章　呼吸系统药物 5　呼吸系统止血及溶栓药物)

酚磺乙胺

参见(第四章　呼吸系统药物 5　呼吸系统止血及溶栓药物)

肾上腺色腙

一、药品名称

1. 英文名　Carbazochrome

2. 化学名　3-羟基-1-甲基二氢吲哚-5,6-二酮缩氨脲

二、药品成分

主药成分为肾上腺色腙

三、剂型及规格

肾上腺色腙片　1mg/片;2.5mg/片;5mg/片

四、适应证及相应的临床价值

适用于因毛细血管损伤及通透性增加所致的出血,如鼻出血、视网膜出血、咯血、胃肠出血、血尿、痔疮及子宫出血等。也用于血小板减少性紫癜,但止血效果不十分理想。

五、用法用量

1. 儿童　小于 5 岁剂量减半,大于 5 岁同成人。

2. 成人　口服每次 2.5~5.0mg,每日 3 次。

3. 老年人　老年患者需根据肝肾功能调整剂量。

六、特殊人群用药

1. 妊娠期　未进行该项试验且无可靠参考文献。

2. 哺乳期　未进行该项试验且无可靠参考文献。

3. 其他人群　老年用药:未进行该项试验且无可靠参考文献。

七、药理学

1. 药效学及作用机制　为肾上腺素的氧化衍生物,无拟肾上腺素作用,因此不影响血压和心率,但能增强毛细血管对损伤的抵抗力,稳定血管及其周围组织中的酸性黏多糖,降低毛细血管的通透性,增强受损毛细血管端的回缩作

用,使血块不易从管壁脱落,从而缩短止血时间,但不影响凝血过程。

2. 药代动力学　尚不明确。

3. 药物不良反应　本品毒性低,可产生水杨酸样反应,如恶心、呕吐、头晕、耳鸣、视力减退等。对癫痫患者可引起异常脑电活动。

4. 药物相互作用　抗组胺药、抗胆碱药的扩血管作用可影响本品的止血效果,如合并用药应加大本品剂量。

八、注意事项

1. 禁用　对水杨酸过敏者禁用。

2. 慎用　有癫痫史及精神病史的患者慎用。

3. 用药注意事项　未进行该项试验且无可靠参考文献。

九、药物稳定性及贮藏条件

常温避光,密封保存。

十、药物经济性评价

医保甲类。

人纤维蛋白原

参见(第四章　呼吸系统药物 5　呼吸系统止血及溶栓药物)

人纤维蛋白黏合剂

一、药品名称

英文名　Fibrin Sealant(Human)

二、药品成分

本品是一个混合包装的外用冻干人纤维蛋白黏合剂,包装内含有冻干人纤维蛋白原、冻干人凝血酶两种血浆蛋白成分,并附有灭菌注射用水及氯化钙水溶液作为配制用稀释液,以及配制药液和使用产品所需的无菌医用材料。

三、剂型及规格

外用冻干人纤维蛋白黏合剂　冻干制剂,0.5ml/套;1ml/套;2ml/套;5ml/套;10ml/套。

四、适应证及相应的临床价值

局部止血药。辅助用于处理烧伤创面、普通外科腹部切口、肝手术创面和血管外科手术创面的渗血。

五、用法用量

1. 儿童　本品儿童用药的安全性和有效性尚未确立。

2. 成人

(1)配制方法

1)常规消毒瓶塞以及使用过程中所用一切器具。同时,溶液配制过程亦应保持无菌。冻干纤维蛋白原溶于灭菌注射用水中,冻干凝血酶溶于氯化钙溶液中。在使用过程中,将上述两种溶液混合形成黏合剂溶液,呈白色黏稠状胶体。

2)纤维蛋白原溶液的配制:将装有冻干纤维蛋白原的产品瓶及灭菌注射用水瓶置于30~37℃的水浴中温热数分钟。然后使用注射器吸取2ml灭菌注射用水注入高浓度纤维蛋白原瓶中,将瓶重新置于水浴中,轻轻摇动瓶子,注意应避免产生气泡。10~15分钟后取出瓶子,在光亮处目检,判定纤维蛋白原是否完全溶解,溶液应呈现透明且无不溶性颗粒。若溶解不完全,则将瓶重新置于水浴中,延长水浴时间。

3)凝血酶溶液的配制:配制前将冻干人凝血酶产品瓶和氯化钙溶液瓶预温至室温。使用注射器,将2ml氯化钙溶液注入凝血酶瓶中。轻轻摇动瓶子,使其溶解,待用。

注意:用于溶解凝血酶的注射器和针头,应严格与溶解纤维蛋白原的注射器与针头区分开来,以防止溶液提前凝固。

(2)用法:用双联混药系统同时喷涂;无菌的双联混药系统采用一个双联注射架固定两个同容积的一次性注射器,并通过联动推杆的推进,即可将等量的黏合剂两种组分经过一个复式注射座均匀混合,并通过注射头或喷头送出。①将分别装有纤维蛋白原溶液以及凝血酶溶液的两个注射器装上双联注射架,两个注射器中所装溶液的体积须相等。安装注射器时必须小心谨慎,勿使任何一种溶液意外地流出注射器。②将两个注射器与材料包内的复式注射座套接。注意使联接牢固,并使其固定在注射架上。③将包装内的平头针或喷头之一装到复式注射座上。

对大面积创伤表面可用材料包中提供的喷头喷涂。两表面之间进行黏合,可在其中的一面上薄而均匀地涂抹一层。

注意:如果喷涂中断,则在重新用药之前,须换新的注射头。材料包内各有一个备用平头针或喷头。如果复式注射座发生堵塞,则需更换新的复式注射座。甚至也可以不用注射头,而直接通过复式注射座进行涂抹。

轮换涂抹方法:将纤维蛋白原溶解液涂抹于给药部位,然后立即涂抹高浓度的凝血酶溶液。需要组织黏合时,应将待黏合组织定位数分钟以达到黏合效果。

(3)用量:使用的剂量与所要覆盖的表面积、涂药方法有关,用2.0ml规格的纤维蛋白胶可以覆盖面积大约为$20cm^2$的创面。为避免黏合剂长时间不被吸收,建议涂抹黏合剂溶液时应尽量使形成的凝胶薄一些。

为使外用冻干人纤维蛋白黏合剂能迅速凝固,凝血酶溶液浓度的选择是很重要的。凝血酶溶液浓度的选择要视具体情况而定。若使用约500单位/ml的凝血酶溶液,仅需数秒钟即可凝固。若需延长凝固时间,可用40mmol/L的$CaCl_2$溶液对凝血酶溶液进行适当的稀释。

3. 老年人　老年患者用药的安全性和有效性尚未确立,使用前请进行利弊权衡。

六、特殊人群用药

1. 妊娠期　孕妇用药的安全性和有效性尚未确立,孕妇妇女应谨慎使用本品。

2. 哺乳期　哺乳期妇女用药的安全性和有效性尚未确立,哺乳期妇女应谨慎使用本品。

七、药理学

1. 药效学及作用机制　本品主要由人血浆制备的纤维蛋白原/FXIII和凝血酶组成。两种成分混合时,模拟血液凝固过程的最后一步,通过凝血酶对纤维蛋白原的激活作用,使纤维蛋白原逐渐聚合,最终形成纤维蛋白网络,起到术前和术后止血和组织黏合作用。

2. 药代动力学　无人体药代动力学资料。

3. 药物不良反应　临床试验未见不良反应。据文献报道,反复多次用药,有可能会发生过敏反应。

4. 药物相互作用　为避免本品和消毒剂中的酒精、碘或其他重金属接触后,引起变性,所以涂两种成分之前应去掉伤口表面所有杂质。

八、注意事项

1. 禁用

(1) 对本品过敏者禁用。

(2) 动脉及大静脉的大出血禁用以免延误处理,应紧急采取其他外科止血措施。

警告:本品仅供局部使用,严禁血管内注射。国外同类品种临床使用过程中,至今尚未发现任何致血栓的报道。如不慎静脉使用,可能造成严重的血栓并发症。

2. 用药注意事项　一般注意事项:①本品所附针头、针筒及双重注射系统装置均为一次性使用,一旦使用完毕,应妥善按生物废料处理,不可多次重复使用。②人纤维蛋白原和人凝血酶两种组分配制后应在 4 小时内使用。本品一旦开启,应尽快使用。未用完部分应废弃,不要留作下次使用。③用药时,应尽量使给药部位干燥。涂胶体之前,吸干伤口表面,提供一个干爽的表面,10 秒内就会开始凝固。涂上胶体后,最少在 60 秒内不要吸干或压迫伤口。

配制和使用时注意事项:①请使用与本品配套的注射器和注射针,分别溶解、抽吸冻干人纤维蛋白原溶解液和冻干人凝血酶溶解液;②制备纤维蛋白原溶液的器具绝对不能与制备凝血酶溶液的混用,以免凝胶提前形成;③纤维蛋白原溶解时,先将制品及其溶解液的温度平衡至 30~37℃,注入该溶解液后静置 1~2 分钟,再轻轻转动,至冻干制剂完全溶解,以避免产生泡沫;④用连接针座牢固地将两个注射器和注射针连接一起;⑤使用过程中,若发现注射针针管或喷嘴被蛋白凝块阻塞,请更换一个新的注射针或喷嘴;⑥一旦开始输送胶体,就不能往回拔针管活塞,否则会使胶体回到 Y 形接头中,这就会堵塞涂药器的尖端,需要再打开一个新的 Y 形接头。

九、药物稳定性及贮藏条件

避光保存于 2~8℃ 的干燥环境,不得冰冻。

十、药物经济性评价

医保乙类。

矛头蝮蛇血凝酶

一、药品名称

英文名　Hemocoagulase Bothrops Atrox

二、药品成分

本品含自巴西矛头蝮蛇(Brothrops Atrox)的毒蛇中分离和纯化的蛇毒血凝酶,不含神经毒素及其他毒素。

三、剂型及规格

注射用矛头蝮蛇血凝酶　冻干粉针剂,0.5 单位/瓶;1 单位/瓶;2 单位/瓶

四、适应证及相应的临床价值

本品可用于需减少流血或止血的各种医疗情况,如外科、内科、妇产科、眼科、耳鼻喉科、口腔科等临床科室的出血及出血性疾病;也可用来预防出血,如手术前用药,可避免或减少手术部位及手术后出血。

五、用法用量

1. 儿童　静脉注射、肌内注射或皮下注射,也可局部用药。一般出血:0.3~0.5 单位。

2. 成人　静脉注射、肌内注射或皮下注射,也可局部用药。一般出血:1~2 单位。紧急出血:立即静脉注射 0.25~0.5 单位,同时肌内注射 1 单位。各类外科手术:术前一天晚肌内注射 1 单位,术前 1 小时肌内注射 1 单位,术前 15 分钟静脉注射 1 单位,术后 3 天,每日肌内注射 1 单位;咯血:每 12 小时皮下注射 1 单位,必要时,开始时再加静脉注射 1 单位,最好是加入 10ml 的 0.9% NaCl 溶液中,混合注射;异常出血:剂量加倍,间隔 6 小时肌内注射 1 单位,至出血完全停止。

3. 老年人　未进行该项实验且无可靠参考文献。

六、特殊人群用药

妊娠期:除非紧急情况,孕期妇女不宜使用。

七、药理学

1. 药效学及作用机制　注射 1 单位的注射用矛头蝮蛇血凝酶后 20 分钟,健康正常成人的出血时间测定会缩短至 1/2 或 1/3,这种止血能保存 2~3 天。

2. 药代动力学　未进行该项实验且无可参考文献。

3. 药物不良反应　不良反应发生率较低,偶见过敏样反应。如出现此类情况,可按一般抗过敏处理方法,给予抗

组胺药和/或糖皮质激素及对症治疗。上市后不良反应监测收集到以下不良事件如下：

全身性损害：过敏性休克、喉头水肿、过敏反应、寒战、面部水肿、发热、多汗等。

呼吸系统：呼吸困难、喉头水肿、胸闷、呼吸急促等。

神经系统：头晕、头痛、肢体麻木、感觉异常等。

消化系统：恶心、呕吐、腹痛、腹泻、腹部不适等。

心血管系统：心悸、血压升高、心律失常等。

皮肤及附件：皮疹、瘙痒、红斑、潮红等。

血液系统：凝血障碍、血栓等。

局部症状：用药部位疼痛、用药部位瘙痒等。

4. 药物相互作用　未进行该项实验且无可靠参考文献。

八、注意事项

1. 禁用

（1）有血栓病史者禁用。

（2）对本品或同类药品过敏者禁用。

2. 用药注意事项

（1）播散性血管内凝血（DIC）及血液病所致的出血不宜使用本品。

（2）血中缺乏血小板或某些凝血因子（如凝血酶原）时，本品没有代偿作用，宜在补充血小板或缺乏的凝血因子、或输注新鲜血液的基础上应用本品。

（3）在原发性纤溶系统亢进（如：内分泌腺、癌症手术等）的情况下，宜与血抗纤溶酶的药物联合应用。

（4）应注意防止用药过量，否则其止血作用会降低。

（5）使用其期间还应注意观察患者的出、凝血时间。

九、药物稳定性及贮藏条件

冷暗处（避光并不超过 20℃）保存。

十、药物经济性评价

医保乙类。

2　抗凝血药物

肝　素

一、药品名称

英文名　Heparin

二、药品成分

主药成分为肝素钠。肝素钠系自猪的肠黏膜或牛肺中提取精制的一种硫酸氨基葡聚糖的钠盐。属黏多糖类物质。平均分子量为 12 000。

三、剂型及规格

肝素钠注射液　（1）2ml∶1 000 单位；（2）2ml∶5 000 单位；（3）2ml∶12 500 单位

四、适应证及相应的临床价值

用于防治血栓形成或栓塞性疾病（如心肌梗死、血栓性静脉炎、肺栓塞等）；各种原因引起的弥散性血管内凝血（DIC）；也用于血液透析、体外循环、导管术、微血管手术等操作中及某些血液标本或器械的抗凝处理。

五、用法用量

1. 儿童

（1）静脉注射：一次注入 50 单位/kg，以后每 4 小时给予 50~100 单位；

（2）静脉滴注：注入 50 单位/kg，以后 24 小时给予每日 20 000 单位/m²，加入氯化钠注射液中缓慢滴注。

2. 成人

（1）深部皮下注射：首次 5 000~10 000 单位，以后每 8 小时 8 000~10 000 单位或每 12 小时 15 000~20 000 单位；每 24 小时总量 30 000~40 000 单位，一般均能达到满意的效果。

（2）静脉注射：首次 5 000~10 000 单位，之后，或每 4 小时 100 单位/kg，用氯化钠注射液稀释后应用。

（3）静脉滴注：每日 20 000~40 000 单位，加至氯化钠注射液 1 000ml 中持续滴注。滴注前可先静脉注射 5 000 单位作为初始剂量。

（4）预防性治疗：高危血栓形成患者，大多是用于腹部手术之后，以防止深部静脉血栓。在外科手术前 2 小时先给 5 000 单位肝素皮下注射，但麻醉方式应避免硬膜外麻醉，然后每隔 8~12 小时 5 000 单位，共约 7 天。

3. 老年人　60 岁以上老年人，尤其是老年妇女对该药较敏感，用药期间容易出血，应减量并加强用药随访。

六、特殊人群用药

1. 妊娠期　妊娠后期和产后用药，有增加母体出血危险，须慎用。

2. 肝功能损害　严重肝功能不全者禁用。

七、药理学

1. 药效学及作用机制　由于本品具有携带强的负电荷的理化特性，能干扰血凝过程的许多环节，在体内外都有抗凝血作用。其作用机制比较复杂，主要通过与抗凝血酶Ⅲ（AT-Ⅲ）结合，而增强后者对活化的Ⅱ、Ⅸ、Ⅹ、Ⅺ和Ⅻ凝血因子的抑制作用。其后果涉及阻止血小板凝集和破坏，妨碍凝血激活酶的形成；阻止凝血酶原变为凝血酶；抑制凝血酶，从而妨碍纤维蛋白原变成纤维蛋白。

2. 药代动力学　本品口服不吸收，皮下、肌内或静脉注射吸收良好。但 80% 肝素与血浆白蛋白相结合，部分被血细胞吸附，部分可弥散到血管外组织间隙。由于分子量较大，不能通过胸膜、腹膜和胎盘组织。本品主要在网状内皮系统单核-吞噬细胞系统代谢，肾排泄，其中少量以原型排出。静脉注射后其排泄取决于给药剂量。当 1 次给予 100

单位/kg、400 单位/kg 或 800 单位/kg 时。$t_{1/2}$ 分别为 1 小时、2.5 小时和 5 小时。慢性肝肾功能不全及过度肥胖者,代谢排泄延迟,有蓄积可能;本品起效时间与给药方式有关,静脉注射即刻发挥最大抗凝效应,但个体差异较大,皮下注射因吸收个体差异较大,故总体持续时间明显延长。血浆内肝素浓度不受透析的影响。

3. 药物不良反应

(1) 毒性较低,主要不良反应是用药过多可致自发性出血,故每次注射前应测定凝血时间。如注射后引起严重出血,可静脉注射硫酸鱼精蛋白进行急救(1mg 硫酸鱼精蛋白可中和 150 单位肝素)。

(2) 偶可引起过敏反应及血小板减少常发生在用药初 5~9 天,故开始治疗 1 个月内应定期监测血小板计数。偶见一次性脱发和腹泻。尚可引起骨质疏松和自发性骨折。肝功能不良者长期使用可引起抗凝血酶Ⅲ耗竭而血栓形成倾向。

4. 药物相互作用

(1) 本品与下列药物合用,可加重出血危险:①香豆素及其衍生物,可导致严重的因子Ⅸ缺乏而致出血;②阿司匹林及非甾体消炎镇痛药,包括甲芬那酸、水杨酸等均能抑制血小板功能,并能诱发胃肠道溃疡出血;③双嘧达莫、右旋糖酐等可能抑制血小板功能;④肾上腺皮质激素、促肾上腺皮质激素等易诱发胃肠道溃疡出血;⑤其他尚有利尿酸、组织纤溶酶原激活物(tPA)、尿激酶、链激酶等。

(2) 肝素并用碳酸氢钠、乳酸钠等纠正酸中毒的药物可促进肝素的抗凝作用。

(3) 肝素与透明质酸酶混合注射,既能减轻肌内注射痛,又可促进肝素吸收。但肝素可抑制透明质酸酶活性,故两者应临时配伍使用,药物混合后不宜久置。

(4) 肝素可与胰岛素受体作用,从而改变胰岛素的结合和作用。已有肝素致低血糖的报道。

(5) 下列药物与本品有配伍禁忌:卡那霉素、阿米卡星、柔红霉素、乳糖酸红霉素、硫酸庆大霉素、氢化考的松琥珀酸钠、多黏菌素 B、阿霉素、妥布霉素、万古霉素、头孢孟多、头孢氧哌唑、头孢噻吩钠、氯喹、氯丙嗪、异丙嗪、麻醉性镇痛药。

(6) 甲巯咪唑、丙硫氧嘧啶与本品有协同作用。

八、注意事项

1. 禁用　对肝素过敏、有自发出血倾向者、血液凝固迟缓者(如血友病、紫癜、血小板减少)、溃疡病、创伤、产后出血者及严重肝功能不全者禁用。

2. 慎用　妊娠后期和产后用药,有增加母体出血危险,须慎用。

3. 用药注意事项　用药期间应定时测定凝血时间。

九、药物稳定性及贮藏条件

遮光、密闭,在阴凉处(不超过 20℃)保存。

十、药物经济性评价

基本药物(注射液 2ml:1 000 单位,2ml:5 000 单位,2ml:12 500 单位),医保甲类,《中国药典》(2020 年版)收载。

达 肝 素 钠

参见(第三章　心血管系统药物　13　抗凝血药)

依诺肝素钠

参见(第三章　心血管系统药物　13　抗凝血药)

那屈肝素钙

参见(第三章　心血管系统药物　13　抗凝血药)

华 法 林

参见(第三章　心血管系统药物　13　抗凝血药)

利 伐 沙 班

参见(第三章　心血管系统药物　13　抗凝血药)

尿 激 酶

参见(第二章　神经系统药物　8　脑卒中药)

阿 替 普 酶

参见(第二章　神经系统药物　8　脑卒中药)

3　抗贫血药物

右旋糖酐铁

一、药品名称

1. 英文名　Iron Dextran
2. 化学名　右旋糖酐氢氧化铁复合物

二、药品成分

为氢氧化铁与重均分子量(M_W)5 000~7 500 的右旋糖酐的络合物。按干燥品计算,含铁(Fe)应不少于 25.0%。

三、剂型及规格

右旋糖酐铁注射液(以铁计)　2ml:5mg;2ml:100mg;2ml:500mg

四、适应证及相应的临床价值

适用于不能口服铁剂缺铁患者,如不耐受或口服铁剂治疗不满意。

五、用法用量

1. 试验剂量(适用于所有给药方式)　在新诊断患者首次给药前,先给予 0.5ml 右旋糖酐铁试剂(相当于 25mg 铁),如 60 分钟后无不良反应发生,再给予剩余剂量。右旋糖酐铁的过敏样反应,通常出现在患者给药后的几分钟内,应密切观察及时发现。静脉给予右旋糖酐铁,如出现过敏反应不能耐受,应立即停药。应在具备急救复苏药品以及具有经过急性过敏反应复苏与评价培训的人员的前提下给予右旋糖酐铁。

2. 用药方式　右旋糖酐铁注射液可采用静脉滴注或缓慢静脉注射两种方式给药,也可不经稀释肌内注射,静脉滴注出现低血压的风险较小,应优先采用。

成人和老年人:右旋糖酐铁的总累积剂量需根据患者的血红蛋白水平和体重确定。每次使用的剂量需根据每个患者计算的总缺铁量个体化给药。

3. 剂量

(1) 推荐的标准剂量:根据血红蛋白水平,每周 2~3 次,每次 100~200mg 铁。如果临床要求患者快速到达铁贮备,右旋糖酐铁科采用最高 20mg/kg 的总剂量滴注的方式给药。

(2) 后续剂量

1) 静脉滴注:右旋糖酐仅能用 0.9%氯化钠或 5%葡萄糖稀释。可将 100~200mg 铁(相当于 2~4ml 右旋糖酐铁)稀释至 100ml。每次给药时,应先缓慢滴注 25mg 铁至少 15 分钟,如无不良反应发生,可将剩余剂量以最高 100ml/30 钟的速度滴注完毕。

2) 静脉注射:将 100~200mg 铁(相当于 2~4ml 右旋糖酐铁),最好用 0.9%氯化钠或 5%葡萄糖溶液 10~20ml 稀释,缓慢静脉注射(0.2ml/min)。同样在每次缓慢给药前,先缓慢注射 25mg 铁(1~2 分钟),如 15 分钟内无不良反应发生,再给予剩余剂量。

3) 总剂量滴注:按照剂量表或通过计算,确定所需右旋糖酐铁的总量,将右旋糖酐铁在无菌条件下立即稀释至所需体积,通常为 500ml 无菌生理盐水或 5%葡萄糖溶液。总量最高为 20mg/kg,静脉滴注 4~6 小时。最初 25mg 铁应至少滴注 15 分钟。需对患者密切观察,如无不良反应发生,再给予剩余剂量。滴注速度可逐渐增加到 45~60 滴/min。滴注期间及滴注完成后至少 1 小时内,需对患者进行密切观察。

总剂量滴注的方式(TDI)伴随不良反应,尤其是迟发性过敏样反应发生率升高。按 TDI 方式静脉给予右旋糖酐铁仅能在医院使用。

4) 肌内注射:首次肌内注射之前,应首先给予试验剂量,之后立即通过肌内注射给予剩余剂量。右旋糖酐铁的总量需按照剂量表或通过计算而得。不经稀释根据患者的体重注射,最高 100mg 铁(相当于 2.0ml 右旋糖酐铁)。如果患者能适当的活动,可每天交替注射到患者的臀部。如果患者不能活动或卧床不起,注射的频率应减少到每周 1 次或 2 次。

右旋糖酐铁必须深部肌内注射,以减少皮下着色的风险。仅能注射到臀部以上 1/4 处,不能做臀部或其他区域注射。常人应使用至少 50mm 长,规格为 20~21G 的针。对于肥胖患者,应使用 80~100mm 长的针,对于瘦小患者,应使用 23G×32mm 的针。注射时,患者需侧卧,注射部位向上,或取站位,不注射一侧的腿承受身体重量。为避免注射或

渗漏到皮下组织,推荐使用 Z 字形注射法(注射前侧拉皮肤)。右旋糖酐铁应缓慢、平稳注射。需注意取针时应停留几秒,以使肌肉吸收完全。为减少针孔漏液,应告知患者不要揉搓注射部位。

4. 剂量计算

(1) 缺铁性贫血患者:根据以下公式计算而得到铁的总缺失量,对患者进行个体化给药。

总剂量(mg 铁)——血红蛋白(g/l)为单位:

体重(kg)×(需达到的 Hb-实际 Hb)(g/l)×0.24+体内储备铁量(mg)。

其中:由于缺铁性贫血在患者的铁储备未耗竭前并不表现出来,所以治疗时需同时补充血红蛋白和铁储备。如果所需的剂量超过每日的最大剂量,需分次给药。在右旋糖酐铁给药后数天内可观察到治疗作用如网织红细胞升高,血浆中铁蛋白水平可反映铁储备程度。对于接受右旋糖酐铁治疗的肾透析患者,不一定存在此项关性。

(2) 失血的补铁量计算:失血的患者补铁时,需补充的铁必须与丢失的铁等量。上述的公式和表格不适用于计算单纯的补铁量。用周期性失血量的估计值和大出血当时的血细胞比容可简便计算铁剂量。

所需右旋糖酐铁剂量可通过下式计算:

如果失血量未知:静脉给予 200mg 铁(4ml 右旋糖酐铁)可使血红蛋白增加相当于一单位血[400ml 血,血红蛋白浓度为 150g/L 或 9.3mmol/L-含铁量=204mg(0.34%×0.4×150)],

$$需补充的铁(mg)=失血单位数×200$$
$$所需的右旋糖酐铁毫升数=失血单位数×4$$

如果血红蛋白水平降低:可用前述公式,但要注意此时不需要恢复铁储备。

需补充的铁毫克数=体重(kg)×0.24×(需达到 Hb 量 g/L-实际的 Hb 量 g/L)

或需补充的铁毫克数=体重(kg)×3.84×(需达到 Hb 量 mmol/L-实际的 Hb 量 mmol/L)。

5. 儿童　右旋糖酐铁不应用于儿童(14 岁以下),尚无儿童用药有效性和安全性资料。

6. 老年人　右旋糖酐铁的总剂量需根据患者的血红蛋白水平和体重确定。每次使用的剂量需根据患者计算的总缺铁量个体化计算。

六、特殊人群用药

1. 妊娠期　尚无孕妇使用右旋糖酐铁的重组资料。动物研究显示其生殖毒性。右旋糖酐铁不应用于第一妊娠期的妇女。如果使用右旋糖酐铁治疗的利益超过对胎儿的潜在风险,必须使用右旋糖酐铁治疗时,只限应用于第二、第三妊娠期。

2. 哺乳期　尚不清楚右旋糖酐铁复合物是否分泌到人或动物的乳汁中。哺乳期妇女最好不要使用。

七、药理学

1. 药效学及作用机制　本品中的铁以一种稳定的右旋

糖酐氢氧化铁复合物的形式存在,与生理状态的铁即铁蛋白(磷酸氢氧化铁蛋白复合物)相似。在去离子水中以溶解状态存在。

血清铁蛋白在静脉给药后7~9天达到峰浓度,而在3周后又缓慢地回到基线。

测定骨髓的铁储备在右旋糖酐铁治疗的延长期没有意义,因为残留的右旋糖酐铁可能滞留于网状内皮细胞。

又报道,单次125mg/kg以上剂量右旋糖酐铁给予无贫血症状的妊娠动物,出现致畸和致死作用。而临床推荐的最高剂量是20mg/kg。上述研究的详细资料尚未获得。

2. 药代动力学 右旋糖酐铁静脉滴注后,能被网状内皮系统(RES)细胞摄取,特别是在肝脏和脾脏中,铁能缓慢地释放并结合于蛋白。6~8周后观察到造血功能增强。循环铁的半衰期为5小时,总铁(结合的和循环的)半衰期为20小时。循环铁被网状内皮系统的细胞从血浆中吞噬,将复合物分解成铁和右旋糖酐。铁立即与蛋白结合形成血铁黄素或铁蛋白(生理状态铁),还有少部分形成转铁蛋白。这种铁在生理调节下可补充血红蛋白和消耗的铁储备。

铁不易从机体中被清除,过量蓄积有毒性。由于本品复合物分子较大(165 000Da)故不能通过肾清除。少量的铁通过尿液和粪便清除。

肌内注射后,右旋糖酐铁被从注射部位吸收至毛细血管和淋巴系统。大部分在72小时内被吸收;大多数剩余的铁在随后3~4周被吸收。

右旋糖酐可被代谢或排泄。

3. 药物不良反应 大约5%的患者会出现不良反应,多与剂量有关。

过敏样反应是不常见的,包括风疹、皮疹、瘙痒、恶心和发抖。如出现过敏样反应的迹象,应立即停药。急性、严重的过敏样反应是极罕见的,通常出现在给药后的最先得几分钟内,一般特征是呼吸困难和/或心血管行虚脱突然发作,死亡事件也有报道。

在给药后几小时到4天内,会出现一些延迟反应,包括关节痛、肌痛、有时伴有发烧,这些反应可能会很严重,症状通常在随后的2~4天内自行好转或在服用止痛药后好转。

风湿性关节炎的关节疼痛加重,注射部位的局部疼痛、炎症和局部静脉炎也有报道。

肌内注射之后在注射部位会出现局部并发症。如皮肤着色、出血、无菌脓肿、组织坏死、萎缩和疼痛。

4. 药物相互作用 右旋糖酐铁不应与口服铁制剂同时服用,因为可导致口服铁的吸收会降低。

有报道,大剂量使用右旋糖酐铁(5mg或更多)4小时后,可使血样中的血清呈棕色。

该药物可使血清胆红素水平呈假性提高和血清钙水平假性降低。

八、注意事项

1. 禁用
(1)非缺铁性贫血。

(2)铁超负荷或铁利用紊乱。

(3)已知对铁单糖或双糖的过度敏感。

(4)代偿失调的肝硬化。

(5)传染性肝炎。

(6)急慢性感染的患者,哮喘、湿疹或其他特应性变态反应患者。

2. 用药注意事项

运动员慎用。

右旋糖酐铁与其他胃肠道外给药的铁-碳水化合物一样,都有发生快速、严重并可能致命的过敏样反应风险。给药后须对患者立即进行持续密切观察。对药物有过敏史的患者这种可能性增加。

右旋糖酐铁只能在处理急性过敏反应设施具备的条件下给药。包括1:1 000注射用肾上腺素溶液。另外可适当的用抗组胺剂和/或皮质激素治疗。

有免疫性疾病或炎症状态的患者出现过敏反应的风险会显著增加(如系统性红斑狼疮、风湿性关节炎)。

患有哮喘、过敏反应和炎症的患者需肠胃外给药治疗时,应首先选择肌内注射的方式用药。

动物实验显示,肌内和皮下注射超大剂量的铁-糖类化合物,大鼠、小鼠、兔和仓鼠出现了肉瘤,豚鼠没有出现。累积信息及客观评估显示人类形成的肉瘤风险很小。

静脉注射过快可能引起低血压。

缺铁患者的诊断必须基于患者相应的化验结果(如血清蛋白、血清铁、转铁蛋白饱和度和低色素性红细胞)。

从微生物学角度考虑,本品开启后应立即使用。

稀释后,产品使用中的理化稳定性研究表明,本品在25℃下可以保存24小时。从微生物学角度考虑,稀释后应立即使用。如不能立即使用,应在2~8℃下保存不超过24小时,除非稀释过程是在严格无菌条件中进行的。

本品只能单次使用。未用的溶液或废料要按当地规定处理。

本品仅能与0.9%氯化钠或5%葡萄糖混合使用,不能与其他的静脉稀释溶液或治疗用溶液混合使用。

注射用配制溶液在使用前,首先应进行目测。仅无微粒的澄清溶液才能使用。

九、药物稳定性及贮藏条件

遮光,密封常温(10~30℃)保存。应置儿童不能触及的地方。

十、药物经济性评价

基本药物(注射液:2ml:5mg,2ml:100mg,2ml:500mg),医保甲类、《中国药典》(2020年版)收载。

琥珀酸亚铁

一、药品名称

1. 英文名 Ferrous Succinate
2. 化学名 琥珀酸亚铁

二、药品成分

主药成分为琥珀酸亚铁

三、剂型及规格

琥珀酸亚铁片:0.1g 琥珀酸亚铁缓释片;0.2g 琥珀酸亚铁颗粒 0.1g;30mg

四、适应证及相应的临床价值

用于缺铁性贫血的预防和治疗。

五、用法用量

口服。用于预防:成人每日 0.1g,孕妇每日 0.2g,儿童每日 0.05g;用于治疗:成人每日 0.2~0.4g,儿童每日 0.1~0.3g,分次服用。

六、药理学

1. 药效学及作用机制　铁是红细胞中血红蛋白的组成元素。缺铁时,红细胞合成血红蛋白量减少,致使红细胞体积变小,携氧能力下降,形成缺铁性贫血,口服本品可补充铁元素,纠正缺铁性贫血。

2. 药代动力学　无可参考资料。

3. 药物不良反应

(1) 可见胃肠道不良反应,如恶心、呕吐、上腹疼痛、便秘。

(2) 本品可减少肠蠕动,引起便秘,并排黑便。

4. 药物相互作用

(1) 维生素 C 与本品同服,有利于本品吸收。

(2) 本品与磷酸盐类、四环素类及鞣酸等同服,可妨碍铁的吸收。

(3) 本品可减少左旋多巴、卡比多巴、甲基多巴及喹诺酮类药物的吸收。

(4) 如与其他药物同时使用可能会发生药物相互作用,详情请咨询医师或药师。

七、注意事项

1. 禁用

(1) 肝肾功能严重损害,尤其是伴有未经治疗的尿路感染者禁用。

(2) 铁负荷过高、血色病或含铁血黄素沉着症患者禁用。

(3) 非缺铁性贫血(如地中海贫血)患者禁用。

2. 慎用　对本品过敏者禁用,过敏体质者慎用。

3. 用药注意事项

(1) 用于日常补铁时,应采用预防量。

(2) 治疗剂量不得长期使用,应在医师确诊为缺铁性贫血后使用,且治疗期间应定期检查血象和血清铁水平。

(3) 下列情况慎用:酒精中毒、肝炎、急性感染、肠道炎症、胰腺炎、胃与十二指肠溃疡、溃疡性肠炎。

(4) 本品不应与浓茶同服。

(5) 本品宜在饭后或饭时服用,以减轻胃部刺激。

(6) 如服用过量或出现严重不良反应,应立即就医。

(7) 本品性状发生改变时禁止使用。

(8) 请将本品放在儿童不能接触的地方。

(9) 儿童必须在成人监护下使用。

(10) 如正在使用其他药品,使用本品前请咨询医师或药师。

八、药物稳定性及贮藏条件

遮光,密封,在干燥处保存。

九、药物经济性评价

基本药物(片剂:0.1g),医保甲类,缓释片、颗粒剂为医保乙类。

维　铁

一、药品名称

英文名　Ferrous Sulfate and Vitamin Complex

二、药品成分

本品为复方制剂,每片含硫酸亚铁 525mg、维生素 C 500mg、烟酰胺 30mg、泛酸钙 10mg、维生素 B_1 6mg、维生素 B_2 6mg、维生素 B_6 5mg、腺苷辅酶维生素 B_{12} 50μg。

三、剂型及规格

维铁缓释片(缓释,薄膜衣)　7 片/盒

四、适应证及相应的临床价值

用于明确原因的缺铁性贫血。

五、用法用量

成人饭后口服,每次 1 片,每日 1 次。

六、特殊人群用药

1. 妊娠期　尚不明确。

2. 哺乳期　尚不明确。

3. 儿童期　尚不明确。

4. 老年人　尚不明确。

七、药理学

1. 药效学及作用机制　本品中硫酸亚铁为铁补充剂,铁是红细胞中血红蛋白的组成元素,缺铁可引起红细胞合成血红蛋白量减少,形成缺铁性贫血。维生素 C 既可促进铁的吸收,还参与人体重要的生理作用。B 族维生素则是体内多种酶的组成成分,参与多种代谢。

2. 药代动力学　无可参考资料。

3. 药物不良反应

(1) 可见胃肠道不适,如恶心、呕吐、上腹疼痛、便秘,如遇这种情况不必停药,继续用药症状会逐渐消失。

（2）本品可减少肠蠕动,引起便秘并排黑便。

4. 药物相互作用

（1）维生素 C 有利于本品的吸收。

（2）本品与磷酸盐类、四环素类及鞣酸等同服,可妨碍铁的吸收。

（3）本品可减少左旋多巴、卡比多巴、甲基多巴及喹诺酮类药物的吸收。

（4）如与其他药物同时使用可能会发生药物相互作用,详情请咨询医师或药师。

八、注意事项

1. 禁用

（1）胃与十二指肠溃疡,溃疡性结肠炎患者禁用。

（2）血色素血红蛋白沉着症,含铁血黄素沉着症患者禁用。

（3）对铁制剂过敏者及非缺铁性贫血患者禁用。

（4）对肝肾功能严重损害者禁用。

2. 慎用

（1）肝炎、急性感染、肠道炎症、胰腺炎及消化性溃疡等患者慎用。

（2）对本品过敏者禁用,过敏体质者慎用。

3. 用药注意事项

（1）应整片吞服,不得碾碎或咀嚼后服用。

（2）不得长期使用,应在医师确诊为缺铁性贫血后使用,且治疗期间应定期检查血象和血清铁水平。

（3）肝炎、急性感染、肠道炎症、胰腺炎及消化性溃疡等患者慎用。

（4）服药期间不要喝浓茶及食用含鞣酸过多的食物。

（5）如服用过量或出现严重不良反应,应立即就医。

（6）过敏体质者慎用。

（7）本品性状发生改变时禁止使用。

（8）请将本品放在儿童不能接触的地方。

（9）如正在使用其他药品,使用本品前请咨询医师或药师。

九、药物稳定性及贮藏条件

遮光,密封,在阴凉干燥处（不超过 20℃）保存。

十、药物经济性评价

医保乙类。

蔗 糖 铁

一、药品名称

1. 英文名　Iron Sucrose
2. 化学名　氢氧化铁蔗糖复合物

二、药品成分

主药成分为蔗糖铁

三、剂型及规格

蔗糖铁注射液　5ml：100mg（铁）/支；10ml：200mg（铁）/支

四、适应证及相应的临床价值

本品适用于口服铁剂效果不好需要静脉铁剂治疗的患者,如：①口服铁剂不能耐受的患者；②口服铁剂吸收不好的患者。

五、用法用量

1. 儿童　在新患者第一次治疗前,应按照推荐的方法先给予一个小剂量进行测试,体重 >14kg 的儿童用 1ml（20mg 铁）,体重<14kg 的儿童用日剂量的一半（1.5mg/kg）。应备有心肺复苏设备。如果在给药 15 分钟后未出现任何不良反应,继续给予余下的药液。常用剂量：根据血红蛋白水平每周用药 2～3 次,每次 0.15ml/kg 本品（为 3mg 铁/kg）。

2. 成人　用法如下：

（1）本品只能与 0.9% m/V 生理盐水混合使用。本品不能与其他的治疗药品混合使用。

（2）使用前肉眼检查一下安瓿是否有沉淀和破损。只有那些没有沉淀的药液才可使用。

（3）本品的容器被打开后应立即使用。

如果在日光中在 4～25℃的温度下贮存,0.9% 生理盐水稀释后的本品应在 12 小时内使用。

（4）本品应以滴注或缓慢注射的方式静脉给药,或直接注射到透析器的静脉端,该药不适合肌内注射或按照患者需要铁的总量一次全剂量给药。

（5）在新患者第一次治疗前,应按照推荐的方法先给予一个小剂量进行测试,成人用 1～2.5ml（20～50mg 铁）。应备有心肺复苏设备。如果在给药 15 分钟后未出现任何不良反应,继续给予余下的药液。

（6）输液：本品的首选给药方式是滴注（为了减少低血压发生和静脉外注射的危险）。1ml 本品最多只能稀释到 20ml 0.9%（m/V）生理盐水中,稀释液配好后应立即使用［如 5ml 本品最多稀释到 100ml 0.9% 生理盐水中,而 25ml 本品最多稀释到 500ml 0.9%（m/V）生理盐水中］。药液的滴注速度应为：100mg 铁至少滴注 15 分钟；200mg 至少滴注 30 分钟；300mg 至少滴注 1.5 小时；400mg 至少滴注 2.5 小时；500mg 至少滴注 3.5 小时。

（7）如果临床需要,本品的 0.9% 生理盐水的稀释体积可以小于特定的数量,配成较高浓度的本品药液。然而,滴注的速度必须根据每分钟给铁的数量来确定（如 10ml 本品为 200mg 铁,应至少用 30 分钟滴完；25ml 本品为 500mg 铁应至少用 3.5 小时滴完）。为保证药液的稳定,不允许将药液配成更稀的溶液。

（8）静脉注射：本品可不经稀释缓慢静脉注射,推荐速度为 1ml/min 本品（5ml 本品至少注射 5 分钟）,每次的最大注射剂量是 10ml 本品（200mg 铁）。静脉注射后,应伸展患者的胳膊。

（9）使用透析器注射：本品可直接注射到透析器的静脉端，情况同前面的"静脉注射"。

用量的计算如下：

（1）根据下列公式计算总的缺铁量，以此确定每个患者的给药量：

总缺铁量（mg）= 体重（kg）×（Hb 目标值−Hb 实际值）（g/L）×0.24* +贮存铁量（mg）

体重≤35kg：Hb 目标值=130g/L　贮存铁量=15mg/kg

体重>35kg：Hb 目标值=150g/L　贮存铁量=500mg

*因子 0.24 = 0.003 4×0.07×1 000

（血红蛋白含量大约是 0.34%；血容量约占体重的 7%；1 000 为克换算为毫克）

本品总给药量（ml）= 总缺铁量（mg）/20（mg/ml）

体重/kg	给予本品安瓿的总支数			
	Hb 60g/L	Hb 75g/L	Hb 90g/L	Hb 105g/L
5	1.5	1.5	1.5	1
10	3	3	2.5	2
15	5	4.5	3.5	3
20	6.5	5.5	5	4
25	8	7	6	5.5
30	9.5	8.5	7.5	6.5
35	12.5	11.5	10	9
40	13.5	12	11	9.5
45	15	13	11.5	10
50	16	14	12	10.5
55	17	15	13	11
60	18	16	13.5	11.5
65	19	16.5	14.5	12
70	20	17.5	15	12.5
75	21	18.5	16	13
80	22.5	19.5	16.5	13.5
85	23.5	20.5	17	14
90	24.5	21.5	18	14.5

如果总需要量超过了最大单次给药剂量，则应分次给药。如果给药后 1～2 周观察到血液学参数无变化，则应重新审议最初的诊断。

（2）计算失血和支持自体捐血的患者铁补充的剂量：根据下列公式计算补偿铁缺乏所需的本品的剂量：

1）如果已知失血量：静脉注射 200mg 铁（10ml 本品）后将增加血红蛋白相当于 1 个单位的血（400ml 含有 Hb 150g/L）。需补充的铁量（mg）= 失血单位量×200 或所需本品的量（ml）= 失血单位量×10。

2）如果 Hb 值下降：使用前面的公式，而且假设贮存铁不需要再储存。补充铁量（mg）= 体重（kg）×0.24×（Hb 目标值−Hb 实际值）（g/L）。例如体重 60kg，Hb 差值 = 10g/L→需补充的铁量≈150mg→需要 7.5ml 本品。

（3）常用剂量：根据血红蛋白水平每周用药 2～3 次，每次 5～10ml（100～200mg 铁），给药频率应不超过每周 3 次。

（4）最大耐受单剂量：注射时用至少 10 分钟注射给予本品 10ml（200mg 铁）。

输液时，如果临床需要，给药单剂量可增加到 0.35ml 本品/kg（=7mg 铁/kg），最多不可超过 25ml 本品（500mg 铁），应稀释到 500ml 0.9%（m/V）生理盐水中，至少滴注 3.5 小时，每周一次。

3. 老年人　根据血红蛋白水平每周用药 2～3 次，每次 5～10ml（100～200mg 铁），给药频率应不超过每周 3 次。

六、特殊人群用药

1. 妊娠期　动物的生殖毒理研究表明：本品对非贫血的动物不会导致动物畸形和流产。然而，在前 3 个月不建议使用非肠道铁剂，在第二和第三期应慎用。任何本品代谢物不会进入母体中。

2. 其他人群　非肠道使用的铁剂对有感染的儿童会产生不利影响。老年用药：见"用法用量"项的详细描述。

七、药理学

1. 药效学及作用机制　多核氢氧化铁（Ⅲ）核心表面被大量非共价结合的蔗糖分子所包围，从而形成一个平均分子量为 43kDa 的复合物。这种大分子结构可以避免从肾被消除。这种复合物结构稳定，在生理条件下不会释放出铁离子。多核核心的铁被环绕的结构与生理状态下的铁蛋白结构相似。使用本品会引起人体生理的改变，其中包括对铁的摄入。

2. 药代动力学　给健康志愿者单剂量静脉注射含 100mg 铁的本品，10 分钟后铁的水平达到最高，平均为 538mmol/L。中央室分布容积与血浆容积相等（大约 3L）。注射的铁在血浆中快速被清除，半衰期约为 6 小时。稳态分布容积约为 8L，说明铁在体液中分布少。由于本品比转铁蛋白稳定性低，可以看到铁到转铁蛋白的竞争性交换。结果铁的转运速率为 31mg/24h。注射本品后的前 4 小时铁的肾清除量不到全部清除量的 5%。在 24 小时后，血浆中铁的水平下降到注射前铁的水平，约 75% 的蔗糖被排泄。

3. 药物不良反应

（1）罕见过敏性反应。

（2）据报道偶尔会出现≥1%：金属味，头痛，恶心，呕吐，腹泻，低血压，肝酶升高，痉挛，胃部痉挛，胸痛，嗜睡，呼吸困难，肺炎，咳嗽，瘙痒等。

（3）极少数出现副交感神经兴奋、胃肠功能障碍、肌肉痛、发热、风疹、面部潮红、四肢肿胀、呼吸困难、过敏（假过敏）反应，在输液的部位发生过静脉曲张、静脉痉挛。

4. 药物相互作用　和所有非肠道铁剂一样，本品会减少口服铁剂的吸收，所以本品不能与口服铁剂同时使用。因此口服铁剂的治疗应在注射完本品的 5 天之后开始服用。

八、注意事项

1. 禁用　本品禁用于非缺铁性贫血、铁过量或铁利用障碍、已知对单糖或二糖铁复合物过敏者。

2. 用药注意事项

（1）本品只能用于已通过适当的检查、适应证得到完全确认的患者（例如血清铁蛋白、血红蛋白、血细胞比容、红细胞计数、平均红细胞体积 MCV，平均红细胞血红蛋白含量 MCH，平均血红蛋白浓度 MCHC）。

（2）非肠道使用的铁剂会引起具有潜在致命性的过敏反应或过敏样反应。轻度过敏反应应服用抗组胺类药物；重度过敏反应应立即给予肾上腺素。

（3）有支气管哮喘、铁结合率低和叶酸缺乏症的患者，应特别注意过敏反应或过敏样反应的发生。

（4）有严重肝功能不良、急性感染、有过敏史或慢性感染的患者在使用本品时应小心。

（5）如果本品注射速度太快，会引发低血压。

（6）谨防静脉外渗漏。如果遇到静脉外渗漏，应按以下步骤进行处理：若针头仍然插着，用少量 0.9% 的生理盐水清洗。为了加快铁的清除，指导患者用黏多糖软膏或油膏涂在针刺处。轻轻涂抹黏多糖软膏或油膏。禁止按摩以避免铁的进一步扩散。

（7）本品不会影响驾驶和机械操作的能力。

九、药物稳定性及贮藏条件

遮光，密闭保存。

十、药物经济性评价

医保乙类。

叶　　酸

一、药品名称

1. 英文名　Folic Acid

2. 化学名　N-[4-[（2-氨基-4-氧代-1,4-二氢-6-蝶啶）甲氨基]苯甲酰基]-L-谷氨酸

二、药品成分

主药成分为叶酸

三、剂型及规格

叶酸片　0.4mg/片；5mg/片

注射用叶酸　15mg；30mg

四、适应证及相应的临床价值

1. 各种原因引起的叶酸缺乏及叶酸缺乏所致的巨幼红细胞贫血。

2. 孕妇、哺乳期妇女预防给药。

3. 慢性溶血性贫血所致的叶酸缺乏。

五、用法用量

（一）叶酸片

1. 儿童　口服，每次 5mg，每日 3 次（或每日 5~15mg，分 3 次）。

2. 成人　口服，每次 5~10mg，每日 15~30mg，直至血象恢复正常；预防用：每次 0.4mg，每日 1 次。

3. 老年人　尚未明确。

4. 孕妇、哺乳期妇女预防用药：一次 0.4mg，一日一次。

（二）注射用叶酸

用注射用水 1~2ml 溶解后（浓度为 ≤15mg/ml）肌内注射。每日 5~10mg，或遵医嘱。通常用药 3~4 周即可纠正贫血。

六、特殊人群用药

1. 妊娠期　可应用本品。

2. 哺乳期　可应用本品

3. 儿童用药　未进行安全性试验且无可靠参考文献。

4. 老年用药　未进行安全性试验且无可靠参考文献。

七、药理学

1. 药效学及作用机制　叶酸系由山蝶啶、对氨基苯甲酸及谷氨酸的残基组成的水溶性 B 族维生素，叶酸为机体细胞生长和繁殖的必需物质。存在于肝、肾、酵母及绿叶菜蔬如豆类、菠菜、番茄和胡萝卜等内，现已能人工合成。叶酸经二氢叶酸还原酶及维生素 B_{12} 的作用，形成四氢叶酸（THFA），后者与多种一碳单位（包括 CH_3、CH_2、CHO 等）结合成四氢叶酸类辅酶，传递一碳单位，参与体内很多重要反应及核酸和氨基酸的合成。THFA 在丝氨酸转羟甲酶的作用下，形成 N-5,10-甲烯基四叶酸，能促使尿嘧啶核苷酸形成胸腺嘧啶核苷酸，后者可参与细胞的 DNA 合成，促进细胞的分裂和成熟。在 DNA 合成的过程中，脱氧尿苷酸转变为脱氧腺苷酸，其间所需的甲基由亚甲基四氢叶酸提供。叶酸缺乏时，DNA 合成减慢，但其 RNA 合成不受影响，结果在骨髓中形成细胞体积较大而细胞核发育较幼稚的血细胞，尤以红细胞最为明显，及时补充可有治疗效应。

2. 药代动力学　口服后主要以还原型式在空肠近端吸收，5~20 分钟即出现于血中，一小时后大高峰，其 $T_{1/2}$ 约为 0.7 小时。贫血患者吸收速度较正常人快。叶酸由门静脉进入肝脏，以 N-5-甲基四氢叶酸的形式存在于肝脏中和分布到其他组织器官，在肝脏中储存量约为全身总量的 1/3~1/2。治疗量的叶酸约 90% 自尿中排泄，大剂量注射后 2 小时，即有 20%~30% 出现于尿中。

3. 药物不良反应　不良反应较少，罕见过敏反应。长

期用药可出现畏食、恶心、腹胀等胃肠道症状。大量服用叶酸时，可使尿液呈黄色。

4. 药物相互作用

（1）大剂量叶酸能拮抗苯巴比妥、苯妥英钠和扑米酮的抗癫痫作用，可使癫痫发作的临界值明显降低，并使敏感患者的发作次数增多。

（2）口服大剂量叶酸，可以影响微量元素锌的吸收。

八、注意事项

1. 禁用　维生素 B_{12} 缺乏引起的巨幼细胞贫血不能单用叶酸治疗。

2.. 用药注意事项

（1）静脉注射较易致不良反应，故不宜采用；肌内注射时，不宜与维生素 B_1、维生素 B_2、维生素 C 同管注射。

（2）口服大剂量叶酸，可以影响微量元素锌的吸收。

（3）诊断明确后再用药。若为试验性治疗，应用生理量（每日 0.5mg）口服。

（4）营养性巨幼红细胞性贫血常合并缺铁，应同时补充铁，并补充蛋白质及其他 B 族维生素。

（5）恶性贫血及疑有维生素 B_{12} 缺乏的患者，不单独用叶酸，因这样会加重维生素 B_{12} 的负担和神经系统症状。

（6）一般不用维持治疗，除非是吸收不良的患者。

九、药物稳定性及贮藏条件

遮光，密封保存。

十、药物经济性评价

基本药物（片剂：0.4mg，5mg），医保甲类、医保乙类（注射用叶酸），《中国药典》（2020 年版）收载。

重组人促红素（CHO 细胞）

一、药品名称

英文名　Recombinant Human Erythropoietin（CHO Cell）

二、药品成分

重组人促红素，系从人类肾细胞获取的人促红素基因组 DNA，经过基因重组而由中华仓鼠卵巢细胞产生的含有 165 个氨基酸（$C_{809}H_{1301}N_{229}O_{240}S_5$：分子量 18 235.96）的糖蛋白质（分子量：约 30 000）。

三、剂型及规格

重组人促红素注射液（CHO 细胞）　含重组人促红素、人血白蛋白、氯化钠、一水枸橼酸、二水枸橼酸三钠。

3 000 单位；4 000 单位；5 000 单位；6 000 单位；12 000 单位

四、适应证及相应的临床价值

1. 肾功能不全所致贫血，包括透析及非透析患者。

2. 外科围手术期的红细胞动员。

3. 治疗非骨髓恶性肿瘤应用化疗引起的贫血。不用于治疗肿瘤患者由其他因素（如铁或叶酸盐缺乏、溶血或胃肠道出血）引起的贫血。

五、用法用量

1. 肾性贫血　本品应在医生的指导下使用，可皮下注射或静脉注射，每周分 2~3 次给药，也可每周单次给药。给药剂量和次数需依据患者贫血程度、年龄及其他相关因素调整。以下方案供参考：

（1）治疗期：每周分次给药，开始推荐剂量血液透析患者每周 100~150 国际单位（IU）/kg，非透析患者每周 75~100IU/kg，若红细胞压积每周增加少于 0.5vol%，可于 4 周后按 15~30IU/kg 增加剂量，但最高增加剂量不可超过 30IU/（kg·周），红细胞压积应增加到 30~33vol%，但不宜超过 36%。每周单次给药，推荐剂量为成年血透或腹透患者每周 10 000IU。

（2）维持期：每周分次给药后如果红细胞压积达到 30~33vol% 或血红蛋白达到 100~110g/L，则进入维持治疗阶段。推荐将剂量调整至治疗期剂量的 2/3，然后每 2~4 周检查红细胞压积以调整剂量，避免红细胞生成过速，维持红细胞压积和血红蛋白在适当水平。

每周单次给药后若红细胞压积或血红蛋白达到上述标准，推荐将每周单次给药时间延长（如每 2 周 1 次给药，并依据患者贫血情况调整使用剂量。

2. 外科围手术期的红细胞动员　适用于术前血红蛋白值在 100~130g/L 的择期外科手术患者（心脏血管手术除外），使用剂量为 150IU/kg，每周 3 次，皮下注射，于术前 10 天至术后 4 天应用，可减轻术中及术后贫血，减少对异体输血的需求，加快术后贫血倾向的恢复。用药期间为防治缺铁，可同时补充铁剂。

3. 肿瘤化疗引起的贫血　当患者总体血清促红素水平 >200mu/ml 时，不推荐使用本品治疗。临床资料表明，基础促红素水平低的患者较基础水平高的疗效更好。

每周分次给药：起始剂量每次 150IU/kg，皮下注射，每周 3 次。如果经过 8 周治疗，不能有效地减少输血需求或增加红细胞比容，可增加剂量至每次 200IU/kg，皮下注射，每周 3 次。如红细胞比容>40% 时，应减少本品的剂量直到红细胞比容降至 36%。当治疗再次开始时或调整剂量维持需要的红细胞比容时，本品应以 25% 的剂量减量。如果起始治疗剂量即获得非常快的红细胞比容增加（如在任何 2 周内增加 4%），本品也应该减量。

每周单次给药：当患者外周血 Hb 男性<110g/L，女性<100g/L 时，可给予本品 36 000IU 皮下注射，每周 1 次，疗程 8 周。若治疗期间疗程未达 8 周，Hb 升高达到 120g/L 时，应停止给药，直至 Hb 男性下降到<110g/L，女性下降到<100g/L 时可重新开始给药。若治疗 2 周后 Hb 升高过快，绝对值超过 13g/L 时，应酌情减少剂量。

4. 使用方法：采用无菌技术，打开药瓶，将消毒针连接消毒注射器，吸入适量药液，静脉或皮下注射。如果为预充式注射器包装,拔掉针护帽,直接静脉或皮下注射。

六、特殊人群用药

1. 妊娠期 对孕妇的用药安全性尚未确立,处方医师应充分权衡利弊后决定是否使用本品。

2. 哺乳期 对哺乳期妇女的用药安全性尚未确立,处方医师应充分权衡利弊后决定是否使用本品。

3. 儿童 对早产儿、新生儿、婴儿的用药安全性尚未确立,处方医师应充分权衡利弊后决定是否使用本品。

4. 其他人群 高龄患者应用本品时,要注意监测血压及血红蛋白浓度或红细胞压积,并适当调整用药剂量及给药次数。

七、药理学

1. 药效学及作用机制 本剂直接作用于红细胞系祖细胞,而发挥造血作用。

1)造血作用:静脉注射本剂于正常大鼠、小鼠及犬时,产生明显的剂量及给药次数依赖性的造血效果。另外,静脉注射本剂至肾部分切除的小鼠、庆大霉素诱导的肾功能障碍大鼠以及遗传性肾囊肿的小鼠等肾性贫血的动物模型中,产生显著的贫血改善效果。

2)作用机制:评估本剂对各种造血祖细胞集落形成的刺激作用,结果证实本剂对后期红细胞系细胞(CFU-E)有明显的刺激集落形成的作用。在高浓度下,本剂亦可刺激早期红细胞系祖细胞(BFU-E)的集落形成(体外)。另外,对肾性贫血患者也有促进 CFU-E、BFU-E 集落形成的作用。

2. 药代动力学

(1)血中浓度

1)健康成人:对 7 例健康成年男性,以静脉注射本剂 300IU 后,血药浓度在用药后达到最高血药浓度(C_{max}),之后以 0.4 小时和 7.0 小时的半衰期呈现双相型减低。

2)施行透析的肾功能不全患者:施行透析的肾功能不全患者 11 例,在接受本剂 300IU 的静脉注射后,显示出与健康患者相似形态的血浆浓度变化,半衰期为 6 小时。当静脉

注射剂量 1 500IU(8 例)和 3 000IU(12 例)后,其半衰期分别是 5.9 小时和 7.5 小时。随着剂量的增加,本剂在血浆中的清除会轻微减缓。

(2)尿中排泄:给 7 例健康成人男性静脉注射本剂 300IU 后,其结果显示给药后 24 小时以内,给药量的 0.88% 由尿中排泄。

给 2 例极小早产儿皮下给药 200IU/kg 后,其结果显示给药后 48 小时以内排泄出给药量的 0.18%。

3. 药物不良反应

(1)一般不良反应:在 4 435 例中观察到 284 例(6.40%)有不良反应。主要的不良反应有血压上升高 166 例(3.74%),头痛 43 例(0.97%)等。主要的临床检查值异常有 GPT 升高 13 例(0.29%),GOT 升高 11 例(0.25%)、γ-GTP 升高 11 例(0.25%)、血清钾升高 10 例(0.23%)等。

(2)严重不良反应

1)休克、过敏症状(发生率不详):因有可能发生休克、过敏症状(荨麻疹、呼吸困难、口唇浮肿、喉头水肿等),因此应注意观察,如发现异常时,采取停药等适当处置。

2)高血压性脑病、脑出血(发生率不详):因急剧的血压上升有引起头痛、意识障碍、痉挛等症状,有高血压性脑病,高血压性脑出血发生的可能,需密切注意血压等的变化而给药。

3)心肌梗死、肺梗死、脑梗死(发生率不详):因有引起心肌梗死、肺梗死、脑梗死的可能,应密切注意观察,如发现异常时,采取停药等适当处置。

4)纯红细胞再生障碍性贫血(发生率不详):有可能因产生抗促红素抗体而引发单纯红细胞再生障碍性贫血。若发生该症状则应采取停药等适当措施。

5)肝功能损害、黄疸:曾有报道使用其他重组人促红素制剂使用时出现肝功能损害、黄疸并伴随 GOT、GPT、γ-GTP 升高,应密切注意观察,如发现异常时,采取停药等适当处置。

(3)其他不良反应

4. 药物相互作用 尚不明确。

	不良反应发生率/%		
	发生率不详	0.1%≤发生率<5%	发生率<1%
循环系统		血压升高	心悸
皮肤	痤疮	瘙痒感	皮疹
肝	肝功能异常	GOT 升高、GPT 升高、γ-GTP 升高、LDH 升高、Al-P 升高	总胆红素升高
消化系统	腹痛	恶心、呕吐	食欲缺乏、腹泻
感觉器官	头晕、口苦	头痛、发热	热感、发烧、全身倦怠感、关节痛、肌肉痛、失眠
血液	白细胞增多	嗜酸性粒细胞增多症	
其他	眼底出血(视网膜动脉血栓症、视网膜静脉血栓症等)、脾肿大、鼻出血	血清钾升高	BUN 升高、尿酸升高、血肌酐升高、浮肿

八、注意事项

1. 禁用

（1）未控制的重度高血压患者。

（2）对本剂或对其他促红素制剂过敏者。

（3）合并感染者，宜控制感染后再使用本品。

2. 用药注意事项

（1）对下列患者应慎重给药

1）有心肌梗死、肺梗死、脑梗死的患者，或者是有这些病史而可能引起血栓栓塞的患者（有报告指出，因给予本剂而引起血液黏稠度上升，有可能加重或诱发血栓栓塞，因此需要密切观察）。

2）高血压的患者（有些患者在使用本剂后出现血压升高，有时会出现高血压性脑病）。

3）有药物过敏史的患者。

4）有过敏倾向的患者。

（2）重要注意事项

1）本剂的用药对象仅限于由于贫血造成日常生活活动障碍的施行透析前的肾性贫血患者。另外，以血红蛋白浓度低于10g/dl（血细胞比容值小于30%）为用药指标。

2）本剂给药时须确诊为肾性贫血，不可用于其他贫血（失血性贫血、血细胞减少症、铅蓄积症等）。

3）用药前须充分问诊，以防止休克等反应的发生。初次用本剂或停药后，再用本剂时，应先以少量行静脉内注射，确定无异常反应发生后再给予全量。

4）本剂用药期间应定期地检查（给药初期每周1次、维持给药期2周1次左右）血红蛋白浓度或者是血细胞比容值。应注意避免过度造血（血红蛋白浓度不超过12g/dl或血细胞比容值超过36%），如果发现过度造血，应采取暂时停药等适当的处置。

5）本剂用药后可能会观察血压上升，另外，也会出现高血压性脑病，因此必须密切注意血压、血细胞比容值等的变化而用药。特别注意应使血细胞比容值缓慢上升。另外，停止用药后血细胞比容值也有上升的可能，需密切观察。当发现血压升高时应采取停止用药等适当处置。

6）有可能因产生抗促红素抗体而引发单纯红细胞再生障碍性贫血。在本剂使用中，如出现贫血未曾改善甚至恶化的状况，则应考虑发生了该疾病，诊断为纯红细胞再生障碍性贫血后应停止使用本剂。且勿改用其他促红素制剂，须采取适当处置。

7）本剂的用药可能会引起高钾血症，应进行适当的饮食调整。

8）由于本剂的用药可能会造成分流器的闭塞和血液透析装置内留有残血。所以，要密切留意分流器和血液透析装置内的血流量。如有此情况发生，须采取重新设分流器或增加抗凝剂的剂量等适当的处置。

9）铁的存在对本剂的效果很重要，因此当铁缺乏时，应对患者给予铁剂。

10）叶酸或维生素 B_{12} 不足会降低本品疗效。严重铝过多也会影响疗效。

（3）使用注意事项

1）须遵照医师的处方指示使用。

2）注射本剂时请勿与其他药物混合使用。

（4）运动员慎用。

九、药物稳定性及贮藏条件

2~8℃避光保存，禁冻结。

十、药物经济性评价

基本药物（注射液：3 000 单位，4 000 单位，5 000 单位，6 000 单位，12 000 单位），医保乙类，《中国药典》（2020 年版）收载。

4　升白细胞药物

辅酶 A

一、药品名称

英文名　Coenzyme A

二、药品成分

主药成分为辅酶 A

三、剂型及规格

注射用辅酶 A：50 单位/瓶；100 单位/瓶；200 单位/瓶

四、适应证及相应的临床价值

辅酶类。用于白细胞减少症、原发性血小板减少性紫癜及功能性低热的辅助治疗。

五、用法用量

静脉滴注。每次 50~200 单位，每日 50~400 单位，临用前用 5% 葡萄糖注射液 500ml 溶解后静脉滴注。肌内注射，每次 50~200 单位，每日 50~400 单位，临用前用氯化钠注射液 2ml 溶解后注射。

六、特殊人群用药

1. 妊娠期　尚不明确。

2. 哺乳期　尚不明确。

3. 其他人群　儿童、老年人，未进行该项实验且无可靠参考文献。

七、药理学

1. 药效学及作用机制　体内乙酰化反应的辅酶。参与体内乙酰化反应，对糖、脂肪和蛋白质的代谢起着重要的作用，如三羧酸循环、肝糖原积存、乙酰胆碱合成、降低胆固醇量、调节血脂含量及合成甾体物质等，均与本品有密切关系。

2. 药代动力学　未进行该项实验且无可靠参考资料。

3. 药物不良反应　尚不明确。

4. 药物相互作用 与三磷酸腺苷、细胞色素 C 等合用,效果更好。

八、注意事项

1. 禁用 急性心肌梗死患者禁用。对本品过敏者禁用。

2. 用药注意事项 溶解后,如遇变色、结晶、浑浊、异物应禁用。

九、药物稳定性及贮藏条件

密封,遮光,在阴凉处(不超过 20℃)保存。

十、药物经济性评价

医保乙类。

利 可 君

一、药品名称

1. 英文名 Leucogen
2. 化学名 2-(α-苯基-α-乙氧羰基-甲基)噻唑烷-4-羧酸

二、药品成分

利可君

三、剂型及规格

利可君片 10mg/片;20mg/片

四、适应证及相应的临床价值

用于预防、治疗白血球减少症及血小板减少症。

五、用法用量

口服。每次 20mg(1 片),每日 3 次,或遵医嘱。

六、特殊人群用药

1. 孕妇期 尚不明确。
2. 哺乳期 尚不明确。
3. 其他人群 儿童、老年人未进行该项实验且无可靠参考文献。

七、药理学

1. 药效学及作用机制 本品为半胱氨酸衍生物,服用后在十二指肠碱性条件下与蛋白结合形成可溶性的物质迅速被肠所吸收,增强骨髓造血系统的功能。

2. 药代动力学 未进行该项实验且无可靠参考文献。

3. 药物不良反应 尚未发现有关不良反应报道。

4. 药物相互作用 尚不明确。

八、注意事项

1. 禁用 对本品过敏者禁用。

---

2. 慎用 急、慢性髓细胞白血病患者慎用。

3. 用药注意事项

(1) 本品性状发生改变后,禁止使用。

(2) 请放在儿童不易拿到之处。

九、药物稳定性及贮藏条件

遮光,密封,在干燥处保存。

十、药物经济性评价

医保乙类。

鲨 肝 醇

一、药品名称

1. 英文名 Batilol
2. 化学名 3-(十八烷氧基)-1,2-丙二醇

二、药品成分

主药成分为鲨肝醇

三、剂型及规格

鲨肝醇片 20mg/片

四、适应证及相应的临床价值

1. 用于治疗各种原因引起的白细胞减少症,如放射性、抗肿瘤药物等所致的白细胞减少症。

2. 用于治疗不明原因所致的白细胞减少症。

五、用法用量

1. 儿童 口服,每次 1~2mg/kg,每日 3 次。
2. 成人 口服,每日 50~150mg(2.5~7.5 片),分 3 次服,4~6 周为一疗程。

六、特殊人群用药

1. 妊娠期 孕妇可应用本品。
2. 哺乳期 哺乳期妇女可应用本品。
3. 其他人群 儿童、老年患者可应用本品。

七、药理学

1. 药效学及作用机制 本品即 α-正十八碳甘油醚,为动物体内固有物质,在骨髓造血组织中含量较多,可能是体内造血因子之一。有促进白细胞增生及抗放射线的作用,还可对抗由于苯中毒和细胞毒类药物引起的造血系统抑制。

2. 药代动力学 未进行该项实验且无可靠参考文献。

3. 药物不良反应 治疗剂量偶见口干、肠鸣亢进。

4. 药物相互作用 未进行该项实验且无可靠参考文献。

八、注意事项

1. 禁用 未进行该项实验且无可靠参考文献。

2. 用药注意事项

（1）临床疗效与剂量相关,过大或过小均影响效果,故应寻找最佳剂量。

（2）对病程较短、病情较轻及骨髓功能尚好者,本品疗效较好。

（3）用药期间应经常检查外周血常规。

九、药物稳定性及贮藏条件

遮光,密闭保存。

十、药物经济性评价

医保乙类。

重组人粒细胞刺激因子

一、药品名称

英文名 Recombinant Human Granulocyte Colony-Stimulating Factor

二、药品成分

主药成分为重组人粒细胞刺激因子,利用基因重组技术生产的人粒细胞集落刺激因子(G-CSF)。

三、剂型及规格

重组人粒细胞刺激因子注射液 （1）75μg；（2）150μg；（3）200μg；（4）300μg；（5）480μg

四、适应证及相应的临床价值

1. 促进骨髓移植后中性粒细胞数增加。

2. 癌症化疗引起的中性粒细胞减少症。包括恶性淋巴瘤、小细胞肺癌、胚胎细胞瘤(睾丸肿瘤、卵巢肿瘤等)、神经母细胞瘤等。

3. 骨髓增生异常综合征伴发的中性粒细胞减少症。

4. 再生障碍性贫血伴发的中性粒细胞减少症。

5. 先天性、特发性中性粒细胞减少症。

五、用法用量

1. 儿童 见特殊人群用药。

2. 成人

（1）促进骨髓移植后中性粒细胞计数增加:成人的推荐剂量为300μg/m²,通常自骨髓移植后次日至第5日给予静脉滴注,每日1次。

当中性粒细胞数上升超过5 000/mm³时,停药,观察病情。

在紧急情况下,无法确认本药的停药指标中性粒细胞数时,可用白细胞数的半数来估算中性粒细胞数。

（2）癌症化疗后引起的中性粒细胞减少症:用药后,当中性粒细胞计数经过最低值时期后增加到5 000/mm³(WBC:10 000/mm³)以上,应停药,观察病情。

1）恶性淋巴瘤、肺癌、卵巢癌、睾丸癌、神经母细胞瘤:

通常在化疗结束后(次日以后)开始皮下给予本剂50μg/m²每日1次,由于出血倾向等原因难于皮下给药时,可静脉内给予(包括静脉点1)本剂100μg/m²,每日1次。

2）急性白血病:通常在化疗给要结束后(次日以后)骨髓中的幼稚细胞减少到足够低的水平且外周血中无幼稚细胞时,开始给药,成人和儿童的推荐剂量为200μg/m²,每日一次,静脉给药。无出血倾向等情况,皮下给药,推荐剂量为100μg/m²,每日一次。

紧急情况下,无法确认本机的给药及停药时间的指标中性粒细胞时,可用白细胞数的半数来估算中性粒细胞数。

（3）骨髓增生异常综合征伴发的中性粒细胞减少症

中性粒细胞低于1 000/mm³的患者,给予本剂100μg/m²,每日一次,静脉滴注。

若中性粒细胞数增加超过5 000/mm³时,应减量或停药,并观察病情。

（4）再生障碍性贫血伴发的中性粒细胞减少症:

中性粒细胞数低于1 000/mm³的成人和儿童,给予本品400μg/m²,q.d.,静脉滴注。

若中性粒细胞数增加超过5 000/mm³时,应减量或停药,并观察病情。

（5）先天性、特发性中性粒细胞减少症

中性粒细胞数低于1 000/mm³的成人和儿童患者,给予本剂50μg/m²,每日1次,皮下注射。

若中性粒细胞数增加超过5 000/mm³时,应减量或停药,并观察病情。

3. 老年人 见特殊人群用药

六、特殊人群用药

1. 妊娠期 不宜用于妊娠或可能怀孕的妇女(妊娠中的用药安全性尚未确定)。当证明孕妇用药潜在利益大于对胎儿的潜在危险,应予以使用。

2. 哺乳期 哺乳期妇女用药前应停止哺乳。

3. 其他人群 儿童用药时应密切观察、慎重用药。对早产儿、新生儿及婴幼儿用药的安全性尚未确定。每日用药的4月~17岁患者未发现长期毒性效应,其生长、发育、性征和内分泌均未改变。老年患者通常生理机能(造血机能、肝、肾功能等)低下,需注意用量及用药间隔时间、观察患者的状态、慎重给药。

七、药理学

1. 药效学及作用机制

（1）药理作用

增加中性粒细胞数的作用:①促进中性粒细胞祖细胞的分化增殖,从骨髓中释放成熟的中性粒细胞。在体外集落形成试验中,将小鼠的骨髓细胞和本剂一同培养,结果表明本剂有促进中性粒细胞前提细胞分化、培养。另外,给环磷酰胺所致的中性粒细胞减少的小鼠应用本剂后,可防止外周血中的中性粒细胞减少,骨髓中的幼稚细胞到成熟粒细胞依顺序有显著性的增加。给大鼠应用本剂时,推测可促进骨髓中的成熟中性粒细胞向外周血中释放。②对中性粒细胞减少动物模型的药理作用。给采用大鼠、小鼠、犬及猴制成的中性粒细胞较少动物模型（给于抗肿瘤药物、造血干细胞移植、遗传性中性粒细胞减少症）应用本剂，结果表明具有促进中性粒细胞数增加的效果。③增加中性粒细胞的功能。在采用小鼠进行的体外及活体外实验中，给于本剂后可以增强中性粒细胞的吞噬杀菌能力，在采用大鼠进行的体外及活体外实验中，给于本剂后可以增强中性粒细胞的游走能力。另外，将健康人外周血中的中性粒细胞和本剂共同培养时，证实可以增加 FMLP 刺激引起的过氧化物的产生（体外）。恶性淋巴瘤患者接受化疗后，给于本剂，在分离的外周血中性粒细胞中，证实可以增加 FMLP 刺激引起的过氧化物的产生（体外）。

（2）作用机理：根据对小鼠骨髓细胞、人中性粒细胞进行的受体结合实验推断本剂的作用机理为：本剂能特异性地与存在于从中性粒细胞祖细胞开始到成熟中性粒细胞的各细胞上的受体结合，并能促进中性粒细胞祖细胞的分化、增殖，提高成熟中性粒细胞的功能。

2. 药代动力学

（1）血浆浓度：给健康成年男子单次静脉滴注或皮下注射本剂 1.0ug/kg，其血浆浓度的变化如下。静脉滴注后（30 分钟）的半衰期为 1.40 小时，AUC 为 21.6ng/(ml·h)，皮下注射后的半衰期 2.15 小时，AUC 为 11.7ng/(ml·h)，生物利用度为 0.54。

另外，连续 6 天静脉滴注或皮下注射本剂后，开始给药日与第 6 日的血浆药物浓度变化无显著性差异，无蓄积现象。

（2）尿中排泄：给健康成年男子静脉滴注本剂 3.0μg/kg 或皮下注射 1.0μg/kg 后，测定 24 小时尿中的药物浓度，结果均在检测限下。

3. 药物不良反应

（1）一般不良反应：共 7 175 例中 935 例（13.0%）发生不良反应（包括临床检查值异常改变）。主要的不良反应有骨痛（胸部、腰部、骨盆等）124 例（1.7%），发热 117 例（1.6%），腰痛 108 例（1.5%），肝功能异常 40 例（0.6%）等。主要的临床检查值异常改变为 LDH 升高 348 例（4.9%），ALP 升高 264 例（3.7%），ALT(GPT) 升高 89 例（1.2%），AST(GOT) 升高 68 例（0.9%），CRP 升高 45 例（0.6%）等。

（2）严重的不良反应

1）休克（发生率不详）：有发生休克的可能，需密切观察，发现异常时应停药并进行适当处置。

2）间质性肺炎（发生率不详）：有发生间质性肺炎或使其恶化的可能，应密切观察，发现发热、咳嗽、呼吸困难和胸部 X 线检查异常时，应停药并采取给予肾上腺皮质激素等适当处置。

3）急性呼吸窘迫综合征（发生率不详）：有发生急性呼吸窘迫综合征的可能，应密切观察，如发现急剧加重的呼吸困难、低氧血症、两肺弥漫性浸润阴影等胸部 X 线异常时，应停药，并进行呼吸道控制等适当处理。

4）幼稚细胞增加（发生率不详）：对急性髓性白血症及骨髓异常增生综合征的患者，有可能促进幼稚细胞增多时，

应密切观察，出现幼稚细胞增多时应停药。

5）毛细血管渗漏综合征（0.01%）可能发生毛细血管渗漏综合征，故应密切观察，一旦出现低血压、低蛋白血症、水肿、肺水肿、胸水、腹水、血液浓缩等症状，应采取停药等适当的处置措施。

（3）其他不良反应

1）皮肤：中性粒细胞浸润痛性红斑、伴有发热的皮肤损害（sweet 综合征等）（发生率不明），皮疹、潮红。

2）肌肉骨骼系统：有时会有肌肉酸痛、骨痛、腰痛、胸痛、关节痛的现象。

3）消化系统：有时会出现食欲不振的现象，恶心、呕吐，或肝脏谷丙转氨酶、谷草转氨酶升高。

4）其他：有人会出现发热、头疼、乏力、心悸、LDH、脾肿、浮肿、尿酸、血清肌酐、CRP 升高。

4. 药物相互作用　尚不完全清楚，对促进白细胞释放之药物（如锂剂）应慎用。

八、注意事项

1. 禁用

（1）对粒细胞刺激因子过敏者以及对大肠杆菌表达的其他制剂过敏者禁用。

（2）严重肝、肾、心、肺功能障碍者禁用。

（3）骨髓中幼稚粒细胞未显著减少的骨髓性白血病患者或外周血中检出幼稚粒细胞的骨髓性白血病患者。

2. 慎用

（1）既往有药物过敏史的患者。

（2）有过敏倾向的患者。

3. 用药注意事项

（1）本剂限用于中性粒细胞减少症患者。

（2）本剂应用过程中，应定期进行血液检查防止中性粒细胞（白细胞）过度增加，如发现过度增加，应给予减量或停药等适当处置。

（3）有发生过敏反应的可能，因此出现过敏反应时，应立即停药并给予适当处置，另外，为预测过敏反应等，使用时应充分问诊、并建议预先用本剂做皮试。

（4）因给于本剂可能会引起骨痛、腰痛等症状时，，应给予非麻醉性镇痛剂或采取其他适当的处置。

（5）对癌症化疗引起的中性粒细胞减少症患者，在给予癌症化疗药物的前 24 小时内以及给药后的 24 小时内应避免使用本剂。

（6）对于急性髓性白血病患者（化疗和骨髓移植）应用本剂前，建议对采集细胞进行体外实验，以确认本剂是否促进白血病细胞增多。同时，应定期进行血液检查及骨髓检查，发现幼稚细胞增多时应停药。

（7）骨髓增生异常综合征中，已知伴有幼稚细胞增多的类型有转化为髓性白血病的危险性，因此应用本剂时，建议对采集细胞进行体外实验，以证实幼稚细胞集落无增多现象。

（8）长期使用本剂的安全有效性尚未确立，曾有报道可见脾脏增大。

4. 使用注意事项

（1）须遵照医师的处方指示使用。

（2）打开安瓿时：本品为单点式（易折）安瓿，建议用酒精棉球擦拭安瓿断点割裂后切割。

（3）配制时：静脉滴注时，与5%葡萄糖溶液或生理盐水混合后注射。另外应用时勿与其他药物混用。

（4）给药时：静脉内给药时，速度应尽量缓慢。

5. 其他注意事项

（1）有报告指出，再生障碍性贫血及先天性中性粒细胞减少症患者，应用粒细胞集落刺激因子后，有转为骨髓异常增生综合征或急性白血病的病例。

（2）有报告指出给再生障碍性贫血、骨髓异常增生综合征及先天性中性粒细胞减少症患者应用粒细胞刺激因子后，有的病例发生了染色体异常。

（3）有报告指出粒细胞刺激因子在体外或体内实验中，对多种人膀胱癌及骨肉瘤细胞株具有促进的倾向。

九、药物稳定性及贮藏条件

于2~8℃避光处保存和运输，禁冻结。

十、药物经济性评价

医保乙类。

重组人粒细胞巨噬细胞刺激因子

一、药品名称

英文名　Recombinant Human Granulocyte/Macrophage Colony-stimulating Factor

二、药品成分

主药成分为重组人粒细胞巨噬细胞集落刺激因子

三、剂型及规格

注射用重组人粒细胞巨噬细胞刺激因子注射液　50μg/支；75μg/支；100μg/支；150μg/支；300μg/支

四、适应证及相应的临床价值

1. 预防和治疗肿瘤放疗或化疗后引起的白细胞减少症。

2. 治疗骨髓造血功能障碍及骨髓增生异常综合征。

3. 预防白细胞减少时可能潜在的感染并发症。

4. 使感染引起的中性粒细胞减少的恢复加快。

五、用法用量

1. 肿瘤放、化疗后　放、化疗停止24~48小时后方可使用本品，用规定量的注射用水溶解本品（切勿剧烈振荡），在腹部、大腿外侧或上臂三角肌处进行皮下注射（注射后局部皮肤应隆起约1cm²，以便药物缓慢吸收），3~10μg/（kg·d），持续5~7天，根据白细胞回升速度和水平，确定维持量。本品停药后至少间隔48小时方可进行下一疗程的放、化疗。

2. 骨髓移植　5~10μg/kg，静脉滴注4~6小时每日1次，持续应用至连续3天中性粒细胞绝对数≥1 000/ul。

3. 骨髓增生异常综合征/再生障碍性贫血　3μg/（kg·d），皮下注射，需2~4天才观察到白细胞增高的最初效应，以后调节剂量使白细胞计数维持在所期望水平，通常<10 000/μl。

六、特殊人群用药

1. 妊娠期　孕妇使用本品的安全性尚未建立，应慎重使用。

2. 哺乳期　哺乳期妇女使用本品的安全性尚未建立，应慎重使用。

3. 其他人群　老年患者的状态，注意用量和间隔，慎重用药。

七、药理学

1. 药效学及作用机制　重组人粒细胞巨噬细胞刺激因子作用于造血干细胞，促进其增殖和分化，其重要作用是刺激粒、单核巨噬细胞成熟，促进成熟细胞向外周释放，并能促进巨噬细胞和嗜酸性性细胞的多种功能。

2. 药代动力学　志愿者皮下注射3μg/kg、10μg/kg、20μg/kg和静脉注射3~30μg/kg可观察到血浓度峰值和曲线下面积（AUC）随剂量的增大而增高。皮下注射本品，在3~4小时血浓度达到峰值。静脉注射本品的清除半衰期为1~2小时，皮下注射则为2~3小时。小鼠皮下注射¹²⁵I-GM-CSF后，肾脏含量最高，其次是胃和血液，心脏和骨骼中含量较低。在24小时内有45%药物经尿液排出，其中20%以原型排出，48小时内66~86%的药物经尿液排泄。

3. 药物不良反应　本品的安全性与剂量和给药途径有关。大部分不良反应多属轻到中度，严重的反应罕见。根据临床结果和国外有关报道，最常见的不良反应为发热、寒战、恶心、呼吸困难、腹泻、皮疹、颤抖、注射部位反应（皮下注射给药）、呕吐、乏力、食欲减退、骨痛、肌痛、衰弱；其次有胸痛、口腔炎、头痛、多汗、腹痛、瘙痒、头晕、外周水肿、感觉异常。严重不良反应罕见，根据报道有过敏性反应、支气管痉挛、心衰、毛细血管渗漏综合征、脑血管紊乱、意识模糊、踌躇、低血压、心律失常、颅内高压、心包渗液、心包炎、胸膜渗液、肺部水肿、昏厥等。

不良反应发生多于静脉推注和快速滴注以及剂量大于32μg/（kg·d）有关。

4. 药物相互作用

（1）本品与化疗药物同时使用，可加重骨髓毒性，因而不宜与化疗药物同时使用，应于化疗结束后24~48小时使用。

（2）本品可引起血浆白蛋白降低，因此，同时使用具有血浆白蛋白高结合的药物应注意调整药物的剂量。

八、注意事项

1. 禁用

（1）对rhGM-CSF或该制剂中任何其他成分有过敏史

的患者。

（2）自身免疫性血小板减少性紫癜的患者。

2. 慎用　孕妇、高血压患者及有癫痫病史者慎用。

3. 用药注意事项

（1）本品应在专科医生的指导下使用。患者对 rhGM-CSF 的治疗反应和耐受性个体差异较大，为此应在治疗前及开始治疗后定期观察外周血白细胞或中性粒细胞，血小板数据的变化。血象恢复正常后立即停药或采用维持剂量。

（2）本品属蛋白质类药物，用前应检查是否发生浑浊，如有异常，不得使用。

（3）本品不应与抗肿瘤放、化疗药同时使用，如要进行下一疗程的抗肿瘤放、化疗，应停药至少 48 小时后，方可继续治疗。

（4）使用前仔细检查，如发现瓶子有破损，溶解不完全者均不得使用，溶解后的药剂应一次用完。

九、药物稳定性及贮藏条件

2~8℃ 避光保存。

十、药物经济性评价

医保乙类。

5　抗血小板药物

双嘧达莫

参见（第二章　神经系统药物　8　脑卒中药）

贝前列素

参见（第三章　心血管系统药物　11　降低肺动脉高压药物）

氯吡格雷

参见（第二章　神经系统药物　8　脑卒中药）

替罗非班

参见（第二章　神经系统药物　8　脑卒中药）

西洛他唑

参见（第二章　神经系统药物　8　脑卒中药）

6　升血小板药物

重组人血小板生成素

一、药品名称

英文名　Recombinant Human Thrombopoietin

二、药品成分

重组人血小板生成素（由含有高效表达人血小板生成素基因的中国仓鼠卵巢（CHO）细胞，经细胞培养、分离和高度纯化后制成）。

三、剂型及规格

重组人血小板生成素注射液　含重组人血小板生成素、人血白蛋白、氯化钠　（1）1ml：7500 单位；（2）1ml：15 000 单位

四、适应证及相应的临床价值

1. 本品适用于治疗实体瘤化疗后所致的血小板减少症，适用对象为血小板低于 $50×10^9$/L 且医生认为有必要升高血小板治疗的患者。

2. 本品用于特发性血小板减少性紫癜（ITP）的辅助治疗，适用对象为血小板低于 $20×10^9$/L 的糖皮质激素治疗无效（包括初始治疗无效、或有效后复发而再度治疗无效）的未接受脾切除治疗的患者。本品仅用于血小板减少及临床状态具有增加的出血风险的患者，不应用于试图使血小板计数升至正常数值的目的。

五、用法用量

本品应在临床医师指导下使用。具体用法、剂量和疗程因病而异，推荐剂量和方法如下：

（1）恶性实体肿瘤化疗时，预计药物剂量可能引起血小板减少及诱发出血且需要升高血小板时，可于给药结束后 6~24 小时皮下注射本品，剂量为每日每千克体重 300 单位，每日 1 次，连续应用 14 天；用药过程中待血小板计数恢复至 $100×10^9$/L 以上，或血小板计数绝对值升高 $≥50×10^9$/L 时即应停药。当化疗中伴发白细胞严重减少或出现贫血时，本品可分别与重组人粒细胞集落刺激因子（rhG-CSF）或重组人红细胞生成素（rhEPO）合并使用。

（2）糖皮质激素治疗无效的特发性血小板减少性紫癜（ITP）：糖皮质激素治疗无效（包括上述适应证第 2 条中所涵盖的范围）时，可皮下注射本品，剂量为每日每千克体重 300 单位，每日 1 次，连续应用 14 天；若不足 14 天血小板计数已经升至 $≥100×10^9$/L 时则停止使用本品。若出现口、鼻或内脏等部位出血时，可给予输注血小板、抗纤溶止血药等应急处理。

六、特殊人群用药

1. 妊娠期　对孕妇用药安全性尚未确立，故原则上不宜应用。

2. 哺乳期　对哺乳期妇女的用药安全性尚未确立，故原则上不宜应用。

3. 儿童、老年人　尚不清楚。

七、药理学

1. 药效学及作用机制　药理血小板生成素（thrombopoietin，TPO）是刺激巨核细胞生长及分化的内源性细胞因子，对巨核细胞生成的各阶段均有刺激作用，包括前体细胞的增殖和多倍体巨核细胞的发育及成熟，从而升高血小板

数目。重组人血小板生成素（rhTPO）是利用基因重组技术由中国仓鼠卵巢细胞表达，经提纯制成的全长糖基化血小板生成素，与内源性血小板生成素具有相似的升高血小板的药理作用。

一次大剂量^{60}Co γ射线全身照射猕猴造成骨髓抑制模型后，分别皮下注射 rhTPO 150 单位/kg、600 单位/kg 和人血白蛋白 20μg/kg，每日 1 次，连续给药 20 天。实验结果显示，rhTPO 使低谷期的血小板计数平均值升高，处于低值的时间缩短，并使骨髓抑制低谷期的外周血小板聚集率升高。其最低有效剂量为每日 150 单位/kg。

Balb/c 系小鼠腹腔注射卡铂 150mg/kg 造成血小板减少模型，经腹腔分别给予 rhTPO $1.1×10^2$ 单位/kg、$1.1×10^3$ 单位/kg、$1.1×10^4$ 单位/kg 及生理盐水，每日一次，连续给药 10 天后，rhTPO $1.1×10^3$ 单位/kg 以上各剂量组能明显减缓卡铂所致血小板数下降。

具有巨核细胞抗原表达的 HEL 和 DAMI 细胞系及正常人骨髓细胞的体外培养体系中，加入 rhTPO 能特异地提高巨核细胞系和正常人骨髓单个核细胞 CD41 抗原的表达，并且促进巨核细胞集落（CFU-Meg）形成。

2. 药代动力学 正常人单次皮下注射 rhTPO 药代动力学研究：受试者随机分为 150U/kg、300U/kg、600U/kg 三个剂量组，每组 8 例，共 24 例，结果显示在体内的吸收与消除过程基本符合线性动力学特征，三个剂量组的 $T_{1/2Ka}$ 分别为（2.5±1.1）小时、（3.2±2.6）小时和（4.2±2.4）小时，T_{max} 分别为（9.0±1.9）小时、（10.8±2.4）小时和（11.8±5.4）小时。rhTPO 消除比较缓慢，体内半衰期较长。三个剂量组消除半衰期相近，分别为（46.3±6.9）小时、（40.2±9.4）小时和（38.7±11.9）小时。多次皮下注射 rhTPO 药代动力学研究：8 名患者分为隔日给药组（隔日皮下注射 rhTPO 1.0mg/kg，相当于 300U/kg，共 7 次）和每日给药组（每日皮下注射 rhTPO 1.0mg/kg，相当于 300U/kg，共 14 次）两组，每组 4 例。随给药次数的增加，每个受试者的血药浓度随之升高，隔日给药组和每日给药组的谷浓度（C_{min}）分别在 5 次和 7 次给药后达到稳态水平，稳态 C_{min} 分别为（1 637±969）pg/ml 和（2 096±1 736）pg/ml。两组的峰浓度（C_{max}）的变化趋势与谷浓度相似，稳态峰 C_{max} 分别为（2 135±1 095）pg/ml 和（4 193±3 436）pg/ml。每个受试者第 1 次给药后的 AUC 以及 Tpeak 和 $t_{1/2}$ 等药代动力学参数与末次给药后相比无明显差异，即无时间依赖性的药代动力学变化。多次皮下注射 rhTPO，血药浓度升高的水平与给药的累积剂量正相关，在给药 14 次内，药物在体内无蓄积倾向。

3. 药物不良反应

（1）较少发生不良反应，偶有发热、肌肉酸痛、头晕等，一般不需处理，多可自行恢复。个别患者症状明显时可对症处理。本品在Ⅲ期临床试验中未见严重不良反应。在 311 例受试者中有 12 例（3.86%）共 18 例次出现与 rhTPO 用药有关的轻微不良反应，其中发热 4 例，寒战 2 例，全身不适 1 例，乏力 2 例，膝关节痛 2 例，头痛 2 例，头晕 3 例，血压升高 2 例，症状大多轻微，无须特殊处理。实验室检查 rhTPO 对化疗后血红蛋白和白细胞计数的恢复无影响，对血小

板形态、血小板聚集功能、凝血功能、肝肾等脏器功能无显著影响。74 例患者在治疗周期接受了抗体动态检测，3 例患者（4%）于给药后第 21 天和第 28 天的血清中监测出低滴度（1:5）非中和性抗 rhTPO 抗体，未发现对 rhTPO 升高血小板的作用造成影响。与 rhTPO 相关的不良反应（311 例受试者）：发热、寒战、全身不适、乏力、膝关节痛、头痛、头晕、血压升高。

（2）糖皮质激素治疗无效的 ITP 临床研究中与 rhTPO 相关不良反应：在多中心、随机对照试验中（该实验共分两个阶段：第一阶段治疗 14 天，实验组给予 rhTPO+达那唑，对照组给予达那唑；第二阶段实验组治疗档案不变；对照组中血小板计数仍≤$20×10^9$/L 着加用 rhTPO 治疗）共有 138 例受试者纳入安全性分析集（试验组 73 例，对照组 65 例），试验期间试验组和对照组的不良事件发生率分别为 34.25% 和 26.15%。两个阶段共有 122 例受试者接受 rhTPO 治疗（试验组 73 例，对照组 49 例），其中不良事件导致脱落者共 4 例，对照组 2 例次（用药 9 天Ⅱ度颅内出血各 1 例次，用药 1 天Ⅳ度颅内出血 1 例次），试验组有 1 例出血死亡病例，经研究者判断与本品无关。

两研究组接受 rhTPO 治疗的 122 例受试者中与 rhTPO 治疗的 122 例受试者中与 rhTPO 治疗相关的不良事件的发生率分别为 15.07% 和 4.08%。试验相关不良事件表现为轻度嗜睡 2 例次、轻度头晕 2 例次。重度阵发性视野破损 1 例次、轻度过敏样反应 1 例次、轻度皮疹 1 例次、轻度无力 2 例次、轻度腹泻 1 例次。轻度高血压 2 例次及注射部位疼痛 2 例次；对照组相关不良事件表现为中度荨麻疹和轻度下肢痛各 1 例次。rhTPO 对血红蛋白、白细胞计数、凝血功能的变化无明显影响。

糖皮质激素治疗无效 ITP 的临床研究中 rhTPO 相关不良反应：皮疹、荨麻疹、嗜睡、头晕、视野缺损、腹泻、高血压、过敏样反应、无力、下肢痛、注射部位疼痛。

4. 药物相互作用 尚不清楚。

八、注意事项

1. 禁用

（1）对本品成分过敏者。

（2）严重心、脑血管疾病者。

（3）患有其他血液高凝状态疾病者，近期发生血栓病者。

（4）合并严重感染者，宜控制感染后再使用本品。

2. 用药注意事项

（1）本品过量应用或常规应用于特异体质者可造成血小板过度升高，必须有经验的临床医师指导下使用。

（2）本品治疗实体瘤化疗后所致血小板减少症所适用对象为血小板低于 $50×10^9$/L 且医生认为有必要升高血小板治疗的患者。

本品治疗糖皮质激素治疗无效的特发性血小板减少性紫癜（ITP）适用对象为血小板低于 $20×10^9$/L 或医生认为有必要升高血小板治疗的患者；即使应用本品治疗，患者也应继续避免可能增加出血风险的状况或者药物的应用。

（3）本品实体瘤化疗后所致血小板减少症应在化疗结束后 6~24 小时开始使用。

（4）并发血栓形成/血栓栓子：血小板计数的过度升高可能会导致并发血栓形成/血栓栓子。过量或错误使用本品可能会使血小板计数升高到可导致并发血栓形成/血栓栓子的水平。为了使发生血栓形成/血栓栓子的风险降到最低，在应用本品时不应试图使血小板计数达到正常值。

（5）对低反应性或不能维持血小板应答者应进一步查找诱发因素，包括本品的中和抗体或者骨髓纤维化。如果血小板计数不能升高到足以避免临床重症出血的水平，应停药。对本品临床研究中 74 名患者（包括 ITP 患者和肿瘤患者）的检查结果显示 3 例（4%,3/74）出现 1:5 滴度的抗 TPO 抗体，无中和作用。

（6）恶性肿瘤和恶性肿瘤恶化：本品对造血细胞表面的 TPO 受体的刺激可能会增加恶性血液病的发生风险。除治疗糖皮质激素治疗无效的特发性血小板减少性紫癜（ITP）外,本品不用于治疗脊髓发育不良综合征（MDS）或者其他原因引起的血小板减少症。

（7）使用本品过程中应定期检查血常规，一般应隔日一次，密切注意外周血小板计数的变化，血小板计数达到所需指标时，应及时停药。在用药之前，用药过程中以及用药之后的随访中监测包括血小板计数和外周血涂片在内的血常规。在应用本品前检查外周血分类，建立红细胞和白细胞异常形态的基线水平。定期检查血常规，包括血小板计数和外周血涂片。停药后定期监测至少两周。

九、药物稳定性及贮藏条件

2~8℃避光保存和运输。

十、药物经济性评价

医保乙类。

（杨婉花　黄菁菁　李紫薇）

第九章 免疫系统药物

1 免疫抑制药

环孢素

一、药品名称

1. 英文名 Cyclosporin

2. 化学名 环[[(E)(2S,3R,4R)-3-羟基-4-甲基-2-(甲氨基)-6-辛烯酰]-L-2 氨基丁酰-N-甲基甘氨酰-N-甲基-L-亮氨酰-L-缬氨酰-N-甲基-L-亮氨酰-L-丙氨酰-D-丙氨酰-N-甲基-L-亮氨酰-N-甲基-L-亮氨酰-N-甲基-L-缬氨酰]

二、药品成分

环孢素 A

三、剂型与规格

环孢素软胶囊 (1)10mg/粒;(2)25mg/粒;(3)50mg/粒

四、适应证及临床价值

1. 预防和治疗同种异体器官移植或骨髓移植的排斥反应或移植物抗宿主反应。

2. 经其他免疫抑制剂治疗无效的狼疮肾炎、难治性肾病综合征等自身免疫性疾病。

五、用法用量

1. 儿童 暂无本品用于幼儿的资料。1 岁以上的儿童接受标准剂量是安全的。一些儿科研究显示,儿童需要和可耐受的每千克体重剂量较成人高,因此儿童用量可按或稍高于成人剂量计算。

2. 成人 除某些情况需静脉滴注环孢素浓缩液外,对大部分病例,推荐口服本品治疗。本品较环孢素非微乳化口服液吸收更快(平均达峰时间提早 1 小时,平均峰浓度提高 59%),在接受维持量的肾移植患者中,其生物利用度(AUC)平均提高 29%。在口服非微乳化环孢素吸收极差的患者(尤其是口服大剂量者)中,以等量转换本品后,他们所获得的环孢素生物利用度增加幅度可能超过 100%。本品的每日总用量应分 2 次服用(早上和晚上)。

特殊情况:①器官移植:采用三联免疫抑制方案时,起始剂量 6~11mg/(kg·d),并根据血药浓度调整剂量,根据血药浓度每 2 周减量 0.5~1mg/(kg·d),维持剂量 2~6mg/(kg·d),分 2 次口服。在整个治疗过程,必须在有免疫抑制治疗经验医生的指导下进行。②骨髓移植:预防移植物抗宿主病(GVHD):移植前一天起先用环孢素注射液,2.5mg/(kg·d),分 2 次静脉滴注,待胃肠反应消失后(0.5~1 月),改服本品,起始剂量 6mg/(kg·d),分 2 次口服,一月后缓慢减量,总疗程半年左右。治疗 GVHD:单独或在原用肾上腺皮质激素基础上加用本品,2~3mg/(kg·d),分 2 次口服,待病情稳定后缓慢减量,总疗程半年以上。③狼疮肾炎、难治性肾病综合征:初始剂量 4~5mg/(kg·d),分 2~3 次口服,出现明显疗效后缓慢减量至 2~3mg/(kg·d),疗程 3~6 月以上。

3. 老年人 尚无老年患者的有关环孢素吸收资料。其体内分布与中年患者无区别。严重肝功能障碍患者的血清肌酐值(最好连同环孢素血浓度)应严密监测。必要时,做剂量调整。

六、特殊人群用药

1. 妊娠期 动物生殖研究显示,本品无致畸作用。但尚缺乏临床用于孕妇的对照试验。只有在药物的疗效明显超过其对胎儿的潜在危险时,孕妇方可接受本品治疗。

2. 哺乳期 环孢素可经母乳分泌,故服用本品的母亲不得哺乳。

3. 肾功能损害 对药代动力学无实质影响,因为环孢素主要是经肝消除的。

4. 肝功能损害 严重肝功能障碍的患者,其消除将减慢。需严密监视血清肌酐和环孢素血浓度,并及时做剂量调整。

5. 其他人群

老年人:尚无老年患者的有关环孢素吸收资料。其体内分布与中年患者无区别。

儿童:消除速度较成人略快。故需较大的剂量(相对儿童的体重而言)才能获得与成人患者相同的血药浓度。

肾病综合征:在此类口服环孢素治疗的患者中,未见药代动力学改变的报告,故不必作特别的剂量调整。

七、药理学

1. 药效学及作用机制 环孢素(又称环孢素 A)是含有 11 个氨基酸的环状多肽。它是一种强力的免疫抑制剂。动物实验证明,本品能延长皮肤、心脏、肾、胰腺、骨髓、小肠或肺移植的存活期。研究表明,环孢素能抑制细胞介导免疫应答的发生,包括异体移植物免疫,迟发型皮肤超敏反应,实验性过敏性脑脊髓膜炎,弗氏佐剂关节炎,移植物抗宿主病(GVHD)和T细胞依赖的抗体的产生。环孢素能抑制淋巴因子,包括白细胞介素-2(T细胞生长因子,TCGF)的产生和释放。环孢素还可阻断细胞生长周期,使静止淋巴细胞停留在G0或G1期,抑制抗原激活的T细胞释放淋巴因子。

现有证据表明,环孢素能特异和可逆地作用于淋巴细胞。与细胞抑制剂不同,环孢素并不抑制造血干细胞,亦不影响巨噬细胞的功能。与其他细胞抑制剂比较,应用环孢素的患者,其感染发生率较低。

2. 药代动力学(如吸收、分布、代谢、排泄,包括药物基因组学、生物利用度、生物等效性)　与环孢素非微乳化口服液相比,本品吸收快,平均达峰时间提前1小时,平均峰浓度提高59%。在接受维持量的肾移植患者中,其生物利用度(AUC)平均提高29%。在口服环孢素非微乳化制剂吸收极差的患者(尤其是口服大剂量者)中,以等量转换本品后,他们所获得的环孢素生物利用度增加幅度可能超100%。大部分环孢素以3.5L/kg的平均表观分布容积分布于血液之外。在血液中,其分布取决于活性成分的浓度:33%~47%存在于血浆,4%~9%于淋巴细胞,41%~58%于红细胞。在高环孢素浓度下,白细胞和红细胞的摄取达饱和状态。在血浆中,大约90%与蛋白质(主要是脂蛋白)结合。环孢素的生物转化形式广泛,至今测得的代谢物超过15种。其主要的代谢部位是肝内细胞色素P450,NF(细胞色素3A属)依赖的单胺氧化酶系所在的部位,它们的主要代谢通路是在各种细胞内进行的单羟基化、双羟基化和N-去甲基化。

环孢素终末消除半衰期的变异性较大,健康志愿者的终末消除半衰期为6.3小时,而严重肝病患者为20.4小时。代谢物主要由胆汁排泄,仅有口服剂量的6%由尿中排泄,少于1%经尿以原型排出。

3. 药物不良反应　环孢素的不良反应通常与剂量相关,降低剂量即可减轻。不良反应发生的范围通常在所有适应证的患者中相同,但严重程度和发生频率存在差异。由于器官移植受者的起始剂量较高,应用时间较长,故相比其他适应证患者,在他们中发生不良反应的机会较多且较严重。不良反应最常见的副作用为多毛、震颤、胃肠道不适、齿龈增生以及肝、肾毒性,亦可见乏力、食欲缺乏、四肢感觉异常、高血压、闭经及抽搐发作等。

4. 药物相互作用　可增加肾毒性的药物:阿昔洛韦、氨基糖苷类抗生素(包括庆大霉素和妥布霉素)、两性霉素B、环丙沙星、呋塞米、甘露醇、苯丙氨酸氮芥、甲氧苄氨嘧啶(与磺胺甲基异噁唑联合)、万古霉素、非甾体抗炎药(包括双氯芬酸、吲哚美辛、萘普生和舒林酸)。

可降低环孢素血浓度的药物:巴比妥酸盐、酰氢咪嗪、苯妥英钠、新青霉素Ⅲ、磺胺二甲嘧啶静脉注射剂、利福平、奥曲肽、普罗布考、磺胺甲基异噁唑静脉注射剂。

可提高环孢素血浓度的药物:氯喹、大环内酯类抗生素(红霉素、交沙霉素、普那霉素)、氟康唑和伊曲康唑、地尔硫

草、尼卡地平、维拉帕米、甲氧氯普胺、口服避孕药、达那唑、甲泼尼龙(高剂量)、别嘌醇、胺碘酮、胆酸及其衍生物、强力霉素、普罗帕酮。

其他相关药物的相互作用:在本品治疗期间,疫苗接种的效果可降低,并应避免应用减毒活疫苗。与单独使用本品相比,合用硝苯地平可致齿龈增生率升高。

已发现环孢素与双氯芬酸合用可造成后者的生物利用度显著升高,并可能导致可逆性肾功能损害。环孢素可降低地高辛、秋水仙碱、洛伐他汀和泼尼松龙的清除率。这可导致地高辛中毒以及增加洛伐他汀和秋水仙碱对肌肉的潜在毒性(引起肌肉疼痛和无力)、肌炎和横纹肌溶解。

食物的相互作用:本品与西柚汁同时服用时,可提高环孢素的生物利用度。

八、注意事项

1. 禁用　对环孢素及其任何赋形剂过敏者。

2. 慎用

(1) 肾功能不全:肾病综合征除外,肾病综合征呈与病情有关的用药前血清肌酐值中度升高(成人最高不超过200μmol/L。儿童最高不超过140μmol/L),故被允许慎用本品以缓解病情,最大剂量不超过2.5mg/(kg·d)。

(2) 未控制的高血压:如果充分的治疗仍无法控制高血压,则本品应减量或停药。

(3) 未控制的感染。

(4) 已知和确诊的任何类型的恶性肿瘤史。

3. 用药注意事项

(1) 本品必须在专科医师指导下遵照医嘱用药。

(2) 定期检测肝、肾功能和监测血药浓度,以调整用药剂量。

(3) 服药期间应避免食用高钾食物、服用高钾药品及保钾利尿药。

(4) 应避免与有肾毒性药物一起服用如:氨基糖苷类抗生素、两性霉素B、甲氧苄氨嘧啶、苯丙氨酸氮芥等。

(5) 银屑病患者不应与β受体拮抗剂或利尿剂合用。

(6) 在本品治疗期间,疫苗接种的效果可能减弱,并应避免使用减毒活疫苗。

(7) 用药过量会引起呕吐、瞌睡、头痛、心动过速。在极少数病例中,还伴有可逆性的中度肾功能不全。在口服后的最初几小时内,催吐和洗胃可能有益,透析和活性炭吸附血液灌流均不能有效地清除环孢素。

九、药物稳定性及贮藏条件

避光、密闭,在阴凉干燥处保存。仅在服用前,才从铝箔外壳中取出。

十、药物经济性评价

基本药物(胶囊、软胶囊、口服溶液剂),医保甲类,《中国药典》(2020年版)收载。

环孢素注射液

一、药品名称

1. 英文名 Ciclosporin Injection
2. 化学名 环[[(E)(2S,3R,4R)-3-羟基-4-甲基-2-(甲氨基)-6-辛烯酰]-L-2 氨基丁酰-N-甲基甘氨酰-N-甲基-L-亮氨酰-L-缬氨酰-N-甲基-L-亮氨酰-L-丙氨酰-D-丙氨酰-N-甲基-L-亮氨酰-N-甲基-L-亮氨酰-N-甲基-L-缬氨酰]

二、药品成分

主药环孢素(也称环孢素 A)为 11 个氨基酸组成的环状多肽。

三、剂型与规格

注射液 5ml∶250mg

四、适应证及相应的临床价值

器官移植:由于存在过敏的风险,只有在不能口服(如刚刚术后)或是胃肠吸收受损的情况下才进行静脉注射输注该药。此类患者应尽可能快地转向口服制剂的治疗。预防肾、肝、心脏、心肺联合、肺和胰腺移植的排斥反应。治疗既往接受其他免疫抑制剂治疗但出现排斥反应的患者。

骨髓移植:预防移植物排斥反应,移植物抗宿主病(GVHD)的初期预防和治疗。

五、用法用量

1. 儿童 对于儿童,通常其使用的剂量及给药方案与成人相同,尽管一些研究显示儿童可以使用和耐受较成人更高的剂量。

2. 成人 浓缩液应用生理盐水或 5%葡萄糖按 1∶20 或 1∶100 比例稀释,然后缓慢静脉输入,时间应为 2~6 小时。一经稀释,溶液必须于 24 小时内使用或遗弃。建议剂量为 3~5mg/kg,约相当于口服剂量的 1/3。对血中环孢素水平的日常监测至关重要,可应用单克隆抗体酶联免疫法进行监测。所得结果作为决定不同个体患者所需获得靶浓度的剂量的指导。

器官移植:当环孢素与其他免疫抑制剂(如皮质类固醇,或作为 3~4 种药物治疗方案中的一种药物)联合应用时,应给予较小剂量[如静脉输注 1~2mg/(kg·d),然后口服 3~6mg/(kg·d)]。患者应尽早进行口服环孢素的治疗。

骨髓移植:第一次给药应在移植前一天进行,最好为静脉输注 3~5mg/(kg·d)。在术后的最初阶段应每日注射该剂量,最多不超过 2 周。改为口服维持治疗后,剂量约为 12.5mg/(kg·d)。胃肠道失调吸收受损的患者可以继续静脉输注。部分患者在停服环孢素后可出现 GVHD。GVHD 通常是由重建导致。

3. 老年人 环孢素在高龄患者的使用经验是有限的,但在已有的研究中表明,其使用剂量与推荐剂量没有差别。

六、特殊人群用药

1. 妊娠期 在妊娠期间不应使用环孢素注射液,除非能证明对母亲的潜在利益大于对胎儿的潜在风险。

2. 哺乳期 环孢素可进入乳汁。因此正在接受本品治疗的哺乳期妇女应暂停哺乳。

3. 肾功能损害 由于环孢素的清除主要经胆汁,肾衰竭对于药物动力学并无相关的临床影响。在肾衰竭患者中,按 3.5mg/kg 给药剂量静脉滴注 4 小时后,平均血药峰浓度为 1 800ng/ml(范围 1 536~2 331ng/ml)。在长期用药过程中,有可能发生肾结构的改变(如肾间质纤维化),倘若发生在肾移植受者中,必须与慢性排斥反应引起的变化相区别。

4. 肝功能损害 肝功能衰竭可减慢环孢素的清除。有必要对严重肝功能异常的患者进行血清肌酐和血环孢素水平的密切监测以进行相应的剂量调整。

5. 其他人群 老年患者可能会因为年龄的原因出现肾功能减退,因此对他们的监测应当特别注意。如果患者监测不当,剂量没有得到适当的调整,环孢素治疗可能导致肾结构性损害,以及持续的肾功能不全。对于儿童,通常其使用的剂量及给药方案与成人相同,尽管一些研究显示儿童可以使用和耐受较成人更高的剂量。

七、药理学

1. 药效学及作用机制 本品为 T 淋巴细胞功能调节药,具有以下药理作用及特点:①特异性地抑制辅助性 T 淋巴细胞的活性,但不抑制抑制性 T 淋巴细胞的活性,反而促进其增殖;②抑制 B 淋巴细胞的活性;③能选择性抑制 T 淋巴细胞所分泌的白细胞介素-2、干扰素-γ,亦能抑制单核巨噬细胞所分泌的白细胞介素-1;④在明显抑制宿主细胞免疫的同时,对体液免疫亦有抑制作用;⑤能抑制体内抗移植物抗体的产生,因而具有抗排斥反应的作用;⑥不影响吞噬细胞的功能,不产生明显的骨髓抑制作用;⑦与细胞生长抑制剂不同,环孢素不损害血细胞生成或影响巨噬细胞的功能。与接受其他抑制细胞生长的免疫抑制剂的器官移植患者相比,接受环孢素治疗的患者较少发生感染。

2. 药代动力学 环孢素主要分布于血液外,平均表观分布容积为 3.5L/kg。血液中的分布取决于药物的浓度:血浆中分布为 33%~47%,淋巴细胞 4%~9%,粒细胞 5%~12%,红细胞 41%~58%。高浓度时,白细胞和红细胞的摄入被饱和。在血浆中,约 90%的环孢素与蛋白质结合(主要为脂蛋白)。环孢素被广泛地生物转化,代谢的主要部位是细胞色素 P450(CYP450 3A4)依赖型-氧化物酶系统。目前发现了多于 15 种的代谢产物。主要代谢途径为不同分子部位的一羟基化合反应、二羟基化合反应和 N-脱甲基化反应。已经发现影响细胞色素 P450(CYP450 3A4)依赖型酶系统的药物,它们能增加或降低血液中环孢素的水平(见相互作用节)。到目前为止,所有的代谢产物均被鉴定含有母药的完整的肽结构。一些代谢产物有轻微的免疫抑制作用(达到环孢素的10%)。

由于测定方法和受试者的不同,环孢素最终清除的半衰期相差甚远。范围从健康志愿者的6.3小时到肾移植患者的7~16小时,对严重肝病患者甚至达到20.4小时。其主要经胆汁清除。口服剂量只有6%经尿液排泄,未变化的药物少于1%。

3. 药物不良反应 本品的不良反应通常是剂量依赖型的,剂量减少后可逆。常被报道的不良反应有:肾功能损伤(51.7%),高血压(38.5%),感染(34.1%),多毛(32.9%),震颤(20.7%),肝功能障碍(18.4%),牙龈增生(14.8%)。

4. 药物相互作用

(1) 降低环孢素血药浓度的药物:巴比妥类药物,卡马西平,奥卡西平,苯妥英钠,安乃近,奈夫西林,和静注(非口服)磺胺二甲嘧啶利福平,奥曲肽,普罗布考,奥利司他,贯叶连翘,曲格列酮,噻氯匹定,磺吡酮,特比萘芬,波生坦。

(2) 增加血浆或全血中环孢素水平的药物:某些大环内酯类抗生素(包括红霉素,阿奇霉素和克拉霉素),氟康唑,伊曲康唑,伏立康唑,地尔硫䓬,尼卡地平,维拉帕米,甲氧氯普胺,口服避孕药,达那唑,甲泼尼龙(高剂量),别嘌醇,胺碘酮,胆酸及其衍生物,蛋白酶抑制剂,依马替尼,秋水仙碱。

(3) 其他相关的药物相互作用:①在应用环孢素与其他已知有肾毒性协同作用的药物,氨基糖苷类(包括庆大霉素和妥布霉素)、两性霉素B、环丙沙星、万古霉素、甲氧苄啶(与磺胺二甲嘧啶联用)、非甾体抗炎药(包括双氯芬酸、吲哚美辛、萘普生和舒林酸)和美法仑、H_2组胺受体拮抗剂(如西咪替丁、雷尼替丁)、甲氨蝶呤。②由于可能增加肾毒性,应避免与他克莫司合并用药。③联合应用环孢素和双氯芬酸时发现双氯芬酸的生物利用度会显著增加,可能并发可逆性的肾衰竭。生物利用度的增加很可能是因为双氯芬酸高首过效应的降低。环孢素与低首过效应的NSAID(例如阿司匹林)合用时,该NSAID的生物利用度通常不会有增高。④环孢素可能会减少地高辛、秋水仙碱、泼尼松龙和HMG-CoA还原酶抑制剂(他汀类)的清除。环孢素与洛伐他汀、昔伐司汀、阿托伐他汀、普伐他汀合并用药可引起肌毒性(包括肌痛、虚弱、肌炎和横纹肌溶解),但罕见与氟伐他汀合用时。⑤依维莫司或西罗莫司对环孢素药代动力学只有较小的影响。与环孢素联合给药明显增加了依维莫司或西罗莫司的血药浓度。

与保钾药物(如保钾利尿剂、血管紧张素转换酶抑制剂、血管紧张素Ⅱ受体阻滞剂)或含钾药物同时使用时应特别注意,因为可能引起明显的血清钾升高。

八、注意事项

1. 禁用 对环孢素或聚氧乙烯化蓖麻油具高敏感性的人群禁用;有病毒感染时禁用本品,如水痘、带状疱疹等;恶性肿瘤史或免疫缺陷,及近3个月内接受环磷酰胺等治疗者禁用;心肺严重病变禁用;孕妇及哺乳期妇女禁用。

2. 慎用 肝肾功能不全者慎用。

3. 用药注意事项

(1) 用药期间需控制血药浓度在50~300ng/ml。

(2) 出现肝或肾毒性时,应对症处理。透析和活性炭吸附血液灌流均不能有效清除本品。

(3) 应使用玻璃输注瓶。塑料瓶必须符合《欧洲药典》关于血液制品用塑料容器规定,且不含聚氯乙烯(PVC)。

(4) 同时摄取柚子汁可增加环孢素的生物利用度。

(5) 避免与他克莫司、他汀类药物、保钾药物等合用。

(6) 为达到最大口服吸收率,需空腹服用或至少在餐前1小时或餐后2~3小时服用。

九、药物稳定性及贮藏条件

避光、密闭,在阴凉干燥处保存。

他 克 莫 司

一、药品名称

1. 英文名 Tacrolimus

2. 化学名 17-烯丙基-1,14-二羟基-12-[2-(4-羟基-3-甲氧基环己基)-1-甲基乙烯基]-23,25-二甲氧基-13,19,21,27-四甲基-11,28-二噁-4-氮杂环[22,3,1,04,9]二十八环-18-烯-2,3,10,16-四酮,一水合物。

二、药品成分

他克莫司

三、剂型与规格

胶囊 (1)1mg/粒;(2)0.5mg/粒

四、适应证及相应的临床价值

1. 预防肝脏或肾脏移植术后的移植物排斥反应。

2. 治疗肝脏或肾脏移植术后应用其他免疫抑制药物无法控制的移植物排斥反应。

五、用法用量

1. 儿童 对儿童肝移植、肾移植患者,通常使用量为成人推荐剂量的1.5~2倍(肝功能、肾功能受损情况除外)。对于肝肾移植的儿童服用剂量为每日0.3mg/kg,如不能口服给药,则应给予连续24小时的静脉滴注。

2. 成人 成人首次剂量肝移植0.1~0.2mg/(kg·d);肾移植0.15~0.3mg/(kg·d)。应在肝移植术后约6小时以及肾移植术后24小时内开始给药。如不适于口服,则给予连续24小时静脉输注,肝移植0.01~0.05mg/kg,肾移植0.05~0.1mg/kg。儿童首次剂量通常需要成人剂量的1.5~2倍。肝及肾移植0.3mg/(kg·d),如不能口服给药,应给予连续24小时静脉输注,肝移植0.05mg/(kg·d),肾移植0.1mg/(kg·d)。

3. 老年人 对老年患者用药,提示应与其他成人剂量相同。

六、特殊人群用药

1. 妊娠期　该药能透过胎盘,妊娠时禁用。

2. 哺乳期　他克莫司可通过分泌进入乳汁,使用该药时不应哺乳。

3. 肾功能损害　他克莫司几乎完全被代谢,脂溶性高且分子量为822,所以可预期无法用透析排除。此外,给予单一静脉注射剂量后,进入尿液的药物小于1%,因此从药代动力学观点来看,肾功能不全的患者或肾透析的患者并不需要调整剂量。但如果是他克莫司引起的肾功能异常,则需调整剂量。

4. 肝功能损害　肝功能不全的患者与具有正常肝功能的患者相比较,有较高的血药浓度倾向(相对较长的半衰期和较低的清除率)。因本药物广泛被肝代谢,肝功能不全患者需仔细监测全血浓度,并需调整使用剂量。

5. 其他人群　①对儿童肝移植、肾移植患者,通常使用量为成人推荐剂量的1.5~2倍(肝功能、肾功能受损者情况除外)。对于肝肾移植的儿童服用剂量为按体重计算一日0.3mg/kg,如不能口服给药,则应给予连续24小时的静脉滴注。②肝肾移植的维持治疗阶段,必须持续使用该药来维持移植物功能。推荐需根据患者个体差异来定。③对老年患者用药,提示应与其他成人剂量相同。

七、药理学

1. 药效学及作用机制　本药是具有高度免疫抑制的药物,抑制T细胞的活化作用以及T辅助细胞依靠B细胞的增生作用。也会抑制如白介素-2、白介素-3、干扰素等淋巴因子的生成与白介素-2受体的表达。在分子水平,本药的效应似乎是由结合到细胞性蛋白质(FKBP)所产生,此蛋白质也会造成该化合物累积在细胞间。在体内试验中发现,本药显示出对肝脏及肾脏移植有效。

2. 药代动力学　他克莫司主要吸收部位在胃肠道上部。口服后他克莫司在胃肠道的吸收不完全,个体差异大。口服后有些患者吸收迅速,血药浓度达峰时间在0.5小时内。在某些患者,他克莫司似乎会持续一段较长时间的连续吸收,而呈现出一种相对平坦的吸收曲线的效应。因为低水溶性和胃动力的改变,而使他克莫司在胃中溶解性不佳,可能是上述观察到吸收现象的部分解释。肾移植患者单次口服0.10mg/kg、0.15mg/kg和0.20mg/kg的他克莫司,血中最高浓度分别为19.2ng/ml、24.2ng/ml、47.9ng/ml,血药浓度达峰时间为0.7~6小时。他克莫司胶囊的平均生物利用度在肝移植患者中约为21.8%,肾移植患者约为20.1%,健康自愿者为14.4%~17.4%。当进食中等程度的脂肪食物后再给药,他克莫司的口服生物利用度下降。AUC(全血为27%,血浆为35%)和C_{max}(全血为50%,血浆为57%)降低,T_{max}增加(全血和血浆均为173%)。当他克莫司与食物一起服用时,他克莫司的吸收率及程度均会下降。胆汁不会影响他克莫司的吸收,因此对肝移植患者实行口服给药或早期即从静脉给药转为口服给药是可行的。

他克莫司广泛分布于体内,与红细胞及血浆蛋白高度结合。他克莫司静脉输注结束时即可达到血药浓度高峰。输注结束后浓度迅速下降,说明该药迅速分布血浆外室。当分布达到平衡后,他克莫司浓度缓慢下降。移植患者静脉输注他克莫司后的药代动力学可描述为二室模型。肾移植患者单次口服他克莫司后AUC和C_{max}随口服剂量的增加而成比例增加。肝移植患者平均谷值浓度在移植后6个月维持相对稳定。根据移植患者的血浆学资料,在稳定状态下他克莫司表观分布容积平均为1 342L,提示该药在体内分布广泛。肝移植患者,根据全血浓度值,平均分布容积为64.4L(标准化为体重时为0.85L/kg),根据血浆浓度,平均分布容积为1 094.5L(标准化为体重时为16.1L/kg)。曲线下面积与稳态血药谷值浓度的变化范围具有良好相关性。因此监测血药谷值浓度能够提供良好的全身性吸收评估。在鼠、狗、猴和人体内他克莫司与血浆蛋白高度结合(>98.8%)。全血/血浆比大约为20:1(健康自愿者)。他克莫司与红细胞紧密结合。该结合作用会受温度变化影响,低温会导致较低的血浆浓度。肝移植患者口服(0.15mg/kg,每日2次)后,多数患者在3天内达到稳态血药浓度。

他克莫司由肝代谢作用清除,口服或静脉给药后仅有低于1%的他克莫司原型出现在尿中。这表明他克莫司在体内被消除之前几乎已被完全代谢。他克莫司和细胞色素P450 3A系统亲和力高。他克莫司是P450 1A和3A的强效抑制剂。动物和人体肝细胞体外实验显示至少能观察到9种代谢产物,这些代谢物是否具有药理学活性目前还不清楚。有证据表明当口服给药,他克莫司也会经肠道代谢。他克莫司肝代谢的一级反应可能包括单去甲基、双去甲基、羟化,以及单去甲基和羟化。暂时没有二级代谢的资料。

他克莫司半衰期长,差异大,清除率低。健康自愿者平均总体清除率大约为2.43L/h(1.88~3.0L/h),肝移植患者总体清除率为4.1L/h(1.8~7.7L/h)(全血浓度)和150.1L/h(67.5~265L/h)(血浆浓度)。他克莫司的血浆半衰期从3.5~40.5小时,有的高达50小时。肝移植患者全血半衰期平均为11.7小时(平均6.1~20.9小时),血浆半衰期为6.7小时(2.7~13.3小时)。肾清除率小于1ml/min。他克莫司主要经胆道清除。临床前及临床资料表明,他克莫司能透过胎盘。动物实验(大鼠)表明,他克莫司可通过分泌进入乳汁。

3. 药物不良反应

(1) 感染:如同其他免疫抑制剂,使用他克莫司的患者对病毒、细菌、真菌和/或原虫感染的可能性会增加。已有的感染性疾病可能还会加重。既有全身感染,也有局部感染,如脓肿、肺炎。如果他克莫司与其他免疫抑制剂一起使用,会增加过度免疫抑制的危险性。对患者用他克莫司和环孢素作为基础免疫抑制治疗进行比较,发现接受他克莫司治疗的患者巨细胞病毒(CMV)感染发病率降低。

(2) 肾脏:①频发,肾功能异常(血肌酐升高、尿素氮升高、尿量减少);②罕见,肾衰竭;③个例报道有溶血性尿毒症(HUS)、肾小管坏死;在整个治疗期间都会出现肾脏不良反应,因此对肾移植患者,应注意与排斥反应的症状区分。

(3) 血糖代谢:据报道他克莫司治疗的患者出现高血糖和糖尿病。

(4) 中枢神经系统:频发的有震颤、头痛、感觉异常和失眠(大多数为中等程度,不影响日常活动);其他症状包括不安、焦虑和情绪不稳、混乱、抑郁和陶醉感、多梦及思维异常、嗜睡、眩晕和反应降低、偏头痛、惊厥、肌阵挛和神经病。上述症状可单独出现或同时出现。

(5) 心血管系统:患者常出现高血压。

(6) 血液及淋巴系统:血液学变化包括贫血、凝血性疾病和血小板减少、白细胞增生或白细胞减少和全血细胞减少症。

(7) 电解质及其他代谢性疾病:有报道高血糖和偶发性糖尿病;也报道有高血钾和低血钾,和血镁、血钙、磷酸、血钠浓度下降;高尿酸血和酸中毒;个例报道有:碱中毒和酮症。

(8) 胃肠道系统/肝:报道有偶发性腹泻、恶心;其他胃肠道症状有便秘、脱水、消化不良、胃肠道出血、呕吐、体重和食欲改变,以及肝功能检查异常和黄疸;个例报道有:结肠炎、胰腺炎、肝肿大、肝损伤、腹膜炎和胃溃疡。

(9) 呼吸系统:呼吸性疾病包括哮喘、呼吸困难和胸腔积液。个例报道有嗜酸细胞性肺炎、呼吸性碱中毒。

(10) 视觉、听觉:视觉异常包括弱视、白内障、畏光,听觉疾病包括耳鸣和耳聋。个例报道有皮质盲、青光眼、复视和眼震。

(11) 皮肤:皮肤性疾病包括脱发、多毛、瘙痒、出汗和皮疹;个例报道有表皮坏死溶解、史蒂芬强生综合征(Stevens-Johnson syndrome)和皮肤恶性肿瘤。

(12) 肌肉骨骼:关节痛、肌痛、腿痛性痉挛、肌肉张力过高和痉挛。

4. 药物相互作用

(1) 与环孢素 A 合用:当与环孢素 A 同时给药时,他克莫司增加环孢素 A 的半衰期。另外,出现协同/累加的肾毒性。

(2) 下列药物可能具有潜在抑制他克莫司代谢的作用:溴麦角环肽、可的松、麦角胺、红霉素、孕二烯酮、炔雌醇、醋竹桃霉素、交沙霉素、氟康唑、咪康唑、咪达唑仑、尼伐地平、奥美拉唑、他莫昔芬和维拉帕米。

合用下列药物能诱导细胞色素 P450 3A 系统更新从而降低他克莫司的血药浓度:这些药物包括巴比妥类(如苯巴比妥)、苯妥英钠、利福平、卡马西平、安乃近、异烟肼等。

(3) 他克莫司对经细胞色素 P450 3A4 代谢的其他药物的影响:在人体肝细胞中发现,他克莫司可能是诱导细胞色素 P450 3A4 的诱导剂,但比利福平作用弱。

相反地,他克莫司抑制可的松和睾丸酮的代谢。由于他克莫司可能干扰类固醇性激素的代谢,所以口服避孕药的效果可能被降低。

(4) 与血浆蛋白结合的相互作用:他克莫司与血浆蛋白广泛结合。因此,应考虑可能与血浆蛋白结合率高的药物发生相互作用(如口服抗凝剂、口服抗糖尿病药等)。

(5) 在使用他克莫司时,疫苗的效能会减弱,应避免使用减毒活疫苗。

(6) 与已知有肾毒性的药物联合应用时应注意,如氨基糖苷、两性霉素 B、旋转酶抑制剂、万古霉素、复方新诺明和非甾体抗炎药。

(7) 当他克莫司与具有潜在神经毒性的化合物合用时,如阿昔洛韦或更昔洛韦,可能会增强这些药物的神经毒性。

(8) 应用他克莫司可能导致高钾血症,或加重原有的高钾血症,应避免摄入大量钾或服用留钾利尿剂(如阿米洛利、氨苯蝶啶及螺内酯)。

(9) 他克莫司与含有中等脂肪含量的食物一起服用会显著降低其生物利用度和口服吸收率。因此,为达到最大口服吸收率,需空腹服用或至少在餐前 1 小时或餐后 2~3 小时服用。

八、注意事项

1. 禁用　孕妇、对他克莫司或其他大环内酯类药物过敏者、对胶囊中其他成分过敏者。

2. 慎用　肝肾功能损害者应慎用。

3. 用药注意事项

(1) 如患者情况允许口服,应尽早开始口服他克莫司。在一些肝移植患者,可以将他克莫司胶囊内容物悬浮于水中,经鼻胃管给药。

(2) 对下列参数应作常规监测:血压、心电图、视力、血糖浓度、血钾及其他电解质浓度、血肌酐、尿素氮、血液学参数、凝血值及肝功能。

(3) 应经常进行肾功能检测。在移植术后的前几天内,应特别监测尿量。如有必要,须调整剂量。

(4) 2 岁以下,EB 病毒抗体阴性的儿童患者发生淋巴细胞增生症的危险性高。因此,对于该年龄组患者,之前应进行 EB 病毒血清学检查。

(5) 他克莫司与视觉及神经系统紊乱有关。因此服用该药已出现上述不良作用的患者,不应驾车或操作危险机械。此种影响可能会因喝酒而加重。

(6) 药物过量的症状(初始剂量是目前推荐剂量的 2~3 倍)可能包括肾、神经及心脏方面疾病、糖耐量异常、高血压及电解质紊乱(高钾血症)。过度免疫抑制会增加严重感染的风险性。

九、药物稳定性及贮藏条件

1mg、5mg 胶囊剂打开铝箔包装后,室温下(15~30℃)保存,放在原包装内。

十、药物经济性评价

非基本药物,医保乙类,《中国药典》(2020 年版)收载。

西罗莫司

一、药品名称

1. 英文名 Sirolimus
2. 化学名 (3S,6R,7E,9R,10R,12R,14S,15E,17E,19E,21S,23S,26R,27R,34aS)-9,10,12,13,14,21,22,23,24,25,26,27,32,33,34,34a-十六氢-9,27-二羟基-3-[(1R)-2-[(1S,3R,4R)-4-羟基-3-甲氧环己基]-1-甲基乙基]-10,21-二甲氧-6,8,12,14,20,26-六甲基-23,27-环氧-3H-吡啶并[2,1-c][1,4]氧杂氮杂三十一环烯-1,5,11,28,29(4H,6H,31H)-戊酮

二、药品成分

主要成分为西罗莫司

三、剂型与规格

片剂 1mg/片

四、适应证及临床价值

肾移植的患者,预防器官排斥。建议移植后与环孢素和皮质类固醇类联合使用。

五、用法用量

1. 儿童 在 13 岁以下儿童患者中西罗莫司的安全性和疗效尚未确定。已经在 13 岁及以上低至中度免疫风险的儿童中进行了西罗莫司的安全性及有效性的研究。在这类 13 岁及以上儿童人群中使用西罗莫司已经得到充分的、对照良好的成人服用西罗莫司口服溶液的临床试验支持。这些试验中特别对儿童肾移植患者的药代动力学数据进行了分析。

2. 成人 移植后应尽早开始服用,每日 1 次口服。推荐首次服用负荷量6mg,维持量为2mg/d。一旦西罗莫司的维持剂量被调整,患者至少应在新的维持剂量下坚持服用7~14 天,然后再在血药浓度监测下进行进一步的剂量调整。

3. 老年人 不需调整剂量。

六、特殊人群用药

1. 妊娠期 在西罗莫司治疗开始前、治疗期间和治疗停止后 12 周内,应采取有效的避孕措施。在妊娠期间,只有在使用西罗莫司的潜在益处超过对胚胎/胎儿的潜在危险时,才可以使用。

2. 哺乳期 考虑到许多药物在人乳中有分泌,以及西罗莫司对于哺乳期婴儿潜在的不良反应,应根据此药物对母亲的重要性来决定终止哺乳还是终止用药。

3. 肾功能损害 不需要调整西罗莫司的负荷剂量。不需要因为肾功能有损害而调整剂量。

4. 肝功能损害 建议肝功能损害患者西罗莫司的维持剂量可减少约 1/3~1/2。西罗莫司的负荷剂量不需要

调整。对于肝功能损害患者,建议监测西罗莫司的全血谷浓度。

5. 其他人群 低体重患者:年龄在 13 岁及以上但体重不超过 40kg 的患者的起始剂量应根据体表面积调整至1mg/(m²·d)。负荷剂量应调整为 3mg/m²。

七、药理学

1. 药效学及作用机制 西罗莫司抑制由抗原和细胞因子(白介素 IL-2、IL-4 和 IL-15)激发的 T 淋巴细胞的活化和增殖,它亦抑制抗体的产生。在细胞中,西罗莫司与 FK 结合蛋白-12(FKBP-12)结合,生成 FKBP-12 免疫抑制复合物。此复合物与哺乳动物的西罗莫司 BA 分子(mTOR,一种关键的调节激酶)结合并抑制其活性,从而抑制细胞周期中 G1 期向 S 期的发展。

2. 药代动力学 服用西罗莫司口服溶液后,在健康志愿者中,西罗莫司迅速吸收,单剂量口服后的平均达峰时间约为 1 小时;在肾移植受者中,多剂量口服后的平均达峰时间约为 2 小时。服用西罗莫司口服溶液后的西罗莫司的系统利用度低,约为 14%。与口服溶液相比,服用片剂后西罗莫司的平均生物利用度可提高约 27%。西罗莫司片剂与口服溶液不是生物等价的;但是,在 2mg 水平被证明是临床等价的。在稳定的肾移植患者中,按照 3~12mg/m² 服用西罗莫司口服溶液后,西罗莫司的浓度与剂量成比例。食物的影响:为尽可能地减少西罗莫司血药浓度差异,西罗莫司应恒定地与或不与食物同服。西柚汁可减缓由 CYP3A4 介导的西罗莫司的代谢和潜在加强由 P-gp 介导的西罗莫司从小肠上皮细胞向肠腔的逆转运,因而不可用于送服西罗莫司。

在稳定的肾移植受者中,服用西罗莫司服溶液后西罗莫司的血液/血浆比的平均值(±标准差)为 36±18,表明西罗莫司广泛分布入血液的有形成分中。西罗莫司的分布容积(V_{ss}/F)的平均值为(12±8)L/kg。西罗莫司与人血浆蛋白广泛结合(约 92%)。在男性中,西罗莫司的结合主要与血清白蛋白(97%)、α_1-酸性糖蛋白和脂蛋白有关。

西罗莫司为 CYP3A4 和 P-gp 的作用底物。西罗莫司可被肠壁和肝中的 CYP3A4 同工酶广泛代谢,并且可被 P-gp 药物流出泵从小肠上皮细胞逆转至肠腔。CYP3A4 和 P-gp 的抑制剂可增加西罗莫司的浓度。CYP3A4 和 P-gp 的诱导剂可降低西罗莫司的浓度。西罗莫司经 O-去甲基化和/或羟化被广泛代谢。在全血中可检测到 7 个主要代谢物,包括羟基化、去甲基化和羟基去甲基化代谢物。其中一些亦可在血浆、粪便和尿液中检测到。

在人的全血中,西罗莫司为主要成分,且其免疫抑制活性达总活性的 90%以上。健康志愿者中服用单剂量 ¹⁴C 标记的西罗莫司口服溶液后,放射活性的大部分(91%)出现在粪便中,仅少量(2.2%)经尿排泄。稳定的肾移植患者,多剂量给药后的末端消除半衰期($t_{1/2}$)的均数±标准差估计为(62±16)小时。

3. 药物不良反应 很常见:淋巴囊肿、外周性水肿、发热、头痛、疼痛、高血压、高脂血症、贫血、腹痛、腹泻、便秘、恶

心、尿路感染;常见:伤口愈合不良、水肿、真菌、病毒及细菌感染(如分枝杆菌感染,包括结核病、EB 病毒、CMV 和带状疱疹)、单纯性疱疹、败血症、心动过速、静脉血栓栓塞(包括肺栓塞、深部静脉血栓)、白细胞减少症;罕见:剥脱性皮炎、肺泡蛋白沉积症、超敏反应、淋巴水肿。

4. 药物相互作用　可抑制 CYP3A4 而升高西罗莫司血药浓度的物质还包括(但不限于)①钙通道阻滞剂:地尔硫草、尼卡地平、维拉帕米;②抗真菌药:克霉唑、氟康唑、伊曲康唑、伏立康唑;③抗生素:克拉霉素、红霉素、泰利霉素、醋竹桃霉素;④胃肠道动力调节药:西沙必利、甲氧氯普胺;⑤其他药物:溴隐亭、西咪替丁、环孢素、达那唑(炔睾醇)、HIV-蛋白酶抑制剂(如利托那韦、茚地那韦)。

可诱导 CYP3A4 而降低西罗莫司的血药浓度的物质还包括(但不限于):①抗惊厥药:卡马西平、苯巴比妥、苯妥英钠;②抗生素:利福布丁、利福平、利福喷丁;③草药制剂:圣约翰草[St. John's Wort](贯叶连翘,金丝桃素)。

八、注意事项

用药期间注意减少日晒和紫外线照射,监测血脂和肾功能。免疫抑制可增加对感染的易感性,可能发生淋巴瘤和其他恶性肿瘤。在本药的治疗前,治疗期间和停止后 12 周内,应采取有效的避孕措施。孕妇慎用。哺乳期妇女用药期间应终止哺乳。

九、药物稳定性及贮藏条件

遮光,密闭在 25℃以下保存。

十、药物经济性评价

非基本药物,医保乙类,《中国药典》(2020 年版)收载。

甲 氨 蝶 呤

参见(第六章　抗肿瘤药物　1　影响核酸生物合成的药物)

来 氟 米 特

一、药品名称

1. 英文名　Leflunomide
2. 化学名　N-(4-三氟甲基苯基)-5-甲基异噁唑-4-甲酰胺

二、药品成分

来氟米特

三、剂型与规格

片剂　(1)5mg/片;(2)10mg/片;(3)20mg/片

四、适应证及相应的临床价值

成人活动性类风湿关节炎。

五、用法用量

成人:50mg 每日 1 次,3 天后给予维持剂量 20mg,每日 1 次。

六、特殊人群用药

1. 妊娠期　禁用。
2. 哺乳期　禁用。

七、药理学

1. 药效学及作用机制　抑制二氢乳清酸脱氢酶的活性,从而影响活化淋巴细胞的嘧啶合成。
2. 药代动力学　来氟米特片口服吸收迅速,在胃肠黏膜与肝中迅速转变为活性代谢产物 A771726(M1),口服后 6~12 小时内 A771726 的血药浓度达峰值,口服生物利用度约 80%,吸收不受高脂肪饮食影响。单次口服 50mg 或 100mg 后 24 小时,血浆 A771726 浓度分别为 4μg/ml 或 8.5μg/ml,A771726 主要分布于肝、肾和皮肤组织,而脑组织分布较少;A771726 血浆浓度较低,血浆蛋白结合率大于99%,稳态分布容积为 0.13L/kg,A771726 在体内进一步代谢,并从肾与胆汁排泄,其半衰期约 10 天。
3. 药物不良反应　腹泻、瘙痒、可逆性 GPT/GOT 升高、脱发、皮疹。
4. 药物相互作用　与其他肝毒性药物合用可能增加不良反应。慎与利福平合用。

八、注意事项

用药初期注意监测肝功能和白细胞。严重肝损害、病毒性肝炎、免疫缺陷、未控制的感染、活动性胃肠疾病、肾功能不全、骨髓功能不良的患者慎用。出现白细胞明显减少者应减量或停用。服药期间不应使用免疫活疫苗。18 岁以下患者不宜使用。

九、药物稳定性及贮藏条件

储存于室温下。应置于儿童无法取到的地方。

十、药物经济性评价

基本药物(片剂:5mg、10mg、20mg),医保乙类,《中国药典》(2020 年版)收载。

泼 尼 松

参见(第四章　呼吸系统药物　7　治疗弥漫性结缔组织病肺部病变药物)

羟 基 脲

参见(第六章　抗肿瘤药物　1　影响核酸生物合成的药物)

环 磷 酰 胺

参见(第四章　呼吸系统药物　7　治疗弥漫性结缔组织

病肺部病变药物）

雷公藤多苷

一、药品名称

英文名称　Tripterygium glycosides

二、药品成分

雷公藤多苷

三、剂型与规格

片剂　10mg/片

四、适应证及相应的临床价值

祛风解毒、除湿消肿、舒筋通络。有抗感染及抑制细胞免疫和体液免疫等作用。亦用于类风湿关节炎,肾病综合征,白塞氏三联症,麻风反应,自身免疫性肝炎等。

五、用法用量

1. 儿童　禁用。

2. 成人　口服,每日 1~1.5mg/kg,分 3 次饭后服用,或遵医嘱。

3. 老年人　慎用。

六、特殊人群用药

1. 妊娠期　禁用。

2. 哺乳期　禁用。

七、药理学

药物不良反应如下。

（1）消化系统:口干、恶心、呕吐、食欲缺乏、腹痛、腹泻、黄疸、转氨酶升高;严重者可出现急性中毒性肝损伤、胃出血。

（2）血液系统:白细胞、血小板下降;严重者可出现粒细胞缺乏和全血细胞减少。

（3）泌尿系统:少尿或多尿、水肿、肾功能异常等肾损害;严重者可出现急性肾衰竭。

（4）心血管系统:心悸、胸闷、心律失常、血压升高或下降、心电图异常。

（5）生殖、内分泌系统:女子月经紊乱、月经量少或闭经;男子精子数量减少、活力下降。

（6）神经系统:头昏、头晕、嗜睡、失眠、神经炎、复视。

（7）其他:皮疹、瘙痒、脱发、面部色素沉着。

八、注意事项

1. 禁用　对本品过敏者禁用。儿童、育龄期有孕育要求者、孕妇和哺乳期妇女禁用;心、肝、肾功能不全者禁用;严重贫血、白细胞、血小板降低者禁用;胃、十二指肠溃疡活动期及严重心律失常者禁用。药品性状发生改变时禁止使用。

2. 慎用　老年患者慎用。

3. 用药注意事项　①请将此药品放在儿童不能接触的地方;②本品在医生指导下严格按照说明书规定剂量用药,不可超量使用;③用药期间应注意定期随诊并检查血、尿常规及心电图和肝肾功能,必要时停药并给予相应处理;④用药期间从最小剂量开始。严格按照用药剂量和疗程,连续用药一般不宜超过 3 个月。如继续用药,应由医生根据患者病情及治疗需要决定。

九、药物稳定性及贮藏条件

密封,遮光,置干燥处,36 个月。

十、药物经济性评价

基本药物（片剂:10mg）,非医保药品,《中国药典》（2020 年版)收载。

吗替麦考酚酯

一、药品名称

1. 英文名称　Mycophenolate Mofetil

2. 化学名称　(E)-6-(4-羟基-6-甲氧基-7-甲基-3-氧代-1,3-二氢异苯并呋喃-5-基)-4-甲基-4-己烯酸-2-(吗啉-4-基)乙酯

二、药品成分

吗替麦考酚酯

三、剂型与规格

胶囊　(1)0.25g/粒;(2)0.5g/粒

四、适应证及相应的临床价值

预防急性器官排异反应,治疗同种异体肾移植后难治性排异反应,应该与环孢素和皮质类固醇同时应用。

五、用法用量

1. 儿童　儿科患者用药的安全性和有效性资料尚未建立。儿科肾移植患者的药代动力学资料非常有限。

2. 成人　①预防肾移植排异反应的剂量。本品首剂应在移植术后 72 小时之内口服,在肾移植患者中,推荐每次 1g,每日 2 次(日剂量为 2g)。虽然每次 1.5g,每日 2 次(日剂量 3g)在临床试验中用过,且是安全和有效的,但并没有效果上的优势。每日接受本品 2g 的患者在整体安全性方面比接受 3g 的患者要好。本品应与标准剂量的环孢素和皮质类固醇同时应用。②治疗难治性肾移植排斥的剂量。临床中,对难治性排斥的治疗和维持剂量为每次 1.5g,每日 2 次(日剂量为 3g)。所以,每日 3g 的剂量被推荐用于临床。本品应与标准剂量的环孢素和皮质类固醇同时应用。③特殊用量指导:中性粒细胞减少的患者:如果出现中性粒细胞减少(中性粒细胞计数,绝对数小于 1.3×10^3/μl),应中断给药或减量,同时应仔细观察患者。④严

重肾功能损害的患者:对于有严重慢性肾功能损害［肾小球滤过率小于 25ml/(min·1.73m²)］的肾移植患者,在过了术后早期后,应避免合用大于每次 1g、每日 2 次的剂量。而且这些患者需要严密观察。⑤肾移植的功能延迟的患者:对术后移植物功能延迟的患者,无须高速剂量。⑥严重肝功能不全的患者:对具有严重肝实质疾病的肾移植患者无须剂量调整。

3. 老年人 (大于等于 65 岁)对肾移植患者,所推荐的口服每次 1g,每日 2 次的剂量对老年人是合适的。

六、特殊人群用药

1. 妊娠期 妊娠分类 C,本品应避免用于孕妇中,除非对胎儿潜在的益处大于潜在的危险性。

2. 肾功能损害 对于有严重慢性肾功能损害［肾小球滤过率小于 25ml/(min·1.73m²)］的肾移植患者,在度过了术后早期后,应避免合用大于每次 1g、每日 2 次的剂量。而且这些患者需要严密观察。

3. 肝功能损害 对具有严重肝实质疾病的肾移植患者无须剂量调整。

4. 其他人群 如果出现中性粒细胞减少(中性粒细胞计数,绝对数小于 $1.3×10^3/\mu l$),应中断给药或减量,同时应仔细观察患者。

七、药理学

1. 药效学及作用机制 吗替麦考酚酯是麦考酚酸(MPA)的 2-吗啉代乙酯。MPA 是一种强大的、选择性的、非竞争性和可逆性的次黄嘌呤单核脱氢酶抑制剂,因此能够抑制鸟嘌呤核苷的从头合成途径使之不形成 DNA。MPA 对淋巴细胞具有比对其他细胞更强的抑制细胞生长作用。本品对于预防器官排异反应和治疗同种肾移植患者难治性器官排异反应有高效。

2. 药代动力学 口服或静脉给药后,吗替麦考酚酯迅速并完全代谢为活性代谢产物 MPA。药物口服吸收迅速和基本完全吸收。MPA 代谢为 MPAG 的形式,后者无药理活性。原药吗替麦考酚酯在静脉注射的过程中在身体中可以检测到,注射停止或口服后很短时间(大约 5 分钟),本品的浓度低于可定量的下限(0.4)。

吸收:在 12 例健康志愿者中口服本品的平均绝对生物利用度相当于静脉注射的 94%(根据 MPA 的 AUC)。在肾移植患者中多次给药至每日 3g 时,MPA 的血浆浓度时间曲线下面积(AUC)表现为与剂量成比例的增高(见下述药代动力学参数表)。在肾移植患者用药 1.5g,每日 2 次时,食物(27g 脂肪,650kcal 热量)对吸收的程度无影响(根据 MPA 的 AUC)。但食物使 MPA 的 C_{max} 降低 40%(见"用法用量")。

分布:在 12 例健康志愿者中静脉注射和口服的 MPA 的平均(±标准差)表观分布容积分别为 $(3.6±1.5)$ L/kg 和 $(4.0±1.2)$ L/kg。在与临床相应的浓度,97% 的 MPA 与血浆白蛋白结合。在稳定期肾移植患者中 MPAG 正常浓度下,82% 的 MPAG 与血浆白蛋白结合;但 MPAG 的浓度升高

时(见于肾功能异常和肾移植术后移植物功能延迟的患者),因为 MPAG 和 MPA 竞争与白蛋白结合,MPA 与白蛋白的结合下降。血和血浆的放射性浓度的平均比值约为 0.6,提示了 MPA 和 MPAG 没有广泛分布到血液的细胞成分。在体外研究中评价了其他试剂对 MPA 与血清白蛋白或血浆蛋白结合的影响,水杨酸(在血清白蛋白中 25mg/dl 时)和 MPAG(在血浆蛋白中≥460mg/dl 时)可以增加游离 MPA 的比例。在超过临床中能遇到的浓度时,环孢素 A、地高辛、萘普生、泼尼松、普萘洛尔、免疫抑制剂、茶碱、甲苯磺丁脲和华法林均不增加游离 MPA 的比例。MPA 的浓度高达 100 时对华法林、地高辛和普萘洛尔与蛋白结合无影响,但使茶碱的结合由 53% 降低到 45%,使苯妥英钠的结合由 90% 降低到 87%。

代谢:口服或静脉给药后吗替麦考酚酯完全代谢为活性产物 MPA。口服给药后在全身吸收前就代谢为 MPA。MPA 主要通过葡糖醛酸转化酶形成 MPAG,后者无药理学活性。在体内,MPAG 通过肝肠循环被转化成 MPA。在健康志愿者口服本品后尿中也可检测到下列 2-羟基乙基吗啉成分:N-(2-羧基乙基)-吗啉、N-(2-羟基乙基)-吗啉和 N 端氧化的 N-(2-羟基乙基)-吗啉。在服药后 6~12 小时后可观察到血浆 MPA 浓度的第二个峰值。同时服用考来烯胺(4g t.i.d.),可以使 MPA 的 AUC 大约降低 40%(主要降低了 AUC 曲线的终末部分的药物浓度)。此现象提示了肝肠循环提高了 MPA 的血浆浓度。肾功能不全患者的本品的代谢物血浆浓度升高,MPA 提高 50% 和 MPAG 提高 3~6 倍。

清除:只有少量以 MPA 形式从尿液中排出(不足剂量的 1% 可忽略)。口服放射标记的吗替麦考酚酯后,原有放射剂量可以完全回收,服用剂量的 93% 在尿中回收,6% 在粪便中回收。大多数(约 87%)药量以 MPAG 的形式从尿液中排出。在临床应用的浓度下,MPA 和 MPAG 通常不能通过血液透析清除。但是 MPAG 的血浆浓度升高(>100)时少量 MAPG 可通过血液透析清除。胆酸结合剂,如考来烯胺,通过影响药物的肝肠循环可以降低 MPA 的曲线下面积。MPA 的半衰期和血浆清除率的平均值(±标准差)在口服给药分别为 $(17.9±6.5)$ 小时和 $(193±48)$ ml/min,在静脉给药分别为 $(16.6±5.8)$ 小时和 $(177±31)$ ml/min。

3. 药物不良反应 ①胃肠道反应:较轻微,主要有恶心、呕吐、腹泻、便秘及消化不良,偶可发生严重不良反应如胆囊炎、出血性胃炎、肠穿孔、胰腺炎及肠梗阻。②骨髓抑制:发生率 7%~35%。包括贫血、白细胞减少及血小板减少,其中以贫血和白细胞减少最常见。③肿瘤:接受吗替麦考酚酯治疗的患者可发生非黑色素瘤性皮肤肿瘤,且易发生淋巴瘤和淋巴增殖性疾病。④感染:吗替麦考酚酯可引起机会性感染。最常见的是巨细胞病毒感染,其次为 HSV 感染、带状疱疹及念珠菌感染。⑤少数患者可有一过性肝酶升高。

4. 药物相互作用 ①阿昔洛韦:同时服用本品和阿昔洛韦,酚化葡萄糖醛麦考酚酸(MPAG)和阿昔洛韦的血浆浓度均较单独用药时有所升高。由于肾功能不全时,MPAG 血

浆浓度升高,阿昔洛韦浓度也升高,所以两种药物竞争从肾小管分泌的潜在性的存在,使2种药物的血浆浓度可能进一步升高。②抗酸药和质子泵抑制剂(PPI):同时服用本品和抗酸药(如氢氧化镁和氢氧化铝)或质子泵抑制剂(包括兰索拉唑和泮托拉唑)时,可以观察到MPA暴露量降低。但对比同时服用质子泵抑制剂的患者和未同时服用质子泵抑制剂的患者,其移植排斥率或移植失败率无显著差异。基于这些数据,可将这一结果外推至所有抗酸药,因为在同时服用本品和氢氧化镁或氢氧化铝时,MPA暴露量的降低比同时服用本品和PPI时幅度小。③考来烯胺:正常健康受试者,预先服用考来烯胺4天,4g每日3次,单剂给药本品1.5g,MPA的AUC下降约40%。推荐本品不和考来烯胺或其他影响肝肠循环的药物合用。④环孢素A:环孢素A(CsA)的药代动力学不受本品的影响。但在肾移植患者中,与联合使用西罗莫司和类似剂量本品的患者相比,合并使用本品和环孢素A可将MPA降低30%~50%。⑤更昔洛韦:根据推荐剂量的单剂口服吗替麦考酚酯和静脉注射更昔洛韦的研究结果,已知肾损伤对本品(见"药代动力学"和"注意事项")与更昔洛韦药代动力学的影响,预计这些试剂的联合给药(竞争肾小管分泌的机制)将导致MPAG和更昔洛韦浓度的增加。预计MPA药代动力学没有实质性改变,也无须调整本品的剂量。在肾损伤的患者当中,本品与更昔洛韦或者它的前药,如缬更昔洛韦联合给药时,应对其进行仔细监视。⑥口服避孕药:口服避孕药的药代动力学不受同服本品的影响。18例银屑病的妇女连续3个月经周期的研究表明,本品(1g b.i.d.)与含有乙炔雌醇(0.02~0.04mg)和左炔诺孕酮(0.05~0.20mg),去氧孕烯(0.15mg)或孕二烯酮(0.05~0.10mg)的结合型口服避孕药联合给药,黄体酮、LH和FSH的血清水平无显著影响,提示本品对口服避孕药的卵巢抑制功能可能无影响。⑦他克莫司:在接受肝脏移植的患者中,合并使用他克莫司和本品对MPA的AUC或C_{max}没有影响。最近在肾移植患者中进行的一项研究也观察到了类似结果。在肾移植患者中发现,本品不会改变他克莫司的浓度。但是在肝脏移植患者中,给予他克莫司口服用者多剂本品(1.5g,每日2次)后,他克莫司的AUC大约增加20%。⑧甲氧苄啶/磺胺甲基异噁唑、诺氟沙星和甲硝唑:单独将本品与任何抗生素联合使用未观察到对MPA的全身暴露量产生影响。相反,给予单剂本品后,联合使用诺氟沙星和甲硝唑可以将MPA的AUC_{0-48}降低30%。⑨其他相互作用:本品与丙磺舒合用,在猴子试验中可使血浆MPAG AUC升高3倍。因此,其他从肾小管分泌的药物都可能与MPAG竞争,因此可使MPAG和其他通过肾小管分泌的药物浓度升高。在成人和儿童患者中,合并使用司维拉姆和本品可以使MPA的C_{max}和AUC_{0-12}分别降低30%和25%。这些数据表明,首选在服用本品后2小时应用司维拉姆和其他钙游离磷酸盐结合剂,从而将其对MAP吸收的影响降至最低。⑩活疫苗:免疫反应损伤的患者不应当使用活疫苗。对其他疫苗的抗体反应也可能会减少。

八、注意事项

1. 禁用 本品禁用于对于吗替麦考酚酯和麦考酚酸有超过敏反应的患者。

2. 慎用

(1) 本品应慎用于有活动性严重消化系统疾病的患者;

(2) 本品应慎用于粒细胞减少的患者。

3. 用药注意事项 接受免疫抑制剂治疗的患者,包括联合用药,接受本品作为部分免疫抑制治疗,发生淋巴瘤及其他恶性肿瘤的危险性增加,特别是皮肤,危险性与免疫抑制的强度和疗程有关,而与特定的免疫抑制剂无关。由于所有患者发生皮肤癌的危险性增加,应通过穿防护衣或高防护因子的防晒霜来限制暴露于阳光和紫外线下。免疫系统的过度抑制可增加对感染的易感性,包括机会致病性感染,致死感染和脓毒病。在临床试验中,本品同以下药品合并给药以预防肾移植的排异发生:抗胸膜细胞球蛋白,OKT3,环孢素,皮质类固醇;本品和环胞霉素,皮质类固醇,抗胸膜细胞球蛋白或OKT3合用来治疗难治性肾排异发生。实验室监测:接受本品治疗的患者应做全血计数。治疗第一个月每周1次;第2、3个月内每月2次;以后的一年内每月1次。还应监测中性粒细胞,中性粒细胞的发展可能与本品,伴随治疗,病毒感染或以上原因的联合有关。如有中性粒细胞减少(绝对中性计数小于$1.3×10^3/\mu l$),本品治疗应中断或减量,而这些患者应接受严密观察。应告知接受本品治疗的患者立即汇报任何感染症状,意外青肿,出血或其他骨髓抑制的表现。应忠告患者在本品的治疗过程中,接种也许是低效的。应该避免使用减毒活疫苗。流感接种是有益的,对流感准则,处方者应参考国际准则。本品同消化系统副反应的发生率增高有关,包括频繁的胃肠道溃疡,出血,穿孔,所以本品慎用于有活动性严重消化系统疾病的患者。单剂给药后,有严重慢性肾功能损害的患者[肾小球滤过率小于$25ml/(min·1.73m^2)$],血浆MPA,和MPAG AUC比那些肾功能损害较轻或正常的受试者为高因此应避免对有严重肾功能不全的肾移植患者使用大于1g b.i.d.的剂量。术后肾移植功能延迟的患者,无须调整剂量,但患者应被密切监测。同青年人相比,老年人发生副反应的危险性增高。建议不要联合使用本品和硫唑嘌呤,因为两者都具有引起骨髓抑制的潜在性,并且这样的联合用药未被研究过。因为考来烯胺可明显降低MPA的AUC,所以当合用其他可影响肝肠循环的药物时应警惕,以免影响本品的效力。

九、药物稳定性及贮藏条件

15~30℃干燥处保存。有效期36个月。

十、药物经济性评价

基本药物(片剂:0.25g、0.5g,胶囊:0.25g,分散片:0.25g、0.5g),医保乙类,《中国药典》(2020年版)收载。

2 免疫增强药

参见(第四章 呼吸系统药物 7 治疗弥漫性结缔组织病肺部病变药物)

卡 介 苗

参见(第四章 呼吸系统药物 10 预防呼吸系统疾病的菌苗和疫苗)

匹 多 莫 德

一、药品名称

1. 英文名称 Pidotimod
2. 化学名称 3-L-焦谷氨酸四氢噻唑啉羧酸

二、药品成分

3-L-焦谷氨酸四氢噻唑啉羧酸

三、剂型与规格

片剂 0.4g/片

四、适应证及相应的临床价值

用于反复发作的上下呼吸道感染(咽炎、气管炎、支气管炎、扁桃体炎);反复发作的感染(鼻炎、鼻窦炎、耳炎);泌尿系感染;妇科感染;还可作为急性感染时抗生素的辅助治疗。

五、用法用量

1. 儿童 急性期用药:开始2周,每次0.4g(1片),每日2次,随后减为每次0.4g(1片),每日1次,连续用药60天或遵医嘱。预防期用药:每次0.4g(1片),每日1次,连续用药60天或遵医嘱。
2. 成人 急性期用药:开始两周,每次0.8g(2片),每日2次,随后减为每次0.8g(2片),每日1次.或遵医嘱。预防期用药:每次0.8g(2片),每日1次,连续用药60天或遵医嘱。

六、特殊人群用药

1. 妊娠期 妊娠三个月内妇女慎用。
2. 哺乳期 尚未有哺乳期妇女用药方面的资料,尽管动物实验无生殖毒性,仍不宜用。

七、药理学

1. 药效学及作用机制 匹多莫德为免疫促进剂,通过刺激和调节细胞介质的免疫反应而起作用。既能促进非特异性免疫反应又促进特异性免疫反应。匹多莫德可促进巨噬细胞及中性粒细胞的吞噬活性,提高其趋化性;激活自然杀伤细胞;促进有丝分裂原引起的淋巴细胞增殖,使免疫功能低下时降低的辅助性T细胞(CD4$^+$)与抑制性T细胞(CD8$^+$)的比值升高恢复正常;通过刺激白介素-2和γ-干扰素促进细胞免疫反应。动物实验及临床试验均表明匹多莫德尽管无直接的抗菌及抗病毒活性,但通过对肌体的免疫功能的促进可发挥显著的治疗细菌(肺炎双球菌、大肠杆菌、铜绿假单胞菌、变形杆菌等)及病毒(流感病毒、单纯疱疹病毒、鼠脑心肌炎病毒及门果病毒等)感染的疗效。

2. 药代动力学 18名健康男性志愿者单剂量口服本品800mg后,血中药物达峰时间为(1.9±0.6)小时,达峰浓度为(5.843±1.968)μg/ml,消除半衰期为(1.65±0.33)小时,曲线下面积为(24.68±6.88)μg/(ml·h)。

八、注意事项

1. 禁用 对本品过敏者禁用。
2. 慎用 高敏体质者慎用,妊娠三个月内妇女应慎用。
3. 用药注意事项 ①因食物会影响药物吸收,所以,本品应在餐前或餐后2小时左右服用;②不要在有效期过后使用。

九、药物稳定性及贮藏条件

密闭保存。

十、药物经济性评价

非基本药物,医保乙类,《中国药典》(2020年版)未收载。

胸 腺 肽

一、药品名称

英文名称 Thymopolypeptides

二、药品成分

胸腺肽α1及其他小分子多肽

三、剂型与规格

注射剂 5mg/瓶;10mg/瓶;20mg/瓶;30mg/瓶;40mg/瓶;50mg/瓶;60mg/瓶;80mg/瓶

四、适应证及相应的临床价值

用于治疗各种原发性或继发性T细胞缺陷病,某些自身免疫性疾病,各种细胞免疫功能低下的疾病及肿瘤的辅助治疗。包括:

(1)各型重症肝炎、慢性活动性肝炎、慢性迁延性肝炎及肝硬化等。

(2)带状疱疹、生殖器疱疹、尖锐湿疣等。

(3)支气管炎、支气管哮喘、肺结核、预防上呼吸道感染等。

(4)各种恶性肿瘤前期及化疗,放疗合用并用。

(5)红斑狼疮、风湿性及类风湿疾病、强直性脊柱炎、吉兰-巴雷综合征等。

（6）再生障碍性贫血、白血病、血小板减少症等。

（7）病毒性角膜炎、病毒性结膜炎、过敏性鼻炎等。

（8）老年性早衰、妇女更年期综合征等。

（9）多发性疖肿及面部皮肤痤疮等,银屑病、扁平苔藓、鳞状细胞癌及上皮角化症等。

（10）儿童先天性免疫缺陷症等。

五、用法用量

1. 儿童　常用肌内注射,剂量视儿童年龄、体重和病情而定。如对胸腺发育不全症患儿,每日 1mg/kg,症状改善后,改维持量为每周 1mg/kg,可长期应用作替代性治疗。治疗 8 个月～12 岁小儿反复呼吸道感染,隔日 1 次,每次 5mg,1 个月后改为 1 周 2 次,每次 5mg。治疗期间如遇发热、呼吸道感染,在抗细菌抗病毒治疗的同时疗程继续,3 个月为一疗程,或遵医嘱。

2. 成人　皮下或肌内注射:每次 10～20mg,每日 1 次或遵医嘱。溶于 2ml 灭菌注射用水或 0.9%氯化钠注射液。静脉滴注:每次 20～80mg,每日 1 次或遵医嘱。溶于 500ml 0.9%氯化钠注射液或 5%葡萄糖注射液。

六、特殊人群用药

1. 妊娠期　慎用。

2. 哺乳期　慎用。

七、药理学

1. 药效学及作用机制　作用机制本品为免疫调节药。具有调节和增强人体细胞免疫功能的作用,能促使 T 淋巴细胞成熟。

2. 药代动力学　尚不明确。

3. 药物不良反应　尚未见有关不良反应报道。

4. 药物相互作用　本品未进行该项实验且无可靠参考文献。

八、注意事项

1. 禁用　对本品过敏者禁用。

2. 慎用　运动员慎用。

3. 用药注意事项

（1）对于过敏体质者,注射前或治疗终止后再用药时,需做皮内敏感试验（配成 25μg/ml 的溶液,皮内注射 0.1ml）,阳性反应者禁用。

（2）本品溶解后,如出现浑浊或絮状沉淀物等异常变化,禁止使用。

（3）当药品性状发生改变时禁止使用。

九、药物稳定性及贮藏条件

密闭,在凉暗处（避光并不超过 20℃）保存。

十、药物经济性评价

非基本药物,医保乙类,《中国药典》（2020 年版）未

收载。

人免疫球蛋白

一、药品名称

英文名称　Human Immunoglobulin

二、药品成分

人免疫球蛋白

三、剂型与规格

100g/L（10%,300mg）

四、适应证及相应的临床价值

主要用于预防麻疹和传染性肝炎。若与抗生素合并使用,可提高对某些严重细菌和病毒感染的疗效。临床价值:

（1）川崎病:在川崎病的急性期建议使用高剂量免疫球蛋白（2g/kg）作为单剂量,因为这是保护冠状动脉的最佳剂量。应同时给予阿司匹林治疗。

（2）复发性自发流产

1）在 7 项随机对照试验（$n=400$）的系统综述和荟萃分析中,静脉免疫球蛋白（IVIG）在预防复发性自发流产和安慰剂之间没有差异。此外,IVIG 和安慰剂在预防复发性自发流产的治疗无显著差异,在一项包含 6 项研究（$n=272$）的系统性荟萃分析中得到证实。

2）美国生殖医学学会的实践委员会指出,使用静脉注射免疫球蛋白治疗复发性自发流产仍未得到证实。尽管 IVIG 在预防首次复发性流产中的作用没有被证实,IVIG 在预防继发复发性流产的作用已经得到支持,不过仍然需要更多的证据证明其益处。应用 IVIG 治疗复发性自发流产仍然在实验阶段,该药品在怀孕期间免疫治疗的潜在危害是不能被排除的。

五、用法用量

1. 儿童　预防麻疹:5 岁以下儿童注射 1.5～3.0ml,6 岁以上儿童最大注射量不超过 6ml。每次注射预防效果通常为 2～4 周。预防传染性肝炎:儿童每次注射 1.5～3ml,每次注射预防效果通常为 1 个月左右。

2. 成人　预防麻疹:为预防发病或减轻症状,可在与麻疹患者接触 7 日内注射 0.05～0.15ml/kg,每次注射预防效果通常为 2～4 周;预防传染性肝炎:注射 0.05～0.1ml/kg 或成人每次注射 3ml/kg,每次注射预防效果通常为 1 个月左右。

用法:只限于肌内注射,不得用于静脉输注。

六、药理学

1. 药效学及作用机制　注射免疫球蛋白是一种被动免疫疗法。它是把免疫球蛋白内含有的大量抗体输给受者,使之从低或无免疫状态很快达到暂时免疫保护状态。由于

抗体与抗原相互作用起到直接中和毒素与杀死细菌和病毒作用。因此免疫球蛋白制品对预防细菌、病毒性感染有一定的作用。

2. 药代动力学　人免疫球蛋白的生物半衰期为 16～24 天。

3. 药物不良反应　一般无不良反应,少数人会出现注射部位红肿、疼痛反应,无须特殊处理,可自行恢复。

4. 药物相互作用　应单独使用。

七、注意事项

1. 禁用

(1) 对免疫球蛋白过敏或有其他严重过敏史者。

(2) 有 IgA 抗体的选择性 IgA 缺乏者。

2. 用药注意事项

(1) 混浊,有摇不散的沉淀、异物或玻瓶有裂纹、过期失效、均不可使用。

(2) 一次注射完毕,不得分次使用。

(3) 运输及贮存过程中严禁冻结。

八、药物稳定性及贮藏条件

2～8℃避光保存。

九、药物经济性评价

非基本药物,医保乙类,《中国药典》(2020 年版)收载。

重组人干扰素 α2b

一、药品名称

英文名称　Recombinant Human Interferon α2b

二、药品成分

人干扰素 α2b

三、剂型与规格

注射剂　(1)100 万单位/支;(2)300 万单位/支;(3)600 万单位/支

四、适应证及相应的临床价值

1. 病毒性疾病　伴有 HBV-DNA、DNA 多聚酶阳性或 HBeAg 阳性等病毒复制标志的成年慢性活动性乙型肝炎患者、伴有 HCV 抗体阳性和谷丙转氨酶(GPT)增高,但不伴有肝功能代偿失调(Child 分类 A)的成年急慢性丙型肝炎患者、尖锐湿疣、带状疱疹、小儿病毒性肺炎及上呼吸道感染、慢性宫颈炎、丁型肝炎等。

2. 肿瘤　毛状细胞白血病、多发性骨髓瘤、非霍奇金氏淋巴瘤、慢性白血病以及卡波济氏肉瘤、肾癌、喉乳头状瘤、黑色素瘤、蕈样肉芽肿、膀胱癌、基底细胞癌等。

临床价值:①急性丙型肝炎病毒,美国肝病研究协会(AASLD),美国传染病学会和美国胃肠病学会建议对急性丙型肝炎病毒感染的患者采用基于干扰素的治疗方法。

考虑自发痊愈的可能性,治疗不应该在疾病发作后 8～12 周开始。基于临床试验的结果,标准干扰素单一疗法的疗效更好,但是可以考虑使用聚乙二醇干扰素,因为其给药更方便。②慢性乙型肝炎病毒,干扰素 α2b 用于治疗患有慢性乙型肝炎这类补偿性疾病的患者,包括血清 HBsAg 阳性维持 6 个月,HBV 病毒复制期和血清 GPT 升高的患者。

五、用法用量

成人用法用量如下。

(1) 毛状细胞白血病

起始剂量:每日 300 万单位,皮下或肌内注射,16～24 周。如耐受性差,则应将每日剂量减少到 150 万单位,或将用药次数改为每周 3 次,也可以同时减少剂量和用药次数。

维持剂量:每次 300 万单位,每周 3 次皮下或肌内注射。如耐受性差,则将每日剂量减少到 150 万单位,每周 3 次。

疗程:应用该药大约 6 个月以后,再由医生决定是否对疗效良好的患者继续用药或是对疗效不佳的患者终止用药。

注:对血小板减少症患者(血小板计数少于 $50 \times 10^9/L$)或有出血危险的患者,建议以皮下注射重组人干扰素 α2a。

(2) 多发性骨髓瘤:应用重组人干扰素 α2a 300 万单位,每周 3 次皮下或肌内注射。根据不同患者的耐受性,可将剂量逐周增加至最大耐受量(900 万单位)每周 3 次。除病情迅速发展或耐受性极差外,这一剂量可持续使用。

(3) 低度恶性非霍奇金氏淋巴瘤:重组人干扰素 α2a 作为化疗的辅助治疗(伴随或不伴随放疗),可以延长低度恶性非霍奇金氏淋巴瘤患者的无病生存期和无恶化生存期。

推荐剂量:在常规化疗结束后(伴随或不伴随放疗),每周 3 次,每次 300 万单位,皮下注射重组人干扰素 α2a,至少维持治疗 12 周。重组人干扰素 α2a 的治疗应该在患者从化—放疗反应中恢复立即开始,一般时间为化—放疗后 4～6 周。重组人干扰素 α2a 治疗也可伴随常规的化学治疗方案(如结合环磷酰胺、泼尼松、长春新碱和阿霉素)一起进行。以 28 天为一周期,在第 22～26 天,皮下或肌内注射重组人干扰素 α2a 600 万国际单位/m²。重组人干扰素 α2a 结合化疗进行治疗时,重组人干扰素 α2a 的使用应该和化疗同时进行。

(4) 慢性髓性白血病:重组人干扰素 α2a 适用于慢性髓性白血病患者。60%处于慢性期的慢性髓性白血病患者,不管是否接受其他治疗,接受重组人干扰素 α2a 治疗后可达到血液学缓解。

三分之二这类患者在开始接受治疗最近 18 个月后取得完全的血液学缓解。与细胞毒性化疗不同,重组人干扰素 α2a 能持续维持细胞遗传学缓解达 40 个月以上。

推荐剂量:建议对年满 18 岁或以上的患者作重组人干扰素 α2a 皮下或肌内注射 8～12 周,推荐逐渐增加剂量的方案:①第1~3天每日300万单位;②第4~6天每日600万单位;③第7~84天每日900万单位。

疗程:患者必须接受治疗至少8周,要取得更好的疗效至少需要治疗12周,然后,再由医生决定是否对疗效良好的患者继续用药或对血液学参数未见任何改善者终止用药。疗效良好的患者应继续用药,直至取得完全的血液学缓解,或者一直用药最多到18个月。所有达到完全血液学缓解的患者,均应继续以每日900万单位(最佳剂量)或以900万单位每周3次(最低剂量)进行治疗,以使其在尽可能短的时间内取得细胞遗传学缓解。尽管有见到开始治疗2年后达到细胞遗传学缓解者,但尚未定出重组人干扰素α2a治疗慢性髓样白血病的最佳疗程。

(5)慢性活动性乙型肝炎:重组人干扰素α2a适合治疗伴有HBV—DNA、HBeAg及DNA多聚酶阳性等病毒复制标志的成年慢性活动性乙型肝炎。

推荐剂量:尚未定出治疗慢性活动性乙型肝炎的最佳治疗方案。通常以500万单位每周3次,皮下注射,共用6个月。如用药1个月后病毒复制标志或HBeAg无下降,则可逐渐加大剂量并可进一步将剂量调整至患者能够耐受的水平,如治疗3~4个月后没有改善,则应考虑停止治疗。

儿童:据报道对患有慢性乙型肝炎的儿童以1 000万单位/m²进行治疗是安全的,但其治疗效果尚无定论。

警告:重组人干扰素α2a对慢性乙型肝炎合并感染人类免疫缺陷病毒(HIV)的患者疗效尚无定论。

(6)急慢性丙型肝炎:重组人干扰素α2a适合治疗HCV抗体阳性,谷丙转氨酶(GPT)增高和不伴肝失代偿成年慢性丙型肝炎患者。但没有临床和组织学方面长期好转的依据。

起始剂量:以重组人干扰素α2a 300万~500万单位,每周3次,皮下或肌内注射3个月作为诱导治疗。

维持剂量:血清谷丙转氨酶正常的患者需要再以重组人干扰素α2a 300万单位,每周3次,注射3个月作为完全缓解的巩固治疗。患者血清谷丙转氨酶不正常者必须停止以重组人干扰素α2a治疗。注:大多数接受了足够治疗后复发的患者会在治疗结束后4个月内复发。

(7)尖锐湿疣:以重组人干扰素α2a 100万~300万单位,每周3次,皮下或肌内注射,共1~2个月。或于患处基底部隔日注射100万单位,连续3周。

六、特殊人群用药

1. 妊娠期 虽然动物实验并未提示重组人干扰素α2a有导致畸胎作用,但尚不能排除其对人类胚胎的伤害性。在以大大超过临床剂量的重组人干扰素α2a用于妊娠早期到中期恒河猴时,观察到重组人干扰素α2a有堕胎作用。

2. 哺乳期 尚不明确是否重组人干扰素α2a能分泌于人奶中,故应根据母体的重要程度决定是否终止哺乳或终止用药。

3. 其他人群 老年用药:对有心脏病的老年患者,老年

癌症晚期患者,在接受本制剂治疗前及治疗期间应作心电图检查,遵医嘱根据需要作剂量调整或停止用药。

七、药理学

1. 药效学及作用机制 重组人干扰素α2a具有广谱抗病毒、抗肿瘤及免疫调节功能。干扰素与细胞表面受体结合,诱导细胞产生多种抗病毒蛋白,抑制病毒在细胞内繁殖,提高免疫功能包括增强巨噬细胞的吞噬功能,增强淋巴细胞对靶细胞的细胞毒性和天然杀伤性细胞的功能。

2. 药代动力学

(1)吸收:文献报道肌内注射或皮下注射重组人干扰素α2a后的吸收剂量显示分数大于80%,肌内注射3 600万国际单位重组人干扰素α2a后,平均达峰时间3.8小时,血药峰浓度为1 500~2 580pg/ml(平均2 020pg/ml)。皮下注射3 600万单位重组人干扰素α2a后,平均达峰时间7.3小时,血药峰浓度范围为1 250~2 320pg/ml(平均1 730pg/ml)。

(2)分布:文献报道重组人干扰素α2a人体药代动力学在300万~1亿9 800万单位的剂量范围内,呈线形表现,在健康人中静脉滴注重组人干扰素α2a 3 600万国际单位后,稳态分布量为0.22~0.75L/kg(平均0.4L/kg)。健康志愿者和患有转移性癌症患者的血清重组人干扰素α2a反映出个体的差异。

(3)代谢及清除:文献报道肾分解代谢为重组人干扰素α2a的主要清除途径,而胆汁分泌与肝代谢的清除是次要途径。在健康人静脉滴注重组人干扰素α2a后,重组人干扰素α2a呈现3.7~8.5小时(平均5.1小时)的消除半衰期。总体清除率为2.14~3.62ml/(min·kg)[平均为2.79ml/(min·kg)]。

3. 药物不良反应 使用本品常见有发烧、头痛、寒战、乏力、肌痛、关节痛等症状,常出现在用药的第1周,不良反应多在注射48小时后消失。如遇严重不良反应,须修改治疗方案或停止用药。一旦发生过敏反应,应立即停止用药。少数患者还可出现白细胞减少、血小板减少等血象异常,停药后即可恢复正常。偶见有食欲缺乏、恶心、腹泻、呕吐、脱发、高(或低)血压、神经系统紊乱等不良反应。

4. 药物相互作用 干扰素可能会改变某些酶的活性,尤其可减低细胞色素P450的活性,因此西咪替丁、华法林、茶碱、地西泮、普萘洛尔等药物代谢受到影响。在与具有中枢作用的药物合并使用时,会产生相互作用。

八、注意事项

1. 禁用

(1)对重组人干扰素α2a或该制剂的任何成分有过敏史者。

(2)患有严重心脏疾病或有心脏病史者。

(3)严重的肝、肾或骨髓功能不正常者。

(4)癫痫及中枢神经系统功能损伤者。

(5)伴有晚期失代偿性肝病或肝硬化的肝炎患者。

(6)正在接受或近期内接受免疫抑制剂治疗的慢性肝

炎患者,短期"去激素"治疗者除外。

（7）即将接受同种异体骨髓移植的 HLA 抗体识别相关的慢性髓性白血病患者。

2. 用药注意事项

（1）以重组人干扰素 α2a 治疗已有严重骨髓抑制患者时,应极为谨慎,因为重组人干扰素 α2a 有骨髓抑制作用,使白细胞,特别是粒细胞、血小板减少,其次是血红蛋白的降低,从而增加感染及出血的危险。

（2）本品冻干制剂为白色疏松体,溶解后为无色透明液体,如遇有浑浊、沉淀等异常现象,则不得使用。

（3）以注射用水溶解时应沿瓶壁注入,以免产生气泡,溶解后宜于当日用完,不得放置保存。

九、药物稳定性及贮藏条件

2~8℃避光保存和运输。

十、药物经济性评价

基本药物［重组人干扰素 α2b 注射液,重组人干扰素 α2b 注射液(假单细胞),注射用重组人干扰素 α2b,注射用重组人干扰素 α2b(假单细胞):300 万 U,500 万 U］,医保乙类,《中国药典》(2020 年版)收载。

香 菇 多 糖

参见(第六章 抗肿瘤药物 14 抗肿瘤辅助药)

第十章　内分泌系统药物

1　胰　岛　素

胰　岛　素

一、药品名称

英文名　Insulin

二、药品成分

主要成分为胰岛素（猪或牛）的灭菌水溶液。

三、剂型与规格

注射液　（1）10ml：400 单位；（2）10ml：800 单位

四、适应证及相应的临床价值

1. 1 型糖尿病。

2. 2 型糖尿病有严重感染、外伤、大手术等严重应激情况，以及合并心、脑血管并发症、肾或视网膜病变等。

3. 糖尿病酮症酸中毒，高血糖非酮症性高渗性昏迷。

4. 长病程 2 型糖尿病血浆胰岛素水平确实较低，经合理饮食、体力活动和口服降血糖药治疗控制不满意者，2 型糖尿病具有口服降血糖药禁忌时，如妊娠期、哺乳期等。

5. 成年或老年糖尿病患者发病急、体重显著减轻伴明显消瘦。

6. 继发于严重胰腺疾病的糖尿病。

7. 对严重营养不良、消瘦、顽固性妊娠呕吐、肝硬化初期可同时静脉滴注葡萄糖和小剂量胰岛素，以促进组织利用葡萄糖。

五、用法用量

1. 儿童　静脉注射主要用于糖尿病酮症酸中毒、高血糖高渗性昏迷的治疗，小儿按每小时 0.1 单位/kg。

2. 成人　皮下注射一般每日 3 次，餐前 15～30 分钟注射，必要时睡前加注一次小量。剂量根据病情、血糖、尿糖由小剂量（视体重等因素每次 2～4 单位）开始，逐步调整。1 型糖尿病患者每日胰岛素需用总量多介于 0.5～1U/kg，根据血糖监测结果调整。2 型糖尿病患者每日需用总量变化较大，在无急性并发症情况下，敏感者每日仅需 5～10 单位，一般患者约 20 单位，肥胖、对胰岛素敏感性较差者需要量可

明显增加。在有急性并发症（感染、创伤、手术等）情况下，对 1 型及 2 型糖尿病患者，应每 4～6 小时注射 1 次，剂量根据病情变化及血糖监测结果调整。静脉注射主要用于糖尿病酮症酸中毒、高血糖高渗性昏迷的治疗。可静脉持续滴入每小时成人 4～6 单位，根据血糖变化调整剂量；也可首次静脉注射 10 单位加肌内注射 4～6 单位，根据血糖变化做相应的调整。病情较重者，可先静脉注射 10 单位，继之以静脉滴注，当血糖下降到 13.9mmol/L（250mg/ml）以下时，胰岛素剂量及注射频率随之减少。

六、特殊人群用药

1. 妊娠期　B 级。

2. 哺乳期　如妊娠中发现的糖尿病为妊娠糖尿病，分娩后应终止胰岛素的治疗；随访其血糖，再根据有无糖尿病决定治疗。

3. 其他人群

（1）儿童易产生低血糖，血糖波动幅度较大，调整剂量 0.5～1 单位，逐步增加或减少。

（2）老年人易发生低血糖，需特别注意饮食、体力活动的适量，根据血糖波动决定胰岛素使用量。

七、药理学

1. 药效学及作用机制　胰岛素注射液的主要药效为降血糖，同时影响蛋白质和脂肪代谢，包括以多方面的作用：抑制肝糖原分解及糖原异生作用；促使肝摄取葡萄糖及肝糖原的合成；促使肌肉和脂肪组织摄取葡萄糖和氨基酸，促使蛋白质和脂肪的合成和贮存，使肝生成极低密度脂蛋白并激活脂蛋白脂酶，促使极低密度脂蛋白的分解；抑制脂肪及肌肉中脂肪和蛋白质的分解，抑制酮体的生成并促进周围组织对酮体的利用等。

2. 药代动力学　胰岛素口服易被胃肠道消化酶破坏，故禁止口服。皮下给药吸收迅速，皮下注射后 0.5～1 小时开始生效，2～4 小时作用达高峰，维持时间 5～7 小时；静脉注射 10～30 分钟起效，15～30 分钟达高峰，持续时间 0.5～1 小时。静脉注射的胰岛素在血液循环中半衰期为 5～10 分钟，皮下注射后半衰期为 2 小时。

3. 药物不良反应

（1）低血糖反应，出汗、心悸、乏力，重者出现意识障碍、共济失调、心动过速甚至昏迷。

（2）过敏反应，注射部位红肿、瘙痒、荨麻疹、血管神经

性水肿。

（3）胰岛素抵抗,日剂量需超过200单位以上。

（4）注射部位脂肪萎缩、脂肪增生。

（5）眼屈光失调。

4. 药物相互作用

（1）糖皮质激素、促肾上腺皮质激素、胰高血糖素、雌激素、口服避孕药、肾上腺素、苯妥英钠、噻嗪类利尿剂、甲状腺素等可不同程度地升高血糖浓度,同用时应调整这些药或胰岛素的剂量。

（2）口服降血糖药与胰岛素有协同降血糖作用。

（3）抗凝血药、水杨酸盐、磺胺类药及抗肿瘤药甲氨蝶呤等可与胰岛素竞争和血浆蛋白结合,从而使血液中游离胰岛素水平增高。非甾体抗炎药可增强胰岛素降血糖作用。

（4）β受体拮抗剂如普萘洛尔可阻止肾上腺素升高血糖的反应,干扰肌体调节血糖功能,与胰岛素同用可增加低血糖的危险,而且可掩盖低血糖的症状,延长低血糖时间。合用时应注意调整胰岛素剂量。

（5）中等量至大量的酒精可增强胰岛素引起的低血糖的作用,可引起严重、持续的低血糖,在空腹或肝糖原贮备较少的情况下更易发生。

（6）氯喹、奎尼丁、奎宁等可延缓胰岛素的降解,在血中胰岛素浓度升高从而加强其降血糖作用。

（7）升血糖药物如某些钙通道阻滞剂、可乐定、丹那唑、二氮嗪、生长激素、肝素、H_2受体拮抗剂、大麻、吗啡、尼古丁、磺吡酮等可改变糖代谢,使血糖升高,因此胰岛素同上述药物合用时应适当加量。

（8）血管紧张素酶抑制剂、溴隐亭、氯贝丁酯、锂、甲苯咪唑、维生素B_6、茶碱等可通过不同方式直接或间接致血糖降低,胰岛素与上述药物合用时应适当减量。

（9）奥曲肽可抑制生长激素、胰高血糖素及胰岛素的分泌,并使胃排空延迟及胃肠道蠕动减缓,引起食物吸收延迟,从而降低餐后高血糖,在开始用奥曲肽时,胰岛素应适当减量,以后再根据血糖水平调整。

（10）吸烟:可通过释放儿茶酚胺而拮抗胰岛素的降血糖作用,吸烟还能减少皮肤对胰岛素的吸收,所以正在使用胰岛素治疗的吸烟患者突然戒烟时,应观察血糖变化,考虑是否需适当减少胰岛素用量。

八、注意事项

1. 禁用 胰岛素过敏者。

2. 慎用 运动员。

3. 用药注意事项

（1）胰岛素主要的作用是调整血糖的代谢。胰岛素在许多不同的组织器官中有合成代谢和抗分解代谢的作用。在肌肉组织中,本品有增加糖原、脂肪酸、甘油和蛋白质的合成和氨基酸的吸收,降低糖原分解、糖异生、酮生成、脂肪分解、蛋白质代谢和氨基酸的输出等作用。

（2）本品皮下注射因个体差异,药物的起效和持续时间差异较大,一般注射后30分钟起效,2~8小时达高峰,持续约24小时。

（3）低血糖反应,严重者低血糖昏迷,在有严重肝、肾病变等患者应密切观察血糖。

（4）患者伴有下列情况,胰岛素需要量减少:肝功能不正常,甲状腺功能减退,恶心呕吐,肾功能不正常,肾小球滤过率10~50ml/min,胰岛素的剂量减少到75%~95%;肾小球滤过率减少到10ml/min以下,胰岛素剂量减少到50%。患者伴有下列情况,胰岛素需要量增加、高热、甲状腺功能亢进、肢端肥大症、糖尿病酮症酸中毒、严重感染外伤、重大手术等。用药期间应定期检查血糖、尿常规、肝肾功能、视力、眼底视网膜血管、血压及心电图等,以了解病情及糖尿病并发症情况。

九、药物稳定性及贮藏条件

密闭,在冷处(2~10℃)保存,避免冰冻。使用过程中的本品不需贮藏在冰箱内,可在室温(最高不超过25℃)条件下最长保存4周,避免光照和受热。

十、药物经济性评价

基本药物,医保甲类,《中国药典》(2020年版)收载。

可溶性中性胰岛素

一、药品名称

英文名 Soluble Neutral Insulin

二、药品成分

中性胰岛素

三、剂型与规格

注射液 400单位/10ml(支)

四、适应证及相应的临床价值

用于治疗糖尿病。

五、用法用量

本品为短效胰岛素制剂,剂量应根据患者的病情个体化。个体胰岛素需要量通常在每日每千克体重0.3~1.0单位。注射后30分钟内必须进食含有碳水化合物的正餐或加餐。皮下注射或静脉注射。在腹壁、大腿、臀部或三角肌部位做皮下注射。注射后针头应在皮下停留至少6秒,以确保胰岛素被完全注射入体内。为降低发生脂肪代谢障碍的风险,应在同一注射区域内持续轮换注射部位。本品应与标有相应单位刻度的胰岛素注射器配合使用。

六、特殊人群用药

1. 妊娠期 B级。

2. 哺乳期 剂量需要做相应的调整。

3. 肾功能损害 慎用。

4. 其他人群

（1）儿童易产生低血糖,血糖波动幅度较大,必要时进行用药剂量的调整。

（2）老年患者可以使用本药品,但应注意避免低血糖。

七、药理学

1. 药效学及作用机制　胰岛素的降血糖作用是通过以下途径实现的:胰岛素与肌肉和脂肪细胞上的胰岛素受体结合后,促进葡萄糖的吸收;同时抑制肝葡萄糖的释放。

2. 药代动力学　本品为短效胰岛素制剂。本品给药后0.5小时之内起效,1.5~3.5小时达到最大效应,全部的作用持续时间为7~8小时。胰岛素在血液中的半衰期只有几分钟。

3. 药物不良反应

（1）低血糖是最常见的不良反应,严重的低血糖可导致意识丧失和暂时性或永久性脑功能损害甚至死亡。

（2）外周神经病变:对血糖控制的快速改善可能会引起急性神经痛,这种症状通常是可逆的。

（3）屈光异常:胰岛素治疗的初始阶段,可能会出现屈光不正。这种现象通常为一过性的。

（4）脂肪代谢障碍:注射部位可能会发生脂肪代谢障碍(脂肪萎缩和脂肪增生)。这一情况通常是因为在相同部位多次注射,未在注射区域内适当轮换注射部位所致。

（5）注射部位反应:胰岛素治疗时,可能会发生注射部位反应(如注射部位出现红、肿、瘙痒、疼痛和血肿)。大多数该种反应为暂时性的,在继续治疗的过程会自行消失。

（6）水肿:胰岛素治疗的初期有可能出现水肿现象。这种现象通常为一过性的。

（7）全身性过敏反应:全身性过敏反应的症状包括:全身性的皮疹、瘙痒、胃肠道不适、血管神经性水肿、呼吸困难、心悸、血压下降以及昏晕或丧失知觉等。全身性过敏反应有可能危及生命。

4. 药物相互作用

（1）合用可能减少胰岛素需要量的药物:口服降血糖药、单胺氧化酶抑制药(MAOI)、非选择性β肾上腺素受体拮抗剂、血管紧张素转换酶抑制药、水杨酸盐、合成类固醇、磺胺类药物等。

（2）合用可能增加胰岛素需要量的药物:口服避孕药、噻嗪类、糖皮质激素类、甲状腺激素、拟交感神经类药物、生长激素、达那唑等。

（3）奥曲肽、兰瑞肽,合用既可减少也能增加胰岛素的需要量。

八、注意事项

1. 禁用　胰岛素过敏者。

2. 慎用　运动员。

3. 用药注意事项

（1）胰岛素注射剂量不足或治疗中断时,会引起高血糖(特别是在1型糖尿病患者中易发生)。高血糖的首发症状通常在大约数小时到数天内逐渐出现。症状包括口渴、尿频、恶心、呕吐、嗜睡、皮肤干红、口干和食欲缺乏以及呼吸出现丙酮气味。

（2）对于1型糖尿病患者而言,出现高血糖若不予以治疗,最终可导致具有潜在致命性的酮症酸中毒。

（3）胰岛素给药量远高于其需求量时,可导致低血糖。

（4）漏餐或进行无计划的高强度体力活动,可导致低血糖。

（5）血糖控制有显著改善的患者(如接受胰岛素强化治疗的患者),其低血糖的先兆症状会有所改变,应提醒患者注意。病程长的糖尿病患者,发生低血糖时,可能不出现一般的低血糖先兆症状。

（6）患者换用不同类型或品牌的胰岛素制剂,必须在严密的医疗监控下进行。以下方面的变化均可能导致所需胰岛素剂量改变:药物浓度、品牌(生产商)、类型、来源(人胰岛素,人胰岛素类似物)和/或生产工艺。

（7）患者在从其曾用胰岛素产品换用本品时,可能需要调整每日注射次数或是进行剂量调整。患者换用本品时,可在首次给药时,或者在开始治疗的几周或几个月内进行剂量调整。

（8）与所有的胰岛素治疗相同,可能会发生注射部位反应,包括疼痛、瘙痒、皮疹、肿胀和炎症。在注射区域内持续更换注射部位可以帮助减少或预防这些反应的发生。这些反应通常会在几天到几周内消失。因为注射部位反应而停止使用本品的情况极为罕见。

（9）由于本品有可能在某些泵导管中产生沉淀,所以本品不能用于胰岛素泵做连续皮下胰岛素输注治疗。

（10）本品中所含的间甲酚,可能会导致过敏反应。

九、药物稳定性及贮藏条件

本品在开封使用前应冷藏于2~8℃的冰箱中,不可冷冻。开始使用后,可在室温下(不超过25℃)存放4周。开封后或携带备用时,不用冷藏,不可在超过25℃的环境中存放。本品应放于包装盒内,避光保存。

十、药物经济性评价

基本药物,医保甲类,《中国药典》(2020年版)收载。

低精蛋白锌胰岛素

一、药品名称

英文名　Isophane Insulin

二、药品成分

本药主要成分为高纯度猪胰岛素、硫酸鱼精蛋白。

三、剂型与规格

低精蛋白锌胰岛素注射液　10ml:400单位

四、适应证及相应的临床价值

用于一般中、轻度糖尿病患者,重症须与胰岛素合用。

五、用法用量

成人剂量根据病情而定。每日 1 次,早餐前 30～60 分钟皮下注射,必要时也可与胰岛素混合使用。

六、特殊人群用药

1. 妊娠期 B 级。
2. 哺乳期 可能需要降低胰岛素用量。
3. 肝功能不全 慎用。
4. 肾功能不全 慎用。
5. 其他人群 儿童尚不明确;老年人初始剂量需考虑老年人的肾功能,随后根据血糖调整剂量。

七、药理学

1. 药效学及作用机制 本药为中效胰岛素,是在胰岛素中加入精蛋白,其机制如下:人胰岛素含酸性氨基酸较多,等电点在 4 左右,与碱性蛋白(精蛋白或珠蛋白)结合后,等电点升高与体液 pH 接近,皮下注射后在注射部位形成沉淀(蛋白质在等电点时带静电荷为 0,溶解度最低,最易形成沉淀),作用时间延长,加入微量锌可使其稳定。

2. 药代动力学 本药皮下注射后吸收缓慢而均匀,2～4 小时起效,8～12 小时血药浓度达峰值,作用可持续 18～24 小时。

3. 药物不良反应

(1) 代谢/内分泌系统:可见低血糖,引起的低血糖危险较短效制剂小。

(2) 眼:可见视物模糊。

(3) 过敏反应:偶见过敏反应,全身性过敏反应可出现荨麻疹(伴或不伴血管神经性水肿)、呼吸道症状(哮喘、呼吸困难),严重者可见血压降低、休克。

(4) 其他:可见水肿,注射部位可见红斑、硬结或疼痛。

4. 药物相互作用

(1) 单胺氧化酶抑制药、非甾体抗炎药、保泰松、口服降血糖药,合用可增强本药的降血糖作用。

(2) 抗凝血药、水杨酸盐、磺胺类药、抗肿瘤药(如甲氨蝶呤),合用可增强本药的降血糖作用。原因是此类药物合用可竞争结合血浆蛋白,使血液中游离胰岛素水平增高。

(3) 氯喹、奎尼丁、奎宁,合用可增强本药的降血糖作用。原因是此类药物可延缓本药的降解,使本药在血中的浓度升高。

(4) β 肾上腺素受体拮抗剂合用可增加发生低血糖的危险、掩盖某些低血糖症状(如取消某些具有低血糖反应警示作用的交感神经兴奋表现)、延长低血糖时间。因为此类药物可阻止肾上腺素升高血糖的反应,干扰机体调节血糖的功能。

(5) 血管紧张素转换酶抑制药、溴隐亭、氯贝丁酯、酮康唑、锂剂、甲苯达唑、维生素 B_6、茶碱等,药物可通过不同方式产生直接或间接影响,导致血糖降低,故合用时本药应适当减量。

(6) 奥曲肽:合用可降低餐后血糖水平。原因是奥曲肽可抑制生长激素、胰高血糖素及胰岛素的分泌;并可延迟胃排空、减缓胃肠蠕动,引起食物吸收延迟。

(7) 钙通道阻滞剂、可乐定、达那唑、二氮嗪、生长激素、肝素、H_2 受体拮抗药、大麻、吗啡、尼古丁、磺吡酮等,合用可减弱本药的降血糖作用。是因为以上药物可影响糖代谢、升高血糖,故合用时本药应适当加量。

(8) 糖皮质激素、促肾上腺皮质激素、胰高血糖素、雌激素、口服避孕药、甲状腺激素、肾上腺素、噻嗪类利尿药、苯乙丙胺、苯妥英钠,合用可减弱本药的降血糖作用,与以上药物合用时应调整本药的剂量。

(9) 酒精:中等量以上的酒精可增强本药降血糖作用,导致严重、持续的低血糖反应。在空腹或肝糖原储备较少的情况下更易发生,故使用本药时不宜饮酒。

(10) 尼古丁:吸烟时尼古丁可引起拮抗胰岛素作用的儿茶酚胺释放增多,还可减少皮下组织对本药的吸收。故突然戒烟时应适当减少本药的用量,或按血糖情况加以调整。

八、注意事项

1. 禁用 胰岛素过敏者。
2. 慎用 运动员。
3. 用药注意事项

(1) 低血糖多发生于药效高峰,本药较胰岛素引发的低血糖症状较迟,故应注意。

(2) 若不断出现胰岛素反应,或出现 1 次导致昏迷的胰岛素反应,本药剂量可能需调整。

(3) 糖尿病、酮症酸中毒或昏迷提示血糖过高,此情况可能由注射量不足导致。可能起因于患者伴有其他疾病或处于感染期对胰岛素的需求量上升、忽视饮食控制、减少用药剂量或用药剂量低于医嘱等。

(4) 极少数患者可产生胰岛素耐受性,其主要原因可能为感染、使用皮质激素或体内存在胰岛素抗体。此时可更换不同动物种属的制剂或加服口服降血糖药。

九、药物稳定性及贮藏条件

注射液:密封、冷藏保存,避免冷冻。

十、药物经济性评价

基本药物,医保甲类,《中国药典》(2020 年版)收载。

预混人胰岛素(30R、50R)

一、药品名称

英文名 Biphasic Human Insulin(30R、50R)

二、药品成分

预混 30R 主要成分为:低精蛋白锌胰岛素(70%)、中性胰岛素(30%)。

预混 50R 主要成分为:低精蛋白锌胰岛素(50%)、中性胰岛素(50%)。

三、剂型与规格

注射液　3ml：300 单位

四、适应证及相应的临床价值

用于治疗糖尿病。

五、用法用量

成人皮下注射,本药为双时相组分(含短效胰岛素和中效胰岛素),通常给予每日 1 次或每日 2 次。根据患者病情调整剂量,通常胰岛素一日剂量为 0.3~1 单位/kg。注射后 30 分钟内必须进餐。本药不可用于静脉注射或肌内注射,也不能用于胰岛素输注泵。

六、特殊人群用药

1. 妊娠期　B 级。
2. 哺乳期　剂量可能需做相应调整。

七、药理学

1. 药效学及作用机制　本药为双时相胰岛素,作用机制为通过与肌肉和脂肪细胞上的胰岛素受体结合促进葡萄糖的吸收,还可抑制肝葡萄糖的释放。

2. 药代动力学　本药由快速和缓慢起效的两种胰岛素混合而成,同时具备快速和缓慢吸收两种特征。皮下注射后,0.5 小时内起效,2~8 小时达到最大效应,作用持续时间约 24 小时。短效胰岛素在 1.5~2.5 小时之内达到血药峰浓度。吸收半衰期为 5~10 小时。

3. 药物不良反应

(1) 代谢/内分泌系统:低血糖是用药期间常见的不良反应。严重者可能出现意识丧失(伴或不伴惊厥)、暂时或永久性脑损伤。

(2) 神经系统:血糖控制的快速改善可能会引起可逆性急性神经痛。

(3) 皮肤:偶见风疹、皮疹。

(4) 眼:偶见胰岛素强化治疗导致的糖尿病视网膜病变暂时恶化。用药初期极罕见一过性屈光不正。

(5) 过敏反应:极罕见全身性过敏反应,表现为全身性皮疹、瘙痒、多汗、胃肠道不适、血管神经性水肿、呼吸困难、心悸、血压下降、昏晕或丧失知觉。

(6) 其他:用药初期偶见一过性水肿。用药期间可能出现暂时性注射局部反应(注射部位红、肿、瘙痒、疼痛、血肿及炎症),继续用药可自行消失。相同部位多次注射后可出现脂肪代谢障碍(脂肪萎缩、增生)。

4. 药物相互作用

(1) 合用可能减少胰岛素需要量的药物:口服降血糖药、单胺氧化酶抑制药(MAOI)、非选择性 β 肾上腺素受体拮抗剂、血管紧张素转换酶抑制药、水杨酸盐、合成类固醇、磺胺类药物。

(2) 合用可能增加胰岛素需要量的药物:口服避孕药、噻嗪类、糖皮质激素类、甲状腺激素、拟交感神经类药物、生长激素、达那唑。

(3) 奥曲肽、兰瑞肽,合用既可减少也能增加胰岛素的需要量。

八、注意事项

1. 禁用　胰岛素过敏者。
2. 慎用　运动员。
3. 用药注意事项

(1) β 肾上腺素受体拮抗剂可掩盖低血糖症状,延缓血糖恢复时间。

(2) 低血糖可导致患者注意力不能集中或反应能力下降,可能造成危险(如驾驶或操纵机器时)。应告知患者驾驶时出现低血糖的危险性,尤其是低血糖预警征象减弱或缺乏及反复发生低血糖的患者。

(3) 胰岛素笔芯卡式瓶仅供一人单独使用。插入针头注射前应上下轻摇笔芯卡式瓶,直至胰岛素呈白色均匀混悬液。注射后应让针头在皮下停留至少 6 秒。使用笔后,必须拔下针头,否则部分药液将从针头漏出而导致剂量不准确。笔芯不可重新灌装使用。

(4) 体内存在残余的内源性胰岛素时,每日需要量可能会减少;存在胰岛素抵抗时,每日需要量可能会增加;增加运动量或改变通常的饮食习惯,可能导致剂量调整;换用不同品牌和类型的胰岛素,必须在严格的医疗监控下进行。

(5) 用药期间应密切监测血糖。

(6) 本药注射液所含的辅料间甲酚可能会导致过敏反应。

九、药物稳定性及贮藏条件

注射液:避光保存。开封使用前应于 2~8℃下存放,不可冷冻;开始使用后可在室温下(不超过 30℃)存放 6 周,不可冷藏。

十、药物经济性评价

基本药物,医保甲类,《中国药典》(2020 年版)收载,原研药:诺和灵。

重组人胰岛素

一、药品名称

英文名　Recombinant Human Insulin

二、药品成分

重组人胰岛素。

三、剂型与规格

注射液　(1)3ml：300 单位(笔芯);(2)10ml：400 单位(小瓶)

四、适应证及相应的临床价值

需要胰岛素治疗的糖尿病患者。

五、用法用量

成人用法用量为重和林 R 可皮下注射或静脉注射。重和林 R 通常餐前 15~30 分钟给药。只有在医师的指导下才可将重和林不同制剂混合后注射。本品可在大腿、腹壁、臀部或上臂外侧做皮下注射。为避免组织损伤，注射部位应在注射区域内轮换。注射前检查重和林 R 应为无色澄明液体，若呈雾状、变稠、有颜色的轻微改变或可见固体物时不要使用。该种类型的胰岛素主要包括三类：重和林 R 300 单位/3ml/支（笔芯），重和林 R 400 单位/10ml/支（小瓶）和需混合使用两种类型的胰岛素，使用时请按说明书使用。

六、特殊人群用药

1. 妊娠期　怀孕期间注射胰岛素以较好地控制糖尿病是完全必要的。由于怀孕期间胰岛素需要量会改变，较难控制血糖水平，因此，患者怀孕或计划怀孕应告知医师。
2. 哺乳期　不限制哺乳期妇女使用本品进行治疗。哺乳期的糖尿病妇女用胰岛素治疗，不会对婴儿产生危害，但是剂量、饮食或两者均可能需要做相应的调整。
3. 肝功能损害　慎用。
4. 肾功能损害　慎用。

七、药理学

1. 药效学及作用机制　在控制饮食和锻炼的同时，给糖尿病患者注射适当剂量的胰岛素，可以暂时恢复患者碳水化合物、脂肪和蛋白质代谢的能力，促进肝糖原的贮存和葡萄糖转化为脂肪。在合适的间隔时间内给糖尿病患者注射适当剂量胰岛素，可使血糖维持在合理的范围内，避免尿糖、尿酮的出现，预防糖尿病酸中毒和昏迷的发生。
2. 药代动力学　重和林 R 经皮下注射后，平均药物作用时间为：起效时间 30 分钟内；最大作用时间 1~3 小时；持续时间达 4~8 小时。健康受试者约 5% 胰岛素同血中蛋白结合。脑脊液中胰岛素的浓度约为血清胰岛素总浓度的 25%。
3. 药物不良反应
（1）低血糖，症状包括：多汗、眩晕、震颤、饥饿感、焦虑、手脚嘴唇或舌头发麻、注意力分散、嗜睡、失眠、不能自我控制、瞳孔扩大、视力模糊、语言障碍、忧郁、易怒，严重时脑功能损伤甚至死亡。
（2）其他不良反应：偶有注射局部红肿、瘙痒等过敏反应及局部皮下脂质萎缩或脂质增生。全身过敏反应（全身皮疹、呼吸短促、气喘、血压下降、脉搏加快、多汗，严重病例可危及生命）罕有报道。
4. 药物相互作用
（1）以下药物可降低患者胰岛素需求量：口服降血糖药、β 受体拮抗剂、血管紧张素转换酶抑制剂、单胺氧化酶抑制剂（抗忧郁药）、甲基多巴、水杨酸类、乙醇、具有合成代谢作用的类固醇类、磺胺类抗生素、四环素、喹诺酮类抗生素、

α 受体拮抗剂、奥曲肽。
（2）以下药物可增加患者胰岛素需求量：某些利尿剂、雌激素（包括口服避孕药）、甲状腺激素替代治疗、肝磷脂、皮质类固醇激素、生长激素、肾上腺素、异烟肼、吩噻嗪类、β 受体激动剂（如沙丁胺醇、特普塔林）。

八、注意事项

1. 禁用　胰岛素过敏者。
2. 慎用　运动员。
3. 用药注意事项
（1）必须在医师的指导下进行剂量调整。
（2）对胰岛素制剂有过敏史的患者在开始重和林治疗前应进行适当的检查。
（3）患者发高烧、严重感染、精神压力、胃肠功能紊乱尤其是恶心、呕吐和腹泻、垂体和肾上腺或甲状腺功能紊乱等可能会影响胰岛素需要量，在上述情况下应请医师检查胰岛素的使用剂量，同时应经常检测患者血糖和尿糖水平。
（4）胰岛素注射期间最常见的不良反应是低血糖和高血糖。如果症状严重，应立即告知医师。
（5）以往使用动物胰岛素的患者在换用本产品时必须在医师指导下调整剂量。
（6）患者如计划旅行并跨越 2 个时区以上，应酌情调整胰岛素注射时间。
（7）运动和运动后的一段时间内，可能会降低人体对胰岛素的需要量。运动也会加速胰岛素的起效时间，尤其是注射部位运动时更是如此。患者在运动前应咨询医师，调整胰岛素用量以适应运动，如跑步前不宜在大腿注射重和林。
（8）调整胰岛素注射剂量对驾驶和操纵机器是否有影响尚不清楚。然而，高血糖引起的中枢神经系统紊乱会影响视力和距离判断。如遇下列情况血糖浓度可能会明显改变，如胰岛素治疗的开始阶段、更换胰岛素制剂、紧张和大量体力运动时，此时，驾驶和操纵机器应格外小心。
（9）糖尿病患者应定期检查血糖或尿糖，如果血糖检查持续高于或低于正常值或尿糖持续阳性，表示糖尿病未得到适当控制，必须通知医师，经常保持足够的胰岛素，以及注射器和针头，经常佩戴糖尿病患者识别证件以确保离家发生并发症时能得到适当的治疗。
（10）胰岛素应用中的任何改变都必须小心，应在医师指导下进行，每次使用胰岛素之前都应该仔细查看胰岛素的纯度、效价、注册商标、类型、种属（牛、猪、人）生产方法（重组人胰岛素、动物提纯胰岛素）是否是医师所建议的，任何一项的改变都会导致剂量的改变。
（11）取药前应仔细检查瓶盖是否完好，并仔细查看瓶签上的名称、字母标志，以确认所取的药品与医师所开的处方一致。
（12）在抽取药液前要先检查瓶内内容物的外观，常规重组人胰岛素注射液应为无色澄明液体，如果瓶底有沉淀，或团块状漂浮物切勿使用，如果发现异常或需要改变胰岛

素剂量时,必须立即向医师咨询。

九、药物稳定性及贮藏条件

2~8℃避光密闭保存,避免冰冻。一经开始使用后,在不高于25℃的条件下可保存28天。运输条件为2~8℃。

十、药物经济性评价

基本药物,医保甲类,《中国药典》(2020年版)收载。

精蛋白锌重组人胰岛素

一、药品名称

英文名 Protamine Zinc Recombinant Human Insulin

二、药品成分

精蛋白锌重组人胰岛素

三、剂型与规格

注射液 3ml:300单位

四、适应证及相应的临床价值

本品适用于需要采用胰岛素来维持血糖水平的糖尿病患者,也适用于糖尿病患者的早期治疗以及妊娠期间糖尿病患者的治疗。

五、用法用量

成人用法用量如下:采用皮下注射的方式给药,不推荐肌内注射给药,不可以采用静脉注射方式给药。皮下注射给药的部位应选择上臂、大腿、臀部或腹部,同时应该注意对注射部位轮换使用,对于同一部位每月注射的次数不能超过一次。在注射时,应该小心谨慎,应确保未刺穿血管,当注射完成后,不能对注射部位进行揉搓。

六、特殊人群用药

1. 妊娠期 B级。

2. 哺乳期 正处于哺乳期的糖尿病患者,可以适当调整胰岛素的给药剂量或者饮食量。

3. 肾功能损害 慎用。

七、药理学

1. 药效学及作用机制 胰岛素主要的作用是调整血糖的代谢。胰岛素在许多不同的组织器官中具有合成代谢和抗分解代谢的作用。在肌肉组织中,本品有增加糖原、脂肪酸、甘油和蛋白质的合成和氨基酸的吸收,降低糖原分解、糖异生、酮生成、脂肪分解、蛋白质代谢和氨基酸的输出等作用。

2. 药代动力学 本品皮下注射因个体差异,药物的起效和持续时间差异较大,一般注射后起效缓慢,6~9小时达高峰,持续约24小时。

3. 药物不良反应

(1) 低血糖反应:低血糖是胰岛素使用者最常发生的不良反应,严重的低血糖会导致出现诸如神志不清,甚至死亡。

(2) 在患者的注射部位也会出现诸如红肿或者瘙痒等局部过敏反应。上述症状可在数天或数周内自行消失。在某些情况下,上述情况也有可能是非胰岛素制剂的原因所引起的,例如皮肤消毒剂的刺激以及欠佳的注射技术等。

(3) 全身性过敏:是患者对胰岛素过敏所致的,虽然不常发生,但其具有潜在的严重性。这种全身过敏可导致全身发疹、呼吸急促、喘鸣、血压下降、脉搏急促和多汗等,严重的全身性过敏会导致出现生命危险,在极少数情况下,使用优泌林会出现全身性过敏,此时应立即进行抢救,在这种情况下,应改变胰岛素的种类或进行脱敏处理。

(4) 在注射部位会出现脂质营养不良(皮肤下陷)或脂肪肥大(组织变大或变厚)。

4. 药物相互作用

(1) 以下药物可增加患者胰岛素需求量:口服避孕药,皮质类固醇,甲状腺代替治疗药物,达那唑、β_2受体激动剂(利托君、沙丁胺醇、特布他林)等。在使用这些可以使血糖升高的物质时,应该增加胰岛素的给药量。

(2) 以下药物可降低患者胰岛素需求量:口服抗糖尿病药物,水杨酸盐(例如阿司匹林)、磺基抗生素、一定的抗抑郁药物(例如单胺氧化酶抑制剂)、血管紧张素转换酶抑制剂、血管紧张素Ⅱ受体阻滞剂、β受体拮抗剂、奥曲肽、酒精等。在使用这些使血糖降低的药物时,应该降低胰岛素的给药量。

八、注意事项

1. 禁用 胰岛素过敏者。

2. 慎用 运动员。

3. 用药注意事项

(1) 若需改变患者正在使用的胰岛素制剂的类型或生产厂商,应在严格的医疗监控下进行。对于任何有关胰岛素制剂的强度,厂商(制造商)、类型[常规(重组人胰岛素),中效(精蛋白锌重组人胰岛素)、70/30混合(精蛋白锌重组人胰岛素混合液胰岛素)]、来源(动物、人、人胰岛素类似物)、制备方法(重组DNA、动物来源的胰岛素)等的不同,均有可能导致胰岛素使用剂量发生变化。

(2) 对于有些先前使用动物来源胰岛素的患者,在使用人胰岛素时,使用剂量需要进行适当调整。如果需要进行调整,应该在首次剂量或在首次给药的数周或数月内进行。

(3) 因改变胰岛素制剂的种类而使用人胰岛素制剂后,少数患者出现低血糖症状,据报道,这些具有事先征兆的症状与使用动物来源的胰岛素制剂所出现的症状程度相似,类型相仿。对于如采用胰岛素强化治疗的患者,其体内血糖水平发生剧烈的变化,此时,有关出现低血糖的警示征兆会部分或全部消失,在这种情况下,更应该密切注意。其他有关出现低血糖的早期不同或不严重的症状包括长期糖尿病的耐受、糖尿病诱导的神经性疾病，或 β 受体拮抗性疾病。未经及时治疗的低血糖或高血糖会导致出现诸如失去知觉、昏迷甚至死亡。

（4）尤其对于胰岛素依赖型的患者，当使用剂量不当或中断治疗时，会导致出现高血糖和糖尿病酮酸中毒，上述状况具有潜在的致死性。

（5）使用人胰岛素会产生抗体，但是滴度值低于相应的高纯度动物来源的胰岛素所产生的滴度值。

（6）肾上腺、垂体和甲状腺疾病以及肝功能、肾功能损伤等均可导致胰岛素的需求量发生剧烈的变化。

（7）在处于疾病期以及情绪不稳定的状态时，胰岛素的需求量会相应的增加。

（8）如果患者的运动量以及日常的饮食发生变化时，胰岛素的给药剂量也应相应的进行调整。

（9）由于低血糖发作时，患者精神集中以及再次反应的能力会受到一定的影响。这对于需要精力集中的情况，显得尤为重要（例如驾车和操作机器）。应该告知患者，在驾车时应避免出现低血糖发作，这对于那些无征兆低血糖发作以及经常性低血糖发作的患者而言尤为重要。在这种情况下，应仔细考虑自身的驾车能力。

九、药物稳定性及贮藏条件

2～8℃避光保存，不得冰冻。一经开始使用后，在不高于 25℃的条件下可保存 28 天，超过此期限不得使用。

十、药物经济性评价

基本药物，医保甲类，《中国药典》（2020 年版）收载。

预混精蛋白锌重组人预混胰岛素
（70/30、50/50）

一、药品名称

英文名 Protamine Recombinant Human Insulin（premixed 70/30）

二、药品成分

预混 70/30 主要组成成分为：30%重组人胰岛素（常规人胰岛素），70%精蛋白锌重组人胰岛素（中效人胰岛素）。

预混 50/50 主要组成成分为：50%重组人胰岛素（常规人胰岛素），50%精蛋白锌重组人胰岛素（中效人胰岛素）。

三、剂型与规格

笔芯 3ml：300 单位（笔芯），1 支
预装笔式注射器 3ml：300 单位（预装笔式注射器）
瓶装 40 单位/ml（U-40），每瓶 10ml

四、适应证及相应的临床价值

本品适用于治疗需要采用胰岛素来维持血糖水平的糖尿病患者。也适用于早期糖尿病患者的早期治疗以及妊娠期间糖尿病患者的治疗。

五、用法用量

成人：采用皮下注射的方式给药，不推荐肌内注射给药，不可以采用静脉注射方式给药。皮下注射给药的部位应选择上臂、大腿、臀部或腹部，同时应该注意对注射部位轮换使用，对于同一部位每月注射的次数不能超过一次。在注射时，应该小心谨慎，应确保未刺穿血管，当注射完成后，不能对注射部位进行揉搓。

六、特殊人群用药

1. 妊娠期 B 级。
2. 哺乳期 调整胰岛素剂量或者饮食量。
3. 肝功能损害 慎用。
4. 肾功能损害 慎用。
5. 其他人群

（1）儿童使用本品时应注意运动量、饮食，以便于更好地控制血糖。使用时应遵医嘱并由家长或医师进行注射操作。

（2）老年患者治疗的主要目的是减轻症状和避免低血糖反应。

七、药理学

1. 药效学及作用机制 胰岛素主要的作用是调整血糖的代谢。胰岛素在许多不同的组织器官中有合成代谢和抗分解代谢的作用。在肌肉组织中，本品有增加糖原、脂肪酸、甘油和蛋白质的合成和氨基酸的吸收，降低糖原分解、糖异生、酮生成、脂肪分解、蛋白质代谢和氨基酸的输出等作用。

2. 药代动力学 本品皮下注射因个体差异，药物的起效和持续时间差异较大，一般注射后 30 分钟起效，2～8 小时达高峰，持续约 24 小时。

3. 药物不良反应

（1）低血糖是胰岛素使用者最常发生的不良反应，严重的低血糖会导致神志不清，甚至死亡。

（2）在患者的注射部位也会出现诸如红肿或者疼痛等局部过敏反应。上述症状可以在数天或数周内自行消失。

（3）全身性过敏是患者对胰岛素过敏所致的，虽然不常发生，但其具有潜在的严重性。这种全身过敏可导致全身皮疹、呼吸急促、喘鸣、血压下降、脉搏急促和多汗等。严重的全身性过敏会导致出现生命危险。在极少数情况下，使用该类胰岛素会出现全身性过敏，此时应立即进行抢救。在这种情况下，应改变胰岛素的种类或进行脱敏处理。

（4）在注射部位会出现脂质营养不良（皮肤下陷）或脂肪肥大（组织变大或变厚）。

4. 药物相互作用

（1）只有在向临床医师咨询后，才能将人胰岛素制剂与其他药物同时一起使用。例如，口服避孕药、皮质类固

醇、甲状腺代替治疗、达那唑、β_2 受体激动剂(利托、沙丁胺醇、特布他林)等,在使用这些可以使血糖升高的物质时,应该增加胰岛素的给药量。

(2)而在使用口服降血糖药物、水杨酸盐(例如阿司匹林)、磺基抗生素、一定的抗抑郁剂(例如单胺氧化酶抑制剂)、血管紧张素转化酶抑制剂(卡托普利、依拉普利)、β_2 受体拮抗剂、奥曲肽、酒精等,在使用这些使血糖降低的药物时,应该降低胰岛素的给药量。

(3)对于有关人胰岛素与动物来源胰岛素的混合使用,以及人胰岛素与其他生产厂商生产的人胰岛素的混合情况,未进行过相应的研究。

八、注意事项

1. 禁用 胰岛素过敏者。

2. 慎用 运动员。

3. 用药注意事项

(1)若需改变患者正在使用的胰岛素制剂的类型或生产厂商,应在严格的医疗监控下进行。对于任何有关胰岛素制剂的强度、厂商(制造商)、类型[常规(重组人胰岛素)、中效(精蛋白锌重组人胰岛素)、70/30混合(精蛋白锌重组人胰岛素混合胰岛素)]、来源(动物、人、人胰岛素类似物)、制备方法(重组 DNA、动物来源的胰岛素)等的不同,均有可能导致胰岛素使用剂量发生变化。

(2)对于有些先前使用动物来源胰岛素的患者,在使用人胰岛素时,使用剂量需要进行适当调整。如果需要进行调整,应该在首次剂量或在首次给药的数周或数月内进行。

(3)因改变胰岛素制剂的种类而使用人胰岛素制剂后,少数患者出现低血糖症状,据报道,这些具有事先征兆的症状与使用动物来源的胰岛素制剂所出现的症状程度相似、类型相仿。对于如采用胰岛素强化治疗的患者,其体内血糖水平发生剧烈的变化,此时,有关出现低血糖的警示征兆会部分或全部消失,在这种情况下,更应该密切注意。其他有关出现低血糖的早期不同或不严重的症状包括长期糖尿病的耐受及糖尿病诱导的神经性疾病。未经及时治疗的低血糖或高血糖会导致出现诸如失去知觉、昏迷甚至死亡。

(4)尤其对于胰岛素依赖型的患者,当使用剂量不当或中断治疗时,会导致出现高血糖和糖尿病酮酸中毒;上述状况具有潜在的致死性。

(5)使用人胰岛素会产生抗体,但是滴度值低于相应的高纯度动物来源的胰岛素所产生的滴度值。

(6)肾上腺、垂体和甲状腺疾病以及肝功能、肾功能损伤等均可导致胰岛素的需求量发生剧烈的变化。

(7)在处于疾病期以及情绪不稳定的状态时,胰岛素的需求量会相应的增加。

(8)如果患者的运动量以及日常的饮食发生变化时,胰岛素的给药剂量也应相应的进行调整。

(9)由于低血糖发作时,患者精神集中以及再次反应的能力会受到一定的影响。这对于需要精力集中的情况,显得尤为重要(例如驾车和操作机器)。应该告知患者,在驾车时应避免出现低血糖发作,这对于那些无征兆低血糖发作以及经常性低血糖发作的患者而言尤为重要。在这种情况下,应仔细考虑自身的驾车能力。

九、药物稳定性及贮藏条件

2~8℃避光保存,不得冰冻。一经开始使用后,在不高于 25℃的条件下可保存 28 天,超过此期限不得使用。

十、药物经济性评价

基本药物,医保甲类,《中国药典》(2020 年版)收载。

赖脯胰岛素

一、药品名称

英文名 Insulin Lispro

二、药品成分

赖脯胰岛素

三、剂型与规格

赖脯胰岛素注射液 (1)10ml:400 单位;(2)10ml:1 000 单位

赖脯胰岛素笔芯注射液 (1)1.5ml:150 单位;(2)3ml:300 单位;(3)30ml:300 单位

赖脯胰岛素预装笔式注射器 3ml:300 单位

四、适应证及相应的临床价值

1. 适用于治疗需要胰岛素维持正常血糖稳态的成人糖尿病患者。

2. 用于轻至中度的糖尿病酮症酸中毒(DKA)、轻至中度的高血糖高渗状态(HHS)。

五、用法用量

成人用法用量如下。

(1)皮下注射:餐前 15 分钟内各 1 次,剂量依据病情而定,并按血糖变化调整。如在治疗过程中改用本药,其剂量可能需要调整。有时为控制夜间高血糖,可于早晨加注 1 次中效胰岛素(但不能与中效胰岛素混合);为控制次晨的高血糖,可于睡前加注 1 次中效胰岛素。注射部位可选择上臂、大腿、臀部或腹部,应轮换注射部位,同一注射部位每月注射不能超过 1 次。

(2)静脉给药:稀释于 0.9%氯化钠溶液或 5%葡萄糖溶液中,以 0.1~1.0 单位/ml 的浓度进行输液,应密切监测血糖。

六、特殊人群用药

1. 妊娠期 B 级。

2. 哺乳期 尚不明确。

3. 肾功能损害 肾功能不全患者用药可能需调整剂量,并密切监测血糖。

4. 肝功能损害 肝功能不全患者用药可能需要调整剂量,并密切监测血糖。

5. 其他人群

(1) 国内资料显示,12 岁以下儿童用药的安全性和有效性尚未确定。国外临床文献报道,赖脯胰岛素在儿童中的药效学特性与在成人中使用时相似。

(2) 过度控制老年患者的血糖(糖化血红蛋白低于6.5%),可导致心血管疾病死亡率增加、低血糖发作增加及成人 2 型糖尿病患者的体重增加。应依据老年患者具体情况确定血糖控制水平。

七、药理学

1. 药效学及作用机制 按同样的摩尔数比较,赖脯胰岛素与人胰岛素等效,但它起效更快作用持续时间更短。赖脯胰岛素的主要作用是调节葡萄糖代谢。另外胰岛素对多种不同的组织有一些同化作用和抗异化作用。在肌肉组织中这包括增加糖原、脂肪酸、甘油、蛋白质合成和氨基酸摄取,而减少糖原异生、糖异生、酮体生成、脂解作用、蛋白质分解和氨基酸产生量。

2. 药代动力学 赖脯胰岛素皮下注射后 15 分钟内起效,30~70 分钟达血药峰浓度(比人正规胰岛素更高),持续2~5 小时。其吸收速率和起效时间受注射部位和其他因素影响。

3. 药物不良反应 低血糖、局部过敏、脂肪代谢障碍、水肿、视物模糊。

4. 药物相互作用 使用有升高血糖作用的药品可能会增加胰岛素的需要量,如口服避孕药、皮质类固醇药物、甲状腺素替代治疗、达那唑、β_2 受体激动剂(如利托君、沙丁胺醇、特布他林)。

使用有降低血糖作用的药品可能减少胰岛素的需要量,如口服降血糖药、水杨酸类(如阿司匹林)、磺胺类抗生素、某些抗抑郁药(单胺氧化酶抑制剂,选择性 5-羟色胺再摄取抑制剂)、某些血管紧张素转换酶抑制剂(卡托普利、依那普利)、血管紧张素 II 受体拮抗剂、β 受体拮抗剂、奥曲肽或酒精。

八、注意事项

1. 禁用 胰岛素过敏者。

2. 慎用 运动员。

3. 用药注意事项

(1) 可与长效胰岛素合用。

(2) 赖脯注射液尤其适用于生活不规律、外出活动较多的用胰岛素治疗的糖尿病以及常发生低血糖的 1 型糖尿病。

(3) 低血糖患者集中注意力的能力和反应能力可能降低,故驾驶、操作机械和高空作业时应避免出现低血糖。使用正确剂量时未发现对驾驶和操作机械能力有不良影响。

(4) 不同年龄阶段对胰岛素敏感性不一致,青春期前的儿童对胰岛素敏感性高,易发生低血糖,宜适当减少剂量;进入青春期则需稍增剂量,在青春期后又降低。老年人也易发生低血糖,且频繁、严重低血糖易造成不可逆脑损害,应特别注意饮食、体力活动与胰岛素用量的配合。儿童可采用连续胰岛素输注泵来接受本药治疗。

九、药物稳定性及贮藏条件

开始使用前,应贮于 2~8℃(冰箱内)。不得冷冻。不能放置于过热或阳光直射的地方。开始使用后,应贮于不超过 30℃处,保存期为 28 天。一旦开始使用,不可再存放于冰箱中保存。笔芯装入注射笔后,不得带针头存放。

十、药物经济性评价

非基本药物,医保乙类。

精蛋白锌重组赖脯胰岛素混合

一、药品名称

英文名 Mixed Protamine Zinc Recombinant Human Insulin Lispro(25R)

二、药品成分

赖脯胰岛素 25%、精蛋白锌赖脯胰岛素 75%

三、剂型与规格

精蛋白锌重组赖脯胰岛素混合注射液(25R) 3ml:300单位(笔芯)

四、适应证及相应的临床价值

精蛋白锌重组赖脯胰岛素混合注射液适用于需要胰岛素治疗的糖尿病患者。

五、用法用量

成人:本品可在餐前即时注射。必要时,也可在饭后立即注射。本品只能以皮下注射方式给药。在任何情况下,本品都不能采取静脉输注方式给药。皮下注射本品后起效迅速,因此使用本品时,注射时间与用餐时间可间隔很短。

六、特殊人群用药

1. 妊娠期 B 级。胰岛素的用量在妊娠早期应减少,而在中、晚期应增加。

2. 哺乳期 哺乳期妇女需调整胰岛素剂量及饮食或两者均需调节。

3. 肾功能损害 减少本药剂量。

4. 肝功能损害 由于糖尿病患者糖异生和胰岛素分解作用下降,肝功能损害时,应减少本药剂量。但慢性肝功能损害者,胰岛素抵抗增加,故应相应增加本药剂量。

5. 其他人群

(1) 12 岁以下儿童仅在利大于弊时方可使用本药。

（2）老年患者用药无特殊注意事项。

七、药理学

1. 药效学及作用机制　赖脯胰岛素起效迅速（大约 15 分钟），30~70 分钟达血药峰浓度（比人正规胰岛素更高），持续 2~5 小时。因此和常规胰岛素相比（用餐后前 30~45 分钟内给药），可以在用餐前更短的时间点给药（用餐前 0~15 分钟内给药）。皮下注射本品后，赖脯胰岛素起效和达峰迅速。赖脯胰岛素主要的作用为调节血糖浓度。此外，胰岛素在机体的不同组织中能产生各种促进合成代谢可促进糖原、脂肪酸、甘油和蛋白质的合成及氨基酸的吸收，同时抑制糖原分解、糖异生、酮体生成、脂肪分解、蛋白质分解及氨基酸生成。

2. 药代动力学　在患者肾功能损害的情况下，赖脯胰岛素与常规人胰岛素溶液相比吸收更快。对于肾功能不全的 2 型糖尿病患者，赖脯胰岛素与人胰岛素溶液在药代动力学上存在差异，且这种差异与肾功能损害程度无关。对于肝功能损害的患者，与人胰岛素溶液相比，赖脯胰岛素具有快速吸收、作用时间短的特点。

3. 药物不良反应　低血糖、局部过敏、脂肪代谢障碍、全身过敏。

4. 药物相互作用　使用升高血糖作用的药物〔如口服避孕药、皮质类固醇药、达那唑、β₂ 肾上腺素受体激动药（如利托君、沙丁胺醇、特布他林）及甲状腺激素替代治疗〕时，应增加本药剂量。与口服抗糖尿病药、水杨酸盐（如阿司匹林）、磺胺类抗生素、某些抗抑郁药（如单胺氧化酶抑制药）、某些血管紧张素转换酶抑制药（如卡托普利、依那普利）、血管紧张素 Ⅱ 受体阻滞剂、β 肾上腺素受体拮抗剂、奥曲肽、酒精等同时使用，应降低本药剂量。

八、注意事项

1. 禁用　胰岛素过敏者。

2. 慎用　运动员。

3. 用药注意事项

（1）长期糖尿、强化胰岛素治疗、糖尿病神经病变或使用 β 肾上腺素受体拮抗药等时，可能使低血糖的早期预警症状改变或不显著。

（2）由动物胰岛素换用人胰岛素时，低血糖早期预警症状的表现可能不明显或与以往不同，如未及时纠正低血糖或高血糖，可导致意识丧失、昏迷，甚至死亡。

（3）使用剂量不足或终止治疗，尤其对胰岛素依赖型糖尿病患者，可导致高血糖和糖尿病酮症酸中毒，是潜在的致死因素。

（4）低血糖可导致患者注意力不能集中或反应能力下降，可能造成危险（如驾驶或操纵机器时）。应避免驾驶以免出现低血糖，尤其是低血糖预警征象不明显或缺乏及反复发生低血糖的患者。

九、药物稳定性及贮藏条件

开始使用前，应贮于 2~8℃（冰箱内）。不得冷冻。不能放置于过热或阳光直射的地方。开始使用后，应贮于不超过 30℃处，保存期为 28 天不得冷藏。笔芯装入注射笔后，不得带针头存放。

十、药物经济性评价

非基本药物，非医保药品。

门冬胰岛素

一、药品名称

英文名　Insulin Aspart

二、药品成分

门冬胰岛素

三、剂型与规格

注射液　3ml：300 单位（特充）

四、适应证及相应的临床价值

1. 用于治疗糖尿病。

2. 用于轻至中度糖尿病酮症酸中毒（DKA）、轻至中度高血糖高渗状态（HHS）。

五、用法用量

成人：皮下注射，剂量因人而异，通常为每日 0.5~1 单位/kg，进餐前 5~10 分钟注射。一般应与至少每日 1 次的中效胰岛素或长效胰岛素联合使用。

六、特殊人群用药

1. 妊娠期　B 级。胰岛素的用量在妊娠早期应减少，而在中、晚期应增加。

2. 哺乳期　哺乳期妇女使用胰岛素不会对婴儿产生危害，但可能需调整剂量。

3. 肾功能损害者　肾功能不全者通常对本药的需要量减少。

4. 肝功能损害者　肝功能不全者通常对本药的需要量减少。

5. 其他人群

（1）儿童使用本药治疗可获得与可溶性人胰岛素同样的长期血糖控制。

（2）本药与人胰岛素在老年患者中药效学特征的相对差异与其在健康和较年轻糖尿病受试者中的差异相似。

（3）伴发其他疾病（尤其是感染）患者，通常对胰岛素需要量增加。

七、药理学

1. 药效学及作用机制　本药是由基因重组技术生产的人胰岛素类似物，由门冬氨酸代替人胰岛素氨基酸链的 β28 位脯氨酸而产生。胰岛素的降血糖作用是通过胰岛素分子与肌肉及脂肪细胞上的胰岛素受体结合,从而促进葡萄糖吸收,同时抑制肝糖原释放,以发挥降血糖作用。

2. 药代动力学 本药形成六聚体的倾向比可溶性人胰岛素低,与可溶性人胰岛素相比,其皮下吸收速度更快,有利于控制餐后迅速升高的高血糖。皮下注射本药生物利用度为38%,注射后15分钟起效,1~3小时达最大效应,作用可持续3~5小时。血药浓度达峰时间为30~70分钟,4~5小时回到基值水平,血药峰浓度有年龄差异。消除半衰期为81分钟。

3. 药物不良反应 低血糖、局部过敏、脂肪代谢障碍、全身过敏、周围神经系统病变、糖尿病视网膜病变、屈光不正。

4. 药物相互作用

(1)可能会减少胰岛素需要量的药物:口服降血糖药,单胺氧化酶抑制剂(MAOI),β受体拮抗剂,血管紧张素转换酶(ACE)抑制剂,水杨酸盐,合成代谢类固醇和磺胺类制剂。

(2)可能会增加胰岛素需要量的药物:口服避孕药,噻嗪类利尿剂,糖皮质激素,甲状腺激素,拟交感神经药,生长激素和达那唑。

(3)β受体拮抗剂可掩盖低血糖的症状;奥曲肽,兰瑞肽可增加或减少胰岛素需要量;酒精可以增强或减弱胰岛素的降糖作用。

(4)一些物质加入到本品中可能导致门冬胰岛素的降解,如含有巯基或亚硫酸盐的药品。本品也不可与其他产品混合,但NPH(中性鱼精蛋白)胰岛素除外。

八、注意事项

1. 禁用 胰岛素过敏者。

2. 慎用 运动员。

3. 用药注意事项

(1)若增强体力活动或改变正常饮食,需调整本药剂量。

(2)曾有胰岛素全身过敏史者,使用本药前应接受脱敏治疗。

(3)本药使用剂量不足或间断治疗可能导致高血糖和糖尿病酮症酸中毒,尤其是1型糖尿病患者更易发生。

(4)本药与其他胰岛素相互转用时,在首次给药或给药后的最初几周或数月内,应严密监测,调整注射次数或剂量。

(5)血糖控制有显著改善的患者(如接受胰岛素强化治疗的患者),其低血糖的先兆症状可能有所改变。

(6)漏餐或进行无计划、高强度的体力活动,可导致低血糖,且餐后立即运动可增加低血糖的危险。

(7)本药可引起低血糖,应注意避免在驾驶或操作机械时出现低血糖,尤其是低血糖先兆症状不明显或缺乏及以往常发生低血糖的患者。

(8)定时(如三餐前、后及睡前)检测血糖并定期监测血糖化血红蛋白。部分患者应定期监测视力、眼底、血脂谱、肝肾功能、尿常规、尿白蛋白排泄率、心电图、神经传导

速率等,以发现微血管、大血管病变或神经病变等。

九、药物稳定性及贮藏条件

本品应冷藏于2~8℃冰箱中(勿接近冰箱的冷冻室),不可冷冻。不使用时盖上笔帽,避光保存。

本品贮藏中必须避免高温和过度光照。正在使用的本品或随身携带的备用品不要放于冰箱中,可在室温下(不超过30℃)存放4周。

十、药物经济性评价

非基本药物,医保乙类。

谷赖胰岛素

一、药品名称

英文名 Insulin Glulisine

二、药品成分

3^BLys-29^BGlu-人胰岛素(谷赖胰岛素)

三、剂型与规格

注射液 100单位/ml谷赖胰岛素(相当于3.49mg),3ml:300单位/预填充笔

四、适应证及相应的临床价值

1. 用于治疗成人糖尿病。

2. 用于改善1型糖尿病儿童的血糖控制(FDA批准适应证)。

五、用法用量

成人用法用量如下:

(1)皮下注射:每日胰岛素总量通常为0.5~1单位/kg。本药应于餐前15分钟内或开始进餐20分钟内给药,通常与中效或长效胰岛素合用。

(2)皮下滴注:每日胰岛素总量通常为0.5~1单位/kg。本药应通过胰岛素泵持续滴注,并根据先前胰岛素的一日总量确定本药初始剂量。

(3)静脉滴注:每日胰岛素总量通常为0.5~1单位/kg。本药浓度应为0.05~1单位/ml。

六、特殊人群用药

1. 妊娠期 C级。尚无孕妇用药的严格对照研究数据,用药前应权衡利弊。

2. 哺乳期 尚不明确本药是否随人类乳汁排泄,哺乳期妇女应慎用,可能需调整胰岛素剂量。

3. 肾功能损害 肾功能损害者应频繁监测血糖并减少胰岛素剂量。

4. 肝功能损害 肝功能损害者应频繁监测血糖并减少胰岛素剂量。

5. 其他人群

（1）儿童用药的安全性和有效性尚不明确。

（2）年龄不影响用药后糖化血红蛋白值的改变及低血糖的发生率，但老年人仍应慎用本药。

七、药理学

1. 药效学及作用机制　调节葡萄糖代谢为胰岛素和胰岛素类似物（包括本药）的主要作用。胰岛素通过促进骨骼肌和脂肪组织摄取外周葡萄糖，以及抑制肝葡萄糖生成而降低血糖。胰岛素还可抑制脂肪分解和蛋白质水解，并增加蛋白质的合成。

2. 药代动力学　本药静脉给药时与常规人胰岛素等效，皮下给药时较常规人胰岛素起效快，但作用持续时间更短。本药起效时间存在个体差异或因给药时间不同而不同，如注射部位、局部血液供应或局部温度。健康受试者和糖尿病（1型或2型）患者的药动学表明，本药的吸收速度快于常规人胰岛素，皮下给药的绝对生物利用度约为70%。本药与常规人胰岛素静脉给药后的分布和消除相似，分布容积分别为13L和21L，半衰期分别为13分钟和17分钟。皮下给药时，本药消除速度快于常规人胰岛素，半衰期分别为42分钟和86分钟。中、重度肾功能损害（肌酐清除率小于50ml/min）者本药的暴露量增加29%~40%，清除率减少20%~25%。研究显示，肝衰竭者循环中的人胰岛素水平增加。

3. 药物不良反应　低血糖、局部过敏、全身过敏、外周水肿、体重增加。

4. 药物相互作用

（1）那些可以增加降血糖作用、增加低血糖发作的药品有口服降血糖药、血管紧张素转换酶（ACE）抑制剂、丙吡胺、贝特类、氟西汀、单胺氧化酶抑制剂（MAOI）、己酮可可碱、丙氧芬、水杨酸、磺胺类抗生素。

（2）那些可以减弱降血糖作用的物质有糖皮质激素、达那唑、二氮嗪、利尿剂、胰高血糖素、异烟肼、吩噻嗪衍生物、生长激素、拟交感神经药（如肾上腺素、沙丁胺醇、特布他林）、甲状腺激素、雌激素、孕酮（如口服避孕药）、蛋白酶抑制剂和非典型抗精神病药（如奥氮平和氯氮平）。

（3）β受体拮抗剂、可乐定、锂盐或酒精可能增强也可能减弱胰岛素的降血糖活性。喷他脒可能引起低血糖症，有时伴随出现高血糖。

（4）在交感神经阻滞剂如β受体拮抗剂、可乐定、胍乙啶、利血平的影响下，肾上腺素能反向调节的征兆可能降低或者消失。

八、注意事项

1. 禁用　胰岛素过敏者。

2. 慎用　运动员。

3. 用药注意事项

（1）本药剂量应个体化。

（2）胰岛素规格、制造商、类型或给药方式的改变，均可能导致胰岛素剂量的改变。

（3）输注泵或输液器故障及胰岛素降解均可迅速导致高血糖、酮症、糖尿病酮症酸中毒。若出现上述情况，应迅速查明原因并纠正，同时可能需临时皮下注射本药。

（4）本药导致的低血糖可能损害患者集中精神或反应能力，驾驶或操作机械时可能有风险。

（5）血清葡萄糖水平的快速改变可能导致糖尿病患者出现与低血糖相似的症状。长期糖尿病、糖尿病性神经病、同时使用其他药物（如β肾上腺素受体拮抗药）或进行严格的血糖控制时，低血糖的早期症状可能不同或不明显，此时可能导致严重的低血糖甚至意识丧失。

九、药物稳定性及贮藏条件

未开启时，保存在冰箱内（2~8℃）。将本品保存在外包装内以避免光照。不能冷冻。确保容器不直接接触冷冻室或冷冻盒。使用之前，将本品放置在室温1~2小时。

开启后，本品在不超过25℃条件下最多可保存4周，将本品保存在外包装内以避免光照和加热。使用中的笔不要保存在冰箱里，每次注射完成时要将笔帽重新盖回笔身上以避光。不可冷冻。

十、药物经济性评价

非基本药物，非医保药物。

甘精胰岛素注射液

一、药品名称

1. 英文名　Insulin Glargine

2. 化学式　21^A-Gly-30^Ba-L-Arg-30^Bb-L-Arg-人胰岛素（甘精胰岛素）

二、药品成分

甘精胰岛素

三、剂型与规格

注射液　每毫升含3.64mg甘精胰岛素活性物质，相当于100单位人胰岛素；3ml：300单位/笔芯

四、适应证及相应的临床价值

用于需用胰岛素治疗的糖尿病。

五、用法用量

成人：皮下注射，宜在每日固定时间注射，剂量宜个体化。①1型糖尿病，对原每日使用NPH或长效人胰岛素的患者，改用本药治疗时，无须调整剂量。对原采用每日2次注射NPH的患者，改用本药治疗后，初始剂量宜减少20%，并根据患者的反应调整剂量。②2型糖尿病，对未接受过胰岛素治疗而接受口服降血糖药治疗的患者，起始剂量为每日10单位，以后根据患者自测血糖调整剂量。每日总量范围为2~100单位。从其他中效或长效胰岛素改为本药治疗时，可能需要调整短效胰岛素或口服降血糖药的剂量。

六、特殊人群用药

1. 妊娠期　尚无孕妇用药的严格对照研究数据,用药前应权衡利弊。

2. 哺乳期　哺乳期妇女可能需要调整胰岛素剂量和饮食。

3. 肾功能损害　尚缺乏肾功能损害的糖尿病患者用药的研究,此类患者用药宜减量,并严格监测血糖。

4. 肝功能损害　尚缺乏肝功能损害的糖尿病患者用药的研究,此类患者用药宜减量,并严格监测血糖。

5. 其他人群

（1）尚未证实儿童用药的安全性和有效性。

（2）老年人由于进行性肾功能衰退,对胰岛素的需要量可能逐渐减少。

七、药理学

1. 药效学及作用机制　本药为一种重组人胰岛素类似物。具有平稳、无峰值、作用时间长等特性。在中性液中溶解度低,在酸性液(pH 4)中完全溶解。皮下注射后,因酸性溶液被中和而形成的微细沉积物,可持续释放少量甘精胰岛素,从而产生长达 24 小时平稳无峰值的可预见的血药浓度。国外已公开发表的药理学研究表明:甘精胰岛素和人胰岛素的生物效价是等同的。

2. 药代动力学　本药皮下注射后,与 NPH 相比,其吸收更缓慢而持久,且无明显峰值。按每日 1 次注射给药,在第 1 次注射后,2~4 日达稳态血药浓度。部分药物代谢发生于 β 链的 C 端,可形成 21A-甘氨酸胰岛素和 21A-甘氨酸-脱-30β-苏氨酸胰岛素活性代谢产物。静脉注射给药,本药和人胰岛素的半衰期相似,仅数分钟。

3. 药物不良反应　低血糖、过敏反应、免疫系统异常、心血管风险、味觉障碍、视觉障碍、脂肪增生、肌痛、水肿。

4. 药物相互作用

（1）吡格列酮与胰岛素联合使用时有心衰的病例报告,特别是对于有心衰风险因素的患者。如果考虑吡格列酮与来得时联合治疗,则应注意此点。

若使用吡格列酮与来得时的联合用药,应观察患者心衰的症状和体征,如体重增加和水肿。若发生任何心衰症状,则应停用吡格列酮。

（2）可能促使血糖降低、增加低血糖发作的物质有口服降血糖药物、ACE 抑制剂、丙吡胺、贝特类、氟西汀、单胺氧化酶(MAO)抑制剂、己酮可可碱、丙氧芬、水杨酸以及磺胺类抗生素。

（3）可能减弱降糖作用的物质有皮质类固醇、丹那唑、二氮嗪、利尿剂、拟交感药(如肾上腺素、沙丁胺醇、特布他林)、胰高血糖素、异烟肼、吩噻嗪衍生物、生长激素、甲状腺激素、雌激素和孕激素(口服避孕药),蛋白酶抑制剂和非典型抗精神病药(如奥氮平和氯氮平)。

（4）β 受体拮抗剂、可乐定、锂盐或酒精可能加强或减弱胰岛素的降血糖作用。喷他脒可能引起低血糖,有时伴继发高血糖。此外,用 β 受体拮抗剂、可乐定、胍乙啶和利血平等影响交感神经的药物后,肾上腺素能反向调节作用的征兆可能减弱或消失。

八、注意事项

1. 禁用　胰岛素过敏者。

2. 慎用　运动员。

3. 用药注意事项

（1）本药剂量应个体化。

（2）本药可引起低血糖,用药期间驾驶或操作机械应谨慎。

（3）用药期间应观察患者的临床症状,如低血糖,不同患者症状可能不一致,同一患者在疾病进展的不同阶段也可表现出不同症状。

（4）低血糖的发生时间取决于所用胰岛素的作用特性,故可能随治疗方案的改变而改变。因本药持续提供基础胰岛素,故夜间低血糖较少见,而清晨低血糖较常见。

（5）以下患者的低血糖症状可能改变或被掩盖:①血糖控制明显改善的患者;②低血糖缓慢发生的患者;③自主神经病变患者;④精神病患者;⑤病程较长的糖尿病患者;⑥同时联用其他药物治疗的患者;⑦老年患者。以上患者可能在未觉察的情况下出现严重低血糖症状,甚至意识丧失。故一旦发现糖化血红蛋白水平正常或降低,应考虑低血糖复发、低血糖发作(尤其是夜间发作)但尚未觉察的可能性。

（6）以下因素更易导致低血糖的发生:①改变注射区;②提高对胰岛素的敏感性(如去除应激因素);③异常的、增加或延长体力活动;④出现并发症(如呕吐、腹泻);⑤未按规定进食;⑥饮酒;⑦某些失代偿的内分泌疾病(如甲状腺功能减退、腺垂体或肾上腺皮质功能减退);⑧同时联用其他药物治疗。如遇以上情况,须密切监测血糖,必要时应调整胰岛素剂量。

（7）糖尿病酮症酸中毒患者不可使用本药治疗,推荐静脉注射短效或速效胰岛素。

（8）对血糖控制不好或有高血糖(或低血糖)发作倾向的患者,在调整本药剂量前,应考虑是否存在其他影响疗效的因素(如患者是否按预期的方案治疗及注射部位、注射技术是否正确等)。

九、药物稳定性及贮藏条件

2~8℃储藏。避光保存在外包装内,勿冰冻。注射装置切勿接触冰冻层或冰冻盒。一旦启用,其储藏温度不能高于25℃。正在使用的注射装置请勿储藏在冰箱内。

十、药物经济性评价

非基本药物,医保乙类。

地特胰岛素

一、药品名称

1. 英文名　Insulin Detemir

2. 化学名　赖氨酸^{829}（N^ε-十四酰）去（B30）人胰岛素

二、药品成分

地特胰岛素（通过基因重组技术,利用酵母生产）。

三、剂型与规格

1 单位（U）相当于 0.142mg 不含盐的无水地特胰岛素
1 单位（U）地特胰岛素相当于 1 单位人胰岛素
注射液　3ml：300 单位（笔芯）

四、适应证及相应的临床价值

用于治疗成人糖尿病。

五、用法用量

1. 儿童　不建议使用该药。

2. 成人　皮下注射：与口服降血糖药联合治疗时,起始剂量为一次 10 单位或 0.1~0.2 单位/kg,每日 1 次。用量可根据患者病情进行调整,每日 1 次或每日 2 次。晚间注射可在晚餐时、睡前或早晨注射 12 小时后进行。由中效或长效胰岛素转为本药的患者,可能需调整注射剂量和注射时间,剂量调整可能在首次注射或开始治疗的数周、数月内进行。

根据临床研究结果,推荐以下剂量调整指南：

早餐前平均自测血糖浓度（5MPG）	地特胰岛素剂量调整
>10.0mmol/L（180mg/dl）	+8
9.1~10.0mmol/L（163~180mg/dl）	+6
8.1~9.0mmol/L（145~162mg/dl）	+4
7.1~8.0mmol/L（127~144mg/dl）	+2
6.1~7.0mmol/L（109~126mg/dl）	+2
如果其中一次 SMPG 测量在此区间	
3.1~4.0mmol/L（56~72mg/dl）	−2
<3.1mmol/L（<56mg/dl）	−4

六、特殊人群用药

1. 妊娠期　建议患有糖尿病的孕妇在整个妊娠期间和计划妊娠时采用强化血糖控制和监测的方式治疗。胰岛素的需要量通常在妊娠早期减少;而在随后的妊娠中、晚期逐渐增加。分娩后胰岛素的需要量通常迅速回到妊娠前的水平。

2. 哺乳期　哺乳期妇女可能需要调整胰岛素用量和饮食。

3. 肾功能损害　肾功能不全者应密切监测血糖,建议调整剂量。

4. 肝功能损害　肝功能不全者应密切监测血糖,建议调整剂量。

5. 其他人群

（1）国内资料显示 6 岁以下儿童使用本药的安全性和有效性尚不明确,临床研究表明本药在 6~17 岁 1 型糖尿病患者中的药代动力学与成人无差异。但国外有本药用于 2 岁及 2 岁以上儿童 1 型糖尿病患者的用法用量。

（2）老年患者应密切监测血糖,根据病情调整剂量。

（3）体力活动增加、日常饮食改变或在伴发疾病期间的患者:以上患者可能需调整剂量。

（4）感染、发热患者:以上患者本药需要量可能增加。

七、药理学

1. 药效学及作用机制　本药为一种可溶性、长效胰岛素类似物,作用缓慢而持久。本药注射后在注射部位形成强大的自身聚合物,通过脂肪酸侧链与白蛋白结合,从而使作用时间延长,且变异度小。其降血糖机制为,本药与肌肉和脂肪细胞上的胰岛素受体分子结合,促进细胞对葡萄糖的吸收利用,同时抑制肝葡萄糖的输出。

2. 药代动力学　本药皮下注射后,6~8 小时达血药峰浓度。按每日 2 次给药,注射 2~3 次后达稳态血药浓度,最长作用持续时间可达 24 小时。每次 0.2~0.4 单位/kg,注射 3~4 小时后,效应超过最大效应的 50%,持续时间约 14 小时。本药主要分布于血液中,表观分布容积约为 0.1L/kg。本药代谢与胰岛素相似,所有代谢物均无活性。半衰期为 5~7 小时。

3. 药物不良反应　低血糖、局部过敏、全身不适和注射部位异常、视觉异常、屈光不正、糖尿病、视网膜病变、周围神经系统病变。

4. 药物相互作用

（1）可能会减少胰岛素需要量的药物:口服降血糖药,单胺氧化酶抑制剂（MAOI）,非选择性 β 受体拮抗剂,血管紧张素转换酶（ACE）抑制剂,水杨酸盐和酒精。

（2）可能会增加胰岛素需要量的药物:噻嗪类药物、糖皮质激素、甲状腺激素和 β 拟交感神经药、生长激素和达那唑。

（3）奥曲肽/兰瑞肽可能既会增加也会减少胰岛素的需要量。

（4）酒精可以加剧和延长胰岛素导致的低血糖。

（5）本品与甲状腺激素、生长激素合用可能减弱本药效应。

八、注意事项

1. 禁用　胰岛素过敏者。

2. 慎用　运动员。

3. 用药注意事项

（1）本药注射剂量不足或治疗中断时,可能导致高血糖和糖尿病酮症酸中毒（特别是在 1 型糖尿病患者中易发生）。通常在数小时至数日内,高血糖的首发症状逐渐出现。症状包括口渴、尿频、恶心、呕吐、嗜睡、皮肤干红、口干、食欲缺乏、呼气中有丙酮气味。

（2）本药导致的低血糖可能降低患者的注意力和反应能力，故驾驶或操作机械时应谨慎。

（3）在指定注射区域连续轮换注射点有助于减少或避免疼痛、瘙痒、肿胀和炎症反应等反应。这些反应通常在几天或几周内消失。在罕见情况下，注射部位反应可能需要停止注射地特胰岛素。由于可能导致重度低血糖，本品绝不能静脉注射。

（4）与皮下注射相比较，肌内注射吸收更快，吸收量更大。如果本品与其他胰岛素制剂混合使用，其中之一或者两者的作用特性将会改变。与单独注射相比较，本品与快速起效的胰岛素类似物（如门冬胰岛素）同时使用，其最大作用将会降低和延迟。

九、药物稳定性及贮藏条件

正在使用的本品不要放于冰箱中。正在使用的本品或者随身携带的备用品可在室温下（不超过30℃）存放6周。

尚未使用的本品应冷藏于2~8℃冰箱中（勿接近冰箱的冷冻室）。不可冷冻。笔芯保存在外包装盒内以避光。

每次注射后必须卸下并丢弃针头。否则，药液可能会漏出，导致剂量不准确。

十、药物经济性评价

非基本药物，医保乙类。

2 降 血 糖 药

格 列 本 脲

一、药品名称

1. 英文名 Glibenclamide
2. 化学名 N-[2-[4-[[[（环己氨基）羰基]氨基]磺酰基]苯基]乙基]-2-甲氧基-5-氯苯甲酰胺

二、药品成分

格列本脲

三、剂型与规格

片剂 （1）1.25mg；（2）2.5mg；（3）5mg
微粉化片 （1）1.5mg；（2）3mg；（3）6mg
胶囊 1.75mg

四、适应证及相应的临床价值

1. 适用于单用饮食控制疗效不满意的轻、中度2型糖尿病，患者胰岛β细胞有一定的分泌胰岛素功能，且无严重的并发症。

2.《中国2型糖尿病防治指南（2013年版）》中推荐，磺脲类药物为控制2型糖尿病患者高血糖的主要用药。

五、用法用量

1. 儿童 不建议使用。
2. 成人 2型糖尿病：口服给药。

（1）常规制剂：起始剂量为每日2.5~5mg（特别敏感者推荐为每日1.25mg），早餐时服用。根据患者对药物的治疗反应，通常以每周2.5mg的幅度增加药量。维持剂量为每日1.25~20mg，顿服或分2次服用。推荐最大日剂量为20mg。

（2）微粉化制剂：起始剂量为每日1.5~3mg（特别敏感者推荐为每日0.75mg），早餐时服用。维持剂量为每日0.75~12mg，顿服或分2次服用。推荐最大日剂量为12mg。

3. 老年人 慎用。

六、特殊人群用药

1. 妊娠期 B级。
2. 哺乳期 L2。
3. 肝功能不全 慎用。
4. 肾功能不全 慎用。
5. 其他人群

（1）儿童使用本药的安全性和有效性尚不明确，故不推荐使用。

（2）老年患者对磺酰脲类药的代谢和排泄能力下降，且本药降血糖作用较强，故不宜使用。

七、药理学

1. 药效学及作用机制 本药为第二代磺酰脲类（SU）抗糖尿病药。对胰岛β细胞有一定的胰岛素合成和分泌功能者有效。能与胰岛β细胞膜上的磺酰脲受体特异性结合，使K^+通道关闭，引起膜电位改变，进而使Ca^{2+}通道开放、细胞液内Ca^{2+}浓度升高，从而促使胰岛素分泌，起到降低血糖的作用。

2. 药代动力学 本药口服吸收快，正常成人口服3.5mg，（2.8±1.5）小时达C_{max}，作用可持续24小时，蛋白结合率高达95%，半衰期为10小时。进入体内后主要在肝代谢，其两种主要代谢产物（4-反式-羟-格列本脲和3-顺式-羟-格列本脲）也可刺激胰岛素分泌而具有降血糖作用。本药原型及代谢产物经肝、肾排泄各约50%。

3. 药物不良反应 主要不良反应为低血糖。患者需密切关注自身是否出现虚汗、无力、心悸、饥饿感、烦躁等低血糖症状，口服糖水可缓解症状。

4. 药物相互作用

（1）抑制磺酰脲类（SU）随尿液排泄的药物（如丙磺舒、别嘌醇）、延缓SU代谢的药物[如H_2受体拮抗剂（如西咪替丁、雷尼替丁）、抗凝血药、氯霉素、咪康唑]、促使SU与血浆白蛋白解离的药物（如水杨酸盐、贝特类降血脂药）、本身具有致低血糖作用的药物（如胍乙啶、奎尼丁、水杨酸盐类、单胺氧化酶抑制药）、其他降血糖药物（如二甲双胍、阿卡波糖、胰岛素及胰岛素增敏药）：合用可增加低血糖的发生率。

（2）肾上腺皮质激素、肾上腺素、甲状腺素、雌激素、噻嗪类利尿药、苯妥英钠、利福平：合用可减弱本药的降血糖作用。

（3）波生坦：禁止合用。

（4）可莱塞兰：本药应在给予可莱塞兰前至少 4 小时给药。

八、注意事项与警示

1. 禁用　对磺胺类药物过敏者。

2. 用药注意事项　美国安全用药规范研究院（ISMP）将本药定为高警讯药物，使用不当将给患者带来严重危害。口服，餐前服用效果较好。为减少胃肠道反应，也可于进餐时服用。用药期间，应根据血糖及尿糖调整用药剂量。若漏服本药，应尽快补服；若已接近下次用药时间，则不可加倍用药。单独使用磺酰脲类药 3 个月仍未达到血糖控制目标，可合用其他类型口服抗糖尿病药或胰岛素。

九、药物稳定性及贮藏条件

密封，干燥处保存。

十、药物经济性评价

基本药物，医保甲类，《中国药典》（2020 年版）收载。

格 列 吡 嗪

一、药品名称

1. 英文名　Glipizide

2. 化学名　5-甲基-*N*-[2-[4-[[[（环己基氨基）羰基]氨基]磺酰基]苯基]乙基]-吡嗪甲酰胺

二、药品成分

格列吡嗪

三、剂型与规格

片剂　（1）2.5mg；（2）5mg

控释片　（1）5mg；（2）10mg

缓释片　5mg

分散片　5mg

口腔崩解片　5mg

胶囊　5mg

缓释胶囊　（1）5mg；（2）10mg.

四、适应证及相应的临床价值

1. 用于治疗经饮食控制及体育锻炼后疗效不满意的轻、中度 2 型糖尿病。

2.《中国 2 型糖尿病防治指南（2013 年版）》中推荐，磺脲类药物为控制 2 型糖尿病患者高血糖的主要用药。

五、用法用量

1. 儿童　不建议使用。

2. 成人

（1）普通片剂：推荐起始剂量为每日 5mg，早餐前半小时服用，此后根据血糖调整剂量，每次增减 2.5～5mg，剂量调整应间隔至少数日。若单次给药血糖反应不满意，分次给药可能有效。推荐的每日单次最大剂量为 15mg，若剂量超过 15mg，通常应分次于正餐前给药。推荐最大日剂量为 40mg。

（2）缓释片：推荐起始剂量为每次 5mg，每日 1 次，与早餐或当日第一顿主餐同服，可根据血糖调整剂量，推荐的一日单次最大剂量为 20mg。服用本药速释制剂的患者可改用本药缓释片（每日 1 次），缓释片的日剂量应尽可能接近本药速释制剂的剂量。

3. 老年人　选择保守剂量。

六、特殊人群用药

1. 妊娠期　C 级。

2. 哺乳期　L3。

3. 肝功能不全　慎用。

4. 肾功能不全　慎用。

5. 其他人群

（1）儿童使用本药的安全性和有效性尚不明确，故不推荐使用。

（2）为避免发生低血糖，老年人应保守选择剂量。

七、药理学

1. 药效学及作用机制　本品为第二代磺酰脲类（SU）口服降血糖药。其降血糖作用依赖于胰岛中有功能的 β 细胞。通过与胰腺 β 细胞膜上的磺酰脲受体结合，导致 ATP 敏感的钾通道关闭，从而刺激胰岛素的释放，降低血糖。

2. 药代动力学　口服普通片剂后，半小时起效，1～3 小时达 C_{max}，$t_{1/2}$ 约为 5 小时。主要通过肝生物转化而被清除，低于 10% 的剂量以原型随尿液和粪便排泄，约 90% 的剂量经生物转化后随尿液（80%）和粪便（10%）排泄。主要代谢产物为芳香羟基化反应产物，无降糖活性；次要代谢产物（低于 2% 的给药量）为乙酰基乙基苯衍生物，其降糖活性为母体化合物的 1/10～1/3。

3. 药物不良反应　较常见的不良反应为胃肠道症状（如恶心，上腹胀满）、头痛等，减少剂量即可缓解。

4. 药物相互作用

（1）合用可能增强本药的降血糖作用的：非甾体抗炎药、某些唑类药、蛋白结合率高的药物、水杨酸类药、磺胺类药、氯霉素、丙磺舒、香豆素类药、单胺氧化酶抑制药、β 肾上腺素受体拮抗剂。

（2）合用可能导致高血糖和血糖失控的：利尿药（包括噻嗪类利尿药）、皮质类固醇、吩噻嗪类药、甲状腺制剂、雌激素、口服避孕药、苯妥英钠、烟酸、拟交感神经药、钙通道阻滞药、异烟肼。

（3）考来维仑：应在给予考来维仑前至少 4 小时给予本药。

八、注意事项

1. 禁用 对磺胺药过敏者。

2. 用药注意事项 美国安全用药规范研究院（ISMP）将本药定为高警讯药物，使用不当将给患者带来严重危害。

（1）口服，餐前服用效果较好。为减少胃肠道反应，也可于进餐时服用。

（2）缓、控释片不可咀嚼或掰开服用，应整片吞服。

（3）若漏服本药，应尽快补服；若已接近下次用药时间，则不可加倍用药。

（4）本药与其他抗糖尿病药联用可增加低血糖的发生风险，若联用，需减少本药剂量，以最小化低血糖的发生风险。易出现低血糖的患者（如使用其他抗糖尿病药的患者）从 2.5mg 开始用药。

九、药物稳定性及贮藏条件

遮光、密封，干燥处保存。

十、药物经济性评价

基本药物，医保甲类，《中国药典》（2020 年版）收载。

格 列 喹 酮

一、药品名称

1. 英文名 Gliquidone

2. 化学名 1-环己基-3-[对-[2-(3,4-二氢-7-甲氧基-4、4-二甲基-1、3-双氧基-2(1H)-异喹啉基)-乙基]苯基]磺酰基]脲

二、药品成分

格列喹酮

三、剂型与规格

片剂 30mg

分散片 30mg

胶囊 30mg

四、适应证及相应的临床价值

1. 用于 2 型糖尿病。

2.《中国 2 型糖尿病防治指南（2013 年版）》中推荐，磺脲类药物为控制 2 型糖尿病患者高血糖的主要用药。

五、用法用量

1. 儿童 不建议使用。

2. 成人 起始剂量为 15～30mg，根据血糖水平逐渐增量（每次增量 15～30mg）。一般日剂量为 15～120mg，最大日剂量为 180mg。日剂量低于 30mg 时可于早餐前顿服，高于 30mg 时应分 3 次于三餐前服用。

3. 老年人 慎用。

六、特殊人群用药

1. 妊娠期 C 级。

2. 严重肾功能不全 禁用。

3. 其他人群

（1）儿童使用本药的安全性和有效性尚不明确，故不推荐使用。

（2）肺、肾功能异常的老年患者慎用。

七、药理学

1. 药效学及作用机制 本品为第二代短效磺酰脲类（SU）抗糖尿病药。主要通过与胰岛 β 细胞膜上的磺酰脲受体特异性结合，使 ATP 依赖的 K^+ 通道关闭，引起膜电位去极化，进而 Ca^{2+} 通道开放、胞液中 Ca^{2+} 浓度升高，从而刺激 β 细胞分泌胰岛素，同时还可增加外周组织（肌肉、肝、脂肪）对胰岛素的敏感性，从而降低血糖浓度。

2. 药代动力学 本药口服吸收完全，一次口服 30mg 后 2～3 小时达血药峰浓度，作用可持续 2～3 小时。95% 经肝较快代谢（代谢产物几乎无降血糖活性），并随胆汁入肠道随粪便排出体外。仅 5% 经肾排泄，为第二代 SU 降血糖药中主要经肝排出的唯一药物。本药半衰期为 1.5 小时。

3. 药物不良反应 主要不良反应为低血糖。患者需密切关注自身是否出现虚汗、无力、心悸、饥饿感、烦躁等低血糖症状，口服糖水可缓解症状。

4. 药物相互作用

（1）合用可增加低血糖发生率的：磺胺类药、保泰松、乙硫异烟胺、四环素类药、环磷酰胺、阿扎丙宗、抑制 SU 随尿液排泄的药物（如丙磺舒、别嘌醇）、延缓 SU 代谢的药物［如 H_2 受体拮抗剂（如西咪替丁、雷尼替丁）、抗凝血药、氯霉素、抗真菌药（如咪康唑）］、促使 SU 与血浆白蛋白解离的药物（如水杨酸盐、贝特类降血脂药）、本身具有致低血糖作用的药物（如胍乙啶、奎尼丁、单胺氧化酶抑制药）、其他降血糖药（如二甲双胍、阿卡波糖、胰岛素及胰岛素增敏药）。

（2）可能减弱本药的作用的：氯丙嗪、拟交感神经类药、皮质激素类、甲状腺素、口服避孕药、烟酸制剂、利福平、苯妥英钠、噻嗪类利尿药。

八、注意事项

1. 禁用 对磺胺类药物过敏者禁用。

2. 用药注意事项 口服，餐前服用效果较好。为减少胃肠道反应，也可于进餐时服用。用药期间，应根据血糖及尿糖调整用药剂量。若漏服本药，应尽快补服；若已接近下次用药时间，则不可加倍用药。单独使用磺酰脲类药 3 个月仍未达到血糖控制目标，可合用其他类型口服抗糖尿病药或胰岛素。

九、药物稳定性及贮藏条件

遮光、密封，干燥处保存。

十、药物经济性评价

基本药物,医保乙类,《中国药典》(2020 年版)收载。

格 列 美 脲

一、药品名称

1. 英文名　Glimepiride
2. 化学名　1-[4-[2-(3-乙基-4-甲基-2-氧代-3-吡咯啉-1-甲酰胺基)-乙基]-苯磺酰]-3-(反式-4-甲基环己基)-脲

二、药品成分

格列美脲

三、剂型与规格

片剂　(1)1mg;(2)2mg;(3)3mg;(4)4mg
口腔崩解片　2mg
胶囊　2mg
滴丸　1mg

四、适应证及相应的临床价值

1. 用于经饮食控制、体育锻炼及减轻体重均不能满意控制的 2 型糖尿病。
2. 《中国 2 型糖尿病防治指南(2013 年版)》中推荐,磺脲类药物为控制 2 型糖尿病患者高血糖的主要用药。

五、成人用法用量

1. 儿童　不建议使用。
2. 成人　通常起始剂量为一次 1~2mg,每日 1 次。然后根据血糖水平调整剂量,每 1~2 周的增加量不可超过 2mg。维持剂量通常为一日 1~4mg,最大日剂量为 8mg。如果使用最大剂量仍不能充分控制血糖,可合用二甲双胍,并尽可能使用最小有效量。
3. 老年人　慎用。

六、特殊人群用药

1. 妊娠期　C 级。
2. 哺乳期　L4。
3. 肝功能不全　慎用。
4. 肾功能不全　慎用。
5. 其他人群
(1) 儿童使用本药的安全性和有效性尚不明确,故不推荐使用。
(2) 为避免低血糖反应,应慎重选择老年人的初始剂量、上调量和维持量。

七、药理学

1. 药效学及作用机制　本品属第三代磺酰脲类长效口服降血糖药,其降血糖作用的主要机制是刺激胰岛 β 细胞分泌胰岛素,可能也与提高周围组织对胰岛素的敏感性

有关。

2. 药代动力学　本品口服吸收迅速而完全,服药后 2~3 小时达峰浓度,半衰期为 5~8 小时。在肝内通过细胞色素 P-450 氧化,并全部代谢为环己羟甲基及羧基两类衍生物(分别为 M1 及 M2),M1 可进一步代谢为 M2,两者皆无降低血糖作用。口服本药后 7 日内,约 60% 出现于尿中,其中 M1 和 M2(占主要)占 80%~90%;约 40% 出现于粪便中,其中 M1 和 M2(占主要)约占 70%,尿液及粪便中均未发现药物原型。

3. 药物不良反应　主要不良反应为低血糖。患者需密切关注自身是否出现虚汗、无力、心悸、饥饿感、烦躁等低血糖症状,口服糖水可缓解症状。

4. 药物相互作用
(1) 合用可增强本药降血糖作用的:胰岛素、其他降血糖药(如二甲双胍、阿卡波糖等)、血管紧张素转换酶抑制药(ACEI)、别嘌醇、促蛋白合成类固醇、雄激素、氯霉素、香豆素衍生物、环磷酰胺、丙吡胺、芬氟拉明、苯吡胺醇、纤维素衍生物、氟西汀、胍乙啶、异环磷酰胺、单胺氧化酶抑制药(MAOI)、双氯苯咪唑、对氨基水杨酸、己酮可可碱(胃肠外高剂量给药)、保泰松、阿扎丙宗、羟基保泰松、丙磺舒、喹诺酮类、水杨酸、苯磺唑酮、磺胺类、四环素族、三乙氯喹、异环磷酰胺、β 受体拮抗剂、奎尼丁、咪康唑、贝特类降血脂药。
(2) 合用可减弱本药降血糖作用的:噻嗪类利尿药、乙酰唑胺、巴比妥类、糖皮质激素、肾上腺素和其他拟交感神经药、胰高血糖素、轻泻药(长期使用时)、烟酸(高剂量给药)、雌激素、孕激素、吩噻嗪类、苯妥英钠、利福平、甲状腺激素。
(3) 可莱塞兰:本药应在给予可莱塞兰前至少 4 小时给药。

八、注意事项

1. 禁用　对磺胺类药物过敏者禁用。
2. 用药注意事项　本药每日服用 1 次,可在早餐前或与早餐同时服用,不必餐前半小时服用。若漏服 1 次,在下次服药时也不应加大剂量。对于 2 型糖尿病,控制饮食和运动是初始的治疗方法,若患者每日 1mg 使用本药有低血糖反应,说明单纯饮食治疗即可能控制血糖。控制热量、减轻体重和运动对肥胖型糖尿病患者是必要的。低血糖或高血糖的发生可能导致患者警觉性和反应性下降,特别是在更改治疗方法的前后或没有按时服用本药时,可能影响驾驶或操纵机器。从使用其他 SU 药物改为使用本药时,通常无须过渡期,但如原用药物的半衰期较长(如氯磺丙脲),在 1~2 周内需严密观察,警惕低血糖反应。本药代替其他口服降血糖药时,建议起始剂量为每日 1mg,即使正在使用最大剂量的其他口服降血糖药时也应如此。

九、药物稳定性及贮藏条件

密封,干燥处保存。

十、药物经济性评价

基本药物,医保乙类。

格 列 齐 特

一、药品名称

1. 英文名 Gliclazide
2. 化学名 1-(3-氮杂双环[3,3,0]辛基)-3-对甲苯磺酰脲

二、药品成分

格列齐特

三、剂型与规格

片剂 80mg;分散片 40mg;缓释片 30mg;胶囊 40mg;缓释胶囊 30mg

四、适应证及相应的临床价值

1. 用于经饮食控制、体育锻炼及减轻体重均不能控制血糖的 2 型糖尿病。
2. 《中国 2 型糖尿病防治指南(2013 年版)》中推荐,磺脲类药物为控制 2 型糖尿病患者高血糖的主要用药。

五、用法用量

1. 儿童 不建议使用。
2. 成人

(1) 普通片剂:推荐初始剂量为每日 80mg,一般根据血糖代谢情况确定是否增加剂量,每次增加 80mg,每次增量应间隔至少 14 天。维持剂量为每日 80~240mg(标准剂量为每日 160mg),特殊情况可用到每日 320mg,分 2 次服用。

(2) 普通胶囊:初始剂量为每次 80mg,早餐前及午餐前(或晚餐前)各 1 次。也可每次 40mg,每日 3 次,三餐前服。1 周后按疗效调整剂量,最大日剂量为 320mg。

(3) 缓释片和缓释胶囊:推荐初始剂量为每日 30mg,建议于早餐时服用。若血糖获得满意控制,维持剂量为每日 30mg;若血糖控制不佳,剂量可逐次增至每日 60mg、90mg 或 120mg,每次增量应间隔至少 1 个月,但治疗 2 周后血糖仍无下降时建议于治疗 2 周后增加剂量,推荐最大日剂量为 120mg。

(4) 分散片:初始剂量为每日 40~80mg,每日 1~2 次,以后根据血糖水平调整至每日 80~240mg,分 2~3 次服用,最大日剂量为 320mg。

3. 老年人 慎用。

六、特殊人群用药

1. 妊娠期 C 级。
2. 哺乳期 禁用。
3. 肝功能不全 慎用。

4. 肾功能不全 慎用。
5. 其他人群

(1) 儿童使用本药的安全性和有效性尚不明确,故不推荐使用。

(2) 老年患者对抗糖尿病药产生的降血糖作用较敏感,应慎用。

七、药理学

1. 药效学及作用机制 本品为第二代磺酰脲类(SU)抗糖尿病药。对胰岛 β 细胞有一定胰岛素分泌功能的 2 型糖尿病患者有效。能与胰岛 β 细胞膜上的磺酰脲受体特异性结合,使 K^+ 通道关闭,引起膜电位改变,进而使 Ca^{2+} 通道开放、细胞液内 Ca^{2+} 浓度升高,从而促使胰岛素分泌,起到降低血糖的作用。本品既可治疗糖尿病代谢紊乱,又可防止血管病变(如改善视网膜病变和肾功能)。此外,本药还可减少血小板黏附与聚集、降低血栓素水平、增加内皮细胞纤维蛋白溶解酶原活性,从而增强纤维蛋白降解能力,并有可能减慢微血管内皮细胞的纤维增生。

2. 药代动力学 本品口服后吸收较快,2~6 小时达血药峰浓度,持续时间可达 24 小时。本药主要经肝代谢失去活性。60%~70%随尿液排泄(其中仅 5%为原型),10%~20%随粪便排出。其肾排泄率较格列本脲低,可用于轻、中度肾功能不全的患者。

3. 药物不良反应 主要不良反应为低血糖。患者需密切关注自身是否出现虚汗、无力、心悸、饥饿感、烦躁等低血糖症状,口服糖水可缓解症状。可出现上腹灼热感、食欲减退、恶心、呕吐、腹泻、口腔金属味等胃肠道不良反应,减少剂量可缓解。

4. 药物相互作用

(1) 合用可增加低血糖的发生率的:咪康唑、氟康唑、保泰松、血管紧张素转换酶抑制药(卡托普利、依那普利)、H_2 受体拮抗药(西咪替丁、雷尼替丁、法莫替丁)、苯二氮䓬类、哌克昔林、氯霉素、四环素、磺胺类抗感染药、非甾体抗炎药(尤其是水杨酸盐类药)、痛风药(丙磺舒、别嘌醇)、香豆素类抗凝血药、水杨酸盐、贝特类降血脂药、其他降血糖药物(胰岛素、阿卡波糖、二甲双胍)、胰岛素增敏剂、胍乙啶、奎尼丁、单胺氧化酶抑制药。

(2) 合用可减弱本药的降血糖作用的:β_2 拟交感神经药(利托君、沙丁胺醇、硫酸特布他林)、替可克肽、噻嗪类利尿药、其他利尿药(如依他尼酸、呋塞米、氨苯蝶啶、乙酰唑胺)、肾上腺皮质激素、甲状腺制剂、口服避孕药、烟酸、拟交感神经类药物、异烟肼、苯妥英钠、利福平。

八、注意事项

1. 禁用 对磺胺类药物过敏者禁用。
2. 用药注意事项

(1) 口服,餐前服用效果较好。为减少胃肠道反应,也可于进餐时服用。

(2) 若漏服本药,应尽快补服;若已接近下次用药时间,则不可加倍用药。

（3）本药普通片剂可不经任何过渡期直接替代其他抗糖尿病药进行治疗，但由较长半衰期的磺酰脲类降血糖药（如氯磺丙脲）改为本药时，为避免两种药物的药效叠加及随后产生的低血糖风险，应进行严格的监测。

（4）长期使用口服降血糖药物（包括本药）药效可降低，该现象称为继发性失效，这可能是由糖尿病严重程度增加或对本药治疗的反应降低产生的。若发生继发性失效，应停用磺酰脲类药，改用其他抗糖尿病药（如胰岛素）。

九、药物稳定性及贮藏条件

密封，干燥处保存。

十、药物经济性评价

基本药物，医保乙类，《中国药典》（2020年版）收载。

那 格 列 奈

一、药品名称

1. 英文名 Nateglinide
2. 化学名 (−)-N-(反-4-异丙基环己基-1-甲酰基)-D-苯丙氨酸

二、药品成分

那格列奈

三、剂型与规格

片剂 （1）30mg；（2）60mg；（3）90mg；（4）120mg

分散片 （1）30mg；（2）60mg；（3）120mg

胶囊 30mg

四、适应证及相应的临床价值

1. 单用本药治疗饮食和运动疗法效果不佳的2型糖尿病。

2. 本药与二甲双胍合用治疗单服二甲双胍疗效不佳的2型糖尿病，但不能替代二甲双胍。

五、用法用量

1. 儿童 不建议使用。

2. 成人 通常每次120mg，每日3次，餐前1~30分钟服用。可单独使用或与二甲双胍合用，应根据定期监测的糖化血红蛋白（HbA1c）调整剂量。初始治疗时HbA1c接近控制目标水平者，一次60mg，每日3次，并根据治疗效果调整剂量。

3. 老年人 慎用。

六、特殊人群用药

1. 妊娠期 C级。

2. 哺乳期 禁用。

3. 肝功能不全 慎用。

4. 肾功能不全 慎用。

5. 其他人群

（1）儿童使用本药的安全性和有效性尚不明确，故不推荐使用。

（2）老年患者对降血糖药较敏感，易发生低血糖，应慎用。

七、药理学

1. 药效学及作用机制 本品为氨基酸衍生物，为口服抗糖尿病药。本品的作用依赖于胰岛β细胞的功能，通过与胰岛β细胞膜上的ATP敏感性K^+通道受体结合并将其关闭，引起膜电位改变，进而使Ca^{2+}通道开放、细胞内Ca^{2+}浓度升高，从而刺激胰岛素分泌，发挥降低血糖的作用。本药促胰岛素分泌作用依赖于血糖浓度，当血糖浓度较低时，促胰岛素分泌作用减弱。与磺酰脲类抗糖尿病药相比，本药及瑞格列奈起效更快、作用持续时间更短，既能降低空腹血糖，又能降低餐后血糖。

2. 药代动力学 本品于餐前服用后可迅速吸收，15分钟起效，平均血药峰浓度通常出现于服药1小时内。口服绝对生物利用度为72%~75%。体外研究表明，本品大部分（97%~99%）与血浆蛋白结合，主要是血浆白蛋白和少量的$α_1$-酸性糖蛋白。主要经混合功能氧化酶系代谢。细胞色素P450（CYP）2C9是代谢的主要催化剂，其次是CYP 3A4。本品及其代谢产物的清除迅速而彻底。消除半衰期为1.25~2.9小时，约83%经肾排泄（其中13%~14%为药物原型），仅10%随粪便排出。

3. 药物不良反应 可见虚汗、无力、心悸、饥饿感、烦躁等低血糖症状，可见腹痛、消化不良、腹泻等胃肠道不良反应，可见上呼吸道感染及流感样症状。

4. 药物相互作用

（1）合用可增强降血糖作用的：非甾体抗炎药、水杨酸盐、单胺氧化酶抑制药、非选择性β肾上腺素能阻滞剂、其他抗糖尿病药。

（2）合用可增加低血糖的发生率的：芦荟、苦瓜、硫辛酸、桉树属植物、武靴藤提取物、车前草、圣约翰草、胍胶。

（3）合用可减弱降血糖作用的：噻嗪类药、可的松、甲状腺制剂、拟交感神经药。

八、注意事项

本药应于每次餐前15分钟内服用。本药显效迅速，若服药后30分钟内不进食，可诱发低血糖。如果错过某次用餐，应跳过该次服药，以降低发生低血糖发生的风险。本药使用一段时期后，可发生继发性失效或药效降低。用药期间驾驶或操纵机械应采取预防措施避免发生低血糖。

九、药物稳定性及贮藏条件

遮光、密封，干燥处保存。

十、药物经济性评价

基本药物，医保乙类。

瑞 格 列 奈

一、药品名称

1. 英文名　Repaglinide Tablets
2. 化学名　(S)-2-乙氧基-4[2-[[甲基-1-[2-(1-哌啶基)苯基]-丁基]氨基]-2-氧代乙基]苯甲酸

二、药品成分

瑞格列奈

三、剂型与规格

片剂　(1)0.5mg;(2)1.0mg;(3)2.0mg

四、适应证及相应的临床价值

用于饮食控制、减轻体重及运动锻炼不能有效控制其高血糖的2型糖尿病(非胰岛素依赖型)患者。

五、用法用量

1. 儿童　不建议使用。
2. 成人

(1)瑞格列奈片应在主餐前服用(即餐前服用)。在口服本品30分钟内即出现促胰岛素分泌反应。通常在餐前15分钟内服用本药,服药时间也可掌握在餐前0~30分钟内。

(2)请遵医嘱服用瑞格列奈片。剂量因人而异,以个人血糖而定。推荐起始剂量为0.5mg,以后如需要可每周或每2周作调整。接受其他口服降血糖药治疗的患者转用瑞格列奈片治疗的推荐起始剂量为1mg。

(3)最大推荐单次剂量为4mg,进餐时服用。但最大日剂量不应超过16mg。

(4)当通常饮食能很好控制血糖的2型糖尿病患者出现暂时的控制失败时,短期使用瑞格列奈可有效控制血糖。

(5)对于衰弱和营养不良的患者,应谨慎调整剂量。如果与二甲双胍合用,应减少瑞格列奈片的剂量。

3. 老年人　慎用。

六、特殊人群用药

1. 妊娠期　C级禁用。
2. 哺乳期　L4级禁用。
3. 肾功能损害　慎用。
4. 肝功能损害　慎用。
5. 其他人群

(1)尚未在18岁以下患者中进行研究。
(2)尚未在75岁以上的患者中进行研究。

七、药理学

1. 药效学及作用机制　瑞格列奈为短效胰岛素促泌剂;瑞格列奈通过促进胰腺释放胰岛素来降低血糖水平。此作用依赖于胰岛中有功能的β细胞。

瑞格列奈通过与β细胞上的受体结合以关闭细胞膜中ATP-依赖性钾通道,使β细胞去极化,打开钙通道,使钙的流入增加。此过程诱导细胞分泌胰岛素。

2型糖尿病患者口服瑞格列奈,餐后30分钟内出现促胰岛素分泌反应。血浆瑞格列奈水平下降迅速,服药后4小时,2型糖尿病患者血浆中药物浓度很低。研究表明,2型糖尿病服用瑞格列奈0.5~4mg,血糖浓度呈剂量依赖性降低。

临床研究结果表明,瑞格列奈应在餐前服用。通常应在餐前15分钟内服用本品,用药时间也可掌握在餐前0~30分钟。

2. 药代动力学　瑞格列奈通过胃肠道快速吸收,导致血浆药物浓度迅速升高。服药后1小时内血浆药物浓度达峰值。然后血浆浓度迅速下降,4~6小时内被清除。血浆半衰期约为1小时。

分别在餐前0分钟、15分钟或30分钟或空腹时给药,瑞格列奈药代动力学未发现相关临床差异。瑞格列奈几乎完全被代谢,主要通过CYP2C8,但也通过CYP3A4代谢,代谢物未见有临床意义的降血糖作用。瑞格列奈及其代谢物主要通过胆汁排泄。很少部分(大约8%)以代谢产物自尿排出。粪便中的原型药物少于2%。

瑞格列奈的药代动力学特性:平均绝对生物利用度为63%(CV 11%),低分布容积,30L(与分布入细胞内液一致)然后迅速从血中消除,临床研究发现瑞格列奈的血药浓度个体间差异较大(60%)。个体内差异从低到中等水平(35%)。因此应根据临床反应调整瑞格列奈剂量,但个体间差异不影响药物的有效性。

3. 药物不良反应　①高血糖;②罕见不良反应:瘙痒、发红、荨麻疹、低血糖、腹痛、恶心;③非常罕见不良反应:广泛的过敏性反应或免疫反应如脉管炎、视觉异常、腹泻、呕吐和便秘;④严重肝功能紊乱:肝功酶指标升高。

4. 药物相互作用　下列药物可能增强和/或延长瑞格列奈的降血糖作用:吉非贝齐,克拉霉素,伊曲康唑,甲氧苄啶,其他类型抗糖尿病药物,单胺氧化酶抑制剂(MAOI),非选择性β受体拮抗剂,血管紧张素转换酶(ACE)抑制剂,酒精及促合成代谢的激素。

下列药物可能减弱瑞格列奈的降血糖作用:口服避孕药,利福平,苯巴比妥和卡马西平,噻嗪类药物,皮质激素,达那唑,甲状腺激素,奥曲肽和拟交感神经药。

β受体拮抗剂会掩盖低血糖症状。当接受瑞格列奈治疗的患者使用或停止使用这些药物时,应密切监测患者血糖的变化。

八、注意事项

1. 禁用　已知对瑞格列奈或瑞格列奈中的任何赋形剂过敏的患者;1型糖尿病患者(胰岛素依赖型-IDDM,C-肽阴性糖尿病患者);伴随或不伴昏迷的糖尿病酮症酸中毒患者。建议怀孕期及哺乳期妇女禁用。

2. 慎用　肝功能损伤患者、肾功能损伤患者。

3. 用药注意事项　通常在餐前 15 分钟内服用本药,服药时间也可掌握在餐前 0~30 分钟内。

九、药物稳定性及贮藏条件

置于 15~25℃ 干燥处保存。请储存在原密封包装中。

十、药物经济性评价

非基本药物,医保甲类,《中国药典》(2020 年版)收载。

米格列奈钙

一、药品名称

1. 英文名　Mitiglinide Calcium
2. 化学名　(+)-双[(2S,3a,7a-顺式)-a-苄基-γ-氧杂-2-异二氢吲哚丁酸]单钙二水合物

二、药品成分

米格列奈钙

三、剂型与规格

片剂　(1)5mg;(2)10mg(以米格列奈钙二水合物计)

四、适应证及相应的临床价值

改善 2 型糖尿病患者餐后高血糖(仅限用于经饮食、运动疗法不能有效控制血糖的患者或在饮食、运动疗法的基础上加用 α 葡糖苷酶抑制剂后仍不能有效控制血糖的患者)。

五、用法用量

1. 儿童　不建议使用。
2. 成人　餐前 5 分钟内口服。通常成人每次 10mg,每日 3 次。可根据患者的治疗效果酌情调整剂量。
3. 老年人　慎用。

六、特殊人群用药

1. 妊娠期　禁用。
2. 哺乳期　禁用。
3. 肾功能损害　慎用。
4. 肝功能损害　慎用。
5. 其他人群
(1) 儿童安全性尚未确立。
(2) 老年人慎用。

七、药理学

1. 药效学及作用机制　本品通过与胰岛 β 细胞的磺酰脲受体结合,阻碍 ATP 敏感型 K 通道(K-ATP)电流,从而促进了胰岛素的分泌。
2. 药代动力学　健康成年男子临餐前单次口服本品 5mg、10mg 及 20mg,给药后 0.23~0.28 小时达到最高血药浓度半衰期约为 1.2 小时,到给药后 24 小时为止,给药量的

54%~74% 从尿中出,基本上为葡糖醛酸结合代谢产物。米格列奈钙二水合物在人体的肝以及肾中代谢,体外实验已正式葡糖醛酸结合物主要由药物代谢酶 UGT1A9 以及 1A3 生成,羟基化合物主要由 CYP2C9 生成。

3. 药物不良反应　低血糖、腹胀、便秘、腹泻、头痛、心肌梗死、肝功能损害、湿疹、瘙痒、肌肉痛、关节痛、肾囊肿、尿频等。

4. 药物相互作用

(1) 与以下药物合用可增强降血糖作用,应密切监测血糖值及观察患者状态,必要时减少药物用量:其他类别降血糖药物,水杨酸制剂(阿司匹林等),氯苯丁酯,磺胺类药物(磺胺甲噁唑等),β 受体拮抗剂(心得安等),单胺氧化酶抑制剂。蛋白同化激素,美雄诺龙,四环素类抗生素(盐酸四环素,盐酸米诺环素等)。

(2) 与以下药物合用可能会减弱口服降血糖药的效果,导致血糖升高、血糖控制不良的发生:肾上腺素、肾上腺皮质激素、甲泼尼龙、卵泡激素、炔雌醇、盐酸、异烟肼、吡嗪酰胺、吩噻嗪类药物、氯丙嗪、利尿剂、噻嗪类、氯噻酮、利尿酸、苯妥英钠、甲状腺激素、干燥甲状腺、硫酸胍乙啶。

八、注意事项

1. 禁用

(1) 严重酮症,糖尿病性昏迷或昏迷前期,1 型糖尿病患者(因必须输液及使用胰岛素迅速降低高血糖,所以不适于使用本品。

(2) 严重感染,围手术期,重度外伤患者(因必须使用胰岛素迅速控制血糖,所以不适于使用本品)。

(3) 对于本品成分有过敏史的患者。

(4) 孕妇或有妊娠可能的妇女。

2. 慎用

(1) 肝功能不全患者。

(2) 肾功能不全患者。

(3) 以下患者或状态:缺血性心脏病患者;垂体功能不全或肾上腺功能不全患者;腹泻、呕吐等胃肠功能不全患者;营养不良,饥饿,食物摄入量不足或身体虚弱;剧烈运动;过度饮酒者;老年患者。

3. 用药注意事项

(1) 与 α 葡糖苷酶抑制剂合用发生低血糖症状时不得使用蔗糖,必须使用葡萄糖。

(2) 需将药片从硬质铝箔(PTP)板内挤出后方可服用。

(3) 餐前 5 分钟内口服。

九、药物稳定性及贮藏条件

密闭,25℃ 以下保存。

十、药物经济性评价

非基本药物。

二 甲 双 胍

一、药品名称

1. 英文名　Metformints
2. 化学名　1,1-二甲基双胍盐酸盐

二、药品成分

盐酸二甲双胍

三、剂型与规格

片剂　(1)0.5g;(2)0.85g
肠溶片、肠溶胶囊　(1)0.25g;(2)0.5g
缓释胶囊　0.25g
缓释片(1)0.25g;(2)0.5g

四、适应证及相应的临床价值

1. 本品首选用于单纯饮食控制及体育锻炼治疗无效的2 型糖尿病,特别是肥胖的 2 型糖尿病。
2. 对于 1 型或 2 型糖尿病,本品与胰岛素合用,可增加胰岛素的降血糖作用,减少胰岛素用量,防止低血糖发生。
3. 本品可与磺脲类口服降血糖药合用,具协同作用。
4. 2 型糖尿病患者一线首选药物。

五、用法用量

1. 儿童　不建议使用。
2. 成人

(1) 片剂、胶囊:本品应从小剂量开始使用,根据患者状况,逐渐增加剂量。通常本品(盐酸二甲双胍片)的起始剂量为 0.5g,每日 2 次;或 0.85g,每日 1 次;随餐服用。可每周增加 0.5g,或每 2 周增加 0.85g,逐渐加至每日 2g,分次服用。成人最大推荐剂量为每日 2 550mg。对需进一步控制血糖患者,剂量可以加至每日 2 550mg(即每次 0.85g,每日 3 次)。每日剂量超过 2g 时,为了更好地耐受,药物最好随三餐分次服用。

(2) 缓释片、缓释胶囊:开始用量通常为一次 500mg,每日 1 次,晚餐时服用,根据血糖和尿糖调整用量,每日最大剂量不超过 2 000mg。如果每次 2 000mg 不能达到满意的疗效,可改为一次 1 000mg,每日 2 次。

(3) 肠溶片、肠溶胶囊:成人开始每次 0.5g,每日 2~3次,以后根据血糖和尿糖情况调整剂量,一般每日 1~1.5g,最多每日不超过 2g。餐前半小时服用,肠溶片能减轻胃肠道反应。

3. 老年人　慎用。

六、特殊人群用药

1. 妊娠期　B 级禁用。
2. 哺乳期　L1 级慎用。
3. 肾功能损害　禁用。

4. 肝功能损害　禁用。
5. 其他人群

(1) 10~16 岁 2 型糖尿病患者使用本品的每日最高剂量为 2 000mg。不推荐 10 岁以下儿童使用本品。

(2) 65 岁以上老年患者使用二甲双胍时,应谨慎,并定期检查肾功能。通常不用最大剂量。不推荐 80 岁以上患者使用本品,除非其肌酐清除率检查表明其肾功能未降低。

七、药理学

1. 药效学及作用机制

(1) 本品为双胍类降血糖药。不是通过刺激胰岛 β 细胞增加胰岛素的浓度,而是直接作用于糖的代谢过程,促进糖的无氧酵解,增加肌肉、脂肪等外周组织对葡萄糖的摄取和利用,从而保护已受损的胰岛 β 细胞功能免受进一步损害,有利于糖尿病的长期控制。

(2) 本品抑制肠道吸收葡萄糖,并抑制肝糖原异生,减少肝糖输出,可使糖尿病患者血糖及糖化血红蛋白降低。

(3) 本品无促使脂肪合成的作用,对正常人无明显降血糖作用。

(4) 本品与磺酰脲类降血糖药比较,不刺激胰岛素分泌,甚少引起低血糖症,而两者合用时可起到协同作用,以提高降血糖的疗效。

2. 药代动力学　口服二甲双胍主要在小肠吸收。空腹状态下口服二甲双胍 0.5g 的绝对生物利用度为 50%~60%。同时进食略减少药物的吸收速度和吸收程度。国内口服本品药代动力学实验结果表明,口服后中位达血药峰浓度时间为 2 小时,平均血浆药物消除半衰期约为 4 小时。二甲双胍几乎不与血浆蛋白结合,按照常用临床剂量和给药方案口服本品,可在 24~48 小时内达到稳态血浆浓度。本品主要经肾排泄,口服本品后 24 小时内肾排泄 90%。

3. 药物不良反应　本品常见不良反应包括腹泻、恶心、呕吐、胃胀、乏力、消化不良、腹部不适及头痛。其他少见者为大便异常、低血糖、肌痛、头昏、头晕、指甲异常、皮疹、出汗增加、味觉异常、胸部不适、寒战、流感症状、潮热、心悸、体重减轻等。二甲双胍可减少维生素 B_{12} 吸收,但极少引起贫血。本品在治疗剂量范围内,引起乳酸性酸中毒罕见。

4. 药物相互作用

(1) 单剂联合使用二甲双胍和格列本脲未发现二甲双胍的药代动力学参数改变。

(2) 二甲双胍与呋塞米合用,二甲双胍的 AUC 增加,但肾清除无变化;同时呋塞米的 C_{max} 和 AUC 均下降,终末半衰期缩短,肾清除无改变。

(3) 经肾小管排泌的阳离子药物(例如阿米洛利、地高辛、吗啡、普鲁卡因胺、奎尼丁、奎宁、雷尼替丁、氨苯蝶啶、甲氧苄氨嘧啶和万古霉素)理论上可能与二甲双胍竞争肾小管转运系统,发生相互作用,因此建议密切监测、调整本品及、或相互作用药物的剂量。

(4) 二甲双胍与西咪替丁合用,二甲双胍的血浆和全血 AUC 增加,但两药单剂合用,未见二甲双胍清除半衰期改变。西咪替丁的药代动力学未见变化。

(5) 如同时服用某些可引起血糖升高的药物,如噻嗪类药物或其他利尿剂、糖皮质激素、吩噻嗪、甲状腺制剂、雌激素、口服避孕药、苯妥英钠、烟碱酸、拟交感神经药、钙离子通道阻滞剂和异烟肼等时要密切监测血糖,而在这些药物停用后,要密切注意低血糖的发生。

(6) 二甲双胍不与血浆蛋白结合,因此与蛋白高度结合的药物例如水杨酸盐、氨苯磺胺、氯霉素、丙磺舒等与磺脲类药物相比不易发生相互作用,后者主要与血清蛋白结合。

(7) 除氯磺丙脲,患者从其他的口服降血糖药转为用本品治疗时,通常不需要转换期。服用氯磺丙脲的患者在换用本品的最初 2 周要密切注意,因为氯磺丙脲在体内有较长滞留,易导致药物作用过量,发生低血糖。

(8) 二甲双胍有增加华法林的抗凝血倾向。

(9) 树脂类药物与本品同服,可减少二甲双胍吸收。

八、注意事项

1. 禁用

(1) 肾疾病或下列情况禁用本品:心力衰竭(休克)、急性心肌梗死和败血症等引起的肾功能障碍[血清肌酐水平≥1.5mg/dl(男性),≥1.4mg/dl(女性)或肌酐清除异常]。

(2) 需要药物治疗的充血性心衰,和其他严重心、肺疾患。

(3) 严重感染和外伤,外科大手术,临床有低血压和缺氧等。

(4) 已知对盐酸二甲双胍过敏。

(5) 急性或慢性代谢性酸中毒,包括有或无昏迷的糖尿病酮症酸中毒,和糖尿病酮症酸中毒需要用胰岛素治疗。

(6) 酗酒者。

(7) 接受血管内注射碘化造影剂者,可以暂时停用本品。

(8) 维生素 B_{12}、叶酸缺乏未纠正者。

2. 用药注意事项

(1) 对 1 型糖尿病患者,不宜单独使用本品,而应与胰岛素合用。

(2) 普通片剂随餐服用或餐后即刻服用。

(3) 二甲双胍肠溶片应餐前半小时服用。

(4) 缓释片禁止嚼碎口服,应整片吞服,并在进食时或餐后服用。

(5) 服药期间每日饮水量不应少于 1.5L。

(6) 服用本品的患者定期进行肾功能监测和给药以最低有效用量为标准,从而显著降低乳酸性酸中毒的发生风险。

九、药物稳定性及贮藏条件

遮光、密闭保存。

十、药物经济性评价

基本药物,医保甲类(片剂、胶囊、肠溶片、肠溶胶囊),医保乙类(缓释片、缓释胶囊),《中国药典》(2020 年版)收载。

二甲双胍格列本脲

一、药品名称

1. 英文名　Metformin Hydrochloride And Glibenclamide

2. 化学名　1,1-二甲基双胍盐酸盐,N-[2-[4-[[[(环己氨基)羰基]氨基]磺酰基]苯基]乙基]-2-甲氧基-5-氯苯甲酰胺

二、药品成分

二甲双胍,格列本脲

三、剂型与规格

二甲双胍格列本脲片(Ⅰ)　盐酸二甲双胍 250mg,格列本脲 1.25mg

二甲双胍格列本脲片(Ⅱ)　盐酸二甲双胍 500mg,格列本脲 2.5mg

二甲双胍格列本脲胶　盐酸二甲双胍 250mg,格列本脲 1.25mg

二甲双胍格列本脲胶囊(Ⅰ)　盐酸二甲双胍 250mg,格列本脲 1.25mg

二甲双胍格列本脲片　盐酸二甲双胍 250mg,格列本脲 1.25mg

四、适应证及相应的临床价值

1. 用于单纯饮食控制和/或运动疗法血糖水平未得到满意控制的 2 型糖尿病患者。

2. 可作为单用磺脲类或盐酸二甲双胍治疗,血糖水平未得到满意控制的 2 型糖尿病患者二线用药。

五、用法用量

1. 儿童　不建议使用。

2. 成人　二甲双胍格列本脲(Ⅰ):①于饮食与运动疗法已不能满意控制血糖的 2 型糖尿病患者,推荐开始剂量为每日 1 次,每次 1 粒(格列本脲/二甲双胍:1.25mg/250mg),与饭同服。②对于基线 HbAlc>9% 或 FPG>200mg/dl 的初次治疗患者,开始剂量为每日 2 次,每次 1 粒(1.25mg/250mg),早晚饭时服。每隔 2 周,可增加本品的每日剂量,以达到最小的有效治疗剂量。③用于以前已服用过其他降血糖药的患者,推荐开始剂量为每日 2 次,每次 2 粒(2.5mg/500mg)或每日 2 次,每次 4 粒(5mg/1 000mg),与饭同服。对于单用磺脲类或盐酸二甲双胍已不能很好控制血糖的患者,推荐开始剂量为每日 2 次,每次 2 粒(2.5mg/500mg)或每日 2 次,每次 4 粒(5mg/1 000mg),与早晚饭同服。为避免低血糖,开始剂量不应超过以前所服的磺脲类

或盐酸二甲双胍的日剂量。日剂量逐步调整，每次增加量不超过 2 粒（2.5mg/500mg），直至达到最小的有效治疗剂量。④建议最大日剂量不超过 8 粒（10mg/2 000mg）。

二甲双胍格列本脲（Ⅱ）：仅用于 2 型糖尿病的二线治疗：推荐开始剂量为每日 2 次，每次 1 片（2.5mg/500mg）。但是，对于以前服用过格列本脲和/或二甲双胍的患者，本药的首次剂量不应超过以前服用的格列本脲和/或二甲双胍的剂量，以避免发生低血糖。剂量应逐渐增加，直至达到对患者高血糖良好控制的最低剂量。每日最大剂量不超过四片（10mg/2 000mg）。

3. 老年人　慎用。

六、特殊人群用药

1. 妊娠期　B 级。
2. 哺乳期　L3 级。
3. 肾功能损害　禁用。
4. 肝功能损害　不宜用。
5. 其他人群
（1）儿童禁用。
（2）老年人高龄患者使用本品时应随时对肾功能进行监测，一般高龄患者不可服用最高剂量的本品。

七、药理学

1. 药效学及作用机制　本品为口服抗高血糖药格列本脲和盐酸二甲双胍组成的复方制剂。盐酸二甲双胍可减少肝糖原的产生，降低肠对糖的吸收，并且可通过增加外周糖的摄取和利用而提高胰岛素的敏感性。格列本脲为磺酰脲类降血糖药，主要通过刺激胰岛 β 细胞分泌胰岛素产生降血糖作用。

2. 药代动力学　根据文献报道，口服单方盐酸二甲双胍 500g 后，血药浓度达峰时间为服药后（2.4±0.8）小时，峰浓度约为 2g/ml，主要经肠道吸收，生物利用度为 50% ~ 60%，与血浆蛋白结合率小于 5%，主要分布在胃肠道壁内、肾、肝和唾液内。二甲双胍不经肝代谢，大部分以原型经肾排泄，消除半衰期为（3.15±1.29）小时。口服单方格列本脲后，血药浓度达峰时间为（3.2±0.6）小时，蛋白结合率为 95%，在肝内代谢，主要代谢产物是 4-反-羟基衍生物，代谢产物几乎无降糖活性，通过胆汁和尿各排出 50%，消除半衰期为（7.85±2.97）小时。

服用格列本脲二甲双胍后，二甲双胍的达峰时间和达峰浓度分别为（2.1±0.1）小时和（1.66±0.33）g/ml，消除半衰期为（3.69±1.62）小时，与单独使用二甲双胍的药代动力学参数相近；格列本脲的达峰时间为（2.9±1.0）小时，消除半衰期为（7.47±2.42）小时，与单独使用格列本脲的药代动力学参数相近。

3. 药物不良反应
（1）低血糖反应。
（2）胃肠道反应：食欲缺乏、恶心、呕吐、上腹胀满、腹痛、胃灼烧感、口中金属味、黄疸、肝功能损害等。
（3）皮肤反应：皮肤过敏如瘙痒、红斑、荨麻疹、丘疹、

光过敏等。
（4）血液系统：粒细胞减少、血小板减少症、溶血性贫血、再生障碍性贫血等。
（5）其他反应：关节痛、肌肉痛、血管炎、甲状腺功能低下、头晕、乏力、疲倦、体重减轻等。
（6）可减少肠道吸收维生素 B_{12}，使血红蛋白减少，产生巨红细胞贫血，也可引起吸收不良。

4. 药物相互作用
（1）噻嗪类和其他利尿药、皮质醇类、吩噻嗪类、甲状腺制剂、性激素类、口服避孕药、苯妥英钠、烟酸、拟交感神经药、钙离子通道阻滞剂、异烟肼可产生难以控制的高血糖，当患者同服本品和上述药物时，应注意观察患者血糖水平的变化。停止服用上述药物时，亦注意观察是否出现低血糖。某些蛋白抑制剂（如水杨酸盐、磺酰胺类、氯霉素、丙磺舒等）对二甲双胍的影响较小。而磺酰脲类与血清中蛋白结合率高，比二甲双胍更易于与这些药发生相互作用。
（2）非甾体抗炎药、其他强蛋白抑制剂、水杨酸类、磺酰脲类可增强磺酰脲类的降血糖作用。格列本脲与环丙沙星之间有相互作用，可引起低血糖；与咪康唑合用时可导致严重低血糖。
（3）二甲双胍和呋塞米可互相影响对方的药动学参数；呋喃苯胺酸和二甲双胍可相互升高 C_{max}、AUC，对肾清除率影响不明显；硝苯地平可增强二甲双胍的吸收。二甲双胍对硝苯地平的影响较小。
（4）阿米洛利、地高辛、吗啡、普鲁卡因胺、奎尼丁、奎尼、雷尼替丁、三胺苯蝶啶、TMP、万古霉素因竞争肾小管转换系统而增强二甲双胍的药理作用；口服西咪替丁可使二甲双胍血浆浓度和峰值及整个血药浓度都增加 60%，血浆和全血 AUC 增加 40%。单剂量的消除相半衰期没有变化。患者服用从近曲小管分泌的阳离子药物时，应密切监测并调整本品的剂量。
（5）与酒精同服时，可引起腹部绞痛、恶心、呕吐、头痛、面部潮红和低血糖。
（6）与 β 受体拮抗剂同用，可增加低血糖的危险，而且可掩盖低血糖的症状，如脉率增快、血压升高。

八、注意事项

1. 禁用
（1）肾疾病或肾功能不全（男性：血清肌酐≥1.5mg/dl；女性：血清肌酐≥1.4mg/dl，或肌酐清除率异常），由心源性休克、心肌梗死、败血症引起的肾功能不全。
（2）需药物治疗的充血性心衰。
（3）对二甲双胍或格列本脲过敏者。
（4）急慢性代谢性酸中毒，包括糖尿病性的酮症酸中毒。
（5）静脉肾盂造影或动脉造影前、重大手术以及临床有低血压和缺氧情况。
（6）1 型糖尿病患者。
（7）哺乳期妇女及孕妇。

2. 慎用

（1）老年人、衰弱和营养不良的患者应慎用本品,注意选择合适的初始剂量和维持剂量,以免发生低血糖。

（2）慎用影响肾功能或二甲双胍消除的药物。

（3）肝功能不全者不宜用。

3. 用药注意事项

（1）进餐时或餐后服用(与饭同服)。

（2）低血糖本品可能引起低血糖,当热量摄取不足、剧烈运动没有及时补充热量,同时使用其他降血糖药或乙醇时发生低血糖的危险增加。肾或肝功能不全可升高格列本脲和盐酸二甲双胍的血药浓度,而肝肾功能不全可能减弱糖异生作用。所有这些都增加低血糖的危险性。

（3）服药期间患者应经常检查肾功能、肝功能、血糖,并进行眼科检查等。盐酸二甲双胍主要经肾排出,盐酸二甲双胍积聚和乳酸酸中毒的危险性随着肾功能损害的程度而增加。

（4）避免过量饮酒。

（5）适量补充体内维生素 B_{12}。

（6）2 型糖尿病患者在服用期间发现一些临床疾病(特别是迷走神经疾病)应立即检查是否是酮症酸中毒或乳酸酸中毒,此时应评估血浆电解质酮类,血糖水平是否正常,若出现血浆 pH 下降或血中乳酸盐、丙酮酸盐和二甲双胍水平升高,立即停止服用,并采用其他手段进行纠正。

九、药物稳定性及贮藏条件

25℃以下,避光密闭保存。

十、药物经济性评价

非基本药物。

阿 卡 波 糖

一、药品名称

1. 英文名 Acarbose

2. 化学名 O-4,6-双脱氧-4-[[(1S,4R,5S,6S)4,5,6-三羟基-3-(羟基甲基)环己烯-2-基]氨基]-a-D 吡喃葡糖基-(1→4)-O-a-D 吡喃葡糖基-(1→4)-D 吡喃葡糖

二、药品成分

阿卡波糖

三、剂型与规格

片剂　50mg

胶囊　50mg

四、适应证及相应的临床价值

1. 2 型糖尿病。

2. 降低糖耐量低减者的餐后血糖。

五、用法用量

1. 儿童　不建议使用。

2. 成人

（1）用餐前即刻整片吞服或与前几口食物一起咀嚼服用,剂量因人而异。

（2）起始剂量为一次 50mg(一次 1 片),每日 3 次,以后逐渐增加至一次 0.1g(每次 2 片),每日 3 次。个别情况下,可增加至每日 0.2g(每日 4 片),每日 3 次。或遵医嘱。

（3）如果患者在服药 4~8 周后疗效不明显,可以增加剂量。如果患者坚持严格的糖尿病饮食仍有不适时,就不能再增加剂量,有时还需适当减少剂量,平均剂量为一次 0.1g,每日 3 次。

3. 老年人　慎用。

六、特殊人群用药

1. 妊娠期　B 级。

2. 哺乳期　L3 级。

3. 肾功能损害(肌酐清除率<25ml/min)的患者禁用。

4. 其他人群

（1）不应使用于 18 岁以下的患者。

（2）对于 65 岁以上老年患者无须改变服药的剂量和次数。

七、药理学

1. 药效学及作用机制　本品的主要活性成分是阿卡波糖,一种微生物来源的假性四糖,可用于治疗 1 型糖尿病和 2 型糖尿病。

动物实验证明本品在肠道中抑制 α 糖苷酶(参与双糖、寡糖和多糖的降解)的活性。机体在给予本品后,降解双糖、寡糖和多糖等碳水化合物时,发生剂量依赖性和吸收延缓,更为重要的是,还可延缓碳水化合物来源的葡萄糖的降解和吸收。通过这种途径,阿卡波糖延缓并降低餐后血糖的升高,并且由于平衡了葡萄糖从肠道的吸收,减少了全体血糖的波动,使平均血糖值降低。阿卡波糖还能降低糖化血红蛋白的水平。

2. 药代动力学　本品的生物利用度仅为 1%~2%。由于阿卡波糖只作用在肠道,所以在体内的生物利用度极低。低生物利用度与治疗效果无关。

据文献报道,对健康志愿者口服放射性标记的阿卡波糖片 0.2g 的药代动力学的研究表明:口服阿卡波糖后,有 1%~2% 的活性抑制剂经肠道吸收,加上被吸收的经消化酶和肠道细菌分解的产物,共占服药剂量的 35%。

没有或未发现阿卡波糖在体内有可测定到的代谢现象,相反在肠腔内阿卡波糖被消化酶和肠道细菌分解,其降解产物可于小肠小段被吸收。口服后阿卡波糖及其降解产物迅速完全地自尿中排出,服药剂量的 51% 在 96 小时内经粪便排出。

3. 药物不良反应　常有胃肠胀气和肠鸣音,偶有腹泻和腹胀,极少见胃肠道和腹部疼痛。肝异常,肝功能异常和肝损伤,血小板减少,过敏反应(皮疹、红斑、荨麻疹),水肿,恶心,呕吐,消化不良等。

4. 药物相互作用

（1）服用阿卡波糖治疗期间，由于结肠内碳水化合物酵解增加，蔗糖或含有蔗糖的食物常会引起腹部不适，甚至导致腹泻。

（2）本品具有抗高血糖的作用，但它本身不会引起低血糖。如果本品与磺酰脲类药物、二甲双胍或胰岛素一起使用时，可能会出现低血糖，故须减少磺酰脲类药物、二甲双胍或胰岛素的剂量。否则，在个别病例会有低血糖昏迷发生。

（3）个别情况下，阿卡波糖可影响地高辛的生物利用度，因此需调整地高辛的剂量。

（4）服用本品期间，避免同时服用考来酰胺、肠道吸附剂和消化酶类制剂，以免影响本品的疗效。未发现与二甲基硅油有相互作用。

八、注意事项

1. 禁用

（1）孕妇不得使用本品。

（2）本品不应用于18岁以下患者。

（3）对阿卡波糖和/或非活性成分过敏者。

（4）有明显消化和吸收障碍的慢性胃肠功能紊乱患者禁用。

（5）患有由于肠胀气而可能恶化的疾患（如 Roemheld 综合征、严重的疝气、肠梗阻和肠溃疡）的患者禁用。

（6）严重肾功能损害（肌酐清除率<25ml/min）的患者禁用。

2. 慎用　原则上建议在哺乳期妇女不使用本品。

3. 用药注意事项

（1）用餐前即刻整片吞服或与前几口食物一起咀嚼服用，剂量因人而异。

（2）个别患者，尤其是在使用大剂量时会发生无症状的肝酶升高。因此应考虑在用药的头6~12个月监测肝酶的变化。停药后肝酶值会恢复正常。

（3）如果发生急性低血糖，不宜使用蔗糖，而应使用葡萄糖纠正低血糖反应。

（4）当温度高于25℃，相对湿度高于60%时，没有包装的药片会发生变色，因此药片应在从包装中取出后尽快服用。

九、药物稳定性及贮藏条件

遮光、密封、在25℃以下保存。

十、药物经济性评价

基本药物，医保甲类，《中国药典》（2020年版）收载。

伏格列波糖

一、药品名称

1. 英文名　Voglibose

2. 化学名　(+)-1L-[1(羟基),2,4,5/3]-5-[2-羟基-1-

(羟甲基)乙基]氨基-1-碳(羟甲基)-1,2,3,4-环己四醇

二、药品成分

伏格列波糖

三、剂型与规格

片剂　0.2mg

分散片　0.2mg

胶囊　0.2mg

咀嚼片　0.2mg

四、适应证及相应的临床价值

改善糖尿病餐后高血糖（本品适用于患者接受饮食疗法、运动疗法没有得到明显效果时，或者患者除饮食疗法、运动疗法外还用口服降血糖药物或胰岛素制剂而没有得到明显效果时）。

五、用法用量

1. 儿童　不建议使用。

2. 成人　通常成人每次0.2mg（每次1片），每日3次，餐前口服，服药后即刻进餐。疗效不明显时，经充分观察可以将每次用量增至0.3mg（每次1.5片）。分散片使用时将本品加入适量水中，搅拌均匀后服用。

3. 老年人　慎用。

六、特殊人群用药

1. 妊娠期　慎用。

2. 哺乳期　慎用。

3. 肾功能损害　慎用。

4. 肝功能损害　慎用。

5. 其他人群

（1）儿童安全性尚未建立。

（2）老年人通常生理功能下降，应从小剂量开始用药（例如每次0.1mg），并留意观察血糖值及消化系统症状等的发生，同时应慎重用药。

七、药理学

1. 药效学及作用机制　本品为口服降血糖药。本品在肠道内抑制了将双糖分解为单糖的双糖类水解酶（α葡糖苷酶），因而延迟了糖分的消化和吸收，从而改善餐后高血糖。

2. 药代动力学　据国外研究资料报道，健康成年男性，每次0.2mg，每日3次，连续服药7天，血浆及尿中没有检测出伏格列波糖。健康成年男性，单次服用3mg时，血浆及尿中没有检测出伏格列波糖。

3. 药物不良反应　低血糖、腹胀、腹泻、恶心、呕吐、便秘、皮疹、头痛、眩晕、贫血。

4. 药物相互作用　并用糖尿病药物（如磺酰胺类及磺酰脲类药物、双胍类药物、胰岛素制剂、胰岛素增敏剂）时；和胰岛素及磺酰脲类药物并用时，因有出现低血糖的报告，

所以上列的药物并用时,应考虑发生低血糖的可能性,慎重地从低剂量开始给药。

并用糖尿病药物及增强或降低其降糖作用的药物时:①增强糖尿病药物降血糖作用的药物[β受体拮抗剂、水杨酸制剂、单胺氧化酶抑制剂、氯贝特(Fibrate)类高脂血症治疗剂、华法林等];②降低糖尿病药物降糖作用的药物(肾上腺素、肾上腺皮质激素、甲状腺激素等);③上列药物在与本品并用时,应留意并用糖尿病药物注意项记载的相互作用,同时也应充分注意由于本品糖吸收延迟作用的影响。

八、注意事项

1. 禁用

(1)严重酮体症、糖尿病昏迷或昏迷前的患者(因必须用输液及胰岛素迅速调节高血糖,所以不适于服用本品)。

(2)严重感染的患者、手术前后的患者或严重创伤的患者(因有必要通过注射胰岛素调节血糖,所以不适于服用本品)。

(3)对本品的成分有过敏史的患者。

2. 慎用

(1)正在服用其他糖尿病药物的患者(同时服用本品有可能引起低血糖)。

(2)有腹部手术史或肠梗阻史的患者(因服用本品可能使肠内气体增加,易出现肠梗阻样症状)。

(3)伴有消化和吸收障碍的慢性肠道疾病的患者(因本品有引起消化道不良反应的可能性,有可能使病情恶化)。

(4)勒姆理尔德(Roem-held)综合征、重度疝、大肠狭窄和溃疡等患者(因服用本品可能使肠内气体增加,有可能使病情恶化)。

(5)严重肝障碍的患者(因代谢状态的变化,有可能诱发血糖控制状况的显著变化,另外,在严重肝硬化病例中,有可能出现高氨血症恶化同时伴随意识障碍)。

(6)严重肾障碍的患者(因代谢状态的变化,有可能诱发血糖控制状况的显著变化)。

3. 用药注意事项

(1)本品只用于已明确诊断为糖尿病的患者,必须注意除糖尿病外的葡萄糖耐量异常和尿糖阳性等也会出现糖尿病样症状(肾性糖尿、老年性糖代谢异常、甲状腺功能异常等)。

(2)对只进行糖尿病基本治疗即饮食疗法/运动疗法患者,仅限于餐后2小时血糖值在200mg/dl(11.1mmol/L)以上。

(3)食疗法和运动疗法外,对并用口服降血糖药或胰岛素制剂的患者,服用本品的指标为空腹时血糖值在140mg/dl(7.8mmol/L)以上。

(4)服用本药期间必须定期监测血糖值并注意观察,充分注意持续用药的必要性。假如用药2~3个月后,控制餐后血糖的效果不满意[餐后2小时经脉血浆的血糖值不能控制在200mg/dl(11.1mmol/L)以下],必须考虑换用其他

更合适的治疗方法。

(5)餐后血糖得到充分控制[静脉血浆中餐后2小时血糖值降到160mg/dl(8.9mmol/L)以下]、饮食疗法、运动疗法或并用口服降血糖药或胰岛素制剂就能够充分控制血糖时,应停止服用本品并注意观察。

(6)药物交付时,铝塑泡罩包装的药物应从铝塑泡罩薄板中取出后服用(有报道因误服铝塑泡罩薄板,坚硬的锐角刺入食管黏膜,进而发生穿孔,并发纵隔炎等严重的并发症)。

(7)分散片使用时将本品加入适量水中,搅拌均匀后服用。

(8)咀嚼片用餐前与前几口食物一起咀嚼服用。

九、药物稳定性及贮藏条件

密封,室温干燥处保存。

十、药物经济性评价

非基本药物,医保甲类,《中国药典》(2020年版)收载。

马来酸罗格列酮

一、药品名称

1. 英文名 Rosiglitazone Maleate

2. 化学名 (±)-5-[[4-[2-(甲基-2-吡啶氨基)乙氧基]苯基]甲基]-2,4-噻唑烷二酮(Z)-2-丁烯二酸盐(1:1)

二、药品成分

马来酸罗格列酮

三、剂型与规格

片剂 4mg

四、适应证及相应的临床价值

在饮食控制和运动的基础上,本品适用于单用二甲双胍治疗后血糖控制不佳患者血糖的改善及2型糖尿病的治疗。

五、用法用量

1. 儿童 不建议使用。

2. 成人 本品常用起始剂量为4mg/d,建议观察疗效3~12周,如果疗效不佳,建议增加用药剂量,但不应超过推荐的每日最大剂量8mg,应使用空腹血浆血糖(FPG)作为判断本品疗效的指标。

3. 老年人 慎用。

六、特殊人群用药

1. 妊娠期 C级,慎用。

2. 哺乳期 不宜使用本品。

3. 肾功能损害者 禁用。

4. 其他人群 老年患者慎用本品。

七、药理学

1. 药效学及作用机制 本品属噻唑烷二酮类抗糖尿病药,可通过增强组织对胰岛素的敏感性和降低循环胰岛素水平,改善血糖控制。罗格列酮是高选择性的过氧化物酶体增殖激活受体-γ(PPAR-γ)激动剂。人体内胰岛素的主要靶组织(如肝、脂肪和肌肉组织)中均存在PPAR受体。罗格列酮通过激活PPAR-γ核受体,可对参与葡萄糖生成、转运和利用的胰岛素效应基因的转录进行调控。

2. 药物不良反应 少数患者服用本品后可出现轻-中度贫血和水肿,新发生或加重糖尿病性黄斑水肿,伴有视力下降。

3. 药物相互作用 罗格列酮在临床治疗浓度范围内不抑制任何主要的P450酶。体外资料证实,罗格列酮主要经CYP2C8代谢,极少部分经CYP2C9代谢。因此,在使用罗格列酮治疗期间,如果开始或停止使用CYP2C8抑制剂及诱导剂,都应根据临床反应调整糖尿病的治疗方案。

八、注意事项

1. 禁用 本品禁用于急性或慢性代谢性酸中毒的患者,包括伴有或不伴有昏迷的糖尿病酮症酸中毒。

2. 用药注意事项 接受放射学检查需用血管内碘化造影剂时,应当暂时停用本品,因为这种造影剂可引起急性肾功能改变。

九、药物稳定性及贮藏条件

30℃以下密闭保存。

十、药物经济性评价

基本药物,医保乙类,《中国药典》(2020年版)收载。

吡 格 列 酮

一、药品名称

1. 英文名 Pioglitazone
2. 化学名 (±)5-[4-[2-(5-乙基-2-吡啶)乙氧基]苯甲基]-2,4-噻唑烷二酮盐酸盐

二、药品成分

盐酸吡格列酮

三、剂型与规格

胶囊 15mg

四、适应证及相应的临床价值

对于2型糖尿病(非胰岛素依赖性糖尿病)患者,盐酸吡格列酮可与饮食控制和体育锻炼联合以改善和控制血糖。盐酸吡格列酮可单独使用,当饮食控制、体育锻炼和单药治疗不能满足控制血糖时,它也可与磺脲类药物、二甲双胍或胰岛素合用。

五、用法用量

1. 儿童 不建议使用。

2. 成人

(1)单药治疗:初始剂量可为15mg或30mg,每日1次。如对初始剂量反应不佳,可加量,直至最大用药剂量45mg,每日1次。服药与进食无关,治疗时间应足够长(3个月)。如患者对单药治疗反应不佳,应考虑联合用药。

(2)联合治疗:盐酸吡格列酮一般与磺脲类药物、二甲双胍或胰岛素合用。与药物合用时,盐酸吡格列酮初始剂量可为15mg或30mg,每日1次。当开始用盐酸吡格列酮治疗时,合用药物可维持不变。当患者发生低血糖时,应减少磺脲类药物用量;一般而言,与二甲双胍合用时不会引起低血糖,二甲双胍无须降低剂量;对于联用盐酸吡格列酮和胰岛素的患者,当出现低血糖或血浆葡萄糖浓度低至100mg/dl以下时,可降低胰岛素用量10%~25%,并进一步根据血糖结果进行个体化调整。

3. 老年人 慎用。

六、特殊人群用药

1. 妊娠期 C级。
2. 哺乳期 用药时应停止哺乳。
3. 肝功能损害 慎用。
4. 其他人群 不宜用于儿童患者。

七、药理学

1. 药效学及作用机制 本品属于噻唑烷二酮类口服抗糖尿病药物,为高选择性过氧化物酶增殖体激活受体-γ(PPAR-γ)的激动剂,通过提高外周和肝的胰岛素敏感性而控制血糖水平。其主要作用机制为激活脂肪、骨骼肌和肝等胰岛素所作用组织的PPAR-γ核受体,从而调节胰岛素应答基因的转录,控制血糖的生成、转运和利用。

2. 药代动力学(如吸收、分布、代谢、排泄,包括药物基因组学、生物利用度、生物等效性) 口服给药后,空腹情况下,30分钟后可在血清中测到吡格列酮,2小时后达到峰浓度,食物会将峰浓度时间推迟到3~4小时,但不改变吸收率。在人血清中,吡格列酮蛋白结合率很高(>99%),主要结合于血清白蛋白,也与其他血清蛋白结合,但亲和力低。吡格列酮通过羟基化和氧化作用代谢,代谢产物也部分转化为葡糖醛酸或硫酸结合物。空腹给药后,约相当于15%到30%剂量的吡格列酮在尿中排出。吡格列酮的平均血清半衰期为3~7小时。

3. 药物不良反应 水肿、上呼吸道感染、头痛、鼻窦炎、肌痛、牙齿疾病、糖尿病恶化、喉炎等症状。

4. 药物相互作用 和含炔雌醇、炔诺酮的口服避孕药合用时,两者的血浆浓度都会降低约30%,这可能会使避孕作用消失。所以,对于同时使用盐酸吡格列酮和口服避孕药的患者,避孕应更谨慎。

八、注意事项

1. 禁用　一般盐酸吡格列酮仅能在胰岛素存在下发挥降糖作用,故不应用于 1 型糖尿病或糖尿病酮症酸中毒治疗。《MIMS Ⅱ型糖尿病指南》中指出,盐酸吡格列酮不宜使用于纽约心脏协会标定的 3 类和 4 类心衰的患者。

2. 用药注意事项

(1) 绝经期前不排卵的胰岛素抵抗患者,盐酸吡格列酮的治疗可能导致重新排卵,这些患者如不采取有效避孕措施,则有怀孕的风险。

(2) 接受盐酸吡格列酮治疗的患者应进行定期的肝酶测定。在开始盐酸吡格列酮治疗前,所有患者均应测定血清丙氨酸转氨酶(GPT)水平,在治疗的第一年,每 2 个月再行测定,之后此项检查也应定期进行。当有症状提示患者肝功能异常时,也应进行肝功能测定,是否继续盐酸吡格列酮治疗,应在实验室测定基础上进行临床判断。如出现黄疸,应停药。

九、药物稳定性及贮藏条件

防潮包装,室温下密封保存。

十、药物经济性评价

基本药物,医保乙类,《中国药典》(2020 年版)收载。

阿 格 列 汀

一、药品名称

1. 英文名　Alogliptin
2. 化学名　2-[[6-[(3R)-3-氨基-1-哌啶基]-3,4-二氢-3-甲基-2,4-二氧代-1(2H)-嘧啶基]甲基]苯甲腈苯甲酸盐

二、药品成分

苯甲酸阿格列汀

三、剂型与规格

薄膜衣片　(1)25mg;(2)12.5mg;(3)6.25mg

四、适应证及相应的临床价值

适用于饮食及运动疗法与 α 葡糖苷酶抑制剂类、噻唑烷二酮类、磺酰脲类及双胍类药物联合治疗而效果不理想的 2 型糖尿病患者。

五、用法用量

1. 儿童　不建议使用。
2. 成人　以每次 25mg,每日 1 次的剂量口服用药。中度肾功能障碍患者,每次 12.5mg,每日 1 次。高度肾功能障碍患者,每次 6.25mg,每日 1 次。

六、特殊人群用药

1. 妊娠期　慎用。

2. 哺乳期　慎用。
3. 肝功能不全　慎用。
4. 肾功能不全　慎用。

七、药理学

1. 药效学及作用机制　本品为二肽基肽酶-4(DPP4)竞争性抑制剂,可降低肠促胰岛激素的失活速率,增高其血液浓度,从而以葡萄糖依赖性的方式减少 2 型糖尿病患者空腹和餐后的血糖浓度。餐后,从小肠释放到血液中的肠促胰岛激素浓度升高,如胰高血糖素样肽-1(GLP-1)和葡萄糖依赖性促胰岛素肽(GIP),促进胰岛 β 细胞以葡萄糖依赖性的方式释放胰岛素,而 DPP4 会使其失活。GLP-1 还可抑制胰岛 α 细胞分泌胰高血糖素,从而抑制肝葡萄糖产生。

2. 药物不良反应　低血糖症状、便秘、水肿、眩晕、头痛及发疹等。

3. 药物相互作用

(1) 使用预混或餐时胰岛素的患者应停用此类药物。

(2) 单独使用此类药物不增加发生低血糖的风险。

八、注意事项

应留意患者是否患有除糖尿病以外的糖耐量异常/尿糖阳性、糖尿病类似症状(肾性糖尿、甲状腺功能异常)等疾病。

九、药物稳定性及贮藏条件

30℃ 以下保存。

十、药物经济性评价

基本药物,非医保药。

西 格 列 汀

一、药品名称

1. 英文名　Sitagliptin
2. 化学名　7-[(3R-3-氨基-1-氧-4-(2,4,5-三氟苯基)丁基]-5,6,7,8-四氢-3-(三氟甲基)-1,2,4-三唑酮[4,3-a]吡嗪磷酸盐(1:1)一水合物

二、药品成分

磷酸西格列汀

三、剂型与规格

薄膜衣片　100mg×7 片,14 片。

四、适应证及相应的临床价值

1. 单药治疗　本品配合饮食控制和运动,用于改善和控制 2 型糖尿病患者的血糖。

2. 与二甲双胍联用　当单独使用盐酸二甲双胍血糖控

制不佳时,可与西格列汀片联合使用,在饮食和运动基础上改善和控制 2 型糖尿病患者的血糖。

五、用法用量

1. 儿童 不建议使用。
2. 成人 本品单药治疗的推荐剂量为 100mg,每日 1 次。本品可与或不与食物同服。
3. 老年人 慎用。

六、特殊人群用药

1. 妊娠期 不推荐孕妇使用。
2. 哺乳期 不宜用于哺乳期妇女。
3. 肾功能损害 慎用。《中国 2 型糖尿病防治指南》中指出,轻度肾功能不全患者服用本品时,不需要调整剂量。中度肾功能不全患者的治疗剂量应调整至 50mg,每日 1 次。严重肾功能不全患者的治疗剂量应调整至 25mg,每日 1 次。

七、药理学

1. 药效学及作用机制 本品是一类被称为二肽基肽酶 4(DPP-4)抑制剂的口服抗高血糖药物,在 2 型糖尿病患者中可通过增加活性肠促胰岛激素的水平而改善血糖控制。肠促胰岛激素包括胰高糖素样多肽-1(GLP-1)和葡萄糖依赖性促胰岛素分泌多肽(GIP),由肠道全天释放,并且在进餐后水平升高。GLP-1 和 GIP 的活性受到 DPP-4 酶的限制,后者可以快速水解肠促胰岛激素,产生非活性产物。西格列汀能够防止 DPP-4 水解肠促胰岛激素,从而增加活性形式的 GLP-1 和 GIP 的血浆浓度。通过增加活性肠促胰岛激素水平,西格列汀能够以葡萄糖依赖的方式增加胰岛素释放并降低胰高糖素水平。对于存在高血糖症的 2 型糖尿病患者,胰岛素和胰高糖素水平发生的上述变化可降低糖化血红蛋白 A1c(HbA1c),并降低空腹血糖和餐后血糖水平。

2. 药代动力学(如吸收、分布、代谢、排泄,包括药物基因组学、生物利用度、生物等效性) 健康受试者口服给药 100mg 剂量后,西格列汀吸收迅速,服药 1~4 小时后血浆药物浓度达到峰值,半衰期为 12.4 小时。西格列汀的绝对生物利用度大约为 87%,可逆结合血浆蛋白的结合率较低(38%),主要以原型从尿中排出体外。

3. 药物不良反应 鼻咽炎、上呼吸道感染、头痛、低血糖。

4. 药物相互作用

(1) 西格列汀不会对 CYP 同工酶 CYP3A4、2C8 或 2C9 产生抑制作用。根据体外研究数据,西格列汀也不会抑制 CYP2D6、1A2、2C19 或 2B6 或诱导 CYP 3A4。

(2) 群体药代动力学分析显示,联合用药不会对西格列汀的药代动力学产生具有临床意义的影响。

八、注意事项

1. 禁用 本品不得用于 1 型糖尿病患者或治疗糖尿病

酮症酸中毒。

2. 慎用 胰腺炎患者慎用。

3. 用药注意事项 当本品与已知可导致低血糖的磺酰脲类药物联合使用时,为了降低磺酰脲类药物诱导发生低血糖的风险,可以考虑减少磺酰脲类药物的剂量。

九、药物稳定性及贮藏条件

30℃以下保存。

十、药物经济性评价

非基本药物,非医保药,《中国药典》(2020 年版)收载。

沙 格 列 汀

一、药品名称

1. 英文名 Saxagliptin
2. 化学名 (1S,3S,5S)-2-[(2S)-2-氨基-2-(3-羟基-1-金刚烷基)-1-羰基乙基]-2-氮杂双环[3.1.0]己烷-3-腈

二、药品成分

沙格列汀

三、剂型与规格

薄膜衣片 2.5mg×7 片、10 片、14 片;5mg×7 片、10 片、14 片。

四、适应证及相应的临床价值

用于 2 型糖尿病。①单药治疗:可作为单药治疗,在饮食和运动基础上改善和控制血糖;②联合治疗:当单独使用盐酸二甲双胍血糖控制不佳时,可与沙格列汀片联合使用,在饮食和运动基础上改善和控制血糖。

五、用法用量

1. 儿童 不建议使用。
2. 成人 口服,推荐剂量 5mg,每日 1 次,服药时间不受进餐影响,不得切开或掰开服用。
3. 老年人 慎用。

六、特殊人群用药

1. 妊娠期 不推荐孕妇使用。
2. 哺乳期 不推荐哺乳期妇女使用。
3. 肝功能损害 轻或中度肝功能受损的患者无须进行剂量调整。本品用于中度肝功能受损的患者需谨慎,不推荐用于严重肝功能受损的患者。
4. 肾功能损害 轻度肾功能不全的患者无须调整剂量。中或重度肾功能不全的患者应将剂量调整为 2.5mg,每日 1 次。重度肾功能不全的患者用药经验非常有限,因此本品用于此类患者时应谨慎。《MIMS Ⅱ型糖尿病指南》中指出,本品不推荐用于需要进行血液透析的终末期肾病

患者。

5. 其他人群

（1）不推荐儿童患者使用。

（2）老年患者肾功能降低，用药时应慎重选择用药剂量。

七、药理学

1. 药效学及作用机制　本品为二肽基肽酶-4（DPP4）竞争性抑制剂，可降低肠促胰岛激素的失活速率，增高其血液浓度，从而以葡萄糖依赖性的方式减少 2 型糖尿病患者空腹和餐后的血糖浓度。餐后，从小肠释放到血液中的肠促胰岛激素浓度升高，如胰高血糖素样肽-1（GLP-1）和葡萄糖依赖性促胰岛素肽（GIP），促进胰岛 β 细胞以葡萄糖依赖性的方式释放胰岛素，而 DPP4 会使其失活。GLP-1 还可抑制胰岛 α 细胞分泌胰高血糖素，从而抑制肝葡萄糖产生。

2. 药代动力学　沙格列汀片以 5mg，每日 1 次给药后，中位达峰时间为 2 小时，平均血浆半衰期为 2.5 小时。

3. 药物不良反应　上呼吸道及泌尿道感染、头痛、鼻窦炎、腹痛、皮疹、胃肠炎、呕吐、水肿、急性胰腺炎、超敏反应。

4. 药物相互作用

（1）CYP3A4/5 酶诱导剂：利福平显著降低沙格列汀暴露量，但对其活性代谢产物 5-羟基沙格列汀的时间-浓度曲线下面积（AUC）没有影响。间隔 24 小时给药，血浆 DPP4 的活性抑制作用不受利福平影响。因此，不推荐与利福平合用时调整沙格列汀剂量。

（2）CYP3A4/5 酶抑制剂：尽管 CYP3A4/5 中度抑制剂可提高沙格列汀的暴露量，但不推荐调整沙格列汀的剂量。CYP3A4/5 强抑制剂能显著提高沙格列汀的暴露量，与 CYP3A4/5 强抑制剂合用时，应将沙格列汀剂量限制在 2.5mg/d。

八、注意事项

1. 禁用　沙格列汀不能用于 1 型糖尿病或糖尿病酮症酸中毒的患者。

2. 慎用　本品含有乳糖一水合物。罕见的半乳糖不耐受遗传疾病、Lapp 乳糖酶缺乏症或葡萄糖-半乳糖吸收不良患者不得服用本品。

3. 用药注意事项　胰岛素促泌剂（如磺脲类）和胰岛素会引起低血糖。因此，与沙格列汀合用时，需减少胰岛素促泌剂或胰岛素的剂量，以降低发生低血糖的风险。

九、药物稳定性及贮藏条件

30℃以下保存。

十、药物经济性评价

非基本药物，非医保药，《中国药典》（2020 年版）收载。

二甲双胍/沙格列汀

一、药品名称

1. 英文名　Saxagliptin & Metformin

2. 化学名　沙格列汀：（1S,3S,5S）-2-[（2S）-2-氨基-2-（3-羟基-1-金刚烷基）-1-羰基乙基]-2-氮杂双环[3.1.0]己烷-3-腈，一水合物；二甲双胍：1,1-二甲基双胍盐酸盐

二、药品成分

沙格列汀，盐酸二甲双胍

三、剂型与规格

缓释控释制剂　（1）5mg/1 000mg；（2）2.5mg/1 000mg；（3）5mg/500mg

四、适应证及相应的临床价值

1. 治疗成年患者 2 型糖尿病。

2. 禁用于 1 型糖尿病患者或糖尿病性酮症酸中毒患者，目前尚未对其与胰岛素联用进行研究。

五、用法用量

1. 儿童　不建议使用。

2. 成人　每次 1 片，每日 1 次。

3. 老年人　慎用。

六、特殊人群用药

1. 妊娠期　不推荐。

2. 哺乳期　不推荐。

3. 肾功能损害　慎用。

4. 肝功能损害　中度肝功能受损患者需谨慎，不推荐用于重度肝功能不全的患者。

5. 其他人群

（1）儿童不推荐。

（2）老年患者根据肾功能慎重选择。

七、药理学

1. 药效学及作用机制　沙格列汀是一种二肽基肽酶-4（DPP-4）抑制剂，通过选择性抑制性 DPP-4 可以升高内源性胰高血糖素样肽-1（GLP-1）和葡萄糖依赖性促胰岛素释放多肽（GIP）水平，从而调节血糖。二甲双胍通过降低肝葡萄糖合成并改善胰岛素敏感性而调节血糖。沙格列汀可与二甲双胍联合应用，两者之间具有互补作用。二甲双胍主要降低肝葡萄糖合成，改善胰岛素敏感性而调节血糖；而沙格列汀则是通过延缓肠促胰岛素失活，促进胰岛素释放，减少胰高血糖素释放和改善餐胰岛 β 细胞对葡萄糖的反应而调节血糖。两者联用可增强降糖疗效，改善胰岛 β 细胞功能，提高血糖达标率。

2. 药物不良反应　恶心，眩晕，胃部不适，腹泻，头痛，口内金属感，过敏反应，低血糖，皮疹等。

3. 药物相互作用

（1）单剂联合使用二甲双胍和格列本脲未发现二甲双胍的药代动力学参数改变。

（2）二甲双胍与呋塞米（呋塞米）合用，二甲双胍的 AUC 增加，但肾清除无变化；同时呋塞米的 C_{max} 和 AUC 均下降，终末半衰期缩短，肾清除无改变。

（3）经肾小管排泌的阳离子药物（例如阿米洛利、地高辛、吗啡、普鲁卡因胺、奎尼丁、奎宁、雷尼替丁、氨苯蝶啶、甲氧苄氨嘧啶和万古霉素）理论上可能与二甲双胍竞争肾小管转运系统，发生相互作用，因此建议密切监测、调整本品及，或相互作用药物的剂量。

（4）二甲双胍与西咪替丁合用，二甲双胍的血浆和全血 AUC 增加，但两药单剂合用，未见二甲双胍清除半衰期改变。西咪替丁的药代动力学未见变化。

（5）如同时服用某些可引起血糖升高的药物，如噻嗪类药物或其他利尿剂、糖皮质激素、吩噻嗪、甲状腺制剂、雌激素、口服避孕药、苯妥英钠、烟碱酸、拟交感神经药、钙离子通道阻滞剂和异烟肼等时要密切监测血糖，而在这些药物停用后，要密切注意低血糖的发生。

（6）二甲双胍不与血浆蛋白结合，因此与蛋白高度结合的药物例如水杨酸盐、氨苯磺胺、氯霉素、丙磺舒等与磺脲类药物相比不易发生相互作用，后者主要与血清蛋白结合。

（7）除氯磺丙脲，患者从其他的口服降血糖药转为用本品治疗时，通常不需要转换期。服用氯磺丙脲的患者在换用本品的最初 2 周要密切注意，因为氯磺丙脲在体内有较长滞留，易导致药物作用过量，发生低血糖。

（8）二甲双胍有增加华法林的抗凝血倾向。

（9）树脂类药物与本品同服，可减少二甲双胍吸收。

（10）CYP3A4/5 酶诱导剂利福平显著降低沙格列汀暴露量，但对其活性代谢产物 5-羟基沙格列汀的时间——浓度曲线下面积（AUC）没有影响。间隔 24 小时给药，血浆 DPP4 的活性抑制作用不受利福平影响。因此，不推荐与利福平合用时调整沙格列汀剂量。

（11）CYP3A4/5 中度抑制剂：地尔硫䓬可提高沙格列汀的暴露量。应用其他中度 CYP3A4/5 抑制剂（如安普那韦、阿瑞匹坦、红霉素、氟康唑、西柚汁和维拉帕米）也如预期所料提高了沙格列汀的血浆药物浓度。尽管如此，和中度 CYP3A4/5 抑制剂合用时，不推荐调整沙格列汀的剂量。

（12）CYP3A4/5 强抑制剂：酮康唑显著提高沙格列汀的暴露量。应用其他 CYP3A4/5 强抑制剂（如阿扎那韦、克拉霉素、茚地那韦、伊曲康唑、奈法唑酮、奈非那韦、利托那韦、沙奎那韦和泰利霉素）也如预期所料提高了沙格列汀的血浆药物浓度。与 CYP3A4/5 强抑制剂合用时，应将沙格列汀剂量限制在 2.5mg。

八、注意事项

1. 禁用 沙格列汀不能用于 1 型糖尿病或糖尿病酮症酸中毒的患者。

2. 用药注意事项

（1）尚未进行沙格列汀与胰岛素联用的研究。

（2）注意超敏反应的发生，在使用别的二肽基肽酶-4（DPP4）抑制剂出现血管性水肿的患者中使用本品应谨慎应用。

（3）谨慎观察患者是否有胰腺炎的症状和体征。

（4）缓释片禁止嚼碎口服，应整片吞服。

九、药物稳定性及贮藏条件

遮光、密闭保存。

十、药物经济性评价

非医保药品。

维 格 列 汀

一、药品名称

1. 英文名 Vildagliptin

2. 化学名 （S）-1-[2-（3-羟基金刚烷-1-氨基）乙酰基]吡咯烷-2-腈

二、药品成分

维格列汀

三、剂型与规格

片剂 50mg

四、适应证及相应的临床价值

本品适用于治疗 2 型糖尿病，可与二甲双胍和磺脲类药物合用，尤其是当单用二甲双胍或磺脲类药物达到最大耐受剂量仍不能有效控制血糖。

五、用法用量

1. 儿童 不建议使用。

2. 成人 当维格列汀单独或与二甲双胍合用时，维格列汀的每日推荐给药剂量为 100mg，早晚各给药 1 次，每次 50mg。

3. 老年人 慎用。

六、特殊人群用药

1. 妊娠期 不可使用。

2. 哺乳期 不可使用。

3. 肝功能不全 慎用。

4. 肾功能不全 慎用。

七、药理学

1. 药效学及作用机制 本品为二肽基肽酶-4（DPP4）竞争性抑制剂，可降低肠促胰岛激素的失活速率，增高其血液浓度，从而以葡萄糖依赖性的方式减少 2 型糖尿病患者空腹和餐后的血糖浓度。餐后，从小肠释放到血液中的肠促胰岛激素浓度升高,如胰高血糖素样肽-1(GLP-1)和葡萄糖依赖性促胰岛素肽(GIP),促进胰腺 β 细胞以葡萄糖依赖性的方式释放胰岛素,而 DPP4 会使其失活。GLP-1 还可抑制胰腺 α 细胞分泌胰高血糖素,从而抑制肝葡萄糖产生。

2. 药代动力学　空腹口服给药后,维格列汀能够迅速吸收,其血浆药物峰浓度出现在给药后 1.7 小时,与血浆蛋白的结合率较低(9.3%),代谢为维格列汀在人体内的主要消除途径,约占给药剂量的 69%,约有 85% 的药物通过尿液排出体外。

3. 药物不良反应　眩晕、便秘、头痛、外周水肿、关节痛、低血糖。

4. 药物相互作用

(1) 维格列汀与其他药物发生相互作用的可能性较低。因为维格列汀不是细胞色素 P450(CYP)酶系的底物,其对 CYP450 酶无诱导或抑制作用,所以本品不太可能与活性成分为这些酶的底物、抑制剂或诱导剂的药物发生相互作用。

(2) 与其他口服降血糖药类似,维格列汀的降糖作用可能会受到某些特定药物的影响而减弱,这些药物包括噻嗪类利尿剂、皮质激素、甲状腺激素和拟交感神经药物。

八、注意事项

1. 禁用　本品不能作为胰岛素的替代品用于需要补充胰岛素的患者。本品不适用于 1 型糖尿病患者,亦不能用于治疗糖尿病酮症酸中毒。

2. 慎用　由于本品在中度或重度肾功能损伤者或需要接受血液透析治疗的终末期肾疾病(ESRD)患者中的应用经验有限,因此不推荐此类患者使用本品。

九、药物稳定性及贮藏条件

30℃ 以下保存。

十、药物经济性评价

非基本药物,非医保药,《中国药典》(2020 年版)收载。

利 格 列 汀

一、药品名称

1. 英文名　Linagliptin
2. 化学名　8-[(3R)-3-氨基哌啶-1-基]-7-(2-丁炔基)-3,7-二氢-3-甲基-1-[(4-甲基喹唑啉-2-基)甲基]-1H-嘌呤-2,6-二酮

二、药品成分

利格列汀

三、剂型与规格

片剂　5mg

四、适应证及相应的临床价值

用作饮食控制和运动的辅助治疗,以改善 2 型糖尿病患者的血糖控制,可单药或联合治疗。

五、用法用量

1. 儿童　8 岁以下儿童慎用。
2. 成人　2 型糖尿病血糖控制:口服,每次 5mg,每日 1 次,可与或不与食物同服。

六、特殊人群用药

1. 妊娠期　B 级,慎用。
2. 哺乳期　慎用。
3. 肝功能损害　无须调整剂量。
4. 肾功能损害　无须调整剂量。
5. 其他人群

(1) 儿童:8 岁以下儿童慎用。
(2) 老年人:无须调整剂量。

七、药理学

1. 药效学及作用机制　本药为一种 DPP-4 抑制药,DPP-4 可降解肠促胰岛素[胰高血糖素样肽-1(GLP-1)和葡萄糖依赖性促胰岛素释放肽(GIP)]。本药与 DPP-4 可逆性结合,选择性抑制 DPP-4,从而升高肠促胰岛素的浓度,以葡萄糖依赖的方式刺激胰岛素的释放,降低血液循环中胰高血糖素水平。

2. 药代动力学　健康受试者单次口服本药 5mg 后达峰时间(T_{max})约 1.5 小时,C_{max} 为 8.9nmol/L,平均 AUC 为 139(nmol·h)/L。本药绝对生物利用度约为 30%,在组织中广泛分布,表观分布容积约为 1 110L。血浆蛋白结合率与药物浓度呈依赖性,高浓度时本药与 DPP-4 结合使其处于完全饱和状态,同时 70%~80% 的本药与血浆蛋白结合。口服本药后大部分(约 90%)以原型药物排泄,小部分代谢为无药理活性的代谢物。健康受试者口服放射性标记的本药,4 日内约 85% 的药物经肝肠系统(80%)、尿液(5%)消除,稳态的肾清除率约 70ml/min。本药有效半衰期约 12 小时,终末半衰期大于 100 小时。

3. 药物不良反应

(1) 代谢/内分泌系统:低血糖症、尿酸升高。与吡格列酮合用可发生高脂血症、体重增加,与磺酰脲类药合用可发生高三酰甘油血症。

(2) 呼吸系统:鼻咽炎。与二甲双胍合用可发生上呼吸道感染、咳嗽。

(3) 肌肉骨骼系统:肌痛。与二甲双胍合用可发生背痛、关节痛、四肢疼痛,上市后还有使用 DPP-4 抑制药引起严重和致残性关节痛的报道。

(4) 泌尿生殖系统:与磺酰脲类药合用可发生尿路感染。

(5) 免疫系统:过敏反应(如荨麻疹、血管神经性水肿、局部表皮脱落、支气管高反应性)。

（6）神经系统：与二甲双胍合用可发生头痛。

（7）胃肠道：腹泻。与基础胰岛素合用可出现便秘，上市后还有急性胰腺炎（包括致命性胰腺炎）、口腔溃疡、口腔炎的报道。

（8）皮肤：上市后有皮疹的报道。

4. 药物相互作用

（1）促胰岛素分泌药（如磺酰脲类药）、胰岛素：合用可增加发生低血糖症的风险。合用时应考虑降低上述药物的剂量。

（2）强效 P-糖蛋白、细胞色素 P450（CYP）3A4 诱导药（如利福平）：合用可能减弱本药药效。确需使用上述药物者应考虑改用其他药物治疗糖尿病。

八、注意事项

1. 禁用　对本药有过敏史者。

2. 慎用　曾因使用其他二肽基肽酶-4（DPP-4）抑制药出现血管神经性水肿的患者（国外资料）。哺乳期妇女。

3. 用药注意事项　①本药对 1 型糖尿病或糖尿病酮症酸中毒无效，故不用于上述病症的治疗；②应密切监测胰腺炎的体征和症状（急性胰腺炎的标志性症状为持续剧烈腹痛，有时蔓延至背部，伴或不伴呕吐）。

九、药物稳定性及贮藏条件

25℃以下密闭保存。

十、药物经济性评价

非基本药物，非医保。

艾 塞 那 肽

一、药品名称

英文名　Exenatide

二、药品成分

艾塞那肽

三、剂型与规格

注射液　（1）1.2ml：300μg；（2）2.4ml：600μg

注射缓释混剂　2mg

四、适应证及相应的临床价值

用于改善 2 型糖尿病患者的血糖控制，适用于单用二甲双胍、磺酰脲类药，或联用二甲双胍和磺酰脲类药血糖仍控制不佳的患者。

五、用法用量

1. 儿童　不建议使用。

2. 成人　2 型糖尿病患者的血糖控制：皮下注射，初始剂量为一次 5μg，每日 2 次。应于早餐和晚餐前 60 分钟内（或每日 2 次主餐前）使用，两次给药间隔至少约 6 小时。

治疗 1 个月后，可根据临床应答增量至一次 10μg，每日 2 次。

六、特殊人群用药

1. 妊娠期　C 级，慎用。

2. 哺乳期　停药或停止哺乳。

3. 肝功能损害　尚无肝功能损害用药安全相关资料。

4. 肾功能损害　轻度肾功能损害者无须调整剂量，中度肾功能损害者开始用药或剂量增加时应谨慎。

5. 其他人群

（1）儿童：不推荐用于儿童。

（2）老年人：无须调整。

七、药理学

1. 药效学及作用机制　本药为肠促胰岛素分泌激素类似物，可增强葡萄糖依赖性胰岛素的分泌，抑制胰高血糖素过量分泌。此外，本药还能减缓胃排空。

2. 药代动力学　2 型糖尿病受试者皮下注射本药 10μg，平均血药峰浓度（C_{max}）为 211pg/ml，平均曲线下面积（$AUC_{0\text{-}inf}$）为 1 036（pg·h）/ml。达峰时间（T_{max}）中值为 2.1 小时。剂量为 5~10μg 时，AUC 以与剂量成比例增加。

3. 平均血浆峰浓度（C_{max}）的增加剂量低于剂量增加比例。于腹部、大腿或上臂皮下注射相同剂量的本药，暴露量相似。皮下注射单剂本药，平均表观分布容积为 28.3L。本药经蛋白水解酶分解，随后经肾小球滤过清除。在人体的平均表观清除率为 9.1L/h，平均终末半衰期（$t_{1/2}$）为 2.4 小时。在多数人中，给药后约 10 小时仍可检测到本药。

4. 药物不良反应

（1）心血管系统：心率加快。

（2）代谢/内分泌系统：低血糖症、皮质醇水平轻幅升高。上市后还有脱水（由恶心、呕吐、腹泻所致）、体重减轻的报道。

（3）泌尿生殖系统：上市后有肾功能改变（包括血清肌酸酐升高、肾功能损害、慢性或急性肾衰竭加重、肾移植物功能丧失）的报道。

（4）免疫系统：抗艾塞那肽抗体形成。上市后还有过敏反应（包括皮肤瘙痒、荨麻疹、斑疹、丘疹、血管神经性水肿）的报道。

（5）神经系统：头痛。上市后还有味觉障碍、嗜睡的报道。

（6）胃肠道：恶心、腹泻、便秘、消化不良、呕吐、病毒性肠胃炎、胃食管反流病、食欲下降。上市后还有腹痛、腹胀、肠胃气胀、嗳气、急性胰腺炎（包括出血性或坏死性胰腺炎）的报道。

（7）皮肤：上市后有脱发的报道。

（8）其他：注射部位反应（包括结节、瘙痒、红斑、血肿）。

5. 药物相互作用

（1）促胰岛素分泌药（如磺酰脲类药）、胰岛素：合用可增加低血糖症的发生风险。合用时应考虑降低以上药物的剂量。

（2）华法林：合用时有升高国际标准化比值（INR），甚至引起出血的报道。开始合用后应频繁监测 INR，待 INR 稳定后，可进行阶段性监测。

八、注意事项

1. 禁用　①对本药过敏者；②1 型糖尿病患者；③糖尿病性酮症酸中毒患者；④晚期肾疾病或严重肾损害（肌酐清除率低于 30ml/min）患者不推荐使用本药；⑤严重胃肠道疾病（如胃轻瘫）患者不推荐使用本药。

2. 慎用　肾移植患者。

九、药物稳定性及贮藏条件

注射液：首次使用前，2~8℃避光保存；使用后，25℃以下保存；不得冷冻。

注射用缓释混悬剂：2~8℃避光保存，不得冷冻。

十、药物经济性评价

非基本药物，非医保，《中国药典》（2020 年版）收载。

利 拉 鲁 肽

一、药品名称

1. 英文名　Liraglutide
2. 化学名　Arg34Lys26-[*N*-ε-[γ-Glu（*N*-α-十六酰基）]]-GLP-1[7-37]

二、药品成分

利拉鲁肽

三、剂型与规格

注射液　3ml：18mg

四、适应证及相应的临床价值

用于 2 型糖尿病的血糖控制。

五、用法用量

1. 儿童　不建议使用。

2. 成人　2 型糖尿病的血糖控制：皮下注射，起始剂量为每日 0.6mg，至少 1 周后增至 1.2mg；根据临床应答，为进一步改善降糖效果，至少 1 周后可再将剂量增至 1.8mg。推荐最大日剂量为 1.8mg。本药可与二甲双胍联用，联用时无须调整二甲双胍的剂量；亦可与磺酰脲类药联用，联用时考虑减少磺酰脲类药的剂量以降低低血糖的发生风险。

六、特殊人群用药

1. 妊娠期　X 级，禁用。
2. 哺乳期　应停止哺乳或停药。
3. 肝功能损害　无须调整剂量。

4. 肾功能损害　需调整剂量。

5. 其他人群
（1）儿童：不推荐使用本药。
（2）老年人：无须调整剂量。

七、药理学

1. 药效学及作用机制　本药为一种酰化人 GLP-1 受体激动药，模拟了内源性人 GLP-1(7-37)97%的氨基酸序列。与 GLP-1(7-37)相同，本药活化 GLP-1 受体，增加细胞内的环磷酸腺苷（cAMP），导致血糖升高时机体分泌胰岛素；而当血糖降低并接近正常水平时，胰岛素分泌减少。此外，本药可以葡萄糖依赖的方式减少胰高血糖素的分泌，并可减缓胃排空。GLP-1 为食欲和卡路里摄入的生理调节器，GLP-1 受体存在于参与食欲调节的大脑区域。动物（大鼠）实验中，神经末梢给予本药后，可见本药分布于大脑调节食欲的特定区域，包括下丘脑。但本药对大脑调节食欲产生影响的具体机制尚不明确。

2. 药代动力学　本药经皮下注射后 8~12 小时达血药峰浓度（C_{max}）。单次皮下注射本药 0.6mg 后，C_{max} 和曲线下面积（AUC）分别为 35ng/ml 和 960（ng·h）/ml。在治疗剂量范围内（0.6~3mg），单次皮下注射后的 C_{max} 和 AUC 与剂量呈正比。皮下注射的绝对生物利用度约为 55%，且于上臂、腹部或大腿皮下注射引起的暴露量相似。皮下注射本药 0.6mg 后的平均表观分布容积约为 13L，静脉给药后的平均分布容积为 0.07L/kg。广泛与血浆蛋白结合（结合率>98%）。健康受试者单剂给予 3H 标记的本药，给药后的前 24 小时内血浆中主要为原型药物。本药的代谢方式与内源性大蛋白的代谢方式相似，特定的器官代谢不作为主要的消除途径。尿液和粪便中未检测到原型药物，仅检测到少部分放射性代谢物（尿液和粪便中分别占 6%和 5%）。多数放射性排泄物于给药后的 6~8 日排出。单次皮下注射后的平均表观清除率约为 1.2L/h，消除半衰期约为 13 小时。轻度、中度、重度肾功能损害和终末期肾病患者用药后的 AUC 分别平均较健康受试者低 35%、19%、29%和 30%。轻度、中度、重度肝功能损害者用药后的 AUC 分别平均较健康受试者低 11%、14%和 42%。

3. 药物不良反应
（1）心血管系统：心率加快、心动过速、Ⅰ度房室传导阻滞、右束支传导阻滞、左束支传导阻滞、低血压（表现为直立性低血压、循环衰竭、血压下降、收缩压降低）。

（2）代谢/内分泌系统：低血糖、甲状腺肿瘤（包括甲状腺乳头状癌）、血降钙素升高、甲状腺肿、乳腺癌。上市后还有 MTC、脱水（有恶心、呕吐、腹泻）的报道。

（3）呼吸系统：上呼吸道感染。

（4）泌尿生殖系统：尿路感染。有急性肾小管坏死的个案报道。上市后还有血清肌酸酐升高、急性肾衰竭、慢性肾衰竭恶化的报道。

（5）免疫系统：产生抗利拉鲁肽抗体（包括中和抗体）。

（6）神经系统：头痛、头晕。

（7）精神：失眠、焦虑、自杀意念、自杀企图。

（8）肝：血清胆红素轻微升高、谷丙转氨酶（GPT）升高、胆石症、胆囊炎。上市后还有胆汁淤积、肝炎的报道。

（9）胃肠道：恶心、腹泻、呕吐、便秘、腹痛、消化不良、食欲缺乏、食欲下降、胃炎、肠胃胀气、腹胀、胃食管反流、嗳气、口干、胃肠炎（包括病毒性胃肠炎）、血清脂肪酶升高、血清淀粉酶升高、味觉障碍、良性结肠直肠肿瘤（主要为结肠腺瘤）。上市后还有急性胰腺炎（包括出血性或坏死性胰腺炎）的报道。

（10）过敏反应：哮喘、支气管高反应性、支气管痉挛、口咽肿胀、面部肿胀、血管神经性水肿、咽部水肿、心悸、呼吸困难。

（11）其他：注射部位反应（如皮疹、红斑、瘙痒）、疲乏、虚弱、不适。

4. 药物相互作用

（1）胰岛素分泌促进药（如磺酰脲类药）、胰岛素：合用可增加发生低血糖的风险。合用时应考虑减少上述药物的剂量，并监测血糖。但 Saxenda 不应与胰岛素合用（尚无 Saxenda 与胰岛素合用的研究数据）。2 型糖尿病患者停用 Saxenda 时，应监测血糖的升高情况。

（2）口服药物：本药可减缓胃排空，与其他口服药物合用可能影响口服药物的吸收。

八、注意事项

1. 禁用　①对本药过敏者；②有 MTC 病史或家族史者；③MEN 2 患者（国外资料）；④孕妇禁用 Saxenda。

2. 慎用　①肝、肾功能损害者；②曾使用其他胰高血糖素样肽-1（GLP-1）受体激动药发生血管神经性水肿的患者。

九、药物稳定性及贮藏条件

注射液：2~8℃保存，不得冷冻。

十、药物经济性评价

非基本药物，非医保。

米 格 列 醇

一、药品名称

1. 英文名　Miglitol
2. 化学名　（2R,3R,4R,5S）-2-羟甲基-1-（2-羟乙基）-3,4,5-哌啶三醇

二、药品成分

米格列醇

三、剂型与规格

片剂　（1）25mg；（2）50mg；（3）100mg

四、适应证及相应的临床价值

单用或与磺酰脲类药合用于非胰岛素依赖型糖尿病。

五、用法用量

1. 儿童　不建议使用。

2. 成人　口服给药，起始剂量为每次 25mg，每日 3 次（个别患者起始时需从每日 1 次逐渐增加至每日 3 次）。4~8 周后可增量至一次 50mg，每日 3 次，服用 3 月。在此期间，应测定 HbA1c 以确定是否需加量至每次 100mg，每日 3 次（推荐最大剂量）。有研究认为，在 25~200mg 范围内，疗效随剂量相应增加，但胃肠道不良反应也相应增加。单独使用本药的最佳剂量范围为每次 50~100mg，每日 3 次。

六、特殊人群用药

1. 妊娠期　B 级，慎用。
2. 哺乳期　不推荐使用。
3. 肝功能损害　尚缺乏肝功能损害用药安全性的研究资料。
4. 肾功能损害　严重肾功能不全（血清肌酸酐>2mg/dl）者：不推荐此类患者使用本药。
5. 其他人群
（1）儿童：儿童用药的安全性和有效性尚不明确。
（2）老年人：无须调整。

七、药理学

1. 药效学及作用机制　本药属第二代 α 葡糖苷酶抑制药。本药为小分子化合物，其结构与葡萄糖相似。在食物的消化过程中，α 葡糖苷酶（包括麦芽糖酶、异麦芽糖酶、蔗糖酶、葡萄糖淀粉酶等，主要存在于小肠刷状缘）可以将食物中的多糖及低聚糖水解为单糖（包括葡萄糖）。α 葡糖苷酶抑制药可延缓葡萄糖的生成及吸收，从而缓解糖尿病患者餐后高血糖及其后血糖的急剧变化。有研究认为，本药主要作用于小肠，对结肠内碳水化合物水解影响较小，由未吸收的糖类发酵继发的胃肠道不良反应较阿卡波糖少见。

2. 药代动力学　本药较阿卡波糖更易在小肠吸收，口服给药的吸收程度随剂量增加而降低。口服 25mg 药物的生物利用度为 100%，口服 100mg 药物的生物利用度为 50%~70%，在更高剂量时吸收可达饱和。无论何种剂量，血药浓度达峰时间均为服药后 2~3 小时。其蛋白结合率低于 4%，分布容积为 0.18L/kg。较少在体内代谢，主要以原型随尿液排泄（超过 95%），剂量超过 25mg 时，由于吸收不完全，可有少量药物经尿液重吸收。本药消除半衰期为 2 小时。肾功能不全患者体内会出现蓄积，肌酐清除率小于 25ml/min 的患者服用 25mg，每日 3 次，比肌酐清除率大于 60ml/min 的患者的血药浓度高 2 倍多。

3. 药物不良反应

（1）代谢/内分泌系统：①本药可影响糖原代谢，可能抑制肝糖原分解，空腹用药过量可能发生低血糖；②根据本药的作用机制，空腹或餐后单独使用时都不应引起低血糖，但与磺酰脲类药物或胰岛素联用，可能导致血糖浓度进一步降低，增加了发生低血糖症的可能；③有研究认为，本药引起低血糖的发生率与安慰剂相当。

（2）肝：未见本药引起肝功能异常的报道。

（3）胃肠道：胃肠道症状为本药最常见的不良反应。在一项研究中，患者（用量为每次 25mg/kg，每日 3 次）腹痛、腹泻、胃胀气的发生率分别为 11.7%、28.7%、41.5%，其中腹痛和腹泻的发生率随持续给药而降低。

（4）血液：可见血清铁含量降低，发生率 9.2%，大部分为一过性且不伴有血红蛋白降低和其他血液学指标的异常。还有贫血的报道。

（5）皮肤：在一项研究中，皮疹发生率为 4.3%，且多为一过性。

4. 药物相互作用

（1）磺酰脲类降血糖药：合用可使发生低血糖的风险增加。合用时注意，及时调整药物剂量。

（2）肠道吸附剂（如活性炭）：合用可使本药疗效降低。应避免合用。

（3）含淀粉酶、胰酶等可分解糖类的助消化酶剂：合用可使本药疗效降低。应避免合用。

（4）地高辛：本药可能使地高辛的血药浓度降低。合用时应注意监测地高辛血药浓度。

（5）雷尼替丁：本药可使雷尼替丁的生物利用度降低约 60%。合用时应注意观察雷尼替丁疗效。

（6）普萘洛尔：本药可使普萘洛尔的生物利用度降低 40%。

（7）二甲双胍：有研究认为，本药可使二甲双胍 C_{max} 及 AUC 分别降低 13%、12%，但该变化无统计学意义。

（8）抗酸药、华法林、硝苯地平：未见本药与以上药物有明显相互作用。

八、注意事项

1. 禁用　①对本药过敏者；②糖尿病酮症酸中毒者；③炎性肠病、结肠溃疡、不全性肠梗阻、有肠梗阻倾向的患者；④慢性肠道疾病伴有明显胃肠功能紊乱或伴有可能进一步加重出现肠胀气情况的患者。

2. 慎用　轻至中度肾功能不全者。

3. 用药注意事项（如口服药物是否掰开、服药与进食等，静脉制剂配伍禁忌、滴注速度、是否避光等）　本药为配合饮食疗法的一种辅助手段而非其替代品，即不能作为一种避免节制饮食的方便方法来使用。单独使用本药时不会引起餐前或快速低血糖。

九、药物稳定性及贮藏条件

片剂：遮光，于凉暗处（不超过 20℃）密封保存。

十、药物经济性评价

非基本药物，非医保。

依 帕 司 他

一、药品名称

1. 英文名　Epalrestat

2. 化学名　5-[（1Z,2E）-2-甲基-3-苯丙烯基]-4-氧代-2-硫代-3-噻唑烷乙酸

二、药品成分

依帕司他

三、剂型与规格

片剂　50mg

胶囊　50mg

四、适应证及相应的临床价值

用于糖尿病神经病变，视网膜病变。

五、用法用量

1. 儿童　不建议使用。

2. 成人　糖尿病：每次 50mg，每日 3 次，餐前口服。

3. 老年人　慎用。

六、特殊人群用药

1. 妊娠期　慎用。

2. 哺乳期　避免使用。

3. 肝功能损害　慎用。

4. 肾功能损害　慎用。

5. 其他人群

（1）儿童：尚无儿童用药的安全性资料。

（2）老年人：考虑适当减量。

七、药理学

1. 药效学及作用机制　本药为可逆性醛糖还原酶非竞争性抑制药，对醛糖还原酶具有选择性抑制作用。有临床研究表明：本药能抑制糖尿病周围神经病变患者红细胞中山梨醇的积累，改善患者的自觉症状和神经功能障碍。有动物试验表明：本药可显著抑制糖尿病模型大鼠的坐骨神经、红细胞、视网膜中山梨醇的累积，提高其运动神经传导速度和自主神经功能；在神经形态学上，可改善轴突流异常，增加其坐骨神经中有髓神经纤维密度、腓肠神经髓鞘厚度、轴突面积、轴突圆柱率；此外，可改善模型动物坐骨神经的血流量，并使其肌醇含量回升。

2. 药代动力学　本药口服后 4～12 周起效。健康成人空腹单次口服本药 50mg、100mg、200mg 后，达峰时间分别为 1 小时、2 小时、3 小时，峰浓度分别为 3.9μg/ml、7.4μg/ml、13.6μg/ml。口服 50mg 后，曲线下面积为 11（μg·h）/ml。动物实验证实本药主要分布于消化道、肝、肾。服药后 24 小时，8% 随尿液排泄，约 80% 随粪便排出。消除半衰期为 1 小时。

3. 药物不良反应

（1）代谢/内分泌系统：用于治疗糖尿病晚期并发症时，对血糖控制未产生不良影响（如空腹血糖、糖化血红蛋白）。另有资料表明，尚未观察到本药对脂代谢有影响。

（2）泌尿生殖系统:偶见血肌酸酐升高。

（3）神经系统:极少见头晕、眩晕、嗜睡、麻木感。

（4）肝:偶见胆红素、谷丙转氨酶(GPT)、谷草转氨酶(GOT)、γ-谷氨酰转肽酶(γ-GTP)升高,黄疸。还可见慢性肝炎的报道(原因尚不确定)。

（5）胃肠道:偶见恶心、呕吐、食欲缺乏、胃部不适、腹痛、腹泻、腹胀。

（6）血液:可见血小板减少。

（7）皮肤:极少见脱毛。

（8）过敏反应:偶见皮疹、红斑、水疱、瘙痒。

（9）其他:极少见颈痛、乏力、水肿、肿痛、四肢痛。

4. 药物相互作用 尚不明确。

八、注意事项

1. 禁用 对本药过敏者。

2. 慎用 有过敏者;肝、肾功能不全者;糖尿病肾病患者(国外资料);孕妇。

九、药物稳定性及贮藏条件

片剂:避光,密封保存。
胶囊:避光,密封保存。

十、药物经济性评价

非基本药物,非医保。

达 格 列 净

一、药品名称

1. 英文名 Dapagliflozin
2. 化学名 丙二醇达格列净

二、药品成分

主要成分为丙二醇达格列净。

三、剂型与规格

丙二醇达格列净片(以达格列净计) (1)5mg;(2)10mg

四、适应证及相应的临床价值

作为饮食控制和运动的辅助用药,以改善2型糖尿病患者的血糖控制。

五、用法用量

1. 儿童 不建议使用。

2. 成人 2型糖尿病患者口服给药 初始剂量为一次5mg,每日1次,清晨服用,可与或不与食物同服。如患者耐受初始剂量且血糖控制不佳,可将剂量增至每次10mg,每日1次。

3. 老年人 慎用。

六、特殊人群用药

1. 妊娠期 C级,慎用。

2. 哺乳期 本药是否随人类乳汁排泄尚不明确,哺乳期妇女应停药或用药期间停止哺乳。

3. 肾功能损害 轻度肾功能损害者[估计肾小球滤过率(eGFR)≥60ml/(min·1.73m^2)]无须调整剂量,重度肾功能损害者禁用。

4. 其他人群

（1）儿童患者:尚不明确。

（2）老年患者:用药前应评估并纠正血容量。

七、药理学

1. 药效学及作用机制 本药为SGLT2抑制药,通过抑制SGLT2减少葡萄糖的重吸收并降低肾糖阈,从而增加尿糖的排泄。SGLT2位于肾近端小管,负责肾小管内大部分葡萄糖的重吸收。

2. 药代动力学 空腹口服本药,2小时后达C_{max}。治疗剂量范围内,C_{max}及AUC与剂量成正比。口服本药10mg,绝对生物利用度为78%。蛋白结合率约为91%。本药主要经尿苷二磷酸葡萄糖醛酸转移酶(UGT)1A9代谢为无活性代谢产物3-氧-葡糖苷酸达格列净。3-氧-葡糖苷酸达格列净为人类血浆中的主要药物相关组分。本药及其代谢物主要经肾排泄,单次给予^{14}C本药50mg,约75%随尿液排泄,21%随粪便排泄。尿液中药物原型约占2%,粪便中占15%。单次口服本药10mg,平均血浆消除半衰期为12.9小时。

3. 药物不良反应

（1）心血管系统:血容量不足(包括脱水、血容量减少、低血压)。

（2）代谢/内分泌系统:低密度脂蛋白胆固醇(LDL-C)升高、血脂异常、低血糖、血清磷升高。上市后还有酮症酸中毒的报道。

（3）呼吸系统:鼻咽炎。

（4）肌肉骨骼系统:四肢疼痛。

（5）泌尿生殖系统:血清肌酸酐升高、eGFR降低、排尿不适、女性生殖器真菌感染(包括外阴阴道念珠菌病、外阴阴道炎、外阴炎、外阴脓肿)、男性生殖器真菌感染(包括龟头炎、阴茎感染、龟头包皮炎、包皮炎)、尿路感染(包括膀胱炎、肾盂肾炎、膀胱三角炎、尿道炎、前列腺炎)、排尿增加(包括尿频、多尿、尿量增加)。上市后还有尿源性脓毒症的报道。

（6）免疫系统:有出现超敏反应(如血管神经性水肿、荨麻疹)的报道。

（7）胃肠道:恶心、便秘。

（8）血液:血细胞比容升高。

（9）其他:背痛、流行性感冒。

4. 药物相互作用

（1）髓袢利尿药,合用可增加出现症状性低血压的风险。对策:合用前应评估并纠正患者血容量。

（2）胰岛素、胰岛素促分泌药,合用可增加发生低血糖的风险。对策:合用时可能需减小胰岛素或胰岛素促分泌药的剂量,密切监测血糖变化。

八、注意事项

1. 禁用　不推荐本药用于治疗 1 型糖尿病或糖尿病酮症酸中毒。

2. 用药注意事项　用药前应考虑是否存在酮症酸中毒的风险因素（包括任意原因的胰岛素缺乏、热量限制和酗酒）。用药时,如出现临床易感因素（如急性疾病或手术所致长期空腹）,应考虑监测是否出现酮症酸中毒,并暂停使用本药。用药前及用药期间定期监测肾功能。用药期间应监测 LDL-C、血糖、糖化血红蛋白（HbA1c）等。

九、药物稳定性及贮藏条件

干燥,20~25℃下保存。

3　甲状腺激素及抗甲状腺药

甲　状　腺

一、药品名称

英文名　Thyroid

二、药品成分

猪、牛、羊等食用动物的甲状腺体制成。

三、剂型与规格

片剂　40mg

四、适应证及相应的临床价值

用于各种原因引起的甲状腺功能减退症。

五、用法用量

1. 成人　口服,开始为每日 10~20mg,逐渐增加,维持量一般为每日 40~120mg,少数患者需每日 160mg。

2. 老年人　慎用。

六、特殊人群用药

1. 妊娠期　慎用。

2. 哺乳期　慎用。

3. 其他人群

（1）儿童患者:尚不明确。

（2）老年患者:慎用。

七、药理学

1. 药效学及作用机制　本品为甲状腺激素药。本品主要成分甲状腺激素包括甲状腺素（T_4）和三碘甲状腺原氨酸（T_3）两种。有促进分解代谢（升热作用）和合成代谢的作用,对人体正常代谢及生长发育有重要影响,对婴幼儿中枢神经的发育甚为重要。甲状腺激素的基本作用是诱导新生蛋白质包括特殊酶系的合成,调节蛋白质、碳水化合物和脂肪三大物质,以及水、盐和维生素的代谢。由于甲状腺激素诱导细胞膜 Na^+-K^+ 泵的合成并增强其活力,使能量代谢增强。甲状腺激素（主要是 T_3）与核内特异性受体相结合,后者发生构型变化,形成二聚体,激活的受体与 DNA 上特异的序列、甲状腺激素应答元件相结合,从而调控基因（甲状腺激素的靶基因）的转录和表达,促进新的蛋白质（主要为酶）的合成。

2. 药物不良反应　甲状腺片如用量适当无任何不良反应。使用过量则引起心动过速、心悸、心绞痛、心律失常、头痛、神经质、兴奋、不安、失眠、骨骼肌疼挛、肌无力、震颤、出汗、潮红、怕热、腹泻、呕吐、体重减轻等类似甲状腺功能亢进症的症状。减量或停药可使所有症状消失。

3. 药物相互作用

（1）糖尿病患者服用甲状腺激素应视血糖水平适当增加胰岛素或降血糖药剂量。

（2）甲状腺激素与抗凝剂如双香豆素合用时,后者的抗凝作用增强,可能引起出血;应根据凝血酶原时间调整抗凝血药剂量。

（3）本类药与三环类抗抑郁药合用时,两类药的作用及毒副作用均有所增强,应注意调整剂量。

（4）服用雌激素或避孕药者,因血液中甲状腺素结合球蛋白水平增加,合用时甲状腺激素剂量应适当调整。

（5）考来烯胺（cholestyramine）或考来替泊（cholestipol）可以减弱甲状腺激素的作用,两类药配伍用时,应间隔 4~5 小时服用,并定期测定甲状腺功能。

（6）β 肾上腺素受体拮抗剂可减少外周组织 T_4 向 T_3 的转化,合用时应注意。

八、注意事项

1. 禁用　心绞痛、冠心病和快速型心律失常者禁用。

2. 慎用　动脉硬化、心功能不全、糖尿病、高血压患者慎用。

3. 用药注意事项　对病程长、病情重的甲状腺功能减退症或黏液性水肿患者使用本类药应谨慎小心,开始用小剂量,以后缓慢增加直至生理替代剂量;伴有垂体前叶功能减退症或肾上腺皮质功能不全患者应先服用糖皮质激素,待肾上腺皮质功能恢复正常后再用本类药。

九、药物稳定性及贮藏条件

密封,在干燥处保存。

十、药物经济性评价

基本药物,医保甲类,《中国药典》（2020 年版）收载。

左甲状腺素

一、药品名称

英文名　Levothyroxine

二、药品成分

左甲状腺素钠

三、剂型与规格

片剂　每片含 $50\mu g$ 的左甲状腺素钠。

四、适应证及相应的临床价值

1. 各种缺乏甲状腺激素原因的甲状腺功能低减的替代治疗。

2. 预防甲状腺功能正常的甲状腺肿手术后甲状腺肿复发。

3. 治疗甲状腺功能正常的良性甲状腺肿。

4. 抗甲状腺药物治疗甲亢后,甲状腺功能正常时和抗甲状腺药物合用。

5. 甲状腺癌手术后,防止甲状腺癌复发和补充体内缺乏的甲状腺激素。

6. 甲状腺功能抑制试验。

五、用法用量

成人用法用量如下。

(1) 甲状腺功能低下患者:成人开始剂量为每日服用 $0.5 \sim 1$ 片左甲状腺素钠片($50\mu g/$片),在医师指导下逐渐增加剂量,每次增加 $0.5 \sim 11$ 片,间隔 $2 \sim 4$ 周,最后增加到每日 $2 \sim 4$ 片。

(2) 防止甲状腺手术后甲状腺肿复发:每日服 $1.5 \sim 4$ 片左甲状腺素钠片($50\mu g/$片)。作为辅助治疗与抗甲状腺药物合用时,剂量为每日 $1 \sim 2$ 片。

(3) 甲状腺癌手术后患者:剂量为每日 $3 \sim 6$ 片。

(4) 甲状腺功能低下以及甲状腺癌手术后患者需终身服用。为防止良性甲状腺肿复发,可以治疗数月、数年甚至终身。在和抗甲状腺药物合用治疗甲亢时,治疗时间和抗甲状腺药物相同。进行甲状腺功能抑制试验时,口服 14 天。

六、特殊人群用药

1. 妊娠期　妊娠期甲状腺激素需要增加剂量,如果正在用本品治疗,妊娠后如需要继续服用,请在医师指导下服用。

2. 哺乳期　哺乳后如需要继续服用,请在医师指导下服用。

七、药理学

1. 药效学及作用机制　左甲状腺素钠片活性成分为左甲状腺素,它与人体甲状腺分泌的激素作用一致,在肝和肾内转化为三碘甲状腺原氨酸(T_3),进入细胞后发挥作用,参与机体的生长、发育和代谢调节。有数例长期滥用左甲状腺素引起心源性突然死亡的报道。甲状腺激素对男性和女性生殖系统无损害。

2. 药物不良反应　如果正确使用左甲状腺素钠片,不可能出现药物副作用。个别情况下,患者不能忍受药物过量,尤其在开始治疗时剂量增加太快,可能会发生典型的甲亢症状,如心悸、心律失常、胸闷、震颤、神经质、失眠、多汗、体重减少和腹泻。在治疗医师的指导下,可以减少剂量或者停药数天。一旦药物副作用消失,可重新开始治疗。

3. 药物相互作用

(1) 服用了抗凝血药(香豆素衍生物)、降血糖药(胰岛素)、含碘药物、降血脂药和一些促进胃酸分泌药物的患者,治疗前请告之医师。

(2) 左甲状腺素是一种胰岛素拮抗剂,可减少胰岛素和口服降血糖药的降糖效果。

(3) 与香豆素衍生物同时服用时,甲状腺素可增加其药效,需定期检查血凝指标。因为考来烯胺能抑制机体吸收左甲状腺素,所以左甲状腺素与考来烯胺同服时,两种药物需分开服用,间隔 $4 \sim 5$ 小时。

(4) 水杨酸盐、双香豆素、大剂量呋塞米($250mg$)、氯苯丁酯和苯妥英钠可置换血浆蛋白上的左甲状腺素。

(5) 静脉快速注射苯妥英钠可导致血浆游离的左甲状腺素和三碘甲腺原氨酸水平升高,个别病例可出现心律失常。

八、注意事项

1. 禁用　不能用于已知对左甲状腺钠片中任一成分过敏或治疗任何原因引起的甲亢(除非作为辅助性治疗、严重的心脏疾病、急性心肌炎、未治疗的肾上腺皮质功能不全或者对该药物高度敏感的患者。只有在医师明确同意后,才可服用甲状腺素钠片。

2. 用药注意事项　勿过量服用,避免任何情况的药物性甲亢。老年患者、冠心病、心衰、心动过速的患者,需要在医师指导下进行治疗。

九、药物稳定性及贮藏条件

密封,在干燥处保存。

十、药物经济性评价

基本药物,医保乙类,《中国药典》(2020 年版)收载。

丙硫氧嘧啶

一、药品名称

1. 英文名　Propylthiouracil

2. 化学名　丙硫氧嘧啶

二、药品成分

丙硫氧嘧啶

三、剂型与规格

片剂 50mg/片;100mg/片

四、适应证及相应的临床价值

适用于巴塞多病(此病不仅导致甲状腺功能亢进,还会导致甲状腺肿和眼球突出)引起的甲状腺功能亢进和甲状腺自主(因部分甲状腺活动异常,非甲状腺外部因素或甲状腺癌引起的甲状腺功能亢进)的治疗,以及用于手术前准备和放射性碘治疗的准备。

五、用法用量

1. 儿童 开始剂量一日 4mg/kg,分次口服;维持量酌减。

2. 成人 开始剂量一般为一日 300mg,视病情轻重一日 150~400mg,分次口服。该药作用时间较短,根据甲状腺功能亢进的严重程度,常需每日 2~3 次给药。临床症状和甲状腺功能检查恢复正常后,常减量至 50mg/次×2~3 次/d 维持。甲状腺危象时剂量一日 600~800mg,此时需每隔 6 小时一次,以减少 T_4 转换成 T_3。病情控制后逐渐减量,维持量一日 50~150mg,视病情调整。

六、特殊人群用药

1. 妊娠期 孕妇应选用最低有效剂量。

2. 哺乳期 哺乳期用药,婴儿可能会受到影响,需对其进行特别观察。

七、药理学

1. 药效学及作用机制 丙硫氧嘧啶能抑制甲状腺素的合成,并能有效治疗甲状腺功能亢进。

2. 药物不良反应 一般不良反应包括严重白血病(败血病),即中性白细胞增多症,没有任何明显的临床表现。

3. 药物相互作用

(1) 甲状腺激素可抑制药物的吸收并可抑制自身激素的合成。因此,同时服用甲状腺激素,需要加大药物剂量。

(2) 含碘药物和 X 光造影剂,会降低本品的甲状腺抑制作用,明显延迟甲状腺功能的恢复。

(3) 本品可能会改变血液中心得安和香豆素衍生物的有效量。

八、注意事项与警示

1. 慎用 甲状腺肿大和气管收缩的患者,应尽可能接受短期的丙硫氧嘧啶治疗,因为长期服用本品治疗,可导致甲状腺增长,并对气管收缩产生一定的风险。如必须使用本品治疗,需进行谨慎的监测。

2. 用药注意事项 尽管在日常的血常规监测中,粒细胞缺乏症极为罕见,但属严重不良反应,能在很短时间内发生。其临床表现为发热,起初常有颤抖,疲倦和严重不适的生病感,扁桃体痛,口腔黏膜发炎。如果这些症状发生,特别是在治疗开始的几周,请立即停止服用丙硫氧嘧啶片,并马上联系医师,控制血常规。开始治疗后数周或数月出现的症状,一般可自行减退。

九、药物稳定性及贮藏条件

密封,在干燥处保存。

十、药物经济性评价

基本药物,医保甲类,《中国药典》(2020 年版)收载。

甲 巯 咪 唑

一、药品名称

英文名 Thiamazole

二、药品成分

甲巯咪唑

三、剂型与规格

片剂 (1)20mg;(2)10mg;(3)5mg

四、适应证及相应的临床价值

1. 甲状腺功能亢进症的药物治疗,尤其适用于不伴有或伴有轻度甲状腺增大(甲状腺肿)的患者及年轻患者。

2. 用于各种类型的甲状腺功能亢进症的手术前准备。

3. 甲状腺功能亢进症患者拟采用放射性碘治疗时的准备用药,以预防治疗后甲状腺毒性危象的发生。

4. 放射碘治疗后间歇期的治疗。

5. 在个别的情况下,因患者一般状况或个人原因不能采用常规的治疗措施,或因患者拒绝接受常规的治疗措施时,由于对甲巯咪唑片剂(在尽可能低的剂量)耐受性良好,可用于甲状腺功能亢进症的长期治疗。

6. 对于必须使用碘照射(如使用含碘造影剂检查)的有甲状腺功能亢进病史的患者和功能自主性甲状腺瘤患者作为预防性用药。

五、用法用量

成人用法用量如下。

(1) 甲状腺功能亢进症的药物治疗(保守治疗):治疗初期,根据疾病的严重程度,甲巯咪唑的服用剂量为每日 20~40mg(以甲巯咪唑计)(初始治疗),每日 1 次或每日 2 次(每日总剂量相同)。如果在治疗后的第 2 周到第 6 周病情得到改善,医师可以按照需要逐步调整剂量。之后 1~2 年内的服药剂量为每日 2.5~10mg(以甲巯咪唑计);该剂量推荐每日 1 次在早餐后服用,如需要可与甲状腺激素同服。病情严重的患者,尤其是摄入碘引起甲状腺功能亢进症的患者,剂量可以适当增加。在甲状腺功能亢进症的保守治疗中,甲巯咪唑片剂通常疗程为 6 个月至 2 年(平均 1 年)。

从统计学看,延长疗程可使缓解率增加。

（2）用于各种类型的甲状腺功能亢进症的术前准备:在手术前的最后 10 天,外科医师可能加用碘剂以使甲状腺组织固定。当甲状腺功能亢进症患者进行外科手术的准备,使用本品治疗可在择期手术前 3~4 个星期开始(个别病例可能需更早),在手术前一天停药。

六、特殊人群用药

1. 妊娠期 D。

2. 哺乳期 L2。

3. 肝功能受损患者 给药剂量应尽可能低,并应对患者进行严密监测。

4. 肾功能受损患者 给药剂量应尽可能低,并应对患者进行严密监测。

5. 其他人群

（1）儿童患者:尚不明确。

（2）老年患者:给药剂量应尽可能低,并应对患者进行严密监测。

七、药理学

1. 药效学 本品为咪唑类抗甲状腺药物。其作用机制是抑制甲状腺内过氧化物酶,从而阻碍吸聚到甲状腺内碘化物的氧化及酪氨酸的耦联,阻碍甲状腺素(T_4)和三碘甲状腺原氨酸(T_3)的合成。

2. 药物不良反应 不同程度的过敏性皮肤反应(瘙痒症、皮疹、风疹)。这些皮肤反应大部分是轻微的,经常在继续治疗期间缓解。关节痛可能逐渐出现,而且即使在数月的治疗后也会出现。

3. 药物相互作用 目前尚没有发现与其他药物的直接相互作用。但是,应注意的是在甲状腺功能亢进的情况下,其他药物的分解和排泄可被加速,随着甲状腺功能逐渐恢复正常时,这些反应也可恢复正常。

八、注意事项

1. 禁用 对甲巯咪唑、其他硫酰胺衍生物或任何赋形剂过敏;中到重度血细胞计数紊乱(中性粒细胞减少);既存的并非由甲状腺功能亢进症导致的胆汁淤积;在接受甲巯咪唑或卡比马唑治疗后,曾出现骨髓损害。在妊娠期间,禁忌应用甲巯咪唑与甲状腺激素联合治疗。

2. 用药注意事项 据报告 0.3%~0.6% 的病例发生了粒细胞缺乏症,因此在开始治疗前,应提醒患者注意粒细胞缺乏症的症状(口腔炎、咽炎、发热)。这通常发生在治疗的最初几周,但也可能在治疗开始后数月以及再次治疗时出现。在治疗开始之前和之后,推荐对血细胞计数进行严密监测。如果观察到任何这些症状,立即进行血细胞计数。如果确诊为粒细胞缺乏症,那么必须停药。

九、药物稳定性及贮藏条件

密封,在干燥处保存。

十、药物经济性评价

基本药物,医保甲类,《中国药典》(2020 年版)收载。

碳 酸 锂

参见(第一章 精神疾病用药 4 抗躁狂药)

4 骨代谢调节药

碳 酸 钙

参见(第五章 消化系统药物 1 治疗消化性溃疡和胃食管反流病药物)

1α-羟基维生素 D_3/阿法骨化醇

一、药品名称

1. 英文名 Alfacalcidol

2. 化学名 （5Z,7E)-9,10-开环胆甾-5,7,10(19)-三烯-1α,3β-二醇

二、药品成分

1α-羟基维生素 D_3

三、剂型与规格

阿法骨化醇片 （1）0.25μg;（2）0.5μg;（3）1μg

阿法骨化醇胶囊 （1）0.25μg;（2）0.5μg

阿法骨化醇软胶囊 （1）0.25μg;（2）0.5μg;（3）1μg

阿法骨化醇胶丸 （1）0.25μg;（2）0.5μg

阿法骨化醇滴剂 20ml:40μg

四、适应证及相应的临床价值

1. 用于改善维生素 D 代谢异常(见于慢性肾功能不全、甲状旁腺功能低下、抗维生素 D 性佝偻病和骨软化症)所致的症状(如低钙血症、抽搐、骨痛及骨损害)。

2. 用于骨质疏松症。

五、用法用量

成人用于骨质疏松症、慢性肾功能不全所致的维生素 D 代谢异常:口服给药,每次 0.5~1.0μg,每日 1 次。

用于甲状旁腺功能低下及其他维生素 D 代谢异常:口服给药,一次 1.0~4.0μg,每日 1 次。

六、特殊人群用药

1. 妊娠期 A 级;D 级剂量超过每日推荐剂量。

2. 哺乳期 本药可随母乳排泄,哺乳期妇女应避免使用本药,必须使用时应停止哺乳。

3. 肝功能不全 肝功能不全时,本药肠道吸收减少,故须增加剂量。但通常选择不需肝羟基化的药物(如骨化二

醇、骨化三醇等)。

4. 其他人群

(1) 儿童:

用于骨质疏松症:口服给药。①片剂、胶丸,每次 0.01~0.03μg/kg,每日 1 次。②滴剂,新生儿,每日 0.1μg/kg;体重为 20kg 以下儿童,每日 0.05μg/kg;体重为 20kg 以上儿童,每日 1.0μg。

用于其他维生素 D 代谢异常:口服给药。①片剂、胶丸,每次 0.05~0.1μg/kg,每日 1 次;②软胶囊,体重为 20kg 以上儿童,每日 1.0μg;③滴剂,同"骨质疏松症"项。

(2) 老年人:每日 0.5μg。

七、药理学

1. **药效学及作用机制**　本药在体内经肝细胞和成骨细胞中的 25 羟化酶羟化后,转化为 1,25-二羟维生素 D_3(骨化三醇),分布于肠道、骨等靶组织内与其受体结合,从而促进肠道对钙、磷的吸收,升高血清钙水平,促进骨骼钙化。此外,通过降低血浆中甲状旁腺素水平,防止骨钙丢失。

2. **药代动力学**　本药口服后经小肠吸收,在肝、成骨细胞内转化为骨化三醇。健康人单次口服本药 4.0μg,(10.73±1.0)小时后血药浓度达峰值,血药峰浓度为(61.91±24.2)pg/ml。本药主要以钙三醇形式经肾排出体外。半衰期为 2~4 日。

3. **药物不良反应**　小剂量(每日小于 1μg)单独给药一般无不良反应。长期、大剂量服用或与钙剂合用,可引起高钙血症、高钙尿症和骨质疏松。

4. **药物相互作用**

(1) 与大剂量磷剂合用,可诱发高磷血症。

(2) 与噻嗪类利尿药合用有发生高钙血症的危险。

(3) 与强心制剂(如地高辛等)合用可能出现心律不齐。

(4) 与钙制剂(如乳酸钙、碳酸钙等)合用可能出现高钙血症。

(5) 与胃肠吸收抑制药(如考来烯胺、硫糖铝、含铝抗酸药)合用可减少本药的肠道吸收,应间隔 2 小时先后服药。

八、注意事项与警示

1. **禁用**

(1) 对维生素 D 及类似物过敏者。

(2) 高钙血症、高磷酸盐血症(伴有甲状旁腺功能减退者除外)、高镁血症患者。

(3) 有维生素 D 中毒征象者。

2. **慎用**　小儿慎用本药,且服用剂量应从少量渐增,以免过量。

3. **用药注意事项**　①用药过程中应监测血清磷、钙浓度及 BUN、肌酐酐水平,同时应监测尿钙、尿肌酸酐;②小儿服用时应充分观察血钙值,尿中钙/铬(Ca/Cr)比值等。

九、药物稳定性及贮藏条件

片剂、胶囊、软胶囊、胶丸:避光、密封、干燥阴暗处(不超过 20℃)保存。

滴剂:避光、密闭、防潮,2~8℃保存。

十、药物经济性评价

基本药物,医保乙类,《中国药典》(2020 年版)收载。

骨 化 三 醇

一、药品名称

1. 英文名　Calcitriol
2. 化学名　(5Z,7E)-(1S,3R)-9,10-开环胆甾-5,7,10(19)-三烯-1,3,25-三醇

二、药品成分

1,25-羟基维生素 D_3

三、剂型与规格

骨化三醇胶丸　0.25μg
骨化三醇软胶囊　0.25μg
骨化三醇注射液　(1)1ml∶1μg;(2)1ml∶2μg
骨化三醇软膏　(1)30g∶90μg;(2)100g∶300μg

四、适应证及相应的临床价值

1. 用于绝经后骨质疏松。

2. 用于慢性肾衰竭(尤其是进行血液透析者)所致肾性骨营养不良,也可用于治疗慢性肾透析患者的低钙血症。

3. 用于特发性、假性及术后甲状旁腺功能低下。

4. 用于佝偻病,如维生素 D 依赖性佝偻病、低血磷性维生素 D 抵抗型佝偻病等。

5. 局部外用治疗轻至中度银屑病(牛皮癣)。

五、用法用量

成人用法用量如下。

(1) 用于绝经后骨质疏松症:口服给药,每次 0.25μg,每日 2 次。

(2) 用于肾性骨营养不良(包括透析患者):口服给药,初始剂量为 1 日 0.25μg,血钙正常或略低者,隔日 0.25μg,如使用 2~4 周后病情仍无明显改善,则每隔 2~4 周,每日 0.5μg,多数患者最佳用量为每日 0.5~1μg;静脉给药,初始剂量为每次 0.5μg(0.01μg/kg),每周 3 次,如使用 2~4 周后病情仍无明显改善,可每隔 2~4 周,每日增加 0.25μg,此类患者补钙应个体化。

1) 甲状旁腺功能低下、佝偻病:口服给药,初始剂量为每日 0.25μg,晨服。如病情仍无明显改善,则每隔 2~4 周应增加剂量。对甲状旁腺功能低下者,如出现吸收不佳,应给

予较大剂量。

2）轻至中度银屑病（牛皮癣）：外用给药，将本药涂于清洗后的患处，涂一薄层，每日 2 次。每日涂抹面积不超过全身体表面积的 35%，每日涂抹量不超过 30g。

3）慢性肾透析患者的低钙血症：静脉注射推荐剂量为一次 0.5μg（0.01μg/kg），隔日 1 次，每周 3 次。

六、特殊人群用药

1. 妊娠期　C 级。

2. 哺乳期　本药吸收后可随乳汁排泄，哺乳期不推荐使用。

3. 肾功能不全　本药治疗慢性肾脏病继发性甲状旁腺功能亢进时，不推荐此类患者使用。肾衰竭患者：此类患者血清尿酸盐水平增高可能导致异位钙化，建议在使用本药时配合使用含铝的磷结合剂及低磷饮食。

4. 其他人群

（1）儿童：用于甲状旁腺功能低下。口服给药，1~5 岁儿童，每日 0.25~0.75μg；6 岁以上儿童，每日 0.5~2μg，用量须个体化。

（2）老年人：无须调整剂量。

七、药理学

1. 药效学及作用机制　本药（1,25-羟基维生素 D_3）为维生素 D_3 最重要的一种活性代谢物，通常在肾形成。本药为合成的骨化三醇，可促进小肠和肾小管吸收钙，抑制甲状旁腺增生，减少 PTH 合成与释放，纠正低血钙。

本药可增加转化生长因子-β（TGF-β）和胰岛素样生长因子-I（IGF-I）的合成，促进胶原和骨基质蛋白的合成，并调节骨的无机盐代谢，防止骨质疏松，使血清高碱性磷酸酶趋于正常。

在严重肾衰竭的患者（尤其是需要长期血液透析者）中，内源性骨化三醇合成量明显降低，甚至完全停止合成，故使用本药可治疗肾性骨营养不良。

对维生素 D 依赖性佝偻病患者，因肾合成骨化三醇不足，从而使血中骨化三醇降低，甚至缺失，故可使用本药进行替代治疗。对低血磷性维生素 D 抵抗型佝偻病患者，使用本药可降低血磷清除，如联合磷制剂治疗，可恢复骨生长。本药还可抑制角质细胞的增生，促进其分化，抑制 T 细胞的增生，并可将不同炎症反应因子的分泌量调整到正常水平。

2. 药代动力学　本药口服由肠道吸收迅速，单剂给药 0.25~1.0μg，3~6 小时达血药峰浓度，7 小时后尿钙浓度增加，半衰期为 3~6 小时。服用 6 日后，累计 49% 随粪便排出，16% 随尿液排出。慢性肝、肾功能不全者对本药清除减慢（慢性肾衰竭者半衰期可延长至 18~44 小时）。

3. 药物不良反应　本药不良反应发生率较低，如小剂量（每日小于 0.5μg）单独给药，尚未观察到不良反应；常见高血钙综合征或钙中毒（取决于高血钙的严重程度及持续时间），少见高镁血症、高磷酸盐血症；外用时可见皮肤发红、刺痒；敏感体质者可能发生过敏反应。

4. 药物相互作用

（1）与大剂量磷剂合用，可诱发高磷血症。

（2）与噻嗪类利尿药合用有发生高钙血症的危险。

八、注意事项与警示

1. 禁用

（1）对本药过敏者。

（2）有维生素 D 中毒征象者。

（3）高钙血症及与高血钙相关疾病患者。

（4）钙代谢紊乱者或因钙缺乏症而进行系统治疗的患者。

2. 慎用　吸收障碍综合征患者。

3. 用药注意事项

（1）本药外用剂型不可用于眼部、口腔、阴道内、面部皮肤或嘴唇。

（2）使用本药时使用封闭敷料可能增加药物吸收。

（3）应避免过多暴露于自然光、人工光源或光线疗法。

九、药物稳定性及贮藏条件

胶丸：避光，密闭，25℃ 以下保存。

软胶囊：避光，密闭，30℃ 以下保存。

注射液：避光，防热，15~30℃ 室温保存。

软膏：25℃ 以下保存。

十、药物经济性评价

非基本药物，医保乙类，《中国药典》（2020 年版）收载。

阿仑膦酸

一、药品名称

1. 英文名　Alendronate

2. 化学名　(4-氨基-1-羟基亚丁基)二膦酸单钠盐

二、药品成分

阿仑膦酸钠

三、剂型与规格

阿仑膦酸钠片　（1）10mg（以阿仑膦酸计）；（2）70mg（以阿仑膦酸计）

阿仑膦酸钠肠溶片　（1）10mg（以阿仑膦酸计）；（2）70mg（以阿仑膦酸计）

阿仑膦酸钠泡腾片　70mg（以阿仑膦酸计）

四、适应证及相应的临床价值

用于治疗绝经后妇女的骨质疏松症、男性骨质疏松症、糖皮质激素所致的骨质疏松症。

五、用法用量

1. 儿童　不建议使用。

2. 成人

用于绝经后妇女的骨质疏松症、男性骨质疏松症，口服给药：①每次 10mg，每日 1 次；②每次 70mg，每周 1 次。

用于未使用雌激素的绝经后妇女糖皮质激素所致的骨质疏松症，口服给药：每次 10mg，每日 1 次。

六、特殊人群用药

1. 妊娠期 C 级。

2. 哺乳期 尚不明确本药是否随人类乳汁排泄，哺乳期妇女不应使用本药。

3. 肾功能不全 轻、中度肾功能不全（肌酐清除率为 35～60ml/min）者无须调整剂量，不推荐重度肾功能不全（肌酐清除率<35ml/min）患者使用本药。

4. 其他人群

（1）儿童：不适用于儿童。

（2）老年人：无须调整剂量。

七、药理学

1. 药效学及作用机制 本药为一种二膦酸盐，在细胞水平，本药对骨吸收部位特别是破骨细胞作用的部位有亲嗜性，能抑制破骨细胞的活性，但不影响破骨细胞的聚集或黏附。本药能降低骨转换（如骨重建部位的数量），且可使重建部的骨形成超过骨吸收，最终使骨量逐渐增加。

2. 药代动力学 本药口服后主要经小肠吸收，生物利用度为 0.5%～1%，吸收入血后迅速被骨组织摄取，主要与骨的羟磷灰石结合，最终 20%～60%贮存于骨中，长期存留可达 10 年以上。静脉给药后，人体血浆蛋白结合率约为 78%，稳态分布容积（非骨骼）为 28L。本药不经代谢即以原型随尿液排出。肾功能受损时，其清除率可能降低，体内蓄积可能增加。

3. 药物不良反应

（1）心血管系统心房颤动、心力衰竭。

（2）代谢/内分泌系统血清钙下降、血清磷下降。

（3）肌肉骨骼系统肌痛、关节痛、骨骼痛、肌肉痉挛。

（4）神经系统头痛。

（5）胃肠道腹胀、腹痛、腹泻、便秘、吞咽困难、消化不良、反酸、胃炎、胃溃疡、食管溃疡、肠胀气、胃食管反流病、恶心、呕吐、食管癌。上市后还有食管炎、食管糜烂、食管狭窄或穿孔、口咽溃疡、十二指肠溃疡、味觉障碍的报道。

（6）皮肤皮疹、红斑。

4. 药物相互作用 与非甾体抗炎药合用可引起胃肠道刺激。

八、注意事项与警示

1. 禁用

（1）对本药过敏者。

（2）低钙血症患者。

（3）可导致食管排空延迟的食管异常（如食管狭窄或弛缓不能）患者。

（4）无法站立或坐直至少 30 分钟者。

2. 慎用 活动性上消化道疾病（如吞咽困难、食管疾病、胃炎、十二指肠炎、溃疡）或近 1 年内有胃肠道病史［如消化性溃疡、活动性胃肠道出血或消化道手术（除幽门成形术外）］的患者。

3. 用药注意事项

（1）本药须在每日首次进食、喝饮料或使用其他药物前至少半小时使用，不应在就寝时及清晨起床前服用。若按一周 1 次给药，应在每周固定的一日晨起时服用。为尽快将药物送至胃部，降低对食管的刺激，用药后至少 30 分钟内及当日首次进食前，避免躺卧，以免引起食管不良反应。

（2）本药应以水整片送服，不应咀嚼或吮吸，以免引起口咽部溃疡。本药泡腾片应以水充分泡腾后服用。

（3）按每周 1 次给药时，若漏服一剂，应在记起后的晨起时服用，不应同日服用 2 剂，且仍应按原给药方案用药。

九、药物稳定性及贮藏条件

片剂/泡腾片：15～30℃干燥处保存。

肠溶片：密封保存。

十、药物经济性评价

非基本药物，医保乙类，《中国药典》（2020 年版）收载。

阿仑膦酸钠维 D₃

一、药品名称

英文名 Alendronate Sodium and Vitamin D_3

二、药品成分

阿仑膦酸钠和维生素 D_3

三、剂型与规格

阿仑膦酸钠维 D_3 片 （1）每片含阿仑膦酸钠 70mg（以阿仑膦酸计）、维生素 D_3 2 800 单位；（2）每片含阿仑膦酸钠 70mg（以阿仑膦酸计）、维生素 D_3 5 600 单位

四、适应证及相应的临床价值

用于治疗绝经后妇女的骨质疏松症、男性骨质疏松症。

五、用法用量

1. 儿童 不建议使用。

2. 成人 用于绝经后妇女的骨质疏松症、男性骨质疏松症：口服给药，每次 1 片（70mg/2 800 单位或 70mg/5 600 单位），每周 1 次。

六、特殊人群用药

1. 妊娠期 C 级。

2. 哺乳期 尚不明确本药是否随人类乳汁排泄，哺乳

期妇女不应使用本药。

3. 肾功能不全 轻、中度肾功能不全(肌酐清除率为35~60ml/min)者无须调整剂量,不推荐重度肾功能不全(肌酐清除率<35ml/min)患者使用本药。

4. 其他人群

(1) 儿童:不适用于儿童。

(2) 老年人:无须调整剂量。

七、药理学

1. 药效学及作用机制 阿仑膦酸钠:在细胞水平,阿仑膦酸钠对骨吸收部位尤其是破骨细胞作用的部位有亲嗜性,能抑制破骨细胞活性,但不影响破骨细胞聚集或黏附;还能降低骨转换(骨重建部位的数量),使重建部位的骨形成超过骨吸收,从而逐渐增加骨量。

维生素 D_3:在体内转化为具有钙调节活性的 1,25-二羟基维生素 D_3,其基本作用为增加肠道对钙磷的重吸收,以及调节血清钙、肾钙磷排泄、骨形成和骨吸收。

2. 药代动力学 参见"阿仑膦酸""维生素 D_3"的"药动学"项。

3. 药物不良反应

(1) 心血管系统心房颤动、心力衰竭。

(2) 代谢/内分泌系统血清钙下降、血清磷下降。

(3) 肌肉骨骼系统肌痛、关节痛、骨骼痛、肌肉痉挛。

(4) 神经系统头痛。

(5) 胃肠道腹胀、腹痛、腹泻、便秘、吞咽困难、消化不良、反酸、胃炎、胃溃疡、食管溃疡、肠胀气、胃食管反流病、恶心、呕吐、食管癌。上市后还有食管炎、食管糜烂、食管狭窄或穿孔、口咽溃疡、十二指肠溃疡、味觉障碍的报道。

(6) 皮肤皮疹、红斑。

4. 药物相互作用

(1) 与非甾体抗炎药合用可引起胃肠道刺激。

(2) 与抗惊厥药、西咪替丁、噻嗪类药合用可增加维生素 D 的分解代谢。

八、注意事项与警示

1. 禁用

(1) 对本药过敏者。

(2) 低钙血症患者。

(3) 可导致食管排空延迟的食管异常(如食管狭窄或弛缓不能)患者。

(4) 无法站立或坐直至少 30 分钟者。

2. 慎用 活动性上消化道疾病(如吞咽困难、食管疾病、胃炎、十二指肠炎、溃疡)或近 1 年内有胃肠道病史[如消化性溃疡、活动性胃肠道出血或消化道手术(除幽门成形术外)]的患者。

3. 用药注意事项

(1) 本药须在每日首次进食、喝饮料或使用其他药物前至少半小时使用,不应在就寝时及清晨起床前服用。为尽快将药物送至胃部,降低对食管的刺激,用药后至少半小时内及当日首次进食前,避免躺卧。

(2) 若漏服一剂,应在记起后的晨时服用,不应同日服用 2 剂,且仍应按原给药方案用药。

(3) 本药治疗的最佳疗程尚不明确,用药期间应定期评估是否继续治疗,低骨折风险患者用药 3~5 年后应考虑停药。所有患者停药后应定期评估骨折风险。

九、药物稳定性及贮藏条件

片剂:避光、密闭,20~25℃干燥处保存。

十、药物经济性评价

非基本药物,非医保,《中国药典》(2020 年版)收载。

帕米膦酸二钠

参见(第六章 抗肿瘤药物 14 抗肿瘤辅助药)

氯膦酸二钠

参见(第六章 抗肿瘤药物 14 抗肿瘤辅助药)

利 塞 膦 酸

一、药品名称

1. 英文名 Risedronic Acid

2. 化学名 2-(3-吡啶基)-1-羟基乙烷-1,1-双膦酸单钠盐

二、药品成分

利塞膦酸

三、剂型与规格

利塞膦酸钠片 (1)5mg;(2)30mg;(3)35mg;(4)75mg;(5)150mg

四、适应证及相应的临床价值

CFDA 说明书适应证:用于防治绝经后妇女的骨质疏松症。

其他临床应用参考:

1. 用于治疗男性骨质疏松症,以提高患者的骨密度。(FDA 批准适应证)

2. 用于防治糖皮质激素诱导的骨质疏松症。(FDA 批准适应证)

3. 用于治疗变形性骨炎(Paget's 病)。(FDA 批准适应证)

五、用法用量

1. 儿童 不建议使用。

2. 成人 防治绝经后妇女的骨质疏松症口服给药一次 5mg,每日 1 次。

六、特殊人群用药

1. 妊娠期 孕妇用药的安全性和有效性尚不明确,用

药应权衡利弊。美国食品药品管理局（FDA）对本药的妊娠安全性分级为 C 级。

2. 哺乳期　尚不明确本药是否随人类乳汁排泄,哺乳期妇女应停药或停止哺乳。

3. 肾功能损害　肌酐清除率大于或等于 30ml/min 的患者无须调整剂量。

（1）儿童:用药的安全性和有效性尚不明确。

（2）老年人:老年人与较年轻者用药的安全性和有效性无差异,但不排除部分老年人对本药具高敏性。

七、药理学

1. 药效学　本药可与骨中羟磷灰石结合,具抑制骨吸收的作用。本药可在细胞水平抑制破骨细胞（通常存在于骨表面）,但不具明显吸收活性。动物组织形态测定表明,本药可减少骨转换（活化频率,即骨组织重构部位被活化的速率）和骨再塑部位的吸收。

2. 药动学　本药口服后经上消化道迅速吸收,约 1 小时后达血药峰浓度,在一定剂量范围内（单剂量给药:2.5~30mg;多剂量给药:2.5~5mg）吸收呈剂量依赖性。连续用药 57 日内可达稳态血药浓度。本药口服的平均生物利用度为 0.63%（进餐时服药,可使生物利用度降低）,血浆蛋白结合率约为 24%,平均稳态分布容积为 6.3L/kg。本药不被代谢,也不诱导或抑制肝细胞色素酶 P450。约吸收量的一半在 24 小时内随尿液排泄,未吸收的药物以原型随粪便排出。平均肾清除率为 105ml/min。肾清除率与肌酐清除率之间呈线性关系,而无剂量依赖性。肌酐清除率约为 30ml/min 的患者的肾清除率减少约 70%。消除半衰期为 480 小时。

3. 药物不良反应

（1）心血管系统高血压、心律失常。

（2）代谢/内分泌系统低钙血症、血钙升高、血磷升高、甲状旁腺素升高。

（3）呼吸系统上呼吸道感染、支气管炎、鼻窦炎、鼻炎、咽炎、咳嗽增加。上市后还有哮喘恶化的报道。

（4）肌肉骨骼系统关节痛、肢体疼痛、肌痉挛、骨骼肌肉痛、关节炎、关节病、背痛、颈痛、创伤性骨折、肌痛、骨痛。上市后还有颌骨坏死的报道。

（5）泌尿生殖系统尿路感染、良性前列腺增生、肾结石。

（6）免疫系统上市后有过敏反应[包括血管神经性水肿、大疱性皮肤反应、史-约（Stevens-Johnson）综合征、中毒性表皮坏死松解症]的报道。

（7）神经系统头痛、头晕、失眠。

（8）精神抑郁。

（9）胃肠道胃食管反流、吞咽困难、食管炎、食管溃疡、胃溃疡、腹泻、腹痛、恶心、便秘、食管糜烂、消化不良、胃炎、十二指肠炎、舌炎、呕吐。

（10）皮肤皮疹。

（11）眼白内障、葡萄膜炎、巩膜炎、虹膜炎。

（12）其他流感样综合征、感染、意外伤害、疼痛、虚弱、

胸痛、外周水肿、发热。

4. 药物相互作用

（1）H_2 受体拮抗剂、质子泵抑制药（PPI）与本药肠溶片合用时,可使本药快速释放,生物利用度增加,血药峰浓度和曲线下面积分别增加 60% 和 22%,不推荐合用。

（2）与钙剂、抗酸药、含二价阳离子的口服制剂合用可影响本药吸收,用药后 2 小时内,应避免服用钙剂或含铝、镁等的抗酸药。

（3）与高钙食物（如牛奶或奶制品）合用可减少本药的吸收,用药后 2 小时内,应避免摄入高钙食物。

（4）进餐时服药,可使本药生物利用度降低。所以本药片剂、胶囊需餐前至少 30 分钟服用。

八、注意事项与警示

1. 禁用　对本药过敏者、低钙血症患者、无法站立或端坐至少 30 分钟者、导致食管排空延迟的食管异常（如食管狭窄或失弛缓）患者（国外资料）的患者禁用。

2. 慎用　严重肾功能不全（肌酐清除率<30ml/min）者和活动性上消化道疾病（如 Barrett's 食管炎、吞咽困难、胃炎、十二指肠炎或溃疡）患者（国外资料）患者慎用。

3. 用药注意事项

（1）应于治疗前纠正低钙血症及其他骨和矿物代谢紊乱,对钙或维生素 D 膳食摄入不足者（尤其是骨转化显著升高的 Paget's 病患者）应予以补充。

（2）本药不宜与阿司匹林或非甾体抗炎药合用。

（3）使用本药的最佳疗程尚不明确,应定期进行再评估以确定是否需继续治疗。对低风险骨折患者,用药 3~5 年后应考虑停药。所有停药者需定期进行骨折风险再评估。

（4）可干扰骨显像剂的作用。

（5）定期监测骨密度、骨转移生化标志、电解质、血清钙、血清 25 羟维生素 D[25(OH)D]。

（6）不良反应的处理方法:①若出现吞咽困难、吞咽痛、胸骨后痛、胃灼热（新发或加重）,应停药。②若出现颌骨坏死,应谨慎给予口腔手术;对广泛牙科治疗可能导致病情加重的患者,应进行利弊评估以确定是否停药。③若出现骨骼肌肉痛,暂停给药可使症状缓解。④若出现非典型骨折,应进行利弊评估,考虑是否停药。

九、药物稳定性及贮藏条件

片剂:密封,避光,阴凉处（不超过 20℃）保存。

十、药物经济性评价

非基本药物,医保乙类。

伊 班 膦 酸

一、药品名称

1. 英文名　Ibandronic Acid

2. 化学名　1-羟基-3-(N-甲基-戊胺基)-亚丙基二膦酸

二、药品成分

伊班膦酸钠

三、剂型与规格

伊班膦酸钠片（以伊班膦酸计）　150mg

伊班膦酸钠注射液（以伊班膦酸计）　（1）1ml：1mg；（2）2ml：2mg；（3）3ml：3mg；（4）6ml：6mg

四、适应证及相应的临床价值

CFDA 说明书适应证：

1. 用于治疗伴或不伴骨转移的恶性肿瘤引起的高钙血症。

2. 用于治疗恶性肿瘤溶骨性骨转移导致的骨痛。

3. 用于治疗绝经后妇女骨质疏松症。

其他临床应用参考：用于预防绝经后妇女骨质疏松症。（FDA 批准适应证）；已有临床研究结果显示，第三代双膦酸盐唑来膦酸和伊班膦酸有疗效更好、毒性更低和使用更方便的优点。

五、用法用量

1. 儿童　不建议使用。

2. 成人

（1）伴或不伴骨转移的恶性肿瘤引起的高钙血症：静脉滴注：

1）根据高钙血症的严重程度决定用药剂量。中度高钙血症（经白蛋白纠正的血钙浓度<3mmol/L 或 12mg/dl）患者，单剂 2mg；重度高钙血症（经白蛋白纠正的血钙浓度≥3mmol/L 或 12mg/dl）患者，单剂 4mg。将本药稀释于不含钙离子的 0.9%氯化钠注射液或 5%葡萄糖注射液 500ml 中缓慢滴注，滴注时间不少于 2 小时。本药通常仅单剂给药，血钙浓度可于 7 日内降至正常范围，对复发或疗效不理想的患者可考虑再次给药。给药 2~4mg 的患者，复发（经白蛋白纠正的血钙水平再次升高至 3mmol/L 以上）的平均日数为 18~19 日。给药达 6mg 的患者，复发的平均日数为 26 日。

2）经白蛋白纠正的血钙浓度计算公式

经白蛋白纠正的血钙浓度（mmol/L）= 血钙浓度（mmol/L）－[0.02×白蛋白（g/L）]+0.8

经白蛋白纠正的血钙浓度（mg/dl）= 血钙浓度（mg/dl）+0.8×[4－白蛋白（g/dl）]

（2）恶性肿瘤溶骨性骨转移导致的骨痛：静脉滴注推荐剂量为一次 4mg，每 3~4 周 1 次。将本药 4mg 稀释于不含钙离子的 0.9%氯化钠注射液或 5%葡萄糖注射液 500ml 中缓慢滴注，滴注时间不少于 2 小时。

（3）绝经后妇女骨质疏松症：静脉滴注治疗，推荐剂量为每次 2mg，每 3 个月 1 次。将本药 2mg 稀释于不含钙离子的 0.9%氯化钠注射液或 5%葡萄糖注射液 250ml 中缓慢滴注，滴注时间不少于 2 小时。

六、特殊人群用药

1. 妊娠期　尚无孕妇用药充分、严格的对照研究资料，但双膦酸盐类药可引起动物胎仔损害，故孕妇禁用本药；美国食品药品管理局（FDA）对本药的妊娠安全性分级为 C 级。

2. 哺乳期　本药是否随人类乳汁排泄尚不明确，但静脉给予大鼠本药 2~24 小时后，乳汁中的浓度为血药浓度的 1.5 倍，故哺乳期妇女禁用本药。

3. 肝功能损害　肝功能损害者无须调整剂量。

4. 其他人群

（1）儿童：儿童用药的安全性和有效性尚不明确，应禁用本药。

（2）老年人：尚未观察到老年患者与年轻患者用药的安全性和有效性存在差异，但不排除部分老年患者对本药具有更高的敏感性。

七、药理学

1. 药效学　本药为含氮的双膦酸盐化合物，主要作用于骨组织，可特异性地与骨内羟磷灰石结合，通过抑制破骨细胞的活性而抑制骨吸收和降低骨转换速率。在绝经后妇女骨质疏松症患者中，静脉给予本药 0.5~3mg 可使已升高的骨转换速率降低至正常水平，并使骨量增加。在恶性肿瘤骨转移患者中，静脉滴注本药 2~6mg 可有效抑制骨吸收，预防与治疗骨转移骨相关事件（如高钙血症、病理性骨折、骨痛）。

2. 药动学　本药口服后经上消化道吸收。口服剂量不超过 50mg 时，血药浓度呈线性升高；口服剂量超过 50mg 时，血药浓度呈非线性升高。健康绝经后妇女在空腹状态下口服本药，达峰时间中值为 1 小时（范围为 0.5~2 小时）。口服本药 2.5mg 后的平均绝对生物利用度约为 0.6%。静脉注射本药 2~6mg 后，曲线下面积（AUC）随剂量增加而增加。本药静脉给药或口服吸收后，迅速与骨结合或随尿排泄。表观分布容积至少为 90L，从血液至骨组织的药量占血液循环药量的 40%~50%。本药血浆消除呈多相性，药物与骨结合和经肾排泄后，浓度迅速降低，在静脉注射 3 小时内或口服给药 8 小时内降至血药峰浓度（C_{max}）的 10%；由骨骼再次入血消除速度减慢。总清除率为 84~160ml/min。肾清除率（健康绝经后妇女约为 60ml/min）约占总清除率的 50%~60%，并与 Ccr 有关。总清除率和肾清除率的差值被认为是骨骼吸收的量。肿瘤骨转移患者使用本药，每 4 周 1 次，连用 48 周，未观察到蓄积性。静脉给药终末半衰期为 10~60 小时；健康绝经期妇女口服本药 150mg 后，终末半衰期为 37~157 小时。单次静脉滴注本药 6mg（滴注时间为 15 分钟），与健康受试者相比，轻、中度肾功能损害者的平均 AUC_{0-24h} 分别增加 14%和 86%；轻度肾功能损害者平均 C_{max} 未升高；中度肾功能损害者 C_{max} 升高 12%。

因本药不经肝代谢，故缺乏相应的药代动力学研究。

3. 药物不良反应

（1）心血管系统高血压、束支传导阻滞、心肌缺血、心悸、静脉曲张。

（2）代谢/内分泌系统低钙血症、甲状旁腺功能障碍、高胆固醇血症、低磷血症、体重减轻。

（3）呼吸系统支气管炎、上呼吸道感染、咽炎、肺炎、鼻咽炎、支气管痉挛、肺水肿、喘鸣。

（4）肌肉骨骼系统背痛、四肢疼痛、肌痛、关节功能障碍、关节炎、关节痛、局部骨性关节炎、肌痉挛。上市后还有骨痛、下颌骨坏死（ONJ）（常与局部感染或拔牙有关，伴愈合延迟）、非典型股骨转子下和股骨干骨折的报道。

（5）泌尿生殖系统尿路感染、肌酸酐升高、膀胱炎、阴道炎、尿潴留、肾囊肿、盆腔疼痛。上市后还有急性肾衰竭的报道。

（6）免疫系统超敏反应、淋巴水肿。

（7）神经系统头痛、头晕、眩晕、失眠、脑血管疾病、神经根损害、偏头痛、神经痛、感觉过敏、口周感觉异常、嗅觉异常。

（8）精神焦虑、情绪不稳定、健忘症、过度紧张、抑郁。

（9）肝 γ-谷氨酰转移酶升高、胆石症、碱性磷酸酶降低。

（10）胃肠道消化不良、腹泻、牙病、呕吐、腹痛、便秘、恶心、胃炎、味觉障碍、口腔念珠菌感染、口腔溃疡、唇炎、吞咽困难、肠胃炎。

（11）血液贫血、恶病质。

（12）皮肤皮疹、血管神经性水肿、瘀斑、良性皮肤赘生物、脱发。

（13）眼白内障。有葡萄膜炎、巩膜炎的个案报道。

（14）耳聋。

（15）其他虚弱、流行性感冒、流感样症状、寒战、发热、疲乏、感染、外周水肿、口渴、低体温、注射部位反应（如发红、肿胀）、损伤。

4. 药物相互作用

（1）与非甾体抗炎药（NSAID）（如阿司匹林）合用可能加重胃肠道刺激。

（2）与其他双膦酸盐类药可引起肾毒性，应谨慎。

（3）3 与 H$_2$ 受体拮抗剂（如雷尼替丁）合用可使本药的生物利用度升高 20%，合用时无须调整剂量。

（4）与氨基糖苷类药合用两者均可使血钙浓度长时间下降，同时还可能出现低镁血症。

（5）补充剂（包含钙、铝、镁、铁或其他多价阳离子）、抗酸药、维生素可能干扰本药的吸收，使用本药后至少 60 分钟使用以上药物，或使用以上药物前至少 60 分钟使用本药。

（6）与泼尼松龙、激素替代疗法（如雌激素）、抗肿瘤药（如他莫昔芬、美法仑）、利尿药、抗生素、镇痛药合用未发现药物相互作用。

（7）与矿泉水合用可能使钙浓度升高。避免合用。

（8）进食前至少 60 分钟使用本药，且使用本药后至少 60 分钟内不可进食。

八、注意事项与警示

1. 禁用　对本药或其他双膦酸盐类药过敏者、重度肾功能不全（Ccr<30ml/min）者、未纠正的低钙血症患者、无法正常站直或坐直至少 60 分钟的患者禁用本药片剂（国外资料）、食管异常（如食管狭窄、食管失弛症）导致食管排空延迟的患者禁用本药片剂（国外资料），禁用本药。

2. 慎用　胃炎、十二指肠炎、十二指肠溃疡患者慎用本药片剂和肾病患者慎用本药。

3. 用药注意事项

（1）本药用于高钙血症时，用药前应适当给予 0.9%氯化钠注射液进行水化治疗，但有心力衰竭风险的患者应避免过度水化。

（2）用药前必须先纠正低钙血症、维生素 D 缺乏症和其他骨、矿物质代谢异常。

（3）对无法从饮食中摄取足量维生素 D 和钙的患者，应考虑补充钙剂和/或维生素 D。

（4）ONJ 风险因素包括牙科手术（如拔牙、种植牙）、癌症、合用其他治疗（如化疗、皮质激素、血管生成抑制药）、口腔卫生欠佳、其他疾病（如先前存在的牙周或其他牙科疾病、贫血、凝血障碍、感染、不合适的假牙）。患者如须进行牙科手术，应停药，以减少发生 ONJ 的风险。

（5）本药与其他增加胃内 pH 的药物合用时无须调整剂量。

（6）本药不可与其他双膦酸盐类药合用。

不良反应的处理方法：①如出现低钙血症，应予以纠正；②如出现肾衰竭、严重肌肉骨骼疼痛，应停药；③如出现食管刺激症状（如吞咽困难、吞咽疼痛、胸骨后疼痛、新发或恶化的胃烧灼感），应停用本药片剂；④如出现超敏反应，应立即停药，并给予适当的治疗。

用药前后及用药时应当检查或监测：①用药前应监测血清肌酸酐；②本药可引起 ONJ，用药前应进行口腔检查；③用药期间应密切监测血钙、血磷、血镁浓度和肾功能；④每年测量身高和体重；⑤考虑监测骨转化生化指标；⑥骨质疏松症患者使用本药后应至少每 2 年监测 1 次 BMD。

九、药物稳定性及贮藏条件

片剂:25℃（15~30℃）保存。

注射液:遮光、密闭、室温（15~25℃）保存。

十、药物经济性评价

非基本药物。

唑 来 膦 酸

参见（第六章　抗肿瘤药物 14　抗肿瘤辅助药）

依替膦酸二钠

一、药品名称

1. 英文名　Etidronate Disodium

2. 化学名　(1-羟基亚乙基)二膦酸二钠盐

二、药品成分

依替膦酸二钠(羟乙膦酸钠)

三、剂型与规格

片剂　0.2g

胶囊　0.2g

注射液　6ml:300mg

四、适应证及相应的临床价值

1. 用于高钙血症、Paget 病、骨质疏松症和甲状旁腺功能亢进。

2. 《2010AACE 绝经后骨质疏松指南》中指出,适应证为 Paget 病,不作为骨质疏松预防及治疗药物。

五、用法用量

1. 儿童　不建议使用。

2. 成人

(1) Paget 病:每日 5mg/kg,口服 3~6 个月。若需重复治疗则应至少间隔 3 个月。严重病例每日 10~20mg/kg 口服,不超过 3 个月。

(2) 高钙血症:每日 7.5mg/kg 静脉滴注,共 3 天。若需重复则应间隔 7 天。血钙下降后可改为每日口服 20mg/kg,30 天,最长不超过 90 天。

(3) 骨质疏松:3 个月为 1 周期,每日 400mg 口服,用药 14 天,然后停本药改用每日口服 500mg 元素钙,共 76 天。如此循环,总疗程 3 年。

(4) 异位钙化:髋关节置换术前 1 月和术后 3 个月,每日 20mg/kg,口服。脊髓损伤引起者,先每日 20mg/kg,口服 2 周,继以每日 10mg/kg,口服 10 周。

3. 老年人　适当减量。

六、特殊人群用药

1. 妊娠期　C 级,慎用。

2. 哺乳期　L3,慎用。

3. 肾功能损害　慎用。

4. 其他人群

(1) 儿童使用可影响骨生长,慎用。

(2) 老年人因肾功能减退,适当减量。

七、药理学

1. 药效学　本品为骨代谢调节药。对体内磷酸钙有较强的亲和力,能抑制人体异常钙化和过量骨吸收,减轻骨痛;降低血清碱性磷酸酶和尿羟脯氨酸的浓度;在低剂量时可直接抑制破骨细胞形成及防止骨吸收,降低骨转换率,增加骨密度等达到骨钙调节作用。

2. 药动学　正常成人每次口服 20mg/kg,1 小时后血清中浓度达到最高,半衰期为 2 小时,连续服药 7 天未见积蓄倾向。吸收约 6%,进入体内后在骨及肾中浓度最高,随

尿液排出 8%~16%,随粪便排出 82%~94%。

3. 药物不良反应　腹部不适、腹泻、便软、呕吐、口腔炎、咽喉灼热感、头痛、皮肤瘙痒、皮疹等症状。

4. 药物相互作用　服药 2 小时内,避免服用含矿物质的维生素或抗酸药。

八、注意事项与警示

1. 禁用　中重度肾功能损伤禁用。

2. 慎用　孕妇慎用。

3. 用药注意事项

(1) FDA2010 年发布警示信息,长期使用二膦酸盐药物用于治疗骨质疏松症时可能出现大腿骨的非典型骨折风险。英国药品和健康产品管理局(MHRA)2010 年发布警示信息,口服双膦酸盐药物可能导致食管癌风险。FDA2005 年发布警示信息,静脉使用二膦酸盐药物患可能出现颌骨坏死症状。

(2) 用药注意事项:本品需间隙、周期服药,服药 2 周后需停药 11 周为 1 周期,然后又重新开始第二周期,停药期间需补充钙剂及维生素 D₃。口服制剂两餐间服用,用非矿化水至少 200ml 送服,服药后不宜立即平卧,需站立 30 分钟,服药期间避免食用高钙食品(例如牛奶或奶制品)。注射剂每日用量至少加 250ml 氯化钠注射液或 5% 葡萄糖注射液稀释,静脉滴注应维持 2 小时以上。

九、药物稳定性及贮藏条件

密封,在干燥处保存。

十、药物经济性评价

非基本药物,医保乙类,《中国药典》(2020 年版)收载。

特立帕肽

一、药品名称

1. 英文名　Teriparatide

2. 化学名　重组人甲状旁腺激素(1-34)

二、药品成分

特立帕肽

三、剂型与规格

注射液　3ml:750μg

四、适应证及相应的临床价值

1. 用于原发性及性腺功能减退性骨质疏松症、绝经后骨质疏松症(FDA 批准适应证)。

2. 《2010AACE 绝经后骨质疏松指南》中指出,使用特立帕肽治疗二膦酸盐无效的极高危骨折风险患者。

五、用法用量

1. 儿童　18 岁以下禁用。

2. 成人　骨质疏松症:皮下注射,每次 20μg,每日 1 次。

六、特殊人群用药

1. 妊娠期　C 级,慎用。
2. 哺乳期　L3,慎用。
3. 中度肾功能损害　慎用。
4. 其他人群
(1) 儿童:18 岁以下不能使用。
(2) 老年人:无须减量。

七、药理学

1. 药效学及作用机制　本药[hPTH(1-34)]是一种合成的多肽激素,为人甲状旁腺素(PTH)的 1-34 氨基酸片段,本药刺激骨形成和骨吸收,可减少绝经后妇女骨折的发生率,不抑制二磷酸腺苷诱导途径或者胶原诱导途径的血小板聚集反应。

2. 药代动力学　皮下注射后 0.5 小时达血药峰浓度,3 个月起效(骨矿物质密度),生物利用度为 95%。肌内注射单次给药后持续时间为 6 小时。静脉注射后分布容积为 0.1L/kg。本药可能经肝非特异性蛋白水解酶分解为片段,然后经肾排泄,肾清除率为 90%。而本药总体清除率男性约为 90L/h,女性约为 60L/h。母体化合物消除半衰期皮下给药为 1 小时,静脉注射为 5 分钟。

3. 药物不良反应　可见心绞痛、血压降低(包括有症状的直立性低血压,出现此症状时应谨慎),通常于给药初期出现。血钙增高(短暂性增高,男性为 6%,女性为 11%)、血尿酸增高(约 3%)。腿痛性痉挛(3%)、关节痛(10%)、头晕(8%)、抑郁(4%)、肢端麻刺感(小于 2%)及短暂而轻微的头痛。8.5%的患者出现恶心。使用本药醋酸注射剂有不到 2%的患者出现恶心、腹部痛性痉挛、排便欲、腹泻、口中金属味。可见注射时疼痛(静脉注射)、红斑(皮内、皮下注射)、瘙痒(皮下注射)、荨麻疹(肌内注射)。约 3%的骨质疏松症患者用药后 1 年产生抗特立帕肽抗体(患者似乎未出现不良后遗症或药物效力降低(如骨矿物质密度)的情况)。

4. 药物相互作用　尚不明确。

八、注意事项

1. 慎用　孕妇、儿童、中度肾功能不全者慎用。对本药过敏者;接受洋地黄治疗的患者;有泌尿系结石病史及活动性或新近发生的尿石症患者;肿瘤骨转移或者有骨恶性肿瘤病史者;除骨质疏松症以外的代谢性骨病患者;先前已有高钙血症患者;增加骨肉瘤基线风险(变形性骨炎、不明原因的碱性磷酸酯酶升高、骨骺开放、曾接受过包括骨骼的体外放射和植入放射治疗)患者慎用本药。

2. 用药注意事项
(1) 使用本药治疗 2 年以上的安全性及有效性尚未确立,故不推荐使用 2 年以上。
(2) 初次使用本药时,患者应采取坐位或卧位方式,避免发生直立性低血压。本药应于大腿或腹部皮下注射给药,尚无静脉注射或肌内注射的安全性及有效性资料。

九、药物稳定性及贮藏条件

密封,在干燥处保存。

十、药物经济性评价

非基本药物,非医保药,《中国药典》(2020 年版)收载。

雷 洛 昔 芬

一、药品名称

1. 英文名　Raloxifene
2. 化学名　[6-羟基-2-(4-羟苯基)苯并[b]噻酚-3-基]-[4-[2-(1-哌啶基)乙氧基]-苯基]-甲酮盐酸盐

二、药品成分

雷洛昔芬

三、剂型与规格

片剂　60mg

四、适应证及相应的临床价值

1. 国家食品药品监督管理部门批准的药品适应证　用于预防和治疗绝经后妇女的骨质疏松症。
2. FDA 批准的药品适应证　用于降低绝经后妇女骨质疏松症患者或者浸润性乳腺癌高危人群浸润性乳腺癌的风险。
3.《2010AACE 绝经后骨质疏松指南》中指出,以雷洛昔芬作为二线或三线治疗治疗药物。

五、用法用量

1. 儿童　不建议使用。
2. 成人　骨质疏松:口服给药,每次 60mg,每日 1 次。可在一日中任何时间服用且不受进餐限制。

六、特殊人群用药

1. 妊娠期　X 级,禁用。
2. 哺乳期　L3,慎用。
3. 肝功能不全　禁用。
4. 其他人群
(1) 儿童慎用。
(2) 老年人无须减量。

七、药理学

1. 药效学及作用机制　本药为他莫西芬类似物,属选择性雌激素受体调节药。本药对雌激素受体有高度亲和力,对雌激素作用的组织有选择性的激动或拮抗作用。本药可使骨吸收降低、尿钙丢失减少、骨矿物质密度增加、椎体骨折率降低,并部分激动脂代谢,降低总胆固醇和低密度脂蛋白胆固醇(对高密度脂蛋白胆固醇和三酰甘油水平无明显影响)。

2. 药代动力学　本药口服后吸收迅速,吸收率约60%。药物吸收后分布广泛,蛋白结合率为98%~99%。本药通过肠肝循环维持药物浓度,并具有广泛的肝首过效应,进入循环前被大量葡糖醛化。大部分药物于用药后5日内随粪便排出,另有少量药物以原型(低于0.2%)和葡萄糖醛酸共轭物的形式(低于6%)经肾排泄。半衰期约为27.7小时。

3. 药物不良反应　极常见血管舒张(潮热)、流感症状。常见小腿痛性痉挛。可见鼻窦炎、喉炎、气管炎、肺炎。可能出现血谷草转氨酶(GOT)和/或谷丙转氨酶(GPT)轻度升高。有研究显示,本药可引发心脏病或增加心脏病患病危险,增加脑卒中的危险,发生肺栓塞的相对危险性较安慰剂增加2倍。

4. 药物相互作用

(1) 氨苄西林:合用可使本药的血药峰浓度降低,但吸收率和清除率无影响。两者可合用。

(2) 考来烯胺、其他阴离子交换树脂:合用可降低本药的吸收和肠肝循环。不宜合用,如必须合用,两者的用药间隔应尽量延长(至少须间隔2小时以上)。

(3) 左甲状腺素:合用可降低左甲状腺素的疗效。

(4) 地高辛:本药对地高辛曲线下面积(AUC)的稳定状态无影响,使血药峰浓度(C_{max})升高低于5%。

(5) 香豆素类抗凝血药(如华法林或其他香豆素类衍生物):合用对两种化合物的药代动力学无改变,但可轻度减少凝血酶原时间。合用时应监测凝血酶原时间。对已接受此类药物的患者,本药对凝血酶原时间的作用可能在治疗后几周内出现。

八、注意事项

1. 禁用　严重肝功能损害者(包括胆汁淤积);严重肾功能损害者;原因不明的子宫出血者;子宫内膜癌患者;现有或曾有静脉血栓栓塞性疾病(VTE)(包括深静脉血栓、肺栓塞和视网膜静脉血栓)患者;孕妇及可能妊娠的妇女;男性、绝经前妇女禁用。

2. 慎用　脂代谢异常者;有脑卒中风险的患者;心血管疾病患者慎用。

3. 用药注意事项

(1) 2006年5月18日,加拿大卫生部与礼来公司共同发布信息,警告盐酸雷洛昔芬可增加静脉血栓栓塞和脑卒中致死的风险。

(2) 用药注意事项:用药期间,应定期对骨矿物质密度(BMD)进行影像学检查,定期进行全血细胞计数和常规血液生化检查,并监测血脂。本药需要长期使用。建议饮食钙摄入量不足的妇女服用钙剂和维生素D。

九、药物稳定性及贮藏条件

遮光、密闭,30℃以下干燥处保存。

十、药物经济性评价

非基本药物,医保乙类,《中国药典》(2020年版)收载。

雷 奈 酸 锶

一、药品名称

1. 英文名　StrontiumRanelate

2. 化学名　5-[双(羧甲基)氨基]-2-羧基-4-氰基-3-噻吩乙酸二锶

二、药品成分

雷奈酸锶

三、剂型与规格

干混悬剂　2g

四、适应证及相应的临床价值

用于治疗妇女绝经后骨质疏松症。

五、用法用量

1. 儿童　不建议使用。

2. 成人　口服给药每次2g,每日1次。

六、特殊人群用药

1. 妊娠期　尚不明确,慎用。

2. 哺乳期　L3,慎用。

3. 肾功能损害　轻至中度肾功能损害(肌酐清除率为30~70ml/min)的患者,无须调整剂量。重度肾功能损害(肌酐清除率低于30ml/min)的患者,不建议使用本药。

4. 其他人群

(1) 儿童:慎用;

(2) 老年人:无须调整减量。

七、药理学

1. 药效学及作用机制　本药可提高成骨细胞前体的复制和胶原的合成以增加骨生成,可减少破骨细胞的分化和吸收活性以减少骨的重吸收,从而恢复骨转化的平衡,有利于新骨生成。本药与钙剂和维生素D联用,可降低伴有骨质疏松的绝经后妇女的椎体和髋部骨折风险。

2. 药代动力学　口服本药2g后,3~5小时达血药峰浓度。锶的生物利用度为19%~27%,与骨组织的亲和力较强,分布容积约为1L/kg,蛋白结合率为25%。锶在体内不被代谢,随尿和粪便排泄,肾清除率约为7ml/min,半衰期约为60小时。

3. 药物不良反应　常见头痛、意识障碍、记忆力丧失、恶心、腹泻、稀便,皮炎和湿疹。可见肌酸激酶(CK)活性短暂急性升高(高于正常值上限的3倍)。可增加静脉血栓栓塞(包括肺栓塞)的发生率。

4. 药物相互作用　服药2小时内,避免服用含钙、镁的维生素或抗酸药以及牛奶。

八、注意事项

1. 禁用 中重度肾功能损伤禁用。

2. 慎用 孕妇、哺乳期妇女慎用。有患静脉血栓栓塞症高风险或病史的患者慎用。

3. 用药注意事项 本药干混悬剂在制成混悬液后应立即服用,应在睡前服用,且最好在进食 2 小时之后。本药应长期使用,并注意补充钙和维生素 D。

九、药物稳定性及贮藏条件

30℃以下密封保存。

十、药物经济性评价

非基本药物,医保甲类,《中国药典》(2020 年版)收载。

依 降 钙 素

一、药品名称

1. 英文名 Elcatonin

2. 化学名 1-丁酸-7-(L-2-氨基丁酸)-26-L-门冬氨酸-27-L-缬氨酸-29-L-丙氨酸降钙素(鲑)

二、药品成分

依降钙素

三、剂型与规格

注射液 1ml:10 单位;1ml:20 单位;1ml:40 单位

四、适应证及相应的临床价值

1. 用于骨质疏松症及其引起的疼痛。

2.《2010AACE 绝经后骨质疏松指南》中指出,以降钙素作为最后治疗药物。

五、用法用量

1. 儿童 14 岁以下儿童禁用

2. 成人 ①骨质疏松症:肌内注射,每次 20 单位,每周 1 次;②骨质疏松症引起的疼痛:肌内注射,每次 10 单位,每周 2 次,应根据症状调整剂量。

3. 老年人 适当减量。

六、特殊人群用药

1. 妊娠期 禁用。

2. 哺乳期 禁用。

3. 肝功能损害 慎用。

4. 其他人群

(1) 儿童:14 岁以下禁用。

(2) 老年人:因功能减退,适当减量。

七、药理学

1. 药效学及作用机制 本药为人工合成的鳗鱼降钙素多肽衍生物,主要作用为抑制破骨细胞活性,减少骨的吸收,防止骨钙丢失。由于骨骼不断从血浆中摄取钙,故本药亦用于降低血钙,其降血钙作用比人降钙素强 10~40 倍。

2. 药代动力学 健康成年男性分别肌内注射本药 10 单位、20 单位、40 单位,达峰时间(T_{max})分别为(23.3 ± 5.2)分钟、(21.7 ± 4.1)分钟、(23.3 ± 5.2)分钟;血药峰浓度(C_{max})分别为(7.6 ± 2.2)pg/ml、(24.8 ± 7.8)pg/ml、(57.8 ± 11.7)pg/ml;曲线下面积(AUC)分别为(632 ± 199)pg·min/ml、($1\,841\pm422$)pg·min/ml、($4\,640\pm991$)pg·min/ml;消除半衰期分别为(41.7 ± 8.7)分钟、(35.4 ± 9.8)分钟、(36.6 ± 4.1)分钟。动物(大鼠)实验表明,本药经肌内注射后主要分布于肾、胰、骨及胃。主要经肾代谢,于 120 小时内随尿液、粪便及呼出气体排出 44% 的药物,尿液中未见原型药物。

3. 药物不良反应 心悸、胸闷、血压升高、血压降低、心动过速。乳房肥大、乳房疼痛、低钙血症性手足搐搦、低磷血症、低钠血症。呵欠、哮喘发作、咽喉部异常感(咽喉部薄荷样爽快感等)。多尿、尿频、尿白浊、血尿素氮(BUN)升高。过敏样症状(如休克、皮疹、荨麻疹、全身发红、呼吸困难、咽部水肿等)。头痛、眩晕、耳鸣、视觉异常(视物模糊等)、口内麻木感、指端麻木、感觉异常。肝功能损害及黄疸。口渴、口腔炎、恶心、呕吐、腹胀、腹痛、腹泻。瘙痒、面部潮红伴发热感、多汗。全身乏力,水肿,发热,注射部位疼痛、发红、肿胀。

4. 药物相互作用 二磷酸盐类骨吸收抑制药(如帕米膦酸二钠)合用可急速降低血清钙。如出现严重低钙血症,应停药并给予注射用钙剂等适当处理。

八、注意事项

1. 禁用 对本品过敏者禁用;中重度肝功能损伤禁用;孕妇、哺乳期妇女、14 岁以下禁用。

2. 慎用 易出现皮疹(红斑、风疹)等过敏体质者;支气管哮喘或有该病史者(本药可能诱发哮喘发作)慎用。

3. 用药注意事项 使用本药不得超过 6 个月。睡前用药或用药前给予止吐药可减轻不良反应。使用高滴度的本药可能增加出现耐药性的风险。为避免组织和神经损伤,肌内注射时应注意:避开神经走行部位;如有剧痛或血液逆流,应立即更换注射部位;反复注射时,应左右交替更换注射部位。

九、药物稳定性及贮藏条件

密闭,室温(不超过 25℃)保存。

十、药物经济性评价

非基本药物,医保甲类,《中国药典》(2020 年版)收载。

鲑 降 钙 素

一、药品名称

1. 英文名　Salmon Calcitonin
2. 化学名　$C_{145}H_{240}N_{44}O_{48}S_2$

二、药品成分

鲑降钙素

三、剂型与规格

鲑降钙素注射液　（1）1ml：50单位；（2）1ml：100单位
注射用鲑降钙素　（1）50单位；（2）100单位
鲑鱼降钙素喷鼻剂　（1）每喷50单位；（2）每喷120单位；（3）每喷200单位
鲑降钙素鼻用粉雾剂　50单位

四、适应证及相应的临床价值

1. 用于骨质疏松症，包括早期和晚期的绝经后骨质疏松症、老年性骨质疏松症、继发性骨质疏松症（如使用皮质激素治疗后或缺乏活动所致）。

2. 用于伴有骨质溶解和/或骨质减少的骨痛。

3. 用于下列情况引起的高钙血症（包括高钙危象）：①继发于乳腺癌、肺癌、肾癌、骨髓瘤或其他恶性疾病的肿瘤性骨溶解；②甲状旁腺功能亢进、缺乏活动或维生素D中毒。

4. 用于变形性骨炎（Paget's病），尤其适用于伴有骨痛、神经并发症、骨转换增加、骨病变进行性蔓延、不完全或反复骨折者。

5. 用于神经性营养不良症（Sudeck氏病）。

6. 《2010AACE绝经后骨质疏松指南》中指出，以降钙素作为最后治疗药物。

五、用法用量

1. 儿童　不建议使用。

2. 成人

（1）骨质疏松症：①皮下注射每次50~100单位，每日1次，或每次100单位，隔日1次。为防止骨质进行性丢失，应根据个体需要，适量补充钙剂和维生素D。②肌内注射同"皮下注射"项。③经鼻给药每日或隔日100~240单位，单次或分次给药。

（2）伴有骨质溶解和/或骨质减少的骨痛：经鼻给药，视个体需要调整剂量，每日200~480单位。单次给药的最高剂量为240单位，如需更大剂量应分次给药。可能需要治疗数日，才可完全发挥镇痛作用。为可长期治疗，通常减少治疗初期的日剂量，或延长给药间隔时间。

（3）高钙血症：①皮下注射每日5~10单位/kg，分1~2次给药。应根据患者的临床和生化反应调整剂量，如剂量超过2ml，应于多个部位注射。②肌内注射同"皮下注射"项。③静脉滴注，高钙血症危象，每次5~10单位/kg，每日1次，加入生理盐水500ml内缓慢滴注，滴注时间至少为6小时。④经鼻给药慢性高血钙症的长期治疗，每日200~480单位，单次给药的最高剂量为240单位，如需更大剂量应分次给药。

（4）Paget's病：①皮下注射每日或隔日100单位；②肌内注射同"皮下注射"项；③经鼻给药，每日200~240单位，单次或分次给药。部分患者在治疗初期应每日400~480单位，分次给药。应持续用药3个月或以上，视需要调整剂量。

（5）神经性营养不良症：①皮下注射每日100单位，持续2~4周，以后一次100单位，一周3次，持续6周以上；②肌内注射同"皮下注射"项；③经鼻给药每日200~240单位，单次给药，持续2~4周。以后可根据临床反应隔日给予200~240单位，持续6周。

六、特殊人群用药

1. 妊娠期　禁用。

2. 哺乳期　禁用。

3. 其他人群

（1）儿童：慎用。

（2）老年人：年龄大于65岁的患者在使用本药鼻喷剂时鼻腔的不良反应发生率可能更高。

七、药理学

1. 药效学及作用机制　本药是由甲状腺和甲状旁腺内的滤泡旁细胞分泌的多肽激素，由32个氨基酸组成。本药具有以下作用：①降低破骨细胞的活性和数目，直接抑制骨吸收，减慢骨转换，降低血钙水平；②抑制肾小管对钙、磷的重吸收，增加尿钙、磷的排泄；③抑制疼痛介质释放，拮抗其受体，增加β内啡肽释放，起到周围性和中枢性镇痛作用。

2. 药代动力学　本药经肌内注射或皮下注射的生物利用度可达70%，1小时内可达血药峰浓度。经鼻给药的生物利用度约为肌内注射或皮下注射的50%，达峰时间为3~4小时。本药的表观分布容积为0.15~0.3L/kg，蛋白结合率为30%~40%。本药的消除半衰期为70~90分钟，给药量的95%经肾排出，其中2%为原型药物。

3. 药物不良反应　心律失常、高血压、血管舒张；低钙血症；上呼吸道感染、鼻炎、鼻窦炎、鼻出血、支气管痉挛；背痛、肌痛；多尿、尿频，本药注射剂可引起尿沉渣异常；感觉异常、流泪异常、头晕、头痛；恶心、呕吐、腹痛、食欲下降、味觉改变；红斑状皮疹、荨麻疹、轻度的面部潮红伴发热感；寒战、发热、注射部位反应、感染、流感样症状。本药可引起注射局部或全身性皮肤过敏反应，如支气管痉挛、舌部或喉部肿胀。

4. 药物相互作用　服药2小时内，避免服用含矿物质的维生素或抗酸药。与氨基糖苷类药合用可诱发低钙血症。

八、注意事项

1. 禁用　肾功能损伤禁用,孕妇及哺乳期妇女禁用。

2. 用药注意事项

（1）使用本药注射剂前应做皮肤过敏试验。皮肤试验方法如下:取本药 100 单位,用生理盐水稀释至 1ml,皮下注射 0.1ml（约 1 单位）,观察 15 分钟,注射部位不超过中度红色为阴性,超过中度红色为阳性。

（2）本药注射剂不得用于静脉注射。慢性鼻炎患者因鼻黏膜炎症可增加机体对本药的吸收,故此类患者使用本药鼻用制剂时应定期检查。治疗高钙血症时应限制使用钙剂、维生素 D 及其代谢物。治疗高钙血症期间若出现"脱逸现象"（即血钙在降低后又上升）,可增加剂量,也可加用糖皮质激素（如泼尼松）,以恢复其降血钙作用。

九、药物稳定性及贮藏条件

密封,在干燥处保存。

十、药物经济性评价

非基本药物,医保乙类（鼻喷剂）、医保甲类（注射剂）,《中国药典》（2020 年版）收载。

四烯甲萘醌

一、药品名称

英文名　Menatetrenone

二、药品成分

四烯甲萘醌

三、剂型与规格

胶囊　15mg

四、适应证及相应的临床价值

提高骨质疏松症患者的骨量。

五、用法用量

1. 儿童　不建议使用。

2. 成人　成人每次 1 粒（按四烯甲萘醌计 15mg）,每日 3 次,饭后口服。

六、特殊人群用药

1. 妊娠期　用药的安全性尚未确立。

2. 哺乳期　用药的安全性尚未确立。

3. 其他人群

（1）儿童用药的安全性尚未确立。

（2）老年人长期使用本品,用药过程中应密切观察患者的状态。

七、药理学

1. 药效学及作用机制　本品为影响骨代谢的药物,是维生素 K_2 的一种同型物,是 γ-羟化酶的辅酶,在 γ-羟基谷氨酸的形成过程中起着重要的作用。γ-羟基谷氨酸是骨钙素发挥正常生理功能所必需的。四烯甲萘醌可以促进骨形成,并有一定抑制骨吸收的作用,用于治疗骨质疏松症,缓解骨痛,提高骨量,预防骨折发生的风险。

2. 药代动力学　正常成人每次口服 1 粒（15mg）,6 小时后血清中浓度达到最高。另外,健康年轻人及老年人各 6 名饭后服用本品,每次 1 粒（15mg）,每日 3 次,连续用药 7 天时,年轻成人末次用药后的 C_{max} 及 AUC 值与首次用药后的相比较基本相同,而老年人分别升高约 1.3 倍、1.5 倍。

3. 药物不良反应　胃部不适、腹痛、腹泻、恶心、食欲缺乏、口腔炎、消化不良、便秘、皮疹、瘙痒、头痛、GOT 升高、GPT 升高和 γ-GTP 的升高等症状。

4. 药物相互作用　本药与苄丙酮香豆素（华法林）合用,可能会使华法林的疗效减弱。

八、注意事项

1. 禁用　禁用于正在使用华法林治疗的患者。

2. 用药注意事项　本品系脂溶性制剂,空腹服用时吸收较差,必须让患者饭后服用。且饮食中脂肪含量较低时本品的吸收率也会降低。

九、药物稳定性及贮藏条件

避光,25℃ 以下保存。铝袋开封后应避免高温、防潮保存。

十、药物经济性评价

非基本药物,非医保药品。

依 普 黄 酮

一、药品名称

1. 英文名　Ipriflavone

2. 化学名　7-异丙氧基-3-苯基-4H-1-苯并吡喃-4-酮

二、药品成分

依普黄酮

三、剂型与规格

胶囊　0.2g×30 粒

四、适应证及相应的临床价值

改善骨质疏松症的骨量减少。

五、用法用量

1. 儿童　不建议使用。

2. 成人　通常成人每次 1 粒（200mg）,每日 3 次,饭后口服。此剂量应根据年龄及患者的症状进行调整。

3. 老年人　慎用。

六、特殊人群用药

1. 妊娠期　不宜服用。

2. 哺乳期　不宜服用。

3. 其他人群

（1）儿童、青少年不宜服用。

（2）高龄患者慎用。

七、药理学

1. 药效学及作用机制　本品是用于改善骨质疏松症所致的骨量减少的药物，对卵巢切除和泼尼松龙造成的实验性骨质疏松模型大鼠均有抑制骨量减少的作用。其作用机制包括直接抑制骨吸收；通过雌激素样作用增加降钙素的分泌，间接产生抗骨吸收作用；促进骨的形成。

2. 药代动力学　本品经口服在小肠形成 7 种代谢物同原型一起吸收，约 1.3 小时后原型的血药浓度达到峰值，其中 4 种代谢物具有生物效能。主要分布在胃、肠、肝和骨中，经门静脉入肝代谢，单剂量 200mg 口服，半衰期 9.8 小时；48 小时内尿总排泄率为 42.9%，均为代谢产物形式；每日 600mg，连续服药 6 天，血药浓度达稳态，半衰期 23.6 小时。继续服药后原药及代谢物体内无蓄积，血药浓度不再升高。

3. 药物不良反应　重要的不良反应：消化性溃疡、胃肠道出血、黄疸；其他不良反应：过敏反应、偶见恶心、呕吐、食欲缺乏、胃部不适、胃食管反流、腹痛、腹部胀满、腹泻、便秘、口腔炎、口干、舌炎、味觉异常、胆红素、GPT、GOT、ALP、LDH 上升，罕见 γ-GT 上升；神经系统：偶见眩晕、轻微头痛等；血液：罕见粒细胞减少，偶见贫血等；肾：罕见尿素氮、肌酐上升。

4. 药物相互作用

（1）合并使用雌酮，可增强雌激素的作用，故本药与雌激素制剂合并使用时，应慎重用药。

（2）同时使用茶碱，可使茶碱的血浓度上升，故在本药与茶碱合并使用时适应减少茶碱用量，并慎重用药。

（3）与香豆素类抗凝血剂同时使用时，可增强香豆素类抗凝血剂的作用，故本药与抗凝血剂合并用药时，应减少香豆素类抗凝血剂的用量并慎重用药。

八、注意事项

1. 禁用　对本品过敏者及低钙血症者禁用。

2. 慎用　中重度肝肾功能不全者、重度食管炎、胃炎、十二指肠炎、溃疡病和胃肠功能紊乱患者慎用。

3. 用药注意事项　本品在给予高龄患者长期应用时，用药过程应仔细观察患者的情况，若出现消化系统的不良反应症状时，要进行适当处理。服药期间需补钙。本品对男性骨质疏松症无用药经验。

九、药物稳定性及贮藏条件

密闭保存。

十、药物经济性评价

非基本药物，医保乙类，《中国药典》（2020 年版）收载。

复方二氯醋酸二异丙胺

一、药品名称

英文名　Compound Diisopropylamine Dichloroacetate

二、药品成分

本品为复方制剂，其组分为每片含二氯醋酸二异丙胺 20mg，葡萄糖酸钙 19.5mg。

三、剂型与规格

片剂　（1）60 片/瓶；（2）100 片/瓶

注射剂　（1）2ml：40mg；（2）1ml：20mg

四、制剂成分

本品为复方制剂，其组分为每毫升含二氯醋酸二异丙胺 20mg、葡萄糖酸钠 19mg。辅料名称为无水碳酸钠、注射用水。

五、适应证及相应的临床价值

用于急、慢性肝炎的辅助治疗，亦可用于脂肪肝及一般肝功能障碍。

六、用法用量

1. 儿童　不建议使用。

2. 成人　肌内注射或静脉注射：每次 20～40mg，每日 1～2 次；静脉滴注：每次 40～80mg，每日 1～2 次。用 5% 或 10% 葡萄糖溶液或 0.9% 氯化钠溶液稀释至适量（50～100ml），20 天为一疗程。

3. 老年人　慎用。

七、特殊人群用药

1. 妊娠期　慎用。

2. 哺乳期　慎用。

3. 其他人群

（1）儿童：尚不明确。

（2）老年人：尚不明确。

八、药理学

1. 药效学及作用机制　本品系维生素 B_{15}（维肝素）的活性成分，化学结构上有 4 个甲基，可供机体合成胆碱所需的甲基，促进胆碱合成、促进肝脂肪分解。本品具有改善肝功能、促进受损肝细胞的修复、缩小肝坏死的范围和抑制纤维化组织的形成、促进肝细胞增殖和分化作用，可增加肝重量及蛋白含量，增加肝细胞的氧摄取量，提高组织细胞呼吸及氧呼吸率的功能。本品促进膜磷脂的序贯甲基化。增强肝细胞膜的流动性,提高作为胆汁分泌和流动之主要动力的 Na^+-K^+-ATP 酶的活性并改善肝细胞膜的通透性。本品可延迟二氯醋酸的释放,并降低血糖和乳酸水平,抑制肝甘油三酯和胆固醇的合成。

2. 药物不良反应 有头痛、腹痛、口渴、食欲缺乏、皮肤干燥、牙龈肿胀等可自行消失。

3. 药物相互作用 尚不明确。

九、注意事项

1. 禁用 对本品过敏者。

2. 用药注意事项 个别病例可有暂时性不适如眩晕和恶心、呕吐可采取减慢注射速度及使患者卧床休息等措施。滴注时需减慢滴速,并使患者卧床,低血压者慎用。

十、药物稳定性及贮藏条件

遮光,密封,在干燥处保存。

十一、药物经济性评价

非基本药物,非医保药品。

5 治疗肥胖症用药

奥 利 司 他

一、药品名称

1. 英文名 Orlistat

2. 化学名 N-甲酰-L-亮氨酸(1S)-1-[[(2S,3S)-3-己基-4-氧—氧杂环丁基]甲基]十二烷基酯。

二、药品成分

奥利司他

三、剂型与规格

奥利司他胶囊 120mg

四、适应证及相应的临床价值

1. 本品适用于肥胖症患者和伴发危险因素(高血压、糖尿病和高脂血症)的超重患者。本品通过减轻体重和维持体重,并结合低热量饮食控制肥胖;还可用于减少在体重降低后的反弹。

2. 中国成人超重和肥胖症的体重指数(BMI)的界定需参考相关预防控制指南。在美国,本品适用于 BMI≥30kg/m² 的肥胖症患者和 BMI≥27kg/m² 伴发危险因素(高血压、糖尿病和高脂血症)的超重患者。

3. 《中国成人肥胖症防治专家共识》中肥胖症药物治疗的选择 目前在全球范围内正式获准临床应用的抗肥胖药物仅余下去甲肾上腺素能药物盐酸芬特明和盐酸安非拉酮,脂酶抑制剂奥利司他共三个药物。

五、用法用量

1. 儿童 不建议使用。

2. 成人 本品推荐剂量为餐时或餐后 1 小时内服 120mg(1 粒),每日 3 次。如果有一餐未进或食物中不含脂肪,则可省略一次服药。尚无证据表明奥利司他超过每日 3 次、每次 120mg 的剂量能增强疗效。

3. 老年人 尚不明确。

六、特殊人群用药

1. 妊娠期 B 级。但在目前缺乏临床数据的情况下,不建议妇女怀孕时服用本品。

2. 哺乳期 目前尚不清楚奥利司他是否经人乳分泌,因此哺乳期妇女不应服用本品。

3. 肝功能损害 由于本品体内吸收极微量,肝功能不全者,无须调整剂量。或遵医嘱。

4. 肾功能损害 由于本品体内吸收极微量,肾功能不全者,无须调整剂量。或遵医嘱。

5. 其他人群

(1) 儿童:奥利司他的安全性和有效性已在 12~16 岁的肥胖青少年患者中得到评估,此年龄段患者服用奥利司他无须调整剂量。尚未进行奥利司他用于 12 岁以下儿童的安全性和有效性研究。

(2) 老年人:缺乏足够的临床研究数据证明 65 岁及以上人群的使用是否与年轻患者存在差异。

七、药理学

1. 药效学及作用机制 奥利司他胶囊是可逆的胃肠道脂肪酶抑制剂,通过与胃和小肠腔内胃脂肪酶和胰脂肪酶的活性丝氨酸部位形成共价键使酶失活,失活的酶不能将食物中的脂肪(主要是三酰甘油)水解为可吸收的游离脂肪酸和单酰基甘油。未消化的三酰甘油不能被身体吸收,从而减少热量摄入,控制体重。该药无须通过全身吸收发挥药效。在每次 120mg、每日 3 次的推荐治疗剂量下,奥利司他可以抑制食物中 30%脂肪的吸收。

2. 药代动力学

吸收:在体重正常和肥胖志愿者中的研究表明,机体对奥利司他的吸收量极微,口服 360mg 带放射性标记的奥利司他后 8 小时血浆浓度达峰值,奥利司他血浆浓度接近检测限(<5ng/ml)。通常治疗剂量下机体对奥利司他的全身吸收极有限,无蓄积,血浆中仅偶尔测出浓度很低的奥利司他(<10ng/ml 或 0.02μmol/L)。雄性大鼠按 150mg/(kg·d)与 1 000mg/(kg·d)剂量口服,平均绝对生物利用度分别为 0.12%与 0.59%;雄性狗按 100mg/(kg·d)与 1 000mg/(kg·d)剂量口服,平均绝对生物利用度分别为 0.7%与 1.9%。

分布:由于奥利司他几乎不被吸收,所以难以测定其分布容积,无法进行药代动力学检测。在体外 99%以上的奥利司他与血浆蛋白结合(脂蛋白、白蛋白是主要的结合蛋白)。奥利司他很少与红细胞结合。

代谢:动物实验提示,奥利司他的代谢主要集中在胃肠道壁。在肥胖患者中进行的研究显示,在极少部分药物被全身吸收后有两种主要的代谢产物,M_1(4-环内酯环水解产物)和 M_3(M_1 附着一个 N-甲酰基亮氨酸裂解产物)占全部血浆浓度的42%。M_1 和 M_3 具有一个开放的 β-内酯环,对脂肪酶的抑制活性极弱(与奥利司他相比,分别低1 000倍和2 500倍)。在治疗剂量下,M_1、M_3 的抑酶活性及血浆浓度很低(服药2~4小时后平均为 M_1,26ng/ml 和 M_3,108ng/ml),因此这两种代谢产物不具有药理意义。

排泄:对正常体重和肥胖者的研究表明,未吸收的药物主要通过粪便排出体外。所服用剂量的大约97%从粪便排泄,其中83%是原型奥利司他,奥利司他所有相关物的累计肾排泄量低于2%。药物彻底排出(粪便和尿液)需要3~5天。对于正常体重者和肥胖受试者,奥利司他的代谢是很相似的。奥利司他、M_1 和 M_3 均可以经胆汁排泄。基于有限的数据,体内吸收的奥利司他的半衰期约为1~2小时。

3. 药物不良反应　本品主要引起胃肠道不良反应,其与药物阻止摄入脂肪吸收的药理作用机制有关。常见不良反应为油性斑点、带便性胃肠排气、大便紧急感、脂(油)性便、脂肪泻、大便次数增多和大便失禁。以及罕见白细胞破碎性血管炎报道,临床体征包括明显的紫癜、斑丘疹、大疱疹。

4. 药物相互作用

(1)在药代动力学研究中,未观察到奥利司他与酒精、地高辛、格列本脲、硝苯地平(缓释片)、口服避孕药、苯妥英类、普伐他汀之间有药物相互作用。

(2)尽管奥利司他不会改变华法林的药代和药效动力学,但在与华法林或其他抗凝血剂联用时,需考虑奥利司他使维生素 K 的吸收降低,故应密切监测患者血凝指标变化。

(3)已观察到服用奥利司他时,维生素 D、维生素 E 和 β 胡萝卜素的吸收减少。如果需要补充复合维生素,应在服用奥利司他之前或之后至少2小时服用,或在睡觉前服用。

(4)奥利司他与环孢素 A 联合用药时可造成后者血浆浓度的降低,因此奥利司他与环孢素 A 不应同时使用。为了减少其相互作用,环孢素 A 应该在奥利司他用药之前或之后至少2小时方能服用。当两者同时给药时,应加强对环孢素 A 血浆浓度的监测。

(5)曾报道在奥利司他与左甲状腺素合并使用引起甲状腺功能低下,需同时使用的患者需监测甲状腺功能变化,建议奥利司他与左甲状腺素至少间隔4小时给药。

(6)本药治疗期间口服胺碘酮,胺碘酮及其代谢物暴露量减少,胺碘酮疗效可能减低。尚未对接受稳定胺碘酮治疗的患者使用本药的影响进行研究。

(7)2014年3月的 MHRA 药物安全月更新报告中发布了关于奥利司他与抗逆转录病毒 HIV 的相互作用的消息。理论上奥利司他可减少抗逆转录病毒 HIV 药物的吸收。仅在慎重考虑了对抗逆转录病毒 HIV 药物疗效的可能影响后才能开始奥利司他治疗。服用抗逆转录病毒 HIV 药物的患者应在咨询医师后方可服用非处方药奥利司他60mg。

(8)有本药与抗癫痫药合用出现惊厥的报道。需密切观察患者是否出现惊厥频率和/或严重程度的改变。

八、注意事项

1. 禁用　对奥利司他或制剂中任何一种成分过敏的患者禁用。患慢性吸收不良综合征或胆汁淤积症的患者禁用。器质性肥胖患者(如甲状腺功能减退)禁用。

2. 慎用　有些患者在服用奥利司他后可能会引起尿液中草酸盐增高,因此对患有高草酸尿血症或草酸钙肾结石病史的患者慎用。

3. 用药注意事项

(1)药物警戒快讯(2014年第5期):英国警惕奥利司他与抗逆转录病毒 HIV 药物的相互作用。

(2)当奥利司他与高脂成分饮食(超过30%的热能来源于脂肪)合用时,发生胃肠道不良反应的可能性会增加。脂肪、碳水化合物和蛋白质的摄入应均衡包含在每日三餐中。由于本品会减少一些脂溶性维生素与 β 胡萝卜素的摄入,因此患者在服药期间应补充包括脂溶性维生素在内的复合维生素,建议每日服用1次,应在服用奥利司他胶囊之前或之后至少2小时,也可在临睡前服用。需同时使用奥利司他和左旋甲状腺素的患者,建议至少间隔4小时服用,并监测甲状腺功能变化。在2型糖尿病患者中,奥利司他在导致体重减轻的同时常常伴随着血糖控制的改善,从而可能需要减少口服降血糖药(如磺酰脲类、二甲双胍药物)及胰岛素的剂量。奥利司他与环孢素联用时可造成后者血浆浓度的降低。因此建议联用时应加强对环孢素血浆浓度的监测。与抗凝血剂联合口服用药时应对患者进行血凝参数的监测。

九、药物稳定性及贮藏条件

密封,在阴凉(不超过20℃)干燥处保存。

十、药物经济性评价

非基本药物,非医保药品。

芬　特　明

一、药品名称

1. 英文名　Phentermine
2. 化学名　2-甲基-1-苯基-2-胺

二、药品成分

$C_{10}H_{15}N$

三、剂型与规格

盐酸芬特明片　37.5mg
盐酸芬特明口腔崩解片　(1)15mg;(2)30mg;(3)37.5mg
盐酸芬特明胶囊　37.5mg

四、适应证及相应的临床价值

用于治疗初始体重指数(BMI)大于或等于30kg/m²、

BMI 大于或等于 27kg/m² 且存在其他风险(已控制的高血压、糖尿病、高脂血症)的外因性肥胖,作为减肥方案(运动、行为矫正、热量控制)的短期(数周)辅助用药。

五、用法用量

1. 儿童　不建议 16 岁或 16 岁以下使用。
2. 成人

片剂:每日 37.5mg。可根据患者需要调整剂量,部分患者可能需每日 18.75mg 或每次 18.75mg、每日 2 次。

口腔崩解片:每日 1 片。

胶囊:每日 37.5mg。

3. 老年人　老年人通常应从最低剂量开始用药。

六、特殊人群用药

1. 妊娠期　X 级。
2. 哺乳期　尚不明确本药是否随母乳排泄,但其他苯丙胺类药可随母乳排泄,可能引起乳儿严重不良反应,故哺乳期妇女应禁用本药。
3. 肾功能损害　本药可随尿液排泄,此类患者使用本药时暴露量可能增加,故应慎用。
4. 其他人群
(1) 儿童用药的安全性和有效性尚不明确,但儿童肥胖需长期治疗,而本药为短期用药,故不建议 16 岁或 16 岁以下儿童使用本药。
(2) 本药主要经肾排泄,而老年人更易出现肾功能减退,故用药时应监测肾功能。

七、药理学

1. 药效学及作用机制　本药为拟交感胺类药,其药理活性类似于苯丙胺类食欲抑制药,作用包括刺激中枢神经系统及升高血压。食欲抑制药治疗肥胖的主要作用在于抑制食欲,还可能作用于其他中枢神经系统或影响代谢。此外,此类药物还显示出快速抗药反应和耐受性。
2. 药代动力学　本药口服后达峰时间为 3~4.4 小时。禁食条件下,本药口腔崩解片的暴露速度和程度与片剂和胶囊相同。本药口腔崩解片在崩解后伴或不伴水吞服均不影响暴露程度(AUC),崩解前吞服可使 C_{max} 降低约 7%,AUC 降低约 8%。在高脂或高热量早餐后口服口腔崩解片可使 C_{max} 降低约 5%,AUC 降低约 12%。
3. 药物不良反应　心悸、心动过速、血压升高、原发性肺动脉高压、反流性心脏瓣膜病、缺血性疾病、头痛、头晕、失眠、震颤、外周血管病变、抑郁、紧张、神经质、易激惹、欣快、烦躁、过度兴奋、坐立不安、精神病、恶心、呕吐、口干、味觉异常、腹泻、便秘、多汗、色觉异常、荨麻疹、阳痿。
4. 药物相互作用
(1) 与单胺氧化酶抑制药合用可导致高血压危象。
(2) 与三环类抗抑郁药(如阿米替林、阿莫沙平、氯米帕明)合用可导致高血压、心血管作用增强、中枢神经系统兴奋。
(3) 与肾上腺素能神经元阻断药合用可能降低肾上腺素能神经元阻断药降压作用。

八、注意事项

1. 本药剂量应个体化,应使用可获得充分反应的最低有效剂量。
2. 糖尿病患者使用本药时可能需减少胰岛素或口服降血糖药的剂量。
3. 本药可损害患者从事危险活动(如驾驶或操作机械)的能力,故用药后从事以上工作时应谨慎。
4. 对本药的食欲抑制作用耐受时,应停药。
5. 本药与其他减肥药[中草药、血清素作用药(如选择性 5-羟色胺再摄取抑制药:氟西汀、舍曲林、氟伏沙明、帕罗西汀等)]合用的安全性和有效性尚不明确,故不推荐合用。

九、药物稳定性及贮藏条件

片剂:20~25℃,密封保存。

口腔崩解片:20~25℃,密封保存。

胶囊:20~25℃,密封保存。

十、药物经济性评价

非基本药物。

托 吡 酯

一、药品名称

1. 英文名　Topiramate
2. 化学名　2,3,4,5-双-O-(1-甲基亚乙基)-β-D 吡喃果糖氨基磺酸酯

二、药品成分

$C_{12}H_{21}NO_8S$

三、剂型与规格

托吡酯片　(1)25mg;(2)50mg;(3)100mg;(4)200mg

托吡酯胶囊　(1)15mg;(2)25mg

托吡酯缓释胶囊　(1)25mg;(2)50mg;(3)100mg;(4)150mg;(5)200mg

四、适应证及相应的临床价值

用于 2 岁及 2 岁以上儿童及成人初诊为癫痫的单药治疗或曾合并用药现转为单药治疗的癫痫;用于 2 岁及 2 岁以上儿童及成人部分性癫痫发作的辅助治疗。

五、用法用量

1. 儿童　不建议使用。
2. 成人　常规剂量
(1) 单药治疗:起始剂量为每晚 25mg,服用 1 周。随后,每 1~2 周增量 25~50mg,分 2 次服用。如不耐受,应调

整剂量方案(降低增量或延长剂量调整时间间隔)。剂量应根据临床疗效进行调整。推荐日剂量为100mg,最大日剂量为500mg。部分难治型癫痫患者可耐受一日1000mg的剂量。

(2) 辅助治疗:起始剂量为每晚50mg,逐渐调整至有效剂量。推荐日剂量为400mg,分2次服用。具体剂量调整如下,第1周,每晚50mg;第2周,早晚各50mg;第3周,早上50mg,晚上100mg;第4周,早晚各100mg;第5周,早上100mg,晚上150mg;第6周,早晚各150mg;第7周,早上150mg,晚上200mg;第8周,早晚各200mg。

(3) 透析时剂量:接受血液透析者需根据透析时间、透析系统的清除率及肾对本药的有效清除率补充剂量。

(4) 肾功能不全时剂量:肾功能损害[肌酐清除率(Ccr)<70ml/(min·1.73m^2)]者,剂量应减半。

3. 老年人 慎用。

六、特殊人群用药

1. 妊娠期 D级。妊娠期暴露于本药,可导致分娩唇裂或腭裂新生儿的风险增加,孕妇用药前应权衡利弊。

2. 哺乳期 本药可随人类乳汁排泄,乳儿体内的血药浓度可达母体血药浓度的10%~20%,哺乳期妇女应慎用。

3. 肝功能损害 肝功能损害者对本药的清除能力降低。

4. 肾功能损害 肾功能损害时,应减少本药剂量。

5. 其他人群

(1) 2岁以下儿童用药的安全性和有效性尚不明确。

(2) 65岁及65岁以上老年人与较年轻者对本药应答的差异尚不明确。

七、药理学

1. 药效学及作用机制 本药为一种由氨基磺酸酯取代单糖的抗癫痫药,其抗癫痫作用有三重机制:①选择性阻断电压依赖的钠通道,以限制持续的反复放电;②增强 γ-氨基丁酸的神经抑制作用;③抑制谷氨酸介导的神经兴奋作用。动物试验表明,本药对癫痫的多种发作类型有效。

2. 药代动力学 本药常释制剂口服后吸收迅速、完全,单次口服本药100mg后,2~3小时达 C_{max}(1.5μg/ml)。剂量为100~400mg时,药代动力学呈线性,AUC与剂量呈正比。单次口服本药缓释胶囊200mg后,约20小时达 C_{max}。口服缓释胶囊每日1次与口服常释制剂每日2次相比,稳态时暴露量(C_{max}、血药谷浓度、AUC)具有生物等效性。食物不影响本药的吸收。本药的蛋白结合率为13%~17%,约口服剂量的20%在体内代谢,与具肝酶诱导作用的抗癫痫药合用时,约50%的药物被代谢。主要经肾排泄(常释制剂至少为给药量的81%,缓释制剂约为给药量的70%),常释制剂的半衰期约为21小时,缓释制剂约为56小时,肾功能不全者用药半衰期延长,儿童用药半衰期缩短。血液透析可清除本药。

3. 药物不良反应

(1) 心血管系统:高血压、血管舒张、低血压、心绞痛、房室传导阻滞、心悸、窦性心动过缓、心动过缓、直立性低血压、面红、热潮红、雷诺综合征。

(2) 代谢/内分泌系统:乳房疼痛、乳房溢液、低血糖、脱水、高钙血症、高脂血症、高血糖。

(3) 呼吸系统:哮喘、咽部水肿、肺栓塞、肺炎、支气管炎、鼻炎、鼻窦炎、上呼吸道感染、咳嗽。

(4) 肌肉骨骼系统:骨质减少、关节病、腿痛、不随意肌收缩、背痛、肌痛、骨骼疼痛。

(5) 泌尿生殖系统:尿潴留、蛋白尿、多尿、少尿、膀胱炎、尿路感染、肌酸酐升高、排尿困难。

(6) 神经系统:眩晕、头痛、偏头痛加剧、抽搐加剧、反射减弱、神经症、脑病、上位运动神经元损伤。

(7) 肝:γ-谷氨酰转移酶升高、谷丙转氨酶升高、谷草转氨酶升高、肝衰竭、肝炎。

(8) 胃肠道:牙龈出血、胃肠炎、牙龈炎、味觉异常、大便失禁、吞咽困难、舌炎、牙龈增生。

(9) 血液:骨髓抑制、全血细胞减少、血小板增多、红细胞增多、瘀斑、紫癜、血肿、凝血因子Ⅱ增多、淋巴细胞减少、淋巴细胞增多、粒细胞减少、嗜酸性粒细胞增多、白细胞减少、血小板减少、贫血。

(10) 皮肤:发质异常、光敏反应、黄褐斑、皮脂溢。

(11) 眼:眼痛、近视、上睑下垂、眼干、畏光、斜视、瞳孔散大、虹膜炎、复视、流泪增加、视物模糊、眼调节紊乱。

(12) 耳:听力下降、中耳炎、耳痛、耳聋、耳不适。

(13) 过敏反应:皮炎、过敏性水肿、结膜水肿。

(14) 其他:肿瘤、胸痛、感染、疼痛、寒战、念珠菌病、外伤、酒精不耐受、疲倦、虚弱、高热、四肢厥冷、钙质沉着、不适、全身水肿、流感样症状。

4. 药物相互作用

(1) 与氢氯噻嗪合用可使本药的血药峰浓度升高27%,曲线下面积(AUC)升高29%,但其临床意义尚不明确。

(2) 与丙戊酸合用可致高氨血症(伴或不伴脑病)和/或低温。

(3) 与其他碳酸酐酶抑制药(如唑尼沙胺、乙酰唑胺、双氯非那胺)合用可加重代谢性酸中毒,并增加发生肾结石的风险。

(4) 与其他中枢神经系统(CNS)抑制药合用对CNS具协同抑制作用,可能导致显著CNS抑制。

(5) 与苯妥英钠合用可降低本药的血药浓度。

(6) 与卡马西平合用可降低本药的血药浓度。

(7) 与地高辛合用可使地高辛的AUC降低12%,但其临床意义尚不明确。

(8) 与口服避孕药合用可使避孕药的疗效减弱,增加非月经性出血的可能。

(9) 与二甲双胍、吡格列酮合用可出现药动学的参数变化,但其临床意义尚不明确。

八、注意事项

1. 禁用 孕妇禁用。

2. 慎用　哺乳期妇女慎用。2 岁以下儿童慎用。

3. 用药注意事项

（1）本药用于偏头痛急性治疗的有效性尚不明确。

（2）本药有引起自杀想法和行为的风险,用药期间应密切监测患者的精神或行为是否有明显改变。

（3）本药应于 2～8 周内逐渐减量至停药,以避免癫痫发作。

（4）由与其他抗癫痫药合用转为本药的单药治疗时,应缓慢停用合用药(安全性考虑需快速停用除外),建议每 2 周减量约 1/3。

（5）本药与生酮饮食疗法合用可增加肾结石的发生风险,故应避免合用。

（6）本药与其他易导致发热相关病症的药物(包括但不限于抗胆碱药)合用应谨慎。

（7）大量饮水可减少肾结石的发生风险(尤其伴潜在肾结石因素的患者);运动前(或运动中)或处于较高温度环境时,保持适当的饮水量亦可减少与发热相关的不良反应。

（8）用药期间(尤其用药早期)不宜驾驶或操作机械。

九、药物稳定性及贮藏条件

片剂:避光、密闭,于室温干燥处保存。

胶囊:密闭,于 25℃或 25℃以下干燥处保存。

缓释胶囊:密闭,于 20～25℃(15～30℃)下干燥处保存。

十、药物经济性评价

非基本药物,医保乙类。

苄 非 他 明

一、药品名称

1. 英文名　Benzfetamine

2. 化学名　苄甲苯异丙胺

二、药品成分

苄非他明

三、剂型与规格

片剂　50mg

四、适应证及相应的临床价值

辅助减肥

五、用法用量

1. 儿童　12 岁以下不建议使用。

2. 成人　初始剂量为每次 25～50mg,每日 1 次,随后可根据患者反应增加单次剂量或用药频率。推荐剂量范围为每次 25～50mg,每日 1～3 次。

六、特殊人群用药

1. 妊娠期　X 级,禁用。

2. 哺乳期　建议避免哺乳。

3. 其他人群

（1）儿童患者:不建议 12 岁以下儿童使用本药。

（2）老年患者:用药前应评估并纠正血容量。

七、药理学

1. 药效学及作用机制　本药为拟交感胺类药,其药理活性类似于苯丙胺类食欲抑制药,作用包括刺激中枢神经系统及升高血压。食欲抑制药治疗肥胖的主要作用在于抑制食欲,还可能作用于其他中枢神经系统或影响代谢。

2. 药物不良反应

（1）心血管系统:可见心悸、心动过速、血压升高。

（2）泌尿生殖系统:可见性欲改变。

（3）神经系统可见头痛、头晕、失眠、震颤。

（4）精神:可见抑郁(停药后)、过度兴奋、坐立不安。罕见精神病发作。

（5）胃肠道:可见口干、恶心、腹泻、味觉异常及其他胃肠功能紊乱。

（6）皮肤:可见多汗。

（7）过敏反应:可见荨麻疹及其他皮肤过敏反应。

3. 药物相互作用

（1）与单胺氧化酶抑制药合用或在使用单胺氧化酶抑制药后 14 日内使用拟交感胺类药可导致高血压危象。

（2）与其他食欲抑制药(包括中草药)合用可能导致严重心脏问题。

八、注意事项

1. 禁用　孕妇禁用。

2. 慎用　心脏杂音或心脏瓣膜病患者不建议使用本药。

3. 用药注意事项

（1）禁止本药与中枢神经系统兴奋药合用。

（2）本药仅用于单一治疗,且不推荐上一年度使用过食欲抑制药者使用本药。

（3）当患者对食欲抑制耐受时,应停药。

（4）用药前应权衡利弊,且仅当患者在治疗的前 4 周获得满意减肥效果时(如体重至少减少 1.8kg)方可继续用药。

（5）食欲抑制药可增加发生肺动脉高压的风险,且不能排除重复治疗时出现此风险。

（6）食欲抑制药慢性中毒的临床表现包括严重皮肤病、失眠、易激惹、多动、人格改变,严重时可出现精神病,临床上常难以与精神分裂症区分。

九、药物稳定性及贮藏条件

20～25℃保存。

十、药物经济性评价

基本药物,非医保药,《中国药典》(2020 年版)收载。

氯 卡 色 林

一、药品名称

1. 英文名　Lorcaserin
2. 化学名　(R)-8-氯-1-甲基-2,3,4,5-四氢-1H-3-苯并氮杂䓬

二、药品成分

氯卡色林

三、剂型与规格

片剂　10mg

四、适应证及相应的临床价值

作为辅助用于减低热量膳食和增加身体活动。

五、用法用量

1. 儿童　不建议使用。
2. 成人　推荐剂量是 10mg,口服给药每日 2 次。

六、特殊人群用药

1. 妊娠期　X 级,禁用。
2. 哺乳期　不宜使用本品。
3. 肝功能损害　慎用。
4. 肾功能损害　慎用。
5. 其他人群　儿童患者:不宜使用本品。

七、药理学

1. 药效学及作用机制　本品被认为能减低食耗量和促进饱感,通过位于下视丘上食欲亲阿片黑色素皮质神经元选择性激活 5-HT2C 受体,确切作用机制尚不清楚。
2. 药物不良反应　5 羟色胺综合征或神经阻滞剂恶性综合征(NMS)、心脏瓣膜病、认知功能障碍、精神病、低血糖、心率减低、血液学变化、催乳素升高。
3. 药物相互作用　根据氯卡色林对 5 羟色胺综合征的作用,与可能影响到 5 羟色胺能神经传递系统的其他药物联用时应极为谨慎,包括曲坦类药物、单胺氧化酶抑制剂(包括利奈唑胺)、选择性 5 羟色胺再摄取抑制剂、选择性 5 羟色胺-去甲肾上腺素再摄取抑制剂、右美沙芬、三环类抗抑郁药物、安非他酮、锂、曲马多、色氨酸和圣约翰草。

八、注意事项

1. 禁用　孕妇禁用。
2. 慎用　肝肾功能损害慎用。
3. 用药注意事项
（1）使用 5 羟色胺能药物有 5-HT2B 受体激动剂活性的患者中曾报道反流心脏瓣膜病,主要影响二尖瓣和/或主动脉瓣。
（2）氯卡色林有损伤认知功能潜能,患者应谨慎操作危险性机械。
（3）临床试验中使用氯卡色林,观察到体重减轻可能增加低血糖的风险。
（4）阴茎异常勃起(疼痛勃起时间大于 6 小时)是一种 5-HT2C 受体激动作用的潜在效应。

九、药物稳定性及贮藏条件

25℃下密闭保存。

十、药物经济性评价

基本药物,非医保药,《中国药典》(2020 年版)收载。

纳曲酮/安非他酮

一、药品名称

1. 英文名　Naltrexone and Bupropion
2. 化学名　17-环丙基甲基-4,5-环氧-3,14-二羟基吗啡喃-6-酮/1-(3-氯苯基)-2-[(1,1-甲基乙基)氨基]-1-丙酮

二、药品成分

盐酸纳曲酮、盐酸安非他酮

三、剂型与规格

盐酸纳曲酮-盐酸安非他酮缓释片(含盐酸纳曲酮 8mg、盐酸安非他酮 90mg)

四、适应证及相应的临床价值

FDA 批准,用于初始体重指数(BMI)大于或等于 $30kg/m^2$ 的肥胖患者、BMI 大于或等于 $27kg/m^2$ 且至少伴有 1 种与体重相关的疾病(如高血压、2 型糖尿病、异常血脂症)的超重患者,以作为长期减重方案(热量控制、运动)的辅助用药。

五、成人用法用量

1. 儿童　不建议使用。
2. 成人
（1）肥胖、超重:本药剂量应逐渐增加,第 1 周,早晨服用 1 片;第 2 周,早晨和晚上各服 1 片;第 3 周,早晨服用 2 片,晚上服用 1 片;第 4 周及以后,早晨和晚上各服 2 片。
（2）肾功能不全时剂量:中、重度肾功能损害者,推荐最大日剂量为 2 片(早晨和晚上各服 1 片)。不推荐终末期肾病患者使用本药。
（3）肝功能不全时剂量:肝功能损害者,推荐最大日剂量为 1 片(早晨服用)。
3. 老年人　慎用。

六、特殊人群用药

1. 妊娠期　X 级,禁用。
2. 哺乳期　慎用。
3. 肝功能损害　慎用。

4. 其他人群

（1）18 岁以下儿童用药的安全性和有效性尚不明确，故不推荐使用。

（2）尚无足够资料证实 65 岁及 65 岁以上的老年患者与年轻患者用药是否存在差异，但老年患者使用本药可能更易发生中枢神经系统不良反应，且老年人肾功能减退，故 65 岁及 65 岁以上的老年患者应慎用本药。

七、药理学

1. 药效学及作用机制　纳曲酮为阿片受体拮抗药，安非他酮为去甲肾上腺素和多巴胺再摄取的弱抑制药。非临床研究表明，纳曲酮和安非他酮可分别作用于大脑调节食物摄取的不同区域，即下丘脑（食欲调节中枢）和中脑边缘多巴胺通路（奖赏系统）。本药导致体重降低确切的神经化学机制尚不明确。

2. 药代动力学　健康受试者单次口服本药缓释片 2 片后，纳曲酮和安非他酮 C_{max} 分别为 1.4ng/ml 和 168ng/ml，达峰时间（T_{max}）分别为 2 小时和 3 小时，$AUC_{0-\infty}$ 分别为 8.4ng·h/ml 和 1 607ng·h/ml。

3. 药物不良反应　血压升高、心悸、心动过速、心肌梗死；脱水；肺炎；肌肉扭伤、椎间盘突出；焦虑、易激惹、精神损伤、神经质、精神分裂。

4. 药物相互作用　本品可能干扰含阿片类药物的治疗作用，应避免同时使用。

八、注意事项与警示

1. 禁用　对纳曲酮、安非他酮过敏者，未控制的高血压患者，癫痫患者或有癫痫发作史者，神经性贪食症、神经性食欲缺乏症患者，孕妇禁用。

2. 慎用　本药未被 FDA 批准用于治疗严重抑郁症或其他精神疾病。对使用本药的患者应密切监测是否出现严重神经精神不良反应。

3. 用药注意事项　以本药的维持剂量治疗 12 周后，如患者的体重减少低于 5%，应停药。为降低癫痫发作的风险，应根据推荐给药方案使用本药，尤其应注意以下几点：①安非他酮的日剂量不得超过 360mg；②日剂量应分 2 次给药；③剂量应逐渐增加；④单次剂量不得超过 2 片；⑤避免与高脂肪餐同服；⑥如漏服 1 次，应于下次给药时间服用常规剂量。

九、药物稳定性及贮藏条件

缓释片：25℃（15～30℃）保存。

6 其　他

高 血 糖 素

一、药品名称

英文名　Glucagon

二、药品成分

高血糖素

三、剂型与规格

注射剂　1mg；10mg

四、适应证及相应的临床价值

1. 主要用于处理糖尿病患者发生的低血糖反应。

2. 用于评估糖尿病患者胰岛 β 细胞的最大分泌情况。

3. 用于胃肠道检查时暂时抑制胃肠道蠕动。

4. 用于心源性休克。用于对标准治疗无反应的 β 肾上腺素受体拮抗药或钙通道阻滞药诱导的心肌抑制（伴或不伴低血压）。

五、用法用量

1. 儿童　不建议使用。

2. 成人

（1）严重低血糖症：肌内注射，每次 1mg，一般用药后 15 分钟内起效，若给予第 1 剂后无反应，可重复使用。静脉注射，同"肌内注射"项。皮下注射，同"肌内注射"项。

（2）胃肠道检查：①肌内注射。使用 glucagon，松弛十二指肠和小肠，每次 1mg；松弛胃，每次 2mg；松弛结肠，每次 2mg，于诊断操作前 10 分钟给药。使用 GlucaGen（R），松弛胃、十二指肠球部、十二指肠、小肠，每次 1mg；松弛结肠，每次 1～2mg。②静脉注射。使用 glucagon，松弛十二指肠和小肠，每次 0.25～0.5mg；松弛胃，每次 0.5mg；使用 GlucaGen（R），松弛胃、十二指肠球部、十二指肠、小肠，每次 0.2～0.5mg；松弛结肠，每次 0.5～0.75mg。

3. 老年人　慎用。

六、特殊人群用药

1. 妊娠期　本药不通过人体胎盘屏障。美国食品药品管理局（FDA）对本药的妊娠安全性分级为 B 级。

2. 哺乳期　哺乳期妇女用药对婴儿无影响。

3. 肾功能不全　慎用。

4. 其他人群

（1）儿童患者：慎用。

（2）老年患者：慎用。

七、药理学

1. 药效学及作用机制　本药是一种由 29 个氨基酸组成的多肽激素，分子量约为 3 500。具有拮抗胰岛素的作用，其对代谢的影响与肾上腺素有相似之处。本药口服无效，注射给药后血糖升高作用迅速而短暂。

2. 药代动力学　本药用于辅助诊断时，静脉注射和肌内注射的起效时间分别为 1 分钟及 4～10 分钟；单次给药药效持续时间分别为 9～25 分钟（静脉注射）、12～32 分钟（肌内注射）。静脉、皮下及肌内注射本药治疗低血糖，达最大效应时间均为 5～20 分钟。血药浓度达峰时间，肌内注射为

13~30 分钟,皮下注射为 20~30 分钟。肌内注射生物利用度为 29.7%。分布容积(V_d)为 0.19~0.25L/kg。本药主要在肝、肾代谢,消除半衰期为 8~18 分钟,肾清除率为 18.9~21.3ml/(kg·min)。

3. 药物不良反应　心跳加速、血糖过高、血钾过低等。偶见恶心和呕吐,特别是剂量超过 1mg 或注射太快(少于 1 分钟)时。小剂量注射时可出现多形性红斑。少数患者可见过敏反应。

4. 药物相互作用　与抗凝血药合用可增加出血的危险。

八、注意事项与警示

1. 禁用　对本药过敏者。肾上腺肿瘤(如嗜铬细胞瘤)患者。

2. 慎用　胰岛素瘤患者。肾上腺功能不全者。慢性低血糖患者。长期禁食或饥饿者。

3. 用药注意事项　由于本药有刺激胰岛分泌胰岛素的作用,有时可能会加重低血糖。对危急患者怀疑低血糖但尚未肯定时,不宜用本药代替葡萄糖静脉注射。使用本药后,一旦低血糖昏迷患者恢复知觉,即应给予葡萄糖(最好口服),避免发生继发性低血糖。对非器质性低血糖症(如酒精中毒所致),本药作用时间短、疗效不佳;对磺酰脲类(如氯磺丙脲)药物引起的低血糖症无效。本药注射液浓度不得高于 1mg/ml,稀释后立即使用。用于低血糖症时,若用药 10 分钟内无效,应静脉注射葡萄糖;若有效,应给予口服碳水化合物以恢复肝糖原的储备和预防低血糖的复发。用于 β 细胞分泌能力的评估时,若患者空腹血糖浓度低于 7mmol/L,则试验结果难以评估。用于胃肠道检查时,若为肌内注射,5~15 分钟后起效,药效持续时间因所检查的器官的差异为 10~40 分钟;若为静脉注射,1 分钟内起效,药效持续时间因所检查的器官的差异为 5~20 分钟。本药某些制剂含有乳糖,应避免用于遗传性半乳糖不耐症、Lapp 乳糖酶缺乏症或葡萄糖-半乳糖吸收障碍者。

九、药物稳定性及贮藏条件

于 2~8℃暗处保存。

十、药物经济性评价

非基本药物,医保甲类。

<h2 style="text-align:center">溴　隐　亭</h2>

参见(第二章　神经系统药物 6　帕金森药物)

<h2 style="text-align:center">碘　酸　钾</h2>

一、药品名称

英文名　Potassium Iodate

二、药品成分

碘酸钾

三、剂型与规格

片剂　(1)0.3mg(含碘 177.9μg);(2)0.4mg(含碘 237.2μg)

颗粒剂　0.15mg(含碘 88.95μg)

口服溶液　(1)10ml：0.15mg(含碘 88.95μg);(2)100ml：1.5mg(含碘 889.5μg)

四、适应证及相应的临床价值

用于预防地方性甲状腺肿、地方性克汀病等。

五、用法用量

1. 儿童　按实际情况给药。

2. 成人　口服。

(1)片剂:普通成人、孕妇及哺乳期妇女,每次 0.3~0.4mg,每日 1 次。

(2)颗粒剂:①普通成人,每次 0.15~0.3mg,每日 1 次;②孕妇及哺乳期妇女,每次 0.3~0.45mg,每日 1 次。

(3)口服溶液:①普通成人,每次 0.3mg,每日 1 次;②孕妇及哺乳期妇女,每次 0.3~0.45mg,每日 1 次。

3. 老年人　按实际情况给药。

六、特殊人群用药

1. 妊娠期　如有碘缺乏应及时补碘。

2. 哺乳期　如有碘缺乏应及时补碘。

七、药理学

1. 药效学及作用机制　本药为补碘药,可防治因缺碘所致的甲状腺组织形态学的改变和功能的异常。此外,动物试验表明本药对碘缺乏所致脑细胞发育障碍具有一定的作用。

2. 药代动力学　本药口服后,碘酸根离子在接触体液后迅速被还原成碘离子,口服后 1 小时血碘浓度迅速达到峰值,而后下降,维持较高浓度可达 5~8 小时,随后逐渐下降至给药前的血碘浓度。血浆中的碘离子可被甲状腺、乳腺、唾液腺、生殖腺等摄取。未被利用的碘主要经肾排出,少量随乳汁和粪便排出。

3. 药物不良反应　个别患者空腹服用后可出现上腹部不适。偶见过敏反应,如血管神经性水肿(肢体、颜面、口唇、喉头等)、皮肤红斑、发热等。

4. 药物相互作用　与钙、氟、镁剂合用,可抑制本药的吸收(碘缺乏时,该抑制作用更显著),应避免同时服用。

八、注意事项与警示

1. 禁用　对碘过敏者。甲状腺功能亢进者。

2. 用药注意事项　由于机体储碘的能力有限,因此需逐日按生理需要量补碘。使用本药时应同时考虑其他方式碘的摄入量(如膳食)。长期补碘应定期测定尿碘。

九、药物稳定性及贮藏条件

遮光、密封,凉暗处保存。

十、药物经济性评价

非基本药物,非医保,《中国药典》(2020 年版)收载。

卵磷脂络合碘

一、药品名称

英文名 Iodized Lecithin

二、药品成分

卵磷脂络合碘

三、剂型与规格

片剂 1.5mg

四、适应证及相应的临床价值

用于治疗中心性浆液性脉络膜视网膜病变、中心性渗出性脉络膜视网膜病变、玻璃体出血、玻璃体混浊、视网膜中央静脉阻塞等。

五、用法用量

1. 儿童 不建议使用。
2. 成人 口服。每日 4.5~9mg,分 2~3 次服。

六、特殊人群用药

1. 妊娠期 用药的安全性尚未确立,仅在利大于弊时方可使用。
2. 哺乳期 尚不明确
3. 其他人群 儿童患者:尚不明确。

七、药理学

1. 药效学及作用机制 本药为碘的络合物,可避免碘化物口服对胃部的损害,且作用更持久。动物实验中,本药具有以下作用:①可促进兔视网膜的组织呼吸,增进其新陈代谢;②可加速成年白兔的视网膜电流图(ERG)节律样的微小波动,在碘剂量为每日 18μg/kg 时最为明显,且连续治疗 3 个月作用增强;③对兔的过敏性眼色素层(葡萄膜)炎或暴发性眼色素层炎的两种实验中,均有明显的抗感染作用和改善 ERG 的作用。

2. 药代动力学 本药大部分以无机碘形式在消化道中被吸收,服药 4 小时后,可见药物从血液中向甲状腺转移,24~120 小时之间达到最高值,336 小时后甲状腺内仍有较高的分布。血中的碘被摄取进入甲状腺,合成甲状腺激素、向血中释放。过剩的碘以碘化物的形式随尿排出。有少于 10%的药物未被吸收,随粪排出。

3. 药物不良反应 偶可出现胃肠不适、皮疹等。

4. 药物相互作用 尚不明确。

八、注意事项与警示

1. 禁用 对碘过敏者禁用。
2. 慎用 慢性甲状腺疾病患者、曾患突眼性甲状腺肿者、内源性甲状腺激素合成不足者慎用。

九、药物稳定性及贮藏条件

遮光、密封,干燥处保存。

十、药物经济性评价

非基本药物,非医保。

第十一章 抗病毒药物

抗肝炎病毒药

重组人干扰素 α-1b

一、药品名称

英文名 Recombinant Human Interferon α-1b

二、药品成分

本品活性成分为重组人干扰素 α-1b

三、剂型与规格

注射剂 1ml：300 万单位；1ml：500 万单位

四、适应证及相应的临床价值

本品适用于治疗病毒性疾病和某些恶性肿瘤。已批准用于治疗慢性乙型肝炎、丙型肝炎和毛细胞白血病。已有临床试验结果和文献报告用于治疗病毒性疾病如带状疱疹、尖锐湿疣、流行性出血热和小儿呼吸道合胞病毒性肺炎等有效。可用于治疗恶性肿瘤如慢性粒细胞白血病、黑色素瘤、淋巴瘤等。

五、用法用量

1. 儿童 本品治疗小儿病毒性肝炎是安全的，治疗儿童病毒性疾病是可行的，其副作用比成人略轻。推荐采用渐进式治疗，从小剂量逐步过渡到正常治疗剂量，近期副作用可明显减少、减轻。应在儿科医师严密观察下使用。

2. 成人 本品可以直接肌内、皮下注射和病灶注射。剂量和疗程如下：

慢性乙型肝炎：本品 30~50μg/次，皮下或肌内注射，每日 1 次，连用 4 周后改为隔日 1 次，疗程 4~6 个月，可根据病情延长疗程至 1 年。

慢性丙型肝炎：本品 30~50μg/次，皮下或肌内注射，每日 1 次，连用 4 周后改为隔日 1 次，治疗 4~6 个月，无效者停用。有效者可继续治疗至 12 个月。根据病情需要，可延长至 18 个月。疗程结束后随访 6~12 个月。急性丙型肝炎应早期使用本品治疗，可减少慢性化。

慢性粒细胞白血病：本品 10~30μg/次，每日 1 次，皮下或肌内注射，第二周后改为 30~50μg/次，每日 1 次，皮下或肌内注射，连续用药 6 个月。可根据病情适当调整，缓解后可改为隔日注射。

毛细胞白血病：本品 30~50μg/次，每日 1 次，皮下或肌内注射，连续用药 6 个月以上。可根据病情适当调整，缓解后可改为隔日注射。

尖锐湿疣：本品 10~50μg/次，均匀注射于各患处基底部，隔日 1 次，连续 3 周到 6 周。不能采用此法时可行肌内注射。可根据病情延长或重复疗程。

肿瘤：视病情可延长疗程。开始时可皮下或肌内注射 30~50μg，每日或隔日注射。如患者未出现病情迅速恶化或严重不良反应，应在适当剂量下继续用药。

3. 老年人 本品可在老年患者中应用，但患有禁忌证的例外。对年老体衰耐受不了可能发生的不良反应者应十分谨慎，应在医师严密观察下应用。当使用较大剂量尤应谨慎，必要时可先用小剂量，逐渐加大剂量可以减少不良反应。

六、特殊人群用药

1. 妊娠期 本品在孕妇中使用经验不多，应慎用。在病情十分需要时，由医师指导使用。

2. 哺乳期 本品在哺乳期妇女中使用经验不多，应慎用。在病情十分需要时，由医师指导使用。

七、药理学

1. 药效学及作用机制 本品具有广谱的抗病毒、抗肿瘤及免疫调节功能。干扰素与细胞表面受体结合，诱导细胞产生多种抗病毒蛋白，从而抑制病毒在细胞内的复制；可通过调节免疫功能增强巨噬细胞、淋巴细胞对靶细胞的特异细胞毒作用，有效地遏制病毒侵袭和感染的发生；可增强自然杀伤细胞活性，抑制肿瘤细胞生长，清除早期恶变细胞等。

急性毒性试验：Balb/c 小鼠尾静脉注射人用量 3 倍（按体重计算）本品，无急性毒性反应。

长期毒性试验：Beagle 狗注射人用剂量 5.6 倍和 28 倍；SD 大鼠注射人用剂量的 5.6 倍、28 倍和 140 倍（均按体重计算），分别连续注射 3 个月和 6 个月，动物全部存活，未见毒性反应。血液和骨髓涂片，脏器病理切片未见有毒理意义的病理变化。

2. 药代动力学 健康志愿者单次皮下注射本品 60μg，注射后 3.99 小时血药浓度达最高峰，吸收半衰期为 1.86 小时,清除相半衰期 4.53 小时。本品吸收后分布于各脏器,于注射局部含量最高,其次为肾、脾、肺、肝、心脏、脑及脂肪组织,然后在体内降解。尿、粪、胆汁中排泄较少。

3. 药物不良反应　本品不良反应温和,最常见的是发热、疲劳等反应,常在用药初期出现,多为一过性;其他可能存在的不良反应有头痛、肌痛、关节痛、食欲缺乏、恶心等;常见的化验异常是外周白细胞减少、血小板减少等血象异常,停药后可恢复。如出现上述患者不能忍受的严重不良反应时,应减少剂量或停药,并给予必要的对症治疗。

4. 药物相互作用　使用本品时应慎用安眠药及镇静药。

八、注意事项

1. 禁用　①已知对干扰素制品过敏者;②有心绞痛、心肌梗死病史以及其他严重心血管病史者;③有其他严重疾病不能耐受本品的副作用者;④癫痫和其他中枢神经系统功能紊乱者。

2. 用药注意事项　①过敏体质,特别是对抗生素有过敏者,本品应慎用。在使用过程中如发生过敏反应应立即停药,并给予相应治疗。②使用前应仔细检查瓶子或注射器,如瓶或瓶塞或注射器有裂缝、破损不可使用,溶液如有混浊或沉淀等异常现象亦不可使用。③本品不含防腐剂,因此任何已开启的药瓶或注射器,应一次用完,不得分次使用。

九、药物稳定性及贮藏条件

2~8℃避光保存。

十、药物经济性评价

基本药物(注射液:0.5ml:10μg、1ml:30μg),医保乙类,《中国药典》(2020 年版)收载。

重组人干扰素 α-2a

一、药品名称

英文名　Recombinant Human Interferon α-2a

二、药品成分

主要成分为重组人干扰素 α-2a

三、剂型与规格

注射剂　100 万单位,300 万单位,500 万单位,600 万单位

四、适应证及相应的临床价值

1. 儿童　已证明对患有慢性乙型肝炎的儿童以 1 千万单位/m² 进行治疗是安全的,但其治疗效果尚未定论。

2. 成人

(1) 淋巴或造血系统肿瘤:毛细胞白血病;多发性骨髓瘤;低度恶性非霍奇金淋巴瘤;皮肤 T 细胞淋巴瘤;慢性髓系白血病;与骨髓增生性疾病相关的血小板增多。

(2) 实体肿瘤:无机会性感染史患者的与艾滋病相关的卡波西肉瘤;复发性或转移性肾细胞癌;转移性恶性黑色素瘤。

(3) 病毒性疾病:伴有 HBV-DNA、DNA 多聚酶阳性或 HBeAg 阳性等病毒复制标志的成年慢性活动性乙型肝炎患者;伴有 HCV 抗体阳性和谷丙转氨酶(GPT)增高,但不伴有肝功能代偿失调(Child 分类 A)的成年慢性丙型(非甲、非乙型肝炎)肝炎患者;尖锐湿疣患者。

五、用法用量

1. 成人

(1) 毛细胞白血病

1) 起始剂量:每日 300 万单位,皮下或肌内注射,16~24 周。如耐受性差,则应将每日剂量减少至 150 万单位,或者将用药次数改为每周 3 次,也可以同时减少剂量和用药次数。

2) 维持剂量:每次 300 万单位,每周 3 次皮下或肌内注射。如耐受性差则将每次剂量减少至 150 万单位,每周 3 次。

3) 疗程:应用该药大约 6 个月以后,再由医师决定是否对疗效良好的患者继续用药或是对疗效不佳的患者中止用药。也有患者连续接受治疗达 20 个月。目前尚未定出本品治疗毛细胞白血病的最佳疗程。

注:对血小板减少症患者(血小板计数少于 50×10⁹/L)或有出血危险的患者,建议以皮下注射本品。尚未定出本品治疗毛细胞白血病的最低有效剂量。

(2) 多发性骨髓瘤:应用本品 300 万单位,每周 3 次皮下或肌内注射。根据不同患者的耐受性,可将剂量逐周增加至最大耐受量(900 万~1 800 万单位)每周 3 次。除病情迅速发展或者耐受性极差外,这一剂量可持续使用。

(3) 低度恶性非霍奇金淋巴瘤:本品作为化疗的辅助治疗(伴随或不伴随放疗),可以延长低度恶性非霍奇金淋巴瘤患者的无病生存期和无恶化生存期。

1) 推荐剂量:在常规化疗结束后(伴随或不伴随放疗),每周 3 次,每次 300 万单位,皮下注射本品,至少维持治疗 12 周。本品的治疗应该在患者从化-放疗反应中一恢复就立即开始,一般时间为化-放疗后 4~6 周。本品治疗也可伴随常规的化疗方案(如结合环磷酰胺、泼尼松、长春新碱和阿霉素)一起进行。以 28 天为一周期。在第 22~26 天,皮下或肌内注射本品 600 万单位/m²。本品结合化疗进行治疗时,本品的使用应该和化疗同时进行。

皮肤 T 细胞淋巴瘤(CTCL):本品可能对进展性或难治性或不适合常规治疗的皮肤 T 细胞淋巴瘤患者有效。

2) 起始剂量:年满 18 岁或以上的患者,以本品皮下或肌内注射,逐渐增加剂量至每日 1 800 万单位,共用 12 周。推荐逐渐增加剂量的方案如下:

第 1~3 天:每日 300 万单位;第 4~6 天:每日 900 万单位;第 7~84 天:每日 1 800 万单位。

3）维持剂量：以患者可以耐受的最大本品剂量每周3次皮下或肌内注射，但最大剂量不能超过1800万单位。

4）疗程：患者必须接受治疗最少8周，要取得更好的疗效，至少需要治疗12周，然后再由医师决定是否对疗效良好的患者继续用药或对疗效不好的患者中止用药。为使疗效良好的患者获得病情完全和持续缓解的最大机会，最短疗程应为12个月。已有患者连续接受治疗达40个月。尚未定出本品治疗皮肤T细胞淋巴瘤的最佳疗程。

5）警告：大约40%的皮肤T细胞淋巴瘤患者尚未达到肿瘤的真正缓解。尽管偶尔有用药一年以上方能达到最佳缓解的病例，但通常是用药3个月内即可取得部分缓解和用药6个月内可取得完全缓解。

（4）慢性髓系白血病（CML）：本品适用于处于慢性期的费城染色体阳性的慢性髓系白血病患者，但尚不明确本品是否能被考虑作为一种可治愈性药物。60%处于慢性期的慢性髓系白血病患者，不管是否曾接受其他治疗，接受本品治疗后可达到血液学缓解。三分之二这类患者在开始接受治疗最近18个月后取得完全的血液学缓解。与细胞毒性化疗不同，α-2a干扰素能持续维持细胞遗传学缓解达40个月以上。

1）推荐剂量：建议对年满18岁或以上的患者作本品皮下或肌内注射8~12周，推荐逐渐增加剂量的方案如下，第1~3天每日300万单位；第4~6天每日600万单位；第7~84天每日900万单位。

2）疗程：患者必须接受治疗至少8周，要取得更好的疗效至少需要治疗12周，然后，再由医师决定是否对疗效良好的患者继续用药或对血液学参数未见任何改善者中止用药。疗效良好的患者应继续用药，直至取得完全的血液学缓解，或者一直用药最多到18个月。所有达到完全血液学缓解的患者，均应继续以每日900万单位（最佳剂量）或以900万单位每周3次（最低剂量）进行治疗，以使其在尽可能短的时间内取得细胞遗传学缓解。尽管有见到开始治疗两年后达到细胞遗传学缓解者，但尚未定出本品治疗慢性髓系白血病的最佳疗程。本品治疗儿童慢性髓系白血病的安全性，药效及最佳剂量尚无定论。

（5）与骨髓增生性疾病相关的血小板增多：血小板增多是慢性髓系白血病经常伴随的现象，也是早期血小板增多症的标志。重度血小板增多的病态性质常由严重的临床表现或凝血素质表现出来。

本品已明确的表现出在数天内降低血小板计数，减少与血小板增加相关的血栓-出血并发症的频度，并且无导致白血病的潜在危险。因此，建议对慢性髓系白血病和其他骨髓增生性疾病中的血小板的过度增生患者以本品进行无导致白血病危险的治疗。

1）慢性髓系白血病中的血小板增多：①治疗慢性髓系白血病中的血小板增多的推荐剂量是，第1~3天每日300万单位；第4~6天每日600万单位；第7~84天每日900万单位。②疗程为，患者必须接受治疗至少8周，要取得更好的疗效至少需要治疗12周，然后再由医师决定是否对疗效良好的患者继续用药，或对血液学参数无任何改善者中止用药。

2）慢性髓系白血病以外的骨髓增生性血小板增多：①治疗慢性髓系白血病以外的骨髓增生性血小板增多的推荐剂量是，第1~3天每日300万单位；第4~30天每日600万单位。②疗程为，每日1次或每周2~3次1~300万单位，耐受良好，通常足以使血小板计数保持在正常范围。但为使每个患者均能达到最高的耐受剂量，需调整每个患者的剂量。

（6）与艾滋病相关的卡波西肉瘤：本品适合治疗无机会性感染病史的艾滋病相关的卡波西肉瘤患者，但尚未定出最佳剂量。治疗无机会性感染病史，无症状（体重减轻多于10%，体温高于等于38℃但又无确诊感染源，或盗汗）以及CD4$^+$T淋巴细胞计数大于200个/μl的艾滋病相关的卡波西肉瘤患者，似乎更能取得良好疗效。

1）起始剂量：年满18岁或以上患者，以本品皮下或肌内注射，逐渐增加每日剂量至少1800万单位，如有可能可将每日剂量增至3600万单位，共用10~20周。推荐逐渐增加剂量的治疗方案如下，第1~3天每日300万单位；第4~6天每日900万单位；第7~9天每日1800万单位，如耐受良好可增至第10~84天每日3600万单位。

2）维持剂量：以患者可以接受的本品的最大剂量每周3次，皮下或肌内注射，但不能超过3600万单位。与艾滋病相关的卡波西肉瘤患者以本品每日剂量300万单位治疗，其缓解率比以推荐剂量治疗者为低。

3）疗程：判断疗效时必须考虑到肿瘤损害的演变。患者至少要接受10周治疗，要取得更好的疗效，至少需要治疗12周，然后再由医师决定是否要对疗效良好的患者继续用药；或对疗效不佳的患者中止用药。一般来说，患者接受大约3个月治疗后即能显示出较好的疗效。已有患者连续治疗20个月，如果已取得良好的疗效，应继续用药至少一直到未再发现肿瘤的证据为止。尚未定出本品治疗艾滋病相关的卡波西肉瘤的最佳疗程。

注：中止本品治疗后可常见卡波西肉瘤的损伤复发。

（7）肾细胞癌：对复发性或转移性肾细胞癌患者，无论以大剂量本品（每日3600万单位）单独治疗或以中等剂量本品（每日剂量1800万单位，每周3次）和长春新碱联合治疗，均能取得最高的肿瘤缓解疗效。两者皆优于中剂量本品每周3次单独治疗。以小剂量本品（每日200万单位/m²）治疗，几乎不显示任何疗效。本品和长春新碱联合治疗，与本品单独治疗相比，前者只使白细胞和粒细胞减少的频度有轻到中度增加。无论是以本品单独治疗或是以本品和长春新碱联合治疗，其病情缓解期限及存活期限相同。

1）本品单独治疗：①起始剂量。应以本品皮下或肌内注射治疗，并逐渐增加至每日至少1800万单位，如有可能每日剂量可增加至3600万单位，共用8~12周。剂量为3600万单位时，建议肌内注射。推荐逐渐增加剂量的治疗方案如下，第1~3天每日300万单位；第4~6天每日900万单位；第7~9天每日1800万单位，如耐受良好可增至：第10~84天每日3600万单位。②维持剂量。如患者耐受良好，应给予患者可接受的本品最大剂量，每周3次，皮下或肌内注射治疗,但不能超过 3 600 万单位。③疗程为,患者至少接受治疗 8 周,为取得更佳效果至少要 12 周,然后再由医师决定是否对疗效良好的患者继续用药,或对疗效不佳的患者中止用药。已有患者连续接受治疗达 16 个月。尚未定出本品治疗晚期肾细胞癌的最佳疗程。

2) 本品和长春新碱联合用药:①起始剂量,应以本品 1 800 万单位,每周 3 次皮下或肌内注射,共 8 ~ 12 周,应尽力保持以上剂量。但如耐受不好,则应以患者可耐受的最大剂量进行治疗。在此期间同时以长春新碱治疗,按其使用说明书,建议剂量应为 0.1mg/kg,每 3 周 1 次静脉注射。②维持剂量,以本品 1 800 万单位,每周 3 次皮下或肌内注射。如耐受不好,则以患者可耐受的最大剂量治疗。单次剂量不能超过 1 800 万单位。在此期间,同时以长春新碱治疗,按其使用说明书,建议剂量应为每千克体重 0.1mg,每 3 周 1 次静脉注射。③疗程为,患者应接受治疗至少 8 周,为取得更佳的效果至少要用 12 周,然后再由医师决定是否对疗效良好者继续用药或对疗效不佳者中止用药。已有患者连续接受治疗达 17 个月。尚未定出本品与长春新碱联合治疗晚期肾细胞癌的最佳疗程。

(8) 恶性黑色素瘤:接受本品治疗的 10% ~ 25% 的恶性晚期黑色素瘤患者表现出皮肤和内脏肿瘤真正的转归。以少于 1 800 万单位每周 3 次治疗,其缓解率较低。治疗反应良好的患者存活时间要比反应不好的患者存活时间长。

1) 起始剂量:应以本品 1 800 万单位,每周 3 次皮下或肌内注射,共用 8 ~ 12 周。

2) 维持剂量:以本品 1 800 万单位或以患者能耐受的最大剂量每周 3 次,皮下或肌内注射。

3) 疗程:患者至少接受治疗 8 周,为取得更佳的效果至少要 12 周,然后再由医师决定是否对疗效良好的患者继续用药,或对疗效不佳的患者中止用药。已有患者连续接受治疗 24 个月。目前尚未定出本品治疗晚期恶性黑色素瘤的最佳疗程。

(9) 慢性活动性乙型肝炎:本品适合治疗伴有 HBV-DNA、HBeAg 及 DNA 多聚酶阳性等病毒复制标志的成年慢性活动性乙型肝炎患者。

1) 推荐剂量:尚未定出治疗慢性活动性乙型肝炎的最佳治疗方案。通常以 450 万单位,每周 3 次皮下注射,共用 6 个月。如用药 1 个月后病毒复制标志或 HBeAg 无下降,则可逐渐加大剂量并可进一步将剂量调整至患者能够耐受的水平,如治疗 3 ~ 4 个月后没有改善,则应考虑停止治疗。

2) 儿童:已证明对患有慢性乙型肝炎的儿童以每平方米体表面积 1 000 万单位进行治疗是安全的,但其治疗效果尚未定论。

警告:本品对慢性乙型肝炎合并感染人类免疫缺陷病毒(HIV)的患者的疗效尚无定论。

(10) 慢性丙型肝炎:本品适合治疗 HCV 抗体阳性,谷丙转氨酶(GPT)增高和不伴肝失代偿(Child 分类的 A 级)的成年慢性丙型肝炎患者。但没有临床和组织学方面长期好转的依据。

1) 起始剂量:以本品 600 万单位,每周 3 次,皮下或肌内注射 3 个月作为诱导治疗。

2) 维持剂量:血清谷丙转氨酶正常的患者需要再以本品 300 万单位每周 3 次,注射 3 个月作为完全缓解的巩固治疗。血清谷丙转氨酶不正常者必须停止以本品治疗。

注:大多数接受了足够治疗后复发的患者会在治疗结束后 4 个月内复发。

(11) 尖锐湿疣:以本品 100 万 ~ 300 万单位,每周 3 次,皮下或肌内注射,共 1 ~ 2 个月。

2. 老年人　对有心脏病的老年患者,老年癌症晚期患者,在接受本制剂治疗前及治疗期间应作心电图检查,遵医嘱根据需要作剂量调整或停止用药。

六、特殊人群用药

1. 妊娠期　虽然动物实验并未提示重组人干扰素 α-2a 有导致畸胎作用,但尚不能排除其对人类胚胎的伤害性。在以大大超过临床剂量的重组人干扰素 α-2a 用于妊娠早期到中期恒河猴时,观察到重组人干扰素 α-2a 有堕胎作用。

2. 哺乳期　尚不明确是否重组人干扰素 α-2a 能分泌于人奶中,故应根据母体的重要程度决定是否终止哺乳或终止用药。

七、药理学

1. 药效学及作用机制　本品具有天然 α 干扰素的多种活性。其抗病毒作用是通过在细胞内诱发抗病毒状态和调节免疫系统的效应,从而达到中和病毒或清除受病毒感染的细胞。本品抗肿瘤机制尚不明确,但能使人类肿瘤细胞 DNA、RNA 和蛋白合成减少并能抑制某些人类肿瘤细胞的体外增殖和在裸鼠体内的生长。

2. 药代动力学　本品在动物(猴子、狗及老鼠)的药代动力学与人类相似。

吸收:肌内注射或皮下注射本品后的吸收剂量显示分数大于 80%,肌内注射 3 600 万单位本品后,平均达峰时间 3.8 小时的血药药峰浓度范围为 1 500 ~ 2 580μg/ml(平均 2 020μg/ml)。皮下注射 3 600 万单位本品后,平均达峰时间 7.3 小时的血药药峰浓度范围为 1 250 ~ 2 320μg/ml(平均 1 730μg/ml)。

分布:本品人体药代动力学在 300 万 ~ 19 800 万单位的剂量范围内,呈线形表现,在健康人中静脉滴注本品 3 600 万单位后,稳态分布量为 0.22 ~ 0.75L/kg(平均 0.4L/kg)。健康志愿者和患有转移性癌症患者的血清 α-2a 干扰素浓度反映出个体的差异。

特殊临床情况的药代动力学:以单剂量 α-2a 干扰素给转移性癌症患者和慢性乙型肝炎患者肌内注射后的药代动力学表现与健康志愿者相同。单剂量本品高达 19 800 万单位,血药浓度与剂量成比例增加。在以每日 2 次(50 万 ~ 3 600 万单位)、每日 1 次(100 万 ~ 5 400 万单位)或每周 3 次(100 万 ~ 13 600 万单位)等方案用至 28 天的时间里,α-2a 干扰素的分布或清除情况无变化。以本品肌内注射每日 1 次或多次给某些转移性癌症患者至 24 天后,其血药峰浓度比单剂量用药者高 2 ~ 4 倍,但经研究了多个不同的剂量方案后,显示多剂量用药不改变其分布及清除参数。

代谢及清除:本品以肾分解代谢为主要清除途径,而胆汁分泌与肝代谢的清除是次要途径。在健康人静脉滴注 α-2a 干扰素后,α-2a 干扰素呈现 3.7~8.5 小时(平均 5.1 小时)的消除半衰期。总体清除率为 2.14~3.62ml/(min·kg)〔平均为 2.79ml/(min·kg)〕。

3. 药物不良反应　以下的有关不良反应的资料来自对各种癌症患者和治疗后复发的患者,病程晚期的患者以及慢性乙型肝炎和慢性丙型肝炎患者。

(1) 一般症状:大部分患者会出现感冒样症状,如乏力、发热、寒战、食欲减退、肌痛、头痛、关节病和出汗等,剂量调整或者对乙酰氨基酚的使用可减轻或消除此类症状,也有患者继续用药也可耐受(可能引起嗜睡、虚弱和乏力)。

(2) 胃肠道:约 2/3 癌症患者主诉食欲缺乏,1/2 主诉恶心和呕吐、味觉改变、口干、体重减轻等,腹泻和轻度到中度腹痛等则少见。便秘、腹胀、肠蠕动增强、胃灼热等很少见、消化性溃疡复发及非威胁生命的胃肠道出血也有个别报道。

(3) 肝功能改变:特别是表现在 GPT 增高,也伴有碱性磷酸酶,乳酸脱氢酶以及胆红素增高,但一般来说不需要调整剂量。偶尔有导致肝炎的报道。对乙型肝炎患者来说,转氨酶的改变提示患者临床状况的改善。

(4) 中枢神经系统:头昏、眩晕、视力障碍、智力降低、记忆力下降、抑郁、嗜睡、精神错乱、行为障碍,焦虑、神经过敏以及失眠等不太常见,自杀行为、严重嗜睡、惊厥、昏迷、脑血管副反应、短暂的阳痿及缺血性视网膜病变等极少。

(5) 外周神经系统:感觉异常、麻木、神经病变、瘙痒以及震颤等偶有发生。

(6) 心血管及呼吸系统:在大约 1/5 的癌症患者中见到诸如短暂低血压、高血压、水肿、发绀、心律失常、心悸和胸痛等异常情况,咳嗽及轻度呼吸困难较少见。也有报道极少数病例发生肺水肿、肺炎、充血性心力衰竭、心跳呼吸骤停以及心肌梗死等。乙型肝炎患者中极少出现心血管方面的问题。

(7) 皮肤黏膜及附件:反复发作性口唇疱疹、皮疹、瘙痒、皮肤黏膜干燥、流涕和鼻液溢偶有报道。约 1/5 患者伴有轻至中度脱发,但中止用药后即可恢复。

(8) 肾与泌尿系统:肾功能降低极为少见;极少报道有肾衰竭病例,主要发生在有肾病和/或伴有危险因素的肾中毒性症状的癌症患者。电解质紊乱有所发生,一般与食欲缺乏和脱水有关。异常情况包括原发性蛋白尿,尿沉淀中细胞计数增加等。偶见血尿素氮,血肌酐及尿酸增高。

(9) 造血系统:1/3~1/2 的患者发生短暂白细胞减少,但极少需要减少用药剂量。非骨髓抑制性患者中血小板减少较为少见。血红蛋白及红细胞比容偶有降低,骨髓抑制性患者中血小板减少及血红蛋白降低等较为多见。严重造血系统之异常改变通常在停用本品 7~10 天后即可恢复至治疗前水平。

(10) 其他:约有 1/2 患者发生不严重的低血钙,无临床意义。极少数患者用本品有血糖升高,注射部位的局部反应也有发生。

(11) 在以大大超过临床推荐剂量的本品用于恒河猴时,可引起月经周期紊乱,包括月经期延长等。但在人类尚无类似的发现。

(12) 抗干扰素抗体:在使用后,某些患者可能会产生抗蛋白的中和性抗体。无论是天然的还是重组的干扰素,其抗体皆可能在一定比例的患者中发现。某些临床情况下(癌症、系统性红斑狼疮、带状疱疹),从未接受过外源性干扰素的患者也可能自行产生对抗人类白细胞干扰素的抗体。在临床试验中,使用储存于 25℃ 的本品后,发现大约 1/5 的患者产生对抗本品的中和性抗体。但尚未发现这类抗体影响患者对本品的治疗反应的任何临床证据。在丙型肝炎患者中看到一些在疗效良好的还在接受治疗的患者产生了抗体后,其失去疗效的时间比不产生这种抗体者要早些。未再发现抗本品抗体的其他临床影响。

(13) 临床试验中,还没有资料证明使用目前市场上销售的储存于 4℃ 的本品冻干粉和注射液后会产生中和性抗体。在鼠模型实验中,显示本品冻干粉储存于 25℃ 一定时间后,本品的免疫性会相应增加,但目前推荐储存于 4℃ 的本品制剂则无以上改变。

4. 药物相互作用　重组人干扰素 α-2a 可能会通过降低肝内微粒体细胞色素酶 P450 的活性影响氧化代谢过程。有报告证实,开始使用重组人干扰素 α-2a 后,体内茶碱的清除率降低。在以前或近期服用过的药物所产生的神经毒性、血液毒性及心脏毒性,都会由于使用重组人干扰素 α-2a 而使毒性增加。与具有中枢作用的药物合并使用时会产生相互作用。

八、注意事项

禁用于以下患者:①对重组 α-2a 干扰素或该制剂的任何成分有过敏史者。②患有严重心脏疾病或有心脏病史者。尽管尚未发现干扰素对心脏产生直接毒性作用,但似乎使用干扰素经常相关的急性,自限性毒性(如发热、发冷等),可能会加重已存在的心脏疾病。③严重的肝、肾、或骨髓功能不正常者。④癫痫及中枢神经系统功能损伤者。⑤伴有晚期失代偿性肝病或肝硬化的肝炎患者。⑥正在接受或近期内接受过免疫抑制剂治疗的慢性肝炎患者,短期"去激素"治疗者除外。⑦即将接受同种异体骨髓移植的 HLA 抗体识别相关的慢性髓系白血病患者。

九、药物稳定性及贮藏条件

本品应贮存于 2~8℃,避光保存,请勿冷冻。

十、药物经济性评价

基本药物(注射液:300 万 IU、500 万 IU),医保乙类,《中国药典》(2020 年版)收载。

重组人干扰素 α-2b

一、药品名称

英文名　Recombinant Human Interferon α-2b

二、药品成分

本品活性成分为重组人干扰素 α-2b（由携带有人白细胞干扰素 α-2b 基因质粒的重组假单胞菌生产）。

三、剂型与规格

注射液　1ml∶100 万单位；1ml∶300 万单位；1ml∶500 万单位

四、适应证及相应的临床价值

慢性乙型肝炎、慢性丙型肝炎等。

五、用法用量

1. 儿童　儿童用药经验仍有限，对此类病例应小心权衡利弊后遵医嘱用药。

2. 成人　本品可以肌内注射、皮下注射和病灶内注射。

（1）慢性乙型肝炎：推荐剂量为每次 300 万～500 万单位，每日或隔日注射 1 次，3～6 个月为一疗程，医师可根据患者的具体情况而调整剂量。

（2）慢性丙型肝炎：推荐剂量为每次 300 万～500 万单位，每日或隔日注射 1 次，3～6 个月为一疗程，医师可根据患者的具体情况而调整剂量。

（3）尖锐湿疣：推荐剂量为每次 100 万～300 万单位，每周隔日注射 3 次，1～2 个月为一疗程。

（4）毛细胞白血病：推荐剂量为每次 300 万单位，每周隔日注射 3 次，医师可根据患者的具体情况而调整剂量。通常经过 1～2 个月的治疗后表现出疗效，其后可进行间歇治疗，使病情长期缓解。

（5）慢性粒细胞白血病：推荐剂量为每日注射 300 万～900 万单位，治疗 3 个月，医师可根据患者具体情况而调整剂量。血象缓解后可进行维持治疗，隔日注射 1 次，9～10 个月后细胞遗传学指标可有缓解。

（6）淋巴瘤（囊泡性）：推荐剂量为 300 万单位，每周隔日注射 3 次。根据不同患者的耐受性，酌情将剂量逐周增加至最大耐受量（900 万～1 800 万单位），每周隔日注射 3 次，8～12 周为一个疗程。若未出现病情加剧或严重的不耐受反应，这一剂量应持续治疗至少 12 个月。医师可根据患者具体情况而调整剂量，同时配合光化疗可提高疗效。

（7）艾滋病相关性卡波西肉瘤：推荐剂量为每日注射 1 800 万单位，如有可能将剂量逐渐增加至 3 600 万单位，若未出现病情加剧或严重的不耐受反应，应持续维持此疗法。当反应稳定后剂量改为每次 1 800 万单位，每周隔日注射 3 次。

（8）恶性黑色素瘤：推荐剂量为每次 900 万～1 800 万单位，每周隔日注射 3 次直至出现疗效，然后进行持续治疗，每次注射 1 800 万单位，每周隔日注射 3 次，医师可根据患者的具体情况而调整剂量。Ⅰ、Ⅱ期恶性黑色素瘤手术切除后，使用本品进行辅助治疗可降低复发率。

3. 老年人　对患有心脏病、癌症晚期的老年患者，在接受本品治疗前及治疗期中都应做心电图检查，遵医嘱作剂量调整或停止使用本品。

六、特殊人群用药

1. 妊娠期　孕妇用药经验有限，孕期内安全使用本品的方法尚未建立。因此，当孕妇病情十分需要使用本品时，应由临床医师仔细斟酌，只有当用药对母体的益处大于对胎儿的潜在危险时方可使用。

2. 哺乳期　无资料显示使用本品后干扰素是否经母乳分泌，哺乳期妇女需要用药时应考虑本品对母体的重要程度，来决定是否终止哺乳或终止用药。

七、药理学

1. 药效学及作用机制　重组人干扰素 α-2b 具有广谱抗病毒、抗肿瘤、抑制细胞增殖以及提高免疫功能等作用。干扰素与细胞表面受体结合，诱导细胞产生多种抗病毒蛋白，抑制病毒在细胞内繁殖，提高免疫功能包括增强巨噬细胞的吞噬功能，增强淋巴细胞对靶细胞的细胞毒性和天然杀伤性细胞的功能。

2. 药代动力学　本品通过肌肉或皮下注射，血药浓度达峰时间为 3.5～8 小时，消除半衰期为 4～12 小时。肾分解代谢为干扰素主要消除途径，而胆汁分泌与肝代谢的消除是重要途径。肌内注射或皮下注射的吸收超过 80%。

3. 药物不良反应　使用本品常见有发热、头痛、寒战、乏力、肌痛、关节痛等症状，常出现在用药的第 1 周，不良反应多在注射 48 小时后消失。如遇严重不良反应，需修改治疗方案或停止用药。一旦发生过敏反应，应立即停止用药。少数患者可出现白细胞减少、血小板减少等血象异常，停药后即可恢复正常。偶见有食欲缺乏、恶心、腹泻、呕吐、脱发、血压升高或降低、神经系统功能紊乱等不良反应。

4. 药物相互作用　可能会改变某些酶的活性，尤其可减低细胞色素酶 P450 的活性，因此西咪替丁、华法林、茶碱、地西泮、普萘洛尔等药物代谢受到影响。在与具有中枢作用的药物合并使用时，会产生相互作用。

八、注意事项

1. 禁用

（1）本品除含有重组人干扰素 α-2b 外，还含有羟乙基淀粉-40、氧化钠、枸橼酸、磷酸氢二钠、甘露醇、吐温-80，不含防腐剂及血液提取成分，对该制剂的任何成分有过敏史者禁用本品。

（2）患有严重心脏病或自体免疫疾病、癫痫及中枢神经系统功能损伤者。

（3）严重的肝、肾或骨髓功能不正常者。

（4）有其他严重疾病不能耐受本品者及对重组人干扰素 α-2b 或该制剂的任何成分有过敏史者。

2. 用药注意事项

（1）本品为无色透明液体，如遇有浑浊或沉淀等异常现象、药瓶或预灌装玻璃注射有损坏、药品过期失效则不得使用。

（2）预灌装注射器注射方法遵医嘱。

（3）为避免可能的污染，使用前方可开启内包装。对于任何已开启的药瓶或预灌装玻璃注射器，在抽取所需剂量药液或注射后应弃去。

（4）运动员慎用。

九、药物稳定性及贮藏条件

2~8℃避光保存及运输。

十、药物经济性评价

基本药物（注射液：300万IU、500万IU），医保乙类，《中国药典》（2020年版）收载。

聚乙二醇干扰素 α-2a

一、药品名称

英文名　Peginterferon α-2a

二、药品成分

聚乙二醇干扰素 α-2a

三、剂型与规格

注射剂　135μg/0.5ml/支，180μg/0.5ml/支；预充式注射器：1支/盒，4支/盒

四、适应证及相应的临床价值

1. 慢性乙型肝炎
2. 慢性丙型肝炎（首选用药）

五、用法用量

1. 儿童　尚未对18岁以下患者用药进行充分研究。另外因为本品注射溶液中含苯甲醇，所以不能用于新生儿和婴幼儿。本品用于皮下注射。本品含苯甲醇，禁止用于儿童肌内注射。

2. 成人　本品须由有经验的治疗慢性乙型和丙型肝炎的内科医师开具使用。与利巴韦林联合使用时请同时参阅利巴韦林的说明书。

1）慢性乙型肝炎：用于慢性乙型肝炎患者时本品的推荐剂量为每次180μg，每周1次，共48周，腹部或大腿皮下注射。其他剂量和疗程尚未进行充分的研究。

2）慢性丙型肝炎：本品单药或与利巴韦林联合应用时的推荐剂量为每次180μg，每周1次，腹部或大腿皮下注射。联合治疗时同时口服利巴韦林。

与本品联合治疗的利巴韦林的剂量取决于病毒的基因型：基因型2或3型剂量为每日口服800mg；基因型1型剂量为根据体重每日口服1 000~1 200mg（见表11-1）。利巴韦林应在进餐时服用。

慢性丙型肝炎的治疗疗程：与利巴韦林联合治疗慢性丙型肝炎的疗程决定于病毒基因型。HCV基因型1型不论病毒载量如何均应治疗48周，HCV基因型2/3型不论病毒载量如何应治疗24周（见表11-1）。

表 11-1　丙型肝炎患者联合治疗的推荐剂量和疗程

基因型	聚乙二醇干扰素 α-2a 每周剂量	利巴韦林 每日剂量	疗程
基因型 1 型	180μg	<75kg＝1 000mg	48 周
		≥75kg＝1 200mg	48 周
基因型 2/3 型	180μg	800mg	24 周

通常HCV基因型4型感染的患者治疗困难，有限的研究数据（$n=66$）中所用剂量与HCV基因型1型的治疗剂量一致。因为目前缺乏可用的数据，所以HCV基因型5型或6型的治疗也考虑使用同样的剂量。

不论病毒基因型如何，本品单药治疗的推荐疗程为48周。

12周后丙型肝炎病毒应答的预测：本品单药或与利巴韦林联合治疗12周内未出现病毒应答【HCV RNA未下降到50单位/ml以下，相当于100copies/ml，或至少未下降到基线的百分之一以下（10^2）】的HCV基因型1型患者应考虑终止治疗。

HCV基因型2/3型96例患者中93例在12周内出现病毒应答。因此HCV基因型2/3型患者不论12周时病毒应答与否都应治疗24周（见表11-2）。

3. 老年人　根据药代动力学、药效学和临床耐受性及安全性资料，老年患者无须调整剂量。

表 11-2　推荐剂量联合方案治疗12周时病毒应答的预测值

	阴性			阳性		
	12周 无应答	无持续 应答	预测值	12周 无应答	无持续 应答	预测值
基因型 1 型（$n=569$）	102	97	95% (97/102)	467	265	57% (265/467)
基因型 2/3 型（$n=96$）	3	3	100% (3/3)	93	81	87% (81/93)

六、特殊人群用药

1. 妊娠期　禁忌。

2. 哺乳期　目前尚不清楚本品及其赋型剂是否经人乳排泄，因此要根据药物治疗对母亲的重要性来决定停止哺乳还是停止治疗。

3. 肾功能损害　对肌酐清除率大于 20ml/min 的患者不需调整剂量。但当本品和利巴韦林联合使用时应仔细参阅利巴韦林的说明书。对终末期肾功能进行血液透析的患者，清除率下降 25%~45%，135μg 剂量下的暴露量与肾功能正常患者 180μg 剂量的相似。建议本品用于这些患者时需小心，应密切监测，出现不良反应时本品应减量。

4. 肝功能损害　尚无本品用于严重肝功能不全患者的研究，禁止将本品用于此类患者。

七、药理学

1. 药效学及作用机制　作用机制：聚乙二醇干扰素 α-2a（以下称本品）是聚乙二醇与重组干扰素 α-2a（以下称普通干扰素）结合形成的长效干扰素。干扰素可与细胞表面的特异性 α 受体结合，触发细胞内复杂的信号传递途径并激活基因转录，调节多种生物效应，包括抑制感染细胞内的病毒复制，抑制细胞增殖，并具有免疫调节作用。本品具有非聚乙二醇结合的 α 干扰素（普通干扰素）的体外抗病毒和抗增殖活性。

药效学：本品的药效学特点与天然的或普通的人 α 干扰素相似，而药代动力学差别很大。40KD 的 PEG 部分的结构直接影响临床药理学特点，因为 PEG 部分的大小和支链结构决定了药物的吸收、分布和消除特点。

（1）健康人单次皮下注射本品 180μg 后 3~6 小时，抗病毒活性指标即血清 2,5-寡腺苷酸合成酶（2,5-OAS）活性迅速升高。本品所诱导的 2,5-OAS 血清活性可维持 1 周以上，且比单次皮下注射 3 或 18MIU 普通干扰素的活性高。与年轻人相比，62 岁以上的老年人单次皮下注射本品 180μg，所产生的血清 2,5-OAS 活性强度和持续时间降低大约 25%。

（2）对明显肾功能不全的患者（肌酐清除率为 20~40ml/min），单次皮下注射本品 90μg 后对 2,5-OAS 活性的反应弱于肌酐清除率在 40~100ml/min 以上的患者，尽管两组的药物暴露量（AUC 和 C_{max}）类似。

（3）慢性丙型肝炎患者接受本品 180μg 治疗会出现双相的 HCV RNA 滴度下降。在表现为持续病毒应答的患者及一些无持续病毒应答的患者中，第一相出现在开始用药后 24~36 小时。第二相出现在接下来的 4~16 周内。与普通 α 干扰素相比，本品 180μg 治疗增加了病毒清除和提高了治疗的病毒应答率。

2. 药代动力学

（1）健康人群的药代动力学

1）吸收：在健康受试者人群中，180μg 单次皮下注射后，血清浓度可在 3~6 小时内检测到。在 24 小时内，可达到血清浓度峰值的 80%。注射后 72~96 小时可测到血清峰浓度 [AUC=(1 743±459)ng·h/ml，C_{max}=(14±2.5)ng/ml]。本品的绝对生物利用度是 61%~84%，与普通干扰素 2a 相似。

2）分布：本品静脉注射后的稳态分布容积（V_d）为 8~14L，表明本品主要分布在血液和细胞外液中。在大鼠的物料平衡、组织学分布和全身放射自显影试验中，显示本品除了血液浓度较高外，还分布在肝、肾和骨髓中。

3）代谢：本品的代谢机制尚未完全阐明。大鼠试验显示本品主要在肝中代谢，代谢物主要通过肾排出体外。

4）清除：①男性对本品的系统清除率较内源性干扰素低约 100 倍。静脉给药后，终末半衰期大约是 60~80 小时，而干扰素 α 一般仅 3~4 小时。皮下注射给药后，其终末半衰期更长（50~130 小时）。皮下注射后的半衰期可能不仅反映该化合物的清除相，而且还反映了吸收相延长。②在健康人群和慢性乙型或丙型肝炎患者中每周给药 1 次血清中本品浓度与剂量成比例增长。③在慢性乙型或丙型肝炎患者中，每周给药 1 次，连续 6~8 周后，本品血清浓度可达单次给药的 2~3 倍。但 8 周后无进一步增长。使用 48 周后的峰谷比约为 1.5~2.0。本品的血清浓度能够维持 1 周（168 小时）。

（2）特殊人群的药代动力学

1）肾功能不全患者：对 23 例肌酐清除率在高于 100ml/min（肾功能正常）到 20ml/min（严重肾功能不全）的患者的研究显示，本品的药代动力学与肌酐清除率无显著相关。肾功能受损对本品药代动力学影响很小，因此肾功能不全患者无须调整剂量（肌酐清除率>20ml/min）。

2）对进行血液透析的终末期肾病患者，本品的清除降低了 25%~40%，首剂 135μg 剂量产生的暴露量与肾功能正常患者 180ml/min 剂量产生的暴露量类似。

3）性别差异：本品单次皮下注射的药代动力学特点在健康男性和女性中相似。

4）老年患者：62 岁以上的老年受试者在给予单次皮下注射 180ml/min 后对本品的吸收较年轻受试者延迟，但仍呈持续吸收。两者达峰时间分别为 115 小时和 82 小时；AUC 轻度增加（分别为 1 663ng·h/ml 和 1 295ng·h/ml）；但峰浓度相似（分别为 9.1ng/ml 和 10.3ng/ml）。根据药物利用度、药效学应答和药物耐受性特点，老年患者不需要降低剂量

5）无肝硬化和肝硬化患者：本品在健康受试者中和在慢性乙型或丙型肝炎患者中的药代动力学特点均类似。丙型肝炎代偿期肝硬化患者（代偿期，Child-Pugh A 级）和无肝硬化患者的血浆浓度和药代动力学参数具有可比性。

6）目前尚无用于肝功能失代偿患者的资料。

注射部位：本品皮下注射部位应限于腹部和大腿。研究表明与注射腹部和大腿相比，注射在上肢时本品的生物利用度下降。

3. 药物不良反应　本品与利巴韦林联合治疗慢性丙型肝炎和 HIV-HCV 混合感染患者，或本品单药治疗慢性乙型肝炎、慢性丙型肝炎和 HIV-HCV 混合感染患者中报道的发生率≥1%但<10%的不良反应有：

（1）血液和淋巴系统异常：淋巴结肿大、贫血和血小板减少。

（2）内分泌异常：甲状腺功能减退和甲状腺功能亢进。

（3）精神和神经系统异常：记忆力障碍、味觉改变、感觉异常、感觉迟钝、震颤、虚弱、情感障碍、情绪改变、神经过敏、攻击意识、性欲减退、偏头痛、嗜睡、感觉过敏、梦魇、晕厥。

（4）眼部异常：视物模糊、眼干、眼部炎症、眼痛。

（5）耳及内耳异常：眩晕、耳痛。

（6）心脏异常：心悸、外周水肿、心动过速。

（7）血管异常：面部潮红。

（8）呼吸、胸部和纵隔异常：上呼吸道感染、咽痛、鼻炎、鼻咽炎、鼻窦充血、肺充血、胸部紧缩感、劳累性呼吸困难、鼻出血。

（9）胃肠道异常：胃炎、腹胀、口干、口腔溃疡、牙龈出血、牙龈炎、唇炎、便秘、口腔炎、吞咽困难、舌炎。

（10）皮肤和皮下组织异常：皮肤疾病、皮疹、湿疹、银屑病、荨麻疹、光过敏反应、多汗、盗汗。

（11）骨骼肌、结缔组织和骨骼异常：骨痛、背痛、颈部疼痛、肌肉痉挛、肌肉无力、骨骼肌疼痛、关节炎。

（12）生殖系统及乳腺疾病：阳痿。

（13）全身异常和注射局部反应：流感样疾病、不适、嗜睡、寒战、潮热、虚弱、单纯疱疹、胸痛、口渴。

1）在≥1%至≤2%接受聚乙二醇干扰素 α-2a 与利巴韦林联合治疗的 HCV/HIV 混合感染患者中观察到其他不良反应：高乳酸血症/乳酸性酸中毒、流感、肺炎、情感不稳定、冷漠、耳鸣、咽喉疼痛、唇炎、获得性脂质营养不良和色素尿。

2）与其他干扰素相同，临床试验中本品与利巴韦林联合或本品单药治疗观察到的罕见或孤立的不良事件包括：下呼吸道感染、注射部位坏死、皮肤感染、外耳炎、心内膜炎、抑郁、自杀企图、药物过量、肝功能障碍、脂肪肝、胆管炎、肝癌、消化道溃疡、胃肠道出血、可逆性胰腺反应（包括淀粉酶和脂肪酶升高，伴或不伴腹痛）、心律失常、房颤、心包炎、眩晕、自身免疫现象（包括特发性血小板减少性紫癜、甲状腺炎、银屑病、类风湿性关节炎、系统性红斑狼疮）、肌痛、骨痛、肌炎、外周神经病、结节病、致死性间质性肺炎、肺栓塞、角膜溃疡、视网膜病变、视神经病变、视力丧失、昏迷、脑出血、精神错乱及出现幻觉。

3）α 干扰素包括聚乙二醇干扰素 α-2a，在与利巴韦林联合治疗中，可能会出现全血细胞减少症，较为罕见；曾有再生障碍性贫血的报道，但极为罕见。

肾功能不全的患者单次皮下注射本品的耐受性和不良反应与健康人群相似，发生率仅稍有升高。试验中记录的不良事件和实验室异常与干扰素治疗的预期情况相符。

4）与其他干扰素一样，本品治疗中可检测到实验室指标异常，包括 GPT 反跳、电解质紊乱（低钾血症、低钙血症、低磷血症）、高血糖、低血糖和甘油三酯水平升高。因 GPT 反跳导致剂量调整或停止治疗在本品 180μg 和利巴韦林 1 000/1 200mg 联合治疗 48 周的患者为 2%（11/887），本品

单药治疗患者为 1.7%（14/827）。

5）与其他干扰素一样，本品治疗患者中观察到血液学指标下降。大多数情况下剂量调整后可获得改善，停药后 4~8 周内恢复到治疗前水平。

6）在多数情况下，推荐剂量的本品与利巴韦林联合治疗或本品单药治疗引起的中性粒细胞减少和血小板减少是轻度的（绝对中性粒细胞计数 1.99~0.75×10⁹/L，血小板计数 99~50×10⁹/L）。在本品 180μg 和利巴韦林 1 000/1 200mg 联合治疗 48 周的患者中，中度中性粒细胞减少（0.749~0.5×10⁹/L）和重度中性粒细胞减少（<0.5×10⁹/L）的发生率分别为 24%（216/887）和 5%（41/887）。

7）抗干扰素抗体：本品治疗的慢性丙型肝炎患者中抗干扰素的中和性抗体的发生率为 1%~5%。在参加 II 期临床研究（NV16037）的慢性乙型肝炎患者中，13%（6/46）产生了中和性抗干扰素抗体，所有均为接受 180μg 本品治疗的患者。但是，中和性抗体的出现并不影响本品治疗的疗效或者安全性。

8）甲状腺功能：使用本品治疗有可能导致甲状腺功能检查指标的显著异常并需要临床干预治疗。本品/利巴韦林联合治疗（研究 NV15801）观察到的发生率为 4.9%，与其他干扰素类似。

9）儿童患者：血红素，中性粒细胞及血小板减少可能需要减少给药剂量或永久性中止治疗。临床试验期间出现的实验室异常大多数在中止治疗后很快恢复到基线水平。

10）上市后，已有报道显示聚乙二醇干扰素 α-2a 与利巴韦林联合使用会引起多形性红斑，Stevens-Johnson 综合征，中毒性表皮坏死松解症，单纯红细胞再生障碍性贫血和杀人意念，但极为罕见。

罕有聚乙二醇干扰素 α-2a 与利巴韦林联合使用引起脱水的报道。

与其他 α 干扰素一样，聚乙二醇干扰素 α-2a 与利巴韦林合并用药时有发生严重浆液性视网膜脱离的报告。

11）与其他 α 干扰素一样，聚乙二醇干扰素 α-2a 单独使用或者与利巴韦林合并用药时有报道肝或者肾移植物排斥反应。上市后报告的不良反应还包括舌色素沉着。

4. 药物相互作用　在健康男性中皮下注射本品 180μg 每周 1 次共 4 周后，未见对氨苯砜、异喹胍和甲磺丁脲等药物的药代动力学有影响，因此本品与细胞色素 P450 3A4、2C9、2C19 和 2D6 等同工酶的体内代谢活性无关。

在同一研究中，发现茶碱的 AUC（表示细胞色素 P450 1A2 活性的指标）出现了 25%的升高，表明本品可中度抑制细胞色素 P450 1A2 的活性。如果同时使用本品和茶碱，应监测茶碱血清浓度并适当调整茶碱用量。茶碱和本品的最大相互作用估计出现在本品治疗 4 周以后。

已发现干扰素可以增加之前使用或合并使用药物的神经毒性、血液毒性和心脏毒性。本品也不能排除会产生类似的相互作用。

III 期临床试验中药代动力学结果表明用于慢性乙型肝炎时本品和拉米夫定无相互作用，用于慢性丙型肝炎时本品和利巴韦林无相互作用。一项非罗氏公司发起的临床试

验,研究了每周 1 次皮下注射聚乙二醇干扰素 α-2a 180μg 联合使用替比夫定每日 600mg,结果显示两种药物联合使用会增加外周神经病变的风险。造成这些事件的机制尚不清楚。不排除其他类型干扰素(聚乙二醇化的或标准化的)出现这类风险增加的情况。况且,目前尚不明确 α 干扰素(聚乙二醇化的或标准化的)与替比夫定联合使用的益处。

硫唑嘌呤:利巴韦林可抑制次黄嘌呤单磷酸脱氢酶,从而干扰硫唑嘌呤代谢并导致 6-甲基硫次黄嘌呤单磷酸盐(6-MTIMP)的积聚,这与经硫唑嘌呤治疗的患者出现骨髓毒性相关。

利巴韦林与硫唑嘌呤同时给药在个别病例中益处大于其潜在的风险,在合并使用硫唑嘌呤时,建议密切监测血液学指标以识别骨髓毒性的体征,一旦发现,应停止用药。

八、注意事项

1. 禁忌

(1)对活性成分、α 干扰素或本品的任何赋型剂过敏。

(2)自身免疫性慢性肝炎。

(3)严重肝功能障碍或失代偿性肝硬化。

(4)患有肝硬化和 Child-Pugh 分级评分 ≥6 的 HIV-HCV 患者,由 Atazanavir 和 Indinavir 引起的高间接胆红素血症除外。

(5)新生儿和 3 岁以下儿童禁用,因为本产品含有苯甲醇。

(6)有严重心脏疾病史,包括 6 个月内有不稳定或未控制的心脏病。

(7)有严重的精神疾病或严重的精神疾病史,主要是抑郁。

(8)妊娠期和哺乳期:当本品和利巴韦林联合使用时,请同时参阅利巴韦林说明书中的"禁忌"部分。

2. 用药注意事项　①因为未进行不相容性的研究,不准将本品与其他药物混合使用。②本品皮下注射部位应限于腹部和大腿。研究表明与注射腹部和大腿相比,注射在上肢时本品的生物利用度下降。③本品预充式注射器仅为一次性使用。未用的溶液应予丢弃。④本品溶液使用前必须用肉眼观察注射剂中有无颗粒或颜色变化。⑤注射器和尖锐物的处理:必须严格遵守下述关于注射器和其他医用尖锐物的使用和处理指导。⑥针头和注射器不得重复使用。⑦将所有使用过的针头和注射器放入盛放尖锐物的容器中(不会被刺穿的一次性容器)。⑧将该容器放在儿童不易接触的地方。⑨避免将使用过的尖锐物容器放在生活垃圾中。⑩按照当地要求或者按医护人员的指导来处理装满的容器。

九、药物稳定性及贮藏条件

密封、避光、2～8℃在原包装中保存和运输;请勿冷冻;药品应放于儿童接触不到处。

十、药物经济性评价

非基本药物,医保乙类,《中国药典》(2020 年版)收载。

聚乙二醇干扰素 α-2b

一、药品名称

英文名　Peginterferon α-2b Injection

二、药品成分

聚乙二醇干扰素 α-2b

三、剂型与规格

规格　50μg、80μg、100μg
注射剂　复液后容积为 0.5ml

四、适应证及相应的临床价值

1. 慢性丙型肝炎　本品适用于治疗慢性丙型肝炎。患者年龄须 ≥18 岁,患有代偿性肝疾病。现认为慢性丙型肝炎的理想治疗是本品和利巴韦林合用。当本品和利巴韦林合用时,请同时参见利巴韦林的产品信息。

2. 慢性乙型肝炎　本品也可适用于治疗 HBeAg 阳性的慢性乙型肝炎,患者年龄须 ≥18 岁,患有代偿性肝疾病。

五、用法用量

1. 儿童　尚无对此类患者人群的应用经验,因此不推荐儿童或年龄在 18 岁以下的青少年应用本品。

2. 成人

(1)慢性丙型肝炎:皮下注射,每周 1 次。体重 65kg 以下者,每次 40μg;体重 65kg 以上者,每次 50μg。

(2)慢性乙型肝炎:目前推荐剂量为 1.0μg/kg,每周 1 次,皮下注射,疗程为 24 周。

3. 老年人　本品的药动学不存在明显的年龄相关性。应用单次剂量本品治疗的老年人资料表明,本品的剂量不需依年龄而改变(参见药代动力学)。

六、特殊人群用药

1. 妊娠期　妊娠期间不能使用本品和利巴韦林。

2. 哺乳期　尚不清楚该药品中的成分能否经乳汁分泌。由于对婴儿潜在的不良反应,建议治疗开始前停止哺乳。

3. 肾功能损害　应密切监测肾功能不全患者的毒性症状和体征。

4. 肝功能损害　对严重肝功能阻碍患者用本品治疗的安全性和效果尚未被评价,因此对此类患者不要应用本品。

5. 其他人群　①精神及中枢神经方面:在本品联合用药治疗之时,如出现严重的神经精神方面的不良反应,尤其是忧郁症,应停止治疗;在本品联合用药治疗期间罕见发生严重的中枢神经系统不良反应。②心血管方面:建议对既往有心脏病史的患者,在治疗开始前及治疗期间做心电图检查。

七、药理学

1. 药效学及作用机制　聚乙二醇干扰素 α-2b 是重组

人干扰素 α-2b 与单甲氧基聚乙二醇的一种共价结合物,其平均分子量约为 31 300Da。重组人干扰素 α-2b 是通过人类白细胞的干扰素 α-2b 基因在重组肠杆菌中表达获得的。体外与体内研究结果提示,聚乙二醇干扰素 α-2b 的生物活性来自于其结构中的重组人干扰素 α-2b 部分。

干扰素通过与细胞表面特异性细胞膜受体结合而发挥其作用。其他干扰素研究结果提示干扰素具有种属特异性。在某些灵长类动物中,如恒河猴,在给予人 1 型干扰素后具有药效学反应。

干扰素一旦与细胞膜结合后,可启动一系列复杂的细胞内过程,包括诱导某些酶的表达。这一过程至少部分是细胞对干扰素发生反应的原因,包括在感染了病毒的细胞内抑制病毒复制、抑制细胞增殖以及增强巨噬细胞吞噬活动、增加淋巴细胞对靶细胞的特异性细胞毒性等一系列免疫调控活动。任何一个或所有这些反应都与干扰素的治疗作用有关。

重组人干扰素 α-2b 在体内和体外均可抑制病毒复制,其抗病毒作用的机制尚不清楚,可能与改变宿主细胞的代谢有关。此作用可抑制病毒复制,或病毒复制后使子代病毒不能离开细胞。

2. 药代动力学　聚乙二醇干扰素 α-2b 是干扰素 α-2b 衍生物,主要由单聚乙二醇化的重组人干扰素 α-2b 所组成。

聚乙二醇干扰素 α-2b 的血浆半衰期比干扰素 α-2b 明显延长。聚乙二醇干扰素 α-2b 的 C_{max} 和 AUC 测量呈剂量相关性增加。皮下给药之后,峰浓度(C_{max})出现在用药后 15~44 小时,并可维持达 48~72 小时。平均表观分布容积为 0.99L/kg。多次用药后可出现有免疫反应性的干扰素的积累。

聚乙二醇干扰素 α-2b 的平均消除半衰期为(40±13.3)小时,表观清除率为 22.0ml/(h·kg)。虽然人体有关干扰素的机制尚未被完全阐明,但肾清除率可能占聚乙二醇干扰素 α-2b 表观清除率的较少部分(约 30%)。

在临床试验中,对接受本品治疗者的血清标本进行了干扰素中和抗体检测。干扰素中和抗体是中和干扰素抗病毒活性的抗体。在接受 0.5μg/kg 本品治疗的患者中,中和抗体的临床检出率为 1.1%,接受 1.5μg/kg 本品治疗的患者中,中和抗体的临床检出率为 2%~3%。

聚乙二醇干扰素 α-2b 的肾清除率 30%。在对肾功能障碍患者的单剂量研究(1.0μg/kg)中,C_{max}、AUC 和半衰期的增加与肾功能障碍程度有关(参见禁忌和注意事项)。在多剂量的研究中(皮下注射本品,每周 1 次,共四周),与肾功能正常的患者相比,中度肾功能障碍患者(肌酐清除率 30~49ml/min)本品的清除率平均下降 17%,重度肾功能障碍患者(肌酐清除率 10~29ml/min)本品的清除率平均下降 44%。对于重度肾功能障碍患者,未透析和接受血液透析其清除率是相似的。对于中度和重度肾功能障碍患者,本品单药治疗时应减量。

对于严重肝功能障碍的患者,本品的药代动力学尚未被评价。因此这些患者不能使用本品。

本品的药代动力学特征未见显著的年龄相关性,但和年轻患者一样,老年患者在使用本品前要进行肾功能测定。

对 18 岁以下的患者的药代动力学评价尚未进行。本品仅适用于年龄 ≥18 岁的慢性丙型肝炎患者及慢性乙型肝炎的治疗。

进行了一项同时使用美沙酮和本品的药代动力学研究,患者为 18 岁或以上的慢性丙型肝炎患者,未使用过聚乙二醇干扰素 α-2b,皮下注射本品 1.5μg/(kg·周)。所有患者在使用本品前持续使用美沙酮 ≥40mg/d。用本品治疗四周后,美沙酮的平均 AUC 大约升高了 16%。

3. 药物不良反应

(1) 单独用药:根据国外临床试验,多数不良反应为轻度或中度,治疗不受影响。据报告,多数患者出现头痛和肌肉痛,精神方面的症状并不常见,危及生命的精神症状极少发生。在中国进行的慢性乙型肝炎临床试验显示,不良反应与普通干扰素相似,无未预期的不良事件出现。

(2) 联合用药:本品与利巴韦林联合用药时,除了以上单独用药出现的不良反应,以下不良反应也曾有过报告。心动过速、鼻炎和味觉异常。罕见不良反应包括痉挛、胰腺炎、高三酰甘油血症、心律不齐、糖尿病和外围神经病变。干扰素 α-2b 与利巴韦林合用时,罕见再生障碍性贫血。

4. 药物相互作用　在多剂量药代动力学研究中未发现本品与利巴韦林之间的药代动力学相互作用。

本品的单剂量药代动力学研究结果表明,它对细胞色素 P450 酶 CYP1A2、CYP2C8/9、CYP2D6、CYP3A4 或肝 N-乙酰转移酶的活性无影响。此外,有文献报道当 CYP1A2 底物(如茶碱)与其他 α 干扰素一起使用时,其清除降低 50%。因此当本品和 CYP1A2 代谢相关的药物一起使用时要注意。

如果患者同时被 HIV 感染并接受高效抗逆转录病毒治疗,会增加乳酸中毒的可能性,这些患者应谨慎使用本品和利巴韦林。

八、注意事项

1. 禁用

(1) 对聚乙二醇干扰素 α-2b 或任何一种干扰素或任何一种赋形剂过敏者。

(2) 孕妇、未获得妊娠反应阴性结果之前的妇女不能开始本品与利巴韦林的联合治疗。

(3) 配偶妊娠的男性患者不能应用本品与利巴韦林的联合治疗。

(4) 自身免疫性肝炎或有自身免疫性疾病病史者。

(5) 肝功能失代偿者。

(6) 联合用药时,严重的肾功能不全患者(肌酐清除率 <50ml/min)。

2. 慎用　患有严重精神病或有病史的患者。

(1) 对于成年患者,如果认为使用本品联合用药治疗是必需的,则只有在确保患者的精神疾患得到正确的个体化诊断和治疗的前提下,才能在确定患者精神病的诊断和治疗后开始用药。

对于合并精神疾患和物质使用障碍(Substance Use Disorders)的丙型肝炎患者,使用干扰素治疗可能出现精神疾病症状的恶化。

（2）对于有精神疾病既往史或有精神疾病症状或药物滥用的患者,如果确定干扰素治疗是必需的,为达到良好的干扰素治疗效果,需要对精神症状和药物滥用制定个体化筛查治疗策略并进行持续的精神症状的监测,从而充分控制精神症状及药物滥用。推荐对于重新出现的或者进展的精神神经症状和药物滥用进行早期干预。

（3）在本品联合用药治疗时,如出现严重的神经精神方面的不良反应,尤其是抑郁症,应停止治疗。

（4）在本品联合用药治疗期间罕有发生严重的中枢神经系统不良反应,尤其是抑郁症、行凶意念、自杀构想、自杀和自杀企图。其他中枢神经系统不良反应如包括攻击性行为,有时这种攻击性行为会指向他人,也可见到神经症如幻觉、意识错乱障碍及其他精神状态改变。这些不良反应在 α 干扰素推荐剂量以及高剂量治疗成人患者时也有报道。高剂量的 α 干扰素治疗时,一些报道出现严重的迟钝、昏迷,及其他脑病的案例,多见于老年人。这些不良反应通常是可逆的,但少数患者需要 3 周的时间才能完全恢复。罕见报道还有,高剂量使用 α 干扰素出现癫痫发作。

如果患者出现精神的或中枢神经系统问题(包括抑郁症)时,建议对患者在治疗期和随访期间由处方医师进行密切监测。如果出现这些症状,医师要清楚地明白这些潜在不良反应的严重性。如果精神症状持续存在或加重,或者有明显的自杀构想、出现对他人的攻击性行为,则须停用本品,并密切随访,随后应对患者给予适当的精神病治疗干预。

心血管方面:与应用 α 干扰素一样,对有充血性心衰史、心肌梗死和/或既往或目前有心律失常者,应用本品治疗时需要密切监测。建议对既往有心脏病史的患者,在治疗开始前及治疗期间做心电图检查。心律失常(主要是室上性的)通常对常规治疗有效,但可能需要停用本品。

急性过敏:急性过敏反应(如荨麻疹、血管性水肿、支气管痉挛、过敏)在干扰素 α-2b 治疗期间罕见有报道。若用本品期间出现这种反应,要立即停药并进行适当的药物治疗。一过性皮疹不需终止用药。

肝功能:对严重肝功能障碍患者用本品治疗的安全性和效果尚未被评价,因此对此类患者不要应用本品。出现肝功能失代偿表现时(如凝血时间延长)时要终止本品治疗。

肾功能:应密切监测肾功能不全患者的毒性症状和体征。严重肾功能不全、慢性肾衰竭或肌酐清除率<50ml/min 时不应使用本品。建议所有患者在使用本品前都进行肾功能检测。对肾功能有中度损害的患者应密切监测,如需使用本品,本品用药剂量应予减少。如果血清肌酐上升至>2.0mg/dl 时则应停药(参见禁忌和药代动力学)。

器官移植:对于肝或其他器官移植的患者,本品单独用药和与利巴韦林联合用药治疗的安全性和有效性尚未评价。初步的研究表明,应用 α 干扰素治疗可能会增加肾移植排斥的概率。肝移植排斥也曾有报道,但与 α 干扰

素治疗是否有关尚未确证。

发热:尽管使用干扰素期间发热可能与常见的流感样症状有关,但必须排除持续性发热的其他原因。

脱水:由于某些患者在使用本品时可见与脱水有关的低血压,故用药患者应保持充足的水分,必要时补液。

肺部改变:肺浸润、局限性肺炎和肺炎偶见于用 α 干扰素包括本品治疗的患者,偶尔危及生命。对于有发热、咳嗽、呼吸困难或其他呼吸系统症状的患者应作胸部 X 线检查。如果胸部 X 光检查显示肺浸润或存在肺功能受损的证据,则应严密监护,必要时停药。立即停药并用皮质激素治疗似可使肺部不良反应消失。

自身免疫性疾病:在使用各种 α 干扰素期间,有报道产生不同的自体抗体。在使用干扰素治疗期间,自身免疫性疾病的临床表现更易发生在有自身免疫性疾病倾向的患者中。

眼部变化:偶有报告,在用 α 干扰素治疗后出现眼科疾病,包括视网膜出血、棉絮状渗出斑、视网膜动脉或静脉阻塞。所有患者应进行基本的眼科检查。对主诉视力下降或视野缺损的患者必须进行及时全面的眼部检查。由于这些眼部异常也可同时发生在其他疾病时,因此建议对糖尿病或高血压患者进行定期的视觉检查。如果患者在治疗期间出现新的眼部异常或原有症状加重,建议停用本品。

甲状腺功能变化:α 干扰素治疗慢性丙型肝炎的患者时极少出现甲状腺功能异常,即甲状腺功能低下或甲状腺功能亢进。在治疗期间,如果患者出现甲状腺功能紊乱的症状时,需测定促甲状腺素水平。对于甲状腺功能障碍患者,只有通过治疗使促甲状腺素保持在正常范围内时,才可继续使用本品。

代谢紊乱:曾报告出现高甘油三酯血症和严重的高甘油三酯血症。因此建议监测血脂水平。

其他方面:有报道干扰素 α-2b 可加重既往存在的银屑病和肉状瘤病,因此建议对于银屑病和肉状瘤病患者仅在效益大于潜在风险时才考虑应用本品。

3. 用药注意事项　本品在溶解前为白色、药片状,呈一整块,或多个碎片状,或粉末状。每瓶必须用 0.7ml 的无菌溶剂溶解,抽取 0.5ml 用于注射。

用无菌注射器和长针头抽取 0.7ml 溶剂,将溶剂沿瓶壁缓慢注入本品的安瓿内,最好不要将溶剂直接对准本品,注入速度不要太快,因为这会产生很多气泡。在溶解后的几分钟内,本品呈云雾状或多个小泡状,轻轻转动安瓿使其完全溶解。不要用力摇动。由于在抽取溶解后的本品时会有少量本品的丢失,为确保注射的剂量与标签上的剂量一致,本品及溶剂的实际含量超过其规格的含量,抽取 0.5ml 的本品就是标签上的含量。本品每种规格的浓度分别为:50μg/0.5ml,80μg/0.5ml,100μg/0.5ml。

九、药物稳定性及贮藏条件

贮藏:必须贮存在 2~8℃条件下,不可冷冻。远离儿童放置。

配制后的待用溶液在 2~8℃条件下、24 小时内必须使

用。未用完的溶液必须丢弃。发现溶液变色时不要使用。超过有效期后不要使用。

十、药物经济性评价

非基本药物,医保乙类,《中国药典》(2020年版)收载。

拉 米 夫 定

一、药品名称

1. 英文名　Lamivudine
2. 化学名　(−)-1-[((2R,5S)-2-(羟甲基)-1,3-氧硫杂环戊烷-5-基)]胞嘧啶

二、药品成分

拉米夫定

三、剂型与规格

100mg/片、300mg/片

四、适应证及相应的临床价值

拉米夫定片适用于伴有谷丙转氨酶(GPT)升高和病毒活动复制的、肝功能代偿的成年慢性乙型肝炎患者的治疗;与其他抗逆转录病毒药物联合使用,用于治疗人类免疫缺陷病毒(HIV)感染的成人。

五、用法用量

1. 儿童　在中国尚无儿童使用拉米夫定的数据。
2. 成人　本品应在对慢性乙型肝炎治疗有经验的医师指导下使用,推荐剂量为每日1次,每次100mg;用于HIV感染的患者应由有治疗HIV感染经验的医师进行,成人、青少年和儿童(体重≥25kg)推荐每日300mg,可分一次或分两次服用。饭前或饭后服用均可。
3. 老年人　参见成人用法用量。

六、特殊人群用药

1. 妊娠期　本品对孕妇的安全性尚未确立。对动物的生殖研究表明它没有致畸性,对雌性和雄性的生殖能力也没有影响。当给妊娠家兔服用相当于人类治疗剂量的药物时,可增加早期胚胎死亡的机会。拉米夫定可通过被动转运穿过胎盘,新生动物体内的血清药物浓度与母体和脐带内的相似。目前尚无本品用于孕妇的资料,因此服药期间不宜妊娠。

对于使用拉米夫定期间不慎怀孕的妇女必须考虑到停止拉米夫定治疗后肝炎复发的可能性,是否终止妊娠,须权衡利弊与患者及其家属商量。

2. 哺乳期　口服给药后,拉米夫定在母乳中的浓度与血浆中的相似[范围在$1 \sim 8\mu g/ml$($4.4 \sim 34.9\mu mol/L$)],故建议正在服药的妇女不要哺乳婴儿。

3. 肾功能损害　由于肾清除功能下降,中度至严重肾功能损害者服用本品后,血清拉米夫定浓度(药时曲线下面积AUC)有所升高。考虑到剂量调整的准确性,拉米夫定100mg片剂禁用于血清肌酐清除率<50ml/min的慢性乙型肝炎患者。

4. 肝功能损害　对有严重肝功能损伤者,包括晚期肝病等待接受肝移植患者的研究数据表明,除非患者合并肾功能损害,否则单纯肝功能不全不会对拉米夫定的药代动力学有显著影响。药代动力学研究结果提示,对有中度或重度肝损害的患者不必调整用药剂量。

七、药理学

1. 药效学及作用机制　拉米夫定为核苷类似物,可在细胞内磷酸化,成为拉米夫定三磷酸盐,并以环腺苷磷酸形式通过乙型肝炎病毒多聚酶嵌入到病毒DNA中,导致DNA链合成中止。拉米夫定三磷酸盐是哺乳动物α、β和γ-DNA多聚酶的弱抑制剂。在体外实验中,拉米夫定三磷酸盐在肝细胞中的半衰期为$17 \sim 19$小时。

2. 药代动力学　吸收:拉米夫定可被胃肠道良好吸收,正常情况下成人口服拉米夫定后生物利用度为80%~85%。口服给药后,最大血药浓度(C_{max})的平均达峰时间(T_{max})约为1小时。以每日1次,每次100mg的治疗剂量给予拉米夫定,其最大血药浓度C_{max}为$1.1 \sim 1.5\mu g/ml$($4.8 \sim 6.5\mu mol/L$)左右,谷值血药浓度为$0.015 \sim 0.020\mu g/ml$($0.065 \sim 0.087\mu mol/L$)。

拉米夫定与食物同时服用可延迟T_{max}并降低C_{max}(最大至47%),但不会改变其生物利用度(按药时曲线下面积计算),因此,饭前和饭后服用本品均可。

分布:静脉给药研究结果表明,拉米夫定平均分布容积为$1.3L/kg$,在治疗剂量范围内药代动力学呈线性,并且与白蛋白的血浆蛋白结合率较低(<36%)。有限的资料表明拉米夫定可通过中枢神经系统,进入脑脊液(CSF)中,口服拉米夫定$2 \sim 4$小时后,脑脊液/血清中药物浓度的比值平均约为0.12。

代谢:代谢是拉米夫定清除的一个次要途径,唯一已知的拉米夫定在人体中的代谢物是转硫代谢物。由于拉米夫定的肝代谢程度低(5%~10%),且血浆蛋白结合率低,所以拉米夫定与其代谢物之间发生相互作用的可能性很小。

排泄:拉米夫定主要以原型经肾小球过滤和分泌(有机阳离子转运系统),自尿中排泄,肾清除约占其总清除的70%,平均系统清除率为$0.3L/(h \cdot kg)$,清除半衰期为$5 \sim 7$小时。

3. 药物不良反应

(1) 在使用拉米夫定时报告的多种严重不良事件(乳酸酸中毒和伴有脂肪变性的严重肝肿大,乙型肝炎的治疗后加重,胰腺炎,与药物敏感性下降和治疗反应减弱相关的病毒变异的出现)。

(2) 在慢性乙型肝炎患者中进行的临床研究显示,多数患者对拉米夫定有良好的耐受性。多数不良事件的发生率在拉米夫定组和安慰剂组患者中相似。最常见的不良事件为不适和乏力,呼吸道感染、头痛、腹部不适和腹痛、恶

心、呕吐和腹泻。肌酸磷酸激酶（CPK）升高。

（3）在临床试验中，拉米夫定治疗组的患者比安慰剂组的患者 CPK 升高的发生率略高（9% 比 5%，美国人群中），但差异没有显著性。然而，对上市后临床应用资料的分析显示，这一事件的发生与拉米夫定治疗有关。

（4）在上市后的临床应用中还发现下列不良事件：非常罕见的血小板减少症；非常罕见的肌肉功能障碍，包括肌痛、痉挛和横纹肌溶解。

（5）在中国进行的 2 200 例Ⅳ期临床研究中观察到以下不良反应：口干 1 例，全身猩红热样皮疹 1 例，CPK 和血小板降低 1 例，重症肝炎住院 1 例。

（6）其他上市后临床应用中的观察：在拉米夫定获准在临床使用期间发现了下列事件。由于这些事件来自一组样本量不详的人群的自愿报告，因此，不能对发生率做出估计。之所以收录这些事件，是因为这些事件的严重性、报告频率，可能与拉米夫定存在因果关系或是所有这些因素的综合结果。

（7）消化系统：口腔炎；内分泌和代谢方面，高血糖；全身无力。

（8）血液和淋巴系统：贫血，纯红细胞再生障碍，淋巴结病，脾肿大。

（9）肝和胰腺：乳酸酸中毒和脂肪变性，胰腺炎，治疗结束后肝炎加重（参见警告和注意事项）；过敏：过敏反应，风疹；肌肉骨骼：横纹肌溶解。

（10）神经系统：感觉异常，外周神经病变；呼吸系统：呼吸音异常/哮鸣。

（11）皮肤：脱发，瘙痒，皮疹。

（12）在接受本品治疗的人类免疫缺陷病毒（HIV）感染的患者中，有关于胰腺炎和周围神经系统疾病（或感觉异常）的报道，尽管已清楚地确证这些事件与本品治疗无关。安慰剂或本品治疗的慢性乙型肝炎患者之间这些事件的发生率无差异。

（13）在核苷类药物联合治疗 HIV 感染患者中，有乳酸性酸中毒病例报告，该事件通常患者合并严重的肝肿大和肝脂肪变性。在乙型肝炎合并失代偿肝病的患者中，这类事件偶有报告，可是无证据表明这些事件与本品治疗有关。

禁忌：对拉米夫定或制剂中其他任何成分过敏者禁用。

4. 药物相互作用 由于本品的药物代谢和血浆蛋白结合率低，并主要以药物原型经肾清除，故与其他药物代谢物之间的潜在相互作用的发生率很低。

拉米夫定主要是以活性有机阳离子的形式清除。在与具有相同排泄机制的药物同时使用时，特别是当该药物的主要清除途径是通过有机阳离子转运系统的主动肾分泌时（如三甲氧苄氨嘧啶），应考虑其相互作用。其他以这种机制清除的部分药物（如雷尼替丁，西咪替丁），经研究表明与拉米夫定无相互作用。

主要以活性有机阴离子形式或经肾小球滤过排出的药物与拉米夫定不会发生具有显著临床意义的相互作用。

拉米夫定与三甲氧苄氨嘧啶（160mg）/磺胺甲噁唑（800mg）同时服用后，可使拉米夫定的暴露量增加 40%。但拉米夫定并不影响三甲氧苄氨嘧啶/磺胺甲噁唑的药代动力学特性。所以除非患者有肾功能损伤，否则无须调整拉米夫定的用药剂量。

当拉米夫定与齐多夫定同时服用时，可观察到齐多夫定的 C_{max} 有适度的增加，约 28%，但系统生物利用度（药时曲线下面积 AUC）无显著变化。齐多夫定不影响拉米夫定的药代动力学特性（参见药代动力学）。

同时使用拉米夫定与 α 干扰素，两者之间无药代动力学的相互作用；临床上未观察到拉米夫定与常用的免疫抑制剂（如环孢素 A）之间明显的不良相互作用。但尚未对此进行正式的研究。

同时使用拉米夫定和扎西他滨时，拉米夫定可能抑制后者在细胞内的磷酸化。因此建议，不要同时使用这两种药物。

八、注意事项

禁用对拉米夫定或制剂中其他任何成分过敏者禁用。

1. 应提醒患者注意，拉米夫定不是一种可以根治乙型肝炎的药物。患者必须在有乙型肝炎治疗经验的专科医师指导下用药，不能自行停药，并需在治疗中进行定期监测。至少应每 3 个月测一次 GPT 水平，每 6 个月测一次 HBV DNA 和 HBeAg。

2. HBsAg 阳性但 GPT 水平正常的患者，即使 HBeAg 和/或 HBV DNA 阳性，也不宜开始拉米夫定治疗，应定期随访观察，根据病情变化而再考虑。

3. 随拉米夫定治疗时间的延长，在部分患者中可检测到乙型肝炎病毒的 YMDD 变异株，这种变异株对拉米夫定的敏感性下降。如果患者的临床情况稳定，HBVDNA 和 GPT 水平仍低于治疗前，可继续治疗并密切观察。有少数患者在出现 YMDD 变异后，由于拉米夫定的作用降低，可表现为肝炎复发，可出现 HBVDNA 和 GPT 水平回升到治疗前水平或以上。一些有 YMDD 变异的患者，特别是在已伴有肝功能失代偿或肝硬化的患者，有罕见报告病情进展导致严重后果甚至极个别病例死亡，由于在这种情况下停用拉米夫定也可能导致病情进展，因此对于在使用拉米夫定治疗过程中出现肝功能失代偿或肝硬化的患者，不宜随意停用拉米夫定。所以，如果疑似出现了 YMDD 变异，应加强临床和实验室监测可能有助于做出治疗决策。

4. 到目前为止，尚无拉米夫定治疗乙型肝炎合并丁型肝炎或丙型肝炎的长期疗效资料。拉米夫定治疗 HBeAg 阴性的患者，或同时接受免疫抑制剂治疗，包括肿瘤化疗患者的资料有限。

5. 如果 HBeAg 阳性的患者在血清转换前停用本品，或者因治疗效果不佳而停用药者，一些患者有可能出现肝炎加重，主要表现为 HBV DNA 重新出现及血清 GPT 升高。

6. 如果停止拉米夫定治疗（参见用法用量），应对患者的临床情况和血清肝功能指标（GPT 和胆红素水平）进行定期监测至少 4 个月，之后根据临床需要进行随访。对于在停止治疗后出现肝炎复发的患者重新开始拉米夫定治疗的资料尚不充分。

7. 对于有接受器官移植或晚期肝病如失代偿性肝硬化的患者,病毒复制的风险更大,预后较差。该组患者中的安全性和疗效尚未得到确立。目前尚无足够的临床研究资料用以批准拉米夫定用于接受器官移植或晚期肝病如失代偿性肝硬化患者的治疗。据国外有关临床研究资料,合理应用拉米夫定可提高肝功能失代偿患者的近期生存率,在这些患者中,不宜停用拉米夫定。但作为抗病毒药物,拉米夫定不能逆转肝结构终末期的改变及其并发症,因此对这些患者还应考虑其他(包括肝移植的)更有效的治疗。对于有人类免疫缺陷病毒并发感染的患者,如果正在接受或打算接受拉米夫定或拉米夫定-齐多夫定合并治疗,应维持拉米夫定用于人类免疫缺陷病毒感染的推荐剂量(通常每次150mg,每日两次给药,同时与其他抗逆转录病毒类药物合用)。对于并发人类免疫缺陷病毒感染,但不需要抗逆转录病毒治疗的患者,如单用拉米夫定治疗慢性乙型肝炎,有出现人类免疫缺陷病毒(HIV)突变的可能。

8. 目前尚无本品用于孕妇的资料,故仍应对新生儿进行常规的乙型肝炎疫苗免疫接种。

9. 应告知患者尚未证明本品治疗可降低乙型肝炎病毒传染他人的风险,故仍需给予恰当的预防。

10. 对驾驶和机械操作能力的影响　目前还没有关于拉米夫定对驾驶或操作机械能力影响的研究。另外,对药物的药理学研究结果也不能准确预测拉米夫定对这些活动有不良影响。

九、药物稳定性及贮藏条件

贮存于30℃以下,36个月效期。

十、药物经济性

非基本药物,医保乙类,《中国药典》(2020年版)收载。

阿德福韦酯

一、药品名称

1. 英文名　Adefovir Dipivoxil
2. 化学名　[[2-(6-氨基-9H-嘌呤-9-基)乙氧基]甲基]磷酸二(特戊酰氧基甲基)酯腺嘌呤

二、药品成分

阿德福韦酯

三、剂型与规格

片剂　10mg/片

四、适应证及相应的临床价值

本品适用于治疗有乙型肝炎病毒活动复制证据,并伴有血清氨基转移酶(GPT或GOT)持续升高或肝组织学活动性病变的肝功能代偿的成年慢性乙型肝炎患者。

五、用法用量

1. 儿童　本品在18岁以下患者中的疗效和安全性尚未明确。阿德福韦酯不宜用于儿童和青少年。

2. 成人　对于肾功能正常的患者,本品的推荐剂量为每日1次,每次10mg,饭前或饭后口服均可。

3. 老年人　本品在65岁以上老年患者中的疗效和安全性尚未明确。老年患者接受本品应注意,这是因为老年患者心肾功能减退,且合并疾病和同时服用其他药物的发生频度较高。

六、特殊人群用药

1. 妊娠期　C类。

阿德福韦酯在孕妇中的应用没有足够的资料。

阿德福韦静脉给药的动物研究表明有生殖毒性。

阿德福韦口服给药的动物研究未见畸形或胚胎毒性效应。

孕妇尽可能不使用阿德福韦酯,如确需使用,应权衡利弊。只有在潜在的受益肯定大于对胎儿的风险时才能考虑在妊娠期间使用阿德福韦酯。

阿德福韦酯对HBV母婴传播的作用目前还没有资料。因此,应当遵照标准的推荐方案对婴儿实施预防免疫,以防止新生儿感染HBV。

因为对发育中的人类胚胎的潜在危险性尚不明确,所以建议用阿德福韦酯治疗的育龄期妇女要采取有效的避孕措施。

2. 哺乳期　目前还不知道阿德福韦是否会分泌到人的乳汁中。所以应当通知正在服用阿德福韦酯的母亲不要给婴儿哺乳。

3. 肾功能损害　中重度肾功能损害或需要透析的终末期肾病(ESRD)患者,阿德福韦的C_{max}、$AUC_{0-\infty}$和$t_{1/2}$均增加。所以建议肌酐清除率<50ml/min的患者或已经有ESRD和需要透析的患者在使用阿德福韦酯10mg治疗时,需要调整给药间隔时间。

4. 肝功能损害　中重度肝功能损害患者中的药代动力学特性与健康受试者的药代动力学特性相似。所以,有肝功能损害的患者无须调整用药剂量。

5. 其他人群　在一项开放的研究中,有拉米夫定耐药临床依据的肝移植前($n=226$)和移植后($n=241$)的慢性乙型肝炎患者,接受了最长达203周的阿德福韦酯治疗,疗程的中位数分别为51周和99周,这些患者大多数都有一定程度的基础肾功能不全或在治疗期间有引起肾功能不全的其他危险因素,通过Kaplan-Meler估计值分析,治疗48周时分别有26%和16%的患者血清肌酐较基线增加≥0.3mg/dl和0.5mg/dl。同样通过Kaplan-Meler估计值分析,治疗48周和96周时分别在4%和6%的患者中观察到血清磷下降。但由于这些患者同时存在多种肾功能不全的危险因素,因此阿德福韦对血清肌酐和血清磷的改变的影响程度很难评估。

在只有肾功能异常危险因素(包括合并使用环孢素和

他克莫司、基础肾功能不全、高血压、糖尿病和移植中)的肝移植前后患者中可观察到血清肌酐的改变。有 4%(19/467)的肝移植前和移植后的患者由于肾时间而停用阿德福韦酯。

七、药理学

1. 药效学及作用机制　作用机制:阿德福韦是一种单磷酸腺苷的无环磷酸化核苷类似物。在细胞激酶的作用下被磷酸化为有活性的代谢产物即阿德福韦二磷酸盐。阿德福韦二磷酸盐通过下列两种方式来抑制 HBV DNA 多聚酶(逆转录酶):一是与自然底物脱氧腺苷三磷酸竞争,二是整合到病毒 DNA 后引起 DNA 链延长终止。阿德福韦二磷酸盐对 HBV DNA 多聚酶的抑制常数(Ki)是 $0.1\mu mol/L$。但对人类 DNA 多聚酶 α 和 γ 的抑制作用较弱,Ki 值分别为 $1.18\mu mol/L$ 和 $0.97\mu mol/L$。

抗病毒活性:通过转染 HBV 的人类肝细胞瘤细胞系确定的阿德福韦体外抑制 50%病毒 DNA 复制的浓度(IC_{50})是 $0.2 \sim 2.5\mu mol/L$。阿德福韦与拉米夫定合用在体外表现出附加的抗-HBV 活性。

耐药性:对接受阿德福韦治疗后但仍可检测出血清 HBV DNA 的患者进行长期(96～144 周)的耐药基因型分析,确定 rtN236T 和 rtA181V 变异与阿德福韦耐药有关。体外研究发现 rtN236T 变异导致 HBV 对阿德福韦的敏感性降低 4~14 倍,产生这种变异的 6 名患者的血清 HBV DNA 水平均出现反跳。rtA181V 变异导致其体外对阿德福韦敏感性降低 2.5~3 倍,产生这种变异的 3 名患者中,2 名的血清 HBV DNA 水平出现反跳。

交叉耐药性:在 HBV DNA 多聚酶基因上含对拉米夫定耐药相关突变(rtL180M, rtM204I, rtM204V, rtL180M + rtM204V, rtV173L)的重组 HBV 变异株,在体外对阿德福韦敏感。在有拉米夫定耐药相关突变 HBV 的患者体内,阿德福韦也显示了抗 HBV 作用,其使血清 HBV DNA 下降的中位数为 10^4 拷贝数/ml。含 DNA 多聚酶突变(rtT128N 和 rtR153Q 或 rtW153Q,与乙型肝炎免疫球蛋白耐药相关)的 HBV 变异株,在体外对阿德福韦敏感。表达为阿德福韦耐药相关的 rtN236T 变异 HBV 株在体外对拉米夫定的敏感性降低 2~3 倍,但体内仍对拉米夫定敏感。体外和患者的初步资料提示表达为阿德福韦耐药相关的 rtA181V 变异 HBV 株在体外对拉米夫定的敏感性降低 3 倍。

阿德福韦酯的耐药性会导致病毒载量的反弹,从而加重乙型肝炎,使肝功能衰退,导致肝功能失代偿,并有可能致死。

对于具有拉米夫定耐药证据的患者[rtL180M, rtA181T 和/或 rtM2041/V]或者之前有拉米夫定暴露的患者,为了降低耐药性的风险,阿德福韦酯应与拉米夫定联合用药,而不能单独使用。

对于接受阿德福韦酯单药治疗的患者,为降低耐药性的风险,如果血清 HBV DNA 的水平持续高于 1 000 拷贝数/ml 时,应考虑更改治疗方案。

2. 药代动力学　吸收:阿德福韦酯,即阿德福韦二新戊酰氧甲酯,是活性成分阿德福韦的前体药物。口服本品 10mg 后阿德福韦的生物利用度为 59%。慢性乙型肝炎患者单剂口服本品 10mg 后达到血药峰浓度(C_{max})的中位数时间为 1.75 小时(范围:0.58~4.0 小时)。C_{max} 的中位数为几何平均值 16.70(9.66~30.56)ng/ml,$AUC_{0-\infty}$ 的中位数为 204.40(109.75~356.05)(ng·h)/ml。

食物对口服吸收的影响:阿德福韦酯 10mg 与食物一起服用时,阿德福韦的全身暴露量不受影响。

分布:临床前研究表明,口服阿德福韦酯后,阿德福韦在大多数组织有分布,分布浓度最高的组织包括肾、肝和肠道组织。体外研究中阿德福韦浓度范围在 $0.1 \sim 25\mu g/ml$ 内时,与人血浆或人血清蛋白的结合率 $\leq 4\%$。静脉给药 $1.0mg/(kg \cdot d)$ 或 $3.0mg/(kg \cdot d)$ 后的稳态分布容积分别为(392 ± 75)ml/kg 和(352 ± 9)ml/kg。代谢口服给药后,阿德福韦酯迅速转化为阿德福韦。在浓度远高于体内浓度的情况下(大于 4 000 倍),阿德福韦不抑制下列任何一种人类 CYP450 同工酶:CYP1A2、CYP2D6、CYP2C9、CYP2C19、CYP3A4。阿德福韦不是这些酶的底物。根据体外实验结果,和已知阿德福韦的消除途径,阿德福韦通过 CYP450 介导与其他药物发生相互作用的可能行较小。

消除:阿德福韦通过肾小球滤过和肾小管主动分泌经肾排泄。阿德福韦酯 10mg 多次给药后,24 小时后尿中可以回收到给药剂量的 45%。血浆中的阿德福韦浓度以双指数的方式降低,终末消除半衰期的中位数为 7.22 小时(4.72~10.70 小时)。

3. 药物不良反应　疲乏、胃肠道反应(腹部不适、上腹痛、腹泻、恶心、胃部不适)、鼻咽炎、头晕、皮疹、脱发、肝区痛、自发流产、失眠)。

实验室检查异常(GPT、CPK 和 ALP 升高、中性粒细胞和白细胞减少),任何单个不良事件的总体发生率均小于等于 2%。最常见的为疲乏。

4. 药物相互作用　阿德福韦酯在体内快速转化为阿德福韦。在浓度显著高于体内观察到的浓度时(>4 000 倍),阿德福韦对任何一种下列常见的人体 CYP450 酶都无抑制作用:CYP1A2、CYP2C9、CYP2C19、CYP2D6 和 CYP3A4。阿德福韦不是这些酶的作用底物。但是,尚不清楚阿德福韦是否能够诱导 CYP-450 酶。根据体外实验的结果和阿德福韦的肾消除途径,阿德福韦作为抑制剂或底物、由 CYP450 介导与其他药物发生相互作用的可能性很小。

阿德福韦通过肾小球滤过和肾小管主动分泌的方式经肾排。除布洛芬、拉米夫定、对乙酰氨基酚、甲氧苄啶/磺胺甲基异噁唑和替诺福韦 DF 外,尚未评估 10mg 阿德福韦酯与其他经肾分泌或已知影响肾功能药物的药物相互作用。

10mg 阿德福韦酯与其他经肾小管分泌的药物或改变肾小管分泌功能的药物合用可以增加阿德福韦酯或合用药物的血清浓度。10mg 阿德福韦酯与经肾小管主动分泌的药物合用时应当慎重,因为两种药物竞争同一消除途径,可能会引起阿德福韦或者合用药物的血清浓度升高。当阿德福韦酯与肾排泄药物或其他已知影响肾功能的药物联合应用,应该密切监测患者的不良事件。

阿德福韦酯不改变拉米夫定、甲氧苄啶/磺胺甲基异噁唑、对乙酰氨基酚和布洛芬的药代动力学。当阿德福韦酯与拉米夫定、甲氧苄啶/磺胺甲基异噁唑和对乙酰氨基酚同时使用,阿德福韦酯的药代动力学未发生改变。

当 10mg 阿德福韦酯与布洛芬(800mg,每日 3 次)同时使用,阿德福韦酯 C_{max}(33%)、AUC(23%)和尿回收增加。该增加似乎由于口服生物利用度增加而不是肾清除减少所致。

八、注意事项

1. 禁用　本品禁用于已知对阿德福韦、阿德福韦酯或阿德福韦酯片剂中任何辅料过敏的患者。

2. 警告　肝炎的急性加重、肾毒性、HIV 耐药、乳酸性酸中毒/伴脂肪变性的严重肝肿大。

在停止乙型肝炎治疗(包括用阿德福韦酯治疗)的患者中,已有报告发生肝炎的急性加重。所以停止阿德福韦酯治疗的患者,必须严密监测肝功能数月,包括临床表现和实验室指标。需要时应恢复乙型肝炎的治疗。

在本身有肾功能不全危险因素或有基础肾功能不全的患者中,长期使用阿德福韦酯可能引起肾毒性风险。这些患者必须密切监测肾功能,并可能需要调整给药间隔时间。

在有人类免疫缺陷病毒感染但未被诊断或未予治疗的慢性乙型肝炎患者中,采用具抗 HIV 活性的抗乙型肝炎治疗(例如阿德福韦酯治疗),可能使 HIV 产生耐药性。

在单独使用核苷类似物或与其他抗逆转录病毒药物联合使用治疗时,曾有发生乳酸性酸中毒及伴肝脂肪变性的严重肝肿大的报告,并包括致死病例。

3. 用药注意事项　使用的剂量不允许超过推荐的剂量。新戊酸是阿德福韦酯在体内代谢为阿德福韦的一种产物,与游离的肉碱结合后从肾排泄。因此阿德福韦酯应当慎用于已知先天性肉碱缺乏的患者。与肉碱结合的临床意义尚不清楚。阿德福韦酯和降低肉碱水平的药物如丙戊酸或其他释放新戊酸的药物合用产生的效应还没有研究资料。本品 10mg 每日 1 次治疗慢性 HBV 感染的临床研究中,治疗组和安慰剂组患者血清肉碱水平的改变相似。因此,阿德福韦酯 10mg 每日 1 次治疗期间,患者不需要常规补充左旋肉碱或监测血清肉碱水平。

阿德福韦酯不应与富马酸替诺福韦酯或含有富马酸替诺福韦酯的产品联合使用,其中包括 Truvada(恩曲他滨/富马酸替诺福韦酯复方片)和 Atripla(依法韦恩茨/恩曲他滨/富马酸替诺福韦酯复方片)。

九、药物稳定性及贮藏条件

密封,25℃ 以下干燥处贮存。

十、药物经济性评价

非基本药物,医保乙类,《中国药典》(2020 年版)收载。

恩 替 卡 韦

一、药品名称

1. 英文名　Entecavir

2. 2-氨基-9-[(1S,3R,4S)-4-羟基-3-羟甲基-2-亚甲基环戊基]-1,9-二氢-6H-嘌呤-6-酮

二、药品成分

恩替卡韦

三、剂型与规格

恩替卡韦片　(1)0.5mg/片;(2)1mg/片
恩替卡韦胶囊　0.5mg/粒

四、适应证及相应的临床价值

适应证:适用于病毒复制活跃,血清丙氨酸氨基转移酶持续升高或肝组织学显示有活动性病变的慢性成人乙型肝炎的治疗。

临床价值:恩替卡韦为国内外指南均推荐的一线治疗药物;恩替卡韦长期有效,5 年治疗后患者 HBVDNA 不可测比例达到 94%,6 年耐药率仅为 1.2%。

五、用法用量

1. 儿童　16 岁以下儿童患者使用本品的安全性和有效性数据尚未建立。

2. 成人　成人和 16 岁及以上的青少年口服本品,每日 1 次,每次 0.5mg。拉米夫定治疗时发生病毒血症或出现拉米夫定耐药突变的患者为每日 1 次,每次 1mg(0.5mg 两片)。本品应空腹服用(餐前或餐后至少 2 小时)

3. 老年人　由于没有足够的 65 岁及以上的老年患者参加本品的临床研究,尚不清楚老年患者与年轻患者对本品的反应有何不同。其他的临床试验报告也未发现老年患者与年轻患者之间的不同。恩替卡韦主要由肾排泄,在肾功能损伤的患者中,可能发生毒性反应的危险性更高。因为老年患者多数肾功能有所下降,因此应注意药物剂量的选择,并且监测肾功能。

六、特殊人群用药

1. 妊娠期　恩替卡韦对孕妇影响的研究尚不充分。只有当对胎儿潜在的风险利益作出充分的权衡后,方可使用本品。

目前尚无资料提示本品能影响 HBV 的母婴传播,因此,应采取适当的干预措施以防止新生儿感染 HBV。

2. 哺乳期　恩替卡韦可从大鼠乳汁分泌。但人乳中是否有分泌仍不清楚,所以不推荐服用本品的母亲哺乳。

3. 肾功能损害　在肾功能不全的患者中,恩替卡韦的表观口服清除率随肌酐清除率的降低而降低(参见药代动力学,特殊人群)。肌酐清除率<50ml/min 的患者[包括接受血液透析或持续性非卧床腹膜透析治疗的患者]应调整用药剂量。见表 11-3。

表 11-3 肾功能不全患者恩替卡韦推荐用药间隔调整

肌酐清除率/(ml/min)	通常剂量	拉米夫定治疗失败
≥50	每日 1 次,每次 0.5mg	每日 1 次,每次 1mg
30 到<50	每 48 小时 1 次,每次 0.5mg	每 48 小时 1 次,每次 1mg
10 到<30	每 72 小时 1 次,每次 0.5mg	每 72 小时 1 次,每次 1mg
<10 或血液透析* 或 CAPD	每 5~7 日 1 次,每次 0.5mg	每 5~7 日 1 次,每次 1mg

* 接受血液透析的患者,请在血液透析后用药

4. 肝功能损害　肝功能不全患者无须调整用药剂量。

七、药理学

1. 药效学及作用机制　作用机制:本品为鸟嘌呤核苷类似物,对乙型肝炎病毒(HBV)多聚酶具有抑制作用。它能够通过磷酸化成为具有活性的三磷酸盐,三磷酸盐在细胞内的半衰期为 15 小时。通过与 HBV 多聚酶的天然底物三磷酸脱氧鸟嘌呤核苷竞争,恩替卡韦三磷酸盐能抑制病毒多聚酶(逆转录酶)的所有三种活性:①HBV 多聚酶的启动;②前基因组 mRNA 逆转录负链的形成;③HBV DNA 正链的合成。恩替卡韦三磷酸盐对细胞的 α、β、δ-DNA 多聚酶和线粒体 γ-DNA 多聚酶抑制作用较弱,K_i 值为 18 至大于 160μM。

抗病毒活性:在转染了野生型乙型肝炎病毒的人类 HepG2 细胞中,恩替卡韦抑制 50%病毒 DNA 合成所需浓度(EC_{50})为 0.004μmol/L。恩替卡韦对拉米夫定耐药病毒株(rtL180M, rtM204V)的 EC_{50} 中位值是 0.026μmol/L(范围 0.01~0.059μmol/L)。

在 HBV 体外联合用药分析中,发现在大范围浓度内阿巴卡韦,去羟肌苷,拉米夫定,司他夫定,替诺福韦或齐多夫定对恩替卡韦的抗 HBV 活性均无拮抗作用。在体外 HIV 抗病毒分析中,恩替卡韦在微摩尔级浓度时,对这六种核苷类逆转录酶抑制剂(NRTI)或恩曲他滨的抗 HIV 作用仍然没有影响。

抗 HIV 病毒活性:全面分析恩替卡韦对一组实验室分离毒株以及临床分离的 I 型人类免疫缺陷病毒株的抑制活性,在不同细胞及实验条件下获得的 EC_{50} 值范围是 0.026~>10μmol/L;当病毒水平降低时观察到更低的 EC_{50} 值。在细胞培养中,恩替卡韦在微摩尔浓度水平时可选择出 HIV 逆转录酶的 M184I 位点置换,在恩替卡韦高浓度水平时证实了抑制作用。含 M184V 位点置换的 HIV 变异株对恩替卡韦失去敏感性。

2. 药代动力学　吸收:健康受试者口服用药后,本品被迅速吸收,0.5~1.5 小时达到峰浓度(C_{max})。每日给药一次,6~10 天后可达稳态,累积量约为两倍。

食物对口服吸收的影响:进食标准高脂餐或低脂餐的同时口服 0.5mg 本品会导致药物吸收的轻微延迟(从原来的 0.75 小时变为 1.0~1.5 小时),C_{max} 降低 44%~46%,药时曲线下面积(AUC)降低 18%~20%。因此,本品应空腹服用(餐前或餐后至少 2 小时)。

分布:药代动力学资料表明,其表观分布容积超过全身液体量,这说明本品广泛分布于各组织。体外实验表明本品与人血浆蛋白结合率为 13%。

代谢和清除:在给人和大鼠服用 ^{14}C 标记的恩替卡韦后,未观察到本品的氧化或乙酰化代谢物,但观察到少量 II 期代谢产物葡萄糖醛酸甙结合物和硫酸结合物。恩替卡韦不是细胞色素 P450(CYP450)酶系统的底物、抑制剂或诱导剂。

在达到血浆峰浓度后,血药浓度以双指数方式下降,达到终末清除半衰期约需 128~149 小时。药物累积指数约为每日 1 次给药剂量的 2 倍,这表明其有效累积半衰期约为 24 小时。

本品主要以原型通过肾清除,清除率为给药量的 62%~73%。肾清除率为 360~471ml/min,且不依赖于给药剂量,这表明恩替卡韦同时通过肾小球滤过和网状小管分泌。

特殊人群如下:

性别:本品的药代动力学不因性别的不同而改变。

种族:恩替卡韦药代动力学指标没有显著的种族差异。一项单组、开放性试验在感染慢性 HBV 的 HBeAg 阳性或阴性、核苷初治、黑色人种/非裔美国人(n=40)和西班牙人(n=6)受试者中评价了本品 0.5mg 每日 1 次的安全性和疗效。在该试验中,76%的受试者为男性,平均年龄为 42 岁,57%为 HBeAg 阳性,平均基线 HBV DNA 为 10^7 单位/ml,平均基线 GPT 为 162U/L。在治疗第 48 周,46 名受试者中有 32 名(70%)出现 HBV DNA<50 单位/ml(约 300 拷贝数/ml),46 名受试者中有 31 名(67%)出现 GPT 正常化(≤1ULN),26 名 HBeAg 阳性受试者中 12 名(46%)出现 HBe 血清转换。安全性数据与更大型的对照临床试验中观察到的数据相似。

老年人:一项评价年龄与本品药代动力学关系的研究(口服本品 1mg)显示老年人的 AUC 较健康年轻人升高 29.3%,这很可能是由于个体肾功能的差异所造成的。老年人的用药剂量参看肾功能不全者的剂量调节。

肾功能不全:在不同程度肾功能不全的患者(无慢性乙型肝炎病毒感染),包括使用血液透析或 CAPD 治疗的患者中,单次给药 1mg 本品后的药代动力学结果显示清除率随肌酐清除率的降低而下降。血液透析前 2 小时单次给药 1mg 本品,血液透析 4 小时能清除约给药剂量的 13%,CAPD 治疗 7 天仅能清除约给药剂量的 0.3%。恩替卡韦应在血液透析后给药。

肝功能不全:在中度和重度肝功能不全的患者(不包括慢性乙型肝炎病毒感染患者)中,研究了单次给药 1mg 后恩替卡韦的药代动力学情况,肝功能不全的患者与健康对照患者的恩替卡韦的药代动力学情况相似。因此,无须在肝功能不全患者中调节恩替卡韦的给药剂量。

肝移植后:目前尚不清楚本品在肝移植患者中的安全性和有效性。一个小型的研究中,在使用稳定剂量的环孢酶素 A($n=5$)或他克莫司($n=4$)治疗 HBV 感染肝移植患者中,由于肾功能的改变,本品在体内的总量约为肾功能正常的健康人的两倍。肾功能的改变是导致本品在这些患者中浓度增加的原因。本品与环孢素 A 或他克莫司之间的药物动力学的相互作用尚未被正式评价。

对于曾经或正在接受可能影响肾功能的免疫抑制剂,如环孢素 A 或他克莫司,治疗的肝移植受体患者,接受恩替卡韦治疗前和治疗中,应该严密监测肾功能(见"用法用量"项下肾功能不全患者的剂量调整)。

儿童用药:尚无儿童使用该药的药代动力学数据。

3. 药物不良反应 对不良反应的评价基于 4 项全球的临床试验:AI463014,AI463022,AI463026,AI463027 以及 3 项在中国进行的临床试验(AI463012,AI463023,AI463056)。在这 7 项研究中,共有 2 596 位慢性乙型肝炎患者入选。在与拉米夫定对照的研究中,恩替卡韦与拉米夫定的不良事件和实验室检查异常情况相似。

在国外进行的研究中,本品最常见的不良事件有头痛、疲劳、眩晕、恶心。拉米夫定治疗的患者普遍出现的不良事件有头痛、疲劳、眩晕。在这 4 项研究中,分别有 1% 的恩替卡韦治疗的患者和 4% 拉米夫定治疗的患者由于不良事件和实验室检测指标异常而退出研究。

4. 药物相互作用 体内和体外试验评价了恩替卡韦的代谢情况。恩替卡韦不是细胞色素 P450(CYP450)酶系统的底物、抑制剂或诱导剂。在浓度达到人体内浓度约 10 000 倍时,恩替卡韦不抑制任何主要的人 CYP450 酶:1A2、2C9、2C19、2D6、3A4、2B6 和 2E1。在浓度达到人体内浓度约 340 倍时,恩替卡韦不诱导人 CYP450 酶:1A2、2C9、2C19、3A4、3A5 和 2B6。同时服用通过抑制或诱导 CYP450 系统而代谢的药物对恩替卡韦的药代动力学没有影响。而且,同时服用恩替卡韦对已知的 CYP 底物的药代动力学也没有影响。

研究恩替卡韦与拉米夫定、阿德福韦和替诺福韦的相互作用时,发现恩替卡韦和与其相互作用药物的稳态药代动力学均没有改变。

由于恩替卡韦主要通过肾清除,服用降低肾功能或竞争性通过主动肾小球分泌的药物的同时,服用恩替卡韦可能增加这两个药物的血药浓度。同时服用恩替卡韦与拉米夫定、阿德福韦、替诺福韦不会引起明显的药物相互作用。同时服用恩替卡韦与其他通过肾清除或已知影响肾功能的药物的相互作用尚未研究。患者在同时服用恩替卡韦与此类药物时要密切监测不良反应的发生。

八、注意事项

警告:乙型肝炎严重急性恶化,HIV 和 HBV 合并感染患者,乳酸性酸中毒伴肝肿大。

有报告患者在停止乙型肝炎抗病毒治疗(包括恩替卡韦)后,发生病情严重急性恶化。对停止乙型肝炎抗病毒治疗的患者,应密切监测肝功能至少持续几个月。如有必要,需重新开始抗病毒治疗。

HBV 合并感染 HIV 并且没有同时进行高效抗逆转录病毒治疗(HAART)的患者,不建议使用恩替卡韦,这是由于此部分患者使用恩替卡韦治疗时有可能会出现 HIV 核苷逆转录酶抑制剂耐药。

有核苷类似物治疗后发生乳酸性酸中毒和重度肝肿大伴脂肪变性,甚至死亡的病例报告。

1. 禁用 对恩替卡韦或制剂中任何成分过敏者禁用。

2. 用药注意事项 肾功能不全的患者:肌酐清除率 < 50ml/min,包括血液透析或 CAPD 的患者,建议调整恩替卡韦的给药剂量(见"用法用量")。

肝移植受体患者:恩替卡韦治疗肝移植受体的安全性和有效性尚不清楚。如果认为肝移植受体需要接受恩替卡韦治疗,其曾经或正在接受可能影响肾功能的免疫抑制剂,如:环孢素或他克莫司的治疗,应在恩替卡韦给药前及给药过程中严密监测肾功能。

耐药性和拉米夫定治疗失效患者的特别注意事项:HBV 聚合酶区的拉米夫定耐药位点突变可能会导致继发突变,包括恩替卡韦耐药相关位点的突变。

少数拉米夫定治疗失效的患者在基线时就存在恩替卡韦耐药相关位点 rtT184、rtS202 和 rtM250 的突变。拉米夫定耐药的患者随后发生恩替卡韦耐药的风险高于无拉米夫定耐药患者。在拉米夫定治疗失效研究中,恩替卡韦治疗 1 年、2 年、3 年、4 年和 5 年后,恩替卡韦基因型耐药的累积发生率分别为 6%、15%、36%、47% 和 51%。

患者须知:患者应在医师的指导下服用恩替卡韦,并告知医师任何新出现的症状及合并用药情况。应告知患者如果停药有时会出现肝病情加重,所以应在医师的指导下改变治疗方法。

患者在开始恩替卡韦治疗前,需要进行 HIV 抗体的检测。应告知患者如果感染了 HIV 而未接受有效的 HIV 药物治疗,恩替卡韦可能会增加对 HIV 药物治疗耐药的机会。

使用恩替卡韦治疗并不能降低经性接触或污染血源传播 HBV 的危险性。因此,需要采取适当的防护措施。

九、药物稳定性及贮藏条件

密封,15~30℃ 干燥处保存。

十、药物经济性评价

基本药物(片剂:0.5mg、10mg,分散片:0.5mg、1.0mg,

胶囊:0.5mg),《中国药典》(2020 年版)收载。

替 比 夫 定

一、药品名称

1. 英文名　Telbivudine
2. 化学名　1-(2-去氧-β-L-呋喃核糖)-5-甲尿嘧啶

二、药品成分

替比夫定

三、剂型与规格

替比夫定片　600mg/片

四、适应证及相应的临床价值

替比夫定用于有病毒复制证据以及有血清转氨酶(GPT 或 GOT)持续升高或肝组织活动性病变证据的慢性乙型肝炎成人患者。

本适应证基于核苷类似物初治的、HBeAg 阳性和 HBeAg 阴性的、肝功能代偿的、慢性乙型肝炎成年患者的病毒学、血清学、生化学和组织学应答结果。当开始替比夫定治疗时,应考虑以下要点:对于 HBeAg 阳性患者而言,基线 HBV DNA<10^9 拷贝/ml 及基线 GPT≥2 倍正常值上限方可开始替比夫定治疗。对于 HBeAg 阴性患者而言,基线 HBV DNA<10^7 拷贝/ml 方可开始替比夫定治疗。未在合并获得性免疫缺陷病毒(HIV)、丙型肝炎病毒(HCV)或丁型肝炎病毒(HDV)感染的乙型肝炎患者中评估过替比夫定的作用。未在肝移植患者或失代偿肝病患者中评估过替比夫定的作用。对核苷类似物逆转录酶抑制剂耐药的慢性乙型肝炎患者,尚无应用替比夫定的设计良好的对照研究,但估计其可能与拉米夫定存在交叉耐药。

五、用法用量

1. 儿童　儿童(≥16 岁)600mg(1 片),每日 1 次,口服,餐前或餐后均可,不受进食影响。尚未在 16 岁以下儿童中进行替比夫定的研究。目前不推荐在儿童中使用替比夫定。

2. 成人　600mg(1 片),每日 1 次,口服,餐前或餐后均可,不受进食影响。

3. 老年人　600mg(1 片),每日 1 次,口服,餐前或餐后均可,不受进食影响。尚无数据支持对超过 65 岁的患者给予特殊推荐的剂量。

六、特殊人群用药

1. 妊娠期　替比夫定属于美国 FDA 药物妊娠安全性分类的 B 类药物。

临床前研究中替比夫定无致畸性,且显示其对胚胎和胎仔发育无不良作用。对妊娠大鼠和家兔的研究显示替比夫定可以通过胎盘。对大鼠和家兔的发育毒理学研究表明,在剂量达每日 1 000mg/kg,暴露量分别高出人体治疗剂量(600mg/d)的 6 倍和 37 倍时,未观察到对胎仔有损害的证据。

对孕妇还没有足够的对照良好的研究。因为动物生殖毒性研究并不总能够预示人体反应,所以只有在利益大于风险时方可在妊娠期间使用替比夫定。没有在孕妇中进行研究,也没有替比夫定对 HBV 母婴传播的影响的数据。因此,应采取恰当的干预措施以防止新生儿 HBV 感染。

2. 哺乳期　在大鼠试验中,替比夫定能通过乳汁分泌。替比夫定是否能通过人类的乳汁分泌尚不清楚。如果母亲接受了替比夫定的治疗应该指导她们不要进行母乳喂养。

3. 肾功能损害　替比夫定主要通过肾排泄而消除,因此推荐对于肌酐清除率<50ml/min 的患者及正在接受血液透析治疗的患者调整给药间隔。此外,替比夫定与其他影响肾功能的药物合用可能会影响替比夫定和/或合用药物的血药浓度。

4. 肝功能损害　替比夫定在接受肝移植者中的安全性及疗效尚不清楚。替比夫定与环孢素合用多次给药后,其稳态下的药代动力学未发生改变。对于接受肝移植的患者已经接受或正在接受可能影响肾功能的免疫抑制剂治疗(如环孢素或他克莫司),如果确定替比夫定治疗是必须的,则应该在治疗前及治疗中监测肾功能。

5. 其他人群　尚没有研究观察替比夫定对合并其他感染的乙型肝炎患者(如同时患有人类免疫缺陷病毒、丙型肝炎病毒或丁型肝炎病毒的感染)的疗效。

七、药理学

1. 药效学及作用机制　替比夫定是一种合成的胸腺嘧啶核苷类似物,具有抑制乙型肝炎病毒脱氧核糖核酸(HBV DNA)聚合酶的活性。替比夫定可被细胞激酶磷酸化,转化为具有活性的三磷酸盐形式,三磷酸盐在细胞内的半衰期为 14 小时。替比夫定-5′-三磷酸盐通过与 HBV DNA 聚合酶(逆转录酶)的天然底物-胸腺嘧啶-5′-三磷酸盐竞争,抑制该酶活性。替比夫定-5′-三磷酸盐掺入病毒 DNA 可导致 DNA 链合成终止,从而抑制 HBV 复制。替比夫定同时是 HBV 第一条链($EC_{50}=0.4\sim1.3\mu mol/L$)与第二条链($EC_{50}=0.12\sim0.24\mu mol/L$)合成的抑制剂,而且对第二条链的抑制作用更明显。替比夫定-5′-三磷酸盐即使在浓度达到 $100\mu mol/L$ 时对人细胞 DNA 聚合酶 α、β 或 γ 也没有抑制作用。替比夫定在浓度达 $10\mu mol/L$ 时,在 HepG2 细胞中没有发现明显的线粒体毒性。

在表达 HBV 的人肝癌细胞系 2.2.15 和感染鸭乙型肝炎病毒(DHBV)的原代鸭肝细胞中,替比夫定抑制病毒合成的半数有效浓度(EC_{50})约为 $0.2\mu mol/L$。在细胞培养中替比夫定与阿德福韦酯的抗 HBV 活性有叠加作用,且不被艾滋病病毒核苷类逆转录酶抑制剂地达诺新和司他夫定所拮抗。替比夫定对人免疫缺陷病毒(HIV)Ⅰ 型无活性(EC_{50} 值 200mol/L),而且不拮抗阿巴卡韦、地达诺新、恩曲他滨、拉米夫定、司他夫定、替诺福韦或齐多夫定的抗 HIV 活性。

2. 药代动力学 成人药代动力学:在健康受试者和慢性乙型肝炎患者中评价了替比夫定单剂量和多剂量的药代动力学（包括中国在内）。在两组人群中，替比夫定的药代动力学相似。

吸收和生物利用度:健康受试者（$n=12$）每日口服一次替比夫定600mg，稳态血浆浓度在给药后1~4小时（中位数2小时）达到峰值[C_{max}的均数标准差为（3.69 ± 1.25）g/ml]，药时曲线下面积（AUC）是（26.1 ± 7.2）（$g \cdot h$）/ml（均数±标准差），血浆谷浓度（C_{trough}）是0.2~0.3g/ml。每日给药一次，大约5~7天后达到稳态，蓄积量约为1.5倍，这说明其有效蓄积半衰期大约为15小时。

食物对口服吸收的影响:当替比夫定600mg单一剂量与高脂（约55g）、高热量（约950kcal）饮食同时给予患者服用时，替比夫定的吸收和暴露均不受影响。替比夫定在进食或空腹的条件下均可服用。

分布:替比夫定在体外与人血浆蛋白的结合率较低（3.3%）。口服后，估算的表观分布容积超出全身体液量，提示替比夫定广泛分布于全身各组织内。替比夫定在血浆和血细胞间分布均匀。

代谢:健康受试者服用^{14}C标记的替比夫定后，检测不出代谢产物。替比夫定不是细胞色素P450（CYP450）酶系统的底物或抑制剂。

消除:达到峰值后，替比夫定血药浓度以双指数方式下降，终末消除半衰期（$t_{1/2}$）为40~49小时。替比夫定主要以原型通过尿液排泄。其肾清除率接近正常肾小球滤过率，提示主要排泄机制为被动扩散。单剂量口服600mg后，约42%剂量在给药后的7天中通过尿排泄。由于肾排泄是替比夫定的主要消除途径，对于中到重度肾功能不全的患者及那些正在接受血液透析的患者，需要进行给药间隔调整。

特殊人群

（1）性别:替比夫定药代动力学无显著性别差异。

（2）种族:替比夫定药代动力学无显著种族差异。从中国健康受试者的研究获得的药代动力学参数与其他人群所获得的结果相似。

（3）儿童与老年患者:未在儿童或老年患者中进行替比夫定药代动力学研究。

（4）肾功能受损患者:在有不同程度的肾功能受损者（未患慢性乙型肝炎）中评价了单剂量药代动力学（以肌酐清除率作为评估标准）。推荐在肌酐清除率小于50ml/min的患者中，需调整替比夫定的给药间隔。

（5）接受血液透析治疗的肾功能不全患者:血液透析（达4小时）可降低替比夫定的全身暴露约23%。按照肌酐清除率进行给药间隔调整，在常规血液透析期间无须额外调整剂量，应在血液透析后服用替比夫定。

（6）肝功能受损患者:在有不同程度的肝功能受损者（未患慢性乙型肝炎）中评价了单次给药剂量600mg药代动力学。肝功能受损者与无肝功能受损者比较，替比夫定的药代动力学未发生改变。这些研究的结果提示，对于肝功能受损的患者无须调整剂量。

3. 药物不良反应

（1）临床试验中的药物不良反应:约有1 500名受试者在临床研究中接受了剂量为每日600mg的替比夫定治疗。不良反应的评估主要基于两项研究（007 GLOBE和NV-02B-015），共有1 699名慢性乙型肝炎患者在双盲状态下，接受了替比夫定600mg/d（$n=847$）或拉米夫定100mg/d（$n=852$）的104周治疗。在这些研究中，替比夫定和拉米夫定的安全性大致相当。

在104周临床试验中，总体而言替比夫定耐受性良好，大多数不良事件为轻度或中度。

由于不良事件造成停药的患者比例在替比夫定组与拉米夫定组均为4%。替比夫定组最常见的导致停药的不良事件包括CK升高、恶心、腹泻、疲劳、肌痛和肌病。替比夫定单药治疗的患者周围神经病变的发生率<1%（2/847）。<1%（5/847）的替比夫定单药治疗的患者被诊断为肌病/肌炎（表现为肌肉无力）。

（2）CK升高:CK升高在替比夫定治疗组发生更为频繁。在104周治疗期间，79%的替比夫定治疗的患者和47%的拉米夫定治疗的患者发生1~4级CK升高。13%的替比夫定治疗的患者和4%的拉米夫定治疗的患者发生3或4级CK升高。大部分CK升高没有症状，替比夫定组患者平均恢复时间长于拉米夫定组患者。

在出现1~4级CK升高患者中，分别有10%替比夫定治疗的和5%拉米夫定治疗的患者发生了肌肉骨骼的不良事件。共有2%（13/847）替比夫定治疗的患者因为CK升高或者肌肉骨骼不良事件暂停或者停止替比夫定治疗。

（3）治疗期间GPT反跳:GPT反跳，即GPT>10ULN且高于2倍基线水平，在治疗的前6个月内两组发生率相近（3%）。24周后，替比夫定组GPT反跳发生率（2%）低于拉米夫定组（5%）。推荐在慢性乙型肝炎治疗期间定期检测肝功能。

（4）停止治疗后乙型肝炎病情的加重:当慢性乙型肝炎患者停止抗乙型肝炎治疗后，已经有重度急性肝炎发作的报道。尚无充足数据证明停止替比夫定治疗后肝炎病情加重。

另一临床试验中，非疗效原因提前停药或选择不再继续服药的患者，有9/154（6%）的替比夫定患者和10/180（6%）的拉米夫定患者在停止治疗后4个月内发生了肝炎恶化（GPT>10ULN且高于2倍基线水平）。

（5）上市后临床应用:以下不良反应基于本品上市后临床应用中的自发性报告。因为这些不良反应是来自无法确定数量的人群的自愿报告，不可能确切估计其发生频率或确立与本品暴露的因果关系。具体包括肌肉骨骼、结缔组织:横纹肌溶解;神经系统:周围神经病变，感觉减退;代谢和营养失调:乳酸性酸中毒。

4. 药物相互作用 替比夫定主要通过被动扩散消除，所以替比夫定与其他通过肾排泄消除的药物产生相互作用的可能性很低。然而，正因为替比夫定主要通过肾排泄消除，同时服用可改变肾功能的药物可能影响替比夫定的血浆浓度。

在比人体浓度高 12 倍的体外试验情况下,替比夫定并没有抑制通过以下任何人肝微粒细胞色素 P450(CYP)同工酶介导的药物的代谢;1A2、2C9、2C19、2D6、2E1 和 3A4。基于以上结果和已知的替比夫定消除途径,替比夫定与其他通过 CYP-450 代谢的药物产生相互作用的可能性很低。

拉米夫定、阿德福韦酯、环孢素和聚乙二醇干扰素 α-2a 对替比夫定的药代动力学无影响。另外,替比夫定也没有改变拉米夫定、阿德福韦酯或环孢素的药代动力学。由于聚乙二醇干扰素 α-2a 的药物浓度存在很大的个体差异,不能针对替比夫定对聚乙二醇干扰素 α-2a 的药代动力学的影响做出确切结论。

一项探索性临床研究提示联合使用替比夫定每日 600mg 与每周一次皮下注射聚乙二醇干扰素 α-2a 180g 会增加周围神经病变的发生风险。

八、注意事项

1. 禁用　对替比夫定或其任何辅料过敏者禁用。替比夫定 600mg(每日 1 次)与聚乙二醇干扰素 180g(每周 1 次)联合使用。

2. 用药注意事项　有效期 24 个月。每日 1 次,口服,餐前或餐后均可,不受进食影响。

九、药物稳定性及贮藏条件

30℃ 以下贮藏。保存在原包装盒内。本品必须存放在儿童不可触及的地方。

十、药物经济性评价

非基本药物,医保乙类,《中国药典》(2020 年版)收载。

膦 甲 酸 钠

一、药品名称

英文名　Foscarnet Sodium

二、药品成分

膦甲酸钠

三、剂型与规格

膦甲酸钠注射液　(1)100ml:2.4g;(2)250ml:3g;(3)250ml:6g;(4)500ml:6g

膦甲酸钠粉针剂　0.64g

四、适应证及相应的临床价值

本品主要用于免疫缺陷者(如艾滋病患者)发生的巨细胞病毒性视网膜炎的治疗。也可用于对阿昔洛韦耐药的免疫缺陷者(如 HIV 感染患者)的皮肤黏膜单纯疱疹病毒感染或带状疱疹病毒感染。

五、用法用量

1. 儿童　儿童用药的安全性和有效性尚未确立。儿童用药应仔细评价,只有在获利大于风险时使用。

2. 成人　静脉滴注,剂量个体化。锁骨下静脉或颈内静脉等中心静脉输注:注射液 24mg/ml 可不需要稀释直接使用;周围静脉输注:必须用 5% 葡萄糖或生理盐水稀释至 12mg/ml 后使用。

(1)艾滋病(AIDS)患者巨细胞病毒性视网膜炎(肾功能正常):①诱导治疗,推动初始量为 60mg/kg,每 8 小时一次,静脉滴注时间不得少于 1 小时,根据疗效连用 2~3 周;②维持治疗,维持剂量为 90~120mg/(kg·d)(按肾功能调整剂量),静脉滴注时间不得少于 2 小时。维持治疗期间,若病情加重,可重复诱导治疗及维持治疗过程。

(2)免疫功能损害患者耐阿昔洛韦单纯疱疹病毒(HSV)性皮肤黏膜感染:推荐剂量为 40mg/kg,每 8 或 12 小时一次,静脉滴注时间不得小于 1 小时,连用 2~3 周或直至治愈。

3. 老年人　无 65 岁以上老年人用药的安全和有效性资料。老年人常合并有肾小球滤过功能减退,在用药前以及用药期间应评价其肾功能状态。

六、特殊人群用药

1. 妊娠期　无有关孕妇临床应用研究资料,权衡利弊后慎用。

2. 哺乳期　尚不清楚本品是否从哺乳期妇女乳汁分泌哺乳期妇女应用本品时应停止哺乳。

3. 肾功能损害　使用本品期间必须密切监测肾功能,根据肾功能情况调整剂量,做到给药个体化。为减低本品的肾毒性,使用以前及使用期间患者应水化,静脉输液(5% 葡萄糖或生理盐水)量为 2.5L/d,并可适当使用噻嗪类利尿药。

七、药理学

1. 药效学及作用机制　膦甲酸钠是无机焦磷酸盐的有机类似物,在体外试验中可抑制包括巨细胞病毒(CMV)、单纯疱疹病毒 1 型和 2 型(HSV-1 和 HSV-2)等疱疹病毒的复制。在不影响细胞 DNA 聚合酶的浓度下,膦甲酸钠在病毒特异性 DNA 聚合酶的焦磷酸盐结合位点产生选择性抑制作用,从而表现出抗病毒活性。膦甲酸钠不需要被胸腺嘧啶激酶或其他激酶激活(磷酸化),因此在体外对 HSVTK 缺失突变株和 CMVUL97 突变株有活性。所以,耐阿昔洛韦的 HSV 株或耐更昔洛韦的 CMV 株可能会对膦甲酸钠敏感。但是,伴有 DNA 聚合酶改变的耐阿昔洛韦和更昔洛韦突变株可能也耐膦甲酸钠。在体外试验中,将膦甲酸钠和更昔洛韦联用可见活性增强。

2. 药代动力学　据资料报道,在美国对肾功能正常患者以每次 60mg/kg 剂量进行间歇静滴治疗(每 8 小时一次)

的两个临床研究表明:首次用药后 C_{max} 分别为 573μmol/L 和 445μmol/L, C_{min} 分别为 28μmol/L 和 88μmol/L;使用至第 14 或 15 天的 C_{max} 分别为 579μmol/L 和 517μmol/L, C_{min} 分别为 110μmol/L 和 105μmol/L;血浆平均清除率分别为(178±48)ml/min 和(130±44)ml/min。对接受间歇滴注者第 1 或第 3 天的研究提示平均血浆半衰期约 3 小时,给药量的 80%～90% 以原型由尿排出。本品能进入患者脑脊液,脑脊液中药物浓度与患者的血脑屏障缺陷程度有关。本品可以蓄积在人的骨中,但蓄积程度尚未确定。

3. 药物不良反应　据文献报道,对 188 例 AIDS 患者的前瞻性临床试验及上市后出现的与本品有关、无关和不能判断的不良反应如下:

（1）肾功能损害:血清肌酐值升高,肌酐清除率降低,肾功能异常、急性肾衰竭、尿毒症、多尿、代谢性酸中毒。停止用药 1～10 周内血清肌酐值能恢复至治疗前水平或正常。

（2）电介质:低钙血症、低镁血症、低钾血症、低磷血症或高磷血症。本品能螯合二价金属离子(Ca^{2+} 、 Mg^{2+} 、 Fe^{2+} 、 Zn^{2+})。30% AIDS 患者使用本品出现可逆性低钙血症,呈量效关系。惊厥(包括癫痫大发作):虽然许多患者出现惊厥可能因低钙血症或原有疾病(隐球菌脑膜炎、占位性病变或其他中枢神经系统肿瘤),但不能除外与本品的关系。

（3）贫血或血红蛋白降低:一般不同时伴有白细胞及血小板计数下降。许多 AIDS 患者同时接受 AZT 治疗,并在接受本品前已存在贫血。

（4）局部刺激:注射部位静脉炎,生殖泌尿道刺激症状或溃疡。

（5）全身:疲乏、不适、寒战、发热、脓毒症。胃肠系统:恶心、呕吐、腹泻、腹痛、消化不良、便秘,曾有胰腺炎个例报道。

（6）代谢及营养失调:低钠血症和下肢浮肿,乳酸脱氢酶、碱性磷酸酶或淀粉酶升高。

（7）中枢及周围神经系统:Paraethesia、头痛、眩晕、非自主性肌肉收缩、震颤、共济失调、神经病。精神失调:食欲缺乏、焦虑、神经质、谵妄、抑郁、精神病、激动、进攻性反应。

（8）肝胆系统:GPT 和 GOT 异常。

（9）心血管:ECG 异常、高血压或低血压、室性心律失常。

（10）其他:白细胞减少、粒细胞减少、血小板减少、皮疹、肌肉无力。

4. 药物相互作用

（1）与静脉用喷他脒合用可引起低钙血症。

（2）避免与氨基糖苷类、两性霉素 B 肾毒性药物合用以免加重肾损害。

（3）与利托那韦和/或沙奎那韦合用可引起肾功能损害。

（4）本品可引起低钙血症,与已知能影响血钙的药物合用时应慎重。

八、注意事项

用药注意事项

（1）本品必须由专科医师严格按使用说明书使用。

（2）本品不能采用快速或弹丸式静脉推注方式给药。静脉滴注速度不得大于 1mg/(kg·min)。

（3）本品不能与其他药物混合静脉滴注,本品仅能使用 5% 葡萄糖或生理盐水稀释。

（4）避免与皮肤、眼接触,若不慎接触,应立即用清水洗净。

九、药物稳定性及贮藏条件

遮光,室温,密闭保存。不得在冷处(2～10℃)保存。

十、药物经济性评价

非基本药物,医保乙类,《中国药典》(2020 年版)未收载。

更 昔 洛 韦

一、药品名称

1. 英文名　Ganciclovir
2. 化学名　9-[[2-羟基-1-(羟甲基)乙氧基]甲基]鸟嘌呤

二、药品成分

更昔洛韦

三、剂型与规格

胶囊　0.25g
分散片　0.25g
粉针剂　0.05g,0.125g,0.15g,0.25g,0.5g
注射液　(1)1ml:0.05g;(2)2ml:0.05g;(3)2ml:0.1g;(4)2ml:0.125g;(5)2ml:0.2g;(6)2ml:0.25g;(7)2ml:0.3g;(8)5ml:0.125g;(9)5ml:0.25g;(10)5ml:0.0625g;(11)5ml:0.15g;(12)10ml:0.125g;(13)10ml:0.25g;(14)1ml:0.5g

四、适应证及相应的临床价值

用于预防和治疗危及生命或视觉的受巨细胞病毒感染的免疫缺陷患者,以及预防与巨细胞病毒感染有关的器官移植患者。

五、用法用量

1. 儿童　应用于 12 岁以下儿童的临床经验有限,故儿童应慎用。
2. 成人　注射剂。

（1）用以治疗巨细胞病毒视网膜炎的标准剂量:①诱导治疗:肾功能正常患者剂量为 5mg/kg,静脉输注 1 小时以上,每 12 小时 1 次,持续 14～21 天;②维持治疗:剂量为

5mg/kg,静脉输注 1 小时以上,每日 1 次,每周 7 次,或 6mg/kg,每日 1 次,每周 5 次。

（2）器官移植患者预防标准剂量:①诱导治疗。肾功能正常患者,5mg/kg,静脉输注 1 小时以上,每 12 小时 1 次,疗程 7~14 天。②维持治疗。5mg/kg,静脉输注 1 小时以上,每日 1 次,每周 7 次;或 6mg/kg,每日 1 次,每周 5 次。

3. 老年人 应按肾功能情况调整用药剂量。

六、特殊人群用药

1. 妊娠期 建议生育期妇女接受治疗时应采用避孕措施。

2. 哺乳期 药品应用于孕妇的安全性有待确定。孕妇应尽量避免使用,只有当对孕妇的利益当超过对胎儿风险时才可应用于孕妇。

3. 肾功能损害 用药剂量根据表 11-4 进行调整。

表 11-4 按照血清肌酐清除率调整计量表

Ccr/ （ml/min）	诱导治疗剂量	维持治疗剂量
70	5.0mg/（kg·12h）	5.0mg/（kg·d）
50~69	2.5mg/（kg·12h）	2.5mg/（kg·d）
25~49	2.5mg/（kg·d）	1.5mg/（kg·d）
10~24	1.25mg/（kg·d）	0.625mg/（kg·d）
<10	1.25mg/kg,3 次/周 血液透析后给药	0.625mg/kg,3 次/周

因肾功能不全患者需要调整剂量,需要小心监测血清肌酐水平和肌酐清除率。

七、药理学

1. 药效学及作用机制 本品是一种合成鸟嘌呤的同系物,它抑制疱疹病毒在体内及体外的复制。对此药敏感的人类病毒包括巨细胞病毒（CMV）,单纯疱疹病毒 1（HSV-1)、单纯疱疹病毒 2（HSV-2)、EB 病毒（非洲淋巴细胞瘤病毒)、水痘带状疱疹病毒（VZV）和乙型肝炎病毒（HBV)。本品在巨细胞病毒（CMV）感染的细胞中被磷酸化而成单磷酸盐后,再由数种细胞激酶诱导进一步磷酸化而成更昔洛韦三磷酸盐。CMV 感染细胞的细胞激酶和更昔洛韦三磷酸盐的浓度比未受感染细胞高。所以,在受病毒感染的细胞中更昔洛韦的磷酸化更容易发生。在受病毒感染的细胞中,更昔洛韦三磷酸盐代谢缓慢。在细胞外液体的更昔洛韦被清除 18 小时后,细胞内的更昔洛韦三磷酸盐仍维持有 60%~70%。本品的抗病毒作用系由于抑制病毒 DNA 的合成:通过本品的三种磷酸盐竞争性抑制三磷酸脱氧鸟甙与 DNA 聚合酶的结合;结合病毒 DNA,阻止 DNA 链的延长。当患者临床反应不敏感及在治疗过程中持续不断的分泌病毒时,要注意出现病毒抗药的可能性。长期静脉注射给药

治疗 CMV 视网膜炎的患者亦可呈现抗药性。

2. 药代动力学

（1）吸收:本品 5mg/kg 静脉输注后 1 小时,其 AUC（曲线下面积）在（22.1±3.2)μg·h/ml 和（26.8±6.1)μg·h/ml（$n=16$）的范围内。C_{max}（血浆药物峰浓度）在（8.27±1.02)μg/ml 和（9.0±1.4)μg/ml（$n=16$）的范围内。

（2）分布:静脉注射后稳态分布容积为（0.74±0.15)L/kg（$n=98$)。3 个患者接受更昔洛韦 2.5mg/kg,q. 8h. 或 q. 12h. 静脉注射,在注射后 0.25~5.67 小时后,脑脊液浓度为 0.31~0.68μg/ml,即血浆浓度的 24%~70%。更昔洛韦浓度在 0.5μg/ml 和 51μg/ml 时,血浆蛋白结合率为 1%~2%。

（3）代谢及消除:以静脉注射 1.6~5.0mg/kg,更昔洛韦的药代动力学呈直线性。本品主要以原型通过肾小球滤过和肾小管分泌排出。在肾功能正常患者,（91.3±5.0)%（$n=4$）的静脉注射更昔洛韦以原型从尿液排出。静脉注射更昔洛韦的全身清除率为（3.52±0.80)ml/（min·kg）（$n=98$),肾清除率为（3.20±0.80)ml/（min·kg）（$n=47$)。肾清除率为系统清除率的（91±11)%（$n=47$)。静脉注射给药,半衰期为（3.5±0.9）小时。

3. 药物不良反应 白细胞及血小板减少最常见,少见的有贫血,发热,皮疹,肝功能异常,浮肿,感染,乏力。心律失常,高/低血压。思维异常或梦魇,共济失调,昏迷,头昏,头痛,紧张,感觉障碍,精神病,嗜睡,震颤。恶心,呕吐,腹泻,胃肠道出血,腹痛。嗜曙红细胞增多,低血糖。呼吸困难。脱发,瘙痒,荨麻疹。血尿及尿素氮升高。有巨细胞病毒感染性视网膜炎的艾滋病患者可出现视网膜脱离。注射处可见感染,疼痛,静脉炎。

4. 药物相互作用 丙磺舒以及其他一些可以抑制肾小管分泌和重吸收的药物,能降低肾对本药的清除率及延长其半衰期。本药与抑制细胞快速分裂复制的药物同时使用可产生协同效应。本药与氨苯砜,喷他脒,氟胞嘧啶,长春新碱,长春碱,阿霉素,两性霉素,三甲氧基氨嘧啶以及一些核苷类药物联合使用,可增加副作用的发生。艾滋病患者同时使用本药和齐多夫定,大多会产生严重的白细胞降低。本药与亚胺培南/西司他丁钠盐联合使用可诱发癫痫。

八、注意事项

1. 禁用 对更昔洛韦,缬更昔洛韦所含任一成分过敏的患者禁用。

2. 用药注意事项 怀孕及哺乳期妇女,对本药或阿昔洛韦过敏者禁用。致癌、致畸性及对生育能力影响临床前期研究发现,本药可以引起精子减少,突变,致畸及致癌,在停止治疗的 90 天内应采取避孕措施。10%~40%接受治疗的患者出现白细胞减少,因此本药应慎用于有白细胞减少病史的患者。10%接受本药治疗的患者出现血小板减少（少于 5 万个/L),接受免疫抑制药物治疗的患者比艾滋病患者下降得更低。当患者的血小板计数少于 10 万个/L 时,发生血小板减少的风险也增大。

（1）对妊娠期和哺乳期的影响:动物实验发现本药有致畸作用,孕妇不能使用。本药对哺乳动物的后代可产生

不良影响。目前尚不知本药是否能分泌到人乳中,故不能在哺乳期妇女中使用,使用本药 72 小时后才能恢复哺乳。

（2）对儿童的影响:应用于 12 岁以下儿童的临床经验有限,故儿童应慎用。据报道其不良后果与成人相似。

（3）对老年人的影响:应按肾功能情况调整用药剂量。

九、药物稳定性及贮藏条件

本品应贮存于 30℃ 下。

十、药物经济性评价

基本药物(注射用无菌粉末:0.05g、0.15g、0.25g),医保乙类,《中国药典》(2020 年版)收载。

缬更昔洛韦

一、药品名称

1. 英文名　Valganciclovir
2. 化学名　(S)-2-氨基-3-甲基丁酸(R,S)-2-[(2-氨基-6-氧代-1,6-二氢-9H-嘌呤-9-基)甲氧基]-3-羟基丙酯

二、药品成分

盐酸缬更昔洛韦

三、剂型与规格

缬更昔洛韦片　450mg/片

四、适应证及相应的临床价值

盐酸缬更昔洛韦片适用于治疗获得性免疫缺陷综合征(AIDS)患者的巨细胞病毒(CMV)视网膜炎。盐酸缬更昔洛韦片适用于预防高危实体器官移植患者的 CMV 感染。

五、用法用量

避免药物过量的基本要求是严格按推荐剂量给药。标准剂量盐酸缬更昔洛韦片口服给药,应与食物同服。盐酸缬更昔洛韦片可迅速大量的转化成更昔洛韦。以更昔洛韦测定的盐酸缬更昔洛韦片的生物利用度比更昔洛韦胶囊高 10 倍,因此应严格遵守以下所述的盐酸缬更昔洛韦片用量和用法说明。

1. 儿童　由于盐酸缬更昔洛韦片在中国儿童患者中的安全性和有效性尚未建立,因此不推荐盐酸缬更昔洛韦片用于儿童。

2. 成人　CMV 视网膜炎的诱导治疗:对于活动性 CMV 视网膜炎患者,推荐剂量是 900mg,每日 2 次,服 21 天。延长诱导治疗可能增加骨髓毒性的危险性。CMV 视网膜炎的维持治疗在诱导治疗后,或对于非活动性 CMV 视网膜炎患者,推荐剂量是 900mg,每日 1 次。视网膜炎恶化的患者可重复诱导治疗。移植患者 CMV 感染的预防对于肾移植患者,推荐剂量是 900mg,每日 1 次,从移植后 10 天内开始,直至移植后 200 天。对于已接受肾以外的实体器官移植的患者,推荐剂量是 900mg,每日 1 次,从移植后 10 天内开始,直

至移植后 100 天。

3. 老年人　对老年人的影响应按肾功能情况调整用药剂量。

六、特殊人群用药

1. 妊娠期　动物实验发现本药有致畸作用,孕妇不能使用。建议育龄妇女在治疗期间采用有效的避孕措施。孕妇应避免应用盐酸缬更昔洛韦片,除非药物对母亲的益处远远超过对胎儿的潜在危害。

2. 哺乳期　缬更昔洛韦或更昔洛韦对围产期和产后婴儿的发育影响还没有研究过,但是必须考虑到更昔洛韦可能分泌到乳汁中从而引起哺乳婴儿严重的不良反应。因此,在考虑盐酸缬更昔洛韦片对哺乳母亲带来可能的益处的时候,应该决定是中断用药还是中断哺乳。

3. 肾功能损害　应密切监测血清肌酐或肌酐清除率水平。对于成年患者应按照下表 11-5 所示根据肌酐清除率调整剂量。

表 11-5　肾功能不全患者片剂服用剂量

Ccr/ (ml/min)	诱导剂量	维持剂量/ 预防剂量
≥60	900mg 每日 2 次	900mg 每日 1 次
40~59	450mg 每日 2 次	450mg 每日 1 次
25~39	450mg 每日 1 次	450mg 每 2 天 1 次
10~24	450mg 每 2 天 1 次	450mg 每周 2 次
<10	不推荐	不推荐

七、药理学

1. 药效学及作用机制　缬更昔洛韦是更昔洛韦的左旋缬氨酰酯(前体药物),口服后被小肠和肝内的酯酶迅速转化成更昔洛韦。更昔洛韦是一个合成的 2′-脱氧鸟苷酸的类似物,它在体外和体内都可以抑制疱疹病毒的复制。敏感的人类病毒包括人类巨细胞病毒(HCMV),单纯疱疹病毒 1 型和单纯疱疹病毒 2 型(HSV-1,HSV-2),人类疱疹病毒 6、7、8 型(HHV-6、7、8),EB 病毒,水痘-带状疱疹病毒(VZV)和乙型肝炎病毒。

在巨细胞病毒(CMV)感染的细胞中,更昔洛韦首先被病毒的蛋白激酶 UL97 磷酸化成单磷酸更昔洛韦,再被细胞内的蛋白激酶进一步磷酸化成三磷酸更昔洛韦,然后在细胞内被缓慢代谢。在移除细胞外的更昔洛韦后,观察到在 HSV 或 HCMV 感染的细胞中更昔洛韦的半衰期分别是 18 小时和 6~24 小时。由于磷酸化过程很大程度地依赖病毒的蛋白激酶,所以更昔洛韦的磷酸化优先发生在被病毒感染的细胞中。

更昔洛韦抑制病毒的活性主要通过抑制病毒 DNA 的合成:①竞争性抑制病毒 DNA 聚合酶,使三磷酸脱氧鸟苷酸不能结合到 DNA 上;②三磷酸更昔洛韦结合到病毒 DNA 上使

病毒 DNA 链的延长终止或受限制。在体外更昔洛韦对 CMV 抗病毒作用的 IC_{50} 范围为 $0.08\mu mol/L(0.02\mu g/ml)\sim14\mu mol/L(3.5\mu g/ml)$。

临床上盐酸缬更昔洛韦片的抗病毒作用通过治疗 AIDS 患者合并新诊断的视网膜炎得到证实。应用盐酸缬更昔洛韦片治疗四周后 CMV 病毒的检出率从研究入组时的 46%（32/69）降低到 7%（4/55）。

2. 药代动力学　缬更昔洛韦的药代动力学特点在 HIV 和 CMV 血清阳性的患者、AIDS 并有 CMV 视网膜炎的患者和实体器官移植的患者中进行了评价。服用缬更昔洛韦后决定机体更昔洛韦暴露量的参数是生物利用度和肾功能。服用缬更昔洛韦后更昔洛韦的生物利用度在各种研究人群中是相似的。心脏、肝和肾移植患者根据肾功能调整方案口服缬更昔洛韦后机体更昔洛韦暴露量相似。

（1）吸收：缬更昔洛韦是更昔洛韦的前体药物，能很好地从胃肠道吸收并快速在小肠壁和肝内代谢成更昔洛韦。从缬更昔洛韦转化得到的更昔洛韦的绝对生物利用度大约 60%。缬更昔洛韦的全身暴露少而且是一过性的，24 小时曲线下面积（AUC_{24h}）和峰浓度（C_{max}）分别仅为更昔洛韦的 1% 和 3%。口服盐酸缬更昔洛韦 $450\sim2\,625mg$ 的剂量与更昔洛韦 AUC 的比例关系只是在餐后情况下研究的。当与食物同服 900mg 推荐剂量的盐酸缬更昔洛韦时，平均更昔洛韦 AUC_{24} 和 C_{max} 都增大了，分别约为 30% 和 14%。因此建议盐酸缬更昔洛韦片与食物同服。

（2）分布：由于缬更昔洛韦迅速转化成更昔洛韦，未测定盐酸缬更昔洛韦片的蛋白结合率。更昔洛韦的浓度在 $0.5\sim51\mu g/ml$ 以上时血浆蛋白结合率是 1%～2%，静脉给药后更昔洛韦的稳态分布容积是 $(0.680\pm0.161)L/kg$。

（3）代谢：缬更昔洛韦快速水解成更昔洛韦；没有发现其他的代谢产物。口服单次 1 000mg 放射标记的更昔洛韦后，在粪便或尿中检测到的放射活性产物不超过 1%～2%。

（4）清除：口服盐酸缬更昔洛韦片后，盐酸缬更昔洛韦片清除的主要途径是肾排泄，方式为肾小球滤过和肾小管主动分泌更昔洛韦。更昔洛韦通过肾清除占全身清除的 $(81.5\pm22)\%$。

3. 药物不良反应　白细胞及血小板减少最常见，少见的有贫血，发热，皮疹，肝功能异常，浮肿，感染，乏力。心律失常，高/低血压。思维异常或梦魇，共济失调，昏迷，头昏，头痛，紧张，感觉障碍，精神病，嗜睡，震颤。恶心，呕吐，腹泻，胃肠道出血，腹痛。嗜酸红细胞增多，低血糖。呼吸困难。脱发，瘙痒，荨麻疹。血尿及尿素氮升高。有巨细胞病毒感染性视网膜炎的艾滋病患者可出现视网膜脱离。注射处可见感染，疼痛，静脉炎。

4. 药物相互作用　在原位大鼠小肠的渗透性模型研究表明，缬更昔洛韦与伐昔洛韦、去羟肌苷、奈非那韦、环孢素、奥美拉唑和吗替麦考酚酯没有相互作用。盐酸缬更昔洛韦片被代谢成为更昔洛韦，因此服用盐酸缬更昔洛韦片时也会出现与更昔洛韦相关的药物相互作用。

合用更昔洛韦和亚胺培南-西司他丁有发生惊厥的报道。这两种药不应该合用，除非可能获得的益处远超过潜在的危险性。

丙磺舒和口服更昔洛韦合用将导致肾对更昔洛韦的清除率有统计学意义的显著下降（20%），使机体对药物暴露显著增加（40%）。这些变化的作用机制为竞争性的肾小管分泌。因此对合用盐酸缬更昔洛韦片和丙磺舒的患者密切监测更昔洛韦的毒性。

八、注意事项

1. 禁用　在动物实验中发现更昔洛韦有致突变、致畸、致精子生成缺乏和致癌作用。因此认为盐酸缬更昔洛韦片对人有潜在的致畸和致癌作用，可能引起先天缺陷和癌症。

2. 用药注意事项　孕妇及哺乳期妇女，对本药或阿昔洛韦过敏者禁用。致癌、致畸性及对生育能力影响临床前期研究发现，本药可以引起精子减少，突变，致畸及致癌，在停止治疗的 90 天内应采取避孕措施。10%～40% 接受治疗的患者出现白细胞减少，因此本药应慎用于有白细胞减少病史的患者。10% 接受本药治疗的患者出现血小板减少（少于 5 万个/L），接受免疫抑制药物治疗的患者比艾滋病患者下降得更低。当患者的血小板计数少于 10 万个/L 时，发生血小板减少的风险也增大。

对妊娠和哺乳的影响动物实验发现本药有致畸作用，孕妇不能使用。本药对哺乳动物的后代可产生不良影响。目前尚不知本药是否能分泌到人乳中，故不能在哺乳妇女中使用，使用本药 72 小时后才能恢复哺乳。

对儿童的影响应用于 12 岁以下儿童的临床经验有限，故儿童应慎用。据报道其不良后果与成人相似。

对老年人的影响应按肾功能情况调整用药剂量。

九、药物稳定性及贮藏条件

贮存于 30℃ 以下。

十、药物经济性评价

非基本药物，非医保药品，《中国药典》（2020 年版）未收载。

碘 苷

一、药品名称

1. 英文名　Idoxuridine
2. 化学名　2′-脱氧-5-碘尿苷

二、药品成分

碘苷

三、剂型与规格

滴眼液　8ml∶8mg

四、适应证及相应的临床价值

用于单纯疱疹性角膜炎、牛痘病毒性角膜炎和带状疱疹病毒感染。

五、用法用量

滴于结膜囊内,每1~2小时1次,每次1~2滴。该品一般不用于婴幼儿。

六、特殊人群用药

1. 妊娠期 孕妇慎用。
2. 哺乳期 能否从乳腺分泌缺乏资料,因此哺乳期妇女不宜使用。

七、药理学

1. 药效学及作用机制 本品为嘧啶类抗病毒药,可与胸腺嘧啶核苷相互竞争磷酸化酶和聚合酶,抑制病毒DNA合成,使病毒失活停止繁殖。对单纯疱疹病毒、牛痘病毒、腺病毒等DNA型病毒有抑制作用。

2. 药代动力学 在脱氨基酶和核苷酸酶的作用下迅速失去效应。本品很难穿透角膜,故对虹膜炎和深层角膜炎无效。

3. 药物不良反应 可有畏光、局部充血、水肿、痒或疼痛等不良反应,也可发生过敏反应眼睑水肿。长期滴用,可引起接触性皮炎、点状角膜病变、滤泡性结膜炎、泪点闭塞等。

4. 药物相互作用 不能与硼酸特别是硫柳汞合用,因可使本品失效及眼部毒性作用增强。可与睫状肌麻痹剂、抗生素及肾上腺皮质激素合用。激素能促使病毒感染扩散,故禁用于浅层角膜炎,仅可用于实质性角膜炎、角膜水肿或虹膜炎。

八、注意事项

1. 禁用 对本品及碘制剂过敏的患者禁用。
2. 慎用 孕妇慎用。
3. 用药注意事项
(1) 本品对单纯疱疹病毒2型感染无效。
(2) 可与睫状肌麻痹剂、抗生素及肾上腺皮质激素合用。激素能促使病毒感染扩散,故禁用于浅层角膜炎,但可用于实质性角膜炎、角膜水肿或虹膜炎。
(3) 本品可以阻止角膜组织DNA的合成,故长期使用能损伤角膜上皮,影响溃疡的修复,使用时一般不宜超过3周,痊愈后继续使用一般不宜超过3~5日。频繁滴眼可致角膜上皮点状剥脱,且不能避免复发。

九、药物稳定性及贮藏条件

遮光,密闭,在凉处保存。

十、药物经济性评价

非基本药物,非医保药品,《中国药典》(2020年版)未收载。

利 巴 韦 林

一、药品名称

1. 英文名 Ribavirin
2. 化学名 1-β-D-呋喃核糖基-1H-1,2,4-三氮唑-3-羧酰胺

二、药品成分

利巴韦林

三、剂型与规格

片剂 (1)0.02g;(2)0.05g;(3)0.1g
缓释片 0.6g
分散片 (1)0.05g;(2)0.1g;(3)0.2g
胶囊 (1)0.1g;(2)0.15g
颗粒 (1)0.05g;(2)0.1g;(3)0.15g
泡腾颗粒 (1)0.05g;(2)0.15g
含片 (1)0.02g;(2)0.05g;(3)0.1g
注射液 (1)1ml:0.1g;(2)2ml:0.1g;(3)2ml:0.2g;(4)2ml:0.25g;(5)5ml:0.5g;(6)10ml:1g
粉针剂 (1)0.1g;(2)0.125g;(3)0.25g;(4)0.5g
喷剂 0.4g
滴鼻剂 (1)10ml:0.05g;(2)8ml:0.04g

四、适应证及相应的临床价值

主要用于呼吸道合胞病毒(RSV)引起的病毒性肺炎与支气管炎。流行性出血热和拉沙热的预防和治疗,发热早期应用本品能缩短发热期,减轻肾与血管损害及中毒症状。局部应用可治疗单纯疱疹病毒性角膜炎。

五、用法用量

1. 儿童 儿童用药的安全性和有效性尚未确立。儿童用药应仔细评价,在获利大于风险时使用。

2. 成人 口服:尽早使用。每日0.4~1.0g,分3~4次服用;国外其他用法用量参考治疗艾滋病:1 200mg,口服,每日2次,共3天,以后300mg,每日2次;治疗甲肝和乙型肝炎:10mg/(kg·d),分4次口服;治疗丙型肝炎:与α-2b干扰素联合使用。晨服400~600mg,夜服600mg。

静脉滴注:成人每日500~1 000mg,分2次给药,每次静脉滴注20分钟以上。疗程3~7天。治疗拉沙热、流行性出血热等严重病例时,成人首剂静脉滴注2g,继以每8小时0.5~1g,共10天。小儿每日10~15mg/kg,分2次给药,每次静脉滴注20分钟以上。疗程3~7天。

滴鼻:用于防止流感,0.5%溶液,每小时1次。

滴眼:治疗疱疹感染,0.1%浓度,1日数次。

3. 老年人 无65岁以上老年人用药的安全性和有效性资料。老年人常合并有肾小球滤过功能减退,在用药前以及用药期间应评价其肾功能状态。

六、特殊人群用药

1. 妊娠期 无有关孕妇临床应用研究资料,权衡利弊后慎用。

2. 哺乳期 尚不清楚本品是否从哺乳期妇女乳汁分泌,哺乳期妇女应用本品时应停止哺乳。

3. 肾功能损害 使用本品期间必须密切监测肾功能,根

据肾功能情况调整剂量,做到给药个体化。为减低本品的肾毒性,使用以前及使用期间患者应水化,静脉输液(5%葡萄糖或生理盐水)量为2.5L/d,并可适当使用噻嗪类利尿药。

4. 肝功能损害　肝功能异常者慎用。

七、药理学

1. 药效学及作用机制　为广谱抗病毒药,作用机制尚未完全明确。药物进入被病毒感染的细胞后迅速磷酸化,其产物作为病毒合成酶的竞争性抑制剂,抑制肌苷单磷酸脱氢酶、流感病毒 RNA 聚合酶和 mRNA 鸟苷转移酶,从而引起细胞内鸟苷三磷酸的减少,损害病毒 RNA 和蛋白质的合成,使病毒的复制和传播受抑。本药并不改变病毒的吸附、侵入和脱壳过程,也不诱导干扰素的产生。

本品体外具抑制呼吸道合胞病毒、流感病毒、腺病毒等多种病毒生长的作用,进入体内对呼吸道合胞病毒也可能具免疫作用和中和抗体作用。

2. 药代动力学　利巴韦林是核苷转运可能从消化道吸收吸收约45%,这是适度增加脂肪餐(约75%)。一旦在血浆中,利巴韦林是通过细胞膜的运输也由核苷转运。

利巴韦林广泛分布于所有组织,包括脑脊液和脑。利巴韦林的药代动力学被捕获的细胞内,特别是红血细胞(红细胞),缺乏这种酶,一旦它被添加激酶,并因此获得高浓度的药物,以去除磷酸盐形式为主。大多数的激酶活性的药物转换,积极核苷酸的形式,是由腺嘌呤激酶。这种酶是病毒感染的细胞中较为活跃。约有三分之一吸收的利巴韦林不会进入尿液排出。

3. 药物不良反应　利巴韦林最主要的毒性是溶血性贫血,在口服治疗后最初 1~2 周内出现血红蛋白下降,其中约10%患者可能伴随心肺方面副作用。①全身不良反应:疲倦、头痛、虚弱、乏力、胸痛、发热、寒战、流感症状等;②神经系统症状:眩晕;③消化系统症状有食欲减退,胃部不适、恶心呕吐、轻度腹泻、便秘、消化不良等;④肌肉骨骼系统症状有肌肉痛、关节痛;⑤精神系统有失眠、情绪化、易激惹、抑郁、注意力障碍、神经质等;⑥呼吸系统症状有呼吸困难、鼻炎等;⑦皮肤附件系统出现脱发、皮疹、瘙痒等;⑧另还观察到味觉异常、听力异常表现。

4. 药物相互作用　本品与齐多夫定同用时有拮抗作用,因本品可抑制齐多夫定转变成活性型的磷酸齐多夫定。

八、注意事项

1. 禁用　对本品中任何成分过敏者禁用。

2. 用药注意事项

(1) 定期进行血常规(血红蛋白水平、白细胞计数、血小板计数)、血液生化(肝功能、TSH)检查,尤其血红蛋白检查(包括在开始前、治疗第 2 周、第 4 周)。对可能怀孕妇女每月进行怀孕测试。

(2) 严重贫血患者慎用,有地中海贫血、镰状细胞贫血患者不推荐使用利巴韦林。有胰腺炎症状或明确有胰腺炎患者不可使用利巴韦林。具有心脏病史或明显心脏病症状患者不可使用利巴韦林。如使用利巴韦林出现任何心脏病

恶化症状,应立即停药给予相应治疗。

(3) 肝肾功能异常者慎用。肌酐清除率<50ml/min 的患者,不推荐使用利巴韦林。

(4) 利巴韦林对诊断有一定干扰,可引起血胆红素增高(可高达 25%),大剂量可引起血红蛋白降低。

(5) 尽早用药,呼吸道合胞病毒性肺炎病初 3 日内给药,利巴韦林不宜用于未经实验室确诊为呼吸道合胞病毒感染的患者。

九、药物稳定性及贮藏条件

遮光、密封保存。

十、药物经济性评价

基本药物(片剂、胶囊:0.1g),医保甲类,《中国药典》(2020 年版)收载。

阿 糖 腺 苷

一、药品名称

1. 英文名　Vidarabine

2. 化学名　嘌呤核苷

二、药品成分

阿糖腺苷

三、剂型与规格

注射用单磷酸阿糖胞苷　0.1g;0.2g

四、适应证及相应的临床价值

用于慢性乙型肝炎,也可治疗单纯疱疹病毒及巨细胞病毒性脑炎,可试用于角膜色素层炎、疱疹病毒角膜炎、疱疹病毒性脑炎、带状疱疹、新生儿疱疹等。

五、用法用量

成人:一次 5~10mg/kg,每日 1 次。用药过程中密切注意不良反应的发生并及时处理。

六、特殊人群用药

1. 妊娠期　阿糖胞苷能伤害基因型并形成畸胎,因此妊娠期不能用本品,如果孕妇必须接受治疗,应给予医学方面关于对胎儿伤害作用危险性的劝告。用本品治疗期间妇女必须小心,不要怀孕,若治疗期间怀孕,应寻求遗传方面的劝告。

2. 哺乳期　本品治疗期间禁止哺乳。

3. 肾功能损害　肝功能不全者慎用。

4. 肝功能损害　有肝功能障碍的患者,使用本品高剂量治疗时,应权衡利弊后小心进行。

七、药理学

1. 药效学及作用机制　本品为嘌呤核苷,可自链霉菌 Streptomyces Antibioticus 的培养液中提取或合成制备。国外

产品为本品的混悬液,国内产品为单磷酸酯溶液。本品对病毒无直接灭活作用,静脉滴注,进入细胞后,在酶的作用下转化为有活性的阿糖腺苷三磷酸酸,可竞争性抑制 DNA 多聚酶和 DNA 合成,从而抑制病毒复制。本品具有体外广谱抗疱疹病毒作用,对水痘病毒、单纯疱疹病毒(HSV-1 型、HSV-2 型)、带状疱疹、E-B 病毒、巨细胞病毒、Rous 肉瘤病毒和 Gross 白血病毒均有抑制作用。本品能抑制乙型肝炎病毒复制,使病毒 DNA、DNA 聚合酶、HBeAg 明显下降或转阴。对大多数 RNA 病毒无效。本品单次 10mg/kg 静脉缓慢滴注给药,血中阿糖腺苷的活性物质浓度为 3~6mg/L,而原型药为 0.2~0.4mg/L。活性物可进入脑脊液中,约为血中浓度的 1/3。给药量的 41%~53% 自尿中以活性物的形式排出体外。半衰期为 3.3 小时。

2. 药代动力学　本品静脉滴注或肌内注射后可被血液和组织中腺苷脱氨酶代谢为阿糖次黄嘌呤(Ara-HX),使血药浓度很快下降。本品达到最高血药浓度的时间,肌内注射为 3 小时,静脉滴注为 0.5 小时;半衰期为 3.5 小时。本品在各组织中的分布不同,在肝、肾、脾脏中浓度最高,骨骼肌、脑内浓度低,脑脊液内的浓度为血浆浓度的 35%~50%。60%~80% 的单磷酸阿糖腺苷以阿糖次黄嘌呤(Ara-HX)的形式从尿中排泄。

3. 药物不良反应　可见注射部位疼痛。极少情况下,有出现神经肌肉疼痛及关节疼痛,偶有见血小板减少、白细胞减少或骨髓巨细胞增多现象,停药后可自行恢复,为可逆性,必要时可对症治疗。不良反应程度与给药量和疗程成正相关。

4. 药物相互作用　①不可与含钙的输液配伍;②不宜与血液、血浆及蛋白质输液剂配伍;③别嘌醇可加重本品对神经系统的毒性,不宜与别嘌醇并用;④与干扰素同用,可加重不良反应。

八、注意事项

1. 慎用　孕妇慎用。

2. 用药注意事项

(1) 肝、肾功能不全、骨髓抑制、胶原性疾病患者慎用。

(2) 用药期间,定期复查肝、肾功能及血象。

(3) 不宜与肾上腺皮质激素等免疫抑制剂合用。

(4) 与别嘌醇合用,可增加本品的神经系统和肾毒性。应避免同时使用。

(5) 不得作肌内注射和皮下注射。不可静脉推注和快速静滴。

(6) 大量的液体伴随本品进入人体,应注意水、电解质平衡。

(7) 配制好的输液不可冷藏,以免析出结晶。

九、药物稳定性及贮藏条件

遮光、密闭,干燥处保存。

十、药物经济性评价

非基本药物,非医保药品,《中国药典》(2020 年版)未

收载。

阿 昔 洛 韦

一、药品名称

1. 英文名　Aciclovir(ACV)

2. 化学名　9-(2-羟乙氧甲基)鸟嘌呤

二、药品成分

阿昔洛韦

三、剂型与规格

阿昔洛韦片　　(1)0.1g;(2)0.2g
阿昔洛韦分散片　0.1g
阿昔洛韦咀嚼片　0.4g
阿昔洛韦胶囊　　0.2g
注射用阿昔洛韦　0.25g
阿昔洛韦注射液　10ml:0.5g
阿昔洛韦滴眼液　8ml:8mg
阿昔洛韦乳膏　　10g:0.3g

四、适应证及相应的临床价值

1. 单纯疱疹病毒感染　口服用于生殖器疱疹病毒感染初发和复发病例;对反复发作病例口服本品用作预防。注射剂用于免疫缺陷者初发和复发性黏膜、皮肤感染的治疗以及反复发作病例的预防;也可以用于单纯疱疹性脑炎的治疗。

2. 带状疱疹　口服用于免疫功能正常带状疱疹和免疫缺陷者轻症例的治疗。注射剂用于免疫缺陷者严重带状疱疹患者或免疫功能正常者弥散性带状疱疹的治疗。

3. 免疫缺陷者水痘的治疗。

五、用法用量

1. 儿童　静脉注射:①重症生殖器疱疹的初治,婴儿与 12 岁以下小儿,一次 250mg/m²(按阿昔洛韦计,下同),每日 3 次,每隔 8 小时滴注 1 次,共 5 日;②免疫缺陷者皮肤黏膜单纯疱疹,婴儿与 12 岁以下小儿,一次 250mg/m²,每日 3 次,每隔 8 小时滴注 1 次,共 7 日,12 岁以上按成人量;③单纯疱疹性脑炎,一次 10mg/kg,每日 3 次,每隔 8 小时滴注 1 次,共 10 日;④免疫缺陷者合并水痘,每次 10mg/kg 或每次 500mg/m²,每日 3 次,每隔 8 小时滴注 1 次,共 10 日;⑤小儿最高剂量为每 8 小时 500mg/m²。

2. 成人

(1) 口服:成人常用量。①生殖器疱疹初治和免疫缺陷者皮肤黏膜单纯疱疹每次 200mg,每日 5 次,共 10 日;或每次 400mg,每日 3 次,共 5 日;复发性感染,每次 200mg,每日 5 次,共 5 日;复发性感染的慢性抑制疗法,每次 200mg,每日 3 次,共 6 个月;必要时剂量可加至每次 200mg,每日 5 次,共 6~12 个月。②带状疱疹每次 800mg,每日 5 次,共 7~10 日。③水痘每次 20mg/kg,每日 4 次,共 5 日,出现症状立

刻开始治疗。

（2）静脉注射：①重症生殖器疱疹初治，每次 5mg/kg（按阿昔洛韦计，下同），每日 3 次，每隔 8 小时滴注 1 次，共 5 日；②免疫缺陷者皮肤黏膜单纯疱疹或严重带状疱疹，每次 5~10mg/kg，每日 3 次，每隔 8 小时滴注 1 次，共 7~10 日；③单纯疱疹性脑炎，每次 10mg/kg，每日 3 次，每隔 8 小时滴注 1 次，共 10 日；④带状疱疹 500mg，每隔 8 小时滴注 1 次，共 7~10 日；⑤成人每日最高剂量为 30mg/kg，或 1.5g/m²，每 8 小时不可超过 20mg/kg。

3. 老年人 目前尚无充分的研究资料表明对 65 岁以上老年人的用药与年轻人的用药有明显不同。一般情况来说，老年人用药应小心谨慎，选择低剂量的有效用药范围，尽量降低因增加服药次数而造成的肾功能减退或其他副反应的发生。

六、特殊人群用药

1. 妊娠期 孕妇仅在对胎儿的收益明确超过风险时方可使用。

2. 哺乳期 哺乳期妇女服药时宜暂停授乳。

3. 肾功能损害 肾功能损害患者按照下表调整剂量（见表 11-6）。

4. 肝功能损害 严重肝功能不全者须慎用。

表 11-6 阿昔洛韦用于肾功能减退患者剂量调整（口服）

肌酐清除率/（ml·min）	剂量/g	给药间隔/h
生殖器疱疹		
起始或间歇疗法		
>10	0.2	4（每日 5 次）
0~10	0.2	12
慢性抑制疗法		
>10	0.4	12
0~10	0.2	12
带状疱疹		
>25	0.8	4（每日 5 次）

七、药理学

1. 药效学及作用机制 抗病毒药，体外对单纯性疱疹病毒，水痘带状疱疹病毒，巨细胞病毒等具抑制作用，本品进入疱疹病毒感染的细胞后，与脱氧核苷竞争病毒胸苷激酶或细胞激酶，药物被磷酸化成活化型阿昔洛韦三磷酸酯，然后通过两种方式抑制病毒复制：①干扰病毒 DNA 多聚酶，抑制病毒的复制；②在 DNA 多聚酶作用下，与增长的 DNA 链结合，引起 DNA 链的延伸中断，本品对病毒有特殊的亲和力，但对哺乳动物宿主细胞毒性低，体外细胞转化测定有致癌报道，但动物实验未见致癌依据，某些动物实验显示高浓度药物可致突变，但无染色体改变的依据，本品的致癌与致突变作用尚不明确，大剂量注射可致动物睾丸萎缩和精子数减少，药物能通过胎盘，动物实验证实对胚胎无影响。

2. 药物不良反应 偶有头晕、头痛、关节痛、恶心、呕吐、腹泻、胃部不适、食欲减退、口渴、白细胞下降、蛋白尿及尿素氮轻度升高、皮肤瘙痒等，长程给药偶见痤疮、失眠、月经紊乱。

3. 药物相互作用 ①与齐多夫定（Zidovudine）合用可引起肾毒性，表现为深度昏睡和疲劳。②与丙磺舒竞争性抑制有机酸分泌，合用丙磺舒可使阿昔洛韦的排泄减慢，半衰期延长，体内药物蓄积。

八、注意事项

1. 禁用 对本品过敏者禁用。对更昔洛韦过敏者也可能对本品过敏。

2. 用药注意事项 ①肝、肾功能不全、骨髓抑制、胶原性疾病患者慎用。②用药期间，定期复查肝、肾功能及血象。③不宜与肾上腺皮质激素等免疫抑制剂合用。④与别嘌醇合用，可增加本品的神经系统和肾毒性。应避免同时使用。⑤不得作肌内注射和皮下注射。不可静脉推注和快速静滴。⑥大量的液体伴随本品进入人体，应注意水、电解质平衡。⑦配制好的输液不可冷藏，以免析出结晶。

九、药物稳定性及贮藏条件

密闭，在阴凉干燥处保存。

十、药物经济性评价

基本药物（片剂、胶囊：0.2g），医保甲类或乙类，《中国药典》（2020 年版）收载。

伐 昔 洛 韦

一、药品名称

1. 英文名 Valaciclovir

2. 化学名 L-缬氨酸-2-[（6-氧代-2-氨基-1,6-二氢-9H-嘌呤-9-基）甲氧基]乙基酯盐酸

二、药品成分

盐酸伐昔洛韦

三、剂型与规格

伐昔洛韦片剂 （1）0.15g；（2）0.3g
伐昔洛韦缓释片 0.6g
伐昔洛韦分散片 （1）0.15g；（2）0.3g
伐昔洛韦胶囊 0.15g
伐昔洛韦颗粒 （1）0.075g；（2）0.15g

四、适应证及相应的临床价值

1. 主要用于带状疱疹。

2. 用于治疗单纯疱疹病毒感染及预防复发，包括生殖

器疱疹的初发和复发。

五、用法用量

1. 儿童　目前尚无治疗儿科患者的资料。

2. 成人　常规剂量，口服给药。

（1）单纯疱疹的治疗：每次 500mg，每日 2 次。对于单纯疱疹的复发，理想的服药时间为前驱期或症状及体征首次出现时。

（2）单纯疱疹的预防：①免疫功能正常的患者，每日给药总量为 500mg，可分为 1~2 次给药；②免疫缺陷的患者，服用剂量为每次 500mg，每日 2 次。

（3）带状疱疹的治疗：每次 1 000mg，每日 3 次，共 7 日，在发病的 24 小时内服用本药最有效。

3. 老年人　应按肾功能调整剂量，老年患者中用药后较易产生肾不良反应或心悸、幻觉、精神错乱、谵妄等。

六、特殊人群用药

1. 妊娠期　美国 FDA 妊娠风险分级 B 级，孕妇仅在对胎儿的收益明确超过风险时方可使用。

2. 哺乳期　本品有少量经乳汁分泌，哺乳期妇女仅在确有指征时方可慎用本品，用药期间应停止授乳。

3. 肾功能损害　患者应按照肾功能调整剂量。

七、药理学

1. 药效学及作用机制　口服后吸收迅速并在体内很快转化为阿昔洛韦，其抗病毒作用为阿昔洛韦所发挥。

2. 药代动力学　口服后迅速吸收转化为阿昔洛韦，血中阿昔洛韦达峰时间为 0.88~1.75 小时。口服生物利用度为(67±13)%，是阿昔洛韦的 3~5 倍。药物进入体内后广泛分布，可分布至多种组织中，其中胃、小肠、肾、肝、淋巴结和皮肤组织中浓度最高，脑组织中的浓度最低。药物在体内全部转化为阿昔洛韦，代谢物主要从尿中排除，其中阿昔洛韦占 46%~59%，8-羟基-9-鸟嘌呤占 25%~30%，9-羟基甲氧基鸟嘌呤占 11%~12%。阿昔洛韦原型为单相消除，血消除半衰期($t_{1/2β}$)为(2.86±0.39)小时。

3. 药物不良反应

（1）消化系统少数患者有轻度胃肠道症状，如胃部不适、食欲减退、恶心、呕吐、腹痛、腹泻、便秘等。

（2）中枢神经系统可出现头痛、乏力、眩晕。

（3）血液可引起贫血、白细胞减少、粒细胞减少、血栓性血小板减少性紫癜(TTP)和溶血性尿毒症综合征。

（4）心血管系统可引起心动过速、血管扩张等。

（5）其他可见皮肤瘙痒、关节痛、肌痛、畏光、眼痛等。

八、注意事项

1. 禁用　对本品及其制剂中其他成分或喷昔洛韦过敏者禁用。

2. 用药注意事项　①肝、肾功能不全、骨髓抑制、胶原性疾病患者慎用；②用药期间、定期复查肝、肾功能及血象；③不宜与肾上腺皮质激素等免疫抑制剂合用；④与别嘌醇

合用，可增加本品的神经系统和肾毒性，应避免同时使用；⑤不得作肌内注射和皮下注射，不可静脉推注和快速静滴；⑥大量的液体伴随本品进入人体，应注意水、电解质平衡；⑦配制好的输液不可冷藏，以免析出结晶。

九、药物稳定性及贮藏条件

密封。

十、药物经济性评价

非基本药物，医保乙类，《中国药典》(2020 年版)收载。

泛 昔 洛 韦

一、药品名称

1. 英文名　Famciclovir

2. 化学名　2-[2-(2-氨基-9H-嘌呤-9-基)乙基]-1,3-丙二醇-二乙酯

二、药品成分

泛昔洛韦

三、剂型与规格

泛昔洛韦片剂　（1）0.125g；（2）0.25g
泛昔洛韦缓释片　0.6g
泛昔洛韦分散片　（1）0.25g；（2）0.3g
泛昔洛韦胶囊　0.125g
泛昔洛韦颗粒　（1）0.5g；（2）0.125g
泛昔洛韦缓释胶囊　0.125g

四、适应证及相应的临床价值

1. 主要用于带状疱疹。

2. 用于治疗单纯疱疹病毒感染及预防复发，包括生殖器疱疹的初发和复发。

五、用法用量

片剂：口服，成人每次 0.25g，每 8 小时 1 次。治疗带状疱疹的疗程为 7 日，治疗原发性生殖器疱疹的疗程为 5 日。

1. 儿童　青春期前儿童用药的安全性和有效性尚未建立，不推荐本品用于 18 岁以下儿童患者。

2. 成人　常规剂量，口服给药。

（1）单纯疱疹的治疗：每次 500mg，每日 2 次。对于单纯疱疹的复发，理想的服药时间为前驱期或症状及体征首次出现时。

（2）单纯疱疹的预防：①免疫功能正常的患者，每日给药总量为 500mg，可分为 1~2 次给药；②免疫缺陷的患者，服用剂量为每次 500mg，每日 2 次。

（3）带状疱疹的治疗：每次 1 000mg，每日 3 次，共 7 日，在发病的 24 小时内服用本药最有效。

3. 老年人　老年患者应用本品应根据肾功能适当调整

剂量。

六、特殊人群用药

1. 妊娠期 怀孕大鼠和家兔服用本品后对其胎仔发育未见异常,但缺乏人类临床资料,孕妇使用本品需充分权衡利弊。

2. 哺乳期 大鼠实验证实本品的前体喷昔洛韦在乳汁中的浓度高于血浆浓度,但是否经人乳分泌尚无定论,哺乳期妇女使用本品应停止哺乳。

3. 肾功能损害 肾功能不全患者应根据肾功能状况调整剂量,推荐剂量如下:肌酐清除率剂量≥60ml/min成人每次0.25g,每8小时1次;40~59ml/min成人每次0.25g,每12小时1次;20~39ml/min成人每次0.25g,每24小时1次;20ml/min成人每次0.125g,每48小时1次。

4. 其他人群 18岁以下患者使用本品的安全性和有效性尚未确定。65岁以上老年人服用本品后的不良反应的类型和发生率与年轻人相似,但服药前要监测肾功能以及时调整剂量。

七、药理学

1. 药效学及作用机制 进入人体内后迅速转变成喷昔洛韦,喷昔洛韦可被病毒编码的胸苷激酶磷酸化成OCV单磷酸,再经宿主的磷酸化成为喷昔洛韦三磷酸盐,三磷酸盐在病毒感染的细胞内迅速形成,缓慢代谢,致半衰期延长,参与HBV DNA-p的三磷酸鸟苷(Pgtp)竞争,并进入DNA,作用于DNA合成的起始和延伸步骤,抑制DNA的合成,对水痘-带状疱疹病毒、单纯疱疹病毒1型和2型和HBV均有较强的抑制作用。

2. 药代动力学 本品口服在肠壁吸收后迅速去乙酰化和氧化为有活性的喷昔洛韦。12名健康男性志愿者分别口服本品0.5g和静脉注射喷昔洛韦0.4g的研究结果表明,本品的绝对生物利用度为(77±8)%。124名健康男性志愿者口服本品0.5g后,得到的喷昔洛韦的峰浓度(C_{max})为(3.3±0.8)mg/L,达峰时间为(0.9±0.5)小时,血药浓度-时间曲线下面积(AUC)为(8.6±1.9)mg·h/L,血消除半衰期($t_{1/2\beta}$)为(2.3±0.4)小时。当血药浓度在0.1~20mg/L范围内时,喷昔洛韦的血浆蛋白结合率小于20%。全血/血浆分配比率接近于1。本品口服后在体内经由醛类氧化酶催化为喷昔洛韦而发生作用,失去活性的代谢物有6-去氧喷昔洛韦、单乙酰喷昔洛韦和6-去氧乙酰喷昔洛韦等,每种都少于服用量的0.5%,血或尿中几乎检测不到泛昔洛韦,主要以喷昔洛韦和6-去氧喷昔洛韦形式经肾排出。

3. 药物不良反应 常见不良反应是头痛和恶心,此外尚可见下列反应。①神经系统:头晕、失眠、嗜睡、感觉异常等;②消化系统:腹泻、腹痛、消化不良、食欲缺乏、呕吐、便秘、胀气等;③全身反应:疲劳、疼痛、发热、寒战等;④其他反应:皮疹、皮肤瘙痒、鼻窦炎、咽炎。

八、注意事项

1. 禁用 对本品及喷昔洛韦过敏者禁用。

2. 用药注意事项

(1)本品对预防生殖器疱疹的复发,眼部带状疱疹、播散性带状疱疹及免疫缺陷患者疱疹的疗效尚未得到确认。

(2)肾功能不全者喷昔洛韦的表观血浆清除率、肾清除率和血浆清除速率常数均随肾功能的降低而下降,故肾功能不全者应注意调整用法用量。

(3)肝功能代偿的肝病患者无须调整剂量,尚未对肝功能失代偿的肝病患者进行药代动力学研究。

(4)食物对生物利用度无明显影响。

(5)病毒胸腺嘧啶脱氧核苷激酶或DNA多聚酶的质变可导致HSV或VZV对喷昔洛韦耐药突变株的产生,若患者治疗临床疗效不佳时,应考虑病毒可能对喷昔洛韦耐药。对阿昔洛韦耐药的突变株对喷昔洛韦也耐药。

(6)必须告知患者本品不能治愈生殖器疱疹,本品是否能够防止疾病传播尚不清楚,但生殖器疱疹可以通过性接触传播,故治疗期间应避免性接触。

九、药物稳定性及贮藏条件

遮光,密封保存。

十、药物经济性评价

非基本药物,医保乙类,《中国药典》(2020年版)收载。

喷 昔 洛 韦

一、药品名称

1. 英文名 Penciclovir
2. 化学名 9-[4-羟基-3-(羟甲基)-丁基]-鸟嘌呤

二、药品成分

喷昔洛韦

三、剂型与规格

喷昔洛韦乳膏 1%(10g:0.1g)
注射用喷昔洛韦 0.25g

四、适应证及相应的临床价值

1. 主要用于带状疱疹。
2. 用于治疗单纯疱疹病毒感染及预防复发,包括生殖器疱疹的初发和复发。

五、用法用量

1. 儿童 应在医师指导下使用。

2. 成人 乳膏外用:涂于患处,每日4~5次,应尽早开始治疗(如无先兆或损害出现时);注射剂一次5mg/kg,每日2次,隔12小时滴注1次,每次滴注时间应持续1小时以上,5~7日为一疗程。

3. 老年人 使用注射剂时,由于生理性肾功能的衰退,应用本品需注意调整剂量。

六、特殊人群用药

1. 妊娠期 药物能通过胎盘,虽动物实验证实对胚胎无影响,但孕妇用药仍需权衡利弊。

2. 哺乳期 药物在乳汁中的浓度为血药浓度的 $0.6 \sim 4.1$ 倍,虽未发现婴儿异常,但哺乳期妇女应慎用。

3. 肾功能损害 有肾疾病、脱水或同时使用其他对肾有毒性药物的患者,应调整剂量,缓慢静滴(1 小时以上)。

七、药理学

1. 药效学及作用机制 本品为核苷类抗病毒药,体外对 1 型和 2 型单纯疱疹病毒有抑制作用,在病毒感染的细胞中,病毒胸腺嘧啶脱氧核苷激酶将本品磷酸化为喷昔洛韦单磷酸盐,然后细胞激酶将喷昔洛韦单磷酸盐转化为喷昔洛韦三磷酸盐。体外实验表明,喷昔洛韦三磷酸盐与脱氧鸟嘌呤核苷三磷酸盐竞争性抑制单纯疱疹病毒多聚酶,从而选择性抑制单纯疱疹病毒 DNA 的合成和抑制。耐本品的单纯疱疹病毒突变株的产生是由于病毒胸腺嘧啶脱氧核苷激酶或 DNA 多聚酶性质发生了改变,最常见耐阿昔洛韦的病毒突变株缺乏胸腺嘧啶核苷激酶,它们对本品也耐药。

2. 药代动力学 文献报道,健康男性志愿者 12 人,单次或多次使用1%喷昔洛韦乳膏(每次 180mg,约为临床常用剂量的 67 倍),在血浆或尿中未检出喷昔洛韦。

3. 药物不良反应 常见不良反应是头痛和恶心,此外尚可见下列反应。①神经系统:头晕、失眠、嗜睡、感觉异常等;②消化系统:腹泻、腹痛、消化不良、食欲缺乏、呕吐、便秘、胀气等;③全身反应:疲劳、疼痛、发热、寒战等;④其他反应:皮疹、皮肤瘙痒、鼻窦炎、咽炎等。

八、注意事项

1. 禁用 对本品及喷昔洛韦过敏者禁用。

2. 用药注意事项 ①不推荐用于黏膜,因刺激作用,勿用于眼内及眼周;②严重免疫功能缺陷患者(如艾滋病或骨髓移植患者)应在医师指导下应用;③孕妇、哺乳期妇女在医师指导下使用;④儿童应在医师指导下使用;⑤老年患者勿过量用药。

九、药物稳定性及贮藏条件

遮光,密封保存。

十、药物经济性评价

非基本药物,医保乙类,《中国药典》(2020 年版)未收载。

金 刚 烷 胺

参见(第二章 神经系统药物 6 帕金森药物)

金 刚 乙 胺

一、药品名称

1. 英文名 Rimantadine

2. 化学名 α-甲基三环$[3.3.1.1^{3,7}]$葵烷-1-甲胺

二、药品成分

盐酸金刚乙胺

三、剂型与规格

金刚乙胺片剂 (1)50mg/片;(2)100mg/片
金刚乙胺颗粒 (1)50mg/袋;(2)100mg/袋
金刚乙胺糖浆 (1)50ml:0.5g;(2)100ml:1g
金刚乙胺口服溶液 (1)100ml:1g;(2)60ml:0.6g

四、适应证及相应的临床价值

本品适用于预防和治疗甲型(包括 H_1N_1、H_2N_2、H_3N_2)流感病毒感染。

1. 预防 在年满 1 岁的儿童、健康成人和老年患者的对照研究中,发现本品能安全有效的预防不同亚族甲型流感病毒传染引起的症状和体征。本品不能完全阻止甲型流感病毒的宿主免疫反应,服用本品的个体对自然发病或接种仍会持续免疫反应,但这以后接触相关抗原病毒,有保护作用。在感染暴发期间服用后,$2 \sim 4$ 周的时间内有预防作用。超过 6 周,其预防作用的安全性和有效性未被论证。

2. 治疗 在人群中确认或怀疑甲型流感时,有病毒感染症状的成人可服用本品;在出现甲型流感病毒症状 48 小时内服用本品,能减少发热持续的时间和减轻全身症状。

五、用法用量

1. 儿童 预防用药:对于 10 岁以下儿童,本品每日 1 次,每次 5mg/kg,但总量不超过 0.15g(1 片半)。对于 10 岁或以上的儿童,用量与成人一样。

2. 成人 预防用药:本品推荐给成人的剂量是 0.1g(1 片),每日 2 次。对于严重的肝功能不全、肾衰竭(Ccr ≤ 10ml/min)患者及中老年家庭护理患者,推荐剂量为每日 0.1g(1 片)。目前,还没有多剂量的数据可以证实对于肾或肝损伤的受试者是安全的。因为在多剂量期,金刚乙胺的代谢物有可能积累。对任何肾功能不全患者应该监视其不良反应,必要时调整剂量。

治疗用药:盐酸金刚乙胺对于成人的推荐剂量 0.1g(1 片),每日 2 次。对于严重肝功能不全、肾衰竭(Ccr ≤ 10ml/min)和老年人家庭护理患者,推荐剂量为每日 0.1g(1 片)。目前,还没有多剂量的数据可以证实对于肾或肝损伤的受试者是安全的。因为在多剂量期,金刚乙胺的代谢物有可能会积累。对任何肾功能不全患者应监视其不良反应,必要时调整剂量。在出现甲型流行性感冒的症状和体征时,服用本品越早越好,在 48 小时内服用本品治疗效果更好,从症状开始连续治疗约 7 天。

六、特殊人群用药

1. 妊娠期 已有实验证明本品对于动物可产生致畸影响和非致畸影响,因此,只有能够证明服用本品对母子的益

处大于坏处时,才能在妊娠时考虑使用本品。

2. 哺乳期 哺乳期妇女,只有能证明服用本品对母子的益处大于坏处时,才能考虑使用本品。

3. 儿童 本品用于预防儿童甲型流行性感冒,治疗儿童流感症状的安全有效尚没有建立。对于1岁以下的儿童,本品的预防性研究还未完成。因此,目前尚缺乏儿童用药的详细的研究资料。

七、药理学

1. 药效学及作用机制 盐酸金刚乙胺为合成的抗病毒药,主要对甲型流感病毒具有活性。本品的作用机制尚不完全清楚,可能是通过抑制病毒脱壳,从而在病毒复制的早期环节起作用。遗传学研究提示,由病毒颗粒 M2 基因编码的一种蛋白,在金刚乙胺抑制敏感甲型流感病毒中起重要作用。本品不影响灭活的甲型流感病毒疫苗的免疫原性。

2. 药代动力学

(1) 我国目前尚缺乏盐酸金刚乙胺片剂和口服溶液剂的详细的药代动力学研究资料。但是,国内18名健康受试者的人体生物等效性研究资料表明,单次口服金刚乙胺片或口服溶液 200mg,片剂的 C_{max}、T_{max}、AUC 分别为(207.85+49.67)ng/ml、(4.9+2.1)小时、(11 262+4 773)ng·h/ml,口服溶液剂的 C_{max}、T_{max}、AUC 分别为(205.82+52.99)ng/ml、(4.9+3.1)小时、(10 204+3 603)ng·h/ml。国产品的药代动力学主要参数与国外产品基本一致。

(2) 虽然盐酸金刚乙胺的药代动力学已经非常清楚,但尚没有有效的药效学数据来建立一个血浆浓度与它的抗病毒效果之间的关系。

(3) 金刚乙胺对儿童全面的药物动力学还没有被建立。给一组(10个人)4~8岁的儿童 6.6mg/kg 剂量的盐酸金刚乙胺糖浆剂,5~6小时后,金刚乙胺的血浆浓度范围在 446~988ng/ml,24 小时后,范围在 170~424ng/ml,在某些儿童中最后一次服药后72小时血浆中仍能测到该药物浓度。

(4) 口服后,金刚乙胺在肝中被广泛的代谢,尿中排泄的原型仅占剂量的 25%。在血浆中发现三种羟基代谢物。在服用单一剂量的金刚乙胺 200mg 后,经 72 小时尿中排出的羟基代谢物及一种相关的结合代谢物和原型物约占剂量的 74%+10%($n=4$)。与金刚乙胺结合血的体外人血浆蛋白的浓度超过通常的血浆浓度大约 40%,白蛋白是主要的结合蛋白。

3. 药物不良反应 在临床对照试验中,对 1 027 名患者在推荐的每日 200mg 剂量下服用本品,多数的不良事件为消化系统和神经系统反应。在临床对照试验中,在推荐剂量下,发生率>1%的不良事件有神经系统如失眠、头晕、头痛、神经过敏、疲劳,肠胃系统如恶心、呕吐、食欲缺乏、口干、腹痛以及全身无力。不良反应发生率为 0.3%~1%:消化系统,如腹泻、消化不良等;神经系统,如注意力下降、运动失调、嗜睡、急躁不安、抑郁等;皮肤系统,皮疹等;听觉和前庭系统:如耳鸣等;呼吸系统:呼吸困难等。不良反应发生率<0.3%的有神经系统如步态反常、精神愉快、运动过度、震颤、幻觉、意识模糊、惊厥等;心血管系统,如苍白、心

悸、高血压、脑血管功能紊乱、心脏衰竭、下肢水肿、心传导阻滞、心动过速、晕厥等;生殖系统,如非产后泌乳等;特殊的感觉:如味觉消失或改变,嗅觉倒错等。

在高于推荐剂量本品的对照研究中,不良反应的比率,特别是那些涉及消化系统和神经系统的比率有明显增加。在大多数情况下,中断治疗,症状迅速消失。除上述不良事件报道外,另外也有报道比推荐剂量组高的不良反应,如泪液减少、排尿频率减少、发热、寒战、激动、便秘、出汗、吞咽困难、口炎、感觉迟钝和眼疼等。

中老年人的使用:一般在临床对照试验中,同时用本品和安慰剂治疗组,对于中老年人不良反应的影响要高于青年人组和儿童组。在 83 位患流行感冒的家庭护理患者的一个安慰剂对照研究中,有关中枢神经不良反应:本品组为 10.6%,安慰剂组为 8.3%,不良反应与在其他报道的试验是相似的。

对 65 岁以上的人服用本品预防和治疗流感的对照研究中,收集的数据表明其临床不良反应是增加了,与本品推荐剂量组(100mg,每日 2 次)比较对照组如下:中枢和外周神经系统的不良反应,本品组 12.5%,对照组 8.7%。消化系统的不良反应,本品组 17.0%,对照组 11.3%。

4. 药物相互作用 ①本品不宜与乙醇同用,后者会加强中枢神经系统的不良作用,如头昏、头重脚轻、昏厥、精神错乱及循环障碍;②其他抗帕金森病药、抗胆碱药、抗组胺药、吩噻嗪类或三环类抗抑郁药与本品合用,可加强阿托品样副作用,特别在有精神错乱、幻觉及梦魇的患者,需调整这些药物或本品的用量;③中枢神经兴奋药与本品同用时,可加强中枢神经的兴奋,严重者可引起惊厥或心律失常等不良反应。

金刚烷胺用于预防、治疗流感时剂量小,不良反应少见。而治疗 Parkinson 病、抗震颤时,剂量较大、用药时间长,且常与大量其他药物合用,故应注意药物的相互作用和副作用。

抗胆碱药的外周和中枢性不良作用均可为金刚烷胺所增强。这两类药物联合应用可引起与阿托品中毒所致者完全相同的急性精神反应。如果在联合用药期间出现中枢性毒性反应的体征,应减少抗胆碱药的剂量。精神反应不常见于服用金刚烷胺和左旋多巴的患者。金刚烷胺可加重左旋多巴所致的运动障碍。

八、注意事项

1. 禁用 据报道,有癫痫病史的患者服用盐酸金刚烷胺后,癫痫发作的发病率增加了。在本品临床试验中,对部分有癫痫发作史的患者没有服用抗惊厥药而用金刚乙胺观察,发现癫痫样发作仍有活动,疾病发作时,应停用本品。

2. 慎用 对肾和肝功能不全者,金刚乙胺的安全性和药物动力学仅仅是服用单一剂量后评价的。在无尿的肾衰竭患者一次剂量研究中与年龄相仿的健康组进行对照,表明金刚乙胺表观清除率大约低 40%,清除半衰期长了 1.6 倍。在对 14 名慢性肝病患者(大多数是稳定性肝硬化)的研究中,服用了单一剂量的金刚乙胺后,测到的药动学并没

有改变。然而,10 位患严重的肝功能障碍的患者服用单一剂量后,金刚乙胺表观清除率比健康受试组的低 50%,因为金刚乙胺及代谢物在血浆中潜在积累,所以,肾和肝功能不全患者应谨慎使用。

3. 用药注意事项(如口服药物是否掰开、服药与进食等,静脉制剂配伍禁忌、滴注速度、是否避光等)　在治疗流感(甲型)患者期间,应该考虑到接触者是极易被传染耐金刚乙胺病毒的风险。在治疗中已经出现耐金刚乙胺甲型流感病毒的菌株,并且耐药性的病毒已经体现了传染性,可导致典型流感。尽管耐药性病毒恢复的频率、速度和临床重要性仍未被确立,而一些小规模研究发现,10%～30% 的敏感病毒感染的患者,用金刚乙胺治疗,即有金刚乙胺抵抗病毒颗粒排出。

对于排出耐药病毒的那些患者,金刚乙胺临床反应尽管较慢,但与没有排出耐药病毒的患者的临床反应并没有明显不同。对于受耐药病毒感染的受试者研究,说明金刚乙胺治疗的活性或效果的数据目前没有得到。

九、药物稳定性及贮藏条件

密闭保存。

十、药物经济性评价

非基本药物,医保乙类,《中国药典》(2020 年版)收载。

奥　司　他　韦

一、药品名称

1. 英文名　Oseltamivir
2. 化学名　(3R,4R,5S)-4-乙酰氨基-5-氨基-3-(1-乙氧丙氧基)-1-环己烯-1 羧酸乙酯

二、药品成分

磷酸奥司他韦

三、剂型与规格

胶囊　每粒 75mg。
颗粒　每袋 15mg、25mg。

四、适应证及相应的临床价值

1. 用于成人和 1 岁及 1 岁以上儿童的甲型和乙型流感治疗(磷酸奥司他韦能够有效治疗甲型和乙型流感,但是乙型流感的临床应用数据尚不多)。患者应在首次出现症状 48 小时以内使用。
2. 用于成人和 13 岁及 13 岁以上青少年的甲型和乙型流感的预防。

五、用法用量

磷酸奥司他韦可以与食物同服或分开服用。但对一些患者,进食同时服药可提高药物的耐受性。

(1)流感的治疗:在流感症状开始的第一天或第二天(理想状态为 36 小时内)就应开始治疗。

成人和青少年:磷酸奥司他韦胶囊在成人和 13 岁以上青少年的推荐口服剂量是每次 75mg,每日 2 次,共 5 天。

儿童:对 1 岁以上的儿童推荐按照下表 11-7 体重-剂量表服用。

表 11-7　体重-剂量表

体重	推荐剂量(服用 5 天)
≤15kg	30mg,每日 2 次
>15～23kg	45mg,每日 2 次
>23～40kg	60mg,每日 2 次
>40kg	60mg,每日 2 次

(2)流感的预防:磷酸奥司他韦用于与流感患者密切接触后的流感预防时的推荐口服剂量为 75mg,每日 1 次,至少 7 天。同样应在密切接触后 2 天内开始用药。磷酸奥司他韦用于流感季节时预防流感的推荐剂量为 75mg,每日 1 次。有数据表明连用药物 6 周安全有效。服药期间一直具有预防作用。

六、特殊人群用药

1. 妊娠期　动物实验研究结果不能证实本品对妊娠、胚胎或产后发育有直接或间接的不良影响。应对现有安全性信息、流行病毒株的致病性和孕妇的基本条件进行评估,以确定孕妇是否可以服用本品。
2. 哺乳期　关于母亲服用本品的母乳喂养婴儿和奥司他韦分泌于人乳汁的资料非常有限。有限数据证明,奥司他韦及其活性代谢产物可于人乳汁中检出,但是浓度非常低,对于婴儿来说低于治疗剂量。鉴于此,以及流行病毒株的致病性和哺乳母亲的基本条件,可以考虑给予奥司他韦。
3. 肾功能不全患者

(1)流感治疗:对肌酐清除率大于 60ml/min 的患者不必调整剂量。对肌酐清除率大于 30ml/min 但不大于 60ml/min 者,推荐使用剂量减少为每次 30mg,每日 2 次,共 5 天。对肌酐清除率大于 10ml/min 但不大于 30ml/min 者,推荐使用剂量减少为每次 30mg,每日 1 次,共 5 天。对于定期血液透析患者,如果在透析间期流感症状在 48 小时内加重,可在透析开始前给予 30mg 的起始剂量。为了维持治疗水平的血药浓度,应在每次透析结束后给予 30mg 剂量。对于腹膜透析患者,建议在透析开始前给予本品 30mg,之后每日 30mg,共 5 天进行治 3/15 疗。尚未研究奥司他韦在不进行透析的终末期肾病(即肌酐清除率 10ml/min)患者中的药代动力学。因此,不能对这类患者的用药剂量提供建议。

(2)流感预防:对肌酐清除率大于 60ml/min 的患者不必调整剂量。对肌酐清除率大于 30ml/min 但不大于 60ml/min 者,推荐使用剂量减少为每次 30mg,每日 1 次。对肌酐清除率大于 10ml/min 但不大于 30ml/min 者,推荐使用剂量减少为每次 30mg,隔日 1 次。对于定期血液透析患者,如果在透析间期流感症状在 48 小时内加重,可在透析开始前给予

30mg 的起始剂量。为了维持治疗水平的血药浓度，应在每两次透析结束后给予 30mg 剂量。对于腹膜透析患者，建议在透析开始前给予本品 30mg，之后每日 30mg，共 7 天进行预防。尚未研究奥司他韦在不进行透析的终末期肾病（即肌酐清除率 10ml/min）患者中的药代动力学。因此，不能对这类患者的用药剂量提供建议。

4. 肝功能不全患者　用于轻中度肝功能不全患者治疗和预防流感时剂量不需要调整。本品用于严重肝功能不全患者的安全性和药代动力学尚未研究。

5. 儿童用药　磷酸奥司他韦对 1 岁以下儿童的安全性和有效性尚未确定。

七、药理学

1. 药效学及作用机制　磷酸奥司他韦是其活性代谢产物的药物前体，其活性代谢产物（奥司他韦羧酸盐）是强效的选择性的流感病毒神经氨酸酶抑制剂。神经氨酸酶是病毒表面的一种糖蛋白酶，其活性对新形成的病毒颗粒从被感染细胞中释放和感染性病毒在人体内进一步播散至关重要。

磷酸奥司他韦的活性代谢产物能够抑制甲型和乙型流感病毒的神经氨酸酶活性。在体外对病毒神经氨酸酶活性的半数抑制浓度低至纳克水平。在体外观察到活性代谢产物抑制流感病毒生长，在体内也观察到其抑制流感病毒的复制和致病性。

本品通过抑制病毒从被感染的细胞中释放，从而减少了甲型或乙型流感病毒的播散。

对自然获得的和实验室性流行性感冒进行的研究显示：应用磷酸奥司他韦并没有影响人体对感染产生正常的体液免疫反应。对灭活疫苗的抗体反应并没有受磷酸奥司他韦治疗的影响。

2. 药代动力学

（1）吸收：口服给药后，磷酸奥司他韦在胃肠道被迅速吸收，经肝和/或肠壁酯酶迅速转化为活性代谢产物（奥司他韦羧酸盐）。至少 75% 的口服剂量以活性代谢产物的形式进入体内循环。相对于活性代谢物，少于 5% 的药物以药物前体的形式存在。活性代谢产物的血浆浓度与服用剂量成比例，并且不受进食影响。

（2）分布：人体内活性代谢产物（奥司他韦羧酸盐）的平均分布容积（V_{ss}）约为 23L。

对白鼬、大鼠和兔的研究显示，药物的活性代谢产物可以到达所有流感病毒感染的部位。研究显示，口服磷酸奥司他韦后其活性代谢产物在肺、支气管、肺泡灌洗液、鼻黏膜、中耳和气管中均可达到抗病毒的有效浓度水平。活性代谢产物与人血浆蛋白的结合可以忽略不计（约为 3%）。

（3）代谢：磷酸奥司他韦由主要位于肝和肠壁的酯酶几乎完全转化为活性代谢产物（奥司他韦羧酸盐）。磷酸奥司他韦或其活性代谢产物都不是主要细胞色素 P-450 同工酶的底物或抑制剂，所以不会因为对这些酶竞争而引发药物间相互作用。

（4）清除：吸收的奥司他韦主要通过转化为活性代谢产物而清除（90%）。活性代谢产物不再被进一步代谢，而是由尿排泄。活性代谢产物达到峰浓度后，血浆浓度下降半衰期为 6~10 小时。超过 99% 的活性代谢产物由肾排泄。肾的清除率（18.8L/h）超过肾小球滤过率（7.5L/h），表明除了肾小球滤过外，还有肾小管分泌这一途径。口服放射性物质标记的药物研究表明少于 20% 的剂量由粪便排出。

3. 药物不良反应　由于本品的临床试验是在各种不同条件下进行的，因此不能直接将本品在临床试验中的不良反应发生率与其他药物在临床试验中的发生率进行比较，而且该发生率不能反映本品在实际治疗中的情况。

（1）成年受试者治疗研究：参与流感治疗成人对照临床试验的总计 1 171 位受试者接受了本品治疗，这些研究中最常报告的不良事件为恶心和呕吐。出现的这些事件一般为轻度至中度事件，且通常出现在用药的前 2 天。只有不足 1% 的受试者因恶心和呕吐事件提前退出临床试验。

（2）成年受试者预防研究：总计 4 187 位受试者（青少年、健康成人和老年人）参与了预防研究，其中 1 790 人接受 75mg 推荐剂量、每日 1 次给药，连服 6 周。尽管给药持续时间更长，但是出现的不良事件 4/15 与治疗研究中观察到的在性质上十分相似。在预防研究中，接受本品的受试者更常报告的事件（与安慰剂组相比）以及比治疗研究更常报告的事件有疼痛、鼻液溢、消化不良和上呼吸道感染。但是，在本品用药组与安慰剂组之间，这些事件的发生率差异小于 1%。

接受本品或安慰剂的 942 位老年受试者的安全性特征与年龄较低成人患者之间无临床相关性差异。

（3）儿童受试者治疗研究：总计 1 032 名 1~12 岁儿童受试者（包括 698 名 1~12 岁其他方面健康的儿童受试者和 334 名 6~12 岁哮喘儿童患者）参与了本品治疗流感的临床试验。总计 515 名儿童受试者接受了本品口服悬液治疗。≥1% 本品治疗儿童受试者出现的最常见不良事件为呕吐。本品治疗儿童受试者报告的其他更常见事件包括腹痛、鼻出血、耳病和结膜炎。这些事件一般仅出现一次，且即使继续用药也很快消退，这些事件导致 8/515（2%）病例停药。

4. 药物相互作用

（1）与流感疫苗的相互作用：尚无磷酸奥司他韦和减毒活流感疫苗相互作用的评估。但由于两者之间可能存在相互作用，除非临床需要，在使用减毒活流感疫苗两周内不应服用磷酸奥司他韦，在服用磷酸奥司他韦后 48 小时内不应使用减毒活流感疫苗。因为磷酸奥司他韦作为抗病毒药物可能会抑制活疫苗病毒的复制。三价灭活流感疫苗可以在服用磷酸奥司他韦前后的任何时间使用。

（2）药理和药代动力学研究数据表明，磷酸奥司他韦和其他药物之间基本上没有明显临床意义的相互作用。

（3）磷酸奥司他韦被主要分布在肝和肠道的酯酶迅速转化为活性代谢产物（奥司他韦羧酸盐）。文献中很少报道有与竞争酯酶有关的药物相互作用。奥司他韦和其活性代谢物的低血浆蛋白结合率提示不可能发生与蛋白结合相关的药物相互作用。体外研究表明，磷酸奥司他韦或者其活性代谢物都不是 P450 混合功能氧化酶或葡醛酸转移酶的良好底物。

（4）西咪替丁是细胞色素 P450 同工酶的非特异性抑制剂，且能够与碱性或者阳离子物质竞争肾小管分泌，但对奥司他韦或其活性代谢产物的血浆浓度无影响。因此，临床上与胃内 pH（抗酸剂）改变相关的和与肾小管分泌途径竞争清除相关的药物相互作用均不可能发生。但是尚无磷酸奥司他韦与抗酸剂相互作用的体内研究。

（5）与肾小管竞争分泌相关的药物相互作用不可能有重要的临床意义，因为大部分药物的安全范围较宽，磷酸奥司他韦活性代谢产物的排泄有肾小球滤过和肾小管分泌两个途径，而且这两个途径的清除能力是很大的。但与同样由肾分泌且安全范围窄的药物（如氯磺丙脲、甲氨蝶呤、保泰松）合用要慎重。

（6）与丙磺舒合用，由于肾肾小管分泌的能力下降，导致活性代谢产物的机体利用度提高 2 倍。但由于活性代谢产物的安全范围很宽，与丙磺舒合用时不需要调整药物剂量。

（7）与阿莫西林合用时不会改变两药的血浆浓度，表明阴离子途径消除的竞争作用不显著。

（8）上市后的监测中有个案报道与更昔洛韦有相互作用，后者也通过肾小管分泌。

（9）与对乙酰氨基酚（扑热息痛）合用，奥司他韦和其活性代谢产物或对乙酰氨基酚的血浆浓度均没有改变。

（10）同时服用奥司他韦（75mg，每日 2 次，共 4 天）和阿司匹林（单剂 900mg）未发现奥司他韦、其活性代谢产物（奥司他韦羧酸盐）或阿司匹林的药代动力学参数发生改变。同时服用奥司他韦（单剂 150mg）和单剂含有氢氧化铝和氢氧化镁的抗酸药物或单剂含有碳酸钙的抗酸药物未发现奥司他韦和其活性代谢产物（奥司他韦羧酸盐）的药代动力学参数发生改变。

（11）在流感治疗和流感预防的 III 期临床研究中，磷酸奥司他韦曾和一些常用药合用，如 ACE 抑制剂（依那普利，卡托普利），噻嗪类利尿剂（苄氟噻嗪），抗生素（青霉素，头孢菌素，阿奇霉素，红霉素，强力霉素），H₂ 受体拮抗剂（雷尼替丁，西咪替丁），β 受体拮抗剂（普萘洛尔），黄嘌呤类（茶碱），拟交感神经药（伪麻黄碱），阿片类（可待因），类固醇激素，吸入性支气管扩张剂和止痛剂（阿司匹林，布洛芬和对乙酰氨基酚）。磷酸奥司他韦与这些药物合用时没有观察到不良事件或使其发生率改变。

八、注意事项

用药注意事项

（1）在无磷酸奥司他韦颗粒剂可用的情况下，可用胶囊配制急用口服混悬剂。

（2）精神神经性不良事件，流感可能会引起许多神经和行为症状，包括幻觉、谵妄和行为异常，有些病例中，还会引发致命性结果。这些事件可能出现在脑炎或脑病背景下，但也可能出现在无明显严重疾病的情况下。接受本品用药的流感患者中，曾出现过导致受伤的谵妄和行为异常等上市后报告（主要来源于日本），有些病例还导致致命性

结果。由于这些事件是在临床用药中自发报告的，因此，未进行发生频率的评估，但根据本品用药数据，这些事件并非常见事件。主要在儿童患者中报告了这些事件，且通常为突发事件，并迅速消退。尚未确定本品对这些事件有无影响。应密切监测流感患者的行为异常体征。如果出现精神神经性症状，应对每位患者进行继续治疗的风险获益评价。

（3）尚无证据显示磷酸奥司他韦对甲型流感和乙型流感以外的其他疾病有效。

（4）奥司他韦对 1 岁以下儿童治疗流感的安全性和有效性尚未确定。

（5）奥司他韦对 13 岁以下儿童预防流感的安全性和有效性尚未确定。

（6）在健康状况差或不稳定必须入院的患者中奥司他韦的安全性和有效性尚无资料。

（7）在免疫抑制的患者中奥司他韦治疗和预防流感的安全性和有效性尚不确定。

（8）在合并有慢性心脏和/或呼吸道疾病的患者中奥司他韦治疗流感的有效性尚不确定。这些人群中治疗组和安慰剂组观察到的并发症发生率无差别。

（9）磷酸奥司他韦不能取代流感疫苗。磷酸奥司他韦的使用不应影响每年接种流感疫苗。磷酸奥司他韦对流感的预防作用仅在用药时才具有。只有在可靠的流行病学资料显示社区出现了流感病毒感染后才考虑使用磷酸奥司他韦治疗和预防流感。

（10）肾功能不全患者的剂量调整请参阅特殊人群用药指导（见"药代动力学"和"用量用法"）。

（11）无肾衰竭儿童的药物剂量的资料。

（12）没有观察到药物对患者驾驶车辆或者操纵机械的能力产生影响。但是必须考虑流感本身可能造成的影响。

（13）使用本品的流感患者，特别是儿童和青少年中，曾有惊厥和谵妄等类似神经精神病学事件的报道。极少数情况下，这些事件会导致意外伤害。尚不清楚本品是否为导致这些事件的原因，在未服用本品的流感患者中也有该类事件的报道。3 项独立的大规模流行病学研究证实，与未服用本品的流感患者相比，服用本品的流感患者发生神经精神病学事件的风险不会增加（见"不良反应"上市后经验）。应对患者的异常行为征兆进行密切观察，特别是对儿童和青少年。

（14）重度皮肤反应/过敏反应，本品上市后经验报告了过敏反应和严重皮肤反应，包括中毒性表皮坏死松解症、Stevens-Johnson 综合征和多形性红斑。如果出现过敏样反应或怀疑出现过敏样反应，则应停用达菲，并进行适当治疗。

九、药物稳定性及贮藏条件

本品应贮存于 25℃ 以下，超过包装上注明的有效期（EXP）后请勿服用。药品应存放于小孩接触不到处。

十、药物经济性评价

基本药物（胶囊：30mg、45mg、75mg，颗粒剂：15mg、25mg），医保乙类，《中国药典》（2020 年版）收载。

扎 那 米 韦

一、药品名称

1. 英文名 Zanamivir
2. 化学名 *N*-乙酰基-2,3-二去氧-4-胍基唾液酸

二、药品成分

扎那米韦

三、剂型与规格

粉雾剂 5mg/粒

四、适应证及相应的临床价值

扎那米韦是流感病毒神经氨酸酶抑制剂。用于成年患者及12岁以上的青少年患者,治疗甲型和乙型流感病毒引起的流感。

五、用法用量

本品可用于成年患者和12岁以上的青少年患者,每日2次,间隔约12小时。每次10mg,分2次吸入,或者每次5mg,连用5日。随后数日2次的服药时间应尽可能保持一致,剂量间隔12小时(如早晨或傍晚)。

六、特殊人群用药

1. 儿童 用药尚不明确。
2. 老年人 用药尚不明确。
3. 孕妇及哺乳期妇女用药 孕妇及哺乳期妇女慎用。

七、药理学

1. 药效学及作用机制 扎那米韦是流感病毒神经氨酸酶抑制剂。其对流感病毒的抑制是以慢结合的方式进行的,具有高度特异性。慢结合是该品分子中胍基部分的作用,且对流感甲型病毒有特异性,对乙型病毒作用较弱。胍基能将甲型病毒唾液酸活性部位的、呈结合状态的水分子逐出而产生紧密结合,达到抑制效果。扎那米韦对甲、乙型多种病毒株均有极强活性。但对人单纯疱疹甲、乙型病毒,带状疱疹病毒、人巨细胞病毒、人鼻2型和14型病毒以及副流感2型和3型病毒均无作用。

2. 药代动力学

(1) 口腔吸入本品10mg后,1~2小时内4%~17%的药物被全身吸收,药物峰浓度范围17~142ng/ml,药时曲线下面积为111~1 364ng·h/ml。本品的血浆蛋白结合率低于10%。药物以原型在24小时内由肾排出,尚未检测到其代谢物。血清半衰期为2.5~5.1小时不等。总清除率为2.5~10.9L/h。

(2) 轻(中)度或重度肾功能不良的患者分别静脉输注扎那米韦4mg或2mg后,肾清除率明显下降:正常人总清除率平均为5.3L/h,轻(中)度肾功能不良者为2.7L/h,重度肾功能不良者为0.8L/h。半衰期明显增加:正常人平均为

3.1小时,轻(中)度肾功能不良者为4.7小时,重度肾功能不良者为18.5小时。

3. 药物不良反应 鼻部症状,头痛,头晕,胃肠功能紊乱,咳嗽,感染,皮疹,支气管炎。罕见过敏反应,心律不齐,支气管痉挛,呼吸困难,面部水肿,惊厥和昏厥。

4. 药物相互作用 鼻内吸入本药前2周内及后48小时内不要接种减毒活流感疫苗。

八、注意事项

用药注意事项:
(1) 孕妇和哺乳期妇女慎用。
(2) 慢性呼吸系统疾病患者用药后发生支气管痉挛的风险较高。
(3) 哮喘/COPD患者应给予速效性支气管扩张剂。避免用于严重哮喘患者。
(4) 在使用本药前先吸入支气管扩张剂。如果出现支气管痉挛或呼吸功能减退,应停药。

九、药物稳定性及贮藏条件

置于阴凉处。

十、药物经济性评价

非基本药物,非医保药品,《中国药典》(2020年版)未收载。

帕 拉 米 韦

一、药品名称

1. 英文名 Peramivir
2. 化学名 (1*S*,2*S*,3*S*,4*R*)-3-[(1*S*)-1-乙酰氨基-2-乙基-丁基]-4-胍基-2-羟基-环戊基-1-羧酸

二、药品成分

帕拉米韦

三、剂型与规格

注射液 100ml:0.3g

四、适应证及相应的临床价值

主要用于流感病毒引起的普通流行性感冒、甲型流行性感冒。包括H1(H1N.)、HA(HAN.)及H9N9等系列病毒引起的流行感冒。也可以用于奥司他韦不能控制的重症型流感。唯一静脉注射用抗流感用药最强的抗病毒作用,适用于各类人群、尤其适用于儿童、老年人等易感人群。

五、用法用量

静脉滴注,成人,每次100ml,每日3次。严重者适当调整剂量或遵医嘱。

六、药理学

1. 药效学及作用机制 该药为强效的选择性的流感病

毒神经氨酸酶抑制剂。病毒神经氨酸酶活性对新形成的病毒颗粒从被感染细胞的释放和感染性病毒在人体内进一步传播是关键的。药物的活性代谢产物抑制甲型和乙型流感病毒的神经氨酸酶。体外在很低的毫微克分子浓度即有抑制效应。在体外观察到活性代谢产物抑制流感病毒生长，在体内也观察到其抑制流感病毒的复制和致病性。

2. 药代动力学 帕拉米韦在雪貂(动物)体内的主要药动学特征是：口服吸收快，在体内是典型的一级吸收，一级消除，二室模型；达峰时间是 1 小时；静脉注射给药的消除半衰期为 3.65 小时，同剂量口服给药的消除半衰期为 3.2 小时；雄性雪貂的口服生物利用度低，达到 2.5%；其表观分布容积大，静脉注射给药 10mg/kg 的表观分布容积为 355ml/kg。Ganesh 等报道，帕拉米韦在感染流感病毒和健康自愿受试者中的体内药动学特征是：流感病毒患者和健康受试者的表观分布容积 V 为 874L 和 960L；流感病毒患者和健康受试者的体清除率 Cl 分别为 301 和 296L/h；对 A 型流感病毒达到半数有效时，曲线下面积 AUC 为 1 989(ng·h)/ml，对 B 型流感病毒半数有效时，AUC 为 1 089(ng·h)/ml。

3. 药物不良反应 主要是支气管炎、咳嗽等，此外还有中枢神经系统的不良反应，如眩晕、头痛、失眠、疲劳等。消化系统不良反应小。

七、药物稳定性及贮藏条件

密封，阴凉干燥保存。

八、药物经济性评价

非基本药物，医保乙类，《中国药典》(2020 年版)未收载。

齐 多 夫 定

一、药品名称

1. 英文名 Zidovudine
2. 化学名 1-(3-叠氮-2,3-二脱氧-β-D-呋喃核糖基)-5-甲基嘧啶-2,4(1H,3H)-二酮

二、药品成分

齐多夫定

三、剂型与规格

片剂 (1)100mg/片；(2)300mg/片
胶囊 (1)100mg/剂；(2)300mg/剂
注射剂 (1)10ml/100mg；(2)20ml/200mg

四、适应证及相应的临床价值

用于治疗 HIV(人免疫缺陷病毒)感染。

五、用法用量

1. 儿童 推荐 3 个月至 12 岁儿童给药剂量为每 6 小时 180mg/m²，不应超过每 6 小时 200mg/m²。

新生儿给药：出生 12 小时后开始给药至 6 周龄，口服 2mg/(kg·6h)。

2. 成人 如与其他抗逆转录酶病毒药联合使用本品推荐剂量为 600mg/d，分次服用；若单独应用本品则推荐 500mg/d 或 600mg/d，分次服用(在清醒时每 4 小时服 100mg)。

六、特殊人群用药

1. 妊娠期 孕妇应权衡利弊慎用。哺乳期妇女授乳期间应停止用药。

2. 哺乳期 一些健康专家建议 HIV 感染的妇女不要母乳喂养她们的婴儿以防 HIV 的传播。HIV 感染妇女口服 200mg 单剂量齐多夫定后，齐多夫定在人乳和血浆中的平均浓度相似。因此，由于药物和病毒均在母乳中出现，故建议服用齐多夫定的妇女不要母乳喂养她们的婴儿。

3. 肾功能损害 与健康人相比，晚期肾衰患者齐多夫定的血浆峰浓度高出 50%，系统暴露(以齐多夫定浓度-时间曲线下面积表示)增加 100%，而半衰期无明显改变。肾功能的衰竭主要引起葡萄糖苷酸代谢物的贮积，该代谢物无毒性作用。晚期肾衰患者治疗中应根据患者的血液学参数及临床反应调整剂量。血液透析及腹膜透析对齐多夫定的排泄无明显影响，而其葡萄糖苷酸代谢物的排泄增加。

4. 肝功能损害 从肝硬化患者中得到的资料表明，肝功能受损者由于葡醛酸化作用的减弱而引起齐多夫定的蓄积。肝功能受损患者须进行剂量调整，但因资料有限，目前尚无理想的推荐方案。如果无法监测齐多夫定的血浆浓度，医师应特别注意患者有无不耐受的征象，并适当调整和/或延长用药间隔。

5. 老年用药 尚未对 65 岁以上的老年人的药代动力学进行研究，目前尚无资料可以借鉴。但是对于老年患者，因出现与年龄相关的肾功能下降和血液学参数的改变等，建议在使用齐多夫定前和使用过程中，对患者进行相应的检查。

七、药理学

1. 药效学及作用机制 在体外对逆转录病毒包括人免疫缺陷病毒(HIV)具有高度活性。在受病毒感染的细胞内被细胞胸苷激酶磷酸化为三磷酸齐多夫定，后者能选择性抑制 HIV 逆转录酶，导致 HIV 链合成终止从而阻止 HIV 复制。

2. 药代动力学 文献报道，在 22 名男性 HIV 感染患者中进行了药代动力学研究，口服该品后，齐多夫定可迅速吸收，在用药后 0.5~1.5 小时血药浓度达到峰值；在每 8 小时给药 2mg/kg 至每 4 小时给药 10mg/kg，药物剂量与药代动力学参数不相关；齐多夫定消除半衰期约为 1 小时(0.78~1.93 小时)。

齐多夫定可快速转化为 3′-叠氮-3′-脱氧-5′-o-β-D-GZDV，后者半衰期为 1 小时(0.61~1.73)，口服给药后，尿

中回收的齐多夫定与 GZDV 分别占总剂量的 14% 与 74%，总的尿回收率平均为 90%(63%～95%)，表明具有较高的回收率。但是，由于首过效应，平均的口服该品生物利用度为 65%(52%～95%)。

3. 药物不良反应

(1) 骨髓抑制：本品给予骨髓功能不好、粒细胞 1 000 个/mm³ 或血红蛋白 9.5g/dl 的人时应加小心。对严重 AIDS 患者，贫血、中性粒细胞减少也是最明显的不良反应。已有报道与用本品有关的全血细胞缺乏性贫血，大部分人停药后可以恢复。但是，在本品单独给药或合用给药时发现明显贫血，需要调整剂量，停药和/或输血。

对给予本品的进展性 HIV 患者要经常进行血细胞计数，对 HIV 感染早期或无症状患者，要间断性计数血细胞，如发生贫血或中性粒细胞缺乏，应作剂量调整。

(2) 肌病：与 HIV 疾病相类似的心肌病与心肌炎与本品长期用药有关。

(3) 乳酸中毒/严重肝脂变性肿大：已有报道使用核苷类似物抗逆转录病毒药，偶发致死性乳酸中毒及发生肝脂肪变性肥大，使用本品的患者出现呼吸加快、或呼吸减慢、血清碳酸氢根水平下降症状时要考虑酸中毒。在这些情况下，应暂停给药直至酸中毒被排除。对肥胖妇女，伴有肝肿大、肝炎及其他肝病患者使用本品更应多加注意随访。进展性肝肿大及不明病因的代谢/乳酸中毒患者应停药。

(4) 其他不良反应：在临床中发生几起严重不良事件，偶见胰腺炎、过敏、高胆红素血症、肝炎、血管炎及癫痫，这些症状除过敏外，均与疾病本身有关。

全身：腹痛、背痛、胸痛、寒战、唇肿、发热、感冒症状、心血管症状、头晕、血管扩张。

胃肠道：便秘、腹泻、吞咽困难、舌肿、腹胀、肛门出血。

口腔：齿龈出血、口腔溃疡。

血液淋巴：淋巴病变。

肌肉骨骼：关节痛、肌痉挛、震颤。

精神：焦虑、混乱、抑郁、头晕、情感脆弱、敏锐力缺失、紧张、共济失调、嗜睡、眩晕。

呼吸：咳嗽、呼吸困难、鼻出血、嘶哑、咽炎、鼻炎、鼻窦炎。

皮肤：痤疮、皮肤与指甲色素沉着、荨麻疹、出汗、瘙痒。

特殊感官：弱视、畏光、味觉异常、听力丧失。

泌尿系统：多尿、尿频、尿急、排尿困难。

4. 药物相互作用

(1) 与 Ganciclovir 合用：在一些晚期患者可以增加血液毒性。如果这些患者需联合用药，剂量应减少或者停用其中的一种或两种药物以减轻肝毒性，联合用药患者应经常进行包括血红蛋白、红细胞比容、白细胞分类与计数等的检查。

(2) 与 α 干扰素合用：与 α 干扰素合用出现血液毒性已有报道，与联合应用 Ganciclovir 一样，如有必要需减小剂量或停用其中的一种或两种药物，应经常监测血液学参数。

(3) 骨髓抑制药/细胞毒性药物：本品与能影响 RBC、WBC 计数或细胞毒性药物合用有增加血液毒性的危险。

(4) 丙磺舒：丙磺舒通过抑制葡醛酸和/或降低肾对本品的排泄导致本品血药浓度升高的资料还很有限。一些患者合用丙磺舒出现感冒样症状包括肌肉痛、不适、发热或皮疹。

(5) 苯妥英钠：有报道服用本品的患者，苯妥英钠血药浓度较低，但其中有一例升高，但是在 12 名 HIV 阳性的自愿者在每 4 小时服用 300mg 本品情况下服用 300mg 苯妥英钠，本品的清除率降低了 30%。

(6) 美沙酮：在一药代动力学研究中，9 例 HIV 阳性患者接受美沙酮(30～90mg/d)同时用本品(每 4 小时 200mg)，给药 14 天，未见美沙酮药代动力学变化，美沙酮维持量也未作调整，其中有 4 名患者，平均 AUC 提高了 2 倍，5 名患者，情况与对照组相同。这一现象确切的机制及临床意义尚不明确。

(7) 氟康唑：与氟康唑合用，可影响本品的清除率与代谢，在一药代动力学相互作用研究中，12 名 HIV 阳性男性接受本品 200mg 每 8 小时单独或合用 400mg 氟康唑每日，氟康唑增加本品的 AUC(74%，范围 8%～173%)，半衰期延长(128%，范围 4%～189%)，临床意义尚不明确。

(8) Atolaquone：14 名 HIV 感染志愿者每 12 小时服用 Atovaquone 片 750mg，同时每 8 小时同服本品 200mg，本品清除率降低 24%±12%，导致血浆本品的 AUC 升高 35%±23%，葡糖醛酸代谢物比例从平均 4.5 下降至 3.1。本品对 Atovaquone 的代谢却无影响。

(9) 壬二酸：6 名 HIV 感染者每 8 小时服壬二酸 250mg($n=5$)或 500mg($n=1$)同时每 4 小时服本品 100mg。结果本品的 AUC 升高 78%±61%，血浆 GZDV 的 AUC 降了 22%±10%。GZDV/本品尿排泄率下降 58%±12%，消除半衰期没有变化，这一结果提示壬二酸可能通过抑制首过效应增加了本品的生物利用度，尽管临床意义还不明确，两药合用应密切监视可能出现的不良作用。本品对壬二酸的药代动力学没有改变。

(10) 拉米夫定：12 名无症状 HIV 阳性患者同服本品与拉米夫定，两者 AUC 与总清除率都没有发生变化，但本品 C_{max} 增加 39%±62%。

(11) 其他药物：单剂本品与利福平同用，AUC 降低 48%±34%，但是，每日 1 次服用利福平对多次本品给药的影响还不清楚，影响 DNA 复制的一些核苷类似物如利巴韦林在体外试验中，拮抗本品的抗病毒活性，应避免与这样的药物合用。

八、注意事项

1. 禁用 对本品及其药品中任一成分有严重过敏史者禁用；中性粒细胞计数异常低下(<0.75×10⁹/L)或血红蛋白水平异常低下(<7.5g/dl)者禁用。

2. 用药注意事项

(1) 对患者监测：血液毒性与给药前的骨髓状态，给药剂量、给药时间有关。对骨髓功能不好，特别是严重的 AIDS

患者,应监视出现贫血及白细胞减少的情况。发生血液毒性患者,多发生在药后 2~4 周,白细胞减少发生在 6~8 周后。

（2）剂量调整:明显贫血[血红蛋白（7.5g/dl 或比基线降低）25%]或白细胞减少[粒细胞计数[（750 个/mm³ 或比基线降低）50%]需要剂量调整直到骨髓恢复。对贫血与白细胞缺乏不严重患者,作减量处理,对发生明显贫血与白细胞减少的患者,作减量处理并输血,如减量后骨髓功能恢复,应根据骨髓情况与患者耐受情况逐渐增加剂量。对严重肾病需经血液透析或腹膜透析的患者,推荐的剂量为每 6~8 小时给药 100mg。

（3）对粒细胞计数 1 000/mm³ 或血红蛋白水平 9.5g/dl 的患者使用时应极度谨慎。由于严重贫血最常发生于治疗 4~6 周时,此时需要调整剂量或停止治疗,故治疗过程中应经常作血细胞计数（至少每 2 周 1 次）。如发生粒细胞减少或贫血,可能需要调整剂量。

（4）有骨髓抑制作用,可引起意外感染、疾病痊愈延缓和牙龈出血等。在用药期间要进行定期查血。嘱咐患者在使用牙刷、牙签时要防止出血。

（5）可改变味觉,引起唇、舌肿胀和口腔溃疡。

（6）叶酸和维生素 B_{12} 缺乏者更易引起血象变化。

（7）在肝中代谢,肝功能不足者易引起毒性反应。

（8）遇有发生喉痛、发热、寒战、皮肤灰白色、不正常出血、异常疲倦和衰弱等情况,应注意到骨髓抑制的发生。

（9）对乙酰氨基酚、阿司匹林、苯二氮䓬类、西咪替丁、保泰松、吗啡、磺胺药等都抑制本品的葡萄糖醛酸化,而降低清除率,应避免联用。

（10）与阿昔维络（无环鸟苷）联用可引起神经系统毒性,如昏睡、疲劳等。

（11）丙磺舒抑制本品的葡萄糖醛酸化,并减少肾排泄,可引起中毒危险。

九、药物稳定性及贮藏条件

遮光,密封保存。

十、药物经济性评价

非基本药物,医保乙类,《中国药典》（2020 年版）收载。

拉 米 夫 定

参见（第十一章 抗病毒药物 5 抗逆转录病毒药）

司 他 夫 定

一、药品名称

1. 英文名 Stavudine

2. 化学名 1-(2,3-二脱氧-β-D-甘油基-戊基-2 烯呋喃糖基)胸腺嘧啶

二、药品成分

司他夫定

三、剂型与规格

片剂 （1）20mg/片；（2）30mg/片；（3）40mg/片

散剂 100mg

胶囊 （1）15mg；（2）20mg；（3）40mg

四、适应证及相应的临床价值

本品适用于 HIV（人免疫缺陷病毒）感染者的联合用药。

五、用法用量

1. 成人 体重≥60kg,每次 40mg,每日 2 次；体重<60kg,每次 30mg,每日 2 次。

2. 儿童 体重<30kg,每次 1mg/kg,每日 2 次；体重≥30kg,按照成年患者给药。

剂量调节:患者服药后若出现手足麻木、刺痛,需注意外周神经病变。这些症状在儿童中难以发现。若治疗中出现以上症状,应立即终止司他夫定的治疗,症状可自动消失。但在某些病例中症状会加剧。待症状完全消失后,成人可用以下剂量继续服药:体重≥60kg,每次 20mg,每日 2 次；体重<60kg,每次 15mg,每日 2 次。

儿童用量为推荐剂量的一半。继续使用本品后,若再发生神经病变,需考虑完全停止本品治疗。

六、特殊人群用药

1. 肾功能不全者

（1）体重≥60kg,肌酐清除率>50ml/min 者 40mg/12h,肌酐清除率为 26~50ml/min 者 20mg/12h,肌酐清除率为 10~25ml/min 者 20mg/24h。

（2）体重<60kg,肌酐清除率>50ml/min 者 30mg/12h,肌酐清除率为 26~50ml/min 者 15mg/12h,肌酐清除率为 10~25ml/min 者 15mg/24h。

2. 血液透析患者 推荐剂量为:体重≥60kg,20mg/24h；体重<60kg,15mg/24h,在完成血液透析后或非血液透析日的同一时间服用。

3. 孕妇及哺乳期妇女用药 尚未对孕妇应用本品进行严格的研究,除非特殊需要,孕妇建议不要服用本品。

4. 老年用药 目前未在 65 岁以上老年患者中进行临床研究,但老年人通常有肾功能衰退,应注意调整剂量。

七、药理学

1. 药效学及作用机制 司他夫定是胸苷、核苷类似物,可抑制 HIV 病毒在人体细胞内的复制。司他夫定通过细胞激酶磷酸化,形成司他夫定三磷酸盐而发挥抗病毒活性。司他夫定三磷酸盐通过以下两种机制抑制 HIV 的复制:①通过与天然底物三磷酸脱氧胸苷酸竞争,抑制 HIV 逆转录酶的活性（$Ki=0.008\ 3~0.032\mu mol/L$）；②由于司他夫定缺乏 DNA 延伸所必需的 3'-羟基,因此可通过终止 DNA 链抑制病毒 DNA 链的延伸。此外,司他夫定三磷酸盐也抑制细胞 DNA 聚合酶 β 和 γ,并显著地减少线粒体 DNA 的

合成。

在体外对 HIV 敏感性:司他夫定抗 HIV 活性在体外与人体内两者之间的关系未建立。司他夫定在体外抗 HIV 活性是用外周血液单核细胞及淋巴细胞系来评价的。实验表明 ED_{50}(半数抑制浓度)范围为 $0.009\sim4mmol/L$。在体外测试,司他夫定分别与去羟肌苷及扎西他宾联合用药,可增强或协同抗 HIV 的活性。司他夫定与齐多夫定联合用药增强或对抗活性取决于因素测试的摩尔浓度比。司他夫定在体外对 HIV 的敏感性及人体内抑制 HIV 的复制之间的关系还未建立。

2. 药代动力学　司他夫定的药代动力学参数概括在下表中。在 $0.03\sim4mg/kg$ 范围内,无论是单独用药或多重用药血浆浓度峰值(C_{max})和血浆浓度-时间曲线下面积(AUC)与剂量成比例增长。对每 6 小时、8 小时及 12 小时服药没有完整的统计。

吸收:司他夫定口服吸收迅速,通常在 1 小时内达到血浆峰浓度。

分布:司他夫定在浓度范围为 $0.01\sim11.4\mu g/ml$ 时,蛋白结合率可以忽略。在红细胞和血浆中平均分布。

代谢:司他夫定在人体内的代谢途径及代谢产物尚不清楚。

排泄:肾清除率占总剂量的 40%。

3. 药物不良反应　15%~21% 的患者出现外周神经症状,另外常出现的不良反应有过敏反应、寒战、发热、头疼、腹痛、腹泻、恶心、失眠、食欲缺乏。低于 1% 的病例出现胰腺炎,另有贫血、白细胞缺乏症和血小板缺乏症,乳酸性酸中毒、肝脂肪变性、肝炎和肝功能衰竭、肌肉疼痛。其他可见焦虑、抑郁、神经炎、眩晕、嗜睡、神经痛、精神错乱、哮喘、呼吸困难。

4. 药物相互作用　药物相互作用研究证明以下药物与司他夫定没有显著的临床药代动力学影响:去羟肌苷、拉米夫定、奈韦拉平。齐多夫定会竞争性抑制司他夫定的磷酸酰化,因此禁止与齐多夫定联合用药。

八、注意事项

1. 警惕外周神经痛:外周神经痛表现为手脚麻木、刺痛。有外周神经痛病史的患者发病率较高,应酌情调整剂量,并谨慎使用任何会加剧外周神经痛的药物。

2. 乳酸性酸中毒/脂肪变性重度肝肿大:包括司他夫定在内的抗逆转录酶核苷类似物单独或联合用药会产生乳酸性酸中毒和脂肪变性重度肝肿大,甚至致命的病例均有报道。这些病例多发于妇女。当给予任何患者以司他夫定时,应小心,特别是对已发现肝疾病的患者。患者一旦在临床或实验中发现乳酸性酸中毒或脂肪变性重度肝肿大应停止用药。

3. 胰腺炎:胰腺炎可能致命,与去羟肌苷和/或羟基脲联用时发生胰腺炎的概率增高。故有胰腺炎史或先期症状出现时,应立即停止用药。

4. 本药不能治愈 HIV 感染,患者仍可能患 HIV 感染引起的疾病,如机会致病菌感染,另外,本药也不能预防 HIV 通过性接触或血液传染。

九、药物稳定性及贮藏条件

避光,密封保存。

十、药物经济性评价

非基本药物,非医保药品,《中国药典》(2020 年版)收载。

阿 巴 卡 韦

一、药品名称

1. 英文名　Abacavir
2. 化学名　(1S,4R)-4-[2-氨基-6-(环丙氨基)-9H-嘌呤-9-基]-2-环戊烯-1-甲醇

二、药品成分

阿巴卡韦

三、剂型与规格

片剂　300mg 每片
口服液　24ml:480mg

四、适应证及相应的临床价值

与其他抗艾滋病药物联合应用,治疗 HIV 感染的成年患者及 3 个月以上儿童患者。

五、用法用量

1. 成人的推荐剂量　300mg,每日 2 次。可在进食或不进食时服用。对于不宜服用片剂的患者,尚有口服溶液可供选择。

2. 3 个月至 12 岁儿童　每次 8mg/kg,每日 2 次口服。

六、特殊人群用药

1. 肾损害　肾功能不良的患者服用本品不必调整剂量,但晚期肾病患者应避免服用。

2. 肝损害　阿巴卡韦主要经肝代谢。轻度肝受损患者不需调整剂量。对于中度肝受损患者,尚无服用本品的支持性资料,因此上述患者应避免使用。严重肝功能受损患者应禁止服用。

七、药理学

1. 药效学及作用机制　本品是一个新的碳环 2'-脱氧鸟苷核苷类药物,其口服生物利用度高,易渗入中枢神经系统。与其他核苷类逆转录酶抑制剂一样,它是一个无活性的前药,在体内经 4 个步骤代谢成为具活性的三磷酸酯,并通过以下 2 条途径发挥抑制人免疫缺陷病毒(HIV)逆转录酶的作用:①竞争性地抑制 2'-脱氧鸟苷三磷酸酯(dGTP)(DNA 合成片段之一)结合进入核酸链;②通过阻止新碱基的加入而有效地终止 DNA 链的合成。

2. 药代动力学

（1）吸收：口服给药后，阿巴卡韦的吸收迅速而充分。成人口服阿巴卡韦的绝对生物利用度约为 83%。口服给药后，阿巴卡韦血浆浓度的平均达峰时间，片剂约为 1.5 小时，口服溶液约为 1 小时。片剂和溶液的 AUC 之间没有差异。治疗剂量（300mg，每日 2 次）下，阿巴卡韦片剂的稳态 C_{max} 约为 3mg/ml，在给药间隔为 12 小时的情况下，AUC 约为 6mg/（h·ml）。口服溶液的 C_{max} 值比片剂稍高。进食延迟了吸收并降低了 C_{max}，但并没有影响总体血浆浓度（AUC）。因此，本品在进食时或不进食时均可服用。

（2）分布：静脉给药后，表观分布容积约为 0.8L/kg，表明阿巴卡韦可自由地向组织内穿透。对 HIV 感染患者的研究表明，阿巴卡韦能很好地穿透至脑脊液中，脑脊液与血清 AUC 的比值为 30%~44%。以每日 600mg，分 2 次给予阿巴卡韦时，观察到的浓度峰值比阿巴卡韦的 IC_{50} 即 0.08mg/ml 或 0.26mg/ml 大 9 倍。体外血浆蛋白结合的研究表明，治疗浓度时，阿巴卡韦与人血浆蛋白仅呈低、中度结合（约 49%）。这表明通过血浆蛋白转换作用引起这些药物与其他药物发生相互作用的可能性很低。

（3）代谢：阿巴卡韦主要由肝代谢，服用剂量中约 2% 以原型经肾清除。本药在人类的主要代谢途径是经乙醇脱氢酶和葡萄糖醛酸化作用将剂量中约 66% 的药物生成 5′-羧酸和 5′-葡萄糖苷酸经尿排出。

（4）清除：阿巴卡韦的平均半衰期约为 1.5 小时。以 300mg，每日 2 次的剂量多次口服后，阿巴卡韦无明显的蓄积。阿巴卡韦的清除首先是经肝代谢，随后代谢产物主要经尿排出。尿中的代谢产物和原型物占阿巴卡韦剂量的 83%，其余通过粪便清除。

3. 药物不良反应　对许多不良反应，尚不清楚它们是否与本品有关，或与其他诸多用于治疗 HIV 疾病的药物有关，亦或就是本身疾病进展过程的结果。以下不良反应在超过 10% 的患者身上出现，可能与本品有关，恶心、呕吐、嗜睡和疲劳。其他常见的不良反应有发热、头痛、腹泻和食欲缺乏。总之，不良反应是一过性且不限制治疗。大部分为轻度或中度。

4. 药物相互作用

（1）基于阿巴卡韦体外试验的结果及其主要的代谢途径，由 P450 介导它与其他药物发生相互作用的可能性很小。细胞色素 P450 酶系不会对阿巴卡韦的代谢起重要的作用，阿巴卡韦不会抑制 CYP 3A4 介导的代谢。体外试验中，阿巴卡韦临床治疗剂量浓度也不会抑制 CYP 3A4，CYP 2C9 或 CYP 2D6 酶的活性。临床研究中未见对肝代谢的诱导作用。因此，阿巴卡韦与抗逆转录病毒的蛋白酶抑制剂或其他主要经 P450 代谢的药物之间发生相互作用的可能性极小。临床研究中未见阿巴卡韦、齐多夫定与拉米夫定之间有临床意义的相互作用。

（2）强效酶诱导剂，如利福平、苯巴比妥和苯妥英可以通过对 UDP-葡糖醛酸转移酶的作用轻度降低阿巴卡韦的血浆浓度。

（3）与乙醇共用时会影响阿巴卡韦的代谢，导致 AUC 约增加 41%。临床上认为没有显著意义。阿巴卡韦不改变乙醇的代谢。

（4）树脂样化合物通过乙醇脱氢酶的作用被清除，可能与阿巴卡韦有相互作用，但尚未研究。

（5）本品与大多数抗艾滋病药物如齐多夫定，奈韦拉平，拉米夫定等有协同作用。

（6）饮酒的患者无须调整剂量。

（7）本品与经细胞色素 P450 同工酶代谢的药物如酮康唑、HIV 蛋白酶抑制剂和非核苷类逆转录酶抑制剂无相互作用。复方 SMZ-TMP 和多数抗结核药对本品无影响。

八、注意事项

1. 肝功能损害　中度以上肝功能减退患者应避免服用本品。

2. 肾功能减退　肾功能减退患者不必减量。但严重肾功能减退患者应避免服用本品。

3. 老年人　在 65 岁以上老年患者用药无资料。

4. 妊娠期患者不宜用。哺乳期患者用药期间应停止授乳。

5. 此外疗程中可能发生乳酸酸中毒（低氧血症）伴发严重肝肿大和脂肪肝的报道，可能引起死亡。疗程中如出现转氨酶迅速升高、进行性肝肿大或原因不明的代谢性/乳酸酸中毒时应停止用药。患有肝肿大、肝炎和其他已知有危险因素的肝病患者（特别是肥胖妇女）应慎用核苷类药物。

九、药物稳定性及贮藏条件

30℃ 以下保存。

十、药物经济性评价

非基本药物，非医保药品，《中国药典》（2020 年版）未收载。

替　诺　福　韦

一、药品名称

1. 英文名　Tenofovir

2. 化学名　9-[(R)-2-[[双[[（异丙氧基羰基）氧基]甲氧基]氧膦基]甲氧基]-丙基]腺嘌呤

二、药品成分

富马酸替诺福韦二吡呋酯

三、剂型与规格

片剂　每片 300mg。

四、适应证及相应的临床价值

用于治疗 HIV、HBV 感染。本品和其他逆转录酶抑制剂合用于 HIV-1 感染、乙型肝炎的治疗。

五、用法用量

口服:每日 1 次,每次 300mg,与食物同服。

六、特殊人群用药

1. 孕妇用药 美国妊娠分级 B 类:妊娠期间不应使用富马酸替诺福韦二吡呋酯,除非十分需要。

2. 哺乳期妇女 美国疾病控制和预防中心建议 HIV 感染的母亲不要母乳喂养她们的婴儿,以避免出生后 HIV 传播的风险。在大鼠中进行的研究证明替诺福韦在乳汁中有分泌。不清楚人类乳汁中有无替诺福韦分泌。因为 HIV 传播和严重的不良反应都有可能在哺乳婴儿中发生,所以母亲如果正在接受富马酸替诺福韦二吡呋酯治疗,应当要求她们不要母乳喂养。

3. 儿童 在年龄小于 18 岁的患者中的安全性和疗效尚未建立。

4. 老年人 富马酸替诺福韦二吡呋酯的临床研究没有入选足够数量的年龄 65 岁或 65 岁以上的受试者,无法判定他们的反应是否和年轻受试者不同。一般而言,老年患者选择剂量应当谨慎,切记他们肝、肾、心功能下降,并发疾病或正在使用其他药物治疗的概率增加。

5. 肾功能损害者使用剂量的调整 在中至重度肾功能损害的患者中给予富马酸替诺福韦二吡呋酯时,药物暴露显著增加。因此,在基线肌酐清除率<50ml/min 的患者中,应当按照建议调整富马酸替诺福韦二吡呋酯的给药间期。在此推荐的给药间期是根据在不同级别肾功能损害的患者中,包括要求血液透析的晚期肾病的非 HIV 感染患者中单次给药的药代动力学数据模型得出。在中度到重度肾功能损害的患者中,没有对这些调整建议的安全性和疗效进行临床评价,因此在这些患者中应当密切监测对治疗的临床反应和肾功能。

七、药理学

1. 药效学及作用机制 本品是一种新型核苷酸类逆转录酶抑制剂。以与核苷类逆转录酶抑制剂类似的方法抑制逆转录酶,从而具有潜在的抗 HIV-1 活性。替诺福韦的活性成分替诺福韦双磷酸盐可通过直接竞争性地与天然脱氧核糖底物相结合而抑制病毒聚合酶,及通过插入 DNA 中终止链。

2. 药代动力学 替诺福韦几乎不经胃肠道吸收,因此进行酯化、成盐,成为替诺福韦酯富马酸盐。替诺福韦酯具有水溶性,可被迅速吸收并降解成活性物质替诺福韦,然后替诺福韦再转变为活性代谢产物替诺福韦双磷酸盐。给药后 1~2 小时内替诺福韦达血药峰值。替诺福韦与食物服时

生物利用度可增大约 40%。替诺福韦双磷酸盐的胞内半衰期约为 10 小时,可 1 天给药 1 次。由于该药不经 CYP450 酶系代谢,因此,由该酶引起的与其他药物间相互作用的可能性很小。该药主要经肾小球过滤和主动小管转运系统排泄,70%~80% 以原型经尿液排出体外。

3. 药物不良反应 文献报道,使用替诺福韦治疗的患者有 7% 的发生肌酸激酶升高,但尚未发现肌溶症。替诺福韦有较小的肾毒性,如肾清除率降低或肾小管缺陷,但非常少见。亦可引起糖尿、钙磷流失而发生骨病等。常见的不良反应如下①全身无力;②胃肠道反应轻至中度的胃肠道不适,常见的有腹泻、腹痛、食欲减退、恶心、呕吐和胃肠胀气、胰腺炎;③代谢系统低磷酸盐血症(1% 发生率);脂肪蓄积和重新分布,包括向心性肥胖、水牛背、末梢消瘦、乳房增大、库欣综合征;④可能引起乳酸中毒、与脂肪变性相关的肝肿大等;⑤神经系统头晕、头痛;⑥呼吸系统呼吸困难;⑦皮肤药疹。

4. 药物相互作用 与富马酸替诺福韦二吡呋酯同时给药,去羟肌酐缓释片或肠溶制剂(Videx,Videx EC)的最大血清浓度(C_{max})和血浆浓度时间曲线下面积(AUC)显著升高。这种相互作用的机制尚不清楚。较高的去羟肌酐浓度有可能导致与去羟肌酐相关的不良事件,包括胰腺炎和肾病。接受富马酸替诺福韦酯和去羟肌酐每日 400mg 的患者中观察到 CD_4 细胞计数下降。在体重>60kg 的成人中,与富马酸替诺福韦二吡呋酯合用时去羟肌酐的剂量应当减至 250mg。在体重<60kg 的患者中,目前还没有去羟肌酐剂量调整建议的数据。联合给药时,富马酸替诺福韦二吡呋酯和去羟肌酐肠溶剂可以在空腹状态或进食清淡食物(<400kcal,20% 脂肪)后服用。去羟肌酐缓释片与富马酸替诺福韦二吡呋酯应当在空腹状态时联合给药。富马酸替诺福韦二吡呋酯与去羟肌酐联合服用时应当谨慎,接受联合用药的患者应当密切监测与去羟肌酐有关的不良事件。在出现与去羟肌酐相关的不良事件的患者中,应当停用去羟肌酐。

因为替诺福韦主要是通过肾清除,所以富马酸替诺福韦二吡呋酯与能够导致肾功能减低或与肾小管主动清除竞争的药物合用,能够使替诺福韦的血清浓度升高和/或使其他经肾清除的药物浓度增高。此类药物包括但不限于阿德福韦酯、西多福韦、阿昔洛韦、万乃洛韦、更昔洛韦和缬更昔洛韦。

较高的替诺福韦浓度有可能导致富马酸替诺福韦二吡呋酯相关的不良事件,包括肾疾病。

阿扎那韦和洛匹那韦/利托那韦可使替诺福韦浓度增加。这种相互作用的机制尚不清楚。接受阿扎那韦、洛匹那韦/利托那韦和富马酸替诺福韦二吡呋酯治疗的患者应当监测与富马酸替诺福韦二吡呋酯有关的不良事件。在出现与富马酸替诺福韦二吡呋酯相关的不良事件的患者中,应当停用富马酸替诺福韦二吡呋酯。

富马酸替诺福韦二吡呋酯能够降低阿扎那韦的 AUC 和

$C_{\min}$。与富马酸替诺福韦二吡呋酯合用时,建议阿扎那韦300mg与利托那韦100mg同时给药。如果没有利托那韦,阿扎那韦不应与富马酸替诺福韦二吡呋酯联合给药。

八、注意事项

1. 乳酸性酸中毒/严重肝肿大伴脂肪变性单独使用核苷类似物治疗或联用其他抗逆转录病毒药物治疗时,曾有发生乳酸性酸中毒和严重肝肿大伴脂肪变性的报告,包括出现致死病例。这些病例大多数发生在女性中。肥胖及对核苷的长期暴露可能是危险因素。在有已知肝病危险因素的患者中给予核苷类似物时要特别注意;然而,在没有已知危险因素的患者中也曾经有病例报告。任何患者的临床或实验室结果如果提示有乳酸性酸中毒或显著的肝毒性(可能包括肝肿大和脂肪变性,即便转氨酶没有显著升高),应当暂停富马酸替诺福韦二吡呋酯治疗。

2. HIV和乙型肝炎病毒合并感染的患者建议所有HIV患者在开始抗逆转录病毒治疗前检测慢性乙型肝炎病毒(HBV)。富马酸替诺福韦二吡呋酯没有被批准用于治疗慢性HBV感染,在HBV和HIV合并感染的患者中富马酸替诺福韦二吡呋酯的安全性和疗效尚未得到证实。在HBV和HIV合并感染中断富马酸替诺福韦二吡呋酯治疗的患者中已经报道过出现乙型肝炎病情严重的急性恶化。对HIV和HBV合并感染并中断富马酸替诺福韦二吡呋酯治疗的患者必须严密监测肝功能,包括临床及实验室随访,至少要持续几个月的时间。如果条件适当,可以准许患者开始抗乙型肝炎病毒治疗。

3. 肾功能损害替诺福韦主要通过肾清除。曾经报道过肾功能损害,包括急性肾衰和Fanconi综合征(肾小管损伤伴低磷酸血症)的病例,与使用富马酸替诺福韦二吡呋酯有关联。建议在开始治疗前以及在富马酸替诺福韦二吡呋酯治疗期间(如果有临床必要性)计算所有患者的肌酐清除率。在有肾功能损害危险的患者中应当定期监测肌酐清除率的计算值和血清磷。建议对所有肌酐清除率<50ml/min的患者调整富马酸替诺福韦二吡呋酯的给药间期,并密切监测肾功能。在按照此推荐剂量接受富马酸替诺福韦二吡呋酯治疗的肾功能损害患者中,目前还没有安全性或疗效数据,所以应当对富马酸替诺福韦二吡呋酯治疗的潜在效用和肾毒性的潜在风险进行评估。如果目前正在使用或最近使用过有肾毒性的制剂,应当避免使用富马酸替诺福韦二吡呋酯治疗。

4. 其他富马酸替诺福韦二吡呋酯不应与含该品的固定剂量复方制剂(如TRUVADA®或ATRIPLA®)联合用药。

九、药物稳定性及贮藏条件

遮光密闭保存。

十、药物经济性评价

基本药物(片剂:0.3g,胶囊:0.3g),医保乙类,《中国药典》(2020年版)未收载。

恩 曲 他 滨

一、药品名称

1. 英文名 Emtricitabine
2. 化学名 (2R,5S)-5-氟-1-[2-羟甲基-1,3-氧硫杂环戊烷-5-基]胞嘧啶

二、药品成分

恩曲他滨

三、剂型与规格

片剂 每片200mg
胶囊 每粒200mg

四、适应证及相应的临床价值

1. 与其他抗病毒药物合用于成人HIV-1感染的治疗。患者为未经过逆转录酶抑制剂治疗和经过逆转录酶抑制剂治疗病毒已被抑制者。
2. 用于慢性乙型肝炎治疗。

五、用法用量

成人口服每日1次,每次0.2g,可与食物同服。

六、特殊人群用药

1. 孕妇及哺乳期妇女 对幼儿或婴儿可能有不利的影响,并通过乳汁分泌,因此妊娠或准备怀孕的妇女以及哺乳期妇女慎用。

2. 儿童 儿童不推荐应用。

3. 肝、肾、心脏功能不全者 慎用。禁用于晚期肾病及肝功能不全者。

4. 老年人 选择剂量时应慎重,可根据其肝、肾、心功能的衰退、伴发的疾病以及其他药物治疗的影响,酌情减量服用。

七、药理学

1. 药效学及作用机制 恩曲他滨为化学合成类核苷胞嘧啶。其抗HIV-1的机制是通过体内多步磷酸化,形成活性三磷酸酯竞争性地抑制HIV-1逆转录酶,同时通过与天然的5-磷酸胞嘧啶竞争性地渗入到病毒DNA合成的过程中,最终导致其DNA链合成中断。其抗HBV的机制是由于HBV复制过程含有恩曲他滨的作用靶点,即逆转录过程。对哺乳动物DNA聚合酶α、β、ϵ和线粒体DNA聚合酶γ抑制活性弱。

2. 药代动力学 药动学评估在健康志愿者和HIV感染个体中进行。两组人群中药物代谢动力学相似。

吸收:口服给药吸收迅速,分布广泛,给药1~2小时后血浆药物浓度达峰值。20例HIV感染患者倍数剂量口服给药,(平均值±SD)恩曲他滨血浆峰浓度($C_{\max}$)为(1.8±0.7)μg/ml,24小时血浆药物浓度-时间曲线下面积(AUC)为(10.0±

3.1)h·μg/ml。给药后 24 小时平均稳态血浆浓度为 0.09μg/ml。平均生物利用度为 93%。倍数剂量给药药动学与剂量(25~200mg)成比例。

分布:体外恩曲他滨与人血浆蛋白的结合率<4%,当浓度超过 0.02~200μg/ml 范围时以游离状态存在。在峰浓度时,血浆与血液药物浓度比率为 1.0,精液与血浆药物浓度比为 4.0。

代谢:体外研究显示恩曲他滨不是人类 CYP-450 酶抑制剂。服用 ^{14}C 标记的恩曲他滨,以原型到达尿液(86%)和粪便(14%)中。剂量的 13%转化成三种代谢物。其生物转化包括硫基部分的氧化形成 3'-亚砜非对映异构体(9%),与葡萄糖醛酸结合形成 2'-氧-葡萄糖苷酸(4%)。其他代谢物尚未确定。

排泄:恩曲他滨血浆半衰期约 10 小时。肾恩曲他滨清除率比血肌酐清除率大,推测通过肾小球滤过和肾小管分泌途径排出,可能有与其竞争的经肾排泄的物质。

3. 药物不良反应

(1) 全身:腹痛、无力、头痛。

(2) 消化系统:腹泻、消化不良、恶心、呕吐。

(3) 骨骼肌肉:关节痛、肌痛。

(4) 神经系统:睡梦异常、抑郁、头晕、失眠、神经痛、外周神经炎、感觉异常。

(5) 呼吸系统:咳嗽加重、鼻炎。

(6) 皮肤:疹。

4. 药物相互作用　本品不影响肝微粒体酶 P450 酶系统,不产生由此介导的药物相互作用,与替诺福韦、茚地那韦、泛昔洛韦、司他夫定合用,药代动力学几乎无影响。

八、注意事项

1. 本品主要经肾排泄,故肾功能不全患者服用本品应减量。

2. 儿童尚未建立安全有效的依据,故儿童不推荐使用。

3. 尚无特效解救药,药物过量采用支持治疗。

九、药物稳定性及贮藏条件

遮光、密闭保存。

十、药物经济性评价

非基本药物,医保乙类,《中国药典》(2020 年版)收载。

奈韦拉平

一、药品名称

1. 英文名　Nevirapine

2. 化学名　11-环丙基-5,11-二氢-4-甲基-6*H*-二吡啶并[3,2-*b*:2',3'-*e*][1,4]二氮杂䓬-6-酮

二、药品成分

奈韦拉平

三、剂型与规格

奈韦拉平片　0.2g

奈韦拉平分散片　0.2g

奈韦拉平胶囊　0.2g

奈韦拉平口服混悬液　240ml:2.4g

四、适应证及相应的临床价值

奈韦拉平与其他抗逆转录病毒药物合用治疗 HIV-1 感染。单用此药会很快产生耐药病毒。因此,奈韦拉平应与至少两种以上的其他抗逆转录病毒药物一起使用。鉴于其可能发生严重的肝毒性和皮疹,目前已不作首选推荐。

对于分娩时未使用抗逆转录病毒治疗的孕妇,应用奈韦拉平(可以不与其他抗逆转录病毒药物合用)可预防 HIV-1 的母婴传播。孕妇分娩时只需口服单剂量奈韦拉平,新生儿在出生后亦只需口服单剂量奈韦拉平。如果可行的话,建议产妇在产前合用奈韦拉平与其他抗逆转录病毒药物,减少 HIV-1 病毒母婴传播的概率。

五、用法用量

本品应同时与其他抗 HIV-1 药物合用。

1. 儿童　2 个月至 8 岁(不含 8 岁)的儿童患者推荐口服剂量是用药最初 14 天内每日 1 次,每次 4mg/kg;之后改为每日 2 次,每次 7mg/kg。8 岁及 8 岁以上的儿童患者推荐剂量为最初 14 天内,每日 1 次,每次 4mg/kg;之后改为每日 2 次,每次 4mg/kg。任何患者每日的总用药量不能超过 400mg。应告知患者按照处方剂量每日服用奈韦拉平的必要性。如果漏服药物,患者应该尽快服用下一次药物,但不要加倍服用。如果患者停用奈韦拉平超过 7 天,应按照给药的原则重新开始,即 200mg 药物,每日 1 次连续 14 天,之后每次 200mg,每日 2 次;儿童则根据年龄 4mg/kg 或 7mg/kg。

2. 成人　口服,每次 200mg,每日 2 次,连续 14 天(这一导入期的应用可以降低皮疹的发生率);之后改为每日 2 次,每次 200mg。

3. 老年人　奈韦拉平的药代动力学对于不同年龄(18~68 岁)的 HIV-1 成人患者无明显差别。但对 55 岁以上的患者,没有更广泛的药代动力学评价。

六、特殊人群用药

1. 妊娠期　受孕大鼠和兔的生殖研究中未发现明显致畸作用。当大鼠在给药剂量所产生的系统暴露量(以 AUC 计)高出临床推荐剂量下人体系统暴露量的 50%时,可见胎仔体重明显下降,但对母体及胎仔发育无影响。对孕妇缺乏合适的、对照的治疗 HIV-1 的感染的研究。仅在用药潜在益处大于用药可能造成的胎儿危害时,才考虑孕妇使用本品。

2. 哺乳期　从一项药代动力学研究(ACTG250)的初步结果看,对于 10 位 HIV-1 感染的孕妇在分娩前平均 5.8 小时开始单次服用本品 100mg 或 200mg,奈韦拉平能够通过胎盘并存在于乳汁中。建议 HIV 感染母亲不要给她们的婴儿

哺乳,以免产后传染给婴儿 HIV。

3. 肾功能损害 根据肌酐清除率(Ccr),在 23 个轻度 (50≤Ccr<80ml/min)、中度(30≤Ccr<50ml/min)和重度 (Ccr<30ml/min)肾功能障碍,以及肝损害和需要透析的肾 衰竭受试者,和 8 个正常肾功能的受试者(Ccr>80ml/min) 中比较了单剂量本品的药代动力学。肾损害(轻、中和重 度)对本品的药代动力学没有显著改变。但需要透析的肾 衰患者服用一周后,本品的 AUC 下降了 43.5%。血浆中奈 韦拉平的羟基代谢物也有累积。结果显示在每次透析后增 加 200mg 本品治疗有助于抵消透析对本品的清除。Ccr≥ 20ml/min 的患者不需要调整本品的剂量。

4. 肝功能损害 在 10 个肝功能不全的受试者和 8 个 正常肝功能受试者中比较了本品单剂量的药代动力学。总 的结果表明轻度到中度的肝功能障碍患者,定义为 Child-Pugh 评分≤7,不需要调整本品的剂量。但是 Child-Pugh 评 分为 8 且有中度到重度腹水的患者可能存在循环系统中奈 韦拉平累积的危险。因此,当中度到重度肝功能不全的患 者服用本品时,应该谨慎。

5. 其他人群 儿童:对于 HIV-1 感染的儿童,对奈韦拉 平的药代动力学进行了两组开放研究,在其中一个试验中, 9 例年龄在 9 个月至 14 岁的 HIV 感染患儿前一天晚上禁食 后服用奈韦拉平混悬液每次(7.5mg,30mg,或 120mg/m² 每 一剂量 3 例患儿),奈韦拉平曲线下面积和峰浓度随剂量成 比例增加,奈韦拉平吸收后,其平均血浆浓度随时间以对数 线性方式下降。单次给药后奈韦拉平终末段半衰期是 (30.6±10.2)小时。在第二组多次给药研究中,单独给予奈 韦拉平混悬液或片剂[240~400mg/(m²·d)]或奈韦拉平与 AZT 或 AZT 与 ddI 联合给药,37 例 HIV-1 感染患儿由有以 下统计学特点的人群中选择:男性 54%,少数民族占 73%,年龄平均均为 11 个月(范围 2 个月~15 岁)。这些患儿接 受奈韦拉平 120mg/(m²·d)治疗近 4 周,之后为 120mg/m², 每日 2 次(患儿>9 岁)或 200mg/m²,每日 2 次(患儿≤9 岁),按体重校正奈韦拉平清除率,在年龄 1~2 岁患儿达到 最高值,之后随年龄下降。年龄小于 8 岁的患儿按体重校正 表观清除率比成人高近 2 倍。整个研究组中的奈韦拉平在 剂量达到稳态后其半衰期为(25.9±9.6)小时。长期给药, 平均奈韦拉平终末段半衰期均值随年龄变化如下:2 个月~ 1 岁 32 小时,1~4 岁 21 小时,4~8 岁 18 小时,大于 8 岁 28 小时。

七、药理学

1. 药效学及作用机制 本品与 HIV-1 的逆转录酶 (RT)结核,阻断此酶的催化部位,抑制 RNA 和 DNA 依赖的 DNA 聚合酶的活性。本品不会与模板或三磷酸核苷产生竞 争。本品对 HIV-2 病毒的逆转录酶及人类 DNA 聚合酶无抑 制作用。本品不会与模板或三磷酸核苷产生竞争。本品对 HIV-2 病毒的逆转录酶及人类 DNA 聚合酶无抑制作用。

2. 药代动力学 口服后迅速吸收(>90%)。T_{max} 与剂 量呈线性关系。口服 400mg 后 C_{max} 为(4.5±1.9)μg/ml。本 品的吸收不受食物、抗酸药或去羟肌苷的影响。口服生物

利用度超过 90%。血浆蛋白结合率 45%,本品在人体内分 布广泛,可透过胎盘,并能在乳汁中检测到,脑脊液中的药 物浓度是血药浓度的 45%。本品主要经肝 CYP2B6 代谢, CYP3A5 参与小部分代谢,尿中排出 81%,主要为羟化物的 葡糖醛酸结合物,其中原型药<3%,粪便排出约 10%。本品 对 CYP3A 有自身诱导作用,常用药 2~4 周后,清除率增加 1.5~2 倍,$t_{1/2}$ 由 40 小时缩短到 25~30 小时。

3. 药物不良反应 成人:除皮疹和肝功异常外,在所有 临床试验中与奈韦拉平治疗相关的最常见的不良反应有恶 心、疲劳、发热、头痛、嗜睡、呕吐、腹泻、腹痛和肌痛。

上市后情况表明,最严重的药物不良反应是 Stevens-Johnson 综合征、中毒性表皮坏死松解症,重症肝炎/肝衰竭 和过敏反应,其特征为皮疹,伴全身症状,如发热、关节痛、 肌痛和淋巴结病变,以及内脏损害,如肝炎、嗜酸性粒细胞 增多、粒细胞缺乏症和肾功能损害。初始 8 周的治疗是很关 键的阶段,需要进行严密监测。

皮肤和皮下组织:奈韦拉平主要临床毒性是皮疹,在 Ⅱ/Ⅲ期对照研究使用联合用药方案的患者中出现与奈韦 拉平有关的皮疹的患者占 16%。在这些临床试验中,服用 奈韦拉平的患者 35%出现皮疹,而对照组中服用齐多夫定 (Zidovudine)+与去羟肌苷(Didanosine)联用,或单用叠氮胸 苷的患者有 19%出现皮疹。奈韦拉平治疗组出现严重或危 及生命的皮肤反应的发生率为 6.6%,对照组为 1.3%。总 计有 7%的患者因皮疹而停用奈韦拉平。

皮疹通常是轻度或中度的斑丘疹、红斑样皮疹,有或没 有瘙痒,分布在躯干、面部或四肢。曾报道有变态反应出现 (过敏反应、喉头水肿和荨麻疹)。应用奈韦拉平,出现过严 重和危及生命的皮肤反应,包括 Stevens-Johnson 综合征 (SJS)和中毒性表皮坏死松解症(TEN)。曾报道有病例因 SJS、TEN 和变态反应而致死。2 861 例用奈韦拉平治疗患者 出现 SJS 的比率为 0.3%(9/2 861)。

皮疹可单独出现或以皮疹伴随全身症状为特征的变态 反应,例如发热、关节痛、肌痛和淋巴结节病,以及内脏病 变,如肝炎、嗜酸性粒细胞增多、粒细胞减少和肾功能损害。

严重皮疹多数在服药初始 6 周内出现。皮疹分类和相 应处理方案如下:

轻/中度皮疹(可包括瘙痒)-可继续用药,不需停药。

红斑-导入期出现皮疹或前驱症状,剂量不再增加,直至 皮疹消失。

弥散性红斑或斑丘症样皮疹-若奈韦拉平停药超过 7 天,重新用药时以每日 200mg 导入。

荨麻疹-处理原则同上,但若停用奈韦拉平,则不再重新 用药。

以下情况者应立即并且永久停药:严重皮疹(广泛红斑 样或斑丘症样皮疹、皮疹或湿性脱屑、血管性水肿、类血清 病反应、Stevens-Johnson 综合征、中毒性表皮坏死松解症); 任何皮疹伴有相关全身症状,如发热>39℃、水包、口腔损 害、结膜炎、肝酶升高、面部水肿、肌痛/关节痛、全身不适; 任何皮疹伴有相关全身症状和器官功能损害(肝炎、粒细胞 缺乏症、嗜酸性粒细胞增多、肾功能障碍)。

上述指导原则自 1994 年起即被用于奈韦拉平临床研究，对患者皮疹处理很有帮助。

肝胆最常见的实验室化验异常是肝酶升高，包括 ALT、AST、GGT、总胆红素和碱性磷酸酶。无症状的 GGT 升高是最常见的。黄疸病例曾有报道。用奈韦拉平治疗的患者曾报道出现过肝炎、严重或威胁生命的肝毒性和暴发性肝炎。在一大型临床试验中，有 1 121 名患者接受平均超过 1 年的奈韦拉平治疗，其发生严重肝事件的危险性是 1.2%（安慰剂组为 0.6%）。肝功化验基础值升高是提示发生严重肝事件的最佳指征。奈韦拉平治疗初始 8 周是关键阶段，需严密的监测，但这些事件也有可能以后发生。

儿童患者：对 361 例年龄在 3 天至 19 岁的 HIV-1 感染的患儿进行奈韦拉平的安全性评价。在两组研究中，多数患儿在接受奈韦拉平治疗的同时服用 ZDV 或 ddI，另一组为 ZDV+ddI+本药。在一个开放试验中，追踪 37 名患儿平均 33.9 月龄（范围 6.8 月龄到 5.3 岁，包括长期追踪试验 BI882）。在一个双盲安慰剂对照试验 ACTG245 中，305 例患儿平均年龄 7 岁（范围 10 月龄到 19 岁），接受奈韦拉平等药联合治疗至少 48 周，剂量为 120mg/m^2，每日 1 次，共 2 周，之后为 120mg/m^2，每日 2 次。除粒细胞减少在儿童中更为常见外，儿童患者与奈韦拉平有关最常见的不良反应报道与成人中观察到的一致。有 2 例用奈韦拉平治疗的患儿发生 Stevens-Johnson 综合征或中毒性表皮坏死松解症，在停用奈韦拉平后，两患儿均康复。

预防垂直传播：基于 HIV NET 012 临床试验，奈韦拉平组和齐多夫定组任何原因引起的母亲的严重不良反应发生率是相似的（4.7% 及 4.4%）。母亲的临床或实验室异常发生率在两组是相似的（齐多夫定组 82.2%，奈韦拉平组 80.7% 至少有一次临床或实验室异常）。皮疹的发生率齐多夫定组和奈韦拉平组均为 2.9%。任何原因引起的婴儿的严重不良反应发生率在两组是接近的（齐多夫定组为 19.8%，奈韦拉平组为 20.5%）。38 例婴儿（占总数 6.8%）死亡（齐多夫定组 22 例占 7.9%，奈韦拉平组 16 例，占 5.7%）。死亡最常见的原因是肺炎，胃肠炎，腹泻，脱水和败血症。斑丘疹发生率齐多夫定组为 1.3%，奈韦拉平组为 1.6%。无母亲和婴儿发生严重的皮疹病例。

接受奈韦拉平治疗的患者可能出现的副反应总结如下：皮疹（包括 SJS/TEN）；以皮疹伴随全身症状为特征的过敏反应，例如发热、关节痛、肌痛和淋巴结病变，另有以下一项或多项症状被报道过：肝炎、嗜酸性粒细胞增多、粒细胞减少、肾功能损害和其他内脏疾病；肝功异常（AST，ALT，GGT，总胆红素，碱性磷酸酶）、黄疸、肝炎；恶心、乏力、发热、头痛、嗜睡；呕吐、腹泻、腹痛；肌痛；粒细胞减少症（儿童）；变态反应（过敏反应、喉头水肿，荨麻疹）。

孕妇禁止使用，谨防造成胎儿畸形。

4. 药物相互作用　奈韦拉平是肝细胞色素 P450 代谢酶（CYP3A，CYP2B）的诱导剂，其他主要由 CYP3A，CYP2B 代谢的药物在与奈韦拉平合用时，奈韦拉平可以降低这些药物血浆浓度（参见药物代谢动力学）。因此，如果一个患者正在接受由 CYP3A 或 CYP2B 代谢的药物的一个稳定剂量的治疗，若开始合用奈韦拉平，前者药物剂量需要调整。

（1）核苷类逆转录酶抑制剂：当奈韦拉平与齐多夫定（Zidovudine），去羟肌苷（Didanosine）或扎西他滨（Zalcitabine）合用时，不需调整这些药物的剂量。从两组以齐多夫定（Zidovudine）治疗为背景治疗的研究中（$n=33$），可得到齐多夫定的综合数据，其中 HIV-1 感染的患者单独接受奈韦拉平（400mg/d）治疗，或奈韦拉平合用去羟肌苷（200~300mg/d）或奈韦拉平合用扎西他滨（0.375~0.75mg/d）的治疗，试验结果奈韦拉平对齐多夫定药时曲线下面积（AUC）的下降无显著作用，为 1%；对齐多夫定 C_{max} 上升无显著作用，为 5.8%。齐多夫定对奈韦拉平的药动学无影响。另一交叉研究表明奈韦拉平对去羟肌苷（$n=18$）或扎西他滨（$n=8$）的稳态药代动力学均无影响。

对 25 例 HIV 感染的患者，应用奈韦拉平、奈非那韦（70mg，每日 3 次）和司他夫定（30~40mg 每日 2 次）治疗 36 天的临床试验结果显示，司他夫定的 AUC 或 C_{max} 无统计学显著变化。另外，对 90 名接受拉米夫定加奈韦拉平和另一组是奈韦拉平加安慰剂治疗的患者进行人群药代动力学研究，结果显示拉米夫定表观清除率和分布容积无改变。这表明奈韦拉平对拉米夫定的清除无影响。

（2）非核苷类逆转录酶抑制剂：临床试验（14 例）结果显示，奈韦拉平与依非韦仑合用不影响奈韦拉平稳定状态药代动力学参数。但是，依非韦仑与奈韦拉平合用其药物浓度显著下降。依非韦仑的 AUC 下降 22%，C_{max} 下降 36%。如果与奈韦拉平合用要保证依非韦仑每日的用量增加到 800mg。

蛋白酶抑制剂：以下试验中，奈韦拉平用药方法按照 200mg 每日 1 次，共两周。之后，200mg 每日 2 次，共 28 天。

沙奎那韦：一项临床试验（31 例）中，HIV 感染的患者服用奈韦拉平和沙奎那韦（硬胶囊，600mg，每日 3 次）。结果表明两者合用导致沙奎那韦 AUC 平均下降 24%（$P=0.041$），但奈韦拉平血浆浓度无明显变化。由于相互作用，导致沙奎那韦硬胶囊 AUC 下降，可能进一步引起沙奎那韦血浆浓度下降，两者相互作用的临床意义尚不清楚。联合用药不影响奈韦拉平的药代动力学。

另外一项临床试验（20 例）研究了每日 1 次服用沙奎那韦软胶囊和 100mg 利托那韦。所有的患者都同时服用奈韦拉平。研究结果表明与历史对照相比，沙奎那韦软胶囊和 100mg 利托那韦合用不影响奈韦拉平的药代动力学参数。沙奎那韦软胶囊和 100mg 利托那韦合用对奈韦拉平药代动力学影响在临床上没有显著性。

利托那韦：当奈韦拉平与利托那韦合用时，不需调整剂量。临床试验（$n=25$）表明 HIV 感染患者同时接受奈韦拉平和利托那韦（600mg，每日 2 次，采用剂量渐增的用药方案）治疗，两者血浆浓度均无明显变化。

茚地那韦：临床试验（$n=25$）表明 HIV 感染患者接受奈韦拉平和茚地那韦（800mg，8 小时 1 次）治疗，茚地那韦 AUC 平均下降 28%（$P<0.01$），而奈韦拉平血浆浓度无明显变化。对于奈韦拉平和茚地那韦合用的潜在相互影响，还没有肯定的临床结论。奈韦拉平与茚地那韦合用时，当奈

韦拉平剂量为 200mg, 每日 2 次时, 茚地那韦剂量可考虑增加到 1 000mg, 每 8 小时 1 次。但是, 目前尚无资料显示给予茚地那韦 1 000mg, 每 8 小时 1 次, 加奈韦拉平 200mg, 每日 2 次与茚地那韦 800mg, 每 8 小时 1 次, 加奈韦拉平 200mg, 每日 2 次, 两方案的短期或长期抗病毒作用有何不同。

奈非那韦: 一项 36 天的临床试验 ($n=25$) 表明: 应用奈韦拉平, 奈非那韦 (75mg, 每日 3 次) 和 d4T (30~40mg, 每日 2 次) 的 HIV 感染患者, 在合用奈韦拉平后, 奈非那韦药代动力学参数没有统计学上显著变化 ($AUC+4\%$, $C_{max}+14\%$ 和 $C_{min}-2\%$)。与以前的资料相比, 奈韦拉平的药物水平无变化。当奈韦拉平与任何蛋白酶抑制剂合用时, 尚无安全性降低的报道。

在健康志愿者中合用洛匹那韦和奈韦拉平, 洛匹那韦的药代动力学参数没有发现明显改变。在经过蛋白酶抑制剂单独治疗后的患者中, 奈韦拉平和洛匹那韦或利托那韦 400/100mg (3 个胶囊) 每日 2 次以及核苷类逆转录酶抑制剂合用, 病毒的反应率非常好。儿科患者药代动力学研究结果显示, 洛匹那韦与奈韦拉平合用时其浓度降低。现在还不知道这种相互作用在临床上是否显著。但是, 当与奈韦拉平合用时, 应考虑增加洛匹那韦/利托那韦用量到 533/133mg (4 个胶囊或 6.5ml), 因为临床上怀疑降低了对洛匹那韦/利托那韦的敏感性 (有临床治疗和实验室数据证明)。

(3) CYP 同工酶诱导剂: 利福平: 在一个开放性研究中 ($n=14$), 奈韦拉平对利福平的稳态药代动力学参数 C_{max} 和 AUC 无显著影响。相反, 同以前的资料相比, 利福平可显著降低奈韦拉平的 AUC (-58%)、C_{max} (-50%) 和 C_{min} (-68%)。当奈韦拉平和利福平合用时, 目前尚无足够的资料对所需剂量调整进行评估。利福布丁: 奈韦拉平 200mg 每日 2 次合用利福布丁 300mg 每日 1 次 (如果患者同时接受 ZDV 或蛋白酶抑制剂治疗, 利福布丁 150mg 每日 1 次), 结果显示利福布丁的浓度没有显著变化 (AUC 平均升高 12%, C_{minss} 平均下降 3%), C_{maxss} 显著增高 (20%)。活性代谢物 25-O-desacetyl-利福布丁的浓度没有显著变化。在同样的研究中, 同以前资料相比, 利福布丁可使奈韦拉平的系统清除率有明显的增高 (9%)。这些变化无重要临床意义。同时服用奈韦拉平和利福布丁是安全的, 不需要调整剂量。

不推荐患者同时服用奈韦拉平和 St. John's wort 或含 St. John's wort 的产品, 因为有报告显示 St. John's wort 和其他抗病毒药物之间有相互作用。服用 St. John's wort 的同时服用非核苷反转录酶抑制剂, 包括奈韦拉平, 可降低非核苷反转录酶抑制剂的浓度, 可能影响奈韦拉平的药效而失去抗病毒作用, 并可使病毒产生对奈韦拉平或其他非核苷类逆转录酶抑制剂的耐药性。

(4) CYP 同工酶抑制剂: 奈韦拉平和克拉霉素的药物相互作用研究结果表明, 药物合用时, 克拉霉素的 AUC (-30%)、C_{max} (-21%) 和 C_{min} (-46%) 显著降低, 而克拉霉素的活性代谢物 14-OH 克拉霉素的 AUC (58%) 和 C_{max} (62%) 显著升高。奈韦拉平的 C_{min} (28%) 显著升高, AUC (26%) 和

C_{max} (24%) 非显著性升高。这些结果提示当两药合用时, 两药的剂量不需调整。

在对参加奈韦拉平临床试验患者的亚人群分析中, 接受甲氰米胍 (Cimetidine) ($n=13$) 治疗的患者, 奈韦拉平的稳态谷值血浆浓度上升 (7%)。

(5) 口服避孕药: 奈韦拉平 200mg 每日 2 次: 与单剂量含有 0.035mg 乙炔基雌二醇 (EE) 和 1.0mg 炔诺酮 (Ortho-Novum1/35) 的口服避孕药同时服用时, 与以前单独服用奈韦拉平血浆浓度比较, 服用 28 天奈韦拉平后, 17α-EE 的 AUC 显著下降 (29%)。EE 的平均残留期和半衰期显著缩短。炔诺酮的平均 AUC 显著降低 (18%), 平均残留期和半衰期没有改变。如果合并应用奈韦拉平, 口服避孕药的剂量能够调整到对除避孕以外的适应证治疗 (如子宫内膜异位症)。但如果合用含有雌激素/孕酮的口服避孕药, 很可能避孕失败。对正在服用奈韦拉平的有可能妊娠的妇女, 建议使用其他方式避孕 (如药具避孕)。患者口服避孕药用以调节激素水平时, 若合服奈韦拉平, 应对前者进行监测。

(6) 其他资料: 利用人的肝细胞微粒体的体外研究表明, 奈韦拉平羟化代谢产物的形成不受氨苯砜 (dapsone)、利福布丁、利福平和三甲氧苄二氨嘧啶/磺胺甲基异噁唑的影响。酮康唑和红霉素可明显抑制奈韦拉平羟化代谢产物的形成, 尚无相关的临床试验。

应注意到, 当与奈韦拉平合用时, 作为 CYP3A 和 CYP2B6 的底物的药物的血浆浓度可下降。基于对美沙酮代谢机制的了解, 奈韦拉平可通过增加肝代谢而可能降低美沙酮的血浆浓度。据报道, 同时应用奈韦拉平和美沙酮治疗的患者曾出现戒断综合征。因此, 美沙酮维持给药的患者合用奈韦拉平时, 建议仔细观察戒断综合征征象并对美沙酮的剂量进行相应的调整。

八、注意事项

1. 禁用　对奈韦拉平的活性成分, 或者此产品的任何赋形剂具有临床明显过敏反应的患者, 奈韦拉平应禁用。

对由于严重皮疹, 皮疹伴全身症状, 过敏反应和奈韦拉平引起的肝炎而永久中断奈韦拉平治疗的患者不能重新服用。

在服用奈韦拉平期间, 继往出现 AST 或 ALT>正常值上限 5 倍, 重新应用奈韦拉平后迅速复发肝功不正常的患者应禁用。

2. 用药注意事项　应告知患者按照处方剂量每日服用奈韦拉平的必要性。如果漏服药物, 患者应该尽快用下一次药物, 但不要加倍服用。

患者在应用奈韦拉平前和用药期间的适当间隔应进行临床生化检查, 包括肝功能检查。

本药治疗后的初始 8 周是很关键的阶段, 对患者情况需进行严密的监测, 及时发现潜在的严重和威胁生命的皮肤反应 (包括 Stevens-Johnson 综合征、中毒性表皮坏死松解症) 或严重的肝炎/肝衰竭。另外必须严格遵守剂量要求, 尤其是在 14 天导入期时。

应用奈韦拉平治疗的患者中曾产生过严重的危及生命的皮肤反应，包括 Stevens-Johnson 综合征、中毒性表皮坏死松解症(TEN)、以皮疹、全身症状和内脏受损为特点的高敏反应。对于应用本药治疗初始 8 周内的患者应严密观察。如果患者出现单独的皮疹应严密监测。对于产生严重皮疹或伴随全身症状的皮疹(如发热、水包、口腔损害、结膜炎、水肿、肌肉或关节疼痛或全身不适)，包括 Stevens-Johnson 综合征或中毒性表皮坏死松解症的患者必须永久性终止用药。对伴有全身症状皮疹的高敏反应患者，包括内脏病变，如肝炎、嗜酸性粒细胞增多、粒细胞缺乏、肾功能障碍或有其他内脏受损迹象患者，必须停用本药。

应告知患者皮疹是本药的主要毒性作用。因导入期可以降低皮疹的发生率，故此阶段是必要的。大多数与奈韦拉平相关的皮疹是在用药初始 6 周内发生的，因此，应严密监测此阶段有无皮疹的发生。若患者在导入期出现皮疹，应不再增加用药剂量，直至皮疹消失。

本药初始 14 天内同时服用泼尼松(40mg/d)不能降低与奈韦拉平相关的皮疹发生率，反而可能增高在服用本药初始 6 周内皮疹的发生率。

出现严重皮肤反应的危险因素包括在导入期没有遵从使用剂量，在导入期应每日服用 200mg，另外，在第一次出现症状到就医间隔较长可能增加更加严重皮肤反应的危险性。

肝反应:在应用本药治疗的患者中曾出现过严重的或威胁生命的肝毒性，包括致死的暴发性肝炎。在本药治疗初始 8 周内有报道患者发生严重的肝炎和肝衰竭，但有一些患者较迟出现。

通常，在抗病毒治疗开始时就出现 AST 或 ALT 水平升高，那么抗病毒治疗期间肝发生不良事件的危险性就更高，应用奈韦拉平治疗亦如此。

应告知患者本药主要的毒性作用是对肝的作用，因此在服用奈韦拉平初始 2 个月内要密切观察该作用。应告知患者若出现肝炎的前驱症状，应立即就医。

肝监测:已报道一些患者在开始服用本药后的几周内出现肝功异常。有较多无症状的肝转氨酶升高的报道，但这种情况不是使用本药的禁忌证。无症状的 GGT 水平升高也不是继续治疗的禁忌证。

用药期间，特别建议每隔一段时间，在适合患者临床需要的时候监测肝功，尤其在治疗的初始 2~3 月内。以后可以延长监测间隔。医师和患者应该警惕肝炎的前驱症状或体征，如食欲缺乏、恶心、黄疸、胆红素尿、无胆汁粪(灰白便)、肝大或肝压痛。如果出现这些症状和体征，应指导患者就医。

如果 AST 或 ALT 超过正常值上限 2 倍，那么在定期临床随访期间应更经常监测肝功。

如果 AST 或 ALT 升高超过正常值上限 5 倍，应立即停用奈韦拉平。如果 AST 和 ALT 恢复基础水平，患者可以重新使用本药，开始的剂量是每日 200mg，应用 14 天，然后每日 400mg。如果肝功又很快出现不正常，应永久停药。

如果发生临床肝炎，特征包括食欲缺乏、恶心、呕吐、黄疸及实验室结果不正常，如中度或严重的肝功不正常(除 GGT 外)，必须永久停药。对由于服用奈韦拉平而致临床肝炎需要终止治疗的患者，不应再重新服用奈韦拉平。

其他注意事项:本药与其他抗逆转录病毒药物合用时，曾有以下事件报道:贫血、胰腺炎、外周神经病变和血小板减少。这些事件通常与其他抗逆转录病毒药物有关。本药与这些药物合用时，可能发生以上事件，但与使用本药应无关联。

接受奈韦拉平或其他任何抗逆转录病毒药物治疗的患者，均可能继续发生机会性的感染和 HIV 相关疾病，因此，这些患者仍然需要具有对 HIV 相关性疾病治疗有经验的内科医师进行密切的临床观察。目前对于本药的长期疗效尚不清楚。奈韦拉平治疗并未显示可以减少 HIV-1 传染给其他人的危险性。

奈韦拉平主要在肝代谢，奈韦拉平代谢物主要由肾清除。药代动力学结果显示，对于中度和重度肝功能不全的患者应谨慎使用本药。对于正在做透析的肾功能不全的患者，药代动力学结果显示在每次透析治疗后增加 200mg 剂量的本药治疗，有助于抵消透析对奈韦拉平的清除作用。但是，Ccr≥20ml/min 的患者不需要调整本药的剂量。

使用奈韦拉平的妇女，不应采取单独使用口服避孕药或其他调整激素水平的方法来进行避孕，这是因为奈韦拉平可以降低这些药物在血浆中的浓度。并且，在使用本药治疗期间，如果利用口服避孕药来调节激素水平，应监测激素治疗的效果。

对于驾车和操作机器的影响尚无服用奈韦拉平对驾车和操作机器的能力影响的特殊研究。但是有应用本药的治疗中出现嗜睡的报道，因此若在服用本药时出现此症状，应停止此类活动。

九、药物稳定性及贮藏条件

遮光，密闭保存(10~30℃)。

十、药物经济性评价

非基本药物，非医保药品，《中国药典》(2020 年版)收载。

依 非 韦 伦

一、药品名称

1. 英文名 Efavirenz
2. 化学名 (S)-6-氯-4-(环丙基乙炔基)-1.4-氢-4-(三氟甲基)-2H-3,1-氧氮杂萘-2-酮

二、药品成分

依非韦伦

三、剂型与规格

依非韦伦片 (1)50mg;(2)200mg;(3)600mg

四、适应证及相应的临床价值

是首选的一线抗 HIV 病毒药物。

五、用法用量

1. 儿童　本品与蛋白酶抑制剂和/或核苷类反转录酶抑制剂（NRTI）合用于 17 岁及 17 岁以下患者的推荐剂量见表 11-8。本品仅可用于确信能吞咽片剂的儿童。本品推荐空腹、睡前服用。尚未进行本品用于 3 岁以下儿童或体重低于 13kg 儿童的研究。

表 11-8　每日 1 次的儿科患者剂量

体重/kg	本品剂量/mg
13 ~ <15	200
15 ~ <20	250
20 ~ <25	300
25 ~ <32.5	350
32.5 ~ <40	400
≥40	600

2. 成人　本品与蛋白酶抑制剂和/或核苷类反转录酶抑制剂（NRTI）合用的推荐剂量为口服 600mg，每日 1 次。本品可与食物同服或另服。为改善对神经系统不良反应的耐受性，在治疗开始的 2 ~ 4 周以及持续出现这些症状的患者中，建议临睡前服药。

3. 老年人　本品的临床试验没有包括足够多的 65 岁及以上老年受试者，不能确定他们的反应是否和年轻人不同。

六、特殊人群用药

1. 妊娠期　服用依非韦伦的妇女应避免怀孕。应联合采用避孕套和其他方法避孕（比如口服避孕药或其他激素类避孕药）。由于依非韦伦有较长半衰期，建议在停止服用施多宁后 12 周仍然要采取适当的避孕措施。哺乳期妇女应在服用依非韦伦前进行妊娠期检查，依非韦伦在妊娠期应停止使用，除非它带给母亲的可能益处超过带给胎儿的可能危险，并且没有其他合适的治疗方法。如果孕妇在妊娠期的前三个月内服用依非韦伦或者在服用依非韦伦时发现已经怀孕，必须告知她所存在的对胎儿的潜在的危害。

目前尚未对孕妇进行充分且良好对照的研究。通过一项对孕妇的抗反转录病毒的上市后经验的记载，在多于 700 名在妊娠期前三个月的孕妇服用依非韦伦和抗反转录病毒药物合用的报道中，未收到有显著的致畸报道。极少数的有关神经管缺陷，包括脊髓脊膜突出，有报道，这些报道大多数是回顾性的，但其相关性评判未明确。

2. 哺乳期　依非韦伦可分泌进入哺乳大鼠的乳汁中，

也已显示依非韦伦会进入人的乳汁。因此建议服用依非韦伦的妇女停止母乳喂养。为避免传播 HIV，建议感染 HIV 的妇女在任何情况下都不要母乳喂养。

3. 肾功能损害　对肾功能不全患者尚未进行依非韦伦的药代动力学研究；因只有不足 1% 的依非韦伦以原型经尿排泄，所以肾功能受损对清除依非韦伦的影响极微。无严重肾衰竭患者的使用经验，建议对这些患者进行密切地安全性监控。

4. 肝功能损害　对于中度或重度肝功能损伤患者，无足够的数据决定是否有必要进行剂量调整，所以不推荐使用依非韦伦。由于依非韦伦代谢受细胞色素 P450 介导，以及慢性肝病患者应用本品的临床经验有限，本品应慎用于肝功能损伤患者。潜在的肝病（包括慢性乙型肝炎或丙型肝炎）患者使用抗反转录病毒药联合治疗时，严重的和可致命的肝不良事件发生的风险明显增加。有数例肝衰竭的上市后报告发生于既往无肝病史或存在其他疾病风险的患者。应考虑监测既往无肝病史或存在其他疾病风险的患者的肝酶学指标。

5. 其他人群　临床研究中经评价的老年患者数量较少，不足以确定对本品的反应是否与年轻患者不同。

本品尚未在 3 岁以下或体重低于 13kg 的儿童中进行评价。有证据显示依非韦伦可能改变低龄儿童的药代动力学。故依非韦伦不应用于 3 岁以下的儿童。

七、药理学

1. 药效学及作用机制　依非韦伦是人免疫缺陷病毒-1 型（HIV-1）的选择性非核苷反转录酶抑制剂。依非韦伦是 HIV-1 反转录酶（RT）非竞争性的抑制剂，作用于模版、引物或三磷酸核苷，兼有小部分竞争性的抑制作用。远远超过临床治疗剂量的依非韦伦对 HIV-2RT 和人细胞 DNA 多聚酶 α,β,γ 和 d 无抑制作用。

2. 药代动力学

（1）吸收：未感染 HIV 志愿者单剂量（100 ~ 1 600mg）口服给药 5 小时后依非韦伦血浆浓度达峰值（1.6 ~ 9.1mmol/L）。剂量至 1 600mg，观察到 C_{max} 及 AUC 呈剂量相关的增加；C_{max} 及 AUC 的增加不与剂量成比例，这一点支持本品在高剂量时，随着剂量的增加，吸收减少。多次给药并不改变达到峰药浓度所需的时间（3 ~ 5 小时），6 ~ 7 天时达到血浆稳态浓度。

HIV 感染者在血药稳态浓度时，平均 C_{max}、平均 C_{min} 和平均 AUC 与每日口服剂量 200mg，400mg，600mg 呈线性关系。35 位接受本品 600mg 每日 1 次治疗的患者，稳态 C_{max} 是 12.9mmol/L，稳态 C_{min} 是 5.6mM，AUC 是 184mmol·h/L。

食物对口服吸收的影响：未感染 HIV 志愿者中，高脂或正常进餐后单剂服用本品 600mg 的生物利用度较空腹服用时分别增加 22% 和 17%。本品可以空腹服用或与食物同服。

（2）分布：依非韦伦与人血浆蛋白，主要是白蛋白高度结合（结合率大约是 99.5% ~ 99.75%）。HIV-1 感染者（$n=$ 9）每日服用 200 ~ 600mg 本品至少 1 个月，脑脊液的药物浓度是对应血浆浓度的 0.26% ~ 1.19%（平均 0.69%）。这一比例比血浆中与非蛋白结合（游离）的依非韦伦大约高 3 倍以上。

（3）代谢：人体研究及用人肝微粒体进行的体外研究表明，依非韦伦主要经细胞色素 P450 系统代谢为含羟基的代谢物及其进一步的葡萄苷酸化代谢产物。这些代谢产物本质上无抗 HIV-1 的活性。体外研究证实 CYP3A4 及 CYP2B6 是依非韦伦代谢过程中主要的同工酶。同时体外研究显示了依非韦伦抑制 P450 的同工酶 2C9,2C19 及 3A4，在所观察的依非韦伦的血浆浓度范围内，K_i 值是 8.5 ~ 17mmol/L。体外研究中，依非韦伦不抑制 CYP2E1，仅在大大超出临床治疗剂量时才抑制 CYP2D6 和 CYP1A2（K_i 值是 82 ~ 160mmol/L）。

在 CYP2B6 同工酶纯合子 G516T 遗传变异的患者中依非韦伦血浆暴露可能会增加。尚不清楚这种变异相关的临床意义；然而不能排除与依非韦伦相关的不良事件发生的频率和严重程度有增加的可能性。已证实依非韦伦诱导 P450 酶，导致自身代谢。每日 200 ~ 400mg 的剂量治疗 10 天，药物累积浓度低于预期值（低 22% ~ 42%），终点半衰期为 40 ~ 55 小时，亦低于单剂量用药的半衰期（52 ~ 76 小时）。药代动力学相互作用研究发现，400mg 或 600mg 依非韦伦与茚地那韦联用，与 200mg 剂量的依非韦伦组比较，不会造成茚地那韦 AUC 的进一步下降。此发现说明，400mg 或 600mg 依非韦伦对 CYP3A4 的诱导程度是相似的。

（4）清除：依非韦伦单剂量给药的终点半衰期相对较长，为 52 ~ 76 小时，而多次给药后的半衰期为 40 ~ 55 小时。放射性标记依非韦伦，尿中发现的占 14% ~ 34%，以原型排泄至尿中的依非韦伦小于 1%。

3. 药物不良反应　临床研究中依非韦伦通常有良好的耐受性。依非韦伦已在超过 9 000 名患者中得到验证。在与蛋白酶抑制剂和/或核苷类反转录酶抑制剂联合用药的临床对照研究中，1 008 名患者每日服用 600mg 本品，发生率高于 5% 且与治疗有关的中重度最常见不良事件是皮疹（11.6%）、头晕（8.5%）、恶心（8.0%）、头痛（5.7%）和乏力（5.5%）。对照组中恶心的发生率更高。与本品有关的最值得注意的不良事件为皮疹、神经系统症状和精神症状。本品与食物同时服用会增加依非韦伦的暴露，并且会增加不良反应的发生。

（1）临床研究中其他一些较少发生的与治疗相关的不良事件包括：过敏反应、协调异常、共济失调、精神错乱、昏迷、眩晕、呕吐、腹泻、肝炎、注意力不集中、失眠、焦虑、异梦、困倦、抑郁、思维异常、兴奋、健忘、精神错乱、情绪不稳定、欣快、幻觉和精神症状。

（2）另外，一些上市后监测报道的不良事件包括：神经衰弱、妄想症、小脑协调及平衡能力障碍、惊厥、瘙痒、腹痛、视力模糊、脸红、男子乳房发育、肝功能衰竭、光敏性皮炎、胰腺炎和在颈后、乳房、腹部和腹膜后腔等处的身体脂肪再分布或堆积、耳鸣和颤动。

有几例肝功能衰竭的上市后报告，其中包括无既往肝病史或存在其他疾病风险的患者，具有可能导致暴发的特征，有部分案例可能会进展到肝移植或死亡的程度。

（3）除了皮疹的发生率较高及程度较为严重外，儿童中其余不良反应的类型和发生率基本上与成人相似。

皮疹：临床试验中，接受 600mg 本品治疗的患者有 26% 发生皮疹（其中 18% 被认为与治疗有关），而对照组中患者皮疹的发生率为 17%。接受本品治疗的患者发生严重的皮疹不超过 1%，同时 1.7% 的患者因皮疹而中断治疗。多形性红斑或 Stevens-Johnson 综合征的发生率为 0.14%。

在三项中位数为 123 周的临床试验中，接受依非韦伦治疗的 187 名儿童中有 58 名儿童（32%）出现皮疹。其中 6 名儿童出现严重的皮疹。在儿童开始接受依非韦伦治疗前，可考虑预防性应用适当的抗组胺药。

皮疹通常是轻至中度的斑丘疹性皮疹，发生于开始本品治疗的前 2 周中。大多数患者的皮疹随着本品的继续治疗会在 1 个月内消退。对于因皮疹而中断治疗的患者可重新开始服用本品。重新服用本品时，建议使用适当的抗组胺药和/或皮质激素类药物。

本品用于中断了 NNRTI 类其他抗反转录病毒药治疗患者的临床经验很有限。19 名因皮疹而中断奈韦拉平治疗的患者已接受本品治疗。这些患者中 9 人服用本品时发生轻至中度皮疹，2 人因皮疹而停药。

（4）精神症状：接受依非韦伦治疗的患者中有严重的精神不良事件的报道。在一项对照研究中，1 008 名患者接受了平均 1.6 年包含依非韦伦方案的治疗，而对照组 635 人接受了平均 1.3 年的对照剂治疗。依非韦伦组和对照组特殊的严重精神事件的发生率分别为：严重抑郁（1.6%，0.6%）、自杀倾向（0.6%，0.3%）、非致命的自杀企图（0.4%，0%）、攻击性行为（0.4%，0.3%）、偏执（0.4%，0.3%）和躁狂（0.1%，0%）。既往有精神疾患的患者产生上述精神症状的危险性似乎更高，躁狂的发生率升高到 0.3%，严重抑郁和自杀倾向的发生率升高到 2.0%。个别上市后报道有自杀身亡、错觉和神经质行为，但是尚不能肯定这些报道与依非韦伦相关。

（5）神经系统症状：临床研究中，每日服用 600mg 本品的患者，常报道的神经系统症状包括但不仅限于：眩晕、失眠、困倦、注意力不集中，及异梦。在 600mg 本品与其他抗反转录病毒药合用的对照临床试验中，19.4% 的患者出现中度至重度神经系统症状（其中 2.0% 为重度症状），相比之下，服用对照药物的患者有 9% 出现神经系统症状（其中 1.3% 为重度症状）。

临床试验中，2.1% 用 600mg 本品治疗的患者由于神经系统症状而终止治疗。

神经系统症状通常开始于治疗的第一或第二天并且在前 2 ~ 4 周后消除。在一项临床研究中，每月发生至少中度以上神经系统症状的时间一般在 4 ~ 48 周，发生在 5% ~ 9% 的接受依非韦伦治疗的患者及 3% ~ 5% 的对照组患者中。在一项未受感染志愿者的研究中，代表性神经系统症状发作的中位时间为服药后 1 小时而中位持续期为 3 小时。临睡时服药可改善这些症状的耐受性，并且建议在治疗的第一周以及持续出现这些症状的患者临睡时服药。降低剂量或分次服用每日剂量并未能带来益处,因此不建议如此用药。

(6) 实验室检查异常:肝酶:1 008 名接受 600mg 依非韦伦治疗的患者中有 3%谷草转氨酶(GOT)和谷丙转氨酶(GPT)升高到正常上限的 5 倍以上。对照组中也有类似的肝酶升高。接受 600mg 依非韦伦治疗的患者中有 156 名患者乙型肝炎和/或丙型肝炎的血清标志阳性,7%患者的 GOT 以及 8%患者的 GPT 升高到正常上限的 5 倍以上。对照组的患者中有 91 名患者乙型肝炎和/或丙型肝炎的血清标志阳性,5%患者的 GOT 以及 4%患者的 GPT 升高到上述水平。所有接受 600mg 依非韦伦治疗的患者中有 4%谷氨酰转肽酶(GGT)升高到正常上限的 5 倍以上,其中乙型肝炎和丙型肝炎患者的发生率是 10%。对照组中的患者,无论有无感染乙型肝炎或丙型肝炎,GGT 类似升高的发生率是 1.5%~2%。依非韦伦治疗的患者中单独的 GGT 升高反映的是酶的诱导而非肝毒性。

(7) 血脂:某些服用依非韦伦的未感染 HIV 的志愿者总胆固醇可升高 10%~20%。依非韦伦、齐多夫定与拉米夫定联合方案治疗的患者非空腹总胆固醇和高密度脂蛋白(HDL)分别可升高大约 20% 和 25%,依非韦伦与茚地那韦联合方案治疗的患者大约可升高 40% 和 35%。依非韦伦对甘油三脂和低密度脂蛋白(LDL)的作用无详细报道。在另一项研究中,依非韦伦、齐多夫定与拉米夫定联合方案治疗 48 周的患者,总胆固醇、HDL-胆固醇、空腹 LDL-胆固醇和空腹三酰甘油增高分别是 21%、24%、18% 和 23%。目前尚不明确这些血脂改变的临床意义。

4. 药物相互作用 依非韦伦是 CYP3A4 和 CYP2B6 的诱导剂。与本品合并用药时,可能降低 CYP3A4 或 CYP2B6 的底物的其他化合物的血浆浓度。

(1) 与抗反转录病毒的药物合用:

膦沙那韦钙:作为本品与膦沙那韦和利托那韦合用的指导,应该查询膦沙那韦钙的处方信息。

阿扎那韦(Atazanavir):依非韦伦会减少阿扎那韦的暴露量。与依非韦伦合用时参考阿扎那韦的处方信息指南。

茚地那韦(Indinavir):与单独服用茚地那韦标准剂量(800mg/8 小时)比较,未感染的志愿者茚地那韦增加剂量(1 000mg/8h)与本品(600mg 每日 1 次)同时服用时,茚地那韦的 AUC 和 C_{trough} 分别降低 33%~46% 和 39%~57%。与单独服用茚地那韦标准剂量(800mg/8h)比较,已感染的受试者茚地那韦增加剂量(1 000mg/8h)与本品(600mg 每日 1 次)同时服用时,茚地那韦的 AUC 和 C_{max} 也同样观察到类似改变。尚不清楚茚地那韦与依非韦伦合用时的最佳剂量。增加茚地那韦的剂量至 1 000mg/8h 不能补偿由于依非韦伦而增加茚地那韦的代谢。

HIV-1 感染患者(n=6)每日服用一次依非韦伦 600mg,同时每日服用两次茚地那韦/利托那韦 800/100mg 时,茚地那韦和依非韦伦的药代动力学与未感染的志愿者的数据相当。

洛匹那韦/利托那韦:与单独洛匹那韦/利托那韦联用相比,洛匹那韦/利托那韦联用同时服用依非韦伦时,观察

到利托那韦的 C_{min} 明显减少。洛匹那韦/利托那韦与依非韦伦同时服用时,应考虑洛匹那韦/利托那韦胶囊或口服液剂量增加到 533/133mg(4 粒胶囊或 6.5ml)(每日 2 次,同时进食)。

地瑞那韦/利托那韦:依非韦伦(600mg,每日 1 次)与地瑞那韦/利托那韦(800/100mg,每日 1 次)合用时,可能会导致地瑞那韦 C_{min} 下降。如果依非韦伦与地瑞那韦/利托那韦联合使用,应使用地瑞那韦/利托那韦 600/100mg 每日两次。查阅地瑞那韦/利托那韦的处方信息来指导与依非韦伦的合用。

马拉韦罗(Maraviroc):马拉韦罗(100mg 每日 2 次)和本品(600mg 每日 1 次)联用时,马拉韦罗的 AUC_{12} 和 C_{max} 比单用马拉韦罗分别下降了 45% 和 51%。与依非韦伦合用时参考马拉韦罗的处方信息作为指南。

拉替拉韦:与拉替拉韦单独用药相比,拉替拉韦与依非韦伦(600mg,每日 1 次)合用时拉替拉韦(400mg 单次给药)的 AUC、C_{max}、C_{min} 分别降低 36%、36% 和 21%。相互作用机制是依非韦伦对 UGT1A1 酶的诱导。无须调整拉替拉韦的剂量。

利托那韦(Ritonavir):在未受感染的志愿者中进行了本品 600mg(每日睡前服药 1 次)和利托那韦 500mg(每 12 小时用药)联合用药研究,结果显示这种联合用药的耐受性不好并且临床不良反应(如眩晕、恶心、感觉异常)和实验室化验值异常(肝酶升高)的发生率较高。本品与利托那韦联合用药时,建议监测肝酶类。

沙奎那韦:沙奎那韦(软胶囊剂型,每日共 1 200mg 分 3 次服用)与本品合用时,沙奎那韦的 AUC 和 C_{max} 分别降低 62% 和 45%~50%。建议不要将本品与作为单独的蛋白酶抑制剂的沙奎那韦合用。

(2) HCV 蛋白酶抑制剂:Boceprevir:依非韦伦(600mg,每日 1 次)与 Boceprevir(800mg,每日 3 次)合用时,降低了 Boceprevir 的血浆谷浓度。(C_{min} 降低 44%)未直接评估此降低的临床结果。

特拉匹韦:特拉匹韦和依非韦伦联合应用导致特拉匹韦和依非韦伦的稳态暴露量降低。特拉匹韦每 8 小时 1 125mg 与依非韦伦每日 1 次 600mg 联合应用时,与特拉匹韦每 8 小时 750mg 单独给药相比,联合应用时特拉匹韦的 AUC、C_{max}、C_{min} 降低 18%、14% 和 25%,依非韦伦的 AUC、C_{max} 和 C_{min} 降低 18%、24% 和 10%。参考特拉匹韦的说明书以指导与本品的联合用药。

沙奎那韦/利托那韦:没有数据显示本品与沙奎那韦和利托那韦联合应用的可能的相互作用。

(3) 核苷类反转录酶抑制剂:在 HIV 感染的患者中进行了本品与齐多夫定和拉米夫定的联合应用的研究。没有观察到临床显著性的药代动力学相互作用。没有专门进行本品和其他核苷类反转录酶抑制剂合用的药物相互作用研究。由于核苷类反转录酶抑制剂与本品通过不同的途径代谢,而且不可能与本品竞争相同的代谢酶和消除途径,因此不认为有临床显著性相互作用。

(4) 非核苷类反转录酶抑制剂:没有进行本品和其他

非核苷类反转录酶抑制剂合用的研究。

（5）抗菌药物:利福霉素类:在 12 名未感染 HIV 的志愿者中,利福平可减少依非韦伦的 AUC 26% 和 C_{max} 20%。

50kg 或更重的患者,当本品与利福平同服时,本品的剂量应当提高到 800mg/d。与本品同服时利福平的剂量不需调整。一项在未感染 HIV 的志愿者中进行的研究表明,依非韦伦可分别减少利福布丁的 C_{max} 32% 和 AUC 38%,并增加利福布丁的清除率。利福布丁对依非韦伦的药代动力学没有显著影响。以上资料表明与依非韦伦联合服用时,利福布丁每日的用量应增加 50%,若每周 2~3 次服用利福布丁,则利福布丁的剂量应加倍。

大环内酯类抗菌药物:①阿奇霉素:在未感染的志愿者中合用单剂量的阿奇霉素和多剂量的依非韦伦不会导致任何临床显著性的药代动力学相互作用。当阿奇霉素和依非韦伦合用时,无须调整剂量。②克拉霉素:将本品每日 1 次 400mg 与克拉霉素每 12 小时 500mg 合用 7 天,依非韦伦对克拉霉素的药代动力学将产生明显影响。与本品联合用药时,克拉霉素的 AUC 和 C_{max} 分别降低约 39% 和 26%,而克拉霉素羟基代谢物的 AUC 和 C_{max} 分别增高约 34% 和 49%。克拉霉素血浆水平的这些改变的临床意义还不清楚。服用本品和克拉霉素时,46% 的未受感染的志愿者出现皮疹。与克拉霉素联合用药时,建议不必调整本品的剂量。而应考虑选择其他药物替代克拉霉素。

（6）抗真菌药物:伏立康唑:将本品每日 1 次 400mg 与伏立康唑每 12 小时 200mg 合用,在未感染的志愿者的研究结果为双向的相互作用。伏立康唑的稳态 AUC 和 C_{max} 分别降低 77% 和 61%,同时依非韦伦的稳态 AUC 和 C_{max} 分别升高 44% 和 38%。因此本品与伏立康唑的标准剂量应禁忌合并使用。

在未感染志愿者中,依非韦伦（300mg,每日 1 次口服）与伏立康唑（300mg,每日 2 次）合用以后,与单独服用伏立康唑（200mg,每日 2 次）相比伏立康唑的 AUC 和 C_{max} 分别降低 55% 和 36%;与单独服用依非韦伦 600mg 每日 1 次相比,依非韦伦的 AUC 是等同的,但 C_{max} 降低 14%。

在未感染志愿者中,依非韦伦（300mg,每日 1 次口服）与伏立康唑（400mg,每日 2 次）合用以后,与单独服用伏立康唑（每日 2 次 200mg）相比,伏立康唑的 AUC 降低 7% 而 C_{max} 增加了 23%。这些差异没有临床显著性。与单独服用依非韦伦 600mg 每日 1 次相比依非韦伦的 AUC 增加了 17% 而 C_{max} 是等同的。

当依非韦伦和伏立康唑合用,伏立康唑的维持剂量应该增加到 400mg 每日 2 次而依非韦伦剂量应该降低 50%,比如 300mg 每日 1 次。当伏立康唑治疗停止,依非韦伦应恢复到原始的剂量。

伊曲康唑:在未受感染的志愿者中将依非韦伦（600mg,每日 1 次口服）和伊曲康唑（200mg,每 12 小时 1 次口服）合用,与单独服用伊曲康唑相比,伊曲康唑的稳态 AUC,C_{max} 和 C_{min} 降低 39%、37% 和 44%,而羟伊曲康唑分别降低 37%、35% 和 43%。依非韦伦的药代动力学不受影响。由于尚不能给出这两种药物联合应用时伊曲康唑的推荐剂量,

应考虑用其他的抗真菌药物替代伊曲康唑。

泊沙康唑（Posaconazole）:与单用泊沙康唑相比,依非韦伦（400mg,每日 1 次口服）和泊沙康唑（400mg,每日 1 次口服）合用,泊沙康唑的 AUC 和 C_{max} 分别降低了 50% 和 45%。应避免泊沙康唑和依非韦伦的联合使用,除非患者获得的利益大于风险。

（7）抗疟剂:阿托伐醌和盐酸氯胍:依非韦伦（600mg,每日 1 次）与阿托伐醌和氯胍（250mg/100mg,单剂量）合用时,通过葡醛酸的诱导作用降低了阿托伐醌的 AUC 75%,C_{max} 44%,降低了氯胍的 AUC 43%。应尽可能的避免阿托伐醌/氯胍与依非韦伦合用。

蒿甲醚/苯芴醇:依非韦伦（600mg,每日 1 次）与蒿甲醚 20mg/苯芴醇 120mg 片（3 天服用 6 次,每次 4 片）联合应用导致蒿甲醚、双氢青蒿素（蒿甲醚的活性代谢物）和苯芴醇的暴露（AUC）分别降低约 51%、46% 和 21%。依非韦伦的暴露无显著影响。因为蒿甲醚、双氢青蒿素或苯芴醇的浓度降低可能导致抗疟疾的疗效降低,所以本品与蒿甲醚/苯芴醇片联合应用时应谨慎。

（8）降脂类药物:在未感染的志愿者中,依非韦伦与 HMG-CoA 还原酶抑制剂合用,如阿托伐他汀,普伐他汀或辛伐他汀,显示他汀类药物的血浆浓度降低。必须定期监测胆固醇水平,及调整他汀类药物的剂量。

阿托伐他汀:未感染的志愿者合用依非韦伦（600mg,口服每日 1 次）与阿托伐他汀（10mg,口服每日 1 次）,与单独服用阿托伐他汀相比,阿托伐他汀的稳态 AUC 和 C_{max} 分别降低 43% 和 12%,2-羟基阿托伐他汀分别降低 35% 和 13%,4-羟基阿托伐他汀分别降低 4% 和 47%,总的有活性的 HMG-CoA 还原酶抑制剂分别降低 34% 和 20%。

普伐他汀:未感染的志愿者合用依非韦伦（600mg,口服每日 1 次）与普伐他汀（40mg,口服每日 1 次）,与单独服用普伐他汀相比,普伐他汀的稳态 AUC 和 C_{max} 分别降低 40% 和 18%。

辛伐他汀:未感染的志愿者合用依非韦伦（600mg,口服每日 1 次）与辛伐他汀（40mg,口服每日 1 次）,与单独服用辛伐他汀相比,辛伐他汀的稳态 AUC 和 C_{max} 分别降低 69% 和 76%,辛伐他汀酸分别降低 58% 和 51%,总的有活性的 HMG-CoA 还原酶抑制剂分别降低 60% 和 62%,总 HMG-CoA 还原酶抑制剂分别降低 60% 和 70%。

依非韦伦与阿托伐他汀、普伐他汀或辛伐他汀的合用并未影响依非韦伦的 AUC 和 C_{max} 值,无须调整依非韦伦的剂量。

（9）抗凝剂华法林/醋硝香豆素:依非韦伦可能增加或降低其血浆浓度和效果。

（10）惊厥药物:卡马西平,未感染的志愿者合用依非韦伦（600mg 口服每日 1 次）和卡马西平（400mg,每日 1 次）产生的相互作用是双向的。卡马西平的稳态 AUC,C_{max} 和 C_{min} 分别降低 27%、20% 和 35%,同时依非韦伦的稳态 AUC,C_{max} 和 C_{min} 分别降低 36%、21% 和 47%。有活性的卡马西平环氧化代谢物的稳态 AUC,C_{max} 和 C_{min} 没有改变。卡马西平的血浆水平须定期监测。没有这两种药物更高剂量的数

据,因而没有推荐的使用剂量,可考虑选用其他抗惊厥药物进行治疗。

其他抗惊厥药物:没有数据证明合用依非韦伦和苯妥英、苯巴比妥或其他抗惊厥药物(CYP-450 同工酶的底物)存在潜在的药物相互作用。当依非韦伦与这些药物合用时,会产生单个药物血浆浓度的降低或升高,因而必须对血浆水平进行定期监测。没有进行依非韦伦与氨己烯酸和加巴喷丁合用的研究。预期无临床显著的药物相互作用,因为氨己烯酸和加巴喷丁只通过尿液以原型消除,并且与依非韦伦的酶代谢和消除的路径一致。

(11) 与其他药物相互作用

抗酸剂/法莫替丁:在未感染的志愿者中无论服用氢氧化铝/镁还是法莫替丁都不会改变依非韦伦的吸收。这些数据提示由其他药物引起的胃酸 pH 的改变不会影响依非韦伦的吸收。

激素类避孕药:①口服,当口服避孕药(炔雌醇 0.035mg/诺孕酯 0.25mg 每日 1 次)和依非韦伦(600mg 每日 1 次)合用 14 天,依非韦伦对炔雌醇浓度没有影响,但甲基孕酮和左炔诺孕酮的血浆浓度,诺孕酯的有效代谢物在依非韦伦存在时有显著减少(甲基孕酮 AUC、C_{max} 和 C_{min} 分别减少 64%、46% 和 82%,左炔诺孕酮 AUC、C_{max} 和 C_{min} 分别减少 83%、80% 和 86%)。这些影响的临床意义尚不清楚。未见炔雌醇/诺孕酯对依非韦伦的血浆浓度有何影响。②注射剂,有关依非韦伦和注射用的激素类避孕药合用的信息有限。在一项去甲羟孕酮醋酸酯(DMPA)和依非韦伦合用 3 个月的药物相互作用的研究中,所有患者的血浆孕酮水平维持在 5ng/ml 以下,与排卵抑制一致。③植入剂:依托孕烯(Etonogestrel)和依非韦伦的相互作用还未研究。可以预见的到依托孕烯的暴露量是减少的(CYP3A4 诱导),上市后的偶尔报道服用依非韦伦的患者和依托孕烯合用时避孕失败。

免疫抑制剂:由 CYP3A4 代谢的免疫抑制剂(比如环孢素 A、他克莫司或西罗莫司)与依非韦伦同时服用时,由于 CYP3A4 的减少可能发生免疫抑制剂暴露量的减少。可能会要求免疫抑制剂剂量的调整。开始或停止使用依非韦伦时建议对免疫抑制剂的浓度密切监控至少两周(直至达到稳定的浓度)。

美沙酮:一项在感染了 HIV 的静脉药物使用者中进行的研究发现,同时应用依非韦伦和美沙酮可减少美沙酮的血浆药物浓度并可产生鸦片样的戒断症状。美沙酮的剂量需平均增加 22% 以减轻戒断症状。应监控患者的戒断症状,必要时可增加美沙酮的剂量以减轻戒断症状。

抗抑郁药:联合服用帕罗西汀和依非韦伦时,对药代动力学参数无临床意义的作用,因此两药联用时都不需要调整剂量。舍曲林对依非韦伦的药代动力学没有显著影响,但依非韦伦可分别减少舍曲林 C_{max}、C_{24} 和 AUC 28.6% ~ 46.3%。当联合服用舍曲林和依非韦伦时,应增加舍曲林的剂量以补偿由依非韦伦诱导的舍曲林的代谢异常。舍曲林剂量的调整应在临床疗效的指导下进行。安非他酮(150mg 单剂量,缓释)与依非韦伦(600mg,每日 1 次)合用时,AUC

和 C_{max} 分别减少 55% 和 34%。通过 CYP2B6 诱导,羟基安非他酮的 AUC 未改变,C_{max} 增加了 50%。安非他酮剂量的增加应根据临床疗效进行,但不应超过最大推荐剂量。无须调整依非韦伦的剂量。

西替利嗪:西替利嗪对依非韦伦的药代动力学参数的影响无明显的临床意义。依非韦伦可减少西替利嗪的 C_{max} 24%但不改变西替利嗪的 AUC。这些改变无明显的临床意义。因此,西替利嗪和依非韦伦联合用药时不需调整两药的剂量。

劳拉西泮(Lorazepam):依非韦伦可分别增加劳拉西泮 C_{max} 16.3% 和 AUC 7.3%。依非韦伦对劳拉西泮药代动力学的影响无明显的临床意义。因此两药联用时无须调整各自的剂量。

钙通道阻滞剂:在未受感染的志愿者中将依非韦伦(600mg,每日 1 次口服)与地尔硫䓬(240mg,每日 1 次口服)合用,与单独服用地尔硫䓬相比,地尔硫䓬的稳态 AUC、C_{max} 和 C_{min} 分别降低了 69%、60% 和 63%;去乙酰基地尔硫䓬分别降低 75%、64% 和 62%;而去乙酰基地尔硫卓分别降低分别降低 37%、28% 和 37%。应根据临床反应调整地尔硫䓬的剂量(参照地尔硫䓬说明书)。

虽然依非韦伦的药代动力学参数有轻微的增加(11% ~ 16%),但这些变化没有临床显著性意义,因此与地尔硫䓬联合用药时,不必调整本品的剂量。

依非韦伦和其他 CYP3A4 酶底物的钙通道阻滞剂(例如维拉帕米、非洛地平、硝苯地平、尼卡地平)合用时,可能存在相互作用,目前还没有相应的数据提供。当依非韦伦和这些药物之一合用,钙通道阻滞剂的血浆浓度有可能降低。应该根据临床反应调整剂量(参照钙通道阻滞剂相关说明书)。

大麻素类试验相互作用:依非韦伦不与大麻素类受体结合。在进行一些筛选检测时,在服用本品的未受感染和受 HIV 感染的志愿者中报告有尿液大麻素试验假阳性。大麻素类的阳性筛选结果的确认推荐采用比较精准的方法(比如气相色谱法/质谱法)。

八、注意事项

1. 禁用 本品禁用于临床上对本产品任何成分明显过敏的患者。

本品不应与伏立康唑标准剂量合用。因为依非韦伦可以显著地降低伏立康唑的血浆浓度,同时伏立康唑也使依非韦伦的血浆浓度显著升高,两者合用时的剂量调整。

小连翘属植物(金丝桃属):服用依非韦伦的患者应避免同时服用含有小连翘属植物(金丝桃属)的药物,因为它可以导致依非韦伦血药浓度的下降。这一效应是由于 CYP3A4 的诱导,并且可导致疗效的丧失并产生耐药。

2. 慎用 CYP3A4 的底物、抑制剂、诱导剂可能会改变依非韦伦的血浆浓度。同样,依非韦伦可能会改变由 CYP3A4 或 CYP2B6 代谢的药物的血浆浓度。依非韦伦在稳态的显著作用是诱导 CYP3A4 和 CYP2B6。然而,依非韦伦在体外已显示出 CYP3A4 的抑制效应。因此,对于由

CYP3A4代谢的药物,理论上可能存在药物水平的暂时增加。服用CYP3A4底物的患者采用本品治疗的前几天应注意较窄的治疗指标以及可能的严重和/或危及生命的不良反应(如心律失常、长期镇静或呼吸抑制)。对于使用麦角衍生物(双氢麦角胺,麦角新碱,麦角胺,甲基麦角新碱)、咪达唑仑、三唑仑、苄普地尔、西沙必利、匹莫齐特的患者,应慎用本品。

3. 用药注意事项　本品不应单独用于HIV治疗或者以单药加入无效的治疗方案。

依非韦伦与食物同时服用会增加其暴露,并增加不良反应的发生。服用本品片剂时这种不良反应的发生率会高于服用本品硬胶囊剂。因此,推荐临睡前服用本品。如果联合用药方案中任何抗反转录病毒药因怀疑为不耐受而被中断,应慎重考虑停用所有抗反转录病毒药。在不耐受症状消除的同时应重新开始抗反转录病毒药联合治疗。抗反转录病毒药间歇性单药治疗和序贯重新用药是不可取的,因为这样增加了产生选择耐药性突变病毒的可能性。

不建议在与本品联合用药的复方产品中包含依非韦伦(例如ATRIPIA),除非需要剂量调整(比如与利福平合用)。

在给予依非韦伦的动物中观察到有畸形胎仔。因而,服用本品的妇女应避免怀孕。应联合采用避孕套避孕和其他避孕方法(如,口服避孕药或其他激素类避孕药)。

九、药物稳定性及贮藏条件

15～30℃保存。

十、药物经济性评价

非基本药物,非医保药品,《中国药典》(2020年版)未收载。

依 曲 韦 林

一、药品名称

1. 英文名　Etravirine
2. 化学名　4-[6-氨基-5-溴-2-(4-氰酚胺)嘧啶-4-氧]-3,5-二甲基苄腈

二、药品成分

依曲韦林

三、剂型与规格

片剂　100mg/片

四、适应证及相应的临床价值

与其他抗逆转录病毒药物合用于经抗逆转录病毒药物初步治疗后出现耐药的HIV-1感染成年患者。

五、用法用量

1. 儿童　不推荐用于不足6岁的儿童。年满6岁,不足18岁且体重≥16kg的患者根据体重确定剂量。体重超过(包括)16kg不足20kg,100mg/次,每日2次;体重超过(包括)20kg不足25kg,125mg/次,每日2次;体重超过(包括)25kg不足30kg,150mg/次,每日2次;体重超过(包括)30kg,200mg/次,每日2次。

2. 成人　推荐剂量为每日400mg,分2次餐后给药。食物种类不影响吸收和分布。不可在压碎或咀嚼后服用。若患者无法整片吞服药片,可将该药溶于水中,旋摇至呈乳状混浊液后再饮服;饮服后注意用水冲洗水杯,并将杯中残留物服下,以免给药量不足。

3. 老年人　尚不明确。由于老年人伴有肝、肾功能、新功能不全的概率更高,还可能有其他伴发疾病需要用药,因此在确定剂量时需要更加注意,综合多方面的因素。

六、特殊人群用药

1. 妊娠期　FDA妊娠分级为B级。目前尚缺少依曲韦林在孕妇中进行很好的对照研究,也没有该药在孕妇的药代动力学研究结果可以参考。只有在明确收益大于风险的情况下才可以给孕妇使用。

2. 哺乳期　目前尚不清楚本药是否经乳汁排泄。由于HIV会随乳汁传播,因此,HIV感染女性应避免母乳喂养。

3. 肾功能损害　肾功能损害患者无须调整剂量。依曲韦林具有较高的蛋白结合率,血液透析或者腹膜透析时可能不会显著清除药物。

4. 肝功能损害　轻、中度肝功能损害患者无须调整剂量;重度肝功能损害人群的药代动力学情况不详。

七、药理学

1. 药效学及作用机制　首个新型的非核苷逆转录酶抑制剂(NNRTI)类抗HIV药。依曲韦林属于1型人免疫缺陷病毒(HIV-1)的非核苷类逆转录酶抑制剂(NNRTI),它可与HIV-1逆转录酶直接结合,通过破坏酶催化部位而阻断RNA依赖性及DNA依赖性的DNA聚合酶活性。依曲韦林不会抑制人α、β和γ型DNA聚合酶。

2. 药代动力学　依曲韦林口服后达峰时间为2.5~4小时,绝对生物利用度尚不清楚,其体内吸收不受雷尼替丁或奥美拉唑等抗酸药的影响。与餐后给药相比,空腹口服依曲韦林的药时曲线下面积——(AUC)降低约50%,因此,一般推荐餐后服用。依曲韦林在体内主要与白蛋白和α1-酸性糖蛋白结合,血浆蛋白结合率为99.9%。依曲韦林主要经肝药酶CYP3A4、CYP2C9和CYP2C19代谢,其主要代谢产物的药理活性比原型药至少低90%。依曲韦林可经粪便(93.7%)和尿液(1.2%)进行排泄,粪便中测得的原型药物量占总给药量的81.2%~86.4%。本药消除半衰期约为41小时。

3. 药物不良反应　依曲韦林常见不良反应为皮疹,程度多为轻中度,主要在治疗前2周内出现,并随治疗延续而

逐渐消退,治疗4周后罕见;有部分患者皮肤反应(包括Stevens-Johnson综合征、超敏反应和多形性红斑等)较为严重,甚至可能致命,发生率小于0.1%,因此,在出现严重皮肤反应时,须停用本药并换用其他药物治疗。其他常见不良反应还有腹泻、恶心、腹痛、呕吐、疲劳、手或足有麻刺感或疼痛感、麻木、头痛、尿量改变或黑尿、眼睛或皮肤黄染、精神或情绪改变(如神经质或意识错乱)、癫痫发作和高血压等。

当依曲韦林与其他抗HIV感染药物合用时,患者还有可能出现体态或机体脂肪的变化,如颈背部脂肪积聚(水牛背)、向心性肥胖、面部及肢端消瘦、乳房肥大等;部分HIV感染患者也可能出现免疫重建综合征,其症状可能包括新发咳嗽、呼吸困难、发热、新发头痛、新发眼睛和皮肤问题等。

4. 药物相互作用　依曲韦林潜在的药物相互作用较多。依曲韦林是肝药酶CYP3A4、CYP2C9和CYP2C19的底物,因此,上述3种肝药酶的诱导剂或抑制剂与依曲韦林合用时可能会影响本药的疗效或不良反应发生;与此同时,依曲韦林又是肝药酶CYP3A4的诱导剂,以及CYP2C9和CYP2C19的抑制剂,因此,本药与上述3种肝药酶的底物合用时也可能会影响后者的疗效或不良反应发生。依曲韦林不可与下述药物合用,否则可能引起严重不良相互作用,包括某些抗癫痫药(卡马西平、苯巴比妥、苯妥英钠等),其他NNRTI药物(如依非韦仑、奈韦拉平、地拉夫定等),某些HIV蛋白酶抑制剂(如阿扎那韦、安泼那韦、福沙那韦、替拉那韦/利托那韦)、利福平、利福喷丁、圣约翰草制剂等。

八、注意事项

1. 禁用　对本药过敏者禁用。

2. 慎用　肝疾病(乙型肝炎或丙型肝炎)患者及孕妇慎用。

3. 用药注意事项　不应压碎或咀嚼后服用。若患者无法整片吞服该药片,可将该药溶于水中,旋摇至呈乳状混浊液后再饮服。饮服后注意用水冲洗水杯,将杯中残留物服下,以免给药量不足。

九、药物稳定性及贮藏条件

密封,阴凉干燥保存。

十、药物经济性评价

非基本药物,非医保药品,《中国药典》(2020年版)未收载。

利 匹 韦 林

一、药品名称

1. 英文名　Rilpivirine

2. 化学名　4-[[4-[[4-[(1E)-2-氰基乙烯基]-2,6-二甲基苯基]氨基]-2-嘧啶基]氨基]苄腈。

二、药品成分

盐酸利匹韦林

三、剂型与规格

片剂　25mg/片

四、适应证及相应的临床价值

利匹韦林用于治疗感染HIV-1的成年患者,一般和其他类型抗艾滋病药联合使用。

五、用法用量

1. 儿童　利匹韦林在儿童患者的安全性和有效性尚未确定。

2. 成人　利匹韦林的推荐剂量为每次25mg,每日1次,进餐时服用。

3. 老年人　目前缺乏足够的数据来确定老年人是否对药物具有不同的反应。一般情况下,由于老年人肝功能下降和同时服用其他药物,所以应谨慎使用利匹韦林,并严密进行治疗管理和监测。

六、特殊人群用药

1. 妊娠期　利匹韦林的妊娠期药物安全性分类为B级。只有当充分证明利匹韦林治疗的益处大于对胚胎潜在的危险才可使用,每日最大剂量不得超过25mg。

2. 哺乳期　疾病控制和预防中心建议,由于艾滋病毒传播的潜力和对哺乳婴儿的潜在不良反应,正在接受利匹韦林治疗的母亲不能哺乳。

3. 肾功能损害　人体药代动学分析表明HIV-1可损害患者的肾功能。轻、中度肾功能不全患者无须调整剂量,而严重肾功能不全的患者和晚期肾病患者,必须谨慎使用利匹韦林,加强监测。

4. 肝功能损害　轻微肝损伤患者利匹韦林血药浓度比健康受试者高4.7%,中度肝损伤的患者的血药浓度则高5%。轻度(肝功A级)和中度(肝功B级)肝功能不全的患者无须调整利匹韦林的剂量。

七、药理学

1. 药效学及作用机制　利匹韦林也是作用于HIV-1逆转录酶的变构疏水性结合口袋,其结合位点和活性位点间的距离为15Å,所以利匹韦林是HIV-1逆转录酶的非竞争性变构抑制剂。利匹韦林通过非竞争抑制HIV-1逆转录酶(RT)从而抑制病毒复制,但不会抑制人体细胞的DNA聚合酶α,β和γ。

2. 药代动力学　利匹韦林主要经胃肠道吸收,与健康成人相比,HIV-1感染患者对本品的吸收较差。单剂量服用本品25mg,达峰时间为4小时,AUC_{0-24h}为$(2\,397\pm1\,032)$ng·h/ml。利匹韦林的血浆蛋白结合率为99.7%,主要经CYP3A4代谢。利匹韦林85%经胃肠道排泄,其中原型占25%;6.1%经尿排泄,全部为代谢产物。血浆半衰期为34~55小时。利匹韦林的绝对生物利用度尚不明确,空腹服用本品的生物利用度比与餐同服低40%,本品和只含蛋白质的饮食同服与和正常饮食同服相比,生物利用度低50%,所以本品应在饭中服用,以促进吸收。合并 HBV/HCV 感染对利匹韦林的吸收没有影响。性别和种族对 HIV-1 感染者的药动学无临床相关影响。

3. 药物不良反应　对利匹韦林的临床评价数据分析表明,其最常见的药物不良反应是抑郁、失眠、头痛和皮疹。不常见腹泻、腹部不适、胆囊炎、胆石症、食欲减退、嗜睡、焦虑、膜性肾小球肾炎和系膜增生性肾小球肾炎。给药后的 48 周内可以观察到志愿者心电图的 Q-Tc 间期逐渐延长,这种变化直到 48 周以后才稳定,而且在 3 种给药剂量(25mg、75mg、150mg)中,25mg 给药剂量的 Q-Tc 间期延长幅度最小,所以认为给药剂量以 25mg 为宜。对 90 名健康志愿者的试验表明,在一次给药达 300mg 或连续 14 日给药,每日给药达 150mg 时利匹韦林仍具有较好的耐受性,且未发现严重不良事件,所以利匹韦林的耐受性和安全性都很高。

4. 药物相互作用　实验证实利匹韦林在体内通过 CYP3A4 代谢。通过实验发现,对 CYP3A4 具有诱导作用的药物将可能降低利匹韦林的暴露,相反地,对 CYP3A4 具有抑制作用的药物将可能提高利匹韦林的暴露,后者可能使利匹韦林表现出毒性的风险增加,所以应该尽量避免共用,如果确实需要共用则建议进行相应的安全监测。例如,与对 CYP3A4 具有诱导作用的抗结核药物利福平或利福布丁一起服用时,利匹韦林的药动学参数都降低,而这两种抗结核药物的药动学却没有显著变化。再如,服用利匹韦林后再服用能抑制细胞色素 P450(CYP)3A4 的达芦那韦/利托那韦时,利匹韦林的暴露大大地增加,而达芦那韦/利托那韦的药动学却无显著变化。又如,对 CYP3A4 具有抑制作用的抗菌药物酮康唑和利匹韦林一起给药时,甲酮康唑的暴露降低,而利匹韦林的药动学参数上升。由于在体外利匹韦林的溶解性随着 pH 的增大而变小,所以研究了对胃酸分泌具有明显抑制作用的法莫替丁与利匹韦林的相互作用,结果发现,服用法莫替丁 2 小时后服用利匹韦林使得利匹韦林的暴露降低;服用利匹韦林 4 小时后服用法莫替丁,利匹韦林的 AUC 增加 13%;而服用法莫替丁 12 小时后服用利匹韦林,两种药物的药动学参数却都没有显著变化,所以建议两者分开使用。利匹韦林和其他抗逆转录病毒药物一起服用时,情况各异,如上述的达芦那韦/利托那韦和替诺福韦相比结果就明显不同,后者与利匹韦林一起使用时,其和利匹韦林的暴露都没有明显变化。利匹韦林和阿托伐他汀一起服用时,利匹韦林的暴露没有变化,但是阿托伐他汀及其两个活性代谢物暴露却增加。由于试验中发现存在延长 Q-Tc 间期的迹象,所以和具有尖端扭转型室性心动过速风险的药物合用时须谨慎使用利匹韦林。

八、注意事项

1. 禁用　禁止与卡马西平、奥卡西平、苯巴比妥、苯妥英钠、利福布汀、利福平、利福喷丁、埃索美拉唑、兰索拉唑、奥美拉唑、泮托拉唑、雷贝拉唑、地塞米松(除一次给药外)、圣约翰草合用。

2. 慎用　情绪低落、抑郁、烦躁、消极、企图自杀的发生率为 8%,多数为轻度或中度。因抑郁症停药患者约占 1%,

因此有严重抑郁症状的患者应立即寻求医疗评估,确定症状与服用利匹韦林的相关性,再决定是否继续治疗。

3. 用药注意事项　利匹韦林单次服用的极量是 75mg,每日不超过 300mg,每日 1 次,否则会引起 Q-T 间期延长。与已知具有尖端扭转型室性心动过速风险的药物合用时,应谨慎使用利匹韦林。目前没有特异性药物对抗利匹韦林过量,纠正方法主要是洗胃和服用活性炭,监测生命体征和心电图(Q-T 间期)并密切观察。由于利匹韦林与血浆蛋白高度结合,透析不能显著清除本品。

九、药物稳定性及贮藏条件

避光,在原包装内于 15～30℃保存。

十、药物经济性评价

非基本药物,医保乙类,《中国药典》(2020 年版)未收载。

洛匹那韦/利托那韦

一、药品名称

1. 英文名　Lopinavir and Ritonavir

2. 化学名　(2S)-N-[(2R,4S,5S)-5-[[2-(2,6-二甲基苯氧基)乙酰]氨基]-4-羟基-1,6-二苯基-己-2-基]-3-甲基-2-(2-氧代-1,3-二氮杂环己-1-基)丁酰胺

N-[(2S,3S,5R)-3-羟基-5-[[(2S)-3-甲基-2-[[甲基-[(2-异丙基-1,3-噻唑-4-基)甲基]氨基甲酰]氨基]丁酰]氨基]-1,6-二苯基-己-2-基]氨基甲酸 5-噻唑基甲基酯

二、药品成分

洛匹那韦和利托那韦

三、剂型与规格

片剂(洛匹那韦:利托那韦质量比为4:1)　125mg,250mg
口服液　160ml(1ml 含洛匹那韦 80mg 和利托那韦 20mg)

四、适应证及相应的临床价值

本品适用于与其他抗逆转录病毒药物联合用药,治疗 HIV 感染。作为二线用药,用于不能耐受首选药物或者对一线药物耐药的患者。

五、用法用量

1. 儿童　成人的推荐剂量(每次 400/100mg,每日 2 次)可以用于体重≥40kg 的儿童或体表面积(BSA = [身高(cm)×体重(kg)]/3 600)大于 1.4m² 的儿童。对于体重小于 40kg 或者 BSA 小于 1.4m² 的儿童,推荐使用儿童剂量的洛匹那韦/利托那韦口服液。由于缺乏足够的安全性和有效性数据,故不推荐 2 岁以下的儿童服用本品。

2. 成人　本品的推荐剂量为 400/100mg(2 片),每日 2 次。由于缺乏足够的安全性和有效性数据,故不推荐 2 岁以

下的儿童服用本品。

3. 老年人 未进行该项试验且无可参考文献。

六、特殊人群用药

1. 妊娠期 孕妇服用本品的安全性数据尚未建立。动物实验证明本品具有生殖毒性。对人类的潜在危险尚未知。除非必要,孕妇应避免应用本品。

2. 哺乳期 大鼠研究显示,洛匹那韦可以通过乳汁分泌。洛匹那韦是否可通过人类乳汁分泌尚不清楚。感染HIV的产妇不应母乳喂养婴儿,以避免出生后的HIV传播。

3. 肾功能损害 尚未在肾功能不全患者进行洛匹那韦的药代动力学研究;但是,因为洛匹那韦经肾清除率极低,因此肾功能不全患者不会发生总体清除率的下降。

4. 肝功能损害 本品在有严重肝疾病患者中使用的安全性和有效性尚未确定。重度肝功能不全的患者禁用本品。同时应用抗反转录病毒药物联合治疗的慢性乙型肝炎或丙型肝炎患者发生严重和潜在致命性肝不良反应的危险性会增加。如果乙型肝炎或丙型肝炎患者同时合并抗病毒药物治疗,用药时请参阅这些药物的相关产品信息。

原有肝功能损害(包括慢性肝炎)的患者,其在进行抗反转录病毒药物联合治疗的过程中发生肝功能异常的危险性会升高,应根据经验对这类患者用药期间的肝功能状态进行监测。如果有证据表明这类患者的肝疾病恶化,应考虑中断或终止治疗。

曾有HIV-1单独感染者和接触病毒后进行暴露后预防的个体在开始接受洛匹那韦/利托那韦与其他抗反转录病毒药物联合治疗后7天即出现转氨酶水平升高,伴随或不伴随胆红素水平升高的报告。有些病例的肝功能损害严重。在开始洛匹那韦/利托那韦治疗前要进行适当的实验室检测,在治疗期间还应进行密切监测。

(1)血友病:曾有A型或B型血友病患者接受蛋白酶抑制剂治疗时发生出血增多的报告,包括自发性皮肤血肿和关节积血。有些患者接受了额外的Ⅷ因子治疗。报告病例中一半以上继续或重新使用蛋白酶抑制剂进行治疗。虽然引起出血的作用机制尚未阐明,但蛋白酶抑制剂治疗与出血之间的因果关系已引起了关注。因此,应当意识到在血友病患者中使用蛋白酶抑制剂有增加出血的可能。

(2)脂质升高:应用本品治疗有时可引起总胆固醇和三酰甘油浓度较大幅度升高。在开始用本品治疗前以及治疗过程中应定期检测三酰甘油和胆固醇水平。对于三酰甘油和胆固醇基础水平较高以及有血脂异常病史的患者,用药时应特别谨慎。可以通过适当的临床措施对血脂异常进行处理。

(3)胰腺炎:在接受本品治疗的患者中有发生胰腺炎的报告,也有一些患者发生了高三酰甘油血症。绝大多数报告病例中,患者系既往有胰腺炎罹患病史和/或与其他可引发胰腺炎的药物进行合并治疗。三酰甘油显著升高是发生胰腺炎的一个危险因素。中晚期艾滋病患者可能会有三酰甘油升高和发生胰腺炎的危险。

如果出现临床症状(恶心、呕吐和腹痛)或者实验室检查异常(如血清脂肪酶或淀粉酶升高),应考虑发生胰腺炎的可能。应对出现这些症状或体征的患者进行评估,如果诊断为胰腺炎,应暂时停止本品的治疗。

七、药理学

1. 药效学及作用机制 本品为洛匹那韦与利托那韦组成的复方制剂。洛匹那韦是一种HIV蛋白酶抑制剂,可以阻断Gag-Pol聚蛋白的分裂,导致产生未成熟的、无感染力的病毒颗粒;利托那韦是一种针对HIV-1和HIV-2天冬氨酰蛋白酶的活性拟肽类抑制剂,通过抑制HIV蛋白酶使该酶无法处理Gag-Pol多聚蛋白的前体,导致生成非成熟形态的HIV颗粒,从而无法启动新的感染周期。利托那韦可抑制CYP3A介导的洛匹那韦代谢,从而产生更高的洛匹那韦浓度。

分别在急性感染的淋巴母细胞系和外周血淋巴细胞中检测了洛匹那韦对实验室HIV株和临床HIV分离病毒株的抗病毒活性。在不加人血清的情况下,洛匹那韦对五种不同HIV-1亚型B的实验室病毒株的50%有效浓度(EC_{50})在$10 \sim 27 nmol/L(0.006 \sim 0.017 \mu g/ml, 1 \mu g/ml = 1.6 \mu mol/L)$之间,对几种临床分离毒株的50%有效浓度在$4 \sim 11 nmol/L$($0.003 \sim 0.007 \mu g/ml$)之间($n = 6$)。在含50%人血清时,洛匹那韦对这五种实验室毒株的EC_{50}平均为$65 \sim 289 nmol/L$($0.04 \sim 0.18 \mu g/ml$),相当于减弱了$7 \sim 11$倍。与洛匹那韦联合用药的体外抗病毒药物活性研究显示,洛匹那韦与奈非那韦联合应用会增加拮抗作用,与安泼那韦、阿扎那韦、茚地那韦、沙奎那韦和替拉那韦联合应用会增加协同作用。洛匹那韦对三种不同HIV-2病毒株的EC_{50}值在$12 \sim 180 nmol/L$($0.008 \sim 113 \mu g/ml$)之间。

2. 药代动力学

(1)吸收:多次给予本品(400/100mg 每日2次,无饮食限制,持续用药2周),约在用药4小时后洛匹那韦血药浓度达峰,其峰值(C_{max})为(12.3 ± 5.4)$\mu g/mL$。清晨给药前的平均稳态谷浓度为(8.1 ± 5.7)$\mu g/ml$。超过12小时给药间隔的洛匹那韦AUC为(113.2 ± 60.5)$\mu g \cdot h/ml$。洛匹那韦利托那韦在人体的绝对生物利用度尚未确定。

食物对口服吸收的影响:与禁食状态相比,单剂量的本品400/100mg与食物同服(高脂肪饮食,872千卡,56%热量来自脂肪),其AUC_{inf}和C_{max}的改变没有显著性临床意义。因此,本品可以与食物同服或不与食物同服。与克力芝软胶囊相比,在与食物同服的条件下,本品的药代动力学变异较少。

(2)分布:稳态时,洛匹那韦有98%~99%与血浆蛋白结合。洛匹那韦与α_1-酸性糖蛋白(AAG)和白蛋白均可结合;但它与AAG的亲和力更高。在稳态下,本品400/100mg每日2次给药后,洛匹那韦的蛋白结合在观察到的浓度范围内保持恒定,健康志愿者和HIV阳性患者之间情况相似。

(3)代谢:用人肝微粒体进行的体外实验表明,洛匹那韦主要经氧化代谢。洛匹那韦被肝细胞色素P450系统广泛代谢,且几乎专门由CYP3A异构体代谢。利托那韦是一个强效的CYP3A抑制剂,可抑制洛匹那韦的代谢,因此能够提高洛匹那韦的血浆浓度。一项人体^{14}C-洛匹那韦研究表明,单次给予本品 400/100mg 后,血浆放射活性的 89% 来自母体化合物。在人体中至少已鉴别出 13 个洛匹那韦的氧化代谢物。4-氧和 4-氢氧代谢异构体是具有抗病毒活性的主要代谢产物,但其血浆放射活性的存在时间很短,仅仅几分钟。实验表明利托那韦能够诱导代谢酶,从而诱导其自身的代谢,也可能诱导洛匹那韦的代谢。在多次给药过程中,洛匹那韦在给药前的浓度随时间下降,在 10 天至 2 周后达到稳定。

(4) 消除:单剂量给予 ^{14}C 洛匹那韦利托那韦 400/100mg 后,在尿和粪便中检测到的 ^{14}C-洛匹那韦分别占给药剂量的(10.4±2.3)%和(82.6±2.5)%。从尿和粪便中检测的原型洛匹那韦分别约占给药剂量的 2.2% 和 19.8%。多次给药后,以原型从尿中排泄的洛匹那韦不到给药剂量的 3%。超过 12 小时给药间隔的洛匹那韦半衰期(从波峰到波谷)平均为 5~6 小时,洛匹那韦的表观清除率为 6~7L/h。

3. **药物不良反应** 本品一般易于耐受,最常见的不良反应为腹泻(13.8%~23.8%)、恶心(2.2%~13.5%)、无力或疲劳(3.4%~7.1%)、头痛(1.6%~7.1%)粪便异常(0~6.0%)、呕吐(1.6%~4.8%)、腹痛(1.1%~4.8%)、出疹(0.6%~3.6%)、失眠(1.1%~2.4%)和疼痛(0.7%~2.4%)。其他还有转氨酶活性增高(肝功能测试异常)、甘油三酯和总胆固醇水平增高、高血糖症和身体脂肪分布改变等报道。亦有致命性胰腺炎和增加血友病患者出血的报道。值得注意的是,临床研究中,约 1/4 患者有严重或致命的实验室检测异常。

4. **药物相互作用** 本品是 P450 同工酶 CYP3A 的体内外抑制剂。同时给予本品和主要由 CYP3A 代谢的药物(例如二氢吡啶类钙通道阻断剂,HMG-CoA 还原酶抑制剂,免疫抑制剂和西地那非)可导致合用药物浓度升高,这会增强或延长合用药物的疗效和不良反应。当那些可被 CYP3A 广泛代谢和具有较强首过效应的药物与本品合用时,其 AUC 可能会大幅增加(超过 3 倍)。由于能够升高其血药浓度从而引起潜在的严重不良事件,故禁止应用的药物有氟卡尼、普罗帕酮、阿司咪唑、特非那定、麦角生物碱(去羟麦角胺、麦角新碱、麦角胺、甲麦角新碱或二氢卟啉醚)、西沙必利、匹莫齐特、咪达唑仑、三唑仑、洛伐他汀和辛伐他汀。

本品由 CYP3A 代谢。本品与诱导肝 CYP3A 活性的药物合用会降低洛匹那韦的浓度,导致治疗效果降低。尽管目前在合用酮康唑没有观察到下述现象,但同时给予本品和其他抑制肝 CYP3A 的药物可能会升高洛匹那韦的血浆浓度。

(1) 抗 HIV 药物

1) 核苷类逆转录酶抑制剂(NRTI):①司他夫定和拉米夫定,当单独服用洛匹那韦/利托那韦或与司他夫定和拉米夫定联合使用时,洛匹那韦的药代动力学参数无改变。②去羟肌苷,建议去羟肌苷在空腹时服用;因此本品可以在没有进食的情况下与去羟肌苷同时服用。③齐多夫定和阿巴卡韦,本品可以诱导葡萄糖苷化,因此本品会潜在的降低齐多夫定和阿巴卡韦的血药浓度。这种潜在的相互作用是

否有显著的临床意义还是未知的。④替诺福韦,有研究显示洛匹那韦/利托那韦会增加替诺福韦的血药浓度。目前,这一相互作用的机制还不清楚。使用本品和替诺福韦的患者应当接受与替诺福韦相关的不良事件的监测。所有的使用蛋白酶抑制剂,特别是与 NRTI 合用时会有 CPK 增高,肌痛,肌炎,以及罕见横纹肌溶解的报告。

2) 非核苷类逆转录酶抑制剂(NNRTI):①健康志愿者在联合应用奈韦拉平和洛匹那韦/利托那韦时,结果显示洛匹那韦的药代动力学参数无改变。但在 HIV 阳性的儿童患者联合应用奈韦拉平的研究结果表明洛匹那韦的血药浓度降低。因此可以预测其对 HIV 阳性的成年患者的影响会与儿童患者相近似,其洛匹那韦的血药浓度可能会降低。这种药代动力学中的相互作用是否有显著的临床意义还是未知的。②与依非韦仑联合用药时,增加本品的剂量至 600/150(3 片),BID 后,与不服用依非韦仑,而本品的剂量为 400/100(2 片),BID 相比会使洛匹那韦的血药浓度显著增加 36%,使利托那韦的血药浓度显著增加 56%~92%。注意:依非韦仑和奈韦拉平可以诱导 CYP3A 的活性,当与本品联合应用时,会降低其他蛋白酶抑制剂血药浓度的可能性。③地拉韦定有增加洛匹那韦血药浓度的可能性。

3) 蛋白酶抑制剂(PIs):①本品与安泼那韦联合应用,会增加安泼那韦的血药浓度(每日 2 次安泼那韦 750mg 与洛匹那韦/利托那韦联合应用会使 AUC 增加,C_{max} 相近,C_{min} 增高,与每日 2 次安泼那韦 1 200mg 时的参数相当),而降低洛匹那韦的血药浓度。②本品与福沙那韦联合应用的研究结果表明安泼那韦和洛匹那韦的血药浓度降低。还没有确定安全有效的联合用药的合适剂量。③本品可能会增加茚地那韦的血药浓度(每日 2 次茚地那韦 600mg 与洛匹那韦/利托那韦联合应用时其 AUC 近似,C_{max} 会降低,C_{min} 会增高,与每日 3 次茚地那韦 800mg 时的参数相当)在与本品 400/100mg,每日 2 次合用时,茚地那韦剂量可能需要降低。④本品与奈非那韦联合应用,会增加奈非那韦的血药浓度及增高奈非那韦的 M8 代谢物(奈非那韦 1 000mg 每日 2 次与洛匹那韦/利托那韦联合应用会使 AUC 相近似,C_{max} 相近似,C_{min} 增高,与奈非那韦 1 250mg 每日 2 次时的参数相当),而降低洛匹那韦的血药浓度。⑤当洛匹那韦/利托那韦与额外的利托那韦 100mg,每日 2 次联合用药时,与洛匹那韦/利托那韦 400/100(3 粒软胶囊),每日 2 次相比,洛匹那韦的 AUC 增加 33%,C_{min} 增加 64%。⑥本品可能会增加沙奎那韦的血药浓度(沙奎那韦 800mg 每日 2 次与洛匹那韦/利托那韦联合应用时会使 AUC 增加,C_{max} 增高,C_{min} 增高,与沙奎那韦 1 200mg 每日 3 次时的参数相当),沙奎那韦在与本品合用时,其剂量可能需要降低。

(2) 其他药物

1) 抗心律失常药:①胺碘酮、苄普地尔、利多卡因(全身用)和奎尼丁。与本品合用时,其药物浓度会增加。如果可以的话,当与本品合用时,必须小心监测抗心律失常药物的治疗药物浓度。②文献报道地高辛与利托那韦(300mg,BID)合用会导致地高辛浓度显著升高。因此,地高辛与本品合用时,必须小心监测地高辛的血药浓度。

2）抗凝血药：华法林与本品合用时，可能影响华法林药物浓度。建议监测国际标准化比值（INR）。

3）抗抑郁剂：曲唑酮和利托那韦共同使用可增加曲唑酮的浓度。在服用曲唑酮和利托那韦后可观察到恶心、头晕、低血压及晕厥等不良事件。如果曲唑酮与CYP3A4抑制剂（如洛匹那韦/利托那韦）联合使用，应小心谨慎，且应考虑使用低剂量的曲唑酮。

4）抗惊厥药物：卡马西平、苯巴比妥、苯妥英钠，这些药物已知会诱导CYP3A4酶，可能会降低洛匹那韦的浓度。

5）抗真菌药：①伊曲康唑与本品合用，可能会增加伊曲康唑的血药浓度。不建议使用高剂量的伊曲康唑（＞200mg/d）。②每12小时给予400mg利托那韦和伏立康唑合用时可平均降低伏立康唑稳态AUC82%。因此建议伏立康唑和本品不要联合用药。

6）抗感染药物：克拉霉素与本品合用，克拉霉素的AUC会有中度的升高。对于肝肾功能损伤的患者，应当考虑下调克拉霉素剂量。

7）抗分枝杆菌：①利福布汀与洛匹那韦/利托那韦联合应用10天，利福布汀（母药和其活性代谢物25-O-desacetyl）的C_{max}和AUC会分别增加3.5倍和5.7倍。因此与本品合用时，建议至少降低75%的利福布汀常规剂量（也就是说，150mg每周3次或每隔一天给药）。必要时进一步降低利福布汀剂量。②由于会大幅降低洛匹那韦的血药浓度，所以利福平不能与本品联合使用（见警告）。与本品合用，会导致病毒无应答，并可能产生对本品或其他蛋白酶抑制剂或其他联合使用的抗病毒药物的耐药性。对利福平600mg每日1次与洛匹那韦/利托那韦800/200mg每日2次或洛匹那韦/利托那韦400/100mg+利托那韦300mg每日2次的治疗方案进行了评价。本研究的药动学和安全性结果表明不建议使用该方案。9位患者（28%）表现出GPT/GOT值2级或2级以上升高。其中7名患者（21%）提前中断治疗。基于该实验设计，无法决定所观察到的GPT/GOT升高频率或倍数是否高于单独使用利福平。

8）抗寄生虫药：与本品合用可能会降低阿托伐醌的血药浓度。因此有必要增加阿托伐醌的剂量。

9）二氢吡啶类钙通道阻滞剂：非洛地平、硝苯地平、尼卡地平等：与本品合用可能会增加这些药的血药浓度。

10）治疗勃起功能障碍药物：①谨慎使用西地那非，降低剂量为每48小时25mg，并监测不良事件；②谨慎使用他达拉非，降低剂量为每72小时10mg，并监测不良事件；③谨慎使用伐地那非，降低剂量为每72小时2.5mg，并监测不良事件。

11）植物药：不推荐同时使用本品和圣约翰草（贯叶连翘提取液）或含圣约翰草的制品。同时使用会大幅降低本品的血药浓度，这可能在于圣约翰草诱导CYP3A4，从而导致洛匹那韦失去疗效，并使病毒产生耐药性。

12）HMG-CoA还原酶抑制剂：①洛伐他汀和辛伐他汀，HMG-CoA还原酶抑制剂，高度依赖CYP3A4途径代谢的药物如洛伐他汀和辛伐他汀，在与本品合用时，会显著增加药物的血药浓度。由于HMG-CoA还原酶抑制剂浓度的增加

可能会引起100-711-201肌病，包括横纹肌溶解的发生，故建议这些药物不要与本品同时使用。②阿托伐他汀CYP3A4途径代谢的依赖性较弱。当阿托伐他汀与洛匹那韦/利托那韦合用时，阿托伐他汀的C_{max}和AUC分别增高4.7倍和5.9倍。因此使用本品时，阿托伐他汀的剂量应使用最低有效浓度。③洛匹那韦/利托那韦和普伐他汀的药物相互作用的研究结果表明两者之间没有临床显著相互作用。普伐他汀和氟伐他汀的代谢不是依赖于CYP3A4的代谢途径，故其血药浓度不受本品的影响。若需要考虑使用HMG-CoA还原酶抑制剂，那么推荐使用普伐他汀和氟伐他汀。

13）免疫抑制剂：环孢素、他克莫司和西罗莫司等：当与本品联合使用时，会增加这些药物的血药浓度，建议更加经常监测这些治疗药物浓度，直至其达稳定的血药浓度。

14）美沙酮：当与本品联合用药时，会降低美沙酮的血药浓度，建议监测美沙酮血药浓度。

15）口服避孕药和避孕贴片：当雌激素口服避孕药或避孕贴片与本品合用时，由于炔雌醇浓度可能会降低，建议改用或增加其他避孕方法。

（3）预期不会有临床意义的药物相互作用：基于已知的代谢模式，正常肝肾功能的患者在使用本品和地昔帕明（CYP2D6探针）、氟伐他汀、氨苯砜、甲氧苄氨嘧啶/磺胺甲基异噁唑、阿奇霉素或氟康唑时预计不会有具有临床意义的相互作用。

八、注意事项

1. 禁用 本品禁用于已知对洛匹那韦、利托那韦或任何辅料过敏的患者；本品禁用于重度肝功能不全的患者；本品中含有洛匹那韦和利托那韦，两者都是细胞色素P450异构体CYP3A的抑制剂。本品不能与那些主要依赖CYP3A进行清除且其血药浓度升高会引起严重和/或致命不良事件的药物同时服用。具体包括阿夫唑嗪、胺碘酮、夫西地酸、阿司咪唑、特非那定、哌咪清、双氢麦角胺、麦角新碱、麦角胺、甲麦角新碱、西沙比利、洛伐他汀、辛伐他汀、西地那非、伐地那非、咪达唑仑、三唑仑、圣约翰草等。

2. 慎用 本品与氟替卡松丙酸酯联合使用可增加血浆中氟替卡松丙酸酯浓度，并导致血清中皮质醇浓度明显降低。接受利托那韦并吸入或鼻内给药氟替卡松丙酸酯的患者报告具有包括库欣综合征和肾上腺抑制症状在内的全身性皮质类固醇症状。本品与其他吸入性皮质类固醇（如布地奈德）合用时会产生和氟替卡松联合使用相似的代谢效果。当本品与吸入性皮质类固醇联合使用时一定要谨慎。在接受本品治疗的患者中，处方给予西地那非、他达拉非和伐地那非时，应该特别谨慎。

3. 用药注意事项 本品应整片吞服，不能咀嚼、掰开或压碎。

（1）糖尿病/高血糖：在对接受蛋白酶抑制剂治疗的HIV感染患者进行的上市后监察中，曾报告了新发糖尿病、原有糖尿病加重和高血糖的病例。一些患者需要开始使用胰岛素或调整胰岛素或口服降血糖药的剂量来治疗这些反应。有些病例发生了糖尿病性酮症酸中毒。那些停用蛋白

酶抑制剂治疗的患者中,有些人仍持续高血糖。因为这些事件是在临床实践中自发报告的,因此无法对发生频率作出估计,而这些事件与蛋白酶抑制剂治疗的因果关系也尚未明确。

(2)胰腺炎:曾在接受本品治疗的患者中观察到胰腺炎,其中有些患者三酰甘油显著升高。有些病例会死亡。尽管尚未明确这一现象与本品的因果关系,但三酰甘油显著升高是发生胰腺炎的危险因素。HIV 疾病恶化的患者三酰甘油升高和发生胰腺炎的风险增大,有胰腺炎病史的患者在用本品治疗期间复发胰腺炎的机会也增大。

九、药物稳定性及贮藏条件

片剂室温保存(低于30℃);口服液应在冷藏条件下贮藏(2~8℃)避免过热。如贮藏于室温(8~25℃),可贮藏 2 个月。

十、药物经济性评价

非基本药物,医保乙类,《中国药典》(2020 年版)未收载。

茚 地 那 韦

一、药品名称

1. 英文名 Indinavir
2. 化学名 [1(1S,2R),5(S)]-2,3,5-三去氧-N-(2,3-二氢-2-羟基-1H-茚-1-基)-5-[2-[[(1,1-二甲基乙基)氨基]羰基]-4-(3-吡啶甲基)-1-哌嗪基]-2-(苯甲基)-D-赤式-戊酰胺

二、药品成分

硫酸茚地那韦

三、剂型与规格

胶囊 (1)100mg;(2)200mg
片剂 200mg

四、适应证及相应的临床价值

本品适用于治疗成人及儿童 HIV-1 感染。

五、用法用量

1. 儿童 3 岁及 3 岁以上可口服胶囊的儿童:本品的推荐剂量为每 8 小时口服 500mg/m²。儿童剂量不能超过成人剂量每 8 小时 800mg。本品尚未在 3 岁以下儿童中进行过研究。
2. 成人 本品的推荐剂量为每 8 小时口服 800mg(通常给予 2 粒 400mg 胶囊)。用本品治疗必须以 2.4g/d 的推荐剂量开始。
3. 老年人 老年患者的安全性和有效性数据尚未建立。

六、特殊人群用药

1. 妊娠期 尚未对孕妇进行足够的和严格对照的临床研究。只有在可能的受益超过对胎儿可能的危险时,方可在妊娠期使用本品。

非致畸作用:将茚地那韦用于新生猕猴时会引起其在出生后暂时生理性高胆红素血症的轻度加重,而将茚地那韦给予妊娠末三个月的怀孕猕猴则不引起新生猕猴高胆红素血症的类似加重;然而,会引起有限的茚地那韦胎盘转移。

接受不同剂量茚地那韦治疗的健康受试者和 HIV-1 感染的患者均有高胆红素血症发生,但极少伴有血清转氨酶增高。然而,从理论上讲,该化合物有加重人类新生儿生理性高胆红素血症的可能性,所以对分娩期的孕妇使用本品必须慎重考虑。

2. 哺乳期 尚不知本品是否从人乳汁排泄。鉴于许多药物从人乳汁中排泄,且本品可能对受乳婴儿存在不良反应,所以如果哺乳期妇女正在服用本品,应建议中断哺乳。
3. 肾功能损害 尚无肾功能不全患者药代动力学研究资料。
4. 肝功能损害 有轻中度肝功能不全和肝硬化证据者,茚地那韦的代谢水平降低。单次服药 400mg 后,AUC 平均提高约 60%,半衰期平均延长至约 2.8 小时。尚未对严重肝功能不全患者作此类研究。

七、药理学

1. 药效学及作用机制 茚地那韦是一种人免疫缺陷病毒(HIV)蛋白酶抑制剂。HIV 蛋白酶是在传染性 HIV 中发现的使病毒聚合蛋白前体裂解成单个功能蛋白的一种酶。茚地那韦可与该蛋白酶的活性部位结合并抑制其活性。这种抑制作用阻断了病毒聚合蛋白的裂解,导致不成熟的非传染性病毒颗粒形成。

体外抗病毒活性:HIV 对茚地那韦的体外敏感性与人体内茚地那韦对 HIV 复制的抑制率的相关性尚未确立。HIV 变异体(包括适应于实验室的变异体、初期临床分离株和对核苷类似物及非核苷类 HIV 逆转录酶抑制剂耐药的临床分离株)经常感染不同类型的细胞,采用淋巴细胞、单核细胞起源的细胞株和外周血淋巴细胞测定了茚地那韦对上述病毒株的体外活性,结果其 IC_{95} 范围为 25~100nmol/L。在与核苷类似物齐多夫定、去羟肌苷及一种非核苷类抑制剂合并用药的体外研究中,茚地那韦显示出协同作用。

2. 药代动力学

(1)吸收:空腹状态时,茚地那韦被快速吸收,在 0.8 小时血浆浓度达峰值(n=11)。超过用药剂量 200~1 000mg 范围应用茚地那韦,健康人和 HIV-1 患者体内的血浆浓度增长均略高于相应成比例剂量的增加。每 8 小时服药 800mg,稳态 AUC(血浆浓度-时间曲线下面积)是 27 813nmol/(L·h)(n=16),C_{max}(血浆峰浓度)是 11 144nmol/(L·h)(n=16),谷浓度是 211nmol/L(n=16)。在稳定状态,用药间歇期的茚地那韦平均血浆浓度超过 HIV-1 的 IC_{95}。由于半衰期短(1.8 小时,n=10),在多次每 8 小时用药 800mg 后,血浆浓度只有轻度升高(12%)。在每 6 小时给药 600mg,连续给药 70 周后,血浆的药代动力学没有变化。单次给药 800mg 的生物利用度大约是 65%。

HIV 感染的儿童患者,每 8 小时服用茚地那韦胶囊 500mg/m²,AUC_{0-8h} 是 27 412nmol/(L·h)($n=34$),C_{max} 是 12 182nmol/L($n=34$),谷浓度是 122nmol/L($n=29$),AUC 和 C_{max} 值与 HIV 感染的成人患者服用推荐剂量每 8 小时 800mg 后测得的值大致相似,但谷浓度较成人低。

食物对口服药吸收的影响:当茚地那韦与高热量、高脂、高蛋白饮食同时服用时,将导致药物吸收速度缓慢,吸收量减少,AUC 降低约 80%,C_{max} 降低约 85%($n=10$)。与清淡饮食同服时(如果酱面包、苹果汁、混合脱脂奶和糖的咖啡或玉米片、脱脂奶和糖)导致 AUC 和 C_{max} 降低 2%~8%,与清淡饮食同服 6~8 小时后,茚地那韦血浆浓度相当于相应空腹状态的数值。

口服茚地那韦硫酸盐(取自打开的胶囊)与苹果酱混合后,药代动力学与空腹状态下口服茚地那韦胶囊的大致相当。感染 HIV 的儿童患者,服用混在苹果酱中的茚地那韦后,药代动力学参数如下:AUC_{0-8h} 是 26 980nmol/(L·h)($n=10$),C_{max} 是 13 711nmol/L($n=10$),谷浓度是 146nmol/L($n=9$)。

(2)分布:茚地那韦 60% 与人血浆蛋白结合。

(3)代谢:在口服 400~1 000mg 茚地那韦的健康人中进行药物代谢评价。口服 400mg 经 ^{14}C 放射标记的茚地那韦后,在粪便和尿中分别发现 83%($n=4$)和 19%($n=6$)的总放射性。经证实有 7 种主要代谢产物。其代谢途径为:吡啶氮的葡萄糖苷氧化,经过或未经过 3-羟基化的 1,2-二氢化茚环的吡啶氮的氧化,1,2-二氢化茚的 3′-羟基化,苯甲基部分的对羟基化以及经过或未经过 3′-羟基化的 N-脱吡啶甲基化。人肝微粒体体外研究表明细胞色素 CYP3A4 是在茚地那韦氧化代谢过程中起主要作用的 P-450 唯一的同工酶。分析服药后人的血浆和尿液样本,结果表明茚地那韦代谢产物几乎无蛋白酶抑制作用。

(4)排泄:健康人和 HIV-1 感染者,在口服用药 200~1 000mg 范围内,尿中茚地那韦浓度增长略快于相应比例剂量增加。在临床用药剂量范围内,茚地那韦肾清除率(116ml/min $n=40$)是浓度依赖性的,低于 20% 药物经肾原型排泄。空腹单次给药 700mg 和 1 000mg,平均经肾原型排泄的药物为 10.4%($n=10$)和 12%($n=10$)。茚地那韦半衰期为 1.8 小时,很快从体内清除($n=10$)。

3. 药物不良反应

(1)临床试验:在全球性对照临床试验中,单用本品或与其他抗逆转录病毒药物(齐多夫定、去羟肌苷和/或拉米夫定)合用,都具有良好的耐受性。本品不改变与齐多夫定、去羟肌苷和/或拉米夫定有关的主要毒性反应的类型、发生率或严重程度。

与本品有关的不良反应多数是轻微的,且不需停药。因任何临床不良反应而导致停药的,在 196 名单用本品治疗的患者中占 5.1%,在 53 名本品与其他抗逆转录病毒药物联合治疗的患者中占 5.7%,在 74 名单用其他抗逆转录病毒药物治疗的患者中占 6.8%。

单用本品治疗的患者中($n=196$),由研究人员报告为可能、很可能或确定与药物有关,不论其严重程度且在 ≥5% 的患者中发生的临床不良反应包括虚弱/疲劳、腹痛、返酸、腹泻、口干、消化不良、胃肠胀气、恶心、呕吐、淋巴结病、眩晕、头痛、感觉迟钝、失眠、皮肤干燥、瘙痒、药疹和味觉异常。许多最常见的不良反应通常是此类患者已存在或经常发生的疾病。

临床试验报道,约 9.8%(252/2 577)服用本品的患者报道有肾结石,包括伴有或不伴有血尿(包括镜检血尿)的腰痛,对照组为 2.2%。一般而言,这些病例不伴有肾功能不全,并可通过摄水和暂时中断治疗(如暂停 1~3 天)恢复。

在 3 岁及 3 岁以上儿童患者的临床试验中,服用本品每 8 小时 500mg/m² 后,除肾结石发生率增高至 24%(13/55)以外,其他不良事件均与成人相似。

(2)上市后经验:产品上市后,有以下不能确定与药物是否有关的不良事件的报道。①全身/非特异性部位:腹胀,颈背部、腹部和腹膜后壁的脂肪重新分布/聚积。②心血管系统:心血管病包括心肌梗死、心绞痛、脑血管病。③消化系统:肝功能异常;肝炎,包括罕见的肝功能衰竭、胰腺炎。④血液系统:血友病患者的自发出血增加;急性溶血性贫血。⑤内分泌/代谢:新发生糖尿病或高血糖,或者原有的糖尿病加重。⑥过敏反应:过敏性反应。⑦神经系统/精神病:口腔感觉异常。⑧皮肤和皮下组织:皮疹,包括多形性红斑和 Stevens-Johnson 综合征、色素沉着、脱发和荨麻疹;嵌甲和/或甲沟炎。⑨泌尿生殖系统:肾结石,一般不伴有肾功能不全;然而伴有肾功能不全或急性肾衰竭的肾结石也有报道;结晶尿;有时有茚地那韦结晶沉积的间质性肾炎;在有些患者,停用茚地那韦后,间质性肾炎仍存在。

(3)实验室化验结果:本品单剂治疗组中,由研究人员报告为可能、很可能或确定与药物有关(发生率 ≥5%)、最常见的实验室不良反应为 GPT、GOT、血清间接胆红素、血清总胆红素和尿蛋白的改变。本品单独治疗或与其他抗逆转录病毒药联合治疗时,仅有 1% 的患者因这些实验室不良反应而终止治疗。

本品单剂治疗或与其他抗逆转录病毒药联合治疗的患者中出现的单独无症状高胆红素血症(总胆红素 ≥2.5mg/dl)多数仅是间接胆红素升高和极少伴有 GPT、GOT 或碱性磷酸酶升高。大多数患者仍继续服用本品,且不用降低剂量,胆红素值逐渐减低到治疗前水平。

在本品临床试验中,接受每 8 小时 500mg/m² 推荐剂量的 3 岁及 3 岁以上儿童中,10.9%(6/55)的患者有不明原因的无症状脓尿,有些合并出现轻度血清肌苷升高。

(4)上市后所见:实验室不良反应的报道:血清三酰甘油增高。

4. 药物相互作用　已经进行了茚地那韦与下列药物的特异性药物相互作用研究:齐多夫定,齐多夫定/拉米夫定,甲氧苄啶/磺胺甲噁唑、氟康唑、异烟肼、克拉霉素、或口服避孕药(炔诺酮/炔雌醇 1/35)。未见茚地那韦与这些药物有临床意义的相互作用。然而,茚地那韦与下述药物合用时有明显临床意义的相互作用。

(1)匹莫齐特:匹莫齐特不能与茚地那韦合用。茚地那韦抑制 CYP3A4,能增加匹莫齐特血浆浓度,有可能会导致 Q-T 间期延长,并出现与之相关的室性心律失常。

（2）利福平:利福平是强效的 P450 3A4 诱导剂,能明显地降低茚地那韦的血浆浓度。因此,本品不得与利福平合用。

（3）利福布汀:利福布汀与本品合用时,由于利福布汀血浆浓度会增高而茚地那韦血浆浓度会降低,故需要降低利福布汀的剂量而增加本品的剂量。

（4）酮康唑:茚地那韦与酮康唑合用时,由于茚地那韦血浆浓度会增高,故应考虑降低本品的剂量。

（5）伊曲康唑:伊曲康唑是 P450 3A4 抑制剂,能升高茚地那韦的血浆浓度。因此,伊曲康唑与本品合用时,本品应减量。

（6）地拉韦啶:本品与地拉韦啶合用时,由于茚地那韦血浆浓度会升高,故应考虑降低本品剂量。

（7）依非韦伦:本品与依非韦伦合用时,由于茚地那韦血浆浓度降低,故需增加本品剂量,而依非韦伦剂量不必做调整。

（8）利托那韦:利托那韦增加茚地那韦的血浆浓度,茚地那韦也可能影响到利托那韦的血浆浓度。目前,尚无两药合用的安全性或有效性研究数据。

（9）HMG-CoA 还原酶抑制剂:不推荐本品与辛伐他汀或洛伐他汀合用。当蛋白酶抑制剂包括本品与其他通过 CYP3A4 途径代谢的 HMG-CoA 还原酶抑制剂（如阿托伐他汀或西立伐他汀）合用时,肌病（包括横纹肌溶解）的危险性增加。

（10）圣约翰草:本品不宜与圣约翰草或含有圣约翰草的药品合用。本品与圣约翰草合用时,实际上会降低茚地那韦浓度而失去其抗病毒作用,并可能导致 HIV 对本品或这类蛋白酶抑制剂产生耐药。

（11）其他:如果茚地那韦与去羟肌苷合用,应在空腹时至少间隔 1 小时分开服用。对 CYP3A4 诱导作用弱于利福平的其他药物,如苯巴比妥、苯妥英钠、卡马西平和地塞米松,与茚地那韦合用时应谨慎,因为它们也可能降低茚地那韦的血浆浓度。本品与西地那非合用能明显提高西地那非的血浆浓度,可能会增加与西地那非相关的不良事件包括低血压、视力改变、阴茎异常勃起。

八、注意事项

1. 禁用　本品禁用于对其任何成分在临床上有明显过敏反应的患者;本品不能与特非那定、西沙比利、阿司咪唑、三唑仑、咪达唑仑、匹莫齐特或麦角衍生物同时服用。本品抑制 CYP3A4 而引起上述药物血浆浓度增高,可能会导致严重的甚至危及生命的不良反应。

2. 用药注意事项　为使之吸收完全,本品不可与食物一起服用,但可在餐前 1 小时或餐后 2 小时用水送服。本品也可以用其他饮料送服,如脱脂奶、果汁、咖啡或茶,或者清淡的饮食,如果酱面包、苹果汁、加脱脂奶和糖的咖啡、玉米片、脱脂奶和糖。为保证足够的摄水量,建议患者在 24 小时期间至少饮用 1.5L 液体。

九、药物稳定性及贮藏条件

密封,阴凉干燥处保存。

十、药物经济性评价

非基本药物,非医保药品,《中国药典》（2020 年版）收载。

阿 扎 那 韦

一、药品名称

1. 英文名　Atazanavir
2. 化学名　（3S,8S,9S,12S）-3,12-双（1,1-二甲基乙炔）-8-羟基-4,11-双氧基-9-（苯甲基）-6-［［4-（2-嘧啶）苯基］甲基］-2,5,6,10,13-五硝基复合癸二酸二甲酯

二、药品成分

硫酸阿扎那韦

三、剂型与规格

胶囊　（1）0.1g/粒;（2）0.15g/粒;（3）0.2g/粒

四、适应证及相应的临床价值

本品用于与其他抗逆转录病毒药物联合使用治疗 HIV-1 感染。既往接受过抗逆转录病毒治疗的患者如先前的病毒学无效,则推荐阿扎那韦/利托那韦联合用药。

五、用法用量

1. 儿童　由于存在发生核黄疸的危险,阿扎那韦不能用于 3 个月以下的婴儿患者。阿扎那韦在儿童中的药代动力学参数正在研究中,目前无充分数据可提供推荐剂量。

2. 成人　进食时服用。

本品口服推荐剂量为①初治患者（既往未接受过治疗的患者）:阿扎那韦 400mg（2 粒 200mg 胶囊）每日 1 次,进食时服用。尚无阿扎那韦/利托那韦在初治患者中使用的资料。②经治患者（既往接受过治疗的患者）:阿扎那韦 300mg（2 粒 150mg 胶囊）每日 1 次,与利托那韦 100mg 每日 1 次合用,进食时服用。既往病毒学无效的经治患者不推荐阿扎那韦不与利托那韦联合的治疗方案。阿扎那韦与利托那韦剂量超过 100mg 合用的疗效及安全性尚未得到证实。使用更高剂量的利托那韦可能改变阿扎那韦的安全性（心脏影响、高胆红素血症）,因此并不推荐如此用法。使用该药时处方者应该参考利托那韦的完整处方资料。

3. 老年人　阿扎那韦临床研究所入选的 65 岁及以上患者数目有限,不足于判断在老年患者的疗效是否不同于年轻患者。根据对单剂给药后平均 C_{max} 和 AUC 等药代动力学参数的比较,无须根据年龄调整剂量。总之,由于老年患者肝、肾、心功能减退以及合并其他疾病或应用其他药物可能性较高,应用阿扎那韦时要谨慎。

六、特殊人群用药

1. 妊娠期　本品属妊娠分类 B 类。动物母体给药后达到的全身药物暴露量与人类临床用量（400mg 每日 1 次）达到的药物暴露量相等（兔子）或 2 倍于后者（大鼠）的情况下，阿扎那韦无致畸效应。在子代大鼠出生前、后的生长评估中，母代毒性药物暴露量 2 倍于人类临床用药时，阿扎那韦可导致子代小鼠的体重减轻或体重增长受限。低剂量给药，使母代暴露量达到人体 400mg 每日 1 次给药的药物暴露量时，子代小鼠的生长未受影响。

阿扎那韦治疗期间高胆红素血症较常见。尚不清楚母代在妊娠期间服用阿扎那韦是否可能引起新生儿、婴儿加重生理性高胆红素血症并导致核黄疸。在产前应该加强监测并考虑用其他药物替代阿扎那韦治疗。

目前尚未在孕妇中进行充分和良好对照的研究。有报道阿扎那韦与核苷类似物合用的患者（包括孕妇）发生乳酸性酸中毒综合征（有时为致死性）和有症状的高乳酸血症，已知核苷类似物与乳酸性酸中毒综合征危险性的增高有关。只有对胎儿利大于弊的情况下才可以考虑给孕妇使用阿扎那韦。

2. 哺乳期　美国疾病控制与预防中心建议，为了避免产后 HIV 传染的危险，感染 HIV 的母亲不要进行母乳喂养。尚不清楚阿扎那韦是否可以经人乳分泌。对哺乳期小鼠的研究证实阿扎那韦可以经乳汁分泌。因为存在将 HIV 传染给受乳婴儿和发生严重药物不良反应的可能，应指导正在接受阿扎那韦治疗的母亲不要哺乳。

3. 肾功能损害　健康受试者中阿扎那韦服药量约 7% 以原型经肾排泄。尚缺乏其用于肾功能损害患者的药代动力学资料。

4. 肝功能损害　阿扎那韦主要在肝代谢和清除。伴有中度到重度肝功能损害的成人受试者（14 例 Child-pugh 分类 B 和 2 例 Child-pugh 分类 C）在服用阿扎那韦单剂 400mg 后，肝功能损害受试者的平均 $AUC_{(0-\infty)}$ 比健康志愿者高 42%。肝功能损害患者的阿扎那韦平均半衰期为 12.1 小时，而健康受试者为 6.4 小时。故中度或重度肝功能损害患者的阿扎那韦浓度会升高。目前尚未在肝功能损害患者中进行阿扎那韦联合利托那韦的药代动力学研究，故不推荐用于此类患者。

七、药理学

1. 药效学及作用机制　阿扎那韦是一种氮杂肽类 HIV-1 蛋白酶抑制剂。本品选择性抑制 HIV-1 感染细胞中病毒 Gag 和 Gag-Pol 多聚蛋白的特定加工过程，从而阻断成熟病毒的形成。

2. 药代动力学

（1）吸收：阿扎那韦可以被人体迅速吸收，达峰时间大约是 2.5 小时。阿扎那韦的药代动力学变化呈非线性，在每日 1 次给药剂量为 200~800mg 时，AUC 和 C_{max} 的增加比例高于剂量增加比例。血药浓度在第 4~8 天之间达到稳态，药物累积量约是 2.3 倍。

食物的影响：阿扎那韦与食物一起服用可以增大其生物利用度，降低药代动力学参数变异程度。少量进食（热能 357 卡，8.2g 脂肪，10.6g 蛋白质）后服用阿扎那韦，比禁食后服用的 AUC 增加 70%，C_{max} 增大 57%。高脂肪餐（热能 721 卡，37.3g 脂肪，29.4g 蛋白质）后服用阿扎那韦，比禁食后服用的 AUC 平均增高 35%，峰浓度无变化。与禁食状态下服用阿扎那韦相比，无论是少量进食还是高脂肪餐后服用阿扎那韦，AUC 和 C_{max} 的变异系数都下降近一半。

（2）分布：阿扎那韦的血清蛋白结合率为 86%，不受药物浓度影响。阿扎那韦与 α_1-酸性糖蛋白（AAG）和白蛋白结合率相似（分别为 89% 和 86%）。在对 HIV 感染患者的多剂量研究中发现，每日少量进食后服用阿扎那韦 400mg，每日 1 次，为期 12 周，在脑脊液和精液中可以检测出阿扎那韦。脑脊液与血浆中阿扎那韦浓度比为 0.002 1~0.022 6（$n=4$），精液与血浆中阿扎那韦浓度比为 0.11~4.42（$n=5$）。

（3）代谢：阿扎那韦在人体内的代谢部位广泛。阿扎那韦在体内的主要生物转化途径为单加氧和双加氧过程。阿扎那韦及其代谢物的其他次要生物转化途径包括葡糖苷酸化、N-脱烷基化、水解和脱氢氧化等。在血浆中已经检测出 2 种含量较少的阿扎那韦代谢物。任何代谢物在体外都不具有抗病毒活性。利用人体肝细胞微粒体进行的体外研究提示阿扎那韦被 CYP3A 代谢。

（4）清除：服用 ^{14}C 标记的阿扎那韦单剂 400mg 后，粪便和尿液中放射量分别为 79% 和 13%。粪便和尿液中药物原型分别占服用剂量的大约 20% 和 7%。健康志愿者（$n=214$）和 HIV 感染患者（$n=13$）少量进食后每日 1 次服用 400mg，达到稳态后阿扎那韦的平均消除半衰期约为 7 小时。

3. 药物不良反应

（1）常见的不良反应为恶心、呕吐、腹泻、胃痛、皮疹、发热、咳嗽、失眠、抑郁、手脚麻木等。

（2）可出现皮肤及眼睛发黄、眩晕，可诱发糖尿病和血糖升高，对血液病患者可能会增加出血倾向，可使心电图显示 P-R 间期延长。

（3）严重者可发生代谢性酸中毒，一般多发生于女性或肥胖者。

（4）脂质代谢障碍很少出现，黄疸发生率与剂量相关。

4. 药物相互作用　阿扎那韦是 CYP3A 和 UGT1A1 的抑制剂。阿扎那韦与一些主要由 CYP3A（例如钙通道阻滞剂，HMG-CoA 还原酶抑制剂，免疫抑制剂和 PDE5 抑制剂）或 UGT1A1（例如伊立替康）代谢的药物同时应用可以增加这些药物的血浆浓度，从而增加或延长这些药物的疗效和不良反应。阿扎那韦在肝通过细胞色素 P450 酶系统代谢。阿扎那韦与可诱导 CYP3A 的药物（如利福平）同时应用，可以降低阿扎那韦的血浆浓度从而降低其疗效。阿扎那韦与抑制 CYP3A 的药物一起服用时可增加阿扎那韦的血浆浓度。

阿扎那韦与强效 CYP3A 抑制剂利托那韦联合使用时，阿扎那韦相关的药物相互作用可能发生变化。阿扎那韦与利托那韦联合使用时，CYP3A 介导的药物相互作用（对阿扎那韦或合用药物的影响）的程度可能发生改变。与利托那韦的药物相互作用详见利托那韦的完整处方资料。

阿扎那韦的溶解度随 pH 的升高下降。与制酸剂、缓冲治疗体系,H_2 受体拮抗剂和质子泵抑制剂等同时应用时可以降低阿扎那韦的血浆浓度。

阿扎那韦可能会使某些患者心电图 PR 间期延长。阿扎那韦与某些已知可以诱导 PR 间期延长的药物(如阿替洛尔、地尔硫)同时应用时应慎重。

根据已知的代谢特性,阿扎那韦与氟伐他汀、普伐他汀、氨苯砜、甲氧苄啶/磺胺甲噁唑、阿奇霉素、红霉素或氟康唑等药物之间未见有临床意义的相互作用。阿扎那韦与 CYP2D6 的底物(如去甲替林,地昔帕明和美托洛尔)之间无相互作用。

阿扎那韦禁止与高度依赖 CYP3A 清除的药物和由于联合用药而使血浆浓度升高可能引起严重的和/或威胁生命的不良事件的药物合用。

八、注意事项

1. 禁用　本品禁用于对阿扎那韦和其他任何配方成分过敏的患者。阿扎那韦禁止与高度依赖 CYP3A 清除的药物和由于联合用药而使血浆浓度升高可能引起严重的和/或威胁生命的不良事件的药物合用。主要包括咪达唑仑、三唑仑、双氢麦角胺、麦角胺、麦角新碱、甲基麦角新碱、西沙比利、匹莫齐特。

2. 慎用　由于临床经验有限,所以对有传导系统病变(如明显的Ⅰ度传导阻滞或Ⅱ度至Ⅲ度传导阻滞)的患者使用阿扎那韦时需慎重。尚未进行阿扎那韦与 β 受体拮抗剂(除阿替洛尔)、维拉帕米、地高辛等其他可以延长 PR 间期的药物间相互作用的药代动力学研究。不排除阿扎那韦与这些药物之间有相加效应;因此,阿扎那韦与这些药物,尤其是一些通过 CYP3A 代谢的药物(如维拉帕米)同时使用时需慎重。

3. 用药注意事项　进食时服用。

九、药物稳定性及贮藏条件

25℃保存。

十、药物经济性评价

非基本药物,非医保药品,《中国药典》(2020 年版)未收载。

沙奎那韦

一、药品名称

1. 英文名　Saquinavir
2. 化学名　N1-[(1S,2R)-3-[(3S,4aS,8aS)-3-[(叔丁基氨基)甲酰]八氢-2(1H)-异喹啉基]-2-羟基-1-苄基丙基]-2-[(2-喹啉甲酰)氨基]-丁二酰胺

二、药品成分

沙奎那韦

三、剂型与规格

片剂　500mg/片

四、适应证及相应的临床价值

用于与其他抗逆转录病毒药物联用,治疗 1 型人类免疫缺陷病毒(HIV)感染。可用于治疗对 AZT 耐药的获得性免疫缺陷综合征(艾滋病)患者,或与 AZT、ddc 和 ddl 二联或三联应用,可迅速使患者血浆 HIV-RNA 下降,CD4 上升。

五、用法用量

1. 儿童　尚不明确。
2. 成人　治疗 HIV 感染,>16 岁,1g 每日 2 次口服,同时给予利托那韦 100mg 每日 2 次或 400mg 每日 2 次,同时服用利托那韦 400mg 每日 2 次。职业暴露后预防 HIV:成人 1g 每日 2 次,同时给予利托那韦 100mg 每日 2 次及其他抗逆转录病毒药物。应该尽快开始治疗,疗程为 4 周。
3. 老年人　现有的临床研究所包括的超过 65 岁的老年人较少,不足以确定其对沙奎那韦的反应与年轻人是否存在差异。老年人使用沙奎那韦时需要注意,老年人伴有肝功能、肾功能、心功能不全以及其他伴随疾病的可能更大,合并用药也可能更多。

六、特殊人群用药

1. 妊娠期　FDA 妊娠分级为 B 级。在生殖研究中显示,沙奎那韦对大鼠和兔没有胚胎毒性和致畸性。在孕妇中的临床用药经验有限。只有当潜在的益处大于对胎儿的危险时,孕妇才应使用沙奎那韦。
2. 哺乳期　尚不清楚沙奎那韦是否可进入人的乳汁。为降低 HIV 母婴传播的概率,FDA 建议 HIV 感染的哺乳期妇女不要为孩子哺乳。
3. 肾功能损害　轻、中度肾功能受损的患者不需调整剂量。缺少沙奎那韦在重度肾功能损害以及终末期肾病患者使用的研究,这类人群用药需谨慎。
4. 肝功能损害　根据目前有限的数据,轻、中度肝功能损害的患者无须调整剂量。合并有 HBV 或 HCV 感染、肝硬化、慢性酒精性肝病和/或其他慢性肝病的患者使用沙奎那韦有加重肝病变的报道。严重肝功能损害的患者禁止同时应用沙奎那韦和利托那韦。

七、药理学

1. 药效学及作用机制　沙奎那韦对人免疫缺陷病毒(HIV)有抑制活性。为一种多肽类而强力的蛋白酶抑制剂,与苯丙氨酸-脯氨酸肽键过渡结构类似,抑制 HIV-1 和 HIV-2 蛋白酶介导的 HIV 多肽切割,对 HIV-1 和 HIV-2 蛋白酶及对齐多夫定耐药的 HIV-1 有强大的抗毒活性,对慢性感染细胞也具有抗病毒活性,抑制 HIV-1 的复制。体外研究显示,本品抑制 HIV 多聚蛋白而阻止病毒成熟颗粒的形成和减慢病毒复制的过程,长期使用能治愈被 HIV 感染的细胞。90 位基因变异时对 AZT 也耐药。

2. 药代动力学　口服后吸收迅速,生物利用度较低,约为4%,与食物同服可提高生物利用度18倍,血浆药物浓度达峰时间为3~4小时。健康志愿者单剂量600mg于进餐时顿服,平均血浆峰浓度0.035 5~0.127μg/ml,相同剂量多次服用血浆峰浓度可达0.094μg/ml。在稳态血浆浓度下服用本品每次600mg,每日3次,血浆峰浓度0.235μg/ml。本品在肝经P450代谢为无活性的多种衍生物,消除半衰期为12~14小时。口服剂量的88%由粪便中排出,1%由尿液中排出。

3. 药物不良反应　恶心,呕吐和腹泻。味觉异常。腹痛,食欲减退,食欲增加,胀气,衰弱,疲乏,睡眠障碍,头痛,头晕,感觉异常,感觉减退,肌痛,关节痛,脱发,瘙痒和肾功能不全。肌炎和横纹肌溶解。脂肪代谢障碍,高血糖,引发糖尿病或糖尿病加重,过敏反应,血液病,大脚趾嵌甲和甲沟炎。月经不规则,经期延长和经量增多。急性偏执反应。性功能减退。严重不良反应有过敏反应,Stevens-Johnson综合征,光敏感,肾结石,胰腺炎,出血,溶血性贫血,颅内出血和呼吸系统疾病。

4. 药物相互作用　①常与利托那韦、茚地那韦、奈非那韦、利福布丁、地拉韦啶、奈韦拉平、CYP3A4酶底物联合应用治疗HIV感染。与西地那非、核苷逆转录酶抑制剂、匹莫齐特合用,会导致重度心律失常、神经或其他毒性。降低雌激素的作用,需改用或增加其他避孕措施。增加地高辛和maraviroc的血浓度。降低美沙酮的血浓度。②严重药物相互作用:与阿司咪唑、特非那定、麦角衍生物、西沙必利、咪达唑仑或三唑仑合用,可提高本品的血浆浓度,会导致严重的副作用如心律失常,不宜合用。利福平与沙奎那韦或利托那韦合用,会引发严重肝毒性。与HMG-辅酶A还原酶抑制剂(经CYP3A4代谢)合用,发生肌病的风险增加。③对实验室检查结果的影响:导致实验室结果异常,如肝酶和胆红素升高,肌酸磷酸激酶和血脂升高。④与食物的相互作用:服食圣约翰草会导致本药血浓度降低,疗效减弱,增加发生耐药的风险。

本品与雷尼替丁合用,可相对提高其生物利用度。与利福平、利福布汀合用则使其生物利用度和血浆浓度降低。与阿司咪唑、特非那定联合应用。

八、注意事项

1. 禁用　①对本品过敏者禁用;②严重肝功能损害者忌用;③禁止本品作为单一的蛋白酶抑制剂使用(未与利托那韦合用);④不要给有Q-T间期延长病史、缺血性心脏病、心肌病或结构性心脏病的患者使用沙奎那韦;⑤不要给正在使用ⅠA类(如奎尼丁)或Ⅲ类(如胺碘酮)抗心律失常药或其他可能导致Q-T或PR间期延长药物的患者应用沙奎那韦。

2. 慎用　①肾结石患者慎用;②轻或中度肝疾病者慎用。

3. 用药注意事项　饭后2小时内服用。治疗期间应确保足够的水化疗法。

九、药物稳定性及贮藏条件

20~25℃,密闭容器保存。

十、药物经济性评价

非基本药物,医保乙类,《中国药典》(2020年版)未收载。

拉替拉韦

一、药品名称

1. 英文名　Raltegravir

2. 化学名　*N*-[(4-氟苯基)甲基]-1,6-二氢-5-羟基-1-甲基-2-[1-甲基-1-[[(5-甲基-1,3,4-噁二唑-2-基)羰基]氨基]乙烷基]-6-氧代-4-嘧啶甲酰胺

二、药品成分

拉替拉韦钾

三、剂型与规格

片剂　400mg/片

四、适应证及相应的临床价值

本品适用于与其他抗反转录病毒药物联合使用,用于治疗人类免疫缺陷病毒1型(HIV-1)感染。

五、用法用量

1. 儿童　尚未确定拉替拉韦在16岁以下儿科患者中的药代动力学特征。

2. 成人　用于治疗HIV-1感染者时,口服本品400mg,每日2次,餐前或餐后服用均可。本品应与其他抗反转录病毒药物联合使用。

3. 老年人　本品临床试验尚未纳入足够样本量的65岁及65岁以上的老年患者,因此目前还不能确定老年患者对本品的反应是否与青年患者不同。其他已报告的临床使用经验尚未发现老年患者与青年患者之间的有效性差异。通常对于老年患者应慎重选择剂量,因为在老年患者中,肝、肾、心功能下降,合并症或其他药物治疗的出现频率会更高。

六、特殊人群用药

1. 妊娠期　在家兔[剂量达1 000mg/(kg·d)]和大鼠[剂量达600mg/(kg·d)]中开展了发育毒性试验。这些试验采用的最大剂量在这些动物中所产生的全身暴露量大约是人临床推荐剂量暴露量的3~4倍。在家兔中没有发现任何与治疗相关的体表、内脏或骨骼变化。以600mg/(kg·d)的剂量给药时,大鼠赘生肋骨的发生率高于对照组且与治疗相关(暴露量为人体推荐剂量暴露量的4.4倍)。在家兔和大鼠中均未发现任何与治疗相关的对胚胎/胎儿生存率或胎儿体重的影响。

大鼠以600mg/(kg·d)的母体剂量给药,用药后1小时和24小时,胎鼠的平均血药浓度大约分别比母体血药浓度高1.5~2.5倍。家兔以1 000mg/(kg·d)的母体剂量给药,用药后1小时和24小时,胎鼠的平均血药浓度大约都为母

体平均血药浓度的2%。毒代动力学试验证实在这两种动物中均存在药物经胎盘转运。

尚未在孕妇中开展充分且严格控制的试验;因此尚不清楚本品用于孕妇的安全性。与其他抗反转录病毒药物一样,本品不推荐用于孕妇。

2. 哺乳期 目前尚不清楚人乳中是否分泌有拉替拉韦。但已证实哺乳期大鼠的乳汁中分泌有拉替拉韦。大鼠以600mg/(kg·d)的母体剂量给药时,药物在乳汁中的平均浓度大约为母体血药浓度的3倍。建议服用本品的患者不要哺乳。此外,建议感染了HIV的母亲不要进行母乳喂养,以避免婴儿产后感染HIV的风险。

3. 肾功能损害 原型药的肾清除只是一种次要的排泄途径。在重度肾功能不全患者中开展了一项拉替拉韦药代动力学研究。此外,也在药代动力学合并分析中评价了肾功能不全对PK的影响。重度肾功能不全患者与健康受试者之间不存在任何有临床意义的药代动力学差异。无须调整剂量。由于尚不清楚本品的可透析程度,因此应避免在透析前服用拉替拉韦。

4. 肝功能损害 拉替拉韦主要通过肝内的葡糖醛酸化反应清除。在中度肝功能不全患者中开展了一项拉替拉韦药代动力学研究。此外,也在药代动力学合并分析中评价了肝功能不全对PK的影响。中度肝功能不全患者与健康受试者之间不存在任何有临床意义的药代动力学差异。轻至中度肝功能不全患者无须调整剂量。目前尚未研究重度肝功能不全对拉替拉韦药代动力学的影响。

七、药理学

1. 药效学及作用机制 拉替拉韦可抑制HIV整合酶的催化活性,这是一种病毒复制所必需的HIV-编码酶。抑制整合酶可防止感染早期HIV基因组共价插入或整合到宿主细胞基因组上。整合失败的HIV基因组无法引导生成新的感染性病毒颗粒,因此抑制整合可预防病毒感染的传播。拉替拉韦对包括DNA聚合酶α、β和γ在内的人体磷酸转移酶无明显抑制作用。

2. 药代动力学

(1)吸收:拉替拉韦口服给药后迅速吸收,空腹状态下 T_{max} 出现于给药后约3小时。在100~600mg的剂量范围内,拉替拉韦AUC和 C_{max} 随着剂量的增加成比例增长。在100~800mg的剂量范围内,拉替拉韦 C_{12h} 随着剂量的增加成比例增长;在100~1600mg的剂量范围内,则随着剂量的增加呈现出略低于成比例增长的趋势。采用每日两次的给药方案时,大约在给药后前2日内迅速达到药代动力学稳态。AUC和 C_{max} 的累积甚小,甚至无累积, C_{12h} 则存在轻度累积。尚未确定拉替拉韦的绝对生物利用度。在接受拉替拉韦400mg,每日两次单药治疗的患者中,药物暴露的特征是几何平均 AUC_{0-12h} 为14.3mmo/(L·h), C_{12h} 为142nmol/L。

研究表明,拉替拉韦的药代动力学存在较大的变异性。对于方案018和019中观察到的 C_{12h} ,受试者间变异系数(CV)为212%,受试者内变异系数为122%。

食物对口服吸收的影响:本品可与食物或不与食物同时服用。在HIV感染的患者中进行的关键安全性和有效性研究中服用拉替拉韦不需要考虑食物的影响。评估健康志愿者低脂,中脂和高脂饮食对稳态拉替拉韦药代动力学特征的作用。与空腹比较,中脂饮食后服用多剂量拉替拉韦AUC增加13%,没有临床意义。与空腹比较,中脂饮食后拉替拉韦 C_{12h} 高出66%, C_{max} 高出5%。高脂饮食后服用拉替拉韦AUC和 C_{max} 增加约2倍,而 C_{12h} 增加4.1倍。低脂饮食后服用拉替拉韦AUC和 C_{max} 分别减少46%和52%; C_{12h} 没有改变。相对于空腹,食物显然增加药代动力学特征的可变性。

(2)分布:在2~10μmol/L的浓度范围内,大约有83%的拉替拉韦与人体血浆蛋白结合。拉替拉韦很容易通过大鼠胎盘屏障,但不会明显通过血脑屏障。

在两项研究中,感染HIV-1的受试者服用拉替拉韦400mg每日2次,在脑脊液中可容易地检测到拉替拉韦。在第一项研究(n=18)中,脑脊液浓度平均为相应血浆浓度的5.8%(范围1%~53.5%)。在第二项研究(n=16)中,脑脊液浓度平均为相应血浆浓度的3%(范围1%~61%)。这些比例的平均数较血浆中游离部分的拉替拉韦约低3~6倍。

(3)代谢与排泄:拉替拉韦表观终末半衰期约为9小时,较短α相半衰期(约1小时)占了AUC面积的大部分。经放射性同位素标记的拉替拉韦口服给药后,约51%和32%的给药量分别经粪便和尿液排泄。在粪便中,仅存在拉替拉韦,多数可能来源于经胆汁分泌的拉替拉韦-葡糖苷酸的水解作用,这与临床前试验的观察结果相吻合。在尿液中检测到了两种成分,即拉替拉韦和拉替拉韦-葡糖苷酸,分别为给药量的9%和23%。主要的循环物为拉替拉韦,大约占总放射活性的70%;血浆中剩余部分的放射活性则来源于拉替拉韦-葡糖苷酸。采用异构酶选择性化学抑制剂和cDNA表达的尿苷二磷酸葡萄糖醛酸转移酶(UGT)的研究显示,UGT1A1是拉替拉韦-葡糖苷酸形成过程中的关键酶。因此,数据表明拉替拉韦体内清除的主要机制为UGT1A1-介导的葡糖醛酸化反应。

3. 药物不良反应

(1)曾接受过治疗的患者出现的不良事件:对于曾接受过治疗的患者,本品的安全性评价是基于来自随机临床试验中安全性数据的汇总分析,临床试验P005、P018和P019报告了507名患者服用本品推荐剂量400mg,每日两次合并优化背景疗法(OBT)治疗,与对照组282名接受安慰剂合并OBT联合治疗的患者进行比较。在双盲治疗期内,服用本品400mg,每日2次组的总随访期为702.8患者年,而服用安慰剂组为257.1患者年。

在临床试验P005、P018和P019的汇总显示:服用本品400mg,每日2次+OBT组患者(平均随访72.3周)和服用安慰剂+OBT对照组(平均随访47.6周)患者,不考虑不良事件严重程度或因果关系,最常出现的(任一组中>10%)的不良事件及其发生率分别为:腹泻20.3%和21.3%、恶心12.2%和15.6%、头痛10.8%和12.8%、疲劳10.5%和5.7%、上呼吸道感染10.3%和7.8%、发热7.7%和11.7%。

该汇总分析显示,本品+OBT 治疗组因不良事件中止治疗的患者比例为 2.6%,安慰剂+OBT 组为 3.2%。

（2）与药物相关的不良事件:下表所示的临床不良事件是研究者认为严重程度呈中至重度,且与联合治疗方案中的某种药物相关(单独与本品或安慰剂相关;与本品/安慰剂合用 OBT 相关;或者单独与使用 OBT 相关)。

本品+OBT 治疗组曾接受过治疗的的患者($n = 507$),按照系统器官分类,发生率不到 2% 的与药物相关的中至重度临床不良事件如下[常见($>1/100,<1/10$),罕见($>1/1\ 000$,$<1/100$)]:

1）血液与淋巴系统疾病:罕见,贫血、巨幼红细胞性贫血,中性粒细胞减少症。

2）心脏疾病:罕见,心肌梗死、心悸、室性早搏。

3）听觉和迷路障碍:罕见,眩晕。

4）眼部疾病:罕见,视觉障碍。

5）胃肠道疾病:常见,腹痛;罕见,腹胀、上腹痛、便秘、胃肠道疼痛、腹部不适、消化不良、胃肠胀气、胃炎、舌炎、胃食管反流病,口干燥。

6）全身性不适和给药部位异常:常见,衰弱、疲乏;罕见,发热、胸部不适、寒战、自觉发热、激惹,药物不耐受,面部浮肿,脂肪坏死。

7）肝胆疾病:罕见,肝炎、肝肿大、高胆红素血症。

8）免疫系统疾病:罕见,药物过敏、超敏反应。

9）感染和寄生虫感染:罕见,蜂窝织炎、单纯疱疹,生殖器疱疹伤害,中毒和程序并发症(Procedural Complication) 罕见,药物毒性,压缩性骨折。

10）系统检查结果异常:罕见,体重减轻、体重增加。

11）代谢和营养障碍:罕见,糖尿病、中心性肥胖、脂代谢紊乱、高乳酸血症、高脂血症、高三酰甘油血症、食欲增加、食欲减退、脂肪增多症。

12）肌肉骨骼与结缔组织疾病:罕见,肌肉痛、肢体痛、背痛、肌肉痉挛、骨骼肌疼痛、肌炎、肌萎缩(Muscleatrophy)、肌萎缩(Amyotrophy)、骨质疏松症。

13）神经系统疾病:常见,头晕;罕见,外周神经疾病、痛觉超敏、神经病变、感觉异常、多神经病、嗜睡、紧张性头痛、震颤、外周感觉神经病变。

14）精神疾病:罕见,抑郁、失眠、梦异常、焦虑。

15）肾和泌尿系统疾病:罕见,中毒性肾病、肾病综合征、肾炎、间质肾炎、肾石病、夜尿症、尿频、肾衰、急性肾衰、慢性肾衰、肾损害、肾小管坏死。

16）生殖系统和乳腺疾病:罕见,勃起功能障碍、男子女性型乳房。

17）呼吸、胸腔和纵隔疾病:罕见,鼻出血。

18）皮肤和皮下组织疾病:罕见,皮疹、多汗症、痤疮性皮炎、红斑、脂肪萎缩、皮下脂肪萎缩、脂肪肥大、盗汗、斑疹、斑丘疹、瘙痒疹、皮肤干燥症、痒疹、面容消瘦。

（3）严重事件:临床试验 P005、P018 和 P019 报告了下列与药物相关的严重不良事件:超敏反应、贫血、中性粒细胞减少症、心肌梗死、胃炎、肝炎、药物过敏、中毒性肾病和肾衰、生殖器疱疹、意外用药过量、急性肾衰竭、慢性肾衰竭

和肾小管坏死。选择的不良事件。

在曾接受过本品加 OBT 治疗和安慰剂加 OBT 治疗的患者中观察到癌症事件,其中数例为原有癌症复发。癌症的具体类型和发生率符合重度免疫缺陷人群的特征(许多患者的 CD4$^+$ 计数低于 50 个/mm^3,且大多数曾被诊断为 AIDS)。在这些研究中服用本品和服用对照药物而发生癌症的风险是类似的。

在使用本品治疗的患者中观察到 2~4 级肌酸激酶实验室值异常。已报告有肌病和横纹肌溶解的发生;然而尚不清楚这些事件与使用本品是否相关。对于肌病或横纹肌溶解风险增加的患者,如同时服用了已知能导致这些疾病的其他药物的患者,需谨慎使用本品。

混合存在状况的患者:混合感染乙型肝炎和/或丙型肝炎病毒的患者:在Ⅲ期试验中,允许纳入伴有慢性(非急性)活动性乙型肝炎和/或丙型肝炎混合感染的患者($n = 113/699$ 或 16.2%),只要其基线肝功能指标没有超过正常值上限的 5 倍。尽管在两个组的乙型肝炎和/或丙型肝炎混合感染患者亚组中,GOT 和 GPT 的异常率稍高,但总的来说,本品的安全性在乙型肝炎和/或丙型肝炎混合感染患者与非乙型肝炎和/或丙型肝炎混合感染患者中基本一致。

（4）上市后经验:不考虑因果关系在上市后经验中已报告下列其他不良经验:皮肤和皮下组织疾病;Stevens-Johnson 综合征;实验室检查结果异常。

4. 药物相互作用

（1）拉替拉韦并非细胞色素 P-450(CYP) 酶的底物,在体外不会对 CYPIA2、CYP286、CYP2C8、CYP2C9、CYP2C19、CYP2D6 或 CYP3A 产生任何抑制作用(IC$_{50}$>100μmol/L)。此外,体外拉替拉韦也不会诱导 CYP3A4。与咪达唑仑的药物间相互作用试验显示,拉替拉韦对 CYP3A4 的敏感底物咪达唑仑不会产生任何有意义的药代动力学影响,这证实了拉替拉韦不太可能会影响体内经 CYP3A4 代谢的药物的药代动力学特征。

同样,拉替拉韦并非所测试的 UDP-葡萄糖醛酸转移酶(UGTs) UGT1A1、UGT287 的抑制剂(IC$_{50}$>50μmol/L),拉替拉韦也不会抑制由 P-糖蛋白介导的转运过程。基于上述数据,本品可能不会影响作为上述酶类或 P-糖蛋白底物的药物(如蛋白酶抑制剂、NNRTIs、美沙酮、阿片类镇痛药、他汀类药物、唑类抗真菌药物、质子泵抑制剂和抗勃起功能障碍药物)的药代动力学特征。

基于体内、体外试验,拉替拉韦主要经 UGT1A1 介导的葡萄糖醛酸化途径代谢清除。

与 UGT1A1 强诱导剂,如利福平(许多药物代谢酶的诱导剂)联用时,本品的血药浓度会下降。当本品和利福平或其他 UGT1A1 强诱导剂合用时需谨慎(见注意事项)。尚不知药物代谢酶的其他强诱导剂,例如苯妥英和苯巴比妥对 UGT1A1 的影响。而本品的推荐剂量可与其他诱导作用较弱的药物[如依非韦伦(Efavirvenz)、奈韦拉平(Nevirapine)、利福布汀、皮质类固醇激素、连翘、吡格列酮]联用。

与已知的 UGT1A1 强抑制剂[如阿扎那韦(Atazanavir)]联用时,本品的血药浓度会上升。但上升幅度不大,且临床

试验显示与上述抑制剂的联合治疗耐受性良好,故无须调整剂量。

基于在高 pH 时本品会增加溶解度,与已知的增加胃 pH 的药物(如奥美拉唑)合用时,本品的血浆浓度可能会增加。在方案 018 和 019 研究中观察到,同时服用本品和质子泵抑制剂或 H_2 阻滞剂的患者,相对于没有同时服用质子泵抑制剂或 H_2 阻滞剂的患者的安全性情况是相似的。基于这些数据,质子泵抑制剂和 H_2 阻滞剂与本品合用不需要调整剂量。

(2)拉替拉韦对其他药物药代动力学的影响:在药物间相互作用试验中,拉替拉韦对下列药物的药代动力学没有产生任何有临床意义的影响,激素类避孕药、替诺福韦(Tenofovir)咪达唑仑和拉米夫定(Lamivudine)。在多剂量给药的药物相互作用试验中,当与本品合用和不与本品合用时比较,乙炔基雌二醇和 NorelgestrominAUC 分别是 98% 和 114%。在多次给药的药物间相互作用试验中,与拉替拉韦联用时替诺福韦(Tenofovir)的 AUC 和谷浓度分别是替诺福韦(Tenofovir)单药治疗时的 90% 和 87%。在其他药物间相互作用试验中,与拉替拉韦联用时咪达唑仑的 AUC 是咪达唑仑单药治疗时的 92%。在一项 Ⅱ 期试验中,无论与拉替拉韦或依非韦伦(Efavirvenz)联用,拉米夫定(Lamivudine)的药代动力学特征均相似。

(3)其他药物对拉替拉韦药代动力学的影响:在药物间相互作用试验中,阿扎那韦(Atazanavir)、依非韦伦(Efavirvenz)、利托那韦(Ritonavir)、替诺福韦(Tenofovir)和替拉那韦(Tipranavir)/利托那韦(Ritonavir)对拉替拉韦的药代动力学没有产生任何有临床意义的影响。利福平这种药物代谢酶的强诱导剂可降低拉替拉韦的谷浓度。

八、注意事项

1. 禁用　本品禁用于对本品任何成分过敏的患者。

2. 用药注意事项　免疫重建综合征。在治疗初期,抗反转录病毒治疗疗效较好的患者可能对潜伏的或残余的机会性感染产生炎症反应(如非结核分枝杆菌、巨细胞病毒、卡氏肺孢子虫肺炎、结核,或带状疱疹水痘病毒的再激活),这可能需要开展进一步的评价和治疗。

3. 药物相互作用　本品与尿苷二磷酸葡糖苷酸转移酶(UGT)1A1 的强诱导剂(例如利福平)合用时,由于这些药物会降低拉替拉韦的血浆浓度,需注意。

九、药物稳定性及贮藏条件

30℃ 以下保存。

十、药物经济性评价

非基本药物,非医保药品,《中国药典》(2020 年版)未收载。

恩夫韦肽

一、药品名称

英文名　Enfuvirtide

二、药品成分

恩夫韦肽

三、剂型与规格

注射剂　108mg/支

四、适应证及相应的临床价值

和其他抗逆转录病毒药物联用于对其他抗逆转录病毒治疗疗效不佳的 HIV/AIDS。

五、用法用量

恩夫韦肽为冻干粉末,使用前需以无菌水溶解后皮下注射给药。如果溶液溶解后不能立即使用,必须保存于 2~8℃ 冰箱中,并在 24 小时内使用。冷藏的溶液注射前必须加热至室温(例如握在手中 5 分钟),并且注射前应检查确保溶液完全溶解,没有颗粒物。

1. 儿童　6 岁以上儿童,每次 2mg/kg,不超过成人剂量。6 岁以下儿童用药的安全性未肯定。

2. 成人　皮下注射:成人每次 90mg,每日 2 次。肌酐清除率>35ml/min 者可按本量应用。

六、特殊人群用药

1. 妊娠期　FDA 安全指南中本品为 B 级。在应用剂量比人用治疗剂量高 8.9 倍时,采用大鼠和家兔进行的致畸实验中没有观察到恩夫韦肽对胚胎的发育产生不良影响。但尚未对孕妇进行充分的并且严格对照的研究。只有当潜在利益大于对胎儿的潜在风险时,孕妇才可以使用恩夫韦肽。

2. 哺乳期　是否分泌乳汁中尚未肯定。给哺乳期大鼠使用 ^3H 标记的恩夫韦肽,结果乳汁中出现的放射水平非常低。人体内恩夫韦肽是否能够通过乳汁分泌尚未可知。应该指导正在使用恩夫韦肽的母亲不要母乳喂养,因为有潜在的 HIV 转移的风险以及可能的对婴儿产生不良反应的风险。

3. 肾功能损害　对于肌酐清除率大于 35ml/min 的肾功能不全患者,不需要进行剂量调整。目前尚无法给出肌酐清除率小于 35ml/min 的肾功能不全患者使用恩夫韦肽的推荐剂量。

4. 肝功能损害　目前尚无法给出肝功能不全患者使用恩夫韦肽的推荐剂量。

七、药理学

1. 药效学及作用机制　本品为合成肽类 HIV 融合抑制药,可与病毒包膜糖蛋白结合,阻止病毒与细胞膜融合所必需的构象变化,从而抑制 HIV-1 的复制。

2. 药代动力学　皮下给药生物利用度为 84.3%,达峰时间 4~8 小时。AUC 约 48.7μg·h/ml。本品蛋白结合率为 92%,分布容积为 5.5L,在肝代谢,总体清除率为 30.6ml/(kg·h),$t_{1/2}$ 为 3.8 小时。

3. 药物不良反应　临床研究包括 1 188 例使用本品治疗的患者。报道中最常见的不良反应为局部注射部位反应,包括疼痛/不适、硬化、红斑、结节和囊肿、瘙痒及瘀斑。此外,基本疗法加本品的可能不良反应为腹泻(26.8%)、恶心(20.1%)和肥胖(16.1%)。需要指出的是,单用基本疗法组患者也有相应的不良反应:腹泻(33.5%)、恶心(23.7%)和肥胖(17.4%)。

八、注意事项

1. 禁用　已知对本品成分过敏者禁用。
2. 慎用　肝肾功能不全者慎用。
3. 用药注意事项　目前尚未进行恩夫韦肽治疗对驾驶及操纵机械能力影响的研究。没有证据表明恩夫韦肽可能改变患者驾驶及操纵机械的能力,但使用时应该考虑恩夫韦肽的不良事件。

九、药物稳定性及贮藏条件

30℃下保存。如果注射用恩夫韦肽溶解后不能立即使用,必须保存于2~8℃冰箱中,并在24小时内使用。注射用恩夫韦肽请放在外包装盒中避光保存。药品应存放于小孩接触不到处。

十、药物经济性评价

非基本药物,医保乙类,《中国药典》(2020年版)未收载。

多替拉韦

一、药品名称

1. 英文名　Dolutegravir
2. 化学名　(4R,12aS)-9-[(2,4-二氟苯基甲基)]甲酰胺]-4-甲基-6,8-二氧代-3,4,6,8,12,12a-六氢-2H-吡啶并[1′,2′:4,5]吡嗪并[2,1-b][1,3]噁嗪-7-烯醇

二、药品成分

多替拉韦

三、剂型与规格

片剂　50mg/片

四、适应证及相应的临床价值

同时联合其他抗HIV药物用药,用于治疗>12岁且体重>40kg的儿童至成人HIV感染患者。在美国指南里作为AIDS患者抗病毒治疗的首选药物,在国内尚未纳入国家免费药品。

五、用法用量

1. 儿童　12岁以下或者体重在40kg以下的儿童不推荐使用。
2. 成人　体重>40kg的成人HIV感染患者,用药方案为一天1次、每次50mg。对使用过第一代整合酶链转移抑制剂且存在对此类药物相关耐药突变或被临床怀疑已对第一代整合酶链转移抑制剂耐药的患者,多替拉韦的用药方案调整为每日2次、每次50mg;对未使用过整合酶链转移抑制剂的初治或经治患者,若需同用依非韦伦、福沙那韦/利托那韦、替拉那韦/利托那韦或利福平,多替拉韦的用药方案也调整为每日2次、每次50mg。

六、特殊人群用药

1. 哺乳期　多替拉韦可否通过乳汁分泌,目前尚不明确。考虑到HIV的垂直传播风险及对胎儿影响的不确定性,不建议服用此药的产妇哺乳。
2. 肾功能损害　多替拉韦用于轻、中度肝功能损害患者时无须调整剂量,但不推荐用于重度肝功能损害患者。
3. 肝功能损害　多替拉韦用于轻、中度肾功能损害患者时无须调整剂量,但不推荐用于重度肾功能损害患者。

七、药理学

1. 药效学及作用机制　本品HIV整合酶抑制剂,通过与HIV整合酶区的活性位点结合,由此抑制HIV整合酶链转移并整合形成DNA、阻断HIV整合入人细胞染色质中而阻止HIV复制,可与其他抗逆转录病毒药物联合使用。多替拉韦与HIV反转录形成的DNA链的结合能力更强,亦可调整自身结构来应对产生耐拉替拉韦的整合酶区的作用位点。

2. 药代动力学　若人服用多替拉韦的混悬液,口服后0.5~1小时达到血浆药物浓度峰值;若人服用多替拉韦的片剂或颗粒剂,则口服后1.5~2.5小时达到血浆药物浓度峰值。多替拉韦在人体中的平均半衰期为11~16小时。多替拉韦以每日1次方案用药,连用5日后达到血浆药物浓度稳态。多替拉韦在脑脊液中亦有分布,表观分布容积为17.4L。多替拉韦与人血浆蛋白的结合率超过98.9%,在人体中主要通过尿苷-二磷酸葡糖醛酸转移酶(Uridinediphosphoglucuronosyl Transferase,UGT)1A1和人细胞色素P-450 3A4酶代谢,通过UGT1A3和UGT1A9以及人乳腺癌抗药蛋白(Human Breast Cancer Resistance Protein)和P-糖蛋白代谢的量很少。多替拉韦被人体吸收后约64%经大便排泄,其余无活性的代谢物主要通过小便排泄,极少部分(<1%)以原型通过肾排泄。因此,多替拉韦用于肾功能损害患者时一般不需要调整剂量。轻、中度肝功能损害对多替拉韦的代谢无明显影响,但多替拉韦在重度肝功能损害患者中的药代动力学尚无研究数据。

3. 药物不良反应　多替拉韦治疗的耐受性通常良好,临床试验中的最常见不良反应是失眠和头痛,发生率为2%~3%;其他不良反应包括腹泻、腹痛、恶心、呕吐、疲乏和瘙痒等,发生率均<2%。多替拉韦治疗也可能导致患者的某些实验室化验指标值升高。

4. 药物相互作用　多替拉韦主要通过UGT1A1代谢。可以通过临床调整剂量来降低药物间的相互作用。目前已知的药物相互作用有,阿扎那韦可显著提高多替拉韦的浓度,达卢那韦、福沙那韦、替拉那韦、依非韦伦、利福布汀可降低多替拉韦的浓度为30%~75%,但不会造成对初治患者临床效果的显著影响。多替拉韦不可与多非利特同用,否则会引起后者血药浓度升高,进而导致室性心律失常、Q-T

间期延长等。多替拉韦与依曲韦林同用会导致前者血药浓度下降88%,但若同时加用阿扎那韦/利托那韦、达芦那韦/利托那韦或洛匹那韦/利托那韦,则可减弱多替拉韦与依曲韦林的相互作用。因此,在不与阿扎那韦/利托那韦、达芦那韦/利托那韦或洛匹那韦/利托那韦同用时,不推荐使用多替拉韦联合依曲韦林治疗。多替拉韦与利福平、依非韦伦、福沙那韦/利托那韦或替拉那韦/利托那韦同用时的血药浓度下降,故在必须与这些药物同用时需要调整多替拉韦的剂量。因尚无充分的药代动力学研究数据,目前建议多替拉韦应避免与以下药物同用:奈韦拉平、卡马西平、奥卡西平、苯妥英钠、苯巴比妥、莫达非尼、匹格列酮和圣约翰草。在必须使用含阳离子的抑酸剂、通便药、硫糖铝、口服铁剂和钙剂等时,多替拉韦应在服用这些药物之前2小时前或之后6小时后服用。多替拉韦可提高二甲双胍的血药浓度,所以在同用此两药的患者应注意监测血糖水平,视情况调整二甲双胍的剂量。泼尼松对多替拉韦的药代动力学无明显影响。

八、注意事项

1. 禁用 多替拉韦不可与多非利特同用,否则会导致后者血药浓度提高,进而导致严重、甚至致死性的事件发生。患者使用多替拉韦后,应注意观察有无过敏反应发生,如出现皮疹并合并下列情况:发热、不适、疲乏、肌肉/关节痛、皮肤水疱/剥脱、口腔黏膜水疱/剥脱、结膜炎、颜面水肿、血管性水肿、呼吸困难和器官功能损害(肝功能损害等)。根据Ⅲ期临床试验数据,这一事件的发生率<1%。但若发生此事件,患者应立即停用多替拉韦。患者有潜伏性乙型肝炎病毒和/或丙型肝炎病毒感染时,使用多替拉韦可能会提高肝转氨酶水平升高的风险。此外,患者在使用多替拉韦抗HIV治疗过程中可能出现免疫重建,此亦可能导致肝转氨酶水平升高。因此,对使用多替拉韦治疗的患者,应在基线时评估其有无肝功能损害的相关危险因素,如乙型和丙型肝炎病毒等感染。不推荐多替拉韦用于重度肝功能损害患者。"SPRING-2"和"SINGLE"研究发现,使用多替拉韦治疗患者的血脂水平有一定程度的变化。因此,在治疗过程中应监测患者的血糖和血脂水平。对血脂水平升高患者,可考虑使用降脂药物治疗。

2. 用药注意事项 进食对多替拉韦的吸收无明显影响。

九、药物稳定性及贮藏条件

密封,阴凉干燥保存。

十、药物稳定性及贮藏条件

非基本药物,非医保药品,《中国药典》(2020年版)未收载。

马 拉 韦 罗

一、药品名称

1. 英文名 Maraviroc

2. 化学名 4,4-二氟-N-[(1S)-3-[(3-exo)-3-(3-异丙基-5-甲基-4H-1,2,4-三唑-4基)-8-氮杂双环[3.2.1]辛-8基]-1-苯丙基]环己烷羧酸胺

二、药品成分

马拉韦罗

三、剂型与规格

片剂 (1)150mg/片;(2)300mg/片

四、适应证及相应的临床价值

联合其他抗反转录病毒药物用以治疗曾接受过治疗的成人R5型HIV-1感染者。

五、用法用量

1. 儿童 目前尚未确定马拉韦罗在年龄小于18岁人群中的药代动力学、安全性和有效性,因此不推荐马拉韦罗用于年龄不足18岁的人群。

2. 成人 根据合用药物的不同,马拉韦罗推荐剂量可为每次150mg、300mg或600mg,每日2次。当与PIs(替拉那韦/利托那韦除外)、地拉夫定、伊曲康唑、克拉霉素/泰利霉素等酶抑制剂合用时,马拉韦罗剂量宜调整为150mg每日2次;当与依非韦伦、利福平、苯巴比妥、苯妥英钠等酶诱导剂合用时,剂量应增至600mg每日2次。利福布丁亦为CYP3A4诱导剂,但诱导作用较利福平弱。当马拉韦罗同时联合利福布丁和具有CYP3A4强效抑制作用的蛋白酶抑制剂时,马拉韦罗的代谢最终会受到抑制,剂量应减至150mg每日2次。马拉韦罗与其他药物合用,包括所有NRTI、奈韦拉平、磺胺甲基异噁唑/甲氧苄啶、恩夫韦肽、抗丙型肝炎病毒药聚乙二醇干扰素和利巴韦林、他汀类降脂药,则无须剂量调整。

3. 老年人 临床试验中年龄大于65岁的病例数较少,不足以反映老年人和年轻人对药物的反应有何差异。老年人使用该药,需加强监测。

六、特殊人群用药

1. 妊娠期 FDA妊娠分级B级。动物研究表明,马拉韦罗对妊娠、胚胎或胎儿发育、分娩过程及婴幼儿发育无不良影响。

2. 哺乳期 为减少HIV的母婴传播,不建议HIV感染的哺乳期妇女为乳儿哺乳。动物试验显示马拉韦罗可大量分泌至大鼠的乳汁中。但尚不明确马拉韦罗是否从人乳中。

3. 肾功能损害 肌酐清除率≥80ml/min的患者给药剂量同肾功能正常者。轻、中度肾功能损害的患者按照正常剂量给予马拉韦罗未见有显著的不良反应发生。严重肾功能不全或者终末期肾病的患者按照300mg,每日2次给药出现直立性低血压症状时,应将剂量减少至150mg,每日2次;严重肾功能不全或者终末期肾病(Ccr<30ml/min)的患者在使用CYP3A的诱导剂或者抑制剂时,禁止使用马拉韦罗。

4. 肝功能损害 马拉韦罗主要经由肝代谢,因此,肝功

能损害的患者使用该药需要引起注意,可能会导致马拉韦罗血药水平升高。马拉韦罗在给予 150mg 时同时使用 CYP3A 的抑制剂,马拉韦罗的血药水平高于单独给予马拉韦罗 300mg 水平,因此对于重度肝功能不全者同时给予马拉韦罗 150mg 和潜在的 CYP3A 的抑制剂时,需要密切监测马拉韦罗相关的不良反应。尚缺乏马拉韦罗在严重肝功能不全患者人群的研究。

七、药理学

1. 药效学及作用机制　本品是一种潜在的、特异性的、非竞争性的 CCR5 受体拮抗剂,可抑制 HIVgp120（$IC_{50} =$ 43nmol/L）和复合受体的结合。本品能可逆的与受体结合,其半衰期很长,具有良好的药效学效应。本品可抑制 HIV 感染靶细胞,有较强的抗病毒活性;可以广泛抵抗分离的 HIV 单体、临床上具有抗逆转录病毒药物敏感性和阻滞性的重组病毒以及经过多重进化的实验室病毒（$IC_{90} <$ 10nmol/L）。

2. 药代动力学　300mg 单剂量口服给药后,血药浓度达峰值的中位时间为 2 小时（0.5~4 小时）,在治疗剂量范围内口服给药其吸收不与剂量成正比。马拉韦罗 100mg 和 300mg 口服给药的绝对生物利用度分别为 23% 和 33%。与高脂食物同服可使其 C_{max} 及 AUC 下降 33%。马拉韦罗与血浆白蛋白和 α_1-酸性糖蛋白具有中等亲和力,在体内约 76% 以结合型存在,且人体组织分布广泛,分布容积达 194L。马拉韦罗主要由肝细胞色素 P-450 系统代谢,其中 CYP3A4 是其代谢的主要酶。肝损害将对其代谢产生影响。研究表明,轻度（Child-Pugh 分级 A）和中度（Child-Pugh 分级 B）肝损使马拉韦罗的 C_{max} 分别增加 11% 和 32%,AUC_{last} 增加 25% 和 46%。马拉韦罗主要和最终代谢产物为仲胺,它已基本丧失抗 HIV-1 活性,其他少量代谢物为其单氧化产物。马拉韦罗 300mg 口服给药后一周约 20% 经尿排泄,76% 经粪便排泄,其中以原型排泄的尿中占 8%,粪便中占 25%。马拉韦罗静脉给药（30mg）时半衰期为 13.2 小时,22% 以原型由尿排出,总清除率和肾清除率分别为 44.0L/h 和 10.17L/h。如体内不存在 CYP3A4 抑制剂,马拉韦罗约 23% 由肾排泄,但体内存在 CYP3A4 抑制剂,则达 70% 的马拉韦罗经肾排泄。故当体内存在马拉韦罗代谢抑制剂同时伴随肾损害时,会导致马拉韦罗的血浆浓度增加。

3. 药物不良反应　Ⅲ期临床试验显示,马拉韦罗推荐剂量下的常见不良反应为腹泻、恶心和头痛,但发生率与安慰剂对照组无明显差别。马拉韦罗治疗相关的其他较常见的（发生率>1%）不良反应有:肝毒性、腹痛、腹胀、皮疹、皮肤瘙痒、头晕、嗜睡、失眠、感觉异常、味觉障碍、咳嗽、体重下降、乏力、肌痉挛等。发生率<1% 的少见严重不良反应有心梗、全血细胞减少、昏迷、癫痫、面瘫、多发性神经病、呼吸窘迫、支气管痉挛、胰腺炎、直肠出血、肾衰、肌炎、肺炎、肝硬化等。心血管危险:目前尚不清楚马拉韦罗与心血管事件发生的相关性。Ⅲ期临床试验中接受马拉韦罗治疗的少

数患者（1.3%）,发生了可能与冠状动脉心脏病相关的心血管事件,包括心肌缺血和/或心肌梗死,而安慰剂对照组无此类事件发生。但这些患者在接受马拉韦罗治疗之前通常存在心脏基础疾患或心血管危险因素。在健康志愿者中进行的研究表明,马拉韦罗以高于推荐剂量用药时,症状性直立性低血压的发生率高于安慰剂对照组。然而,Ⅲ期临床试验中马拉韦罗以推荐剂量用药时,直立性低血压的发生率与安慰剂对照组无明显差别（约 0.5%）。

肝毒性:有报道称,在健康志愿者的研究中,发生一例可能与马拉韦罗相关的肝中毒事件,同时伴有过敏反应表现（痒疹、嗜酸性粒细胞增多或 IgE 升高）。研究表明,马拉韦罗用于治疗 HIV 感染者时确实存在潜在的肝毒性,尤其是用于那些先前存在肝功能异常或病毒性肝炎患者尤易发生。

4. 药物相互作用　本品是 CYP3A 和 P 糖蛋白（Pgp）的底物,因此,其药动学受这些酶和运载体的诱导或抑制,当与 CYP3A/Pgp 抑制剂 PIs（替拉那韦/利托那韦除外）、地拉夫定、伊曲康唑、克拉霉素/泰利霉素等酶抑制剂合用时,马拉韦罗剂量宜调整为 150mg 每日 2 次;当与 CYP3A/Pgp 诱导剂依非韦伦、利福平、苯巴比妥、苯妥英钠等酶诱导剂合用时,剂量应增至 600mg 每日 2 次。利福布丁亦为 CYP3A4 诱导剂,但诱导作用较利福平弱。当马拉韦罗同时联合利福布丁和具有 CYP3A4 强效抑制作用的蛋白酶抑制剂时,马拉韦罗的代谢最终会受到抑制,剂量应减至 150mg 每日 2 次。

体外研究显示,临床剂量的本品不抑制 CYP1A2、CYP2B6、CYP2C8、CYP2C9 和 CYP2C19 的活性。本品不影响齐多夫定和拉米夫定的代谢,对咪达唑仑、口服避孕药炔雌醇和左炔诺孕酮的药动学影响无临床意义。马拉韦罗与其他药物合用,包括所有 NRTI、奈韦拉平、磺胺甲基异噁唑/甲氧苄啶、恩夫韦肽、抗丙型肝炎病毒药聚乙二醇干扰素和利巴韦林、他汀类降脂药,则无须剂量调整。

在体内,本品 300mg 每日 2 次或更低剂量,不影响异喹胍代谢率（MR）。但本品 600mg 每日 1 次会使异喹胍的代谢率增加 234%,这提示本品在高剂量时,对 CYP2D6 有潜在的抑制作用。

八、注意事项

1. 禁用　严重肾功能不全或者终末期肾病（Ccr<30ml/min）的患者使用 CYP3A 的诱导剂或者抑制剂时,禁止使用马拉韦罗。

2. 用药注意事项　整片吞服,不得掰开或嚼碎。

九、药物稳定性及贮藏条件

25℃储存,不低于 15℃,不超过 30℃。

十、药物经济性评价

非基本药物,非医保药品,《中国药典》（2020 年版）未收载。

第十二章 皮肤科用药

1 抗感染药

莫匹罗星

参见(第七章 抗感染药物 26 其他类抗菌药物)

环吡酮胺

一、药品名称

1. 英文名 Ciclopirox
2. 化学名 4-甲基-6-环己基-1-羟基-2(1H)-吡啶酮与2-氨基乙醇

二、药品成分

环吡酮胺

三、剂型及规格

100mg(10g/支)或150mg(15g/支)
1%(10g:0.1g;15g:0.15g)

四、适应证及相应的临床价值

用于浅部皮肤真菌感染,如体、股癣,手、足癣(尤其是角化增厚型),花斑癣,皮肤念珠菌病,也适用于甲癣。

五、用法用量

1. 儿童 禁用。
2. 成人 外用。取本品适量涂于患处,每日1~2次,疗程2~4周。治疗甲癣,先用温水泡软甲板,尽可能把病甲削薄,将药膏用胶布固定在患处,每日1次,疗程3~6个月。
3. 老年人 外用。取本品适量涂于患处,每日1~2次,疗程2~4周。治疗甲癣,先用温水泡软甲板,尽可能把病甲削薄,将药膏用胶布固定在患处,每日1次,疗程3~6个月。

六、特殊人群用药

1. 妊娠期 慎用。
2. 哺乳期 慎用。
3. 其他人群 儿童禁用。

七、药理学

1. 药效学及作用机制 为咪唑类外用抗真菌药,具有较强的抗真菌(表皮藓菌属、毛藓菌属、小孢子菌属、酵母样菌、白念珠菌、短小棒状杆菌等)作用,作用机制是抑制细胞膜的合成,低浓度时抑制真菌的麦角固醇合成,使真菌细胞形成受阻;高浓度时与细胞膜磷脂发生特异性结合,使细胞膜结构及功能受损,最终杀灭真菌。另外,对革兰氏阳性球菌也有较强的抗菌作用。

2. 药代动力学 在皮肤存留时间长,基本上不吸收,吸收后的大部分从尿和粪便中排出,无积蓄作用。

八、注意事项

1. 禁用 本品性状发生改变时禁止使用。儿童禁用。对本品过敏者禁用。
2. 慎用 孕妇及哺乳期妇女慎用。过敏体质者慎用。
3. 用药注意事项 ①避免接触眼睛及其他黏膜(如口、鼻等);②用药部位如有烧灼感、红肿等情况应停药,并将局部药物洗净,必要时向医师咨询;③请将本药品放在儿童不能接触的地方;④如正在使用其他药品,使用本品前请咨询医师或药师。

九、药物稳定性及贮藏条件

遮光,密闭,在阴凉(不超过20℃)干燥处保存。

十、药物经济性评价

非基本药物,医保乙类,《中国药典》(2020年版)收载。

鬼 臼 毒 素

一、药品名称

1. 英文名 Podophyllotoxin
2. 化学名 [5R-(5α,5aβ,8aα,9α)]-5,8,8a,9-四氢-9-羟-5-(3,4,5-三氧苯基)-呋喃并[3′,4′:6,7]萘并-[2,3-d]-1,3-间二氧杂环烯-6(5aH)-酮

二、药品成分

鬼臼毒素

三、剂型及规格

软膏 0.5%

酊剂 0.5%

四、适应证及相应的临床价值

用于治疗外生殖器或肛门周围的尖锐湿疣。

五、用法用量

1. 儿童 儿童禁用本品。

2. 成人 ①涂药前先用消毒、收敛溶液（如高锰酸钾溶液等）清洗患处、擦干；②用特制药签将软膏涂遍疣体，并尽量避免药膏接触正常皮肤和黏膜；③每日用药 2 次，连续 3 天，停药观察 4 天为一个疗程。如病灶尚有残留可重复一个疗程，但最多不超过三个疗程。

3. 老年人 ①涂药前先用消毒、收敛溶液（如高锰酸钾溶液等）清洗患处、擦干；②用特制药签将软膏涂遍疣体，并尽量避免药膏接触正常皮肤和黏膜；③每日用药 2 次，连续 3 天，停药观察 4 天为一疗程。如病灶尚有残留可重复一个疗程，但最多不超过三个疗程。

六、特殊人群用药

1. 妊娠期 禁用。

2. 哺乳期 禁用。

七、药理学

药效学及作用机制：本药是从北美或西藏小檗科鬼臼属植物桃儿七的根茎中提取分离而得的一种细胞毒性药物。它容易穿过细胞膜，能抑制正常皮肤角质生成细胞的分裂增殖，抑制细胞核对核苷酸的摄取和 DNA 的合成。外用时，通过抑制人乳头瘤病毒感染上皮细胞的分裂增殖使之坏死脱落，起到治疗尖锐湿疣的作用。

八、注意事项

1. 禁用 儿童禁用本品。孕妇和哺乳期妇女禁用。

2. 用药注意事项

（1）外用和误服可引起严重系统性毒性作用，通常是可逆的，但亦有致死的。口服本品 300mg 即可致死。大面积外涂、过量涂搽、较长时间涂用可发生严重毒性反应。

（2）能穿过胎盘，且有致畸作用。

（3）疣体直径大于 2cm 或病损范围巨大广泛者，不宜使用。

（4）不能接触眼和其他黏膜（如口、鼻等）。

九、药物稳定性及贮藏条件

密封，在阴凉处保存。

十、药物经济性评价

非基本药品，医保乙类，《中国药典》（2020 年版）未收载。

酞 丁 安

一、药品名称

1. 英文名 Ftibamzone

2. 化学名 3-邻苯二甲酰亚氨基-2-氧代丁醛-1,2-双缩氨基硫脲-二氧六环包含物

二、药品成分

酞丁安

三、剂型及规格

每支含酞丁安 50mg

四、适应证及相应的临床价值

用于单纯疱疹、带状疱疹；也可用于浅表真菌感染，如体癣、股癣、手足癣。

五、用法用量

1. 儿童 儿童必须在成人监护下使用。

2. 成人 外用。涂患处，用于治疗单纯疱疹、带状疱疹时，每日 3 次；用于治疗浅表真菌感染时，早晚各 1 次，体股癣连用 3 周，手足癣连用 4 周。

3. 老年人 外用。涂患处，用于治疗单纯疱疹、带状疱疹时，每日 3 次；用于治疗浅表真菌感染时，早晚各 1 次，体股癣连用 3 周，手足癣连用 4 周。

六、特殊人群用药

1. 妊娠期 孕妇禁用。

2. 哺乳期 育龄妇女慎用。

3. 其他人群 儿童必须在成人监护下使用。

七、药理学

药效学及作用机制 抗病毒药，对单纯疱疹 1 型或 2 型病毒、水痘带状疱疹病毒有抑制作用，其作用机制是抑制病毒 DNA（脱氧核糖核酸）和蛋白质的早期合成。此外，还有良好的抗真菌和止痒作用。

八、注意事项

1. 禁用 过敏者禁用，性状发生改变时禁止使用。孕妇禁用

2. 慎用 过敏体质者慎用。育龄妇女慎用。

3. 用药注意事项

（1）避免接触眼睛和其他黏膜（如口、鼻等）。

（2）用药部位如有烧灼感、红肿等情况应停药，并将局部药物洗净，必要时向医师咨询。

九、药物稳定性及贮藏条件

遮光，密闭，在凉处（不超过 20℃）保存。

十、药物经济性评价

非基本药物,医保乙类,《中国药典》(2020 年版)收载。

特 比 萘 芬

一、药品名称

1. 英文名　Terbinafine
2. 化学名　(*E*)-*N*-(6,6-二甲基-2-庚烯-4-炔基)-*N*-甲基-1-萘甲胺盐酸盐

二、药品成分

盐酸特比萘芬

三、剂型及规格

以盐酸特比萘芬计　(1)0.125g;(2)0.25g

四、适应证及相应的临床价值

由皮真菌如发癣菌(红色毛癣菌、须疮癣菌、断发癣菌、堇色发癣菌)、犬小孢子菌和絮状表皮癣菌等引起的皮肤、头发真菌感染。

本品仅用于治疗大面积、严重的皮肤真菌感染(体癣、股癣、足癣、头癣)和念珠菌(如白色假丝酵母)引起的皮肤酵母菌感染,根据感染部位、严重性和范围考虑口服给药的必要性。

皮真菌(丝状真菌)感染引起的甲癣。

五、用法用量

1. 儿童及青少年　①青少年,体重>40kg(通常年龄>12 岁):250mg,每日 1 次;②儿童,体重 20~40kg(通常年龄 5~12 岁):125mg,每日 1 次;③儿童,体重<20kg(通常年龄<5 岁):关于此组患者,从对照试验中获得的资料非常有限,所以,只有在没有其他可选择的治疗方法以及潜在的治疗疗效益大于可能的危险时才可使用本品。

由于没有关于年龄小于 2 岁儿童口服盐酸特比萘芬的治疗经验,因此本品不被推荐用于这个年龄组的患者。

2. 成人　250mg,每日 1 次。
3. 老年人　250mg,每日 1 次。

皮肤感染推荐疗程①足癣(趾间,跖/拖鞋型):2~6 周。②体癣,股癣:2~4 周。③皮肤念珠菌病:2~4 周;感染症状和体征的消失可能到真菌学治愈后数周才会出现。

头发和头皮感染推荐疗程:头癣 4 周。头癣主要见于儿童。

甲真菌病推荐疗程:对于大多数患者,成功的疗程为 6~12 周。①指甲真菌病:大多数指甲真菌感染的病例,治疗疗程为 6 周。②趾甲真菌病:大多数趾甲真菌感染的病例,治疗疗程为 12 周。一些甲生长不良的患者所需疗程较长。在真菌学治愈后及停止治疗后数月,常可见到良好的临床疗效,这与健甲长出所需时间相关。

六、特殊人群用药

1. 妊娠期　胎儿毒性及生育能力动物实验研究发现,无不良反应。由于孕妇中的临床经验非常有限,在妊娠期间,如果服药的益处不能超过风险,不应使用。

2. 哺乳期　特比萘芬可以分泌至乳汁当中;因此口服特比萘芬治疗的母亲不应哺乳。

3. 肾功能损害　肾功能受损的患者(肌酐清除率不足 50ml/min 或血肌酐超过 300μmol/L),无服用本品的充分研究,故不推荐此类患者服用,或密切监测的情况下,可服用正常剂量的一半。

4. 肝功能损害　如果患者出现肝功能不全的体征或提示性症状,如无法解释的恶心、厌食或倦怠、或黄疸、尿色变黑或大便颜色变浅时,应当确认是否为肝源性,并应终止本品治疗。对已有慢性或活动性肝病的患者,不推荐使用盐酸特比萘芬。

5. 其他人群

(1) 儿童:2 岁以上的儿童口服本品耐受性好。
(2) 老年人:尚无证据提示老年患者与年轻患者需服不同剂量或发生不同的副作用,注意是这类患者是否存在肝肾功能损害

七、药理学

1. 药效学及作用机制　特比萘芬是丙烯胺类药物,对于皮肤、毛发和甲的致病性真菌包括皮肤癣菌,如毛癣菌(红色毛癣菌、须癣毛癣菌、疣状毛癣菌、断发毛癣菌、紫色毛癣菌等)、小孢子菌(如犬小孢子菌)、絮状表皮癣菌以及念珠菌属(如白念珠菌)和一些酵母菌均有广泛的抗真菌活性。对于酵母菌,根据菌种的不同而具有杀菌效应或抑菌效应。

特比萘芬特异地干扰真菌固醇生物合成的早期步骤,由此引起麦角固醇的缺乏以及角鲨烯在细胞内的聚积,从而导致真菌细胞的死亡。特比萘芬通过抑制真菌细胞膜上的角鲨烯环氧化酶来发挥作用。

2. 药代动力学　口服单剂量 250mg 特比萘芬在 2 小时内达到血浆峰值,浓度为 0.97μg/ml。吸收半衰期为 0.8 小时,分布半衰期为 4.6 小时。食物对特比萘芬的生物利用度有中度影响,但并不需要因此而调整剂量。

特比萘芬与血浆蛋白的结合紧密(99%),能迅速经真皮弥散,聚集于亲脂性的角质层。特比萘芬也能经皮脂排泄,这样在毛囊、头发和富含皮脂的皮肤达到高浓度。有证据表明特比萘芬在开始治疗后第一周内即可以分布到甲板。

特比萘芬经过至少 5 种 CYP 异构酶(主要包括 CYP2C9、CYP1A2、CYP3A4、CYP2C8、及 CYP2C19)迅速和广泛地代谢。生物转化后的代谢物无抗真菌的活性,主要经尿排出。终末清除半衰期是 17 小时,无体内蓄积的证据。但在肝功能或肾功能受损的患者中,清除率可能会降低,可引起特比萘芬的血浆水平升高。

对有肾损伤和肝疾病的患者,单剂量药代动力学研究

表明,本品的清除率降低约50%。

3. 药物不良反应 最常见的副作用是胃肠道不适症状,如食欲降低、消化不良、恶心。轻微腹胀,饱胀感。也可引起轻微的皮肤疹。

八、注意事项

1. 禁用 对盐酸特比萘芬及本品其他成分过敏者禁用。

2. 用药注意事项 如果患者出现肝功能不全的体征或提示性症状,如无法解释的恶心、厌食或倦怠、或黄疸、黑尿或无色粪便时,应当确认是否为肝源性,并终止本品治疗(见不良反应)。在已有肝病的患者中进行的单剂量药代动力学研究表明,盐酸特比萘芬的清除率降低50%,在前瞻性的临床试验中未开展伴有慢性或活动性肝病的患者使用盐酸特比萘芬的研究,因此不做推荐。

肾功能受损的患者(肌酐清除率不足50ml/min或血肌酐超过300μmol/L)应当服用正常剂量的一半。

体外研究表明特比萘芬抑制CYP2D6的代谢,因此,如果同时服用的药物的治疗窗较窄时,应该对接受主要由该酶代谢的药物,如三环类抗抑郁药(TCA)、选择性5-羟色胺再摄取抑制剂(SSRI)、以及单胺氧化酶抑制剂(MAOI)B型进行伴随治疗的患者,进行监测。

九、药物稳定性及贮藏条件

密封、避光、30℃以下保存。

十、药物经济性评价

非基本药物,医保乙类,《中国药典》(2020年版)收载。

夫 西 地 酸

一、药品名称

1. 英文名 Fusidic Acid

2. 化学名 反-16α-羧基-3β,11β-二羟基-4β,8β,14α-三甲基-18-去甲基-5β,10α-胆甾-(17Z)-17(20),24-二烯-21-酸半水合物

二、药品成分

夫西地酸

三、剂型及规格

5g:0.1g

四、适应证及相应的临床价值

适用于各种敏感细菌所致的皮肤感染,主要是革兰氏阳性菌引起的感染;如疖肿、毛囊炎、甲沟炎、红癣、寻常痤疮等,创伤、湿疹和溃疡合并的感染等。

五、用法用量

局部涂于患处,缓和涂匀摩擦,必要时可包扎患处,每日2~3次,1周为一疗程,需要时可重复一个疗程。

六、特殊人群用药

1. 孕妇 用药安全性尚不明确,宜慎用本品。

2. 哺乳期妇女 哺乳期妇女宜慎用本品。

3. 儿童 目前尚无儿童用药的禁忌报道资料。

4. 老年人 目前尚无老年人用药的禁忌报道资料。

七、药理学

1. 药效学及作用机制 夫西地酸通过抑制细菌的蛋白质合成而产生抗菌作用。夫西地酸对多种革兰氏阳性菌有较强的抗菌作用,尤其对葡萄球菌高度敏感,甚至对青霉素、甲氧西林和其他抗生素耐药的菌株也有效。

2. 药代动力学 目前尚无局部外用药全身吸收的报道,一旦吸收,大部分经肝脏代谢,并由胆汁排泄消除。

3. 药物不良反应 局部应用一般耐受良好,罕见不良反应。

4. 药物相互作用 本品与临床使用的其他抗菌药物之间无交叉耐药性。因此本品可用于治疗对其他抗生素禁忌的患者,如对青霉素或其他抗菌药物过敏的患者及肾功能损伤患者。

八、注意事项

1. 禁用 对夫西地酸及制剂中任何成分过敏者不能使用本品。

2. 用药注意事项

(1) 由于夫西地酸对眼结膜有刺激作用,尽量避免眼周使用。

(2) 如治疗严重皮肤感染时,应辅助进行全身抗感染治疗。

(3) 如若出现严重刺激作用或过敏性皮肤反应,应停药并选用其他治疗方案。

九、药物稳定性及贮藏条件

15~25℃温度下保存,置于儿童不易拿到的地方。

十、药物经济性评价

非基本药物,医保乙类,《中国药典》(2020年版)未收载。

阿 莫 罗 芬

一、药品名称

1. 英文名 Amorolfine

2. 化学名 rac-顺-4-[3-[4-(1,1-二甲基-丙基)苯基]-2-甲基丙烷]-2,6-二甲基-吗啉盐酸盐

二、药品成分

盐酸阿莫罗芬

三、剂型及规格

搽剂 (1)5%,2.5ml/瓶;(2)5%,5ml/瓶

四、适应证及相应的临床价值

本品用于治疗敏感真菌引起的指(趾)甲感染。

五、用法用量

1. 儿童　缺乏相关临床研究资料,不推荐用于儿童。

2. 成人　将本品施用于病甲,每周使用 1~2 次。请仔细按照以下步骤使用本品:

(1) 锉光指(趾)甲:在使用本品前,用药盒中的甲锉尽可能锉光受感染的指(趾)甲,包括指(趾)甲表面。注意不要用已接触病甲的甲锉锉健康的指(趾)甲,这样会使感染扩散。同时注意其他人不能使用你药盒中的甲锉以防交叉感染。

(2) 清洁指(趾)甲:用一张药盒中的药签清洁指(趾)甲表面。对每一病甲需重复 1、2 步骤。

(3) 从药瓶中取出搽剂:将药铲深入药瓶,取出搽剂。避免搽剂触及瓶口以免流失。

(4) 涂施搽剂:将搽剂均匀涂布于整个指(趾)甲。对每一病甲重复 3、4 步骤。

(5) 干燥:使涂有搽剂的指(趾)甲干燥 3 分钟。

(6) 清洁药铲:所提供的药铲可重复使用。但是在每次涂施药液后应彻底清洁药铲。使用清洁指(趾)甲的同一张药签清洁药铲,同时避免此药签接触新涂有搽剂的病甲。用后旋紧药瓶。药签易燃,请妥善处置。

(7) 在第二次使用本品之前,先用药签祛除旧的搽剂。如有必要再锉一次。然后重新涂施药液。

由于干燥的搽剂不受水和肥皂的影响,您可正常洗手或脚。但在接触化学物质(如各种油漆稀料,白酒)时,您需戴橡胶或防渗透的手套以保护搽剂。

在感染尚未清除,正常指(趾)甲没长成之前,有必要持续使用本品。对于指甲用药,一般需持续 6 个月,趾甲需持续 9~12 个月。每 3 个月观察治疗进展,在医生指导下用药。在治疗期间,避免使用指甲油或人工指甲。

3. 老年人　未知。

六、特殊人群用药

1. 妊娠期　在动物实验中,阿莫罗芬显示无致畸性,但具有胚胎毒性。由于缺少孕妇的临床研究资料,所以本品应禁用于孕妇或可能怀孕的妇女。

2. 哺乳期　本品应避免用于哺乳期妇女。

3. 儿童　不推荐用于儿童。

七、药理学

1. 药效学及作用机制　本品是局部外用抗真菌药。其活性成分为吗啉衍生物-阿莫罗芬。阿莫罗芬的抑菌作用主要是通过改变构成真菌细胞膜的脂类的生物合成来实现的。使麦角固醇含量减少,非典型脂类的累积导致真菌细胞膜和细胞器的形态改变,从而实现抑菌作用。

阿莫罗芬为广谱高效抗真菌药,它的抗菌谱为①酵母菌:白念珠菌及其他念珠菌种;②皮肤癣菌:红色毛癣菌、指(趾)间毛癣菌、须发毛癣菌及其他毛癣菌种,表皮癣菌,小孢子菌;③霉菌:帚霉菌;④暗色孢菌:Hendersonula、链格孢菌、分支孢子菌;⑤低敏感性菌种:曲霉菌、镰孢菌、毛霉菌。

2. 药代动力学　盐酸阿莫罗芬搽剂可渗透甲板并在其中弥散,根除甲板内及甲板下的真菌。但盐酸阿莫罗芬搽剂局部外用所致的全身吸收很少,即便连续用药一年以上,血浆中的药物浓度仍然低于检测水平。

八、注意事项

1. 禁用　对本品任一成分过敏者禁用。

2. 用药注意事项

(1) 如果不慎将搽剂误入眼内或耳内,立即用清水冲洗,必要时就近咨询医生或药师。

(2) 本品应避免接触黏膜(如眼、口腔、鼻),亦不得吸入。

(3) 请不要将甲锉重复用于健康指(趾)甲。

(4) 每次使用前,如有必要,锉光受感染的指(趾)甲,并用药签除去残留的搽剂。

(5) 放置在儿童不能触到的地方。

九、药物稳定性及贮藏条件

避免高温贮存(低于 30℃)。

十、药物经济性评价

非基本药物,医保乙类,《中国药典》(2020 年版)未收载。

联 苯 苄 唑

一、药品名称

1. 英文名　Bifonazole
2. 化学名　(±)1-(α-联苯-4-基苄基)-1*H*-咪唑

二、药品成分

联苯苄唑

三、剂型及规格

乳膏　每支联苯苄唑乳膏中含联苯苄唑 0.1g[每支(盒)10g(1%)]

四、适应证及相应的临床价值

用于手皮肤真菌、酵母菌、霉菌、和其他皮肤菌和糠秕孢子菌引起的皮肤真菌病,以及微小棒杆菌引起的感染。如脚癣、手癣、体癣、股癣、花斑癣、表皮念珠菌病。

五、用法用量

成人:每日使用 1 次,最好是在晚上休息前使用。在患处皮肤涂一薄层并摩擦促使其吸收。为达到持续的疗效,联苯苄唑乳膏必须按时使用且要达到足够的疗程。

常规的疗程如下:①脚的真菌病,运动脚(足癣),连续使用 3 周;②躯干、手及皮肤皱褶处的真菌病(手癣、体癣、股癣),连续使用 2~3 周;③花斑癣,连续使用 2 周;④表皮念珠菌病,连续使用 2~4 周;⑤1cm 长的一条乳膏剂即足够用于手掌大的面积。

六、特殊人群用药

1. 妊娠期　在怀孕的前 3 个月,未经咨询医师,请勿使用本品。

2. 哺乳期　在哺乳期间,本品不得涂抹于胸部。

七、药理学

1. 药效学及作用机制　本药为咪唑类抗真菌剂,作用机制是抑制细胞膜的合成,具有广谱抗真菌作用,对皮肤真菌、酵母菌、霉菌及其他真菌,如秕糠状鳞斑霉菌,微小棒状杆菌有效。体外试验表明本药对皮肤真菌(如发癣菌)的作用主要是杀菌,而对酵母菌的作用主要是抑菌。本药能很好地透过被感染的皮肤,作用迅速并持续时间长,维持时间超过 48 小时。

2. 药代动力学　据文献报道正常成人腹部皮肤 10cm×20cm 涂敷 0.1g 联苯苄唑,给药后 12 小时,血药峰浓度(C_{max})为 3.8ng/ml,皮肤吸收率极低。家兔局部皮肤(10cm×20cm)涂敷 0.1g 联苯苄唑,血药达峰时间(T_{max})为给药后 3 小时,血药峰浓度(C_{max})为 140ng/ml,至 24 小时仍有一定浓度(100ng/ml)。用血管外给药开放型二室模型处理得到的动力学参数说明中心室和周边室的转运速度基本相同,提示联苯苄唑在组织中贮留很少。

八、注意事项

1. 禁用　对本品任何成分过敏者禁用。

2. 慎用　对其他咪唑类抗生素如益康唑、克霉唑、咪康唑等有过敏史的患者慎用。过敏体质者慎用。

3. 用药注意事项:避免接触眼睛和其他黏膜(如口、鼻等)。

(1)用药部位如出现烧灼感、红肿等情况应停药,并将局部药物洗净,必要时向医师或药师咨询。

(2)儿童必须在成人监护下使用,并将本品放在儿童不能接触的地方。

(3)在妊娠的前三个月,未经医师准许,请勿使用本品,如哺乳期使用,不得得涂抹于胸部。

九、药物稳定性及贮藏条件

密闭,在 25℃以下保存。

十、药物经济性评价

非基本药物,医保乙类,《中国药典》(2020 年版)未收载。

过氧化苯甲酰

一、药品名称

1. 英文名　Benzoyl Peroxide
2. 化学名　过氧化苯甲酸

二、药品成分

过氧化苯甲酸

三、剂型及规格

凝胶　10g(10%,)低密度聚乙烯管

四、适应证及相应的临床价值

寻常性痤疮、疖肿、痱子及各种溃疡和褥疮。

五、用法用量

成人:用量多少取决于溃疡创伤面的大小,每天 1 次。

六、药理学

药效学及作用机制:本品是一种氧化剂,外用于皮肤后,能缓慢释放出新生态氧,可杀灭痤疮丙酸杆菌,并有使皮肤干燥和脱屑作用。

七、注意事项

1. 禁用　皮肤有急性炎症及破溃者禁用。

2. 用药注意事项　避免接触眼睛及其他黏膜(如口、鼻等)。

(1)用药部位如有烧灼感、红肿等情况应停药,并将局部药品洗净,必要时向医师咨询。

(2)避免接触毛发和织物,以免脱色。

(3)对本品过敏者禁用,过敏体质者慎用。

(4)本品性状发生改变时禁止使用。

(5)请将本品放在儿童不能接触的地方。

(6)儿童必须在成人监护下使用。

八、药物稳定性及贮藏条件

在 15~25℃保存。

九、药物经济性评价

非基本药物,医保乙类,《中国药典》(2020 年版)收载。

克 罗 米 通

一、药品名称

1. 英文名　Crotamiton
2. 化学名　N-乙基-N-(2-甲基苯基)-2-丁烯酰胺

二、药品成分

克罗米通

三、剂型及规格

乳膏　1g:10g

四、适应证及相应的临床价值

适应证:疥疮、皮肤瘙痒及继发性皮肤感染。

临床价值:作为林旦乳膏的替代药物,可用于成人及大龄儿童疥疮的治疗。但不作为 2 岁以下儿童、孕妇及哺乳期妇女的治疗药物。疥疮诊疗指南中提出关于克罗米通的研究较少,但是对于儿童的安全性尚可。体外实验也表明克罗米通是很好的杀虫剂,但对临床治疗效果的评价并不一致,因此建议联合用药。本品还有很好止痒作用,可以作为其他药物的替代选择。

五、用法用量

1. 儿童　慎用,必须在成人监护下使用。
2. 成人　①疥疮:10% 乳膏。自颈部以下涂满全身,特别应涂搽在手足、指趾间、腋下和腹股沟,24 小时后再涂抹第 2 次,再隔 48 小时洗澡将药洗去,更换干净衣服和床单。必要时 1 周后重复 1 次;也可每日 1 次,连续 5~7 天。②瘙痒症:10% 乳膏。涂于患处,每日 3 次。③脓性皮肤病:10% 洗剂。将患处用浸渍本品的敷料覆盖。

六、特殊人群用药

1. 妊娠期　C 级。动物研究证明药物对胎儿有危害性(致畸或胚胎死亡等),或尚无设对照的孕妇研究,或尚未对孕妇及动物进行研究。本类药物只有在权衡对孕妇的益处大于对胎儿的危害之后,方可使用。
2. 儿童　慎用,必须在成人监护下使用。

七、药理学

1. 药效学及作用机制　具有局麻作用。能特异性杀死疥螨:作用于疥螨的神经系统,从而使疥螨麻痹死亡。另外,对链球菌和葡萄球菌的生长也有抑制作用。
2. 药代动力学　易于透入皮肤,作用迅速。

八、注意事项

1. 禁用　对克罗米通、苯海拉明过敏者禁用。急性渗出性皮肤禁用。
2. 用药注意事项
(1) 婴幼儿慎用,不能大面积用于婴儿及低龄儿童皮肤。
(2) 急性炎症性、糜烂性或渗出性皮肤损害患者慎用。
(3) 本品过敏者禁用,过敏体质者慎用。
(4) 本品性状发生改变时禁止使用。
(5) 避免接触眼睛及其他黏膜(如口、鼻等)。
(6) 用药部位如有烧灼感、红肿等情况应停药。并将局部药物洗净,必要时向医师咨询。
(7) 请将本品放在儿童不能接触的地方。
(8) 疥疮治疗期间不应洗浴,在完成治疗后再彻底清洗,并与患者同居住的人应一起治疗。
(9) 如正在使用其他药品,使用本品前请咨询医师或药师。

九、药物稳定性及贮藏条件

密闭保存。

十、药物经济性评价

非基本药物,医保乙类,《中国药典》(2020 年版)收载。

二　硫 化 硒

一、药品名称

英文名　Selenium Sulfide

二、药品成分

二硫化硒

三、剂型及规格

100g/瓶(2.5%)

四、适应证及相应的临床价值

用于去头屑、头皮脂溢性皮炎、花斑癣(汗斑)。

五、用法用量

成人用法用量如下:
治疗头皮屑和头皮脂溢性皮炎:先用肥皂清洗头发和头皮。取 5~10g 药液于湿发及头皮上,轻揉至出泡沫。待 3~5 分钟后,用温水洗净,必要时可重复一次。每周 2 次,一个疗程 2~4 周,必要时可重复一个或两个疗程。
治疗花斑癣:洗净患处。根据病患面积取适量药液涂抹(一般 10~30g)。保留 10~30 分钟后用温水洗净。每周 2 次,一个疗程 2~4 周,必要时可重复一个或两个疗程。

六、药理学

药效学及作用机制:本品可与过氧化酶—胱氨酸结合,抑制表皮油脂中不饱和脂肪酸过氧化,降低皮脂中脂肪酸含量。同时可抑制头皮表皮细胞的生长,抑制核分裂造成表皮细胞更替减少。本品尚对头癣的病原菌断毛癣菌有杀灭孢子作用。

七、注意事项

1. 禁用　对本品可成分过敏者禁用,本品性状发生改变时禁止使用。
2. 慎用　过敏体质者慎用。
3. 用药注意事项
(1) 仅供外用,不可吞服。
(2) 在染发、烫发后两天内不得使用本品。
(3) 头皮用药后应完全清洗干净,以免头发脱色。
(4) 避免接触眼睛和口、鼻等黏膜。
(5) 用前应充分摇匀,用后应塞紧瓶盖。
(6) 不要用金属器件接触药液,以免影响药效。
(7) 用药部位如有烧灼感、红肿等情况应停药,并将局部药物洗净,必要时向医师或药师咨询。
(8) 请将本品放在儿童不能接触的地方,儿童必须在成人监护下使用。

八、药物稳定性及贮藏条件

常温保存。

九、药物经济性评价

非基本药物,医保乙类,《中国药典》(2020 年版)收载。

2 糖皮质激素

莫 米 松

一、药品名称

1. 英文名 Mometasone
2. 化学名 9,21-二氯-11b,17-二羟基-16a-甲基孕甾-1,4-二烯-3,20-二酮 17-(2-糠酸酯)

二、药品成分

糠酸莫米松

三、剂型及规格

每支 5g 含糠酸莫米松 5mg

四、适应证及相应的临床价值

用于缓解对皮质激素有效的湿疹、接触性皮炎、特应性皮炎、神经性皮炎及皮肤瘙痒症等。

五、用法用量

成人涂患处,每日 1 次,不应封闭覆裹。

六、特殊人群用药

儿童应尽可能使用小剂量,并在用药时,注意由皮质激素可能诱发的垂体轴抑制剂库欣综合征。

七、药理学

1. 药效学及作用机制 具有局部抗感染、止痒作用。
2. 药代动力学 局部涂布软膏或乳膏后的吸收都极少。
3. 药物不良反应 其不良反应并不随强度而成比例增加。

八、注意事项

用药注意事项:
(1) 不能用于皮肤破溃处。
(2) 少数人可能更瘙痒、灼伤及皮肤萎缩。如出现皮肤刺激,应停药或对症治疗。如出现皮肤感染,应使用适当的抗生素,如疗效不明显,还应将本品停用,直至感染被控制为止。
(3) 长期外用于面部,可发生痤疮样皮炎。

九、药物稳定性及贮藏条件

密闭,在 25℃ 以下保存。

十、药物经济性评价

基本药物[0.1%(5g:5mg,10g:10mg)],医保乙类,《中国药典》(2020 年版)收载。

曲安奈德益康唑

一、药品名称

1. 英文名 Triamcinolone Acetonide and Econazole Nitrate
2. 化学名 9-氟-11β,21-二羟基-16α,17[(1-甲基亚乙基)双(氧)]-孕甾-1,4-二烯-3,20-二酮

二、药品成分

曲安奈德、硝酸益康唑

三、剂型及规格

每克含曲安奈德 1mg、硝酸益康唑 10mg,每支(盒)15g 或 5g

四、适应证及相应的临床价值

1. 伴有真菌感染或有真菌感染倾向的皮炎,湿疹。
2. 由皮肤癣菌,酵母菌和霉菌所致的炎症性皮肤真菌病,如手足癣、体癣、股癣、花斑癣。
3. 尿布性皮炎。
4. 念珠菌性口角炎。
5. 甲沟炎。
6. 由真菌、细菌所致的皮肤混合感染。

五、用法用量

1. 儿童 儿童必须在成人监护下使用。
2. 成人 局部外用,取适量本品涂于患处,每日早晚各1 次。治疗皮炎、湿疹时,疗程 2~4 周。治疗炎症性真菌性疾病应持续至炎症反应消退,疗程不超过 4 周。

六、特殊人群用药

1. 妊娠期 应在医师指导下使用。
2. 哺乳期 应在医师指导下使用。

七、药理学

药效学及作用机制:硝酸益康唑为抗真菌药,对皮肤癣菌、霉菌和酵母菌(如念珠菌)等有抗菌活性,对某些革兰氏阳性菌也有效。曲安奈德为糖皮质激素,具有抗感染、止痒及抗过敏作用。

八、注意事项

皮肤结核、梅毒或病毒感染者(如疱疹、牛痘、水痘)禁用。

九、药物稳定性及贮藏条件

密闭,在15~30℃处保存。

十、药物经济性评价

基本药物(乳膏乳:1g、10g、15g),医保甲类,《中国药典》(2020年版)收载。

卤米松/三氯生

一、药品名称

1. 英文名　Halometasone Triclosan
2. 化学名

卤米松:$6\alpha,11\beta,16\alpha$-2-氯-6,9-二氟-11,17,21-三羟基-16-甲基甾烷-1,4-二烯-3,20-二酮一水合物

三氯生:2,4,4-三氯-2羟基-二苯醚

二、药品成分

卤米松0.5mg/三氯生10mg

三、剂型及规格

乳膏　每支(盒)10g

四、适应证及相应的临床价值

用于已并发有三氯生敏感细菌继发感染,而皮质类固醇又有疗效的各种类型和各个部位的炎性皮肤病,例如脂溢性皮炎、接触性皮炎、异位性皮炎、局限性神经性皮炎、钱币状湿疹、皮肤擦烂及皮肤霉菌病,均以急性炎症为主要特征者。

五、用法用量

1. 儿童　本品的连续性治疗不应超过2周。至于2岁以下的儿童,本品的治疗不应超过7天,敷药治疗的皮肤面积不应超过体表面积的10%,应避免使用封闭性包扎治疗。
2. 成人　根据病变的严重程度,应将乳膏每日1~2次涂敷于患处,使呈一薄层,可以加上轻轻揉搽。不须其外加上保护性敷料,因为已存在皮肤感染,用药部位勿进行封包。

六、特殊人群用药

1. 妊娠期　动物实验已证明皮质类固醇可能有潜在致畸性,或对胚胎和/或幼胎产生其他不良作用。然而,迄今尚未见有关于本药于人体妊娠期使用时不良反应的报道。于妊娠期使用本乳膏,必须郑重权衡利弊,应有明确的治疗指征。而且,使用本乳膏时,不应大剂量使用,不应用于大面积皮肤或长时间地使用。
2. 哺乳期　尚不了解其活性物质和/或其代谢产物能否进入乳汁。为安全起见,应特别小心。
3. 儿童:本品的连续性治疗不应超过2周。至于2岁以下的儿童,本品的治疗不应超过7天,敷药治疗的皮肤面积不应超过体表面积的10%,应避免使用封闭性包扎治疗。

七、药理学

1. 药效学及作用机制　本药为含有抗生素的外用皮质类固醇复方制剂。卤米松是一个含卤基的强效外用糖皮质激素药物。它具有抗炎、抗过敏、缩血管和抗增生作用。对于很多类型和不同原因的炎症性皮肤病,它能很迅速地减轻和消除例如瘙痒等症状。糖皮质激素的多种药效作用可归因于它与特殊的细胞质受体相互作用所致的复杂的分子水平的机制。三氯生作为抗菌成分,是一种含多个氯的苯氧基酚,其抗菌谱广。在其最小抑菌浓度范围(MIC)约$0.01~10\mu g/ml$内有抗菌作用:革兰氏阳性菌如葡萄球菌、链球菌、梭状芽孢杆菌,革兰氏阴性菌如肠杆菌、普通变形杆菌、奇异变形杆菌、沙门菌、志贺菌、摩拉克菌、布鲁杆菌、弧菌属、港卡菌属、放线菌属、链球菌、刚果嗜皮菌。对于表皮真菌类(如表皮真菌、毛发癣菌、小孢子菌属)及真菌(念珠菌属),它的抑菌活性较弱些(MIC:$1~33\mu g/ml$)。对本品无效的菌为:产碱菌属、霉浆菌、尺变形菌、锯杆菌、铜绿假单胞菌、结核杆菌、棒状杆菌、人型链球菌。三氯生于上述低浓度及高滴度细菌时($>1\mu g/ml$)具有抑菌活性,可能是因为对细菌细胞膜的损伤。

2. 药代动力学

卤米松:在健康志愿者背部的$400cm^2$皮肤上,局部涂用2g卤米松并加以密封包扎。卤米松的透皮吸收率平均为所用剂量的1.2%。

三氯生:按照上述相同的用药条件,由尿中排出的葡醛化三氯生代谢产物来判定,约20%的三氯生被吸收,所吸收剂量的75%在48小时内主要以葡醛化合物形式从尿中排泄。

八、注意事项

1. 禁用皮肤的病毒感染(如单纯疱疹、带状疱疹),皮肤梅毒病变、皮肤结核病、红斑痤疮、口周皮炎、寻常痤疮、有溃疡部位、眼睛及眼周部位的应用;对于卤米松、三氯生及复方制剂中其他组分已知过敏者(由于三氯生所诱发的高敏性反应可能为皮质类固醇所掩盖)。

2. 慎用　出现不良反应时应慎用。

3. 用药注意事项　避免本药的长时期连续性治疗,连续性治疗不应超过2~3周。对于特殊病例,如果需大剂量敷用,或大面积涂用皮肤上,应对患者进行经常性的医疗检查。于面部或者擦烂的部位,只限短期小心地使用本乳膏。如治疗约1星期仍无改善,必须停止使用,建议检定病原菌而改用合适的治疗。在大面积皮肤上尤其是在儿科患者应用时应注意出现系统性不良反应如对肾上腺素皮质功能影响的可能。且给儿童患者使用本乳膏时应避免做密封性包扎。本乳膏亦不能用于没有急性炎症的细菌性或真菌性皮肤病,也不能和眼结膜或黏膜组织相接触。

九、药物稳定性及贮藏条件

避免高温(30℃以下贮存)。小心存放,避免儿童误取。

十、药物经济性评价

非基本药物,医保乙类,《中国药典》(2020 年版)未收载。

3　抗角化药

维 A 酸

一、药品名称

1. 英文名　Tretinoin
2. 化学名　(13*E*)-3,7-二甲基-9-(2,6,6-三甲基环己烯基)-2,4,6,8-壬四烯酸

二、药品成分

维 A 酸

三、剂型及规格

10mg 片剂,10 片/板×2 板/盒

四、适应证及相应的临床价值

适用于痤疮、扁平苔藓、白斑、毛发红糠疹和面部糠疹等。可作为银屑病、鱼鳞病的辅助治疗,也可用于治疗多发性寻常疣以及角化异常类的各种皮肤病,同时用于治疗急性早幼粒细胞白血病(APL),并可作为维持治疗药物。

五、用法用量

成人:①用于皮肤疾病的治疗,口服,每日 2~3 次,每次 10mg;②用于急性早幼粒细胞白血病的治疗,口服,按体表面积每日 45mg/m²,每日最高总量不超过 0.12g,分 2~4 次服用,疗程 4~8 周。根据治疗反应调整用量,达完全缓解后,还应给予标准化治疗。

六、特殊人群用药

1. 妊娠期　本品有致畸性,育龄妇女及其配偶在口服本品期间及服药前三个月及服药后一年内应严格避孕,育龄妇女服药前、停药后应做妊免实验。
2. 哺乳期　禁用。
3. 肾功能损害　禁用。
4. 肝功能损害　禁用。
5. 其他人群
(1)儿童:1 岁以下使用口服制剂及 12 岁以下使用凝胶微球的安全性和有效性尚未确立。故应慎用。
(2)老年人:50 岁以上人群使用乳膏的安全性和有效性尚不明确。

七、药理学

1. 药效学及作用机制　本品为细胞诱导分化剂。可诱导急性早幼粒细胞白血病(APL)细胞分化成熟,在体外和体内试验中可抑制 APL 细胞的增殖。APL 患者使用维 A 酸治疗后,可使来源于白血病纯系细胞的原始早幼粒细胞初步成熟,随后正常的多细胞系的造血细胞使骨髓和外周血再生,患者得到缓解。本品治疗 APL 的确切机制尚不清楚。

维 A 酸是维生素 A 的代谢中间体,主要影响骨的生长与上皮代谢。通过调节表皮细胞的有丝分裂和表皮细胞的更新,促进正常角化,影响上皮代谢,对上皮角化细胞的生长和角质层的脱落有明显的促进作用,可促使已有的粉刺去除,同时又抑制新的粉刺;可阻止角质栓的堵塞,对角蛋白的合成有抑制作用。

2. 药代动力学　口服吸收良好,2~3 小时血药浓度达峰。吸收后与维生素 A 在体内的主要代谢产物和活性形式相同,主要是在葡糖醛酸转移酶的催化下生成葡糖醛酯代谢物而排出体外。本品主要在肝代谢,由胆汁和尿中排出。

八、注意事项

1. 禁用　对本药过敏者,急性亚急性皮炎、湿疹类皮肤病患者,严重肝、肾损害者,孕妇,哺乳期妇女。
2. 慎用　皮肤晒伤者,儿童。
3. 用药注意事项　服用本品治疗 APL,应在有经验的血液科医生严格监督下使用。口服本品出现不良反应时,应控制剂量或与谷维素、维生素 B₁、维生素 B₆ 等同服,可使头疼等症状减轻或消失。在治疗严重皮肤病时,可与皮质激素、抗生素等合并使用,以增加疗效。

九、药物稳定性及贮藏条件

遮光、密闭、在阴凉(不超过 20℃)干燥处保存。

十、药物经济性评价

基本药物(乳膏剂:0.025%、0.05%、0.1%),医保乙类,《中国药典》(2020 年版)收载。

异维 A 酸

一、药品名称

1. 英文名　Isotretinoin
2. 化学名　β-顺式维生素 A 酸

二、药品成分

异维 A 酸

三、剂型及规格

异维 A 酸软胶囊　(1)10mg;(2)20mg;(3)40mg

四、适应证及相应的临床价值

本药软胶囊用于重度痤疮,尤其结节囊肿性痤疮,亦可用于毛发红糠疹等。

五、用法用量

1. 成人 口服给药。本药软胶囊:剂量应个体化,范围为每日 $0.1\sim1mg/kg$,建议开始剂量为每日 $0.5mg/kg$,分 2 次服用。治疗 2~4 周后可根据临床效果及不良反应酌情调整剂量。6~8 周为一疗程,疗程之间可停药 8 周,停药后短期内可持续改善症状。

2. 老年人 口服给药。本药软胶囊:剂量应个体化,范围为每日 $0.1\sim1mg/kg$,建议开始剂量为每日 $0.5mg/kg$,分 2 次服用。治疗 2~4 周后可根据临床效果及不良反应酌情调整剂量。6~8 周为一疗程,疗程之间可停药 8 周,停药后短期内可持续改善症状。

六、特殊人群用药

1. 妊娠期 本药口服可导致自发性流产及胎儿发育畸形,孕妇禁用。育龄妇女或其配偶服药期间及服药前后 3 个月内应严格避孕。美国食品药品管理局(FDA)对本药的妊娠安全性分级为 X 级。

2. 哺乳期 本药是否随乳汁排泄尚不明确,故哺乳期妇女禁用。

3. 肾功能损害 禁用。

4. 肝功能损害 禁用。

5. 其他人群

(1) 儿童:12 岁以下儿童用药的安全性和有效性尚未确定,12 岁及 12 岁以上儿童口服本药过量可发生骨结构的改变,包括儿童骨骺盘早熟融合。

(2) 老年人:老年人可使用本药。

七、药理学

1. 药效学及作用机制 本药属于第一代维 A 酸,是全反式维 A 酸的立体异构体。口服具有抗油脂作用,对严重痤疮有特殊疗效。具体包括:①具有缩小皮脂腺、抑制皮脂腺活性、减少皮脂腺分泌,减轻上皮细胞角化及毛囊皮脂腺口的角质栓塞,从而抑制依赖脂质环境生长的痤疮丙酸杆菌的繁殖;②可影响单核细胞和淋巴细胞功能,抑制中性粒细胞的趋化而具有抗感染活性;③选择性地结合维 A 酸核受体而发挥治疗作用。

2. 药代动力学 吸收:由于其高度的亲脂性,异维 A 酸与高脂餐同服时吸收增加。一项交叉性研究中,74 名健康成年受试者分别在禁食及进餐条件下单次口服 80mg 异维 A 酸(40mg 胶囊 2 粒),标准化高脂饮食后服用异维 A 酸的 C_{max} 及 AUC 均较禁食时增加 2 倍以上,但消除半衰期不发生变化,这一现象提示食物能增加异维 A 酸的生物利用度但并不改变它的分布。进食时达峰时间(T_{max})延长,可能与更长的吸收时相有关。因此,异维 A 酸胶囊应与食物同服。临床研究显示异维 A 酸在结节性痤疮患者与皮肤正常的健康受试者之间的药代动力学没有差异。

分布:异维 A 酸与血清白蛋白的结合率达 99.9% 以上,其中主要与白蛋白结合。

代谢:口服异维 A 酸后,人体血浆中至少检测出三种代谢产物:4-O-异维 A 酸、维 A 酸及 4-O-维 A 酸。维 A 酸与 13-顺-维 A 酸(异维 A 酸)为几何异构体并可进行可逆性的相互转化。服用其中的一种异构体可引起另一种含量的增加。异维 A 酸也可不可逆地氧化为 4-O-异维 A 酸,其几何异构体为 4-O-维 A 酸。

74 名健康成年受试者单次口服 80mg 异维 A 酸后,进食条件下服药较禁食时血浆中所有的代谢产物异构体的量均有所增加。

所有的这些代谢产物在一些体外模型中显示出较母体异维 A 酸更强的维生素 A 样活性,但这些模型的临床意义尚不清楚。成年囊肿性痤疮患者多次口服异维 A 酸后,进食及禁食条件下达到稳态时 4-O-异维 A 酸的浓度约为异维 A 酸的 3.4 倍。

体外研究显示,异维 A 酸的代谢产物中主要包括的 P450 异构体为 2C8、2C9、3A4 及 2B6。异维 A 酸及其代谢产物进一步代谢为轭合物,随粪便及尿液排泄。

排泄:口服 ^{14}C 标记的异维 A 酸混悬液 80mg 后,^{14}C 的活性在血中 90 小时衰减一半。异维 A 酸的代谢产物及代谢终产物(轭合物)以相对均等的量从尿液及粪便中排泄(占总量 65%~83%)。74 名健康成年受试者进食条件下单次口服 80mg 异维 A 酸后,异维 A 酸及 4-氧-异维 A 酸的消除半衰期($t_{1/2}$)分别为(21.0 ± 8.2)小时及(24.0 ± 5.3)小时。囊肿性痤疮患者单次及多次用药后,异维 A 酸的累积比范围为 0.90~5.43。

儿童:38 名儿童患者(12~15 岁)及 19 名成人患者(≥18 岁)单次和多次服用异维 A 酸治疗重度难治性结节性痤疮,对异维 A 酸的药动学研究显示,两个年龄组中,主要的代谢产物均为 4-O-异维 A 酸,也存在维 A 酸及 4-O-维 A 酸。异维 A 酸在儿童与成人患者间的药代参数无统计学差异。

八、注意事项

1. 禁用 对本品任何成分过敏者禁用。本品禁止用于孕妇或即将妊娠的妇女。育龄期妇女或其配偶在开始服用异维 A 酸治疗前 3 个月、治疗期间及停药后 3 个月内应采用有效的避孕措施。

2. 慎用 儿童。

3. 用药注意事项 本药外用凝胶避免用于口腔、唇部、眼部、鼻角或其他黏膜部位,皮肤敏感部位(如颈部)慎用。用药期间及停药后 3 个月内患者不可献血。使用本药凝胶期间,与其他局部治疗痤疮药物[特别是含有剥脱药(如过氧化苯甲酰)或具有剥脱作用的药物]合用时应谨慎。用药期间不应使用日光灯照射,避免过度日光及紫外线(UV)照射,如不可避免,应涂防晒药品或采取遮蔽措施。治疗痤疮,初期时症状可能有短暂性加重现象,如无其他异常情况,可在严密观察下继续用药,不宜同时服用其他角质分离药或表皮剥脱性抗痤疮药;必要时可用温和的外用药作辅助性治疗。

在开始治疗前 1 个月、治疗期间和治疗后 1 个月使用两种有效的避孕措施。

九、药物稳定性及贮藏条件

软胶囊:密封,阴凉(不超过 20℃)干燥处保存。

十、药物经济性评价

非基本药物,医保乙类,《中国药典》(2020 年版)收载。

维 胺 酯

一、药品名称

1. 英文名　Viaminate
2. 化学名　N-(4-乙氧羰基苯基)维生素甲酰胺

二、药品成分

维胺酯

三、剂型及规格

维胺酯胶囊　25mg
维胺酯胶丸　(1)5mg;(2)25mg

四、适应证及相应的临床价值

用于治疗中、重度痤疮,对鱼鳞病、银屑病、苔藓类皮肤病及某些角化异常性皮肤病也有一定疗效。其他临床应用参考扁平疣、蕈样肉芽肿早期皮损等。

五、用法用量

1. 成人　口服给药,每次 25~50mg,每日 2~3 次。治疗痤疮的疗程为 6 周,脂溢性皮炎为 4 周。
2. 老年人　肝、肾功能不全的老年患者慎用本药。

六、特殊人群用药

1. 妊娠期　孕妇使用本药可导致自发性流产及胎儿发育畸形,故禁用本药。
2. 哺乳期　哺乳期妇女禁用本药。
3. 肾功能损害　慎用。
4. 肝功能损害　慎用。
5. 其他人群
(1)儿童:儿童用药的安全性尚不明确,过量用药可产生骨骼改变,如儿童骨骺较早融合。
(2)老年人:肝、肾功能不全的老年患者慎用本药。

七、药理学

1. 药效学及作用机制　本药为维 A 酸类衍生物,口服具有调节和控制上皮细胞分化与生长、抑制角化、减少皮脂分泌、抑制角质形成细胞的角化过程、使角化异常恢复正常、抑制痤疮丙酸菌的生长,并有调节免疫及抗感染作用。还具有除皱、减轻色斑、增加皮肤弹性的作用。
2. 药代动力学　口服后大部分经肠道吸收,经肝、胆代谢后随尿、粪便排出。健康男性空腹单次口服本药 10mg,达峰时间为(2.612±0.778)小时,血药峰浓度为(17.496±

8.992)μg/ml,半衰期为(2.378±0.871)小时。

八、注意事项

1. 禁用　重症糖尿病患者,脂代谢障碍患者,孕妇,哺乳期妇女。
2. 慎用　严重肝、肾功能不全者。酗酒者。
3. 用药注意事项　用药期间避免强烈日光或紫外光过度照射。女性患者用药期间及停药后半年内应采取严格避孕措施。不良反应的处理方法:本药不良反应的严重程度与剂量、疗程及个体耐受性有关。轻度不良反应可不必停药,但发生严重不良反应时应停药,并进行相应处理。

九、药物稳定性及贮藏条件

胶囊:避光,密封,于阴凉(不超过 20℃)干燥处保存。
胶丸:避光,密封,于阴凉干燥处保存。

十、药物经济性评价

非基本药物,医保乙类,《中国药典》(2020 年版)未收载。

卡泊三醇软膏

一、药品名称

1. 英文名　Calcipotriol Ointment
2. 化学名　9,10-开环胆甾-24-环丙基-5,7,10(19),22-四烯-1,3,24 三醇

二、药品成分

卡泊三醇

三、剂型及规格

0.005%(15g:0.75mg,30g:1.50mg);15g/支,30g/支

四、适应证及相应的临床价值

用于寻常型银屑病的局部治疗。

五、用法用量

1. 儿童　本品儿童用药的安全性尚未确定。
2. 成人　将本品少量涂于患处皮肤,每日 1~2 次。推荐在治疗初期每日给药 2 次,适当时可减为每日 1 次给药。每周最大用量不应超过 100g。

六、特殊人群用药

1. 妊娠期　动物实验未发现本品有致畸作用,但本品用于孕妇的安全性尚未确定。
2. 哺乳期　不确定卡泊三醇是否通过乳汁排泄,因此本品不应在妊娠和哺乳期使用。
3. 肾功能损害　严重肾衰竭患者应避免使用。
4. 肝功能损害　严重肝功能不全患者应避免使用。

七、药理学

1. 药效学及作用机制 卡泊三醇为维生素 D 衍生物，外用能抑制皮肤细胞（角朊细胞）增生和诱导其分化，从而纠正银屑病皮损的增生和分化异常。

2. 药代动力学 口服卡泊三醇经肝代谢，半衰期很短，主要代谢物无药理活性。而卡泊三醇经皮肤吸收为给药剂量的 1%～5%。

八、注意事项

1. 禁用 有严重肾衰竭或严重肝功能不全的患者应避免使用。

2. 用药注意事项 避免直接用于面部成偶然涂于面部。每次用药后必须小心洗去手上残留的药物。

（1）按照推荐给药剂量使用本品出现高钙血症的风险非常小。如果每周使用量超过最大使用剂量（100g），则有可能会导致高钙血症，停药后血清钙水平可很快恢复正常。

（2）用药期间，限制或避免过度暴露在自然光或人工光下。

（3）本品辅料中含有丙二醇，其可能会引起皮肤刺激。

九、药物稳定性及贮藏条件

储存于室温下（15～25℃）。应置于儿童无法取到的地方。

十、药物经济性评价

非基本药物，医保乙类，《中国药典》（2020 年版）未收载。

卡泊三醇搽剂

一、药品名称

1. 英文名 Calcipotriol Scalp Solution
2. 化学名 9,10-开环胆甾-24-环丙基-5,7,10(19),22-四烯-1,3,24 三醇

二、药品成分

卡泊三醇

三、剂型及规格

50μg/ml，30ml/瓶

四、适应证及相应的临床价值

头部银屑病。

五、用法用量

成人 将本品少量涂于头部患处皮肤，早晚各一次。每周用量不可超过 60ml。当患者还同时使用达力士软膏和乳膏时，卡泊三醇总量每周不超过 5mg（相当于 100g 达力士软膏或乳膏）。1ml 达力士搽剂相当于 1g 达力士软膏或乳膏。

六、特殊人群用药

1. 妊娠期 动物实验未发现本品有致畸作用，但本品用于孕妇的安全性尚未确定。

2. 哺乳期 不确定卡泊三醇是否通过乳汁排泄，因此本品不应在妊娠和哺乳期使用。

3. 肾功能损害 严重肾衰竭患者应避免使用。

4. 肝功能损害 严重肝功能不全患者应避免使用。

七、药理学

1. 药效学及作用机制 本品为维生素 D 衍生物卡泊三醇的外用制剂，能抑制皮肤细胞（角朊细胞）增生和诱导其分化，从而使银屑病皮损的增生和分化异常得以纠正。

2. 药代动力学 口服给药经肝代谢，半衰期很短，人肝匀浆外实验显示人的代谢途径与鼠，豚鼠，兔相似，主要代谢物无药理活性。卡泊三醇经皮肤吸收为给药剂量的 1%～5%。

八、注意事项

1. 禁用 有严重肾衰竭或严重肝功能不全的患者应避免使用。

2. 用药注意事项 避免直接用于面部或偶然涂于面部。每次用药后必须小心洗去手上残留的药物。

（1）按照推荐给药剂量使用本品出现高钙血症的风险非常小。如果每周使用量超过最大使用剂量（100g），则有可能会导致高钙血症，停药后血清钙水平可很快恢复正常。

（2）用药期间，限制或避免过度暴露在自然光或人工光下。

（3）本品辅料中含有丙二醇，其可能会引起皮肤刺激。

九、药物稳定性及贮藏条件

储存于室温下（15～25℃）。应置于儿童无法取到的地方。

十、药物经济性评价

非基本药物，医保乙类，《中国药典》（2020 年版）未收载。

地 蒽 酚

一、药品名称

1. 英文名 Dithranol
2. 化学名 1,8-二羟基-9-蒽酮

二、药品成分

地蒽酚

三、剂型及规格

浓度包括：0.05%、0.1%、0.25%、0.5%、1.0%、2%和 3%

四、适应证及相应的临床价值

适应证:主要用于寻常型斑块状银屑病。

临床价值:地蒽酚经过80多年的应用实践,证明可以安全有效的用于银屑病的治疗。地蒽酚作用时间长,相对于局部用皮质类固醇更加安全,并且不易引起停药反跳现象。该药品是治疗轻中重度银屑病的重要治疗方案。在美国银屑病治疗指南中地蒽酚为C级推荐的治疗药物,证据等级Ⅲ级。中国银屑病治疗指南亦推荐本品用于银屑病的外用治疗。

五、用法用量

1. 儿童　必须在成人监护下使用。

2. 成人

(1) 浓度递增疗法:开始使用低浓度治疗至少5天,待皮肤适应后,再递增浓度,依次从0.05%、0.1%、0.25%、0.5%、0.8%、1.0%到3%。门诊患者可每日1次治疗,入睡前涂药,第二天清晨用肥皂洗净,后涂润肤乳以保持皮肤润滑。住院患者可每日早晚两次涂药治疗。

(2) 短程接触疗法:不同浓度和接触时间试验发现,以3%浓度为终剂量,作用约20分钟后洗净,每日1次,为最佳浓度和作用时间;对于静止期皮损,也可采用低浓度、短程接触疗法,即用0.1%软膏作用5~20分钟或用1%软膏作用5分钟然后用肥皂洗净,可产生足够的抗银屑病活性,且副作用最小。对于大的持久性皮损,可用较高浓度治疗,即用1%软膏,每日1次,持续10~20分钟后用肥皂洗净,以后逐步延长作用时间至30分钟、40分钟和60分钟,直至出现轻度红斑。

(3) 联合疗法:地蒽酚可与其他药物或疗法联合应用。经典方案是地蒽酚与UVB联合应用。短程接触疗法与UVB联用可显著延缓复发并能减轻红斑刺激症状的出现。另对于较厚的皮损,可先用角质溶解剂处理后再应用地蒽酚。当皮损消退后,咨询医师酌情维持治疗。

六、特殊人群用药

妊娠C级。动物研究证明药物对胎儿有危害性(致畸或胚胎死亡等),或尚无设对照的孕妇研究,或尚未对孕妇及动物进行研究。本类药物只有在权衡对孕妇的益处大于对胎儿的危害之后,方可使用。

七、药理学

1. 药效学及作用机制　地蒽酚主要的药理作用包括抗上皮细胞增殖、诱导上皮细胞分化及抗感染症作用。具体表现为:通过抑制角质形成细胞和多形核白细胞中蛋白激酶C的活性、抑制人外周血单核细胞分泌白细胞介素-1、6、8和肿瘤坏死因子α,阻断银屑病免疫异常表达的病理信号物质;并通过减少角质形成细胞中转化生长因子-α量及其表皮生长因子受体的亲和力而产生抗角质形成细胞增殖和起抗感染作用。能使小鼠鼠尾颗粒层细胞增生及下调转谷氨酰胺酶(TGase)mRNA表达,表明其有诱导上皮细胞分化的

作用。通过抑制佛波酯诱导的多形核白细胞产生活性氧而产生抗感染的作用;但也能刺激正常多形核白细胞产生活性氧而引起正常皮肤的炎症刺激。抑制脂氧合酶代谢途径,减少受刺激的人多形核白细胞中5-脂氧合酶产物5-HETE和白三烯 B_4 的产生;抑制白细胞趋化性;灭活线粒体而抑制细胞呼吸;抑制葡糖-6-磷酸酶活性。以上抑制作用均可产生抗感染作用。

2. 药代动力学　地蒽酚不稳定,在暗处即可自身氧化。主要的氧化产物为1,8-二羟蒽醌、地蒽酚二聚体和蒽醌二聚体。1,8-二羟蒽醌仍不稳定,可被进一步氧化。经过更高级的二聚化和多聚化,地蒽酚衍生物变得稳定而且不可溶。其中间产物如地蒽酚阴离子、地蒽酚游离基和氧游离基被认为具有抗银屑病活性,同时也可引起地蒽酚皮炎。外用地蒽酚白凡士林软膏于银屑病皮损60分钟后,绝大部分1,8-二羟蒽醌以及少量的地蒽酚二聚体和地蒽酚主要聚集在银屑病皮损表皮内,而未受累皮肤需要经过4.5小时才可在表皮中检测到少量的1,8-二羟蒽醌。经皮入血的吸收率非常低,主要以氧化产物的形式从尿中排出。

八、注意事项

1. 禁用　对地蒽酚类化合物过敏者禁用,对进展期脓疱性银屑病禁用。

2. 用药注意事项　由于皮肤敏感性的个体差异,因此必须密切监测刺激性并小心提高治疗进程。涂药时要戴塑料手套,以防皮肤刺激。少数患者对地蒽酚高度敏感,甚至在浓度低至0.0005%时也会引起接触性皮炎。故宜小面积开始。

(1) 避免与眼睛接触,接触眼睛后能发生严重结膜炎、角膜炎或角膜浑浊。

(2) 该药会污染衣物。

(3) 治疗结束后,地蒽酚所造成的皮肤染色可外用水杨酸软膏,在2~3周内即可祛除。

(4) 应放在儿童接触不到的地方。

九、药物稳定性及贮藏条件

本品极易氧化变色,避光密闭于阴凉处保存。

十、药物经济性评价

非基本药物,医保乙类,《中国药典》(2020年版)收载。

阿维A

一、药品名称

1. 英文名　Acitretin

2. 化学名　全反式-9-(4-甲氧基-2,3,6-三甲基苯基)-3,7-二甲基-2,4,6,8-壬四烯酸

二、药品成分

阿维A

三、剂型及规格

10mg;25mg

四、适应证及相应的临床价值

严重银屑病患;严重角质化疾患。

五、用法用量

1. 儿童　阿维 A 在儿童中应用的疗效和安全性尚未确认,因而阿维 A 只用于患有严重角化异常性疾病,且无有效替代疗法的那些儿童。

2. 成人　本品个体差异较大,剂量需要个体化,才能取得最大的临床治疗效果,同时不良反应最小。

开始治疗:开始阿维 A 治疗应为每日 25mg 或 30mg,作为一个单独剂量与主餐一起服用。如果经过 4 周治疗效果不满意,又没有毒性反应,每日最大剂量可以逐渐增加至每日 75mg,如果需要把副作用减至最小,此剂量还可减少。

维持治疗:治疗开始有效后,可给予每日 25~50mg 的维持剂量。维持剂量应以临床效果和耐受性作为根据。一些病例,增加剂量至最大每日 75mg,可能是必要的。一般来说,当皮损已充分消退,治疗应该停止。复发可按开始治疗的方法再治疗。其他角化性疾病,角化性疾病的维持剂量为每日 10mg,最大为每日 50mg。

3. 老年人　对老年患者用药,未见报道需作特殊对待。

六、特殊人群用药

1. 妊娠期　禁用。

2. 哺乳期　禁用。

3. 肾功能损害　禁用于严重肾功能不全者。

4. 肝功能损害　禁用于严重肝功能不全者。

5. 其他人群

(1) 儿童:阿维 A 在儿童中应用的疗效和安全性尚未确认,因而阿维 A 只用于患有严重角化异常性疾病,且无有效替代疗法的那些儿童。

(2) 老年:对老年患者用药,未见报道需作特殊对待。

七、药理学

1. 药效学及作用机制　本品的活性成分为阿维 A,是一种类似维 A 酸的芳香族合成物质。在对银屑病和角化异常性疾病进行的临床试验证实阿维 A 可使表皮细胞增生、分裂以及角质形成等正常化,而一般来讲其副作用是可耐受的。阿维 A 的作用纯粹是症状性的,其作用机制仍不十分清楚。

2. 药物不良反应　在耐受性的临床前期试验中,未发现阿维 A 有致突变和致癌性,也未发现对肝的直接的毒性。在动物试验中,阿维 A 具有高度致畸性。

八、注意事项

1. 禁用

(1) 孕妇、哺乳期妇女及两年内有生育愿望的妇女禁用。

(2) 对阿维 A 或其他维 A 酸类药物过敏者禁用。

(3) 严重肝肾功能不全者、高脂血症者,维生素 A 过多症或对维生素 A 及其代谢物过敏者禁用。

2. 用药注意事项　本品必须在医生指导下使用,且这些医生应当具有全身应用维 A 酸的经验,并了解阿维 A 疗法具有致畸危险。

育龄期妇女严禁在本品治疗过程中饮酒,因为临床证据显示两者联合应用有形成阿维 A 酯的可能。这一代谢过程的机制尚不清楚,因此,尚不知道其他一些有相互作用的化学物有无此可能。在阿维 A 疗法结束后 2 个月内应避免饮酒。

在开始阿维 A 治疗前应化验肝功能,治疗开始后的前 2 个月应每 1~2 周复查一次,以后每 3 个月重复一次。如果发现异常应改为每周复查。如果肝功能不能恢复正常或继续加重则应停药。对这些病例应当至少监测肝功能三个月。特别是在高危患者(脂代谢异常,糖尿病,肥胖及酗酒者)应当监测血清胆固醇及甘油三酯水平(空腹血),对长期用药者更应如此。在糖尿病患者,因维 A 酸既可改善糖耐量也可加重糖耐量异常,因此在治疗早期应用本品时对血糖监测的频率应当增加。

成人在接受长期本品治疗过程中,考虑到有骨化异常的可能,应当定期进行体检。如果发生这种情况,应当与患者认真进行疗效/风险分析以决定是否继续该疗法。

在儿童患者,应严密监测生长指标及其骨骼发育情况。

在本品治疗中曾有发生夜间视力下降的报告。应当告诉患者这一可能,提醒其在夜间驾驶或操作机车中特别小心。应仔细监测视力方面的常。

在服用本品期间,使用微小剂量黄体酮制剂(微丸)来避孕可能不太适当。

应当强调指出,目前对于终生服用本品所致的后果还不十分了解。

九、药物稳定性及贮藏条件

遮光,密封,阴凉(不超过 20℃)处保存。

十、药物经济性评价

非基本药物,医保乙类,《中国药典》(2020 年版)收载。

阿 达 帕 林

一、药品名称

1. 英文名　Adapalene

2. 化学名　6-[3-(1-金刚烷)-4-甲氧基-苯基]萘-2-甲酸

二、药品成分

阿达帕林

三、剂型及规格

0.1%

四、适应证及相应的临床价值

本品适用于以粉刺、丘疹和脓疱为主要表现的寻常型痤疮的皮肤治疗。亦可用于治疗面部、胸和背部的痤疮。

五、用法用量

1. 儿童 睡前清洗痤疮患处,待干燥后涂一薄层本品,注意避免接触眼、嘴唇。

2. 成人 睡前清洗痤疮患处,待干燥后涂一薄层本品,注意避免接触眼、嘴唇。对于必须减少用药次数或暂停用药的患者,当证实患者已恢复对阿达帕林的耐受时可恢复用药次数。请勿使用可导致粉刺产生和有收缩性的化妆品。

3. 老年人 睡前清洗痤疮患处,待干燥后涂一薄层本品,注意避免接触眼、嘴唇。

六、药理学

1. 药效学及作用机制 作用机制方面,阿达帕林同维A酸一样与特异的维A酸核受体结合,与维A酸不同的是阿达帕林不与和蛋白结合的细胞质受体相结合。在用小鼠建立的动物模型进行的皮肤用药试验中证明,阿达帕林可治疗粉刺,具有细胞分化和增殖的活性。阿达帕林的作用机制被认为是通过使毛囊上皮细胞正常分化而减少微小粉刺形成。

在体内与体外的标准抗感染分析中,阿达帕林优于维A酸。它可抑制人类多核白细胞的化学趋化反应,并可通过抑制花生四烯酸经脂氧化反应转化为炎症介质来抑制多形核白细胞的代谢。这说明阿达帕林应用于痤疮患处,可缓解由细胞反应介导的炎性反应。人体临床试验研究表明阿达帕林可缓解痤疮的炎性反应(如脓疱和丘疹等)。

2. 药代动力学 阿达帕林是一种维A酸类化合物,在体内与体外炎症模型中被证明具有抗感染特性。阿达帕林的化学结构稳定,在空气和光照下不易分解。

七、注意事项

1. 禁用 对本品成分过敏者禁用。

2. 用药注意事项 如果产生过敏或严重的刺激反应,应停止用药。确定局部刺激反应程度后,患者可在指导下减少用药次数,暂时停止用药或完全停止用药。严禁将本品涂抹于眼、口腔、鼻黏膜及其他黏膜组织,若不慎将本品涂于眼部、应立即用温水洗净。本品不得用于皮肤破损处(割伤、摩擦伤),亦不得应用于十分严重的痤疮患者,或患有湿疹样的皮肤创面。

八、药物稳定性及贮藏条件

不超过25℃保存。运输和贮存过程中避免冷冻。远离儿童放置。

九、药物经济性评价

非基本药物,医保乙类,《中国药典》(2020年版)未收载。

水 杨 酸

一、药品名称

1. 英文名 Salicylic Acid
2. 化学名 2-羟基苯甲酸

二、药品成分

水杨酸

三、剂型及规格

10g(2%或5%)

四、适应证及相应的临床价值

用于头癣、足癣及局部角质增生。

五、用法用量

成人局部外用,取适量本品涂于患处,每日2次。

六、药理学

药效学及作用机制:水杨酸外用具有角质软化作用,局部应用具有角质溶解作用。因制剂的浓度不同而作用各异。1%~3%浓度有角化促成和止痒作用;5%~10%有角质溶解作用,能溶解角质层中连接鳞屑的细胞间黏合质,并由此可产生抗真菌作用。

七、注意事项

1. 禁用 对本品过敏者禁用,本品性状发生改变时禁止使用。

2. 慎用 过敏体质者慎用。

3. 用药注意事项

(1) 避免接触眼睛和口、鼻等的黏膜。

(2) 如用药部位出现烧灼感、红肿等情况应停药并将局部药物洗净,必要时向医师或药师咨询。

(3) 避免用于有炎症、感染和破溃的皮肤处。

(4) 可经皮吸收,不宜长期使用。亦不宜大面积使用,以免吸收中毒。

八、药物稳定性及贮藏条件

常温保存。

九、药物经济性评价

基本药物(软膏剂:2%、5%),医保乙类,《中国药典》(2020年版)收载。

他 卡 西 醇

一、药品名称

1. 英文名 Tacalcitol
2. 化学名 (+)-(5Z,7E,24R)-9,10-开环胆甾-5,7,10

(19)-三烯-1*a*,3*b*,24-三醇单水化物

二、药品成分

他卡西醇

三、剂型及规格

他卡西醇　2μg/g

四、适应证及相应的临床价值

寻常性银屑病(俗称牛皮癣)。

五、用法用量

通常1日2次适量涂抹在患部。

六、特殊人群用药

1. 妊娠期　因为有关孕妇的安全性尚未确立,在孕妇或可能怀孕的妇女避免大量或长期大面积的使用。

2. 哺乳期　因为有关哺乳期妇女的安全性尚未确立,建议避免大量或长期大面积的使用。

3. 其他人群

(1)儿童:对出生低体重儿、新生儿、乳儿的安全性尚未确立(使用经验少)。

(2)老年人:一般来说,高龄者生理功能低下,注意不要过度使用。

七、药理学

1. 药效学及作用机制

(1)对表皮细胞的增殖抑制作用:白鼠表皮培养细胞和正常或银屑病病灶来源的人表皮培养细胞,他卡西醇可抑制其DNA合成及细胞增殖作用。

12-*O*-季葵酰基磷脂(TPA)涂抹而引起刺激细胞增殖的无毛白鼠的表皮上,他卡西醇可抑制细胞增殖指标鸟氨酸脱羧酶(DOC)的活性。给银屑病患者涂抹本软膏4周可产生抑制DNA合成及抑制细胞分裂、S期细胞减少、抑制表皮细胞增殖作用。

(2)对表皮细胞的分化诱导作用:他卡西醇有促进白鼠表皮培养细胞内不溶性膜的形成,使转谷氨酰胺酶(Transglutaminase、TGase)活性上升的作用。

他卡西醇促进正常人培养表皮细胞内不溶性膜的前驱蛋白质包壳的合成。用电子显微镜观察银屑病患者涂抹后的病灶部位的皮肤,发现角质层蛋白模型的形成及具有表皮透明角质蛋白颗粒层的形成等正常的角化倾向。

(3)对表皮细胞的的特异蛋白受体有亲和性:对白鼠及正常人表皮细胞中的 $1\alpha,25$-$(OH)_2D_3$ 受体,他卡西醇有强的亲和性。

2. 药代动力学　以他卡西醇软膏对健康成年男子及银屑病患者进行每次 20~80μg 或进行每日 40~80μg 连续7天经皮给药试验得到,12例健康成人男子中有3例血清中检出他卡西醇(26~33pg/ml),17例银屑病患者均在检出界限以下(25pg/ml)。

八、注意事项

1. 禁用　对本品成分有过敏史的患者禁止使用。

2. 用药注意事项　尚未有血清钙值上升的临床报告,但因本品为活性维生素 D_3 制剂,大量涂抹有血清钙值上升的可能性,在症状未得到改善的情况下停止使用。使用部位:不要使用于眼的角膜、结膜。

九、药物稳定性及贮藏条件

避光气密容器室温保存。

十、药物经济性评价

非基本药物,医保乙类,《中国药典》(2020年版)未收载。

他扎罗汀

一、药品名称

1. 英文名　Tazarotene
2. 化学名　6-[(3,4-二氢-4,4-二甲基-2H-1-苯并噻喃-6-基)乙炔基]-3-吡啶羧酸乙酯

二、药品成分

他扎罗汀

三、剂型及规格

0.05%(30g:15mg)

四、适应证及相应的临床价值

适用于外用治疗寻常性斑块型银屑病及寻常痤疮。

五、用法用量

1. 儿童　①银屑病:外用,每晚临睡前半小时将适量本品涂于患处。用药前,先清洗患处;待皮肤干爽后,将药物均匀涂布于皮损上,形成一层薄膜;涂药后应轻轻揉擦,以促进药物吸收;之后再用肥皂将手洗净。②痤疮:清洁面部,待皮肤干爽后,取适量(2mg/cm²)他扎罗汀凝胶涂于患处,形成一层薄膜,每日1次,每晚用药。

2. 成人　同儿童用法用量。

六、特殊人群用药

1. 妊娠期　本品有致畸性,禁用于孕妇。

2. 哺乳期　动物实验证明,在乳汁中能检测出本品同位素标记的放射活性分泌物,故本品禁用于哺乳期妇女。

3. 其他人群

(1)儿童:对18岁以下的银屑病患者及12岁以下的痤疮患者使用本品的疗效和安全性资料尚未建立。

(2)老年人:老年患者与年轻患者用药的安全性和有效性没有差别,治疗寻常痤疮的临床试验中,他扎罗汀凝胶尚未用于年龄大于65岁的患者。

七、药理学

1. 药效学及作用机制 他扎罗汀为外用的类维生素 A 的前体药,具调节表皮细胞分化和增殖等作用。在体内通过快速的脱酯作用而被转化为活性形式即他扎罗汀的同源羧酸,该活性产物可相对选择性地与维 A 酸受体的 β 和 γ 亚型结合,但其治疗银屑病的确切机制尚不清楚。

2. 药代动力学 外用他扎罗汀吸收后其结构中的酯被水解生成活性代谢物他扎罗汀酸,他扎罗汀酸与血浆蛋白高度结合(>99%),血浆中几乎不能检测出他扎罗汀。他扎罗汀和他扎罗汀酸最终代谢为砜、亚砜以及其他极性化合物,这些代谢产物均通过尿和粪便排泄。无论健康人、银屑病、寻常患者外用他扎罗汀时,他扎罗汀酸的半衰期相似,为 18 小时。

八、注意事项

1. 禁用 孕妇、哺乳期妇女及近期有生育计划的妇女禁用。对本品或其他维 A 酸类药物过敏者禁用。

2. 用药注意事项

(1) 育龄妇女在开始他扎罗汀凝胶治疗前 2 周内,必须进行血清或尿液妊娠试验,确认为妊娠试验阴性后,在下次正常月经周期的第 2 天或第 3 天开始治疗。在治疗前、治疗期间和停止治疗后一段时间内,必须使用有效的避孕方法。治疗期间,如发生妊娠,应立即与医生联系,共同讨论对胎儿的危险性及是否继续妊娠等。

(2) 避免药物与眼睛、口腔和黏膜接触,并尽量避免药物与正常皮肤接触。如果与眼接触,应用水彻底冲洗。

(3) 如出现瘙痒等皮肤刺激作用,尽量不要搔抓,可涂少量润肤剂;严重时,医生应建议患者停用本品或隔天使用一次。

(4) 本品不宜用于急性湿疹类皮肤病。

(5) 治疗期间,要避免在阳光下过多暴露。

(6) 本品不能口服。

九、药物稳定性及贮藏条件

密封,阴凉处保存。

十、药物经济性评价

非基本药物,医保乙类,《中国药典》(2020 年版)收载。

氟芬那酸丁酯

一、药品名称

1. 英文名 Buty Flufenamatum
2. 化学名 2-[[3-(三氟甲基)苯基]氨基]苯甲酸丁酯

二、药品成分

氟芬那酸丁酯

三、剂型及规格

氟芬那酸丁酯软膏 (1)10g:0.5g;(2)15g:0.75g

四、适应证及相应的临床价值

用于治疗非感染性亚急性湿疹、慢性湿疹、慢性单纯性苔藓等皮肤疾病。

五、用法用量

外用,每次取适量涂于患处,每日 2 次。

六、特殊人群用药

1. 妊娠期 前尚缺乏孕妇用药安全性的研究数据,故不推荐孕妇使用。

2. 哺乳期 目前尚缺乏哺乳期妇女用药安全性的研究数据,故哺乳期妇女应权衡利弊。

3. 其他人群

(1) 儿童:儿童应慎用本药。

(2) 老年人:老年患者使用本药与一般患者相同。

七、药理学

1. 药效学及作用机制 本药为外用非甾体抗炎药,其作用机制可能为其膜稳定作用及阻断花生四烯酸生成炎性介质(如前列腺素、白三烯等),抑制炎症、瘙痒、疼痛症状。

2. 药代动力学 国内外尚缺乏本药详细的人体药代动力学研究数据。国外资料报道,大白鼠试验显示本药经健康皮肤吸收的药量约为 7%,擦伤皮肤的吸收量微增,在表浅皮肤中蓄积可达 95%,以原型存在;在循环血液中浓度甚低,经水解代谢。

八、注意事项

1. 禁用 对本药过敏者。

2. 慎用 儿童。

3. 用药注意事项 本药仅供皮肤科外用,严禁口服,不可作为眼科药物使用。如因使用不当或误服而引起不良反应(包括全身及局部反应),可采用非甾体抗炎药物中毒的治疗措施。

九、药物稳定性及贮藏条件

软膏:密闭,于阴凉处(不超过 20℃)保存。

乳膏:密闭,于阴凉处保存。

十、药物经济性评价

非基本药物,医保乙类,《中国药典》(2020 年版)未收载。

非 那 雄 胺

一、药品名称

1. 英文名 Finasteride
2. 化学名 17β-(5-特丁基胺甲酰基)-4-氮杂-5α-雄甾-1-烯-3-酮

二、药品成分

非那雄胺

三、剂型及规格

5mg/片,10片/盒

四、适应证及相应的临床价值

1. 本品适用于治疗和控制良性前列腺增生(BPH)以及预防泌尿系统事件,降低发生急性尿潴留的危险性;降低需进行经尿道切除前列腺(TLRP)和前列腺切除术的危险性。

2. 本品可使肥大的前列腺缩小改善尿流及改善前列腺增生有关的症状,前列腺肥大患者适用于本品治疗。

五、用法用量

1. 儿童 不适用。

2. 成人 推荐剂量是每日1片,每片5mg,与或不与食物同服。

六、特殊人群用药

1. 妊娠期 禁用,由于包括非那雄胺在内的Ⅱ型5α-还原酶抑制剂类药物具有抑制睾酮转化为双氢睾酮的作用,当孕妇服用后,可引起男性胎儿外生殖器异常。

2. 哺乳期 慎用,尚不知非那雄胺是否从人乳汁排泄。

3. 肾功能损害 对于各种程度不同的肾功能不全患者肌酐清除率低至9ml/min)不需调整给药剂量,因为药代动力学研究证实非那雄胺的体内过程没有任何改变。

4. 其他人群

(1)儿童:不适用,儿童用药的安全性和有效性资料还未确定。

(2)老年人:尽管药代动力学研究显示70岁以上患者非那雄胺的清除率有所降低,但不需调整给药剂量。

七、药理学

1. 药效学及作用机制 本品属4-氮甾体激素类化合物,为特异性Ⅱ型5α-还原酶竞争抑制剂,抑制外周睾酮转化为二氢睾酮,降低血液和前列腺、皮肤等组织中二氢睾酮水平。前列腺的生长发育和良性增生依赖于二氢睾酮,非那雄胺通过降低血液和前列腺组织中的二氢睾酮水平而抑制前列腺增生、改善良性前列腺增生的相关临床症状。

2. 药代动力学

吸收:与静脉给药相比,非那雄胺口服给药的生物利用度为80%。口服生物利用度不受食物影响。口服给药约2个小时非那雄胺在血浆中的浓度达到峰值,给药后6~8小时完全吸收。

分布:血浆蛋白结合率约为93%。非那雄胺的分布容积约为76L。按每日1mg剂量连续用药稳态后,血浆中非那雄胺浓度平均为9.2ng/ml,在给药后1~2小时达到峰值,0~24小时的药时曲线下面积为53ng·h/ml。在脑脊液中可检测到非那雄胺,但并非主要分布在脑脊液中。用药后

在精液中也检测到了微量的非那雄胺。

代谢:非那雄胺主要在肝和肠黏膜经细胞色素P450 3A4酶系催化代谢。男子一次服用^{14}C标记的非那雄胺后,可检测到两种非那雄胺的代谢物,其抑制5α-还原酶的活性远低于非那雄胺。

消除:男子一次服用^{14}C标记的非那雄胺后,39%的药物以代谢物形式经尿液排泄(实际上无原型药物经尿液排泄),57%的药物经粪便排泄。

血浆清除率为165ml/min。非那雄胺的消除速率随年龄增加而有所下降。在18岁至60岁的男子中,非那雄胺的平均消除半衰期为5~6小时,70岁以上的男子,消除半衰期为8小时。这种差别并无临床意义,所以老年人不必减量用药。肾功能损害时的应用:对肾功能受损但不做透析的患者不必调整药物剂量。

八、注意事项

1. 禁用 对本品任何成分过敏者。

2. 慎用 本品不适用于妇女和儿童。

九、药物稳定性及贮藏条件

避光贮存于30℃以下。

十、药物经济性评价

基本药物(片剂:5mg,胶囊:5mg),医保乙类,《中国药典》(2020年版)收载。

吡硫翁锌

一、药品名称

1. 英文名 Pyrithione Zinc

2. 化学名 2-吡啶硫醇-1-氧锌

二、药品成分

吡硫翁锌

三、剂型及规格

每盒1瓶,每瓶总量100ml:75.5g,内含吡硫翁锌0.14g

四、适应证及相应的临床价值

银屑病、脂溢性皮炎、皮脂溢出及其他鳞屑性皮肤病。

五、用法用量

1. 儿童 婴幼儿使用需经医生同意。

2. 成人 使用前用力振摇,喷洒时手持喷雾器正对皮损处15cm,尽量保持喷雾器头向上的垂直位置。喷洒量以薄层药液覆盖皮损区为度。每日在皮损区使用2~3次,每次喷洒1~3秒钟(视皮损大小而定),用量相当于1ml气雾剂溶液,在症状消失后继续治疗1周左右。

3. 老年人 使用前用力振摇,喷洒时手持喷雾器正对皮损处15cm,尽量保持喷雾器头向上的垂直位置。喷洒量

以薄层药液覆盖皮损区为度。每日在皮损区使用2~3次，一次喷洒1~3秒钟(视皮损大小而定)，用量相当于1ml气雾剂溶液，在症状消失后继续治疗1周左右。

六、特殊人群用药

1. 妊娠期　由于本品几乎不经皮吸收，故孕妇可以使用。
2. 哺乳期　由于本品几乎不经皮吸收，故哺乳期妇女可以使用。
3. 其他人群
(1) 儿童：婴幼儿使用需经医生同意。
(2) 老年人：迄今未见老年患者使用本品后出现不良效应的报告。

七、药理学

1. 药效学及作用机制　吡硫翁锌能有效抑制表皮角朊细胞的过度增殖，并能抑制皮脂过度分泌，有抑菌作用，可减轻皮损处的炎性反应，缓解皮损处的瘙痒及疼痛。
2. 药代动力学　本品几乎不经皮吸收，因此未能测定动物体内药代动力学参数。

八、注意事项

1. 禁用　已知对本品中任一成分过敏者。
2. 用药注意事项
(1) 避免与眼睛接触，若发生此情况，应马上用大量冷水冲洗。
(2) 意外吞下可致中毒，出现恶心、呕吐及贫血，若发生此情况应立即洗胃并服用盐类泻药。

九、药物稳定性及贮藏条件

室温保存，避免置于50℃以上环境或靠近火焰处。

十、药物经济性评价

非基本药物，医保乙类，《中国药典》(2020年版)未收载。

重组人表皮生长因子

一、药品名称

英文名　Recombinant Human Epidermal Growth Factor for External Use

二、药品成分

重组人表皮生长因子

三、剂型及规格

规格　(1) 2 000单位/ml，5ml/支；(2) 2 000单位/ml，15ml/支；(3) PET瓶，5ml/支×20支，15ml/支×20支

四、适应证及相应的临床价值

适用于烧伤创面(包括浅Ⅱ度或深Ⅱ度烧伤创面)、残余小创面、各类慢性溃疡创面(包括血管性、放射性、糖尿病性溃疡)以及供皮区新鲜创面等。

五、用法用量

1. 儿童　常规清创后，用本品局部均匀喷湿创面，每日1次，约4 000单位/10×10cm²(每喷次约200单位rhEGF)，再根据创面情况的需要作相应处理。
2. 成人　常规清创后，用本品局部均匀喷湿创面，每日1次，约4 000单位/10×10cm²(每喷次约200单位rhEGF)，再根据创面情况的需要作相应处理。
3. 老年人　常规清创后，用本品局部均匀喷湿创面，每日1次，约4 000单位/10×10cm²(每喷次约200单位rhEGF)，再根据创面情况的需要作相应处理。

六、特殊人群用药

哺乳期：哺乳母亲的乳液及婴幼儿唾液、尿液中含有hEGF，对于体表局部外用重组hEGF给药对胎儿及婴幼儿有无潜在的危害性尚不清楚。

七、药理学

1. 药效学及作用机制　本品为外用重组人表皮生长因子(rhEGF)。rhEGF具有促进皮肤与黏膜创面组织修复过程中的DNA、RNA和羟脯氨酸的合成，加速创面肉芽组织生成和上皮细胞增殖。从而缩短创面的愈合时间。
2. 药代动力学　hEGF广泛存在于正常人体体液，对于体表局部外用重组hEGF给药的药代动力学未充分研究。

八、注意事项

1. 禁用　对天然和重组hEGF、甘油、甘露醇，有过敏史者禁用。
2. 用药注意事项　操作过程中应避免污染；本品应避免在高温环境中长期存放。

九、药物稳定性及贮藏条件

2~8℃

十、药物经济性评价

非基本药物，医保乙类，《中国药典》(2020年版)未收载。

他 克 莫 司

一、药品名称

1. 英文名　Tacrolimus
2. 化学名　[3S-[3R[E(1S,3S,4S)]],4S,5R,8S,9E,12R,14R,15S,16R,18S,19S,26aR]]-5,6,8,11,12,13,14,15,16,17,18,19,24,25,26a-六癸氢-5,19-二羟基-3-[2-(4-羟-3-甲氧环己基)-1-甲基乙烯基]-14,16-二甲氧-4,10,12,18-四甲基-8-(2-丙烯基)-15,19-环氧-3H-吡啶并[2,1-c][1,

4]氧杂氮杂环二十三碳烯-1,7,20,21(4*H*,23*H*)-四酮,一水合物。

二、药品成分

他克莫司

三、剂型及规格

规格:10g:3mg(0.03%);10g:10mg(0.1%)

四、适应证及相应的临床价值

本品适用于因潜在危险而不宜使用传统疗法、或对传统疗法反应不充分、或无法耐受传统疗法的中到重度特应性皮炎患者,作为短期或间歇性长期治疗。0.03%和0.1%浓度的本品均可用于成人,但只有0.03%浓度的本品可用于2岁及以上的儿童。

五、用法用量

1. 儿童 0.03%他克莫司软膏在患处皮肤涂上一薄层本品,轻轻擦匀,并完全覆盖,每日2次。但是他克莫司软膏不适用于2岁以下的儿童。

2. 成人 0.03%和0.1%他克莫司软膏在患处皮肤涂上一薄层本品,轻轻擦匀,并完全覆盖,每日2次。

3. 老年人 0.03%和0.1%他克莫司软膏在患处皮肤涂上一薄层本品,轻轻擦匀,并完全覆盖,每日2次。

六、特殊人群用药

1. 妊娠期 致畸作用:妊娠用药分级C。

2. 哺乳期 虽然局部应用本品后他克莫司的全身吸收相对于全身性用药来说极少,但已知他克莫司可分泌至乳汁。由于可能会对哺乳婴儿造成严重不良反应,因此应根据药物治疗对母亲的重要性来决定是停止哺乳还是停止用药。

3. 肾功能损害 据报告罕有上市后接受他克莫司软膏治疗的患者发生急性肾衰的病例。全身性吸收更可能发生在表皮屏障受损的患者,特别是体表大面积应用普特彼软膏者。有肾功能不全倾向的患者应引起注意。

4. 其他人群

(1)儿童:0.03%他克莫司软膏在患处皮肤涂上一薄层本品,轻轻擦匀,并完全覆盖,每日2次。但是他克莫司软膏不适用于2岁以下的儿童。

(2)老年人:在Ⅲ期临床试验中,有25例年龄在65岁及以上的患者接受了本品治疗。这些患者发生不良事件的情况与其他成年患者一致。

七、药理学

1. 药效学及作用机制 他克莫司的作用机制已有了解,但其治疗特应性皮炎的机制还不清楚。他克莫司被证实可抑制T淋巴细胞的活化,与蛋白FKBP-12结合后形成由他克莫司-FKBP-12、钙、钙调蛋白和钙调磷酸酶共同构成的复合物,进而抑制钙调磷酸酶的活性,阻止活化T细胞核

转录因子(NF-AT)的去磷酸化和易位而启动基因转录形成淋巴因子(例如IL-2,γ干扰素)。另IL-3、IL-4、IL-5、GM-CSF和TNF-的基因的转录也可被他克莫司抑制,这些因子都参与T细胞活化。

2. 药代动力学 他克莫司乳膏的药代动力学研究结果表明,局部应用0.1%浓度的他克莫司后,他克莫司会被吸收。一次或多次应用0.1%浓度的他克莫司,血中峰浓度小于20ng/ml,绝大部分低于5ng/ml。儿童患者应用0.1%浓度的他克莫司后,他克莫司峰浓度均低于2.0ng/ml。

单从血药浓度来看,间歇应用0.1%浓度的他克莫司长达一年也未见其全身蓄积。以静脉注射他克莫司的历史数据作对比,局部应用本品的相对生物利用度低于0.5%。在平均治疗体表面积(BSA)近50%的成人中,局部应用他克莫司的吸收量(即AUC)约比将其作为免疫抑制剂口服的吸收量低30倍。目前尚没有引起全身性作用的他克莫司最低血药浓度数据。

八、注意事项

1. 禁用 对他克莫司或制剂中任何其他成分有过敏史的患者禁用本品。

2. 用药注意事项 他克莫司软膏不应用于免疫受损的成人和儿童。如果特应性皮炎的症状和体征在6周内未改善,患者应由医疗服务提供者进行再检查,并确认诊断。普特彼软膏非连续使用一年以上的安全性尚未建立。

九、药物稳定性及贮藏条件

室温25℃保存;允许的温度范围是15~30℃。

十、药物经济性评价

非基本药物,医保乙类,《中国药典》(2020年版)未收载。

复方肝素钠尿囊素

一、药品名称

英文名 Compound Heparin Sodium and Allantoin

二、药品成分

本品为复方制剂,其组分为:10.0g洋葱提取物,5 000单位肝素钠,1.0g尿囊素,凝胶基质加至100.0g。

三、剂型及规格

10g/支,20g/支

四、适应证及相应的临床价值

用于寻常型银屑病的局部治疗肥厚性瘢痕和瘢痕疙瘩,继发于手术、截肢、烧伤、痤疮及其他意外后产生的限制活动并影响美观的瘢痕;由于杜普伊特伦挛缩症(Dupuytren's挛缩症)导致的挛缩;外伤导致的肌腱挛缩和瘢痕性狭窄。

五、用法用量

成人:将本品涂在瘢痕部位,每日 3~4 次,并轻揉直到药物完全吸收。对于陈旧性瘢痕和质地硬的瘢痕,可以在涂药后用敷料封包过夜,使药物充分发挥作用。

根据瘢痕或挛缩的大小不同,疗程常需数周至数月不等。在治疗急性瘢痕时,应避免一些物理刺激,如过度寒冷、UV 照射或剧烈地按摩。

六、药理学

药效学及作用机制:本品具有抗成纤维母细胞增生、抗炎症和软化瘢痕组织的作用。洋葱提取物通过抑制炎症介质的释放有抗炎作用,同时也有抗过敏的作用。洋葱提取物可以抑制多种来源的成纤维母细胞,尤其是瘢痕来源的,除了抑制其有丝分裂,还能减少细胞外基质(如蛋白多糖)的合成。

肝素有抗炎、抗过敏、抗增生及促进组织水合的作用,并能使胶原结构变疏松。

尿囊素能促进伤口愈合,具有促进上皮形成、增加组织水合能力的作用。本品的三种活性成分互相协同,能更好地抑制成纤维母细胞增生,尤其是减少病理性的胶原过度增生。

七、注意事项

1. 禁用　对于烷基-4-羟基苯甲酸酯过敏者禁用本品。
2. 慎用　无。
3. 用药注意事项　请将药物储存在儿童不易接触到的地方。

八、药物稳定性及贮藏条件

置于 25℃ 以下阴凉处贮存。应置于儿童无法取到的地方。

九、药物经济性评价

非基本药物,医保乙类,《中国药典》(2020 年版) 未收载。

炉 甘 石

一、药品名称

英文名　Calamine

二、药品成分

炉甘石、氧化锌、甘油

三、剂型及规格

100ml/瓶

四、适应证及相应的临床价值

急性瘙痒性皮肤病,如荨麻疹和痱子。

五、用法用量

成人:用量多少取决于患处大小,每日 2~3 次。

六、药理学

药效学及作用机制:炉甘石和氧化锌具有收敛、保护作用,也有较弱的防腐作用。

七、注意事项

用药注意事项:
(1) 避免接触眼睛、口、鼻和其他黏膜。
(2) 用药部位如有烧灼感、红肿等情况应停药,并将局部药物洗净,必要时向医师咨询。
(3) 不宜用于有渗出液的皮肤。
(4) 局部外用,用时摇匀,性状发生改变时禁止使用。
(5) 对本品过敏者禁用,过敏体质者慎用。
(6) 儿童必须在成人监护下使用,后将本品放在儿童不能接触的地方。

八、药物稳定性及贮藏条件

密封保存。

九、药物经济性评价

基本药物(洗剂),医保乙类,《中国药典》(2020 年版) 未收载。

鱼 石 脂

一、药品名称

英文名　Ichthammol

二、药品成分

鱼石脂

三、剂型及规格

1:10g 或 10%

四、适应证及相应的临床价值

适应证:用于疖肿。
临床价值:外用抗感染。

五、用法用量

成人:外用,1 日 2 次,涂患处。

六、药理学

药效学及作用机制:本品为消毒防腐药,具有温和刺激性和消炎、防腐及消肿作用。

七、注意事项

1. 禁用　对本品过敏者禁用,本品性状发生改变时禁止使用。

2. 慎用 过敏体质者慎用。

3. 用药注意事项

（1）不得用于皮肤破溃处。

（2）避免接触眼睛和其他黏膜（如口、鼻等）。

（3）连续使用一般不超过 7 日,如症状不缓解,请咨询医师或药师。

（4）涂布部位如有烧灼感、瘙痒、红肿等情况应停药,并将局部药物洗净,必要时向医师咨询。

（5）请将本品放在儿童不能接触的地方。

（6）儿童必须在成人监护下使用。

（7）如正在使用其他药品,使用本品前请咨询医师或药师。

八、药物稳定性及贮藏条件

密封保存。

九、药物经济性评价

基本药物（软膏剂:10%）,医保乙类,《中国药典》（2020 年版）收载。

氢 醌

一、药品名称

1. 英文名 Hydroquinone

2. 化学名 1,4-二羟基苯或 1,4-苯二酚

二、药品成分

氢醌乳膏

三、剂型及规格

0.2g：10g

四、适应证及相应的临床价值

黄褐斑、雀斑及炎症后色素沉着斑的治疗。

五、用法用量

1. 儿童 12 岁以下儿童禁用。

2. 成人 每日早晚各 1 次,适量外搽斑处,一般要搽数周,色素斑才会减轻;如果病变无改善仍应持续用药几周。当斑变颜色恢复至正常肤色时,应渐渐减少用药。用药时如治疗 2 个月后仍未出现去斑或色素变浅效果,应停用该药或遵医嘱。

六、特殊人群用药

1. 妊娠期 禁用。

2. 其他人群 12 岁以下儿童禁用。

七、药理学

药效学及作用机制:其作用机制是通过抑制酪氨酸转

化为 3,4-二羟苯丙氨酸（多巴）的酶氧化作用和抑制其他的黑色素细胞代谢过程而产生可逆性的皮肤褪色。

八、注意事项

1. 禁用 乳膏一旦变色,禁止使用。

2. 用药注意事项

（1）对其敏感性进行皮试,可在无损皮肤涂用 24 小时,如出现少量红斑,则不必禁用该药。但如用药部位出现瘙痒,水疱或特殊的炎症反应,则建议停用该药。

（2）每次使用面积不宜过大,不可用于眼部和伤口周围的斑变尽量涂于病变部位,勿涂抹于正常皮肤。

（3）避免阳光照射,阳光照射过多会发生雀斑。

九、药物稳定性及贮藏条件

密闭,阴凉处保存。

十、药物经济性评价

非基本药物,医保乙类,《中国药典》（2020 年版）未收载。

氯化氨基汞

一、药品名称

英文名 Aminomercuric Chloride

二、药品成分

氯化氨基汞

三、剂型及规格

2.5%,每盒 1 支。

四、适应证及相应的临床价值

用作消毒、消炎、防腐剂,用于皮肤抗感染。次选。

五、用法用量

成人氯化氨基汞软膏可治疗葡萄球菌感染所致的皮肤病及皮肤真菌感染;亦可用于湿疹、银屑病,各种皮肤癣症等。

六、药理学

药效学及作用机制:本品为不溶性汞盐抗菌剂,与组织接触后,逐渐被组织蛋白及盐类所溶解而游离出微量汞离子,可与蛋白质的巯醛基结合,破坏微生物的酶系统,由此抑制生长,以至将之杀灭。本品有长时间的抑菌作用,而对人体组织仅有收敛作用而无腐蚀作用。

七、注意事项

1. 禁用 皮肤破溃者禁用;性状发生改变时禁用。

2. 用药注意事项 不宜大面积使用;不宜用于婴儿;避免接触眼睛和其他黏膜（如口、鼻等）;儿童必须在成人监护下使用;请将此药品放在儿童不能接触的地方。

八、药物稳定性及贮藏条件

遮光,密闭保存。

九、药物经济性评价

非基本药物,医保乙类,《中国药典》(2020 年版)未收载。

甲 氧 沙 林

一、药品名称

1. 英文名 Methoxsalen
2. 化学名 8-甲氧基-呋喃香豆素

二、药品成分

甲氧沙林

三、剂型及规格

片剂:10mg×30 片;溶液:0.1%。

四、适应证及相应的临床价值

白癜风,银屑病;次选。

五、用法用量

1. 儿童 12 岁以下禁用。
2. 成人

片剂:口服,2 小时后配合日晒或黑光照射,每周至少 2~3 次(至少相隔 48 小时)。

剂量:白癜风,0.5mg/kg,成人每次服用量为 25~30mg,每周 2~3 次;银屑病,0.6mg/kg,成人每次服用量为 30~35mg,每周 2~3 次。

照光时间:日光照射(日晒),首次照射时间为 15~25 分钟,浅肤色一般为 15 分钟,中等肤色为 20 分钟,深肤色为 25 分钟,以后治疗可适当增加 5 分钟的照射时间;黑光照射,照射治疗时间为照射出现红斑反应时间的一半。

外用 1.1%甲氧沙林溶液用于银屑病;0.1%甲氧沙林溶液用于白癜风,患处涂擦 1~2 小时后,用长波紫外线照射患处。照射时光距为 10~30cm,照射 30 分钟左右,每日 1 次。一般一个疗程为 1 个月。治愈后,每周或隔周照射 1 次以巩固疗效。如未治愈应继续治疗。如两个疗程结束,皮损仍无明显消退,可停止治疗。治愈后如有复发,重复治疗仍然有效。

全身性或弥散性患者除用药方法同上外,需在医生指导下用黑光机照射治疗。

局限性白癜风或初起的白癜风患者患处涂擦药液后,应照射紫外线。

3. 老年人 年老体弱者禁用。

六、特殊人群用药

1. 妊娠期 禁用。
2. 哺乳期 禁用。

3. 肝功能损害 严重者禁用。
4. 其他人群
(1) 儿童:12 岁以下禁用。
(2) 老年人:年老体弱者禁用。

七、药理学

1. 药效学及作用机制 本品为光敏剂,使用本品并配合日晒或黑光照射,可以产生以下光感活性。提高酪氨酸酶活性,促进表皮黑色素形成,促使毛囊中的黑色素细胞向表皮移动,从而使皮肤上出现色素沉着,用于治疗白癜风。抗表皮增殖作用。抑制银屑病(牛皮癣)等症的表皮细胞增生,使皮损消退。毒理本品小白鼠口服 LD_{50} 为 (394.9 ± 38.5) mg/kg。在临床应用中剂量一般按 0.5mg/kg 或 0.6mg/kg 计算,是小白鼠口服 LD_{50} 的 1/790 或 1/660。临床用药后反复进行肝肾功能和血尿常规检查,无异常发现。

2. 药代动力学 本品口服约 95%从胃肠道吸收,与血浆蛋白结合,与表皮细胞有较强的结合力。药物在肝代谢,24 小时内 95%的代谢物从肾排除。

八、注意事项

1. 禁用 对本品过敏者禁用。心脏病或高血压的患者;红斑狼疮、红细胞生成卟啉病,着色性干皮病及其他光敏疾病患者;以往有皮肤癌,使用含砷药物或放疗的患者禁用。

2. 用药注意事项 服药后,白天需戴眼罩或能完全遮挡紫外线的太阳镜。由于照射光线太强,时间太久或用药过量引起的皮肤变成深红色或起水疱,应停药数日,直至以上症状消失。服药期间不宜进食具有光敏作用的蔬菜或水果。涂用酊剂并照射后,应清洗患处,遮盖治疗部位,以免过度照射。

九、药物稳定性及贮藏条件

遮光,密封保存。

十、药物经济性评价

非基本药物,医保乙类,《中国药典》(2020 年版)未收载。

吡 美 莫 司

一、药品名称

1. 英文名 Pimecrolimus
2. 化学名 (1R,9S,12S,13R,14S,17R,18E,21S,23S,24R,25S,27R)-12-[(1E)-2-[(1R,3R,4S)-4-氯-3-甲氧基环己基]-1-甲基乙烯基]-17-乙基-1,14-二羟基-23,25-二甲氧基-13,19,21,27-四甲基-11,28-二噁 4-氮杂三环[22.3.1.04,9]二十八碳-18-烯-2,3,10,16-四酮

二、药品成分

吡美莫司

三、剂型及规格

1%：10g/支/盒，15g/支/盒，30g/支/盒。

四、适应证及相应的临床价值

无免疫受损的 2 岁及以上轻度至中度特应性皮炎（湿疹）。短期治疗疾病的体征和症状；长期间歇治疗，以防止病情加重。次选。

五、用法用量

1. 儿童 禁用于<2 岁儿童。
2. 成人 在受累皮肤局部涂一薄层，每日 2 次。长期应用治疗异位性皮炎（湿疹）时，应在出现症状和体征的早期开始使用，以防止病情加重。停药后若症状和体征再次出现，应尽早重新用药。

六、特殊人群用药

1. 妊娠期 慎用。
2. 哺乳期 慎用。
3. 儿童 禁用于<2 岁儿童。

七、药理学

1. 药效学及作用机制 吡美莫司为大环内酰胺类药物，是子囊霉素的衍生物。具有免疫抑制作用，能抑制 T 细胞的活化，阻止肥大细胞释放炎症介质。短期用药或间断长期用药来治疗轻中度特应性皮炎。

2. 药代动力学 外用后全身吸收率极低，外用本品 1 年后未检测到药物蓄积现象。体外研究表明本品与血浆蛋白结合率为 99.6%。主要经 CYP3A 酶系代谢，约 78.4%代谢物从大便中排出。

八、注意事项

1. 禁用 对本品中其他任何赋形剂过敏者、免疫功能低下、内塞顿综合征（Netherton's syndrome）的患者。

2. 用药注意事项 不能用于急性皮肤病毒感染部位。如有皮肤细菌或真菌感染，应考虑适当的抗生素治疗，感染尚未充分控制前，应停用本品。外用后应避免日晒。

九、药物稳定性及贮藏条件

25℃以下保存，请勿冷冻。避免儿童误取。

十、药物经济性评价

非基本药物，医保乙类，《中国药典》（2020 年版）未收载。

尿 素

一、药品名称

1. 英文名 Urea
2. 化学名 碳酰胺

二、药品成分

尿素

三、剂型及规格

每克含主要成分尿素 0.1g，10g/支。

四、适应证及相应的临床价值

皮肤外用药。适用于皮肤角化症，手足皲裂，干皮症、鱼鳞病等。

五、用法用量

1. 儿童 儿童必须在成人监护下使用。用药量酌减。
2. 成人 涂擦于洗净的患处，每日 1~3 次。

六、特殊人群用药

儿童必须在成人监护下使用。用药量酌减。

七、药理学

药效学及作用机制：使角质蛋白溶解变性，增进角质层水合作用，从而使皮肤柔软，防止干裂。

八、注意事项

1. 禁用 对本品过敏者禁用。
2. 慎用 过敏体质者慎用。
3. 用药注意事项
（1）避免接触眼睛和其他黏膜（如口、鼻等）。
（2）用药部位如有烧灼感、瘙痒、红肿等情况应停药，并将局部药物洗净，必要时向医师咨询。
（3）用后应拧紧瓶盖。
（4）本品性状发生改变时禁止使用。
（5）请将本品放在儿童不能接触的地方。

九、药物稳定性及贮藏条件

密闭，在凉暗处保存。

十、药物经济性评价

基本药物（软膏剂、乳膏剂：10%，20%），医保乙类，《中国药典》（2020 年版）收载。

氧 化 锌

一、药品名称

英文名 Zinc Oxide

二、药品成分

氧化锌

三、剂型及规格

15%氧化锌,10g/支。

四、适应证及相应的临床价值

用于急性或亚急性皮炎、湿疹、痱子及轻度、小面积的皮肤溃疡。

五、用法用量

成人:外用,每日2次,涂搽患处。

六、特殊人群用药

儿童:必须在成人监护下使用。

七、药理学

药效学及作用机制:对皮肤有弱收敛、滋润和保护作用,又有吸着及干燥功能。

八、注意事项

1. 禁用 对本品过敏者禁用。

2. 慎用 过敏体质者慎用。

3. 用药注意事项

(1)避免接触眼睛和其他黏膜(如口、鼻等)。

(2)用药部位如有烧灼感、红肿等情况应停药,并将局部药物洗净,必要时向医师咨询。

(3)本品性状发生改变时禁止使用。

(4)请将本品放在儿童不能接触的地方。

九、药物稳定性及贮藏条件

密封保存。

十、药物经济性评价

非基本药物,医保乙类,《中国药典》(2020年版)收载。

第十三章　麻醉、精神药物

1　麻醉类药物

阿片酊

一、药品名称

英文名　Opium Tincture

二、药品成分

阿片、吗啡

三、剂型与规格

阿片酊　含无水吗啡 1.0%±0.05%

四、适应证及相应的临床价值

口服常释制剂:适用于各种急性剧痛,偶用于腹泻,镇咳。

五、用法用量

成人:口服。常用量为每次 0.3~1ml,每日 1~4ml;极量为每次 2ml,每日 6ml。

六、特殊人群用药

1. 妊娠期　本品所含主要成分吗啡可通过胎盘屏障到达胎儿体内,部分亦经乳汁排出,故禁用于孕妇。

2. 哺乳期　本品所含主要成分吗啡可通过胎盘屏障到达胎儿体内,部分亦经乳汁排出,故禁用于哺乳期妇女。

七、药理学

1. 药效学及作用机制　同吗啡。口服吸收比吗啡(纯品)慢;长期服用有明显耐受性,依赖性强,戒断症状显著,用量宜逐渐递减。吸阿片的产妇,新生儿在 30 分钟左右即可出现戒断(断瘾)症状。

2. 药物不良反应　最常见的合并症为便秘,老年人还可有排尿困难,除吗啡因素外,因内含的罂粟碱和那可丁促使胃肠道平滑肌松弛而加剧上述不良反应。

八、注意事项

1. 禁用　忌用于肠炎或巨结肠急性炎症,严重肝功能不全、肺源性心脏病、支气管哮喘等患者禁用。

2. 用药注意事项　可致依赖性。

九、药物稳定性及贮藏条件

密封,在 30℃ 以下保存。

十、药物经济性评价

非基本药物,非医保,《中国药典》(2020 年版)未收载。

氨酚氢可酮

一、药品名称

1. 英文名　Paracetamol and Hydrocodone Bitartrate
2. 化学名　重酒石酸二氢可待因酮、对乙酰氨基酚

二、药品成分

重酒石酸二氢可待因酮;对乙酰氨基酚

三、剂型与规格

氨酚氢可酮片　0.25mg/片

四、适应证及相应的临床价值

适用于缓解中度到中重度疼痛。

五、用法用量

成人:剂量应根据患者疼痛程度及其对药物的反应予以调整。但是应明确,持续用药,机体将对二氢可待因酮产生耐受性,并且,不良反应的发生和剂量相关。通常成人用量为每 4~6 小时 1~2 片,可达镇痛作用。24 小时的总用药量不应超过 5 片。

六、特殊人群用药

1. 妊娠期

致畸性:实验表明,700 倍于人体剂量的二氢可待因酮对仓鼠有致畸作用。目前尚无有关本品在孕妇中完善和良好的对照研究。只有当预期的益处大于对胎儿预期的风险时,才能在妊娠期中使用氨酚氢可酮。

非致畸性:若孕妇在分娩前定期服用阿片类药物,那么她娩出的婴儿可带有躯体依赖性。主要的戒断症状有:烦躁和啼哭不止、震颤、反射亢进、呼吸频率增快、大便增多、

打喷嚏、打哈欠、呕吐和发热。婴儿症状的严重程度与其母亲服用阿片类药物的时间长短和剂量并无必然联系。目前对婴儿戒断症状没有统一的最佳处理方法,建议使用下述治疗方案:氯丙嗪 0.7~1.0mg/kg,每 6 小时给予 1 次和复方樟脑酊 2~4 滴/kg,每 4 小时给予 1 次。疗程为 4~28 天,随症状减轻而逐渐减量。

分娩:像其他所有麻醉剂一样,产妇在分娩前短时间内使用氨酚氢可酮,可引起新生儿不同程度的呼吸抑制。大剂量使用时尤其如此。

2. 哺乳期 经乳汁可分泌少量对乙酰氨基酚,但对婴儿的影响程度尚不清楚。目前尚不清楚二氢可待因酮是否可经人乳汁分泌。许多药物可经乳汁分泌,授乳母亲服用氨酚氢可酮对其婴儿有潜在严重不良影响,而有时药物对母亲有重要性,因此,在决定是停药还是停止哺乳时,要综合考虑这两方面的因素。

七、药理学

1. 药效学及作用机制 二氢可待因酮是半合成的麻醉、镇痛和镇咳药物,具有和可待因特性相似的多种活性,这些作用大多数和中枢神经系统及平滑肌有关。目前认为,二氢可待因酮和其他阿片类药物的作用机制,可能和中枢阿片类受体有关。除了镇痛外,麻醉药品还可引起嗜睡、情绪改变和精神朦胧。

对乙酰氨基酚有中枢和外周镇痛作用,但具体作用机制不详。其解热作用是通过作用于下丘脑体温调节中枢。对乙酰氨基酚抑制前列腺素合成酶,治疗剂量时对心血管和呼吸系统影响甚微,但在中毒剂量可引起循环衰竭和浅快呼吸。

2. 药代动力学 单一成分的药代动力学行为介绍如下。①二氢可待因酮:五个男性健康志愿者口服 10mg 二氢可待因酮后,(1.3 ± 0.3) 小时达到最大血清药物浓度,平均峰值浓度为 (23.6 ± 5.2) ng/ml,半衰期为 (3.8 ± 0.3) 小时。二氢可待因酮有复杂的代谢途径,包括 O-去甲基、N-去甲基和 6-酮基还原为 6-α 或 6-β 羟基代谢物。②对乙酰氨基酚:对乙酰氨基酚经胃肠道迅速吸收,分布于大部分组织。血浆半衰期为 1.25~3 小时,肝功能受损或过量服用时,半衰期可增加。对乙酰氨基酚主要经肝代谢消除(结合),经肾排出。口服本品后 24 小时,约 85% 在尿中排出,排出形式主要是葡萄糖醛酸结合物,小部分为其他形式结合物和原型物。

八、注意事项

1. 禁用 对对乙酰氨基酚或二氢可待因酮过敏者禁用。

2. 用药注意事项 氨酚氢可酮受相关麻醉药品管理办法的管制。反复使用麻醉剂可致精神依赖、躯体依赖和药物耐受,因此氨酚氢可酮的处方和给药应谨慎。但短期使用氨酚氢可酮镇痛不会导致精神依赖。躯体依赖,是指必须继续给药才能阻止戒断症状出现的一种躯体状态。麻醉疗法数天后可出现一些轻微的躯体依赖,但只有连续数周使用麻醉药品,才出现具有一定临床意义的躯体依赖。药

物耐受是指必须不断增加麻醉药的用量才能达到同一镇痛效果的一种状态。起初它表现为麻醉药的镇痛时间缩短,随后镇痛作用降低。药物耐受发生率因患者个体差异不同而不同。

九、药物稳定性及贮藏条件

在 15~30℃ 条件下避光保存。放在儿童触及不到的地方。

十、药物经济性评价

非基本药物,非医保,《中国药典》(2020 年版)未收载。

芬 太 尼

一、药品名称

1. 英文名 Fentanyl
2. 化学名 N-苯基-N-[1-(2-苯乙基)-4-哌啶基]-丙酰胺

二、药品成分

枸橼酸芬太尼

三、剂型与规格

芬太尼透皮贴剂 (1) 12μg/h,2.1mg/贴;(2) 25μg/h,4.2mg/贴;(3) 50μg/h,8.4mg/贴;(4) 75μg/h,12.6mg/贴

四、适应证及相应的临床价值

本品用于治疗中度到重度慢性疼痛以及那些只能依靠阿片样镇痛药治疗的难消除的疼痛。

五、用法用量

1. 老年人 本品的剂量应根据患者的个体情况而决定,并应在给药后定期进行剂量评估。本品应在躯干或上臂未受刺激及未受照射的平整皮肤表面贴用。如有毛发,应在使用前剪除(勿用剃须刀剃除)。在使用本品前可用清水清洗贴用部位,不能使用肥皂、油剂、洗剂或其他可能会刺激皮肤或改变皮肤性状的用品。在使用本贴剂前皮肤应完全干燥。

本品应在打开密封袋后立即使用。在使用时需用手掌用力按压 30 秒,以确保贴剂与皮肤完全接触,尤其应注意其边缘部分。本品可以持续贴用 72 小时。在更换贴剂时,应更换粘贴部位。几天后才可在相同的部位重复贴用。

初始剂量选择:本品的初始剂量应依据患者目前使用阿片类药物的剂量而定。建议本品用于阿片耐受患者。同时对患者目前的一般情况和医疗状况综合考虑,包括体型、年龄、与阿片类药物的耐受性有关的乏力程度。

未使用过阿片类药物的患者:本品用于此类患者的临床经验有限。当本品用于适用的此类患者时,建议使用低剂量的阿片类药物进行剂量调整直至达到与规格为 25μg/h 的本品等效。随后转换为规格为 25μg/h 的本品。如有需要,可进行剂量调整,调整幅度为 12μg/h 或 25μg/h,依据镇

痛需要来补足剂量,以达到最低的适合剂量。

阿片类药物耐受的患者:从口服或非胃肠道给阿片类药物转变为使用本品,应遵循以下步骤。

(1) 计算前 24 小时镇痛药用量。

(2) 应用表 13-1 将上述用量转换为等效的吗啡剂量。表 13-1 中所有肌注和口服剂量相当于肌注吗啡 10mg 的等效镇痛剂量。

表 13-1　镇痛作用等效转换参考

药物名称	等效镇痛剂量/mg	
	肌内注射	口服
吗啡	10	30(若为重复给药)
	10	60(若为单次或间歇给药)
氢吗啡酮	1.5	7.5
美沙酮	10	20
羟考酮	15	30
左啡诺	2	4
羟吗啡酮	1	10(直肠给药)
二乙酰吗啡	5	60
度冷丁	75	—
可待因	130	200
丁丙诺啡	0.4	0.8(舌下含服)

(3) 表 13-2 列出了根据 24 小时口服吗啡的剂量范围折算出的本品剂量。通过计算得到的 24 小时吗啡剂量使用此表推算本品的剂量。

表 13-2　根据吗啡每日口服剂量
折算出的本品推荐剂量

24 小时口服吗啡剂量/(mg/24h)	本品剂量/(μg/h)
<135	25
135~224	50
225~314	75
315~404	100
405~494	125
495~584	150
585~674	175
675~764	200
765~854	225
855~944	250
945~1 034	275
1 035~1 124	300

(4) 如有需要,可进行剂量调整,调整幅度为 $12\mu g/h$ 或 $25\mu g/h$,依据镇痛需要来补足剂量,以达到最低的适合剂量。

(5) 在首次使用本品至镇痛作用开始起效期间,应逐

渐停止先前使用的镇痛药。

(6) 对于首次接受阿片类药物治疗以及对阿片类药物耐受的患者,不能在使用本品后的 24 小时内即评价其最佳镇痛效果。这是因为在使用本贴剂最初 24 小时内血清芬太尼的浓度逐渐升高。由于临床原因,患者可能需要短效镇痛药。满足此目的的药物为非阿片类镇痛药(如对乙酰氨基酚、阿司匹林、非甾体抗炎药)和吗啡样药物(应避免那些具有部分激动或拮抗作用的产品)。

(7) 剂量的调整及维持治疗:每 72 小时应更换一次本品贴剂。应根据个体情况调整剂量直至达到足够的镇痛效果。如果在首次使用后镇痛不足,可在用药 3 天后增加剂量。其后每 3 天进行一次剂量调整。同样,可能需要短效镇痛药。剂量增加的幅度通常为 $12\mu g/h$ 或 $25\mu g/h$,但同时应考虑附加的其他疼痛治疗(口服吗啡 45mg/d 或 90mg/d ≈ 本品 $12\mu g/h$ 或 $25\mu g/h$)及患者的疼痛状态。当剂量大于 $75\mu g/h$ 时,可以使用一片以上的本品贴剂。患者可能定时需要短效镇痛药,以缓解突发性疼痛。在本品剂量超过 $300\mu g/h$ 时,一些患者可能需要额外的或改变阿片类药物的用药方法。

(8) 治疗的终止:去除本品贴剂后,应逐渐开始其他阿片类药物的替代治疗,并从低剂量起始,缓慢加量。这是因为去除本品贴剂后,芬太尼浓度逐渐降低。血清芬太尼浓度下降 50% 大约需要 17 小时甚至更长。一般来说,任何阿片类镇痛药都应逐步停药。

一些患者在更换药品或剂量调整时可能出现阿片类药物戒断症状。

六、特殊人群用药

1. 妊娠期　有关芬太尼对胎儿发育可能产生副作用的安全资料尚未建立。曾有新生儿出现新生儿戒断综合征的报告,其母亲在怀孕期间长期使用本品。因此,本品不能用于已怀孕的妇女,除非根据医师的判断,其潜在的利益大于其危害。不推荐在分娩过程中使用本品,因为本品不应该用于急性或手术后疼痛管理。此外,芬太尼可透过胎盘,可能引发新生儿呼吸抑制。

2. 哺乳期　芬太尼可被分泌入人体乳汁,因此对哺乳的妇女不推荐使用本品。

3. 肾功能损害　肾功能障碍患者应该严密观察芬太尼的毒性症状,如有必要减少剂量。

4. 肝功能损害　肝功能障碍患者应该严密观察芬太尼的毒性症状,如有必要减少剂量。

七、药理学

1. 药效学及作用机制

镇痛:芬太尼是一种阿片类或中枢镇痛药,主要与 μ 阿片受体的相互作用有关。主要治疗活性为止痛和镇静。对于首次使用阿片制剂的患者,芬太尼的最小镇痛血清浓度范围为 0.3~1.5ng/ml,在血清浓度高于 2ng/ml 时副作用的发生率增加。耐受性增加时最小有效血药浓度和产生毒性的血药浓度均上升,耐受性存在个体差异。

呼吸抑制:呼吸抑制包括呼吸频率下降和二氧化碳敏感性下降。尽管存在个体差异,但是当血浆浓度低于 3ng/ml 时,很少出现具有临床意义的分钟通气量的降低。

瞳孔缩小:此作用无药物耐受。所以,该现象被认为是芬太尼饱和的诊断性体征。

恶心呕吐:刺激化学感受器触发区可能导致恶心和呕吐。

其他中枢作用:除了镇痛,芬太尼主要作用还有镇静。催眠作用可以通过脑电图的改变确定。使用芬太尼后可能产生欣快和咳嗽抑制作用。

胃肠道作用:概括起来包括胃肠道括约肌蠕动缓慢,分泌减少和肌肉张力增加(甚至发生痉挛)。

心血管作用:低剂量时迷走神经的(胆碱能)兴奋作用可能导致轻微的心动过缓及全身血管阻力轻度下降,但不伴有血压的明显下降。未观察到对心肌功能的直接影响。芬太尼不引起组胺释放(与吗啡和哌替啶相反)。

2. 药代动力学

吸收:在应用本品的 72 小时内芬太尼被持续通过皮肤吸收。芬太尼的释放速率相对保持恒定。药物释放由膜释放共聚物与皮肤中的药物弥散驱动。开始使用本品后,血清芬太尼的浓度逐渐增加,通常 12~24 小时内达到稳态,并在此后保持相对稳定直至 72 小时。芬太尼的血清浓度与本品贴剂的尺寸(剂量)成正比。在第二次用药到 72 小时结束时,可达到稳态血清浓度。持续使用同样剂量的贴剂时,血清浓度保持稳定。

一个药动学模型显示,如果在用药的 24 小时(推荐为 72 小时)后使用新的贴剂,芬太尼的血药浓度将会增加 14%(范围 0~26%)。

分布:芬太尼的血浆蛋白结合率约为 84%。

代谢:芬太尼是一个高清除率的药物,主要经肝中的 CYP3A4 快速和广泛地代谢。主要代谢物是无活性的去甲芬太尼(Norfentanyl)。由人角质层细胞分析及临床试验中发现从释药系统释放进入人体循环的芬太尼原型药物占到给药剂量的 92%,证明芬太尼在透过皮肤时没有代谢。

排泄:在用药 24 小时后去除本品贴剂,血清芬太尼浓度逐渐下降,大约 17(范围为 13~22)小时后下降至 50% 左右。在用药 72 小时后,平均半衰期为 20~27 小时。停药后皮肤继续吸收芬太尼使得药物从血液中的消除比静脉输注慢,表观半衰期约为 7(范围为 3~12)小时。静脉输注芬太尼 72 小时,大约 75% 的芬太尼通过尿液排出,主要为代谢产物,另有低于 10% 的原型药物。剂量的约 9% 以代谢产物的形式从粪便排出。

3. 特殊人群

老年人:芬太尼的静脉输注研究数据显示,在老年患者中可能清除率下降、半衰期延长,他们可能对药物比年轻人敏感。在一项健康的老年与年轻受试者使用本品的研究中,两者的药物动力学并没有显著差异,但老年受试者的血药峰浓度较低且平均半衰期 $t_{1/2}$ 延长约为 34 小时。老年患者应该严密观察芬太尼毒性症状,如有必要减少剂量。

儿童:本品没有在 2 岁以下儿童中进行研究。在年龄较大的儿童研究中发现,经过体重调整后,儿科患者的清除率比成人高约 20%。这些发现在儿科患者的给药剂量时已经考虑到。本品应该仅用于阿片耐受的 2 岁以上的儿童。

肝功能障碍患者:一项在肝硬化患者的研究中,进行了本品单剂量 50μg/h 的药物动力学研究。在这些患者中,尽管达峰时间(T_{max})和半衰期($t_{1/2}$)没有改变,平均最大血药浓度 C_{max} 和 AUC 值却分别增大约 35% 和 73%。肝功能障碍患者应该严密观察芬太尼的毒性症状,如有必要减少剂量(参照"注意事项"部分)。

肾功能障碍患者:一项研究中对进行肾移植的患者静脉输注芬太尼的数据显示,在这些患者中的药物清除率可能下降。肾功能障碍患者应该严密观察芬太尼的毒性症状,如有必要减少剂量(参照"注意事项"部分)。

4. 药物不良反应 与阿片类药物相关的不良反应包括恶心、呕吐、便秘;低血压、心动过缓;嗜睡;头晕、头痛;精神错乱;幻觉;欣快;瘙痒;出汗及尿潴留。与所有的强效阿片类制剂相同,最严重的不良反应为肺通气不足。偶见皮肤反应的报道,如发红、红斑及刺痒。这些反应通常在去除贴剂后 24 小时内消失。在某些从以前的阿片类镇痛药改用芬太尼透皮贴剂的患者中,可能会出现阿片类药物的戒断症状,如恶心、呕吐、腹泻、焦虑和寒战。

5. 药物相互作用 哺乳动物细胞培养分析的体外研究发现,仅在细胞毒性浓度和伴随代谢活化条件下,芬太尼表现出与其他阿片类镇痛药一样的致突变作用。在啮齿类动物体内研究和细菌分析中,无证据显示芬太尼有致突变性。在一项大鼠致癌性的 2 年研究中,雄性和雌性大鼠皮下注射剂量分别最高达到 33μg/(kg·d) 和 100μg/(kg·d)(通过 AUC_{0-24h} 的比较,相当于人类使用 100μg/h 的贴剂,每日暴露剂量的 0.16 倍和 0.39 倍),没有观察到芬太尼和肿瘤发生率上升的相关性。

对雌性大鼠进行的一些试验中,显示芬太尼引起了生育力降低及胚胎死亡。这些发现与药物对母体产生的毒性有关,但药物对发育中的胚胎并无直接影响。没有致畸性的证据。

八、注意事项

1. 禁用 本品禁用于已知对芬太尼或对本贴剂中黏附剂敏感的患者。

本品不应用于急性痛和手术后疼痛的治疗,因为在这种情况下不能在短期内调整芬太尼的剂量,并且可能会导致严重的或危胁生命的通气不足。

本品暂禁用于 40 岁以下非癌性慢性疼痛患者(艾滋病、截瘫患者疼痛治疗不受年龄及疼痛病史的限制)。

2. 慎用 运动员慎用。

3. 用药注意事项 本品按照麻醉药品管理。

因为血清芬太尼浓度在停止使用本贴剂 17(13~22)小时后降低大约 50%,所以出现严重不良反应的患者应在停止使用本品后继续观察 24 小时。

在本品使用前后,应将其置于儿童不易拿到处。

不能将本品贴剂切割或以任何其他方式损坏。

未使用过阿片类药物和阿片不耐受的患者。

给未使用过阿片类药物的患者使用本品，作为首次使用阿片类药物，极罕见发生明显的呼吸抑制和/或死亡。对于未使用过阿片类药物的患者治疗初期即使是以最低剂量使用本品时，此类患者仍有发生严重或威胁生命的肺通气不足的危险。本品推荐用于阿片耐受患者。

呼吸抑制：与所有的强效阿片类药物相似，一些患者在使用本品时可能会出现明显的呼吸抑制，必须注意观察药物对患者的此类影响。呼吸抑制可能会持续至停止使用本品后。呼吸抑制的发生率随本品剂量的增加而增加。作用于中枢神经系统的药物均可能会增加呼吸抑制的发生。

药物依赖性及滥用的可能性：在重复使用阿片类药物后可能会出现耐药、身体依赖和心理依赖。由于使用本品引起的医源性成瘾极为罕见。

芬太尼可能的滥用方式与其他阿片类药物相似。本品的滥用或故意误用会导致药物过量和/或死亡。有阿片滥用高风险的患者可适当地使用限制释放的阿片类剂型治疗，且须对此类患者的误用、滥用或依赖的体征进行监测。

慢性肺部疾病：对于伴有慢性阻塞性或其他肺部疾病患者，本品可能会产生较严重的不良反应。在这些患者中，阿片类药物可能会使呼吸力降低，气道阻力增加。

颅内压增高：本品应慎用于那些合并有二氧化碳潴留颅内影响的患者，如颅内压升高、意识损害或昏迷。脑瘤患者使用本品时也应予以注意。

心脏疾病：芬太尼可能会产生心动过缓，因此缓慢性心律失常患者使用本品时应予注意。

肝疾病：因为芬太尼在肝中被代谢为无活性的代谢产物，故肝疾患可延迟其清除。肝硬化患者单次使用本品时尽管其血清浓度有升高的趋势，但其药代动力学不改变。对于伴有肝功损害的患者应仔细监测芬太尼的毒性症状，必要时可减量。

肾疾病：少于10%的芬太尼以原型形式由肾排泄，与吗啡不同的是，芬太尼无已知的活性代谢产物经肾排泄。肾衰患者静脉注射芬太尼后所得数据表明，透析可改变芬太尼的分布容积，可能影响其血清浓度。伴有肾功能损害者使用本品后，必须仔细监测芬太尼的毒性症状，必要时可减量。

老年患者用药：芬太尼静脉注射研究表明，在老年患者体内的清除率下降，半衰期延长，他们可能比年轻者对药物更敏感。对本品的研究表明，尽管老年患者的血清芬太尼浓度有升高的趋势，但是药代动力学与年轻患者无显著差异。应仔细监测老年患者使用芬太尼时的毒性症状，必要时可减量。

其他疾病：应慎用于下述情况，甲状腺功能减退、肾上腺皮质功能减退、前列腺癌、呼吸抑制、急性酒精中毒、颅骨和大脑外伤以及颅内压升高和病因不详的腹痛综合征。

发热/体外受热的影响：药代动力学模型表明，皮肤温度升至40℃时，血清芬太尼的浓度可能提高大约1/3。因此，发热的患者使用本品时应监测其阿片类药物副作用，必要时应调整本品的剂量。应告知所有患者：避免将本品的贴用部位直接与热源接触，如加热垫、电热毯、加热水床、烤灯或日照灯、强烈的日光浴、热水瓶、长时间的热水浴、蒸汽浴及热涡矿泉浴等。

与CYP3A4抑制剂的相互作用：本品与细胞色素P450 3A4（CYP3A4）抑制剂（例如利托那韦、醋竹桃霉素、克拉霉素、那非那韦、萘法唑酮、维拉帕米、胺碘酮）合用时，可能会使芬太尼血药浓度升高，从而可能会增加或延长芬太尼的疗效和不良反应，可能引起严重的呼吸抑制。在这种情况下，应对患者进行特殊护理和观察。除非在密切的监测下，否则不建议本品与P450 3A4（CYP3A4）抑制剂合用。使用本品时，特别是当与P450 3A4（CYP3A4）抑制剂合用时，应监测患者呼吸抑制的体征，并确保进行剂量调整。

对驾驶和操纵机器能力的影响：本品可能会影响从事如驾驶汽车或操纵机器等具有潜在性危险工作所需的脑力和/或体力。

九、药物稳定性及贮藏条件

15～25℃密封保存。

十、药物经济性评价

基本药物（注射液：2ml:0.1mg），医保甲类、乙类，《中国药典》（2020年版）收载。

福尔可定

参见（第四章　呼吸系统药物 1　镇咳药物）

复方地芬诺酯

一、药品名称

1. 英文名　Compound Diphenoxylate
2. 化学名　1-(3,3-二苯基-3-氰基丙基)-4-苯基-4-哌啶甲酸乙酯

二、药品成分

地芬诺酯

三、剂型与规格

复方地芬诺酯片　每片含盐酸地芬诺酯2.5mg，硫酸阿托品0.025mg

四、适应证及相应的临床价值

用于急慢性功能性腹泻及慢性肠炎。

五、用法用量

老年人：每次1～2片，每日2～3次，首剂加倍，饭后服。至腹泻控制时，应即减少剂量。

六、药理学

1. 药效学及作用机制　地芬诺酯是哌替啶的衍生物，代替阿片制剂。对肠道作用类似吗啡，直接作用于肠平滑

肌,通过抑制肠黏膜感受器,消除局部黏膜的蠕动反射而减弱蠕动,同时可增加肠的节段性收缩,从而延长肠内容物与肠黏膜的接触,促进肠内水分的回吸收。配以抗胆碱药阿托品,协同加强对肠管蠕动的抑制作用。

2. 药代动力学 口服吸收迅速,2 小时达血浓高峰。在人体内主要代谢物为地芬诺辛(Diphenoxin),其止泻作用比母体强 5 倍。$t_{1/2}$ 为 2.5 小时,地芬诺辛为 12~24 小时。

3. 药物不良反应 不良反应少见,服药后偶见口干、恶心、呕吐、头痛、嗜睡、抑郁、烦躁、失眠、皮疹、腹胀及肠梗阻等,减量或停药后消失。

七、注意事项

1. 禁用 严重溃疡性结肠炎患者有发生中毒性巨结肠可能,应禁用。

2. 慎用 肝硬化、黄疸患者因可诱发肝性脑病,应慎用。

3. 用药注意事项

(1)本品长期应用时可产生依赖性,但显然较阿片为弱,肝病患者及正在服用成瘾性药物患者宜慎用。

(2)只宜用常量短期治疗,以免产生依赖性。

(3)腹泻早期和腹胀者应慎用。

(4)由痢疾杆菌、沙门菌和某些肠杆菌引起的急性腹泻,细菌常侵入肠壁黏膜,本品降低肠运动,推迟病原体的排除,反而延长病程,故本品不能用作细菌性腹泻的基本治疗药物。

八、药物稳定性及贮藏条件

密封保存。

九、药物经济性评价

非基本药物,非医保药,《中国药典》(2020 年版)收载。

异 丙 吡 仑

一、药品名称

1. 英文名 Isopropiram

2. 化学名 *N*-(2-甲基-2-哌啶基-乙基)-*N*-(2-吡啶基)丙酰胺。

二、药品成分

富马酸异丙吡仑。

三、剂型与规格

富马酸异丙吡仑片 50mg/片

四、适应证及相应的临床价值

用于神经痛、胆绞痛以及烧伤、癌症及术后疼痛。

五、用法用量

老年人:口服。每次 50~100mg(1~2 片),每日 1~2 次。

六、特殊人群用药

1. 妊娠期 禁用。

2. 哺乳期 禁用。

七、药理学

1. 药效学及作用机制 本品激活抑制脊柱侧索释放疼痛传递物质的道路途径,导致内因子超极化,与 U 亚型阿片受体结合后抑制 5-羟色胺及去甲肾上腺素,从而消除疼痛反应。

2. 药代动力学(如吸收、分布、代谢、排泄,包括药物基因组学、生物利用度、生物等效性) 小鼠以氚标记的富马酸异丙吡仑灌胃后,通过胃肠道吸收,其放射强度 4 小时达到峰值,以胆、肝、心、肺和肾的放射性较高,放射性强度的下降各组织与血液呈平行关系。组织中的放射性以胆囊最高。静脉给药后,在粪便中也测出放射性,说明该药存在肝肠循环;该药以 10mg/kg 给兔和 5mg/kg 给狗静脉注射,对受试动物的呼吸和循环系统影响不大,但随着剂量的增加,对心脏有一定的抑制作用,其作用强度、时间长短与剂量成正比。

3. 药物不良反应 可有胃部不适、恶心和嗜睡等反应。

4. 药物相互作用 尚不明确。

八、注意事项

1. 禁用

(1)孕妇及哺乳期妇女禁用。

(2)婴儿禁用。

2. 用药注意事项

(1)每日剂量不得超过 450mg。

(2)分娩止痛慎用。

九、药物稳定性及贮藏条件

遮光,密封保存。

十、药物经济性评价

非基本药物,非医保,《中国药典》(2020 年版)未收载。

双氢可待因

一、药品名称

1. 英文名 Dihydrocodeine Tartrate

2. 化学名 4,5α-环氧-3-甲氧基-17-甲基吗啡喃-6α-醇。

二、药品成分

酒石酸双氢可待因

三、剂型与规格

酒石酸双氢可待因片 30mg/片

四、适应证及相应的临床价值

用于缓解中度以上疼痛。

五、用法用量

老年人:饭后口服,每次 1~2 片,每日 3 次,或遵医嘱。需依据临床症状调节用量,如全日用量超过 240mg 镇痛不佳时,请改用更强效的镇痛药。

六、特殊人群用药

1. 妊娠期　不宜使用。
2. 哺乳期　不宜使用。

七、药理学

1. 药效学及作用机制　药理作用:双氢可待因作用于中枢神经系统,产生镇痛作用。其镇痛强度介于吗啡和可待因之间。

2. 药代动力学　据文献报道,健康成人口服酒石酸双氢可待因 30mg 后,T_{max} 为 1.6 小时,C_{max} 为 71.8ng/ml。迅速在体内代谢,血中酸性代谢产物比原型含量高得多。

3. 药物不良反应　本品在国内进行临床研究多次给药的 32 例患者中,主要不良反应为便秘、恶心、呕吐、胃部不适、皮肤瘙痒。

据国外报道,使用双氢可待因出现以下不良反应。

(1) 严重不良反应

1) 长期使用会产生药物依赖性。突然停药会产生戒断反应,如打喷嚏、流泪、出汗、恶心、呕吐、腹泻、腹痛、瞳孔散大、头痛、失眠、不安、妄想、震颤、全身肌肉、关节痛、呼吸急促等,因此停药应逐渐减少每日用量,观察患者症状的同时进行减量。

2) 呼吸抑制。因此,如出现气短、呼吸缓慢、不规则呼吸等呼吸异常现象时应终止给药,同时可给予麻药拮抗剂,如纳洛酮等。

3) 精神错乱。

4) 支气管痉挛、喉头水肿。

5) 炎性肠道患者使用后,会出现麻痹性肠梗阻、中毒性巨结肠。

(2) 其他不良反应

1) 循环系统:心律失常、血压变动、颜面潮红等。

2) 精神神经系统:困倦、眩晕、视力调节障碍、出汗等。

3) 消化系统:恶心、呕吐、便秘等。

4) 过敏反应:皮疹、瘙痒等。

5) 其他:排尿障碍。

如服用本品中出现任何其他不良反应和/或事件,请与医师联络。

4. 药物相互作用

(1) 与中枢神经抑制剂(如吩噻嗪类药物、巴比妥酸类药物等)、三环类抗抑郁药、吸入性麻醉剂、MAO 抑制剂、β 受体拮抗剂(如盐酸普萘洛尔)、乙醇等有协同作用,会增强中枢抑制作用。

(2) 与香豆素类抗凝剂合用,会增强抗凝血作用。

(3) 与抗胆碱能药物合用,会增强抗胆碱作用。

八、注意事项

1. 禁用

(1) 呼吸抑制。

(2) 呼吸道阻塞性疾病。

(3) 慢性肺功能障碍者。

(4) 因本品可引起组胺释放,支气管哮喘发作时禁用。

(5) 诊断不明确的急腹症患者禁用。

(6) 对本品中任何成分过敏者禁用。

(7) 抽搐状态。

(8) 急性酒精中毒。

(9) 对阿片类生物碱过敏者。

(10) 失血性大肠炎及细菌性痢疾。

2. 慎用

(1) 心功能障碍者。

(2) 呼吸功能障碍者。

(3) 肝、肾功能障碍者。

(4) 脑器质性病变者。

(5) 处于休克状态者。

(6) 代谢性酸中毒者。

(7) 甲状腺功能低下者。

(8) 肾上腺皮质功能低下者。

(9) 既往有药物依赖史者。

(10) 老年患者。

(11) 身体衰弱者。

(12) 因前列腺肥大所致的排尿障碍,尿道狭窄及尿路手术后者。

(13) 器质性幽门狭窄、麻痹性肠梗阻及近期进行了胃肠道手术者。

(14) 有抽搐既往史者。

(15) 胆囊病变及胆囊结石者。

(16) 严重的炎性肠道疾病者。

3. 用药注意事项

(1) 本品长期使用会产生药物依赖性。

(2) 使用本品会有困倦、眩晕等发生,因此,驾驶车辆和机械操作者应特别注意。

九、药物稳定性及贮藏条件

遮光、密封保存。

十、药物经济性评价

非基本药物,非医保,《中国药典》(2020 年版)收载。

吗　啡

一、药品名称

1. 英文名　Morphine

2. 化学名　17-甲基-4,5α-环氧-7,8-二脱氢吗啡喃-3,6α-二醇

二、药品成分

硫酸吗啡、盐酸吗啡

三、剂型与规格

硫酸吗啡缓释片　30mg/片

四、适应证及相应的临床价值

根据世界卫生组织和国家药品监督管理局提出的癌痛治疗三阶梯方案的要求,吗啡是治疗重度癌痛的代表性药物。硫酸吗啡缓释片为强效镇痛药,主要适用于重度癌痛患者镇痛。

五、用法用量

老年人:本品必须整片吞服,不可掰开、碾碎或咀嚼。成人每隔 12 小时按时服用一次,用量应根据疼痛的严重程度、年龄及服用镇痛药史决定用药剂量,个体间可存在较大差异。最初应用本品者,宜从每 12 小时服用 10mg(10mg 规格 1 片)或 20mg(10mg 规格 2 片)开始,根据镇痛效果调整剂量,以及随时增加剂量,达到缓解疼痛的目的。

六、特殊人群用药

1. 妊娠期　本品可通过胎盘屏障到达胎儿体内,少量经乳汁排出,故禁用于婴儿、孕妇、哺乳期妇女。本品能对抗催产素对子宫的兴奋作用而延长产程,禁用于临盆产妇。

2. 哺乳期　本品可通过胎盘屏障到达胎儿体内,少量经乳汁排出,故禁用于婴儿、孕妇、哺乳期妇女。

3. 肾功能损害　慎用。

4. 肝功能损害　慎用。

七、药理学

1. 药效学及作用机制　本品的主要活性成分吗啡为纯粹的阿片受体激动剂,有很强的镇痛作用,同时也具有明显的镇静作用,以及镇咳作用(因其有产生依赖的危险性而不用于临床)。吗啡对呼吸中枢有抑制作用,使其对二氧化碳张力的反应性降低,过量可致呼吸衰竭而死亡。兴奋平滑肌,可增加肠道平滑肌张力引起便秘,并使胆道、输尿管、支气管平滑肌张力增加。可扩张外周血管,尚有缩瞳、镇吐等作用(因其有产生依赖的危险性而不用于临床)。阿片类药物的镇痛机制尚不完全清楚,实验证明采用离子导入吗啡于脊髓胶质区,可抑制伤害性刺激引起的背角神经元放电,但不影响其他感觉神经传递。按阿片受体激动后产生的不同效应分型,吗啡可激动 μ、κ 及 δ 型受体,故产生镇痛、呼吸抑制、欣快和依赖。阿片类药物可使神经末梢对乙酰胆碱、去甲肾上腺素、多巴胺及 P 物质等神经递质的释放减少,并可抑制腺苷酸环化酶,使神经细胞内的 cAMP 浓度减少,该结果提示阿片类药物的作用与 cAMP 有一定关系。

急性毒性 LD_{50}(mg/kg):大鼠,口服 905;皮下 700;腹腔 920;静脉 237。

2. 药代动力学(如吸收、分布、代谢、排泄,包括药物基因组学、生物利用度、生物等效性)　本品口服后由胃肠道黏膜吸收,与普通片剂相比,口服缓释片血药浓度达峰时间较长,一般为服后 2~3 小时,峰浓度也稍低,消除半衰期为 3.5~5 小时。本品达稳态时血药浓度波动较小,主要用于重度癌痛患者镇痛。

3. 药物不良反应

(1) 连用 3~5 天即产生耐受性,1 周以上可产生依赖,需慎用。但对于晚期中重度癌痛患者,如果治疗适当,少见依赖现象。

(2) 恶心、呕吐、呼吸抑制、嗜睡、眩晕、便秘、排尿困难、胆绞痛等。偶见瘙痒、荨麻疹、皮肤水肿等过敏反应。

(3) 本品急性中毒的主要症状为昏迷,呼吸深度抑制、瞳孔极度缩小、两侧对称,或呈针尖样大,血压下降、发绀,尿少,体温下降,皮肤湿冷,肌无力,由于严重缺氧致休克、循环衰竭、瞳孔散大、死亡。

(4) 中毒解救:距口服 4~6 小时内应立即洗胃以排出胃中药物。采用人工呼吸、给氧、给予升压药提高血压,β 肾上腺素受体拮抗药减慢心率、补充液体维持循环功能。静脉注射拮抗剂纳洛酮 0.005~0.01mg/kg,成人 0.4mg。亦可用烯丙吗啡作为拮抗药。

4. 药物相互作用

(1) 与吩噻嗪类、镇静催眠药、单胺氧化酶抑制剂、三环抗抑郁药、抗组胺药等合用,可加剧及延长吗啡的抑制作用。

(2) 本品可增强香豆素类药物的抗凝血作用。

(3) 与西咪替丁合用,可能引起呼吸暂停、精神错乱、肌肉抽搐等。

八、注意事项

1. 禁用　已知对吗啡过敏者、呼吸抑制已显示发绀、颅内压增高和颅脑损伤、支气管哮喘、肺源性心脏病代偿失调、甲状腺功能减退、皮质功能不全、前列腺肥大、排尿困难及严重肝功能不全、休克尚未纠正控制前、麻痹性肠梗阻等患者禁用。

2. 用药注意事项

(1) 本品为国家特殊管理的麻醉药品,务必严格遵守国家对麻醉药品的管理条例,医院和病室的贮存处均须加锁,处方颜色应与其他药处方区别开。各级负责保管人员均应遵守交接班制度,不可稍有疏忽。

(2) 根据 WHO《癌症疼痛三阶梯止痛治疗指导原则》中关于癌症疼痛治疗用药个体化的规定,对癌症患者镇痛使用吗啡应由医师根据病情需要和耐受情况决定剂量。

(3) 必须慎用于下列患者:①有药物滥用史;②颅内压升高;③低血容量性低血压;④胆道疾病;⑤胰腺炎;⑥严重肾衰;⑦严重慢性阻塞性疾病;⑧严重肺源性心脏病;⑨严重支气管哮喘;⑩呼吸抑制。

(4) 未明确诊断的疼痛,尽可能不用本品,以免掩盖病情,贻误诊断。

（5）可干扰对脑脊液压升高的病因诊断,这是因为本品使二氧化碳滞留,脑血管扩张的结果。

（6）能促使胆道括约肌收缩,引起胆管系的内压上升;可使血浆淀粉酶和脂肪酶均升高。

（7）对血清碱性磷酸酶、谷丙转氨酶、谷草转氨酶、胆红素、乳酸脱氢酶等测定有一定影响,故应在本品停药24小时以上方可进行以上项目测定,以防可能出现假阳性。

（8）对有癫痫病史的患者,吗啡可降低癫痫发作的阈值。

（9）吗啡可削弱驾驶和操作机械的能力。

（10）必须整片吞服,不要掰开、咀嚼或碾碎,否则会导致潜在性致死剂量的吗啡快速释放和吸收。

（11）不经胃肠途径滥用口服药物有可能导致严重的不良反应,甚至致死。

（12）长期使用患者会产生对药物的耐受性并需要逐渐提高服用剂量以控制疼痛。长期使用该产品可导致身体依赖性,而且当治疗突然停止时就会发生戒断综合征。当患者不再需要吗啡治疗时,最好逐渐减小用药剂量以防止戒断综合征的发生。

（13）如其他强阿片激动剂一样,吗啡有滥用可能。吗啡可能被患有隐性或显性依赖的人寻求和滥用。在经过适当治疗的疼痛患者中,极少有对阿片类止痛剂产生心理依赖性的报道。然而,没有资料可用来确证慢性疼痛患者产生真实的心理依赖的发生率。有酒精和药物滥用史的患者使用本品要特别注意。

（14）吗啡为兴奋剂目录所列禁用物质,因此运动员慎用本品。

九、药物稳定性及贮藏条件

遮光,密封保存。

十、药物经济性评价

基本药物（片剂、缓释片、注射液）,医保甲类、乙类,《中国药典》（2020年版）收载。

曲　马　多

一、药品名称

1. 英文名　Tramadol
2. 化学名　（±）-(1*RS*,2*RS*)-2-[(*N*,*N*-二甲基氨基)亚甲基]-1-(3-甲氧基苯基)环己醇

二、药品成分

盐酸曲马多

三、剂型与规格

盐酸曲马多缓释片　100mg/片

四、适应证及相应的临床价值

用于中度至重度疼痛,辅助（说明书）;轻到中度的癌痛（次选,NCCN指南）。

五、用法用量

老年人:本品用量视疼痛程度而定。一般从每次50mg（半片）开始服用,12小时服用一次,根据患者疼痛程度可调整用药剂量。一般成人及14岁以上中度疼痛的患者,单剂量为50~100mg（0.5~1片）。体重不低于25kg的1岁以上儿童的服用剂量为1~2mg/kg,本品最低剂量为50mg（半片）。每日最高剂量通常不超过400mg（4片）。治疗癌性痛时也可考虑使用较大剂量。肝肾功能不全者,应酌情使用。老年患者的剂量要考虑有所减少。两次服药的间隔不得少于8小时。

六、特殊人群用药

1. 孕期或哺乳期妇女　不应使用本品。
2. 肝肾功能受损患者　因其半衰期延长,用药间隔要适当延长。
3. 儿童　体重不低于25kg的1岁以上儿童的服用剂量为1~2mg/kg,本品最低剂量为50mg（半片）,所以本品不建议用于14岁以下患者。1岁以下婴幼儿慎用本品。
4. 老年人　慎用或酌情减量。

七、药理学

1. 药代动力学　口服后,本品经胃肠道的吸收迅速完全,分布于血流丰富的组织和器官。本缓释制剂,可以延长体内盐酸曲马多治疗浓度的维持时间,减少血药浓度的波动。本品在肝代谢,原型药和代谢物几乎完全从肾排出体外。

2. 药物不良反应
（1）全身性:变态反应、过敏反应。
（2）心血管系统:低血压、心动过速、极罕见高血压和心动过缓。
（3）消化系统:恶心、呕吐、便秘、胃肠功能紊乱、口干。
（4）中枢神经系统:头昏、嗜睡、头痛、视觉异常、情绪不稳、欣快、活动减退、功能亢进、认知和感觉障碍、惊厥、精神错乱、药物依赖、幻觉、戒断综合征包括:兴奋、焦虑、神经质、失眠、运动功能亢进、震颤、胃肠症状。
（5）皮肤:出汗、瘙痒症、皮疹、荨麻疹、血管神经性水肿。
（6）泌尿生殖系统:排尿障碍、尿潴留。
（7）呼吸系统:呼吸困难、支气管痉挛、呼吸抑制。（注:为常见不良反应,发生率≥1%）

3. 药物相互作用
（1）与中枢神经抑制药物或酒精合用时可增强本品的镇静作用,特别是增强呼吸抑制作用。与神经阻断剂合用,个别病例有发生惊厥的报道。
（2）接受单胺氧化酶（MAO）抑制剂治疗者,再服用本

品可能会出现对中枢神经、循环、呼吸系统的严重影响。

（3）西米替丁对本品的影响非常小。

（4）含卡马西平药物:可降低本品的镇痛效果。

（5）与选择性五羟色胺再摄取抑制剂（SSRI），三环类抗镇静剂（TCA），抗精神病药和其他降低癫痫发作阈值的药物合用:极罕见癫痫发作。

（6）与选择性五羟色胺再摄取抑制剂（SSRI）同服,可导致血清素激活作用的增加（血清素综合征）。

（7）有个别报道:与香豆素抗凝剂相互作用导致国际标准化比值（INR）增加。所以当患者开始服用曲马多治疗时,应慎用抗凝剂。

八、注意事项

1. 禁用　对本品高度敏感者以及酒精、安眠药、镇痛剂或其他精神药物急性中毒的患者。

2. 用药注意事项　吞服,勿嚼碎。

九、药物稳定性及贮藏条件

密封,阴凉干燥处保存。

十、药物经济性评价

非基本药物,医保乙类,《中国药典》（2020 年版）收载。

布　桂　嗪

一、药品名称

1. 英文名　Bucinnazine
2. 化学名　1-正丁酰基-4-肉桂基哌嗪

二、药品成分

盐酸布桂嗪

三、剂型与规格

盐酸布桂嗪片　30mg/片

四、适应证及相应的临床价值

本品为中等强度的镇痛药。适用于偏头痛、三叉神经痛、牙痛、炎症性疼痛、神经痛、月经痛、关节痛、外伤性疼痛、手术后疼痛以及癌痛（属二阶梯镇痛药）等。

五、用法用量

口服。成人每次 30~60mg,每日 90~180mg;对于慢性中重度癌痛患者,剂量可逐渐增加。首次及总量可以不受常规剂量的限制。

六、特殊人群用药

1. 妊娠期　尚未明确。
2. 哺乳期　尚未明确。

七、药理学

1. 药效学及作用机制　药效学及作用机制本品为速效

镇痛药,镇痛作用为吗啡的 1/3 但比解热镇痛药药强,为氨基比林的 4~20 倍。对皮肤、黏膜、运动器官（包括关节、肌肉、肌腱等）的疼痛有明显的抑制作用,对内脏器官疼痛的镇痛效果差。无抑制肠蠕动的作用,对平滑肌痉挛的镇痛效果差。与吗啡相比,本品不易产生依赖性,但有不同程度的耐受性。

2. 药代动力学　药代动力学本品口服后,易由肠道吸收,口服后 10~30 分钟起效,镇痛效果维持 3~6 个小时。本品主要以代谢形式从尿和粪便中排出。

3. 药物不良反应

（1）少数患者可见有恶心、眩晕或困倦、黄视、全身发麻感等,停药后可消失。

（2）本品引起依赖性的倾向与吗啡类药相比为低,据临床报道,连续使用本品,可耐受和依赖,故不可滥用。

八、注意事项

1. 禁用　警告:请仔细阅读说明书并在医师指导下使用。

2. 用药注意事项　本品为国家特殊管理的麻醉药品,务必严格遵守国家对麻醉药品的管理规定,医院和病室的贮药处均须实行双人双锁管理,处方颜色为淡红色专用处方。

使用该药一次处方量应不超过 3 日用量。处方留存 3 年备查。

九、药物稳定性及贮藏条件

密封,在干燥处保存。

十、药物经济性评价

非基本药物,非医保,《中国药典》（2020 年版）收载。

二氢埃托啡

一、药品名称

1. 英文名　Dihydroetorphine
2. 化学名　$7\alpha[1-(R)-$羟基-1-甲基丁基$]$-6,14-内乙桥四氢东罂粟碱。

二、药品成分

盐酸二氢埃托啡

三、剂型与规格

盐酸二氢埃托啡舌下片　（1）20μg/片;（2）40μg/片

四、适应证及相应的临床价值

本品仅限用于创伤、手术后及诊断明确的各种剧烈疼痛的止痛,包括对吗啡或哌替啶无效者。

五、用法用量

舌下含化。每次 20~40μg,经 10~15 分钟疼痛可获明显减轻,视需要可于 3~4 小时后重复用药。只可舌下含化,不可将药片吞服,否则影响止痛效果。允许使用最大剂量一般为每次 60μg,每日 180μg,连续用药不得超过 3 天。超大剂量使用时应遵医嘱。

六、特殊人群用药

1. 妊娠期 未进行该项实验且无可靠参考文献。
2. 哺乳期 未进行该项实验且无可靠参考文献。
3. 肾功能损害 肾功能不全者慎用或酌减用量。
4. 肝功能损害 肝功能不全者慎用或酌减用量。
5. 其他人群
(1) 儿童婴幼儿、未成熟新生儿禁用。
(2) 老年人慎用。

七、药理学

1. 药效学及作用机制 本品为高效镇痛药,是阿片受体的纯激动剂,与 μ、δ、κ 受体的亲和力都远远大于吗啡,特别对 μ 受体的亲和力大于 δ 和 κ 上千倍。其镇痛作用的量效关系与吗啡一样呈直线型,药理活性强度比吗啡强 6 000~10 000 倍。故安全系数(即治疗指数)比吗啡大,身体依赖性潜力比吗啡明显为轻。慢性给予盐酸二氢埃托啡的猴,不论是突然停药还是皮下注射拮抗剂烯丙吗啡催瘾,产生的戒断症状都较吗啡明显为轻。用大鼠自动注射给药法研究其精神依赖性潜力,结果同样表明比吗啡为轻。Ⅰ期临床试验表明,受试者中没有反映有欣快感,相反当剂量较大时,却有头晕、恶心、呕吐、乏力等不良反应。以往对阿片受体激动剂的传统观念认为,镇痛作用越强,欣快感越明显,依赖性也越大。而盐酸二氢埃托啡的镇痛剂量最小,止痛作用最强,却无欣快感反应,故其依赖潜在性小。Ⅱ期临床试验及推广试用的 3 000 多人次结果表明,本品镇痛作用的总有效率高达 99.6%。盐酸二氢埃托啡还具有镇静和解痉的中枢作用。对呼吸的抑制作用相对比吗啡轻,在规定的镇痛剂量下很少发生呼吸抑制(0.83%),当超剂量使用时可明显抑制呼吸。若由静脉给药,剂量大于 0.4μg/kg 时,抑制呼吸明显,需进行呼吸管理。长期应用同样有耐受性的产生,也有依赖现象。本品的主要不足为镇痛有效时间较短。

毒理研究:急性毒性 LD_{50}(mg/kg),皮下,小鼠(82±17),兔(0.047±0.016)(吗啡为 436±70.533)。

2. 药代动力学 本品口服吸收差,ED_{50} 高达 123(98~153)μg/kg,舌下吸收快,经 10~15 分钟疼痛可获明显减轻,剂量仅相当于口服的 1/30。由于用量极小,目前尚无用于人体药动学研究的药物检测方法。

3. 药物不良反应 本品用于各种疼痛病例时,在治疗剂量下一般无明显不良反应,少数患者可出现头晕、恶心、呕吐、乏力、出汗,卧床患者比活动患者反应轻。这些反应可不经任何处理而缓解。偶见呼吸减慢至每分钟 10 次左右,用呼吸兴奋药尼可刹米可纠正,也可用吸氧纠正。未见吗啡样致便秘作用。

本品对循环系统的功能影响很小。本品有耐受性及依赖性,连续多次使用本品后,止痛持续时间缩短。

4. 药物相互作用 未进行该项实验且无可靠参考文献。

八、注意事项

1. 禁忌
(1) 脑外伤神志不清或肺功能不全者禁用。
(2) 婴幼儿、未成熟新生儿禁用。
(3) 非剧烈疼痛病例如牙痛、头痛、风湿痛、痔疮痛或局部组织小创伤痛等不宜使用。
2. 注意事项
(1) 本品为国家特殊管理的麻醉药品,应在医师指导下使用,务必严格遵守国家对麻醉药品的管理条例,医院和病室的贮药处均须加锁,处方颜色应与其他药处方区别开。各级负责保管人员均应遵守交接班制度,不可稍有疏忽。
(2) 本品可产生依赖,较吗啡轻。
(3) 本品只可舌下含化,不可将药片吞服,否则影响止痛效果。
(4) 国家卫健委规定本品不得用作海洛因依赖脱毒治疗的替代药。
(5) 一般剂量时对循环系统功能影响很小,用量过大时可有短暂血压下降。
(6) 肝、肾功能不全者慎用或酌减用量。

九、药物稳定性及贮藏条件

避光,密封保存。

十、药物经济性评价

非基本药物,非医保,《中国药典》(2020 年版)未收载。

美 沙 酮

一、药品名称

1. 英文名 Methadone
2. 化学名 4,4-二苯基-6-(二甲氨基)-3-庚酮

二、药品成分

盐酸美沙酮

三、剂型与规格

盐酸美沙酮片 (1)2.5mg/片;(2)5mg/片;(3)10mg/片

四、适应证及相应的临床价值

作用性质与吗啡类似,但作用时间长,适用于慢性、中度至重度剧烈疼痛和剧烈咳嗽患者,主要用于癌症患者镇痛。

五、用法用量

口服。用量约为吗啡剂量的一半,一般起始剂量成人每次 5~10mg,对慢性疼痛患者,随着用药时间延长和耐受

的形成,应逐渐增加剂量以达有效镇痛效果,或遵医嘱。

六、特殊人群用药

1. 妊娠期　妊娠期间本药能渗透过胎盘屏障,引起胎儿染色体变异,死胎和未成熟新生儿多,本药依赖的产妇所分娩的新生儿,常出现迟延的戒断症状,在出生后6~7天才发现,持续6~17日不等,这些新生儿尿内药浓度,可10~16倍于血液,又常伴有低血糖,处理上有一定困难。因此妊娠分娩期间严格禁用。

2. 哺乳期　妊娠分娩期间严格禁用。

七、药理学

1. 药效学及作用机制　本品为阿片受体激动剂。其药理作用与吗啡相似,镇痛效能和持续时间也与吗啡相当。本品也能产生呼吸抑制、镇咳、降温、缩瞳的作用,镇静作用较弱,但重复给药仍可引起明显的镇静作用。其特点为口服有效,抑制吗啡依赖者的戒断症状的作用期长,重复给药仍有效。耐受性及依赖性发生较慢,戒断症状略轻,但脱瘾较难。

急性毒性 LD_{50}(mg/kg):小鼠,口服93.7;腹腔用药31~38.2;静脉注射17.3~20.9。大鼠,口服95;腹腔用药24~40。

2. 药代动力学　本品口服吸收迅速,30分钟后即可在血中找到,约4小时内达高峰。血浆蛋白结合率87%~90%。主要分布在肝、肺、肾和脾脏。只有小部分进入脑组织。其生物利用度为90%,血浆 $t_{1/2}$ 约为7.6小时,治疗血药浓度为0.48~0.85mg/L,致死血浓度为74mg/L。主要在肝代谢,由尿排泄,少量原型从胆汁排泄。酸性尿液可增加其排泄。

3. 药物不良反应

(1)不良反应主要有性功能减退,男性服用后精液少,且可有乳腺增生。女性与避孕药同用,可终日困倦乏力,逾量可逐渐进入昏迷,并出现右束支传导阻断、心动过速或(和)低血压。

(2)亦有眩晕、恶心、呕吐、出汗、嗜睡等,也可引起便秘及药物依赖。

4. 药物相互作用　苯妥英钠和利福平等能促使肝细胞微粒体酶的活动增强,因而本品在体内的降解代谢加快,用量应相应增加。

八、注意事项

1. 禁用　呼吸功能不全者禁用。

2. 用药注意事项

(1)本品为国家特殊管理的麻醉药品,务必严格遵守国家对麻醉药品的管理条例,医院和病室的贮药处均须加锁,处方颜色应与其他药物处方区别开。各级负责保管人员均应遵守交接班制度,不可稍有疏忽。

(2)本品为阿片或吗啡依赖者可取的戒断用药,戒断症状轻微,但依赖性显著,所以弊多利少,多采用"美沙酮维持法"。

九、药物稳定性及贮藏条件

密闭保存。

十、药物经济性评价

非基本药物,医保乙类,《中国药典》(2020年版)收载。

纳 洛 酮

一、药品名称

1. 英文名　Naloxone
2. 化学名　17-烯丙基-4,5α-环氧基-3,14-二羟基吗啡喃-6-酮

二、药品成分

盐酸纳洛酮

三、剂型与规格

盐酸纳洛酮注射液　(1)1ml:0.4mg;(2)1ml:1mg;(3)2ml:2mg;(4)10ml:4mg

四、适应证及相应的临床价值

本品为阿片类受体拮抗药。

1. 用于阿片类药物复合麻醉术后,拮抗该类药物所致的呼吸抑制,促使患者苏醒。

2. 用于阿片类药物过量,完全或部分逆转阿片类药物引起的呼吸抑制。

3. 解救急性乙醇中毒。

4. 用于急性阿片类药物过量的诊断。

五、用法用量

1. 老年人　因本品存在明显的个体差异,应用时应根据患者具体情况由医师确定给药剂量及是否需多次给药。本品可静脉输注、注射或肌内注射给药。静脉注射起效最快,适合在急诊时使用。因为某些阿片类物质作用持续时间可能超过本品,所以,应对患者持续监护,必要时,应重复给予本品。静脉输注本品可用生理盐水或葡萄糖溶液稀释。把2mg本品加入500ml的以上任何一种液体中,使浓度达到0.004mg/ml。混合液应在24小时内使用,超过24小时未使用的剩余混合液必须丢弃。根据患者反应控制滴注速度。

2. 成人　阿片类药物过量首次可静脉注射本品0.4~2mg,如果未获得呼吸功能的理想的对抗和改善作用,可隔2~3分钟重复注射给药。如果给10mg还未见反应,就应考虑此诊断问题。如果不能静脉给药,可肌内给药。

术后阿片类药物抑制效应部分纠正在手术使用阿片类药物后阿片的抑制效应,通常较小剂量本品即有效。本品给药剂量应依据患者反应来确定。首次纠正呼吸抑制时,应每隔2~3分钟,静脉注射0.1~0.2mg,直至产生理想的效果,即有通畅的呼吸和清醒度,无明显疼痛和不适。大于必

需剂量的本品可明显逆转痛觉缺失和升高血压。同样,逆转太快可引起恶心、呕吐、出汗或循环负担增加。

1~2 小时时间间隔内需要重复给予本品的量,取决于最后一次使用的阿片类药物的剂量、给药类型(短时间型还是长时间型)与间隔时间。

重度乙醇中毒 0.8 ~ 1.2mg,1 小时后重复给药 0.4 ~ 0.8mg。

六、特殊人群用药

1. 妊娠期　必要时才考虑用药。
2. 哺乳期　慎用本品。

七、药理学

1. 药效学及作用机制　本品为阿片受体拮抗药,本身几乎无药理活性,但能竞争性拮抗各类阿片受体,对 μ 受体有很强的亲和力。

(1) 药理作用:①完全或部分纠正阿片类物质的中枢抑制效应,如呼吸抑制、镇静和低血压。②对动物急性乙醇中毒有促醒作用。③为阿片受体拮抗剂,即不具有其他阿片受体拮抗剂的"激动性"或吗啡样效应;不引起呼吸抑制、拟神经病反应或缩瞳反应。④未见耐药性,也未见生理或心理依赖性。⑤虽然作用机制尚不清楚,但是,有充分证据表明是通过竞争相同受体位点,拮抗阿片类物质的效应。

(2) 毒理研究:①单剂量静脉给药,大鼠和小鼠的 LD_{50} 分别为 150mg/kg 和 109mg/kg,单剂量皮下注射给药,新生大鼠 LD_{50} 为 260mg/kg。②尚未进行过可评价的本品致癌性动物实验。③对小鼠和大鼠给予人用剂量 50 倍的本品进行生育实验,表明未对生育能力有损害作用。

2. 药代动力学(如吸收、分布、代谢、排泄,包括药物基因组学、生物利用度、生物等效性)　静脉注射给药时,通常在 2 分钟内起效,当肌内注射或皮下注射给药时起效缓慢。作用持续时间长短取决于给药剂量和给药途径。肌内注射作用时间长于静脉注射。但是否需要反复给药取决于所拮抗的阿片类物质的给药剂量、类型和途径。

非肠道给药时,本品在体内快速分布并迅速透过胎盘。能与血浆蛋白结合但发生率低。纳洛酮主要与血浆白蛋白结合,还可与血浆中的其他成分结合。还不清楚纳洛酮是否会通过人乳排泄。

本品在肝代谢,主要与葡萄糖醛酸苷结合,纳洛酮-3-葡萄糖醛酸化合物为主要代谢产物。在一项研究中,药物在成人体内的血清半衰期为 30 ~ 81 分钟[平均为(64±12)分钟],新生儿平均血浆半衰期为(3.1±0.5)小时。口服或静脉注射后,25%~40%的药物以代谢物形式在 6 小时内通过尿液排出,24 小时排出 50%左右,72 小时排出 60%~70%。

3. 药物不良反应

(1) 术后:患者使用本品时,偶见低血压、高血压、室性心动过速和纤颤、呼吸困难、肺水肿和心脏停搏,报道其后遗症有死亡、昏迷和脑病。术后患者使用本品过量可能逆转痛觉缺失并引起患者激动。

(2) 逆转阿片类抑制:突然逆转阿片类抑制可能会引起恶心、呕吐、出汗、心悸亢进、血压升高、发抖、癫痫发作、室性心动过速和纤颤、肺水肿和心脏停搏、甚至可能导致死亡。

(3) 类阿片依赖:对阿片类药物产生躯体依赖的患者突然逆转其阿片作用可能会引起急性戒断综合征,包括但不局限于下述症状和体征,躯体疼痛、发热、出汗、流鼻涕、喷嚏、竖毛、打哈欠、无力、寒战或发抖、神经过敏、不安或易激惹、痢疾、恶心或呕吐、腹部痛性痉挛、血压升高、心悸亢进。

(4) 对新生儿,阿片戒断症状可能有:惊厥、过度哭泣、反射性活动过多。

(5) 术后使用本品和减药时引起的不良反应按器官系统分类如下。

1) 心脏:肺水肿、心脏停搏或衰竭、心悸亢进、室性纤颤和室性心动过速。据报道由此引起的后遗症有死亡、昏迷和脑病。

2) 胃肠道:呕吐、恶心。

3) 神经系统:惊厥、感觉异常、癫痫大发作惊厥。

4) 精神病学:激动、幻觉、发抖。

5) 呼吸道、胸和膈:呼吸困难、呼吸抑制、低氧症。

6) 皮肤和皮下注射:非特异性注射点反应、出汗。

7) 血管病症:高血压、低血压、热潮红或发红。

4. 药物相互作用

(1) 丁丙诺啡与阿片受体的结合率低、分离速度慢决定了其作用时间长,因此在拮抗丁丙诺啡的作用时应使用大剂量纳洛酮,对丁丙诺啡的拮抗作用需要逐渐增强逆转效果,缩短呼吸抑制时间。

(2) 甲炔巴比妥可阻断纳洛酮诱发阿片依赖者出现的急性戒断症状。

(3) 不应把本品与含有硫酸氢钠、亚硫酸氢钠、长链高分子阴离子或任何碱性的制剂混合。在把药物或化学试剂加入本品溶液中以前,应首先确定其对溶液的化学和物理稳定性的影响。

八、注意事项

1. 禁用　对本品过敏者禁用。
2. 用药注意事项

(1) 本品应慎用于已知或可疑的阿片类药物躯体依赖患者,包括其母亲为阿片类药物依赖者的新生儿。对这种病例,突然或完全逆转阿片作用可能会引起急性戒断综合征。

(2) 由于某些阿片类药物的作用时间长于纳洛酮,因此应该对使用本品效果很好的患者进行持续监护,必要时应重复给药。

(3) 本品对非阿片类药物引进的呼吸抑制和左丙氧芬引起的急性毒性的控制无效。只能部分逆转部分性激动剂或混合激动剂/拮抗剂(如丁丙诺啡和喷他佐辛)引起的呼吸抑制,或需要加大纳洛酮的用量。如果不能完全响应,在临床上需要用机械辅助治疗呼吸抑制。

(4) 在术后突然逆转阿片类抑制可能引起恶心、呕吐、出汗、发抖、心悸亢进、血压升高、癫痫发作、室性心动过速和纤颤、肺水肿以及心脏停搏，严重的可导致死亡。术后患者使用本品过量可能逆转痛觉缺失并引起患者激动。

（5）有心血管疾病史，或接受其他有严重的心血管不良反应（低血压、室性心动过速或室颤、肺水肿）的药物治疗的患者应慎重用本品。

（6）应用纳洛酮拮抗大剂量麻醉镇痛药后，由于痛觉恢复，可产生高度兴奋。表现为血压升高，心率增快，心律失常，甚至肺水肿和心室颤动。

（7）由于此药作用持续时间短，用药起作用后，一旦其作用消失，可使患者再度陷入昏睡和呼吸抑制。用药需注意维持药效。

（8）伴有肝疾病、肾功能不全/衰竭患者使用纳洛酮的安全性和有效性尚未确立，应慎用本品。

九、药物稳定性及贮藏条件

密闭，在凉暗处（避光并不超过 20℃）保存。

十、药物经济性评价

基本药物（注射液：1ml∶0.4mg、1ml∶1mg、2ml∶2mg；注射用无菌粉末：0.4mg、1.0mg、2.0mg），医保甲类，《中国药典》（2020 年版）收载。

哌 替 啶

一、药品名称

1. 英文名　Pethidine
2. 化学名　1-甲基-4-苯基-4-哌啶甲酸乙酯

二、药品成分

盐酸哌替啶

三、剂型与规格

盐酸哌替啶注射液　（1）1ml∶50mg；（2）2ml∶100mg

四、适应证及相应的临床价值

本品为强效镇痛药，适用于各种剧痛，如创伤性疼痛、手术后疼痛、麻醉前用药，或局麻与静吸复合麻醉辅助用药等。对内脏绞痛应与阿托品配伍应用。用于分娩止痛时，须监护本品对新生儿的抑制呼吸作用。麻醉前给药、人工冬眠时，常与氯丙嗪、异丙嗪组成人工冬眠合剂应用。用于心源性哮喘，有利于肺水肿的消除。

慢性重度疼痛的晚期癌症患者不宜长期使用本品。

五、用法用量

1. 镇痛　注射，成人肌内注射常用量：每次 25~100mg，每日 100~400mg；极量：每次 150mg，每日 600mg。静脉注射成人每次以 0.3mg/kg 为限。

2. 分娩镇痛　阵痛开始时肌内注射，常用量：25~

50mg，每 4~6 小时按需重复；极量：每次量以 50~100mg 为限。

3. 麻醉前用药　30~60 分钟前肌内注射 1.0~2.0mg/kg。麻醉维持中，按 1.2mg/kg 计算 60~90 分钟总用量，配成稀释液，成人一般以静脉滴注 1mg/min，小儿滴速相应减慢。

4. 手术后镇痛　硬膜外间隙注药，24 小时总用量按 2.1~2.5mg/kg 为限。

5. 晚期癌症患者解除中重度疼痛　因个体化给药，剂量可较常规为大，应逐渐增加剂量，直至疼痛满意缓解，但不提倡使用。

六、特殊人群用药

1. 妊娠期　本品能通过胎盘屏障及分泌入乳汁，因此产妇分娩镇痛时以及哺乳期间使用时剂量酌减。

2. 哺乳期　本品能通过胎盘屏障及分泌入乳汁，因此产妇分娩镇痛时以及哺乳期间使用时剂量酌减。

七、药理学

1. 药效学及作用机制　本品为阿片受体激动剂，是目前最常用的人工合成强效镇痛药。其作用类似吗啡，效力约为吗啡的 1/10~1/8，与吗啡在等效剂量下可产生同样的镇痛、镇静及呼吸抑制作用，但后者维持时间较短，无吗啡的镇咳作用。与吗啡相似，本品为中枢神经系统的 μ 及 κ 受体激动剂而产生镇痛、镇静作用。肌内注射后 10 分钟出现镇痛作用、持续约 2~4 小时。能短时间提高胃肠道括约肌及平滑肌的张力，减少胃肠蠕动，但引起便秘及尿潴留发生率低于吗啡。对胆道括约肌的兴奋作用使胆道压力升高，但亦较吗啡弱。本品有轻微的阿托品样作用，可引起心搏增快。

2. 药代动力学　本品口服或注射给药均可吸收，口服时约有 50% 首先经肝代谢，故血药浓度较低。常用的肌内注射发挥作用较快，10 分钟出现镇痛作用、持续约 2~4 小时。血药浓度达峰时间 1~2 小时，可出现两个峰值。蛋白结合率 40%~60%。主要经肝代谢成哌替啶酸、去甲哌替啶和去甲哌替啶酸水解物，然后与葡糖醛酸形成结合型或游离型经肾排出，尿液 pH 酸度大时，随尿排出的原型药和去甲基衍生物有明显增加。消除 $t_{1/2\beta}$ 为 3~4 小时，肝功能不全时增至 7 小时以上。本品可通过胎盘屏障，少量经乳汁排出。代谢物去甲哌替啶有中枢兴奋作用，因此根据给药途径的不同及药物代谢的快慢情况，中毒患者可出现抑制或兴奋现象。

3. 药物不良反应

（1）本品的耐受性和依赖性程度介于吗啡与可待因之间，一般不应连续使用。

（2）治疗剂量时可出现轻度的眩晕、出汗、口干、恶心、呕吐、心动过速及直立性低血压等。

4. 药物相互作用　本品口服或注射给药均可吸收，口服时约有 50% 首先经肝代谢，故血药浓度较低。常用的肌内注射发挥作用较快，10 分钟出现镇痛作用、持续约 2~4 小时。血药浓度达峰时间 1~2 小时,可出现两个峰值。蛋白结合率 40%~60%。主要经肝代谢成哌替啶酸、去甲哌替啶和去甲哌替啶酸水解物,然后与葡糖醛酸形成结合型或游离型经肾排出,尿液 pH 酸度大时,随尿排出的原型药和去甲基衍生物有明显增加。消除 $t_{1/2\beta}$ 为 3~4 小时,肝功能不全时增至 7 小时以上。本品可通过胎盘屏障,少量经乳汁排出。代谢物去甲哌替啶有中枢兴奋作用,因此根据给药途径的不同及药物代谢的快慢情况,中毒患者可出现抑制或兴奋现象。

八、注意事项

1. 禁用 室上性心动过速、颅脑损伤、颅内占位性病变、慢性阻塞性肺疾患、支气管哮喘、严重肺功能不全等禁用。严禁与单胺氧化酶抑制剂同用。

2. 慎用 老年人慎用。

3. 用药注意事项

(1)本品为国家特殊管理的麻醉药品,务必严格遵守国家对麻醉药品的管理条例,医院和病室的贮药处均须加锁,处方颜色应与其他药处方区别开。各级负责保管人员均应遵守交接班制度,不可稍有疏忽。使用该药医师处方量每次不应超过 3 日常用量。处方留存两年备查。

(2)未明确诊断的疼痛,尽可能不用本品,以免掩盖病情贻误诊治。

(3)肝功能损伤、甲状腺功能不全者慎用。

(4)静脉注射后可出现外周血管扩张、血压下降,尤其与吩噻嗪类药物(如氯丙嗪等)以及中枢抑制药并用时。

(5)本品务必在单胺氧化酶抑制药(如呋喃唑酮、丙卡巴肼等)停用 14 天以上方可给药,而且应先试用小剂量(1/4 常用量),否则会发生难以预料的、严重的并发症,临床表现为多汗、肌肉僵直、血压先升高后剧降、呼吸抑制、发绀、昏迷、高热、惊厥,终致循环虚脱而死亡。

(6)注意勿将药液注射到外周神经干附近,否则产生局麻或神经阻断。

(7)不宜用于 PDA,特别不能做皮下 PDA。

(8)运动员慎用。

九、药物稳定性及贮藏条件

密闭保存。

十、药物经济性评价

基本药物(注射液:1ml:50mg、2ml:100mg),《中国药典》(2020 年版)收载。

羟 考 酮

一、药品名称

1. 英文名 Oxycodone
2. 化学名 4,5α-环氧基-14-羟基-3-甲氧基-17-甲基吗啡喃-6-酮

二、药品成分

盐酸羟考酮

三、剂型与规格

盐酸羟考酮缓释片 (1)5mg/片;(2)10mg/片;(3)20mg/片;(4)40mg/片

四、适应证及相应的临床价值

用于缓解持续的中度到重度疼痛。

五、用法用量

老年人:必须整片吞服,不得掰开、咀嚼或研磨。如果掰开、嚼碎或研磨药片,会导致羟考酮的快速释放与潜在致死量的吸收。

每 12 小时服用一次,用药剂量取决于患者的疼痛严重程度和既往镇痛药用药史。

疼痛程度增加,需要增大给药剂量以达到疼痛的缓解。对所有患者而言,恰当的给药剂量是能 12 小时控制疼痛,且患者能很好的耐受。除难以控制的不良反应影响外,应滴定给药至患者疼痛缓解。当脱离给药方案的需求(当需要用即释镇痛药物处理突破性疼痛)超过每日 2 次,表明应增加该药的给药剂量。每次剂量调整的幅度是在上一次用药剂量的基础上增长 25%~50%。

首次服用阿片类药物或用弱阿片类药物不能控制其疼痛的中重度疼痛的患者,初始用药剂量一般为 5mg,每 12 小时服用一次。继后,根据病情仔细滴定剂量,直至理想止痛。大多数患者的最高用药剂量为 200mg/12h,少数患者可能需要更高的剂量。迄今,临床报道的个体用药最高剂量为 520mg/12h。

已接受口服吗啡治疗的患者,改用本品的每日用药剂量换算比例:口服本品 10mg 相当于口服吗啡 20mg。

由于存在个体差异,因此应根据患者的个体情况滴定用药剂量。

六、特殊人群用药

1. 妊娠期 禁用于孕妇。
2. 哺乳期 禁用于哺乳期妇女。

七、药理学

1. 药效学及作用机制 盐酸羟考酮是一种阿片类镇痛药,为纯阿片受体激动剂,其主要治疗作用为镇痛。与其他所有纯阿片受体激动剂相同,羟考酮随剂量增加镇痛作用增强,而混合阿片受体激动/拮抗剂或非阿片类镇痛药则不同,剂量增加其镇痛作用仅增加至有限的程度。对于纯阿片受体激动型镇痛药,没有确定的最大给药剂量;镇痛作用的最高限度只能通过副作用来确定,较为严重的副作用可能包括嗜睡、呼吸抑制。

羟考酮镇痛作用的确切机制尚不清楚。在脑与脊髓中发现了一些具有类阿片作用内源性物质的特异性 CNS 阿片

受体,可能与羟考酮的镇痛作用有关。

羟考酮通过直接作用于脑干呼吸中枢产生呼吸抑制作用,包括对二氧化碳和电刺激的反应性降低。羟考酮直接作用于咳嗽中枢而抑制咳嗽反射。在低于常规镇痛剂量下可能会产生镇咳作用。羟考酮可导致瞳孔缩小,即使是完全很暗的环境中也会如此。在羟考酮过量的情况下可能会出现明显的瞳孔散大而非瞳孔缩小。

毒理研究表明:

(1)遗传毒性:羟考酮 Ames 试验、小鼠微核试验结果均为阴性。人淋巴细胞染色体畸变试验中,在无代谢活化时剂量达 1 500μg/ml 时、有代谢活化剂量达 5 000μg/ml 处理 48 小时结果为阴性,但在有代谢活化处理 24 小时结果为阳性(剂量≥1 250μg/ml);在小鼠淋巴瘤试验中,在有代谢活化剂量≥5 000μg/ml、无代谢活化剂量≥400μg/ml 时结果为阳性。

(2)生殖毒性:大鼠与家兔经口给予羟考酮剂量分别达 8mg/kg 与 125mg/kg,未见羟考酮所致的胎仔异常。上述剂量按 mg/kg 计算分别相当于人 160mg/d 剂量的 3 倍与 46 倍。

2. 药代动力学 本品的活性成分是羟考酮。口服后,会出现两个释放相,即提供快速镇痛的早期快释放相和随后的持续释放相,药物持续作用 12 小时。本品吸收良好,口服生物利用度为 60%~87%,与即释口服制剂的相对生物利用度为 100%,健康志愿者多次用药后,24~36 小时内达稳态血药浓度。用药剂量与血药峰值浓度(C_{max}),以及用药剂量与药时曲线下面积(AUC)成比例变化。其平均表观消除半衰期为 4~5 小时,约 1 天内达稳态。羟考酮的主要代谢物是去甲羟考酮和羟氢吗啡酮,代谢物主要经肾排泄。口服本品后约 3 小时达血药峰值浓度。本品 10mg 每 12 小时服用一次与羟考酮普通制剂 5mg 每 6 小时服用一次相比较,峰谷血药浓度相同。

本品的羟考酮释放不受 pH 影响。摄入高脂食物不影响该药物吸收及峰值浓度。

年龄:老年人的 AUC 较青年人增加 15%。

性别:在调整体重的基础上,女性血浆羟考酮平均浓度比男性高 25%。

肾功能障碍:与正常人相比较,轻中度肾功能障碍患者的血浆羟考酮和去甲羟考酮峰值浓度分别增高约 50% 和 20%;羟考酮、去甲羟考酮和羟氢吗啡酮的 AUC 分别增高约 60%、60% 和 40% 羟考酮的清除半衰期仅延长 1 小时。

轻中度肝功能障碍:与正常人相比较,轻中度肝功能障碍患者的血浆羟考酮和去甲羟考酮峰值浓度分别增高约 50% 和 20%,AUC 分别增高约 95% 和 75% 血浆羟氢吗啡酮峰浓度和 AUC 降低 15%~50%,羟考酮的清除半衰期延长 2.3 小时。

3. 药物不良反应 可能出现阿片受体激动剂的不良反应。可能产生耐受性和依赖性。

常见不良反应:便秘(缓泻药可预防便秘)、恶心、呕吐、头晕、瘙痒、头痛、口干、多汗、嗜睡和乏力。如果出现恶心和呕吐反应,可用止吐药治疗。

偶见不良反应:食欲缺乏、紧张、失眠、发热、精神错乱、腹泻、腹痛、血管舒张、消化不良、感觉异常、皮疹、焦虑、欣快、抑郁、呼吸困难、体位低血压、寒战、梦魇、思维异常、呃逆。

罕见不良反应:眩晕、抽搐、胃炎、定向障碍、面红、情绪改变、心悸(在戒断综合征的情况下)、幻觉、支气管痉挛、吞咽困难、嗳气、气胀、肠梗阻、味觉反常、激动、遗忘、张力过高、感觉过敏、张力过低、不适、肌肉不自主收缩、言语障碍、震颤、视觉异常、戒断综合征、闭经、性欲减退、阳痿、低血压、室上性心动过速、晕厥、脱水、水肿、外周性水肿、口渴、皮肤干燥、荨麻疹、变态反应、过敏性反应、类过敏性反应、瞳孔缩小和绞痛。可能发生排尿困难、胆道痉挛或输尿管痉挛。服药过量可能发生呼吸抑制。

4. 药物相互作用 类似其他阿片类药物,本品可以与下列药物有叠加作用:镇静剂、麻醉剂、催眠药、酒精、抗精神病药、肌肉弛缓剂、抗抑郁药、吩噻嗪类及降压药。尽管未观察到羟考酮与单胺氧化酶抑制剂发生相互作用,但是服用任何阿片类药物都应避免同时使用单胺氧化酶抑制剂。部分羟考酮经细胞色素 P450 2D6 酶作用,代谢成为羟氢吗啡酮。羟氢吗啡酮的浓度不足给药总量的 15%。某些药物(如抗抑郁剂,胺碘酮和奎尼丁等心血管药物)可能阻断该代谢途径。然而,合用具有抑制细胞色素 P450 2D6 酶作用的奎尼丁,并未影响羟考酮的药效。可能抑制羟考酮的代谢的其他药物包括:西米替丁,酮康唑和红霉素等细胞色素 P450 3A 酶抑制剂。

八、注意事项

1. 禁用 缺氧性呼吸抑制、颅脑损伤、麻痹性肠梗阻、急腹症、胃排空延迟、慢性阻塞性呼吸道疾病、肺源性心脏病、急性或严重支气管哮喘、高碳酸血症、已知对羟考酮过敏、中重度肝功能障碍、重度肾功能障碍(肌酐清除率<10ml/min)、慢性便秘、同时服用单胺氧化酶抑制剂,停用单胺氧化酶抑制剂<2 周。孕妇或哺乳期妇女禁用。手术前或手术后 24 小时内不宜使用。

2. 用药注意事项 本品按照麻醉药品管理。用于非癌症慢性疼痛治疗时,应遵循"强阿片类药物在慢性非癌痛治疗中的指导原则"的各项规定。

警告:阿片类药物的误用、滥用和流弊。羟考酮是一种吗啡类的阿片类物质激动剂,此类药物可能是药物滥用者、药物依赖者寻觅的目标。羟考酮的滥用方式与其他阿片激动剂相似,可以是合法的或非法的。当医师处方或药师发药时,应考虑到是否会增加误用、滥用或流弊的风险性。有报道奥施康定可通过碾碎、咀嚼、吸食或注射溶解本品的溶液等方法而被滥用,这些做法会导致阿片药物发生无法控制的释放,会对滥用者造成较大危险,可能会导致过量和死亡。然而,对滥用、依赖和流弊的担忧并不能妨碍这些药物在镇痛治疗中合理使用。

医护人员在使用中应严格遵守国家相关规定。

与酒精以及滥用物质之间的相互作用:当将羟考酮与酒精、其他阿片类药物或具有抑制中枢神经系统作用的其他违禁药品一同使用时,羟考酮可能具有累加效应。

药物滥用和依赖:奥施康定所含的羟考酮是一种"阿片受体的完全激动剂,具有与吗啡相似的滥用倾向,属于麻醉性镇痛药物。与用于镇痛的吗啡和其他阿片类药物一样,羟考酮存在滥用和非法流弊的可能。

药物依赖的特征是强迫使用、非医疗目的使用、不管是否造成伤害或具有伤害的危险性而仍然要继续使用。在使用阿片类药物(包括羟考酮)后,具有发展成药物依赖的可能性。药物依赖通过使用多学科方法是可以治疗的,但复发也较常见。

滥用和依赖是不同的概念,与身体依赖性和耐受性是不同的,并非所有依赖者均会同时伴有耐受性和身体依赖性症状。此外,在没有真正依赖的情况下,也会发生阿片滥用现象,其特征是非医疗目的的误用,通常是与其他抗精神病药物一起合用。因此,强烈建议医师处方药物时严格遵守相关法规。对患者合理评估、合理处方、对治疗进行定期再评价、合理发药和贮藏等措施均是限制阿片类药物滥用的有利措施。

奥施康定由仅用于口服用途的二元聚合物基质组成。滥用碾碎的片剂可造成过量和死亡的危险,与酒精以及其他药物滥用可增加这一风险。如果通过非胃肠道给药途径滥用本品,片剂中的辅料成分(尤其是滑石粉)可能会导致出现局部组织坏死、感染、肺部肉芽肿,并增加心内膜炎和心脏瓣膜损伤的风险。非胃肠道给药的药物滥用还常常与传染性疾病如肝炎和 HIV 等传播有关。

在疼痛患者的正确治疗中,对阿片类镇痛药产生心理依赖的报道是罕见的。然而,尚缺乏慢性疼痛患者发生心理依赖的数据。

呼吸抑制:呼吸抑制是奥施康定中的活性成分羟考酮(以及所有阿片激动剂)的主要危害作用。在老年或身体虚弱患者中,呼吸抑制问题尤为突出,通常发生在非耐受患者使用很高的初始剂量之后,或阿片类药物与其他具有抑制呼吸作用的药物共同使用的情况下。

对于患有显著严重慢性阻塞性肺病或肺源性心脏病的患者,以及在呼吸储备大量下降、缺氧、高碳酸血症、或以前就患有呼吸抑制的患者,应极其小心的使用羟考酮。在此类患者中,即使常规的羟考酮治疗剂量都可能会导致呼吸动力下降而出现呼吸暂停。对于这些患者,应考虑改用非阿片类镇痛药,只有在严格的医学监测下和采用最低有效剂量时才可以使用阿片类药物。

颅脑损伤:阿片类药物的呼吸抑制作用包括二氧化碳潴留和继发性脑脊液压力升高,并且可能使已存在的颅脑损伤、颅内损伤或其他原因导致的以前已存在的颅内压升高等症状明显加重。羟考酮还可以对瞳孔反应和大脑意识产生作用,这可能隐藏患有颅脑损伤者颅内压进一步升高的神经系统体征。

降血压作用:奥施康定可引发严重的低血压症状,对于因血容量枯竭而需要代偿维持血压的患者,或者需要共同使用如吩噻嗪类或其他药物来补偿血管紧张度的患者,在使用奥施康定后可能会增加其发生低血压的风险。非卧床患者使用羟考酮后,可能会出现直立性低血压。同所有的吗啡类阿片镇痛药一样,由于本品可以产生血管舒张作用、从而进一步降低心排出量和血压,对于休克患者也应该慎用羟考酮。故低血压患者慎用本品。

注意:某些患者群应用阿片类镇痛药的治疗指数较窄,尤其当与其他中枢神经系统抑制剂合用时。仅在权衡应用阿片类药物镇痛的利益大于可能的呼吸抑制、精神改变和直立性低血压风险的情况下使用。

下列情况服用奥施康定使潜在的风险增加,应当慎重考虑:急性酒精中毒、肾上腺皮质功能不全(如 Addison's Disease)、中枢神经系统抑制或昏迷、震颤性谵妄、体弱、伴呼吸抑制的脊柱后侧凸、甲状腺功能低下者、前列腺肥大或尿道狭窄、重度肝或肺脏或肾功能损伤、中毒性精神病。

使用羟考酮可能会掩盖急腹症情况的临床表现而影响诊断,可能加剧惊厥性疾患患者的惊厥症状。阿片类药物在某些临床情况下可以诱发和加重癫痫发作。

由于用药剂量和个体对药物敏感程度等因素影响,羟考酮可能改变患者的反应能力。因此,如果患者的反应能力受到药物的影响,不得从事开车或操作机器等工作。

与其他中枢神经系统抑制剂间的相互作用参见"药物相互作用"。

与激动/拮抗混合型镇痛药间的相互作用参见"药物相互作用"。

门诊手术和术后使用:奥施康定不适合用于超前镇痛(术前给药以治疗术后疼痛)。以前未使用过本品的患者,由于在这种情况下还未建立有关本品的安全性,奥施康定不适用于术后即刻镇痛治疗(手术后 12~24 小时内)。奥施康定不适用于术后的轻度或非持续的疼痛治疗。奥施康定仅适用于术前已经接受该药物治疗的术后患者、或术后出现中度至重度并且持续时间较长的疼痛。医师应采用个体化治疗方案,由非胃肠道给药转至口服镇痛药物治疗。

对于正在使用奥施康定片作为镇痛治疗方法的部分患者,如果给予其他药物并因外科手术而引起患者出现了暂时性生理变化时,应对给药剂量进行相应调整,仍然可以继续安全地使用奥施康定进行治疗。

奥施康定和其他吗啡样阿片类药物均具有降低肠蠕动的作用。肠梗阻是常见的术后并发症,尤其是使用阿片类药物镇痛的腹内手术后。对于接受阿片类药物治疗的术后患者,应密切监视其肠蠕动的降低,可使用标准的支持疗法。对于可能出现麻痹性肠梗阻的患者,不宜服用。服药期,一旦发生或怀疑发生麻痹性肠梗阻时,应立即停药。

在胰腺/胆道疾病中的应用:羟考酮可引起奥狄氏括约肌痉挛,因此在胆道疾病(包括急性胰腺炎)患者中应慎用。阿片类药物(如羟考酮)还可引起血清淀粉酶水平升高。

耐受性和身体依赖性:耐受性即意味着需要增加阿片类药物的剂量以维持已取得的镇痛疗效(在没有疾病恶化或其他外在因素的情况下),身体依赖性则表现为在突然中止药物或在给予拮抗剂后出现戒断症状。长期使用阿片类药物治疗后,出现身体依赖和耐受性并不是罕见的现象。

患者长期使用可能会对本品产生耐受性并需逐步使用

更高剂量以维持对疼痛的控制。患者可能产生身体依赖性,在此情况下突然停药会出现戒断综合征。阿片类药物戒断或戒断症状包括以下某些或全部症状:烦躁不安、流泪、流涕、打哈欠、出汗、寒战、骨骼肌痛和瞳孔放大。还可能会出现其他一些症状,包括易怒、焦虑、背痛、关节痛、乏力、腹部绞痛、失眠、恶心、食欲缺乏、呕吐、腹泻、或者血压升高、呼吸加快或心率增加。

一般情况下,不能突然中止阿片类药物治疗。当患者不再需要使用羟考酮治疗时,应逐渐减少剂量以防止戒断症状的发生。

诊断明确的非癌性慢性疼痛(如骨关节疼痛、腰背痛、神经血管性疼痛、神经源性疼痛等)经非阿片类药物治疗无效时,可使用本品。在治疗期间,若发现患者同时找两位以上医师开具此药,用药量剧增或其他异常行为时应停药。

九、药物稳定性及贮藏条件

贮藏温度不超过 25℃(≤25℃)。

十、药物经济性评价

非基本药物,医保乙类,《中国药典》(2020 年版)收载。

氢 吗 啡 酮

一、药品名称

1. 英文名 Palladone
2. 化学名 4,5α-环氧-3-羟基-17-甲基吗啡喃-6-酮盐酸盐

二、药品成分

Hydromorphone

三、剂型与规格

盐酸氢吗啡酮注射液 (1)2ml:2mg;(2)5ml:5mg;(3)10ml:10mg

四、适应证及相应的临床价值

适用于需要使用阿片类药物镇痛的患者。

五、用法用量

1. 未使用过阿片类药物治疗的患者 需使用氢吗啡酮镇痛时,起始治疗一般使用盐酸氢吗啡酮注射液。

1)皮下注射或肌内注射:起始剂量为每 2~3 小时按需要给予 1~2mg。根据临床条件,对于未使用过阿片类药物的患者起始剂量可以低一些。根据患者疼痛程度、不良事件的严重程度,以及患者年龄和潜在疾病情况,调整用药量。

2)静脉注射:起始剂量为每 2~3 小时 0.2~1mg。需根据药物剂量缓慢静脉注射至少 2~3 分钟以上。通过滴定剂量达到镇痛程度和不良事件均可接受的程度。年老患者和

身体虚弱的患者应相应降低起始剂量至 0.2mg。

3)肝损伤患者:该类患者的起始剂量应根据损伤程度调整为盐酸氢吗啡酮注射液常规起始剂量的 1/4~1/2。

2. 从另一种阿片类药物治疗转换过来的患者 应按照下面的等效镇痛剂量表(表 13-3)决定该类患者使用氢吗啡酮注射液的合适剂量。给予患者目前所用阿片类药物日剂量等效剂量的氢吗啡酮,考虑到不完全性交叉耐药的可能性,可以将药物剂量减少 1/2。根据本药物给药间隔重新划分新的给药次数(如在 2~3 小时的给药时间内给予 8 次剂量的药物)。依据患者反应调整药物剂量。对于使用了没有进入列表的阿片类药物的患者,首先应当换算出目前服用的其他种类的阿片类药物的剂量相当于多大的吗啡剂量,然后再根据表中数据估算出大致等效的盐酸氢吗啡酮注射液剂量。

表 13-3 阿片类药物的大致等效剂量

非专有药名/通用名(商品名)	肌肉或皮下注射剂量	口服剂量
硫酸吗啡	10mg	40~60mg
盐酸氢吗啡酮(Hydromorphone HCl)	1.3~2mg	6.5~7.5mg
盐酸羟吗啡酮(Oxymorphone HCl)	1~1.1mg	6.6mg
酒石酸左啡诺(Levorphanol tartrate)	2~2.3mg	4mg
度冷丁(Pethidine HCl)	75~100mg	300~400mg
盐酸美沙酮(Methadone HCl)	10mg	10~20mg
盐酸纳布啡(Nalbuphine HCl)	10~12mg	—
酒石酸布托啡诺(Butorphanol tartrate)	1.5~2.5mg	—

六、药理学

1. 药效学及作用机制 盐酸氢吗啡酮是一种 μ 阿片受体激动剂,其主要治疗作用是镇痛。同类的其他阿片受体激动剂包括吗啡、羟考酮、芬太尼、可待因、氢可酮和羟吗啡酮等。

2. 药代动力学

(1)分布:在治疗血药浓度下,氢吗啡酮与血浆蛋白的结合率 8%~19%,在静脉注射一定剂量后,稳态分布容积[CV 均值(%)]为 302.9%(32%)L。

(2)代谢:氢吗啡酮是通过肝中的葡糖醛酸大量代谢,高于 95%的剂量代谢为氢吗啡酮-3-葡糖苷酸,并伴随少量的 6-羟基还原代谢产物。

(3)排泄:在尿液中,只有少量的氢吗啡酮是以原型排出的,大多数以氢吗啡酮-3-葡糖醛酸代谢物以及少量 6-羟

基还原代谢产物排出。全身清除率约 1.96（20%）L/min。氢吗啡酮静脉注射后最终消除半衰期约为 2.3 小时。

（4）特殊人群用药

1）肝功能损害者：口服单剂量 4mg 氢吗啡酮（2mg 氢吗啡酮速释片）后，与正常肝功能患者相比，中度肝功能损害患者（Child-Pugh B 级）氢吗啡酮的暴露量［最高血药浓度（C_{max}）和药时曲线下面积（AUC_∞）］增加 4 倍。因此，中度肝功能损害患者的初始计量应减为 1/4~1/2，并且在使用的过程中严密观察。严重肝功能损害患者的氢吗啡酮药代动力学尚未研究。该人群更进一步的氢吗啡酮 C_{max} 和 AUC_∞ 的增加是可预见的，并应当在首次给药剂量中考虑。

2）肾功能损害者：在口服单剂量 4mg 氢吗啡酮（2mg 的氢吗啡酮速释片）后，肾功能损害会对氢吗啡酮的药代动力学产生影响，与正常肾功能患者［肾清除率（Ccr）<30ml/min］较，中度肾功能损害患者［肾清除率（Ccr）= 40~60ml/min］对氢吗啡酮的暴露量［最高血药浓度 C_{max} 和药时曲线下面积（$AUC_{0-\infty}$）］会增加 2 倍，重度肾功能损害患者［肾清除率（Ccr）<30ml/min］对吗啡的暴露会增加 4 倍。此外，与正常肾功能患者（最终消除半衰期为 15 小时）相比，严重肾功能患者的氢吗啡酮药代动力学会产生一个更加缓慢的消除，消除半衰期为 40 小时。根据患者肾功能障碍的程度，首次剂量需控制在 1/4~1/2，并在使用中严密观测。

3）儿童用药：对儿童的氢吗啡酮药代动力学尚未评估。

4）老年用药：在高龄人群中，年龄对氢吗啡酮的药代动力学无影响。

5）性别：性别对氢吗啡酮的药代动力学的影响很小，在一个可比较的 AUC_{0-24} 水平下，女性患者表现出比男性高出 25% 的 C_{max}，该结果无临床意义。

6）种族：种族对氢吗啡酮药代动力学的影响尚未研究。

7）孕妇及哺乳期妇女用药：氢吗啡酮可透过胎盘吸收，同时在母乳中发现低剂量的氢吗啡酮。氢吗啡酮可能在分娩时导致新生儿的呼吸抑制。

3. 药物不良反应　因为临床试验是在各种不同条件下进行的，在药物临床试验中观察到的不良反应发生率不能与另一种药物临床试验的不良反应发生率直接比较，也可能无法反映临床实践中观察到的发生率。

与盐酸氢吗啡酮注射液有关的严重不良反应包括呼吸抑制和呼吸暂停，并在较重程度上可出现循环抑制、呼吸骤停、休克、心搏骤停。

（1）在说明书其他部分描述中出现的严重不良反应包括：①呼吸抑制和对颅内压继发性的作用；②低血压；③胃肠道作用和对胆道口括约肌的作用；④药物滥用、依赖性和依赖性；⑤对驾驶及操作机械能力的影响。

（2）最常见的不良反应：胸闷、头晕、镇静、恶心、呕吐、出汗、面部潮红、烦躁不安、兴奋、口干、瘙痒。这些不良反应在非卧床患者和那些没有剧烈疼痛的患者中似乎更加突出。

（3）比较少见的不良反应

1）心脏疾病：心动过速、心动过缓、心悸。

2）眼部疾病：视力模糊、复视、瞳孔缩小、视力障碍。

3）胃肠道疾病：便秘、肠梗阻、腹泻、腹痛。

4）普通的不适和给药部位症状：虚弱、感觉异常、寒战、注射部位的皮疹。

5）肝胆疾患：胆绞痛。

6）代谢和营养障碍：食欲下降。

7）骨骼肌和结缔组织疾病：肌肉僵硬。

8）神经系统疾病：头痛、震颤、感觉异常、眼球震颤、颅内压升高、晕厥、味觉异常、不自主肌肉收缩、晕厥前期。

9）精神障碍：躁动、情绪改变、精神紧张、焦虑、抑郁、幻觉、定向力障碍、失眠、多梦。

10）肾和泌尿系统紊乱：尿潴留、尿急、抗利尿作用；呼吸、胸和纵隔疾病；支气管痉挛、喉痉挛。

11）皮肤和皮下组织疾病：注射部位疼痛、荨麻疹、皮疹、多汗。

12）血管疾病：面部潮红、低血压、高血压。

（4）在国外上市后的不良反应：下列不良反应为氢吗啡酮在国外上市后的使用中发现的。因为这些事件源自一个不确定人数的自愿报告，故不能可靠地估计其发生率或确立与药物暴露的因果关系：过敏性反应、精神错乱状态、惊厥、嗜睡、运动障碍、呼吸困难、勃起功能障碍、疲劳、肝酶升高、痛觉过敏、注射部位反应、肌阵挛、口咽肿胀、血管神经性水肿。

4. 药物相互作用

（1）与其他中枢抑制剂的相互作用：患者接受其他中枢神经系统抑制剂，包括镇静剂或安眠药、全身麻醉药、吩噻嗪、中枢作用的止吐药、安神药和酒精时，应谨慎使用和减少盐酸氢吗啡酮注射液的剂量，因为可能会导致呼吸抑制，低血压和深度镇静或昏迷。

当考虑这种联合治疗时，一种或两种药物的剂量应减少。阿片类镇痛药，包括盐酸氢吗啡酮注射液，可增强神经肌肉阻断剂的作用，并增加呼吸抑制的程度。

（2）与混合的激动/拮抗阿片类镇痛药的相互作用：使用过或正在使用全阿片激动镇静剂，如盐酸氢吗啡酮注射液，进行治疗的患者应慎用激动/拮抗止痛药（如喷他佐辛、纳布啡、布托啡诺）和部分激动镇痛药（如丁丙诺啡）。在这种情况下，混合的激动/拮抗止痛药可能会降低盐酸氢吗啡酮注射液的镇痛效果和/或可能使这些患者突发戒断症状。

（3）单胺氧化酶抑制剂（MAOI）：单胺氧化抑制剂可增强盐酸氢吗啡酮注射液的活性。在单胺氧化抑制剂停药后至少 14 天，才能使用盐酸氢吗啡酮注射液。

（4）抗胆碱能药物：抗胆碱能药物或其他具有抗胆碱能活性的药物与盐酸氢吗啡酮注射液同时使用可能增加尿潴留和便秘的风险，这可能会导致麻痹性肠梗阻。

七、注意事项

1. 禁用　以下情况下均禁止使用本品：①对氢吗啡酮、氢吗啡酮盐、药品中其他成分过敏者；②以下任何一种情况均禁止使用阿片类药物,患者有呼吸抑制症状但缺少心肺复苏装置或监控设施的情况下,患者患有急性或严重的支气管哮喘;③存在或病情有进展为胃肠道梗阻的风险的情况下,尤其是麻痹性肠梗阻患者应禁止使用本品,因为氢吗啡酮会导致胃肠道蠕动减弱并可能加重梗阻程度。

2. 用药注意事项

(1) 错误用药的风险:服用吗啡的患者,其药物剂量不能按等毫克的标准转换成氢吗啡酮的剂量。应当按照表13-3中剂量将吗啡换算成氢吗啡酮,以免药物过量或死亡。

(2) 呼吸抑制:呼吸抑制是盐酸氢吗啡酮注射液最严重的不良反应。呼吸抑制最常出现于老年患者、疲劳过度、伴随低氧血症或高碳酸血症,以及上呼吸道阻塞的情况下,上述情况下即使是中度治疗剂量也可能危险地导致肺通气能力下降。呼吸抑制也是阿片类药物未耐受患者使用高剂量药物,或阿片类药物和其他抑制呼吸药物联合使用时,可能出现的不良反应。

盐酸氢吗啡酮注射液应极谨慎地应用于慢性阻塞性肺疾病或肺源性心脏病患者,存在实质上的通气储备降低、低氧症、高碳酸血症的患者,或者原本存在呼吸抑制的患者。存在上述情况的患者,即使使用常规治疗剂量的阿片类镇痛剂也可能导致呼吸能力降低,使气道阻力增大从而导致呼吸暂停。因此,此类患者可以考虑改换其他类型的非阿片类镇痛药,或者在较好的医疗监控条件下给予最低有效剂量的盐酸氢吗啡酮注射液。

(3) 误用、滥用和挪用阿片类药物。

(4) 与酒精和其他中枢神经系统镇静剂的相互作用:盐酸氢吗啡酮注射液与以下药物联用时会导致呼吸抑制、低血压、深度镇静、以及昏迷或死亡的风险加大,如其他中枢神经系统镇静剂,包括但不限于以下药物:其他的阿片类药物、违禁药物、镇静药、催眠药、全身麻醉药、吩噻嗪类药物、肌松药、其他类型镇静药、酒精。患者服用中枢神经系统镇静剂时,须谨慎并减少本品药物使用剂量。

(5) 新生儿戒断综合征:由盐酸氢吗啡酮注射液药物依赖母亲生下的新生儿也将表现出药物依赖以及戒断症状。戒断症状包括兴奋、过度啼哭、震颤、身体反射亢进、呼吸频率加快、大便次数增加、喷嚏、打哈欠、以及呕吐频率增加、发热。戒断综合征的严重程度并不总是与母亲持续使用阿片类药物的时间或者剂量相关联。新生儿阿片类药物戒断综合征可能威胁新生儿的生命,因此治疗时需依照新生儿专家的建议进行。

(6) 降压作用:盐酸氢吗啡酮注射液可能引起因血容量不足而导致的血压维持能力减弱的患者严重的低血压,或引起正使用药物如吩噻嗪、全身麻醉药,或其他降低血管紧张度药物的患者严重的低血压。盐酸氢吗啡酮注射液可能引起非卧床患者直立性低血压。因能导致血管舒张,从而进一步降低心排出量和血压,循环系统休克患者慎用盐酸氢吗啡酮注射液。

(7) 胰腺/胆道疾病和其他胃肠道症状下的使用:给予盐酸氢吗啡酮注射液可能掩盖患者急性腹部症状的诊断或临床过程。危险期的肠梗阻的患者慎用盐酸氢吗啡酮注射液。

(8) 特别危险的患者:老年或者衰弱的患者,存在肾、肺或肝功能损伤的患者,黏液性水肿或者甲状腺功能低下的患者,肾上腺皮质功能减退(例如艾迪生病)的患者,中枢神经系统抑制或昏迷患者,中毒性精神病患者,前列腺肥大或尿道狭窄患者,急性酒精中毒,震颤性谵妄患者,伴有呼吸抑制的脊柱后侧突患者,应慎用或者减少盐酸氢吗啡酮注射液的初始剂量。

给予包括盐酸氢吗啡酮注射液的阿片类镇痛药可能会加剧惊厥性疾患患者的惊厥。盐酸氢吗啡酮注射液与其他阿片类药物合用,可能会加重惊厥性疾患患者的惊厥,并可能诱发或加重一些临床情况下的发作。曾报道非口服给予严重受损患者高剂量的氢吗啡酮出现轻到重度癫痫发作和肌阵挛。

(9) 在药物和酒精依赖患者中的应用:酒精依赖和其他药物依赖患者慎用盐酸氢吗啡酮注射液,因为观察到这些患病人群阿片类药物耐受,依赖风险的概率增加。盐酸氢吗啡酮注射液与其他中枢抗抑郁药物滥用可给患者带来严重风险。

(10) 在非卧床患者中的应用:盐酸氢吗啡酮注射液可能影响从事如驾车或操作机器等具有潜在危险工作的能力。患者应相应的注意。盐酸氢吗啡酮注射液可能引起非卧床患者直立性低血压。

(11) 非口服给药:盐酸氢吗啡酮注射液可静脉注射,但注射应非常缓慢。快速静脉注射阿片类镇痛药可增加如低血压和呼吸抑制等副作用发生的可能性。

(12) 运动员慎用。

八、药物稳定性及贮藏条件

遮光,密闭保存。

九、药物经济性评价

非基本药物,非医保,《中国药典》(2020 年版)未收载。

瑞 芬 太 尼

一、药品名称

1. 英文名　Remifentanil

2. 化学名　4-(甲氧基羰基)-4-(N-苯基-N-丙酰胺基)-1-哌啶丙酸甲酯

二、药品成分

瑞芬太尼

三、剂型与规格

盐酸瑞芬太尼注射液　(1)1mg/支(以瑞芬太尼碱基 $C_{20}H_{28}N_2O_5$ 计);(2)2mg/支(以瑞芬太尼碱基 $C_{20}H_{28}N_2O_5$ 计);(3)5mg/支(以瑞芬太尼碱基 $C_{20}H_{28}N_2O_5$ 计)

四、适应证及相应的临床价值

用于全麻诱导和全麻中维持镇痛。

五、用法用量

本品只能用于静脉给药,特别适用于静脉持续滴注给药。

本品给药前须用以下注射液之一溶解并定量稀释成 $25\mu g/ml$、$50\mu g/ml$ 或 $250\mu g/ml$ 浓度的溶液:①灭菌注射用水;②5%葡萄糖注射液;③0.9%氯化钠注射液;④5%葡萄糖氯化钠注射液;⑤0.45%氯化钠注射液。本品不含任何抗菌剂和防腐剂,因此在稀释的过程中应保持无菌状态,配制后应尽快使用,如需保存,于室温下保存不超过 24 小时,未使用完的稀释液应丢弃。

本品用上述注射液稀释后可以与乳酸林格液或 5% 葡萄糖乳酸林格液共行一个快速静脉输液通路。本品连续输注给药,必须采用定量输注装置,可能情况下,应采用专用静脉输液通路。本品停药后,应清洗输液通路以防止残留瑞芬太尼的无意输入,避免当其他药物经同一输液通路给药时,可能出现呼吸抑制及胸壁肌强直。

本品临床推荐剂量如下表 13-4 所示:

表 13-4　成人给药剂量表

用　　法	单剂量注射/($\mu g/kg$)	持续输注	
		起始速率/[$\mu g/(kg \cdot min)$]	范围/[$\mu g/(kg \cdot min)$]
麻醉诱导	1(给药时间大于 60s)*	0.5~1	—
麻醉维持			
笑气(66%)	0.5~1	0.4	0.1~2
异氟烷(0.4~1.5MAC#)	0.5~1	0.25	0.05~2
丙泊酚[100~200$\mu g/(kg \cdot min)$]	0.5~1	0.25	0.05~2

注:#MAC 为最小肺泡浓度。*诱导中单剂量注射时,本品给药时间应大于 60 秒。

在上述推荐剂量下,本品显著减少维持麻醉所需的催眠药剂量,因此,异氟烷和丙泊酚应如上推荐剂量给药以避免麻醉过深。

(1) 麻醉诱导:本品应与催眠药(如丙泊酚、硫喷妥、咪达唑仑、一氧化二氮、七氟烷或氟烷)一并给药用于麻醉诱导。成人按每千克体重 0.5~1μg 的输注速率持续静滴。也可在静滴前给予每千克体重 0.5~1μg 的初始剂量静推,静推时间应大于 60 秒。

(2) 气管插管患者的麻醉维持:在气管插管后,应根据其他麻醉用药,依照上表指示减少本品输注速率。由于本品起效快,作用时间短,麻醉中的给药速率可以每 2~5 分钟增加 25%~100%或减小 25%~50%,以获得满意的 μ 阿片受体的药理反应。患者反应麻醉过浅时,每隔 2~5 分钟给予 0.5~1$\mu g/kg$ 剂量静脉推注给药,以加深麻醉深度。

肥胖患者用药相对于实际体重,本品的中央清除率和稳态分布容积与标准体重有更好的关联性,建议减少此类患者给药剂量并按标准体重计算。

六、特殊人群用药

1. 妊娠期　本品可通过胎盘屏障,产妇应用时有引起新生儿呼吸抑制的危险。本品能经母乳排泄,因而孕妇及哺乳期妇女不推荐使用。在必须使用时,医师应权衡利弊。

2. 哺乳期　本品可通过胎盘屏障,产妇应用时有引起新生儿呼吸抑制的危险。本品能经母乳排泄,因而孕妇及哺乳期妇女不推荐使用。在必须使用时,医师应权衡利弊。

七、药理学

1. 药效学及作用机制　瑞芬太尼为芬太尼类 μ 型阿片受体激动剂,在人体内 1 分钟左右迅速达到血脑平衡,在组织和血液中被迅速水解,故起效快,维持时间短,与其他芬太尼类似物明显不同。瑞芬太尼的镇痛作用及其副作用呈剂量依赖性,与催眠药、吸入性麻醉药和苯二氮䓬类药物合用有协同作用。瑞芬太尼的 μ 型阿片受体激动作用可被纳洛酮所拮抗。另外瑞芬太尼也可引起呼吸抑制、骨骼肌(如胸壁肌)强直、恶心呕吐、低血压和心动过缓等,在一定剂量范围内,随剂量增加而作用加强。盐酸瑞芬太尼剂量高达 30$\mu g/kg$ 静脉注射(1 分钟内注射完毕)不会引起血浆组胺浓度的升高。

遗传毒性:瑞芬太尼的原核细胞基因突变试验、大鼠肝细胞程序外 DNA 合成试验(UDS)、基因断裂试验(CHO 细胞)和小鼠微核试验的结果均为阴性;但有代谢活化剂存在,体外小鼠淋巴细胞试验出现致突变作用。

生殖毒性:①一般生殖毒性:瑞芬太尼 0.5mg/kg(按体表面积 mg/m^2 计算,相当于临床最大推荐人用剂量的 40 倍)连续静脉注射 70 多天,雄性大鼠的生育力降低;雌性大鼠交配前静脉注射瑞芬太尼 1mg/kg 15 天,其生育力未受影响。②致畸敏感期毒性:大鼠和家兔分别静脉注射瑞芬太尼 5mg/kg 和 0.8mg/kg(按体表面积 mg/m^2 计算,相当于临床最大推荐人用剂量的 400 倍和 125 倍)未见致畸作用。怀孕兔和大鼠注射放射性标记的瑞芬太尼后,发现其通过胎盘并进入胎仔体内。③围产期毒性:大鼠围产期静脉注射瑞芬太尼 5mg/kg(按体表面积 mg/m^2 计算,相当于临床最大推荐人用剂量的 400 倍),对 F1 代大鼠的存活、发簇和生殖能力未见明显影响。

其他:甘氨酸(静脉注射剂的常用辅料)为本品的辅料。犬鞘内注射无瑞芬太尼的甘氨酸后,出现兴奋激动、疼痛、后肢功能失常、共济失调,因此可认为此作用为甘氨酸所致;但上述动物表现与本品制剂静脉注射给药无关。

2. 药代动力学 静脉给药后,瑞芬太尼快速起效,1 分钟可达有效浓度,作用持续时间仅 5~10 分钟。药物浓度衰减符合三室模型,其分布半衰期($t_{1/2\alpha}$)为 1 分钟;消除半衰期($t_{1/2\beta}$)为 6 分钟;终末半衰期($t_{1/2\gamma}$)为 10~20 分钟;有效的生物学半衰期为 3~10 分钟,与给药剂量和持续给药时间无关。血浆蛋白结合率约 70%,主要与 α_1-酸性糖蛋白结合。稳态分布容积约 350ml/kg,清除率大约为 40ml/(min·kg)。瑞芬太尼代谢不受血浆胆碱酯酶及抗胆碱酯酶药物的影响,不受肝、肾功能及年龄、体重、性别的影响,主要通过血浆和组织中非特异性酯酶水解代谢,大约 95% 的瑞芬太尼代谢后经尿排泄,主代谢物活性仅为瑞芬太尼的 1/4 600。本品长时间输注给药或反复注射用药其代谢速度无变化,体内无蓄积。

3. 药物不良反应 本品具有 μ 阿片受体类药物的典型不良反应,典型的不良反应有恶心、呕吐、呼吸抑制、心动过缓、低血压和肌肉强直,上述不良反应在停药或降低输注速度后几分钟内即可消失。

在国内外的临床研究中还发现有寒战、发热、眩晕、视觉障碍、头痛呼吸暂停、瘙痒、心动过速、高血压、激动、低氧血症、癫痫、潮红和过敏。

另外还有一些较少见的不良反应。①消化系统:便秘、腹部不适、口干、胃食管反流、吞咽困难、腹泻、肠梗阻;②心血管系统:心肌缺血、晕厥;③肌肉骨骼系统:肌肉强直、胸痛;④呼吸系统:咳嗽、呼吸困难、支气管痉挛、喉痉挛、喘鸣、鼻充血、咽炎、胸腔积液、肺水肿、支气管炎、鼻漏;⑤精神神经系统:焦虑、不自主运动、震颤、定向力障碍、幻觉、烦躁不安、梦魇、感觉异常、健忘;⑥皮肤:皮疹、荨麻疹;⑦泌尿系统:尿潴留、少尿、尿路中断;⑧血液系统:贫血、淋巴细胞减少、白细胞减少、血小板减少。

4. 药物相互作用 在动物体内,瑞芬太尼不延长丁二酰胆碱肌肉麻痹持续时间。麻醉过程中本品与硫喷妥、异氟烷、丙泊酚或羟基安定等联合用药,不改变瑞芬太尼的清除率。体外研究表明,阿曲库铵、米哇库铵、艾司洛尔、二乙氧磷酰硫胆碱、新斯的明、毒扁豆碱和咪达唑仑等药物不抑制瑞芬太尼在人体血液中的水解。本品与其他麻醉药有协同作用,硫喷妥、异氟烷、丙泊酚及咪达唑仑与本品同时给药时,剂量减至 75%。中枢神经系统抑制药物与本品也有协同作用,合用时应慎重,并酌情减量;如果同时给药时不减少剂量,在患者身上会增加与这些药物有关的不良反应发生率。

八、注意事项

1. 禁用

(1) 本品不能单独用于全麻诱导,即使大剂量使用也不能保证使意识消失。

(2) 本品处方中含有甘氨酸,因而不能于硬膜外和鞘内给药。

(3) 已知对本品中各种组分或其他芬太尼类药物过敏的患者禁用。

(4) 重症肌无力及易致呼吸抑制患者禁用。

(5) 禁与单胺氧化酶抑制药合用。

(6) 禁与血、血清、血浆等血制品经同一路径给药。

(7) 支气管哮喘患者禁用。

2. 慎用 2~12 岁儿童用药与成人一致。因尚没有临床资料,2 岁以下儿童不推荐使用。

3. 用药注意事项

(1) 本品为国家特殊管理的麻醉药品,务必严格遵守国家对麻醉药品的管理条例,医院和病室贮药处均应双人双锁,处方颜色应与其他处方区别开。各级负责保管人员均应遵守交接班制度,不可稍有疏忽。

(2) 本品能引起呼吸抑制和窒息,需在呼吸和心血管功能监测及辅助设施完备的情况下,由具有资格的和有经验的麻醉师给药。

(3) 在推荐剂量下,本品能引起肌肉强直。肌肉强直的发生与给药剂量和给药速率有关,因此,单剂量注射时应缓慢给药,给药时间应不低于 60 秒;提前使用肌肉松弛药可防止肌肉强直的发生。

本品引起的肌肉强直必须根据患者的临床状况采取合适的方法处置。麻醉诱导过程中出现的严重肌肉强直应给予神经肌肉阻断剂和/或另加催眠剂,并给予插管通气。在本品使用过程中发现的肌肉强直也可通过停止给药或减小给药速率处置,在停止给药后几分钟内肌肉强直可解除;或者给予阿片受体拮抗剂,但这样会逆转或抑制本品的镇痛作用,一般不推荐这样使用。出现危及生命的肌肉强直时,应给予迅速起效的神经肌肉阻断剂或立即中断输注。

(4) 心律失常、慢性梗阻性肺部疾患、呼吸储备力降低及脑外伤昏迷、颅内压增高、脑肿瘤等易陷入呼吸抑制的患者慎用。

(5) 本品务必在单胺氧化酶抑制药(如呋喃唑酮、丙卡巴肼)停用 14 天以上,方可给药,而且应先试用小剂量,否则会发生难以预料的严重的并发症。

(6) 使用本品出现呼吸抑制时应妥善处理,包括减小输注速率 50% 或暂时中断输注。本品即使延长给药也未发现引起再发性呼吸抑制,但由于合用麻醉药物的残留作用,在某些患者身上停止输注后 30 分钟仍会出现呼吸抑制,因此,保证患者离开恢复室前完全清醒和足够的自主呼吸非常重要。

(7) 本品能引起剂量依赖性低血压和心动过缓,可以预先给予适量的抗胆碱能药(如葡糖吡咯或阿托品)抑制这些反应。低血压和心动过缓可通过减小本品输注速率或合用药物来处置,在合适的情况下使用输液、升压药或抗胆碱能药。

（8）本品停止给药后5~10分钟,镇痛作用消失。对预知需要术后镇痛的患者,在中止本品给药前需给予适宜的替代镇痛药,并且必须有足够的时间让其达到最大作用,选择镇痛药应适合患者的具体情况和护理水平。

（9）在非麻醉诱导情况下,不得以患者的意识消失为药效目标而使用本品。

（10）本品不含任何抗菌剂和防腐剂,因此在稀释的过程中应保持无菌状态,稀释后的溶液应及时使用,没使用完的稀释液应丢弃。

（11）肝肾功能受损的患者不需调整剂量。肝肾功能严重受损的患者对瑞芬太尼呼吸抑制的敏感性增强,使用时应监测。

九、药物稳定性及贮藏条件

2~25℃遮光密封保存。

十、药物经济性评价

基本药物（注射用无菌粉末:1mg、2mg、5mg）,医保乙类,《中国药典》（2020年版）收载。

2　第一类精神药品

双氢可待因

参见（第十三章　麻醉精神药物　1　麻醉药品）

苯 丙 胺

一、药品名称

英文名　Amphetamine

二、药品成分

硫酸苯丙胺

三、剂型与规格

硫酸苯丙胺片　（1）5mg/片;（2）10mg/片

四、适应证及相应的临床价值

主要用于治疗发作性睡病、脑炎后遗症、麻醉药或其他中枢神经抑制药中毒。

五、用法用量

口服每次5~10mg,每日1~3次。极量为每次20mg,每日30mg。

六、特殊人群用药

1. 妊娠期　禁用。

2. 哺乳期　禁用。

七、药理学

1. 药效学及作用机制　本品主要作用于大脑皮层和脑干网状结构激活系统,产生中枢兴奋作用,其外周作用能使支气管平滑肌松弛,通过刺激化学感受器而反射性兴奋呼吸,同时使血压微升。

2. 药代动力学　口服易吸收,经肝代谢,随酸性尿排出,碱性尿排出缓慢。半衰期（$t_{1/2}$）成人为10~12小时,小儿为6~8小时。本品能泌入乳汁。

3. 药物不良反应　有疲乏、眩晕、失眠、焦虑、激动、口干、恶心、呕吐、头痛、出汗等。大剂量可引起兴奋躁动、欣快、血压升高、心律失常,甚至发生虚脱和晕厥。严重者可出现精神病性症状,如幻觉、暴力行为等。

4. 药物相互作用

（1）本品与碱化尿的药物如碳酸酐酶抑制药和碳酸氢钠等制酸药合用,本品的排泄可减慢,以致效应更加显著。

（2）吸入全麻药如氟烷、环丙烷等能促使本品对心肌的作用加强,可导致室性心律失常。

（3）本品能使血糖升高,糖尿病患者使用胰岛素及其他降血糖药物剂量需予调整。

（4）本品与抗高血压药以及利尿性抗高血压药合用,降压作用可失效。

（5）本品与β肾上腺素受体拮抗药合用,升压明显,且常出现严重的心动过缓,甚至发生房室传导阻断。

（6）本品与中枢性兴奋药如咖啡因、多沙普仑、哌甲酯,或抗帕金森病药如金刚烷胺合用,相互增效,可出现激动、易怒、失眠、甚至惊厥。

（7）本品与洋地黄苷合用,可导致心律失常。

（8）抗精神病药有α肾上腺素受体阻断作用,与本品合用时效应减弱,同时本品的中枢兴奋作用也减弱。

（9）本品与左旋多巴合用,易发生心律失常。

（10）锂盐能拮抗本品的中枢兴奋作用。

（11）本品应停用14日后才能使用甲泛葡胺做造影检查,否则可致惊厥。

（12）单胺氧化酶抑制药如呋喃唑酮、丙卡巴肼等能使本品的心肌兴奋和升压作用增强,出现头痛、心律失常、呕吐等,应避免合用。

（13）本品能延长苯巴比妥和苯妥英钠等的胃肠道吸收,不应合用。

（14）本品与甲状腺素合用,两者皆增效。冠心病患者,甲状腺素所致冠状动脉供血不足,可由于本品的使用而更严重。

（15）本品与肾上腺素能神经抑制药（如胍乙啶、异喹胍、苄甲胍等）合用,降压效果减弱,应避免合用。

八、注意事项

1. 禁忌　肝肾功能不全、呼吸功能障碍、颅脑损伤、卟啉病患者、对本品过敏者禁用。

2. 注意事项　用药期间避免驾驶车辆、操纵机械和高空作业,以免发生意外。

九、药物稳定性及贮藏条件

遮光,密封保存。

十、药物经济性评价

非基本药物,非医保,《中国药典》(2020 年版)未收载。

莫 达 非 尼

一、药品名称

1. 英文名　Modafinil
2. 化学名　2-[(二苯甲基)亚砜基]乙酰胺

二、药品成分

莫达非尼

三、剂型与规格

莫达非尼片　(1)20mg/片;(2)100mg/片;(3)200mg/片

四、适应证及相应的临床价值

抑郁症患者。特发性嗜睡或发作性睡眠症。

五、用法用量

口服。每日睡前 1.5 小时服 50~100mg,每 4~5 天增加 50mg,直至最适剂量(每日 200~400mg)。

六、特殊人群用药

1. 妊娠期　如果患者在治疗期间怀孕或打算怀孕,应告知医师。当患者使用含有类固醇避孕药具(包括贮藏或植入性避孕药具)和停止治疗 1 个月后,应提醒患者注意怀孕的潜在风险增加。

2. 哺乳期　如果患者正在哺乳婴儿,应告知他们的医师。

3. 肾功能损害　目前还没有足够的证据来明确严重肾功能损害患者用药的安全性和有效性。

七、药理学

1. 药效学及作用机制
2. 药物不良反应　本品具有较大的安全性,对血压和心率无影响,无活动增多、耐受性或反弹性思睡等不良反应,也无潜在的依赖性。主要不良反应有恶心、神经过敏和焦虑,加量过快服药可出现轻至中度头痛。因而,用药宜从小剂量(每日 50~100mg)开始,每 4~5 天增加 50mg,直至最适剂量(每日 200~400mg)。严重肝损害的患者剂量减半,肾功能不全和老年患者服用剂量要酌减,左室肥大、有缺血性心电图改变、胸痛、心律失常或有临床表现的二尖瓣脱垂的患者及近期发生心肌梗死、不稳定型心绞痛或有精神病史者禁用或慎用。

八、注意事项

严重肝损害的患者剂量减半,肾功能不全和老年患者服用剂量要酌减,左室肥大、有缺血性心电图改变、胸痛、心律失常或有临床表现的二尖瓣脱垂的患者及近期发生心肌梗塞、不稳定型心绞痛或有精神病史者禁用或慎用。

九、药物稳定性及贮藏条件

储藏于 20°~25℃。

十、药物经济性评价

非基本药物,非医保,《中国药典》(2020 年版)未收载。

哌 甲 酯

一、药品名称

1. 英文名　Methylphenidate
2. 化学名　α-苯基-2—哌啶乙酸甲酯盐酸盐

二、药品成分

盐酸哌甲酯

三、剂型与规格

盐酸哌甲酯缓释胶囊　(1)10mg/粒;(2)20mg/粒;(3)30mg/粒;(4)40mg/粒;(5)50mg/粒

四、适应证及相应的临床价值

本品用于治疗注意缺陷多动障碍。

在符合 DSM-Ⅳ 诊断标准的 6~12 岁患注意缺陷多动障碍儿童参加的三个对照试验中证实了本品对注意缺陷多动障碍的疗效。

当单项治疗效果不佳时。本品可作为综合治疗的一部分。对注意缺陷多动障碍的综合治疗可能还包括其他措施(如心理的、教育的和社会的)。应根据 DSM-Ⅳ 标准或者 ICD-10 的规定,并基于患者的病史和分析做出诊断。

是否使用本品治疗需依据对每名患者症状严重性的全面评估,并非所有患注意缺陷多动障碍的患者均适用本品治疗。对于那些继发于环境因素和/或其他原发精神疾患(包括精神病)的注意缺陷多动障碍患者不建议使用兴奋剂。应进行适当的教育,以及精神和心理上的调解。

五、用法用量

1. 口服,每日 1 次。本品给药后作用可持续 12 小时,应在早晨服药。本品要整片用水送下,不能咀嚼、掰开或压碎。本品可于餐前或餐后服用。剂量可根据患者个体需要及疗效而定。每次可增加剂量 18mg,直至最高剂量为 54mg(每日 1 次、晨服)。通常约每周调整剂量 1 次。

2. 新接受哌甲酯治疗的患者　对于目前未接受哌甲酯治疗的患者或正在接受其他兴奋剂治疗的患者,本品的推荐起始剂量为每日 1 次 18mg。

3. 正在接受哌甲酯治疗的患者　对于正在接受每次 5mg、每日 2 次盐酸哌甲酯速释片；20mg 盐酸哌甲酯缓释片（如利他林缓释片）或每次 5mg、每日 3 次盐酸哌甲酯速释片治疗的患者，本品的推荐剂量为 18mg。对于正在接受每次 10mg，每日 2 次盐酸哌甲酯缓释片；40mg 盐酸哌甲酯缓释片（如利他林缓释片）或每次 10mg，每日 3 次盐酸哌甲酯速释片治疗的患者，本品的推荐剂量为 36mg。在某些情况下，可使用 54mg 的剂量。推荐剂量应基于目前的服药剂量及疗效。对正在服用盐酸哌甲酯而剂量与上述不同的患者，应根据临床疗效确定剂量。每日剂量不应超过 54mg。

维持治疗：尚无对照试验对本品的长期使用进行系统评价。选择本品长期治疗时，医师应定期对患者长期用药的疗效进行再评价。评价方法为停药后，在无药物治疗的情况下进行患者功能评价。在暂时或永久停药后，对病情的改善有可能会持续。

4. 减量或停药　如果症状加重或发生其它不良事件，应减少药量或停药。

5. 本品不可用于 6 岁以下儿童。

六、特殊人群用药

1. 孕妇及哺乳期妇女　尚无孕妇使用哌甲酯的安全性资料。尚未进行孕妇使用本品的研究。因此只有潜在的利益大于对胎儿潜在的风险时，孕妇方可使用本品。

2. 肾功能损害　尚无本品用于肾功能不全患者的经验。口服放射标记的哌甲酯后，哌甲酯被广泛代谢，约 80% 的标记物以 α-苯基-哌啶乙酸的形式由尿液排出。因肾脏清除不是哌甲酯的主要清除途径，所以认为肾功能不全对本品的药动学几乎无影响。

3. 肝功能损害　尚无本品用于肝功能不全患者的经验。

七、药理学

药物相互作用：本品不应用于正在使用或在 2 周内使用过单胺氧化酶抑制剂的患者。因为本品可能引起血压升高，与升压药合用要谨慎。人体药理学研究表明哌甲酯可能抑制香豆素类抗凝血剂、抗惊厥药（例如苯巴比妥、苯妥英及米苏林）和一些抗抑郁药（三环类和选择性 5-羟色胺再摄取抑制剂）的代谢。如与哌甲酯合用，应减少上述药物剂量。在开始或停止与哌甲酯合用时，如需要，应调节剂量或监测血浆药物浓度（如与香豆素合用时，应监测凝血时间）。

八、注意事项

严重肝损害的患者剂量减半，肾功能不全和老年患者服用剂量要酌减，左室肥大、有缺血性心电图改变、胸痛、心律失常或有临床表现的二尖瓣脱垂的患者及近期发生心肌梗死、不稳定型心绞痛或有精神病史者禁用或慎用。

九、药物稳定性及贮藏条件

密封保存。

十、药物经济性评价

非基本药物，医保乙类，《中国药典》（2020 年版）收载。

三　唑　仑

一、药品名称

1. 英文名　Triazolam
2. 化学名　1-甲基-8-氯-6-（2-氯苯基）-4H-[1,2,4] 三氮唑[4,3-α]（1,4）苯并二氮杂䓬

二、药品成分

三唑仑

三、剂型与规格

三唑仑片　0.25mg/片

四、适应证及相应的临床价值

用于镇静、催眠。

五、用法用量

老年人、成人常用量为 1~2 片，睡前服。

六、特殊人群用药

1. 妊娠期　在妊娠三个月内，本药有增加胎儿致畸的危险，孕妇长期服用可依赖，使新生儿呈现撤药症状激惹、震颤、呕吐、腹泻；妊娠后期用药影响新生儿中枢神经活动。分娩前及分娩时用药可导致新生儿肌张力较弱，应禁用。

2. 哺乳期　本品可分泌入乳汁，哺乳期妇女应避免使用。

七、药理学

1. 药效学及作用机制　本品为苯二氮䓬类安定药。该药具有抗惊厥、抗癫痫、抗焦虑、镇静催眠、中枢性骨骼肌松弛和暂时性记忆缺失（或称遗忘）作用。本类药物作用于中枢神经系统的苯二氮䓬受体（BZR），加强中枢抑制性神经递质 γ-氨基丁酸（GABA）与 GABAA 受体的结合，增强 GABA 系统的活性。BZR 分为 I 型和 II 型，据认为 I 型受体兴奋可以解释 BZ 类药物的抗焦虑作用，而 II 型受体与该类药物的镇静和骨骼肌松弛等作用有关。随着用量的加大，临床表现可自轻度的镇静到催眠甚至昏迷。三唑仑可引起依赖性，表现为身体依赖和心理依赖，停药后出现撤药症状。

2. 药代动力学　口服吸收快而完全。口服 15~30 分钟生效，2 小时血药浓度达峰值。血浆蛋白结合率约为 90%，$t_{1/2}$ 为 1.5~5.5 小时。大部分经肝代谢，代谢产物经肾排泄，仅少量以原型排出。多次服用很少体内蓄积。可通过胎盘，分泌入乳汁

3. 药物不良反应　较多见：头晕、头痛、嗜睡。较少见：恶心、呕吐、头昏眼花、语言模糊、动作失调。少数可发生昏

倒、幻觉。本药所致的记忆缺失较其他苯二氮䓬类药物更易发生。

4. 药物相互作用

（1）与中枢抑制药合用可增加呼吸抑制作用。

（2）与易发生依赖和其他可能发生依赖药物合用时，依赖的危险性增加。

（3）与酒及全麻药、可乐定、镇痛药、吩噻嗪类、单胺氧化酶 A 型抑制药和三环类抗抑郁药合用时，可彼此增效，应调整用量。阿片类镇痛药的用量至少应减至三分之一，尔后按需逐渐增加。

（4）与抗高血压药和利尿降压药合用，可使降压作用增强。

（5）与西咪替丁、红霉素合用，可抑制本品在肝的代谢，引起血药浓度升高，必要时减少药量。

（6）与扑米酮合用由于减慢后者代谢，需调整扑米酮的用量。

（7）与左旋多巴合用时，可降低后者的疗效。

（8）与利福平合用，增加本品的消除，血药浓度降低。

（9）异烟肼抑制本品的消除，致血药浓度增高。

（10）与地高辛合用，可增加地高辛血药浓度而致中毒。

八、注意事项

1. 慎用

（1）中枢神经系统处于抑制状态的急性酒精中毒。

（2）肝肾功能损害。

（3）重症肌无力。

（4）急性或易于发生的闭角型青光眼发作。

（5）严重慢性阻塞性肺部病变。

2. 用药注意事项

（1）对苯二氮䓬药物过敏者，可能对本药过敏。

（2）肝肾功能损害者能延长本药清除半衰期。

（3）癫痫患者突然停药可引起癫痫持续状态。

（4）严重的精神抑郁可使病情加重，甚至产生自杀倾向，应采取预防措施。

（5）避免长期大量使用而依赖，如长期使用应逐渐减量，不宜骤停。

（6）对本类药耐受量小的患者初用量宜小。

（7）有报道，连续用本药 10 天后出现白天焦虑增多，发现此现象应换药。

九、药物稳定性及贮藏条件

遮光，密闭保存。

十、药物经济性评价

非基本药物，医保乙类，《中国药典》（2020 年版）收载。

司可巴比妥

参见（第一章　精神疾病用药　1　镇静催眠药）

安 非 拉 酮

一、药品名称

1. 英文名　Amfepramone

2. 化学名　2-(二乙基氨基)-1-苯基-1-丙酮

二、药品成分

盐酸安非拉酮

三、剂型与规格

盐酸安非拉酮片　25mg/片

四、适应证及相应的临床价值

临床用于各种程度的单纯性肥胖症及伴有冠心病、高血压、糖尿病的肥胖患者。

五、用法用量

口服。每次 25mg，每日 2~3 次，饭前 0.5~1 小时服用。如疗效不显，而耐受良好时，可增加剂量至每日 100mg，即傍晚加服 1 次 25mg。每一疗程为 1.5~2.5 个月，必要时可隔 3 个月重复疗程。

六、特殊人群用药

1. 妊娠期　禁用。

2. 哺乳期　禁用。

七、药理学

1. 药效学及作用机制　为非苯丙胺类食欲抑制剂，其中枢兴奋作用比苯丙胺小。通过兴奋下丘脑腹内侧的饱食中枢，促进 5-羟色胺的释放；抑制下丘脑摄食中枢，阻止 5-羟色胺的再摄取，从而产生饱食感，达到控制食欲、降低食量的作用。本品的急性毒性试验，小白鼠静脉 LD_{50} 为 60.11mg/kg，灌胃给药 4.33~13mg/kg。

2. 药代动力学　口服容易吸收，$t_{1/2}$ 为 2 小时。主要代谢产物为马尿酸，从尿中排泄。

3. 药物不良反应　常见不良反应有激动、失眠、口干、恶心、便秘或腹泻等。

4. 药物相互作用　不可与单胺氧化酶抑制剂合用或接续使用。

八、注意事项

1. 禁用　精神抑郁、癫痫及孕妇禁用。

2. 用药注意事项

（1）由于对心血管系统影响较小，可用于伴有轻度心血管疾病的肥胖症患者。

（2）甲状腺功能亢进症者慎用。

（3）高空作业及驾驶员慎用。

（4）青光眼患者慎用。

（5）治疗期间应采用低热卡饮食。

（6）治疗期间不宜间歇服药；尽管无依赖性，但长期使用、特别是过量时会产生依赖心理，不可以突然停药。

九、药物稳定性及贮藏条件

遮光，密闭保存。

十、药物经济性评价

非基本药物，非医保。

丁丙诺啡

一、药品名称

1. 英文名　Buprenorphine
2. 化学名　17-(环丙烷甲基)-α-(1,1-二甲基乙基)-4,5-环氧-18,19-二氢吡啶-3-羟基-6-甲氧基-α-甲基 1-6,14-乙稀吗啡-7-甲醇,盐酸盐[5α,7α(S)]

二、药品成分

盐酸丁丙诺啡

三、剂型与规格

盐酸丁丙诺啡舌下片　（1）0.2mg/片；（2）0.4mg/片

四、适应证及相应的临床价值

适用于各种术后疼痛、癌性疼痛、烧伤、肢体痛、心绞痛等。作用持续时间 6~8 小时。也可作为戒瘾的维持治疗。

五、用法用量

舌下含服。每次 0.2~0.8mg,每隔 6~8 小时 1 次。

六、特殊人群用药

1. 妊娠期　不宜使用。
2. 哺乳期　不宜使用。

七、药理学

1. 药效学及作用机制　本品为镇痛药,为阿片受体的部分激动-拮抗剂,动物实验表明对小鼠镇痛作用明显,文献报道,本品对无依赖性犬能抑制屈肌和皮肤的抽搐反射、抑制咳嗽反射、减慢心率、降低收缩压,对心血管参数无明显影响。本品能产生吗啡样的呼吸抑制、起始慢,持续时间长,尚未见严重呼吸抑制的报道。对大鼠的慢性毒性研究表明,本品对重要器官未发现明显毒性作用,无致突变作用和生殖毒性。动物依赖性实验表明,本品身体依赖性低于吗啡和杜冷丁,而精神依赖性潜力与吗啡相当。临床研究表明,本品具有较强的镇痛作用,其镇痛效果优于杜冷丁。

2. 药代动力学　本品能迅速地被吸收,几分钟内达到血药浓度高峰,主要在肝中代谢,从胆汁排泄,粪便中排出,本品可透过血脑和胎盘屏障。临床的药代动力学报道本品

的血浓度变化符合 3 次幂指数消除曲线,起始相快($t_{1/2β}$ 为 2 分钟),终末相慢($t_{1/2β}$ 约为 3 小时),峰值为 5 分钟,清醒时血药浓度比麻醉时低,生物利用度接近 100%,在体内几乎完全被代谢,经胆汁排泄,随粪便排出。

3. 药物不良反应　头晕、嗜睡、恶心呕吐、出汗、头痛、皮疹。

八、注意事项

1. 禁用　轻微疼痛或疼痛原因不明者不宜应用。
2. 用药注意事项
（1）本品为国家特殊管理的第一类精神药品,有一定依赖性,必须严格遵守国家对精神药品的管理条例,按规定开写精神药品处方和供应、管理本类药品,防止滥用。凭盖有医疗单位公章的医师处方在零售药店销售,处方留存两年备查。
（2）颅脑损伤及呼吸抑制患者慎用。

九、药物稳定性及贮藏条件

遮光,密闭保存。

十、药物经济性评价

非基本药物,医保乙类,《中国药典》(2020 年版)收载。

氯　胺　酮

一、药品名称

1. 英文名　Ketamine
2. 化学名　2-(2-氯苯基)-2-(甲氨基)环己酮

二、药品成分

盐酸氯胺酮

三、剂型与规格

盐酸氯胺酮注射液　（1）2ml：0.1g；（2）10ml：0.1g；（3）20ml：0.2g

四、适应证及相应的临床价值

本品适用于各种表浅、短小手术麻醉、不合作儿童的诊断性检查麻醉及全身复合麻醉。

五、用法用量

1. 全麻诱导　成人静脉注射 1~2mg/kg,维持可采用连续静脉滴注,每分钟不超过 1~2mg,即 10~30μg/kg,加用苯二氮䓬类药,可减少其用量。
2. 镇痛　成人静脉注射 0.2~0.75mg/kg,2~3 分钟注完,而后连续静脉滴注每分钟 5~20μg/kg。
3. 基础麻醉　临床个体间差异大,小儿肌内注射 4~5mg/kg,必要时追加 1/3~1/2 量。

六、特殊人群用药

1. 妊娠期　可使妊娠子宫的压力及收缩强度与频率增

加。本品可迅速通过胎盘,可使胎儿肌张力增加。

2. 哺乳期　可使妊娠子宫的压力及收缩强度与频率增加。本品可迅速通过胎盘,可使胎儿肌张力增加。

七、药理学

1. 药效学及作用机制　本品主要是选择性的抑制丘脑的内侧核,阻滞脊髓至网状结构的上行传导、兴奋边缘系统,并对中枢神经和脊髓中的阿片受体有亲和力。产生麻醉作用,主要是抑制兴奋性神经递质(乙酰胆碱、L-谷氨酸)及 N-甲基-D-天门冬酸受体的结果;镇痛作用主要由于阻滞脊髓至网状结构对痛觉传入的信号及与阿片受体的结合,而对脊髓丘脑传导无影响,故对内脏疼痛改善有限。静脉注射 $1 \sim 2mg/kg$ 或肌内注射 $4 \sim 6mg/kg$ 分别于 30 秒钟及 $3 \sim 5$ 分钟意识消失,麻醉后出现睁眼凝视及眼球震颤、肢体肌力增强,呈木僵状态;眼泪、唾液分泌增多,术前用抗胆碱药可避免或减少发生。对交感神经和循环有兴奋作用,表现在血压升高、心率加快、眼压和颅内压均升高、肺动脉压及心排出量皆高。但它对心肌有直接抑制作用,在循环衰竭患者更为突出。大剂量应用时,可出现呼吸抑制和呼吸暂停。对肝肾功能无明显影响。在麻醉恢复期常有恶心、呕吐发生。可使儿茶酚胺增高、血糖上升、内分泌亢进。不影响子宫收缩,但在剖宫产时,应用本品,因血压升高而致出血量较多。

2. 药代动力学　本品进入血液循环后大部分进入脑组织,然后再分布于全身组织中,肝、肺和脂肪内的药物浓度也高。本品 $t_{1/2\alpha}$ 为 $2 \sim 11$ 分钟,$t_{1/2\beta}$ 为 $2 \sim 3$ 小时。主要在肝内进行生物转化成去甲氯胺酮,再逐步代谢成无活性的化合物经肾排出,仅有 2.5% 以原型随尿排出。

3. 药物不良反应

(1)心血管系统:最常见血压升高及心率加快;少见低血压、室性期前收缩、心动过缓、严重心律失常。这些反应一般均能自行消失,但所需时间个体差异较大。此外,用药后可出现肺血管收缩和心室前负荷增加。有报道氯胺酮诱导气管插管可引起急性左心衰。有报道用此药后出现严重的结性失常。静脉注氯胺酮可引起心搏骤停。在本药麻醉期间可发生高血压、心动过速及肺动脉压增高。当交感神经反射被阻断时可产生直接的心肌抑制作用。

(2)精神神经系统:麻醉恢复期个别患者可出现梦魇、漂浮感、头晕、错觉、幻觉、错视、嗜睡、复视、反应性脑水肿、暂时性失眠、暂时失语、精神错乱、严重锥体外系反应等,偶见躁动、惊厥及谵妄。青壮年较年幼和年长者多见。本药还可致脑脊液压明显升高,使脑电图癫痫样波型增多。还可以致迟发性颅内压升高、癫痫发作致呼吸停止。有见氯胺酮麻醉后引起长时间逆行性健忘。偶见氯胺酮诱发癫痫症。有用药后脑脊液压力及脑血流量增加的报告。

(3)眼:本药麻醉时可以有规律地观察到眼球震颤和复视。某些患者或出现流泪。还可导致暂时性双目失明,也有长时间失明的病例。视物变形。单独使用氯胺酮麻醉可使眼压升高。

(4)消化系统:①麻醉恢复期少数患者出现恶心、呕吐、畏食、腹胀、腹痛、胃扩张、胃出血、肠痉挛;②用药可出现血清碱性磷酸酶、谷草转氨酶、谷丙转氨酶及 γ-谷酰胺转移酶升高,但其临床意义尚不清楚。

(5)呼吸系统:少见呼吸减慢或困难,一般均能自行消失,但所需时间个体差异较大。偶见动脉血氧过低、窒息、肺吸入、呼吸抑制或暂停、哮喘、过敏性休克型肺水肿、喉痉挛及气管痉挛,在用量较大、分泌物增多时易出现。可见呼吸梗阻(由于分泌物增多、呕吐、反流、误吸等)。常见成人氧饱和度降低;儿童则表现为罕见的、短暂的及无临床意义的低氧血症。

(6)肌肉骨骼系统:给药期间可发生骨骼肌活动过强,偶有伸肌痉挛、肌阵挛、肌的随意运动、抽搐、肌束震颤及强直。强直-阵挛运动类似于癫痫发作,但大多数患者仅见轻微的肌张力升高,严重的肌张力升高在剂量使用时较常见。

(7)过敏反应:可见局部红色风团、耳郭肿胀、急性荨麻疹、眼结膜水肿、喉水肿、皮疹、休克、咳嗽等。可见一过性红斑疹。罕见注射部位疼痛和/或红斑。

(8)其他:①术中常有泪液、唾液分泌增多。②偶见不能自控的肌肉收缩、舌后坠、破伤风体征(可表现为牙关紧闭、颈项强直、四肢强直性抽搐、肌肉紧张)。③也有个案报道可出现高热(严重者可致死)和苏醒延迟。④本药长期使用后可出现心理依赖性,表现为焦虑、烦躁不安、定向力障碍、失眠、幻觉及幻觉重现、精神病发作等。长期使用后停药后可出现戒断综合征。⑤对免疫功能的影响:本药常规剂量时对多形核白细胞(PNN)的影响较小,但大剂量时可能影响吞噬细胞的功能。⑥重复给药产生耐药性。⑦严重可导致小儿异常高热,甚至死亡。

4. 药物相互作用

(1)氯胺酮与苯二氮䓬类及阿片类药物并用时,可延长作用时间并减少不良反应的发生,剂量应酌情减少。

(2)与氟烷等含卤全麻药同用时,氯胺酮的作用延长,苏醒迟延。

(3)与抗高血压药或中枢神经抑制药合用时,尤其是氯胺酮用量偏大,静脉注射过快,可导致血压剧降和/或呼吸抑制。

(4)服用甲状腺素的患者,氯胺酮有可能引起血压过高和心动过速。

八、注意事项

1. 禁用

(1)颅内压增高、脑出血及青光眼患者禁用。

(2)禁用于任何病因、顽固而且难治的高血压,严重的心血管病,近期内心肌梗死。

(3)甲亢患者禁用。

2. 用药注意事项

(1)颅内压增高、脑出血、青光眼患者不宜单独使用。

(2)静脉注射切忌过快,否则易导致一过性呼吸暂停。

(3)苏醒期间可出现梦魇幻觉,预先应用镇静药,如苯二氮䓬类,可减少此反应。

（4）完全清醒后心理恢复正常需一定时间，24 小时内不得驾车和操作精密性工作。

（5）失代偿的休克患者或心功能不全患者可引起血压剧降，甚致心搏骤停。

九、药物稳定性及贮藏条件

密闭保存。

十、药物经济性评价

基本药物（注射液：2ml∶0.1g、10ml∶0.1g），医保甲类，《中国药典》（2020 年版）收载。

3 第二类精神药品

阿普唑仑

参见（第一章 精神疾病用药 3 抗焦虑药）

艾司唑仑

参见（第一章 精神疾病用药 1 镇静催眠药）

安 钠 咖

一、药品名称

英文名 Caffeine and Sodium Benzoate

二、药品成分

咖啡因、苯甲酸钠

三、剂型与规格

安钠咖片 （1）咖啡因 0.15g；（2）苯甲酸钠 0.15g

四、适应证及相应的临床价值

中枢神经兴奋药。用于中枢性呼吸及循环功能不全，也可用于麻醉药或催眠药中毒等的昏迷状态。

五、用法用量

成人：口服。每次 1 片，每日 4 次，饭后服用，或遵医嘱。

六、特殊人群用药

1. 妊娠期 咖啡因可通过胎盘进入胎儿循环，大量可致畸胎和孕妇难产，因此孕妇请在医师指导下应用。

2. 哺乳期 咖啡因可出现于乳汁中，因此哺乳期妇女请在医师指导下应用。

七、药理学

1. 药效学及作用机制 本品能提高细胞内环磷腺苷（cAMP）含量。小剂量作用于大脑皮层高位的中枢，促使精神兴奋，解除疲劳。加大剂量则有兴奋末脑呼吸中枢及血管运动中枢作用，特别当这些中枢处于抑制状态时，作用更为显著。咖啡因还可增加肾小球的血流量，减少肾小管的重吸收，有利尿作用，但远不及其他利尿药显著。

2. 药代动力学 胃肠道吸收快但不规则，进入中枢神经快，同时也出现于唾液和乳汁中，体内无蓄积。分布相半衰期（$t_{1/2\alpha}$）一般为 3.5 小时，消除相半衰期（$t_{1/2\beta}$）为 6 小时。血药浓度及其相应的峰值随用量而异，在降解代谢中生成 1-甲基尿酸或甲基嘌呤而后随尿排出，尿液中仅有 1%～2% 为原型。

3. 药物不良反应

（1）咖啡因的成人致死量一般为 10g，其血药浓度为 60～160μg/ml，尿内出现管形或红细胞，有死于肝性脑病的报道。

（2）常见的有胃部不适、恶心、呕吐、头痛及失眠等；长期习惯性地过多服用，可出现头痛、紧张、激动和焦虑。

4. 药物相互作用

（1）异烟肼和甲丙氨酯能促使咖啡因增效，提高后者脑组织内浓度 55%，肝和肾内浓度则有所下降。

（2）口服避孕药有可能减慢咖啡因的清除率。

八、注意事项

1. 禁忌 胃溃疡患者禁用。

2. 注意事项

（1）咖啡因能促进血浆肾素的活性，儿茶酚胺的释放也增多，但破坏亦快，不一定出现血压升高。

（2）对前列腺素受体是弱激动强拮抗。

（3）能使血糖微升。

（4）长期服用大量，有耐受性，也有习惯性。

九、药物稳定性及贮藏条件

遮光，密封，在干燥处保存。

十、药物经济性评价

非基本药物，非医保，《中国药典》（2020 年版）未收载。

氨酚氢可酮

参见（第十三章 麻醉精神药物 1 麻醉药品）

氨酚曲马多

一、药品名称

英文名 Paracetamol and Tramadol

二、药品成分

盐酸曲马多、对乙酰氨基酚

三、剂型与规格

氨酚曲马多片 每片含盐酸曲马多 37.5mg、对乙酰氨基酚 325mg

四、用法用量

成人和超过 16 岁的儿童根据止痛的需要每 4～6 小时

服用 1~2 片,每天最多不得超过 6 片。无须考虑食物的影响。

五、特殊人群用药

肾功能损害:目前尚无肾功能损害患者的研究资料,应慎用。如必须使用时,肌酐清除率 30ml/min 的患者,建议延长服药间隔,且 12 小时的用量不得超过 2 片。

六、药理学

1. 药效学及作用机制　曲马多为中枢性阿片镇痛剂,至少有两种作用机制,即曲马多原型药物及其代谢产物 M1 与 μ 阿片受体结合,并对去甲肾上腺素和 5-羟色胺的再摄取有弱的抑制作用。对乙酰氨基酚是非甾体抗炎药,其确切的作用部位和镇痛机制尚不明确。动物模型研究显示,曲马多和对乙酰氨基酚联合使用具有协同效应。

2. 药代动力学　据国外研究资料表明:本品中的曲马多为消旋体,在血液中可检测到曲马多及其代谢产物 M1 的左旋体和右旋体。表 13-5 中列出了服用 1 片本品的曲马多和对乙酰氨基酚的药代动力学参数。与对乙酰氨基酚相比,曲马多的吸收较慢,半衰期较长。

表 13-5　健康受试者单剂量口服一片本品,曲马多及其代谢产物 M1 的对映体以及对乙酰氨基酚平均药代动力学参数总结

参数[a]	(+)-曲马多	(−)-曲马多	(+)-M1	(−)-M1	对乙酰氨基酚
C_{max}/(ng/ml)	64.3(9.3)	55.5(8.1)	10.9(5.7)	12.8(4.2)	4.2(0.8)
t_{max}/h	1.8(0.6)	1.8(0.7)	2.1(0.7)	2.2(0.7)	0.9(0.7)
Cl/F/(ml/min)	588(226)	736(244)	—	—	365(84)
$t_{1/2}$/h	5.1(1.4)	4.7(1.2)	7.8(3.0)	6.2(1.6)	2.5(0.6)

[a] 对于对乙酰氨基酚,C_{max} 的单位是 μg/ml。

单剂量口服 1 片本品(曲马多 37.5mg/对乙酰氨基酚 325mg),曲马多和对乙酰氨基酚血药浓度分别于 1.8 小时和 0.9 小时后达到峰值,右旋和左旋曲马多血药浓度的峰值分别为 64.3ng/ml 和 55.5μg/ml,对乙酰氨基酚的血药浓度峰值为 4.2μg/ml。右旋和左旋曲马多平均消除半衰期为 5.1 小时和 4.7 小时,对乙酰氨基酚为 2.5 小时。

健康受试者单剂量和多剂量口服本品的药动学研究表明,曲马多和对乙酰氨基酚之间无明显的药物相互作用。

吸收:单剂量口服 100mg 曲马多,平均绝对生物利用度约为 75%。健康成人口服本品 2 片,曲马多消旋体及其代谢产物 M1 的消旋体分别在服药后 2~3 小时达到平均血浆浓度峰值。口服本品后,对乙酰氨基酚被迅速并完全吸收,1 小时后达血浆浓度峰值,同服曲马多也不受影响。

食物的影响:与食物同服,对曲马多或对乙酰氨基酚的血浆浓度峰值和吸收程度没有显著影响。因此,口服本品无须考虑食物影响。

分布:静脉给予 100mg 曲马多,男性和女性受试者曲马多分布容积分别为 2.6L/kg 和 2.9L/kg,曲马多和人体血浆蛋白的结合率约为 20%。

对乙酰氨基酚被广泛分布于除脂肪组织外的绝大多数组织中,其表观分布容积约为 0.9L/kg。

对乙酰氨基酚的血浆蛋白结合率相对较低(20%)。

代谢:与单独服用曲马多相比,健康受试者口服本品后,曲马多和其代谢产物 M1 的血浆浓度没有显著改变。

约有 30% 的曲马多以原型经尿排泄,60% 的曲马多以代谢产物的形式排出。主要代谢途径为在肝中进行的氮和氧去甲基化及葡糖醛酸化或硫酸盐化。曲马多通过多种途径(包括 CYP2D6 酶)被广泛代谢。

对乙酰氨基酚主要通过肝的首过作用代谢,包括 3 种主要的途径:①与葡糖醛酸酐结合;②与硫酸盐结合;③通过细胞色素 P450 酶氧化。

消除:曲马多及其代谢产物主要经肾消除。曲马多消旋体及其代谢产物 M1 的消旋体的血浆消除半衰期分别为 6 小时和 7 小时。重复给药时,曲马多消旋体的血浆消除半衰期由 6 小时升至 7 小时。

成人对乙酰氨基酚半衰期约为 2~3 小时,儿童半衰期略短,新生儿和肝硬化患者的半衰期略长。对乙酰氨基酚主要以葡糖醛酸酐和硫酸盐结合物形式从人体中消除,并与剂量有关。少于 9% 的对乙酰氨基酚以原型经尿排泄。

3. 药物不良反应　最常见的为中枢神经系统和胃肠道系统的不良事件。

曲马多/对乙酰氨基酚:尚无本复方致癌性、致突变性和生育力的动物及试验室研究资料。大鼠口服曲马多和对乙酰氨基酚复方制剂,未观察到与药物有关的致畸作用。当曲马多/对乙酰氨基酚达到母体毒性剂量(50/434mg/kg,为人用最大剂量的 8.3 倍)时,表现出胚胎毒性和胎仔毒性,包括胎仔体重下降及副肋数量增加,但该剂量下没有致畸作用。低于母体毒性剂量及较轻母体毒性的剂量下(曲马多和对乙酰氨基酚的剂量为 10/87mg/kg 和 25/217mg/kg)没有产生胚胎和胎仔毒性。

遗传毒性:在 Ames 微粒体活化试验、CHO/HPRT 哺乳动物细胞实验、小鼠淋巴细胞实验(无代谢活化作用)、小鼠显性致死突变实验、中国仓鼠染色体畸变实验及小鼠和中国仓鼠骨髓微核试验上,曲马多均未显示有遗传毒性作用。

代谢活化条件下的小鼠微核淋巴瘤实验及大鼠微核实

验显示曲马多有弱的诱变作用。总体上,这些实验表明,曲马多对人不具有遗传毒性风险。

生育毒性:雄性大鼠口服曲马多达 50mg/kg 雌性大鼠达 75mg/kg,没有发现对生育力的影响。

曲马多对出生前后大鼠影响的研究显示,孕鼠口服剂量达 50mg/kg 或以上剂量,仔鼠体重下降,80mg/kg(人用最大剂量的 6~10 倍)时,哺乳初期幼仔存活率降低。剂量为 8mg/kg、10mg/kg、24mg/kg、25mg/kg 或 40mg/kg 时,末观察到对仔鼠产生毒性。这些剂量下,均产生母体毒性,只有在产生较严重的母体毒性时,才会对仔鼠产生明显影响。

致癌性:在曲马多连续给药 2 年的致癌性研究中,小鼠尤其是老年鼠口服剂量达 30mg/kg(非最大耐受剂量)时,2 种常见鼠科肿瘤(肺脏和肝)的发生率出现具有统计学意义的轻微增加。该发现并不意味着对人有致癌的风险。在大鼠致癌性研究中没有类似的发现。

最常见的不良事件为恶心、头晕和嗜睡。下面一些不良反应也是较常见,但是发生率较低。①全身:乏力、疲劳、潮热;②中枢和周围神经系统:头痛、震颤;③胃肠道系统:腹痛、便秘、腹泻、消化不良、胃肠胀气、口干、呕吐;④精神系统:食欲缺乏、焦虑、思维混乱、欣快、失眠、紧张;⑤皮肤及附属物:瘙痒、皮疹、多汗。

不常见的且可能与本品有关的不良反应包括①全身:胸痛、强直、晕厥、戒断综合征;②心血管系统:高血压、高血压加重、低血压;③中枢和周围神经系统:共济失调、惊厥、张力增加、偏头痛、偏头痛加重、不随意肌收缩、感觉异常、木僵、眩晕;④胃肠道系统:吞咽困难、黑便、舌水肿;⑤听觉和前庭:耳鸣;⑥心率和心律:心律失常、心悸、心动过速;⑦肝和胆道系统:肝功能检查异常;⑧代谢和营养:体重下降;⑨精神系统:健忘、人格解体、抑郁、药物滥用、情绪不稳定、幻觉、阴茎勃起功能障碍、梦魇、思维异常;⑩血液系统:贫血;⑪呼吸系统:呼吸困难;⑫泌尿系统:蛋白尿、排尿异常、少尿、尿潴留;⑬视觉:视觉异常。

盐酸曲马多在临床试验中或上市后的其他不良反应:已报告的使用曲马多产品发生的不良反应包括直立性低血压、变态反应(包括过敏和荨麻疹、史-约综合征)、认知障碍、自杀性意念和肝炎。已报告的实验室检查异常包括肌酐升高。当曲马多与其他 5-羟色胺药物(如选择性 5-羟色胺再吸收抑制剂和单胺氧化酶抑制剂)合用时,有发生血清素综合征(症状包括发热、兴奋、颤抖和激越)的报告。上市后监察显示有曲马多影响华法林作用的罕见报告,包括凝血时间延长。

对乙酰氨基酚在临床试验中或上市后的其他不良反应:罕见过敏反应(主要是皮疹)或继发性过敏反应,通常停药后或必要时的对症治疗即可控制症状。有些报告显示与华法林类药物合用时,对乙酰氨基酚可能导致低凝血酶原血症。其他研究显示,凝血时间没有改变。

4. 药物相互作用　有单胺氧化酶抑制剂与一些作用于中枢的药物发生相互作用的报告。

盐酸曲马多和卡马西平同时使用可使曲马多的代谢显著增加。对于服用卡马西平的患者,本品中曲马多的镇痛作用可能会明显减弱。

曲马多经 CYP2D6 酶代谢为代谢产物 M1。奎尼丁和曲马多同时使用可导致曲马多血药浓度升高。此发现的临床意义尚不清楚。

根据临床需要,对同时服用本品与华法林类药物的患者应定期进行凝血时间的检查,因为有一些患者的凝血酶原时间升高的报告。

在人肝微粒体中进行的体外药物相互作用研究显示,与 CYP2D6 酶抑制剂(如氟西汀、帕罗西汀和阿米替林)同时服用,可能抑制曲马多的代谢。

尚未进行本品与西咪替丁同时使用的研究。曲马多和西咪替丁同时服用,未导致具有临床意义的曲马多药代动力学改变。

七、注意事项

1. 禁忌　已知对曲马多、对乙酰氨基酚或本品中其他成分或阿片类物质过敏的患者禁用。酒精、安眠药、麻醉剂、中枢镇痛药、阿片类或精神病药物急性中毒的患者禁用。

2. 注意事项

(1) 癫痫:服用推荐剂量的曲马多,有癫痫发作的报道。上市后自发性报告显示服用高于推荐剂量曲马多的患者癫痫发作危险性增大。曲马多与下述药物同时服用会增加癫痫发作的危险,选择性 5-羟色胺再摄取抑制剂(SSRI 抗抑郁药或减肥药)、三环类抗抑郁药以及其他三环类药物(如环苯扎林、异丙嗪等)或阿片类药物。

曲马多与下述药物同时服用会增加癫痫发作的危险:单胺氧化酶抑制剂、安定类药物及其他降低癫痫发作阈值的药物。

癫痫患者、有癫痫病史的人或被认为有癫痫发作危险的人(如脑部创伤、代谢异常、酒精和药物的戒断、中枢神经系统感染)发生惊厥的危险升高。曲马多过量时,使用纳洛酮可能增加癫痫发作的危险。

(2) 过敏反应:有可待因和其他阿片类物质过敏史的患者发生过敏反应的危险增加,不宜使用本品。

(3) 呼吸抑制:有呼吸抑制危险的患者慎用本品。当大剂量曲马多与麻醉药或酒精同时服用时,可能导致呼吸抑制,可按药物过量处理此种情况。如使用纳洛酮,应慎重,因可引发癫痫。

(4) 与中枢神经系统镇静剂同时使用:当患者使用中枢神经系统镇静剂(如酒精、阿片类物质、麻醉剂、吩噻嗪、镇静剂或镇静催眠药物)时,慎用本品或降低剂量。

(5) 颅内压升高或脑部创伤:颅内压升高或脑部创伤的患者慎用本品。

(6) 阿片依赖的患者:本品不应用于对阿片依赖的患者。对其他阿片类物质有依赖史的患者,使用曲马多可能会再次引起机体依赖。

(7) 酒精依赖的患者:长期严重酒精滥用者服用过量的对乙酰氨基酚可能增加肝毒性的危险。

(8) 突然停药:如果突然停止服用本品,可能会出现戒断症状。突然停用盐酸曲马多,有罕见的惊恐发作、严重焦虑、幻觉、感觉异常、耳鸣和中枢神经系统症状的报告。临床经验证明逐渐减少药量可减轻戒断症状。

（9）与单胺氧化酶抑制剂和5-羟色胺再摄取抑制剂同时使用：服用单胺氧化酶抑制剂的患者应特别慎用本品。同时服用曲马多和单胺氧化酶抑制剂或选择性5-羟色胺再吸收抑制剂可增加不良反应的危险，包括癫痫和5-羟色胺综合征。

（10）肾病患者：尚未进行本品用于肾功能损害患者的研究。对于肌酐清除率低于30ml/min的患者，建议延长服药间隔，每12小时内服药量不得超过2片。

（11）肝病患者：不推荐肝损害患者服用本品。

（12）其他：服用本品不应超过推荐剂量。不应与含曲马多或对乙酰氨基酚的其他药物同时服用。本品可能影响从事如驾车或操作机器等具有潜在危险工作的能力。请置于儿童不可拿到处。

八、药物稳定性及贮藏条件

密封保存。

九、药物经济性评价

非基本药物，医保乙类。

氨基比林咖啡因

一、药品名称

英文名　Aminopyrine and Caffeine

二、药品成分

氨基比林、咖啡因

三、剂型与规格

氨基比林咖啡因片　氨基比林0.15g、咖啡因40mg

四、适应证及相应的临床价值

用于缓解感冒、上呼吸道感染引起发热、头痛等症状，亦可用于神经痛、风湿痛、牙痛。

五、用法用量

成人：口服。每次1~2片，每日3次，或遵医嘱。

六、特殊人群用药

1. 妊娠期　本品未进行该项实验且无可靠参考文献。
2. 哺乳期　本品未进行该项实验且无可靠参考文献。
3. 肾功能损害　不详。
4. 肝功能损害　不详。

七、药理学

1. 药效学及作用机制　本品中氨基比林为吡唑酮类解热镇痛抗感染药，能抑制下丘脑前部神经元中前列腺素E1的合成和释放，恢复体温调节中枢感受神经元的正常反应性而起退热作用；氨基比林还能抑制炎症局部组织中前列

腺素的合成和释放、稳定溶酶体膜、影响吞噬细胞的吞噬作用，而起到抗感染作用。咖啡因作为中枢兴奋药，能兴奋大脑皮层，提高对外界的感应性，并有收缩脑血管加强氨基比林缓解头疼的效果，协同解热镇痛作用。

2. 药代动力学　本品未进行该项实验且无可靠参考文献。

3. 药物不良反应

（1）胃肠道损害：可引起消化不良、黏膜糜烂、胃及十二指肠溃疡出血等。

（2）肾损害：表现为急性肾功能不全、间质性肾炎、肾乳头坏死及水钠潴留、高钾血症等。

（3）肝损害：大剂量使用氨基比林可致肝损害，产生黄疸、肝炎等。

（4）其他：本品可引起头痛、头晕、耳鸣、视神经炎等中枢神经系统疾病；氨基比林可致粒细胞减少。

4. 药物相互作用　本品未进行该项实验且无可靠参考文献。

八、注意事项

1. 禁用

（1）已知对本品过敏的患者。

（2）服用阿司匹林或其他非甾体抗炎药后诱发哮喘、荨麻疹或过敏反应的患者。

（3）禁用于冠状动脉搭桥手术（CABG）围手术期疼痛的治疗。

（4）有应用非甾体抗炎药后发生胃肠道出血或穿孔病史的患者。

（5）有活动性消化道溃疡/出血，或者复发溃疡/出血的患者。

（6）重度心力衰竭患者。

2. 用药注意事项

（1）避免与其他非甾体抗炎药，包括选择性COX-2抑制剂合并用药。

（2）根据控制症状的需要，在最短治疗时间内使用最低有效剂量，可以使不良反应降到最低。

（3）在使用所有非甾体抗炎药治疗过程中的任何时候，都可能出现胃肠道出血、溃疡和穿孔的不良反应，其风险可能是致命的。这些不良反应可能伴有或不伴有警示症状，也无论患者是否有胃肠道不良反应史或严重的胃肠事件病史。既往有胃肠道病史（溃疡性大肠炎、克罗恩病）的患者应谨慎使用非甾体抗炎药，以免使病情恶化。当患者服用该药发生胃肠道出血或溃疡时，应停药。老年患者使用非甾体抗炎药出现不良反应的频率增加，尤其是胃肠道出血和穿孔，其风险可能是致命的。

（4）针对多种COX-2选择性或非选择性NSAID药物持续时间达3年的临床试验显示，本品可能引起严重心血管血栓性不良事件、心肌梗死和脑卒中的风险增加，其风险可能是致命的所有的NSAID，包括COX-2选择性或非选择性药物，可能有相似的风险有心血管疾病或心血管疾病危险因素的患者，其风险更大。即使既往没有心血管症状，医师和患者也应对此类事件的发生保持警惕。应告知患者严重

心血管安全性的症状和/或体征以及如果发生应采取的步骤。患者应该警惕诸如胸痛、气短、无力、言语含糊等症状和体征,而且当有任何上述症状或体征发生后应该马上寻求医师帮助。

(5) 和所有非甾体抗炎药(NSAID)一样,本品可导致新发高血压或使已有的高血压症状加重,其中的任何一种都可导致心血管事件的发生率增加。服用噻嗪类或髓袢利尿剂的患者服用非甾体抗炎药(NSAID)时,可能会影响这些药物的疗效。高血压病患者应慎用非甾体抗炎药(NSAID),包括本品。在开始本品治疗和整个治疗过程中应密切监测血压。

(6) 有高血压和/或心力衰竭(如液体潴留和水肿)病史的患者应慎用。

(7) NSAID,包括本品可能引起致命的、严重的皮肤不良反应,例如剥脱性皮炎、Stevens Johnson 综合征(SJS)和中毒性表皮坏死溶解症(TEN)。这些严重事件可在没有征兆的情况下出现。应告知患者严重皮肤反应的症状和体征,在第一次出现皮肤皮疹或过敏反应的其他征象时,应停用本品。

(8) 不能耐受非甾体抗炎药或大剂量使用非甾体抗炎药者、年老者、有胃肠出血史、溃疡史、或同时使用糖皮质激素、抗凝血药者易造成胃肠道损害,应慎用。

(9) 年老伴心、肝、肾等并发症,使用利尿剂者,使用本品易致肾损害,应慎用。

(10) 氨基比林可引起粒细胞减少,长期或大剂量使用本品应注意检查血象。

九、药物稳定性及贮藏条件

遮光,密封保存。

十、药物经济性评价

非基本药物,非医保,《中国药典》(2020 年版)未收载。

奥 沙 西 泮

参见(第一章 精神疾病用药 3 抗焦虑药)

苯 巴 比 妥

一、药品名称

1. 英文名 Phenobarbital
2. 化学名 5-乙基-5-苯基-2,4,6(1H,3H,5H)-嘧啶三酮一钠盐。

二、药品成分

苯巴比妥钠

三、剂型与规格

苯巴比妥钠注射液 1ml:0.1g

四、适应证及相应的临床价值

治疗癫痫,对全身性及部分性发作均有效,一般在苯妥英钠、卡马西平、丙戊酸钠无效时选用。也可用于其他疾病引起的惊厥及麻醉前给药。

五、用法用量

成人:肌内注射,抗惊厥与癫痫持续状态,成人每次 100~200mg,必要时可 4~6 小时重复 1 次。麻醉前给药,术前 0.5~1 小时肌内注射 100~200mg。

六、特殊人群用药

1. 妊娠期 慎用。
2. 哺乳期 慎用。
3. 肾功能损害 禁用。
4. 肝功能损害 禁用。

七、药理学

1. 药效学及作用机制 本品对中枢神经系统有广泛抑制作用,随用量增加而产生镇静、催眠和抗惊厥效应,大剂量时产生麻醉作用,作用机制现认为主要与阻断脑干网状结构上行激活系统有关。本品还具有抗癫痫效应,其机制在于抑制中枢神经系统单突触和多突触传递,还可能与其增强中枢抑制性递质丁氨酸的功能有关。

2. 药代动力学 注射后 0.5~1 小时起效,2~18 小时血药浓度达峰值,分布于体内组织和体液中,脑组织内浓度高,其次为骨骼肌内,进入脑组织的速度较慢,能通过胎盘,血液中本品的 40% 与血浆蛋白结合。半衰期($t_{1/2}$)成人为 48~144 小时,小儿为 40~70 小时,肝、肾功能不全时半衰期($t_{1/2}$)延长。约 65% 在肝代谢,转化为羟基苯巴比妥,大部分与葡萄糖醛酸或硫酸盐结合,而后经肾随尿排出;27%~50% 以原型从尿中排出,部分在肾小管重吸收,使其作用时间延长。

3. 药物不良反应 常有嗜睡、眩晕、头痛、乏力、精神不振等延续效应。偶见皮疹、剥脱性皮炎、中毒性肝炎、黄疸等。也可见巨幼红细胞贫血,关节疼痛,骨软化。久用可产生耐受性与依赖性,突然停药可引起戒断症状,应逐渐减量停药。

4. 药物相互作用

(1) 本品与乙醇、全麻药、中枢性抑制药或单胺氧化酶抑制药等合用时,中枢抑制作用增强。

(2) 本品与口服抗凝血药合用时,可降低后者的效应。

(3) 本品与口服避孕药或雌激素合用,可降低避孕药的可靠性。

(4) 本品与皮质激素、洋地黄类、土霉素或三环类抗抑郁药合用时,可降低这些药的效应。

(5) 本品与苯妥英钠合用,苯妥英钠的代谢加快,效应降低。

(6) 本品与卡马西平和琥珀酰胺类药合用时亦可使这两类药物的清除半衰期缩短而血药浓度降低。

(7) 本品与奎尼丁合用时,可增加奎尼丁的代谢而减弱其作用。

八、注意事项

1. 禁用 肝、肾功能不全、呼吸功能障碍、卟啉病患者、对本品过敏者。

2. 用药注意事项　用药期间避免驾驶车辆、操作机械和高空作业，以免发生意外。

九、药物稳定性及贮藏条件

密闭保存。

十、药物经济性评价

基本药物，医保甲类。

单盐酸氟西泮

一、药品名称

英文名　Flurazepam Monohydrochloride

二、药品成分

单盐酸氟西泮

三、剂型与规格

单盐酸氟西泮胶囊　（1）15mg/粒（氟西泮）；（2）30mg/粒（氟西泮）

四、适应证及相应的临床价值

用于治疗各种失眠，如入睡困难、夜间多梦和早醒。对反复发作的失眠或睡眠障碍以及需睡眠休息的急慢性疾病均有效。

五、用法用量

按氟西泮计算：成人口服 15～30mg，睡前服。老年人或体弱者每次 15mg。

六、特殊人群用药

1. 妊娠期　在妊娠三个月内，本药有增加胎儿致畸的危险，除特殊需要应尽量不用。

孕妇长期服用可产生依赖，使新生儿呈现撤药症状；妊娠后期用药影响新生儿中枢神经活动，应慎用。分娩前及分娩时用药可导致新生儿肌张力较弱，应慎用。

2. 哺乳期　慎用。

3. 肾功能损害　不详。

4. 肝功能损害　不详。

5. 其他人群

（1）儿童：15 岁以下儿童的效果和安全性尚未确定。不宜使用。

（2）老年人：老年人较敏感，更易发生过度镇静、眩晕、精神错乱或共济失调，应从小剂量开始，以后按需调整。

七、药理学

1. 药效学及作用机制　本品为长效苯二氮䓬类催眠镇静药，具有抗惊厥、抗癫痫、抗焦虑、镇静催眠、中枢性骨骼肌松弛和暂时性记忆缺失（或称遗忘）作用。该药作用于中枢神经系统的苯二氮䓬受体（BZR），加强中枢抑制性神经递

质 γ-氨基丁酸（GABA）与 GABAA 受体的结合，增强 GABA 系统的活性。BZR 分为 I 型和 II 型，据认为 I 型受体兴奋可以解释 BZ 类药物的抗焦虑作用，而 II 型受体与该类药物的镇静和骨骼肌松弛等作用有关。本品经电生理学实验证明，对脑干网状结构激活系统的直接抑制作用较弱，主要作用部位是在边缘系统中与情绪和焦虑有关的脑结构，抑制边缘系统对网状结构的激活作用，因而对焦虑所致的失眠症具有特殊的价值。动物实验还表明，本品可减轻因电刺激下丘脑所致的升压反应，同时可提高刺激杏仁核和下丘脑的觉醒阈值。本品能明显缩短睡眠诱导时间和延长睡眠时间。

2. 药代动力学　口服吸收迅速而充分，口服 20～45 分钟作用开始，维持 7～8 小时，广泛分布于各个组织，易通过血脑屏障，进入脑组织。经肝代谢，活性代谢物去烷基氟西泮，其具有药理活性，服药 7 日达稳态血浓度。$t_{1/2}$ 为 30～100 小时。属长效药，经肾排泄较慢，代谢产物可滞留在血液中数天。有蓄积作用。本药可通过胎盘，可分泌入乳汁。

3. 药物不良反应

（1）最常见的不良反应是醒后有思睡的后遗症状，较常见的不良反应是嗜睡、头昏、乏力等，大剂量可有共济失调、震颤。此外尚有严重镇静、嗜睡、定向障碍、昏迷、头痛、神经过敏多语、易激动、胃肠不适、心悸、胸痛、肢体和关节及泌尿生殖道反应。

（2）罕见的有皮疹、白细胞减少。

（3）个别患者发生兴奋、多语、睡眠障碍，甚至幻觉。停药后，上述症状很快消失。

（4）有成瘾性，长期应用后，停药可能发生停药症状，表现为激动或忧郁。

4. 药物相互作用

（1）与易产生依赖和其他可能产生依赖药合用时，产生依赖的危险性增加。

（2）与酒及全麻药、可乐定、镇痛药、吩噻嗪类、单胺氧化酶 A 型抑制药和三环类抗抑郁药合用时，可彼此增效，应调整用量。

（3）与抗高血压药和利尿降压药合用，可使降压作用增强。

（4）与西咪替丁、普萘洛尔合用本药清除减慢，血药浓度升高。

（5）与扑米酮合用由于减慢后者代谢，需调整扑米酮的用量。

（6）与左旋多巴合用时，可降低后者的疗效。

（7）与利福平合用，增加本品的消除，血药浓度降低。

（8）异烟肼抑制本品的消除，致血药浓度增高。

（9）与地高辛合用，可增加地高辛血药浓度而致中毒。

八、注意事项

1. 禁用　对其他苯二氮䓬药物过敏者，可能对本药过敏，禁用。

2. 慎用

（1）中枢神经系统处于抑制状态的急性酒精中毒。

（2）肝肾功能损害。

（3）重症肌无力。

（4）急性或易于发生的闭角型青光眼发作。

（5）严重慢性阻塞性肺部病变。

3. 注意事项

（1）为防止依赖性的发生，本品不易反复、多次应用。

（2）肝肾功能损害者能延长本品清除半衰期。需反复应用者应定期检查肝、肾功能。

（3）严重的精神抑郁可使病情加重，甚至产生自杀倾向，应采取预防措施。

（4）如长期使用应逐渐减量，不宜骤停。

（5）服药期间忌酒，服药前 4 小时避免喝茶和含咖啡因的饮料及过多的抽烟，以免减弱本品效果。

（6）服药后应避免立即驾驶车辆、操纵机器或高空作业等。

（7）对本类药耐受量小的患者初用量易小，逐渐增加剂量。

（8）本药在连续用药第 2 天或第 3 天效果增大，停药后第 1~2 天仍维持药效。

九、药物稳定性及贮藏条件

密闭保存。

十、药物经济性评价

非基本药物，非医保。

地　西　泮

参见（第一章　精神疾病用药 1 镇静催眠药）

芬　特　明

参见（第十章　内分泌系统 5 治疗肥胖症用药）

复方氨林巴比妥

一、药品名称

英文名 Compound Aminophenazone and Barbital

二、药品成分

本品为复方制剂，其组分为每支含氨基比林 0.1g、安替比林 40mg、巴比妥 18mg。

三、剂型与规格

复方氨林巴比妥注射液　2ml：氨基比林0.1g，安替比林 40mg，巴比妥 18mg

四、适应证及相应的临床价值

主要用于急性高热时的紧急退热，对发热时的头痛症状也有缓解作用。

五、用法用量

1. 儿童　2 岁以下：每次 0.5~1ml；2~5 岁：每次 1~2ml；大于 5 岁：每次 2ml。本品不宜连续使用。

2. 成人　肌内注射。成人每次 2ml，或遵医嘱。在监护情况下极量为每日 6ml。

六、特殊人群用药

1. 妊娠期　禁用。

2. 哺乳期　禁用。

3. 肾功能损害　尚不明确。

4. 肝功能损害　尚不明确。

七、药理学

1. 药效学及作用机制　本品为苯二氮䓬类催眠药和镇静药。该药具有抗惊厥、抗癫痫、抗焦虑、镇静催眠、中枢性骨骼肌松弛和暂时性记忆缺失（或称遗忘）作用。本药作用于中枢神经系统的苯二氮䓬受体（BZR），加强中枢抑制性神经递质 γ-氨基丁酸（GABA）与 GABAA 受体的结合，增强 GABA 系统的活性。BZR 分为Ⅰ型和Ⅱ型，据认为Ⅰ型受体兴奋可以解释 BZ 类药物的抗焦虑作用，而Ⅱ型受体与该类药物的镇静和骨骼肌松弛等作用有关。随着用量的加大，临床表现可自轻度的镇静到催眠甚至昏迷。长期应用可产生依赖性。

2. 药代动力学　口服吸收慢，口服 45~90 分钟生效，2~4 小时，血药浓度达峰值，数天血药浓度达稳态，血浆蛋白结合率为 86%~89%，$t_{1/2}$ 一般为 5~12 小时。体内与葡萄糖醛酸结合灭活，均经肾排泄，体内蓄积量极小。

3. 药物不良反应

（1）过敏性休克，表现为胸闷、头晕、恶心呕吐、血压下降、大汗淋漓等症状，应立即停药并抢救。

（2）粒细胞缺乏、紫癜，有时急性起病。

（3）皮疹、荨麻疹、表皮松解症等。

4. 药物相互作用　巴比妥有抑制呼吸中枢作用，对能抑制呼吸的药物有加强作用，如硫酸庆大霉素等，应禁止同时应用。

八、注意事项

1. 禁用　孕妇、新生儿禁用。

2. 慎用

（1）严重的急性乙醇中毒，可加重中枢神经系统抑制作用。

（2）重度重症肌无力，病情可能被加重。

（3）急性或隐性发生闭角型青光眼可因本品的抗胆碱能效应而使病情加重。

（4）低蛋白血症时，可导致易嗜睡难醒。

（5）多动症者可有反常反应。

（6）严重慢性阻塞性肺部病变，可加重呼吸衰竭。

（7）外科或长期卧床患者，咳嗽反射可受到抑制。

3. 用药注意事项

（1）对苯二氮䓬药物过敏者，可能对本药过敏。

（2）本药可以通过胎盘及分泌入乳汁。

（3）幼儿中枢神经系统对本药异常敏感。

（4）老年人中枢神经系统对本药较敏感。

（5）肝肾功能损害者能延长本药清除半衰期。

（6）癫痫患者突然停药可引起癫痫持续状态。

（7）严重的精神抑郁可使病情加重，甚至产生自杀倾向，应采取预防措施。

（8）避免长期大量使用而产生依赖，如长期使用应逐渐减量，不宜骤停。

（9）对本类药耐受量小的患者初用量宜小。

九、药物稳定性及贮藏条件

遮光，密闭保存。

十、药物经济性评价

非基本药物，非医保。

格 鲁 米 特

一、药品名称

1. 英文名 Glutethimide
2. 化学名 3-乙基-3-苯基-2,6-哌啶二酮

二、药品成分

格鲁米特

三、剂型与规格

格鲁米特片 0.25g/片

四、适应证及相应的临床价值

为中时作用的非巴比妥类催眠药，可应用于失眠症的短期治疗，但不适合长期应用，因为催眠药的应用仅在3~7天内有效，如需再给予本品治疗，应间隔一周以上。现已少用。

五、用法用量

1. 儿童 12岁以下儿童常用量未定，须慎用。
2. 成人 催眠，0.25~0.5g，睡前服，必要时可重复一次，但不要在起床前4小时服用。
3. 老年人 老年或虚弱者对本品常更为敏感，初量宜小。

六、特殊人群用药

1. 妊娠期 宜慎用
2. 哺乳期 能分泌入乳汁，通过母乳可致婴儿镇静。
3. 肾功能损害 不详。
4. 肝功能损害 不详。

七、药理学

1. 药效学及作用机制 非巴比妥类催眠药。作用机制尚不明确，一般认为与巴比妥类药相似，具有催眠、镇静、抗惊厥等中枢抑制作用。格鲁米特尚有阿托品样抗胆碱能作用和弱的镇吐作用。因本品脂溶性高，过量中毒时不易透析，不易抢救。长期服用可产生依赖，突然停药可引起撤药症状。

2. 药代动力学 口服胃肠道吸收不规则，口服30分钟内生效，作用持续时间约4~8小时。约50%与血浆蛋白结合。$t_{1/2}$约为10~12小时。几乎全部在肝内代谢转化，代谢产物有药理活性，主要经肾排泄，2%以原型随尿排出，另有2%随粪便排泄。在体内有蓄积作用。本药能通过胎盘，可分泌入乳汁。

3. 药物不良反应

（1）常见的为白天嗜睡；罕见的有皮疹、咽喉疼痛、发热、异常出血、瘀斑、异常的乏力、反常的兴奋反应、视力模糊、动作笨拙不稳、精神错乱、头晕、头痛等。

（2）慢性中毒体征：持久的精神错乱、记忆障碍、言语含糊不清、行走不稳、震颤、注意力不集中。

（3）本药长期服用可产生依赖，突然停药可引起停药综合征，一般表现为精神错乱、幻觉、多梦、肌肉痉挛、恶心、呕吐、梦魇、胃痛、震颤、睡眠困难、心率异常增快。

4. 药物相互作用

（1）饮酒，全麻、中枢神经抑制药，中枢抑制性抗高血压药如可乐定、硫酸镁，单胺氧化酶抑制药，三环类抗抑郁药与本品合用时均可增效，格鲁米特的中枢性抑制作用也更明显，应减少用量。

（2）与抗凝血药同用时，抗凝效应减弱，这是由于本品能诱导肝微粒体酶，加快抗凝血药的代谢，应及时调整后者的用量。

八、注意事项

1. 慎用

（1）膀胱颈梗阻、心律失常、消化性溃疡、前列腺肥大、幽门十二指肠梗阻等应用本药可使症状加重。

（2）有药物滥用史或依赖史者。

（3）不能控制的疼痛。

（4）血卟啉症。

（5）严重的肾功能损害。

2. 用药注意事项 本药使用后可对以下诊断产生干扰：

（1）酚妥拉明试验出现假阳性，试验前至少24小时，最好48~72小时停药。

（2）尿类固醇测定：用改良的Glenn-Nelson法，本品可能干扰17-羟皮质类固醇的吸收。

（3）遵医嘱服用，不要随便超过常用量，并定期随访。

（4）长期服用大量可产生药物依赖性，撤药时且可出现撤药综合征，应逐渐撤药，可分阶段的减少用量，如撤药综合征已经发生，可再用本品或改用巴比妥过渡，逐渐停药。

九、药物稳定性及贮藏条件

20~25℃（68~77°F）（见USP室温控制）。分配在一个紧容器。

十、药物经济性评价

非基本药物，非医保。

甲丙氨酯

一、药品名称

英文名　Meprobamate

二、药品成分

甲丙氨酯片

三、剂型与规格

甲丙氨酯片　（1）0.2g/片；（2）0.4g/片

四、适应证及相应的临床价值

1. 治疗焦虑性神经症，缓解焦虑、紧张、不安、失眠等症状。
2. 治疗失眠症。
3. 治疗肌张力过高或肌肉僵直的疾病。
4. 癫痫小发作。

五、用法用量

成人：口服。抗焦虑，每次 200mg，每日 2~3 次。治疗失眠：400mg 睡前服用。治疗癫痫，每次 200~400mg，每日 2~3 次。

六、特殊人群用药

1. 妊娠期　禁用。
2. 哺乳期　禁用。
3. 其他人群　6 岁以下儿童禁用。

七、药理学

1. 药效学及作用机制　弱抗焦虑药，具有中枢性肌肉松弛作用和抗焦虑、镇静催眠作用。

2. 药代动力学　口服吸收良好，在体内分布较均匀，肝、肺、肾中较多，大脑、小脑、中脑均有。口服后 2~3 小时血药浓度达峰值，半衰期（$t_{1/2}$）约 10 小时，晚期肾衰患者半衰期不变。在肝内代谢，由肾排泄，8%~19% 为原型。本品能穿透胎盘，能分泌入乳汁，浓度可达血浆中的 2~4 倍。

3. 药物不良反应　常见嗜睡，可见无力、头痛、眩晕、低血压与心悸。偶见皮疹、骨髓抑制。

4. 药物相互作用　与全麻药、中枢性抑制药、单胺氧化酶抑制药、三环类抗抑郁药等合用时，均可增效，中枢性抑制作用也更明显。

八、注意事项

1. 禁用　白细胞减少者及对本品过敏者，以及妇女儿童。
2. 慎用　高血压患者慎用。
3. 用药注意事项

（1）长期使用可产生依赖性。若停药必须逐渐减量，若骤停可产生撤药综合征，表现为失眠、呕吐、震颤、肌肉抽搐、焦虑、动作失调等，甚至出现幻觉、惊厥。

（2）肾功能不全者、肺功能不全者慎用。

（3）定期检查肝功能与白细胞计数。

（4）用药期间不宜驾驶车辆、操作机械或高空作业。

（5）服药期间勿饮酒。

九、药物稳定性及贮藏条件

密封保存。

十、药物经济性评价

非基本药物，非医保。

唑　吡　坦

参见（第一章　精神疾病用药 1　镇静催眠药）

劳　拉　西　泮

参见（第一章　精神疾病用药 3　抗焦虑药）

氯　硝　西　泮

参见（第一章　精神疾病用药 3　抗焦虑药）

喷　他　佐　辛

一、药品名称

1. 英文名　Pentazocine
2. 化学名　1,2,3,4,5,6-六氢-顺式-6,11-二甲基-3-(3-甲基-2-丁烯基)-2,6-甲撑-3-苯并吖辛因-8-醇。

二、药品成分

喷他佐辛

三、剂型与规格

喷他佐辛注射液　1ml：30mg

四、适应证及相应的临床价值

适用于各种疼痛。如癌性疼痛、创伤性疼痛、手术后疼痛，也可用手术前或麻醉前给药，作为外科手术麻醉的辅助用药。

五、用法用量

成人：皮下、肌内注射或静脉给药，每次 30mg（1 支），必要时每 3~4 小时 1 次或遵医嘱。静脉给药时用注射用水稀释且滴速每分钟不超过 5mg，每日最大剂量不超过 240mg。

六、特殊人群用药

1. 妊娠期　慎用。
2. 哺乳期　慎用。

七、药理学

1. 药效学及作用机制　本品为阿片受体的部分激动剂。镇痛效力较强，皮下注射 30mg（1 支）相当于吗啡 10mg 的镇痛效应。呼吸抑制作用约为吗啡的 1/2。增加剂量其镇痛和呼吸抑制作用并不成比例增加。对胃肠道平滑肌作用与吗啡相似,但对胆道括约肌作用较弱,对心血管作用不同于吗啡,大剂量可引起血压上升,心率加快,此作用可能与升高血浆中儿茶酚胺含量有关。

2. 药代动力学　肌注后 15 分钟血浆浓度达高峰,静注后 2~3 分钟血浆浓度高峰,$t_{1/2}$ 约为 2 小时。主要在肝代谢,经肾排泄。24 小时约排出总量的 60%。

3. 药物不良反应

（1）瞳孔缩到针尖大小时,可出现视觉模糊或复视。

（2）便秘:有局部胃肠道因素,也有中枢性因素。

（3）抗利尿作用以吗啡为明显,兼有输尿管痉挛时,可出现少尿、尿频、尿急、排尿困难。

（4）体位改变血压下降时,常有眩晕感、步态不稳、以及疲乏感。

（5）中枢神经活动处于抑制状态时,临床表现有嗜睡、梦幻、头痛眩晕等,继而觉口干、食欲缺乏、饮食乏味以及恶心呕吐等不适,后者更多见于急症和第一次给药时。

（6）组胺的释放可引起面颊潮红,汗多。

（7）胃肠道刺激和胆管痉挛可致腹痛。

（8）可引起情绪紧张不安或难以入眠等反应。

4. 药物相互作用

（1）吩噻嗪类中枢性抑制药以及三环类抗抑郁药等与本类药同时并用,呼吸抑制和/或低血压可更明显,便秘也增加,依赖性更容易产生,用量应彼此配合互减。

（2）高血压治疗用药不论是作用于神经节的如胍乙啶或梅坎米胺,利尿药如氢氧噻嗪等,或其他药物如金刚烷胺、溴隐亭、左旋多巴、利多卡因、亚硝酸盐、普鲁卡因酰胺、奎尼丁等,与本类药同用时,有发生直立性低血压的危险,给药后立即随访监测。

（3）与 M 胆碱药尤其是阿托品并用时,不仅便秘严重,而且可有麻痹性肠梗阻和尿潴留的危险。

（4）静注硫酸镁后的中枢性抑制,尤其是呼吸抑制和低血压,会因同时使用阿片类药而加剧。

（5）阿片类镇痛药,通过引起胃肠道蠕动徐缓,括约肌痉挛,可使甲氧氯普胺(胃复安)应有的效应不明。

（6）应先停用单胺氧化酶抑制药(如呋喃酮、丙卡巴肼等)14~21 天后,才可应用本类药,尤其是哌替啶、芬太尼等;而且应先试用小量(1/4 常用量),以免发生难以预料的、严重的、足以致死的循环虚脱,后者的先驱症状一般为:激动(狂躁)、多汗、僵直、血压很高或很低、呼吸抑制严重、昏迷、惊厥和/或高热。

八、注意事项

1. 禁用

（1）中毒性腹泻,毒物聚集于肠道尚未排尽。

（2）急性呼吸抑制,通气不足。

（3）遇有血液病或血管损伤出现凝血异常时,以及须作穿刺的局部有炎症时,不得作硬膜外或蛛网膜下腔给药,戒断时由此给药也并不能使症状改善或减轻。

2. 慎用

（1）哮喘急性发作、慢性尤其是病理性呼吸功能不全。

（2）心律失常、心动过缓。

（3）惊厥或有惊厥史的患者。

（4）精神障碍有自杀意图时。

（5）脑外伤颅内压高或颅内病变,可使呼吸抑制或颅内压升高更严重,给药后瞳孔缩小,对光反射不明,可因而延误确诊。

（6）肝肾功能不全,颅内压增高慎用。

（7）甲状腺功能低下。

（8）儿童、老年人和恶病质等患者。

（9）对吗啡有耐受性的人,使用本品能减弱吗啡的镇痛作用,并可促使成瘾者产生戒断症状。

3. 用药注意事项

（1）对诊断的干扰:①可能促使脑脊液压升高。②吗啡能促使胆道括约肌收缩,使胆管系统的内压上升;可使血浆淀粉酶和脂肪酶均升高。③停药至少 24 小时后才能作血清碱性磷酸酶、谷丙转氨酶、谷草转氨酶、胆红素、乳酸脱氢酶等测定,以免假阳性出现。

（2）下列情况应慎用:给药过程中应监测呼吸和循环等有关指标,其中以呼吸最为重要,硬膜外或蛛网膜下腔给药后,尤其是吗啡,呼吸的随访监测至少 12 小时左右,以便及早发现呼吸抑制。

（3）本品连续长期使用可出现依赖性。有 2 例连续用药 1 年以上,也出现依赖现象,切不可滥用。

九、药物稳定性及贮藏条件

避光,密闭保存。

十、药物经济性评价

非基本药物,医保乙类,《中国药典》(2020 年版)未收载。

麦角胺咖啡因

一、药品名称

英文名　Ergotamine and Caffeine

二、药品成分

本品为复方制剂,其组分为每片含酒石酸麦角胺 1mg、无水咖啡因 100mg。

三、剂型与规格

麦角胺咖啡因片　每片含酒石酸麦角胺 1mg,无水咖啡因 100mg

四、适应证及相应的临床价值

主要用于偏头痛,能减轻其症状,无预防和根治作用,只宜头痛发作时短期使用。

五、用法用量

成人:口服。每次 1~2 片,如无效,隔 0.5~1 小时后再服 1~2 片,每次发作每日总量不超过 6 片。

六、特殊人群用药

麦角胺有催产作用,孕妇禁用。

七、药理学

1. 药效学及作用机制　麦角胺常用其酒石酸盐,作用机制主要是通过对平滑肌的直接收缩作用,使扩张的颅外动脉收缩,或与激活动脉管壁的5-羟色胺受体有关,使脑动脉血管的过度扩张与搏动恢复正常,从而使头痛减轻。与咖啡因合用疗效比单用麦角胺好,副作用也较轻。

2. 药代动力学　麦角胺口服吸收少(约为60%)而不规则,与咖啡因合用可提高麦角胺的吸收并增强对血管的收缩作用。口服一般在 1~2 小时起效,0.5~3 小时血浓度达峰值。消除 $t_{1/2}$ 约为 2 小时。在肝内代谢,90%呈代谢物经胆汁排出,少量原型物随尿及粪便排除。

3. 药物不良反应

(1) 常见的有手、趾、脸部麻木和刺痛感,脚和下肢肿胀(局部水肿),肌痛。

(2) 少见或罕见的有焦虑或精神错乱(大脑缺血)、幻视(血管痉挛),胸痛、胃痛、气胀等。

(3) 国外已有纤维化反应的病例报道,如肺间质、心肌、心脏瓣膜和腹膜后纤维化。

4. 药物相互作用　本品与 β 受体拮抗剂、大环内酯类抗生素、血管收缩剂和 5-羟色胺(5HT1)激动剂等有相互作用,应重视。

八、注意事项

1. 禁用　活动期溃疡病、冠心病、严重高血压、甲状腺功能亢进、闭塞性血栓性脉管炎、肝功能损害、肾功能损害以及对本药过敏者均禁用。

2. 用药注意事项

(1) 本品列为国家第二类精神药品管理的药品,务必严格遵守国家对《精神药品管理办法》的管理条例,按规定开写精神药品处方和供应、管理本类药品,防止滥用。

(2) 医疗机构使用该药医师处方量每次不应超过 7 日常用量。处方留存两年备查。

九、药物稳定性及贮藏条件

遮光,密封,在凉处保存。

十、药物经济性评价

非基本药物,非医保,《中国药典》(2020 年版)未收载。

扎来普隆

参见(第一章 精神疾病用药 1 镇静催眠药)

戊巴比妥

一、药品名称

1. 英文名　Pentobarbitol
2. 化学名　5-乙基-5-(1-甲基丁基)-2,4,6-三氧代六氢嘧啶

二、药品成分

戊巴比妥钠

三、剂型与规格

戊巴比妥钠片　(1)50mg/片;(2)100mg/片

四、适应证及相应的临床价值

用于镇静、催眠、麻醉前给药及抗惊厥。

五、用法用量

成人口服。①催眠:0.1~0.2g;②麻醉前给药:手术当日清晨服 0.1g,必要时术前半小时再服 0.1g。极量为每次 0.2g,每日 0.6g。

六、特殊人群用药

1. 妊娠期　慎用。
2. 哺乳期　慎用。

七、药理学

1. 药效学及作用机制　本品对中枢神经系统有广泛抑制作用,随用量而产生镇静、催眠和抗惊厥效应,大剂量时则产生麻醉作用,作用机制认为主要与阻断脑干网状结构上行激活系统有关。

2. 药代动力学　口服易吸收,主要在肝代谢后经肾排泄,半衰期($t_{1/2\beta}$)为 21~42 小时。生物利用度 100%,总清除率 1.5L/h,表观分布容积(V_d)70L,蛋白结合率 55%。

3. 药物不良反应　常有嗜睡、眩晕、头痛、乏力、精神不振等延续效应。偶见皮疹、剥脱性皮炎、运动功能障碍、中毒性肝炎、黄疸等。也可见巨幼红细胞贫血、关节疼痛、骨软化。久用可产生耐受性与依赖性,突然停药可引起戒断症状,应逐渐减量停药。

4. 药物相互作用

(1) 本品与乙醇、全麻药、中枢性抑制药或单胺氧化酶抑制药等合用时,中枢抑制作用增强。

(2) 本品与口服抗凝血药合用时,可降低后者的效应。

(3) 本品与口服避孕药或雌激素合用,可降低避孕药的可靠性。

(4) 本品与皮质激素、洋地黄类、土霉素或三环类抗抑郁药合用时,可降低这些药的效应。

(5) 本品与苯妥英钠合用时,苯妥英钠的代谢加快,效应降低。

(6) 本品与卡马西平和琥珀酰胺类药合用时可使这两类药物的清除半衰期缩短而血药浓度降低。

(7) 本品与奎尼丁合用时,可增加奎尼丁的代谢而减弱其作用。

八、注意事项

1. 禁用　肝肾功能不全、呼吸功能障碍、颅脑损伤、卟啉病患者、对本品过敏者禁用。

2. 用药注意事项　用药期间避免驾驶车辆、操纵机械和高空作业,以免发生意外。

九、药物稳定性及贮藏条件

密闭,在干燥处保存。

十、药物经济性评价

非基本药物,非医保。

匹 莫 林

一、药品名称

1. 英文名　Pemoline
2. 化学名　2-亚氨基-5-苯基-4-噁唑烷酮

二、药品成分

本品为复方制剂,其组分为:每片含酒石酸麦角胺 1mg,无水咖啡因 100mg。

三、剂型与规格

匹莫林片　20mg/片

四、适应证及相应的临床价值

用于治疗儿童多动症、轻度抑郁症及发作性睡病。也可用于遗传性过敏性皮炎。

五、用法用量

1. 儿童　口服。儿童多动症:每次 20mg,每日 1 次,晨服。效果不显著可逐渐加大剂量,每日总量不超过 60mg。为避免失眠,下午不服药。
2. 成人　过敏性皮炎:初始剂量 20mg,每 2～3 日递增 20mg,至止痒或每日剂量 80mg 为止,每周用 6 日,停药 1 日。

六、特殊人群用药

1. 妊娠期　慎用。
2. 哺乳期　慎用。
3. 肾功能损害　禁用。
4. 肝功能损害　禁用。

七、药理学

1. 药效学及作用机制　本品为中枢兴奋药,中枢兴奋作用温和,并有弱拟交感作用,临床多用于治疗多动综合征,其机制可能与其提高中枢去甲肾上腺素含量有关。
2. 药代动力学　本品的蛋白结合率为 50%。口服后 2～4 小时血药浓度达峰值,血药浓度达稳态需 2～3 日。半衰期($t_{1/2\beta}$)为 12 小时。本品在肝内代谢,代谢产物为匹莫林结合物、匹莫林双酮、扁桃酸等,由尿中排泄,24 小时可排出口服药的 75%,其中 50% 为原型药。
3. 药物不良反应
(1) 常见的为食欲缺乏、失眠或体重减轻。

(2) 少见的为头昏、易激惹、抑郁、恶心、皮疹、胃疼。
(3) 罕见的为黄疸。
4. 药物相互作用
(1) 本品可降低惊厥发作的阈值,故合用抗癫痫药时需调整后者的用量。
(2) 本品与其他中枢神经兴奋药合用时,可相互增强。

八、注意事项

1. 禁用　肝、肾功能损害者,癫痫患者。6 岁以下儿童禁用。
2. 慎用　孕妇慎用。

九、药物稳定性及贮藏条件

遮光,密封保存。

十、药物经济性评价

非基本药物,非医保。

溴 西 泮

一、药品名称

英文名　Bromazepam

二、药品成分

溴西泮

三、剂型与规格

溴西泮片　(1)1.5mg/片;(2)3mg/片;(3)6mg/片

四、适应证及相应的临床价值

主要用于抗焦虑,亦可用于镇静催眠。

五、用法用量

成人:口服。每日 3～18mg,分次服,按反应和病情调整剂量;老年体弱者由每日 3mg 开始,按需调整剂量。

六、药理学

1. 药效学及作用机制　苯二氮䓬类为中枢神经抑制药,可引起中枢神经系统不同部位的抑制,随着用量的加大,临床表现可自轻度的镇静到催眠甚至昏迷。本类药的作用部位与机制尚未完全阐明,认为可以加强或异化 γ-氨基丁酸(GABA)的抑制性神经递质的作用,GABA 在苯二氮䓬受体相互作用下,主要在中枢神经各部位起突触前和突触后的抑制作用。本类药为苯二氮䓬受体的激动剂,苯二氮䓬受体为功能性超分子(Supramolecular)功能单位,又称为苯二氮䓬-GABA 受体-亲氯离子复合物的组成部分。受体复合物位于神经细胞膜,调节细胞的放电,主要起氯通道的阈值功能。GABA 受体激活导致氯通道开放,使氯离子通过神经细胞膜流动,引起突触后神经元的超极化,抑制神经元的放电,这个抑制传译为降低神经元的兴奋性,减少下一步去极化兴奋性递质。苯二氮䓬类增加氯通道开放的频率,可能增强 GABA 与其受体的结合或易化 GABA 受体与氯离子通道的联系来实现。苯二氮䓬类还作用在 GABA 依赖性受体:①抗焦虑、镇静催眠作用。刺激上行性网状激活系统内的 GABA 受体,因 GABA 在中枢神经系统为抑制性递质,其受体的刺激增强了在脑干网状结构受刺激后的皮质和边缘性觉醒反应的抑制和阻断。分子药理学研究体示,减少或拮抗 GABA 的合成,本类药的镇静催眠作用降低,如增加其浓度则能加强苯二氮䓬类药的催眠作用。②遗忘作用。地西泮和劳拉西泮在治疗剂量时可以干扰记忆通道的建立,从而影响近事记忆。③抗惊厥作用。部分地可能由于增强突触前抑制,抑制皮质丘脑和边缘系统的致痫灶引起的癫痫活动的扩散,但不能消除病灶的异常活动。④骨骼肌松弛作用。主要抑制脊髓多突触传出通路,也可能抑制单突触传出通路。地西泮由于起抑制性神经递质或阻断兴奋性突触传递而抑制单突触和多突触反射。苯二氮䓬类也可能直接抑制运动神经和肌肉功能。

2. 药代动力学 口服吸收较快,1~4 小时血药浓度达峰值,属短至中等半衰期苯二氮䓬类药,半衰期为 8~20 小时,重复用药蓄积甚少,经肾排泄,停药后很快消除。

3. 药物不良反应

(1) 较少见的不良反应有精神错乱、情绪抑郁、头痛、恶心、呕吐、排尿障碍等。详见各药项下。老年人、体弱者、幼儿、肝病和低蛋白血症患者,对本类药的中枢性抑制较敏感。注射用药时容易引起呼吸抑制、低血压、肌无力、心动过缓或心搏停止;高龄衰老、危重、肺功能不全以及心血管功能不稳定等患者,静注过速或与中枢抑制药合用时,发生率更高,情况也更严重。超量体症有持续的精神错乱、嗜睡深沉、震颤、持续的说话不清、站立不稳、心动过缓、呼吸短促或困难、严重的肌无力。

(2) 突然停药后要注意可能发生停药症状。一般半衰期短或中等的本类药,停药后 2~3 天出现,半衰期长者则在停药后 10~20 天发生。停药症状:较多见的为睡眠困难、异常的激惹状态和神经质;较少见或罕见的有腹部或胃痉挛、精神错乱、惊厥、肌肉痉挛、恶心或呕吐、颤抖、异常的多汗。严重的停药症状比较多见于长期服用过量的患者。也有曾在连续服用,血药浓度一直保持在安全有效范围内,几个月后突然停药而发生。失眠反跳现象、神经质、激惹,多数患者为长时期单次夜间服药,停药后发生。半衰期短的停药后发生快而严重。至于地西泮、氯氮䓬等的活性代谢产物即奥沙西泮等在血液内可持续数天至数周,所以停药后如果发生失眠反跳现象,要在 10~20 天之后才出现。

4. 药物相互作用

(1) 与易产生依赖的和其他可能产生依赖药合用时,产生依赖的危险性增加。

(2) 饮酒及与全麻药、可乐定、镇痛药、单胺氧化酶 A 型抑制药和三环抗抑郁药合用时,可彼此相互增效。阿片类镇痛药的用量至少应先减至三分之一,而后按需逐渐增加。

(3) 与抗酸药合用时可延迟氯氮䓬和地西泮的吸收。

(4) 与抗高血压药或与利尿降压药合用于全麻时,可使本类药的降压增效。

(5) 与钙离子通道拮抗药合用时,可能使低血压加重。

(6) 与西咪替丁合用时可以抑制由肝转化本类药的中间代谢产物如氯氮䓬和地西泮,从而使清除减慢,血药浓度升高,但对劳拉西泮可无影响。

(7) 普萘洛尔与苯二氮䓬类抗惊厥药合用时可导致癫痫发作的类型和/或频率改变,应及时调整剂量,包括普萘洛尔在内的血药浓度可能明显降低。

(8) 卡马西平与经肝酶系统代谢的苯二氮䓬类药,特别是氯硝西泮合用时,由于肝微粒体酶的诱导使卡马西平和/或本类药的血药浓度下降,清除半衰期缩短。

(9) 与扑米酮合用,由于药物代谢的改变,可能引起癫痫发作类型改变,需调整扑米酮的用量。

(10) 与左旋多巴合用时,可降低后者的疗效。

七、注意事项

1. 禁用

(1) 对某一苯二氮䓬类药过敏者,对其他同类药也可能过敏。

(2) 本类药大都可以通过胎盘。在妊娠初期三个月内,氯氮䓬和地西泮有增加胎儿致畸的危险,其他苯二氮䓬类药也有此可能,除用作抗癫痫外,在此期间尽量勿用。孕妇长期使用可引起成瘾,使新生儿呈现停药症状。在妊娠最后数周用于催眠,可使新生儿中枢神经活动有所抑制,在分娩前或分娩时用本类药,可导致新生儿肌张力软弱。

(3) 氯氮䓬、地西泮及其代谢产物可分泌入乳汁,氯硝西泮、氟西泮、奥沙西泮及其代谢产物也有此可能。由于新生儿代谢本类药较成人慢,哺乳期妇女服用可使婴儿体内该药及其代谢产物积累,使婴儿嗜睡,甚至喂养困难,体重减轻。

(4) 苯二氮䓬类药对小儿特别是幼儿的中枢神经异常敏感,新生儿不易将本类药代谢为无活性的产物,依此中枢神经可持久的抑制。

(5) 老年人的中枢神经对本类药也常较敏感,静注且可出现呼吸暂停、低血压、心动过缓甚至心脏停搏。

2. 慎用

(1) 中枢神经系统处于抑制状态的急性酒精中毒。

(2) 昏迷或休克时注射地西泮可延长和加重其意识障碍或低血压。

(3) 有药物滥用或依赖史。

(4) 癫痫患者突然停药可导致发作。

(5) 肝功能损害可延长清除半衰期。

(6) 运动过多症,可发生药效反常。

(7) 低蛋白血症,可导致患者嗜睡难醒,尤其是氯氮䓬和地西泮。

(8) 严重的精神抑郁可使病情加重,甚至产生自杀倾向,应采取预防措施,但阿普唑仑可能例外。

(9) 重症肌无力的病情可加重。

(10) 急性或易于发生的闭角型青光眼发作,因本类药可能有抗胆碱效应。

（11）严重慢性阻塞性肺部病变，可加重通气衰竭。

（12）肾功能损害可延迟本类药的清除半衰期。

八、药物经济性评价

非基本药物，非医保。

溴 替 唑 仑

一、药品名称

1. 英文名　Brotizolam
2. 化学名　2-溴-4-(2-氯苯基)-9-甲基-6H-噻嗯并(3,2-F)(1,2,4)三唑并(4,3-A)(1,4)苯并二氮杂䓬

二、药品成分

溴替唑仑

三、剂型与规格

溴替唑仑片　0.25mg/片

四、适应证及相应的临床价值

临床适用于治疗失眠症。

五、用法用量

1. 成人　口服：失眠症推荐剂量为0.25mg，睡前服。
2. 老年人　老年人0.125mg。术前催眠0.5mg。

六、特殊人群用药

1. 妊娠期　慎用。
2. 哺乳期　慎用。

七、药理学

1. 药效学及作用机制　本品具有催眠、抗激动、抗惊厥、肌肉松弛等作用。低剂量时具有良好的催眠效果，可缩短入睡时间，减少醒觉次数，延长总睡眠时间。

2. 药代动力学　口服后迅速被吸收，0.5~2小时达峰浓度。血浆蛋白结合率高，为89%~95%。$t_{1/2}$为3.6~7.9小时。经肝代谢，大部分自肾排出。

3. 药物不良反应

（1）不良反应偶见胃肠道不适、头痛、眩晕，高血压患者血压下降。大剂量用药时(尤其对本品敏感的患者)，可见次晨乏力、注意力不集中。

（2）本品可能产生耐药性或进展性健忘。

4. 药物相互作用　与中枢抑制药、抗组胺药、巴比妥类药同服时，可增加本品作用。

八、注意事项

1. 禁用　禁用于对苯二氮䓬类过敏者，重症肌无力、精神病、急性闭角型青光眼、急性呼吸功能不全、肝功能不良等患者及孕妇，哺乳期妇女、18岁以下青少年。

2. 用药注意事项

（1）不良反应偶见胃肠道不适、头痛、眩晕，高血压患者血压下降。大剂量用药时(尤其对本品敏感的患者)，可见次晨乏力、注意力不集中。

（2）本品可能产生耐药性或进展性健忘。

（3）禁用于对苯二氮类过敏者，重症肌无力、精神病、急性闭角型青光眼、急性呼吸功能不全、肝功能不良等患者及孕妇、哺乳期妇女、18岁以下青少年。

（4）与中枢抑制药、抗组胺药、巴比妥类药同服时，可增加本品作用。

九、药物经济性评价

非基本药物，非医保。

硝 西 泮

参见(第一章　精神疾病用药　1　镇静催眠药)

芬 氟 拉 明

参见(第十章　内分泌系统　5　治疗肥胖症用药)

异 戊 巴 比 妥

参见(第一章　精神疾病用药　1　镇静催眠药)

右 佐 匹 克 隆

参见(第一章　精神疾病用药　1　镇静催眠药)

（刘茂柏）

第十四章　女性生殖系统药物

1　激素类药物

替勃龙

一、药品名称

1. 英文名　Tibolone
2. 化学名　7α-甲基-17β-羟基-19-去甲-17α-孕甾-5 (10)-烯-20-炔-3-酮

二、药品成分

7-甲基异炔诺酮

三、剂型与规格

替勃龙片　2.5mg/片。

四、适应证及相应的临床价值

1. 用于自然绝经或手术绝经引起的各种症状,如潮热、盗汗、情绪改变、睡眠障碍、头晕、麻刺感以及肌肉、关节和反复尿路感染、尿失禁等。
2. 用于预防绝经后的骨质疏松,尤其是不能使用其他方式治疗且有骨折高风险的绝经后骨质疏松症的治疗。

五、用法用量

1. 儿童　替勃龙不应用于儿童。
2. 成人　口服:每次 1.25~2.5mg,每日 1 次。一般症状在几周内即可改善,但应至少连续服用 3 个月方能获得最佳效果。按此推荐剂量,本品可连续长期服用。服用剂量如超过上述推荐剂量可能引起阴道出血,当服用较高剂量时,应定期加服孕激素,例如每 3 个月服用 10 天。

六、特殊人群用药

1. 妊娠期　禁用。
2. 哺乳期　禁用。
3. 肾功能损害　慎用。
4. 肝功能损害　严重肝病、严重肝功能不全患者禁用。

七、药理学

1. 药效学及作用机制　本药为来源于异炔诺酮的甾类衍生物,化学结构与雌二醇、孕酮、睾酮等性激素近似,兼有雌激素、孕激素和弱雄激素活性,能稳定更年期妇女卵巢功能衰退后的下丘脑-垂体系统。

本药口服后迅速代谢为 3α-OH、3β-OH 和 Δ4-异构体,3α-OH 和 3β-OH 主要具有雌激素活性,Δ4-异构体和母体化合物主要具有孕激素和雄激素活性。本药有明显的组织特异性,在骨、大脑体温中枢和阴道表现为雌激素作用;在乳房组织表现为明显的孕激素和抗雌激素作用,可能具有更高的乳腺安全性;在子宫内膜表现为温和的雄激素和孕激素作用。

每日口服本药 2.5mg,能抑制绝经后妇女促性腺激素水平和育龄妇女排卵。此剂量不刺激绝经后妇女的子宫内膜(仅极少数妇女出现子宫内膜轻度增生,其增生的程度不随服药时间的延长而增加),但对阴道黏膜有刺激作用,同时还能抑制绝经后妇女的骨丢失及绝经期症状(特别是血管舒缩症状,如潮热、多汗等),并提高情绪和性欲。

2. 药代动力学　本品口服后吸收快速、完全,口服后 30 分钟血中即可测出,替勃龙及其代谢产物的峰值浓度发生在 1~1.5 小时。药物在肝代谢,无肠肝循环,代谢产物主要随粪便排泄,一次剂量后约 30% 经尿排出。本药及其代谢物的清除半衰期短于 2 日。

3. 药物不良反应　本品具有良好的耐受性。治疗过程中不良反应发生率极低。曾偶然发生过下述一些不良反应:不规则阴道出血或斑点(主要在最初用药的数月)、体重变化、眩晕、皮脂分泌过多、皮肤病、头痛、肠胃不适、肝功能指标变化、面部毛须生长增加、胫前水肿。

4. 药物相互作用　肝酶诱导的化合物,如苯妥英钠、卡马西平和利福平,在理论上可能会增加替勃龙的代谢,因此降低其活性。替勃龙能增强华法林、苯茚二酮的作用。

八、注意事项

1. 禁用　患有或疑有子宫或乳房的激素依赖性肿瘤,曾患或正患血栓性静脉炎、血栓栓塞性疾病(如卒中、心肌梗死)等心血管疾病或脑血管疾病;不能诊断的阴道出血;未治疗的子宫内膜增生;严重的肝功能不全、急性肝疾病;卟啉病;孕妇、哺乳期妇女。

2. 慎用　绝经前妇女慎用,除非正在接受戈那瑞林类似物治疗的患者;自然绝经 12 个月内的女性不推荐使用,因可能引起不规则阴道出血;子宫肌瘤、子宫内膜异位症、肝病或可能加重液体潴留的疾病如肾功能不全、癫痫、偏头痛或有相关病史的患者慎用;高胆固醇血症和糖耐量受损者慎用。

3. 用药注意事项

（1）本品应整片吞服,不可咬嚼,应每天固定在同一个时间服用。

（2）替勃龙要在自然月经最后一次月经后至少 12 个月才能使用,但是手术后绝经或正在接受戈那瑞林类似物治疗的患者即可开始。因其在子宫内膜处具有孕激素活性,有子宫的绝经后妇女应用此药时不必加用孕激素。

（3）在有子宫的患者中,当从仅以雌激素形式的激素补充治疗(HRT)转换为替勃龙时,建议在之前使用孕激素诱导撤退性出血;而在行周期性复合制剂的 HRT 患者,当完成 1 个循环后,当天即可转换为替勃龙;行持续性符合制剂的 HRT 患者,可随时转换为替勃龙治疗。

（4）治疗期间如出现静脉栓塞征象、血压显著升高、新发偏头痛、肝功能异常、胆汁淤积性黄疸,应停药。

（5）用药前后及用药时应检查或监测:①应定期检查乳房和可能出现的男性化体征。长期用药时,用药前及用药期间应定期进行妇科及全身检查。②虽本品对子宫内膜刺激作用微弱,但仍需定期检测子宫内膜厚度,如超过 5mm 或有异常出血时,需取内膜活检。③高脂血症患者(尤其是低密度脂蛋白增高者),应严密观察血脂。④糖尿病患者,因本品可减低糖耐量,因此需要严密监测血糖,并增加胰岛素或其他降血糖药的用量。⑤肿瘤或代谢性骨病患者,应定期检查血电解质。

（6）如可能出现手术后长期制动的情况,应考虑在选择性手术术前 4~6 周停用替勃龙。

九、药物稳定性及贮藏条件

密封、凉暗处保存;24 个月。

十、药物经济性评价

医保乙类。

达　那　唑

一、药品名称

1. 英文名　Danazol
2. 化学名　17-孕甾-2,4-二烯-20-炔并［2,3-d］异噁唑-17β-醇

二、药品成分

达那唑

三、剂型与规格

达那唑胶囊　（1）100mg/粒;（2）200mg/粒
达那唑栓　50mg/只

四、适应证及相应的临床价值

1. 用于子宫内膜异位症的治疗,也可用于治疗纤维囊

性乳腺病、自发性血小板减少性紫癜、遗传性血管性水肿、系统性红斑狼疮、男性乳房发育、青春期性早熟。

2. 用于痛经症状明显,但体征较轻的子宫内膜异位症。

五、用法用量

1. 成人　口服给药常用量如下。

（1）子宫内膜异位症:从月经周期第 1~3 日开始服用,每日量 400~800mg,分次服用,连服 3~6 个月,必要时可继续到第 9 个月,如停药后症状再出现,可再给药一疗程（在肝功正常情况下）。

（2）纤维囊性乳腺病:于月经开始后第 1 日服药,每次 50~200mg,每日 2 次,如停药后一年内症状复发,可再给药。

（3）遗传性血管性水肿:开始每次 200mg,每日 2~3 次,直到疗效出现,维持量一般是开始量的 50% 或更少,在 1~3 个月或更长一段的间隔时间递减,根据治疗前发病的频率而定。

（4）阴道给药常用量:每次 1 粒（50mg）,每日 1~2 次,月经期停用 3~4 天,3~6 个月为一疗程。

2. 老年人　一般老年患者生理功能低下,应减量服用（如每日 100~200mg）。

六、特殊人群用药

1. 妊娠期　禁用。
2. 哺乳期　禁用。
3. 肾功能损害　严重肾功能不全者禁用。
4. 肝功能损害　严重肝功能不全者禁用。

七、药理学

1. 药效学及作用机制　本品为合成雄激素,具有弱雄激素活性,兼有蛋白同化作用和抗雌激素作用,但无孕激素和雌激素活性。本品可作用于下丘脑-垂体-卵巢轴,抑制卵泡刺激素(FSH)和促黄体生成素(LH)的分泌和释放,也可直接抑制卵巢性激素的合成,从而使体内雌激素水平下降,达到抑制子宫内膜及异位子宫内膜组织生长,使其失活萎缩的作用。本品亦可作用于子宫内膜细胞的雌激素受体部位,直接抑制雌激素的效能,从而使子宫内膜萎缩。与此同时,可导致不排卵及闭经持续达 6~8 个月之久。

本药可使纤维囊性乳腺病的结节消失,疼痛减轻。用于治疗遗传性血管性水肿时,能增加血清的 α_2 神经氨酸糖蛋白(即 C_1 酯酶抑制物)的水平,导致补体系统的 C_4 在血清内的浓度升高。此外,由于本药具有蛋白同化作用,还可增加体重和提升血小板数量。

2. 药代动力学　本品口服易从胃肠道吸收,$t_{1/2}$ 约为 4.5 小时。每次给药 100mg,每日 2 次,血药浓度峰值为 200~800ng/ml。若每次给药 200mg,每日 2 次,连服 14 日,血药浓度达 250~2 000ng/ml。饭后服用的血药浓度高于空腹 3~4 倍。药物在肝内代谢,从肾排泄,在体内无明显蓄积作用,其代谢物为 α-羟甲基乙炔睾酮和乙炔睾酮。

3. 药物不良反应

（1）较常见:女性可见闭经、月经周期改变、突破性出血

或不规则阴道出现,并可有乳房缩小、声音改变(如声音嘶哑、不稳定、低沉)、毛发增多;可出现痤疮、皮肤或毛发的油脂增多、下肢浮肿或体重增加,症状与药量有关,是雄激素效应的表现。

(2) 较少见:血尿、鼻出血、牙龈出血、白内障(视力逐渐模糊)、肝功能异常、颅内压增高(表现为严重头痛、视力减退、复视、呕吐)、白细胞增多、急性胰腺炎、多发性神经炎等。

(3) 罕见:女性阴蒂增大、男性睾丸缩小;肝功能损害严重时,男女均可出现巩膜或皮肤黄染。

(4) 以下反应如果持续出现需引起注意:①由于雌激素效能低下,可使妇女有阴道灼热、干燥及瘙痒、出血或易发生真菌性阴道炎;②皮肤发红、情绪或精神状态的改变、神经质或多汗;③有时可出现肌痉挛性疼痛,属于肌肉中毒症状。

4. 药物相互作用

(1) 与卡马西平合用,可使后者血药浓度升高。

(2) 与华法林合用,可使抗凝效应增强,容易发生出血。

(3) 与环孢素合用,可通过抑制后者代谢从而提高血中环孢素浓度,可能增加环孢素的不良反应。

(4) 与肾上腺皮质激素合用,可增加水肿。

(5) 与氨苄西林、卡马西平、苯巴比妥、苯妥英钠、扑米酮、利福平合用,可降低本药的疗效。

(6) 与胰岛素合用,容易对本品产生耐药性。

八、注意事项

1. 禁用 ①严重心、肝、肾功能不全者;②原因不明的阴道异常出血者;③卟啉病患者;④血栓性疾病患者;⑤雄激素依赖性肿瘤患者;⑥孕妇;⑦哺乳期妇女。

2. 慎用 运动员、有癫痫、偏头痛、糖尿病或心、肾功能不全者(本药可引起一定程度的体液潴留)。

3. 用药注意事项

(1) 治疗期间应注意有无心、肝、肾功能损害及生殖道出血。

(2) 女性用药期间应严格避孕(应采用非甾体激素避孕的方法),防止妊娠;一旦发生妊娠,立即停药并终止妊娠。

(3) 男性用药时,需注意睾丸大小,检查精液量、黏度、精子数和活动力,每3~4月检查一次,特别是青年患者。

(4) 服药期间对一些诊断性实验有影响。如糖耐量试验、甲状腺功能试验、血清总 T_4 可降低而血清 T_3 则可增加。

(5) 女性用药后出现男性化症状,应停止本药治疗。如停药60~90日后仍无规律月经,应进行诊治。

九、药物稳定性及贮藏条件

遮光,密封保存;24 个月。

十、药物经济性评价

医保乙类(胶囊),《中国药典》(2020 年版)收载。

苯甲酸雌二醇

一、药品名称

1. 英文名 Estradiol Benzoate
2. 化学名 3-羟基雌甾-1,3,5(10)-三烯-17β-醇-3-苯甲酸酯

二、药品成分

苯甲酸雌二醇

三、剂型与规格

苯甲酸雌二醇注射液 (1)1ml:1mg;(2)1mg:2mg

四、适应证及相应的临床价值

1. 补充雌激素不足,如萎缩性阴道炎、女性性腺的功能不良、外阴干枯症、绝经期舒缩症状、卵巢切除、原发卵巢衰竭等。

2. 晚期前列腺癌(乳腺癌、卵巢癌患者禁用)。

3. 与孕激素类药物合用,能抑制排卵。

4. 闭经、月经异常、功能性子宫出血、子宫发育不良。

五、用法用量

1. 用于绝经期综合征 肌内注射每次 1~2mg,每周 2~3 次。

2. 子宫发育不良 每次 1~2mg,每 2~3 日肌内注射 1 次。

3. 功能性子宫出血 每日肌内注射 1~2mg,至血净后酌情减量,后期择日用黄体酮撤退。

4. 退乳 每日肌内注射 2mg,不超过 3 天后减量或改小剂量口服药至生效。

六、特殊人群用药

1. 妊娠期 孕妇禁用该药。

2. 哺乳期 哺乳期妇女禁用该药,用于退乳时需停止哺乳。

3. 肾功能损害 肾疾病禁用该药。

4. 肝功能损害 肝疾病禁用该药。

5. 其他人群 血栓性静脉炎、肺栓塞患者,与雌激素有关的肿瘤患者(如乳腺癌、阴道癌、子宫颈癌)禁用该药。儿童禁用该药。

七、药理学

1. 药效学及作用机制 雌激素类药。可使子宫内膜增生、增强子宫平滑肌收缩,促使乳腺发育增生。大剂量抑制催乳素释放,对抗雄激素作用,并能增加钙在骨中沉着。

2. 药代动力学 在血液内,部分与β-球蛋白结合,游离的雌二醇被组织利用。部分被肝破坏,或经胆汁排泄,再被肠道吸收,形成肠肝循环,其代谢产物多与硫酸或葡糖醛酸生成酯后从尿中排出。

3. 药物不良反应 可有恶心、头痛、乳房胀痛,偶有血栓症、皮疹、水钠潴留等。

4. 药物相互作用 与降血糖药合并使用时,可能减弱其降血糖作用,应调节剂量。

八、注意事项

1. 禁用 血栓性静脉炎、肺栓塞患者,肝肾疾患者,与雌激素有关的肿瘤患者(如乳腺癌、阴道癌、子宫颈癌)及孕妇禁用。

2. 慎用 子宫肌瘤、心脏病、癫痫、糖尿病及高血压患者慎用。

3. 用药注意事项 注射剂注射前充分摇匀或加热摇匀。用药期间定期进行妇科检查。

九、药物稳定性及贮藏条件

48 个月。遮光、密封保存。

十、药物经济性评价

医保乙类,《中国药典》(2020 年版)收载。

雌 二 醇

一、药品名称

1. 英文名 Estradiol
2. 化学名 雌甾-1,3,5(10)-三烯-3,17β-二醇

二、药品成分

雌二醇

三、剂型与规格

雌二醇注射液 1ml:2mg
雌二醇控释贴片 (1)2.5mg(4.0cm×2.6cm);(2)4mg
半水合雌二醇贴片 1.5mg
雌二醇凝胶 (1)80g;(2)0.06%(1g 凝胶含雌二醇 0.6mg)
雌二醇片 雌二醇 1mg(为半水合物)

四、适应证及相应的临床价值

1. 用于补充雌激素不足,如治疗萎缩性阴道炎、萎缩性尿道炎、女性性腺功能不良、围绝经期综合征,缓解卵巢切除或原发卵巢衰竭、非癌性疾病放射性去势后雌激素不足的症状。

2. 用于垂体与卵巢内分泌失调引起的闭经、月经异常、功能性子宫出血、子宫发育不良。

3. 预防骨质疏松症。

4. 治疗晚期转移性乳腺癌(绝经期后妇女)。

5. 用于前列腺增生、晚期前列腺癌,可明显改善晚期前列腺癌症状。

6. 用作避孕药,与孕激素类药合用抑制排卵。

7. 用于退乳。

8. 治疗痤疮,在男性可用于较重的病例,在女性可选用雌-孕激素复合制剂。

五、用法用量

成人用法用量如下:

1. 肌内注射 ①雌激素替代治疗:每次 0.5~1.5mg,每周 2~3 次,替代治疗剂量平均为每日 0.2~0.5mg。②功能性子宫出血:每日 4~6mg,待血止后逐渐减量至每 1~2 日 1mg,连用 21 日后停药。第 14 日开始加黄体酮注射,每日 10mg。③退乳:在乳房未胀前,每次 4mg,每日 1 次,连用 3~5 日。④人工月经周期:于出血第 5 日起每日 1mg。注射第 16 日起,每日加用黄体酮 10mg 肌内注射,两药同时用完,下次出血第 5 日再重复疗程,一般需用 2~3 个周期。

2. 局部给药 ①控释贴片:揭除贴片上的保护膜后立即贴于清洁干燥、无外伤的下腹部或臀部皮肤。每周 1 片,连用 3 周,停用 1 周。并于使用贴片的最后 5 日加用醋酸甲羟孕酮 4mg,每日 1 次,连续 5 日。②半水合贴片:打开包装后立即贴于干净、无油脂、干燥和无破损的皮肤。开始治疗时,每周 1 片;如症状缓解不佳,几个月之后可增加剂量至每次 2 片,每周 1 次。可连用 3 周,停用 1 周,或持续应用。最大剂量为每次 2 片,每周更换,不能超时。③外用凝胶:已绝经妇女每日早晨或晚上涂 2.5g 于手臂、肩部、头颈部、腹部或大腿部及面部,涂后约 2 分钟即干。连用 24 日,自第 13 日开始加口服黄体酮每日 100mg,连用 12 日,休息 1 周,再重复治疗;尚未绝经妇女于月经周期第 6 日开始,每日 2.5g 涂于皮肤,连用 25 日,后 13 日加服黄体酮,每日 100mg。可以在早晨,晚上或任何时间使用。疗程为每个月 24~28 天,医生可以对疗程做适当调整。若忘记使用,请勿私自增加剂量以补偿遗漏的剂量,按照处方剂量继续治疗,或遵医嘱。

3. 口服给药 起始剂量为 1~2mg,用于缓解雌激素缺乏症状。如果每天服用 1~2mg 雌二醇片仍未能缓解血管舒缩症状,则应改用每日口服 4mg 的诺坤复。口服 1~2mg 雌二醇片可充分抑制骨矿物质的丢失。雌二醇片 1mg 用于口服,每日 1 片,不要间断。子宫切除及绝经后的妇女可在任一天开始服药。如果患者仍有月经周期,则应在出血的第 5 天开始服药。或遵医嘱。

六、特殊人群用药

1. 妊娠期 妊娠期间使用雌激素,可能导致胎儿畸形。用药后所生女婴可能出现生殖道异常,女婴成年后发生阴道腺病、宫颈鳞状上皮发育不良或宫颈腺癌的危险性增加。美国食品药品管理局(FDA)对本药的妊娠安全性分级为 X 级。

2. 哺乳期 药物对哺乳的影响雌激素可随乳汁排泌,并可抑制泌乳,哺乳期妇女禁用。用于退乳时需停止哺乳。

3. 肾功能损害 肾疾病禁用该药。

4. 肝功能损害 有胆汁淤积性黄疸史、Rotor 综合征、Dubin-Johnson 综合征或急、慢性(严重)肝疾病、肝疾病后肝功能未恢复到正常水平禁用该药。

5. 其他人群 药物对儿童易引起儿童早熟。对已知、

可疑有乳癌或有乳癌病史者,已知或可疑有雌激素依赖性的肿瘤,如子宫内膜癌以及卟啉病患者禁用雌二醇片。

七、药理学

1. 药效学及作用机制 雌二醇是体内主要由卵巢成熟滤泡分泌的一种天然雌激素,为育龄妇女体内卵巢分泌的受体水平活性最高的雌激素,能促进和调节女性性器官及副性征的正常发育。其主要药理作用为:①促使细胞合成DNA、RNA 和相应组织内各种不同的蛋白质,促使子宫内膜增生;②增强子宫平滑肌的收缩;③促使乳腺导管发育增生,但较大剂量能抑制腺垂体释放催乳素,从而减少乳汁分泌;④抗雄激素作用;⑤降低血中胆固醇,并能增加钙在骨中的沉着;⑥通过负反馈减少下丘脑促性腺激素的释放,导致垂体释放卵泡刺激素(FSH)和黄体生成素(LH)减少,从而抑制排卵。男性 LH 分泌减少可使睾丸分泌睾酮降低。

绝经后,卵巢功能衰竭,雌二醇的生成几乎停止,从而引起血管功能障碍,体温调节不稳定,临床表现为潮热、出汗、睡眠障碍、泌尿生殖系统萎缩及骨质疏松等症状。雌激素替代疗法可改善绝经妇女由于缺少雌二醇而引起的这些症状。

2. 药代动力学 本药可经胃肠道和皮肤吸收,但口服易被破坏,在肝被迅速代谢为雌酮及其结合物,使血中雌酮水平高于雌二醇。相反,外用时本药从皮肤渗透直接进入血液循环,避免了肝首过代谢作用,且不损害肝功能,可达到治疗浓度的雌二醇水平,而雌酮及其结合物水平较低,且所需总量亦比口服小。因此,本药主要采用肌内注射或外用给药。

经皮给药后 3 小时,即可释放治疗水平的雌二醇。其控释制剂的达峰时间(T_{max})为 22 小时,血药浓度峰值(C_{max})达 43.8pg/ml,在 7 日内可维持一个有效而平稳的血药浓度水平。

人体皮肤平均渗透量为每日 50μg。停药后 24 小时,血清雌二醇水平即恢复至给药前水平。主要经肝代谢,主要代谢物为雌三醇、雌酮及其结合物,以葡糖醛酸盐及硫酸盐结合物的形式经肾排出。半衰期为 1 小时。

3. 药物不良反应

(1) 较常见:恶心、食欲缺乏、腹部绞痛或腹胀、踝部及足背水肿、乳房胀痛或肿胀及体重增加或减少,但常在持续用药后减少。

(2) 少见或罕见:①乳腺出现小肿块、不规则阴道流血、点滴出血、突破出血、长期出血不止或闭经、黏稠的白色凝乳状阴道分泌物(继发性念珠菌感染);②困倦、精神抑郁、严重的或突发的头痛、共济失调、不自主运动(舞蹈症),以及胸、上腹(胃)、腹股沟或腿痛(尤腓肠肌痛)、臂或腿无力或麻木、突然言语或发音不清;③尿频或尿痛;④突发的呼吸急促、血压升高;⑤视力突然下降(眼底出血)、眼结膜或皮肤黄染、皮疹。

(3) 注射部位可出现红肿、疼痛。使用本药贴片处的皮肤可有轻度发红或瘙痒,偶见皮疹。

(4) 长期服药可刺激子宫内膜增生,增加子宫内膜癌的发病率。用药 5~10 年以上,乳腺癌发病率略有增加。

4. 药物相互作用

(1) 本药可增加钙剂的吸收。

(2) 大剂量雌激素可加重三环类抗抑郁药的不良反应,同时降低其疗效。

(3) 卡马西平、苯巴比妥、苯妥英钠、扑米酮、利福平等可减低雌激素疗效,其作用机制为前者诱导肝微粒体酶,加快雌激素的代谢所致。

(4) 可降低抗凝血药和降血糖药的疗效。如必须合用,应调整后两者用量。

(5) 本药可降低抗高血压药和他莫昔芬的疗效。

八、注意事项

1. 禁用

(1) 对本药过敏。

(2) 疑有或患有乳腺肿瘤或有此病史(除外晚期转移性乳腺癌)。

(3) 疑有或患有雌激素依赖性肿瘤。

(4) 原因不明的阴道出血。

(5) 中、重度子宫内膜异位症。

(6) 活动性血栓性静脉炎或血栓栓塞。

(7) 有因服用雌激素而致血栓性静脉炎或血栓形成等病史(但用于治疗晚期乳腺癌及前列腺癌时例外)。

(8) 有胆汁淤积性黄疸史、Rotor 综合征、Dubin-Johnson综合征或急、慢性(严重)肝疾病、肝疾病后肝功能未恢复到正常水平。

(9) 严重肾疾病。

(10) 镰刀细胞性贫血。

(11) 伴有血管病变的严重糖尿病。

(12) 先天性脂肪代谢异常。

(13) 确诊或怀疑妊娠。

(14) 哺乳期妇女。

(15) 儿童。

2. 慎用

(1) 有乳腺癌家族史。

(2) 有乳腺结节、乳腺囊性纤维症及乳房 X 线检查异常。

(3) 轻度子宫内膜异位症及子宫良性肿瘤(子宫肌瘤)。

(4) 癫痫。

(5) 抑郁症。

(6) 偏头痛。

(7) 手足抽搐。

(8) 小舞蹈病。

(9) 垂体肿瘤(下丘脑肿瘤)。

(10) 严重高血压及心功能不全。

(11) 或冠状动脉疾患。

(12) 哮喘。

(13) 皮肤过敏。

(14) 糖尿病。

（15）代谢性骨病伴高血钙。

（16）血卟啉病。

（17）凝血危险性增大时（如凝血异常、长期卧床、静脉曲张、某些恶性疾病、某些心脏疾病）。

（18）内耳迷路骨性硬化伴有进行性听力丧失（耳硬化症）。

（19）肝、肾功能不全。

（20）体液潴留（国外资料）。

（21）胆囊疾病（国外资料）。

（22）有高脂蛋白血症家族史（国外资料）。

3. 用药注意事项

（1）雌二醇片日历盒包装使用方法

1）设定日期：服药首日用一枚硬币旋转内盘，使当天日期（星期）对准塑料小突起。

2）如何取出第一片药片：掰断塑料小突起，倒出第一片药片。

3）每日用法：按箭头方向指示，每日只要顺时针方向移动透明盘一格，倒出一片服用。在开口处的药片取走后才能转动透明盘。当服用完一盘（一周期）后，应立刻开始服用第二盘。按照原法。

应使用本药的最低有效量，时间尽可能缩短，以减少不良反应的发生。

男性患者以及子宫切除的女性患者，通常采用周期治疗，即用药3周停药1周，相当于自然月经周期中雌激素的变化情况。有子宫的女性，为避免过度刺激，可在月经周期的最后10~14日加用孕激素，模拟自然周期中的激素水平。

长期或大量使用本药者，停药或减量时须逐步进行。

使用本药贴片时，应经常更换贴片部位，同一部位皮肤不宜连续贴2次。最适合的部位是臀部、腰部和下腹部皮肤无皱褶处，不可贴于乳房或其附近。

本药凝胶剂不可口服。外用最佳部位为躯干部、上肢及腿内侧。忌用于乳房、外阴和阴道黏膜处。使用时间最好在每日早晨或晚间沐浴后。涂药后稍等片刻，待药物干后再穿内衣。

有些患者雌二醇透皮吸收不完全，若患者出现雌激素不足的症状，可提高剂量，改用其他剂型药物或通过其他途径给药。

本药软膏禁涂于乳房及黏膜区域。

子宫内膜完整仍有生育能力的妇女，在使用本药和孕激素的治疗中，仍应采用非激素类药物避孕。

促进性征发育应在骨龄大于13岁以后开始用药，以免引起骨骺早闭。

研究显示，激素替代治疗可能会增加凝血的危险性（尤其是治疗的第1年），与未使用替代治疗的女性相比，主要是通过凝血因子Ⅲ发挥作用；在这些研究中还发现，肺栓塞危险性增加主要通过凝血因子Ⅱ起作用。

有证据显示，激素替代治疗可使绝经期和绝经后妇女发生乳腺癌的危险性相对增加。如果持续治疗5年以上，则必须认真权衡利弊，并进行定期的乳腺检查。

个别良性或恶性肝肿瘤患者，服用激素类药物后，可能

发生危及生命的腹腔内出血。因此，若发生异常的上腹部症状，且短时间内不自行消失，应加以注意。

如出现乳房胀痛、水潴留、恶心和阴道突破出血，可能是剂量过高的表现，此时必须相应减少剂量。如发生子宫出血，应查明出血病因。

出现以下情况应立即停药：第1次发生偏头痛或频繁发作少见的严重头痛、突发性感觉障碍（如视觉或听觉障碍）、血栓性静脉炎或血栓栓塞的前兆指征（如异常的腿痛或腿肿、不明原因的呼吸或咳嗽时的刺痛感）、胸部疼痛及紧缩感、癫痫发作次数增加、血压显著升高及发生黄疸、肝炎、全身瘙痒。

肢体固定术（如事故后）前应停药，择期手术前应停药6周，以减少血栓发生的危险性，并防止卧床时间延长。

（2）特别注意事项（雌二醇片）

1）开始治疗前：在开始用任何雌激素替代治疗前，应进行全面的体格检查，并记录既往完整的病史和家族病史。特别应进行血压测量、乳房、腹部和妇科检查。

有完整子宫的妇女出现原因不明的生殖道流血或她们曾用非对抗雌激素治疗过，在开始用本品之前，应该特别注意检查是否有子宫内膜过度刺激/恶变状况。

患有急性或慢性肝病的妇女或是有肝病史的妇女，其肝功能未恢复正常，在用雌二醇片1mg治疗时，应定期检查肝功能。

患有静脉血栓栓塞疾病或以前有因使用雌激素出现血栓栓塞的妇女，应该定期检查，特别是血液凝固的检验。

接受抗高血压治疗的妇女或有癫痫、偏头痛、糖尿病、哮喘病或心衰的妇女，需要进行定期检查。

在激素治疗期间，原有的子宫肌瘤可能增大，子宫内膜异位症状可能加剧。

2）用药期间：若在治疗期间或治疗停止后短期内出现异常或不规律流血，则有必要作诊断性吸宫或刮宫活检以排除恶性子宫肿瘤的可能性。

3）治疗时间：一般来说，用雌激素治疗不宜超过一年而不作体格检查，包括妇科检查。

长期用本品预防骨矿物质丢失应限于骨折危险增加的妇女。

（3）立刻停止用药的指征如下：①静脉血栓栓塞病；②黄疸发生；③偏头痛突然发作；④突然发生视力障碍；⑤血压显著升高。

九、药物稳定性及贮藏条件

雌二醇注射液：贮法：遮光，密闭保存。

雌二醇控释贴片：贮法：密封，置阴凉处保存。

半水合雌二醇贴片：贮法：30℃以下贮存。

雌二醇凝胶：贮法：密闭，室温保存。

雌二醇片：药品应储存于干燥避光之处。置于25℃以下，不要冷藏。

十、药物经济性评价

医保乙类，《中国药典》（2020年版）收载。

雌　三　醇

一、药品名称

1. 英文名　Estriol
2. 化学名　雌甾-1,3,5(10)-三烯-3,16α,17β-三醇

二、药品成分

雌三醇

三、剂型与规格

雌三醇片　1mg；5mg
雌三醇注射液　1ml：10mg

四、适应证及相应的临床价值

1. 用于子宫颈炎，尤适用于因雌激素水平低下或缺乏而引起的相关症状。
2. 用于绝经后妇女阴道术前和术后。
3. 用于预防复发性阴道和尿道下部的感染。
4. 用作中期引产及人工流产的辅助药物。
5. 用于前列腺增生、前列腺癌等。
6. 用于化疗或放疗引起的白细胞减少。
7. 用于多种出血的治疗，如月经过多、扁桃体或子宫切除术后。
8. 作为可疑萎缩性宫颈涂片的辅助诊断。

五、用法用量

成人用法用量如下。

（1）口服给药：①围绝经期综合征，每次 1mg，每日 1 次，连用 14~21 日为一疗程，可连用 2~3 个疗程；②人工流产、安取节育环、绝育术、口服避孕药后出血及其他功能性月经过多症，经前 1 周或经期中口服，每次 5mg，每日 1~2 次，每次月经周期服药总量应小于 30mg；③前列腺增生症，每次 2mg，每日 3 次，连用 3 周左右。

（2）肌内注射：①早期人工流产和中期引产、子宫颈水肿或软化不良、宫口开全不良，每次 10mg，用药 1~2 次；②人工流产、安取节育环、绝育术、口服避孕药后出血及其他功能性月经过多症，如病情较急，需迅速止血或减少出血量时，可予每次 10mg，每日 1 次，用药 1~2 日；③前列腺增生症，每次 10mg，隔日 1 次，用药 3~5 次，至症状缓解为止；④扁桃体摘除和子宫切除等出血，术前 2 日，每日 10mg；⑤胃肠道肿瘤等癌性出血，每日 10mg，用药 2~3 日；⑥化疗或放疗所致白细胞骤降（小于 3×10^9/L），每次 10mg，一周 2~3 次，一月总量不宜超过 30mg（女）或 60mg（男）。

六、特殊人群用药

1. 妊娠期　孕妇及怀疑妊娠的妇女禁用该药。
2. 哺乳期　哺乳期妇女禁用该药。
3. 肾功能损害　肾疾病慎用该药。
4. 肝功能损害　肝疾病慎用该药。

5. 其他人群　儿童禁用该药。

七、药理学

1. 药效学及作用机制　雌三醇是体内雌二醇的代谢产物，是一种主要存在于尿中的天然雌激素。其口服制剂的雌激素活性约为雌酮的 6 倍，但比雌二醇弱。本药特点是对阴道和子宫颈管具有选择性作用；而对子宫实体及子宫内膜无明显影响。对阴道上皮的角化作用比雌二醇强，能促进阴道黏膜血管新生和阴道上皮损伤愈合；能增强子宫颈细胞功能，使子宫颈肌纤维增生，从而增加宫颈弹性和柔软性。同时，本药对下丘脑和垂体有反馈性抑制作用，但不抑制排卵，仅对黄体产生明显影响。

此外，雌三醇尚具有迅速升高外周白细胞的作用，一般在用药后 1~3 日开始起效，但作用维持时间较短。还可直接作用于血管，降低血管的通透性和脆性，并增加血小板黏附性、缩短出血时间，对月经过多、扁桃体或子宫切除术后均有快速止血作用。

2. 药代动力学　以放射性^{14}C 标记的雌三醇静脉给药后，经胆汁排泄 20%，剩余部分 72 小时内可在尿中检出，排泄速度比雌酮或雌二醇快。^{14}C 标记的雌三醇葡萄糖醛酸结合物在尿中迅速排泄。

3. 药物不良反应

（1）胃肠道　本药的胃肠道反应较小，口服时偶见食欲缺乏、恶心、呕吐、下腹痛等。

（2）生殖系统　可见暂时性乳房肿胀或硬块、月经紊乱等，停药后可自行消退和恢复。因本药对子宫内膜作用很弱，故较少引起子宫出血。

八、注意事项

1. 禁用　①乳腺增生或乳腺癌；②生殖道恶性肿瘤；③雌激素依赖性肿瘤（如子宫内膜癌）；④再生障碍性贫血；⑤血栓性静脉炎或血栓栓塞性疾病；⑥不明原因的阴道出血及未确定的原发性子宫出血；⑦儿童。

2. 慎用　①高脂血症；②高血压；③糖尿病；④癫痫；⑤偏头痛（含既往史）；⑥子宫内膜异位症；⑦乳房纤维囊肿；⑧血卟啉病；⑨高脂血症；⑩曾有孕期皮肤瘙痒、疱疹病史；⑪有血栓栓塞疾病既往史；⑫服用雌激素时曾发生耳硬化症。

3. 用药注意事项

（1）对宫颈糜烂者，应做宫颈细胞涂片或其他防癌检查。

（2）乳房持续胀痛或宫颈黏液分泌过多均提示剂量过大。

（3）按常规方法治疗无效时，不宜增加剂量或延长使用时间。

（4）对于阴道感染，建议同时采用抗感染治疗。

（5）用药前后及用药时应当检查或监测长期用药应定期进行相关检查。

九、药物稳定性及贮藏条件

雌三醇片:贮法:避光,密闭保存。

雌三醇注射液:贮法:遮光,密闭保存。

十、药物经济性评价

非基本药物,非医保,《中国药典》(2020年版)未收载。

戊酸雌二醇

一、药品名称

1. 英文名　Estradiol Valerate
2. 化学名　1,3,5(10)-雌三烯-3,17β-二醇-17-戊酸酯

二、药品成分

戊酸雌二醇

三、剂型与规格

戊酸雌二醇片　(1)0.5mg;(2)1mg;(3)2mg

戊酸雌二醇注射液　(1)1ml:5mg;(2)1ml:10mg

四、适应证及相应的临床价值

1. 戊酸雌二醇片　与孕激素联合使用建立人工月经周期中用于补充主要与自然或人工绝经相关的雌激素缺乏:血管舒缩性疾病(潮热),生殖泌尿道营养性疾病(外阴阴道萎缩、性交困难、尿失禁)以及精神性疾病(睡眠障碍、衰弱);宫颈黏液的改善。

2. 戊酸雌二醇注射液　①补充雌激素不足,治疗女性性腺功能不良、闭经、更年期综合征等;②用于晚期前列腺癌的治疗;③与孕激素类药合用,能抑制排卵,可作避孕药。

五、用法用量

1. 戊酸雌二醇片

(1) 口服给药。剂量根据个体调整,一般每日1片。根据临床情况,调整个体所需的剂量:一般而言,出现乳房发胀,易激惹的感觉表明剂量太高。如果选择的剂量尚未缓解雌激素缺乏的症状,必须增加剂量。

戊酸雌二醇片1mg可以根据下面的治疗方案给药:①间断治疗(周期性)连续20~25天后,中断所有治疗5~6天,在这一间期内将会发生撤退性出血;②连续性,无任何治疗中断。

对于做过子宫切除手术的妇女,如果在停药间期内出现雌激素缺乏症状的再次显著的反跳,提示可能适于给予连续性,非周期性的治疗。

对于没有切除子宫的妇女,每个周期必须加用至少12天的孕激素治疗,以防止出现雌激素引起的子宫内膜过度增生。

(2) 使用孕激素的序贯治疗必须按照下列方案进行:如果以连续方式给予治疗,推荐每月至少服用12天的孕激素。如果以间断方式给予治疗,至少在雌激素治疗的最后12天内给予孕激素治疗。这样,在每个周期的停药间期内,不给予任何激素治疗。在两种情况下,孕激素治疗停止后可能发生出血。

(3) 应该定期(每6个月)进行利弊权衡再评估,以便在需要时调整或放弃治疗:在整个戊酸雌二醇片1mg治疗期间,或由其他激素治疗转换到戊酸雌二醇片1mg,或遵医嘱。

2. 戊酸雌二醇注射液　肌内注射。补充雌激素不足,5mg,每4周1次;前列腺癌,30mg,1~2周1次,按需调整用量。

六、特殊人群用药

1. 妊娠期　孕妇禁用该药。甾体激素用于避孕和激素替代治疗的大规模流行病学研究显示,妊娠前使用这类激素的妇女,其新生儿出生缺陷的风险没有增加,妊娠早期意外服用这些药物也没有致畸作用。

2. 哺乳期　哺乳期妇女禁用该药。

3. 肾功能损害　未对肾损伤患者进行过特殊研究,现有数据未显示本品用于肾损伤患者会引起任何变化。或遵医嘱。

4. 肝功能损害　重度肝疾病禁用该药。

5. 其他人群　戊酸雌二醇不应用于儿童。

七、药理学

1. 药效学及作用机制　戊酸雌二醇片含有雌激素戊酸雌二醇,是人体天然雌激素17β-雌二醇的前体。

使用戊酸雌二醇片期间不会抑制排卵,也基本不影响内源性激素的生成。

更年期时,卵巢雌二醇分泌的减少及最终消失,导致体温调节的不稳定,引起伴随睡眠障碍及多汗的潮热,以及伴有阴道干燥,性交困难和尿失禁症状的泌尿生殖道萎缩。经常提到的但特异性较低的部分更年期综合征症状为诸如心绞痛主诉、心悸、易怒、神经质、乏力、注意力不能集中、健忘、性欲丧失和关节肌肉疼痛等。激素替代治疗(HRT)可以减轻绝经妇女的许多雌激素缺乏的症状。

采用适量的雌激素的HRT,如戊酸雌二醇片,可以减少骨吸收,延缓或阻止绝经后的骨丢失。当HRT中止时,骨量降低的速度与刚绝经时相仿。无证据提示HRT使骨量恢复到绝经前的水平。HRT对皮肤胶原含量及皮肤厚度也有积极的作用,并能延迟皮肤皱纹的发展。

近年来许多已发表的研究提示,绝经后口服HRT与妇女心血管病的减少之间可能存在因果关系。但仍未证明HRT与绝经后妇女心血管疾病的减少之间的因果关系。而且,尚不清楚加用的孕激素对这一假定的益处的影响。

HRT改变了脂质谱。它降低了总胆固醇和低密度脂蛋白胆固醇,并且可以增加高密度脂蛋白胆固醇及三酰甘油的水平。这种代谢效应在某种程度上可以被加入的孕激素抵消。

对于有完整子宫的妇女,推荐在一个雌激素替代方案

中,如戊酸雌二醇片,加用一种孕激素,每周期至少 10 天。这可减少这些妇女子宫内膜增生的危险及伴随的腺癌危险。尚未显示在一个雌激素替代方案中加用一种孕激素会干扰雌激素对已批准的适应证的疗效。

观察性研究和妇女健康倡议(WHI)研究表明:在使用结合马雌激素联合醋酸甲羟孕酮(MPA)进行 HRT 治疗的绝经后妇女中,结肠癌发病率降低。单独使用结合马雌激素的妇女健康倡议(WHI)研究中,未观察到类似的风险降低。尚不知道其他的 HRT 产品是否有类似的发现。

2. 药代动力学

(1) 吸收:戊酸雌二醇吸收迅速而且完全。在吸收和首次通过肝的过程中,类固醇酯分解为雌二醇和戊酸。同时,雌二醇进一步代谢为雌酮、雌三醇和硫酸雌酮。口服戊酸雌二醇后,只有约 3% 的雌二醇得到生物利用。食物不影响雌二醇的生物利用度。

(2) 分布:服药后通常 4~9 小时达到雌二醇的最高血清浓度,约为 15pg/ml。服药后 24 小时内血清雌二醇浓度下降至约 8pg/ml。雌二醇与白蛋白和性激素结合球蛋白(SHBG)结合。血清中未结合的雌二醇为 1%~1.5%,与 SHBG 结合的部分为 30%~40%。雌二醇在单次静脉给药后的表观分布容积约为 1L/kg。

(3) 代谢:外源性给予戊酸雌二醇的酯分解后,药物的代谢遵循内源性雌二醇的生物转化途径。雌二醇主要在肝代谢,但也在肝外,如肠道、肾、骨骼肌及靶器官代谢。这些过程包括雌酮、雌三醇、儿茶酚雌激素及这些化合物的硫酸盐、葡糖醛酸化物辄合物的形成,这些物质的雌激素活性明显降低,或甚至无雌激素活性。

(4) 清除:单次静脉内给药后,雌二醇的总血清清除率显示高度的变异性,范围在 10~30ml/(min·kg)。一定量的雌二醇代谢产物可以分泌到胆汁中,进入所谓的肝肠循环。最终的雌二醇代谢产物主要以硫酸盐及葡萄糖醛酸化物的形式从尿液中排出。

(5) 稳态情况:多次给药后观察到,血清雌二醇水平较单次剂量时约高 2 倍。雌二醇浓度的平均值在 15(最低水平)~30pg/ml(最高水平)之间。雌酮作为一个低雌激素活性的代谢产物,血清浓度约升高 8 倍。硫酸雌酮浓度约升高 150 倍。停用戊酸雌二醇片后 2~3 天内,雌二醇、雌酮浓度恢复到治疗前的水平。

3. 药物不良反应 除了列在"注意事项"中的不良反应,下列不良反应在口服不同 HRT 制剂的使用者中曾有报道。

(1) 下述严重不良反应非常罕见,但大多数已被观察到。为谨慎起见,如出现下列任何一种情况,最好中止治疗。①心血管意外和栓塞;②胆汁积郁性黄疸;③良性乳腺疾病,子宫肿瘤(如纤维瘤增加);④肝腺瘤:可能引起意外的腹腔内出血;⑤乳溢:应检查以排除垂体腺瘤。

(2) 生殖系统和乳腺疾病:阴道出血类型的改变,异常出血或大量出血,突破性出血,点滴出血(连续治疗期间不规律出血通常好转),痛经,阴道分泌物的改变,经前样综合征,乳房疼痛、触痛或增大。

(3) 胃肠道疾病:消化不良,腹胀,恶心,呕吐,腹痛。

(4) 皮肤和皮下组织疾病:皮疹和各种皮肤疾病(包括瘙痒,湿疹,荨麻疹,痤疮,多毛,脱发,结节性红斑)。

(5) 神经系统疾病:头痛,偏头痛,头晕,焦虑/抑郁症状,疲乏。

(6) 其他:心悸,水肿,肌肉痉挛,体重改变,食欲增加,性欲改变,视觉异常,不能耐受角膜接触镜,过敏反应。

4. 药物相互作用 开始 HRT 时,应停用激素类避孕药,如果需要,应建议患者采用非激素的避孕措施。

(1) 与药物的相互作用:长期使用肝酶诱导药物(如几种抗惊厥药和抗微生物药)能加快性激素的清除并可能降低其临床疗效。已确定有肝酶诱导特性的药物有乙内酰脲、巴比妥盐、扑米酮、卡马西平和利福平,可疑的药物有奥卡西平、托吡酯、非尔氨酯和灰黄霉素。最大的酶诱导作用一般在用药 2~3 周后见到,但这种作用在药物治疗停止后可持续至少 4 周。

在罕见病例中已观察到,同时使用某些抗生素(如青霉素和四环素)时会出现雌二醇水平的下降。

一些经过牢固结合的物质(如对乙酰氨基酚),在吸收过程中竞争性抑制结合系统从而可能增加雌二醇的生物利用度。

由于对糖耐量有影响,个别病例的口服降血糖药或胰岛素的用量会发生变化。

(2) 与酒精的相互作用:使用 HRT 期间快速摄入酒精可以导致血液循环中雌二醇水平的升高。

(3) 与实验室检查的相互作用:性甾体激素的使用可以影响生化指标,如肝、甲状腺、肾上腺和肾功能,血浆(载体)蛋白水平如皮质类固醇结合球蛋白以及脂质/脂蛋白比,碳水化合物代谢指标及凝血与纤溶指标。

八、注意事项

1. 禁用 下面所列的任何一种情况存在时,不应开始激素替代治疗(HRT)。如果在 HRT 用药过程中出现下列任何一种情况,应立即停药:①妊娠期和哺乳期;②未确诊的阴道出血;③已知或可疑乳腺癌;④已知或可疑受性激素影响的癌前病变或恶性肿瘤;⑤现有或既往有肝肿瘤病史(良性或恶性);⑥重度肝疾病;⑦急性动脉血栓栓塞(如心肌梗死,脑卒中);⑧活动性深静脉血栓形成,血栓栓塞性疾病,或有记录的这些疾病的病史;⑨重度高三酰甘油血症;⑩已知对戊酸雌二醇片的任何成分过敏;⑪在引起栓塞的心脏病存在时,通常同样不应使用本品。

2. 用药注意事项

(1) 口服,餐后服用。

(2) 如果错过用药时间,应在记起时立即补用。但若已接近下一次用药时间,则无须补用,按平常的规律用药。请勿一次使用双倍剂量。

(3) 如果下列任何一种情况/危险因素存在或恶化,在开始或继续 HRT 前应进行个体利弊分析。

1) 静脉血栓栓塞:随机对照研究和流行病学研究均表明,激素替代治疗(HRT)增加形成静脉血栓栓塞(VTE)的相对风险,如深静脉血栓或肺血栓。因此给有 VTE 风险因素的妇女进行激素替代治疗(HRT)前应与患者商量以仔细权衡利弊。

公认的 VTE 危险因素包括个人史、家族史(直系亲属在相对较早的年龄时发生过 VTE 可能提示有遗传倾向)及重度肥胖。VTE 的风险也随年龄的增加而增加。静脉曲张在 VTE 中的可能作用没有定论。长时间制动、较大的择期或创伤后手术、严重外伤时,VTE 的风险可以暂时增加。根据具体情况和制动时间,应考虑暂时停用 HRT。如果出现血栓形成的症状或疑有血栓,应立即停止治疗。

2)动脉血栓栓塞:持续使用结合马雌激素(CEE)和酸甲羟孕酮的两项大规模临床试验表明,冠心病(CHD)的危险性在治疗第一年可能增加并且此后无益处。一项单独使用 CEE 的大规模临床试验表明,年龄 50~59 岁的妇女中 CHD 发生率有潜在的降低,但在所有研究人群中无总体的益处。CEE 单独用药或与 MPA 联合用药的两个大规模临床研究中,观察到作为次要观察指标的脑卒中的风险增加率为 30%~40%。不能确定其他 HRT 产品或非口服给药途径的产品是否可观察到上述结果。

3)子宫内膜癌:长期使用无对抗的雌激素会增加发生内膜增生或内膜癌的风险。研究表明,在治疗方案中加入适当的孕激素,可以消除这种风险的增加。

4)乳腺癌:临床观察报告表明,使用 HRT 治疗几年的妇女诊断发现发生乳腺癌的风险增加。这些发现可能是由于早期的诊断、对先前存在的肿瘤生长的促进性效应,或两者综合作用的结果。

超过 50 个流行病学研究表明,大部分的研究中,乳腺癌诊断总体相对风险的评估在 1~2 之间。治疗时间延长,相对风险增加。对于单纯雌激素产品,相对风险可能降低或居中。

单独使用 CEE 及 CEE 联合 MPA 持续使用的两个大规模随机对照临床研究表明,使用 HRT 治疗 6 年后,风险评估为 0.77(95% CI:0.59~1.01)或 1.24(95% CI:1.01~1.54)。尚不知道其他的 HRT 产品是否有类似的增加风险。

乳腺癌的诊断中可观察到相似的风险增加。如自然绝经期的推迟、饮酒、肥胖。停止 HRT 治疗几年后,增加的风险消失。大部分的研究已报告,在当前或近期进行过 HRT 治疗的患者诊断出的肿瘤比未进行 HRT 治疗的患者中发现的肿瘤分化程度更高。乳腺外扩散的数据不具有结论性。HRT 增强乳房 X 射线照相术成像的强度,在一些病例中,这可能会对乳腺癌的放射学检测产生不利的影响。

5)卵巢癌:一项流行病学研究发现,长期(超过 10 年)接受雌激素替代疗法(ERT)的妇女卵巢癌的风险稍有增加,然而 15 项研究的荟萃分析没有发现接受 ERT 的妇女风险增加。因此不清楚 ERT 对卵巢的影响。

6)肝肿瘤:使用激素,如戊酸雌二醇片中所含的成分后,在罕见病例观察到肝良性肿瘤,甚至在更罕见的病例现观察到肝恶性肿瘤。在个别病例,这些肿瘤导致危及生命的腹腔内出血。如果发生上腹疼痛,肝肿大或腹腔内出血的

体征,鉴别诊断应考虑肝肿瘤。

7)胆囊疾病:已知雌激素可以增加胆囊结石的发生。某些妇女在雌激素治疗期间易发生胆囊疾病。

8)痴呆:使用包含 CEE 作为预处理的临床研究中有限的证据表明,在 65 岁或 65 岁以上的妇女中使用激素治疗很可能增加痴呆发生的风险。在其他的研究中观察到,围绝经早期开始激素治疗可能降低这种风险。不能确定其他的 HRT 产品是否有类似的发现。

9)其他情况:如果首次出现偏头痛或频繁而异常重度的头痛,或有其他可能是脑血管阻塞的先兆临床表现时,应立即停止治疗。

尚未确定使用 HRT 与发生临床高血压之间的一般关系。有报道,使用 HRT 的妇女血压轻微升高,但有临床意义的升高罕见。然而,一般如果个别病例使用 HRT 期间发生持续性的有临床意义的高血压,应考虑停止 HRT。

非重度的肝功能异常,包括高胆红素血症如 Dubin - Johnson 综合征或 Rotor 综合征,均需密切监测并应定期检查肝功能。一旦出现肝功能指标的恶化,应停止 HRT。

妊娠期间首次发生的或既往使用雌甾体激素时发生过的胆汁淤积性黄疸或胆汁淤积性瘙痒,如出现复发,必须立即停止 HRT。三酰甘油中度升高的妇女需要特别的监测。这些妇女使用 HRT 可能会使三酰甘油的水平进一步升高,从而有发生急性胰腺炎的危险。

虽然 HRT 可能对外周胰岛素抵抗和糖耐量有影响,但糖尿病患者使用 HRT 时通常不需要改变治疗方案。但对使用 HRT 的糖尿病妇女应仔细监测。某些患者在使用 HRT 时可以发生雌激素刺激的不良某些患者在使用 HRT 时可以发生雌激素刺激的不良反应,如异常的子宫出血。治疗期间发生频繁或持续异常的子宫出血时应进行子宫内膜检查。

在雌激素的影响下,子宫肌瘤的体积可能增大,如果观察到这种情况,应该中止治疗。

如果在治疗过程中子宫内膜异位症被激活,建议终止治疗。

如果疑有泌乳素瘤,在开始治疗前应排除。

偶尔发生黄褐斑,尤其是有妊娠黄褐斑病史的妇女。有黄褐斑倾向的妇女,在使用 HRT 期间应避免阳光或紫外线照射。

有报道在使用 HRT 时以下情况可能发生或恶化。虽然与使用 HRT 有关的证据不是结论性的,有以下情况的妇女在接受 HRT 时仍应被仔细监测:①癫痫;②良性乳腺疾病;③哮喘;④偏头痛;⑤卟啉症;⑥耳硬化症;⑦系统性红斑狼疮;⑧小舞蹈病。

10)医学检查/咨询:在开始或重新使用 HRT 前,应该按照禁忌和注意事项全面询问病史并进行体格检查,并定期复查。这些检查的频率和内容,应根据已建立的临床规范进行,并根据每一位妇女的具体情况进行调整,但一般要包括盆腔器官。这些检查包括常规宫颈细胞学、腹部、乳腺和血压。

九、药物稳定性及贮藏条件

5 年。30℃以下保存。妥善贮藏所有药物,勿使儿童触及。

十、药物经济性评价

医保乙类,《中国药典》(2020 年版)收载。

尼 尔 雌 醇

一、药品名称

1. 英文名　Nilestriol
2. 化学名　3-(环戊基氧基)-19-去甲-17-孕甾-1,3,5(10)-三烯-20-炔-16α,17α-二醇

二、药品成分

尼尔雌醇

三、剂型与规格

尼尔雌醇片　(1)1mg/片;(2)2mg/片;(3)5mg/片

四、适应证及相应的临床价值

临床用于雌激素缺乏引起的绝经期或更年期综合征,如潮热、出汗、头痛、目眩、疲劳、烦躁易怒、神经过敏、外阴干燥、老年性阴道炎。

五、用法用量

1. 双侧卵巢及子宫切除的妇女,用作雌激素替代治疗,一个月 2mg 或 5mg,长期服用。
2. 围绝经期雌激素缺乏者:每次 5mg,一个月 1 次;或每次 2mg,每 2 周 1 次。症状改善后用维持剂量,每次 1~2mg,1 个月 2 次,3 个月为一个疗程。
3. 预防骨质疏松及心血管疾病:1~2mg,长期服用者必须加安宫黄体酮,可在第 3 月加用每日 4~8mg,共 10~12 日。
4. 绝经后取宫内节育器:取器术前 1 周,4mg 顿服,7 日后再取器。

六、特殊人群用药

1. 妊娠期　禁用。
2. 哺乳期　禁用。

七、药理学

1. 药效学及作用机制　本品是雌三醇的衍生物,为口服长效雌激素。其口服雌激素的活性为炔雌醚 3 倍,作用维持时间长。特点与雌三醇相同,能选择性作用于阴道和子宫颈管,而对子宫实体、子宫内膜作用很小。因其 3 位上引入环戊醚后,增加了亲脂性,有利于肠道吸收并储存在脂肪中,以后缓慢释放而起长效作用。其 17 位引入乙炔基而增强雌激素活性。

本药可用于绝经后补充雌激素,调整自主神经系统,对绝经期的症状有效。对心血管系统,它参与颈动脉、主动脉、心肌冠状动脉等重要部位的代谢,可使高密度脂蛋白胆固醇明显上升,低密度脂蛋白降低;此外本药还可以抑制骨吸收,从而防止骨质丢失,预防骨质疏松发生。

本药能选择性作用于阴道和子宫颈管,而对子宫实体和子宫内膜作用很小。服药后阴道黏膜由干燥转为湿润,阴道脱落细胞中表层细胞增多,成熟指数升高到中度反应水平,提高阴道上皮抗感染能力,对治疗老年性阴道炎有特殊作用。

2. 药代动力学　口服优于雌三醇,易吸收,在肝内多功能氧化酶作用下,代谢为乙炔雌三醇和雌三醇,缓慢从尿中排泄。雌三醇类物质血浆半衰期为 20 小时左右。动物实验表明,给药 2~6 小时,血浆中原药浓度的百分比最高(35%~44%),给药 24 小时内,血浆中以原血药浓度最高,药物衰减速度较为缓慢,24 小时后乙炔雌三醇含量相对减少而雌三醇成倍增加。口服 1 次,药效可维持 20~25 日。

3. 药物不良反应

(1) 轻度胃肠道反应,表现为恶心、呕吐、腹胀、头痛头晕;突破性出血、乳房胀痛、白带增多、高血压,除突破性出血过多需要停药外,一般不需要停药。

(2) 偶有肝功能损害。

(3) 作为雌激素长期摄入,有增加子宫内膜癌风险,本药的内膜增殖作用比雌二醇弱,但单纯服用本药 6 个月任可使子宫内膜出现增殖期变化,内膜刮出率增加 1 倍。

4. 药物相互作用

(1) 本药可增加钙剂的吸收。

(2) 大剂量的雌激素可增强三环类抗抑郁药的不良反应,同时降低其药效。

(3) 卡马西平、苯巴比妥、苯妥英钠、扑米酮、利福平可降低雌激素药效,其作用机制是这些药物可诱导肝微粒体酶,从而加快雌激素代谢所致。

(4) 本药可降低抗凝血药的抗凝效应,若必须同时用,应调整后者用量。

(5) 本药可降低抗高血压药的作用。

(6) 本药可降低他莫昔芬的疗效。

八、注意事项

1. 禁用　激素依赖性疾病(如乳腺癌、子宫内膜癌、宫颈癌、较大子宫肌瘤等)病史者、血栓病、高血压患者禁用。

2. 用药注意事项

(1) 本品雌激素活性虽低,但仍有子宫内膜增生的危险,故因每两个月给予孕激素 10 日以抑制雌激素的内膜增生作用,一般孕激素停用后可产生撤药性子宫出血。如使用者已切除子宫,则不需要加用孕激素。

(2) 治疗前应做前面检查,长期用药妇女至少每年体检一次,包括血压、乳腺、腹腔与盆腔器官、宫颈学细胞检查。

(3) 绝经后妇女取宫内节育器前一周服本药,可使宫颈内口松弛,弹性增大,便于取出。

九、药物稳定性及贮藏条件

密封,干燥处保存,36 个月。

十、药物经济性评价

基本药物(片剂:1mg、2mg、5mg),医保乙类,《中国药典》(2020 年版)收载。

己 烯 雌 酚

一、药品名称

1. 英文名　Diethylstilbestrol
2. 化学名　(E)-4,4'-(1,2-二乙基-1,2-亚乙烯基)双苯酚

二、药品成分

己烯雌酚

三、剂型与规格

己烯雌酚片　0.5mg/片;1mg/片;2mg/片
己烯雌酚注射液　1ml:0.5mg;1ml:1mg;1ml:2mg

四、适应证及相应的临床价值

1. 补充体内雌激素不足　如萎缩性阴道炎、女性性腺发育不良、绝经期综合征、老年性外阴萎缩、阴道干燥及萎缩性阴道炎、卵巢切除后、原发性卵巢缺如。
2. 乳腺癌、绝经后及男性晚期乳腺癌,不能进行手术者。
3. 晚期前列腺癌,不能手术治疗的患者(姑息治疗)。
4. 预防产后泌乳,退(或回)乳。
5. 调节下丘脑-垂体-卵巢轴内分泌失衡引起的月经紊乱,如闭经、功能性子宫出血。
6. 用于引产。

五、用法用量

1. 口服
(1) 补充体内雌激素不足:自月经第五日开始服,每日 0.25~0.5mg,21 日后停药一周,周期性服用,一般可用 3 个周期(自月经后第五日开始服药)。
(2) 乳腺癌:每日 15mg,6 周内无改善则停药。
(3) 前列腺癌:开始时每日 1~3mg,依据病情递增而后递减维持每日 1mg,连用 2~3 个月,治疗过程中,如发现病情恶化,立即停药。
(4) 预防产后泌乳,退乳:每次 5mg,每日 3 次,连服 3 日。
(5) 闭经:小剂量可刺激垂体分泌促性腺激素,每日不超过 0.25mg。
(6) 月经周期延长及子宫发育不全:每日 0.1~0.2mg;持续半年,经期停服。
(7) 因子宫发育不良及宫颈分泌物黏稠所致不育症:于月经后开始服用,每日 0.1mg;共 15 日,疗程 3~6 个月。

(8) 低雌激素症:(如性腺功能低下、原发性卵巢衰竭、手术切除卵巢引起的闭经)以小剂量(每日 0.1~0.25mg)刺激腺垂体促性腺激素的分泌。宜周期性用药(人工周期),月经第 5 日开始,每日 0.25mg,共 20 日。从服药第 13~14 日起加用黄体酮,两者用时停药,发生撤退性出血后或停药一周后再开始下一周期。
(9) 因体内激素平衡失调引起的功能性出血:可先用较大剂量使出血停止,然后逐渐减至维持量每日 0.5mg,按上述方法周期性用药。
(10) 围绝经期综合征:每日 0.1~0.25mg,亦周期性加用孕激素。
(11) 引产:可先用较大剂量,每次 5mg,每日 3 次,共 5 日,以提高子宫肌层对缩宫素的敏感性,然后引产。
2. 肌内注射　每次 0.5~1mg,每日 0.5~6mg。
3. 经阴道给药　老年性阴道炎,每晚 0.2~0.4mg,共 7 天。

六、特殊人群用药

1. 妊娠期　禁用。已有证据表明妊娠期服用本药,药物通过胎盘后对胎儿有致癌及致毒作用,可使胎儿发生先天缺陷的危险增加;女性后代在青春期过后宫颈和阴道的腺病及腺癌发生率升高,男性后代生殖道异常和精子异常发生率也增加。FDA 对本药的妊娠安全性分级为 X 级。
2. 哺乳期　禁用。本药可随乳汁分泌,并抑制泌乳。
3. 老年患者　易引起钠潴留及高钾血症,应慎用。

七、药理学

1. 药效学及作用机制　本品为人工合成的非甾体雌激素,口服作用为雌二醇的 2~3 倍,主要作用有:①促使女性器官及副性征正常发育;②促使子宫内膜增生和阴道上皮角化;③减轻妇女更年期或妇科手术后因性腺功能不足而产生的全身性功能紊乱;④增强子宫收缩,提高子宫对催产素的敏感性;⑤本药小剂量可刺激腺垂体促性腺激素及催乳素的分泌,大剂量则抑制其分泌;⑥抗雄激素作用;⑦小剂量可促使宫颈黏液稀薄,使精子易于透入。
2. 药代动力学　本药吸收后经血流和组织液转运到靶细胞,能与血浆蛋白中度或高度结合,并与组织内特异性受体蛋白在雌激素反应组织中结合形成"活化的"复合体,此种复合体具有多种功能。本药主要在肝缓慢代谢灭活,经肠肝循环可再吸收。代谢随尿和粪便排泄。
3. 药物不良反应
(1) 长期应用可使子宫内膜增生过度而引起不规则的阴道流血、子宫肥大、尿频或小便疼痛,长期大量应用本药可能诱发恶性肿瘤,如子宫内膜癌、乳腺癌等。
(2) 常见恶心、食欲缺乏、腹部绞痛或胀气、乳房肿痛和/或肿胀、踝及足背水肿,体重增加或减少,但在持续用药后可减少发生。
(3) 少见或罕见但应注意的不良反应有:①乳腺出现小肿块;不规则阴道流血、点滴出血、突破出血、长期出血或闭经;出现黏稠的白色乳状阴道分泌物(继发性念珠菌感

染)。②困倦、严重抑郁、突发性头痛；共济失调、不自主运动(舞蹈症)、突然语言或发音不清；胸、上腹(胃)、腹股沟或腿痛(尤其是腓肠肌痛)；臀或腿无力或麻木。③尿频或尿痛。④突发的呼吸急促、血压升高。⑤视力突然下降(眼底出血或血块)、眼结膜或皮肤黄染及皮疹。

(4) 引发血栓症及心功能不全。

(5) 引起肝功能损害、高脂血症、钠潴留。

(6) 头痛、头晕等症状。

(7) 应按指定方法服药,中途停药可致子宫出血。

4. 药物相互作用

(1) 与抗凝血药合用,可降低后者抗凝效应,若必须同用,应调整后者用量。

(2) 与卡马西平、苯巴比妥、苯妥英钠、扑米酮、利福平等同时使用,可降低雌激素的效应。其作用机制是这些药物可诱导肝微粒体酶,从而加快雌激素的代谢所致。

(3) 本药可增加钙剂的吸收。

(4) 大量的雌激素可增强三环类抗抑郁药的不良反应,同时降低其药效。

(5) 本药可降低他莫昔芬疗效。

(6) 与抗高血压药同时使用时,可降低抗高血压作用。

(7) 服用本药是吸烟可增加心血管系统不良反应发生的危险性,且危险性与吸烟量和吸烟者年龄呈正相关。

八、注意事项

1. 禁用

(1) 孕妇。

(2) 哺乳期妇女。

(3) 已知或怀疑患有乳腺癌(治疗晚期转移性乳腺癌时例外)。

(4) 已知或怀疑患有雌激素依赖性肿瘤(如子宫内膜癌)。

(5) 急性血栓性静脉炎或血栓栓塞。

(6) 有使用雌激素引起的血栓性静脉炎或血栓栓塞病史(治疗晚期乳腺癌及前列腺癌时例外)。

(7) 有胆汁淤积性黄疸史。

(8) 未明确诊断的阴道不规则流血。

(9) 子宫内膜异位症。

2. 慎用

(1) 心功能不全。

(2) 肾功能不全(雌激素可使水潴留加剧)。

(3) 肝功能异常。

(4) 冠状动脉疾患。

(5) 脑血管疾患。

(6) 高血压。

(7) 糖尿病。

(8) 血钙过高,伴有肿瘤或代谢性骨质疾患。

(9) 甲状腺疾患。

(10) 胆囊疾患或胆囊病史,尤其是胆囊结石。

(11) 哮喘。

(12) 癫痫。

(13) 精神抑郁。

(14) 偏头痛。

(15) 良性乳腺疾病。

(16) 子宫肌瘤。

3. 用药注意事项

(1) 宜短程并以最低有效量用药,以减少可能发生的不良反应。

(2) 男性患者及子宫切除后的女性患者,通常采用周期治疗,即用药三周停药一周,相当于自然月经周期中雌激素的变化情况;有子宫的女性,若长期应用本药而无孕激素保护,其子宫内膜增生的危险性可能增加,故应周期性用药,并在用药周期的后半期加用孕激素7~10日。这样在雌激素的作用下增生期内膜可受孕激素影响而发生分泌期改变,从而降低内膜增生的发生率。

(3) 长期或大量用药者,若需停药或减量应逐量递减。

(4) 应按指定方法服药,尽量避免漏服,且不宜中途停药,以避免导致子宫出血。

(5) 子宫肌瘤可因使用雌激素而增大,此时应立即停药。

(6) 本药可升高三酰甘油与高密度脂蛋白水平,有利于预防冠心病。

(7) 因雌激素可引起一定的液体潴留,故应注意与此有关的情况,如哮喘、癫痫、偏头痛及肾功能不全。

九、药物稳定性及贮藏条件

遮光、密封保存。

十、药物经济性评价

基本药物(片剂:0.5mg、1mg、2mg),医保甲类,《中国药典》(2020年版)收载。

炔　诺　酮

一、药品名称

1. 英文名　Norethisterone

2. 化学名　17β-羟基-19-去甲-17α-孕甾-4-烯-20-炔-3-酮

二、药品成分

炔诺酮

三、剂型与规格

炔诺酮片　0.625mg/片

炔诺酮滴丸　3mg/丸

四、适应证及相应的临床价值

炔诺酮片:用于月经不调、子宫功能出血、子宫内膜异位症、痛经或子宫内膜增长过速、经前期综合征以及闭经或围绝经期综合治疗等;单方或与雌激素合用能抑制排卵,作避孕药。

炔诺酮滴丸:用于女性短效避孕。

五、用法用量

1. 治疗子宫功能性出血　口服，每次 5mg，每 8 小时 1 次，连用 3 日，血止后，改为每 12 小时 1 次，7 日后改为每次 2.5~3.75mg 维持，连续用 2 周左右。

2. 痛经或子宫内膜增长过速　口服，每日 2.5mg，连续 20 天，下次月经周期第 5 日开始用药，3~6 个周期为一疗程。

3. 子宫内膜异位症　口服，每日 10~30mg，开始时每日 10mg，两周后增加 5mg，最高为每日 30mg，分次服，连续服用 6~9 个月。

4. 探亲避孕药　于探视前一天或者当日中午起服用 1 片，此后每晚服 1 片，至少连服 10~14 天，如果需要，可以接着改服短效口服避孕药。

5. 乳腺癌姑息治疗　口服剂量可达每日 60mg。

6. 闭经或围绝经期综合治疗　炔雌醇 0.025~0.05mg 或乙烯雌酚 0.5~1mg，每晚 1 次连服 20~22 天，最后 5 天合用本药，每日 2 次，每次 2.5mg。停药后 2~7 天出现撤退性出血。

7. 经前期综合征　于月经周期第 14 日起服用，每日 2.5~5mg，连服 10 天。

六、特殊人群用药

1. 孕妇　早孕妇女用药后，可使女胎外阴男性化，致婴儿先天性畸形，故妊娠头 4 个月内不宜使用本药，至少应在妊娠前 3 个月停药。美国 FDA 妊娠分级为：X 级。

2. 哺乳妇女　哺乳期妇女用药后可能减少乳汁分泌，故产后半年方可使用本药。

3. 肝功能不全者　禁用。

4. 肾功能不全/透析者　禁用。

七、药理学

1. 药效学及作用机制　炔诺酮为 19-去甲基睾酮衍生物，是一种口服有效的孕激素。其孕激素作用为炔孕酮的 5 倍，并有轻度雄激素和雌激素活性。能抑制下丘脑促黄体释放激素（LHRH）的分泌，并作用于腺垂体，降低其对 LHRH 的敏感性，从而阻断促性腺激素的释放，产生排卵抑制作用，因此主要与炔雌醇合用作为短效口服避孕药。单独应用较大剂量时，能使宫颈黏液稠度增加，以防止精子穿透受精，同时抑制子宫内膜腺体发育生长，影响孕卵着床，可作为速效探亲避孕药。

2. 药代动力学　炔诺酮片口服可从胃肠道吸收，T_{max} 为 0.5~4 小时，平均 1.17 小时，半衰期为 5~14 小时，血浆蛋白结合率 80%，作用持续至少 24 小时，生物利用度平均为 64%，吸收后大多与葡萄糖醛酸结合，由尿排出。

3. 药物不良反应

（1）内分泌/代谢：闭经、乳房胀感，停药后一般可自行消失；血糖升高。

（2）生殖：类早孕反应（恶心、呕吐、头昏、乏力、嗜睡等）及不规则出血，停药后一般可自行消失。

（3）皮肤：皮疹，停药后一般可自行消失。

（4）突破性出血：多发生在漏服药时，必要时可每晚加服炔雌醇 0.01mg，闭经。

（5）其他：过敏反应。

4. 药物相互作用　与氯霉素、氨苄青霉素、苯巴比妥、苯妥英钠、扑米酮、甲丙氨酯、氯氮䓬、对乙酰氨基酚及吡唑酮类镇痛药（保泰松）等同服可产生肝微粒体酶效应，加速炔诺酮在体内的代谢，导致避孕失败、突破性出血发生率增高，应予注意。

莫达飞尼、贝沙罗汀、灰黄霉素、异维 A 酸、奈韦拉平、奥卡西平、福利布汀、利福平：促进激素类避孕药的代谢清除，降低避孕效果，故不宜合用。确需合用时，建议加用非激素类避孕方式。

霉酚酸、吗替麦考酚酯：口服避孕药的 AUC 减少，故合用需谨慎，应考虑增加其他避孕措施。霉酚酸或吗替麦考酚酯启用之前、使用期间及停用后 6 周均应保证避孕方式有效。

阿维 A：可降低孕激素避孕药的避孕效果，故合用时应再加用两种可靠的避孕方式。

曲格列酮：诱导本药和炔雌醇的代谢，降低避孕效果，故不宜合用。

阿瑞吡坦：显著降低本药和炔雌醇的 AUC 和 C_{min}，致避孕失败。故激素类避孕药与阿瑞吡坦合用期间及阿瑞吡坦停药后 1 个月均需加用其他避孕措施。

大环内酯类抗生素（除罗红霉素）：可改变雌激素/孕激素类口服避孕药的肠肝循环，影响避孕效果，同时增加肝毒性反应的发生率。合用时应监测不良反应，或选用肝毒性较小的大环内酯类，避免使用依托红霉素；此外，建议加用物理性避孕措施。

非尔氨酯、奈非那韦：促进孕激素和雌激素代谢，致口服避孕药失效和月经期间出血，应考虑换用其他避孕方式。

安普那韦：含本药和炔雌醇的口服避孕药可使安普那韦的血药浓度下降，同时避孕药的血药浓度也可能改变。故服用安普那韦期间应采用非激素类避孕措施。

替马西泮、劳拉西泮：口服避孕药可促进上述药物的肝代谢，降低其药效，合用时需监测上述药物疗效。

阿托伐他汀：可使本药和炔雌醇的 AUC 增加，故应谨慎合用阿托伐他汀与口服避孕药（尤其是含本药和炔雌醇者）。

阿扎那韦：本药和炔雌醇的血药浓度升高，合用时建议口服避孕药的各成分采用最低有效剂量。

罗舒伐他汀：炔雌醇和甲基炔诺酮的血药浓度增高，合用时需监测避孕药的不良反应。

维生素 C：能增强口服避孕药的作用，每天口服 1g 维生素 C 可使炔雌醇的生物利用度从 40% 提高到 60%~70%。

环孢素：口服避孕药可抑制环孢素的代谢清除，致其毒性增强，应避免合用。

皮质激素（如地塞米松）：口服避孕药可降低皮质激素的清除率，延长其药理作用，故合用时需监测皮质激素的不良反应，酌情减小其用量。

阿普唑仑、地西泮、三唑仑：口服避孕药可抑制上述药物的代谢清除，致其毒性增强，合用时需监测不良反应。

拉莫三嗪：激素类避孕药可改变拉莫三嗪的血药浓度，故合用时需严密监测，酌情调整拉莫三嗪用量。

尼古丁：服用本药的吸烟妇女并发心血管疾病（如心肌梗死等）较不吸烟者多，故口服避孕药的妇女应停止吸烟，或吸烟妇女（特别是年龄>35岁者）不宜服用本药。

八、注意事项

1. 禁用　下列情况禁用：对本药过敏者，有心血管疾病和高血压，肝、肾功能不全，糖尿病，哮喘病，癫痫，偏头痛，未明确诊断的阴道出血，有血栓疾病或有血栓病史（晚期癌瘤治疗除外），胆囊疾病，孕妇及哺乳期妇女禁用。

其他禁忌证：乳房肿块，已知或怀疑有乳房及生殖系统恶性肿瘤（晚期癌瘤治疗除外）。

2. 慎用　子宫肌瘤、高血压、有肝、肾病史（作为避孕药使用）及精神抑郁或有此病史者慎用；妊娠4个月内慎用，不宜用作早孕试验。

3. 用药注意事项　作为避孕药使用时应注意：①哺乳期妇女服药后可能乳汁减少，故应于产后半年开始服用；人工流产者应于首次月经来潮的第5日开始用药。②漏服或迟服可能导致避孕失败，故必须每日定时服药。若有漏服，应在24小时内补服1次。③服药期间可能发生子宫内膜突破性出血，应仔细检查除外器质性疾病的可能。并可每日加服炔雌醇0.005～0.015mg，一般会有经量减少、经期偏短现象，不必处理。④用作短效口服避孕服药22天后，一般停药3～4天即来月经；若第7日仍无月经来潮，应开始服下一月的药。若连续停经2～3个月，应予停药，也可考虑加服炔雌醇每天0.005～0.01mg。⑤服用避孕药的吸烟妇女并发心血管疾病（脑卒中、心肌梗死等）较不吸烟者多，因此服用避孕药妇女应停止吸烟，或吸烟妇女（特别是年龄超过35岁者）不宜服用避孕药。

用药相关检查/监测项目：①用药前应全面查体，并特别注意乳腺、盆腔检查及宫颈细胞学检查；②长期或大量用药需注意检查肝功能和血电解质，并特别注意乳房检查；③本药可对体内血脂浓度和血糖产生不良影响，应定期检查血脂及监测血糖或尿糖；④本药还可改变人体凝血机制，有增加血栓发生的危险，建议定期检查凝血因子。

九、药物稳定性及贮藏条件

遮光、密封保存。

炔诺酮片：保存24个月或36个月。

十、药物经济性评价

医保乙类，《中国药典》（2020年版）收载。

黄 体 酮

一、药品名称

1. 英文名　Progesterone

2. 化学名　孕甾-4-烯-3,20-二酮

二、药品成分

黄体酮

三、剂型与规格

黄体酮胶丸　100mg/粒
黄体酮注射液　1ml：20mg
黄体酮胶囊　50mg/粒
黄体酮软胶囊　0.1g/粒
黄体酮栓　25mg/粒
黄体酮阴道缓释凝胶　8%（90mg）

四、适应证及相应的临床价值

先兆流产和习惯性流产、经前期紧张综合征、无排卵型功血和无排卵型闭经、与雌激素联合使用治疗更年期综合征。

五、用法用量

黄体酮胶丸：本品需在医生指导下单独或与雌激素周期使用。

黄体酮注射液：肌内注射。

（1）先兆流产：一般10～20mg，用至疼痛及出血停止。

（2）习惯性流产史者：自妊娠开始，每次10～20mg，每周2～3次。

（3）功能性子宫出血：用于撤退性出血血红蛋白低于7mg时，每日10mg，连用5天，或每日20mg连续3～4天。

（4）闭经：在预计月经前8～10天，每日肌内注射10mg，共5天；或每日肌内注射20mg，3～4天。

（5）经前期紧张综合征：在预计月经前12天注射10～20mg，连续10天。

六、特殊人群用药

1. 妊娠期　妊娠早期应用可能引起女性后代男性化。孕妇禁止口服本药，妊娠中、晚期不宜使用本药（可导致肝功能异常）。人工合成的孕酮对胎儿有致畸作用。须慎用。美国FDA妊娠分级为X级。

2. 哺乳期　本药可随乳汁分泌，哺乳期妇女仅在确有必要时使用。

3. 肾功能损害　肾功能不全者禁用。

4. 肝功能损害　严重肝功能不全或肝疾病者使用本药，可使症状恶化，故禁用。

七、药理学

1. 药效学及作用机制　在月经周期后期使子宫黏膜内腺体生长，子宫充血，内膜增厚，为受精卵植入做好准备。受精卵植入后则使之产生胎盘，并减少妊娠子宫的兴奋性，抑制其活动，使胎儿安全生长。与雌激素共同作用，促使乳房充分发育，为产乳作准备。使子宫颈口闭合，黏液减少变稠，使精子不易穿透；大剂量时通过对下丘脑的负反馈作

用,抑制垂体促性腺激素的分泌,产生抑制排卵作用。

2. 药代动力学

吸收:注射后 6～8 小时血药浓度达峰,以后逐渐下降,可持续 48 小时,72 小时消失。口服后经 1～3 小时血药浓度达峰值。由于迅速代谢而失活,故一般采用注射给药,但舌下含用或阴道、直肠给药也有效。经阴道黏膜吸收迅速,2～6 血药浓度达峰值。

代谢:本品口服后在肝内代谢,约 12% 代谢为孕酮二醇。

排泄:代谢物与葡萄糖醛酸结合随尿排出。

3. 药物不良反应　可有头晕、头痛、恶心、抑郁、乳房胀痛等。长期应用可引起子宫内膜萎缩、月经量减少,肝功能异常并容易发生阴道真菌感染。每日用量过高时可能有嗜睡,减量可避免。

4. 药物相互作用

(1) 苯巴比妥:苯巴比妥诱导肝微粒体酶,加速孕酮类化合物灭活,从而降低其作用。

(2) 食物:进食时口服本药,本药的生物利用度提高。

八、注意事项

1. 禁用　①对黄体酮或本品中其他成分过敏者;②阴道不明原因出血;③血栓性静脉炎、血管栓塞、脑卒中或有既往病史者;④乳腺肿瘤或生殖器肿瘤;⑤严重肝功能不全或肝疾病者;⑥孕妇禁止口服给药。

2. 慎用　肾病、心脏病水肿、高血压的患者。

3. 用药注意事项

(1) 用药前应进行乳房、盆腔等检查。长期用药需要注意检查肝功能,特别注意乳房检查。

(2) 服药后某些患者可出现短暂的眩晕,不宜驾驶交通工具或操作机器。

九、药物稳定性及贮藏条件

遮光,密封保存。

十、药物经济性评价

基本药物(注射剂:1ml：10mg、1ml：20mg),医保甲类(黄体酮注射剂),医保乙类(黄体酮口服常释剂型、黄体酮栓剂),《中国药典》(2020 年版)收载。

孕三烯酮

一、药品名称

1. 英文名　Gestrinone

2. 化学名　D-18 甲基-17α-乙炔基-17β 羟基-4,9,11-雌甾三烯-3-酮

二、药品成分

孕三烯酮

三、剂型与规格

孕三烯酮胶囊　2.5mg/粒

孕三烯酮片剂　10mg/片

四、适应证及相应的临床价值

用于子宫内膜异位。

五、用法用量

成人:口服,用于子宫内膜异位症,一般为每次 2.5mg(1 粒),每周 2 次,第 1 次于月经第 1 天服用,3 天后服用第 2 次,以后每周相同时间服用。

六、特殊人群用药

1. 妊娠期　孕妇禁用。

2. 哺乳期　哺乳期妇女禁用。

七、药理学

1. 药效学及作用机制　本品具有激素和抗激素的复杂特性,即它具有较强的抗孕激素和抗雌激素活性,又有很弱的雌激素和雄激素作用。动物实验表明它能抑制孕激素分泌,也具有黄体酮对子宫内膜的作用,使子宫内膜及异位病灶细胞失活、退化,从而导致异位病灶萎缩。其抗生育作用可能是抑制排卵及抑制子宫内膜发育,改变宫颈黏液性质,影响卵子运行速度及拮抗内膜孕酮受体,从而干扰孕卵着床。

2. 药代动力学　口服吸收快,于给药后 2.8 小时和 3 小时血药浓度达峰值,血浆消除半衰期 $t_{1/2}$ 为 24 小时,长期用药体内无药物蓄积现象。本品主要是通过羟基作用进行重要的肝内代谢,形成成对结合的代谢产物。

3. 药物不良反应　少数人有头晕、乏力、胃部不适、痤疮、多毛及脂溢性皮炎、腿肿、体重增加、乳房缩小松弛等;也有月经周期缩短或延长、闭经、经量减少、不规则出血,但一般会自行减少。突破性出血发生率约 5%。国内临床观察见有氨基转移酶升高。

4. 药物相互作用　同时服用利福平或抗癫痫药,能加速孕三烯酮的代谢。

八、注意事项

1. 禁用　孕妇、哺乳期妇女、严重心、肝或肾功能不全者,以及既往在使用雌激素治疗时有发生代谢或血管疾病患者禁用。

2. 用药注意事项　①治疗前妇女必须排除怀孕的可能。②服药期间要定期检查肝功能。氨基转移酶轻度升高者,服用保肝药,可继续治疗。如氨基转移酶明显升高且服保肝药也无效时则应停止治疗。③整个治疗期间须采取严格的避孕措施(禁用口服避孕药),一旦发现怀孕,应停止治疗。④对伴高血脂患者,应监测 GPT、GOT、胆固醇等水平,对糖尿病患者应监测血糖水平。⑤本品可引起体液潴留,故对心、肾功能不全者应密切观察。⑥如果发生一次漏服,应立即补充 2.5mg(1 粒),再继续按时用药(例如每周一、四

服药的患者发生周一漏服,可立即在周二或周三补服,周四仍按期服药,其后仍按每周一、四继续服药);对于多次漏服,应暂停服药,待下次月经周期第一天重新开始服药。本品疗程为 6 个月。

九、药物稳定性及贮藏条件

避光,密闭保存。24 个月/36 个月。

十、药物经济性评价

医保乙类。

丙 酸 睾 酮

一、药品名称

1. 英文名　Testosterone Propionate
2. 化学名　17β-羟基雄甾-4-烯-3-酮丙酸酯

二、药品成分

丙酸睾酮

三、剂型与规格

丙酸睾酮注射液　(1)1ml:10mg;(2)1ml:25mg;(3)1ml:50mg;(4)1ml:100mg

四、适应证及相应的临床价值

1. 男性性功能降低。
2. 男性青春期发育迟缓。
3. 绝经女性晚期乳腺癌姑息性治疗。
4. 妇科疾病如月经过多、子宫肌瘤。
5. 老年性骨质疏松以及再生障碍性贫血等。

五、用法用量

1. 儿童　肌内注射,男性青春期发育延缓,每次 12.5~25mg,每周 2~3 次,疗程不超过 4~6 个月。
2. 成人　肌内注射。
(1)男性性腺功能低下的激素替代治疗:每次 25~50mg,每周 2~3 次。
(2)雄激素缺乏症:每次 10~50mg,每周 2~3 次。
(3)功能性子宫出血:每次 25~50mg,每日 1 次,共 3~4 次。
(4)月经过多或子宫肌瘤:每次 25~50mg,每周 2 次。
(5)女性乳腺癌及乳癌骨转移:每次 50~100mg,隔日 1 次,疗程 2~3 个月。
(6)再生障碍性贫血:每次 100mg,每日或隔日 1 次,疗程应在 3~6 个月以上。
(7)老年性骨质疏松症:每次 25mg,每周 2~3 次,疗程 3~6 个月。

六、特殊人群用药

1. 妊娠期　孕妇禁用。

2. 哺乳期　哺乳期妇女禁用。

七、药理学

1. 药效学及作用机制　本药的雄激素作用于蛋白同化作用之比为 1:1。进入人体后先经 5α-还原酶转化为双氢睾酮(dihydrotestosterone),以后再与细胞受体结合进入细胞核,与染色质作用,激活 RNA 多聚酶,促进蛋白质合成和细胞代谢。本药可促进青春期男性第二性征发育;对成年男性除维持第二性征和性功能外,还可抑制内源性促性腺激素的分泌,使男性睾丸萎缩。本药也可抑制女性子宫内膜增生。

此外,本药可通过促红细胞生成素刺激红细胞的生成和分化。长时间用药,对粒细胞系统及巨核细胞系统可有影响。对骨髓造血功能的作用是通过刺激肾分泌促红细胞生成素而间接起作用的,也可能是直接刺激骨髓,促进血红蛋白合成。

2. 药代动力学
吸收:肌内注射本药后,吸收较慢,起效时间为 2~4 日。
分布:在血中,98% 的药物与血浆蛋白结合,仅 2% 为游离状态。
代谢:半衰期为 10~20 分钟。本药大部分在肝内代谢转化成活性较弱的雄酮及无活性的 5β-雄酮,代谢产物的 90% 与葡糖醛酸及硫酸结合后随尿排出。
清除:约 6% 非结合代谢产物由胆汁排出,其中少部分仍可再吸收,形成肠肝循环。

3. 药物不良反应
(1)代谢/内分泌系统:可见水钠潴留。妇女久用,可出现男性化表现,如多毛、痤疮、闭经、阴蒂增大、声音变粗等。
(2)生殖系统:成年男性久用,可出现性功能减退、无精子产生。
(3)肝:可出现肝功能损害,但不及甲睾酮和司坦唑醇多见。
(4)其他:①过敏反应;②头晕;③注射部位可出现疼痛、硬结、感染及荨麻疹。

4. 药物相互作用
(1)与抗凝血剂合用,可加强抗凝作用。
(2)与肾上腺皮质激素合用,可加重水肿。
(3)与巴比妥类药物合用,可使本药代谢加快,疗效降低。

八、注意事项

1. 禁用　①对本药过敏者;②前列腺疾病(如前列腺癌)及男性乳房疾病患者;③孕妇;④哺乳期妇女。
2. 慎用　①青春期前儿童;②心脏病患者;③肝、肾疾病患者。
3. 用药注意事项
(1)本药应做深部肌内注射,不能用于静脉注射。注射时将皮肤横向撑开,否则药液不易被吸收或会溢出皮肤。长期用药应注意更换注射部位。

（2）注射液如有结晶析出,可加温溶解后再用。

（3）由于本药与其他睾酮制剂作用时间不同,因此一般不可换用。

（4）用药后如出现过敏反应,应立即停药;用药期间如发现肝功能损害,也应及时停药。

（5）用于乳腺癌治疗时,3个月内应有效;若病情仍进展,应立即停药。

九、药物稳定性及贮藏条件

贮法:避光、密闭保存。18个月。

十、药物经济性评价

基本药物(注射剂:1ml:25mg),医保甲类,《中国药典》(2020年版)收载。

甲 睾 酮

一、药品名称

1. 英文名　Methyltestosterone
2. 化学名　17α-甲基-17β-羟基雄甾-4-烯-3-酮

二、药品成分

甲睾酮

三、剂型与规格

甲睾酮含片　（1）5mg/片;（2）10mg/片

甲睾酮片　5mg/片

四、适应证及相应的临床价值

1. 男性　男性性腺功能减退症、无睾症及隐睾症。
2. 女性　主要利用其对抗雌激素的效应,用于与雌激素升高有关的疾病,如子宫肌瘤、月经过多等。亦可用于子宫内膜异位症,绝经后1~5年有骨转移的晚期乳腺癌的姑息治疗,以及绝经期前雌激素受体(ER)、孕激素受体(PR)阳性的乳腺癌患者。还可用于产后乳房胀痛或充血。
3. 用于老年性骨质疏松症及儿童再生障碍性贫血等。

五、用法用量

1. 儿童　再生障碍性贫血,口服给药,每日1~2mg/kg,分1~2次服用。
2. 成人
（1）男性性腺功能减退:①舌下含服每次5mg,每日2次;②口服给药同“舌下含服”项。
（2）绝经期后女性晚期乳腺癌的姑息性治疗:①舌下含服每次25mg,每日1~4次。如对治疗有反应,2~4周后,用量可减至每次25mg,每日2次;②口服给药同“舌下含服”项。

（3）月经过多或子宫肌瘤:舌下含服,每次5~10mg,每日2次,每月剂量不可超过300mg。

3. 老年人　老年男性患者应用本药,患前列腺增生及前列腺癌的危险可能增加,故不适用于老年患者。

六、特殊人群用药

1. 妊娠期
（1）本药可能导致女性胎儿雄性化,有阴蒂肥大、阴唇黏合、泌尿生殖窦缺陷、阴道闭锁和外阴性别不明的报道,孕妇禁用。
（2）美国食品药品管理局(FDA)对本药的妊娠安全性分级为X级。

2. 哺乳期　尚不明确本药是否随乳汁排泄,哺乳期妇女禁用。

3. 肾功能损害　肝功能不全禁用。

4. 肝功能损害　肾功能不全禁用。

5. 其他人群　糖尿病患者:此类患者应用本药,可降低血糖,因此应减少胰岛素的用量。

七、药理学

1. 药效学及作用机制　本药为合成的雄激素,是睾酮的17α-甲基衍生物,其作用与天然睾丸素相同,但口服有效,雄激素作用与蛋白同化作用之比为1:1。本药能促进男性性器官的发育,维持第二性征;促进蛋白质和骨质的合成,使蛋白质的分解降低;促进红细胞刺激因子生成而使红细胞和血红蛋白增加,并刺激骨髓造血功能。儿童期服用能够加速身体的增长,但骨成熟相对提前。

本药能对抗雌激素的作用,抑制子宫内膜增生;并抑制卵巢及垂体的功能。同时,外源性雄激素可反馈抑制黄体生成素(LH)而使内源性雄激素分泌减少;大剂量应用本药,可反馈抑制卵泡刺激(FSH)使精子合成受限。

此外,本药可引起氮、钠、钾、磷的潴留,使肾分泌钙减少。

2. 药代动力学

吸收:本药经胃肠道和口腔黏膜吸收。

分布:口服10mg后1~2小时,血药浓度达峰值。

代谢:由于口服经肝代谢而失活,故舌下含服的疗效比口服高2倍,剂量可减半。

清除:药物体内代谢较睾酮慢,代谢产物(多数为结合型)和给药量的5%~10%以原型随尿排出。半衰期为2.5~3.5小时。

3. 药物不良反应

（1）心血管系统:如患者原有心、肾、肝疾病,服用本药后可导致水钠潴留,并可伴有充血性心力衰竭。

（2）代谢/内分泌系统:乳腺癌患者服用本药后可引起血钙过高。

（3）泌尿生殖系统:女性可见闭经、月经紊乱。男性可见睾丸萎缩、精子生成减少、精液减少。

（4）肝:长期大剂量服用易致胆汁淤积性肝炎,出现黄疸、肝功能异常。

（5）胃肠道:舌下给药可致口腔炎,表现为疼痛、流涎等症状。

（6）皮肤:女性可见痤疮、多毛。

（7）其他:女性可见声音变粗。

4. 药物相互作用

（1）抗凝血药物（如华法林）:合用可增强此类药物的疗效,增加出血的危险性。

（2）环孢素:合用可加重环孢素的不良反应。

（3）肾上腺皮质激素:合用加重水肿。

（4）氨苄西林、卡马西平、苯巴比妥、苯妥英钠、扑米酮、利福平合用可使本药的疗效降低。

八、注意事项

1. 禁用　①对本药过敏者;②前列腺癌患者;③男性乳腺癌患者(国外资料);④孕妇;⑤哺乳期妇女。

2. 慎用　①心功能不全者;②高血压患者;③肝、肾功能不全者;④前列腺增生患者;⑤糖尿病患者。

3. 用药注意事项

（1）不良反应的处理方法:用药后出现过敏反应、血钙过高、肝功能异常、女性男性化征象或月经异常、男性睾丸或精液异常,均应停药;如出现水肿（伴有或不伴有充血性心力衰竭）,应停药并加用利尿药。

（2）用药前后及用药时应当检查或监测:①女性用药需监测其可能出现的男性化征象;②用药期间应定期检查肝功能。

（3）给药说明:①糖尿病患者应用本药,能够降低血糖,因此应减少胰岛素的用量;②本药可减少甲状腺结核球蛋白,使甲状腺激素作用增强;③用药后如出现过敏反应、血钙过高、肝功能异常、女性男性化征象或月经异常、男性睾丸或精液异常,均应停药;如出现水肿（伴有或不伴有充血性心力衰竭）,应停药并加用利尿药。

九、药物稳定性及贮藏条件

遮光,密闭保存。

十、药物经济性评价

《中国药典》(2020 年版)收载。

2　抗早产药

沙丁胺醇

参见（第四章　呼吸系统药物 3　平喘药）

硝苯地平

参见（第三章　心血管系统药物 8　钙通道阻滞药）

吲哚美辛

一、药品名称

1. 英文名　Indometacin

2. 化学名　2-甲基-1-(4-氯苯甲酰基)-5-甲氧基-1*H*-吲哚-3-乙酸

二、药品成分

吲哚美辛

三、剂型与规格

吲哚美辛胶囊　25mg/粒

吲哚美辛缓释胶囊　30mg/粒

吲哚美辛控释胶囊　25mg/粒;75mg/粒

吲哚美辛栓剂　25mg/只;50mg/只;100mg/只

四、适应证及相应的临床价值

关节炎,可缓解类风湿关节炎、骨性关节炎、强直性脊柱性炎及莱特尔(Reiter)综合征等的症状,使疼痛和肿胀减轻,及关节活动功能改善,但不能控制疾病过程的进度。

痛风,可用于缓解急性痛风性关节炎的疼痛及炎症,但不能纠正高尿酸血症,不适用于慢性痛风的长期治疗。

滑囊炎、肌腱炎及肩周炎等非关节软组织炎症,在应用一般药无效时可试用。

高热的对症解热,可迅速大幅度短暂退热。

偏头痛、痛经、手术后痛及创伤后痛等的镇痛对症治疗。

用于妊娠 32 周前的早产。

五、用法用量

1. 儿童　常规口服给药每日 1.5~2.5mg/kg,分 3~4 次服。

2. 成人　口服给药。

（1）抗风湿:①普通制剂,起始剂量为每次 25~50mg,每日 2~3 次。最大剂量为每日 150mg,分 3~4 次服。②缓释片,每次 75mg,每日 1 次,整片吞服。必要时可增至每次 75mg,每日 2 次。③控释片,通常为每次 75mg,每日 1 次,或每次 25mg,每日 2 次。用于类风湿关节炎时,起始剂量为每次 50~75mg,每日 1 次;1 周后逐渐增加 25~50mg。最大剂量不超过每日 200mg。

（2）抗痛风、镇痛:首剂为 25~50mg;然后每次 25mg,每日 3 次,直到疼痛缓解。

（3）退热:每次 6.25~12.5mg,每日不超过 3 次。

（4）抗早产:起始剂量为 50~100mg 经阴道或直肠给药,也可口服,然后每 6 小时给 25mg,可维持 48 小时。

外用:栓剂直肠给药,每次 50~100mg。如发热或疼痛持续,可间隔 4~6 小时重复用药 1 次,24 小时不超过 200mg。通常 10 日为一个疗程。乳膏贴膏等通常每次 25~75mg 每日 1 次。

六、特殊人群用药

1. 妊娠期　本药用于妊娠晚期,可使胎儿动脉导管闭锁引起持续性肺动脉高压。FDA 分级为 C 级,表明动物繁殖性研究证明该药品对胎儿有毒副作用,但尚未对孕妇进行充分严格的对照研究,并且孕妇使用该药品的治疗获益可能胜于其潜在危害。

2. 哺乳期　本药可经血液分泌入乳汁,对婴儿产生不良反应,哺乳妇女禁用。

3. 肾功能损害　对有肾功能和肝功能不全的患者,应注意监测用药前后变化。

4. 肝功能损害　注意监测用药前后肝功能变化。

七、药理学

1. 药效学及作用机制　吲哚美辛为非甾体抗炎药,具有抗感染、解热及镇痛作用。其作用机制为抑制环氧酶而减少前列腺素的合成,抑制炎症组织痛觉神经冲动的形成,抑制子宫收缩,以及抑制炎性反应,包括抑制白细胞的趋化性及溶酶体酶的释放等;还可作用于下视丘体温调节中枢,引起外周血管扩张及出汗,使散热增加,从而产生退热作用。

2. 药代动力学　口服吸收迅速而完全,4 小时可达给药量的 90%;直肠给药更易吸收。口服后 1～4 小时达血药峰浓度。血浆蛋白结合率为 99%。少量吲哚美辛可透过血脑脊液屏障,并可透过胎盘。药物经肝代谢为去甲基化物和去氯苯甲酰化物,代谢物又可水解为吲哚美辛重新吸收而再次循环。药物半衰期平均为 4.5 小时。药物 60% 经肾排泄,其中 10%～20% 为原型,33% 从胆汁排泄,其中 1.5% 为原型药;也可经乳汁分泌。

3. 药物不良反应　常规使用时吲哚美辛主要不良反应有消化不良,胃肠功能紊乱、恶心、呕吐、胃炎、胃痛、胃烧灼感,腹痛、腹泻、胃溃疡、十二指肠溃疡、食管溃疡、胃肠出血(消化道出血)、肠穿孔、厌食、肝炎;中枢神经系统:头痛、头晕、眩晕、焦虑及失眠等,严重者可有精神行为障碍或抑郁、抽搐、昏迷、人格解体;心血管系统:高血压;肾:血尿、水肿、肾功能不全,肾毒性损害、间质性肾炎、肾病综合征、肾衰竭在老年人多见;皮肤:瘙痒、荨麻疹、脉管炎、红斑,各型皮疹,最严重的为大疱性多形红斑(Stevens-Johnson 综合征);全身性:耳鸣、血液病、造血系统受抑制而出现再生障碍性贫血,白细胞减少或血小板减少等;视觉异常、眼部疼痛、角膜沉着、视网膜障碍、水肿、瘙痒;过敏反应,哮喘,血管性水肿及休克等。

当用于早产治疗时不良反应涉及母体及胎儿两方面,母体方面主要为恶心、胃酸反流、胃炎等;胎儿方面,妊娠 32 周前使用或使用时间不超过 48 小时,则副作用较小;否则可引起胎儿动脉导管提前关闭,也可因减少胎儿肾血流量而使羊水量减少,因此,妊娠 32 周后用药需要检测羊水量及胎儿动脉导管宽度。当发现胎儿动脉导管狭窄时立即停药。

4. 药物相互作用　与对乙酰氨基酚长期合用可增加肾毒性,与其他非甾体抗炎药同用时消化道溃疡的发病率增高。

与阿司匹林或其他水杨酸盐同用时并不能加强疗效,而胃肠道不良反应则明显增多,由于抑制血小板聚集的作用加强,可增加出血倾向。

饮酒或与皮质激素、促肾上腺皮质激素同用,可增加胃肠道溃疡或出血的危险。

与洋地黄类药物同用时,本品可使洋地黄的血药浓度升高(因抑制从肾的清除)而增加毒性,因而需调整洋地黄剂量。

与肝素、口服抗凝血药及溶栓药合用时,因本品与之竞争性结合蛋白,使抗凝作用加强。同时本品有抑制血小板聚集作用,因此有增加出血的潜在危险。

本品与胰岛素或口服降血糖药合用,可加强降糖效应,须调整降血糖药物的剂量。

与呋塞米同用时,可减弱后者排钠及抗高血压作用。其原因可能是抑制了肾内前列腺素的合成。本品还有阻止呋塞米、布美他尼及吲达帕胺等对血浆肾素活性增强的作用,对高血压患者评议其血浆肾素活性的意义时应注意此点。

与氨苯蝶啶合用时可致肾功能减退(肌酐清除率下降、氮质血症)。

本品与硝苯地平或维拉帕米同用时,可致后两者血药浓度增高,因而毒性增加。

丙磺舒可减少本品自肾及胆汁的清除,增高血药浓度,使毒性增加,合用时须减量。

与秋水仙碱、磺吡酮合用时可增加胃肠溃疡及出血的危险。

与锂盐同用时,可减少锂自尿排泄,使血药浓度增高,毒性加大。

本品可使甲氨蝶呤血药浓度增高,并延长高血浓度时间。正在用本品的患者如需作中或大剂量甲氨蝶呤治疗,应于 24～48 小时前停用本品,以免增加其毒性。

与抗病毒药齐多夫定同用时,可使后者清除率降低,毒性增加。同时本品的毒性也增加,故应避免合用。

八、注意事项

1. 禁用　活动性溃疡病、溃疡性结肠炎及病史者,癫痫、帕金森病及精神病患者,肝肾功能不全者,对本品或对阿司匹林或其他非甾体抗炎药过敏者,血管神经性水肿或支气管哮喘者禁用。已知对本品过敏的患者。服用吲哚美辛、阿司匹林或其他非甾体抗炎药后诱发哮喘、荨麻疹或过敏反应的患者。禁用于冠状动脉搭桥手术(CABG)围手术期疼痛的治疗。有应用非甾体抗炎药后发生胃肠道出血或穿孔病史的患者,有胃肠道损伤的患者。有活动性消化道溃疡/出血,或者既往曾复发溃疡/出血的患者。重度心力衰竭患者。肾功能不全者、哺乳妇女和 14 岁以下小儿。血友病、其他出血性疾病、血管性水肿、支气管痉挛的患者。

2. 慎用　本品由肝代谢,经肾排泄,对肝肾均有一定毒性,故肝、肾功能不全时应慎用或禁用;因本品可使出血时间延长,加重出血倾向,故血友病及其他出血性疾病患者应慎用,此外,本品对造血系统有抑制作用,再生障碍性贫血、粒细胞减少等患者也应慎用。

3. 用药注意事项　本药能掩盖感染疾病的先兆和症状,应注意避免抗感染治疗被延迟。本药不能纠正高尿酸血症,不适用于慢性痛风的长期治疗,并且不宜与阿司匹林合用。应先使用最小有效剂量,血象及肝、肾功能。长期用药者应定期进行眼科检查,本品能导致角膜沉着及视网膜改变(包括黄斑病变)。遇有视力模糊时应立即做眼科检查。服用吲哚美辛后如出现眩晕,不应驾驶车辆或操作机器。

九、药物稳定性及贮藏条件

本药适合餐后服或与食物或制酸药同服,以减少药物对胃肠道的刺激。遮光密封,于阴凉处保存。

吲哚美辛缓释胶囊、肠溶片保质期36个月、吲哚美辛缓释栓剂保质期24个月。

十、药物经济性评价

基本药物(吲哚美辛栓剂:25mg、50mg、100mg),医保甲类(栓剂),医保乙类(口服常释剂型、缓释控释剂型、缓控释颗粒剂)。

3　促性腺激素

绒 促 性 素

一、药品名称

1. 英文名　Chorionic Gonadotrophin
2. 化学名　人绒毛膜促性腺激素

二、药品成分

绒促性素

三、剂型与规格

注射用绒促性素　(1)500单位/瓶;(2)1 000单位/瓶;(3)2 000单位/瓶;(4)3 000单位/瓶;(5)5 000单位/瓶

四、适应证及相应的临床价值

1. 青春期前隐睾症的诊断和治疗。
2. 垂体功能低下所致的男性不育,可与尿促性素合用。长期促性腺激素功能低下者,还应辅以睾酮治疗。
3. 垂体促性腺激素不足所致的女性无排卵性不孕症,常在氯米芬治疗无效后,联合应用本品与绝经后促性腺激素合用以促进排卵。
4. 用于体外受精以获取多个卵母细胞,需与绝经后促性腺激素联合应用。
5. 女性黄体功能不全的治疗。
6. 功能性子宫出血、妊娠早期先兆流产、习惯性流产。

五、用法用量

1. 儿童

(1) 发育性迟缓者睾丸功能测定,肌内注射2 000单位,每日1次,连续3日。

(2) 青春期前隐睾症,肌内注射1 000~5 000单位,每周2~3次,出现良好效应后即停用。总注射次数不多于10次。

2. 成人

(1) 男性促性腺激素功能不足所致性腺功能低下,肌内注射1 000~4 000单位,每周2~3次,持续数周至数月。为促发精子生成,治疗需持续6个月或更长,若精子数少于500万/ml,应合并应用尿促性素12个月左右。

(2) 促排卵,为女性无排卵性不孕或体外受精,与绝经后促性素末次给药后1天或氯米芬末次给药后5~7天肌内注射每次5 000~10 000单位,连续治疗3~6周期,如无效应停药。

(3) 黄体功能不全,于经期15~17天排卵之日起隔日注射每次1 500单位,连用5次,可根据患者的反应作调整。妊娠后,须维持原剂量直至7~10孕周。

(4) 功能性子宫出血,1 000~3 000单位,肌内注射。习惯性流产、妊娠先兆流产1 000~5 000单位,肌内注射。

3. 老年人　老年人用药应减量。

六、特殊人群用药

1. 妊娠期　禁用。
2. 哺乳期　禁用。
3. 肾功能损害　慎用。
4. 肝功能损害　尚不明确。
5. 儿童用药　应注意可能引起性早熟、骨端早期闭锁。
6. 老年用药　老年患者应考虑潜在诱发与雄激素有关的肿痛的可能性,并由于生理功能低下而减量。

七、药理学

1. 药效学及作用机制　绒促性素与垂体分泌的促黄体素作用极相似,对女性能促进和维持黄体功能,使黄体合成孕激素:与具有卵泡成熟激素(FSH)成分的尿促性素合用,可促进卵泡生成和成熟,并可模拟生理性的促黄体素的高峰而触发排卵。对男性能使垂体促性腺激素功能不足者的睾丸产生雄激素,促使隐睾症儿童的睾丸下降和男性第二性征的发育。

2. 药代动力学　$t_{1/2}$为双相,分别为11小时和23小时,血药浓度达峰时间约12小时,120小时后降至稳定的低浓度,给药32~36小时内发生排卵。24小时内10%~12%的原型经肾随尿排出。

3. 药物不良反应

(1) 用于促排卵时,较多见者为诱发卵巢囊肿或轻到中度的卵巢肿大,伴轻度胃胀、胃痛、盆腔痛,一般可在2~3周内消退,少见者为严重的卵巢过度刺激综合征,由于血管通透性显著提高而致体液在胸腔、腹腔和心包腔内迅速大量积聚引起多种并发症,如血容量降低、电解质紊乱、血液浓缩、腹腔出血、血栓形成等。临床表现为腹部或盆腔部剧烈疼痛、消化不良、浮肿、尿量减少、恶心、呕吐或腹泻,气促、下肢肿胀等。往往发生在排卵后7~10天或治疗结束后,反应严重可危及生命。

(2) 用于治疗隐睾症时偶可发生男性性早熟,表现为痤疮、阴茎或睾丸增大、阴毛生长增多、身高生长过快。

(3) 较少见的不良反应有:乳房肿大、头痛、易激动、精神抑郁、易疲劳。

(4) 偶有注射局部疼痛、过敏性皮疹。

(5) 用本品促排卵可增加多胎率或新生儿发育不成熟、早产等。

4. 药物相互作用　与脑下垂体促性腺激素合并用药时(如HMG),可能使不良反应增加,应慎用。

八、注意事项

1. 禁用　怀疑有垂体增生或肿瘤、前列腺癌或其他与雄激素有关的肿瘤患者禁用(有促进作用)。性早熟者、诊断未明的阴道流血、子宫肌瘤、卵巢囊肿或卵巢肿大、血栓性静脉炎、对性腺刺激素有过敏史患者都禁用。

2. 慎用　前列腺肥大、哮喘、癫痫、心脏病、偏头痛、肾功能损害、运动员、高血压患者慎用。

3. 用药注意事项

(1) 本品可促排卵,可增加多胎率,而使新生儿发育不成熟,并有发生早产之虞。

(2) 发现卵巢过度刺激综合征及卵巢肿大,胸腔积液、腹水等合并症时应停药或征求医生意见。

(3) 使用前应向患者说明有多胎妊娠的可能性。使用中询问不良反应和定期进行有关的临床检查。

(4) 对妊娠试验可出现伪阳性,应在用药后10天后进行检查。

(5) 用药期间需注意以下随访检查:①用于诱导排卵时,用药前应作卵巢超声检查,检查卵泡的数量和大小,雌激素浓度开始上升后,应每天复查,了解卵泡成熟情况并减少卵巢过度刺激综合征的发生;每天测量基础体温,如有排卵可出现双相体温;在用绝经后促性素后需测雌激素水平,在雌激素高峰出现后24小时开始用绒促性素触发排卵,测定雌激素也可监测卵巢过度刺激的情况。孕酮的测定和宫颈黏液检查,也有助于了解卵泡成熟程度或是否已有排卵。②用于男性性腺功能低下症。测定血清睾酮含量,既可排除其他原因所致的性腺功能低下,也可以用来评价疗效。此外,精子计数及精子活力的检测亦可用以评价疗效。

(6) 除了男性促性腺激素功能不足、为促发精子生成以外,其他情况本品不宜长期连续使用。

(7) 治疗隐睾症时,偶可发生性早熟,而使骨骺提前闭合,致最终不能达到成人的高度。

九、药物稳定性及贮藏条件

本品应用前临时配制。密闭,在凉暗处(避光不超过20℃)保存。有效期为36个月。

十、药物经济性评价

基本药物(注射用无菌粉末:500单位、1000单位、2000单位、5000单位),医保甲类(绒促性素注射液),《中国药典》(2020年版)收载。

尿 促 性 素

一、药品名称

1. 英文名　Menotropins
2. 化学名　尿促性腺激素

二、药品成分

本品为绝经妇女尿中提取的促性腺激素,主要含卵泡刺激素和黄体生成素,两者比值约为1。

三、剂型与规格

注射用尿促性素　以卵泡刺激素效价计:① 75单位;②150单位

四、适应证及相应的临床价值

与绒促性素合用,用于促性腺激素分泌不足所致的原发性或继发性闭经、无排卵所致的不孕症等。

五、用法用量

1. 儿童　禁用。

2. 成人　溶于1~2ml氯化钠注射液,肌内注射。起始(或周期第5天起)每次75~150单位,每日1次。7日后视患者雌激素水平和卵泡发育情况调节剂量。若卵巢无反应,则自第2周其每隔7日增加75单位,但每次剂量最多不超过225单位,直至卵泡成熟后改用绒促性素10 000单位,一次肌内注射诱导排卵。对注射3周后卵巢无反应者,则停止用药。

3. 老年人　禁用。

六、特殊人群用药

1. 妊娠期　孕妇禁用。
2. 哺乳期　哺乳期妇女禁用。
3. 肾功能损害　尚不明确。
4. 肝功能损害　尚不明确。

七、药理学

1. 药效学及作用机制　本品为促性腺激素类药。主要具有促卵泡生成素的作用,促进卵巢中卵泡发育成熟和睾丸生产并分泌甾体激素。使女性子宫内膜增生,男性促进精曲小管发育、生精细胞分裂和精子成熟。

2. 药代动力学　本品肌内注射能吸收,血药浓度达峰时间为4~6小时,给药后血清雌二醇在18小时达峰,静注本品150单位后,药物的C_{max}为24单位/L,在15分钟达峰,消除为双相,主要经肾排泄,未见报道母乳中有分泌。

3. 药物不良反应 主要为卵巢过度刺激综合征,表现为下腹不适或胀感、腹痛、恶心、呕吐、卵巢增大。严重可致胸闷、气急、尿量减少、胸腔积液、腹水甚至卵泡囊肿破裂出血等。此外尚有多胎妊娠和早产等。

八、注意事项

1. 禁用 过敏、卵巢早衰、绝经、原因不明的阴道出血、子宫肌瘤、卵巢囊肿、卵巢增大。孕妇禁用。

2. 慎用 哮喘、心脏病、癫痫、肾功能不全、垂体肿瘤或肥大、甲状腺或肾上腺皮质功能减退患者慎用。运动员慎用。

3. 用药注意事项 应在有经验的妇科内分泌医生指导下用药。用药期间应定期进行全面检查:B型超声波(监测卵泡发育)、宫颈黏液检查、雌激素水平测定和每日基础体温测量。如出现重度卵巢过度刺激综合征,应立即停药。

九、药物稳定性及贮藏条件

本品较稳定,有效期 24 个月。遮光,密闭,在阴凉处(不超过 20℃)。

十、药物经济性评价

医保乙类,《中国药典》(2020 年版)收载。

4 GnRH 激动剂

戈 那 瑞 林

一、药品名称

1. 英文名 Gonadorelin
2. 化学名 5-氧代脯氨酰-L-组氨酰-L-色氨酰-L-丝氨酰-L-酪氨酰-甘氯酰- L-亮氨酰-L-精氨酰-L-脯氨酰-甘氨酰胺

二、药品成分

戈那瑞林

三、剂型与规格

注射用戈那瑞林(冻干) (1)25μg/瓶;(2)100μg/瓶

四、适应证及相应的临床价值

1. 用作垂体兴奋试验,以鉴别诊断生育障碍病因(下丘脑性或垂体性)。如性腺萎缩导致的性腺功能不足、乳溢性闭经、原发性和继发性闭经、绝经和早熟绝经、垂体肿瘤、垂体的器官损伤和事实上的下丘脑功能障碍等。

2. 用于治疗下丘脑异常所致无排卵女性不育,或男性生精异常所致不育。

3. 用于垂体肿瘤手术或放疗后残留垂体促性腺激素功能的评估。

4. 用于下丘脑病变所致的青春期发育延缓。

5. 用于治疗激素依赖性前列腺癌和乳腺癌、子宫内膜异位症。

五、用法用量

1. 儿童 可用于协助儿童下丘脑-垂体-性腺功能障碍的诊断。单次给药可 2.5μg/kg,最大到 100μg,皮下或静脉给药。

2. 成人

(1) 静脉注射:①垂体兴奋试验。临用前将本品注射剂用氯化钠注射液 2ml 溶解,女性每次 25μg,男性每次 100μg,静脉注射,分别在注入前、注入后 25 分钟、45 分钟、90 分钟、180 分钟时各抽血 3ml,取血清保存,进行放射免疫测定 LH 及 FSH,从而进行鉴别诊断。正常情况下,注射 25~45 分钟时,LH 达峰值,为基值的 3 倍以上,FSH 峰值出现较迟,为基值的 2 倍以上。有垂体疾病时反应较低。下丘脑异常时反应正常或高亢。②下丘脑异常所致无排卵女性不孕。使用定时自动注射泵,于月经周期的第 2~4 日,每隔 90~120 分钟注入 5~15μg(1 分钟内给完),昼夜不停,连续使用 14 日。治疗期间,需检测卵泡发育情况,以便确定排卵时机,排卵后 2 日可改用肌内注射人绒促性素(HCG)1 000U,一周 2 次,共 3~4 次以支持黄体功能。③男性生精异常所致不育。使用定时自动注射泵,每隔 90~120 分钟注入 5~15μg,昼夜不停,连续使用至少 14 日。

(2) 皮下注射:治疗前列腺癌,开始 7 日,每次 0.5mg,每日 1 次,以后每日 1 次,每次 0.1mg。

(3) 静脉滴注:治疗不孕,于月经周期第 2~4 日,一次按每分钟 2~20μg 的速度,共给药 90 分钟。如无排卵(测基础体温),可重新给药。排卵后肌内注射人绒促性素 1 500U,3 日后再注射 1 500U,一般 2~4 个周期后可受孕。

六、特殊人群用药

1. 妊娠期 禁用。

2. 哺乳期 本药可分泌入乳汁,但对哺乳的确切影响尚不明确。

七、药理学

1. 药效学及作用机制 本品是一种人工合成的 10 肽促性腺激素释放激素(GnRH)。其与垂体促性腺激素分泌细胞膜的特异受体结合后,通过打开细胞膜钙离子通道及激活蛋白激酶 C 与基因转录,促进促性腺激素的生物合成及释放,据此可探测垂体促性腺激素储备功能。正常人注射本药后,黄体生成素(LH)的升高明显高于卵泡刺激素(FSH),青春期前女性 FSH 反高于 LH。GnRH 不足者注射本药后可出现延迟反应,有时需静脉滴注给药数日后才有反应。如模拟生理状况时下丘脑 GnRH 的分泌节律(脉冲式释放 GnRH),采用小剂量脉冲式给药,可治疗下丘脑疾病所致的青春期发育迟缓、闭经和不育。如采用大剂量连续给药,则在短期兴奋垂体促性腺激素,继而抑制垂体-性腺功能。临床连续使用时,GnRH 对垂体具有双向作用,开始时能促进腺垂体分泌 LH 和 FSH,使血浆中 LH、FSH 和性激素升高,久之则可导致垂体中 GnRH 受体数目减少(由于受体的吞噬、分解增多),阻止垂体的 LH 分泌,在男性可阻断睾酮的合成与分泌,达到与睾丸切除相当的效果,对女性则阻断雌激素的合成与分泌,而达到相当于切除卵巢的效果,故可用于治疗激素依赖性前列腺癌和乳腺癌,也适用于子宫内膜异位症。

2. 药代动力学　本品不易由胃肠道吸收,静脉注射后 3 分钟血药浓度达峰值,组织分布于肝、肾、生殖系统及脑等部位;$t_{1/2}$ 初始相为 2~10 分钟,终末相为 10~40 分钟,作用时间 3~5 小时,在血浆中很快代谢为无活性的片段,经尿排出。

3. 药物不良反应

(1) 消化系统:少见胃肠道反应,如恶心、腹痛或腹部不适。

(2) 神经系统:头痛、头晕目眩、失眠,但不常发生。

(3) 泌尿生殖系统:可引起多囊卵泡形成及多胎妊娠;偶有暂时性阴茎肥大、精子生成受抑制、阳痿;月经过多、阴道干燥、性欲减退、黄体解体、卵巢迅速肥大;血尿或尿塞感等。

(4) 代谢/内分泌系统:可出现骨质疏松。

(5) 局部反应:注射部位疼痛、肿胀、瘙痒、血栓性静脉炎以及局部血肿、感染等。

(6) 变态反应:可发生全身或局部过敏,如支气管痉挛、皮疹、荨麻疹、面部潮红、瘙痒等。

(7) 其他:下肢无力、感觉异常、罕见睾丸萎缩、男性乳房发育。

4. 药物相互作用

(1) 氯米芬与本品合用,可引起卵巢过度刺激综合征。

(2) 影响垂体促性腺激素释放的药物可改变戈那瑞林的效果。

(3) 其他激素疗法或皮质激素也可影响其效果。

(4) 螺内酯和左旋多巴可刺激促性腺激素释放,而吩噻嗪类、多巴胺拮抗药、地高辛和性激素可抑制促性腺激素分泌。

八、注意事项

1. 禁用　对本药过敏者;腺垂体瘤患者;因卵巢囊肿或非下丘脑性不排卵者;患有激素依赖性肿瘤者以及其他任何可由于性激素增加而导致病情恶化的疾病患者;孕妇。

2. 用药注意事项

(1) 本药不应与其他可刺激排卵的药物(如尿促性素)或其他促性腺激素释放激素、垂体激素同时使用。

(2) 闭经合并肥胖者,应在体重减轻后再行治疗。

(3) 垂体兴奋试验,女性进行此试验时宜选择在卵泡期及早给药。

九、药物稳定性及贮藏条件

遮光,密闭保存;24 个月。

十、药物经济性评价

医保乙类。

戈 舍 瑞 林

参见(第六章　抗肿瘤药物 2　调节体内激素平衡的药物)

亮 丙 瑞 林

参见(第六章　抗肿瘤药物 2　调节体内激素平衡的药物)

5　避孕药及抗早孕药物

炔雌醇环丙孕酮

一、药品名称

1. 英文名　Compound Cyproterone Acetate

2. 化学名　醋酸环丙孕酮:6-氯-1α,2α-亚甲基-3,20-二孕酮-4,6-二烯-17α-醋酸酯;炔雌醇:3-羟基-19-去甲-17α-孕甾-1,3,5(10)-三烯-20-炔-17-醇

二、药品成分

本品为复方制剂,主要成分为醋酸环丙孕酮和炔雌醇。

三、剂型与规格

复方醋酸环丙孕酮片　每片含醋酸环丙孕酮 2mg 和炔雌醇 0.035mg

四、适应证及相应的临床价值

用于女性口服避孕。也用于治疗妇女雄激素依赖性疾病,例如痤疮,特别是明显的类型,脂溢性或伴有炎症或形成结节(丘疹脓疱性痤疮、结节囊肿性痤疮)的痤疮、妇女雄激素性脱发、轻型多毛症以及多囊卵巢综合征患者的高雄性激素症状。

五、用法用量

1. 儿童　复方醋酸环丙孕酮片不能用于儿童。本品只能在初潮后使用。

2. 成人　口服。于每次月经出血的第 1 天开始服药,从药盒中取出标记该星期日期的药片开始用,以后每天按顺序服用,直至服完 21 片,随后 7 日不服药。即使月经未停也要在第 8 开始服用下一盒药。应在每天大约相同的时间服药。

3. 老年人　对年长妇女没有特殊的推荐剂量,本品不能用于绝经后。

六、特殊人群用药

1. 妊娠期　本品禁用于妊娠期。如果服用本品期间发生妊娠,应立即停药。

2. 哺乳期　哺乳期也禁用本品。本品可进入哺乳期妇女的乳汁。母亲剂量的约 0.2% 可通过乳汁到达乳儿,相当

于剂量 1μg/kg。在哺乳期,母亲每日的炔雌醇剂量的 0.02%通过乳汁转运给新生儿。

3. 肾功能损害　未对肾损伤患者进行过特殊研究,现有数据未显示本品用于肾损伤患者会引起任何变化。或遵医嘱。

4. 肝功能损害　有严重肝疾病的妇女只要肝功能指标未恢复至正常,禁用本品。见"禁忌"。

七、药理学

1. 药效学及作用机制　本品所含的醋酸环丙孕酮能抑制女性机体所产生的雄激素影响。从而可能治疗雄激素产生过多或对雄激素特殊敏感所致的疾病。对痤疮和皮脂溢发生起重要作用的皮脂腺功能增加,服用本品可以受到抑制。这样通常在治疗 3~4 个月后可使已有的痤疮皮疹痊愈。头发与皮肤的过量油脂一般消退较早。常常伴随皮脂溢的脱发可能减轻。有轻型多毛症,特别是面部汗毛较重的育龄妇女,为使用本品治疗的适应证;但结果常需在治疗后数月才出现。除了上述的抗雄激素作用外,醋酸环丙孕酮还有明显的孕激素作用。单独给予醋酸环丙孕酮可导致月经周期紊乱,而加入了炔雌醇的复方制剂则可避免这种情况。只要按照说明周期服用药物即可。因为本品中含有两种活性成分,所以它具有复方口服避孕药的特性。本品治疗期间,不发生排卵,因而可以防止妊娠。所以本品可作为避孕药使用。对于多囊卵巢综合征妇女的治疗,本品减轻雄激素化体征,使内分泌参数正常,减少囊肿形成和卵巢体积,并帮助恢复规律月经。动物实验中重复给药的全身耐受性研究,未见全身不耐受性的体征,故不阻止治疗剂量在人体用于规定的适应证。观察曾在子宫内接触醋酸环丙孕酮的男性新生儿,未见任何女性化体征。然而,妊娠是使用本品的禁忌证。临床经验和高质量的流行病学试验,至今并不支持本品的使用在人体中肝肿瘤发生率增加。在啮齿类动物中醋酸环丙孕酮的肿瘤发生研究,也没有表明有特殊肿瘤发生的倾向。然而,性甾体激素能促进某些激素—依赖性组织与肿瘤的生长。

2. 药代动力学　口服不同剂量范围的醋酸环丙孕酮后吸收完全。口服本品后醋酸环丙孕酮在 1.6 小时达到血清最高浓度 15ng/ml。部分以原型从胆汁排泄。大多数代谢产物,以药物原型和代谢物 3∶7 的比率从尿和胆汁排出。测定的肾与胆汁排泄半衰期 1.9 天。醋酸环丙孕酮几乎专一地和血浆白蛋白结合。因为与蛋白结合是非特异性的,所以 SHBG(性激素结合球蛋白)水平的变化并不影响醋酸环丙孕酮的药代动力学。醋酸环丙孕酮的绝对生物利用度几乎完全(剂量的 88%)。口服炔雌醇吸收迅速而完全,服用 1.7 小时后达到最大血清药物水平 80pg/ml。炔雌醇高度但非特异性地与血清白蛋白结合。2%的药物水平为非结合型。通过吸收和肝的首过效应炔雌醇被代谢,导致绝对的和可变的口服生物利用度降低。炔雌醇不以原型排泄。炔雌醇代谢物在尿液和胆汁以 4∶6 比率排泄,半衰期约为

1 天。

3. 药物不良反应

(1) 严重不良反应见"注意事项"。

(2) 其他可能的不良反应:下列不良反应应在本品使用者中曾有报告,它们之间的联系既未肯定,亦未否定。乳房触痛、疼痛、分泌;头痛、偏头痛;性欲改变;情绪抑郁;不耐受角膜接触镜、恶心、呕吐;阴道分泌物改变;各种皮肤疾病;体液潴留;体重变化;过敏反应;肝功能异常;血清三酰甘油升高。

4. 药物相互作用

(1) 可使本品避孕效果降低的药物:抗菌药尤其是广谱抗菌药、药酶诱导剂如利福平、苯巴比妥、苯妥英钠,应避免同时服用。

(2) 本品影响其他药物的疗效,使其作用减弱的有抗高血压药、抗凝血药以及降血糖药;使其疗效增强的有三环类抗抑郁药。

(3) 如与其他药物同时使用可能会发生药物相互作用,详情请咨询医师或药师。

八、注意事项

1. 禁用　下列情况禁用:乳腺癌、生殖器官癌、肝功能异常或近期有肝病或黄疸史、阴道异常出血、镰状细胞贫血、深部静脉血栓病、脑血管意外、高血压、心血管病、高脂血症、精神抑郁症及哺乳期妇女。

2. 用药注意事项

(1) 开始服药前请咨询医师。包括体检、采集完整的个人和家庭病史,特别注意检查血压。

(2) 服用本品时应当每年进行体检,在体检过程中向医师说明正在服用本品。

(3) 必须按规定方法服药,若漏服药不仅可发生突破性出血,还可导致避孕失败。一旦发生漏服,除按规定服药外,应在 24 小时内加服 1 片。

(4) 出现下列症状时应停药:怀疑妊娠、血栓栓塞病、听力或视觉障碍、高血压、肝功能异常、精神抑郁、缺血性心脏病、胸部锐痛或突然气短、偏头痛、乳腺肿块、癫痫发作次数增加、严重腹痛或腹胀、皮肤黄染或全身瘙痒等。

(5) 吸烟可使服用本品的妇女发生心脏病和脑卒中的危险性增加,尤其是 35 岁以上的(含 35 岁)妇女,故服药期间应戒烟。

(6) 如欲怀孕,应停药并采取其他避孕措施,直到出现第一个月经周期后再怀孕。

(7) 如服用过量或出现严重不良反应,应立即就医。

(8) 对本品过敏者禁用,过敏体质者慎用。

(9) 本品性状发生改变时禁止使用。

(10) 将本品放在儿童不能接触的地方。

(11) 如正在使用其他药品,使用本品前请咨询医师或药师。

九、药物稳定性及贮藏条件

密闭,30℃以下。妥善储存所有药物.勿使儿童接触。60个月。

十、药物经济性评价

医保乙类。

复方炔诺酮

一、药品名称

1. 英文名 Compound Norethisterone
2. 化学名
炔诺酮 17β-羟基-19-去甲-17α-孕甾-4-烯-20-炔-3-酮
炔雌醇 3-羟基-19-去甲-17α-孕甾-1,3,5(10)-三烯-20-炔-17-醇

二、药品成分

本品为复方制剂,主要成分为炔诺酮和炔雌醇。

三、剂型与规格

复方炔诺酮片 每片含主要成分炔诺酮 0.6mg、炔雌醇 0.035mg

四、适应证及相应的临床价值

用于女性口服避孕。

五、用法用量

口服,从月经周期第 5 日开始用药,每日 1 片,连服 22 天,不能间断,服完后等月经来后第 5 天继续服药。

六、特殊人群用药

1. 妊娠期 怀疑妊娠应停用。
2. 哺乳期 产后半年开始服用。
3. 肝功能损害 禁用。

七、药理学

1. 药效学及作用机制 本品中的炔诺酮能阻止孕卵着床,并使宫颈黏液稠度增加,阻止精子穿透。炔雌醇能抑制促性腺激素分泌,从而抑制卵巢排卵。两种成分配伍,增强避孕作用,又减少了不良反应。
2. 药物不良反应
(1) 类早孕反应:表现为恶心、呕吐、困倦、头晕、食欲缺乏。
(2) 突破性出血(多发生在漏服药时,必要时可每晚加服炔雌醇 0.01mg),闭经。
(3) 精神压抑、头痛、疲乏、体重增加、面部色素沉着。
(4) 肝功能损害或使肝良性腺瘤相对危险性增高。
(5) 35 岁以上的吸烟妇女服用本品,患缺血性心脏病危险性增加。
(6) 可能引起高血压。

3. 药物相互作用
(1) 可使避孕效果降低的药物:抗菌药,尤其是口服广谱抗菌药;药酶诱导剂,如利福平、苯巴比妥、苯妥英等,应避免同时服用。
(2) 本品可减弱抗高血压药、抗凝血药以及降血糖药的疗效。
(3) 本品可增强三环类抗抑郁药的疗效。
(4) 如与其他药物同时使用可能会发生药物相互作用,详情请咨询医师或药师。

八、注意事项

1. 禁用 下列情况应禁用:乳腺癌、生殖器官癌、阴道有不规则出血、肝功能异常或近期有肝病或黄疸史、深部静脉血栓、脑血管意外、高血压、心血管病、糖尿病、高脂血病、精神抑郁症及 40 岁以上妇女。对本品过敏者禁用。
2. 慎用 过敏体质者慎用。
3. 用药注意事项
(1) 用本品时应当每年进行体检,在体检过程中向医师说明正在服用本品。
(2) 出现下列症状时应停药:怀疑妊娠、血栓栓塞病、视觉障碍、高血压、肝功能异常、精神抑郁、缺血性心脏病等。
(3) 按规定方法服药,漏服药不仅可发生突破性出血,还可导致避孕失败。一旦发生漏服,除按常规服药外,应在 24 小时内加服 1 片。
(4) 哺乳期妇女应于产后半年开始服用。
(5) 本品性状发生改变时禁止使用。
(6) 请将本品放在儿童不能接触的地方。
(7) 如正在使用其他药品,使用本品前请咨询医师或药师。

九、药物稳定性及贮藏条件

遮光,密封保存。24 个月。

十、药物经济性评价

《中国药典》(2020 年版)收载。

复方双炔失碳酯肠溶片

一、药品名称

1. 英文名 Compound Anorethidrane Dipropionate
2. 通用名 复方双炔失碳酯

二、药品成分

本品为复方制剂,主要成分为双炔失碳酯、有水咖啡因和维生素 B_6。

三、剂型与规格

复方双炔失碳酯肠溶片 每片含双炔失碳酯 7.5mg,有水咖啡因 30mg,维生素 B_6 30mg

四、适应证及相应的临床价值

用于探亲避孕。

五、用法用量

口服,第一次发生性行为后立即服用本品 1 片,次日早晨必须加服 1 片,以后发生性行为后最多每天服 1 片,每个月经周期不少于 12 片,如果探亲结束还没服用完 12 片,则需要每天服用 1 片,直至服用完 12 片。如果服用完 12 片,但探亲没结束,每次性交后仍需要服用 1 片。

六、特殊人群用药

1. 妊娠期　禁用。
2. 哺乳期　禁用。
3. 肾功能损害　禁用。
4. 肝功能损害　禁用。

七、药理学

1. 药效学及作用机制　尚不明确。
2. 药物不良反应
(1) 开始服药时常见恶心、呕吐、乏力、眩晕、嗜睡等。
(2) 偶见阴道出血、经量增多或减少、白带增多、乳胀、腹胀等。
3. 药物相互作用　如与其他药物同时使用可能会发生药物相互作用,详情请咨询医师或药师。

八、注意事项

1. 禁用　严重肝肾疾病患者禁用;腹泻患者禁用;孕妇及哺乳妇女禁用。
2. 用药注意事项
(1) 本产品不作为常规女用避孕药应用。
(2) 本产品为探亲夫妇及两地分居探亲时使用。
(3) 服用时不要咀嚼,应吞服。

九、药物稳定性及贮藏条件

密封,置阴凉处。24 个月。

甲 羟 孕 酮

参见(第十四章 女性生殖系统药物 1 激素类药物)

米 非 司 酮

一、药品名称

1. 英文名　Mifepristone
2. 化学名　11-β-[4-(N,N-二甲氨基)]-1-苯基-17β-羟基-17α-(1-丙炔基)-雌甾-4,9-二烯-3-酮

二、药品成分

米非司酮

三、剂型与规格

米非司酮片　(1)25mg/片;(2)10mg/片;(3)200mg/片
米非司酮胶囊　(1)10mg/粒;(2)5mg/粒;(3)12.5mg/粒;(4)25mg/粒

四、适应证及相应的临床价值

1. 米非司酮片或胶囊与前列腺素药物序贯合并使用,可用于终止停经 49 天内的妊娠。
2. 用于无保护性(未采用任何避孕措施)性生活后或避孕失败后(如避孕套破损或滑脱,体外排精失败,安全期计算失误等)72 小时以内预防意外妊娠的补救措施。

五、用法用量

成人用法用量如下。
(1) 停经≤49 天之健康早孕妇女,空腹或进食 2 小时后,口服 25~50mg 米非司酮片,每日 2 次,连服 2~3 天,总量 150mg,每次服药后禁食 2 小时,第 3~4 天清晨口服米索前列醇 600μg(200μg/片×3 片)或于阴道后穹隆放置卡前列甲酯栓 1 枚(1mg)。卧床休息 1~2 小时,门诊观察 6 小时。注意用药后出血情况,有无妊娠产物排出和副反应。
(2) 在无防护性性生活或避孕措施失败 72 小时以内,服药越早,预防妊娠效果越好,空腹或进食 2 小时后口服 25mg,服药后禁食 1~2 小时。

六、特殊人群用药

除终止早孕妇女外,其他禁用。

七、药理学

1. 药效学及作用机制　米非司酮为受体水平抗孕激素药,具有终止早孕、抗着床、诱导月经及促进宫颈成熟等作用,与孕酮竞争受体而达到拮抗孕酮的作用,与糖皮质激素受体亦有一定结合力。米非司酮能明显增高妊娠子宫对前列腺素的敏感性。小剂量米非司酮序贯合并前列腺素类药物,可得到满意的终止早孕效果。
2. 药代动力学　本品口服吸收迅速,半合成及合成米非司酮血药浓度达峰时间分别为 1.5 小时、0.81 小时,血药峰值分别为 0.8mg/L 和 2.34mg/L,但有明显个体差异。体内消除缓慢,消除半衰期为 20~34 小时。服药后 72 小时血药水平仍可维持 0.2mg/L 左右。本品有明显首过效应,口服 1~2 小时后血中代谢产物水平已可超过母体化合物。
3. 药物不良反应
(1) 部分早孕妇女服药后,有轻度恶心、呕吐、眩晕、乏力和下腹痛,肛门坠胀感和子宫出血。
(2) 个别妇女可出现皮疹。
(3) 使用前列腺素后可有腹痛,部分对象可发生呕吐、腹泻。少数有潮红和发麻现象。
4. 药物相互作用　服用本品 1 周内,避免服用阿司匹林和其他非甾体抗炎药。

八、注意事项

1. 禁用　对本品过敏者;心、肝、肾疾病患者及肾上腺皮质功能不全者;有使用前列腺素类药物禁忌者:如青光眼、哮喘及对前列腺素类药物过敏等;带宫内节育器妊娠和怀疑异位妊娠者,年龄超过 35 岁的吸烟妇女。

2. 用药注意事项

(1) 确认为早孕者,停经天数不应超过 49 天,孕期越短,效果越好。

(2) 米非司酮片必须在具有急诊、刮宫手术和输液、输血条件下使用。本药不得在药房自行出售。

(3) 服药前必须向服药者详细告知治疗效果,及可能出现的副反应。治疗或随诊过程中,如出现大量出血或其他异常情况,应及时就医。

(4) 服药后,一般会较早出现少量阴道出血,部分妇女流产后出血时间较长。少数早孕妇女服用米非司酮片后,即可自然流产。约 80% 的孕妇在使用前列腺素类药物后,6 小时内排出绒毛胎囊,约 10% 孕妇在服药后一周内排出妊娠物。

(5) 服药后 8~15 天应去原治疗单位复诊,以确定流产效果。必要时作 B 型超声波检查或血 HCG 测定,如确诊为流产不全或继续妊娠,应及时处理。

(6) 使用本品终止早孕失败者,必须进行人工流产终止妊娠。

(7) 空腹服用,服用后 2 小时不要进食。

九、药物稳定性及贮藏条件

遮光,密封保存。36 个月。

十、药物经济性评价

基本药物(片剂:10mg、25mg、200mg),医保乙类,《中国药典》(2020 年版)收载。

炔　雌　醇

一、药品名称

1. 英文名　Ethinylestradiol
2. 化学名　3-羟基-19-去甲-17α-孕甾-1,3,5(10)-三烯-20-炔-17-醇

二、药品成分

炔雌醇

三、剂型与规格

炔雌醇片　(1)5μg/片;(2)20μg/片;(3)50μg/片;(4)500μg/片;(5)0.0125mg/0.005mg

四、适应证及相应的临床价值

1. 补充雌激素不足,治疗女性性腺功能不良、闭经、更年期综合征等。
2. 用于晚期乳腺癌(绝经期后妇女)、晚期前列腺癌的治疗。
3. 与孕激素类药合用,能抑制排卵,可作避孕药。

五、用法用量

1. 儿童　青春期前儿童慎用,以免早熟及骨骼早期闭合。

2. 成人　口服

(1) 性腺发育不全,每次 0.02~0.05mg,每晚 1 次,连服 3 周,第 3 周配用孕激素进行人工周期治疗,可用 1~3 个周期。

(2) 更年期综合征,每日 0.02~0.05mg,连服 21 日,间隔 7 日再用,有子宫的妇女,于周期后期服用孕激素 10~14 天。

(3) 乳腺癌,每次 1mg,每日 3 次。

(4) 前列腺癌,每次 0.05~0.5mg,每日 3~6 次。

3. 老年用药　适当减量。

六、特殊人群用药

1. 妊娠期　不宜使用。
2. 哺乳期　不宜使用。
3. 肾功能损害　慎用。
4. 肝功能损害　慎用。

七、药理学

1. 药效学及作用机制　雌激素类药,炔雌醇对下丘脑和垂体有正、负反馈作用。小剂量可刺激促性腺素分泌;大剂量则抑制其分泌,从而抑制卵巢的排卵,达到抗生育作用。

2. 药代动力学　口服可被胃肠道吸收,t_{max} 为 1~2 小时,半衰期为 6~14 小时,能与血浆蛋白中度结合,在肝内代谢,大部分以原型排出,约 60% 由尿排出。

3. 药物不良反应

(1) 可有恶心、呕吐、头痛、乳房胀痛、腹胀等。

(2) 偶有阴道不规则流血、闭经、尿频、尿痛、头痛、血压升高、皮疹、乳腺小肿块等。

4. 药物相互作用　口服 1g 维生素 C 能使单次口服炔雌醇生物利用度提高到 60%~70%。与孕激素类药合用,具有抑制排卵的协同作用,可用作避孕药。

八、注意事项

1. 禁用

(1) 与雌激素有关的肿痛,如乳腺癌、子宫颈癌禁用(前列腺癌、绝经期后乳腺癌除外)。

(2) 血栓性静脉炎、肺栓塞患者禁用。

2. 慎用

(1) 肝、肾、心脏病患者、子宫肌瘤、癫痫、糖尿病患者慎用。

(2) 不明原因的阴道出血者不宜使用。

九、药物稳定性及贮藏条件

遮光,密封保存;暂定 2 年。

十、药物经济性评价

医保甲类,《中国药典》(2020 年版)收载。

炔 诺 酮

参见(第十四章 女性生殖系统药物 1 激素类药物)

壬 苯 醇 醚

一、药品名称

1. 英文名 Nonoxinol
2. 化学名 基苯酚聚乙二醇醚

二、药品成分

壬苯醇醚

三、剂型与规格

壬苯醇醚栓 (1)50mg;(2)100mg;(3)40mg
壬苯醇醚膜 每张含壬苯醇醚 50mg(7cm×5cm)
壬苯醇醚凝胶 4%(每支 3g、5g、30g)

四、适应证及相应的临床价值

用于女性外用短期避孕。

五、用法用量

壬苯醇醚栓:阴道内给药,每次 1 粒,于性交前 5 分钟放入阴道深处。

壬苯醇醚膜:阴道内给药。于发生性行为前 10 分钟,取药膜一张,对折 2 次或揉成松软小团,以示指(或中指)戴指套将其推入阴道深处,10 分钟后可发生性行为。最大用量每次不超过 2 张。

壬苯醇醚凝胶:每次发生性行为前使用。取一支,拔下塑料套,将该套插入药管尾部,再将药管前端插入阴道深处,推动活塞至顶端,使药物完全进入阴道。

六、药理学

1. 药效学及作用机制 该药品系非离子型表面活性剂,通过降低精子细胞膜表面活性,改变精子渗透性而杀死精子或使它们不能游动,难于穿过宫颈口而无法使卵受精,从而达到避孕效果。

2. 药物不良反应
(1) 偶见过敏反应,可使女性外阴或阴道,甚至男性阴茎发生较严重的刺激症状,如局部瘙痒、疼痛等。
(2) 少数患者局部有轻度刺激症状,阴道分泌物增多。
3. 药物相互作用 如与其他药物同时使用可能会发生药物相互作用,详情请咨询医师或药师。

七、注意事项

1. 禁用 可疑生殖道恶性肿瘤者及有不规则阴道出血者禁用。

2. 用药注意事项
(1) 必须按要求正确使用,初用者可请医师或药师指导。
(2) 必须放入阴道深处,否则易导致避孕失败。
(3) 该药品放入约 5 分钟后,方可发生性行为;若放入 30 分钟内未发生性行为,再发生性行为时,必须再次放药;重复发生性行为者,需再次放药。
(4) 发生性行为后 6 小时方可冲洗。
(5) 该药品仅供阴道给药,切忌口服。
(6) 给药时应洗净双手或戴指套或手套。
(7) 对该药品过敏者禁用,过敏体质者慎用。
(8) 该药品性状发生改变时禁止使用。
(9) 请将该药品放在儿童不能接触的地方。
(10) 如正在使用其他药品,使用该药品前请咨询医师或药师。

八、药物稳定性及贮藏条件

遮光、密封保存。壬苯醇醚栓:24 个月

九、药物经济性评价

《中国药典》(2020 年版)收载。

左炔诺孕酮

一、药品名称

1. 英文名 Levonorgestrel
2. 化学名 (-)-13-乙基-17-羟基-18,19-双去甲基-17α-孕甾-4 烯-20 炔-3 酮

二、药品成分

左炔诺孕酮

三、剂型与规格

左炔诺孕酮片 0.75mg/1.5mg

四、适应证及相应的临床价值

用于女性紧急避孕,即在无防护措施或其他避孕方法偶然失误时使用。

五、用法用量

口服。在发生性行为后 72 小时内服一粒。本品越早服用越好。本品可在月经周期任何时间服用。

六、特殊人群用药

1. 妊娠期 已知或可疑妊娠者禁用。
2. 哺乳期 哺乳期妇女服用本品后暂停授乳至少 3 天,在此期间应将乳汁挤出。
3. 肝功能损害 肝病患者禁用。

七、药理学

1. 药效学及作用机制 本品为速效、短效避孕药,避孕

机制是显著抑制排卵和阻止孕卵着床,并使宫颈黏液稠度增加,精子穿透阻力增大,从而发挥速效避孕作用。

2. 药代动力学　口服易自胃肠道吸收。口服左炔诺孕酮1mg,第 2 小时、8 小时及 24 小时测定血药浓度,依次为8.1ng/ml、3.8ng/ml 及 1.3ng/ml。$t_{1/2}$ 为 5.5 ~ 10.4 小时。口服后主要分布在肝、肾、卵巢及子宫。主要在肝内代谢。代谢物主要为 3α、5β-四氢甲基炔诺酮。24 小时即可排除绝大部分,且体内无滞留。

3. 药物不良反应　可见月经改变,多数表现为服药当月的月经提前或延后;可见轻度恶心、呕吐、乳房触痛、头痛、眩晕、疲劳等症状,一般不需处理,可在 24 小时后自行消失,如症状较重或持续存在应向医师咨询;可有子宫异常出血,若出血不能自行消失,应及时去医院就诊,警惕异位妊娠的存在。

4. 药物相互作用　如与其他药物(尤其是苯巴比妥、苯妥英钠、利福平、卡马西平、大环内酯类抗生素、咪唑类抗真菌药、西咪替丁以及抗病毒药等)同时使用可能会发生药物相互作用,详情请咨询医师或药师。

八、注意事项

1. 禁用　乳腺癌、生殖器官癌、肝功能异常或近期有肝病或黄疸史、静脉血栓病、脑血管意外、高血压、心血管病、糖尿病、高脂血症、精神抑郁症及 40 岁以上妇女禁用。对本品过敏者禁用。

2. 慎用　过敏体质者慎用。

3. 用药注意事项

(1) 本品是用于避孕失误的紧急补救避孕药,不是引产药。

(2) 本品不宜作为常规避孕药,服药后至下次月经前应采取可靠的避孕措施。

(3) 如服药后 2 小时内发生呕吐反应,应立即补服1 片。

(4) 本品可能使下次月经提前或延期,如逾期 1 周月经仍未来潮,应立即到医院检查,以排除妊娠。

(5) 本品性状发生改变时禁止使用。

(6) 请将本品放在儿童不能接触的地方。

(7) 如正在使用其他药品,使用本品前请咨询医师或药师。

九、药物稳定性及贮藏条件

阴凉干燥处,避光密闭保存;60 个月。

十、药物经济性评价

《中国药典》(2020 年版)收载。

左炔诺孕酮宫内节育系统

一、药品名称

1. 英文名　Levonorgestrelintrauterine system

2. 化学名　(－)-13-乙基-17-羟基-18,19-双去甲基-

17α-孕甾-4 烯-20 炔-3-酮

二、药品成分

左炔诺孕酮

三、剂型与规格

左炔诺孕酮宫内节育系统　含左炔诺孕酮 52mg/个(20μg/24 小时)

四、适应证及相应的临床价值

避孕;特发性月经过多,即非器质性病变引起的月经过多。

五、用法用量

1. 儿童　已确定了本品在育龄女性中的安全性和疗效。尚无初潮前使用本品的相关适应证。

2. 成人　左炔诺孕酮宫内节育系统被放置于宫腔内,可维持 5 年有效。体内溶解速率开始时约为 20μg/24h,5 年后约降为 10μg/24h。左炔诺孕酮在 5 年时间内的平均溶解速率约为 14μg/24h。

按照放置说明正确放置左炔诺孕酮宫内节育系统,1 年的失败率约为 0.2%,且 5 年累计失败率约为 0.7%。

(1) 放置与取出/更换:育龄妇女,左炔诺孕酮宫内节育系统必须在月经开始的 7 天以内放入宫腔。更换新的左炔诺孕酮宫内节育系统可以在周期的任何时间进行。该系统也可以在妊娠早期流产后立即放置。产后放置应推迟至子宫完全复旧,最早不应早于分娩后 6 周。如果子宫复旧时间严重后推,应考虑等待直至产后 12 周再放置;如果出现放置困难和/或在放置时或之后出现异常疼痛或出血,应该立即进行体格检查和超声检查排除子宫穿孔。

推荐本系统只能由具有放置经验和/或已经对于本系统的放置经过了充分培训的医生及卫生专业人员来操作放置。

可以用钳子夹住左炔诺孕酮宫内节育系统的尾丝轻柔牵拉取出。如果看不见尾丝,而系统是在宫腔内,可以使用细的持物钳取出。这可能需要扩张宫颈管。

该系统应在 5 年后取出。如果使用者希望继续使用同一方法,可以在取出的同时放入一个新的系统。

育龄妇女如果不希望妊娠,只要仍然有月经周期,取出应该在月经期进行。如果是在月经周期的中期取出该系统,而妇女在取出后一周内有性生活,则她有妊娠的风险,除非在取出后当即放入一个新的系统。

取出左炔诺孕酮宫内节育系统后,需检查是否完整。当取出困难时,有激素套管滑过横臂并将横臂隐藏在套管中的个别报道。对于此情况,只要可以确保该系统的完整性,无须进一步进入宫腔探查。横臂上的结节通常防止激素套管从 T 形体上脱落。

(2) 使用/操作须知:左炔诺孕酮宫内节育系统以无菌包装供应,不得在放置前打开包装。打开的产品必须注意无菌操作。若密封的无菌包装有破损,则应予以丢弃。

3. 老年人　尚未对65岁以上的女性使用本品进行研究。不适用。

六、特殊人群用药

1. 妊娠期　左炔诺孕酮宫内节育系统不能用于已妊娠或可疑妊娠的情况。如果妇女在使用左炔诺孕酮宫内节育系统期间发生妊娠，建议取出左炔诺孕酮宫内节育系统，因为任何宫内节育装置留置宫腔可能增加流产和早产的风险。取出左炔诺孕酮宫内节育系统或探查宫腔可能造成自然流产。如果不能很容易地取出宫内节育装置，可以考虑终止妊娠。如果妇女希望继续妊娠而该系统又不能取出，则应该将这些危险及早产的可能告知该妇女。必须密切监测这样的妊娠过程。应该除外异位妊娠。应嘱咐妇女报告提示有妊娠并发症的所有症状，如伴有发热的痉挛性腹痛。

因为宫腔内给药，并且局部激素暴露，要考虑到胎儿有可能发生男性化。由于左炔诺孕酮宫内节育系统避孕的高效性，对于使用左炔诺孕酮宫内节育系统情况下的妊娠结果的临床经验有限，但应告知妇女，迄今，还没有因使用左炔诺孕酮宫内节育系统发生在该系统在位的情况下妊娠继续到足月而引起出生缺陷的证据。

2. 哺乳期　大约0.1%的左炔诺孕酮通过乳汁转移给婴儿，但置入宫腔内的左炔诺孕酮宫内节育系统所释放的剂量不太可能对婴儿造成危害。没有观察到产后6周以后使用左炔诺孕酮宫内节育系统对婴儿的生长发育产生有害影响。也没有观察到单一孕激素方法影响乳汁的数量或质量。罕见报告应用左炔诺孕酮宫内节育系统的哺乳期妇女发生子宫出血。

七、药理学

1. 药效学及作用机制　左炔诺孕酮是一种抗雌激素活性的孕激素，在妇科学上有多种用途：如用做口服避孕药与激素替代治疗中的孕激素成分，或单独用于避孕的仅含有孕激素的避孕药及皮下埋植剂。左炔诺孕酮也可通过宫内释放系统在宫腔内给药。这样，由于激素直接释放进入靶器官，就可以使用很低的日剂量。

左炔诺孕酮宫内节育系统在宫腔内主要发挥局部孕激素作用。子宫内膜的高左炔诺孕酮浓度下调了子宫内膜雌激素和孕激素受体，使子宫内膜对血液循环中的雌二醇失去敏感性，从而发挥强力的内膜增生拮抗作用。使用左炔诺孕酮宫内节育系统期间，可以观察到内膜的形态学变化和微弱的局部异物反应。宫颈黏液变黏稠阻止了精子通过宫颈管。子宫和输卵管的局部内环境抑制了精子的活动与功能，防止了受精。在某些妇女中，排卵亦受到抑制。

月经类型是左炔诺孕酮直接作用于子宫内膜的结果，而并不反映卵巢周期。出血类型不同的妇女在卵泡发育、排卵或雌二醇和孕酮产生方面并无明确的不同。在对抗子宫内膜增生的过程中，使用的最初几个月出现点滴出血的可能性增加。然后，在左炔诺孕酮宫内节育系统使用期间，

由于对子宫内膜很强的抑制作用，使月经出血持续时间及出血量减少。月经血量减少常常发展为月经过少或闭经。即使左炔诺孕酮宫内节育系统的使用者出现闭经，卵巢功能仍是正常的，雌二醇水平也维持不变。

左炔诺孕酮宫内节育系统可以有效地用于特发性月经过多的治疗。月经过多的妇女在使用左炔诺孕酮宫内节育系统后3个月内，月经失血量减少88%。对于因黏膜下肌瘤引起的月经过多可能疗效欠佳。出血减少增加了血红蛋白的浓度。左炔诺孕酮宫内节育系统还可以缓解痛经。

在连续口服或是透皮雌激素治疗期间，应用左炔诺孕酮宫内节育系统可以得到同样好的防止内膜增生的疗效。单纯雌激素治疗下观察到的增生率可达20%。在使用左炔诺孕酮宫内节育系统的201名围绝经期妇女和259名绝经后妇女的临床研究中，经五年的观察，绝经后组未报道发生内膜增生。

2. 药代动力学

（1）吸收：左炔诺孕酮宫内节育系统置入后即刻释放左炔诺孕酮。左炔诺孕酮在子宫腔内的释放速度最初约为$20\mu g/24h$，5年后下降到$10\mu g/24h$。

（2）分布：左炔诺孕酮与血清白蛋白非特异性结合，与SHBG特异性结合。循环中的左炔诺孕酮有1%～2%以游离甾体形式存在，42%～62%与SHBG特异结合。在左炔诺孕酮宫内节育系统的使用过程中，SHBG浓度会有下降。相应地，与SHBG结合的比例会在使用中下降，而游离形式的比例则升高。左炔诺孕酮的平均表观分布容积约为106L。

置入左炔诺孕酮宫内节育系统之后，即可在血清中检出左炔诺孕酮。由于释放率的下降，在体重55kg以上的育龄妇女中，左炔诺孕酮的中位血清浓度从6个月时的206pg/ml（第25～75百分位值：151～264pg/ml）下降到12个月时的194pg/ml（146～266pg/ml），到60个月时则降为131pg/ml（113～161pg/ml）。

（3）生物转化：左炔诺孕酮广泛代谢。血浆中的主要代谢物是未结合及结合形式的$3\alpha,5\beta$-四氢左炔诺孕酮。根据体外及体内研究结果，CYP3A4是左炔诺孕酮代谢的主要相关酶；CYP2E1、CYP2C19和CYP2C9可能也有涉及，但程度较小。

（4）消除：左炔诺孕酮自血浆中的总清除率约为$1.0ml/(min\cdot kg)$。只有痕量的左炔诺孕酮以原型排泄。代谢物经由粪便和尿液排泄，两者的排泄比率大致等于1。排泄半衰期主要取决于代谢物，约为1天。

3. 药物不良反应　在放置本品后，大多数女性的月经模式会发生改变。月经后放置本品后，在前90天内，22%的女性出现出血时间延长，67%的女性出现不规则出血；在使用第一年结束时，上述比例分别下降至3%和19%。同时，在前90天内，无女性出现闭经，11%的女性出现月经稀发，而在应用第一年结束后分别升高至16%和57%。

表14-1中总结了应用本品时报告的药物不良反应（ADR）的频率。将发生频率定义为非常常见（≥1/10）、常见（≥1/100至<1/10）、不常见（≥1/1 000至<1/100）、罕见

（≥1/10 000 至<1/1 000）和未知。下表报告了不同 Med-DRA 系统器官分类（MedDRA SOCs）的不良反应。不良反应频率是指在适应证避孕和特发性月经过多/大量经血患者开展的临床试验中所观察到的不良事件原始发生率。

表 14-1　左炔诺孕酮宫内节育系统应用中
报告的不良反应

器官系统	非常常见	常见	少见	罕见	未知
免疫系统疾病					超敏反应,包括皮疹、荨麻疹和血管性水肿
精神疾病		情绪抑郁/抑郁症			
神经系统疾病	头痛	偏头痛			
胃肠道系统疾病	腹痛/骨盆痛	恶心			
皮肤及皮下组织疾病		痤疮/多毛症	脱发		
肌肉组织、结缔组织及骨骼疾病		背部疼痛			
生殖系统及乳腺疾病	出血模式改变,包括经血增多和减少、点滴出血、月经稀发和闭经、外阴阴道炎、生殖道分泌物	上生殖道感染、卵巢囊肿、痛经、乳房痛、宫内节育器脱落(完全和部分)		子宫穿孔	
研究发现					血压升高

使用了最适合的 MedDRA 术语来描述某一反应,其同义语或相关情况。

该频率数据以排除哺乳期妇女的临床试验结果为基础。在一项在宫内节育器使用者中的大规模、前瞻性、非干预队列研究中,哺乳期妇女或分娩后 36 周内进行放置操作的女性发生穿孔频率在分类上属于"少见"(见"注意事项")。

如果放置有本系统的妇女发生带器妊娠,发生异位妊娠的相对风险性增加。在性交过程中,性伴侣可能感觉到尾丝。

已报告以下 ADRs 与本品的放置和取出操作相关:操作性疼痛、操作性出血、伴有头晕或晕厥的血管迷走反应。操作可能促进癫痫患者突发发作。在放置宫内节育器后,曾有败血症(包括 A 型链球菌败血症)的病例报告。可参见注意事项下。

4. 药物相互作用　孕激素的代谢可能受同时使用的已知能诱导药物代谢酶,特别是细胞色素 P450 酶系的物质的影响而增加,如抗惊厥药(例如苯巴比妥、苯妥英钠、卡马西平)和抗感染药(如利福平、利福布汀、奈韦拉平、依法韦仑)。这些药物对左炔诺孕酮宫内节育系统的避孕有效性的影响还不明确,但因其作用机制是局部性的,故不认为会产生较大的影响。

八、注意事项

1. 禁用　①已知或怀疑妊娠;②现患盆腔炎或盆腔炎复发;③下生殖道感染;④产后子宫内膜炎;⑤过去 3 个月内有感染性流产;⑥宫颈炎;⑦宫颈发育异常;⑧子宫或宫颈恶性病变;⑨孕激素依赖性肿瘤;⑩不明原因的异常子宫出血;⑪先天性或获得性子宫异常,包括使宫腔变形的肌瘤;⑫增加感染易感性的疾病;⑬急性肝疾病或肝肿瘤;⑭对该系统组成成分过敏。

2. 用药注意事项　左炔诺孕酮宫内节育系统向专家咨询后可以谨慎地使用,如有下列任何一种情况存在或使用期间首次出现,应考虑取出该系统:①偏头痛、局灶性偏头痛伴有不对称的视力丧失或提示有暂时性脑缺血的其他症状;②特别严重的头痛;③黄疸;④血压明显增高;⑤严重的动脉性疾病如卒中或心肌梗死;⑥肯定或可疑的性激素依赖性肿瘤。

一些近期的流行病学研究表明,使用单一孕激素避孕药的妇女中,静脉血栓栓塞的危险有轻度增加,但是结果没有统计学意义。但是,如果出现血栓形成的症状或体征,应立即采取恰当的诊断和治疗措施。静脉或动脉血栓形成的症状包括单侧腿痛和/或肿胀;突发的严重胸痛,不论其是否向左臂放射;突发的气短;突发的咳嗽;任何异常、严重、持久的头痛;突发部分或全部视力丧失;复视;语言含混不清或失语;眩晕;伴或不伴局部抽搐的虚脱:突然影响身体一侧或一部分的虚弱感或非常明显的麻木;运动障碍;"急"腹症。提示有视网膜血栓形成的症状或体征,有:无法解释的部分或全部视力丧失,发生眼突出或复视,或视网膜血管病变。关于静脉曲张与浅表性血栓性静脉炎在静脉血栓栓塞中的可能作用尚无定论。

左炔诺孕酮宫内节育系统可以谨慎地用于有先天性心

脏病或有感染性心内膜炎危险的瓣膜性心脏病的妇女。这些患者放置或取出本品时应给予预防性的抗生素。

低剂量的左炔诺孕酮可能影响糖耐量,所以糖尿病妇女使用左炔诺孕酮宫内节育系统时应监测血糖浓度。不过,一般来说对于使用本系统的糖尿病患者,无须调整治疗方案。

不规则出血可能掩盖了子宫内膜息肉或癌的一些症状和体征,对于这些病例应考虑诊断性措施。

左炔诺孕酮宫内节育系统不是年轻未产妇的首选方法,也不适合重度子宫萎缩的绝经后妇女。

对于54项流行病学研究进行荟萃分析显示,现正使用复合口服避孕药(COCs),主要是使用雌孕激素制剂的妇女被诊断为乳腺癌的相对危险性稍有增加($RR=1.24$)。在停止COCs使用后的10年间,增加的危险性逐渐消失。由于乳腺癌很少发生在40岁以下的妇女,因此,相对于乳腺癌的总体危险性而言,正在使用和近期使用COCs者中诊断乳腺癌增加的数目很少。在单一孕激素避孕药使用者中被诊断为乳腺癌的风险与使用COCs相关风险相似。但是,对于单一孕激素制剂而言,由于其使用人群远远少于COCs使用者,故与COCs相比其证据更不具有结论性。这些研究没有提供因果证据。所观察到的危险性增加,可能是由于对使用者的乳腺癌诊断较早、COCs的生物学效应或两者兼有。与从未使用COCs者相比,曾使用COCs者的乳腺癌在临床上常处于更早分期。

医学检查/咨询:放置前,必须告诉妇女左炔诺孕酮宫内节育系统的效果、危险与不良反应。应作体格检查,包括盆腔检查、乳腺检查及宫颈涂片。应该除外妊娠和性传播疾病,必须彻底治疗生殖道感染。应确定子宫的位置和宫腔的大小。为了保证子宫内膜均匀地暴露于孕激素下、防止脱落和达到最佳的效果,宫内节育系统的基准定位特别重要。因此,应认真遵循放置说明。因为本系统放置技术与其他宫内节育器有所不同,应特别重视正确放置技术的培训。放置与取出时可能会有一些疼痛与出血。手术可能诱发由于血管迷走神经反应而引起的晕厥,或在癫痫患者中出现抽搐发作。

妇女在放置后4~12周必须随访检查,此后每年一次,或者如有临床需要可增加随访检查的次数。左炔诺孕酮宫内节育系统不适合作为性交后避孕方法。因为在治疗的前几个月中不规则出血/点滴出血常见,所以推荐在放置左炔诺孕酮宫内节育系统以前应除外内膜病变。如果在长期的放置期间发生不规则出血,应采取适当的诊断措施。

月经过少/闭经:育龄的妇女,约20%的使用者逐渐发生月经过少和/或闭经。如果自上次月经期开始后停经6周应考虑妊娠的可能性。没有必要对闭经的使用者重复妊娠试验,除非有其他妊娠征象。

盆腔感染:放置管有助于防止左炔诺孕酮宫内节育系统在放置过程中受到微生物的污染,并且左炔诺孕酮宫内节育系统放置器的设计将感染的危险减到了最小。使用含铜宫内节育器时,盆腔感染发生率在放置后第一个月内最高,以后逐渐减少。某些研究提示,左炔诺孕酮宫内节育系统使用者的盆腔感染率低于使用含铜宫内节育器者。盆腔感染性疾病的已知危险因素是多个性伙伴。盆腔感染可能导致严重的后果,可以损害生育并增加异位妊娠的危险。

如果妇女出现复发的子宫内膜炎或盆腔感染,或严重的急性感染,或经过几天的治疗没有好转,那么必须取出左炔诺孕酮宫内节育系统。有感染可能时,即使症状不提示,仍推荐做细菌学检查及监测。

脱落:本品任何部分或全部脱落的症状包括出血或疼痛。然而,有时该系统可能从宫腔排出而妇女没有注意到,导致失去避孕保护。部分脱落可能降低左炔诺孕酮宫内节育系统的有效性。因为左炔诺孕酮宫内节育系统减少月经出血量,如果月经出血量增多,可能提示发生脱落。必须取出移位的左炔诺孕酮宫内节育系统。可以同时放置一个新的系统。应当指导妇女如何检查左炔诺孕酮宫内节育系统的尾丝。

穿孔:宫内节育装置造成子宫体或宫颈的穿孔或穿透极其罕见,通常发生在放置时,并可能降低左炔诺孕酮宫内节育系统疗效。这种情况下,必须取出该系统。在产后(见"用法用量"),哺乳期妇女以及子宫后位的妇女中,子宫穿孔的风险可能会增加。

异位妊娠:既往有异位妊娠、输卵管手术或盆腔感染病史的妇女,异位妊娠的危险较高。如果发生下腹痛,特别是伴有月经过期、或者闭经的妇女开始出血,应该考虑异位妊娠的可能性。本系统使用者中异位妊娠的绝对风险较低。但是,放置本系统的妇女发生带器妊娠时,发生异位妊娠相对可能性会有所增加。

尾丝丢失:随访检查时如果在宫颈处未能见到尾丝,必须除外妊娠。尾丝可能被牵入子宫或宫颈管内,下次月经期可能又会出现。如果除外了妊娠,使用适当的器具轻轻地探查通常可以确定尾丝的位置。如果找不到,该系统可能已经被排出。可使用超声诊断以确定该系统的正确位置。如果没有超声或者超声不清楚,可使用X线来定位左炔诺孕酮宫内节育系统。

延迟的卵泡闭锁:因为左炔诺孕酮宫内节育系统的避孕作用主要取决于局部作用,育龄妇女常于排卵周期发生卵泡破裂。有时卵泡闭锁延迟而卵泡生成继续进行。临床上不能将这些增大的卵泡与卵巢囊肿相区分。约12%使用左炔诺孕酮宫内节育系统的妇女被诊断出有卵泡增大。这些卵泡绝大多数没有症状,虽然某些可能伴有盆腔痛或性交痛。

对于大多数病例,增大的卵泡在2~3个月的观察期内自发消失。如果没有消失,应继续超声监测,并推荐采用其他的诊断/治疗措施。罕见情况下可能需要外科手术。使用本系统期间,如出现任何不良事件和/或不良反应,请咨询医生。同时使用其他药品,请告知医生。

对驾驶和机械操作能力的影响:尚未知有该方面影响。

九、药物稳定性及贮藏条件

本系统应贮藏于 15~30℃ ,避免阳光直射和潮湿。36 个月。

左炔诺孕酮硅胶棒

一、药品名称

1. 英文名　Levonorgestrel Silastic Implants
2. 化学名　（－)-13-乙基-17-羟基-18,19-双去甲基-17α-孕甾-4 烯-20 炔-3-酮

二、药品成分

左炔诺孕酮

三、剂型与规格

左炔诺孕酮硅胶棒　每支含左炔诺孕酮 75mg

四、适应证及相应的临床价值

育龄妇女,要求长期避孕者。

五、用法用量

成人:于月经周期的第 1 周内(从月经来潮的第 1 天算起),局麻无菌条件下,在上臂或股内侧,皮肤上做一个 0.2cm 切口,用套管针将植入物放入皮下。外敷创可贴,纱布包扎即可。每人每次 2 支,有效避孕期四年。

六、特殊人群用药

1. 妊娠期　可疑妊娠禁用。
2. 哺乳期　哺乳期不宜使用本品。
3. 肾功能损害　急慢性肾炎禁用。
4. 肝功能损害　急慢性肝炎禁用。

七、药理学

1. 药效学及作用机制　全合成的孕激素。具有较强抑制垂体分泌促性腺激素的作用而抑制排卵;它能使宫颈黏液变稠,阻碍精子穿透,又能使子宫内膜萎缩不利于孕卵着床,因而起到避孕作用。

2. 药代动力学　埋植于皮下,属零级释放型。每日释放 68μg,以后每日释放量逐渐下降,一年末为 40μg,5 年末为 30μg。

3. 药物不良反应　主要表现为月经紊乱(月经过频、经期延长、月经稀少、闭经或点滴出血等)、类早孕反应(恶心、头晕、乏力、嗜睡等)、乳房胀痛、偶见体重增加、血压上升、痤疮、精神抑郁或性欲改变等及个别埋植局部发生感染。

八、注意事项

1. 禁用　急慢性肝炎、肾炎、肿瘤、糖尿病、甲亢、严重

高血压、血栓性疾病、镰状细胞贫血、原因不明的阴道流血者、癫痫、可疑妊娠者和应用抗凝血药者禁用。

2. 用药注意事项

（1）既往月经不调、经常有闭经史者、产后或流产后尚未恢复正常月经者、哺乳期或 45 岁以上妇女不宜使用本品。

（2）如出现不能耐受的不良反应,可由医生对症治疗,必要时可取出药棒。

（3）如妇女规则使用巴比妥类药物、苯妥英钠、解热止痛药、保泰松、利福平和四环素等药物,可影响本品的避孕效果。

（4）计划妊娠者,需在取出 6 个月后方可受孕。

（5）应在县级医院或计划生育指导站以上的医疗单位进行植入,观察和取出。

（6）手术操作人员必须经严格的技术培训取得资格后方能开展此项手术。

（7）植入本品的妇女应定期到上述医疗单位进行随访观察。

（8）埋植期间,如植入者发生妊娠,建议人工流产终止妊娠,并取出植入物。

（9）取出埋植时,须谨慎仔细,降低破损率。

九、药物稳定性及贮藏条件

避光,密封保存。暂定 4 年。

6　子宫收缩及引产药物

卡前列甲酯

一、药品名称

1. 英文名　Carboprost Methylate
2. 化学名　消旋(Z)-7-[（1R,2R,3R,5S)-3,5-二羟基-2-[(E)-(3S)-3-甲基-1-辛烯-3-羟基]环戊基]-5-庚酸甲酯

二、药品成分

卡前列甲酯

三、剂型与规格

卡前列甲酯栓　0.5mg/枚

四、适应证及相应的临床价值

1. 终止妊娠药。本品不宜单独使用,须与米非司酮等序贯用,应用于终止早期妊娠。特别适合高危妊娠者,如多次人流史、子宫畸形、剖宫产后以及哺乳期妊娠者。
2. 预防和治疗宫缩迟缓所引起的产后出血。

五、用法用量

成人用法用量如下。

（1）终止妊娠药:停经≤49天之健康早孕妇女,空腹或进食2小时后,首剂口服200mg米非司酮片1片后禁食2小时,第三天晨于阴道后穹隆放置卡前列甲酯栓2枚(1mg),或首剂口服25mg米非司酮片2片,当晚再服1片,以后每隔12小时服1片。第三天晨口服一片25mg米非司酮片后1小时于阴道后穹隆放置卡前列甲酯栓2枚(1mg)。卧床休息2小时,门诊观察6小时,注意用药后出血情况,有无妊娠物排出和副反应。

（2）预防和治疗宫缩弛缓所引起的产后出血:于胎儿娩出后,立即戴无菌手套将卡前列甲酯栓2枚(1mg)放入阴道,贴附于阴道前壁下1/3处,约2分钟。

六、特殊人群用药

尚不明确。

七、药理学

1. 药效学及作用机制　对子宫平滑肌的作用及抗早孕作用。本品对大鼠离体子宫及麻醉家兔在位子宫具兴奋作用。本品阴道或皮下给药对小鼠有明显的抗早孕作用,与丙酸睾酮和复方地芬诺酯(复方苯乙哌啶)片合并使用有协同抗早孕作用。

2. 药代动力学　静脉、肌肉给药,药物在血中半衰期约为30分钟,停药后血中药物浓度迅速下降至对机体无反应的水平。栓剂给药直接到达作用部位,同时有部分通过阴道黏膜吸收入循环系统,但血中浓度很低难以测出,给药后6~9小时主要由尿中代谢排出。

3. 药物不良反应　少数人面部潮红,很快消失,注意观察前列腺素可能引起的一般副反应,如胃肠道、心血管系症状等。主要为腹泻,恶心,呕吐,腹痛等,采用复方地芬诺酯(复方苯乙哌啶)片后,不良反应显著减少,停药后上述反应即可消失。

八、注意事项

1. 禁用　前置胎盘及异位妊娠,急性盆腔感染,胃溃疡者禁用。有使用前列腺素禁忌的情况,如哮喘及严重过敏体质、心血管疾病、青光眼患者禁用。本品不能用作足月妊娠引产。

2. 慎用　糖尿病,高血压,严重心、肝、肾功能不全者慎用。

九、药物稳定性及贮藏条件

遮光,密闭,低温(低于-5℃)保存;2年。

十、药物经济性评价

基本药物(栓剂:0.5mg、1mg),医保乙类,《中国药典》(2020年版)收载。

米索前列醇

参见(第五章　消化系统药物　1　治疗消化性溃疡和胃食管反流病药物)

7　外阴阴道局部用药

奥硝唑

参见(第七章　抗感染药物　13　硝基咪唑类)

苯甲酸雌二醇

参见(第十四章　女性生殖系统药物　1　激素类药物)

雌二醇

参见(第十四章　女性生殖系统药物　1　激素类药物)

雌三醇

参见(第十四章　女性生殖系统药物　1　激素类药物)

复方莪术油栓

一、药品名称

1. 英文名　Compound Zedoary Turmeric Oil Suppositories
2. 化学名　硝酸益康唑:(±)-1-[2,4-二氯-β-(4-氯苄氧基)苯乙基]咪唑硝酸盐

二、药品成分

莪术油、硝酸益康唑、冰片

三、剂型与规格

复方莪术油栓　每粒含莪术油0.21ml,硝酸益康唑50mg

四、适应证及相应的临床价值

用于念珠菌性外阴阴道病、老年性阴道炎。

五、用法用量

于睡前将本品放入阴道深处,每日1次,每次1粒,6天为一疗程。

六、特殊人群用药

1. 妊娠期　妊娠3个月内妇女禁用。
2. 哺乳期　哺乳期妇女禁用。

七、药理学

1. 药效学及作用机制　本品所含莪术油具有行气活血、消积止痛、活血化瘀、去腐生肌、增强机体免疫功能而发挥协同杀菌作用,以及促进创面的愈合。硝酸益康唑为抗真菌药,对白念珠菌及真菌等有效。

2. 药物不良反应　偶见局部刺激、瘙痒或烧灼感。

3. 药物相互作用　如正在使用其他药品,在使用本品前应咨询医师或药师。

八、注意事项

1. 禁用
（1）对本品及其他咪唑类药物过敏者禁用。
（2）妊娠3个月内妇女及哺乳期妇女禁用。
2. 用药注意事项
（1）本品仅供阴道给药,切忌口服。
（2）建议月经期间不使用本品。
（3）未婚女性在使用前应咨询医师。
（4）用药期间应注意个人卫生,防止重复感染。
（5）如有较严重的局部刺激或烧灼感应停药就医。
（6）当本品性状发生改变时禁用,但于夏季本品可能变软,可在冰箱冻层放置片刻后使用。
（7）请将此药品放在儿童不能接触的地方。

九、药物稳定性及贮藏条件

密闭,在阴凉处保存。24个月。

十、药物经济性评价

医保甲类,《中国药典》(2020年版)收载。

结合雌激素

参见（第十四章 女性生殖系统药物 1 激素类药物）

聚甲酚磺醛栓

一、药品名称

1. 英文名　Policresulen Suppositories
2. 化学名　间甲酚磺醛和甲醛的聚合物

二、药品成分

聚甲酚磺醛

三、剂型与规格

聚甲酚磺醛栓　每枚含聚甲酚磺醛 90mg

四、适应证及相应的临床价值

用于治疗宫颈糜烂、宫颈炎、各类阴道感染（如细菌、滴虫和真菌引起的白带增多）、外阴瘙痒、使用子宫托造成的压迫性溃疡。

五、用法用量

成人:每2日将一粒栓剂放入阴道。如果采用聚甲酚磺醛浓缩液病灶烧灼,则于两次烧灼间隔日放入一粒栓剂。为了使用方便,患者最好取仰卧位,先将栓剂用水浸湿,然后插入阴道深部。通常以晚间睡前用药为宜,配合使用卫生带,防止污染衣物和被褥。

六、特殊人群用药

1. 妊娠期　怀孕期间,特别是妊娠晚期,任何宫颈内治疗均应避免。聚甲酚磺醛亦不例外,此时应充分考虑药物对母婴的潜在危害,尽管动物实验表明此药无任何致畸作用,但人体试验的结果尚未获得。

2. 哺乳期　尚不清楚哺乳期妇女的乳汁内是否会含有此药的活性成分。

七、药理学

1. 药效学及作用机制　聚甲酚磺醛的作用机制是通过强酸和蛋白凝固作用杀灭细菌、真菌和滴虫。选择性地引起坏死或病变组织及柱状上皮蛋白变性。引起血管收缩和血浆蛋白凝固而止血。

聚甲酚磺醛具有广谱的抗菌作用,包括常见的革兰氏阳性菌、革兰氏阴性菌、真菌和某些病毒,其中 GardnerellaVaginatis、厌氧菌滴虫和念珠菌对之尤为敏感。但 DoderleinVaginalflore（阴道乳酸杆菌菌丛）却基本不受影响。目前此药尚无引起抗药性的报道。聚甲酚磺醛对坏死或病变组织具有选择性的凝固作用,能够促进组织再生和上皮的重新覆盖。

2. 药物不良反应　用药后偶有局部刺激症状（如烧灼感或疼痛）,通常可耐受,并会很快消失。

3. 药物相互作用　聚甲酚磺醛只能局部应用,由于不能排除与其他药物的相互影响,故同一部位避免同时使用两种以上的药物。

八、注意事项

1. 禁用　怀孕期间,尤其是在妊娠最后三个月,任何宫颈部的处理均不宜使用,而阴道及其附近区域的处理仅在绝对必要时方可应用。

2. 用药注意事项
（1）本品为外用药,切忌内服。
（2）本品应避免与眼睛接触。
（3）本品会加速和增强修复过程,如果用药后出现坏死组织从病灶处脱落,有时甚至是大片脱落,无须惊恐。
（4）经期停止治疗,治疗期间避免性生活。不要使用刺激性肥皂清洗患处。
（5）棉织物及皮革与该药液接触后,须在制剂未干前立即用水洗净。
（6）阴道栓剂上的斑点是其基质产生的自然现象,不影响药物的使用及疗效,也不影响其耐受性。

九、药物稳定性及贮藏条件

遮光密闭,密封,25℃以下保存。24个月。

十、药物经济性评价

医保乙类。

克霉唑

一、药品名称

1. 英文名　Clotrimazole

2. 化学名　1-[(2-氯苯基)二苯甲基]-1*H*-咪唑。

二、药品成分

克霉唑

三、剂型与规格

克霉唑阴道片　0.5g/片

克霉唑阴道泡腾片　0.5g/片

克霉唑乳膏　3%,每管10g

克霉唑栓　0.15g/枚

四、适应证及相应的临床价值

阴道片、阴道泡腾片:用真菌通常是念珠菌性引起的阴道炎症;由酵母菌引起的感染性白带;以及由凯妮汀敏感菌引起的二重感染

乳膏:用于体癣、股癣、手癣、足癣、花斑癣、头癣、以及念珠菌甲沟炎和念珠菌外阴阴道炎。

五、用法用量

1. 儿童　18岁以下的患者禁用本品阴道片,或只能在医师指导下应用。

2. 成人

(1) 克霉唑阴道片、阴道泡腾片:阴道给药。睡前1片,1片即为一疗程。用或不用投药器将药片置于阴道深处。一般用药1次即可,必要时可在4天后进行第二次治疗。

使用投药器的方法:

1) 从包装盒内取出投药器,拉开投药器的拉杆(A部),将阴道片的一半放入投药器B部内,另一半置于投药器外,当您在阴道内置放时,用手指轻压投药器的拉杆(A部)即可。

2) 投药时,最好采用仰卧位,并将带有药片的投药器小心地放入阴道深处。

3) 轻推投药器A部,将药片放入阴道内的正确位置。然后将投药器取出。

建议:在月经期时,最好不要进行以上的治疗。

(2) 乳膏:①皮肤感染,涂于洗净患处,每日2~3次;②外阴阴道炎,涂于洗净患处,每晚1次,连续7日。

(3) 克霉唑栓:阴道给药,使用前洗净手及外阴,从塑壳包装上撕下栓剂1枚,从下端将前、后塑片分开,小心拉开,使二塑片分离,取塑料指套1只,套在示指上,取出栓粒,圆锥头部朝向阴道,轻轻塞入,并用示指将栓粒推入阴道深处。每晚1次,每次1枚,连续7日为一个疗程。

六、特殊人群用药

1. 妊娠期　在妊娠期间务必在医生指导下使用本品阴道片:在妊娠期,治疗最好医师进行,或在应用本品阴道片时不要使用投药器。在妊娠早期应特别小心,注意不要使用投药器。

2. 哺乳期　本品外用也可能吸收入乳汁,哺乳期妇女慎用。

七、药理学

1. 药效学及作用机制　克霉唑通过抑制麦角固醇的合成产生抗真菌的作用。对麦角固醇合成的抑制导致胞质膜的结构和功能受损。克霉唑在体内和体外都具有广谱的抗真菌活性,其中包括皮肤真菌、酵母菌以及真菌等。

根据在感染部位的浓度,克霉唑的作用方式为抑制真菌或杀真菌,这取决于克霉唑在感染部位的浓度。该药物的体外活性为限制真菌的组成部分增殖,真菌孢子对该药物仅略微敏感。

除了具有抗真菌的作用之外,本品还对阴道毛滴虫、革兰氏阳性微生物(链球菌属/葡萄球菌属)以及革兰氏阴性微生物(拟杆菌类/阴道加德纳菌)产生作用。

在体外,克霉唑对棒状杆菌和除肠球菌以外的革兰氏阳性球菌的增殖都具有抑制作用,抑菌浓度为0.5~10μg/ml底物。当浓度达到100μg/ml时则能起到杀毛滴虫的作用。在敏感的真菌种中罕见原发性耐药变种,迄今为止,在治疗条件下仅观察到敏感真菌发生继发性耐药的零星病例。

2. 药代动力学　阴道给药后进行的药代动力学研究已经显示仅有少量的克霉唑被吸收(分别为给药剂量的3%和3%~10%)。由于已被吸收的克霉唑迅速地在肝代谢形成无药理学活性的代谢产物,导致阴道给药0.5g后克霉唑的血浆峰浓度为低于10ng/ml,表明阴道内给予克霉唑后不会发生可以检测出的全身作用或副作用。

3. 药物不良反应　在用药区域,偶有皮肤反应发生(如烧灼感、刺痛感或颜色变红)。在个别病例可能会出现不同程度的过敏反应,这些可能会影响皮肤(如瘙痒、红斑)、呼吸体统(如呼吸短促)、心血管系统(如需要治疗的血压下降甚至意识损害)或有胃肠反应(如恶心、腹泻)。

4. 药物相互作用

(1) 本品不得与其他抗真菌药同用,如制霉菌素等。

(2) 本品辅料可损伤乳胶制品,故使用避孕套或阴道隔膜时需注意。

(3) 如与其他药物同时使用可能会发生药物相互作用,详情请咨询医师或药师。

八、注意事项

1. 禁用　如果已知对克霉唑或药物中的其他成分过敏,请勿使用本药。

2. 用药注意事项

(1) 阴道片、阴道泡腾片在下述情况下,您使用本品应特别小心,并在医师指导下应用:

1) 第一次患有阴道真菌感染。

2) 在过去的12个月中,这种真菌感染发作超过4次。

3) 药品应放在儿童触摸不到的地方。

4) 投药器放在包中盒内,需要时再取出。一旦将片剂放入投药器,应立即使用。在使用之后,将投药器丢弃。

(2) 乳膏

1) 本品外用也可能吸收入乳汁,哺乳期妇女慎用。

2) 避免接触眼睛和其他黏膜(如口、鼻等)。

3) 用药部位如有烧灼感、红肿等情况应停药,并将局

部药物洗净,必要时向医师咨询。

4）对本品过敏者禁用,过敏体质者慎用。

5）本品性状发生改变时禁止使用。

6）请将本品放在儿童不能接触的地方。

7）儿童必须在成人监护下使用。

8）如正在使用其他药品,使用本品前请咨询医师或药师。

九、药物稳定性及贮藏条件

克霉唑阴道片请储存在厂家的铝箔袋里,使用前打开。在25℃以下保存。使用前请检查标在纸盒一端和铝箔袋上的有效日期,上面标有过期的年月,请勿在过期后使用,48个月。

克霉唑阴道泡腾片:在凉暗处密封保存,24个月。

克霉唑乳膏:密封,凉暗处保存,24个月。

克霉唑栓:密封,30℃以下保存,36个月。

十、药物经济性评价

基本药物(栓剂:0.15g,阴道片:0.5g),医保甲类,《中国药典》(2020年版)收载。

硝酸咪康唑

一、药品名称

1. 英文名　Miconazole Nitrate

2. 化学名　1-[2-(2,4-二氯苯基)-2-[(2,4-二氯苯基)甲氧基]乙基]-1H-咪唑的硝酸盐

二、药品成分

硝酸咪康唑

三、剂型与规格

硝酸咪康唑阴道软胶囊　每粒0.4g

硝酸咪康唑栓　每枚0.2g

硝酸咪康唑乳膏　2%,10g/支;20g/支

四、适应证及相应的临床价值

硝酸咪康唑阴道软胶囊、栓:局部治疗念珠菌性外阴阴道病和革兰阳性细菌引起的双重感染。

硝酸咪康唑乳膏:①由皮真菌、酵母菌及其他真菌引起的皮肤、指(趾)甲感染,如体股癣、手足癣、花斑癣、头癣、须癣、甲癣;皮肤、指(趾)甲念珠菌病;口角炎、外耳炎。由于本品对革兰氏阳性菌有抗菌作用,可用于此类细菌引起的继发性感染。②由酵母菌(如念珠菌等)和革兰氏阳性细菌引起的阴道感染和继发感染。

五、用法用量

1. 硝酸咪康唑阴道软胶囊　阴道给药,洗净后将软胶囊置于阴道深处。每晚1次,每次1粒,连用3日为一疗程。即使症状迅速消失,也要完成治疗疗程,在月经期应持续使用。

2. 硝酸咪康唑栓　阴道给药,洗净后将栓剂置于阴道深处。每晚1次,每次1枚,连续7天为一疗程。也可采用三日疗法,第一日晚1枚,随后三日早晚各1枚。即使症状迅速消除,也要完成治疗疗程,在月经期应持续使用。

3. 硝酸咪康唑乳膏

（1）皮肤感染:外用,涂搽于洗净的患处,早晚各1次,症状消失后(通常需2~5周)应继续用药10天,以防复发。

（2）指(趾)甲感染:尽量剪尽患甲,将本品涂搽于患处,每日1次,患甲松动后(约需2~3周)应继续用药至新甲开始生长。确见疗效一般需7个月左右。

（3）念珠菌阴道炎:每日就寝前用涂药器将药膏(约5g)挤入阴道深处,必须连续用2周。月经期内也可用药。复发后再用仍然有效。

六、特殊人群用药

1. 妊娠期　慎用。

2. 哺乳期　慎用。

七、药理学

1. 药效学及作用机制　本品为广谱抗真菌药物,对多种真菌,尤其是念珠菌有抗菌作用,对某些革兰氏阳性细菌也有抗菌力。其作用机制是抑制真菌细胞膜的合成,以及影响其代谢过程。

2. 药物不良反应　偶见过敏反应,多数很轻微。常见的不良反应是局部刺激,瘙痒和灼热感,尤其在治疗开始时。盆腔痉挛、荨麻疹、皮肤丘疹也有发生。非常罕见的不良反应有血管神经性水肿、湿疹、阴道刺激、阴道分泌物和给药部位不适。

3. 药物相互作用

（1）应避免与某些乳胶产品接触,如阴道避孕隔膜或避孕套。

（2）如与其他药物同时使用可能会发生药物相互作用,详情请咨询医师或药师。

（3）已知硝酸咪康唑的全身给药制剂可抑制CYP3A4/2C9。鉴于本品阴道给药的全身吸收有限,因此临床意义的药物相互作用非常罕见。口服抗凝剂(如华法林)的患者应慎用,并监测抗凝效应。

（4）咪康唑类药物与其他药物口服降血糖药或苯妥英钠同时服用,可增加其他药物的作用及副作用,应慎用。

八、注意事项

1. 禁用　已知对硝酸咪康唑或本品其他成分过敏者禁用。

2. 慎用　孕妇及哺乳期妇女慎用

3. 用药注意事项

（1）避免接触眼睛,并切忌口服。

（2）严重感染者请在医生指导下使用。

（3）无性生活史的女性应在医师指导下使用。

（4）用药期间注意个人卫生,防止重复感染,避免发生性行为。

（5）给药时应洗净双手或戴指套或手套。

（6）用药部位如有烧灼感、瘙痒、红肿等情况应停药,

并将局部药物洗净,必要时向医师咨询。

（7）对本品过敏者禁用,过敏体质者慎用。

（8）本品性状发生改变时禁止使用。

（9）请将本品放在儿童不能接触的地方。

（10）如正在使用其他药品,使用本品前请咨询医师或药师。

（11）当性伴侣被感染时也应给予适当的治疗。

（12）本品不会沾染皮肤或衣服。

（13）出现局部敏感或过敏反应,应立即停药并及时咨询医生。

（14）本品为局部用药,不得口服。如意外大量口服,必要时可采用适当的胃排空措施。

九、药物稳定性及贮藏条件

硝酸咪康唑阴道软胶囊:15～30℃干燥处保存。36个月。

硝酸咪康唑栓:遮光、密闭,30℃以下保存。60个月。

硝酸咪康唑乳膏:密封保存。24个月。

十、药物经济性评价

基本药物(栓剂:0.5g,阴道片:0.5g),医保甲类,《中国药典》(2020年版)收载。

制 霉 菌 素

一、药品名称

英文名 Nystatin

二、药品成分

制霉菌素

三、剂型与规格

制霉菌素阴道泡腾片 每片含10万单位

四、适应证及相应的临床价值

用于念珠菌性外阴阴道炎。

五、用法用量

成人:外用。每次1片,每日1~2次,疗程一般为2周。患者洗净手及外阴部,采取平卧体位,戴上所附指套,将药片送入阴道深处,月经期治疗不受影响。

六、特殊人群用药

1. 妊娠期 妊娠3个月内禁用。
2. 哺乳期 请在医师指导下使用。

七、药理学

1. 药效学及作用机制 制霉菌素是多烯类抗真菌抗生素,有抑制和杀灭真菌的作用。本品主要作用于白色念珠菌。它能够破坏白色念珠菌的细胞膜,造成钾离子外溢,干扰其能量代谢,从而起到抑制作用。此外,本品对新型隐球菌、荚膜组织浆菌等也有抑制作用。对阴道滴虫,本品也有一定效力。在体外,一般不易产生耐药。

2. 药物不良反应 偶有过敏反应,灼烧感及发痒。

3. 药物相互作用 如与其他药物同时使用可能会发生药物相互作用,详情请咨询医师或药师。

八、注意事项

1. 禁用 对本品过敏者禁用。妊娠3个月内禁用。
2. 用药注意事项

（1）用药1个疗程后,症状未缓解,应咨询医师或药师。

（2）本品仅供阴道给药,切忌口服。

（3）用药部位如有烧灼感、红肿等情况应停药,并将局部药物洗净,必要时向医师咨询。

（4）孕妇及哺乳期妇女请在医师指导下使用。

（5）无性生活史的女性应在医师指导下使用。

（6）用药期间注意个人卫生,防止重复感染,使用避孕套或避免发生性行为。

（7）给药时应洗净双手或戴指套或手套。

（8）对本品过敏者禁用,过敏体质者慎用。

（9）本品性状发生改变时禁止使用。

（10）请将本品放在儿童不能接触的地方。

（11）如正在使用其他药品,使用本品前请咨询医师或药师。

九、药物稳定性及贮藏条件

遮光,置干燥阴凉处。24个月。

8 其 他 药 物

地 塞 米 松

一、药品名称

1. 英文名 Dexamethasone
2. 化学名 16α-甲基-11β,17α,21-三羟基-9α-氟孕甾-1,4-二烯-3,20-二酮

二、药品成分

地塞米松、醋酸地塞米松、地塞米松磷酸钠

三、剂型与规格

地塞米松片 0.75mg/片

注射液 (1)地塞米松磷酸钠注射液:1ml:5mg。(2)醋酸地塞米松注射液:①0.5ml:2.5mg;②1ml:5mg;③5ml:25mg。(3)注射用地塞米松磷酸钠:5mg(以地塞米松磷酸钠计)

地塞米松磷酸钠滴眼液 5ml:1.25mg

乳膏和凝胶 (1)醋酸地塞米松乳膏:10g:5mg;(2)复方醋酸地塞米松凝胶:每支20g重,含醋酸地塞米松15mg,薄荷脑200mg,樟脑200mg

醋酸地塞米松黏贴片 0.3mg/片

四、适应证及相应的临床价值

1. 地塞米松片 主要用于过敏性与自身免疫性炎症性疾病。如结缔组织病、严重的支气管哮喘、皮炎等过敏性疾病、溃疡性结肠炎、急性白血病、恶性淋巴瘤等。

2. 地塞米松磷酸钠注射液/醋酸地塞米松注射剂/注射用地塞米松磷酸钠 主要用于过敏性与自身免疫性炎症性疾病。多用于结缔组织病、活动性风湿病、类风湿关节炎、红斑狼疮、严重支气管哮喘、严重皮炎、溃疡性结肠炎、急性白血病等，也用于某些严重感染及中毒、恶性淋巴瘤的综合治疗。还可用于先兆早产。

3. 地塞米松磷酸钠滴眼液 用于虹膜睫状体炎、虹膜炎、角膜炎、过敏性结膜炎、眼睑炎、泪囊炎等。

4. 醋酸地塞米松乳膏/复方醋酸地塞米松凝胶 主要用于过敏性和自身免疫性炎症性疾病。如局限性瘙痒症、神经性皮炎、接触性皮炎、脂溢性皮炎、慢性湿疹等。

5. 醋酸地塞米松黏贴片 用于非感染性口腔黏膜溃疡。

五、用法用量

1. 儿童

（1）静脉滴注：①用于各种危重病例的抢救，每次 2～20mg，每 2～6 小时重复给药，直至病情稳定。②感染和过敏性疾病，根据 BNFC（2010～2011）推荐，1 月龄至 12 岁，每日 100～400μg/kg，分 1～2 次；最大剂量每日 24mg；12～18 岁，初始剂量每日 0.25～24mg。③用于治疗恶性肿瘤所致的脑水肿，儿童负荷量 1.5mg/kg，随后以每日 1.5mg/kg 维持，连续 5 日。④细菌性脑膜炎，根据 BNFC（2010～2011）推荐，缓慢输注，2 月龄至 18 岁，每次 0.15mg/kg，每 6 小时 1 次，连用 4 日，开始于抗菌治疗前或同时。⑤用于急性非淋巴细胞白血病，每次 2mg/m^2，每隔 8 小时重复给药 1 次，连续 12 次。

（2）肌内注射：①用于恶性疟疾所致的脑水肿，每次 3～10mg，每隔 8 小时重复给予 1 次。②用于过敏性休克或过敏性疾病，每次 2～6mg，严重者每 2～6 小时重复给药。

（3）关节腔内注射：1 次 0.8～4mg，剂量可视关节腔大小酌情而定。

（4）口服：初始每次 0.75～3mg，每日 2～4 次，维持量每日 0.75mg。①小儿感染和过敏性疾病：根据 BNFC（2010～2011）推荐，口服，1 月龄至 18 岁，每次 10～100μg/kg，分 1～2 次，必要时可每日 300μg/kg，根据情况酌情调整。②替代治疗，1 月龄至 18 岁，每次 250～500μg/m^2，每 12 小时 1 次，根据情况酌情调整。

2. 成人

（1）地塞米松片：口服，成人开始剂量为每次 0.75～3.00mg（1～4 片），每日 2～4 次。维持量约每日 0.75mg（1 片），视病情而定。

（2）注射液：①地塞米松磷酸钠注射液/注射用地塞米松磷酸钠：一般剂量静脉注射每次 2～20mg；静脉滴注时，应以 5%葡萄糖注射液稀释，可 2～6 小时重复给药至病情稳定，但大剂量连续给药一般不超过 72 小时。还可用于缓解恶性肿瘤所致的脑水肿，首剂静脉推注 10mg，随后每 6 小时肌内注射 4mg，一般 12～24 小时患者可有所好转，2～4 天后逐渐减量，5～7 天停药。对不宜手术的脑肿瘤，首剂可静脉推注 50mg，以后每 2 小时重复给予 8mg，数天后再减至每天 2mg，分 2～3 次静脉给予。用于鞘内注射每次 5mg，间隔 1～3 周注射一次；关节腔内注射一般每次 0.8～4mg，按关节腔大小而定。②醋酸地塞米松注射剂：肌内注射：每次 1～8mg，每日 1 次；腱鞘内注射或关节腔，软组织的损伤部位内注射：每次 0.8～6mg，间隔两周 1 次；局部皮内注射：每点 0.05～0.25mg，共 2.5mg，每周 1 次。鼻腔、喉头、气管、中耳腔、耳管注入：0.1～0.2mg，每日 1～3 次；静脉注射：一般 2～20mg。③用于先兆早产：肌内注射，每次 6mg，12 小时重复 1 次，共 4 次。

（3）地塞米松磷酸钠滴眼液：滴眼时每日 3～4 次，用前摇匀。

（4）醋酸地塞米松乳膏：涂患处，每日 2～3 次；复方醋酸地塞米松凝胶：每日 1～2 次，取少量涂于患处，并轻揉片刻。

（5）醋酸地塞米松黏贴片：贴于患处。每次 1 片，每日总量不超过 3 片，连用不得超过 1 周。洗净手指后黏少许唾液黏起黄色面，将白色层贴于患处，并轻压 10～15 秒，使其黏牢，不须取出，直至全部溶化。

六、特殊人群用药

1. 妊娠期 ①孕妇用药可增加胎盘功能不全、新生儿体重减少或死胎的发生率，孕妇用药应权衡利弊，且应避免长期、频繁使用本药滴眼液；②美国食品药品管理局对本药的妊娠安全性分级为 C 级。

2. 哺乳期 哺乳期妇女接受大剂量本药，应停止哺乳，以防止药物随乳汁排泄，造成婴儿生长抑制、肾上腺功能抑制等不良反应，且应避免长期、频繁使用本药滴眼液。

3. 肾功能损害 肾功能不全者用药无须调整剂量。

七、药理学

1. 药效学及作用机制 肾上腺皮质激素类药，其抗炎、抗过敏、抗休克作用比泼尼松更显著，而对水钠潴留和促进排钾作用很轻，对垂体-肾上腺抑制作用较强。

（1）抗炎作用：本产品可减轻和防止组织对炎症的反应，从而减轻炎症的表现。激素抑制炎症细胞，包括巨噬细胞和白细胞在炎症部位的集聚，并抑制吞噬作用、溶酶体酶的释放以及炎症化学介物的合成和释放。可以减轻和防止组织对炎症的反应，从而减轻炎症的表现。

（2）免疫抑制作用：包括防止或抑制细胞介导的免疫反应，延迟性的过敏反应，减少 T 淋巴细胞、单核细胞、嗜酸性粒细胞的数量，降低免疫球蛋白与细胞表面受体的结合能力，并抑制白介素的合成与释放，从而降低 T 淋巴细胞向淋巴母细胞转化，并减轻原发免疫反应的扩展。可降低免疫复合物通过基底膜，并能减少补体成分及免疫球蛋白的浓度。

2. 药代动力学

（1）本品极易自消化道吸收，其血浆 $t_{1/2}$ 为 190 分钟，

组织 $t_{1/2}$ 为 3 日。血浆蛋白结合率较其他皮质激素类药物为低。

（2）地塞米松磷酸钠注射液/注射用地塞米松磷酸钠：肌内注射本品于 1 小时达血药峰浓度。本品血浆蛋白结合率较其他皮质激素类药物低。

（3）醋酸地塞米松注射液：肌内注射醋酸地塞米松后于 8 小时达血药浓度峰值。血浆蛋白结合率较其他皮质激素类药物为低。

3. 药物不良反应

（1）心血管系统：心律失常、心肌病、高血压。

（2）代谢/内分泌系统：长期用药可出现低钾血症、儿童生长抑制、糖耐量异常、糖尿病加重。还可出现库欣综合征、高血糖症、脂质异常、继发性肾上腺皮质功能减退。

（3）呼吸系统：肺囊虫肺炎、肺水肿、肺结核。

（4）肌肉骨骼系统：长期用药可出现肱或股骨头缺血性坏死、骨质疏松、骨折（包括脊柱压缩性骨折、长骨病理性骨折）、肌无力、肌萎缩。还可出现药物性肌病。

（5）泌尿生殖系统：长期用药可出现月经紊乱。还可出现阴道炎。

（6）免疫系统：卡波西肉瘤（尤其长期慢性病患者）。

（7）神经系统：定向力障碍，长期用药可出现良性颅内压升高综合征，还可出现头痛、脑肿瘤。

（8）精神：欣快感、激动、谵妄、不安、精神抑制。

（9）胃肠道：长期用药可出现胃肠道刺激（恶心、呕吐）、胰腺炎、消化性溃疡或穿孔。还可出现胃肠二重感染、呃逆。

（10）血液：类白血病反应。

（11）皮肤：长期用药可出现紫纹、痤疮。本药软膏长期大量使用局部出现酒渣样皮炎、皮肤萎缩、皮肤毛细血管扩张、瘙痒、色素沉着、颜面红斑等。使用本药黏贴剂偶见皮疹。还可出现皮肤二重感染。

（12）眼：长期用药可出现青光眼、白内障。使用本药滴眼液长期频繁使用可诱发真菌性眼睑炎。本药植入剂偶见眼压升高，均为可逆性，用药后即可恢复正常。还可出现结膜出血、结膜充血、眼痛、玻璃体脱离。

（13）其他：可出现感染（以真菌、结核菌、葡萄球菌、变形杆菌、铜绿假单胞菌、各种疱疹病毒为主）、糖皮质激素停药综合征（出现头晕、昏厥倾向、腹痛、背痛、低热、食欲减退、肌肉或关节疼痛、头痛、乏力、软弱）。长期用药可出现体重增加、下肢水肿、出血倾向、创口愈合不良。

4. 药物相互作用

（1）利尿剂（保钾利尿药除外）：合用可引起低钾血症。

（2）沙利度胺：合用可增加出现中毒性表皮坏死松解症的风险。

（3）阿瑞吡坦、利托那韦：合用可使本药的全身暴露量增加。

（4）水杨酸类药：合用可增加水杨酸类药毒性，降低水杨酸盐的血药浓度。

（5）阿苯达唑：合用可增加阿苯达唑的不良反应。合用时应监测阿苯达唑不良反应（如恶心、呕吐、头晕、肝功能异常）。

（6）氨鲁米特：合用可减弱本药的作用。

（7）安普那韦：合用可降低安普那韦的血药浓度。

（8）抗凝血药、口服降血糖药：合用可减弱以上药物的作用。

（9）卡泊芬净、地拉韦啶、达沙替尼、依曲韦林、伊维莫司、福沙那韦钙、伊马替尼、伊沙匹隆、拉帕替尼、米非司酮、吡喹酮、罗米地辛、沙奎那韦、索拉非尼、替西罗莫司：合用可降低以上药物的血药浓度。

八、注意事项

1. 禁用

（1）对本药或肾上腺皮质激素类药物过敏者。

（2）单纯疱疹性或溃疡性角膜炎、水痘及其他角膜或结膜的病毒性疾病、分枝杆菌感染、青光眼或有青光眼家族史的患者禁止经眼给药。

（3）病毒性皮肤病患者禁用本药软膏。

（4）真菌感染患者。

（5）鼓膜穿孔患者禁用经耳给药。

（6）晶体后囊破裂的无晶体眼患者禁用本药玻璃体内植入剂。

（7）前房型人工晶体植入者和晶体后囊破裂患者禁用本药玻璃体内植入剂。

2. 慎用

（1）肾功能不全者。

（2）肝功能不全者。

（3）结核病患者。

（4）急性细菌性或病毒性感染患者。

（5）糖尿病患者。

（6）骨质疏松症患者。

（7）甲状腺功能减退患者。

（8）重症肌无力患者。

（9）已知或怀疑类圆线虫属感染患者。

（10）心力衰竭患者。

（11）白内障患者。

（12）有癫痫史的患者。

（13）老人应慎用全身性糖皮质激素。

（14）儿童。

3. 用药注意事项

（1）地塞米松片/地塞米松磷酸钠注射液/注射用地塞米松磷酸钠/醋酸地塞米松注射液：长期用药后，停药前应逐渐减量。

（2）地塞米松磷酸钠滴眼液：眼部细菌性或病毒性感染时应与抗菌药物合用。长期使用应定期检查眼压和有无真菌、病毒感染早期症候。

（3）醋酸地塞米松乳膏：并发细菌及病毒感染时，应与抗菌药物合用。不能长期大面积应用。复方醋酸地塞米松凝胶：避免接触眼睛及其他黏膜部位。不宜大面积、长期使用；用药 1 周后症状未缓解，请咨询医师。如用药部位出现皮疹、瘙痒、红肿等，应停止用药，洗净，必要时向医师或药师咨询。连续使用不能超过 4 周，面部、腋下、腹股沟及外阴等皮肤细薄处连续使用不能超过 2 周。如并发细菌或真菌感染,请咨询医师处理。如本品性状发生改变时禁用。儿童必须在成人监护下使用。请将此药品放在儿童不能接触到的地方。

（4）醋酸地塞米松黏贴片:对本品过敏者禁用。本品仅限口腔使用。

（5）本品不宜长期使用,连用1周后症状未缓解,应停药就医。孕妇、哺乳期妇女、儿童慎用。本品在口腔内缓慢溶化后可咽下。当本品性状发生改变时禁用。如使用过量或发生严重不良反应时应立即就医。请将此药品放在儿童不能接触的地方。严重高血压、糖尿病、胃或十二指肠溃疡、骨质疏松症、有精神病史、或癫痫病史、青光眼等患者慎用,本品不宜大面积长期使用。

九、药物稳定性及贮藏条件

遮光,在阴凉干燥处保存。

十、药物经济性评价

基本药物。

泼 尼 松

参见（第四章　呼吸系统药物　7　治疗弥漫性结缔组织病肺部病变药物）

倍 他 米 松

一、药品名称

1. 英文名　Betamethasone
2. 化学名　16β-甲基-11β,17α,21-三羟基-9α-氟孕甾-1,4-二烯-3,20-二酮

二、药品成分

倍他米松、倍他米松磷酸钠

三、剂型与规格

倍他米松磷酸钠注射液　1ml:5.26mg（相当于倍他米松4mg）

倍他米松片　0.5mg/片

倍他米松软膏　（1）4g:4mg;（2）10g:10mg

四、适应证及相应的临床价值

1. 主要用于过敏性与自身免疫性炎症性疾病　现多于活动性风湿病、类风湿关节炎、红斑狼疮、严重支气管哮喘、严重皮炎、急性白血病等,也用于某些感染的综合治疗。

2. 本药软膏用于过敏性皮炎、湿疹、神经性皮炎、脂溢性皮炎及瘙痒症等。

3. 其他临床应用　①用于黏液囊炎;②用于原发性或转移性脑瘤、开颅术或头部损伤引起的脑水肿;③用于内分泌系统紊乱;④用于眼部疾病;⑤用于胃肠道紊乱;⑥用于造血功能障碍;⑦用于呼吸系统障碍;⑧用于上踝炎;⑨用于急性恶化的多发性硬化;⑩用于腱鞘囊肿和滑液囊肿;⑪用于急性痛风性关节炎;⑫用于恶性高钙血症;⑬用于肌肉骨骼系统炎症性疾病;⑭用于恶性淋巴瘤;⑮用于蕈样肉芽肿;⑯用于特发性或红斑狼疮引起的肾病综合征;⑰用于有症状的类肉状瘤病;⑱用于由骨性关节炎引起的滑膜炎;⑲用于颞动脉炎;⑳用于急性非特异性的腱鞘炎;㉑用于累及神经或心肌的旋毛虫病;㉒辅助用于结核性脑膜炎;㉓用于预防新生儿呼吸窘迫综合征;㉔用于多发性骨髓瘤;㉕用于辅助治疗原发性颅内肿瘤;㉖用于促进早产儿的肺成熟。

五、用法用量

1. 儿童　常规剂量。

（1）过敏性疾病、关节炎、内分泌系统紊乱、眼部疾病、胃肠道紊乱、造血功能障碍、呼吸系统障碍、急性痛风性关节炎、恶性高钙血症、肌肉骨骼系统炎症性疾病、蕈样肉芽肿、特发性或红斑狼疮引起的肾病综合征、有症状的类肉芽状瘤病、全身性红斑狼疮、颞动脉炎、累及神经或心肌的旋毛虫病:①口服给药,糖浆每日0.02~0.3mg/kg,分3~4次用药,根据患者反应确定剂量;②肌内注射每日0.02~0.3mg/kg,分3~4次用药,根据患者反应确定剂量。

（2）原发性或转移性脑膜瘤、开颅术或头部损伤引起的脑水肿:肌内注射,参见"过敏性疾病"的"肌内注射"项。

（3）预防新生儿呼吸窘迫综合征:肌内注射,参见成人"预防新生儿呼吸窘迫综合征"项。

（4）皮肤疾病:①口服给药,参见"过敏性疾病"的"口服给药"项。②肌内注射,参见"过敏性疾病"的"肌内注射"项。③局部给药,软膏13岁及13岁以上儿童,每日1~2次,涂于患处。软膏最大周剂量为50g,用药不可超过2周。④病灶处皮内注射,参见成人"皮肤疾病病灶处"的"皮内注射"项。

2. 成人　常规剂量

（1）过敏性疾病、内分泌系统紊乱、眼部疾病、胃肠道紊乱、造血功能障碍、呼吸系统障碍、恶性高钙血症、肌肉骨骼系统炎症性疾病、蕈样肉芽肿、特发性或红斑狼疮引起的肾病综合征、有症状的类肉芽肿瘤病、全身性红斑狼疮、颞动脉炎、累及神经或心肌的旋毛虫病:①口服给药,糖浆,每日0.6~7.2mg,根据患者反应确定剂量;②肌内注射,每日0.25~9mg,根据患者反应确定剂量。

（2）关节炎:①口服给药,参见"过敏性疾病"的"口服给药"项。②肌内注射,参见"过敏性疾病"的"肌内注射"项。③关节腔内注射:剂量为3~12mg（0.5~2ml）;大关节（膝、踝、肩关节）每次1ml;中等关节（肘、腕关节）每次0.5~1ml;小关节（手、胸部关节）每次0.25~0.5ml。

（3）黏液囊炎:囊内注射,剂量为1.5~6mg（0.25~1ml）。

（4）原发性或转移性脑瘤、开颅术或头部损伤引起的脑水肿:肌内注射,参见"过敏性疾病"的"肌内注射"项。

（5）皮肤疾病:①口服给药,参见"过敏性疾病"的"口服给药"项。②肌内注射,参见"过敏性疾病"的"肌内注射"项。③局部给药,软膏每日1~2次,涂于患处。最大周剂量为50g,用药不可超过2周。④病灶处皮内注射,剂量为1.2mg/cm²（0.2ml/cm²）,最大周剂量为6mg（1ml）。

（6）腱鞘囊肿和滑液囊肿：病灶处注射，每次 3mg（0.5ml），直接注射入囊肿。

（7）腱鞘囊肿和滑液囊肿：病灶处注射，每次 3mg（0.5ml），直接注射入囊肿。

（8）急性痛风性关节炎：①口服给药，参见"过敏性疾病"的"口服给药"项；②肌内注射，参见"过敏性疾病"的"肌内注射"项；③关节腔内注射，剂量为 3～6mg（0.5～1ml）。

（9）由骨性关节炎引起的滑膜炎：关节腔内注射，剂量为 1.5～12mg（0.25～2ml）。

（10）急性非特异性的腱鞘炎：局部注射，剂量为 3mg（0.5ml），直接注射入腱鞘，通常需每隔 1～2 周重复用药 3～4 次。

（11）预防新生儿呼吸窘迫综合征：肌内注射，临产妇于分娩前使用，一次 12mg，每 24 小时 1 次，共用药 2 次。

3. 老年人　老年患者使用糖皮质激素易发生高血压及糖尿病，老年患者尤其更年期后的女性患者使用糖皮质激素易加重骨质疏松，故老年人应慎用全身性糖皮质激素。

六、特殊人群用药

1. 妊娠期

（1）本药可透过胎盘。动物试验证实孕期给药可增加胚胎腭裂、胎盘功能不全，自发性流产和胎儿宫内生长发育迟缓的发生率。人类使用药理剂量的糖皮质激素可增加胎盘功能不全、新生儿体重减轻或死胎的发生率。孕妇用药应权衡利弊，尽可能避免使用。

（2）美国食品药品管理局（FDA）对本药的妊娠安全性分级为 C 级。

2. 哺乳期　本药可随乳汁排泄，对授乳婴儿可造成不良影响（如生长抑制、肾上腺皮质功能抑制等），哺乳期妇女用药应权衡利弊，尽可能避免使用。

3. 肾功能损害　肾功能不全者无须调整剂量。

4. 肝功能损害　本药主要在肝脏代谢，肝功能不全时应适当调整剂量。

5. 其他人群

（1）严重的精神病（过去或现在）和癫痫、活动性消化性溃疡、新近胃肠吻合手术、骨折、创伤修复期、角膜溃疡、肾上腺皮质功能亢进症、抗菌药物不可控制的感染（如水痘、麻疹）、较重的骨质疏松症患者：以上患者不宜使用本药，特殊情况用药应权衡利弊，但应注意病情恶化的可能。

（2）肾功能不全者：由于可能发生体液潴留，故此类患者慎用。

（3）肝功能不全（包括肝硬化）者：长期用药可造成体液潴留，故此类患者慎用。

（4）心力衰竭患者：长期用药可造成体液潴留和高血压，故此类患者慎用。

（5）急性心肌梗死患者：由于皮质类固醇可引起心肌破裂，故此类患者慎用。

（6）糖尿病患者：本药可能影响葡萄糖生成和调节从而导致高血糖，故此类患者慎用。

（7）胃肠道疾病（包括憩室炎、消化性溃疡、溃疡性结肠炎）患者：由于存在胃肠穿孔的风险，故此类患者慎用。

（8）白内障和/或青光眼患者：长期用药可引起眼压升高、开角型青光眼和白内障，故此类患者慎用。长期用药者考虑进行常规的眼科检查。

（9）甲状腺疾病患者：皮质类固醇的代谢清除率在甲状腺功能亢进的患者中增加，在甲状腺功能减退的患者中减少，甲状腺功能减退者应慎用。

（10）重症肌无力患者：此类患者用药后可出现症状恶化，尤其在皮质类固醇治疗的初期，故此类患者慎用。

（11）骨质疏松患者：大剂量和/或长期使用皮质类固醇可引起骨质丢失和骨质疏松性骨折，故此类患者慎用。

（12）有癫痫史的患者：有出现肾上腺危象伴癫痫发作的报道，故此类患者慎用。

（13）慢性消耗性疾病或有精神疾病史者：此类患者用药更易出现精神症状。

七、药理学

1. 药效学及作用机制　本药为地塞米松的差向异构体。其作用与地塞米松相同，但抗感染作用较地塞米松、曲安西龙等均强。本药具有抗感染、抗过敏和抑制免疫等多种药理作用。作用机制如下①抗感染作用：可减轻和防止组织对炎症的反应，从而减轻炎症的表现；②免疫抑制作用：防止或抑制细胞中介的免疫反应，延迟性的过敏反应，减少 T 淋巴细胞、单核细胞嗜酸性粒细胞的数目，降低免疫蛋白与细胞表面受体的结合能力，并抑制白细胞介素的合成与释放，从而降低 T 细胞向淋巴母细胞转化，并减轻原发免疫反应的发展；③抗毒、抗休克作用：可对抗细菌内毒素对机体的刺激反应，减轻细胞损伤，发挥保护机体的作用。

2. 药代动力学　本药极易由消化道吸收，肌内注射 1 小时达血药峰浓度。软膏外用可经皮肤吸收，在皮肤破损处吸收更快。本药血浆蛋白结合率较其他皮质激素类药物低，血浆半衰期为 190 分钟，组织半衰期为 3 日。

3. 药物不良反应　使用糖皮质激素生理剂量代替治疗时无明显不良反应，不良反应多发生于使用药理剂量时，且与疗程、剂量、用药种类、用法及给药途径等有密切联系。本药的不良反应较少，潴钠作用微弱，但其作用时间较长（半衰期长），对生长的抑制作用较强，对下丘脑-垂体-肾上腺皮质轴功能的抑制也较短效糖皮质激素明显。

（1）代谢/内分泌系统：①长期用药可见医源性库欣综合征面容和体态、体重增加、低钾血症、儿童生长抑制、糖耐量减低、糖尿病加重；②糖皮质激素可使血糖升高、血胆固醇升高、血脂肪酸升高、血钠水平升高，使血钙下降、血钾下降。

（2）肌肉骨骼系统：长期用药可见肱或股骨头缺血性坏死、骨质疏松、骨折（包括脊椎压缩性骨折、长骨病理性骨折）、肌无力、肌萎缩。

（3）泌尿生殖系统：长期用药可见月经紊乱。

（4）神经系统：长期用药可见良性颅内压升高综合征。

（5）精神：可见欣快感、激动、谵妄、不安、定向力障碍，也可表现为抑郁。

（6）胃肠道：长期用药可见胃肠道刺激（恶心、呕吐）、胰腺炎、消化性溃疡或穿孔。

（7）血液：糖皮质激素对外周血液的影响为：淋巴细胞减少、真核细胞减少、嗜酸性粒细胞减少、嗜碱性粒细胞减少、多核白细胞增多、血小板增多或减少。

（8）皮肤：①长期用药可见紫纹、痤疮；②长期使用本药软膏或搽剂可引起局部皮肤萎缩、毛细血管扩张、色素沉着、毛囊炎、口周皮炎及继发感染。

（9）眼：长期用药可见青光眼、白内障。

（10）其他：①长期用药可见下肢水肿、易出血倾向、创口愈合不良；②用药后可见并发感染（以真菌、结核菌、葡萄球菌、变形杆菌、铜绿假单胞菌和各种疱疹病毒为主）；③有的患者在停药后出现头晕、头痛、晕厥倾向、腹痛或背痛、低热、食欲减退、恶心、呕吐、肌肉或关节疼痛、乏力等，经仔细检查如能排除肾上腺皮质功能减退和原来疾病的复发，则可考虑为对糖皮质激素的依赖综合征。

4. 药物相互作用

（1）非甾体抗炎药：合用可增强本药致溃疡作用，本药可增强对乙酰氨基酚的肝毒性。此外，本药可减少水杨酸盐的血浆浓度。

（2）避孕药、雌激素：合用可增强本药的治疗作用和不良反应。

（3）蛋白质同化激素：合用可增加水肿的发生率，使痤疮加重。

（4）两性霉素 B、排钾利尿药（如碳酸酐酶抑制药等）：合用可加重低钾血症，长期与碳酸酐酶抑制药合用，易发生低钙血症和骨质疏松。此外，本药水钠潴留作用可减弱利尿药的排钠利尿效应。

（5）三环类抗抑郁药：合用可使本药引起的精神症状加重。

（6）抗胆碱能药（如阿托品）：长期合用，可致眼压增高。

（7）免疫抑制药：合用可增加感染的危险性，并可能诱发淋巴瘤或其他淋巴细胞增生性疾病。

（8）强心苷：合用可增加洋地黄毒性及心律失常的发生。

（9）甲状腺激素、麻黄碱：合用可增加本药的代谢清除率。处理：与甲状腺激素或抗甲状腺药合用时，应适当调整本药剂量。

（10）降血糖药（如胰岛素）：合用可使糖尿病患者血糖升高。处理：合用时应适当调整降血糖药剂量。

（11）异烟肼：本药可增加异烟肼在肝脏的代谢和排泄，降低其血药浓度和疗效。

（12）美西律：本药可促进美西律在体内的代谢，降低其血药浓度。

（13）生长激素：本类药物可抑制生长激素的促生长

所用。

八、注意事项

1. 禁用

（1）对本药及其他甾体类激素过敏者。

（2）感染性皮肤病（如脓疱病、体癣、股癣等）患者禁用本药软膏和搽剂。

2. 慎用

（1）肾功能损害或结石患者。

（2）肝功能损害（包括肝硬化）者。

（3）心脏病、急性心力衰竭或急性心肌梗死患者。

（4）糖尿病患者。

（5）憩室炎、胃溃疡、胃炎或食管炎患者。

（6）全身性真菌感染者。

（7）白内障和/或青光眼患者。

（8）眼单纯性疱疹患者。

（9）高脂蛋白血症患者。

（10）高血压患者。

（11）甲状腺功能减退者。

（12）重症肌无力患者。

（13）骨质疏松患者。

（14）结核病患者。

（15）情绪不稳定和有精神病倾向者。

（16）有癫痫史的患者（国外资料）。

（17）老年人应慎用全身性糖皮质激素（国外资料）。

3. 用药注意事项

（1）用药警示：①诱发感染。在激素作用下，已经被控制的感染可复发，最常见结核感染复发。对某些感染应用激素可减轻组织的破坏、减少渗出、减轻感染中毒症状，但同时必须使用有效的抗生素治疗，并密切观察病情变化。在短期用药后，应迅速减量、停药。②本药潴钠作用较弱，故不宜用于肾上腺皮质功能减退症患者的替代治疗。③大剂量的皮质类固醇不可用于颅脑损伤。④本药停药时应逐渐减量至停药。⑤本药软膏不宜长期使用，并避免全身大面积用药。⑥本药搽剂不可涂入眼结膜囊内，慎用于眼周。⑦本药搽剂不宜与其他皮肤科药物同时使用。⑧不可在渗出性病灶处使用封闭敷料，且使用封闭敷料时应谨慎，以免增加不良反应。

（2）不良反应的处理方法：本药软膏涂抹部位若有烧灼感、瘙痒、红肿等，应停药并洗净。

（3）药物对检验值或诊断的影响：①长期大剂量使用本药可使皮肤试验结果呈假阴性，如结核菌素试验、组织胞浆菌素试验和过敏反应皮试等。②本药可使甲状腺 ^{131}I 摄取率下降，减弱促甲状腺素（TSH）对促甲状腺素释放素（TRH）刺激的反应，使 TRH 兴奋试验结果呈假阳性，干扰促性腺素释放激素（LHRH）兴奋试验的结果。③本药使放射性核素脑和骨显像减弱或稀疏。

（4）用药前后及用药时应当检查或监测：①监测血糖、

尿糖或糖耐量(尤其糖尿病患者或有患糖尿病倾向者)。②小儿应定期监测生长和发育情况。③应进行眼科检查,注意白内障、青光眼或眼部感染的发生。④检查血电解质和大便隐血。⑤监测血压和骨密度(尤其老年人)。

(5)制剂注意事项:强效外用制剂,本药强效外用制剂不可用于红斑痤疮、口周皮炎,不可用于脸部、腹股沟、腋下或尿布包裹处,并避免与其他皮质类固醇合用。

九、药物稳定性及贮藏条件

1. 倍他米松磷酸钠注射液　遮光,密闭保存。
2. 倍他米松片　遮光,密闭保存。
3. 倍他米松软膏　密闭,在凉暗处保存。

十、药物经济性评价

医保乙类,《中国药典》(2020年版)收载。

甲 氨 蝶 呤

参见(第六章 抗肿瘤药物 1 影响核酸生物合成的药物)

氨 甲 环 酸

参见(第八章 血液系统 1 止血药物及抗纤维蛋白溶解药物)

来 曲 唑

参见(第六章 抗肿瘤药物 2 调节体内激素平衡的药物)

硫 酸 镁

参见(第五章 消化系统药物 2 泻药和止泻药)

溴 隐 亭

参见(第二章 神经系统药物 6 帕金森药物)

地 西 泮

参见(第一章 精神疾病用药 1 镇静催眠药)

盐酸哌替啶

参见(第十三章 麻醉精神药物 1 麻醉药品)

二 甲 双 胍

参见(第十章 内分泌系统 2 降血糖药)

氯 丙 嗪

参见(第一章 精神疾病用药 5 抗精神分裂症药)

第十五章 泌尿生殖系统药物

1 治疗慢性肾衰竭的药物

复方 α-酮酸片

一、药品名称

英文名　Compound α-Ketoacid Tablets

二、药品成分

本品为复方制剂,含 4 种酮氨基酸钙、1 种羟氨基酸钙和 5 种氨基酸。其组分为每片含:

消旋酮异亮氨酸钙　67mg
酮亮氨酸钙　101mg
酮苯丙氨酸钙　68mg
酮缬氨酸钙　86mg
消旋羟蛋氨酸钙　59mg
L-赖氨酸醋酸盐　105mg
L-苏氨酸　53mg
L-色氨酸　23mg
L-组氨酸　38mg
L-酪氨酸　30mg
总氮量/片　36mg
总钙量/片　1.25mmol≈50mg

三、剂型及规格

片剂:0.63g

四、适应证及相应的临床价值

配合低蛋白饮食,预防和治疗因慢性肾功能不全而造成蛋白质代谢失调引起的损害。通常用于肾小球滤过率低于每分钟 25ml 的患者。低蛋白饮食要求成人每日蛋白摄入量为 40g 或 40g 以下。

五、用法用量

1. 成人　口服,每日 3 次,每次 4~8 片,用餐期间整片吞服。

2. 老年人　口服,每日 3 次,每次 4~8 片,用餐期间整片吞服。

六、特殊人群用药

1. 妊娠期　尚无在孕妇使用的经验。

2. 哺乳期　尚无哺乳期妇女使用的经验。

七、药理学

1. 药效学及作用机制　本品可提供必需氨基酸并尽量减少氨基氮的摄入。酮或羟氨基酸本身不含有氨基,其利用非必需氨基酸的氮转化为氨基酸,因此可减少尿素合成,尿毒症毒性产物的蓄积也减少。酮或羟氨基酸不引起残存肾单位的高滤过,并可改善肾性高磷血症和继发性甲状旁腺功能亢进,改善肾性骨营养不良。本品配合低蛋白饮食,可减少氮的摄入,同时可避免因蛋白摄入不足及营养不良引起的不良后果。

毒理学研究结果显示酮毒性低。慢性毒理研究表明,犬的最低中毒剂量为 1 200mg/d,大鼠为 2 700mg/d。这些剂量调整为人体(体重为 70kg)用量时,按犬换算为 84g/d,按大鼠换算为 189g/d。

本品无胚胎毒性。

2. 药代动力学　对于正常个体,口服本品 10 分钟后,酮或羟氨基酸血浆水平将升高,血药浓度可升至初始水平的 5 倍,并于 20~60 分钟后达峰值,90 分钟后又降至正常水平。血浆中酮或羟氨基酸和相对应的氨基酸浓度同时升高,表明酮或羟氨基酸的转氨作用很快。由于在体内酮或羟氨基酸有其自身的分布途径,外来的摄入能很快进入代谢循环,其分解代谢途径与氨基酸相同。

3. 药物不良反应　可能发生高钙血症。如出现高钙血症,建议减少维生素 D 的摄入量。如高钙血症持续发生,将本品减量并减少其他含钙物质的摄入。

4. 药物相互作用

(1) 与其他含钙药物同时使用,可使血钙水平升高。

(2) 在尿毒症患者服用本品进行治疗时,如同时使用氢氧化铝药物,需减少氢氧化铝的服用量。注意血磷水平的下降。

(3) 为了不影响药物吸收,与钙结合形成难溶性复合物的药物(如四环素、喹诺酮类如环丙沙星及诺氟沙星、铁剂、氟化物和含雌莫司汀的药物等),不应与酮同时服用,这些药物与开同服用的间隔时间至少为 2 小时。

(4) 血钙升高可增加强心苷药物的敏感性,因此也增加发生心律失常的风险。

八、注意事项

1. 禁用　高钙血症和氨基酸代谢紊乱。

2. 慎用　遗传性苯丙酮尿症患者。

3. 用药注意事项

（1）本品宜在用餐时服用,使其充分吸收并转化为相应的氨基酸。应定期监测血钙水平,并保证摄入足够的热量。

（2）不要把药品存放在儿童接触得到的地方。

（3）请勿服用超过有效期的产品。

九、药物稳定性及贮藏条件

25℃以下,干燥保存。

十、药物经济性评价

非基本药物,医保乙类,《中国药典》(2020年版)未收载。

重组人促红素注射液

一、药品名称

英文名　Recombinant Human Erythropoietin

二、药品成分

主要成分为基因重组人促红素,系由含有高效表达人红细胞生成素(简称人促红素)基因的中国仓鼠卵巢(CHO)细胞,经细胞培养、分离和高度纯化后冻干制成。

三、剂型及规格

重组人促红素注射液　(1)1 000单位/瓶;(2)2 000单位/瓶;(3)3 000单位/瓶;(4)4 000单位/瓶

四、适应证及相应的临床价值

肾功能不全所致贫血,包括慢性肾衰竭进行血液透析、腹膜透析治疗和非透析患者。

五、用法用量

1. 成人　用时加注射用水1ml溶解后作皮下注射或静脉注射,每周分2~3次给药。给药剂量需依据患者的贫血程度、年龄及其他相关因素调整。治疗期:开始推荐剂量血液透析患者每周100~150单位/kg,腹膜透析和非透析患者每周75~100单位/kg,若血细胞比容每周增加少于0.5%(V/V),可于4周后按15~30单位/kg增加剂量,但最高增加剂量不可超过30单位/(kg·周)。血细胞比容应增加到30%~33%(V/V),但不宜超过36%(34%)。维持期:如果血细胞比容达到30%~33%和/或血红蛋白达到100~110g/L,则进入维持治疗阶段。推荐将剂量调整至治疗剂量的2/3然后每2~4周检查血细胞比容以调整剂量,避免红细胞生成过速,维持血细胞比容和血红蛋白在适当水平。

2. 老年人　高龄患者应用本品时,要注意监测血压及血细胞比容,并适当调整用药剂量与次数。

六、特殊人群用药

本品适用于肾功能不全所致贫血,肾排泄率低,肾功能不全患者可以酌情使用。

七、药理学

1. 药效学及作用机制　促红素(EPO)是由肾分泌的一种活性糖蛋白,作用于骨髓中红系造血祖细胞,促进其增殖、分化。本品能经由后期母红细胞祖细胞(CFU-E)引导出明显的刺激集落的生成效果。在高浓度下,本品亦可刺激早期母红细胞祖细胞(BFU-E)而引导出集落的形成。

2. 药代动力学　皮下注射给药吸收缓慢,2小时后可见血清促红素浓度升高,血药浓度达峰值时间为18小时,骨髓为特异性摄取器官,药物主要为肝和肾摄取。促红素给药后大部分在体内代谢,动物(大鼠)实验表明,除肝外,还有少部分药物在肾、骨髓和脾脏内降解。肾不是促红素的主要排泄器官,使用促红素的贫血患者,药物以原型经肾排泄的量小于10%。

3. 药物不良反应

（1）一般反应:少数患者用药初期可出现头疼、低热、乏力等,个别患者可出现肌痛、关节痛等。绝大多数不良反应经对症处理后可以好转,不影响继续用药,极个别病例上述症状持续存在,应考虑停药。

（2）过敏反应:极少数患者用药后可能出现皮疹或荨麻疹等过敏反应,包括过敏性休克。因此初次使用本品或重新使用本品时,建议先使用少量,确定无异常反应后,再注射全量,如发现异常应立即停药并妥善处理。

（3）心脑血管系统:血压升高、原有的高血压恶化和因高血压脑病而有头痛、意识障碍、痉挛发生,甚至可引起脑出血。因此在促红素注射液治疗期间应注意并定期观察血压变化,必要时应减量或停药,并调整降压药的剂量。

（4）血液系统:随着红细胞比容增高,血液黏度可明显增高,因此应注意防止血栓形成。

（5）肝:偶有GOT、GPT的上升。

（6）胃肠:有时会有恶心、呕吐、食欲缺乏、腹泻等情况发生。

八、注意事项

1. 禁用

（1）未控制的重度高血压患者。

（2）对本品及其他哺乳动物细胞衍生物过敏者,对人血清白蛋白过敏者。

（3）合并感染者,宜控制感染后再使用本品。

2. 慎用　对有心肌梗死、肺梗死、脑梗死患者,有药物过敏病史的患者及运动员应慎重给药。

3. 用药注意事项

（1）本品用药期间应定期检查血细胞比容(用药初期每星期1次,维持期每两星期1次),注意避免过度的红细胞生成[确认血细胞比容在36%(V/V)以下],如发现过度的红细胞生长,应采取暂停用药等适当处理。

（2）应用本品有时会引起血清钾轻度升高,应适当调整饮食,若发生血钾升高,应遵医嘱调整剂量。

（3）治疗期间因出现有效造血,铁需求量增加,通常会出现血清铁浓度下降,如果患者血清铁蛋白低于100ng/ml,或转铁蛋白饱和度低于20%,应每日补充铁剂。

（4）叶酸或维生素 B_{12} 不足会降低本品疗效。

（5）严重铝过多也会影响疗效。

九、药物稳定性及贮藏条件

于 2~8℃ 避光保存。

十、药物经济性评价

基本药物(注射液:2 000IU、3 000IU、10 000IU),医保乙类,《中国药典》(2020 年版)收载。

包醛氧淀粉

一、药品名称

英文名　Coated Aldehyde Oxystarch

二、药品成分

本品为氧化淀粉经表面覆醛处理后的产物。

三、剂型及规格

包醛氧淀粉胶囊剂 0.625g

四、适应证及相应的临床价值

尿素氮吸附药,适用于各种原因造成的氮质血症。

五、用法用量

成人饭后用温开水浸泡后服用。每日 2~3 次,每次 1~2 袋。

六、药理学

1. 药效学及作用机制　胃肠道中的氨、氮可通过覆醛处理与氧化淀粉中的醛基结合成席夫碱络合物从粪便中排出,故能代偿肾功能、降低血液中非蛋白氮和尿素氮的浓度,从而发挥治疗作用。由于本品中氧化淀粉的醛基不和胃肠道直接接触,消除了服用氧化淀粉所发生的不良生理反应。

2. 药代动力学　尚不明确。

七、注意事项

1. 服用本品时要适当控制蛋白质摄入量,如能配合低蛋白饮食,将有助于提高疗效。

2. 本品受潮发霉后勿服用。

八、药物稳定性及贮藏条件

遮光、密闭、在干燥处保存。

九、药物经济性评价

非基本药物,医保乙类,《中国药典》(2020 年版)未收载。

阿魏酸哌嗪

一、药品名称

1. 英文名　Piperazine Ferulate
2. 化学名　3-甲氧基-4-羟基桂皮酸哌嗪

二、药品成分

阿魏酸哌嗪

三、剂型及规格

片剂　50mg/片(50 片/瓶)

四、适应证及相应的临床价值

适用于各类伴有镜下血尿和高凝状态的肾小球疾病,如肾炎、慢性肾炎、肾病综合征早期尿毒症以及冠心病、脑梗死、脉管炎等的辅助质量。

五、用法用量

成人口服。每次 100~200mg(2~4 片),每日 3 次。

六、特殊人群用药

1. 妊娠期　生殖试验未见明显的胚胎毒作用和致突、致畸效应。

2. 哺乳期　生殖试验未见明显的胚胎毒作用和致突、致畸效应。

七、药理学

1. 药效学及作用机制　本品具有抗凝、抗血小板聚集、抗张微血管、增加冠脉流量、解除血管痉挛的作用。

2. 药代动力学　本品口服吸收血药峰时间为29分钟,分布相半衰期($t_{1/2a}$)为27分钟,消除半衰期($t_{1/2\beta}$)为5.5小时。本品在体内分布较广,除肝肾血液中分布较多外,在胃、小肠脂肪中分布也较多,本品主要从尿、粪便中排出。能透过胎盘屏障。

3. 药物不良反应　尚无相关报道。

八、注意事项

1. 禁用　对阿魏酸哌嗪类药物过敏者禁用。

2. 用药注意事项　本品禁与阿苯达唑类和双羟萘酸噻嘧啶类药物合用。

九、药物稳定性及贮藏条件

遮光,密封保存。

十、药物经济性评价

非基本药物,医保乙类,《中国药典》(2020 年版)收载。

2　肾移植的治疗药物

环　孢　素

一、药品名称

1. 英文名　Cyclosporin

2. 化学名　［(E)(2S,3R,4R)-3-羟基-4-甲基-2-(甲氨基)-6 辛烯酰]-L-2 氨基丁酰-N-甲基甘氨酰-N-甲基-L-亮氨酰-L-缬氨酰-N-甲基-L-亮氨酰-L-丙氨酰-D-丙氨酰-N-甲基-L-亮氨酰-N-甲基-L-亮氨酰-N-甲基-L-缬氨酰

二、药品成分

环孢素

三、剂型及规格

胶囊剂　(1)10mg;(2)25mg;(3)50mg
注射液　5ml:250mg
口服溶液　50ml:5g
滴眼液　3ml:30mg

四、适应证及相应的临床价值

1. 已确认的适应证

(1) 移植

1) 器官移植:①预防异体移植物的排斥反应,包括肾、肝、心、肺、心肺联合和胰移植;②治疗曾接受其他免疫抑制剂的患者所发生的移植物排斥反应。

2) 骨髓移植:①预防骨髓移植排斥反应;②预防和治疗 GVHD。

(2) 非移植性适应证:诊断和决定处方本品者,应是具有应用免疫抑制剂,特别是环孢素经验的医师。

1) 内源性葡萄膜炎:①活动性有致盲危险的中部或后部非感染性葡萄膜炎,而常规疗法无效或产生不可接受的不良反应者;②7~70 岁肾功能正常的伴复发性视网膜炎的贝切特氏(Behcet's)葡萄膜炎患者。

2) 银屑病:交替疗法无效或不适用的严重病例。

3) 异位性皮炎:传统疗法无效或不适用的严重病例。

4) 类风湿关节炎

2. 其他可能用途　肾病综合征:特发性皮质激素依赖性和拮抗性肾病综合征[活检证实大多数病例为微小病变型肾病(MCD)或局灶性节段性肾小球硬化症(FSGS)]传统细胞抑制剂治疗无效、但至少尚存在 50% 以上的正常肾功能的患者。应用本品后,可缓解病情,或维持由其他药物包括皮质激素所产生的缓解作用,从而停用其他药物。

五、用法用量

1. 儿童　本品用于儿童的资料有限,故对 16 岁以下非移植患者,除肾病综合征外,不作任何推荐。不过有报告显示,1 岁以上的儿童接受标准剂量是安全的。一些儿科研究显示,儿童需要和可耐受的每千克体重剂量较成人高。

2. 成人　除了某些情况需静脉滴注环孢素浓缩液外,对大部分病例推荐口服本品治疗。本品的每日总用量应分两次服用(早上和晚上)。

(1) 移植:下列剂量范围仅作为用药的指南。环孢素血浓度的常规监测是很重要的,可用单克隆抗体的方法来测定。该结果可用来决定本品的剂量以达到预期的血药浓度。

1) 器官移植:本品的治疗应于移植手术前 12 小时开始,10~15mg/(kg·d),分 2 次给药。此用量应维持至术后 1~2 周。再根据血药浓度逐渐减量至 2~6mg/(kg·d),分 2 次口服。在肾移植的受者中,当接受低于 3~4mg/(kg·d)的较低剂量时,可因环孢素血浓度低于 50~100ng/ml,从而增加发生排斥反应的危险。当本品与其他免疫抑制剂合用时(如与皮质激素合用,作为三联或四联用药的一部分),开始用量为 3~6mg/(kg·d),分 2 次口服。

2) 骨髓移植:移植前一天开始用药,最好采用静脉滴注。如果开始时即准备口服本品,则应于移植前一天给药推荐用量为 12.5~15mg/(kg·d)。维持剂量约为 12.5mg/(kg·d),应持续 3~6 个月(最好为 6 个月)。然后逐渐减量,直至移植后 1 年停药。胃肠道疾患可能减少药物吸收,该类患者需加大本品剂量或经静脉给药。

本品的每日总用量应分 2 次口服(早上和晚上)。部分患者在停用环孢素后可能发生 GVHD,但通常对再次用药反应良好。治疗慢性轻度 GVHD 时,宜采用较小剂量的本品。

(2) 非器官移植适应证:在非移植性适应证患者中,暂无不经肠道给药的经验。

1) 内源性葡萄膜炎:开始剂量为 5mg/(kg·d),分两次口服,直至炎症缓解和视力改善。疗效不显著者,其短期剂量可增至 7mg/(kg·d)。

如果单用本品不能有效地控制病情,为加速缓解和/或控制眼部炎症,可配合皮质激素全身给药(例如泼尼松 0.2~0.6mg/(kg·d))。若病情在 3 个月内仍无改善,则停用本品。

为维持疗效,本品剂量应逐步减至最小有效量。在缓解期内本品的剂量不应超过 5mg/(kg·d)。

2) 皮肤病学适应证:①银屑病。为缓解病情,推荐的初始剂量为 2.5mg/(kg·d),分 2 次口服。若治疗 4 周后病情无改善,可逐步每月增加 0.5~1.0mg/kg,但不应超过 5mg/(kg·d)。5mg/(kg·d)的剂量使用 4 周后仍不能改善皮损,或有效剂量不符合下列安全指南,则均应停药。对某些需快速改善病情的病例,可将初始剂量调整至 5mg/(kg·d)。为了维持疗效,各患者的剂量应分别调整至最小有效量,但不应超过 5mg/(kg·d)。如果症状持续缓解 6 个月以上,应停用本品,尽管停药后复发可能增加。②异位性皮炎。在成人和 16 岁以上的青年中,推荐剂量范围为 2.5~5.0mg/(kg·d),分 2 次口服。若采用 2.5mg/(kg·d)的初始剂量在 2 周内未获得满意疗效,则可迅速提高至 5mg/(kg·d)的最高剂量。在非常严重的病例中,可能需用 5mg/(kg·d)的初始剂量,才能迅速而有效地控制病情。长

期应用环孢素治疗异位性皮炎的经验不多。故建议治疗用期最长不应超过 8 周。若采用 5mg/(kg·d)的剂量,在 1 个月内仍未获满意疗效者则停用本品。

3）类风湿关节炎:最初 6 周的推荐剂量为 3mg/(kg·d),分两次口服。若疗效不明显,剂量可逐渐增加至 5mg/(kg·d)的最高量。若调整剂量后,3 个月内疗效仍不显著,则停用本品。

4）肾病综合征:为缓解症状,推荐剂量为:成人 5mg/(kg·d),儿童 6mg/(kg·d),分 2 次口服。对肾功能不全却又处于允许程度的患者其初始剂量不应超过 2.5mg/(kg·d)(成人血清肌酐超过 200μmol/L,儿童超过 140μmol/L 时,则禁用本品)。若单用本品的疗效不够满意,特别是耐皮质激素的患者推荐本品与小剂量皮质激素联合应用。若 3 个月后,疗效仍不满意,则停用本品。患者所用剂量应根据疗效(蛋白尿)和安全性(主要根据血清肌酐)作个别调整。但成人不应超过 5mg/(kg·d),儿童不应超过 6mg/(kg·d)。为维持疗效剂量应逐渐减至最小有效量。

（3）用药指南:本品每天的用量应该分 2 次口服(早上和晚上)。打开胶囊铝箔包装时,可闻到特别的气味,属正常现象,并非胶囊发生任何问题。胶囊应整体吞服。准备服药前方可将胶囊从铝箔包装内取出。在某些病例(特别是体重轻的人)中,他们的全天总用量不能被精确地分成早晚各一份,则采用早晚给予不同的剂量的方法,若上述方法不成功,则患者可能需转用口服液。

3. 老年人　老年患者使用本品易引起肾功能不全,应慎用。

六、特殊人群用药

1. 妊娠期　动物生殖研究显示,本品无致畸作用。但尚缺乏临床用于孕妇的对照试验。现有器官移植受者的资料表明,与传统的治疗相比,本品对患者的妊娠和分娩并无增加副作用的危险。但是,尚缺乏对孕妇进行充分和完善的对照研究。因此,只有在药物的疗效明显超过其对胎儿的潜在危险时,孕妇方可接受本品治疗。

2. 哺乳期　环孢素可经母乳分泌,故服用本品的母亲不得哺乳。

3. 肾功能损害　环孢素可能损害肾功能。因此,在治疗开始前,应至少测定血清肌酐两次,以取得可靠的血清肌酐值。在治疗开始的 4 周内,应每周测一次血清肌酐和血压,以后每月测定一次。若提高本品剂量,则应增加测定次数。若患者的血清肌酐值超过基线值的 30%,应将剂量降低 25%～50%。某些患者的血清肌酐值超过基线值的 20%～30%,应反复测定以排除暂时性非肾源性肌酐增高的可能。

4. 肝功能损害　应对严重肝功能障碍患者的血清肌酐值(最好连同环孢素血浓度)做严密监测。必要时,进行剂量调整。

七、药理学

1. 药效学及作用机制　环孢素(又称环孢素 A)是含有 11 个氨基酸的环状多肽。它是一种强力的免疫抑制剂。动物实验证明,本品能延长皮肤、心脏、肾、胰腺、骨髓、小肠或肺移植的存活期。研究表明,环孢素能抑制细胞介导反应的发生,包括异体移植物免疫、迟发型皮肤超敏反应,实验性过敏性脑脊髓膜炎,弗氏佐剂关节炎,移植物宿主病(GVHD)和 T 细胞依赖的抗体的产生。环孢素能抑制淋巴因子,包括白细胞介素-2(T 细胞生长因子,TCGF)的产生和释放。环孢素还可阻断细胞生长周期,使静止淋巴细胞停留在 G_0 或 G_1 期,抑制抗原激活的 T 细胞释放淋巴因子。现有证据表明,环孢素能特异和可逆地作用于淋巴细胞。与细胞抑制剂不同,环孢素并不抑制造血干细胞,亦不影响巨噬细胞的功能。与其他细胞抑制剂比较,应用环孢素的患者,其感染发生率较低。本品已成功地用于临床实体器官移植和骨髓移植,预防和治疗排斥反应以及 GVHD。本品还对多种已知的或正在研究中的自身免疫性疾病具有良好的疗效。

本品是根据微乳剂能降低药代动力学变异性的原理而设计的一种环孢素新配方。它具有更稳定的吸收图形以及更好的药物暴露和剂量的线性关系。本品很少受同时进餐影响。新配方是一种微乳剂的预浓缩物,其药代动力学和临床研究显示,与环孢素非微乳化制剂相比,本品的血药谷浓度与药物暴露具更好的相关性。当预浓缩物与水相遇时(在饮料或胃液中),即形成微乳剂。

2. 药代动力学　在接受环孢素非微乳化制剂治疗超过 3 个月的器官移植患者中,可确定一半以上患者的环孢素非微乳化制剂绝对生物利用度。在稳定状态下,它们通常在 20%～50% 的范围内。患者腹泻时,本品的吸收将减少。与环孢素非微乳化制剂相比本品可获得更好的环孢素药物暴露(AUC)和剂量的线性关系、更稳定的吸收。同时也很少受同时进餐以及昼夜节律的影响。从而降低了药代动力学的个体差异以及使环孢素谷值与药物暴露(AUC)的相关性更好。吸收现有资料显示环孢素非微乳化制剂与本品等量转换后,全血谷值浓度基本相同,仍维持在所预期的(即较低的)治疗剂量范围的下限内。与环孢素非微乳化口服液相比,本品吸收快,平均达峰时间提前 1 小时,平均峰浓度提高 59%。在接受维持量的肾移植患者中,其生物利用度(AUC)平均提高 29%。在口服环孢素非微乳化制剂吸收极差的患者(尤其是口服大剂量者)中,以等量转换本品后,他们所获得的环孢素生物利用度增加幅度可能超过 100%。分布大部分环孢素以 3.5 L/kg 的平均表观分布容积分布于血液之外。在血液中,其分布取决于活性成分的浓度:33%～47% 存在于血浆,4%～9% 于淋巴细胞,41%～58% 于红细胞。在高环孢素浓度下,白细胞和红细胞的摄取达饱和状态。在血浆中,大约 90% 与蛋白质(主要是脂蛋白)结合。代谢环孢素的生物转化形式广泛,至今测得的代谢物超过 15 种。其主要的代谢部位是肝内细胞色素 P450,NF(细胞色素 3A 酶属)依赖的单胺氧化酶系所在的部位,它们的主要代谢通路是在各种细胞内进行的单羟基化、双羟基化和 N-去甲基化。现已发现凡抑制或诱导细胞色素 P450,NF-依赖的酶系的药物,它们能提高或降低环孢素的血药浓度。所有现已确认的代谢物均含有活性成分的完整肽结构，其中有些有极弱的免疫抑制作用（为母药的十分之一）。消除环孢素终末消除半衰期的变异性较大，可能与检测方法及用药人群的不同有关。健康志愿者的终末消除半衰期为 6.3 小时，而严重肝病患者为 20.4 小时。代谢物主要由胆汁排泄，仅有口服剂量的 6% 由尿中排泄，少于 1% 经尿以原型排出。特殊病例的药代动力学老年患者尚无老年患者的有关环孢素吸收资料。其体内分布与中年患者无区别。儿童消除速度较成人略快。故需较大的剂量（相对儿童的体重而言）才能获得与成人患者相同的血药浓度。肾功能不全对药代动力学无实质影响，因为环孢素主要是经肝消除的。肝功能不全严重肝功能障碍的患者，其消除将减慢。需严密监视血清肌酐和环孢素血浓度，并及时做剂量调整。肾病综合征在此类口服环孢素治疗的患者中，未见药代动力学改变的报告，故不必作特别的剂量调整。

3. 药物不良反应 环孢素的不良反应通常与剂量相关，降低剂量即可减轻。不良反应发生的范围通常在所有适应证的患者中相同，但严重程度和发生频率存在差异。由于器官移植受者的起始剂量较高，应用时间较长，故相比其他适应证患者，在他们中发生不良反应的机会较多且较严重。

在移植受者和葡萄膜炎和肾病综合征患者中应用环孢素时，重要的安全性方法是使用特异的单克隆抗体测定环孢素的全血浓度。肾在治疗的最初几周内可以出现血浆肌酐和尿素氮水平的增高，这是最常见和最严重的不良反应。这些肾功能的改变是剂量依赖性的并且是可逆的，当剂量减少时，会恢复。因为存在肾衰竭的危险性，因此在使用本品时要密切检测肾功能。长期使用的肾移植患者，环孢素可以导致肾的结构性改变（如间质纤维化），这需要与慢性排斥反应相鉴别。在一些患者中，环孢素诱导的肾功能紊乱会被同时出现的肾病综合征的症状和体征掩盖。因此，少数患者虽然出现了肾结构的改变但是却没有明显的血肌酐水平的增高。所以，在长期（如超过一年）应用环孢素的肾病综合征的患者，推荐进行肾活检。

心血管系统常见动脉高血压，因此在使用本品时要定期检测血压，根据需要选择监测的方法。罕见缺血性心脏病。

神经系统和感觉器官常见震颤，无力，头痛，下身感觉消失特别是手足的烧灼感（通常在治疗的第一周）。少见抽搐。罕见运动神经元病，不同程度的脑病，意识模糊，意识障碍（有时昏迷），视听障碍，运动失调，皮质盲，耳聋，瘫痪（偏瘫，四肢瘫），共济失调，激越和睡眠障碍。个案报告：视力损害伴乳头水肿，也可继发于脑部的假性肿瘤（良性颅内高压 BIH）。如果出现 BIH 症状，需要检查患者。确认诊断后，要减少剂量，必要时停药以防出现永久性视力伤害。

肝和胃肠道常见齿龈增生，胃肠功能紊乱（食欲减退、恶心、呕吐、腹痛、胃炎、胃肠炎）。少见胃溃疡。罕见胰腺炎。个案报告：结肠炎本品可以导致剂量相关性的，可逆的血浆胆红素和肝酶的明显升高，需要减药。应该密切监测肝功能以防肝功能衰竭。

代谢/生化（也可参见"肾"和"肝和胃肠道"部分）常见

轻度的可逆的血脂升高，特别是合并糖皮质激素使用时；因此，建议在开始治疗前后一个月的时候测定血脂水平，必要时减少剂量或改为低脂饮食。少见体重增加，高血糖，高尿酸，痛风，高钾血的发生或加重，低镁血症。在肾功能明显改变的患者建议监测血钾浓度。在围手术期和出现神经系统症状时，要监测血镁浓度。必要时补充。

皮肤常见多毛。少见痤疮、皮疹、过敏样皮肤反应。罕见红斑，瘙痒。

肌肉骨骼系统罕见痉挛，疼痛和/或肌无力。

血液少见贫血。罕见白细胞减少。个案报告：血小板减少伴微血管性溶血性贫血和肾衰竭（溶血尿毒综合征）。

免疫系统和其他免疫抑制剂一样，本品可以增加淋巴细胞增生性疾病和恶性肿瘤的发生率（特别是皮肤）。发生的频率取决于免疫抑制剂的程度和持续的时间，而与免疫抑制剂的种类无关。长期使用本品的患者应该密切监测，特别是合用几种大剂量免疫抑制剂时。因为这样有可能导致严重的淋巴增生性疾病和实体瘤，可能使得预后很差。

在一些银屑病的患者中使用环孢素会出现良性的淋巴增生性疾病和 B 细胞 T 细胞淋巴瘤，立即停药即可消失。

和其他免疫抑制剂一样，在使用本品治疗的过程中，细菌、寄生虫、病毒和真菌感染的发生危险增加，常为机会病原体。由于这种感染证明为致命的，因此，需要相应的预防和治疗措施。这在几种免疫抑制剂药物合并长期使用的时候尤为重要。

其他少见水肿、可逆性的月经失调、停经。个别葡萄膜炎患者发生眼和其他部位的出血。罕见高热、男子女性型乳房、潮热。

4. 药物相互作用 已见许多药物与本品相互作用报告。下列相互作用是根据大量资料总结而成并被认为具临床意义。

（1）可增加肾毒性的药物阿昔洛韦、氨基糖苷抗生素（包括庆大霉素和妥布霉素）、两性霉素 B、环丙沙星、呋塞米、甘露醇、苯丙氨酸氮芥、甲氧苄氨嘧啶（与磺胺甲基异噁唑联用）、万古霉素、非甾体抗炎药（包括双氯芬酸、吲哚美辛、萘普生和舒林酸）

（2）可降低环孢素血浓度的药物巴比妥酸盐、酰氨咪嗪、苯妥英钠、新青霉素Ⅲ、磺胺二甲嘧啶静脉注射剂、利福平、奥曲肽、普罗布考、磺胺甲基异噁唑静脉注射剂。

（3）可提高环孢素血浓度的药物氯喹、大环内酯类抗生素（红霉素、交沙霉素、普那霉素）、酮康唑、氟康唑和伊曲康唑、地尔硫䓬、尼卡地平、维拉帕米、甲氧氯普胺、口服避孕药、达那唑、甲泼尼龙（高剂量）、别嘌醇、胺碘酮、胆酸及其衍生物、强力霉素、普罗帕酮。

（4）其他相关药物的相互作用在本品治疗期间，疫苗接种的效果可降低，并应避免应用减毒活疫苗。与单独使用本品相比，合用硝苯地平可致齿龈增生率升高。已发现环孢素与双氯芬酸合用，可造成后者的生物利用度显著升高，并可能导致可逆性肾功能损害。这种升高很可能因双氯芬酸的高首过效应减弱所致。环孢素与具低首过效应的非甾体抗炎药（例如阿司匹林）合用时，它们生物利用度的升高通常与联合用药无关。环孢素可降低地高辛、秋水仙碱、洛伐他汀和泼尼松龙的清除率。这可导致地高辛中毒以及增加洛伐他汀和秋水仙碱对肌肉的潜在毒性(引起肌肉疼痛和无力)、肌炎和横纹肌溶解。介绍在某些病例中,若必须应用那些与环孢素具相同作用的药物,则应密切配合下列基本措施:可增加肾毒性的药物应密切监测肾功能(特别是血清肌酐)。在肾功能明显受损的事件中,其他药物的剂量应降低,或考虑交替给药治疗。可降低或提高生物利用度的药物在器官移植受者中,应经常测定环孢素血浓度,特别是在联合用药的开始和结束时。必要时,对本品剂量进行调整。在非移植性适应证患者中,由于本品的量效关系尚未被确证,故环孢素血浓度的测定并非必须。在本品与可提高环孢素血浓度的药合用的病例中,较频繁地监测肾功能以及密切观察环孢素的不良反应,可能较测定环孢素的浓度更为合适。在应用本品期间,发生齿龈增生的患者应避免使用硝苯地平。在本品与具高首过效应的非甾体抗炎药合用时,后者应采用较低的剂量。若本品与地高辛、秋水仙碱或洛伐他汀合用时,必须仔细地进行临床监测,从而及早发现毒性作用,以便减少剂量或停药。

(5)本品与西柚汁同时服用时,可提高环孢素的生物利用度。

八、注意事项

1. 禁用 未控制的感染者、已知和确诊的任何类型的恶性肿瘤史者及对环孢素及其任何赋形剂过敏者。

2. 慎用 未控制的高血压,如果充分的治疗仍无法控制高血压,则本品应减量或停药。

3. 注意事项

(1)总则:处方医师应具有免疫抑制疗法的经验,并能对患者进行必要的随访(包括定期体检、测量血压以及实验室化验)。移植受者应在实验室条件和医疗设备充足的医院内接受治疗。负责治疗和随访的医师应当拥有完整的患者资料。

(2)转换至其他环孢素制剂的有关危险:一旦开始环孢素的治疗,若试图由环孢素转换至其他环孢素口服制剂,由于两类制剂的生物利用度相差极大,故在转换前,必须作适当的环孢素血药浓度、血清肌酐以及血压测定。但若由环孢素软胶囊转换至环孢素口服液,则不必作此类测定,因为这两种制剂的生物利用度是相等的。

(3)与其他免疫抑制剂合用:除了皮质激素外,环孢素不应与其他免疫抑制剂合用。尽管某些中心对移植受者联合用硫唑嘌呤和皮质激素,或其他免疫抑制剂(均为小剂量),以期减少对肾功能或肾组织的不良作用。若采用联合用药,则切记此法可能造成免疫抑制过度,会导致感染机会增加和淋巴瘤的发生。

(4)对肾功能的影响:潜在的严重副作用为血清肌酐和尿素氮升高,常发生于环孢素治疗的最初几周。虽然这类改变与剂量相关,且通常在降低剂量后逆转。在长期用药过程中,有可能发生肾结构的改变(如肾间质纤维化),倘若发生在肾移植受者中,必须与慢性排斥反应引起的变化相区别。

(5)对肝功能的影响:环孢素也可引起与剂量相关的可逆性的血清胆红素升高,偶然也可见肝酶升高。故应定期测定肝、肾功能,必要时降低本品用量。

(6)环孢素血浓度的测定:测定全血环孢素浓度时,建议采用一种特异性的单克隆抗体。此外,高效液相色谱法(也用于测定母药)也可应用。若测定血浆或血清中的药物浓度,则应采用一种标准的分离(时间和温度)方法。在对于肝移植病例早期血药监测中,应单独采用特异性单克隆抗体,或者同时采用特异性和非特异性单克隆抗体平行测定法,以确保所用试剂具有适当的免疫抑制作用。应当明白,全血、血浆或血清的环孢素浓度仅是影响患者临床情况的诸多因素中的一个单项指标。因此在所有临床和生化指标中,它们仅对临床治疗具一定的指导作用。

(7)血压测定:应用本品期间应定期测量血压。若发生高血压,应给予适当的治疗。

(8)生化改变:由于环孢素偶可引起轻度可逆性的高脂血症,故应在环孢素治疗前一个月内作血脂测定。发现血脂升高者,应限制脂肪摄入,并考虑适当减少剂量。接受环孢素治疗的患者应避免高钾饮食、含钾药物或可引起钾潴留的利尿药。由于环孢素可能引起或加重高钾血症,或者造成低血镁症,故应对严重肾功能不全的患者作血清钾和镁的监测。

(9)药物配伍:银屑病患者不应与β受体拮抗剂或利尿药合用。在环孢素治疗期间,疫苗接种的效果可能减弱,并应避免使用减毒活疫苗。

(10)淋巴组织增生紊乱和实体恶性肿瘤的早期诊断:淋巴组织增生紊乱和恶性肿瘤(特别是皮肤的)也见发生,其发病率与接受其他免疫抑制剂治疗的病例相似。故应对环孢素长期治疗的患者作密切监测,以确保能早期发现上述病情。若发现癌变或癌前变情况,则应停用本品。

(11)对紫外线照射的暴露 由于接受环孢素治疗的患者存在皮肤癌变的潜在风险,特别是那些正接受本品治疗的银屑病和异位性皮炎的患者,不应过度暴露于阳光下却无足够的防护措施。同时他们应避免同时进行 UVB 和 PU-VA 的治疗。

(12)本品应置于儿童拿不到的地方。

九、药物稳定性及贮藏条件

遮光,密封,室温(10~30℃)保存。

十、药物经济性评价

基本药物(胶囊剂:10mg、25mg、50mg,口服溶液:50ml:5g),医保甲类、乙类,《中国药典》(2020年版)收载。

吗替麦考酚酯

参见(第四章 呼吸系统药物 7 治疗弥漫性结缔组织病肺部病变药物)

麦 考 酚 钠

一、药品名称

1. 英文名 Mycophenolate Sodium
2. 化学名 （E)-6-(1,3-二氢-4-羟基-6-甲氧基-7-甲基-3-羰基-5-异苯并呋喃基)-4-甲基-4-己烯酸

二、药品成分

麦考酚酸

三、剂型及规格

肠溶片 180mg、360mg

四、适应证及相应的临床价值

本品适用于与环孢素和皮质类固醇合用,用于对接受同种异体肾移植成年患者急性排斥反应的预防。

五、用法用量

1. 儿童

初次肾移植:本品在进行初次肾移植儿童患者中的安全性和有效性尚未确立。

稳定期肾移植:目前,还没有 5 岁以下儿童患者的药代动力学数据。本品的安全性和有效性已经在稳定期儿童肾移植患者 5~16 岁年龄组中确立。在稳定期成人肾移植患者中对本品进行了充分和完善的对照研究,支持本品在该年龄组中的应用。稳定期儿童肾移植患者 5~16 岁年龄组只有有限的药代动力学数据。体表面积<1.19m^2 的儿童患者无法采用现有的片剂剂量准确给药。

基于在稳定期儿童肾移植患者中进行的一项药代动力学研究,稳定期儿童患者中本品的推荐剂量为每日 2 次,每次 400mg/m^2 体表面积(BSA)(最大剂量 720mg,每日两次给药)。BSA 为 1.19~1.58m^2 的患者可每日 2 次,每次服用 3 片 180mg 片或 1 片 180mg 片加上 1 片 360mg 片(日剂量 1 080mg)。BSA>1.58m^2 的患者可每日 2 次,每次服用 4 片 180mg 片或 2 片 360mg 片(日剂量 1 440mg)。BSA<1.19m^2 的儿童患者的剂量无法采用现有的片剂剂量准确给药。

2. 成人 麦考酚钠肠溶片推荐的起始剂量为每日 2 次,每次 720mg(总剂量 1 440mg/d)在进食前 1 小时或进食后 2 小时空腹服用;随后可根据患者的临床表现及医生的判断进行剂量调整。

3. 老年人 ≥65 岁的患者一般都会由于免疫抑制而导致不良药物反应的风险增加。本品的临床研究未纳入足够的 65 岁及以上年龄的患者,因而无法测定老年与年轻受试者在治疗反应上的差异。从其他报告的临床经验中,未发现老年和年轻患者在治疗反应上存在差异。一般说来,应根据其更可能患肝、肾、心功能降低,伴发其他疾病或采取其他药物治疗的特点,谨慎选择的老年患者剂量。老年人最大推荐剂量为每日 2 次,每次 720mg。

本品与吗替麦考酚酯片剂或胶囊吸收的速度不同,没

有医生指导,两者不可以互换。

基于口服麦考酚钠和吗替麦考酚酯后,体内的有效治疗成分都是麦考酚酸(MPA),在 MPA 的暴露水平相同,治疗效果相当,或者上述联合的情况下,方可替换。下表是麦考酚钠和吗替麦考酚酯换算参考。麦考酚钠肠溶片 1 440mg/d 与吗替麦考酚酯 2.0g/d 治疗等效。表 15-1 中的其他剂量仅 MPA 摩尔数或暴露量相同,由于没有临床等效性数据支持,仅供参考。

表 15-1 麦考酚钠和吗替麦考酚酯换算参考

麦考酚钠	吗替麦考酚酯	等效剂量的换算依据
1 440mg	2g	摩尔数、MPA 暴露水平和治疗效果相同
1 080mg	1.5g	摩尔数相同
720mg	1g	摩尔数 和 MPA 暴露水平相同
360mg	0.5g	摩尔数相同

应告诫患者不要碾碎、咀嚼或切割本品,应整片吞服以保持片剂肠溶衣的完整性。

排斥反应期间的治疗:肾移植排斥不会引起 MPA 药代动力学改变;无须减少剂量或中断本品治疗。

六、特殊人群用药

1. 妊娠期 在妊娠期间使用麦考酚钠会使出现流产和先天性畸形的风险增加。尽管尚未在孕妇中开展充分和完善对照的麦考酚钠治疗研究,但在妊娠期间联合使用吗替麦考酚酸酯和其他免疫抑制剂会使先天性畸形的发生率增加。已经报道了与吗替麦考酚酸酯有关的先天性畸形,包括外耳和其他面部异常(包括唇裂和腭裂)、先天性膈疝、肢端和心脏异常。根据服用吗替麦考酚酯的孕妇的上市后数据表明在怀孕期间使用 MPA 会增加前 3 个月的流产风险。

2. 哺乳期 目前尚不清楚麦考酚酸(MPA)是否经过乳汁分泌。由于使用麦考酚酯钠盐对哺乳婴儿可能产生的严重副作用,应当根据药物对母亲的重要性,决定是否停用药物或在治疗过程中以及停止治疗后 6 周内停止哺乳。

3. 肾功能损害 移植术后肾功能延迟恢复的患者,无须调整剂量。严重慢性肾衰患者[肾小球滤过率<25ml/(min·1.73m^2) BSA]应严密监测游离 MPA 和总 MPAG 浓度增加而引起的潜在不良反应。

4. 肝功能损害 对患有肝器质性疾病的肾移植患者,无须调整剂量。但是,尚不清楚是否需要对其他病因的肝病调整剂量。

七、药理学

1. 药效学及作用机制 麦考酚钠是麦考酚酸(MPA)的钠盐。麦考酚酸(MPA)是一种选择性、非竞争性、可逆的次黄嘌呤单磷酸脱氢酶(IMPDH)抑制剂,能够抑制鸟嘌呤核苷酸的经典合成途径而不损伤 DNA 的合成。

麦考酚酸(MPA)对淋巴细胞的抑制作用较对其他细胞强,因为T、B淋巴细胞的增生只能依靠经典途径合成嘌呤,其他细胞还可以通过补救途径合成。因此,麦考酚酸(MPA)的作用是对钙神经蛋白抑制剂(干扰细胞因子的转录和静止期的T淋巴细胞)的补充。

2. 药代动力学　口服后迅速大量吸收,直接分解代谢为活性成分MPA。口服平均生物利用度为静脉注射的94%(根据MPA曲线下面积),口服后在循环中测不出麦考酚钠。肾移植患者口服麦考酚钠,其吸收不受食物影响,但进食后血MPA峰值将降低40%。由于肠肝循环作用,服药后6~12小时将出现第二个血浆MPA高峰,与考来烯胺同时服用将使MPA曲线下面积减少约40%,表明MPA通过肠肝循环的量很多。在临床有效浓度下,97%的MPA与血浆蛋白结合。MPA主要通过葡糖醛酸转移酶,代谢成MPA的酚化葡糖苷糖(MPAG),MPAG无药理活性。麦考酚钠代谢成的MPA有极少量(<1%)从尿液排出,多数(87%)以MPAG的形式从尿液排出。移植后近期内(<40日),平均曲线下面积(AUC)和血峰值(C_{max})比正常志愿者和移植肾功能稳定的患者约低50%。单剂研究显示,严重的慢性肾功能损害[肾小球滤过率<25ml/(min·1.73m^2)]。MPA曲线下面积比正常志愿者和轻度肾功能损害患者高25%~75%。同样情况下,MPAG曲线下面积高3~6倍,与MPAG主要由肾排出一致。尚未进行严重慢性肾功能损害患者的麦考酚钠多次剂量药物动力学研究。移植手术后,肾功能延迟恢复的MPA 0~12小时曲线下面积与无肾功能延迟恢复的者无显著差异。但无活性成分的MPAG,其0~12小时曲线下面积比肾功能正常恢复患者高2~3倍。在酒精性肝硬化志愿者,肝实质疾病对MPA的糖苷酸化过程相对无影响,严重的胆道损害,如原发性胆性肝硬化,可能对这一过程产生影响。

3. 药物不良反应　以下是本品上市后自发和文献报告的药物不良反应因为这些不良反应源自人群数量不确定的自发报告,不可能估算其发生频次,因此归类为未知。药物不良反应依据组织器官分类排列,在每一组织器官分类中,药物不良反应按严重程度排列。

皮肤及皮下组织:批准后临床试验及上市后监测和自发报告确认皮疹为药物不良反应。

胃肠道:结肠炎、食管炎(包括巨细胞病毒引起的结肠炎和食管炎)、巨细胞病毒胃炎、胰腺炎、肠穿孔、胃肠出血、胃溃疡、十二指肠溃疡、肠梗阻。

感染:严重的、有时会威胁生命的感染,包括脑脊髓膜炎,感染性心内膜炎,结核和非典型性分枝杆菌感染。多瘤病毒感染相关肾病(PVAN),尤其是BK病毒感染导致的PVAN。有进行性多灶性脑白质病的报道,该病有时是致命的。

血液系统:嗜中性白细胞减少症,全血细胞减少症。在服用吗替麦考酚酯同时选择其他免疫抑制剂联合治疗的患者中有发生单纯红细胞再生障碍性贫血的报告。

4. 药物相互作用

(1) 硫唑嘌呤:由于尚未进行与该药物联合使用的研究,建议不要将麦考酚钠与硫唑嘌呤联合使用。

(2) 活疫苗:活疫苗不能用于免疫反应低下的患者。对其他疫苗的抗体反应也可能会削弱。

(3) 阿昔洛韦:在肾功能不全时可能出现麦考酚酸葡萄糖醛酸苷(MPAG)和阿昔洛韦的血浆浓度升高。因此,可能存在这两种药物的肾小管分泌竞争,导致MPAG和阿昔洛韦浓度的进一步升高。在此种情况下,患者应当接受仔细的追踪观察。

(4) 含有镁和铝氢氧化物的抗酸剂:使用抗酸剂会减少麦考酚钠的吸收。麦考酚钠和含有镁和铝氢氧化物的抗酸剂联合使用会导致MPA整体暴露量降低37%和MPA最大浓度降低25%。当麦考酚钠与抗酸剂(含有镁和铝氢氧化物)联合使用时应谨慎使用。

(5) 质子泵抑制剂:健康志愿者同服MMF 1 000mg与泮托拉唑40mg,每日2次,使MPA AUC降低27%,MPA C_{max}降低57%。然而,同一研究中,麦考酚钠与泮托拉唑同服未观察到MPA药动学的改变。

(6) 考来烯胺和其他干扰肝肠循环的药物:由于具有阻断药物肠循环的作用,考来烯胺可能会降低MPA的整体暴露量。与考来烯胺和其他干扰肝肠循环的药物联合用药时可能会降低麦考酚钠的效果,应谨慎使用。

(7) 更昔洛韦:MPA和MPAG的药代动力学性质不受加入更昔洛韦而影响。MPA治疗剂量对更昔洛韦的清除率没有影响。然而,对肾功能不全患者联合使用麦考酚钠和更昔洛韦时,应当仔细观察更昔洛韦的推荐剂量和进行患者监护。

(8) 他克莫司:一项在稳定期肾移植患者中进行的钙调神经磷酸酶交叉研究中,在环孢素(Neoral)及他克莫司治疗过程中测量麦考酚钠的稳态药代动力学参数。MPA的平均曲线下面积(AUC)提高19%,最大浓度(C_{max})降低大约20%。相反,与使用环孢素治疗相比,使用他克莫司治疗时MPAG的AUC和C_{max}都降低了约30%。

(9) 口服避孕药:口服避孕药经过氧化代谢,而麦考酚钠经过葡萄糖苷酸化代谢。临床上口服避孕药应不会对麦考酚钠药代动力学产生影响。然而,尚不知道麦考酚钠对口服避孕药药代动力学的长期影响,口服避孕药的有效性有可能会受到不利影响。

(10) 环孢素A:对稳定期肾移植患者进行研究时,环孢素A的药代动力学不受稳定剂量的麦考酚钠影响。

八、注意事项

1. 禁用　对麦考酚钠、麦考酚酸和吗替麦考酚酸酯,以及对本品所含任何赋形剂成分过敏者禁用。

2. 慎用　由于使用麦考酚酯钠盐对哺乳婴儿可能产生的严重副作用,哺乳期妇女用药应权衡利弊。

3. 用药注意事项　麦考酚钠是次黄嘌呤单磷酸脱氢酶(IMPDH)抑制剂。因此在理论上应当避免用于患有罕见的,次黄嘌呤-鸟嘌呤磷酸核糖基转移酶(HGPRT)遗传缺陷的患者,如Lesch-Nyhan综合征和Kelley-Seegmiller综合征。

因为在妊娠期间使用可能会增加流产和先天性畸形的

风险,所以建议在确定妊娠测试结果为阴性后方可开始麦考酚钠治疗。

九、药物稳定性及贮藏条件

保存于原包装盒中,于30℃以下保存。

十、药物经济性评价

非基本药物,医保乙类,《中国药典》(2020年版)未收载。

他克莫司

参见(第九章　免疫系统药物 1　免疫抑制药)

咪唑立宾

一、药品名称

1. 英文名　Mizoribine
2. 化学名　5-羟基-1-β-D-呋喃糖基-1H-咪唑-4-羧酰胺

二、药品成分

咪唑立宾、无水乳糖、结晶纤维素、羧甲纤维素钠、硬脂酸镁、羟丙甲纤维素、氧化钛、乙基纤维素、十六醇、十二烷基硫酸钠、枸橼酸三乙酯、滑石粉、巴西棕榈蜡

三、剂型及规格

片剂　(1)25mg;(2)50mg

四、适应证及相应的临床价值

抑制肾移植时的排异反应。

五、用法用量

1. 儿童　尚未确立对儿童用药的安全性(使用经验少)。
2. 成人　通常将下述剂量作为1日量,分1~3次口服。初始量为咪唑立宾2~3mg/kg。维持量为咪唑立宾1~3mg/kg体重。
3. 老年人　本剂主要从肾排泄,老龄患者多见肾功能降低,有可能延迟排泄,故应考虑肾功能(血清肌酐值等)及年龄、体重,适宜减量。

六、特殊人群用药

1. 妊娠期　孕妇或可能妊娠的妇女禁用。
2. 哺乳期　尚未确立哺乳期用药的安全性,因此哺乳期妇女给药时,应停止哺乳。
3. 肾功能损害　肾功能不全时,本品应减量,但目前尚无具体推荐剂量。

七、药理学

1. 药效学及作用机制

(1)免疫抑制作用:用各种哺乳动物由来的培养细胞进行体外实验,证实本剂抑制淋巴系统的细胞增殖。用狗及人周围血淋巴细胞进行体外实验,证实本剂抑制各种有丝分裂因子引起的母细胞化反应。用绵羊红细胞免疫家兔的实验,抑制初次应答及二次应答的抗体产生。狗肾移植时应用本剂,可延长移植物的存活时间。

(2)作用机制:竞争性地抑制嘌呤合成系统中的次黄嘌呤核苷酸至鸟苷酸途径而抑制核酸合成,但不摄入高分子核酸中。

2. 药代动力学

吸收:肾功能良好的肾移植患者,口服100mg时,血药浓度达峰时间为2小时,最高血浓度为2.38μg/ml,半衰期为2.2小时。肌酐清除率与从血中的消除速率常数,显示高度相关性。类风湿性关节炎患者,口服50mg或100mg时血中浓度见到用量依赖性。另外,每日口服150mg或300mg、连续4周,未见蓄积性。

排泄:肾功能良好的肾移植患者,口服100mg时,6小时以内的尿中排泄率约80%。肾功能损害患者,本剂的排泄延迟(有必要考虑减量等)。另外,无尿的慢性肾衰竭患者2例,口服200mg,自给药2小时后进行5小时的血液透析结果,血中浓度下降。类风湿性关节炎患者,口服50mg或100mg时,24小时以内的尿中排泄率为30%~80%。

代谢:大鼠经口给药后,用同位素逆稀释分析法测定血浆及尿,但未见代谢物。

3. 药物不良反应　总病例4 909例中719例(14.65%)出现副作用。主要有腹痛、食欲缺乏等消化系统症状244例(4.97%)、白细胞减少等血液系统障碍121例(2.46%)、皮疹等过敏症状119例(2.42%)等(认可上市时至1996年10月的统计)。

(1)重大副作用:抑制骨髓功能(2.42%),有时出现白细胞减少、血小板减少、红细胞减少、血细胞比容值降低等,故频繁进行临床检验等注意观察,若出现严重血液系统障碍,应停药并适当处置。

感染症(1.28%),有时出现肺炎、脑膜炎、败血症、带状疱疹等,故注意观察患者状态,若发现异常,应停药并适当处置。

间质性肺炎(极少),有时出现伴有发热、咳嗽、呼吸困难、胸部X线异常的间质性肺炎,故注意观察患者状态,若发现此类症状,应停药并用肾上腺皮质激素制剂等适当处置。

急性肾衰竭(0.04%),有时出现急性肾衰竭。肾损害患者给药后可能随尿素值上升而出现急性肾衰竭,因此定期进行检查,密切观察患者病情,若出现异常,应停药并进行血液透析等适当处置。

(2)其他副作用(发生率0.1%~5%):肾功能异常(蛋白尿、血尿、BUN、肌酐上升等);肝功能异常(GOT、GPT、ALP、LDH、γ-GTP、LAP、胆红素上升等)。

消化系统:食欲缺乏、恶心及呕吐、腹泻、腹痛、腹胀、消化道出血、消化性溃疡、便秘、口内炎、舌炎。

过敏症:皮疹、瘙痒感、发热。

代谢异常:高血糖、糖尿、尿酸值上升。

皮肤:脱毛发。

神经精神系统:眩晕、头痛、味觉异常。

其他:全身乏力感、水肿、口渴、丙种球蛋白降低、心悸。

接受免疫抑制剂治疗的患者,有恶性肿瘤(尤其淋巴瘤、皮肤癌等)发生率高的报告。

4. 药物相互作用 尚不明确。

八、注意事项

1. 禁用 下述患者禁用本品:①对本剂有严重过敏史患者;②白细胞数 3 000/mm³ 以下的患者;③孕妇或可能妊娠的妇女。

2. 慎用

(1) 骨髓功能抑制的患者(有可能加重骨髓功能抑制,出现严重感染症、出血倾向等)。

(2) 合并细菌、病毒、真菌等感染症患者(因抑制骨髓功能,有可能加重感染)。

(3) 有出血因素的患者(因抑制骨髓功能,有可能引起出血)。

(4) 肾损害的患者。

3. 用药注意事项

(1) 有时引起骨髓功能抑制等严重不良反应,故应频繁进行临床检验(血液检查、肝功能及肾功能检查等),注意观察患者状态。若出现异常,应减量或停药等适当处置。

(2) 本剂主要从肾排泄,肾损害患者会延迟排泄,有时引起骨髓功能抑制等严重不良反应,故应考虑肾功能(血清肌酐值等)及年龄、体重等,注意从低剂量开始给药等注意用量,并充分观察患者状态。

(3) 充分注意感染症及出血倾向的出现或恶化。密切观察患者状态,若发现异常,应停药并适当处置。

(4) 因抑制嘌呤合成作用,增加尿酸生成而出现尿酸值升高。对肾病综合征的临床试验中,231 例中 21 例(9.1%)出现尿酸值升高,其中超过 10mg/dl 以上 11 例,最高值为 13.1mg/dl。

(5) 小儿用药应慎重,尤应注意不良反应的出现。

(6) 育龄患者用药时,应考虑对性腺的影响。

(7) 交付药物时:本剂为 PTP 包装的药品,故应指导患者从 PTP 垫片取出药物后服用(据报告,因误服 PTP 垫片,其坚硬锐角刺入食管黏膜,引起穿孔,继发纵隔炎等严重合并症)。

(8) 接受免疫抑制剂治疗的患者,有恶性肿瘤(尤其淋巴瘤、皮肤癌等)发生率增高的报告。

九、药物稳定性及贮藏条件

密闭容器、室温保存、注意防潮。

十、药物经济性评价

非基本药物,医保乙类,《中国药典》(2020 年版)未收载。

巴利昔单抗

一、药品名称

英文名 Basiliximab

二、药品成分

巴利昔单抗

三、剂型及规格

每瓶含巴利昔单抗 20mg 或 10mg,配 5ml 注射用水 1 支

四、适应证及相应的临床价值

巴利昔单抗用于预防肾移植术后的早期急性器官排斥。

本品通常与环孢素和皮质类固醇激素为基础的二联免疫抑制剂治疗方案(成人和儿童)或长期的环孢素、皮质类固醇激素和硫唑嘌呤/吗替麦考酚酯为基础的三联免疫抑制剂治疗方案(仅成人)联合使用。

五、用法用量

1. 儿童 体重≥35kg 的儿童:总量为 40mg,分 2 次给予,每剂 20mg;体重<35kg 的儿童:总量为 20mg,分 2 次给予,每剂 10mg。首次应于术前 2 小时内给予,第二次用药应于移植术后 4 天给予。如果发生术后并发症,如移植物失功等,则应停止第二次给药。

2. 成人 标准总剂量为 40mg,分 2 次给予,每次 20mg。首次 20mg 应于术前 2 小时内给予,第二次 20mg 应于移植术后 4 天给予。如果发生术后并发症,如移植物失功等,则应停止第二次给药。经配制后的巴利昔单抗,可一次性静脉推注,亦可在 20~30 分钟内作静脉滴注。

3. 老年人 巴利昔单抗用于老年人的资料有限。巴利昔单抗只能在确定患者将接受移植手术治疗时使用,并且要伴随其他免疫抑制剂使用。

六、特殊人群用药

1. 妊娠期 由于巴利昔单抗是一种免疫球蛋白 G(IgG_{1K})抗体,它可以通过胎盘以及经过乳汁排出。妊娠巴利昔单抗的动物研究,未见本品对母体、胚胎产生毒性或有致畸形。尚未在孕妇中进行本品的研究。故孕妇不应使用本品,除非本品对母亲的预期益处超过对胎儿的潜在危险。育龄妇女须采用足够的避孕措施,且须持续至服用最后一剂巴利昔单抗后 4 个月。

2. 哺乳期 哺乳没有关于巴利昔单抗经动物或人乳汁分泌的资料。然而,根据巴利昔单抗为 IgG_1 的特性,可以推断出其经乳汁分泌的结论,所以,应避免进行母乳喂养直至服用最后一剂巴利昔单抗 4 个月后。

七、药理学

1. 药效学及作用机制 巴利昔单抗是一种鼠/人嵌合的单克隆抗体(1gG1-K)。它能定向拮抗白细胞介素-2(IL-2)的受体链(CD25 抗原),CD25 抗原在抗原的激发反应中,表达于 T 淋巴细胞表面。激活的 T 淋巴细胞对 IL-2 具极高的亲和力,巴利昔单抗则能特异地与激活的 T 淋巴细胞上的 CD25 抗原结合,从而阻断 IL-2 与 IL-2 受体,亦即阻断了使 T 细胞

增殖的信息。在血浆巴利昔单抗浓度超过 0.2μg/ml 时，就能完全和稳定地阻断 IL-2 受体。当血药浓度降至 0.2μg/ml 以下时，CD25 抗原的表达约在 1~2 周内回复到治疗前水平。本品不会造成细胞因子释放或骨髓抑制。

2. 药代动力学　成人：已在成人肾移植患者中进行了单剂量和多剂量的药代动力学研究，其累积剂量为 15~150mg。吸收在静脉注射巴利昔单抗 20mg 后的 30 分钟内，其血清的峰值浓度为(7.1±5.1)mg/L，在单次剂量不断增加至最高 60mg 的过程中，峰浓度(C_{max})与浓度-时间曲线下面积(AUC)的增加与剂量成正比。分布巴利昔单抗的稳态分布容积为(8.6±4.1)L。其向人体各部位分布的范围和程度尚未全面研究。应用人体组织进行的体外研究显示，巴利昔单抗仅与淋巴细胞以及巨噬细胞/单核细胞结合。临床上未发现成年患者的体重或性别对其分布容积或清除的影响。清除终末半衰期为(7.2±3.2)天，总人体清除率为(41±19)ml/小时。清除半衰期不受年龄(20~69 岁)、性别和种族的影响。特殊患者人群的药代动力学儿童一项对 39 名儿科早期肾移植者进行的巴利昔单抗药代动力学研究显示，婴儿和儿童(年龄 1~11 岁，n=25)的稳态分布容积为(4.8±2.1)L，半衰期为(9.5±4.5)天，清除率为(17±6)ml/h。分布容积和清除率均约为成人肾移植患者的 50%。在这个年龄段，年龄(1~11 岁)、体重(9~37kg)或体表面积(0.44~1.20m^2)对分布参数的影响未达到对临床相关的程度。青少年(年龄 12~16 岁，n=14)的稳态分布容积为(7.8±5.1)L，半衰期为(9.1±3.9)天，清除率为(31±19)ml/h。巴利昔单抗在青少年患者中的药代动力学参数与成年患者相似。在 13 例患者中进行了药物血清浓度与受体饱和度之间关系的研究，结果与成年肾移植者的结果相似。

3. 药物不良反应

(1) 不良反应的发生率：在 4 个安慰剂对照的临床研究中，接受推荐剂量巴利昔单抗的 590 名患者的不良事件发生率与 595 名接受安慰剂治疗的对照患者相比较，两者无差别。同安慰剂比较，巴利昔单抗不增加严重不良事件的发生率。在每个研究中，所有患者总的与治疗相关的不良事件发生率，巴利昔单抗组(7.1%~40%)与安慰剂组(7.6%~39%)间无显著性差异。在一个以活性药物作为对照的研究中，使用巴利昔单抗的患者中出现的与治疗有关的不良事件(11.4%)较接受 ATG/ALG 治疗的患者(41.5%)少。

(2) 成人的经验：在巴利昔单抗组与安慰剂组或巴利昔单抗组与 ATG/ALG 组的比较中发现，无论是采用二联用药方案还是三联用药方案，两组最常见的不良事件(大于 20%)为便秘、泌尿道感染、疼痛、恶心、外周性水肿、高血压、贫血、头痛、高钾血症、高胆固醇血症、术后创口并发症、体重增加、血肌酐增高、低磷血症、腹泻和上呼吸道感染。

(3) 儿童的经验：在接受巴利昔单抗及二联免疫抑制剂治疗的体重大于等于 35kg 和体重小于 35kg 的两组中，最常见的不良事件(大于 20%)为泌尿道感染、多毛症、鼻炎、发热、高血压、上呼吸道感染、病毒感染、败血症和便秘。

(4) 感染的发生率：接受二联或三联免疫抑制剂治疗方案治疗的患者，总的感染发生率及类型相似，巴利昔单抗

组为 75.9%，安慰剂或 ATG/ALG 组为 75.6%。严重感染的发生率，两组相似，巴利昔单抗组为 26.1%，对照组为 24.8%。接受二联或三联治疗的患者，巨细胞病毒感染(CMV)的发生率，两组相似，分别为 14.6% 和 17.3%。

(5) 恶性肿瘤的发生率：每个研究中总的恶性肿瘤的发生率，在巴利昔单抗组及其对照组中是相似的。巴利昔单抗组中有 0.1%(1/701)的患者出现淋巴瘤/淋巴细胞增殖性疾病，安慰剂组为 0.3%(2/595)，ATG/ALG 组为 0%(0/65)。其他恶性肿瘤的发病率在巴利昔单抗组为 1.0%(7/701)，安慰剂组为 1.2%(7/595)，ATG/ALG 组为 4.6%(3/65)。

在对两个为期 5 年的延展性研究的荟萃分析中，淋巴细胞增殖性疾病(LPDs)和癌症的发病率是相等的，巴利昔单抗组为 7%(21/295)，安慰剂组为 7%(21/291)。

在应用巴利昔单抗的患者中，人抗鼠抗体反应不常见(<2%)。使用巴利昔单抗不影响继续使用其他鼠抗淋巴细胞抗体制剂。

接受二联或三联免疫抑制剂治疗方案治疗的患者的死亡率和死亡原因，在巴利昔单抗组与其对照组相似。巴利昔单抗组的死亡率为 2.9%，安慰剂或 ATG/ALG 组为 2.6%。两组中最常见的死亡原因均为感染(巴利昔单抗组为 1.3%，安慰剂或 ATG/ALG 组为 1.4%)。

在对两个为期 5 年的延展性研究的荟萃分析中，死亡的发生率和死亡原因在两治疗组相似，巴利昔单抗组为 15%，安慰剂组为 11%。与心脏有关的疾病是主要的死因，巴利昔单抗组为 5%，安慰剂组为 4%。

(6) 上市后自发报告不良反应：给予上市后自发报告确认了下述药物不良反应并按照系统器官分类。由于这些反应源自不确定人群的自发报告，不能可高估算其发生频率。

过敏(样)反应，如皮疹、荨麻疹、瘙痒、喷嚏、哮鸣、支气管痉挛、呼吸困难、肺水肿、心衰、低血压、心动过速、呼吸衰竭、毛细血管漏综合征、细胞因子释放综合征。

4. 药物相互作用

(1) 由于巴利昔单抗是一种免疫球蛋白，预计不存在代谢后的药物与药物间的相互作用。另外，在巴利昔单抗与环孢素微乳化剂、皮质类固醇激素、硫唑嘌呤和吗替麦考酚酯，以及其他器官移植后的常规用药联合应用的临床试验中，与安慰剂组比较，未见其不良反应的发生增多。这些合用的药物包括全身应用的抗病毒、抗细菌及抗真菌药物；止痛剂；抗高血压药物，如 β 受体拮抗剂和钙通道阻断剂；利尿剂。

(2) 在 III 期临床研究中，移植后早期(3 个月内)巴利昔单抗组中 14% 的患者及安慰剂组中 27% 的患者因出现急性排斥反应而接受 OKT3 或 ATG/ALG 治疗，未发现巴利昔单抗组患者感染或其他不良事件的发生较安慰剂组多。

(3) 3 个关于巴利昔单抗与包括硫唑嘌呤或吗替麦考酚酯在内的三联免疫抑制方案联合应用的研究发现，巴利昔单抗与硫唑嘌呤加环孢素微乳化剂及皮质类固醇激素合用，人体巴利昔单抗总清除率平均减少 22%。

(4) 巴利昔单抗与吗替麦考酚酯加环孢素微乳化剂及

皮质类固醇激素合用,人体巴利昔单抗总清除率平均减少51%。

（5）巴利昔单抗与包括硫唑嘌呤或吗替麦考酚酯在内的三联免疫抑制方案联合应用,与安慰剂组比较,不增加感染或其他不良事件的发生率。

（6）使用巴利昔单抗不影响随后继续使用其他鼠抗淋巴细胞抗体制剂的治疗。

八、注意事项

1. 禁用　对巴利昔单抗或处方中其他任何成分过敏者均禁用。

2. 慎用　曾因使用本药、达昔单抗或其他单克隆抗体而致病的患者。

3. 用药注意事项

（1）仅限于对免疫抑制治疗有经验的器官移植专科医师使用,使用机构应配备相信的医疗救治设备。

（2）为配制注射用溶液,将药盒中另附的 5ml 注射用水加入到巴利昔单抗 20mg 瓶中或将 2.5ml 注射用水加入到巴利昔单抗 10mg 瓶中,轻摇小瓶使粉末溶解。

所配制的巴利昔单抗溶液是等渗的,可用作一次性静脉小壶注入,也可用生理盐水或 5% 葡萄糖将它稀释至 50ml 或以上(20mg 规格)或稀释至 25ml 或以上(10mg 规格),以用作静脉滴注。

（3）尚无有关活疫苗和灭活疫苗接种对接受巴利昔单抗患者的影响或活疫苗接种感染传播的数据资料。建议免疫抑制患者不要接受活疫苗免疫接种免疫抑制患者可以接受灭活疫苗免疫接种免疫应答可能与免疫抑制程度相关。

（4）因无巴利昔单抗与其他静脉注射物质的相容性资料,故巴利昔单抗不应与其他药物/物质混合使用且通常应使用单独的输液系统给药。

九、药物稳定性及贮藏条件

远离儿童放置。冷藏条件下(2~8℃)运输和贮存。

十、药物经济性评价

非基本药物,医保乙类,《中国药典》(2020 年版)未收载。

3　治疗膀胱过度活动症的药物

托 特 罗 定

一、药品名称

1. 英文名　Tolterodine
2. 化学名　(R)-N,N-二异丙基-3-(2-羟基-5-甲苯基)-3-苯丙醇胺

二、药品成分

酒石酸托特罗定

三、剂型及规格

硬胶囊　2mg;4mg

四、适应证及相应的临床价值

本品适用于治疗膀胱过度活动症,其症状可为尿急、尿频、急迫性尿失禁。

五、用法用量

1. 儿童　在儿科人群中的疗效尚未明确。
2. 成人　托特罗定缓释胶囊的推荐剂量为 4mg,每日1次,用水将药物完整吞服。根据患者的疗效和耐受性,该剂量可以减至每日 2mg。但本品 2mg 治疗的疗效数据尚有限。
3. 老年人　托特罗定治疗的老年人和年轻人中,总体安全性上未见差异。对于肝功能或肾功能明显减退的患者,或者正在使用 CYP3A4 酶强效抑制剂的患者,推荐剂量为每日 2mg。

六、特殊人群用药

1. 妊娠期　妊娠分级:C 级。口服剂量 20mg/(kg·d)(约为人暴露量的 14 倍),小鼠中未见先天畸形或异常。用药剂量 30~40mg/(kg·d)时,发现托特罗定可致小鼠胚胎死亡,使胎鼠体重减轻,胚胎畸形的发生率升高(腭裂、指畸形、腹腔内出血和各种骨骼畸形、主要是骨化减少)。此剂量下 AUC 值约比人体内的 AUC 值高 20~25 倍。使用 0.8mg/(kg·d)的剂量进行兔皮下用药,AUC 值为 100μg·h/L,约比人用剂量达到的 AUC 值高 3 倍。该剂量没有引起任何胚胎毒性,也没有致畸形。因未在孕妇中开展托特罗定研究,所以只有在对母亲的潜在受益大于对胎儿的潜在危险时,才能在妊娠期间使用本品。

2. 哺乳期　托特罗定速释片可经小鼠的乳汁排泄。哺乳期间服用托特罗定 20mg/(kg·d)的雌性小鼠,其幼鼠的体重增加幅度略有减少。幼鼠在成熟阶段重新恢复正常体重。目前尚未知托特罗定能否分泌到人乳中,因此哺乳期间禁用本品,哺乳期妇女应当判断是否要暂停哺乳或者停用本品。

3. 肾功能损害　肾功能不全者,每次 2mg,每日 1 次。

4. 肝功能损害　肝功能不全患者,使用日剂量不超过 2mg。

七、药理学

1. 药效学及作用机制　托特罗定是一种竞争性的毒蕈碱受体拮抗剂。膀胱收缩和唾液分泌都是由胆碱能毒蕈碱受体介导的。

口服用药后,托特罗定在肝中进行代谢,形成 5-羟甲基衍生物。该衍生物是有药理活性的主要代谢产物。该 5-羟甲基代谢产物表现出与托特罗定相似的抗毒蕈碱活性,在药物的治疗效应中起很大作用。托特罗定及其 5-羟甲基代谢产物对毒蕈碱受体都表现出很高的特异性,因为两者对其他神经递质受体和其他潜在的细胞靶位如钙通道的活性或亲和力可以忽略不计。

托特罗定对膀胱功能有突出的作用。分别测定托特罗定速释片在健康志愿者中单剂量 6.4mg 用药前和用药后 1 小时、5 小时,对尿流动力学参数的作用。托特罗定用药后 1 小时和 5 小时的主要作用是增加了残余尿量,反映了膀胱的不全排空以及逼尿肌压力的降低。这些发现与其对下尿路的抗毒蕈碱作用一致。

2. 药代动力学

吸收:健康志愿者应用 ^{14}C-托特罗定溶液进行的一项研究中,口服剂量为 5mg,至少 77% 的放射标记剂量被吸收。托特罗定速释片用药后所测定的 C_{max} 和浓度-时间曲线下面积(AUC)在 1~4mg 的剂量范围内与用药剂量呈比例关系。根据未结合托特罗定的血清浓度及其 5-羟甲基代谢产物血清浓度之和("有活性的部分"),托特罗定缓释剂 4mg,每日 1 次用药的 AUC 与托特罗定速释片 4mg(2mg,每日 2 次)的 AUC 相当。托特罗定缓释剂的 C_{max} 和 C_{min} 水平分别约为托特罗定速释片的 75% 和 150%。托特罗定缓释剂的最大血清浓度见于用药后 2~6 小时。

食物的影响:食物对托特罗定缓释剂的药代动力学没有影响。

分布:托特罗定与血浆蛋白高度结合,主要是与 α_1-酸性糖蛋白结合。在临床研究所达到的浓度范围内,未结合托特罗定的浓度平均为 3.7%±0.13%。托特罗定的 5-羟甲基代谢产物与血清蛋白的结合不多,未结合部分的浓度平均为 36%±4.0%。托特罗定及其 5-羟甲基代谢产物的血液和血清浓度之比分别为 0.6 和 0.8,说明这些化合物没有广泛分布到红细胞中。托特罗定按 1.28mg 剂量静脉内用药后,其分布容积为(113±26.7)L。

代谢:托特罗定口服给药后经肝广泛代谢,主要代谢途径包括 5-甲基基团的氧化,这是由细胞色素 P450 2D6 酶(CYP2D6)介导的,结果形成了有药理学活性的 5-羟甲基代谢产物。进一步代谢则形成 5-羧酸和 N-脱烷基 5-羧酸代谢产物,这两种代谢产物分别占尿中回收的代谢产物总量的 51%±14% 和 29%±6.3%。

排泄:健康志愿者口服 5mg ^{14}C-托特罗定溶液后,7 日内尿中回收了 77% 的放射性标志物,粪便中回收了 17% 的放射性标志物。所回收的完整托特罗定不到给药剂量的 1%(在弱代谢者中<2.5%),所回收的放射标志物中,5%~14%(弱代谢者中<1%)是有活性的 5-羟甲基代谢物。

3. 药物不良反应　以下为全球上市后报告的与托特罗定有关的不良事件(由于这些自发报告的事件来自全球上市后经验,尚不能充分明确事件的发生率以及和托特罗定的相关性)。

(1) 全身:过敏样反应,包括血管性水肿。

(2) 心血管:心动过速;心悸;外周水肿。

(3) 胃肠道:腹泻。

(4) 中枢/周围神经系统:意识混乱,定向障碍,记忆损伤,幻觉。

(5) 使用胆碱酯酶抑制剂治疗痴呆的患者中应用托特罗定治疗时曾经出现过痴呆症状(例如意识混乱,定向障碍,错觉)加重的报道。

4. 药物相互作用

(1) 氟西汀:氟西汀是选择性 5-羟色胺再摄取抑制剂,也是 CYP2D6 酶活性的强效抑制剂。有研究评价了氟西汀对托特罗定速释片及其代谢产物的药代动力学的影响。结果发现在强代谢者中,氟西汀显著抑制托特罗定速释片的代谢,使托特罗定的 AUC 值升高 4.8 倍。托特罗定 5-羟甲基代谢产物的 C_{max} 降低 52%,AUC 值降低 20%。因此在对托特罗定速释片的强代谢者中,氟西汀改变了托特罗定的药代动力学,致使其药代动力学表现类似于在弱代谢者中的表现。药物相互作用期间,游离的托特罗定及其 5-羟甲基代谢产物的血清浓度之和仅升高 25%。托特罗定与氟西汀合用时无须调整剂量。

(2) 经细胞色素 P450 同工酶代谢的其他药物:托特罗定速释片与经主要 CYP 酶类代谢的其他药物合用,不引起有临床意义的药物相互作用。体内药物相互作用资料显示,托特罗定速释片不引起有临床意义的对 CYP1A2,2D6,2C9,2C19 或 3A4 酶的抑制作用。证据是其对标志药物咖啡因、异喹胍、S-华法林及奥美拉唑无明显影响。

(3) CYP3A4 酶抑制剂:酮康唑是 CYP3A4 酶的抑制剂。托特罗定的弱代谢者合用酮康唑时,会显著增加托特罗定的血浆浓度。对于在用酮康唑或其他强效 CYP3A4 酶抑制剂,如其他唑类抗真菌药(如伊曲康唑、咪康唑)、大环内酯类抗生素(如红霉素、克拉霉素)、环孢素或长春碱的患者,本品的推荐剂量为每日 2mg。

(4) 华法林:在健康志愿者中,托特罗定速释片 4mg(2mg,每日 2 次)用药 7 日,第 4 日合用单剂华法林 25mg,对凝血酶原时间、因子Ⅶ抑制作用以及华法林的药代动力学均无影响。

(5) 口服避孕药:为期 2 个月的监测健康女性志愿者炔雌醇和左旋炔诺孕酮的结果显示托特罗定速释片 4mg(2mg,每日 2 次)对口服避孕药(炔雌醇 30μg/左旋炔诺孕酮 150μg)的药代动力学没有影响。

(6) 利尿剂:托特罗定速释片与利尿剂如吲达帕胺、氢氯噻嗪、氨苯蝶啶、苄氟噻嗪、氯噻嗪、甲基氯噻嗪或呋塞米合用,最大剂量达 8mg(4mg,每日 2 次),最长 12 周时间,对心电图(ECG)没有任何负面影响。

(7) 心脏电生理:在 18~55 岁的健康男性(n=25)和女性(n=23)志愿者中,进行了一项 4 相交叉的双盲、安慰剂和活性药物(莫西沙星 400mg 每日 1 次)对照的研究,评价了托特罗定速释片 2mg,每日 2 次,和 4mg,每日 2 次用药后,对 Q-T 间期的影响。研究受试者[CYP2D6 强代谢者(EM)和弱代谢者(PM)的人数大致相等]完成了先后的 4 日给药期,分别是莫西沙星 400mg,每日 1 次,托特罗定 2mg,每日 2 次,托特罗定 4mg,每日 2 次和安慰剂。选择 4mg,每日 2 次的托特罗定速释片(最高推荐剂量的 2 倍)是因为该剂量用药后的托特罗定暴露量类似于 CYP2D6 弱代谢的患者中托特罗定 2mg,每日 2 次与强效 CYP3A4 酶抑制剂合用情况下所观察到的暴露量。用药后测量了 12 个小时期间的 Q-T 间期[包括托特罗定达到血浆峰浓度的时间(T_{max})]以及达到稳态的情况下的 Q-T 间期(用药第 4 天)。

八、注意事项

1. 禁用 本品禁用于尿潴留、胃潴留或未得到控制的窄角性青光眼患者。也禁用于已知对本品任何成分过敏者。

2. 慎用

(1) 由于有尿潴留的危险,本品慎用于临床上有明显膀胱流出道梗阻的患者。由于有胃潴留的风险,本品应慎用于有胃肠道梗阻性疾病,如幽门狭窄的患者。

(2) 与其他抗毒蕈碱类药物相似,本品慎用于胃肠蠕动减弱的患者。

(3) 重症肌无力是一种以神经肌肉接头处胆碱能活性减低为表现的疾病,本品慎用于重症肌无力患者。

(4) 本品慎用于正在治疗的窄角性青光眼患者。

(5) 对已知有 Q-T 间期延长病史的患者或者正在服用ⅠA 类抗心律失常药(如奎尼丁、普鲁卡因胺)或Ⅲ类抗心律失常药物(如胺碘酮、索他洛尔)的患者慎用。

3. 用药注意事项 应告知患者抗毒蕈碱类药物,如托特罗定缓释胶囊,可能产生下列反应:视力模糊、头晕或困倦。

九、药物稳定性及贮藏条件

15~30℃避光保存。

十、药物经济性评价

非基本药物,医保乙类,《中国药典》(2020 年版)未收载。

索 利 那 新

一、药品名称

1. 英文名 Solifenacin

2. 化学名 (3R)-1-氮杂双环[2.2.2]辛-3-基(1S)-1-苯基-3,4-二氢异喹啉-2(1H)-羧酸酯

二、药品成分

琥珀酸索利那新

三、剂型及规格

片剂 5mg

四、适应证及相应的临床价值

用于膀胱过度活动症患者伴有的尿失禁或尿频、尿急症状的治疗。

五、用法用量

1. 儿童 儿童用药的安全性和有效性尚未确立,儿童

不应使用本品。

2. 成人 本品的推荐剂量为每日 1 次,每次 2 片(5mg),必要时可增至每日 1 次,每次 2 片(10mg)。本品必须整片用水送服,餐前或餐后均可服用。

3. 老年人 用法用量同成人,不需要根据年龄进行剂量调整。

六、特殊人群用药

1. 妊娠期 无孕妇服用索利那新的临床数据。动物研究未显示本品对生育力、胚胎发育或分娩的直接有害影响。对人体的潜在危险未知,对孕妇处方时应谨慎。

2. 哺乳期 无索利那新在人乳中分泌的数据。在小鼠的乳汁中可检测到索利那新和/或其代谢物,引起新生幼仔剂量依赖性的发育停滞。因此,哺乳期妇女应避免使用本品。

3. 肾功能损害 肾功能障碍患者轻、中度肾功能障碍患者(肌酐清除率>30ml/min)用药剂量不需要调整。严重肾功能障碍患者(肌酐清除率≤30ml/min)应谨慎用药,剂量不超过每日 5mg。

4. 肝功能损害 肝功能障碍患者轻度肝功能障碍患者用药剂量不需要调整。中度肝功能障碍(Child-Pugh 评分 7~9 分)患者应谨慎用药,剂量不超过每日 1 次 5mg。

七、药理学

1. 药效学及作用机制 索利那新是竞争性毒蕈碱受体拮抗剂,对膀胱的选择性高于唾液腺。毒蕈碱 M_3 受体在一些主要由胆碱能介导的功能中起着重要作用,包括收缩膀胱平滑肌和刺激唾液分泌。琥珀酸索利那新通过阻滞膀胱平滑肌的毒蕈碱 M_3 受体来抑制逼尿肌的过度活动,从而缓解膀胱过度活动症伴随的急迫性尿失禁、尿急和尿频症状。

2. 药代动力学

吸收:口服本品后,索利那新最大血浆浓度(C_{max})在 3~8 小时后达到,T_{max} 与给药剂量无关。在 5~40mg 剂量之间,C_{max} 和曲线下面积(AUC)与给药剂量成比例增加。绝对生物利用度约为 90%。进食不影响索利那新的 C_{max} 和 AUC。

分布:静脉给药后索利那新的表观分布容积大约为 600L。索利那新很大程度上与血浆蛋白结合(98%),主要是 α_1-酸性糖蛋白。

代谢:索利那新在肝中广泛代谢,主要代谢酶是细胞色素 P450 3A4(CYP3A4)。不过也存在另一个代谢途径,可帮助索利那新的代谢。索利那新的全身清除率大约是每小时 9.5L,终末半衰期大约是 45~68 小时。口服后除了可检测到索利那新外,还可在血浆中发现一种有药理学活性的代谢物(4R-羟基索利那新)和 3 种无活性的代谢物(N-葡糖苷酸结合物,索利那新 N-氧化物和 4R-羟基索利那新-N-氧化物)。

排泄:单次给药^{14}C 标记的索利那新 10mg 后,26 天内在尿中检测到约 70%放射性,在粪便中检测到约 23%放射性。在尿中回收的放射性约 11%来自未变化的原型药物,18%为 N-氧化代谢物,9%为 4R-羟基-N-氧化代谢物,8%为 4R-羟基代谢物(活性代谢产物)。

剂量比例:在治疗量范围内,药物动力学呈线性。

3. 药物不良反应　由于索利那新的药理作用,本品可能引起轻(通常)、中度的抗胆碱副作用,其发生频率与剂量有关。本品被报告最常见的不良反应是口干。5mg 每日 1 次治疗患者的发生率为 11%,10mg 每日 1 次的发生率为 22%,而安慰剂治疗的发生率为 4%。通常口干的程度为轻度,偶见患者需中断治疗。总体而言,药物治疗的依从性非常高(约 99%),约 99%用本品治疗的患者完成了为期 12 周的研究。

4. 药物相互作用　与其他具有抗胆碱能性质的药品合并使用可能引起更明显的治疗作用和副作用。在停止本品治疗开始使用其他抗胆碱药物之前,应设置约一周的间隔。同时使用胆碱能受体激动剂可能降低索利那新的疗效。索利那新能降低甲氧氯普胺和西沙必利等刺激胃肠蠕动的药品的作用。

（1）药物动力学相互作用:体外研究证明,治疗浓度时索利那新不抑制来源于人肝微粒体的 CYP1A1/2、2C9、2C19、2D6 或 3A4。因此,索利那新不太可能影响通过这些 CYP 同工酶代谢的药物清除率。强力的细胞色素 P450 3A4 抑制剂与酮康唑或治疗剂量的其他强力 CYP3A4 抑制剂例如利托那韦、奈非那韦和伊曲康唑同时用药时,本品的最大剂量不超过 5mg。

（2）其他药品对索利那新的药物动力学的影响:索利那新由 CYP3A4 代谢。同时给予强力 CYP3A4 抑制剂酮康唑 200mg/d,可使索利那新 AUC 增加 2 倍;酮康唑剂量增至 400mg/d,可使索利那新 AUC 增加 3 倍。因此,同时给药酮康唑或利托那韦、奈非那韦和伊曲康唑等其他强力 CYP3A4 抑制剂时,本品的最大剂量应限制在 5mg(参见用法用量)。

（3）严重肾功能障碍患者或中度肝功能障碍患者,索利那新和强力 CYP3A4 抑制剂禁忌同时治疗。尚未研究酶诱导对索利那新及其代谢物的作用,以及高亲和力 CYP3A4 底物对索利那新暴露的作用。因为索利那新由 CYP3A4 代谢,所以可能与其他高亲和力 CYP3AR 底物(如维拉帕米、地尔硫䓬)和 CYP3A4 诱导物(例如利福平、苯妥英钠、卡马西平)发生药物动力学相互作用。

（4）索利那新对其他药品的药物动力学的影响口服避孕药:口服本品时没有显示在索利那新对口服避孕药(炔雌醇/左炔诺孕酮)的药物动力学上的相互作用。

（5）华法林:口服本品时不改变 R-华法林或 S-华法林的药物动力学以及它们对凝血酶原时间的影响。

（6）地高辛:口服本品时未显示对地高辛的药物动力学的影响。

八、注意事项

1. 禁用

（1）尿潴留、严重胃肠道疾病(包括中毒性巨结肠)、重症肌无力或狭角性青光眼的患者,或处于下述风险情况的患者禁止服用本品。对本品活性成分或辅料过敏的患者。

（2）进行血液透析的患者。

（3）严重肝功能障碍的患者。

（4）正在使用酮康唑等强力 CYP3A4 抑制剂的重度肾

功能障碍或中度肝功能障碍患者。

2. 慎用

（1）明显的下尿道梗阻,有尿潴留的风险。

（2）胃肠道梗阻性疾病。

（3）有胃肠蠕动减弱的危险。

（4）严重肾功能障碍(肌酐清除率≤30ml/min),这些患者用药时剂量不超过 5mg 每日 1 次。

（5）中度肝功能障碍(Child-Pugh 评分 7~9 分),这些患者用药时剂量不超过 5mg 每日 1 次。

（6）同时使用酮康唑等强力细胞色素 P450 3A4 抑制剂。

（7）食管裂孔疝/胃食管反流和/或正在服用能引起或加重食管炎的药物(例如二磷酸盐化合物)。

（8）自主神经疾病。

（9）神经原性逼尿肌过度活动患者的用药安全性和有效性尚未确立。遗传性半乳糖不耐症、Lapp 乳糖酶缺乏或葡萄糖-半乳糖吸收不良的患者,不应使用本品。最早可在服药 4 周后确定本品的最大疗效。

3. 用药注意事项

（1）使用本品治疗前应确认引起尿频的其他原因(心力衰竭或肾疾病)。若存在尿道感染,应开始适当的抗菌治疗。

（2）对驾驶和操作机械的影响:像其他抗胆碱能药物一样,索利那新可能引起视力模糊、嗜睡和疲劳(不常见),可能对驾驶和机械操作有负面影响。

九、药物稳定性及贮藏条件

密封,室温(10~30℃)保存。

十、药物经济性评价

非基本药物,医保乙类,《中国药典》(2020 年版)未收载。

4　前列腺增生的治疗药物

多 沙 唑 嗪

参见(第三章 心血管系统药物 15 α 受体拮抗药)

阿 夫 唑 嗪

一、药品名称

1. 英文名　Alfuzosin

2. 化学名　N-[3-[(4-氨基-6,7-二甲氧基-2-喹唑啉基)甲基氨基]丙基]四氢-2-呋喃甲酰胺

二、药品成分

盐酸阿夫唑嗪

三、剂型及规格

片剂　10mg

四、适应证及相应的临床价值

良性前列腺增生的功能性症状。

五、用法用量

1. 儿童　治疗适应证中不涉及儿童。

2. 成人　推荐剂量,每天1片(10mg)长效缓释片,晚饭后立即服用。该片剂需整片吞服,不能咀嚼。

3. 老年人　用法用量同成人。在某些患者中,尤其是正在使用抗高血压药物治疗的患者,在服药后数小时内可能发生直立性低血压,同时可能伴有其他症状(头晕、疲劳和出汗)。老年患者建议谨慎用药。

六、特殊人群用药

1. 妊娠期　尚未进行孕妇研究,但在动物繁殖性研究中,未见到对胎儿的影响,并且孕妇使用该药品的治疗获益可能胜于其潜在危害。或者,该药品尚未进行动物试验,也没有对孕妇进行充分严格的对照研究。

2. 哺乳期　本品是否分泌入乳汁中尚不清楚。

3. 肾功能损害　严重肾功不全患者禁用。

4. 肝功能损害　肝功能衰竭患者禁用。

七、药理学

1. 药效学及作用机制　本品为一种经口服途径起效的喹诺啉类衍生物。它是一种选择性的,突触后α₁肾上腺素受体拮抗剂。体外药理学研究证实了本品对前列腺、膀胱三角区和尿道部位的α₁肾上腺素受体有选择性作用。通过直接作用于前列腺组织的平滑肌,α受体拮抗剂减少膀胱下流的阻力。

2. 药代动力学　盐酸阿夫唑嗪与血浆蛋白的结合率接近90%,其主要通过肝代谢,尿排泄,11%保持为原型不变。大部分代谢物为非活性物质,在粪便中排泄(75%~90%)本品药代动力学在慢性心衰患者中没有改变。在健康中年志愿者中,服用10mg长效缓释片的生物利用度的平均值,与服用7.5mg(2.5mg片,每天3次)快速释放片剂比较,是后者的104%。长效缓释片血药浓度达峰时间约为服药后9小时,快速释放片剂则在1小时达到血浆峰浓度。消除半衰期为9.1小时。研究显示,进食后服用本品生物利用度增加。与中年健康志愿者比较,老年患者中药代动力学参数(C_{max}和AUC)不发生改变。与肾功能健全的患者比较,中度肾衰竭(肌苷清除率>30ml/min)的患者,其C_{max}和AUC平均值有所增加,清除半衰期保持不变。对肌苷清除率>30ml/min的患者,不需要改变服药剂量。

3. 药物不良反应　使用本品治疗的患者中,最常见的不良反应是:胃肠道紊乱,恶心,胃痛,腹泻,眩晕,头昏,头痛。

罕有下列情况报道:直立性低血压;晕厥;心动过速;心悸;胸痛;乏力;瞌睡;水肿;潮红;口干;皮疹;瘙痒。如服用本品时,出现任何不良事件和/或不良反应,请与医生联系。

4. 药物相互作用

(1) 不建议合用的药物:α受体拮抗剂类抗高血压药(哌唑嗪、乌拉地尔、莫尼地尔);增加低血压效应。有发生严重直立性低血压的危险。

(2) 需注意的合用药:抗高血压药物(增加抗高血压作用和发生直立性低血压的危险)。

八、注意事项

1. 禁用　本品在下列情况下禁止使用:①对本品成分过敏;②直立性低血压;③肝功能衰竭;④严重肾衰竭(肌酐清除率<30ml/min);⑤肠梗死(片剂中含蓖麻油);⑥一般不建议在使用本品时合用α受体拮抗剂类抗高血压药。

2. 慎用　建议谨慎用药,尤其是老年患者。

3. 用药注意事项

(1) 在某些患者中,尤其是正在使用抗高血压药物治疗的患者,在服药后数小时内可能发生直立性低血压,同时可伴有其他症状(头晕、疲劳和出汗)。

(2) 以上这些症状通常是暂时的,发生在治疗开始时,一般不会妨碍继续治疗。应告知患者有关的症状发作情况。

(3) 心脏病患者不应给予本品单药治疗。应同时对冠状动脉功能缺陷进行特殊的治疗。如果心绞痛反复发作或加剧,应停止本品治疗。

(4) 由于有发生直立性低血压的危险,尤其是在使用本品的开始阶段,因此驾驶员和机械操作者应特别注意。

九、药物稳定性及贮藏条件

无特殊要求。

十、药物经济性评价

非基本药物,医保乙类,《中国药典》(2020年版)未收载。

特拉唑嗪

参见(第三章 心血管系统药物 15 α受体拮抗药)

坦索罗辛

一、药品名称

1. 英文名　Tamsulosin

2. 化学名　(-)-(R)-5-[2-[[2-(邻-乙氧苯氧基)乙基]胺基]丙基]-2-甲氧苯基磺酰胺

二、药品成分

盐酸坦索罗辛

三、剂型及规格

胶囊　0.2mg

四、适应证及相应的临床价值

前列腺增生症引起的排尿障碍。

五、用法用量

1. 儿童　儿童禁用。

2. 成人　每日 1 次，每次 1 粒（0.2mg），饭后口服。根据年龄、症状的不同可适当增减。

3. 老年人　用法用量同成人，因高龄者中常伴有肾功能低下者，这种情况下应充分注意观察患者服药后的状况，如得不到期待的效果，不应继续增量，而应改用其他适当的处置方法。

六、特殊人群用药

肾功能不全者慎用。

七、药理学

1. 药效学及作用机制　本品属治疗良性前列腺增生症（BPH）用药，为选择性 α_1 肾上腺素受体拮抗剂，其主要作用机制是选择性地阻断前列腺中的 α_1 肾上腺素受体，松弛前列腺平滑肌，从而改善良性前列腺增生症所致的排尿困难等症状。

2. 药代动力学　本品成人一次口服 0.2mg 时，6.8 小时后血药浓度达到高峰，半衰期为 10.0 小时，其 $AUC_{0-\infty}$ 与普通制剂几乎相等，因此是生物利用度没有降低的缓释制剂。连续口服，血药浓度可在第 4 天达到稳定状态。

3. 药物不良反应

（1）严重不良反应：失神、意识丧失（发生频率不明）：因为有可能出现与血压下降相伴随的一过性意识丧失，所以用药过程中应充分观察，出现异常情况时，应停药并采取适当的处置措施。

（2）其他不良反应

精神神经系统：偶见头晕、蹒跚感等症状。

循环系统：偶见血压下降、直立性低血压、心率加快、心悸等。

过敏反应：偶尔可出现瘙痒、皮疹、荨麻疹，出现这种症状时应停止服药。

消化系统：偶见恶心、呕吐、胃部不适、腹痛、食欲缺乏、腹泻、便秘、吞咽困难等。

肝功能：偶见 GOT、GPT、LDH 升高。

手术中虹膜松弛综合征：有报道，对于正在服用或服用过 α_1 受体拮抗剂的患者，有出现由于 α_1 受体拮抗作用引起手术中虹膜松弛综合征（Intraoperative Floppy Iris Syndrome）的现象。眼科医生在进行白内障手术时要注意手术中虹膜松弛综合征的发生。

其他：偶见鼻塞、水肿、倦怠感、阴茎异常勃起症、射精障碍、视物模糊、视觉损害、多形性红斑、剥脱性皮炎等。

4. 药物相互作用

（1）本品与其他肾上腺能阻滞剂合用可能影响其药代和药效动力学，建议两者不要合用。

（2）西米替丁增加本品吸收并减少本品清除。合用时慎重，尤其本品剂量超过 0.4mg 时。

八、注意事项

1. 禁用　儿童及对本品过敏者禁用。

2. 慎用　直立性低血压、冠心病及肾功能不全者慎用。

3. 用药注意事项

（1）排除前列腺癌诊断之后者可使用本品。

（2）合用降压药时应密切注意血压变化。

（3）注意不要嚼碎胶囊内的颗粒。

（4）直立性低血压患者、肾功能不全、重度肝功能障碍患者慎重使用。

（5）由于有可能出现眩晕等，因此从事高空作业、汽车驾驶等伴有危险性工作时请注意。

（6）坦索罗辛在与 CYP3A4 或 CYP2D6 强效抑制剂（例如酮康唑、帕罗西汀）联合用药时，有可能会导致坦索罗辛的暴露量显著增加。在与酮康唑（CYP3A4 抑制剂）联合用药时，会导致坦索罗辛的 C_{max} 和 AUC 分别增加 2.2 倍和 2.8 倍。在与帕罗西汀（CYP2D6 抑制剂）联合用药时，会导致坦索罗辛的 C_{max} 和 AUC 分别增加 1.3 倍和 1.6 倍。

（7）有报道磺胺类药物过敏史的患者服用坦索罗辛时发生过敏反应的病例。有磺胺类药物过敏史的患者应谨慎服用盐酸坦索罗辛。

九、药物稳定性及贮藏条件

密封，室温保存。

十、药物经济性评价

基本药物（缓释胶囊：0.2mg），医保乙类，《中国药典》（2020 年版）未收载。

非 那 雄 胺

参见（第十二章 皮肤科用药 4 其他）

爱 普 列 特

一、药品名称

1. 英文名　Epristeride

2. 化学名　$17-\beta-(N-叔丁基-氨基-甲酰基)$雄甾-3,5-二烯基-3-羧酸

二、药品成分

爱普利特

三、剂型及规格

片剂　5mg/片

四、适应证及相应的临床价值

适用于治疗良性前列腺增生症，改善因良性前列腺增生的有关症状。

五、用法用量

1. 儿童　不适用于儿童。

2. 成人 口服,每次 1 片(5mg),每日早晚各一次,饭前饭后均可,疗程 4 个月或遵照医嘱。

3. 老年人 虽然 70 岁以上患者本品血浆清除率降低,但无临床意义,因此无须对老年患者进行剂量调整。

六、特殊人群用药

1. 妊娠期 禁用。
2. 哺乳期 禁用。

七、药理学

1. 药效学及作用机制 本品为选择性的和非竞争性的类固醇 II 型 5a-还原酶抑制剂,用于治疗良性前列腺增生症,其作用机制是通过抑制睾酮转化为双氢睾酮而降低前列腺腺体内双氢睾酮的含量,导致增生的前列腺体萎缩。

2. 药代动力学 爱普利特片的临床药代动力学呈二房室模型,它在消化道中吸收迅速,给药后 0.25 小时就能测出药物存在于血清中,3~4 小时血药浓度达峰值,消除相半衰期($T_{1/2b}$)为 7.5 小时。连续给药(5mg/次,每日 2 次)第 6 天,血药浓度可达稳态。主要经胃肠道排泄,经肾排泄很少。平均蛋白结合率高达 97%。表观分布容积约等于 0.5L/kg,与人体的体液量基本相当。

3. 药物不良反应 可见恶心、食欲减退、腹胀、腹泻、口干、头昏、失眠、全身乏力、皮疹、性欲下降、勃起功能障碍、射精量下降、耳鸣、耳塞、髋部痛等,其发生率约为 6.63%。

4. 药物相互作用 目前未发现。

八、注意事项

1. 禁用 对本品组分过敏者及孕妇和可能怀孕的妇女禁用。

2. 用药注意事项

(1) 服用本品的患者在使用血清 PSA 值指标检测前列腺癌时,应提请医生充分考虑患者因服用本品而导致血清 PSA 值下降的重要因素。

(2) 治疗前需明确诊断,注意排除外感染、前列腺癌、低张力膀胱及其他尿道梗阻性疾病等。

九、药物稳定性及贮藏条件

遮光,密闭,在阴凉干燥处(不超过 20℃)保存。

十、药物经济性评价

非基本药物,医保乙类,《中国药典》(2020 年版)未收载。

度他雄胺

一、药品名称

1. 英文名 Dutasteride
2. 化学名 (5α,17β)-N-[2,5-双(三氟甲基)苯基]-3-酮-4-氮杂-5α-雄甾-1-烯-17β-羧酰胺

二、药品成分

度他雄胺

三、剂型及规格

胶囊 0.5mg/粒

四、适应证及相应的临床价值

1. 治疗良性前列腺增生症(BPH)的中、重度症状。
2. 用于中、重度症状的良性前列腺增生症患者,降低急性尿潴留(AUR)和手术的风险。

五、用法用量

1. 儿童 儿童和青少年禁用本品。
2. 成人 推荐剂量为每次 1 粒(0.5mg),每日 1 次,口服。胶囊应整粒吞服,不可咀嚼或打开,因为内容物对口咽黏膜有刺激作用。胶囊可与食物一起服用也可不与食物一起服用。尽管在治疗早期可观察到症状改善,但达到治疗效果需要 6 个月。老年人不须调整剂量。
3. 老年人 用法用量同成人。

六、特殊人群用药

1. 妊娠期 禁用。
2. 哺乳期 禁用。
3. 肾功能损害 未研究肾功能损害对度他雄胺药代动力学的影响。肾功能损害患者预计不须调整剂量。
4. 肝功能损害 未研究肝功能损害对度他雄胺药代动力学的影响,因此轻、中度肝功能损害患者慎用本品。

七、药理学

1. 药效学及作用机制 度他雄胺抑制睾酮向双氢睾酮(DHT)的转化。作为雄激素,DHT 在前列腺初期发育及随后增大过程中发挥作用。睾酮经 5α-还原酶转化为 DHT,5α-还原酶有 I 型和 II 型两种同工酶。II 型同工酶主要分布在生殖组织,而 I 型同工酶对睾酮在皮肤和肝中的转化也有作用。度他雄胺是 5α-还原酶 I 型和 II 型同工酶的特异性竞争抑制剂,能与 5α-还原酶形成稳定的酶复合物。对该酶复合物进行的体内及体外解离度检测结果显示:该复合物解离度极低。度他雄胺不与人雄激素受体结合。

2. 药代动力学

吸收:口服单剂量 0.5mg 度他雄胺后,度他雄胺达峰浓度时间为 1 至 3 小时。绝对生物利用度约 60%。度他雄胺的生物利用度不受食物影响。

分布:度他雄胺分布容积大(300~500L),且与血浆蛋白结合率高(>99.5%)。每日给药 1 次连续用药 1 个月后,度他雄胺的血药浓度达到稳态浓度的 65%;3 个月后大约达到稳态浓度的 90%。在日剂量 0.5mg,每日 1 次,连续给药 6 个月后,可达到稳态血药浓度(C_{ss}),约为 40ng/ml。度他雄胺在精液中的分布平均占血清的 11.5%。

清除:度他雄胺在体内广泛代谢。在体外,度他雄胺经

细胞色素酶 P450 3A4 和 3A5 被代谢为三种单羟代谢物和一种双羟代谢物。每日口服 0.5mg 度他雄胺直至达到稳态血药浓度后,给药剂量的 1.0%～15.4%(平均为 5.4%)的药物经粪便以原型药物排泄,其余部分以代谢产物形式从粪便排泄,这些代谢物包括 4 个主要代谢产物(分别相当于药物有关物质的 39%、21%、7% 和 7%),以及 6 个次要代谢产物(每种少于 5%)。在人尿液中,仅检测到痕量的度他雄胺原型药物(低于给药量的 0.1%)。度他雄胺的清除呈剂量依赖性,其过程为两种平行的度他雄胺清除途径,一种为有临床意义的浓度饱和态,另一种为非饱和态。度他雄胺在低血药浓度(低于 3ng/ml)时,通过浓度依赖性和浓度非依赖性清除途径快速清除。单剂给予度他雄胺 5mg 或更低剂量呈现快速清除,且半衰期短,为 3～9 天。在治疗浓度,每口 0.5mg 多次给予度他雄胺后,度他雄胺以较慢的、线性清除途径为主,半衰期约为 3～5 周。老年人 36 名年龄为 24～87 岁的健康男性受试者单次口服 5mg 药物后,评价度他雄胺的药代动力学。结果发现年龄对度他雄胺的暴露量无显著影响,但 50 岁以下男性的半衰期稍短。50～59 岁组与 70 岁以上组相比,半衰期无统计学显著差异。肾损害未研究肾功能损害对度他雄胺药代动力学的影响。但服用度他雄胺 0.5mg 达稳态浓度的人尿液中,测得浓度小于 0.1%,所以肾功能损害患者中,度他雄胺血浆浓度不会出现有临床意义的升高。肝损害未研究肝功能损害对度他雄胺药代动力学的影响。因为度他雄胺主要通过代谢而被清除,预计度他雄胺血浆水平在肝损害患者中会升高,并出现度他雄胺的半衰期延长。

3. 药物不良反应 国外临床文献资料显示,在为期两年的 Ⅲ 期安慰剂对照临床试验中,接受度他雄胺治疗的 2 167 位患者中约有 19% 在治疗的第一年发生不良反应。大多数为生殖系统事件,程度为轻度到中度。在接下来的两年开放性延伸研究中,不良事件谱未见明显变化。

4. 药物相互作用

(1) 与 CYP3A4 和/或 P-糖蛋白抑制剂合用:度他雄胺主要经过代谢清除。体外实验表明,本品经 CYP3A4 和 CYP3A5 催化代谢。未正式进行本品与 CYP3A4 强效抑制剂的药物相互作用研究。然而,在一项群体药代动力学试验中,少数同时服用维拉帕米或地尔硫䓬(中度 CYP3A4 抑制剂和 P-糖蛋白抑制剂)患者的度他雄胺血清浓度较其他患者均分别升高 1.6～1.8 倍。

度他雄胺与 CYP3A4 酶强效抑制剂药物(例如,口服利托那韦、茚地那韦、奈法唑酮、伊曲康唑和酮康唑)长期联合应用,可增高度他雄胺的血药浓度。增加度他雄胺的暴露量不会进一步抑制 5α-还原酶。若考虑到不良反应,可减少度他雄胺的给药频度。需要注意的是,作为一种酶抑制剂,其长半衰期可进一步延长,且新的稳态需要联合治疗 6 个月以上才可达到。在单剂给予度他雄胺 5mg 前 1 小时,给予 12g 考来烯胺对度他雄胺的药代动力学无影响。

(2) 度他雄胺对其他药物药代动力学的影响:度他雄胺对华法林或地高辛的药代动力学无影响。这表明度他雄胺并不抑制/诱导 CYP2C9 或 P-糖蛋白转运体。体外药物相互作用研究表明,度他雄胺并不抑制 CYP1A2、CYP2D6、CYP2C9、CYP2C19 或 CYP3A4 酶。

八、注意事项

1. 禁用

(1) 妇女、儿童和青少年。

(2) 对度他雄胺、其他 5α-还原酶抑制剂或任何辅料过敏者。

(3) 重度肝功能损害者。

2. 慎用 轻、中度肝损害患者应慎用本品。

3. 用药注意事项

(1) 由于不良事件风险有可能升高,应在仔细权衡利弊以及考虑包括单一药物治疗在内的替代疗法以后,再行药物联合治疗方案。

(2) 直肠指检和前列腺癌的其他检查,必须在良性前列腺增生(BPH)患者开始使用本品治疗前进行,并在治疗以后定期检查。

(3) 度他雄胺可经皮肤吸收,因此妇女、儿童和青少年必须避免接触有漏泄的胶囊。如果不慎接触了有漏泄的胶囊,应立即用肥皂和清水洗涤接触部位。

(4) 对于服用本品的患者,PSA 基线值低于 4ng/ml 并不能排除前列腺的诊断。良性前列腺增生患者,甚至前列腺患者,应用本品治疗 6 个月后的血清 PSA 水平大约可降低 50%。尽管存在个体差异,在整个基线 PSA 值(1.5～10ng/ml)范围内,预计 PSA 值约可降低 50%。因此,在解释接受本品治疗 6 个月或更长时间的患者的孤立 PSA 值时,应将 PSA 值加倍后再与未服药患者的正常值范围比较。通过这种校正,可保持 PSA 试验的敏感性和特异性,并保证其检测前列腺癌的能力。对使用本品而 PSA 指标持续升高者,应予以仔细评估,包括考虑患者接受本品治疗的顺应性差等因素。

九、药物稳定性及贮藏条件

密封,30℃以下保存。

十、药物经济性评价

非基本药物,非医保,《中国药典》(2020 年版)未收载。

普 适 泰

一、药品名称

1. 英文名 Prostat

2. 化学名 阿魏酰 γ-丁二胺

二、药品成分

本品主要成分水溶性花粉提取物 P5,脂溶性花粉提取物 EA-10。

三、剂型及规格

片剂 每片含花粉提取物 P5 70mg,花粉提取物 EA-10

4mg。双面铝箔包装,或冷成型复合铝,铝箔包装。

四、适应证及相应的临床价值

良性前列腺增生,慢性、非细菌性前列腺炎。

五、用法用量

1. 儿童 禁用。
2. 成人 本品可在进食时或单独服用。每次 1 片,每日 2 次,疗程 3~6 个月,或遵医嘱。6 个月可以收到最佳疗效,如有必要可以继续服用。
3. 老年人 用法用量同成人。

六、特殊人群用药

1. 妊娠期 未进行该项实验且无可靠参考文献。
2. 哺乳期 未进行该项实验且无可靠参考文献。
3. 肾功能损害 肾功能不全者无须改变剂量。

七、药理学

1. 药效学及作用机制 本品为治疗良性前列腺增生症(BPH)和慢性非细菌性前列腺炎用药,其作用机制可能与阻碍体内睾酮转化为二氢睾酮及抑制白三烯,前列腺素合成有关。
2. 药代动力学 未进行该项实验且无可靠参考文献。
3. 药物不良反应 临床试验数据没有与本品相关的内容。
4. 药物相互作用 未进行该项实验且无可靠参考文献。

八、注意事项

1. 禁用 儿童禁用及对本品中任何成分过敏者禁用。
2. 慎用 前列腺感染尿道狭窄、前列腺结石、膀胱颈硬化、前列腺癌症和其他前列腺疾病都会引起类似的 BPH 的症状,所以在使用本品治疗之前应对上述疾病作出正确的判断。
3. 用药注意事项
(1)药品应妥善保存,避免儿童误取。
(2)不到服用时,请勿将内包装撕开,以免药片吸潮变质。
(3)如果病情恶化或持续 6 个月以上不缓解,患者应去医院就诊。
(4)本品含乳糖成分。患有下列罕见遗传性疾病的患者不得服用本品:半乳糖不耐症,总乳糖酶缺乏症或葡萄糖-半乳糖吸收不良症。
(5)完成判断,运动或认知任务的能力:目前尚无相关数据。

九、药物稳定性及贮藏条件

遮光、密封、置阴凉(不超过 20℃)干燥处保存。

十、药物经济性评价

非基本药物,医保乙类,《中国药典》(2020 年版)未收载。

5 治疗勃起功能障碍的药物

西 地 那 非

参见(第三章 心血管系统药物 11 降低肺动脉高压药物)

他 达 拉 非

参见(第四章 呼吸系统药物 8 降低肺血管阻力及肺动脉高压药物)

十一酸睾酮

一、药品名称

1. 英文名 Testosterone Undecanoate
2. 化学名 17β-羟基雄甾-4-烯-3-酮十一烷酸酯

二、药品成分

十一酸睾酮

三、剂型及规格

胶囊 40mg

四、适应证及相应的临床价值

1. 男性 原发性或继发性性腺功能低下的睾酮补充疗法,例如睾丸切除后;无睾症;垂体功能低下;内分泌性勃起功能障碍;由于精子生成障碍所引起的不育症;男性更年期症状,例如性欲减退、脑力体力下降等。
2. 女性-男性性别转换,使女性男性化。

五、用法用量

1. 儿童 尚缺乏本品儿童用药的安全性研究资料。
2. 成人 在吃饭时服用,如有需要可用少量水吞服,必须将整个胶丸吞服,不可咬嚼。通常,起始剂量每天 120~160mg(以十一酸睾酮计,即 3~4 粒)连服 2~3 周,然后服用维持剂量,每天 40~120mg(以十一酸睾酮计,即 1~3 粒)。可将每天的剂量分成两等份,早晨服一份,晚间服一份。如果胶丸个数不能均分为两等份,则早晨服用胶丸个数较多的一份,或遵医嘱。
3. 老年人 尚缺乏本品老年患者用药的安全性研究资料。

六、特殊人群用药

1. 妊娠期 禁用。
2. 哺乳期 禁用。
3. 肾功能损害 尚不明确,慎用。
4. 肝功能损害 尚不明确,慎用。

七、药理学

1. **药效学及作用机制** 睾酮是男性器官和第二性征生长和发育必不可少的重要内源性激素。睾酮对成年男子的睾丸功能,附件结构以及性欲,身心健康,勃起能力,前列腺和精丸功能的维持不可缺少。性腺功能低下男子用本品治疗后,睾酮、双氢睾酮和雄甾酮的血浆浓度呈临床显著性增加,同时,性激素结合球蛋白(SHBG)血浆水平降低。原发性性腺功能低下(促性腺激素分泌过多)男子使用本品治疗,可以使促性腺激素水平恢复正常。

2. **药代动力学** 口服后,十一酸睾酮与油酸一起经肠道吸收进入淋巴系统,因此避免了肝的首过失活作用。在药物吸收过程中,十一酸睾酮部分地降解为十一酸双氢睾酮。药物由淋巴系统进入血浆。十一酸睾酮与十一酸双氢睾酮在血浆和组织中均水解,产生天然雄激素:睾酮和双氢睾酮。单次服用本品 80~160mg 后,血浆总睾酮水平呈临床显著性增加,服药 4~5 小时(T_{max})后达到血浆峰值水平 40nmol/L(C_{max}):血浆睾酮可在较高水平维持至少 8 小时。睾酮和双氢睾酮通过正常途径代谢,主要通过尿液以本胆烷醇酮和雄酮排泄。

3. **药物不良反应** 青春期前男孩:性早熟,勃起频率增加,阴茎增大和骺骨早闭。

4. **药物相互作用** 酶诱导剂可能增加或降低治疗对睾酮水平的影响,因此可能需要调整本品的剂量。

八、注意事项

1. **禁用** 已确诊或怀疑为前列腺癌或乳腺癌的男性、妊娠、哺乳及对本品中的任何成分过敏者。

2. **慎用** 有水钠潴留倾向的心脏病和肾病患者、心衰患者、前列腺增生患者、高血压患者、癫痫患者及三叉神经痛患者慎用。

3. **用药注意事项**

(1)青春期前男孩应慎用雄激素以避免骺骨早闭及性早熟。应当定期监视骨骼成熟情况。

(2)如发生与雄激素相关的不良反应,应立即停药。待症状消失后,再服用较低剂量。

(3)使用甾体激素可能影响某些实验室测量结果。

(4)运动员请注意:本品所含的成分有可能使兴奋剂测试呈阳性。

(5)到目前为止,尚未发现本品对驾驶和操作机器能力有影响。

(6)请置于儿童拿不到的地方。

(7)过期请勿使用。

九、药物稳定性及贮藏条件

经销商和药剂师应将本品在避光,2~8℃ 干燥处保存。患者从药剂师处拿药后,可将本品在避光、干燥处,室温下保存,但必须在 90 天内用完。

十、药物经济性评价

基本药物(胶囊:40mg),医保乙类,《中国药典》(2020年版)收载。

6 前列腺癌的治疗药物

比 卡 鲁 胺

一、药品名称

1. 英文名 Bicalutamide
2. 化学名 *N*-[4-氰基-3-(三氟甲基)苯基]-3-(4-氟苯硫酰基)-2-甲基-2-羟基丙酰胺

二、药品成分

比卡鲁胺

三、剂型及规格

片剂 50mg

四、适应证及相应的临床价值

1. 每日 50mg 与促黄体生成素释放激素(LHRH)类似物或外科睾丸切除术联合应用于晚期前列腺癌的治疗。

2. 每日 150mg 用于治疗局部晚期、无远处转移的前列腺癌患者,这些患者不适宜或不愿接受外科去势或其他内科治疗。

五、用法用量

1. 50mg 片剂,与促黄体生成素释放激素(LHRH)类似物或外科睾丸切除术联合应用于晚期前列腺癌的治疗。①儿童:本品禁用于儿童。②成人:每次 50mg,每天 1 次,用本品治疗应与 LHRH 类似物或外科睾丸切除术治疗同时开始。③老年人:用法用量同成人。

2. 150mg 片剂,用于治疗局部晚期、无远处转移的前列腺癌患者,这些患者不适宜或不愿接受外科去势术或其他内科治疗。①儿童:本品禁用于儿童。②成人:口服,每天 1 次,每次 3.50mg 片剂或每次 1 片 150mg 片剂。本品应持续服用至少两年或到疾病进展为止。③老年人:用法用量同成人。

六、特殊人群用药

1. **妊娠期** 本品禁用于女性,更不能用于孕妇。
2. **哺乳期** 本品禁用于女性,更不能用于正哺乳的母亲。
3. **肾功能损害** 对于肾损害的患者无须调整剂量。
4. **肝功能损害** 对于轻度肝损害的患者无须调整剂量,中重度肝损伤的患者可能发生药物蓄积。

七、药理学

1. **药效学及作用机制** 本品属于非甾体抗雄激素药物,没有其他激素的作用,它与雄激素受体结合而使其无有效的基因表达,从而抑制了雄激素的刺激,导致前列腺肿瘤的萎缩。本品是消旋物,其抗雄激素作用仅仅出现在(R)-结构对应体上。

2. 药代动力学 本品经口服吸收良好。没有证据表明食物对其生物利用度方面存在任何临床相关的影响。(S)-异构体相对(R)-异构体消除较为迅速,后者的血浆半衰期为一周。在本品的每日用量下,(R)-异构体因其半衰期长,在血浆中蓄积了约10倍,因此非常适合每日一次的口服。当每日服用本品50mg时,(R)-异构体的稳态血浆浓度约9g/ml,稳态时有效(R)-异构体占总循环内药量的99%。(R)-异构体的药代动力学不受年龄、肾损害或轻、中度肝损害的影响。有证据表明在严重肝损害病例中,(R)-异构体血浆清除较慢。本品与蛋白高度结合(96%)并被广泛代谢(经氧化及葡萄糖醛酸化),其代谢产物以几乎相同的比例经肾及胆消除。

3. 药物不良反应 本品一般来说有良好的耐受性,少有因不良反应而停药的情况。本品的药理作用可以引起某些预期的反应,包括面色潮红、瘙痒、另外乳房触痛和男性乳房女性化,它可随睾丸切除术减轻。本品也可能引起腹泻、恶心、呕吐、乏力和皮肤干燥。极少出现重度的肝功能变化,这种改变常常是短暂的。无论是继续治疗还是随即中止治疗均可逐渐消退或改善。

4. 药物相互作用

(1) 本品与LHRH类似物之间无任何药效学或药代动力学方面的相互作用。

(2) 体外试验显示 R-比卡鲁胺是CYP3A4的抑制剂,对CYP2C9,2C19和2D6的活性有较小的抑制作用。

(3) 虽然在以安替比林为细胞色素P450(CYP)活性标志物的临床研究中未发现与本品之间潜在药物相互作用的证据,但在联合使用本品28天平均咪达唑仑暴露水平(AUC)增加了80%。对于治疗指数范围小的药物,该增加程度具有有相关性。因此,禁忌联合使用特非那定,阿司咪唑或西沙比利,当本品与环孢素和钙通道阻滞剂联合应用时应谨慎。

(4) 尤其当出现增加药效或药物不良反应迹象时,可能需要减低这些药物的剂量。对环孢素,推荐在本品治疗开始或结束后密切监测血浆浓度和临床状况。

(5) 当本品与抑制药物氧化的其他药物,如西咪替丁和酮康唑同时使用时应谨慎。理论上,这样可以引起本品血浆浓度增加,从而理论上增加药物的副作用。

(6) 体外研究表明本品可以与香豆素类抗凝剂,如华法林,竞争其蛋白结合点。因此建议在已经接受香豆素类抗凝剂治疗的患者,如果开始服用本品,应密切监测凝血酶原时间。

八、注意事项

1. 禁用

(1) 本品禁用于妇女和儿童。

(2) 本品不能用于对本品过敏的患者。

(3) 本品不可与特非那定,阿司咪唑或西沙比利联合

使用。

2. 慎用 本品广泛在肝代谢,数据表明严重肝损害的患者药物清除可能会减慢,由此可能导致蓄积,所以本品对有中、重度肝损害的患者应慎用。

3. 用药注意事项

(1) 由于可能出现肝改变,应考虑定期进行肝功能检测。主要的改变一般在本品治疗的最初6个月内出现。严重的肝功能改变和肝功能衰竭很少见于本品的治疗。如果出现严重改变应停止本品治疗。

(2) 本品显示抑制细胞色素P450(CYP3A4)活性,因此当与主要由CYP3A4代谢的药物联合应用时应谨慎。

(3) 对乳糖敏感的患者应注意。本品50mg片剂每片含61mg水乳糖,150mg片剂每片含183mg水乳糖。有遗传性半乳糖不耐受、Lapp乳糖酶缺乏症或葡萄糖-半乳糖吸收障碍的患者不得服用本品。

(4) 在每日150mg用于治疗局部晚期、无远处转移的前列腺癌时,对于出现疾病客观进展伴有PSA升高的患者,应考虑停止用药。

(5) 本品不会影响患者驾驶及操作机器的能力。但应注意,因偶尔可能会出现嗜睡,有过此类作用的患者应予以注意。

九、药物稳定性及贮藏条件

低于30℃保存。

十、药物经济性评价

非基本药物,医保乙类,《中国药典》(2020年版)未收载。

7 其 他

腹膜透析液

一、药品名称

1. 英文名 Peritoneal Dialysis Solution
2. 化学名 无

二、药品成分

本品为复方制剂,其不同规格所含组分见表15-2:

表15-2 不同规格复方制剂中所含组分

葡萄糖($C_6H_{12}O_6 \cdot H_2O$)含量/%		1.5
每1 000ml含	葡萄糖/g	15
	氯化钠/g	5.38
	氯化钙/g	0.26
	氯化镁/g	0.051
	乳酸钠/g	4.48
辅料	注射用水	适量

三、剂型及规格

溶液剂　含 1.5% 葡萄糖(2L：2.5L/袋)，装在双联系统容器中的 PD-2 腹膜透析液为无菌、无热原的无色或微黄色的澄明溶液，只用于腹腔内给药，不含抑菌剂和抗菌剂。

四、适应证及相应的临床价值

PD-2 腹膜透析液适用于因非透析治疗无效而需要连续不卧床性腹膜透析治疗的慢性肾衰竭患者。

五、用法用量

1. 儿童　每次交换量 50mg/kg。
2. 成人　①治疗急性左心衰竭，酌情用 2.5% 或 4.25% 葡萄糖透析液 2L；②治疗急慢性肾衰竭伴水潴留者用间歇性腹膜透析每次 2L。无水潴留者，用连续不卧床腹膜透析，一般每日 4 次，每次 2L，日间每次间隔 4～5 小时，夜间每次留置 9～12 小时，以增加中分子尿毒症毒素清除。一般每日透析液量为 8L。
3. 老年人　用法用量同成人。

六、特殊人群用药

1. 妊娠期　尚未进行针对 PD-2 腹膜透析液对动物繁殖影响之研究。目前亦未明确，当 PD-2 腹膜透析液注入孕妇时，是否可能伤害胎儿或影响生殖能力。只有在确实需要的情况下，PD-2 腹膜透析液始可供孕妇使用。
2. 哺乳期　哺乳期妇女应慎用腹膜透析液。
3. 肾功能损害　无须调整剂量。

七、药理学

1. 药效学及作用机制　腹膜透析是用以清除正常情况下由肾排泄的有毒物质及代谢废物的一种治疗方法，并可以帮助调节体液和电解质的平衡。治疗时将透析液通过腹透管灌入腹腔中，存在于血液中的较高浓度的有毒物质和代谢废物即可通过腹膜进入透析液中，右旋葡萄糖用于产生比血浆渗透压稍高的渗透压，利用此渗透梯度，促进脱水作用的发生，保留一段时间之后，在重力作用下将腹膜透析液从腹腔中引流出来。

2. 药代动力学

吸收：不同透析液成分在腹腔中的吸收情况可通过其消除速率来反映。小分子溶质的吸收主要是通过扩散作用完成，并取决于溶质的分子量，溶质分子量越小，吸收越快。葡萄糖的吸收取决于患者腹膜的通透性，由于个体差异，葡萄糖在体内置留 4 小时后的吸收的百分率由 40%～88% 不

等。而乳酸盐在留腹 4 小时后，注入量的 82% 将被吸收。

代谢：在使用含 4.25% 葡萄糖的透析液进行透析时，注入 45～90 分钟后，血糖的浓度将升至最高点，甚至两倍于初始的血糖浓度。这种变化与口服葡萄糖后的血糖波动情况相似。其代谢的过程也与口服葡萄糖一致，提供的能量约占 CAPD 患者全部能量来源的 20%。透析时吸收的乳酸盐通过三羧酸循环进行代谢并产生碳酸氢钠，可协助人体维持酸碱平衡。

3. 药物不良反应
(1) 化学性腹膜炎。
(2) 脱水。
(3) 低钾血症。
(4) 高糖血症。
(5) 低钠、低氯血症、代谢性碱中毒。

4. 药物相互作用　腹膜透析液与部分添加药物可能有配伍禁忌，应避免贮存含有添加药物的透析液。

八、注意事项

1. 禁用
(1) 腹腔广泛粘连。
(2) 严重肺部疾病伴肺功能不全。
(3) 腹部大手术早期。
(4) 腹腔脏器外伤。
(5) 肠穿孔、肠瘘。
(6) 腹腔肿瘤转移。
(7) 膈疝。
(8) 妊娠。
2. 慎用　尚不明确。
3. 用药注意事项
(1) 注意无菌操作。
(2) 注意水、电解质、酸碱平衡。
(3) 透析液宜用 1.5%～2.5% 葡萄糖透析液为主，超滤脱水欠佳者只能间歇用 4.25%，老年人、糖尿病患者应严密观察血糖。

九、药物稳定性及贮藏条件

透析液在低于 0℃ 的环境下会发生冻结，冻结时不能弯曲及摇动该容器。使用前应使其自然解冻并充分摇匀。密封保存。

十、药物经济性评价

基本药物，医保甲类，《中国药典》(2020 年版)未收载。

第十六章 五官科用药

1 耳鼻喉科用药

酚 甘 油

一、药品名称

英文名 Phenol and Glycerin Otic

二、药品成分

酚甘油

三、剂型与规格

酚甘油滴耳液 （1）10ml∶0.1g；（2）10ml∶0.2g

四、适应证及相应的临床价值

用于急性及慢性中耳炎及外耳道炎。

五、用法用量

1. 儿童 滴数酌减。
2. 成人 每次 2~3 滴，每日 3 次。

六、药理学

药物不良反应：用药仅限于 3~5 日，多用可导致听力下降。

七、注意事项

用药注意事项：
（1）对本品所含成分过敏者禁用。
（2）鼓膜穿孔且流脓患者禁用。
（3）6 个月以下婴儿禁用。
（4）本品对皮肤及黏膜有腐蚀性，浓度不宜超过 2%。

八、药物稳定性及贮藏条件

凉暗处保存。

九、药物经济性评价

非基本药物，非医保，《中国药典》（2020 年版）未收载。

过 氧 化 氢

一、药品名称

1. 英文名 Hydrogen Peroxide
2. 化学名 H_2O_2

二、药品成分

过氧化氢

三、剂型与规格

过氧化氢溶液 3%

四、适应证及相应的临床价值

适用于化脓性外耳道炎和中耳炎，文森口腔炎、齿龈脓漏、扁桃体炎及清洁伤口。

五、用法用量

洗耳，每日 2~3 次；软化耵聍，每日 7~8 次，1~2 日后冲洗或取出耵聍。

六、药理学

1. 药效学及作用机制 本品为氧化性消毒剂，含过氧化氢（H_2O_2）2.5%~3.5%。在过氧化氢酶的作用下迅速分解，释出新生氧，对细菌组分发生氧化作用，干扰其酶系统而发挥抗菌作用。但本品作用时间短暂。有机物质存在时杀菌作用降低。局部涂抹冲洗后能产生气泡，有利于清除脓块、血块及坏死组织。

2. 药物不良反应 高浓度对皮肤和黏膜产生刺激性灼伤，形成一疼痛白痂。以本品连续应用漱口可产生舌乳头肥厚，属可逆性。本品溶液灌肠时，当含过氧化氢（H_2O_2）浓度 0.75% 可发生气栓和/或肠坏疽。

3. 药物相互作用 不可与还原剂、强氧化剂、碱、碘化物混合使用。

七、注意事项

本品遇光、热易分解变质。

八、药物稳定性及贮藏条件

遮光、密闭，在阴凉处保存。

九、药物经济性评价

非基本药物,非医保,《中国药典》(2020 年版)收载。

氧 氟 沙 星

一、药品名称

1. 英文名　Ofloxacin
2. 化学名　(±)-9-氟-2,3-二氢-3-甲基-10-(4-甲基-1-哌嗪基)-7-氧代-7H-吡啶并[1,2,3-de]-[1,4]苯并噁嗪-6-羧酸

二、药品成分

氧氟沙星

三、剂型与规格

氧氟沙星滴耳液　5ml:15mg

四、适应证及相应的临床价值

用于治疗敏感菌引起的中耳炎、外耳道炎、鼓膜炎。

五、用法用量

1. 儿童　对小儿滴数酌减。
2. 成人　每次 6~10 滴,每日 2~3 次。滴耳后进行约 10 分钟耳浴。根据症状适当增减滴耳次数。

六、特殊人群用药

1. 妊娠期　孕妇慎用。
2. 其他人群　一般不用于婴幼儿。

七、药理学

1. 药效学及作用机制　本品具广谱抗菌作用,尤其对需氧革兰氏阴性杆菌的抗菌活性高,对下列细菌在体外具良好抗菌作用:肠杆菌科的大部分细菌,包括枸橼酸杆菌属、阴沟、产气肠杆菌等肠杆菌属、大肠埃希菌、克雷伯菌属、变形杆菌属、沙门菌属、志贺菌属、弧菌属、耶尔森菌等。常对多重耐药菌也具有抗菌活性。对青霉素耐药的淋病奈瑟菌、产酶流感杆菌和莫拉菌属均具有高度抗菌活性。对铜绿假单胞菌等假单胞菌属的数菌株具抗菌作用。本品对甲氧西林敏感葡萄球菌具抗菌活性,对肺炎链球菌、溶血性链球菌和粪肠球菌仅具中等抗菌活性。对沙眼衣原体、支原体、军团菌具良好抗微生物作用,对结核杆菌和非典型分枝杆菌也有抗菌活性。对厌氧菌的抗菌活性差。氧氟沙星为杀菌剂,通过作用于细菌 DNA 螺旋酶的 A 亚单位,抑制 DNA 的合成和复制而导致细菌死亡。

2. 药代动力学　据文献报道,成人患者在中耳腔内点滴 0.3% 的氧氟沙星溶液,每次 10 滴,每日 2 次,总计 14 次。耳浴 30 分钟后的血药浓度很低,为 0.009~0.012mg/ml。小儿患者在中耳腔内一次滴耳,耳浴 0.3% 的氧氟沙星水溶液 5 滴,120 分钟后血清中浓度较低,不超过 0.013μg/ml。

3. 药物不良反应　偶有中耳痛及瘙痒感。

4. 药物相互作用　长期大量使用经局部吸收后,可产生与全身用药相同的药物相互作用,如可使环孢素、丙磺舒等药物血药浓度升高,干扰咖啡因的代谢等。

八、注意事项

1. 禁用　对本品及氟喹诺酮类药过敏的患者禁用。
2. 用药注意事项
(1) 只用于点耳。
(2) 本品一般适用于中耳炎局限在中耳黏膜部位的局部治疗。若炎症已漫及鼓室周围时,除局部治疗外,应同时服用口服制剂。
(3) 使用本品时若药温过低,可能会引起眩晕。因此,使用温度应接近体温。
(4) 出现过敏症状时应立即停药。
(5) 使用本品的疗程以 4 周为限。若继续给药时,应慎用。

九、药物稳定性及贮藏条件

遮光,密闭保存。

十、药物经济性评价

基本药物(滴耳剂:5ml:15mg),医保乙类,《中国药典》(2020 年版)收载。

环 丙 沙 星

一、药品名称

1. 英文名　Ciprofloxacin
2. 化学名　1-环丙基-6-氟-1,4-二氢-4-氧代-7-(1-哌嗪基)-3-喹啉羧酸

二、药品成分

盐酸环丙沙星

三、剂型与规格

环丙沙星滴耳液　(1)10ml:30mg;(2)5ml:15mg;(3)8ml:24mg

四、适应证及相应的临床价值

用于敏感菌所致的下述感染症:中耳炎、外耳道炎、鼓膜炎、乳突腔术后感染等。

五、用法用量

1. 儿童　小儿适当减少滴数。
2. 成人　每次 6~10 滴,每日 2~3 次,点耳后进行约 10 分钟耳浴,根据症状适当增减点耳次数。

六、特殊人群用药

1. 妊娠期　动物实验尚未证实喹喏酮类药物有致畸作

用,但对孕妇用药所做研究尚无明确结论。

2. 哺乳期　鉴于本药可引起未成年动物关节病变,故孕妇、哺乳期妇女应慎用。

3. 其他人群　本品一般不用于婴幼儿。

七、药理学

1. 药效学及作用机制　本品具广谱抗菌作用,尤其对需氧革兰氏阴性杆菌的抗菌活性高,对下列细菌在体外具良好抗菌作用:肠杆菌科的大部分细菌,包括枸橼酸杆菌属、阴沟、产气肠杆菌等肠杆菌属、大肠埃希菌、克雷伯菌属、变形杆菌属、沙门菌属、志贺菌属、弧菌属、耶尔森菌等。常对多重耐药菌也具有抗菌活性。对青霉素耐药的淋病奈瑟菌、产酶流感杆菌和莫拉菌属均具有高度抗菌活性。对铜绿假单胞菌等假单胞菌属的大多数菌株具抗菌作用。本品对甲氧西林敏感葡萄球菌具抗菌活性,对肺炎链球菌、溶血性链球菌和粪肠球菌仅具中等抗菌活性。对沙眼衣原体、支原体、军团菌具良好抗微生物作用,对结核杆菌和非典型分枝杆菌也有抗菌活性。对厌氧菌的抗菌活性差。环丙沙星为杀菌剂,通过作用于细菌 DNA 螺旋酶的 A 亚单位,抑制 DNA 的合成和复制而导致细菌死亡。

2. 药代动力学　本品为局部用药,只有少量吸收。

3. 药物不良反应　偶有中耳痛及瘙痒感。

4. 药物相互作用　长期大量使用经局部吸收后,可产生与全身用药相同的药物相互作用,如可使茶碱类、环孢素、丙磺舒等药物的血药浓度升高,增强抗凝血药华法林的抗凝作用,干扰咖啡因的代谢等。

八、注意事项

1. 禁用　对本品及喹诺酮类药过敏的患者禁用。

2. 用药注意事项

（1）只用于点耳。

（2）本品一般适用于中耳炎局限在中耳黏膜部位的局部治疗。若炎症已漫及鼓室周围时,除局部治疗外,应同时给予口服制剂等全身治疗。

（3）使用本品时若药温过低,可能会引起眩晕。因此,使用温度应接近体温。

（4）出现过敏症状时应立即停药。

（5）使用本品的疗程以 4 周为限。若继续给药时,应慎用。

九、药物稳定性及贮藏条件

遮光,密闭保存。

十、药物经济性评价

非基本药物,医保乙类,《中国药典》(2020 年版)未收载。

碳　酸　氢　钠

一、药品名称

1. 英文名　Sodium Bicarbonate

2. 化学名　NaHCO$_3$

二、药品成分

碳酸氢钠

三、剂型与规格

碳酸氢钠滴耳液　10ml∶0.5g

四、适应证及相应的临床价值

软化耵聍及冲洗耳道。

五、用法用量

滴耳:每日 3~4 次,每次 2~3 滴;或遵医嘱。每次用量要大,应将药液充满耳内。

六、药理学

药物不良反应:耵聍栓塞膨胀后,可引起外耳道疼痛、耳堵感。

七、注意事项

用药注意事项:

（1）已有急性炎症,为耳道肿胀者不宜应用。

（2）连续滴药 3~4 日后立即取耵聍,若拖延时间耳垢又变硬。

八、药物稳定性及贮藏条件

凉暗处密闭保存。

九、药物经济性评价

非基本药物,非医保,《中国药典》(2020 年版)未收载。

倍　氯　米　松

一、药品名称

英文名　Beclometasone

二、药品成分

丙酸倍氯米松。

三、剂型与规格

丙酸倍氯米松鼻喷雾剂　每瓶 8.3g,含丙酸倍氯米松 12.8mg,药液浓度为 0.154%（m/m）;每揿含丙酸倍氯米松 50μg,每瓶 200 揿。

四、适应证及相应的临床价值

预防和治疗常年性及季节性的过敏性鼻炎和血管舒缩性鼻炎。

五、用法用量

鼻腔喷入给药。成人每次每鼻孔 2 揿,每日 2 次,也可每次每鼻孔 1 揿(50μg),每日 3~4 次,每日总量不可超过 8 揿(400μg)。

六、特殊人群用药

1. 妊娠期　孕妇慎用。
2. 哺乳期　哺乳期妇女慎用。
3. 其他人群　6 岁以下儿童使用本品尚未有足够资料。

七、药理学

1. 药效学及作用机制　丙酸倍氯米松为人工合成的强效外用肾上腺皮质激素类药物。丙酸倍氯米松气雾剂外用具有:

(1) 抗感染、抗过敏、止痒及减少渗出作用,能抑制支气管渗出物,消除支气管黏膜肿胀,解除支气管痉挛。

(2) 可以减轻和防止组织对炎症的反应,能消除局部非感染性炎症引起的发热、发红及肿胀,从而减轻炎症的表现。

(3) 免疫抑制作用:防止或抑制细胞中介的免疫反应,延迟性过敏反应,并减轻原发免疫反应的扩展。

(4) 本品局部应用,对钠潴留及肝糖原异生作用很弱,也无雄性、雌性及蛋白同化激素样的作用,对体温和尿也无明显影响,吸入给药对支气管喘息的疗效比口服更好。

2. 药代动力学　本品亲脂性较强,易渗透,约吸入量的 25% 到达肺部。

3. 药物不良反应

(1) 少数患者可出现鼻、咽部干燥或烧灼感、打喷嚏、味觉及嗅觉改变以及鼻出血等。

(2) 偶见过敏反应如皮疹、荨麻疹、瘙痒、皮肤红斑、眼、面、唇以及咽喉部水肿。

(3) 罕见眼压升高、鼻中隔穿孔。

八、注意事项

1. 禁用　对本品过敏者禁用。
2. 慎用　运动员慎用;过敏体质者慎用。
3. 用药注意事项

(1) 本品仅为鼻腔用药,不得接触眼睛,若接触眼睛,请立即用水清洗。

(2) 使用本品 14 天后,症状仍未改善,请咨询医师。

(3) 自我治疗时间不得超过 3 个月,如需要超过 3 个月,应在医师指导下使用。

(4) 注意避免以下诱因:花粉、尘螨、动物毛屑、真菌、气味烟雾、温湿变化、情绪变化、饮食刺激等。

(5) 儿童、孕妇及哺乳期妇女应用时应咨询医师或药师。

(6) 使用全身性糖皮质激素转而使用本品者,应在医师指导下使用。

(7) 如鼻腔伴有细菌感染,应同时给予抗菌治疗。

(8) 当本品性状发生改变时禁用。

(9) 本品不可过量使用,如使用过量或发生严重不良反应,应立即就医。

(10) 本品性状发生改变时禁止使用。

(11) 请将本品放在儿童不能接触的地方。

(12) 儿童必须在成人监护下使用。

(13) 如正在使用其他药品,使用本品前请咨询医师或药师。

九、药物稳定性及贮藏条件

凉暗处密闭保存。

十、药物经济性评价

非基本药物,非医保,《中国药典》(2020 年版)收载。

布 地 奈 德

参见(第四章　呼吸系统药物 3　平喘药)

氟 替 卡 松

参见(第四章　呼吸系统药物 3　平喘药)

莫 米 松

一、药品名称

1. 英文名　Mometasone
2. 化学名　$9\alpha,21$-二氯-$11\beta,17$-羟基-16α-甲基孕甾-1,4-二烯-3,20-二酮 17-(2-糠酸酯)

二、药品成分

糠酸莫米松

三、剂型与规格

糠酸莫米松(糠莫米松)鼻喷雾剂:每瓶 60 揿,每揿含糠酸莫米松 50μg,药物浓度为 0.05%(m/m)[每瓶 140 揿,每揿含糠酸莫米松 50μg,药物浓度为 0.05%(m/m)]。

四、适应证及相应的临床价值

本品适用于治疗成人、青少年和 3~11 岁儿童季节性或常年性鼻炎,对于曾有中至重度季节性过敏性鼻炎症状的患者,主张在花粉季节开始前 2~4 周用本品作预防性治疗。

五、用法用量

季节过敏性或常年性鼻炎通常先于揿喷雾器 6~7 次作为启动,直至看到均匀的喷雾,然后鼻腔给药,每揿喷出糠酸莫米松混悬液约 100mg,内含糠酸莫米松一水合物,相当于糠酸莫米松 50μg,如果喷雾器停用 14 日或 14 日以上,则在下一次应用时应重新启动。在每次用药前充分振摇容器。

成人和青年:用于预防和治疗的常用推荐量为每侧鼻孔 2 揿,每日 1 次,一旦症状被控制后,剂量可减至每侧鼻孔 1 揿,即能维持疗效。如果症状未被有效控制,可增加剂量至每侧鼻孔 4 揿的最大每日剂量,每日 1 次,在症状控制后减小剂量。

在首次给药后 12 小时即能产生明显的临床效果。

3~11 岁儿童:常用推荐量为每侧鼻孔 1 揿,每日 1 次。

六、特殊人群用药

1. 妊娠期　对于孕妇尚未进行足够或良好的对照研究，给患者鼻腔吸入临床最大推荐量时，血浆中未能检出莫米松，因而可以预期，胎儿接触药物的可能性可忽略不计，同时引起生殖毒性的可能性很小。如同其他鼻腔用糖皮质激素制剂，对于孕妇、哺乳期妇女或育龄妇女，只有在用药后对母体、胎儿或婴儿的益处超过可能产生的危害时才可使用本品。对母亲在妊娠期接受糖皮质激素诊治的婴儿需注意观察是否存在肾上腺功能减退。

2. 其他人群　儿童用药：临床对照研究表明鼻腔用糖皮质激素可能导致儿童患者生长速度减慢。在缺乏下丘脑-垂体-肾上腺轴抑制实验室证据的情况下，观察到的此种现象提示，对于儿童患者全身糖皮质激素暴露，与通常所采用的 HPA 轴功能测试相比，增长速度是更敏感的指示剂。这种与鼻腔用糖皮质激素相关的生长速度减慢的长期影响还是未知的。停止鼻腔用糖皮质激素治疗后对生长的潜在影响还未进行充分的研究。对接受鼻腔用糖皮质激素的儿童患者应进行例行检测。延长治疗对生长的潜在影响应与获得的临床益处和可替代的非糖皮质激素治疗的安全性和有效性相衡量。为减少鼻腔用糖皮质激素给药的全身影响，应测定每位患者的最低有效量。

在临床对照研究中，720 名 3~11 岁的过敏性鼻炎患者使用本品 50μg 治疗。在另一项临床对照研究中，对 28 名 2~5 岁的过敏性鼻炎患者使用本品 50μg 治疗以评价安全性。小于 2 岁的过敏性鼻炎患者的安全性与有效性还没有建立。

一项对过敏性鼻炎儿童患者进行的为期一年的临床研究评价本品 50μg 用药对增长速度的影响。与安慰剂相比，没有观察到本品 50μg 对增长速度有显著的影响。30 分钟替可克肽灌输后，未观察到与 HPA 轴抑制相关的临床迹象。

本品 50μg 或更高剂量对免疫缺乏患者的生长抑制的潜在影响未被排除。

老年用药：总计 203 名 64 岁以上患者接受本品治疗，50μg 共 3 个月。此人群中被报道的不良反应在类型和影响范围上与年轻患者群中报道的不良反应类似。

七、药理学

1. 药效学及作用机制　糠酸莫米松是一种局部用糖皮质激素，发挥局部抗感染作用的剂量并不引起全身作用。

2. 药代动力学

（1）吸收：鼻喷雾单独给药后，尽管使用了较低定量检测限的灵敏分析方法，在成人及儿童受试者血浆中均未检测出糠酸莫米松。

（2）分布：糠酸莫米松 5~500nl/ml 浓度范围内，体外蛋白结合率为 98%~99%。

（3）代谢：研究表明糠酸莫米松经鼻部吸收及吞咽的所有药物经历强代谢后代谢为多种代谢物。在血浆中未检测出主要代谢物，在体外培养中，次要代谢物之一为 6β-羟基-糠酸盐。在人肝微粒体中，本品的代谢物受细胞色素

P450 3A4 的影响。

（4）清除：静脉给药后，糠酸莫米松有效血浆清除半衰期是 5.8 小时。吸收的药物大部分作为代谢物通过胆汁排泄，少数通过尿液排泄。

特殊人群：对糠酸莫米松在肾损、肝损患者及不同年龄和不同性别患者中的药代动力学，还未进行充分研究。

3. 药物不良反应　在临床研究中报道与本品有关的局部不良反应包括头疼（8%），鼻出血如明显出血、带血黏液和血斑（8%），咽炎（4%），鼻灼热感（2%），鼻部刺激感（2%）及鼻溃疡（1%），这些不良反应常见于使用糖皮质激素类鼻喷雾剂时。鼻出血一般具有自限性，同时程度较轻，与安慰剂（5%）相比发生率较高，但与阳性对照的鼻腔用糖皮质激素（15%）相比发生率接近或较低，其他反应均与安慰剂相当。

在小儿患者中，不良反应如头疼（3%）、鼻出血（6%）、鼻部刺激感（2%）及流涕（2%）的发生率均与安慰剂相当。

鼻腔吸入糠酸莫米松一水合物很少发生即刻过敏反应，极少有过敏反应和血管性水肿的报道。罕有味觉及嗅觉干扰的报道。

4. 药物相互作用　本品与氯雷他定合用，对氯雷他定及其主要代谢物的血浆浓度未见明显影响。糠酸莫米松的血浆浓度未能检出，两药合用的耐受情况良好。

八、注意事项

1. 禁用　对本品中任何成分过敏者禁用。

2. 慎用　对于活动性或静止性呼吸道结核感染、未经治疗的真菌、细菌、全身性病毒感染或眼单纯疱疹的患者慎用本品。

3. 用药注意事项　对于涉及鼻黏膜的未经治疗的局部感染，不应使用本品。

由于糖皮质激素具有抑制伤口愈合的作用，因而对于新近接受鼻部手术或受外伤的患者，在伤口愈合前不应使用鼻腔用糖皮质激素。

使用本品治疗 12 个月后未见鼻黏膜萎缩，同时糠酸莫米松可使鼻黏膜恢复至正常组织学表现。与任何一种药物长期使用时一样，对于使用本品达数月或更长时间的患者，应定期检查鼻黏膜，如果鼻咽部发生局部真菌感染，则应停用本品或需给予适当治疗，持续存在鼻咽部刺激可能是停用本品的一项指征。

长期使用本品后未见下丘脑-垂体-肾上腺（HPA）轴受到抑制，但对于原先长期使用全身作用糖皮质激素而换用本品的患者，需加仔细注意。这些患者可因停止全身用糖皮质激素而造成肾上腺功能不全，需经数月后 HPA 轴功能才得以恢复。如果这些患者出现肾上腺功能不全的症状和体征时，应恢复全身应用糖皮质激素，并给予其他治疗和采取适宜措施。

在安慰剂对照临床试验中，小儿患者使用本品每日 100μg 长达一年，未发现其减慢生长发育速度。在全身用糖皮质激素换用本品时，某些患者尽管鼻部症状有所缓解，但可发生全身用药时糖皮质激素的停药症状如最初的关节

和/或肌肉痛、乏力及抑郁,这时需鼓励患者继续使用本品治疗。此外全身用激素转为鼻腔局部应用时亦可暴露出原先存在的过敏性疾病,如过敏性结膜炎和湿疹,这些病症在全身用药时受到抑制。

接受糖皮质激素治疗的患者,免疫功能可能受到抑制,故应警惕面临某些感染(如水痘、麻疹)的危险,如果发生这种情况,得到医师指导是重要的。

在鼻腔内气雾吸入糖皮质激素后,罕有报道鼻中隔穿孔或眼压升高的病例。

九、药物稳定性及贮藏条件

在 2~25℃保存。

十、药物经济性评价

非基本药物,医保乙类,《中国药典》(2020 年版)未收载。

曲 安 奈 德

一、药品名称

1. 英文名 Triamcinolone Acetonide
2. 化学名 9-氟-11β,21-二羟基-16α,17-[(1-甲基亚乙基)双(氧)]-孕甾-1,4-二烯-3,20-二酮

二、药品成分

曲安奈德

三、剂型与规格

曲安奈德鼻喷雾剂 6ml:6.6mg(每瓶 120 揿,每揿含曲安奈德 55μg)

四、适应证及相应的临床价值

预防和治疗常年性及季节性过敏性鼻炎,其症状主要有鼻痒、鼻阻、流鼻涕、打喷嚏等。

五、用法用量

鼻腔内喷雾治疗。用前应充分振摇,使均匀。当使用次数超过 120 次后,每揿的实际给药量会低于 55μg,因此应抛弃药瓶,并不得将残留的药液倒入其他瓶使用。

1. 成人和 12 岁以上的儿童 每日 1 次,每次各鼻孔 2 揿(220μg/d)。每日总剂量不超过八揿。

2. 6~12 岁的儿童 每日 1 次,每次每鼻孔 1 揿(110μg/d)。每日最大推荐剂量为:每天 1 次,每次每鼻孔 2 揿(220μg/d)。

3. 老年人用量同成人,或遵医嘱。

4. 为达到最佳疗效,应有规律用药。对部分患者而言,在治疗第一天症状有所改善,但通常来说,需 1 周的治疗方可达到最大疗效。

六、特殊人群用药

妊娠期:尚无孕妇的充分和严格对照的临床研究。只有在本品对胎儿的潜在利益大于潜在危害时,才能在妊娠期使用本品。

七、药理学

1. 药效学及作用机制 曲安奈德属曲安西龙的衍生物,为一种强效的糖皮质激素。具有明显的抗过敏作用,可明显减轻过敏性鼻炎的鼻腔症状。糖皮质激素抗过敏的确切机制尚不清楚。

2. 药代动力学 一次性喷入 220μg 曲安奈德,1.5 小时后,血中浓度达到 0.5ng/ml,12 小时后,血中平均浓度低于 0.06ng/ml,24 小时后,其含量低于最低检测限。与给药量 110μg 和 220μg 时比较,440μg 剂量下 C_{max} 和 AUC 的增加比例减少。儿童患者接受剂量为 440μg/d 多次给药时,其血浆药物浓度、AUC、C_{max} 和 T_{max} 等指标与成人患者该剂量给药时相似。

该药由鼻黏膜吸收,吸收后很快被代谢,其代谢产物无活性,以原型随尿液或粪便排出几乎为零,故系统性副作用发生较少。

3. 药物不良反应

(1) 偶见鼻、咽部干燥或烧灼感,喷嚏或轻微鼻出血、头痛等,但一般不需要停药,随着身体对本品的适应,上述症状随之消失。若发现鼻分泌物呈黄色或绿色、感觉有异味、鼻部或咽部有较严重的刺痛感或流鼻血,请向医师咨询。

(2) 极少数患者可能发生眼压升高、鼻中隔穿孔。

4. 药物相互作用 未见本品与其他药物发生相互作用的报道。

八、注意事项

1. 禁用 对醋酸曲安奈德过敏者禁用。
2. 慎用 鼻中隔溃疡、鼻部手术或创伤后慎用本品。
3. 用药注意事项

(1) 鼻腔和鼻窦伴有细菌感染者,应同时进行抗菌治疗。

(2) 已经全身应用糖皮质激素类药物并造成肾上腺功能损伤者,改用本药局部治疗时,也应注意检查垂体-肾上腺系统的功能。

(3) 对严重过敏性鼻炎患者,尤其是伴有过敏性眼部症状者应同时接受其他药物治疗。

(4) 早有病例发生鼻、咽部白色假丝酵母菌感染,一旦发生应给予适当的治疗并间断本品使用。

(5) 下列情况慎用本品:呼吸道活动性结核病,未治疗的真菌病,全身性或病毒性感染,或眼部单纯疱疹病毒感染。

九、药物稳定性及贮藏条件

密闭,在阴凉处保存。

十、药物经济性评价

非基本药物,医保乙类,《中国药典》(2020 年版)未收载。

麻 黄 碱

一、药品名称

1. 英文名 Ephedrine
2. 化学名 $[R-(R^*,S^*)]$-α-$[1$-(甲氨基)乙基]苯甲醇盐酸盐

二、药品成分

盐酸麻黄碱

三、剂型与规格

盐酸麻黄碱滴鼻液 1%

四、适应证及相应的临床价值

本品有收缩血管作用,临床用于急性慢性鼻炎、鼻窦炎、慢性肥大性鼻炎等。

五、用法用量

1. 儿童 用0.5%滴鼻液,用法用量同成人。
2. 成人 用1%滴鼻液滴鼻,2~3滴/次,3~4次/d。

六、药理学

1. 药效学及作用机制 盐酸麻黄碱为拟肾上腺素药,可直接激动血管平滑肌的α、β受体,使皮肤、黏膜以及内脏血管收缩。用于鼻部可作为减鼻充血剂,缓解因感冒等引起的鼻塞症状。
2. 药物不良反应 偶见一过性轻微烧灼感、干燥感、头痛、头晕、心率加快,长期使用可致心悸、焦虑不安、失眠等。
3. 药物相互作用
(1)不能与单胺氧化酶抑制剂、三环类抗抑郁药同用。
(2)如与其他药物同时使用可能会发生药物相互作用,详情请咨询医师或药师。

七、注意事项

1. 禁用 鼻腔干燥、萎缩性鼻炎禁用。
2. 慎用 儿童、孕妇慎用。冠心病、高血压、甲状腺功能亢进、糖尿病、闭角型青光眼患者慎用。运动员慎用。
3. 用药注意事项
(1)滴鼻时应采取立式或坐式。
(2)本品仅供滴鼻,切忌口服。
(3)连续使用不得超过3日。否则,可产生"反跳"现象,出现更为严重的鼻塞。
(4)使用后应拧紧瓶盖,以防污染。
(5)如使用过量或出现严重不良反应,应立即就医。
(6)本品性状发生改变时禁止使用。
(7)请将本品放在儿童不能接触的地方。
(8)儿童必须在成人监护下使用。
(9)如正在使用其他药品,使用本品前请咨询医师。

八、药物稳定性及贮藏条件

遮光,密闭保存。

九、药物经济性评价

基本药物(滴鼻剂:1%),医保甲类,《中国药典》(2020年版)收载。

羟 甲 唑 啉

一、药品名称

1. 英文名 Oxymetazoline
2. 化学名 3-[(4,5-二氢-1H-2-咪唑基)甲基]-6-(1,1-二甲基乙基)-2,4-二甲基苯酚盐酸盐

二、药品成分

盐酸羟甲唑啉

三、剂型与规格

盐酸羟甲唑啉滴鼻液 0.05%
盐酸羟甲唑啉喷雾剂 10ml:5mg;每瓶80喷;每喷主药含量为50μg

四、适应证及相应的临床价值

用于急慢性鼻炎、鼻窦炎、过敏性鼻炎、肥厚性鼻炎。

五、用法用量

1. 滴鼻液 滴鼻。成人和6岁以上儿童,每次一侧1~3滴,早晚各1次。
2. 喷雾剂 喷鼻。成人和6岁以上儿童,每次一侧1~3喷,早晨和睡前各1次,连续使用不得超过7日。

六、特殊人群用药

1. 妊娠期 孕妇禁用。
2. 其他人群 2周岁以下儿童禁用。

七、药理学

1. 药效学及作用机制 盐酸羟甲唑啉为咪唑啉类衍生物,具有直接激动血管α_1受体而引起血管收缩的作用,从而减轻炎症所致的充血和水肿。
2. 药物不良反应
(1)滴药过频易致反跳性鼻充血,久用可致药物性鼻炎。
(2)少数人有轻微烧灼感、针刺感、鼻黏膜干燥以及头痛、头晕等反应。
(3)罕见过敏反应。
3. 药物相互作用
(1)使用本品时不能同时使用其他收缩血管类滴鼻剂。
(2)如与其他药物同时使用可能会发生药物相互作用,详情请咨询医师或药师。

八、注意事项

1. 禁用

（1）萎缩性鼻炎及鼻腔干燥者禁用。

（2）孕妇及 2 周岁以下儿童禁用。

（3）正在接受单氨氧化酶抑制剂（如帕吉林、苯乙肼、多塞平等）治疗的患者禁用。

2. 慎用　高血压、冠心病、甲状腺功能亢进、糖尿病等患者慎用。

3. 用药注意事项

（1）严格按推荐用量使用，连续使用不得超过 7 天，如需继续使用，应咨询医师。

（2）3~6 岁儿童应在医师指导下使用。

（3）对本品过敏者禁用，过敏体质者慎用。

（4）本品性状发生改变时禁止使用。

（5）请将本品放在儿童不能接触的地方。

（6）儿童必须在成人监护下使用。

（7）如正在使用其他药品，使用本品前请咨询医师或药师。

九、药物稳定性及贮藏条件

遮光，密闭保存。

十、药物经济性评价

基本药物（滴鼻剂：3ml：1.5mg，5ml：2.5mg，10ml：5mg；喷雾剂：5ml：1.25mg，10ml：5mg），医保乙类，《中国药典》（2020 年版）未收载。

赛 洛 唑 啉

一、药品名称

1. 英文名　Xylometazoline

2. 化学名　2-(4-叔丁基-2,6-二甲基苄基)-2-咪唑啉盐酸盐

二、药品成分

盐酸赛洛唑啉

三、剂型与规格

盐酸赛洛唑啉滴鼻液　10ml：10mg（0.1%）

盐酸赛洛唑啉喷鼻液　10ml：5mg

四、适应证及相应的临床价值

用于减轻急、慢性鼻炎、鼻窦炎、过敏性鼻炎、肥厚性鼻炎等疾病引起的鼻塞症状。

五、用法用量

1. 滴鼻液　滴鼻。专用于成人，每次 2~3 滴，每日 2 次。

2. 喷雾剂　喷用，每日 2 次，每次 2~3 揿，疗程一般为 7 天。

六、特殊人群用药

1. 妊娠期　孕妇禁用。

2. 其他人群　2 周岁以下儿童禁用。

七、药理学

1. 药效学及作用机制　盐酸赛洛唑啉为咪唑啉类衍生物，具有直接激动血管 α_1 受体而引起血管收缩的作用，从而减轻炎症所致的充血和水肿。

2. 药物不良反应

（1）滴药过频易致反跳性鼻充血，久用可致药物性鼻炎。

（2）偶见一过性的轻微烧灼感、针刺感、鼻黏膜干燥以及头痛、头晕、心率加快等反应。

3. 药物相互作用

（1）使用本品时不能同时使用其他收缩血管类滴鼻剂。

（2）如与其他药物同时使用可能会发生药物相互作用，详情请咨询医师或药师。

八、注意事项

1. 禁用

（1）萎缩性鼻炎及鼻腔干燥者禁用。

（2）孕妇及 2 周岁以下儿童禁用。

（3）正在接受单氨氧化酶抑制剂或三环类抗抑郁药治疗治疗的患者禁用。

2. 慎用　孕妇、冠心病、高血压、甲状腺功能亢进、糖尿病、闭角型青光眼患者慎用。

3. 用药注意事项

（1）严格按推荐用量使用，连续使用不得超过 7 天，如需继续使用，应咨询医师。

（2）如使用过量或出现严重不良反应，应立即就医。

（3）对本品过敏者禁用。过敏体质者慎用。

（4）本品性状发生改变时禁止使用。

（5）请将本品放在儿童不能接触的地方。

（6）如正在使用其他药品，使用本品前请咨询医师或药师。

九、药物稳定性及贮藏条件

遮光，密闭保存。

十、药物经济性评价

非基本药物，医保乙类，《中国药典》（2020 年版）未收载。

氮 草 斯 汀

一、药品名称

1. 英文名　Azelastine

2. 化学名　(±)-4-(氯苄基)-2-(六氢-1-甲基-1H-氮杂草-4-)-1(2H)-2,3-二氮杂萘酮

二、药品成分

盐酸氮䓬斯汀

三、剂型与规格

氮䓬斯汀鼻喷剂　10ml∶10mg

四、适应证及相应的临床价值

季节性过敏性鼻炎(花粉症)和常年性过敏性鼻炎。

五、用法用量

喷鼻孔,早晚各 1 次,每日 2 次(相当于每日 0.56mg 盐酸氮䓬斯汀剂量)或遵医嘱。在症状消失前,应坚持使用本品,但连续使用不超过 6 个月。

六、特殊人群用药

1. 妊娠期　尽管对动物进行超大剂量的药物试验并没有产生药物的畸形反应,但妊娠头 3 个月妇女,治疗上不推荐使用该药物。

2. 哺乳期　严禁哺乳期母亲使用本品。

3. 其他人群　6 岁以上儿童用药同成人用法用量。超过 60 岁患者的临床用药病例数较少,因此无法得出有效结论,60 岁以上和 60 岁以下患者用药后发生的不良反应相似。

七、药理学

1. 药效学及作用机制　盐酸氮䓬斯汀为一种新结构的 2,3-二氮杂䓬酮的衍生物,为潜在的长效抗过敏化合物,具有 H_1 受体拮抗剂特点。动物实验数据表明,高浓度的盐酸氮䓬斯汀可以阻止过敏反应中某些化学介质的合成和释放(例如白三烯、组胺、5-羟色胺)并能够阻止 I-CAMI 的上调和嗜酸性粒细胞的移行发挥广泛的抗感染作用。鼻喷给药时,在允许应用的最大剂量下,未检测到局部毒性反应或器官特异性毒性反应。

2. 药代动力学　反复每天鼻喷应用 0.56mg 的盐酸氮䓬斯汀(相当于 1 喷/每鼻孔,2 次/d),健康志愿者盐酸氮䓬斯汀 C_{max} 稳态血浆浓度为 0.27ng/ml,其活性代谢产物 N-Desmethyl 氮䓬斯汀在定量的限值或低于定量的水平可以被检测到(0.12ng/ml)。

3. 药物不良反应　少数患者喷药时会产生鼻黏膜刺激,个别患者出现鼻出血。若给药方法不正确(如头部后仰)用药时会有苦味的感觉,偶尔会产生恶心症状。

4. 药物相互作用　在饮酒或使用中枢神经系统抑制剂时,禁用本品,否则会加重中枢神经系统抑制。口服盐酸氮䓬斯汀(4mg 2 次/d),同时口服西咪替丁(150mg 2 次/d)可使盐酸氮䓬斯汀的生物利用度提高 65%。

八、注意事项

1. 禁用　对盐酸氮䓬斯汀、依地酸高度敏感的患者禁用;6 岁以下儿童禁用。

2. 用药注意事项

(1) 应在医师指导下正确用药。

(2) 首次用药或用药后贮存超过 3 天后再次用药应连续按压几次,直到有均匀的雾状喷出。

(3) 如被儿童误服用请立即与专业医师联系。

(4) 在没有医师指导下,请勿同时服用其他抗组胺药。

(5) 使用本品易产生嗜睡、眩晕的患者,服药后不宜驾驶车辆、操作机器和高空作业等需要精神集中的工作。

(6) 盐酸氮䓬斯汀与酒精或其他神经中枢系统抑制药物同时用会导致眩晕、嗜睡、加重神经中枢系统抑制,因此应避免同时用药。

(7) 孕妇或哺乳期妇女只有在无适应选择余地时才使用本品。

(8) 避免喷入眼中。

九、药物稳定性及贮藏条件

不低于 8℃保存。

十、药物经济性评价

非基本药物,非医保,《中国药典》(2020 年版)收载。

色 甘 酸 钠

一、药品名称

1. 英文名　Sodium Cromoglicate

2. 化学名　5',5'-[(2-羟基-1,3-亚丙基)二氧]双[4 氧代-4H-1-苯并吡喃-2-羧酸]二钠盐

二、药品成分

色甘酸钠

三、剂型与规格

色甘酸钠滴鼻液　1ml∶20mg

四、适应证及相应的临床价值

用于防治过敏性鼻炎。

五、用法用量

滴鼻。成人每次 5~6 滴,每日 5~6 次;儿童每次 2~3 滴,每日 3~4 次。对于季节性患者,在易发季节应提前 2~3 周使用。

六、特殊人群用药

1. 妊娠期　FDA 妊娠分级 B。

2. 哺乳期　不足 1%的药物经母亲(可能婴儿)的肠胃吸收,因此对婴儿也不可能产生太多影响。

七、药理学

1. 药效学及作用机制　本品为抗过敏药物,作用机制为稳定肥大细胞膜,抑制其释放组胺、白三烯、5-羟色胺、缓

激肽及慢反应物质等致敏介质,从而预防过敏反应的发生。

2. 药物不良反应 可见鼻刺痛、烧灼感、喷嚏、头痛、嗅觉改变,罕见鼻出血、皮疹等过敏反应。

八、注意事项

1. 禁用 对本品过敏者禁用。

2. 慎用 严重肝肾功能不全患者慎用。过敏体质者慎用。

3. 用药注意事项

(1) 应按推荐方法用药。

(2) 使用后应将瓶盖盖好,避免瓶口污染。

(3) 用药前应清洁鼻腔。

(4) 如使用过量或出现严重不良反应,应立即就医。

(5) 本品性状发生改变时禁止使用。

(6) 请将本品放在儿童不能接触的地方。

(7) 儿童必须在成人监护下使用。

(8) 如正在使用其他药品,使用本品前请咨询医师或药师。

九、药物稳定性及贮藏条件

遮光,密封,在阴凉处保存。

十、药物经济性评价

非基本药物,医保乙类,《中国药典》(2020年版)未收载。

复方硼砂

一、药品名称

英文名 Compound Borax

二、药品成分

硼砂、碳酸氢钠、液化酚、甘油。

三、剂型与规格

复方硼砂溶液 250ml

四、适应证及相应的临床价值

用于口腔炎、咽炎等的口腔消毒防腐。

五、用法用量

含漱。一次取少量(约10ml)加5倍量的温开水稀释后含漱,每次含漱5分钟后吐出,每日3~4次。

六、特殊人群用药

1. 妊娠期 慎用。

2. 哺乳期 慎用。

3. 其他人群 儿童必须在成人监护下使用。

七、药理学

1. 药效学及作用机制 硼砂与低浓度液化酚具有消毒

防腐作用:甘油除对口腔黏膜具有保护作用外,还能与硼砂、碳酸氢钠发生反应生成甘油硼酸钠,更有利于主药发挥药效。

2. 药物相互作用

(1) 使用复方硼砂含漱液期间,欲使用其他口腔含漱液,应至少间隔2小时。

(2) 勿与生物碱的盐、氯化汞、硫酸锌以及其他金属盐并用。

(3) 如正在服用其他药品,使用复方硼砂含漱液前请咨询医师或药师。

八、注意事项

1. 禁用

(1) 对复方硼砂过敏者禁用。

(2) 新生儿、婴儿禁用。

2. 用药注意事项 含漱后应吐出不可咽下,避免接触眼睛。误服后可引起局部组织腐蚀,吸收后可发生急性中毒,早期症状为呕吐、腹泻、皮疹、以及中枢神经系统先兴奋后抑制等症状。一旦发生应立即就医。将此药品放在儿童不能接触的地方。

九、药物稳定性及贮藏条件

避光、密闭保存。

十、药物经济性评价

非基本药物,医保甲类,《中国药典》(2020年版)收载。

西 地 碘

一、药品名称

1. 英文名 Cydiodine

2. 化学名 I_2

二、药品成分

分子碘

三、剂型与规格

西地碘含片 1.5mg(以碘计)

四、适应证及相应的临床价值

用于慢性咽喉炎、口腔溃疡、慢性牙龈炎、牙周炎。

五、用法用量

口含。成人,每次1片,每日3~5次。

六、特殊人群用药

1. 妊娠期 慎用。

2. 哺乳期 慎用。哺乳期妇女服用复方碘溶液可使婴儿发生甲状腺肿,西地碘虽然含碘量较小,为保证安全,哺乳期妇女应在医师指导下应用。

七、药理学

1. 药效学及作用机制　本品活性成分为分子碘,在唾液作用下迅速释放,直接卤化菌体蛋白质,杀灭各种微生物。

2. 药物不良反应

(1) 偶见皮疹、皮肤瘙痒等过敏反应。

(2) 长期含服可导致舌苔染色,停药后可消退。

(3) 个别口腔溃疡较重患者含药后可出现一过性刺激感,但不影响疗效。

八、注意事项

1. 禁用　对本品过敏者或对其他碘制剂过敏者禁用。

2. 慎用　孕妇及哺乳期妇女慎用。甲状腺疾病患者慎用。

3. 用药注意事项

(1) 儿童请在医师指导下使用。

(2) 连续使用 5 日症状未见缓解应停药就医。

(3) 如服用过量或出现严重不良反应,应立即就医。

(4) 本品性状发生改变时禁止使用。

(5) 请将本品放在儿童不能接触的地方。

(6) 儿童必须在成人监护下使用。

(7) 如正在使用其他药品,使用本品前请咨询医师或药师。

九、药物稳定性及贮藏条件

遮光、密封,在凉处保存。

十、药物经济性评价

非基本药物,医保乙类,《中国药典》(2020 年版)收载。

度 米 芬

一、药品名称

1. 英文名　Domiphen

2. 化学名　溴化 N,N-二甲基-N(2-苯氧乙基)-1-十二烷铵

二、药品成分

度米芬

三、剂型与规格

度米芬含片　0.5mg

四、适应证及相应的临床价值

用于咽炎、鹅口疮和口腔溃疡。

五、用法用量

口含,每次 1～2 片,每隔 2～3 小时含服 1 次。

六、药理学

1. 药效学及作用机制　本品为阳离子表面活性剂,具有广谱杀菌作用。

2. 药物不良反应　偶见过敏反应。

七、注意事项

1. 禁用　对本品过敏者禁用。

2. 慎用　过敏体质者慎用。

3. 用药注意事项

(1) 连续使用本品 3 日后,若症状未缓解应停药就医。

(2) 如服用过量或出现严重不良反应,应立即就医。

(3) 本品性状发生改变时禁止使用。

(4) 请将本品放在儿童不能接触的地方。

(5) 儿童必须在成人监护下使用。

(6) 如正在使用其他药品,使用本品前请咨询医师或药师。

八、药物稳定性及贮藏条件

密闭,在干燥处保存。

九、药物经济性评价

非基本药物,非医保,《中国药典》(2020 年版)未收载。

2　口腔科用药

复方氯己定

一、药品名称

英文名　Compound Chlorhexidine

二、药品成分

本品为复方制剂,每 500ml 含葡萄糖酸氯己定 0.6g、甲硝唑 0.1g。

三、剂型与规格

复方氯己定含漱液　30ml、100ml、150ml、200ml、300ml

四、适应证及相应的临床价值

用于牙龈炎、冠周炎、口腔黏膜炎等引致的牙周脓肿、口腔黏膜溃疡等病症的辅助治疗。

五、用法用量

漱口。每次 10～15ml,早晚刷牙后含漱,5～10 日为一疗程。

六、药理学

1. 药效学及作用机制　本品为抗菌药物。其中所含葡萄糖酸氯己定为广谱杀菌剂;甲硝唑具有抗厌氧菌作用。

2. 药物不良反应

（1）偶见过敏反应或口腔黏膜浅表脱屑。

（2）长期使用能使口腔黏膜表面与牙齿着色,舌苔发黄,味觉改变。

3. 药物相互作用 使用本品期间如使用其他口腔含漱液,应至少间隔 2 小时。

七、注意事项

1. 禁用 对本品成分过敏者禁用。

2. 用药注意事项

（1）本品连续使用不宜超过 3 个疗程。

（2）含漱时至少在口腔内停留 2~5 分钟。

（3）本品仅供含漱用,含漱后吐出不得咽下。

（4）用时应避免接触眼睛。

（5）请将此药品放在儿童不能接触的地方。

（6）儿童必须在成人监护下使用。

（7）如正在使用其他药品,使用本品前请咨询医师或药师。

八、药物稳定性及贮藏条件

遮光、密封保存。

九、药物经济性评价

非基本药物,医保乙类,《中国药典》（2020 年版）收载。

西 吡 氯 铵

一、药品名称

1. 英文名 Cetylpyridinium Chloride

2. 化学名 1-十六烷基吡啶氯化物

二、药品成分

西吡氯铵

三、剂型与规格

西吡氯铵含漱液 200ml∶0.2g

四、适应证及相应的临床价值

本品对牙菌斑的形成有一定抑制作用,用于口腔疾病的辅助治疗,也可用于作日常口腔护理及清洁口腔。

五、用法用量

本品为漱口剂,刷牙前后或需要使用时,每次 15ml,强力漱口 1 分钟,每天至少使用 2 次。

六、药理学

药效学及作用机制:西吡氯铵为阳离子季铵化合物,作为表面活性剂,主要通过降低表面张力而抑制和杀灭细菌。体外试验结果表明本品对多种口腔致病和非致病菌有抑制和杀灭作用,包括白色假丝酵母菌。含漱后能减少或抑制牙菌斑的形成,具有保持口腔清洁、清除口腔异味的作用。毒理动物实验结果表明本品对口腔黏膜无明显刺激性。

七、注意事项

1. 禁用 对本品主要活性成分及辅料过敏者禁用。

2. 用药注意事项

（1）该药品仅供含漱用,含漱后吐出,不得咽下。

（2）该药品性状发生改变时禁止使用。

（3）请将该药品放在儿童不能接触的地方。

（4）儿童必须在成人监护下使用。

（5）如正在使用其他药品,使用该药品前请咨询医师或药师。

八、药物稳定性及贮藏条件

密闭,在阴凉处保存。

九、药物经济性评价

非基本药物,医保乙类,《中国药典》（2020 年版）未收载。

碘 甘 油

一、药品名称

英文名 Iodine Glycerol

二、药品成分

三、剂型与规格

碘甘油 1%

四、适应证及相应的临床价值

用于口腔黏膜溃疡、牙龈炎及冠周炎。

五、用法用量

外用,用棉签蘸取少量本品涂于患处,每日 2~4 次。

六、特殊人群用药

其他人群:新生儿慎用。

七、药理学

1. 药效学及作用机制 本品为消毒防腐剂,其作用机制是使菌体蛋白质变性、死亡,对细菌、真菌、病毒均有杀灭作用。

2. 药物不良反应 偶见过敏反应和皮炎。

3. 药物相互作用 不得与碱、生物碱、水合氯醛、苯酚、硫代硫酸钠、淀粉、鞣酸同用或接触。

八、注意事项

1. 禁用 对本品过敏者禁用。

2. 慎用 新生儿慎用。

3. 用药注意事项

（1）本品仅供口腔局部使用。如误服中毒，应立即用淀粉糊或米汤灌胃，并送医院救治。

（2）用药部位如有烧灼感、瘙痒、红肿等情况应停药，并将局部药物洗净，必要时向医师咨询。

（3）如果连续使用 5 日无效，应咨询医师。

（4）请将本品放在儿童不能接触的地方。

（5）儿童必须在成人监护下使用。

（6）如正在使用其他药品，使用本品前请咨询医师或药师。

九、药物稳定性及贮藏条件

遮光、密封保存。

十、药物经济性评价

非基本药物，非医保，《中国药典》（2020 年版）收载。

丁 硼 乳 膏

一、药品名称

英文名 Cremor Oleiocimi Gratissimi EtBoracis

二、药品成分

本品每克含丁香罗勒油适量（相当于丁香酚 7mg），硼砂 25mg。

三、剂型与规格

丁硼乳膏 36g，60g，65g，120g

四、适应证及相应的临床价值

用于急慢性牙龈炎、口腔炎等引起的牙痛、牙龈出血、肿痛、溃疡、溢肿等症状。

五、用法用量

将乳膏涂抹于患处，每次 1g（长约 1~1.5cm），每日 3~4 次。在患处滞留 3~5 分钟后用清水漱口洗去。也可将乳膏挤于牙刷上刷牙。睡前使用效果较好。

六、药理学

1. 药效学及作用机制 本品所含丁香罗勒油、硼砂对口腔常见致病细菌有较好的抑菌作用，包括金黄色葡萄球菌、肠杆菌、变形链球菌，以及多种厌氧菌和产黑菌。

2. 药物不良反应 偶见过敏反应。

七、注意事项

1. 禁用 对本品成分过敏者禁用。

2. 用药注意事项

（1）坏死性牙龈炎或急性牙龈炎患者不宜采用刷牙方法，可将乳膏涂擦患处。

（2）儿童必须在成人监护下使用。

（3）请将此药品放在儿童不能接触的地方。

八、药物稳定性及贮藏条件

密闭，在阴凉干燥处保存。

九、药物经济性评价

非基本药物，非医保，《中国药典》（2020 年版）未收载。

地 喹 氯 铵

一、药品名称

英文名 Dequalinium Chloride Buccal

二、药品成分

地喹氯铵

三、剂型与规格

地喹氯铵含片 0.25mg

四、适应证及相应的临床价值

用于急、慢性咽喉炎，口腔黏膜溃疡，齿龈炎。

五、用法用量

口含，每次 1~2 片，每 2~3 小时 1 次，必要时可重复用药。

六、药理学

1. 药效学及作用机制 本品为阳离子表面活性剂，具有广谱抗菌作用，对口腔和咽喉部的常见致病细菌和真菌感染有效。

2. 药物不良反应

（1）罕见皮疹过敏反应。

（2）偶见恶心，胃部不适。

七、注意事项

1. 禁用 对本品成分过敏者禁用。

2. 用药注意事项

（1）本品应逐渐含化，勿嚼碎口服。

（2）如服用过量或出现严重不良反应，应立即就医。

（3）请将本品放在儿童不能接触的地方。

（4）儿童必须在成人监护下使用。

（5）如正在使用其他药品，使用本品前请咨询医师或药师。

八、药物稳定性及贮藏条件

遮光，密封保存。

九、药物经济性评价

非基本药物，非医保，《中国药典》（2020 年版）未收载。

复方庆大霉素

一、药品名称

英文名　Compound Gentamycin

二、药品成分

每片（10cm²）含硫酸庆大霉素 1 000 单位、盐酸丁卡因 4mg、醋酸地塞米松 0.12mg。

三、剂型与规格

复方庆大霉素膜　硫酸庆大霉素 500 或 1 000 单位/10cm²

四、适应证及相应的临床价值

适用于复发性口疮、创伤性口腔溃疡。

五、用法用量

取略大于溃疡面之药膜贴于溃疡面上（药膜不分正反面），每日 3~4 次。

六、特殊人群用药

1. 妊娠期　应在医师指导下使用。
2. 哺乳期　应在医师指导下使用。

七、药理学

药效学及作用机制：本品具消炎止痛作用。配方中硫酸庆大霉素有抑菌作用，盐酸丁卡因有麻醉止痛作用，醋酸地塞米松起抗感染作用。

八、注意事项

1. 禁用　对本品成分过敏者禁用。
2. 用药注意事项
（1）严格按推荐剂量使用，不可超量。每次使用量不超过一片（10cm²），连续使用不超过 10 日。贴药前先漱口，并用洁净干燥的手撕取所用量药膜（或用洁净剪刀剪取所用量药膜亦可）贴于患处。宜于午睡前或晚睡前敷贴，贴后使口腔尽量处于静止状态，以免药膜移位或脱落而影响疗效。
（2）药膜敷贴后，舌尖或口腔黏膜有轻微麻木感觉是药物正常作用，作用过后即消失。
（3）请将本品放在儿童不能接触的地方。
（4）儿童必须在成人监护下使用。
（5）如正在使用其他药品，使用本品前请咨询医师或药师。

九、药物稳定性及贮藏条件

遮光，密封保存。

十、药物经济性评价

非基本药物，非医保，《中国药典》（2020 年版）未收载。

3　眼 科 用 药

磺胺醋酰钠

一、药品名称

1. 英文名　Sulfacetamide Sodium
2. 化学名　N-[（4-氨基苯基）磺酰基]乙酰胺钠盐

二、药品成分

磺胺醋酰钠

三、剂型与规格

磺胺醋酰钠滴眼液　15%

四、适应证及相应的临床价值

主要用于敏感菌所致浅表性结膜炎、角膜炎、睑缘炎和沙眼的治疗，也可用于眼外伤、慢性泪囊炎、结膜、角膜及眼内手术的感染预防。

五、用法用量

外用。滴眼，每次 1~2 滴，每日 3~5 次。

六、药理学

1. 药效学及作用机制　本品为广谱抑菌剂。其作用机制是与细菌体内的对氨基苯甲酸（PABA）竞争，抑制二氢叶酸合成酶，从而阻碍细菌的生长、繁殖。
2. 药物不良反应　偶见眼睛刺激或过敏反应。

七、注意事项

1. 禁用　对本品和磺胺类药过敏者禁用。
2. 用药注意事项
（1）滴眼时瓶口勿接触眼睛。
（2）使用后应将瓶盖拧紧，以免污染药品。
（3）在使用过程中，如发现眼睛发红、疼痛等情况，应即停药，并向医师咨询。
（4）当药品性状发生改变时禁止使用。
（5）儿童必须在成人监护下使用。
（6）请将此药品放在儿童不能接触的地方。

八、药物稳定性及贮藏条件

密封，避光，在凉处保存。

九、药物经济性评价

非基本药物，医保乙类，《中国药典》（2020 年版）收载。

左氧氟沙星

一、药品

1. 英文名　Levofloxacin
2. 化学名　（-）-（S）-3-甲基-9-氟-2,3-二氢-10-（4-甲基-1-哌嗪基）-7氧代-7H-吡啶并［1,2,3-de］-1,4-苯并噁嗪-6-羧酸半水合物

二、药品成分

左氧氟沙星

三、剂型与规格

左氧氟沙星滴眼液　5ml：24.4mg
左氧氟沙星眼用凝胶　5g：0.015g

四、适应证及相应的临床价值

滴眼液：对左氧氟沙星敏感的葡萄球菌属、链球菌属、肺炎球菌、细球菌属、肠球菌属、棒状杆菌属、假单胞菌属、铜绿假单胞菌、嗜血杆菌属［流感嗜血杆菌、结膜炎嗜血杆菌（科-威杆菌）］、莫拉（布兰）卡他菌、莫拉杆菌、莫拉-阿杆菌、沙雷菌属、克雷伯菌属、变形杆菌属、不动杆菌属、肠杆菌属、厌氧菌属（丙酸杆菌）所引起的下述感染性疾病：眼睑炎、睑腺炎、泪囊炎、结膜炎、睑板腺炎、角膜炎、术后感染性疾病。

眼用凝胶：本品适用于细菌性结膜炎、角膜炎、角膜溃疡、泪囊炎、术后感染等外眼感染。

五、用法用量

滴眼液：一般1天3次、每次滴眼1滴,根据症状可适当增减。对角膜炎的治疗在急性期每15~30分钟滴眼1次,对严重的病例在开始30分钟内每5分钟滴眼1次,病情控制后逐渐减少滴眼次数。治疗细菌性角膜溃疡推荐使用高浓度的抗生素滴眼制剂。

眼用凝胶：涂于眼下睑穹隆部,每日3次（早、中、晚各一次）。

六、特殊人群用药

1. 妊娠期　由于目前尚缺乏孕妇使用左氧氟沙星滴眼液的资料,因此对于孕妇,只有在判断药物的潜在利益大于对胎儿的潜在风险时,才能使用左氧氟沙星。
2. 哺乳期　根据氧氟沙星的研究报道,推测左氧氟沙星可通过人乳汁排泄,因此哺乳期妇女慎用。
3. 其他人群　1岁以下婴儿使用左氧氟沙星的疗效及安全性尚未确立。未成熟动物口服喹诺酮类药物可引起关节病,但没有证据证明左氧氟沙星滴眼液对承重关节有任何影响。老年人使用左氧氟沙星的疗效及安全性与其他成人患者无总体差别。

七、药理学

1. 药效学及作用机制　左氧氟沙星为氧氟沙星的左旋体,其抗菌活性约为氧氟沙星的两倍,它的主要作用机制是通过抑制细菌拓扑构酶Ⅳ及DNA旋转酶（均为Ⅱ型拓扑异构酶）的活性,阻碍细菌DNA的复制而达到抗菌作用。左氧氟沙星具有抗菌谱广、抗菌作用强的特点,对大多数肠杆菌科细菌,如大肠埃希菌、克雷伯菌属、沙雷菌属、变形杆菌属、志贺菌属、沙门菌属、枸橼酸杆菌、不动杆菌属以及铜绿假单胞菌、流感嗜血杆菌、淋球菌等革兰阴性细菌有较强的抗菌活性。对部分甲氧西林敏感葡萄球菌、肺炎链球菌、化脓性链球菌、溶血性链球菌等革兰阳性菌和军团菌、支原体、衣原体也有良好的抗菌作用,但对厌氧菌和肠球菌的作用较差。

2. 药代动力学　给予15名健康成人志愿者15天滴眼液,测定不同时间点左氧氟沙星血浆浓度。用药后1小时左氧氟沙星平均血药浓度的范围为0.86（第1天）~2.05ng/ml（第15天）。开始2天每2小时滴眼1次,每天共8次,第4天测得左氧氟沙星平均最大血药浓度为2.5ng/ml。平均最大血药浓度第1天为0.94ng/ml,第15天增加至2.15ng/ml,低于报道的左氧氟沙星标准口服剂量最大血药浓度1 000倍以上。

3. 药物不良反应

滴眼液：最常报道的不良反应是暂时性视力下降、发热、头痛、暂时性眼热、眼痛或不适、咽炎及畏光,发生率为1%~3%。其他发生率低于1%的不良反应有过敏、眼睑水肿、眼睛干燥及瘙痒。

眼用凝胶：偶有一过性的刺激症状。

八、注意事项

1. 禁用　对本品的成分、氧氟沙星及喹诺酮类抗菌制剂有过敏既往史的患者。
2. 用药注意事项
（1）滴眼液
1）为了防止耐药菌的出现等,原则上应确认敏感性,尽量将用药时间控制在治疗疾病所需的最少时间以内。
2）本品对甲氧苯青霉素耐药性葡萄球菌（MRSA）的有效性尚未得到证实。当MRSA所致的感染较为明显、临床症状无改善时,应尽快使用抗MRSA作用较强的药物。
3）仅用于滴眼。
4）为了防止污染药液,滴眼时应注意避免容器的前端直接接触眼部。
（2）眼用凝胶
1）不宜长期使用。
2）使用中出现过敏症状,应立即停止使用。
3）只限于眼用。

九、药物稳定性及贮藏条件

滴眼液：密封容器,避光,室温保存（1~30℃）。
眼用凝胶：遮光,凉暗处密闭保存。

十、药物经济性评价

基本药物[滴眼剂:0.3%(5ml,8ml)],医保甲类,《中国药典》(2020年版)收载。

氧 氟 沙 星

一、药品名称

1. 英文名 Ofloxacin
2. 化学名 (±)-9-氟-2,3-二氢-3-甲基-10-(4-甲基-1-哌嗪基)-7-氧代-7*H*-吡啶并(1,2,3-*de*)-1,4-苯并噁嗪-6-羧酸

二、药品成分

氧氟沙星

三、剂型与规格

氧氟沙星滴眼液 5ml:15mg;8ml:24mg;10ml:30mg
氧氟沙星眼膏 3.5g:10.5mg;2g:6mg

四、适应证及相应的临床价值

本品适用于治疗细菌性结膜炎、角膜炎、角膜溃疡、泪囊炎、术后感染等外眼感染。

五、用法用量

1. 滴眼液 滴于眼睑内,每日3~5次,每次1~2滴,或遵医嘱。
2. 眼膏 局部用药:涂于眼睑内,每日3次,一次适量。或遵医嘱。

六、特殊人群用药

1. 滴眼剂
(1)妊娠期:由于目前还没有对孕妇进行充分的控制性研究,因此对于孕妇,只有在判断药物的潜在利益大于对胎儿的潜在风险时,才能使用本品。
(2)哺乳期:氧氟沙星可通过人乳汁排泄,因此哺乳妇女慎用。
(3)其他人群:国外资料显示在1岁以下的496例使用者中发现有不良反应的为2例(眼睑炎、眼睑肿胀),在1~15岁的1657例使用者中发现有不良反应的为2例3件(眼睑肿胀、结膜充血、瘙痒感)。1岁以下婴儿使用本品的疗效及安全性尚未确立。未成熟动物口服喹诺酮类药物可引起关节病。但没有证据证明氧氟沙星滴眼液对承重关节有任何影响。通常,老年人的生理功能有所降低,应注意予以减量等。
2. 眼膏
(1)妊娠期:对孕妇或可能妊娠的妇女,只有在其治疗的有益性高于可能发生的危险性时方可给药。
(2)其他人群:国外资料显示根据377例15岁以下儿童的用药调查结果,没有发现不良反应。通常,老年人的生理功能有所降低,应注意予以减量等。

七、药理学

1. 药效学及作用机制 通过抑制细菌的DNA旋转酶和DNA复制而发挥作用。由于其独特的作用机制,具有抗菌谱广、抗菌活性强的特点,对革兰氏阴性菌、阳性菌群均有较强的抗菌作用。对葡萄球菌、化脓性链球菌、溶血性链球菌、肠球菌、肺炎球菌、肠杆菌、柠檬酸细菌属、肺炎杆菌、肠菌属、沙雷菌属、变形杆菌属、铜绿假单胞菌、流感嗜血杆菌、不动杆菌属、弯曲杆菌属、衣原体属敏感性菌种等感染有效。本品与其他类抗菌药未见交叉耐药性。

2. 药代动力学

滴眼液:健康成人每30分钟1次1滴、滴眼16次或每15分钟1次1滴、滴眼32次时,30分钟后的血中浓度分别为0.019μg/ml、0.034μg/ml,之后逐渐减少。对白内障患者在手术前每隔5分钟1次,共计滴眼5次时,眼房水中的浓度在滴眼后1小时左右显示出最高值(1.20μg/ml)。

眼膏:用本品对健康成人每30分钟1次适量、涂眼16次时,30分钟后的血中浓度为0.009μg/ml以下。

3. 药物不良反应 滴眼液及眼膏点眼有轻度刺激,偶有辛辣似蜇样的刺激症状。

4. 药物相互作用 氧氟沙星与抗凝剂之间的相互作用不明显,本品与头孢噻肟、甲硝唑、克林霉素、环孢素等同用后,各药物的药动学过程均无明显改变。

八、注意事项

1. 禁用 对氧氟沙星及喹喏酮类抗菌制剂有过敏既往史的患者。
2. 用药注意事项
(1)本品不可长期使用。为了防止耐药菌的出现等,原则上应确认敏感性,将用药期限限制在治疗疾病所需的最少时间以内。
(2)本品仅用于滴眼。

九、药物稳定性及贮藏条件

滴眼液:密封容器,1~30℃保存。
眼膏:密封容器,室温保存。

十、药物经济性评价

非基本药物,医保乙类,《中国药典》(2020年版)收载。

诺 氟 沙 星

一、药品名称

1. 英文名 Norfloxacin
2. 化学名 1-乙基-6-氟-1,4-二氢-4-氧代-7-(1-哌嗪基)-3-喹啉羧酸

二、药品成分

诺氟沙星

三、剂型与规格

诺氟沙星滴眼液　8ml∶24mg

四、适应证及相应的临床价值

用于敏感致病菌引起的眼部感染,如结膜炎、角膜炎、角膜溃疡等。

五、用法用量

滴入眼睑,每次1~2滴,每日3~6次。

六、特殊人群用药

1. 妊娠期　孕妇不宜应用,如确有指征应用,且利大于弊时方可慎用。
2. 哺乳期　哺乳期妇女应用时应停止授乳。
3. 肾功能损害　严重肾功能不全患者慎用。
4. 其他人群　一般不用于婴幼儿。

七、药理学

1. 药效学及作用机制　本品为氟喹诺酮类抗菌药,具广谱抗菌作用,尤其对需氧革兰氏阴性杆菌抗菌活性高,对下列细菌在体外具良好抗菌作用:肠杆菌科的大部分细菌,包括枸橼酸杆菌属、阴沟肠杆菌、产气肠杆菌等肠杆菌属、大肠埃希菌、克雷伯菌属、变形菌属、沙门菌属、志贺菌属、弧菌属、耶尔森菌等。诺氟沙星体外对多重耐药菌亦具抗菌活性。对青霉素耐药的淋病奈瑟球菌、流感嗜血杆菌和卡他莫拉菌亦有良好抗菌作用。诺氟沙星为杀菌剂,通过作用于细菌DNA螺旋酶的A亚单位,抑制DNA的合成和复制而导致细菌死亡。

2. 药物不良反应　轻微一过性局部刺激,如刺痛、痒、异物感等。

八、注意事项

1. 禁用　对本品及氟喹诺酮类过敏患者禁用。
2. 慎用　严重肾功能不全者慎用。

九、药物稳定性及贮藏条件

遮光,密封保存。

十、药物经济性评价

非基本药物,医保乙类,《中国药典》(2020年版)收载。

环 丙 沙 星

一、药品名称

1. 英文名　Ciprofloxacin
2. 化学名　1-环丙基-6-氟-1,4-二氢-4-氧代-7-(1-哌嗪基)-3-喹啉羧酸

二、药品成分

环丙沙星

三、剂型与规格

环丙沙星滴眼液　5ml∶15mg;8ml∶24mg;10ml∶30mg
环丙沙星眼膏　2.5g∶7.5mg

四、适应证及相应的临床价值

用于敏感菌引起的外眼部感染。

五、用法用量

1. 滴眼液　滴于眼睑内,每次1~2滴,每日3~6次,疗程为6~14日。
2. 眼膏　经眼给药,每次约0.1g,每日2次,或遵医嘱。

六、特殊人群用药

1. 妊娠期　动物实验尚未证实喹诺酮类药物有致畸作用,但对孕妇用药的研究尚无明确结论。鉴于本药可引起未成年动物关节病变,故孕妇应慎用。
2. 哺乳期　鉴于本药可引起未成年动物关节病变,故哺乳期妇女应慎用。
3. 其他人群　一般不用于婴幼儿。

七、药理学

1. 药效学及作用机制　本品具广谱抗菌作用,尤其对需氧革兰氏阴性杆菌的抗菌活性高,对下列细菌在体外具良好抗菌作用:肠杆菌科的大部分细菌,包括枸橼酸杆菌属、阴沟、产气肠杆菌等肠杆菌属、大肠埃希菌、克雷伯菌属、变形杆菌属、沙门菌属、志贺菌属、弧菌属、耶尔森菌等。常对多重耐药菌也具有抗菌活性。对青霉素耐药的淋病奈瑟菌、产酶流感嗜血杆菌和莫拉菌属均具有高度抗菌活性。对铜绿假单胞菌等假单胞菌属的大多数菌株具抗菌作用。本品对甲氧西林敏感葡萄球菌具抗菌活性,对肺炎链球菌、溶血性链球菌和粪肠球菌仅具中等抗菌活性。对沙眼衣原体、支原体、军团菌具良好抗微生物作用,对结核杆菌和非结核分枝杆菌也有抗菌活性。对厌氧菌的抗菌活性差。环丙沙星为杀菌剂,通过作用于细菌DNA螺旋酶的A亚单位,抑制DNA的合成和复制而导致细菌死亡。

2. 药代动力学　本品为局部用药,只有少量吸收。

3. 药物不良反应　偶有局部一过性刺激症状。可产生局部灼伤和异物感。此外眼睑水肿、流泪、畏光、视力减低、过敏反应等较少见。

4. 药物相互作用　长期大量使用经局部吸收后,可产生与全身用药相同的药物相互作用,如可使茶碱类、环孢素、丙磺舒等药物血药浓度升高,增强抗凝血药华法林的抗凝作用,干扰咖啡因的代谢等。

八、注意事项

1. 禁用　对本品及氟喹诺酮类过敏患者禁用。
2. 用药注意事项
(1) 只用于滴眼。
(2) 使用过程中若出现皮疹等过敏症状或其他严重不

良反应,应立即停药。

（3）不宜长期使用。

九、药物稳定性及贮藏条件

滴眼液:遮光,密闭保存。

眼膏:密闭保存。

十、药物经济性评价

非基本药物,医保乙类,《中国药典》(2020年版)收载。

妥 布 霉 素

一、药品名称

1. 英文名 Tobramycin

2. 化学名 *O*-3-氨基-3-脱氧-α-*O*-葡吡喃糖基-(1→6)-*O*-[2,6-二氨氧-2,3,6-三脱氧-α-D-核-己吡喃糖基-(1→4)]-2-脱氧-D-链霉胺

二、药品成分

妥布霉素

三、剂型与规格

妥布霉素滴眼液 0.4ml:1.2mg;5ml:15mg;8ml:24mg

四、适应证及相应的临床价值

本品适用于外眼及附属器敏感菌株感染的局部抗感染治疗。应用妥布霉素时,应注意观察细菌感染的控制情况。

五、用法用量

滴眼液:滴于眼睑内。轻、中度感染每次1~2滴,每4小时1次;重度感染每次2滴,每小时1次。

眼膏:轻度及中度感染的患者,每日2~3次,每次取约1.5cm长的药膏涂入患眼,病情缓解后减量;妥布霉素滴眼液可与眼膏联合使用,即白天滴用滴眼液,晚上使用眼膏。

六、特殊人群用药

1. 妊娠期 对三种动物进行的生殖实验研究,应用妥布霉素,剂量为人体全身通常用药的33倍,未出现生育力下降或胎儿损害。但目前尚无证据确凿的有关孕妇的临床研究报告,因此孕妇只有在确实必要时才可使用本品。

2. 哺乳期 由于哺乳时可能会产生不良反应,建议根据临床权衡利弊,或者停止哺乳或者停止用药。

3. 其他人群 临床研究显示妥布霉素能安全、有效地应用于儿童患者。

七、药理学

1. 药效学及作用机制 体外实验显示妥布霉素对下列菌种有特殊疗效。①葡萄球菌:金黄色葡萄球菌、表皮葡萄球菌及对青霉素耐药的菌种。②链球菌:A族溶血性链球菌、非溶血性链球菌及肺炎链球菌,铜绿假单胞菌、肠杆菌、

肺炎杆菌、产气肠杆菌、奇异变形杆菌(吲哚阴性)与吲哚阳性变形杆菌、流感嗜血杆菌与结膜炎嗜血杆菌、结膜炎摩拉克、乙酸钙不动杆菌(Herellea Vaginacola)、奈瑟菌。

细菌敏感性实验显示,对庆大霉素耐药的菌种,对妥布霉素仍然敏感。目前尚未发现对妥布霉素有耐药性的菌属,但长期使用可能会产生细菌的耐药性。

2. 药物不良反应 常见的不良反应为眼局部的毒副作用与过敏反应,如眼睑发痒与红肿、结膜红斑,发生率低于3%;局部应用其他氨基糖苷类抗生素也会出现这些不良反应。尚无应用妥布霉素出现其他不良反应的临床报道。但是如果将眼用妥布霉素眼膏与氨基糖苷类抗生素全身联合用药,就应注意监测血清中总的药物浓度。

八、注意事项

1. 禁用 禁用于对本品任何成分过敏者。

2. 用药注意事项

（1）局部用氨基糖苷类抗生素可能会产生过敏反应。如果出现过敏,应停止用药。

（2）与其他抗生素一样,长期应用将导致非敏感性菌株的过度生长,甚至引起真菌感染。如果出现二重感染,应及时给予适当的治疗。

九、药物稳定性及贮藏条件

置于8~30℃保存。

十、药物经济性评价

非基本药物,医保乙类,《中国药典》(2020年版)收载。

庆 大 霉 素

一、药品名称

英文名 Gentamycin

二、药品成分

硫酸庆大霉素

三、剂型与规格

庆大霉素滴眼液 4万单位:8ml

四、适应证及相应的临床价值

用于结膜炎、眼睑炎、睑板腺炎。

五、用法用量

滴眼。将本品滴入眼睑内,每次1~2滴,每日3~5次。

六、药理学

1. 药效学及作用机制 该药品为氨基糖苷类广谱抗生素,其作用机制主要是抑制细菌合成蛋白质。对眼部常见革兰氏阴性菌有抗菌作用。

2. 药物不良反应

（1）轻微刺激感。

（2）偶见过敏反应,出现充血、眼痒、水肿等症状。

3. 药物相互作用

（1）使用本品时不能同时使用其他滴眼剂。

（2）如与其他药物同时使用可能会发生药物相互作用,详情请咨询医师或药师。

七、注意事项

1. 禁用　对本品或其他氨基糖苷类抗生素过敏者禁用。

2. 用药注意事项

（1）滴眼时请勿使管口接触手和眼睛。

（2）该药品不宜长期连续使用,使用3~4日症状未缓解时,应停药就医。

（3）若出现充血、眼痒、水肿等症状,应停药就医。

（4）使用后请拧紧瓶盖,以防污染。

八、药物稳定性及贮藏条件

密封保存。

九、药物经济性评价

非基本药物,医保甲类,《中国药典》(2020年版)收载。

氯　霉　素

一、药品名称

1. 英文名　Chloramphenicol

2. 化学名　D-苏式-(-)-N-[α-(羟基甲基)-β-羟基-对硝基苯乙基]-2,2-二氯乙酰胺

二、药品成分

氯霉素

三、剂型与规格

氯霉素滴眼液　5ml：12.5mg；8ml：20mg；8ml：40mg；10ml：50mg；10ml：25mg

氯霉素眼膏　1%,3%

四、适应证及相应的临床价值

用于治疗由肠杆菌、流感嗜血杆菌、克雷伯菌属、金黄色葡萄球菌、溶血性链球菌和其他敏感菌所致眼部感染,如沙眼、结膜炎、角膜炎、眼睑缘炎等。

五、用法用量

滴眼液:滴于眼睑内,每次1~2滴,每日3~5次。

眼膏:涂入眼睑内,每日3次。

六、特殊人群用药

1. 妊娠期　本品虽是局部用药,但因氯霉素具有严重的骨髓抑制作用,孕妇使用后亦可能引致新生儿和哺乳婴

儿产生严重的不良反应,故孕妇宜慎用。

2. 哺乳期　本品虽是局部用药,但因氯霉素具有严重的骨髓抑制作用,哺乳期妇女使用后亦可能引致新生儿和哺乳婴儿产生严重的不良反应,故哺乳期妇女宜慎用。

3. 其他人群　新生儿和早产儿禁用。

七、药理学

1. 药效学及作用机制　本品为氯霉素类抗生素。在体外具广谱抗微生物作用,包括需氧革兰氏阴性菌及革兰氏阳性菌、厌氧菌、立克次体属、螺旋体和衣原体属。对下列细菌具杀菌作用:流感嗜血杆菌、肺炎链球菌和脑膜炎奈瑟菌。对以下细菌仅具抑菌作用:金黄色葡萄球菌、化脓性链球菌、草绿色链球菌、B族溶血性链球菌、肠杆菌、肺炎克雷伯菌、奇异变形杆菌、伤寒沙门菌、副伤寒沙门菌、志贺菌属、脆弱拟杆菌等厌氧菌。下列细菌通常对氯霉素耐药:铜绿假单胞菌、不动杆菌属、肠杆菌、黏质沙雷菌、吲哚阳性变形杆菌属、甲氧西林耐药葡萄球菌和肠球菌属。本品属抑菌剂。氯霉素为脂溶性,通过弥散进入细菌细胞内,并可逆性地结合在细菌核糖体的50S亚基上,使肽链增长受阻(可能由于抑制了转肽酶的作用),因此抑制肽链的形成,从而阻止蛋白质的合成。

2. 药物不良反应　可有眼部刺激、过敏反应等。

3. 药物相互作用　与林可霉素类或红霉素类等大环内酯类抗生素合用可发生拮抗作用,因此不宜联合应用。

八、注意事项

1. 禁用　对本品过敏者禁用。

2. 用药注意事项

（1）大剂量长期使用(超过3个月)可引起视神经炎或视神经乳头炎(特别是小儿)。长期应用本品的患者,应事先作眼部检查,并密切注意患者的视功能和视神经炎的症状,一旦出现即停药。同时服用维生素C和维生素B。

（2）使用时瓶口勿接触眼睛,使用后应将瓶盖拧紧,勿使瓶口接触皮肤以免污染。

九、药物稳定性及贮藏条件

滴眼液:遮光,密闭,在凉处保存。

眼膏:密封,在凉处保存。

十、药物经济性评价

基本药物(滴眼剂:8ml：20mg),医保甲类,《中国药典》(2020年版)收载。

红　霉　素

一、药品名称

英文名　Erythromycin

二、药品成分

红霉素

三、剂型与规格

红霉素眼膏 0.5%

四、适应证及相应的临床价值

用于沙眼、结膜炎、角膜炎、眼睑缘炎及眼外部感染。

五、用法用量

涂于眼睑内,每日2~3次,最后一次宜在睡前使用。

六、药理学

1. 药效学及作用机制 红霉素为大环内酯类抗生素,作用机制是抑制细菌蛋白质合成,对革兰氏阳性细菌和沙眼衣原体有抗菌作用。

2. 药物不良反应 偶见眼睛疼痛、视力改变、持续性发红或刺激感等过敏反应。

七、注意事项

1. 禁用 对本品过敏者禁用。

2. 用药注意事项

(1)避免接触眼睛及其他黏膜(如口、鼻等)。

(2)用药部位如有烧灼感、瘙痒、红肿等情况应停药,并将局部药物洗净,必要时向医师咨询。

(3)用前应洗净双手。

(4)孕妇及哺乳期妇女应在医师指导下使用。

(5)使用后应拧紧瓶盖,以免污染药品。

八、药物稳定性及贮藏条件

密闭,在阴凉干燥处保存。

九、药物经济性评价

基本药物(眼膏剂:0.5%),医保甲类,《中国药典》(2020年版)收载。

金 霉 素

一、药品名称

1. 英文名 Chlortetracycline

2. 化学名 6-甲基-4-(二甲氨基)-3,6,10,12,12α,-五羟基-1,11-二氧代-7-氯-1,4,4α,5,5α,6,11,12α-八氢-2-并四苯甲酰胺

二、药品成分

金霉素

三、剂型与规格

金霉素眼膏 0.5%

四、适应证及相应的临床价值

用于细菌性结膜炎、睑腺炎及细菌性眼睑炎;也用于治疗沙眼。

五、用法用量

涂于眼睑内,每日1~2次,最后一次宜在睡前使用。

六、药理学

1. 药效学及作用机制 该药品为四环素类广谱抗生素。其作用机制主要是抑制细菌蛋白质合成。对眼部常见革兰氏阳性细菌及沙眼衣原体有抑制作用。

2. 药物不良反应

(1)轻微刺激感。

(2)偶见过敏反应,出现充血、眼痒、水肿等症状。

七、注意事项

1. 禁用 有四环素类药物过敏史者禁用。

2. 用药注意事项

(1)急性或慢性沙眼的疗程应为1~2个月或更长。

(2)眼膏可作为夜间治疗用药,以保持感染部位与药物接触较长时间。

(3)仅限眼部使用。

(4)涂眼前,注意清洁双手,管口勿接触手和眼睛,防止损伤和污染。

(5)不宜长期连续使用,使用5日症状未缓解,应停止就医。

(6)若出现充血,眼痒,水肿等症状,应停药就医。

八、药物稳定性及贮藏条件

密闭,在阴凉干燥处保存。

九、药物经济性评价

非基本药物,医保甲类,《中国药典》(2020年版)收载。

利 福 平

一、药品名称

1. 英文名 Rifampicin

2. 化学名 3-[[4-甲基-1-哌嗪基]亚氨基]甲基利福霉素

二、药品成分

利福平

三、剂型与规格

利福平滴眼液 10ml∶10mg;10ml∶5mg

四、适应证及相应的临床价值

用于沙眼、结膜炎、角膜炎等。

五、用法用量

滴眼。每次1~2滴,每日4~6次。

六、特殊人群用药

1. 妊娠期 利福平可穿过胎盘,虽然在人类未证实对胎儿的有害作用,孕妇用药应充分权衡利弊。本品与其他药物联合应用对胎儿的影响尚未阐明。

2. 哺乳期 利福平可由乳汁排泄,虽然在人类未证实有问题,但哺乳期妇女用药宜权衡利弊。

3. 肝功能损害 严重肝功能不全患者禁用。

4. 其他人群 由于未进行本品在5岁以下小儿中应用的研究,故5岁以下小儿应慎用。老年患者由于肝功能下降宜慎用。

七、药理学

1. 药效学及作用机制 利福平为半合成广谱抗生素,与依赖于DNA的聚酶的亚单位牢固结合,抑制细菌RNA的合成,防止该酶与DNA连接,从而阻断RNA转录过程。

2. 药代动力学 利福平为脂溶性抗生素,易于进入敏感菌细胞内杀死敏感菌。眼部给药吸收后可弥散至大部分体液和组织中,本品在肝中可被自身诱导微粒体氧化酶作用而迅速去酰化,成为具有抗菌活性的代谢物,然后经水解形成无活性的代谢物由尿排出。本品主要经胆汁和肠道排出,亦可经乳汁排出。利福平不能经血液透析或腹膜透析清除。

3. 药物不良反应 畏寒、呼吸困难、头昏、发热、头痛、泪液呈橘红色或红棕色等。此外尚可引起皮肤发红或皮疹(过敏反应)、瘙痒等症状。

八、注意事项

1. 禁用
(1) 本品过敏者禁用。
(2) 严重肝功能不全者禁用。
(3) 胆道阻塞患者禁用。

2. 慎用 酒精中毒,肝功能损害者慎用,一般肝病患者慎用。

3. 用药注意事项 对诊断的干扰:可引起直接抗球蛋白试验(Coombs)阳性;干扰血清叶酸浓度和维生素B_{12}浓度测定结果,可干扰利用分光光度计或颜色改变而进行的各项尿液分析试验的结果,因使用利福平后可使尿液呈橘红色或红棕色。使用利福平可使血液尿素氮、血清碱性磷酸酶、血清谷丙转氨酶、血清谷草转氨酶、血清胆红素及血清尿酸浓度测定结果增高。

利福平可能引起白细胞和血小板减少,并导致齿龈出血和感染,伤口愈合延迟等。此时应避免拔牙手术,并注意口腔卫生,刷牙及剔牙均需慎重,直至血象恢复正常。

九、药物稳定性及贮藏条件

密闭,在干燥处保存。

十、药物经济性评价

非基本药物,医保甲类,《中国药典》(2020年版)未收载。

复方硫酸新霉素

一、药品名称

英文名 Compound Neomycin Sulfate

二、药品成分

硫酸新霉素、地塞米松磷酸钠、玻璃酸钠

三、剂型与规格

复方硫酸新霉素滴眼液 1ml:硫酸新霉素3.5mg,地塞米松磷酸钠1mg

四、适应证及相应的临床价值

主要用于急、慢性结膜炎、角膜炎、巩膜炎、葡萄膜炎、急性巩膜炎、白内障、青光眼、角膜移植术后及眼部机械或化学烧伤处理。本品也可用于外耳炎症处理。

五、用法用量

滴眼。每次2~3滴,每日4~8次。或遵医嘱。

六、药理学

1. 药效学及作用机制 硫酸新霉素为氨基糖苷类抗生素,对革兰氏阴性菌和阳性菌、抗酸杆菌和放线杆菌属都有效,对葡萄球菌的作用比链球菌强,有些变形杆菌和假单胞菌属对本品也敏感。脓液、渗出液、胃肠分泌液、细菌生长产物和酶均不影响本品的抗菌作用。地塞米松磷酸钠为人工合成的糖皮质激素,具有较强的抗感染及抗过敏作用。玻璃酸钠天然高分子黏多糖,作为眼用制剂的载体,具有保湿、增稠、增强药物利用度、减少药物刺激等作用。

2. 药物不良反应 本品含地塞米松,长期频繁用药可引起青光眼、白内障、真菌性眼睑炎。

七、注意事项

1. 禁用
(1) 对本品任何成分过敏者禁用。
(2) 真菌性角膜溃疡患者禁用。
(3) 单纯疱疹病毒性角膜炎患者禁用。

2. 慎用 运动员慎用。

3. 用药注意事项
(1) 化脓性角膜溃疡的恢复期在医师指导下慎用。
(2) 长期滴用可致眼压增高或青光眼,后者可损害视神经,视野缺损和视力损害。并可致晶状体后囊下混浊的白内障。
(3) 长期滴用可能导致真菌感染。
(4) 角膜、巩膜溃疡者可能引起穿孔。

八、药物稳定性及贮藏条件

遮光,密闭,在凉暗处保存。

九、药物经济性评价

非基本药物,非医保,《中国药典》(2020 年版)未收载。

四环素可的松

一、药品名称

英文名　Tetracycline and Cortisone Acetate

二、药品成分

四环素、醋酸可的松

三、剂型与规格

四环素可的松眼膏　2.5g:四环素 0.25%,嗜酸可的松 0.25%

四、适应证及相应的临床价值

用于沙眼、结膜炎等眼病。

五、用法用量

涂于眼睑内,每日 3~4 次。最后一次宜在睡前使用。

六、特殊人群用药

1. 妊娠期　频繁、长期使用应慎用。
2. 哺乳期　频繁、长期使用应慎用。

七、药理学

1. 药效学及作用机制　四环素具有广谱抗病原微生物作用,为抑菌剂,高浓度时具有杀菌作用。其作用机制为药物能特异性地与细菌核糖体 30S 亚基的 A 位置结合,阻止氨基酰-tRNA 在该位置上的联结,从而抑制肽链的增长和影响细菌或其他病原微生物的蛋白质合成。醋酸可的松为肾上腺皮质激素类药,具有抗感染及抗过敏作用,能抑制结缔组织的增生,降低毛细血管壁和细胞膜的通透性,减少炎性渗出,并能抑制组胺及其他毒性物质的形成与释放。以上两种药物合用,能提高抗菌活性,减少炎性渗出,进一步达到治疗目的。

2. 药物不良反应　长期应用可引起青光眼、白内障。

八、注意事项

1. 禁用　单纯疱疹性或溃疡性角膜炎禁用,四环素类药物过敏史者禁用。
2. 用药注意事项
(1) 应注意避免污染,不要使眼膏管口接触到皮肤表面。
(2) 涂眼后,如眼睛疼痛、视力改变,或持续性发红或刺激感,应停止使用,并向医师咨询。

九、药物稳定性及贮藏条件

密闭保存。

十、药物经济性评价

非基本药物,非医保,《中国药典》(2020 年版)未收载。

妥布霉素地塞米松

一、药品名称

1. 英文名　Tobramycin and Dexamethasone
2. 化学名
妥布霉素　O-3-氨基-3-脱氧-α-O-葡吡喃糖基-(1→6)-O-[2,6-二氨基-2,3,6-三脱氧-α-D-核-己吡喃糖基-(1→4)]-2-脱氧-D-链霉胺
地塞米松　16α-甲基-11β,17α,21-三羟基-9α-氟孕甾-1,4-二烯-3,20-二酮

二、药品成分

妥布霉素、地塞米松

三、剂型与规格

妥布霉素地塞米松滴眼液　妥布霉素 15mg,地塞米松 5mg(5ml)
妥布霉素地塞米松眼膏　妥布霉素 9mg,地塞米松 3mg(3g)

四、适应证及相应的临床价值

用于对肾上腺皮质激素敏感的眼部疾患及外眼部细菌感染。眼用激素用于眼睑、球结膜、角膜、眼球前段及确诊的传染性结膜炎等炎症性疾病,可以减轻水肿和炎症。同时也适用于慢性葡萄膜炎,化学性、放射性、灼伤性及异物穿透性角膜损伤及白内障等眼科手术后的炎症。眼用抗生素用于治疗、预防可能的外眼部细菌感染。

五、用法用量

1. 儿童　2 岁以下儿童患者使用本品的安全性和有效性尚未建立。
2. 成人
(1) 滴眼液:每 4~6 小时一次,每次 1~2 滴滴入结膜囊内。在最初 1~2 天剂量可增加至每 2 小时 1 次。根据临床征象的改善逐渐减少用药的频度,注意不要过早停止治疗。用前摇匀。第一次处方不能超过 20ml 滴眼液。
(2) 眼膏:每天 3~5 次,每次取约 1~1.5cm 长的药膏点入结膜囊中。

六、特殊人群用药

1. 妊娠期　动物实验显示激素有致畸胎的作用。在两组孕兔的实验中,眼部使用 0.1% 地塞米松导致 15.6% 和 32.3% 的畸胎发生率。在大鼠的长期使用地塞米松的实验中,也观察到胎儿发育迟缓和死胎发生率增加。在大鼠和兔子的生殖研究中,未发现胃肠外应用剂量高达每天 100mg/kg 的妥布霉素对生育力和胎儿发育产生不利影响的

证据。在孕妇中没有足够或很好对照的相关研究。本品仅在潜在益处超过对胎儿的潜在危险性时方可在孕期使用。

2. 哺乳期　全身使用的肾上腺皮质激素可存在于人乳中并可抑制生长,影响内源性肾上腺皮质激素的产生或导致其他的副作用。尚不清楚本品局部应用是否从乳汁中排泄。因为许多药物可以从人乳汁中排泄,所以本品应慎用哺乳期妇女。

七、药理学

1. 药效学及作用机制　地塞米松为肾上腺皮质激素,可抑制各种因素引起的炎症反应。由于它同时抑制人体对抗感染的防卫功能,并可延缓愈合,应并用抗生素。妥布霉素为氨基糖苷类广谱抗生素,可有效地控制对庆大霉素有抗药性的菌属,并对葡萄球菌(包括对青霉素耐药的菌种)、链球菌、铜绿假单胞菌、肠杆菌、肺炎杆菌等有强的抗菌作用。

2. 药物不良反应

(1) 激素和抗菌药联合药物的不良反应既可来自激素成分,也可来自抗菌药成分,或者两者的联合使用。没有准确的不良反应发生率的资料。眼用妥布霉素(托百士)可出现与局部用其他氨基糖苷类抗生素类似的反应。最常见的不良反应有局部的眼毒性和过敏反应,包括眼睑刺痒、水肿、结膜充血。这些不良反应仅在不到 4% 的患者中出现。与眼用的其他氨基糖苷类抗生素的不良反应类似的其他不良反应尚未报道。但如果在全身使用氨基糖苷类药物时合用眼部的妥布霉素就应该监测血清中药物的浓度。

(2) 与激素成分有关的不良反应有眼压升高并可能导致青光眼、偶尔有视神经的损害、后囊下白内障形成和伤口愈合延迟。

(3) 二重感染:在合用抗生素和激素后可能发生二重感染。长期使用激素后极易发生角膜真菌感染。对于使用激素后出现的角膜顽固性溃疡应该考虑真菌感染。由于宿主的免疫抑制也可能导致继发眼部细菌感染。

八、注意事项

1. 禁用

(1) 单纯疱疹病毒性角膜炎(树枝状角膜炎)、牛痘、水痘及一些因病毒感染引起的角膜和结膜疾患,眼部分枝杆菌感染,眼部真菌感染。

(2) 对本品中任何成分过敏者。

(3) 角膜异物未完全去除者。

2. 用药注意事项(如口服药物是否掰开、服药与进食等,静脉制剂配伍禁忌、滴注速度、是否避光等)

(1) 不能用于眼部注射。一些患者可能对局部使用的氨基糖苷类药物过敏,如果发生过敏则应停药。

(2) 长期使用眼部激素可导致青光眼、损害视神经、视力下降、视野缺损、后囊下形成白内障。使用过程中应该常规的监测眼压,甚至是眼压测量困难的儿童和不合作的患者也不例外。长期使用激素可以抑制宿主的免疫反应,可能增加继发严重的眼部感染机会。在一些导致角膜、巩膜

变薄的病变中使用激素可能导致眼球穿孔的发生。在眼部急性化脓性病变时,激素可掩盖感染并加重已经存在的感染。

(3) 长期使用激素后应该考虑到有角膜真菌感染的可能性。和其他抗生素一样,长期使用可能导致非敏感微生物的过度生长,包括真菌。一旦二重感染发生,就必须开始适当的治疗。当需要多种治疗或当临床判断提示有二重感染时,患者就应该进行荧光素角膜染色和裂隙灯生物显微镜的检查。

(4) 尚未进行有关本品的致癌性或致突变性的研究和评估。给大鼠皮下注射妥布霉素 $50mg/(kg \cdot d)$ 和 $100mg/(kg \cdot d)$ 的研究中,未发现对生殖力有不良影响。

(5) 药物应放置在儿童接触不到的地方。

(6) 与其他氨基糖苷类抗生素可发生交叉过敏。

(7) 为防止在运动员尿液样本中地塞米松的检测浓度超出相关规定,请运动员慎用本品。

(8) 请勿将瓶口接触任何物体的表面,因为这样会污染瓶内液体。使用本品期间不应佩戴角膜接触镜。

九、药物稳定性及贮藏条件

遮光,在阴凉处(不超过 20℃)保存。

十、药物经济性评价

非基本药物,医保乙类,《中国药典》(2020 年版)收载。

那 他 霉 素

一、药品名称

1. 英文名　Natamycin
2. 化学名　22-[(3-氨基-3,6-二去氧-β-D-吡喃甘露糖基)氧基]-1,3,26-三羟基-12-甲基-10-氧-6,11,28-三氧杂三环[22.3.1.05.7]二十八烷基-8,14,16,18,20-五烯-25-羧酸

二、药品成分

那他霉素

三、剂型与规格

那他霉素滴眼液　5ml:250mg;10ml:500mg

四、适应证及相应的临床价值

适用于对本品敏感的微生物引起的真菌性睑炎、结膜炎和角膜炎,包括腐皮镰刀菌角膜炎。

五、用法用量

1. 儿童　对儿童的安全性及有效性,尚未完全清楚。
2. 成人　使用前请充分摇匀。应用那他霉素滴眼液治疗真菌性角膜炎的最佳开始剂量为每次 1 滴,每 1~2 小时 1 次,滴入结膜囊内。3~4 天后改为每次 1 滴,每天 6~8 次。治疗一般要持续 14~21 天,或者一直持续到活动性真菌性角膜炎消退。大多数病例,每隔 4~7 天逐渐减少药物使用剂

量,对确保消除病原体的复制是非常必要的。治疗真菌性睑炎和结膜炎初始剂量可以小一些,每次 1 滴,每天 4~6 次。

六、特殊人群用药

1. 妊娠期 慎用。
2. 哺乳期 慎用。

七、药理学

1. 药效学及作用机制 那他霉素是一种从纳塔尔链霉菌中提取的多烯类抗生素。在体外具有抗多种酵母菌和丝状真菌,包括假丝酵母菌、曲霉菌、头孢子菌、镰刀菌和青霉菌的作用。其作用机制是通过药物分子与真菌细胞膜中的固醇部分分子结合,形成多烯固醇复合物,改变细胞膜的渗透性,使真菌细胞内的基本细胞成分衰竭。虽然这种抗真菌作用与药物剂量相关,但那他霉素仍是作用明显的杀真菌剂。那他霉素在体外对革兰氏阳性菌和阴性菌没有作用。局部应用那他霉素可以在角膜基质层内达到有效浓度,但在眼内液中却不能达到。局部滴用 5% 那他霉素不可能全身吸收。如同其他多烯烃类抗生素,通过胃肠道吸收该药的量非常微小,兔滴用那他霉素的研究结果表明,在房水和血清中测不出该药物,但测量的敏感度不超过 2mg/ml。

2. 药物不良反应 据报道出现过一例球结膜水肿和充血的病例,考虑为过敏引起的。

八、注意事项

用药注意事项:如同其他类型的化脓性角膜炎那样,应根据临床诊断、涂片和角膜刮片培养等实验室检查,以及对药物反应来确定真菌性角膜炎开始及持续治疗时间。如有可能,应当在体外确定那他霉素抗有关真菌的活性。单独使用那他霉素治疗真菌性眼内炎的有效性尚未确定。只限于眼部滴用,不能注射使用。使用本品后 7~10 天后,若角膜炎没有好转,则提示引起感染的微生物对那他霉素不敏感。应根据临床再次检查和其他实验室检查结果觉得是否继续治疗。定时将本品涂于上皮溃疡处或滴于穹隆部。由于使用本品的病例有限,可能出现现在尚未观察的不良反应。因此,建议使用本品的患者至少每周检查 2 次。如有可疑的药物毒性反应发生,应立即停止使用。患者须知:勿触及药瓶瓶扣,以防药液污染。

九、药物稳定性及贮藏条件

遮光,密闭保存。

十、药物经济性评价

非基本药物,医保乙类,《中国药典》(2020 年版)未收载。

氟 康 唑

一、药品名称

1. 英文名 Fluconazole

2. 化学名 α-(2,4 二氟苯基)-α-(1H-2,4-三唑-1-基甲基)-1H-1,2,4-三唑-1-基乙醇

二、药品成分

氟康唑

三、剂型与规格

氟康唑滴眼液 5ml:25mg;8ml:40mg;10ml:50mg

四、适应证及相应的临床价值

抗真菌药。适用于治疗白色假丝酵母菌、烟曲霉菌、隐球菌及球孢子菌属等引起的真菌性角膜炎。

五、用法用量

1. 儿童 儿童使用本品资料有限,不推荐儿童使用本品。
2. 成人 滴眼。每日 4~6 次,重症每 1~2 小时 1 次,每次 1~2 滴。

六、特殊人群用药

1. 妊娠期 禁用。
2. 哺乳期 禁用。

七、药理学

1. 药效学及作用机制机制 药理作用氟康唑属三唑类广谱抗真菌药,通过高度选择性地抑制真菌细胞色素 P450 甾醇 C-14-α-脱甲基作用,使真菌内的 14-α-甲基甾醇堆积,从而抑制真菌的繁殖和生长。体外试验表明,本品对新型隐球菌和假丝酵母菌属有抑菌活性。动物经口和静脉注射氟康唑,对以下动物真菌感染模型有效:假丝酵母菌属感染(包括免疫缺陷动物的全身性假丝酵母菌病);新型隐球菌感染(包括颅内感染);小孢子菌属和毛癣菌属感染等。氟康唑还对皮炎芽生菌感染和粗球孢子菌感染(包括颅内感染)有效;对荚膜组织胞浆菌引起的正常动物和免疫抑制动物的感染也有效。

2. 药代动力学 文献报道,人用氟康唑滴眼液点眼,5 分钟达角膜峰值浓度(1.6~8.2μg/ml),15 分钟达房水峰值浓度(1.6~9.4μg/ml),清除半衰期 15~30 分钟。

3. 药物不良反应 偶见眼部刺激反应和过敏反应。本品与其他咪唑类药物之间可发生交叉过敏,因此对任何一种咪唑类药物过敏者不可再用本品。

4. 药物相互作用

(1)异烟肼或利福平,两药中任一药物与氟康唑同用时,可降低氟康唑的浓度,并可导致治疗失败或感染复发,故应谨慎使用上述药物。

(2)甲苯磺丁脲、氯磺丁脲和格列吡嗪与氟康唑同用时,此类降血糖药血液浓度升高,可发生低血糖症,因此需监测血糖,并减少磺脲类降血糖药的剂量。

(3)高剂量氟康唑与环孢素同用时,可使环孢素血药浓度升高,致毒性反应发生的危险性增加,因此必须在监测环孢素血药浓度并调整剂量的情况下方可谨慎应用。

（4）氢氯噻嗪可使氟康唑的血药浓度升高,可能与氢氯噻嗪使氟康唑的肾清除减少有关。

（5）茶碱与氟康唑同用时血药浓度升高约13%,可导致毒性反应发生,应监测茶碱的血药浓度。

（6）华法林与氟康唑同用时可增强其抗凝作用,导致凝血酶原时间延长,应监测凝血酶原时间并谨慎应用。

八、注意事项

1. 禁用
（1）孕妇、哺乳期妇女禁用。
（2）对氟康唑或其他三唑类药物过敏者禁用。
（3）对任何一种吡咯类药物过敏者禁用。
2. 慎用　肝、肾功能严重障碍者慎用。
3. 用药注意事项
（1）重度真菌性角膜炎应以全身抗真菌药治疗为主,本品局部治疗为辅。
（2）使用过程中发现异常,应立即停药。
（3）用药前需就诊,以明确是否需先进行清创处理。

九、药物稳定性及贮藏条件

遮光、密闭保存。

十、药物经济性评价

非基本药物,医保乙类,《中国药典》(2020年版)未收载。

利 巴 韦 林

一、药品名称

1. 英文名　Ribavirin
2. 化学名　1-β-D-呋喃核糖基-1H-1,2,4,-三氮唑-3-羧酰胺

二、药品成分

利巴韦林

三、剂型与规格

利巴韦林滴眼液　（1）8mg（8ml）；（2）40mg（8ml）；（3）50mg（10ml）
利巴韦林眼膏　2g：8mg

四、适应证及相应的临床价值

适用于单纯疱疹病毒性角膜炎。

五、用法用量

1. 成人　滴眼液:滴入眼睑内,每次1~2滴,每1小时1次,好转后每2小时1次。
眼膏外用。每日2~4次,涂于眼结膜囊内。
2. 老年人　老年人不推荐应用。

六、特殊人群用药

1. 妊娠期　孕妇不宜应用。

2. 哺乳期　哺乳期妇女应用时应暂停授乳。

七、药理学

1. 药效学及作用机制　抗病毒药。体外具有抑制呼吸道胞病毒、流感病毒、甲肝病毒、腺病毒等多种病毒生长的作用,其机制不全清楚。本品并不改变病毒吸附、侵入和脱壳,也不诱导干扰素的产生。药物进入被病毒感染的细胞后迅速磷酸化,其产物作为病毒合成酶的竞争性抑制剂,抑制肌苷单磷酸脱氢酶、流感病毒RNA多聚酶和mRNA鸟苷转移酶,从而引起细胞内鸟苷三磷酸的减少,损害病毒RNA和蛋白合成,使病毒的复制与传播受抑。对呼吸道合胞病毒也可能具免疫作用及中和抗体作用。

2. 药代动力学　本品为局部用药,但可自黏膜部分吸收。

3. 药物不良反应　偶见局部轻微刺激。

4. 药物相互作用　大量使用本品可能会产生与全身用药相似的药物相互作用,如与齐多夫定同用时有拮抗作用,因本品可抑制齐多夫定转变成活性型的磷酸齐多夫定。

八、注意事项

1. 慎用　有严重贫血、肝功能异常者慎用。
2. 用药注意事项
（1）本品不宜用于其他病毒性眼病。
（2）若长期大量使用本品可能会产生与全身用药相同的不良反应如肝功能、血象的不良反应。

九、药物稳定性及贮藏条件

密封,在阴凉处(不超过20℃)保存。

十、药物经济性评价

非基本药物,医保甲类,《中国药典》(2020年版)收载。

阿 昔 洛 韦

一、药品名称

1. 英文名　Aciclovir
2. 化学名　9-(2-羟乙氧甲基)鸟嘌呤

二、药品成分

阿昔洛韦

三、剂型与规格

阿昔洛韦滴眼液　5mg（5ml）；8mg（8ml）；10mg（10ml）
阿昔洛韦眼膏　3%

四、适应证及相应的临床价值

抗病毒药。用于单纯疱疹性角膜炎。

五、用法用量

成人用法用量如下:

1. 滴眼液　滴于眼睑内,每 2 小时 1 次。

2. 眼膏　涂于眼睑内每日 4~6 次。

六、特殊人群用药

1. 妊娠期　慎用。

2. 哺乳期　慎用。

七、药理学

1. 药效学及作用机制　阿昔洛韦(AZV)对 Ⅰ、Ⅱ 型单纯疱疹病毒(HSV)有效,其次对水痘-带状疱疹病毒(AZV)也有效,而对 EB(Epstein-Barr)病毒及巨细胞病毒作用较弱。阿昔洛韦对 Ⅰ、Ⅱ 型单纯疱疹病毒和水痘-带状疱疹病毒是由于 AZV 能被病毒编码的胸苷激酶(TK)磷酸化为单磷酸阿昔洛韦,后者再通过细胞酶的催化形成二磷酸、三磷酸阿昔洛韦。三磷酸阿昔洛韦是单纯疱疹病毒 DNA 聚合酶的强抑制剂,它作为病毒 DNA 聚合酶的底物与酶结合并掺入病毒 DNA 中去,因而终止病毒 DNA 的合成。5%~25%的患者引起暂时性肾功能不良,表现为血清肌酐升高。其他毒性反应少见,有时可致中枢神经症状,如昏睡、昏迷、精神错乱、幻觉、激动、震颤以及癫痫样症状。

2. 药代动力学　在体内可转化为无活性物质。

3. 药物不良反应　本品滴眼后一般耐受性良好,可引起的不良反应有灼烧刺激感、结膜充血、浅点状角膜病变、滤泡性结膜炎、眼睑过敏和泪点阻塞等,一般发生率较低。

八、注意事项

1. 禁用　对本品过敏者及有严重并发症者禁用。

2. 慎用　孕妇及哺乳期妇女慎用。

3. 用药注意事项

(1) 使用完毕后请将瓶塞拧紧,以防污染。

(2) 本品水溶性差,在寒冷气候下易析出结晶,用时需使之溶解。

九、药物稳定性及贮藏条件

密封,在凉暗处(避光,不超过 20℃)保存。

十、药物经济性评价

非基本药物,医保甲类,《中国药典》(2020 年版)收载。

更 昔 洛 韦

一、药品名称

1. 英文名　Ganciclovir

2. 化学名　9-[[2-羟基-1-(羟甲基)乙氧基]甲基]鸟嘌呤

二、药品成分

更昔洛韦

三、剂型与规格

更昔洛韦滴眼液　8mg(8ml)

更昔洛韦眼膏　20mg(2g)

更昔洛韦眼用凝胶　7.5mg(5g)

四、适应证及相应的临床价值

广谱抗疱疹病毒药。用于治疗单纯疱疹性角膜炎。

五、用法用量

1. 儿童　因未进行专项研究,故本品不推荐用于儿童。

2. 成人

滴眼液:滴入眼睑内,每次 2 滴,每 2 小时 1 次,每日给药 7~8 次。

眼膏:涂于眼睑内,每日 4~6 次,每次 5~6mm(约含更昔洛韦 0.25~0.3mg)。

眼用凝胶:外用,滴入结膜囊中。每次 1 滴,每日 4 次,疗程 3 周。

六、特殊人群用药

1. 妊娠期　慎用。

2. 哺乳期　慎用。

七、药理学

1. 药效学及作用机制　更昔洛韦(GCV)对疱疹病毒具有广谱抑制作用,对巨细胞病毒作用最强,对 Ⅰ、Ⅱ 型单纯疱疹病毒(HSV-Ⅰ、HSV-Ⅱ)、水痘-带状疱疹病毒(VZV)和 EB(Epstein-Barr)病毒有效。更昔洛韦对 HSV-Ⅰ、HSV-Ⅱ 和 VZV 的抑制作用是由于 GCV 能被病毒编码的胸苷激酶(TK)磷酸化为单磷酸更昔洛韦,后者再通过细胞酶的催化作用形成二磷酸、三磷酸更昔洛韦。三磷酸更昔洛韦是单纯疱疹病毒 DNA 聚合酶的强抑制剂,它作为病毒 DNA 聚合酶的底物与酶结合并掺入病毒 DNA 中去,因而终止病毒 DNA 的合成。

2. 药代动力学

滴眼液:未进行眼局部给药的药代动力学研究;据文献资料报道,更昔洛韦口服吸收差。每次口服 3g,血药浓度值可达到 1.0~1.2mg/L,静脉滴 5mg/kg(1 小时内)则为 8.3~9.0mg/L。空腹服药后,生物利用度为 5%,进食后服药则为 6%~9%。本药在体内广泛分布于各种组织中,并可透过胎盘而进入眼内组织。在脑脊液内的浓度为同期血药浓度的 7%~67%,分布容积(V_d)达 0.74L/kg。蛋白结合率低,为 1%~2%。本药经静脉滴注的半衰期($t_{1/2\beta}$)为 2.5~3.6 小时,口服则为 3.15~5.5 小时,肾功能减退者可分别延长至 9~30 小时(静脉滴注)和 15.7~18.2 小时(口服)。药物在体内不代谢,主要以原型经肾排泄,可经血液透析或腹膜透析清除。

眼用凝胶:吸收在饥饿状态下口服更昔洛韦的绝对生物利用度大约为 5%,进食后为 6% 至 9%。当进餐时口服更昔洛韦剂量 3g/d(500mg 每 3 小时 1 次,每日 6 次和 1 000mg

每日 3 次），用 24 小时血清浓度时间曲线下面积（AUC）和最大血清浓度（C_{max}）测定稳态吸收程度，两种服用方法得到的结果相似，分别为 AUC_{0-24}（15.9±4.2）μg·h/ml 和（15.4±4.3）μg·h/ml，C_{max}（1.02±0.24）μg·h/ml 和（1.18±0.36）μg·h/ml。分布静脉给药后，更昔洛韦稳态分布容积为（0.74±0.15）L/kg。口服制剂，未观察到 AUC 和用药者体重（范围：55~128kg）之间的相关性，不需根据体重确定口服剂量，在更昔洛韦浓度为 0.5~51μg/ml 下，血浆蛋白结合率为 1%~2%。代谢单次口服 ^{14}C 标记的更昔洛韦 1 000mg，（86±3）%的服用量经粪便排泄，（5±1）%经尿液排泄。尿液和粪便中得到的代谢产物的放射性不超过 1%~2%。清除口服时，日总剂量 4g 呈线形动力学。更昔洛韦的主要排泄途径是通过肾小球滤过和主动的肾小管分泌以原型药物经肾排泄。口服更昔洛韦后，在 24 小时内达到稳态。口服后肾清除率为（3.1±1.2）ml/（min·kg）。口服给药后半衰期为（4.8±0.9）小时。文献报道了 0.15%更昔洛韦眼用凝胶在健康志愿者眼部应用的药代动力学及安全性评价结果。按双盲、随机、交叉方式进行试验，志愿者每日点药 5 次，连用 7 天。第 7 天时测血中药物浓度。结果表明，血浆最低药物浓度：（11.5±3.7）μg/ml。对 6 例志愿者双眼使用更昔洛韦眼用凝胶，每间隔 3 小时用药 1 次，1 日 4 次，取泪液测药物浓度。结果表明，不同泪液中平均药物浓度为（0.92~6.86μg/ml），均高出对 HSV-I 的半数抑制浓度（平均 ED_{50} 为 0.23μg/ml）。表明泪液中浓度为有效治疗浓度。

3. 药物不良反应

滴眼液：滴眼可引起轻度眼睑水肿、结膜充血、疼痛和烧灼感等症状，减少用药次数后能耐受继续治疗。9 家临床单位进行单、双盲法治疗单疱性树枝状、地图状、盘状等三型角膜炎 268 例，总有效率 85.4%，而不良反应发生率仅 0.96%。

眼膏：可引起轻度刺激、眼睑水肿、结膜充血、疼痛和烧灼感等症状，少数病例有轻度过敏症状，减少用药次数后能耐受继续治疗。本品用于单双盲法治疗单疱性树枝状、地图状、盘状等三型角膜炎 311 例，总有效率 84.1%，而不良反应发生率仅 0.64%。

眼用凝胶：治疗中可能发生短暂的睑腺炎、灼热感、针刺感及轻微视力模糊，但很快消失，不影响治疗。偶见白细胞下降。

4. 药物相互作用　因未进行专项研究，尚不清楚滴眼液与其他滴眼液的相互作用；当更昔洛韦口服给药时，药物相互作用为：

去羟肌苷：在口服本品前 2 小时或同时服用去羟肌苷，可使去羟肌苷稳态 AUC_{0-12h} 增加（111±114）%。在口服本品前 2 小时服用去羟肌苷，更昔洛韦的稳态 AUC 下降（21±17）%，但两药同时使用时更昔洛韦的 AUC 不受影响，两种药物的肾清除率均没有显著改变。

齐多夫定：当口服本品每次 1 000mg，每 8 小时 1 次和齐多夫定每次 100mg，每 4 小时 1 次，更昔洛韦平均稳态 AUC_{0-8h} 下降（17±25）%。齐多夫定稳态 AUC_{0-4h} 增加（19±27）%。由于齐多夫定与更昔洛韦均有可能引起中性粒细胞减少和贫血，一些患者可能不能耐受两种药物的全量联合使用。

丙磺舒：当口服本品每次 1 000mg，每 8 小时 1 次和丙磺舒每次 500mg，每 6 小时 1 次，更昔洛韦的平均稳态 AUC_{0-8h} 增加（53±91）%，肾清除率降低（22±20）%，这种相互作用与竞争肾小管分泌有关。

亚胺培南-西司他丁：同时接受本品和亚胺培南-西司他丁的患者有出现无显著特点的癫痫发作的报道，故除非潜在获益超过风险，这些药物不可同时使用。

其他药物：抑制快速分裂细胞群如骨髓、精原细胞、皮肤生发层和胃肠道黏膜细胞复制的药物与更昔洛韦合用均可增加毒性。因此，此类药物如氨苯砜、戊烷脒、5-氟胞嘧啶、长春新碱、长春碱、阿霉素、两性霉素 B、甲氧苄氨嘧啶/磺胺甲基异噁唑复合剂或其他核苷类似物仅可在潜在获益超过风险时与本品同时使用。

八、注意事项

1. 禁用　眼用凝胶：严重中性粒细胞减少（少于 0.5×10^9/L）或严重血小板减少（小于 25×10^9/L）的患者禁用。

2. 慎用

滴眼液：精神病患者及神经中毒症状者慎用；因未进行专项研究，孕妇及哺乳期妇女应慎用。

眼膏：精神病患者及神经中毒症状者慎用。

3. 用药注意事项　严禁过量用药，在启用后最多可使用四周。

九、药物稳定性及贮藏条件

遮光，密闭，在 10℃ 以上保存。

十、药物经济性评价

非基本药物，医保乙类，《中国药典》（2020 年版）未收载。

羟 苄 唑

一、药品名称

1. 英文名　Hydrobenzole
2. 化学名　2-羟苄唑苯并咪唑盐酸盐

二、药品成分

盐酸羟苄唑

三、剂型与规格

盐酸羟苄唑滴眼液　8mg（8ml）

四、适应证及相应的临床价值

用于急性流行性出血性结膜炎。

五、用法用量

成人：滴眼。每次 1~2 滴，每小时 1~2 次，病情严重者每小时 3~4 次。

六、药理学

1. 药效学及作用机制　本品能选择性抑制被感染细胞的微小 RNA 病毒聚合酶。在组织培养中，本品 50μg/ml 能有效地抑制人类肠道病毒、柯萨奇病毒和脊髓灰质炎病毒等多种株型；本品 10μg/ml 能抑制急性流行性出血性结、角膜炎（俗称"红眼病"）病毒（沪-17 株）（属微小 RNA 病毒）。本品抗微小 RNA 病毒作用机制，一般认为是在感染细胞内抑制病毒配码的依赖 RNA 的 RNA 聚合酶，使病毒 RNA 合成受阻，从而发挥抑制病毒作用。

2. 药物不良反应　有轻度刺激性。

七、注意事项

用药注意事项：本品防止阳光直射。

八、药物稳定性及贮藏条件

密闭、遮光，在阴凉处（不超过 20℃）保存。

九、药物经济性评价

非基本药物，医保甲类，《中国药典》（2020 年版）未收载。

泼尼松龙

一、药品名称

1. 英文名　Prednisolone
2. 化学名　$11\beta, 17\alpha, 21$-三羟基孕甾-1, 4-二烯-3, 20-二酮

二、药品成分

醋酸泼尼松龙

三、剂型与规格

泼尼松龙滴眼液　（1）50mg（5ml）；（2）100mg（10ml）

四、适应证及相应的临床价值

适用于短期治疗对类固醇敏感的眼部炎症（排除病毒、真菌和细菌病原体感染）。

五、用法用量

1. 儿童　两岁以下儿童应用皮质类固醇的安全性和有效性尚未确立。
2. 成人　滴入结膜囊内。每次 1~2 滴，每日 2~4 次。治疗开始的 24~48 小时，剂量可酌情加大至每小时 2 滴。注意不宜过早停药。
3. 老年人　老年患者使用无须剂量调整。

六、特殊人群用药

1. 妊娠期　对于妊娠患者大剂量及长期眼局部使用类固醇的安全性尚未确立。

2. 哺乳期　尚不清楚本品局部应用时吸收到全身的量是否以使其从乳汁中分泌。在哺乳期妇女中应用本品应谨慎。应充分考虑应用本品对患者的利和弊。

七、药理学

1. 药效学及作用机制　醋酸泼尼松龙是一种糖皮质激素，相同剂量下，其抗感染效力是氢化可的松的 3~5 倍。糖皮质激素可减轻炎症反应时的组织水肿、纤维沉积，抑制毛细血管扩张和吞噬细胞游走，也可抑制毛细血管的增生、胶原的沉积及瘢痕的形成。

2. 药代动力学　眼局部滴用本品混悬液后，醋酸泼尼松龙可快速穿透角膜。滴眼后 30~45 分钟达房水 T_{max}。醋酸泼尼松龙在人房水中的半衰期约为 30 分钟。

3. 药物不良反应　可能引起局部刺激。长期使用还可能引起眼压升高，导致视神经损害、视野缺损。也可能导致后囊膜下白内障形成，继发眼部真菌或病毒感染；角膜或巩膜变薄的患者，使用后可能引起眼球穿孔；另外可能引起伤口愈合延缓。含皮质类固醇的制剂也可能引起眼前段葡萄膜炎或眼球穿孔。偶有报道眼部应用皮质类固醇引起瞳孔散大、眼睛调节能力降低和上眼睑下垂。

八、注意事项

1. 禁用　禁用于未行抗感染治疗的急性化脓性眼部感染，急性单纯疱疹病毒性角膜炎（树枝状角膜炎）、牛痘、水痘及其他大多数的角结膜病毒感染，以及对该药任何成分过敏者。

2. 慎用　运动员慎用。

3. 用药注意事项

（1）有报道在致角膜变薄的疾病中，眼局部应用皮质类固醇可导致角膜穿孔。已认为多种不同的疾病及长期应用皮质类固醇可引起角膜或巩膜变薄。在角膜或巩膜已变薄时，眼局部应用皮质类固醇有可能导致眼球穿孔。

（2）本品无抗菌作用，故存在感染时，需针对致病菌进行适当的抗菌治疗。

（3）急性眼部化脓性感染时局部应用类固醇，可掩盖病或使病情恶化。长期应用可抑制眼部的免疫反应，从而增加眼部继发感染的可能性。

（4）有单纯疱疹病毒性角膜炎病及病史者，须慎用类固醇类药物，并需经常在裂隙灯下观察病灶变化。

（5）有报道长期使用类固醇时并发角膜真菌感染，因此使用类固醇后或正在使用时，出现任何难愈的角膜溃疡，应疑及真菌感染的可能。

（6）眼部使用皮质类固醇，在某些病例可引起眼压升高，而眼压升高可能导致青光眼，而致视神经损害和视野缺损。因此建议使用该药期间常测眼压，尤其是对正患青光眼的患者或曾患青光眼的患者。

（7）有报道长期或大剂量眼部使用皮质类固醇药物，可导致后囊膜下白内障形成。敏感患者可能出现急性眼前段葡萄膜炎。白内障术后应用类固醇可能使愈合延缓，并可增加滤泡的发生率。如出现过敏反应或其他严重反应，立即停用本品。皮质类固醇之间出现交叉过敏。

九、药物稳定性及贮藏条件

贮存于 15~25℃,防止冷冻。

十、药物经济性评价

非基本药物,医保乙类,《中国药典》(2020 年版)未收载。

可 的 松

一、药品名称

1. 英文名　Cortisone
2. 化学名　17α,21-二羟基孕甾-4-烯-3,11,20-三酮 21-醋酸酯

二、药品成分

可的松

三、剂型与规格

可的松滴眼液　15mg(3ml)
可的松眼膏　1%,0.5%,0.25%

四、适应证及相应的临床价值

用于过敏性结膜炎。

五、用法用量

1. 儿童　儿童必须在成人监护下使用。
2. 成人

滴眼液:滴眼。将本品滴入结膜囊内,每次 1~2 滴,每日 3~4 次。用前摇匀。

眼膏:涂于眼睑内,每日 2~3 次,最后一次宜在睡前使用。

六、药理学

1. 药效学及作用机制　本品为糖皮质激素类药物。具有抗感染、抗过敏作用。
2. 药物不良反应

(1) 长期或大量使用可致眼压升高或青光眼、视神经损害、视野缺损以及白内障;过量使用可引起全身性不良反应。

(2) 长期使用可导致继发性眼部感染。

3. 药物相互作用　使用本品时,不能同时使用其他滴眼剂。

七、注意事项

1. 禁用　单纯性或溃疡性角膜炎患者禁用。
2. 用药注意事项

(1) 对本品过敏者禁用。

(2) 滴眼时请勿将瓶口接触手及眼睛。

(3) 本品不宜长期使用,连用不得超过 2 周,若症状未缓解,应停药就医。

(4) 若眼部有感染时,不宜单独使用本品,应在医师或药师指导下与抗菌药物合用。

(5) 当本品性状发生改变时禁用。

(6) 如使用过量或发生严重不良反应时,应立即就医。

(7) 儿童必须在成人监护下使用。

(8) 请将此药品放在儿童不能接触的地方。

八、药物稳定性及贮藏条件

密闭,在干燥阴凉处(不超过 20℃)保存。

九、药物经济性评价

基本药物(眼膏剂:0.25%、0.5%、1%;滴眼剂:3ml:15mg),医保甲类,《中国药典》(2020 年版)未收载。

地 塞 米 松

一、药品名称

1. 英文名　Dexamethasone
2. 化学名　16α-甲基-11β,17α,21-三羟基-9α-氟孕甾-1,4-二烯-3,20-二酮-21-磷酸酯二钠盐

二、药品成分

地塞米松磷酸钠

三、剂型与规格

地塞米松磷酸钠滴眼液　1.25mg(5ml)

四、适应证及相应的临床价值

用于虹膜睫状体炎、虹膜炎、角膜炎、过敏性结膜炎、眼睑炎、泪囊炎等。

五、用法用量

1. 儿童　避免长期、频繁使用。
2. 成人　每日 3~4 次,用前摇匀。

六、特殊人群用药

1. 妊娠期　避免长期、频繁使用。
2. 哺乳期　避免长期、频繁使用。

七、药理学

1. 药效学及作用机制　本品为肾上腺皮质激素类药。具有抗感染、抗过敏和抑制免疫等多种药理作用,其主要机制为①抗感染作用:糖皮质激素减轻和防止组织对炎症的反应,从而减轻炎症的表现;②抗过敏、免疫抑制作用:防止或抑制细胞中介的免疫反应,延迟性的过敏反应,并减轻原发免疫反应的扩展。

2. 药物不良反应　长期频繁用药可引起青光眼、白内障,诱发真菌性眼睑炎。

八、注意事项

1. 禁用　单纯疱疹性或溃疡性角膜炎禁用。

2. 慎用　青光眼慎用。

3. 用药注意事项　眼部细菌性或病毒性感染时应与抗生素药物合用。长期使用应定期检查眼压和有无真菌、病毒感染早期证候。

九、药物稳定性及贮藏条件

密闭,在凉暗处(避光并不超过 20℃)保存。

十、药物经济性评价

非基本药物,非医保,《中国药典》(2020 年版)收载。

氯 替 泼 诺

一、药品名称

1. 英文名　Loteprednol etabonate
2. 化学名　17α-羟基-11β-羟基-3-氧代雄甾-1,4-二烯-17-甲酸氯甲酯

二、药品成分

氯替泼诺

三、剂型与规格

氯替泼诺混悬滴眼液　5ml(10mg);10ml(20mg)

四、适应证及相应的临床价

1. 当使用皮质类固醇可以安全的减轻水肿和炎症的情况下,本品可以适用于治疗眼睑和球结膜炎、葡萄膜炎、角膜和眼前节的炎症等对皮质类固醇敏感性的炎症。
2. 本品也适用于治疗各种眼部手术后的术后炎症。

五、用法用量

成人用法用量如下:

1. 本品在使用前应用力摇匀。
2. 对皮质类固醇敏感性疾病的治疗:在患者侧眼结膜囊中滴入 1~2 滴本品,每日 4 次。在最初用药的第一周,剂量可以增加;如果需要可以增加到每小时 1 滴。注意不要过早的停止用药。如果在用药两天后症状和体征没有改善,患者应该重新接受检查。
3. 对术后炎症的治疗:在做过手术的眼结膜囊中滴入 1~2 滴本品,每日 4 次,在术后 24 小时就开始使用并持续到术后 2 周。

六、特殊人群用药

1. 妊娠期　动物实验显示高于本品为临床每日最大剂量时家兔和大鼠会出现胚胎毒性和致畸形以及母体毒性。本品未在人体进行相应研究,因此孕妇慎用。
2. 哺乳期　目前尚未知道眼睛局部用皮质类固醇是否会导致充分的全身吸收以致在母乳中产生的可检测的量。全身用药的类固醇可以出现在母乳中,并能抑制生长、影响内源性皮质类固醇的产生或者产生其他不利的影响。因此

哺乳期妇女慎用本品。

七、药理学

1. 药效学及作用机制　皮质类固醇可以抑制对不同刺激物的炎症反应,推迟和延缓愈合,并可以抑制水肿、纤维蛋白的沉积、毛细血管的扩张、白细胞的迁移、毛细血管的增生,成纤维细胞的增殖,胶原的沉积及与炎症相关的瘢痕的形成。对用于眼部的皮质类固醇作用机制,还没有被广泛接受的解释。但是皮质类固醇可以通过诱导磷脂酶 A_2 抑制蛋白发挥作用,所以被称为脂皮质素。这些蛋白可以有效地控制炎症介质的生物合成,例如通过抑制它们相同前体物质花生四烯酸的释放,从而抑制前列腺素和白细胞三烯的生物合成。花生四烯酸是通过磷脂酶从细胞膜的磷脂中被释放出来的。皮质类固醇能够升高眼压。

氯替泼诺在结构上与其他皮质类固醇类相似,但是它在 20 号位置上没有酮基且它有高脂溶性,可以增强对细胞的渗透性。由于氯替泼诺是通过对泼尼松龙类化合物进行结构改造的基础上合成的,因此它会经过一个可预测的转变而成为一种没有活性的代谢产物。基于体内和体外的临床前代谢研究,被广泛代谢为无活性的羧基代谢产物。

2. 药代动力学(如吸收、分布、代谢、排泄,包括药物基因组学、生物利用度、生物等效性)　在健康志愿者身上进行的生物利用度研究结果发现,在所有的抽样时间点上,氯替泼诺和 Δ1cortienic 酸碳酸乙酯(PJ91)(氯替泼诺最初的没有活性的代谢产物)的血浆水平都低于定量检测限(1ng/ml)。这个结果是通过以下用法得到的:用 0.5%的氯替泼诺在每只眼中滴一滴,每天 6 次持续 2 天或每天 4 次持续 42 天。这项研究提示,使用本品时发生的全身性的吸收是有限的(<1ng/mg)。

3. 药物不良反应

(1) 局部症状:可能会引起视神经损伤后的眼压增高、视力和视野的缺损、后囊下白内障的形成,包括单纯疱疹病毒在内的病原体引起的继发眼部感染,以及角膜或者巩膜变薄部位的眼球穿孔。在临床研究中发现有少数(5%~15%)使用本品治疗的患者有视力异常/视力模糊,滴注时产生烧灼感、球结膜水肿、分泌物、干眼、溢泪、异物感、瘙痒、刺痛和畏光。极少数(5%以下)病例出现结膜炎、角膜异常、眼睑发红、角膜结膜炎、眼部刺激/疼痛/不适、巨乳头性结膜炎和葡萄膜炎。其中某些症状与临床应用的适应证相似。

(2) 眼压升高的症状:采用对照、随机的研究结果统计显示,经过 28 天或更长时间治疗,使用本品的患者中眼压显著升高(≥10mmHg)的有 2%(15/901),使用 1%泼尼松龙的患者中有 7%(11/164),使用安慰剂的患者中有 0.5%(3/583)。

(3) 一般症状:少数(15%以下)的患者身上出现头痛、鼻炎、咽炎等症状。

八、注意事项

1. 禁用

（1）本品同其他的眼部皮质类固醇一样，禁用于大多数角膜和结膜的病毒性疾病，包括上皮单纯疱疹病毒性角膜炎（树枝状角膜炎）、牛痘、水痘以及在眼部支原体感染和眼部的真菌性疾病。

（2）对本品中含有的任何成分和其他的皮质类固醇过敏者禁用。

2. 用药注意事项

（1）本品只能用于眼部。初次处方和用药超过 14 天的患者，应由医师用放大设备如裂隙灯和合适的荧光染色的帮助下检查后方可使用。

（2）如果症状和体征在使用 2 天后未有所改善，应对患者进行重新检查。

（3）如果本品使用时间达到 10 天或者更长时间，对于儿童和依从性差的患者，应监测眼压。

（4）本品在包装时已灭菌。应指导患者不要让滴管的尖部接触任何表面，因为这样可能会污染滴液。如果疼痛加重、发红、瘙痒或者炎症恶化，患者应去咨询医师。由于本品是含有苯扎氯铵的眼部制剂，应指导患者在使用本品时不要佩戴角膜接触镜。

（5）长期局部使用类固醇，特别易于发生角膜真菌感染。当使用过或正在使用类固醇时，对任何顽固的角膜溃疡都必须考虑到真菌的侵入。适当的时候应进行真菌培养。

（6）长期使用皮质类固醇可能会抑制宿主反应，因此增加眼部继发感染的危险。在那些可以引起角膜或者巩膜变薄的疾病中，已发生过局部使用类固醇而引起穿孔的情况。当眼部有急性化脓性感染时，类固醇可能掩盖感染或加重已存在的感染。

（7）长期使用皮质类固醇可能会导致损害视神经的青光眼、视力和视野的缺损、后囊下白内障的形成，因此在患青光眼时应慎用类固醇药物。

（8）眼部类固醇的使用可能会延长许多眼部病毒感染（包括单纯疱疹病毒）的病期，还可能加重其严重程度。对于有单纯疱疹病毒感染史的患者，在使用皮质类固醇进行治疗时应特别注意。

（9）在白内障手术后使用类固醇可能会延长愈合，并增加囊泡形成的发生率。

（10）对急性前葡萄膜炎的临床研究中发现，本品的疗效比 1% 的醋酸泼尼松龙差。因此对于需要更有效的皮质激素治疗急性前葡萄膜炎的患者，不应使用本品。

（11）本品应保存在安全之处，避免儿童接触。

九、药物稳定性及贮藏条件

本品应于 15~25℃ 下竖直放置储存，不能冷冻。

十、药物经济性评价

非基本药物，非医保，《中国药典》（2020 年版）未收载。

双 氯 芬 酸

一、药品名称

1. 英文名　Diclofenac
2. 化学名　2-[（2,6 二氯苯基）氨基]-苯乙酸钠

二、药品成分

双氯芬酸钠

三、剂型与规格

双氯芬酸钠滴眼液　5mg（5ml）

四、适应证及相应的临床价值

用于治疗葡萄膜炎、角膜炎、巩膜炎，抑制角膜新生血管的形成，治疗眼内手术后、激光滤帘成形术后或各种眼部损伤的炎症反应，抑制白内障手术中缩瞳反应；用于准分子激光角膜切削术后止痛及消炎；春季结膜炎、季节过敏性结膜炎等过敏性疾病，预防和治疗白内障及人工晶状体术后炎症及黄斑囊样水肿，以及青光眼滤过术后促进滤过泡形成等。

五、用法用量

成人：每日 4~6 次，每次 1 滴。眼科手术用药，术前 3 小时、2 小时、1 小时和 0.5 小时各滴眼 1 次，每次 1 滴。白内障术后 24 小时开始用药，每日 4 次，持续用药 2 周；角膜屈光术后 15 分钟即可用药，每日 4 次，持续用药 3 天。

六、特殊人群用药

妊娠期：在动物致畸研究中，给小鼠用药量至人局部用量的 5 000 倍[（20mg/（kg·d）]，大鼠和兔用至 2 500 倍[10mg/（kg·d）]，均未发现致畸作用，尽管这些量已经达到对母体和胎儿产生毒性。大鼠母体对双氯芬酸钠的毒性表现为难产，妊娠延长，胎儿体重、生长和成活率下降。已经显示，双氯芬酸钠可透过大鼠和小鼠的胎盘屏障。但目前尚无在人体的研究报告，因此孕妇应慎用。

七、药理学

1. 药效学及作用机制　双氯芬酸钠是一种衍生于苯乙酸类的非甾体抗炎药，其作用机制为抑制环氧化酶活性，从而阻断花生四烯酸向前列腺素的转化。同时，它也能促进花生四烯酸与三酰甘油结合，降低细胞内游离的花生四烯酸浓度，而间接抑制白三烯的合成。动物实验证实，前列腺素是引起眼内炎症的介质之一，能导致血-房水屏障崩溃、血管扩张、血管通透性增加、白细胞趋化、非胆碱能机制性瞳孔缩小等。双氯芬酸钠是非甾体抗炎药中作用较强的一种，它对前列腺素合成的抑制作用强于阿司匹林和吲哚美辛等。双氯芬酸钠滴眼液对机械、化学、生物等刺激引起的血-房水屏障崩溃有较强的抑制作用。临床研究显示，0.1% 双氯芬酸钠滴眼液治疗白内障术后炎症，可降低前房的细胞数；应

用于角膜放射状切开术或激光屈光角膜切削术的患者,能缓解术后疼痛和畏光,优于安慰剂。

2. 药代动力学 给人 0.1% 双氯芬酸钠 50μl 滴眼后,10 分钟在房水中即可检测到药物,2.4 小时达到高峰值,为 82ng/ml;浓度保持在 20ng/ml 以上的持续时间超过 4 个小时,而维持在 3~16ng/ml 水平可超过 24 小时;房水平均药物滞留时间为 7.4 小时。如果一次滴眼多滴,房水药物水平将增加,达峰时间可提前至 1 小时左右。

给人两眼同时滴 0.1% 双氯芬酸钠各 2 滴后,4 个小时内未检测到血浆内药物(最低检测限为 10ng/ml),表明药物滴眼后的全身吸收是非常有限的。

3. 药物不良反应 滴眼有短暂烧灼、刺痛、流泪等,极少数可有结膜充血、视物模糊。不足 3% 患者可出现乏力、困倦、恶心等全身反应。

八、注意事项

1. 禁用 戴接触镜者禁用本品,但角膜屈光术后暂时佩戴治疗性亲水软镜者除外。

2. 用药注意事项 本品仅限于滴眼用。本品可妨碍血小板凝聚,有增加眼组织术中或术后出血的倾向。为避免本品污染,不要将滴头接触眼睑表面。溶液发生变色或浑浊,不要使用。开启后最多可使用四周。

九、药物稳定性及贮藏条件

遮光,密封,在凉暗处保存。

十、药物经济性评价

非基本药物,医保乙类,《中国药典》(2020 年版)收载。

普 拉 洛 芬

一、药品名称

1. 英文名 Pranoprofen
2. 化学名 2-(5H-[1]苯并吡喃[2,3-b]吡啶-7-基)丙酸

二、药品成分

普拉洛芬

三、剂型与规格

普拉洛芬滴眼液 5mg(5ml)

四、适应证及相应的临床价值

外眼及眼前炎症的对症治疗。

五、用法用量

1. 儿童 婴儿不宜使用。
2. 成人 滴眼每次 1~2 滴,每日 4 次。根据症状可以适当增减次数。

六、特殊人群用药

1. 妊娠期 只有在判定用药的益处大于危险时,才可给予。
2. 哺乳期 只有在判定用药的益处大于危险时,才可给予。

七、药理学

1. 药效学及作用机制 药理作用对家兔实验性葡萄膜炎的抗感染作用。本品对注射牛血清蛋白而引起的家兔实验性葡萄膜炎具有抗感染作用。对大鼠实验性结膜炎的抗感染作用。本品对鹿角菜胶,花生四烯酸而引起的大鼠实验性急性结膜水肿和由制霉菌素,芥子引起的实验性持续性结膜水肿显示了明显的抗感染作用。另外,对于抗体血清引起的实验性过敏性结膜炎也显示出明显的抗感染作用。作用机制大鼠、豚鼠、家兔的体内及体外试验,证明了本药具有抑制前列腺素的生成和稳定细胞膜的作用。

2. 药代动力学 对家兔双眼用 0.1% ^{14}C-普拉洛芬滴眼液每次 0.01ml 滴眼 4 次,每次间隔 3 分钟。过 30 分钟、1 小时、2 小时、4 小时、6 小时、8 小时后测定放射活性。滴眼 30 分钟后眼组织的放射活性监测结果浓度递减顺序排列为角膜、结膜、前部巩膜、外眼肌、房水、虹膜、睫状体、后部巩膜。另一方面,视网膜、脉络膜、晶状体、血液、肝中药物的分布很少,玻璃体中几乎没有发现。

3. 药物不良反应 文献报道在 5 843 例病例中 79 例(1.35%)出现了不良反应。主要不良反应为刺激感 29 例(0.50%)、结膜充血 16 例(0.27%)、瘙痒感 14 例(0.24%)、眼睑发红/肿胀 11 例(0.19%)、眼睑炎 7 例(0.12%)、分泌物 6 例(0.10%)、流泪 5 例(0.09%)、弥漫性表层角膜炎 4 例(0.07%)、异物感 3 例(0.05%)、结膜水肿 3 例(0.05%)。以下的不良反应为上述调查或自我报告等所发现的。

八、注意事项

1. 慎用 孕妇及哺乳期妇女慎用。
2. 用药注意事项

重要的基本注意事项:应注意本品只用于对症治疗而不是对因治疗。本品可掩盖眼部感染,因此对于感染引起的炎症使用本品时,一定要仔细观察,慎重使用。

应用时注意事项:①给药途径:只能用于滴眼;②给药时:在滴眼时,注意药瓶口不要接触眼部;③发药时:在交给患者时,指导患者将药瓶避光保存。

九、药物稳定性及贮藏条件

密闭,在凉暗处(避光并不超过 20℃)保存。开封后必须避光保存。

十、药物经济性评价

非基本药物,医保乙类,《中国药典》(2020 年版)未

收载。

酮咯酸氨丁三醇

一、药品名称

1. 英文名 Ketorolac Tromethamine
2. 化学名 （±)-5-苯甲酰-2,3-二氢-1H-吡咯-1-羧酸与 2-氨基-2-(羟甲基)-1,3-丙二醇(1∶1)复合物

二、药品成分

酮咯酸氨丁三醇

三、剂型与规格

酮咯酸氨丁三醇滴眼液 25mg(5ml)

四、适应证及相应的临床价值

酮咯酸氨丁三醇滴眼液可暂时解除季节性过敏性结膜炎所致的眼部瘙痒。亦可用于治疗白内障摘除术后的炎症。

五、用法用量

1. 成人 为解除因季节性过敏性结膜炎所致的眼部瘙痒,酮咯酸氨丁三醇滴眼液的推荐剂量是每次 1 滴(0.25mg),每日 4 次。治疗白内障摘除术后患者的术后炎症时,应于白内障术后 24 小时开始。滴酮咯酸氨丁三醇滴眼液于患眼中,每次 1 滴,每日 4 次,连用 2 周。

2. 老年人 老年患者使用无须剂量调整。

六、特殊人群用药

1. 妊娠期 于器官发生阶段。给家兔每日口服 3.6mg/kg(42.35mg/m^2)和给大鼠每日口服 10mg/kg(59mg/m^2)酮咯酸氨丁三醇,进行生殖研究。这些研究的结果表明该药对胎兔或胎鼠均无致畸胎作用。给妊娠 17 天的大鼠口服酮咯酸氨丁三醇 1.5mg/kg(8.8mg/m^2)。为人口服量的一半,可致大鼠难产及死亡率增高。尚无孕妇使用本品的适当及较好的对照研究。对妊娠期的妇女必须权衡利弊,只有当可能获得的疗效确实值得冒给胎儿带来的危险时,方可应用酮咯酸氨丁三醇。由于前列腺素-抑制类药物对胎儿的心血管系统确有作用(影响动脉导管的闭合),因此妊娠后期的患者应避免使用酮咯酸氨丁三醇滴眼液。

2. 哺乳期 哺乳期妇女应用酮咯酸氨丁三醇滴眼液时,应慎重。

七、药理学

1. 药效学及作用机制 酮咯酸氨丁三醇是一种非类固醇抗感染药。全身应用时,已证实有镇痛,抗感染及退热作用。其部分作用机制是由于能抑制前列腺素的生物合成。眼部应用酮咯酸氨丁三醇可降低房水内前列腺素 E$_2$(PGE$_2$)的水平。全身用酮咯酸氨丁三醇,不引起瞳孔收缩。临床研究结果表明:酮咯酸氨丁三醇滴眼液对眼压无明显影响。但白内障术后使用本品则有可能发生眼压变化。有对照组的两项临床研究表明:酮咯酸氨丁三醇滴眼液在解除由季节性过敏性结膜炎所致眼部瘙痒的效果明显优于其溶媒。有对照组为期 2 周的两项临床研究结果显示:与酮咯酸氨丁三醇滴眼液溶媒治疗组对比,酮咯酸氨丁三醇滴眼液治疗组患者几乎无炎症的体征(房水浮游物及房水闪光)。

2. 药代动力学 当眼部滴用酮咯酸氨丁三醇滴眼液的溶媒时,房水内 PGE$_2$ 的平均浓度为 80pg/ml,当滴用 0.5%酮咯酸氨丁三醇滴眼液时,为 28pg/ml。9 名患者于白内障摘除术前 12 小时及术前 1 小时滴用 2 滴 0.5%酮咯酸氨丁三醇滴眼液(0.1ml),其中八名患者在眼中达到可测得的水平(房水中酮咯酸的平均浓度为 95ng/ml。范围为 40~170ng/ml)。在 26 名正常人中,将 1 滴 0.5%酮咯酸氨丁三醇滴眼液(0.05ml)滴入一眼。1 滴溶媒滴于另一眼,每日 3 次,于眼局部应用的第 10 天。仅 5 名患者的血浆中有可测得的酮咯酸量(范围 10.7~22.5ng/ml)。全身应用,每 6 小时 1 次,每次口服剂量为 10mg 时,稳定状态下的血浆峰值约为 960ng/ml。

3. 药物不良反应 对过敏性结膜炎的患者,应用酮咯酸氨丁三醇滴眼液最常见的不良反应是在滴用时有暂时的刺痛及烧灼感。据报告,约 40%使用酮咯酸氨丁三醇滴眼液的患者曾出现此类反应。在各种开放式研究中,报道的在使用酮咯酸氨丁三醇滴眼液治疗期间的其他不良反应包括眼刺激(3%)、过敏反应(3%)、浅层眼部感染(0.5%)及浅层角膜炎(1%)。其他少见的不良反应有:眼部干燥,角膜浸润,角膜溃疡,头痛及视物模糊。

4. 药物相互作用 本品与阿司匹林、苯乙酸衍生物及其他非类固醇抗感染药有潜在的交叉过敏反应。因此,对上述药物有过敏反应的患者,应慎用本品。酮咯酸氨丁三醇滴眼液与其他滴眼液,如抗生素、β 受体拮抗剂、碳酸酐酶抑制剂、睫状肌麻痹剂及散瞳剂合并应用是安全的。

八、注意事项

用药注意事项:某些非类固醇抗感染药,由于干扰血小板聚集,因而存在延长出血时间的潜在作用。曾有报道眼手术时,局部应用非类固醇抗感染药,可增加眼组织出血(包括眼前房出血)。对已知有出血倾向的患者或因接受其他可致出血时间延长的药物的患者,建议慎用酮咯酸氨丁三醇滴眼液。佩戴接触镜时不得使用酮咯酸氨丁三醇滴眼液。

九、药物稳定性及贮藏条件

避光保存于 15~25℃。

十、药物经济性评价

非基本药物,非医保,《中国药典》(2020 年版)未收载。

色 甘 酸 钠

一、药品名称

1. 英文名 Sodium Cromoglicate

2. 化学名　5,5′-((2-羟基-1,3-亚丙基)二氧)双(4-氧代-4*H*-1-苯并吡喃-2-羧酸)二钠盐

二、药品成分

色甘酸钠

三、剂型与规格

色甘酸钠滴眼液　0.16g(8ml)

四、适应证及相应的临床价值

用于预防春季过敏性结膜炎。

五、用法用量

成人:外用滴眼,每次 1~2 滴,每日 4 次,重症可适当增加到每日 6 次。在好发季节提前 2~3 周使用。

六、特殊人群用药

妊娠期:妊娠三个月以内的妇女禁用。

七、药理学

1. 药效学及作用机制　本品系抗过敏药物,其作用机制是稳定肥大细胞膜,制止肥大细胞释放组胺、白三烯、5-羟色胺、缓激肽及慢反应物质等致敏介质,从而预防过敏反应的发生。

2. 药物不良反应　偶有刺痛感和过敏反应。

八、注意事项

1. 禁用　对本品过敏者、妊娠三个月以内的妇女禁用。

2. 用药注意事项

(1) 使用后应将药瓶盖拧紧,以免瓶口污染。

(2) 用前应洗净双手。

(3) 对本品过敏者禁用,过敏体质者慎用。

(4) 本品性状发生改变时禁止使用。

(5) 请将本品放在儿童不能接触的地方。

(6) 儿童必须在成人监护下使用。

九、药物稳定性及贮藏条件

遮光,密闭保存。

十、药物经济性评价

非基本药物,医保乙类,《中国药典》(2020 年版)收载。

普罗碘铵

一、药品名称

1. 英文名　Prolonium Iodide

2. 化学名　二碘化(2-羟基-1,3-亚丙基)双(三甲铵)

二、药品成分

普罗碘铵

三、剂型与规格

普罗碘铵注射液　0.4g(2ml)

四、适应证及相应的临床价值

用于晚期肉芽肿或非肉芽肿性虹膜睫状体炎、视网膜脉络膜炎,眼底出血、玻璃体混浊、半陈旧性角膜白斑、斑翳,亦可作为视神经炎的辅助治疗。

五、用法用量

成人用法用量如下:

1. 结膜下注射　每次 0.1~0.2g,2~3 日 1 次,5~7 次为 1 个疗程。

2. 肌内注射　每次 0.4g,每日或隔日 1 次,10 次为 1 个疗程,每疗程间隔 7~14 日,一般用 2~3 个疗程。

六、药理学

1. 药效学及作用机制　本品为有机碘化物,促进病理性混浊物吸收的辅助治疗药。注射后吸收缓慢,大部分存在于脂肪组织与神经组织中,在体内逐渐分解成为游离碘,分布于全身。能促进组织内炎症渗出物及其他病理沉着物的吸收和慢性炎症的消散。

2. 药物不良反应　久用可偶见轻度碘中毒症状,如恶心、发痒、皮肤红疹等。出现症状时可暂停使用或少用。

七、注意事项

1. 禁用

(1) 对碘过敏者禁用。

(2) 严重肝肾功能减退者、活动性肺结核、消化道溃疡隐性出血者禁用。

2. 慎用　甲状腺肿大及有甲状腺功能亢进家族史者慎用。

3. 用药注意事项

(1) 因本品能刺激组织水肿,一般不用于病变早期。

(2) 不得与甘汞制剂合并使用,以防生成碘化高汞毒性物。

(3) 本品使用期限一年,如期满物理性状无变化,游离碘检查合格,可继续使用。

八、药物稳定性及贮藏条件

遮光,密闭保存。

九、药物经济性评价

非基本药物,医保甲类,《中国药典》(2020 年版)收载。

阿托品

一、药品名称

1. 英文名　Atropine

2. 化学名　(±)-α-(羟甲基)苯乙酸 8-甲基-8-氮杂双

环[3,2,1]-3-辛酯

二、药品成分

硫酸阿托品

三、剂型与规格

硫酸阿托品眼膏　2g
硫酸阿托品眼用凝胶　2.5g:25mg

四、适应证及相应的临床价值

用于散瞳,也可用于虹膜睫状体炎。

五、用法用量

1. 儿童　慎用,使用剂量要少。
2. 成人
眼膏:每日 3 次,涂于眼睑内。
眼用凝胶:每次 1 滴,滴于结膜囊内,每日 3 次。
3. 老年人　眼膏禁用;眼用凝胶慎用。

六、特殊人群用药

1. 妊娠期　孕妇慎用。
2. 哺乳期　哺乳期妇女应避免使用或停止哺乳。

七、药理学

1. 药效学及作用机制　阿托品阻断 M 胆碱受体,使瞳孔括约肌和睫状肌松弛,导致去甲肾上腺素能神经支配的瞳孔扩大肌的功能占优势,从而使瞳孔散大。对 M 受体有相当高的选择性,大剂量或中毒剂量也有阻断神经节 N1 受体的作用。瞳孔散大把虹膜推向虹膜角膜角,妨碍房水通过小梁网排入巩膜静脉窦,引起眼压升高。阿托品使睫状肌松弛,拉紧悬韧带使晶状体变扁平,减低其屈光度,引起调节麻痹,处于看远物清楚,看近物模糊的状态。

2. 药代动力学
(1) 眼膏:阿托品引起的瞳孔散大和睫状肌麻痹作用,起效时间为 30 分钟,持续 12~14 天。本品可经眼结膜部分吸收,阿托品口服吸收迅速,1 小时后血药浓度即达峰值,生物利用度为 50%,半衰期($t_{1/2}$)为 4 小时,作用维持 3~4 小时。吸收后很快离开血液而分布于全身组织,可透过血脑屏障,也能通过胎盘进入胎儿循环。

(2) 眼用凝胶:本品经眼结膜吸收后,约 30% 以原型经肾排出,其余为水解和与葡糖醛酸结合为代谢物。一般 1% 凝胶点眼,扩瞳作用持续 7~10 天,调节麻痹持续 7~12 天。

3. 药物不良反应
(1) 眼部用药后可能产生视力模糊,短暂的眼部烧灼感和刺痛、畏光,并可因全身吸收出现口干,皮肤、黏膜干燥,发热,面部潮红,心动过速等现象。

(2) 少数患者眼睑出现发痒、红肿、结膜充血等过敏现象,应立即停药。

4. 药物相互作用　三环类抗抑郁药、H₁ 受体拮抗药、抗胆碱类的抗帕金森病药、吩噻嗪类抗精神病药等均有抗胆碱作用,合用后可加重尿潴留、便秘、口干等阿托品样不良反应。

八、注意事项

1. 禁用
(1) 青光眼。
(2) 前列腺肥大。
(3) 儿童脑外伤。
(4) 唐氏综合征。
(5) 痉挛性瘫痪。
(6) 对本品过敏者。

2. 用药注意事项
(1) 阿托品类扩瞳药对正常眼压无明显影响,但对眼压异常或窄角、浅前房眼患者,应用后可使眼压明显升高而有激发青光眼急性发作的危险。故对这类病例和 40 岁以上的患者不应用阿托品滴眼。

(2) 出现眼睑过敏反应或接触性皮炎应该立即停药。

(3) 角膜穿孔或者即将穿孔的角膜溃疡患者慎用。

(4) 用药后视力模糊,特别是看近物体,此时应该避免开车、使用机器和进行其他任何有危险的活动。

(5) 用药后瞳孔散大畏光,可在阳光和强烈灯光下戴太阳眼镜。

九、药物稳定性及贮藏条件

眼膏:密闭,置阴凉(不超过 20℃)、干燥处保存。
眼用凝胶:遮光,密闭,在凉暗处(避光并不超过 20℃)保存。

十、药物经济性评价

基本药物(眼膏剂:1%),医保甲类、乙类,《中国药典》(2020 年版)收载。

托 吡 卡 胺

一、药品名称

1. 英文名　Tropicamide
2. 化学名　N-乙基-2-苯基-N-(4-吡啶甲基)羟丙酰胺

二、药品成分

托吡卡胺

三、剂型与规格

托吡卡胺滴眼液　(1)15mg(6ml);(2)30mg(6ml)

四、适应证及相应的临床价值

用于滴眼散瞳和调节麻痹。

五、用法用量

1. 儿童　婴幼儿对本品的不良反应极为敏感,药物吸收后可引起眼局部皮肤潮红、口干等。

2. 成人 滴眼剂 0.5%~1%溶液滴眼,每次 1 滴,间隔 5 分钟滴第 2 次。

3. 老年人 高龄者容易产生类阿托品样毒性反应,也有可能诱发未经诊断的闭角型青光眼,一经发现应即停药。

六、药理学

1. 药效学及作用机制 本品为抗胆碱药,能阻滞乙酰胆碱引起的虹膜、括约肌及睫状肌兴奋作用。其 0.5% 溶液可引起瞳孔散大;1% 溶液可引起睫状肌麻痹及瞳孔散大。

2. 药代动力学 本品系托品酸的合成衍生物。具有较低的解离常数,眼内通透性良好,组织扩散力强,可能是其起始迅速,维持时间短的原因。本品 0.5%、1%溶液滴眼后 20~30 分钟内散瞳及调节麻痹作用达高峰。随后作用逐渐降低,调节麻痹(残余的)2~6 小时。散瞳(残余的)约 7 小时。

本品的睫状肌调节麻痹作用强度与剂量密切相关,其 0.25%、0.5%、0.75%和 1%四种浓度均有调节麻痹作用。滴眼后,最大残余调节度数分别为 0.25% 3.17 屈光度、1% 1.30 屈光度。残余调节度数能保持在 2.0 屈光度或以下者,0.75%和 1%溶液可维持 40 分钟,0.5%约为 15 分钟。

1%溶液 1 滴眼后隔 5~25 分钟再滴第 2 次,能获得更满意的睫状肌麻痹作用为 20~30 分钟。经 2~6 小时能阅读书报,调节功能于 6 小时内恢复至滴药前水平。

3. 药物不良反应 本品 0.5%溶液滴眼 1~2 次,每次 1 滴的不良反应罕见,1%溶液可能产生暂时的刺激症状。因本品为类似阿托品的药物,故可使闭角型青光眼眼压急剧升高,也可能激发未被诊断的闭角型青光眼。婴幼儿对本品的不良反应极为敏感,药物吸收后可引起眼局部皮肤潮红、口干等。

七、注意事项

1. 禁用 闭角型青光眼者禁用;婴幼儿有脑损伤、痉挛性麻痹及唐氏综合征者反应强烈应禁用。

2. 用药注意事项

(1) 为避免药物经鼻黏膜吸收,滴眼后应压迫泪囊部 2~3 分钟。

(2) 如出现口干、颜面潮红等阿托品样毒性反应应即停用,必要时予拟胆碱类药物解毒。

八、药物稳定性及贮藏条件

密封保存。

九、药物经济性评价

非基本药物,医保甲类,《中国药典》(2020 年版)收载。

复方托吡卡胺

一、药品名称

1. 英文名 Compound Tropicamide

2. 化学名

托吡卡胺:N-乙基-2-苯基-N-(4-吡啶甲基)羟丙酰胺

盐酸去氧肾上腺素:(R)-(-)-α-[(甲氨基)甲基]-3-羟基苯甲醇盐酸盐

二、药品成分

托吡卡胺、盐酸去氧肾上腺素

三、剂型与规格

复方托吡卡胺滴眼液 托吡卡胺 5mg;盐酸去氧肾上腺素 5mg(1ml)。托吡卡胺 25mg;盐酸去氧肾上腺素:25mg(5ml)

四、适应证及相应的临床价值

用于散瞳及检查眼底、屈光度。

五、用法用量

1. 儿童 由于残余调节力的存在,不适合 12 岁以下少年儿童散瞳验光。未成熟新生儿滴用可能发生心率减缓、呼吸停止。对儿童的安全性尚未确立,宜慎用。

2. 成人

(1) 散瞳检查:本品滴入结膜囊,每次 1 滴,间隔 5 分钟再滴第 2 次。本品滴眼后 5~10 分钟开始散瞳,15~20 分钟瞳孔散得最大。约维持一个半小时后开始恢复,5~10 小时瞳孔恢复至滴药前水平。

(2) 屈光检查:应用本品每 5 分钟滴眼 1 次,连续滴 4 次,20 分钟后可作屈光检查。

六、药理学

1. 药效学及作用机制 据文献报道,本品中托吡卡胺具有阿托品样的抗胆碱作用,药物吸收后可引起散瞳及调节麻痹。盐酸去氧肾上腺素具有交感胺作用,表现为散瞳及局部血管收缩。

2. 药物不良反应 偶见眼局部刺激症状。亦可使开角型青光眼患者眼压暂时轻度升高。

3. 药物相互作用 与单胺氧化酶抑制剂或三环类抗抑郁剂同时应用可引起血压明显增高。

七、注意事项

1. 禁用 对本品过敏者和闭角型青光眼患者禁用。

2. 慎用

(1) 有眼压升高因素的前房角狭窄、浅前房者慎用,必要时测量眼压或用缩瞳药。

(2) 高血压、动脉硬化、冠状动脉供血不足、糖尿病、甲状腺功能亢进者慎用。

3. 用药注意事项

(1) 出现过敏症状或眼压升高应停用。

(2) 本品滴眼有作用强、起效快、持续时间短的特点,但瞳孔散大后有 5~10 小时的畏光及近距离阅读困难的现象。

(3) 滴眼后应压迫泪囊部 2~3 分钟,以防经鼻黏膜吸收过多引发全身不良反应。

（4）溶液变色或有沉淀时勿再使用。

（5）不适于12岁以下的少年儿童散瞳验光。

八、药物稳定性及贮藏条件

遮光,密封,在阴凉处(不超过20℃)保存。

九、药物经济性评价

基本药物(滴眼剂:1ml含托吡卡胺5mg,盐酸去氧肾上腺素5mg;5ml含托吡卡胺25mg,盐酸去氧肾上腺素25mg),医保乙类。

卡 替 洛 尔

一、药品名称

1. 英文名　Carteolol
2. 化学名　5-[3-[(1,1-二甲基乙基)氨基]-2-羟丙氧基]-3,4-二氢-2(1H)喹诺酮

二、药品成分

盐酸卡替洛尔

三、剂型与规格

卡替洛尔滴眼液　（1）50mg(5ml);（2）100mg(5ml)。

四、适应证及相应的临床价值

青光眼,高眼压症。

五、用法用量

1. 儿童　本品对于儿童的安全性和疗效尚未确立,请慎用。

2. 成人　滴眼,每次1滴,每日2次。滴于结膜囊内,滴后用手指压迫内眦角泪囊部3~5分钟。效果不明显时,改用2%制剂,每次1滴,每日2次。

六、特殊人群用药

1. 妊娠期　本品对于孕妇的安全性尚未确立,孕妇应慎用。

2. 哺乳期　尚不清楚本品是否通过乳汁分泌,已知同类药物马来酸噻吗洛尔滴眼液滴眼后可在哺乳期妇女乳汁中测到,且对授乳婴儿具有多种潜在不良反应,所以哺乳期妇女应权衡利弊,在医师指导下使用。

七、药理学

1. 药效学及作用机制

（1）盐酸卡替洛尔为非选择性β肾上腺受体拮抗剂,对β$_1$和β$_2$受体均有阻断作用。盐酸卡替洛尔具有极小或不具有局麻作用。

（2）卡替洛尔与其他β受体拮抗剂的主要区别在于它具有内在拟交感活性。

（3）本品对高眼压和正常眼压患者均有降眼压作用,

可使眼压下降22%~25%。

（4）卡替洛尔的主要代谢产物8-羟基-卡替洛尔是一种眼部β受体拮抗剂,也有降眼压作用,它可能与卡替洛尔降眼压作用持续时间较长有关。

（5）本品的降眼压机制主要是减少房水生成,本品对房水经葡萄膜巩膜外流、房水流出易度及巩膜上静脉压无影响。

2. 药代动力学　对家兔单眼滴2% ^{14}C盐酸卡替洛尔0.01ml,滴药眼房水中的放射活性在滴药后1小时达峰值,其大部分为原型。滴药后0.5~1小时,药物向其他眼组织中的转移达峰值,此后迅速消失,未发现在眼组织内的积蓄性。滴药后1小时,滴药眼房水、血浆及对侧眼房水中的放射活性比值为200:5:1。对健康人双眼各滴2%本品1滴,滴药后24小时,滴入量的16%经尿排出,该时的尿中排泄半衰期为5小时,此外,滴眼后爆破的血药浓度在定量界限(5ng/ml)以下。

3. 药物不良反应

（1）偶见下列局部不良反应:视物模糊、畏光、角膜着色,出现暂时性眼烧灼、眼刺痛及流泪、结膜充血。长期连续用于无晶状体眼或有眼底变者时,偶可发生黄斑部水肿、混浊,故需定期测定视力,进行眼底检查。

（2）偶见下列全身不良反应:心率减慢、呼吸困难、无力、头痛、头晕。

（3）罕见不良反应:恶心。

4. 药物相互作用

（1）与肾上腺素合用可引起瞳孔扩大。

（2）正在服用儿茶酚胺耗竭药(如利血平)者,使用本品时应严密观察,因可引起低血压和明显的心动过缓。

（3）不主张两种局部β受体拮抗剂同时应用,对正在应用β受体拮抗剂口服治疗的患者应慎用本品。

（4）本品与钙通道拮抗剂合用应慎重,因可引起房室传导阻滞,左心室衰竭及低血压。对心功能受损的患者,应避免两种药合并使用。

（5）本品与洋地黄类和钙通道拮抗剂合用可进一步延长房室传导时间。

（6）吩噻嗪类药物可增加β受体拮抗剂的降血压作用,因可使相互的代谢途径受到抑制。

八、注意事项

1. 禁用

（1）支气管哮喘者或有支气管哮喘史者,严重慢性阻塞性肺部疾病。

（2）窦性心动过缓,Ⅱ或Ⅲ度房室传导阻滞,明显心衰,心源性休克。

（3）对本品过敏者。

2. 慎用

（1）本品慎用于已知是全身β肾上腺能拮抗剂禁忌证的患者,包括异常心动过缓、Ⅰ度以上房室传导阻滞。

（2）本品慎用于对其他β肾上腺能拮抗剂过敏者。

（3）已有肺功能低下的患者慎用。

3. 用药注意事项

（1）对有明显心脏疾病患者应用本品应监测心率。

（2）本品慎用于自发性低血糖患者及接受胰岛素或降血糖药治疗的患者,因 β 受体拮抗剂可掩盖低血糖症状。

（3）本品不宜单独用于治疗闭角型青光眼。

（4）与其他滴眼液联合使用时,请间隔 10 分钟以上。

（5）本品含氯化苯烷铵,戴软性角膜接触镜者不宜使用。

（6）定期复查眼压,根据眼压变化调整用药方案。

（7）用前应摇匀,避免容器尖端接触眼睛,防止滴眼液污染。

九、药物稳定性及贮藏条件

密闭、室温（10～30℃）保存。

十、药物经济性评价

非基本药物,医保乙类,《中国药典》(2020 年版)收载。

左布诺洛尔

一、药品名称

1. 英文名　Levobunolol
2. 化学名　左旋-5-[3-叔丁氨基-2-羟丙氧基]3,4-双氢-1-(2H)萘酮

二、药品成分

盐酸左布诺洛尔

三、剂型与规格

左布诺洛尔滴眼液　25mg(5ml)

四、适应证及相应的临床价值

对原发性开角型青光眼具有良好的降低眼压疗效。对于某些继发性青光眼,高眼压症,手术后未完全控制的闭角型青光眼以及其他药物及手术无效的青光眼,加用本品滴眼可进一步增强降眼压效果。

五、用法用量

成人:滴入眼睑内。常规剂量滴患眼每次 1 滴,每日 1～2 次。

六、特殊人群用药

1. 妊娠期　对孕妇尚无适当及较好的对照研究,仅在其可能的有益作用大于它对胎儿可能的副作用时才考虑使用左布诺洛尔。

2. 哺乳期　尚不清楚其是否通过乳汁分泌,已知全身性 β 受体拮抗剂及局部用噻吗洛尔可通过乳汁分泌。由于同类药物可通过乳汁分泌,因此哺乳期妇女使用本品应小心。

七、药理学

1. 药效学及作用机制　左布诺洛尔为非选择性 β 肾上腺受体拮抗剂,对 β_1 和 β_2 受体均有阻断作用。左布诺洛尔的拮抗受体作用比它的右旋异构体强 60 倍,但直接心肌抑制作用相同,因此左旋异构体-左布诺洛尔被采用。左布诺洛尔无明显局麻作用及内在拟交感作用。本品降眼压效果与噻吗洛尔同样有效。不管是否伴有青光眼,本品对已有眼压升高和眼压正常患者同样具有降眼压作用。眼压升高是青光眼视野缺损的主要危险因素,眼压愈高,视神经及视野损害的可能性愈大。盐酸左布诺洛尔降眼压最可能的主要机制是降低房水的产生量,本品降低眼压的同时不伴有缩瞳作用,与胆碱能类药物不同,应用本品时不出现与瞳孔缩小有关的视物模糊及夜盲。白内障患者晶状体透光性差,瞳孔收缩可使视物能力进一步下降,而本品可避免此现象的发生。

2. 药代动力学　滴入 1 滴本品 1 小时内可检测到其药物作用,2～6 小时作用达高峰,一次用后,显著药物作用可维持 24 小时。

3. 药物不良反应　可见睑结膜炎、一过性眼烧灼、刺激感、心率下降等,偶有报道本品可降低血压。应用左布诺洛尔还有以下非常罕见的不良反应:心律变化、呼吸困难、虹膜睫状体炎、额痛、头痛、肝酶活性升高、嗳气、一过性共济失调、嗜睡、头晕、瘙痒及荨麻疹。

4. 药物相互作用　孕妇尚无适当及较好的对照研究,仅在其可能的有益作用大于它对胎儿可能的副作用时才考虑使用左布诺洛尔。

八、注意事项

1. 禁用

（1）本品禁用于支气管哮喘或有支气管哮喘史,或有严重的慢性阻塞性肺部疾病的患者。

（2）窦性心动过缓,Ⅱ、Ⅲ度房室传导阻滞,明显心衰,心源性休克的患者禁用。

（3）对本品任何成分已知或可疑过敏者禁用。

2. 慎用

（1）对其他 β 受体拮抗剂过敏者慎用本品。

（2）已有肺功能低下的患者慎用。

（3）自发性低血糖及正在应用胰岛素或降血糖药物的糖尿病患者(尤其是不稳定的糖尿病患者)慎用。

3. 用药注意事项　已知是全身 β 肾上腺素能拮抗剂禁忌的患者应用本品应小心,包括异常心动过缓、Ⅰ度以上的传导阻滞。充血性心功能衰竭应得到适当的控制后,才能使用本品。

有明显心脏疾病患者应监测脉搏。本品含苯扎氯铵,戴软性角膜接触镜者不宜使用。

九、药物稳定性及贮藏条件

遮光,密闭保存。

十、药物经济性评价

非基本药物,医保乙类,《中国药典》(2020 年版)未收载。

噻 吗 洛 尔

一、药品名称

1. 英文名　Timolol
2. 化学名　(S)-1-(叔丁氨基)-3-[(4-吗啉基-1,2,5-噻二唑-3-基)氧]-2-丙醇

二、药品成分

马来酸噻吗洛尔

三、剂型与规格

马来酸噻吗洛尔滴眼液　12.5mg(5ml);25mg(5ml)

四、适应证及相应的临床价值

对原发性开角型青光眼具有良好的降低眼压疗效。对于某些继发性青光眼、高眼压症、部分原发性闭角型青光眼以及其他药物及手术无效的青光眼,加用本品滴眼可进一步增强降眼压效果。

五、用法用量

成人:滴眼,每次 1 滴,每日 1~2 次,如眼压已控制,可改为每日 1 次。如原用其他药物,在改用本品治疗时,原药物不宜突然停用,应自滴用本品的第 2 天起逐渐停用。

六、特殊人群用药

哺乳期:滴眼后可在哺乳期妇女乳汁中测到本品,因对授乳婴儿具有多种潜在不良反应,需根据滴用本品对母亲的重要性决定终止哺乳或终止用药。

七、药理学

1. 药效学及作用机制　马来酸噻吗洛尔是一种非选择性 β 肾上腺能受体拮抗剂,没有明显的内源性拟交感活性和局麻作用,对心肌无直接抑制作用。本品为马来酸噻吗洛尔滴眼液,对高眼压患者和正常人均有降低眼压作用。其降低眼压的确切机制尚不清楚,眼压描记和房水荧光光度研究提示本品的降眼压作用与减少房水生成有关。

2. 药代动力学　动物实验显示,用 0.5%本品对家兔单剂量滴眼,房水和血中的药物峰浓度出现在用药后 30 分钟,半衰期为 1.5 小时。全身吸收的马来酸噻吗洛尔在肝内代谢,70%的药物原型随尿排出。对 6 个接受治疗者的血浆药物浓度测定显示,每日用 0.5%本品滴眼 2 次,早晨滴药后的平均血浆峰浓度为 0.46ng/ml,下午滴眼后的为 0.35ng/ml。

3. 药物不良反应
(1) 最常见的不良反应是眼烧灼感及刺痛。
(2) 心血管系统:心动过缓,心律失常。
(3) 神经系统:头晕,加重重症肌无力的症状,感觉异常,嗜睡,失眠,梦魇,抑郁,精神错乱,幻觉。
(4) 呼吸系统:支气管痉挛,呼吸衰竭,呼吸困难,鼻腔充血,咳嗽,上呼吸道感染。

(5) 内分泌系统:掩盖糖尿病患者应用胰岛素或降血糖药后的低血糖症状。

4. 药物相互作用
(1) 与肾上腺素合用可引起瞳孔扩大。
(2) 不主张两种局部 β 受体拮抗剂同时应用。
(3) 本品与钙通道阻滞剂合用应慎重,因可引起房室传导阻滞,左心室衰竭及低血压。对心功能受损的患者,应避免两种药合并使用。
(4) 正在服用儿茶酚胺耗竭药(如利血平)者,使用本品时应严密观察,因可引起低血压和明显的心动过缓。
(5) 本品与洋地黄类和钙通道拮抗剂合用可进一步延长房室传导时间。
(6) 本品与奎宁丁合用能引起心率减慢等全身 β 受体拮抗的副作用。可能的原因是奎宁丁可抑制 P450 酶和 CYPZD6 对噻吗洛尔的代谢作用。

八、注意事项

1. 禁用
(1) 支气管哮喘者或有支气管哮喘史者,严重慢性阻塞性肺部疾病。
(2) 窦性心动过缓,Ⅱ或Ⅲ度房室传导阻滞,明显心衰,心源性休克。
(3) 对本品过敏者。

2. 用药注意事项
(1) 当出现呼吸急促、脉搏明显减慢、过敏等症状时,请立即停止使用本品。
(2) 使用中若出现脑供血不足症状时应立即停药。
(3) 心功能损害者,使用本品时应避免服用钙离子拮抗剂。
(4) 对无心衰史的患者,如出现心衰症状应立即停药。
(5) 正在服用儿茶酚胺耗竭药(如利血平)者,使用本品时应严密观察。
(6) 冠状动脉疾患、糖尿病、甲状腺功能亢进和重症肌无力患者,用本品滴眼时需遵医嘱。
(7) 本品慎用于自发性低血糖患者及接受胰岛素或口服降血糖药治疗的患者,因 β 受体拮抗剂可掩盖低血糖症状。
(8) 本品不宜单独用于治疗闭角型青光眼。
(9) 与其他滴眼液联合作用时,请间隔 10 分钟以上。
(10) 定期复查眼压,根据眼压变化调整用药方案。
(11) 用前应摇匀,避免容器尖端接触眼睛,防止滴眼液污染。
(12) 运动员慎用。

九、药物稳定性及贮藏条件

遮光,密封保存。

十、药物经济性评价

基本药物(滴眼剂:5ml:12.5mg、5ml:25mg),医保甲

类,《中国药典》(2020年版)收载。

拉坦前列素

一、药品名称

1. 英文名 Latanoprost
2. 化学名 (Z)-7-[(1R,2R,3R,5S)3,5-二羟基-2-[(3R)-3-羟基-5-苯基-1-戊基]环戊基]-5-庚烯酸异丙酯

二、药品成分

拉坦前列素

三、剂型与规格

拉坦前列素滴眼液 (1)125μg(2.5ml);(2)50μg(1ml)

四、适应证及相应的临床价值

降低开角型青光眼和高眼压症患者升高的眼压。

五、用法用量

1. 儿童 本品不推荐用于儿童。
2. 成人 每次1滴,每天1次,滴于患眼。晚间使用效果最好。

本品不可超过每天使用1次,因为用药次数增加会削弱降眼压效果。

如果忘记用药,在下次用药时仍应按常规用药。

与其他滴眼液相同,每次滴眼后应立即按压内眼角处泪囊1分钟以减少全身性吸收(闭塞泪点)。

不推荐联合使用两种或两种以上前列腺素、前列腺素类似物(包括拉坦前列素)。有报道显示,每天使用此类药物一次以上,可能会降低拉坦前列素的降眼压效果,引起反常的眼压升高。

使用本品滴眼前应摘除角膜接触镜(隐形眼镜),并在使用15分钟后才可重新佩戴。

如果还需使用其他眼用药物,至少应间隔5分钟用药。

与其他滴眼液相同,每次滴眼后应按压眼角处泪囊1分钟以减少全身性吸收(闭塞泪点)。

3. 老年人 每次1滴,每天1次,滴于患眼。晚间使用效果最好。

本品不可超过每天使用1次,因为用药次数增加会削弱降眼压效果。

如果忘记用药,在下次用药时仍应按常规用药。

与其他滴眼液相同,每次滴眼后应立即按压内眼角处泪囊1分钟以减少全身性吸收(闭塞泪点)。

不推荐联合使用两种或两种以上前列腺素、前列腺素类似物(包括拉坦前列素)。有报道显示,每天使用此类药物1次以上,可能会降低拉坦前列素的降眼压效果,引起反常的眼压升高。

使用本品滴眼前应摘除角膜接触镜(隐形眼镜),并在使用15分钟后才可重新佩戴。

如果还需使用其他眼用药物,至少应间隔5分钟用药。

与其他滴眼液相同,每次滴眼后应按压眼角处泪囊1分钟以减少全身性吸收(闭塞泪点)。

六、特殊人群用药

1. 妊娠期 本品对人类妊娠安全性的影响尚未建立,但它对妊娠过程,胎儿及新生儿可能存在潜在的药理学影响,所以,孕妇不应使用本品。
2. 哺乳期 拉坦前列素及其代谢物可能会进入乳汁,故哺乳期妇女不应使用本品,或者停止哺乳。

七、药理学

1. 药效学及作用机制 活性成分拉坦前列素为前列腺素$F_{2\alpha}$的类似物,是一种选择性前列腺素FP受体激动剂,能通过增加房水流出而降低眼压。在人类,降低眼压从给药后3~4小时开始,8~12小时达到最大作用。降眼压作用至少可维持24小时。动物和人类的研究均显示药物主要作用机制为增加房水的葡萄膜巩膜旁道流出,虽然在人类也有报道增加了房水流出的便利度(减少引流阻力)。

主要的临床研究证明本品单药治疗有效。虽然未进行明确的联合用药临床研究,但一项为期3个月的研究显示拉坦前列素与β肾上腺素阻断剂(噻吗洛尔)合用有效。短期研究(1周或2周)显示拉坦前列素与肾上腺素激动剂(Dipivalyl Epinephrine)、口服碳酸酐酶抑制剂(乙酰唑胺)合用效果叠加,与胆碱激动剂(毛果芸香碱)合用效果至少部分叠加。

临床研究还显示拉坦前列素对房水的产生无明显影响,对血液-房水屏障无任何作用。

按临床剂量使用以及在猴子的研究中,拉坦前列素对眼内的血循环无影响或影响可忽略不计。但局部用药可能发生轻至中度的结膜或巩膜充血。

行囊外晶状体摘除的猴子长期使用拉坦前列素,用荧光血管造影术确定不会影响视网膜血管。

拉坦前列素短期治疗不会引起后房人工晶状体荧光素渗漏。

临床治疗剂量的拉坦前列素对心血管或呼吸系统未发现有明显的药理作用。

2. 药代动力学 拉坦前列素为异丙酯化的前药,无活性。当水解转化为拉坦前列素酸以后具有生物活性。前药可通过角膜很好地吸收,进入房水的药物在透过角膜时已全部被水解。

人体研究显示房水中药物峰浓度在局部用药后约2小时达到。猴子局部用药后,拉坦前列素先分布于前房,结膜和眼睑,只有很少量的药物到达眼后房。

拉坦前列素酸在眼内几乎没有代谢。代谢主要发生在肝。人血浆中半衰期为17分钟。主要代谢产物1,2-二去甲和1,2,3,4-四去甲代谢物在动物试验中没有或仅有微弱的生物活性,且主要从尿中排泻。

3. 药物不良反应 观察到的绝大多数不良事件均在眼部。在一项5年的开放性的拉坦前列素安全性研究中,33%的患者出现虹膜色素沉着(见"注意事项")。其他的眼部不

良事件一般都是短暂的且只在用药时发生。

依据发生频率,不良事件可分为:很常见(≥1/10),常见(≥1/100且<1/10),少见(≥1/1 000且<1/100),罕见(≥1/10 000且<1/1 000),非常罕见(<1/10 000)。未知(无法从已有数据中估测)。

感染和侵染:未知的有疱疹性角膜炎。

眼:①很常见的有虹膜色素沉着、轻至中度结膜充血、眼刺激(灼烧感、有砂砾感、瘙痒、刺痛和异物感)、睫毛和毫毛变化(变长、变粗、色素沉着、睫毛数量增加)(大多数为日本的患者)。常见的有暂时性点状上皮糜烂(大多无症状)、睑炎、眼痛、畏光。②少见的有眼睑水肿、干眼、角膜炎、视物模糊、结膜炎。③罕见的有虹膜炎/葡萄膜炎(许多患者具有伴随的诱因)、黄斑水肿、有症状的角膜水肿和糜烂、眶周水肿,倒睫毛有时引起眼刺激,在睑板腺腺体开口处双排睫毛(双行睫毛)。④未知的有虹膜囊肿、眶周和眼睑的变化导致眼睑沟加深。

神经系统:未知的有头疼,头晕。

心脏:①非常罕见的有加重心脏病患者的心绞痛;②未知的有心悸。

呼吸、胸和纵隔:罕见的有哮喘、哮喘加重和呼吸困难。

皮肤和皮下组织:①少见的有皮疹;②罕见的有眼睑局部皮肤反应,眼睑皮肤变暗;③未知的有中毒性表皮坏死松解症。

骨骼肌肉和结缔组织:未知的有肌痛,关节疼痛。

全身及给药部位:非常罕见的有胸痛。

儿童:儿童患者中进行的两个短期临床试验(12周,共入组93例,受试者分别为25例和68例)显示儿童的安全性与成人类似,没有出现新的不良事件。在不同年龄的儿童亚群中,安全性也类似。与成人相比,在儿童中出现较为频繁的不良事件是鼻咽炎和发热。

4. 药物相互作用　目前出现了同时使用两种前列腺素类似物滴眼液出现眼压升高的报告。所以,不推荐同时使用两种或多种前列腺素、前列腺素类似物或前列腺素衍生物。

八、注意事项

1. 慎用　炎性和新生血管性青光眼以及炎症性眼睛疾病;闭角型青光眼急性发作;白内障手术围手术期患者;有疱疹性角膜炎史的患者慎用本品,对于炎症活动期单纯疱疹性角膜炎的患者和有复发性疱疹性角膜炎病史的患者应避免本品,尤其和其他前列腺素类似物合用。

慎用于无晶状体、人工晶状体伴晶状体后囊袋撕裂或植入型前房人工晶状体、或者已知有黄斑囊样水肿危险因素的患者;已知有虹膜炎/葡萄膜炎易患危险因素的患者可使用本品,但应谨慎;哮喘患者患者应慎用。

2. 用药注意事项　本品可能会增加虹膜棕色色素的数量而逐渐引起眼睛颜色改变。决定治疗前应告知患者眼睛颜色改变的可能性。单侧治疗可导致永久性的眼睛不对称。

眼睛颜色改变主要在虹膜混合颜色的患者中观察到,

如蓝-棕、灰-棕、绿-棕和黄-棕混合色。颜色改变通常在治疗的头8个月内开始发生,但少数患者也可稍后发生。根据连续摄影获得的证据,临床研究中治疗期超过4年的患者30%可发生此作用。

多数患者虹膜颜色改变轻微,通常临床上观察不到。虹膜混合色患者颜色改变的发生率从7%到85%不等,黄-棕混合色发生率最高。

纯蓝色眼睛未观察到颜色改变,纯灰、绿或棕色眼睛仅观察到极少患者颜色改变。

颜色改变是因为虹膜基底的黑素细胞中黑色素含量增加,而非黑素细胞数量本身增加。典型特征为瞳孔周围棕色色素沉着呈向心性向四周分布,但整个虹膜或部分虹膜呈更深的棕色。一旦停药,虹膜棕色色素不会再进一步加深。到目前为止,在临床研究中,这种改变不伴有任何症状或病理改变。

治疗不会影响虹膜的痣或斑点。小梁网或前房其他部位色素积聚未在临床研究中观察到。已获得的大于5年的长期用药经验显示虹膜色素沉着无任何不良的临床作用或影响,有虹膜色素沉着的患者仍可继续使用本品。但患者应定期检查,视临床状况,如需要可停用本品治疗。

本品用于慢性闭角型青光眼、植入人工晶状体的开角型青光眼和色素性青光眼仅有有限经验。本品尚无用于炎性和新生血管性青光眼以及炎症性眼睛疾病的经验。本品对瞳孔无作用或作用很小,但本品尚无用于闭角型青光眼急性发作的经验。所以,在获得更多经验以前,建议在以上情况时应慎用本品。

本品用于白内障手术围手术期的研究数据有限,应慎用于此类患者。

有疱疹性角膜炎病史的患者慎用本品,对于炎症活动期单纯疱疹性角膜炎的患者和有复发性疱疹性角膜炎病史的患者应避免本品,尤其和其他前列腺素类似物合用。

在无晶状体、人工晶状体伴晶状体后囊袋撕裂或植入前房人工晶状体、或者已知有黄斑囊样水肿危险因素的患者(如糖尿病视网膜病变和视网膜静脉闭塞)中已有的黄斑水肿病例的报告。

故本品应慎用于无晶状体、人工晶状体伴晶状体后囊袋撕裂或植入型前房人工晶状体、或者已知有黄斑囊样水肿危险因素的患者。

已知有虹膜炎/葡萄膜炎易患危险因素的患者可使用本品,但应谨慎。

哮喘患者使用本品经验有限,目前有一些上市后使用本品出现哮喘和/或呼吸困难恶化的报告。所以,在获得足够经验以前,这些患者应慎用。

观察到眶周皮肤颜色改变,多数为日本人群的报道。目前的经验表明,眶周皮肤颜色改变不是永久性的,有些患者继续使用本品治疗后此改变消失。

拉坦前列素可能会逐渐改变被治疗眼的眼睑和毫毛及其周围区域,这些变化包括变长、变粗、变深、睫毛或体毛数量增加和倒睫毛。睫毛的变化在停药后是可逆的。

对驾驶及操作机器能力的影响:本品对驾驶及操作机

器的能力有轻微或中度影响。

与其他眼部用药相似,滴入药液可能引起一过性视力模糊。建议患者在症状消失后再驾驶及操作机器。

九、药物稳定性及贮藏条件

开封前 2~8℃冷藏,避光保存。

开封后可在低于 25℃室温下保存,4 周内用完。

十、药物经济性评价

非基本药物,医保乙类,《中国药典》(2020 年版)未收载。

曲伏前列素

一、药品名称

1. 英文名　Travoprost

2. 化学名　(E)-7-[(1R,2S,3R,5S)-3,5-二羟基-2-[(E)-3-羟基-4-[3-(三氟甲基)苯氧基]丁-1-烯基]环戊基]庚-5-烯酸异丙醚

二、药品成分

曲伏前列素

三、剂型与规格

曲伏前列素滴眼液　0.1mg(2.5ml)

四、适应证及相应的临床价值

降低开角型青光眼或高眼压症患者升高的眼压,这些患者对使用其他降眼压药不耐受或疗效不佳。

五、用法用量

成人:推荐用量每晚 1 次,每次 1 滴,滴入患眼。剂量不能超过每天 1 次,因为频繁使用会降低药物的降眼压效应。本品的降眼压作用大约在用药 2 小时后开始出现,在 12 小时达到最大。本品可以和其他眼局部用药一起用于降眼压。同时使用不止一种眼药时,每种药物的滴用时间至少间隔 5 分钟。

六、特殊人群用药

1. 妊娠期　只有在怀孕期间证明对胎儿有益,才可使用本品。

2. 哺乳期　放射性同位素标记的曲伏前列素和/或它的代谢产物会分泌到乳汁中。是否这种药物或它的代谢物会分泌到人类乳汁中尚不清楚。因为许多药物会分泌到乳汁中,所以在哺乳期妇女中应用本品时应特别小心。

七、药理学

1. 药效学及作用机制　曲伏前列素游离酸是一种选择性的 FP 前列腺素类受体激动剂,据报道 FP 前列腺素类受体激动剂可通过增加葡萄膜巩膜通路房水外流的机制来降低眼压。至今尚未清楚其准确的作用机制。

2. 药代动力学

(1)吸收:曲伏前列素通过角膜吸收,被水解为具有生物学活性的游离酸。4 个多剂量药代研究(总共有 107 名受试者)显示,2/3 患者的游离酸的血浆浓度低于 0.01ng/ml(分析的定量限)。在可计量血浆浓度的受试者中($N=38$),平均血浆 C_{max} 为(0.018±0.07)ng/ml(范围从 0.01~0.052ng/ml),并在 30 分钟内达到最高峰。从这些结果我们可以认为曲伏前列素的血浆半衰期为 45 分钟。第 1 天和第 7 天间的血浆浓度无差异,显示较早的稳态且无显著蓄积现象。

(2)代谢:曲伏前列素是异丙酯前体,能很快被角膜酯酶水解为具有生物学活性的游离酸,在全身代谢中,曲伏前列素游离酸能被氧化代谢为非活性代谢产物。生物转化包括 α(碳酸)链的 β-氧化产生 1,2-二醇,和 1,2,3,4-四醇的类似物、15-羟基部分氧化,及 13,14 双键还原作用。

(3)排泄:曲伏前列素游离酸从血浆中的排泄非常迅速,通常在给药后的 1 小时内就会低于限量。从 14 名患者中评估曲伏前列素最终排泄的半衰期,在曲伏前列素眼局部用药中,有低于 2% 的曲伏前列素游离酸在 4 小时内从尿中排出。

3. 药物不良反应　在本品的临床对照研究中,观察到的最常见眼部不良反应是眼充血,见于 35%~50% 的患者。大约 3% 的患者因结膜充血停止用药。5%~10% 的眼部不良反应包括视力下降,眼部不适,异物感,疼痛,瘙痒。1%~4% 的眼部不良反应包括视力异常、眼睑炎、视力模糊、白内障、炎性细胞、结膜炎、干眼、眼部不适、房闪、虹膜异色症、角膜炎、睑缘结痂、畏光、结膜下出血和流泪。

非眼部不良反应占 1%~5%,包括外伤、心绞痛、焦虑、关节炎、背痛、心动过缓、气管炎、胸痛、感冒综合征、抑郁、消化不良、胃肠功能紊乱、头痛、高胆固醇血症、高血压、低血压、感染、疼痛、前列腺功能紊乱、窦炎、尿失禁和尿道感染。

八、注意事项

1. 禁用　急性眼部感染的患者应禁止使用本品。在佩戴接触性镜片期间应禁止使用 0.004% 曲伏前列素滴眼液。

2. 慎用　具有眼部感染史(虹膜炎/葡萄膜炎)患者应谨慎使用本品。

3. 用药注意事项　据报告多剂量包装的眼局部用药在使用过程中,可引发细菌性角膜炎。眼药瓶可能不经意的被患者污染,而多数患者常常伴发角膜疾病或角膜上皮有缺损。患者虹膜棕色素可能逐步增加,这些改变可能在几个月或几年都不被发现。在多色系虹膜患者中,眼部颜色的改变最明显,例如棕-兰、棕-灰、棕-黄和棕-绿;然而这种改变也出现在棕色眼的患者中。根据文献报道,这种颜色的改变是由于虹膜基质色素细胞内容物增加的结果,但目前对其作用机制尚未清楚。通常棕色素从受影响眼的瞳孔周围向外周呈向心性分布,但整个虹膜或部分虹膜颜色会变深。患者应根据情况定期进行检查,直到加深逐渐明显。如果色素沉着发生应停止治疗。

患者应注意含有苯扎氯铵的 0.004% 曲伏前列素滴眼液可能被接触性镜片吸收,因此在使用本品前应将接触性镜片摘除。在滴入本品 15 分钟后再重新戴入镜片。

九、药物稳定性及贮藏条件

2~25℃下保存。远离儿童,开盖 6 周后应丢弃。

十、药物经济性评价

非基本药物,医保乙类,《中国药典》(2020 年版)未收载。

比马前列素(贝美前列素)

一、药品名称

1. 英文名 Bimatoprost
2. 化学名 (Z)-7-[(1R,2R,3R,5S)-3,5-二羟基-2-[(1E,3S)-3-羟基-5-苯基-1-戊烯基]环戊基]-5-N-乙基庚烯酰胺

二、药品成分

贝美前列素

三、剂型与规格

比马前列素(贝美前列素)滴眼液 (1) 1.5mg(5ml);(2) 0.9mg(3ml)

四、适应证及相应的临床价值

本品用于降低对其他降眼压制剂不能耐受或不够敏感的开角型青光眼及高眼压症患者的眼压。

五、用法用量

1. 成人 推荐剂量为每日 1 次,每晚滴 1 滴于患眼。每日使用本品的次数不得超过 1 次,因为有资料表明频繁使用本品可导致其降眼压效果减弱。首次滴用本品约 4 小时后眼压开始降低,于 8~12 小时之内作用达到最大。本品可以与其他滴眼剂同时使用以降低眼压。如果同时使用多种治疗药物,则每两种药物的使用应至少间隔 5 分钟。

2. 老年人 使用本品的安全性和有效性在老年人和成人之间没有明显的临床差异。

六、特殊人群用药

1. 妊娠期 对孕妇使用本品还缺少足够有良好对照的研究。因为动物的生殖实验还不能直接预见人类的反应,仅当使用本品的益处远远大于其带给胎儿的危险性时,方可给孕妇使用。

2. 哺乳期 虽然动物实验表明动物的乳汁中分泌有贝美前列素,但本品是否会从人类乳汁中分泌还不清楚。由于许多药物都会分泌入乳汁中,因此给哺乳期妇女使用本品应谨慎。

七、药理学

1. 药效学及作用机制 贝美前列素为一种合成的前列酰胺,是具有降低眼压活性的前列腺素结构类似物,选择性地模拟了天然存在的前列酰胺的作用。贝美前列素被认为是通过增加房水经小梁网及葡萄膜巩膜两条外流途径而降低眼压(IOP)的。高眼压是导致青光眼性视野缺损的主要因素。眼压越高,视神经受损及视野缺损的危险性越大。

2. 药代动力学 有报道本品会引起色素组织的变化。包括色素增加、睫毛增生和虹膜及眶周组织(眼睑)的色素增加。这些变化可能是永久性的。本品可逐渐改变眼睛的颜色,通过增加黑色素细胞中的黑素体(色素颗粒)数目使虹膜中的褐色素增加。本品对色素细胞的长期影响以及对黑色素细胞的潜在损伤和/或色素颗粒在眼睛其他部位的沉积情况目前还不清楚。

3. 药物不良反应 临床试验中,有 15%~45% 的患者使用本品曾分别出现不良事件,最常见的不良事件按发生的概率降序排列为:结膜充血、睫毛增生、眼部瘙痒。大约有 3% 的患者因结膜充血而中断治疗。有 3%~10% 的患者曾出现如下的眼部不良事件,按发生的概率降序排列为眼睛干涩、视觉障碍、眼部烧灼感、异物感、眼睛痛、眼周皮肤色素沉着、睑缘炎、白内障、浅层点状角膜炎、眼睑红斑、眼部刺激和睫毛颜色变深。据报道约有 1%~3% 的患者曾有如下的不良事件,按发生的概率降序排列为眼睛分泌物、流泪、畏光、过敏性结膜炎、视疲劳、虹膜色素沉着增加和结膜水肿。报道有不到 1% 的患者曾出现眼内炎症,如虹膜炎。据报道约有 10% 的患者出现的全身性不良事件为感染(主要为感冒和上呼吸道感染)。有 1%~5% 的患者曾出现下述全身性不良事件,按发生概率降序排列为头痛、肝功能异常、乏力和多毛症。

4. 药物相互作用 本品可以与其他滴眼剂同时使用以降低眼压。如果同时使用多种治疗药物,则每 2 种药物的使用应至少间隔 5 分钟。

八、注意事项

1. 慎用 患有活动性内眼炎症(如葡萄膜炎)的患者须慎用本品。佩戴角膜接触镜时不应使用本品。

2. 用药注意事项 有报道患者因使用多剂量包装的滴眼液而致细菌性角膜炎。大多数情况下,包装容器是由于患者同时患有角膜疾病或眼睛上皮表面破裂而被污染的。患者虹膜褐色素沉着的变化是逐渐发生的,可能在数月内至数年内也不会有明显变化。通常,褐色素沉着以瞳孔为中心向外围进行扩散,但是整个虹膜或部分虹膜的褐色也会更深。应该经常检查患者眼睛的颜色变化,以便提供更多有关色素沉着的信息,并且依据临床情况,如果色素沉着继续则应停止用药。停止用药后虹膜的褐色素不会再增加,但已改变的颜色可能是永久性的。虹膜上的痣和斑点不受治疗的影响。患有活动性内眼炎症(如葡萄膜炎)的患者须慎用本品。曾有报道,有患者使用本品后出现了黄斑水肿包括囊样黄斑水肿。无晶状体患者、晶状体后囊撕裂

的假性无晶状体患者或已知有黄斑水肿危险的患者应慎用本品。本品治疗闭角型、炎性及出血性青光眼尚无评价。佩戴有角膜接触镜时不应使用本品。患者须知:患者应被告知,部分患者使用此药会出现睫毛变长、颜色变深,眼部皮肤颜色加深的现象,此现象可能是永久性的。有些患者的虹膜颜色会慢慢加深,可能是永久性的。只需要治疗单侧眼睛的患者应该被告知出现两眼间睫毛长度、颜色或粗细不同和/或两眼的眼睑皮肤及虹膜颜色不同的可能。患者应该被告知切勿将药瓶的瓶口直接接触眼睛、眼周组织、手指以及其他物体的表面,以免药液被可致眼睛感染的细菌污染。使用被污染的药液会严重损伤眼睛进而使视力下降。患者应该被告知在使用过程中,若眼部出现任何状况(如外伤或感染)或进行眼科手术,应立即咨询医师是否可以继续使用此多剂量包装的滴眼液。患者应该被告知在使用过程中,若眼部出现反应,特别是结膜炎和眼睑反应时应及时咨询医师。使用本品前应当摘下角膜接触镜,并在滴药 15 分钟后再佩戴。应告诉患者本品中含有的苯扎氯铵会被软性角膜接触镜吸收。如果同时还使用其他药物,每两种药物的使用至少应间隔五分钟。

九、药物稳定性及贮藏条件

保持包装完整,贮存于 2~25℃。

十、药物经济性评价

非基本药物,医保乙类,《中国药典》(2020 年版)未收载。

溴莫尼定

一、药品名称

1. 英文名　Brimonidine
2. 化学名　5-溴-6-(2-咪唑双烯氨)喹喔啉 L-酒石酸

二、药品成分

酒石酸溴莫尼定

三、剂型与规格

酒石酸溴莫尼定滴眼液　10mg(5ml)

四、适应证及相应的临床价值

本品适用于降低开角型青光眼及高眼压症患者的眼压。部分患者长期使用本品时,其降低眼压的作用逐渐减弱。作用减弱出现的时间因人而异,因此应予以密切监视。

五、用法用量

1. 儿童　儿童应用的安全性及有效性尚未建立。已有报道婴儿使用溴莫尼定出现心搏徐缓、血压过低、降低体温、张力减弱以及呼吸暂停的症状。
2. 成人　滴入眼睑内。常规剂量滴患眼每日 2 次,每次 1 滴。眼压在下午达高峰的患者或眼需额外控制的患者,下午可增加一滴。

六、特殊人群用药

1. 妊娠期　未进行孕妇使用本品的研究,但在动物研究中有极少量的溴莫尼定可通过胎盘,进入胎鼠的循环系统。因此只有判定本品可能给母亲带来的利益大于给胎儿带来的潜在危险时,方可使用。
2. 哺乳期　虽然在动物实验中已发现酒石酸溴莫尼定随乳汁排出,但本品是否亦随母乳排出,尚不明确。因此是否停止授乳或停止用药,应视本品对哺乳期妇女的重要性而定。

七、药理学

1. 药效学及作用机制　酒石酸溴莫尼定为一种 α 肾上腺素能受体激动剂。用药后 2 小时降眼压效果达到峰值。在动物及人体中用荧光光度测定法进行的研究表明,酒石酸溴莫尼定具有双重的作用机制:既减少房水的生成,又增加葡萄膜巩膜的外流。

临床药理研究:眼压升高是造成青光眼性视野缺损的主要危险因素。眼压越高,视神经受损和视野缺损的可能性也就越大。酒石酸溴莫尼定有降低眼压的作用,而对心血管和肺功能的影响很小。在多项长达 1 年与 0.5%噻吗洛尔对比的临床研究中,酒石酸溴莫尼定滴眼液降低眼压为 4~6mmHg,噻吗洛尔约 6mmHg。因未能适当地控制眼压而退出研究的受试者占 8%,其中 30%发生在治疗的第一个月。因各种不良反应而未继续用药者约占 20%。

2. 药代动力学　眼部给予 0.2%溶液后,血浆浓度于 1~4 小时内达到峰值,然后下降,全身的半衰期约为 3 小时。在人体中,溴莫尼定的全身代谢是广泛的。主要代谢部位为肝。原型药物及其代谢物主要经肾排泄。口服放射性标记的溴莫尼定后,约 87%的药物在 120 小时内被清除,尿中约占 74%。

3. 药物不良反应　有 10%~30%的受试者曾出现以下不良反应,按降序排列,包括口干、眼部充血、烧灼感及刺痛感、头痛、视物模糊、异物感、疲劳/倦怠、结膜滤泡、眼部过敏反应以及眼部瘙痒。有 3%~9%的受试者曾出现以下不良反应,按降序排列,包括角膜染色/糜烂、畏光、眼睑红斑、眼部酸痛/疼痛、眼部干燥、流泪、上呼吸道症状、眼睑水肿、结膜水肿、头晕、睑炎、眼部刺激、胃肠道症状、虚弱无力、结膜变白、视物异常以及肌肉痛。有不足 3%的患者曾出现以下不良反应,包括眼睑痂、结膜出血、味觉异常、失眠、结膜分泌物增多、精神抑郁、高血压、焦虑、心悸、鼻干以及晕厥。

4. 药物相互作用　虽然尚未对本品的药物间相互作用做过专门的研究,但与中枢神经系统抑制药(酒精、巴比妥类、鸦片制剂、镇静剂或麻醉剂)产生叠加作用或使之强化的可能性应予以考虑。临床研究中并未发现本品对脉搏或血压有明显影响,但由于 α 受体激动剂也有使脉搏减慢或使血压降低的可能。因此,在同时使用 β 受体拮抗剂(眼局部用或全身用),抗高血压药和/或强心苷药物时,亦应予以注意。文献中报道三环类抗抑郁药可使全身用可乐定的降压作用减弱。同时使用这类药物是否会干扰本品的降眼压作用,尚不明确。滴本品后是否影响循环中的儿茶酚胺水平亦无资料可寻。然而,当患者服用能影响循环中胺类的代谢或摄取的三环类抗抑郁药时,应慎用本品。

八、注意事项

1. 禁用　本品禁用于对酒石酸溴莫尼定或本品中任何成分过敏者。亦禁用于使用单胺氧化酶抑制剂治疗的患者。

2. 慎用　当患者服用能影响循环中胺类的代谢或摄取的三环类抗抑郁药时,应慎用本品。

3. 用药注意事项　尽管临床研究中本品对患者的血压影响甚小,但有严重心血管疾患的患者使用时仍应谨慎。由于未进行肝或肾功能受损患者使用本品的研究,故在治疗此类患者时,应谨慎。精神抑郁,大脑或冠状动脉功能不全,雷诺现象,直立性低血压,血栓闭塞性脉管炎的患者,使用本品均应谨慎。研究期间某些患者使用本品的作用减弱。使用酒石酸溴莫尼定滴眼液治疗时,在第一个月观察到降眼压作用未必都能反映长期降眼压的水平,对每日2次用药尚不能很好控制眼压的患者下午应再增加1滴。对使用降眼压药物的患者,应按常规定期监测眼压。患者须知:本品中使用的保存剂为苯扎氯铵,而苯扎氯铵有可能被软性接触镜吸收。因此应向佩戴软性接触镜的患者说明,在滴用本品后至少等待15分钟再佩戴。与各种α肾上腺素能受体激动剂一样,本品亦可使某些患者产生疲劳和/或倦怠,因此应提醒从事危险作业的患者使用本品有出现精神集中下降的可能性。

九、药物稳定性及贮藏条件

25℃以下贮存。

十、药物经济性评价

非基本药物,医保乙类,《中国药典》(2020年版)未收载。

乙酰唑胺

参见(第二章　神经系统药物　7　抗癫痫药)

毛果芸香碱

一、药品名称

1. 英文名　Pilocarpine
2. 化学名　4-[(1-甲基-1*H*-咪唑-5-基)甲基]-3-乙基二氢-2(3*H*)-呋喃酮硝酸盐

二、药品成分

硝酸毛果芸香碱

三、剂型与规格

硝酸毛果芸香碱滴眼液　25mg(5ml)

四、适应证及相应的临床价值

用于急性闭角型青光眼,慢性闭角型青光眼,开角型青光眼,继发性青光眼等。本品可与其他缩瞳剂、β受体拮抗剂、碳酸酐酶抑制剂、拟交感神经药物或高渗脱水剂联合用于治疗青光眼。检眼镜检查后可用本品滴眼缩瞳以抵消睫状肌麻痹剂或扩瞳药的作用。

五、用法用量

1. 儿童　儿童要慎用本品,因患儿体重轻,易用药过量引起全身中毒。

2. 成人

(1)慢性青光眼,0.5%~4%溶液,每次1滴,每日1~4次。

(2)急性闭角型青光眼急性发作期,1%~2%溶液每次1滴,每5~10分钟滴眼1次,3~6次后每1~3小时滴眼1次,直至眼压下降(注意:对侧眼每6~8小时滴眼1次,以防对侧眼闭角型青光眼的发作)。

(3)缩瞳:对抗散瞳作用,1%溶液滴眼1滴2~3次;先天性青光眼房角切开或外路小梁切开术前,1%溶液,一般滴眼1~2次;虹膜切除术前,2%溶液,每次1滴。

六、特殊人群用药

1. 妊娠期　本品对于孕妇用药的安全性尚未确定,故应慎用。

2. 哺乳期　本品对于哺乳期妇女用药的安全性尚未确定,故应慎用。

七、药理学

1. 药效学及作用机制　毛果芸香碱是一种具有直接作用的拟胆碱药物,通过直接刺激位于瞳孔括约肌、睫状体及分泌腺上的毒蕈碱受体而起作用。毛果芸香碱通过收缩瞳孔括约肌,使周边虹膜离开房角前壁,开放房角,增加房水排出。同时本品还通过收缩睫状肌的纵行纤维,增加巩膜突的张力,使小梁网间隙开放,房水引流阻力减小,增加房水排出,降低眼压。

2. 药代动力学　本品的角膜透性良好。动物实验显示,用2%本品对家兔单剂量滴眼,房水中的药物峰浓度出现在用药后的30分钟。用1%本品滴眼后,10~30分钟开始缩瞳,降眼压作用达峰时间约为75分钟。缩瞳持续时间为4~8小时。维持降眼压作用时间(与药物浓度有关)为4~14小时。

3. 药物不良反应　可有眼刺痛,烧灼感,结膜充血引起睫状体痉挛,浅表角膜炎,颞侧或眼周头痛,诱发近视。此眼部不良反应通常发生在治疗初期,并在治疗过程中消失。老年人和晶状体混浊的患者在照明不足的情况下会有视力减退。有使用缩瞳剂后视网膜脱离的罕见报告。长期使用本品可出现晶状体混浊。局部用药后出现全身不良反应的情况罕见,但偶见特别敏感的患者,局部常规用药后出现流涎、出汗、胃肠道反应和支气管痉挛。

4. 药物相互作用

(1)本品与β受体拮抗剂、碳酸酐酶抑制剂、α和β肾上腺素能受体激动剂或高渗脱水剂联合使用有协同作用。

(2)本品与拉坦前列素合用可降低葡萄膜巩膜途径房水流出的量,减低降眼压作用。

（3）与局部抗胆碱药物合用将干扰本品的降眼压作用。与适量的全身抗胆碱药物合用,因全身用药到达眼部的浓度很低,通常不影响本品的降眼压作用。

八、注意事项

1. 禁用　禁用于任何不应缩瞳的眼病患者,如虹膜睫状体炎,瞳孔阻滞性青光眼等。

2. 慎用　哮喘,急性角膜炎慎用。

3. 用药注意事项

（1）瞳孔缩小常引起暗适应困难,应告知需在夜间开车或从事照明不好的危险职业的患者特别小心。

（2）定期检查眼压。如出现视力改变,需查视力、视野、眼压描记及房角等,根据病情变化改变用药及治疗方案。

（3）为避免吸收过多引起全身不良反应,滴眼后需用手指压迫泪囊部 1~2 分钟。

（4）如意外服用,需给予催吐或洗胃;如过多吸收出现全身中毒反应,应使用阿托品类抗胆碱药进行对抗治疗。

（5）眼用制剂在启用后最多可使用 4 周。

九、药物稳定性及贮藏条件

遮光,密闭,在凉暗处保存。

十、药物经济性评价

基本药物(滴眼剂:5ml:25mg),医保甲类,《中国药典》(2020 年版)收载。

奥 布 卡 因

一、药品名称

1. 英文名　Oxybuprocaine
2. 化学名　4-氨基-3-丁氧基苯甲酸二乙基氨基乙基酯

二、药品成分

盐酸奥布卡因

三、剂型与规格

盐酸奥布卡因滴眼液　2mg(0.5ml);80mg(20ml)

四、适应证及相应的临床价值

眼科领域内的表面麻醉。

五、用法用量

1. 儿童　根据年龄、体质适当增减。
2. 成人　滴眼 1~4 滴。
3. 老年人　根据年龄、体质适当增减。

六、特殊人群用药

1. 妊娠期　对于孕妇或可能怀孕的妇女,只有在判断其治疗的益处高于可能发生的危险时才可使用。

2. 其他人群　一般来说,高龄者的生理功能低下,应予以注意。

七、药理学

1. 药效学及作用机制机制

（1）麻醉效果的显效及其持续时间:对健康人 5 例 10 眼用本品滴眼 1 滴后,依照 Frey 角膜知觉测定法以 $3g/mm^2$ 的压力用毛发触压角膜中央部,以此时的角膜知觉消失为基准对麻醉效果进行了判定。结果,本品的麻醉效果显效时间平均为 16 秒,麻醉持续时间平均为 13 分 51 秒。

（2）表面麻醉强度(家兔):家兔的角膜麻醉试验显示,盐酸奥布卡因的表面麻醉强度约为可卡因的 20 倍。

（3）临床应用:对于 22 例白内障囊外摘除,虹膜切除,创伤修复等数种眼科手术病例,作为局部麻醉剂间隔 2 分钟滴本剂 6~7 滴,作为血管收缩剂并用 1 000 倍肾上腺素液进行手术。获得了在无痛状态下实施手术的效果。

2. 药代动力学　角膜的药物动态:将家兔离体角膜置于 1%盐酸奥布卡因液中浸泡 3 分钟后测定其组织的药物浓度,角膜上皮为 70.6mg/100ml,角膜实质为 7.55mg/100ml,上皮的摄入为实质的 10 倍。此外,同法将家兔离体角膜置于 1%盐酸奥布卡因液中浸泡 3 分钟,分别置于 1 分钟、15 分钟、30 分钟后测定其角膜中的药物浓度。放置 1 分钟后的为 21.95mg/100ml,放置 15 分钟后的为 7.39mg/100ml,约为 1 分钟值的 1/3,放置 30 分钟后降至 4.24mg/100ml。

血浆中药物动态:用酯酶可将盐酸奥布卡因加水分解成 4-氨基-3-丁氧基安息香酸与二乙氧基乙醇,但是其代谢速度依动物种类不同而有较大的差异。离体标本中,人血浆中的半衰期在 2~3 分钟以内,而猫及大鼠血浆中的半衰期分别为 20 分钟及 45 分钟。

3. 药物不良反应　严重不良反应:有可能引起休克、过敏样症状,应充分进行观察。当发现恶心、面色苍白、红斑、皮疹、呼吸困难、血压降低、眼睑浮肿等症状时应停止给药,予以妥善处置。其他不良反应:当出现不良反应时应采取停止使用等适当的措施。

八、注意事项

1. 禁用　对本品的成分或对苯甲酸甲酯(除外可卡因)类局部麻醉剂有过敏史的患者。

2. 用药注意事项　不可单纯作为镇痛剂使用,不可用作注射剂使用。使用时忌频繁使用。为了防止药液污染,滴眼时要注意避免容器前部直接接触眼部。

其他注意事项:勿将本品交给患者。

九、药物稳定性及贮藏条件

密封容器,室温保存(1~30℃)。

十、药物经济性评价

非基本药物,医保乙类,《中国药典》(2020 年版)未收载。

丙 美 卡 因

一、药品名称

1. 英文名　Proparacaine
2. 化学名　2-[（3-氨基-4-丙氧芬基）-氧代甲氧基]乙基-二乙基氯化铵

二、药品成分

盐酸丙美卡因

三、剂型与规格

盐酸丙美卡因滴眼液　75mg（15ml）

四、适应证及相应的临床价值

眼科表面麻醉,如眼压计测量眼压;手术缝合及取异物;结膜及角膜刮片,前房角膜检查,三面镜检查以及其他需表面麻醉的操作。

五、用法用量

成人用法用量如下:
1. 短时间麻醉　操作前1~2滴,必要时可追加1滴。
2. 取异物或缝线拆除等小手术　每5~10分钟1~2滴,1~3次。
3. 长时间麻醉如白内障摘除术等　每5~10分钟1~2滴,3~5次。

六、注意事项

用药注意事项:
1. 甲状腺功能亢进或心脏病患者使用本品应特别慎重。
2. 表面麻醉剂不宜长期使用,长期使用可能引起角膜损伤,视力减退或伤口愈合延迟。
3. 使用本品时应防止异物进入眼内并禁止揉擦眼睛。
4. 应远离儿童。

七、药物稳定性及贮藏条件

长期保存应置于2~8℃,溶液变色后请勿使用。

八、药物经济性评价

非基本药物,非医保,《中国药典》(2020年版)未收载。

聚 乙 二 醇

参见(第五章　消化系统药物 5　泻药和止泻药)

羟丙甲纤维素

一、药品名称

1. 英文名　Hypromellose
2. 化学名　羟丙基甲基纤维素

二、药品成分

羟丙甲纤维素

三、剂型与规格

羟丙甲基纤维素滴眼液　50mg（10ml）

四、适应证及相应的临床价值

滋润泪液分泌不足的眼睛,消除眼部不适。

五、用法用量

1. 儿童　每日3次,每次1~2滴。
2. 成人　每日3次,每次1~2滴。
3. 老年人　每日3次,每次1~2滴。

六、特殊人群用药

1. 妊娠期　无特殊禁忌。
2. 哺乳期　无特殊禁忌。

七、药理学

1. 药效学及作用机制　羟丙甲纤维素是纤维素的部分甲基和部分聚羟丙基醚,它可溶于冷水中形成具有一定黏性的溶液,其性质与泪液中的黏弹性物质(主要是黏蛋白)接近,因此,可以作为人工泪液来使用。其作用机制为:通过聚合物的吸附作用附着于眼球表面,而模拟结膜黏蛋白的作用,从而改善眼部黏蛋白减少的状态,并增加泪液减少状态下的眼球滞留时间。这种吸附作用不依赖于溶液的黏度,因此就确保了很低黏度的溶液也能有一种很持久的润湿作用。另外,通过明显降低清洁的角膜表面接触角而增加角膜的润湿作用,它还能增加角膜前泪膜的稳定性,这一点已通过泪膜破裂试验研究得到了证实。
2. 药代动力学　本品无眼局部使用的药代动力学数据报道。眼内滴入含羟丙甲纤维素的溶液后,大约给药量的98%在24小时后通过小梁网被清除,并不发生眼内代谢。
3. 药物不良反应　在极少数人中可能会引起眼部不适,如眼睛疼痛,视力模糊,持续结膜充血或出现眼睛刺痛感。如上述症状明显或持续存在,则应停止使用该药,去医院检查。

八、注意事项

用药注意事项:
1. 均勿将滴瓶头接触眼睑及其他表面,以防污染。
2. 请将本品放于儿童接触不到的地方。
3. 开瓶一个月后,不宜再继续使用。

九、药物稳定性及贮藏条件

密闭保存。

十、药物经济性评价

非基本药物,非医保,《中国药典》(2020 年版)未收载。

羧甲基纤维素钠

一、药品名称

1. 英文名 Carboxymethylcellulose Sodium
2. 化学名 纤维素羧甲基醚钠盐

二、药品成分

羧甲基纤维素钠

三、剂型与规格

羧甲基纤维素钠滴眼液 5mg/ml

四、适应证及相应的临床价值

用于缓解眼部干燥或因暴露于阳光或风沙所引起的眼部烧灼、刺痛等不适感,也是防止进一步刺激的保护剂。

五、用法用量

成人:用于缓解眼部干燥或因暴露于阳光或风沙所引起的眼部烧灼、刺痛等不适感,也是防止进一步刺激的保护剂。

六、药理学

药效学及作用机制:本品为一种人工泪液,能润湿眼部,并在一定时间内保持眼部的水分。

七、注意事项

1. 本品只可外用。
2. 为防止污染,勿将瓶嘴触及任何物体表面。不可重复使用,用后即弃。
3. 瓶嘴不得接触眼睛。
4. 如果应用时,感觉眼痛、视力改变、眼睛持续充血或刺激感、症状加重或症状持续 72 小时以上,则应停止用药并咨询医师。
5. 包装完好的滴眼液方可使用。
6. 对本品过敏者禁用,过敏体质慎用。
7. 本品性状发生改变时禁止使用。
8. 如果药液变色或混浊,则不应使用。
9. 请将本品放在儿童不能接触的地方。
10. 儿童必须在成人监护下使用。
11. 如正在使用其他药品,使用本品前请咨询医师或药师。
12. 对于孕妇、哺乳期妇女、儿童和老年人,请在医师指导下使用。

八、药物稳定性及贮藏条件

室温保存。

九、药物经济性评价

非基本药物,非医保,《中国药典》(2020 年版)未收载。

卡 波 姆

一、药品名称

1. 英文名 Carbomer
2. 化学名 交联聚丙烯酸树脂

二、药品成分

卡波姆

三、剂型与规格

卡波姆滴眼液 10g(0.2%)

四、适应证及相应的临床价值

泪液产生不足的干眼症:如老年人激素内分泌失调,自身免疫性疾病(风湿性关节炎、SLE 等)、血液系统疾病(血小板紫癜、淋巴瘤等),服用某些药物(如抗胆碱能药、抗组胺药、β 受体拮抗剂、抗帕金森症等)暴露性角膜炎、某些营养素缺乏(如维生素 A)、恶劣气候、久视屏幕、视疲劳及佩戴角膜接触镜等。

辅助治疗各种眼表疾病:包括角膜上皮的损伤,大疱及手术后创伤愈合等。

眼科检查(如三面镜、房角镜检查等)的润滑剂。

五、用法用量

成人:本品依病情轻重程度,每日 3~5 次或更多次,每次 1 滴,滴入眼睑内,于白天和睡觉前使用,或遵医嘱。使用时,应使药管垂直,以便形成 1 小滴,并易于从管口滴落。戴角膜接触镜时不宜使用。

六、特殊人群用药

1. 妊娠期 没有怀孕期间使用本品的安全性经验。尽管理论上无任何风险,但从原则上考虑,除非医师全面考虑潜在的风险与益处,妊娠期间不应使用本品。
2. 哺乳期 没有哺乳期间使用本品的安全性经验。尽管理论上无任何风险,但从原则上考虑,除非医师全面考虑潜在的风险与益处,哺乳期间不应使用本品。

七、药理学

1. 药效学及作用机制 唯地息是含有 0.2% 卡波姆(聚丙烯酸)的亲水凝胶,由固相基质和水相分散层组成,类似泪膜的二层结构即黏液层和水层,可黏着在角膜表面,并在眼球表面形成液体储库。其聚合物骨架和泪液中的电解质作用后可稀释水分。卡波姆的药理特性是增加基质的黏度,从而增加在眼球表面的黏着和保留时间。唯地息是触变性凝胶,受切应力(眨眼)作用即可改变其稠度,呈凝胶状或形成水相。每眨眼一次,凝胶中的水分即可部分释放以补充泪液。因此唯地息可有效地保护敏感的角膜和结膜上皮,防止干眼症的继发症状。

2. 药代动力学　卡波姆的结构可以保持眼部湿润,因为卡波姆可被泪液中的盐分破坏并释放出水分,所以有严重干眼症状的患者使用唯地息的频率要比有轻度干眼症状的患者低。卡波姆可以较长时间黏附于眼睛表面,研究表明卡波姆在眼部的滞留时间大约为 2 小时。没有受控的动物或人进行相关的药代动力学研究。但因为卡波姆的分子量很大,所以可以排除其在眼部组织的吸收或蓄积。

3. 药物不良反应　使用本品可能引起短暂的视力模糊。

4. 药物相互作用　如果有其他局部眼用制剂与本品同时使用,本品应该最后使用,间隔 5 分钟以上。

八、注意事项

1. 禁用　对西曲溴胺过敏者禁用。

2. 用药注意事项　患者开车或操作机器时应当小心。应保存在安全之处,避免孩子接触。开口 1 个月后应当抛弃。

九、药物稳定性及贮藏条件

低温保存 25℃ 以下。

十、药物经济性评价

非基本药物,非医保,《中国药典》(2020 年版)未收载。

透 明 质 酸

一、药品名称

英文名　Hyaluronate

二、药品成分

透明质酸钠

三、剂型与规格

玻璃酸钠(透明质酸钠)滴眼液　5mg(5ml)

四、适应证及相应的临床价值

伴随下述疾患的角结膜上皮损伤:干燥综合征(Sjögren's Syndrome)、史-约综合征(Stevens-Johnson Syndrome)、干眼综合征(Dry eye Syndrome)等内因性疾病;手术后、药物性、外伤、佩戴角膜接触镜等外因疾患。

五、用法用量

成人:一般每次 1 滴,每日 5 ~ 6 次,可根据症状适当增减。一般使用 0.1% 浓度的玻璃酸钠滴眼液,重症疾患以及效果不明显时使用 0.3% 的玻璃酸钠滴眼液。

六、药理学

1. 药效学及作用机制　玻璃酸钠可与纤维连接蛋白结合,通过该作用促进上皮细胞的连接和伸展。此外,由于其分子内可保有众多的水分子、因而具有优异的保水性。促进角膜创伤治愈作用(家兔):用外科手术法将角膜上皮剥离至基底膜做成家兔角膜上皮创伤模型,用 0.1% ~ 0.5% 的玻璃酸钠滴眼时,剥离 24 小时后与基质滴眼组比较,显示有显著的促进创伤愈合的作用。

促进角膜上皮伸展作用(家兔离体):对离体家兔角膜片的培养组织,玻璃酸钠与对照组比较,可以促进角膜上皮细胞层的伸展。

促水作用(体外):0.1% ~ 1.0% 的玻璃酸钠溶液滴于琼脂培养基时,玻璃酸钠呈浓度依赖性地抑制水分蒸发所致的琼脂培养基重量减少。

2. 药代动力学

(1) 血中浓度:向健康成年男子(6 人)的单眼以第 1 天 0.1%、第 2 天 0.5% 浓度的玻璃酸钠滴眼液滴眼,每天 1 滴,每天 5 次。第 3 天开始使用 0.5% 滴眼液,每天 13 次,连续 7 天滴眼。在开始滴眼前、第 3 天、第 9 天(最终滴眼日)及第 10 天分别测定了血清中玻璃酸钠的浓度。全部受试者的各点血清中玻璃酸钠测定值均在定量检测限($10\mu g/ml$)以下,且与滴眼前相同。

(2) 动物眼组织内的分布(家兔):向家兔正常眼角膜用 0.1% ^{14}C-玻璃酸钠滴眼液 $50\mu l$ 进行一次性滴眼时,仅在外眼部组织(球结膜、眼外肌、巩膜)检出高放射能,特别是在球结膜处,至给药 8 小时后仍可测出。在角膜处仅在滴眼 30 分钟内可测出。另外,向上皮剥离的家兔角膜也以同样方法用 0.1% ^{14}C-玻璃酸钠滴眼液滴眼,和正常角膜相比,在滴眼 1 小时后在角膜和防水处测出较高的放射能。

3. 药物不良反应　至批准时为止的调查以及使用结果调查的共计 4 108 例中,证实为不良反应的有 74 例(1.76%)。主要的不良反应为眼睑瘙痒感 19 件(0.45%)、眼刺激感 15 件(0.36%)、结膜充血 10 件(0.24%)、眼睑炎 7 件(0.17%)。出现不良反应时,应采取停药等妥善的处理。

七、注意事项

给药途径:只可做滴眼用。给药时为了防止污染药液,滴眼时应注意避免容器的前端直接接触眼部。不要在佩戴角膜接触镜时滴眼。

八、药物稳定性及贮藏条件

密封容器,1 ~ 30℃ 保存。

九、药物经济性评价

非基本药物,医保乙类,《中国药典》(2020 年版)未收载。

聚 乙 烯 醇

一、药品名称

1. 英文名　Polyvinyl Alcohol

2. 化学名　聚乙烯醇

二、药品成分

聚乙烯醇

三、剂型与规格

聚乙烯醇滴眼液　11.2mg(0.8ml)

四、适应证及相应的临床价值

可作为一种润滑剂预防或治疗眼部干涩、异物感、眼疲劳等刺激症状或改善眼部的干燥症状。

五、用法用量

1. 儿童　每次1滴,滴于患眼。
2. 成人　每次1滴,滴于患眼。
3. 老年人　每次1滴,滴于患眼。

六、药理学

1. 药效学及作用机制　本品属高分子聚合物,具有亲水性和成膜性,在适宜浓度下,能起类似人工泪液的作用。
2. 药物不良反应　偶有眼部刺激症状和过敏反应。

七、注意事项

1. 勿让滴嘴接触任何物体表面以避免污染,用后请盖好瓶盖。
2. 滴眼后若觉眼痛、视力模糊、眼部持续充血或刺激症状或病情加重,且持续时间超过72小时,应停止使用或向医师咨询。
3. 若药液变色或浑浊,勿再使用。
4. 配戴软性角膜接触镜时勿用此药。
5. 对本品过敏者禁用,过敏体质者慎用。
6. 当本品性状发生改变时禁用。
7. 请将本品放在儿童不能接触的地方。
8. 儿童请在成人监护下使用。
9. 如正在使用其他药品,使用本品前请咨询医师或药师。
10. 本品不含防腐剂,开启后仅限当日使用。

八、药物稳定性及贮藏条件

密闭(10~30℃)保存。

九、药物经济性评价

非基本药物,非医保,《中国药典》(2020年版)未收载。

重组牛碱性成纤维细胞生长因子

一、药品名称

英文名　Recombinant Bovine Basic Fibroblast Growth Factor

二、药品成分

重组牛碱性成纤维细胞生长因子

三、剂型与规格

重组牛碱性成纤维细胞生长因子滴眼液　21 000单位(5ml)

重组牛碱性成纤维细胞生长因子眼用凝胶　21 000单位(5g)

四、适应证及相应的临床价值

各种原因引起的角膜上皮缺损和点状角膜病变,复发性浅层点状角膜病变、轻中度干眼症、大疱性角膜炎、角膜擦伤、轻中度化学烧伤、角膜手术及术后愈合不良、地图状(或营养性)单疱性角膜溃疡等。

五、用法用量

成人:滴眼,每次1~2滴,每日4~6次。

六、药理学

1. 药效学及作用机制机制　牛碱性成纤维细胞生长因子(bFGF)对来源于中胚层和外胚层的细胞具有促进修复和再生作用。动物试验结果表明,本品对家兔碱烧伤角膜上皮的再生、角膜基质层和内皮层的修复均有促进作用;未见增加角膜新生血管的生成。
2. 药代动力学　人体药代动力学研究结果显示,健康志愿者单次或多次给药,在房水和血清样本中均未检测到bFGF,表明bFGF局部滴眼给药没有房水吸收和系统吸收。

七、注意事项

1. 本品为蛋白类药物,应避免置于高温或冰冻环境。
2. 对感染性或急性炎症期角膜病患者,须同时局部或全身使用抗生素或抗感染药,以控制感染和炎症。
3. 对某些角膜病,应针对病因进行治疗。如联合应用维生素及激素类等药物。
4. 滴眼液与泪液等渗,渗透压摩尔浓度为260~320mOsmol/kg。

八、药物稳定性及贮藏条件

4~8℃冷藏。

九、药物经济性评价

非基本药物,医保乙类,《中国药典》(2020年版)收载。

小牛血清去蛋白

一、药品名称

英文名　Deproteinised Calf Blood Serum

二、药品成分

50%小牛血清去蛋白提取物

三、剂型与规格

小牛血清去蛋白眼用凝胶　5g

四、适应证及相应的临床价值

用于各种起因的角膜溃疡、角膜损伤,由碱或酸引起的角膜灼伤、大泡性角膜炎、神经麻痹性角膜炎、角膜和结膜变性。

五、用法用量

外用,滴于眼部患处,每次 1 滴,每日 3~4 次。

六、药理学

1. 药效学及作用机制　本品能促进眼部组织及细胞对葡萄糖和氧的摄取与利用,可促进细胞能量代谢,从而改善组织营养,刺激细胞再生和加速组织修复。

2. 药代动力学　本品眼局部给药,可能会有少量药物进入血液循环,药物具体药代过程尚不明确。

3. 药物不良反应　使用本品后,可能出现局部刺痛或灼热感。同其他眼用凝胶一样,本品使用后会出现短暂视力模糊。若出现皮肤过敏或认为与本品有关的其他不良反应,请及时就诊。

4. 药物相互作用　本品可能会减弱抗病毒药物(如阿昔洛韦、三氟胸苷等)的药效。

七、注意事项

1. 为保证本品生物活性及治疗效果,应避免将本品置于高温环境。

2. 用药后请及时密封,使用时,瓶口不要触及眼部及手部。开启一周后不可再用。

3. 用药期间,请勿佩戴角膜接触镜。

4. 本品无抗感染及抗病毒作用。

5. 请放于儿童触摸不到的地方。

八、药物稳定性及贮藏条件

密闭,在阴凉处(不超过 20℃)。

九、药物经济性评价

非基本药物,医保乙类,《中国药典》(2020 年版)未收载。

氨 碘 肽

一、药品名称

英文名　Amiotide

二、药品成分

有机碘和谷氨酸、胱氨酸、甘氨酸、天氨酸、冬氨酸、赖氨酸等十八种氨基酸、多肽、核苷酸和多种微量元素。

三、剂型与规格

氨碘肽滴眼液　5ml

四、适应证及相应的临床价值

早期老年性白内障,玻璃体混浊等眼病的治疗。

五、用法用量

滴眼。每次 1 滴,每日 3 次。

六、药理学

1. 药效学及作用机制　改善眼部血液循环和新陈代谢,促进玻璃体混浊吸收,促进组织修复再生,阻止白内障发展,提高视觉功能。

2. 药物不良反应　少数病例滴眼后有局部刺激感和/或结膜囊分泌物增多,一般在继续用药过程中症状会减退或消失,极少数特异性过敏体质的患者使用本品后可能出现结膜、眼睑充血和严重不适感。

3. 药物相互作用　与汞制剂配伍使用,可发生对角膜有强烈腐蚀性的二碘化汞。

七、注意事项

1. 禁用

(1) 对本品特异过敏者禁用。

(2) 眼部有严重炎症或溃疡者应禁用。

(3) 与汞制剂无论是内服或眼用均应禁用。因两药配伍使用后可产生对角膜有强烈腐蚀性的二碘化汞。

2. 用药注意事项

(1) 患者应严格遵照本说明书规定的用法和用量,切勿过量使用。

(2) 如用药后有持续性结膜充血或刺痛不适感,应停药就诊。

(3) 眼部有慢性炎症使用本药或合并使用其他药物,请咨询医师。

(4) 甲状腺功能亢进者和低血压或其他内分泌紊乱者慎用。

(5) 本品开启使用后要避免污染,如发现药液浑浊,切勿再用,用毕后密闭存放于阴凉避光处(不超过 20℃)。

(6) 为维持疗效,本品宜长期使用。

(7) 当药品性状发生改变时禁止使用。

八、药物稳定性及贮藏条件

遮光、密闭,在凉处(不超过 20℃)。

九、药物经济性评价

非基本药物,非医保,《中国药典》(2020 年版)未收载。

吡 诺 克 辛

一、药品名称

1. 英文名　Pirenoxine

2. 化学名　1-羟基-5-氧-5H-吡啶并[3,2-α]吩噁嗪-3-羧酸

二、药品成分

吡诺克辛钠

三、剂型与规格

吡诺克辛钠滴眼液　15ml

四、适应证及相应的临床价值

主要治疗初期老年性白内障、轻度糖尿病性白内障或并发性白内障等。

五、用法用量

每次 1~2 滴,每日 3~4 次。

六、药理学

1. 药效学及作用机制　白内障形成的原因之一是晶状体内可溶蛋白质受醌类物质作用,逐渐变成不溶性蛋白质所致。醌类物质系由体内重要功能氨基酸—色氨酸的异常代谢所形成。此种醌类物质对晶状体可溶蛋白质的作用可被吡诺克辛钠竞争性抑制。另外,吡诺克辛钠还可对抗自由基对晶状体损害而导致的白内障。因此,本品对白内障的发展具有一定的抑制功效。动物实验显示,吡诺克辛钠能减少白内障囊外摘除术后后囊膜混浊的发生率。

2. 药物不良反应　极少数患者可有轻微眼部刺激。

七、注意事项

1. 禁用　眼外伤及严重感染时,暂不使用,或遵医嘱。

2. 用药注意事项

(1) 使用前须将 1 片药片投入 1 瓶溶剂中,待药物完全溶解后,方可使用。片剂溶解入溶剂后,应连续使用,在 20 天内用完。

(2) 糖尿病引起的白内障患者,应在使用本品的同时,在医师指导下结合其他方法治疗。

(3) 滴眼时请勿使管口接触手和眼睛,避免污染瓶内眼药水。

(4) 本品宜避光保存;使用后请拧紧瓶盖,以防污染。

(5) 对本品过敏者禁用,过敏体质者慎用。

(6) 本品性状发生改变时禁止使用。

(7) 请将本品放在儿童不能接触的地方。

(8) 如正在使用其他药品,使用本品前请咨询医师或药师。

八、药物稳定性及贮藏条件

避光、密闭保存。

九、药物经济性评价

非基本药物,非医保,《中国药典》(2020 年版)未收载。

第十七章　中毒解救药物

1　苯二氮䓬类中毒解毒剂

氟马西尼

一、药品名称

1. 英文名　Flumazenil
2. 化学名　8-氟-5,6-二氢-5-甲基-6-氧代-4H-咪唑并-[1,5-a][1,4]苯并二氮䓬-3-甲酸乙酯

二、药品成分

氟马西尼

三、剂型与规格

注射剂　(1)2ml:0.2mg;(2)5ml:0.5mg;(3)10ml:1.0mg

四、适应证及相应的临床价值

用于逆转苯二氮䓬类药物所致的中枢镇静作用:
1. 终止苯二氮䓬类药物诱导及维持的全身麻醉。
2. 作为苯二氮䓬类药物过量时中枢作用的特效解毒剂。
3. 用于鉴别诊断苯二氮䓬类、其他药物或脑损伤所致的不明原因的昏迷。
4. 可用于乙醇中毒解救。

五、用法用量

1. 儿童　用药的安全有效性尚未确立。
2. 成人　可用5%的葡萄糖水、乳酸林格液或普通生理盐水稀释后注射,稀释后应在24小时内使用。

(1)终止用苯二氮䓬类药物诱导及维持的全身麻醉:推荐的初始剂量为15秒内静脉注射0.2mg。如果首次注射后60秒内清醒程度未达到要求,则追加给药0.1mg,必要时可间隔60秒后再追加给药一次,直至最大总量1mg,通常剂量为0.3~0.6mg。

(2)作为苯二氮䓬类药物过量时中枢作用的特效解毒剂:推荐的首次静脉注射剂量为0.3mg。如果在60秒内未达到所需的清醒程度,可重复使用直至患者清醒或达总量2mg。如果再度出现昏睡,可以每小时静脉滴注0.1~0.4mg

药物,滴注的速度应根据所要求的清醒程度进行个体调整。在重症监护情况下,对大剂量和/或长时间使用苯二氮䓬类药物的患者只要缓慢给药并根据个体情况调整剂量并不会引起戒断症状。如果出现意外的过度兴奋体征,可静脉注射5mg地西泮或5mg咪达唑仑并根据患者的反应小心调整用量。

(3)用于鉴别诊断苯二氮䓬类、其他药物或脑损伤所致的不明原因的昏迷:如果重复使用本品后,清醒程度及呼吸功能尚未显著改善,必须考虑到苯二氮䓬类药物以外的其他原因。

3. 老年人　尚不明确。

六、特殊人群用药

1. 妊娠期　尚不明确。妊娠初期3个月内不得使用本品。
2. 哺乳期　哺乳期妇女慎用本品。
3. 肾功能损害　尚不明确。
4. 肝功能损害　严重肝功能不全的人群中尤其是在有苯二氮䓬类长期用药史或在有混合药物过量的情况下。使用该药有癫痫发作的报道。
5. 其他人群

(1)儿童用药:尚不明确。
(2)老年人用药:无特殊禁忌。

七、药理学

1. 药效学及作用机制　氟马西尼是一种苯二氮䓬类受体拮抗剂,它通过竞争性抑制苯二氮䓬类与其受体反应从而特异性阻断其中枢神经作用。

2. 药代动力学　氟马西尼为一种亲脂性药物,血浆蛋白结合率约为50%,所结合的血浆蛋白中2/3为白蛋白。氟马西尼广泛分布于血管外,稳态时的平均分布容积(V_{ss})为0.95L/kg。氟马西尼主要在肝代谢。在血浆和尿中的主要代谢物为羧酸代谢物,该主要代谢物没有苯二氮䓬类受体激动剂或拮抗剂的活性。氟马西尼几乎完全(99%)通过非肾途径消除。药物消除半衰期为50~60分钟。

3. 药物不良反应

(1)少数患者在麻醉时用药,会出现面色潮红、恶心和/或呕吐。在快速注射氟马西尼后,偶尔会有焦虑、心悸、

恐惧等不适感。这些副作用通常不需要特殊处理。

（2）有癫痫病史或严重肝功能不全的人群中,尤其是在有苯二氮䓬类长期用药史或在有联合药物过量的情况下,使用该药有癫痫发作的报道。

（3）在联合药物过量的情况下,特别是环类抗抑郁药过量,使用本品来逆转苯二氮䓬类的作用可能引起不良反应（如惊厥和心律失常）。

（4）有报道此类药物对有惊恐病史的患者可能诱发惊恐发作。

（5）对长期应用苯二氮䓬类药物并在本品给药前刚停药或数周前停药的患者,注射本品过快可能会出现苯二氮䓬类激动剂的戒断症状。缓慢注射5mg地西泮或5mg咪达唑仑后这些症状将消失。

4. 药物相互作用

（1）本品可能抑制顺铂的疗效。

（2）氟马西尼可阻断经由苯二氮䓬类受体作用的非苯二氮䓬类药物如佐匹克隆和三唑并哒嗪的作用。

（3）苯二氮䓬类受体激动剂的药代动力学不受氟马西尼影响,反之亦然。

八、注意事项

1. 禁用

（1）对本品过敏患者禁用。

（2）对使用苯二氮䓬类药物以控制对生命构成威胁的情况（例如用于控制严重头部损伤后的颅内压或癫痫情形）的患者禁用。

（3）严重抗抑郁剂中毒者禁用。

2. 慎用　哺乳期妇女慎用本品。

3. 用药注意事项

（1）不推荐用于长期接受苯二氮䓬类药物治疗的癫痫患者。

（2）使用本品时,应对再次镇静、呼吸抑制及其他苯二氮䓬类反应进行监控,监控的时间根据苯二氮䓬类的用量和作用时间来确定。

（3）勿在神经肌肉阻断药的作用消失之前注射本品。

（4）不推荐用于苯二氮䓬类的依赖性治疗和长期的苯二氮䓬类戒断综合征的治疗。

（5）对于一周内大剂量使用过苯二氮䓬类药物,以及/或较长时间使用苯二氮䓬类药物者,应避免快速注射本品,否则将引起戒断症状,如兴奋、焦虑、情绪不稳、轻微混乱和感觉失真。

（6）使用本品最初24小时内,避免操作危险的机器或驾驶机动车。

九、药物稳定性及贮藏条件

遮光、密闭保存。

十、药物经济性评价

基本药物（注射液:2ml:0.2mg,5ml:0.5mg,10ml:1.0mg）,医保甲类,《中国药典》（2020年版）收载。

2　吗啡类中毒解毒剂

纳　洛　酮

参见（第十三章　麻醉精神药品　1　麻醉药品）

3　有机磷农药解毒剂

氯　解　磷　定

一、药品名称

1. 英文名　Pyraloxime Methylchloride
2. 化学名　氯化2-羟基亚氨甲基-1-甲基吡啶

二、药品成分

氯解磷定

三、剂型与规格

注射剂　2ml:0.5g

四、适应证及相应的临床价值

用于解救多种急性有机磷酸酯类杀虫剂中毒。但对马拉硫磷、敌敌畏、敌百虫、乐果、甲氟磷、丙胺氟磷和八甲磷等中毒效果较差;对氨基甲酸酯杀虫剂所抑制的胆碱酯酶无复活作用。

五、用法用量

一般中毒,肌内注射或静脉缓慢注射0.5~1g;严重中毒1~1.5g。以后根据临床病情和血胆碱酯酶水平,每1.5~2小时可重复1~3次。静脉滴注方法和用药天数可参见碘解磷定。

1. 儿童　20mg/kg,用法参见成人。

2. 成人　肌内注射或静脉缓慢注射0.5~1g,视病情需要可重复注射。

3. 老年人　适当减少用量和减慢静脉注射速度。

六、特殊人群用药

1. 妊娠期　尚不明确。

2. 哺乳期　尚不明确。

3. 肾功能损害　应适当减少用量和减慢静脉注射速度。

4. 肝功能损害　尚不明确。

5. 其他人群

（1）儿童用药:尚不明确。

（2）老年人用药:老年人的心、肾潜在代偿功能减退,应适当减少用量和减慢静脉注射速度。

七、药理学

1. 药效学及作用机制　本类为肟类化合物,能恢复被有机磷酸酯类抑制的乙酰胆碱酯酶（AChE）活性。可明显改善有机磷酸酯类所引起的烟碱样症状。但本药对被有机磷酯类抑制超过 36 小时已"老化"的胆碱酯酶的解毒作用效果甚差，对慢性有机磷杀虫剂中毒抑制的胆碱酯酶无复活作用。

2. 药代动力学　肌内或静脉注射本品，血中浓度很快增高，高峰维持 2~3 小时，以后逐渐下降。肌内注射本品 7.5mg/kg 或 10mg/kg，可达血浆有效治疗浓度 4μg/ml，半衰期（$t_{1/2}$）为 77 分钟，很快以原型和其代谢产物由尿液排出。

3. 药物不良反应　注射后可引起恶心、呕吐、心率增快、心电图出现暂时性 ST 段压低和 Q-T 时间延长。注射速度过快引起眩晕、视力模糊、复视和动作不协调。剂量过大可抑制胆碱酯酶、抑制呼吸和引起癫痫样发作。

4. 药物相互作用　①本品系胆碱酯酶复活剂，可间接减少乙酰胆碱的积蓄，对骨骼肌神经肌肉接头处作用明显。而阿托品有直接拮抗积聚乙酰胆碱的作用，对自主神经的作用较强，两药联合应用临床效果显著。本品有增强阿托品的生物效应，故在两药同时应用时要减少阿托品剂量。②本品在碱性溶液中易分解，禁与碱性药物配伍。

八、注意事项

1. 禁用　禁与碱性药物混合或同时注射。

2. 慎用　肾功能障碍患者慎用。

3. 用药注意事项

（1）有机磷杀虫剂中毒患者越早应用本药越好。

（2）用药过程要随时监测血胆碱酯酶活性，要求血胆碱酯酶活性维持在 50%~60% 以上。

（3）静脉注射需缓慢，大剂量使用时，可能引起癫痫样发作、昏迷等。

（4）总量不宜超过 10g（严重患者例外）。

（5）严重中毒时应先静脉注射后，再静滴给药。

九、药物稳定性及贮藏条件

遮光，密闭，在阴凉处保存（不超过 20℃）。

十、药物经济性评价

基本药物（注射液：2ml：0.25g，2ml：0.5g），医保甲类，《中国药典》（2020 年版）未收载。

4　有机氟中毒解毒剂

葡萄糖酸钙

一、药品名称

英文名　Calcium Gluconate

二、药品成分

葡萄糖酸钙

三、剂型与规格

注射剂　2ml：0.1g

四、适应证及相应的临床价值

1. 治疗钙缺乏，急性血钙过低、碱中毒及甲状旁腺功能低下所致的手足搐搦症。

2. 过敏性疾患。

3. 镁中毒时的解救。

4. 氟中毒的解救。

5. 心脏复苏时应用（如高钾血症或低钙血症，或钙通道阻滞引起的心功能异常的解救）。

五、用法用量

用 10% 葡萄糖注射液稀释后缓慢注射，每分钟不超过 5ml。成人用于低钙血症，每次 1g，需要时可重复；用于高镁血症，每次 1~2g；用于氟中毒解救，静脉注射本品 1g，1 小时后重复，如搐搦可静脉注射本品 3g；如有皮肤组织氟化物损伤，每平方厘米受损面积应用 10% 葡萄糖酸钙 50mg。

小儿用于低钙血症，25mg/kg（6.8mg 钙）缓慢静脉注射。但因刺激性较大，本品一般情况下不用于小儿。

六、特殊人群用药

1. 妊娠期　尚不明确。

2. 哺乳期　尚不明确。

3. 肾功能损害　慎用。

4. 老年人用药　尚不明确。

七、药理学

1. 药效学及作用机制　本品为钙补充剂。钙可以维持神经肌肉的正常兴奋性，促进神经末梢分泌乙酰胆碱。血清钙降低时可出现神经肌肉兴奋性升高，发生抽搐，血钙过高则兴奋性降低，出现软弱无力等。钙离子能改善细胞膜的通透性，增加毛细血管的致密性，使渗出减少，起抗过敏作用。钙离子能促进骨骼与牙齿的钙化形成，高浓度钙离子与镁离子之间存在竞争性拮抗作用，可用于镁中毒的解救；钙离子可与氟化物生成不溶性氟化钙，用于氟中毒的解救。

2. 药代动力学　血浆中约 45% 钙与血浆蛋白结合，正常人血清钙浓度 2.25~2.50mmol/L（9~11mg/100ml），甲状旁腺素、降钙素、维生素 D 的活性代谢物维持血钙含量的稳定性。钙主要自粪便排出（约 80%），部分（20%~30%）自尿排出。维生素 D 可促进钙的吸收，钙可分泌入汗液、胆汁、唾液、乳汁、尿、粪等。

3. 药物不良反应　静脉注射可有全身发热，静脉注射过快可产生心律失常甚至心脏停搏、呕吐、恶心。可致高钙血症，早期可表现便秘，嗜睡、持续头痛、食欲缺乏、口中有金属味、异常口干等，晚期征象表现为精神错乱、高血压、眼和皮肤对光敏感，恶心、呕吐，心律失常等。

4. 药物相互作用

（1）禁与氧化剂、枸橼酸盐、可溶性碳酸盐、磷酸盐及硫酸盐配伍。

（2）与噻嗪类利尿药同用,可增加肾对钙的重吸收而致高钙血症。

八、注意事项

1. 禁用　尚不明确。

2. 慎用　心肾功能不全患者。

3. 用药注意事项

（1）静脉注射时如漏出血管外,可致注射部位皮肤发红、皮疹和疼痛,并可随后出现脱皮和组织坏死。若发现药液漏出血管外,应立即停止注射,并用氯化钠注射液作局部冲洗注射,局部给予氢化可的松、1%利多卡因和透明质酸,并抬高局部肢体及热敷。

（2）对诊断的干扰:可使血清淀粉酶增高,血清 H-羟基皮质醇浓度短暂升高。长期或大量应用本品,血清磷酸盐浓度降低。

（3）不宜用于肾功能不全患者与呼吸性酸中毒患者。

（4）应用强心苷期间禁止静脉注射本品。

九、药物稳定性及贮藏条件

密闭保存。

十、药物经济性评价

基本药物（片剂:0.5g,注射液:10ml:1g）,医保甲类、乙类,《中国药典》（2020 年版）收载。

5　抗凝血类灭鼠剂解毒药

维生素 K_1

参见（第四章　呼吸系统药物 5　呼吸系统止血及溶栓药物）

6　氰化物中毒解毒剂

亚甲蓝

一、药品名称

1. 英文名　Methylthioninium Chloride

2. 化学名　氯化 3,7-双（二甲胺基）吩噻嗪-5-鎓三水化合物

二、药品成分

亚甲蓝

三、剂型与规格

注射剂　（1）2ml:20mg;（2）5ml:50mg;（3）10ml:100mg

四、适应证及相应的临床价值

本品对化学物亚硝酸盐、硝酸盐、苯胺、硝基苯、三硝基甲苯、苯醌、苯肼等和含有或产生芳香胺的药物（乙酰苯胺、对乙酰氨基酚、非那西丁、苯佐卡因等）引起的高铁血红蛋白血症有效。对先天性还原型二磷酸吡啶核苷高铁血红蛋白还原酶缺乏引起的高铁血红蛋白血症效果较差。对异常血红蛋白 M 伴有高铁血红蛋白血症无效。对急性氰化物中毒能暂时延迟其毒性。

五、用法用量

1. 儿童

（1）氰化物中毒:每次 10mg/kg,加 5% 葡萄糖注射液20～40ml,缓慢静脉注射。至口周发绀消失,再给硫代硫酸钠。

（2）硝酸、亚硝酸盐中毒:每次 1～2mg/kg,缓慢静脉注射（5～10 分钟以上）。

2. 成人　静脉注射:亚硝酸盐中毒,每次 1～2mg/kg;氰化物中毒,每次 5～10mg/kg,最大剂量为 20mg/kg。

3. 老年人　尚不明确。

六、特殊人群用药

1. 妊娠期　尚不明确。

2. 哺乳期　尚不明确。

3. 肾功能损害　对肾功能不全患者应慎用。

4. 肝功能损害　尚不明确。

5. 老年患者　尚不明确。

七、药理学

1. 药效学及作用机制　亚甲蓝本身系氧化剂,根据其在体内的不同浓度,对血红蛋白有两种不同的作用。低浓度时葡糖-6-磷酸脱氢过程中的氢离子经还原型三磷酸吡啶核苷传递给亚甲蓝,使其转变为还原型的白色亚甲蓝;白色亚甲蓝又将氢离子传递给带三价铁的高铁血红蛋白,使其还原为带二价铁的正常血红蛋白,而白色亚甲蓝又被氧化为亚甲蓝。亚甲蓝的还原-氧化过程可反复进行。高浓度时,亚甲蓝不能被完全还原为白色亚甲蓝,因而起氧化作用,将正常血红蛋白氧化为高铁血红蛋白。由于高铁血红蛋白易与 CN^- 结合形成氰化高铁血红蛋白,但数分钟后两者又离解,故仅能暂时抑制 CN^- 对组织中毒的毒性。

2. 药代动力学　亚甲蓝静脉注射后作用迅速,基本不经过代谢即随尿排出,口服在胃肠道的 pH 条件下可被吸收。并在组织内迅速还原为白色亚甲蓝。在 6 天内 74% 由尿排出,其中 22% 为原型,其余为白色亚甲蓝,且部分可能被甲基化。少量亚甲蓝通过胆汁,由粪便排出。

3. 药物不良反应　本品静脉注射过快,可引起头晕、恶心、呕吐、胸闷、腹痛,剂量过大,除上述症状加剧外,还出现头痛、血压降低、心率增快伴心律失常、大汗淋漓和意识障碍。用药后尿呈蓝色,排尿时可有尿道口刺痛。

4. 药物相互作用　由于会与苛性碱、重铬酸盐、碘化

物、升汞、还原剂等起化学变化,故不宜与之配伍。

八、注意事项

1. 禁用 本品不能皮下、肌内或鞘内注射,前者引起坏死,后者引起瘫痪。

2. 慎用 对肾功能不全患者应慎用。

3. 用药注意事项

(1)葡糖-6-磷酸脱氢酶缺乏患者和小儿应用本品剂量过大可引起溶血。

(2)本品为1%溶液,应用时需用25%葡萄糖注射液40ml稀释,静脉缓慢注射(10分钟注射完毕)。

(3)对化学物和药物引起的高铁血红蛋白血症,若30~60分钟皮肤黏膜发绀不消退,可重复用药。

(4)先天性还原型二磷酸吡啶核苷高铁血红蛋白还原酶缺陷引起的高铁血红蛋白血症,每日口服300mg和大剂量维生素C。

(5)静脉注射剂量过大(500mg)时,可引起恶心、腹痛、心前区痛、眩晕、头痛、出汗和神志不清等反应。

九、药物稳定性及贮藏条件

遮光,密闭保存。

十、药物经济性评价

基本药物(注射液:2ml∶20mg,5ml∶50mg,10ml∶100mg),医保甲类,《中国药典》(2020年版)收载。

硫代硫酸钠

一、药品名称

英文名 Sodium Thiosulfate

二、药品成分

硫代硫酸钠

三、剂型与规格

注射剂 (1)10ml∶0.5g;(2)20ml∶1g
溶液剂 20%
粉针剂 (1)0.32g;(2)0.64g

四、适应证及相应的临床价值

主要用于氰化物中毒,也可用于砷、汞、铅、铋、碘中毒。

五、用法用量

1. 儿童 静脉注射:每次250~500mg/kg,每日1次。

2. 成人

(1)成人常用量:氰化物中毒,缓慢静脉注射12.5~25g。必要时可在1小时后重复半量或全量。

(2)洗胃:口服中毒者用本品5%溶液洗胃,并保留本品适量于胃中。

3. 老年人 尚不明确。

六、特殊人群用药

1. 妊娠期 尚不明确。

2. 哺乳期 尚不明确。

3. 肾功能损害 尚不明确。

4. 肝功能损害 尚不明确。

5. 其他人群 尚不明确。

七、药理学

1. 药效学及作用机制 本药属于供硫剂,具有活泼的硫原子,通过体内硫转移酶,将硫与体内游离的或已与高铁血红蛋白结合的 CN 基相结合,使变为毒性很小的硫氰酸盐,并随尿液排出体外从而解毒。

2. 药代动力学 本品不易由消化道吸收。静脉注射迅速分布到各组织的细胞外液半衰期为15~20分钟,而后通过尿液排出。

3. 药物不良反应 本品静脉注射后除有暂时性渗透压改变外,尚未见其他不良反应。药物过量可引起头晕、恶心、乏力等。

4. 药物相互作用 本品不能与高锰酸钾、氯酸盐、硝酸盐和重金属合用,静脉注射时不能与亚硝酸钠混合同时使用,以免血压下降。

八、注意事项

1. 禁用 本品禁止与高锰酸钾、氯酸盐、硝酸盐和重金属合用,不能与亚硝酸钠混合同时静脉注射,以免血压下降。

2. 用药注意事项

(1)本品与亚硝酸钠从不同解毒机制治疗氰化物中毒,应先后作静脉注射,不能混合后同时静脉注射。

(2)本品继亚硝酸钠静脉注射后,立即由原针头注射本品。

(3)口服中毒者,须用5%溶液洗胃,并保留适量于胃中。

(4)静脉注射不宜过快,以免引起血压下降。

(5)本药一次注射量较大,应注意一般的静脉注射反应。

九、药物稳定性及贮藏条件

密闭保存。

十、药物经济性评价

基本药物(注射液:10ml∶0.5g,20ml∶1.0g,20ml∶1.0g;注射用无菌粉末:0.32g,0.64g),医保甲类,《中国药典》(2020年版)收载。

亚 硝 酸 钠

一、药品名称

英文名 Sodium Nitrite

二、药品成分

亚硝酸钠

三、剂型与规格

注射剂　10ml∶0.3g

四、适应证及相应的临床价值

用于氰化物中毒。

五、用法用量

本品为3%水溶液,仅供静脉使用,每次10~20ml(即6~12mg/kg),每分钟注射2~3ml;需要时在1小时后可重复半量或全量;出现严重不良反应应立即停止注射本品。

（1）成人常用量:静脉注射0.3~0.6g。

（2）小儿常用量:6~12mg/kg。

六、特殊人群用药

1. 妊娠期　尚不明确。

2. 哺乳期　尚不明确。

3. 肾功能损害　慎用。

4. 肝功能损害　尚不明确。

5. 其他人群　老年人慎用。

七、药理学

1. 药效学及作用机制　氰化物与线立体细胞色素氧化酶的三价铁(Fe^{3+})有高亲和性,结合后使酶失去活力,抑制细胞呼吸,导致细胞乳酸中毒和缺氧。本品系氧化剂,能使血红蛋白中的二价铁(Fe^{2+})氧化成三价铁(Fe^{3+}),形成高铁血红蛋白。高铁血红蛋白中的Fe^{2+}与氰化物(CN^-)结合力比细胞色素氧化酶的Fe^{3+}为强,即使已与细胞色素氧化酶结合的CN^-也可使其重新释放,恢复酶的活力。但高铁血红蛋白与CN^-结合后形成的氰化高铁血红蛋白在数分钟后又逐渐解离,释出CN^-,又重现氰化物毒性。因此本品对氰化物中毒仅起暂时性的延迟其毒性。本品尚有扩张血管作用。

2. 药代动力学　静脉注射立即起作用。

3. 药物不良反应　有恶心、呕吐、头昏、头痛、出冷汗、发绀、气急、昏厥、低血压、休克、抽搐。不良反应的程度除剂量过大外,还与注射本品速度有关。

八、注意事项

1. 慎用　老年人心脏和肾脏在代偿功能差。本品可使血管扩张,导致低血压,影响心脏冠状动脉灌注和肾血流量,应慎用。

2. 用药注意事项

（1）对有心血管和动脉硬化的患者需要应用时,要适当减少剂量和减慢注射速度。

（2）使用本品合成的亚硝基胺在动物有致癌作用,但在人类尚未报道。

（3）注射较大剂量本品引起高铁血红蛋白的发绀,可用亚甲蓝使高铁血红蛋白还原。

（4）本品对氰化物中毒仅起暂时性的延迟其毒性。因此要在应用本品后,立即通过原静脉注射针头注射硫代硫酸钠,使其与CN^-结合变成毒性较小的硫氰酸盐由尿排出。

（5）必须在中毒早期应用,中毒时间稍长即无解毒作用。

九、药物稳定性及贮藏条件

密闭保存。

十、药物经济性评价

非基本药物,非医保,《中国药典》(2020年版)收载。

7　金属中毒解毒剂

二巯丙醇

一、药品名称

1. 英文名　Dimercaprol

2. 化学名　2,3-二巯基-1-丙醇

二、药品成分

二巯丙醇

三、剂型与规格

注射剂　（1）1ml∶0.1g;（2）2ml∶0.2g;（3）5ml∶0.5g;（4）10ml∶1g

四、适应证及相应的临床价值

主要用于治疗砷、汞和金中毒,与依地酸钙钠合用治疗儿童急性铅脑病。

五、用法用量

1. 儿童　尚不明确。

2. 成人　成人常用量:肌内注射,2~3mg/kg,开始前2日,每4小时1次,第3日改为每6小时1次,第4天后减少到每12小时1次。疗程一般为10天。

六、特殊人群用药

1. 妊娠期　尚不明确。

2. 哺乳期　尚不明确。

3. 肾功能损害　应慎用。

4. 肝功能损害　严重肝功障碍者禁用,但砷中毒引起的黄疸除外。

5. 其他人群　老年人的心脏和肾代偿功能减退,故应慎用。

七、药理学

1. 药效学及作用机制　本品分子中具有两个活性巯基

（—SH），一个分子的本品结合一个金属原子形成不溶性复合物。两个分子的本品与一个金属原子结合形成较稳定的水溶性复合物。本品巯基与金属结合的能力比细胞酶的巯基强，能夺取已与组织中酶系统结合的金属，因此可预防金属与细胞酶的巯基结合或使已与细胞酶络合的细胞酶复活而解毒。

2. 药代动力学　口服不吸收。肌内注射后 30~60 分钟血药浓度达高峰,维持 2 小时。4 小时后几乎完全代谢降解和排泄。动物注射本品后尿内中性硫含量排泄迅速增多,其中约 50% 是由于注射本品的结果。尿中葡糖醛酸含量增多,提示本品部分以葡糖醛酸苷形式由尿排出。

3. 药物不良反应　本品常见不良反应依次有恶心、呕吐、流涎、流泪、流涕、多汗、头痛、腹痛、唇和口腔灼热感、咽和胸部紧迫感、肢端麻木和异常感觉、肌肉和关节酸痛。剂量超过 5mg/kg 时出现心动过速、高血压、抽搐和昏迷,暂时性血清谷丙转氨酶和谷草转氨酶增高,持续应用可损伤毛细血管,引起血浆渗出,导致低蛋白血症、代谢性酸中毒、血浆乳酸增高和肾损害。儿童不良反应与成人相同,但可有发热和暂时性中性粒细胞减少。一般不良反应常在给药后 10 分钟出现,30~60 分钟后消失。

4. 药物相互作用　镉、铁、硒、银、铀与本品合用,可形成有毒的复合物,禁止合用。

八、注意事项

1. 禁用
（1）严重肝功障碍者禁用,但砷中毒引起的黄疸除外。
（2）禁用于铁、硒、镉中毒,因与这些物质形成的化合物毒性更大。
（3）有机汞化合物中毒。
（4）严重高血压患者。
（5）心力衰竭患者。
（6）肾衰竭患者。
（7）葡糖-6-磷酸脱氢酶缺乏症(除非危及生命)。
（8）对花生或花生制品过敏者不可使用。

2. 慎用
（1）对有心脏病、高血压、肾病、肝病和营养不良的患者应慎用。
（2）老年人的心脏和肾代偿功能减退,故应慎用。

3. 用药注意事项
（1）本药为竞争性解毒剂,须及早使用并足量使用。
（2）本药应避免与镉、铁、硒、银、铀应用。
（3）接受本药的患者不能再给予含铁制剂,在使用最后一剂后 24 小时或更长时间再恢复使用。

九、药物稳定性及贮藏条件

遮光,密闭保存。

十、药物经济性评价

非基本药物,非医保,《中国药典》(2020 年版)收载。

二巯丙磺钠

一、药品名称

1. 英文名　Sodium Dimercaptopropane
2. 化学名　2,3-二巯基丙磺酸钠

二、药品成分

二巯丙磺钠

三、剂型与规格

注射剂　5ml∶0.25g

四、适应证及相应的临床价值

本品常用于治疗汞中毒、砷中毒,为首选解毒药物。对有机汞有一定疗效。对铬、铋、铅、铜及锑化合物(包括酒石酸锑钾)均有疗效。实验治疗观察对锌、镉、钴、镍、钋等中毒,也有解毒作用。

五、用法用量

1. 儿童　常规剂量每次 5mg/kg。
2. 成人
（1）用于急性金属中毒时可静脉注射,每次 5mg/kg,每 4~5 小时 1 次;第 2 日,2~3 次/d;以后 1~2 次/d,7 日为 1 疗程。用于慢性中毒:每次 2.5~5mg/kg,1 次/d,用药 3 日停 4 日为 1 疗程,一般用 3~4 疗程。
（2）对毒鼠强中毒:首剂 0.125~0.25g 肌内注射,必要时 0.5~1 小时后,再追加每次 0.125~0.5g,至基本控制抽搐。
3. 老年人　尚不明确。

六、特殊人群用药

1. 妊娠期　尚不明确。
2. 哺乳期　尚不明确。
3. 肾功能损害　尚不明确。
4. 肝功能损害　尚不明确。
5. 其他人群　尚不明确。

七、药理学

1. 药效学及作用机制　某些金属进入体内后能与细胞酶系统的巯基相结合,抑制酶的活性,出现一系列临床表现。本品具有两个巯基,其巯基可与金属络合,形成不易离解的无毒性络合物由尿排出。二巯基类化合物与金属的亲和力较大,并能夺取已经与酶结合的金属,而恢复酶的活性。由于二巯基类药物有与金属形成的络合物仍有一定程度的离解,如排泄慢,离解出来的二巯基化合物可很快被氧化,则游离的金属仍能产生中毒现象,故本品在金属中毒时,需反复给予足量的药物。

2. 药代动力学　尚不明确。

3. 药物不良反应 静脉注射速度过快时有恶心、心动过速、头晕及口唇发麻等，一般 10~15 分钟即可消失。偶有过敏反应，如皮疹、寒战、发热、甚至过敏性休克，剥脱性皮炎等。

4. 药物相互作用 尚不明确。

八、注意事项

1. 禁用 对本品过敏的患者。

2. 用药注意事项

（1）高敏体质者或对巯基化合物有过敏史的患者，应慎用或禁用，必要时脱敏治疗后密切观察下小剂量使用。

（2）一旦发生应立即停药，并对症治疗。轻症者可用抗组胺药，反应严重者应用肾上腺素或肾上腺皮质激素。

（3）静脉注射的注射时间应在 5 分钟以上。

九、药物稳定性及贮藏条件

遮光，密闭保存。

十、药物经济性评价

非基本药物，医保甲类，《中国药典》（2020 年版）未收载。

依地酸钙钠

一、药品名称

1. 英文名 Cacium Disodium Edetate
2. 化学名 乙二胺四醋酸钙二钠六水合物

二、药品成分

依地酸钙钠

三、剂型与规格

注射剂 5ml:1g

四、适应证及相应的临床价值

主要用于治疗铅中毒，亦可治疗镉、锰、铬、镍、钴和铜中毒，以及作诊断用的铅移动试验。

五、用法用量

1. 儿童 常用量：每日 25mg/kg，静脉用药方法参考成人。

2. 成人

（1）常用量：每日 1g 加入 5% 葡萄糖注射液 250~500ml，静脉滴注 4~8 小时。连续用药 3 天，停药 4 天为一疗程。肌内注射，用 0.5g 加 1% 盐酸普鲁卡因注射液 2ml，稀释后作深部肌内注射，每日 1 次，疗程参考静脉滴注。

（2）铅移动试验：成人每次 1g 加入 5% 葡萄糖注射液 500ml，4 小时静脉滴注完毕。自用药开始起保留 24 小时尿。24 小时尿铅排泄量超过 2.42μmol（0.5mg），认为体内

有过量铅负荷。

3. 老年人 老年人的肾和心脏潜在代偿功能减退，故应慎用本品，并应减少剂量和疗程。

六、特殊人群用药

1. 妊娠期 尚不明确。
2. 哺乳期 尚不明确。
3. 肾功能损害 慎用本品，并应减少剂量和疗程。
4. 肝功能损害 尚不明确。
5. 其他人群 尚不明确。

七、药理学

1. 药效学及作用机制 本品能与多种二价和三价重金属离子络合形成可溶性复合物，由组织释放到细胞外液，通过肾小球滤过，由尿排出；金属络合物在尿中排泄的高峰为用药后 24~48 小时。本品和各种金属离子的络合能力不同，其中以铅为最有效，其他金属效果较差，而对汞和砷则无效。

2. 药代动力学 静脉注射在血循环消失很快，半衰期为 20~60 分钟；肌内注射，半衰期为 90 分钟。存在于血浆，主要在细胞外液；脑脊液中甚微，仅占血浆的 5%。本品在体内几乎不进行代谢，1 小时内从尿排出 50%，24 小时内排出 95%。静脉注射本品 1g，24 小时可从尿中排出，血浆和肝、脾、肌肉等软组织中可络合铅的 14%，最多可排出铅 3~5mg。

3. 药物不良反应

（1）头昏、前额痛、食欲缺乏、恶心、畏寒、发热，组胺样反应有鼻黏膜充血、喷嚏、流涕和流泪。

（2）少数有尿频、尿急、蛋白尿、低血压和心电图 T 波倒置。

（3）过大剂量可引起肾小管上皮细胞损害，导致急性肾衰竭。肾病变主要在近曲小管，亦可累及远曲小管和肾小球。

（4）有患者应用本品出现高血钙症，应予以注意。

（5）不良反应和肾损害一般在停药后恢复。

4. 药物相互作用 本品能络合锌，干扰精蛋白锌胰岛素的作用时间。

八、注意事项

1. 禁用 少尿、无尿和肾功能不全的患者禁用。
2. 慎用 各种肾病患者应慎用本品。
3. 用药注意事项

（1）本品与乙二胺有交叉过敏反应。

（2）动物实验证明本品可增加小鼠胚胎畸变率，但可通过增加饮食中的锌含量而预防。组织培养中加入本品可影响早期鸡胚上皮细胞的发育。

（3）每一疗程治疗前后应检查尿常规，多疗程治疗过程中要检查血尿素氮、肌酐、钙和磷。

（4）本品可络合体内锌、铁、铜等微量金属，但无实际临床意义。

九、药物稳定性及贮藏条件

遮光,密闭保存。

十、药物经济性评价

非基本药物,医保甲类,《中国药典》(2020 年版)收载。

青 霉 胺

一、药品名称

1. 英文名　Penicillamine
2. 化学名　D-3-巯基缬氨酸

二、药品成分

青霉胺

三、剂型与规格

片剂　0.125g

四、适应证及相应的临床价值

适用于重金属中毒,本品能络合铜、铁、汞、铅、砷等重金属,形成稳定和可溶性复合物由尿排出。其驱铅作用不及依地酸钙钠,驱汞作用不及二巯丙醇;但本品可口服,不良反应较小,可供轻度重金属中毒或其他络合剂有禁忌时选用。

五、用法用量

1. 儿童　儿童用量根据成人酌减,或遵医嘱。
2. 成人　重金属中毒:口服成人每日 1~1.5g,分 3~4 次服用。5~7 日为一疗程;停药 3 日后,可开始下一疗程。根据体内毒物量的多少一般需 1~4 疗程。
3. 老年人　65 岁以上老年人服用容易有造血系统毒性反应。

六、特殊人群用药

1. 妊娠期　本品可影响胚胎发育。动物实验发现有骨骼畸形和腭裂等。患有类风湿关节炎和胱氨酸尿的孕妇,在妊娠期服用本品曾报道其出生婴儿有发育缺陷,因此,孕妇应忌服。若必须服用,则每日剂量不超过 1g。预计孕妇需作剖腹产者,应在妊娠末 6 周起,至产后伤口愈合前剂量每日限在 250mg。
2. 哺乳期　尚不明确本药是否可分泌入乳汁,建议哺乳期妇女禁用。
3. 肾功能损害　禁用。
4. 肝功能损害　尚不明确。
5. 其他人群　尚不明确。

七、药理学

1. 药效学及作用机制　本品能络合铅、汞、砷、铜、铁等重金属,形成稳定的可溶性复合物通过尿液排出。
2. 药代动力学　据文献报道:本药口服后约 57%经胃肠道吸收,血药浓度达峰时间约为 2 小时。药物吸收后分布至全身各组织,但主要分布于血浆和皮肤,可透过胎盘。本药大部分在肝代谢,青霉胺吸收后数小时内可通过尿液排出,20%可随粪便排出。尿中排出的主要形式为二硫化物,一次静脉注射青霉胺,24 小时内可由尿排出 80%的二硫化物,血浆中的青霉胺半衰期可达 90 小时,停药 3 个月后体内仍有残留。

3. 药物不良反应　本药不良反应与给药剂量相关,发生率较高且较为严重,部分患者在用药 18 个月内因无法耐受而停药。最初的不良反应多为胃肠道功能紊乱、味觉减退、中等程度的血小板计数减少,但严重者不多见。长期大剂量服用,皮肤胶原和弹性蛋白受损,导致皮肤脆性增加,有时出现穿孔性组织瘤和皮肤松弛。大多数不良反应可在停药后自行缓解和消失。

4. 药物相互作用

(1)本药可加重抗疟药、免疫抑制剂、金制剂、保泰松等对血液系统和肾的毒性。

(2)吡唑类药物可增加本药血液系统不良反应的发生率。

(3)铁剂可减弱本品疗效。

(4)与地高辛合用时,可明显降低地高辛的血药浓度。

(5)含有氢氧化铝或氢氧化镁的抗酸药可减少本药的吸收。

(6)本品可拮抗维生素 B_6 的作用。

八、注意事项

1. 禁用

(1)肾功能不全、孕妇及对青霉素类药过敏的患者禁用。

(2)粒细胞缺乏症,再生障碍性贫血患者禁用。

(3)红斑狼疮患者、重症肌无力患者及严重的皮肤病患者禁用。

2. 慎用　孕妇慎用。

3. 用药注意事项

(1)青霉素过敏患者,对本品可能有过敏反应。使用本品前应做青霉素皮肤试验。

(2)本药应在餐后 1.5 小时服用。

(3)如患者须使用铁剂,则宜在服铁剂前 2 小时服用本药,以免降低本药疗效。如停用铁剂,则应考虑到本药吸收量增加而可能产生的毒性作用,必要时应适当减少本药剂量。

(4)含有氢氧化铝或氢氧化镁的抗酸药可减少本药的吸收,如本药必须与抗酸药合用时,两药服用时间最好间隔 2 小时。

(5)长期服用本药者,需要增加补充维生素 B_6,可每日增加 25mg 维生素 B_6。

(6)白细胞计数和分类、血红蛋白、血小板和尿常规等检查应在服药初 6 个月内每 2 周检查 1 次,以后每月 1 次。

(7)有造血系统和肾功能损害应视为严重不良反应,必须停药。

九、药物稳定性及贮藏条件

遮光,密封保存。

十、药物经济性评价

基本药物(片剂:0.125g),医保甲类,《中国药典》(2020年版)收载。

8　阻止毒物吸收药

催 吐 药

阿 扑 吗 啡

参见(第二章 神经系统药物 6 帕金森药物)

洗 胃 药

高 锰 酸 钾

一、药品名称

英文名　Potassium Permanganate

二、药品成分

高锰酸钾

三、剂型与规格

散剂　20g

四、适应证及相应的临床价值

用于口服吗啡、阿片、士的宁或有机毒物等中毒时洗胃。

五、用法用量

用于吗啡等中毒时洗胃,配制为0.01%~0.02%溶液。

六、特殊人群用药

1. 妊娠期　尚不明确。
2. 哺乳期　尚不明确。
3. 肾功能损害　尚不明确。
4. 肝功能损害　尚不明确。
5. 其他人群　尚不明确。

七、药理学

1. 药效学及作用机制　本品为强氧化剂,可氧化多种药物,用于某些药物中毒时洗胃。
2. 药代动力学　本品未进行该项实验且无可靠参考文献。
3. 药物不良反应　本品为结晶和高浓度溶液有腐蚀性。口服的不良反应有恶心呕吐、腐蚀水肿、口腔黏膜着棕色,甚至肝肾损伤和心血管功能抑制,循环衰竭和正铁血红蛋白尿,致死量为10g。
4. 药物相互作用　与碘化物还原剂和许多有机物配伍禁忌。

八、注意事项

1. 禁用　尚不明确。
2. 用药注意事项　药液需要新鲜配制,不同适应证采用不同浓度,需严格掌握用药浓度。

九、药物稳定性及贮藏条件

密封保存。

十、药物经济性评价

非基本药物,医保乙类,《中国药典》(2020年版)收载。

泻 药

硫 酸 镁

参见(第五章 消化系统药物 5 泻药和止泻药)

硫 酸 钠

一、药品名称

英文名　Sodium Sulfate

二、药品成分

硫酸钠

三、剂型与规格

散剂　500g
肠溶胶囊　1.0g
注射剂　(1)20ml:2g;(2)10ml:2.5g
溶液剂　12%~15%

四、适应证及相应的临床价值

1. 导泻　本品适用于辅助排除肠道寄生虫或肠内毒物。
2. 用于钡中毒解救。
3. 外用热敷以消炎去肿。

五、用法用量

1. 儿童　尚不明确。
2. 成人
(1)导泻:①散剂每次5~20g,加250ml温水于清晨空腹服用,每日10~30g。②肠溶胶囊每次5g,每日1~3次,第一次服药后在6~12小时内排便,即可停药;如服用12小时内未排便,追服1次5g,追服用6小时内仍未排便,可再追服1次5g。
(2)解除钡中毒:可用2%~5%的硫酸钠洗胃,或口服本药 20~30g 导泻。洗胃后将 10% 硫酸钠 150~300ml 内服或注入胃内,1 小时后可重复 1 次。严重钡中毒解毒,可给予本药 10%~20% 溶液 10~20ml 缓慢静脉注射或以 1%~5% 溶液 500~1 000ml 静脉滴注。24 小时内可给予本药 20~30g,连用 2~3 日。

3. 老年人　尚不明确。

六、特殊人群用药

1. 妊娠期　禁用。
2. 哺乳期　尚不明确。
3. 肾功能损害　慎用。
4. 肝功能损害　尚不明确。
5. 其他人群　尚不明确。

七、药理学

1. 药效学及作用机制　硫酸钠为容积性泻药,可促进排便反射或使排便顺利。硫酸钠不易被肠壁吸收而又易溶于水,在肠内形成高渗盐溶液,因此能吸收大量水分并阻止肠道吸收水分,使肠内容积增大,对肠黏膜产生刺激,引起肠管蠕动而加速排便。其导泻作用较硫酸镁弱且无高血镁所致的不良反应。硫酸钠还有拮抗体内钡离子的作用。钡离子是一种极强的肌肉毒,对平滑肌、骨骼肌、心肌等可产生过度刺激性兴奋,并导致麻痹与瘫痪。而且钡离子能改变细胞膜通透性,使钾大量进入细胞内,从而产生低钾血症。硫酸钠能与钡离子形成不溶性硫酸钡,从而阻断钡离子的毒性作用。

2. 药代动力学　硫酸钠口服在肠内吸收较少。一般口服后 1~2 小时内可生效,排出水性大便。

3. 药物不良反应　严重钡中毒时静脉给予硫酸钠,在解除钡离子毒性作用的同时,会形成大量硫酸钡沉淀而导致肾小管阻塞、坏死,以致产生肾衰竭。

4. 药物相互作用　尚不明确。

八、注意事项

1. 禁用　孕妇、因严重器质性病变引起近期排便困难者、水肿者禁用。
2. 慎用
(1) 月经期妇女。
(2) 孕妇。
(3) 年老体弱者。
(4) 严重心、脑、肺、肾疾病患者。
(5) 全身重度衰竭者慎用。
3. 用药注意事项　治疗钡中毒时,应同用给予氯化钾和大量输液。

九、药物稳定性及贮藏条件

遮光,密闭,在阴凉处保存。

十、药物经济性评价

非基本药物,非医保,《中国药典》(2020 年版)未收载。

吸　附　剂

药　用　炭

参见(第五章　消化系统药物 5　泻药和止泻药)

9　加速药物排泄药

利　尿　剂

呋　塞　米

参见(第三章　心血管系统药物 5　利尿药)

甘　露　醇

参见(第二章　神经系统药物 9　其他神经疾病药物)

pH 调节剂

碳　酸　氢　钠

一、药品名称

英文名　Sodium Bicarbonate

二、药品成分

碳酸氢钠

三、剂型与规格

注射剂　(1)10ml：0.5g;(2)100ml：5g;(3)250ml：12.5g
片剂　0.5g

四、适应证及相应的临床价值

1. 治疗代谢性酸中毒　治疗轻至中度代谢性酸中毒,以口服为宜。重度代谢性酸中毒则应静脉滴注,如严重肾病、循环衰竭、心肺复苏、体外循环及严重的原发性乳酸性酸中毒、糖尿病酮症酸中毒等。

2. 碱化尿液　用于尿酸性肾结石的预防,减少磺胺类药物的肾毒性,及急性溶血防止血红蛋白沉积在肾小管。

3. 作为制酸药,治疗胃酸过多引起的症状。

4. 静脉滴注对某些药物中毒有非特异性的治疗作用,如巴比妥类、水杨酸类药物及甲醇等中毒。

五、用法用量

1. 儿童　治疗酸中毒,参考成人剂量。
2. 成人
口服:首次 0.4g,以后每 4 小时 1~2 小时。
静脉滴注:2~5mmol/kg,4~8 小时内滴注完毕。
3. 老年人　尚不明确。

六、特殊人群用药

1. 妊娠期　长期或大量应用可致代谢性碱中毒,并且钠负荷过高引起水肿等,孕妇应慎用。

2. 哺乳期　本品可经乳汁分泌,但对婴儿的影响尚无有关资料。

3. 肾功能损害　慎用。

4. 肝功能损害　肝硬化患者应慎用。

5. 其他人群　原发性高血压,因钠负荷增加可能加重病情。

七、药理学

1. 药效学及作用机制　碱化尿液,由于尿液中碳酸根浓度增加后 pH 升高,使尿酸、磺胺类药物与血红蛋白等不易在尿中形成结晶或聚集。

2. 药代动力学

本品口服易被肠道吸收进入血液,经尿排泄。

本品经静脉滴注后直接进入血液循环。血中碳酸氢钠经肾小球滤过,进入尿液排出。部分碳酸氢钠离子与尿液中氢离子结合生成碳酸,再分解成二氧化碳和水。前者可弥散进入肾小管细胞,与胞内水结合,生成碳酸,解离后的碳酸氢根离子被重吸收进入血循环。血中碳酸氢根离子与血中氢离子结合生成碳酸,进而分解成二氧化碳和水,前者经肺呼出。

3. 药物不良反应

(1) 大量注射时可出现心律失常、肌肉痉挛、疼痛、异常疲倦虚弱等,主要由于代谢性碱中毒引起低钾血症所致。

(2) 剂量偏大或存在肾功能不全时,可出现水肿、精神症状、肌肉疼痛或抽搐、呼吸减慢、口内异味、异常疲倦虚弱等。主要由代谢性碱中毒所致。

(3) 长期应用时可引起尿频、尿急、持续性头痛、食欲减退、恶心呕吐、异常疲倦虚弱等。

4. 药物相互作用

(1) 合用肾上腺皮质激素(尤其是具有较强盐皮质激素作用者)、促肾上腺皮质激素、雄激素时,易发生高钠血症和水肿。

(2) 与苯丙胺、奎尼丁合用,后两者经肾排泄减少,易出现毒性作用。

(3) 与抗凝血药如华法林和 M 胆碱酯酶药等合用,后者吸收减少。

(4) 与含钙药物、乳及乳制品合用,可致乳-碱综合征。

(5) 与西咪替丁、雷尼替丁等 H_2 受体拮抗剂合用,后者吸收减少。

(6) 与排钾利尿药合用,增加发生低氯性碱中毒的危险性。

(7) 本品可使尿液碱化,影响肾对麻黄碱的排泄,故合用时麻黄碱剂量应减小。

(8) 钠负荷增加使肾排泄锂增多,故与锂制剂合用时,锂制剂的用量应酌情调整。

(9) 碱化尿液能抑制乌洛托品转化成甲醛,从而抑制

后者治疗作用,故不主张两药合用。

(10) 本品碱化尿液可增加肾对水杨酸制剂的排泄。

(11) 与氨基糖苷伍用时可因尿 pH 值高,药效增强。

(12) 与铁制剂同用时尽量隔开两药服药时间,否则影响铁的吸收。

(13) 与口服四环素同用时,可因胃液 pH 升高,以致使其吸收减少。

八、注意事项

1. 禁用　①本品禁用于吞食强酸中毒时的洗胃,因本品与强酸反应产生大量二氧化碳,导致急性胃扩张甚至胃破裂;②与其他药物在 1~2 小时内同时服用;③属限钠疾病;④阑尾炎早期,胃区痛尚未明确诊断;⑤与大量牛奶或奶制品同时服用时,可产生乳-碱综合征;⑥用药已两周以上无效或复发。

2. 慎用　①少尿或无尿,因能增加钠负荷;②钠潴留并有水肿时,如肝硬化、充血性心力衰竭、肾功能不全、妊娠高血压综合征;③原发性高血压,因钠负荷增加可能加重病情。

3. 用药注意事项

(1) 对诊断的干扰:对胃酸分泌试验或血、尿 pH 测定结果有明显影响。

(2) 输液过程中定期监测动脉血 pH;血碳酸氢盐离子总值;肾功能测定;尿 pH 测定。

(3) 下列情况不作静脉内用药:代谢性或呼吸性碱中毒;因呕吐或持续胃肠负压吸引导致大量氯丢失,而极有可能发生代谢性碱中毒;低钙血症时,因本品引起碱中毒可加重低钙血症表现。

(4) 以 5% 溶液输注时,速度不能超过每分钟 8mmol 钠,但在心肺复苏时,因存在致命的酸中毒,应快速静脉注射。

九、药物稳定性及贮藏条件

密闭保存。

十、药物经济性评价

基本药物(片剂:0.3g、0.5g;注射液:10ml:0.5g,250ml:12.5g),医保甲类,《中国药典》(2020 年版)收载。

维生素 C

一、药品名称

1. 英文名　Vitamin C
2. 化学名　L-抗坏血酸

二、药品成分

维生素 C

三、剂型与规格

注射剂　(1)2ml:0.1g;(2)2ml:0.25g;(3)5ml:0.5g;

（4）20ml∶2.5g

片剂　0.1g

四、适应证及相应的临床价值

酸化尿液,促进弱碱性毒物苯丙胺、士的宁等排出。可用于亚硝酸盐及麻醉药引起的中毒。可用于慢性铁中毒的治疗。

五、用法用量

1. 儿童　根据成人用量酌减。

2. 成人　用于解毒：10g 加 10% 葡萄糖溶液 500ml 静脉滴注,再每隔 15 分钟可静脉注射维生素 C 5g,具体视病情而定,须同时应用其他特异性解毒药。

3. 老年人　尚不明确。

六、特殊人群用药

1. 妊娠期　本品可通过胎盘,孕妇大剂量应用时,可产生婴儿维生素 C 缺乏症。

2. 哺乳期　本品可分泌入乳汁。

3. 肾功能损害　尚不明确。

4. 肝功能损害　尚不明确。

七、药理学

1. 药效学及作用机制　本品为维生素类药。维生素 C 参与氨基酸代谢、神经递质的合成、胶原蛋白和组织细胞间质的合成,可降低毛细血管的通透性,加速血液的凝固,刺激凝血功能,促进铁在肠内吸收,促使血脂下降,增加对感染的抵抗力,参与解毒功能,且有抗组胺的作用及阻止致癌物质(亚硝胺)生成的作用。

2. 药代动力学　本品蛋白结合率低。少量贮藏于血浆和细胞,以腺体组织内的浓度为最高。肝内代谢。极少数以原型物或代谢物经肾排泄,当血浆浓度大于 $14\mu g/ml$ 时,尿液中排出量增多。可经血液透析清除。

3. 药物不良反应

（1）长期应用每日 2~3g 可引起停药后维生素 C 缺乏症。

（2）长期应用大量维生素 C 偶可引起尿酸盐、半胱氨酸盐或草酸盐结石。

（3）快速静脉注射可引起头晕、昏厥。

（4）大量应用(每日用量 1g 以上)可引起腹泻、皮肤红而亮、头痛、尿频(每日用量 600mg 以上时)、恶心呕吐、胃痉挛。

4. 药物相互作用

（1）大剂量维生素 C 可干扰抗凝血药的抗凝效果。

（2）与巴比妥或扑米酮等合用,可促使维生素 C 的排泄增加。

（3）纤维素磷酸钠可促使维生素 C 代谢为草酸盐。

（4）长期或大量应用维生素 C 时,能干扰双硫仑对乙醇的作用。

（5）水杨酸类能增加维生素 C 的排泄。

（6）不宜与碱性药物(如氨茶碱、碳酸氢钠、谷氨酸钠等)、核黄素、三氯叔丁醇、铜、铁离子(微量)的溶液配伍,以免影响疗效。

（7）与维生素 K_3 配伍,因后者有氧化性,可产生氧化还原反应,使两者疗效减弱或消失。

（8）与左旋多巴合用,可降低左旋多巴的药效。

八、注意事项

1. 禁用　尚不明确。

2. 慎用

（1）半胱氨酸尿症。

（2）痛风。

（3）高草酸盐尿症。

（4）草酸盐沉积症。

（5）尿酸盐性肾结石。

（6）糖尿病(因维生素 C 可能干扰血糖定量)。

（7）葡糖-6-磷酸脱氢酶缺乏症。

（8）铁粒幼细胞性贫血或地中海贫血。

（9）镰形红细胞贫血。

3. 用药注意事项

（1）维生素 C 对下列情况的作用未被证实：预防或治疗癌症、牙龈炎、血尿、视网膜出血、抑郁症、龋齿、贫血、痤疮、不育症、抗衰老、动脉硬化、溃疡病、结核、痢疾、胶原性疾病、骨折、皮肤溃疡、花粉症、药物中毒、血管栓塞、感冒等。

（2）对诊断的干扰：大量服用将影响以下诊断性试验的结果：大便隐血可致假阳性；能干扰血清乳酸脱氢酶和血清转氨酶浓度的自动分析结果；尿糖(硫酸铜法)、葡萄糖(氧化酶法)均可致假阳性；尿中草酸盐、尿酸盐和半胱氨酸等浓度增高；血清胆素浓度下降；尿 pH 下降。

（3）长期大量服用突然停药,有可能出现维生素 C 缺乏症症状,故宜逐渐减量停药。

九、药物稳定性及贮藏条件

遮光、密封,在干燥处保存。

十、药物经济性评价

基本药物(注射液：2ml∶0.5g,5ml∶1g),医保甲类、乙类,《中国药典》(2020 年版)收载。

10　对症处理药

尼可刹米

参见(第四章　呼吸系统药物　6　呼吸兴奋药物)

多沙普仑

参见(第四章 呼吸系统药物 6 呼吸兴奋药物)

哌甲酯

参见(第十三章 麻醉精神药物 2 精神一类药)

洛贝林

参见(第四章 呼吸系统药物 6 呼吸兴奋药物)

氨茶碱

参见(第四章 呼吸系统药物 3 平喘药)

地塞米松

参见(第十四章 女性生殖系统药物 9 其他药物)

(孙红 蔡卫民)

第十八章 营养与电解质药物

1 脂肪乳类药物

脂肪乳注射液（$C_{14\sim24}$）

一、药品名称

英文名 Fat Emulsion Injection（$C_{14\sim24}$）

二、药品成分

大豆油,磷脂酰胆碱。

三、剂型与规格

注射剂 （1）10% 100ml;（2）10% 250ml;（3）10% 500ml;（4）20% 100ml;（5）20% 250ml;（6）20% 500ml;（7）30% 100ml;（8）30% 250ml

四、适应证及相应的临床价值

用于肠外营养补充能量及必需脂肪酸。

五、用法用量

静脉输注:本品常用于配制含葡萄糖、脂肪、氨基酸、电解质、维生素和微量元素等的"全合一"营养混合液。本品也可与葡萄糖氨基酸混合注射液通过"Y"形管混合后输入体内,适用于中心静脉和适用于外周静脉。

1. 儿童 对于新生儿和婴儿,10%、20%脂肪乳注射液（$C_{14\sim24}$）使用剂量为每日 0.5～4g（甘油三酯）/kg,输注速度按体重不超过 1 小时 0.17g/kg。最大用量按体重每日不超过 4g/kg。只有在密切监测血清甘油三酯、肝功能、氧饱和度等指标的情况下输注剂量才可逐渐增加至每日 4g/kg。早产儿及低体重新生儿,最好是 24 小时连续输注,开始时剂量为每日 0.5～1g/kg,以后逐渐增加到每日 2g/kg。因缺乏相关经验,30%脂肪乳注射液（$C_{14\sim24}$）暂不推荐给婴儿和儿童使用。

2. 成人 成人按脂肪量计,剂量在每日 2g 甘油三酯/kg内为宜。10%和20%脂肪乳注射液（$C_{14\sim24}$）500ml 的输注时间分别不少于 5 小时和 10 小时;30%脂肪乳注射液（$C_{14\sim24}$）250ml 的输注时间不少于 8 小时。

3. 老年人 尚无特殊要求。

六、特殊人群用药

1. 妊娠期 已有报道表明孕妇使用 10%和 20%脂肪乳注射液（$C_{14\sim24}$）是安全和成功的,理论上 30%与其一样,也能用于孕妇,但尚缺乏动物生殖研究的证据。

2. 哺乳期 尚不明确。

3. 肾功能损害 慎用于脂肪代谢功能减退的患者,包括肾功能不全,这些患者输注本品时,应密切观察血清甘油三酯浓度。

4. 肝功能损害 慎用于脂肪代谢功能减退的患者,包括肝功能不全,这些患者输注本品时,应密切观察血清甘油三酯浓度。

5. 儿童 新生儿和未成熟儿伴有高胆红素血症或可疑肺动脉高压者应谨慎使用本品。新生儿,特别是未成熟儿,长期使用本品必须监测血小板数、肝功能和血清甘油三酯浓度。

七、药理学

1. 药效学及作用机制 本品是供静脉输注用的灭菌的脂肪乳剂,含有注射用大豆油和注射用磷脂酰胆碱,其中约60%的脂肪酸是必需脂肪酸。脂肪酸是人体的主要能源物质,脂肪酸氧化是体内能量的重要来源。在氧供给充足的情况下,脂肪酸可在体内分解成 CO_2 及 H_2O 并释出大量能量,以 ATP 形式供机体利用,除脑组织外,大多数组织均能氧化脂肪酸,尤以肝及肌肉最活跃。某些不饱和脂肪酸机体自身不能合成,需主要从植物油中摄取,是机体不可缺少的营养素,故称必需脂肪酸。又是前列腺素,血栓烷及白三烯等生理活性物质的前体。本品粒径大小和生物特性与天然乳糜微粒相似。

2. 药代动力学（如吸收、分布、代谢、排泄,包括药物基因组学、生物利用度、生物等效性） 尚不明确。

3. 药物不良反应 可引起体温升高,偶见发冷畏寒以及恶心、呕吐。其他副作用比较罕见,包括以下几种。

（1）即刻和早期副作用:高过敏反应（过敏反应、皮疹、荨麻疹）,呼吸影响（如呼吸急促）以及循环影响（如高血压/低血压）。溶血、网状红细胞增多、腹痛,头痛、疲倦、阴茎异常勃起等。

（2）迟发副作用:长期输注本品,婴儿可能发生血小板减少。另外,长期肠外营养时即使不用本品也会有短暂的肝功能指标的异常。偶可发生静脉炎,血管痛及出血倾向。

（3）患者脂肪廓清能力减退时，尽管输注速度正常仍可能导致脂肪超载综合征。脂肪超载综合征偶尔也可发生于肾功能障碍和感染患者。脂肪超载综合征表现为：高脂血症、发热、脂肪浸润、脏器功能紊乱等，但一般只要停止输注，上述症状即可消退。

4. 药物相互作用　未进行该项实验且无可靠参考文献。

八、注意事项

1. 禁用　休克和严重脂质代谢紊乱（如高脂血症）患者禁用。

2. 慎用　慎用于脂肪代谢功能减退的患者，如肝、肾功能不全，糖尿病酮症酸中毒、胰腺炎、甲状腺功能低下（伴有高脂血症）以及败血症患者。对大豆蛋白过敏者慎用本品，使用前必须做过敏试验。

3. 用药注意事项　本品可单独输注或用于配制含葡萄糖、脂肪、氨基酸、电解质、维生素和微量元素等的"全合一"营养混合液。只有在可配伍性得到保证的前提下，才能将其他药品加入本品内。本品也可与葡萄糖注射液或氨基酸注射液通过"Y"形管道混合后输入体内。

九、药物稳定性及贮藏条件

开瓶后一次未使用完的药液应予丢弃，不得再次使用。

十、药物经济性评价

非基本药物，医保乙类，《中国药典》（2020 年版）未收载。

ω-3 鱼油脂肪乳注射液

一、药品名称

1. 英文名　ω-3 Fish Oil Fat Emulsion Injection
2. 通用名　ω-3 鱼油脂肪乳注射液

二、药品成分

精制鱼油、磷脂酰胆碱

三、剂型与规格

注射剂　（1）50ml：5g（精制鱼油）与 0.6g（磷脂酰胆碱）；（2）100ml：10g（精制鱼油）与 1.2g（磷脂酰胆碱）

四、适应证及相应的临床价值

用于肠外营养支持时，补充长链 ω-3 脂肪酸。常用于调整患者 ω-3 脂肪酸和 ω-6 脂肪酸的比例到 1：3 左右。

五、用法用量

1. 儿童　由于缺少临床经验，不可用于早产儿、新生儿、婴儿以及儿童。

2. 成人　本品应与其他脂肪乳同时使用。每日剂量：每日输注本品 1～2ml/kg，相当于鱼油 0.1～0.2g/kg。最大滴注速度：1 小时的滴注速度不可超过 0.5ml/kg，相当于不超过鱼油 0.05g/kg。应严格控制最大滴注速度，否则血清甘油三酯会出现升高。本品临床应用不应超过 4 周。延长应用时间时，需由医师根据临床需要来定。

3. 老年人　尚不明确。

六、特殊人群用药

1. 妊娠期　不推荐使用。

2. 哺乳期　不推荐使用。

3. 肾功能损害　由于缺少临床经验，不可用于严重肾功能不全患者。

4. 肝功能损害　由于缺少临床经验，不可用于严重肝功能不全患者。

5. 其他人群

（1）儿童：由于缺少临床经验，不可用于早产儿、新生儿、婴儿以及儿童。

（2）老年人：尚不明确。

七、药理学

1. 药效学及作用机制　本品所含长链 ω-3 脂肪酸可作为血浆与组织脂质的组成部分，其中 DHA 是膜磷脂结构中重要的组成成分，EPA 则是二十烷类（如前列腺素、血栓烷、白介素及其他脂类介质）合成的前体物质，增加 EPA 衍生的介质类物质的合成能够促进抗凝和抗感染作用、调节免疫系统。甘油在体内或代谢后进入糖酵解用于产生能量，或与游离脂肪酸结合，重新酯化，主要在肝生成甘油三酯。磷脂酰胆碱在体内或水解或以原形构成细胞膜的重要组成成分。

2. 药代动力学　本品的乳粒大小、分布情况以及体内清除动力学与生理性乳糜微粒相似。男性健康受试者的数据表明，本品所含甘油三酯在体内的半衰期为 54 分钟。

3. 药物不良反应　本品有可能造成患者出血时间延长及抑制血小板聚集。极少数患者可能感觉鱼腥味，阴茎异常勃起（极罕见）。

输注脂肪乳可能出现的不良反应包括：体温轻度升高、热感和/或冷感、寒战、潮红或发绀、食欲缺乏、恶心、呕吐、呼吸困难、头痛、胸痛、腰背痛、骨痛、阴茎异常勃起（极为罕见）、血压升高或降低、过敏反应（如红斑），应注意代谢超负荷现象。代谢超负荷可能是先天性个体代谢差异或者患者疾病状况下不适宜的输注剂量和输注速度所致。本品与棉子油脂肪乳合用时要特别注意。

代谢超负荷可能有以下症状：肝肿大伴或不伴黄疸、凝血指标改变（如出血时间、凝血时间、凝血酶原时间、血小板计数）、脾肿大、贫血、白细胞减少、血小板减少，出血及出血倾向、肝功能病理性改变、发热、高血脂、头疼、胃痛、疲劳、高血糖，如果出现这些不良反应，或输入脂肪乳期间甘油三酯浓度超过 3mmol/L，应停止输注脂肪乳剂，如果需要继续输注，应减少剂量后再输入。

4. 药物相互作用　与多价阳离子（如钙离子）混合使用时，可能出现不相容性，尤其是与肝素共用时。使用本品有可能导致出血时间延长与血小板的凝集出现抑制,因此同时接受抗凝治疗的患者,给予本品时要特别小心,可以考虑减少抗凝剂的使用量。

八、注意事项

1. 禁用　脂质代谢受损,严重出血性疾病,未控制的糖尿病,某些急症及危及生命的状况(如虚脱与休克、近期心肌梗死、脑卒中、栓塞、不明原因昏迷)。由于缺少临床经验,本品不可用于严重肝功能或肾功能不全患者。由于临床经验有限,本品不可用于早产儿、新生儿、婴儿以及儿童。

胃肠外营养的一般禁忌证:低钾血症,水分过多,低渗性脱水,代谢不稳定,酸中毒。

本品不可用于对鱼或鸡蛋蛋白过敏的患者。

2. 慎用　使用本品有可能延长出血时间,抑制血小板凝集,因此接受抗凝治疗的患者应慎用本品。

3. 用药注意事项

(1) 应每日检查血清甘油三酯水平。脂肪乳输注期间,血清甘油三酯浓度不应超过 3mmol/L。

(2) 应定期检查血糖、酸碱平衡、体液平衡、血清电解质、血细胞计数,接受抗凝治疗的患者还应定期检查出血时间。

(3) 当与其他脂肪乳同时使用或稀释使用时,本品所提供的鱼油应占每日脂肪提供量的 10%~20%。

九、药物稳定性及贮藏条件

本品开启后应立即在无菌条件下与脂肪乳或含脂溶性维生素的脂肪乳混合。在 25℃ 以下,该混合液的物理与化学稳定性可保持 24 小时不变。本品一旦与脂肪乳、脂肪乳及脂溶性维生素混合后应尽早使用,配制后的混合液应在 24 小时内完成输注。开瓶后一次未配制完的药液应予以丢弃,未使用完的已配制的药液也应予以丢弃。只有在溶液均匀和容器未损坏时使用。如有可能,输注过程中应使用不含邻苯二钾酸盐的设备。

十、药物经济性评价

非基本药物,医保乙类,《中国药典》(2020 年版)未收载。

长链脂肪乳注射液(OO)

一、药品名称

英文名　Long Chain Fat Emulsion Injection(OO)

二、药品成分

橄榄油、大豆油、磷脂酰胆碱。

三、剂型与规格

注射剂　(1)100ml:20g(脂肪)与 1.2g(磷脂酰胆碱);

(2)250ml:50g(脂肪)与 3g(磷脂酰胆碱);(3)1 000ml:200g(脂肪)与 12g(磷脂酰胆碱)

四、适应证及相应的临床价值

适用于口服或肠内营养摄取不能、不足或禁忌的患者,进行肠外营养补充脂肪。本品为橄榄油及大豆油混合物。橄榄油的单不饱和脂肪酸(MUFA)含量较高,但没有短期输入后改善临床结局的随机对照临床研究报告。

五、用法用量

1. 儿童　对于儿童,本品应连续 24 小时输注给药。以体重计,建议每天输注剂量不超过 3g 脂质/kg,且输注速率为 0.15g 脂质/(kg·h)。在治疗第一周内逐渐增加每日剂量。起始每日剂量为 0.5~1.0g 脂质/kg。该剂量可每 24 小时增加 0.5~1.0g 脂质/kg,最高至每日剂量为 2g 脂质/kg。

2. 成人　剂量范围为 1~2g/(kg·d)。开始输注的 10 分钟内输注速率必须缓慢且不超过每分钟 0.1g(脂肪乳)或 0.5ml(10 滴),随后逐渐增加直到半小时后达到要求的速率。最大输注速率不得超过 0.15g/(kg·h)[0.75ml/(kg·h)]。

在混合营养液中使用(与葡萄糖和氨基酸一起)。

3. 老年人　尚不明确。

六、特殊人群用药

1. 妊娠期　尚不明确。

2. 哺乳期　尚不明确。

3. 肾功能损害　尚不明确。

4. 肝功能损害　严重肝疾病禁用。

5. 其他人群

(1) 儿童:与其他脂肪乳一样,对早产儿和/或低体重婴儿使用本品,应在新生儿学专家严密监督下使用。在新生儿出生 7 天和 2 个月的婴儿有使用本品临床输注的经验。对于新生儿高胆红素(总血清胆红素>200μmol/L)的患儿应谨慎使用本品,应密切监测总胆红素水平。本品禁用于妊娠不足 28 周的早产儿。

(2) 老年人:尚不明确。

七、药理学

1. 药效学及作用机制　橄榄油及大豆油混合物可提供的脂肪酸大约比例如下:15%的饱和脂肪酸(SFA),65%的单不饱和脂肪酸(MUFA),20%多不饱和必需脂肪酸(EPUFA)。适量的必需脂肪酸(EFA)有助于机体吸收。能形成适当的必需脂肪酸前期衍生物并纠正必需脂肪酸的不足。

2. 药代动力学　本品乳滴的体积与乳糜微粒接近,而与其具有相似消除率。

3. 药物不良反应　在长期进行肠道外营养期间,有可能出现下列不良反应:碱性磷酸酶、转氨酶及胆红素增加;罕见:肝肿大和黄疸;中度的血小板减少症。

4. 药物相互作用　本品尚无详尽的药物配伍禁忌资料。切勿将其他药物或电解质直接加入脂肪乳剂中。如确需加入添加剂,给患者输注之前,应先检查其配伍相容性并充分混匀。如与其他溶液经同一输入口输注时,需确保两者的配伍相容性。

八、注意事项

1. 禁用　对鸡蛋蛋白、大豆蛋白或花生蛋白过敏,或任一活性成分或辅料过敏者;患严重血脂异常,及不可纠正的代谢紊乱包括乳酸性酸中毒和非代偿性糖尿病;严重脓毒血症;严重肝疾病;凝血障碍,血栓性静脉炎,急性或慢性肾衰竭(未作专属研究);心肌梗死。

2. 慎用　对于新生儿高胆红素(总血清胆红素>200μmol/L)的患儿应谨慎使用本品,应密切监测总胆红素水平。

3. 用药注意事项　使用前检查乳剂的均一性,且袋子无破损。若出现任何异常或过敏反应(如出汗、发热、寒战、头痛、皮疹和呼吸困难等),必须立即停止输注。本品含有大豆油和蛋磷脂,很少引起过敏反应。已发现大豆蛋白和花生蛋白之间发生交叉过敏反应。

应每日监测血浆甘油三酯水平和清除。输注后血清甘油三酯浓度不应超过 3mmol/L。应在血清甘油三酯水平回到基础水平后方可开始输注。清除脂质的能力下降可导致"脂肪过量综合征",其可能是因使用剂量过量所致,也可能发生于输注开始时,此作用通常可在停止输注后逆转。

脂类产品可引起肝酶升高和胆汁淤积。在短期和长期静脉营养治疗期间,应根据患者健康状况,定期检查碱性磷酸酶及总胆红素水平。

使用本品治疗前应先纠正水电解质或代谢紊乱。脂肪乳应与碳水化合物和氨基酸同时输注,以避免代谢性酸中毒的发生。必须定期检查血糖、酸碱平衡、电解质、水平衡和血细胞计数。对任何经胃肠外输注,尤其对急性少尿症或无尿的患者应特别注意水平衡。

九、药物稳定性及贮藏条件

25℃下贮存,勿冷冻,避免光照。一旦开瓶应立即使用,不得贮存继续使用。

十、药物经济性评价

非基本药物,医保乙类,《中国药典》(2020 年版)未收载。

中/长链脂肪乳(C₆~₂₄)(C₈~₂₄)

一、药品名称

英文名　Medium and Long Chain Fat Emulsion (C₆~₂₄)(C₈~₂₄)

二、药品成分

大豆油,中链甘油三酯,磷脂酰胆碱。

三、剂型与规格

注射剂　(1)10% 250ml:大豆油12.5g 与中链甘油三酯 12.5g 与磷脂酰胆碱 1.5g;(2)10% 500ml:大豆油25g 与中链甘油三酯 25g 与磷脂酰胆碱 3g;(3)20% 250ml:大豆油 25g 与中链甘油三酯 25g 与磷脂酰胆碱 3g;(4)20% 500ml:大豆油50g 与中链甘油三酯 50g 与磷脂酰胆碱 6g

四、适应证及相应的临床价值

用于胃肠外营养,满足能量和必需脂肪酸的要求。适用于肝功能轻度受损和创伤后患者。

五、用法用量

1. 儿童　尚不明确。

2. 成人　最初 30 分钟内输入速度不应超过每小时 0.5~1ml/kg(约 1 分钟 10~15 滴),此期间若无不良反应,可将速度增至每小时 1.5~2ml/kg(约 1 分钟 30 滴)。每天脂肪乳输注时间不少于 16 小时,最好连续给药 24 小时。通过"Y"形接头,本品可与葡萄糖和氨基酸溶液经外周或中心静脉输入;在相容和稳定性得到确证的前提下,本品可与其他营养素在混合袋内混合后使用。一般情况下,本品不宜与电解质、其他药物或其他附加剂在同一瓶内混合。除非另外规定或根据能量需要而定外,建议用量为:一天 1~2g 脂肪/kg,相当于本品一天 10~20ml/kg。

使用本品应同时使用糖类输液,糖类输液提供的能量应不少于40%。第一天的治疗剂量不宜超过 500ml,如患者无不良反应,随后剂量可增加。

3. 老年人　可按成人剂量使用。

六、特殊人群用药

1. 妊娠期　不能用于孕妇。

2. 哺乳期　尚不明确。

3. 肾功能损害　输液过程中出现甘油三酯蓄积时,肾功能不全者禁用。

4. 肝功能损害　输液过程中出现甘油三酯蓄积时,肝功能不全者禁用。

5. 其他人群

(1)儿童:尚不明确。

(2)老年人:可以使用。

七、药理学

1. 药效学及作用机制　通过胃肠外营养,长链甘油三酯(LCT)和可快速转换的中链甘油三酯(MCT)满足机体能量的需要,其中长链甘油三酯(LCT)还可保证必需脂肪酸的需要。

脂肪酸是人体的主要能源物质,脂肪酸氧化是人体内能量的重要来源。在氧供给充足的情况下,脂肪酸可在体

内分解成 CO_2 及 H_2O 并释出大量能量,以 ATP 形式供机体利用。除脑组织外,大多数组织均能氧化脂肪酸,尤以肝及肌肉最活跃。某些不饱和脂肪酸,机体自身不能合成,需从植物油中摄取,是机体不可缺少的营养素,故称必需脂肪酸,又是前列腺素、血栓烷及白三烯等生理活性物质的前体。

中链甘油三酯(MCT)分子量小,在代谢时进入线粒体不需要卡尼汀携带,氧化快而彻底,能以辅酶 A 和酮体的形式供能,中链脂肪酸不易于再酯化,发挥作用完全。因此,中/长链脂肪乳不仅具有长链脂肪乳的优点,同时它进一步改善了脂肪乳的代谢,对有脂代谢障碍的患者尤其有利。

2. 药代动力学　正常人输注本品后的甘油三酯半衰期是 16 分钟,短于单纯输注长链脂肪乳的甘油三酯半衰期(约 33 分钟)。

3. 药物不良反应　使用本品后可能发生的早期不良反应是体温轻度升高,发热感,寒冷感,寒战,不正常的热感(红晕)或发绀,食欲下降,恶心、呕吐,呼吸困难,头痛、背痛、骨痛、胸痛、腰痛,阴茎异常勃起(少见),血压升高或降低(高血压、低血压),过敏反应(例如过敏性样反应,皮疹)。如果出现这些不良反应,或输入脂肪乳时血清甘油三酯浓度高于 3mmol/L,应停止输注,如果需要,应减低剂量后再输注。

如果有显著的反应性血糖升高,也应停止输注。

如果有严重的超剂量,并且没同时给予碳水化合物,可能会发生代谢性酸中毒。

要密切注意过量综合征的发生可能性。过量综合征可能由于不同病例的遗传因素导致代谢不同而引起,发生的快慢也不同;而且由于所患疾病的不同,发生的剂量也不同。过量综合征表现为如下症状:肝肿大,可能伴有或不伴有黄疸,脾肿大,肝功能异常,贫血,白细胞减少,血小板减少,出血倾向和出血,凝血指标的改变或下降(如出血时间、凝血时间、凝血酶原时间等),体温升高,血脂升高,头痛,胃痛,疲倦。

4. 药物相互作用　尚不明确。

八、注意事项

1. 禁用　严重凝血障碍、休克和虚脱、妊娠、急性血栓栓塞、伴有酸中毒和缺氧的严重脓毒血症、脂肪栓塞、急性心肌梗死和脑卒中、酮症酸中毒昏迷和糖尿病性前期昏迷。

输液过程中出现甘油三酯蓄积时,以下也将禁忌:脂类代谢障碍、肝功能不全、肾功能不全、单核-吞噬细胞系统障碍、急性出血坏死性胰腺炎。

胃肠外营养的一般禁忌:各种原因引起的酸中毒、未治疗的水电解质代谢紊乱(低渗性脱水、低血钾、水潴留)、代谢不稳定、肝内胆汁淤积。

2. 慎用　对大豆或其他蛋白质高度敏感的患者慎用。

3. 用药注意事项

(1) 应定期检查血清甘油三酯、血糖、酸碱平衡、血电解质、液体出入量及血常规,脂肪乳输注过程中,血清甘油三酯浓度不应超过 3mmol/L。

(2) 加入多价阳离子(如钙)可能发生不相容,特别当钙与肝素结合时更是如此。只有当可配伍性得到证实时,本品才能与其他注射液、电解质浓缩液或药物混合。

(3) 只有在溶液均匀和容器未损坏时使用。

(4) 本品在加入其他成分后不能继续贮存。

(5) 本品开瓶后一次未使用完的药液应予以丢弃,不得再次使用。

九、药物稳定性及贮藏条件

25℃以下,不得冰冻。

十、药物经济性评价

基本药物[中/长链脂肪乳(C_6-C_{24})],医保乙类,《中国药典》(2020 年版)未收载。

中/长链脂肪乳($C_{8~24}$Ve)

一、药品名称

英文名　Medium and Long Chain Fat Emulsion($C_{8~24}$ Ve)

二、药品成分

大豆油,中链甘油三酯,α-维生素 E。

三、剂型与规格

注射剂　(1)10% 500ml;(2)20% 100ml;(3)20% 250ml

四、适应证及相应的临床价值

用于胃肠外营养,满足能量和必需脂肪酸的要求。适用于肝功能轻度受损和创伤后患者。本品加入维生素 E,有抗注射液中甘油三酯被氧化的作用。

五、用法用量

1. 儿童　作为全静脉营养成分对新生儿和婴幼儿是安全有效的。新生儿用药剂量可递增至 3g/(kg·d)。

2. 成人　10% 本品 1~2g/(kg·d)可提供 60% 以上的非蛋白热卡,最初 15 分钟内输入速度不应超过 0.5~1.0ml/(kg·h)。此若无不良反应,可将速度增至 2ml/(kg·h)。20% 本品最初 15 分钟内输入速度不应超过 0.25~0.5ml/(kg·h)。此若无不良反应,可将速度增到 1ml/(kg·h)。患者第一天的治疗剂量不宜超过 500ml 10% 或 250ml 20%。如患者无不良反应,随后的治疗剂量可增加。

本品是静脉营养的组成之一,可通过外周静脉或中央静脉输入。通过"Y"形接头可将本品与葡萄糖和氨基酸溶液经外周或中央静脉输入。这 3 种营养液在进入血管前迅速混合,每一种液体的流量可分别控制,如有输液泵会更方便。输入前脂肪乳剂的温度应加热至室温。一般来说,脂肪乳剂不宜与电解质药物或其他附加剂在同一瓶内混合。

3. 老年人　尚不明确。

六、特殊人群用药

1. 妊娠期　妊娠期使用本品安全性尚在评价,但此期间使用并不认为有害。不过在妊娠前三个月不宜用药,除非用药的好处大于给胎儿带来的危险。

2. 哺乳期　哺乳期使用本品安全性尚在评价,但此期间使用并不认为有害。

3. 肾功能损害　脂性肾病禁用。

4. 肝功能损害　尚不明确。

5. 其他人群

(1) 儿童:可以使用。

(2) 老年人:尚不明确。

七、药理学

1. 药效学及作用机制　本品为需要接受静脉营养的患者提供能量来源和必需脂肪酸(多不饱和脂肪酸)中链甘油三酯比长链甘油三酯更快从血中清除及更快氧化供能。更适合为机体提供能量。尤其是那些因卡尼汀转运酶缺乏或活性降低而不能利用长链甘油三酯的患者。多不饱和脂酸由长链甘油三酯提供,防止因必需脂肪酸缺乏所致的生化紊乱,纠正必需脂肪酸缺乏(EFAD)所出现的症状。磷脂酰胆碱中含有磷,为生物膜结构的组成成分。保证膜的流动性和生物学功能。甘油可作为供能物质在体内代谢,也参与合成糖原和脂肪。

2. 药代动力学　尚不明确。

3. 药物不良反应　直接与脂肪乳有关的不良反应一般分为两类。

(1) 即发型反应:呼吸困难、发绀、变态反应、高脂血症、高凝固性、恶心、呕吐、头痛、潮红、发热、出汗、寒战、嗜睡及胸骨痛。

(2) 迟发型反应:肝肿大、中央小叶胆汁淤积性黄疸、脾肿大、血小板减少、白细胞减少、短暂性肝功改变、及脂肪过量综合征。有报道单核-吞噬细胞系统褐色素沉着,也称"静脉性脂肪色素",原因未明。

4. 药物相互作用　尚不明确。

八、注意事项

1. 禁用　脂肪代谢异常的患者如病理性血脂过多,脂性肾病或急性胰腺炎伴高脂血症,则禁用本品。如患者患有酮症酸中毒或缺氧、血栓栓塞和急性休克则更应禁用。

2. 慎用　尚不明确。

3. 用药注意事项

(1) 在输入本品时,应掌握患者血液循环中脂肪的廓清情况。血脂应在两次(天)输液之间清除。当脂肪服的输注时间延长时,还须掌握患者的血象、凝血状况,肝功能及血小板数量。

(2) 本品为一次性剂量包装,用剩的须丢弃,不可留待下次再用。如瓶内液体出现油、水分离、则不能再用。

九、药物稳定性及贮藏条件

避免冻结,如偶然冻结,丢弃不用。储存与 25℃。

十、药物经济性评价

非基本药物,医保乙类,《中国药典》(2020 年版)未收载。

2　氨基酸类药物

复方氨基酸注射液(18AA)

一、药品名称

英文名　Compound Amino Acid Injection(18AA)

二、药品成分

本品为复方制剂,其组分为每 1 000ml 含:

L-脯氨酸($C_5H_9NO_2$)1.00g

L-丝氨酸($C_3H_7NO_3$)1.00g

L-丙氨酸($C_3H_7NO_2$)2.00g

L-异亮氨酸($C_6H_{13}NO_2$)3.52g

L-亮氨酸($C_6H_{13}NO_2$)4.90g

L-天冬氨酸($C_4H_7NO_4$)2.50g

L-酪氨酸($C_9H_{11}NO_3$)0.25g

L-谷氨酸($C_5H_9NO_4$)0.75g

L-苯丙氨酸($C_9H_{11}NO_2$)5.33g

L-精氨酸盐酸盐($C_6H_{14}N_4O_2 \cdot HCl$)5.00g

L-赖氨酸盐酸盐($C_6H_{14}N_2O_2 \cdot HCl$)4.30g

L-缬氨酸($C_5H_{11}NO_2$)3.60g

L-苏氨酸($C_4H_9NO_3$)2.50g

L-组氨酸盐酸盐($C_6H_9N_3O_2 \cdot HCl \cdot H_2O$)2.50g

L-色氨酸($C_{11}H_{12}N_2O_2$)0.90g

L-蛋氨酸($C_{15}H_{11}NO_2S$)2.25g

L-胱氨酸($C_6H_{12}N_2O_4S_2$)0.10g

甘氨酸($C_2H_5NO_2$)7.60g

山梨醇($C_6H_{14}O_6$)50.00g

亚硫酸氢钠($NaHSO_3$)0.5g

三、剂型与规格

注射剂　(1)250ml:12.5g(总氨基酸);(2)500ml:25g(总氨基酸);(3)250ml:30g(总氨基酸)。

四、适应证及相应的临床价值

氨基酸类药。用于蛋白质摄入不足、吸收障碍等氨基酸不能满足机体代谢需要的患者。亦用于改善手术后患者的营养状况。

五、用法用量

老年人:需缓慢静脉滴注。根据年龄、病情、症状、体重等决定用量。一般每日输入 0.1~0.2g 氮/kg 较适宜,非蛋白热量氮之比约为 120∶1~150∶1,应同时给予足够的能量、适量的电解质、维生素及微量元素。

六、特殊人群用药

1. 妊娠期　尚不明确。
2. 哺乳期　尚不明确。
3. 肾功能损害　严重肾功能不全、严重尿毒症患者禁用。
4. 肝功能损害　严重肝功能不全者禁用。
5. 其他人群
(1) 儿童:尚不明确。
(2) 老年人:尚不明确。

七、药理学

1. 药效学及作用机制　氨基酸输液在能量供给充足的情况下,可进入组织细胞,参与蛋白质的合成代谢,获得正氮平衡,并生成酶类、激素、抗体、结构蛋白,促进组织愈合,恢复正常生理功能。
2. 药代动力学　尚不明确。
3. 药物不良反应　可致过敏性皮疹,一旦发生应停止用药。偶有恶心、呕吐、胸闷、心悸、发冷、发热或头痛等。
4. 药物相互作用　尚不明确。

八、注意事项

1. 禁用　严重肝肾功能不全、严重尿毒症患者和对氨基酸有代谢障碍的患者禁用。
2. 慎用　严重酸中毒、充血型心力衰竭患者慎用。
3. 用药注意事项
(1) 应严格控制滴注速度。
(2) 本品系盐酸盐,大量输入可能导致酸碱失衡。大量应用或并用电解质输液时,应注意电解质与酸碱平衡。
(3) 用前必须详细检查药液,如发现瓶身有破裂、漏气、变色、发霉、沉淀、变质等异常现象时绝对不应使用。
(4) 遇冷可能出现结晶,可将药液加热到 60℃,缓慢摇动使结晶完全溶解后再用。
(5) 开瓶药液一次用完,剩余药液不宜贮存再用。

九、药物稳定性及贮藏条件

密闭,置凉暗处(不超过 20℃)。

十、药物经济性评价

基本药物,医保甲类,《中国药典》(2020 年版)收载。

复方氨基酸注射液(18AA-Ⅰ)

一、药品名称

英文名　Compound Amino Acid Injection(18AA-Ⅰ)

二、药品成分

本品为复方制剂,含 18 种氨基酸,含钾、钠、钙、镁的无机盐。

三、剂型与规格

注射剂　(1)250ml∶17.5g(总氨基酸);(2)500ml∶35g(总氨基酸)

四、适应证及相应的临床价值

氨基酸类药。适用于蛋白质摄入不足、吸收障碍等氨基酸不能满足机体代谢需要的患者。

五、用法用量

1. 儿童　用于婴幼儿患者时,应在开始使用的一周内逐渐增加剂量。最大剂量为每日 30ml/kg。
2. 成人　根据病情,每日输注 500~2 000ml,缓慢滴注,每分钟约 40~50 滴。老年人及重症患者更需缓慢滴注。从氨基酸的利用考虑,在可配伍性得到保证的前提下,本品可与葡萄糖注射液、脂肪乳注射液及其他营养要素按照适当的比例混合后经中心或周围静脉连续输注(16~24 小时连续使用),并应根据年龄、症状、体重等情况,决定适当用量。
3. 老年人　尚不明确。

六、特殊人群用药

1. 妊娠期　尚不明确。
2. 哺乳期　尚不明确。
3. 肾功能损害　严重肾功能不全及尿毒症患者禁用。
4. 肝功能损害　严重肝功能不全患者禁用。
5. 其他人群
(1) 儿童:可以使用。
(2) 老年人:尚不明确。

七、药理学

1. 药效学及作用机制　氨基酸输液在能量供给充足的情况下,可进入组织细胞,参与蛋白质的合成代谢,获得正氮平衡,并生成酶类、激素、抗体、结构蛋白,促进组织愈合,恢复正常生理功能。
2. 药代动力学　尚不明确。
3. 药物不良反应　滴注速度过快时,可产生恶心、呕吐、发热等反应,应加注意。同所有高渗溶液一样,从周围静脉输注时可能会导致血栓性静脉炎。
4. 药物相互作用　尚不明确。

八、注意事项

1. 禁用　严重肝功能不全、严重肾功能不全及尿毒症患者、氨基酸代谢障碍者禁用。
2. 慎用　尚不明确。
3. 用药注意事项
(1) 外周静脉输注时,如加入葡萄糖注射液而呈高渗状态,滴注速度必须缓慢。
(2) 用前必须详细检查药液,如发现瓶身有破裂、漏气、变色、发霉、沉淀、变质等异常现象时绝对不应使用。

（3）开瓶药液一次用完,剩余药液不可贮存再用。

九、药物稳定性及贮藏条件

25℃以下,不得冰冻。避免阳光直射,密闭保存。

十、药物经济性评价

基本药物,医保甲类,《中国药典》(2020年版)收载。

复方氨基酸注射液(18AA-Ⅱ)

一、药品名称

英文名　Compound Amino Acid Injection(18AA-Ⅱ)

二、药品成分

本品为复方制剂,含18种氨基酸。

三、剂型与规格

注射剂　(1)250ml：12.5g(总氨基酸);(2)500ml：25g(总氨基酸);(3)250ml：21.25g(总氨基酸);(4)500ml：42.5g(总氨基酸);(5)250ml：28.5g(总氨基酸);(6)500ml：57g(总氨基酸)

四、适应证及相应的临床价值

氨基酸类药。用于蛋白质摄入不足、吸收障碍等氨基酸不能满足机体代谢需要的患者。亦用于改善手术后患者的营养状况。

五、用法用量

1. 儿童　尚不明确。
2. 成人　需缓慢静脉滴注。根据年龄、病情、症状、体重等决定用量。一般每日按体重输入0.1~0.2g氮/kg较适宜,非蛋白热两氮之比约为120：1~150：1,应同时给予足够的能量、适量的电解质、维生素及微量元素。
3. 老年人　尚不明确。

六、特殊人群用药

1. 妊娠期　尚不明确。
2. 哺乳期　尚不明确。
3. 肾功能损害　严重肾功能不全、严重尿毒症患者禁用
4. 肝功能损害　严重肝功能不全者禁用。
5. 其他人群
（1）儿童：尚不明确。
（2）老年人：尚不明确。

七、药理学

1. 药效学及作用机制　氨基酸输液在能量供给充足的情况下,可进入组织细胞,参与蛋白质的合成代谢,获得正氮平衡,并生成酶类、激素、抗体、结构蛋白,促进组织愈合,恢复正常生理功能。

2. 药代动力学　尚不明确。

3. 药物不良反应　极个别患者可能会出现恶心、面部潮红、多汗。同所有的高渗溶液一样,从周围静脉输注时(尤其本品11.4%)可能导致血栓性静脉炎。本品输注过快或给肝肾功能不全患者使用时,有可能导致高氨血症和血浆尿素氮的升高。

由于含有抗氧化剂焦亚硫酸钠,因此偶有可能会诱发过敏反应(尤其哮喘患者)。

4. 药物相互作用　尚不明确。

八、注意事项

1. 禁用　肝性昏迷和无条件透析的尿毒症患者以及对本品过敏者禁用。
2. 慎用　肝肾功能不全者慎用。
3. 用药注意事项　开瓶药液一次用完,剩余药液不宜贮存再用。

九、药物稳定性及贮藏条件

密闭,置凉暗处(不超过20℃)。

十、药物经济性评价

基本药物,医保甲类,《中国药典》(2020年版)收载。

复方氨基酸注射液(18AA-Ⅲ)

一、药品名称

英文名　Compound Amino Acid Injection(18AA-Ⅲ)

二、药品成分

本品为复方制剂,含十八种氨基酸,氨基酸含量为10%。

三、剂型与规格

注射剂　250ml：25.90g(总氨基酸)

四、适应证及相应的临床价值

氨基酸类药。用于蛋白质摄入不足、吸收障碍等氨基酸不能满足机体代谢需要的患者。亦用于改善手术后患者的营养状况。

五、用法用量

1. 儿童　尚不明确。
2. 成人　需缓慢静脉滴注。根据年龄、病情、症状、体重等决定用量。一般每日按体重输入0.1~0.2g氮/kg较适宜,非蛋白热量氮之比约为120：1~150：1,应同时给予足够的能量、适量的电解质、维生素及微量元素。
3. 老年人　尚不明确。

六、特殊人群用药

1. 妊娠期　尚不明确。

2. 哺乳期 尚不明确。

3. 肾功能损害 严重肾衰竭或尿毒症者禁用。

4. 肝功能损害 肝性昏迷或有肝性昏迷倾向者禁用。

5. 其他人群

（1）儿童：尚不明确。

（2）老年人：尚不明确。

七、药理学

1. 药效学及作用机制 氨基酸输液在能量供给充足的情况下，可进入组织细胞，参与蛋白质的合成代谢，获得正氮平衡，并生成酶类、激素、抗体、结构蛋白，促进组织愈合，恢复正常生理功能。

2. 药代动力学 尚不明确。

3. 药物不良反应 可致过敏性皮疹，一旦发生应停止用药。偶有恶心、呕吐、胸闷、心悸、发冷、发热或头痛等。

4. 药物相互作用 尚不明确。

八、注意事项

1. 禁用 肝性昏迷或有肝性昏迷倾向者，严重肾衰竭或尿毒症者，对氨基酸有代谢障碍者。

2. 慎用 尚不明确。

3. 用药注意事项

（1）应严格控制滴注速度。

（2）本品含 60mmol/L 的醋酸，大量应用或并用电解质输液时，应注意电解质与酸碱平衡。

（3）用前必须详细检查药液，如发现瓶身有破裂、漏气、变色、发霉、沉淀、变质等异常现象时绝对不应使用。

（4）遇冷可能出现结晶，可将药液加热到 60℃，缓慢摇动使结晶完全溶解后再用。

（5）开瓶药液一次用完，剩余药液不宜贮存再用。

九、药物稳定性及贮藏条件

置凉暗处（避光并不超过 20℃）。

十、药物经济性评价

非基本药物，医保甲类，《中国药典》（2020 年版）收载。

复方氨基酸注射液（18AA-Ⅴ）

一、药品名称

英文名 Compound Amino Acid Injection（18AA-Ⅴ）

二、药品成分

本品为复方制剂，含 18 种氨基酸和木糖醇。

三、剂型与规格

注射剂 （1）100ml：3.224g（总氨基酸）；（2）250ml：8.06g（总氨基酸）；（3）500ml：16.12g（总氨基酸）

四、适应证及相应的临床价值

氨基酸类药。用于蛋白质摄入不足、吸收障碍等氨基酸不能满足机体代谢需要的患者。亦用于改善手术后患者的营养状况。

五、用法用量

1. 儿童 尚不明确。

2. 成人 需缓慢静脉滴注。根据年龄、病情、症状、体重等决定用量。一般每日输入 0.1～0.2g 氮/kg 较适宜，非蛋白热量氮之比为 120:1～150:1，应同时给予足够的能量、适量的电解质、维生素及微量元素。

3. 老年人 尚不明确。

六、特殊人群用药

1. 妊娠期 尚不明确。

2. 哺乳期 尚不明确。

3. 肾功能损害 严重肾衰竭或尿毒症者禁用。

4. 肝功能损害 肝性昏迷或有肝性昏迷倾向者禁用。

5. 其他人群

（1）儿童：尚不明确。

（2）老年人：尚不明确。

七、药理学

1. 药效学及作用机制 本品必需氨基酸符合 Vuj-N 配方比例，非必需氨基酸符合人体血清蛋白模式。本品必需氨基酸和非必需氨基酸的比为 1.04:1，每种氨基酸易被有效地用于人体蛋白质的合成，其生物利用度高。

本品所含的木糖醇能进入无胰岛素的细胞内部，且具抑制酮体形成，节约蛋白质，提高氨基酸利用率，以及促进肝糖原蓄积的作用，对糖代谢无不利影响，未见引起代谢性并发症。

2. 药代动力学 尚不明确。

3. 药物不良反应

（1）过敏性：过敏性皮疹，症状较少，如发生应停止用药。

（2）消化系统：偶有恶心、呕吐等症状发生。

（3）心血管系统：偶有心闷、心悸等症状发生。

（4）长期输注可能引起代谢性酸中毒。偶可影响肝及肾功能。

（5）其他：偶有发冷、发热或头痛等一般反应。

4. 药物相互作用 尚不明确。

八、注意事项

1. 禁用 肝性昏迷或有肝性昏迷倾向者，严重肾衰竭或尿毒症者，对氨基酸有代谢障碍者。

2. 慎用 患有严重酸中毒者，患有充血性心脏衰竭者，肝及肾功能损伤患者慎用。

3. 用药注意事项

（1）本品含有约 38mmol/L 的钠离子及 46mmol/L 氯离子，大剂量用药或电解质合并使用要注意监测血清电解质。

（2）使用前应详细检查，药液混浊切勿使用。

（3）本品应一次用完，切勿贮藏再用。

（4）大剂量木糖醇快速静脉滴注时,有报道观察到草酸钙沉积于肾、脑等器官。

九、药物稳定性及贮藏条件

置凉暗处（避光并不超过 20℃）。

十、药物经济性评价

非基本药物,医保甲类,《中国药典》（2020 年版）收载。

复方氨基酸注射液(18AA-Ⅶ)

一、药品名称

1. 英文名　Compound Amino Acids Injection（18AA-Ⅶ）
2. 通用名　复方氨基酸注射液（18AA-Ⅶ）

二、药品成分

本品为复方制剂,含有 18 种氨基酸。

三、剂型与规格

注射剂　200ml∶20.65g（总氨基酸）

四、适应证及相应的临床价值

氨基酸类药。用于蛋白质摄入不足、吸收障碍等氨基酸不能满足机体代谢需要的患者。亦用于改善手术后患者的营养状况。

五、用法用量

1. 儿童　尚不明确。
2. 成人　静脉滴注。周围静脉给药:通常成人每次200~400ml,缓慢静脉滴注。每瓶输注时间不应少于 120 分钟（25 滴/min）。用量可根据年龄、症状、体重适当增减。老年人、危重患者应减慢。本品最好与糖类输液同时输注以提高人体对氨基酸的利用率。中心静脉给药:通常成人为每日 400~800ml。本品可与糖类等混合,由中心静脉 24 小时持续滴注。根据年龄、症状、体重适当增减。
3. 老年人　应适当减量。

六、特殊人群用药

1. 妊娠期　尚不明确。
2. 哺乳期　尚不明确。
3. 肾功能损害　严重肾功能不全、高氮质血症者禁用。
4. 肝功能损害　肝性脑病者禁用。
5. 其他人群
（1）儿童:尚不明确。
（2）老年人:应减慢输液速度,减少用量。

七、药理学

1. 药效学及作用机制　本品作为氨基酸补充剂,可调节氮平衡,并促进机体蛋白质合成和创伤的愈合。
2. 药代动力学　尚不明确。

3. 药物不良反应　可致过敏性皮疹,一旦发生应停止用药。偶有恶心、呕吐、胸闷、心悸、发冷、发热或头痛等。
4. 药物相互作用　尚不明确。

八、注意事项

1. 禁用　肝性脑病、严重肾功能不全、高氮血症或氨基酸代谢异常患者禁用。
2. 慎用　严重酸中毒患者、充血性心功能不全患者、低钠血症患者慎用。
3. 用药注意事项
（1）本品含 80mmol/L 醋酸根离子,大量给药或与电解质并用时应注意电解质的平衡。
（2）有结晶析出时,应温热至 50~60℃溶解后,放冷至接近体温再使用。
（3）使用前应详细检查,药液不澄明或已变色时不得使用。
（4）本品应一次用完,残液不得再次使用。

九、药物稳定性及贮藏条件

遮光,密闭,避免高温。

十、药物经济性评价

非基本药物,医保乙类,《中国药典》（2020 年版）收载。

小儿复方氨基酸注射液(18AA-Ⅰ)

一、药品名称

英文名　Paediatric Compound Amino Acid Injection（18AA-Ⅰ）

二、药品成分

本品为复方制剂,含 18 种氨基酸。

三、剂型与规格

注射剂　（1）100ml∶6.47g（总氨基酸）；（2）250ml∶16.85g（总氨基酸）

四、适应证及相应的临床价值

1. 适用于小儿因消化系统疾病,不能经胃肠摄取食物者。
2. 适用于小儿由各种疾病所引起的低蛋白血症者。
3. 适用于小儿受严重创伤、烧伤及败血症等体内氮平衡失调者。
4. 适用于难治性腹泻、吸收不良综合征者。
5. 适用于早产儿、低体重儿的肠外营养。

五、用法用量

1. 儿童　本品经中心静脉长时间应用时,应与高渗葡萄糖（或葡萄糖和脂肪乳剂）、电解质、维生素、微量元素等联合应用,以期达到营养支持的目的。

本品经外周静脉应用时,可用 10% 葡萄糖注射液稀释后缓慢滴注。输注速度:外周静脉全营养输注时,将药液稀释后,全日用量不少于 16 小时,均匀滴注,部分静脉营养输注、中心静脉输注时遵医嘱。

输注量应以小儿的年龄、体重、病情等不同而定,一般用量,开始时氨基酸 15ml/(kg·d)(相当氨基酸约 1g),以后递增至 30ml/(kg·d)(相当氨基酸 2.0g),疗程结束时,应注意逐渐减量,防止产生低血糖症。

2. 成人 尚不明确。

3. 老年人 尚不明确。

六、特殊人群用药

1. 妊娠期 尚不明确。

2. 哺乳期 尚不明确。

3. 肾功能损害 肾功能损害的患儿禁用。

4. 肝功能损害 肝功能损害的患儿禁用。

5. 其他人群

(1)儿童:见适应证。

(2)老年人:尚不明确。

七、药理学

1. 药效学及作用机制 氨基酸是构成人体蛋白和酶类的基本单位,是合成激素的原料,参与人体新陈代谢和各种生理功能,在生命中显示特殊的作用。

氨基酸在婴幼儿与成人体内有不同的代谢作用,婴幼儿体内苯丙氨酸羟化酶的活性低,易产生高苯丙氨酸血症;又因为胱硫醚酶的活性低,易产生高蛋氨酸血症;组氨酸合成速度慢,易产生低组氨酸血症。因此,婴幼儿用氨基酸输液应降低苯丙氨酸、甲硫氨酸、甘氨酸的用量,增加半胱氨酸、酪氨酸、组氨酸用量,这样才能使血浆氨基酸谱保持正常。本品适应婴幼儿代谢的特点,降低了苯丙氨酸、甲硫氨酸、甘氨酸的用量,增加半胱氨酸、组氨酸的用量,满足了小儿营养需要。

2. 药代动力学 尚不明确。

3. 药物不良反应 本品输注速度快时,易产生心率加快、胃肠道反应及发热等。

4. 药物相互作用 尚不明确。

八、注意事项

1. 禁用 肝、肾功能损害或对氨基酸有代谢障碍的患儿禁用。

2. 慎用 尚不明确。

3. 用药注意事项

(1)用前应仔细检查药液,如有浑浊、生霉或瓶身漏气等切勿使用。

(2)药液应一次用完,剩余药液不可保存再用。

(3)本品遇冷可能有结晶析出,可置 40~50℃温水中使其溶解,放至体温后再用。

九、药物稳定性及贮藏条件

置凉暗处(避光并不超过 20℃)保存。

十、药物经济性评价

基本药物,医保乙类,《中国药典》(2020 年版)收载。

小儿复方氨基酸注射液(18AA-Ⅱ)

一、药品名称

1. 英文名 Paediatric Compound Amino Acid Injection(18AA-Ⅱ)

2. 通用名 小儿复方氨基酸注射液(18AA-Ⅱ)

二、药品成分

本品为复方制剂,含 18 种氨基酸。

三、剂型与规格

注射剂 (1)50ml∶3.0g(总氨基酸);(2)100ml∶6.0g(总氨基酸);(3)250ml∶15.0g(总氨基酸)

四、适应证及相应的临床价值

1. 适用于小儿因消化系统疾病,不能经胃肠摄取食物者。

2. 适用于小儿由各种疾病所引起的低蛋白血症者。

3. 适用于小儿受严重创伤、烧伤及败血症等体内氮平衡失调者。

4. 适用于难治性腹泻、吸收不良综合征。

5. 适用于早产儿、低体重儿的肠外营养。

五、用法用量

1. 儿童 本品经中心静脉长时间应用时,应与高渗葡萄糖(或葡萄糖和脂肪乳剂)、电解质、维生素、微量元素等联合应用,以期达到营养支持的目的。

本品经外周静脉应用时,可用 10% 葡萄糖注射液稀释后缓慢滴注。输注速度:外周静脉全营养输注时,将药液稀释后,全日用量不少于 16 小时,均匀滴注,部分静脉营养输注、中心静脉输注时遵医嘱。

输注量应以小儿的年龄、体重、病情等不同而定,一般用量,开始时氨基酸 15ml/(kg·d)(相当氨基酸约 1g),以后递增至 30ml/(kg·d)(相当氨基酸 2.0g),35~50ml/kg,每日 1 次或遵医嘱。疗程结束时,应注意逐渐减量,防止产生低血糖症。

2. 成人 尚不明确。

3. 老年人 尚不明确。

六、特殊人群用药

1. 妊娠期 尚不明确。

2. 哺乳期 尚不明确。

3. 肾功能损害 肾功能损害的患儿禁用。

4. 肝功能损害 肝功能损害的患儿禁用。

5. 其他人群

(1)儿童:见适应证。

（2）老年人：尚不明确。

七、药理学

1. 药效学及作用机制　氨基酸是构成人体蛋白和酶类的基本单位，是合成激素的原料，参与人体新陈代谢和各种生理功能，在生命中显示特殊的作用。

氨基酸在婴幼儿与成人体内有不同的代谢作用，婴幼儿体内苯丙氨酸羟化酶的活性低，易产生高苯丙氨酸血症；又因为胱硫醚酶的活性低，易产生高蛋氨酸血症；组氨酸合成速度慢，易产生低组氨酸血症。因此，婴幼儿用氨基酸输液应降低苯丙、甲硫、甘氨酸的用量，增加半胱、酪、组氨酸用量，这样才能使血浆氨基酸谱保持正常。本品适应婴幼儿代谢的特点，降低了苯丙氨酸、甲硫氨酸、甘氨酸的用量，增加半胱氨酸、组氨酸的用量，满足了小儿营养需要。

2. 药代动力学　尚不明确。

3. 药物不良反应　本品输注速度快时，易产生心率加快、胃肠道反应及发热等。

4. 药物相互作用　尚不明确。

八、注意事项

1. 禁用　氨基酸有代谢障碍者、氮质血症患者禁用。

2. 慎用　肝、肾功能严重障碍者禁用。

3. 用药注意事项

（1）应用本品时，需按时监测代谢、电解质及酸碱平衡等，防止并发症。

（2）如发现过敏性皮疹，应立即停药。

（3）静脉滴速不宜过快，20kg 儿童一般不宜超过 20滴/min。

（4）药液开启后一次用完，切勿贮存。

（5）如发生浑浊或沉淀时，不可使用。遇冷析出结晶，可置 50~60℃ 水浴中使溶解并冷至 37℃ 澄明再用。

九、药物稳定性及贮藏条件

置凉暗处（避光并不超过 20℃）保存。

十、药物经济性评价

基本药物，医保乙类，《中国药典》（2020 年版）未收载。

复方氨基酸注射液（19AA-Ⅰ）

一、药品名称

1. 英文名　Compound Amino Acid Injection（19AA-Ⅰ）
2. 通用名　复方氨基酸注射液（19AA-Ⅰ）

二、药品成分

本品为复方制剂，含 19 种氨基酸。

三、剂型与规格

注射剂　100ml∶6g（总氨基酸）

四、适应证及相应的临床价值

本品为静脉用胃肠外营养输液。可用于以下几方面：

（1）早产儿、低体重儿及各种病因所致不能经口摄入蛋白质或摄入量不足的新生儿。

（2）各种创伤：如烧伤、外伤及手术后等高代谢状态的小儿。

（3）各种不能经口摄食或摄食不足的急、慢性营养不良的小儿，如坏死性小肠结肠炎、急性坏死性胰腺炎、化疗药物反应等。

五、用法用量

1. 儿童　采用中心静脉插管或周围静脉给药但均需缓慢滴注。每日用 20~35ml/kg 或遵医嘱。滴注时每克氮应同时供给 150~200kcal 非蛋白质热量（葡萄糖、脂肪乳）另加维生素、微量元素等。

2. 成人　尚不明确。

3. 老年人　尚不明确。

六、特殊人群用药

1. 妊娠期　尚不明确。

2. 哺乳期　尚不明确。

3. 肾功能损害　氨基酸代谢障碍者、氮质血症患者禁用。

4. 肝功能损害　尚不明确。

5. 其他人群

（1）儿童：见适应证。

（2）老年人：尚不明确。

七、药理学

1. 药效学及作用机制　含有较高浓度的小儿必须氨基酸，其中有组氨酸、酪氨酸、半胱氨酸。苯丙氨酸可代谢成酪氨酸，但由于小儿肝酶系统不健全，代谢不能有效地进行。因此，通过增加酪氨酸的量，并减少苯丙氨酸来维持血浆中的浓度的平衡。甲硫氨酸是半胱氨酸和牛磺酸的前体，也是由于小儿肝酶系统不健全，故加入牛磺酸并在应用时根据小儿身体情况再酌补适量半胱氨酸，所以本品甲硫氨酸的含量较低。甘氨酸含量较低，防血氨过高。含有适量的谷氨酸和天冬氨酸，是因人乳中含量较高。牛磺酸是甲硫氨酸、半胱氨酸的代谢产物，人乳中含量丰富，有保护细胞膜，促进脑发育、维持视网膜正常功能和防止胆汁淤积及增强心肌细胞功能等作用。

2. 药代动力学　正常人血浆氨基酸浓度不高，总分子浓度约为 2mg/L，绝大部分在细胞内，小儿更低，可能与儿童生长快，氨基酸摄入组织较多有关。因此，小儿对氨基酸摄取量应高于成人。

3. 药物不良反应　输注本品过快，可引起恶心、呕吐、心悸、发热等不良反应。

4. 药物相互作用　尚不明确。

八、注意事项

1. 禁用　氨基酸代谢障碍者、氮质血症患者禁用。
2. 慎用　肝、肾功能严重障碍者慎用。
3. 用药注意事项

（1）应用本品时,需按时监测代谢、电解质及酸碱平衡等,防止并发症。

（2）如发现过敏性皮疹,应立即停药。

（3）静脉滴速不宜过快,20kg 儿童一般不宜超过 20 滴/min。

（4）药液开启后一次用完,切勿贮存。

（5）如发生浑浊或沉淀时,不可使用。遇冷析出结晶,可置 50~60℃ 水浴中使溶并冷至 37℃ 澄明再用。

九、药物稳定性及贮藏条件

密闭,置凉暗处保存。

十、药物经济性评价

非基本药物,医保乙类,《中国药典》(2020 年版)未收载。

支链氨基酸

一、药品名称

英文名　Branch Amino Acid

二、药品成分

本品为复方制剂,富含支链氨基酸。

三、剂型与规格

支链氨基酸 3H 注射液　250ml∶10.65g(总氨基酸)
六合氨基酸注射液　250ml∶21.2g(总氨基酸)
14 氨基酸-800 注射液　250ml∶20.8g(总氨基酸)

四、适应证及相应的临床价值

用于肝性脑病,也用于肝功能不全时的营养缺乏症。

五、用法用量

1. 儿童　参考成人减量使用。
2. 成人

静脉滴注:每次 250ml,每日 2 次,与等量 10% 葡萄糖注射液缓慢静脉推注。

中心静脉滴注:每日量以 0.68~0.87g/kg 计,成人剂量相当于每日 500~750ml,与 25%~50% 高渗葡萄糖注射液等量混匀后缓慢滴注,每分钟不得超过 40 滴。

3. 老年人　尚不明确。

六、特殊人群用药

1. 妊娠期　尚不明确。
2. 哺乳期　尚不明确。

3. 肾功能损害　尚不明确。
4. 肝功能损害　见适应证。
5. 其他人群

（1）儿童:可减量使用。

（2）老年人:易发生过敏反应,使用时应慎重。

七、药理学

1. 药效学及作用机制　缬氨酸、亮氨酸及异亮氨酸为支链氨基酸,进入体内后能纠正血浆中支链氨基酸和芳香氨基酸失衡,防止因脑内芳香氨基酸浓度过高引起的肝性昏迷。能促进蛋白质合成和减少蛋白质分解,有利于肝细胞的再生和修复,并可改善低蛋白血症。直接在肌肉、脂肪、心、脑等组织代谢,产生能量供机体利用。

2. 药代动力学　尚不明确。

3. 药物不良反应　输注速度过快可引起恶心、呕吐、头痛和发热等反应,尤其对危重和老年患者。

4. 药物相互作用　尚不明确。

八、注意事项

1. 禁用　氨基酸代谢失调、心功能不全者禁用。
2. 慎用　尚不明确。
3. 用药注意事项

（1）使用前应检查药液,如有浑浊,包装破裂等切勿使用。输注后剩余药液切勿保留,不能再用。

（2）有高度食管和胃底静脉曲张时,输入量不宜过多,速度一定保持在每分钟 40 滴以下,以免静脉压力过高而致破裂出血。

（3）高度腹水、胸腔积液时,应注意水的平衡,避免输入量过多。本品不加稀释或输注速度过快时可引起患者胸闷、恶心、呕吐,甚至引起呼吸、循环衰竭,表现比较严重,故输注速度宜慢。

（4）本品遇冷易析出结晶,可微温溶解后再使用。非肝病使用氨基酸时要注意肝功能和精神症状的出现。

（5）使用本品时,应注意水和电解质平衡。当药品性状发生改变时禁止使用。

九、药物稳定性及贮藏条件

密闭,置凉暗处(避光并不超过 20℃)保存。

十、药物经济性评价

非基本药物,非医保,《中国药典》(2020 年版)未收载。

复方氨基酸注射液(3AA)

一、药品名称

英文名　Compound Amino Acid Injection(3AA)

二、药品成分

复方制剂,含缬氨酸,亮氨酸,异亮氨酸。

三、剂型与规格

注射剂　250ml：10.65g（总氨基酸）

四、适应证及相应的临床价值

用于预防和治疗各种原因引起的肝性脑病、重症肝炎以及肝硬化、慢性活动性肝炎、慢性迁延性肝炎。亦可用于肝胆外科手术前后。

五、用法用量

1. 儿童　参考成人剂量减量使用。

2. 成人　危重患者每次 250ml，每日 2 次与等量葡萄糖注射液稀释后缓慢静脉滴注。其他肝病引起的氨基酸代谢紊乱者每次 250ml，每日 1 次，加等量 10% 葡萄糖注射液缓慢静脉滴注。

3. 老年人　尚不明确。

六、特殊人群用药

1. 妊娠期　尚不明确。

2. 哺乳期　尚不明确。

3. 肾功能损害　尚不明确。

4. 肝功能损害　尚不明确。

5. 其他人群

（1）儿童：可减量使用。

（2）老年人：老年患者易发生过敏反应，使用时应慎重。

七、药理学

1. 药效学及作用机制　缬氨酸、亮氨酸及异亮氨酸为支链氨基酸，进入体内后能纠正血浆中支链氨基酸和芳香氨基酸失衡，防止因脑内芳香氨基酸浓度过高引起的肝性昏迷。能促进蛋白质合成和减少蛋白质分解，有利于肝细胞的再生和修复，并可改善低蛋白血症。直接在肌肉、脂肪、心、脑等组织代谢，产生能量供肌体利用。

2. 药代动力学　尚不明确。

3. 药物不良反应　输注过快可致心悸、恶心、呕吐、发热等反应，故滴速不宜过快。

4. 药物相互作用　尚不明确。

八、注意事项

1. 禁用　严重肾功能障碍或非肝功能障碍导致的氨基酸代谢异常患者禁用。

2. 慎用　老年患者易发生过敏反应，使用时应慎重。

3. 用药注意事项

（1）对重度食管静脉曲张患者应严格控制输注速度和用量。

（2）有大量胸腔积液、腹水时，避免输入过多。

（3）非肝病使用氨基酸时要注意肝功能和精神症状的出现。

九、药物稳定性及贮藏条件

密闭，置凉暗处（避光并不超过 20℃）保存。

十、药物经济性评价

非基本药物，医保乙类，《中国药典》（2020 年版）未收载。

复方氨基酸注射液（6AA）

一、药品名称

英文名　Compound Amino Acid Injection（6AA）

二、药品成分

本品为复方制剂，其组分为 6 种氨基酸：缬氨酸、亮氨酸、异亮氨酸、精氨酸、谷氨酸、天冬氨酸。

三、剂型与规格

注射剂　100ml：21.1g（总氨基酸）

四、适应证及相应的临床价值

用于慢性肝性脑病、慢性迁延性肝炎、慢性活动性肝炎、亚急性及慢性重型肝炎引起的氨基酸代谢紊乱。

五、用法用量

1. 儿童　参考成人剂量减量使用。

2. 成人　静脉滴注。对紧急或危重患者，每日 2 次，每次 1 瓶，同时与等量 10% 葡萄糖稀释后缓慢静脉滴注，1 分钟不超过 40 滴，病情改善后一天 1 瓶，连用 1 周为一疗程；对于其他肝病引起的氨基酸代谢紊乱者，每日 1 次，每次 1 瓶，加等量 10% 葡萄糖注射液缓慢静脉滴注。

3. 老年人　尚不明确。

六、特殊人群用药

1. 妊娠期　尚不明确。

2. 哺乳期　尚不明确。

3. 肾功能损害　尚不明确。

4. 肝功能损害　尚不明确。

5. 其他人群

（1）儿童：可减量使用。

（2）老年人：易发生过敏反应，应慎用。

七、药理学

1. 药效学及作用机制　本品中缬氨酸、亮氨酸及异亮氨酸为支链氨基酸，进入体内后能纠正血浆中支链氨基酸和芳香氨基酸失衡，防止因脑内芳香氨基酸浓度过高引起的肝性昏迷。本品直接在肌肉、脂肪、心、脑等组织代谢，产生能量供机体利用。本品除支链氨基酸为主外，再加上精氨酸、谷氨酸及天冬氨酸，可以加强去氨作用。此外，肝功能不全时，补充本类氨基酸有利于肝组织的修复和肝细胞的再生，降低血浆非蛋白氮和尿素氮的含量,保持氮的平衡。

2. 药代动力学　尚不明确。

3. 药物不良反应　输注速度过快可引起恶心、呕吐、头痛和发热等反应,尤其对危重和老年患者多见;当再次使用时可引起过敏反应,临床表现为发热、恶心、呕吐、低血压、少尿、胸闷、呼吸急促、口唇发绀、腹泻及皮疹;严重者可致过敏性休克,发生率低,但很难纠正。

4. 药物相互作用　尚不明确。

八、注意事项

1. 禁用　对本品过敏者禁用。

2. 慎用　尚不明确。

3. 用药注意事项

(1) 使用前应检查药液,如有浑浊、包装破裂等切勿使用。输注后剩余药液切勿保留,不能再用。

(2) 有高度食管和胃底静脉曲张时,输入量不宜过多,速度一定保持在 40 滴/min 以下,以免静脉压力过高而致破裂出血。

(3) 高度腹水、胸腔积液时,应注意水的平衡,避免输入量过多。本品不加稀释或输注速度过快时可引起的胸闷、恶心、呕吐,甚至引起呼吸、循环衰竭,表现比较严重,故输注速度宜慢。

(4) 本品遇冷易析出结晶,可微温溶解后再使用。

(5) 非肝病使用氨基酸时要注意肝功能和精神症状的出现。

(6) 使用本品时,应注意水和电解质平衡。

(7) 当药品性状发生改变时禁止使用。

九、药物稳定性及贮藏条件

密闭,凉暗处(遮光不超过 20℃)保存,切勿横卧或倒置。

十、药物经济性评价

非基本药物,医保乙类,《中国药典》(2020 年版)未收载。

复方氨基酸注射液(17AA-H)

一、药品名称

英文名　Compound Amino Acid Injection(17AA-H)

二、药品成分

本品为复方制剂,含 19 种氨基酸。

三、剂型与规格

注射剂　500ml:37.925g(总氨基酸)

四、适应证及相应的临床价值

用于肝性脑病(亚临床、Ⅰ级、Ⅱ级)、高氨血症。能改善症状,但无改善结局的报告。

五、用法用量

1. 儿童　尚不明确。

2. 成人　静脉滴注:成人每次 500ml,每日 1 次,输注时间不应少于 180 分钟。根据年龄、症状和体重适当增减。

3. 老年人　参考成人剂量适当减量。

六、特殊人群用药

1. 妊娠期　尚不明确。

2. 哺乳期　尚不明确。

3. 肾功能损害　严重肾功能障碍患者禁用。

4. 肝功能损害　尚不明确。

5. 其他人群

(1) 儿童:尚不明确。

(2) 老年人:应减慢滴速,减少用量。

七、药理学

1. 药效学及作用机制　本品为氨基酸类药物,是必需氨基酸和非必需氨基酸的复方制剂。氨基酸是合成人体蛋白质的主要成分,也是合成各种组织的氮源,系维持生命的基本物质。本品可提供营养支持,改善体内的氮平衡。

2. 药代动力学　给予健康男子复方氨基酸注射液(17AA-H)500ml 和 1 000ml,检测其血浆氨基酸浓度和尿中排泄量,结果显示血浆中总氨基酸浓度在给药结束时达到最高值,之后迅速下降,24 小时后恢复到给药前的水平。

血浆氨基酸谱与复方中的氨基酸组成基本一致。至于尿中排泄,尿中含量高的氨基酸(苏氨酸、丝氨酸、甘氨酸、组氨酸、赖氨酸)的排泄量与给药量按比例增加。

3. 药物不良反应

(1) 过敏:罕见过敏性皮疹,如发生应中止给药。

(2) 消化系统:偶见恶心呕吐等症状。

(3) 循环系统:偶见胸部不适心悸等症状。

(4) 糖代谢:偶见低血糖症状。

(5) 大量快速给药可引起酸中毒,偶见一过性血氨值的上升。

(6) 其他:偶见乏力、头晕畏寒、发热发汗以及给药部位疼痛等症状。

4. 药物相互作用　尚不明确。

八、注意事项

1. 禁用　严重肾功能障碍或非肝功能障碍导致的氨基酸代谢异常患者禁用。

2. 慎用　重度酸中毒患者和充血性心功能衰竭患者慎用。

3. 用药注意事项

(1) 使用前应检查药液,如有浑浊、包装破裂等切勿使用。输注后剩余药液切勿保留,不能再用。

(2) 本品中含 100mmol/L 的醋酸根离子、大量给药或与电解质并用时应注意电解质的平衡。

(3) 给予本品可能会引起血氨浓度上升,若同时出现精神、神经症状的恶化必须终止给药,或改用其他方法。

(4) 有结晶析出时,应温热至 50~60℃溶解后,放冷至接近体温后再使用。

九、药物稳定性及贮藏条件

密闭,凉暗处(遮光不超过20℃)保存,切勿横卧或倒置。

十、药物经济性评价

非基本药物,非医保,《中国药典》(2020 年版)未收载。

复方氨基酸注射液(20AA)

一、药品名称

英文名 Compound Amino Acid Injection(20AA)

二、药品成分

本品为复方制剂,含 20 种氨基酸。

三、剂型与规格

注射剂 500ml:50g(总氨基酸)

四、适应证及相应的临床价值

预防和治疗肝性脑病;肝病或肝性脑病急性期的静脉营养。

五、用法用量

1. 儿童 尚不明确。
2. 成人 本品可经中央静脉输注。除特别情况时可达15ml/(kg·d)外,推荐平均剂量为 7~10ml/(kg·d)。滴速可达 1ml/(kg·h)。对肝性昏迷患者治疗的最初数小时滴速可加快。
3. 老年人 尚不明确。

六、特殊人群用药

1. 妊娠期 尚不明确。
2. 哺乳期 尚不明确。
3. 肾功能损害 对同时患有肾功能不全的患者,氨基酸的用量应该随血清尿素和肌酐的水平调整。
4. 肝功能损害 尚不明确。
5. 其他人群
(1)儿童:尚不明确。
(2)老年人:尚不明确。

七、药理学

1. 药效学及作用机制 尚不明确。
2. 药代动力学 尚不明确。
3. 药物不良反应 除禁忌外,在建议剂量下未有不良反应报道。
4. 药物相互作用 尚不明确。

八、注意事项

1. 禁用 非肝源性的氨基酸代谢紊乱;酸中毒;水潴留;休克。

2. 慎用 尚不明确。
3. 用药注意事项
(1)应密切注意水、电解质和酸碱平衡,根据血清离子谱补充电解质。为支持输入氨基酸参与合成代谢,达到最好利用,应同时输入能量物质(葡萄糖和脂肪)。低钠血症或血清渗透压升高的患者输注要谨慎,过快的输注速率会引起不耐受以及肾氨基酸丢失所致的氨基酸失衡。
(2)对同时患有肾功能不全的患者,氨基酸的用量应该随血清尿素和肌酐的水平调整。氨基酸治疗并非用以取代经证实的治疗肝性脑病的方法,例如净化性治疗,使用乳果糖和或肠道抗生素杀菌。

九、药物稳定性及贮藏条件

避光,25℃以下保存。

十、药物经济性评价

非基本药物,医保乙类,《中国药典》(2020 年版)未收载。

复方氨基酸注射液(9AA)

一、药品名称

英文名 Compound Amino Acid Injection(9AA)

二、药品成分

本品为复方制剂,含 9 种氨基酸。

三、剂型与规格

注射剂 250ml:13.98g(总氨基酸)

四、适应证及相应的临床价值

急性和慢性肾功能不全患者的肠外营养支持;大手术、外伤或脓毒血症引起的严重肾衰竭以及急慢性肾衰竭。

五、成人用法用量

1. 儿童 尚不明确。
2. 成人 静脉滴注:每日 250~500ml,缓慢滴注。进行透析的急、慢性肾衰竭患者每日 1 000ml,最大剂量不超过1 500ml,滴速不超过每分钟 15 滴。
3. 老年人 尚不明确。

六、特殊人群用药

1. 妊娠期 尚不明确。
2. 哺乳期 尚不明确。
3. 肾功能损害 尿毒症性心包炎、尿毒症脑病、无尿、高钾血症等应首先采用透析治疗。氨基酸的用量应该随血清尿素和肌酐的水平调整。
4. 肝功能损害 严重肝功能损害患者禁用。
5. 其他人群
(1)儿童:尚不明确。

（2）老年人：尚不明确。

七、药理学

1. 药效学及作用机制　氨基酸类药。可补充体内必需氨基酸，使蛋白质合成显著增加而改善营养状况。慢性肾衰时，体内大多数必需氨基酸血浆浓度下降，而非必需氨基酸血浆浓度正常或升高。本品可使下降的必需氨基酸血浆浓度恢复。如同时供给足够能量，可加强同化作用，使蛋白无须作为能源被分解利用，不产生或极少产生氮的终末代谢产物，有利于减轻尿毒症症状。亦有降低血磷，纠正钙磷代谢紊乱作用。

2. 药代动力学　本品经静脉注射，通过血液循环分布于体内各组织。

3. 药物不良反应　静脉滴注速度过快能引起恶心、呕吐、心悸、寒战等反应。应及时减慢给药速度（静脉滴注每分钟 15 滴为宜），老年人和危重患者尤要注意。

4. 药物相互作用　尚不明确。

八、注意事项

1. 禁用　氨基酸代谢紊乱、严重肝功能损害、心功能不全、水肿、低血钾、低血钠患者禁用。

2. 慎用　尚不明确。

3. 用药注意事项

（1）凡用本品的患者，均应低蛋白、高热量饮食。热量摄入应为每日 2 000kcal 以上，如饮食摄入量达不到此值，应给予葡萄糖等补充，否则本品进入体内转变为热量，而不能合成蛋白。

（2）应严格控制给药速度，不超过每分钟 15 滴。

（3）使用过程中，应监测血糖、血清蛋白、肾功能、肝功能、电解质、二氧化碳结合力、血钙、血磷等，必要时检查血镁和血氨。如出现异常，应注意纠正。

（4）注意水平衡，防止血容量不足或过多。

（5）尿毒症患者宜在补充葡萄糖同时给予少量胰岛素，糖尿病患者应给以适量胰岛素，以防出现高血糖。尿毒症性心包炎、尿毒症脑病、无尿、高钾血症等应首先采用透析治疗。

（6）使用本品前应详细检查药液有无浑浊，密封完好才能使用。若遇冷析出结晶，可置 50℃ 温水中溶解后再用。药液一经使用后，剩余药液切勿保存再用。

九、药物稳定性及贮藏条件

密闭，置凉暗处（避光并不超过 20℃）保存。

十、药物经济性评价

非基本药物，医保乙类，《中国药典》（2020 年版）未收载。

复方氨基酸注射液（18AA-N）

一、药品名称

英文名　Compound Amino Acid Injection（18AA-N）

二、药品成分

本品为复方制剂，含 18 种氨基酸。

三、剂型与规格

注射剂　200ml：12.25g（总氨基酸）

四、适应证及相应的临床价值

急性和慢性肾功能不全患者出现低蛋白血症、低营养状态和手术前后的氨基酸补充。

五、用法用量

1. 儿童　尚不明确。

2. 成人　静脉滴注。

慢性肾功能不全：外周静脉给药：通常成为每日 1 次，每次 200ml 缓慢滴注。给药速度为每 200ml 应控制在 120~180 分钟滴完（15~25 滴/min），并根据年龄、症状和体重适当增减。透析时在透析结束前 60~90 分钟由透析回路的静脉一侧注入。使用本品时热量给予最好在 1 500kcal/d 以上。中心静脉给药，通常成人每日 400ml 通过中心静脉持续滴注，并根据年龄、症状和体重适当增减。每 1.6g 氮（本品 200ml）应给予 500kcal 以上的非蛋白热量。

急性肾功能不全：通常为成人每日 400ml 通过中心静脉持续滴注，并根据年龄、症状和体重适当增减。每克 1.6g 氮（本品 200ml）应给予 500kcal 以上的非蛋白热量。

3. 老年人　参考成人剂量适当减量。

六、特殊人群用药

1. 妊娠期　尚不明确。

2. 哺乳期　尚不明确。

3. 肾功能损害　见适应证。

4. 其他人群

（1）儿童：尚不明确。

（2）老年人：减慢滴速、减量给药。

七、药理学

1. 药效学及作用机制　氨基酸类药。可补充体内必需氨基酸，使蛋白质合成显著增加而改善营养状况。慢性肾衰时，体内大多数必需氨基酸血浆浓度下降，而非必需氨基酸血浆浓度正常或升高。本品可使下降的必需氨基酸血浆浓度恢复。如同时供给足够能量，可加强同化作用，使蛋白无须作为能源被分解利用，不产生或极少产生氮的终末代谢产物，有利于减轻尿毒症症状。亦有降低血磷，纠正钙磷代谢紊乱作用。

2. 药代动力学　本品经静脉注射，通过血液循环分布于体内各组织。

3. 药物不良反应

（1）过敏性：偶有全身瘙痒感，罕见发疹、全身荨麻疹等过敏性病状,此时应中止给药。

（2）消化系统:偶见恶心、呕吐、食欲缺乏等症状。

（3）循环系统:偶尔胸部不适、心悸等症状。

（4）大量快速给药可引起酸中毒。

（5）其他:偶见头痛、鼻塞和流涕、代谢性酸中毒、肌酐升高、GOT 和 GPT 升高。另外,本品给药导致氨基酸过量时,偶见 BUN 升高。罕见畏寒、发热、热感、头部灼烧感、血管痛等症状。

（6）对非透析患者,本品可能引起血浆尿素氮升高和碳酸氢根下降,使用本品时须进行肾功能的监测。

4. 药物相互作用　尚不明确。

八、注意事项

1. 禁用　肝性昏迷或有肝性昏迷倾向的患者(助长氨基酸的失衡,可能加重或诱发肝性昏迷);高氨血症患者(氮量过负荷可能加重高氨血症);先天性氨基酸代谢异常患者(给予氨基酸不被代谢,可能加重症状)。

2. 慎用　心脏、循环系统功能障碍者,肝功能障碍患者或消化道出血患者,以及严重电解质失调或酸碱平衡失调患者慎用。

3. 用药注意事项

（1）本品作为肾功能不全患者的氮源时,有报道出现过高氨血症、意识障碍,因此在给予本品过程中患者出现对唤名和打招呼反应迟钝,自主动作或自主言语异常时应立即停止给药。

（2）心脏、循环系统功能障碍者,肝功能障碍患者或消化道出血患者,以及严重电解质失调或酸碱平衡失调患者慎用。

（3）对慢性肾功能不全非透析患者,每给予本品200ml,在给药前应相应减少饮食蛋白量 5~10g。

（4）有结晶析出时,应温热至 50~60℃溶解后,放冷至接近体温后再使用。

（5）使用前应详细检查,药液不澄明或已变色时不得使用。本品应一次用完,残液不得再次使用。

（6）本品只用于不能经口摄取营养或摄取不足,需要给予非经口营养支持时使用。

九、药物稳定性及贮藏条件

遮光,密闭保存。

十、药物经济性评价

非基本药物,非医保,《中国药典》(2020 年版)未收载。

复方氨基酸注射液(15AA)

一、药品名称

英文名　Compound Amino Acid Injection(15AA)

二、药品成分

本品为复方制剂,含 15 种氨基酸。

三、剂型与规格

注射剂　250ml:17.25g(总氨基酸)

四、适应证及相应的临床价值

用于大面积烧伤、创伤及严重感染等应激状态下肌肉分解代谢亢进、消化系统功能障碍、营养恶化及免疫功能下降的患者的营养支持,亦用于手术后患者,改善其营养状态。

五、用法用量

1. 儿童　尚不明确。

2. 成人　静脉滴注,每日 250~500ml,用适量 5%~10% 葡萄糖注射液混合后缓慢滴注。滴速不宜超过 20 滴/min。

3. 老年人　尚不明确。

六、特殊人群用药

1. 妊娠期　尚不明确。

2. 哺乳期　尚不明确。

3. 肾功能损害　尿毒症禁用。

4. 肝功能损害　肝性昏迷禁用。

5. 其他人群

（1）儿童:尚不明确。

（2）老年人:尚不明确。

七、药理学

1. 药效学及作用机制　具有促进人体蛋白质代谢正常,纠正负氮平衡,补充蛋白质,加快伤口愈合的作用。

2. 药代动力学　本品经静脉注射,通过血循环分布于体内各组织。

3. 药物不良反应　输注过快可致心悸、恶心、呕吐等反应。

4. 药物相互作用　尚不明确。

八、注意事项

1. 禁用　尿毒症、肝性昏迷和氨基酸代谢障碍者禁用。

2. 慎用　严重酸中毒和充血性心力衰竭患者慎用。

3. 用药注意事项

（1）注射后剩余药液不能贮存再用。

（2）本品遇冷能析出结晶,应微温溶解至 37℃,澄明后方可使用。但药液如发生浑浊、沉淀时不可使用。

（3）注射速度不宜过快。

九、药物稳定性及贮藏条件

密闭,置凉暗处保存。

十、药物经济性评价

非基本药物,医保乙类,《中国药典》(2020 年版)未收载。

丙氨酰谷氨酰胺注射液

一、药品名称

1. 英文名　Alanyl Glutamine Injection
2. 化学名　N-(2)-L-丙氨酰-L-谷氨酰胺

二、药品成分

丙氨酰谷氨酰胺

三、剂型与规格

注射剂　(1)50ml∶10g;(2)100ml∶20g

四、适应证及相应的临床价值

适用于需要补充谷氨酰胺患者的肠外营养,包括处于分解代谢和高代谢状况的患者。

五、用法用量

1. 儿童　尚不明确。
2. 成人　本品是一种高浓度溶液,不可直接输注。在输注前,必须与可配伍的氨基酸溶液或含有氨基酸的输液相混合,然后与载体溶液一起输注。1 体积的本品应与至少5 体积的载体溶液混合(例如:100ml 本品应加入至少 500ml 载体溶液),混合液中本品的最大浓度不应超过 3.5%。

剂量根据分解代谢的程度和氨基酸的需要量而定。胃肠外营养每天供给氨基酸的最大剂量为 2g/kg,通过本品供给的丙氨酸和谷氨酰胺量应计算在内。通过本品供给的氨基酸量不应超过全部氨基酸供给量的 20%。

每日剂量:1.5~2.0ml/kg,相当于 0.3~0.4g N-(2)-L-丙氨酰-L-谷氨酰胺/kg(例如:70kg 体重患者每日需本品100~140ml)。

每日最大剂量:按体重 2.0ml/kg。

加入载体溶液时,用量的调整:当氨基酸需要量为1.5g/(kg·d)时,其中 1.2g 氨基酸由载体溶液提供,0.3g氨基酸由本品提供。当氨基酸需要量为 2g/(kg·d)时,其中 1.6g 氨基酸由载体溶液提供,0.4g 氨基酸由本品提供。

输注速度依载体溶液而定,但不应超过 0.1g 氨基酸/(kg·h)。本品连续使用时间不应超过三周。

3. 老年人　参考成人剂量,可以使用。

六、特殊人群用药

1. 妊娠期　尚不明确。
2. 哺乳期　尚不明确。
3. 肾功能损害　严重肾功能不全禁用。
4. 肝功能损害　严重肝功能不全禁用。
5. 其他人群
(1) 儿童:尚不明确。
(2) 老年人:除严重肾功能不全者或严重肝功能不全者,可以使用。

七、药理学

1. 药效学及作用机制　本品具有促进人体蛋白质代谢正常,纠正负氮平衡,补充蛋白质,加快伤口愈合的作用。
2. 药代动力学　N-(2)-L-丙氨酰-L 谷氨酰胺输注后在体内迅速分解为谷氨酰胺和丙氨酸。经检测它的人体半衰期为 2.4~3.8 分钟(晚期肾功能不全患者为 4.2 分钟)。血浆清除率为 1.6~2.7L/min。

这一双肽的消失伴随等克分子数的游离氨基酸的增加。它的水解过程可能仅在细胞外发生。当输液量恒定不变时,通过尿液排泄的 N-(2)-L-丙氨酰-L 谷氨酰胺低于5%,与其他输注的氨基酸相同。

3. 药物不良反应　正确使用时,尚未发现显著不良反应。当本品输注速度过快时,将出现寒战、恶心、呕吐,出现这种情况应立即停药。
4. 药物相互作用　本品只能加入与之可配伍的载体溶液中后一起输注,未发现本品与其他药物有相互作用。

八、注意事项

1. 禁用　严重肾功能不全(肌酐清除率<25ml/min)或严重肝功能不全的患者禁用。
2. 慎用　尚不明确。
3. 用药注意事项
(1) 本品使用过程中应监测患者的碱性磷酸酶(ALP)、谷丙转氨酶(GPT)、谷草转氨酶(GOT)和酸碱平衡。
(2) 对于代偿性肝功能不全的患者,建议定期监测肝功能。
(3) 将本品加入载体溶液时,必须保证它们具有可配伍性、保证混合过程是在洁净的环境中进行,还应保证溶液完全混匀。
(4) 不要将其他药物加入混匀后的溶液中。
(5) 本品中加入其他成分后,不能再贮藏。

九、药物稳定性及贮藏条件

密闭,置凉暗处保存。

十、药物经济性评价

非基本药物,医保乙类,《中国药典》(2020 年版)收载。

精 氨 酸

参见(第五章 消化系统药物 7 肝胆疾病辅助用药)

3　多腔袋类营养药物

氨基酸葡萄糖注射液

一、药品名称

英文名　Amino Acid and Glucose Injection

二、药品成分

本品包装于双腔塑料袋中,分别为含电解质的氨基酸溶液和含钙的葡萄糖溶液。

三、剂型与规格

注射剂:2 000ml/袋,每袋含 5.5%平衡氨基酸电解质注射液 1 000ml,15%葡萄糖电解质注射液 1 000ml。电解质包括钾、钠、氯、钙、镁、磷酸盐等。

四、适应证及相应的临床价值

肠外营养用药,适用于口服或肠内营养供给不能、不足或禁忌者。

对长期肠外营养治疗的患者,可以在本品中加入脂肪乳以提供热量和必需脂肪酸。

五、用法用量

1. 儿童 婴儿用量,从 0.35g 氮/(kg·d)[约 2g/(kg·d)氨基酸]至 0.45g 氮/(kg·d)[约 3g/(kg·d)氨基酸]。

2. 成人 根据患者的代谢需要、能量消耗及患者的临床状况选择剂量。根据患者的代谢需要、能量消耗及患者的临床状况选择剂量。

要求范围为 0.16g 氮/(kg·d)[约 1g/(kg·d)氨基酸]~0.35g 氮/(kg·d)[约 2g/(kg·d)氨基酸]。输注速度根据剂量、输注溶液的性质、24 小时输注的总液量及输注时间调节。输注时间应长于 12 小时。建议应该加脂肪乳均匀输入(参考脂肪乳的输入方法)。本品可用作中心静脉营养开始时的初始液,与脂肪乳混输适用于术后患者的低氮低热卡肠外营养。

3. 老年人 尚不明确。

六、特殊人群用药

1. 妊娠期 尚不明确。

2. 哺乳期 尚不明确。

3. 肾功能损害 未经血液透析、血液滤过及血液透析滤过治疗的肾衰竭患者禁用。

4. 肝功能损害 严重的肝疾病禁用。

5. 其他人群

(1)儿童:见适应证。

(2)老年人:尚不明确。

七、药理学

1. 药效学及作用机制 作为肠外营养静脉注射液,克灵麦可提供营养支持以维持复杂的氮能量平衡,营养不良和损伤会改变这种平衡。本品可提供生物可利用的氮(L-氨基酸)、碳水化合物(如葡萄糖)和电解质的来源。

2. 药代动力学 与单独静脉输注的氨基酸、葡萄糖和电解质溶液在体内的分布、代谢和排泄的方式相同。

3. 药物不良反应 使用本品后,葡萄糖超负荷综合征偶有报道,肝功异常有少量报道。可能发生严重的酸中毒、

高钙血症。大量快速给药可能引起脑水肿、肺水肿、外周水肿或水中毒。由于本品是高浓度葡萄糖制剂,输注时有时可能出现高血糖症、高渗尿糖症和口渴,一旦出现这种情况,需采取相应举措如使用胰岛素。输注氨基酸过快可导致恶心、呕吐及寒战

4. 药物相互作用 尚不明确。

八、注意事项

1. 禁用 高钠血症、高氯血症、高钾血症、高钙血症、少尿症患者、艾迪生病等患者。高磷酸血症的患者或者甲状旁腺功能减退者(本品电解质成分可能加重高磷酸血症患者的症状)。高镁血症患者或甲状腺功能减退患者禁用。

2. 慎用 菌血症患者,高渗性脱水患者,肾衰患者,心衰患者,由于梗阻性泌尿系疾病造成尿量减少的患者,糖尿病患者,尿崩症患者,有胰腺功能障碍的患者应慎用。

3. 用药注意事项

(1)给药期间,患者的排尿量每天不少于 800ml。

(2)肠外营养治疗时,如果怀疑严重酸中毒是由于缺乏维生素 B_1 而引起的,应停止肠外营养治疗。

(3)临用前即刻混合,药液混浊或包装破损时禁止使用。如果两个腔袋之间的隔膜部分已经被打开,不能使用。

九、药物稳定性及贮藏条件

不能冷冻。

十、药物经济性评价

非基本药物,非医保,《中国药典》(2020 年版)未收载。

脂肪乳氨基酸(17)葡萄糖(11%)注射液

一、药品名称

英文名 Fat Emulsion, Amino Acids(17) and Glucose (11) Injection

二、药品成分

本品的包装袋分为内袋与外袋,在内袋与外袋之间放置吸氧剂。内袋由二条可剥离封条分隔成三个独立的腔室,分别装有葡萄糖注射液、氨基酸注射液及脂肪乳注射液。

三、剂型与规格

注射剂 塑料输液袋装,2 400ml/袋,1 920ml/袋,1 440ml/袋。每袋三腔中分别包装葡萄糖(11%)注射液、氨基酸(17 种)注射液和脂肪乳(长链)注射液。

四、适应证及相应的临床价值

本品用于不能或功能不全或被禁忌经口/肠道摄取营养的成人患者。

五、用法用量

1. 儿童 本品不适宜新生儿与 2 岁以下婴幼儿使用。

本品是为成人患者设计,儿童蛋白质与能量的单位体重需要量可能会大于"用法用量"项下所列的成人的需要量。

2. 成人　本品可经周围静脉或中心静脉进行输注。使用前开通腔室间的可剥离封条,使三腔内液体混合均匀,混合液在25℃下可放置24小时。

维持机体氮平衡所需的氮量应根据患者实际情况(如营养状况与代谢应激等)决定。一般营养状况或轻度应激的患者,其氮的需要量为每日 0.10~0.15g/kg;有中度或重度代谢应激(无论有无营养不良)的患者,其氮需要量为每日 0.15~0.30g/kg(相当于氨基酸量每日 1.0~2.0g/kg)。而葡萄糖与脂肪一般推荐需要量分别为每日 2.0~6.0g/kg 与 1.0~2.0g/kg。

患者总的能量需要量由其实际临床状况决定,通常情况下为每日 20~30kcal/kg。肥胖患者则根据其理想体重决定。三个规格的卡文是根据患者代谢中度增加、轻度增加以及基础值设计的。为满足患者全部的营养需求,应考虑添加微量元素以及维生素。葡萄糖的最大输注速率为一小时 0.25g/kg,氨基酸的输注速率不宜超过一小时 0.1g/kg,脂肪则不超过一小时 0.15g/kg。

本品输注速率不宜超过一小时 3.7ml/kg(相当于 0.25g 葡萄糖、0.09g 氨基酸、0.13g 脂肪/kg)。推荐输注时间为 12~24 小时。

为避免可能发生的静脉炎,建议每日更换输液针刺入的位置。

3. 老年人　可用于老年患者。老年患者蛋白质与能量的单位体重需要量可能会小于"用法用量"项下所列的成人的需要量。或遵医嘱。

六、特殊人群用药

1. 妊娠期　尚不明确。
2. 哺乳期　尚不明确。
3. 肾功能损害　严重肾功能不全且无法进行腹透与血液透析者禁用。
4. 肝功能损害　严重肝功能不全禁用。
5. 其他人群
（1）儿童:本品不适宜新生儿与 2 岁以下婴幼儿使用。
（2）老年人:本品可用于老年患者。老年患者蛋白质与能量的单位体重需要量可能会小于"用法用量"项下所列的成人的需要量。或遵医嘱。

七、药理学

1. 药效学及作用机制　尚不明确。
2. 药代动力学　尚不明确。
3. 药物不良反应
（1）本品与所有高渗性输液一样,如采用周围静脉输注有可能发生静脉炎。导致静脉炎的因素很多,包括输液管类型、直径与长度、输注时间长短、液体的 pH 和渗透压、感染/静脉被穿刺的次数。因此建议已输注本品的静脉不再用于其他输液或添加剂注射使用,并建议每日更换输液针刺入的位置。

（2）输注脂肪乳注射液可能会引起体温升高(发生率<3%),偶见寒战、恶心/呕吐(发生率<1%)。另有输注过程中出现肝功能酶一过性升高的报道。输注脂肪乳产生其他不良反应更为罕见。超敏反应(过敏反应、皮疹、荨麻疹)、呼吸症状(如呼吸急促)、高/低血压、溶血、网织红细胞增多、腹痛、头痛、疲倦、阴茎异常勃起少见报道。

（3）脂肪超载综合征:脂肪廓清受损后会出现脂肪超载综合征,脂肪超载综合征也会出现在虽以推荐剂量速率输注、但由于临床情况突然发生改变的患者(如肾功能损伤与感染)。脂肪超载综合征表现有高脂血症、发热、脂肪浸润、肝肿大、脾肿大、贫血、白细胞减少症,血小板减少症、凝血机制障碍,昏迷。若停止输注所有症状通常均可逆转。

4. 药物相互作用　只有在相容性得到证实的前提下,且所有的添加操作在严格无菌条件下,其他治疗药物或营养药物方可加入到本品中。从用药的安全性出发,添加药物后的混合液应立即使用。如需存放,2~8℃下混合液的放置时间不宜超过24小时。

八、注意事项

1. 禁用
（1）对鸡蛋、大豆蛋白或处方中任一成分过敏者。
（2）重度高脂血症。
（3）严重肝功能不全。
（4）严重凝血机制障碍。
（5）先天性氨基酸代谢异常。
（6）严重肾功能不全且无法进行腹透与血液透析者。
（7）急性休克。
（8）高糖血症(胰岛素治疗超过 6 单位/h)。
（9）血电解质(指本品处方中所含有的)水平出现异常升高。
（10）其他一般禁忌(如急性肺水肿、水潴留、失代偿性心功能不全、低渗性脱水)。
（11）吞噬血细胞综合征。
（12）疾病状态处于非稳定期(如严重创伤后期、失代偿性糖尿病、急性心梗、代谢性酸中毒、严重败血症、高渗性昏迷等)。

2. 慎用　如肾功能不全、失代偿性糖尿病、胰腺炎、肝功能损害、甲状腺功能低下(伴有高脂血症)以及败血症患者;代谢性酸中毒、乳酸酸中毒、细胞供氧不足、血浆渗透压增高的患者;有电解质潴留的患者。

3. 用药注意事项
（1）须经常检测脂肪廓清能力。推荐检测方法是在输注结束 5~6 小时后进行。输注期间血清甘油三酯不宜超过 3mmol/L。
（2）水、电解质代谢紊乱(如异常高或低的血清电解质水平)的患者在使用本品前须对有关指标予以纠正。
（3）从中心静脉输注时,由于中心静脉输注可能会增加感染的机会,因此应注意在无菌条件下进行静脉插管,并且一旦输注过程出现任何异常现象,应立即停止输注。

（4）对脂质代谢受损：如肾功能不全、失代偿性糖尿病、胰腺炎、肝功能损害、甲状腺功能低下（伴有高脂血症）以及败血症患者，应谨慎使用本品。如需使用则应密切观察血清甘油三酯浓度。

（5）另外，应监测血糖、血电解质、血浆渗透压、水电解质平衡与酸碱平衡、以及肝功能酶（如碱性磷酸酶、GPT、GOT）的情况。

（6）长期输注脂肪，还应检测血细胞计数与凝血状况。

（7）当患者伴有肾功能不全则应密切监测磷与钾的摄入以防产生高磷血症与高钾血症。

（8）根据患者电解质实际水平，可另补充电解质，但应密切监测血电解质变化情况。

（9）对代谢性酸中毒、乳酸酸中毒、细胞供氧不足、血浆渗透压增高的患者应谨慎给予肠外营养。

（10）对有电解质潴留的患者，应谨慎使用本品。

（11）出现过敏性反应（如发热、寒战、皮疹、呼吸困难）的患者应立即停止输注。

（12）由于本品含有脂肪，故在血清脂肪被廓清之前采血监测可能会出现干扰某些实验室指标现象（如胆红素、乳酸脱氢酶、氧饱和度、血红蛋白）。对大多数患者而言，血清脂肪廓清时间为5~6小时。

（13）静脉输注氨基酸时可能伴有微量元素尿中排出的增加，尤其是锌。对需要进行长期静脉营养的患者应注意微量元素的补充。

（14）对营养不良患者开始进行营养支持时由于体液的变化，可能会诱发肺水肿、充血性心力衰竭，还可能在24~48小时内出现血钾、血磷、血镁以及血中水溶性维生素浓度的降低，因此在给予静脉营养初期应小心，密切观察并调整液体、电解质、矿物质与维生素的用量。

（15）禁止本品与输血/血制品同用一根（套）输液管（器）。

（16）如患者出现高糖血症需另外补充胰岛素。

（17）只有在复方氨基酸溶液澄清且无色或微黄、葡萄糖溶液澄清且无色或几乎无色、脂肪乳溶液呈白色均质状态方可使用本品，使用前需将本品充分混匀。

（18）周围静脉输注：如采用周围静脉输注高渗溶液有可能发生静脉炎。影响静脉炎的因素很多，包括输液管类型、直径与长度、输注时间长短、溶液 pH 与渗透压、感染以及静脉本身操作次数多少。建议已进行营养支持的静脉不再用于其他输液或添加剂注射使用。

九、药物稳定性及贮藏条件

25℃以下保存，不得冰冻。包装应完整，如发生破损，不得使用。使用前须将三腔内液体互相混合。当开通可剥离封条、三腔内液体混合均匀后，混合液可在25℃下放置24小时。

十、药物经济性评价

国家基本药物（1 920ml/袋，1 440ml/袋），医保乙类，《中国药典》（2020 年版）未收载。

脂肪乳氨基酸（17）葡萄糖（19%）注射液

一、药品名称

英文名　Fat Emulsion, Amino Acids（17）and Glucose（19）Injection

二、药品成分

本品的包装袋分为内袋与外袋，在内袋与外袋之间放置吸氧剂。内袋由 2 条可剥离封条分隔成 3 个独立的腔室，分别装有葡萄糖注射液、氨基酸注射液及脂肪乳注射液。

三、剂型与规格

注射剂　2 566ml/袋，2 053ml/袋，1 540ml/袋，1 026ml/袋。每袋三腔中分别包装葡萄糖（19%）注射液、氨基酸（17 种）注射液和脂肪乳（20% 长链）注射液。容积渗透压约为 1 060mosm/L，pH 约为 5.6。

四、适应证及相应的临床价值

本品用于不能或功能不全或被禁忌经口/肠道摄取营养的成人患者。

五、用法用量

1. 儿童　本品不适宜新生儿与 2 岁以下婴幼儿使用。本品是为成人患者设计，儿童蛋白质与能量的单位体重需要量可能会大于"用法用量"项下所列的成人的需要量。

2. 成人　本品仅推荐经中心静脉进行输注。根据患者临床情况、体重以及营养需求选择不同规格的本品。为满足患者全部的营养需求，应考虑添加微量元素以及维生素。本品使用时间长短由患者临床营养状况而定。

维持机体氮平衡所需的氮量应根据患者实际情况（如营养状况与代谢应激等）决定。一般营养状况或轻度代谢应激的患者，其氮的需要量为每日 0.10~0.15g/kg；有中度或重度代谢应激（无论有无营养不良）的患者，其氮需要量为每日 0.15~0.30g/kg（相当于氨基酸量每日 1.0~2.0g/kg）。而葡萄糖与脂肪一般推荐需要量分别为每日 2.0~6.0g/kg 与 1.0~2.0g/kg。

输注速率：葡萄糖最大输注速率为一小时 0.25g/kg，氨基酸输注速率不宜超过一小时 0.1g/kg，脂肪则不超过一小时 0.15g/kg。本品输注速率不宜超过一小时 2.6ml/kg（相当于 0.25g 葡萄糖、0.09g 氨基酸、0.1g 脂肪/kg）。推荐输注时间为 12~24 小时。使用前需将三腔内液体互相混合。

3. 老年人　本品可用于老年患者。老年患者蛋白质与能量的单位体重需要量可能会小于"用法用量"项下所列的成人的需要量。或遵医嘱。

六、特殊人群用药

1. 妊娠期　尚不明确。
2. 哺乳期　尚不明确。

3. 肾功能损害 严重肾功能不全且无法进行腹透与血液透析者禁用。

4. 肝功能损害 严重肝功能不全禁用。

5. 其他人群

（1）儿童:本品不适宜新生儿与2岁以下婴幼儿使用。本品是为成人患者设计,儿童蛋白质与能量的单位体重需要量可能会大于"用法用量"项下所列的成人的需要量。

（2）老年人:本品可用于老年患者。老年患者蛋白质与能量的单位体重需要量可能会小于"用法用量"项下所列的成人的需要量。或遵医嘱。

七、药理学

1. 药效学及作用机制 尚不明确。

2. 药代动力学 尚不明确。

3. 药物不良反应

（1）本品与所有高渗性输液一样,如采用周围静脉输注有可能发生静脉炎。导致静脉炎的因素很多,包括输液管类型、直径与长度、输注时间长短、液体的pH和渗透压、感染/静脉被穿刺的次数。因此建议已输注本品的静脉不再用于其他输液或添加剂注射使用,并建议每日更换输液针刺入的位置。

（2）输注脂肪乳注射液可能会引起体温升高（发生率<3%）,偶见寒战、恶心/呕吐（发生率<1%）。另有输注过程中出现肝功能酶一过性升高的报道。输注脂肪乳产生其他不良反应更为罕见。超敏反应（过敏反应、皮疹、荨麻疹）、呼吸症状（如呼吸急促）、高/低血压、溶血、网织红细胞增多、腹痛、头痛、疲倦、阴茎异常勃起少见报道。

（3）脂肪超载综合征:脂肪廓清受损后会出现脂肪超载综合征,脂肪超载综合征也会出现在虽以推荐剂量速率输注、但由于临床情况突然发生改变的患者（如肾功能损伤与感染）。脂肪超载综合征表现有高脂血症、发热、脂肪浸润、肝肿大、脾肿大、贫血、白细胞减少症、血小板减少症、凝血机制障碍、昏迷。若停止输注所有症状通常均可逆转。

4. 药物相互作用 只有在相容性得到证实的前提下,且所有的添加操作在严格无菌条件下,其他治疗药物或营养药物方可加入到本品中。从用药的安全性出发,添加药物后的混合液应立即使用。如需存放,2~8℃下混合液的放置时间不宜超过24小时。

八、注意事项

1. 禁用

（1）对鸡蛋、大豆蛋白或处方中任一成分过敏者重度高脂血症。

（2）严重肝功能不全。

（3）严重凝血机制障碍。

（4）先天性氨基酸代谢异常。

（5）严重肾功能不全且无法进行腹透与血液透析者。

（6）急性休克。

（7）高糖血症（胰岛素治疗超过6单位/h）。

（8）血电解质（指本品处方中所含有的）水平出现异常升高。

（9）其他一般禁忌（如急性肺水肿、水潴留、失代偿性心功能不全、低渗性脱水）。

（10）吞噬血细胞综合征。

（11）疾病状态处于非稳定期（如严重创伤后期、失代偿性糖尿病、急性心梗、代谢性酸中毒、严重败血症、高渗性昏迷等）。

2. 慎用 如肾功能不全、失代偿性糖尿病、胰腺炎、肝功能损害、甲状腺功能低下（伴有高脂血症）以及败血症患者;代谢性酸中毒、乳酸酸中毒、细胞供氧不足、血浆渗透压增高的患者;有电解质潴留的患者。

3. 用药注意事项

（1）须经常检测脂肪廓清能力。推荐检测方法是在输注结束5~6小时后进行。输注期间血清甘油三酯不宜超过3mmol/L。

（2）水、电解质代谢紊乱（如异常高或低的血清电解质水平）的患者在使用本品前须对有关指标予以纠正。

（3）从中心静脉输注时,由于中心静脉输注可能会增加感染的机会,因此应注意在无菌条件下进行静脉插管,并且一旦输注过程出现任何异常现象,应立即停止输注。

（4）对脂质代谢受损:如肾功能不全、失代偿性糖尿病、胰腺炎、肝功能损害、甲状腺功能低下（伴有高脂血症）以及败血症患者,应谨慎使用本品。如需使用则应密切观察血清甘油三酯浓度。

（5）另外,应监测血糖、血电解质、血浆渗透压、水电解质平衡与酸碱平衡以及肝功能酶（如碱性磷酸酶、GPT、GOT）的情况。

（6）长期输注脂肪,还应检测血细胞计数与凝血状况。

（7）当患者伴有肾功能不全则应密切监测磷与钾的摄入以防产生高磷血症与高钾血症。

（8）根据患者电解质实际水平,可另补充电解质,但应密切监测血电解质变化情况。

（9）对代谢性酸中毒、乳酸酸中毒、细胞供氧不足、血浆渗透压增高的患者应谨慎给予肠外营养。

（10）对有电解质潴留的患者,应谨慎使用本品。

（11）出现过敏性反应（如发热、寒战、皮疹、呼吸困难）的患者应立即停止输注。

（12）由于本品含有脂肪,故在血清脂肪被廓清之前采血监测可能会出现于扰某些实验室指标现象（如胆红素、乳酸脱氢酶、氧饱和度、血红蛋白）。对大多数患者而言,血清脂肪廓清时间为5~6小时。

（13）静脉输注氨基酸时可能伴有微量元素尿中排出的增加,尤其是锌。对需要进行长期静脉营养的患者应注意微量元素的补充。

（14）对营养不良患者开始进行营养支持时由于体液的变化,可能会诱发肺水肿、充血性心力衰竭,还可能在24~48小时内出现血钾、血磷、血镁以及血中水溶性维生素浓度的降低,因此在给予静脉营养初期应小心,密切观察并调整液体、电解质、矿物质与维生素的用量。

（15）禁止本品与输血/血制品同用一根（套）输液管

（器）。

（16）如患者出现高糖血症需另外补充胰岛素。

（17）只有在复方氨基酸溶液澄清且无色或微黄、葡萄糖溶液澄清且无色或几乎无色、脂肪乳溶液呈白色均质状态方可使用本品，使用前需将本品充分混匀。

九、药物稳定性及贮藏条件

25℃以下保存，不得冰冻。包装应完整，如发生破损，不得使用。使用前须将三腔内液体互相混合。当开通可剥离封条、三腔内液体混合均匀后，混合液可在 25℃下放置 24 小时。

十、药物经济性评价

非基本药物，医保乙类，《中国药典》（2020 年版）未收载。

4　肠内营养药物类

肠内营养粉（AA）

一、药品名称

英文名　Enteral Nutritional Powder(AA)

二、药品成分

本品为复方制剂，由结晶氨基酸、电解质、微量元素、维生素、脂质等组成。

三、剂型与规格

口服粉剂　本品为原味粉剂，易溶于水，pH 5.3。其主要成分为结晶氨基酸、脂质、碳水化合物、电解质、维生素和微量元素等。每包 80.4g（300ml），总能量为 300kcal，能量密度为 1kcal/ml。

四、适应证及相应的临床价值

与肠内营养的适应证基本相同。但更侧重于消化道有部分功能的患者，如术后吻合口瘘（咽部瘘、食管瘘、胃瘘、结肠瘘等）、胰腺炎的恢复期、短肠综合征的患者（小肠的长度短于 60cm）；炎性肠道疾患（克罗恩病、溃疡性结肠炎）等。

五、用法用量

1. 儿童　除医嘱外，不用于 10 岁以下儿童。

2. 成人　配制 300ml 全浓度本品方法如下：将 250ml 温水倒入适量容器中，加入 1 袋（80.4g）本品，盖上盖振荡 20 秒，静置 5~10 分钟后，颗粒充分溶解后使用。

管饲：连续滴入，第一天先用 80.4g/袋，化水 300ml，每小时 20ml，根据患者消化道情况逐日增加至维持每日 5~6 包。

口服：80.4g/袋，化水 300ml，每小时 50ml。一般口服只能达到 2 袋，很难达到全量。

3. 老年人　参考成人剂量，无特殊要求。

六、特殊人群用药

1. 妊娠期　尚不明确。

2. 哺乳期　尚不明确。

3. 肾功能损害　肾衰未进行透析者慎用。

4. 肝功能损害　肝功能异常者慎用。

5. 其他人群

（1）儿童：除医嘱外，不用于 10 岁以下儿童。

（2）老年人：无特殊要求。

七、药理学

1. 药效学及作用机制　本品具有良好的营养作用。氮源为氨基酸，经黏膜可吸收。在标准配制下。1ml 可提供 0.004kJ，每袋包装共提供 1.3kJ 热量。本品渗透压不太高（610mOsm/kg H_2O）。有助于防止胃肠道不良反应。本品有利于肝蛋白质合成、改善和维持肠道黏膜细胞结构与功能的完整性、降低肠源性感染的发生率、改善并增强机体免疫力。

2. 药代动力学　本品完全吸收，无渣，便排出量很少。氨基酸、糖及脂质等营养素在体内合成蛋白质维持人体新陈代谢的需要。

3. 药物不良反应　按标准配制以防高渗性腹泻。个别患者出现腹胀、腹泻，通过调整给药温度、浓度和速度可以得到很好改善。极个别患者通过上述措施不能缓解的，暂停给药，待胃肠功能恢复后可继续使用。

4. 药物相互作用　未见本品与其他药物相互作用的报道。

八、注意事项

1. 禁用　严禁静脉使用。

2. 慎用　肠道完全梗阻者、有高血糖倾向者（请以胰岛素或降血糖药物控制）、肾衰未进行透析者，都应慎用本品。

九、药物稳定性及贮藏条件

本品在未开封时应在室温阴凉干燥处保存。配制好的配方在室温下贮藏请勿超过 8 小时，冰箱中（4~8℃）可贮藏 48 小时。

十、药物经济性评价

非基本药物，医保乙类，《中国药典》（2020 年版）未收载。

谷氨酰胺颗粒

一、药品名称

英文名　Glutamine Granules

二、药品成分

谷氨酰胺

三、剂型与规格

口服颗粒剂　2.5g(袋)

四、适应证及相应的临床价值

用于需要补充谷氨酰胺患者的肠内营养补充剂。谷氨酰胺为肠黏膜修复和免疫细胞增殖所需要的营养素。

五、用法用量

1. 儿童　除医嘱外,不用于10岁以下儿童。
2. 成人　口服。每日10～30g(4～12袋),每日3次。用温开水溶解后服用,即配即用,疗程1周。
3. 老年人　参考成人剂量,无特殊要求。

六、特殊人群用药

1. 妊娠期　尚不明确。
2. 哺乳期　尚不明确。
3. 肾功能损害　严重肾功能不全(肌酐清除率＜25ml/min)患者禁用。
4. 肝功能损害　严重肝功能不全患者禁用。对于代偿性肝功能不全的患者,建议定期监控肝功能。
5. 其他人群
(1) 儿童:除医嘱外,不用于10岁以下儿童。
(2) 老年人:无特殊要求。

七、药理学

1. 药效学及作用机制　本品为氨基酸类药物。体外实验表明:谷氨酰胺对胃、肠黏膜损伤具有保护和修复作用,其原因为谷氨酰胺对胃、肠黏膜上皮成分己糖胺及葡萄糖胺的生化合成有促进作用。在幽门结扎的大鼠实验中,口服给予谷氨酰胺,可见谷氨酰胺能抑制由阿司匹林、吲哚美辛所造成的溃疡。据文献报道,本品对机体谷氨酰胺缺乏造成的肠道结构及黏膜损害,具有保护作用,并有利于肠道吸收功能和机体免疫功能的恢复。

2. 药代动力学　健康人经口给予谷氨酰胺0.1g/kg(低剂量)和0.3g/kg(高剂量)后,谷氨酰胺的全血浓度与所服谷氨酰胺的剂量成比例升高。在摄入谷氨酰胺后30～45分钟出现谷氨酰胺的峰值,然后在90～120分钟(低剂量)或180～240分钟(高剂量)内平稳下降至正常的范围。给予0.1g/kg(低剂量)和0.3g/kg(高剂量)谷氨酰胺后血中平均谷氨酰胺峰值浓度分别为(1 028±97)μmol/L和(1 328±99)μmol/L。口服谷氨酰胺其清除率半衰期($t_{1/2}$)分别为(106±11)分钟和(117±17)分钟。口服给予高剂量谷氨酰胺时内脏摄取率约为给予剂量的84%,而给予低剂量时摄取率约57%

3. 药物不良反应　有时会出现便秘、腹泻、呕吐、偶尔有胃部不适等。

4. 药物相互作用　与其他药物尚未发现配伍禁忌。

八、注意事项

1. 禁用　禁用于严重肾功能不全(肌酐清除率＜25ml/min)或严重肝功能不全的患者。
2. 慎用　对于代偿性肝功能不全的患者应慎用本品,建议定期监控肝功能。
3. 注意事项
(1) 使用谷氨酰胺颗粒剂,应用温开水溶解,即配即用。
(2) 应监测碱性磷酸酶、SGPT、SGOT和酸碱平衡。

九、药物稳定性及贮藏条件

遮光,密封保存。

十、药物经济性评价

非基本药物,非医保,《中国药典》(2020年版)收载。

复方氨基酸胶囊(8-11)

一、药品名称

英文名　Compound Amino Acid Capsules(8-11)

二、药品成分

本品为复方制剂,其组分为:8种人体必需氨基酸和11种维生素。

三、剂型与规格

胶囊剂

四、适应证及相应的临床价值

用于各种疾病所致的低蛋白血症的辅助治疗,如慢性肝病、肝硬化或肾脏病所致的低蛋白血症;外科术后或恶性肿瘤所致负氮平衡和低蛋白血症;补充膳食中的维生素摄入的不足。

五、用法用量

1. 儿童　儿童每日1～3粒,或遵医嘱。
2. 成人　口服,每次1～2粒,每日2～3次,或遵医嘱,可取胶囊内容物用温开水送服。
3. 老年人　参考成人剂量,无特殊要求。

六、特殊人群用药

1. 妊娠期　尚不明确。
2. 哺乳期　尚不明确。
3. 肾功能损害　尚不明确。
4. 肝功能损害　尚不明确。

七、药理学

1. 药效学及作用机制　蛋白质是生命的物质基础,氨基酸是合成蛋白质的基本单位。氨基酸分必需氨基酸和非必需氨基酸,必需氨基酸是人体自身不能合成,必须由体外提供的氨基酸。必需氨基酸共有 8 种,即赖氨酸、色氨酸、苯丙氨酸、甲硫氨酸、苏氨酸、亮氨酸、异亮氨酸及缬氨酸。必需氨基酸缺乏将导致体内蛋白质合成障碍。维生素是一类维持机体正常代谢和身体健康必不可少的物质,且大部分在人体内不能合成或合成量不足。

2. 药代动力学　本品主要在小肠吸收,其相对生物利用度为 98%±12%,吸收后首先进入肝,一部分参与蛋白质合成,另一部分进入血液,补充血清氨基酸池,改善血清氨基酸谱,进而为组织利用或转化、代谢。本品必需氨基酸最大血药浓度(C_{max})为($151.63±5.98$)mg/L,达峰时间(T_{max})为($0.4±0.12$)小时,血药浓度曲线下面积(AUC)为($455.84±36.06$)mg·h/L。

3. 药物不良反应　尚不明确。

4. 药物相互作用　尚不明确。

八、注意事项

尚不明确。

九、药物稳定性及贮藏条件

遮光,密闭,在干燥处(常温:10~30℃)保存。

十、药物经济性评价

非基本药物,非医保,《中国药典》(2020 年版)未收载。

肠内营养混悬液(SP)

一、药品名称

英文名　Enteral Nutritional Suspension(SP)

二、药品成分

本品为复方制剂,其组分为水、麦芽糊精、乳清蛋白水解物、植物油、维生素、矿物质和微量元素等人体必需的营养要素。

三、剂型与规格

混悬液　500ml

四、适应证及相应的临床价值

用于有胃肠功能或部分胃肠道功能而不能或不愿意吃足够数量的常规食物以满足机体营养需求的肠内营养治疗的患者。主要用于:代谢性胃肠道功能障碍(胰腺炎、肠道炎症性疾病、放射性肠炎和化疗、肠瘘、短肠综合征、艾滋病);危重疾病(大面积烧伤、创伤、脓毒血症、大手术后的恢复期);营养不良患者的手术前喂养;肠道准备。本品能用于糖尿病患者。

五、用法用量

1. 儿童　不适用于 1 岁以内的婴儿;不适用于 1~5 岁儿童的单一营养来源。

2. 成人　口服或肠道喂养。置入一根喂养管到胃,十二指肠或空肠上段部分,连接喂养管与本品容器。本品能量密度为 1kcal/ml,正常滴速为每小时 100~125ml(开始时滴速宜慢)。一般患者,每天给以 2 000kcal(4 袋),即可满足机体对营养的需求。高代谢患者(烧伤,多发性创伤),每天 4 000kcal(8 袋)。初次肠道喂养的患者,初始剂量从 1 000kcal(2 袋)开始,在 2~3 日内逐渐增加至需要量。

3. 老年人　尚不明确。

六、特殊人群用药

1. 妊娠期　尚不明确。

2. 哺乳期　尚不明确。

3. 肾功能损害　严重肾功能不全者慎用。

4. 肝功能损害　严重肝功能不全者慎用。

5. 其他人群

(1)儿童:不适用于 1 岁以内的婴儿;不适用于 1~5 岁儿童的单一营养来源。

(2)老年人:尚不明确。

七、药理学

1. 药效学及作用机制　本品能补充人体日常生理功能所需的营养素。

2. 药代动力学　本品中的成分均为日常饮食中存在的营养要素,其体内吸收代谢过程类似正常食物。

3. 药物不良反应　使用本品可能会出现腹泻、腹痛等胃肠道不适反应。

4. 药物相互作用　不应将其他药物与本品相混合使用,以免本品因物理化学性质的改变而使稳定性发生变化。

八、注意事项

1. 禁用　胃肠道功能衰竭;完全性小肠梗阻;严重的腹腔内感染;对本品中任一成分过敏的患者;对本品中任一成分有先天性代谢障碍的患者;顽固性腹泻等需要进行肠道休息处理的患者。

2. 慎用　严重糖代谢异常、严重肝肾功能不全的患者慎用。

3. 注意事项　不能经静脉输注。

九、药物稳定性及贮藏条件

密闭,室温(10~30℃)保存,已打开的瓶子在冰箱内 4℃ 条件下最多存放 24 小时。

十、药物经济性评价

非基本药物,医保乙类,《中国药典》(2020 年版)未收载。

短肽型肠内营养粉剂

一、药品名称

英文名　Short Peptide Enteral Nutrition Powder

二、药品成分

本品为复方制剂,其主要成分为水解乳清蛋白、麦芽糊精、植物油、矿物质、维生素和微量元素等。

三、剂型与规格

粉剂:短肽型肠内营养粉剂,为微黄色至黄色粉末,略带芳香气味,易溶于水,形成乳状液体,味略苦涩。pH 为 6.0 左右。其主要成分为:麦芽糊精、水解乳清蛋白、植物油、中链甘油三酯(MCT)、乳化剂、稳定剂、矿物质、维生素和微量元素等,能量密度为 1kcal/ml。

四、适应证及相应的临床价值

本品适用于胃肠道功能有损失,而不能或不愿进食足够数量的常规食物以满足机体营养需求的应进行肠内营养治疗的患者,主要用于:代谢性胃肠道功能障碍、胰腺炎、感染性肠道疾病、放射性肠炎及化疗、肠瘘、短肠综合征、艾滋病病毒感染/艾滋病、危重疾病、严重烧伤、创伤、脓毒症、大手术后的恢复期、营养不良患者的手术前喂养、肠道准备。本品能用于糖尿病患者。

五、用法用量

1. 儿童　不适用于 1 岁以内的婴儿;不适用于 1~5 岁儿童的单一营养来源。

2. 成人　口服或管饲喂养。剂量和使用方法根据患者需要,由医师处方而定。在洁净的容器中先注入 50ml 冷水,加入本品 1 袋,充分混合。待粉剂完全溶解后,再加冷水至 500ml,轻轻搅拌混匀即可。管饲喂养时,先置一根喂养管到胃、十二指肠或空肠上端部分,正常滴速为 100~125ml/h(开始时滴速宜慢)。

3. 老年人　参考成人剂量,无特殊。

六、特殊人群用药

1. 妊娠期　尚不明确。
2. 哺乳期　尚不明确。
3. 肾功能损害　严重肾功能不全者慎用。
4. 肝功能损害　严重肝功能不全者慎用。
5. 其他人群
(1) 儿童:不适用于 1 岁以内的婴儿;不适用于 1~5 岁儿童的单一营养来源。
(2) 老年人:无特殊。

七、药理学

1. 药效学及作用机制　本品能补充人体日常生理功能所需的能量及营养素。

2. 药代动力学　本品中的成分均为日常饮食中存在的营养要素,其体内吸收代谢过程类似正常食物。

3. 药物不良反应　使用本品可能会出现腹泻、腹痛等胃肠道不适反应。通常减少剂量或少量多次给药即可。

4. 药物相互作用　不应将其他药物与本品相混合使用,以免本品因物理化学性质的改变而使稳定性发生变化。

八、注意事项

1. 禁用　胃肠道功能衰竭;完全性小肠梗阻;严重的腹腔内感染;对本品中任一成分过敏的患者;对本品中任一成分有先天性代谢障碍的患者;顽固性腹泻等需要进行肠道休息处理的患者。

2. 慎用　严重糖代谢异常、严重肝肾功能不全的患者慎用。

3. 注意事项
(1) 严禁经静脉输注。
(2) 溶解配制时应谨慎操作以保证产品的卫生。溶解配制好的产品应尽量一次用完。若有剩余,置于有盖容器中,4℃条件下保存,但不得超过 24 小时。

九、药物稳定性及贮藏条件

密闭,室温(10~30℃)保存,已冲调好的产品在冰箱内 4℃条件下最多存放 24 小时。

十、药物经济性评价

非基本药物,医保乙类,《中国药典》(2020 年版)未收载。

肠内营养乳剂(TP)

一、药品名称

英文名　Enteral Nutritional Emulsion(TP)

二、药品成分

本品为复方制剂,主要成分为蛋白质、脂肪、碳水化合物、中链甘油三酯等。

三、剂型与规格

乳剂:每 500ml 含蛋白质 19g,脂肪 17g,碳水化合物 69g,以及钠、钾、氯、钙等电解质、多种维生素和微量元素,提供 500kcal 热量,能量密度为 1kcal/ml。

四、适应证及相应的临床价值

本品适用于无严重消化或吸收功能障碍、但有营养摄入障碍的患者,包括:颜面或颈部创伤,或颅颈部手术后,咀嚼和吞咽功能性或神经性损害或咽下困难,术前和术后高能量营养阶段,上消化道食物通过障碍,意识丧失的患者和/或接受机械通气的患者,高分解代谢状态,如癌症、烧伤和颅脑创伤患者,影响进食的心理障碍,神经性食欲缺乏,疾病恢复期,与年龄有关的摄食障碍。

本品作为不含膳食纤维的肠内营养制剂,还适用于需减少肠道内容物的情况,直肠功能紊乱,如憩室炎、结肠炎、直肠炎、直肠检查准备期间、结肠手术准备期间。

五、用法用量

1. 儿童　本品根据成人的营养需求量制订处方,主要应用于成年患者,较少儿童应用的临床经验。

2. 成人　本品通过管饲或口服使用,应按照患者体重和营养状况计算每日剂量。以本品为唯一营养来源的患者:推荐剂量为每日 30ml/kg(30kcal/kg)。以本品补充营养的患者:根据患者需要,每日使用 500~1 000ml。管饲给药时,应逐渐增加剂量,第一天滴速为每小时 20ml,以后逐日增加每小时 20ml,最大滴速每小时 125ml。

3. 老年人　参考成人剂量,无特殊。

六、特殊人群用药

1. 妊娠期　处于妊娠期前三个月的孕妇和育龄妇女每日维生素 A 剂量不应超过 10 000 单位。本品与含维生素 A 的其他营养制剂一起使用时,应考虑这一因素。

2. 哺乳期　尚不明确。

3. 肾功能损害　严重肾功能不全者禁用。

4. 肝功能损害　肝性昏迷者禁用。

七、药理学

1. 药效学及作用机制　本品为营养完全的营养制剂,可提供人体必需的营养物质和能量,满足患者对必需氨基酸、必需脂肪酸、维生素、矿物质和微量元素的需要。本品所含营养成分来源于天然食品,与正常人普通饮食成分相类似,对人体无毒性作用。

2. 药代动力学　本品体内吸收代谢过程类似正常食物。

3. 药物不良反应　输入过快或严重超量时,可能出现恶心、呕吐或腹泻等胃肠道反应。

4. 药物相互作用　本品含维生素 K,对使用香豆素类抗凝剂的患者应注意药物相互作用。

八、注意事项

1. 禁用　胃肠道功能衰竭;完全性小肠梗阻;严重的腹腔内感染;对本品中任一成分过敏的患者;对本品中任一成分有先天性代谢障碍的患者;顽固性腹泻等需要进行肠道休息处理的患者。

2. 慎用　严重糖代谢异常、严重肝肾功能不全的患者慎用。

3. 注意事项

(1) 对于以本品为唯一营养来源的患者,必须监测其液体平衡。

(2) 应根据患者不同的代谢状态决定是否需要另外补钠。

(3) 本品提供长期营养时,只适用于禁用膳食纤维的患者。否则应选用含纤维的营养制剂。

(4) 使用前摇匀。有效期内使用。

九、药物稳定性及贮藏条件

25℃以下,不得冰冻,密闭保存。开启后最多可在冰箱内(2~10℃)保存 24 小时。

十、药物经济性评价

非基本药物,医保乙类,《中国药典》(2020 年版)未收载。

肠内营养乳剂(TPF)

一、药品名称

英文名　Enteral Nutritional Emulsion(TPF)

二、药品成分

本品为复方制剂,主要成分为蛋白质、脂肪、碳水化合物、中链甘油三酯等。

三、剂型与规格

乳剂:为浅灰黄色至淡棕色的含有固体混悬物的乳剂。每 500ml 中的主要成分包括:蛋白质 28g,脂肪 29g,碳水化合物 94g,膳食纤维 10g,电解质、多种维生素和微量元素等,能量密度为 1.5kcal/ml。

四、适应证及相应的临床价值

本品可作为全部营养来源或营养补充剂提供给无法正常进食的患者,尤其是不能耐受大容量喂养或需要高能量的患者。适用于以下情况:高分解代谢状况、液体入量受限(如心功能不全患者)、恶病质、厌食症、康复期、咀嚼或吞咽困难以及营养不良患者的术前准备。本品含丰富的膳食纤维,有利于维持患者肠道结构和功能,适于长期应用。

五、用法用量

1. 儿童　本品根据成人的营养需求量制订处方,主要应用于成年患者,较少儿童应用的临床经验。

2. 成人　本品通过管饲或口服使用,应按照患者体重和营养状况计算每日剂量。以本品为唯一营养来源的患者,一般能量需求:推荐剂量每日 20ml/kg(30kcal/kg);高能量需求:推荐剂量每日 30ml/kg(45kcal/kg)。以本品补充营养的患者:根据患者需要每日使用约 1 瓶。

管饲给药时,应逐渐增加剂量,第一天的速度约为每小时 20ml。以后逐日增加每小时 20ml,直至达到患者所需的每日剂量,最大滴速每小时 125ml。通过重力或泵调整输注速度。

3. 老年人 参考成人剂量,无特殊。

六、特殊人群用药

1. 妊娠期 处于妊娠期前三个月的孕妇和育龄妇女每日维生素 A 剂量不应超过 10 000 单位。本品与含维生素 A 的其他营养制剂一起使用时,应考虑这一因素。

2. 哺乳期 尚不明确。

3. 肾功能损害 严重肾功能不全者禁用。

4. 肝功能损害 严重肝功能不全者禁用。

七、药理学

1. 药效学及作用机制 本品是一种高能量的平衡的肠内全营养制剂,为不能耐受大容量喂养的患者或需要高能量的患者提供全部营养或营养补充。含膳食纤维,有利于维持胃肠道的生理功能。

2. 药代动力学 25℃以下,不得冰冻,密闭保存。开启后最多可在冰箱内(2~10℃)保存 24 小时。

3. 药物不良反应 输入过快或严重超量时,可能出现恶心、呕吐或腹泻等胃肠道反应。

4. 药物相互作用 本品含维生素 K,对使用香豆素类抗凝剂的患者应注意药物相互作用。

八、注意事项

1. 禁用 胃肠道功能衰竭、严重消化不良或吸收不良;肠梗阻、急性胰腺炎、腹膜炎;严重肝、肾功能不全;对本品所含营养物质有先天性代谢障碍者禁用。

2. 慎用 尚不明确。

3. 注意事项

(1) 本品是高浓度营养液,使用过程中必须监测液体平衡。

(2) 本品含维生素 K,对使用香豆素类抗凝剂的患者应注意药物相互作用。

(3) 使用前摇匀。有效期内使用。

九、药物稳定性及贮藏条件

25℃以下,不得冰冻,密闭保存。开启后最多可在冰箱内(2~10℃)保存 24 小时。

十、药物经济性评价

非基本药物,医保乙类,《中国药典》(2020 年版)未收载。

整蛋白型肠内营养粉剂

一、药品名称

英文名 Intacted Protein Enteral Nutrition Powder

二、药品成分

复方制剂,其主要成分为酪蛋白、植物油、麦芽糖糊精、矿物质、维生素和微量元素等。

三、剂型与规格

粉剂:为微黄色至黄色粉末,味微甜,有纯正香草芳香,每听 320g,加水混合易成白色乳状液体 1 500ml,提供 1 500kcal 热量。

四、适应证及相应的临床价值

有胃肠道功能或部分胃肠道功能,而不能或不愿进食足够数量的常规食物以满足机体营养需求的应进行肠内营养治疗的患者,主要用于:食欲缺乏和其相关的疾病,如因代谢应激,如创伤或烧伤而引起的食欲缺乏、神经性/精神性疾病或损伤、意识障碍、心/肺疾病的恶病质、癌性恶病质和肿瘤治疗的后期、艾滋病病毒感染/艾滋病;机械性胃肠道功能紊乱,颌面部损伤,头颈部肿瘤,吞咽障碍,上消化道阻塞,如食管狭窄,危重疾病;大面积烧伤,创伤,脓毒血,大手术后的恢复期,营养不良患者的手术前喂养。本品能用于糖尿病患者。

五、用法用量

1. 儿童 不宜用于 1 岁以内的婴儿;不宜作为 1~5 岁儿童的单一营养来源;使用时应根据患者情况由医师处方决定。

2. 成人 口服或管饲喂养:在洁净的容器中注入 500ml 温开水,加入本品 1 听(320g),充分混合。待粉剂完全溶解后,再加温开水至 1 500ml,轻轻搅拌混匀。也可用所附的小匙,取 9 平匙,溶于 50ml 温开水中充分混合,待完全溶解后,加温开水至 200ml 以满足少量使用的要求。

管饲喂养时,先置一根喂养管到胃、十二指肠或空肠上端部分。正常滴速为每小时 100~125ml(开始时滴速宜慢)。

一般患者,每天给予 2 000kcal 即可满足机体对营养成分的需求。高代谢患者(烧伤、多发性创伤),每天可用到 4 000kcal 以适应机体对能量需求的增加。对初次胃肠道喂养的患者,初始剂量最好从每天 1 000kcal 开始,在 2~3 天内逐渐增加至需要量。剂量和使用方法根据患者需要,由医师处方而定。

3. 老年人 参考成人剂量,暂无特殊。

六、特殊人群用药

1. 妊娠期 尚不明确。

2. 哺乳期 尚不明确。

3. 肾功能损害 严重肾功能不全者慎用。

4. 肝功能损害 严重肝功能不全者慎用。

七、药理学

1. 药效学及作用机制　本品为营养完全的营养制剂，可提供人体必需的营养物质和能量，满足患者对必需氨基酸、必需脂肪酸、维生素、矿物质和微量元素的需要。本品所含营养成分来源于天然食品，与正常人普通饮食成分相类似，对人体无毒性作用。

2. 药代动力学　本品体内吸收代谢过程类似正常食物。

3. 药物不良反应　输入过快或严重超量时，可能出现恶心、呕吐或腹泻等胃肠道反应。

4. 药物相互作用　本品含维生素 K，对使用香豆素类抗凝剂的患者应注意药物相互作用。

八、注意事项

1. 禁用　胃肠道功能衰竭；完全性小肠梗阻；严重的腹腔内感染；对本品中任一成分过敏的患者；对本品中任一成分有先天性代谢障碍的患者；顽固性腹泻等需要进行肠道休息处理的患者。

2. 慎用　严重糖代谢异常、严重肝肾功能不全的患者慎用。

3. 注意事项

（1）对于以本品为唯一营养来源的患者，必须监测其液体平衡。

（2）应根据患者不同的代谢状态决定是否需要另外补钠。

（3）本品提供长期营养时，只适用于禁用膳食纤维的患者。否则应选用含纤维的营养制剂。

（4）使用前摇匀。有效期内使用。

九、药物稳定性及贮藏条件

25℃以下，不得冰冻，密闭保存。开启后最多可在冰箱内（2~10℃）保存 24 小时。

十、药物经济性评价

基本药物，医保乙类，《中国药典》（2020 年版）未收载。

肠内营养混悬液（TPF）

一、药品名称

英文名　Enteral Nutritional Suspension（TPF）

二、药品成分

本品为复方制剂，其组分为水、麦芽糊精、酪蛋白、植物油、膳食纤维（大豆多糖等）、矿物质、维生素和微量元素等人体必需的营养要素。

三、剂型与规格

混悬液　本品为灰白色至微黄棕色乳状混悬液，含膳食纤维，味微甜。每 500ml 含蛋白质，脂肪，碳水化合物，膳食纤维（11g）、以及钠、钾、氯、钙等电解质和多种维生素。有 0.75kcal/ml、1kcal/ml、1.5kcal/ml 三种能量密度。

四、适应证及相应的临床价值

本品适用于有胃肠道功能或部分胃肠道功能，而不能或不愿进食足够数量的常规食物，以满足机体营养需求的应进行肠内营养治疗的患者。本品含膳食纤维，适宜长期营养支持。主要用于：

（1）厌食症和其相关的疾病：因代谢应激，如创伤或烧伤而引起的食欲缺乏；神经性疾病或损伤；意识障碍；心肺疾病的恶病质；癌性恶病质和癌肿治疗的后期；艾滋病毒感染及艾滋病。

（2）机械性胃肠道功能紊乱：颌面部损伤；头颈部癌肿；吞咽障碍；上消化道阻塞。

（3）危重疾病：大面积烧伤；创伤；脓毒血症；大手术后的恢复期。

（4）营养不良患者的手术期前喂养；本品能用于糖尿病患者。

五、用法用量

1. 儿童　不能用于 1 岁以内的婴儿；不宜作为 1~5 岁儿童的单一营养来源；使用时应根据患者情况由医生处方决定。

2. 成人　口服或管饲喂养。管饲喂养时，先置入一根喂养管到胃、十二指肠或空肠上端部分。正常滴速为每小时 100~125ml（开始时滴速宜慢），剂量根据患者需要，由医师处方而定。

一般患者，每天给予 2 000kcal 即可满足机体对营养成分的需求。

高代谢患者（烧伤，多发性创伤），每天可用到 4 000kcal 以适应机体对能量需求的增加，或使用能量密度为 1.5kcal/ml 的产品。

对初次胃肠道喂养的患者，初始剂量最好从每天 1 000kcal 开始，在 2~3 天内逐渐增加至需要量。若患者的耐受力较差，也可从使用 0.75kcal/ml 的低浓度开始，以使机体逐步适应，本品低能量密度规格更便于医护人员控制能量输入速率，较适于糖尿病等对能量摄入敏感的患者。

若患者不愿或不能摄入过多的液体，如心，肾功能不足患者，为满足机体能量要求，可酌情使用能量密度为 1.5kcal/ml 的产品。

本品在室温下使用，打开前先摇匀，适应全浓度输注者，本品不宜稀释，操作过程须谨慎，以保证产品的无菌。

3. 老年人　参考成人剂量，无特殊。

六、特殊人群用药

1. 妊娠期　尚不明确，遵医嘱。

2. 哺乳期　尚不明确，遵医嘱。

3. 肾功能损害　严重肾功能不全慎用。

4. 肝功能损害　严重肝功能不全慎用。

七、药理学

1. 药效学及作用机制　本品能补充人体日常生理功能所需的能量及营养成分。

2. 药代动力学　本品中的成分均为日常饮食中存在的营养要素,其体内吸收代谢过程类似正常食物。

3. 药物不良反应　使用本品可能会出现腹泻、腹痛等胃肠道不适反应。

4. 药物相互作用　不应将其他药物与本品相混合使用,以免本品因物理化学性质的改变而使稳定性发生变化。

八、注意事项

1. 禁用　肠道功能衰竭,完全性肠道梗阻,严重腹腔内感染,对本品中任一成分过敏的患者,对本品中任一成分有先天性代谢障碍的患者,以及顽固性腹泻等需要进行肠道休息处理的患者禁用。

2. 慎用　严重糖代谢异常、严重肝肾功能不全的患者慎用。

3. 注意事项

(1) 不宜用于要求低渣膳食的患者。

(2) 严禁经静脉输注。

(3) 在使用过程中,须注意液体平衡,保证足够的液体摄入,以补充由纤维素排泄所带走的水分。

九、药物稳定性及贮藏条件

密闭,常温(10～30℃)保存。已打开的瓶子在4℃下最多存放24小时。

十、药物经济性评价

非基本药物,医保乙类,《中国药典》(2020年版)未收载。

肠内营养粉剂(TP)

一、药品名称

英文名　Enteral Nutritional Powder(TP)

二、药品成分

本品为复方制剂,其组分为蛋白质、脂肪、碳水化合物、维生素、矿物质。

三、剂型与规格

粉剂:为淡黄色粉末,气芳香、味甜。每听400g,可加水溶解为1 750ml,提供1 750kcal热量,能量密度为1kcal/ml。含有蛋白质、碳水化合物、脂肪、维生素和矿物质,不含麸质。本品具有渗透性,重量渗克分子浓度为443mOsm/kg

水,容积渗克分子浓度为379mOsm/L,因此只要正确使用就不会引起因渗透压导致的腹泻。热氮比为177∶1,非蛋白热氮比为152∶1。

四、适应证及相应的临床价值

可作为唯一营养来源或部分营养补充,适用于成人及4岁或4岁以上儿童。可口服或管饲。

五、用法用量

1. 儿童　用于4岁及以上儿童,参考成人剂量。

2. 成人　不可胃肠外注射或静脉注射使用。作为全营养支持或部分营养补充,可口服或管饲给予。打开后注意防腐以避免污染。

本品在室温下或冷却后服用。建议剂量:作为口服补充营养时,建议每次250ml,每日3次;作为唯一营养来源时,口服或管饲,剂量应该根据个体的热量需要。

混合方法:在杯中加入本品55.8g,用温开水200ml,缓慢地搅拌直到溶解为250ml,400g粉剂分7份。可口服或管饲,遵照医嘱使用。管饲:根据患者的病情和耐受性调整滴速、用量和浓度。额外需要的液体应通过每餐和两餐之间给予温水补足,连续管饲时,给药速度应从20ml/h增至正常速度。每日输注前检查胃内残留物,如胃液大于100ml,应注意调整速度。间歇管饲时,如果患者仍不能忍受可将配方稀释。同时也要定期检查胃内残留物,根据情况调整灌注。

3. 老年人　参考成人剂量,无特殊。

六、特殊人群用药

1. 妊娠期　无特殊要求,应根据营养需求调整用量。

2. 哺乳期　无特殊要求,应根据营养需求调整用量。

3. 肾功能损害　尚不明确。

4. 肝功能损害　尚不明确。

5. 其他人群

(1) 儿童:4岁以下儿童不宜服用本品。

(2) 老年人:无特殊要求,应根据营养需求调整用量。

七、药理学

1. 药效学及作用机制　本品与水混合后为低渣流质,可作为日常营养补充成完全饮含替代,口服或管饲后能提供均衡的营养供给。

2. 药代动力学　以化学方法测定的食物所产生的残渣量来比较,本品更适合于需要着重考虑低残渣量的情况。本品为肠内全均衡营养粉剂,尚无其他相关资料。

3. 药物不良反应　没有肠营养禁忌证的患者正确服用时一般不会出现不良反应。

4. 药物相互作用　不应将其他药物与本品相混合使用,以免本品因物理化学性质的改变而使稳定性发生变化。

八、注意事项

1. 禁用　肠道功能衰竭、完全性肠道梗阻、严重腹腔内感染、对本品中任一成分过敏、对本品中任一成分有先天性代谢障碍、顽固性腹泻等需要进行肠道休息处理的患者禁用。

2. 慎用　严重糖代谢异常、严重肝肾功能不全的患者慎用。

3. 注意事项

（1）严禁经静脉输注。

（2）溶解配制时应谨慎操作以保证产品的卫生；溶解配制好的产品应尽量一次用完。若有剩余，应置于加盖容器中，于4℃条件下保存，但不得超过24小时。

九、药物稳定性及贮藏条件

避光、密闭，室温保存。已冲调好的产品应放在冰箱中，4℃条件下最多存放24小时。

十、药物经济性评价

非基本药物，医保乙类，《中国药典》（2020年版）未收载。

肠内营养乳剂（TPF-D）

一、药品名称

英文名　Enteral Nutritional Emulsion（TPF-D）

二、药品成分

本品为复方制剂，主要成分包括蛋白质、脂肪、碳水化合物、维生素、矿物质、微量元素和膳食纤维，其中碳水化合物主要来源于木薯淀粉和谷物淀粉，不含牛奶蛋白。

三、剂型与规格

乳剂：为淡黄色或淡棕色乳状液，能为糖尿病患者提供所需的各种营养，包括蛋白质、脂肪、碳水化合物、维生素、矿物质、微量元素和膳食纤维，能量密度为0.9kcal/ml。其中碳水化合物主要来源于木薯淀粉和谷物淀粉，因此能减少糖尿病患者与糖耐受不良患者的葡萄糖负荷。本品不含牛奶蛋白，适用于对牛奶蛋白过敏的患者。

四、适应证及相应的临床价值

本品适用于糖尿病患者，可为有以下症状的糖尿病患者提供全部肠内营养：咀嚼和吞咽障碍，食管梗阻，脑卒中后意识丧失，恶病质，厌食症或疾病康复期，糖尿病合并营养不良，也可用于其他糖尿病患者补充营养。

五、用法用量

1. 儿童　本品根据成人的营养需求量制订处方，主要

应用于成年患者，较少儿童应用的临床经验。

2. 成人　本品通过管饲或口服使用，应按照患者体重和消耗状况计算每日用量。以本品作为唯一营养来源的患者：推荐剂量为每日30ml/kg，平均剂量为每日2 000ml（1 800kcal）。以本品补充营养的患者：根据患者需要使用，推荐剂量为每日500ml（450kcal）。

管饲给药时，应逐渐增加剂量，第一天的速度约为每小时20ml，以后逐日增加每小时20ml，最大滴速每小时125ml。通过重力或泵调整输注速度。

3. 老年人　参考成人剂量，无特殊。

六、特殊人群用药

1. 妊娠期　处于妊娠期前三个月的孕妇和育龄妇女每日维生素A剂量不应超过10 000单位。本品与含维生素A的其他营养制剂一起使用时，应考虑这一因素。

2. 哺乳期　尚不明确。

3. 肾功能损害　严重肾功能不全者禁用。

4. 肝功能损害　严重肝功能不全者禁用。

七、药理学

1. 药效学及作用机制　本品的配方符合国际糖尿病协会的推荐和要求，提供的营养物质符合糖尿病患者的代谢特点，处方中碳水化合物主要来源于木薯淀粉和谷物淀粉，因此能减少糖尿病患者与糖耐受不良患者的葡萄糖负荷。丰富的膳食纤维含量有助于维持胃肠道功能。

此外，本品不含牛奶蛋白，适用于对牛奶蛋白过敏的患者。本品所含营养成分来源于天然食品，与正常人普通饮食成分相类似，对人体无毒性作用。

2. 药代动力学　本品在体内消化吸收过程同正常食物。

3. 药物不良反应　输入过快或严重超量时，可能出现恶心、呕吐或腹泻等胃肠道反应。

4. 药物相互作用　本品含维生素K，对使用香豆素类抗凝剂的患者应注意药物相互作用。

八、注意事项

1. 禁用　所有不适于用肠内营养的患者，如胃肠道张力下降、急性胰腺炎以及有严重消化和吸收功能障碍，禁用本品。其他严重的脏器病症禁用，如肝功能不全、肾功能不全。对本品所含物质有先天性代谢障碍的患者禁用。对果糖有先天性不耐受的患者禁用。

2. 慎用　尚不明确。

3. 注意事项

（1）必要时按照本品的用法来适当调节降血糖药用量，尤其是本品的用量和给予的时间有变化时。

（2）对非胰岛素依赖的糖尿病患者，最好采用持续管饲或将每天用量分成几个小部分的方法给药。

（3）对手术后或创伤后的糖尿病患者应作相应的代谢

检查。

（4）应保证足够的液体补充，如饮水或输液。

（5）本品含钠较低，可以满足糖尿病患者的需要。但单用本品补充营养时，应适当补充钠。

（6）使用前摇匀，有效期内使用。

九、药物稳定性及贮藏条件

15～25℃，密闭保存。开启后最多可在冰箱内（2～10℃）保存 24 小时。

十、药物经济性评价

非基本药物，医保乙类，《中国药典》（2020 年版）未收载。

肠内营养混悬液（TPF-D）

一、药品名称

英文名　Enteral Nutritional Suspension（TPF-D）

二、药品成分

本品为复方制剂，主要成分为蛋白质、脂肪、膳食纤维。

三、剂型与规格

混悬液：为浅棕黄色不透明溶液，具牛奶香草样气味。其成分为蛋白质、脂肪、碳水化合物、维生素、矿物质。能量密度 1kcal/ml。

四、适应证及相应的临床价值

本品是含有纤维素的特殊全营养液体制剂，主要适用于糖尿病患者。

五、用法用量

1. 儿童　不推荐用于儿童。

2. 成人　本品可作为全营养或补充营养使用。本品可以管饲也可以口服，但需要遵医嘱进行。选择合适的管饲方法可以帮助确保患者耐受该配方，满足患者对热量和营养素的需求，以控制好血糖。不论使用何种管饲方法，胰岛素和/或口服降血糖药物的剂量和使用方法须随管饲方法的改变而调整。持续管饲是糖尿病患者较好的选择，因为持续超过 24 小时给予营养素可能会提高血糖的控制水平并降低胰岛素需要量。对应用管饲进行营养支持的患者重点监视血糖和水电解质平衡。

3. 老年人　尚不明确。

六、特殊人群用药

1. 妊娠期　尚不明确。

2. 哺乳期　尚不明确。

3. 肾功能损害　尚不明确。

4. 肝功能损害　尚不明确。

七、药理学

1. 药效学及作用机制　本品是含有膳食纤维的特殊全营养液体制剂，主要适用于糖尿病患者。本品可提供全面、均衡的营养，并可长期作为营养支持的唯一来源。

2. 药代动力学　尚不明确。

3. 药物不良反应　本品是一种为葡萄糖耐受异常的患者设计的包含纤维素的特殊营养配方，可提供全面的、平衡的营养，并能增强餐后血糖反应。本品可提供所需全部营养成分，并可长期作为营养的唯一来源，也可作为可食用一些固体食品患者的营养补充剂。本品不含麸质和乳糖。

有数据显示，本品可用于高血糖患者的临床，包括 1 型糖尿病、2 型糖尿病、由应激引起高血糖的重症患者。本品的特性可使葡萄糖反应最小化，支持本品作为葡萄糖耐受异常患者的肠内全营养或补充营养。处方包含大豆多糖源的纤维素，可帮助保持正常的肠功能。

4. 药物相互作用　尚不明确。

八、注意事项

1. 禁用　胃肠道功能衰竭；完全性小肠梗阻；严重的腹腔内感染；对本品中任一成分过敏的患者；对本品中任一成分有先天性代谢障碍的患者；顽固性腹泻等需要进行肠道休息处理的患者。本品不适用于半乳糖血症患者和对牛奶或大豆蛋白质敏感的患者。

2. 慎用　尚不明确。

3. 注意事项

（1）管饲应以低速率开始，可以耐受后再加量。可以给予额外的饮用水以满足对液体更多的需求。

（2）使用前须仔细振摇，以使在运输和贮藏过程中沉淀的成分混合均匀。管饲装置在装配、更换过程中及本品包装打开后须遵循无菌规程。在本品准备及使用过程中须仔细操作，避免污染。

（3）一旦装配管饲设备，本品必须在 24 小时后丢弃；如果本品被转移至其他容器，未使用的部分可在冰箱中保存 48 小时。

九、药物稳定性及贮藏条件

本品未开口时可室温保存。一旦开口，本品须封口、冷藏。开口后如果 48 小时内未使用，本品须丢弃。

十、药物经济性评价

非基本药物，医保乙类，《中国药典》（2020 年版）未收载。

肠内营养乳剂（TPF-T）

一、药品名称

英文名　Enteral Nutritional Emulsion（TPF-T）

二、药品成分

本品为复方制剂,主要成分包括蛋白质、脂肪、碳水化合物、维生素、矿物质、微量元素和膳食纤维。分别有四种不同的味道,淡蘑菇香味(香草口味)、淡水果香味(水果口味)、淡蔬菜香味(蔬菜口味)、淡谷味(中性口味),四种不同味道的乳剂成分基本相似。

三、剂型与规格

乳剂:为淡黄色至深黄色乳状液体,渗透压分别为香草口味 330mOsm/L、水果口味 350mOsm/L、蔬菜口味 330mOsm/L、中性口味 390mOsm/L。能量密度 1.3kcal/ml。200ml/瓶,500ml/瓶。

四、适应证及相应的临床价值

营养不良的肿瘤患者,包括恶病质、厌食症、咀嚼及吞咽障碍等病况,也适用于脂肪或 ω-3 脂肪酸需要量增高的其他疾病患者,为患者提供全部营养或营养补充。患者胃肠道功能应适用肠内营养。

五、用法用量

1. 儿童　本品根据成人的营养需求量制订处方,主要应用于成年患者,较少儿童应用的临床经验。

2. 成人　本品通过管饲或口服使用,应按照患者体重和营养状况计算每日剂量。以本品为唯一营养来源的患者:患者非恶病质时,推荐剂量为每日 20～25ml/kg(约 30kcal/kg)。对于恶病质患者,推荐剂量为按体重每日 30～40ml/kg(40～50kcal/kg)。以本品补充营养的患者:推荐剂量为每日 400～1 200ml(520～1 560kcal)。管饲给药时,应逐渐增加剂量,第一天的速度约为 20ml/小时。以后逐日增加 20ml/小时,最大滴速为 100ml/小时。通过重力或泵调整输注速度。

3. 老年人　参考成人剂量,无特殊。

六、特殊人群用药

1. 妊娠期　处于妊娠期前三个月的孕妇和育龄妇女每日维生素 A 剂量不应超过 10 000 单位。本品与含维生素 A 的其他营养制剂一起使用时,应考虑这一因素。

2. 哺乳期　尚不明确。

3. 肾功能损害　严重肾功能不全者禁用。

4. 肝功能损害　严重肝功能不全者禁用。

七、药理学

1. 药效学及作用机制　本品是一种高脂肪、高能量、低碳水化合物含量的肠内全营养制剂,特别适合于癌症患者的代谢需要。本品所含 ω-3 脂肪酸以及维生素 A、维生素 C 和维生素 E 能够促进免疫功能,增强机体抵抗力。此外,膳食纤维有助于维持胃肠道功能。本品所合营养成分来源于天然食品,与正常人普通饮食成分相类似,对人体无毒性作用。

2. 药代动力学　本品在体内消化吸收过程同正常食物。

3. 药物不良反应　输入过快或严重超量时,可能出现恶心、呕吐或腹泻等胃肠道反应。

4. 药物相互作用　本品含维生素 K,对使用香豆素类抗凝剂的患者应注意药物相互作用。

八、注意事项

1. 禁用　胃肠张力下降、急性胰腺炎;胃肠道功能衰竭、严重消化不良或吸收不良;肠梗阻、消化道出血;严重肝肾功能不全;对本品所含营养物质有先天性代谢障碍。

2. 慎用　尚不明确。

3. 注意事项

(1) 使用前摇匀。

(2) 有效期内使用。

(3) 不可静脉输注。

九、药物稳定性及贮藏条件

25℃以下,不得冰冻,密闭保存。开启后最多可在冰箱内(2～10℃)保存 24 小时。

十、药物经济性评价

非基本药物,医保乙类,《中国药典》(2020 年版)未收载。

肠内营养乳剂(TP-HE)

一、药品名称

英文名　Enteral Nutritional Emulsion(TP-HE)

二、药品成分

本品为复方制剂,主要成分包括蛋白质、脂肪、碳水化合物、维生素、矿物质、微量元素和膳食纤维。

三、剂型与规格

乳剂:每 500ml 的主要成分包括:蛋白质 37.5g,脂肪 29g(饱和脂肪酸 17.5g,多不饱和脂肪酸 8g,中链甘油三酯 16.5g),碳水化合物 85g,电解质、维生素和微量元素等。

四、适应证及相应的临床价值

本品适用于需要高蛋白、高能量、易于消化的脂肪以及液体入量受限的患者,包括:代谢应激患者,特别是烧伤患者;心功能不全患者的营养治疗;持续性腹膜透析患者;黏稠物阻塞症(胰纤维性囊肿病)。

五、用法用量

1. 儿童　本品根据成人的营养需求量制订处方,主要应用于成年患者,较少儿童应用的临床经验。

2. 成人　本品通过管饲或口服使用,应按照患者体重和营养状况计算每日用量。以本品为唯一营养来源的患者:推荐的平均剂量为每日 20～30ml/kg(30～45kcal/kg)。以本品补充营养的患者:每日使用 500ml(750kcal)。管饲给药时,应逐渐增加剂量,第一天的速度约为每小时 20ml,以后逐日增加每小时 20ml,最大滴速每小时 125ml 或根据患者的耐受程度。通过重力或泵调整输注速度。

3. 老年人　参考成人剂量,无特殊。

六、特殊人群用药

1. 妊娠期　处于妊娠期前三个月的孕妇和育龄妇女每日维生素 A 剂量不应超过 10 000 单位。本品与含维生素 A 的其他营养制剂一起使用时,应考虑这一因素。

2. 哺乳期　尚不明确。

3. 肾功能损害　严重肾功能不全者禁用。

4. 肝功能损害　严重肝功能不全者禁用。

七、药理学

1. 药效学及作用机制　本品是一种高分子量、易于代谢的肠内营养制剂。用于分解代谢和液体入量受限患者的均衡营养治疗,能够满足患者的能量需求和增加的蛋白质需要量,减少氮丢失、促进蛋白质合成。本品含有小肠容易吸收的中链甘油三酯,为创伤后的代谢提供大量的优质的能量底物。本品所含营养成分来源于天然食品,与正常人普通饮食成分相类似。对人体无毒性作用。

2. 药代动力学　本品在体内消化吸收过程同正常食物。

3. 药物不良反应　输入过快或严重超量时,可能出现恶心、呕吐或腹泻等胃肠道反应。

4. 药物相互作用　本品含维生素 K,对使用香豆素类抗凝剂的患者应注意药物相互作用。

八、注意事项

1. 禁用　禁用肠内营养的疾病;如肠梗阻、小肠无力、急性胰腺炎。严重肝肾功能不全,蛋白质耐量下降。对本品所含营养物质有先天性代谢障碍。

2. 慎用　尚不明确。

3. 注意事项

(1) 以本品提供全部营养的患者,应监测液体平衡。

(2) 根据个体代谢状态,决定是否需要额外补充钠。

(3) 以本品提供长期营养时,适用于禁用膳食纤维的患者,否则应选用含膳食纤维的营养制剂。

(4) 使用前摇匀,有效期内使用。

九、药物稳定性及贮藏条件

25℃以下,不得冰冻,密闭保存。开启后最多可在冰箱内(2～10℃)保存 24 小时。

十、药物经济性评价

非基本药物,医保乙类,《中国药典》(2020 年版)未收载。

肠内营养混悬液 II(TP)

一、药品名称

英文名　Enteral Nutritional Suspension II(TP)

二、药品成分

复方制剂,其组分为水、麦芽糊精、酪蛋白、植物油、膳食纤维(大豆多糖等)、矿物质、维生素和微量元素等人体必需的营养要素。

三、剂型与规格

混悬液　(1)237ml;(2)1 000ml

四、适应证及相应的临床价值

特别适用于慢性阻塞性肺疾病;呼吸衰竭;呼吸机依赖;囊性纤维化等肺部疾患。

五、用法用量

1. 儿童　1 岁以下儿童不能使用,4 岁以下儿童慎用。

2. 成人　本品通过管饲或口服使用,应按照患者体重和营养状况计算每日剂量。补充营养:作为口服营养支持,根据个人能量需要,推荐用量为 1～3 听 237ml。全营养:用于口服或管饲可作为营养的唯一来源。根据个人能量需要决定用量。本品可提供 100% RDIs 的营养需要,包括 24 种关键维生素和微量元素及 1 420kcal 的热量(4 听 237ml)。

3. 老年人　尚不明确。

六、特殊人群用药

1. 妊娠期　尚不明确。

2. 哺乳期　尚不明确。

3. 肾功能损害　严重肾功能不全者禁用。

4. 肝功能损害　严重肝功能不全者禁用。

七、药理学

1. 药效学及作用机制　本品是专门用于肺部疾病患者的营养制剂,是高脂、低碳水化合物的肠内营养配方,可减少二氧化碳的生成,从而减少慢性阻塞性肺部疾病(COPD)或急性呼吸衰竭引起的二氧化碳滞留,适用于 COPD、不卧床、囊性纤维化或依赖呼吸机的患者。

2. 药代动力学　本品在体内消化吸收过程同正常食物。

3. 药物不良反应 没有禁忌证的人适当地使用该产品时,一般不常发生不良反应。本品和其他医用营养产品所出现的胃肠道不适包括恶心、呕吐、腹部绞痛、腹胀、腹泻。

4. 药物相互作用 尚不明确。

八、注意事项

1. 禁用 与其他医用营养产品一样,在不宜口服或管饲的情况下禁用。这些情况包括但并不限于:肠梗阻或高输出瘘管。对本品任何组分敏感的患者禁用,对牛乳糖和牛乳蛋白质过敏的个体禁用。

2. 慎用 尚不明确。

3. 用药注意事项

(1) 开始给药时可使用较低速度,耐受后可增高。可通过给予额外的饮用水来达到额外的液体需要。

(2) 使用药物的前后,用饮用水冲洗管饲管道,可以降低药物-营养物不相容性的可能性。

(3) 本品不能胃肠道外或静脉使用。在使用过程中避免细菌污染,使用前应洗手。

九、药物稳定性及贮藏条件

包装完整时可贮藏于室温。开启前摇匀,开启后应密闭冷藏,并在48小时内用完。

十、药物经济性评价

非基本药物,医保乙类,《中国药典》(2020年版)未收载。

5 水、电解质补充药

葡萄糖注射液

一、药品名称

英文名 Glucose Injection

二、药品成分

葡萄糖

三、剂型与规格

注射剂 (1)10ml∶0.5g;(2)20ml∶1g;(3)500ml∶25g;(4)500ml∶50g;(5)500ml∶125g;(6)20ml∶10g;(7)100ml∶50g;(8)250ml∶125g

四、适应证及相应的临床价值

用于补充能量和体液;低血糖症;高钾血症;高渗溶液用作组织脱水剂;配制腹膜透析液。

五、用法用量

1. 儿童 参考成人适当减速减量。

2. 成人 补充热能,患者因某些原因进食减少或不能进食时,应根据所需热能计算葡萄糖用量,一般可给予10%~25%葡萄糖注射液静脉滴注,并同时补充体液。静脉营养治疗时,在非蛋白质热能中,葡萄糖供能>脂肪供能,必要时每5~10g葡萄糖加入胰岛素1单位。低血糖症重者可予以50%葡萄糖静脉注射。

3. 老年人 参考成人适当减速减量。

六、特殊人群用药

1. 妊娠期 分娩时注射过多葡萄糖,可刺激胎儿胰岛素分泌,发生产后婴儿低血糖。

2. 哺乳期 尚不明确。

3. 肾功能损害 严重肾功能不全,易致水潴留,应控制输注量。

4. 肝功能损害 肝硬化腹水者,易致水潴留,应控制输注量。

七、药理学

1. 药效学及作用机制 葡萄糖是人体主要的热量来源之一,每克葡萄糖可产生4kcal(16.7kJ)热能,故被用来补充热量。治疗低糖血症。当葡萄糖和胰岛素一起静脉滴注,糖原的合成需钾离子参与,从而钾离子进入细胞内,血钾浓度下降,故被用来治疗高钾血症。高渗葡萄糖注射液快速静脉推注有组织脱水作用,可用作组织脱水剂。另外,葡萄糖是维持和调节腹膜透析液渗透压的主要物质。

2. 药代动力学 静脉注射葡萄糖直接进入血液循环。葡萄糖在体内完全氧化生成CO_2和水,经肺和肾排出体外,同时产生能量。也可转化成糖原和脂肪贮存。一般正常人体每分钟利用葡萄糖的能力为6mg/kg。

3. 药物不良反应

(1) 静脉炎:发生于高渗葡萄糖注射液滴注时。如用大静脉滴注,静脉炎发生率下降。

(2) 高浓度葡萄糖注射液外渗可致局部肿痛。

(3) 反应性低血糖:合并使用胰岛素过量,原有低血糖倾向及全静脉营养疗法突然停止时易发生。

(4) 高血糖非酮症昏迷:多见于糖尿病、应激状态、使用大量的糖皮质激素、尿毒症腹膜透析患者腹腔内给予高渗葡萄糖溶液及全营养疗法时。

(5) 电解质紊乱:长期单纯补给葡萄糖时易出现低钾、低钠及低磷血症。

(6) 原有心功能不全者。

(7) 高钾血症:1型糖尿病患者应用高浓度葡萄糖时偶有发生。

4. 药物相互作用　尚不明确。

八、注意事项

1. 禁用　糖尿病酮症酸中毒未控制者;高血糖非酮症性高渗状态。
2. 慎用
（1）胃大部分切除患者作口服糖耐量试验时易出现倾倒综合征及低血糖反应,应改为静脉葡萄糖试验。
（2）周期性瘫痪、低钾血症患者。
（3）应激状态或应用糖皮质激素时容易诱发高血糖。
（4）水肿及严重心、肾功能不全、肝硬化腹水者,易致水潴留,应控制输液量;心功能不全者尤应控制滴速。
3. 用药注意事项　如遇变色、结晶、浑浊、异物应禁用。

九、药物稳定性及贮藏条件

密闭保存。

十、药物经济性评价

国家基本药物,医保甲类,《中国药典》(2020 年版)收载。

果糖注射液

一、药品名称

1. 英文名　Fructose Injection
2. 化学名　(3S,4R,5R)-1,3,4,5,6-五羟基-2-己酮

二、药品成分

果糖

三、剂型与规格

注射剂　(1)250ml∶12.5g;(2)250ml∶25g;(3)500ml∶25g;(4)500ml∶50g

四、适应证及相应的临床价值

用作注射剂的稀释剂;用于烧创伤、术后及感染等胰岛素抵抗状态下或不适宜使用葡萄糖时需补充水分或能源的患者的补液治疗。

五、用法用量

1. 儿童　尚不明确。
2. 成人　缓慢静脉滴注,一般每日 5%~10% 果糖注射液500~1 000ml。剂量根据患者的年龄、体重和临床症状调整。
3. 老年人　尚不明确,遵医嘱。

六、特殊人群用药

1. 妊娠期　尚不明确,遵医嘱。
2. 哺乳期　尚不明确,遵医嘱。
3. 肾功能损害　肾功能不全患者慎用。
4. 肝功能损害　严重肝病患者慎用。

5. 其他人群
（1）儿童:未进行儿童用药安全性和有效性的临床研究。
（2）老年人:尚不明确,遵医嘱。

七、药理学

1. 药效学及作用机制　果糖注射液是一种能量和体液补充剂。果糖比葡萄糖更易形成糖原,主要在肝通过果糖激酶代谢,易于代谢为乳酸,迅速转化为能量。
2. 药代动力学　文献报道:健康志愿者以 $0.1g/(kg \cdot h)$ 的速度输注 10% 果糖 30 分钟,停止输注后血药浓度呈一级动力学形式迅速下降,清除速度常数为 3.5,清除率为 750ml/min,$t_{1/2}$ 平均为 18.4 分钟,2 小时左右完全从血浆中清除,尿排泄量平均小于输入量的 4%。果糖和葡萄糖同为糖源性能量物质,利于维持血糖水平,减少肝糖源分解以及节约蛋白质,和葡萄糖不同的是,果糖磷酸化和转化为葡萄糖不需要胰岛素参与,口服和静脉输注和葡萄糖等剂量的果糖产生血清葡萄糖波动小、尿糖少。果糖主要在肝、小肠壁、肾和脂肪组织通过胰岛素非依赖途径代谢,比葡萄糖更为快速转化为糖原。过量的果糖以原形从肾排出。
3. 药物不良反应
（1）循环和呼吸系统:过量输入可引起水肿,包括周围水肿和肺水肿。
（2）内分泌和代谢:滴速过快[≥1g/(kg · h)]可引起乳酸性酸中毒、高尿酸血症以及脂代谢异常。
（3）电解质紊乱:稀释性低钾血症。
（4）胃肠道反应:偶有上腹部不适、疼痛或痉挛性疼痛。
（5）偶有发热、荨麻疹。
（6）局部不良反应包括注射部位感染、血栓性静脉炎等。
4. 药物相互作用　本品不宜与下列药物配伍:氨基己酸、氨苄青霉素、呋喃苯胺酸、硫酸肼屈嗪、硫喷妥、华法林等。

八、注意事项

1. 禁用　遗传性果糖不耐受症、痛风和高尿酸血症患者禁用。
2. 慎用　肾功能不全者、有酸中毒倾向以及高尿酸血症患者慎用。
3. 注意事项
（1）本品过量使用可引起严重的酸中毒,故不推荐肠外营养中替代葡萄糖。
（2）使用过程中应监测临床和试验室指标以评价体液平衡、电解质浓度和酸碱平衡。
（3）慎用于预防水过多和电解质紊乱。
（4）过量输注无钾果糖可引起低钾血症。本品不用于纠正高钾血症。
（5）本品能加剧甲醇的氧化成甲醛,故本品不得用于甲醇中毒治疗。

（6）本品注射速度宜缓慢，以不超过 0.5g/（kg·h）为宜。

（7）使用时应警惕本品过量使用有可能引起危及生命的乳酸性酸中毒，未诊断的遗传性果糖不耐受症患者使用本品时可能有致命的危险。

九、药物稳定性及贮藏条件

遮光，密闭保存。

十、药物经济性评价

非基本药物，医保乙类，《中国药典》（2020 年版）未收载。

转化糖注射液

一、药品名称

英文名 Invert Sugar Injection

二、药品成分

葡萄糖，果糖。

三、剂型与规格

注射剂 （1）500ml：葡萄糖25g 与果糖 25g；（2）250ml：葡萄糖12.5g 与果糖 12.5g；（3）250ml：葡萄糖6.25g 与果糖6.25g

四、适应证及相应的临床价值

1. 药物稀释剂。

2. 适用于需要非口服途径补充水分或能源的患者的补液治疗。尤其是下列情况下：糖尿病患者的能量补充剂，烧创伤、术后及感染等胰岛素抵抗（糖尿病状态）患者的能量补充剂，药物中毒，酒精中毒。

五、用法用量

1. 儿童 尚不明确。如有必要，可按年龄、体重及病情计算用量。

2. 成人 静脉滴注，用量视病情需要而定。成人常用量为每次 250~1 000ml。滴注速度应低于 0.5g/（kg·h）（以果糖计）。

3. 老年人 一般老年患者身体功能降低，输注速度应减慢，注射剂量应降低。

六、特殊人群用药

1. 妊娠期 尚不明确，遵医嘱。
2. 哺乳期 尚不明确，遵医嘱。
3. 肾功能损害 肾功能不全患者慎用。
4. 肝功能损害 严重肝病患者慎用。

七、药理学

1. 药效学及作用机制 转化糖注射液是由等量的葡萄糖与果糖混合制成的输液剂，其作用机制与葡萄糖和果糖的作用机制类似，可以产生与单用葡萄糖相等的能量，其中的果糖可以使葡萄糖更快地被机体利用。

2. 药代动力学 单独给羊输注果糖或葡萄糖时，葡萄糖的半衰期分别为 16 分钟和 19 分钟，果糖为 20 分钟；静脉输注转化糖输液后，葡萄的半衰期分别为 35 分钟和 25 分钟、果糖为 16 分钟。

给 6 只 Beagle 狗静脉输注浓度为 200g/L 的转化糖溶液（1.0g/kg 或 0.5g/kg）后，研究了葡萄糖和果糖的半衰期。葡萄糖的平均半衰期为 7.8（在 6.0~13.5 之间变动）分钟，果糖为 7.5（在 4.5~11.0 之间变动）分钟。

3. 药物不良反应 可能会引起脸红，风疹、发热等过敏反应。大剂量、快速输注转化糖注射液可能导致乳酸中毒和高尿酸血症。长期单纯使用可引起电解质紊乱。

4. 药物相互作用 本品不宜与下列药物配伍：氨基己酸、氨苄青霉素、呋喃苯胺酸、硫酸肼屈嗪、硫喷妥、华法林等。

八、注意事项与警示

1. 禁用 遗传性果糖不耐受症、痛风和高尿酸血症患者禁用。

2. 慎用 严重肝病患者、肾功能不全者、有酸中毒倾向以及高尿酸血症患者慎用。

3. 用药注意事项

（1）本品过量使用可引起严重的酸中毒，故不推荐肠外营养中替代葡萄糖。

（2）水肿及严重心功能不全者应严格控制输液量。

（3）本品不得用于甲醇中毒治疗，因其能加剧甲醇氧化成甲醛。

（4）使用前应仔细检查，如溶液不澄清、变色或封口漏损不得使用。

（5）本品启封存后立即使用，输液后的剩余药液切勿贮藏再用。

九、药物稳定性及贮藏条件

遮光，密闭保存。

十、药物经济性评价

非基本药物，医保乙类，《中国药典》（2020 年版）未收载。

氯化钠注射液

一、药品名称

英文名 Sodium Chloride Injection

二、药品成分

氯化钠

三、剂型与规格

氯化钠注射液 （1）50ml：0.45g；（2）100ml：0.9g；（3）250ml：2.25g；（4）500ml：4.5g；（5）1 000ml：9g

浓氯化钠注射液 10ml：1g

复方氯化钠注射液（林格液） 100ml 含氯化钠 0.85g、氯化钾 0.03g、氯化钙 0.003g （1）250ml；（2）500ml；（3）1 000ml

乳酸钠林格注射液 500ml 内含氯化钠 1.5g、氯化钾 0.75g、氯化钙 0.05g、乳酸钠 1.55g

四、适应证及相应的临床价值

用于各种原因所致的低渗性、等渗性和高渗性失水，高渗性非酮症糖尿病昏迷，低氯性代谢性碱中毒。外用可冲洗眼部、伤口等。浓氯化钠主要用于各种原因所致的水中毒及严重的低钠血症。

五、用法用量

1. 儿童 参考成人用法，严格控制补液量及速度。

2. 成人

（1）高渗性失水：所需补液总量（L）＝［血钠浓度（mmol/L）－142］/血钠浓度（mmol/L）×0.6×体重（kg），第一日补给半量，余量在以后 2~3 日内补给，并根据心肺肾功能酌情调节。在治疗开始的 48 小时内，血钠浓度每小时下降不超过 0.5mmol/L。若患者存在休克，应先予氯化钠注射液，并酌情补充胶体，待休克纠正，血钠>155mmol/L，血浆渗透浓度>350mOsm/L，可予低渗氯化钠注射液。待血浆渗透浓度<330mOsm/L，改用 0.9%氯化钠注射液。

（2）等渗性失水：原则给予等渗溶液，但应注意防止高氯血症出现。

（3）低渗性失水：血钠浓度低于 120mmol/L 或出现中枢神经系统症状时，给予 3%~5%氯化钠注射液缓慢滴注，在 6 小时内将血钠浓度提高至 120mmol/L 以上。待血钠浓度回升至 120~125mmol/L 以上，可改用等渗溶液或等渗溶液中酌情加入高渗葡萄糖注射液或 10%氯化钠注射液。

（4）低氯性碱中毒：给予 0.9%氯化钠注射液或复方氯化钠注射液（林格液）500~1 000ml，以后根据碱中毒情况决定用量。

3. 老年人 参考成人用法，严格控制补液量及速度。

六、特殊人群用药

1. 妊娠期 妊娠高血压综合征禁用。

2. 哺乳期 尚不明确，遵医嘱。

3. 肾功能损害 急性肾衰竭少尿期，慢性肾衰竭尿量减少而对利尿药反应不佳者慎用。

4. 肝功能损害 肝硬化慎用。

七、药理学

1. 药效学及作用机制 氯化钠是一种电解质补充药物。钠和氯是机体重要的电解质，主要存在于细胞外液，对维持正常的血液和细胞外液的容量和渗透压起着非常重要的作用。正常血清钠浓度为 135~145mmol/L，人体中钠、氯离子主要通过下丘脑、神经垂体和肾进行调节，维持体液容量和渗透压的稳定。

2. 药代动力学 氯化钠静脉注射后直接进入血液循环，在体内广泛分布，但主要存在于细胞外液。钠离子、氯离子均可被肾小球滤过，并部分被肾小管重吸收。由肾随尿排泄，仅少部分从汗排出。

3. 药物不良反应 输液过多、过快，可致水钠潴留，引起水肿、血压升高、心率过快、胸闷、呼吸困难，甚至急性左心衰竭；过多、过快给予低渗氯化钠可致溶血、脑水肿等。

4. 药物相互作用 作为药物溶剂或稀释剂时，应注意药物之间的配伍禁忌。

八、注意事项

1. 禁用 妊娠高血压综合征禁用。

2. 慎用

（1）水肿性疾病，如肾病综合征、肝硬化、腹水、充血性心力衰竭、急性左心衰竭、脑水肿及特发性水肿等。

（2）急性肾衰竭少尿期，慢性肾衰竭尿量减少而对利尿药反应不佳者。

（3）高血压。

（4）低钾血症。

3. 注意事项

（1）根据临床需要，检查血清中钠、钾、氯离子浓度，血液中酸碱浓度平衡指标，肾功能及血压和心肺功能。

（2）浓氯化钠不可直接静脉注射或滴注，应加入液体稀释后应用。

九、药物稳定性及贮藏条件

密闭保存。

十、药物经济性评价

国家基本药物，医保甲类，《中国药典》（2020 年版）收载。

枸 橼 酸 钾

一、药品名称

1. 英文名 Potassium Citrate

2. 化学名 2-羟基丙烷-1,2,3-三羧酸钾一水合物

二、药品成分

枸橼酸钾

三、剂型与规格

枸橼酸钾颗粒剂 2g（含 1.45g 枸橼酸钾）

枸橼酸钾口服液 （1）100ml：10g；（2）200ml：20g

四、适应证及相应的临床价值

用于防治各种原因造成的低钾血症。防治泌尿系结石。

五、用法用量

1. 口服　口服液每次 10~20ml,每日 3 次或遵医嘱。
2. 颗粒剂(剂量以枸橼酸钾为准)　温开水冲服,每次 1~2 袋,每日 3 次或遵医嘱。

六、特殊人群用药

1. 妊娠期　尚不明确,遵医嘱。
2. 哺乳期　尚不明确,遵医嘱。
3. 肾功能损害　伴有少尿或氮质血症的严重肾功能损害患者禁用。
4. 肝功能损害　尚不明确。
5. 其他人群
(1) 儿童:尚不明确。
(2) 老年人:尚不明确。

七、药理学

1. 药效学及作用机制　钾是细胞内的主要阳离子,其浓度为 150~160mmol/L,而细胞外的主要阳离子是钠离子,血清钾浓度仅为 3.5~5.0mmol/L。机体主要依靠细胞膜上的 Na^+-K^+ ATP 酶来维持细胞内外的 K^+、Na^+ 浓度差。体内的酸碱平衡状态对钾代谢有影响,如酸中毒时 H^+ 进入细胞内,为了维持细胞内外的电位差,K^+ 释出到细胞外,引起或加重高钾血症。

而代谢紊乱也会影响酸碱平衡,正常的细胞内外钾离子浓度及浓度差与细胞的某些功能有着密切的关系,如碳水化合物代谢、糖原贮存和蛋白质代谢、神经、肌肉包括心肌的兴奋性和传导性等。

2. 药代动力学　钾 90% 由肾排泄,10% 由肠道排泄。
3. 药物不良反应　口服可有异味感及胃肠道刺激症状。应用过量或原有肾功能损害时易发生高钾血症。
4. 药物相互作用　尚不明确。

八、注意事项

1. 禁用　伴有少尿或氮质血症的严重肾功能损害患者、未经治疗的艾迪生病、急性脱水、中暑性痉挛、无尿、严重心肌损害、家族性周期性瘫痪和各种原因引起的高钾血患者等。
2. 慎用　排尿量低于正常水平的患者慎用。
3. 注意事项
(1) 餐后服用以避免本品盐类缓泻作用。
(2) 服用本品时应当用适量液体冲服,防止摄入高浓度钾盐制剂而产生对胃肠道损伤的作用。

九、药物稳定性及贮藏条件

密闭保存。

十、药物经济性评价

非基本药物,医保乙类,《中国药典》(2020 年版)收载。

天冬氨酸钾镁

参见(第五章　消化系统药物 7　肝胆疾病辅助用药)

口服补液盐

一、药品名称

英文名　Oral Rehydration Salts

二、药品成分

氯化钠,葡萄糖,氯化钾。

三、剂型与规格

口服补液盐Ⅰ　每包 14.75g(大袋氯化钠 1.75g,葡萄糖 11g;小袋氯化钾 0.75g,碳酸氢钠 1.25g)

口服补液盐Ⅱ　每包 13.95g(氯化钠 1.75g,葡萄糖 10g,枸橼酸钠 1.45g,氯化钾 0.75g)

四、适应证及相应的临床价值

用于防治腹泻、呕吐、经皮肤和呼吸道等液体丢失引起的轻、中度失水,可补充水、钾和钠。

五、用法用量

1. 儿童　轻度失水:开始时 50ml/kg,4 小时内服用,直至腹泻停止;或按每日口服 50~160ml/kg,分次于 6 小时内服完。
2. 成人　将每包散剂溶于 1 000ml 的凉开水中,搅匀,充分溶解后口服。轻至中度失水:每次 500ml,酌情调整剂量;或按 50ml/kg 计算总量,分次于 4~6 小时内服完;总量每日不得超过 3 000ml。其余应予静脉补液。
3. 老年人　参考成人剂量。

六、特殊人群用药

1. 妊娠期　尚不明确,遵医嘱。
2. 哺乳期　尚不明确,遵医嘱。
3. 肾功能损害　肾功能不全者慎用。
4. 肝功能损害　尚不明确。
5. 其他人群
(1) 儿童:一般不用于早产儿;婴幼儿应用本品时需少量多次给予,并在口服补液盐应用间期予以哺乳或日常喂养。
(2) 老年人:无特殊注意事项。

七、药理学

1. 药效学及作用机制　尚不明确。
2. 药代动力学　尚不明确。
3. 药物不良反应　常见恶心、呕吐、咽部不适、胸痛等、高钠血症、水钠潴留。

4. 药物相互作用 尚不明确。

八、注意事项

1. 禁用 少尿或无尿;严重失水、有休克征象;严重腹泻,粪便量超过每小时 30ml/kg;葡萄糖吸收障碍;由于严重呕吐等原因不能口服者;肠梗阻、肠麻痹和肠穿孔。

2. 慎用 各种水肿性疾病、忌钠盐性疾病、高钾血症、高血糖症患者慎用。

3. 注意事项

(1) 腹泻停止后即停服。

(2) 严重脱水时应用静脉输液法。

(3) 应注意随访检查:血压、体重、血电解质(主要为 Na^+ 和 K^+)、失水体征、粪便量。

(4) 当剂量超过每日 100ml/kg 时,需给予饮水、以免发生高钠血症。

九、药物稳定性及贮藏条件

密闭保存。

十、药物经济性评价

国家基本药物,医保甲类,《中国药典》(2020 年版)未收载。

混合糖电解质注射液

一、药品名称

英文名 Carbohydrate and Electrolyte Injection

二、药品成分

本品为复方制剂,每瓶 500ml 含葡萄糖 30g,果糖 15g,木糖醇 7.5g,氯化钠 0.730g,醋酸钠 0.410g,氯化钙 0.185g,氯化镁 0.255g,磷酸氢二钾 0.870g,硫酸锌 0.700g。

三、剂型与规格

注射剂 500ml

四、适应证及相应的临床价值

不能口服给药或口服给药不能充分摄取时,补充和维持水分和电解质,并补给能量。

五、用法用量

1. 儿童 尚不明确,遵医嘱。

2. 成人 缓慢静脉滴注:每日用量在 500~1 000ml,给药速率(以葡萄糖计算)每小时不超过 0.5g/kg。特殊年龄或疾病请遵医嘱。

3. 老年人 应减慢给药速度。

六、特殊人群用药

1. 妊娠期 尚不明确,遵医嘱。

2. 哺乳期 尚不明确,遵医嘱。

3. 肾功能损害 严重肾功能障碍者禁用。

4. 肝功能损害 严重肝功能障碍者禁用。

5. 其他人群

(1) 儿童:尚不明确,遵医嘱。

(2) 老年人:通常高龄者的生理功能降低,易于引起水分、电解质异常及高血糖,所以应减慢给药速度,并密切观察。

七、药理学

1. 药效学及作用机制 使用禁食白兔进行的实验表明,本品与 7.5% 葡萄糖电解质输液比较,其血液总酮体明显降低,肝糖原显著升高,本品中混合的葡萄糖、果糖及木糖醇在体内均可有效地被利用。同时,一次性水分平衡为正,电解质平衡系维持或减轻负平衡。使用手术侵袭负荷中等程度糖尿病大鼠的试验表明,本品与 10% 葡萄糖电解质输液比较,手术后的血液葡萄糖浓度及尿液中总糖分排泄率明显降低,即使在耐糖作用降低时糖分的利用也良好。

2. 药代动力学 本品以 3.9ml/(kg·h) 速度,静脉滴注 4 位成年男子 8 小时,在此期间血糖水平有轻微升高,在末期时,血糖浓度又逐渐降低,需在治疗后 2 小时恢复到治疗前水平。果糖和木糖醇最高血液浓度各为 8.5mg/dl 和 6.8mg/dl,但输液后 1 小时就无法检测。葡萄糖肾代谢量为 0.1%,果糖为 0.8%,木糖醇为 14.2%,总计 2.3% 混合糖被代谢。

将用 ^{14}C 标记的混合糖电解质注射液以 5ml/(kg·h) 和 10ml/(kg·h) 的剂量分别通过静脉注射入正常小鼠和手术导致的中度糖尿病小鼠。放射性迅速分布全身,在肝部和脑部尤为集中,放射活性物质主要通过呼出气体排出,24 小时总共排出的 $^{14}CO_2$ 约为 58%。

3. 药物不良反应

(1) 过敏症:出疹。

(2) 大量急速给药:脑水肿、肺气肿、末梢水肿、水中毒、高钾血症、血管性静脉炎、肝功能障碍和肾功能障碍。

(3) 其他:血管痛。

4. 药物相互作用 尚不明确。

八、注意事项

1. 禁用

(1) 有严重肝功能障碍和严重肾功能障碍的患者。

(2) 电解质代谢异常的患者:高钾血症(尿液过少、肾上腺皮质功能减退、严重灼伤及氮质血症等)患者;高钙血症患者;高磷血症患者;高镁血症患者。

(3) 遗传性果糖不耐受患者。

2. 慎用

(1) 肾功能不全的患者。

(2) 心功能不全的患者。

(3) 因闭塞性尿路疾病引起尿量减少的患者。

(4) 有肝功能障碍和肾功能障碍的患者。

（5）糖尿病患者。

3. 用药注意事项

（1）对于只能通过使用胰岛素控制血糖的患者（胰岛素依赖性糖尿病），建议使用葡萄糖制剂。

（2）配制时，磷酸根离子和碳酸根离子会产生沉淀，所以不能混入含有磷酸盐及碳酸盐的制剂。

（3）给药前：尿液量最好在每天 500ml 或每小时 20ml 以上；寒冷季节应注意保持一定体温后再用药；包装启封后立刻使用，残液绝不能使用。

九、药物稳定性及贮藏条件

密闭保存。

十、药物经济性评价

非基本药物，非医保，《中国药典》（2020 年版）未收载。

碳 酸 氢 钠

参见（第十七章 中毒解救药物 10 加速药物排泄药）

乳酸钠注射液

一、药品名称

1. 英文名 Sodium Lactate Injection
2. 化学名 α-羟基丙酸钠

二、药品成分

乳酸钠

三、剂型与规格

注射剂 （1）10ml：1.12g；（2）20ml：2.24g；（3）50ml：5.60g

四、适应证及相应的临床价值

用于纠正代谢性酸中毒，腹膜透析液中缓冲剂、高钾血症伴严重心律失常 QRS 波增宽者。

五、用法用量

1. 儿童 参考成人酌情减量。
2. 成人

（1）代谢性酸中毒：按酸中毒程度计算剂量，所需乳酸钠（mol/L）的体积（ml）= 静脉滴注碱缺失（mmol/L）×0.3×体重（kg），目前已不用乳酸钠纠正代谢性酸中毒。

（2）高钾血症：首次可予静脉滴注 11.2% 注射液 40～60ml，以后酌情给药。严重高钾血症导致缓慢异位心律失常，特别是心电图 QRS 波增宽时，应在心电图监护下给药。有时须高达 200ml 才能奏效，此时应注意血钠浓度及防止心衰。

（3）乳酸钠需在有氧条件下经肝氧化代谢成碳酸氢根

才能发挥纠正代谢性酸中毒的作用，故不及碳酸氢钠作用迅速和稳定，现已少用。但在高钾血症伴酸中毒时，仍以使用乳酸钠为宜。

（4）制剂为 11.2% 高渗溶液，临床应用时可根据需要配制成不同渗透压浓度；等渗液浓度为 1.86%。

3. 老年人 慎用。

六、特殊人群用药

1. 妊娠期 孕妇有妊娠高血压综合征者可能加剧水肿、增高血压，应用时宜谨慎。

2. 哺乳期 尚不明确。

3. 肾功能损害 肾功能不全，容易出现水、钠潴留，增加心脏负担。

4. 肝功能损害 肝功能不全时乳酸降解速度减慢，应慎用。

5. 其他人群

（1）儿童：儿童酌减。

（2）老年人：老年患者常有隐匿性心、肾功能不全，也应慎用。

七、药理学

1. 药效学及作用机制 人体在正常情况下血液中含有少量乳酸，主要由肌肉、皮肤、脑及细胞等组织中的葡萄糖或糖原酵解生成。乳酸生成后或再被转化为糖原或丙酮酸，或进入三羧酸循环被分解为水及二氧化碳。因此，乳酸钠的终末代谢产物为碳酸氢钠，可用于纠正代谢性酸中毒。高钾血症伴酸中毒时，乳酸钠可纠正酸中毒并使钾离子自血及细胞外液进入细胞内。乳酸降解的主要脏器为肝及肾，当体内乳酸代谢失常或发生障碍时，疗效不佳；此外，乳酸钠的作用不如碳酸氢钠迅速。

2. 药代动力学 本品静脉注射后直接进入血液循环。乳酸钠在体内经肝氧化生成二氧化碳和水，两者在碳酸酐酶催化下生成碳酸，再解离成碳酸氢根离子而发挥作用。

3. 药物不良反应 大量注射、存在肾功能不全或长期应用时可出现心律失常、肌肉痉挛、疼痛、异常疲倦虚弱、呼吸减慢、口内异味、尿频、尿急、持续性头痛、食欲减退、恶心呕吐等。

4. 药物相互作用 乳酸钠与新生霉素钠、盐酸四环素、磺胺嘧啶钠呈配伍禁忌。

八、注意事项

1. 禁用 心力衰竭及急性肺水肿，脑水肿，乳酸性酸中毒已显著时，重症肝功能不全，严重肾衰竭有少尿或无尿。

2. 慎用

（1）糖尿病患者服用双胍类药物尤其是苯乙双胍，阻碍肝对乳酸的利用，易引起乳酸中毒。

（2）水肿患者伴有钠潴留倾向时。

（3）高血压患者可增高血压。

（4）心功能不全。

（5）肝功能不全时乳酸降解速度减慢。

（6）缺氧及休克,组织供血不足及缺氧时,乳酸氧化成丙酮酸进入三羧酸循环代谢速度减慢,以致延缓酸中毒的纠正速度。

（7）酗酒、水杨酸中毒、I 型糖原贮积病时有发生乳酸性酸中毒倾向,不宜再用乳酸钠纠正酸碱平衡。

（8）糖尿病酮症酸中毒时乙酰醋酸、β-羟丁酸及乳酸均升高,且常伴有循环不良或脏器供血不足,乳酸降解速度减慢。

（9）肾功能不全,容易出现水、钠潴留,增加心脏负担。

3. 注意事项

（1）给药速度不宜过快,以免发生碱中毒、低钾及低钙血症。

（2）应根据临床需要作下列检查及观察:血气分析或二氧化碳结合力检查;血清钠、钾、钙、氯浓度测定;肾功能测定,包括血肌酐、尿素氮等;血压;心肺功能状态,如浮肿、气急、发绀、肺部啰音、颈静脉充盈,肝-颈静脉反流等,按需作静脉压或中心静脉压测定;肝功能不全表现黄疸、神志改变、腹水等,应于使用乳酸钠前后及过程中,经常随时进行观察。

九、药物稳定性及贮藏条件

遮光,密闭保存。

十、药物经济性评价

非基本药物,医保甲类,《中国药典》（2020 年版）收载。

复合磷酸氢钾

一、药品名称

英文名 Composite Potassium Hydrogen Phosphate

二、药品成分

本品为复方制剂,其组分为磷酸氢二钾和磷酸二氢钾。

三、剂型与规格

注射剂 每支（2ml）含磷酸氢二钾 0.639g,磷酸二氢钾 0.4354g

四、适应证及相应的临床价值

主要用于完全胃肠外营养疗法中作为磷的补充剂,如中等以上手术或其他创伤需禁食 5 天以上的患者的磷的补充剂。本品亦可用于某些疾病所致低磷血症。

五、用法用量

1. 儿童 尚不明确。

2. 成人 对长期不能进食的患者,根据病情、检测结果由医生决定用量。将本品稀释 200 倍以上,供静脉点滴输注。一般在完全胃肠外营养疗法中,每 1 000cal 热量物质加入本品 2.5ml［相当于（PO_4）3~8mmol］,并控制滴注速度。

3. 老年人 一般高龄患者生理功能较低下,使用时应从低剂量开始,给药时仔细观察患者症状情况。

六、特殊人群用药

1. 妊娠期 尚不明确。

2. 哺乳期 尚不明确。

3. 肾功能损害 对肾衰竭患者不宜应用。

4. 肝功能损害 尚不明确。

七、药理学

1. 药效学及作用机制 磷参与糖代谢中的糖磷酸化,构成膜成分中的磷脂质,是组成细胞内 RNA、DNA 及许多辅酶的重要成分之一。磷还参与能量的贮藏转换、输送及体液缓冲功能的调节。

2. 药代动力学 健康成人每日约需 900mg 磷,每日排泄量与之相当,所需之磷约 60% 由空肠迅速吸收,余者在肠道其他部位吸收,维生素 D、甲状旁腺激素可促进磷的肠道吸收,降钙素可抑制磷的肠道吸收,食物中 Ca^{2+}、Mg^{2+}、Fe^{2+}、Al^{3+} 等金属离子过多,能与磷酸结合成不溶性的盐、阻碍磷的吸收。肾是调节磷平衡的主要器官,每日由尿排出的磷约相当于摄入量的 90%,其余由胃肠道及皮肤排泄。

人体内磷总含量为 400~800g,约有 85% 存在于骨骼内,6% 存在于肌肉组织内,9% 存在于其他组织内,血磷内无机磷盐约有 12% 与血浆蛋白结合,33% 为复合型,44% 为碱式磷酸盐,11% 为酸式磷酸盐,后两者为复合型的一部分是可超滤的。

3. 药物不良反应 如过量使用本品可出现高磷血症、低钙血症、肌肉颤搐、痉挛、胃肠道不适等,出现中毒症状,应立即停药。

4. 药物相互作用 尚不明确。

八、注意事项与警示

1. 禁用 肾衰竭患者禁用。

2. 慎用 尚不明确。

3. 用药注意事项

（1）本品严禁直接注射,必须在医生指导下稀释 200 倍以上,方可经静脉滴点输注,并须注意控制滴注速度。

（2）本品仅限于不能进食的患者使用。

（3）本品与含钙注射液配伍时易析出沉淀,不宜应用。

九、药物稳定性及贮藏条件

遮光,密闭（10~30℃）保存。

十、药物经济性评价

基本药物,医保乙类,《中国药典》(2020 年版)未收载。

6　维生素类药

维生素 A

一、药品名称

1. 英文名　Vitamin A
2. 化学名　3,7-二甲基-9-(2,6,6-三甲基-1-环己烯-1-基)-2,4,6,8-壬四烯-1-醇

二、药品成分

维生素 A

三、剂型与规格

维生素 A 胶囊　(1)25 000 单位;(2)5 000 单位

维生素 A 注射液　(1)0.5ml:25 000 单位;(2)1ml:25 000 单位

水溶性维生素 A 注射液　1ml:50 000 单位

四、适应证及相应的临床价值

用于防治维生素 A 缺乏症,如角膜软化、眼干燥症、夜盲症、皮肤角质粗糙等。

五、用法用量

1. 儿童

(1)用于预防,0~3 岁儿童每日 2 000 单位,4~6 岁每日 2 500 单位,7~10 岁每日 3 500 单位。

(2)用于治疗,每日 5 000 单位。肌内注射:用于维生素 A 缺乏,每日 2.5 万~5 万单位,连续给药至症状及体征好转。

(3)有恶心、呕吐、吸收不良综合征、眼损害较严重或于手术前后时,大于 1 岁儿童每日 0.5 万~1 万单位,共 10 日,大于 8 岁以上儿童剂量同成人。

2. 成人　口服。

(1)用于预防,每日 5 000 单位。

(2)用于严重维生素缺乏的治疗,成人每日 10 万单位,3 日后改为每日 5 万单位,给药 2 周后每日 1 万~2 万单位,再用 2 个月。

(3)用于轻度维生素缺乏的治疗,每日 3 万~5 万单位,分 2~3 次服用后,症状改善后减量。

(4)用于干眼病,成人每日 2.5 万~5 万单位,服用 1~2 周。

肌内注射:每日 6 万~10 万单位,连续 3 日,以后每日 5 万单位,共用 2 周。

3. 老年人　慎用。老年人长期服用维生素 A 可能因视黄基醛廓清延迟而致维生素 A 过量。

六、特殊人群用药

1. 妊娠期　妊娠期对维生素 A 需要量较多,但每日不宜超过 6 000 单位。

2. 哺乳期　维生素 A 能从乳汁分泌,哺乳期妇女摄入量增加时,应注意婴儿自母乳中摄取的维生素 A 量。

3. 肾功能损害　慢性肾功能减退时慎用。

4. 肝功能损害　尚不明确。

5. 其他人群

(1)儿童:婴幼儿对大量维生素 A 较敏感,应慎用。

(2)老年人:老年人长期服用维生素 A 可能因视黄基醛廓清延迟而致维生素 A 过量。

七、药理学

1. 药效学及作用机制　维生素 A 具有促进生长、维持上皮组织如皮肤、结膜、角膜等正常功能的作用,并参与视紫红质的合成,增强视网膜感光力;参与体内许多氧化过程,尤其是不饱和脂肪酸的氧化。

2. 药代动力学　维生素 A 吸收后主要贮存于肝内,几乎全部在体内代谢分解,并由尿及粪便排出。哺乳期妇女有部分维生素 A 分泌于乳汁中。

3. 药物不良反应　推荐剂量未见不良反应。过量可引起慢性中毒。急性中毒可见异常激动、嗜睡、复视、颅内压增高等症状。

4. 药物相互作用

(1)制酸药:氢氧化铝可使小肠上段胆酸减少,影响维生素 A 的吸收。

(2)抗凝血药:大量维生素 A 与香豆素或茚满二酮衍生物同服,可导致凝血酶原降低。

(3)口服避孕药可提高血浆维生素 A 浓度。

(4)考来烯胺、矿物油、新霉素、硫糖铝能干扰维生素 A 吸收。

(5)与维生素 E 合用时,可促进维生素 A 吸收,增加肝内贮存量,加速利用和降低毒性,但大量维生素 E 服用可耗尽维生素 A 在体内的贮存。

八、注意事项

1. 禁用　维生素 A 过多症时禁用。

2. 慎用　慢性肾衰竭时慎用。

3. 用药注意事项

(1)维生素 A 注射液仅用于缺乏维生素 A 之急性情况,一般以口服为宜。

(2)长期大剂量应用可引起维生素 A 过多症,甚至发生急性或慢性中毒,以 6 个月至 3 岁的婴儿发生率最高,应慎用。

(3)长期大剂量应用可引起齿龈出血、唇干裂。

九、药物稳定性及贮藏条件

遮光,密闭,在阴凉处保存。

十、药物经济性评价

非基本药物,医保乙类,《中国药典》(2020 年版)收载。

维生素 E

一、药品名称

英文名 Vitamin E

二、药品成分

维生素 E

三、剂型与规格

维生素 E 胶丸 (1)10mg;(2)50mg;(3)100mg
维生素 E 注射液 (1)1ml:5mg;(2)1ml:50mg

四、适应证及相应的临床价值

吸收不良母亲所生新生儿、早产儿、低出生体重儿。进行性肌营养不良、以及心脑血管疾病、习惯性流产及不孕症的辅助治疗。

五、用法用量

1. 儿童 儿童每日 1mg/kg,早产儿每日 15~20mg。
2. 成人 维生素 E 缺乏,治疗量随缺乏程度而异。常用口服量:每次 10~100mg,每日 2~3 次。
3. 老年人 尚不明确。

六、特殊人群用药

1. 妊娠期 尚不明确。
2. 哺乳期 尚不明确。
3. 肾功能损害 尚不明确。
4. 肝功能损害 尚不明确。
5. 其他人群
(1) 儿童:见用法用量。
(2) 老年人:尚不明确。

七、药理学

1. 药效学及作用机制 本品参与体内一些代谢反应。能对抗自由基的过氧化作用,可抗衰老、保护皮肤,还能增强卵巢功能、防止习惯性流产。
2. 药代动力学 尚不明确。
3. 药物不良反应 大量服用可引起:视力模糊、乳腺肿大、腹泻、头晕、流感样综合征、头痛、恶心及胃痉挛、乏力软弱。
4. 药物相互作用
(1) 大量氢氧化铝可使小肠上段的胆酸沉淀,降低脂溶性维生素 E 的吸收。
(2) 避免香豆素及其衍生物与大量本品同用,以防止

低凝血酶原血症发生。
(3) 降血脂药考来烯胺和考来替泊,矿物油及硫糖铝等药物可干扰本品的吸收。
(4) 缺铁性贫血补铁时对维生素 E 的需要量增加。
(5) 本品可促进维生素 A 的吸收,肝内维生素 A 的贮存和利用增加,并降低维生素 A 中毒的发生;但超量时可减少维生素 A 的体内贮存。
口服避孕药可以加速维生素 E 的代谢,导致维生素 E 缺乏。
(6) 雌激素与本品并用时,如用量大、疗程长,可诱发血栓性静脉炎。

八、注意事项

1. 禁用 对本品过敏者禁用。
2. 慎用 对维生素 K 缺乏而引起的低凝血酶原血症及缺铁性贫血患者谨慎。
3. 用药注意事项
(1) 对诊断的干扰:大量维生素 E 可致血清胆固醇及血清甘油三酯浓度升高。
(2) 如食物中硒、维生素 A、含硫氨基酸不足时,或含有大量不饱和脂肪酸时,维生素 E 需要量将大为增加,如不及时补充本品,则可能引起其缺乏症。

九、药物稳定性及贮藏条件

遮光,密闭保存。

十、药物经济性评价

非基本药物,医保乙类,《中国药典》(2020 年版)收载。

维生素 C

参见(第十七章 中毒解救药物 10 加速药物排泄药)

维生素 B₁

一、药品名称

1. 英文名 Vitamin B_1
2. 化学名 3-((4-氨基-2-甲基-5-嘧啶基)甲基)-5-(2-羟基乙基)-4-甲基噻唑

二、药品成分

维生素 B_1

三、剂型与规格

维生素 B_1 片 (1)5mg;(2)10mg
维生素 B_1 注射液(仅用于肌内注射) (1)2ml:50mg;(2)2ml:100mg

四、适应证及相应的临床价值

用于维生素 B_1 缺乏所致的脚气病或韦尼克脑病的治

疗,亦可用于维生素 B$_1$ 缺乏引起的周围神经炎、消化不良等的辅助治疗。

五、用法用量

1. 儿童　口服,每日 10mg;肌内注射,肌内注射,每日 10~25mg,症状改善后口服。

2. 成人

口服:每次 5~10mg,每日 3 次。

肌内注射:用于重型脚气病,每次 50~100mg,每日 3 次,症状改善后口服。

3. 老年人　尚不明确。

六、特殊人群用药

1. 妊娠期　尚不明确。

2. 哺乳期　尚不明确。

3. 肾功能损害　尚不明确。

4. 肝功能损害　尚不明确。

七、药理学

1. 药效学及作用机制　维生素 B$_1$ 参与体内辅酶的形成,能维持正常糖代谢及神经、消化系统功能。摄入不足可致维生素 B$_1$ 缺乏,严重缺乏可致"脚气病"以及周围神经炎等。

2. 药代动力学　尚不明确。

3. 药物不良反应　推荐剂量的维生素 B$_1$ 几乎无毒性,过量使用可出现头痛、疲倦、烦躁、食欲缺乏、腹泻、浮肿。

4. 药物相互作用

(1) 本品遇碱性药物如碳酸氢钠、枸橼酸钠等可发生变质。

(2) 本品不宜与含鞣质的中药和食物合用。

八、注意事项

1. 禁用　对本品过敏者禁用。

2. 慎用　尚不明确。

3. 用药注意事项

(1) 大剂量应用时,测定尿酸浓度可呈假性增高,尿胆原可呈假阳性。偶见过敏反应。

(2) 个别可发生过敏性休克,应在注射前用其 10 倍稀释后 0.1ml 作皮试,以防过敏反应,不宜静脉注射。

九、药物稳定性及贮藏条件

遮光,密封保存。

十、药物经济性评价

基本药物,医保甲类(注射液),医保乙类(片剂),《中国药典》(2020 年版)收载。

维生素 B$_2$

一、药品名称

1. 英文名　Vitamin B$_2$

2. 化学名　7,8-二甲基-10-[(2S,3S,4R)-2,3,4,5-四羟基戊基]-3,10-二氢苯并蝶啶-2,4-二酮

二、药品成分

维生素 B$_2$

三、剂型与规格

维生素 B$_2$ 片　(1)5mg;(2)10mg

维生素 B$_2$ 注射液　(1)2ml:1mg;(2)2ml:5mg;(3)2ml:10mg

四、适应证及相应的临床价值

用于防治维生素 B$_2$ 缺乏症,如口角炎、唇干裂、舌炎、阴囊炎、角膜血管化、结膜炎、脂溢性皮炎等。

五、用法用量

1. 儿童　口服,儿童(12 岁及 12 岁以下),每日 3~10mg,分 2~3 次服。肌内注射,儿童每次 2.5~5mg,每日 1 次。

2. 成人　口服:每次 5~10mg,每日 3 次。肌内注射:每次 5~10mg,每日 1 次。

3. 老年人　尚不明确。

六、特殊人群用药

1. 妊娠期　尚不明确。

2. 哺乳期　尚不明确。

3. 肾功能损害　尚不明确。

4. 肝功能损害　尚不明确。

5. 其他人群

(1) 儿童:见用法用量。

(2) 老年人:尚不明确。

七、药理学

1. 药效学及作用机制　维生素 B$_2$ 转化为黄素单核苷酸(Flavine Mononucleotide,FMN)和黄素腺嘌呤二核苷酸(Flavine Adenine Denucleotide,FAD),均为组织呼吸的重要辅酶,并可激活维生素 B$_6$,将色氨酸转换为烟酸,并可能与维持红细胞的完整性有关。

2. 药代动力学　由胃肠道吸收,主要在十二指肠,嗜酒可减少维生素 B$_2$ 的吸收,吸收后分布到各种组织及乳汁,仅极少量贮于肝、脾、肾、心组织。蛋白结合率中等。半衰期为 66~84 分钟。肝内代谢,经肾排泄。血液透析可清除维

生素 B_2,但比肾排泄慢。

3. 药物不良反应 水溶性维生素 B_2 在正常肾功能状况下几乎不产生毒性。大量服用时尿呈黄色。

4. 药物相互作用 应用吩噻嗪、三环类抗抑郁药、丙磺舒等药时,维生素 B_2 需要增加用量。

八、注意事项

1. 禁用 对本品过敏者禁用。

2. 慎用 尚不明确。

3. 注意事项

(1) 当药品性状发生改变时禁止服用。

(2) 饭后口服吸收较完整。

(3) 不宜与甲氧氯普胺合用。

九、药物稳定性及贮藏条件

遮光,密封保存。

十、药物经济性评价

基本药物,医保甲类(片剂),医保乙类(注射液)。《中国药典》(2020 年版)收载。

维生素 B_6

一、药品名称

英文名 Vitamin B_6

二、药品成分

维生素 B_6

三、剂型与规格

维生素 B_6 片 10mg

维生素 B_6 注射剂 (1)1ml:25mg;(2)1ml:50mg;(3)2ml:100mg

四、适应证及相应的临床价值

用于维生素 B_6 缺乏的预防和治疗,防治异烟肼中毒、脂溢性皮炎、口唇干裂,也可用于妊娠及放化疗抗癌所致的呕吐,新生儿遗传性维生素 B_6 依赖综合征。

五、用法用量

1. 儿童 口服,每日 $2.5 \sim 10mg$,连续 3 周,以后每日 $2 \sim 5mg$,持续数周。肌内注射,每次 $2.5 \sim 5mg$,每日 1 次。

2. 成人

口服:用于维生素 B_6 缺乏症,每日 $10 \sim 20mg$,连续 3 周,以后每日 $2 \sim 3mg$,持续数周。

皮下注射或肌内注射每次 $50 \sim 100mg$,每日 1 次。

异烟肼中毒解毒:每 1g 异烟肼同时应用维生素 B_6 1g

静脉注射。

3. 老年人 尚不明确。

六、特殊人群用药

1. 妊娠期 孕妇接受大量维生素 B_6,可致新生儿产生维生素 B_6 依赖综合征。

2. 哺乳期 乳母摄入正常需要量对婴儿无不良影响。

3. 肾功能损害 尚不明确。

4. 肝功能损害 尚不明确。

七、药理学

1. 药效学及作用机制 维生素 B_6 在红细胞内转化为磷酸吡哆醛,作为辅酶对蛋白质、碳水化合物、脂类的各种代谢功能起作用。维生素 B_6 还参与色氨酸转化成烟酸或 5-羟色胺。

2. 药代动力学 主要在空肠吸收。维生素 B_6 与血浆蛋白不结合,磷酸吡哆醛与血浆蛋白结合完全。半衰期长达 $15 \sim 20$ 天。肝内代谢,经肾排泄。可经血液透析而排除。

3. 药物不良反应 维生素 B_6 在肾功能正常时几乎不产生毒性。若每天服用 200mg,持续 30 天以上,曾报道可产生维生素 B_6 依赖综合征。每日应用 $2 \sim 6g$,持续几个月,可引起严重神经感觉异常,进行性步态不稳至足麻木、手不灵活,停药后可缓解,但仍软弱无力。

4. 药物相互作用

(1) 氯霉素、环丝氨酸、乙硫异烟胺、盐酸肼酞嗪、免疫抑制剂包括肾上腺皮质激素、环磷酰胺、环孢素、异烟肼、青霉胺等药物可拮抗维生素 B_6 或增加维生素 B_6 经肾排泄,可引起贫血或周围神经炎。

(2) 服用雌激素时应增加维生素 B_6 用量。

(3) 左旋多巴与小剂量维生素 B_6(每日 5mg)合用,可拮抗左旋多巴的抗震颤作用。

八、注意事项

1. 禁用 对本品过敏者禁用。

2. 慎用 尚不明确。

3. 用药注意事项

(1) 必须按推荐剂量服用,不可超量服用,用药 3 周后应停药。

(2) 如服用过量或出现严重不良反应,应立即就医。

(3) 本品性状发生改变时禁止使用。

(4) 请将本品放在儿童不能接触的地方。

(5) 儿童必须在成人监护下使用。

(6) 本品可使尿胆原试验呈假阳性。

九、药物稳定性及贮藏条件

遮光,密封保存。

十、药物经济性评价

基本药物,医保甲类,《中国药典》(2020 年版)收载。

烟　酰　胺

一、药品名称

英文名　Nicotinamide

二、药品成分

烟酰胺

三、剂型与规格

烟酰胺注射液　(1)1ml:500mg;(2)1ml:100mg

四、适应证及相应的临床价值

用于防治烟酸缺乏的糙皮病、冠心病、病毒性心肌炎、风湿性心肌炎及少数洋地黄中毒等伴发的心律失常,有防治心脏传导阻滞的作用。

五、用法用量

1. 儿童　尚不明确。
2. 成人　每次 300~400mg,每日 1 次。加入 10% 葡萄糖溶液 250ml 静脉滴注。30 日为一疗程。
3. 老年人　尚不明确。

六、特殊人群用药

1. 妊娠期　妊娠期使用过量有致畸的可能。
2. 哺乳期　哺乳期妇女使用本品时不宜授乳。
3. 肾功能损害　尚不明确。
4. 肝功能损害　尚不明确。

七、药理学

1. 药效学及作用机制　本品为维生素类药。与烟酸相似,为辅酶Ⅰ和辅酶Ⅱ的组成部分。参与体内的代谢过程,为脂类代谢、组织呼吸的氧化作用和糖原分解所必需。但无扩张血管作用。此外,本品尚有防治心脏传导阻滞和提高窦房结功能及抗快速型实验性心律失常的作用,能显著改善维拉帕米引起的心率减慢和房室传导阻滞。
2. 药代动力学　胃肠易吸收,肌注吸收更快。吸收后在体内转变成辅酶分布到全身组织,半衰期为 45 分钟。
3. 药物不良反应　给药后可出现皮肤潮红和瘙痒等。偶尔可发生高血糖、高尿酸、心律失常。
4. 药物相互作用　异烟肼与烟酰胺有拮抗作用,长期服用异烟肼应补充烟酰胺。

八、注意事项

1. 禁用　对本品过敏者禁用。

2. 慎用　尚不明确。
3. 用药注意事项　烟酰胺无扩张血管作用,高血压患者需要时可用。

九、药物稳定性及贮藏条件

遮光,密封保存。

十、药物经济性评价

非基本药物,医保乙类,《中国药典》(2020 年版)收载。

复合维生素 B

一、药品名称

英文名　Compound Vitamin B

二、药品成分

该品为复方制剂,每片含主要成分:维生素 B_1,维生素 B_2,维生素 B_6,烟酰胺以及泛酸钙。

三、剂型与规格

复合维生素 B 片　每片含维生素 B_1 3mg、维生素 B_2 1.5mg、维生素 B_6 0.2mg、烟酰胺 10mg、泛酸钙 1mg

四、适应证及相应的临床价值

用于预防和治疗 B 族维生素缺乏所致的营养不良、厌食症、脚气病、糙皮病等。

五、用法用量

1. 儿童　口服 1~2 片,每日 3 次。
2. 成人　口服:每次 1~3 片,每日 3 次。
3. 老年人　尚不明确。

六、特殊人群用药

1. 妊娠期　尚不明确。
2. 哺乳期　尚不明确。
3. 肾功能损害　尚不明确。
4. 肝功能损害　尚不明确。

七、药理学

1. 药效学及作用机制　维生素 B_1 是糖代谢所需辅酶的重要组成成分,维生素 B_2 为组织呼吸所需的重要辅酶组成成分,烟酰胺为辅酶Ⅰ及Ⅱ的组分,脂质代谢,组织呼吸的氧化作用所必需,维生素 B_6 为多种酶的辅基,参与氨基酸及脂肪的代谢。泛酸钙为辅酶 A 的组分,参与糖,脂肪,蛋白质的代谢。
2. 药代动力学　尚不明确。
3. 药物不良反应

（1）大剂量服用可出现烦躁、疲倦、食欲减退等。

（2）偶见皮肤潮红、瘙痒。

（3）尿液可能呈黄色。

（4）药物相互作用。

（5）异烟肼与烟酰胺有拮抗作用,长期服用异烟肼应补充烟酰胺。

八、注意事项

1. 禁用 本品过敏者禁用。

2. 慎用 过敏体质者慎用。

3. 用药注意事项

（1）用于日常补充和预防时,宜用最低量;用于治疗时,应咨询医师。

（2）请将本品放在儿童不能接触的地方。儿童必须在成人监护下使用。

九、药物稳定性及贮藏条件

遮光,密封保存。

十、药物经济性评价

非基本药物,医保乙类,《中国药典》（2020 年版）未收载。

复合维生素 AD

一、药品名称

英文名 Compound Vitamin AD

二、药品成分

该品为复方制剂,含主要成分:维生素 A,维生素 D。

三、剂型与规格

维生素 AD 胶丸 （1）维生素 A 3 000 单位（或 5 000 单位）;（2）维生素 D 300 单位（或 500 单位）

维生素 AD 滴剂 （1）每 1ml 含维生素 A 50 000 单位;（2）维生素 D 5 000 单位

四、适应证及相应的临床价值

用于预防和治疗维生素 A 及 D 缺乏症,如夜盲症、干燥性眼炎、佝偻病、软骨症等。

五、用法用量

1. 儿童 口服每次 1 丸,每日 1 次。

2. 成人 口服:成人每次 1 丸,每日 3~4 次。

六、特殊人群用药

1. 妊娠期 高钙血症妊娠期妇女可伴有维生素 D 敏感,功能上又能抑制甲状旁腺活动,以致婴儿有特殊面容、智力低下及患遗传性主动脉弓缩窄。

2. 哺乳期 尚不明确。

3. 肾功能损害 肾衰竭、高磷血症伴肾性佝偻病者禁用。

4. 肝功能损害 尚不明确。

5. 其他人群

（1）儿童:见用法用量。

（2）老年人:老年人长期服用本品,可能因视黄醛清除延迟而至维生素 A 过量。

七、药理学

1. 药效学及作用机制 维生素 A 和维生素 D 是人体生长发育的必需物质,尤其对胎儿、婴幼儿的发育,上皮组织的完整性、视力、生殖器官、血钙和磷的恒定、骨骼和牙的生长发育等有重要作用。

2. 药代动力学 尚不明确。

3. 药物不良反应 可见骨关节疼痛、肿胀、皮肤瘙痒、口唇干裂、发热、头痛、呕吐、便秘、腹泻、恶心等。

4. 药物相互作用

（1）口服避孕药可提高血浆维生素 A 的浓度。

（2）与维生素 E 同用,可增加维生素 A 的吸收,增加其肝内贮存量,加速利用和降低毒性,但大量维生素 E 可消耗维生素 A 在体内的贮存。

（3）大量维生素 A 与抗凝血药（如香豆素或茚满二酮衍生物）同服,可导致凝血酶原降低。

（4）考来烯胺、矿物油、新霉素、硫糖铝能干扰本品中维生素 A 的吸收。

（5）抗酸药（如氢氧化铝）可影响本品中维生素 A 的吸收,故不应同服。

（6）不应与注射用钙制剂或氧化镁、硫酸镁等药物合用。以免引起高镁、高钙血症。

八、注意事项

1. 禁用 肾衰竭、高钙血症、高磷血症伴肾性佝偻病者禁用。

2. 慎用 过敏体质者慎用。

3. 注意事项

（1）必须按推荐剂量服用,不可超量服用。

（2）如服用过量或出现严重不良反应,应立即就医。

（3）当本品性状发生改变时禁用。

（4）儿童必须在成人监护下使用。

九、药物稳定性及贮藏条件

遮光、密封,在阴凉（不超过 20℃）干燥处保存。

十、药物经济性评价

非基本药物,医保乙类（滴剂）,《中国药典》（2020 年版）收载。

注射用水溶性维生素

一、药品名称

英文名　Water Soluble Vitamin for Injection

二、药品成分

该品为复方制剂,每瓶含硝酸硫胺、核黄素磷酸钠、烟酰胺、盐酸吡哆辛、泛酸钠、维生素 C 钠、生物素、叶酸、维生素 B_{12}。

三、剂型与规格

注射剂　每瓶含硝酸硫胺 3.1mg、核黄素磷酸钠 4.9mg、烟酰胺 40mg、盐酸吡哆辛 4.9mg、泛酸钠 16.5mg、维生素 C 钠 113mg、生物素 60μg、叶酸 0.4mg、维生素 B_{12} 5μg、甘氨酸 300mg、乙二胺四乙酸二钠 0.5mg、对羟基苯甲酸甲酯 0.5mg

四、适应证及相应的临床价值

肠外营养的组成部分之一,用以满足成人和儿童每日对水溶性维生素的生理需要。

五、用法用量

1. 儿童　体重 10kg 以上儿童,每日 1 瓶;新生儿及体重不满 10kg 的儿童,按体重每日十分之一瓶/kg。
2. 成人　静脉滴注:每日 1 瓶。
3. 老年人　尚不明确。

六、特殊人群用药

1. 妊娠期　尚不明确。
2. 哺乳期　尚不明确。
3. 肾功能损害　尚不明确。
4. 肝功能损害　尚不明确。

七、药理学

1. 药效学及作用机制　本品是静脉营养的一部分,用以补充每日各种水溶性维生素的生理需要,使机体各有关生化反应能正常进行。
2. 药代动力学　尚不明确。
3. 药物不良反应　对本品中任何一种成分过敏的患者,对本品均可能发生过敏反应。
4. 药物相互作用
（1）本品所含维生素 B_6 能降低左旋多巴的作用。
（2）本品所含叶酸可降低苯妥英钠的血浆浓度和掩盖恶性贫血的临床表现。
（3）维生素 B_{12} 对大剂量羟钴胺治疗某些神经疾病有不利影响。

八、注意事项

1. 禁用　对本品中任一成分过敏者禁用。

2. 慎用　尚不明确。
3. 用药注意事项　本品加入葡萄糖注射液中进行输注时,应注意避免某些高敏患者可发生过敏反应

九、药物稳定性及贮藏条件

遮光,严封,在 15℃ 以下保存。

十、药物经济性评价

非基本药物,医保乙类,《中国药典》（2020 年版）未收载。

脂溶性维生素注射液（Ⅰ）

一、药品名称

英文名　Fat Soluble Vitamin for Injection（Ⅰ）

二、药品成分

该品为复方制剂,所含组分为维生素,维生素 D,维生素 E 和维生素 K。

三、剂型与规格

注射剂　每 10ml 所含组分为:（1）维生素 A 0.69mg;（2）维生素 D_2 10μg;（3）维生素 E 6.4mg;（4）维生素 K_1 0.20mg

四、适应证及相应的临床价值

肠外营养的组成部分之一。满足儿童每日对脂溶性维生素 A、维生素 D_2、维生素 E、维生素 K_1 的生理需要。

五、用法用量

1. 儿童　适用于 11 岁以下儿童及婴儿,按体重每日 1ml/kg,每日最大剂量 10ml。使用前在无菌条件下,将本品加入到脂肪乳注射液内（100ml 或以上量）,轻轻摇匀后输注,并在 24 小时内用完。
2. 成人　尚不明确。
3. 老年人　尚不明确。

六、特殊人群用药

1. 妊娠期　本品为儿童使用剂型,不适宜孕妇使用。
2. 哺乳期　本品为儿童使用剂型,不适宜哺乳期妇女使用。
3. 肾功能损害　尚不明确。
4. 肝功能损害　尚不明确。
5. 其他人群
（1）儿童:见适应证和用法用量。
（2）老年人:尚不明确。

七、药理学

1. 药效学及作用机制　本品是静脉营养的一部分,提

供每日生理需要的脂溶性维生素 A、维生素 D₂、维生素 E 和维生素 K₁。

2. 药代动力学　尚不明确。

3. 药物不良反应　偶见体温上升和寒战；经 6~8 周输注后，可能出现血清氨基转移酶、碱性磷酸酶和胆红素升高。减量或暂停药即可恢复正常。

4. 药物相互作用　本品含维生素 K₁,可与香豆素类、肝素等抗凝血剂发生相互作用,不宜合用。

八、注意事项

1. 禁用　对本品中任一成分过敏者禁用。

2. 慎用　尚不明确。

3. 用药注意事项

(1) 本品冷处(2~9℃)避光保存。

(2) 必须稀释后静脉滴注。用前 1 小时配制,24 小时内用完。

(3) 不宜与香豆素类抗凝血药等合用。

九、药物稳定性及贮藏条件

避光,阴凉(不超过 20℃)干燥处保存。

十、药物经济性评价

非基本药物,医保乙类。

脂溶性维生素注射液(Ⅱ)

一、药品名称

英文名　Fat Soluble Vitamin for Injection(Ⅱ)

二、药品成分

该品为复方制剂,所含组分为维生素 A,维生素 D,维生素 E 和维生素 K。

三、剂型与规格

注射剂　脂溶性维生素注射液(Ⅱ)每 10ml 所含组分为:(1)维生素 A 0.99mg;(2)维生素 D₂ 5μg;(3)维生素 E 9.1mg;(4)维生素 K₁ 0.15mg

四、适应证及相应的临床价值

本品为肠外营养不可缺少的组成部分之一,用以满足成人每日对脂溶性维生素 A、维生素 D₂、维生素 E、维生素 K₁ 的生理需要。

五、用法用量

1. 儿童　11 岁以上儿童同成人剂量,每日 1 支(10ml)。

2. 成人　每日 1 支(10ml)。在可配伍性得到保证的前提下,使用前在无菌条件下,将本品加入脂肪乳注射液 500ml 内,轻轻摇匀后即可输注,并在 24 小时内用完。

本品可用于溶解注射用水溶性维生素。使用前在无菌条件下,将本品 10ml 加入一瓶注射用水溶性维生素内,溶解

后然后再加入脂肪乳注射液中。

3. 老年人　尚不明确。

六、特殊人群用药

1. 妊娠期　尚不明确。

2. 哺乳期　尚不明确。

3. 肾功能损害　尚不明确。

4. 肝功能损害　尚不明确。

5. 其他人群

(1) 儿童:11 岁以上儿童按上述"用法用量"用药;11 岁以下的儿童建议使用"脂溶性维生素注射液(Ⅰ)"。

(2) 老年人:尚不明确。

七、药理学

1. 药效学及作用机制　本品是静脉营养的一部分,提供人体每日生理需要的脂溶性维生素 A、维生素 D₂、维生素 E 和维生素 K₁。

2. 药代动力学　尚不明确。

3. 药物不良反应　偶见体温上升和寒战;可能出现血清天冬氨酸氨基转移酶、碱性磷酸酶和胆红素升高,减量或暂停药即可恢复正常。

4. 药物相互作用　本品含维生素 K₁,可与香豆素类抗凝血药发生相互作用,不宜合用。

八、注意事项

1. 禁用　对本品中任一成分过敏者禁用。

2. 慎用　尚不明确。

3. 用药注意事项

(1) 必须稀释后静脉滴注。

(2) 用前 1 小时配制,24 小时内用完。

(3) 不宜与香豆素类抗凝血药等合用。

九、药物稳定性及贮藏条件

在冷处(2~10℃),避光保存。

十、药物经济性评价

非基本药物,医保乙类,《中国药典》(2020 年版)未收载。

注射用多种维生素(12)

一、药品名称

英文名　Multivitamin for Injection(12)

二、药品成分

该品为复方制剂,含维生素 A、维生素 D₃、维生素 E、维生素 C、维生素 B₂、四水脱羧辅酶、维生素 B₆、维生素 B₁₂、叶酸、右旋泛醇、维生素 H 和烟酰胺。

三、剂型与规格

注射剂　每支含维生素 A 3 500 单位、维生素 D₃ 220 单

位、维生素 E 10.2mg、维生素 C 125mg、维生素 B₂ 5.67mg、四水脱羧辅酶 5.8mg、维生素 B₆ 5.5mg、维生素 B₁₂ 6μg、叶酸 414μg、右旋泛醇 16.15mg、维生素 H 69μg、烟酰胺 46mg

四、适应证及相应的临床价值

肠外营养中需要维生素补充的患者，可同时补充水溶性和脂溶性维生素。

五、用法用量

1. 儿童　11 岁以上儿童，每日 1 支。
2. 成人

静脉滴注：每日 1 支。对营养需求增加的病例（如严重烧伤），也可按每日给药量的 2～3 倍给药。输注前即刻用 5ml 注射用水溶解瓶内内容物。

肌内注射：注射前即刻用 2.5ml 注射用水溶解瓶内内容物。

复溶方法：用注射器吸取 5ml 注射用水、5% 葡萄糖注射液或 0.9% 氯化钠注射液加入到瓶内。轻轻混合并溶解粉末。得到桔黄色溶液。复溶后，通过静脉缓慢注射（至少 10 分钟）或者以 5% 葡萄糖溶液或 0.9% 氯化钠溶液进行输注。

3. 老年人　尚不明确。

六、特殊人群用药

1. 妊娠期　由于缺乏研究，建议在怀孕期间不要输注。
2. 哺乳期　尚不明确。
3. 肾功能损害　尚不明确。
4. 肝功能损害　尚不明确。
5. 其他人群

（1）儿童：11 岁以上儿童按上述"用法用量"用药；新生儿，婴儿以及 11 岁以下的儿童禁用。

（2）老年人：尚不明确。

七、药理学

1. 药效学及作用机制　本品是静脉营养的一部分，含有除维生素 K 外，为成人及 11 岁以上儿童新陈代谢所必需的 9 种水溶性维生素和 3 种脂溶性维生素。
2. 药代动力学　尚不明确。
3. 药物不良反应　静脉直接注射时，可在某些患者中观察到单独的血清谷丙转氨水平增高。由于本品含有维生素 B₁，某些过敏体质者可能会产生过敏反应。
4. 药物相互作用

（1）因本品含有盐酸吡哆醇，同左旋多巴合用会降低左旋多巴的药理活性。

（2）因本品含有叶酸，同含有苯巴比妥，苯妥英钠，去氧苯巴比妥的抗癫痫药使用时会促进其肝代谢，降低此类药的血药浓度，需特别注意。

八、注意事项

1. 禁用　已知对本品任一活性成分过敏者，尤其是对

维生素 B₁ 或辅料过敏者；已存在的维生素过多症；新生儿、婴儿以及 11 岁以下的儿童。

2. 慎用　尚不明确。
3. 用药注意事项

（1）静脉直接输注时，在某些患有活动型炎症性小肠结肠炎的患者，可见有血清谷丙转氨水平的中度升高。停止给药后，升高的酶水平可迅速回落。对这种患者，建议应检测其转氨酶水平。

（2）因本品含有甘氨胆酸，对于表现有肝来源的黄疸或试验检测有明显的胆汁淤积的患者需长期重复给药时，有必要仔细地检测其肝功能。

（3）因本品含有叶酸，在同含有苯巴比妥、苯妥英钠、去氧苯巴比妥的抗癫痫药品使用时需特别注意，并应采取以下措施：临床监控，血浆水平控制。在补充叶酸时和补充叶酸后调整抗癫痫药制剂的剂量。

（4）通过特别的补充来校正一种或多种维生素的缺乏。

（5）本品不含有维生素 K，如有需要应单独补充。

（6）在同其他溶液或注射液混合时需事先检验相容性。尤其是当本品加入到含葡萄糖、电解质和氨基酸溶液的二元胃肠道外营养混合物时，以及含葡萄糖、电解质、氨基酸溶液和脂肪乳的三元胃肠道外营养混合物时需特别注意。

（7）使用前需检查容器的完整性，应在无菌条件下操作。一旦复溶，不要存储使用过颜色异常的容器或溶液。

九、药物稳定性及贮藏条件

不超过 25℃保存。

十、药物经济性评价

国家基本药物，医保乙类，《中国药典》（2020 年版）未收载。

甘油磷酸钠

一、药品名称

英文名　Sodium Glycerophosphate

二、药品成分

本品主要成分为甘油磷酸钠，为 α-甘油磷酸钠与 β-甘油磷酸钠的混合物。

三、剂型与规格

甘油磷酸钠注射液　10ml∶2.16g
注射用甘油磷酸钠　2.16g

四、适应证及相应的临床价值

成人静脉营养时的磷补充剂、磷缺乏患者、低磷血症。

五、用法用量

1. 儿童　本品根据成人对磷的需求量制订处方，主要

用于成人患者，儿童应用的临床经验较少。

2. 成人 静脉滴注：每日 10ml，2.16g，对接受静脉治疗者应根据实际情况酌情增减。加入复方氨基酸注射液或 5% 或 10% 葡萄糖注射液 500ml 中（注射用甘油磷酸钠应先用 10ml 注射用水溶解），4~6 小时内缓慢滴注，滴速每小时 1.7~2.5mmol 或 360~540mg。

3. 老年人 尚不明确。

六、特殊人群用药

1. 妊娠期 由于缺乏研究，建议在妊娠期间不要输注。
2. 哺乳期 尚不明确。
3. 肾功能损害 严重肾功能不全患者禁用。
4. 肝功能损害 尚不明确。

七、药理学

1. 药效学及作用机制 本品作为肠外营养的磷补充剂，用以满足人体每天对磷的需要。磷参与骨质的形成，以磷脂形式参与细胞膜的组成，同时磷与许多代谢中的酶活性有关，在能量代谢中的作用至关重要。
2. 药代动力学 磷约 90% 由肾排泄，10% 经粪便排泄。
3. 药物不良反应 长期用药可引起血磷升高、血钙降低。
4. 药物相互作用 尚不明确。

八、注意事项

1. 禁用 严重肾功能不全，休克和脱水患者禁用。对本品过敏者禁用。
2. 慎用 肾功能障碍患者应慎用。
3. 用药注意事项
（1）本品系高渗溶液，未经稀释不能输注。
（2）注意控制给药速度。
（3）长期用药时应注意血磷、血钙浓度的变化。

九、药物稳定性及贮藏条件

25℃ 以下，不得冰冻，密闭保存。稀释后应在 24 小时内用完，以免发生污染。

十、药物经济性评价

非基本药物，医保乙类，《中国药典》（2020 年版）收载。

硫 酸 镁

参见（第五章 消化系统药物 5 泻药和止泻药）

葡萄糖酸锌

一、药品名称

英文名 Zinc Gluconate

二、药品成分

葡萄糖酸锌。

三、剂型与规格

葡萄糖酸锌片 以锌含量计（1）5mg；（2）12.5mg
葡萄糖酸锌胶囊 以锌含量计 25mg
葡萄糖酸锌颗粒 （1）70mg（相当于元素锌 10mg）；（2）100mg（相当于元素锌 1.3mg）
葡萄糖酸锌口服液 100ml：35.3mg
葡萄糖酸锌糖浆剂 100ml：50mg

四、适应证及相应的临床价值

各种缺锌性疾病。也有应用于缺锌导致的厌食症、缺锌导致的生长发育迟缓等。

五、用法用量

1. 儿童 口服，用于儿童厌食症，每次 1~2mg/kg，每日 2 次。
2. 成人 口服：皮肤痤疮，每次 25mg，每日 2 次，3 周为一疗程。
3. 老年人 尚不明确。

六、特殊人群用药

1. 妊娠期 尚不明确。
2. 哺乳期 尚不明确。
3. 肾功能损害 尚不明确。
4. 肝功能损害 尚不明确。

七、药理学

1. 药效学及作用机制 锌为体内许多酶的重要组成成分，具有促进生长发育、改善味觉等作用。缺乏时，生长停滞、生殖无能、伤口不易愈合、机体衰弱，还可发生结膜炎、口腔炎、舌炎、食欲缺乏、慢性腹泻、味觉丧失以及神经症状等。锌对儿童生长发育尤为重要。
2. 药代动力学 葡萄糖酸锌口服后主要由小肠吸收，血清锌浓度于 1 小时后达高峰，约 2 小时开始下降。能广泛分布于肝、肠、脾、胰、心、肾、肺、肌肉、中枢神经系统及骨骼等内。主要由粪便排泄，少量通过尿液、乳汁排泄。
3. 药物不良反应 有轻度恶心、呕吐、便秘等消化道反应。过量的锌进入体内可引起钙和铁缺乏，还可影响铜、铁离子的代谢。
4. 药物相互作用
（1）本品勿与牛奶同服。
（2）本品勿与铝盐、钙盐、碳酸盐、鞣酸等同时使用。
（3）本品可降低青霉胺、四环素类药品的作用。

八、注意事项

1. 禁用 对锌制剂过敏的患者禁用本品。
2. 慎用 过敏体质患者应慎用。
3. 用药注意事项
（1）不宜空腹服或过量服用。
（2）本品宜餐后服用以减少胃肠道刺激。

（3）应在确诊为缺锌症时使用,如需长期服用,必须在医师指导下使用。

九、药物稳定性及贮藏条件

遮光,密闭保存。

十、药物经济性评价

非基本药物,医保乙类,《中国药典》（2020年版）收载。

多种微量元素注射液

一、药品名称

英文名　Multi Trace Elements Injection

二、药品成分

本品为复方制剂,含氯化铬、氯化铜、氯化铁、氯化锰、钼酸钠、亚硒酸钠、氯化钠、碘化钾和氯化钠。

三、剂型与规格

注射剂:每支10ml含氯化铬53.3µg、氯化铜3.4mg、氯化铁5.4mg、氯化锰0.99mg、钼酸钠48.5µg、亚硒酸钠105µg、氯化钠13.6mg、碘化钾166µg、氯化钠2.1mg

四、适应证及相应的临床价值

肠外营养的多种微量元素的补充剂,10ml能满足成人每日对铬、铁、锰、钼、硒、锌、氟和碘的基本和中等需要。孕妇对微量元素的需要量轻度增高,故本品也适用于孕妇。

五、用法用量

1. 儿童　尚不明确。

2. 成人　成人推荐剂量为每日一支（10ml）。在配伍得到保证的前提下用本品10ml加入500ml复方氨基酸注射液或葡萄糖注射液中,静脉滴注时间6~8小时。在无菌条件下,配制好的输液必须在24小时内输注完毕,以免被污染。

3. 老年人　尚不明确。

六、特殊人群用药

1. 妊娠期　见适应证。

2. 哺乳期　尚不明确。

3. 肾功能损害　肾功能严重障碍者禁用。

4. 肝功能损害　尚不明确。

七、药理学

1. 药效学及作用机制　本品为微量元素的复方制剂,可供应铬、铜、铁、锰、钼、硒、锌、氟和碘的正常每日需要量,用作复方氨基酸注射液和葡萄糖注射液的添加剂,可发挥各种电解质和微量元素的特有作用以便机体内有关生化反应能正常进行。

2. 药代动力学　尚不明确。

3. 药物不良反应　输注速度过快时可能造成患者心肾负担过重,使原有心肾功能障碍的患者病情加重。

4. 药物相互作用　在配伍得到保证的前提下可用复方氨基酸注射液或葡萄糖注射液稀释本品。使用时不可直接添加其他药物,以避免可能发生沉淀。

八、注意事项

1. 禁用　肾功能严重障碍、不耐果糖患者禁用。

2. 慎用　微量元素代谢障碍和胆道功能明显减退者慎用。

3. 用药注意事项

（1）本品具有高渗透压和低pH,故未稀释不能输注。

（2）本品经外周静脉输注时,每500ml复方氨基酸注射液或葡萄糖注射液最多可以加入本品10ml。

（3）不可添加其他药物,以避免可能发生的沉淀。

（4）必须在静注前1小时内加入稀释液中,输注时间不超过24小时,以免发生污染。

（5）输注速率不宜过快,按用法用量中推荐时间进行。

（6）长期使用中,注意监测各微量元素缺乏或过量的有关症候,进行相应的药物调整。

九、药物稳定性及贮藏条件

0~25℃,避光保存。

十、药物经济性评价

非基本药物,医保乙类,《中国药典》（2020年版）未收载。

中文药名索引

英文药名索引